新生儿外科学

NEONATAL SURGERY

（第二版）

Second Edition

主编 施诚仁 蔡 威 吴晔明 王 俊

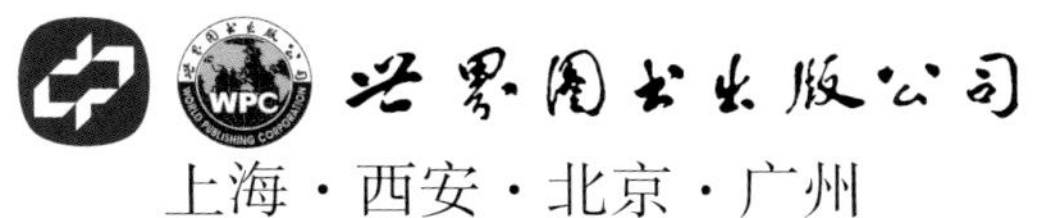

上海 · 西安 · 北京 · 广州

图书在版编目(CIP)数据

新生儿外科学 / 施诚仁等主编. —2版. —上海:
上海世界图书出版公司,2019.8
ISBN 978-7-5192-6247-1

Ⅰ. ①新… Ⅱ. ①施… Ⅲ. ①新生儿疾病—外科学
Ⅳ. ①R726

中国版本图书馆CIP数据核字(2019)第099360号

书　　名	新生儿外科学(第二版) Xinsheng'er Waikexue (Di-er Ban)
主　　编	施诚仁　蔡　威　吴晔明　王　俊
责任编辑	沈蔚颖　胡冬冬
插　　画	彭　亮
封面设计	姜　明
出版发行	上海世界图书出版公司
地　　址	上海市广中路88号9-10楼
邮　　编	200083
网　　址	http://www.wpcsh.com
经　　销	新华书店
印　　刷	上海丽佳制版印刷有限公司
开　　本	889 mm× 1194 mm　1/16
印　　张	80
字　　数	2000千字
版　　次	2019年8月第1版　2019年8月第1次印刷
书　　号	ISBN 978-7-5192-6247-1/R · 500
定　　价	980.00元

主编介绍

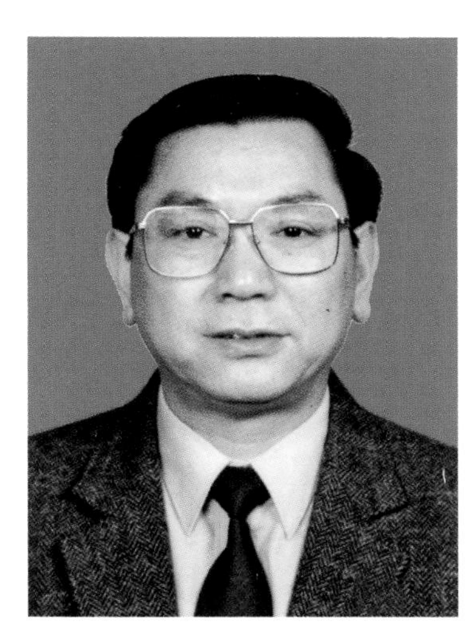

施诚仁　教授

主任医师、教授、博士生导师、上海交通大学医学院附属新华医院小儿外科二级教授。享受国务院专家特殊津贴。曾任中华医学会小儿外科学分会副主任委员，中国抗癌协会小儿肿瘤学会第四、第五届主任委员；中国抗癌协会理事、亚洲SIOP理事；亚太小儿外科学会及SIOP会员；上海市医学会小儿外科专科分会主任委员，上海小儿外科畸形临床医学中心主任。上海交通大学医学院附属新华医院、上海儿童医学中心小儿外科主任，小儿外科教研室主任。《中华小儿外科杂志》《临床小儿外科杂志》副主编。

专业特长：新生儿外科、儿童实体肿瘤外科、儿童肛肠外科等。发表国内外论文300余篇、主编专著15部，如《新生儿外科学》《儿童肿瘤外科学》和《小儿外科学》（第四版）等。科研项目含国家自然科学基金、上海市科委及教育部等十余项，曾荣获各级奖项9项。

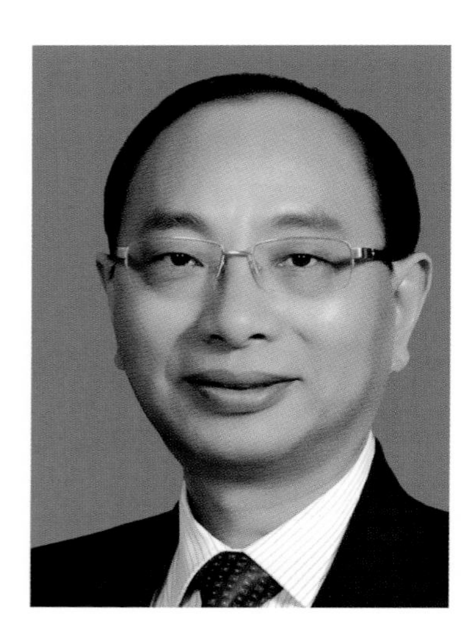

蔡　威　教授

医学博士、主任医师、二级教授、博士生导师、上海交通大学医学院附属新华医院小儿外科主任医师，上海市儿科医学研究所所长，国家临床重点专科小儿外科负责人，上海市“重中之重”小儿外科临床医学中心主任，上海市小儿消化与营养重点实验室主任。现任中华医学会小儿外科学分会常委、中国医师协会小儿外科医师分会副会长。主持国家自然科学基金重点项目等国家级课题6项；发表SCI论文120余篇；主编《小儿外科学》等6部专著。获国家科技进步二等奖（第一完成人）等奖项6项。

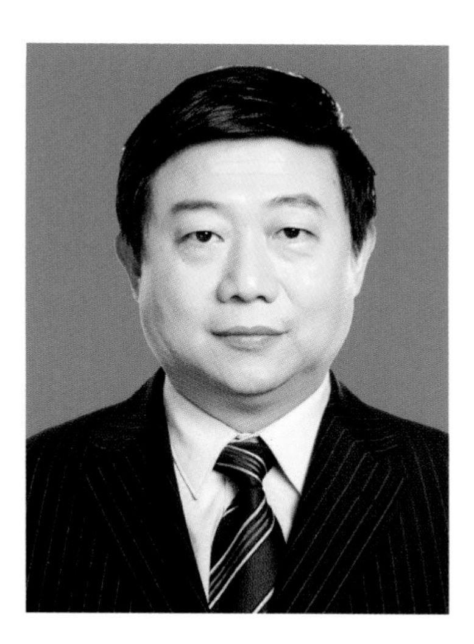

吴晔明　教授

医学博士、主任医师、博士生导师，上海交通大学医学院附属新华医院临床医学院小儿外科教研室主任，上海市儿科研究所肿瘤研究室主任。曾任上海交通大学医学院附属新华医院副院长、上海交通大学医学院附属新华医院临床医学院院长、上海交通大学附属儿童医院副院长、上海交通大学医学院附属上海儿童医学中心副院长等职。

现任上海市医学会小儿外科专科分会主任委员、中华医学会小儿外科分会委员、中国抗癌协会小儿肿瘤专业委员会副主任委员、中国医师协会小儿外科分会常委。《中华小儿外科杂志》《中华胃肠外科杂志》《中国微创外科杂志》《临床儿科杂志》《临床小儿外科杂志》编委。

从事临床工作35年，分别于1998年和2002年赴以色列施耐德儿童医学中心、美国芝加哥大学儿童医院和密歇根大学儿童医院小儿外科临床学习进修。专业特长：小儿先天性消化道畸形的手术纠治、儿童肿瘤的手术治疗和儿童胸腔疾病的手术治疗。除传统的开放手术外，擅长儿童胸腹腔镜微创外科手术。

历年来作为项目负责人主持多项国家级和上海市级课题。曾获国家级专利12项，其中发明专利2项。在国内外专业学术刊物上发表论文160多篇，其中SCI论文40篇，参编专著12部，主编主译专著4部，副主编1部。曾因在儿童肿瘤和儿童微创领域的工作获第十届宋庆龄儿科医学奖、上海医学科技奖等奖项。

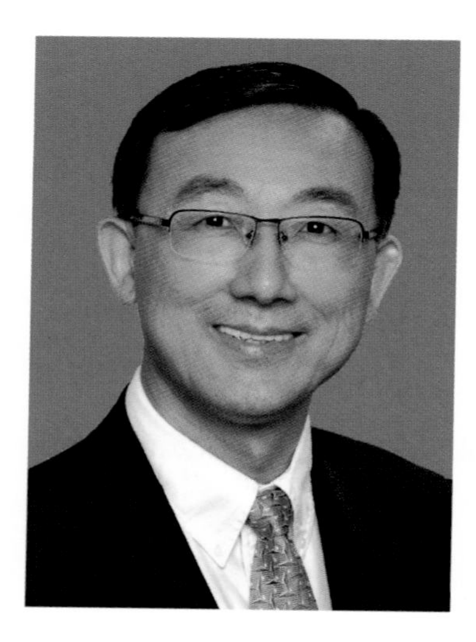

王 俊 教授

医学博士、主任医师、上海交通大学医学院附属新华医院小儿外科主任。中华医学会小儿外科分会新生儿外科学组副组长，上海市医学会小儿外科专科分会副主任委员，国家卫生健康委员会小儿微创外科专家组成员。专业特长：各类小儿外科复杂性先天性畸形如先天性重症膈疝、长段型食管闭锁、肛门直肠畸形等。在国内率先开展新生儿外科畸形早期干预和产房外科技术，疗效显著。参与编写《张金哲小儿外科学》《儿童肿瘤外科学》等多部专著。

编 者 名 单

主　编

施诚仁　上海交通大学医学院附属新华医院

蔡　威　上海交通大学医学院附属新华医院

吴晔明　上海交通大学医学院附属新华医院

王　俊　上海交通大学医学院附属新华医院

副主编

刘锦纷　上海交通大学医学院附属上海儿童医学中心

郑　珊　复旦大学附属儿科医院

汪　健　苏州大学附属儿童医院

金惠明　上海交通大学医学院附属新华医院

秘　书

潘伟华　上海交通大学医学院附属新华医院

沈淼华　上海交通大学医学院附属新华医院

参编者（按姓氏笔画排序）

卜书红
上海交通大学医学院附属新华医院

马　杰
上海交通大学医学院附属新华医院

马瑞雪
复旦大学附属儿科医院

王　伟
上海交通大学医学院附属上海儿童医学中心

王志刚
上海交通大学医学院附属上海儿童医学中心

王　珊
重庆医科大学附属儿童医院

王顺民
上海交通大学医学院附属上海儿童医学中心

王　俊
上海交通大学医学院附属新华医院

王　奕
上海交通大学医学院附属新华医院

王焕民
首都医科大学附属北京儿童医院

王维林
中国医科大学附属盛京医院

王道和
复旦大学附属中山医院

仇黎生
上海交通大学医学院附属上海儿童医学中心

文建国
郑州大学第一附属医院

白　洁
上海交通大学医学院附属上海儿童医学中心

冯杰雄
华中科技大学同济医学院附属同济医院

成海燕
首都医科大学附属北京儿童医院

毕允力
复旦大学附属儿科医院

吕　凡
上海交通大学医学院附属新华医院

朱利斌
温州医科大学附属第二医院

朱宏斌
上海交通大学医学院附属上海儿童医学中心

朱海涛
复旦大学附属儿科医院

邬文杰
上海交通大学医学院附属新华医院

刘金龙
上海交通大学医学院附属上海儿童医学中心

刘锦纷
上海交通大学医学院附属上海儿童医学中心

刘　潜
赣南医学院第一附属医院

闫　明
上海交通大学医学院附属新华医院

江　帆
上海交通大学医学院附属上海儿童医学中心

汤庆娅
上海交通大学医学院附属新华医院

孙　杰
上海交通大学医学院附属上海儿童医学中心

孙彦隽
上海交通大学医学院附属上海儿童医学中心

孙莲萍
上海交通大学医学院附属上海儿童医学中心

严　勤
上海交通大学医学院附属上海儿童医学中心

杜　青
上海交通大学医学院附属新华医院

杜欣为
上海交通大学医学院附属上海儿童医学中心

李玉华
上海交通大学医学院附属新华医院

李仲荣
温州医科大学附属第二医院

李　海
上海交通大学医学院附属新华医院

杨　璇
上海交通大学医学院附属新华医院

吴晔明
上海交通大学医学院附属新华医院

吴　皓
上海交通大学医学院附属第九人民医院

余东海
华中科技大学同济医学院附属同济医院

汪　健
苏州大学附属儿童医院

沈立松
上海交通大学医学院附属新华医院

张马忠
上海交通大学医学院附属上海儿童医学中心

张自明
上海交通大学医学院附属新华医院

张忠德
上海交通大学医学院附属上海儿童医学中心

张洪毅
华中科技大学同济医学院附属同济医院

张　健
上海交通大学医学院附属新华医院

张海波
上海交通大学医学院附属上海儿童医学中心

陈永卫
首都医科大学附属北京儿童医院

陈亚青
上海交通大学医学院附属上海儿童医学中心

陈同辛
上海交通大学医学院附属上海儿童医学中心

陈志峰
香港大学附属玛丽医院

陈其民
上海交通大学医学院附属上海儿童医学中心

陈　杰
上海交通大学医学院附属新华医院

陈夏芳
上海交通大学医学院附属上海儿童医学中心

陈　浩
上海交通大学医学院附属上海儿童医学中心

林　茹
浙江大学医学院附属儿童医院

林厚维
上海交通大学医学院附属新华医院

金星明
上海交通大学医学院附属上海儿童医学中心

金惠明
上海交通大学医学院附属新华医院

周　莹
上海交通大学医学院附属新华医院

周　璇
上海交通大学医学院附属新华医院

周鑫昀
上海交通大学医学院附属新华医院

郑　珊
复旦大学附属儿科医院

郑景浩
上海交通大学医学院附属上海儿童医学中心

胡韶楠
复旦大学附属华山医院

施　佳
上海交通大学医学院附属新华医院

施诚仁
上海交通大学医学院附属新华医院

姜大朋
上海交通大学医学院附属上海儿童医学中心

姜丽萍
上海交通大学医学院附属上海儿童医学中心

祝忠群
上海交通大学医学院附属上海儿童医学中心

耿红全
上海交通大学医学院附属新华医院

夏　强
上海交通大学医学院附属仁济医院

徐卯升
上海交通大学医学院附属新华医院

徐志伟
上海交通大学医学院附属上海儿童医学中心

徐卓明
上海交通大学医学院附属上海儿童医学中心

徐国锋
上海交通大学医学院附属新华医院

徐蕴岚
上海交通大学医学院附属上海儿童医学中心

唐达星
浙江大学医学院附属儿童医院

唐耘熳
四川省医学科学院四川省人民医院

黄格元
香港大学附属玛丽医院

黄　琦
上海交通大学医学院附属新华医院

龚一鸣
上海交通大学医学院附属新华医院

常晓峰
首都医科大学附属北京儿童医院

梁秦川
上海交通大学医学院附属上海儿童医学中心

舒　强
浙江大学医学院附属儿童医院

鲁亚南
上海交通大学医学院附属新华医院

谢　伟
上海交通大学医学院附属新华医院

鲍　南
上海交通大学医学院附属上海儿童医学中心

褚　珺
上海交通大学医学院附属上海儿童医学中心

蔡小满
上海交通大学医学院附属上海儿童医学中心

蔡奇勋
上海交通大学医学院附属新华医院

蔡　威
上海交通大学医学院附属新华医院

雒胜男
上海交通大学医学院附属新华医院

潘伟华
上海交通大学医学院附属新华医院

序　一

我国小儿外科经历60余年的发展，日臻成熟、贡献卓著。特别是近20年来，通过自身努力，同时加强与国际同道的交流合作，产生了一大批独特的理论实践成果，形成了多个学科及分支亚专业，诊疗新技术不断涌现，小儿外科专业医护人员队伍不断壮大，医疗、科研、教学各方面取得丰硕成果。

新生儿期是儿童的一个特殊生长发育阶段，处于该期的儿童群体，可患有炎症、肿瘤、畸形和创伤等各种外科疾病，对其治疗也常具有一定的特殊性，如胎儿外科干预等。因此，新生儿外科不仅是小儿外科重要组成部分之一，而且也是具有鲜明特色优势的专门学科。

2002年由上海交通大学医学院附属新华医院施诚仁教授主编的《新生儿外科学》，传承老一辈小儿外科专家的经验，注重当时国际、国内同行资料积累，是一部博采众长、内涵丰富的专著，该书对于推动国内新生儿外科发展起到了很大的作用，产生了良好的反响。

《新生儿外科学》(第二版)不仅在内容、形式、书稿质量等方面有很大改进，而且组织了国内一大批新生儿外科著名专家、学科骨干合作撰写，从而更好地反映和代表了新生儿外科的主流学术成就。

我衷心祝愿中国的新生儿外科迎来又一腾飞，希望该学科的发展能为儿童健康事业做出更大贡献！

陈竺

中华医学会名誉会长

2018年7月

序　二

2002年，施诚仁教授根据他几十年对新生儿外科的钻研与热爱，组织编写了《新生儿外科学》。其所邀请的参编者都是新生儿外科领域的专家，他们共同协作完成了这部经典著作。《新生儿外科学》参编人数多，地区广，而且每个参编者和他的周围同道，都是关心本书的衷心读者。经过广大读者十几年的实践考验，《新生儿外科学》修订再版，难能可贵。

本书作为一部经典参考著作，长期以来，既是临床工作指南，又是进步发展基础。十几年来流传至今，反映了本书长久的生命力，然而十几年来不断涌现的新理论、新方法、新技术也使得《新生儿外科学》有了进一步修订的必要。这次修订计划的内容与邀请编写专家阵容及地区都有所扩大。内容包括了新生儿外科临床各专业技术到病因病理基础理论，虽无惊人的突破性发明，但确实反映了我国新生儿外科各方面各地区的时代进步。本书的再版修订，就是一次学术时代进步的总结，也是新时代发展的开端。文字的出版物，为我国新生儿外科的创新争鸣搭建了一个实物性平台，提供了一个新的时间和空间考验的基础。本书的发行，势必会将我国新生儿外科学的发展推上一个新的台阶。

张金哲

2018年7月

前 言

自2002年由我主编的《新生儿外科学》出版以来，已经过去了16年，因中间有许多原因，迟迟下不了决心再版；直至2016年在各级领导支持下，特别是在许多朋友、同道和学生们的鼓舞下，才鼓足勇气开展第二版的策划与资料文献的收集，联络国内的知名专家教授，并联合我的同事，也是我的学生蔡威教授、吴晔明教授和王俊教授共同作为主编，一则分担了我的压力，二则使《新生儿外科学》有延续性，可不断再版、补充修改，添加新知识、新理论、新技术，永葆其内容前沿。

新生儿是一个特殊的群体，新生儿外科疾病是小儿外科的重要组成部分，不仅会产生畸形、肿瘤、炎症与创伤，更加特殊的是还包括胎儿期的外科疾病，通常也称为"胎儿外科"。

本书仍按第一版的框架分为四大部分：总论、有关基础理论与进展、各论和附录。附录中做了大幅度的修改，内容包括新生儿喂养，新生儿生长发育，新生儿、婴幼儿及儿童的临床检验，新生儿药动学特点，新生儿外科有关综合征等，以帮助儿科临床医师能快捷方便地从中获得信息。

在此，特别感谢陈竺、张金哲两位院士对本书的大力支持并撰写推荐序，他们的支持更增加了我们对新生儿外科工作的信心。

我也由衷地感谢本书的各位编者，他们均是新生儿外科临床一线的专家和中坚力量，辛勤编写、不图名利。同时也要对为本书付出大量精力与时间的沈蔚颖、胡冬冬两位编辑及绘图师们致谢！对上海交通大学医学院附属新华医院潘伟华副主任、沈涤华副主任和贺蓉秘书表示谢意！由于大家齐心协力才使本书得以顺利出版。

在本书编辑工作中难免会有错误和不足之处，希望读者朋友们不吝指正，以便在重印时改进。

最后也借此机会对我们尊敬的导师佘亚雄教授作最好的缅怀，不忘初心、牢记责任，为儿童健康事业贡献一切。

施诚仁

上海交通大学医学院附属新华医院

2018年10月

目　录

第一篇
总　论

第二篇
有关基础理论与进展

第三篇
各 论

附录

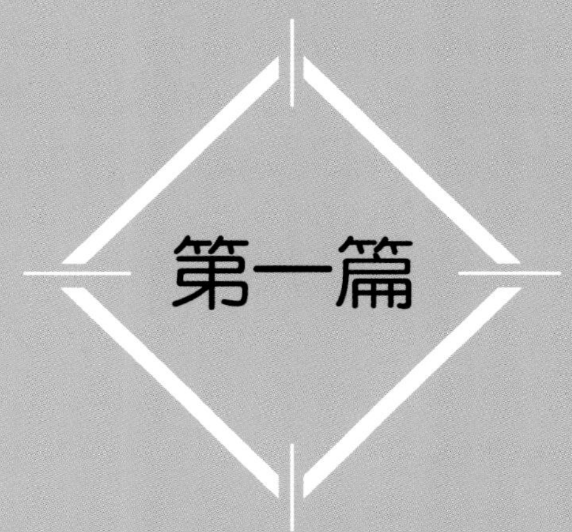

总　　论

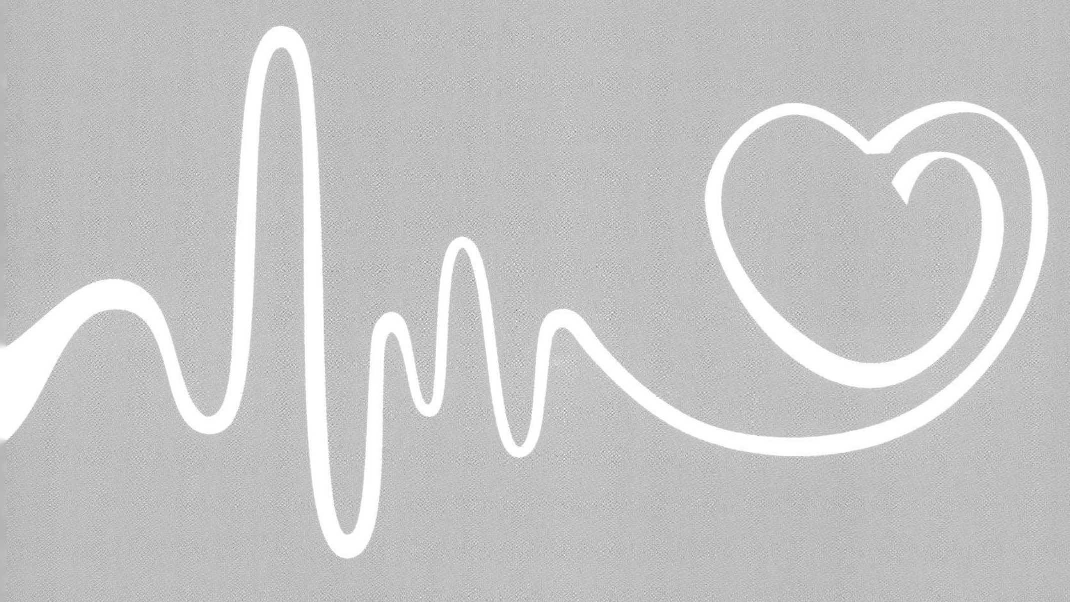

第一章
先天性外科畸形与胚胎发育

概述

人类几乎3%的新生儿伴有先天性畸形[1]。如没有外科干涉，这其中1/3会因畸形复杂、严重并发症影响而夭折，甚至在宫内胎儿死亡。在德国，每年近6 000例出生后有严重外科畸形危及生命的儿童。1982年美国国家健康中心统计21%新生儿的死亡原因与先天性畸形有关[2]。

目前，外科畸形是新生儿死亡的主要原因之一，我国是出生缺陷发生率较高的国家之一。每年有80万至120万出生缺陷患儿，占出生人口的4%～6%；其中先天性心脏病22万，神经管畸形10万，唇腭裂5万，唐氏综合征3万［中国医学资讯导报2006；21（8）：14］。

预防与治疗新生儿外科畸形，主要取决于胚胎学的研究与探索[3]。至今有关外科缺陷畸形的胚胎发育了解并不全面，主要原因是：① 对母体及胎儿发育无论是正常或病理的研究期都较短；② 各种技术条件有限，如很少有胎儿发育完整的三维重建；③ 涉及正常或/和异常胚胎的学说尚不一致。

当然，有一些动物模型现已实现，这对胚胎发育深入发展十分有益。1975年Haecket的“生物基因规则”就是一个范例。根据这个学说把人类胚胎发育分成个体发育（ontogeny）及观察全生命过程形态的系统发育（phylogeny）[4]。

目前仍然有一些错误概念即对正常或异常胚胎仅有片面之观，而不是通过全过程、多面认识，得出经得住考验的结果。

定义

在出生以后，新生儿可以存在与正常形态发育学不一的各种变化，但如果除形态学改变外同时存在功能缺陷，可累及单一器官或整个机体，称为畸形[5]。

这意味着在用术语畸形（malformation）时功能紊乱是主要的。比如在宫内胎儿可测得神经管逐步长合，这是有益的正常发育，但当胎儿临盆前未长合，且累及到功能上出现紊乱，则是有害的，但不等于说无功能的畸形不需要外科治疗纠正，因为关联到今后进入社会及本身畸形发展的合并症。如影响美容的耳前赘物、瘘管、招风耳、瘢痕、瘀斑及冠状沟开口形尿道下裂等。

病因

对大多数病例，先天性畸形的病因仍然不十分清楚，可能的病因见表1-1。

表1-1　先天性畸形病因学

病　　因	百分比（%）
基因疾病	20
环境因素	10
不明病因学	70

约20%的畸形能检测到基因有改变（基因突变和染色体疾病），10%能证明有环境影响因素，但仍有70%未能明确病因。

在胚胎发育中，有许多环境因素可以影响到正常胎儿发育，特别是在胚胎形成头3个月时间。1983年Shepard报道，在实验动物中产生先天性畸形的致畸物超过900种[6]，表1–2列出致畸物情况。

表1–2 先天性畸形的致畸物

分　类	致　畸　物
物理	辐射、热、机械因素
感染	病毒、螺旋体、寄生虫
化学、药物	沙利度胺、nitrofen、激素
环境	维生素缺乏
母体、遗传因子	染色体疾病、多因子遗传

上述文献报道甚多，最典型的例子为1960年前首先在欧洲服用沙利度胺（thalidomide）作为治疗妊娠反应呕吐，结果许多胎儿出生时表现肢体畸形。又如母体妊娠期不正确服用激素导致胎儿宫内发育不良。国内多篇文章也报道母体怀孕因叶酸缺乏而致神经管未闭。也有用致畸物如nitrofen在动物实验中而致食管闭锁、先天性膈疝。阿霉素可致动物模型产生多种畸形（VACTERL合并畸形，V=椎体，A=肛门直肠，C=心脏，T=气管，E=食管，R=肾脏，L=肢体），这些致畸动物模型为进一步治疗、预防畸形的深入研究起到重大的作用[7]。临床上已了解约20%先天性外科畸形与遗传有关，家族性多发性息肉症是一种显性常染色体缺陷疾病，往往可累及家庭中多个成员[8]。

胚胎发育与动物模型

近20年动物模型制作研究已发展为畸形胚胎学的最好方式之一。目前动物模型可分为4种。

（1）外科模型——这种往往用于证实胎儿外科即宫内干预的可行性研究。

（2）化学模型——主要有以下几类：多柔比星致畸模型、阿维A酯模型、视黄酸代谢（ATRA）致畸模型、抗胆碱类药致畸及nitrofen（一种除莠剂农药）致畸模型。

（3）基因模型——现已有3种较成熟，如SD鼠模型、遗传肛门闭锁的猪遗传模型和敲打基因模型（knock-out model）。

（4）病毒模型——如新生儿Balb/c鼠可通过恒河猴螺旋病毒A组感染致畸，导致肝外胆道闭锁的动物模型[9]。

当正常胚胎发育过程中出现破坏影响则发生器官畸形。1985年Ettersohn提出3种可能的机制：① 因细胞黏附而改变细胞形态；② 细胞增殖和分裂；③ 细胞形式中的微丝变化。故近期已有报道在胚胎发生期体外已能测定细胞黏附分子功能改变[10]。

胚胎病理性发育

正常胚胎早期

当人体卵子和精子结合形成了受精卵，随着发生发展可分成3个阶段：① 胚胎早期（第1～2周）：其中经受精、卵裂、胚泡形成、着床及胚层形成；② 胚胎期（第3～8周）：是胚胎各器官形成的阶段，此期往往受到致畸物的侵犯而形成畸形；③ 胎儿期（第9周至分娩）：往往已基本完成分化、继续生长，但大脑皮质、小脑等器官还需继续处于分化阶段。

食管闭锁与气管食管瘘

实质上是前肠发育异常。原肠的前肠分化分隔为背侧食管和腹侧的气管，这些可通过扫描电子显微镜清晰见到。人胚胎第4周开始食管形成并逐渐发育增长，同时出现上皮的覆盖。至今对胚胎发育是空泡形成障碍还是分隔不全仍有争议。

近期许多文章报道研究采用多柔比星注射妊娠期大鼠而导致食管闭锁、气管食管瘘的动物模型；药物剂量在1.5～2.0 mg/kg；大多数报道采用妊娠6～9天鼠剂量1.75 mg/kg。2011年有一篇报道统计1997—2010年已有超过70个类似研究[11]。动物模型不仅用于前肠，也用于研究中、后肠畸形。我们

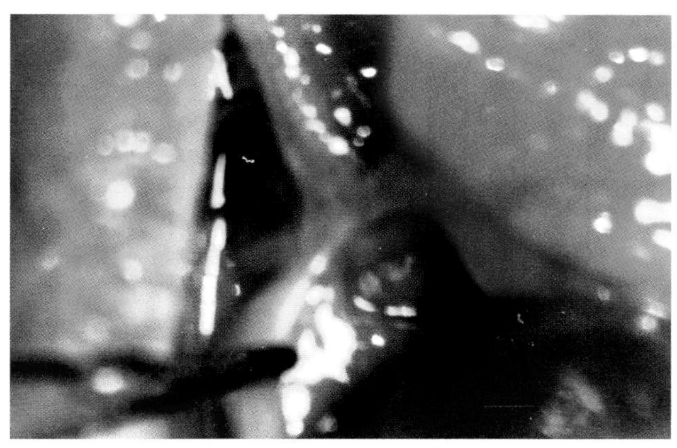

图1-1　大鼠食管闭锁伴气管食管瘘模型

曾在2002年报道过有关大鼠食管闭锁伴气管食管瘘模型研制及病理改变（图1-1）[12]。

后外侧膈疝

以往对后外侧膈疝的表现解释为以下几点：① 胸腹膜发育缺陷；② 腰肋部三角区及胸腹孔未闭，薄弱缺损；③ 肠管通过膈肌后外侧嵌入胸腔；④ 未成熟期小肠可回复到腹腔，因胸腹裂孔疝仍然开放；⑤ 肺发育不良。

发育完全的横膈起源于4个特异性部分：① 原始横膈形成前的中心腱；② 胸腹隔膜形成背外侧部分；③ 发育自食管肠系膜膈肌脚；④ 发育自胸廓肋间肌群的横膈膜的肌性部分。在解剖学上，右侧胸腹膜管的关闭要早于左侧。

正常胎儿于妊娠期第8～9周体腔完成分隔，同时原始肺芽亦发育。当因某些致畸原因下，此发育受阻。已有报道在鼠、兔实验模型妊娠期喂养缺乏维生素食物或投入nitrofen杀虫剂可以高度诱发胎仍产生后外侧膈疝[13]。早在2001年我们也成功地用前述方法制成膈疝动物模型，作为进一步病理学研究[14]。

后肠发育异常——"一泄腔畸形"

原肠的后肠在正常胚胎发育中可分隔为直肠、尿道与生殖器。"一泄腔畸形"则是这种发育障碍而导致的后果。目前认为是其与环境因素及遗传因素共同导致，如在妊娠早期（4～12周）受病毒感染、营养、化学物质等。遗传发现与*HLA*、*HOXA-13*和*HOXD-13*基因有关[15]。1997年Kluth曾报道，在SD鼠胚胎中证实泄殖腔膜角度在早期发育不正常是形成"一泄腔畸形"的原因[16]。这种SD鼠有以下几种表现：① 肛门直肠畸形病原学基础泄殖腔膜太短；② 泄殖腔膜原始基胚太短导致后肠远端部分发生异常发育的原始基胚；③ 异常形成的泄殖腔累及尿道、直肠皱褶向尾部推移。这些后肠异常改变也可导致肛门开口真正移位或发生直肠尿道瘘。这与人类临床上见到的肛门直肠畸形在形态学上相似[17]。

尿道下裂

尿道下裂发病率约1/250，是男性外生殖器的胚胎学中研究最为透彻的疾病，阴茎和相关尿道至少从3个原始结构发育而来。生殖结节形成龟头、尿道折叠融合形成尿道阴茎体部、原始生殖器增大形成阴囊。外生殖器男性化是一复杂过程，与基因、细胞分化、信号通路、酶活性等有关[18-21]。

在妊娠第一个月末，胚胎后肠及发育尿生殖系统逐渐发生，最初此过程男女外生殖器无法区别，当垂体分泌的促黄体生成素在体内形成，刺激睾酮反应性分泌，在此种情况下，外生殖器向男性发育。特别指出：男性化第一标志是肛门和生殖结构之间的距离增加，继而阴茎增长，由尿道沟延续而来的阴茎体尿道形成以及包皮发育。如果在发育阶段内胚层细胞分化等受到影响则发展成尿道下裂。

小结

（1）畸形动物模型制作对研究先天性畸形病因学与病原学具有非常重要的意义，但目前还有许多畸形未能在动物模型中实现。

（2）动物模型制作为人类外科畸形的治疗和预防提供依据。

（3）本章节仅对外科畸形的胚胎学做一些简要介绍，以期我们今后有所研究、探索和发展。

（施诚仁）

参·考·文·献

[1] Nadler H L. Teratology. In: Welch K J, Randolph J G, Ravitch M M, et al. Pediatric Surgery, 4th edn. Chicago: Year Book Medical Publishers, 1986: 11−13.

[2] United States National Center for Health Statistics. Monthly vital statistics Report. Vol 31. No. 5 Birth, marriages, divorces and deaths for May 1982. Hyattsville, MD: Public Health Service, 1982: 1−10.

[3] Kawahara I, Ono S, Maeda K. Biodegradable polydioxanone stent as a new treatment strategy for tracheal stenosis in a rabbit model. Journal of Pediatric Surgery, 2016, 51(12): 1967−1971.

[4] Haeckel E. Cited in starck D: Embryoloqie 3rd edn. Stuttgart. Germary: Thieme, 1975.

[5] Dietrich Kluth, Wolfgang Lambrecht, Chiristoph Buhrer, et al. Embryology of malformations, In: Prem Puri. Newborn Surgery (Third edition) 2011. Hodder et staughton Ltd.

[6] Shepard T H. Catalogue of teratogenic agents, 4th edn. Baltimore: Johns Hopking press, 1983.

[7] Diez-Pardo J A, Qi B, Navarro C, et al. A new rodent experimental model of esophageal atresia and tracheoesophageal fistula: Preliminary report [J]. Journal of Pediatric Surgery, 1996, 31(4): 498−502.

[8] Beasley S W, Diez P J, Qi B Q, et al. The contribution of the adriamycin-induced rat model of the VATER association to our understanding of congenital abnormalities and their embryogenesis. Pediatric Surgery International, 2000, 16(7): 465−472.

[9] 沈文俊，董瑞，陈功，等.抑制胆道闭锁小鼠模型miR-222活性改善肝纤维化的初步探索.中华小儿外科杂志，2015，36（4）：292−296.

[10] Ettensohn C A. Mechanisms of epithelial invagination [J]. The Quarterly Review of Biology, 1985, 60(Volume 60, Number 3): 289.

[11] Medline recherché: cited July 12. 2011. www.ncbi.nim.nih.gov/ubmd?term=adriamycin AND esophageal atresia.

[12] 潘伟华，施诚仁，李敏，等.先天性食管闭锁伴气管食管瘘大鼠模型研制与病理组化研究.中华小儿外科杂志，2002，23（2）：146−149.

[13] Takahashi T, Zimmer J, Friedmacher F, et al. Expression of Prx1 and Tcf4 is decreased in the diaphragmatic muscle connective tissue of nitrofen-induced congenital diaphragmatic hernia [J]. Journal of Pediatric Surgery, 2016.

[14] 张骏，夏毓华.先天性膈疝动物模型制作及其肺部氧化氮的改变.临床儿科杂志，2001，19（4）：243−245.

[15] Nakazawa N, Miyahara K, Okawada M, et al. Laminin−1 promotes enteric nervous system development in mouse embryo [J]. Pediatric Surgery International, 2013, 29(11): 1205.

[16] Kluth D, Lambrecht W. Current concepts in the embryology of anorectal malformations [J]. Seminars in Pediatric Surgery, 1997, 6(4): 180−186.

[17] 杜勇，施诚仁，张文竹.全反式维甲酸致大鼠胚胎肛门直肠畸形的实验研究.上海交通大学学报（医学版），2006，26（11）：1225−1226.

[18] Barthold J S, Reinhardt S, Thorup J. et al. An Update [J]. European journal of pediatric surgery: official journal of Austrian Association of Pediatric Surgery. [et al]=Zeitschrift fur Kinderchirurgie, 2016, 26(05): 399−408.

[19] Sadri-Ardekani H, Mclean T W, Kogan S, et al. Experimental testicular tissue banking to generate spermatogenesis in the future: a multidisciplinary team approach [J]. Methods, 2016, 99: 120−127.

[20] Ochi T, Seo S, Yazaki Y, et al. Traction-assisted dissection with soft tissue coverage is effective for repairing recurrent urethrocutaneous fistula following hypospadias surgery. Pediatr Surg Int, 2015, 31(2): 203−207.

[21] Seo S, Ochi T, Yazaki Y, et al. Correction of penile ventral curvature in patients with minor or no hypospadias: a single surgeon's experience of 43 cases. Pediatr Surg Int, 2016, 32(10): 975−979.

第二章
新生儿外科应用解剖与生理

概述

出生后新生儿生长迅速，体内各种结构的大小和位置也不断发生变化，一些在胎儿发育过程中重要的结构会消失，而大多数结构则将持续存在，这些结构的功能也会产生一些变化。新生儿的解剖和生理学与儿童及成年人均有不同，其中一些差异对于小儿外科医师尤其重要。如足月产新生儿平均身长为48 ～ 50 cm，体重为2.7 ～ 3.8 kg，体重中75% ～ 80%是水，至1岁时，水分占体重比例降至60%左右，与成人相近。新生儿头部约占身长的25%，占体表面积的20%，而在成人，头部占身长和体表面积的比例分别为13%和9%。在新生儿，骨盆和下肢比例相对较小，体表面积与体重之比随年龄而下降。因此，新生儿热量更容易损失。

本章主要对新生儿出生后各相关系统、器官的解剖结构和生理改变进行总结，并强调与儿童和成人在临床上的相似和不同的方面。

呼吸系统

◆ 上呼吸道

与成年人相比，新生儿头大、颈短、脸小、下颌骨小及舌头大。新生儿出生后用鼻呼吸，4个月大时才开始用口呼吸。新生儿鼻咽部向后和向下平滑弯曲汇入口咽，而不像成年人那样几乎成直角汇入口咽。舌骨和喉部位置很高，新生儿会厌上缘延伸到软腭的水平，后鼻孔与喉直接相连，这允许婴儿在哺乳时不影响呼吸，吸取的液体经两侧梨状窝通过会厌。尽管吞咽和呼吸不太协调，但较高的喉部位置降低了呼吸的风险；喉部位置较高、靠前，也意味着用直叶式喉镜更容易插入气管。随着婴儿的生长，喉部下降，会厌与软腭失去接触[1]。婴儿上呼吸道最狭窄的部位是声门下部，而成年人则是在声带部。约3岁时，开始出现喉部形态和大小的性别差异。

◆ 气管和支气管树

新生儿气管、支气管均狭小，管壁纤维组织及软骨均弱，黏膜薄，血管丰富。肺泡少而壁厚、腔隙小。新生儿气管内若黏附1 mm厚的分泌物，则气管直径缩减50%，因此新生儿呼吸道充血水肿，分泌物多时，极易引起肺不张和肺气肿。

早产儿气管更短，仅约3 cm，使得气管内导管的定位至关重要。气管导管尖端通常定位于锁骨上方，位于隆突上方1 ～ 2 cm处，平T_1的椎体。与成人一样，气管从C_6水平开始，但在T_3/T_4分叉，而不是成人的T_4/T_5。右主支气管比左主支气管更宽和更陡，气管隆嵴偏向中线左侧，因此异物吸入时更有可能进入右肺[2]。头臂静脉位于相对较高的水平，在气管切开术中损伤的风险较大。

支气管树的发育是在妊娠第16周开始。此后，传导性气道的大小增加但数量不再增加[3]。出生后的肺部发育主要是肺泡发育，婴幼儿期肺容量迅速增加，大多数肺泡在2岁时已经形成，并在随后发育中仅在大小上增长[4]。在婴儿第一次呼吸之前，终末细支气管和肺泡充满液体，这些液体主要在肺部产生。剖宫产的新生儿肺部液体要多于阴道分娩的新生儿。要使肺泡充分膨胀，必须减少表面张力，这是通过从肺泡内Ⅱ型肺细胞释放表面活性物质来实现的。表面活性物质也可防止呼吸道中的肺泡塌陷，这就解释了为什么表面活性物质生产不足的早产儿会引起呼吸窘迫。肺血管重建在出生后立即开始，以减少肺血管阻力。新生儿肺部弹性纤维较少，肺不易膨胀，所以，在对新生儿作辅助呼吸时，可用1.47～1.67 kPa（15～17 cmH_2O）的压力。

◆ 胸廓与呼吸运动

新生儿胸廓呈圆锥形，较成人更圆。在成人，胸廓和肺的顺应性相似，而新生儿的胸廓比肺部的顺应性高出5倍[5]，因此新生儿胸廓容易变形，在呼吸窘迫时更加明显，容易出现三凹征。

新生儿肋间肌薄弱，呼吸时胸廓较固定，主要依靠横膈的升降运动，完全为腹式呼吸。膈肌在出生时相对平坦，在随后的生长中变成圆拱形，膈肌收缩倾向于将肋骨向内拉，伴随着腹部向外运动是新生儿的正常表现（胸腹反常运动）。临床上，当患儿存在腹痛、腹胀或腹部包扎过紧时，会严重影响呼吸功能。新生儿的呼吸频率为40次/min左右，缺氧时，不是增加呼吸的深度，而是加快呼吸频率，可达60～80次/min，容易引起呼吸衰竭。新生儿潮气量小，仅15～20 ml，一旦呼吸功能受到影响时，肺泡有效换气量显著减少，形成缺氧和二氧化碳蓄积。一般认为PO_2<5.33 kPa（40 mmHg），PCO_2>8.66 kPa（65 mmHg），pH<7.25，必须进行辅助呼吸。新生儿纵隔所占比例大，在受到腹胀、膈疝、肺炎、肺不张情况下，极易出现呼吸窘迫综合征。

新生儿胸腺大（宽约5 cm，厚约1 cm），但出生时大小不一，这是胸部X线片的突出特征。胸腺覆盖气管、大血管（特别是左头臂静脉）和心脏前上表面，在出生后第一年，它的血管逐渐变少，淋巴组织逐渐被脂肪代替。

◆ 围生儿的呼吸运动

胎儿呼吸运动（fetal breathing movement，FBM）对胎儿的肺部发育与成熟是必要的。FBM有助于肺扩张，现已知肺扩张对胎儿肺的正常生长和结构成熟至关重要。FBM的长期缺失和损伤会导致肺扩张的平均水平降低，而这可能会导致肺部发育不全。胎儿时期在宫内无空气的呼吸方式在出生时转变为持续的空气下呼吸方式，这一改变发生在出生时脐带被钳闭时诱发。出生后的呼吸运动必须要连续不断以满足气体交换功能。脐带钳闭后的呼吸活动变化机制有两个假说。

（1）胎儿胎盘循环消失后，致使有关激素和神经调节剂的消失，从而导致了胎儿期持续紧张性抑制（通过CNS），而这使得随后出现持续呼吸[6,7]。从胎盘组织中提取的前列腺素能够抑制胎儿的呼吸活动[8]。虽然这是一种可能的解释，但这目前尚未被证实。

（2）呼吸活动依赖于宫内和出生时的$PaCO_2$水平[9]。众所周知，在低碳酸血症时，胎儿和新生儿的呼吸变弱；高碳酸血症会刺激呼吸运动[10]。出生时血浆中胎盘神经调节剂水平的变化可能对维持出生后呼吸有一定作用。脑干呼吸机制研究表明，新生儿就已经有呼吸调节。缺氧同样会抑制呼吸，但在化学感受器短暂调节后又会重新刺激呼吸。对产时呼吸触发和维持机制的深入研究或许能为出生后窒息的发生提供一个解释。

胎儿呼吸运动在生理状态和正常胎儿情况下存在，它可通过超声监测观察到，因此可通过监测呼吸来观察胎儿的健康状况。尽管在最近一项通过生物物理学分析去监测高危胎儿呼吸运动的Cochrane系统回顾研究中，并不支持呼吸监测的实用性，但有人认为监测胎儿的呼吸运动可用来预测早产[11]。

◆ 肺的发育

肺发育的主要目的是创建一个足够大的气体交换表面、一层薄的气-血交换屏障、一个成熟的表面活性物质体系、一个传导性的气道树及一组血管，来为组织提供足够的氧气并排出多余的二氧化碳。

肺发育包括6个不同的阶段[12]。在孕3～7周的胚胎期（embryonic stage），肺原基出现在前肠的腹侧憩室并向尾端延伸，最先发出的芽逐渐发育成两肺的主支气管，这些支气管再二分为未来的支气管。在孕5～17周的假腺期（pseudoglandular stage），整个支气管树由两个分支组成。此外，上皮细胞开始分化，同时出现纤毛细胞、杯状细胞和基底细胞及软骨形成。在孕16～26周的微管阶段（canalicular stage），气-血界面随着血管腔道或毛细血管的形成而使间隔的间质倍增。此外，肺上皮细胞分化成Ⅱ型细胞、表面活性物质的产生，以及随后Ⅰ型细胞的发育，均有助于形成薄的气-血屏障。进入孕24～38周的囊状阶段（saccular stage），对宫外生存至关重要。一方面膨胀和扩张的腺泡管和芽分化成具有薄而光滑的壁、暂时性的肺泡囊和导管；另一方面，需要减少周围的间质组织以便足够的气体交换。肺泡管会进一步分支，肺末梢面积大小也在逐渐增加，Ⅱ型上皮细胞继续成熟，表面活性物质开始产生，其他肺泡细胞和支气管细胞也在进一步分化。在孕36周到产后2年的肺泡阶段（alveolar stage），这一阶段发育持续到产后，其标志是肺泡二次分隔，即新肺泡间壁形成。通常来说，弹性纤维位于肺泡顶部，那里是二次分隔的起点。在肺发育的最后阶段，即出生后第2～3年的微血管成熟阶段（microvascular maturation stage），隔膜重组成一个成熟的肺泡间壁，由最少的间质组织和单层毛细血管组成。在这个阶段最后，大多数肺泡毛细血管内皮细胞和扁平的Ⅰ型上皮细胞直接接触以维持最佳的气体交换。

出生时，肺包含约5 000万肺泡，大部分剩余的肺泡在肺泡阶段由所谓“批量肺泡化”形成，主要在产后阶段。但很有可能有一个晚期肺泡阶段的存在，迟于上述的“批量肺泡化”阶段，成人3亿肺泡的约50%在那一阶段形成，尤其是在胸膜下的肺周边区域，常以较慢的速度形成新肺泡分隔。

在大部分情况下，常易将肺部畸形和综合征与肺发育阶段相联系[13]。如气管-食管瘘、肺发育不良及胚胎期肺发育不良导致的肺外型肺隔离症与肺的胚胎期发育有关。肺囊肿、肾肺发育不良、先天性膈疝导致的肺发育不良则源于假腺期和微管阶段。肺泡毛细血管发育不良、羊水过少导致的肺发育不良则产生于微管阶段和囊状阶段。一般来说，在孕16周前，当因损伤使肺泡数量减少到一定程度时，气管分支会受到永久性损害。从肺发育的各个阶段可以看出，在极度早产情况下能生存下来的极限胎龄。尽管在肺各个发育阶段有一些重叠，但总的来说，囊状阶段起始于孕24周，这不奇怪在妊娠期这一阶段开始，胎儿已经出现明显的存活。许多产前及产后因素可以影响这个过程，如绒毛膜羊膜炎、宫内生长迟缓、氧中毒、正压换气、感染、动脉导管未闭及一些治疗干预措施如产后糖皮质激素的使用[14]。

◆ 肺表面活性物质

1959年，Avery和Mead[15]发现肺表面活性物质缺乏是呼吸窘迫综合征（respiratory distress syndrome，RDS）病理变化的一个重要因素。从那时起，表面活性物质的生理和代谢得到了广泛研究。1980年Fujiwara[16]第一次成功将外源性表面活性物质应用于患有RDS的早产儿中，在20世纪90年代，接着进行了大量临床试验。表面活性物质的主要功能是降低肺泡和远端支气管气液交界面的肺泡表面张力，来促进吸气时肺的扩张，并防止呼气时肺泡的萎缩。表面活性物质的次要作用是固有的宿主防御。表面活性物质由肺泡Ⅱ型细胞产生，是一种复杂的混合物，由90%脂质和10%蛋白质组成。脂质中80%～90%是磷脂，其中磷脂酰胆碱是最重要的，占总数的70%～80%；有4种表面活性蛋白即表面活性蛋白A、B、C和D。

肺泡表面活性物质能够通过各种不同途径被清除[17]。表面活性物质可以通过肺吞噬细胞或上呼吸道清除，或被Ⅱ型细胞重吸收形成板层体，再重新分泌，在新生儿超过90%的表面活性物质通过这种方式重吸收，而成人的重吸收率只有50%。

表面活性物质动力学研究显示，在没有肺部疾病的足月儿，表面活性物质第一次出现大概在9

小时后，在44小时达到最大浓度。相比之下，患有RDS的早产儿因表面活性物质合成和代谢缓慢，在大约75小时才达到最大浓度，其合成速率在患有RDS的早产儿中每日只有4%，而正常婴儿每日是15%，甚至更高。患有RDS的早产儿表面活性物质少于10 mg/kg，与RDS动物模型报道一致。已证明在人类婴儿中，产前使用糖皮质激素能刺激表面活性物质的合成，并在离体研究和动物实验中得到广泛支持[18,19]。从临床角度，RDS的发病率与妊娠时间呈负相关，这反映在表面活性物质数量低易导致RDS，而患有RDS的婴儿大多妊娠年龄也较小。尽管表面活性物质的产生开始于囊状阶段（大约24周），但直到妊娠32～34周表面活性物质的数量依然很少，至快到妊娠期满才急剧增加。正如前面所提，患有RDS的早产新生儿，目前使用表面活性物质来治疗而取得疗效。在患有CDH的新生儿中，是否使用表面活性物质治疗仍有争议。

◆ 肺液

妊娠早期，胚胎肺中就有液体，这些液体由肺上皮分泌并对肺发育和生长起重要作用。出生时，转变为空气呼吸后需要清除肺部液体以便于气体交换。

胎儿肺液中Cl^-浓度比血浆中高，是肺液分泌活跃的证据。在胎羊中，肺液分泌速率从妊娠中期的1.5 ml/（kg·h）增加到妊娠晚期的5 ml/（kg·h）。肺部压力一般比羊水压力高约2 mmHg，这由声带、喉、鼻咽部限制肺液流出而形成。胎羊肺液排出过多会导致肺发育不良[20]。相反，结扎胎羊气管导致胎肺的过度扩张也会导致肺发育不良[21]。在人类中，早期严重的羊水过少而使肺液从肺部不断排出也会导致肺发育不良，堵塞胎儿气管是一种防止CDH肺发育不良的实验性治疗方法[22]。

出生时，胎儿肺液快速清除对空气呼吸至关重要。液体的清除开始于分娩过程，基本机制是从Cl^-分泌到Na^+吸收的转换，这个转换由分娩时胎儿儿茶酚胺分泌所触发。当然，部分肺液是在出生过程中被挤出去的。出生后肺液的吸收一直持续，大部分肺液在出生后2小时内在新生儿肺内被全部清除。没有经过自然分娩而剖宫产的新生儿肺液清除速率会慢一些，有时会表现出一过性呼吸窘迫，被称为新生儿瞬间呼吸急促（TTN）。在早产儿，由于肺液吸收清除过程不成熟会干扰肺液从分泌到吸收的转换，这更使患有RDS早产儿的呼吸问题雪上加霜。产前使用糖皮质激素可促进表面活性物质的合成，还能改善肺液的吸收[23,24]。

心血管系统

◆ 心脏和动脉

足月新生儿全身血容量约300 ml，为体重的10%，因此一个新生儿失血量约60 ml，就占血容量的20%。由于总血容量低，少量出血、脱水即可引起休克。新生儿血流的分布，多集中于躯干、内脏，而四肢少，故肝、脾容易触及，四肢易变冷，末梢易出现青紫。

足月儿通过超声测量的心排血量约为250 ml/（kg·min），第一周的平均收缩压为70～80 mmHg（早产儿更低），心率在分娩后数小时内稳定在120～140次/min。随着肺循环的建立，右心负荷减少，左心负荷增加，反映为心肌厚度的变化。出生时，两个心室的平均壁厚约为5 mm，而在成年人中，左心室厚度约为右心室的3倍[5]。新生儿心脏相对较大，因此在胸部X线片中，相较于成年人，心脏占肺野比例更大。新生儿心率较快，安静状态下，新生儿的心率为110～140次/min，哭吵时可达180～190次/min。如新生儿脉率缓慢，且越来越慢，可能预示心跳停止，须严加注意。

先天性心脏畸形占所有发育异常的1/4，每1 000个活产儿约占8个，包括右位心（孤立性或不完全转位）、心脏异构畸形和心脏结构缺陷（间隔缺损、房室连接异常和瓣膜异常）。其中室间隔缺损最常见，当原发隔或房室管垫未正常发育时，膜性缺损比隔性缺损更常发生。先天性心脏病通常包括主动脉狭窄，通常是主动脉接近导管段发生狭窄或闭塞（左锁骨下动脉起源的远端），也可能发生在导管前（包括主动脉弓及其分支）及导管后的缩窄。

在新生儿，股动脉在髂前上棘和耻骨结节连线中部可以触及，它的位置比成年人更靠外侧。新生儿肾动脉的位置较高，位于T_{12}～L_1，成年人则位于L_2的上界[5]。主动脉分叉位于L_4的上缘而不是在下缘。

◆ 脐血管

正常脐带包含两条厚壁的脐动脉，在12点钟位置附近有一条较大而薄壁的脐静脉。单一脐动脉可能与其他先天性畸形有关，特别是肾、脊椎和肛门直肠畸形，同时还会增加围生期死亡风险。然而，对单一脐动脉婴儿没有进行常规核型分析和肾超声检查的指征。

出生时，脐带血管因脐带温度降低和血流动力学变化而迅速收缩。已发现许多脐血管收缩介质，包括缓激肽和内皮素-1，其中一些在脐带内生成。出生后，闭塞的脐动脉成为成对的脐内侧韧带，通常可见于脐下方前腹壁的腹膜下；每条脐动脉的近端部分开放成为膀胱上动脉；脐静脉的腹内段则变成圆韧带；脐尿管在出生前通常会自行闭锁，成为脐正中韧带。

脐动静脉可以在出生后24～48小时插入导管，作为血管通路，用于复苏、血管内监测、液体管理、输血和肠外营养等[25]。脐动脉导管的尖端通常可置于横膈上方、动脉导管下方（相当于T_6～T_9椎体水平的"高"位）；有时，导管尖端置于肾脏和肠系膜下动脉起源处下方、主动脉分叉之上（L_3～L_4椎体水平处的"低"位）。

◆ 围生儿的循环变化

胎儿期，从胎盘转运来的含氧量丰富的血液，通过脐静脉引流门静脉左支。静脉导管起源于脐静脉开口后部，在肝脏的肝左叶和尾叶间侧上方穿过，终止于进入下腔静脉入口处附近的肝左静脉。下腔静脉进入右心房开口前缘有一瓣膜，可以引导氧合血液通过卵圆孔进入左心房。从胎儿上腔静脉和冠状窦返回的还原型血红蛋白的体循环血优先导向右心室。然而，到达肺部的血液不到胎儿心排血量的20%，大部分血液由动脉导管从肺动脉分流到主动脉弓[26]。

足月儿动脉导管长8～12 mm，宽4～5 mm，而主动脉弓直径5～6 mm[5]。动脉导管内壁富含平滑肌，在胎儿中，局部产生的前列腺素抑制了平滑肌对氧的反应性收缩，从而维持了动脉导管的开放。出生时，由于机械作用和氧气诱导的肺血管扩张及肺血管阻力下降，肺发生膨胀，动脉导管开始闭合，血液从肺动脉干转入肺循环。静脉回流到左心房的血量增加，引起左心房压升高；脐血管闭合引起静脉回流减少，继而引起右心房压力下降。心房压力的这些变化迫使原发性房间隔贴附于继发性房间隔的游离下缘，引起卵圆孔的功能闭合。卵圆孔永久性闭合通常在出生后第一年完成。

心血管系统为了适应新生儿出生后的变化，会发生3个管道的功能闭合。

1. 卵圆孔

卵圆孔包括重叠的原发隔和继发隔部分，作为一个单向活瓣阀允许胎儿时期持续的右向左流动[27]。出生后，随着肺血流量的急剧增加，左心房压力升高超过右心房压力，把原发隔推向右侧，与继发隔相对，关闭了卵圆孔瓣。随后，原发隔融合继发隔，完成心房分离。卵圆孔闭合后，在胎儿时期突出的下腔静脉瓣膜将变薄或消失。原发隔和继发隔游离下缘的不完全闭合（即卵圆孔未闭）发生率高达20%～25%，结果可引起流量较小的房性分流。由于卵圆孔开口的瓣状结构和左右心房的压力差异，这通常不会引起什么后果。

2. 动脉导管

低氧张力、高水平的循环PGE_2、局部产生的PGE_2和PGI_2是维持宫内胎儿动脉导管开放的主要影响因子。在无先天性心脏病的足月儿中，动脉导管在出生后立即开始关闭。动脉导管的关闭发生有两个阶段：第一阶段，动脉导管腔的功能性关闭，发生在出生后的第一个小时，通过平滑肌收缩完成。收缩产生血管壁的缺血缺氧，而缺氧会抑制局部PGE_2和一氧化氮的产生并会诱导生长因子的生成，这引发了第二阶段动脉腔的解剖上关闭，广泛的血管内膜增厚以及肌肉内部平滑肌细胞的减少[28]。

导管内的平滑肌收缩可能由以下4种机制介导：动脉氧浓度的增加、内源性前列腺素I_2合成的抑制、血浆儿茶酚胺的作用和神经信号的传导。此外，由于全身血管阻力增加（由于不存在胎盘循环）以及肺血管阻力降低，动脉导管血流反流。超过90%的足月儿动脉导管在3天内完成功能性关闭[29]。结构性闭合则逐渐发生，纤维化的动脉导管连接左肺动脉的起源部与主动脉弓的下缘。

出生后动脉导管未闭是早产儿中常见的并发症，在呼吸窘迫的早产儿可发生持续性动脉导管开放。有时即使动脉导管已经缩小甚至关闭，但早产儿的动脉导管由于缺氧和疾病很容易重新开放。动脉导管的关闭失败在早产儿常见于新生儿坏死性小肠结肠炎、颅内出血、肺水肿/出血、支气管的发育不良、早产儿的视网膜病变。

3. 静脉导管

静脉导管位于脐静脉和下腔静脉之间，它允许高氧合和营养丰富的脐静脉绕过肝脏，迅速到达中枢循环。大部分下腔静脉血通过卵圆孔从左心房运输到左心室，再分布到冠状动脉和大脑循环。供应心、脑、颈部的血PO_2要比降主动脉的血PO_2高4～5 mmHg。尽管静脉导管与动脉导管相比受到更少的关注，但普遍为它在胎儿期血液循环调节中起着重要作用。静脉导管的自发性闭合出生后立即开始，通常在出生后17天完成[30]。当存在先天性心脏病时，静脉导管可能暂时延迟关闭，这可能是静脉压升高的结果。成年人中，残留的静脉导管韧带走行于肝脏裂隙中，将肝脏分为左叶和尾状叶。持续性静脉导管开放非常罕见，男孩居多，这可能引起一些长期的并发症，如肝性脑病。早产儿的静脉导管关闭相对延迟，可能与氨分解变化、血液凝固及血清总胆汁酸浓度调节等有关[31]。

腹部与消化系统

◆ 腹腔

新生儿横膈较平坦，盆腔较小，所以腹部面积较宽，也较突出，肋缘与髂嵴之间的距离相对较大，故脐上横切口是一个不错的手术路径。新生儿腹股沟短且相对垂直，腹股沟外环几乎覆盖着内环，其长度随年龄增长而逐渐延长。两侧腹直肌可能分得很开，在中线形成一个裂隙，但随着生长会逐渐恢复。

与成年人比较，新生儿真骨盆无论在垂直或是水平方向上都相对较小，膀胱、卵巢和子宫均部分位于腹内，而直肠占据了真骨盆大部分空间。新生儿骶骨曲线不太明显，没有腰椎前凸，椎旁沟发育不良，因此腹膜腔前后径较短。大网膜为膜状且易损坏，很少延伸到脐水平以下，新生儿肠系膜和内脏周围的脂肪很少。

◆ 胃肠道

新生儿咽下界位于C_4～C_5，从环状软骨到横膈，足月新生儿食管长度为8～10 cm，上下食管括约肌再分别延伸约1 cm，而从门齿到胃贲门部的长度约15 cm。食管下括约肌压力在出生后第1个月或2个月内较低。环咽肌与上段食管交织处是上消化道最狭窄的部位，鼻胃管通过此处时易引发食管穿孔。

胃的前表面与肝左叶重叠，并几乎延伸到脾脏。新生儿胃呈横形，胃的韧带松弛，因此胃容易发生变位，从而引起呕吐，甚至胃扭转。新生儿胃容量30～35 ml，出生后4周到100 ml。胃排空相对缓慢，在前几周收缩功能协调不佳，而幽门和幽门括约肌发育明显，故容易发生胃食管反流，即新生儿溢奶。新生儿小肠在体内沿着系膜对侧缘进行测量时，从十二指肠空肠曲到回盲部的平均长度约为160 cm[32]，但在尸检时测量的长度要长得多[33]。足月儿结肠从回盲部到直肠的体内平均长度为33 cm，盲肠、升结肠和降结肠与成人相比相对较短，而直肠则相对更长。新生儿大肠与小肠的比例约为1∶6（成人为1∶4），小肠相对较长，分泌面和吸收面较大，故可以适应较大量的流质食物。直肠远端逐渐变细成为肛管，肛管周围有界限清楚的肛柱和肛窦，肛窦淤滞可能是肛周脓肿及肛瘘的原因，尤其是在男性婴儿中。

新生儿小肠几乎没有环形褶皱，结肠没有结肠袋，这使得在腹部X线片上的小肠和大肠可能难以区分，只能依据它们的相对位置（中心与外围）和口径粗细来大致确定。新生儿胎粪总量为100 ～ 200 g，呈墨绿色，是由肠道分泌物、胆汁、咽下的羊水所含的胎儿皮脂、毳毛等组成。胎粪一般为糊状，若相当稠厚，不能正常排出，形成"胎粪塞"，易引起胎粪性便秘和梗阻。据研究认为"胎粪塞"中缺乏胰蛋白酶。新生儿出生后12小时内有胎粪排出，3 ～ 4天后过渡为正常黄色的粪便。新生儿消化道运动较快，吞服的钡剂3 ～ 6小时可达到盲肠。

◆ 肝脏和脾脏

新生儿肝重约120 g，约占体重的4%（成人为2%）。出生后第一年，它的重量会增加1倍以上。相对较大的肝脏占据了大部分上腹部，其下边界在肋骨边缘下方1 ～ 2 cm。早产儿肝脏特别脆弱，容易受到损伤（例如腹部牵开器）。新生儿胆囊更多位于肝陷窝内，其底部未能延伸至肝边缘下。

新生儿脾脏的尖端通常可以在左肋缘下方触及。新生儿胰腺尾部超过90%在脾门与脾脏接触，成年人中这个比例要更大[34]。约14%胎儿和新生儿在尸检中发现副脾，而成年人约为10%[35]。

泌尿生殖系统

◆ 肾脏和肾上腺

新生儿出生时肾脏长度为4 ～ 5 cm，约重12 g，而成年肾平均长度为11 cm。出生时，新生儿肾单位数目与成人相同，但在组织上、功能上均不成熟，仅能适应一般正常的代谢负担，潜力甚小。一个肾单位由肾小体组成：中央肾小球与血浆滤过有关，滤过液经肾小管重吸收后变成尿液。出生时，每只肾脏皮质中约有100万个肾小体。出生后，皮质肾单位质量增加，但不再有新的肾单位生成。新生儿（特别是早产儿）肾小球滤过率（GFR）较低，但在2周龄时GFR翻倍，1 ～ 2岁时达到成人水平120 ml/（min · 1.73 m^2）[36]。由于新生儿肾脏浓缩和稀释能力较低，肾小管回吸收及分泌功能有限，廓清率低，排出过剩钠的能力也低，输入含钠液稍多则易致组织水肿。

出生时，肾上腺相对较大，皮质比例较厚，平均总重为9 g，成人为7 ～ 12 g。肾上腺在新生儿期后逐渐缩小。

◆ 膀胱和输尿管

新生儿膀胱容量为50 ml，在出生时大部分位于腹内，未充盈状态下其顶端位于耻骨与脐之间，直到6岁后膀胱才到达骨盆位置，因此耻骨上膀胱穿刺吸引和人工挤压尿液比较容易。输尿管长度5 ～ 6 cm，左侧较长；输尿管（壁内和黏膜下部分）的膀胱内段在新生儿时约0.5 cm，10 ～ 12岁时长到1.3 cm（成人值）。黏膜下隧道过短是学龄前儿童膀胱输尿管反流（VUR）的原因之一，这种类型VUR更易于随着生长发育而自发地缓解[37]。新生儿尿道亦较短，女孩出生后仅长约1 cm。新生儿一般在出生6小时内排尿，个别延迟至12小时后排尿，若出生后24小时仍未排尿应予注意。

◆ 生殖器与生殖道

约孕6个月时，睾丸位于腹股沟内环附近，通过睾丸引带与阴囊相连；约1个月后，睾丸开始自腹股沟向阴囊下降，其外包绕着鞘状突。约4%足月儿睾丸一侧或双侧未降，早产儿的比例更高一些。3月龄时，隐睾发病率下降到约1.5%。鞘状突闭合的时间和具体过程尚未确定[38]。研究表明，出生后2个月内出现单侧腹股沟疝的婴儿，约60%对侧腹股沟探查可发现鞘状突未闭，2岁后这个比例下降到40%。尸解研究显示，在新生儿鞘状突未闭约为80%，在成人减少到15% ～ 30%；而在患有隐睾的男孩，鞘状突未闭发生率更高。

出生时前列腺和精囊发育良好，阴茎和阴囊相对较大，阴囊基底部较宽，阴囊壁相对较厚。在宫内，包皮就开始与龟头分离，但通常在出生时只是部分分离，至儿童期仍然有较大比例包皮与龟头粘连。

出生后女婴卵巢相对较大，卵巢位于髂窝下部，只有在盆腔变深时，至幼儿期才能下降到真正的骨盆腔内。女性胎儿卵巢中估计有700万个卵母细胞，在出生时只剩下100万个卵母细胞，到青春期进一步减少到约4万个。足月儿中，子宫长3～5 cm，子宫颈占长度的2/3或更多。女性新生儿的阴蒂和阴唇相对突出，阴道长约3 cm，壁较厚；出生后母体激素撤退后，子宫和阴道尺寸逐渐缩小。

运动系统

◆ 头面部

颅骨穹窿通过膜内骨化形成，面部骨骼由神经嵴膜骨化形成，颅底和一些骨性咽部衍生物（例如舌骨和听小骨）通过软骨内骨化形成。出生时，额骨和顶骨的边缘能够相互滑动。在出生后前两天，常见明显的颅骨穹窿重叠。颅缝持续性脊状隆起可能提示颅缝早闭。冠状缝生长导致枕额骨膨胀和扩展，双侧冠状缝过早融合会引起短头畸形，单侧过早融合则会发生斜头畸形。额缝和矢状缝的生长可增加颅骨的宽度，出生后18个月时额缝融合，青春期时矢状缝融合。矢状缝过早融合会引起舟状头畸形，这是最常见颅缝早闭类型。早产儿出生后可出现继发于重力塑形的长头畸形（长头症），这不是由过早的骨缝融合引起的，随着发育会逐渐改善。

数个颅骨穹窿相聚形成囟门，两个最明显的囟门是前囟和后囟，前者位于在额缝和矢状缝交界处的上矢状静脉窦，后者位于矢状和人字缝交界处。前囟大小在出生时变化很大，如果过大，可能提示先天性甲状腺功能减退或骨骼疾病[39]。囟门闭合的时间也各不相同，95%的儿童前囟在2岁以内闭合[40]，后囟在2个月时闭合[41]。

出生后，颅骨穹隆的生长与面部骨骼和下颌骨的生长不成比例，骨性外耳道发育不良，乳突也不存在。因此，当面神经从茎乳孔中出来时受到损伤的风险更大（如应用产钳分娩时）。出生时，左右两半下颌骨通过儿童早期发生的骨融合而联合在一起。下颌支与下颌骨的成角较钝。随着牙齿出现、咀嚼肌和下颏的生长发育，下颌骨的形状也随之发生变化。

出生时，上颌骨和筛窦已经存在，而蝶窦则发育不良，前额窦则不存在。咽鼓管几乎是水平的，这增加了中耳疾病的风险；在儿童时期，咽鼓管将变得更加垂直。硬腭短，仅略微成拱形，并且横向折叠形成脊状褶皱，这个脊状褶皱可将泪液及分泌物从结膜囊引流到下鼻道。在出生时鼻泪管相对较短而宽，当不完全管道化时则会发生阻塞，可能导致泪液及排泄物过多和感染。

◆ 脊柱、骨盆和四肢

新生儿脊柱除了轻微的骶曲以外没有其他生理性弯曲。出生后，胸曲最先出现，随后婴儿学会抬头、坐、站立和行走，接着出现腰曲和颈曲，有助于在婴儿行走时保持躯干的重心。一般在出生后3个月抬头时出现颈椎前凸，6个月开始坐时出现胸椎后凸，到1岁开始行走后出现腰椎后凸。新生儿骨骼属于纤维性的，骨骼的固体成分和无机盐成分少，因此弹性大，不易折断。

胎儿造血作用可发生于肝脏、脾脏和骨髓，但出生后主要限于椎骨、肋骨、胸骨、近端长骨和颅骨的骨髓。人类骨骼中约有800个骨化中心，出生后只有一半稍多，包括大多数次级骨化中心，腕骨没有骨化中心，出生时长骨中只有股骨、胫骨髁突和肱骨头有次级骨化中心，髂嵴、髋臼底和坐骨结节都是软骨。

出生时髋臼相对较大且较浅，在髂骨、坐骨和耻骨之间具有特征性的Y型软骨骺板。近1/3新生儿股骨头位于髋臼外侧，使得髋关节更容易脱位，活产婴儿中髋关节发育不良的发生率约为1%，女性更为常见。新生儿股骨颈短，股骨干平直，近端股骨生长板在婴儿早期时位于关节内，因此近端干骺端的感染可引起化脓性关节炎。新生儿的下肢肌肉相对不发达，臀肌质量较小，大腿倾外展屈曲，膝盖弯曲，足背屈。在先天性马蹄内翻足中，距骨发育受损，导致足背反转和足掌内收。

神经系统

足月新生儿脑重量为300～400 g，约占体重10%，而成人约为2%；足月儿平均头围为34 cm。出生后第一年大脑生长特别快，脑容量达到成人的75%。神经元数量在出生时已经固定，大脑生长是由于神经细胞体积的增加、神经元连接的进一步发展、神经胶质细胞及血管的增殖和轴突髓鞘的形成。髓鞘形成在前6个月处于高峰期，一直持续到成熟期[5]。出生时脑沟、脑回结构与成人相似，中央沟较成人更向前一些，脑室成比例地较大。

新生儿脊髓最低点可至L_3，而成人通常位于L_1下缘。新生儿髂嵴顶部间的连线位于L_3～L_4，因此新生儿腰椎穿刺不应该超过这个水平。

新生儿神经活动过程很不稳定，兴奋与抑制在大脑皮质中很易扩散泛化，皮质下中枢的兴奋性较高，所以很多新生儿疾病早期都可引起高热和呕吐，甚至表现惊厥等，容易造成鉴别诊断上的困难。新生儿对痛觉的反射比较迟钝，但是对刀割和内脏的牵拉仍很敏锐，对温觉特别是冷的反应很灵敏。

◆ 皮肤与体温调节

胎儿身体的脂肪堆积约在妊娠34周时开始，在适宜的宫内营养状况下，脂肪堆积持续增加直到足月，足底脂肪垫使新生儿的足看似平足。棕色脂肪是脂肪组织的一种形式，集中分布于颈后部、肩胛间区和肾上腺区域。棕色脂肪由脂肪细胞与线粒体组成，更易产热。虽然如此，但新生儿调节体温能力并不强。

新生儿出生后，因室温较宫内温度低，所以婴儿出生后体温明显下降，以后逐渐回升，通常在出生后12～24小时内体温达到36℃以上。新生儿皮肤的汗腺发育不完善，皮肤调节体温作用较差，不能很好地适应外界温差的变化，在外界高温、感染、手术时易出现高热，发生惊厥，所以在夏季时要注意降温。同时，新生儿皮下脂肪含固体脂肪酸多，液体脂肪酸少，故新生儿皮下脂肪较坚实，冬季温度明显下降时容易凝固，引发硬肿症。因此，为新生儿检查及手术时要注意保暖。一般新生儿室和手术室气温维持在25℃左右，暖箱温度在30～33℃。

新生儿皮肤较薄，厚约1 mm，但外周静脉是否容易看到主要依赖于皮下组织的厚度。外周静脉穿刺的常见部位包括：手背和脚背的静脉网、手腕的头静脉、手腕掌侧静脉、肘窝、位于内踝前方或膝盖内侧后方的隐静脉以及耳前的浅表颞静脉。

新生儿表皮的基底细胞增生很快，表皮和真皮结合不紧，容易分离，真皮结缔组织发育不成熟。新生儿皮肤的防护功能差，容易损伤，微生物很易侵入，成为感染的门户；新生儿皮下坏疽就是新生儿期的急性皮下感染，发生率较高。故对新生儿的消毒和护理需特别注意。

出生时，女孩和男孩的乳腺组织发育相似。由于母体激素的影响，乳腺可能会突起来，甚至有少量液体（新生儿乳）分泌。沿着从腋窝延伸到腹股沟的乳嵴线有时可发现副乳头。

小结

在新生儿阶段，全身各个系统继续快速发育，而呼吸系统和循环系统从胎儿过渡到新生儿，变化尤为明显，很多新生儿尤其是早产儿的死亡，大多与这两个系统的环境变化相关。从胎儿时期的宫内无空气呼吸方式在出生时转变为持续的空气下呼吸方式，从胎儿循环过渡到新生儿循环，在出生后早期，需要一个逐渐适应的过程。掌握及理解新生儿期不同于婴幼儿及儿童的各项解剖及生理特点，对新生儿期疾病的理解及成功诊治至关重要。

（李仲荣）

参·考·文·献

[1] Crelin S. Functional anatomy of the newborn. New Haven: Yale university press, 1973.

[2] Tahir N, Ramsden W H, Stringer M D. Tracheobronchial anatomy and the distribution of inhaled foreign bodies in children. Eur J Pediatr, 2009, 168(3): 289–295.

[3] Jeffrey P K. The development of large and small airways. American Journal of Respir Crit Care Med, 1998, 157: S174–180.

[4] Hislop A A. Airway and blood vessel interaction during lung development. J Anat, 2002, 201(4): 325–334.

[5] Standring S (ed). Gray's anatomy, 40th edn. Philadelphia: Elsevier, 2008.

[6] Adamson S L, Kuipers I M, Olson D M. Umbilical cord occlusion stimulates breathing independent of blood gases and pH. J Appl Physiol, 1991, 70(4): 1796–1809.

[7] Sawa R, Asakura H, Power G. Changes in plasma adenosine during simulated birth of fetal sheep. J Appl Physiol, 1991, 70(4): 1524–1528.

[8] Alvaro R E, Hasan S U, Chemtob S, et al. Prostaglandins are responsible for the inhibition of breathing observed with a placental extract in fetal sheep. Respir Physiol Neurobiol, 2004, 144(1): 35–44.

[9] Kuipers I M, Maertzdorf W J, De Jong D S, et al. Effect of mild hypocapnia on fetal breathing and behavior in unanesthetized normoxic fetal lambs. J Appl Physiol, 1994, 76(4): 1476–1480.

[10] Kuipers I M, Maertzdorf W J, Jong D S, et al. Initiation and Maintenance of Continuous Breathing at Birth. Pediatr Res, 1997, 42(2): 163–168.

[11] Honest H, Bachmann L M, Sengupta R, et al. Accuracy of absence of fetal breathing movements in predicting preterm birth: a systematic review. Ultrasound Obstet Gynecol, 2004, 24(1): 94–100.

[12] Rothkleiner M, Post M. Genetic control of lung development. Biol Neonate, 2003, 84(1): 83–88.

[13] Wert S E. Normal and abnormal structural development of the lung. In: Polin R A, Fox W W, Abman S H, et al. Fetal and Neonatal Physiology. Philadelphia: Saunders, 2004: 783–794.

[14] Jobe A H, Bancalari E. Bronchopulmonary dysplasia. Am J Respir Crit Care Med, 2001, 163(7): 1723–1729.

[15] Avery M E, Mead J. Surface Properties in Relation to Atelectasis and Hyaline Membrane Disease. Am J Dis Child, 1959, 97(5, Part 1): 517.

[16] Fujiwara T, Maeta H, Chida S, et al. Artificial surfactant therapy in hyaline-membrane disease. Lancet, 1980, 1(8159): 55–59.

[17] Wright J R, Dobbs L G. Regulation of Pulmonary Surfactant Secretion and Clearance. Ann Rev Physiol, 1991, 53: 395–414.

[18] Bunt J E, Carnielli V P, Darcos Wattimena J L, et al. The effect in premature infants of prenatal corticosteroids on endogenous surfactant synthesis as measured with stable isotopes. Am J Respir Crit Care Med, 2000, 162(1): 844–849.

[19] Bunt J E, Carnielli V P, Seidner S R, et al. Metabolism of endogenous surfactant in premature baboons and effect of prenatal corticosteroids. Am J Respir Crit Care Med, 1999, 160: 1481–1485.

[20] Moessinger A C, Collins M H, Blanc W A, et al. Oligohydramnios-Induced Lung Hypoplasia: The Influence of Timing and Duration in Gestation. Pediatr Res, 1986, 20(10): 951–954.

[21] Alcorn D, Adamson T M, Lambert T F, et al. Morphological effects of chronic tracheal ligation and drainage in the fetal lamb lung. J Anat, 1977, 123(3): 649–660.

[22] Jani J C, Nicolaides K H, Gratacós E, et al. Severe diaphragmatic hernia treated by fetal endoscopic tracheal occlusion. Ultrasound Obstet Gynecol, 2009, 34(3): 304–310.

[23] Helve O, Pitkänen O, Janér C, et al. Pulmonary fluid balance in the human newborn infant. Neonatology, 2009, 95(4): 347–352.

[24] Chow Y H, Wang Y, Plumb J, et al. Hormonal regulation and genomic organization of the human amiloride-sensitive epithelial sodium channel alpha subunit gene. Pediatr Res, 1999, 46(2): 208–214.

[25] Anderson J, Leonard D, Braner D A, et al. Videos in clinical medicine. Umbilical vascular catheterization. N Engl J Med, 2008, 359(15): e18.

[26] Archer L N. Cardiovascular disease. In: Rennie JM (ed). Robertson's textbook of neonatology, 4th edn. London: Elsevier Limited, 2005: 619–660.

[27] Sommer R J, Hijazi Z M, Jr R J. Pathophysiology of congenital heart disease in the adult: part I: Shunt lesions. Circulation, 2008, 117(8): 1090–1099.

[28] Clyman R I. Mechanisms Regulating the Ductus Arteriosus. Biol Neonate, 2006, 89(4): 330–335.

[29] Evans N J, Archer L N. Postnatal circulatory adaptation in healthy term and preterm neonates. Arch Dis Child, 1990, 65(1): 24–26.

[30] Fugelseth D, Lindemann R, Liestøl K, et al. Ultrasonographic study of ductus venosus in healthy neonates. Arch Dis Child Fetal Neonatal Ed, 1997, 77(2): F131–134.

[31] Murayama K, Nagasaka H, Tate K, et al. Significant correlations between the flow volume of patent ductus venosus and early neonatal liver function: possible involvement of patent ductus venosus in postnatal liver function. Arch Dis Child Fetal Neonatal Ed, 2006, 91(3): F175–179.

[32] Struijs M C, Diamond I R, De S N, et al. Establishing norms for intestinal length in children. J Pediatr Surg, 2009, 44(5): 933–938.

[33] Weaver L T, Austin S, Cole T J. Small intestinal length: a factor essential for gut adaptation. Gut, 1991, 32(11): 1321–1323.

[34] Ungör B, Malas M A, Sulak O, et al. Development of spleen during the fetal period. Surg Radiol Anat, 2007, 29(7): 543–550.

[35] Cahalane S F, Kiesselbach N. The significance of the accessory spleen. J Pathol, 1970, 100(2): 139–144.

[36] Lissauer T, Clayden G. Illustrated textbook of paediatrics, 3rd edn. London: Mosby Elsevier, 2007.

[37] Godley M L, Ransley P G. Vesicoureteral reflux: pathophysiology and experimental studies. In: Gearhart J P, Rink R C, Mouriquand P D E, et al. Pediatric urology, 2nd edn. Philadelphia: Saunders, Elsevier, 2010: 283–300.

[38] Godbole P P, Stringer M D. Patent processus vaginalis. In: Gearhart J P, Rink R C, Mouriquand P D E, et al. Pediatric urology, 2nd edn. Philadelphia: Saunders, Elsevier, 2010: 577–584.

[39] Davies D P, Ansari B M, Cooke A T J. Anterior fontanelle size in the neonate. Arch Dis Child, 1975, 50(1): 81–83.

[40] Acheson R M, Jefferson E. Some Observations on the Closure of the Anterior Fontanelle. Arch Dis Child, 1954, 29(145): 196–198.

[41] Bickley L S, Szilagyi P G, Bates B. Bates' guide to physical examination and history taking, 10th edn. Chapter 18. Philadelphia: Wolters Kluwer Health, 2009: 743–796.

第三章
外科出生缺陷流行病学与病因学

概述

出生缺陷（birth defects）是导致新生儿死亡的主要原因之一。

新生儿外科中相当一部分即是对先天性畸形的诊治，尤其是单一畸形或作为综合征的一部分。根据一些作者的统计，先天性畸形的病因中遗传因素约占20%，由染色体畸形引起的约占10%，环境因素所致者约占10%，另外60%原因未阐明。新生儿内外科及围生医学医师常首先需针对新生患儿去评价、鉴别、诊断和处理，且还要提供可能引起的原因及预后。严重新生儿畸形往往导致死亡，如成活生活质量也有可能受到严重影响。本章节主要介绍先天性畸形的流行病学和病因学。

外科出生缺陷发病率和流行病学

◆ 外科出生缺陷的发生率统计

有些不同的报道，有一部分根据统计的时间范围与死胎、流产有关，有的把出生缺陷的宫内死胎或流产儿并不计算在内，有的作者把出生缺陷归于未成熟儿和残疾儿中，故导致数据有出入[1]。

据2017年7月11日医学界妇产科频道报道全球每年有>800万新生儿报道为3%出生缺陷，占新生儿的3%～6%，美国疾控中心报道每年有12万新生儿有出生缺陷。中国人口每30秒就有1个缺陷儿发生，中国出生缺陷发生率为4%～6%，每年80万至120万统计中显示2000年出生缺陷发生率为109/10 000，2011年增加到153/10 000。

美国最常见的出生缺陷为先天性心脏病（27%）、肌肉骨骼缺陷（18%）、生殖系统缺陷（15%）、面部缺陷（5%）和神经管未闭（2%），往往这些除与遗传因素有关外，还与环境因素中如感染、辐射、药物、酒精、化学物质、孕妇营养、孕妇年龄、子宫解剖、生理等有关[2-5]。

◆ 欧洲先天性畸形监测中心报告

欧洲先天性畸形监测（European surveillance of congenital anomalies，EUROCAT）围绕器官系统的畸形统计1980—2007年畸形的出生情况（表3-1）。

表3-1 EUROCAT（1980—2007年）出生畸形发生率（每1 000例计数）

器官系统	成活出生畸形儿+胎内死亡畸形儿+出生时死亡畸形儿
先天性心脏病	67
四肢	42
染色体畸形	31
泌尿系统	28
神经系统	23
消化系统	19
生殖系统	16
口、面裂	15

（续表）

器官系统	成活出生畸形儿+胎内死亡畸形儿+出生时死亡畸形儿
肌肉骨骼系统	11
其他畸形	10
呼吸系统	5.7
腹肌缺陷	4.9
基因综合征+小的染色体缺失	4.8
眼	4.6
耳、面、颈部	4.1
合伴畸形综合征	4.1

由EUROCAT成员单位登记（1980—2007年）小儿外科诊断的出生畸形单病种发生率，含胎内死亡畸形儿和出生时死亡畸形儿。其中以唐氏综合征、尿道下裂、先天性肾盂积水和脊柱裂发生率较高（表3–2）[6,7]。

表3–2　EUROCAT（1980—2007年）出生缺陷单病种发生率（每1 000例计数）

出生畸形名称	成活出生畸形儿+胎内死亡畸形儿+出生时死亡畸形儿
唐氏综合征	18
尿道下裂	13
先天性肾盂积水	8.9
脊柱裂	5.3
Edward征	3.8
肛门直肠畸形	3.0
先天性膈疝	2.8
脐膨出	2.7
食管闭锁/气管食管瘘	2.3
腹裂	1.9
双侧肾发育不全	1.6
十二指肠闭锁/狭窄	1.2
先天性巨结肠	0.94
后尿道瓣膜/Prune Belly综合征	0.87

（续表）

出生畸形名称	成活出生畸形儿+胎内死亡畸形儿+出生时死亡畸形儿
性发育异常	0.76
肠闭锁/狭窄	0.75
膀胱外翻/尿道上裂	0.58
先天性肺囊性腺瘤	0.56
内脏反位	0.56
羊膜束带	0.46
胆道闭锁	0.28
联体儿	0.18

◆ 我国出生缺陷发病情况

卫生部发布的全国监测数据显示，近年来我国新生儿出生缺陷发生率有不断上升趋势，由2000年的1.10%，上升到2013年的1.45%[8]。2008年上海市制定《关于本市开展出生缺陷一级预防工作的指导意见》，开展孕前检查。上海市2011年、2012年、2013年的出生缺陷发生率分别为1.05%、1.17%和0.98%。据监测报道，出生缺陷新生儿其母体相关因素132例，分析有妊娠期糖尿病（25.8%），病毒、支原体感染（12.1%），妊娠高血压综合征（6.1%），甲状腺疾病（9.1%），发热（8.3%），自然流产（33.3%），既往死胎（4.5%），家族史（22.7%），服药史（37.1%）和接触可能有害因素（7.6%）等因素[9]。另外，我国各地区有些也相继做了出生缺陷流行病的调查报道（表3–3），为我国出生缺陷预防工作提供了相当重要的资料。

预防与检测

◆ 孕前检查是预防重要阶段

产前无创伤性超声胎儿监测可以在出生前检测到有无出生缺陷以及何种缺陷，此筛检已在我国广泛展开[4]。上海交通大学医学院附属新华医院统计（2012—2016年）5年资料提示其20 988名新

表3–3　近5年我国部分地区出生缺陷发生率调查

作　者	发表年份	调查新生儿数	检测畸形儿数	出生缺陷发生率（%）	参考文献
朱丽红等	2011	6 725（咸阳市）	55	0.81	R14
杨平莉等	2012	18 741（西安市）	101	0.79	
张明等	2014	16 573（诸城市）	224	1.35	R12
杨平等	2015	21 463（新泰市）	281	1.31	R11
杨旻等	2015	73 498（复旦大学附属妇产科医院）	777	1.06	R13
徐鑫等	2017	20 988（上海交通大学医学院附属新华医院）	254	1.21	

引自：施诚仁.关注新生儿肿瘤.北京：中国儿科发展基金论坛报道,2017.

生儿出生前重大出生外科缺陷，如膈疝、骶尾部肿瘤、脐膨出、膈离肺、脊柱裂、腹裂、先天性非囊性腺瘤等335例，占单中心的出生缺陷发病率约2%。早期发现可早期监测、了解病变进展，有利于外科设计治疗对策。

除超声外，羊水、血中相关检测也可配合应用，如严重畸形可做MRI进一步明确诊断。

此阶段另一重要工作是可做一些宣传、预防。如宣传妊娠期间忌烟酒，控制母亲糖尿病、每日叶酸0.4 mg孕前服用，预防神经管未闭缺陷；妊娠肥胖（BMI>30）应注意，因肥胖会增加风险。有些为了针对生活区的疫情状况，必要时可疫苗接种。

各地区出生缺陷畸形发生率在0.79%～1.35%。

美国妇产科医师学会（ACOG）于2016年提出产前检查指南，是一份很好的预防早期筛查、诊断的资料。

先天性畸形病因学

◆ 先天性畸形概念

先天性意味着是存在于出生时，并不指病因。畸形是一种结构缺陷，与正常相背离。故先天性畸形是指由各种原因造成配子（精子和卵子）、胚胎和胎儿的结构或发育的异常，导致机体在形态和功能代谢上的异常状态。一般明确的先天性畸形可以分为3种：畸形异常（malformation）、变形（deformation）与破坏（disruption）[5]。

畸形异常是指组织形成中的原始结构缺陷，常常是组织产生异常的发育，特别是形态发生学上的改变；它可以是遗传原因，也可以是胚胎发生的改变。例如神经管缺陷、先天性心脏病等（图3–1）。

变形往往是由异常机械力作用的结果，常与宫内强制位或其他影响作用于正常发育的组织，例如各种头颅畸形、畸形足等均属变形这一类（图3–2）。变形也可以发生在妊娠后期，有时是可逆的，可以通过去除外力或位置调整来加以纠治。子宫内胎儿臂位或其他异常位置、羊水过少和子宫异常是引起变形的最常见原因。了解观察胎儿的位置，结合羊水量、胎儿发育的情况有助于诊断的确立。

破坏是内在的正常组织发育中断，常累及身体某一部分或某特殊的器官。血管栓塞和羊膜束带形成

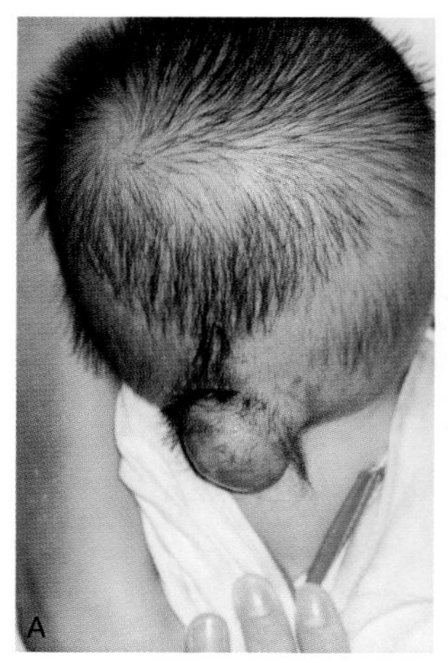

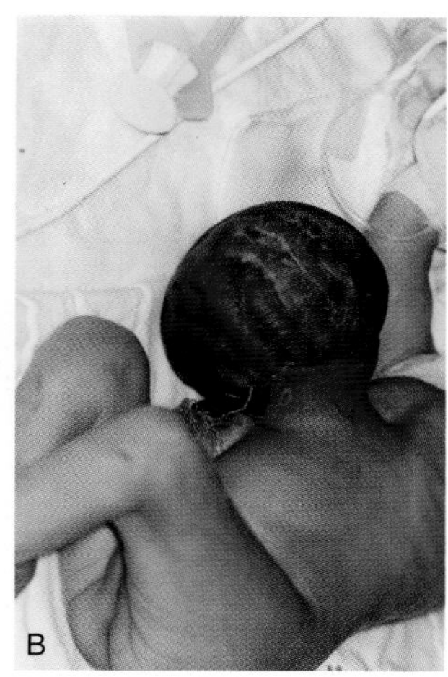

图3–1　畸形异常
图A：先天性脑膜膨出；图B：先天性脐膨出

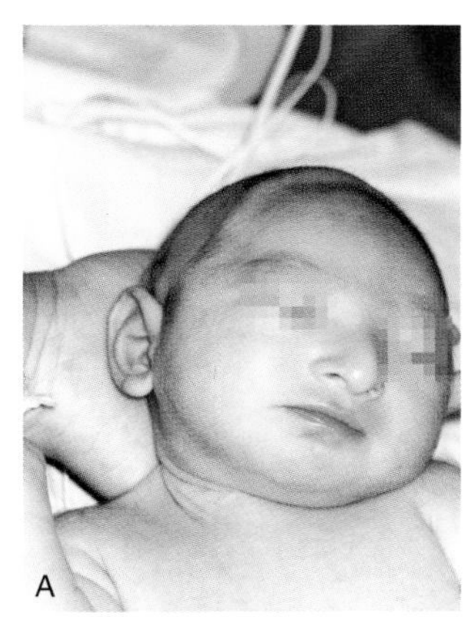
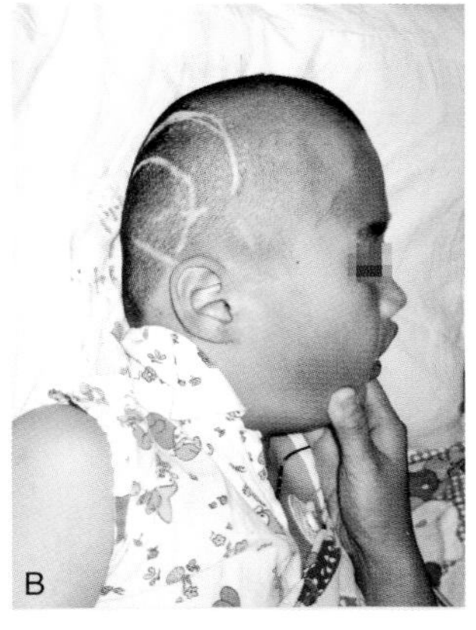

图3-2 变形
图A：正位狭颅症；图B：侧位狭颅症

是造成破坏的常见原因（图3–3，图3–4）。单核子联体儿和产前母体应用过可卡因是造成胎儿结构破坏的预兆因素。破坏和孤立性变形二者最常见是以散发形式，然而畸形异常倾向于造成其他的变形，如肾发育不全畸形倾向于构成Potter后遗症，即有颅面、肢体变形和肺发育低下导致羊水减少症。神经管缺陷也是一种常见畸形，倾向于发生髋脱位和畸形足，原因是缺乏病损段以下的运动能力。许多先天性畸形的发生原因可以是多因素的，也可合伴其他畸形。

假如在一个个体身上出现多种畸形，那要考虑是否属于某一后遗症、合伴畸形或综合征的一

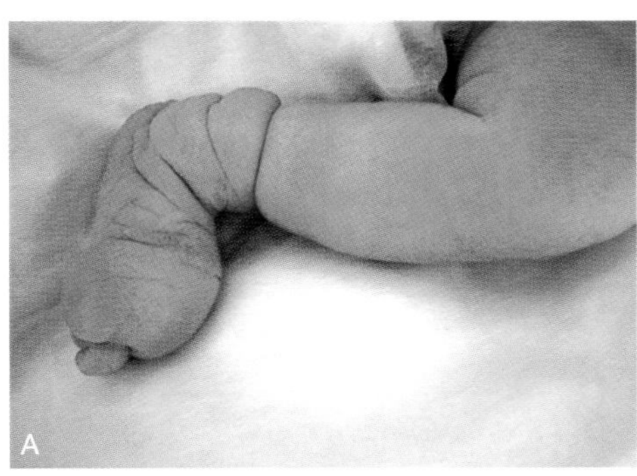
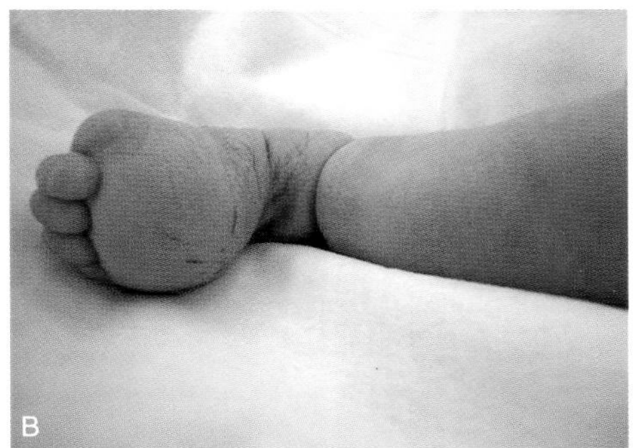

图3-3 破坏

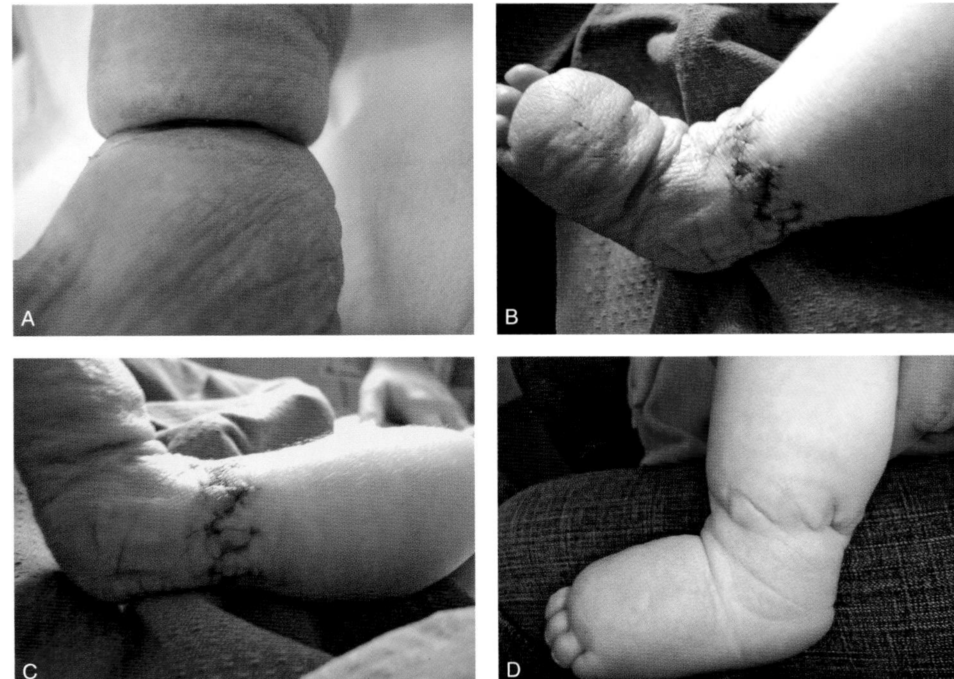

图3-4 肢体束窄畸形外科整形手术后

表3-4　12 000例新生儿中主要畸形的类型与发生率（Holmes L B，1974）

畸形的类型	新生儿畸形数	占总畸形的百分率（%）	占总新生儿的百分率（%）
局部性	161	85.6	1.34
多因素遗传	70	37.2	0.58
孟德尔式遗传	41	21.8	0.34
未知	50	26.6	0.42
多发性	27	14.4	0.22
染色体	11	5.9	0.09
孟德尔式遗传	6	3.2	0.05
未知	10	5.3	0.08
总计	188	100	1.57

部分，也应联想到预后与复发的复杂危险性。后遗症被视为可能是多发性畸形的一种类型。典型例子如“羊水减少后遗症”常常被认为是起源于Potter综合征，后者包括肢体变形、鸟嘴鼻、单耳畸形、眶下皮肤皱褶及肺发育不全。这些特点也见于羊水缺乏，临床上往往是因慢性羊液漏或肾发育不全胎儿无尿液分泌等所致。所谓“合伴畸形”是多发性畸形非偶然性发生，可以检测到一个共同性病因。如VATER（或VACTER）合伴畸形群，其包括的畸形以英文第一个字母构成，如椎体畸形（vertebral abnormalities）、肛门闭锁（anal atresia）、心脏畸形（cardiac anomalies）、气管食管瘘（tracheoesophageal fistula）、桡骨和肾发育不全（radial and renal dysplasia）等[16,17]。最后，综合征是畸形伴有单一的特殊病因，如Holt-Oram综合征包括桡骨发育不良和心脏缺陷，它是常染色体显性基因遗传的结果。有许多综合征的病例其病因目前尚未十分明确[18]。

◆ 主要畸形的频率及病因学

Holmes于1974年及1976年相继报道了其连续观察统计的万余名新生儿发病情况，发现约2%新生婴儿主要大的畸形需要做外科手术纠治或整形手术（表3-4，表3-5）。这类畸形按病因学可归纳为先天性遗传（多因素、单基因、染色体畸形）、畸胎发生和未知原因[5,19]。

表3-5　18 155例新生儿中主要畸形的类型与病因学（Holmes L B，1976）

畸　　形	发生例数
多因子性遗传	128（0.7%）
无脑、脑脊膜膨出、脑膜膨出	25
心脏畸形	45
唇裂或/和腭裂	14
畸形足	21
先天性髋脱位	12
尿道下裂	8
脐膨出	2
双侧肾发育不全	1
孟德尔式遗传	67（0.4%）
常染色体显性疾病（除外多指趾畸形）	57
常染色体隐性疾病	9
X-链隐性疾病	1
染色体畸变	27（0.2%）
唐氏综合征	21
Trisomy13	3
其他	3
畸胎发生状况	15（0.1%）
糖尿病母亲的婴儿	14
Warfarin（一种抗凝性化合物）的作用	1
未知原因	107（0.6%）
总受累数	344（2%）

先天性遗传因素

1. 多因素

此组发病原因被认为是多因素遗传影响所致，是多个基因和环境因素相互作用的结果。一般常见的带家族性的出生缺陷畸形归于这一类型，如神经管缺陷、先天性心脏病损、唇裂和/或腭裂、畸形足、先天性髋发育不良等[20,21]。

2. 单基因（孟德尔式）

它是构成大多数（约占86%）新生儿主要畸形的病因。最常见的孟德尔式遗传的模式是常染色体显性，仅少数是常染色体隐性或甚至有罕见的X-链基因。肢体畸形包括多指（趾）、并指、短指等畸形就是典型的显性基因作用的结果。任何一种主要畸形可以在单基因的控制下致使结构或系统器官的畸形，相对较少是对生物化学缺陷方面的了解。近期有报道关于Smith-Lemli-Opitz综合征可伴发有生物学上的缺陷，此综合征包括第2、第3指并指畸形，足下垂，宽广的牙槽嵴等，且可合伴胆固醇生物合成缺陷。虽然目前对生物化学或分子生物学基础有逐步认识，但大多特异性诊断仍仅是对有关家族史和临床评估方面[22]。

3. 染色体

约0.2%的新生儿主要畸形是由染色体畸变所致。其中有一小部分有显著的染色体畸变，而这些婴儿中2/3出生时检查并未发现有任何畸形。新生儿异常染色体结构最常见的畸形综合征是Trisomy21（21-三体）或称为唐氏综合征，其发生率接近1/660出生儿。其他常见染色体是Trisomy18和Trisomy13，他们的发生率每一种均接近于1/10 000出生儿。这3种染色体畸变发生率随母亲年龄增加而递增[19,23]。

因染色体异常而致的另两种综合征已为人们知晓，如Klinefelter综合征（47，XXY）发生为1/1 000男性出生儿，Turner综合征（45，X）发生率为1/5 000女性出生儿。大多数的染色体畸变可以用染色体谱带技术，可以检测到转位、倒置、环状染色体、标记染色体和缺失等。然而并非畸变都可以通过常规的细胞遗传学分析所检测到。近期发展了荧光原位杂交技术（fluorescence in situ hybridization，FISH），即用一项荧光标记DNA探针技术又发现了一些综合征染色体畸变的特征，如Prader-Willi综合征（长臂染色体15）、Williams综合征（染色体7长臂）和Di-George综合征（染色体22长臂）。现需发展越来越多的诊断方法去探测染色体畸变，服务于临床，这是临床遗传学工作的方向[20,24]。

畸胎发生

所谓致畸物（teratogen）是指任何胚胎以外致使胚胎发生结构、功能失常的原因。致畸物可以是药物和化合物，亦可是母体的代谢紊乱、感染因子或异常的机械力作用。目前已知5%～10%的先天性畸形病因是致畸因子作用的结果（表3-6）。随着日益发展的工业，特别是化工、原子能等工业，将会出

表3-6 人类畸形的病因学

病因学	成活出生畸形儿发生率（%）
环境因素	10
母体状况	4
酒精中毒、糖尿病、内分泌疾病、苯丙酮尿症、营养问题	
感染致病因子	3
风疹、毒浆体原虫病	
梅毒、单纯疱疹	
巨细胞病毒	
水痘、委内瑞拉马脑炎	
机械性问题（变形）	2
羊膜囊带狭窄	
脐带压迫	
子宫太小、内容物不对称	
化学、药物、辐射、高温	1
基因	20～25
单基因疾病	
染色体畸形	
原因不明	65～70
多基因/多因素（基因-环境相互作用）	
“自然发育生长错误”	
其他未知原因	

现更多的潜在致畸物。早在1941年已发现孕妇的风疹感染引起胎儿发育畸形，在妊娠最初4个月内患风疹产妇产儿表现有畸形者近100%，反之在4个月后患风疹者的子女则无畸形。往往在胎儿于妊娠2～12周受到致畸因子的作用，对每一个胎儿都有影响，这也与其基因易感性、致畸物暴露时间、剂量等有关[25]。

药物致畸也相当常见，为此特别需提出的历史教训，即欧洲于20世纪60年代曾用反应停作为治疗妊娠早期呕吐的药物，风靡欧美许多国家，疗效确实不错，但后来发现其有催畸作用，可导致胎儿的严重畸形，如四肢长骨变短、缺肢、小肢、畸肢等。下面叙述一些常见的药物及代谢障碍、感染等致畸作用。

母亲长期饮酒，尤其在妊娠期受酒精的影响，除可合伴围生期胎儿死亡率增高、宫内生长迟缓外，同时亦可发生先天性畸形。如心脏缺陷、小头畸形、睑裂短等。如胎儿成活，出生后可有智力发育差和行为问题。过量的酒精中毒对在妊娠期间任何阶段的胎儿均可带来危险性，因胎儿中枢神经系统发育是持续不断进行的，故建议妇女在妊娠期应避免饮酒。胎儿酒精综合征（fetal alcohol syndrome）可出现轻度上睑下垂、内眦皱塌、鼻梁扁平、短小鼻、人中平塌和上唇缘边薄等。

某些母亲代谢性紊乱疾病也可有致畸作用。最常见的即是糖尿病，其胎儿发生畸形的危险性明显增加，是一般同龄组的3倍。所致畸形可有先天性心脏缺陷、骶骨发育不全、先天性神经系统畸形等。如果能较好地控制血糖则其发生先天性畸形危险性减少。虽这不是绝对的，但血糖值这个影响因素在致畸中起到一定的作用[26]。

在抗生素类中，妊娠12周以前应用四环素有发生手指畸形或白内障的危险。妊娠末期用药，可使胎儿发生严重溶血性黄疸或引起长骨发育不全等。孕妇连续应用链霉素、卡那霉素可能引起新生儿听力障碍。镇晕药和抗组胺药为治疗妊娠呕吐常用药物。实验证明，敏克静（meclizine）和苯甲哌嗪有催畸作用，服用此药的孕妇，分娩出新生儿有腭裂和小肢症等畸形。有人报道因母亲服用奎宁、可卡因、吗啡等而发生慢性中毒曾被认为可产生畸形，导致多发性畸形、脑积水、心脏畸形、马蹄肾、四肢畸形等，但治疗疟疾的一般剂量不致引起畸形。

先天性畸形也可以发生在妊娠期合并的某些感染。最常见的已知感染源称为TORCH，这是由英文字母首字组成，即毒浆体原虫病（toxoplasmosis）、其他（other，包括梅毒）、风疹（rubella）、巨细胞病毒（cytomegalovirus）和疱疹（herpes），而这些感染的结果可以直到很晚也不表现出来。新生儿先天性感染可以造成宫内生长迟缓、小脑畸形、脉络膜视网膜炎、颅内钙化、小腿畸形和/或白内障等。诊断上需特殊的抗体和其他一些检测方法[9,27]。

机械力作用也可致畸，造成变形。例如，畸形可以是由于宫内强制性受压，这些机械力来源常见是子宫纤维瘤。当羊膜破裂也可以发生变形和其他肢体畸形。

◆ 未知原因

目前约有2/3的主要先天性畸形尚未认识到其畸形原因，人们往往把这种类型归属于多基因或多因素影响。随着对先天性畸形研究的增加和逐步深入，已找到存在特殊性基因和/或环境因素。人类神经管缺陷包括无脑畸形、脑膜膨出及脊柱裂等，发病率高，约1/1 000，严重危害儿童健康。世界各国均展开了深入的研究，现已认识到孕妇叶酸缺乏是引起神经管缺陷的主要原因。先天性巨结肠病病变肠段无神经节细胞，是新生儿外科常见的消化畸形，近年来研究了解到其属于多基因遗传病，病因不十分清楚。随着分子生物学和分子遗传技术的发展，目前对先天性巨结肠致病基因研究已取得重大进展。继发现原癌基因（*RET*）之后，又证实内皮素B受体基因和内皮素3基因与先天性巨结肠发病密切相关[28-30]。

当然还有许多先天性畸形归于未知原因，需要今后不断研究、发掘。

流产胎儿的畸形

自然流产的胎儿比成活出生儿畸形发生率高（表3-7），这是一种可能作为代表自然选择的过程。在流产中发生的畸形大多数也较严重。有些畸形如膀胱外翻在新生儿中相当罕见，而在流产胎儿中则较多见。

表3-7　自然流产胎儿和新生儿局部畸形发生情况（每1 000例计数）

畸　形	自然流产胎儿			新生儿
	2～8周	9～18周	19周	
无脑畸形-脑脊膜膨出	31	10	116	1.4
唇裂/腭裂	3	14.5	0	0.8
膀胱外翻	0	7.3	10.6	0.1
多指（趾）畸形	0	7.3	0	0.1

引自：Nelson T, Acadenic press, Inc. 1971.
引自：Holmes L B. N Eng1 J Med, 1976, 2950: 4.

除了局部罕见畸形外，多发性先天性畸形也常常发生，包括已知的由单基因和染色体畸变所导致的综合征（表3-8），这些几乎占了在20周流产胎儿的50%。最常见的是单一染色体畸变45，X，随之是三倍体畸变，这两种情况在流产儿中远比正常新生儿多见。三倍体畸变是一个组群，比在妊娠期流产的染色体畸变多一半以上；Trisomy16几乎占了三倍体的1/3，而至今在新生儿中尚未发现过。Trisomy21在新生儿中是最常见到的三倍体异常，约占所认识到的三倍体畸变中的10%，据统计，所有染色体异常的胎儿2%～4%是属于载运失平衡的产物，此现象高出新生儿3～6倍[31]。

表3-8　375例妊娠期流产儿的疾病诊断

诊　断	≤20周（%）	>20周（%）
染色体	19.4	15.7
三染色体（Trisomies，二倍体加另一染色体）	54	47
三倍体/四倍体	18	5.2
45，X	16	15.8
45，X嵌合体	6	0
缺失	0	15.8
其他	6	15.8
胎盘	12	5.8
感染	7	6.6
束带问题	7	5
神经管缺陷	6	10
中枢神经系统畸形	1.2	5
联体儿	7.4	3.3
骨骼发育不全	2	2.5
已知综合征	1.2	5.8
血液球蛋白病	0	4
早期羊膜破裂结果	3.5	5
异常腹壁缺陷	1.2	0
肾脏畸形	1.2	3.3
心脏畸形	0.7	4
其他	6.5	9
有诊断的总病例数	76	85
诊断未知	24	15

引自：Curry C J R. Pediatr Clin North Am, 1992, 39(1): 157.

小畸形与表型变化

主要畸形虽然严重但易获得明确诊断，而小畸形（minor anomalies）变化甚微小，一般不出现特殊问题，且没有明显原因查到。头面部眼、耳等小的异常变化如耳前小赘生物、耳垂大小、耳壳的形态等，往往被作为一种个体的特征，故在临床上也易忽略对这些小畸形的诊断与治疗。首先，我们应把这类畸形归于畸形特征性类型的一部分，这样可以提供作为诊断的一条线索。第二，它们的发生可以提示存在一组畸形的可能性。据Marden（1964）统计一大组新生儿4 305例研究中，有162例伴有主要畸形，其中19.6%的畸形婴儿具有3种以上的小畸形。单一

表3-9　新生儿常见小畸形

小　畸　形	占新生儿百分率（>%）
颅面部	0.32
分界不明的小颌畸形	
眼	
内眦皱褶	0.42
耳	
耳轮皱褶缺如	3.52
耳郭后旋	0.25
耳和/或耳前赘生物	0.23
小耳郭	0.14
耳窦道	0.12
皮肤	
面部或颈后区毛细血管瘤	1.06
色素痣	0.49
白种人婴儿胎斑	0.21
手	
猴样皱褶	2.47
手掌折线桥样连接	1.04
双边手	0.51
其他不常见皱褶类型以上的双侧联结	0.28
第5指节弯曲	0.99
足	
第2、第3趾部分并指	0.016
合　计	12.34

种小畸形合伴一种主要畸形的仅约3.7%病例。小畸形的发生部位主要在头面部与四肢（表3-9）。最常见的是二耳轮缺少皱褶和完全性或不完全性的“通关手”[32,33]。

在正常新生儿典型单一“通关手”约占3%，而在染色体三体-21个体中表现为45%的发生率。正常人群中约4%以上有常见的表型改变，亚洲人与黑人主要是胎斑和耳郭皱褶变化（表3-10）。有作者报道小畸形和表型变化与种族、地区、家族史有关，如第2、第3趾畸形常可有家族史。

表3-10　新生儿常见表型变异

表 型 变 异	占新生儿百分率（%）
颅面扁鼻	7.3
耳	
耳轮、耳郭、耳垂等	43.0
皱褶与结节	11.0
皮肤	
面部和/或颈后区毛细血管瘤	14.3
黑人和亚洲人胎斑	45.8
手	
拇指过伸	12.3
足	
轻度仰趾外翻足	4.7
生殖系统	
鞘膜积液	4.4

引自：Marden P M. J pediatr, 1964, 64: 357.

种族差异

先天性畸形的流行情况在种族组之间是明显不同的。表3-11提示常见主要先天性畸形在美国白种人、黑种人和中国人中的流行情况。

有兴趣的是，有些畸形在一部分种族中特别常见，如黑人中的多指（趾）畸形，白种人中的畸形足与尿道下裂；另一方面，脐疝在黑人婴儿中常见而相对

表3-11　各种族组常见先天性畸形发生率（每1 000例计数）

畸　形	白种人①	黑种人①	中国人②
无脑、脊膜膨出、脑膜膨出	2.4	0.9	1.5
唇裂与腭裂	1.1	0.6	1.3
腭裂	0.6	0.4	
畸形足（马蹄外翻足）	3.9	2.3	0.1
多指（趾）	1.2	11.0	1.5
尿道下裂	2.4	1.2	0.6

① 引自：Erickson J D. Ann Hum Genet, 1976, 39: 315.
② 引自：Emannel I. Teratology, 1972, 5: 159.

在白种人并不常见，这些差异可提示畸形与种族有关。另外，一个最好的例子是胎斑，其发生在黑人或亚洲婴儿几乎占50%，而在白种人婴儿中仅占0.2%。

总之，在先天性畸形病因中，遗传因素起主导作用，而另一部分是以外源性因素为主，可是也有不少畸形不能以单一因素解释，应考虑是多因素影响所致。对临床实践中明确畸形的病因，分清遗传与非遗传的因素具有很大的价值。随着科学技术的进步，发展了一些新的检测手段，从而对原来未知的畸形有了进一步的了解，今后在临床与基础研究中应该很好地结合起来。我们的任务是明确更多畸形的发生原因，从而指导如何避免生育畸形儿女，预测并纠治畸形儿，以提高新生儿的成活率，促进其正常健康地发育成长。

小结

出生缺陷流行病一直是全球关注的大事，因为是影响新生儿死亡的主要原因之一，且会导致生活质量的下降，美国报道全球出生缺陷发生率在3% ～ 6%，我国统计为4% ～ 6%，在各地区也有不少报道，是制定卫生保健预防的重要信息资料。

导致畸形的病因可归纳为先天性遗传（多因素、单因素、染色体畸形）、畸胎发生和未知原因三大类。在出生机制中还涉及许多需要不断探索的研究，目的是不断增加认知，从而指导宣传、预测并纠治畸形儿，提高新生儿成活率，促进其正常健康地发育成长。

（施诚仁）

参·考·文·献

［1］Carmona R H. The global challenges of birth defects and disabilities［J］. Lancet, 2005, 366(9492): 1142–1144.

［2］Khoury M J. Epidemiology of birth defects［J］. Epidemiologic Reviews, 1989, 11(1): 244.

［3］Donnai D, Read A P. How clinicians add to knowledge of development［J］. Lancet, 2003, 362(9382): 477.

［4］Crane E, Morris J K. Paternal age and birth defects: how strong is the association［J］. Human Reproduction, 2007, 22(8): 2349.

［5］施诚仁. 新生儿外科学［M］. 上海：上海科学普及出版社，2002：3–9.

［6］Lin A E, Forrester M B, Cunniff C, et al. Clinician reviewers in birth defects surveillance programs: survey of the National Birth Defects Prevention Network［J］. Birth Defects Research Part A Clinical & Molecular Teratology, 2006, 76(11): 781–786.

［7］Boyd P A, Armstrong B, Dolk H, et al. Congenital Anomaly Surveillance In England: Ascertainment Deficiencies In The National System［J］. Bmj, 2005, 330(7481): 27.

［8］中华人民共和国卫生部.2014年全国妇幼卫生监督及年报通讯.第4期.北京：全国妇幼卫生监督办公室，2014.

［9］李思涛，肖昕，刘秀香.中国围生儿出生缺陷危险因素的荟萃分析［J］.临床儿科杂志，2008，26（4）：350–353.

［10］周光萱，朱军，代礼，等.1996至2000年全国先天性腹裂畸形监测资料分析［J］.中华预防医学杂志，2005，39（4）：257–259.

［11］杨平，陈晓云，张明.2010年至2013年新泰市新生儿先天畸形发生率及危险因素分析［J］.中华实用儿科临床杂志，2015，30（14）：1072–1075.

［12］张明，董春萍，赵永琴，等.2011 ～ 2013年诸城市新生儿先天畸形检出率及危险因素分析［J］.中国妇幼保健，2014，29（20）：3298–3300.

［13］杨旻，汪吉梅，钱蓓倩，等.73498例新生儿出生缺陷监测分析［J］.临床儿科杂志，2015，33（6）：553–557.

［14］朱丽红，杜冬青，袁宁霞.咸阳市妇产医院2011年度新生儿先天畸形分析［J］.中国妇幼保健，2012，27（33）：5307–5309.

［15］陈霆，李华峰，李静芝，等.新生儿先天畸形检出率及危险因素分析［J］.中华实用儿科临床杂志，2017，32（14）：1076–1079.

［16］England R J, Eradi B, Murthi G V, et al. Improving the rigour of VACTERL screening for neonates with anorectal malformations［J］. Pediatric Surgery International, 2017, 33(451–457): 1–8.

［17］Audrey H, Nora M D, James J, et al. A Syndrome of Multiple Congenital Anomalies Associated With Teratogenic Exposure［J］. Archives of Environmental Health, 1974, 30(30): 17–21.

［18］袁正伟.先天性肛门直肠畸形病因学研究新进展［J］.发育医学电子杂志，2016，4（1）：8–12.

［19］Dawson A L, Razzaghi H, Arth A, et al. Maternal exposures in the National Birth Defects Prevention Study: Time trends of selected exposures［J］. Birth Defects Research Part A Clinical & Molecular Teratology, 2015, 103(8): 703.

［20］王林林，何怡华，李治安.胎儿先天性心脏病的病因学研究进展［J］.中华医学超声杂志：电子版，2011，8（9）：2017–2023.

［21］Carter T C, Molloy A M, Pangilinan F, et al. Testing reported associations of genetic risk factors for oral clefts in a large Irish study

population[J]. Birth Defects Research Part A Clinical & Molecular Teratology, 2010, 88(2): 84–93.
[22] Dinesh R D, Pavithran K, Henry P Y, et al. Correlation of age and birth order of parents with chromosomal anomalies in children[J]. Russian Journal of Genetics, 2003, 39(6): 695–699.
[23] Zhang H, Zhou L, Yang R, et al. Identification of differentially expressed genes in human heart with ventricular septal defect using suppression subtractive hybridization[J]. Biochemical & Biophysical Research Communications, 2006, 342(1): 135.
[24] Pierpont M E, Basson C T, Benson D W, et al. Genetic basis for congenital heart defects: current knowledge. Circulation, 2007, 115(2): 3015–3038.
[25] Mone S M, Gillman M W, Miller T L, et al. Effects of environmental exposures on the cardiovascular system: prenatal period through adolescence[J]. Pediatrics, 2004, 113(4 Suppl): 1058.
[26] Bassili A, Mokhtar S A, Dabous N I, et al. Risk factors for congenital heart diseases in Alexandria, Egypt[J]. European Journal of Epidemiology, 2000, 16(9): 805–814.
[27] Jesudason E C. The Epidemiology of Birth Defects. In puri prem: Newborn Surgery (third editin). Hodder Arnold, 2013: 39–45.
[28] Puri P, Rolle U. Development of the Enteric Nervous System[M]//Hirschsprung's Disease and Allied Disorders. Springer Berlin Heidelberg, 2008: 13–20.
[29] Sancandi M, Ceccherini I, Costa M, et al. Incidence of RET mutations in patients with Hirschsprung's disease[J]. Journal of Pediatric Surgery, 2000, 35(1): 142–143.
[30] Dasgupta R, Langer J C. Hirschsprung disease[J]. Current Problems in Surgery, 2004, 41(12): 949–988.
[31] Fakhouri W D, Rahimov F, Attanasio C, et al. An etiologic regulatory mutation in IRF6 with loss- and gain-of-function effects[J]. Human Molecular Genetics, 2014, 23(10): 2711–2720.
[32] Calzolari E, Garani G, Cocchi G, et al. Congenital heart defects: 15 years of experience of the Emilia-Romagna Registry (Italy)[J]. European Journal of Epidemiology, 2003, 18(8): 773–780.
[33] Leslie E J, Standley J, Compton J, et al. Comparative analysis of IRF6 variants in families with Van der Woude syndrome and popliteal pterygium syndrome using public whole-exome databases[J]. Genetics in Medicine Official Journal of the American College of Medical Genetics, 2013, 15(5): 338–344.

第四章
新生儿外科围术期处理

概述

新生儿外科畸形的手术纠治是新生儿外科医师面临的主要临床问题，是小儿外科的重要标志之一。在手术器械和手术技术已经有了很大提高的今天，努力提高新生儿外科畸形的治愈率，降低并发症和后遗症的发生率，成为新生儿外科医师追求的目标，尤其是一些新生儿外科中疑难重症先天性畸形的诊治依然面临着很多挑战。新生儿绝对不仅仅是小型成人，其生理学与成人迥异，表现在体温调节、液体和热量的需求、各种营养素的代谢等。众多的调节因素和脆弱的平衡状态极易被打破而失衡，严重影响到疾病的整体治疗结果。因此，新生儿外科的术前、术中、术后的综合评估和处理极为重要。

术前评估

新生儿期可发生各系统外科疾病，其中以先天性发育畸形占首要地位。随着产前诊断技术日益成熟，目前很多新生儿外科疾病可以在出生前得到诊断。产前多学科（multiple disciplinary team，MDT）会诊模式方兴未艾，日益成熟。经过多学科联合会诊后，一些需要紧急救治的危重胎儿畸形可以在出生前及时转移到有能力救治的母胎医学中心等综合医疗机构，以保证孕妇在孕期得到良好的观察和必要的治疗，胎儿出生后得到及时有效的救治[1]。一些严重畸形胎儿的家长甚至可以选择终止妊娠。

新生儿各系统发育尚不完善，机体处于不稳定状态，调节功能和对外界环境的适应能力均差，不少畸形直接影响患儿生命或生长发育，必须在此时期内施行手术治疗。手术和麻醉均会对循环、呼吸、体温、液体和代谢平衡等方面正常的稳态造成干扰。为了使手术治疗顺利，所有接受手术的新生儿在术前都要仔细评估，其中特别要注意以下几点：① 病史和体格检查；② 体温调节；③ 呼吸功能和心血管功能；④ 代谢状态；⑤ 凝血功能；⑥ 血管通道建立；⑦ 体液和电解质平衡。

◆ 病史及体格检查

新生儿病史应包括母孕史和出生史，由于多种先天性结构畸形（如先天性膈疝、脐膨出、腹裂、骶尾部畸胎瘤等）在产前都能明确诊断，通过对病史的详细了解不仅能够明确结构畸形类型，而且能了解代谢异常等情况，有助于在产前或产后立刻做出及时准确的诊断[2]，以免延误处理时机。

大部分的先天性畸形患儿都能通过顺产分娩。对于腹壁缺损患儿采用剖宫产尚存在争议[3]，也有一些学者提出，先天性腹裂患儿可以考虑选择性早产[4]。一些特定的畸形，如联体儿、巨大脐膨出、骶尾部畸胎瘤等推荐剖宫产[5]。

婴儿的成熟程度是重要的体格检查项目，需要及时做出客观准确的评估，因为早产儿和低体重儿对手术和麻醉的耐受性都会明显降低。足月新生儿的定义为：孕周>37周，出生体重>2 500 g。出生体重<2 500 g的称为低体重儿（low birth weight，LBW），一般由于早产或宫内发育迟缓造成。出生体重小于同孕周婴儿10%以下的称为小于胎龄儿（small for gestational age，SGA）。有报道显示低体重儿的死亡率是正常足月儿的10倍，超过75%的围生儿死亡与低体重的临床问题有关，低体重儿的畸形率高于正常足月儿[6]。

◆ 体温调节

新生儿尤其是早产儿对环境温度变化远比成人敏感，他们身体质量小而体表面积却相对较大，能量储备有限，体内隔热组织少（如脂肪、毛发），不能自行通过身体活动和增加衣物来进行修正，极易受外界温度影响。大部分新生儿的体温≤36.3℃，处于热平衡范围之外的新生儿发病率和死亡率明显上升。寒冷环境中体温调节的能量消耗很大，完全依赖非寒战产热（棕色脂肪燃烧产热），静息能量消耗将升高1倍。即便在热平衡范围内，用于体温调节的能量也会占到能量消耗总量的8%[7]。新生儿大脑的热控制中心发育也不健全，一旦体温起变化后常常失控，出现体温不升或恶性高热，都可以导致死亡。

新生儿特别是早产儿所患疾病，进一步加重了体温调节的问题。这类疾病的典型病例是脐膨出和腹裂。Muraji等在23例新生儿腹腔积气患儿中发现，7例到达医院后存在体温过低（31～35.4℃），这是术前最严重的问题[8]。为了最大限度地降低热量损失，将患病的新生儿置于暖箱之中是非常重要的措施，同时需要监测患儿的皮温，避免温度过高[9]。

◆ 呼吸功能和心血管功能

所有接受手术的新生儿都必须评估呼吸功能，临床上若出现烦躁不安、呼吸急促、呼吸困难、鼻翼翕动、三凹征和发绀等情况，提示呼吸窘迫。这些情况有可能在产时发生，需要紧急处理[10]。以下疾病可能在出生时出现呼吸窘迫：先天性膈疝、肺叶性肺气肿、气胸、食管闭锁伴或不伴气管食管瘘、先天性气道阻塞、先天性肺囊腺瘤、胎粪吸入综合征和吸入性肺炎等。同一患儿可能同时存在上述多种疾病，需仔细观察、评估。

出生时，血液循环迅速由胎儿向新生儿模式转变，出生后几小时内动脉导管通常功能性关闭，2～3周后出现解剖性关闭。出生前，肺小动脉出现相对的肌性狭窄，随着出生后的第一次呼吸，肺血管扩张，同时由于吸入氧气引起血管舒张，导致肺阻力迅速下降。然而，在生命初始几周中，肺小动脉的收缩能力较强，任何引起血管收缩的因素如缺氧等容易再次引起肺动脉高压。

同时，许多先天性畸形新生儿若合并先天性心脏病，使治疗更加困难。出生后第一次检查时可能听不到心脏杂音，但几小时、几天或1周后就可以听诊到杂音[11]。接受手术的新生儿应常规进行心血管系统体检和胸部X线检查，如果怀疑有心脏畸形，应由小儿心脏专科医师检查。近年来，使用超声心动图可以准确诊断心脏畸形，且大多数情况下在产前即可诊断。

◆ 代谢状态

1. 酸碱平衡

血液缓冲体系、肾功能和呼吸功能是维持体液正常酸碱平衡的三大机制。新生儿建立有效呼吸后才能有呼吸代偿作用，其机制的正常运转依赖于肺功能和肺成熟度，如果新生儿呼吸中枢对pH变化的敏感度高，则能更好地调整酸碱平衡。然而，呼吸窘迫综合征、败血症、先天性肾脏疾病和胃肠道疾病等临床情况可能导致新生儿严重的酸碱失衡。酸碱生理学的4种基本障碍是代谢性酸中毒、代谢性碱中毒、呼吸性酸中毒和呼吸性碱中毒。在接受手术治疗的新生儿中，应对代谢性还是呼吸性、单纯性还是混合性酸碱失衡进行鉴别，并及时给予正确的治疗方式。酸碱状态应由动脉血气进行判断，并在手术前通过适当的手段进行纠正[12]。

2. 低血糖

新生儿早期血糖调节机制尚不完善，这使新生儿尤其是早产儿极易发生低血糖和高血糖。胎儿的葡萄糖需要量几乎全部来自母体，很少来自胎儿自身糖异生。分娩后，有限的肝糖原储存迅速耗尽，血糖水平则取决于婴儿的糖异生能力、能量储备和需求量。

早产儿和低出生体重儿（特别是SGA）由于产后代谢和激素不足，出现低血糖的风险要明显增加，手术应激和术后喂养不足可能会进一步加重病情[13]。然而有趣的是，研究显示新生儿手术引起的能量消耗相对成人来说反而要少很多[14]。

低血糖指出生3天内足月新生儿血糖低于1.6 mmol/L，低体重儿低于1.1 mmol/L；出生3天后，血糖低于2.2 mmol/L。一些新生儿低血糖可能是无症状的，也可能伴有一些非特异性症状，如反应淡漠、呼吸暂停、呻吟或哭闹、发绀、肌张力低下、体温过低、震颤和惊厥等，需要与其他代谢紊乱或败血症进行鉴别。发现上述情况时需考虑到低血糖诊断并根据血糖检测结果进行迅速调整，尽快纠正低血糖，以防止发生脑损伤。所有需要手术治疗的新生儿均应每4～6小时监测1次血糖水平，保持血糖高于2.5 mmol/L。

3. 低血钙和低血镁

低钙血症通常定义为血钙值低于1.8 mmol/L。然而，有时血清钙的离子化部分可能较低，但总血清钙水平并没有显著降低，并伴有临床低钙血症症状。这可能在新生儿换血后或术中接受碳酸氢钠输液时发生。

低钙血症通常最易在出生后数日内发生，最初48小时内血清钙水平最低。新生儿低钙血症的最常见原因包括钙储存减少和肾磷酸排泄减少，低出生体重儿和早产儿的风险更高。低钙血症可能无症状或与非特异性体征相关，如肢体抖动、抽搐、呕吐、发绀和惊厥。在术前可通过静脉使用10%葡萄糖酸钙来纠正低钙血症，使用期间需监测心率以防止注射过快，使血钙水平应保持在2.0～2.63 mmol/L。

低镁血症常与低钙血症同时发生，如果纠正低钙血症时没有效果，应考虑低镁血症的存在。静脉滴注25%硫酸镁是有效的治疗方式，推荐术前纠正血镁浓度至正常（0.7～1.0 mmol/L）。

◆ 凝血功能

新生儿的凝血功能异常应尽量在术前纠正。新生儿往往缺乏维生素K，因此手术前为了防止凝血酶原缺乏和新生儿出血性疾病应适当给予维生素K_1。另外，严重脓毒症的新生儿，如患有坏死性小肠结肠炎，可发展为弥散性血管内凝血和继发性血小板缺乏，术前应给予新鲜冰冻血浆、新鲜血或血小板浓缩液。

◆ 血管通道建立

大部分需要手术的新生儿在术前和术后早期无法通过经口喂养达到足够的能量摄入，因此大部分药物和液体的输注需要通过静脉通路给予。短期的静脉通路可以通过浅表静脉建立，如头皮静脉、手背静脉、足背静脉等；长期的静脉通路可以选择经外周静脉中心静脉置管（percutaneously inserted central venous catheters，PICC）进行。这种置管方式能够减少血栓并发症，置管时必须确保导管尖端位于中心静脉内。另一种可选择的长期静脉置管可通过脐静脉、颈内静脉、锁骨下静脉和股静脉插入中心静脉导管（central venous catheter，CVC），这种方式不仅能够给予及时快速的液体输注，同时还能够评估血管内容积和心脏功能。输液港的留置是目前较为先进的长期静脉通路，目前国内新生儿应用较少，需要把握指征。但是，中心静脉置管也存在一定风险，有报道[15]显示中心静脉置管新生儿败血症发生率为24%，其中静脉血栓的出现与败血症发生密切相关，大多数导管相关血流感染给予适当的抗生素治疗，以及拔除导管都能得到治愈[16]。

◆ 体液和电解质平衡

根据新生儿的特点每日给予适当的液体（包括经口喂养和静脉补液），液体不足可能导致脱水、低血压、低灌注性酸中毒、高钠血症甚至心血管功能衰竭，过度输液亦会引起肺水肿、充血性心力衰竭、动脉导管开放和颅内出血等。详细情况将在具体章节中说明。

◆ 不同疾病手术时机的选择及术前准备

对于手术时机的选择，新生儿外科医师不仅要对疾病的病理生理有全面的了解，还要对新生儿本身的正常生理有全面的认识。手术时间依据疾病性质及其对患儿的威胁程度，一般分为急诊手术、限期手术和择期手术。新生儿期存在危及患儿生命的先天性畸形时，必须采取急诊手术治疗，而任何择期手术均不应于新生儿期开展。手术时间的抉择可按临床表现的危急程度而定。

（1）急诊手术：此类疾病病情危重，不及时治疗会危及患儿生命，如消化道穿孔、消化道梗阻、胎粪性腹膜炎、中肠扭转等，要求在入院后尽快行手术治疗。

（2）限期手术：部分疾病需行外科手术治疗，但短时间内不会危及生命；同时可能合并营养不良、脱水、水电解质紊乱、酸碱失衡、贫血等，可在上述情况得到一定纠正后再行手术，如先天性肠闭锁、先天性肛门闭锁、幽门肥厚性狭窄等，可在24～48小时手术。

（3）新生儿期发现的肿瘤，也有不同的治疗原则。淋巴管瘤等软组织良性肿瘤如果不对生理功能产生严重影响，可以等待患儿进一步发育成熟后再作处理，如有压迫气道造成呼吸困难或评估肿瘤有进一步生长并累及重要脏器结构趋势时，应尽早手术。骶尾部畸胎瘤有破溃、继发感染乃至恶变的危险，一经发现应及早手术。肝脏血管内皮细胞瘤可以因为肿瘤储纳血液引起心力衰竭，而且有瘤体破裂危险，有时与恶性肿瘤如肝母细胞瘤不易鉴别，因此也需要积极手术。神经母细胞瘤是小儿最常见的恶性肿瘤之一，但一部分可以发生自然退化。胎儿和新生儿卵巢囊肿多是由于母体雌激素的影响导致卵巢滤泡异常增生形成，出生后脱离母体激素环境，可以逐渐缩小最终消失。如囊肿巨大直径超过5 cm，或是与卵巢畸胎瘤无法鉴别时，或有已经在宫内发生扭转坏死或出生后出现扭转、坏死的潜在可能，应酌情行手术予以切除或剥除，避免造成卵巢丢失或肿瘤发生恶变。

随着医学技术发展和对疾病深入研究，部分疾病治疗的认识也逐步发生了转变。先天性膈疝曾被认为是一种急症，患儿出生后需要立即进行手术干预，以缓解胸腔内腹部脏器对于肺组织的压迫。目前提出患儿出生后经过内科治疗稳定后再进行手术修补，可以改善先天性膈疝的生存率[17]，已经成为新生儿外科医师的共识。同样的，食管闭锁、腹裂等一些过往被认为需要紧急手术的疾病已不再常规进行急诊手术治疗了。

手术前除对上述情况进行详细检查和治疗外，根据不同部位的手术还需要选择性使用抗生素来预防感染。对于无菌手术、无明显免疫受损和其他感染存在时，无须用药。对可能有污染者或早产、低体重儿、辅助呼吸、多处插管等危险因素存在者，需全身性预防性抗生素应用，一般主张不宜超过48小时。

术后处理

近年来，随着手术技术和麻醉技术的进步，一些术前情况复杂的患儿，如早产儿、低出生体重儿等也能得到及时有效的手术治疗。然而，手术只是这些患儿最终康复的一个因素，术后的管理也是手术最终成功与否的重要因素。

加速康复外科（enhanced recovery after surgery，ERAS）是指在围术期采用一系列有循证医学证据的优化措施，以减少手术应激和创伤，达到加快患者术后恢复、缩短住院时间的目的。近年来，经过临床积极探索，ERAS在小儿外科领域也取得了一定的效果[18]。

在儿科应用中，ERAS概念的核心主要包括术前对患儿的评估、对家长的宣教；术中选用合理的麻醉方法、限制性液体输入、保温措施、积极采用微创技术；术后不常规放置鼻胃管和引流管、有效止痛、早期肠内营养、早期活动[19]。

液体限制：液体的限制包括术前、术中和术后经口或经静脉的液体输入，目前推荐新生儿术前2小时前可以饮用含电解质的糖水，术中术后做到出入量平衡，尤其是心脏外科手术，需避免输入液体过多导致心脏负担增加。

术中个体化处理：包括手术方式的选择，术中有效合理的麻醉管理，严格的液体管理、体温管理和精细化的手术操作。

微创技术：微创技术是加速康复外科的关键所在，腔镜手术已逐步成为主流手术方式之一，再加上术中的精准操作，避免损伤非手术部位器官，为术后的加速康复提供了保障[20]。

各类引流管的放置：对于适用于加速康复外科的手术患儿，不常规放置胃管及腹腔引流管，若有放置导尿管的必要，术后尽早拔出，以减少患儿痛苦，缩短住院时间。

术后早期肠内营养：包括早期经口进食以及必要时经胃管或空肠管喂养，可以减少静脉营养和静脉输液，缩短住院时间，降低住院费用。国内一项研究显示[21]，肠旋转不良微创术后3天内即给予少量饮水，4～5天开始经口喂奶，未出现不良反应，明显缩短完全静脉营养时间。国外研究[22]经口喂养的时间开始得更快，约术后1.8±1.4天即达到足量的经口喂养，当然这也需要根据患儿的手术方式、消化道动力恢复等情况来具体判断。

术后早期活动：术后鼓励父母怀抱患儿早期活动，对于一些消化道手术的患儿可根据情况给予口服微生态制剂以促进肠蠕动[23]。

总体来说，加速康复外科作为一种减轻患儿痛苦，加速术后康复的概念，在各项研究中均得到了良好效果和家属满意度。但目前加速康复外科概念在儿外科中的应用尚不广泛，多数停留在一些较为简单的手术，如阑尾切除术、尿道下裂修补术、肠吻合术、胃底折叠术等，对于新生儿手术的应用研究更少，还需要进一步探讨。

手术后并发症及处理

◆ 伤口出血及继发性休克

新生儿循环储备力较低，血容量少，凝血机制不完善（缺乏维生素K和多种凝血因子），容易发生术后手术创面渗血。若渗血过多或术中止血不当，术中失血量未补足或术后持续出血等即可发生休克。除积极输血外，应全面检查：伤口有出血和胸腹腔内出血者必须重新打开伤口，彻底止血或再手术寻找出血原因。伤口深部的大血肿也应及早切开，放出血液及血凝块，必要时结扎出血。由于严重感染、酸中毒、缺氧等所致中毒性休克，应采取综合措施进行抢救。

◆ 高热惊厥

新生儿，尤其是早产儿体温调节中枢发育不健全。夏季手术时间过长或环境温度过高、麻醉和手术反应、感染性疾病毒素吸收、术前发热未控制、酸中毒以及脱水等均可导致术后高热，并发生惊厥。此外，脑缺氧、脑水肿、低血糖、吸纯氧或二氧化碳排出过多而引起碱中毒或大量输血所致缺钙、高钾及尿毒症等均可引起惊厥。

术后高热可采用药物或物理降温，同时纠正水和电解质失衡。惊厥处理，应针对病因采取不同措施：① 止惊：地西泮，每次0.25～0.5 mg/kg，静脉推注（注意呼吸抑制）。若难以建立静脉通路，咪达唑仑肌内注射或水合氯醛灌肠液可以满意发挥止惊效果[24]。② 低血糖：25%葡萄糖液5～10 ml/kg，静脉滴注。③ 低血钙：10%葡萄糖酸钙5～10 ml静脉缓慢滴注。④ 脑水肿：立即停止输低渗液，并用脱水疗法，呋塞米0.5～1 mg/kg、20%甘露醇每次1～2 g/kg静脉滴注。⑤ 脑缺氧：给氧、吸痰，保持呼吸道畅通，使用呼吸兴奋剂，必要时气管内插管，呼吸机辅助通气。

◆ 腹胀

新生儿胃肠道手术后，胃肠功能受到抑制，或因伤口疼痛限制了腹式呼吸运动，可使肠蠕动恢复减缓。此外，麻醉时吞咽大量空气，加上肠管内积气（新生儿及婴儿平时即含有较多气体），术后可出现明显腹胀。临床上主要表现为麻痹性肠梗阻、肠管过度充气、肠蠕动减弱或消失，腹胀严重者多伴有呕吐及呼吸困难。

腹胀的防治：① 麻醉诱导要平稳，以减少吞咽空气；② 手术操作要轻柔，尽量减少肠管暴露和损伤，肠系膜根部用0.25%普鲁卡因封闭（有利于肠蠕动恢复）；③ 胃肠减压可以减轻或解除腹胀，促使肠道功能恢复，预防呕吐、吸入性肺炎及因肠管过度膨胀而破裂。减压吸引要持续，压力不宜过大，留置时间应根据病情需要而定，一般应在腹胀解除、肠鸣音恢复及肛门排气后拔除；④ 及时纠正水、电解质紊乱，低钾者补钾；⑤ 肛管排气或用高渗盐水5% NaCl 50 ～ 100 ml灌肠以刺激肠蠕动恢复；⑥ 药物：新斯的明0.03 ～ 0.04 mg/kg，4 ～ 6小时1次，可连用3次，但疑有腹膜炎、机械性肠梗阻、肠吻合手术后及心功能不稳定者禁用。在腹胀治疗过程中，应严密观察腹部体征变化，观察胃肠减压和排气等情况以评估消化道功能恢复效果，必要时可每6 ～ 8小时复查腹部直立位片，或根据患儿临床表现随时摄腹部直立位片，疑有机械性肠梗阻者应剖腹探查。

◆ 伤口裂开

影响新生儿伤口愈合的因素可分为全身性因素和局部因素。

1. 全身性因素

包括：① 营养不良、低蛋白血症、缺氧及贫血。近年研究证实低血容量及血管收缩均可降低创口的氧供应而影响其愈合。此外，还发现在血容量正常的伤口中，其氧张力及胶原纤维合成基本正常，即使血细胞比容下降到20%容积以下，仍能正常愈合，提示动脉氧分压较之血液氧含量在伤口愈合中更为重要。因此，术后除提供足够的热量、蛋白质外，经过输血，保持正常血容量尤为必要；② 微量元素锌缺乏（血清锌浓度<11.48 μmol/L）。锌参与酶的功能调节，缺锌可以限制各种酶系统活力，减慢细胞的复制，降低组织生长、修复和成熟的代谢过程，伤口表皮变薄、苍白、角化不良，肉芽组织呈萎缩状态并有灰黄色渗出液，使伤口愈合明显缓慢；③ 维生素C缺乏，使伤口愈合过程在纤维组织增生早期就被抑制，胶原纤维合成障碍而影响愈合。

2. 局部因素

包括：① 伤口感染，新生儿抵抗力和免疫力低以及对炎性反应能力差，极容易被细菌感染。此外，手术无菌技术掌握不规范，手术粗暴或伤口内残留失去活力的坏死组织、缝线或其他异物均可成为易感物质而增加伤口感染的机会；② 某些消毒药可影响伤口愈合，有人以激光多普勒血流计测量使用各种不同消毒药后的肉芽组织中毛细血管血流发现：生理盐水和过氧化氢并不影响肉芽组织血流，氯己定可引起轻度渗出反应，少数毛细血管关闭、血流倒注，5%聚烯吡酮碘则导致毛细血管血流完全停止，仅大血管仍通畅和扩张，中度细胞渗出。因此，在处理伤口时应正确选用消毒药。

伤口裂开的治疗应以预防为主。除了营养支持、正确使用抗生素外，必须重视伤口的闭合，诸如缝合伤口对齐，避免有张力，选择适当缝线，缝合不宜过紧，缝针间距合适，止血要充分等。发现伤口有红肿或积脓时，应及时拆除数根缝线，放置纱条引流。

腹壁裂开常见于术后4 ～ 5天，患儿体温突然升高、神萎，切口处有血性腹水渗出。有时肠管已位于皮下，在拆线或哭闹时腹压增高，伤口可全部裂开而发生肠管脱出。此时应急症处理，局部用消毒纱布覆盖后送手术室，将脱出的肠管、内脏纳入腹腔，再行腹壁缝合，并加用张力缝线缝合。术后继续加强抗生素、输血等全身支持疗法并采取有效的减轻腹胀的措施。

◆ 肺部并发症

由于新生儿呼吸系统的解剖生理特点和抵抗力的低下，术后常发生肺部并发症，其后果也较严重。

1. 吸入性肺炎

新生儿肠梗阻，因分泌物或反复多次呕吐可吸入呼吸道，重者发生窒息，表现为点头状呼吸、口唇发绀可突然死亡。较轻者因部分支气管阻塞，临床上出现呼吸困难、鼻翼翕动、口唇发绀等，一般胸部听诊及X线检查多无阳性发现。防止呕吐、定时清除口腔、咽部分泌物及胃内容物是预防吸入性肺炎的重要措施。

2. 肺部感染

新生儿呼吸道气管、支气管黏膜娇嫩，抗感染力差，受寒冷或手术打击很容易发生支气管肺炎或间质性肺炎。患儿有发热、咳嗽、多痰、呼吸困难、口周发绀及肺部听诊有细湿啰音，胸部X线片可明确诊断。治疗上应十分积极，必须加强护理，采用拍背、体位治疗（clapping posture therapy，CPT），每日3次，每次5～10分钟，保暖，清除口腔分泌物等。应用广谱抗生素及全身支持疗法，同时还应采用超声雾化吸入，根据病情可加入抗菌、平喘、化痰、抗过敏（包括皮质激素）等药物，可取得较好的治疗效果。必要时还可应用呼吸机和无创通气。

3. 肺不张

新生儿支气管细小，咳嗽功能差，加上腹部手术后腹胀及湿化不够，呼吸道分泌物排出困难，常可阻塞支气管而并发肺不张。临床表现可仅为呼吸、脉搏增快而无其他症状，一侧呼吸活动受限，气管向患侧移位，叩诊呈实音，听诊呼吸音减低、消失或呈管状，胸片可确诊及定位。治疗主要是将阻塞支气管的黏痰排出，可刺激患儿咳嗽，雾化吸入，每日2～3次。痰液稠厚无法排出时可做气管镜直视下吸痰。

小结

围绕术前评估，我们必须极为认真地从患儿的体温调节、心肺的重要脏器功能，以及代谢状态、体液和电解质平衡等诸多方面入手，进行完整的综合评估，在充分认识各种新生儿外科畸形疾病的基础上，结合新生儿自身的生理和疾病的病理生理特点，详细分析各类新生儿外科疾病的临床特点，围绕术后可能出现的并发症和后遗症，制定完善的手术计划和术后综合处理方案，从细微处入手，缜密思维，预防为先，争取最大的临床治疗效果。

（王　俊　邬文杰）

参·考·文·献

[1] Harrison M R, Golbus M S, Filly R A. The unborn patient: prenatal diagnosis and treatment. Orlando, FL: Grune and Stratton, 1984: 455.

[2] Raboei E H. The role of the pediatric surgeon in the perinatal multidisciplinary team. Eur J Pediatr Surg, 2008, 18: 313–317.

[3] Langer J C. Abdominal wall defects. World J Surg, 2003, 27: 117–124.

[4] Moir C R, Ramsey P S, Ogburn P L, et al. A prospective trial of elective preterm delivery for fetal gastroschisis. Am J Perinatol, 2004, 21: 289–294.

[5] Adzick N S, Flake A W, Harrison M R. Recent advances in prenatal diagnosis and treatment. Pediatr Clin North Am, 1985, 32: 1103–1116.

[6] Cook R. The low birth weight baby. In: Lister J (ed). Neonatal surgery. London: Butterworths, 1990: 77–88.

[7] Takayama J I, Teng W, Uyemoto J, et al. Body temperature of newborns: what is normal? Clin Pediatr (Phila), 2000, 39: 503–510.

[8] Muraji T, Tsugawa C, Nishijima E, et al. Gastroschisis: a 17-year experience. J Pediatr Surg, 1989, 24: 343–345.

[9] Laptook A R, Watkinson M. Temperature management in the delivery room. Semin Fetal Neonatal Med, 2008, 13: 383–391.

[10] MacDonald M G, Mullet M D, Seshia M M K, et al. Avery's neonatology: pathophysiology and management of the newborn, 6th edn. Philadelphia: Lippincott Williams and Wilkins, 2005: 1748.

[11] McNamara D G. Value and limitations of auscultation in the management of congenital heart disease. Pediatr Clin North Am, 1990, 37: 93–113.

[12] Askin D F. Interpretation of neonatal blood gases, Part Ⅱ: Disorders of acid-base balance. Neonatal Netw, 1997, 16: 23–29.

[13] Ward Platt M, Deshpande S. Metabolic adaptation at birth. Semin Fetal Neonatal Med, 2005, 10: 341–350.

[14] Pierro A, Eaton S. Metabolism and nutrition in the surgical neonate. Semin Pediatr Surg, 2008, 17: 276–284.

[15] Klein M D, Rood K, Graham P. Central venous catheter sepsis in surgical newborns. Pediatr Surg Int, 2003, 19: 529–532.

[16] Wardle S P, Kelsall A W, Yoxall C W, et al. Percutaneous femoral arterial and venous catheterisation during neonatal intensive care. Arch Dis Child Fetal Neonatal Ed, 2001, 85: F119–122.

[17] Partridge E A, Peranteau W H, Rintoul N E, et al. Timing of repair of congenital diaphragmatic hernia in patients supported by extracorporeal membrane oxygenation (ECMO). J Pediatr Surg, 2015, 50(2): 260–262.

[18] Reismann M, Arar M, Hofmann A, et al. Feasibility of fast-track elements in pediatric surgery[J]. Eur J Pediatr Surg, 2012, 22(1): 40–44.

[19] West M A, Horwood J F, Staves S, et al. Potential benefits of fast-track concepts in paediatric colorectal surgery[J]. J Pediatr Surg, 2013, 48(9): 1924–1930.

[20] George J A, Koka R, Gan T J, et al. Review of the enhanced recovery pathway for children: perioperative anesthetic considerations. Can J Anaesth, 2017.

[21] 路长贵，刘丰丽，刘翔，等.加速康复外科在新生儿肠旋转不良微创治疗中的应用.南京医科大学学报（自然科学版），2017（4）：495–498.

[22] Schukfeh, Reismann, Ludwikowski, et al. Implementation of fast-track pediatric surgery in a German nonacademic institution without previous fast-track experience. Eur J Pediatr Surg, 2014, 24(5): 419–425.

[23] Yang Y Z, Xia Y, Chen H Q, et al. The effect of perioperative probiotics treatment for colorectal cancer: short-term outcomes of a randomized controlled trial[J]. Oncotarget, 2016, 7(7): 8432–8440.

[24] 中华医学会儿科学分会神经学组.热性惊厥诊断治疗与管理专家共识(2016).中华儿科杂志，2016，54（10）：723–727.

第五章
水、电解质平衡

概述

儿童围术期处理比成人围术期处理困难，尤其是在新生儿期水、电解质平衡更具特点。新生儿不是成人的缩小版（Bell，1980）。大多数生理上的改变发生在出生后数月内，主要变化在体液分布组成、肾功能的发育和心血管系统的改变[1]。故要求新生儿外科医师不仅要了解新生儿、婴儿和儿童不同阶段生理参数及体液组成等，还要熟悉其生理机制与内外平衡控制。处理水、电解质紊乱，不仅是临床表现、生化指标的结合，而且是处理方案是否得到纠正好转的动态监测。本章节着重介绍新生儿液体的处理和电解质紊乱纠正。

新生儿体液组成与特点

人体最丰富的成分是水，身体总水量（total body water，TBW）主要分为细胞外液（ECF）与细胞内液（ICF）两种。细胞外液主要成分是血管内血浆和间液，后者主要发现在细胞间隙中，占有相当一部分ECF，且包括在结缔组织和淋巴液的组成。ECF的第三成分包括脑脊液、胸水、腹水、滑液及各种体内腺体分泌的体液；这一部分液体量在病理期中出现明显的改变，导致在外科临床上通常称为第三间隙液病理改变。ECF主要阳离子是钠离子，主要阴离子是氯和碳酸氢盐。在ICF中，钾是主要阳离子，而磷与不可弥散的蛋白是主要阴离子。ICF主要位于细胞内，由细胞膜与ECF分隔。ICF容量是由TBW与ECF之差获得估计。由于细胞膜具有通透性，故ECF与ICF的渗透压值几乎相等。但细胞膜对阳、阴离子并非自由通透，往往是膜的任何一侧浓度出现急剧改变则可导致液体分流直至平衡达到280 ～ 295 mmol/L。这个概念非常重要，是许多异常水、电解质代谢性疾病的基本知识。

经胎儿期和最初出生后2年中体液有一阶梯发展且有明显改变。TBW在未成熟儿占80%，足月新生儿78%，婴儿65%，成年人60%。这些与年龄增大有关，也主要反映了细胞外液（ECF）随生长变化，体细胞增生和器官发育，ECF的逐步减少。表5-1提示各年龄组体液的组成、体重、体表面积的详细资料[2]。

◆ 围生期体液成分的改变

在妊娠期间随胎儿发育其TBW占体重的百分比逐渐减少，相应ECF/ICF比率也减少。由于胎儿与新生儿期ECF组成比ICF相对大，故其每千克体重的钠、氯比成年人多。约到出生后1.5岁时体液与电解质分布达到成年人比例。TBW占整个体重的60%，其中2/3在ICF（占40%体重），1/3在ECF（约占20%体重）。新生儿血浆成分占体重的8%，在12 ～ 18个月达到6%，接近成年人比例。胎儿出生后，经皮肤丢失水分而出现体重下降（表5-2）。

表 5-1　儿童体液组成和体重、体表面积

	半成熟	足月儿	1岁	3岁	9岁	成人
BW（kg）	15	3	10	15	30	70
BSA（m^2）	0.15	0.2	0.5	0.6	1	1.7
BSA/BW	0.01	0.07	0.05	0.04	0.03	0.02
总身体水（%BW）	80	78	65	60		
ECF（%BW）	50	45	25	20		
ICF（%BW）	30	33	40	40		

注：BW，body weight，体重；BSA，body surface area，体表面积；ECF，extracellular fluid，细胞外液；ICF，intracellular fluid，细胞内液。

表 5-2　经皮肤失水新生儿各期体重下降改变

出生后年龄（周）	出生体重（g）		
	751 ～ 1 000	1 001 ～ 1 250	1 251 ～ 1 500
第1周	65	55	40
第2周	60	50	30
第3周	45	35	30
第4周	45	35	30

◆ 未成熟儿体液特点

未成熟儿出生时比正常足月儿具有相对高的TBW和ECF。无论是足月儿还是未成熟儿均需有一个最初的生理利尿期与体重下降以排除过多的TBW和溶质。在生理性多尿期中如补充丢失的液体能导致容量过多，未成熟儿甚至可在面部表现出液体过剩。当然，未成熟儿也能通过肾脏功能促使溶质分泌，排出多余的水分，但研究提示如果静脉内液体补充太多则对未成熟儿造成负面效应，改变其临床转归，即增加了先天性动脉导管未闭的发生率，甚至出现左心室衰竭、呼吸窘迫综合征、支气管肺发育不良及坏死性小肠结肠炎等。在新生儿体重<1 500 g，利尿期合伴失水现象可以延长超过出生后2周，直至影响到ECF容量减少，包括血浆容量也可减少。由于肾小球、肾小管不成熟，肾小球滤过率低，尿素、氯、钾、磷的清除率也低。并且早产儿的抗利尿素缺乏，在肾小管远端使水的回吸收减少，于是尿的浓缩能力较差（足月儿尿的浓缩为700 mmol/L，而未成熟儿为400 ～ 600 mmol/L）。所以早产儿出生后体重下降较剧，并且易因感染、呕吐、腹泻和环境温度的改变而导致酸碱平衡失调[3,4]。

◆ 围生期液体与钠的调节

胎儿ECF容量改变和尿钠分泌的调节完全取决于发育成熟度。在出生后第1周存在有非常敏感的低压心肺反射，这种机制导致在高容量期增加钠的排出，随发育其敏感性逐渐减少。颈动脉窦和主动脉弓高压感受器调节肾脏交感神经活力，这种敏感度也随出生后年龄的增长而下降。未成熟的肾近小球装置可释放肾素（renin）而使灌注减少，在婴儿成熟后可以触发血压升高。未成熟儿肾脏具有增加部分钠排出，出现所谓的功能性肾小球和肾小管失去平衡，其主要表现在肾小球数与活力大于远端小管，这种情况亦可部分反映在FENa的增高。由于肾脏功能不断地完善，肾小球与远端小管比率减小，导致FENa减少。未成熟的肾脏另一表现为肾小管Na^++K^+-ATP酶活力减低，肾小管基底侧细胞

膜功能未成熟；与成人相比因增加了腺苷酸环化酶（adenylate cyclase）反应，减少了Na^{+}+K^{+}-ATP酶的抑制，故未成熟儿肾脏很少对外源性醛固酮有反应，相反，肾素-血管张力系统活跃[3,5,6]。

新生儿，特别是未成熟儿出生后液体处理相当困难，这主要是在利尿期生理需要与肾脏未成熟的功能之间平衡有关。未成熟儿具有肾小球滤过率减少和浓缩能力下降的特点。

◆ 不敏感水分丢失

新生儿水分丢失分为不敏感性水分丢失、肾溶质排泄、大便中水分丢失和在正常体内平衡中水、电解质丢失。不敏感性水丢失是自由水丢失，发生在皮肤与呼吸道。通过呼吸道丢失量多少取决于残余量、呼吸频率、体温与吸入空气的湿度。在足月儿与>32周妊娠期新生儿由呼吸道丢失水分估计约为不敏感性丢失量的1/3。虽然在妊娠期胎儿具有较大的不敏感性丢失，但呼吸道丢失比例小，即增加了皮肤的丢失量。新生儿阶段，经上皮的水分丢失（transepithelial water loss，TEWL）是最多的不敏感性水分丢失。TEWL的程度与体重、年龄呈相反的关系，越年幼的婴儿体表面积与体重之比越高。环境因素具有一定的作用，用热或辐射治疗均能增加体温和减少湿度，加重水分丢失。极低体重儿其隔缘白色脂肪层发育较差，皮肤尚未角化，使皮肤丢水更易。

婴儿在转运送途中，用不透气塑制被覆盖可以使TEWL明显下降。发热增加了不敏感性失水，超过37.2℃，每摄氏度约失水7 ml/（kg・d）。在极低体重儿，TEWL能超出由肾排泄的液体容量，随着出生后年龄增加经皮肤丢失水分逐渐减少。

游离水可以替补不敏感性失水，如果液体丢失太多即可导致严重合并症——“高渗透性”，这将使新生儿颅内出血的危险性增加。表5-3提示新生儿各组TEWL情况，简单作估计<1 500 g体重，TEWL每日为30～60 ml/kg，体重>1 500 g，每日为15～35 ml/kg。表5-4示出生后年龄与妊娠月份二者有关的TEWL值[7,8]。

表5-3　不同出生体重经皮肤水分丢失量［ml/（kg・d）］

出生后年龄（周）	出生体重（g）		
	251～1 000	1 001～1 250	1 251～1 500
1	65	55	40
2	60	50	30
3	45	35	30
4	45	35	30

引自：Bell.Clin Perinatal, 1979, 6: 139.

表5-4　妊娠月份与新生儿经皮肤水分丢失量［ml/（kg・24 h）± SD］

出生后年龄（天）	妊娠月份（周）			
	25～27	28～30	31～36	37～41
<1	129 ± 39	43 ± 13	12 ± 5	7 ± 2
1	110 ± 27	39 ± 11	11 ± 5	6 ± 1
3	71 ± 9	32 ± 9	12 ± 4	6 ± 1
5	51 ± 7	27 ± 7	12 ± 4	6 ± 1
7	43 ± 9	24 ± 7	12 ± 4	6 ± 1

（续表）

出生后年龄(天)	妊娠月份(周)			
	25～27	28～30	31～36	37～41
14	32±10	18±6	9±3	6±1
21	28±10	15±6	8±2	6±0
28	24±11	15±6	7±1	7±1

引自：Hammarlund. Acta Pediatr Scand, 1983, 72: 21.

◆ 身体内脂肪

至少在妊娠最后2个月期间身体内脂肪层已普遍形成，约占总体重的10%（足月儿）。大部分身体的脂肪是由白色脂肪组织构成，其作为一种隔热装置防止能量丢失和热量贮存。脂肪另一种类型是棕色脂肪组织（brown adipose tissue，BAT），约占全身脂肪10%。新生婴儿总体脂肪明显减少，呈现皮肤皱褶厚度及可衡量指数下降，后者计算公式为：

$$可衡量指数=\frac{出生体重(g)\times 100}{身长(cm)}$$

◆ 非寒战性产热

新生儿出生进入外界冷环境，即动用预防性体温神经调节，以利产热维持体温。新生儿产热有两个机制：一为寒战性产热，以肌肉收缩为主；另一种为非寒战性产热即是由BAT存在。在冷血动物不存在BAT相似组织。人类新生儿BAT在出生后几天达到最高值。早熟新生儿出生时有小团状发育较好的BAT补偿性贮存以适应温度改变，几天后这些结构逐渐萎缩。BAT能产生大量的热，使甲状腺素转变成T_3（triiodothyromine）。其生物学上与白色脂肪不同，除了存在生热素（thermogenin）外还有非结合蛋白，后者可使BAT产热，线粒体内电子转运达到合成ATP。新生儿BAT占出生体重1%～2%，大多数聚集在腋窝和肾周区，但也有人认为这些区域并无特别优势。在寒冷期，心排血量出现一个迅速的再分配，导致到BAT的血流增加，产出热量对体内平衡所需的能量贮存供生长发育之用。胎盘因素作用可抑制生热素，引起非寒战性产热作用延迟。人体温调节控制中心位于后丘脑下部，非寒战性产热开始时T_3增加及刺激下丘脑交感神经系统，再引起BAT中去甲肾上腺素释放。因为BAT逐步被白色脂肪所替代，故以后产热主要取决于寒战性产热[9]。

在营养不良与危重患儿中加快其BAT中的脂质消耗率及非寒战性产热能力的丢失，表现为T_3水平下降，低体温导致死亡。

新生儿维持水、电解质平衡的需求

◆ 热量的需求

足月新生儿代谢率在一般环境下是32 kcal/(kg·d)（出生后第1小时），在第1周需求快速增加；以后随生长逐步变慢。

早在1957年，已有学者提出儿童在安静休息时代谢要求，计算3～10 kg婴儿的热量为100 kcal/kg，10～20 kg儿童热量为（1 000+50）kcal/kg，而>20 kg儿童热量为（1 500+20）kcal/kg；至今仍在使用这种资料[10]。

◆ 水分的需求

正常情况下代谢1 kcal需要1 ml水，在麻醉状况下儿童按Lindah公式计算，代谢100 kcal热量需要166 ml水。足月新生儿，水摄入在出生后第1天逐步增加（每日20 ml/kg），在出生后第7天可达到每日150 ml/kg。在未成熟儿随隐性水分丢失增加，体重可下降，特别是有辐射热时更明显[10,11]。

◆ 电解质的需求

Sega从人乳汁中同样容量测定每日Na^+、K^+需求量，每日需3 mmol/kg钠和1 ～ 2 mmol/kg钾，结合维持量和电解质需要，导致形成一个低张电解质溶液（相当于0.2%盐），在未成熟儿，Na^+、K^+需求量是高的，每日3 ～ 5 mmol/kg钠，2 ～ 4 mmol/kg钾，主要由于肾小管功能未成熟，需求范围在0.8 ～ 1 mmol/（kg・d）[2,12]。

围术期液体与电解质的评估与处理

◆ 术前评估

患儿选择外科手术前水与电解质测定，以内环境平衡为主，围术期液体治疗主要纠正脱水及电解质平衡。另外，正常心血管功能的稳定，脱水和某些病况合伴第三间隙积液（如肠梗阻）将（纠正）受累血管内液体容量。

恢复适当的血管内液体量主要是维持心血管稳定，器官灌注和组织供氧。可采用晶体或/和胶体（如白蛋白），如果感染性休克则取决于严重程度和最大液体负荷量；后者与体重相关[2,13]。

幽门狭窄手术前处理是新生儿较常见的外科急症，目的是纠正水及电解质紊乱，需要几小时或几天，以至在手术前，液体补充纠正脱水且能达到血氯≥106 mmol，血钠≥135 mmol/L，血HCO_3^-≤26 mmol/L，尿Cl>20 mmol/L和每小时尿排量>1 ml/kg，最初医嘱液体量用20 ml/kg晶体补充血管内液体容量。

有关新生儿外科手术前禁食的时间，大多数意见是手术前2小时禁止进水等液体物以免麻醉出现胃内容物，也有些文章研究提出小婴儿可以允许术前2小时进水，术前4小时吸吮母乳。2005年Scandinavian指南推荐母乳喂养可在术前4小时，小于6个月婴儿人工喂养也适用。表5-5提供新生儿选择性手术麻醉前的喂养指南，即禁食时间[14,15]。

表5-5 新生儿期选择性手术麻醉前禁食指南

摄 入 物	最少禁食时间（h）
水分	2
母乳	4
人工配方乳	4

◆ 术中液体处理

1. 新生儿术中液体补充量

目的是提供基础代谢的需要，如液体的维持、术前丢失、外科手术时出血等。第三间隙失去可以在1 ml/（kg・h）范围变化，对主要的腹部手术哪怕是最小手术也要大于15 ～ 20 ml/（kg・h），甚至于大于50 ml/（kg・h）（如外科NEC手术）。

血液丢失以1：1血或胶体补充，或3：1晶体补充。第三间隙丢失用晶体补充，如正常的生理盐水或林格液，但是维持液量是基本低张。因此，术中液体输入需两种类型液体不同比例，即维持液和补充液体。

有一问题，在外科手术期间，葡萄糖是不是需要？因麻醉期间与基础代谢率相接近，故葡萄糖补入，需当心高血糖，但也需注意到新生儿灌注无葡萄糖的溶液往往发生低血糖，血糖症高于9%，因肝内糖的贮备比成人低[16,17]。

1990年Lassson等人研究大多数手术新生儿血糖浓度改变在出生后1周期间，低血糖发生原因是术前葡萄糖灌注中断，特别是年龄<48小时新生儿。

长期和严重低血糖会损伤神经系统，发展可致大脑结构病变引起暂时性低血糖，也可在新生儿期影响到神经损伤，因此，需预防新生儿期低血糖，特别在有窒息、心脏外科时，而母亲糖尿病、Beckwith-Wiedemann综合征，此危险会明显增加[18]。

围术期高血糖症能引起渗透性多尿、脱水和电解质紊乱，与成年人比较相反，中度新生儿高血糖症似乎保护脑缺血性损伤，但增加了大脑高热量储备[19]。

避免新生儿高血糖症和低血糖症，通常应用二路静脉内通路，一路提供糖与代谢需要，一路液体补充[20]。通过一系列临床观察与实践，可采用等渗平衡液，加上0.9%葡萄糖盐水，另维持液体治疗和补充绝大多数第三间隙丢失以及外科手术期间严密监察血糖[2,10,17]。

2. 婴儿期容量补充：指征、晶体和胶体的选择

在婴儿外科中首次输液治疗血容量减少，采用

晶体液，如正常生理盐水或林格液已很常用；其优点费用低，很少影响到出凝血机制，发生过敏反应率低，感染率也少。

输液灌注率也会影响到心血管功能，一般正常15～20 ml/kg林格液>15～20分钟，可重新达到心血管平稳性。

作为胶体液补充，常在新生儿、婴儿期以5%白蛋白输入浓度为适宜；作为等渗血浆，可以非常有效地维持血压和血浆胶体渗透压，一般冰冻血浆被限制在新生儿、婴儿期使用[21]。

3. 新生儿输血指南

有关新生儿输血将在专门章节中描述、讨论。此文中主要涉及一些相关问题[22]。

（1）输红细胞的临床指征是在外科期间患儿仅提供需要维持氧容量和氧灌注到周围组织的作用。

（2）出生后头4个月灌注阈值高于大儿童，新生儿具有每千克较高的氧消耗，比成年人有较高的心排血量率。

（3）正常情况在出生时血红蛋白明显较高，出生后头几个月后逐渐下降。

（4）需输血阈值根据临床状况和血红蛋白值（小于4个月的婴儿阈值，表5-6）。

表5-6 婴儿输血阈值（<4个月）

临床状况	血红蛋白
出生后24 h内贫血	血红蛋白<120 g/L
新生儿收入ICU	血红蛋白120 g/L
慢性氧缺乏	血红蛋白110 g/L
晚期贫血、稳定状态	血红蛋白70 g/L
急性血丢失	10%血容量

（5）测定红细胞丢失，开始基础指标监测：血容量、血红蛋白，结合监测心血管指标，如心率、血压和尿排量，且血红蛋白测定可帮助指导输血量。

（6）血容量测定按患儿年龄，在未成熟儿评估血容量（estimated blood volume，EBV）是90～100 ml/kg，足月新生儿是80～90 ml/kg，然后减少，在>3个月婴儿是70～75 ml/kg。EBV按供血丢失多少来测定。

以前对最大供给替补丢失是用晶体或胶体。在无持续血丢失时，一袋4 ml/kg红细胞提升血红蛋白10 g/L。

需注意的事项

（1）ECF组成了体重的45%（足月新生儿）解释了为什么大量等渗液体在重大外科手术伴有血管内容量减少时是需要的。

（2）必须避免高血糖症和低血糖症，在婴儿葡萄糖输入120 mg/（kg·h）时足以维持血糖水平。

（3）在外科手术期间密切监测血糖水平。

（4）5%白蛋白是新生婴儿常用胶体，可有效维持血压与血浆灌注压。

（5）在无维持失血时，一袋4 ml/kg红细胞需要且提示10 g/L血红蛋白水平。

（6）进一步研究新生儿、婴儿血容量无创伤性监测。

新生儿外科电解质紊乱的纠治

细胞的功能取决于含有电解质的组成，另由于肾的发育，提供了“内在环境”，血浆Na^+、K^+异常频见于新生儿期，尤其在NICU，甚至于影响到生命。

增加Na^+输入可以纠正低钠血症，但也可导致容量过多负荷，增加新生儿危险因素，如动脉导管未闭、支气管肺发育不良和坏死性小肠结肠炎[23]。

◆ 新生儿期水、电解质处理中有关肾脏调控的基础问题

（1）一个成年人体表面积1.73m^2，其GFR 100 ml/min。肾产生144 L/d原始过滤液；Na^+和K^+浓度分别是140 mmoL/L和4 mmoL/L，而这绝大部分（60%～80%）在近侧肾小管再吸收，仍然有一部分水、Na^+和K^+转运到远端肾小管，在那里再吸收或分泌。

（2）尿渗透压范围<50 mmol/kg至>1 000 mmol/kg，取决于摄入和肾外丢失，尿排量变化大，在0.5～

2 L，相类似肾小管再吸收能辅助以至于Na^+分泌范围在<10 mmol/d至>1 000 mmol/d、K^+甚至于可再分泌，以至于K^+分泌可超过滤过量。

（3）正常肾能提高水、Na^+、K^+内环境平衡。

（4）GFR减少能致肾维持液量、电解质内平衡缩小，导致异常较早出现[24-26]。

（5）新生儿肾脏有的GFR低，27～31周妊娠在未成熟儿没有肾脏病变测定肌酐廓清较低，<10 ml/（min·1.73 m^2），到出生后第4周增加到15.5 ml/（min·1.73 m^2）[27]。

（6）1岁以前尿浓缩能力未足够成熟，往往新生儿有不同程度生理性肾性糖尿病尿崩症，以致最大尿浓度不超过300 mmol/kg，甚至不可发生在足月新生儿的年龄段，血浆钠在125～150 mmol/L常考虑是正常的。

（7）由于体表面积最大比率、进一步辐射热和紫外线治疗将进一步增加肾外水分的丢失，加之，未成熟的皮肤较多水分丢失[28]。

（8）体液改变随妊娠孕周增加而造成成分分布不一。孕23周，水分占体重90%（2/3 ECF，1/3 ICF），足月时75%，而在成年人水分60%，其中1/3 ECF，2/3 ICF；解释了新生儿生理性失水体量小及在重症监护病房（NICU）中能易见到电解质和水失去的异常情况[29]。

◆ 钠代谢紊乱

在新生儿期最常见的电解质紊乱是血Na^+异常。

1. 低钠血症

首先应判断是真性低钠血症还是假性低钠血症？其次低钠血症原因？如何检查真性低钠血症的原因——即低钠是由于水多还是钠缺乏[30]？水过剩是最常见原因。在新生儿出生后头几天体重下降5%～10%，那是生理的。往往合伴Na^+也可低，为了区别可以辅之尿Na^+生化评估，有助于找寻原因。

关键点是记住肾脏调节血Na^+再吸收，维持容量的内平衡，但不是维持正常Na^+浓度。在肾脏没有Na^+的敏感器，也没有渗透压传感器。因此水分过多，肾脏分泌Na^+而贮留正常液体量，这样体重与血压能够平稳，不增加水分排出。

测定钠紊乱的临床参数：体重、血压、周围灌注、进入液体的类型和容量、不敏感性脱水（辐射热？紫外线治疗？）、尿排量、肾超声、皮肤吸收水膨胀。

低钠血症是血清钠浓度低于135 mmol/L，当低于120 mmol/L时临床才表现出症状。这些症状同时合伴原发疾病的临床表现，亦可发生低容量血症、正常容量及高容量血症。中枢神经系统表现最多，其次心血管与肌肉骨骼受累亦明显。

血清渗透压主要取决于血清钠浓度，当血清钠减少时引起渗透压改变，后者导致液体改变。水能通过血脑屏障进入中枢神经系统。脑组织水过多引起的临床表现为淡漠、恶心、呕吐、头痛、癫痫发作和昏迷。

低钠血症的治疗：最常应用方案是每千克体重2 ml 3% NaCl，必要时反复用。

如水过多病例，单纯治疗是减少水的输入，计算总体重的75%。多余水分=体重（kg）×0.75×（130−观察到的Na^+）/130。

如3 kg体重新生儿Na^+=120 mmol/L，测出3×0.75×10/130=0.173 L过剩水，指导24～48小时（将来）输液量。

相类似的Na^+缺乏也能按下述方法计算。

体重（3 kg）×0.75×（130−120 mmol/L）=22.5 mmol/Na^+缺乏[12,31]。

任何有明显低钠血症症状和血清钠<120 mmol/L的患儿均应接受高渗盐水补入，使钠浓度达到125 mmol/L。以下公式也同样作为纠治参考。

mmmolNa^+需要量=［希望达到（Na^+）−实际（Na^+）］×0.6×kg体重

纠治计划应有一段过程，一般为24～48小时，随后再测定血Na^+制订相应治疗方案。

2. 高钠血症

高钠血症定义是血清钠浓度>145 mmol/L，当>160 mmol/L时症状表现严重。总体钠含量高低主要与TBW量相比，取决于引起高钠血症的原因。ADH分泌增多，口渴引起ECF容量反应，细胞内细胞外水转移，故发生细胞脱水。新生儿外科中最常见的高钠血症原因是低张液体丢失而又无适当液体补充，这也导致TEW容量减少程度大于总体钠含量。虽然腹泻是最常见易导致等钠或低钠性脱水的原因，但如摄入液体减少或长期有呕吐，则能发生高钠性脱水。过量钠摄入一般不太可能，但在喂养不当的奶配方即可发生医源性事故，也可能在治疗中摄入过多的碳酸氢钠，新生儿期因对钠负荷排泄能力较低，故易发生高钠血症危险。

过多出汗（如暖箱温度过高）或增加不显性失水，特别在未成熟儿中导致水分丢失增多。高钠血症脱水有明显的干性黏膜和橘皮样皮肤，在中枢神经系统细胞内脱水能导致永久性损伤，因有脑组织收缩合伴有ICF丢失而引起脑小血管撕裂致脑内出血。急性比慢性改变所引起的症状更为多见。在持续性高钠血症细胞内氨基酸，尤其是牛磺酸（taurine）积聚增加了渗透压引起颅内水分回吸收。故临床诊断要根据临床与生化诊断指标，也要注意有无血浆中低蛋白含量导致Na^+假性增高及隐性丢失。

高钠血症性脱水首先用等张晶体液扩容，当尿排量重新建立后用低张溶液纠正高钠血症，纠治时间>48小时。快速补液易导致细胞水肿与脑水肿，增加神经系统损伤的可能性。

低钙血症常合并高钠血症，对中枢性尿崩症病例，用血管加压素要十分谨慎，因其有扩容作用有助于纠正高钠血症。

◆ 钾代谢紊乱

钾离子最重要的功能是起到调节生物系统中电子活力的作用。钾平衡失调在临床上频频可见，主要影响到肌肉力量与心律改变。钾是细胞内最主要的阳离子，维持基本的释放与渗透压。

细胞内K^+浓度在100～150 mmol/L，对许多细胞功能，尤其是最主要标准组成部分，包含细胞生长、分裂，DNA和蛋白质合成和许多酶及其转运过程[32]。

全身几乎98% K^+在ICF，特别是在骨骼肌。而仅2%在ECF，而这部分是临床检测到的。新生儿正常K^+离子范围在4.0～6.5 mmol/L，比大儿童和成年人高[33,34]。

新生儿和婴儿维持体内钾离子平衡，很重要的一种形式为内在平衡。所谓内在钾平衡，即是有能力使K^+在ICF和ECF之间转移，有些因子可影响此平衡[35]。

肾脏维持钾内平衡，辅助K^+的分泌与摄入，几乎90%摄入的钾吸收和仅5%～10%通过肾外，主要在肠道。酸中毒导致细胞外转移，有一项研究pH每0.1的改变，可由几乎0.6 mmol（范围0.2～1.7 mmol）血浆K^+的改变。激素和药物影响到细胞内Na^+，K^+−ATP酶（ATPase），如胰岛素，肾上腺素和交感神经系统药物，洋地黄及其衍生物[36]。

1. 低钾血症

临床表现：轻度无症状，当血K^+<3 mmol/L可发生包括肌无力、便秘、肠绞痛的症状，在严重低钾血症时可出现横纹肌溶解、心律失常，有报道甚至出现呼吸、心脏骤停。临床评估见表5-7。

表5-7 评估钾离子紊乱的临床参数

参　数	内　容
心电图	T波、U波、QT间期
血浆生化	电解质异常、肾功能、肌酶（可疑酸碱平衡横纹肌溶解）
钾摄入	输入液体和营养液K^+浓度
尿钾排出量	尿量、尿K^+浓度
肾外钾丢失	大便、引溶液、鼻胃管
药物	肾脏超声（钙化、梗阻）

有许多药物在NICU中应用，影响到K^+内在平衡，如黄嘌呤（茶碱、咖啡因）和气管扩张药拟β_2交感类药物及其他增加尿丢失。也可有新生儿遗传性疾病，如新生儿Bitter综合征，先天性肾上腺发育增生（盐贮留），出现盐皮质激素过多和先天性氯丢失性腹泻，另外有外在钾丢失[37,38]。

治疗低钾血症取决于症状和病因。如有内在平衡紊乱，首先去除病因，如停药物，在几小时内反复测血K^+水平。

补钾，如输入0.3 mmol/kg氯化钾>1小时滴入，这仅仅是给严重有症状低钾血症。如呼吸衰竭、心律失常，如果快速改变血K^+浓度，会导致其本身心律失常，需严密监测，重视钾的补充。

2. 高钾血症

血浆K^+浓度>6.5 mmol/L，与低钾血症相似，关键影响心脏节律，在无症状病例，首先考虑是否有真性高钾血症，或者人为影响因素，由创伤性失血，挤压或长期应用止血带等导致的溶血，心电图能帮助检测其严重程度，有峰T波提示真性高钾血症。

还需了解是外K^+平衡紊乱还是内K^+平衡紊乱？有无代谢性酸中毒？用过何种药物？内平衡也要测尿K^+。细胞溶解也可导致K^+负荷增加，胃肠道、脑室内出血，未成熟儿由于肾小管发育未成熟，K^+分泌易受影响，高钾血症也见于50%以上体重<1 000 g极低体重儿中。

当然，在高血钾患儿中易引起肾功能损伤，少数罕见遗传性疾病也可引起高血钾，如假性醛固酮低下症和先天性肾上腺皮质增生[39]。

高钾血症治疗，高K^+引起心律失常属内科急诊，治疗常是静脉内注射钙盐减少肌细胞应激性。

在无尿少尿新生儿，药物影响钾内环境平衡，包括胰岛素和β肾上腺兴奋剂，似乎更可取直肠树脂交换治疗急性高钾血症，然而这些树脂仅选择在无尿或少尿新生儿长期K^+透析中排出，也有报道个别患儿治疗中出现肠梗阻与肠坏死[40]。

非急性治疗取决于病因，纠正酸中毒或停止中断有影响的药物，在许多病例可得到缓解，用利尿药能增加肾钾排泄，有助于减少急性钾负荷。

大量用利尿剂如螺内酯可以使尿中丢钾增多，其是血管紧张素转换酶抑制了醛固酮及β阻滞剂释放，抑制儿茶酚胺引起钾转移到细胞内。这种情况对正常肾功能不会有明显的影响，但在肾功能有损害时则变得十分重要。在大面积烧伤和脊髓损伤时因琥珀酰胆碱的膜去极化作用能导致暂时性高钾血症。限钠饮食，含钾钠的替代物及采用钾盐形式的抗生素也能引起高钾血症。

值得提出一点，因血样本溶血而导致假性高钾，如在新生儿期足跟取样或血小板增多症样本中血小板聚集增加了血钾，所有这些均可静脉采样置入含肝素的容具中，可完全避免假象发生。

临床上高钾血症EKG早期表现峰T波（机制为去极化电势兴奋细胞作用），逐渐PR间期延长与QRS增宽。如果高血钾水平持续，将会发生致命性心律失常，包括心脏停搏。当QRS波增宽及心脏停搏时即刻静脉内灌注钙剂增加阈电位，使细胞再极化，再产生作用电位。高血钾也能因注入胰岛素与葡萄糖治疗，其作用机制是钾转移到细胞内间隙，如有代谢性酸中毒同时应用碳酸氢钠使钾转移到细胞内间隙，这些处理仅暂时性降低了细胞外钾浓度。在有一定肾功能患儿可经肠道与利尿排钾有一定效果。如肾功能不全严重，前面已描述过，可试用多乙烯硫醚钠（Kayexalate一种阳离子交换树脂），在胃肠内可结合钾从消化道排出。Kayexalate常同山梨醇共同应用以提供自胃肠道内排钾能力，避免结石形成而引起梗阻。肠道失败可改用腹膜透析或血透纠治高钾血症。应注意的是，在纠治同时亦应纠正代谢性酸中毒[40,41]。

◆ 其他离子代谢紊乱

1. 钙

约99%的钙在骨骼中，新生儿总体钙含量比成年人少，身体细胞外分为3个不同部分，游离钙占总量45%～50%，是钙的生理活性形式，参与细胞膜活动，对肌肉收缩、神经传递十分重要。第二部分是与硫酸盐和磷酸盐结合的钙，占总量10%～15%，可以测出但并不参加电解质交换。另一部分是与蛋白结合钙（占总量的40%）。

胃肠道、肾、骨均参与调节身体总钙量，在甲状旁腺素（PTH）和维生素D_3的活性形式1,25（OH）$_2D_3$影响下，于小肠部分吸收钙。低钙血症导致PTH分泌增加，后者又在肾脏增加了α-羟化酶的活力诱导产生1,25（OH）$_2D_3$形式。PTH刺激骨再吸收，也增加了钙的水平，而降钙素（Calcitonin）则促进钙沉积作用。近端肾小管和髓袢继钠再吸收后又再回收钙的85%，而远端曲小管与集合管并不取决于钠的转运，其再回吸收钙占15%，用利尿剂或生长激素、甲状腺素、高血糖素等可促使尿排钙增加[9]。

在患白血病、肉瘤样病和多发性骨髓瘤患儿，因增加了1,25(OH)$_2$D$_3$水平，故也增加了钙的再吸收。胃蠕动增加，小肠长度减少和蛋白质丢失等均可导致再吸收减少。

游离钙形式是生理上最重要的一部分钙，在细胞外可间隙可转流，虽有可能改变钙离子的组成形式，但并不引起测定总体钙量的变化。高蛋白血症和碱中毒增加了蛋白结合钙的比例，减少了游离钙成分。白蛋白下降，特别在败血症分解代谢增加能导致低蛋白血症及相继蛋白结合钙减少。其他机制也可影响钙代谢改变。高甲状旁腺素增加了总钙池，包括离子钙贮存。而低白蛋白血症，其总钙量可不影响到游离钙增加。

（1）低钙血症（hypocalcemia）：在新生儿发生低钙血症相当常见。出生后24～36小时期间，无论健康足月儿还是未成熟儿钙均减少。出生后第6天钙水平可回升到出生时水平。当新生儿甲状旁腺反应性减少即可很早发现有严重低钙血症。极低体重儿在一出生就有相当低的游离钙，维生素D代谢产物有一定的作用，但静脉内补充钙剂则是一种常规针对性治疗。

低镁血症是造成持续性低钙原因之一，故补充一定量镁剂可预防低钙血症，同时最好补充磷酸的摄入。

患糖尿病、甲状旁腺亢进的母亲可影响到胎儿，导致出生后新生儿低钙血症。母体如出现高通气量呼吸、酸碱平衡紊乱等亦可影响到出生的新生儿游离钙水平。

低钙血症导致心脏功能改变，如心率、心律、收缩力、后负荷等生理指标均依赖于游离钙的维持；而后者也取决于肾上腺功能、前负荷和氧的转运等。在低钙血症状况如补充钙剂可使左心室收缩力增加；而对钙正常的婴儿则常导致周围血管阻力增加而发生血压增高。大量补充钙剂对低钾血症和摄入洋地黄治疗患儿往往有发生急性心脏代偿失调的危险。钙剂治疗仅有益于低钾血症伴心脏停搏或低血糖性心律失常者。当需要补钙时可用葡萄糖酸钙或氯化钙。中毒性休克伴低血钙者如补充钙剂可明显增加心脏排出量。危重患儿应于术前纠正钙水平，术中有可能发生游离钙改变，如呼吸机应用、麻醉剂、术中灌注（尤其是与钙螯合作用制剂）、心肺旁路等亦可导致低钙发生。

（2）高钙血症（hypercalcemia）：家族性高钙血症低钙尿症的临床表现多种多样，且与新生儿甲状旁腺亢进症有关，后者需要积极治疗甚至做甲状旁腺切除术。患儿接受静脉高营养或维生素补充能继发维生素A过多或伴低磷酸盐血症的高钙血症发生。甲状腺功能低下亦能引起继发于降钙素不足的高钙血症。因实体肿瘤转移到骨或多发性骨髓瘤可以引起高钙血症。高钙血症增加了胰导管的通透性导致胰腺炎的发作[9,42]。

2. 氯

氯是细胞外液中最主要的阴离子，其摄入与排除是与钠相平行的。电化学证实钠的运动呈被动弥散，主动载运发生在髓升袢。碳酸氢盐和氯的水平调整往往是以共同形式而转流。补氯时辅以钾的补充纠正低钾血症。补充氯也是纠正代谢性碱中毒所必需。补充钾和氯化钠使以碳酸氢盐形式排到尿中且纠正碱中毒。

测定氯是需要计算阴离子间隙的。钠离子浓度大于氯和碳酸氢盐的总和，正常情况下阴离子间隙是8～16 mmol/L。

3. 镁

镁离子在细胞内酶活力中起到重要的作用，是体内第四大丰富的阳离子，它也是糖分解的关键因素之一，是刺激ATP酶的关键因子。

身体内60%的镁分布在骨骼中，但仅有1/3呈游离交换状态。残余的镁在细胞内，位于肝脏和肌肉中与蛋白、RNA和ATP酶等以各种形式相结合。镁离子再吸收发生在上消化道，随维生素D、甲状旁腺素及钠再吸收增加而增加。然而其吸收也仅是1/3量。肾脏再吸收维持了镁的平衡，吸收部位在近曲小管和髓袢升支。在镁缺乏期间，刺激释放出PTH，引起肾脏再吸收镁增加，也从骨池中释放钙和镁。

一般状况下血浆中镁的浓度可以维持正常，当低镁血症时可出现神经肌肉兴奋性增加和心律失常。低镁常合伴有低钙血症，这是因为PTH释放取决于适当量镁的水平。由于肾脏能滤过大量镁，故高镁血症也常与肾功能减退有关。在肾功能不全患儿，应避免或慎重应用含镁的泻药、抗酸药物和静脉内补液。高镁血症特点是肌张力下降、反射活力降低及常出现呼吸窘迫甚至昏迷，这种状况治疗时可在静脉内补充钙而使症状迅速改善。高镁血症血清值往往>2.5 mmol/L。正常血清镁范围在0.75 ～ 0.9 mmol/L[9]。

4. 磷

母乳喂养的婴儿每24小时摄入25 ～ 30 mg磷，食物中的磷2/3于肠管内吸收，主要在空肠吸收。在维生素D刺激下其代谢与PTH有关。降钙素可减少磷的吸收，磷的转运主要在肠壁，调节则依靠肾脏。肾脏约90%可过滤的磷再吸收，其中80%在近曲小管。出生时磷范围为1.4 ～ 2.8 mmol/L。出生1周后逐步增加到2.0 ～ 3.3 mmol/L，到成年期回落到1.0 ～ 1.3 mmol/L，未成熟儿血浆中磷高达2.5 ～ 3.0 mmol/L。

高磷血症发生在低甲状旁腺素血症，当肾小球滤过率减少到<25%正常值可导致血清无机磷的增高及血清钙水平相应的改变，甚至导致继发性高甲状旁腺素血症。在年幼婴儿肾小球滤过率降低或相关甲状旁腺功能低下时，一旦摄入磷增加则婴儿迅速发生血清磷值增高，且伴相应钙浓度下降或出现抽搐。高镁血症也可以发生在口服或静脉内补入含磷物，也可发生在应用细胞毒性药物治疗恶性肿瘤，特别是淋巴瘤或白血病导致细胞溶解，释放磷到循环中引起高磷血症，临床上则为低钙血症的表现。

低磷血症则往往发生在蛋白热量营养不良或吸收异常综合征，导致细胞内磷的移位；也可以发生在尿中磷丢失增加，如高甲状旁腺素血症初期肾小管病损、细胞外液扩容后或口服利尿剂等。极低体重儿需要在出生后较长期补入磷，如不适当的摄入则导致低磷血症。在患儿接受TPN时，如补充不当也可发生低血磷血症。在大多数情况，低磷血症是轻或中毒且无症状，当血磷≤ 0.3 mmol/L（<1.0 mg/dl），需静脉内补给磷制剂。严重低磷血症可以导致红细胞膜上2，3-双磷甘油酸与ATP酶减少，引起红细胞释放氧减少，随后缺氧、溶血及白细胞、血小板丧失功能，某些患儿出现代谢性改变直至昏迷。高钙血症是由于骨中钙释放增加的后果，严重时可发生横纹肌细胞溶解、心肌病变；也有报道肝细胞功能失偿、肾小管病损等表现[43]。

新生儿外科补液实施原则

◆ 水、电解质的维持

新生儿每日丢失一定量水分与溶质，主要从呼吸道、胃肠道与泌尿道以汗、尿酸、粪汁及呼出气体中排出体外。故考虑维持需要量与代谢率有关，增加代谢率导致内源性水分产生增多。1 g碳水化合物、脂肪和蛋白质氧化分别产生0.56 g、0.41 g、1.07 g水。增加尿中溶质的排泄与尿液水分丢失相伴行。维持需要量一般按千克体重与体表面积、代谢率及热量所需量等制定。维持液体量的补充一般用标准公式计算，最常用量见表5-8。

表5-8　液体维持需要量计算

体　重	维持液体量［ml/（kg·d）］
第1个10 kg	100
第2个10 kg	50
另附加kg	20

如新生儿3 kg体重，则3 kg × 100 ml/（kg·d）。在大儿童体重24 kg，则计算为第1个10 kg × 100 ml+第2个10 kg × 50 ml+另附4 kg × 20 ml=1 580 ml/d所需维持量。

新生婴儿，特别是未成熟儿肝脏糖原储备低，一般推荐D10 1/4生理盐水提供其碳水化合物、热量。在较大的婴儿D5 1/2正常盐水是作为维持液的一种适当的选择，新生儿每日补钾（维持量）为每千克体重2 mmol。新生儿外科疾病往往有水、电解质紊乱的病理改变，如呕吐、腹泻、外科引流、瘘管等，临床上要根据胃肠液体的电解质组成（表5-9），及时补充相应含量电解质的制剂（表5-10）。

表5-9 各种胃肠液体的电解质组成（mmol/L）

液　体	Na^+	K^+	Cl^-	HCO_3^-
唾液	10	26	10	30
胃液	60	10	130	—
十二指肠液	140	5	80	—
胆汁	145	5	100	35
胰液	140	5	75	115
回肠液	140	5	104	30
结肠液	60	30	40	—

表5-10 肠外电解质制剂的组成成分

制　剂　液	Na^+（mmol/L）	K^+	Ca^+	Cl^-	HCO_3^-	葡萄糖（g/ml）
乳酸林格液	130	4	3	109	28	0
0.9%生理盐水	154	0	0	154	0	0
D10 1/2生理盐水	77	0	0	77	0	10
D10 1/4生理盐水	38.5	0	0	38.5	0	10
3%盐水	513	0	0	513	0	0

自幽门管以上的胃液丢失含有钠、氯、钾和氢离子；按Logarithmic公式推算氢离子浓度在pH=1.0时为100 mmol/L，pH=2.0时为10 mmol/L。由于新生儿胃内pH常处于3.0～4.0，故胃液电解质丢失易适用1/2或全份生理盐水（每升含氯化钾10～20 mmol）液体替补。幽门管以远端的肠液可用乳酸林格液。尿液中钠丢失2～3 mmol/（kg·d），同时伴有钾丢失1～2 mmol/（kg·d）；通常维持补充应包括钠3～4 mmol/kg，钾2 mmol/kg，均以氯化钠形式补充。其他如有高位小肠瘘等应参考前述表格加以补充[9,43]。

◆ 补液中有关晶体与胶体问题

在文献中对于休克患儿复苏时液体的选择仍有些争议。出血性休克并不是单一构成发生非心源性肺水肿的主要原因。文献中列举对出血性休克用晶体和胶体作为复苏的病例分析，在用胶体这一组患儿因发生肺部合并症而致死亡率增高。因此，如果存在急性肺损伤，有胶体外渗则可加重肺损害的程度。在烧伤和败血症患儿中内皮损害是一种十分危险的情况，后者导致胶体漏出伴有间歇性肿胀压力增加和肺水肿。所需胶体容量作为扩容作用常常是晶体量的1/4，这种比例搭配是适宜的。

细胞外间隙内等张液体分布与水相同，25%在血管内，75%在间隙。采用等张晶体液作为血管间隙的有效液体补充量需要补入4倍的血管丢失。晶体的扩容作用比胶体差，晶体灌注最常见的合并症与不适当的容量补充有关，可导致进行性休克和急性肾功能衰竭。对有一部分创伤患儿，单用晶体是不适当的，以血制品形式的胶体补充是十分需要的。有些作者研究后认为：与胶体相比较，晶体灌注可以引起组织水肿增加，其后果是减少了组织的氧张力，导致局部组织酸碱紊乱及伤口愈合受到影响[9,20,21]。

在白蛋白<2 g/dl，灌注胶体白蛋白能明显引

起水分进入血浆，无论5%或25%的白蛋白均能引起前负荷增加，改进心排血量及肾血流量，增加利尿。内生性白蛋白在体内维持18～20天，而在血管内生性白蛋白半衰期仅仅为2～24小时。其他还有一些胶体液如右旋糖酐和Hespan。后者是一种支链淀粉，具有较大的分子量，在血管内周期可达24小时，在体内代谢至少60天。Hespan对凝血具有较特殊的作用，能串联较低血浆浓度的Ⅷ因子，这些作用在<20 ml/（kg・d）时没有临床意义。Hespan可影响到血型交配试验，但用生理盐水洗过后即不存在这种影响。右旋糖酐因有一种右旋糖酐-反应抗体出现也可影响到血型交配，即使用生理盐水洗涤后仍然存在这种影响；右旋糖酐也能影响到Ⅷ因子活力，故可用于低剂量作为预防血栓形成[2,21]。

◆ 酸碱度紊乱的纠治

1. 酸碱平衡的基础知识

ECF的pH一般维持在7.35～7.45，小儿外科中有许多疾病涉及酸碱平衡紊乱，可分为代谢性与呼吸性两种。代谢性酸中毒或碱中毒发生在当血浆碳酸氢浓度偏离正常。呼吸性酸中毒或碱中毒发生在动脉二氧化碳张力改变。正常细胞外氢离子浓度范围为35～45 mmol/L，符合pH 7.35～7.45。正常代谢产生可挥发性酸，最多酸性产物为碳酸（H_2CO_3），另有结合固定酸，如乳酸和酮酸。H_2CO_3易变成二氧化碳和水，由呼吸排出。固定酸首先由细胞外HCO_3^-缓冲，然后再由肾脏排出H^+以氨形式和再产生HCO_3^-。严重酸中毒（pH<7.2）降低心肌功能、减少心律，减低全身血管阻力导致低血压，进一步可导致婴儿肺水肿。严重碱中毒（pH>7.55）可导致组织缺氧，肌肉兴奋性减少癫痫发作和心律阈值和智力迟钝。

维持正常pH首先是细胞外缓冲系统，包括HCO_3^-、血浆蛋白。其次是细胞内缓冲系统，包括蛋白、血色素、磷酸根，但需数小时后才有效。细胞外缓冲系统能在临床上通过测定血气pH、PCO_2和血清HCO_3^-。在HCO_3和H_2CO_3之间对pH的关系表达按下列公式（Henderson–Hasselbalch公式）：

$$pH=PK+\log([HCO_3]/[H_2CO_3])$$

注：水的PK=6.1，取决于PCO_2与HCO_3^-浓度比率，而并不取决于它们的绝对值。

增加PCO_2或HCO_3^-下降导致酸中毒，而下降PCO_2或增加HCO_3^-则导致碱中毒。当这两个呈比例改变，pH仍可保持恒定，表5-11提示血气分析对酸碱平衡的临床指导意义[9]：① PCO_2急性增高10 mmHg，合伴pH下降0.08 U；② PO_2急性增高10 mmol/L，合伴pH增高0.15 U；③ 总碳酸氢盐缺乏等于基础缺乏（mmol/L）乘以患儿体重（kg）再乘以0.3。

2. 代谢性酸中毒

当HCO_3^-浓度降低导致pH<7.35，发生代谢性酸中毒。HCO_3^-浓度下降原因可以是：① ECF中HCO_3^-溶液的稀释；② 体液HCO_3^-丢失；③ 增补了游离酸，而使细胞外HCO_3^-缓冲。呼吸性代偿发生在深度快速呼吸降低PCO_2。阴离子间隙是指不能测定到的阴离子与阳离子之间差，常作为用于引起代谢性酸中毒的测定，公式如下：

$$\text{阴离子间隙}=(Na^+)-[(Cl^-)+(HCO_3^-)]$$

正常阴离子间隙（8～16 mmol/L）提示经肾或胃肠道发生HCO_3^-的丢失，或发生快速的HCO_3^-稀释。正常阴离子间隙的酸中毒通常伴有血浆中Cl^-浓度比例增高。无论是内源性或外源性酸增高均可引起阴离子间隙增高。如果增加全身蛋白或钠，或者减少钾、镁、钙也能导致阴离子间隙增高。

儿童中最常见的正常阴离子间隙代谢性酸中毒的原因是腹泻。

在腹泻时大便中含有大量HCO_3^-及少量Cl^-。低钾血症和代谢性酸中毒相结合刺激肾氨排出，引起尿pH>5.5。在尿pH>6.0时存在于高氯性代谢性酸中毒，后者见于在RTA，这两种情况区别可用测定尿氨的分泌，腹泻患儿尿氨增高，而在RTA是低的。其他胃肠道液体如小肠、胆道与胰汁等也有HCO_3^-增

表5-11　酸碱平衡紊乱患儿血浆内的化学所见

紊乱的类型	正常	氢离子指数 7.34～7.38（静脉血） 7.38～7.42（动脉血）	动脉血二氧化碳分压 5.73 kPa，43 mmHg（静脉血） 5.33 kPa，40 mmHg（动脉血）	二氧化碳含量 21～28 mmol/L
代谢性碱中毒		↑	↑**	↑*
代谢性酸中毒		↓	↓**	↓*
呼吸性碱中毒		↑	↓*	↓**
呼吸性酸中毒		↓	↑*	↑**
混合型代谢性及呼吸性酸中毒		↓	↑	↓
混合型代谢性及呼吸性碱中毒		↑	↓	↑
混合型代谢性酸中毒及呼吸性碱中毒		↑↓	↓	↓
混合型代谢性碱中毒及呼吸性酸中毒		↑↓	↑	↑

注：*最初改变；**代偿性改变。

高、Cl^-低情况。由于瘘管、外引流管置入均能导致正常阴离子间隙酸中毒。表5-12提示发生代谢性酸中毒与代谢性碱中毒的主要原因[9,42,44]。

酸中毒的主要症状和体征常与原有疾病的症状和体征难以区别。轻度可能无症状或仅有不明显的倦怠、呕吐、恶心。严重的酸中毒（如pH<7.2）、二氧化碳含量<10 mmol/L出现典型的呼吸深快，随后则呼吸急促（Kussmaul呼吸）。细胞外液量减少的体征也可能存在，特别是有糖尿病酸中毒或胃肠碱丢失的患儿。严重酸中毒可因心肌收缩力和外周血管对儿茶酚胺的反应受损而产生循环性休克，以及进行性感觉迟钝。

表5-12　代谢性酸中毒与代谢性碱中毒的主要原因

类　型	主 要 原 因
代谢性酸中毒	伴有“阴离子间隙增大者” 　肾功能衰竭 　糖尿病酮中毒 　乳酸中毒 　外源性毒物（乙二醇、水杨酸盐、甲醇、副醛） “阴离子间隙正常者” 　胃肠失碱（腹泻、回肠造口术、结肠造口术） 　肾小管酸中毒 　间质性肾病（如选择性醛固酮过少症） 　输尿管乙状结肠瘘、较少见者为输尿管回肠瘘 　摄入乙酰唑胺或氯化铵
代谢性碱中毒	利尿剂治疗（依他尼酸、呋塞米、塞嗪类） 呕吐或引流 肾上腺皮质功能亢进（Cushing综合征、醛固酮过多症、外源性皮质类固醇的应用）

由于血容量的减少往往伴有酸中毒，因此常常出现轻度氮质血症（血尿素氮10.7～21.4 mmol/L）。血尿素氮继续上升，特别是结合低钙血症和高磷酸盐血症一起，则提示有肾功能衰竭，这也是引起酸中毒的原因。

新生儿代谢性酸中毒治疗可有如下几个措施。

（1）原发疾病的治疗，如糖尿病酸中毒时使用胰岛素。

（2）严重酸中毒（pH<7.2）可在静脉内补充碳酸氢钠，所需数量可按下列公式估计。所需碳酸氢钠的毫摩尔数=（要求纠正的二氧化碳含量−测得的二氧化碳含量）×25%总体重。尚需提出酸中毒纠正过快，还可在脑脊液中碳酸氢盐水平仍低时导致动脉二氧化碳分压升高，从而引起“相对性脑脊液

酸中毒”。有时，这能引起感觉迟钝、昏迷或死亡。对于氢离子产生明显过多（如乳酸中毒）的患儿，必须静脉输入大量碳酸氢钠并结合使用透析疗法，以便尽可能减少细胞外液量的增加[45]。

3. 呼吸性酸中毒

呼吸性酸中毒的原因是肺泡换气减少，导致肺内二氧化碳潴留。它的发生与下列情况有关：① 由于药物和麻醉、神经疾病，对二氧化碳的敏感性异常，引起的呼吸中枢受抑制；② 胸肺换气异常（如脊髓灰质炎、胸廓挤压伤、急性感染性多神经炎等）；③ 肺泡的换气表面积严重减少，如换气失调性疾病、重症肺炎、肺水肿、气胸等；④ 喉或气管堵塞。

在呼吸性酸中毒时实验室检查pH下降是因动脉血二氧化碳分压急剧升高所致。一般患儿都有鼻翼翕动、轻度震颤及多发性肌阵挛；有些患儿因颅内压增高而致视网膜小静脉扩张，视神经盘水肿。如未出现缺氧脑损伤，脑病仍可恢复。

治疗必须改善原有的肺功能障碍，有明显低氧血症的严重呼吸衰竭常需使用机械呼吸来帮助换气，应避免使用镇静药、麻醉药和催眠药；除非用于帮助实施机械换气[9,45]。

4. 代谢性碱中毒

最初是血液碳酸氢盐增多，pH及二氧化碳含量升高。

代谢性碱中毒常因细胞外液中酸丢失引起，如含酸胃液的丢失，酸经尿或大便丢失，H^+转入细胞，HCO_3^-过多（如对肾衰竭患儿使用碱性药物），或细胞外液迅速减少（如使用强力利尿剂）。

利尿剂引起代谢性碱中毒的机制有多种，其中包括细胞外液量急剧减少（排出氯化钠，而不排出HCO_3^-），因此细胞外液中HCO_3^-或后两种因素的任何一种，都可使碱中毒继续存在下去。

新生儿先天性幽门肥厚性狭窄常因频繁呕吐或吸引胃液，导致胃内盐酸丧失，引起典型的低氯性碱中毒。

代谢性碱中毒最常见的临床表现有肌肉神经兴奋亢进，这大概是因氧合血红蛋白解离曲线暂时向左移位引起缺氧所致。严重时，离子化钙可降低到足以激发手足搐搦的程度。实验室检查提示血液pH及二氧化碳含量升高。估计血浆内HCO_3^-每增加1 mmol/L时，动脉血二氧化碳分压升高0.05 ～ 0.09 kPa（0.4 ～ 0.7 mmHg）。动脉血二氧化碳分压超过预期增长则提示合并有原发性呼吸性酸中毒。尿呈碱性，除非有严重缺钾，此时尿可呈酸性（“反常酸性尿”）。

治疗的方法最好是纠正原有的紊乱。如果口服或静脉注入氯化钠能使细胞外液量的缺失恢复正常，代谢性碱中毒通常即能消除。但是，如缺钾严重，或患儿肾上腺类固醇过多，碱中毒便无法纠正，除非缺钾能得到恢复（抗盐性碱中毒）。在高碳酸血症期，以氯化钾、氯化钠（如血容量减少）或氯化铵的形式向患儿提供氯化物可使长期代谢性碱中毒好转。轻度代谢性碱中毒通常不需特殊治疗。但是，心肌兴奋性增强的患儿以及神经肌肉兴奋性亢进者则应及时进行纠正[9,46]。

5. 呼吸性碱中毒

造成呼出空气中二氧化碳损失过多的过度换气可引起呼吸性碱中毒。动脉血及脑组织二氧化碳分压降低，而血浆和脑组织pH均增高。结果，脑血管收缩，通过Bohr效应，引起脑缺氧和特有的综合症状。常见原因有辅助通气患儿的过度换气、原发性中枢神经系统疾病、水杨酸中毒、肝硬化、肝昏迷、血氧过少，以及革兰阴性菌引起的败血症。

通常患儿有明显的换气过度、手足抽搐、昏厥。血液中乳酸盐及丙酮酸盐的水平升高而离子化钙降低。在各种情况下，查出动脉二氧化碳分压下降即可确诊为换气过度。

治疗方法可参考如下：① 使用机械呼吸器而致换气过度可用减少每分钟换气量的办法加以纠正，或增加无效区的方法纠正；② 如换气过度是由低氧血症引起，则应增加吸入空气中的氧含量以及进行旨在纠正肺内气体交换异常的治疗；③ 如因水杨酸过量则按水杨酸中毒治疗。

小结

新生儿水、电解质平衡维持取决于其体液分布组成、肾脏功能的成熟及心血管功能的健全发育。充分了解新生儿体液组成与特点，维持内外水、电解质平衡的需求，评估及纠治是十分重要的。本文最后强调了新生儿外科补液实施的原则，包含维持水、电解质的量，外科丢失内容物的电解质组成，补液中有关晶体、胶体比例，血气分析，酸碱平衡临床指导及水、电解质紊乱的纠治等。

（施诚仁）

参·考·文·献

[1] Kearns G L, Abdel-Rahman S M, Alander S W, et al. Developmental pharmacology — drug disposition, action, and therapy in infants and children[J]. New England Journal of Medicine, 2003, 349(12): 1157–1167.

[2] Murat I, Humblot A, Girault L, et al. Neonatal fluid management[J]. Best Practice & Research Clinical Anaesthesiology, 2010, 24(3): 365–374.

[3] Kotchen T A, Strickland A L, Rice T W, et al. A study of the renin-angiotensin system in newborn infants[J]. Journal of Pediatrics, 1972, 80(6): 938–946.

[4] Van Hare G F, Hawkins J A, Schmidt K G, et al. The effects of increasing mean arterial pressure on left ventricular output in newborn lambs[J]. Circulation Research, 1990, 67(1): 78–83.

[5] Bueva A, Guignard J P. Renal function in preterm neonates[J]. Pediatric Research, 1994, 36(5): 572–577.

[6] Guignard J P. Renal function in the newborn infant[J]. Pediatric Clinics of North America, 1982, 29(4): 777–790.

[7] Moritz, Michael L. Reducing risks of hospital acquired hyponatremia[J]. Pediatric Neurology, 2005, 33(1): 75–76.

[8] Costarino A T, Baumgart S. Controversies in fluid and electrolyte therapy for the premature infant[J]. Clinics in Perinatology, 1988, 15(4): 863.

[9] 施诚仁. 新生儿外科学[M]. 上海：上海科学普及出版社，2002.

[10] Lindahl S G. Energy expenditure and fluid and electrolyte requirements in anesthetized infants and children[J]. Anesthesiology, 1988, 69(3): 377–382.

[11] Moritz M L, Ayus J C. Hospital-acquired hyponatremia — why are hypotonic parenteral fluids still being used?[J]. Nature Clinical Practice Nephrology, 2007, 3(7): 374–382.

[12] Bockenhauer D, Zieg J. Electrolyte Disorders[J]. Clinics in Perinatology, 2014, 41(3): 575–590.

[13] Brierley J, Carcillo J A, Choong K. Clinical practice parameters for hemodynamic support of pediatric and neonatal septic shock: 2007 update from the American College of Critical Care Medicine. Erratum appears in Crit Care Med, 2009, 37: 666–688.

[14] Litman R S, Wu C L, Quinlivan J K. Gastric volume and pH in infants fed clear liquids and breast milk prior to surgery[J]. Anesthesia & Analgesia, 1994, 79(3): 482–485.

[15] Søreide E, Eriksson L I, Hirlekar G, et al. Pre-operative fasting guidelines: an update[J]. Acta Anaesthesiologica Scandinavica, 2005, 49(8): 1041–1047.

[16] De F S, Gauvreau K, Hickey P R, et al. Intraoperative hyperglycemia during infant cardiac surgery is not associated with adverse neurodevelopmental outcomes at 1, 4, and 8 years[J]. Anesthesiology, 2004, 100(6): 1345–1352.

[17] Larsson L E, Nilsson K, Niklasson A, et al. Influence of fluid regimens on perioperative blood-glucose concentrations in neonates[J]. Survey of Anesthesiology, 1990, 34(4): 419–424.

[18] Yalnizoglu D, Haliloglu G, Turanli G, et al. Neurologic outcome in patients with MRI pattern of damage typical for neonatal hypoglycemia[J]. Brain & Development, 2007, 29(5): 285–292.

[19] Vannucci R C, Brucklacher R M, Vannucci S J. Glycolysis and Perinatal Hypoxic-Ischemic Brain Damage[J]. Developmental Neuroscience, 2005, 27(2–4): 185–190.

[20] Berleur, M. -P, Dahan A, Murat I, et al. Perioperative infusions in paediatric patients: rationale for using Ringer-lactate solution with low dextrose concentration[J]. Journal of Clinical Pharmacy & Therapeutics, 2003, 28(1): 31.

[21] Hanart C, Khalife M V A, Otte F, et al. Perioperative volume replacement in children undergoing cardiac surgery: albumin versus hydroxyethyl starch 130/0. 4[J]. Critical Care Medicine, 2009, 37(2): 696.

[22] Gibson B E, Todd A, Roberts I, et al. Transfusion guidelines for neonates and older children[J]. British Journal of Haematology, 2004, 124(4): 433–453.

[23] Marter L J V, Pagano M, Allred E N, et al. Rate of bronchopulmonary dysplasia as a function of neonatal intensive care practices[J]. Journal of Pediatrics, 1992, 120(6): 938–946.

[24] Verbalis J G, Goldsmith S R, Greenberg A, et al. Diagnosis, Evaluation, and Treatment of Hyponatremia: Expert Panel Recommendations[J]. American Journal of Medicine, 2013, 126(10): S5–S41.

[25] Bockenhauer D, Aitkenhead H. The kidney speaks: interpreting urinary sodium and osmolality[J]. Archives of Disease in Childhood

Education & Practice Edition, 2011, 96(6): 223.

[26] Weinstein A M. Chapter 33-Sodium and Chloride Transport: Proximal Nephron [M]//Seldin and Geibisch's The Kidney. Elsevier Inc, 2012: 1081–1141.

[27] Baraton L, Ancel P Y, Flamant C, et al. Impact of changes in serum sodium levels on 2-year neurologic outcomes for very preterm neonates [J]. Pediatrics, 2009, 124(4): e655.

[28] Ågren J, Zelenin S, Håkansson M, et al. Transepidermal Water Loss in Developing Rats: Role of Aquaporins in the Immature Skin [J]. Pediatric Research, 2003, 53(4): 558.

[29] Modi N, Bétrémieux P, Midgley J, et al. Postnatal weight loss and contraction of the extracellular compartment is triggered by atrial natriuretic peptide [J]. Early Human Development, 2000, 59(3): 201.

[30] Lang T, Prinsloo P, Broughton A F, et al. Effect of low protein concentration on serum sodium measurement: pseudohypernatraemia and pseudonormonatraemia! [J]. Annals of Clinical Biochemistry, 2002, 39(Pt 1): 66.

[31] Moritz M L, Ayus J C. 100 cc 3% sodium chloride bolus: a novel treatment for hyponatremic encephalopathy [J]. Metabolic Brain Disease, 2010, 25(1): 91–96.

[32] Bygrave F L. The ionic environment and metabolic control [J]. Nature, 1967, 214(5089): 667.

[33] Youn J H, Mcdonough A A. Recent Advances in Understanding Integrative Control of Potassium Homeostasis [J]. Annual Review of Physiology, 2009, 71(1): 381.

[34] Vemgal P, Ohlsson A. Interventions for non-oliguric hyperkalaemia in preterm neonates [J]. Cochrane Database Syst Rev, 2012, 84(1): CD00525

[35] Zhou H, Satlin L M. Renal potassium handling in healthy and sick newborns [J]. Seminars in Perinatology, 2004, 28(2): 103.

[36] Sarici D, Sarici S U. Neonatal hypokalemia [J]. Research & Reports in Neonatology, 2012: 2.

[37] Kleta R, Bockenhauer D. Bartter Syndromes and Other Salt-Losing Tubulopathies [J]. Nephron, 2006, 104(2): 73–80.

[38] Gomella T L. Neonatology: management, procedures on-call problems diseases and drugs. 5th edition New Yorks London: Lange Medical Books, 2004.

[39] Mildenberger E, Versmold H T. Pathogenesis and therapy of non-oliguric hyperkalaemia of the premature infant [J]. European Journal of Pediatrics, 2002, 161(8): 415–422.

[40] Chlumská A, Boudová L, Pavlovský M, et al. Intestinal necrosis following Calcium Resonium-sorbitol administration in a premature uraemic infant [J]. Ceskoslovenská Patologie, 2002, 38(4): 169–172.

[41] Andreoli S P. Chapter 17-Kidney Injury in the Neonate [M]//Nephrology and Fluid/Electrolyte Physiology. Elsevier Inc, 2012: 285–303.

[42] Daschner M. Drug dosage in children with reduced renal function [J]. Pediatric Nephrology, 2005, 20(12): 1675.

[43] Burchfield D J. Medication use in neonatal resuscitation [J]. Clinics in Perinatology, 1999, 26(3): 683.

[44] Wait R B, Kahng K U. Fluid and electrolytes and acid-base balance. In: Greenfield L 1, Mnljolland M W, Oldham K T, et al. Surgery Scientific Princeples and Practice. Philadelphia: JB Lippincott CO, 1993: 23.

[45] Gouyon J B, Guignard J P. Management of acute renal failure in newborns [J]. Pediatric Nephrology, 2000, 14(10–11): 1037.

[46] Abitbol C L, Bauer C R, Montané B, et al. Long-term follow-up of extremely low birth weight infants with neonatal renal failure [J]. Pediatric Nephrology, 2003, 18(9): 887.

第六章
外科出生畸形的产前诊断

概述

产前检查针对妊娠期妇女提供一系列的医疗、护理建议和措施，通过对孕妇和胎儿的监护，及早预防和发现可能存在的问题，减少其不良影响，是降低孕产妇死亡率和围生儿死亡率的关键。经过普通产前检查后，发现可能存在某些问题，则需要进入产前诊断来助诊。产前诊断的对象是胎儿，是预防严重缺陷儿出生的一道关键防线。

目的与指征

产前诊断（prenatal diagnosis）是指在出生前对胚胎或胎儿的发育状态、是否患有疾病等方面进行检测诊断。从而掌握先机，对可治疗性疾病，选择适当时机进行宫内治疗；对于不可治疗性疾病，能够做到知情选择。

除去孕早、中期的流产、胎死宫内以外，3%～5%的出生婴儿存在身体结构或智力缺陷。而在所有围生期死亡中，先天性缺陷占20%～25%。既往那些患有基因异常高风险的夫妇，对于孕育健康的后代，往往处于无从选择的被动境地。直到1966年，学者研究发现了孕妇高龄与唐氏综合征的相关性，此后，产前诊断得到了迅速发展[1]。

在所有的活产儿染色体异常疾病中，以唐氏综合征（21三体综合征）最为常见。因此狭义的产前诊断，仅针对胎儿染色体数目或结构异常的疾病，在妊娠期通过有创性诊断方法（绒毛取材术、羊膜腔穿刺术和经皮脐血管穿刺）获取胎儿来源细胞，进行染色体核型检测，发现并确诊，能够于分娩前尽早终止妊娠[2]。

产前诊断的目的不仅限于在出生前发现异常以便终止妊娠，事实上，产前诊断还包括以下目的：①使医师能够在出生前或出生后，把握适当的时机对经过产前诊断的胎儿或新生儿进行药物或手术治疗；②父母能够了解本次妊娠状况，进而知情选择；③父母知情后，有机会能够从心理、社会、经济、医疗各方面做好准备，以面对可能发生的宫内或新生儿期出现的健康问题。因此，仅就细胞遗传学而言，产前诊断的指征包括：①35岁以上的高龄孕妇；②产前筛查出来的胎儿染色体异常高风险的孕妇；③曾生育过染色体病患儿的孕妇；④产前B超检查怀疑胎儿可能有染色体异常的孕妇；⑤夫妇一方为染色体异常携带者；⑥医师认为有必要进行产前诊断的其他情形[3]。

此外，广义的产前诊断对象还应包括：反复早孕期自然流产；既往出生缺陷病史；家族分子遗传病史；神经管缺陷家族史；妊娠合并1型糖尿病、高血压、癫痫、哮喘；曾暴露于药物、病毒、环境危害；父母近亲。

方法

母体血液学检查

孕妇羊水和血清的甲胎蛋白（AFP）水平升高

是胎儿发育异常的一个可靠指标。以往AFP主要用于筛查胎儿开放性神经管缺陷，但在另外一些胎儿缺陷时它也会升高，如无脑儿、脐膨出、腹裂和骶尾部畸胎瘤等。AFP是胎儿血清的主要糖蛋白，其分子量、氨基酸序列、免疫学特性均与白蛋白相仿。在13～15孕周时胎儿血清AFP水平达到峰值。母体妊娠第16～18周血清中可以测得AFP，妊娠32周达到高峰。羊水AFP浓度变化曲线与血清AFP浓度相似，但其具体数值为后者的浓度稀释150倍。正常人血清AFP < 20 ng/ml，胎儿血清AFP高峰值为1～3 mg/ml，出生时脐血中AFP测定值为20～25 mg/ml。

AFP明显降低可以在染色体病如18三体和21三体以及宫内生长发育迟缓中见到[4,5]。低水平AFP与染色体病有关的是年龄>35岁的孕妇。然而，母亲年龄>35岁，AFP正常，但其子为唐氏综合征的病例也可出现。

测定其他标志物如雌三醇和绒毛膜促性腺激素可以筛查出非整倍体儿。

◆ 无创DNA产前检测技术（non-invasive prenatal testing，NIPT）

无创DNA产前检测，又称为无创产前DNA检测、无创胎儿染色体非整倍体检测[6,7]。根据国际权威学术组织美国妇产科医师学会，无创DNA产前检测是应用最广泛的技术名称。无创DNA产前检测技术仅需采取孕妇静脉血，利用新一代DNA测序技术对母体外周血浆中的游离DNA片段（包含胎儿游离DNA）进行测序，并将测序结果进行生物信息分析，可以从中得到胎儿的遗传信息，从而检测胎儿是否患有三大染色体疾病[8]。母体血浆中含有胎儿游离DNA，为该项目提供了现实依据。胎儿染色体异常会带来母体中DNA含量微量变化，通过深度测序及生物信息可分析检测到该变化，为项目提供了理论依据。新一代高通量测序、信息分析平台为深度挖掘母体血浆中胎儿游离DNA信息提供了技术依据。

无创DNA产前检测的无创伤性可以避免因为侵入性诊断带来流产、感染风险。而DNA测序技术的成熟性能保证技术的准确率，孕妇在12周以上即可检测。从国外临床试验数据可以看出，无创DNA产前检测技术对于胎儿的三大染色体疾病——21三体、18三体和13三体的检出率均在90%以上[9,10]。美国妇产科医师学会（ACOG）与美国母胎医学会（SMFM）共同发表委员会指导意见：按照以下适应证，可推荐无创DNA产前检测作为非整倍体高危人群的初筛检测：母亲年龄超过35岁；超声结果显示非整倍体高危；生育过三体患儿；早孕期，中孕期或三联筛查、四联筛查呈现非整倍体阳性结果；父母为平衡罗伯逊易位，并且胎儿为13三体或21三体高危[11,12]。

NIPT适应人群：高龄（年龄≥35岁），不愿选择有创产前诊断的孕妇；唐氏筛查结果为高风险或者单项指标值改变，不愿选择有创产前诊断的孕妇；孕期B超胎儿NT值增高或其他解剖结构异常，不愿选择有创产前诊断的孕妇；不适宜进行有创产前诊断的孕妇，如病毒携带者、胎盘前置、胎盘低置、羊水过少、RH血型阴性、流产史、先兆流产或珍贵儿等；羊水穿刺细胞培养失败不愿意再次接受或不能再进行有创产前诊断的孕妇；希望排除胎儿21三体、18三体、13三体综合征，自愿选择行无创产前检测的孕妇；血清筛查阳性的孕妇以及对产前诊断有心理障碍的孕妇。

◆ 无创性产前诊断方法

1. 胎儿B超

胎儿B超是检查胎儿畸形的常用方法，能精确描绘胎儿解剖学，包括正常和异常情况等，对胎儿和母体均较为安全。实时超声检查可提供胎动和胎儿重要功能评估的重要信息，以此反应胎儿健康状况，连续的超声波检查和评估对于定义胎儿疾病的自然病程进展更为重要。因此作为常规超声检查的一部分，建议检查胎儿的解剖结构以发现结构异常，技术的进步使早期发现这种异常成为可能[13,14]。产前超声波检查在胎儿第14周可探测到胎儿膀胱，16～18周可探及胎儿肾脏，并可对肾脏形态和功能等做初步判断。胎儿心脏以及大血管结构等在妊娠20周即能够准确了解，并可以评估心脏功能。此外对于胎儿神经系统畸形如脑积水、无脑儿等做正确判断和评估，对腹腔内结构异常也有相当的诊断和评估价值，如先天性胆总管囊肿、肝脏占位性病变、腹腔内或骶尾部肿瘤、消化道畸形、脐膨出和腹裂等。

在大约孕18周的常规超声检查中发现胎儿结构异常的敏感性在19% ～ 80%，而假阳性结果的范围从0.06%到0.5%不等；在大约孕12周的常规超声检查中发现胎儿结构异常的敏感性在不同的研究中有所不同，分别为9%和54%，假阳性结果从0.04%到0.32%不等；如果常规的超声波检查在12周而不是18周的时候进行，那么检测胎儿结构异常的灵敏度可能会更低，科学证据在这方面没有任何可靠的结论；尽管有很大的理论上的可能性，即使在怀孕早期的超声波检查中也不会检测到严重的结构异常，但在孕12周时进行的检查可能会更早发现一些严重和致命的异常。然而，科学证据不足以得出任何可靠的结论[2,15]。

一般在怀孕20 ～ 24周检查时，胎儿的各个脏器都已能通过B超清楚地显现出来。但并不是所有的畸形胎儿都能用B超测出，如染色体异常而导致的先天愚型儿或一些微小畸形等；有些畸形在妊娠后期才能表现出来；由于超声的分辨率有限，以及技术的原因，有些畸形会在超声检查时漏诊。

三维超声是基于二维图像的采集组织容量和后续的计算机三维图像重建。迄今为止，3D超声还没有被证明是一个适合胎儿染色体或结构异常的筛查方法。就目前而言，当高度怀疑胎儿存在结构异常的可能性时，该方法应当被视为补充二维超声产前诊断方法。在产前诊断中，科学证据不足以证明三维超声检查起着非常有意义的作用。

2. 胎儿磁共振检查

磁共振因具有多位成像、软组织分辨率高、无辐射、对胎儿安全等特点，在产科的应用具有广阔前景，并成为产前诊断中对超声检查发现的胎儿异常的重要验证和补充诊断手段[16,17]。尤其在诊断胎儿中枢神经系统异常，如鉴别脑出血等方面有较为突出的表现[18]。在影像学方法用于产前诊断的安全性方面[19]，目前的诊断超声设备可以产生相对较高的能量输出强度。现有的原则是在怀孕期间超声波检查仅在存在医学指征时，并使用短时间暴露时间和最低可能的能量输出强度来进行超声检查，其中的医学指征包括在怀孕早期进行常规的超声波检查，以确定分娩的预期日期或发现多个胎儿。多项研究表明在儿童的生长、视觉、听觉或神经学、认知或语言发育方面，在妊娠中期，超声辐射对儿童没有任何不良影响。在产前超声暴露与儿童恶性肿瘤之间没有相关性；在妊娠前3个月的超声波和多普勒超声检查，以及三维超声检查安全性的科学证据不足；目前医院运行的磁共振成像技术对其磁场强度进行测试时，还没有显示出对胎儿的不良影响。共识是在怀孕的前3个月，不要进行磁共振成像扫描[20]，或者在怀孕期间使用磁共振造影剂，然而并无可靠的科学依据证实这一点。

◆ 有创性产前诊断方法

通过羊水穿刺、脐带血穿刺等技术，可对胎儿细胞进行染色体核型分析、基因检测，从而对某些胎儿先天性疾病做出诊断[21-23]。

1. 羊膜穿刺术（amniocentesis）

羊膜穿刺是从羊膜囊内穿刺抽出羊水20 ml左右，这种检查的目的是测定有无存在代谢性疾病和染色体畸形。羊膜穿刺常在妊娠12 ～ 18周进行，早期穿刺可在15周内进行，但安全性相对较低。

羊膜穿刺术方法：两个途径，即经腹或经阴道。术前需做超声波检查以定位胎盘，同时测定羊水最大暗区、脐带位置和胎儿外表检查。羊水检查内容包括细胞形态、生化分析、染色体核型分析、酶测定如AchE、激素生化测定如雌三醇、细胞培养等。羊膜穿刺术的准确率>98%。

羊膜穿刺术的并发症有流产（2%），其他尚有羊液漏、子宫痉挛性疼痛、阴道感染（以上并发症发生率在1% ～ 2%），绒毛膜炎在0.5% ～ 1%。

2. 绒毛膜绒毛样本活检（chorionic villus sampling，CVS）

妊娠最初3个月的多叶状绒毛膜绒毛可以做活

检用于染色体、酶和DNA分析。由于检查时间大多在妊娠9～12周，且24～48小时可测得结果，因此CVS比羊毛穿刺的优点在于早期获得诊断。

获取样本可用1.5 mm直径塑料插管经子宫颈插入或在超声引导下用22号脊髓麻醉针穿刺。该技术的缺点在于流产发生率达3%，且有母体感染、阴道感染、母体和胎儿出血等并发症。此外，还有发育因样本取出后有胎儿肢体缩短的危险性。对囊性纤维变、镰状细胞性贫血、假性肥大性肌营养障碍等病症，CVS是一种较为有效的产前诊断方法。由于母体细胞污染的机会较多，故绒毛样本细胞遗传诊断正确率比羊膜穿刺低。

3. 经皮脐带血样检查（percutaneous umbilical blood sampling，PUBS）

脐带血检查就是通过针管穿刺胎儿脐带来取出脐带血，用来诊断胎儿是否有染色体病，特别是唐氏综合征、18三体综合征[24]。对于错过羊水检查时间的高风险病例和胎儿畸形病例、怀疑病毒感染病例，以及高龄孕妇等，PUBS有重要的临床意义和价值。PUBS还可用于胎儿血液系统畸形的产前诊断，如同种免疫、血红蛋白病、凝血因子畸变和血小板减少症等，以及做基因检测PUBS技术的综合流产率为1%左右。该方法是妊娠20周后任何时间都可以进行的一种诊断方法，孕20～24周为最佳。

4. 胎儿镜检查（fetoscopy）

胎儿镜是羊膜腔镜或宫腔镜，是一种很细的光学纤维内窥镜。胎儿镜检查是胎儿镜经腹壁、子宫壁进入羊膜腔，直接观察胎儿体表，并进行简单操作的胎儿产前诊断方法[25]。1954年Westin等使用直径10 mm的宫腔镜经宫颈管进入妊娠14～18周的羊膜腔，观察胎儿、胎盘以及脐带的情况，开创了羊膜腔内窥镜检查的先例。真正的胎儿镜检查是1970年Valenti和Scrim geour等应用直径2.7 mm的光学纤维束内窥镜，在足月妊娠剖宫产切开子宫前进行检查，观察胎儿体表情况，并获得成功。1974年Hobbins和Maboney等报道在局麻下应用胎儿镜活检胎儿组织及经脐静脉穿刺抽取胎血标本。

胎儿镜检查的临床意义在于：① 通过直接观察诊断有明显外形改变的先天性胎儿畸形。例如唇裂、腭裂、多指畸形、并指畸形综合征、骨软骨发育不良、开放性神经管畸形、内脏外翻、脐膨出、腹壁裂及内脏翻出、联体双胎、多肢体、大片血管瘤、外生殖器畸形等，这些疾病均能通过胎儿镜直接观察诊断；② 通过胎儿活组织检查进行诊断的先天性疾病，如胎儿皮肤活检主要用于诊断严重的遗传学皮肤疾病，对有胎儿肝脏疾病或与胎儿肝酶代谢有关的疾病者行胎儿肝脏组织活检，胎儿肌肉组织活检用于诊断胎儿假性肥大性肌营养不良症、进行性脊椎肌萎缩等；③ 取胎儿血液进行疾病诊断如地中海贫血、镰刀型贫血等血红蛋白疾病，血友病等；④ 进行胎儿宫内治疗。通过胎儿镜可以对严重胎儿溶血性贫血者行宫内输血；对于多胎妊娠，其中1胎畸形者，可经畸形胎儿心脏穿刺，空气栓塞法处死；或对于双胎输血综合征者处死1胎，保留1胎；对脑积水者放置引流管，降低颅内压，防止脑组织受压造成进一步损伤萎缩；对泌尿道梗阻者也可放置引流管，减轻肾脏的压迫萎缩；⑤ 基因和细胞治疗。在胚胎发育早期，胎儿的免疫系统尚未完全建立，胎儿镜可以输送基因或细胞进入胎儿的体内，达到治疗的目的。目前有关基因治疗的方法尚在研究之中，可以输入胎儿体内的细胞仅为骨髓细胞，该领域的研究尚在进行之中。需要检查的人群：胎儿发育异常和胎儿发育检查的人群。

检查方法：首先行B超检查，确定胎位，了解胎盘位置，羊水量，估计胎儿选择胎儿镜的穿刺点，尽量避开胎儿。孕妇取平卧位，常规消毒铺巾；于选择的穿刺点切开皮肤，用套管针经腹壁切口垂直刺入羊膜腔，穿过腹壁及子宫壁时有2次落空感。估计进入羊膜腔时，抽出针芯，套管针有羊水流出，表明已进入羊膜腔。然后插入胎儿镜，观察胎儿外形，如手指、面部、生殖器等。需要时则可分别取样。操作完毕后，B超观察穿刺点有无活动性出血，胎心率、胎儿活动是否正常；同时动态观察孕妇的血压、心率、胎心率、有无子宫收缩、有无羊水渗漏等。

不合宜人群：有出血倾向的孕妇，如严重妊高征、妊娠合并血小板减少症等；妊娠期有流产或早产先兆者；可疑宫内感染者，如白细胞升高等；有严重妊娠合并症者。

外科畸形的治疗策略

随着现代科技的飞速发展，产前诊断在近数十年间经历了各项技术的突飞猛进，积累了丰富的临床经验，其准确性大大提高，通过胎儿系统超声、羊水穿刺和胎儿镜等产前诊断技术，许多胎儿畸形在宫内获得了诊断。同时对许多胎儿畸形的病理生理特点与临床转归关系做出了较为准确的判断与解释，且随着各项技术的深入，使得我们能够更为精确地对胎儿所患疾病的各项产前和产后治疗方案做出与预期的符合度非常接近的安排，对其预后的评估更为客观和准确。当然，这里必须做出强调，任何产前诊断的方法和结果，以及做出的判断和评估均不可能达到百分之百的精确与完整。主要原因在于：有些畸形在宫内难以被发现；产前诊断技术本身存在一定程度上的局限性；医疗条件的限制，使得各项产前诊断难以广泛开展。

一旦发现胎儿存在畸形，需制订整体处理策略，原则上基于考虑母体和胎儿的安全、家庭、社会、经济、伦理与法规的许可。综合各种因素分析，告知胎儿缺陷的性质及其严重程度、目前医学上是否有治疗的手段及后遗症、可能的遗传方式等，从心理上减轻夫妇的焦虑和负罪感，鼓励夫妇做出自己的选择。

对一些可预见的有极高死亡率或严重影响生活质量的胎儿畸形，胎儿期的专业指导显得极为重要。联合新生儿外科、产科、影像科、围生医学、遗传、病理、新生儿科等多学科形成的多学科联合团队（multiple disciplinary team，MDT）围绕产前、产时和产后各个环节做出专业的分析、判断和评估，基于胎儿、母体、家庭和社会各个方面，平衡各种诊断和治疗等决定的得失和风险，从而做出适时适合的处理决定。

对于产前诊断明确出生后不能存活或是生命质量极为低下的胎儿畸形，可选择终止妊娠流产。此类畸形包括无脑穹窿，积水性无脑畸形，无分叶的前脑发育畸形，与染色体异常相关的严重畸形如13三体、18三体、21三体等，双侧性肾不发良综合征，严重的、不可纠治的、遗传代谢性疾病如Tay–Sachs病，致命性骨发育不良如致死性发育不全，隐形成骨不全等。

对于足月分娩后可以纠治的畸形，可选择等候胎儿足月出生后再进行外科纠治。此类畸形有食管闭锁、十二指肠闭锁和狭窄、空回肠狭窄和闭锁、肛门直肠畸形等，胎粪性腹膜炎（囊性纤维变性），肠源性囊肿和重复畸形，普通型脐膨出和脊髓脊膜膨出，单侧性肾盂积水，头面部、四肢和胸壁的囊状水瘤，小型畸胎瘤，中胚层肾瘤等，良性囊肿如卵巢囊肿、肠系膜囊肿、胆总管囊肿等。

对于可造成难产的胎儿畸形，则可对分娩方式做出选择如选择剖宫产；此类畸形包括联体儿，巨型脐膨出，严重脑积水、大范围或是破损的脊髓脊膜膨出，巨大骶尾部畸胎瘤，巨大颈部囊状水瘤，胎儿严重畸形或窘迫等因素存在。

对于孕期可能出现进行性不利于胎儿生长发育的畸形，可选择早期分娩。此类畸形包括一些泌尿系统梗阻，如妊娠晚期双侧肾盂积水进行性加重可能对肾功能造成严重损害，部分脑积水胎儿，部分腹裂或脐膨出破损，继发于肠扭转、胎粪性腹膜炎等导致的小肠缺血和/或坏死，一些表现为进行性进展的胎儿水肿和胎儿宫内发育迟缓，一些宫内心律失常（如可能导致宫内心力衰竭室上性心动过速）。

可能在出生时即可需要纠治的畸形，需要施行产时子宫外胎儿治疗（ex-utero intrapartum therapy，EXIT）[26]。此类畸形包括颈部畸胎瘤压迫气道，颈部囊肿水瘤导致咽部梗阻，先天性高位气道梗阻（CHAOS）（咽部闭锁等），肺部肿块导致胸部扩张受限，预料中的肺功能不全需施行ECMO。

对于宫内可能对胎儿造成生长发育阻碍并导致严重后果的胎儿畸形、出生后可能造成致命的畸形和一些在胎儿期进行手术纠治有很大益处的非致命性畸形，则可选择实施宫内治疗措施。此类畸形包括：后尿道瓣膜引起的严重双侧肾盂积水可能导致双侧肾功能衰竭，肺囊腺瘤样畸形可能导致肺发育不良和胎儿水肿可能致胎死宫内，严重的膈疝导致肺发育不良致肺功能衰竭，骶尾部畸胎瘤引起高排量性衰竭导致严重胎儿水肿并可能致死，双胎窃血导致严重胎儿水肿并可能致死，导水管狭窄导致严重脑积水引起严重脑损伤，肿瘤引起的气管闭锁、狭窄和阻塞导致肺内液体过度膨胀致严重胎儿水肿并可能致死。在胎儿期进行手术纠治有很大益处的非致命性畸形如脊髓脊膜膨出，胎儿期手术可明显缓解脊髓损伤，一定程度上缓解瘫痪、神经源性膀胱和脑积水等病症[26]。

另外，有一些缺陷可以通过胎盘内治疗得到改善，如胎儿肺未成熟，可给母体经胎盘注射糖皮质激素从而增加胎儿缺陷肺的表面活性物质而起到缓解疾病的目的。胎儿心律不齐如心脏完全性传导阻滞引起心搏出量严重低下致严重胎儿水肿并可能致死，也可通过给予抗心律失常药物洋地黄经胎盘或直接注射入胎儿，改善病症。羊膜囊内灌注甲状腺素可以治疗先天性甲状腺功能减退症和甲状腺肿，也有助于胎儿肺成熟等。

小结

产前检查的重要性不言而喻，孕期常规超声波检查必须成为胎儿早孕期常规检查的一部分，有其非常强的科学意义，涉及医学、社会、心理、伦理、卫生经济学、质量保证和安全等诸多方面。早期产前诊断的目的在于预防或减少病患，在早孕期提供给孕妇检查以发现胎儿染色体和结构异常，给予全面综合的分析和指导，减轻孕妇和家人的紧张和焦虑情绪。所有的产前诊断都涉及复杂的伦理学上的考虑，需要从胎儿、孕妇、家庭、社会各个环节和层面进行广泛的考虑，进行多方面的讨论，准确把握各种畸形的综合治理方略，有助于提高外科出生畸形的综合防治能力，改善远期预后，提高整体治愈率。

（王　俊）

参·考·文·献

[1] Carlson L M, Vora N L. Prenatal Diagnosis: Screening and Diagnostic Tools. Obstet Gynecol Clin North Am, 2017, 44(2): 245-256. doi: 10. 1016/j. ogc. 2017.02.004. Review.

[2] Methods of Early Prenatal Diagnosis, 2007: 510-538.

[3] Alldred S K, Takwoingi Y, Guo B, et al. First trimester ultrasound tests alone or in combination with first trimester serum tests for Down's syndrome screening. Cochrane Database Syst Rev, 2017, 3: CD012600. doi: 10. 1002/14651858. CD012600.

[4] Alldred S K, Takwoingi Y, Guo B, et al. First trimester serum tests for Down's syndrome screening. Cochrane Database Syst Rev, 2015, (11): CD011975. doi: 10. 1002/14651858. CD011975. Review.

[5] Swanson A, Sehnert A J, Bhatt S. Non-invasive Prenatal Testing: Technologies, Clinical Assays and Implementation Strategies for Women's Healthcare Practitioners. Curr Genet Med Rep, 2013, 1(2): 113-121.

[6] Harraway J. Non-invasive prenatal testing. Aust Fam Physician, 2017, 46(10): 735-739.

[7] García-Pérez L, Linertová R, Álvarez-de-la-Rosa M, et al. Cost-effectiveness of cell-free DNA in maternal blood testing for prenatal detection of trisomy 21, 18 and 13: a systematic review. Eur J Health Econ, 2017. doi: 10. 1007/s10198-017-0946-y.

[8] Mersy E, Smits L J, van Winden L A, et al. South-East Netherlands NIPT Consortium, Paulussen A D, Macville M V, Coumans A B, et al. Noninvasive detection of fetal trisomy 21: systematic review and report of quality and outcomes of diagnostic accuracy studies performed between 1997 and 2012. Hum Reprod Update, 2013, 19(4): 318-329. doi: 10. 1093/humupd/dmt001.

[9] Shaw S W, Chen C P, Cheng P J. From Down syndrome screening to noninvasive prenatal testing: 20 years' experience in Taiwan. Taiwan J Obstet Gynecol, 2013, 52(4): 470-474. doi: 10. 1016/j. tjog. 2013.10.003.

[10] Committee Opinion Number 640. Cell-free DNA Screening for Fetal Aneuploidy. September, 2015.

[11] ACOG/SMFM practice bulletin no. 162, prenatal diagnostic testing for genetic disorders. May, 2016.

[12] Sonek J. First trimester ultrasonography in screening and detection of fetal anomalies. Am J Med Genet C Semin Med Genet, 2007, 145C(1): 45-61. Review.

[13] Souka A P, Pilalis A, Kavalakis I, et al. Screening for major structural abnormalities at the 11 to 14 week ultrasound scan. Am J Obstet Gynecol, 2006, 194: 393-396.

[14] Ainsworth A J, Holman M A, Codsi E, et al. Use of Genetic Testing after Abnormal Screening Ultrasound: A Descriptive Cohort Study. Gynecol Obstet Invest, 2017. doi: 10. 1159/000484242.

[15] Edwards L, Hui L. First and second trimester screening for fetal structural anomalies. Semin Fetal Neonatal Med, 2017. pii: S1744-165X(17)30136-1. doi: 10. 1016/j. siny. 2017.11.005.

[16] Story L, Hutter J, Zhang T, et al. The use of antenatal fetal magnetic resonance imaging in the assessment of patients at high risk of preterm birth. Eur J Obstet Gynecol Reprod Biol, 2018, 222: 134-141. doi: 10. 1016/j. ejogrb. 2018.01.014.

[17] Manganaro L, Bernardo S, Antonelli A, et al. Fetal MRI of the central nervous system: State-of-the-art. Eur J Radiol, 2017, 93: 273-283. doi: 10. 1016/j. ejrad. 2017.06.004.

[18] Manganaro L, Antonelli A, Bernardo S, et al. Highlights on MRI of the fetal body. Radiol Med, 2017. doi: 10. 1007/s11547-017-0834-7.

[19] Phillips C H, Wortman J R, Ginsburg E S, et al. First-trimester emergencies: a radiologist's perspective. Emerg Radiol, 2018, 25(1): 61-72. doi: 10. 1007/s10140-017-1556-9.

[20] Alfirevic Z, Navaratnam K, Mujezinovic F. Amniocentesis and chorionic villus sampling for prenatal diagnosis. Cochrane Database Syst Rev, 2017, 9: CD003252. doi: 10. 1002/14651858. CD003252. pub2. Review.

[21] Beaudet A L. Using fetal cells for prenatal diagnosis: History and recent progress. Am J Med Genet C Semin Med Genet, 2016, 172(2): 123-127. doi: 10. 1002/ajmg. c. 31487. Epub 2016 May 2. Review.

[22] Wilson R D, Gagnon A, Audibert F, et al. Prenatal Diagnosis Procedures and Techniques to Obtain a Diagnostic Fetal Specimen or Tissue: Maternal and Fetal Risks and Benefits. GENETICS COMMITTEE. J Obstet Gynaecol Can, 2015, 37(7): 656-668. doi: 10. 1016/S1701-2163(15)30205-X.

[23] Society for Maternal-Fetal Medicine (SMFM), Berry S M, Stone J, et al. Fetal blood sampling. Am J Obstet Gynecol, 2013, 209(3): 170-180. doi: 10. 1016/j. ajog. 2013.07.014.

[24] Wang J C, Bowser K, Chernos J. Shedding new light on false positive diagnosis of trisomy 21 by fluorescence in situ hybridization (FISH) on uncultured amniotic fluid cells: experiences from two Canadian cytogenetics laboratories: Prenatal Diagnosis, 2007, 21: 964-966.

[25] Bouchard S, Johnson M P, Flake A W, et al. The EXIT procedure: experience and outcome in 31 cases. J Pediatr Surg, 2002, 37: 418-426.

[26] Belfort M A, Whitehead W E, Shamshirsaz A A, et al. Fetoscopic repair of meningomyelocele. Obstet Gynecol, 2015, 126: 881-884.

第七章
新生儿外科麻醉

概述

过去数十年，随着外科、麻醉、新生儿科诊疗和重症监测等技术的发展，即便是极低体重、极危重的新生儿，术后生存率都已显著改善。当新生儿面临手术创伤时，既能保证适当的麻醉深度又能维持内环境稳定，因此参与新生儿围术期诊疗的医护人员必须熟悉相关的基本知识。本章将重点关注麻醉相关的新生儿解剖生理特点、术前评估和准备、麻醉设备、麻醉药物（相关的新生儿药理学）、麻醉方式选择、诱导和气管内插管、麻醉维持和复苏、围术期监测和液体治疗，最后还将着重讨论常见的新生儿手术的麻醉要点。

第一节　麻醉相关解剖生理特点

神经系统

新生儿能够感知疼痛，当受到伤害性刺激时，其面部、心血管和代谢系统都会出现相应的反应。新生儿血脑屏障通透性和阿片类受体不同于成人，因而对手术时麻醉药物的需求及麻醉性镇痛药的药代学和药效学具有自己的特点。早产儿（尤其是体重<1 500 g）容易发生脑室内出血（intraventricular hemorrhage，IVH），是造成死亡的重要原因[1]。脑出血的危险因素包括动脉血压、脑血流和颅内压的突然变化，凝血功能障碍，高碳酸血症和缺氧等。IVH受脑灌注压的影响，手术期间通常与手术操作刺激、麻醉深度不足、气道梗阻、输液量过多，以及输注高渗溶液等因素有关。

常有患儿家长会问及“麻醉会影响孩子的智力吗?”因此，麻醉医师应及时了解镇静、镇痛和麻醉药对大脑发育影响的最新动态。动物研究认为全麻药可以诱发神经细胞凋亡，导致神经系统功能受损。美国食品药品监督管理局（food and drug administration，FDA）国家毒理学研究中心发现，出生5天或35天的新生猴持续输注氯胺酮3小时未发现细胞凋亡；暴露9小时或24小时则显示额叶皮质神经变性显著增加[2]。但应该注意的是，目前灵长类动物研究数据有限，且其结果不能直接用于人类；我们也不可能获得人类麻醉后神经元凋亡的组织学证据。实际上，临床前研究也有很多争议或彼此矛盾的结果，并非所有研究都提示麻醉药对神经发育存在不良影响。目前，世界范围内正在进行的旨在评估麻醉药对小儿神经系统发育影响的大型临床研究主要有3个，分别是GAS[3]（general anesthesia spinal）、PANDA[4]（pediatric anesthesia neurodevelopment assessment）和MASK[5]（Mayo anesthesia safety in kids）。GAS中期研究结果认为，婴儿短时间吸入七氟烷全身麻醉与区域阻滞相比较，两岁时神经系统发育无明显差异，无证据提示全麻后神经发育不良风险更大；PANDA研究结果显示，3岁前经历一次吸入麻醉的儿童，8岁和15岁时认知功能或行为与其未接受过麻醉的兄弟姐妹相比较并没有差异；MASK研究认为，3岁前无麻醉史和接受过1次全身麻醉的儿童相比较，二者没有差异。而接受过2次及以上麻醉的儿童，测评得分低于无麻醉史的儿童。尽管如此，2016年底FDA还是发出警示：3岁以下婴幼儿或妊娠晚期孕妇，重复或长时间接受全身麻醉或镇静，可能影响小儿脑发育。但更多学者认为神经系统太过复杂，影响其发育的因素不胜枚举，罹患疾病、治疗手段、恢复进程，乃至家庭环境和社会经济状况都与之有着千丝万缕的联系，因此该结论为时过早。

呼吸系统

新生儿呼吸调节机制尚未发育成熟，而对缺氧的通气反应取决于这种机制是否完善以及环境温度。在适度温度环境中，足月新生儿对缺氧的反应是先出现呼吸抑制，然后通气加强。新生儿呼吸道阻力主要来自大气道和上呼吸道，后者受到体位的影响。置入较粗的胃管即有可能增加上呼吸道阻力。新生儿肺泡数量约为成人的10%。为满足其较高的氧耗，肺泡通气量约为成人的2倍，加快呼吸频率（respiratory rate，RR）比增加潮气量更为有效。新生儿RR可达30～50次/min，因此麻醉诱导和苏醒较成人更加迅速。然而由于其膈肌Ⅰ型肌纤维比例较少，胸壁顺应性好但通气效率低。因此，呼吸肌也比成人更容易疲劳，容易导致呼吸暂停、二氧化碳蓄积，甚至呼吸衰竭。新生儿潮气量较小，为6～7 ml/kg，功能残气量（total lung capacity，FRC）相对较低，且与肺总量（total lung capacity，TLC）的比值高于成人，提示在每次呼气后肺内留存的气体量较大。早产儿由于肺表面活性物质分泌不足，使得肺泡表面张力增加而易致呼吸窘迫综合征。

循环系统

新生儿心肌收缩成分少而结缔组织成分较多，因此心室顺应性较差、收缩力弱，增加每搏输出量的能力有限。因此，新生儿心排血量的增加只能依赖于心率加快，故应注意避免低氧诱发的心动过缓。心肌的迷走影响占优势，交感神经分布较少，对拟交感药物的反应较差，故使用时有必要加大剂量。新生儿右心占优势，心电图（electrocardiogram，ECG）电轴右偏。随着左心功能逐渐增强，ECG表现接近于成人。外周血管阻力低，血容量相对大于成人，早产儿更大，延迟钳闭或结扎脐带可使血容量增加20%。心血管系统对血容量改变的调节能力较差，由于压力感受器尚未发育完全，新生儿对低血容量反应的特征为血压下降，而非心率加快。肺循环的特点是肺动脉压较高，动脉壁肌层较厚。新生儿出生后1周开始，随着动脉肌层逐渐变薄，肺动脉压随之下降。新生儿期肺血管反应敏感，低氧血症和/或酸中毒可导致肺血管阻力明显升高，从而减少肺血流，加剧低氧血症。此时，动脉导管可持续开放或重新开放，造成左向右分流。当右心压力升高时，也可通过卵圆孔发生右向左分流，表现为持续胎儿型循环状态。

肝肾功能

正常肝功能取决于肝脏血流。新生儿肝血流可因静脉导管分流及腹内压升高而减少。新生儿肝脏代谢药物主要通过水解和氧化。随着机体的生长发育，可出现其他代谢形式（硫酸化、葡萄糖醛酸化）。大多数的酶代谢途径在新生儿期就存在，但出生时处于失活状态，通常要到出生后3个月才被激活。新生儿黄疸可影响药物代谢，使半衰期延长。此外，新生儿可因糖原储备不足而发生低血糖（易见于低体重儿），同时凝血酶原含量也较低。

新生儿出生时肾小球发育不完善，肾小球滤过率低。肾小管功能不全，液体过量时排泄能力较差，易发生容量超负荷和电解质丧失。肾脏尿浓缩能力

[尿液渗透压600 mmol/(kg · H_2O)]仅为成人的一半[尿液渗透压1 200 ~ 1 400 mmol/(kg · H_2O)]。腹压升高(例如脐膨出修补术后)可减少肾血流,并可能导致肾功能衰竭。

第二节 术前准备

手术室和麻醉设备

新生儿围术期麻醉管理的主要目的是提供镇静、镇痛、生命支持、重症监护以及良好的手术操作条件。为此,应准备相应的手术室环境条件和麻醉设备。研究表明[6],新生儿抵达手术室至切皮前,体温下降幅度最大,必须采取措施尽可能保暖和减少热损失。新生儿入室前,手术室室温应保持≥30℃。使用加温水毯或暖风毯并加温至40℃左右。加温毯必须有电安全保障并能精确调控温度,此外在恒温器出现故障时能自动关闭。如果使用辐射加热装置,皮肤温度探测器预警值应设置在36.8℃,以免灼伤患儿。此外,还需要准备覆盖的毛毯和塑料薄膜,以及呼吸回路加温加湿装置和输液加温装置等。

呼吸回路和麻醉机

麻醉机呼吸回路的基本要求是减少新生儿呼吸做功和避免重复吸入。无重复吸入呼吸回路中无活瓣,患儿无须用力呼吸打开活瓣,可减少呼吸做功。经典的Mapleson D回路与呼吸机风箱连接时,其实际通气量大于循环回路。此外,Mapleson D回路在控制通气中对新鲜气流的改变和湿化器亦十分敏感。现代麻醉机由于具有新鲜气流自动补偿功能,因此能很好地应对这些改变。

小儿因呼吸生理特殊(主要是顺应性和功能残气量低,高氧耗和二氧化碳产生增加),术中要求在通气频率较快的情况下,气体输送量小而管路无压缩容积损失。目前,最先进的麻醉机的机械通气功能已经接近重症监护室(intensive care unit,ICU)所使用的治疗呼吸机。其通气补偿系统可保证潮气量达到预设值,能在呼吸频率较快时精确提供小潮气量。用于新生儿的现代麻醉机,一般最小潮气量可达20 ml,而借助neoflow技术,潮气量甚至可低至5 ml。此外,现代麻醉机配置的流量传感器甚至能精确监测小婴儿的气体流量。儿科普遍使用压力控制通气模式,通气过程中应保持尽可能低的气道峰压,力求降低机械通气相关性肺损伤的风险。

喉镜和气管导管

鉴于新生儿气道的解剖特点,大多数麻醉医师更倾向于选择直型咽喉镜片,提起会厌以便气管内插管。Miller 0号和1号喉镜片适用于大多数新生儿。

气管导管多为聚氯乙烯材质。麻醉医师必须了解适用于新生儿的气管导管内径和长度,并在临床应用中再次确认。气管导管的理想管径是能够轻易通过声门和声门下,正压通气时可有轻微漏气。导管直径过大会损伤气管壁黏膜,置入过深则可能进入一侧主支气管。因此,一些简易方法可以帮助麻醉医师将导管放置到正确的位置,即体重1 kg的新生儿,牙龈到气管中段的距离为7 cm,体重每增加1 kg,长度增加1 cm。同型号带气囊的气管导管管径缩小,气流阻力增加,故一般不用于新生儿。听诊双侧呼吸音并确认导管位置满意后,用胶带固定,防止导管意外脱管。即便是插管前或拔管后短暂使用,仍应选择大小合适、无效腔量小的新生儿面罩。除非存在后鼻孔闭锁,新生儿一般无须使用口咽通气道。新生儿使用喉罩(laryngeal mask airway,LMA)的相关气道并发症发生率较高。但是,有时应用喉罩也非常有效,尤其在气管插管困难时。

转运

新生儿，尤其是重症患儿或早产儿，心肺功能不稳定，并且转运途中能得到的资源有限，因此术前和术后转运存在较大风险。如果手术室邻近监护室，并且在有经验的医师和护士监护下转运新生儿可降低风险。转运前，麻醉医师必须确认患儿已禁食；已完成血型交叉配型；已予肌内注射维生素 K_1 0.5 ～ 1 mg；已置入胃管行胃肠减压。

新生儿转运时应使用暖箱或有顶棚加热器的暖床保温，以减少热量损失。蓄电池驱动的输液泵和便携式呼吸机等设备应保证所有治疗（输注液体或药物、呼吸支持等）正持续进行。转运途中，切不可中断对患儿的密切监护，包括观察肤色、呼吸，持续监测脉搏血氧饱和度（pulse oxygen saturation，SpO_2）、HR和血压等。一旦发现异常，应就地或就近展开救治。极危重或极低体重儿，转运风险巨大，考虑在NICU内进行手术可能对其更为有利。最新的研究表明，Fabian新生儿呼吸机回路中接入Diamedica吸入麻醉药挥发罐，结果显示在除高频振荡外的其他通气模式下，挥发罐都能提供稳定的吸入麻醉药浓度而不影响呼吸机的功能[7]。

第三节 麻醉方法

新生儿手术大多为急诊手术，但很少急迫到没有充分时间进行术前评估和稳定患儿病情。患儿术前管理的重点是获得详细的病史、全面体格检查、回顾实验室和相关的影像学资料。此外，还必须了解既定的手术方案、预估术中失血量、选择适当的麻醉方法和监测手段，并评估预后。

术前评估

一些新生儿可能出生后数小时内就需要手术治疗。尽管如此，麻醉医师仍有必要了解手术、麻醉相关的信息。信息的来源包括患儿父母、医护同事。精确估计胎龄、了解宫内问题和分娩方式亦不容忽视。如果分娩时，新生儿发生窒息，则缺氧对其影响可能始终存在，患儿可能丧失对循环功能的中枢调节能力，一旦血压突然升高可导致颅内出血的严重后果。如果母亲在孕期服用违禁药物，新生儿可在出生后5 ～ 10天表现出某些戒断症状，包括焦虑、震颤、食欲缺乏、偶有癫痫发作等。母体孕期服用大剂量阿司匹林或对乙酰氨基酚，新生儿出生后几天内出现类似于肺动脉高压的症状，并且胎儿循环持续存在，严重低氧血症患儿应考虑这种可能性[8]。新生儿入院后的血压和心率、体重变化、液体出入量、药物治疗和通气支持情况相对容易获得，对规划麻醉方式和预测麻醉难点有着很大帮助。

麻醉医师应对新生儿进行全面细致的体格检查，排除影响麻醉安全的先天畸形。检查毛细血管再充盈、前囟张力和肝脏大小可以发现水中毒或血容量不足。新生儿黄疸通常显而易见，但贫血和发绀却难以察觉。新生儿肺功能评估困难，呼吸窘迫的体征包括鼻翼翕动、呼吸急促、胸壁凹陷、鼾样呼吸、呼吸音不对称和呼吸暂停。仔细评估气道解剖可预测潜在的插管困难。通过触诊可了解肝、脾和肾脏大小以及有无腹部包块，舟状腹提示可能存在膈疝。神经系统评估包括运动能力、肌肉收缩力和张力及新生儿反射（拥抱反射、吸吮反射、踏步反射和抓握反射）。体检中应注意是否伴发其他先天性畸形，尤其是检查心血管系统时。食管闭锁的患儿，其中1/3可能伴发某种类型的先天性心脏病。

基本实验室资料包括全血计数、血尿素、血电解质、血糖、血钙、凝血系列和尿比重，有时还需了解动脉血气分析结果。新生儿出生时，70% ～ 80%的血红蛋白（hemoglobin，Hb）为胎儿血红蛋白（fetal hemoglobin，HbF）。HbF对氧亲和力大，不利于氧在组织释放。因此术前血红蛋白水平至少≥120 g/L才能具备足够的携氧能力，否则应考虑术前输注浓缩红细胞。早产儿血清电解质浓度易受摄入量及环境变化的影响。脱水，血容量不足，低血糖、低钙、低钾或高钾血症都应予以纠正。pH、PO_2、PCO_2和体温都应保持在正常范围。新生儿凝血机制尚不成熟，但健康新生儿的出凝血功能尚能平衡，没有出血倾向或血栓形成。若新生儿有出生窒息史，则可能存在血小板或凝血因子Ⅱ、Ⅴ、Ⅶ、Ⅸ、Ⅹ、Ⅺ、Ⅻ明显减少。若缺氧时间长，则凝血因子需要1周或更长时间才能恢复到健康新生儿水平[9]。

美国麻醉医师协会（American association of anesthesiologists，ASA）根据患者的全身状况，将麻醉风险分为P1～P6级。按照定义，孕龄小于60周的早产儿分级至少为P3，而评估为P3或以上者发生麻醉相关不良事件的风险增加。

术前禁食和用药

术前合理禁食对大多数择期手术新生儿有益，目前较一致的观点是麻醉前2小时禁摄清饮料，4小时禁摄母乳，6小时禁食配方奶粉（因为牛奶所含蛋白质不易被消化）。通过空肠导管持续给予的营养物质也应在术前4小时停用。如果环境温度较高或手术开始时间延迟应静脉补充适量液体。若有充血性心力衰竭，应严格限制入液量。未禁食的急诊手术或消化道梗阻的新生儿都应视作饱胃患儿处理。

新生儿术前一般无须镇静，可仅用一种抗胆碱能药，即阿托品0.02 mg/kg静脉注射以减少分泌物和预防心动过缓。然而，是否应常规给予抗胆碱药一直存在争议[10]。有研究者认为，新生儿发生心动过缓几乎总是因为低氧血症，因此供氧才是最佳的治疗措施而非事先给予抗胆碱药；但也有认为，新生儿一旦发生心动过缓，静脉给药可能为时已晚，因此必须预先给予抗胆碱能药物。1岁以下婴儿不推荐使用EMLA软膏，因为丙胺卡因的代谢产物可能导致高铁血红蛋白血症。

麻醉药物

麻醉的目标是避免疼痛及由此导致的心血管和神经系统不良后果。越来越多的证据表明，新生儿不仅可以感知疼痛，并且能够对疼痛产生生理反应。交感神经系统对伤害刺激的反应包括心动过速和血压升高。大脑自主调节异常时，低体重儿（low birth weight，LBW）易发生脑室内出血和肺动脉高压。新生儿对阿片类药物和强效吸入麻醉药的反应多变，因此术中滴定给药至关重要，在消除患儿意识和疼痛的同时，也避免发生呼吸和循环抑制。全麻药对发育期大脑的神经毒性问题近年备受关注，有建议在确认此类风险之前，应考虑推迟择期手术，然而推迟至多大年龄至今尚不能明确界定。

◆ 吸入麻醉药

婴儿吸入诱导过程中，循环不稳定和心脏停搏发生率高于老年人。这可能与吸入麻醉药快速平衡、心肌迅速摄取和新生儿心肌敏感性高等原因有关。肺泡内吸入麻醉药浓度升高速率取决于肺泡通气量，以及药物的吸入浓度和摄取。肺泡通气量越大，肺泡内吸入麻醉药浓度上升速率越快。所有强效吸入麻醉药都存在剂量依赖的呼吸抑制。呼吸暂停是新生儿术后的主要问题，与多种因素有关，主要与逐渐脱离控制通气和机体对低氧和高碳酸血症的反应欠佳等有关。Sale等[11]研究显示，胎龄37周和47周的新生儿吸入七氟烷诱导后，随机以七氟烷或地氟烷维持麻醉，术前和术后呼吸暂停发生率分别为地氟烷组40%和60%，七氟烷组27%和33%。此外，值得注意的是抑制手术应激所需吸入麻醉药的最小肺泡浓度（minimum alveolar concentration，MAC）随年龄而变化。

1. 异氟烷

异氟烷因具有刺激性气味而难以为患儿所接受，且麻醉中喉痉挛、呛咳等气道相关并发症发生率也较高，因此不用于吸入诱导。有研究表明，异氟烷与年长儿麻醉诱导期的缺氧发生率显著相关[12]。异氟烷不增加心肌对儿茶酚胺的敏感性，且心肌抑制轻、心率稳定、脑氧耗低。因此，即便用于早产儿麻醉，动脉收缩压也能维持在正常范围。异氟烷与非去极化肌松药有协同作用，可以减少后者用量。

2. 地氟烷

地氟烷有呼吸道刺激性，可诱发屏气和喉痉挛等上呼吸道反射，因此不适用于吸入麻醉诱导。但在所有强效吸入麻醉药中，地氟烷消除最快，麻醉后复苏也最为迅速，因此也更易引起苏醒期躁动。

3. 七氟烷

目前，七氟烷已取代氟烷用于新生儿和儿童麻醉吸入诱导。年长儿吸入七氟烷诱导和维持，起效时间短，复苏迅速。七氟烷有剂量依赖性呼吸抑制，可同时减少潮气量和减慢呼吸频率。婴幼儿吸入1 MAC七氟烷，心肌抑制轻、心血管作用稳定。鉴于心搏骤停与通气控制之间密切相关，因而七氟烷也能给婴儿带来致命的威胁。吸入高浓度七氟烷麻醉诱导可能导致癫痫样脑电改变，但对此尚缺乏严谨的对照研究。七氟烷所致的苏醒期躁动可能与术后疼痛无关，且与年龄呈负相关。

4. 氧化亚氮

氧化亚氮镇痛作用强大而麻醉作用弱，通常作为辅助用药以降低强效吸入麻醉药的吸入浓度，减少心血管抑制。动物实验发现，吸入氧化亚氮可导致肺血管收缩，增加新生动物的右向左分流，然而新生儿却并非如此[13]。氧化亚氮可引起中度呼吸和心血管抑制。氧化亚氮血浆溶解度高，药物吸入及后续弥散可导致含气腔隙体积增大。因此，存在闭合空腔的先天性膈疝、大叶性肺气肿或肠梗阻等新生儿禁止吸入氧化亚氮。

◆ 静脉麻醉药物

新生儿机体含水量相对较高，足月儿总水量占体重的80%，早产儿更是高达90%。此外，新生儿脂肪和肌肉含量相对较低。这些对静脉内给药影响很大：水溶性药物达到有效血药浓度所需初始剂量较大；脂溶性药物由于依赖药物的脂肪再分布来消除（例如丙泊酚）而使作用时间延长。新生儿肝肾功能尚不成熟，且药物分布容积较大，可导致药物代谢延迟。由于药物代谢延缓，以及与血浆蛋白结合改变等致使新生儿对药物反应的个体差异很大。因此，新生儿，尤其是早产儿，在围术期应用所有药物必须仔细滴定。

1. 咪达唑仑

咪达唑仑系短效的水溶性苯二氮䓬类药物，能产生镇静、抗焦虑和顺行遗忘作用，但有短暂的轻度呼吸抑制。咪达唑仑是唯一经FDA批准用于新生儿的苯二氮䓬类药，与阿片类药物合用可为新生儿手术提供充分的镇静和镇痛。与足月新生儿相比，早产儿咪达唑仑的清除率明显降低，半衰期显著延长[14]。早产儿应用咪达唑仑后，可出现低血压、呼吸抑制和气道反射减弱等。与芬太尼合用，对血压影响更大，因此两种药物必须以小剂量滴定使用。

2. 丙泊酚

丙泊酚为强效镇静/催眠药，起效快，作用持续时间短，目前已越来越多地用于新生儿麻醉诱导。然而，丙泊酚用于新生儿麻醉诱导的剂量始终未能明确。有研究认为，丙泊酚2.5 mg/kg能满足大多数新生儿诱导插管的要求。新生儿丙泊酚血浆清除率低于年长儿和成人，因此术中持续输注或频繁静脉推注可能存在复苏延迟的风险。一些研究强调，新生儿静脉注射丙泊酚1～3 mg/kg，与低氧有关的低血压和低心排持续时间延长[15]。尽管猜测这可能与逆转为持续胎儿循环而造成急性肺动脉高压有关，但机制仍不清楚，因此新生儿麻醉诱导中使用丙泊酚需谨慎。

3. 氯胺酮

氯胺酮导致大脑皮质与边缘系统分离，即“分离麻醉”——产生有效的镇静和镇痛，但患儿仍可睁眼。其优势在于镇痛作用较强，在静脉开放困难的患儿，可以肌内注射代替静脉诱导。与其他静脉麻醉药相比，氯胺酮的心血管稳定性更好。婴儿使用较大剂量的氯胺酮可导致呼吸抑制，偶尔有广泛的伸肌痉挛伴角弓反张。3个月以下婴儿使用氯胺酮的分布容积与年长儿相似，但清除率下降，消除半衰期延长，可能与其代谢率下降和经肾排泄减少有关。

4. 右美托咪定

右美托咪定是选择性 α_2-肾上腺受体激动剂，具有镇静、抗焦虑和镇痛作用且无呼吸抑制。机械通气中的早产儿或足月新生儿的药代动力学研究发现，右美托咪定消除半衰期相比以往报道的年长儿和成人延长，且早产儿的药物清除率更低、分布容积更大[16]。随着年龄增长，右美托咪定的清除率增加，半衰期缩短，提示给药剂量因年龄不同而存在较大差异。除了潜在的戒断症状，危重新生儿长期应用右美托咪定镇静可能是安全的。

◆ 神经肌肉阻滞剂——琥珀胆碱

琥珀胆碱是唯一用于儿童的去极化肌松剂，其优势是起效迅速（30秒），作用时间短。起效时间取决于患儿年龄和用药剂量，年龄越小，剂量越大，则起效越快。予儿童和青少年琥珀胆碱1 mg/kg，肌松起效时间35 ～ 55秒；予新生儿3 mg/kg，起效时间更短，为30 ～ 40秒。与成人相比（1 mg/kg），婴儿需要相对较高的剂量（2 mg/kg）才能达到肌松作用完全，这可能与新生儿细胞外液和药物分布容积较大有关。琥珀胆碱由血浆假性胆碱酯酶代谢，虽然≤6个月的患儿血浆中该酶含量较低，但其活性足以充分代谢琥珀胆碱，因此肌松恢复时间与成人（大约4分钟）相似。琥珀胆碱可引起心律失常、高血钾，并可能引发药物相关性恶性高热等严重不良反应。鉴于此，1993年，FDA发出儿童和青少年外科手术使用琥珀胆碱的“黑框警示”，但紧急气道管理除外。

◆ 非去极化肌松剂

短效和中效非去极化肌松剂在新生儿中具有很大的应用价值。婴儿对非去极化肌松剂更加敏感，个体差异也更大。新生儿由于药物分布容积大、肝肾功能尚未完善导致肌松剂消除速率减慢、药物作用时间延长，并在血药浓度较低时也可出现神经肌肉阻滞作用。大多数肌松剂分布的细胞外液容量与体表面积有关，因此肌松剂剂量往往与体表面积而非体重相关。如果距离最后一次给予肌松剂已超过45分钟，则可合理假设神经肌肉功能几乎已经恢复。但是，更安全的做法是通过临床体征确认神经肌肉功能已完全恢复，或通过外周神经刺激仪对新生儿进行肌松监测。

1. 阿曲库铵和维库溴铵

阿曲库铵和维库溴铵作用持续时间介于琥珀胆碱及传统非去极化肌松药（如泮库溴铵）之间，心血管稳定性好。阿曲库铵和顺阿曲库铵的突出优点是代谢不依赖肝、肾功能（Hofmann消除和酯解），而取决于pH及温度，因此特别适用于新生儿和肝肾功能不全患儿。有研究认为，婴儿、年长儿及成人的阿曲库铵剂量反应曲线相似。然而，Nightingale等[17]研究发现，出生不到3天的新生儿阿曲库铵作用持续时间延长。相比年长儿和成人，婴儿使用维库溴铵后肌松恢复时间更长。因此，维库溴铵在这一年龄组患儿应视为长效肌松剂。成人使用阿曲库铵后偶有组胺释放，儿童则极为少见。维库溴铵不引起组胺释放。阿曲库铵推荐起始剂量为0.3 ～ 0.5 mg/kg，维库溴铵为0.05 ～ 0.1 mg/kg。二者的药代动力学特性决定了其更适合静脉持续输注，同时应注意阿曲库铵输注剂量的个体差异较大。

2. 罗库溴铵和舒更葡糖

罗库溴铵与维库溴铵相似，属于氨基甾体类神经肌肉阻滞剂。优点是起效时间近似于琥珀胆碱，不良反应小，作用持续时间与维库溴铵相当。罗库溴铵推荐最佳插管剂量为0.3 ～ 1 mg/kg。研究表明，给予相同剂量的罗库溴铵0.6 mg/kg，婴儿起效时间比年长儿稍快，而新生儿比年长儿更敏感。新生儿静脉注射罗库溴铵0.6 mg/kg，作用持续时间延长，约为90分钟，但个体间差异很大。罗库溴铵的另一特点是可肌内注射。新生儿罗库溴铵1 mg/kg肌内注射后，可在3 ～ 4分钟达到满意的插管效果，作用持续约1小时。

一直以来，非去极化肌松剂应用的主要问题是其作用持续时间可能超过手术时间。特异性罗库溴铵拮抗药舒更葡糖（sugammadex）解决了这一困境。这是一种环糊精，其内骨架与罗库溴铵的外骨架形成紧密结合的复合体，阻止肌松剂与受体结合，可特异性地逆转罗库溴铵的肌松作用。此外，舒更葡糖还能在一定程度上逆转维库溴铵和泮库溴铵等其他氨基甾体肌松剂。舒更葡糖不良反应小，无心血管作用。成人使用舒更葡糖逆转深度肌松的剂量不低于2 mg/kg，目前尚缺乏新生儿的用药资料。

◆ 阿片类镇痛药

新生儿能感知疼痛，孕28周早产儿也会对手术刺激产生应激反应。尽管存在呼吸抑制等不良反应，吗啡仍是小婴儿术后镇痛的基本药物。新生鼠脑内吗啡水平高于成年鼠，表明吗啡更容易通过血脑屏障，这可以部分解释新生儿对吗啡敏感的原因。而且这一推断也已经演变成一种共识，即新生儿对阿片类药物更加敏感。因此出于安全考虑，新生儿阿片类药物剂量需作相应调整。吗啡和芬太尼静脉常用剂量范围分别为0.05 ～ 0.1 mg/kg和0.005 ～ 0.02 mg/kg。有研究认为，新生儿和婴儿大手术后维持目标镇痛的吗啡血浆浓度为10 ～ 20 ng/ml[18]。成人吗啡主要由肝酶代谢，少部分通过硫酸化和肾清除，后者则为新生儿吗啡的主要代谢途径。由于清除率不到年长儿的一半，故新生儿使用吗啡的作用持续时间延长。个体间的巨大差异提示，吗啡用于新生儿和婴儿术后镇痛应从小剂量开始滴定（0.02 mg/kg）。

芬太尼是婴幼儿最常用的麻醉性镇痛药。其血流动力学稳定性优于吗啡，尤其是接受心脏外科手术的高危早产儿和足月新生儿，经常使用大剂量芬太尼麻醉以维持心血管稳定性。芬太尼用药剂量个体差异极大，与患儿的年龄、健康状况、外科手术和麻醉辅助用药等因素相关。新生儿芬太尼清除率明显低于年长儿和成人。新生儿药物分布容积较大，静脉注射芬太尼后血药浓度低于年长儿和成人。芬太尼用于新生儿腹部手术，其半衰期相比其他手术延长。由于新生儿心排血量取决于心率，因此芬太尼引起的心动过缓需用抗迷走药物阿托品拮抗。

婴幼儿使用阿片类药物的主要风险是呼吸抑制。吗啡对呼吸的抑制作用表现为减少潮气量，同时减慢呼吸频率。当婴儿和儿童的血浆吗啡浓度达到20 ng/ml即可能导致呼吸抑制。新生儿，特别是容易发生生理性呼吸暂停的早产儿，阿片类药物所致呼吸抑制的浓度–效应关系尚未可知。因此，停用阿片类药物后，呼吸监测仍应再持续24小时。

麻醉方法

麻醉方式的选择，无论是吸入麻醉、全凭静脉麻醉还是区域阻滞，都将取决于患儿血流动力学的稳定性，拟施行的手术或操作，术前合并疾病，以及术后是否需要持续机械辅助通气。

◆ 区域阻滞

区域阻滞对于某些高危新生儿可能更有价值。大样本前瞻性研究显示，区域麻醉技术可安全用于新生儿[19]。新生儿不宜使用蛛网膜下隙阻滞，这是由于新生儿椎管短、脊柱平直、脑脊液循环时间快而使得阻滞平面不易调节，往往因为阻滞平面过高而影响呼吸。新生儿硬膜外腔脂肪组织、淋巴管及血管丛丰富，因此腔隙小、药液易扩散使得腰部脊椎间隙穿刺即可达到整个腹部阻滞的效果。新生儿骶管腔容积仅1 ～ 5 ml，骶裂孔清晰可扪及，注药后阻滞平面可向头侧扩散至胸部，因对机体生理扰乱小而广泛使用。新生儿局麻药的最大安全剂量低于成人，一般采用利多卡因或罗哌卡因用于硬膜外镇痛，因阿片类药物可增加不良反应（尤其是呼吸抑制）的发生率而避免使用。新生儿各种区域麻醉，必须由熟练掌握足够的新生儿解剖、病理生理知识和各种区域阻滞技术的资深麻醉医师施行，同时应遵守严格剂量准则和安全预防措施。

◆ 气管内麻醉

气管内麻醉是新生儿、早产儿施行较大手术的首选麻醉方法。早产儿施行气管内插管前也应常规麻醉诱导，否则会引起血流动力学波动。麻醉诱导方式取决于多种因素：① 患儿年龄、体格大小及生理状况；② 反流的相对危险程度；③ 麻醉医师的个人习惯。大多数情况下，静脉麻醉药复合短效肌松剂即可达到满意的麻醉诱导和维持效果。此外，也可选择吸入诱导。无论选择哪种诱导方式，都必须预先建立静脉通路。诱导后应预给氧，使患儿在插管时对缺氧的耐受时间延长。麻醉诱导过程中，新生儿或小婴儿吸吮橡胶乳头或戴手套的手指，往往可以防止哭泣，起到安抚作用。

新生儿舌体大，喉头位置高，会厌长且松软，与气管纵轴向外成角，在声门上方向后突出45°，声带由后上方向前下方倾斜（成人声带轴线与气管垂直）。气管插管时，这些解剖特点常常给暴露咽喉部及置入咽喉镜带来困难。气管内插管时，传统的头部过伸方式不适合新生儿，应将其头部置于中间位或颈部轻度屈曲以使气管插管更加容易。咽喉镜从口腔右侧置入，将舌体推向左侧。随着咽喉镜推进，会厌暴露，再从后方挑起会厌以充分暴露喉部。若声门暴露困难，左手小指可以轻压喉部以改善视野。一旦插管成功，应仔细听诊双侧肺部确认两侧呼吸音是否对称，并牢固固定气管导管。如果患儿术后可能继续需要机械通气支持，建议使用经鼻气管内插管。新生儿口腔狭小，使用Magill钳可能存在困难，屈曲颈部可顺利置入气管导管。

新生儿在全身麻醉下不能长时间保留自主呼吸，机械通气可以确保充分的气体交换。压力控制通气是儿科手术中最常用的机械通气模式，其较大的吸入气流可以快速产生克服气道阻力所需要的压力，有利于肺泡复张。同时，预设的最大吸气压力还可以防止肺气压伤。压力控制通气参数通常设置为：新鲜气体流量2～3 L/min，气道峰压不超过20 cmH_2O，通气频率30～40次/min，吸气时间0.6秒。若需要采用容量模式控制通气，可预设潮气量8～10 ml/kg，通气频率30～40次/min。吸入气体应加温湿化，防止呼吸道黏膜组织损伤或分泌物风化阻塞气道，同时减少热损失。

监测和血管通路

麻醉状态下，新生儿的临床情况瞬息万变，病情变化可能毫无征兆。因此，连续密切监测至关重要。没有任何监护仪可以完全替代麻醉医师的细致观察，但应注意手术体位等可能影响对患儿的直接评估，包括皮肤颜色（发绀或苍白）、胸廓活动（是否双侧对称、呼吸模式和胸廓顺应性）和触诊（皮肤是否温暖、脉搏和外周灌注）。此外，有些信息单靠临床观察也难以获得。监测项目的选择应根据新生儿的生理状况及手术类型。新生儿麻醉诱导前必须建立的最基本监测项目包括心电图、无创血压、中心体温、SpO_2和呼气末二氧化碳（end-tidal carbon dioxide tension，$EtCO_2$）。

◆ 循环

麻醉诱导和手术过程中需采用五导联心电图实时监测患儿心率和心律。Ⅱ导联和V5导联对发现心律失常和缺血改变更有优势。新生儿循环功能储备低，吸入高浓度麻醉气体即可导致低血压。无创血压监测可用于大多数病例，但患儿血压较低则会影响测量准确性。应用无创血压监测应注意选择合适的袖带宽度（约4 cm）。重症或术中需要连续监测动脉血压的新生儿，可选择桡动脉或股动脉穿刺行有创血压监测。1周以内的新生儿若留置动脉通路困难，还可选择脐动脉置管。中心静脉导管可提供中心静脉压（central vein pressure，CVP）监测、输注血管活性药物和迅速扩容。对于伴有先天性心脏病或术中可能大量失血的患儿，应监测中心静脉压。右颈内静脉是最常用的中心静脉通路。中心静脉穿刺置管可能导致心包积液、气胸、血肿、误入动脉、中心静脉血栓和感染等并发症。尽管大部分新生儿的中心静脉均能成功穿刺并置管，但仍应考虑此项操作的风险收益比。超声引导下行中心静脉穿刺置管可减少并发症，提高安全性。新生儿极少监测左房压或肺毛细血管楔压。

◆ 呼吸

心前区或食管听诊器仍是听诊呼吸音和通气监测的简单有效方法。新生儿机械通气时，必须设置适当的气道压力和潮气量报警范围。连续监测SpO_2及$EtCO_2$可评估通气和氧合是否充分。重症和/或接受大手术的患儿还必须定时监测动脉血气。$EtCO_2$是气管内麻醉的标准监测项目，可无创估测动脉血二氧化碳分压。$EtCO_2$可实时监测呼气末二氧化碳分压，波形可提供有关二氧化碳重复吸入、呼吸机管路脱落或是否发生空气栓塞和高代谢状态的有用信息。$EtCO_2$在呼吸周期中变化较大，而新生儿呼吸频率较快且潮气量较小，因此测量数据可能存在偏差，应结合血气分析结果动态评价$PaCO_2$。SpO_2是监测机体氧合状态最常用的方法。新生儿短暂缺氧后，动脉血氧含量可迅速下降。相反，吸入高浓度氧使早产儿发生视网膜病变（retinopathy of prematurity，ROP）的风险增加。因此，连续监测SpO_2就显得尤为重要。然而，SpO_2可以诊断低氧血症却难以判断高氧。大多数婴儿SpO_2为90%～95%时处于血红蛋白氧离曲线的陡峭部分，可避免严重高氧。SpO_2探头应分别放置在右手指（动脉导管前）和足趾或左手指（动脉导管后）并进行比较，以判断通过动脉导管的未经氧合的血液在肺外分流的严重程度。新生儿术中通气应严格控制吸入氧浓度（fraction of inspiration，FiO_2），FiO_2以维持PaO_2 50～70 mmHg，SpO_2 90%～95%为宜。尽管采取严格的措施限制吸入氧浓度，但早产儿仍有导致ROP的风险，术前应告知家长。

◆ 尿量

尿量是体现循环容量和肾功能的良好监测指标。麻醉期间，新生儿尿量保持在每小时0.5～2.0 ml/kg较为理想。1 kg以下的新生儿，每小时不到2 ml的尿液难以收集并可靠计量，影响尿量的准确评估。

◆ 体温

新生儿体温调节中枢发育不成熟，体温调节能力差，作为化学产热重要部位的棕色脂肪储备少，而体表面积则相对较大，血管丰富，易于散热，故容易发生低体温。低体温对机体的影响包括心率减慢、低血压、低氧、酸中毒和凝血功能障碍等。因此，术中保持手术室环境温度不低于30℃，吸入气体加温加湿，并使用保温毯和输液加温装置，同时应注意监测中心体温。

◆ 血糖

新生儿血糖过低（<2.6 mmol/L）或者过高（>7 mmol/L）都可造成严重后果。新生儿糖原和脂肪储备不足，术前禁食和疾病相关的糖消耗过多等可引起低血糖症。极低体重儿，由于胰岛素产生不足或相对胰岛素抵抗，易发生高血糖。术中积极监测血糖水平，并及早干预对于预防低血糖症所致的脑损伤，高血糖症造成的脱水甚至颅内出血意义重大。

◆ 近红外光谱仪（near infrared spectrometer，NIRS）

近红外光谱利用2～4个波长间的近红外光，通过Beer-Lambert方程测定氧合血红蛋白和脱氧血红蛋白，以无创方法监测局部组织氧合。NIRS将局部脑组织微血管水平（包括70%小静脉、25%小动脉和5%毛细血管）的血氧饱和度，拟合成组织氧合指数（tissue oxygenation index，TOI）来反映脑组织氧供需平衡情况，健康儿童局部脑TOI值约为70%。围术期局部脑TOI异常降低往往提示可能导致术后神经功能障碍。NIRS可用于连续无创监测新生儿脑氧合情况，但用于早产儿的研究很少。在临床实践中，NIRS还可用于监测过度通气对低碳酸血症、贫血、低血压和脑灌注不良等的影响[19]。

液体平衡

新生儿围术期液体管理目标是保持内环境稳定，并防止液体超负荷。新生儿液体管理在不同胎龄、不同体重、不同日龄、不同疾病和同一疾病的不同阶段都各不相同。因此，液体输注方案的制订必须根据具体情况。新生儿围术期补液包括正常维持量、累计损失量和额外损失量3个方面。新生儿液体维持量个体差异很大，大于5天的新生儿液体维持量通常约为4 ml/（kg·h）。临床上，新生儿通常在病房即开始液体治疗。假设术前无容量不足，则麻醉诱导前开始常规维持量液体输注。液体成分选择应根据患儿的成熟程度、术前电解质及血糖水平。由于早产儿常可伴有高血糖症及低钠血症，因此输注10%葡萄糖时必须谨慎。在计算液体平衡时，很重要的一部分是要将麻醉和术中稀释药物所用的液体量计算在内。

先天畸形（如腹裂、脐膨出等）可由于黏膜大面积暴露造成明显的液体流失。手术刺激及麻醉药物可改变机体正常的生理反应，血压和心率并不能反映早产儿的血管内容量，麻醉药也可能掩盖因血管内容量变化而导致的细微心血管改变。估算出血量的最好方法是使用小容积吸引装置，并称重湿纱布和定时测定血细胞比容。尿量和尿液浓度有时难以确定，并且与机体容量状态可能缺乏相关性。因此，术中精确估计新生儿液体需要量格外困难。

第三间隙液体丢失量的补充可予3 ～ 5 ml/（kg · h）乳酸林格液连续输注。预计血液丢失量超过循环血量的5% ～ 10%时，可予白蛋白等胶体液补充容量。一旦需要使用血制品，应尽可能输注全血和新鲜冰冻血浆等。采用输液泵输注过滤后的血制品最为方便，也是最精确的输注方法。同时，密切监测血压、心率、中心静脉压、动脉血气及尿量、尿比重来评估容量补充是否充分。由于早产儿血浆胶体渗透压低，液体稍稍过量即可造成肺水肿和充血性心力衰竭，故液体治疗中必须注意避免不必要的液体输注。

麻醉后复苏和拔管

手术即将结束前，停用吸入和静脉麻醉药物。一旦手术结束，可以使用新斯的明0.06 mg/kg复合阿托品0.01 ～ 0.02 mg/kg拮抗肌松残余。若术中使用罗库溴铵维持肌松，可采用舒更葡糖拮抗。在患儿自主呼吸恢复前，应继续予通气控制，可予纯氧或空-氧混合吸入。吸除气管导管内、口鼻腔和胃内分泌物，操作时需要十分轻柔以免损伤黏膜。气管导管必须在患儿完全清醒，并且呼吸足够平稳后才能拔除。神经肌肉阻滞的逆转及自主呼吸恢复大都比较迅速。导致拔管困难的原因可能为低体温、酸中毒、低血糖或追加肌松药物距手术结束时间过短等。

第四节　特殊手术的麻醉管理

食管闭锁

食管闭锁一旦确诊（无论是否存在瘘管）都应置入大口径Replogle管或胃管，持续吸引近端食管的盲袋，以预防吸入性肺炎，并保持呼吸道畅通。如今，食管闭锁已不再需要行急诊手术。患儿术前经过调整后，全身情况稳定更有利于术后恢复。

食管闭锁常合并先天性心脏病，因此术前需检查超声心动图以评估心脏情况。食管闭锁的新生儿，气管导管末端的位置可能会影响通气，应在纤维支气管镜下定位气管导管末端。经典做法是将导管末端置于隆突上方，瘘管以下防止气体进入胃内。如果隆突与瘘管间距过小，则气管导管末端有可能滑入右主支气管或瘘管，造成通气不良和低氧血症，以及$EtCO_2$波形消失。因此，瘘管位置靠近隆突可考虑将气管导管末端置于瘘管上端，但气体进入胃内风险增加。尤其对于瘘管较大而肺顺应性差或已经发生腹胀的新生儿，采用这种方式将非常危险。此外，还可以将导管末端置入左主支气管，其优势在于大多数情况下可以封闭瘘口，同时单侧肺通气有利于手术操作，但是也存在明显缺点，包括低氧血症、气管损伤和肺不张。由于手术操作空间有限，且手术部位邻近心肺等重要脏器，因此术中牵拉可影响心肺功能，必须严密监测。术前肺功能良好的婴幼儿，吻合口张力不高且没有复杂的合并疾病，可考虑术后早期拔管。术前就存在呼吸衰竭，肺顺应性差或氧合功能不佳的患儿，则应推迟拔管。

先天性膈疝

急诊手术治疗先天性膈疝（congenital diaphragmatic hernia，CDH）是20世纪80年代的诊疗标准。目前，对疾病特殊的病理生理已经有了更深刻的理解。这类患儿呼吸窘迫的根本原因是肺发育不良和肺动脉高压。因此，目前主张延期至患儿肺循环相对稳定，血气分析等指标基本正常再行手术。

CDH相关的呼吸窘迫患儿最初治疗措施是控制通气改善氧合。因此，患儿可能一出生就需要机械辅助通气。血气指标难以维持的重症新生儿则应考虑进一步的措施，包括高频振荡通气和体外膜肺氧合（extracorporeal membrane oxygenation，ECMO）。由于疝内容物过度膨胀可进一步对肺造成压迫，故气管插管前应避免面罩加压通气。机械通气的气道峰压设置应尽可能低，允许一定程度的高碳酸血症。氧化亚氮可引起肠管扩张，影响腹腔关闭，应避免使用。新生儿对吸入麻醉药耐受性较差，容易造成血流动力学不稳定。因此，术中大都采用阿片类药物复合肌松剂维持麻醉。如果术前已使用高频振荡通气，或吸入一氧化氮（NO）降低肺循环阻力，则术中应继续使用。术后，多数患儿仍需要机械通气辅助以保证氧供，避免酸中毒和高碳酸血症，同时应注意镇静、镇痛和保持肌松。

肠梗阻

新生儿肠梗阻一经诊断，需要迅速手术干预。虽然肠梗阻的病因很多（环状胰腺、肠闭锁或狭窄、肠重复畸形、胎粪性肠梗阻、肿瘤、小肠结肠炎），但这些病变在手术治疗时的麻醉管理相似。术前应纠正电解质失衡，开始液体治疗，胃肠减压以减少腹部膨隆（导致呼吸窘迫），并降低胃内容物反流误吸的风险。此类患儿应视作饱胃，可予丙泊酚和琥珀胆碱静脉注射快速诱导并预给氧去氮，气管内插管时轻轻下压环状软骨，头高位可能并不能降低患儿胃内容物误吸的风险。

脐膨出和腹裂

腹裂和脐膨出的胚胎起源、部位和所合并的先天异常都不相同。脐膨出通常伴其他中线缺损性疾病，最可能合并心脏畸形，因此术前需要予超声心动图检查。腹裂在早产儿发生率较高，腹腔脏器缺乏腹壁覆盖可导致细胞外液丧失和感染风险增加。新生儿腹裂需要急诊手术。

这类患儿术前管理的重点是减少液体流失、预防感染和体温过低，以及对内脏的损伤。早产儿还应判断是否存在呼吸功能异常。术前应开放静脉充分给予液体复苏，动脉穿刺置管实时监测血压并作血气分析，尽力纠正电解质失衡。术中须特别注意保暖，尽可能减少热损失。由于可引起肠管扩张，故应避免吸入氧化亚氮。有效的肌松可确保腹壁松弛，有助于腹腔关闭。这类患儿的液体需要量远大于正常新生儿，为了维持血浆胶体渗透压，应保证输注液体中至少25%为胶体液。患儿在腹壁缺损关闭后，因横膈推向胸腔，呼吸功能受到影响，应监测气道峰压变化。此外，腹内压升高还可能使肠道、肝脏和肾脏灌注减少，足部放置SpO_2探头有助于监测下肢循环。麻醉医师可通过监测胃内压、中心静脉压、气道峰压和$EtCO_2$，向外科医师给出建议，以决定是否一期关闭腹部缺损。分期关闭腹壁缺损通常需要使用硅胶袋（Soli袋），这类患儿往往需要术后机械通气辅助，同时注意保持肌松。

先天性肺叶气肿

先天性肺叶气肿患儿出生后不久就可出现呼吸窘迫。肺叶切除术的麻醉诱导应尽可能保持平稳。患儿挣扎时强烈吸气可促使大量气体向患侧肺叶聚集。氧化亚氮很大程度上使蓄积的气体体积更大，因而禁止使用。正压通气可能使肺泡急剧膨胀而导致气胸，所以控制通气时须格外小心，建议单肺通气。

脊髓脊膜膨出

首先需要考虑患儿麻醉诱导时的体位。大多数情况下，可以用毛巾（或环形圈）支撑患儿背部病变以外的部分，在仰卧位进行气管内插管。如果缺损过大，则需要将婴儿置于左侧卧位进行诱导和气管内插管。术中，婴儿采用俯卧位，胸部及盆腔需要使用软垫支持以防受压。如果缺损很大，容易造成术中体温及液体的丧失，必须重点监测这些指标。伴骨髓增生异常的新生儿往往乳胶过敏的风险较大，这可能是由于黏膜重复暴露于导尿管或手套等乳胶制品的缘故。如果术中出现过敏反应症状和体征，应怀疑乳胶过敏，并及时干预。

术后，应仔细评估呼吸情况。由于皮肤闭合后张力过大可能引起呼吸困难，并且合并Chiari畸形时，患儿对缺氧和高碳酸血症的反应可能欠佳，因此复苏期监测SpO_2相当有价值。近年来，逐步提倡宫内手术以减少骨髓增生异常造成的损伤。

第五节　新生儿围术期处理的一般原则

术前风险评估和优化

术前合并疾病是造成新生儿术后并发症的重要决定因素之一。手术前应评估风险、优化脏器功能储备，并对那些延缓术后康复、增加并发症发生率和死亡风险的情况进行优化。原则上，一旦明确为高风险新生儿，应联合多学科会诊讨论有效的替代治疗以避免手术不良事件，同时不影响患儿管理。如果手术仍为最佳治疗措施，则术前应采取相应策略处理合并疾病，尽量减少不良后果。

术中管理

麻醉管理在减轻手术应激以及与手术相关的器官功能障碍方面，起着特别重要的作用。术中多种干预措施均由麻醉医师直接控制，可改善临床疗效并加速术后早期和中期康复，例如避免围术期低温和麻醉过深、血糖控制、优化液体管理、全面的血流动力学监测与合理镇痛。

术后监护、疼痛管理

术后监护是确保患儿充分恢复的必要保障，有助于识别和治疗术后并发症，进而显著降低术后死亡率，因此确定监护层级至关重要。术后监护层级应基于患儿术前风险和手术创伤的大小制定。对那些高风险和复杂手术的患儿，应预留重症监护病房或加护病房（high dependency units，HDU）。

确保脏器灌注和氧供的关键在于围术期血流动力学的管理。围术期超声心动图和非创伤性心排血量监测如今应用广泛。静脉输液管理可基于更加客观和准确的血容量监测，对高风险手术和血流动力学不稳定的患儿极为有利。围术期超声心动图也可作为诊断工具，明确影响患儿术中管理的术前合并心肺疾病。临床围术期超声也可用于引导周围神经阻滞；肺部超声用于呼吸道并发症如肺水肿、肺实变、胸腔积液和气胸等的及时诊断和治疗。

术后急性疼痛治疗目的是确保镇痛效果最佳，阿片类药物的不良反应最少。虽然新生儿相关研究报道较少，但不可否认许多患儿手术后出现镇痛不全，即便是外科小手术后也可能发生。有效的围术期干预措施有助于减少疼痛以及身体、精神和社会性疾病的发生。

总之，术前、术中和术后提供协调一致的循证干预措施，最终目标是减少并发症和死亡率，加快患儿术后康复。

小结

每年全世界上百万的新生儿接受手术和麻醉，尽管近十年新生儿麻醉、外科和重症监测等技术有了长足进步，但新生儿麻醉期间的严重并发症发生率和死亡率仍远高于成人。其重要原因是新生儿重要器官发育不成熟和生理储备不足，但麻醉人员对这一群体独特的病理、生理认识不够和对麻醉药物、麻醉技术应用缺乏经验也是高并发症发生率和死亡率不可忽视的原因。提高新生儿麻醉的安全性，单纯的停留在对麻醉药物和技术的关注上是远远不够的，麻醉人员的规范化专科培训和继续教育，以及跨学科的交流与合作是基础和关键。

（张马忠　白　洁）

参·考·文·献

[1] Bolisetty S, Dhawan A, Abdel-Latif M, et al. Intraventricular hemorrhage and neurodevelopmental outcomes in extreme preterm infants. Pediatrics, 2014, 133(1): 55-62.

[2] Brambrink A M, Evers A S, Avidan M S, et al. Ketamine-induced neuroapoptosis in the fetal and neonatal rhesus macaque brain. Anesthesiology, 2012, 116(2): 372-384.

[3] Davidson A J, Disma N, Graaff J C, et al. Neurodevelopmental outcome at 2 years of age after general anaesthesia and awake-regional anaesthesia in infancy (GAS): an international multicentre, randomised controlled trial. Lancet, 2016, 387(10015): 239-250.

[4] Sun L S, Li G, Miller T L, et al. Association Between a Single General Anesthesia Exposure Before Age 36 Months and Neurocognitive Outcomes in Later Childhood. JAMA, 2016, 315(21): 2312-2320.

[5] Gleich S, Flick R, Hu D, et al. Neurodevelopment of children exposed to anesthesia: design of the Mayo Anesthesia Safety in Kids (MASK) study. Contemp Clin Trials, 2015, 41: 45-54.

[6] Smith J, Alcock G, Usher K, et al. Temperature measurement in the preterm and term neonate: a review of the literature. Neonatal Netw, 2013, 32(1): 16-25.

[7] Burstal R J, Threlfo S J. Delivery of sevoflurane using a neonatal ventilator. Paediatr Anaesth, 2018. doi: 10. 1111/pan. 13447. [Epub ahead of print]

[8] Lassi Z S, Mansoor T, Salam R A, et al. Essential pre-pregnancy and pregnancy interventions for improved maternal, newborn and child health. Reprod Health, 2014, 11 Suppl 1: S2.

[9] Jenny Thomas. Reducing the risk in neonatal anesthesia. Pediatric Anesthesia, 2014, (24): 106-113.

[10] Haas U, Motsch J, Schreckenberger R, et al. Premedication and preoperative fasting in pediatric anesthesia. Results of a survey. Anaesthesist, 1998, 47(10): 838-843.

[11] Sale S M, Read J A, Stoddart P A, et al. Prospective comparison of sevoflurane and desflurane in formerly premature infants undergoing inguinal herniotomy. Br J Anaesth, 2006, 96(6): 774-778.

[12] Warde D, Nagi H, Raftery S, et al. Respiratory complications and hypoxic episodes during inhalation induction with isoflurane in children. Br J Anaesth, 1991, 66(3): 327-330.

[13] Eisele J H, Milstein J M, Goetzman B W. Pulmonary vascular responses to nitrous oxide in newborn lambs. Anesth Analg, 1986, 65(1): 62-64.

[14] Wildt S N, Kearms G L, Hop W C, et al. Pharmacokinetics and metabolism of intravenous midazolam in preterm infants. Clin Pharmacol Ther, 2001, 70(6): 525-531.

[15] Simons S H, Lee R, Reiss I K, et al. Clinical evaluation of propofol as sedative for endotracheal intubation in neonates. Acta Paediatr, 2013, 102(11): e487-492.

[16] Chrysostomou C, Schulman S R, Herrera M, et al. A phase Ⅱ/Ⅲ, multicenter, safety, efficacy, and pharmacokinetic study of dexmedetomidine in preterm and term neonates. J Pediatr, 2014, 164(2): 276-282.

[17] Nightingale D A. Use of atracurium in neonatal anaesthesia. Br J Anaesth, 1986, 58 Suppl 1: 32S-36S.

[18] Pacifici G M. Metabolism and pharmacokinetics of morphine in neonates: A review. Clinics (Sao Paulo), 2016, 71(8): 474-480.

[19] Johr M. Regional anaesthesia in neonates, infants and children: an educational review. Eur J Anaesthesiol, 2015, 32(5): 289.

第八章
新生儿外科重症监护

概述

新生儿医学是整个儿科医学体系中的重要组成部分，而新生儿本身适应外界环境能力差，围生期在受到内、外因素影响下，易发生一系列机体病理生理改变，严重者可能致残或致死。相关研究报道，低出生体重儿（low birth weight，LBW）死亡率是足月儿的10倍，其中LBW占围生期死亡人数超过75%，LBW胎儿畸形发生率也高于足月儿[1]。因此关注新生儿生命健康，提高新生儿救治成功率，对提高我国全民人口素质和人口期望寿命、降低儿童期发病率和病死率均有十分重要的意义。从20世纪70年代起，随着围生期医学诊疗技术不断进步，围生期新生儿疾病的诊治水平也在不断提高，为降低危重新生儿死亡率，除加强母孕期胎儿监测和评估外，对于围生期新生儿严重疾病状态需要在新生儿重症监护室（neonatal intensive care unit，NICU）进行救治这一观念也不断被认可和强化，NICU除有完备的医疗救治设备外，更主要是这个特殊的医疗团队能将新生儿医学和重症医学紧密结合，为患儿提供全方位专业的救治措施，有效地降低新生儿病死率。

新生儿病房分级

为规范我国新生儿病房的建设和管理，指导不同地区，不同能级新生儿病房之间合理、有序、适时的转诊和综合救治，中国医师协会新生儿专业委员会专项工作小组在基本遵循美国儿科学会《新生儿病房分级定义》的原则下（表8-1），结合我国新生儿医学发展现状，起草了《中国新生儿病房分级建设与管理指南（建议案）》[2]。

表8-1　新生儿病房分级定义

病房分级	定　　义
Ⅰ级新生儿病房（新生儿观察病房）	具备下列能力和条件：① 新生儿复苏；② 健康新生儿评估及出生后护理；③ 生命体征平稳的轻度外观畸形或有高危因素的足月新生儿*的护理和医学观察；④ 需要转运的病理新生儿离院前稳定病情
Ⅱ级新生儿病房（新生儿普通病房）	本级分为两等： **A等**：具备Ⅰ级新生儿病房的能力和条件以及下列能力和条件：① 生命体征稳定的出生体重≥2 000 g的新生儿或胎龄≥35周的早产儿的医疗护理；② 生命体征稳定的病理新生儿**的内科常规医疗护理；③ 上级新生儿病房治疗后恢复期婴儿的医疗护理 **B等**：具备Ⅱ级A等新生儿病房的能力和条件以及下列能力和条件：① 生命体征稳定的出生体重≥1 500 g的低出生体重儿或胎龄≥32周的早产儿的医疗护理；② 生命体征异常但预计不会发展到脏器功能衰竭的病理新生儿***的医疗护理；③ 头颅B超床边检测；④ 不超过72小时的连续呼吸道正压通气（CPAP）或不超过24小时的机械通气

（续表）

病房分级	定　　义
Ⅲ级新生儿病房（NICU）	基本要求：具备Ⅰ、Ⅱ级新生儿病房的能力和条件以及下列特殊能力和条件：① 呼吸、心率、血压、凝血、电解质、血气等重要生理功能持续监测；② 长时间辅助通气；③ 主要病原学诊断；④ 超声心动图检查。本级分为三等： A等：具备下列特殊能力和条件：① 出生体重≥1 000 g的极低出生体重新生儿或胎龄≥28周的早产儿的医疗护理；② 严重脓毒症和各种脏器功能衰竭内科医疗护理；③ 持久提供常规机械通气；④ 计算机X线断层扫描术（CT）；⑤ 实施脐动、静脉置管和血液置管术等特殊诊疗护理技术 B等：具备Ⅲ级A等新生儿病房的能力和条件以及下列特殊能力和条件：① 出生体重<1 000 g超低出生体重儿或胎龄<28周的早产儿的全面医疗护理；② 磁共振成像（MRI）检查；③ 高频通气和一氧化氮吸入治疗；④ 儿科各亚专业的诊断治疗，包括脑功能监护、支气管镜、胃镜、连续血液净化、早产儿视网膜病治疗、亚低温治疗等；⑤ 实施中、大型外科手术**** C等：具备Ⅲ级A、B等新生儿病房的能力和条件以及下列特殊能力和条件：① 实施有创循环监护；② 实施体外循环支持的严重先天性心脏病修补术；③ 实施体外膜肺氧合（ECMO）治疗

注：* 生命体征平稳的轻度外观畸形的足月新生儿，如多指、耳前赘生物、睾丸鞘膜积液或疝气等。生命体征平稳的高危因素的足月新生儿，如G6PD缺乏症患儿、乙型肝炎患儿或病毒携带者母亲所生新生儿、糖尿病母亲所生新生儿、发热母亲所生新生儿、胎膜早破新生儿、轻度胎粪污染新生儿等；

** Ⅱ级A等新生儿病房收治的生命体征稳定的病理新生儿，如：① 出生后5 min Apgar评分4～6分和/或需要任何形式复苏的新生儿；② 需要静脉滴注葡萄糖、电解质溶液以及抗生素的新生儿；③ 需要鼻饲喂养的新生儿；④ 需要隔离护理的新生儿；⑤ 需要面罩或头罩给氧的新生儿；⑥ 需要特殊护理的患有先天畸形新生儿；⑦ 需要接受光疗的新生儿；⑧ 过期产儿；⑨ 足月小样儿或巨大儿等；

*** 生命体征异常但预计不可能发展到脏器功能衰竭的病理新生儿，如呼吸系统疾病、循环系统疾病或感染性疾病出现呼吸、心率、血压、体温等异常，但预计不会发展到呼吸、心脏、微循环等脏器功能衰竭。这类患儿需要持续脏器功能监测，但预计不需要应有机械通气、连续血液净化、手术治疗等上级NICU所具备的能力和条件；

**** 中、大型外科手术，如PDA、腹壁裂、NEC合并肠穿孔、气管食管瘘、食管闭锁、先天性胃肠道畸形、泌尿道畸形、脊髓脊膜膨出等疾病的手术治疗。

NICU收治指征

为合理和高效的使用NICU医疗环境，充分发挥NICU医疗团队综合救治的能力，避免医疗资源浪费或过度医疗，NICU入住患儿需严格依照NICU收治指征执行[1]。

（1）高危妊娠或分娩过程中有并发症者所分娩的婴儿。

（2）出生时Apgar评分≤3分，10分钟Apgar评分≤6分，产后1小时有病理症状者。

（3）需要进行呼吸管理的婴儿，因各种原因引起急、慢性呼吸衰竭，需行氧疗、气管插管及机械通气者。

（4）严重反复呼吸暂停发作者。

（5）反复惊厥发作者。

（6）各种原因所致休克。

（7）极低出生体重儿、小于胎龄儿（SGA）或大于胎龄儿（BGA）、过期产儿。

（8）有单个或多个脏器功能衰竭者。

（9）产前诊断胎儿先天性畸形产后需外科手术者。

（10）严重心律失常，严重水、电解质酸碱失衡者。

（11）确诊溶血病需换血者。

（12）糖尿病母亲所分娩的婴儿或严重畸形儿。

（13）妊娠期接触过大量放射线、化学毒物或服用过对胎儿有影响的药物者所分娩的婴儿。

NICU基本设置和管理

◆ 病房设置[3]

（1）NICU应设置在便于患儿转运、检查和治疗的区域，接近产房、产科病房、手术室、医学影像科、检验科和血库等。房间布局以小房间为主，每个房间4～8张床，抢救单元每床净使用面积不少于6 m^2，床间距不小于1 m，同时需设立一定数量的单人房间，便于对特殊患儿（如重症感染或严重院内感染、超低出生体重儿、先天性复杂畸形等）进行隔离。

（2）NICU应光线充足，室内温度保持在24～26℃，湿度保持在55%～65%，有层流装置。医疗用电和生活照明用电线路必须分开，采用双路供电或备用不间断电力系统，保证应急情况下的供电需要。

（3）新生儿病房地面覆盖物、墙壁和天花板应当符合环保要求，有条件的可以采用高吸音建筑材料。除患儿监护仪器的报警声外，电话铃声、打印机等仪器发出的声音等应当降到最低水平。原则上，白天噪声不超过45 dB，傍晚不超过40 dB，夜间不超过20 dB。

（4）新生儿病房建筑装饰必须遵循不产尘、不积尘、耐腐蚀、防潮防霉、防静电、易清洁和符合防火要求的原则。应具备良好的通风、采光条件，有条件者应装配气流方向从上到下的空气净化系统，能独立控制室内温度和湿度。每个单间的空气调节系统应独立控制。

（5）设备及仪器：在NICU中配备全面的医疗抢救设备及监测仪器，是保证患儿救治成功必不可少的重要环节。因此，NICU应配备的基本设备和仪器：① 中央监护仪（包括心肺监护、无创和有创血压监测、血氧饱和度、肺动脉压、中心静脉压、颅内压监测等）；② 呼吸支持设备（包括戴面罩复苏气囊、气管插管设备、有创和无创呼吸机、转运呼吸机等）；③ 新生儿抢救辐射台和转运床，在新生儿外科重症室建议使用开放式远红外辐射台，其既能维持新生儿正常体温，也便于医护人员进行床边监护和诊疗操作。但在使用中需避免因高温对初生新生儿所产生的如呼吸抑制等相关危害发生[4]；④ 除颤仪、蓝光治疗仪、一氧化氮吸入治疗仪、亚低温治疗仪等；⑤ 血气分析仪、微量血糖仪、经皮黄疸测定仪、电子磅秤、床边多普勒超声机、床边X线机、X线防护设备（如性腺挡板）、床边心电图机等；⑥ 微量输液泵和注射泵（多通道）、负压吸引器、压缩空气源和氧气源等。

◆ 人员配置及病区管理

（1）医护人员要求：医师床位比≥0.5，护士患者比≥1.5，医师和护士中均要有≥60%以上人员具有新生儿专科资质，医师学位构成比中硕士及以上学历≥50%～70%，医师职称构成比中中高级职称≥40%，学科带头人需有副高级及以上专业职称，具有硕士生或博士生导师资格。

（2）新生儿病房应当按照要求成立科务委员会或区（室）务管理组，组成人员3～5名，包括科室正副主任（病区或病室负责人）、护士长（小组长）和医疗护理骨干。负责本科室（病区或病室）业务发展规划的制定、人才配置、培养计划的审议和落实、各项制度落实情况的检查、经济核算和经费管理督导等科室（病区或病室）重要事宜。

（3）新生儿病房应成立质量控制小组，由新生儿病房负责人和中级技术职称医疗护理人员组成，负责本科室（病区或病室）全过程质量控制，定期分析医疗护理质量，提出改进意见并落实，保证科室（病区或病室）医疗护理技术质量和服务质量的持续改进。

（4）新生儿病房应建立健全各种行政例会、经济管理、卫生和保安制度。各种行政、业务活动以及药物、耗材、设备使用均应有完整记录，并应健全资料库，确保新生儿病房各项工作安全、有序的运行。

（5）新生儿病房必须确保贯彻落实临床工作核心制度，并结合实际情况建立健全与各级新生儿病房工作特征相符合的专业医疗护理规章制度。

（6）新生儿病房应注意技术项目的系统化建设，形成各类新生儿患者救治需要的技术体系。分级定义标准要求的新生儿内科以外的技术项目，如外科诊疗、辅助诊断、辅助治疗和信息化管理等，无论是借助院内相关专科技术条件和能力保障，还是在本新生儿病房开展，都应能胜任新生儿专业的要求。

（7）新生儿病房必须常规开展患儿病情、诊疗效果和卫生经济学评估工作。应结合临床开展科学技术研究工作，积极组织或参与多中心协作临床观察项目，并承担相应的教学培训工作。

NICU监护

新生儿重症监护学是20世纪60年代开始发展起来的一门新兴医学专业，它将新生儿学、重症医学相结合，运用各种精密的急救仪器和设备，对危重状态和处在高危因素下的新生儿予以全方位的病情观察和严密监护（生命体征、血氧饱和度，血气分析、凝血指标、血电解质和肝肾功能等，床边X线摄片，床边头颅、胸、腹部超声和心脏超声等，有创和无创血流动力学监测和颅内压力等监测），经多学科（新生儿科、儿外科、营养科、感染科、遗传代谢科、影像科等）专业团队将上述数据和结果进行评估、分析，制订及时合理的诊治方案，提升危重新生儿的救治成功率，降低死亡率，减少并发症和后遗症的发生[5]。

◆ 基本监护

由于新生儿体表面积相对成人大，生后体表羊水等蒸发散热，若存在高代谢的病理生理状态，易发生体温下降。因此需迅速擦干全身，包裹或置于远红外辐射加温床或暖箱中保暖。为使体内耗氧量最小，需合理调节暖箱温度至中性温度，早产儿34℃，新生儿32℃。

◆ 呼吸系统监护

呼吸困难、呻吟、呼吸暂停及发绀是呼吸系统疾病常见表现。经皮脉氧饱和度（pulse oxygen saturation，SpO_2）是临床监测氧合状态的最快速、便捷的无创方法，但若患儿有贫血、休克、低体温、严重水肿、酸碱失衡、发绀型先天性心脏病等情况，则SpO_2就会产生偏差，可以在排除上述病因和通过动脉血气分析检查予以明确。虽然动脉血气分析标本可从脐动脉、肱动脉、桡动脉等部位采血，但出血、血栓和穿刺困难依然是难以避免的问题，而无创的经皮氧分压监测仪或脉搏血氧计则是一种重要的替代方法[6]。在肺部疾病诊断中胸部X线片仍是最为常用的检查方法，但在病情加重，尤其是先天性膈疝患儿机械通气中出现气胸时，病情恶化迅速，床边摄片和结果传送会受到摄片人员和摄片技术等因素的影响而不能及时诊断，若盲目诊断性穿刺会造成穿刺损伤加重病情。近年来重症超声在急危重患儿中的运用已经得到同行的认可，其迅速、准确、无创等优势是其他检查所无法比拟的。如气胸在肺部超声的诊断重点：① 4个主要征象包括肺滑动征消失、B线征消失、A线征和肺点。② 非分隔的气胸患儿仰卧位，气体集中在前壁，几秒钟之内可以完成肺部检查。而且可以用于穿刺定位和治疗后的及时评估。这样就为这些患儿床旁及时诊断和治疗后评估提供了新的无创而有效的手段，大大提高了诊治水平[7]。

◆ 循环系统监护

反应淡漠、全身皮肤花纹或发灰、发绀、四肢末梢冰冷、尿色深而尿量减少等是循环障碍的常见表现。监测循环系统分为无创和有创方法，多普勒测压是目前最为常用的无创监测方法，近些年通过产前心脏超声技术已能及早了解胎儿心脏解剖异常情况[8]，而有创血压监测一般采用桡动脉、股动脉和脐动脉穿刺置管，易发生栓塞、感染、出血等并发症，故建议用于无创监测不理想、循环衰竭、呼吸衰竭（需机械通气和动态复查动脉血气分析）、重大手术（如颅脑、心脏、胸腔、腹腔巨大肿瘤等手术）、严重低体温等患儿。无创血压监测一般2～8小时1次，对于危重新生儿至少需每小时1次。

◆ 消化系统监护

当存在消化道畸形或胃肠道功能障碍时，患儿常表现为呕吐、腹胀、便血、喂养困难。腹腔手术后或腹腔内病变时（如腹腔占位、腹裂、腹膜炎、肠梗阻等）可发生腹内高压（intra-abdominal hypertension，IAH）与腹腔间隙综合征（abdominal compartment syndrome，ACS），尤其对于以腹式呼吸为主的新生儿，极易发生呼吸衰竭[9]。因此在常规评估方法（如肝功能、腹部X正侧位片、消化道造影、腹部B超、24小时食管下段胃酸pH测定等）外，加强腹围和腹内压（膀胱压）监测，对于该类患儿的病情评估更为有益。

◆ 中枢神经系统监护

对于早产儿、产伤、窒息、脑出血、惊厥等患儿，进行中枢神经系统监护，能客观地评估脑损害严重程度及预后。除有创的监测方法（如持续直接颅内压监测等）外，目前常用的无创监护方法主要有：① 头颅B超，对脑室形态、大小及脑室周围结构以及脑室周围白质损伤均能清楚地显示，但在显示脑实质边缘部位病变较为欠缺。② 脑电图，如常规导联脑电图和振幅整合脑电图，可反映脑缺氧和脑功能障碍情况，用于评价脑发育成熟度、判断脑损伤的严重程度和远期预后，也是诊断新生儿惊厥的重要依据。③ 脑干诱发电位、脑血流超声多普勒监测和近红外波谱分析对脑血流、颅内压、脑灌注、脑代谢等有一定的运用价值。

◆ 肾功能监护

新生儿肾脏发育尚未成熟，在脱水、休克、感染以及补液过多情况下，易发生肾功能损害、水肿和内环境紊乱。因此，在诊治前后对泌尿系统的形态和肾功能做全面检测和监护就显得尤为重要。泌尿系统B超能了解肾脏结构发育情况（如肾积水、孤立肾、肾发育不良、重复肾等），检测尿比重、尿渗透压、血尿素氮、血肌酐、尿肌酐、尿微量蛋白等能对肾脏的滤过、稀释和重吸收等功能提供客观的数据。

◆ 血液系统监护

除常见的新生儿出血症、窒息、感染、血液系统疾病等会导致凝血功能障碍和出血外，部分新生儿外科患者也可因围术期创伤、应激、肠坏死或消化道穿孔等导致血栓栓塞、出血和贫血发生。所以对于存在高危因素的患儿，需加强凝血功能、凝血因子活性、血栓弹力图、网织红细胞、血小板、血红蛋白和血细胞比容等监测。尤其是进行抗凝、补充凝血因子等治疗的患儿，更应动态监测临床有无出血和贫血表现，相关凝血指标有无改善或恶化，以及时调整治疗方案。

◆ 代谢系统监护

缓冲系统、肾脏和呼吸功能是维持人体正常体液酸碱平衡的3个重要环节。在接受手术前，根据新生儿酸碱失衡的类型来选择最合适的手术治疗时机是十分重要的。在围术期最常出现的代谢紊乱情况是酸中毒、低血糖、低钙血症和黄疸。但部分患儿的临床表现和体征不典型，甚至会与其他疾病相混淆。如低血糖可表现为淡漠、呼吸暂停、哭声弱或尖叫、发绀、肌力减低、低体温、震颤或抽搐等，需要与其他代谢紊乱疾病或感染相鉴别。因此对于高危患儿的动态监测，以及发现异常表现或体征时及时评估代谢情况是提高救治成功的重要措施。

新生儿外科重症监护常规治疗

◆ 术前评估

对于新生儿外科重症监护室所收治的先天性畸形患儿，术前全面而仔细的评估是保证手术成功和改善预后的关键所在。具体包括：① 详细了解母孕期和出生过程情况，并进行全身体检；② 维持体温稳定；③ 呼吸功能评估；④ 心血管系统结构和状况评估；⑤ 代谢状态；⑥ 有无凝血障碍；⑦ 实验室检查；⑧ 血管通路建立；⑨ 水、电解质、酸碱平衡状况。

◆ 术后处理

1. 呼吸管理

由于新生儿胸廓呈桶状，吸气时不能通过抬高肋骨而增加潮气量，且呼吸肌中耐疲劳肌纤维早产儿不到10%，足月儿占30%，1岁时才接近成人水平的50% ～ 60%，因此容易发生呼吸肌疲劳，另外新生儿呼吸肌不发达，主要靠膈肌呼吸，易受腹胀、膈肌手术、麻醉剂或肌松剂等因素影响而在术后出现呼吸困难，甚至导致呼吸衰竭。因此在一些重大的腹部或胸部外科手术（先天性腹裂、先天性膈疝）后，需要一定时间的呼吸机支持通气，以便于呼吸功能恢复。当然手术时间长、术中大量失血等也会在大量输液或输血后引起急性肺水肿，此类患儿可在术后短时间呼吸机支持通气，待血流动力学稳定后尽早撤除呼吸机。

2. 机械通气

目前新生儿机械通气应用强调的是尽量维持自主呼吸节律，在自主呼吸基础上辅助通气，可使潮气量更稳定，减少呼吸功。其中常用的有连续气道正压（continuous positive airway pressure，CPAP）、同步间隙指令通气（SIMV）、辅助/控制通气（A/C）、压力支持通气（PSV）以及压力调节容量控制（PRVC）等通气模式。在选用呼吸机前需区分呼吸衰竭的原因（肺部疾病或肺外因素），当肺顺应性减低、体重低者、病情危重可用压力控制模式，同时需要同步触发功能的如SIMV或A/C模式、SIMV+PSV或PRVC模式等。若为肺外因素尤其是中枢驱动功能差者，如严重频发呼吸暂停者不宜单独应用PSV模式，应以SIMV或IMV为主，对已明确有气漏常规呼吸机效果不理想或弥漫性肺泡病变伴肺顺应性下降致氧合指数（OI）>13［氧合指数计算：OI=（$FiO_2 \times Paw$）/$PaO_2 \times 100$］时应及时更换至高频通气。

3. 无创机械通气

由于对无创机械通气模式的改进及不断认识，同样也为减少有创机械通气的并发症，目前在新生儿和儿童中无创机械通气应用日益广泛。无论是面罩还是鼻导管，均是在功能残气量保持不变前提下，减少呼吸做功和预防肺泡萎陷。无创机械通气的优势是避免了对气管插管对气道的侵袭性操作，同时降低了院内获得肺炎发生的风险。除了CPAP外，双水平正压通气（bi-level positive airway pressure，BiPAP）也是目前常用的无创通气模式之一，它有同步或非同步方式两种选择，在新生儿因呼吸机疲劳或二氧化碳潴留情况下，需要辅助通气时可以运用，虽然有喂养不耐受、胃扩张或穿孔等情况发生，但与其他形式的CPAP模式相比发生率无明显差异[10,11]。

4. 血管通路

多数有外科疾病的新生儿在围术期或术后早期均无法正常喂养，因此输液治疗中良好的血管通路就显得尤为重要。对于短期治疗患儿可采用深静脉置管或外周静脉，但对于需要静脉输液或静脉营养患儿，则建议选择非全麻下床旁PICC置管术，此操作和护理可由专职护理人员完成[12]，以防止长期留置可能发生血栓的风险。为了显著降低血栓发生率，关键是将PICC导管头端放入中心静脉内[13]。

5. 一氧化氮治疗

吸入一氧化氮能选择性作用于肺血管，使肺动脉压及肺血管阻力降低，而体循环压力和外周血管阻力不受影响；肺血管扩张后，血流灌注增加，肺内分流降低，改善了通气/血流比值和气体交换，提高了氧合。此方法能一定程度上减少如先天性膈疝患儿接受体外膜肺（extracorporeal membrane oxygenation，ECMO）的治疗。虽然对于单纯右向左分流和小范围肺实质病变患儿吸入一氧化氮改善效果明显，但对于弥漫性肺实质病变患儿则疗效不佳。另外，还需关注吸入一氧化氮后的不良反应，如一氧化氮与氧接触后产生有毒性的二氧化氮（NO_2），可产生急性肺水肿和细胞受损或死亡。

6. ECMO治疗

ECMO治疗是一种呼吸循环支持技术，其原理是经导管将静脉血引到体外，在血泵的驱动下，经过膜式氧合器氧合，再输回患者体内，能同时提供左、右心室辅助，而且可替代肺功能，使心脏和肺得到休息的同时，为患者提供稳定的循环血量，及时有效地恢复心、肺、脑等重要脏器的血供和氧供。如在先天性膈疝围术期出现严重低氧血症、心力衰竭、PPHN等常规治疗无效情况下需尽早启用ECMO技术，如何掌握适应证，选择转流方式和减少并发症是提高ECMO治疗成功率的关键。

7. 镇静和镇痛

在过去10年中，术后护理最重要的进展之一是对进行大手术的新生儿采取镇静和镇痛的必要性有了更深入的了解。有证据证明当新生儿在宫内或宫外生活早期，暴露于多种疼痛因素下，其所产生的急性生理反应对机体是有伤害的。如高血压、脑室内出血等。在新生儿外科重症监护室中，手术后的疼痛刺激也会引起患儿机体激素和代谢反应的增加，由此可能增加术后并发症的发病率和死亡率。因此术后根据镇静镇痛评分表，选用适量的阿片类药物（吗啡、芬太尼等）、苯二氮䓬类（咪达唑仑或劳拉西泮）[14]，可以缓解术后疼痛，降低机械通气时的气道阻力，减少高血压发生，降低儿茶酚胺的分泌，从而避免产生因疼痛引起的相关并发症。

小结

新生儿重症监护学是由新生儿内科和新生儿外

科两部分组成。在过去的20年中，随着产前诊断方式和技术的不断进步，如羊膜腔穿刺术、羊膜腔造影术、胎儿镜、超声波检查等，使得那些存在先天性畸形或先天性缺陷的胎儿能被及早发现，使得新生儿外科学得到了进一步的发展。先天性畸形的新生儿在出生后常需要外科急诊手术干预，但由于此类新生儿受到环境、出生过程、自身发育状况、原发疾病等多重因素影响，往往在出生后转入新生儿外科重症监护室，为了手术能顺利进行，术后平稳恢复提供保障，进行围术期完备的术前评估，选择合适的手术时机和方式，通过及时有效的诊治措施，维持新生儿循环、呼吸、体温、液体和代谢平衡等，是每一位从事新生儿重症监护医学的医护人员的职责。

（谢 伟）

参 · 考 · 文 · 献

[1] Licensing & Accreditation. Ministry of Health. Guidelines for hospitals with neonatal intensive care service: regulation 4 of the private hospitals and medical clinics.

[2] 中国医师协会新生儿专业委员会.中国新生儿病房分级建设与管理指南（建议案）.中华实用儿科临床杂志，2013，28（3）：231-237.

[3] 张家骧，魏克伦，薛辛东.新生儿急救学：2版.北京：人民卫生出版社，2006：352-364.

[4] Laptook A R, Watkinson M. Temperature management in the delivery room. Semin Fetal Neonatal Med, 2008, 13: 383-391.

[5] 邵肖梅.实用新生儿学：4版.北京：人民卫生出版社，2011：154-161.

[6] Kamlin C O, Dawson J A, O'Donnell C P, et al. Accuracy of pulse oximetry measurement of heart rate of newborn infants in the delivery room. J Pediatr 2008; 152: 756-760.

[7] 刘大为，王小亭.重症超声.北京：人民卫生出版社，2017：284-287.

[8] Berkley E M, Goens M B, Karr S, et al. Utility of fetal echocardiography in postnatal management of infants with prenatally diagnosed congenital heart disease. Prenat Diagn, 2009, 29: 654-658.

[9] Kirkpatrick A W, Roberts D J, De Waele J, et al. Intra-abdominal hypertension and the abdominal compartment syndrome: updated consensus definitions and clinical practice guidelines from the World Society of the Abdominal Compartment Syndrome [J]. Intensive Care Med, 2013, 39(7): 1190-1206.

[10] Barrington K J, Bull D, Finer N N. Randomized trial of nasal synchronized intermittent mandatory ventilation compared with continuous positive airway pressure after extubation of very low birth weight infants. Pediatrics, 2001, 107: 638-641.

[11] Courtney S E, Barrington K J. Continuous positive airway pressure and noninvasive ventilation. Clin Perinatol, 2007, 34: 73-92, vi.

[12] Link D A, Donze A, Hamvas A. Neonatal peripherally inserted central catheter team. Evolution and outcomes of a bedside-nurse-designed program. Adv Neonatal Care, 2007, 7: 22-29.

[13] Racadio J M, Doellman D A, Johnson N D, et al. Pediatric peripherally inserted central catheters: complication rates related to catheter tip location. Pediatrics, 2001, 107: E28.

[14] Anand K J, Hall R W. Pharmacological therapy for analgesia and sedation in the newborn. Arch Dis Child Fetal Neonatal ED, 2006, 91: F448-453.

第九章
新生儿输血管理

新生儿手术中需维持细胞外液及循环血液中各种成分的相对稳定和毛细血管床的有效灌注，维持组织细胞正常代谢，增加患儿对手术的耐受力，并促进术后伤口的愈合和康复。输血可补充血容量，改善循环，增加血液携氧能力，提高血浆蛋白质，增进免疫和凝血功能，但输血的同时也可能带来一系列的并发症，需加以防范。

血容量和失血量的估计

新生儿的血容量有限，术中出血需及时补充，血红蛋白含量相对较高，如果微量失血，可以耐受一定程度的血液稀释。外科医师在手术前应估计患儿血容量和预计术中可能的失血量，对可能出现的急性大失血要做好充足的准备，以保证患儿围术期的生命安全和循环稳定。

◆ 估计血容量

术前了解血容量范围以及血容量的丢失情况在小儿中尤为重要。估计血容量（estimated blood volume，EBV）在早产儿为90～100 ml/kg，足月新生儿为80～90 ml/kg，按体重计算的血容量随年龄增长而相对减少（表9–1），在估计小儿血容量时还需考虑患儿的个体差异（表9–2）。

新生儿围术期对血管内容量的估计还需参考与年龄相关的心率及血压变化、肢体是否温暖、末梢毛细血管再充盈情况、尿量、持续中心静脉压等，有助于了解循环血容量的动态变化。

表9–1　与年龄相关的血容量、血红蛋白含量

年　龄	血容量（ml/kg）	血红蛋白（g/L）
早产儿	90～100	130～200
足月新生儿	80～90	150～230
<1岁	75～80	110～180
1～6岁	70～75	120～140
>6岁和成人	65～70	120～160

近年来关于输血的观点认为：① 失血量小于20%血容量，Hct>30%时原则上可不输血，但应输注晶体液或胶体液补充血容量；② 失血量达全身血容量的20%～30%时可在输注晶体液或胶体液补充血容量的基础上，再适量输注浓缩红细胞（packed red blood cells，PRBCs），以提高血液的携氧能力；③ 失血量>全身血容量的30%时，在总蛋白不低于52 g/L的情况下，除输入以上各种成分外，还应输全血或部分全血；④ 出血量达血容量50%，需加用浓缩白蛋白；⑤ 失血量>全身血容量80%者，除补充以上成分外，还需增加凝血因子的输注，如新鲜冰冻血浆（fresh frozen plasma，FFP）和浓缩血小板等，以改善凝血机制。

◆ 估计失血量

术中应尽量精确估计失血量，可采用纱布称量法、手术野失血估计法（注意防止低估失血量）等

表9-2　不同年龄失血量与血容量的关系

	新生儿	6周	6个月	5岁	10岁	成人
平均体重（kg）	3	4	7	20	32	60
10%血容量（ml）	26	30	53	144	230	420
14%血容量（ml）	36	42	74	202	323	568
20%血容量（ml）	52	60	105	288	460	840
100%血容量（ml）	260	300	525	1 440	2 300	4 200

估计失血量，应使用小型吸引瓶，以便于精确计量，术中可使用简易血细胞比容和血红蛋白测定，确定丢失红细胞的情况。心动过速、组织灌注（毛细血管再充盈时间）和中心与外周温差是较可靠的参考体征。在对失血量估计时，相对量要比绝对量更为重要，同样容量的失血对小儿的影响将明显高于成人，如1 000 g的早产儿，失血45 ml已相当于其循环血容量的50%，不同年龄失血量与血容量的关系见表9-2。

1. 最大容许出血量

最大容许出血量（maximal available blood loss，MABL）可根据以下公式计算：MABL=估计血容量（EBV）×（患儿Hct－可接受Hct）/患儿Hct。MABL受患儿年龄、体重、初始血细胞比容（Hct）影响。

例如3 kg新生儿的EBV=85×3=255 ml，如患儿Hct为42%，临床估计可接受的目标Hct为25%，则MABL=255×（42−25）/42=103 ml。

当失血量<MABL的1/3时，可输注乳酸林格液，可按每丢失1 ml血补充3 ml乳酸林格液。

当失血量>MABL的1/3时，可输注胶体液。

当失血量>MABL时，应输注浓缩红细胞，同时应用晶体液作为维持液。

在临床输血时需注意考虑：心功能正常的患儿可通过增加心排血量来代偿急性贫血，而原先已有贫血或对于接受大手术的患儿目标Hct可以定得较高一些；发绀型先天性心脏病患儿，需要保持较高的血细胞比容以维持充分的氧合；严重失血时，必须根据患儿的血细胞比容决定输血与否。

2. 输血量的确定

红细胞的输血量可以通过以下公式计算确定。

PRBCs的需要量（ml）=（理想Hct－目前Hct）×EBV/PRBCs的Hct（60%）

以3 kg新生儿为例，目前Hct为20%，术后维持理想的Hct为35%，需输注的PRBCs的量为：输注的PRBCs的量=［理想Hct（35%）−目前Hct（20%）］×EBV（85 ml/kg×3 kg）/PRBCs的Hct（60%）=（35−20）×（85×3）/60 =64 ml。

3. 输血量和速度

输血量根据新生儿临床情况、血制品特点而定。一般输血量为每次10～15 ml/kg，速度大约5 ml/（kg·h），早产儿、心肺功能不全或严重营养不良的患儿输注速度宜慢。

◆ 术前准备

择期手术患儿要求血红蛋白>100 g/L（新生儿140 g/L），低于此标准，麻醉危险性增加。贫血患儿应纠正贫血或治疗后进行择期手术，但需急诊手术的某些贫血患儿，术前可输浓缩红细胞。输注4 ml/kg的浓缩红细胞可增高血红蛋白10 g/L；输注1 ml/kg浓缩红细胞可使血细胞比容（hematocrit，Hct）增加1.0%～1.5%。预计手术出血达血容量10%或以上时，术前应配血型并充分备血，可预先放置中心静脉导管。

贫血患儿围术期处理的指导原则如下：

（1）患儿>3个月，血红蛋白达≥80 g/L，可以接受手术。

（2）患儿<2个月（或早产儿，孕龄在50～52周的滞产儿），血红蛋白水平在95～100 g/L，可能是最低限。

（3）出生1周，体重低于1 500 g，伴有心肺疾病，术前血红蛋白水平≥120 g/L，可以进行手术。

（4）如果血红蛋白低于上述建议水平，并且是择期手术的话，手术应延期1个月或更长（如果延期手术风险小）。

（5）决定术中是否需要输血应考虑很多因素，包括临床判断，如血容量评估、术前血红蛋白水平和血细胞比容、既往输血史、贫血持续时间、患儿全身情况、保证充足的组织供氧能力（肺功能和心排血量）、手术的大小、大量失血可能性和输血风险与益处比等。

常用血制品以及使用

手术期间应根据患儿术前血红蛋白、手术出血量及患儿的心血管反应等决定是否输血。输血时，既要考虑血容量，也要考虑血液携氧能力。

◆ 浓缩红细胞

新生儿的血红蛋白中60%～90%属胎儿型血红蛋白，其与氧的亲和力大于成人型血红蛋白，向组织释放氧的能力较弱，氧离曲线左移。因此，新生儿可接受的血红蛋白下限为120 g/L，血细胞比容为35%。外科手术增加新生儿耗氧，如累及呼吸系统或心血管系统的患儿，应维持Hct>35%～40%以增强心排血量和氧合血红蛋白的能力，保证有效氧合需求。浓缩红细胞，液体负荷量小，对于曾有输血反应或疑似免疫性溶血的患儿可选用洗涤红细胞以减少不良反应或溶血发生。

◆ 新鲜冰冻血浆

新鲜冰冻血浆（fresh frozen plasma，FFP）含有正常血浆中稳定凝血因子、白蛋白和免疫球蛋白的含量，并至少含有新鲜血浆中70%的凝血因子Ⅷ。新鲜冰冻血浆几乎有效地保留了新鲜血浆中各种成分，保存时间长。冰冻血浆与FFP的主要区别是前者缺少凝血因子Ⅴ和Ⅷ。

适用范围：① PT超过15秒［或国际标准化比值（INR）>1.4］或APTT超过60秒（>正常1.5倍），创面弥漫性渗血；② 患儿急性大出血输入大量库存全血或浓缩红细胞后（出血量或输血量相当于1倍自身血容量）；③ 病史或临床过程表现有先天性或获得性凝血功能障碍；④ 紧急对抗华法林的抗凝血作用（FFP：5～8 ml/kg）。

由于凝血功能尚未发育完善，新生儿可存在不同程度APTT延长，对无明显出血迹象仅仅APTT轻度延长的新生儿，不主张用血浆去纠正部分凝血数据，也不主张首选血浆用于血容量补充[7]。

◆ 浓缩血小板

浓缩血小板用于血小板数量减少或功能异常伴异常渗血的新生儿：① 血小板计数<30×10⁹/L；② 术前血小板计数（30～50）×10⁹/L，合并出血倾向；③ 血小板计数在（50～100）×10⁹/L，合并重要脏器出血；④ 如术中出现不可控性渗血，经实验室检查确定有血小板功能低下，输血小板不受上述指征的限制。

手术类型和范围、出血速率、控制出血的能力、出血所致的后果以及影响血小板功能的相关因素（如体温、体外循环、肾衰竭、严重肝衰竭等），都是决定是否输血小板的指征。浓缩血小板每次输注量0.1～0.2 U/kg，输注时间30～60分钟。血小板半衰期较短，所以短期内需重复输注。若患儿系早产儿或有严重感染、DIC等持续破坏血小板因素存在可适当放宽血小板输注指征并加大剂量。

◆ 白蛋白

主要用于治疗低蛋白血症，受低氧、感染、创伤及原发疾病的影响，新生儿易发生全身毛细血管渗漏，严重者会引发循环不稳定，输注白蛋白也是必要的。

◆ 免疫球蛋白

在免疫性血小板减少症和免疫性溶血中可阻断

抗体对血小板或红细胞的破坏。

◆ 全血

由于全血含白细胞、血小板和血浆蛋白等物质，多次输注可能引起同种免疫输血反应，而且全血容量大，易加重新生儿心肺负担，现使用日益减少。当血容量不足或新生儿高胆红素血症需要换血时通常采用浓缩红细胞与血浆的合成血。

◆ 其他

凝血酶原复合物含凝血因子Ⅱ、Ⅶ、Ⅸ、Ⅹ，可用于此类缺乏的出血性疾病。冷沉淀物含有凝血因子Ⅷ和纤维蛋白，可用于治疗Ⅷ因子缺乏和DIC引起的出血。每单位冷沉淀物中含有的凝血因子Ⅷ和纤维蛋白量相当于15 ml/kg FFP所含的量，所以它更适合液量受限的新生儿。

自体输血

自体输血是指在一定条件下采集患儿自身的血液或血液成分，经保存和处理后，当患儿手术或紧急需要输血时，再将其回输给患儿的一种输血法。该法具有输血及时、避免异体输血传播疾病、减少输血反应、节约血液资源等优点，同时还适用于特殊情况，如稀有血型患儿、因宗教信仰而拒绝使用他人血液、血液供应困难地区等。根据血液来源和保存方法的不同，自体输血可分为回收式、稀释式、贮存式自体输血，新生儿血容量较小，不适用稀释式、贮存式自体输血。

回收式自体输血指在术中回收丢失的血液，同时通过过滤、洗涤等过程后回输给患儿的技术。血液回收可以得到具有正常氧合功能的新鲜的自体血红细胞，平均血细胞比容为0.5，同时去除包含组织碎屑、骨胶粉、动物胶、活化的凝血因子、游离血红蛋白和医源性物质，降低栓塞风险等杂质，同时也洗去了所有血浆成分。正确洗涤后血液中残余肝素活性极低，回输后几乎不影响患儿的凝血功能。目前，回收式自体输血常用于婴幼儿体外循环下心内直视术，神经外科、骨科手术[3]。当回收的血液已明显被细菌、肿瘤细胞污染时，不能回输给患儿。

输血并发症

◆ 发热

发热是最常见的输血反应，体温较高时应暂停输血，高热或寒战者可给予10%葡萄糖酸钙或地塞米松静脉注射。

◆ 过敏反应

临床表现为输血过程中出现皮肤潮红、荨麻疹、出汗、脉搏增快、血压降低等，全身麻醉时，输血患儿出现局限性或全身性荨麻疹可能是过敏反应的唯一体征，严重者可出现支气管痉挛，甚至过敏性休克。治疗措施首先应停止输血，并静脉注射地塞米松、异丙嗪等抗过敏，严重低血压者可静脉泵注肾上腺素0.1 ～ 0.5 μg/（kg・min）。

◆ 急性溶血反应

急性溶血反应是严重的输血并发症，主要原因是血型不合。临床表现为输入十几毫升血后，出现发热、黄疸、血红蛋白尿，甚至休克或DIC。

处理原则为：① 立即停止输血；② 抗休克治疗，输入血浆、胶体液和白蛋白等，纠正低血容量性休克；③ 保护肾功能，静脉滴注5%碳酸氢钠碱化尿液，促使血红蛋白结晶溶解，以防肾小管堵塞。当血容量基本维持，尿量恢复正常时，应使用甘露醇等药物利尿以加速游离血红蛋白的排出；④ 无尿、氮质血症、高钾血症时，应考虑行血液透析治疗；⑤ 糖皮质激素；⑥ 血浆交换治疗等。

◆ 循环超负荷

由于输血速度过快、过量可导致急性心力衰竭和肺水肿，小早产儿或罹患心肺疾病患儿也易发生。表现为心率加快、发绀、颈静脉怒张等，肺内可闻及大量湿啰音。应立即停止输血、强心、利尿等。

◆ 大量输血的不良反应

（1）大量输血的概念：一次输血量达到或超过患儿总血量的1～1.5倍（24小时内用库存血细胞置换患儿全部血容量）或在1小时内输血量相当于患儿总血量的1/2或在20分钟内输血量速度超过1.5 ml/（kg·min），均属于大量输血。常见于心胸外科疾病、ECMO、恶性肿瘤以及心、肺、肝移植等重大、复杂、长时间手术的患儿。

（2）大量输血的不良反应及预防：① 出血倾向：大量输血时发生稀释性血小板减少和稀释性凝血功能障碍，出现明显的出血倾向，手术创面渗血。因此大量输血的患儿应该搭配输注血小板和血浆。在输注过程中密切观察，及时查血小板计数、APTT、PT、Fib等，必要时检测血栓弹力图（thrombelastogram，TEG）。② 低体温：大量快速输血，特别是体腔暴露的新生儿和未成熟儿，可使体温明显下降。体温降至30℃以下时，可增加心肌敏感性，诱发心律失常和心搏骤停，血红蛋白氧离曲线左移，氧释放减少，从而导致组织缺氧。因此输血前为血制品适当加温，尤其对早产儿、新生儿时加温库血，可以防止低体温的发生。③ 枸橼酸中毒和低钙血症：大量输入库血时，枸橼酸盐在体内积聚，并和血中的游离钙结合，使血清钙浓度降低，导致心肌收缩力降低，心排血量降低，最终导致血压降低。特征性表现是肌肉震颤和心电图QT间期延长。大量输血时应测量血钙水平以指导钙剂的补充，静脉注射葡萄糖酸钙（10 mg/kg）或氯化钙（3 mg/kg）可有效防治枸橼酸盐中毒。④ 电解质、酸碱平衡紊乱：由于红细胞在库存血中的不断溶血，导致库血中血钾含量高于正常，大量输血后血钾可能高于5.5 mmol/L，严重者可导致心搏骤停。ACD保养液pH为5.0，血液和保养液混合后，pH从7.4下降至7.0～7.1，同时输入了大量的酸性物质，如酮体、乳酸等，所以输血后机体可能出现严重的代谢性酸中毒[6]。大量输血时，应密切观察，持续监测患儿的生命体征，定期测定血气分析和电解质浓度，用以指导治疗。

◆ 输血传播性疾病

输血传播感染包括乙型肝炎、丙型肝炎、艾滋病、巨细胞病毒和EB病毒感染等。尽管血液检测和处理技术进步，但因“窗口期”的存在，感染仍难以完全避免。

◆ 输血相关性急性肠病

极低体重新生儿坏死性小肠炎发生率约为10%，输注红细胞有可能增加极低体重新生儿坏死性小肠炎发生率，文献报道达到25%，可发生在输血后5～48小时不等[1,2,6]。此外，输血相关性肺损伤、伤口感染等也有报道[8]。

◆ 输血相关性移植物抗宿主病（transfusion associated graft versus host disease，TAGVHD）

该病在新生儿少见，主要见于细胞免疫功能障碍的婴儿，如严重联合免疫缺陷或Wiskott-Aldrich综合征。临床表现为输血后10～21天出现发热、多形红斑、水样泻、黄疸伴肝酶升高或全血细胞减少。新生儿外科患儿先天畸形发病率高，必要时需检测细胞免疫功能是否缺陷。对于可能存在继发免疫功能不全的极早早产儿或严重营养不良患儿，可先用γ照射去白少浆浓缩红细胞以避免TAGVHD发生。

新生儿无输血医学和血液管理

输血存在一定的风险，甚至可能对患儿造成严重的危害，由于窗口期的存在，要完全杜绝经血传播疾病的风险是不可能的。所以，输血应是不得已而采用的治疗手段。无输血医学（transfusion-free medicine）是对患儿进行的不使用异体血，安全有效的，多模式、多学科的治疗方法。血液管理（blood management）是通过整合所有可以使用的技术来保护患儿的血液，减少输入或不输入异体血，进而改善患儿预后的一种良好的医疗管理的理念和规范。目前，许多新药和新技术已崭露头角，可以减少或者避免异体输血。无输血手术已成功应用于成人心胸外科、整形外科、骨科、肿瘤外科，甚至儿童和新生儿外科领域。血液管理指南已逐渐进入到临床医学领域的主流，它改善了患儿的预后，降低医疗成本，也将成为现代医疗行业的标准[4]。对于新生儿、早产儿虽困难较大，但对于新生儿医学的医护人员应该加强无输血医学和血液管理的意识，尽最大努力保护患儿有限的血液，如尽可能采用无创、微创技术，选用微量采血试管，减少重复化验，纠正围术期贫血等，减少异体输血。国外一些开展血液管理比较成熟医院的新生儿监护中心执行严格的输血标准可以降低50%输血频率的输血标准[5,6]，以下是新生儿重症监护输血的标准：

（1）Hct<20%无症状伴网织红细胞计数<0.1×10^9/L。

（2）无创加压通气（FiO_2<0.35）下Hct<30%，24小时中补氧大于18小时，过去4天成长缓慢［<10 mg/（kg · d）］。

（3）无创加压通气（FiO_2>0.35）下Hct<35%，或呼吸机下FiO_2任何值。

（4）高频或常频通气FiO_2>0.8，Hct<40%和/或气道平均压>12 cmH_2O。

（5）发绀型先天性心脏病婴儿需要提高血红蛋白，特别血红蛋白降低率较快时（即使血红蛋白仍在100 g/L）。

（6）贫血伴心功能不全。

（7）非限制性肺流量的大室间隔缺损或双出口先天性心脏病，因较高HB会增加血液黏稠度，降低肺血流量，减轻心脏负荷。

（8）大量活动性出血。

（9）凝血病需要补充凝血因子（Ⅶ、Ⅷ、Ⅸ）或药物治疗（氨基己酸、去氨加压素等）。

（舒 强 林 茹）

参·考·文·献

［1］La Gamma E F, Blau J. Transfusion-related acute gut injury: feeding, flora, flow, and barrier defense. Semin Perinatol, 2012, 36(4): 294–305.

［2］Blau J, Calo J M, Dozor D, et al. Transfusion-related acute gut injury: necrotizing enterocolitis in very low birth weight neonates after packed red blood cell transfusion. J Pediatr, 2011, 158(3): 403–409.

［3］Cholette J M, Powers K S, Alfieris G M, et al. Transfusion of cell saver salvaged blood in neonates and infants undergoing open heart surgery significantly reduces RBC and coagulant product transfusions and donor exposures: results of a prospective, randomized, clinical trial. Pediatr Crit Care Med, 2013, 14(2): 137–147.

［4］New H V, Berryman J, Bolton-Maggs P H, et al. Guidelines on transfusion for fetuses, neonates and older children. Br J Haematol, 2016, 175(5): 784–828.

［5］Nayeri F, Nili F, Ebrahim B, et al. Evaluation of a new restricted transfusion protocol in neonates admitted to the NICU. Med J Islam Repub Iran, 2014, 28: 119.

［6］La Gamma E F. Introduction to transfusion practices in neonates: risks, benefits, and alternatives. Semin Perinatol, 2012, 36(4): 223–224.

［7］Keir A K, Stanworth S J. Neonatal Plasma Transfusion: An Evidence-Based Review. Transfus Med Rev, 2016, 30(4): 174–182.

［8］Fawley J, Chelius T H, Anderson Y, et al. Relationship between perioperative blood transfusion and surgical site infections in the newborn population: An ACS-NSQIP-Pediatrics analysis. J Pediatr Surg, 2016, 51(9): 1397–1404.

第十章
新生儿外科营养支持

概述

外科营养支持开始应用于临床起于1968年，由宾夕法尼亚大学附属医院外科在Jone Rounds教授领导下，Dudrick医师等首先报道了应用全肠外营养的实验和临床研究论文，结果显示其可以达到正氮平衡和小儿生长发育。次年Randall教授受宇航员饮食的启发，研发成功基于化学成分的要素配方用于患儿，自此发展了近代的肠内营养[1]。

新生儿外科患儿，尤其消化道畸形患儿是小儿营养支持主要人群。新生儿产后消化功能不全，由于胰脂酶活性低下及胆汁分泌不足，脂肪吸收率有限，因此，新生儿术后的营养支持需特别关注。然而临床实践中仍显重视不够，2002年美国以体重计宫外生长发育迟缓（extrauterine growth restriction，EUGR）发生率为28%，我国为49.7%～60%[1]，其差距是明显的。分析两国的差距，主要是与我国儿科医务工作者对营养的重视不够、相关知识匮乏、医疗机构管理体制不够科学和相关临床营养学人才不足等相关。下面就儿科营养支持时的相关知识予以阐述。

营养评价和营养支持方式

一般情况下开始营养支持前先要进行营养评估，新生儿期营养评价主要依据体重和头围，根据新生儿生长发育曲线进行评估。但需注意新生儿的水钠潴留或脱水等情况，血和尿钠的测定有助于判断。

营养支持方式包括肠外营养和肠内营养，它们各有应用适应证，下面分别叙述。

◆ 肠外营养

1. 适应证

预计新生儿营养供给3天不能达到应摄入量的50%或5天不能达到应摄入量的80%，前提是新生儿病情是稳定的。

2. 营养素选择和应用方法

（1）能量：生物体内物质代谢过程中所伴随的能量释放、转移和利用等称为能量代谢。处于生长期的各阶段小儿，机体每日总能量消耗（total daily energy expenditure，TDEE）可分为：① 基础能量消耗（basal energy expenditure，BEE），是指维持清醒而安静状态下机体的能量需要，包括维持体温、肌肉张力、维持呼吸和心跳、肠蠕动、腺体活动等代谢所需，占总热量50%～60%。② 体力活动能量消耗，在早产儿初期和危重情况下患儿的这部分消耗是有限的，因为大多数时间是静息状态，运动是有限的。目前估计体力活动所需能耗在这些人群中占总能量的10%～15%。③ 食物特殊动力作用，由饮食时食物刺激机体能量代谢所致，蛋白质引起机体产热增加约相当于摄入蛋白质热量的30%，而糖类和脂肪只相当于4%～6%，正常情况下食物的特殊动力约占总热量的6%～10%，但当患儿肠道喂养受限时，这部分消耗也就会相应减少。④ 排泄的消耗，每日摄入的食物不能完全吸收，有一部分食物未经消化吸收就被排泄于体外，摄入有限的患儿通常这部分不超过总热量的10%。⑤ 生长发育所需能量，这部分能耗为生长期的小儿所特有，所需热量与生长的速度成正比，1岁以内婴儿生长发育增加最快，所需能量占总热量的25% ～ 30%。

多年来，国际上建议对新生儿的静脉能量供给为100 ～ 120 kcal/（kg・d），这个推荐量对于中国新生儿存在着过度喂养。但到底多少能量摄入对中国新生儿是合理的，目前还不十分清楚，目前建议新生儿肠外营养时能量供给70 ～ 90 kcal/（kg・d），有利于减少由于过度喂养所致的并发症[2]。

（2）氨基酸：新生儿肠外营养时建议选用小儿专用氨基酸注射液，因为其主要根据小婴儿氨基酸代谢特点而设计。小儿氨基酸代谢特点包括：① 除了维持体内蛋白质代谢平衡外，还需满足生长和器官发育需要；② 需要更多的氨基酸品种，因为婴儿，尤其是早产儿肝脏一系列代谢酶系统尚未发育成熟，某些非必需氨基酸不能从必需氨基酸转化而来，如蛋氨酸转化为胱氨酸，苯丙氨酸转化为酪氨酸等；③ 支链氨基酸（BCAA）需要量多，因BCAA可在骨骼肌内代谢，不会增加肝脏负担，对小儿未成熟的肝脏有一定好处；④ 精氨酸需要量大，精氨酸有刺激生长激素分泌，防止高氨血症和提高免疫的作用；⑤ 需要牛磺酸，众所周知，牛磺酸不仅参与胆汁酸代谢，而且与小儿神经系统和视网膜的发育成熟关系密切。

氨基酸临床应用及其剂量：新生儿在出生后12 ～ 24小时即可应用（肾功能不全者例外），从2 g/（kg・d）开始，早产儿从1 ～ 2 g/（kg・d）开始，按1 g/（kg・d）的速度逐渐增加，足月儿可至3 g/（kg・d），早产儿可增至3 ～ 4 g/（kg・d）。氮：非蛋白热量=1 g ： 100 ～ 200 kcal。

（3）脂肪乳剂：脂肪乳剂能量密度高，可以增加机体的能量摄入，提高氮储存，而且可提供必需脂肪酸。应用脂肪乳剂所带来的营养方面的益处远超过理论提及的不良反应。欧洲和中国共同修订的2016版《小儿肠外营养指南》指出：出生24小时后即可应用脂肪乳剂；早产儿建议采用20%脂肪乳剂，中长链混合型脂肪乳剂优于纯长链脂肪乳剂；剂量从1 g/（kg・d）开始，足月儿无黄疸者从1 ～ 2 g/（kg・d）开始，按0.5 ～ 1.0 g/（kg・d）的速度逐渐增加，总量不超过4 g/（kg・d）。① 输注应>20小时，最好采用全营养混合液输注方式；② 定期监测血脂，避免高脂血症的发生；③ 有高胆红素血症、出血倾向或凝血功能障碍及严重感染等情况时，脂肪乳剂减量使用或停用。国内市场上还有基于橄榄油或鱼油的脂肪乳剂，近年也上市了含3 ～ 4种不同脂肪来源的脂肪乳剂，这些在欧洲临床应用超过10年，也有用于儿科的报道，我国这方面也有报道，但仅在几个儿科中心应用。

（4）碳水化合物：机体可利用多种碳水化合物，包括葡萄糖、蔗糖、果糖、甘油、山梨醇等。其中葡萄糖是一种既经济又易被人体利用和监测的常用的碳水化合物。具有较高的可利用热量，国内目前提供的葡萄糖注射液内每克葡萄糖可提供3.4 kcal热量。葡萄糖注射液是静脉营养液中最主要的非蛋白能量来源，与其他营养素及绝大多数药物无配伍禁忌。通常经周围静脉输注时只能耐受<12.5%浓度的葡萄糖液，而经中心静脉输注承受的浓度则可达25% ～ 35%。除了考虑血管本身对葡萄糖注射液的浓度耐受性外，还应考虑小儿对葡萄糖量的代谢耐受能力，尤其早产儿。通常在不用外源性胰岛素时，葡萄糖输注速率可由4 ～ 8 mg/（kg・min）开始，根据机体的耐受情况可逐渐增至10 ～ 14 mg/（kg・min），每日葡萄糖输注量不大于15 g/kg。

（5）其他营养素：包括电解质（钠、钾、氯、钙、磷、镁）、水溶性维生素、脂溶性维生素和微量元素等。

1）电解质：新生儿肠外营养时，电解质需每日补给，推荐用量见表10-1。钙元素可用10%葡萄糖酸钙或氯化钙补充，磷元素可选用有机磷制剂，镁可用25%硫酸镁补充。

2）水溶性维生素：根据我国营养学会及美国医学会营养指导小组推荐，静脉营养时需补充13种维生素，包括4种脂溶性维生素A、维生素D、维生素E、维生素K和9种水溶性维生素B_1、维生素B_2、维生

表 10–1　小儿肠外营养期间每日所需电解质

电解质	婴儿（<10 kg）[mmol/(kg·d)]	儿童（10 ~ 13 kg）(mmol/d)
钠	2.0 ~ 4.0	20 ~ 150
钾	2 ~ 4	20 ~ 240
氯	4 ~ 12	20 ~ 150
钙	0.25 ~ 1.5	2.5 ~ 10
磷	1 ~ 3	6 ~ 50
镁	0.25 ~ 0.5	2 ~ 12

素 B_6、维生素 B_{12}、维生素 C、烟酸、叶酸、泛酸和生物素。目前均有专用制剂。

3）脂溶性维生素：有适合成人及儿童用两种产品，它是白色乳剂，应加入脂肪乳剂中使用。

目前各阶段小儿肠外推荐的各种维生素供给量见表 10–2。

4）微量元素：有适合成人用的和适合小儿用的两种，目前各阶段小儿静脉推荐的各种微量元素供给量见表 10–3[3]。

表 10–2　小儿肠外营养期间每日所需维生素

维　生　素	早 产 儿	婴　　儿	儿　　童
维生素 A（μg）	75 ~ 300	300 ~ 750	450 ~ 1 000
维生素 D（IU）	200 ~ 500	100 ~ 1 000	200 ~ 2 500
维生素 E（mg）	3 ~ 15	3 ~ 10	10 ~ 15
维生素 K（μg）	5 ~ 80	50 ~ 75	50 ~ 70
维生素 B_1（mg）	0.1 ~ 0.5	0.4 ~ 0.5	1.5 ~ 3
维生素 B_2（mg）	0.15 ~ 0.3	0.4 ~ 0.6	1.1 ~ 3.6
维生素 B_5（mg）	0.4 ~ 1.5	2 ~ 5	0.5 ~ 5
维生素 B_6（mg）	0.08 ~ 0.35	0.1 ~ 1.0	1.5 ~ 2
维生素 B_{12}（mg）	0.3 ~ 0.6	0.3 ~ 3	3 ~ 100
维生素 C（mg）	20 ~ 40	25 ~ 35	20 ~ 100
叶酸（μg）	50 ~ 200	20 ~ 80	100 ~ 500
生物素（μg）	5 ~ 30	35 ~ 50	150 ~ 300
烟酸（mg）	0.5 ~ 2	6 ~ 8	5 ~ 40

表 10–3　小儿肠外营养期间每日所需微量元素

微 量 元 素	早产儿（kg/d）	婴儿（kg/d）	儿童（kg/d）
铁（μg）	100 ~ 200	50	100 ~ 2 500
锌（μg）	300 ~ 500	100 ~ 250	1 000 ~ 5 000
铜（μg）	20 ~ 50	20 ~ 30	200 ~ 300
硒（μg）	1 ~ 2	2 ~ 3	30 ~ 60
锰（μg）	1 ~ 10	1 ~ 10	50 ~ 250
钼（μg）	0.25 ~ 2	0.25 ~ 10	50 ~ 70
铬（μg）	0.25 ~ 3	0.25 ~ 2	10 ~ 20
碘（μg）	1 ~ 15	1 ~ 5	50 ~ 100
氟（μg）	—	20	20

3. 小儿静脉营养的输注途径和输液方式

静脉营养支持途径选择静脉营养输入途径分为3种：经周围静脉肠外营养、经中心静脉肠外营养和经周围置中心静脉肠外营养。

（1）经周围静脉肠外营养（peripheral venous catheter，PVC）：由四肢浅静脉或头皮静脉输入的方式。一般适用于短期应用（<2周）或开始应用PN的患儿。一般采用22G或24G套管穿刺针，通常能保留2～3天，如采用普通钢针只能保留1～2天。其优点是操作简单、便于护理、并发症少。静脉炎是周围静脉肠外营养常见的并发症，其原因主要与静脉大小、置管时间、导管大小及营养液渗透压有关。

（2）经中心静脉肠外营养（central venous catheter，CVC）：由颈静脉、锁骨下静脉和股静脉等置管进入上腔或下腔静脉的输入方法，其优点是置管时间长。成人锁骨下静脉置管一般可保留3～6个月，甚至一根导管可保留1年以上；由于穿刺部位靠近大血管和肺尖，易引起严重的机械性损伤，因此对穿刺技术有较高的要求。新生儿由于局部解剖位置固定困难，日常护理难度极高，通常不建议行CVC。儿科患者也可采用经股静脉置管，一般可保留2周以上，但相对容易污染；新生儿也可选用脐静脉，上述都不建议作为首选部位。

（3）经周围置中心静脉肠外营养（peripheral inserted central catheter，PICC）：近年来建议采用PICC途径肠外营养。应用细硅胶导管10～15 cm长置于肘前窝血管（如贵要静脉、肘正中静脉或头静脉）中，其优点是置管操作简单，损伤和感染并发症均明显少于中心静脉置管输注，并具有中心静脉耐受输注高渗液体和长期应用的优点。

新生儿短期营养支持（<10天）可选周围静脉进行肠外营养，大于10天首选经周围静脉到中心静脉（PICC），在无菌条件下按操作规程床边进行，以选上肢为主，置管后每日严格遵守护理要求。根据上海交通大学医学院附属新华医院2009—2013年统计289例应用PICC的早产儿资料显示，平均胎龄31.8周，平均出生体重1 540 g，平均应用PICC时间30天。70%选择贵要静脉或正中静脉，不到5%选择下肢静脉（也是在上肢已不能选用的情况下才选的）。年发生导管相关并发症2.9%～6.4%，主要是感染和液体外渗。国内现在规模大的儿童医学中心都已掌握了此项技术，关键是无菌条件下置管和置管后的导管护理。总之PICC应用国内已逐渐普及，且相当安全，但置管护士需专门培训，导管护理需严格遵守规范。有时也可选择颈内静脉（一般应用2～3周）或脐静脉作为肠外营养的途径。

（4）全营养混合液（TNA）输液方式的临床应用：传统的静脉营养输液以多个玻璃瓶为容器，经1条或数条输液管同时或相继输入，为简化静脉营养的实施，1972年法国Solassal等研究将脂肪乳剂、氨基酸、葡萄糖的混合液用于肠外营养，名为“三合一”（three in one）营养液，以后又将电解质、维生素、微量元素等混合于营养液中，称为“全合一”（all in one）营养液。至20世纪80年代中后期，美国食品药品管理局（FDA）批准脂肪乳剂可与葡萄糖、氨基酸溶液配伍。1988年美国肠外与肠内营养协会称之为全营养混合液（total nutrient admixture，TNA），此肠外营养输注方式有以下优点：① 减少各营养液污染机会，其一次性在无菌条件下完成配制；② 提高营养支持的效果，因为氨基酸与非蛋白热源同时输入，可提高氮的利用，有利于蛋白质合成；③ 减少并发症的发生，如高血糖及肝损害等；④ 简化护士操作，便于护理。

◆ 小儿静脉营养相关并发症及其监测

1. 小儿静脉营养相关并发症的防治

肠外营养的并发症也主要来自中心静脉插管技术及其维护、营养制剂的选择不当或应用不合理所造成的，可分为3类：机械性、感染性和代谢性。

（1）机械性：主要发生在放置中心静脉导管时，包括气胸、血管损伤、导管移位和断裂。预防这些情况的发生主要是在进行中心静脉置管时应由技术较熟练的专业人员操作，另外导管的材料选择也非常重要。

（2）感染性：主要发生在应用中心静脉肠外营养期间。国外报道其发生率为3%～5%，而PICC

的导管相关感染<2%。导管有关的感染一旦发生，应及时拔管和加用广谱抗生素，抗生素用至体温正常后1周。导管感染中应注意真菌感染，因而拔管时常规做血培养和导管末端培养，以便合理选择抗生素。为了更有效地应用静脉置管肠外营养，减少导管感染，建议应遵循以下几点：① 导管需专人护理；② 不经导管抽血或推注抗生素等药物，仅输注营养液；③ 每24 ～ 48小时更换导管插管处敷料一次；④ 插管期间如出现不能解释的发热，应考虑导管感染的可能。

（3）代谢性：主要有高血糖症和低血糖症、高脂血症、低磷血症、静脉营养有关的胆汁淤积和肝脏损害等。

1）高血糖症：主要发生在应用葡萄糖浓度过高（>20%）或短期内输注葡萄糖过快，尤其在新生儿、早产儿和极低体重儿中。临床表现：开始时有多尿（其糖尿与相对于成人较低的肾阈值有关），继而脱水，严重时出现抽搐、昏迷等。预防的方法是输入的葡萄糖要适量，注意从小剂量开始，尤其在危重早产儿有报道，认为葡萄糖的输注速度应控制在5 mg/（kg · min）左右，以后逐渐增加[4]。

2）低血糖症：一般发生在静脉营养结束时营养液输入突然中断或营养液中加用胰岛素过量。预防方法是停用肠外营养应有2 ～ 3天的逐步减量的过程，可用5% ～ 10%葡萄糖补充。小儿全营养液中的葡萄糖浓度不要太高，一般不必加用胰岛素。

3）高脂血症：主要在应用脂肪乳剂时剂量偏大或输注速度过快时发生，特别当患儿存在严重感染、肝肾功能不全及有脂代谢失调时更易发生。临床特征为应用脂肪乳剂期间，患儿出现头痛、呕吐、贫血、血小板下降、凝血酶原时间延长、自发性出血、DIC及肝功能损害等，为防止高脂血症的发生，主张小儿应用脂肪乳剂剂量应在1 ～ 3 g/（kg · d），于16 ～ 24小时均匀输注，同时严密监测血脂浓度。

4）肝功能损害及胆汁淤积（PN associated cholestasis，PNAC）：临床特征是应用肠外营养期间出现不能解释的黄疸或（和）肝功能损害，其确切病因目前尚不清楚，大多学者认为由多因素引起。主要包括：① 早产儿、低体重儿；② 禁食作用：PNAC的发生率随禁食时间的延长而增加，多数病例在肠外营养进行2 ～ 10周后发生；③ 感染：Margaret等认为感染在小儿发生PNAC中是很容易接受的原因，最常见的感染源是中心静脉导管和坏死性小肠结肠炎；④ 高热量摄入：长期高热量肠外营养［70 ～ 140 kcal/（kg · d）］可引起PNAC和肝脏病变；⑤ 其他：与低蛋白血症、微量元素不平衡、动脉导管未闭、颅内出血、必需脂肪酸缺乏、高脂血症、多次腹部手术等因素有关。

肠外营养相关肝损害（PNAC）其病因至今不清楚，相关高危因素包括：早产、肠外营养应用时间、感染、高热量摄入、高脂血症、某些疾病（如NEC、肠闭锁）等。我们对2 904例应用肠外营养的早产儿资料进行分析，研究入组是肠外营养大于2周的非外科疾病早产儿，共778例符合标准，发现：PNAC总发生率为6.17%（48/778），男孩高于女孩（7.63% vs 3.57%），差异有统计学意义；PNAC组与非PNAC组比较，孕周、肠外营养持续时间、平均每日体重增长情况、肠外营养前ALT水平两组间差异有统计学意义。按不同情况进行分层情况分析，PNAC的发生率也存在统计学意义的不同，情况分别如下：① 按肠外营养持续时间分为14 ～ 28天及大于28天组，发生率分别为5.2%和18.5%；② 按胎龄分为28 ～ 33周和34 ～ 36周组，在28 ～ 33周组中PNAC发生率随胎龄增大而逐渐下降，但34 ～ 36周组中其发生率反而随胎龄增大而逐渐增大，可能与这组患儿原发疾病较危重有关；③ 按出生体重分，在小于2 500 g的早产儿中，随出生体重增加PNAC发生率逐渐下降，但在大于2 500 g的早产儿中，随着出生体重的增加PNAC发生率增加，可能与这组患儿原发疾病较危重有关；④ 按肠外营养应用年份分组见表10-4，从表中可以看出，过去28年间PNAC发生率呈逐渐下降趋势。

这与我们对此并发症不断认识提高和1995年成立营养支持团队（nutrition support team，NST）进行临床营养支持专业化管理密不可分。根据笔者团队最近研究，在极低体重儿肠外营养时，同时应用

表10-4　不同年份PNAC发生率的变化[n(%)]

年份	例数	发生率
1985—1999	24	4(16.7)
2000—2004	58	5(8.6)
2005—2009	323	19(5.9)
2010—2012	373	20(5.4)

谷氨酰胺可提高患儿肝损害的耐受性。总结经验：①早产儿肠外营养的热量供给70～90 kcal/(kg・d)，低于国外推荐量[100～120 kcal/(kg・d)]，高热量摄入与PNAC发生率相关性高，这可能与笔者所在医院PNAC发生率低于国外报道有关，当然这还要看早产儿的生长指标，要平衡好二者的关系。②尽量早期予以肠道喂养，哪怕是微量喂养(喂养占总热量的5%)，此时的作用是营养肠道，减少肠道菌群移位。③积极抗感染，应用甲硝唑、红霉素等可能有效。④选用小儿专用氨基酸及非单一长链脂肪乳剂。⑤定期检查肝功能指标和根据肝功能变化及时调整营养支持方案。一般而言，绝大多数PNAC患儿停用肠外营养，肝功能可以恢复正常[5]。

2. 肠内营养应用时间

肠内营养应用原则就是只要肠道有功能就要应用它，早产儿大多先采用微量喂养，微量喂养的方法是1～3 ml/次，总量<15 ml/(kg・d)，持续几天，用微量泵控制均匀输注。可选用母乳或早产儿配方奶。其对促进肠道成熟有积极意义，也可预防NEC发生。只要早产儿没有NEC或肠梗阻等严重情况，一般不要轻易禁食。笔者建议，如可能对早产儿喂养尽可能采用母乳喂养，必要时可联合应用母乳强化剂，有利于早产儿生长发育。根据患儿肠道耐受程度，及时调整喂养量，一般早期肠内营养期间，早产儿肠内喂养耐受程度常有不耐受现象，如胃潴留、腹胀等。一定要有足够耐心，不断调整肠内喂养量。此时肠外营养仍然是早产儿主要的营养来源。

小结

新生儿是儿童一个特殊群体，其营养与支持有其特点。首先在营养评估，水、电解质平衡，能量需求等十分重要。外科营养支持同样可用肠外和肠内营养。尤其TPN的配方、输液途径方式，相关的并发症及其监测更为突出。

新生儿外科营养支持需要一支专业队伍，另外还有许多临床、基础问题进一步研究探索。

(蔡　威)

参・考・文・献

[1] August D A. Teitelbaum D. Guidelines for the use of parenteral and enteral nutrition in adult and pediatrie patients. J parenter Enteral Nutr, 2002, 26: 1sa-138sa.

[2] Shan H M, Cai W, Cao Y, et al. Extrauterine growth retardation in premature infants in Shanghai: a multicenter retrospective review [J]. Eur J Pediatr, 2009, 168(9): 1055-1059.

[3] Chinese Medical Association. CSPEN guideline for nutrition support in neonates[J]. Asia Pac J Clin Nutr, 2013, 22(4): 665-673.

[4] Wang Y, Cai W, Tang Q Y, et al. Protective effect of parenteral glutamine supplementation on hepatic function in very low birth weight infants[J]. Clin Nutr, 2010, 29(3): 307-311.

[5] Wang Y, Cai W, Tao Y X, et al. Glutamine supplementation in preterm infants receiving parenteral nutrition leads to an early improvement in liver function[J]. Asia Pac J Clin Nutr, 2013, 22(4): 530-536.

第十一章
新生儿休克

概述

休克(shock)是指由于感染、失血和过敏等多种原因引起的急性循环系统功能障碍，致氧输送不能保证机体代谢需要，从而引起细胞缺氧的病理生理状态。近年来又提出了急性循环衰竭(acute circulatory failure，ACF)的概念，休克是急性循环衰竭的临床表现，急性循环衰竭是休克的内在机制。休克的预后取决于休克的严重度、组织低灌注的时间和累积器官的数量。休克的早期识别和处理刻不容缓，任何的延迟都有可能是致命的[1,2]。

分类

结合病因和血流动力学特点，休克可分为低血容量性休克(hypovolemic shock)、心源性休克(cardiogenic shock)、分布性休克(distributive shock)和梗阻性休克(obstructive shock)。研究显示，在休克发生中分布性休克占66%(其中感染性休克占62%)，低血容量性休克占16%，心源性休克占16%，梗阻性休克占2%[3]。

休克还可以分为代偿性和低血压性(失代偿性)休克。代偿性休克时，虽然患儿可以有组织和器官灌注不良体征(如高乳酸血症、少尿和意识改变等)，但血压是正常的。低血压性(失代偿性)休克时出现低血压。

病因

导致小儿休克的原因众多，各类休克的病因不一，见表11-1[1]。

表11-1 休克的病因诊断

分 类	病 因	临床表现	辅助检查
分布性休克	严重感染	感染病史、发热、寒战	WBC、CRP、PCT增高
	变应原接触	变应原接触史、皮疹、低血压	
	神经源性	有强烈的神经刺激(如创伤、剧烈疼痛)	
	中毒	毒物接触史、瞳孔改变、呼吸有特殊气味	毒理检测结果显示毒素水平增加
	酮症酸中毒	糖尿病症状加重、胃肠道症状、酸中毒、深大呼吸和酮臭味	血糖升高、血尿酮体阳性、酸中毒
	甲减危象	甲减病史、黏液性水肿、昏迷、低体温	血清T_3、T_4降低及/或TSH明显增高

（续表）

分类	病因	临床表现	辅助检查
低血容量性休克	创伤或出血	创伤病史、腹痛、面色苍白、活动性出血	超声/CT见肝脾破裂或腹腔积液、腹穿抽出血性液体
	热射病	头晕、乏力、恶心、呕吐、严重者会出现高热、昏迷、抽搐	
	急性胃肠炎、肿瘤化疗、消化道梗阻	严重呕吐、腹泻	血电解质紊乱
心源性休克	急性心肌炎	恶心、呕吐、面苍、乏力、呼吸困难、腹痛	心脏超声提示心脏扩大、心肌收缩力下降
	恶性心律失常	心悸、气促、胸闷	ECG相应改变
	瓣膜病	活动后出现心悸、心搏加快，心脏杂音	ECG、心脏超声相应改变
梗阻性休克	张力性气胸	极度呼吸困难、端坐呼吸、发绀，可有皮下气肿、气胸体征	胸部X线：胸腔大量积气，肺可完全萎缩，气管和心影偏移至健侧
	肺栓塞	呼吸困难、胸痛、咯血、惊恐、咳嗽	D二聚体升高 ECG：$V_1\sim V_2$导联T波倒置和ST段压低，CTA，肺通气血流比
	心包填塞	胸痛、呼吸困难、晕厥、奇脉	ECG：低电压；心脏超声：心包积液

病理生理

休克最根本的病理生理改变是微循环的功能障碍。

尽管低血压可以被认为是诊断休克的充分条件，但是组织脏器的微循环状态更为重要，近年来也备受关注，其中线粒体水平的氧供和氧耗平衡，以及细胞代谢产物的清除，对于生存意义重大。细胞缺氧会导致局部血管收缩，血栓，糖无氧酵解，超氧化物的释放，丙酮酸和乳酸的堆积以及细胞内酸中毒，造成器官功能障碍。患儿酸中毒的程度，体现在碱剩余的负向升高或者乳酸水平升高，与休克的致死性相关。

机体在经历细胞缺氧、组织损伤和破坏后，会释放一系列细胞内介质，启动细胞因子风暴。细胞因子是多种免疫细胞分泌的多肽或者糖蛋白，参与休克发生发展的各个过程。肿瘤坏死因子（TNF-α）是单核细胞，巨核细胞和T细胞释放的早期细胞因子，TNF-α水平在细胞损害后显著升高，并会导致低血压，凝血激活，肌肉破坏，分解代谢和恶病质。在动物研究中发现TNF-α水平与出血导致低血容量性休克的死亡率相关。白介素-1（IL-1）由吞噬细胞和内皮细胞分泌产生，有着与TNF-α类似的生物学效应，能导致发热、纳差等表现。活化的T细胞产生IL-2，可以放大细胞介导的免疫反应。IL-6与IL-1协同，介导急性时相反应，在急性肺损伤等损伤反应的发生中起重要作用。IL-8是中性粒细胞的趋化因子，IL-12通过促进辅助T细胞-1（Th-1）分化在细胞介导免疫中起作用。另外，一系列“抗炎因子”如生长激素、IL-4、IL-10、IL-13，可溶性肿瘤坏死因子受体（sTNFR）和IL-1受体拮抗剂（IL-1ra）会和前炎因子同时释放，以试图在炎症因子风暴中形成平衡。机体对初始损伤的反应可能会对之前并未累积的器官和细胞造成二次损伤，从而导致组织灌注受损，细胞坏死和器官功能不全。如果全身炎症反应综合征持续不衰减，可能会导致多器官功能不全综合征，是休克致死的常见原因。

IL-1还可以激活患儿的下丘脑-垂体-肾上腺素轴（HPA）轴产生一系列神经内分泌反应。HPA活化会释放促肾上腺皮质激素（ACTH）作用于肾上腺刺激糖皮质激素的产生。机体对休克产生的肾上腺皮质反应对于患儿生存是至关重要的。在重症疾病中对于相对性肾上腺功能不全的低估是导致患儿复苏失败的一个常见原因。血管加压素（ADH）由脑垂体后叶分泌，可以强化ACTH的作用，除了通过调节肾集合管对水重吸收、对渗透压进行调节，ADH也是很强的血管收缩药物，可以提高组织器官灌注，促进糖异生和糖酵解以提供更多代谢所需物质。

休克的神经内分泌反应包含很多反向调节物质（counter-regulatory substance）的参与。肾上腺素和去甲肾上腺素分别由肾上腺髓质和交感神经突触产生。β-肾上腺素能作用导致心率增快和心肌收缩力增强，α-肾上腺素能作用导致系统血管阻力增加，血压通过外周血管收缩而升高。血液从非重要脏器流向心脑。交感兴奋也导致静脉收缩促进静脉回流至中心循环。儿茶酚胺激素的分泌导致机体高血糖等应激反应表现，在重症疾病中较为常见。

血管紧张素系统激活导致血管紧张素-Ⅱ（AT-Ⅱ）释放，后者是另外一种强烈的血管收缩物质，能够刺激醛固酮分泌，醛固酮通过调节远端肾小管对水钠的重吸收，从而保持血管内容量平衡。肾素-血管紧张素-醛固酮系统还调节酸碱平衡和钾稳态。

胰高血糖素由胰腺α岛细胞产生，有分解代谢的作用。多种物质的释放导致了循环中胰岛素水平的降低。这种分解代谢状态以胰岛素抵抗、高血糖、脂类分解、游离脂肪酸形成、酮体产生、去脂体重下降和负氮平衡为特征[2]。

临床表现和监测

新生儿休克往往发生在原发疾病的基础上，以不典型表现与快速进展为特征。对新生儿休克能否实施及时有效的救治，取决于对休克发生的预见和对早期不典型表现的识别。因此，对以下可能发生休克的高危新生儿病例应予以重视：① 母亲胎膜早破；② 宫内胎儿出血；③ 胎儿窘迫；④ 母亲患发热或者感染性疾病；⑤ 代谢性酸中毒；⑥ 严重产时创伤，尤其有大出血与内脏破裂（肝、脾等）可能的患儿；⑦ 外科较大手术后，如开胸手术；⑧ 内出血患儿。对于这些新生儿要做好以系统、器官为基础的监测[4,5,6]。

◆ 循环系统

1. 心率和心律

心率增快是新生儿休克早期表现，心排血量（CO）=每搏输出量（SV）×心率（HR），新生儿每搏输出量的储备很小，会通过提高心率来增加心排血量。在心肌细胞缺血缺氧或者炎症损害时，还可能出现心律失常。

2. 血压

血压取决于心排血量（血流量）和体循环阻力。当心排血量降低，机体常会出现代偿性血管收缩，血压可维持在正常范围。心动过速和心肌收缩力增加将维持正常的心排血量，当这些代偿机制缺乏时，就会出现低血压。低血压是晚期和失代偿的体征，必须快速及时治疗，因为失代偿意味着患儿可能即将发生心跳呼吸停止。应对可能发生休克的患儿做连续或定时有创或者无创的血压测定。

3. 体循环灌注

因为心动过速是一种非特异性体征，而低血压是休克晚期表现，所以早期代偿性休克的辨别需要评估血流量的间接体征和体循环阻力。最好的方法是评估中心和外周脉搏搏动和充盈情况，以及器官灌注与功能状态。

（1）脉搏评估：在健康婴儿和新生儿易于触摸到搏动的动脉有：颈动脉、腋动脉、肱动脉、桡动脉、腹股沟动脉和足背动脉。中央动脉和外周动脉搏动强弱存在差异时，可以是环境温度过低或是心排血量降低的早期体征。脉搏容量与脉压有关联。当心排血量降低（低心排休克）脉压变窄时，脉搏变得纤细，最终不能触及。相反，早期脓毒性休克可呈高心排状态，脉压变大。中央脉搏搏动消失是临终体征。

（2）皮肤：皮肤灌注减少是休克的早期体征。当婴幼儿或者新生儿灌注良好、环境温暖时，手足应该是暖和干燥的，手掌至指端红润。当心排血量降低时，皮肤从外周开始变凉，然后向近端扩展。休克、发热或者环境寒冷均可引起毛细血管再充盈时间延长大于2秒。皮肤花纹、苍白、毛细血管再充盈时间延长和外周青紫常表明皮肤灌注差，但有时新生儿和多血质患儿肢端发绀可以是正常情况。严重的血管收缩可以造成新生儿皮肤灰色、年长儿皮肤苍白。

（3）脑：脑低灌注的临床表现取决于脑缺血缺氧的程度和持续时间。当缺血性脑损害突然发生时，神经受损表现可能先于意识丧失，可出现肌张力消失、全身性惊厥发作和瞳孔散大。当缺血性脑损害逐渐发生，典型神经系统症状也逐渐出现，意识改变包括意识模糊、烦躁不安和嗜睡等，烦躁和嗜睡可以交替出现。

（4）肾脏：尿量与肾小球滤过率及肾血流量呈正相关。正常小儿平均尿量每小时1 ～ 2 ml/kg。在无肾脏疾病时，每小时尿量少于1 ml/kg常是肾灌注不良或者低血容量的表现。导尿管能精确而连续的监测尿量。

治疗

◆ 低血容量性休克

严重的低血容量可由体液丢失（比如失血、腹泻）造成。患儿表现为充盈压力的下降，监测中心静脉压（CVP）下降，同时由于机体的代偿作用，系统血管阻力（SVR）增加，从而出现四肢湿冷，毛细血管再充盈时间延长和脉压变小等临床表现。

一旦识别患儿存在低血容量性休克，治疗和复苏应立即开始，首选晶体液（平衡盐溶液或者生理盐水）进行复苏，当需要大量晶体液时，可以额外使用白蛋白，不建议使用羟乙基淀粉进行血管内血容量扩展，反复评估血流动力学以指导进一步的液体使用。对于创伤出血造成的低血容量性休克，复苏的同时要争分夺秒进行出血的控制，在出血控制之前使用限制性容量复苏策略达到目标血压，如果存在威胁生命的低血压，可在液体复苏同时使用血管活性药物维持目标血压，并尽早监测以采取措施维持凝血功能正常[7,8]。

◆ 梗阻性休克

梗阻性休克是指存在潜在的致病因素致心搏输出的机械性梗阻造成全身血液灌注的骤减，如心包填塞、张力性气胸和肺栓塞等。在心包填塞中，患儿心脏的收缩和舒张功能均受损，会出现颈静脉怒张和CVP的增加，出现奇脉，床边心脏超声可以做出快速的诊断并帮助进行心包穿刺操作以解除梗阻。张力性气胸导致休克的原因是阻碍了静脉的回流，升高的肺内压导致胸内静脉的塌陷，造成回心血量的骤减。张力性气胸必须通过体检快速诊断，而不是等待影像学检查丧失抢救机会，紧急胸膜腔穿刺可以快速缓解梗阻，恢复静脉回流。肺栓塞更多见于成人，小儿少见。

◆ 心源性休克

心源性休克在儿童和新生儿主要病因为先天性及后天性心脏病、心肌疾病、心律失常等。主要是因为心室泵衰竭致心排血量下降，从而造成急性循环衰竭，重要脏器灌注不足。正常小儿的心脏指数为3.5 ～ 5.5 L/（min · m^2），当下降至2.2 L/（min · m^2）以下时，即可发生休克。心源性休克和梗阻性休克都有系统血管阻力的增高、充盈压的增高（肝大、颈静脉怒张、CVP升高）。区别在于心源性休克主要因为心室泵血功能受损，而梗阻性休克则主要因为心室的充盈受损。

心源性休克应针对不同的病因采取不同的治疗方法，如抗心律失常，免疫抑制减少心肌损伤，降低心脏前后负荷等，同时应卧床休克，适当氧疗，在进行扩容时，首次剂量为5 ～ 10 ml/kg，30分钟反复评估血流动力学以指导进一步的液体使用，过量的液体可能进一步损害心排血量。如心脏充盈受损，单纯的缩血管药可能有益，对于提升血压而不增加心率。在心肌衰竭的情况下，联合使用强心药和缩血管药可以改善心功能并减轻心脏负荷。如通过治疗患儿心排血量无法维持血压造成全身脏器低灌注，则须尽早进行体外膜肺（ECMO）支持。

◆ 分布性休克

分布性休克是由于脓毒症、脊髓休克、中毒和过敏等因素致血管舒张从而导致重要脏器灌注受损。除了液体复苏，很多分布性休克的患儿都需要使用缩血管药以维持目标血压。由于血管扩张和血管通透性增加导致有效循环血量不足，心排血量代偿性增加，从而形成特殊的“高排低阻”现象，或者称为“暖休克”，但是值得注意的是，在新生儿，持续进展、未得到有效治疗的休克会很快出现组织低灌注，系统血管阻力增加，四肢湿冷等“冷休克”表现，典型“暖休克”在新生儿更为少见。

一旦发现分布性休克，复苏应立即开始，对于脓毒症所致的低灌注进行液体复苏，需在前3小时之内至少输入30 ml/kg的晶体液，在完成初始液体复苏后，需要反复评估血流动力学状态以指导进一步的治疗。急性乳酸水平升高是组织低灌注的重要标志，可以作为复苏的靶标之一。在识别脓毒症后，在1小时内尽快启动静脉抗生素治疗，在这之前，需完善微生物学标本采集。脓毒症患儿，可以使用平衡盐溶液或者生理盐水进行液体复苏，当需要大量的晶体液时，可以额外使用白蛋白。推荐去甲肾上腺素作为首选的血管活性药物，可以加用血管加压素或者肾上腺素以达到目标平均动脉压。以往较多使用的低剂量多巴胺并无肾脏保护作用，不推荐使用。在经过充分的液体负荷及使用血管活性药物之后，仍然存在持续的低灌注，可使用多巴酚丁胺。如果无法达到血流动力学稳定，可以使用小剂量糖皮质激素[7]。

小结

支持治疗对于休克仍然是最重要的手段。通过不断的研究，希望在未来能够找到识别特殊休克状态和机制的特殊介质，从而找到能够有效改善微循环的方法。未来的研究可能解决目前的很多争议问题，如针对不同休克类型选择何种复苏液体，以及一些辅助药物如糖皮质激素的使用时机。随着儿童和新生儿休克研究的发展，休克幸存者的长期预后也会得到更多关注和研究[8]。

（汪　健）

参·考·文·献

[1] 于学忠，陆一鸣，王仲，等.急性循环衰竭中国急诊临床实践专家共识.中华急诊医学杂志，2016，25（2）：146-152.

[2] Richard S. Irwin, James M. Rippe. Irwin and Rippe's Intensive care medicine (7th Edition), 2012.

[3] Vincent J L, De Backer D. Circulatory shock. N Engl J Med, 2013, 369(18): 1726-1734.

[4] 封志纯，祝益民，肖昕，等.实用儿科重症医学.北京：人民卫生出版社，2012.

[5] 江载芳，申昆玲，沈颖，等.诸福棠实用儿科学：8版.北京：人民卫生出版社，2015.

[6] 邵肖梅，叶鸿瑁，丘小汕.实用新生儿学：4版.北京：人民卫生出版社，2011.

[7] Rhodes A, Evans L E, Alhazzani W, et al. Surviving Sepsis Campaign: International Guidelines for Management of Sepsis and Septic Shock: 2016. Intensive Care Med, 2017, 43(3): 304-377.

[8] Rossaint R, Bouillon B, Cerny V, et al. The European guideline on management of major bleeding and coagulopathy following trauma: fourth edition. Crit Care, 2016, 20: 100.

第十二章
新生儿外科免疫相关问题

概述

手术对于儿童宿主防御机制具有极大的挑战性，正常情况下先天和适应性免疫机制能完全胜任这一挑战。免疫系统的发育起始于胎儿早期，出生时尚未完全发育成熟，因此，新生儿免疫系统功能与年长儿或成人相比有其显著的特点。新生儿的免疫防御系统由非特异性免疫（固有免疫，又称为天然免疫）和特异性免疫（适应性免疫，又称为获得性免疫）共同组成。非特异性免疫是在生物进化中形成的，主要由物理屏障（包括皮肤黏膜、血脑屏障）和单核-吞噬细胞系统等吞噬细胞（包括粒细胞和单核细胞等）以及一些体液因子（包括补体、溶菌酶等）组成。特异性免疫是机体在与抗原反复接触后形成的，主要由T淋巴细胞介导的细胞免疫和B淋巴细胞介导的体液免疫所组成。然而在许多情况下，免疫功能在术后是相对抑制的，儿童在术后是缺乏抵抗力的。在新生儿尤其是早产儿，免疫系统没有完全发育成熟。儿童免疫力低下的原因可发生在初次免疫应答（如SCID，低丙球蛋白血症），也可能发生在再次免疫应答中（如囊性纤维化，镰状细胞病）。系统了解儿童尤其是免疫功能不全的患儿免疫应答的基本情况，将有助于指导围术期管理。

新生儿免疫系统特点

众所周知，新生儿尤其是早产儿受感染风险比正常的成年人高很多。入新生儿重症监护室的主要发病原因为新生儿败血症和院内感染。新生儿的免疫系统被认为不成熟和缺乏经验。不成熟是指由于免疫系统的细胞或免疫因子不足导致无法启动免疫反应或反应低下。而免疫系统缺乏经验是由于新生儿还未经历过免疫应答。

◆ 固有免疫

新生儿抵抗病原微生物入侵的第一道防线——固有免疫系统是由细胞、体液因子和表面屏障所构成的。由感染性病原体和非己抗原启动的固有免疫涉及中性粒细胞、单核吞噬细胞、树突状细胞、NK细胞和补体的非特异性活化。

1. 中性粒细胞

当中性粒细胞成熟至完全分化的多形核白细胞后，便可摄取和杀死外来病原体。22～23周妊娠脐血液中的中性粒细胞浓度约为新生儿脐带血中性粒细胞的2%。出生时循环中性粒细胞增加，于12～24小时达到峰值，然后慢慢下降，于72小时达到稳定值。早产儿中性粒细胞计数较低。严重的败血症导致各胎龄的新生儿中性粒细胞减少，这可能表明新生儿感染后储备池的中性粒细胞动员能力可能有所减弱。与成人相比，健康新生儿中性粒细胞的趋化和黏附能力有所下降。在败血症新生儿中，这些能力进一步下降。但手术和麻醉不会改变中性粒细胞的趋化性。健康的足月儿和早产儿有正常的吞噬和杀菌的能力。然而当新生儿处于疾病状态时，这些功能不能正常发挥。

2. 单核－吞噬细胞

胎儿血液循环单核细胞出现在妊娠18～20周。从怀孕30周起至出生，它们构成了3%～7%的血液成分，单核细胞浓度高于大多数成年人。循环单核细胞分化成组织特定的吞噬细胞。吞噬细胞吞噬微生物后，活化胞内的膜结合氧化酶，使还原型辅酶Ⅱ氧化，继而催化氧分子还原为一系列反应性氧中间物，从而发挥杀菌作用。这一反应受细胞因子调节，尤其是INF-γ。而早产儿吞噬细胞呼吸爆发的功效则有缺损。此外，近年来研究显示虽然新生儿和成人吞噬细胞活化受体TLR4表达阳性的细胞数量相似，但是由于TLR4信号传导通路的相关蛋白表达不足，导致新生儿单核-吞噬细胞对刺激的应答能力低下，炎症反应被抑制。因此，单核吞噬细胞功能不全可能是新生儿固有细胞免疫缺陷的主要构成因素。

有研究发现新生儿手术应激早期TLR2显著降低，而TLR4无显著性差异。这可能与术后容易发生革兰阳性菌感染有关。

3. 细胞因子

T辅助细胞按其产生的细胞因子可分为两种类型——Th1型和Th2型，二者处于动态平衡中。Th1细胞分泌IFN-γ和IL-2等，介导细胞免疫，抵御胞内病原体，包括病毒和细菌，并介导迟发性超敏反应，参与炎症反应。Th2细胞分泌IL-4和IL-5等，介导体液免疫，抵御胞外病原体，如寄生虫，并介导Ⅰ型超敏反应。在胚胎期内为维持胎儿的正常存活，避免受到Th1诱导的免疫损伤，胎儿体内以Th2细胞因子的产生占显著优势，这也是造成新生儿固有免疫应答显著低下的关键因素。Th1细胞因子产量的减少不仅发生在胎儿期，在新生儿出生后，T细胞产生IFN-γ能力仍然不足。目前已知在吞噬细胞应对病原体的固有免疫应答中，Th1细胞因子对于启动早期的抗感染免疫应答和诱导细胞免疫都起着关键的作用。因此Th1细胞因子产生不足和应答能力低下可能是导致新生儿固有细胞免疫力降低，以及向Th2免疫应答偏移的主要原因。

4. 补体系统

补体是固有免疫的重要组成部分，它是主要由肝细胞和吞噬细胞产生的一组血浆蛋白质。从胚胎6～14周起胎儿已能自己合成补体成分，并随胎龄增长而升高，于产后3～6个月达到成人水平。母体的补体不输送给胎儿。新生儿经典途径的补体（CH50）和C3、C4、C5活性是其母亲的50%～60%。调理吞噬作用依赖于免疫球蛋白或补体调节。早产儿不仅有明显的低丙球蛋白血症，而且参与补体经典和替代途径中各成分活力都有所降低。

◆ 适应性免疫

1. T细胞及T细胞亚群

虽然新生儿期$CD3^+$ T细胞的百分比略低于儿童期和成人，但是由于淋巴细胞总数高，因此，$CD3^+$ T细胞的绝对数是高的。脐血T细胞已能对一些丝裂原，例如植物血凝素（phytohemagglutinin，PHA）和刀豆素A（concanavalin A，Con A）产生正常的应答，以及进行混合白细胞反应。如果脐血淋巴细胞不能产生这些反应，则提示原发性免疫缺陷。正常新生儿在出生时已能产生特异性的T细胞免疫应答，接种卡介苗几周后就可出现强烈的结核菌素反应。新生儿T淋巴细胞表型与成人有一定的差异。CD38是一种不成熟的细胞表型，存在于胸腺细胞中。成人外周血T细胞中甚少表达CD38。体外细胞培养的研究结果显示，当有内源性抗原递呈细胞存在时，脐血T细胞对于抗CD3或抗CD2刺激的增殖反应很弱，所产生的细胞因子，包括IL-2、IFN-γ、IL-4、粒细胞吞噬细胞集落刺激因子（GM-CSF）等水平都很低。当有成人抗原递呈细胞存在时，脐血T细胞的增殖可以达到成人水平。这些结果说明新生儿T细胞对于依赖抗原递呈细胞的、经细胞表面分子途径活化的生理性的刺激反应微弱，对于共刺激信号具有更高的需求，如果能获得足够的刺激信号，新生儿T细胞功能就能达到成人水平。新生儿T细胞需要更强的共刺激信号才能达到成人T细胞的功能，其原因可能与T细胞表面一些关键分子的表达有关。新生儿T细胞表面TCR复合物的密度显著低于成人T细胞，从而导致经TCR复合物的信号传导水平降低。有研究显示腹部手术的打击可导致新生儿$CD3^+$、$CD4^+$、$CD4^+/CD8^+$、IgG、IgA、IgM及补体C3下降，这可能是新生儿手术后易于继发感染原因之一。在感染或体外诱导刺激下，新生儿T细胞已能发育为细胞毒T效应细胞（CTL），在HIV或EB病毒感染的婴儿体内可检测到病毒特异性CTL，但6月龄以下婴儿CTL的数量和功能活性都显著低于成人。而且，脐血细胞很少能在移植物受者引起移植物抗宿主疾病（GVHD）。这些都说明新生儿CTL的应答反应不足[1]。

2. B细胞和免疫球蛋白

脐血中B细胞的百分比略高，并且由于淋巴细胞总数高，所以B细胞绝对数量大大高于儿童和成人。然而，脐血中的B细胞经丝裂原或抗CD40抗体加IL-4共刺激后合成免疫球蛋白的种类和量都显著低于儿童和成人。出生后，新生儿应对新环境中遇到的免疫刺激合成IgM类免疫球蛋白的速度快速提高，未成熟儿也与足月儿相似。出生后6天，血清IgM的浓度迅速增加，约在1岁时达到成人水平。脐血中IgA含量极低，在出生后13天左右刚刚可以在血清中检测到，而后逐渐升高，大约在6～7岁时达到成人水平。脐血IgG的含量与母体血清相同或更高，在出生后6～8个月中来自母体的IgG逐渐下降，而婴儿自身合成的IgG不断增加。经特异性免疫后，新生儿能产生IgM，但不能有效地转换为产生其他类型的免疫球蛋白。有研究显示，在有来自成人的成熟T细胞的辅助时，新生儿的B细胞能够产生IgG、IgA和IgE。因此，新生儿B细胞不能进行免疫球蛋白类型转换，可能是由于体内T辅助细胞功能不足的缘故。

3. 淋巴样组织器官

新生儿的淋巴组织在出生时已有良好的发育，而且在出生后快速成熟。在胎儿期，胸腺相对于其身体是最大的，出生时其重量通常已达到成熟时（约在1岁）的2/3，青春期前胸腺的发育到达高峰，而后逐渐退化。1岁左右，淋巴器官的组织结构已发育成熟，外周血淋巴细胞计数也达到高峰。在婴儿期和儿童早期，周围免疫组织增长迅速，6岁时达到与成人相当的程度。

围术期管理

各个年龄段的孩子都有可能发生免疫功能紊乱，并且可能同时需要紧急或选择性外科手术。比如，胎龄28周的早产儿，出生后10天因为坏死性小肠结肠炎需要行开腹手术；2岁的儿童罹患乳突炎，需要行乳突切开术；6岁镰状细胞病患儿需要进行扁桃腺切除术；罹患囊性纤维化青少年肱骨开放性骨折需要行手术治疗。上述这些案例中，免疫系统都有不同程度的变化。对于患儿的环境、抗生素治疗、血制品使用麻醉药物的使用都具有极大的挑战，上述这些对于免疫功能异常患儿围术期管理起到重要的作用[2]。

◆ 环境

保持灭菌手术环境是至关重要的。适当隔离预防措施必须贯穿整个围术期。患儿可能没有动脉置管，只有外周静脉置管或中心静脉置管。但无论何种置管，操作时都必须保持无菌。当放置外周静脉导管，或向已放置的导管注入药物时，都需严格保持无菌操作，包括用抗菌肥皂洗手或含酒精的免洗液消毒、穿戴无菌手套，使用2%氯己定或70%酒精消毒皮肤或管道口。需要注意的是，2%氯己定可导致极低出生体重婴儿发生接触性皮炎。在手术操作过程或术后管理中可能已进行或即将进行中央置管。而需手术治疗的新生儿通常已放置脐动静脉插管。尽管在脐动静脉导管感染中，导管放置时间不是一个独立的危险因素，出于血管并发症风险考虑，人们普遍认为脐动脉导管不应该置放超过5天，而脐静脉导管最多不超过14天[3]。在年龄较大的儿童中，一般通过股静脉、锁骨下静脉和颈内静脉置放中央管道。虽然PICC（经外周静脉置入中心静脉导管）正变得越来越受欢迎，无论是哪种方式放置中央导管，都需最大程度上进行消毒隔离预防（帽、口罩、无菌衣、无菌手套和大型无菌褶皱）。穿戴无菌衣可使操作范围充分暴露于视线内。不推荐常规使用抗生素软膏。虽然不推荐在儿童病患中定期替换中央置管，但所有导管需定期检查，如有必要还需及时替换，置管时如有必要可使用麻醉制剂。患儿及患儿家属在预防感染扩散中的作用也很重要。实时做好院内感染预防措施非常重要。此外必须定期仔细检查并消毒相关设备，以防止患儿与患儿间疾病传播。

◆ 抗生素治疗

罹患免疫缺陷的儿童，可能平日在家已预防性抗感染治疗，因此当需要手术治疗时，对此类患儿需考虑到他们术前已应用了抗生素。例如接受化疗的患儿常会应用甲氧苄啶（3天/周）预防感染。这个方案应该贯穿整个围术期，而进一步手术预防性应用抗生素的方案应根据手术的类型决定。其他免疫缺陷患儿可能存在不同的感染类型，因此需要一个特异性的抗生素疗法。例如，新生儿坏死性小肠结肠炎可能已使用了三重抗生素疗程。通常治疗性应用抗生素抗菌谱已经覆盖了手术预防范围，但还须考虑到个体的基础疾病，并考虑到已使用的抗生素和治疗时间。最后，一些患儿可能术前没有预防性或治疗性使用抗生素，术后是否需要预防性应用抗生素将取决于手术伤口的分类。儿外科预防性使用抗生素占了儿科抗生素使用的1/3，并且80%的抗生素是用于手术。关于外科预防性使用抗生素的流程以及具体使用时间的指南早已提出。然而，一些回顾性研究表明，目前并没有很好地遵循这些指南，外科预防性使用抗生素还是存在很大问题。除了抗生素外，在某些情况下，围术期可能还需要使用抗真菌药物和/或抗病毒药物。例如一个罹患先天性心脏病的新生儿在围术期可能需要使用抗病毒剂，因为新生儿感染呼吸道合胞病毒可能是致命的。

◆ 血制品输注治疗

任何儿童输注血液制品都存在一定风险，而当免疫缺陷患儿输注血制品时，还需考虑到额外的风险因素。

1. 浓缩红细胞（PRBC）

T细胞功能异常的儿童（SCID、Di-George综合征、新生儿）输注未照射过的血制品时都存在移植物抗宿主（GVHD）风险。当宿主T细胞的功能缺陷时，血制品中残存的淋巴细胞（移植物）可以攻击免疫不健全的宿主细胞。这一反应可以是致命的。一般认为，给予新生儿以及正在接受化疗的儿童输注任何血制品时，这些血制品都需接受照射，并保证巨细胞病毒阴性。

2. 静脉注射免疫球蛋白（IVIG）

抗体缺陷的儿童需要接受IVIG治疗。当患儿是因严重低丙球蛋白血症引起的反复严重的感染，可以开始使用丙种球蛋白替代治疗。

起始剂量每个月约200 mg/kg，这一剂量可因人而异。丙种球蛋白制剂主要包含IgG，而其他类型的免疫球蛋白也可以检测到少量。丙种球蛋白制剂的不良反应包括肌痛、发热、寒战、恶心/呕吐、背部疼痛和头痛。解决这些不良反应除了减缓输液速度之外，还可预先使用抗组胺药、类固醇和非甾体抗炎药物。当与其他血制品一起使用时，很有可能产生速发型过敏反应，因此同时接受丙种球蛋白和血制品治疗的患儿必须进行监护。已有大量的研究报道了丙种球蛋白在新生儿败血症的治疗和预防作用[4]。Cochrane荟萃分析指出，尽管新生儿预防性使用丙种球蛋白可轻微降低严重感染的发生率，但死亡率及严重的并发症没有任何改善。因此不推荐新生儿常规使用预防性丙种球蛋白。Cochrane荟萃分析还指出没有足够的证据可以证明在疑似感染或确诊感染的新生儿中常规使用免疫球蛋白可降低死亡率[5]。新生儿及抗体缺陷儿童在围术期不常规使用IVIG，但在器官移植时需使用免疫抑制药物，这种免疫抑制药物结合T细胞，从而减少T细胞数量和阻止T细胞活化。该类药物存在一定不良反应，因此输注时需要仔细监测。

◆ 免疫调节剂治疗

免疫调节剂作用于特定的细胞或细胞因子，从而增强免疫功能。集落刺激因子和干扰素-γ（INF-γ）是目前正在临床使用的免疫调节剂。粒细胞集落刺激因子（G-CSF）和粒细胞吞噬细胞集落刺激因子

(GM-CSF)刺激骨髓前体细胞的增殖和分化，增加外周白细胞计数。他们通常于化疗后使用。研究并不支持新生儿败血症时常规使用G-CSF和GM-CSF作为治疗和预防[6]。INF-γ是吞噬细胞刺激因子，在宿主防御细胞内病原体至关重要。INF-γ常用来治疗吞噬功能障碍疾病如慢性肉芽肿性疾病。目前已开展了多项关于免疫调节剂的研究，未来可能有特异性更高，不良反应更小的免疫调节剂。

◆ 麻醉药物

手术及麻醉带来的免疫抑制作用已广为研究。这些不良反应会导致感染、伤口愈合不良、全身炎症反应综合征和肿瘤扩散。这些影响与外科手术的严重程度密切相关，并且在免疫功能已经受损的患儿中这些不良反应会被放大。问题在于这些影响是否可以改变，或者是否有更新、更安全的麻醉药物或技术。一般来说，麻醉药物对细胞免疫的影响更大，只轻微影响体液免疫。一些常用的儿科麻醉药物是吸入式剂型，如阿片类药物和丙泊酚。七氟烷通过增加淋巴细胞和减少中性粒细胞来影响细胞免疫。七氟烷还能诱导T淋巴细胞体外凋亡。阿片类药物的免疫抑制作用有很多，它们已经被证明能够抑制淋巴细胞增殖，减少NK细胞的细胞毒性，抑制中性粒细胞趋化性和诱导免疫细胞凋亡。这些抑制作用是通过中枢还是外周调节仍存在争议。但是如果它们是通过外周调节，那使用外周拮抗剂可能有一定益处。丙泊酚抑制吞噬细胞功能，包括趋化作用、吞噬作用、氧化剂生产以及在体外模型中抑制INF-γ mRNA合成。与阿片类药物不同，动物实验显示丙泊酚并没有改变NK细胞活性。此外，相比丙泊酚静脉麻醉，吸入式麻醉更易改变细胞免疫。与全身麻醉相比，局部麻醉对免疫功能损害的程度要弱很多，某些情况下，可能更偏向于使用局部麻醉。但由于学科特殊性，局部麻醉在儿科中使用受到很大限制。总体来说，相比手术引起的应激反应，麻醉药物对免疫力的影响要小得多。

小结

在新生儿整个发育过程中，免疫系统组成以及功能与成人相比都有很大差异。尽管本文大致介绍了新生儿免疫系统的组成及其特点，但这些分子以及细胞与成人免疫系统的分子及细胞间的差异基础仍不明确。因此在围术期管理中，如对于导管的放置、抗生素的应用、血制品的输注、麻醉药物的使用都需考虑到新生儿免疫系统的特殊性。也有研究开始着手于新生儿免疫系统特异性靶点，设计新型抗感染药物，比如增强新生儿TLR-4信号转导通路上相关蛋白的表达等。总之目前对于新生儿免疫发展过程还是知之甚少，只有不断地探索新生儿免疫特点，才能真正做好新生儿围术期管理。

（陈同辛　陈夏芳）

参・考・文・献

[1] 邵肖梅，叶鸿瑁，邱小汕．实用新生儿学：4版．北京：人民卫生出版社，2011，4(5)：401-405.

[2] Barbara A. Castro. The immunocompromised pediatric patient and surgery. Best Pract Res Clin Anaesthesiol, 2008, 22(3): 611-626.

[3] Shahid S, Dutta S, Symington A, et al. Standardizing umbilical catheter usage in preterm infants. Pediatrics, 2014, 133(6): e1742-1752.

[4] Lieberman L, Spradbrow J, Keir A, et al. Use of intravenous immunoglobulin in neonates at a tertiary academic hospital: a retrospective 11-year study. Transfusion, 2016, 56(11): 2704-2711.

[5] Ohlsson A, Lacy J B. Intravenous immunoglobulin for suspected or proven infection in neonates. Cochrane Database Syst Rev, 2015: 3.

[6] Marlow N, Morris T, Brocklehurst P, et al. A randomised trial of granulocyte-macrophage colony-stimulating factor for neonatal sepsis: childhood outcomes at 5 years. Arch Dis Child Fetal Neonatal Ed, 2015, 100(4): F320-326.

第十三章
新生儿血液学

概述

新生儿贫血原因众多，除生理性贫血外，按发病原因大概可分为失血性、溶血性和生成不足等。临床表现具有共性，与病因、贫血的速度和严重程度相关，皮肤苍白是最常见的临床表现。本章节介绍与新生儿外科及内科临床医师相关新生儿贫血及出凝血功能失常、白细胞紊乱等内容，供学习参考。

红细胞紊乱

◆ 新生儿贫血症

1. 早产儿生理性贫血

因为从子宫内的相对缺氧状态到出生后组织的相对高氧状态转变，导致促红细胞生成素水平的下降，所有婴儿出生后血红蛋白浓度都会下降。对于足月新生儿出生后8 ～ 12周观察到贫血通常是生理性和无症状的[1]。早产儿贫血是早产儿对这种转变的夸张性病理反应，这种低产血情况通常表现为红细胞大小和色素浓度二者都是正常，其特征是尽管血红蛋白浓度显著降低，但血清内促红细胞生成素水平仍然偏低[2]。铁、维生素E、维生素B_{12}、叶酸的缺乏可能会加剧贫血的程度[3]。通常观察血红蛋白水平的最低点是在婴儿出生后的4 ～ 10周，如果出生体重为1 200 ～ 1 400 g，血红蛋白水平可为80 ～ 100 g/L，如出生体重小于1 200克，血红蛋白水平可低至60 ～ 90 g/L。

早产儿贫血的风险与孕龄和出生体重呈负相关关系。妊娠少于32周的婴儿，大约一半出现早产儿贫血现象[4]。早产儿贫血对于超过32周妊娠的婴儿来说很少是一个问题。种族和性别对早产儿贫血的发病率没有影响。早产儿贫血发展的3个基本机制包括：① 红细胞生产不足；② 红细胞寿命缩短；③ 失血[5]。出生时男性婴儿的血红蛋白水平略高，睾酮可能是部分因素，但是这种影响对于早产儿贫血的风险，没有任何明显影响。

早产儿贫血的第一个机制是相对于身体快速增长，红细胞生产不足。妊娠期促红细胞生成素和红细胞生产部位发生变化，促红细胞生成素最初在胎儿肝脏中合成，但随着妊娠进展而逐渐转向肾脏。然而，到妊娠结束时，肝脏依然是促红细胞生成素的主要来源[6]。在胚胎发生的最初几周，胎儿红细胞在卵黄囊中产生。随着妊娠进展，胎肝变得更加重要，并且在妊娠前期结束时已成为红细胞生成的主要部位。胎儿的红细胞生产负担由肝脏和骨髓平均分配，骨髓在妊娠32周左右开始发挥更为积极的作用，直到妊娠40周，骨髓是唯一的红细胞生产器官。过早的生育不会加速这些个体发育过程。

尽管促红细胞生成素不是胎儿中唯一的红细胞生成因子，但它是最重要的，促红细胞生成素是因为回应贫血和组织缺氧而合成的[7]。促进胎儿肝脏促红细胞生成素产生所需的贫血和缺氧程度远远高于胎儿肾脏所需，需要达到60 ～ 70 g/L的血红蛋白浓度，才能刺激到胎儿肝脏促红细胞生成素的产生[8]。

因此，尽管有明显的贫血症，但在过早产儿中造血反应也是相对比较迟滞的，因为胎儿肝脏仍然是促红细胞生成素生产的主要部位。此外，因为新生儿具有相对较大的分布体积比例，无论内生产还是外源施用的促红细胞生成素，都会被更快速地稀释，这导致骨髓血液生产机制接受刺激的时间缩短。

早产儿的祖红细胞对促红细胞生成素反应非常敏感，但如果铁、其他原材料或辅助因子储备不足，都会迟滞这一调整机制。另一个潜在的问题是，婴儿的快速生长可能会影响血红蛋白的适当增加。另外重要的原因是新生儿红细胞的平均寿命相对较短，只有成年红细胞的1/2 ～ 2/3[9]。严重未成熟婴儿的红细胞只能存活35 ～ 50天。新生儿红细胞寿命的缩短是多种因素的结果，包括细胞内三磷酸腺苷（ATP）、肉碱和酶活性降低；增加对脂质过氧化的敏感性；并增加细胞膜易碎裂的敏感性。

失血也是早产儿贫血的原因之一。如果新生儿在分娩过程中保持在胎盘上方，可能会发生胎儿血液向胎盘的转移。相反，延迟脐带夹闭可以减轻早产儿贫血的程度。更常见的是，由于在监护小婴儿时易频繁抽取血样，可能会导致5% ～ 10%血液总体积的流失。

综合来看，早产儿由于快速生长期间红细胞合成有限，红细胞寿命减少，红细胞损失增加等原因而面临发育性贫血的风险。许多早产儿的贫血在出生3 ～ 6个月内自发消除，然而在某些婴儿需要进行医疗干预。对于早产儿贫血进行干预治疗的时间，方法和有效性仍然存在争议。早产儿轻度贫血可能在出生后3 ～ 6个月会自发改善，但在更严重并有明显症状的早产儿，可能需要进行医疗干预。

医疗干预包括红细胞输血以及使用促红细胞生成剂包括促红细胞生成素（erythropoietin，EPO）和达依泊汀（darbepoetin），早期使用EPO可能减少红细胞输血，红细胞输入的体积以及供体抗原的接触，但这些轻微减少的临床重要性有限。早期促红细胞生成素治疗也许能够降低脑室内出血（IVH），脑室周围白质软化（PVL）和坏死性小肠结肠炎（NEC）的发生率。18 ～ 22个月和更晚的神经发育保护作用在已发表的研究中有不同结果，我们应该等待大型试验的结果，然后才能做出决定。目前尚不推荐促红细胞生成素（EPO）常规治疗，因为迄今为止确定的好处有限。达依泊汀（darbepoetin）的使用也需要进一步的研究[10]。

2. 失血——内出血

（1）新生儿出血性卒中：在新生儿出血性卒中中，67%为特发性，35%为原发性缺血性损伤，原发性缺血性损伤可能是因为新生儿脑血栓形成的出血性转化，也可能是因为缺氧缺血性脑病和新生儿动脉缺血性卒中，围生期出血性卒中等。新生儿纯出血性卒中的发生率约为9 500例活产中有1例，新生儿所有卒中发病率约为6 300例活产中有1例[11]。大多数受影响的婴儿在生命的第1周出现癫痫发作和脑病[12]。颞叶是最常见的新生儿出血性脑卒中位置，大概占了31%。37%的新生儿卒中有明显的主因，新生儿特发性出血性卒中与年轻母亲年龄、初产、先前自然流产、胎儿过渡困难（心动过缓和低APGAR）、胎龄较小等有独立相关关系[13]。44%的新生儿出血性卒中患者的神经学康复预后不良[14]。一旦发生，结果往往很差，最好的策略应该是预防。血栓形成，动脉病变或心源性栓塞等危险因素不能预测围生期卒中后的复发[15]。

（2）脑室内出血：非常低出生体重和早产儿的未成熟止血机制使脑室内出血容易发生。特别是在分娩后头10天，早产儿和非常低出生体重婴儿的不成熟脑循环及其脑室周围静脉丛的脆弱性增加了脑室内出血的风险。与没有出血的早产儿相比，轻度或重度脑室内出血的早产儿有更高的机会死亡或呈现中重度神经发育障碍。在幸存者中，轻度脑室周围或脑室内出血的早产儿和没有出血的早产儿相比，中重度神经发育障碍的风险更高[16]。

新生儿重症监护病房内，高达30%婴儿的血小板少于150×10^9/L，出生体重小于1 000 g的新生儿中，甚至高达70%。其他因素如败血症和贫血也可能增加新生儿出血的风险，这可能是由于对血小板功能的影响。已发现血细胞比容<28%的贫血可延长新生儿的出血时间，与健康的早产儿血小板相比，

败血症能够降低血小板黏附。血小板减少症和“低反应性”新生儿血小板在脑室内出血中的确切作用未知，尽管缺乏证据，血小板输注在新生儿重症监护病房最常见该病[17]。输血在医疗中心之间实践差异很大，从限制性（例如输血触发点是活动性出血，血小板计数<50×10^9/L等）到相对比较宽容的输血（输血触发点是血小板计数<100×10^9/L）。我们必须知道血小板输注并不完全无害，也有其潜在重要风险，从相对较罕见的细菌污染，血栓形成的增加，而至同种异体免疫和输血相关的肺损伤，或比较常见的过敏反应等。

3. 溶血——异免疫溶血性疾病

（1）ABO溶血性疾病：大约20%的怀孕存在母亲和孩子的ABO血型不相容，这意味着母体的血清含有针对胎儿红细胞抗原的抗A或抗B抗体。由于被抗体附着的红细胞主要是在身体网状内皮系统（如脾脏）中被破坏，它是一种血管外溶血，受影响的婴儿通常衍生未结合高胆红素血症。这种情况仅限于O型血的母亲，影响A型或B型血的婴儿。这一情况发生在约15%的怀孕患者中，但在实际情况下，只有约3%的怀孕患者是严重至需要进行干预，很少需要输血[18]。ABO血型不相容临床表现相对温和的原因是大多数孕妇的抗A或抗B滴度水平不高，除非经受重复的抗原刺激，例如细菌感染，那么抗A或抗B水平会比较高。通常婴儿只会呈现轻度至中度的新生儿黄疸（图13–1），诊断可以通过阳性库姆斯试验（Coombs test）来支持（图13–2）。在严重的溶血和黄疸的情况下，与光疗同时使用静脉免疫球蛋白能够降低换血的需要和光疗的持续时间，作为光疗的治疗佐剂，静脉注射免疫球蛋白的疗效和耐受性值得考虑[19]。

（2）Rh溶血性疾病：Rh抗原实际上含有C，c，D，d，E，e抗原簇中任意3个的组合（即CdE或cDe等多重组合）。一般而言，Rh溶血性疾病是指针对“D”型抗原的抗体[20]。Rh溶血性疾病在中国人群中极为罕见，因为RhD阴性个体的发生率接近于零。然而，有外国人在中国分娩，所以这种情况必须要注意。RhD抗原阴性人群在白种人中高达15%～20%，印度人和非洲人中大致有5%～8%。开始条件是当RhD阴性母亲携带RhD阳性胎儿时，它会诱导母亲产生抗Rh抗体。但它很少影响第一次怀孕，然而，异体免疫是由母体循环中胎儿红细胞的存在引起的，也可以因为过去死胎或流产诱导抗体生产，因此既往妊娠史绝对不能忽视。

随着抗RhD通过胎盘并进入胎儿循环，可能发生大量溶血并导致严重的贫血。最严重的结果是因为严重的贫血导致胎儿水肿而流产。另一个危险是红细胞大量分解会释放出大量未结合的胆红素，当

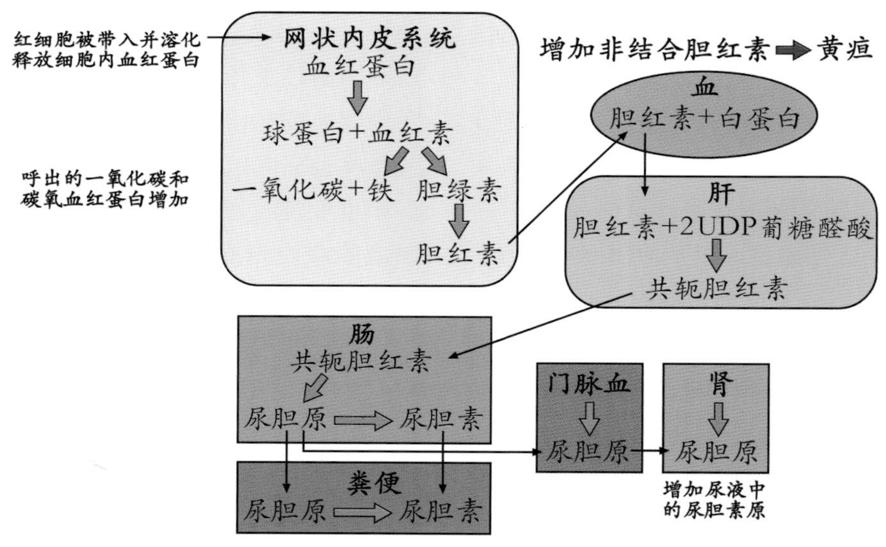

图13–1 黄疸发生的原因——溶血和胆红素代谢

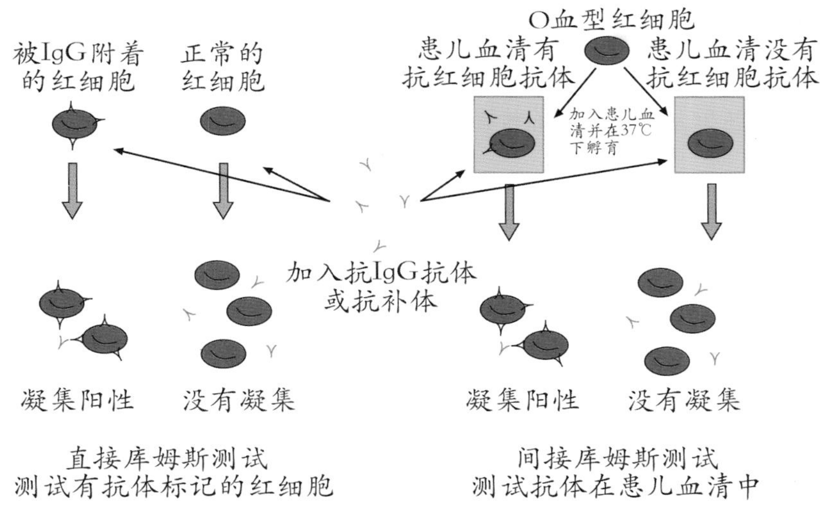

图13-2 直接和间接库姆斯试验

宝宝出生时，它可能对神经系统有毒。有趣的是，胎儿很少受到这种不良反应的影响，胆红素可以通过胎盘并被母体系统清除。

为了防止Rh阴性母亲产生的Rh同种异体免疫反应，可以在Rh阳性婴儿分娩后72小时内为母亲注入抗D型球蛋白。推荐剂量为100～300 μg静脉滴注[21]。剂量取决于胎儿胎盘出血的存在。这可以通过Kleihauer酸洗脱试验来确定[22]。在这个测试中，母亲血液循环中的胎儿红细胞比母亲红细胞更耐酸浴。如果胎儿胎盘出血明显，应使用较高量的抗D型球蛋白。

（3）由于“少数血型”抗体引起的溶血性疾病：在我们的红细胞血型系统中除了ABO和RhD分组外，还有很多其他少数血型。由于少数血型不合而引起的溶血性疾病通常诱导抗体能力较低。例如，凯尔（Kell），RhE和Rhc抗原的诱导抗体能力，只能达到抗原RhD的1%～5%，而其他所有抗原的诱导抗体能力都比抗原RhD的0.1%还要低。抗凯尔，抗RhE和抗Rhc是涉及白种人最常见的少数血型[23]。然而，在中国，近100%的人属于凯尔类型2（Kel-2，Kell），所以抗凯尔类型1（抗Kel-1，Kell）溶血是非常罕见的。大多数少数血型不相容的患儿临床症状轻微，一般有轻度溶血和黄疸，库姆斯试验检验阳性。由于少数血型抗体产生的溶血而引起的严重后果和死亡是罕见的，但偶尔发生，最麻烦的问题是难以获得匹配的输血血液。由于输血影响其后少数血型的决定，我们建议在接受第一次输血的婴儿中，要保存婴儿血清以确定他们的红细胞少数血型免疫表型。

血红蛋白病

◆ 地中海贫血

地中海贫血（如α和β-地中海贫血）是由于球蛋白基因的突变或缺失造成，球蛋白链因为合成受损而产生溶血。地中海贫血常见在热带和亚热带的疟疾高发生地区，主要在东南亚、中东、非洲和地中海地区，在中国的广东、广西、贵州、云南等华南地区普遍存在。珠蛋白基因突变的发生率因种族和地域而异。例如，CD 41-42（-TCTT）；IVS-Ⅱ-654（C>T）和CD 17（A>T）是香港和广州3种最常见的β-地贫基因突变[24]。而HbE（CD 26，G>A）是云南西南部最普遍的地贫基因突变。

α-地中海贫血通常由α珠蛋白基因簇的基因缺失引起[25]，东南亚缺失（SEA基因缺失）是华南地区最常见的形式。通常，纯合4基因缺失型的α-地中海贫血通常出现胎儿水肿，婴儿在子宫内期间常常出现心脏衰竭，并且导致死胎或自然流产。而3基因缺失型α-地中海贫血（也称为HbH）在出生后相对无症状，患儿很少需要输血。可以通过平均红细胞体积（MCV）显示小细胞性贫血，通常MCV<70，并且通过在血液涂片中显示HbH颗粒来确认患儿。他们也可能在新生儿期间以溶血性黄疸表现。

对于β-地中海贫血，基因突变模式存在多样性。受影响的婴儿，在出生后的头几个月内经常有相对正常的血液图像，那是因为出生时血红蛋白主要是由α和γ血红蛋白链组成的，也称为胎儿血红蛋白（HbF）。然后在出生后的4～6个月中，γ球蛋白链被β球蛋白链慢慢地取代，这就是我们所说的“血红蛋白开关”期。在这个时期，β地中海贫血症的贫血症就显现出来了。这种延迟表达可以帮助我们区分β-地中海贫血与其他先天性贫血如纯红细胞发育不良或先天性红细胞生成异常性贫血，因为它们在出生后立即出现严重的贫血。此外，这两种病症都有红细胞的巨细胞病变（MCV>95），75%的纯红细胞发育不良患儿可以类固醇激素治疗。β-地中海贫血的诊断可以通过称为血红蛋白模式检测的电泳方法来证实。一旦确诊，患有β-地中海贫血症的患儿需要每3～4周定期输血。他们可能由于反复输血导致铁超载，并且通常在诊断后2～3年显现出来，需要引入螯合疗法。传统采用的长期日常皮下注射的螯合方法对患儿来说是非常麻烦和不舒服的[26]。口服铁螯合剂目前已被广泛使用[27]，可以减少使用皮下输注去铁胺的传统铁螯合治疗，这样可以避免针刺和皮下输注所引起的不良反应[28]。由于去铁胺可能影响骨骼发育，它通常不用于3岁以下的儿童，但是这种限制不包括口服螯合剂。

β-地中海贫血病理学的根本基础是β-珠蛋白合成减少，导致α-珠蛋白的积累和成红细胞的过早凋亡破坏，贫血诱导无效红细胞生成，骨髓增生，脾肿大以及用渐进的铁增加令肠铁吸收超载。了解这种疾病的分子机制可更好地识别具有潜在治疗效用的新靶标，诸如JAK2抑制剂和减少无效红细胞生成过程的TGF-β配体诱捕物药物已经在临床试验中，并且具有令人鼓舞的初步结果。旨在减少氧化应激（Foxo3，HRI-eIF2aP，Prx2，Hsp70和PK抗氧化剂系统和HO-1抑制剂的激活剂）和减少铁超负荷（hepcidin激动剂，红霉烯酮抑制剂和外源性转铁蛋白）的其他试剂也正在进行实验调查。另一方面，根治方法如异基因造血干细胞移植也取得了重大进展，新的方案以不同的供体来源和干细胞作为选择。基因疗法最近已经达到临界点，启动了第一阶段的临床试验以检查有效性，特别是长期安全性。γ-或β-珠蛋白基因的表观遗传学操纵和基因组编辑是新颖且有希望用于β-地中海贫血的实验性的基因治疗方法，给这种疾病带来新希望[29]。

◆ 红细胞膜遗传性疾病

红细胞膜缺陷是一群遗传的病症，他们是由于细胞膜或细胞骨架蛋白，跨膜转运蛋白通道等的基因改变，而导致红细胞变形能力和通透性降低，导致红细胞的过早破坏[30]。近年来，已经鉴定了大部分红细胞膜缺陷的分子基础[31]。这是一个高度异质的疾病组，具有很不一样的临床表现。

红细胞膜由流体双层脂质组成，其中嵌入约20种主要蛋白和至少850种次要蛋白。膜通过蛋白和脂质相互作用连接到细胞内的细胞骨架上，赋予红细胞形状稳定性和变形性。跨膜蛋白主要具有转运蛋白功能，然而，其中几个也具有结构功能，通常通过与细胞骨架蛋白相互作用的胞质内结构域进行。双层脂质作为阻挡红细胞内阳离子和阴离子的屏障，同时允许水分子自由通过。红细胞膜的另一个重要组成部分是细胞骨架，它是层压膜内表面的蛋白质网络。α-和β-链血影蛋白，蛋白质4.1或4.1R，肌动蛋白是该骨架的主要组成成分，它可以维持红细胞的双凹形状。这些分组在两个蛋白质复合物：分别是锚蛋白和蛋白质4.1复合物中彼此连接。锚蛋白由3带四聚体，Rh，RhAG，CD47，血型糖蛋白A和蛋白质4.2等6个蛋白组成。而蛋白质4.1复合物由3带二聚体结合α-和β-腺嘌呤，血型糖蛋白C，葡萄糖转运受体1（GLUT1）和口型蛋白质（stomatin）组成[32]。血影蛋白四聚体的末端聚集到蛋白质4.1复合物被称为连接复合物。连接复合物连接6个血影蛋白四聚体的尾部，形成伪六边形排列。血影蛋白四聚体包括阴离子转运蛋白例如3带或氯化物/碳酸氢盐交换。这些转运蛋白形成聚集体的能力可以决定红细胞的半衰期，引起抗体结合和协调脾脏红细胞的去除。血影蛋白和肌动蛋白的连接功能障碍，导致垂直结构的中断缺陷，是遗传性球状红细胞增多症的基础原理，而细胞骨架附着于膜蛋白的连接功能障碍，导致水平结构的相互作用缺陷，则是遗传性椭圆细胞增多症的基础原理。

◆ 遗传性球形红细胞增多症

遗传性球形红细胞增多症是一组遗传性贫血症，具有高度不同的临床严重程度异质，甚至在同一家庭内，从无症状到严重输血依赖型都可以被找寻到，其溶血机制如图13-3所示。临床特征是溶血性贫血、黄疸和脾肿大。网织红细胞增多，严重者为（6%～10%）～35%，平均红细胞血红蛋白浓度（MCHC>0.35）增加，红细胞分布宽度增加（RDW>14），平均红细胞体积（MCV）正常或略微下降是主要实验室检查结果。内源性一氧化碳（CO）主要由血红素分解代谢产生，由于一氧化氮仅通过肺排泄，所以测量呼气末一氧化碳（ETCO）水平的简单技术可作为筛选儿童溶血疾病的方法，ETCO尤其在无症状的遗传性球状红细胞增多症患儿中较高[33]。因为溶血的补偿不足，大多数患儿的贫血是轻度（血红蛋白>110 g/L）或中度（Hb 80～110 g/L）的。有这种疾病的新生儿常有持续未结合的胆红素黄疸，伴有轻度贫血症状，并且很少需要输血。慢性溶血性贫血最常见的并发症之一是后期生活中的胆石症，这是受父母之间影响的常见现象，可以从家族历史揭示。在与吉尔伯特综合征（Gilbert syndrome）共同遗传的那些人中，胆石是特别常见的。值得注意的是，遗传性球状红细胞增多症和吉尔伯特病的共同遗传可被误诊为Crigler-Najjar综合征Ⅱ型（先天性葡萄糖醛酸转移酶缺乏症、先天性非梗阻性非溶血性黄疸）[34]。

遗传性球状红细胞增多症的诊断是基于临床特征，阳性家族史和外周血涂片的典型特征，其中可以发现可变百分比的球状红细胞、蘑菇红细胞、红细胞形状异常、棘皮细胞和卵圆细胞。在通常情况下，只有少部分红细胞具有球形细胞的形态，很少占20%～30%以上。人们不应该期望大多数红细胞具有球形细胞的形态。免疫溶血性贫血（如母体ABO不相容性）也可发现球形细胞的存在，但在免疫介导的库姆斯试验溶血中应呈阳性。最近，曙红-5'-马来酰亚胺（EMA）结合试验显示出高敏感性（92%～93%）和特异性（近99%）[35,36]，尽管在先天性红细胞生成异常性贫血Ⅱ型（CDA-Ⅱ）患儿中也可以获得阳性试验。传统的测试，如渗透脆性试验、酸化甘油裂解试验与EMA试验相比显示

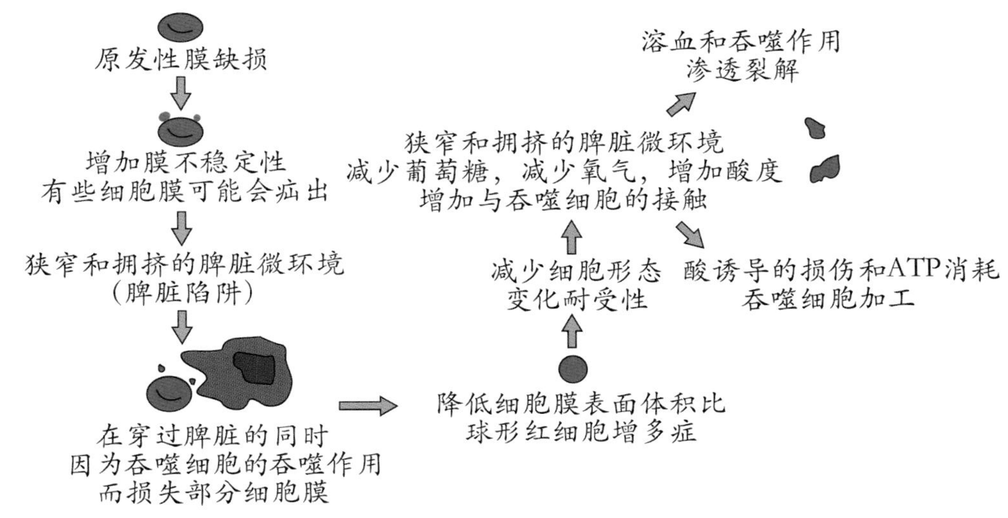

图13-3 红细胞膜缺陷引起血管外溶血

出较低的灵敏度（分别为68%、61%和91%），现在很少需要渗透脆性试验以协助或确认诊断。如果有的话，用激光衍射法（Ektacytometry）测定红细胞变形度是一种高度敏感的膜变形性测试[37]。大多数中国患儿在儿童早期不需要治疗，叶酸可作为补充。偶尔，红细胞再生障碍危象可以由细小病毒（ParvoB19）感染引发，即使在急性期也可能需要输血，但以后孩子通常自发恢复[38,39]。

红细胞酶缺乏

◆ G6PD缺乏症

由于红细胞酶缺乏导致的溶血性贫血中，葡萄糖–6–磷酸缺乏症是最常见形式，并且在全世界影响约400万人口。这是一种与性别相关的隐性疾病，男性主要受到影响。在香港，约有4.2%的汉族男性受这种疾病的影响。广东省的发病率略高（5.5%），而中国少数民族群体的发病率则更高，其中黎族达到6.74%，苗族更高至16.67%[40,41]。

葡萄糖–6–磷酸脱氢酶（G6PD）是戊糖磷酸化途径中的关键调节酶，其产生烟酰胺腺嘌呤二核苷酸磷酸（NADPH），以维持细胞中足够的还原环境，NADPH在红细胞中尤为重要。鉴于其在调节氧化还原状态中的核心作用，可以理解的是，G6PD基因的编码突变可导致蛋白质活性缺乏，导致如新生儿黄疸和急性溶血性贫血等临床表现。迄今为止，已经鉴定了G6PD基因中的250多个突变变体。G6PD变体通常根据酶活性和患儿血液学G6PD的参数缺陷严重程度进行分类，范围从具有少于5%残留活性表现的最严重Ⅰ类到最轻型Ⅴ类。在中国，普通基因型分别是G6PD广东，G6PD开平，G6PD台北，G6PD华人–1，G6PD佛山，G6PD台湾客家等，均属于第Ⅱ类，通常具有相对温和的表型[42–44]。然而，在其他国家发现的一些酶变体可引起自发慢性溶血，有些人将此描述为慢性非球形红细胞溶血性贫血。

中国人中最常见的遗传变异体仅在处理压力情况下发生溶血，如感染，服用氧化药物（即复方新诺明、阿司匹林、抗疟疾药物等），除了这些外，服食蚕豆后也能发生溶血（图13–4）。事实上，我们最常见的溶血诱导剂之一是樟脑丸，这在季节变化期间尤其常见，因为樟脑丸是中国社区储存衣物中常用的驱虫剂之一。葡萄糖–6–磷酸缺乏症的最严重的临床并发症是严重的新生儿黄疸，可能需要换血。在严重的情况下，可能会导致核黄疸，引致永久性脑功能障碍。

- 药物
  - 抗疟药：伯氨喹、百草枯、五醌
  - 磺酰胺和砜：复方新诺明（septrin/bactrim）
  - 呋喃妥因（nitrofurantoin）
  - 镇痛药：阿司匹林（aspirin）
- 樟脑丸–萘（naphthalene）
- 蚕豆
- 用苯胺染料（aniline dyes）着色食品
- 中草药：川连、牛黄

图13–4 G6PD缺乏症患儿日常生活应避免的清单

如果存在临床怀疑，根据临床症状和/或家族史，通过测定酶活性可以相对容易地诊断G6PD酶缺乏症。准确的诊断可能有助于治疗决策，对于遗传咨询至关重要。如今，中国大多数城市在出生后将对这种疾病进行遗传筛查，因此在出现急性溶血症症状之前可以确定患儿。

◆ 丙酮酸激酶缺乏症

红细胞丙酮酸激酶缺乏症是引起先天性非球状红细胞溶血性贫血的最常见的糖酵解缺陷之一[45,46]。丙酮酸激酶将磷酸烯醇丙酮酸转化为丙酮酸，产生红细胞总ATP的50%，然而红细胞寿命取决于糖酵解中产生的ATP，因此，丙酮酸激酶缺乏导致ATP的减少和红细胞寿命的缩短，这些红细胞可以在通过脾脏和肝脏毛细血管时被破坏。丙酮酸激酶缺乏症中，年轻的红细胞最依赖于糖酵解和ATP水平，因此通过脾毛细血管途径导致被破坏的风险最高，而较老的红细胞受影响则较少。

丙酮酸激酶缺乏症的临床特征是高度可变的。出生后，间接高胆红素血症的婴儿通常需要光疗和/或换血，胎儿水肿是罕见的。在最终具有未知病因的严重高胆红素血症的新生儿中，应考虑丙酮酸激酶缺乏症。婴儿和幼儿可以依赖输血多年，直到或甚至在脾切除术后才不再次需要输血。尽管贫血在成年期间趋于稳定，但急性感染，压力和怀孕也会导致疾病状况恶化。由于在具有丙酮酸激酶缺乏症的患儿中，其2，3-二磷酸甘油酸因为补偿作用升高，所以与其他贫血疾病相比，因为氧解离曲线被转移以致有利于组织中的氧分子排出，贫血可能比较好地耐受。

在没有已知家族史的患儿，诊断丙酮酸激酶缺乏症可能是相当具有挑战性的。患儿可以有正常或接近正常的红细胞形态，酶检也可能提供假阴性结果。从临床上看，酶检仍然是诊断的黄金标准，虽然现在也可进行*PK-LR*基因的分子测序诊断。但基因测序的限制是可能难以检测到大量基因缺失的情况和内含子隐藏剪接位点的突变，这可能从而导致假阴性结果。

注意新生儿是否受到丙酮酸激酶缺乏症的影响是非常关键的，因为即使在稍后具有轻度表型的患儿中，在新生儿期出现严重高胆红素血症是常见的。新生儿经常需要光疗和/或换血。与丙酮酸激酶缺乏相关的暴发性肝衰竭罕见病例曾经被报道，这个案例可能与肝细胞和红细胞丙酮酸激酶的*PK-LR*基因表达有关。相关慢性婴儿患者通常必须定期输血，尽管贫血可随年龄而改善。血红蛋白的最低点通常在7～9 g/dl，在大多数儿童中是足够的，然而成年人和婴儿可能需要较高的血红蛋白水平。升高的网织红细胞数表明红细胞在快速的周转，因此患儿需要补充叶酸或含多种维生素的叶酸，但不需要补充铁。

新生儿红细胞增多症和高黏度症

足月婴儿中，血红蛋白通常在出生后4～12小时暂时上升[47]。新生儿性红细胞被定义为静脉血细胞比容值超过65%，必须注意它是静脉提取的样本，而不是毛细血管提取的样本，毛细血管血细胞比容值可能稍高而导致假阳性。早产儿（<34周），婴儿出生于较高海拔地方，母亲患有糖尿病或唐氏综合征的婴儿等，都比较容易有新生儿红细胞增多症的表现。

红细胞增多症的最常见表现是嗜睡、低张力和吮吸困难。对光线的反应不佳，也可能发生呕吐。活动时，可以注意到深红到蓝色的皮肤。婴儿会有呼吸急促和早发黄疸。在严重的情况下，可能会导致并发症，如新生儿短暂性呼吸急促、充血性心力衰竭、癫痫发作、阴茎异常勃起、高胆红素血症、肾衰竭和肢端坏疽等[48,49]。

实验室检查显示血红蛋白与相关网织红细胞和外周成核红细胞显著升高。其他异常包括低钙血症，低血糖，高胆红素血症，D-D二聚体增加。用血浆部分交换输血治疗可以显著改善症状。目的是将血细胞比容降低至<60%。推荐的计算公式是：

$$交换体积（ml）= 血量（100\ ml/kg）\times \frac{观察血细胞比容值（Hct）- 所需血细胞比容值（Hct）}{观察血细胞比容值（Hct）}$$

血小板紊乱

广泛的紫癜和/或瘀伤提示我们可能正在面对血小板的定量（数量）或定性（功能）疾病。血小板紊乱引起的紫癜必须与微血管血栓或血管炎引起的病变区分开来。生病发热的早产儿更有可能患有后天性凝血病，如弥散性血管内凝血（DIC）[50]。虽然DIC可以具有血小板减少体征，但通过检查显示有纤维蛋白降解产物的增加，如D-D二聚体增加，加上微血管病血液图像，便可以区别于血小板疾病。另一个比较罕见的病因是先天性血栓性血小板减少性紫癜（TTP），由于冯·维勒布兰德因子裂解酶（ADAMTS-13）缺乏，造成血液中超长血管性血友病因子（von Willebrand factor）增加，形成血管内血小板梗阻，与DIC临床表现类似，但TTP的D-二聚体正常不增加[51,52]。

胎儿或新生儿同种异体免疫性血小板减少症（FNAIT）

胎儿和母亲之间的血小板表面抗原类型差异，可导致胎儿的血小板被母体的免疫系统破坏，这是一种称为胎儿或新生儿同种异体血小板减少症（FNAIT）的病症[53]。FNAIT在活产新生儿的发病率约为千分之一。FNAIT胎儿或新生儿的主要风险是颅内出血，最严重的后果是神经系统并发症或死亡。由于没有筛查程序来检测处于危险中的妊娠，因此诊断通常在新生儿出现症状后才确定。因为记忆性T细胞的诱导在第一次怀孕时发生，受影响的通常是第二胎或后续的胎儿。

FNAIT的主要机制是由于母体内产生的血小板免疫球蛋白抗体（主要是IgG1和IgG3），从胎盘转运到胎儿血液系统[54]。这些抗体结合了胎儿血小板细胞膜上的人类血小板抗原（HPA）后，随着抗体附着的血小板被巨核细胞经吞噬作用从胎儿循环中除去。胎儿巨核细胞早在妊娠12周就被发现存在肺和肝中。健康胎儿的血小板数量在18周内已经达到了正常成人的水平范围内。胎儿血小板抗原早在第16周已正常量表达。来自妊娠第6周的胎儿血液中可以检测到先前妊娠的孕妇IgG同种异体抗体，并从妊娠晚期开始增加。因此，母体同种异体抗体引起的胎儿血小板减少症可能在怀孕期间很早就发生。

已知有35种不同的血小板特异性同种异体抗原是FNAIT中的抗体靶标，其中12个分为六种双重体系（HPA−1，−2，−3，−4，−5和−15）。HPA−1抗原不相容性在白种人群中占胎儿或新生儿这种疾病的80%～90%，经典的HPA−1a抗原是整合素αⅡbβ3复合物的一部分，也称为纤维蛋白原受体，其表达仅限于血小板和巨核细胞[55]。

FNAIT的诊断要求胎儿/新生儿携带母体缺乏的血小板同种异体抗原，并且她已经产生可检测的抗体。用于检测血小板特异性抗体的当前金标准是单克隆特异性抗体固定血小板抗原测定（MAIPA），这是一个敏感和特异性都很好的免疫测定。除了抗HPA−1a抗体外，大多数HPA同种异体抗体的特异性通常非常难量化。

如果在怀孕早期诊断，从妊娠中期开始每周静脉注射免疫球蛋白治疗是首选的一线治疗方法。一些临床医师使用皮质类固醇作为支持免疫球蛋白治疗作用的手段，我们不推荐使用地塞米松，因为在较高剂量时可导致羊水过少，而在较低剂量下则不起作用。因此，泼尼松是推荐的选择；然而，潜在的不良反应令人担忧，通常FNAIT的新生儿不推荐使用类固醇。对于具有FNAIT的新生儿，如果有的话，推荐给予人类白细胞抗原第一类抗原（HLA−A，B）相容的血小板，而不是随机供体的血小板，因为相容的血小板可增加较多血小板，血小板半衰期也较长。当不能得到相容的血小板时，可以使用随机供体血小板。使用免疫球蛋白作为增加新生儿血小板数量的方法随不同的做法而有所不同，但根据输血小板增量反应，常常建议用1～3天的补充疗法[56]。所有具有严重FNAIT的婴儿都应定期进行颅超声检查脑出血。

自身免疫性血小板减少症

这是由母体血液中的抗血小板抗体引起的，怀孕母亲可能有免疫性血小板减少症或其他潜在自身免疫性疾病，因此了解母亲是否有自身免疫病史是有帮助的。有时候也可能是偶然发现母亲的完整血液图像显示血小板减少或血清自身免疫标记物呈阳性，这都有助于进行诊断。由于母体抗血小板抗体仅在婴儿血液中停留两三个月，预后通常良好。如果血小板低于20×10^9/L，或有临床出血迹象（例如从脐带栓渗出），可给予每千克体重1～2 g剂量的免疫球蛋白。如果没有临床出血，可以保持观察，类固醇在这种情况下不会有帮助。

先天性血小板功能障碍

它们一般复杂而罕见，有些与血小板减少有关；很多都伴有多系统异常。严重的血小板功能障碍在出生后很早出现，出血表型与凝血障碍不同，其特征是皮肤有严重的瘀伤和紫癜，诊断虽然困难，但血小板紧急输注可能拯救生命。目前已经确定了遗传性血小板功能障碍约有50种不同的遗传原因。其中，血液涂片法有助于鉴别MYH9疾病/MYH9相关疾病，Bernard-Soulier综合征，血小板无力症（Glanzmann thrombasthenia）和灰色血小板综合征，人们可以注意到血片中有巨大的血小板。血小板无力症是其中最严重的，它属于隐性遗传，患儿的血小板数量正常但血小板有功能障碍，因为它们缺少了必需的表面糖蛋白，并且不能结合凝血因子，在严重的情况下，出血很难处理。MYH9病症通常是轻度的，可能与听力损伤有关，它也有巨型血小板。

白细胞紊乱

◆ 中性粒细胞减少

通常定义为嗜中性粒细胞数量<1.5×10^9/L，中性粒细胞减少症是儿童和成人常见的医学问题。中性粒细胞减少有许多原因，在生命的每个阶段，它的原因，后果和临床模式都有显著差异[57]。

在早产儿和低龄孕妇中，中性粒细胞减少是相当普遍的，并且增加新生儿坏死性结肠炎和败血症风险。约有6%这些婴儿的绝对嗜中性粒细胞数量（ANC）小于1×10^9/L。超过36周的孕龄，中性粒细胞减少症不那么常见。在出生时和生命的头几个月，中性粒细胞减少通常归因于同种免疫或同种异体免疫机制，并且易于发生严重细菌感染的风险。此后，当一名小孩被发现有嗜中性白细胞减少时，有相对较小的相关症状，通常多归因于自身免疫性疾病或病毒感染。经典自身免疫性中性粒细胞减少症将持续1～2年，其中超过60%将在5年内缓解。由于临床表现较为温和，也被称为慢性良性中性粒细胞减少症[58]。出生后3～10天测量的ANC为（2.7～13）$\times 10^9$/L。然而，由于ANC在出生时或新生儿期间不是常规测量的，所以当新生儿发热或其他疾病需要血液检查时，通常中性粒细胞减少这个问题只在那时被识别。在新生儿期后，嗜中性粒细胞数很快就会与大龄儿童和成人相似。由病毒感染导致的中性粒细胞减少通常具有相对较短的过程，并在几周内恢复正常。

第一个应该测试的是外周血涂片和母亲的完整血液数量。如果母亲的血液中嗜中性粒细胞浓度正常，可以进行母亲中性粒细胞抗原分型和抗中性粒细胞抗体筛选。婴儿骨髓活检可用于长期异常或难治性中性粒细胞减少症的病例。现时能够用于增强早产儿嗜中性粒细胞产生和功能的各种治疗方法，包括有重组粒细胞刺激因子和重组粒细胞吞噬细胞集落刺激因子等，都有不同程度的成效。对于静脉注射免疫球蛋白、皮质类固醇、粒细胞输注和γ干扰素等，对治疗新生儿中性粒细胞减少全都没有明显的作用。

◆ 严重先天性中性粒细胞减少症

先天性或遗传性中性粒细胞减少通常在生命的第一年呈现，常常发生复发性发热和感染，感染通常是常见的类型，有时难以知道小孩是否患有特发性、自身免疫性或先天性中性粒细胞减少症，但通常先天性中性粒细胞减少症会有更严重和复发性感染。常见的临床表现包括频繁发热、口腔溃疡、脐血脓毒症、皮肤脓肿和蜂窝织炎、呼吸道和肛周感染等。认识与先天性疾病相关的严重口腔表现尤为重要。先天性中性粒细胞减少的相对常见病因包括“*ELANE*”“*HAX1*”和“*G6PC3*”基因的突变。

在儿童期嗜中性粒细胞减少症的先天性原因中，有几种独特的综合征；身体检查和实验室检查通常可以指导临床医师进行确定诊断所需的具体遗传检测，家族史也很有帮助[59]。中性粒细胞弹性蛋白酶基因的*ELANE*突变是周期性或严重先天性中性粒细胞减少症的最常见原因，均为常染色体显性疾病。有趣的是，只有严重的先天性中性粒细胞减少与骨髓恶性病变的风险相关，而周期性的中性粒细胞减少症不会有这样的风险。为了区分周期性中性粒细胞减少症与严重的先天性中性白细胞减少症，必须每周进行2～3次完整的血液计数，持续6周。应该证明中性粒细胞减少和同时伴有补偿性单核细胞增多的周期性模式，以便进行诊断。男性和女性同样受到影响，受影响儿童的父母之一也可能患有*ELANE*突变。*ELANE*仅在骨髓组织中表达，因此突变仅影响嗜中性粒细胞和单核细胞。高剂量（通常>10 μg/kg以上）重组粒细胞刺激因子（GCSF）治疗可能有所帮助，但有些则需要接受造血干细胞移植治疗。

相比之下，许多其他基因中的突变影响造血和非造血组织，并导致先天性表现的多样性。许多这些病症是以常染色体隐性模式遗传的，所以患儿很可能是唯一受影响的家庭成员。由于这些原因，通过家族史寻找遗传诊断的线索非常重要，并仔细检查患儿的微妙先天性异常。Shwachman-Diamond综合征是中国人可以发现的一种先天性中性粒细胞减少症。它是一种涉及*SDBS*基因的常染色体沉默性疾病，其导致结合外分泌胰腺功能障碍，干端软骨发育不良和嗜中性粒细胞减少。它也增加了多发性骨髓增生异常综合征，骨髓衰竭伴骨髓增生异常综合征和白血病倾向等机会。大多数患有Shwachman-Diamond综合征的患儿需要定期给予胰腺酶，多种维生素和脂溶性维生素以及低脂肪饮食。由于中性粒细胞减少症通常是轻度至中度或间歇性的，因此不需要常规的G-CSF治疗。发展严重再生障碍性贫血，骨髓增生异常综合征或白血病的SDS患儿需要造血干细胞移植治愈。Ⅰ型糖原累积病（GSD-1b）是另一种具有*SLC37A4*突变的常染色体稳性病变。这种代谢紊乱的特征在于细胞凋亡增加、早发性肝脾肿大、生长迟缓、骨质减少、肾脏增大、低血糖、高浓度血症、高脂血症和高尿酸血症。G-CSF和维生素E成功地用于改善嗜中性粒细胞计数。

◆ 嗜中性粒细胞功能障碍

遗传性中性粒细胞功能缺陷具有先天免疫反应的缺陷。除了增加对细菌和真菌感染的易感性之外，这些疾病在其临床表现和特征性微生物病原体中都具有显著特征。虽然罕见，但也可以在中国儿童中找到。

◆ 慢性肉芽肿病

相对较为常见的是慢性肉芽肿病，其特征在于细胞外和细胞外病原体消除和肉芽肿性炎症的过度受损，并且与炎性炎症活动受损有关。该疾病是X连锁隐性疾病，是由超氧化物生成烟酰胺二核苷酸磷酸（NADPH）氧化酶失活的突变导致的。gp91phox（CYBB，X连锁，60%的病例）或p47phox（NCF1，7q11.23，25%的病例）的任何一种吞噬细胞NADPH氧化酶亚基的缺陷导致活性氧（ROS）和NETs的产生受损[60, 61]。然而，吞噬作用保持不变。超氧化物衍生的氧化剂在控制某些细菌和真菌物种中起重要作用，也有助于调节炎症。

慢性肉芽肿病患儿具有早期发作，复发性细菌和真菌严重感染，引起皮肤、淋巴结或肝脏脓肿、真菌性肺炎或细菌性骨髓炎的特点。在中国南方，CGD中最常见分离的感染性生物体是金黄色葡萄球菌（淋巴结炎/肝脓肿），曲霉菌种和结核分枝杆菌（严重的局部疾病）[62]。BCGiosis是在这组患儿中常见的病症。慢性肉芽肿性炎症过多可能导致肉芽肿性结肠炎，在没有明显感染或肉芽肿性膀胱炎的情况下，经常误诊为克罗恩病。它也与少年特发性关节炎有关。

标准诊断是通过二氢罗丹明氧化（DHR）或硝基蓝四氮唑还原（NBT）测试来定量ROS[63]。遗传诊断应在每位CGD患儿中进行，因为对于遗传咨询、干细胞基因治疗以及排除X-CGD携带者而言有帮助。慢性肉芽肿患儿需要终身每日预防与细胞内活性剂。甲氧苄啶磺胺甲噁唑对革兰阴性细菌和葡萄球菌具有广泛的疗效，而对于抗真菌预防，伊曲康唑是首选的药物，因为它对曲霉菌具有非常高的作用。干扰素-γ 预防可能降低严重细菌感染的频率，但仅导致由于剪接位点突变导致X-CGD患儿的少量功能性gp91phox蛋白的产生，从而增加剪接效率[64, 65]。慢性肉芽肿患儿应接受除BCG以外的所有常规免疫，因为BCG可能导致局部或很少传播的BCG-osis。虽然CGD患儿通常不易感染病毒，但推荐使用年度流感疫苗，以防止细菌感染的风险。

◆ 白细胞黏附缺陷

白细胞黏附缺陷（即LAD-Ⅰ，-Ⅱ和LAD-Ⅰ/变体，后者也称为LAD-Ⅲ）是由白细胞黏附到血管壁的缺陷造成的，导致严重的复发性感染和中性粒细胞增多[66]。在炎症期间，白细胞通过消除病原体和去除受损组织而在维持组织稳态中起关键作用。白细胞爬过并通过血管壁迁移到炎症部位，进入组织过程中的缺陷，使造成病变。这种疾病的特征通常包括严重的牙周病，以及脐带延迟分离感染，他们经常会有白细胞增多和伤口愈合较差。在感染过程中，嗜中性粒细胞通过转移内皮而大量离开血液。复杂的迁移过程受到严格的调节，以将稳态组织环境与携带大量潜在有害白细胞的血管隔离开来。局部炎症快速激活相邻的内皮，其上调与嗜中性粒细胞表面上的黏附分子结合的P-和E-选择素。血管中迅速移动的嗜中性粒细胞通过选丝素与内皮表面结合，并在该表面开始滚动。化学吸收剂如CXCL8（IL-8）激活嗜中性粒细胞上的 β_2 整联蛋白，反过来又结合激活的内皮上的细胞间黏附分子-1和分子-2（ICAM-1，ICAM-2），并介导嗜中性粒细胞和内皮。这种坚定的黏附是外渗的前提条件。这些过程中白细胞黏附缺陷患儿的畸变导致复发性皮肤感染和软组织脓肿，牙周病和脓液形成受损，尽管血液中性粒细胞增多。

在白细胞黏附不足类型中，Ⅰ型（LAD-Ⅰ）是由于 β_2 整合素基因的突变，CD18的遗传缺陷引起的，白细胞与内皮的牢固黏附有缺陷。CD18是白细胞中四种 β_2 整联蛋白的常见β链，每个含有不同的α链：LFA-1，Mac-1，gp150/95和ADB2。CD18中的突变完全或部分地消除白细胞表面上 β_2 整联蛋白的表达，从而大大阻碍嗜中性粒细胞迁移到发炎组织中，并使中性粒细胞对补体片段C3bi进行调理的细菌无反应。Ⅱ型（LAD-Ⅱ）是由于高尔基体的岩藻糖转运蛋白突变引起，导致没有了唾液酸Lewis X（Sialyl Lewis X），唾液酸是选择素-β的岩藻糖基化配体，因此影响了选择素介导的黏附，那也是相当于黏附级联的第一阶段即滚动阶段功能。在Ⅲ型（LAD-Ⅲ）中，β整联蛋白1，2和3发生主要活化缺陷。最近，已经揭示了LAD-Ⅲ的遗传基础涉及调控内在整合素激活的细胞内蛋白kindlin-3（FERMT3）突变，整联蛋白不能改变其构象以活化，影响了黏附级联的第二阶段。到目前为止，还没有描述在黏附级联的第四阶段缺陷，也是最后一个阶段的人或动物缺陷模型[67]。虽然白细胞黏附不足的临床严重程度因不同种类的遗传缺陷而有分歧，检测CD18和CD11b可以帮助诊断LAD，但要确认诊断，遗传学研究是必要的。LAD没有特殊治疗控制疾病，造血干细胞移植往往是唯一的治愈性手段。

止血障碍

新生儿无明显创伤而出血显示遗传性出血性疾病，维生素K缺乏症或免疫介导的血小板减少症的可能性。家族史可以帮助指导调查，特别是如果以前的孩子受到影响。母亲的用药史也很重要，特别是影响维生素K代谢的药物。

凝血缺陷

可能表明新生儿凝血障碍的出血部位包括：①血液提取穿刺部位（脚跟刺，新生儿筛查或免疫）；②上下胃肠道；③脐带出血；④颅外出血；⑤脑室内出血；⑥肺出血。初步筛选应包括血液检查如完整血细胞计数（CBC）和凝血研究加纤维蛋白原检查。这些结果应结合临床调查诊断和家族史，可以帮助确定后续调查方向[68]。新生儿和婴儿的取血调查程序必须谨慎，因为常见的错误是由于反复静脉穿刺导致创伤性的组织因子释放和活化，这会影响血液样品特别是凝血因子的结果。

新生儿的低促凝血因子水平导致凝血基线的延长，特别是对于活化的部分凝血酶原时间（APTT）的影响。血液样品应在有经验处理新生儿凝血检查的实验室进行检测。理想情况下，每个实验室应有基于本身机器和试剂的参考值范围。但在实践中这很困难，所以使用别人公布的参考值范围是常见的。具有实际红细胞增多症的新生儿可能会因高黏度而影响测试，产生高填充细胞体积而导致虚假结果。在新生儿出血性疾病诊断之前，应该确定异常检查，结果应符合临床表型和家族史。误诊可导致新生儿频繁和不必要的治疗。

严重自发性出血在血友病中很少见，首例出血表现经常是在割礼或蹒跚学步的时期。血友病新生儿很少有颅内或颅外出血，但如果出生涉及辅助娩出（如运用镊子，特别是真空抽取），则有可能。他们可能出现从脚后跟测试后血液渗出，或维生素K注射后产生血肿。血友病A（第八因子，FⅧ缺乏）和B（第九因子，FⅨ缺乏）是2种最常见的严重遗传性凝血因子缺陷。二者都有X性染色体的连锁隐性遗传，他们的临床表现取决于凝血因子缺陷的水平。大约30%的血友病A由自发性基因突变引起。FⅧ或FⅨ水平<1 IU/dl在新生儿期间的最严重的临床表现是可能在静脉穿刺或轻微手术如包皮环切术后出血不止。关节和肌肉出血的特殊表型标志通常在幼儿阶段出现。

在具有严重血友病病史的家庭中，怀孕16周以前从绒毛膜绒毛取样的产前诊断可以有助于做出决定终止妊娠，或计划用早期治疗进行分娩。植入前诊断目前在许多相对较发达的中心可选择用，这个方法可允许在怀孕前选择健康的胚胎。

近几十年来，血友病的治疗发生了重大变化，随着非常有效的替代疗法发展和慢性关节损伤的预防，大多数患儿可以过正常的生活。目前推荐的做法是一旦确认诊断，就以每周一次或两次的间隔开始替代因子输注[69]。有些专家和中心可能会在第一次出血事件发生后才开始定期输注。重组因子Ⅷ或Ⅸ的使用消除了从人血浆衍生病毒感染的风险。目前已经开发了更新和更长效的重组因子，使得定期输注之间的间隔更长[70,71]。

罕见的凝血障碍显示常染色体隐性遗传，缺陷是由于个体的纯合子或复合杂合子具有出血性疾病相关基因，父母一般显示部分缺陷，这一群疾病包括血管性血友病3型（VWD）在内的疾病。这些疾病在具有血缘关系通婚的家庭和一些特定族裔群更加普遍，其频率反映在地理分布上，北非、中东和远东地区的病例比较多。在中国患儿中可以发现VWD-3型，如果仅检查FⅧ，可能会将其视为血友病A。所有怀疑患有血友病A的患儿均应筛选其VWF状态以排除可能的VWD-3型。

FⅤ和FⅧ组合缺乏出血性疾病（F5F8D或FⅤ+FⅧ）在普通人群中非常罕见（1∶1 000 000），但在实行血亲婚姻的地区观察到频率增加。F5F8D是隐性遗传，父母双方的FⅤ和FⅧ水平正常：这是由于内质网编码分子伴侣蛋白（LMAN1和MCFD2）的遗传基因突变引起的组合缺乏，而不是编码相应凝血因子中的DNA基因缺陷。于是控制维生素K途径变得有缺陷因此影响维生素K依赖因子（Ⅱ，Ⅶ，Ⅸ和Ⅹ）功能。F5F8D的特征在于同时具有FⅤ和FⅧ的低水平（通常在5%和20%之间），并且伴有轻度至中度出血倾向。出血发作的治疗需要通过使用新鲜冷冻血浆来替代FⅤ，以及通过去氨加压素增强FⅧ的释放或使用FⅧ产物替代FⅧ。

FⅪ缺乏症在Ashkenazy犹太人（杂合子频率8%）中特别常见，但也可以发生在中国人中；患儿特征是即使具有非常低的因子水平，临床出血倾向温和。新生儿出现因FⅪ缺乏而自发性出血的情况素来没有被报道过，但常规于新生儿第8天行包皮环切术后可能出现过度出血。许多罕见凝血障碍的特征是出血风险与因素水平无关，特别是FⅪ[72]。

血浆循环酶原凝血因子XIII（FXIII）缺乏症具有延迟出血的特征，经典表现来自脐带残端出血，关键特征是凝血研究和完整的血液图像都是正常的。FXIII是一种转谷氨酰胺酶，通过凝血酶和钙交联活化预形成的纤维蛋白凝块，纤维蛋白溶解抑制剂使其稳定并且不易纤维蛋白不易溶解[73]。FXIII分子是由两个催化FXIII-A和两个保护性FXIII-B亚基组成的异源四聚体。由遗传或获得性原因导致的因子XIII缺陷可导致病理性出血。遗传性严重的FXIII缺陷症是一种罕见的凝血功能障碍，其发病率为1/40 000，由于与其相关的出血严重程度表型，已成为临床和遗传学调查的主要焦点。遗传性FXIII缺陷必须进行FXIII功能和基因的特异性检测以确认诊断[74]。我们也发现有中国患儿。出血可以用血浆冷沉淀或重组XIII因子治疗。然而，重组XIII因子非常昂贵，不是广泛可用。

FⅦ、FⅩ、FXIII或纤维蛋白原的严重缺陷是在新生儿期间最可能出现的罕见疾病[75]。具有这些疾病的婴儿特别有软组织出血以及颅内出血的风险，因此，一旦用因子分析证实诊断，预防是可取的。当婴儿出现意想不到的出血时，对双亲进行测试是有帮助的，因为在这些情况下，他们是否缺少凝血因子然后会证实诊断。

血管性血友病（VWD）的特征在于von Willebrand因子（VWF）的定性或定量缺陷。常见的VWD类型，很少在新生儿期间表现出症状和体征，所以难以诊断。正常婴儿的FⅧ在出生时正常或升高，VWF水平上升，并在头6个月保持升高。然而，如果临床上发生明显的黏膜皮肤和其他出血，VWF功能严重缺乏（VWD-3型）或抗原差异（VWD-2型）可能是其原因[76]。VWF水平随着压力而增加，轻度VWD可能因而表现出边缘结果并错过诊断，所以当孩子较大时应重复检查。

新生儿血栓形成

◆ 纤维蛋白溶解障碍

除了纯合蛋白C或蛋白S缺乏外，纤维蛋白溶解途径有关蛋白的杂合缺陷通常不会在婴儿和幼儿中引起血栓形成，大多数血栓形成是由多种因素的存在引起的[77]。但另一方面，新生儿与婴儿和儿童相比，发生血栓形成的风险最高，这可能是由于多种因素如败血症、炎症、低血压、缺氧以及在小口径血管和脐带血管中使用血管内导管引起的。新生儿蛋白C、蛋白S和抗凝血酶的缺乏可能导致增加血栓形成的风险，这些纤维蛋白溶解遗传病都可以在中国人中找到。

然而，由于大多数新生儿血栓形成都发生在凝血蛋白抑制剂的正常水平内，因此应逐案讨论测定蛋白C、蛋白S和/或抗凝血酶的血浆水平的可靠性。体外数据暗示，成人血小板输注到新生儿血液中会导致更强的血块坚实性和较短的凝血时间，可能会增加血栓形成风险，但目前这种体外观察尚未在体内测试校验，因此不能转化为实用的建议。

还应考虑发展止血对抗血栓治疗的影响。例如，新生儿可能需要较高浓度的组织纤溶酶原激活剂（TPA）才能成功诱导纤维蛋白溶解，并需要较低剂量的抗纤维蛋白溶解剂以预防纤维蛋白溶解。普通肝素治疗下的新生儿和婴儿，aPTT和抗Xa之间的检测水平相关性差异，可能意味着应用抗Xa水平而不是aPTT检测来监测1岁以下儿童的普通肝素治疗的安全性。最近一项研究显示，在普通肝素治疗下的新生儿和6个月以下的婴儿中，尽管延迟达到抗Xa治疗性水平，血栓溶解度还是比较高的，对该年龄组中的普通肝素治疗，提出适当剂量应该是多少的问题。这些例子强调了使用具体年龄指导方针治疗新生儿血栓形成的重要性[78]。

实用技巧

◆ 新生儿正常血液学价值

因为需要适应于较小的样本体积，使新生儿止血障碍的实验室检查诊断可能难以确定。当不使用年龄，分析仪和试剂特异性参考试剂时，过度诊断和误诊是常见的。最近，国际血栓形成和止血学会（ISTH）的围生期和小儿止血小组委员会（SCC）发布了儿科样本止血试验实验室的共识建议。主要建议是所有诊断实验室应使用年龄，分析仪和试剂适当的参考范围处理儿科样本。推荐以下适合年龄的参考范围并分成不同的组，如新生儿，1个月至1岁，1～5岁，6～10岁，11～16岁。为了解决参考范围开发所需的劳动密集型工作，委员会指出，可以在提供人口，试剂和分析仪相同的实验室中比较止血试验结果。

目前，已经建立了基于年龄组的适当参考范围，用于血小板计数，凝血筛选试验，早产和新生儿凝血和抗凝蛋白。然而，需要在极早产，出生体重非常低和极度病态的早产儿建立新的参考值，以及在新的设备和止血评估技术中开发新的参考值。最后，对新生儿诊断实验室结果的解释也可能是误导性的，应谨慎对待。在健康新生儿的95%置信限之外的实验室测试结果，不足以定义为患病，新生儿血栓形成或出血性疾病的诊断应基于阳性临床表型，家族史和可重复的异常实验室结果的存在。新生儿止血障碍的过度诊断和误诊可能导致其后多年的错误和有害治疗，因此，坚持依靠临床相关性和重复异常实验室结果作为诊断基础在新生儿群中是非常重要的。

小结

新生儿血液系病变甚为复杂，这涉及胎儿以后各年龄阶段发育、生长。在新生儿外科领域也是不可忽视的重要部分；只有了解、熟悉新生儿血液病变才能更好地在临床中予以正确处理；当然在此领域尚有许多问题需要进一步不断积累经验和探讨。

（陈志峰）

参·考·文·献

[1] Stockman J A, 3rd, Oski F A. Physiological anaemia of infancy and the anaemia of prematurity. Clin Haematol, 1978, 7(1): 3–18.

[2] Aher S, Ohlsson A. Late erythropoietin for preventing red blood cell transfusion in preterm and/or low birth weight infants. Cochrane Database Syst Rev, 2006(3): CD004868.

[3] Arnon S, Regev R H, Bauer S, et al. Vitamin E levels during early iron supplementation in preterm infants. Am J Perinatol, 2009, 26(5): 387–392.

[4] Hasanbegovic E, Cengic N, Hasanbegovic S, et al. Evaluation and Treatment of Anemia in Premature Infants. Med Arch, 2016, 70(6): 408–412.

[5] Salsbury D C. Anemia of prematurity. Neonatal Netw, 2001, 20(5): 13–20.

[6] Doyle J J. The role of erythropoietin in the anemia of prematurity. Semin Perinatol, 1997, 21(1): 20–27.

[7] Ohls R K. Erythropoietin and hypoxia inducible factor–1 expression in the mid-trimester human fetus. Acta Paediatr Suppl, 2002, 91(438): 27–30.

[8] Ohls R K, Li Y, Trautman M S, et al. Erythropoietin production by macrophages from preterm infants: implications regarding the cause of the anemia of prematurity. Pediatr Res, 1994, 35(2): 169–170.

[9] Bajpai P C, Tripathi T K, Agarwala S C. A study of erythrocyte life-span in galactosemia using Cr 51. J Pediatr, 1972, 80(5): 835–837.

[10] Ohlsson A, Aher S M. Early erythropoiesis-stimulating agents in preterm or low birth weight infants. Cochrane Database Syst Rev, 2017, 11: CD004863.

[11] Cole L, Dewey D, Letourneau N, et al. Clinical Characteristics, Risk Factors, and Outcomes Associated With Neonatal Hemorrhagic Stroke: A Population-Based Case-Control Study. JAMA Pediatr, 2017, 171(3): 230–238.

[12] Ramenghi L A, Bassi L, Fumagalli M, et al. Neonatal stroke. Minerva Pediatr, 2010, 62(3 Suppl 1): 177–179.

[13] Chalmers E A. Perinatal stroke — risk factors and management. Br J Haematol, 2005, 130(3): 333–343.

[14] van der Aa N E, Benders M J, Groenendaal F, et al. Neonatal stroke: a review of the current evidence on epidemiology, pathogenesis, diagnostics and therapeutic options. Acta Paediatr, 2014, 103(4): 356–364.

[15] Lehman L L, Beaute J, Kapur K, et al. Workup for Perinatal Stroke Does Not Predict Recurrence. Stroke, 2017, 48(8): 2078–2083.

[16] Mukerji A, Shah V, Shah P S. Periventricular/Intraventricular Hemorrhage and Neurodevelopmental Outcomes: A Meta-analysis. Pediatrics, 2015, 136(6): 1132–1143.

[17] Stanworth S J. Thrombocytopenia, bleeding, and use of platelet transfusions in sick neonates. Hematology Am Soc Hematol Educ Program, 2012: 512–516.

[18] Waldron P, de Alarcon P. ABO hemolytic disease of the newborn: a unique constellation of findings in siblings and review of protective mechanisms in the fetal-maternal system. Am J Perinatol, 1999, 16(8): 391–398.

[19] Cortey A, Elzaabi M, Waegemans T, et al.[Efficacy and safety of intravenous immunoglobulins in the management of neonatal hyperbilirubinemia due to ABO incompatibility: a meta-analysis]. Arch Pediatr, 2014, 21(9): 976–983.

[20] Miquel E, Cavelier B, Bonneau J C, et al.[Foetomaternal erythrocyte incompatibilities: from immunohaematologic surveillance of pregnant women to haemolytic disease of the newborn]. Transfus Clin Biol, 2005, 12(1): 45–55.

[21] McBain R D, Crowther C A, Middleton P. Anti-D administration in pregnancy for preventing Rhesus alloimmunisation. Cochrane Database Syst Rev, 2015(9): CD000020.

[22] Kim Y A, Makar R S. Detection of fetomaternal hemorrhage. Am J Hematol, 2012, 87(4): 417–423.

[23] Wenk R E, Goldstein P, Felix J K. Kell alloimmunization, hemolytic disease of the newborn, and perinatal management. Obstet Gynecol, 1985, 66(4): 473–476.

[24] Lau Y L, Chan L C, Chan Y Y, et al. Prevalence and genotypes of alpha- and beta-thalassemia carriers in Hong Kong — implications for population screening. N Engl J Med, 1997, 336(18): 1298–1301.

[25] Farashi S, Harteveld C L. Molecular basis of alpha-thalassemia. Blood Cells Mol Dis, 2017.

[26] Chan G C, Ng D M, Fong D Y, et al. Comparison of subcutaneous infusion needles for transfusion-dependent thalassemia patients by

the intrapersonal cross-over assessment model. Am J Hematol, 2004, 76(4): 398–404.

[27] Ha S Y, Chik K W, Ling S C, et al. A randomized controlled study evaluating the safety and efficacy of deferiprone treatment in thalassemia major patients from Hong Kong. Hemoglobin, 2006, 30(2): 263–274.

[28] Allali S, de Montalembert M, Brousse V, et al. Management of iron overload in hemoglobinopathies. Transfus Clin Biol, 2017, 24(3): 223–226.

[29] Makis A, Hatzimichael E, Papassotiriou I, et al. 2017 Clinical trials update in new treatments of beta-thalassemia. Am J Hematol, 2016, 91(11): 1135–1145.

[30] Tse W T, Lux S E. Red blood cell membrane disorders. Br J Haematol, 1999, 104(1): 2–13.

[31] Andolfo I, Russo R, Gambale A, et al. New insights on hereditary erythrocyte membrane defects. Haematologica, 2016, 101(11): 1284–1294.

[32] Salzer U, Prohaska R. Stomatin, flotillin–1, and flotillin–2 are major integral proteins of erythrocyte lipid rafts. Blood, 2001, 97(4): 1141–1143.

[33] Chan G C, Lau Y L, Yeung C Y. End tidal carbon monoxide concentration in childhood haemolytic disorders. J Paediatr Child Health, 1998, 34(5): 447–450.

[34] Erlinger S, Arias I M, Dhumeaux D. Inherited disorders of bilirubin transport and conjugation: new insights into molecular mechanisms and consequences. Gastroenterology, 2014, 146(7): 1625–1638.

[35] Peng G X, Yang W R, Jing L P, et al. [Correlation of the degree of band 3 protein absence on erythrocyte membrane by eosin–5'–maleimide binding test and clinical phenotype in hereditary spherocytosis]. Zhonghua Xue Ye Xue Za Zhi, 2017, 38(6): 537–541.

[36] Christensen R D, Agarwal A M, Nussenzveig R H, et al. Evaluating eosin–5–maleimide binding as a diagnostic test for hereditary spherocytosis in newborn infants. J Perinatol, 2015, 35(5): 357–361.

[37] Llaudet-Planas E, Vives-Corrons J L, Rizzuto V, et al. Osmotic gradient ektacytometry: A valuable screening test for hereditary spherocytosis and other red blood cell membrane disorders. Int J Lab Hematol, 2017.

[38] Servey J T, Reamy B V, Hodge J. Clinical presentations of parvovirus B19 infection. Am Fam Physician, 2007, 75(3): 373–376.

[39] Cefalo MG, Arlotta A, Maurizi P, et al. Human parvovirus B 19 and Epstein-Barr virus co-infection in a child with hereditary spherocytosis. Eur Rev Med Pharmacol Sci, 2012, 16(2): 265–269.

[40] Jiang J, Li B, Cao W, et al. Screening and prevention of neonatal glucose 6-phosphate dehydrogenase deficiency in Guangzhou, China. Genet Mol Res, 2014, 13(2): 4272–4279.

[41] Lo Y S, Lu C C, Chiou S S, et al. Molecular characterization of glucose–6–phosphate dehydrogenase deficiency in Chinese infants with or without severe neonatal hyperbilirubinaemia. Br J Haematol, 1994, 86(4): 858–862.

[42] Peng Q, Li S, Ma K, et al. Large cohort screening of G6PD deficiency and the mutational spectrum in the Dongguan District in Southern China. PLoS One, 2015, 10(3): e0120683.

[43] Tang T K, Huang W Y, Tang C J, et al. Molecular basis of glucose–6–phosphate dehydrogenase (G6PD) deficiency in three Taiwan aboriginal tribes. Hum Genet, 1995, 95(6): 630–632.

[44] Chiu D T, Zuo L, Chao L, et al. Molecular characterization of glucose–6–phosphate dehydrogenase (G6PD) deficiency in patients of Chinese descent and identification of new base substitutions in the human G6PD gene. Blood, 1993, 81(8): 2150–2154.

[45] Grace R F, Zanella A, Neufeld E J, et al. Erythrocyte pyruvate kinase deficiency: 2015 status report. Am J Hematol, 2015, 90(9): 825–830.

[46] Fung R H, Keung Y K, Chung G S. Screening of pyruvate kinase deficiency and G6PD deficiency in Chinese newborn in Hong Kong. Arch Dis Child, 1969, 44(235): 373–376.

[47] Kates E H, Kates J S. Anemia and polycythemia in the newborn. Pediatr Rev, 2007, 28(1): 33–34.

[48] Lucewicz A, Fisher K, Henry A, et al. Review of the correlation between blood flow velocity and polycythemia in the fetus, neonate and adult: appropriate diagnostic levels need to be determined for twin anemia-polycythemia sequence. Ultrasound Obstet Gynecol, 2016, 47(2): 152–157.

[49] Gordon E A. Polycythemia and hyperviscosity of the newborn. J Perinat Neonatal Nurs, 2003, 17(3): 209–219; quiz 220–201.

[50] Rajagopal R, Thachil J, Monagle P. Disseminated intravascular coagulation in paediatrics. Arch Dis Child, 2017, 102(2): 187–193.

[51] Bettoni S, Galbusera M, Gastoldi S, et al. Interaction between Multimeric von Willebrand Factor and Complement: A Fresh Look to the Pathophysiology of Microvascular Thrombosis. J Immunol, 2017, 199(3): 1021–1040.

[52] Lehmberg K, Hassenpflug W A, Klaassen I, et al. Inherited Thrombotic Thrombocytopenic Purpura (Upshaw Schulman Syndrome) as Differential Diagnosis to Neonatal Septicaemia with Disseminated Intravascular Coagulation — a Case Series. Z Geburtshilfe Neonatol, 2017, 221(1): 39–42.

[53] Winkelhorst D, Oepkes D, Lopriore E. Fetal and neonatal alloimmune thrombocytopenia: evidence based antenatal and postnatal management strategies. Expert Rev Hematol, 2017, 10(8): 729–737.

[54] Tiller H, Husebekk A, Ahlen M T, et al. Current perspectives on fetal and neonatal alloimmune thrombocytopenia — increasing

clinical concerns and new treatment opportunities. Int J Womens Health, 2017, 9: 223–234.

[55] Dahl J, Refsum E, Ahlen M T, et al. Unraveling the role of maternal anti-HLA class I antibodies in fetal and neonatal thrombocytopenia — Antibody specificity analysis using epitope data. J Reprod Immunol, 2017, 122: 1–9.

[56] Kamphuis M M, Tiller H, van den Akker E S, et al. Fetal and Neonatal Alloimmune Thrombocytopenia: Management and Outcome of a Large International Retrospective Cohort. Fetal Diagn Ther, 2017, 41(4): 251–257.

[57] Dale D C. How I manage children with neutropenia. Br J Haematol, 2017, 178(3): 351–363.

[58] Bejjani N, Beaupain B, Bertrand Y, et al. How to differentiate congenital from noncongenital chronic neutropenia at the first medical examination? Proposal of score: A pilot study from the French Severe Chronic Neutropenia registry. Pediatr Blood Cancer, 2017, 64(12).

[59] Skokowa J, Dale D C, Touw I P, et al. Severe congenital neutropenias. Nat Rev Dis Primers, 2017, 3: 17032.

[60] Morel F. [Molecular aspects of chronic granulomatous disease. “the NADPH oxidase complex”]. Bull Acad Natl Med, 2007, 191(2): 377–390; discussion 390–372.

[61] Roos D, de Boer M. Molecular diagnosis of chronic granulomatous disease. Clin Exp Immunol, 2014, 175(2): 139–149.

[62] Lau Y L, Chan G C, Ha S Y, et al. The role of phagocytic respiratory burst in host defense against Mycobacterium tuberculosis. Clin Infect Dis, 1998, 26(1): 226–227.

[63] Ochs H D, Igo R P. The NBT slide test: a simple screening method for detecting chronic granulomatous disease and female carriers. J Pediatr, 1973, 83(1): 77–82.

[64] Rawat A, Bhattad S, Singh S. Chronic Granulomatous Disease. Indian J Pediatr, 2016, 83(4): 345–353.

[65] Vignesh P, Rawat A, Singh S. An Update on the Use of Immunomodulators in Primary Immunodeficiencies. Clin Rev Allergy Immunol, 2017, 52(2): 287–303.

[66] van de Vijver E, van den Berg T K, Kuijpers T W. Leukocyte adhesion deficiencies. Hematol Oncol Clin North Am, 2013, 27(1): 101–116, viii.

[67] Hanna S, Etzioni A. Leukocyte adhesion deficiencies. Ann N Y Acad Sci, 2012, 1250: 50–55.

[68] Kenet G, Chan A K, Soucie J M, et al. Bleeding disorders in neonates. Haemophilia, 2010, 16 Suppl 5: 168–175.

[69] Iorio A, Marchesini E, Marcucci M, et al. Clotting factor concentrates given to prevent bleeding and bleeding-related complications in people with hemophilia A or B. Cochrane Database Syst Rev, 2011(9): CD003429.

[70] Powell J S, Pasi K J, Ragni M V, et al. Phase 3 study of recombinant factor Ⅸ Fc fusion protein in hemophilia B. N Engl J Med, 2013, 369(24): 2313–2323.

[71] Mahlangu J, Powell J S, Ragni M V, et al. Phase 3 study of recombinant factor Ⅷ Fc fusion protein in severe hemophilia A. Blood, 2014, 123(3): 317–325.

[72] Wheeler A P, Gailani D. Why factor Ⅺ deficiency is a clinical concern. Expert Rev Hematol, 2016, 9(7): 629–637.

[73] Biswas A, Ivaskevicius V, Thomas A, et al. Coagulation factor ⅩⅢ deficiency. Diagnosis, prevalence and management of inherited and acquired forms. Hamostaseologie, 2014, 34(2): 160–166.

[74] Karimi M, Peyvandi F, Naderi M, et al. Factor ⅩⅢ deficiency diagnosis: Challenges and tools. Int J Lab Hematol, 2017.

[75] See W S, Chang K O, Cheuk D K, et al. Inhibitor development after liver transplantation in congenital factor Ⅶ deficiency. Haemophilia, 2016, 22(5): e417–422.

[76] Mullah-Ali A M, Chan A K, Lillicrap D, et al. Undetected factor Ⅷ in a patient with type 3 von Willebrands disease mistaken as severe haemophilia A. Haemophilia, 2009, 15(6): 1258–1261.

[77] Branchford B R, Mahajerin A, Raffini L, et al. Recommendations for standardized risk factor definitions in pediatric hospital-acquired venous thromboembolism to inform future prevention trials: communication from the SSC of the ISTH. J Thromb Haemost, 2017, 15(11): 2274–2278.

[78] Bhatt M D, Paes B A, Chan A K. How to use unfractionated heparin to treat neonatal thrombosis in clinical practice. Blood Coagul Fibrinolysis, 2016, 27(6): 605–614.

第十四章
新生儿外科疾病的影像学诊断

第一节　放射影像学诊断

概述

近年恶性肿瘤在整个儿童死亡原因中逐步上升，已成为儿童主要的死亡原因之一。上海的儿童肿瘤发病率是1.1/10 000，略低于全国，却逐年升高。与成人不同，在儿童肿瘤中，1/3是白血病，全国每年新增4万白血病患者中，一半是儿童，且以2～7岁儿童居多；我国14岁以下儿童死亡原因中，恶性肿瘤居第2位，占儿童总死亡率的10.7%，较10年前增加了1倍以上。但恶性肿瘤患儿的5年相对生存率从20世纪70年代的58%提高到了目前的79%，这与影像诊断技术的飞跃发展密切相关。通过各种影像学检查，可以清晰地了解肿瘤的大小、肿瘤与周围组织的关系、肿瘤有无转移，甚至能鉴别肿瘤良恶性情况，这些信息对肿瘤治疗方案的选择以及疗效的观察有着重要的指导意义。影像诊断技术的发展还使得更多恶性肿瘤得到了早期确诊。由于婴幼儿无法很好地表达自己的感受，造成肿瘤发现困难，所以影像诊断显得更为重要。儿童肿瘤治愈率高于成人，儿童生存期长，需要长期随访，影像诊断亦是儿童肿瘤随访的主要手段之一，并对放化疗后的疗效评估、有无继发感染的评估有着重要意义[1]。

放射影像学检查方法

各种放射影像学检查方法都有其固有的优缺点，在诊断过程中如何扬长避短，充分利用不同检查所提供的信息，有选择地应用各种放射影像学检查新技术达到最佳诊断目的，是一个需要临床医师和放射科不断摸索提高的问题。

X线平片是最基本的放射影像学检查方法，它具有价格低廉、检查快捷、辐射量小等优点。但由于X线平片对不同组织的对比分辨力比较低，需要检查的部位和病变组织的自然对比度好，如肺与纵隔、骨骼和软组织等。胸部平片目前依然作为胸部疾病的首选检查方法，如用于胸部原发肿瘤、转移瘤、放化疗患儿的药物反应和肺炎复查随访等。腹部平片对胃肠道高度异物、腹部肿瘤的钙化和骨化以及腹部肿瘤术后的金属夹也可较好地显示。目前骨骼平片仍作为骨骼疾病的首选检查方法，其对骨肿瘤等显示较为敏感，不少骨骼疾病X线表现很具特征性。

CT检查迅速、安全、无痛苦。CT影像上解剖关键清晰，层次丰富，不受气体等影响，应用领域极为广泛。另外CT对比剂的应用、CT图像后处理技术的临床应用，对明确诊断方面起着画龙点睛的作用。但是，儿童CT检查的射线剂量是普通X线摄片的数十倍到数百倍。CT检查现已被广泛应用于包括新生儿和婴幼儿的疾病诊断中，剂量累积效应受到高度关注。儿童有别于成人的生理特点，生长旺盛组织更易受到辐射损伤，儿童期身体发育是人生中最为旺盛的阶段；并且儿童预期寿命长，辐射诱发癌症的概率将明显高于成年人和老年人。因此，控制射线剂量在儿科中显得尤为重要。在儿童CT检查时不仅要较严格地掌握指征，还必须要使用低剂量CT扫描技术。

磁共振利用磁场与射频脉冲成像，从根本上摆脱了X射线对人体的伤害，这对儿童尤为重要。MRI的多种扫描序列和其任意方位成像的优势提供的丰富信息量，有助于病灶的定位、部分定性诊断。MRI检查不仅无创、无射线，而且MR影像的对比分辨力极佳，对于头颈部、胸部、腹部、盆腔、脊柱和肌肉骨骼等均可获得很好的诊断效果。MRI还有许多不同成像序列，如弥散加权、灌注、波谱、磁敏感等，对儿童肿瘤的诊断和鉴别诊断很有帮助。如MR弥散加权成像（DWI）信号强度变化有助于良恶性肿瘤的鉴别，其主要表现为低分化恶性程度高的肿瘤水分子弥散受限。新的全身弥散加权成像又可称为类PET成像，对淋巴瘤的分期等可获得很好的诊断效果。MR波谱成像（MRS）可提供组织细胞的代谢信息，如儿童恶性肿瘤胆碱峰上升，脂质峰下降，良性肿瘤胆碱峰升高不明显。DWI和MRS的异常表现在有效化疗后均会有改善。对于肿瘤内少量出血，磁敏感加权成像（SWI）扫描可很好显示。MRI检查可作为肿瘤治疗以及肿瘤对化疗药物的反应监测工具。当然MRI技术也有一些不足之处，如大部分装有心脏起搏器的患儿不能行磁共振成像检查、检查价格较贵、检查时间较长、对儿童镇静的要求很高、对钙化病灶不敏感等。

熟悉各种检查方法的优缺点和新进展，有助于临床和影像科医师综合应用各种影像学技术以达到最佳的诊断目的，同时使患儿免受不必要的射线伤害。

儿童脉管性病变

1996年国际脉管性病变研究协会将脉管性病变分为2大类：脉管性肿瘤（vascular tumors）和脉管畸形（vascular malformation），其临床表现、影像和病理特征、生物学特征及治疗方法均不同。

脉管性肿瘤包括婴儿型血管瘤、先天性血管瘤、梭形细胞血管内皮瘤、获得性簇状血管瘤及Kaposiform血管内皮瘤等。婴儿型血管瘤最常见，属于良性血管内皮增生，出生时不存在，大部分出生后4～6个月出现，婴儿期迅速增大，儿童期逐渐消退。而先天性血管瘤出生时即存在，分快速消退型和永不消退型，前者出生后1～2年消退，后者不消退。获得性簇状血管瘤和Kaposiform血管内皮瘤少见。

脉管畸形基于血流动力学和有无异常血管腔分为2个亚型：慢血流型和快血流型。慢血流型主要包括毛细血管畸形、静脉畸形和淋巴管畸形；快血流型主要包括动脉畸形、动静脉瘘和动静脉畸形。混合畸形包括慢血流型和快血流型病变，如毛细血管静脉畸形、毛细血管淋巴管畸形、毛细血管淋巴管静脉畸形、淋巴管静脉畸形或淋巴血管畸形、淋巴管动静脉畸形和毛细血管动静脉畸形等。慢血流型中以静脉畸形最多见。静脉畸形在临床体检即可见表皮呈蓝色，体位移动试验阳性，呈非实质性肿块样改变。淋巴管畸形亦多见，仅次于静脉畸形，由淋巴管发育异常所形成。快血流型的动静脉畸形由供血动脉、引流静脉和较多发育异常的血管连接二者组成[2]。

目前脉管性病变主要的影像诊断方法为超声和磁共振。在婴儿型血管瘤及动静脉畸形诊断中首选超声，在静脉畸形和淋巴管畸形中首选MRI，血管造影用于动静脉畸形的确诊及脉管性病变的治疗。CT的软组织对比度不及MRI，且CT有辐射，在脉管性病变的诊断中一般不作为首选诊断方法。

脉管性肿瘤中最常见的婴儿型血管瘤与先天性血管瘤在影像上较难鉴别。肿瘤多位于皮下，CT平扫肿瘤呈结节状、分叶状、管状或团块状低密度病变，增强扫描后血管成分显著强化，可呈扭曲血管状，而非血管成分不强化或轻度强化。MRI检查

T_1WI上肿瘤呈等信号，T_2WI上呈混杂高信号，增强后呈明显强化，灶间夹杂条状或点状低信号，提示纤维分隔、平滑肌增生、血管影、静脉石或（和）钙化。增殖阶段的婴儿型血管瘤有时影像表现与一些恶性肿瘤如血管肉瘤、纤维肉瘤、横纹肌肉瘤等相仿，需依靠活检来鉴别（图14-1，图14-2）。

获得性簇状血管瘤和Kaposiform血管内皮瘤少见，常合并K-M综合征。病变范围较广泛，与周围组织分界不清。梭形细胞血管瘤罕见，是一种反应性的血管增生。

脉管畸形中，静脉畸形最常见。静脉畸形MRI影像显示分叶葡型状聚集成团的异常信号影，T_1WI上呈低信号-中等信号，可有散在脂肪高信号，T_2WI压脂序列上呈高信号，增强后明显强化，强化范围与T_2WI压脂序列上相似，可有延迟强化。CT影像上表现为低密度或不均匀密度，注入对比剂后周边缓慢强化，延迟期强化程度增加。静脉石和脂肪成分有时显示清楚[2,3]。

淋巴管畸形分为微囊型和巨囊型，微囊型囊直径小于2 mm，巨囊型直径大于2 cm。MRI多表现为分叶状、有分隔的非实质性异常信号团状影，T_1WI上呈等低信号，T_2WI压脂呈高信号，合并出血可见到液-液面，增强后仅见囊壁和间隔强化（图14-3）。微囊型呈“蜂窝状”或“海绵状”改变，内见多发粗细不均匀的小间隔，边缘不规则，T_1WI呈低、等低或高信号，T_2WI呈高信号。微囊型的密集的囊隔和囊壁强化使病变类似侵袭性肿瘤的表现。巨囊型淋巴管畸形CT和MRI诊断较为简单，微囊型淋巴管畸形较易误诊为其他疾病。血管淋巴管畸形或淋巴管血管畸形为静脉畸形与淋巴管畸形复合畸形。血管淋巴管畸形病灶中淋巴管畸形成分多于静脉畸形，而淋巴管血管畸形病灶中静脉

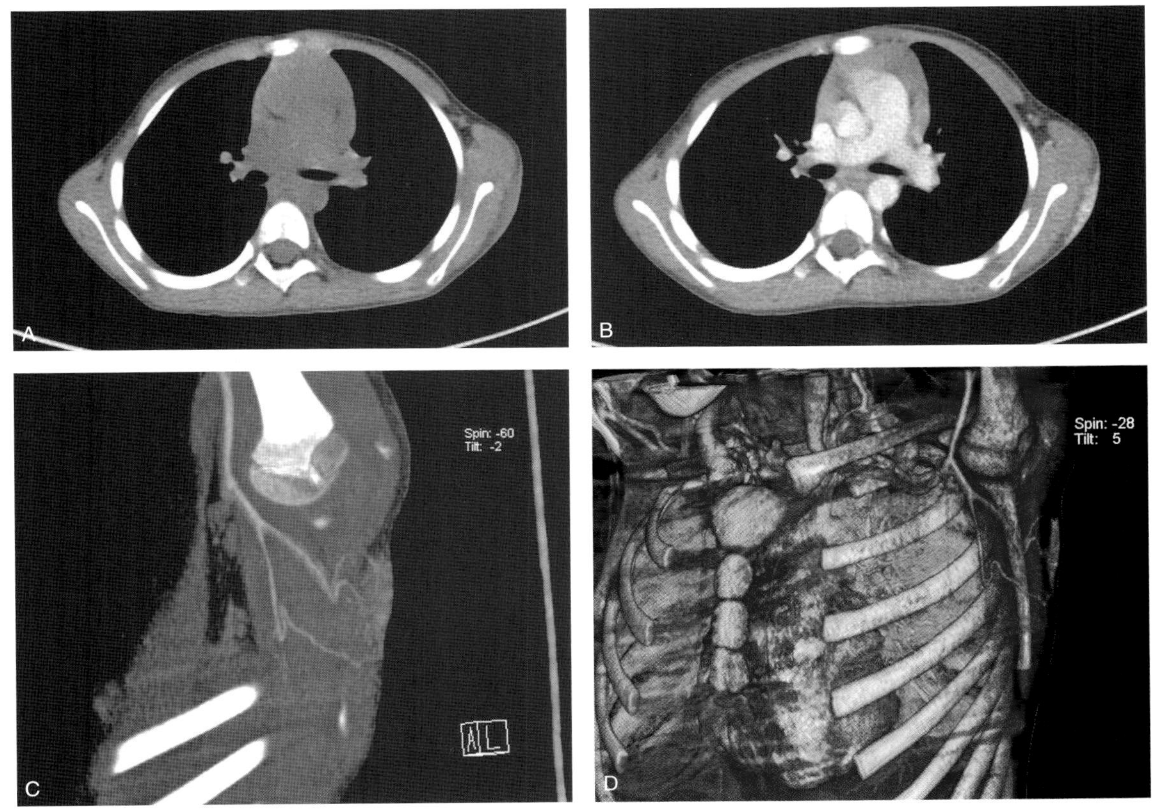

图14-1 血管瘤

图A：平扫示左肩胛骨外下方皮下见团片状等低密度影，密度稍欠均匀；图B：增强后示病灶明显强化呈迂曲血管团状，内部可见动脉供血；图C和图D：MPR和VR重建示肿块由左侧腋动脉发出多个分支动脉供血

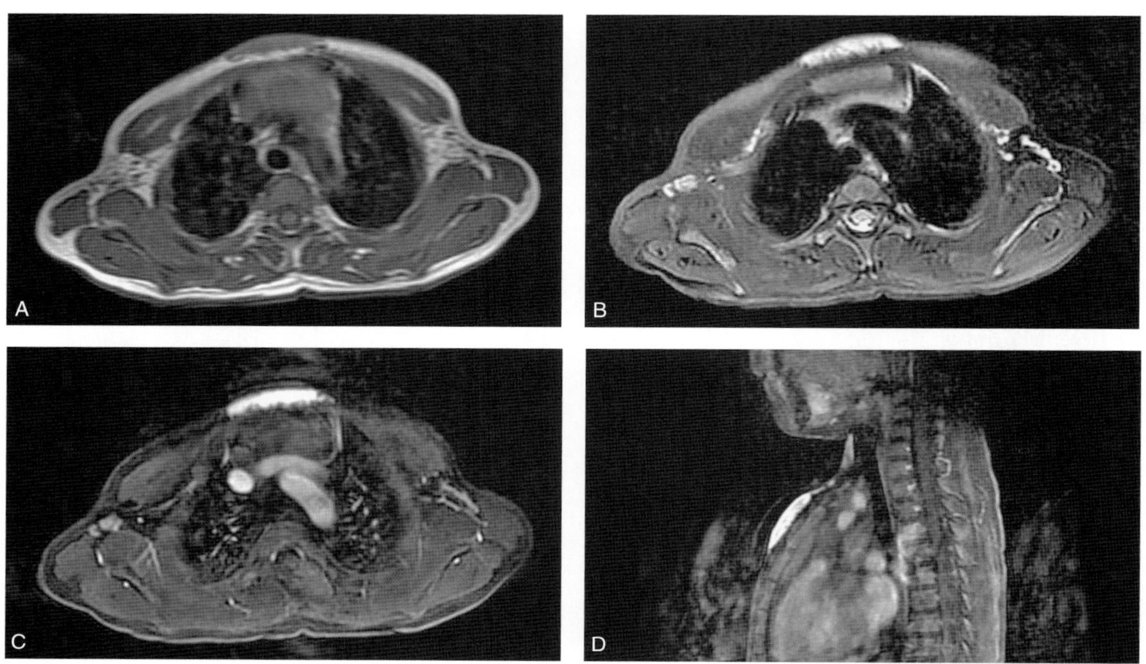

图 14-2　血管瘤

图A：MR扫描T_1WI横断面扫描：胸锁关节水平胸壁中线区皮肤见一类圆形盘状等低信号团块影，边界清楚；图B：T_2WI压脂序列横断面扫描：病灶呈高信号，其内信号稍欠均匀；图C和图D：T_1WI压脂序列增强，横断面及矢状面扫描：病灶明显强化，边界清楚

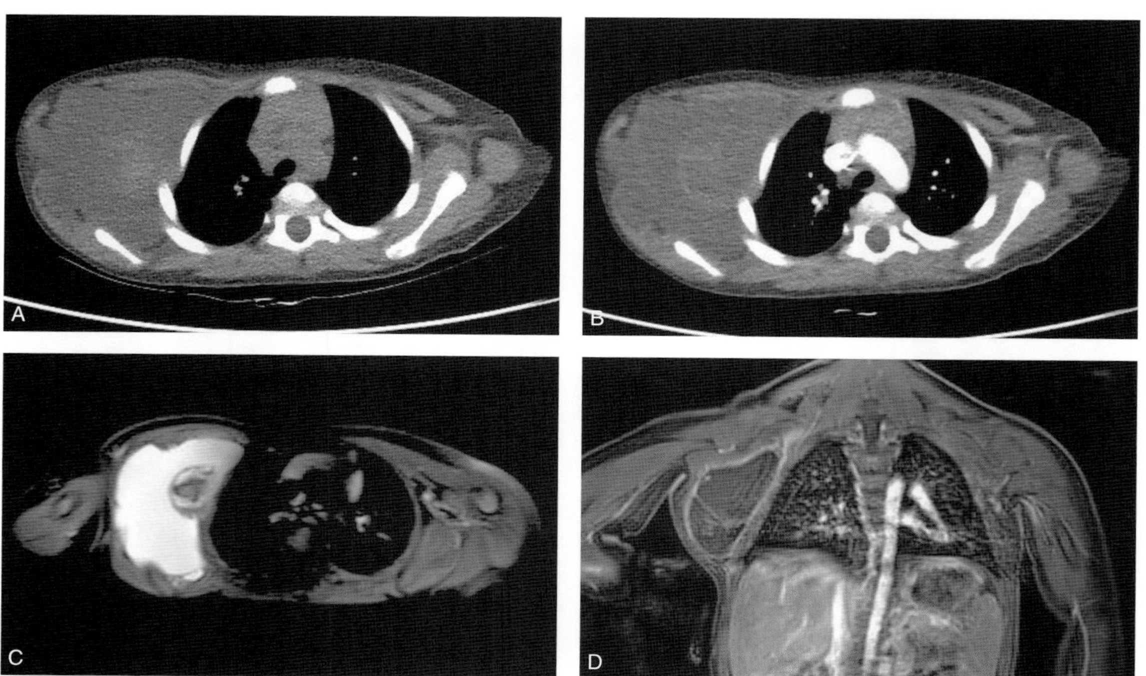

图 14-3　淋巴管畸形

图A：CT平扫横断面扫描：右侧腋窝下见低密度为主团块影，自右锁骨下向下延伸至右侧胸壁，病灶呈多房囊样改变，内部见斑片稍高密度影；图B：CT增强横断面扫描：病灶大部分未见明显强化，部分隔及囊壁可见强化；图C：MR扫描T_2WI压脂序列横断面扫描：右侧腋窝下团块影，大部分呈高信号，内见斑片状部分低信号影，可见液-液平影。考虑病灶内部少量出血；图D：T_1WI压脂序列增强，冠状面扫描：增强后病灶未见明显强化

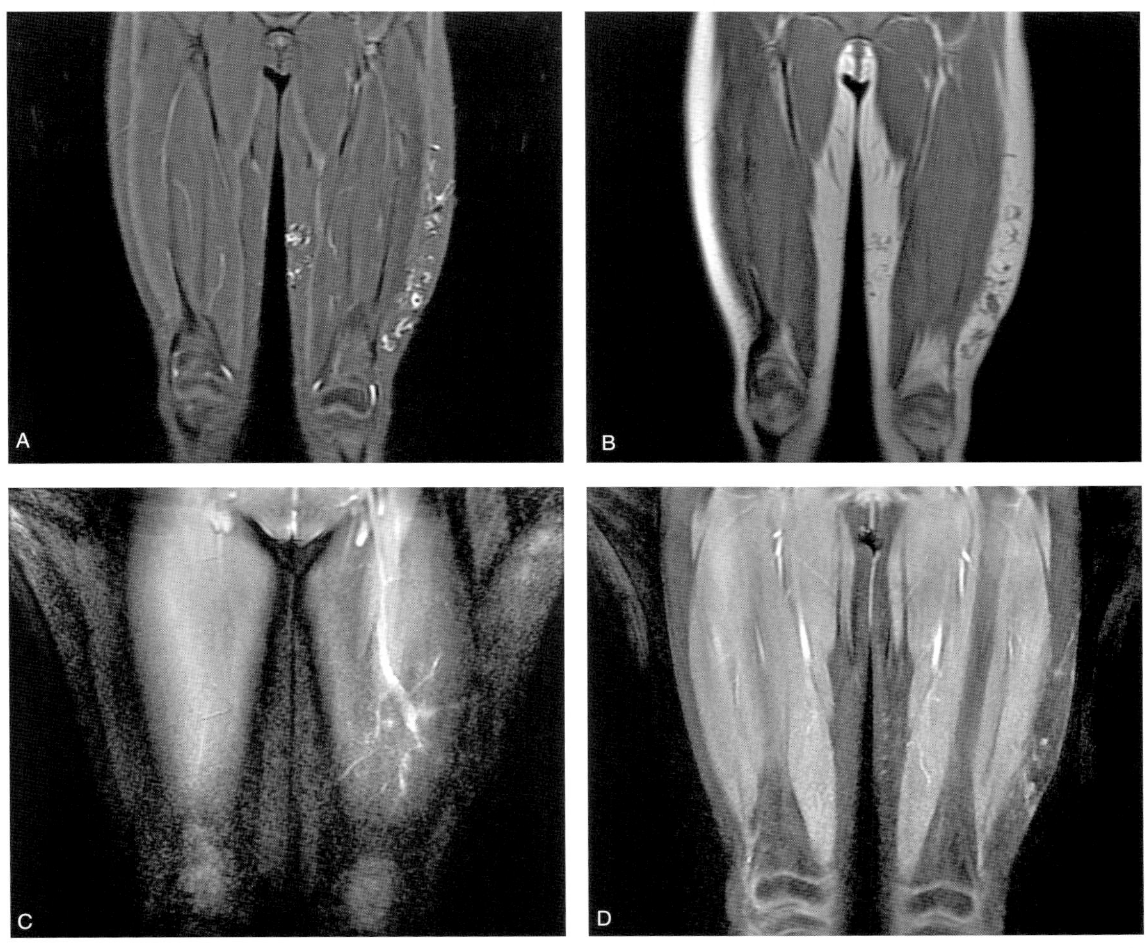

图14-4 血管淋巴管畸形

图A：MR扫描T_2WI压脂序列冠状面扫描：见双侧大腿不对称，左侧较右侧增粗，左大腿内前外侧皮下脂肪内斑片条索状高信号影；**图B**：T_1WI冠状面扫描：病灶呈等低信号；**图C和图D**：T_1WI压脂序列增强，冠状面扫描：左侧大腿体表静脉扩张；部分病灶呈条索状强化

畸形成分多。T_1WI上呈低信号为主的混杂信号，T_2WI上呈以高信号为主的混杂信号（图14-4）。影像诊断中，不少血管淋巴管畸形易诊断为淋巴管畸形，某些病灶中的小的强化灶被忽视或无法显示静脉畸形的信号特征[4]。

其他慢血流型的脉管畸形，如毛细血管畸形有局限性皮肤增厚呈红色，很少做影像检查。快血流型如动静脉畸形由供血动脉、引流静脉及较多发育异常的连接二者的血管组成。MR影像T_1WI上呈混杂信号，T_2WI上可见流空血管信号影，增强后不均匀强化。另外复杂的混合畸形MRI信号多变，难以准确诊断。

胚胎型横纹肌肉瘤

胚胎型横纹肌肉瘤，也称为儿童型横纹肌肉瘤，是最常见的横纹肌肉瘤组织类型。由梭状的横纹肌母细胞、具有嗜伊红细胞质和纵行条纹的小圆细胞组成。好发年龄在8岁以下。横纹肌肉瘤可发生于任何器官或部位，多是由患儿父母最先发现无症状包块。如有扩散转移，患儿可有发热、厌食、体重下降、疼痛和衰弱等情况。不同部位的肿瘤尚可有部位特征性的症状和体征。该肿瘤好发于2个年龄段：2～4岁和12～16岁。IRS研究表明，平均年龄为5岁（0～20岁），66%的患儿确诊时不到10

岁，6%的患儿小于1岁，男女比例3 ： 2。发病最常见的部位是头颈部（35%）、泌尿生殖系统（26%）和四肢（19%）。

CT、MRI可以定位肿物和其周围受侵袭的情况。CT可见肝、脑、心和肺转移与否，头颈部病变要做CT或MRI检查，同时做脑脊液化验。脊柱旁肿瘤可用MRI观察脊髓浸润情况。CT平扫可见混合密度肿块，肿瘤较大时周围组织器官受压移位；MRI检查示T_1WI呈不均匀或均匀等或低信号为主，T_2WI呈稍高信号或混杂信号，DWI呈不均匀高信号，增强后呈不均匀强化[5-7]（图14–5）。

畸胎瘤

畸胎瘤是一种至少包含有3个胚层中2个胚层组织的胚胎性肿瘤。畸胎瘤几乎可发生在身体的任何部位和任何器官。骶尾部是性腺外畸胎瘤最常见的发生部位，通常在新生儿期即被发现，是新生儿期最常见的实体肿瘤之一。成熟畸胎瘤由已分化的成熟组织构成；未成熟畸胎瘤由胚胎发生期的未成熟

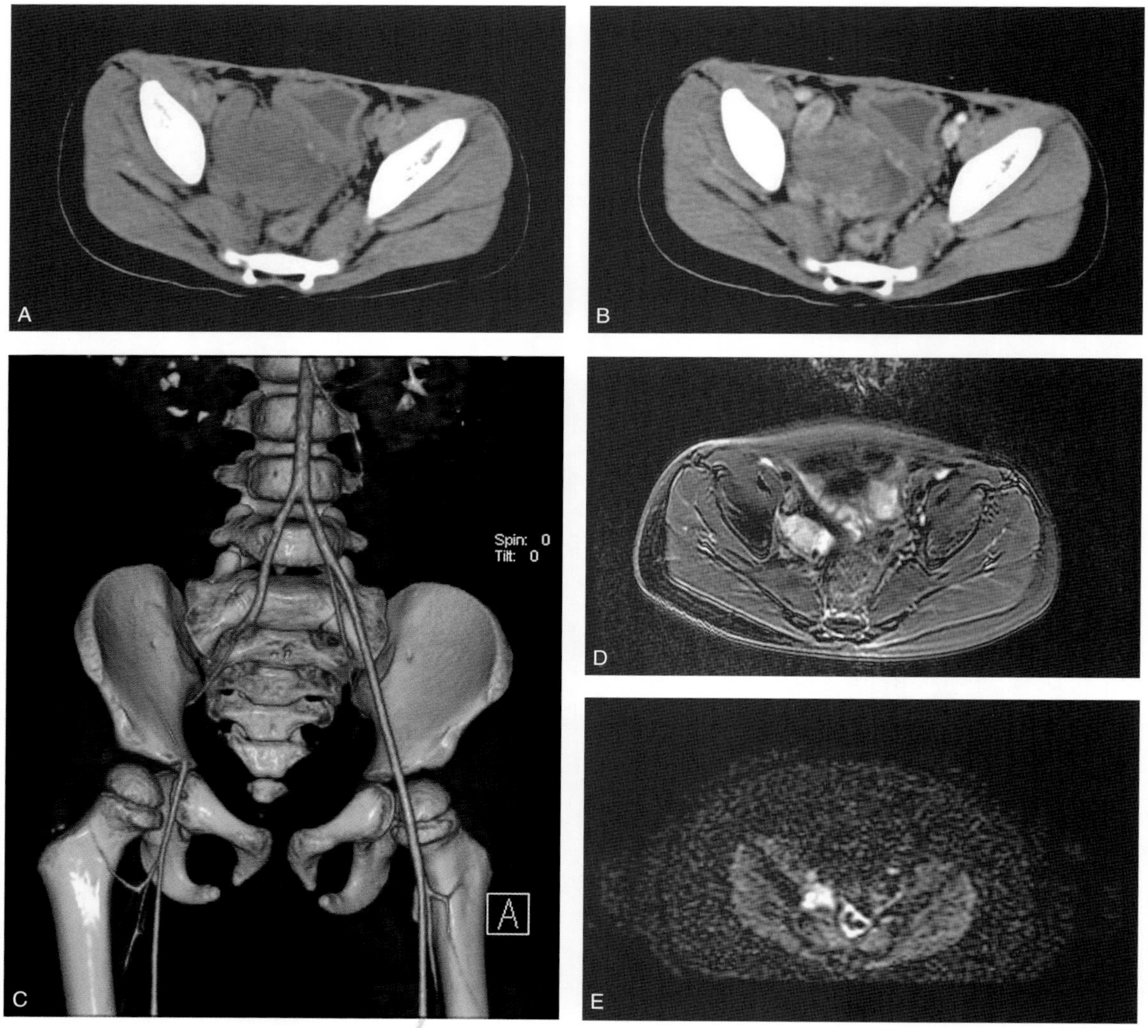

图14–5　横纹肌肉瘤

图A：CT平扫横断面扫描：盆腔偏右侧见软组织密度团块样影，形态欠规则，平扫呈等低密度，膀胱受压表现；图B：CT增强横断面扫描：病灶呈明显不均匀强化；图C：VR重建示右侧髂外动脉被肿块包绕伴闭塞；图D：患儿经化疗4个月后复查，MR扫描T_2WI压脂序列横断面扫描：病灶呈不均匀高信号，较前片缩小；图E：MR扫描DWI序列：病灶呈高信号，仍有活性

组织结构构成，多为神经胶质或神经管样结构，常有未分化、有丝分裂增多的恶性表现。

较典型的成熟畸胎瘤X线平片可发现有特异的骨化和钙化。肿瘤壁上可出现包壳样钙化。肿瘤内部可出现低密度的透光阴影。CT和磁共振扫描对于肿瘤的定位及与其邻近组织（特别是重要血管，脊髓神经）的解剖关系是极有帮助的。CT扫描显示肿瘤呈密度不均的囊性肿块；囊壁厚薄不均，边缘清楚光整；内含脂肪密度影和高密度影（发育不全的骨骼及牙齿），也可见自囊壁突起的实体性结节影（图14-6）。如囊内同时含有脂肪和液体，则可见到上脂肪下液体的液-脂界面，并可随体位变动而改变位置。MR扫描示肿瘤内液性脂肪部分的信号强度呈T_1WI高信号、T_2WI高信号，是诊断畸胎瘤的主要依据（图14-7）。肿瘤内部主要有碎屑和壁突两种结构，壁突的成分为脂类组织、头发、牙齿、骨骼。碎屑常位于囊性部分的下层，液性脂肪位于上层而产生分层信号。碎屑和壁突的信号强度大致为中等信号。脂质在T_2WI上信号非常高，头发的信号低于肌组织，骨骼与牙齿无信号。由于脂肪造成的化学位移伪影，既可出现在肿瘤内，也可出现在肿瘤周围，此特征可与出血性病变相鉴别。

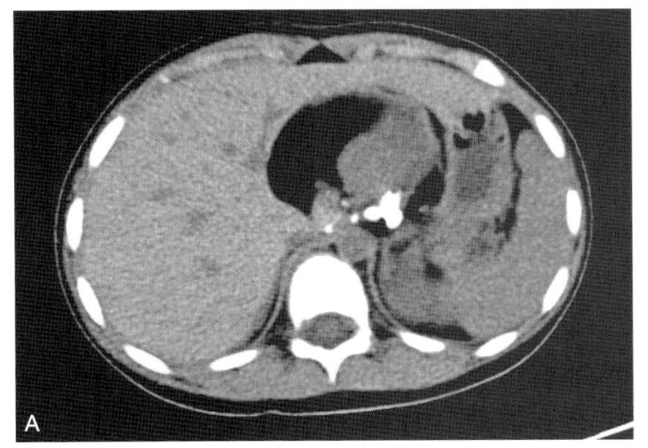
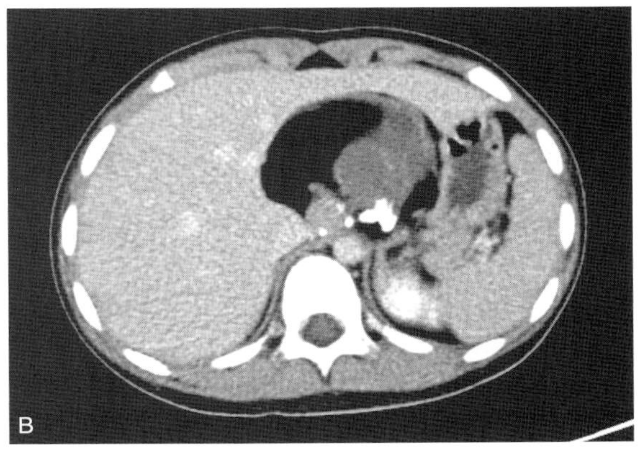

图14-6 7岁，男，成熟畸胎瘤

图A：CT平扫横断面扫描：肝胃之间见一混杂密度肿块影，内部大片脂肪密度影，实性成分以稍低密度为主，周围伴不规则状高密度影，肿块与周围组织分界清楚；**图B**：CT增强横断面扫描：增强后病灶实性成分轻度强化，囊性、脂肪、钙化密度部分未见明显强化

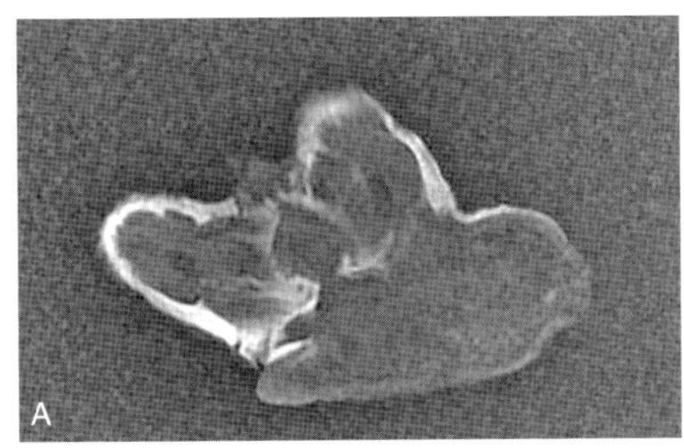
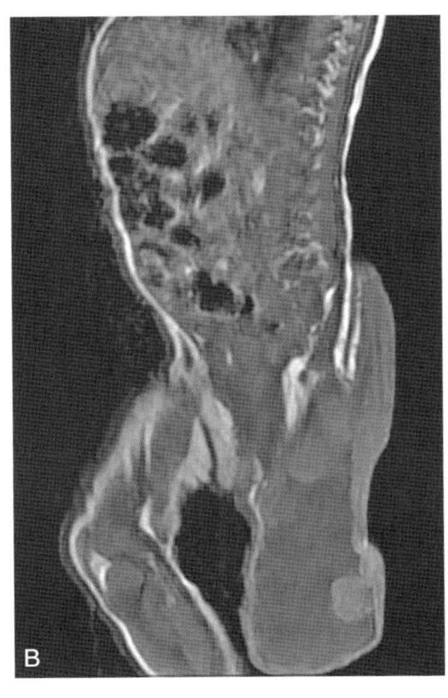
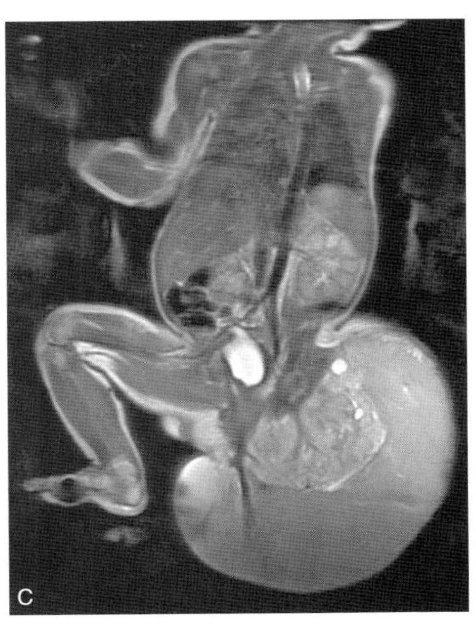

图14-7 4岁，男，成熟囊实性畸胎瘤

图A：MR扫描T_1WI序列横断面扫描：骶尾部巨大外凸性团块状异常信号影，T_1WI上呈低信号为主，近病灶边缘可见条状及结节样T_1WI高信号影；**图B**：T_1WI矢状面扫描：向臀部外下方延伸至左大腿后方，病灶范围广泛基本位于盆腔外。病灶呈等低信号；**图C**：T_2WI序列增强，冠状面扫描：增强后病灶实性成分强化明显，囊性部分未见强化

恶性畸胎瘤多为实性，常较大，呈分叶状，瘤内含散在不规则钙化及数量不等的脂肪，后者常可提示诊断。恶性畸胎瘤侵及邻近组织，表现为肿瘤与周围器官的脂肪层消失。考虑恶性畸胎瘤可能者，均应检测患儿血清的甲胎蛋白和绒毛膜促性腺激素水平，对诊断和预后判断有指导作用。

神经母细胞瘤

神经母细胞瘤（neuroblastoma）由原始神经嵴细胞演化而来，交感神经链、肾上腺髓质是最常见的原发部位。神经母细胞瘤是婴幼儿最常见的腹膜后肿瘤之一，仅次于肾母细胞瘤。经典的病理分类将神经母细胞瘤分成3型，即神经母细胞瘤、神经节母细胞瘤、神经节细胞瘤。这3个类型反映了神经母细胞瘤的分化、成熟过程。典型的神经母细胞瘤由一致的小细胞组成。神经节细胞瘤，由成熟的节细胞神经纤维网及Schwann细胞组成。神经节母细胞瘤介于前二者之间，含有神经母细胞和节细胞混杂成分。

神经母细胞瘤多位于腹膜后肾前上方，呈大结节或巨大软组织肿块，形态多不规则，呈分叶状，没有明确包膜，肿瘤与肾脏对比呈等密度为主的混杂密度，在CT上有与出血、坏死、钙化等病理改变相对应的丰富影像表现。增强扫描，肿瘤轻中度不均匀强化，低密度区域无强化，边缘环状强化影为肿瘤周围假包膜，偶见强化的肿瘤血管（图14–8）。因为绝大部分神经母细胞瘤都伴有钙化（70%～80%），钙化与肿瘤大小无关，钙化灶对本病的定性有重要意义[7–9]。

随着肿瘤不断增大，可使肾脏受压向后、下移位，肝脏及肝门结构上抬。胰腺被推移向前或向上移位。另外还可见胃肠道、血管、膀胱等被推压移位改变。同时肿瘤可向周围浸润性生长，可沿脊柱前缘跨越中线，包绕腹膜后血管，如下腔静脉、腹主动脉及其

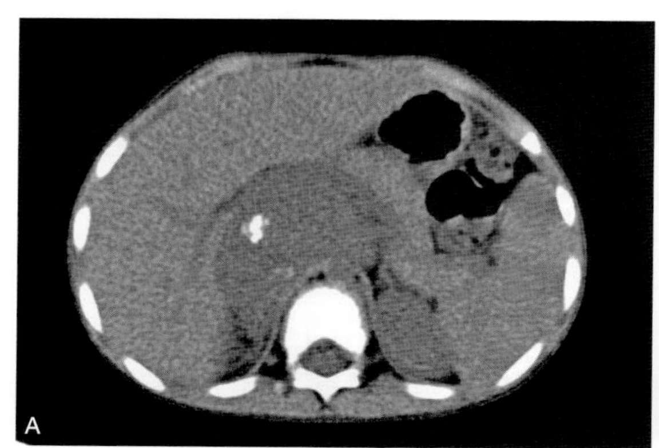
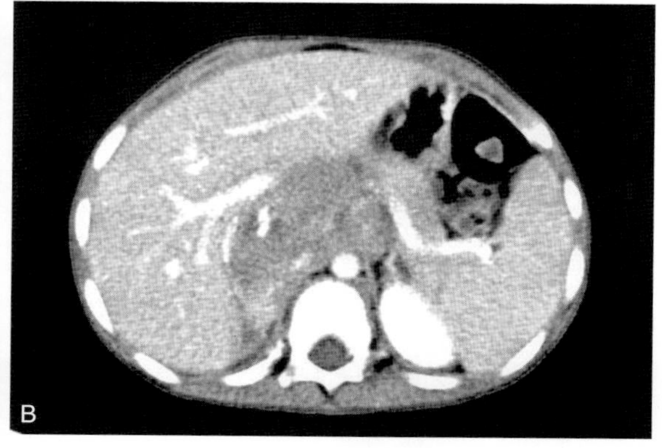

图14–8 5岁，男，神经母细胞瘤
图A：CT平扫横断面扫描：肝、胰间及右侧肾上腺区域后见团块状软组织密度为主肿块影，边界稍欠清晰，内部见小斑块状钙化密度影；**图B**：CT增强横断面扫描：增强后病灶呈明显不均匀强化

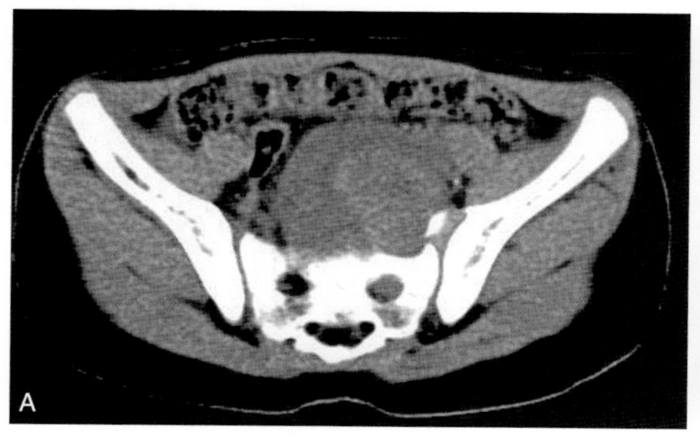
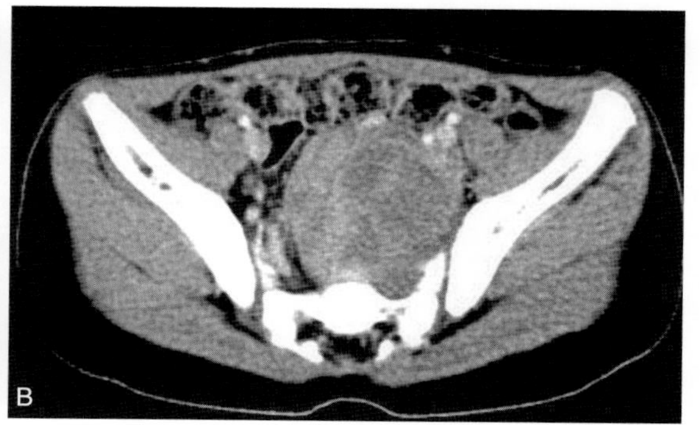

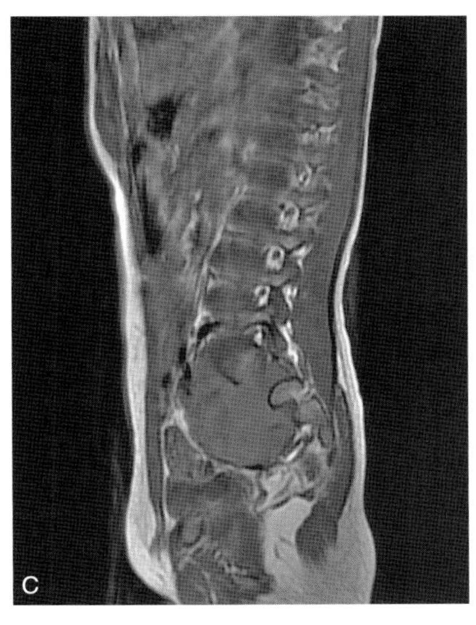

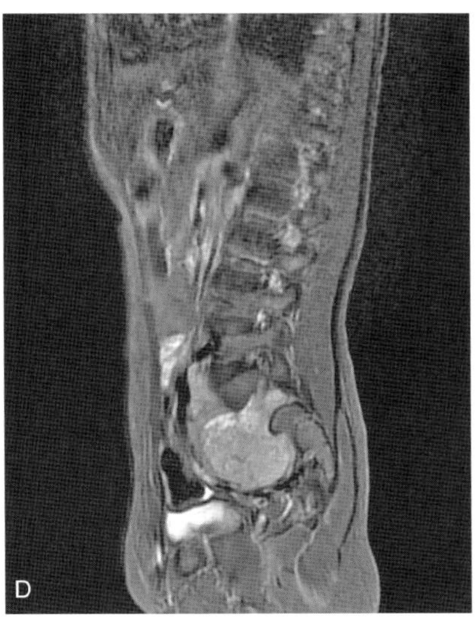

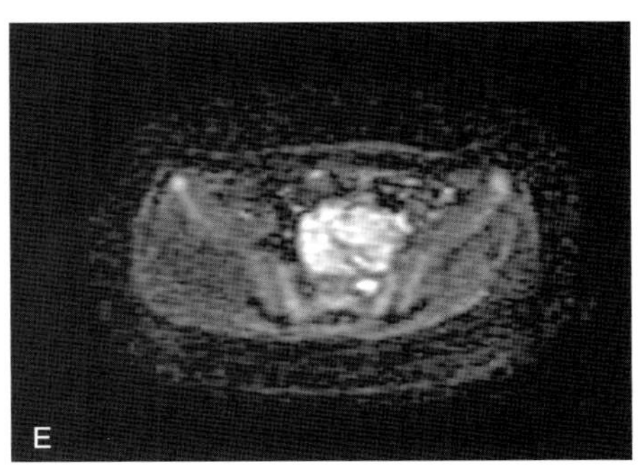

图14-9 4岁，男，神经母细胞瘤

图A：CT平扫横断面扫描：骶前见一软组织密度团块影，病灶向L_5～S_1左侧椎间孔内生长，平扫肿块呈等或稍高密度；**图B**：CT增强横断面扫描：增强后病灶呈明显不均匀强化；**图C**：MR扫描T_1WI序列矢状面扫描：骶前肿块沿左侧骶孔延伸至骶管，T_1WI呈低信号；**图D**：T_2WI压脂序列矢状面扫描：病灶呈不均匀高信号；**图E**：DWI序列扫描：病灶呈不均匀高信号

分支等，或侵犯周围结构，如肝、肾等，并可侵入椎管内（图14-9）。还可见肝、骨转移、腹膜后等淋巴结转移。其中肝内转移和淋巴结转移可见钙化。儿童肾上腺神经母细胞瘤主要需与肾母细胞瘤鉴别。肾上腺神经母细胞瘤的钙化率高于肾母细胞瘤[10,11]。

肾母细胞瘤

肾母细胞瘤又称为Wilms'瘤，是儿童最常见的恶性肿瘤之一，占儿童肾脏原发性肿瘤的85%。肾母细胞瘤多起源自肾包膜下的肾实质。肾母细胞瘤发病高峰为1～4岁，75%在5岁以下，90%于7岁以前发病，新生儿罕见。

肾母细胞瘤的放射影像学检查：静脉肾盂排泄造影时肾脏显影功能差，尤其是不显影时诊断较难，而且只能显示肿瘤的轮廓，内部结构不清楚。而超声检查由于肾母细胞瘤的回声与邻近正常的肾实质相似，对小肿瘤不敏感。CT对肾细细胞瘤的诊断率高，可准确显示肾母细胞瘤的肿瘤大小、范围、边缘结构、转移情况、侵犯范围以及是否累及大血管与邻近的组织器官等，为肿瘤分期、制订治疗方案、估计预后提供重要依据。CT平扫可见起自肾脏一极的截面呈圆形或椭圆形实质性或囊实性肿块，少数形态不规则；肿瘤内密度低于或接近肾实质，内有片状坏死、囊变，少数病灶内可见钙化；增强扫描肿瘤呈不均匀强化，低密度坏死、囊变区无强化。肾母细胞瘤破坏肾皮质，残余的肾脏见于瘤体周围或上下极，与肿瘤分界较清楚，肿瘤侵蚀、压迫残余肾脏，使残余肾实质表现为新月形强化，呈抱球征，是肾母细胞瘤的典型表现。肿瘤较少侵犯腹膜后结构，但少数肿瘤呈浸润性生长，侵犯周围的结构，使腹膜后结构不清，血管受压移位或被包绕（图14-10，图14-11）。CT增强扫描对发现肿瘤于腹膜后、膈脚后淋巴结转移和胸部转移较敏感。位于右肾上极的肿瘤可直接侵犯肝脏[12-14]。

儿童肾母细胞瘤主要需与肾上腺神经母细胞瘤鉴别。当肾细胞瘤发生在肾脏的前内侧或中上极的外生性肾母细胞瘤则与肾上腺神经母细胞瘤相似。肾上腺神经母细胞瘤的钙化率高于肾母细胞瘤。肾母细胞瘤还需要与儿童其他肾脏恶性肿瘤鉴别，如肾透明细胞肉瘤、肾透明细胞癌、肾恶性横纹肌瘤等。透明细胞肉瘤为不伴钙化的实质性肿块，有早期骨转移倾向，转移灶可以是成骨性也可以是融骨性；恶性横纹肌瘤具有早期脑转移的特点。当肿瘤巨大时，还需要与常见于儿童的腹膜后恶性肿瘤相鉴别，如恶性畸胎瘤及肝母细胞瘤等。在多数情况下，肾母细胞瘤的肾脏正常轮廓消失，肾脏皮质与髓质分界不清，肾实质和肾盏破坏，即使肿瘤为外生性，与肿瘤相邻近部分的肾实质仍有不同程度的破坏，这与肾外肿瘤压迫肾脏不同，后者增强扫描后显示肾实质是完整的[10,11]。

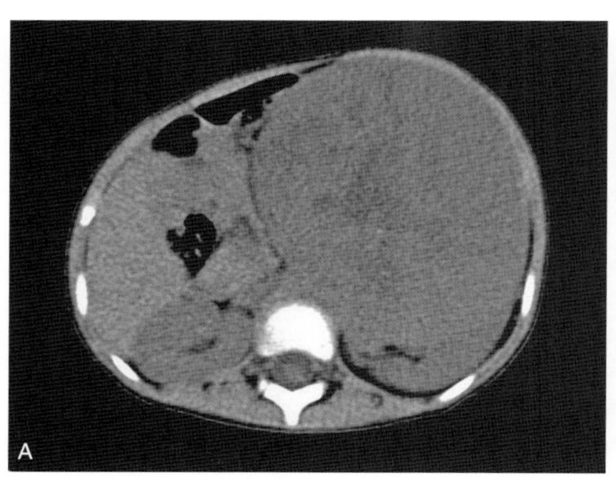

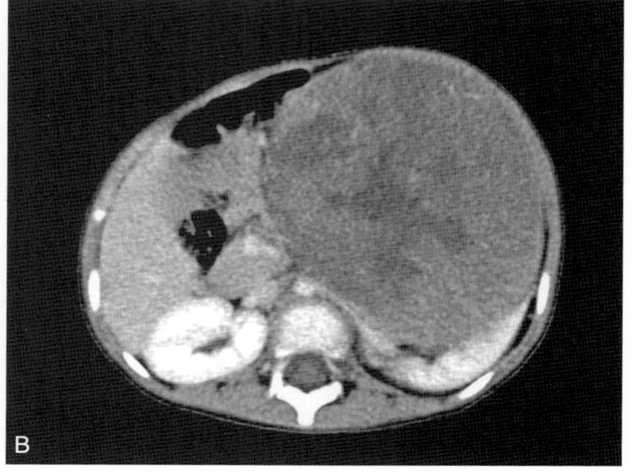

图14-10　4岁，女，肾母细胞瘤

图A：CT平扫横断面扫描：左侧腹部局限性膨隆，左侧肾区及前方见巨大团块状软组织密度影，前缘清楚，后缘与正常肾脏分界不清，似呈抱球征，肿块内部见片状更低密度影；图B：CT增强横断面扫描：增强后病灶呈不均匀强化，强化程度低于正常肾脏实质，抱球征显示更为清晰

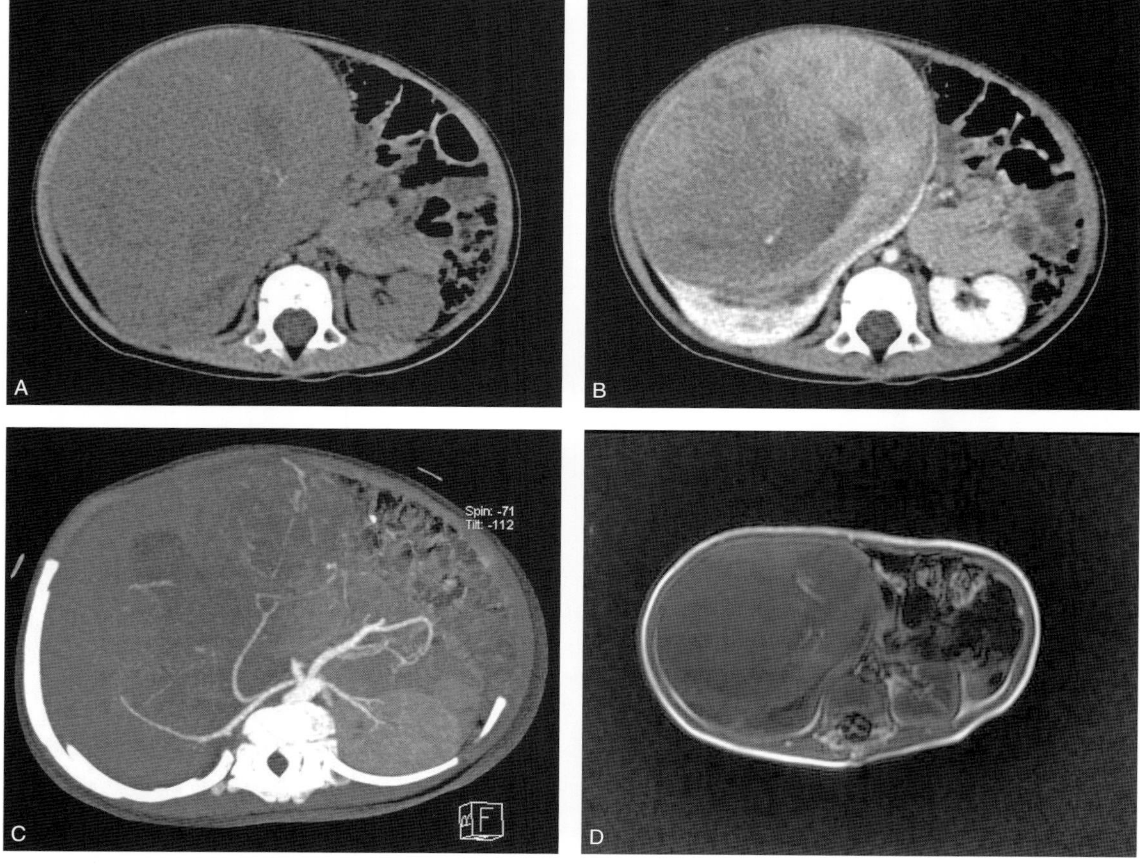

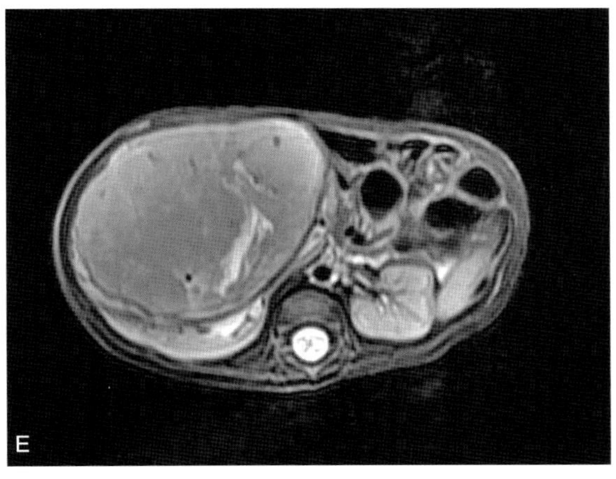

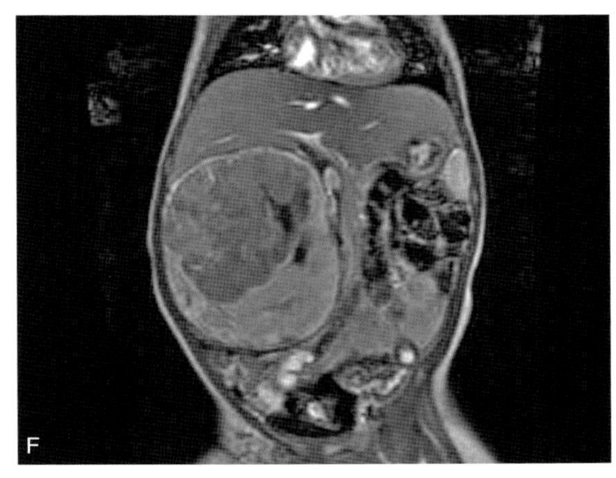

图14-11 4岁，女，肾母细胞瘤

图A：CT平扫横断面扫描：右侧腹部局限性膨隆，右侧肾区及前方见巨大团块状软组织密度影，前缘清楚，后缘与正常肾脏分界不清，肿块内部见片状更低密度影及小条状状高密度影；**图B**：CT增强横断面扫描：增强后病灶呈不均匀强化，强化程度低于正常肾脏实质，抱球征显示清晰；**图C**：MIP重建显示肿块由右肾动脉供血，右肾动脉主干受压后移；**图D**：MR扫描T_1WI序列横断状面扫描：右侧肾区巨大肿块，T_1WI呈低信号，内见少许条状高信号影；**图E**：T_2WI压脂序列横断面扫描：病灶呈稍高信号，信号不均匀，可见条片状更高信号影；**图F**：T_1WI压脂序列增强扫描：病灶呈显著不均匀强化

小结

新生儿外科疾病的放射影像学诊断主要用于新生儿外科的实体瘤、畸形、炎症、创伤等辅助诊断与评估。尚待解决的是一些复杂、重叠等病变的临床诊断上有争议的问题。

（李玉华）

参·考·文·献

[1] 朱铭.重视儿童肿瘤影像学诊断.放射学实践，2011，26(4)：370-371.

[2] 施美华，钟玉敏，殷敏智.儿童软组织脉管性病变的影像学诊断.放射学实践，2013，28(7)：724-729.

[3] 李莉，郭真真，何惠玲，等.MRI对头颈部淋巴管畸形的诊断价值.中国中西医结合影像学杂志，2015，1：44-46.

[4] 涂备武，李惠民，李玉华.儿童颈肩部淋巴管瘤的MRI表现.中国医学计算机成像杂志，2010，16(2)：107-110.

[5] Ellen M C, David M B, Aaron M A, et al. Solid Tumors of the Peritoneum, Omentum, and Mesentery in Children: Radiologic-Pathologic Correlation. Radio Graphics, 2015, 35: 521-546.

[6] Angela D L, Maria A M, Markku M M. Soft-Tissue Sarcomas of the Abdomen and Pelvis: Radiologic-Pathologic Features, Part 2-Uncommon Sarcomas. Radio Graphics, 2017, 37: 797-812.

[7] M. Beth McCarville. What MRI can tell us about neurogenic tumors and rhabdomyosarcoma. Pediatric Radiology, 2016, 46: 881-890.

[8] 雷延成，王娅宁，段顺生，等.小儿腹膜后神经母细胞瘤的CT特征及鉴别诊断.实用医学杂志，2010，1：90-92.

[9] 乔中伟，李国平，帕米尔，等.儿童腹膜后成神经细胞瘤侵犯肾脏与肾母细胞瘤的鉴别诊断.中华放射学杂志，2005，39(7)：747-750.

[10] Hervé J B, M. Beth McCarville, Claudio Granata, et al. Guidelines for Imaging and Staging of Neuroblastic tumors: Consensus Report from the International Neuroblastoma Risk Group Project.

[11] Maureen Dumba, Noorulhuda Jawad, Kieran McHugh. Neuroblastoma and nephroblastoma: a radiological review. Cancer Imaging, 2015, 15(5).

[12] 何健垣.儿童肾母细胞瘤的CT诊断.中华现代影像杂志，2006，3(4)：314-316.

[13] McDonald K, Duffy P, Chowdhury T, et al. Added value of abdominal cross-sectional imaging (CT of MRI) in staging of Wilms' tumours. Clinical Radiology, 2013, 68: 16-20.

[14] Ellen M C, Adam R G, Richard M C. Renal Tumors of Childhood: Radiologic-Pathologic Correlation Part 1. The 1st Decade. Pediatric Radiology, 2016, 36: 499-522.

第二节 超声影像学诊断

概述

超声成像是超声波在具有不同物理特性的人体组织中传播产生的界面回声，经声束扫描获取人体组织的超声声像图。通过声像图对疾病进行诊断和鉴别诊断，以及通过实时动态的超声影像进行疾病的微创诊治是临床超声医学的主要内涵。近年来，随着超声成像技术和计算机图像处理技术的飞速发展，超声影像的清晰度日趋提高、超声成像模式日趋增多，因而超声医学越来越受到重视，目前已广泛地应用于临床的疾病诊治中。超声检查具有无创无辐射、实时动态成像以及对软组织分辨率高等特征，与新生儿以软组织和软骨组织为主、新生儿体内含水量多的生理特征相符合，使超声影像更适用于新生儿这一人群，尤其是新生儿外科疾病的诊断、评估及随访复查。

保暖是早产儿和新生儿患者的首要护理原则，超声检查的无辐射性和便捷性完全适合床旁检查。床旁超声不需要被检查的患儿移出病房或暖箱，因而已成为新生儿监护室最主要的影像检查方法。对于新生儿外科患者，超声检查不仅可在术前术中精确定位病变的部位，而且还能实时引导实施如穿刺活检、置管引流和组织消融等各种介入诊治，明显降低患儿诊治过程中所发生创伤的概率。因此，超声影像学也已成为新生儿外科重要的影像技术之一。

超声成像模式

目前，应用于新生儿疾病诊断的超声检查模式主要包括：灰阶超声、彩色/能量多普勒超声和频谱多普勒超声，这些成像模式可显示组织器官形态结构及血供情况。此外，超声造影和弹性成像技术可用于评估脏器组织的血流灌注及其质地柔软度等。

◆ 灰阶超声

灰阶超声是采用灰度调制来显示超声束扫描的人体切面声像图的超声诊断方法。灰阶超声通过实时系列切面成像，可用于显示新生儿组织脏器或病灶的解剖结构、边界、毗邻关系、活动度及活动规律、硬度以及空腔脏器的充盈排空功能。新生儿疾病以先天性结构性病变为主，因而灰阶超声也是新生儿疾病诊断最常用最主要的检查模式。

灰阶超声的回声强弱是由组织界面的声阻抗所决定，界面声阻抗差越小，反射越小，其回声越弱。正常人体软组织在灰阶超声上的回声由强至弱排列为：肾窦>胎盘>胰腺>肝脏>脾脏>肾皮质>皮下脂肪>肾实质>脑>静脉血>胆汁或尿液。病理组织的回声以钙化或结石最强，纤维化组织次之，淋巴瘤或淋巴肉瘤回声最低，囊性肿块及积液则为无回声。由于人体各组织结构的回声强弱有差异，灰阶超声成像技术能分辨这些结构，形成人体各脏器声像图切面并依据有无异常回声出现进行疾病的诊断和鉴别诊断。

灰阶超声声像图的清晰度除与所观察的各组织特性有关外，还与探头频率相关，探头频率越高，图像的分辨率越高；反之，图像分辨率降低。然而，探头频率的高低受超声探测深度的限制，即探头频率越高，穿透力越小，探测深度越浅；反之，探头频率越低，其穿透力越大，探测深度越远。所以在行超声检查时，为兼顾所检测组织的显示力和显示清晰度，选择合适的探头频率是关键所在。

◆ 多普勒超声

多普勒超声包括彩色/能量多普勒超声及频谱多普勒超声，该超声技术主要是借助多普勒技术来反映人体内流动的液体（主要是血液）的速度、方向及速度变化情况。彩色/能量多普勒血流成像技术是将组织血流图叠加于二维灰阶图像上，可直观地显示脏器和组织的血流分布走向。频谱多普勒是血流定量分析方法，可获得血流的流速、加速度、阻力指数和脉动指数等血流动力学参数。多普勒超声在新生儿外科疾病诊断中也起一定作用，方便直观准确地用于脏器内血管和非血管管道的甄别，如胆总管与门静脉及肝动脉的鉴别，输尿管和髂血管的鉴别等。多普勒超声也可用于观察评估组织脏器及肿瘤内部的血管丰富程度、血管分布走向，获取血流参数的测值，以此来分析病变的来源、病灶可能的病理性质、病变的程度分级等。此外，还可用于反流性疾病如输尿管膀胱反流的诊断[1]，甚至输尿管末端瓣膜功能的评估等。

◆ 超声造影

超声造影是通过经外周血管或经体腔将超声造影剂带入体内，利用造影剂中微气泡来增强血管和组织的散射回声增强进行疾病的诊断和鉴别诊断。超声造影最初应用于小儿疾病诊断的是膀胱输尿管反流诊断及其反流程度分级[2]，后逐渐用于脏器组织血流灌注、肿瘤诊断和疗效评估、部分积液和实质组织的鉴别等，为疾病的诊断和分级、诊断和鉴别诊断以及疗效评估提供敏感的特异的超声检查方法。

◆ 弹性成像

超声弹性成像是对组织施加一个外部或自身内部的动态、静态、准静态的激励后，在弹性力学、生物力学等作用下，组织将产生一个响应，例如位移、应变、速度的分布产生一定改变，通过这些变化信息进行成像，实现组织软硬度超声成像。目前超声弹性成像在新生儿疾病诊断中主要是评估胆道闭锁患儿的肝脏硬度[3]。此外，也可用于实质性病灶的硬度评估，从而进行病灶的鉴别诊断。

超声检查注意事项

由于新生儿腹壁薄、腹部前后径小，因而所要观察的脏器组织距超声探头距离近，即超声检查距离较短，所以一般采用频率较高的探头，以提高组织脏器声像图的清晰度，辨析细微组织结构，为新生儿疾病尤其是结构性异常的疾病诊断及其分级提供相应的成像技术保证。此外，超声检查是属接触性检查，而相对于成人来讲，新生儿腹部膨隆，因此在探头形状选择上可偏向平直的线阵探头或微凸阵探头，这样可增加探头和体表的接触面，且线阵探头的频率较高，因此除应用小儿腹部凸阵探头外，可根据需要结合高频探头进行检查，以更好地观察组织脏器的细微结构。

超声检查尤其是多普勒超声成像应选择在患儿安静时进行以获取清晰的诊断图像，如患儿哭闹可给予安抚奶嘴或喂奶使其安静，对于因病痛哭闹特别严重的患儿，在临床医师的获准下可酌情使用镇静剂。此外，超声检查时应注意房间温度和检查时涂于患儿皮肤的耦合剂温度，温度过高或过低均会刺激患儿而引发其扭动身体和哭闹。另外，在对新生儿行超声检查时，操作者必须先采用免洗手外科消毒液行手部消毒以避免交叉感染。

新生儿外科疾病超声诊断

◆ 胃肠道疾病

超声能实时观察胃肠道的情况，已成为新生儿胃肠道疾病影像学检查的主要方法。很多胃肠道疾病在灰阶超声上即有特征性的声像图表现，其中先天性肥厚性幽门狭窄表现为幽门肌明显增厚，横切时呈“靶环征”，纵切时呈“双轨征”；幽门管封闭，内部黏膜增厚呈双层结构，并向胃窦内凸起。先天性肥厚性幽门狭窄的诊断标准为幽门肌厚度>3 mm，幽门管长度>15 mm[4]。动态实时观察对于该疾病的诊断十分重要，可一边给患儿喂奶一边观察幽门形态，先天性肥厚性幽门狭窄时幽门无蠕动，且在胃蠕动时幽门管始终未见充盈。超声不仅可显示幽门管长度及幽门肌的厚度，而且能实时观察胃的排空情况，已成为小儿先天性肥厚性幽门狭窄的首选影像学检查方法。

在胃肠超声检查时，如发现腹腔内与肠道关系密切的囊性病灶需考虑肠重复畸形和Meckel憩室[5]。Meckel憩室在病理上由黏膜、黏膜下层及固有肌层组成，多位于回盲部的肠系膜对缘，其声像图表现为球形或囊袋状无回声区，其囊壁由内向外依次表现为低-高-低回声，当Meckel憩室伴有感染时，囊内结构不清，部分患儿憩室内可见气体回声。肠重复畸形多位于空肠及回肠的肠系膜缘，与肠道平行，在超声上表现为球形或管状无回声区，高频探头显示其壁由内向外依次为高-低-高-低-高回声，分别代表黏膜层、黏膜肌层、黏膜下层、固有肌层及浆膜层，重复囊肿的低回声固有肌层与其所起源消化道的低回声固有肌层共同组成“Y型”结构是其特征性声像图表现[6]。肠重复畸形和Meckel憩室均易引起肠套叠，肠套叠在超声上具有特征性表现，即横断面上表现为“靶环征”或“同心圆征”，纵断面上表现为“套筒征”，如为肠重复畸形或Meckel憩室引发，可在套筒内可见到囊性病灶[7]。

肠旋转不良是新生儿胆汁性呕吐的主要病因，其在彩色多普勒超声上具有特征性的表现，即肠系膜上动脉和肠系膜上静脉的反位，肠系膜上静脉位于肠系膜上动脉的左侧，肠系膜上静脉及其分支围绕肠系膜上动脉顺时针旋转形成“漩涡征”，“漩涡征”的中央为肠系膜上动脉，可测得动脉频谱，周边为肠系膜上静脉，可测得静脉频谱[5]。

◆ 泌尿生殖系统疾病

先天性肾脏及尿路畸形是儿童泌尿系统感染及终末期肾病的主要病因[8]，超声检查不仅能明确畸形的诊断、评估畸形的严重程度，而且还可观察有无其他系统的伴发畸形，从而为患儿的临床诊治提供全面客观依据。在超声诊断模式中，灰阶超声通过观察患儿泌尿系形态结构变化对其结构性异常疾病进行诊断；而彩色多普勒、超声造影则通过检测肾脏血流及膀胱输尿管反流来实现功能性疾病或结构性疾病伴功能改变的程度评估。

大部分先天性肾脏及尿路畸形表现为结构异常，因而灰阶超声是该病的重要诊断模式。① 重复肾是先天性肾脏及尿路中最常见的畸形，其灰阶超声表现为肾脏增大、形态失常、上肾部与下肾部之间的肾包膜上有时可见切迹。如不伴有肾积水，重复肾内集合系统无分离，仅显示上、下两部分呈高回声的肾窦回声；当伴有积水时，则通常在上位肾脏见肾窦回声分离，内为无回声，肾实质不同程度受压变薄。在完全型重肾双输尿管畸形中，上位肾脏、上位输尿管全程积水，肾盂肾盏和输尿管呈无回声；下位输尿管开口位置通常正常，而上位输尿管开口位置在上位输尿管开口之下，常合并异位开口及输尿管囊肿[9]。② 肾盂输尿管连接处狭窄，超声表现为患侧肾脏不同程度的肾积水，肾盂输尿管连接部突然变细，可呈“鸟嘴样”改变，其远端输尿管无扩张，膀胱壁厚度正常[10]。③ 后尿道瓣膜表现为排尿时尿道内线样高回声的瓣膜，增厚的膀胱与扩张的近端尿道组成特征性的“锁孔征”[11]。

彩色多普勒超声可通过观察膀胱输尿管开口及输尿管内是否存在异常血流信号、异常频谱诊断膀胱输尿管反流，即在扩张的输尿管末段见反流的彩色多普勒信号、频谱多普勒显示喷尿束频谱波形为“单峰”[1]。超声造影则可在患侧输尿管甚至肾盂内见到自膀胱反流的超声造影剂，此外，可根据造影剂出现的位置来评估膀胱输尿管反流严重程度并进行分级[2]。

睾丸扭转好发于新生儿期和青春期，睾丸扭转在灰阶超声上表现为睾丸轴向方位异常，可呈斜位或横位，患侧精索扭曲呈特征性的“漩涡征”。睾丸附睾增大出现在扭转早期，至晚期睾丸缩小；扭转早期睾丸内部回声一般无明显改变，但当睾丸内发生缺血坏死后，睾丸内部回声不均，可见片状低回声区或无回声区。彩色多普勒可判断睾丸内部是否有血流以及血流丰富程度，在睾丸扭转早期其内部血流可无变化甚至稍增多，然而，随着扭转时间的延长，睾丸内部的血流信号逐渐减少，甚至到后期的消失[12,13]，目前临床主要依据睾丸内的血流情况来判断是否存在睾丸坏死及萎缩。所以，超声尤其是彩色多普勒超声可预测睾丸扭转患儿其睾丸有无缺血及有无萎缩趋势，从而为睾丸扭转的诊治提供了更多的信息。

◆ 肝胆胰疾病超声诊断

胆道闭锁、胆总管囊肿及Caroli病是引起黄疸的主要原因，这三种疾病在超声上均有特征性表现，因此超声影像学在这三种疾病的诊治中均发挥着重要的作用。① 胆道闭锁的超声表现为肝门部纤维团块形成的高回声，其形态各异，可为条状或三角形，部分可见沿门静脉伴行的条状高回声[14]；胆囊小或大小正常但形态较僵硬，囊壁皱缩不光滑。此外，胆道闭锁患儿常伴有肝纤维化及肝硬化，其声像图主要表现为肝动脉扩张、门静脉侧支循环形成、脾脏肿大、腹水等门静脉高压征象，超声弹性成像技术可提供肝脏硬度参数，可客观及时动态地评估胆道闭锁患儿肝纤维化程度，从而为患儿是否需要进行肝移植治疗提供信息。② 胆总管囊肿的声像图特征表现为胆总管部位出现球形、椭圆形或纺锤形的无回声区，其二端与邻近的胆道相连；当胆总管囊肿发生感染时，无回声中出现点状等回声或强回声，该段胆管壁毛糙增厚；当并发结石时，其内可见强回声团后方伴声影[15]。③ Caroli病声像图表现为肝内多发性且沿肝内胆管分布的无回声区，该无回声区内可见点状或短棒状强回声，即该疾病特征性的“中央圆点征”，该“圆点”为门静脉结构，彩色多普勒超声在强回声中可检测到门静脉血流信号[16]。如部分Caroli病超声表现不典型时，可在超声引导下行诊断性穿刺。

肝母细胞瘤是小儿最常见的肝脏原发性恶性肿瘤，超声表现为肝脏内出现实质肿瘤，其内部回声常高于正常肝实质，如伴有出血或坏死则肿瘤内出现无回声区；肿瘤周边可见相同回声的实质结节病灶，为肿瘤卫星灶。彩色多普勒超声肿瘤内血流信号常较丰富，肿瘤周边可见环状血流包绕。另外，如肝母细胞瘤伴血管内癌栓时，在相应的血管腔内出现等回声，此处血管腔内无血流信号；如伴腹腔内淋巴结转移时，则在腹腔内血管旁见圆形低回声结节[17]。超声不仅能通过肿瘤的形态特征帮助诊断肝母细胞瘤，而且能发现肿瘤的转移征象，达到肿瘤的分期目的。对于手术无法切除的肿瘤，可在超声引导下穿刺活检获取病理诊断，为化疗提供依据。超声的无创性可重复性更是肝母细胞瘤治疗后随访复查的首选影像技术。

◆ 其他疾病的超声诊断

神经母细胞瘤：神经母细胞瘤是小儿最常见的实体肿瘤，超声表现为肾上腺区域或后腹膜出现实质性肿块，肿块边界欠清晰，内部回声不均匀，钙化较为常见，但囊变较为少见。源于肾上腺的肾母细胞瘤可压迫患侧肾脏使其向下移位，使肾脏与肝脏或脾脏分离。彩色多普勒超声显示肿瘤内部血流信号通常比较丰富。由于神经母细胞瘤的生长方式为包绕血管生长，因此其声像图的特征性表现为肿瘤包绕腹主动脉及下腔静脉[18]。超声引导下穿刺活检是获取神经母细胞瘤病理诊断的主要方法，与开放式手术相比，该方法能在微小创伤下获取病理诊断标本。同样，超声也是神经母细胞瘤化疗疗效评估的主要方法。

脑积水：超声表现为侧脑室扩张，外侧角变钝，半球间裂可出现中断，大脑皮质变薄[19]。在超声影像上测量侧脑室宽度可评估脑室扩张的程度，其标准为侧脑室宽度在5 ～ 10 mm者为轻度扩张，10 ～ 15 mm为中度扩张，大于15 mm为重度扩张。此外，超声还可协助检查脑积水的病因，其中导水管狭窄是先天性脑积水较为常见的病因，其超声表现为侧脑室及第三脑室扩张，而第四脑室正常[20]。

胸腔积液：超声表现为膈上的无回声区，其声像图与积液的量和积液的性质有关。积液量少表现为肋膈角处楔形或三角形的无回声区，随着积液量增加无回声区范围扩大，并可出现同侧肺实变及肺不张。单纯性积液表现为无回声，如积液伴感染性或血性胸腔积液，则表现为无回声区内夹杂漂动的点状或絮状回声。

介入超声技术

介入超声是指在超声实时引导和监测下实施

组织穿刺活检、置管引流和肿瘤消融等。与传统开放手术或腔镜下手术相比，介入超声技术具有操作简便、创伤小等优点。介入超声在新生儿外科的具体应用主要包括诊断及治疗两方面，其中超声引导下各类穿刺活检手术主要是对肿瘤性疾病及肝肾弥漫性疾病进行病理诊断；而超声引导下各类穿刺置管引流和肿瘤消融针对的是新生儿因各种原因引起的腹腔积液、胸腔积液、肾积水等患儿的积液引流，实体肿瘤的热消融、冷冻消融、激光消融或核素消融等，是一种微创治疗方法，达到疾病治疗目的。

小结

超声影像的有效性、无创性和便捷性使得其成为新生儿外科疾病的重要影像检查方法。各类疾病的特征性声像图表现、实时超声引导下的介入诊治以及用于评估组织血流灌注和组织硬度的超声技术均在新生儿疾病诊治中发挥重要作用。新生儿外科医师了解超声影像在儿科疾病诊治中的特点和价值，能更好将超声影像融入于疾病诊治中，提高新生儿疾病诊断准确率和疾病治愈率。

（陈亚青）

参·考·文·献

[1] Tullus K. Vesicoureteric reflux in children. Lancet, 2015, 385(9965): 371–379.

[2] Darge K, Troeger J. Vesicoureteral reflux grading in contrast-enhanced voiding urosonography. Eur J Radiol, 2002, 43(2): 122–128.

[3] Gao F, Chen Y Q, Fang J, et al. Acoustic Radiation Force Impulse Imaging for Assessing Liver Fibrosis Preoperatively in Infants With Biliary Atresia: Comparison With Liver Fibrosis Biopsy Pathology. J Ultrasound Med, 2017, 36(8): 1571–1578.

[4] Lobo M L, Roque M. Gastrointestinal ultrasound in neonates, infants and children. Eur J Radiol, 2014, 83(9): 1592–1600.

[5] Arys B, Mandelstam S, Rao P, et al. Sonography of the pediatric gastrointestinal system. Ultrasound Q, 2014, 30(2): 101–117.

[6] Kumar D, Ramanathan S, Haider E, et al. Education and Imaging. Gastroenterology: Revisiting the forgotten sign: Five layered gut signature and Y configuration in enteric duplication cysts on high resolution ultrasound. J Gastroenterol Hepatol, 2015, 30(7): 1111.

[7] Zhang Y, Dong Q, Li S X, et al. Clinical and Ultrasonographic Features of Secondary Intussusception in Children. Eur Radiol, 2016, 26(12): 4329–4338.

[8] Surabhi V R, Menias C O, George V, et al. MDCT and MR Urogram Spectrum of Congenital Anomalies of the Kidney and Urinary Tract Diagnosed in Adulthood. AJR Am J Roentgenol, 2015, 205(3): W294–304.

[9] Berrocal T I, López-Pereira P, Arjonilla A, et al. Anomalies of the distal ureter, bladder, and urethra in children: embryologic, radiologic, and pathologic features. Radiographics, 2002, 22(5): 1139–1164.

[10] Rianthavorn P, Limwattana S. Diagnostic accuracy of neonatal kidney ultrasound in children having antenatal hydronephrosis without ureter and bladder abnormalities. World J Urol, 2015, 33(10): 1645–1650.

[11] Roy S, Colmant C, Cordier A G, et al. Contribution of ultrasound signs for the prenatal diagnosis of posterior urethral valves: Experience of 3years at the maternity of the Bicêtre Hospital. J Gynecol Obstet Biol Reprod (Paris), 2016, 45(5): 478–483.

[12] Xiao H, Gao Y, Li Y, et al. Ultrasound assessment of perinatal testicular torsion. Br J Radiol, 2016: 20151077.

[13] Riccabona M, Darge K, Lobo M L, et al. ESPR Uroradiology Taskforce — imaging recommendations in paediatric uroradiology, part Ⅷ: retrograde urethrography, imaging disorder of sexual development and imaging childhood testicular torsion. Pediatr Radiol, 2015, 45(13): 2023–2028.

[14] Rozel C, Garel L, Rypens F, et al. Imaging of biliary disorders in children. Pediatr Radiol, 2011, 41(2): 208–220.

[15] Lewis V A I, Adam S Z, Nikolaidis P, et al. Imaging of choledochal cysts. Abdom Imaging, 2015, 40(6): 1567–1580.

[16] Mortelé K J, Rocha T C, Streeter J L, et al. Multimodality imaging of pancreatic and biliary congenital anomalies. Radiographics, 2006, 26(3): 715–731.

[17] McCarville M B, Roebuck D J. Diagnosis and staging of hepatoblastoma: imaging aspects. Pediatr Blood Cancer, 2012, 59(5): 793–799.

[18] Dumba M, Jawad N, McHugh K. Neuroblastoma and nephroblastoma: a radiological review. Cancer Imaging, 2015, 15: 5.

[19] Riccabona M. Neonatal neurosonography. Eur J Radiol, 2014, 83(9): 1495–1506.

[20] Di Salvo D N. A new view of the neonatal brain: clinical utility of supplemental neurologic US imaging windows. Radiographics, 2001, 21(4): 943–955.

第十五章 新生儿外科病理学

概述

在新生儿阶段，过去儿科病理很大部分聚焦于早产儿的预后，例如肺透明膜病和室管膜下、脑室内出血的预后。今天，诊断病理学和研究重点已放在基因性疾病、感染性疾病、代谢性疾病和医源性病理上。例如代谢性疾病，常在婴儿时就已存在，虽然其可能的诊断基于临床，但做出明确的诊断应该是儿科病理医师和实验室人员。

毋庸置疑，各种畸形在宫内时已形成，因此出生时就存在。体表及明显的畸形出生时很容易发现；而内脏及不很显著的畸形就不易早期发现。一些代谢性疾病，更需要一段时间后才能比较明确的显示。

新生儿畸形及肿瘤的病因

引起畸形有基因和环境两个方面的原因。基因包括染色体异常，单基因突变及多基因或多因素；环境因素包括药物、工业和农业化学物、放射及感染等。60% ～ 90% 成年人肿瘤与环境因素相关，而多数儿童肿瘤却与遗传背景有关。新生儿肿瘤少见。有些肿瘤，例如畸胎瘤可不局限于一个器官或系统。另外，一些新生儿肿瘤常与畸形相关。

胎儿时肿瘤的发生与一般肿瘤的病因明确相关，但基因遗传学因子可能为主要角色。体细胞改变成肿瘤需要两次突变，生殖细胞的第一次突变后，只有随后的再次突变才能导致肿瘤形成。

新生儿肿瘤的分类

新生儿肿瘤分为三组：错构瘤、畸胎瘤及胚胎性肿瘤。

◆ 错构瘤

错构瘤是由此部位正常存在的组织过度增生的肿瘤样肿块。有时，一方面错构瘤与先天性畸形区别困难；另一方面，错构瘤与肿瘤区别困难。错构瘤可发生于一个部位，也可多部位发生。错构瘤是最常见的先天性肿瘤，包括先天性血管瘤，皮肤脉管痣和先天性色素痣等。

◆ 畸胎瘤

畸胎瘤是多能组织分化的生殖细胞肿瘤，常有一个以上的胚层分化。成熟程度不同，通常至少部分呈囊性，可分为成熟性与未成熟性两大类。出生时最常见的发生部位为骶尾部，其他部位是颈部、咽部、纵隔和后腹膜。

◆ 胚胎性肿瘤

成年人的肿瘤常为上皮来源，而儿童肿瘤多数起源于中胚层及基质。不少小儿肿瘤是胚胎性肿瘤，尤其是新生儿期的肿瘤更是如此。例如肝母细胞瘤起源于肝细胞的前体细胞[1]，肾母细胞瘤起源于肾源性残余等。胚胎性肿瘤的分化处于原始阶段，但已分化成特殊的组织形态，因此常局限于特殊的器官或组织，肿瘤细胞显示这些器官或组织的发育早期特征。出生时最多见的是神经母细胞瘤和肝母细胞瘤，其他尚有横纹肌肉瘤、视网膜细胞瘤和髓母细胞瘤等。新生儿上皮来源的肿瘤罕见。

胚胎性组织对某些致瘤化学因子高度敏感，许多化学因子也可导致畸胎瘤。这些因子在器官形成期导致畸形，而在发育后期则导致肿瘤。

先天性肿瘤的生物学行为

婴儿出生后的大多数组织经历快速生长和成熟过程。大多数良性肿瘤与正常组织至少有某些相似。单纯错构瘤如毛细血管瘤，有快速的内皮细胞分裂增多的核分裂，经验不足的病理医师会错误地认为是恶性血管肿瘤。这些肿瘤大多数以后会自发性消退。组织学上，恶性先天性胚胎瘤也可自发消退，与那些后期发生的肿瘤相比较少转移。先天性神经母细胞瘤在原发及转移部位都可以退化及细胞分化。其他先天性肿瘤易于消退的包括结节性肾瘤和肾母细胞瘤病。新生儿睾丸卵黄囊瘤，像其他1岁以内的新生儿和婴儿的恶性肿瘤一样，预后通常比其组织图像好得多。先天性纤维肉瘤像纤维瘤病一样，虽然组织学似成人纤维肉瘤，但治疗大多仅需局部切除即可。先天性髓性白血病也有较高的自发性消退率。

新生儿各系统的畸形及肿瘤

◆ 中枢神经系统的畸形及肿瘤

中枢神经系统的病变是围生儿死亡的主要原因，许多中枢神经系统的畸形综合征在围生期是致死的。中枢神经系统的畸形不少见，占新生儿的（5～10）/1 000；占10%的死产及5%的新生儿期死亡常是中枢神经的畸形所致。中枢神经结构异常可由遗传学（基因突变或染色体异常）或环境因素所致。但是，大多数病例的原因尚不清楚。中枢神经系统是人体内第一个开始发育且最后一个完全成熟的系统。脑畸形比其他脏器畸形更多见的原因就是脑发育时间长，致其受损时间较长。中枢神经系统是继白血病、淋巴瘤之后小儿第二个肿瘤的常见部位。与成人相比，小儿脑肿瘤一般相对生长缓慢，预后较好。

星形细胞性肿瘤是小儿最常见的脑肿瘤，约占45%。胚胎性肿瘤是小儿第二大脑肿瘤，占20%左右，包括最常见的髓母细胞瘤、幕上原始神经外胚层肿瘤（primitive neuroectodermal tumor，PNET）、室管膜母细胞瘤、髓上皮瘤及非典型畸胎样/横纹肌样瘤（atypical teratoid/rhabdoid tumour，AT/RT）。

◆ 循环和呼吸系统的畸形及肿瘤

心脏畸形仍然是新生儿死亡的一个重要原因，新生儿心脏缺损相当部分不是单一的病变，而是复合性病变。先天性心脏病的发病率为活产儿的2.4%～8.8%。其差异部分反映了先天性心脏缺损的临床表现不同。例如左心发育低下综合征出生后1天内就死亡，而单纯性房间隔缺损有的直到成人阶段还未被发现。先天性心脏缺损中发病率最高的为室间隔缺损，占总数的16%～36%。

先天性横纹肌瘤是一种少见的心脏肿瘤，由富含糖原空泡的体积较大的肌细胞组成。常与脑结节硬化相伴发。肿瘤引起血流动力学混乱可导致新生儿阶段死亡。

先天性肺淋巴血管瘤与死产和新生儿早期死亡相关。大多数婴儿呼吸窘迫快速进展，偶有存活儿周甚至到5岁的报道。此病常见于累及肺静脉引流阻塞的心血管系统先天性畸形患儿。

气管食管瘘的发生率为活产婴儿的1/3 000。病理上可分为5型，其中A型最为常见，占总数85%左右。先天性肺气道畸形是肺的错构瘤样病损，发病率为1/5 000。根据临床和病理形态分为5型，I型占65%，预后较好。

◆ 消化系统的畸形及肿瘤

消化道是先天性畸形的重要发病部位，一般产后不久就产生症状。

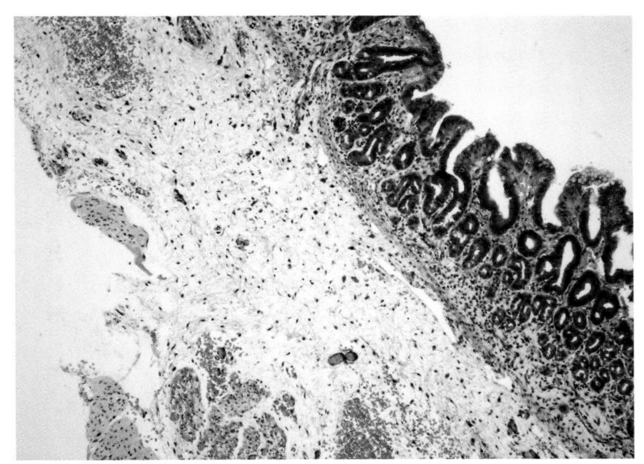

图15-1 胃壁肌层缺损
肌缺损边缘处，图左上、中部未见胃壁肌层

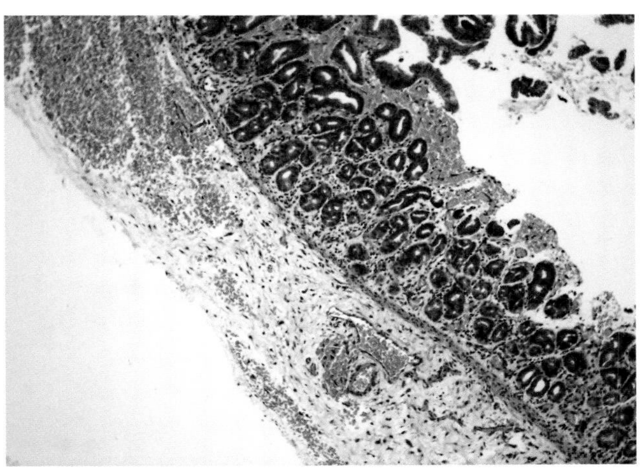

图15-2 胃壁肌层缺损
此处胃壁肌全部缺如

胃壁肌层局部缺损可导致新生阶段胃穿孔（图15-1，图15-2）。幽门肥厚见于1/200的男婴，早的产后2周就能得到明确诊断。男婴多发，男：女大于5：1。前壁腹肌缺损致脐突出（脐疝）及腹裂。肠旋转不良、肠闭锁、肠狭窄和肛门闭锁均可在新生儿期得到诊断及处理。卵黄管异常导致脐肠瘘、卵黄管囊肿及梅克尔憩室。

小肠闭锁发生率约1 000个新生儿中有1例。小肠闭锁可累及十二指肠、空肠及回肠。大肠闭锁罕见。肠闭锁常见部位是十二指肠第二段与第三段交接处。20%～30%肠闭锁病例伴有唐氏综合征。肠闭锁可分为3型。肠闭锁常常为多部位发生及混合型闭锁。肠重复较少见，回肠发生率最多，结肠及十二指肠很少发生，病理上也可分为3型。

肠神经节发育异常症包括先天性巨结肠（hirschsprung disease，HD）（图15-3，图15-4）、肠神经元性发育异常症（intestinal neuronal dysplasia，IND）（图15-5，图15-6）、神经节减少症（isolated hypoganglionosis，IH）、神经节病及神经节未成熟症，大多在新生儿期就出现明显的症状，并可得到明确的诊断。

先天性巨结肠是孕5～12周时，起源于神经嵴的神经母细胞没有正常迁移至肠壁形成肌间神经丛所致。黏膜下丛是孕3～4个月时从肌间神经丛迁

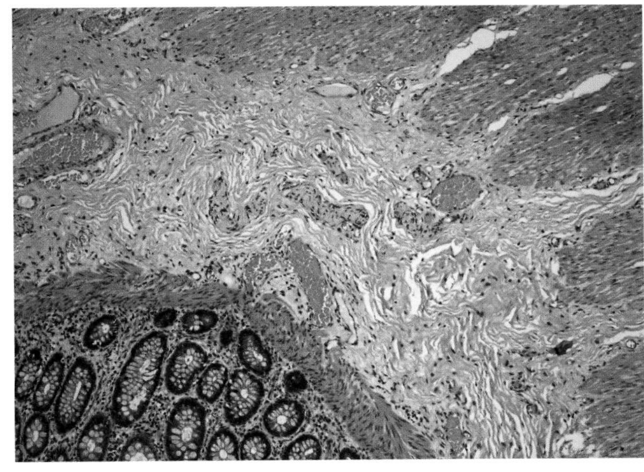

图15-3 先天性巨结肠
黏膜下层神经节细胞缺如，神经纤维增生

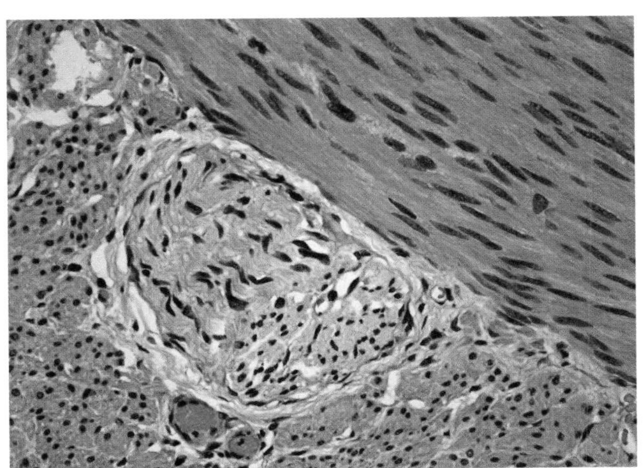

图15-4 先天性巨结肠
肌间神经节细胞缺如，神经纤维增生

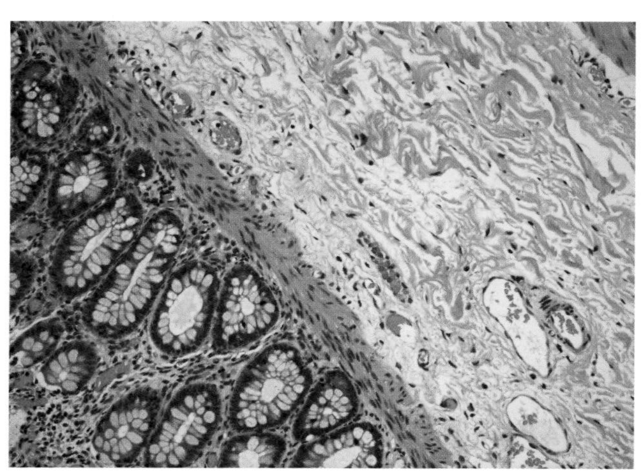

图 15-5 肠神经元性发育异常症
黏膜下神经节增大

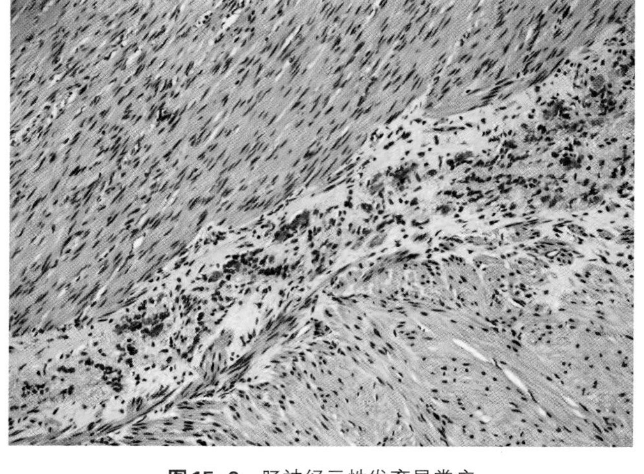

图 15-6 肠神经元性发育异常症
肌间巨大神经节

移来的，在先天性巨结肠中也缺乏。

先天性巨结肠可见于唐氏综合征患儿。先天性巨结肠的发病率为 1/5 000。先天性巨结肠可以单独发生，或合并其他神经节发育异常症，例如远端HD，近端IND是一种常见的合并形式。

尽管将无神经节细胞肠段已正确地切除了，仍有高达40%的病例并发先天性巨结肠相关小肠结肠炎[2]。研究显示先天性巨结肠病并不局限于无神经节肠段，也影响其余胃肠道的黏膜免疫系统，随之影响胃肠道微生物的组成[3]。

直肠黏膜活检和有经验的病理医师检查，至今仍是诊断先天性巨结肠的金标准[4,5]。乙酰胆碱酯酶（AchE）组织化学染色和钙网膜蛋白（Calretinin）免疫组织化学染色有助于先天性巨结肠的诊断[6-8]。

肠神经元性发育异常症（IND）发病率仅次于先天性巨结肠，约为 1/7 500[9]。高达 25% ～ 30% 的IND伴有其他病理状况，最主要的有肛门直肠畸形、肠旋转不良、大膀胱小结肠蠕动低下综合征、先天性短肠、幽门肥厚性狭窄、坏死性小肠结肠炎和唐氏综合征。

胃肠道肿瘤在小儿不常见，而且大多数不是恶性的。在新生儿期肿瘤得到诊断的更为少见。

胆道闭锁是先天性纤维阻塞性胆管病。发病率

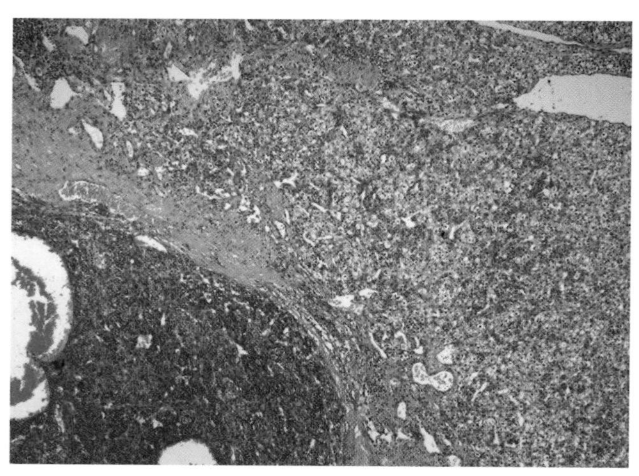

图 15-7 肝母细胞瘤
单纯上皮型

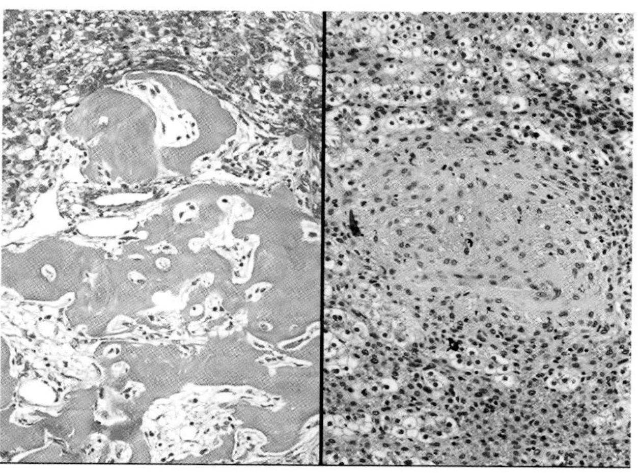

图 15-8 肝母细胞瘤
上皮及间叶混合型

(1～3)/15 000[10,11]。大约80%胆道闭锁的小儿需要肝移植,并终生需要服用移植相关免疫抑制剂[12,13]。胆道闭锁的流行病学、病理学和临床学的发病因素包括:胚胎发生缺陷、胎儿或产儿的血循环异常、基因缺陷、环境毒素、病毒感染、炎性反应异常、自身免疫和对一些因子的易感[14]。胆道闭锁可以分成肝内及肝外两型,肝内胆道闭锁罕见。大多数肝外胆道阻塞是由于肝外胆道闭锁。胆总管囊肿偶可引起胆道阻塞,可外科手术治愈。有报道胆道闭锁在12月至次年3月出生的小儿中高发,女婴稍多于男婴(1.25∶1)[15]。

新生儿肝脏原发性肿瘤少见,包括间叶性错构瘤、血管内皮瘤和肝母细胞瘤(图15-7,图15-8)。肝母细胞瘤大多在3岁之内得到诊断[16]。肝母细胞瘤的发病率占0～14岁小儿的0.2/100 000,占小儿所有肝肿瘤的27%,占小儿肝恶性肿瘤的47%。4%的肝母细胞瘤出生时就被发现。肝母细胞瘤可分成单纯上皮型及上皮和间叶混合型两大类。得益于化疗的进展和外科完全切除率的提高,肝母细胞瘤的总体生存率已从40年前的30%提高到现在的超过80%[17]。肝婴儿血管内皮瘤常见于6个月之内的婴儿,33%见于新生儿。

◆ 泌尿生殖系统的畸形及肿瘤

泌尿生殖系统的畸形约占所有畸形的1/3,其中大多数是多系统的畸形导致新生儿期死亡。膀胱畸形常合并男性或女性生殖道的畸形,因为胚胎发育时这些器官是互相联系的。

肾母细胞瘤是颅外最常见的恶性实体瘤,儿童发病率为1/8 000(图15-9,图15-10)。肾母细胞瘤新生儿阶段诊断少见,但确实存在,有作者认为新生儿肾母细胞瘤是肾母细胞瘤病综合征的一种表现。肾母细胞瘤组织学上可以分为典型的肾母细胞瘤及间变型肾母细胞瘤。弥漫间变型肾母细胞瘤预后较差。

先天性中胚层肾瘤(图15-11,图15-12)是新生儿阶段最常见的肾肿瘤,通常发生在婴儿期,是低度恶性的成纤维细胞性肿瘤,平均诊断年龄为2个月,超过90%的病例1岁内诊断。组织学上分为典型及细胞丰富两型。正确的治疗是外科切除。若错误诊断为肾母细胞瘤,将导致另外不必要的治疗。

肾脏横纹肌样瘤(图15-13,图15-14)是发生于低龄儿童的高度恶性肿瘤,约占肾肿瘤的2.5%,诊断时平均年龄为11个月,超过95%的病例小于3岁。分子遗传学主要特点是位于22号染色体长臂上的2个等位基因失活的*hSNF5/INI1*肿瘤抑制基因。

卵黄囊瘤常发生在小儿的卵巢、骶尾部及纵隔等部位。患儿血清AFP升高,可作为复发监测的指标。

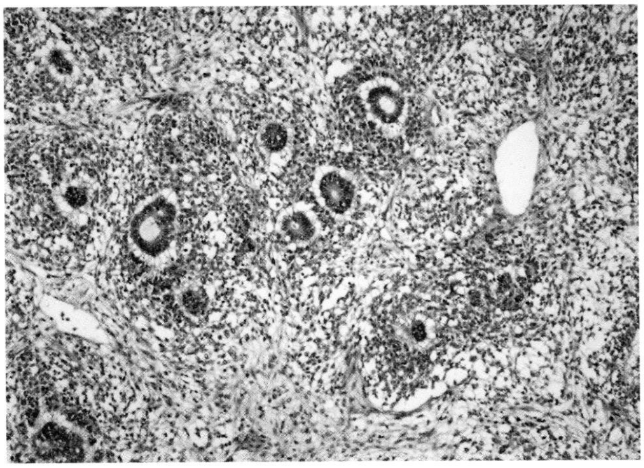

图15-9 肾母细胞瘤
见典型三相结构

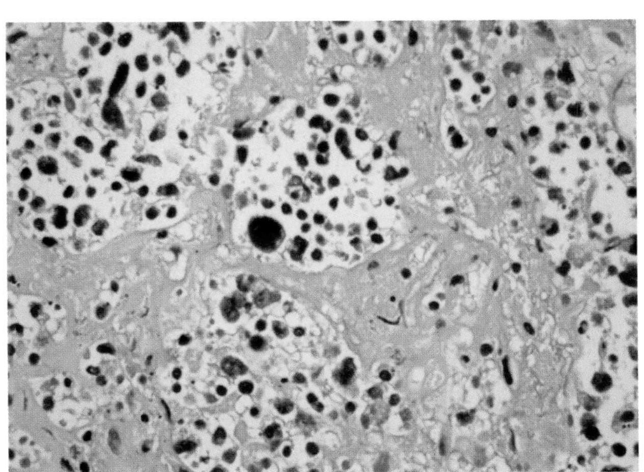

图15-10 弥漫间变型肾母细胞瘤

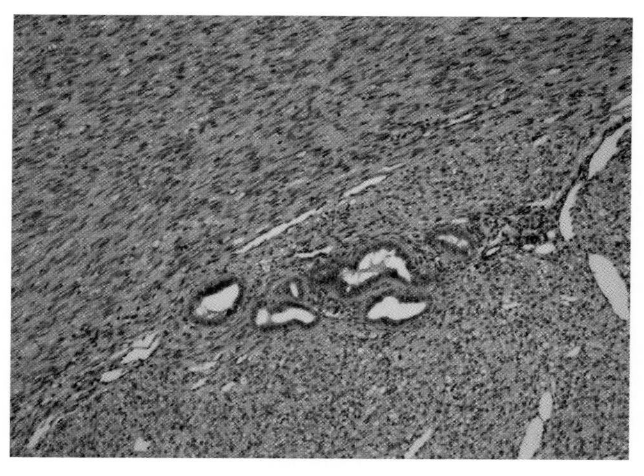

图15-11 经典型先天性中胚层肾瘤

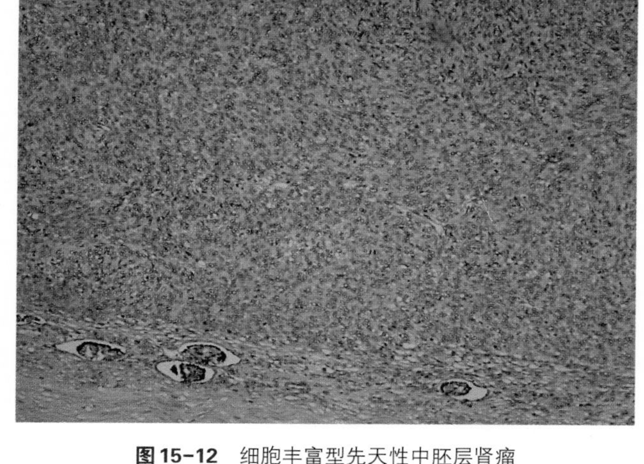

图15-12 细胞丰富型先天性中胚层肾瘤

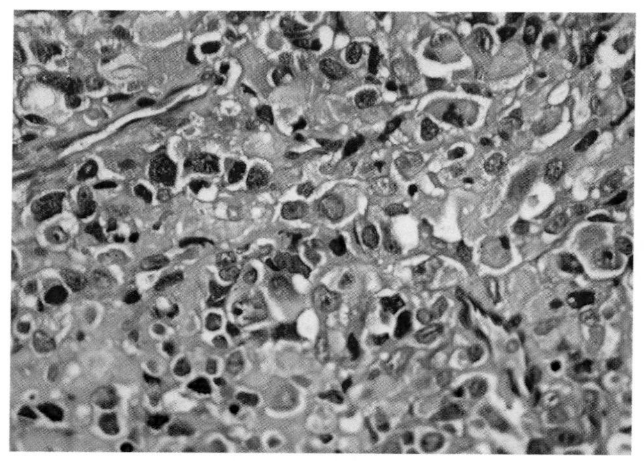

图15-13 肾脏横纹肌样瘤

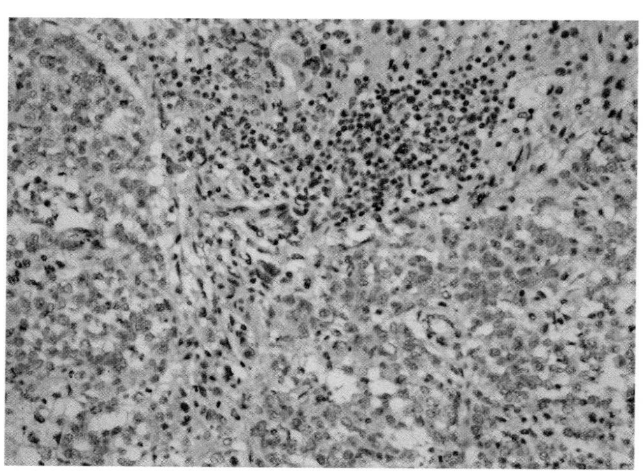

图15-14 肾脏横纹肌样瘤
肿瘤细胞*INI-1*缺失，而淋巴细胞和血管内皮细胞阳性表达

◆ 软组织肿瘤及神经母细胞瘤

最常见的小儿恶性软组织肿瘤是横纹肌肉瘤，约占小儿软组织肉瘤的50%。超过50%的横纹肌肉瘤发生于10岁之内，平均年龄为7.2岁。横纹肌肉瘤也可见于新生儿及婴幼儿。组织学上最多见的是胚胎性及腺泡状两型。

外周原始神经外胚层瘤/尤因肉瘤（primitive neuroectodermal tumor/Ewing' sarcoma，PNET/EWS）是较常见的软组织肉瘤，平均诊断年龄14～22岁，新生儿期也有诊断。90%～95%的病例存在t（11；22）（q24；q12），导致位于11q24上的*Fil-1*基因与位于22q12上的*EWS*基因融合，产生*EWS-FiL-1*融合性基因。

恶性横纹肌样瘤也可发生于软组织。发生于软组织的恶性横纹肌样瘤年龄范围较广，但仍以婴幼儿和儿童最多见。30%～40%婴儿纤维肉瘤出生时就已存在[18]。具有特异性的t（12；15）（p13；q25），并产生*ETV6-NTRK3*融合基因[19]，5年生存率约为84%[20]。

神经母细胞瘤是小儿颅外常见的恶性实体瘤，占所有小儿的恶性肿瘤的6%～10%，占小儿恶性肿瘤死亡的15%。是小于1岁小儿最常见的恶性肿瘤，有先天性神经母细胞瘤的报道。原发部位40%在肾上腺，25%在腹部，15%在胸部，5%在颈部和骨盆的交感神经节。组织学上依据肿瘤细胞的分化程度、核分裂和核碎裂指数（mitosis-karyorrhexis index, MKI）及患儿的发病年龄分成FH（favorable histology）及UFH（unfavorable histology）两型。1岁以内诊断的神经母细胞瘤预后相对较好。个别神经母细胞瘤可自发性消退，通常好发于婴儿。*MYCN*扩增的神经母细胞瘤通常是未分化或分化差的亚型，MKI较高，临床上进展较快，预后较差。

小儿软组织病变大多数是良性的。最常见的良性肿瘤是血管瘤和纤维瘤/肌纤维瘤。软组织肉瘤占小儿恶性肿瘤的7%～10%，而成人只占1%～2%。

◆ 皮肤肿瘤

任何成人的皮肤病几乎均可见于小儿，但有些在小儿常见，有的仅在小儿和新生儿中看到。虽然大多数是色素性病变和修复性改变，但少部分病变（2.5%）为潜在的影响生命的，需及时正确的诊断和恰当的处置。新生儿恶性肿瘤少见，可在出生时就存在，皮损可作为首发症状。

1. 白血病（leukemia）

新生儿白血病的发生率为（1～5）/1 000 000。约50%的新生儿皮肤为首发症状[21]。约10%的病例，新生儿有皮肤白血病，但没有骨髓累及，称为非白血性皮肤白血病[22]。宫内就可发生白血病，并可导致死产。病理上分为急性髓性白血病和急性淋巴细胞性白血病。先天性白血病在所有先天性恶性肿瘤中死亡率是最高的，但也有急性髓系白血病自发性消退的报道[23]。

2. 短暂骨髓增生病（transient myeloproliferative disorder，TMD）

TMD是原始巨核细胞克隆性增生，特征性的发生于4%～6%唐氏综合征新生儿。TMD常常在产后3个月内消失，但在一段正常的骨髓形态和周围血计数之后，相当百分比的患儿4岁之内发生急性白血病（大多是AML）。

3. 朗格汉斯细胞组织细胞增生症（Langerhans cell histiocytosis，LCH）

LCH是新生儿阶段主要的组织细胞增生性疾病，新生儿LCH少见，报道为百万分之一。大约50%的病例侵累多个器官，死亡风险高[24]。多系统LCH可侵累骨、淋巴结、中枢神经系统、眼、胃肠道、骨髓和其他实体器官。皮肤活检可以快速和方便地得到可靠的诊断。

4. 神经母细胞瘤（neuroblastoma，NB）

神经母细胞瘤（NB）是新生儿最常见的恶性肿瘤，一组研究报道16%婴儿NB在第1个月内诊断，42%在前3个月内诊断[25]。4S期占所有NB的7%～10%。大多数NB散发，家族性NB少见，仅占所有病例的1%左右[26]。*MYCN*基因扩增与疾病进展、耐药和不良预后相关[27]。小于18个月的新生儿和婴幼儿的NB预后较好，是因为其生物学特征较好，即使转移，有的仍可自发性消退。偶有孕期通过胎儿超声而诊断NB的[28]。

5. 横纹肌样瘤（rhabdoid，RT）

横纹肌样瘤（RT）是一个高度恶性的肿瘤，早期转移，病死率高。肿瘤常发生于1岁之内的围生期，偶见于较大儿童。发生于软组织的RT容易广泛转移[29]，不累及肾脏者很少见[30]。发生于宫内的RT，出生时大多已多处转移，快速进展，临床进程直线下降，直至早期死亡。新生儿期诊断时超过一半的横纹肌样瘤病例已广泛转移。

6. 横纹肌肉瘤（rhabdomyosarcoma，RMS）

横纹肌肉瘤（RMS）是最常见的软组织肉瘤，占所有小儿恶性肿瘤的4%～8%。虽然新生儿期诊断病例的较少。但有先天性RMS病例。RMS传统上分成胚胎型、腺泡型和多形性三型，围生期RMS预后总体差，存活率仅40%左右[31]。皮肤大多数转移性横纹肌肉瘤是腺泡状横纹肌肉瘤，需与淋巴瘤、NB及尤因肉瘤相鉴别[32]。

7. 肥大细胞病（mastocytosis）

小儿90%的肥大细胞病发生于2岁之内，23%为先天性肥大细胞病。大样本研究显示完全消退占29%，部分消退占39%，稳定状态占27%，恶化占2.7%，死亡占2.9%[33]。过去认为小儿肥大细胞病是一个良性和自限性病变，2/3左右病例会部分或完全消退。但仍有1/3病例稳定或进展。恶化是进展为肥大细胞肉瘤、肥大细胞白血病及系统性致死性疾病。长期随访这些进展为肥大细胞肉瘤或白血病的病例，超过50%的病例均死亡。因此儿童肥大细胞病并不总是良性的[34-36]。

其他肿瘤

原始神经外胚层瘤、绒毛膜癌、婴儿肌纤维瘤病等也可以生后第1天以皮肤损害的形式出现。

小结

当前新生儿外科病理的诊断和研究重点应放在基因性疾病、感染性疾病、代谢性疾病和医源性病理上。

（张忠德）

参·考·文·献

[1] Finegold M J, Lopez-Terrada D H, Bowen J, et al. Protocol for the examination of specimens from pediatric patients with hepatoblastoma. Arch Pathol Lab Med, 2007, 131: 520–529.

[2] Frylman P K, Short S S. Hirschsprung-associated enterocolitis: prevention and therapy. Semin Pediatr Surg, 2012, 21: 328–335.

[3] Till H, Castellani C, Moissl-Eichinger C, et al. Disruptions of the intestinal microbiome in necrotizing enterocolitis, short bowel syndrome, and Hirschsprung's associated enterocolitis. Front Microbiol, 2015, 6: 1154.

[4] Martucciello G. Hirschsprung's disease, one of the most difficult diagnoses in pediatric surgery: a review of the problems from clinical practice to the bench. Eur J Pediatr Surg, 2008, 18: 140–149.

[5] Kobayashi H, Yamataka A, Lane G J, et al. Rectal biopsy: what is the optimal procedure? Pediatr Surg Int, 2002, 18: 753–756.

[6] Lewis N A, Levitt M A, Zallen G S, et al. Diagnosing Hirschsprung's disease: increasing the odds of a positive rectal biopsy result. J Pediatra Surg, 2003, 38: 412–416.

[7] Sharma S, Gupta D K. Hirschsprung's disease presenting beyons infancy: surgical options and postoperative outcome. Pediatr Surg Int, 2012, 28: 5–8.

[8] Puri P, Gosemann J H. Variants of Hirschsprung disease. Semin Pediatr Surg, 2012, 21: 310–318.

[9] Puri P. Intestinal dysganglionosis and other disorders of intestinal motility. In: Coran A G. Pediatric Surgery. Philadelphia, Elsevier, Saunders, 2012, 21(4): 1279–1287.

[10] Chardot C. Epidemiology of biliary atresia in France: a national study 1986–1996. J Hepatol, 1999, 31: 1006–1013.

[11] McKiernan P J, Baker A J, Kelly D A. The frequency and outcome of biliary atresia in the UK and Ireland. Lancet, 2000, 355: 25–29.

[12] Hartley J L, Davenport M, Kelly D A. Biliary atresia. Lancet, 2009, 374: 1704–1713.

[13] Kelly D A, Sibal A. Current status of liver transplantation. Indian Journal of Pediatrics, 2003, 70(9): 731–736.

[14] Bezerra J A. The next challenge in pediatric cholestasis: deciphering the pathogenesis of biliary atresia. J Pediatr. Gastroenterol Nutr, 2006, 43(Suppl. 1): S23–29.

[15] Yoon P W, Bresee J S, Olney R S, et al. Epidemiology of biliary atresia: a population-based study. Pediatrics, 1997: 376–382.

[16] Lopez-Terrada D, Finegold M J. Tumors of the liver. In: Suchy FJ, editor. Liver disease in children. New York: Cambridge University Press, 2012.

[17] Crauderna P, Lopez-Terrada D, Hiyama E, et al. Hepatoblastoma state of the art: pathology, genetics, risk stratification, and chemotherapy. Curr Opin Pediatr, 2014, 26: 19–28.

[18] Folpe A L, Inwards C Y. Infantile fibrosarcoma. In: Bone and soft tissue pathology, 1. Churchill Livingstone Saunders Elsevier, Philadelphia, 2010: 67–71.

[19] Meittinen M. Infantile fibrosarcoma (congenital fibrosarcoma). In: Modern soft tissue pathology tumors and no-neoplastic condition, 1 edn. Cambridge University Press, New York, 2010: 301–302.

[20] Chung E B, Enzinger F M. Infantile fibrosarcoma. Cancer, 1976, 38: 729–739.

[21] Bresters D, Reus A C, Veerman A J, et al. Congenital leukaemia: the Dutch experience and review of the literature. British Journal of Haematology, 2002, 117(3): 513–524.

[22] Isaacs H. Jr. Fetal and neonatal leukemia. Journal of Pediatric Hematology/Oncology, 2003, 25(5): 348–361.

[23] Van den Berg H, Hopman A H N, Kraakman K C, et al. Spontaneous remission in congenital leukemia is not related to (MOSAIC) trisomy 21: czse presentation and literature review. Pediatric Hematology and Oncology, 2004, 21(2): 135–144.

[24] Isaaca H. Jr. Fetal and neonatal histiocytoses. Pediatric Blood and Cancer, 2006, 47(2): 123–129.

[25] Dhir S, Wheeler K. Neonatal neuroblastoma. Early Human Development, 2010, 86(10): 601–605.

[26] Schleiermacher G, Rubie H, Hartmann O, et al. Treatment of stage 4S neuroblastoma-report of 10 years' experience of the France

Society of Pediatric Oncology(SFOP). British Journal of Cancer, 2003, 89(3): 470–476.

[27] Brodeur G M. Neuroblastoma: biological insights into a clinical enigma. Nature Reviews Cancer, 2003, 3(3): 203–216.

[28] Acharya S, Jayabose S, Kogan J, et al. Prenatally diagnosed neuroblastoma. Cancer, 1997, 80(2): 304–310.

[29] Sajedi M, Wokff J E A, Egeler R M, et al. Congenital extrarenal non-central nervous system malignant rhabdoid tumor. Journal of Pediatric Hematology/Oncology, 2002, 24(4): 316–320.

[30] Reinhard H, Reinert J, Beier R, et al. Rhabdoid tumors in children: prognostic factors in 70 patients diagnosed in Germany. Oncology Reports, 2008, 19(3): 819–823.

[31] Sultan I, Casanova M, Al-Jumaily U, et al. Soft tissue sarcomas in the first year of life. European Journal of Cancer, 2010, 46(13): 2449–2456.

[32] Paley C, Valderrama E, Garcia M, et al. Congenital peripheral neuroectodermal tumor presenting as disseminated cutaneous disease. Journal of Pediatric Hematology/Oncology, 1996, 18: 447.

[33] Meni C, Bruneau J, Georgin-Lavialle S, et al. Paediatric mastocytosis: a systematic review of 1747 cases. British Journal of Dermatology, 2015, 172: 642–651.

[34] Georgin-Lavialle S, Aguilar C, Guieze R, et al. Mast cell sarcoma: a rare and aggressive entity — report of two cases and review of the literature. J Clin Oncol, 2013, 31: 90–97.

[35] Bautista-Quach M A, Booth C L, Kheradpour A, et al. Mast cell sarcoma in an infant: a case report and review of the literature. J Pediatr Hematol Oncol, 2013, 35: 315–320.

[36] Georgin-Lavialle S, Lhermitte L, Dubreuil P, et al. Mast cell leukemia. Blood, 2013, 121: 1285–1295.

第十六章
新生儿外科护理

概述

新生儿外科护理是新生儿外科学的重要组成部分，是儿科护理领域的重要亚专科。作为儿科护理的特殊群体，新生儿护理具有相对更大的护理风险。尤其是近年来，新生儿外科手术技术、麻醉技术和重症监护技术的提高，复杂新生儿外科疾病都得到了更好的处理，护理技术也需要相应提高和完善。新生儿外科患儿住院治疗时间长，达几周甚至几个月，因此需要学习新生儿基础护理知识和外科相关护理知识，做好病情观察，及时发现并解决复杂的疾病相关并发症问题，从而提高新生儿的生命质量。

第一节　新生儿基础护理

新生儿喂养护理

母乳是婴儿最好的天然食品，2000年世界卫生组织及联合国儿童基金会倡导6个月内纯母乳喂养是婴儿最佳喂养方式。2008年全国卫生服务调查显示，0～6个月幼儿纯母乳喂养率为27.6%，其中城市地区仅为15.8%；12～15个月幼儿继续母乳喂养率为37.0%，其中城市地区仅为15.5%[1]；母乳喂养率及纯母乳喂养率均低于国家要求。

◆ 新生儿肠内营养及其护理

肠内营养（enteral nutrition，EN）是指通过胃肠道提供营养，无论是经口喂养还是管饲喂养。EN是提供给营养最佳的途径。

1. 足月儿喂养护理

正常足月儿是指出生胎龄满37～42周，体重在2 500 g以上，身长在47 cm以上，没有任何畸形和疾病的活产婴儿。

正常足月儿在生后30分钟即可抱至母亲处给予吸吮，以促进乳汁分泌，并鼓励按需哺乳。无法母乳喂养的母亲，新生儿可首选喂10%葡萄糖液10 ml，吸吮及吞咽功能完好的新生儿，可根据医嘱选择适宜配方奶，每3小时1次按时按量喂养[2]。哺乳时要注意奶头、奶孔大小的选择，避免呛咳发生。对吸吮能力、吞咽能力差者可用鼻饲法。每次喂奶后将新生儿竖抱，伏于护理者肩头，轻拍其背部，将咽下的空气嗝出来，然后取右侧卧位，以防溢奶而引起窒息。乳量根据婴儿耐受和所需热量计算，遵循从小量渐增的原则，以喂奶后安静、无腹胀和理想的体重增长（15～30 g/d，生理性体重下降期除外）为标准。按时测量体重，了解新生儿的营养状况。

2. 新生儿喂养护理

早产儿又称为未成熟儿，是指出生胎龄不满37周者，其中胎龄小于28周者称为极早早产儿或超未成熟儿。

早产儿的吸吮-呼吸-吞咽不协调，有效的吸吮和吞咽34～36周才能成熟，经口喂养时经常会出现口唇发绀、SpO_2下降等情况，应暂停喂奶休息片刻，待患儿充分呼吸、面色转红、SpO_2恢复后再继续喂养。注意观察有无频繁呕吐、胃潴留、饮奶量、腹胀情况等喂养不耐受情况发生，警惕急性坏死性小肠炎的发生。喂养方式最好为经口喂养，喂奶时不宜过快，喂奶时和喂奶后采取斜坡卧位和右侧卧位，以免发生误吸和胃食管反流。研究认为早产儿出生后喂养不当可导致患儿营养不良[3]，影响中枢神经系统的发育[4]，导致这类早产儿出生后认知、应答、运动、生活、行为能力等方面的不可逆转变[5]，这也是临床中早产儿护理中的首要问题。极低、超低出生体重儿可采用微量喂养的方式。

3. 管饲喂养及其护理

吸吮能力差和吞咽不协调者可用管饲喂养。管饲肠内营养液可通过间歇管饲或连续管饲法给予。

（1）经鼻或经口管饲喂养护理：每次注入奶液及药物前，均应检查胃管，轻轻抽取胃内容物，观察残余奶的量、颜色、性质，如果出现含绿色胆汁样物质，应暂停喂养并考虑有无外科问题，如出现咖啡样物质，应考虑有无胃肠道黏膜损伤或吞咽血性羊水等问题的发生。证实胃管在胃内后，才可慢慢注入奶液。若新生儿需要长期胃管喂养（>6～8周），可考虑行胃造瘘以减少反复置管对口鼻的刺激。

（2）经胃造瘘喂养护理[6]：注奶前先评估造瘘口周围的情况，导管的完整和胃内是否有残留，每次记录残余量和奶量。喂奶时，取头高足低位，减少造瘘口的张力，喂奶完毕后，可适当注入少量气体。高举平台法对胃造瘘管进行固定，避免导管牵拉、盘绕扭曲。造瘘管固定松紧适宜，过紧会导致胃壁和腹壁的缺血坏死或造瘘管脱出，过松会引起管旁外渗致伤口感染。观察造瘘管刻度，防止造瘘管牵拉引起疼痛和移动。

（3）经空肠造瘘喂养护理：空肠营养管不用时，每6小时用生理盐水2～3 ml冲洗营养管，保证其通畅。空肠营养管输注营养液时，需观察患儿有无腹泻、呕吐、腹胀等耐受不良情况，如有应及时做好记录并通知医师酌情减量或停止输注。每次管饲完毕，注入生理盐水2～3 ml冲尽管饲内残留物。

◆ 新生儿肠外营养及其护理

当新生儿不能耐受肠内营养时，由静脉输入各种人体所需的营养素来满足机体代谢和生长发育需求的营养支持方法称为肠外营养（parenteral nutrition，PN）。

PN的输注途径包括外周静脉输注和中心静脉输注，外周静脉输注操作简单，便于护理，使用于短期或开始应用PN的患儿，推荐可承受的渗透压（<800 mmol/L）和葡萄糖浓度（<12.5%）；中心静脉置管留置时间较长，可承受较高的渗透压（<2 000 mmol/L）和葡萄糖浓度（<25%）[7]。经周围静脉穿刺中心静脉置管（PICC）是目前新生儿科较常用的给予PN的输注途径。

1. 静脉输注护理

（1）置管前评估患儿静脉情况，穿刺针选择合适型号，操作时注意无菌原则，消毒皮肤后注意待干后再进行穿刺，消毒面积要大于敷料的面积，皮肤保持无菌，预防感染。

（2）置管后的维护按照制度常规进行，中心静脉更换敷料时要严格无菌操作。

（3）PICC导管需每班常规脉冲式冲管，直径小于3 mm的导管使用前后必须用1%～2%淡肝素液2～5 ml冲洗，使用≥10 ml针筒，正压冲封管。直径≥3 mm的导管用0.9% NaCl溶液10～20 ml冲洗。禁止使用<10 ml注射器给药及冲管、封管，使用脉冲式方法冲管。保持PICC导管的通畅及减少导管周围纤维蛋白鞘的形成。新生儿选用1.9F PICC管，禁止在PICC导管处抽血、输血及血制品。

（4）输液过程中观察患儿输液管路通畅；留置针处皮肤有无红肿、渗血、渗液。

（5）PICC管患儿每班测量臂围，并记录。

（6）TPN配制管理：① 营养液应在静脉配置

中心由专门人员在净化台在按照流程进行配制，严格的无菌操作，规范化的流程，是进行安全输液的保障。② 为获得稳定的TPN液，配制顺序应为：先将电解质、水溶性维生素、微量元素加入葡萄糖溶液后放入营养袋。然后将氨基酸加入营养袋。最后将脂溶性维生素加入脂肪乳剂后放入营养袋，边放边轻轻混匀。为避免产生磷酸钙沉淀，一般将钙、磷隔日分开补充。③ TPN应24小时内输注，避免在其中加入液体或其他药物。

2. 肠外营养并发症的预防护理

（1）导管相关性感染：操作前评估患儿情况，操作时严格无菌，置管时采取最大化的无菌屏障；置管后的维护更换时严格无菌操作。

（2）糖代谢和电解质紊乱的预防护理：肠外营养液输注需匀速进入；关注血糖变化，加强血糖管理；每周抽取静脉血，动态监测电解质变化，每日记录24小时出入量，保持尿量3 ～ 4 ml/（kg · h）[8]。

（3）肠外营养相关性胆汁淤积（parenteral nutrition-associated cholestasis，PNAC）：严密监测肝功能；建立合理的喂养策略：出生后最初几天，总液体量不超过150 ～ 175 ml/（kg · d），胃肠道喂养总奶量达125 ～ 150 ml/（kg · d），停止肠外营养使用[9]。尽早开始经口喂养，给予患儿非营养性吸吮训练，实施积极的肠内营养策略[10]。

新生儿皮肤护理

新生儿是指从脐带结扎到出生后28天内的婴儿，新生儿脱离母体后即开始独立生活，机体内外环境发生了巨大变化，各器官生理功能尚未完善；对外界适应能力差，以下针对新生儿常见的皮肤护理问题进行简单概述。

◆ 脐带护理

脐带作为连接胎儿与胎盘间的重要血管通道，在出生后的短暂时间中仍然在发挥着重要的作用。胎儿开始呼吸需要额外的血液供应来补充，这血液就来自胎盘。第三产程中宫缩将增加供血，新生儿的大哭会减少这种输血，脐血管本身的收缩和重力作用也对其产生影响。出生后母子间的血液通过自然过程达到平衡，然后脐带搏动停止，而脐血管也收缩完成“生理性结扎”的过程。断脐后，脐带会按自然规律脱落，在新生儿护理工作中，脐部护理为一项重点，若是护理不当很容易出现脐出血、脐炎、感染等诸多并发症。因此合理的脐部护理对于改善新生儿预后具有重要意义。

1. 断脐护理

（1）断脐的时间：目前关于脐带结扎的合适时间存在争论，主要观点有两种：早断脐（early or immediate cord clamping ECC，ICC），即在出生后5 ～ 10秒内（1分钟内）断脐；晚断脐（delayed cord clamping DCC），即在出生2分钟后，或等待脐带搏动停止后断脐。脐带残端长度国内教材未做严格规定，一般认为以3 ～ 4 cm为宜，过短易发生结扎线脱落。

（2）断脐用品：结扎时所用用品大体可分为四类：线、气门芯、脐带夹、血管钳等；断脐后残端涂20%高锰酸钾液、2.5%碘酊、75%乙醇等。

（3）残端消毒后有包扎与不包扎两种处理方式。WHO关于脐带护理方式的最新临床指导原则是“自然干燥法”，提倡在出生后严格无菌断脐，然后等待脐带自然干燥脱落。护理原则包括以下几点：① 分娩过程严格执行无菌原则；② 断脐时应用严格无菌的器械；③ 保持脐带及其周围清洁干燥直到脱落。日常护理用清水清洁擦干，不涂消毒剂；④ 在护理每个婴儿前后洗手；⑤ 让脐部暴露于空气中，或盖清洁、松大的衣服；⑥ 尿布要低于脐部；⑦ 如果有尿、粪污染用清水清洁，否则不做处理，让其自然干燥；⑧ 观察感染征象：如脐周红肿、脓性分泌物、发热等。断脐时严格的无菌操作是防止脐带感染的最主要措施。

2. 脐带日常护理

脐带脱落方法：① 自然脐带脱落法：时间在5 ～ 15天，可更长。该方法优点：人为剪脐可引发脐部出血，增加了手术操作的概率，给新生儿造成不必要的伤害，同时脐部伤口开放，增加脐部出血、感染的概率。WHO也倡导“自然干燥法”护理方式。

② 脐带结扎断脐法：以气门芯或脐带夹结扎后断端不包扎、自然脱落方法。该方法优点：脐带脱落时间短；可预防感染，出血；脐炎发生率低，减轻产妇及家属出院后的护理负担。③ 脐带及脐周皮肤护理：出生后，新生儿从宫内的无菌环境中来到自然界，皮肤正常菌群在出生后几小时内开始形成。有资料表明，新生儿出生后12小时内17.8%的脐部可出现金黄色葡萄球菌，第4天高达100%，在正常新生儿的脐部除了金黄色葡萄球菌外，还可培养出大肠埃希菌、表皮葡萄球菌。这提示正常菌落的出现应是一个生理现象，而不是感染征象。国内经典的护理方式要求每日沐浴后，用75%酒精消毒脐带残端及脐周皮肤，然后用无菌纱布覆盖包扎，如有分泌物可涂1%甲紫。

3. 脐带脱落护理

脐带有一条脐静脉和两条脐动脉，在脐带脱落后会出现血管残端，若是脐带血管还没有完全收缩，则很容易出现感染，因此针对少量渗血者可经浓度为5%的碘伏消毒液进行处理，经无菌吸收性明胶海绵折叠处理后经无菌纱布进行加压包扎；若是出血较多经压迫止血无效者应及时采取血管结扎进行止血。

新生儿沐浴的室温为26 ～ 28℃，关闭门窗，水温37 ～ 40℃，房间湿度60% ～ 80%，注意给新生儿保暖；每日给新生儿沐浴后用75%酒精消毒肚脐，保持干燥。

指导产妇及家属正确的护理脐部，预防脐部感染的重要环节，重点是观察脐窝是否有分泌物，脐轮周围有无发红，换尿裤时婴儿的内衣不要置于尿裤内，尿裤要向外翻下，切忌盖在脐窝上，且爽身粉等不要洒在脐窝内，注意保持脐部干燥清洁。

◆ 湿疹护理

1. 儿童湿疹特点

儿童湿疹是小儿最常见的皮肤病之一，湿疹是由多种内、外因素引起的真皮浅层及表皮炎症，最早表现为皮肤发红，然后出现皮疹、皮肤变粗糙伴脱屑。湿疹具有容易反复发作的特征，不管湿疹的病因如何复杂，湿疹的临床表现均为严重瘙痒和继发皮肤损害等。由于严重瘙痒可造成患儿反复搔抓，影响患儿的正常生活，严重者可影响到患儿的生长和发育，给患儿的家庭带来经济负担的同时造成沉重的心理压力。

小儿湿疹目前具体发病机制尚不明确，可能与父母过敏遗传史、孕期饮食、喂养、生长环境等因素有关。按照湿疹类型可分为干燥型、脂溢型与渗出型。干燥型湿疹表现为红色丘疹，多累及躯干四肢，多发于营养不良儿童；渗出型多发于较胖的儿童，出现皮损，易激发皮肤感染；脂溢型湿疹则表现为皮肤潮红，淡黄色脂性液体覆盖皮疹。儿童患有湿疹的常见部位为下颌部位、耳后部位、面部，其次是四肢和躯干。

2. 护理措施

（1）一般护理：保持患儿病房的清洁卫生和患儿使用衣物的干净整洁，定期对患儿的指甲进行修剪，以免感染；注意室外温度、湿度的变化，防止内外温差对患儿皮肤造成一定的刺激。

（2）饮食护理：尽量使用母乳喂养，母亲在哺乳期间不能食用海鲜、刺激性食物以免对患儿造成伤害。若患儿是在母乳喂养后出现的湿疹，需要立即停止母乳喂养，改为安全、营养的奶粉喂养，少吃多餐，保证患儿的有效吸收和肠胃的消化，以免对患儿的肠胃功能造成负担，养成患儿良好的饮食习惯。

（3）皮肤护理：便后及时给婴儿进行皮肤护理，及时修剪患儿的指甲，以免患儿抓挠引起感染。每日给患儿的皮肤进行清洗，特别注意患儿皮肤褶皱处的清洗，给患儿使用不含碱性的沐浴剂，洗澡时沐浴剂冲洗干净，然后使用炉甘石在患儿湿疹及周围进行擦抹。每日保持环境舒适，更换患儿的衣物和毛巾，避免感染。

◆ 压力性损伤护理

1. 新生儿压力性损伤特点

压力性损伤是指由压力或压力与剪切力共同作用引起的皮肤和/或皮下组织的局限性损伤，常位于骨突部位或与医疗器械相关。新生儿压力性损伤好发部位为：枕部、头面部，以及其他与医疗器械接触的部位。

应用压疮危险因素评估量表是预防新生儿压力性损伤关键性的步骤，是有效护理干预的一部分。目前国外采用的是新生儿皮肤风险评估量表（NSARS），而国内目前尚无针对关于新生儿的压疮风险因素评估量表。由于新生儿皮肤薄嫩，角质层发育差，皮下毛细血管丰富，局部防御能力差，再加之新生儿免疫功能不足，皮肤黏膜屏障功能较差，受外界刺激后易破损感染；此外，新生儿生理性黄疸给予蓝光治疗后出现腹泻并发症导致的红臀，消化道先天性畸形给予禁食后导致的营养不良等新生儿时期疾病因素均增加了压力性损伤的发生。

2. 护理措施

（1）皮肤清洁：保持新生儿皮肤清洁干爽，床单干燥平整无杂物。新生儿压力性损伤主要发生于新生儿治疗期间，因为医疗器械等要素造成的。因此要重点防范“可能造成压疮的管道或仪器”（心电导联线、输液泵管、尿管、胃管及呼吸机管路等）；腹泻患儿便后及时清洁肛周并涂抹赛肤润液体敷料或皮肤保护膜给予皮肤保护。

（2）定时翻身：翻身是缓解局部受压的主要预防措施；翻身频率需根据患儿的病情和舒适需要决定。鸟巢式护理是目前国际上比较流行的护理方式，鸟巢式护理使早产儿有安全感和边界感，可达到抚触和固定体位的效果，因此既可避免因哭闹时与暖箱周边产生的摩擦力，又可避免因抬高床头（斜坡卧位）对骶尾部产生的剪切力。

（3）营养支持：采用早期口胃管微量喂养、非营养性吸吮、腹部抚触、鸟巢式护理等综合护理干预能有效降低极低出生体重儿喂养不耐受发生率，使其尽早过渡到全胃肠喂养，保证所需营养素的摄取，促进生长发育。

（4）预防性敷料使用：在高危新生儿，在易受压部位使用新型敷料是临床预防压疮的重要手段。如自黏性泡沫敷料、水胶体敷料等，可减少受压部位剪切力，改善受压局部供血供氧情况，可以有效预防压疮发生。

新生儿监护及护理

新生儿患病时，生命体征的变化受重要器官的控制，而且可灵敏地显示身体功能的微小变异，因而能首先发现疾病的发生。通过观察这些体征，可以了解疾病的发生及发展规律，反映病情的好转与恶化，对这些体征变化进行及时、准确的测量与记录，能够协助医师对疾病做出正确判断，并为治疗和护理工作提供重要依据。

◆ 生命体征监测

1. 体温

新生儿由于体温调节机制尚不健全，体表面积相对较大，且皮肤和皮下脂肪菲薄，容易导致低体温。新生儿出生后由于蒸发散热，体温会迅速下降，因此，需立即包裹新生儿，体温不稳定的患儿可置于暖箱中保暖，使患儿保持适中温度。需要频繁操作的患儿，可置于远红外暖箱，方便护理操作和观察。同时对新生儿进行体温监测常规每日4次；新生儿禁用口腔测量体温。红外线感应式耳温仪广泛应用于临床，其操作简单、安全无损伤。体温过高易抽搐，过低则易发生肺部感染和新生儿硬肿症。所以体温过高或过低都应及时寻找原因，并采取措施。

2. 心率

心电监护可以随时监测患儿的心率、心律，便于及时发现患儿病情变化和及时处理。

3. 呼吸

新生儿呼吸管理是术后监护的重点，应密切监测呼吸频率、呼吸幅度，观察患儿有无呼吸困难、呻吟、呼吸暂停及发绀等呼吸系统疾病常见的表现。新生儿呼吸代偿能力差，一旦出现三凹征、点头状呼吸、辅助呼吸肌群代偿等情况，及时通知临床医师。危重患儿术后更应加强呼吸道管理，保持呼吸道通畅，给予恰当的呼吸支持，积极抗感染治疗，可帮助患儿渡过术后危险期，提高存活率。呼吸机辅助通气患儿每4～6小时监测1次血气分析，依据血气分析结果调整呼吸机参数，纠正水、电解质及酸碱平衡。

4. 血压

血压监测分为无创和有创监测两种。临床多采用无创方法进行新生儿血压监测。有创血压监测一般应用桡动脉穿刺置管，有创血压监测存在一定的风险，如存在栓塞、感染等并发症，仅用于循环衰竭、明显水肿、严重低体温、外科手术后以及无创监测不理想等情况[11]。无创血压监护模块可以实时监测患儿的无创血压，血压袖带的选择应与患儿上臂长度相符。

◆ 血糖监测

新生儿期低血糖是临床常见问题之一。血糖监测通常分为实验室和经皮微量血糖检查。临床多采取后者，可快速、动态的监测患儿血糖波动情况。应避免在输液侧肢体末梢进行采血。新生儿低血糖的处理阈值为2.6 mmol/L，治疗目标值应设为血糖≥2.8 mmol/L[7]。

◆ 体液、生化及血气监测

新生儿肾功能未成熟，体液平衡有特殊性。危重新生儿容易发生内环境紊乱，及时监测电解质和血气分析可早期发现病情变化，因此危重新生儿需要每日监测尿量、体重及24小时出入液量，根据病情决定生化和血气监测的频率[11]。

新生儿用药的护理

新生儿脏器功能发育不全，与婴幼儿、年长儿相比其各系统的用药有其自身的特点，其药物的选择、应用、观察与护理及监测自成一体，医师、药师、护士相互配合，以保证新生儿用药的安全。

◆ 口服给药

口服是最常见的给药方法，常选用糖浆、水剂及冲剂，如果片剂应研成粉状，服用时加少量糖水充分混合，尽量不要与乳汁或其他食物混合。喂时最好将患儿抱起或头部抬高，用拇指和示指轻捏其双颊使其张口，用小药杯从患儿的口角处顺口颊方向慢慢倒入，或用小勺、滴管喂，药液一次不能过多，待咽下后再继续喂，以免呛咳将药吐出。病情需要时可采用鼻饲给药，向鼻饲管内注药后应再注入少量的温开水，以避免药物吸附在鼻饲管内壁上面导致药量的不准确，影响药效。通常情况下患儿喂药时间应安排在两顿奶之间或喂奶前，以免服药时呕吐或因呛咳而造成误吸。一些特殊药物必须特别注意给药时间和剂量的准确性，如甲状腺激素、地高辛服用前必须用听诊器听心率情况，心率<120次/min则不能给药，并注意观察服药后的毒副作用。

◆ 静脉给药

（1）药液的准确配制：目前市场上获得的药物剂型通常适用于成人，而非儿童甚至新生儿剂量，所以许多药物在使用前需进行稀释，以保证抽吸药液量的准确性。

（2）注意药物的相互作用：头孢曲松钠不可以和钙溶液同用，盐酸氨溴索与5%碳酸氢钠注射液存在配伍禁忌；静脉营养液输液时需考虑到前后两个药物之间的相容性，需分开输液器输注，避免形成沉淀或微粒进入导致栓子的形成而造成危害。

（3）严格控制药物输注的速度：最好使用微量泵控制药物输注。值得注意的是有些药物输注速度不同可起到完全不同的作用，如多巴胺：① 小剂量2～5 μg/（kg · min），主要是通过激动多巴胺受体起作用使血管扩张、肾血流量增加，尿量及尿钠排泄增加。② 中剂量6～10 μg/（kg · min），可直接兴奋心脏受体，使心肌收缩力增强，心排血量增加，对心率影响不明显；能扩张冠状动脉，还能促使交感神经末梢释放去甲肾上腺素。③ 大剂量>10 μg/（kg · min），主要兴奋血管 α 受体，使外周血管、肾、肠系膜血管均收缩，肾血流量减少，外周阻力增加，血压上升[12]。通过 β_1 受体，使心肌收缩力增强，心率加快，心肌耗氧量明显增加。因此，在输注多巴胺、芬太尼等特殊药物时特别重视输液速度的控制，多巡视，准确记录每小时的入量和余量，并观察患儿对药物的反应，以确保药物输注速度正确无误安全。

（4）观察药物输注的通路：新生儿的静脉血管细、弹性差、脆性高且缺乏皮下组织保护，故在输液过程中容易发生药物外渗。

（5）注意观察药物的毒副作用：如镇静催眠药、吗啡等镇痛药可引起严重的呼吸抑制，用药后应注意观察婴儿的呼吸情况。

◆ 其他方法给药

（1）外用药：多为软膏，也有水剂、混悬剂、粉剂。使用时要注意避免患儿用手抓摸到药物，误入眼、口而引起意外。

（2）雾化吸入药：应现配现用、剂量准确、根据医嘱频次给药。

新生儿疼痛护理

新生儿在接受治疗时，不可避免会接受一些疼痛性操作，不论是早产儿还是足月儿，都对疼痛有生物学感知能力，疼痛给新生儿带来的影响较长远，严重时还有可能影响到新生儿大脑发育[13]。早在1995年全美保健机构评审联合委员会就正式将疼痛确定为继呼吸、脉搏、血压、体温之后的第五生命体征，所以新生儿疼痛的预防和治疗问题已不再仅仅是个学术性争论问题，临床工作者应重视新生儿疼痛的严重性，加强对新生儿疼痛的干预和管理。

◆ 新生儿疼痛的评估

1. 评估工具

有效的评估是做好疼痛管理的前提，目前新生儿疼痛的评估方法有单维度和多维度两种，临床实践中评估新生儿疼痛时，应综合考虑新生儿胎龄及病情，选择合适的单维或多维疼痛评估表。

（1）单维度评估方法：以行为指标为基础进行测评，主要是观察患儿哭闹、面部表情等，主要有新生儿面部编码系统（neonatal facial coding system，NFCS）[14]、CHIPPS量表（表16-1）。

表16-1　单维度评估方法

方　法	观 察 项 目	适 用 范 围
NFCS	面部表情	急性操作性疼痛
CHIPPS量表	哭、面部表情、躯干姿势、下肢姿势、躁动不安	术后疼痛评估

（2）多维度评估方法：主要是综合新生儿生理和行为等多方面的因素进行评估。哭闹并不是评估新生儿疼痛的有效指标，结合生理指标可以更好地反应新生儿疼痛。因此，多维度评估成为目前临床上较流行的评估方法[15]（表16-2）。

表16-2　多维度评估方法

方　法	观 察 项 目	适 用 范 围
NIPS	面部表情、哭闹、上肢运动、下肢运动和觉醒状态	操作性疼痛
PIPP	面部表情、生理指标、行为状态、孕周	早产儿和足月儿急性疼痛
CRIES	哭声、面部表情、觉醒度、需氧程度、生命体征	术后、足月儿、胎龄>32周的早产儿

2. 新生儿疼痛的非药物性干预

（1）体位护理：护理人员应使新生儿保持舒适的体位，以屈曲体位为佳，使新生儿机体得以放松，减轻疼痛，护理人员还应使用襁褓对新生儿进行包裹。

（2）改善病室环境：护理人员应保持病房安静，适当播放轻柔的音乐，调节室内的温度和光线强度，为新生儿营造舒适的病房环境。

（3）触觉刺激：护理人员应适当给予新生儿无痛性触觉刺激，对新生儿进行按摩或肌肤接触，或将新生儿抱在怀中轻柔摇晃，增强新生儿的安全感，刺激新生儿的触觉。

（4）非营养性吸吮：在对新生儿进行致痛操作前，可以先使用无孔安慰奶头给予新生儿非营养性吸吮，使新生儿接受致痛操作后能够尽快平静[16]。在新生儿遭受疼痛刺激后，可以给其喂食2 ml 10%葡萄糖液，转移新生儿注意力，缓解新生儿的疼痛。

（5）鸟巢护理：鸟巢式护理模拟胎儿孕育在母

亲子宫内的稳定环境，避免新生儿因安置于暖箱内，四肢暴露于外在空间而出现的不适感和陌生感，该护理方法目前被普遍认可并广泛应用[17]。在暖箱内自制鸟巢让患儿卧于其中，并将新生儿四肢靠近身体屈曲状，蜷卧在鸟巢中。市场上也有新生儿鸟巢护理成品出售。

第二节　新生儿围术期护理

术前准备

（1）首先了解患儿病情，手术名称及一般情况。

（2）耐心向家长了解小儿生活习惯，做好心理护理，向家长讲解手术的注意点，做好健康教育，加强基础护理，避免着凉、感染，影响择期手术。

（3）做好各项常规检查，如血常规、血型鉴定、凝血常规、肝肾功能测定。

（4）皮肤的准备，术前1天洗澡，冬季注意保暖，避免着凉。清洁及去除手术区皮肤的污垢，以减少感染机会。腹部手术应将脐孔内污垢，用石蜡油擦去，再清洗。修剪指（趾）甲。术晨更换清洁衣裤。

（5）称体重，并正确记录。

（6）每隔4小时测量患儿体温，如发热者，应与医师联系，必要时延期手术。

（7）肠道准备：结直肠及肛门手术，腹部肿块切除手术，应在术前晚及术日晨进行清洁灌肠。

（8）饮食：美国儿科学会（药物委员会）推荐：新生儿在麻醉前2小时可饮用清流质，麻醉前4小时可饮用牛奶；婴儿需禁食6小时，儿童则延长至8小时。美国麻醉医师协会（American society of anesthesiology，ASA）在最近公布的指南中推荐：母乳喂养的婴儿术前禁食4小时，配方奶和非母乳（动物性乳品）喂养的婴儿术前需禁食6小时[18]。

（9）根据手术名称，准备好需要带入手术室的药品、物品、影像资料及病史等，与手术室人员进行核对交接。

（10）送入手术室后，应根据患儿手术名称，做好回病室准备，如铺好麻醉床，备吸氧、吸痰装置、胃肠减压、监护仪、输液架等用物。

术后护理

（1）与手术室陪送人员做好交接班工作，确认患儿身份，了解手术经过情况，仔细交接患儿神志、全身皮肤、伤口、各种引流管、静脉通路情况。

（2）按医嘱给予心电监护，定时测量血压、体温、脉搏、呼吸，并做好记录，发现异常，应与医师联系。

（3）保暖：体温不稳定的患儿可置于暖箱中保暖，使患儿保持适中温度。

（4）饮食：按医嘱执行，禁食期间应加强口腔护理。

（5）卧位

1）全麻未清醒，去枕平卧，头侧向一侧，避免呕吐引起窒息，注意安全，拉好床挡，防止坠床，必要时加用约束带固定，防止各种导管脱落等意外。

2）凡颈、胸腹部手术后患儿，在麻醉完全清醒后给半卧位，有利于各种引流通畅、膈肌运动，增加肺活量，减少并发症。

（6）切口护理：术后观察切口有无渗血渗液，包扎腹带或胸带不宜过紧或过松。如有黄色渗液，须与医师联系，及时处理。

（7）管路护理：保持各种引流管通畅，不使其受压、扭曲、脱出，并观察记录其色、质、量，并记录。胃肠减压时，负吸压力不可过强，以免堵塞管口和损伤胃黏膜。长期胃肠减压者，每个月更换胃管1次，从另一侧鼻孔插入。引流管妥善固定，防止滑脱，标示清楚。引流袋位置必须低于切口平面。准确记录24小时引流量。

（8）密切观察病情，如发现有术后并发症，应及时通知医师[19]。

小结

新生儿各系统发育尚不完善，机体各功能对外界环境的适应能力相对较差，因此围手术期护理管理对手术治疗及预后有密切相关。护理人员要认真观察病情变化，掌握相关护理技术，随时应对各种临床并发症，做好新生儿护理。

（姜丽萍　雒胜男）

参·考·文·献

[1] 卫生部统计信息中心.2008年中国卫生服务调查研究：第四次家庭健康询问调查分析报告[R].北京：中国协和医科大学出版社，2009：85.

[2] 马红红.浅新生儿的护理[J].临床护理，2016，11(6)：158.

[3] Peiler A, Woelfle J, Stutte S, et al. Post natal nutrition in extremely low birth weight infants and its impact on growth ntil the age of 6years[J]. ActaPaediatr, 2014, 13(2): e6l–e68.

[4] Varella M H, Moss W J. Early growth patterns are associated with intelligence quotient scores in chidren born small forgestationalage[J]. Early Hun Dev, 2015, 91(8): 49l–497.

[5] 肖文，王卫平，徐燕飞，等.发育支持护理对早产儿胃肠道功能、神经行为、运动及智能发育的影响[J].中国现代医师，2014，52(6)：104–107.

[6] The Joanna Briggs Institute. Percutaneous Endoscopic Gastrostomy(PEG): Post Operative Care[R], 2013: 7.

[7] 张玉侠.实用新生儿护理学[M].北京：人民卫生出版社，2015.

[8] 周伟.实用新生儿治疗技术[M].北京：人民军医出版社，2010：264–268.

[9] Embleton N D, Simmer K. Practice of parenteral nutrition inVLBW and ELBW infants/Nutritional Care of Preterm Infants: Scientific Basis and Practical Guidelines[J]. World Rev NutrDiet Basel, 2014, 110: 177–189.

[10] Harding C, Frank L, Dungu C, et al. The use of nonnutritive sucking to facilitate oral feeding in a term infant: A single case study[J]. J Pediatr Nurs, 2012, 27: 700–706.

[11] 邵肖梅，叶鸿瑁，丘小汕，等.实用新生儿学：4版.北京：人民卫生出版社，2013.

[12] 吴本清.新生儿危重症监护诊疗与护理[M].北京：人民卫生出版社，2009.

[13] 张蓓蓓.舒适护理对蛛网膜下隙出血后头痛的影响[J].临床合理用药，2011，4(12C)：158–159.

[14] Grunau R E, Oberlander T, Holsti L, et al. Bedside Application of the Neonatal Facial CodingSystem in Pain Assessment of Premature Neonates[J]. Pain, 1998, 76(3): 277–286.

[15] Lawrence J, Alcock D, Mcgrath P, et al. The Development of a Tool to Assess NeonatalPain[J]. NeonatalNetw, 1993, 12(6): 59–66.

[16] Im H, Kim E, Park E, et al. Pain reduction of heel stick in neonates: Yakson compared to non-nutritive sucking[J]. Trop Pediatr, 2008, 54(1): 31–35.

[17] 邵俊芳.鸟巢式护理在新生儿中的应用效果[J].中国医药科学，2015(1)：148–149，152.

[18] Tappero E, Witt C. Neonatal gastrointestinal surgical conditions. In: Longobucco DB, Ruth VA, eds. Neonatal Surgical Procedures: A Guide for Care and Management(chapter 4)[J]. Santa Rosa, CA: NICU. INK, 2007: 141–186.

[19] Andrena Kelly, Morgag Liddell, Carl Davis. Nursing Care of the Surgical Neonate[J]. Seminars in Pediatric Surgery, 2008, 17(4): 290–296.

第十七章
胎 儿 外 科

概述

近半个世纪前，人类胎儿生长发育依然神秘莫测而缺乏研究，随着产前超声波检查的发展极大地推动了胎儿影像和取样技术的发展，对胎儿的病理生理进展有了更好的理解。尽管胎儿出生后的治疗有了很大发展，但是仅仅在美国就有约3%的新生儿因为一些先天性缺陷而导致死亡。因此，先天性出生缺陷依然是胎儿死亡的主要原因。近年来，随着影像技术、医疗设备和外科技术的不断更新和提高，产前筛查的普及和产前诊断技术的改善，严重结构异常疾病的产前诊断率明显提高，胎儿医学已从某些遗传病的产前诊断发展到胎儿外科（fetal surgery），取得举世瞩目的突破，胎儿介入治疗得到了非凡的发展，这对于许多新生儿外科性疾病的早期治疗提供了良好的机遇，也为如何正确掌握治疗时机和提高治愈率带来了挑战。

目前许多胎儿异常可以得到选择性产前外科治疗。然而大多数胎儿异常的标准化治疗依然是在合适的母婴治疗中心接受有计划分娩，并安排施行新生儿治疗，部分解剖畸形的产前外科介入治疗将使胎儿获益，这一概念正日益为人们所认识和接受。产前影像技术的发展，为产前诊断和产前介入治疗提供了不可或缺的技术手段。

影像技术

没有影像技术的发展就没有胎儿治疗的出现。产前超声检查技术的发展极大地推动了产前诊断技术的发展如羊膜穿刺技术等，也使人们更好地认识了伴有发育和结构异常的胎儿病理生理变化，为胎儿治疗做出了重要的铺垫。超过80%的胎儿异常在孕12周前发生，但此期间非常难以发现。随着超声技术的发展，超声诊断的敏感性得到了很大改善，在孕11～14周2D超声波检查胎儿异常的发现敏感性为50%，在孕22～24周的超声波复查期敏感性明显提高到92.8%[1]。实体动画、三维结构重建、经阴道超声和高频传感等技术更大地提高了超声诊断的敏感性，3D和4D超声技术广泛应用于胎儿头面部、神经管和骨骼系统异常诊断[2]。3D和4D超声对于胎儿器官的体积测量如肺容积测定以评估先天性肺发育异常的肺发育不良，胎儿心脏多平面实时三维重建，超声多普勒技术对胎儿心脏功能的评估，细微解剖结构的复杂动力学评估等，为外科治疗计划的制订做出指导。超声波还能够发现胎儿窘迫的一些征象，提示产科及时介入。多普勒速度测量有助于评估胎儿心脏功能，静脉流速测量有助于发现胎儿水肿，预示着胎儿畸胎瘤和其他畸形所可能导致的动静脉分流高排量心脏功能衰竭对胎儿产生致命性影响。超声波实时时空分析以指导外科介入，指导羊膜穿刺和其他复杂的操作过程；EXIT术中胎盘定位选择开放手术中子宫切开部位，指导胎儿镜穿刺和进入部位，指引双胎窃血综合征激光治疗的凝结部位定位等[3,4]。但是母亲脂肪组织、骨盆等组织一定程度上对超声波影像获取存在一定的限制并产生影响。

核磁共振技术（magnetic resonance imaging，MRI）是另一个非常有希望的胎儿畸形评估影像学技术。超快速MRI技术使获取影像的时间大大缩短，可有效消除检查时胎儿在子宫内移动对获取影像的影响[5]。MRI对软组织的良好对比、精确的体积测量、大范围视野、颅内结构的良好影像显示等都很好地补充了超声波的不足[6]，如胎儿肺部异常的肺体积测量、评估肺发育不良程度等。因此，胎儿MRI和超声波技术的联合应用能够有效提高胎儿畸形的诊断精准度。

影像技术的提高、重建软件的发展对胎儿治疗、外科方案的制订等有着很大的推动。Werner等应用计算机3D重建对4例复杂颈部畸形重建了近乎气管镜显示的气道结构，制订了剖宫产和出生后的治疗，没有应用EXIT技术而取得了良好的效果[7]，显示出计算机重建技术对胎儿影像发展的巨大潜力。

胎儿外科相关技术

截至目前，对于产前已获得先天性畸形诊断胎儿的治疗归为3类：① 在宫内或生后不久对胎儿有生命威胁的，理论上应在胎儿期即进行治疗。例如：先天性膈疝、先天性肺囊性腺瘤样畸形、肺隔离症、胎儿胸腔积液、梗阻性尿路疾病、双胎间输血综合征、复杂性心脏畸形、胎儿心律不齐、脊髓脊膜膨出或脑积水。因为这些疾病在胎儿生长发育期或影响胎儿生命，或影响胎儿某些重要脏器的功能，应该在胎内采取积极的干预。② 判断在子宫内没有死亡的危险性，则采取围生期管理，可在出生后进行适当的外科治疗。例如：先天性腹壁异常（脐膨出、腹裂），先天性消化道畸形，胎粪性腹膜炎。③ 不直接影响生命预后的，但出生后有长期生活质量问题，则采取在今后进行纠治。例如：唇裂、腭裂、肢体畸形或生殖系统畸形等。

胎儿外科手术介入只有在下述情况下能够接受：① 胎儿畸形明确诊断；② 能够和其他不需要行胎儿期介入治疗的疾病相鉴别；③ 畸形的自然病程已知，不介入情况下胎儿的进展可以预见；④ 畸形如果不治疗的话是致命性的。任何胎儿期介入都需要多学科讨论，精心制订详细的方案，并有知情同意和胎儿伦理学考量。因此，只有一小部分异常需要施行胎儿外科手术，如双侧低位尿道梗阻（bilateral lower urinary tract obstruction，LUTO），先天性膈疝（congenital diaphragmatic hernia，CDH）和其他一些异常如巨大的肺囊性肿块和骶尾部畸胎瘤等。虽然开放性胎儿外科手术已经通过动物实验成功建立其实施的可行性，并能够阻止或纠治疾病的某些进程，但临床应用依然困难重重。通过母亲的剖腹探查手术切口和子宫切开从而实施开放性胎儿外科手术的并发症包括对母亲的损害、对胎儿的高风险和高死亡率、适应证选择的困难性等[8]。此外，对有些疾病的自然进程理解和研究不足，可能导致一些不必要的外科手术和一些徒劳的尝试。最重要的是一些疾病在出生后诊治水平的提高使其治疗效果明显好于胎儿期介入治疗的效果，如先天性膈疝，在20世纪80年代初期其死亡率高达70%，开放性胎儿外科手术使得治愈率可能获得2位数的提高，但出生后治疗水平的提高使其整体治愈率超过70%[9]。因此，胎儿外科可能面临反思。

◆ EXIT技术

产时子宫外胎儿手术（ex-utero intrapartum therapy，EXIT）技术是用深度麻醉和子宫松弛的方法以控制分娩，维持分娩时胎盘的血液供应以保持新生儿足够的血氧水平，从而完成实施对新生儿复杂畸形的治疗，确保新生儿在分娩前尽可能减少缺氧的风险。EXIT手术的原则：① 出现严重的纵隔移位；② 持续增高的CVR值（>1.6）并伴有正常肺组织受到明显压迫；③ 合并胎儿水肿。起初用于严重胎儿膈疝患儿胎儿期暂时性气道阻塞需要在分娩时重新开放气道，目前广泛应用于严重气道梗阻和胎儿出生分娩过程中非常可能出现的胎儿心肺功能不全，如巨大颈部肿块、先天性高位气道阻塞、先天性胎儿肺发育畸形（congenital fetal lung malformations，CLMs）、单侧肺发育不全和严重先天性膈疝胎儿需要体外膜肺（ECMO）治疗[10]。EXIT手术要求周密的计划以及完整的团队合作，其中包括麻醉、心脏循环专科、小儿外科、新生儿科、护理、产科、有经验的超声检查者以及ECMO的支持治疗。

EXIT手术成功的必要因素是保证子宫胎盘的气体交换以及胎儿血流动力学的稳定。实施过程中，孕妇轻度侧卧，延长的下腹部横行切口以暴露子宫。超声波定位胎盘边缘选择理想的子宫切开部位，用可吸收吻合器打开子宫壁固定羊膜，以同时达到进入宫腔和止血的目的[11]。一旦子宫打开，立即给予胎儿麻醉并安置监护，需要的话直接咽喉镜检查，建立胎儿气道。当气道安全，即可施行进一步手术介入。手术全部完成后断脐，由新生儿科医师做后续进一步处理[12]。对于潜在的致命性气道梗阻性疾病，EXIT是一项非常好的技术。1993—2003年，美国加州大学旧金山分校施行了52例EXIT手术，存活51例，52%得到长期随访。1996—2002年，在费城儿童医院，31例EXIT手术只有1例死亡[10]。

虽然胎儿平安降生是胎儿治疗所期待的目标，但母亲的安全其实是最重要的。母亲存在的风险包括：羊水过多、早产、绒（毛）膜羊膜炎及出血。一项研究34例孕妇实施EXIT术后伤口并发症的发生率增加，但住院时间并未延长。无孕妇死亡，未来的怀孕和其他并发症与一般人群相同[13,14]。

开放胎儿外科手术

开放式胎儿外科手术是胎儿在维持胎盘灌注循环的状态下施行外科介入手术，目的是在外科手术纠正胎儿畸形后尽可能继续维持胎儿宫内妊娠。这一过程在技术上与EXIT过程类似。子宫通过低位横行切口打开，应用特别的子宫吻合器以保证在子宫打开时固定子宫内膜以预防子宫内膜脱落分离，同时止血。胎儿放置于适合手术的部位并安置监护仪，子宫内持续注入温乳酸林格液以维持宫腔容积，预防子宫收缩[15]。完成手术过程后给予温乳酸林格液输入子宫以补充丢失的羊水，并输入抗菌药物。术后母体和胎儿需密切监护并严格应用抑制子宫收缩药物。胎儿一般在孕36周时施行计划性剖宫产娩出。此手术过程后可能出现羊水漏、羊膜绒膜分离，母体可能出现非心源性肺水肿，考虑可能的原因是由于子宫肌层打开后导致血管活性因子的释放所致。早产是开放性胎儿外科手术常见的并发症，一组研究报告显示大多平均在34周早产，平均为术后10周[15]。

微创胎儿外科手术

开放性胎儿外科手术所带来的对胎儿和母体的巨大风险使得人们在应用此技术时有着非常大的顾虑。20世纪90年代初，腹腔镜技术和其他微创外科手术技术的出现振兴了胎儿介入治疗的想法，胎儿镜原本作为胎儿直视下的诊断技术正被越来越精确的超声波引导细针穿刺技术所取代，随着腹腔镜技术的飞速发展，更好更小的内视镜用来做内镜下的胎儿外科手术[16,17]。微创胎儿外科介入技术显著减小胎儿和子宫的创伤，尤其是母亲的创伤。将胎儿保留在子宫内能减少开放胎儿手术所带来的脱水和体温过低的风险。然而胎儿创伤取决于手术指征和操作的直接过程。开放性胎儿手术后必须施行强制性剖宫产，同时以后再次怀孕后也无经阴道生产的可能性[8,18]。内镜下胎儿手术已经被证明减小子宫的创伤，同时避免对母体过度的手术创伤。当然还有其他潜在的优势。随着微创外科技术的发展和日益普遍的应用，胎儿镜下手术渐渐取代开放式胎儿外科手术。胎儿镜下手术避免了母体巨大的剖腹探查切口，避免了巨大的子宫切开切口，降低了术后早产的发生率。和其他胎儿介入手术一样，母体和胎儿术中密切的监护至关重要，应用合适的抑制子宫收缩药物。穿刺器放置于羊膜腔中，固定胎儿镜，应用带球囊的穿刺器可减少子宫壁和子宫内膜的损伤[19,20]。手术结束后需缝合子宫部位和母体腹部穿刺器处切口。根据美国加州大学旧金山分校胎儿治疗中心的系列报道，早产依然可能发生，平均分娩孕周微创手术30.4周，开放手术30.1周，术后平均住院日7.9天，开放手术11.9天；胎盘剥离的发生率5.9%，开放手术8.9%，肺水肿风险25%，开放手术27.8%。需要注意的是这些数据是多孔的内镜手术，比目前单孔介入操作明显为多，母体的并发症依然存在。此外，相对于开放手术一个明显的并发症并未得到根除：羊水漏出和早产胎膜早破（preterm premature rupture of membranes，PPROM）。与羊膜穿刺可能导致的PPROM发生风险2%～4%相比，内镜胎儿外科相关PPROM可以高达10%～15%，甚至高达50%[21-23]。内镜技术的改进可使风险降低至10%以下[24]。

虽然与开放性胎儿外科手术相比目前没有更好的临床数据支持胎儿镜下外科的有效性，胎儿镜下外科手术已经应用于治疗多种胎儿畸形，如脊髓脊膜膨出外科手术修补[25]。在欧洲，胎儿气管内阻塞技术（fetoscopic endoluminal tracheal occlusion，FETO）用于治疗危重的先天性膈疝已经使治疗效果和治愈率得到改善[26]。同时降低了因为开放性胎儿手术导致的母亲所面临的风险，其住院时间、输血输液治疗、需ICU监护均明显减少[8]，羊膜早破和早产的发生率无明显差异，但羊膜绒膜分离的发生率有所上升。对于胎儿镜外科施行宫内介入治疗依然需要随机对照研究（randomized controlled clinical trials，RCTs）以证明它的真正有效性，尤其在治疗危重先天性膈疝方面。

一些临床应用胎儿外科治疗的疾病

◆ 双胎窃血综合征

迄今为止最为常见的胎儿手术是治疗双胎窃血综合征（twin-to-twin transfusion syndrome，TTTS）的手术。其发生率占双胎的15%～20%，实际上是双羊膜-单绒毛膜双胎（diamniotic monochorionic，DiMo）妊娠，如果没有及时发现的话，几乎可以100%引起双胎死亡，少数存活胎儿中约30%可以继发神经系统和其他严重后遗症。TTTS的特点是双胎间供体和受体间通过胎盘的血流不平衡，导致供体慢性血容量过低、少尿、羊水过少，而受体则出现血细胞增多、高血容量，从而导致多尿、羊水过多，继而供体出现膀胱塌陷（Ⅱ期）、心血管系统张力和多普勒表现异常（Ⅲ期）以及胎儿水肿（Ⅳ期）[27]。多年来仅通过控制羊水增多来提供治疗。20世纪90年代初，Julian DeLia报道内镜下应用激光阻断链接血管技术治疗TTTS，然后欧洲和美国相继有非随机性研究报告，2004年多中心随机研究报告发表，清晰表明激光治疗技术对Ⅱ期患儿有显著的治疗效果，与控制羊水技术相比治愈率为76% vs 56%，影像学表现为脑室旁白质软化的脑部损伤也明显减少，出生孕周也有明显延迟（33周 vs 29周）[28]。在过去的10年间，估计有1万例TTTS施行了激光治疗。TTTS使得胎儿外科治疗重现希望。人们认识到保留链接双胎的成对的血管，仅阻断双胎间不成对的血管即能达到治疗效果，充分保留胎盘的供血，尤其是对于小胎盘的胎儿而言非常重要。近年来随着对TTTS认识的提高，各种治疗方法和建议相继出现，需要进行更为深入的研究，以提供更为准确的治疗和预见[29-31]。北美胎儿治疗网络中心治疗超过80例胎儿[32]。

◆ 先天性胎儿肺发育畸形（congenital fetal lung malformations，CLMs）

先天性胎儿肺发育畸形包括肺囊腺瘤畸形（congenital cystic adenomatoid malformaitons，CCAM）、支气管肺隔离症（bronchopulmonary sequestrations，BPS），以及其他异常。这些异常在孕中期有着不可预测的生长空间，需要一系列的超声波密切随访。在第三个妊娠期，大多数病损处于生长平台期，正常肺发育失去节律。小的病损在胎儿出生时不影响呼吸，在出生后2～6个月施行病损切除手术。然而大的病损会占据胸腔并压迫肺组织，同时使纵隔移位。严重的病损可引起胎儿水肿，预示着即将发生胎儿死亡[33]。虽然大多数胎儿可以顺利出生并得到治疗，但是大的病损的胎儿尤其是可能发生胎儿水肿的胎儿可能需要胎儿期介入治疗。超声测量如囊性腺瘤样畸形的体积比（CVR）常用于风险分层和评估胎儿是否可能需要宫内介入，CVR>1.6预示80%的可能性出现胎儿水肿[15]。高危巨大囊性病损起初可以母体应用倍他米松治疗以抑制病损的进一步生长，对于伴有胎儿水肿可考虑施行侵入性胸腔羊水分流治疗，在超声波引导下放置分流管。巨大的囊性或实质性病损对母体类固醇治疗无效可施行开放的胎儿外科手术[34]。一组22例罹患巨大实性CCAMs施行胎儿外科切除手术50%得到长期存活，11例存活胎儿中水肿消失[15]。微创手术可能成为以后技术上进步，如胎儿激光电灼疗法[35]。

CCAM合并的其他先天性畸形较少，大多数病例可得以顺产出生而在出生后手术治疗，早期外科切除已经成为一个普遍接受的观点。但也有观点认为出生后并不需要进一步治疗（占产前诊断总数的18%）。Lllanes S等总结超声产前发现CCAM肿块，追踪检查至分娩前消失的病例中，产后行CT检查发现仍有64%的异常，有67%与术后的病理组织学诊断是一致的；这提示仅仅依靠超声影像诊断并进行手术治疗计划显然是不足够的[36]。因此，在产前胎儿诊断出CCAM者，出生后均需要再次CT检查以明确诊断。出生后有明确症状者则需要急诊手术治疗；无症状者何时手术尚无明确标准。Adzick N S指出，出生后至少应选择在1个月之后手术，因为，麻醉风险在婴儿4周时开始逐步降低[33]。需要手术切除的相关因素有出现明显的呼吸道症状，反复感染和肿块恶变的风险等；其他临床表现如咳血、血胸等。但有观点认为，最好是不要等到有症状再手术，那样对整体肺的发育有所影响。而在没有出现合并症之前手术，手术后的远期效果同手术的时机选择并无明显相关性。

◆ 先天性膈疝（congenital diaphragmatic hernia，CDH）

先天性膈疝发生率约为1/3 500，90%发生于左侧，腹腔内容物进入胸腔压迫肺组织，从而导致肺发育不良和肺动脉高压。在高水平的母胎医学中心应用标准治疗程序治疗，包括机械通气、计划性分娩、出生后适当的治疗措施，使得大多数产前诊断为先天性膈疝的整体治愈率可以达到90%。然而一些严重的CDH的治愈率依然低于25%。肝脏的位置和肺头比（lung-head ratio，LHR）是重症CDH重要的产前预测方法，并决定是否施行胎儿期干预。LHR<1.2预示非常差的预后，远期生存率在0～38%[37]。

微创胎儿治疗技术（FETO）使危重的CDH治疗出现希望，胎儿镜下胎儿气道内放置球囊阻塞气道，使肺内液体留置于肺内有刺激肺组织生长的作用，在34周时超声波引导下针刺破球囊减压。欧洲的研究者的数据显示与标准的治疗流程相比，严重左侧膈疝的治愈率从24%升至49%。然而，初期的RCT研究并没有显示出这二者间存在统计学上的差异[26,38]。气道阻塞以加速肺生长实验是目前在欧洲和北美开展的多中心随机对照研究，以比较FETO和标准的产后处理这两种治疗模式。

◆ 脊髓脊膜膨出（myelomeningocele，MMC）

胎儿外科另一项很有希望的应用是脊髓脊膜膨出的治疗。脊髓脊膜膨出是先天性中枢神经系统的先天性缺陷，脑脊膜和脊髓从椎体的缺陷中突出，可导致瘫痪和不同程度的智力发育落后、肠管和膀胱功能障碍。在宫内治疗发展前，脊髓脊膜膨出的治疗是在出生后行修补手术，然而治疗的结果是存在永久性神经功能缺陷，患儿需要终身护理。MMC的真正的病因未明，胎儿的研究表明神经损伤是继发于暴露与羊水中或其他的一些宫内因素导致的损伤[39]。在胎羊的动物实验中建立了孕早期神经损伤模型，在施行宫内修复手术后使神经缺陷明显减轻。这一概念被应用于人类MMC胎儿中，2011年，一项前瞻性随机研究发表，将脊髓脊膜膨出患儿产前行修补手术与出生后手术纠治相比较，建立了里程碑式的脊髓脊膜膨出处理研究（management of myelomeningocele study，MOMS）。该研究是一项183名孕妇怀有MMC胎儿的RCT研究，并与出生后行标准手术修补相比较。手术修补包括开放式胎儿手术修补缺损处硬脑膜、肌筋膜瓣和皮肤。由于在胎儿介入组显示出明显的治疗效果，此项研究在实施不久即被终止。研究发现外科手术组患儿需行脑室腹腔转流的比例降低50%以上，Chiari畸形的发生率明显降低[40]。42%的患儿在术后30个月能够独立行走，明显改善，无须其他帮助实现自我行走的能力高1倍，而标准治疗组仅为21%。长期的随访中，虽然胎儿期治疗组患儿依然有神经发育迟缓，但其疾病严重程度明显轻于未施行胎儿期手术治疗的患儿[41]。

尽管存在风险，胎儿开放手术依然是胎儿期治疗脊髓脊膜膨出的金标准。在开放剖腹探查手术中，孕妇的子宫需要移出腹腔外，对子宫肌层可能造成潜在的影响。开放手术子宫切开术一般在孕中期施行，子宫分段尚不甚清楚，需要寻找合适的进入部位以更好地接近胎儿脊柱部位，同时避免损伤胎盘。因此，即便是很小的子宫切开也有潜在的风险影响以后的怀孕，薄弱的子宫对目前和今后的孕期产生禁忌。

寻求微创手术以提高孕妇的安全性是目前胎儿外科的挑战，未来的技术必须是对孕妇和胎儿都有利的方法。目前国际上两个小组在进行这个方面的研究，均用胎儿镜治疗部分CO_2输入方法，具体手术修补技术各不相同，目标为发展新的外科手术技术、新的器械、穿刺器接入、子宫闭合器械等[42,43]。近来德国技术获得了与MOMS相同的神经系统发育的结果，孕妇的风险明显减小。巴西技术获得了较MOMS更好的神经系统发育结果，但是病例数较少，且需要置入3枚穿刺器，早产和羊膜早破的发生率较MOMS为高。

从MOMS研究伊始，技术在不断地进步，包括胎儿镜外科技术的应用等。近来的病例研究，10名MMC胎儿施行完全的胎儿镜下外科手术修补，7例长期存活，6例后脑疝完全逆转[44]。胎儿镜下外科手术更微创，降低早产的风险，显示出潜在的应用前景。

其他胎儿外科治疗的指征

◆ 左心发育不良（hypoplastic left heart syndrome，HLHS）

左心发育不良是心脏严重的解剖和功能缺陷，可同时合并主动脉狭窄，需要药物和多次外科手术治疗。孕期可以得到诊断。HLHS病因尚未完全明了，主动脉狭窄导致心室扩张和拉伸，引起进行性萎缩，缺乏循环收缩和舒张功能。在此理论基础上，应用宫内球囊扩张狭窄的主动脉（或肺动脉瓣膜扩张）。虽然有作者认为瓣膜可以继续生长，但是如果心室发育不良已经存在的话，则结果不能逆转[45]。Tworetzky等通过超声波引导经皮穿刺球囊扩张胎儿心脏瓣膜在70例患儿中取得了75%的成功率[46]。胎儿心脏介入是否改善出生后生存率，由于缺乏合适的对照组或随机研究，因此目前该疾病的严重程度是否因胎儿期介入治疗得到减轻或是心室发育不良得到改善难以得到客观有效的评估。

◆ 分流手术

超声引导经皮穿刺放置引流管以引流体腔液体是胎儿外科手术的又一个方面，最常见的是膀胱羊膜腔分流和胸膜腔羊膜腔分流。双侧或低位泌尿道梗阻（lower urinary tract obstruction，LUTO）导致无羊水、肢体挛缩和严重的肺发育不良（Potter综合征）可引起生命危险。在男婴中最常见LUTO的原因是后尿道瓣膜，也有其他原因可引起相似的临床表现。膀胱羊膜腔尿液分流可以恢复羊水量，预防肺发育不良。自从此胎儿介入技术报道后通过开放手术性膀胱造瘘手术已经摒弃[47]。通常放置的导管为双侧猪尾巴管，容易固定于膀胱和腹壁间，疗效确切，且容易阻断和移除。难点在于患者的选择：没有合适的方法检测胎儿肾脏分泌功能和精确评估胎儿肾脏功能[48]。此外治疗结果混杂，难以分清，即便收集到所有的介入数据。虽然可以避免胎儿肺发育不良和胎儿死亡，但长期的肾功能和膀胱功能较差。近来有胎儿膀胱镜检查和宫内后尿道瓣膜消融治疗的报道，但是上述指征的选择和长期预后等问题依然难以得到确切的评估和解答[49]。分流可能存在的益处目前正在通过实验研究进行调查[47]。

小结

随着胎儿外科技术的飞速发展，除了一些特定疾病外，开放性胎儿外科手术不再是产前介入的首选方法。微创外科技术的迅速发展和提高使得一些疾病的治疗脱颖而出，内镜和其他微创外科技术是胎儿介入治疗的选择。但是同时由于一些疾病出生后治疗的水平显著提高使得胎儿期介入治疗得以放弃。通过胎儿生理的新认识，重新改变了一些胎儿介入治疗的观念。目前，一些先天性肺气道畸形（congenital pulmonary airway malformations，CPAM）、先天性肺囊腺瘤（CCAM）一旦发现也不一定需要行开放胎儿手术。近来人们越来越认识到在第三孕期间这些畸形中很大一部分能够自行退化，宫内切除手术需要非常谨慎[50]。未来，微创胎儿外科技术用来预防某些心室发育不良的进展和产前治疗胎儿脊髓脊膜膨出均可能降低此类疾病的症状。

胎儿介入治疗目前还存在太多未解的问题。如何选择患者可以降低母体和胎儿的风险？我们是否真正了解我们想治疗的疾病的自然病程，以使我们能够真正地表明胎儿期介入治疗有益于胎儿的生长发育，并得到良好的预后？什么时候是胎儿介入的最佳时机，从而能够获得最大的治疗效果？长期的治疗效果必须得到长期的随访和全面、仔细、慎重的分析。

（王　俊）

参・考・文・献

[1] Souka A P, Pilalis A, Kavalakis I, et al. Screening for major structural abnormalities at the 11 to 14 week ultrasound scan. Am J Obstet Gynecol, 2006, 194: 393–396.

[2] Pratt R, Deprest J, Vercauteren T, et al. Computerassisted surgical planning and intraoperative guidance in fetal surgery: a systematic review. Prenat Diagn, 2015, 35: 1159–1166.

[3] Kurjak A, Miskovic B, Andonotopo W, et al. How useful is 3D and 4D ultrasound in prenatal medicine? J Perinat Med, 2007, 35: 10–27.

[4] Dolkart L, Harter M, Snyder M. Four-dimensional ultrasonographic guidance for invasive obstetric procedures. J Ultrasound Med, 2005, 24: 1261–1266.

[5] Pugash D, Brugger P C, Bettelheim D, et al. Prenatal ultrasound and fetal MRI: the comparative value of each modality in prenatal diagnosis. Eur J Radiol, 2008, 68: 214–226.

[6] Coakley F V, Hricak H, Filly R A, et al. Complex fetal disorders: effect of MR imaging on managementpreliminary clinical experience. Radiology, 1999, 213: 691–696.

[7] Werner H, Lopes dos Santos J R, Fontes R, et al. Virtual bronchoscopy for evaluating cervical tumors of the fetus. Ultrasound Obstet Gynecol, 2013, 41: 90–94.

[8] Golombeck K, Ball R H, Lee H, et al. Maternal morbidity after maternalfetal surgery. Am J Obstet Gynecol, 2006, 194: 834–839.

[9] Lally K P, Lally P A, Lasky R E, et al. Defect size determines survival in infants with congenital diaphragmatic hernia. Pediatrics, 2007, 120: e651–e657.

[10] Bouchard S, Johnson M P, Flake A W, et al. The EXIT procedure: experience and outcome in 31 cases. J Pediatr Surg, 2002, 37: 418–426.

[11] Adzick N S, Harrison M R, Flake A W, et al. Automatic uterine stapling devices in fetal operation: experience in a primate model. Surg Forum, 1985, 36: 479–480.

[12] Hirose S, Farmer D L, Lee H, et al. The ex utero intrapartum treatment procedure: looking back at the EXIT. J Pediatr Surg, 2004, 39: 375–380.

[13] Noah M M, Norton M E, Sandberg P, et al. Short-term maternal outcomes that are associated with the EXIT procedure, as compared with cesarean delivery. Am J Obstet Gynecol, 2002, 186: 773–777.

[14] Zamora I J, Ethun C G, Evans L M, et al. Maternal morbidity and reproductive outcomes related to fetal surgery. J Pediatr Surg, 2013, 48: 951–955.

[15] Adzick N S. Open fetal surgery for life-threatening fetal anomalies. Semin Fetal Neonatal Med, 2010, 15: 1–8.

[16] Estes J M, Macgillivray T E, Hedrick M H, et al. Fetoscopic surgery for the treatment of congenital anomalies. J Pediatr Surg, 1992, 27: 950–954.

[17] Deprest J A, Luks F I, Peers K H, et al. Intrauterine endoscopic creation of urinary tract obstruction in the fetal lamb: a model for fetal surgery. Am J Obstet Gynecol, 1995, 172: 1422–1426.

[18] Lewi L, Gratacos E, Ortibus E, et al. Pregnancy and infant outcome of 80 consecutive cord coagulations in complicated monochorionic multiple pregnancies. Am J Obstet Gynecol, 2006, 194: 782–789.

[19] Deprest J, Jani J, Lewi L, et al. Fetoscopic surgery: Encouraged by clinical experience and boosted by instrument innovation. Semin Fetal Neonatal Med, 2006, 11: 398–412.

[20] Kohl T, Hering R, Van de Vondel P, et al. Analysis of the stepwise clinical introduction of experimental percutaneous fetoscopic surgical techniques for upcoming minimally invasive fetal cardiac interventions. Surg Endosc, 2006, 20: 1134.

[21] Fowler S F, Sydorak R M, Albanese C T, et al. Fetal endoscopic surgery: lessons learned and trends reviewed. J Pediatr Surg, 2002, 37: 1700–1702.

[22] Lewi L, Van Schoubroeck D, Van Ranst M, et al. Successful patching of iatrogenic rupture of the fetal membranes. Placenta, 2004, 25: 352–356.

[23] Young B K, Mackenzie A P, Roman A S, et al. Endoscopic closure of fetal membrane defects: comparing iatrogenic versus spontaneous rupture cases. J Matern Fetal Neonatal Med, 2004, 16: 235–240.

[24] Petersen S, Diemert A, Pennell C, et al. OP06.04: Fetoscopic entry technique at laser therapy for twin-twin transfusion syndrome affects rates of amniorrhexis and preterm birth before 32 weeks. Ultrasound Obstet Gynecol, 2010, 36: 68.

[25] Belfort M A, Whitehead W E, Shamshirsaz A A, et al. Fetoscopic repair of meningomyelocele. Obstet Gynecol, 2015, 126: 881–884.

[26] Harrison M R, Keller R L, Hawgood S B, et al. A randomized trial of fetal endoscopic tracheal occlusion for severe fetal congenital diaphragmatic hernia. N Engl J Med, 2003, 349: 1916–1924.

[27] De Lia J E, Cruikshank D P, Keye W R J. Fetoscopic neodymium: YAG laser occlusion of placental vessels in severe twin-twin transfusion syndrome. Obstet Gynecol, 1990, 75: 1046–1053.

[28] Senat M V, Deprest J, Boulvain M, et al. Endoscopic laser surgery versus serial amnioreduction for severe twin-to-twin transfusion syndrome. N Engl J Med, 2004, 351: 136–144.

[29] Quintero R A, Ishii K, Chmait R H, et al. Sequential selective laser photocoagulation of communicating vessels in twin-twin transfusion syndrome. J Matern Fetal Neonatal Med, 2007, 20: 763–768.

[30] Van Gemert M J, Van Den Wijngaard J P, Lopriore E, et al. Simulated sequential laser therapy of twin-twin transfusion syndrome. Placenta, 2008, 29: 609–613.

[31] Ahmed S, Luks F I, O'Brien B M, et al. Influence of experience, case load, and stage distribution on outcome of endoscopic laser surgery for TTTS — a review. Prenat Diagn, 2009, 30: 314–319.

[32] Lee H, Crombleholme T M, Wilson R D. Radiofrequency ablation for twin-reversed arterial perfusion: the North American fetal treatment network (NAFTNet) experience. Am J Obstet Gynecol, 2008, 199: S4.

[33] Adzick N S, Harrison M R, Crombleholme T M, et al. Fetal lung lesions: management and outcome. Am J Obstet Gynecol, 1998, 179: 884–889.

[34] Wilson R D, Johnson M P, Crombeholme T M, et al. Chorioamniotic membrane separation following open fetal surgery: pregnancy outcomes. Fetal Diagn Ther, 2003, 18: 314–320.

[35] Milner R, Kitano Y, Olutoye O, et al. Radiofrequency thermal ablation: a potential treatment for hydropic fetuses with a large chest mass. J Pediatr Surg, 2000, 35: 386–389.

[36] Illanes S, Hnter A, Evans M, et al. Prenatal diagnosis of echogenic lung: evolution and outcome. Ultrasound Obstet Gynecol, 2005, 26(2): 145–149.

[37] Lipshutz G S, Albanese C T, Feldstein V A, et al. Prospective analysis of lung-to-head ratio predicts survival for patients with prenatally diagnosed congenial diaphragmatic hernia. J Pediatr Surg, 1997, 32: 1634–1636.

[38] Deprest J, Jani J, Lewi L, et al. Fetoscopic surgery: Encouraged by clinical experience and boosted by instrument innovation. Semin Fetal Neonatal Med, 2006, 11: 398–412.

[39] Korenromp M J, Van Gool J D, Bruinese H W, et al. Early fetal leg movements in myelomeningocele. Lancet, 1986, 1: 917–918.

[40] Adzick N S, Thom E A, Spong C Y, et al. A randomized trial of prenatal versus postnatal repair of myelomeningocele. N Engl J Med, 2011, 364: 993–1004.

[41] Johnson M P, Gerdes M, Rintoul N, et al. Maternal-Fetal surgery for myelomeningocele: neurodevelopmental outcomes at 2 years of age. Am J Obstet Gynecol, 2006, 194: 1145–1150.

[42] Pedreira D A, Zanon N, de Sá R A, et al. Fetoscopic single-layer repair of open spina bifida using a cellulose patch: preliminary clinical experience. J Matern Fetal Neonatal Med, 2014, 27(16): 1613–1619.

[43] Kohl T. Percutaneous minimally invasive fetoscopic surgery for spina bifida aperta. Part I: surgical technique and perioperative outcome. Ultrasound Obstet Gynecol, 2014, 44(5): 515–524.

[44] Pedreira D A, Zanon N, Nishikuni K, et al. Endoscopic surgery for the antenatal treatment of myelomeningocele: the CECAM trial. Am J Obstet Gynecol, 2016, 214: 111. e1–11.

[45] Wilkins-Haug L E, Tworetzky W, Benson C B, et al. Factors affecting technical success of fetal aortic valve dilation. Ultrasound Obstet Gynecol, 2006, 28: 47–52.

[46] Tworetzky W, Mcelhinney D B, Marx G R, et al. In utero valvuloplasty for pulmonary atresia with hypoplastic right ventricle: techniques and outcomes. Pediatrics, 2009, 124: e510–e518.

[47] Morris R K, Kilby M D. An overview of the literature on congenital lower urinary tract obstruction and introduction to the PLUTO trial: percutaneous shunting in lower urinary tract obstruction. Aust N Z J Obstet Gynaecol, 2009, 49: 6–10.

[48] Herndon C D, Ferrer F A, Freedman A, et al. Consensus on the prenatal management of antenatally detected urological abnormalities. J Urol, 2000, 164: 1052–1056.

[49] Quintero R A, Shukla A R, Homsy Y L, et al. Successful in utero endoscopic ablation of posterior urethral valves: a new dimension in fetal urology. Urology, 2000, 55: 774.

[50] Roggin K K, Breuer C K, Carr S R, et al. The unpredictable character of congenital cystic lung lesions. J Pediatr Surg, 2000, 35: 801–805.

第十八章
肝 移 植

概述

肝移植已成为治疗成人和儿童终末期肝病的有效方法，而儿童肝移植在整个肝移植的发展史中有着举足轻重的地位。1963年3月1日美国Starzl完成人类第一例肝移植，患儿是先天性胆道闭锁的3岁儿童。1970年完成的1例儿童肝移植是保持目前生存时间最长的纪录（49年）。另外，一些新技术如劈离式肝移植[1]、活体肝移植[2]等的开展，最初也是为了缓解儿童肝脏紧缺的矛盾。随着免疫抑制剂的研发[3]、器官保存方法的改进[4]以及对肝移植病理生理研究的逐步深入，使肝移植从过去的禁区、高风险变成如今的常规、可预测的治疗模式。其他如移植术后的重症监护、抗感染治疗、原发病复发的防治的进展，也促进了儿童肝移植技术的发展，从而使手术指征扩大到危重和急性肝功能衰竭患儿。

西方发达国家儿童肝移植起步较早，取得了较大成功。据美国联合器官分配网（united net-work for organ sharing，UNOS）数据显示[5]，1987—2008年间，北美地区共有11 467名18岁以下的儿童接受肝移植术，5年生存率达到80%左右。供肝来源的匮乏一直是限制肝移植发展的最大问题。在几年之前，大部分移植中心还在为如何为患儿寻找合适的供肝而苦恼，现如今移植医师们关注的重点已经转移到如何预防免疫抑制剂的不良反应以及最大限度地促进受体健康成长方面了。活体以及尸体劈离式肝移植的出现为患儿提供了体积合适的供肝，从而使得更多的患儿获得了肝移植的机会。此外，在国家或地区范围内建立一套完善的随访制度，从而为维护儿童受体术后长期健康生存提供依据和保障，也是其成功的关键所在。纵观西方儿童肝移植的发展历史可以看出，儿童肝移植是一个涉及多学科、综合性的治疗手段，儿科、肝脏内科、移植外科、麻醉、护理、心理学等相关学科的医师，以及协调员和社会工作者等各司其职，通力合作，才能为受体长期的生存质量提供保障[6]。

中国大陆地区第一例成功的儿童尸体肝移植与活体肝移植分别于1996年和1997年完成。2011年12月以前，中国大陆每年儿童肝移植在肝移植总数中比例仅占1%～4%，虽然胆道闭锁（通常小于3岁）是儿童终末期肝病最常见的原因，但大部分中心对婴幼儿肝移植手术缺乏经验，早期阶段仍以Wilson's病等大龄儿童的肝移植为主[7]。近年来，随着手术技术及临床管理经验的积累，大陆地区儿童肝移植迅速发展，开展数量显著增长，2015年和2016年实施例数分别达到524例和497例，在全国肝移植总数中占比分别达到20.4%和13.7%。越来越多的中心加入儿童肝移植的行列，并陆续在国际权威期刊及会议上报道高质量的临床与科研学术成果。其中上海交通大学医学院附属仁济医院的手术例数和质量已达到发达国家水平，婴幼儿肝移植的比例显著增加。2012年以后，每年以婴幼儿患者为主的胆道闭锁在我国儿童肝移植中的占比达到75%以上[8]。另一方面，近年来国家大力推动的公民逝世后尸体器官捐献（donation after cardiac death，DCD）政策取得了显著成效，儿童器官捐献数量逐年增加，2014年全国儿童DCD肝移植例数首次突破100例/年，加上劈离式肝移植技术的推广，越来越多的终末期肝病患儿获得了肝移植的机会。同时，超减体积肝移植、单段活体肝移植等技术的日渐成熟进一步解决了很多低体重患儿供肝大小不匹配的问题。

手术适应证

目前儿童肝移植的适应证主要有：① 肝外胆汁淤积如胆道闭锁；② 肝内胆汁淤积如硬化性胆管炎、进行性家族性肝内胆汁淤积、Alagille综合征等；③ 代谢性疾病，如Wilson's病；④ 急性肝功能衰竭；⑤ 肝脏肿瘤如肝脏母细胞瘤等。胆道闭锁是儿童肝移植最重要的适应证，占所有儿童肝移植的50%以上，尤其在小于1岁患儿的肝移植中比例更高。体型小、肝门空肠吻合后腹腔粘连等因素使胆道闭锁成为儿童肝移植的难点。胆道闭锁行肝移植的指征主要有上消化道出血、顽固性胆管炎、顽固性腹水、肝脏合成功能衰竭以及生长发育落后等，对于胆道闭锁行肝移植手术时机的合理把握是目前讨论的热点之一。肝脏恶性肿瘤尤其是肝母细胞瘤的肝移植也是重点发展领域。肝移植最好于常规化疗方案结束前进行，移植后进行1～2个疗程的化疗。存在肝外转移的肝脏原发恶性肿瘤仍被认为是肝移植的禁忌证。

术前评估

肝移植术前的评估目的之一是判定移植的必要性和迫切性，避免患儿接受不必要的手术或在病程早期就接受移植，同时也可帮助判断移植时机，即患儿预期短期生存率如果低于移植后的预期生存率则可施行；此外，患儿术前的身体状况直接对移植预后产生影响，也不应等待时间过长而使身体其他脏器功能持续受损，在移植后无法恢复，丧失最佳的手术时机。因此，量化患儿疾病的严重程度对于判定移植时机是有相当重要意义的。自2002年以来，儿童终末期肝病评分（pediatric end-stage liver disease，PELD）被美国联合器官分配网（united net-work for organ sharing，UNOS）采用，被普遍用于移植前儿童状况的评价，在美国等国家也被用于等待移植的器官排队顺序。该评分系统可以预测在等待移植期间的患儿死亡率，适用于12岁以下的儿童患者，评分越高就越能优先获得脑死亡供体器官。多篇文献报道，自PELD评分系统用于儿童肝移植评估以来，无论是在移植物生存率还是在患儿生存率方面都较以前得到明显地提高，PELD作为判断移植预后的研究仍需进行。PELD得分＝［0.436（年龄）］−0.687 In（白蛋白g/dl）+0.480 In（总胆红素mg/dl）+1.857 In［INR（国际标准化比值）］+0.667（生长停滞）。年龄<1岁为1分，年龄>1岁为0分；生长停滞状态低于平均水平2个标准差以上为1分，否则为0分。值得提出的是，PELD评分系统中增加了成人肝移植MELD评分系统中所没有的生长发育指标，这一指标是儿童肝移植术前评估的重要指标，因为这不但是儿童与成人所不同的重要特征，而且是其肝脏功能的反映，即肝脏如果不能满足患儿维持正常生长发育及营养的需要，就应考虑肝移植。

手术方式

儿童受体较成人难以找到合适的尸体供肝，整肝移植和减体积肝移植在儿童中的应用受到很大限制。活体肝移植的技术已经较为成熟并成为儿童肝移植最主要的手术方式，其中供肝的选择又以左外叶为主（图18-1，图18-2）。活体肝移植主要优势是缩短了肝移植等待时间，可以择期手术，缩短冷缺血时间等。活体肝移植供体死亡率较低，估计为0.1%[9]。为了减少对活体肝脏供体的损伤，一些大的移植中心已经率先开展腹腔镜供肝摘取术。Soubrane等[10]报道了16例腹腔镜左外侧叶供肝摘取术，成功率较高（15/16），术中出血、术

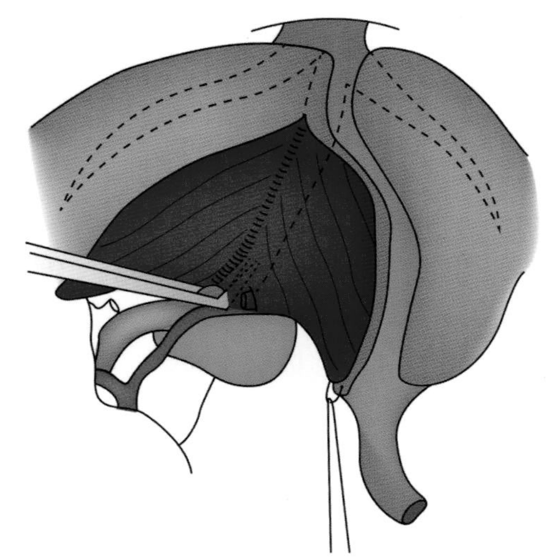

图18-1 肝左外叶切取术

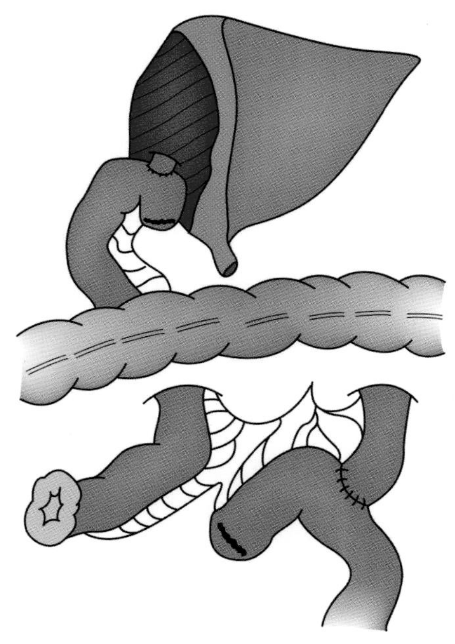

图18-2 肝左外叶活体肝移植术

后疼痛、住院时间、恢复正常生活的时间等指标明显好于开放手术。腹腔镜技术的应用可能成为活体肝移植供肝摘取的一个发展方向。劈离式肝移植在1989年已有报道，但因为早期生存率低，随着活体肝移植的发展，对劈离式肝移植的关注明显减少。不过因为劈离式肝移植避免了活体供肝的风险和相关伦理学问题，扩大了尸体肝移植在儿童受体的应用范围，理应成为重点发展的方向。随着技术的进步和革新，其生存率已经接近甚至等同整肝移植。在脑死亡供体行在体肝脏劈离，可以缩短冷缺血时间，提高生存率，具有潜在的应用价值。辅助性肝移植是近些年发展的一项创新性手术方法，术中切除患儿部分肝脏（一般为左外侧叶）后移植相应大小的供肝。该手术可以应用于急性肝功能衰竭和代谢性疾病的儿童，它的意义在于，对急性肝功能衰竭的患儿，可以在自体肝功能恢复后停止免疫抑制，对于代谢性疾病的患儿，保留自体肝可以为将来基因治疗保留可能。

生存率

总体而言，目前在有经验的儿童肝移植中心，患儿的生存率是满意的。患儿1年和5年生存率分别超过90%和85%[11,12]。SPLIT所发表的报告中，整肝移植、减体积肝移植、劈离式肝移植、活体肝移植的1年生存率分别为93%、83%、87%、89%，4年生存率分别为89%、79%、85%、85%，小年龄儿童的生存率略低[11]。匹兹堡儿童医院肝移植10年和20年的总体生存率为69.4%和65.8%[13]。需要指出的是，移植后死亡主要发生在短期并发症集中出现的术后第1年，如果患儿能度过术后第1年，则远期生存率更为理想。SPLIT中移植后1年存活患儿5年移植物生存率达到89.2%[11]。虽然目前有了良好的生存率，但是提高生存率的追求和努力是永无止境的，重点的努力方向就在于通过手术技术的改进降低移植后短期内技术相关并发症的发生率。

技术性并发症

血栓形成是儿童肝移植早期移植物失功能的最常见原因。肝动脉血栓一般发生在肝移植后30天内，发生率为8%～15%，约为成人肝移植的3～4倍。急性的肝动脉栓塞可以导致肝功能衰竭，需要立即行再次肝脏移植。术后需要尽早诊断可能存在的肝动脉血栓形成，在肝功能衰竭前去除血栓、重建肝动脉可以挽救肝脏功能。迟发型肝动脉血栓可以因为Roux-en-Y肝枝通过肝门形成供应肝脏的侧支循环而无临床症状，对于无临床症状的患儿只需密切随访。门静脉血栓的发生率为5%～10%。门静脉血栓早期诊断后需要立即行门静脉重建和取栓术，对于渐进性的血栓形成，可使用支架和球囊扩张的方法，但必须在门静脉完全堵塞前施行。晚发性的门静脉血栓需要行Rex分流手术治疗。胆道闭锁患儿的门静脉血栓的风险更大，因其术前即存在门静脉炎症反应，并可能同时存在门静脉发育不良，所以在移植术中经常需要用供体血管替换从肝门到脾静脉-肠系膜上静脉交汇处的整段门静脉以增加门静脉的血流量。应用左外侧叶供肝时还存在肝脏流出道梗阻的风险，即肝左静脉-下腔静脉吻合口狭窄，严重时可导致布-加综合征。胆道并发症被称为肝移植的“阿喀琉斯之踵”，发生率为10%～30%，其发生率与移植物类型相关。胆道并发症主要包括吻合口梗阻和吻合口瘘。劈离式肝移植和活体肝移植时经常需要处理两根甚至两根以上独立的肝段胆管的整形问题，前者发生吻合口瘘和断面胆汁瘘的风险较大，而后者主要的风险为吻合口狭窄。胆道狭窄主要由于胆道缺血所致，胆道缺血的原因很多，如冷缺血时间过长，术中破坏胆道血供等。胆道的血供只由肝动脉单独供应，所以肝动脉狭窄和动脉血栓形成等也会造成胆道狭窄。常见并发症见表18-1。

减少技术性并发症的发生率是提高短期生存率的最重要途径。今后努力方向可能包括：① 尽可能缩短冷缺血时间，如应用在体肝脏劈离等；② 加强对供肝动脉、门静脉、肝静脉以及胆道系统变异的研究和应用，其中供肝动脉的变异最多，意义最大，术前明确肝动脉变异的类型对减少术后动脉血栓形成、动脉狭窄和胆道缺血性狭窄的发生意义重大；③ 不断改进手术技术，如采用宽间距间断缝合胆道来降低胆道狭窄的发生等；④ 选择体积合适的供肝，供肝体积过小会导致小肝综合征，体积过大会增加门静脉血栓等并发症的发生，对于体型过小的患儿采用肝段移植。

表18-1 儿童肝移植受者术后常见并发症

早期	晚期
出血（腹腔内，肠腔内）	**血管并发症**
血管并发症	门静脉狭窄
肝动脉血栓形成	肝静脉狭窄
肝静脉狭窄或扭转	**胆道并发症**
门静脉狭窄	吻合口处胆管狭窄
胃肠道并发症	
肠穿孔	
吻合口瘘	
移植物灌注不良（“移植物尺寸较大”问题）	

排斥反应和免疫抑制

急性排异在儿童肝移植术后短期内容易发生，移植肝穿刺活检是确诊急性排异的金标准。排异早期可采用提高免疫抑制剂血药浓度或大剂量激素冲击疗法进行治疗，激素用量一般在3～6天内减至维持剂量，对于激素耐受性急性排异反应，可以采用抗淋巴细胞治疗（如OKT-3），90%的患儿能取得良好的疗效。非反复发作的急性排异反应一般不对移植肝的远期功能产生不良影响。在现代免疫抑制治疗方案下，因为反复急性排异需要再次移植的情况已经极为少见。慢性排异虽然发生率较急性排异反应低，但更易导致移植物失功能。

50年前器官移植开始以来，尚没有标准的免疫抑制治疗方案。随着众多有效新药的诞生，个体化选用或联用免疫抑制剂（immunosuppression，IS）变得非常重要。美国最近10年来小儿肝移植术后IS的使用也发生了明显变化。尽管大部分（约80%）肝移植患儿没有使用诱导治疗，自1998年IL-2受体抑制剂巴利昔单抗（Basiliximab）及达珠单抗（Daclizumab）应用于临床以来，其使用率在逐渐增加。美国最近几年约90%的肝移植患儿术后接受以他克莫司（Tacrolimus，Tac）为基础的免疫抑制维持治疗；而1999—2005年，环孢素A（Cyclosporine A，CsA）的使用率已从22%下降至4%。在肝移植发展过程中，皮质激素起到了关键性作用。尽管与激素相关的不良反应很明确，但目前所有为小儿设计的免疫抑制治疗方案均包括长期激素治疗。在美国，仍有84%的肝移植术后患儿使用激素维持治疗。霉酚酸酯（mycophenolate mofetil，MMF）自问世以来，被称作新兴IS的代表。它相对于钙调神经磷酸酶抑制剂（calcineurin inhibitor，CNIs）的安全性，衍生出了肝移植术后联合CsA或Tac的新免疫抑制治疗方案。MMF由于无肾毒性和神经毒性，在移植稳定期采用低剂量CNIs或无激素的方案中，MMF可起到核心作用。长期使用对于患儿的长期生存有非常重要的意义。

目前儿童肝移植术后普遍采用的免疫抑制方案是以钙调神经磷酸酶抑制剂（他克莫司、环孢霉素等）为主的联合免疫抑制方案，在术后早期多合并使用激素治疗。移植后激素撤退的常用方案为先静脉使用激素（甲泼尼龙，10 mg/kg），后改为口服泼尼松龙，在病情稳定的患儿中进行激素减量（至6周时减量至每日0.2～0.3 mg/kg，按每2日0.2～0.3 mg/kg的剂量维持3个月，6个月后完全撤退），撤退率达到71%。随访中发现，激素早期撤退对患儿生长发育有利，可以有效控制高脂血症。小儿肝移植术后激素早期撤退安全有效。随着诱导剂使用的增多，儿童肝移植术后早期IS减量成为可能，并在不同程度上降低了急性排异反应、感染及肾毒性等并发症的发生率，对于长期预后非常有益。MMF通过抑制嘌呤合成抗增殖反应，MMF单独用药或联合其他IS可能是减少IS用量的有效途径。在目前MMF临床应用中发现，肝移植后肾功能不全的患儿可以作为挽救治疗方案，并能成功降低CNIs的血药浓度，且不会提高排异反应的发生率。

免疫抑制治疗的进步使得关注的重点从急慢性免疫排异的防治转移到免疫抑制剂的远期不良反应上。目前认为长期大剂量应用激素明显影响患儿的生长情况，且不能减少新发自身免疫性肝病和慢性排异反应的出现，所以建议尽可能在术后3个月内停止使用激素。此外，已有学者探索完全停用免疫抑制剂的可能性。有研究报道，个别选择性病例在肝移植术后完全撤除免疫抑制已成为可能。在儿童活体肝移植术中，在出现并发症或者患儿依从性差时，都有可能造成免疫抑制减少或停止。在确认在这种偶然的情况下完全撤除的可能性后，逐渐形成了免疫抑制剂撤除的方案。随着在这些偶发的案例中确认了完全撤除免疫抑制剂的可能性后，各种撤除方案便得到了进一步的发展。日本京都大学的撤除方案如图18-3所示，该方案的适用标准：① 肝移植后2年以上；② 肝功能正常；③ 上一年未发生移植排斥；④ 遵医行为证据充足；⑤ 当地随访医师完全合作。但是，在最近的报道中，已有较多报道显示，常规随访生化指标正常的患儿也会发生肝脏小叶纤维化。应通过活组织检查结果来对完全停用免疫抑制的可能性做更细致的考虑。已有研究尝试探索移植物耐受性的生物标记，但结果尚不明确，相信这些研究将可以用于评估IS撤退的安全性。需求强调的是，停用免疫抑制剂还只处于尝试阶段，有一定的风险，更现实稳妥的方法是降低免疫抑制剂的剂量，维持最低有效剂量。改善患儿的依从性可以有助于减少药物剂量，进而改善患儿的预后。

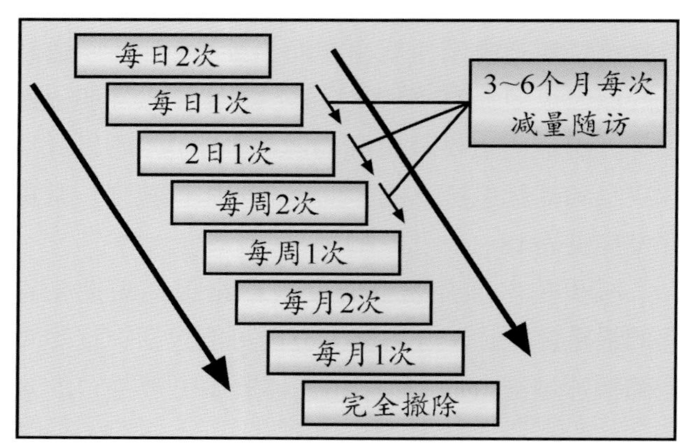

图18-3 他克莫司免疫抑制撤除方案

术后远期管理

随着近些年儿童活体肝移植术后生存率的极大提高，长期服用免疫抑制药物的依从性、术后营养和代谢紊乱及患儿术后生活质量逐渐成为新的关注点。服药依从性差是导致儿童肝移植术后远期死亡的主要因素之一，患儿父母或监护人没有给患儿按时定量服药往往引起后期急性排斥和慢性感染的发生，成为导致再次肝移植和移植物死亡的主要原因[14]。对患儿的免疫抑制水平、血药浓度进行动态监测是评估依从性极为有效的方法。由于肝移植术后患儿需长期服用免疫抑制剂，包括钙调蛋白抑制剂、糖皮质激素、mTOR抑制剂等，肝移植术后代谢综合征的发生也逐渐受到了移植医师的关注[15]。另外，在能保证术后生存率改善的同时，患儿活体肝移植术后生活质量的恢复也越来越受到重视[16]，根据我科不完全的统计数据，儿童活体肝移植术后的心理、生理健康水平能基本与健康儿童持平；但在药物不良反应、对移植疗效的担心及治疗焦虑等方面比其他类型移植患儿相对较差。对肝移植术后儿童进行有效的生活质量评估、筛选和心理、行为干预可能会更加改善患儿术后的生存质量。

北美儿童肝移植研究（study of pediatric liver transplantation，SPLIT）对肝移植术后5年存活患儿进行了移植肝功能的评估，90%以上的5年生存患儿的移植肝功能状况良好，但有1/3的患儿的肝酶水平没有完全降至正常范围，43%的患儿存在伴有移植肝纤维化的慢性肝炎。Scheenstra等发现移植后1年、5年、10年纤维化的发生率高达31%、65%和69%[17]。尽管肝纤维化的发生率很高，但患儿肝移植5年、10年后仍可以具有良好的肝脏功能，移植肝可以在较长的时间里满足患儿的生长发育，很少发生移植肝失代偿。我们认识到，肝纤维化的进展甚至肝硬化会对肝移植儿童的长期生存产生较大的潜在影响，移植肝的功能是否会长期处于代偿状态，还是会因为肝纤维化而不可逆转地逐渐衰退，并最终出现失代偿，是我们需要进一步观察的问题。

小结

儿童肝脏移植已经取得了令人瞩目的成就，已经成为一种标准化的治疗手段，给大量终末期肝病患儿带来了长期生存的希望。儿童肝移植的进一步发展需要包括移植外科学、肝病内科学、儿科学、病理学、影像学、麻醉学、护理学、心理学等多个医学学科的共同努力，甚至还需要政府和社会的支持。我们可以通过多个环节多种途径促进儿童肝移植的发展：① 扩大肝源：倡导活体捐肝，建立脑死亡立法；② 建立国家和地方性的器官分配网络，规范建立移植中心，建立肝脏移植的质量管理体系；③ 改进手术方法，降低短期并发症的发生，提高短期生存率，尤其是劈离式肝移植的生存率；④ 建立多学科协作机制，完善对患儿远期生存状况的随访，通过生理和心理的干预尽可能提高患儿的生活质量。

免疫抑制剂的发展给肝脏移植带来契机，活体肝移植的出现扩大了肝源，极大地推动了儿童肝移植的发展，目前肝移植已经进入了稳步发展的阶段。对于发达国家来说，供肝的缺乏仍然是制约肝移植进一步发展的最重要因素，在扩大肝源的同时，通过多学科综合管理改善患儿的远期生活质量可能会给儿童肝移植带来新的发展契机。对于中国这样的发展中国家，随着经济社会的发展，家长对于儿童肝移植接受程度的增高可能会极大地推动儿童肝移植的发展，当然，提高技术水平，改善短期预后仍然是当务之急。相信在不久的将来，儿童肝脏移植能得到更加广泛的开展，生存率更高，并发症更少，术后生活质量更高。

（夏　强）

参·考·文·献

[1] Pichlmayr R, Ringe B, Gubernatis G, et al. Transplantation of a donor liver to 2 recipients (splitting transplantation)-a new method in the further development of segmental liver transplantation[J]. Langenbecks Arch Chir, 1988, 373(2): 127-130.

[2] Raia S, Nery J R, Mies S. Liver transplantation from live donors[J]. Lancet, 1989, 2(8661): 497.

[3] Calne R Y, Rolles K, White D J, et al. Cyclosporin A initially as the only immunosuppressant in 34 recipients of cadaveric organs: 32 kidneys, 2 pancreases, and 2 livers[J]. Lancet, 1979, 2(8151): 1033-1036.

[4] Belzer F O, Southard J H. Organ preservation and transplantation[J]. Prog Clin Biol Res, 1986, 224: 291-303.

[5] Arnon R, Annunziato R, Miloh T, et al. Liver transplantation in children weighing 5 kg or less: Analysis of the UNOS database. Pediatr Transplant, 2011, 15(6): 650-658.

[6] Spada M, Riva S, Maggiore G, et al. Pediatric liver transplantation. World J Gastroenterol, 2009, 15(6): 648–674.

[7] Zhou J, Shen Z, He Y, et al. The current status of pediatric liver transplantation in Mainland China. Pediatr Transplant, 2010, 14(5): 575–582.

[8] Wan P, Xu D, Zhang J, et al. Liver transplantation for biliary atresia: A nationwide investigation from 1996 to 2013 in mainland China. Pediatr Transplant, 2016, 20(8): 1051–1059.

[9] Busuttil R, Klintmailm G, Section V I. Split and living donor transplantation [M]. Klintmalm G, Busuttil R. Transplantation of the Liver. Philadelphia: Elsevier Saunders, 2005: 2.

[10] Soubrane O, Cherqui D, Scatton O, et al. Laparoscopic left lateral sectionectomy in living donors: safety and reproducibility of the technique in a single center [J]. Ann Surg, 2006, 244(5): 815–820.

[11] Soltys K A, Mazameigos G, Squires R H, et al. Late graft loss or death in pediatric liver transplantation: an analysis of the SPLIT database [J]. Am J Transplant, 2007, 7(9): 2165–2171.

[12] Diamond F C, Fecteau T, Millis J, et al. Impact of graft type on outcome after liver transplantation: a report From Studies of Pediatric liver transplantation (SPLIT) [J]. Ann Surg, 2007, 246(2): 301–310.

[13] Jain A, Mazamegos G, Kashyap B, et al. Pediatric liver transplantation in 808 consecutive children: 20-years experience from a single center [J]. Transplant Proc, 2002, 34(5): 1955–1957.

[14] Dhawan A. Immunosuppression in pediatric liver transplantation: are little people different? Liver Transpl, 2011, 17 Suppl 3: S13–19.

[15] Nobili V, de Ville de Goyet J. Pediatric post-transplant metabolic syndrome: new clouds on the horizon. Pediatr Transplant, 2013, 17(3): 216–223.

[16] Yazigi N A. Long Term Outcomes after Pediatric Liver Transplantation. Pediatric gastroenterology, hepatology & nutrition, 2013, 16(4): 207–218.

[17] Scheenstra R, Peeters P, Verjade H J, et al. Graft fibrosis after pediatric liver transplantatin: ten years of follow-up [J]. Hepatology, 2009, 49(3): 880–886.

第十九章
气管切开术

概述

气管切开术（tracheotomy）是具有悠久历史的手术，公元前2世纪Asclepiades在罗马开创了气管切开的方法。当时他指出手术指征是喉部、口底及头部非特异性炎症引起呼吸道阻塞。公元2世纪著名医学家Galen及Aretacus在他们的著作里对气管切开方法进行了描写。当时又有一学者Antyllus对气管切开的技术做了更进一步明确阐述。他认为气管切开术时应切开第3至第4气管软骨环。直到公元16世纪意大利医师Antonis Musa Brasavala给患儿做了比较正规的气管切开术。据他记载，当时手术的病例是一位患喉部脓肿的患儿，因行气管切开术而解除了呼吸困难。所以一般都公认Antonis Musa Brasavala是医学史上第一位施行正规气管切开术的人[1,2]。1620年Nicholas Habicot记载成功地进行了4例气管切开病例，其中有1例是14岁的男孩，这是第一次在儿童病例中成功地施行气管切开术。这年轻人是为了防止一袋金币被人偷窃，而将其吞入，结果梗阻食管，进而压迫阻塞气道。在施行气管切开术后，Habicot将金币沿食管捅入消化道，最后进入直肠。1766年Carron为一7岁男孩成功地施行气管切开术，取出喉头异物——一枚硬币[1]。1782年Andree及1814年Chevalier描述了对患儿施行气管切开术的报道。1825年Goodall报道了施行28例气管切开术。同年Bretonneau报道了他为一名5岁患白喉的女孩成功地施行气管切开术[1-3]。Trousseau也报道了曾行气管切开术解救了50～200名白喉患儿，同时他还第一次着重介绍了手术后护理的技术[4]，从此，他认为气管切开术对白喉有满意的疗效。即使手术死亡率很高而使很多家长拒绝医师为他们的孩子施行手术，但采用手术解除气道阻塞问题的方法声誉大大增加。Jackson[5-7]曾指出，只要手术正确及术后护理适当，从手术本身来说，其死亡率实际上很低。他对气管切开术的贡献是通过高质量的操作技术和术后护理，减少了手术并发症，于是此手术得到大力推广。Gallway还提供了更多的手术指征[6,7]。

在以前，气管切开术的名称颇不统一，“气管切开术”及“气管造口术”的名词混淆不清，但气管切开术的含义是一种非持久性的手术。相对来说，气管造口术的含义是一种更持久地在气管处造口，因此，国际组织统一标准命名，凡在气管上切开一洞称为气管切开术，在气管造一口称为气管造口术。

气管切开术虽有千余年历史，然而在婴幼儿身体上行气管切开术经历了一个漫长而又复杂的过程。其临床价值也从仅限于快速解救上呼吸道阻塞到近年来手术指征的不断扩大，尤其是近几十年，随着新生儿护理技术的进步和日趋完善，现在气管切开已广泛应用于各种原因导致婴儿早产并需要呼吸机支持的患儿，也用于因为先天性或后天性喉气管病变导致气管插管拔管困难的患儿。另外，近些年也越来越多应用于由于中枢神经系统的病变，造成下气道分泌物排出困难的患儿[8-11]，在新生儿中为0.5%～3%，其中1/3的患儿需要呼吸机维持。随着手术技术和护理技术的逐渐成熟，气管切开本身所产生的并发症逐年减少，然而相对于成人来说，与气管切开相关联的原发疾病的死亡率还是较高的，因此，对行气管切开的患儿长期的吞咽困难、语言发育和生长发育的护理和教育，需要一个跨学科的、专业人员组成的团队，包括患儿的家属和家庭的共同协作完成气管切开术[11-13]。

新生儿颈前区和气管的特点

（1）颈段气管长度较成人短，内径小。根据国内学者们对新生儿尸解进行气管的测量结果：足月新生儿的气管平均长度为3.5～5.0 cm，内径为0.4～0.5 cm。新生儿颈部气管软骨在1～11环之间，平均为8.5环，而成人多在1～6环。环状软骨下缘至颈切迹上缘间的气管长度为1.15～2.35 cm，平均1.7 cm。

（2）新生儿甲状腺峡部位置较成人为高，据国内学者统计，76%新生儿的甲状腺峡部上缘平环状软骨。

（3）新生儿胸腺较大，位置较高，有的甲状腺峡部可与胸腺靠紧，且甲状腺与胸腺之间血管丰富。

（4）无名动脉及左无名静脉位置较成人高，近50%的无名动脉左上缘超出颈切迹。

（5）肌肉菲薄，皮下脂肪不发达，气管软，管腔狭小，与颈总动脉粗细近似。由于上述特点，造成新生儿气管切开术时有一定困难，术时必须谨慎。

新生儿气管切开术的手术指征

（1）气管插管后不能缓解的呼吸困难，长期需要呼吸机维持、依赖（通常是早产儿的肺部先天发育缺陷），这些婴儿在出生时罹患有呼吸衰竭。

（2）新生儿破伤风。

（3）各种原因所致的喉梗阻

1）先天性喉畸形：如喉闭锁、喉蹼、喉狭窄、喉裂、喉麻痹、先天性重度喉软化和气管软化、先天性甲状腺肿及喉膨出症等，这些疾病大都于出生后或出生后短期内发生喉喘鸣及有不同程度的呼吸困难，甚至窒息。对呼吸困难严重者应考虑气管切开术。

2）喉的急性炎症：急性喉炎、急性喉气管支气管炎。

3）过敏性喉水肿。

4）先天性后鼻孔闭锁、先天性颅面畸形。

5）先天性喉肿瘤（乳头状瘤、喉囊肿、喉淋巴管瘤、声门下血管瘤，需在气管切开术后，然后再在内窥镜下摘除肿瘤者）。

6）肺部、下气道分泌物无法自行排出（先天性神经系统疾病中枢性麻痹、昏迷、重症肌无力、创伤性脑病、多发性神经炎、呼吸道烧伤、胸部外伤）。

7）插管损伤引起喉和气管狭窄者。

8）预防性气管切开（如颌面部、口腔、咽喉部手术，防止血液流入下气道或术后创面局部肿胀造成气道梗阻）。

新生儿呼吸道梗阻的常规检查

◆ 喉、气管镜检查

新生儿呼吸道梗阻的所有病例必须进行常规检查，一旦新生儿出现呼吸困难，在患儿本身和客观条件允许的情况下可先行直接喉镜检查。但因新生儿的喉部黏膜对刺激很敏感，易发生喉痉挛，所以在进行喉镜检查时操作须谨慎及轻柔，当张口后喉镜要慢慢插入，应避免急拉粗鲁的动作。虽然直接喉镜检查比较简便，但受到主观条件影响的因素多、不能清晰全面了解喉、气管的病变情况，故目前临床上大多采用全麻或表面麻醉下的电子纤维支气管镜检查和全麻下的内镜或硬管支气管镜检查。在全麻情况下，当声门暴露清楚后用3.5 mm气管内插管插入气管腔内，假如不能插入，可试用3.0 mm或2.5 mm的插管。假如再不能插入，则考虑施行气管切开术。

◆ 影像学检查

气道CT+三维重建是必须检查项目，其检查条件是：患儿没有气管插管且气道梗阻的程度不宜过重，否则呼吸深度及频率都会影响到气道CT的清晰度。

对阻塞部位可能位于鼻腔、鼻咽、口咽、喉咽及咽旁部的占位性病变必须行相应部位的MRI+增强检查。

◆ 其他针对疾病的特殊检查

如鼻腔或后鼻孔阻塞时则不允许软的橡皮管从前鼻孔通入后鼻腔等。

新生儿气管切开术的术前准备和方法

新生儿气管切开术必须在全麻下进行。需在无菌的手术室内，准备好麻醉科与手术医师需要的吸引器。如果气管插管一时不能插入，必须用正压面罩给氧。对少数病例不适合全身麻醉者，可应用1%利多卡因及1∶80 000肾上腺素作局部浸润麻醉，但这要求术者娴熟的手术技巧和麻醉师的通力配合。

◆ 术前准备

（1）气管切开包：手术器械包括手术刀（圆刀片和尖刀片）、剪刀、切口拉钩、甲状腺拉钩、止血钳、针线、镊子、敷料、吸引器、注射器。

（2）气管套管根据年龄、性别和需要选用（图19-1，表19-1，表19-2）。

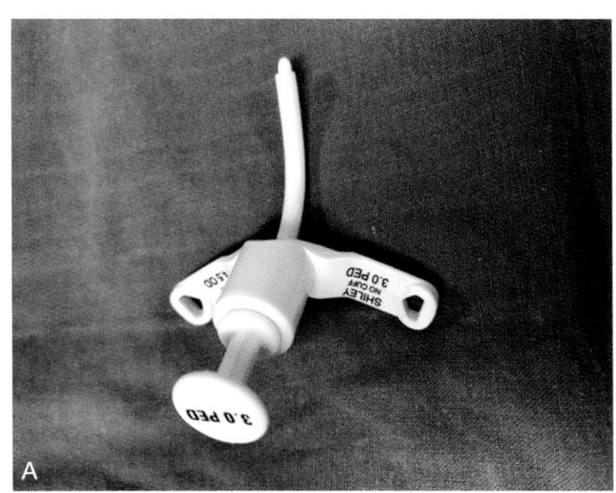

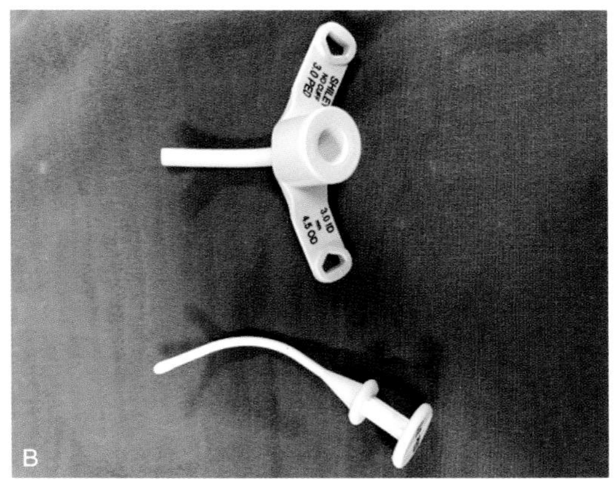

图19-1　常用气管套管（内、外套管）

表19-1　国外品牌气管套管选用表

年　龄	年龄相对内镜（mm）	Shiley		Bivona		Portex	
		ID	长度（mm）	ID	长度（mm）	ID	长度（mm）
<1 kg早产儿	2.5	2.5（neo）		2.5（neo） 2.5（neo）	30 38		
1～2.5 kg 低体重儿	3.0	3.0（neo）	30 39	3.0（neo） 3.0（peds）	32 39	3.0	36
新生儿至6个月	3.0～3.5	3.5（neo）	32	3.5（neo） 3.5（peds）	34 40	3.5 3.5（peds）	40 40
6个月至1岁	3.5～4.0	4.0（neo） 4.0（peds）	34 41	4.0（neo） 4.0（peds）	36 41	4.0	44
>2岁	4.0～4.5 （年龄+16）/4	4.5 5.0 5.5 4成人 6成人	42 44 46	4.5 5.0 5.5	42 44 46	4.5 5.0 5.5	48 50 52

表 19-2　国内品牌气管套管选用表

号　别	00	0	1	2	3	4	5	6
内径（mm）	4.0	4.5	5.5	6.0	7.0	8.0	9.0	10
长度（mm）	40	45	55	60	65	70	75	80
适用年龄	1～5个月	1岁	2岁	3～5岁	6～12岁	13～18岁	成年女子	成年男子

注：目前临床在选用套管时主要依据内径的大小，适宜年龄仅供参考，具体还要参考患儿的体重和生长发育情况。

（3）备好麻醉喉镜、气管插管、氧气及抢救药品。

◆ 手术方法

1. 采用气管插管下全麻

因新生儿、婴幼儿气管软且细，不易寻找，或因牵拉导致扭曲、塌陷而引起窒息，故新生儿施行气管切开术前，应先行气管插管，便于术中定位。其次新生儿呼吸中枢发育不完善，手术时头部后仰和手术操作的刺激可引起患儿呼吸骤停，先行气管插管，然后再行切开更为安全。若由于某些先天性畸形或占位性病变无法插管，则考虑在喉罩下完成麻醉，同时术中应尽快建立呼吸通道，减少并发症。

2. 体位

取仰卧位，用小沙袋置于婴儿的肩下，使头部处于过伸位置，颈部暴露在视野下，并保持正中位。

3. 操作步骤

（1）切口：一般采用横切口，在环状软骨下约5～10 mm处或胸骨上窝一横指处的颈前皮肤横纹作切口，切开皮肤、皮下及颈阔肌（婴幼儿有时颈阔肌不易辨别），向上、下分离。

（2）分离颈前带状肌：用血管钳沿正中线纵行钝分离，用拉钩将胸骨舌骨肌、胸骨甲状肌以相等力量牵向两侧，并注意保持正中位。剥离时用拉钩开创亦很重要，待剥离肌层渐深再放入拉钩。持拉钩时注意用力要均等，一直保持切开伤口不脱离中线。如两侧拉钩力量不均等，可使伤口脱离正中线而偏向一侧，这样就不易找到气管，且有压迫气管及损伤胸膜顶端透空气，发生气胸的危险。在剥离过程中，常遇到的情况有：① 颈前静脉可能居于颈部正中，妨碍剥离，可将静脉下面的组织剥离，以拉钩拉向一边。② 上方有甲状腺峡部及下方有胸腺突出于切口处，此时用小拉钩将其钩起即可。进行剥离时，可不断用手指摸找气管。气管为一坚硬而有弹性的圆柱形管，表面可触及气管软骨环感觉，这点对婴幼儿患者尤为重要，以防气管移位，损伤深面的食管。

（3）暴露气管：甲状腺峡部一般横跨在第2～4气管环前，应沿其下缘稍行分离，向上牵拉暴露气管。若峡部较宽，可将其切断、缝扎。剥离气管前筋膜，确定气管后，在气管暴露前，气管前壁还包着一层疏松结缔组织膜，此乃气管前筋膜。剥离气管前筋膜，暴露白色、光滑的气管软骨环。

（4）切开气管：充分暴露气管前壁，但不宜过多分离气管前筋膜和向气管两侧分离，避免发生皮下气肿。切开气管前的准备工作：① 伤口必须完全止血，否则血液将吸入气管内。② 准备小止血钳以便扩张气管切口，以拉钩固定气管以利切开。③ 准备合适的气管套管，明确气管可先用空针刺入气管回抽空气证实，在第3～4环处刀锋朝上倒“U”型切开气管，穿丝线向下牵拉，以备套管滑脱后再置入。术中避免切开第一环，以免损伤环状软骨而导致获得性气管狭窄。切口亦不低于第五环，以免损伤大血管及胸膜顶。然后挑开第3～4气管软骨环。刀尖刺入气管不可用力过猛以免切入太深，刺伤气管后壁及食管前壁造成气管食管瘘。注意切开气管应尽量在无咳嗽时进行，因小儿气管前后径在静止状态为7 mm，在剧烈咳嗽时缩小至1～2 mm。此外，在气管切开时，注意抱头助手勿将小儿的头过于向后仰，因小儿气管又细又软，肩下垫有枕头或沙袋，头再过于后仰，可使气管前壁与后壁互相接触在一起。切开气管后，迅速将血管钳插入气管切口，并扩张之。

（5）插入气管套管：止血钳或牵拉线（婴幼儿气管径小，不易用撑开器，一般在气管前壁左“U”型切开，穿丝线牵拉）撑开气管切口，插入带有管芯的气管套管，迅速拔出管芯，吸引器吸除套管内分泌物，可用少许棉絮置于管口，视其是否随呼吸飘动，若无飘动则套管不在气管内，应迅速拔出套管，重新插入。

（6）固定套管：将两侧系带缚于颈部或用气管切开专用缚带，其松紧要适当，以免套管脱出。

（7）缝合切口：颈前皮肤伤口不大，可开放不必缝合，如伤口大，纵形切口可在伤口上下两端各缝1～2针。伤口不宜过紧，否则极易发生皮下气肿。横型切口仅缝合远离套管的切口，近套管处可不予缝合，以免缝合过紧产生皮下气肿。

◆ 紧急气管切开术

在患儿呼吸困难情况危急时，现常用气管插管后给予正压供氧来解除呼吸困难，因此紧急气管切开目前很少采用。紧急气管切开有其独特的器械和技术要求。气管针头穿刺，经环甲膜穿入并回抽以保证针头位置在气管内给予正压供氧可提高血氧，但穿刺仅能恢复通气，不能挽救生命，它不失为一种有效的方法，但由于气管穿刺的潜在危险性，出血不易控制，况且儿童的气管比较细小，气管软骨比较柔软，气管活动度较大，以致解剖难以确定，故使用不广泛。在儿童患者，常采用的术式为环甲膜切开。术时患儿肩部抬高，颈部过伸，摸清喉及气管，而儿童的喉部位置相对较高，不易摸清。一旦确定喉部，将拇、示指固定气管于颈部中线，环甲膜切口宁可小，后用血管钳扩大切口，经切口插入气管插管。

术后并发症

◆ 皮下气肿

最为常见。其发生因素有：切开过程中过多分离气管前软组织；气管切口过长及皮肤切口缝合过紧；气管切开、插入套管及术后发生屏气或剧烈咳嗽，易促使气肿形成。使用呼吸机或使用氧气袋挤压过猛导致高压引起。气管切开后的新生儿，即使经气管内插管加压通气也可发生此并发症。吸气和呼气时气体经切口进入颈部软组织中，沿肌肉、筋膜、神经、血管壁间隙扩散而达皮下。轻者仅限于颈部切口附近，重者蔓延至颌面部、胸、背、腹部等。皮下气肿一般在24小时内停止发展，可在1周左右自行吸收。严重者应立即拆除切口缝线，以利气体溢出。

◆ 纵隔气肿

多因气管切开时，气管前筋膜剥离过多，气体沿气管前筋膜向下发展进入纵隔所致。轻者症状不明显，胸部X线或CT检查时才能发现，一般无须处理，严密观察进展，等待自行吸收。重者呼吸急促，听诊心音低而远，叩诊心浊音界不明，胸部X线或CT检查：纵隔影变宽；X线侧位像：心与胸壁之间的组织内有条状空气影。处理：于胸骨上方，沿气管前下区向下分离，将纵隔气体放出。

◆ 气胸

儿童胸膜顶位置较高，以左侧为著。暴露气管时过于向下分离，易伤及胸膜顶引起气胸。也可因喉阻塞严重，胸内负压过高，剧烈咳嗽使肺泡破裂，气体经破裂的肺泡沿血管及淋巴管周围渗入至肺门，引起自发性气胸。严重的需做胸腔闭式引流。

◆ 出血

分为原发性出血和继发性出血。原发性出血较常见，多因术中损伤颈前动脉、静脉、甲状腺等，术中止血不彻底或血管结扎线脱落所致。术后少量出血，可在套管周围填入止血纱布、海绵或碘仿纱条，压迫止血。若出血多，立即打开伤口探查止血。继发性出血较少见，原因为气管切口过低，套管下端过分向前弯曲磨损无名动脉、静脉，引起大出血。遇有大出血时，应立即换上带气囊的套管或麻醉插管，气囊充气，以保持呼吸道通畅，同时采取积极的抢救措施。

气管损伤

这种并发症较常见。患儿在术前曾经长时期地插管或气管内套管过大可导致其周围的声门下黏膜水肿、坏死，从而纤维化、瘢痕狭窄。声门下狭窄在气管切开术中内窥镜检查可能不明显。Tom等报道44%气管切开的患儿术后1周发生以上病变，大多数病变位于声门下，考虑为气管切开术前插管时间过长所致。气管远端损伤和狭窄或局限性气管软化是气管套管或吸引管擦伤气管壁所致的外伤或炎症造成[14-16]。

气管病变

常位于造瘘口为肉芽增生或套管上方气管前壁塌陷，病变在套管使用时不断发展，甚至引起脱管。怀疑患儿气管处有病变时，可行颈侧位X线检查或颈部气道CT+三维重建，全麻下内窥镜、气管镜检查为最佳选择。何时行内镜或气管镜检查，有人建议试拔管前进行检查，在检查过程中可行气管造瘘口上部的肉芽切除。小的肉芽组织可用钳子或吸引取出。增生较大时，在内窥镜辨认清楚后，将增生组织推入造瘘口再剪除之。也可采用切吸法。如果肉芽组织上皮化或纤维化，有必要切除全部上皮化组织，重新修建造瘘口。若因造瘘口上端塌陷导致拔管困难，可择期行气管成形或用气管内支架支撑固定治疗[15,16]。

气管套管异常

痰痂皮阻塞套管可用湿化供氧及精心护理预防，如果术后即发生脱管或阻塞，可拉开伤口，辨清气管瘘口，重新放置套管。

感染

气管切开后切口暴露于外界，可发生局部炎症或感染。Rongen等报道159例气管切开后患儿发生肺炎[16,17]，故气管切开的患儿预防性使用抗生素，能有效地防止细菌繁殖、肺炎及气管狭窄的发生。黏稠分泌物的培养大多为革兰阳性球菌，但近些年铜绿假单胞菌、鲍曼不动杆菌也有增加的趋势，配合血常规检查，提示有气管炎症存在，分泌物细菌培养加药敏可指导抗生素的使用。

吞咽困难

气管套管将导致吞咽困难和误吸，Bonanno认为是套管插入气管影响颈部肌肉活动所致，舌骨上肌群及正常喉部活动受限。有人认为长期气管切开的患儿丧失正常喉部反射可导致误吸[15-17]。

造瘘口异常

常见的是造瘘口瘢痕形成。由于瘢痕形成可发生瘘管口缩小，为此需修整瘘口，切除瘢痕组织。拔管后气管皮肤瘘，与患儿气管切开时间的长短有关，原因是瘘口上皮化，切开仅数周的患儿少见，而长于1年的患儿20%可发生气管皮肤瘘。瘘管切除为一有效的方法，做椭圆形切口深达气管，切除包括瘘管及周围皮肤和瘢痕，伤口加紧缝合，注意不要缝及气管腔。切除虽简便，但术后有时可能发生皮下气肿、伤口裂开、漏液等，外观已愈合后数周仍可有肉芽增生及小的漏气。

拔管困难

有局部因素和全身因素。局部因素多为气管切开位置过高，损伤环状软骨，气管腔内肉芽增生，套管内径选择过大等。全身因素即为原发疾病不能治愈或未能彻底治愈，因长期带管，心理上产生依赖，儿童比较多见。处理：行电子喉镜或气管镜检查、全麻下气管镜检查、气道CT+三维重建检查，对患儿气道进行准确评估，同时对患儿全身状况评估、分析，采取相应措施。

气管切开术后护理

气管切开的患儿丧失了一些正常的生理功能，必须用人工的方法来补偿。未经鼻腔的气体不能加温、过滤和湿润，所以所供的空气必须加温到体温，并且需湿化，以防患儿下呼吸道不适、感染及痂皮阻塞，必须施行蒸汽吸入来温化吸空气。

◆ 保持气管套管通畅

保持气管套管通畅是术后护理的关键。若为普通金属套管，一般每4～6小时清洗内套管1次，清洗消毒后立即放回。如分泌物多，需增加清洗次数，以防分泌物结痂于套管内壁阻塞呼吸。第一次更换套管应在术后第一周，过早换管以免气管切开处窦道未形成而致插入套管困难。细菌及异物较易进入气管切开患儿的呼吸道，在经常更换内套管时，须注意无菌操作，可减少感染。

◆ 维持下呼吸道通畅

由于咳嗽反射减退，气管分泌物必须使用吸引器吸引。吸引要在无菌条件下尽量减轻损伤。吸引后定时通过气管套管滴入少许生理盐水、抗生素、化痰及黏液促排剂等药物，以防下呼吸道感染使气管内分泌物稀薄，容易咳出。也可做雾化吸入，来促使排痰。

◆ 保持颈部切口清洁

应每日清洁消毒切口，更换套管垫布。

◆ 防止套管阻塞或脱出

气管切开患儿若再次发生呼吸困难，应考虑以下3种原因，需及时处理：① 内套管阻塞：迅速拔出内套管，呼吸即可改善，清洗后再放入；② 外套管阻塞：拔出内套管后仍无呼吸改善，滴入抗生素药液，并吸除套管深处分泌物后呼吸困难即可缓解；③ 套管脱出：脱管的原因多见于套管缚带太松或为活结易解开；套管太短或颈部粗肿；气管切口过低；皮下气肿及剧烈咳嗽、挣扎等。如脱管应立刻重新插入套管。因此，气管切开后患儿，特别是术后3天内，应经常检查伤口出血情况、颈部皮下气肿情况和缚带松紧情况，以便及时发现问题，及时处理。

◆ 气管切开的患儿饮食

同术前，术后有些患儿丧失喉反射，可能常有少量误吸，误吸物可以自气管切开套管处喷出，无须特殊处理，训练后适应即可。

◆ 拔管

经过治疗原发病或呼吸道阻塞症状解除，呼吸恢复正常，可考虑拔管。拔管为气管切开术“术后处理”的一个极重要的步骤，原则上拔除套管，以早期为好。拔管须在气管切开后原发病缓解后进行，因严重喉炎引起急性呼吸道阻塞，拔管须事先检查明确声门下水肿及感染已缓解或治愈。长期使用呼吸机的患儿拔管须在呼吸机停用至少数周后，因神经障碍性疾病作气管切开的拔管须慎重。

1. 拔管步骤

拔管前应先将塞子堵住套管口，如呼吸平顺无阻，全堵管24～48小时安然无事，有的需要堵管更长时间，即在活动、睡眠及上呼吸道感染情况下，呼吸均平稳，方可拔管，拔管后24～48小时内严密观察呼吸。如进行堵管后发现有呼吸困难，若将塞子拔去症状完全消失，原因可能是：① 套管在气管腔内占据一部分空间，尤其小儿气管内径很小，如堵塞时间过长而不拔时，套管就起了阻塞呼吸通路的作用，所以堵管后即出现呼吸困难，拔去塞子后呼吸转通畅。② 气管内分泌物排除不畅。③ 引起喉梗阻的原发病未痊愈。如上述前2种原因引起则不能拔管，可逐渐更换小套管的方法慢慢将套管拔除，后一种原因须继续治疗原发病变。

新生儿破伤风患儿术后拔管时期，应等到24小时不用镇静剂，患儿能作咽下动作时，始能考虑拔管。

2. 拔管困难原因

当患儿有自主呼吸时，可以判断声带的活动情况，明确妨碍拔管的原因。

（1）喉部及声门下狭窄，有时小儿气管切开术后可出现：① 官能性狭窄：因气管切开术后，小儿依赖套管呼吸已成习惯，一旦堵管后，就要由鼻、咽喉来呼吸，这时患儿反而感到不自然。或因术后不用喉呼吸，突然堵管，声带出现暂时性外展困难以致不能拔管。针对这种情况，可先用手指堵着管口，让患儿慢慢地练习呼吸动作，经过每日定时的训练，小儿能由口、喉、鼻呼吸，在恢复了正常呼吸后，才能考虑拔管。② 喉本身原因：气管切开时损伤环状软骨及声门下区引起喉狭窄，以及声门下区炎症不消退者。

（2）气管肉芽增生：为拔管困难的常见原因，可作颈侧位片及颈部CT+气道三维重建，电子喉镜及全麻支气管镜检查气道情况，造瘘口上部的气管肉芽可经内腔镜及经瘘口用钳子取出。

（3）造瘘口上气管塌陷：也较常见，在这种情况下拔管，患儿的呼吸幅度加大，将加重软化的气管内陷，造成更重的阻塞。处理方法有经瘘口切除软化组织，沿瘘口周围将软化部分缝合于皮肤也可改善气道。拔除套管再插管使软化部分与周围组织愈合固定，以及一期整形修复狭窄或瘘口处的软化气管。

小儿气管管径小，降低套管的型号而慢慢拔管的可能性较小，故小儿拔管期间须加强监护，最好进监护室。若拔管成功，须再观察数天，有些患儿在白天呼吸功能可正常，但夜间可出现梗阻症状如喉鸣、呼吸困难等，对拔管是否使用小剂量镇静剂，目前尚有争议。

气管切开的死亡率

气管切开的患儿发生猝死常由脱管或套管阻塞所致。据国外报道与气管切开有关的死亡率为0.9% ～ 3.3%[18-20]，一般在长期气管切开的病例中死亡率稍高，虽然有很好的家庭护理，但仍有少数病例死于低氧性脑病。

小结

新生儿的气管切开术，随着手术技术和护理技术的逐渐成熟，由于气管切开本身所产生的并发症逐年减少，因此近几十年，已广泛应用于各种原因导致婴儿早产并需要呼吸机支持的患儿，先天性或后天性喉气管病变导致气管插管拔管困难的患儿，以及由于中枢神经系统的病变，造成下气道分泌物排出困难的患儿。然而相对于成人来说，与气管切开相关联的原发疾病的死亡率还是较高的，因此，对行气管切开的患儿长期的吞咽困难、语言发育和生长发育的护理和教育，需要一个跨学科的、专业人员组成的团队，包括患儿的家属和家庭的共同协作完成气管切开术。

（黄　琦　吴　皓）

参·考·文·献

[1] Carron J D, Derkay C S, Strope G L, et al. Pediatric tracheotomies: changing indications and outcomes. Laryngoscope, 2000, 110(7): 1099-1104.

[2] Ang A H, Chua D Y, Pang K P, et al. Pediatric tracheotomies in an Asian population: the Singapore experience. Otolaryngol Head Neck Surg, 2005, 133: 246-250.

[3] Anonymous. Care of the child with a chronic tracheostomy. Am J Respir Crit Care Med, 2000, 161: 297-308.

[4] Arcand P, Granger J. Pediatric tracheostomies: changing trends. J Otolaryngol, 1988, 17: 121-124.

[5] Carter P, Benjamin B. Ten-year review of pediatric tracheotomy. Ann Otol Rhinol Laryngol, 1983, 92: 398-400.

[6] Ciaglia P, Firsching R, Syniec C. Elective percutaneous dilatational tracheostomy. A new simple bedside procedure; preliminary report. Chest, 1985. 87: 715-719.

[7] Crysdale W S, Feldman R I, Naiti K. Tracheotomies: a 10-year experience in 319 children. Ann Otol Rhinol Laryngol, 1988, 97: 439-443

[8] Dutton J M, Palmer P M, McCulloch T M, et al. Mortality in the pediatric patient with tracheotomy. Head Neck, 1995, 17: 403-408.

[9] Fry T L, Jones R O, Fischer N D, et al. Comparisons of tracheostomy incisions in a pediatric model. Ann Otol Rhinol Laryngol, 1985, 94: 450-453.

[10] Gray R F, Todd N W, Jacobs I N. Tracheostomy decannulationin children: approaches and techniques. Laryngoscope, 1998, 108: 8-12.

[11] Kaslon K W, Stein R E. Chronic pediatric tracheotomy: assessment and implications for habilitation of voice, speech and language in

young children. Int J Pediatr Otorhinolaryngol, 1985, 9: 165–171.

[12] Koltai P J. Starplasty: a new technique of pediatrictracheotomy. Arch Otolaryngol Head Neck Surg, 1998, 124: 1105–1111.

[13] Kremer B, Botos-Kremer A I, Eckel H E, et al. Indications, complications, and surgical techniques for pediatric tracheostomies — an update. J Pediatr Surg, 2002, 37: 1556–1562.

[14] Kubba H, Cooke J, Hartley B. Can we develop a protocol for the safe decannulation of tracheostomies in children less than 18 months old? Int J Pediatr Otorhinolaryngol, 2004, 68: 935–937.

[15] MacRae D L, Rae R E, Heeneman H. Pediatric tracheotomy. J Otolaryngol, 1984, 13: 309–311.

[16] Palmer P M, Dutton J M, McCulloch T M, et al. Trends in the use of tracheotomy in the pediatric patient: the Iowa experience. Head Neck, 1995, 17: 328–333.

[17] Scott C J, Darowski M, Crabbe D C. Complications of percutaneous dilatational tracheostomy in children. Anaesthesia, 1998, 53: 477–480.

[18] Waddell A, Appleford R, Dunning C, et al. The Great Ormond Street protocol for ward decannulation of children with tracheostomy: increasing safety and decreasing cost. Int J Pediatr Otorhinolaryngol, 1997, 39: 111–118.

[19] Warren W H. Percutaneous dilatational tracheostomy: a note of caution. Crit Care Med, 2000, 28: 1664–1665.

[20] Wetmore R F, Marsh R R, Thompson M E, et al. Pediatric tracheostomy: a changing procedure? Ann Otol RhinolLaryngol, 1999, 108: 695–699.

第二十章
新生儿及小婴儿腹腔镜手术

概述

20世纪70年代，由于计算机技术和冷光源技术的发展使腔镜设备得到了革命性发展，并迅速应用于临床，为腹腔镜技术的发展和推广铺平了道路。1987年Philippe Mouret首先报道了腹腔镜下胆囊切除术，作为一个标志性事件提示外科腹腔镜技术进入了一个新的时期[1]。从此，腹腔镜技术被广泛应用于外科的其他手术并在全球范围推广，胸腹腔镜设备和相关的操作器械作为一个产业也得到不断发展。小儿腹腔镜手术随着成人腹腔镜手术的开展几乎同时在欧美国家开展并推广。新生儿腹腔镜手术早期由于受到器械的限制发展稍迟于成人和儿童腔镜手术。早期的新生儿小婴儿腹腔镜手术报道主要见于幽门肥厚性狭窄和巨结肠[2,3]，经过早期的争议后，尤其是各种适合新生儿腔镜手术的专用器械的研发推出，各类新生儿胸腹腔镜手术逐步见诸报道并得到认可和推广[4-6]。今天，新生儿胸腹腔镜手术已成为一些新生儿疾病的首选手术途径，也作为衡量新生儿外科水准的评判标准之一。

我国新生儿腹腔镜手术如同儿童腹腔镜手术起步相对较晚，20世纪90年代中后期，少数涉及儿外病种的腹腔镜手术见诸报道，如阑尾、胆囊切除术和探查性手术，但多数来自成人外科医师的报道。至2000年前后才逐渐出现批量来自小儿外科医师的报道[7-11]，早期除观念上尚未接受外，临床操作能力和一些手术的专用器械的缺乏也是影响此类手术发展的主要原因。近十年来，新生儿和小婴儿胸腹腔镜手术在我国有了飞速的发展，从相对单纯的腹腔探查、卵巢囊肿切除、幽门肌层切开发展到腹腔镜下胆总管囊肿R-Y术、高位无肛成形术、胸腔镜下食管闭锁吻合术等难度较高的手术[12-14]，而且一些手术的数量和质量已达到国际先进水平。但从全国范围看，不同地区、不同单位新生儿腔镜水平仍参差不齐，相差甚远，一些规范和共识尚未形成。

新生儿生理和解剖的特殊性

不同于成人和大龄儿童，新生儿期许多器官和组织尚未发育成熟，尤其是合伴有先天性畸形的患儿，除畸形器官组织外，同时合伴有其他组织器官畸形的机会大大高于正常新生儿。如膈疝患儿大多伴有肺发育不良，食管闭锁患儿可以合伴有心脏或其他组织器官畸形（VACTRE综合征）。并且，一些畸形常可导致胎儿早产或低体重儿发生，这些患儿对于腔镜手术也是一个极大的挑战，一些患儿不能耐受长时间的手术或有一定压力的二氧化碳气腹。

新生儿组织器官娇嫩，极易受到损伤，对镜下的间接操作要求极高，尤其是初学者极易造成医源性损伤，包括具有丰富开放手术经验的外科医师。

新生儿腹腔空间极小，即使是气腹后，可操作空间仍然很小，因此一些手术需要一些专用的器械或措施来暴露术野、增大操作空间。如食管裂孔疝手术的专用肝叶推开器或腹壁挂线悬吊。

新生儿腔镜手术的器械要求

由于新生儿的特殊性，对新生儿及小婴儿胸腹腔镜的器械要求有一些特殊性，因患儿腹壁薄、腹腔小，操作器械能进入腔内的深度不大，因此，一些15～30 cm短的操作器械对操作更为有利，相对应的也要求采用一些短小的Trocar，否则会影响操作。成人常规使用的10 mm Trocar婴幼儿基本不用，除了必须要用到吻合切割器除外（目前尚无10 mm以下的吻合切割器产品）。婴幼儿常规使用3 mm或5 mm Trocar和操作器械及视镜，视镜有0和30°两种，30°镜可提供视野和视角上的便利。一些先天性疾病的腔镜手术需要一些特殊的器械有利于手术的快速顺利完成或视野的暴露，如幽门撬拨刀和幽门肌层撑开钳对于先天性幽门肌层肥厚性狭窄手术是不可或缺的器械；小婴儿专用的肝叶推开器使贲门部手术视野更清晰并增大贲门部操作空间。早期新生儿腔镜手术应用和发展的延迟与专用器械的缺乏有很大的关系。

但是，纤细的镜下操作器械也易折断损伤，尤其是关节部位，如使用中发生断裂，可导致断裂部分掉入腹腔，查找困难。所以需要使用后仔细维护和使用前详细的检查，一旦出现裂痕应及时更换。

患儿的选择

随着新生儿腹腔镜技术的提高和临床经验的积累，手术的适应证也较前放宽，但值得注意的是微创手术如若操作不当或指征掌握不当，不但达不到微创的效果，还可能导致对患儿的重创。比较开放性腹部手术，腹腔镜的优点是减少了手术对组织的创伤、减轻了手术对患儿神经、内分泌代谢的不良反应，也减少了其他病理生理性改变的发生率，如术后疼痛、腹腔粘连。并避免了开放手术造成大的软组织切口引起大的瘢痕，更符合美容观点，且术后恢复快。但也不可否认，目前的腹腔镜手术较开腹手术在腹腔内的操作上仍较粗糙、不够精细。由于术中根据二维图像间接进行操作，失去深度的感觉，感觉反馈差。在结扎、关闭、缝合等技术上与传统的开放手术柔和的手法相比差距较大，对新生儿患者更是如此。因此，在术前患儿的选择中应考虑到：① 腹腔镜手术是否比开放手术对患儿的生理病理反应更小、术后恢复更快。② 术中腹腔镜操作上的缺点是否对整个手术影响很大，并可能增加手术风险，相对而言腹腔镜的优点变得不重要。

并不是所有的患儿都适合腹腔镜手术。一般的禁忌证包括：① 凝血异常，可导致穿刺部位出血的危险；② 前腹壁蜂窝织炎或脓肿；③ 严重的心肺疾病被认为是相对禁忌证，因为心肺和血流动力学的改变可伴有二氧化碳吸收增加、膈肌抬高和静脉回流减少；④ 腹部高度胀气，可造成术中无法克服的对腹腔脏器的观察障碍，并增加腹壁穿刺时对内脏损伤的机会。虽然，对于儿童腹腔镜年龄和体重大小已不再是手术的反指征，但对于早产儿和低体重儿手术仍需谨慎，通常将体重低于2千克列为相对禁忌。

对于某些疾病可视为相对禁忌证：如阑尾脓肿，腹腔镜已不可能进行阑尾切除术；严重胆囊炎和胆囊三角炎症，因腹腔镜术中误伤胆总管的风险很大而不被接受。

当分析腹腔镜手术指征时，要充分考虑到腹腔镜手术的局限性和术者自身的能力，对腹腔镜手术的热情不应妨碍治疗的原则，并充分考虑到手术可能带来的后果。

对于新生儿肿瘤，大多并不适合腹腔镜手术，仅应用于腹膜后小肿瘤的切除或肿瘤的探查活检。对于较小的纵隔肿瘤或胸壁肿瘤，以及肺囊腺瘤和隔离肺，胸腔镜手术具有显著的优点，并避免了开胸手术造成的远期患儿术侧胸廓发育异常的可能。

新生儿腔镜手术的麻醉

常规采用气体静脉复合麻醉，由于采用二氧化碳气腹，术中横膈抬高可使呼吸受限，另外二氧化碳气腹后不同程度上影响血流动力学的变化，随着时间的延长，可出现二氧化碳蓄积，气管插管呼吸机支持下手术更为安全可靠。气腹后应适当对呼吸机进行调整并在术中作血气监测。

腹腔镜手术的一些基本技术

◆ 气腹的建立

通常经脐部作一皮纹小切口，用手或巾钳提起皮肤垂直插入气腹针，当有落空感后，采用“垂直滴注法”证实针已进入腹腔，即在针管内滴入生理盐水，如针头已进入腹腔，生理盐水在重力下流入腹腔。在证实气腹针进入腹腔后接二氧化碳气体向腹腔注气。一般新生儿二氧化碳气腹压力控制在8～10 mmHg。气腹形成后脐部扩大切口，置入5 mm或3 mm Trocar持续注入二氧化碳。如手术不取脐部切口则可选一Trocar穿刺部位先作气腹穿刺。由于婴幼儿腹壁薄，气腹针和Trocar穿刺仍有损伤内脏的风险。因此，作者常规采用腹壁小切口，直视下放置第一支Trocar后注二氧化碳建立气腹，确保气腹建立过程的安全性。

◆ Trocar放置

Trocar放置的部位和数量对于不同的手术非常重要，可直接影响到术中解剖是否方便。Trocar穿刺中有误伤脏器的风险，需要注意。一般第一把Trocar放好后先插入视镜作腹腔内观察后，其他Trocar可在监视下作穿刺，可减少误伤脏器的可能。

在气腹针和Trocar的穿刺前应分别给予留置胃管和导尿管，使胃和膀胱减压，可减少误伤的机会，并使视野更为清晰。

◆ 缝合技术

胸、腹腔镜下的缝合结扎是一难度较高的技术，并直接影响到手术的成败。如食管闭锁手术的食管对端吻合，胆总管囊肿的胆肠吻合。所缝合组织娇嫩脆弱，无法过多钳夹和牵拉，缝合应在无张力下进行。常用的缝合方法有间断缝合和连续缝合，连续缝合又有直接连续缝合和连续扣锁缝合，由术者按习惯或喜好选择。通常选择4–0或5–0可吸收线缝合。为便于缝针通过Trocar，需将缝针折成“船型”，缝线剪成8～10 cm长便于镜下操作和打结，若为连续缝合，可适当长些。

◆ 标本的取出

在标本游离后，扩大一Trocar切口，插入取物袋，将标本放入取物袋后经腹壁切口拖出，可避免切口的污染或肿瘤种植。如标本取出有困难，可适当沿皮纹扩大切口后将标本取出。

常见新生儿或小婴儿腔镜手术

随着腔镜技术的发展和进步，越来越多的新生儿传统开放手术可由镜下微创手术完成，由于其显著的微创效果和美容效果，一些手术大有取代开放手术成为首选手术途径的趋势，如幽门肥厚性狭窄、膈疝、食管裂孔疝、高位无肛等。下面简单介绍一些新生儿常见胸腹腔镜手术操作。所有患儿术前准备工作与开腹手术相同，术前均需插胃管和留置导尿。

◆ 腹腔镜下幽门肌层切开术

麻醉后取平卧位，于脐下缘沿皮纹作一小切口，垂直插入气腹针，进腹腔后接二氧化碳鼓腹。气腹的压力控制于8～10 mmHg，流量在2.0 L/min。气腹完成后退出气腹针，用3 mm或5 mm Trocar穿刺进腹。为避免误伤脏器，我们常用血管钳分离腹壁组织直视下将Trocar放入腹腔，可沿Trocar将腹壁筋膜作一荷包结扎以免漏气。经Trocar插入视镜，探查后，于右上腹及左上腹部偏中，在腹腔镜监视下分别穿刺插入2把3 mm Trocar，右侧经Trocar插入抓钳，抓住幽门肥厚肌层远端的十二指肠将其固定。从左上腹Trocar插入一带鞘的小刀，进腹后在镜下将刀头从鞘内伸出2～3 mm，于幽门前壁作纵行切开。少许出血无须处理，可自凝。将刀头退入鞘内，我们所用刀鞘为扁平状，在刀头退回刀鞘后直接用扁平刀鞘插入切开的幽门前壁肌层进行撬拨，增大切口裂隙。退出刀鞘，换入专用幽门肌层撑开钳，为一扁平外侧带槽可向两侧撑开的钳，插入已稍撑开的幽门肌层，分次撑开至幽门肌层狭窄解除、黏膜膨出。对两端肌层分离是否足够，我们的体会有：① 镜下用抓钳抵压十二指肠与幽门交界处前壁，观察撑开的肌层是否足够。② 也可用2把钳抓住已分开的两侧幽门肌层前后交叉搓动，见能搓动则说明肥厚肌层已基本分开、狭窄解除（图20-1）。

要注意刀片切割浆膜层时不能将刀头伸得过长，以免切割过深而造成穿孔。肌层分离时，近十二指肠要特别小心，一旦穿孔，应立即改开腹，作修补后另外作肌层切开。退出上腹2把Trocar，镜下观察无活动性出血，最后退出脐部Trocar。筋膜可用5-0可吸收线缝1针，皮肤用免缝胶布粘贴。也可上腹不放置Trocar而直接将3 mm抓钳、刀鞘和分离钳经腹壁小切口插入，瘢痕更小，操作并无困难。术后6小时可开始少量进糖水，观察无呕吐，则改婴奶或母乳，并逐渐增量。

◆ 腹腔镜十二指肠闭锁或狭窄手术

麻醉后取平卧位，于脐下缘皮纹或中下腹部作一小切口，如上法插气腹针建立气腹放置Trocar，或开放直视下放置第一把3 ～ 5 mm Trocar。进视镜后在监视下分别于第一把Trocar左右侧腹壁插入第二、第三把3 ～ 5 mm Trocar，先找到闭锁近端扩张的十二指肠，向下探查找到闭锁或狭窄处，以及闭锁远端的十二指肠，为避免误伤十二指肠乳头，通常闭锁或狭窄部不做处理，于闭锁近端前壁作一横行切口，吸去积液，将远端十二指肠游离至足以吻合后纵行切开前壁，用5-0可吸收线将闭锁远近端十二指肠作菱形吻合。吻合口应保持足够宽敞，前壁关闭前应将胃管通过吻合口放入十二指肠远端。吻合可选择间断缝合或连续缝合。为避免因缝合导致的吻合口狭窄，笔者建议选择间断缝合（图20-2）。

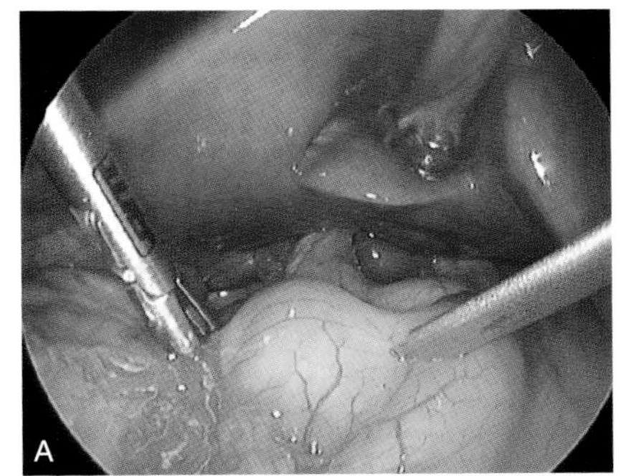

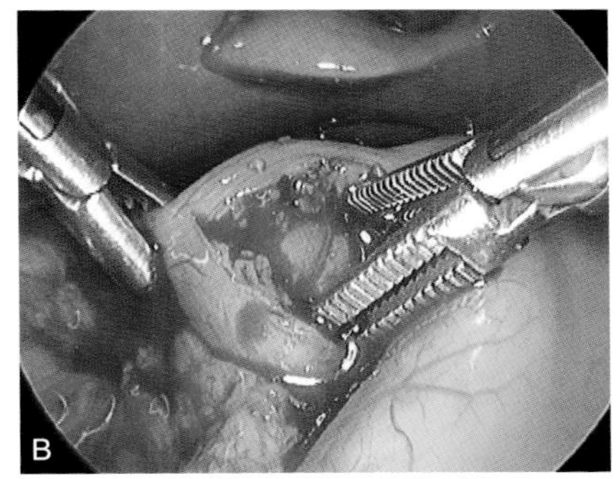

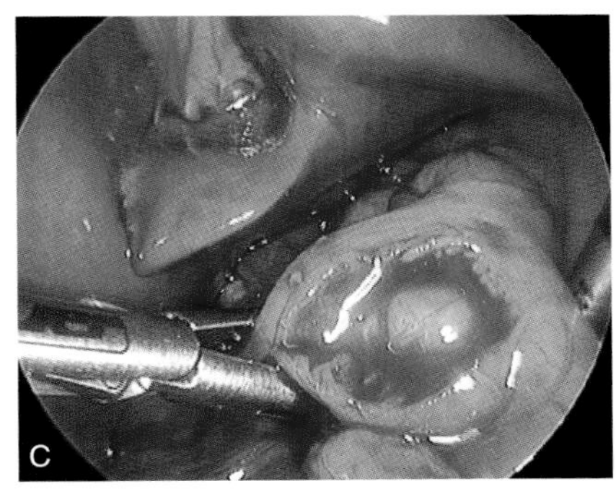

图20-1 腹腔镜下幽门肥厚肌层切开术
图A：浆肌层切开；图B：肥厚肌层撑开；图C：幽门黏膜膨出（图片由吴晔明提供）

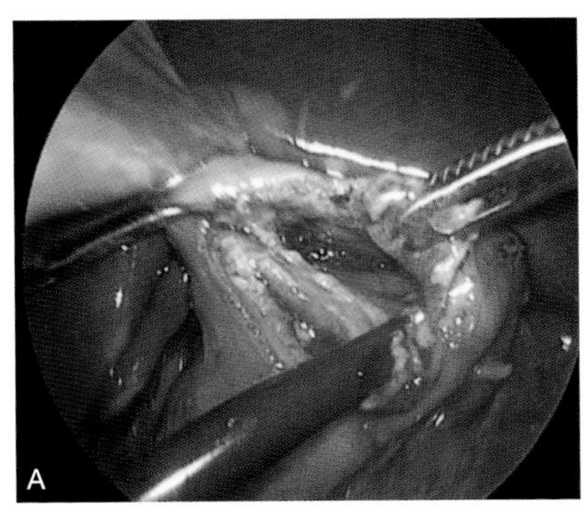

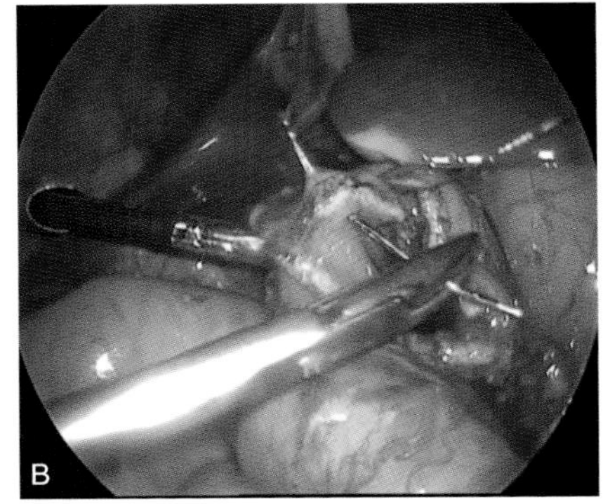

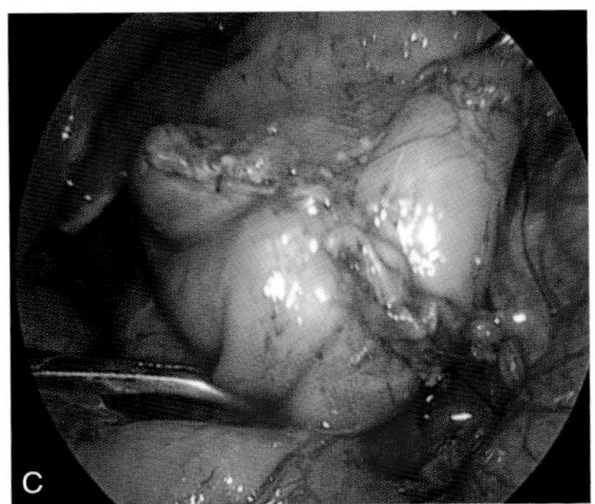

图20-2 腹腔镜十二指肠闭锁远近端菱形吻合
图A：闭锁近端肠管横形切开，远端纵行切开；图B：完成后壁缝合；图C：完成前壁缝合（图片由周崇高提供）

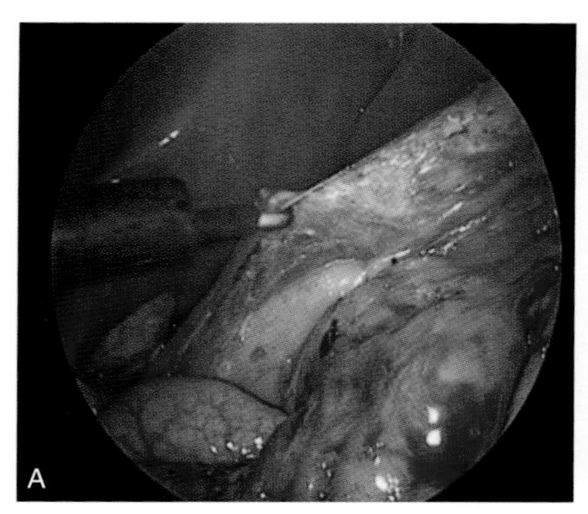
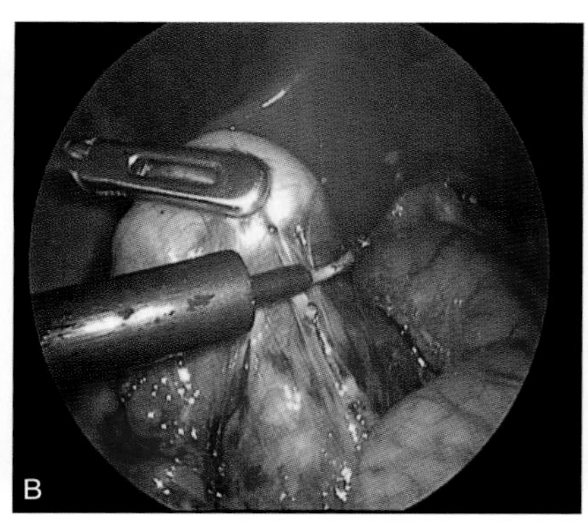
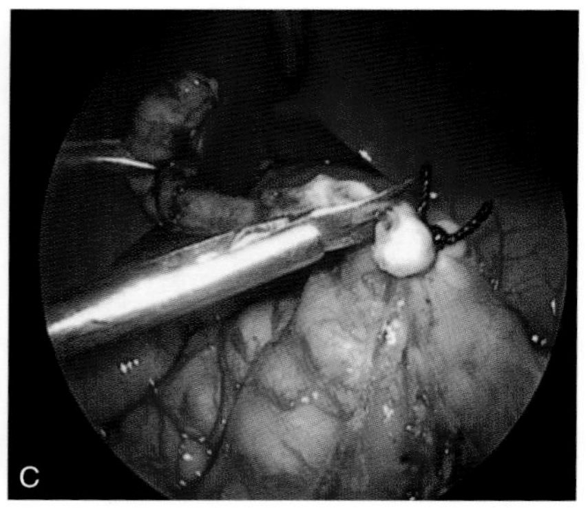

图20-3 腹腔镜肠旋转不良Ladd's术

图A：游离十二指肠前压迫索带；图B：游离十二指肠空肠连接部；图C：切除阑尾（图片由周崇高提供）

◆ 腹腔镜下肠旋转不良手术（Ladd's术）

该手术内容包括将压迫于十二指肠降部的结肠系膜松解；松解空肠起始部的索带，回纳扭转的小肠，使小肠位于腹腔右侧，结肠位于腹腔左侧；切除阑尾。

最早的腹腔镜下Ladd's术由Gross等于1996年报道[15]。该手术与上述二手术相似，可应用3把3～5 mm Trocar和相应的器械完成，要点在于需将压迫于十二指肠的索带完全解除，并使十二指肠至空肠起始部镜下显示通畅无误。对于已发生中肠严重扭转，并有绞窄可能的患儿应及时中转开放手术（图20-3）。

◆ 胸腔镜下食管闭锁纠治术

胸腔镜下食管闭锁纠治术是一具有挑战性的手术，不仅需要术者有娴熟的镜下操作缝合技术，还需与麻醉师的密切配合。最早的报道来自1999年美国的Lobe医师[16]。我国的吴晔明团队于2009年也分别在国内外刊物有相关报道[14,17]。虽然已有各型食管闭锁镜下手术的报道，但新生儿期的主要报道仍来自Ⅲb型食管闭锁的镜下纠治。

手术操作要点（Ⅲb型食管闭锁）：麻醉后取左侧卧位，有条件的作左侧单肺通气，分别于腋中、腋前、腋后4～5，5～6肋间二氧化碳气胸后放置3把3 mm或5 mm Trocar，气胸压力控制于4～6 mmHg，若为双肺通气，请麻醉师适当降低潮气量，利于术侧肺萎瘪，便于后纵隔内食管的暴露和操作。打开纵隔胸膜，将横跨于食管前的奇静脉用3-0线结扎后切断，也有报道用能量平台或超刀直接烧灼离断（也有保留奇静脉的报道）。游离闭锁远端食管至气管瘘口处用1-0丝线结扎或用5 mm Hemlock夹闭瘘管。切断瘘管。游离近端食管，显露有困难的可请麻醉师配合从鼻孔插入胃管进近端食管盲端，有助于术中查找近端食管。将近端食管游离后打开食管盲端，用5-0可吸收线在无张力下将食管远近端作间断缝合，通常后壁间断缝合5针，前壁缝合4针，在完成后壁缝合后将胃管经吻合口插入远端食管进入胃内。胸腔放置引流管并从其中一Trocar切口引出缝合固定（图20-4）。

常见新生儿腔镜手术并发症及处理

虽然胸腹腔镜手术临床泛称为微创手术，但胸腹腔镜仍是一种有创手术，如同其他手术，仍存在并发症的可能。腹腔镜手术总的死亡率估计在0.1%，死亡率与年龄和术式有关，体质好的患儿，死亡风险非常低。

◆ 穿刺伤

与Trocar穿刺有关的损伤报道在3/10 000～1/500。而气腹针穿刺使用不当也可引起网膜和腹壁气肿、腹膜后气肿、气栓和腹腔脏器的损伤。大血管被气腹针或Trocar损伤可导致术中大出血，甚至死亡。大

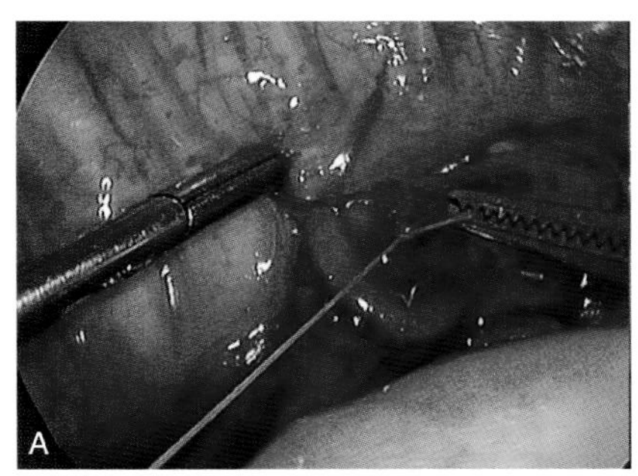

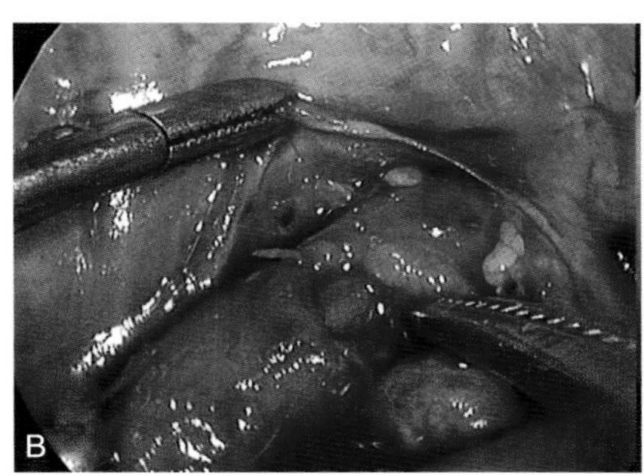

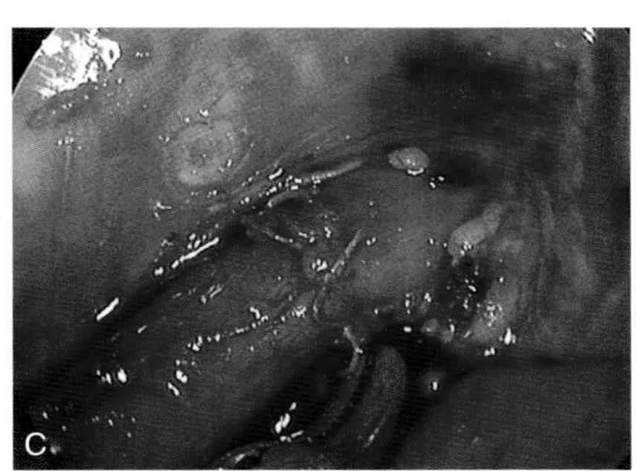

图20-4 胸腔镜下食管闭锁吻合术

图A：食管后壁缝合；图B：胃管通过吻合口；图C：吻合完成（图片由吴晔明提供）

血管损伤的死亡率估计在1/（1 000 ～ 2 000）。

◆ 切口疝

Trocar切口术后发生切口疝是腹腔镜手术后常见并发症之一。在儿童5 mm以上Trocar切口如不作缝合有发生切口疝的可能，在新生儿及小婴儿即使是3 mm切口也应作切口筋膜缝合。

◆ 血流动力学改变

气腹可导致血流动力学的改变及相关并发症。由于腹腔镜术中长时间的气腹，可影响肺的顺应性和静脉血流而引起循环不稳定。由于腹压的升高，也可影响肾血流而引起少尿。根据已有的临床经验，腹腔压力在15 mmHg以下相对于较大儿童是安全的，对于婴幼儿尚缺乏客观标准。二氧化碳气腹可导致术中血二氧化碳水平升高而发生轻度酸中毒。另外二氧化碳的升高可增加室性心律失常的风险。

◆ 气栓

由于气腹及术中操作有发生气栓的可能，但由于二氧化碳具有快速弥散的特点，增加了其相对的安全性。

◆ 术后疼痛

二氧化碳对腹膜有轻度刺激，导致约1/3患儿有术后疼痛，但严重的不多见。

◆ 术后肠粘连

虽然腹腔镜手术为一微创手术，术后粘连的发生率明显低于开腹手术，但仍存在一定的发生率，并根据术式而不同。

◆ 其他

因腹腔镜手术病种多，不同手术又有出现各自相关并发症的可能。如胆囊手术的胆道损伤、胃底折叠术后胃食管反流复发或食管狭窄、幽门肌层切开术损伤十二指肠等。

小结

由于儿童腹腔镜手术开展历史不长，新的术式仍在不断出现，对于一些特殊的并发症及远期并发症仍有待评估。

（吴晔明）

参·考·文·献

[1] Mouret P. How I developed laparoscopic cholecystectomy. Ann Acad Med Singapore, 1996, 25: 744-747.

[2] Alain J L, Grousseau D, Terrier. GExtra-mucosa pylorotomy by laparoscopy. Chir Pediatr, 1990, 31: 223-224.

[3] Bax N M A, van der Zee D C. Laparoscopic removal of aganglionic bowel using the Duhamel-Martin method in five consecutive infants. Pediatr Surg Int, 1995, 10: 226-222.

[4] Bax N M A, van der Zee D C. Laparoscopic treatment of intestinal malrotation in children. Surg Endosc, 1998, 12: 1314–1316.
[5] Bax K M A, van Der Zee D C. Feasibility of thoracoscopic repair of esophageal atresia with distal fistula. J Pediatr Surg, 2002, 37: 192–196.
[6] Bax N M A, Ure B M, van der Zee D C, et al. Laparoscopic duodenoduodenostomy for duodenal atresia. Surg Endosc, 2000, 15: 217.
[7] 陈永卫,侯大为,张钦明,等.腹腔镜Soave根治术治疗新生儿及小婴儿巨结肠.中国现代手术学杂志,2000,(2): 97–100.
[8] 陈永卫,侯大为,张钦明,等.腹腔镜在新生儿及小婴儿巨结肠根治术中的应用.中华小儿外科杂志,2001,3: 133–134.
[9] 王国斌,汤绍涛,卢晓明,等.腹腔镜辅助下改良Swenson巨结肠根治术的初步观察.中华小儿外科杂志,2001,3: 138–140.
[10] 吴晔明,施诚仁,陈其民,等.针式腹腔镜辅助下改良Soave术治疗儿童先天性巨结肠.中华小儿外科杂志,2001,3: 140.
[11] 吴晔明,严志龙,施诚仁,等.腹腔镜辅助下儿童巨结肠根治术.中国微创外科杂志,2002,2(1): 19–20.
[12] 李龙,余奇志,刘刚,等.经腹腔镜行先天性胆总管囊肿切除肝管空肠Roux–Y吻合术的探讨.临床小儿外科杂志,2002: 1.
[13] 李龙,余奇志,黄柳明,等.腹腔镜高位肛门闭锁一期成形术4例报告.中国微创外科杂志,2003: 3.
[14] 吴晔明,严志龙,洪莉,等.胸腔镜下先天性食管闭锁手术纠治的初步体会.中华小儿外科杂志,2009,30(5): 16–18.
[15] Gross E, Chen M K, Lobe T E. Laparoscopic evaluation and treatment of intestinal malrotation in infants. Surg Endosc, 1996, 10(9): 936–937.
[16] Lobe T E, Rothenberg S, Waldschmidt J, et al. Thoracopic repair of esophageal atresia in an infant: a surgical first. Ped Endosurg Innov Techniques, 1999, 3: 141–148.
[17] Yeming Wu, Zhilong Yan, Li Hong, et al. Thoracoscopic repair of congenital esophageal atresia in infants. J Laparoendosc Adv Surg Tech A, 2009, 19(3): 461–3 (IF: 1. 4).

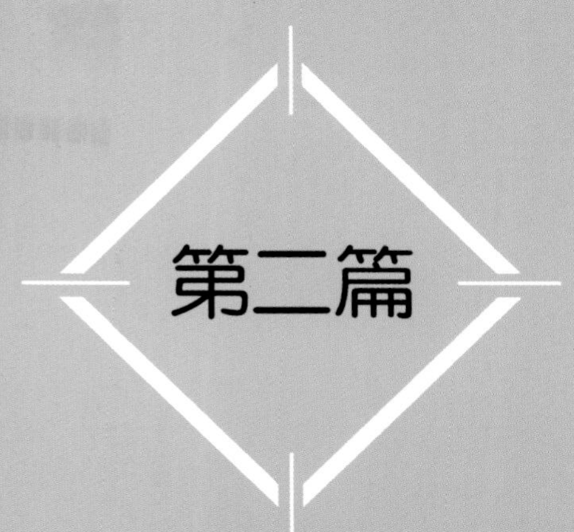

有关基础理论与进展

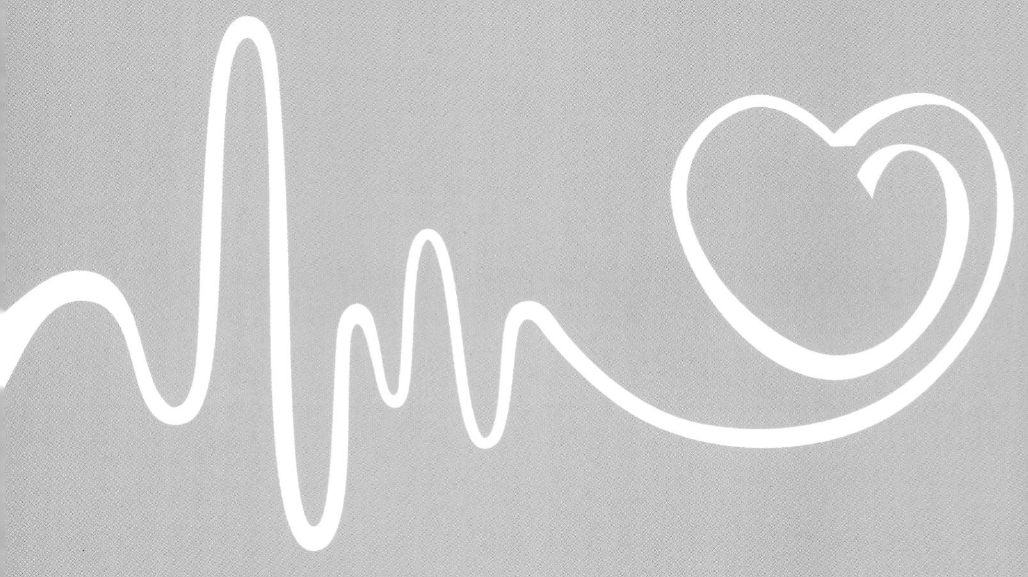

第二十一章
外科出生缺陷的分子遗传学

概述

在21世纪医学进步的时代，新生儿的死亡率已逐年降低。虽然如此，临床上仍有不少新生儿患有先天性缺陷。根据医学统计，每年出生的新生儿中有2% ～ 3%会罹患严重的先天性疾病，这些疾病是造成婴幼儿长期卧病、残障，甚至夭折的主要原因之一。这其中一部分也是外科的病症，需要手术治疗。这些缺陷其成因有一些完全由遗传因素所引起，分成“染色体异常”“单基因遗传病”；另一些则是遗传及环境两种因素同期影响的多因子异常疾病。包括“多基因遗传病”“致畸胎因素”。另外有近1/3的病症原因不明[1]。本章将分成两部分：第一部分简单介绍基本基因影响疾病的科学原理；第二部分会从新生儿外科疾病角度去看现时所知道的各种基因变异。

全遗传因素引致疾病

◆ 染色体异常

正常人拥有23对染色体。一套来自父方；一套来自母方。而生殖细胞只有一套染色体，这一套染色体来自具两套染色体精原细胞或卵母细胞的减数分裂。有一部分先天性疾病乃因染色体的数目或结构异常所造成，大多由突变而来，只有少部分是由平衡性转位带因者的健康家长所遗传而来。平衡性转位就是两个或两个以上的染色体，其相同部位部分结构相互交换转位，却没有造成染色体物质的增减。由于人类的23对染色体是储存基因信息的地方，如果有数目或结构上的改变，自然会导致畸形。染色体异常占所有先天性疾病的20%左右，亦即每250位新生儿就可能有1位会罹患染色体疾病，其中最常见的便是“唐氏综合征”（21三体综合征）。这种异常出现的概率颇高。其主要发生在细胞分裂时期，尤其是形成精子、卵子必经的减数分裂过程中，染色体在数目上或结构上出现变化。这种异常大多不是遗传自父母亲，但有少数是因为父亲或母亲染色体的结构异常所致。当染色体发生异常时，最常见的结果是早期流产，所以怀孕前3个月有15%的流产概率，其中一半以上是因染色体异常。染色体异常可以通过特殊的细胞培养技术及染色方法在显微镜下诊断出来。

◆ 单一基因异常

某个基因产生突变，可能会影响特定器官的形态及功能，因而导致疾病，这类疾病无法从染色体检查得到诊断。到目前为止，已有超过6 000种以上的单一基因疾病在文献上被报道过，而且这数字还在快速增加中。这些疾病大多只在特定的人种或某些家族中被发现，而且其致病机制及遗传模式尚未能完全明了。简单来说，基因的表现可分为显性及隐性，显性指来自父亲及母亲成对的基因中只要其中一个有突变便会表现出异常，而隐性则是指成对的基因必须同时都有突变，才会表现出异常（孟德尔定律）。

现在我们知道基因的表现也会受到突变基因数量的多寡，以及环境的影响，而出现不同程度、不同时间的表现。因此在新生儿中虽然只有百分之一被诊断患有单一基因疾病，但实际数目应该更高。这些单一基因疾病无法从染色体检查出来，必须进一步分析基因的序列或测定该基因制造出来的产物来辨别是否异常，因此需要借助许多分子生物学上的技术来检查，例如限制性酶切分析法、南方氏移转电泳法、核酸对合、聚合酶链反应等。单一基因异常遗传概率很高，在家族中常常重复出现，所以家族成员的详细检查很重要。但是也有因为有新突变的自然发生，因此有些个案在其家族中找不到其他的患儿（de novo mutation）。

由于人类所拥有的大约35 000对基因当中的一个或一对发生了变异，导致基因的产物（结构性蛋白质、酵素、内分泌激素、特殊传导物质、接收器等）产量不足或发生缺陷，以致该基因所指挥的特殊功能无法发挥作用，而造成疾病。

常见的单一基因遗传疾病有地中海贫血、脊髓性肌萎缩、各种先天性代谢异常（苯丙酮尿症、有机酸血症、黏多糖贮积症等）、软骨发育不全、侏儒症等。

1. 常染色体显性遗传疾病（autosomal dominant inheritable disease）

这种遗传形式的特点是男女罹病的概率均等，属于垂直的遗传方式，也就是每一代都可能有罹病者，而且是父亲的病征可以遗传给儿子或女儿，或是罹病者为母亲，而其子女不分性别皆有50%的概率会罹病。此种遗传形式的另一个特点是有隔代遗传的现象，例如祖父为罹病者，孙儿或孙女也罹患同样的疾病，但父亲却完全没有症状，原因极可能是遗传特质的穿透性（penetrance）不足，或其表现度（expressivity）过低所致，亦即父亲虽携带了缺陷基因却未显现出病症，而其子女遗传了来自父亲的缺陷，同时也显现了疾病的症状。同一种染色体显性遗传病的各个罹病者，其临床症状可能会轻重不一，发作年龄也有早有晚，这也是其特征之一。此类遗传疾病往往源自新的突变。此类疾病的例子有神经纤维瘤病（neurofibromatosis）、结节性硬化症（tuberous sclerosis）、马方综合征（Marfan syndrome），以及一部分的先天性成骨不全症（osteogenesis imperfecta），俗称的玻璃娃娃等。

2. 常染色体隐性遗传疾病（autosomal recessive inheritable disease）

此种遗传形式是指双亲皆为无症状的健康基因者，因带有同一种疾病的隐性缺陷基因，而使其子女不分性别皆有25%的罹病概率，也就是只有在同胞兄弟姊妹之中才会有罹病者，其他家族成员则均无人罹病，为一种水平遗传。由于每个人体内平均带有5～10个承传自祖先的隐性缺陷基因，因此近亲通婚会大为提高其子女罹患染色体隐性遗传病的机会。绝大多数的先天性代谢异常均属染色体隐性遗传病，如枫糖尿症（maple syrup urine disease）、半乳糖血症（galactosemia）、糖原贮积症（glycogen storage disease）等，其他较常见的隐性遗传病尚有α-珠蛋白生成障碍性贫血和β-珠蛋白生成障碍性贫血（α-thalassemia、β-thalassemia）、脊髓性肌萎缩症（spinal muscular dystrophy）、先天性肾上腺皮质增生症（congenital adrenal hyperplasia）。

3. X染色体连锁隐性遗传疾病（X-linked recessive inheritance）

性联隐性遗传当缺陷基因位于X染色体上，便会随着X染色体遗传给下一代。因为女性有两个X染色体，只要一个正常，另一个即使带有缺陷基因，也不至于罹病。男性个体的X染色体来源一定是母亲，而他本人又一定是将其传给女儿，不会传给他的儿子。然而，女性个体的两条X染色体分别来源于她的父亲和母亲，而她本人又可传给儿子，也可传给女儿，而且传给儿子和女儿的概率相等。对于Y染色体，来源于男方，也一定是传给下一代的男方，所以它是在世代男性个体中直线下传。

对于男性个体来说，其性染色体上的基因座位都是半合子，由此导致其座位上基因的显隐性与常染色体上显隐性的表现形式的差异。大多数伴性遗传致病基因位于X染色体上，色盲（color blindness）、血友病（hemophilia）以及葡萄糖-6-磷酸脱氧酶缺乏症

(glucose–6–phosphate dehydrogenase deficiency)等都是X染色体连锁隐性遗传疾病。

多因子异常疾病

人类大部分器官系统结构及功能都是受到多因素影响,包括多个不同基因和环境因素。因此,许多先天性缺陷疾病都是多因子形成的。由于牵涉的基因仍有许多尚未被分析出来,而且环境因素的相关性也不易判定,因此虽然这一类型的疾病最多,却最不容易诊断。高分辨率的超声波在产前检查时也只能发现部分病种,例如先天性心脏病、十二指肠闭锁、肺囊性畸形等。

属于"环境因子"异常而造成的先天畸形。较常见的致畸胎因素有先天性感染、辐射线、机械力、化学物、特殊药物或毒品、母体疾病,其作用时间往往是在受孕之后的胚胎发育早期,而所造成的畸形则视各致畸胎因素的特性,以及胚胎受到不良影响的时间而定。比较常见的情况有先天性德国麻疹症候群、先天性水痘、先天性梅毒、先天性巨细胞病毒感染、酒精性胎儿畸形、糖尿病母亲所生的婴儿、新生儿红斑狼疮,以及羊膜带症候群等。

不明原因

到目前为止,仍有很多先天性疾病,尤其是先天性畸形的病因未明。其出现率约为新生儿人口中的0.5%～0.6%。

这一类疾病较常见的有VACTERL联合畸形(合并有心脏血管、脊椎、食管气管、肾脏、四肢等部位的异常)、CHARGE联合畸形(合并有眼睛、鼻孔、心脏、生殖器官及智能的异常)等。

全基因组测序(whole genome sequencing,WGS)——探查先天性疾病帮手

全基因组测序(WGS)可以说是现在测试遗传性疾病的标准。过往因为费用昂贵而不能普遍采用。但随着测试的成本降低和速度加快,WGS的应用也逐渐增加[2]。

分析整个基因组除了允许对目前鉴定的5 430个单基因疾病的评估以外,对其他隐匿或不明确型疾病诊断也有帮助。在新生儿重症监护病房(NICU)里,WGS能在57%的患儿中做出致病性遗传病的诊断。在不久将来,我们也希望可以靠WGS诊断而早日实施精准药物或其他治疗方案。亦是所谓的个性化医学。此外,WGS亦能提供未知意义变异解释有关的伦理问题,给父母在下一胎以作风险评估。

做全基因组测序必须检查父母和患儿3人的基因。从三者中分离DNA,并使用超高通量测序平台在快速模式下进行测序。数据读取与人类参考基因组并列,用软件鉴定变异(包括短核苷酸替换、缺失和插入)。每个单独的样本序列有可能产生与人类参照基因组400万至500万个核苷酸变体的不同。

探查到的异常结果会与用临床病理、症状和病征与病态符号辅助基因组分析(SSAGA)或公开可用的软件(例如Phenomizer)现在大约5 430个已知的单基因引起病种和3 353个基因作对比,从而推断最高可能疾病诊断。

快速WGS从样本采集到测试结果可以在不到50小时内完成。目前,所有WGS鉴定的致病性基因变异都会通过Sanger测序证实。如果受试者的表型与以前文献报道的疾病基因突变的表型不同,则会进行额外的专家咨询和功能确认。

在发明WGS之前,没有一种可用于新生儿遗传性疾病诊断的方法。所以笔者预计,随着WGS应用普及化,新生儿遗传疾病的认识将会快速上升。未来也可能会有更多新的遗传疾病在文献报道。当然,快速WGS也有某种程度的缺点。就是因为测试一般能探查到变异,所以WGS应用中的困难是涉及解释变异的致病性。也就是说,确定变异是否会影响基因功能,并且是否会从而引致病征是最大的问题。

基因变异与新生儿外科疾病

正如以上提及,WGS技术已经在新生儿上应

用。这也代表很多受基因影响新生儿外科疾病的成因会逐渐被发现及在文献报道。以下将简单描述几种比较常见的新生儿外科疾病。

◆ 食管闭锁

食管闭锁（esophageal atresia）是先天性畸形，其原因在90%以上的患儿中是未知的。发病率大约在1∶3 500新生儿。在约一半的患儿中，存在相关的异常或综合征。可识别到的包括CHARGE综合征（OMIM 214 800）、Feingold综合征（OMIM 164 280）或AEG综合征（Anophthalmia-esophageal-genital syndrome，OMIM 206 900）。不过最常见的还是VACTERL联合畸形（3个或更多个椎体、肛门直肠、心脏、气管食管、肾脏或肢体异常）。

虽然在基因剔除小鼠研究中，食管闭锁/食管气管瘘（EA/TEF）的发展中涉及Sonic hedgehog（*Shh*）、*Gli2/3*、*Foxf1*和*TTF-1*基因。但到目前为止，尚未确定人类EA-TEF的致病基因。然而，寻找到基因也只会是时间的问题。定制的高密度阵列的候选基因或新的测序策略可用于检测这些候选基因中的复发缺失或突变。

使用这种方法，Stankiewicz等鉴定了肺泡毛细血管发育异常患儿中染色体16q24上的FOX基因簇的缺失和突变。这些患儿相关畸形亦包括EA/TEF和胃肠道闭锁[3,4]。

另外，基因组拷贝数变异（copy number variations，CNV）亦有可能对EA/TEF的成因有影响。一项由荷兰、美国和德国组成的研究，通过基因组微阵列分析了375名患儿，并将CNV概况与其未受影响的父母和公布的对照组进行比较。也确定了167种含有罕见CNV的基因。虽然不是直接导致疾病，但CNV也可能在病因上有意义[5]。

◆ 肛门直肠畸形

肛门直肠畸形（ARM）是消化系统最常见的先天性畸形之一，发病率在全世界每10 000名儿童中有2～6名。其特征在于受孕4～8周后肠受损的胚胎发育异常。ARM的严重程度因人而异，根据2005年发布的国际Krickenbeck分类法所述，从简单的肛门移位到严重的直肠膀胱瘘，ARM在40%～70%的患儿中伴有一种或多种其他先天性畸形[6]。在所有患有ARM的患儿中，10%～15%被诊断为VACTERL联合畸形，10%的患儿出现综合征或染色体异常。

虽然只有2%～8%的ARM患儿有一级或二级相关亲属患有同一病，但家族性发病率整体比预期的更多，尤其是会阴或前庭瘘患儿。

大多数基因研究集中在对ARM病例组中特定基因的筛选，旨在发现因果突变或遗传多态性。*SHH*（Sonic hedgehog）、*WNT*（Wingless-type integration site）、*FGF*（Fibroblast growth factor）和*BMP*（Bone morphogenetic protein）信号通路在胚胎发生中是必不可少的。因此，这几个基因和下游目标也是ARM的遗传研究的主题。与对照组相比，ARM患儿直肠后壁末端*SHH*、*GLI2*和*BMP4*表达明显降低。单核苷酸多态性（SNPs）在这几个基因下游目标调节位点也被认为与孤立的ARM相关。另外，虽然*RET*基因是涉及希尔施普龙病（Hirschsprung disease）的主要基因，但它与ARM无关。

迄今为止，全基因组关联研究（GWAS）文献虽然没有发现任何与ARM相关的常见SNP，但却发现12例独立ARM患儿有罕见的CNV。数据也表明综合征和非综合征性ARM之间的区别可能是基于有限的临床信息和随访[7]。

◆ 巨结肠

长期以来，希尔施普龙病的遗传基础是基于几个出发点：5%～20%的患儿有家族史；疾病与综合征的关联；希尔施普龙病的突变小鼠。但如何才能确定难以捉摸的46个染色体中数万个基因库中的基因？早期的实验是使用连锁分析来锁定Hirschsprung基因。另外，RET的发现也是从一名患有全肠道神经性疾病的儿童而来。但RET基因突变只占家族性患儿的40%～60%，而仅有7%～25%的散发性患儿有这变异。随着时间和精力的投入，其他基因比如*PHOX2B*、*GDNF*、*EDNRB-EDN3*、

ECE-1、*ZFHX1B*、*SOX10*和*KIAA1279*也被发现并列入Hirschsprung基因列表中。但这些基因的突变总共仍少于散发性Hirschsprung's的30%患儿，所以基因狩猎必须继续。与此同时，基因组科学进展与人类基因组计划（human genome project）提供了整个DNA序列的共同密码。因而，人与人的差异也只是DNA序列上0.5%的差异。

非编码DNA构成人类基因组的98%以上，以前被称为“垃圾DNA”，因为其生物学功能未知。最近，非编码序列突变的重要性已经确定，因其可以通过改变蛋白质的量来调节作用。中国希尔施普龙病患儿的非编码*RET*（启动子）突变的频率远高于对照组，这能解释中国发病率较高的原因[8,9]。

◆ 膈疝

正如其他新生儿外科疾病，约50%先天性膈疝（CDH）患儿亦有其他异常，而5% ~ 10%的CDH病例有染色体病因。这些复杂的CDH病例是由于一些已知综合征基因的突变导致，比如Beckwith-Wiedemann综合征（11p15）和Denys-Drash综合征（WT1）等[10]。

就是因为几乎每个染色体的缺失或增益在CDH患儿中已经有报道，导致研究及寻找CDH病因基因的困难。鉴于表型和遗传异质性，CDH最可能是多因素遗传模式。这种遗传异质性反映了蛋白质水平上几种候选基因的相互作用。

几个CDH候选基因组编码亦被发现是在视黄酸（Retinoic Acid）途径中起作用的蛋白质［无论是转录因子（COUPTF Ⅱ、GATA4、FOG2）或跨膜受体（STRA6）］。COUPTF Ⅱ位于染色体15的远端部分，该基因组的丢失是具有Fryns样表型的CDH患儿中最常见的染色体畸变。在不久将来，越来越多的有关畸形和结果数据将被描述，这些将有助于提供一套产前或出生后个体化的治疗方案。

◆ 腹裂/脐膨出

直到1940年初，因为没有明确理解两种缺陷的病理，所有的前腹壁缺陷都被分类为腹裂，当时死亡率为90% ~ 100%。随着胎儿异常产前筛查的进步，大多数病例现在由专家多学科小组进行鉴定和管理。在基因和遗传方面，只有脐膨出与基因有关。主要与遗传突变和染色体异常如三体性18、13和21相关。家族常染色体主导遗传也是已知的。另外，脐膨出亦出现在Beckwith-Wiedemann综合征和Pentalogy of Cantrell孩子身上。

先天性疾病的防治

先天性疾病的防治是要确定和了解病症是否有基因变异因素。基因图谱从疾病患儿和父母开始探查。也要建立详细的家谱。这些是诊断遗传疾病、分析遗传风险及避免疾病再发的重要步骤。完整而具参考价值的遗传家谱，须包括至少三代以上的所有家族成员，详细记录其年龄、存殁及健康状态，流产、死产、早夭者亦应清楚记载，如此才能了解遗传的来龙去脉，有助于遗传诊断。

另外，一旦确定患儿有基因因素，制订“预防胜于治疗”的方案是计划生育下一胎良好的对策。孕妇应定期产前检查，同时亦要与医师保持密切的联系。并尽量避开可能导致胎儿异常的各种“环境因子”，同时也必须了解到医疗科技的有限性[11]。

基因测试与伦理

迄今为止，回顾性研究的证据表示，快速WGS确实可以及时为不良NICU婴儿进行遗传疾病诊断，但婴儿WGS迅速的发展正迫使社会处理伦理问题。如儿童未来的发展权，家庭了解健康倾向的权利，知情同意的性质，以及在婴儿或儿童期并不显示的发病年龄或风险有关的结果。

美国基因学院最初建议所有基因组测序测试只应该报道56种可用于治疗的疾病基因的偶然发现。但现在已经修改了一个立场声明，允许父母和患儿选择不接收这些信息。因为原来的声明引起了患儿家属的焦虑和冲击，并影响了患儿对只在成人时期发病的心理负担。

具体来说，如果我们不检查乳腺癌或阿尔茨海默病的基因变异，那么我们不能报道这些信息。即使在相关变体的分析中，发现一些影响成年发病的变异是不可避免的。我们解决这些问题的方案可能就是不要在临床上报道任何不直接影响原发症状的结果。父母亦会在同意检查之前被告知此政策。

这些措施只能提供一些指导，但某些与基因测试相关的伦理问题仍然存在。对于这些不可预见的病例，我们往往需要向儿科生物伦理学的同事或是法律界人士提供建议，以帮助指导决策。

在未来，我们还要考虑解决重要的伦理问题，就是快速WGS诊断后对那些疾病不具有治疗效果，那些诊断能改变急性医疗管理，以及NICU是否存在快速WGS的潜在危害。那么产前WGS诊断又会对下一代有什么影响？

小结

随着科技进步，越来越多新生儿外科先天性疾病得以从基因角度去解释。虽然如此，先天性疾病的孩子也可能降生在任何人的家里，这就是遗传的风险。没有哪个家庭希望遇到这样的状况，而患儿本身又何尝愿意罹患病症降临人间呢？一个进步、和谐的社会，最大的特色是人们能互相关怀与尊重，对于不幸的先天性异常儿及其家庭，给予包容与援手。在欧美、日本等先进国家，政府与社会公益团体经常扮演积极的角色，不分老弱病残都能得到妥善的照顾。所以我们也要奋起直追，让我们的国家和社会变得更温暖、更和谐。唯有这样兼顾科技与人情，我们处理先天性疾病的方式才能算是圆满。

（黄格元）

参·考·文·献

[1] Hartwell L H, Goldberg M L, Fischer J A, et al. Genetics: From Genes to Genomes, 5th edition. McGraw-Hill Education, 2014.

[2] Hehir-Kwa J Y, Pfundt R, Veltman J A. Exome sequencing and whole genome sequencing for the detection of copy number variation. Expert Rev Mol Diagn, 2015, 15(8): 1023–1032.

[3] Stankiewicz P, Sen P, Bhatt S, et al. Genomic and genic deletions of the FOX gene cluster on 16q24.1 and inactivating mutations of FOXF1 cause alveolar capillary dysplasia and other malformations. Am J Hum Genet, 2009, 84: 780–791.

[4] Shaw-Smith C. Genetic factors in esophageal atresia, tracheo-esophageal fistula and the VACTERL association: roles for FOXF1 and the 16q24.1 FOX transcription factor gene cluster, and review of the literature. Eur J Med Genet, 2010, 53(1): 6–13.

[5] Brosens E, Marsch F, de Jong E M, et al. Copy number variations in 375 patients with oesophageal atresia and/or tracheoesophageal fistula. Eur J Hum Genet, 2016, 24(12): 1715–1723.

[6] Holschneider A, Hutson J, Peña A, et al. Preliminary report on the International Conference for the Development of Standards for the Treatment of Anorectal Malformations. J Pediatr Surg, 2005, 40: 1521–1526.

[7] Wijers C H W, van Rooij I A, Marcelis C L M, et al. Genetic and Nongenetic Etiology of NonsyndromicAnorectal Malformations: A Systematic Review. Birth Defects Research (Part C), 2014, 102: 382–400.

[8] Sergi C M, Caluseriu O, McColl H, et al. Hirschsprung's disease: clinical dysmorphology, genes, micro-RNAs, and future perspectives. Pediatr Res, 2017, 81(1–2): 177–191.

[9] Tam P K. Hirschsprung's disease: A bridge for science and surgery. J Pediatr Surg, 2016, 51(1): 18–22.

[10] Frolov P, Alali J, Klein M D. Clinical risk factors for gastroschisis and omphalocele in humans: a review of the literature. PediatrSurgInt, 2010, 26(12): 1135–1148.

[11] Drury S, Williams H, Trump N, et al. Exome sequencing for prenatal diagnosis of fetuses with sonographic abnormalities. Prenat Diagn, 2015, 35(10): 1010–1017.

第二十二章 生命早期肠道菌群定植及其影响因素

概述

生命早期是指自怀孕至胎儿娩出再到出生后2年的婴儿生长发育的整个过程（又有人称为生命早期1 000天），此期间肠道菌群存在活跃变迁现象，即从相对无菌的肠道到低种类、低丰度、不稳定逐步到种类丰富、相对稳定的肠道微生态。胎儿和刚出生的新生儿肠道内一般是处于无菌状态，但当他们从要离开母亲身体开始，他们的肠道就开始出现各种微生物。由于新生儿肠道微生态的形成及变迁影响胎儿的生长发育、婴幼儿期的疾病发生，甚至影响到成人的疾病发生，因此新生儿期肠道微生态形成的相关影响因素研究目前已成为临床医学领域的研究热点，已受到广泛关注和深入研究[1]。婴幼儿体内微生物的数量与组成受到多种因素的影响，如个体遗传基因背景、孕母饮食和患病情况、胎内环境、分娩方式、生后所处环境等。大量研究已发现分娩方式、婴儿喂养方式、抗生素使用和婴儿健康状况是影响生命早期肠道菌群定植的主要因素，本文主要对孕母和新生儿期影响肠道菌群定植的因素作以阐述。

孕母对生命早期肠道菌群定植的影响

怀孕期间，随母体营养、免疫和激素及环境变化，阴道和肠道里的菌群也逐渐随之变化，数量及种类在分娩时达到峰值。同时，母体阴道和肠道里的菌群和宿主免疫和激素可能存在双向交互作用，并进而对乳汁成分产生影响。有报道：孕妇菌群对后代免疫发育的重要性越来越明确，胎儿可能在子宫内就与菌群接触；孕期接触农场环境或降低后代过敏风险，孕期抗生素使用则与后代哮喘风险增加相关；因此了解围生期母亲菌群和免疫调节因子传给后代的方式及免疫发育机制，可帮助寻找对抗儿童过敏的有效预防措施[2]。新生儿出生后随着外来微生物不断在其肠道内定植，不断刺激肠道免疫系统的发育并逐渐形成肠道免疫屏障。分娩方式不同，母体不同部位存在不同的菌群会传递到婴儿身上，产生不同新生儿肠道微生态。在随后1～2年内，婴幼儿肠道微生物受到诸如喂养方式、抗生素使用等各种因素的影响而发生改变，并影响婴幼儿正常生长发育过程。随着年龄增长及饮食的多样化，到3岁时婴幼儿肠道微生物组成菌谱逐渐转变为相对稳定的成人形态[3]。正常情况下，婴幼儿肠道菌群的丰度及多样性从出生到3岁左右呈现增长趋势，其菌群谱改变可概括为出生后，主要以厚壁菌门丰度增长为主；3～6个月时，以变形菌门及放线菌门丰度增加为主；12～24个月时则以拟杆菌门丰度增加为主[4]。由于各种因素引起的菌群谱的异常会对婴幼儿甚至儿童阶段的生长发育带来不利影响，有报道婴儿期肠道微生态的改变与过敏性哮喘、肥胖、自闭症等慢性疾病的发生发展有关。

上述肠道菌群的变迁受到生后若干因素影响。Bokulich N A等通过研究43个美国婴儿的肠道菌群发育过程发现早年抗生素暴露、剖宫产和奶粉喂养会破坏肠道菌群的建立，对人生后期健康产生负面影响[5]。

新生儿早期肠道菌群发育变迁复杂，对相关影响因素非常敏感，各种自然和人为因素会导致婴幼儿不能较好获得母体菌群，使婴儿肠道内菌群及其相关的屏障功能、肠细胞发育延缓和菌群多样性改变等。下面分别就几个重要原因进行阐述。

分娩方式对新生儿肠道菌群定植的影响

关于分娩方式的影响，Hill C J等分析了192名婴儿从出生到24周肠道菌群的变化情况，发现在24周内，顺产婴儿肠道菌群在门和属水平保持稳定，而剖宫产婴儿在第一周时厚壁菌门丰度增加，放线菌门丰度降低。第八周后肠道菌群与顺产婴儿趋于相似。另外，与顺产婴儿相比，剖宫产婴儿第一周时变形菌门丰度更高[6]。我们研究自然分娩与剖宫产的20例新生儿（各10例）出生后1周收集其粪便，测定双歧杆菌和乳酸菌进行比较，结果双歧杆菌和乳酸菌均是自然分娩组峰值高于剖宫产组，双歧杆菌差别更为明显，分析原因可能与剖宫产预防性应用抗生素等因素有关[7]。由于母亲不同部位其微生物分布是不一样的，阴道以厚壁菌门为主，而皮肤是以放线菌门为主[8]。顺产时，母体阴道内菌群随着胎儿的娩出传递至胎儿，而剖宫产阻断了该传递过程，此时婴儿肠道菌群主要为母体皮肤微生物。若在剖宫产婴儿身上涂抹产妇阴道分泌液，则会部分恢复“先锋”菌群。一项来自日本Nagpal R等的研究，其收集151名新生儿出生后24～48小时内的第一份胎便并分析菌群组成，发现与顺产婴儿相比，剖宫产婴儿胎便菌群中乳酸杆菌属相对丰度显著降低，而顺产婴儿胎便中可检测到7个乳酸杆菌属亚群，而剖宫产婴儿中只有2个[9]。

对于不同分娩方式在分娩后初期对肠道菌群的影响并无争议，但从长远看是否影响肠道菌群则存在争议。部分研究支持分娩方式影响生命早期肠道菌群并有持续性。另一部分研究者则持相反意见。他们认为刚出生时，剖宫产婴儿身上来自母亲阴道的细菌相比顺产明显减少，但4～6周后剖宫产婴儿各部位菌群类似于母亲对应身体部位菌群，与分娩方式或其他产前因素无关。也有研究反驳分娩方式是影响肠道菌群的因素，认为是身体部位而非分娩方式是菌群改变的主要因素。该研究收集了81对母子从分娩到6周的粪便、牙龈、鼻腔、皮肤和阴道样本，发现不同分娩方式下新生儿牙龈、鼻腔、皮肤菌群有微弱差别，但粪便菌群相似且不存在可观察的群落功能差异，6周大婴儿之间并不存在可分辨的菌群结构和功能差异[10]。

总之，剖宫产后初期肠道内放线菌门、拟杆菌门、双歧杆菌、乳酸杆菌相比顺产显著降低，而变形菌门、厚壁菌门、链球菌、葡萄球菌丰度有所上升[11]。产后6周乃至成人期肠道菌群是否受到分娩方式的影响仍需进一步研究。不仅需要通过基础研究，包括免疫、代谢等方面进行科学论证，更需要长期大样本的前瞻性队列研究提供进一步有力的证据。

喂养方式对新生儿肠道菌群定植的影响

多数研究证实母体通过两个至关重要的行为塑造生命早期的肠道菌群菌谱，即自然分娩和母乳喂养。产后母乳喂养或人工喂养影响新生儿早期肠道菌群的组成。人工喂养相比于母乳喂养不仅会抑制婴儿肠道有益菌群的增殖（如双歧杆菌），还会增加婴儿肠道有害细菌的种类和数量，主要包括拟杆菌和梭菌。Gregory等选取30名早产儿，采集出生60天内共199份样品分析肠道菌群组成发现母乳喂养婴儿的肠道菌群相比于人工喂养多样性更高；母乳喂养的婴儿肠道中柠檬酸杆菌更高，相反人工喂养者链球菌、梭菌更高；研究还发现母乳喂养的婴儿彼此之间的肠道菌群更加相似，该研究得出结论是母乳喂养对于提高生命早期肠道菌群的多样性有重要意义[12]。

出生后早期母乳喂养来源的肠道菌群不仅来自母乳，尚有部分来自吸吮母乳时接触的乳晕皮肤。Pannaraj P S等收集107对母婴的母乳、乳晕皮肤、婴儿粪便样品，分析其菌群组成，结果显示相比于任意一位随机母亲，婴儿肠道菌群与母亲母乳菌群及乳晕皮肤菌群更加相关。出生后前30天中母乳喂养有75%以上的婴儿平均获得27.7%的母乳菌群及10.3%的乳晕皮肤菌群，并且细菌多样性及组成的改变与母乳喂养相关，呈现出剂量效应，且在引入固体饮食后也有同样表现[13]。该研究不仅阐明了婴幼儿肠道菌群来源的多样性，更重要的是将满月婴儿因母乳喂养来源的菌群所占比例定量化，即母乳来源及乳晕来源共38%，超过了总菌群种类的1/3。

母乳喂养后的肠道菌群通常富含双歧杆菌，并对生长发育起到积极作用。Lewis Z T等对亚美尼亚及格鲁吉亚两相邻国家母乳喂养婴儿的肠道菌群进行研究，发现两国婴儿肠道菌群以双歧杆菌为主[14]。另有报道，母乳喂养婴儿肠道菌群以双歧杆菌和乳酸杆菌为主，占90%，而配方乳喂养儿其双歧杆菌和乳酸杆菌只占40%～50%，另50%～60%由链球菌、梭状芽孢杆菌、拟杆菌组成。同时有研究选取25对母婴测定双歧杆菌群落组成，发现母婴之间共享双歧杆菌菌株/群落及该菌特异性噬菌体。进一步机制研究发现母乳寡糖选择性地促进双歧杆菌生长，并阐明长双歧杆菌所具有的乳-N-乙糖苷酶是母乳喂养婴儿肠道中长双歧杆菌持久存在的关键遗传因子[15]。母乳喂养后双歧杆菌的高表达提示对于人工喂养的婴幼儿可以通过人为添加有益菌群或关键酶类如乳-N-乙糖苷酶进行干预，使其更加接近正常生理情况下的肠道菌群，促进婴幼儿生长发育。

普通人工喂养对婴幼儿肠道有益菌群建立会产生不利影响，增加益生元、益生菌可以起到良好效果。Chua M C等研究观察了含有短/长链低聚半乳糖、短双歧杆菌M-16V的合生元对剖宫产婴儿肠道菌群的影响，结果发现补充合生元显著增加双歧杆菌的比例，降低肠杆菌科比例，同时粪便pH降低而乙酸盐水平增加[16]。当然，早产儿是否应该补充益生菌、益生元或合生元；到底选用哪一种菌种等问题还存在争议，因此相关临床多中心、前瞻性研究有待进一步深入。

新生儿期抗生素应用对其肠道菌群定植的影响

抗生素应用包括产前母体应用及新生儿出生后进入NICU本身直接应用。产前抗生素暴露不仅影响母亲菌群组成，也对下游免疫或激素效应产生影响，进一步影响产道微生物向子代传递。Clark报道在NICU使用前10位的药物中，前3位均为抗生素，且使用频率占前10位的60%[17]。新生儿出生后即抗生素暴露则会出现最初定植菌群的不同。值得关注的是母亲产后抗生素暴露会影响母体肠道菌群种类，并通过母乳使婴儿也暴露于抗生素，进一步影响婴儿肠道菌群。

产前孕母应用抗生素将影响子代新生儿期的肠道菌群分布。Simioni J等对240组母婴进行前瞻性队列研究发现，分娩期暴露于不同类型和数量抗生素的婴儿在1岁时肠道菌群的多样性相比于不暴露的婴儿明显降低[18]。除孕母产前使用抗生素对于肠道菌群的影响外，婴幼儿本身使用抗生素也会影响肠道菌群的多样性。有研究对226名芬兰儿童观察发现，母乳喂养时间较长且早期未用过抗生素的，肠道中双歧杆菌丰度较高。Gibson等通过研究抗生素使用对2～7岁芬兰儿童肠道菌群组成及代谢的影响，发现抗生素尤其是大环内酯类抗生素使早产儿肠道菌群多样性降低，且表现为降低有益菌双歧杆菌和柯林斯菌（Collinsella，放线菌种之一）的丰度，增加了有害菌埃格特菌（Eggerthella，产气的放线菌）的丰度。Nogacka A等研究发现孕妇预防性使用抗生素，会使新生儿出生第一周肠道菌群组成模式改变，表现在放线菌和拟杆菌比例降低而变形菌和厚壁菌增加[19]。

上述研究描述提示无论孕母围生期还是新生儿期抗生素应用，尤其是大环内酯类抗生素暴露，都将影响新生儿肠道菌群的多样性，表现为有益菌减少、有害菌增多，有的影响将延续到婴儿期及以后长期的生长发育。

其他影响新生儿肠道菌群定植的因素

除了上述三种因素，其他因素对新生儿肠道菌群的影响也发挥作用，如母亲的种族、婚姻状况、吸烟与否及户内宠物等。孕母和新生儿居住环境直接影响新生儿肠道菌群，有研究收集来自3个不同医院的62名早产婴儿粪便，发现不同医院的婴儿菌群组成也有显著差异[20]。另外，Hornef和Penders研究发现母亲与胎儿之间可以通过胎盘菌群来传播共生细菌，剖宫产婴儿的脐带血中可培养出少量屎肠球菌、表皮葡萄球菌。该发现在小鼠模型中得到支持，母鼠口服标记后的人体屎肠球菌可在羊水中被检测到[21]。因此，我们要充分认识生命早期肠道菌群影响因素的多样性和复杂性。

小结

生命早期肠道菌群组成与数量在婴幼儿生长发育中有重要意义。有研究发现肠道菌群与产后生长之间存在关联性，并发现了可促进婴幼儿生长的微生物因子，这些研究结果为改善婴幼儿营养不良提供了新的研究方向。在人体中，婴儿肠道菌群被认为与认知能力强关联，同时影响到婴幼儿后期的生长发育及健康状况，紊乱的肠道菌群与肥胖、过敏性疾病、自闭症等显著相关。对于各类影响因素，尤其是分娩方式、喂养方式、抗生素应用这三类，其对各特征性菌株的影响已有较多共识，但仍需进一步开展深入研究，如生命早期对于产道来源的菌落占比可否如母乳来源一样计算出具体百分比，为精确描述肠道菌群结构提供数据支撑，为后续进一步规范分娩方式提供理论依据。另外，特定快速准确测定肠道菌株而不是种或属，仍需技术发展；针对目前婴幼儿肠道菌群破坏越来越普遍的现象，相关的有利于肠道菌落多样性且适合婴幼儿使用的益生菌、益生元制剂尚需进一步研发；同时也亟须制定相关政策，规范抗生素使用，限制分娩方式选择的过分自由化，从而有利于生命早期肠道菌群的正常发育。

（蔡　威）

参·考·文·献

[1] Reynolds L A, Finlay B B, Early life factors that affect allergy development. Nat Rev Immunol, 2017, 17(8): 518–528.

[2] Jenmalm M C. The mother-offspring dyad: microbial transmission, immune interactions and allergy development. J Intern Med, 2017, 282(6): 484–495.

[3] Tamburini S, Shen N, Wu H C, et al. The microbiome in early life: implications for health outcomes. Nat Med, 2016, 22(7): 713–722.

[4] Lim E S, Zhou Y, Zhao G, et al. Early life dynamics of the human gut virome and bacterial microbiome in infants. Nat Med, 2015, 21(10): 1228–1234.

[5] Bokulich N A, Chung J, Battaglia T, et al. Antibiotics, birth mode, and diet shape microbiome maturation during early life. Science Translational Medicine, 2016, 8(343): 343–382.

[6] Hill C J, Lynch D B, Murphy K, et al. Evolution of gut microbiota composition from birth to 24 weeks in the INFANTMET Cohort. Microbiome, 2017, 5(1): 4.

[7] Chen J J, Feng Y, Cai W. Development of intestinal bifidobacteria and lactobacilli in breast-fed neonates. Clin Nutr, 2007, 26: 559–566.

[8] Dethlefsen L, McFall-Ngai M, Relman D A. An ecological and evolutionary perspective on human-microbe mutualism and disease. Nature, 2007, 449(7164): 811–818.

[9] Nagpal R, Tsuji H, Takahashi T, et al. Sensitive Quantitative Analysis of the Meconium Bacterial Microbiota in Healthy Term Infants Born Vaginally or by Cesarean Section. Frontiers in microbiology, 2016, 7: 1997.

[10] Chu D M, Ma J, Prince A L, et al. Maturation of the infant microbiome community structure and function across multiple body sites and in relation to mode of delivery. Nat Med, 2017, 23(3): 314–326.

[11] Rutayisire E, Huang K, Liu Y, et al. The mode of delivery affects the diversity and colonization pattern of the gut microbiota during the first year of infants' life: a systematic review. BMC gastroenterology, 2016, 16(1): 86.

[12] Gregory K E, Samuel B S, Houghteling P, et al. Influence of maternal breast milk ingestion on acquisition of the intestinal microbiome in preterm infants. Microbiome, 2016, 4(1): 68.

[13] Pannaraj P S, Li F, Cerini C, et al. Association Between Breast Milk Bacterial Communities and Establishment and Development of the Infant Gut Microbiome. JAMA pediatrics, 2017, 171(7): 647–654.

[14] Lewis Z T, Sidamonidze K, Tsaturyan V, et al. The Fecal Microbial Community of Breast-fed Infants from Armenia and Georgia. Sci Rep, 2017, 7: 40932.

[15] Yamada C, Gotoh A, Sakanaka M, et al. Molecular Insight into Evolution of Symbiosis between Breast-Fed Infants and a Member of the Human Gut Microbiome Bifidobacterium longum. Cell Chemical Biology, 2017, 24(4): 515–524. e515.

[16] Chua M C, Ben-Amor K, Lay C, et al. Effect of Synbiotic on the Gut Microbiota of Caesarean Delivered Infants: A Randomized, Double-Blind, Multicenter Study. J Pediatr Gastroenterol Nutr, 2017. doi: 10. 1097/MPG.0000000000001623.

[17] Clark R H, Bloom B T, Spitzer A R, et al. Reported medication use in the neonatal intensive care unit: data from a large national data set. Pediatrics, 2006, 117(6): 1979–1987.

[18] Simioni J, Hutton E K, Gunn E, et al. A comparison of intestinal microbiota in a population of low-risk infants exposed and not exposed to intrapartum antibiotics: The Baby & Microbiota of the Intestine cohort study protocol. BMC Pediatr, 2016, 16(1): 183.

[19] Nogacka A, Salazar N, Suarez M, et al. Impact of intrapartum antimicrobial prophylaxis upon the intestinal microbiota and the prevalence of antibiotic resistance genes in vaginally delivered full-term neonates. Microbiome, 2017, 5(1): 93.

[20] Ravi A, Estensmo E L F, Abee-Lund T M L, et al. Association of the gut microbiota mobilome with hospital location and birth weight in preterm infants. Pediatric research, 2017, 82(5): 829–838.

[21] Hornef M, Penders J. Does a prenatal bacterial microbiota exist? Mucosal Immunol, 2017, 10(3): 598–601.

第二十三章
多系统器官功能衰竭

概述

过去50年间，随着重症医学的发展，更多患儿能够从原发的疾病或者损伤中幸存下来，但这些患儿更加具有发展成为多器官功能障碍综合征（multiple organ dysfunction syndrome，MODS）的高危因素。目前MODS仍是ICU主要的死亡原因。对于MODS的病理生理的全面了解，是降低MODS的发生率和病死率的关键[1]。

MODS是基于多器官功能衰竭（multiple organ failure，MOF）和多系统器官功能衰竭（multisystem organ failure，MSOF）的概念提出来的。1973年Tilney等报道一组腹主动脉瘤破裂手术的病例，术后发现了全身感染和急性肾功能衰竭，而后出现心、肺、肝脏、胃肠道和中枢神经系统等多器官发生衰竭，称为"序贯性系统衰竭"。1975年Baue等将其称为"多发性、进行性或者序贯性的多系统器官功能衰竭"[2]，1980年，Eiseman和Fry将其命名为MOF。1992年美国胸外科学会和危重病学会（ACCP/SCCM）提出了MODS的概念[3]，将其定义为"急性疾病导致器官功能改变，不能维持内环境稳定，可表现为失控的全身炎症、高动力循环状态和持续高代谢等全身炎症反应综合征（systemic inflammatory response syndrome，SIRS）"。MOF过分强调严格的器官衰竭诊断标准，忽视了临床功能动态变化的全过程，不利于衰竭前的早期治疗，而MODS则能表示由轻到重，从代偿到失代偿的发展过程，以便能重视器官衰竭前的警告，从而能够早期干预，改善预后[4-6]。

病因学

MODS通常由感染、损伤、低灌注和高代谢状态等因素所致（表23-1）。MODS患儿中有41%患有脓毒症[7]。

表23-1　MODS发生的相关危险因素

危险因素	内　容
感染	腹膜和腹内感染 肺炎 软组织感染 感染性疾病（伤寒等）
炎症	胰腺炎
缺血	
低血容量性休克	肠系膜缺血
免疫反应	自身免疫系统疾病 噬血细胞综合征 抗磷脂抗体综合征 移植排异 移植物抗宿主病
医源性因素	延迟识别或漏诊的损伤
血液输注	
有害的机械通气	与升高颅高压相关的治疗

（续表）

危险因素	内　容
中毒	药物反应［抗癫痫药、抗反转录病毒药物、化疗药物（如卡铂）、秋水仙素、麻醉药丙泊酚、抗心律失常药物（如胺碘酮）、单克隆抗体］ 药物毒性作用（砷剂、可卡因、水杨酸盐、对乙酰氨基酚）
内分泌	肾上腺危象 嗜铬细胞瘤 甲状腺危象 黏液性水肿昏迷

发病机制

MODS的发病机制复杂，至今尚未完全阐明，很难用单一的理论来解释其发生和发展过程，目前学者提出了很多学说包括："失控性炎症反应学说""胃肠道假说""缺血/再灌注损伤假说"和"双相预激学说"等，这些学说从不同的角度在一定程度上解释了MODS的发病机制，相互之间存在交叉和联系[8]。

◆ 失控性炎症反应学说

全身炎症反应综合征（systemic inflammatory response syndrome，SIRS）目前通常被看作MODS的前体，代表着器官功能失调的不同阶段。这些反应通常处在自我调控的范围内，较少进展为MODS，MODS被认为是持续而失控的SIRS并进展为器官功能不全。各种致病因素并不是导致器官功能不全的直接原因，其诱发的失控的全身炎症反应才是导致器官功能不全的根本原因。

失控的炎症反应始于单核-吞噬细胞被激活，合成和释放多种促炎细胞因子如TNF-α、IL-1等，进一步形成炎症介质介导的瀑布样级联反应，涉及单核-吞噬细胞、内皮细胞和中性粒细胞等免疫细胞活化，并产生一系列的生物效应，导致毛细血管通透性增加，大量中性粒细胞被趋化至组织中浸润并激活，释放氧化剂（磷脂酶2PLA2、氧自由基）、蛋白水解酶（组织蛋白酶B、D和G，凝血酶及PMN-弹力蛋白酶），破坏组织细胞结构和功能，从而引起器官功能的损害[9,10]。

◆ 胃肠道假说

肠道屏障功能越来越受到临床的关注，肠道是机体内最大的细菌和内毒素的贮存库。生理功能完整的肠黏膜对肠道中的细菌和内毒素具有屏障作用，使其不能入侵体内致病。在创伤、感染或缺氧等其他应急情况下，肠道的屏障功能减弱，从而使大量细菌和内毒素经过肠系膜淋巴系统和门静脉系统侵入体循环，造成肠源性内毒素血症和肠道菌群移位，从而激发更强的全身炎症反应，引起全身器官功能受损。有研究显示用肠道菌群多样性反映肠道微环境变化与MODS患儿的生存率显著相关。胃肠道不仅可以作为MODS损伤的靶器官，而且也可以作为MODS的始动器官。在严重创伤、感染或休克时，肠道是免疫炎症细胞激活和大量炎症介质释放的重要场所，肠道成为炎症反应放大并失控的重要策源地，参与MODS发病[11,12]。

◆ 缺血/再灌注损伤假说

MODS发生时，机体器官组织发生微循环障碍，会发生缺血缺氧损害，但是在复苏中发生的再灌注损伤对组织细胞的损害程度远大于缺血本身。发生主要机制为：随着缺血缺氧和细胞膜功能受损，大量钙离子内流并激活细胞内蛋白酶，使黄嘌呤脱氢酶不可逆的转变为黄嘌呤氧化酶，当再灌注开始后，有氧条件下，黄嘌呤氧化酶使次黄嘌呤在向尿酸的转化过程中产生超氧阴离子。同时，缺血缺氧造成线粒体受损，使超氧化物歧化酶（SOD）和细胞色素氧化酶活性下降，细胞不能有效清除缺血再灌注产生过多的氧自由基，缺血/再灌注过程中还会产生白三烯、一氧化氮、血小板活化因子和肿瘤坏死因子等，进一步加重血管内皮损害，引起出血、水肿和微血栓形成，加重微循环障碍，加重全身炎症反应，引起组织器官受损。内皮细胞的激活和白细胞与内皮细胞之间的相互作用被认为是各种因素诱导MODS的共同途径[4,5,13]。

◆ 双相预激学说

又称为“二次打击学说”，1985年Deitch提出了“双相预激学说”，严重创伤、感染、大手术、脓毒性休克、肠道细菌移位、缺血后再灌注和大量输血均可构成第一次打击，使机体免疫系统被激活，即使损伤程度不严重，也可能引起失控的过度炎症反应，释放大量细胞因子和炎症介质，激活补体、凝血和纤溶系统，产生瀑布样级联反应，形成恶性循环，引发MODS。第一次打击造成的直接器官损伤并不是真正意义上的MODS，但其引发的炎症细胞活化、肠道屏障功能损害、坏死组织残留、体内抗炎机制削弱以及过度的应激反应等，为第二次打击导致脓毒症和器官衰竭起到了预激作用，如果病情继续发展或再次出现感染等损害因素，就有机会使处于激发状态的免疫系统激活，发生第二相打击（double-hit），炎症反应放大失控，很快进入MODS。“双相预激学说”虽能较为合理的解释MODS大部分临床现象，且根据这一学说也能复制出MODS的动物模型，但临床上也有部分MODS患儿并无明显的第一次打击，其炎症反应失控的机制尚待深入研究[15]。

同时，医源性因素在MODS发生中的作用不容忽视。由于抢救措施延误或者不当，使休克和低氧血症无法及时纠正，原发损害加重，增加MODS的发生。此外，各类有创操作如气管插管、深静脉穿刺和手术、呼吸机不恰当使用等增加机体应急反应的因素，都可能是MODS形成及恶化的原因。大剂量抗生素、肾上腺皮质激素应用，不恰当的镇静镇痛，热量及营养供给不足，均是感染难以控制、损伤难以修复而发生机会性感染的重要原因[5]。

临床表现

MODS的临床症状主要是原发病和各系统器官功能损害的表现。其早期器官功能损害常被原发病症状所掩盖。儿童作为特殊的群体，MODS的发生和发展具有年龄特点。年龄越小，病情进展越快。以肺脏最先受累者最为常见，且受累器官越多，病死率越高[4,5,16-18]。

◆ 肺脏

肺脏是MODS发生的“前哨器官”，是最早遭受打击的靶器官。受损可表现为急性肺损伤，出现以进行性低氧血症和呼吸窘迫为特征的急性呼吸窘迫综合征（ARDS）。临床表现有起病急、呼吸增快和氧合指数（PaO_2/FiO_2）低于300 mmHg，胸部影像学可出现双肺透光度减弱。病理基础主要是肺泡膜完整性破坏，肺顺应性下降，肺泡壁塌陷和肺容量减少等。肺脏不仅是气体交换的场所，而且是一些激素和介质产生及灭活的场所，所以肺功能障碍导致氧输送减少、组织细胞缺氧的同时，可造成血液循环中某些介质如5-羟色胺、激肽和血管紧张素等含量的改变，从而进一步促进炎症反应。

◆ 心血管系统

心血管系统是其次遭受MODS的靶器官，缺血缺氧，以及各种炎症介质会导致心功能障碍。休克时心肌抑制因子MDF是急性心功能障碍的重要原因。心功能障碍主要表现为心肌收缩力减弱、心排血量和心脏指数降低，心肌肌酸激酶同工酶和心肌钙蛋白的升高，严重者可致心力衰竭甚至心源性休克。

◆ 中枢神经系统

中枢神经系统也是MODS发生时较早受累的器官，主要是由于缺血缺氧和毒性介质对中枢神经系统损伤造成，毒性介质包括假性神经递质、氧自由基或环氧乙酸代谢物等。患儿可表现不同程度的意识障碍、惊厥、体温不稳定、血管张力改变、血压和心率波动等。目前儿科采用改良Glasgow昏迷评分评估患儿的意识状态（表23-2）。

表23-2　改良Glasgow昏迷评分法

功能测定	>1岁	<1岁	0～23个月	2～5岁	>5岁	评　分
睁　眼	自发	自发				4
	语言刺激时	声音刺激时				3
	疼痛刺激时	疼痛刺激时				2
	刺激后无反应	刺激后无反应				1
最佳运动反应	服从命令动作	自发				6
	因局部疼痛而动	因局部疼痛而动				5
	因疼痛而屈曲回缩	因疼痛而屈曲回缩				4
	因疼痛而呈屈曲反应（似去皮质强直）	因疼痛而呈屈曲反应（似去皮质强直）				3
	因疼痛而呈伸展反应（似去大脑强直）	因疼痛而呈伸展反应（似去大脑强直）				2
	无运动反应	无运动反应				1
最佳语言反应			微笑、发声	适当的单词、短语	能定向说话	5
			哭闹、可安慰	词语不当	不能定向	4
			持续哭闹、尖叫	持续哭闹、尖叫	语言不适	3
			呻吟、不安	呻吟	语言难以理解	2
			无反应	无反应	无说话反应	1

◆ 血液系统

各种严重的感染性疾病、休克、伴有抗原抗体反应的疾病和血管炎等，均可发生血管内膜的损害，成为凝血系统活化及血小板破坏的原因，从而导致弥散性血管内凝血（DIC）形成和急性贫血危象的发生。实验室检查可见血小板计数进行性减少、血浆纤维蛋白原<1.5 g/L、凝血酶原时间（PT）和/或部分凝血酶原时间（APTT）延长。

◆ 肾脏

MODS中，由于低灌注、免疫介质、抗体和免疫复合物沉积等因素造成急性肾小管的损伤。临床表现为少尿或无尿、血肌酐升高、肌酐清除率下降、氮质血症和电解质平衡紊乱等。

◆ 胃肠道

肠黏膜屏障功能受损在MODS的发生发展过程中起着至关重要的作用。在严重感染、缺血缺氧以及大量广谱抗生素使用和长期禁食等情况下，肠黏膜屏障功能受损，肠免疫功能抑制，有活力的细菌可经过无破损的黏膜屏障移位到肠系膜淋巴结或其他远隔部位积聚繁殖，使细菌和/或毒素和炎症介质不断进入血液和淋巴，造成“二次打击”，启动和加速MODS进程。临床可表现为应激性溃疡出血、腹胀、肠蠕动减弱或麻痹，甚至坏死性小肠结肠炎、肠穿孔等严重并发症。

◆ 肝脏

由于缺血缺氧、炎症介质和毒素的作用，

MODS中肝脏损害可在早期发生。肝功能受损主要表现为短期内血清胆红素和肝脏转氨酶升高，凝血功能障碍，毒物清除功能障碍导致如高氨血症，严重时可导致肝性脑病。肝功能障碍还可导致代谢异常如低血糖、低蛋白血症和酮体增加等。

诊断标准[4]

◆ 小儿MODS诊断标准（表23-3，表23-4）

表23-3　小儿MODS诊断标准

部位	器官功能不全	严重器官功能不全	器官功能衰竭
循环	除维持输液外，扩容（<20 ml/kg）可维持适宜灌注	扩容>20 ml/kg，或需要升压药：多巴胺+多巴酚丁胺<10 μg/（kg·min），肾上腺素<0.05 μg/（kg·min），或sepsis灌注适宜，器官功能不全>3个	需要升压药：多巴胺+多巴酚丁胺>10 μg/（kg·min），肾上腺素/去甲肾上腺素>0.05 μg/（kg·min），或sepsis血乳酸2～10 mmol/L（>8小时），器官功能不全>3个
肺	维持正常氧合时自主呼吸：FiO_2>0.5，机械通气FiO_2 0.35～0.5	需要辅助通气或机械通气FiO_2>0.5	X线胸片表现为ARDS，A/aDO_2>37.3 kPa和/或FiO_2>0.7
肾	少尿<1.0 ml/（kg·h）（<5岁）<0.5 ml/（kg·h）（>5岁）肌酐升高但<120 mmol/L	少尿<1.0 ml/（kg·h）（<5岁）<0.5 ml/（kg·h）（>5岁）肌酐120～250 mmol/L，经输液、正性肌力药或呋塞米静脉注射（3～12 mg/kg·d）使用后尿量恢复	无尿或少尿<1.0 ml/（kg·h）（<5岁）<0.5 ml/（kg·h）（>5岁）肌酐>250 mmol/L，和/或需肾脏支持维持血钾<6.0 mmol/L
血液	血小板<100×10^9/L或PT（凝血酶原时间）、APTT（部分凝血活酶时间）>正常1.5倍	中度DIC，血小板<50×10^9/L，12小时内需要替代疗法和/或PT/APTT正常1.5～2倍，纤维蛋白原<1.3 g/L	严重DIC需要血小板和凝血因子替代，血小板<30×10^9/L，PT/APTT>正常2倍，纤维蛋白原<1.0 g/L

表23-4　婴儿（<12个月）及儿童（≥12个月）系统脏器功能衰竭的诊断标准

系　统	诊断标准
心血管系统	血压（收缩压） 　婴儿：<5.3 kPa（40 mmHg） 　儿童：<6.7 kPa（50 mmHg） 　或需要持续静脉输入药物维持血压至以上标准，如多巴胺>5 μg/（kg·min） 心率：体温正常、安静状态、连续测定1分钟 　婴儿：<60次/min或>200次/min 　儿童：<50次/min或>180次/min 心搏骤停 血清pH<7.2（$PaCO_2$不高于正常值）
呼吸系统	呼吸频率：体温正常、安静状态、连续测定1分钟 　婴儿：<60次/min或>200次/min 　儿童：<50次/min或>180次/min $PaCO_2$>8.7 kPa（65 mmHg） PaO_2<5.3 kPa（40 mmHg）（不吸氧，除外青紫型先天性心脏病） 需要机械通气（不包括手术后24小时内的患儿） $PaCO_2$/FiO_2<26.7 kPa（200 mmHg）（除外青紫型先天性心脏病）
神经系统	Glasgow昏迷评分：≤7 瞳孔固定、散大（除外药物影响）

（续表）

系　统	诊 断 标 准
血液系统	急性贫血危象血红蛋白<50 g/L 白细胞计数≤2×10^9/L 血小板计数≤20×10^9/L
肾脏系统	血清BUN≥35.7 mmol/L（100 mg/dl） 血清Cr≥176.8 mmol/L（2.0 mg/dl）（既往无肾脏疾病） 因急性肾损伤需要血液净化者
胃肠系统	应激性溃疡出血需输血者 出现中毒性肠麻痹，有高度腹胀者
肝脏系统	总胆红素>85.5 mmol/L（5 mg/dl）及SGOT或LDH为正常值2倍以上（无溶血） 肝性脑病>Ⅱ级

MODS的治疗[4,5,19–24]

MODS病因复杂，各脏器之间相互关联，可能互为因果关系而形成恶性循环，这造成了治疗时候可能会遇到很多治疗矛盾，难以取舍，我们要具有整体观念，采取主要针对维持各器官功能的组合治疗，同时注意“无伤害原则”，避免不恰当的医源性因素成为MODS的推动力。因此，总的治疗原则如下。

（1）提高监护水平，做到早发现、早干预，提高MODS的预防意识，换个角度说：MODS的发生意味着预防MODS努力的失败。

（2）积极治疗原发病，去除病因，从一定程度上决定了MODS的走向和预后。

（3）控制感染，有效清除感染灶。

（4）及时有效的容量复苏，合理使用血管活性药物纠正休克，减轻系统、器官的二次打击，切断其病理生理的恶性循环。

（5）尽快改善和恢复肠道屏障功能，减少肠道细菌和/或毒素移位的发生，减少内源性感染的发生。

（6）纠正器官、组织缺氧，降低氧耗，改善氧输送及组织细胞利用氧的能力。

（7）保护重要脏器功能，包括呼吸循环支持、营养能量支持等。

（8）合理免疫调控及支持，有效清除炎症因子，减轻或阻断炎症反应的瀑布效应。

（9）控制血糖，纠正酸中毒，保持内环境稳定。

◆ 病因治疗

治疗原发病的MODS抢救的关键。对于表现为脓毒症或者脓毒性休克的患儿，《脓毒症与脓毒性休克国际处理指南》（2016版）建议在1小时内尽快启动静脉抗生素治疗，使用一种或者几种广谱抗生素进行治疗，覆盖所有可能的病原体，一旦确认致病微生物，同时药敏结果已经明确，和/或临床病情已充分改善，需要缩小经验性抗生素的抗菌谱。脓毒症或脓毒性休克患儿，每延迟1小时使用抗生素，死亡率就会逐渐攀升。而对于全身炎症反应而没有感染依据的，不建议使用抗生素治疗，比如重症胰腺炎。对于大面积烧伤患儿也不建议连续使用全身抗生素治疗，因为可能会引发病原体多重耐药或出现药物相关的不良反应。感染源控制的措施包括感染部位特异性的快速诊断和确定感染部位是否有可以进行感染源控制的措施（尤其是脓肿引流，受感染坏死组织清创，去除潜在感染的装置，并最终控制持续微生物感染的来源）。

应注意的是，在清除坏死组织和感染灶、控制脓毒症使用有效抗生素的同时，应对肠道厌氧菌进行保护，因为这是有效抑制肠道需氧致病菌黏附黏膜并获取入侵位点的生物学屏障。

◆ 器官功能支持治疗

1. 循环功能

MODS患儿常发生心功能不全和休克，从而影响到器官组织的血液供应。我们不但要纠正血压显著下降的失代偿性休克，而且要及时发现并纠正隐性的代偿性休克。严重感染、休克和创伤等均应保持有效的循环血量，早期有效循环血量的补充和微循环障碍的纠正是防止MODS发生发展的重要因素。根据病因和血流动力学特点，将患儿存在的休克予以分类：低血容量性休克、心源性休克、分布性休克和梗阻性休克。实际临床状态可能混杂数种休克并存现象，应抓住其主要矛盾，边治疗边调整策略。充分有效的液体复苏维持组织和脏器的灌注，提高氧输送，改善组织缺氧，在脓毒症所致的低灌注需在前3小时输注至少30 ml/kg的晶体液。尽可能使用动态的指标预测液体反应性。乳酸水平升高是组织低灌注的标志，可用于指导复苏。推荐去甲肾上腺素作为首选的血管活性药物，可以加用肾上腺素达到目标平均动脉压以降低肾上腺素的剂量。不推荐使用低剂量多巴胺用于肾脏保护，在经过充分液体复苏和血管活性药物之后，仍然存在持续低灌注，可使用多巴酚丁胺。

2. 呼吸支持

ARDS是MODS患儿发生率最高、出现最早的综合征之一。MODS患儿常在早期即需要氧疗。根据患儿通气和换气功能状态及缺氧类型和程度，选择合适的氧疗方式，从鼻导管和面罩吸氧能提供较低的吸氧浓度，经鼻高流量吸氧（HFNC）和无创单水平、双水平通气能提供更高吸氧浓度的支持，有创通气能提供高至纯氧的通气支持，以改善通气、换气功能，保证氧合。有创通气应使用肺保护通气策略，潮气量不超过6 ml/kg（理想体重），平台压上限为30 mmH_2O，中重度ARDS患儿，可使用高PEEP维持氧合，如果$PaO_2/FiO_2<150$，可使用俯卧位通气，如果无组织低灌注的证据，使用保守的液体治疗策略。

3. 纠正内环境紊乱

内环境紊乱多是原发病造成的结果，同时也会成为造成机体损伤的二次病因。MODS患儿常伴有机体内环境的紊乱，如处于高代谢状态，热能消耗极度增加，可出现应激性高血糖、皮质醇和负氮平衡，持续监测内环境状态并及时纠正内环境紊乱，减少二次损伤。

4. 营养支持

当机体表现为高代谢状态、负氮平衡时，支持重点在于支持器官功能，减少葡萄糖负荷，增加脂肪和氨基酸的供给。在能够耐受肠内营养情况下，早期启动肠内营养，如果早期肠内营养不耐受，在最初7天可使用静脉注射葡萄糖联合可耐受的肠内营养，早期启动滋养性/低热量肠内营养，对于减少肠黏膜萎缩、防止肠内菌群移位以减少内源性炎症反应的发生具有重要意义。不建议对危重症患儿常规监测胃残余量（GRVs），但对于存在喂养不耐受或者高误吸风险的患儿，可监测胃残余量。如果喂养不耐受或者存在高误吸风险，应留置幽门后喂养管。

5. 胃肠道

尽早开始肠内营养有益于保证能量供给、促进肠黏膜上皮修复、减轻肠道细菌和毒素的移位。胃肠道黏膜损害和应激性溃疡的治疗需要积极控制感染、纠正内环境紊乱和改善微循环灌注，可使用质子泵抑制剂（PPI）或组胺-2受体拮抗剂（H2RAs）预防应激性溃疡。如出现大量出血应积极外科干预。腹胀患儿应积极寻找并去除病因，如发生严重腹腔间隙综合征则应积极外科手术解除。

6. 肝功能

肝脏是重要的合成和解毒器官之一，肝功能受损时，会产生黄疸、低蛋白血症、凝血功能异常和代谢产物在体内蓄积等表现，传统的血液透析或滤过很难有效清除体内蓄积的与蛋白结合的疏水性物质，目前有多种肝脏支持治疗系统，包括血浆分离、血浆吸附、血浆置换和血液滤过等多种功能可以混合的系统。目前的人工肝治疗还不能完全替代肝脏功能，但可有效地维持患儿的生存，等待接受肝脏移植手术。另外，要积极去除病因，维持有效血容量，纠正低蛋白血症，保证足够的热量摄入。根据病因和病情合理使用保肝和利胆药物，促进肝细胞再生及能量代谢，补充凝血因子。根据胃肠耐受情况酌情肠内营养等综合治疗。

7. 血液净化治疗

血液净化技术是逐渐发展起来的治疗SIRS/

MODS领域具有理论和实践双重价值的新技术，包括血液透析、血液滤过、血液灌流、血浆置换和免疫吸附等模式。血液透析对于面积大、弥散性强的小分子物质清除能力最强，而连续血液滤过对于中分子的清除最好，对于脓毒症中的炎症介质具有强烈的清除作用，与白蛋白结合的毒素等化合物只有进行血浆置换才能清除，而免疫吸附对特异性抗原抗体的吸附清除作用显著。根据不同血液净化方式清除不同溶质的特点，临床上对于血液净化方式的选择要根据患儿的实际情况调整。

8. 中枢神经系统

去除病因仍是治疗关键。如积极抗感染、清除颅内血肿、引流降低颅内压力等。维持足够的平均动脉压以维持脑灌注压，避免血压过大的波动，导致脑缺血或者颅内压的急剧增高。对于脑保护缺乏特异性治疗，有研究显示持续12～24小时的亚低温（32～34℃）治疗可以提高心搏骤停患儿的存活率并改善神经功能，现在已被美国心脏协会（AHA）推荐，但必须同时避免低温对全身的影响或者对并发症给予及时恰当的处理。

9. 血液系统

对于败血症/MODS只有当血红蛋白降低至<70 g/L时进行红细胞（RBC）的输注，但除外心肌缺血、严重低氧血症或者急性出血等情况。脓毒性相关的贫血，不推荐使用促红细胞生成素，对于血小板计数低于10×10^9/L同时无明显出血征象，或者低于20×10^9/L同时存在出血高风险，建议预防性输注血小板，对于活动性出血、外科手术或者侵入性操作，血小板计数需要达到50×10^9/L。

小结

MODS病理生理的共同特征在于细胞功能受损导致免疫反应的失衡，从而导致器官功能的损害甚至衰竭。MODS防重于治，对于存在MODS风险的患儿，我们以支持治疗为主，保证足够复苏、能量、控制感染源，阻断其发展成为MODS，而对于已经出现器官功能不全的患儿则进行各个器官的支持甚至替代治疗。

（汪　健）

参·考·文·献

[1] Richard S. Irwin, James M. Rippe. Irwin and Rippe's Intensive care medicine (7th Edition), 2012.

[2] Baue A E. Multiple organ failure — the discrepancy between our scientific knowledge and understanding and the management of our patients. Langenbecks Arch Surg 2000, 385(7): 441-453.

[3] American college of Chest Physicians/Society of Critical Care Medicine (1992) Consensus Conference: definitions for sepsis and multiple organ failure. Crit Care Med, 1992, 20(6): 864-874.

[4] 封志纯，祝益民，肖昕，等.实用儿科重症医学.北京：人民卫生出版社，2012.

[5] 江载芳，申昆玲，沈颖，等.诸福棠实用儿科学：8版.北京：人民卫生出版社，2015.

[6] Angus D C, Linde-Zwirble W T, Lidicker J, et al. Epidemiology of severe sepsis in the United States: analysis of incidence, outcome, and associated costs of care. Crit Care Med, 2001, 29(7): 1303-1310.

[7] Mizock B A. The multiple organ dysfunction syndrome. Dis Mon, 2009, 55(8): 476-526.

[8] Rittirsch D, Flierl M A, Ward P A. Harmful molecular mechanisms in sepsis. Nat Rev Immunol, 2008, 8(10): 776-787.

[9] Ward N S, Casserly B, Ayala A. The compensatory anti-inflammatory response syndrome (CARS) in critically ill patients. Clin Chest Med, 2008, 29(4): 617-625.

[10] Pritts T, Hungness E, Wang Q, et al. Mucosal and enterocyte IL-6 production during sepsis and endotoxemia — role of transcription factors and regulation by the stress response. Am J Surg, 2002, 183(4): 372-383.

[11] Clark J A, Coopersmith C M. Intestinal crosstalk: a new paradigm for understanding the gut as the "motor" of critical illness. Shock, 2007, 28(4): 384-393.

[12] Senthil M, Brown M, Xu D Z, et al. Gut-lymph hypothesis of systemic inflammatory response syndrome/multiple-organ dysfunction syndrome: validating studies in a porcine model. J Trauma, 2006, 60(5): 958-965; discussion 965-967.

[13] Typpo K V, Petersen N J, Hallman D M, et al. Day 1 multiple organ dysfunction syndrome is associated with poor functional outcome

and mortality in the pediatric intensive care unit. Pediatr Crit Care Med, 2009, 10(5): 562–570.

[14] Proulx F, Joyal J S, Mariscalco M M, et al. The pediatric multiple organ dysfunction syndrome. Pediatr Crit Care Med, 2009, 10(1): 12–22.

[15] Tschoeke S K, Hellmuth M, Hostmann A, et al. The early second hit in trauma management augments the proinflammatory immune response to multiple injuries. J Trauma, 2007, 62(6): 1396–1403; discussion 1403–1404.

[16] Graciano A L, Balko L A, Rahn D S, et al. The pediatric multiple organ dysfuction score (P-MODS): development and validation of an objective scale to measure the severity of multiple organ dysfunction in critically ill children. Crit Care Med, 2005, 33970: 1484–1491.

[17] Barie P S, Hydo L J, Pieracci F M, et al. Multiple organ dysfunction syndrome in critical surgical illness. Surg Infect (Larchmt), 2009, 10(5): 369–377.

[18] Lin J C, Spinella P C, Fitzgerald J C, et al. New or Progressive Multiple Organ Dysfunction Syndrome in Pediatric Severe Sepsis: A Sepsis Phenotype With Higher Morbidity and Mortality. Pediatr Crit Care Med, 2017, 18(1): 8–16.

[19] Rhodes A, Evans L E, Alhazzani W, et al. Surviving Sepsis Campaign: International Guidelines for Management of Sepsis and Septic Shock. Intensive Care Med, 2017, 43(3): 304–377.

[20] Ventilation with lower tidal volumes as compared with traditional tidal volumes for acute lung injury and the acute respiratory distress syndrome. The acute respiratory distress syndrome network. N Engl J Med, 2000, 342(18): 1301–1308.

[21] Artinian V, Krayem H, DiGiovine B. Effects of early enteral feeding on the outcome of critically ill mechanically ventilated medical patients. Chest, 2006, 129(4): 960–967.

[22] Levy B, Sadoune L O, Gelot A M, et al. Evolution of lactate/pyruvate and arterial ketone body ratios in the early course of catecholamine-treated septic shock. Crit Care Med, 2000, 28(1): 114–119.

[23] Tosounidis T H, Giannoudis P V. Paediatric trauma resuscitation: an update. Eur J Trauma Emerg Surg, 2016, 42(3): 297–301.

[24] Ramírez M. Multiple organ dysfunction syndrome. Multiple organ dysfunction syndrome. Curr Probl Pediatr Adolesc Health Care, 2013, 43(10): 273–277.

第二十四章
新生儿持续性肺动脉高压

概述

新生儿持续性肺动脉高压（persistent pulmonary hypertension of the newborn，PPHN）是指患儿无法顺利完成循环转换（transition），生后肺血管阻力（pulmonary vascular resistance，PVR）持续增高，肺动脉压力（pulmonary arterial pressure，PAP）超过体循环动脉压力，使得胎儿型循环过渡至正常"成人"型循环发生障碍，从而造成心房和/或动脉导管水平血液的右向左分流，导致患儿肺循环血流减少的一种综合征，其典型症状为严重的低氧血症和发绀[1]。本病于1969年由Gersory及其同事最先描述了一组无心脏畸形而出现发绀与呼吸窘迫的足月新生儿并加以命名。

PPHN的发生约占活产新生儿的0.2%，但在所有呼吸衰竭新生患儿中伴有不同程度的肺动脉高压（pulmonary arterial hypertension，PAH）的比例可高达10%[2]，死亡率极高。经典的PPHN多见于足月儿或过期产儿，但近年来随着极低或超低出生体重儿存活率增高，支气管肺发育不良（bronchopulmonary dysplasia，BPD）并发的PAH受到重视；这种慢性PAH可出现在新生儿后期，甚至在出院后才被诊断。PPHN由于其解剖学和生理学的独特性，在肺高压（pulmonary hypertension，PH）新的分类中作为第一大类的亚类已单独列出[3]，旨在强调其发病的时间、疾病的进程和治疗策略。与成人特发性PAH的界定标准不同，PPHN不以肺动脉压力的升高为标准，因为PPHN的心脏结构正常，但是伴随右向左分流。这就决定了PPHN不仅PVR高，而且右心室要克服更高的阻力。近半个世纪来，随着对其发病机制、病理改变等的深入研究，该病的诊治已有较大的进展。

发病机制

新生儿出生以后，其循环模式由宫内的胎儿型模式转变为宫外的正常循环模式。这种转换需要肺循环即PVR在出生时发生急剧下降方能实现，任何原因引起的PVR功能性或器质性、暂时性或长时间增高或无法下降，都可能引发此症。

PPHN的病因复杂而不明确，包括母亲肥胖、糖尿病、哮喘、黑种人和亚洲人等，其他相关因素还有过期产、巨大儿等[4]。在巴西PPHN最常见的是特异性PPHN，这与当地剖宫产率高有关，剖宫产的患儿罹患PPHN的风险明显升高[5]。另外，母亲服用抗炎药和色胺重吸收抑制剂类的抗抑郁药与PPHN的发生也有关系。

PPHN产生的相关因素包括：围术期窒息或实质性疾病、严重的新生儿湿肺、先天性膈疝（congenital diaphragmatic hernia，CDH）并发PAH、肺泡毛细血管发育不良、心功能不全伴PAH，以及围生期药物应用等。

1. 围生期窒息或肺实质性疾病

PPHN继发于肺实质性疾病，伴或不伴窒息的胎粪吸入综合征（meconium aspiration syndrome，MAS）、呼吸窘迫综合征（respiratory distress syndrome，RDS）、肺炎或败血症等，上述因素导致新生儿肺血管不能适应生后的环境而舒张，PAP无法下降，又称为肺血管适应不良；宫内慢性低氧等因素所致的肺血管重塑及肺血管排列异常，而肺实质正常，为肺血管发育不良，又称为特发性PAH。因胸部X线片检查无实质性疾病表现，肺透亮度并不降低，也称为“黑色肺PPHN”[6]；患儿肺动脉异常肌化，严重低氧和肺血管收缩，预后相对较差；由于羊水过少、CDH、肺动脉阻塞（红细胞增多、高黏血症等）所致的肺发育不良。

2. 严重的新生儿湿肺

又称为恶性湿肺[7]。因选择性剖宫产而致严重的新生儿湿肺，当给予无正压的高氧（如头罩或鼻导管）后出现的吸收性肺不张，使得氧需求增加，重者出现PPHN的临床表现。

3. CDH并发PAH

CDH常并发肺发育不良和PPHN，尽管其他病因所致的PPHN生存率已大有改善，CDH并发PPHN的病死率和需体外膜肺氧合（extracorporeal membrane oxygenation，ECMO）治疗的机会仍较高。

4. 肺泡毛细血管发育不良

肺泡毛细血管发育不良常伴有肺静脉分布和排列异常，表现为严重的呼吸衰竭和PPHN，病死率极高[8]。

5. 心功能不全伴PAH

宫内动脉导管关闭引起血流动力学改变，生后出现PAH和右心衰竭；左心功能不全引起肺静脉高压，可继发PAH，而治疗目的是改善心功能，而不是降低PVR。

6. 肺炎或败血症

由于细菌、病毒或内毒素等引起的心脏收缩功能抑制，肺微血管血栓，血液黏滞度增高，肺血管痉挛，导致PPHN。

7. 围生期药物应用

母亲产前应用非甾体抗炎药而致胎儿宫内动脉导管关闭、孕后期服用选择性5-羟色胺再提取抑制剂等，均与PPHN发病相关[9]。

临床表现

患儿多为足月儿、过期产儿或近足月儿；常并发于围生期窒息、胎粪吸入、肺透明膜病、肺炎及败血症，但也可能由于肺血管床的解剖异常所致。在无吸入综合征的PPHN病例，除在出生后有片刻气急与呼吸窘迫外，在出生后6～12小时内可无其他表现，或偶有轻微发绀。大多数患儿在6～12小时后出现发绀、心率增快，但无明显呼吸增快、吸凹与喘息。如有肺部原发性疾病，患儿会出现持续呼吸窘迫的症状和体征，如气促、三凹征或呻吟；动脉血气分析显示严重低氧，但动脉血二氧化碳分压（arterial partial pressure of carbon dioxide，$PaCO_2$）相对正常。当发生低氧血症、酸中毒及高碳酸血症时，可出现呼吸增快与节律改变。多数PPHN患儿表现为反应差或烦躁，甚至由于低血糖和低钙血症而引起四肢痉挛，合并呼吸衰竭与严重酸中毒的患儿还会出现血压下降。

诊断

PPHN患儿常表现为生后几个小时氧饱和度不稳定和进行性的青紫。体格检查可发现明显的心前区搏动，第二心音单一而响亮，胸骨左下缘可闻及三尖瓣反流性收缩期杂音。卵圆孔和动脉导管水平存在分流的患儿，可在其胸骨左缘上端（第2肋间隙附近）闻及收缩期或连续性杂音。胸部X线除原发性肺实质病变外，可见心影增大，肺血正常或减少。当患儿的缺氧程度、呼吸窘迫的程度与胸片表现不一致，且吸入高浓度氧也不能改善发绀，临床酷似青紫型先天性心脏病；或在应用机械通气时，呼吸机参数未变而氧合不稳定，均应考虑存在PPHN的可能。一旦怀疑PPHN，应先进行超声心动图检查来确定动脉导管和卵圆孔水平的分流方向以及心脏结构的完整性。

◆ 临床诊断

通过病史和体检，同时结合动脉导管开口前

（右上肢）与动脉导管开口后（下肢）动脉血氧分压（arterial partial pressure of oxygen，PaO_2）差值达10～20 mmHg（1 mmHg = 0.133 kPa），或经皮氧饱和度差值达5%或以上（下肢测定值低于右上肢），提示PPHN患儿存在动脉导管水平的右向左分流；当患儿仅存在心房（卵圆孔）水平的右向左分流时，则无上述差异性青紫表现，但也不能排除PPHN。心电图可有右心负荷增高甚至右心肥厚，胸导联S–T段由于心肌缺氧呈普遍压低；胸部X线除原发性肺实质病变外，可见心影增大，肺血正常或减少。典型的PPHN起病很少超过生后1周，或经2周常规治疗或ECMO应用无效时，应考虑肺泡毛细血管发育不良、肺表面活性物质蛋白缺乏[10]、*ABCA3*基因缺陷[11]等并发的PPHN；可行肺部CT检查、肺组织活检和相关基因如FOX转录因子基因检测等辅助诊断。

◆ 筛查试验

高氧试验吸入80%～100%氧10分钟后测定动脉导管后PaO_2（左桡、股或脐动脉血），若PaO_2仍低于6.67 kPa（50 mmHg）提示存在右向左分流，但不能区分先天性心脏病和PPHN。由于高氧所致的肺损伤等一系列不良作用，此试验已较少使用[12]。

◆ 超声心电图检查

欧洲心脏病学会指南把超声心动图作为估测PAH的重要循证医学证据，但是指南同时指出超声心动图评估平均肺动脉压力（mean pulmonary arterial pressure，mPAP），只有当三尖瓣反流（tricuspid regurgitation，TR）速度≥3.9 m/s才比较可靠[13]，而对于PVR，尚无可靠的无创评估方法。超声心动图有助于确诊PPHN，既可排除结构性先天性心脏病，又可证实PAP增高和直接看到血液通过开放的卵圆孔及动脉导管右向左的分流。

1. TR

通过超声多普勒测定TR血流的峰值流速，运用流体力学公式（简化Bernouli方程）计算得出右心室收缩压=右心房压（常假定为5 mmHg）+（$4 \times TR流速^2$），在无肺动脉狭窄及右室流出道梗阻的情况下，右心室收缩压即肺动脉收缩压（systolic pulmonary arterial pressure，sPAP）。超声心动图诊断PPHN的标准为：sPAP>35 mmHg或>2/3体循环收缩压；或存在心房或动脉导管水平的右向左分流[14]。

2. 动脉导管的分流

单纯的右向左分流血流提示在整个心动周期PAP超过体循环动脉压；双向分流的血流提示PAP等同于体循环动脉压，仅在收缩期出现右向左分流而舒张期出现左向右分流。在健康新生儿生后12小时内，双向分流较为常见，随着PVR生理性下降，体循环动脉压超过PAP后成为单纯的左向右分流，PVR下降越多，动脉导管水平的左向右血流速度越快。

3. 心房水平的分流

PPHN患儿可在卵圆孔水平出现不同程度的右向左分流，如出现完全性右向左分流时，需与全肺静脉异位引流（total anomalous of pulmonary venous drainage，TAPVD）做鉴别诊断。

4. 心功能和心排血量

PAP增高常伴有肺血流量（pulmonary blood flow，PBF）减少和PVR增高；PAH时右心房、右心室扩大，肺动脉扩张并不少见；因右心室压力增高而出现室间隔比较平坦甚至凸向左心室，左心室由正常的纺锤形变为“D”字形，甚至香蕉形，提示右心室压力超过左心室压力（图24–1）。PPHN时左心排血量（cardiac output，CO）明显降低，严重时CO可由正常的150～300 ml/（kg・min）降至低于100 ml/（kg・min）；准确的CO评估对临床是否需要使用正性肌力药物、急性肺血管扩张剂和其他对CO有影响的药物有较大的指导价值。当左心房和左心室充盈不足时，应注意排查TAPVD；当存在心房水平的左向右分流时，可排除TAPVD。监测左心功能可指导肺血管扩张剂的应用和选择；当左心功能不全、存在肺静脉高压时，应用急性肺血管扩张剂反而会造成氧合进一步恶化。

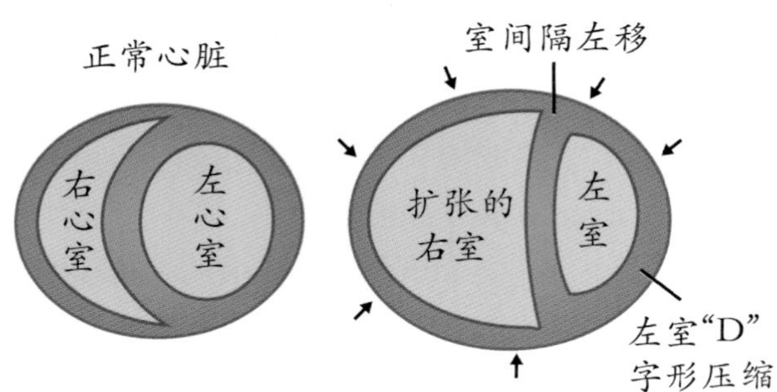

图24-1 正常和PAH时的心室形态

◆ 辅助检查

脑钠肽（brain natriuretic peptide，BNP）或氨基末端脑钠肽前体由心室分泌，在心室充盈压增高时分泌增加；PPHN急性期血浆BNP水平显著增高，而非PPHN的呼吸系统疾病或正常新生儿BNP一般不增高，但特异性不高。BNP的正常值低于100 ng/L，PAH时可上升至数百，甚至>1 000 ng/L，且与氧合指数（oxygenation index，OI）有较好的相关性，可作为PPHN的鉴别诊断、判断是否需要急性肺血管扩张剂治疗，以及疗效评估的快速检测指标[15,16]。此外，许多患儿可合并发生低血糖与低钙血症，因此，尚需常规测定血糖浓度和血清电解质水平。

治疗

由于针对PPHN的病因学、病理学和预防等方面的研究甚少，PPHN的治疗依然困扰着儿科医师。随着新型药物的问世和治疗策略的改进，在过去十几年里，儿童PAH的治疗效果有了明显的改善。然而靶向性的肺血管扩张剂在儿童PAH患者中的应用大多参照成人PAH患者治疗的经验和数据，而不是来自儿科患者的临床试验；因此，此类靶向性治疗均属于超适应证应用。由于儿童PAH病因的复杂性和临床经验的缺乏，选择合适的治疗策略极其困难。

PPHN的程度从轻度低氧伴轻度呼吸窘迫到严重低氧血症伴心肺功能不稳定。由于PPHN的患儿PVR高、右心室功能不全，因此需谨慎补液。正性肌力药物应早期使用，以改善心功能、维持体循环压力、降低肺外的分流，常用的药物包括米力农、多巴胺、多巴酚丁胺、去甲肾上腺素和肾上腺素[17,18]。多巴胺可以增加一氧化碳、升高血压，然而高剂量的多巴胺可以造成肺血管收缩。因此如何选择理想的正性肌力药物治疗PPHN一直存在争议。肾上腺素的正性肌力作用强，但是它同时收缩体循环和肺循环血管，有研究表明去甲肾上腺素可以改善PPHN患儿的氧合、降低PVR，但其具体机制尚不清楚[19]。特异性的肺血管扩张治疗包括吸入一氧化氮（inhaled nitric oxide，iNO）、磷酸二酯酶-5抑制剂、内皮素受体拮抗剂和前列环素类似物，其他有关PPHN的治疗很有限，新的药物仅限于实验研究[20,21]。

PPHN治疗的目标旨在保持体循环血压、降低PVR、改善组织供氧、使吸氧和机械通气的损伤最小化。除治疗原发病外，应给予积极的支持治疗。保持正常的体温、纠正电解质和代谢性紊乱很重要。低氧血症、高碳酸血症和代谢性酸中毒可导致肺血管收缩，应当及时加以纠正。肺实质性病变时，机械通气可以改善肺泡的功能。必要时（透明膜病和胎粪吸入）可使用肺泡表面活性物质。持续的血流动力学监测很有必要。PPHN的患儿往往病情危重，因此，各种有创的操作应该极其谨慎。

◆ 治疗原则

给予最佳的环境温度和营养支持，避免应激刺激、必要时镇静镇痛。保持最佳肺容量，选用温和的通气方式，避免因不恰当的过度通气导致$PaCO_2$过低而减少脑灌注。纠正严重酸中毒，但需避免过度碱化血液。维持正常的心功能，选用适宜的肺血管扩张剂；必要时应用ECMO。

◆ 治疗措施

1. 机械通气

被确诊PPHN的患儿一般均需要机械通气。已摒弃传统的机械通气治疗：用较高的气道峰压（peak inspiratory pressure，PIP）、较高的FiO_2和较快的呼吸频率机械通气，使$PaCO_2$降至20～25 mmHg（2.66～3.33 kPa）；原因为肺过度膨胀或萎陷均可导致PVR增高。应选择合适的呼气末正压（positive end-expiratory pressure, PEEP)3 ～ 4 cmH_2O和平均气道压(mean airway pressure, MAP),使胸部X线片显示吸气相的肺下界位于第8、9肋间;为减少呼吸机相关性气压伤和容积伤,推荐选择相对低的PIP 15 ～ 25 cmH_2O和潮气量,呼吸频率50 ～ 70次/min,吸气时间0.3 ～ 0.4秒[22],目标$PaCO_2$维持在40 ～ 50 mmHg[23]。在上机初至6小时内吸入氧浓度(fraction of inspiratory oxygen, FiO_2)以80% ～ 100%为宜,至低氧血症初步改善后可逐步下调。氧气是有效的肺血管扩张剂,但高浓度氧可致肺损伤;吸入100%氧甚至可造成肺血管收缩、对iNO的反应性降低、氧化应激损伤等。因PPHN患儿存在肺外分流,超过正常的PaO_2并不能进一步降低PVR,相反却增加肺的氧损伤。推荐将动脉导管开口前的PaO_2维持在55 ～ 80 mmHg,动脉血氧饱和度(arterial oxygen saturation, SaO_2)90% ～ 98%。重症PPHN患儿,尤其是CDH并发PPHN,若血清乳酸水平正常且尿量不少于1 ml/(kg · h),动脉导管后的SaO_2在80%左右是可以接受的。

对于存在肺实质性疾病的PPHN患儿,如RDS、MAS等,可采用高频振荡通气(high frequency oscillation ventilation, HFOV);常频通气模式下,如PIP>25 cmH_2O、潮气量>6 ml/kg才能维持$PaCO_2$低于60 mmHg,也可改为HFOV。对于有肺实质性疾病,如RDS、肺炎等,HFOV和iNO联合应用有协同作用,但对于特发性PPHN或合并CDH患儿,上述联合应用一般无效[24]。

对自主呼吸活跃或烦躁的患儿可应用镇痛、镇静剂,但此类药物不良反应明显,比如吗啡易导致低血压,因此镇痛虽然很有必要,但是应该尽量使用最小剂量,并且临床症状一旦好转应及时停药。肌松药可能会增加病死率,应尽量避免使用。机械通气建立困难和镇静无效的患儿才考虑使用肌松药。

对于存在肺实质性疾病,如RDS、MAS、肺炎等存在原发或继发性肺泡表面活性物质失活,其并发的PPHN在使用肺泡表面活性物质后可募集和复张更多的肺泡,改善氧合。轻症PPHN(OI 15 ～ 25)患儿,肺泡表面活性物质疗效较好;非肺实质性疾病患儿,肺泡表面活性物质一般无效。

2. 维持正常的体循环灌注

维持体循环血压可减少PPHN时的右向左分流,理想的体循环收缩压为50 ～ 70 mmHg,平均压45 ～ 55 mmHg。当有液体丢失或应用血管扩张剂后出现血压下降,可给予白蛋白、血浆、血球、生理盐水等胶体或晶体补充容量;使用正性肌力药物增强心肌收缩力。将体循环血压提升至超过正常值范围以对抗动脉导管水平的右向左分流,虽可短期改善氧合,但并不能降低PVR,故应尽量低剂量使用。米力农为非选择性血管扩张剂,兼具正性肌力作用。PPHN患儿伴左心功能不全时,左心房压力明显增高,心房水平出现左向右分流,而动脉导管水平仍为右向左分流,此时给予iNO则加重肺水肿,导致呼吸和氧合状态进一步恶化,属于禁忌证,选用米力农可缓解症状。米力农的负荷量为25 ～ 75 μg/kg,静脉滴注60分钟;维持量为0.25 ～ 0.75 μg/(kg · min);循环不稳定者建议不用负荷量,存在室性心律失常者禁用。对于<30周的早产儿,米力农的负荷量为135 μg/kg,静脉滴注3小时,随即给予维持量0.2 μg/(kg · min)。动物实验提示,米力农使用超过7天,有所生小鼠出现神经毒性作用;因此建议新生儿病例使用米力农不要超过1周。

3. 选择性肺血管扩张剂

传统所用的静脉扩张剂如妥拉唑啉、硝普钠等,因缺乏选择性,对体循环也有扩张作用,目前已不作为一线用药;取而代之的是选择性肺血管扩张剂:一氧化氮途径的iNO和磷酸二酯酶-5抑制剂口服西地那非(sildenafil),前列环素途径的静脉或皮下注射的曲前列尼尔(treprostini)和吸入伊洛前列素(iloprost),以及内皮素拮抗剂口服波生坦(bosentan)。

外源性iNO分布于有通气的肺泡,能改善通气/血流比值,临床研究已证实iNO可改善PPHN患儿的氧合,减少ECMO的使用,目前属于足月或近足月儿PPHN的标准治疗手段;常用初始剂量为20 ppm(一氧化氮气体体积占总气体体积比例, $\times 10^{-6}$);PaO_2/FiO_2较基线增加>20 mmHg,提示治疗有效。为防止iNO撤离过程中出现反跳现象,需谨慎且缓慢地降低iNO浓度,若氧合稳定,每4小时降低5 ppm；12～24小时后逐步降至5～6 ppm，然后每2～4小时降低1 ppm直至降至1 ppm再撤离；整个撤离过程为1～5天不等。iNO期间，需持续监测NO和NO_2浓度，间歇测定高铁血红蛋白含量以及血小板计数[25]。早产儿病例，尚需定期复查头颅B超，观察有无颅内出血。iNO依赖患儿，可联合使用口服西地那非。剂量为每次0.3～0.5 mg/kg，每4～12小时1次，经口胃管喂服，极量每次2 mg/kg。然而FDA发表声明儿童PAH患儿需谨慎使用西地那非[26]。

内皮素是一种强力的血管收缩多肽，PPHN患儿的血浆内皮素水平增高，因此可通过抑制内皮素受体来诱导血管扩张。波生坦为非选择性内皮素拮抗剂，口服目标剂量为2 mg/（kg・次）；具体给药方法：最初2～4周剂量为目标剂量的一半，如果患儿耐受良好，增加至目标剂量[27]。其主要不良反应是肝功能损伤，美国FDA规定服用波生坦的患儿至少每个月检测肝功能，肝功能明显异常的患儿不能应用波生坦。

选择性肺血管扩张剂为前列环素类药物，而非临床上常用的前列腺素类药物。前列环素类药物的用药途径有皮下、吸入和中心静脉。吸入伊洛前列素可能会出现急性支气管收缩，且由于需要频繁的雾化吸入（6～9次/d）导致了治疗的依从性差。推荐吸入伊洛前列素的剂量为：每次30～80 ng/（kg・min）注射用水稀释至2 ml，雾化吸入10分钟，每日6～9次[27]。使用内皮素受体拮抗剂和磷酸二酯酶-5抑制剂效果不佳的患儿可考虑早期联合用药。值得强调的是不论使用哪种治疗，持续性的评估疾病的进程都是至关重要的。对于高风险组的患儿，可考虑静脉使用依前列醇和曲前列环素，目前只有曲前列环素在国内上市。曲前列环素的初始剂量为2.5 ng/（kg・min），按照患儿耐受情况（血压）逐渐加量，稳定剂量为50～80 ng/（kg・min），极端最高剂量可达125 ng/（kg・min）。

4. ECMO

ECMO是上述治疗均无效时的最终治疗手段，但价格昂贵，不良反应大。对于新生儿预期生存率只有20%，目前ECMO的总体存活率达80%。随着iNO和HFOV的广泛应用，PPHN患儿若$PaO_2<50$ mmHg，$FiO_2=1.0$，PIP>35 cmH_2O，常频通气下OI>30，HFOV下OI>40，且HFOV 2～12小时后病情仍不改善，可考虑ECMO治疗。

随访与预后

小儿肺血管研究机构（pulmonary vascular research institute，PVRi）提出了专门针对儿童PAH患者的心功能分级，但是这个分级能否广泛应用于儿童PAH患者还需进一步的验证[28]。根据有无右心衰竭的临床表现、症状有无加重、WHO心功能分级和BNP水平，PAH患儿分为死亡低风险组和高风险组[29]。血流动力学指标异常也伴随着高的死亡率，但是儿童PH患者和成人PH患者的标准不同。通过定期综合评估（表24-1），对患儿进行危险分层（表24-2）[30]。定期规律超声心动图随访，进行PAP和心功能评估对指导治疗意义重大。当超声心动图

表24-1　心功能分级（0～6个月）

分级	临床表现
Ⅰ	无症状，生长发育正常，无活动受限。0～3个月内会抬头，体重增加；随后会翻滚，可扶坐，头不下垂
Ⅱ	活动轻微受限，出现与活动量不相符的呼吸困难和疲劳，安静时觉得舒适。生长发育开始落后，仍能生长数厘米
Ⅲa	活动明显受限，出现明显乏力，变得安静且经常睡觉，安静时觉得舒适。已学会的肢体活动出现退化，少于一般活动可引起与活动不相符的乏力、晕厥和/或晕厥前兆。需要额外的医学观察
Ⅲb	生长严重迟缓，缺乏食欲，需要要素喂养。少于一般日常活动即可引起与活动不相符的乏力、晕厥。并伴有Ⅲa级的特征
Ⅳ	任何活动均可引起与活动不相符的呼吸困难、乏力、晕厥。不再与家人沟通、交流。出现晕厥和/或右心衰竭。并伴有Ⅲ级的特征

表24-2 儿童PAH危险分层

低 危	评 估 指 标	高 危
无	有心力衰竭的表现	有
无	症状进展	有
无	晕厥	有
正常	发育	停滞或迟缓
Ⅰ，Ⅱ	心功能分级	Ⅲ，Ⅳ
轻微升高	BNP/NT-proBNP	显著升高
心指数>3.0 L/（min · m^2）	血流动力学	心指数<2.5 L/（min · m^2）
肺、体动脉压力之比<0.75		肺、体动脉压力之比>0.75
		右心房压力>10 mmHg
		肺血管阻力指数>20 WU · m^2
无右心功能障碍表现	超声心动图	严重右心功能障碍表现

评估正常或接近正常，心功能处于Ⅰ级时，可考虑逐步撤离选择性肺血管扩张剂。对早产儿PAH接受靶向性药物治疗或计划撤离药物者的超声心动图随访策略为：住院期间每周2次超声检查，同时测定BNP；出院后每3个月行超声检查；对婴幼儿期生长迟缓、极低体重儿每3～6个月行超声检查。

小结

（1）PPHN以PVR升高以及动脉导管和卵圆孔水平的右向左分流为特点。

（2）超声心动图有助于确诊PPHN，既可排除结构性先天性心脏病，又可证实PAP增高和直接看到血液通过开放的卵圆孔及动脉导管右向左的分流。

（3）PPHN的治疗总目标是降低PVR，同时尽可能维持体循环灌注，从而逆转已经出现的右向左分流状况，改善低氧血症和酸中毒，阻断恶性循环的发生、发展。

（徐卓明）

参·考·文·献

[1] 中华医学会儿科分会新生儿学组，中华儿科杂志编辑委员会.新生儿肺动脉高压诊治专家共识.中华儿科杂志，2017，55：163-168.

[2] Stein R H. Neonatal pulmonary hypertension. Pediatric Crit Care Med, 2010, 11: S79-84.

[3] Ivy D D, Abman S H, Barst R J, et al. Pediatric pulmonary hypertension. J Am Coll Cardiol, 2013, 62, S1117-1126.

[4] Hernández-Diaz S, Van Marter L J, Werler M M, et al. Risk factors for persistent pulmonary hypertension of the newborn. Pediatrics, 2007, 120: 272-282.

[5] Ramachandrappa A, Jain L. Elective cesarean section: its impact on neonatal respiratory outcome. Clin Perinatol, 2008, 35: 373-393.

[6] Wild L M, Nickerson P A, Morin F C 3rd. Ligating the ductus arteriosus before birth remodels the pulmonary vasculature of the lamb. Pediatr Res, 1989, 25: 251-257.

[7] Keszler M, Carbone M T, Cox C, et al. Severe respiratory failure after elective repeat cesarean delivery: a potential preventable condition leading to extracorporeal membrane oxygenation. Pediatrics, 1992, 89: 670-672.

[8] Stankiewicz P, Sen P, Bhatt S S, et al. Genomic and genic deletions of FOXF1 cause alveolar capillary dysplasia and other malformations. Am J Hum Genet, 2009, 84: 780–791.

[9] Chambers C D, Hernandez-Diaz S, Van Marter L J, et al. Selective serotonin-reuptake inhibitors and risk of persistent pulmonary hypertension of the newborn. N Engl J Med, 2006, 353: 570–587.

[10] Hamvas A, Cole F S, Nogee L M, et al. Genetic disorders of surfactant proteins. Neonatology, 2007, 91: 311–317.

[11] Shulenin S, Nogee L M, Annilo T, et al. ABCA3 gene mutations in newborns with fatal surfactant deficiency. N Engl J Med, 2004, 350: 1296–1303.

[12] Lakshminrusimha S, Keszler M. Persistent pulmonary hypertension of the newborn. Neoreviews, 2015, 16: 680–692.

[13] Galiè N, Hoeper M M, Humbert M, et al. Guidelines for the diagnosis and treatment of pulmonary hypertension. Task Force for Diagnosis and Treatment of Pulmonary Hypertension of European Society of Cardiology (ESC); European Respiratory Society (ERS); International Society of Heart and Lung Transplantation (ISHLT). Eur Respir J, 2009, 34: 1219–1263.

[14] Clark R H, Kueser T J, Walker M W, et al. Low-dose inhaled nitric oxide therapy for persistent pulmonary hypertension of the newborn. Clinical Inhaled Nitric Oxide Research Group. N Engl J Med, 2000, 342: 469–474.

[15] Shah N, Natarajan G, Aggarwal S, B-type natriuretic peptide: biomarker of persistent pulmonary hypertension of the newborn? Am J Perinatol, 2015, 32: 1045–1049.

[16] Vijlbrief D C, Benders M J, Kemperman H, et al. B-type natriuretic peptide and rebound during treatment for persistent pulmonary hypertension. J Pediatr, 2012, 160: 111–115.

[17] Roze J C, Tohier C, Maingueneau C, et al. Response to dobutamine and dopamine in the hypotensive very preterm infant. Arch Dis Child, 1993, 69: 59–63.

[18] McNamara P J, Laique F, Muang-In S, et al. Milrinone improves oxygenation in neonates with severe persistent pulmonary hypertension of the newborn. J Crit Care, 2006, 21: 217–222.

[19] Tourneux P, Rakza T, Bouissou A, et al. Pulmonary circulatory effects of norepinephrine in newborn infants with persistent pulmonary hypertension. J Pediatr, 2008, 153: 345–349.

[20] Konduri G G, Solimano A, Sokol G M, et al. A randomized trial of early versus standard inhaled nitric oxide therapy in term and near-term newborn infants with hypoxic respiratory failure. Pediatrics, 2004, 113: 559–564.

[21] Goissen C, Ghyselen L, Tourneux P, et al. Persistent pulmonary hypertension of the newborn with transposition of the great arteries: successful treatment with bosentan. Eur J Pediatr, 2008, 167: 437–440.

[22] Ambalavanan N, Schelonka R L, Carlo W A. Ventilation strategies. In: Goldsmith J P, Karotkin E H, Siede B L. Assisted ventilation of the neonate. 5 3d. St Louis: Elservier Saunders, 2011: 269.

[23] Marter L J. Persistent pulmonary hypertension of newborn. In: Cloherty J P, Eichenwald E C, Hansen A R, et al. Manual of neonatal care. 7 ed. Philadelphia: Lippincott Williams & Wilkins, 2012: 435–442.

[24] Bendapudi P, Rao G G, Greenough A. Diagnosis and management of persistent pulmonary hypertension of the newborn. Pediatr Res Rev, 2015, 16: 157–161.

[25] Aikio O, Metsola J, Vuolteenaho R, et al. Transient defect in nitric oxide generation after rupture of fetal membranes and responsiveness to inhaled nitric oxide in very preterm infants with hypoxic respiratory failure. J Pediatr, 2012, 161: 397–403.

[26] Abman S H, Kinsella J P, Rosenzweig E B, et al. Implications of the U. S. Food and Drug Adminstration warning against the use of sildenafil for the treatment of pediatric pulmonary hypertension. Am J Respir Crit Care Med, 2013, 187: 572–575.

[27] 徐卓明，刘锦纷. 小儿先天性心脏病相关性肺高压诊断和治疗（专家共识）. 中华小儿外科杂志，2011，32：306–318.

[28] Lammers A E, Adatia I, Cerro M J, et al. Functional classification of pulmonary hypertension in children: report from the PVRI Pediatric Taskforce, Panama 2011. Pulm Circ, 2011, 1: 280–285.

[29] Ivy D D, Abman S H, Barst R J, et al. Pediatric Pulmonary Hypertension. J Am Coll Cardiol, 2013, 62: 117–126.

[30] Abman S H, Hansmann G, Archer S L, et al. Pediatric pulmonary hypertension: guidelines from the American Heart Association and American Thoracic Society. Circulation, 2015, 132: 2037–2099.

第二十五章
小肠缺血、缺氧再灌注损伤

概述

小肠缺血、缺氧再灌注损伤(intestinal ischemia-hypoxia and reperfusion injury, I/R)是缺血、缺氧一段时间，在恢复组织血流和氧供后，小肠功能障碍和组织损伤反而加重的现象。小肠是一个消化器官，I/R导致小肠营养吸收功能障碍，影响新生儿的生长发育。小肠也是一个生物屏障，屏障功能受损使肠通透性升高，导致肠道内的毒素和细菌移位进入体循环，激活炎性细胞释放大量炎症介质和细胞因子。此外，肠道作为外周最大的免疫器官，在创伤或疾病的打击下，肠道和肠道相关淋巴组织也产生并释放大量的细胞因子及炎症介质，进而引起全身炎症反应综合征(systemic inflammatory response syndrome, SIRS)[1]。炎症反应由肠道放大并扩散至全身，损伤多个器官而引起多器官功能障碍综合征(multiple organ dysfunction syndrome, MODS)[2,3]。

小肠I/R在新生儿外科较为常见，肠道本身的各种先天性畸形、肠旋转不良、腹内疝绞窄、肠套叠等疾病常导致肠组织缺血，严重者可致肠坏死。肠道外的因素也可导致I/R，如新生儿中常见的感染性休克、缺氧。在某些新生儿疾病，肠I/R是由肠道内外因素共同作用的结果[4]。如多发生于早产儿的新生儿坏死性小肠结肠炎(necrotizing enterocolitis, NEC)，肠道发育的不成熟为NEC的病理生理学基础，在多种因素如缺氧与缺血、感染、脐动脉或静脉插管、动脉导管开放、低体温等作用下，肠道血流灌注减少而使肠道损伤、坏死[3]。小肠I/R常使原发病进展、恶化而导致SIRS和MODS，及时发现并有效干预是有效治疗小肠I/R相关新生儿疾病的重要措施。

发病机制

◆ 新生儿肠道微循环调节机制不成熟

小肠的血液循环在出生后发生巨大的变化，肠循环灌注的急剧增加。新生猪出生后的前3天，肠循环阻力较低，直至出生后12天，小肠循环阻力方开始稳定。在肠循环剧烈变化的同时，新生儿肠道微循环的调节机制，特别是肠道内调节和肠道外调节机制均不成熟。肠循环的剧烈变化和调节机制的不成熟，使得在肠道内外病理生理因素的作用下，小肠灌注难以维持在稳定的水平。

肠道内调节机制的不成熟主要表现在：① 灌注压下降时，微循环自我调节以维持灌注的现象称为灌注压-血流自动调节，而在新生猪出生后2周内，灌注压-血流自动调节能力低下，1个月后方成熟[5]；② 当灌注压升高时，肠系膜终末动脉(terminal mesenteric arteries, TMAs)平滑肌收缩的现象称为平滑肌反应，平滑肌反应见于3天大新生猪，在出生后35天方逐渐消失；③ 在肾上腺素能神经刺激下缓慢降低血管循环阻力的现象称为自主调节逃逸(autoregulatory escape)，新生猪的自主调节逃逸机制缺如，在出生2周后逐渐成熟[6]。

肠道外血管调节机制，如自主神经系统调节机制也不成熟。研究发现在失血性休克、缺氧或低温下，成年鼠肠绒毛前微动脉舒张以维持微循环灌注，但在新生鼠则表现为持续性收缩。肠道外的血管内部调节是除神经和激素调节以外的机制。新生儿肠系膜终末动脉的收缩和舒张主要由2个血管内部的调节因子决定：血管内皮细胞产生的一氧化氮（NO）和内皮素（endothelin，ET）。血管内皮细胞中ET-1和一氧化氮水平的平衡对循环阻力影响较大。因为ET-1有促血管生成的作用，新生鼠血管内皮细胞ET-1的水平较成年鼠高。在人的肠道，ET-1通过两种受体ET-A和ET-B来发挥作用。激活受体ET-A后，导致持续显著的血管收缩，而激活ET-B受体导致NO介导的血管舒张。出生后，ET-B受体表达相对高些，因此虽然新生儿肠道中ET-1水平相对高，但并不导致持续的血管收缩。与之相应的是，新生儿肠系膜动脉中一氧化氮水平相对高，使得新生儿肠系膜动脉有舒张的特点，在基础水平保持低循环阻力[6]。但是，如果抑制内源性的一氧化氮产生，循环阻力升高的变化程度在新生儿较成人剧烈。与之相似，给予外源性ET-1，微循环灌注下降的程度在新生儿较成人大。这些研究表明新生儿肠道微循环对ET/NO变化较为敏感，较小的ET/NO变化会导致肠道微循环显著的改变[3]。

◆ 肠道缺血、缺氧再灌注损伤

新生儿出生后肠系膜循环急剧变化，在发生缺氧、缺血、休克或低温时，交感神经兴奋使得全身血流量重新分布以保证心、脑等生命器官的血供。肠道作为首位受累器官，血流量减少以维持心、脑等的灌注。新生儿特别是早产儿肠循环调节机制的不成熟，可出现严重的缺血缺氧损伤。研究表明，严重休克患儿体循环灌注恢复后胃肠道仍处于低灌注状态。失血性休克复苏后流入肠黏膜前小动脉的血流已恢复正常，但仍存在肠黏膜后微动脉持续收缩导致肠黏膜血流量减少。

肠黏膜屏障由黏液、肠上皮细胞（intestinal epithelial cells，IEC）和其他类型细胞（如上皮下的间充质细胞、树突状细胞、淋巴细胞和吞噬细胞）组成。其中，IEC在维持肠黏膜屏障正常结构和功能中起至关重要的作用。IEC对缺血较为敏感，肠管完全缺血15分钟，小肠绒毛结构被破坏，缺血3小时则发生肠黏膜脱落，此时如能及时恢复血流灌注，肠上皮可修复再生，否则坏死可扩展至肠壁全层。

缺血、缺氧损伤肠黏膜，而肠灌注的恢复进一步加重了黏膜的损伤。IEC表达大量的黄嘌呤氧化酶（xanthine oxidase，XO）及其前身黄嘌呤脱氢酶（xanthine dehydrogenase，XD），其中XD占90%，XO占10%。当缺血缺氧时，三磷酸腺苷（adenosine triphosphate，ATP）生成减少，钙离子进入细胞增多，钙依赖性蛋白酶激活，XD大量转变为XO[7]。同时ATP分解生成次黄嘌呤，而次黄嘌呤自身不能代谢生成黄嘌呤，使XO的底物堆积。再灌注时，缺血组织重新得到氧，次黄嘌呤在XO的作用下产生大量的氧自由基。另外，ATP减少使得钙进入线粒体增多，使细胞色素氧化酶系统功能失调，氧自由基生成增多。钙离子进入线粒体可使超氧化物歧化酶（superoxide dismutase，SOD）减少，对自由基的清除能力降低。伴随肠灌注的恢复产生的大量氧自由基可以直接损伤IEC，从而加重肠黏膜的损伤。

◆ 肠道缺血、缺氧再灌注损伤导致炎症放大扩散、病情进展

小肠I/R导致的小肠损伤，而炎症反应的扩大是导致SIRS及MODS，患儿病情进展甚至死亡的重要原因。传统观点认为肠黏膜屏障的破坏会导致肠道内细菌及内毒素移位至体循环，激活免疫系统，释放大量炎性因子，进而导致SIRS和MODS。新近的研究认为肠黏膜屏障的破坏使得肠道细菌及其产物激活肠道固有免疫，产生大量促炎物质，经淋巴管道释放入体循环，进而扩大炎症反应，造成SIRS及MODS。这一观点主要有以下证据支持[1,8]：失血性休克及复苏（hemorrhagic shock and resuscitation，HS/R）动物模型是研究肠I/R损伤的重要动物模型。在HS/R动物模型，肠系膜淋巴结及输入淋巴管中可以培养出细菌，但是在输出淋巴液中不能培养出细菌；HS/R动物的肠系膜淋巴液可以引起血管内皮细胞凋亡、激活中性粒细胞、上调黏附分子的表达和减

少红细胞变形指数；HS/R动物的肠系膜淋巴液注入正常动物，可以引起类似SIRS和MODS的反应；而在肠缺血再灌注前结扎肠系膜淋巴导管可以减少循环及肺、肝和胰腺的炎性反应和死亡率。由此可见，HS导致的肠黏膜屏障的破坏是激活肠道固有免疫或是系统固有免疫，进而扩大炎症反应的始动因素。炎性肠淋巴液激活炎性细胞，释放TNF-α、IL-1、IL-6、IL-8等细胞因子，使内皮细胞损伤，血小板黏附，进一步释放氧自由基和脂质代谢产物等，可在体内产生"瀑布"样连锁反应，引起组织细胞损伤。而扩大的炎症反应又可以加重肠道的损伤。

综上，肠道缺血再灌注损伤使得细菌及其产物与肠黏膜直接接触并激发肠道炎症反应，产生的肠源性细胞因子、炎症产物等经淋巴管导致远隔器官损伤。肠屏障功能障碍发生在肠源性MODS的后期，肠屏障功能的破坏使得肠通透性升高，肠道内细菌及其产物移位，进一步引发感染等并发症。

小肠缺血、缺氧再灌注损伤的检测

◆ 生化指标检测

1. 肠通透性的检测

（1）尿液中甘露醇和乳果糖比值（L/M）。乳果糖和甘露醇在体内不代谢，从肠道进入循环后由尿排除，故可在尿中进行准确的定量测定。

（2）血浆内毒素水平。

（3）血浆D-乳酸水平。D-乳酸是细菌代谢的产物，肠I/R导致肠通透性增加后，D-乳酸进入循环，故血浆D-乳酸水平可反映肠通透性变化[9]。

2. 肠黏膜损伤的检测[10]

（1）丙二醛水平。丙二醛是氧自由基作用于不饱和脂肪酸的产物，丙二醛在血清中的浓度反映了自由基对组织的损伤程度。

（2）血浆二胺氧化酶（diamine oxidase，DAO）活性，DAO是人肠IEC细胞中具有高度活性的细胞内酶，其水平反映了IEC的损伤。

（3）肠型脂肪酸结合蛋白（intestinal-fatty acid binding protein，I-FABP）含量测定：I-FABP是人胃肠道黏膜中独有的一种蛋白质，当小肠缺血时肠黏膜损伤使得I-FABP释放入血，是反映肠黏膜损伤的指标。

（4）瓜氨酸、肠三叶因子。瓜氨酸以谷氨酰胺作为前体物质，正常时在IEC内特异性合成。IEC损伤后，血循环的瓜氨酸含量明显下降。肠三叶因子在小肠中大量表达，起保护与修复肠道上皮的作用。肠I/R后，循环中肠三叶因子的水平升高。

3. 钙卫蛋白

肠道I/R损伤导致中性粒细胞向肠道聚集并活化，钙卫蛋白在粪便和血浆中的水平反映了I/R损伤导致的中性粒细胞的活化[11]。

◆ 影像学诊断

1. 腹部X线

腹部X线平片是急性肠缺血最基本的检查。观察患儿有无肠间隙增宽、肠壁积气、门脉积气、肠穿孔等影像学变化。平片在肠I/R早期可能无明显异常发现，阳性征象常在起病12～18小时后出现。肠缺血在平片中最典型的征象是拇指印征（thumb printing），常出现在疾病的晚期，表明增厚的肠壁黏膜下的水肿或出血。腹平片可发现有无肠穿孔或梗阻征象，为外科手术治疗提供依据[12]。

2. 超声

超声可以检测新生儿门静脉横断面面积和血流速度，二者决定了门静脉的血流量。Kobayashi研究发现门静脉血流量减少与体重增加不良相关，而且在发生NEC之前，新生儿门静脉横断面面积和血流速度持续性下降[13]。

3. CT表现

当再灌注发生后，血浆、对比剂以及红细胞可以通过损伤的血管以及肠黏膜渗出，导致明显的肠道管壁增厚以及肠腔内充满血性液体。黏膜下水肿或出血导致的黏膜皱襞增厚在影像上可以出现"拇指印征"。黏膜损伤，严重者可以进展为肠壁全层坏死，CT表现为肠壁、肠系膜甚至门静脉积气[14]。

4. MRI表现

Lauenstein等用MRI来观察肠缺血患儿肠壁信号情况，在未注入对比剂之前，再灌注的肠管管壁在

T_2WI上信号高于正常肠管，而在T_1WI信号则低于正常肠壁，肠壁内出血在MRI平扫图像上表现高信号。增强时，再灌注的肠壁和正常肠管相比呈延迟强化[15]。

小肠缺血、缺氧再灌注损伤的治疗

◆ 针对原发病的治疗

在新生儿外科，单纯的肠道肠缺血、缺氧再灌注损伤较为少见，肠I/R多见于各种肠道内外疾病，如先天性畸形和后天性因素导致肠道的梗阻和扭转。肠道外因素，如先天性心脏病、感染性或失血性休克导致肠缺血，或是低温、缺氧也可导致肠I/R。原发病是对机体的第一次打击，由此引发的肠I/R损伤，及炎症放大、扩散和肠道细菌移位造成的SIRS、MODS是对机体的第二次打击。及时有效的针对原发病的治疗是防治肠I/R的重要措施。

◆ 针对肠缺血、缺氧再灌注损伤的治疗

1. 补充组织的能量供应

组织缺血时，组织细胞内氧的供应减少或中断，细胞有氧代谢受到抑制，ATP合成下降，无氧代谢产生的酸性产物累积，严重缺血可使细胞死亡。因此，缺血期为提供足够的氧或ATP可阻止无氧代谢及细胞膜内外离子的失衡，恢复缺血组织的能量供应，减轻肠黏膜的损伤[16]。

2. 减轻氧自由基对组织的损伤

氧自由基在缺血的肠组织恢复灌注后大量产生。别嘌呤醇是一种黄嘌呤氧化酶的特异性抑制剂，能减少再灌注期氧自由基的产生，减轻I/R后肠黏膜损伤[17]。过氧化物歧化酶（SOD）和过氧化氢酶可清除氧自由基；组氨酸、丙酮酸有清除O^{2-}的作用；谷胱甘肽、半胱氨酸对H_2O_2有明显的清除效果；甘露醇、苯甲酸、二甲基亚砜对OH^-也有较好的清除作用，这些能清除氢氧根离子的药物也具有减轻肠I/R的作用[18]。

3. 减少炎症细胞在肠道的黏附聚集

肠缺血再灌注时，肠血管内皮细胞细胞间黏附分子-1（intercellular cell adhesion molecule-1，ICAM-1）和黏膜地址素细胞黏附分子-1（mucosal addressin cell adhesion molecule-1，MAdCAM-1）表达增加[8,19]。由此介导的中性粒细胞和淋巴细胞在局部聚集、活化。激活的炎症细胞发生呼吸爆发，释放大量氧自由基与蛋白酶，造成血管通透性增加，IEC坏死脱落。使用中性粒细胞抗体清除环中中性粒细胞后，HS/R小鼠肠道损伤及循环中炎症因子的水平显著下降[19]。整合素 β_2是中性粒细胞表面黏附分子，抗整合素 β_2单克隆抗体可以特异性地抑制中性粒细胞和内皮细胞的黏附，减轻肠I/R损伤。血小板激活因子（platelet-activating factor，PAF）是一种中性粒细胞激活物和趋化物。PAF拮抗剂（WEB2170）可显著减少肠道I/R损伤后早期肠道细菌移位。使用MAdCAM-1分子抗体后，肠IR小鼠肠道淋巴细胞浸润明显减少，同时循环中细胞因子的水平下降[8]。

4. 免疫调节

白介素-10、生长激素、胰岛素样因子、肝素结合性表皮生长因子、甘氨酸及NO供体具有免疫调节作用，可减轻肠I/R后的炎症反应[20]。

5. 缺血预适应

缺血预适应（ischemic preconditioning，IP）指反复短暂的肠缺血对肠黏膜产生保护作用，使肠道对更长时间缺血的耐受性增强。肠道IP降低肠I/R后组织中丙二醛含量和乳酸脱氢酶活性，并可通过抑制3-磷酸甘油醛脱氢酶减轻肠I/R后的乳酸堆积，升高1,6-二磷酸果糖，减轻I/R导致的肠黏膜损伤[21]。

小结

小肠缺血、缺氧再灌注损伤在新生儿外科是一种常见的临床病症，肠道I/R后产生大量的促炎因子，肠黏膜屏障受损导致细菌和毒素移位进入体循环，激活炎性细胞，并导致炎症细胞释放大量炎症介质和细胞因子，引起系统性炎症反应综合征（SIRS），甚至发生多器官功能障碍综合征（MODS）。SIRS和MODS是新生儿死亡的重要原因，及时发现并有效干预小肠I/R是阻止疾病恶化进展的重要措施。

导致新生儿肠I/R的病因大致分为肠道本身的因素、肠道外因素和肠道内外共同作用因素。肠道因素多为肠道先天性畸形和后天性因素导致肠道的梗阻和扭转。肠道外因素，如先天性心脏病、感染性或失血性休克导致肠缺血，或是低温、缺氧导致的肠道损伤。对原发病的治疗关键在于早诊断、早干预，特别是对严重缺氧、感染、创伤等起始病因及时正确地处理，就能预防第二次打击，从而阻断MODS的发生。因此，必须加强早期原发病的治疗，最大限度地减少"最初刺激"，及时恰当的复苏，保证机体供氧，稳定代谢。

综上所述，对有围生期窒息、严重感染等高危因素新生儿在治疗基础疾病时应密切注意肠I/R的发生，在治疗肠I/R时积极监测、防治SIRS和MODS的发生，有助于提高治疗效果，改善患儿的预后。

（张洪毅　冯杰雄）

参・考・文・献

[1] Klingensmith N, Coopersmith C. The Gut as the Motor of Multiple Organ Dysfunction in Critical Illness. Crit Care Clin, 2016, 32(2): 203-212.

[2] Choi Y. Necrotizing enterocolitis in newborns: update in pathophysiology and newly emerging therapeutic strategies. Korean J Pediatr, 2014, 57(12): 505-513.

[3] Zhang H, Wang F, Feng J. Intestinal microcirculatory dysfunction and neonatal necrotizing enterocolitis. Chin Med J (Engl), 2013, 126(9): 1771-1778.

[4] 史婧奕，吕志宝. 肠屏障功能障碍与新生儿坏死性小肠结肠炎. 国际儿科学杂志，2015，41(4): 427.

[5] Nowicki P, Miller C. Effect of increased tissue oxygen uptake on autoregulation in postnatal intestine. Am J Physiol, 1992, 263 (5 Pt 1): G690-694.

[6] Nowicki P. Effects of sustained low-flow perfusion on the response to vasoconstrictor agents in postnatal intestine. Am J Physiol, 1999, 276(6 Pt 1): G1408-1416.

[7] Bhattacharyya A. Oxidative stress: an essential factor in the pathogenesis of gastrointestinal mucosal diseases. Physiol Rev, 2014, 94(2): 329-354.

[8] Zhang H, Besner G, Feng J. Antibody blockade of mucosal addressin cell adhesion molecule-1 attenuates proinflammatory activity of mesenteric lymph after hemorrhagic shock and resuscitation. Surgery, 2016, 159(5): 1449-1460.

[9] Powell A, Armstrong P. Plasma biomarkers for early diagnosis of acute intestinal ischemia. Semin Vasc Surg, 2014, 27(3-4): 170-175.

[10] Piton G, Capellier G. Biomarkers of gut barrier failure in the ICU. Curr Opin Crit Care, 2016, 22(2): 162-160.

[11] 罗丽娟，李禄全. 粪便及尿液生物标记物用于早期诊断新生儿坏死性小肠结肠炎研究进展. 临床儿科杂志，2014，32(11): 1089.

[12] 石海峰，强金伟. 小肠缺血再灌注损伤研究. 放射学实践，2014，29(11): 1138-1140.

[13] Kobayashi M. Neonatal portal venous blood flowmetry by Doppler ultrasound for early diagnosis of ischemia in intestinal tract. Eur J Pediatr Surg, 2015, 25(3): 292-298.

[14] Segatto E. Acute small bowel ischemia: CT imaging findings. Semin Ultrasound CT MR, 2003, 24(5): 364-376.

[15] Lauenstein T. MR imaging of apparent small-bowel perfusion for diagnosing mesenteric ischemia: feasibility study. Radiology, 2005, 234(2): 569-575.

[16] Taha M. Effects of 5'-adenosine triphosphate on intestinal ischemia-reperfusion in rabbits. Transplant Proc, 2010, 42(2): 461-464.

[17] Sapalidis K. The role of allopurinol's timing in the ischemia reperfusion injury of small intestine. J Emerg Trauma Shock, 2013, 6(3): 203-208.

[18] Wang A. Glutamine ameliorates intestinal ischemia-reperfusion Injury in rats by activating the Nrf2/Are signaling pathway. Int J Clin Exp Pathol, 2015, 8(7): 7896-7904.

[19] Zhang H. Heparin-binding epidermal growth factor-like growth factor (HB-EGF) preserves gut barrier function by blocking neutrophil-endothelial cell adhesion after hemorrhagic shock and resuscitation in mice. Surgery, 2012, 151(4): 594-605.

[20] Oltean M. Intestinal preservation for transplantation: current status and alternatives for the future. Curr Opin Organ Transplant, 2015, 20(3): 308-313.

[21] Camara-Lemarroy C. Remote ischemic preconditioning as treatment for non-ischemic gastrointestinal disorders: beyond ischemia-reperfusion injury. World J Gastroenterol, 2014, 20(13): 3572-3581.

第二十六章
新生儿体外膜式氧合

概述

体外膜式氧合（extracorporeal membrane oxygenation，ECMO）是利用人工心肺技术将严重缺氧和/或二氧化碳蓄积的静脉血引出体外进行复氧和清除二氧化碳后回输到患者的动脉或静脉系统，主要用于严重心肺衰竭的体外生命支持。它是代表一个医院，甚至一个国家危重病急救水准的一门综合技术。世界首例胎粪吸入呼吸衰竭新生儿ECMO的存活者已经40岁[1]，在几代医学人的努力下，长期体外生命支持已经完成了从实验室中的奇迹到临床试验，再到常规治疗方法的转变。在美国，绝大多数的儿童医院都有自己的体外生命支持治疗团队，专门治疗其他常规手段无效的严重心肺衰竭患儿。1989年，体外生命支持组织（extracorporeal life support organization，ELSO）机构成立，在近30年里，该组织建立了多个指南、技术操作手册和标准教科书，并建立了ECMO治疗病例注册系统，使得ECMO技术和经验的推广有了更好促进。我国开展ECMO的历史已有十余年，能常规开展小儿ECMO的儿童医院极少，到2017年2月底中国体外生命支持组织年报显示新生儿ECMO数量为27例[18]，存活率0～53%。2016年ELSO数据显示，相对成人和儿童，新生儿呼吸疾病ECMO支持预后最佳，平均存活率达74%，对常规呼吸支持技术无效的新生儿，ECMO技术是一种极为有效的救治手段，是此类患儿最后的保障。

ECMO介入时机与适应证

ECMO治疗适用于对常规治疗无效的足月儿和近足月儿低氧性呼吸衰竭。在临床实践中，往往对时机的把握非常困难，如“什么叫对常规治疗无效”，也有说法“预计死亡率超过80%”等。各种标准受到不同医院的特点、回顾性数据分析结果的影响，且随时间改变而变化。但无论如何经过30多年的临床ECMO的发展，氧合指数（oxygen index，OI）的有效性仍被证明与从前一样，当OI>33.2，死亡风险将增加16倍。

◆ 指征

严重呼吸衰竭新生儿，接受高频通气、肺表面活性物质及一氧化碳吸入等呼吸支持治疗，病情无明显缓解，并且导致呼吸衰竭病因是可逆的，则为ECMO支持指征，50%的ECMO治疗中心采用一个以上的呼吸入选指标。

（1）OI>35～60超过0.5～6小时；注：OI=平均气道压（MAP）× FiO_2 × 100/PaO_2（导管后）。

（2）$AaDO_2$>605～620 mmHg达到4～12小时；注：$AaDO_2$（海平面时测得值）=（P_{atm}−47−$PaCO_2$−PaO_2）/FiO_2。

（3）经积极治疗病情仍迅速恶化，严重的低氧血症（PaO_2<60 mmHg）超过2～12小时。

（4）代谢性酸中毒pH<7.25超过2小时或伴低血压。

（5）呼吸衰竭持续恶化，肺动脉高压导致右心室功能障碍，需要持续大剂量正性肌力药物剂量维持心功能，如乳酸>5 mmol/L，中心混合静脉氧饱和度<50%，或PaO_2<40 mmHg。

适应证与禁忌证

1. 适应证

（1）先天性膈疝：约占到新生儿呼吸系统疾病ECMO治疗比例25%。根据2016年ELSO数据，相对其他疾病类型，先天性膈疝ECMO支持存活率最低，存活率仅为51%，存活率与肺发育不良严重程度相关。需ECMO支持先天性膈疝新生儿手术修补时机目前仍有争议，因为ECMO支持下手术出血风险较高。仅有回顾性研究级别的证据表明，接受ECMO支持后进行先天性膈疝修复可提高患儿生存率。

（2）胎粪吸入综合征：约占到新生儿呼吸系统疾病ECMO治疗比例33%。根据2016年ELSO数据，胎粪吸入综合征ECMO支持预后最佳，存活率高达94%。虽然近年来新生儿呼吸支持技术取得显著进步，患儿一旦对这些呼吸支持手段无反应，死亡率极高，此时需要ECMO支持。

（3）新生儿持续肺动脉高压：约占到新生儿呼吸系统疾病ECMO治疗比例16%。根据2016年ELSO数据，新生儿持续肺动脉高压存活率为77%。ECMO的支持开始后，动脉氧分压增高，促进导管闭合，防止继续右向左分流。

（4）新生儿呼吸窘迫综合征：根据2016年ELSO数据，新生儿呼吸窘迫综合征的存活率为84%。近年来多种治疗手段，包括产前激素、持续正压通气和肺表面活性物质的应用，仍有部分严重呼吸窘迫综合征新生儿需要ECMO支持，但由于此类新生儿往往为早产儿，胎龄小、体重低大大限制了ECMO的使用。

（5）脓毒症：根据2016年ELSO数据，因脓毒症接受ECMO支持新生儿存活率为72%。脓毒症可导致新生儿出现严重循环呼吸衰竭，甚至严重凝血功能障碍，及时给予ECMO支持，可以保证患儿氧合和灌注，争取抗生素治疗时间，最终使病情逆转。

2. 禁忌证

（1）致死性出生缺陷（如13、18三体综合征等，不包括唐氏综合征）。

（2）不可逆的脑损伤。

（3）难以控制的出血。

（4）Ⅲ级或以上脑室内出血。

全身肝素化使得本身存在凝血病或出血的ECMO患儿面临持续、不可控制性出血的高风险，因此在ECMO之前，需纠正凝血异常，若无法纠正的严重不可控制性出血或凝血则不应进行ECMO。但如仅仅肺出血，为ECMO相对禁忌证。伴有明显凝血病（DIC）新生儿可在ECMO治疗前接受血液置换，以迅速恢复正常的凝血状态。研究显示Ⅲ级及以上的颅内出血ECMO治疗后的神经系统长期预后较差，Ⅱ级及以下可进行ECMO治疗。

3. 相对禁忌证

（1）不可逆的器官损害（除非考虑器官移植）。

（2）体重<1.6 kg；胎龄<34周。低体重常伴颅内出血高风险和高死亡率及没有匹配的插管。

（3）100%吸入氧浓度机械通气>14天。超过14天的机械通气被列为ECMO的相对禁忌，长时间的机械通气和高浓度氧吸入易诱发慢性肺疾，后者在ECMO安全时限内往往得不到改善，因此ECMO的早期会诊有助于对疾病性质、进展的判断和在不可逆病变发生前进行干预。

新生儿ECMO管理

建立ECMO团队

ECMO患儿大多病情危重，紧急，治疗常涉及多学科技术合作，因此建立ECMO团队十分必要，每个医院根据实情组建以集丰富临床经验、掌握ECMO核心技术、具有人格魅力和领导才能的高级医师为主帅的ECMO团队，缜密的治疗计划、有效的沟通和良好的合作才是团队高效和成功的关键。新生儿ECMO团队包括高年资外科医师、NICU医师、床边NICU护士、床边ECMO灌注师及其他专业技术人员。技术人员需定期培训，熟练掌握相关知识技能，备好各种物品，能在15～30分钟内到达现场并建立ECMO。

ECMO前准备

1. 设备及耗材

确定设备无机械故障，常规备货与患儿年龄、体重匹配耗材，确定消毒日期。

2. 管道预充

根据实际情况剪裁、安装管道，有条件可二氧化碳排气，再预充复方电解质液。排气后加入1～2 U浓缩红细胞、肝素5 mg，20%白蛋白50 ml排出管道中晶体液，加入5%碳酸氢钠5～10 ml，最后加入10%葡萄糖酸钙3 ml。自循环氧合加热至37℃，验血气，尽可能调整电解质在正常值范围，如病情危重，无法及时血液预充，可蛋白预充后开始转流。

3. 体位

插管前给予镇静、镇痛和肌松药。垫高肩膀，保持患儿头部后仰转向左侧，暴露出右侧颈部，切开皮肤，显露右侧颈内静脉及颈总动脉，插管前给予肝素0.5～1 mg/kg抗凝，5分钟后查活化凝血时间（activated clotting time，ACT），达到目标范围200～250秒即可进行插管操作。

ECMO方式

新生儿ECMO通常有两种方式：静脉-动脉（VA）ECMO和静脉-静脉（VV）ECMO。VAECMO可以直接支持心肺功能，适用于心力衰竭和/或呼吸衰竭患儿，通常选择右颈总动脉和右颈内静脉插管，患儿的总心排血量=自体心排血量+心泵流量。VVECMO不能直接支持心脏，但氧合改善后心功能参数也明显好转，通常选择单根双腔插管，从右心房引流静脉血经氧合后重返右心房，适合新生儿呼吸衰竭治疗，如出现低血压、心力衰竭时，需转为VAECMO。VVECMO的优点是不必结扎右颈总动脉、保持搏动血流和避免左心室顿抑，对维护肾功能VVECMO可能不及VAECMO，有时新生儿<2.5 kg，颈内静脉太细，无法插双腔管，则选择VAECMO。

ECMO血管通路建立

新生儿VAECMO插管通常选择右侧颈总动脉和颈内静脉，通常选择动脉插管8～10 Fr，静脉插管10～12 Fr，置入动脉插管深度（2.5～3.5 cm），插管顶部位于无名动脉和主动脉弓交接处，静脉插管顶端应位于右心房中部（6～6.5 cm），静脉远端根据情况决定是否结扎。插管后需超声或X线定位。新生儿VVECMO通常选择右侧颈内静脉，插入12～16 Fr的单根双腔插管，将双腔管的顶端置入右心房的中部，双腔管的动脉管（红色）平靠在婴儿颈部和耳后（头位于中线），这样可使动脉氧合血直接对向三尖瓣，减少再循环。也可采用经皮穿刺法置入双腔管，类同麻醉颈部置管，此法简便、损伤小、易止血、不必结扎远端颈内静脉，若需转为VAECMO，只需暴露颈动脉即可。

ECMO支持过程中，如出现头部淤血症状，可在颈内静脉朝向头端再放置插管引流头部静脉血液，一般选用型号为8 Fr或10 Fr插管。

新生儿ECMO监测管理

1. 重要生命体征及血气监测

持续心电图、动脉压、中心静脉压、动/静脉血气、混合静脉血氧饱和度、血细胞比容等重要生命体征监测贯穿于整个ECMO支持过程。无论VV还是VA模式ECMO，均通过调节气流量、血流量及血管活性药物等，维持微循环灌注、动脉血气指标目标管理水平，维持中心混合静脉血氧饱和度≥65%。

2. 呼吸机管理

ECMO支持期间，呼吸机应设定为“肺休息模式”，设置建议如下：FiO_2 0.21～0.3，PIP 15～22 cmH_2O，PEEP 5～8 cmH_2O，频率12～20次/min，吸气时间0.5～0.6秒。如有气漏，ECMO支持后尽量调低呼吸机参数，直至无活动性气体漏出。根据气漏的严重程度和恢复情况（通常是24～48小时后）决定是否进行肺复张。

3. 抗凝管理

血液在ECMO回路中循环是不断与循环管道

及氧合器等异物表面接触的一个过程，会启动凝血系统致血栓形成。ECMO支持期间需要肝素抗凝，以5～10 U/（kg・h）剂量持续泵入肝素，维持ACT在160～180秒，维持纤维蛋白原>1.5 g/L，血红蛋白120～140 g/L，血小板50×10^9/L以上，减少出血并发症。ECMO支持后的前5天，每日行经前囟头颅超声检查1次，如出现轻微颅内出血，需优化抗凝策略。如发现出血范围进一步扩大，需CT检查，严重颅内出血，并考虑终止ECMO支持。氨基己酸（Amicar）可减少ECMO出血并发症，包括颅内和术后出血，但有增加管路血凝块形成风险。有出血倾向的患儿建议使用氨基己酸：小于37周胎龄、败血症、ECMO前长时间缺氧或酸中毒（pH 7.1）、1～2级的颅内出血。氨基己酸剂量30 mg/（kg・h），负荷量100 mg/kg，使用72小时后如仍有出血可继续用，但ECMO系统运行120小时后需更换，否则暂停氨基己酸。

4. 神经系统管理

严重呼吸衰竭的婴儿通常在ECMO前给予镇静、麻醉和肌松处理，然而在ECMO建立之后，新生儿患者一般不需肌松，镇静和麻醉也应减量或临时停用以便神经系统检查与评估。吗啡0.05 mg/（kg・h），安定0.05～0.1 mg/（kg・次），每4～6小时重复，由于80%芬太尼易被膜肺大量吸收，通常在插管时用，不建议用在ECMO运行中。

5. 输液与营养管理

ECMO下的新生儿输液量可每日从80 ml/kg，开始，大约4～5天逐步增加到每日120～130 ml/kg。与败血症或缺氧缺血损伤有关，ECMO运行头几天易发生新生儿毛细血管渗漏，需适当使用利尿剂，严重者可出现血容量不足。

新生儿ECMO治疗期间通常采用静脉全营养补充热量，不主张胃肠喂养，因有增加坏死性小肠炎风险。脂肪乳量不超过每日1 g/kg。如果患儿胃肠道恢复功能良好，可部分肠内营养加静脉营养。

每日需监测电解质、血糖及生化指标，高钠血制品输入过多易引起血钠升高，大量利尿易导致低钠和低钾，通常钙和镁的需求量较高，大量血制品输入会引起代谢性碱中毒。

6. 循环管理

VAECMO启动后，所有强心药可快速撤离，可使用低剂量多巴胺改善肾灌注。高血压较为常见，多为暂时性，当平均动脉压大于75 mmHg可选用利尿剂。有报道这些高血压患儿中有44%发展为ICH，27%发展为临床严重的ICH。左心室缩短分数较ECMO前下降大于或等于25%定义为心肌顿抑，发生率约5%，多见于VAECMO患儿，多数能在48小时后自行缓解，必要时需药物支持。随着肺高压的解除，动脉导管的血流转为左向右，PDA通常在24小时内关闭。分流量较大的PDA存在会致氧合下降、外周灌注下降、酸中毒和/或ECMO流量和容量需要增加，甚至可以减少脑血流和氧合。

7. 氧输送管理

氧输送公式：氧含量=$1.36\times Hgb\times(SaO_2\div100)+(0.0031\times PaO_2)$

血红蛋白的变化对血液氧含量的影响远大于PaO_2的变化。例如：每增加1克Hgb可增加1.224 ml/dl的氧含量，相反每增加1% SaO_2仅仅增加0.2 ml/dl的氧含量，每增加10 mmHg也只有增加0.031 ml/dl的氧含量。因此，当HCT 35%及流量达到每分钟150 ml/kg可获得最大的氧输送。而只提高膜肺后的PO_2到200～300 mmHg不仅不能获得更大的氧输送反而增加不良反应。有条件可进行脑氧饱和度监测，脑氧≥60%比较理想，如VVECMO在提高HCT 40%以上后脑氧仍低于55%，应及时转为VAECMO。

8. 肾脏管理

由于缺氧、复苏、炎症反应等影响，ECMO启动后48～72小时出现尿少，之后大多能自行缓解。如果持续少尿并伴有血肌酐上升超过0.5倍原先水平则为急性肾损伤。呋塞米1～2 mg/kg，每12～24小时或0.05～0.4 mg/（kg・h）静脉持续给药，每12～24小时氯塞嗪1～2 mg/kg或多巴胺5 μg/（kg・h），均可选用。低灌注引发的急性肾小管坏死需7～21天才能恢复。若有肾衰竭发生、尿量<0.5 ml/（kg・h）、

液体正平衡>500 ml/24 h、利尿剂效果差，则尽早在ECMO系统上安装超滤器或透析器。

9. 感染控制

对免疫功能尚未成熟的新生儿暴露在各种仪器和ECMO管路下加大了感染的机会，尽管这样，ELSO仅有6.2%培养阳性报道。ECMO启动后血液成分对管壁的黏附导致白细胞和血小板的下降，加上对系统的炎症反应都将促进肺部感染的发生。大多数中心在ECMO启动后使用氨苄西林、头孢菌类广谱抗生素预防感染。但要注意，有研究表明ECMO下万古霉素的清除率下降，会增加血液的浓度分布。

10. ECMO系统管理

ECMO流量一般维持在100 ～ 120 ml/（kg · min），对于0.8 m^2面积的膜肺，气流量1 ～ 2.5 L/min，每隔4小时做安全巡视，巡视内容包括：是否有血凝块、渗漏、每15分钟开放桥1次防止凝块，遇下列情况需更换系统：管路大量凝块、膜前压>350 mmHg、膜肺氧合功能急剧下降、大量血小板消耗、氨基己酸连续治疗超过120小时、无法解释的凝血病，需高度怀疑系统引起。

ECMO撤离

1. 撤离评估

临床症状改善，肺疾患儿自身肺部功能70%以上，胸片透光度增加，可逐渐降低ECMO流量同时提高呼吸机参数直到完全支持状态（PIP 25 ～ 30 cmH_2O，PEEP 5 ～ 6 cmH_2O，频率30次/min，FiO_2 30% ～ 50%），对VVECMO模式，断开氧合器起源，并连接到出气口，将氧合器与外界隔绝，防止任何形式气体交换。评估1 ～ 2小时，如此时机械通气条件可以接受，进入拔管程序。对VAECMO模式，试停期间需加强ACT监测，ECMO流量以每小时20 ml逐渐降低，同时提高呼吸机参数设置到完全支持状态，最终EMCO降至“空转状态”［10 ～ 20 ml/（kg · min）］，观察数小时可直接进入拔管程序，也可进入静脉–桥连接–动脉转流模式，为防止插管凝血，每5 ～ 10分钟打开动静脉插管冲刷1次。对于心脏支持的患儿需超声评估心脏功能状况，在“空转状态”支持时，心脏对血管活性药的最低需求，考虑做ECMO试停准备。

2. 插管拔除

将肩部垫高，使颈部处于过伸拉状态，常规镇静、镇痛肌松，确认呼吸机参数处于完全支持状态，插管完全夹闭，去除插管部位贴膜，清洁皮肤，拆除皮肤缝线，分离插管与周围组织，血管套2–0丝线，血管钳钳夹血管，拔出插管并止血，拔除静脉插管时需使患儿处于吸气相，同时按压肝脏，防止形成静脉气栓，操作完成后给予鱼精蛋白中和（1 mg/kg），如出现明显出血给予输血补充容量。动脉插管拔除后多数将颈动脉结扎，也可重建颈动脉，近期效果似乎较好，但重建与结扎两种方法对远期神经系统并发症发生了解甚微，插管部位有感染不适宜做动脉重建，有报道重建时存在栓塞的危险。颈内静脉插管拔除后多做静脉结扎，采用经皮穿刺法置管则不需结扎静脉。

ECMO并发症

由于ECMO管路的复杂性及ECMO患儿病情大多危重、紧急，使用ECMO治疗技术所产生的并发症自然高于其他常规治疗。并发症包括出血、凝血、血栓、气栓、溶血、不适当ECMO支持、设备故障、脏器损伤（脑、心、肾、肝）、感染等（表26–1）。对新生儿ECMO这组群体最重要的并发症仍是神经系统损伤及所致的后遗症，后者发生率为20% ～ 40%。ICH是新生儿ECMO最严重的出血并发症，据2014年ELSO的数据显示ICH的发生率为7.2%，与此相关的存活率为44%，ECMO治疗之前的严重生理干扰，低血压、酸中毒、碱中毒、高碳酸血症及重度缺氧等使患儿处于神经并发症的高风险之中，ECMO又使患儿面临结扎颈动静脉、肝素化、凝血病、高血压、高颅内静脉压等，所有这些因素都可能造成神经系统的损伤产生并发症。颅内出血和脑梗死是新生儿ECMO主要致病和致死因素。尽管近年来ECMO管理技术的不断更新，不幸的是ICH的发生率并没有下降。

表26-1 2014年ELSO年度新生儿ECMO治疗部分并发症累计报告[17]

并发症	病例数(n)	发生率(%)	存活例数(n)	存活率(%)
机械性				
膜肺故障	1 595	5.8	844	53
血液系统				
外科部位出血	1 717	6.8	738	43
溶血(HGB>50 mg/dl)	2 913	10.6	1 852	64
DIC	763	2.8	296	39
神经系统				
临床脑死亡	239	0.9	0	0
临床癫痫	2 480	9.1	1 499	60
癫痫	315	1.2	158	50
脑梗死	1 952	7.1	1 044	53
脑出血	1 977	7.2	867	44
泌尿系统				
血清肌酐133～266 μmol/L	1 844	6.7	938	51
血清肌酐>266 μmol/L	360	1.3	133	37
需要透析	865	3.2	342	40
需要血滤	4 183	15.3	2 236	53
需要血透	531	1.9	235	44
循环系统				
需要强心药	5 869	21.4	3 559	61
需要心肺复苏	623	2.3	247	40
超声提示心肌顿抑	1 270	4.6	736	58
心律失常	1 042	3.8	539	52
需要扩血管药的高血压	3 311	12.1	2 360	71
感染				
血培养阳性	1 603	5.9	840	52

存活率的预测

2014年ELSO年度报道呼吸衰竭新生儿获得84% ECMO脱机率和74%出院率。一系列因素将增加死亡率，如原发病诊断、插管前的是否心肺复苏，ECMO期间的并发症、出生体重、胎龄等。历年ELSO的报告中新生儿呼吸衰竭的出院存活率呈下降趋势，最高位1989年达到86%，2013年仅为74%，胎粪吸入综合征继续保持最高的存活率，这可能与早年ECMO治疗新生儿呼吸衰竭的原发疾病相对简单有关。

远期随访

有ECMO支持病史的危重新生儿存在一定程度神经发育障碍风险，虽然主要后遗症的发生率并不高，仍存在喂养困难、慢性肺疾病和生长发育落后及儿童期学习和/或行为障碍等风险。故建议这类新生儿出院前后进行长期计划性随访。

出院前：一般检查包括切口愈合情况，喂养及心肺功能评估，神经系统除头颅MRI检查之外，还需行听力筛查、眼底检查及神经发育评估，内容包括姿势、肌张力、运动、原始反射、感觉功能及适应性行为，如一切正常，出院6个月后复查，如以上检查有异常发现，出院2个月后复查。

4～6个月：包括一般体格检查、神经系统检查；神经发育筛查评估（Denver Ⅱ、Bayley或Gesell量表）。

1岁：包括一般体格检查、神经系统检查、行为及听力评估；神经发育检查（Bayley或Gesell量表）发育评估。

2岁：一般体格检查，神经发育检查（Bayley、Gesell或Binet量表），行为及听力评估（如果1岁未进行），语言能力筛查，营养状态评估。

3岁：一般体格检查，神经系统检查，神经发育检查（完整的Binet、Gesell或McCarthy量表），语言能力筛查（Binet或McCarthy中的语言量表），社会适应能力检查（Vineland行为适应量表中的儿童行为检查单）。

ECMO在先天性膈疝中的适应证、时机选择及管理要点

先天性膈疝（congenital diaphragmatic hernia，CDH）是妊娠期间后外侧膈肌缺损导致腹腔脏器疝入胸腔，同时伴有肺泡、肺血管发育不良和肺动脉高压，继发顽固低氧血症和/或高碳酸血症而致死。20世纪80年代后新生儿重症监护的发展及对CDH造成肺动脉高压机制的深入理解，治疗策略转变为先术前稳定生命体征，随后再行外科治疗。在最好的美国ECMO中心CDH的存活率达到80%[3]。最常采用的指征是"传统治疗失败"，新生儿呼吸衰竭指标（2005版）[4]：酸中毒和休克（pH<7.25 2小时和/或低血压）；PaO_2<35～60 mmHg 2～12小时，急性恶化；$AaDO_2$>610 mmHg 8小时；OI>35～60 0.5～6小时。2012版[5]：$AaDO_2$>610 mmHg 8小时，OI>40，符合这些条件者，按临床以往经验判断有80%的死亡可能性。但各家医院ECMO置入条件也略有不同，如Sebald[6]报道OI>40达到4小时或PaO_2<40 mmHg 2小时；Boloker[7]报道导管前SpO_2<80%，常频通气PIP>30 cmH_2O，高频通气MAP>20 cmH_2O；Somaschini[8]报道OI>40，PaO_2<40 mmHg。Nagaya[9]报道紧急置入：OI>40或PaO_2<40 mmHg或$PaCO_2$>100 mmHg 2小时，预防性置入：FiO_2>0.9，或MAP>12达到24小时；Vd Staak[10]报道$AaDO_2$>610 mmHg 8小时或连续5张血气中3张提示OI>40；Howell[11]$AaDO_2$>610 mmHg 8小时或OI>40达到2小时。由于疝入胸腔的腹腔脏器会造成纵隔移动，影响静脉回流而致流量不稳定，此时需要调整插管位置查明是否贴壁或经卵圆孔进入左房，或适当补充容量，增加镇静剂用量，必要时加用肌松剂以降低胃肠管积气。对于膈疝的修补，何时进行手术（ECMO前、中或ECMO撤离后）还存在争论，比较好的方法是ECMO辅助使肺动脉高压适当缓解，内环境稳定后再进行手术，如果手术引起患儿病情加重，可以继续ECMO辅助。

为提高先天性膈疝救治成功率，应开展产前CDH胎儿后期核磁成像，导出全肺体积大小来预测出生后存活率和对ECMO的需要，如果全肺体积大于40 ml，出生存活率达到90%，对ECMO的需求只有10%的概率，而低于20 ml的出生存活率只有35%，而对ECMO的需求可达到86%[12]。产前超声计算肺与头围比值小于1.0，存活率下降，需要ECMO概率上升[13,14]。晚期足月儿40～41周较早期足月儿38～39周CDH的ECMO的存活率更高（63%和53%），ECMO运行时间更短（181小时和

197小时），相应住院时间也更短，如有条件时可适当延迟到40周分娩[15]。

ECMO在新生儿先天性心脏病围术期中的应用指征、时机及管理要点

据2016 ELSO年报，新生儿先天性心脏病组的存活率为40%[2]，明显低于呼吸衰竭组。这与先天性心脏病内在结构畸形及潜在肺血管发育状况、肺动脉高压、冠脉发育不良等致血流动力学改变有关。需要ECMO支持的先天性心脏病患儿，因本身疾病的生理特点，管理上必须精细、准确、并与循环支持药物选择、用量，呼吸机管理等进行良好的协调配合，才能提高存活率。

ECMO前须仔细评估心力衰竭的可逆性及死亡风险，排除禁忌证，如长时间严重缺氧、低灌注致明显多脏器衰竭；或血乳酸大于10 mmol/L，无尿超过10小时以上；明显的颅脑损伤及无法控制的出血等。ECMO适用于术前稳定病情；不能脱离体外循环；进行性的术后心力衰竭；顽固性肺动脉高压；顽固性心律失常；心搏骤停；因先天性心脏病而加剧的呼吸衰竭及作为心室辅助装置安装和心脏移植的过渡等。在ECMO管理上需要考虑在不同心脏畸形的病理生理特点，如全肺静脉异位引流（total anomalous pulmonary venous connection，TAPVC），由于不同程度的左向右分流和肺静脉梗阻使得TAPVC的临床表现千差万别，严重肺静脉梗阻导致肺血回流减少和肺动脉高压，出现严重低氧，并同时限制性房隔交通进一步引发低心排休克，对于这类危重患儿理想的治疗是急诊手术，也可在术前使用ECMO稳定病情，改善全身状况，术后ECMO主要用于严重难治性肺动脉高压引发严重的右心低心排。术后一氧化氮吸入可以缓解肺动脉高压危象，但不宜术前使用，否则将会加重肺静脉梗阻。对于左室流出道梗阻如主动脉缩窄、主动脉瓣狭窄、主动脉弓离断这类的先天性心脏病，其左室承担了严重的压力负荷，常常肥厚，术后易发生心律失常，心室功能不全及冠脉缺血的风险很高，如果出现难以纠正的低心排，应该考虑ECMO支持治疗，这类患儿的ECMO插管位置应该在无名动脉出口近端，不能直对主动脉瓣，否则会引起主动脉瓣关闭不全，加重左室后负荷。对于肺功能良好的患儿，不一定设定呼吸机到肺休息状态，只要可能，都应该将呼吸机设定到保证回到左心的血液100%氧合，以保证冠脉循环获得最大氧供，可以加速心肌的恢复。双向腔肺分流（Glenn）术后的患儿如果没有机械性梗阻问题，任何严重低心排都应该考虑ECMO支持，插管时需特别注意腔肺连接的特点，通常需要上腔静脉或颈内静脉插管和右心房2根才能充分引流头部血液以满足ECMO流量，避免颅脑并发症的发生。同时也要特别注意胸膜腔内压和中心静脉压，来保证被动式肺循环血流回流，加上婴幼儿脑循环是上腔静脉血流的主要来源，呼吸机管理上特别注意避免呼吸性碱中毒，以免发生脑血流不足进而导致肺血流量的不足。被动性肺循环血流对中心静脉压有一定的依赖，但过高又会影响大脑静脉引流，过低（如利尿太多）影响肺循环灌注；同时也要注意体循环的后负荷，房室瓣反流状况间接影响肺循环的回流。对于单心室及右心室发育不良或肺血流完全梗阻进行BT（Blalock-Taussig，BT）分流术的患儿，在ECMO中特别注意Qp/Qs的微妙平衡，由于体肺分流的存在，ECMO泵流量可能需要达到150～200 ml/（kg·min）才能提供足够的体循环灌注。如果体循环仍然灌注不够，如持续代谢性酸中毒、胸片显示肺血严重过多、高氧血症，应考虑部分夹闭分流管路（这需要ECMO时进行手术），限制肺血流过度灌注，以平衡体肺循环。单心室合并体循环梗阻类型中最严重的先天性心脏病，如左心发育不良综合征（hypoplastic left-heart syndrome，HLHS），通常其解剖畸形包括二尖瓣闭锁和主动脉瓣闭锁或严重主动脉瓣狭窄，体循环血流量主要取决于未闭动脉导管的右向左分流、分流量受体循环和肺循环血管床阻力的比值，在ECMO管理中也需要精准调整肺部通气管理策略，限制肺血流过度灌注，SaO_2应该维持在70%左右，PaO_2维持在40～50 mmHg。这类患儿如果因反复低氧使用ECMO治疗的存活率

（81%）显著高于反复低血压而使用ECMO的患儿（29%），治疗前发生心律失常患儿的院内存活率显著低于无心律失常的患儿（0和50%）[16]。因此，避免术中单心室心肌损伤和术后心律失常特别重要。合并体肺循环混合的患儿（如单心室），在高流量辅助时，其氧饱和度可以接近95%，随着ECMO辅助的逐渐停止，经过心脏的血流量越来越多，体肺循环混合量增加，患儿的氧饱和度会逐渐回归到与其心脏畸形相适应的水平。

目前，国内大多数的心脏中心偏向术后无法脱离体外循环再转接ECMO，对术前置入ECMO的观念还有些顾虑，主要顾虑还是经济问题及家属心理。其实，术前ECMO也是迫不得已而为之，因众多的客观原因，如转运太迟，主管医师经验不足，处理不到位等致病情恶化，如果该院ECMO团队力量强大，技术过关，对这类患儿术前及时置入ECMO还是有很大的抢救价值。

大多数心脏术后ECMO选择经胸插管，一般心脏辅助3～5天，如果合并呼吸衰竭或估计辅助时间较长，建议转移到颈部动静脉插管，以减少感染发生率。

绝大多数心脏ECMO患儿的呼吸机设置为：FiO_2：30%～40%，频率16～20次/min，PEEP：5 cmH_2O，潮气量6～10 ml/kg。有的心脏术后还有心房、心室或其他水平外科分流存在，ECMO专家必须明白患儿的心脏解剖、分流的位置和方向，及其静脉血氧饱和度（SvO_2）数据对心排量结果的分析。

当心肌衰竭过于严重时，为避免左房和左室膨胀进一步恶化心功能，导致不可逆恢复，需要及时左房减压，方法包括直接增加一根左房插管或经导管房隔造口。这两种方法可以使得心脏内部的血液回流到ECMO管路，避免进入左室[17,18]。

（舒　强　林　茹）

参·考·文·献

[1] 龙村，侯晓彤，赵举.ECMO：体外膜肺氧合.北京：人民卫生出版社，2016：176-187.

[2] The 2016 extracorporeal life support organization (ELSO) extracorporeal life support(ECLS) registry report international summary. Ann Arbor, Michigan, extracorporeal life support organization, 2016.

[3] Kattan J, Godoy L, Zavala A, et al. Improvement of survival in infants with congenital diaphragmatic hernia in recent years: effect of ECMO availability and associated factors[J]. Pediatr Surg Int, 2010, 26(7): 671-676.

[4] Extracorporeal cardiopulmonary support in critical care, 3rd edition, Ann Arbor, Michigan: extracorporeal life support organization, 2005: 273-275.

[5] Gail M. Annich, Extracorporeal cardiopulmonary support in critical care, 4th edition, Ann Arbor, Michigan: extracorporeal life support organization, 2012: 265-266.

[6] Sebald M, Friedlich P, Burns C, et al. Risk of need for extracorporeal membrane oxygenation support in neonates with congenital diaphragmatic hernia treated with inhaled nitric oxide[J]. Perinatol, 2004, 24(3): 143-146.

[7] Boloker J, Bateman D A, Wung J T, et al. Congenital diaphragmatic hernia in 120 infants treated consecutively with permissive hypercapnea/spontaneous respiration/elective repair[J]. J Pediatr Surg, 2002, 37(3): 357-366.

[8] Somaschini M, Locatelli G, Salvoni L, et al. Impact of new treatments for respiratory failure on outcome of infants with congenital diaphragmatic hernia[J]. Eur J Pediatr, 1999, 158(10): 780-784.

[9] Nagaya M, Kato J, Niimi N, et al. Analysis of patients with congenital diaphragmatic hernia requiring pre-operative extracorporeal membrane oxygenation (ECMO)[J]. Pediatr Surg Int, 1998, 14(1-2): 25-29.

[10] vd Staak F H, Thiesbrummel A, de Haan A F, et al. Do we use the right entry criteria for extracorporeal membrane oxygenation in congenital diaphragmatic hernia[J]. J Pediatr Surg, 1993, 28(8): 1003-1005.

[11] Howell C G, Hatley R M, Boedy R F, et al. Recent experience with diaphragmatic hernia and ECMO[J]. Ann Surg, 1990, 211(6): 793-797; discussion 797-798.

[12] Lee T C, Lim F Y, Keswani S G, et al. Late gestation fetal magnetic resonance imaging-derived total lung volume predicts postnatal survival and need for extracorporeal membrane oxygenation support in isolated congenital diaphragmatic hernia[J]. J Pediatr Surg, 2011, 46(6): 1165-1171.

[13] Schaible T, Büsing K A, Felix J F, et al. Prediction of chronic lung disease, survival and need for ECMO therapy in infants with congenital diaphragmatic hernia: additional value of fetal MRI measurements[J]? Eur J Radiol, 2012, 81(5): 1076-1082.

[14] Odibo A O, Najaf T, Vachharajani A, et al. Predictors of the need for extracorporeal membrane oxygenation and survival in congenital diaphragmatic hernia: a center's 10-year experience[J]. Prenat Diagn, 2010, 30(6): 518–521.

[15] Stevens T P, Chess P R, McConnochie K M, et al. Survival in early-and late-term infants with congenital diaphragmatic hernia treated with extracorporeal membrane oxygenation[J]. Pediatrics, 2002, 110(3): 590–596.

[16] Hoskote A, Bohn D, Gruenwald C, et al. Extracorporeal life support after staged palliation of a functional single ventricle: subsequent morbidity and survival[J]. J Thorac Cardiovasc Surg, 2006, 131(5): 1114–1121.

[17] The 2014 extracorporeal life support organization (ELSO) extracorporeal life support(ECLS) registry report international summary. Ann Arbor, Michigan, extracorporeal life support organization, 2014.

[18] The 2017 extracorporeal life support organization (CHELSO) extracorporeal life support(ECLS) registry report international summary. Ann Arbor, Michigan, extracorporeal life support organization, 2017.

第二十七章 新生儿先天性心血管畸形的外科及镶嵌治疗

概述

新生儿阶段先天性心脏病高危患儿的比例极高，许多病种在这个阶段有很高的自然病死率，如大动脉转位（transposition of great arteries，TGA）、完全性肺静脉异位连接（total anomalous pulmonary venous connection，TAPVC）、室间隔完整型肺动脉闭锁（pulmonary atresia and intact ventricular septum，PA/IVS）、左心发育不良综合征（hypoplastic left-heart syndrome，HLHS）等。这些复杂先天性心脏病需在出生后尽早纠治。随着小儿麻醉技术、心脏外科手术技术、体外循环及围术期监护技术的进步，这些复杂先天性心脏病的外科治疗取得了很大的进步。

大动脉转位

◆ 病理分类[1]

大动脉转位TGA分类包括：室间隔完整（intact ventricular septum，IVS）和伴室间隔缺损（ventricular septum defect，VSD），TGA合并IVS发病率约50%，TGA合并VSD发病率约25%。TGA伴VSD合并肺动脉狭窄发病率约25%；其他合并畸形有动脉导管未闭（patent ductus arteriosus，PDA）、主动脉缩窄（coarctation of aorta，CoA）等。1950年Blalock–Hanlon房间隔切开术开始应用；肺动脉环缩术早期用于伴VSD的TGA的姑息治疗，现用于需进行分期纠治的TGA/IVS晚期病例。生理性纠治包括Senning和Mustard心房内板障术，但远期并发症有上腔静脉和肺静脉梗阻、板障漏、心律失常、三尖瓣反流及右心功能衰竭。

◆ 手术原则[2,3]

动脉调转术（arterial switch operation，ASO）是对本病的解剖纠治手术。1975年Jatene首次成功地完成ASO，随着冠状动脉转移、心肌保护及新的大血管重建技术的改进，手术生存率明显提高，逐渐被广泛应用而成为治疗TGA的标准手术。技术要点：通常采用低温体外循环技术，若合并有主动脉弓降部病变则可采用深低温低流量或深低温停循环（deep hyporhermia circulatory arrest，DHCA）技术。在降温期间先缝扎切断动脉导管，主动脉阻断，根部注心肌保护液。在主动脉瓣上1 cm处横断升主动脉，以纽扣状切下两冠状动脉开口，游离冠状动脉起始部2～4 mm距离，要仔细保全冠状动脉的所有分支。在靠近肺动脉分叉处离断肺总动脉，将肺动脉分叉转移到升主动脉前方（Lecompte操作）。用7–0聚丙烯（prolene）缝线将纽扣状冠状动脉开口连续缝合到新的主动脉上，缝合可靠确保术后不出血十分重要。再将新的主动脉与升主动脉远端端端吻合。取下冠状动脉处血管采用自身心包补片修补，再将此血管与肺动脉端端吻合。合并有VSD或ASD则采用自身心包补片修补。TGA伴有冠状动脉畸形，需采用不同技术移植冠状动脉，术后确保冠状动脉供血畅通是该手术的要点。

◆ 手术结果[4]

TGA/IVS患儿应在出生后4周内行ASO，大于1个月的患儿左心室压力下降，可先行肺动脉环缩和体-肺动脉分流术，待左心室压力提高，功能恢复后再行ASO。但也有观点认为可在2个月甚至6个月的TGA/IVS患儿中行ASO，术后左心功能不全可采用左心辅助装置（VAD）辅助2～3天。TGA/VSD患儿也可在新生儿期和婴儿早期行ASO和VSD关闭术，早期手术治疗可避免分期手术，住院期间死亡率低（约为4.7%），中、远期预后好，须再次干预的比率小于15%。美国先天性心脏病外科协会（CHSS）证实，行心房内板障术患儿的晚期死亡风险明显高于行ASO的患儿，TGA术后生存15年的患儿多数身体状况较好，其中ASO术后的患儿结果最好。有些患儿有社会心理的缺陷，特别是认知困难。随着采用pH稳态、体外循环中血细胞比容管理的改进、深低温停循环时间的限制或采用深低温低流量技术，患儿的发育将可能达到正常水平。另一项CHSS的研究发现，需要再干预的右心室流出道梗阻的发生率（每年0.5%）较主动脉根部梗阻的发生率（每年0.1%）高。发生右心室漏斗部和肺动脉瓣梗阻的危险因素是大动脉侧位、伴随有主动脉缩窄、重建肺动脉时使用修补材料及早期手术经验不足等。发生肺动脉干和肺动脉梗阻的危险因素是低出生体重、左冠状动脉起源于右后主动脉窦（主动脉窦2）等。目前，冠状动脉正常TGA/IVS患儿行ASO术后早期死亡率很低（2%～3%），且远期并发症少。Prifti[5]研究指出ASO术后远期需再手术的危险因素是：复杂TGA、合并VSD、冠脉畸形、主动脉缩窄、左心室流出道梗阻或肺动脉中度狭窄。1992年冠状动脉解剖变异被提出是ASO术后死亡的危险因素[6,7]，当伴有壁内冠状动脉（intramural coronary arteries）时，危险程度更高。随着心肌保护和冠状动脉移植技术的改进，冠状动脉解剖变异已不再是ASO术后致病率和致死率的危险因素，而患儿术前较差的状况、低氧、酸中毒与持续的肺高压有关，急诊手术、三尖瓣反流和右心室功能不全则是预后不好的相关因素。

完全性肺静脉异位连接

◆ 病理分类[8]

TAPVC可分为4个类型：Ⅰ型（心上型，为40%～50%）、Ⅱ型（心内型，为20%～30%）、Ⅲ型（心下型，为10%～30%）、Ⅳ型（混合型，为5%～10%）。TAPVC根据肺静脉回流情况分为梗阻性TAPVC和非梗阻性TAPVC，梗阻性TAPVC在出生后早期就出现肺动脉压力增高、肺水肿，导致进行性低氧血症、酸中毒。这些患儿常需气管插管进行机械过度通气，急诊手术或术前体外膜式氧合（extracorporeal membrane oxygenation，ECMO）支持。非梗阻性TAPVC一旦诊断明确也需尽早手术治疗。

◆ 手术原则[9,10]

1951年，Muller首次采取将肺静脉共汇与左心耳吻合的姑息手术治疗TAPVC；1956年Lewis采用低温和血流阻断的方法根治TAPVC，同年，Burroughs首次在体外循环下纠治此病。1970年开始在深低温停循环下纠治TAPVC。目前，少数医师仍使用DHCA技术，而大部分心脏中心则尽量避免使用DHCA。TAPVC手术的目的是将肺静脉连接到左心房，消除异常连接，纠正合并畸形，根据不同的类型采用不同的手术方法。

1. 心上型TAPVC

手术方法较多，以往多采用双房横切口术式，近年来较多采用心上吻合途径。体外循环建立采用上、下腔静脉分别插管，为清楚地暴露心房肺静脉吻合部位，上腔静脉最好在左无名静脉与上腔交汇处采用金属直角插管。在体外循环降温过程中充分解剖游离肺静脉共汇和垂直静脉。注入心脏停搏液后在右心房做横切口，并在卵圆孔水平跨过房间隔进入左心房，并横向切开至左心耳基底部。在同一水平位的肺静脉共汇上做一与左心房切口相平行的纵向切口，采用6-0聚丙烯缝线或甘醇碳酸（maxon）缝线连续缝合，吻合口需大于2 cm。若采用心上吻合途径，则在肺静脉共汇水平直接切开左心房后壁吻合。如合并房间隔缺损则需应用自身心包补片关闭。这样不仅可避免吻合口梗阻，也有助于扩大原本小的左心房容积，垂直静脉通常可结扎，但肺静脉有梗阻时可部分结扎或开放。

2. 心内型TAPVC

回流到冠状窦的TAPVC可经右心房切口，剪开房间隔，剪除冠状静脉窦与卵圆窝之间的房间隔组织，并延伸到冠状静脉窦顶部，直到心脏后壁，确保肺静脉回流畅通，然后用自体心包补片修补房间隔缺损。TAPVC连接到右心房的患儿，扩大房间隔缺损，用自身心包补片作为板障，将异位肺静脉引入左心房。

3. 心下型TAPVC

这类畸形大多有肺静脉梗阻，常需要在新生儿时做急诊手术，体外循环多采用深低温低流量或深低温停循环方法。在横膈水平将垂直静脉缝扎切断，并向近心端剖开至上肺静脉水平。在左心房后壁做一切口，下缘与垂直静脉平行，向上延伸至左心耳底部，缝合方法与上述相同。如果患儿术前有严重梗阻或者估计在术后早期可能发生肺高压危象，可在房隔补片上留3～4 mm孔。

4. 混合型TAPVC

应根据回流部位而采取不同方法，原则是保证肺静脉回流左心房通路畅通。

◆ 手术结果[11,12]

近年来随着手术方法的改进，TAPVC术后的死亡率大幅下降，单纯TAPVC术后的死亡率已不到10%，与死亡相关危险因素包括：术前肺静脉梗阻、合并心脏畸形如单心室、术后残余肺静脉梗阻等。术后并发症包括肺静脉梗阻、心律失常等。若肺静脉梗阻需再手术，可采用原位心包外缘缝合（sutureless）技术来解除狭窄。一些报道注意到如果垂直静脉没有结扎，会造成左向右分流，有些分流需要再次手术结扎；有的观点则支持先不结扎垂直静脉，这样可允许右向左分流以保证术后早期血流动力学稳定。

室间隔完整型肺动脉闭锁

◆ 病理分类[13,14]

PA/IVS在先天性心脏病的发生率低于1%，往往伴有右心室和冠状动脉的异常，90%病例右心室肥厚、发育不良，大于50%病例右心室容量减少；右心室壁变薄、心腔扩张少见。冠脉畸形可为PA/IVS特有，以右心室冠状动脉瘘最常见，许多病例心肌肥厚造成冠状动脉狭窄、偶有冠状动脉中断，冠状动脉狭窄常伴有冠状动脉心室瘘；少数病例主动脉冠状动脉交通缺如，冠状动脉血液由右心室供应。

◆ 手术原则

1955年Greenwold提出用肺动脉瓣切开术治疗右心室发育良好的PA/IVS；1961年Davignon提出在右心室发育不良的PA/IVS可行肺动脉瓣切开术加体肺动脉分流术；1971年Bowman描述了应用右心室流出道补片扩大加体肺动脉分流术治疗PA/IVS。目前初期治疗有：肺动脉瓣切开术、右心室流出道补片扩大、体肺动脉分流术和右心室流出道补片扩大加体肺动脉分流术。后续治疗有：双心室矫治、一个半心室矫治、一又四分之一心室矫治和单心室矫治。轻度右心室发育不良可行双心室修补；中度右心室发育不良具有达到双心室修补的潜力；重度右心室发育不良及伴有冠状动脉心室瘘和右心室依赖性冠脉循环，不能行右心室减压术，只能先行体肺动脉分流术，最终行单心室矫治。

室间隔完整的肺动脉闭锁患儿常有发育良好的肺动脉瓣环和肺总动脉。近年来随着导管介入设备和操作技术的不断发展，对膜状闭锁的肺动脉瓣可采用激光打孔和球囊导管逐步扩张的介入方法。这类手术大多采用心内、外科镶嵌治疗（hybrid）。即外科医师在胸前作一小切口，暴露右心室前壁，用5-0聚丙烯带垫片缝线在右心室流出道做褥式缝合，心内科医师插入心导管前先做激光打孔，再用球囊导管扩张。有些患儿还需在动脉导管处置入支架，以增加肺循环血流。

◆ 手术结果[15,16]

CHSS的一项研究表明三尖瓣Z值与右心室冠状动脉交通和右心室依赖性冠状动脉循环相关，术后死亡的危险因素包括：三尖瓣瓣环小、严重的右心室依赖性冠状动脉循环、低体重和初次手术的时间及类型；CHSS的另一项研究表明PA/IVS术后5年和15年总生存率分别为60%和58%，85%的患儿最终可得到双心室修补或一个半心室修补或单心室修补（Fontan手术）。采取何种术式的决定因素有：右心室的形态、冠脉畸形情况、体重及三尖瓣反流情况。Yoshimura报道根据右心室形态和三尖瓣Z值采取不同的手术方案治疗PA/IVS能取得良好的治疗效果，术后5年和10年生存率分别为91.1%和81.5%；Daubeney的研究发现PA/IVS术后1年和5年生存率分别为70.8%和63.8%，分析表明死亡的独立危险因素是低体重、仅有流入部的右心室形态和右心室扩张，而冠状动脉心室瘘、右心室依赖性冠脉循环和三尖瓣Z值却不是死亡危险因素。Stellin报道了[17]右心室发育不良的PA/IVS行一个半心室修补，取得了较好的早中期随访结果，与Fontan手术相比，一个半心室修补术后右心房压力低，肺动脉有搏动性血流，并能提高全身氧饱和度。Numata等报道[18]了PA/IVS行一个半心室修补术后3～15年的随访结果，发现术后心脏指数、心房压力等指标与行Fontan手术后的结果相同，都低于行双心室修补术后的结果。

左心发育不良综合征

◆ 病理分类[19]

HLHS指患儿主动脉闭锁或狭窄，升主动脉和主动脉弓发育不良。该畸形首先在1952年由Lev发现，1958年Noonan和Nadas提出了HLHS的概念。HLHS在西方国家发病率明显高于东方国家。HLHS患儿根据其主动脉和二尖瓣的病变分为四型。Ⅰ型：主动脉，二尖瓣狭窄；Ⅱ型：主动脉，二尖瓣闭锁；Ⅲ型：主动脉闭锁，二尖瓣狭窄；Ⅳ型：二尖瓣闭锁，主动脉狭窄。临床上常见是Ⅱ型，其次是Ⅰ型、Ⅲ型，Ⅳ型较少见。

◆ 手术原则[20,21]

HLHS诊断明确后应尽早手术，手术时间多在出生后2～3天，若有充血性心力衰竭或严重低氧血症需在出生后24小时内行急诊手术。手术方法有Norwood's手术和心脏移植。Norwood's手术分为三期：Ⅰ期为房间隔切开，肺总动脉切断，其近端与发育不良的升主动脉和主动脉弓形成新的主动脉，体肺循环建立新的分流。Ⅱ期为半Fontan术或双向腔肺分流术。Ⅲ期为改良Fontan术。1983年Norwood等报道1例HLHS患儿姑息术后8个月成功进行了Fontan术，使HLHS的分期手术受到重视，20年来，这一手术被广泛应用并不断改进。1998年Sano提出一种改良Norwood's手术方法[22]，不同之处是用1根5 mm内径Gore-Tex管道连接肺动脉和右心室，替代了Norwood's手术的体肺分流。近年美国哥伦布儿童医院报道了一种由心脏内、外科镶嵌治疗的方法：Ⅰ期在动脉导管和房间隔处放置支架，在左、右肺动脉处做环缩；Ⅰ期术后3～4个月再做Ⅱ期手术，做新的主动脉成形和半Fontan术；Ⅲ期手术多在2岁左右用介入方法，通过放置大的支架形成内管道的Fontan术。

◆ 手术结果[23,24]

随着手术技术的改进，术后并发症减少，生存率不断提高，Tweddell等报道HLHS患儿Ⅰ期手术生存率为93%；McGuirk报道目前Ⅰ期手术死亡率为10%，死亡危险因素是患儿体表面积、升主动脉大小、术前右心室功能、术中重建的肺动脉血的来源。有研究发现，宫内诊断有助于改善术前临床状况并减少Ⅰ期手术死亡率。Sano报道了一组19例HLHS患儿做改良Norwood's Ⅰ期手术，应用Gore-Tex管道做右室肺动脉连接，17例存活（为89%），包括3例体重小于2 kg者，13例患儿Ⅰ期术后平均6个月做Ⅱ期Glenn术。CHSS的多中心研究表明：710例Norwood's Ⅰ期术后1个月、1年和5年生存率分别为76%、60%和54%；死亡危险因素是低出生体重，细小的升主动脉，较大的手术年龄，起源于主动脉的体肺分流，较长的停循环时间和不当的升主动脉重建技术。Malec等也报道了Ⅰ期行Sano分流术死亡率（为5%）较行改良Blalock术死亡率（为35%）明显降低。

◆ 心脏移植[25,26]

另一种治疗HLHS的方法为心脏移植，一项多中心研究发现：心脏移植术后5年生存率为72%。但新生儿心脏移植也存在明显问题，如供体来源、术后终生应用免疫抑制剂等。另一项多中心研究发现：经过心脏移植或分期手术存活1年以上的HLHS患儿93%存在一种较重的术后并发症，心脏移植术后患儿多见高血压、肾功能不全、感染、排异反应等，分期手术术后患儿多需服用强心药物、部分需再次心导管介入干预；而具有较正常活动能力的心脏移植术后患儿（为90%）则比分期手术患儿多（为49%）。

小结

（1）新生儿先天性心血管畸形纠治在国内大多数心血管中心已成为一种常规手术。但需要做到早期诊断合理治疗。

（2）对一些新生儿复杂性先天性心脏病，姑息性的减状手术仍然有必要。尤其适用于一些低体重早产儿患者。

（3）新生儿复杂性先天性心脏病的诊治是团队工作。需要产前诊断、麻醉技术、体外循环技术和围术期监护技术的共同进步，才能进一步提高手术成功率，减少并发症。

（刘锦纷）

参·考·文·献

[1] Kang N, de Leval M R, Elliott M, et al. Extending the boundaries of the primary arterial switch operation in patients with transposition of the great arteries and intact ventricular septum. Circulation, 2004, 110(11 Suppl 1): Ⅱ 123–127.

[2] Wetter J, Belli E, Sinzobahamvya N, et al. Transposition of the great arteries associated with ventricular septal defect: surgical results and long-term outcome. Eur J Cardiothorac Surg, 2001, 20(4): 816–823.

[3] Williams W G, Mccrindle B W, Ashburn D A, et al. Outcomes of 829 neonates with complete transposition of the great arteries 12–17 years after repair. Eur J Cardiothorac Surg, 2003, 24(1): 1–10.

[4] Williams W G, Quaegebeur J M, Kirklin J W, et al. Outflow obstruction after the arterial switch operation: a multiinstitutional study. Congenital Heart Surgeons Society. J Thorac Cardiovasc Surg, 1997, 114(6): 975–990.

[5] Prifti E, Crucean A, Bonacchi M, et al. Early and long term outcome of the arterial switch operation for transposition of the great arteries: predictors and functional evaluation. Eur J Cardiothorac Surg, 2002, 22(6): 864–873.

[6] McMahon C J, el Siad H G, Feltes T F, et al. Preoperative identification of coronary arterial anatomy in complete transposition, and outcome after the arterial switch operation. Cardiol Young, 2002, 12(3): 240–247.

[7] Király L, Hartyánszky I, Prodán Z. Right ventricle failure and outcome of simple and complex arterial switch operations in neonates. Croat Med J, 2002, 43(6): 660–664.

[8] Total Anomalous Pulmonary Vein Connection: Diagnosis, Management, and Outcome. Curr Treat Options Cardiovasc Med, 2004, 6(5): 423–429.

[9] Michielon G, Di Donato R M, Pasquini L, et al. Total anomalous pulmonary venous connection: long-term appraisal with evolving technical solutions. Eur J Cardiothorac Surg, 2002, 22(2): 184–191.

[10] Nishi H, Nishigaki K, Kume Y, et al. In situ pericardium repair of pulmonary venous obstruction after repair of total anomalous pulmonary venous connection. Jpn J Thorac Cardiovasc Surg, 2002, 50(8): 338–340.

[11] Cheung Y F, Lun K S, Chau A K, et al. Fate of the unligated vertical vein after repair of supracardiac anomalous pulmonary venous connection. J Paediatr Child Health, 2005, 41(7): 361–364.

[12] Kron I L, Cope J T. Fate of the unligated vertical vein after surgical correction with total anomalous pulmonary venous connection in early infancy. J Thorac Cardiovasc Surg, 2001, 123(4): 829.

[13] Hanley F L, Sade R M, Blackstone E H, et al. Outcomes in neonatal pulmonary atresia with intact ventricular septum. A multiinstitutional study. J Thorac Cardiovasc Surg, 1993, 105(3): 406–427.

[14] Ashburn D A, Blackstone E H, Wells W J, et al. Determinants of mortality and type of repair in neonates with pulmonary atresia and intact ventricular septum. J Thorac Cardiovasc Surg, 2004, 127(4): 1000–1008.

[15] Yoshimura N, Yamaguchi M, Ohashi H, et al. Pulmonary atresia with intact ventricular septum: Strategy based on right ventricular morphology. J Thorac Cardiovasc Surg, 2003, 126(5): 1417–1426.

[16] Daubeney P E, Wang D, Delany D J, et al. Pulmonary atresia with intact ventricular septum: predictors of early and medium-term outcome in a population-based study. J Thorac Cardiovasc Surg, 2005, 130(4): 1071.

[17] Stellin G, Vida V L, Milanesi O, et al. Surgical treatment of complex cardiac anomalies: the one and one half ventricle repair. Eur J Cardiothorac Surg, 2002, 22(6): 1043–1049.

[18] Numata S, Uemura H, Yagihara T, et al. Long-term functional results of the one and one half ventricular repair for the spectrum of patients with pulmonary atresia/stenosis with intact ventricular septum. Eur J Cardiothorac Surg, 2003, 24(4): 516–520.

[19] Tweddell J S, Hoffman G M, Mussatto K A, et al. Improved survival of patients undergoing palliation of hypoplastic left heart syndrome: lessons learned from 115 consecutive patients. Circulation, 2002, 106(12 Suppl 1): I82–89.

[20] Mcguirk S P, Stickley J, Griselli M, et al. Risk assessment and early outcome following the Norwood procedure for hypoplastic left heart syndrome. Eur J Cardiothorac Surg, 2006, 29(5): 675–681.

[21] Tworetzky W, Mcelhinney D B, Reddy V M, et al. Improved surgical outcome after fetal diagnosis of hypoplastic left heart syndrome. Circulation, 2001, 103(9): 1269–1273.

[22] Sano S, Ishino K, Kawada M, et al. Right ventricle — pulmonary artery shunt in first-stage palliation of hypoplastic left heart syndrome. J Thorac Cardiovasc Surg, 2003, 126(2): 504–510.

[23] Ashburn D A, Mccrindle B W, Tchervenkov C I, et al. Outcomes after the Norwood operation in neonates with critical aortic stenosis or aortic valve atresia. J Thorac Cardiovasc Surg, 2003, 125(5): 1070–1082.

[24] Malec E, Januszewska K, Kolcz J, et al. Right ventricle-to-pulmonary artery shunt versus modified Blalock-Taussig shunt in the Norwood procedure for hypoplastic left heart syndrome — influence on early and late haemodynamic status. Eur J Cardiothorac Surg, 2003, 23(5): 728–734.

[25] Chrisant M, Naftel D C, Drummond J. Fate of infants with hypoplastic left heart syndrome listed for cardiac transplantation: a multicenter study. J Heart Lung Transplant, 2005, 24(5): 576–582.

[26] Jenkins P C, Flanagan M F, Jenkins K J, et al. Morbidities in Patients with Hypoplastic Left Heart Syndrome. Pediatr Cardiol, 2004, 25(1): 3–10.

第二十八章
肠神经系统发育缺陷疾病

概述

慢性便秘是儿童常见症状之一。国外报道，其占儿童门诊的3%～5%，儿童胃肠专科的10%～25%[1]。慢性便秘通常可分为功能性及器质性两大类。功能性便秘，无特殊病理状况，占慢性便秘的大部分；器质性便秘，是一组异质性疾病，有各种病理改变。正常肠运动功能需要肠神经元、肠平滑肌和Cajal间质细胞的协同作用[2]。器质性便秘可以分成三大类[3]：第一类是肠神经病，包括先天性巨结肠、神经节减少症、神经节瘤病、肠神经元性发育异常症、神经节细胞未成熟症、代谢储积病、线粒体病、包涵体病、神经节炎、副肿瘤病、炎症和特发性疾病等；第二类是肠肌病，包括肌营养不良、家族性内脏肌病、巨膀胱-小结肠-蠕动不良综合征和继发性缺血性肌病；第三类为胶原病，即结缔组织病。在儿童器质性便秘中，大部分为肠神经节发育异常所致。

正常肠神经系统的发育

肠神经系统是由位于胃肠道神经元和胶质细胞组成的网络。据估计，胃肠内的神经元数目比整个脊髓内的还多。大多数肠神经元位于环肌与纵肌间的肌丛和位于黏膜下结缔组织内，黏膜层也有散在神经元。肌间神经元和黏膜神经元支配调节胃肠运动，肠的许多功能，包括运动、分泌、血管张力和激素释放，主要由肠神经系统自主控制，虽然中枢神经系统也有调控这些行为的功能[2]。

肠神经系统完全由神经嵴细胞衍生而来，起源于神经管背侧的外胚层上的神经嵴多能细胞，在胚胎早期的神经胚胎形成期，依一定的路径迁移至整个胚胎，并分化成各型细胞，包括周围神经系统的神经元和胶质细胞，自主神经系统，脑的间充质细胞（如软骨、骨、结缔组织、平滑肌），肾上腺嗜铬细胞和皮肤色素细胞。这种由头端向尾端的迁移过程，在胚胎发育第6～12周时发生，共需要7周左右时间。为形成成熟的功能性肠神经系统，神经嵴细胞不仅需要迁移至整个胃肠道，而且还要大量增生、分化成各种的神经元、胶质细胞。肠神经系统发育受到基因的影响。副神经节纤维则起源于骶丛S_2～S_4，正常情况下，在胚胎5～7周时生长至远端结肠[4,5]。

上海交通大学医学院附属新华医院病理科配合先天性巨结肠诊治和肠神经元发育缺陷的临床与基础系列研究，专门列了一项目研究测定正常儿童直肠黏膜下层厚度及神经节细胞的发育供参考（表28-1）。

先天性巨结肠

先天性巨结肠（hirschsprung disease，HD）相对常见，发生率为1/5 000活产婴儿，男：女为4：1[2]。HD常累及直肠和乙状结肠，但较大范围的结肠也

表28-1 正常儿童直肠黏膜下层厚度及神经节细胞的发育

年龄	测量例数	神经节细胞数量(个/cm²)		神经节细胞直径(μm)		神经节细胞核直径(μm)		黏膜下层厚度(mm)
		黏膜下层	肌间	黏膜下层	肌间	黏膜下层	肌间	
胎儿	5	79	10	8.1	11.2	5	6.1	0.21
新生儿	5	73	98	8.3	13.6	5.3	7.9	4.24
6个月	5	46	93	9.1	16.4	5.9	8.8	0.28
1岁	5	36	92	9.3	18.7	6	9.1	0.3
1½岁	5	32	78	9.4	19.2	6.2	9.4	0.37
2岁	5	26	63	9.9	21.8	6.5	9.6	0.44

引自：张金哲.张金哲小儿腹部外科学.杭州：浙江科学技术出版社，2008：751.

可发生，约20%患儿的病变涉及直肠、乙状结肠外的结肠，这些长段型巨结肠，男女发病率相似[6]，甚至有整个肠段无神经节细胞的罕见病例报道[7-10]。HD常表现为生后胎粪排出延迟和腹部膨隆，或年龄较小的患儿有严重便秘。直肠黏膜吸引活检可发现黏膜下神经节细胞缺如，以及固有层内乙酰胆碱酯酶（AchE）活性增加。纵肌和环肌之间的神经丛（Auerbach丛）和黏膜下神经丛（Meissner丛）内正常可见的神经节细胞完全缺如是本病的最基本病变。因此，HD又称为“无神经节细胞症”（aganglionosis）。此外，HD患儿的肌间神经丛和黏膜神经丛的数量增多、体积增大、丛内无髓性的副交感神经增粗、紧密交织成束；黏膜固有层、黏膜肌和固有肌副交感神经纤维的AchE活性增加。已在HD患儿中发现10种基因突变，其中最主要的是酪氨酸激酶受体RET[11]，但确定有基因突变的患儿不到HD患儿的一半[12]。目前HD主要采用外科治疗；干细胞治疗已引起关注，作为一种潜在的治疗方法，有望恢复正常肠功能[13-17]。

神经节减少症

神经节减少症（hypoganglionosis，IH）少见，为肠神经支配发育低下型疾病，目前对于IH是否为独立疾病尚有争议[18]。IH临床表现类似于典型HD，有严重的便秘或慢性梗阻。IH发病机制仍不清楚。IH的诊断标准不一，全层肠标本为诊断IH所必需。大多数报道的IH患儿通过AchE免疫组化染色诊断，特征性表现为稀疏和小的肌间神经节，黏膜和环肌AchE活性缺如或降低[19]。另外，一些神经标记可用于IH诊断，烟酰胺腺嘌呤二核苷酸磷酸黄递酶染色可显示肌氮神经支配特征和区分成熟与未成熟神经节；C-kit染色用于研究Cajal间质细胞在IH中的间质细胞起搏活性，IH患儿肠Cajal间质细胞减少。IH首选治疗方法是切除病变肠段。1978—2009年文献报道的92例IH患儿中，32%在新生儿期诊断[20]。新生儿期小肠结肠炎是IH的严重并发症，比HD多见。最近报道IH病死率为8%，主要是并发新生儿小肠结肠炎，其他并发症包括慢性便秘、溢出性大便失禁和需再行拖出术[21]。

神经节瘤病

肠神经节瘤病（ganglioneuromatosis）尤其少见，是肠神经节发育异常的严重形式，常伴有多发性神经内分泌瘤2B型（MEN2B）。患儿有严重的便秘和肠梗阻症状，便秘与腹泻可交替发生。诊断基于肠壁组织学检查，可见神经组织大量增生。直肠黏膜活检见黏膜下丛增生，形成巨大的神经节，在一个神经节中常有15～40个神经节细胞，伴有AchE活性增高[22-24]。肠神经节瘤需及时行内分泌和肿瘤学评估[25,26]。

表28-2　多发性内分泌肿瘤综合征

类　型	MEN1型（Wermer综合征）	MEN2a型（Sipple综合征）	MEN2b型（Froboese综合征）
受累器官	甲状旁腺、胰腺和脑垂体	甲状腺、甲状旁腺和肾上腺	甲状腺、肾上腺黏膜、消化道和肌肉骨骼系统
肿瘤	胰岛细胞增生、肿瘤或恶性变	嗜铬细胞瘤、甲状腺C细胞增生、甲状腺髓样癌、甲状旁腺增生	消化道神经节瘤样病变、甲状腺髓样癌、嗜铬细胞瘤
合并症	受累器官功能亢进 胃泌素分泌过多→消化道溃疡（Zollinger-Ellison综合征）和胰岛素瘤→低血糖、甲状旁腺功能亢进→高钙血症 胰岛细胞肿瘤→腹泻 皮肤脂肪瘤	甲状腺髓样癌→降钙素、血清素和前列腺素增高→腹泻 嗜铬细胞瘤→儿茶酚胺分泌过多	肠神经节瘤样病变→慢性便秘和巨结肠 甲状腺髓样癌→降钙素、血清素和前列腺素增高→腹泻 多发性神经黏膜瘤→病变粗厚、角膜神经肥厚 骨骼肌畸形→漏斗胸、脊柱侧弯、股骨骨骼分裂、关节松弛、肌发育差
年龄	儿童→成年人	儿童→成年人	新生儿→成年人
遗传类型	常染色体显性	常染色体显性	常染色体显性
基因位点	染色体11（11q13）	染色体10（10q11.2）	染色体10（10q11.2）
分子生物学缺陷	两个等位基因缺失	一个等位基因缺失及其他遗传学畸变	一个等位基因缺失及其他遗传学畸变

引自：张金哲.张金哲小儿腹部外科学.杭州：浙江科学技术出版社,2008：763.

多发性内分泌肿瘤综合征（multiple endocrine neoplasia syndrome），简称MEN综合征，有三种不同型，表28-2做了较详细比较与列表述明。

肠神经元性发育异常症

肠神经元性发育异常症（intestinal neuronal dysplasia，IND）临床状况相似于HD，发病率为1/7 500。IND分成2型：A型，占<5%病例，组织学特征为交感神经支配的缺如或低下，新生儿期就可诊断，有肠梗阻、腹泻和血便；B型，占>95%病例，组织学特征是神经节增生，见巨大神经节、异位神经节细胞，直肠吸引活检，黏膜固有层和黏膜下血管周围AchE的活性增加[27]。部分IND B型患儿合并HD。单纯IND的检出率在0.3%～40%[27,28]。这种差别主要是诊断标准的相对混淆所致。高达25%～30%的IND伴有其他病理状况[21]，最主要的有肛门直肠畸形、肠旋转不良、巨膀胱-小结肠-蠕动不良综合征（MMIHS）、先天性短肠、幽门肥厚性狭窄、坏死性小肠结肠炎和唐氏综合征。

IND尚缺乏一致的诊断标准，通常通过直肠吸引黏膜活检，AchE染色诊断。目前最常用的诊断标准是：30个连续切面中，黏膜下除神经节增生外，>20%的神经节巨大，神经细胞≥8个[29]。

在此，也推荐Frankfurt在1999年提出的IND的病理形态学诊断标准（表28-3），供学习参考。

IND B型患儿首选保守治疗，包括服用泻剂和灌肠。如果肠道症状持续存在（治疗>6个月），需考虑外科手术。Gilliok等[30]报道33例IND患儿，中位随访年龄2.4岁，21例对保守治疗反应良好，有正常的排便习惯，不需要外科干预；另12例因保守治疗失败而行内括约肌切除术，其中7例术后正常排便，2例仍需定期灌肠，3例肌切除术后仍持续便秘而行扩张的乙结肠和其他部分结肠切除。Scharli[31]报道的22例患儿中，13例需内括约肌切除，并在3个月内有90%取得满意的结果。

表28-3 IND的病理形态学诊断标准（Frankfurt，1999）

必须选择的标准	任意选择的标准
黏膜下神经丛增生	固有层黏膜肌层AchE活力增高
巨大神经节	神经节细胞异位
神经节细胞至P2神经纤维连接	
黏膜肌层AchE活力增高	
黏膜下小动脉外膜的AchE活力增高	

引自：张金哲.张金哲小儿腹部外科学.杭州：浙江科学技术出版社，2008：766.

神经节细胞未成熟症

黏膜下和肌间神经丛发育延迟是<1岁婴儿胎粪排出延迟、严重便秘、腹胀及胆汁性呕吐最常见的原因。出生时，成熟、未成熟神经节细胞合并存在，偶见小细胞。一般认为到4岁时，所有细胞均达成熟[32]。Burki等[33]报道8例严重腹部膨隆的足月婴儿，其中7例生后胎粪不能排出，经直肠黏膜吸引活检示严重的神经节细胞未成熟，神经节细胞仅相当于24～25孕周水平，X线检查均有肠腔扩张。2例行急诊探查及造瘘术，3个月后重复活检示神经节细胞已成熟，随后关瘘；4例2周内腹胀等症状消失；1例2个月后重复活检示神经节细胞成熟，症状也随之消失；1例便秘症状一直持续至2岁，需要服用泻剂，9个月后重复活检示神经节细胞已成熟。说明神经节细胞大多可在生后3个月内发育成熟，临床症状消失。目前对于神经节细胞未成熟儿童，建议在4岁前行保守治疗。

肛门内括约肌失迟缓

肛门内括约肌失迟缓（internal anal sphincter achalasia，IASA）临床症状似HD，但直肠吸引活检可见有神经节细胞。IASA过去被称为超短段型巨结肠，其特征是无神经节细胞肠段局限于1～3 cm，固有层AchE活性正常，黏膜肌AchE活性增多。由于IASA患儿虽有肛肠测压异常，但直肠活检有神经节细胞，AchE活性正常，故研究者提出以IASA命名更确切[34]。IASA的确切发病率不清楚。IASA患儿常便秘严重，伴或不伴污粪，1/3患儿有腹胀病史，泻剂治疗无效。IASA诊断基于肛肠测压，肛门直肠括约肌反射消失，神经节细胞存在，直肠黏膜活检AchE活性正常。肛门括约肌后侧切除术可治疗IASA。最近，内括约肌内注射肉毒杆菌毒素已用于其治疗[35]。

巨膀胱－小结肠－蠕动不良综合征

巨膀胱－小结肠－蠕动不良综合征（megacystis microcolon intestinal hyoperistalsis syndrome，MMIHS）少见，是新生儿肠梗阻的最严重形式，主要表现非阻塞性巨大扩张的膀胱导致腹膨隆，小结肠，肠蠕动减弱或消失。其病因至今仍不清楚。组织学示肌间和黏膜下丛神经节细胞77%正常，其余23%异常，包括神经节减少，神经节增生和神经节未成熟[36]。超声发现大膀胱和肾盂积水，结合羊水酶分析，可进行产前诊断。

MMIHS需外科干预，包括胃造瘘、空肠造瘘、回肠造瘘、盲肠造瘘和膀胱造瘘等，但大多不能改进肠食物吸收这一情况。1976年Berdon等[37]在5例女孩中发现这一状况。随后，有许多理论解释其发病机制，有基因的、神经源性的、肌源性的和激素性的。MMHIS主要靠全肠外营养（TPN）支持。近期有以肠和多脏器移植治疗，至今已有12例MMIHS患儿接受多脏器移植。近年来MMIHS的预后有所改善，最长的生存者已24岁[38]。Loinaz等[39]报道在其多脏器移植患儿中，3年生存率为50%，均能耐受肠道供食，胃排空正常。

国外肠神经节发育异常症的研究在近几十年来有很大发展。我国临床上有不少肠神经节发育异常症患儿，然而，对此的研究还很缺乏。正确诊断是临床治疗的前提，应加强这方面的研究。

小结

肠神经元发育缺陷疾病在近半个世纪以来开始逐步认识，主要包括先天性巨结肠，神经节减少症，肠神经元发育异常症，神经瘤病和神经元成熟延迟等病变。诊断除症状、查体外，主要依赖病理学诊断辅助其他一些影像学检查，分子遗传学等。有许多临床与基础问题尚待进一步研究。

（施诚仁　张忠德）

参·考·文·献

[1] Masi P, Mieli E, Staiano A. Pediatric anorectal disorders[J]. Gastroenterol Clin North Am, 2008, 37(3): 709–730.

[2] Burns A J, Roberts R R, Borndtein J C, et al. Development of the enteric nervous system and its role in intestinal motility during fetal andearly postmatal stages[J]. Semin Pediatr Surg, 2009, 18(4): 196–205.

[3] Feichter S, Meier-Ruge W A, Bruder E. The histopathology of gastrointestinal motility disorders in children[J]. Semin Pediatr Surg, 2009, 18(4): 206–211.

[4] Martucciello G, Luinetti O, Romano P, et al. Molecular biology, basic research and diagnosis of Hirchsprung's disease[J]. Pathology, 2007, 28(2): 119–124.

[5] Haricharan R N, Georgeson K E. Hirschsprung disease[J]. Simin Pediatr Surg, 2008, 17(4): 266–275.

[6] Kapur R P. Practical pathology and genetics of Hirschsprung's disease[J]. Semin Pediatr Surg, 2009, 18(4): 212–223.

[7] Shimotake T, Go S, Inoue K, et al. A homozygous missense mutation in the tyrosine E kinase domain of the RET proto-oncogene in an infant with total intestinal aganglionosis[J]. Am J Gastroenterol, 2001, 96(4): 1286–1291.

[8] Nemeth L, Yoneda A, Kader M, et al. Three-dimensional morphology of gut innervation in total intestinal aganglionosis using wholemount preparation[J]. J Pediatr Surg, 2001, 36(2): 291–295.

[9] Shimotake T, Iwai N, Inoue K, et al. Germline mutation of the RET proto-oncogene in children with total intestinal aganglionosis[J]. JPediatr Surg, 1997, 32(3): 498–500.

[10] Inoue K, Shimotake T, Iwai N. Mutational analusis of RET/GDNF/NTN genes in children with total colonic aganglionosis with small bowel involvement[J]. Am J Med Genet, 2000, 93(4): 278–284.

[11] Amiel J, Sproat-Emison E, Garcia-Barcelo M, et al. Hirschsprung disease, associated syndromes and genetics: a review[J]. J Med Genet, 2008, 45(1): 1–14.

[12] Emison E S, McCallion A S, Kashuk C S, et al. A common sex-dependent mutation in a RET enhancer underlies Hirschsprung disease risk[J]. Nature, 2005, 434(7035): 857–863.

[13] Heanue T A, Pachnis V. Enteric nervous system development and Hirschsprung's disease: advances in genetic and stem cell studies[J]. Nat Rev Neurosci, 2007, 8(6): 466–479.

[14] Burns A J, Pasricha P J, Young H M. Enteric neural crest-derived cells and neural stem cells: bilolgy and therapeutic potential[J]. Neurogastroenterol Motil, 2004, 16(suppl 1): 3–7.

[15] Young H M. Neural stem cell therapy and gastrointestinal biology[J]. Gastroenterology, 2005(129): 2092–2095.

[16] Theocharatos S, Kenny S E. Hirschsprung's disease: current management and prospects for transplantation of enteric nervous system progenitor cells[J]. Early Hum Dev, 2008, 84(12): 801–804.

[17] Schafer K H, Micci M A, Pasricha P J. Neural stem cell transplantation in the enteric nervous system: roadmaps and roadblocks[J]. Neurogastroenterol Motil, 2009, 21(2): 103–112.

[18] Martucciello G, Pini Prato A, Puri P, et al. Controversies concerning diagnostic guidelines for anomalies of the enteric nervous system: a report from the fourth international symposium on Hirschspurng's disease and related nneurocristopathies[J]. J Pediatr Surg, 2005, 40(10): 1527–1531.

[19] Dingemann J, Puri P. Isolated hypoganglionosis: systematic review of a rare intestinal innervations defect[J]. Pediatr Surg Int, 2010, 26(11): 1111–1115.

[20] Zhang H Y, Feng J X, Huang L, et al. Diagnosis and surgical treatment of isolated hypoganglionosis[J]. World J Pediatar, 2008, 4(4): 295–300.

[21] Puri P. Intestinal dysganglionosis and other disorders of intestinal motility[M]//Coran AG. Pediatric Surgery. Philadelphia: Elsevier, Saunders, 2012, 21(4): 1279–1287.

[22] Meier-Ruge W A, Bruder E. Pathology of chronic constipation in pediatric and adult coloproctology[J]. Pathobilolgy, 2005, 72(1–2): 1–102.

[23] Marini F, Falchetti A, Del Monte F, et al. Multiple endocrine neoplasia type 2[J]. Orphanet J Raare Dis, 2006, 1(11): 45.

[24] Montedonico S, Piotrowska A P, Rolle U, et al. Histochemical staining of rectal suction biopsies as the investigation in patients with

chronic constipation [J]. Pediatr Surg Int, 2008, 24(7): 785–792.

[25] Qualman S J, Jaffe R, Bove K E, et al. Diagnosis of Hirschsprung disease using the rectal biopsy: multiinstitutional survey [J]. Pediatr Dev Pathol, 1999, 2(6): 588–596.

[26] Smith V V, Eng C, Milla P J. Intestinal ganglioneuromatosis and multiple endocrine neoplasia type 2B: implications for treatment [J]. Gut, 1999, 45(1): 143–146.

[27] Puri P, Rolle U. Variant Hirschsprung's diseas [J]. Semin Pediatr Surg, 2004, 13(5): 293–299.

[28] Holschneider A M, Puri P, Homrighausen L H, et al. Intestinal neuronal malformations (IND): Clinical experience and treatment [M]// Holschneider A M, Puri P. Hirschsprung's Disease and Allied Disorders. Heidelberg: Springer-Verlag, 2008: 229–251.

[29] Meier-Ruge W A, Ammann K, Bruder E, et al. Updated results on intestinal neuronal dysplasia (INDB) [J]. Eur J Pediatr Surg, 2004, 14(6): 384–391.

[30] Gillick J, Tazawa H, Puri P. Intestinal neuronal dysplasia: results of treatment in 33 patients [J]. J Pediatr Surg, 2001, 36(5): 777–779.

[31] Scharli A. Neuronal intestinal dysplasia [J]. Pediatr Surg Int, 1992, 7(1): 2–7.

[32] Ure B M, Holschneider A M, Schulten D, et al. Clinical impact of intestinal neuronal malformations: a prospective study in 141 patients [J]. Pediatr Surg Int, 1997, 12(5–6): 377–382.

[33] Burki T, Kiho L, Scheimberg I, et al. Neonatal functional intestinal obstruction and the presence of severely immature ganglion cells on rectal biopsy: 6 year experience [J]. Pediatr Surg Int, 2011, 27(5): 487–490.

[34] Doodnath R, Puri P. Internal anal sphincter achalasia [J]. Semin Pediatr Surg, 2009, 18(4): 246–248.

[35] Friedmacher F, Puri P. Comparison of internal sphincter myectomy and botulinum toxin injection for treatment of internal anal sphincter achalasia: a meta-analysis [J]. Pediatr Surg Int, 2012, 28(8): 765–771.

[36] Puri P, Gosemann J H. Megacystis microcolon intestinal hypoperistalsis syndrome [M]//Puri P. Newborn Surgery. London: Hodder Arnold, 2011, 27(5): 615–620.

[37] Berdon W E, Baker D H, Blanc W A, et al. Megacystis-microcolonintestinal hypoperistalsis syndrome: a new cause of intestinal obstruction in the newborn. Report of radiologic findings in five newborn girls [J]. Am J Roentgenol, 1976, 126(5): 957–964.

[38] Gosemann J H, Puri P. Megacystis microcolon intestinal hypoperistalsis syndrome: systemaatic review of outcome [J]. Pediatr Surg Int, 2011, 27(10): 1041–1046.

[39] Loinaz C, Rodriguez M M, Kato T, et al. Intestinal multivisceral transplantation in children with severe gastrointestinal dysmotility [J]. J Pediatr Surg, 2005, 40(10): 1598–1604.

第二十九章 干细胞移植在新生儿外科中的研究与展望

概述

干细胞移植是将自体或异体的健康干细胞移植或输入到患儿体内，以达到修复病损或缺陷的细胞和组织、重建正常功能的目的，被认为是继药物治疗、手术治疗之后新的医疗革命。造血干细胞移植是目前最为成熟的临床治疗手段，广泛应用在恶性血液病如白血病、淋巴瘤、骨髓瘤等疾病的治疗中。迄今，国内在骨髓、脐带、胎盘等间充质干细胞和神经干细胞移植方面做了大量实验性治疗研究，在干细胞移植治疗疾病方面也取得了一些临床经验，目前已开展眼病、心血管疾病及周围血管疾病、内分泌病与代谢病、神经系统疾病、消化系统疾病、关节疾病、抗衰老等许多疾病方面的治疗尝试。

当然，新生儿也有许多畸形和疾病存在细胞和组织的病损或缺陷，潜在需要干细胞移植治疗，国内外已有一些相关内容的文献报道。本文就目前有关干细胞移植治疗在新生儿及婴幼儿外科疾病方面的实验研究及临床应用进行概述，供临床借鉴。

干细胞移植在新生儿心脏发育不良中的应用研究

据统计，我国每年新增先天性心脏病患儿150 000～200 000，先天性心脏病的治疗往往需要通过手术进行畸形矫正，但手术风险较大且过程较为漫长。美国密歇根大学团队报告利用新生儿胎盘羊膜间充质干细胞，制备出一种罕见的心脏干细胞（cardiac stem cells，CSCs）以产生特定的心肌细胞来修复先天性心脏病。羊膜是胎盘的最内层，是胎盘组织的组成部分，羊膜干细胞的优势是新生儿出生时易获取，免疫排异反应几乎为零。从新生儿胎盘羊膜提取间充质基质细胞，将这些细胞转化成多能干细胞，再进一步转化成特定的心脏细胞来治疗先天性心脏缺陷是这一研究的构想。儿童先天性心脏病通常造成心脏血液流动下降，心脏减弱和扩大，以及多种其他先天性畸形。最近研究已证实几种类型的心脏干细胞能够有助于自我修复，从根本上逆转受损的心脏不能被修复的理论。干细胞是未特化的细胞，能够分化为组织或器官特异性的具有特定功能的细胞，在分化过程中，心脏干细胞可能变成节律性收缩的心肌细胞、平滑肌细胞或内皮细胞。美国马里兰大学医学院团队对新生儿和成人来源的心脏干细胞进行比较，他们发现新生儿心脏干细胞恢复心脏功能至接近正常水平的能力是成人心脏干细胞的3倍。在心脏病模式动物中，经过新生儿心脏干细胞处理的心脏泵血能力要比那些成人心脏干细胞更强[1]。新生儿心脏干细胞表现明显好于成人，一种解释是新生儿心脏拥有的干细胞绝对数量要比成人心脏多；另一种解释是相对于成人，新生儿心脏能释放更多的生长因子来触发血管发育和保护。该团队曾在患有先天性左心发育不良综合征（hypoplastic left-heart syndrome，HLHS）患儿，在双向腔静脉–肺动脉吻合术（BDCPA）中向心脏注射干细胞，利用干细胞的分化作用，增加心肌细胞，让左心“变强”，在不进行换心手术的前提下，让患儿获得更高的生存率和生存年限。HLHS患儿的干细胞不足，所以需要另外来源的补充，研究人员选用的是异源性间充质干细胞（MSCs）。在成人中，已经发现异源性间充质干细胞可以修复心脏瘢痕，减少炎症，促进细小血管、心脏干细胞和心肌细胞生长，进一步刺激心脏再生[2,3]。在小猪的动物实验中，研究人员模拟出了HLHS患儿右心室超负荷的状态，并分别给予注射等量的干细胞和安慰剂进行治疗。4周后，实验结果显示安慰剂组心肌细胞变大、心电图异常、右心室出现明显肥大，同时，基因检测发现，与肥大相关的基因表达量显著增加。而干细胞治疗组，小猪的右心功能正常，抗肥大的生长分化因子15（GDF15）的表达量增加；MSCs的残留量很少，心肌细胞和血管内皮细胞的增殖明显增加，有新的血管形成。内源性c-kit阳性心脏干细胞在右心室中广泛存在，c-kit阳性心脏干细胞是成体心肌组织中含量最多、增殖能力最强的干细胞类型，被认为是目前最有希望实现完全心肌再生的干细胞类型。这些关键的结果表明，MSCs治疗对于HLHS患儿来说可能是一个潜在有效的疗法[4]。

干细胞移植在新生儿支气管肺发育不良中的应用研究

支气管肺发育不良（bronchopulmonary dysplasia，BPD）是早产儿最常见最严重的并发症之一，严重威胁患儿存活率及生存质量。BPD与早产儿肺发育未成熟密切相关，病理改变包括肺泡发育不良、肺泡数目减少和肺泡毛细血管分布异常。干细胞移植治疗从细胞层面促进肺修复和继续发育，被认为是未来BPD较佳的治疗方案之一。近年来大量动物实验均证实了干细胞治疗BPD的有效性，并且已在细胞来源、治疗方法、治疗效果和安全性方面均取得了许多可喜的结果。尽管从动物实验转向临床试验过程中还存在很多问题，曾有韩国团队报道Ⅰ期临床试验，使用的是人脐血来源MSCs，通过气管内注入进行治疗，取得了一定疗效，目前这些患儿正接受随访研究。未来需要更多的临床试验来确定人体安全剂量、早期治疗指征，并且反复评估临床治疗的安全性和有效性。既往认为干细胞主要通过细胞移植发挥治疗作用，但随着对干细胞微环境的研究和认识，目前认为干细胞旁分泌可能起更主要作用，提示干细胞条件培养液可能具有不亚于干细胞的治疗价值，且干细胞条件培养液治疗可以减少对干细胞异常分化致瘤的担忧，但目前具体机制未明，有待进一步研究[5]。

干细胞移植在新生儿消化系统疾病中的应用研究

◆ 先天性巨结肠

目前针对肠神经系统疾病的治疗方法很多都是为了降低死亡率、减轻症状、控制并发症、改善营养，这些治疗方法并不是最准确及根治性的，因为它们并不是以重建胃肠道正常结构和功能为目的。在过去十几年里，干细胞移植研究的进展将使准确治疗上述疾病成为可能。目前造血干细胞移植已经成为治疗血液系统肿瘤疾病的标准疗法，而肠神经系统的干细胞移植治疗有许多可以利用的天然优势：干细胞来源相对较多、腹腔镜技术使得移植途径更为便捷、自体干细胞移植可以减轻免疫反应等。利用神经干细胞来有效地治疗相关疾病必须满足以下条件：第一，目标疾病的发病机制必须已经研究透彻；第二，神经干细胞的来源必须有保障，且它的鉴定、增殖、收获、纯化技术必须成熟，以便移植到病变肠管后能发挥相应作用；第三，体外所获得的干细胞有可能需要经过进一步改造等中间步骤，比如基因治疗。

有多种来源的神经干细胞用于肠神经系统疾病干细胞的移植治疗。首先是胚胎干细胞，人体胚胎干细胞来源于胚泡的内层，它能作为肠神经干细胞移植的来源不仅是它具有强大的增殖能力，还有它具有无限的分化可能。胚胎干细胞能分化为神经干细胞、神经前体细胞、神经元及神经胶质细胞等细胞类型，但真正把胚胎干细胞作为肠道神经干细胞移植细胞来源的研究少之又少。尽管有研究指出小鼠的胚胎干细胞在与肠管组织一起培养时开始表达肠神经干细胞的相关标志，但移植入小鼠肠道后并未发育成肠神经干细胞[6]。相反，另一项研究表明，把来自人类的胚胎干细胞移植入鸡胚或者小鼠肠管中，肠神经干细胞的标志成功地表达并有细胞开始迁移。这些细胞在体外或者在胎鼠的肠管里就像是正常神经嵴来源的神经干细胞[7]。利用胚胎干细胞进行细胞移植治疗的缺点也是显而易见的：胚胎干细胞的致瘤性和移植可能导致自身免疫反应[8]；此外，通过获取植入子宫前的胚胎来得到胚胎干细胞在医学伦理上也值得商榷。

第二种干细胞来源是诱导多能干细胞（induced pluripotent stem cell）。诱导多能干细胞最初是日本科学家山中伸弥于2006年利用病毒载体将四个转录因子（Oct4、Sox2、Klf4和c-Myc）的组合转入分化的体细胞中，使其重编程而得到的类似胚胎干细胞的一种细胞类型[9]。这是在干细胞研究中一个跨越式的进步，因为这让人们可以从胚胎之外获得干细胞，从而避免了伦理学上的羁绊。此外，诱导多能干细胞也可以避免机体的免疫反应，因为它使用的细胞原型也来自同一个体。尽管利用诱导多能干细胞来治疗神经性疾病已被越来越多的人关注，但它和胚胎干细胞一样，利用它来治疗肠神经系统相关疾病还只是一种设想。尽管诱导多能干细胞具有自我更新和多向分化的能力，但这种能力是否真的与胚胎干细胞一样还不清楚，而且在诱导多能干细胞的获得上也存在着一些争议，这种方法在临床上是否适用也不得而知。而且，对体细胞进行重编程获得胚胎干细胞这一过程本身也还需要验证。此外，干细胞的致瘤性问题在这里依旧没有解决，而且这一问题在诱导多能干细胞上更为突出，因为这种干细胞来源就是通过基因的重编程。目前也有研究者在做这方面的针对性探索，比如利用启动自杀基因来控制存在增殖异常的干细胞。

第三种干细胞来源是肠神经干细胞。十余年前，有许多研究指出生后的肠道含有多能干细胞，这些干细胞可以定植到相应肠管并分化成肠神经元及肠道神经胶质细胞。这些肠神经干细胞，来自迷走神经嵴，在肠道发育中移行并定植至肠壁。当把肠管剪碎并作体外培养时，它们可以形成神经球，这和脑组织来源的神经干细胞体外培养时相似。肠神经干细胞的体内实验取得了突破性的进展，科学家发现将肠神经干细胞移植进入小鼠肠道后，不仅可以在体内增殖、迁移和分化，而且由它们发育而来的肠神经元在形态学、电生理学、神经标志物表达等各方面与原来的肠神经元都相差无几[10]。随后，又有许多科学家着手研究如何从出生后的人体肠道内获得肠神经干细胞。已经有很多研究从各种来源的肠管中提取出肠神经干细胞：有来自正常的小肠、有来自患有无神经节细胞症患儿的肠管及来自腹腔镜手术切除的肠管，这些来源的肠管均可以培养出肠神经干细胞。Rauch等[11]首先从人孕9周胎儿到5岁儿童非先天性巨结肠患者的活检或尸检肠壁，提取和培养出肠神经球，植入离体培养的人肠管壁中能够生长。Almond等[12]和Lindley等[13]从人类新生儿（其中1例为巨结肠病例）肠道提取肠神经球，移植入体外培养的胎鼠无神经节细胞肠管组织块中，肠神经干细胞能从神经球中移行出来，分化成为胶质细胞和神经元，并能恢复肠道平滑肌收缩性。Metzger等[14]也报道了从人类肠道提取肠神经干细胞的研究，他们还通过内镜微创组织收集，利用活检的肠黏膜提取多潜能神经干细胞，移植到体外培养的鸡和人无神经节细胞肠段，能产生神经元和神经胶质细胞[15]。最近也有利用成人和儿童中获得的阑尾来做肠神经干细胞的培养，游离的肠神经球可以在体外培养6天后获得，肠神经球既可以用来做小鼠脑细胞移植实验，也可以用来做分化实验。利用阑尾作为神经干细胞潜在的来源可能开创了神经干细胞研究的一个新途径。阑尾作为一个可遗弃的肠道组织，可能是肠道神经组织中肠神经干细胞有效的来源[16]。这些研究表明，利用人类成体的肠神经干细胞作为干细胞移植治疗的细胞来源来解决肠神经系统疾病是完全可行的。获取用于细胞移植治疗的神经干细胞必须要有充足的来源，相比较而言，从患儿自身肠管获取肠神经干细胞比利用胚胎干细胞、多功能诱导干细胞，以及脑神经干细胞的可操作性都要大。

新生儿坏死性小肠结肠炎（NEC）

NEC是严重影响早产儿预后常见的急性消化道疾病，目前尚缺乏有效的防治措施，死亡率和致残率极高。2011年全国新生儿学组调查结果显示，极低出生体重儿NEC发生率为6.6%（170/2 564），且早产儿一旦发生NEC，病死率高达20%～30%。美国NICHD对6 075例超早产儿死亡病例进行分析，显示与2000—2003年比较，2008—2011年死于肺部原因、不成熟、感染和中枢神经系统损伤的病例已有减少，但死于NEC者明显增多，值得关注。

动物实验研究显示，腹腔注射人骨髓MSCs，可减轻配方奶喂养并引起寒冷损伤、交替低氧、高氧导致的大鼠NEC模型的临床预后和病变程度。骨髓MSCs干预组体重增长更快，临床危重度评分更低，肠道损伤更轻；在损伤的肠道可发现标记后骨髓MSCs的植入。另一项研究采取羊水来源干细胞（amniotic fluid stem cells）对高渗喂养、低氧和脂多糖诱导的新生大鼠NEC模型干预的研究显示了相似的效果，并发现这种治疗效应可能是通过环氧合酶（COX）-2调节的，而且羊水来源干细胞的治疗效应同样可能得益于其旁分泌效应；使用COX-2拮抗剂可阻断干细胞的治疗效果[17]。另有学者报道，在大鼠NEC模型中羊水灌胃有保护肠黏膜损伤作用，其作用可能来自羊水含有大量的生长因子，可以促进肠道发育与再生修复[18]。尽管动物实验显示干细胞移植治疗对于NEC有一定的治疗效果，但仅有一项应用早期羊水喂养来降低极低出生体重儿NEC的临床应用报道[19]。

肝脏再生

最近有学者报道利用人类诱导性多能干细胞（iPS细胞）、内皮细胞及骨髓间充质干细胞，体外培养构建出微小肝芽，然后移植到小鼠体内，移植后肝芽很快与附近血管融合，获得了受体血液系统支持，从而持续生长，结果这些肝芽成功生长成微型肝脏，并具有一定代偿肝的功能[20,21]。

干细胞移植在新生儿泌尿系统疾病中的应用研究

尿道下裂及尿道损伤

尿道下裂目前主要通过手术治疗，但这种方法可能导致多种并发症，有时需要进行多次手术。在尿道损伤、尿道狭窄、先天性尿道发育异常（如复杂性尿道下裂）等疾病中，常因为尿道病变严重，无法行单纯的尿道修复术，往往需行尿道重建。但在临床工作中，尿道黏膜组织的长度有限，对复杂性尿道下裂和狭窄长度较长的尿道无法采用尿道端端吻合与简单的修补方法来治疗，为此临床上常选用阴茎或阴囊皮肤、口腔或肠黏膜、膀胱黏膜等组织来替代，但这些替代材料可引起移植物收缩、再狭窄、毛发生长、结石和憩室形成等并发症，还有患儿经受多次手术痛苦和治疗费用较高等情况[22]。借助动物模型，利用个体自身的骨髓干细胞构建移植组织、再进行尿道重建是可行且有效的。这些干细胞被接种到合成的支架上逐渐形成移植组织，支架具有可生物降解以及能够进行拉伸的特性。构建的移植组织可以在多个生物学层面上帮助损伤组织进行再生修复。同时，来自骨髓的两种不同干细胞群体，能够抑制炎症反应的同时，避免形成瘢痕组织。

有学者在研究兔海绵体尿道缺损修复中运用MSCs复合脱细胞尿道海绵体-尿道基质移植于尿道损伤部位，术后2周研究者发现损伤部位存在平滑肌细胞以及毛细血管生长，再造的尿道腔面存在完整的单层尿道上皮覆盖；在术后24周，研究者进一步发现损伤部位平滑肌细胞显著增多，排列规则，尿道腔面光滑、完整。干细胞移植用于尿道修复技术目前基本成熟，都需要经过体外孵育，将细胞、基质和支架材料混合培养为尿道的形状，或制成补片，再进行修复，但对于远期的疗效和细胞的转归还需要长期随访[23]。

膀胱再生

目前干细胞联合支架对人体膀胱损伤和修复的研究报道较少，但Tengion公司的组织工程膀胱产品Tengion Neo-Bladder Construction目前已经进入了Ⅱ期临床实验，如果该实验研究成功，则干细胞技术和组织工程技术结合制成的膀胱，不仅可用于脊柱裂、脊髓脊膜膨出等先天性疾病，还可用于脊髓损伤、多发性硬化等疾病所致的神经源性膀胱功能障碍[24]。但目前仅限于小面积的组织缺损，而大动物或人体的大面积修复尚无成功的报道。另外，修复材料的远期效果，尤其是其功能学和组织学上的远期转归尚缺乏系统的追踪研究。

小结

尽管干细胞移植潜力巨大，但大多数干细胞移植治疗尚处于实验研究阶段，干细胞移植在真正迈向临床广泛应用之前，还有漫长的距离。目前对干细胞的整体认识仍存在许多盲区，尚有许多具体的问题需要解决。然而，随着干细胞临床转化研究的不断深入，人们对干细胞的了解也将更加深入，干细胞移植治疗的临床应用步伐将会加速，在新生儿外科领域也将会如此。

（李仲荣　朱利斌）

参·考·文·献

[1] Simpson D L, Mishra R, Sharma S, et al. A strong regenerative ability of cardiac stem cells derived from neonatal hearts. Circulation, 2012, 126(11 Suppl 1): S46–S53.

[2] Hare J M, Fishman J E, Gerstenblith G, et al. Comparison of allogeneic vs autologous bone marrow-derived mesenchymal stem cells delivered by transendocardial injection in patients with ischemic cardiomyopathy: the POSEIDON randomized trial. JAMA, 2012, 308(22): 2369–2379.

[3] Hare J M, Traverse J H, Henry T D, et al. A randomized, doubleblind, placebo-controlled, dose-escalation study of intravenous adult human mesenchymal stem cells (prochymal) after acute myocardial infarction. J Am Coll Cardiol, 2009, 54(24): 2277–2286.

[4] Wehman B, Sharma S, Pietris N, et al. Mesenchymal stem cells preserve neonatal right ventricular function in a porcine model of pressure overload. Am J Physiol Heart Circ Physiol, 2016, 310(11): H1816–1826.

[5] 王敏婕，陈超．干细胞治疗支气管肺发育不良的研究进展，中华儿科杂志，2015，53（11）：876–879.

[6] Sasselli, V, Micci, M A, Kahrig, K M, et al. Evaluation of ES-derived neural progenitors as a potential source for cell replacement therapy in the gut. BMC gastroenterol, 2012, 12(1): 81.

[7] Hotta R, Pepdjonovic L, Anderson RB, et al. Small-molecule induction of neural crest-like cells derived from human neural progenitors. Stem cells, 2009, 27(12): 2896–2905.

[8] Li J Y, Christophersen N S, Hall V, et al. Critical issues of clinical human embryonic stem cell therapy for brain repair. Trends neurosci, 2008, 31(3): 146–153.

[9] Takahashi K, Yamanaka S. Induction of pluripotent stem cells from mouse embryonic and adult fibroblast cultures by defined factors. Cell, 2006, 126(4): 663–676.

[10] Hotta R, Stamp LA, Foong J P, et al. Transplanted progenitors generate functional enteric neurons in the postnatal colon. J Clin Invest, 2013, 123(3): 1182–1191.

[11] Rauch U, Hansgen A, Hagl C, et al. Isolation and cultivation of neuronal precursor cells from the developing human enteric nervous system as a tool for cell therapy in dysganglionosis. Int J Colorectal Dis, 2006, 21(6): 554–559.

[12] Almond S, Lindley R M, Kenny S E, et al. Characterisation and transplantation of enteric nervous system progenitor cells. Gut, 2007, 56(4): 489–496.

[13] Lindley R M, Hawcutt D B, Connell M G, et al. Properties of secondary and tertiary human enteric nervous system neurospheres. J Pediatr Surg, 2009, 44(6): 1249–1256.

[14] Metzger M, Bareiss P M, Danker T, et al. Expansion and differentiation of neural progenitors derived from the human adult enteric nervous system. Gastroenterology, 2009, 137(6): 2063–2073.

[15] Metzger M, Caldwell C, Barlow A J, et al. Enteric nervous system stem cells derived from human gut mucosa for the treatment of aganglionic gut disorders. Gastroenterology, 2009, 136(7): 2214–2225.

[16] Hagl C I, Heumuller-Klug S, Wink E, et al. The human gastrointestinal tract, a potential autologous neural stem cell source. Plos One, 2013, 8(9): e72948.

[17] 唐洪怡，李秋平，封志纯. 干细胞治疗在新生儿疾病中的应用进展. 发育医学电子杂志，2016，4(3)：184-187.

[18] Soham Dasgupta, Shreyas Arya, Sanjeev Choudhary, et al. Amniotic fluid: Source of trophic factors for the developing intestine. World Journal of Gastrointestinal Pathophysiology, 2016, (1): 38-47.

[19] 钟小丹，黎红平. 早期羊水喂养降低坏死性小肠结肠炎的效果. 牡丹江医学院学报，2016，(5)：61-62.

[20] Takebe T, Sekine K, Enomura M, et al. Vascularized and functional human liver from an iPSC-derived organ bud transplant. Nature, 2013, 499(7459): 481-484.

[21] Takebe T, Zhang R R, Koike H, et al. Generation of a vascularized and functional human liver from an iPSC-derived organ bud transplant. Nat Protoc, 2014, 9(2): 396-409.

[22] Bhargava S, Patterson J M, Inman R D, et al. Tissue-engineered buccal mucosa urethroplasty-clinical outcomes. Eur Urol, 2008, 53(6): 1263-1269.

[23] 黄红军，张金明，储海函. 兔骨髓间充质干细胞构建组织工程化海绵体尿道的可行性. 中国组织工程研究与临床康复，2007，11(4)：2665-2668.

[24] 李龙坤，赵江. 干细胞在下尿路疾病修复和重建中的运用前景. 第三军医大学学报，2015，(6)：489-494.

第三十章
组织工程在新生儿外科中的应用

概述

先天性结构畸形患儿中部分畸形通常需要小儿外科医师在新生儿期进行手术修复，利用人工材料、异体或自体组织器官进行功能重建。人造替代物存在公认的问题：材料匮乏、感染率增加、外来材料破坏免疫系统。此外，无活力的材料不能与患儿一同生长发育或适应环境变化，如人工血管、膈肌补片等，儿科患者可能需要经历多次越来越复杂的手术。器官移植作为一种天然组织替代的现代手段，已经被证实功能替代可以挽救生命，但是受到供体短缺及免疫排斥等多种因素影响使得治疗受到很大制约。寻找更为合适的材料及组织器官进行替代是小儿外科医师不断追寻的目标。

组织工程和器官构建的目的就是创建有活力的器官和组织替代物，使之具有更精确的替代和具有更好的与细胞增殖和自体修复相对应的耐用性的优点。这些技术正在逐渐开始从实验室应用向手术室过渡[1,2]，为患有先天性畸形或器官组织切除的患儿提供更好的具有一定外观和功能的替代物。

1987年美国国家科学基金会正式提出和确定了组织工程概念[3]。它是随着生命科学、材料科学及相关物理、化学学科的发展而产生的一门科学。核心是建立细胞与生物材料的三维空间复合体，即构建一个有生命力的组织器官，用于对疾病或损害的组织进行形态结构和功能的重建并达到永久性替代。

组织工程技术与原理

无论构建何种组织器官都遵循组织工程基本原理：从机体获取少量活体组织，将细胞分离出来，体外培养扩增后载入具有良好生物相容性的可降解吸收的生物材料上，生物材料作为支架提供三维空间和生长环境，细胞分泌基质黏附于支架，将细胞材料复合物植入体内，随着生物材料的降解吸收，三维空间被细胞分泌的基质所替代，形成相应的组织或器官，从而达到修复创伤和重建功能的目的[4,5]。

组织工程基本要素包括种子细胞、生物材料及组织构建（微环境）。研究者们在这三大要素领域不断探索和改进。

种子细胞的选择是组织器官构建的重要问题，利用自体或异体组织干细胞或多潜能分化干细胞，胚胎干细胞（ESC），甚至体细胞诱导为干细胞等作为种子细胞的研究进展不断更新[6,7]。

作为支架生物材料可以分为三类：天然生物材料、合成有机材料和无机材料。随着新近可供生物材料的涌现，研究者们成功地使用了各类支架，包括小肠黏膜下层（small intestinal submucosa，SIS）。此外藻酸钙胶，商业可供的表面活性剂、琼脂糖、纤维蛋白胶，以及微加工生物可降解材料的成功应用显示了化学和组织工程学之间的合作的必要性[8,9]。3D生物打印在组织工程中应用研究可以较好地解决早期的支架构建缺点：多孔结构的孔径大小与细胞体积不相匹配的问题，使得支架内部结构及细胞与孔径间的连接得到精确控制[10]。有学者根据所需移植器官的CT、核磁共振影像数据和生理结构信息，重构器官的几何模型和生理特征，采用3D打印技术逐层打印天然细胞和细胞基质，从而得到具有器官几何特征和生理功能的人工器官[11]。目前3D生物打印受到了国内外科研工作者的广泛关注，Zopf等[12]成功将3D打印的气管支架植入一名患有支气管软化症的婴儿体内，随访1年，患儿生活状态良好。

组织细胞连接形成复杂的具有功能的三维结构依赖于支持细胞的结构和聚集在结构上的细胞之间的很多联系。在限定了细胞成分和工程化器官的结构之后，增加足够的血管化和指导产生在正常组织中的细胞信号传导（即构建的微环境）是最大的挑战。

组织工程构建方法

组织工程构建方法可以概括为体内和体外设计法。

体外构建模型通常依赖一个生物反应器系统。生物反应器是动态的组织培养装置，种类从简单的机械设计到更加复杂的具有氧气交换，精确的流速和电机械刺激系统。组织工程构建复杂性小的组织如细胞片仅需要简单的方法对工程化的组织结构进行培养液的交换，以免生长停滞。旋转培养瓶或容器也是一些简单方法。

更加复杂的生物反应器被设计提供一定张力用于骨骼肌培养，剪切力用于内皮细胞的培养和一定压力用于软骨细胞的培养。有良好的结果显示细胞多聚体结构在拉伸状态和周围细胞营养液流动的生理条件下的体外生长与体内结果接近，细胞形态生长特点得到改善，代谢活动得到提高[6,13]。

微加工工程学和对体外组织培养系统的改良的交叉具有很好的前景，产生了更小、更智能的生物反应器，在该反应器中微流体学、质量转移、营养萃取和细胞生长都可以与已知的细胞结构一起研究，并且在微米尺度进行标准化微加工。这种方法对复杂器官构建是至关重要的[6,13]。

体内研究将动物作为复杂的生物反应器，将复合结构植入血管化的空间如大网膜、系膜、肩胛间的脂肪垫，或背阔肌处，这些部位内源性血供可以参与植入物的血管生成[6,13]。

体内和体外（生物反应器）方法的结合已经使得一些简单组织的构建问题得到解决，还将在自体组织切除后实验室中扩增，最终体内植入替代方面继续起重要作用[6,13]。

现状

多年动物模型的基础科学和实验后，由于同种移植不能满足患儿临床需求促使了器官生物工程第一个临床应用[14,15]。人体中气管[15,16]、尿道[17]、膀胱[18]等器官相对简单的结构已经被成功工程化，更多复杂结构的组织器官将会在移植给患儿前在生物反应器中制造。此外，工程化器官可能直接在患儿体内发生再生，将患儿自身作为一个生物反应器[19]。这样简化实验设计，避免与体外细胞扩增相关的风险和降低成本。尽管工程化组织器官仍然存在很大不足和缺陷，研究者们的不断完善进取可能在未来达到更好的结构和功能的替代。

严重出生缺陷发生率占活产儿的2%～3%，是导致幼年死亡的首要原因。结构畸形可以发生在任何重要器官系统，经常病因不清。儿童也争议性地成为组织工程器官构建的受益者。婴幼儿比成人有更大的再生潜能，许多用于成人的组织工程策略不能用于儿童。合成材料缺乏生长潜能和相对短的寿命，它可以适合作为成人替代物，作为儿童替代是不能接受的。儿童组织工程和再生医学的研究及应用具有其特殊性。组织工程可能需要与基因编辑或其他创造性的用于克服遗传缺陷的方法相结合，实现自体细胞为基础的修复和再生。安全性的证明在儿童组织工程应用中也必须是首要的，因为不知道儿童对特定的治疗怎样反应或者应该给多少合适的剂量。发展合适用于儿童缺陷和疾病的动物模型用于组织工程治疗的临床前实验及最终向临床转化非常必要[20]。

下面我们介绍一些可能用于新生儿期替代的组织工程器官构建的研究进展，这些进展亦遵循组织工程原则及要素，形成的组织器官替代物正在逐步改进走向临床应用。

组织工程在新生儿外科疾病中应用

◆ 气道

气道衰竭对任何年龄患者都是灾难性的，尤其发生在新生儿期。先天性气道疾病在胎儿或新生儿中常见，导致气道梗阻或者缺陷。相对简单的上气道狭窄可以采用自体很少量的病灶部位的组织修复。涉及上气道或下气道较大部分的缺失很难处理。长段气管狭窄需要替代治疗。导致严重儿童气道功能不足的先天性畸形见表30-1[21]。

表30-1 导致严重儿童气道功能不足的先天性畸形

畸形障碍	疾病
先天性高位气道梗阻综合征（congenital high airway obstruction syndrome，CHAOS）	喉或气管发育不良 喉蹼或囊肿 先天性颈部包块（比如淋巴水囊肿、畸胎瘤）
先天性气道、消化道连接异常	Ⅳ型喉裂 气管食管瘘
外在纵隔压迫	血管环或吊带
气管和或支气管狭窄	完全性气管环
差的气管质量	气管软化（孤立或下游气道狭窄）

气管替代可以分部分补片替代和整体长段替代，方法为无细胞或复合细胞的支架（合成支架、天然脱细胞支架）替代。

早期的气管替代采用硅胶、聚四氟乙烯和聚乙烯被证明存在差的组织整合和迁移，容易伴有梗阻和血管侵蚀。多孔合成生物材料由于促进组织整合，毛细血管和组织内生，以及腔内上皮化而得到应用。然而，替代的结果并不乐观。在临床前及临床使用中，部分上皮化和肉芽组织形成导致狭窄和梗阻。

下一代气道替代物采用多种天然脱细胞基质，不种植或者种植细胞在基质上，用于动物模型中覆盖在缺损气道周围，短期随疗效有不同报道。多种天然脱细胞基质确实促进了组织整合与上皮化。

对于长段气道环形缺损的重建，软骨形成缺乏是主要问题。采用脱细胞化支架进行长段气管重建，结果很差，研究者发现可能是与硬的脱细胞化流程有关（胰酶/EDTA、吐温X-100和冷冻干燥）。将细胞种植与一个较软的脱细胞化支架处理流程相结合，称为去垢剂-酶方法（detergent-enzymatic method，DEM），已经得到临床转化的应用[22]，这种方法更好地保存了细胞外基质成分和结构，体外实验取得令人鼓舞的结果。DEM脱细胞化气管支架首选来自猪，它与人类正常气管有相似的结构和机械性能，但没有免疫源性。

第一个临床应用的组织工程气管补片用于修补肺肿瘤患者切除术后气管缺损，缺损面积1.5 × 1.5 cm^2。将肌细胞和成纤维细胞从患者活检样本中分离，经过3周的扩增，150万细胞种植在空肠脱细胞化支架上，比例为5%肌细胞，95%成纤维细胞。经过在生物反应器内孵育3周，构建物用于覆盖支气管缺损。术后5天移植物密封良好，存在很好的整合，80%被自体气管纤毛上皮覆盖，临床结果良好。6周可以检测出血管生长，12周完成血管化[23]。为了修补大的环形缺损，研究者将空肠脱细胞化基质制成气管形状支架，将包含软骨细胞的混合细胞群种植在支架上。亦有研究将自体软骨和上皮干细胞种植在脱细胞化的尸体气管支架上，形成5 cm管样支架用于移植，在生物反应器中孵育96小时，之后用于结核患者破坏的支气管树重建，改善了肺功能和生活质量，而且这种方法不需要应用免疫抑制剂。脱细胞化的尸体气管支架与空肠脱细胞支架相比有更快的整合，几乎在移植14天即可看出在1个月时才有的血管内生差别。在此基础上，同样的团队改良了方案，减少了准备脱细胞支架需要的时间，开展了术中自体细胞种植。已经成功的替代了一个先天性气管狭窄儿童的整个气管[14]。采用人体作为生物反应器的临床应用可以降低费用，避免了后勤管理问题和感染风险，以及当患儿等待时可能出

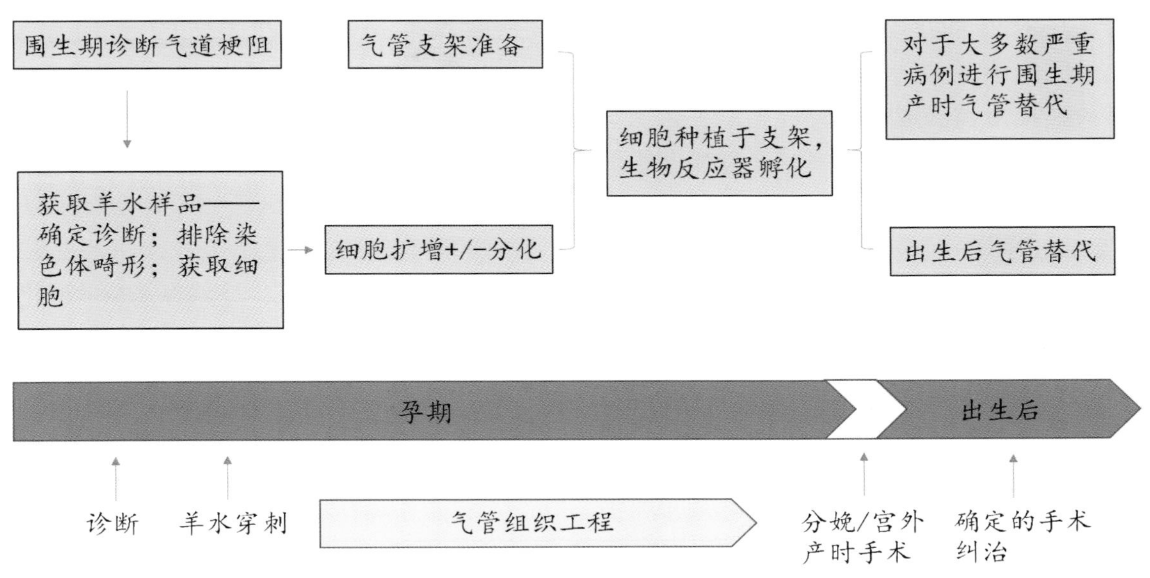

图30-1 胎儿或新生儿气道组织工程策略概念示意图[21]

现的临床病情恶化。随着研究进展，目前解决胎儿及新生儿严重气道缺乏问题不断更新，概念流程图见图30-1[21]。从胎儿产前诊断气道梗阻，羊水穿刺确认诊断，排除染色体畸形并获取羊水细胞，经过扩增、分化、筛选，将准备的细胞种植在脱细胞支气管支架上，生物反应器内孵育，严重病例在产前进行手术替代，部分病例在生后进行气管替代。

气道组织工程中更加复杂的是肺组织工程，它的结构和功能比气管复杂得多。研究已经证明脱细胞化的肺支架可以保留显微结构和生物机械性能。最近发现人类肺脏存在定居的干细胞群，可以潜在加速肺的扩充和促进组织工程肺的临床应用。另外，在器官发育过程中（如在胎儿中）或出生后病肺可能被注射干细胞进行部分修复。在兔肺发育不良模型中，羊水干细胞通过激活肺泡化和血管生成中涉及的细胞显示了一种修复潜能[24]。旁分泌活性和干细胞的直接作用可能在不远的将来涉及，避免了重症膈疝肺移植的需要。

◆ 膈疝

先天性膈疝（CDH）手术中膈肌重建或替代方法包括自体组织或人工合成材料补片，自体组织重建包括肾前筋膜、肋骨结构、不同的胸腹壁肌肉瓣的转移等。其他补片材料，包括牛阔筋膜和心包膜、人硬脊膜、合成涤纶补片，以及可吸收和不可吸收网眼材料等。然而许多问题仍然需要解决，如传统材料修补膈肌后留下大的胸腔，有很高的移动风险和膈疝复发风险，补片不能随着患儿生长，导致最终从周围肌肉剥离。为了避免复发和再手术，发展中的新的材料和技术方法的出现确保了更加有效的膈肌修补。

目前CDH临床修复治疗中材料的应用包括不可吸收和可吸收合成材料和天然来源的支架。不可吸收材料聚四氟乙烯（PTFE）补片已经成为巨大CDH膈肌缺损闭合的标准方法。

1985年最初采用PTFE替代膈肌用于犬类手术切除半侧膈肌模型的研究中，组织内生和术后膈肌运动被评估，结果良好。在1998年发表的一项多中心回顾分析中，采用PTFE材料用于治疗需要补片修补膈肌缺损的患者占81%。尽管PTFE是一个牢固的材料且有好的密封性，由于它较其他材料更容易产生瘢痕挛缩，不是儿科人群应用的最佳材料[25]。

通过网眼编织的PTFE和单股大孔隙聚丙烯材料（Marlex™）的应用，膈疝复发比率得到降低。在天然来源的材料作为修补材料中，商品化的Surgisiss（SIS®），AlloDerm，Permacol™用于儿童膈疝修补。

亦有资料发表对比不同商品化天然材料疗效[14]。

SIS®是脱细胞化的猪小肠黏膜下层，植入后最终降解。然而对比合成材料修补膈肌各研究结果不一。在2005年的个案报道中，3个新生儿膈肌采用SIS®修补，随访4年，证实无复发，移植物完全新生血管化。然而，一个英国单中心研究记录了在1990—2010年经历手术的CDH患儿。最初手术采用Gore-Tex（商品化的PTFE材料）补片的患儿中没有复发，当采用SIS®时出现复发。在CDH猪模型中，PTFE被证实相比SIS®具有更高的复发率，移植物萎缩和纤维化[14]。

AlloDerm是一种人脱细胞尸体皮肤，很少作为生物材料应用于CDH的治疗。在一个对比研究中，SIS®复发率为22%，AlloDerm复发率为40%。遗传工程（GE）肌营养不良猪和兔腹壁缺损模型中，PTFE和AlloDerm作为替代物对比显示，在AlloDerm补片中，在植入9个月的筋膜植入界面具有血管内生和统计学意义的更高的断裂强度[14]。

另外一个生物材料商品名为Permacol™，一个猪皮肤胶原为了增加抗张强度进行化学交联的无细胞片。这种基质展示了最适度的炎症反应，且与正常伤口愈合过程一致。在一个CDH的对比研究中，100例儿童采用Gore-Tex和Permacol™进行修补，各组总体复发率分别为8（28%）例和0例。Gore-Tex组平均随访57个月，Permacol™组平均随访20个月。平均复发时间在Gore-Tex组为12个月，Permacol™无复发，然而这种差异无统计学意义。目前，尽管Gore-Tex有局限性，而文献报道Permacol™是最有前景的自然来源材料，但Gore-Tex仍然是CDH修补的金标准。然而，更多体内研究需要调查替代组织材料的可吸收、生长和功能特性[14]。此外，随机对照试验对比不同的产品，将为未来的应用提供宝贵的信息。特殊的细胞支架复合体可能有助于未来重建。

◆ 消化道

1. 食管

食管闭锁是一种先天性消化道系统畸形，食管没有发育成连续的管道。对于近远端食管距离较近的病例，畸形通常在出生时直接行近端远端食管吻合得到成功修补。最坏的状况是长段食管闭锁，不能行食管端端吻合，可能通过胃或肠管转位至胸腔替代食管，这种手术方式存在较高的并发症和死亡率。一篇最近的回顾性综述中，自1981年以来，192例患儿经历了胃转位代食管，72%的患儿在食管修补失败后需要食管替代。在错综复杂的消化道组织工程中，大部分研究聚焦于工程化的食管，与其他消化道比较，它的结构相对简单。方法有：细胞片法、SIS支架法、细胞与管样合成支架或天然脱细胞支架复合植入法等。

Okano研究组应用细胞片技术处理食管溃疡。他们采用犬的人工食管溃疡模型（通过内镜黏膜下切除诱导形成），然后取颊黏膜活检形成上皮细胞片。尽管细胞片是3～5层细胞，但并没有因为氧气弥散差出现明显的坏死。细胞片移植术后4周，溃疡完全愈合，覆盖复层上皮，与自体食管相似。对照动物没有移植细胞片，溃疡为差的未成熟鳞状上皮细胞覆盖，更高的溃疡中心细胞浸润。在临床应用中，Badylak等研究者采用SIS®替代细胞片覆盖5例患有食管新生物通过内镜黏膜下层切除术后的缺损，通过内镜观察及组织活检证实支架迅速生理性重构，所有5例患儿均发生狭窄[14]。

Nakase等[26]采用口腔角质细胞和成纤维细胞培养在人羊膜上，平滑肌细胞培养在聚乙醇酸（PGA，一种具有良好生物降解性和生物相容性的合成高分子材料）上，两层结构卷成管样，植入大网膜，3周后取材用于替代部分食管缺损。对照组采用没有种植角质细胞和成纤维细胞的羊膜（KF）。KF组3周内发生狭窄，在KF组，狗模型在420天内没有出现喂养问题，上皮质和平滑肌层结构与毗邻食管相似。研究显示脱细胞材料再细胞化可能提供更合适的支架用于食管替代。

Spurrier R G[27]等采用小鼠及人类食管组织分离的食管类器官单位（esophageal organoid units，EOUs）植入聚乳酸和聚乙醇酸复合胶原覆盖的支架中，植入成年免疫缺陷小鼠体内，结果显示除了食管上皮和黏膜下层外，还检测到分化的肌层和神经，跟踪实验证实组织工程食管上皮及间充质细胞来源于EOU。

2. 肠管

当食管替代在未来几年有可能实现时，肠管替代仍然面临大的挑战。儿童短肠患者经常与先天性畸形相关，如腹裂、肠闭锁、获得性短肠如坏死性小肠结肠炎或者肠旋转不良中肠扭转坏死。这类情况致使许多儿童和成人消化道没有能力提供足够营养功能（肠衰竭）。患儿需要暂时或永久性依赖人工喂养和肠外营养。儿童和成人肠衰竭通常生活质量差，并发症和病死率显著增加，通常与肠外营养并发症相关，如长期静脉通路导致败血症、肝病。几种小肠延长手术通过尝试增加残余消化道容受能力用于促进肠道喂养，戒断长期的肠外营养。小肠移植由于供体稀少，需要激进的免疫抑制和低的生存率而受到限制。因此用于肠衰竭的新治疗策略的发展需要进一步研究。

尽管组织工程肠管已经开始朝向有限数量的临床前实验发展，却缺乏临床应用。

早期肠组织再生中尝试采用肠上皮类器官单位（organoid units，OUs）作为细胞来源，通过获取新生大鼠小肠进行消化分离得到。它们是多细胞单位，包含间充质核心被肠上皮包绕，然后种植在管样PGA支架上。种植后的结构被植入成年大鼠大网膜，作为一个天然生物反应器。当植入物成熟后，它们形成囊肿，肌肉在外侧，上皮在内侧，它们被管化，形成组织工程小肠（TESI）和肠管吻合。在大鼠和猪动物模型随访中，部分替代了肠道功能。即使已经有很多研究探讨了这种TESI的电生理、免疫、血管形成、淋巴管形成，这种方法曾经被严重的批判。由于没有能力分离来源于成人的OUs，实验设计没有允许临床转化应用，在获取新生儿OUs用于自体移植的实践中存在困难，实际上没有任何一个先前的研究产生等长或者更长长度的小肠用于提取OUs。此外，没有证据显示TESI具有神经生长和相关动力，这些特性对于生成有功能的小肠至关重要[14]。

除了OUs实验，小肠组织工程也曾经尝试用脱细胞小肠黏膜下层（SIS）和间充质干细胞种植在胶原支架上。SIS用于补片移植物修补创建的部分缺损，或者作为管样间置移植物治疗，结果仍然不理想。Wang等[28]用一个精致的兔模型使得SIS在一个没有消化道运动压力的环境支持下发育成熟。他们游离回肠袢，将离断面再吻合，间置管样SIS移植物于游离肠袢中间。硅胶支架放置在游离肠袢腔内用于原位支撑12周。然后该肠袢两端双腔造瘘于腹壁。双腔造瘘目的在于避免移植物受消化道运转影响，促进上皮化，通过造瘘规律的冲洗肠腔可以移除可能导致炎症反应的坏死组织。长期随访2年，移植物无狭窄。新生小肠用于短肠动物模型中，进一步研究认为它们的神经分布需要改进。有研究采用自体间充质干细胞（mesenchymal stem cells，MSC）种植于胶原支架上：α-SMA阳性细胞在4周可以检测到。然而在16周，平滑肌细胞数量明显减少，仅存留薄的肌层[14]。

总之，小肠组织工程目前的研究仍然离临床应用尚远，未来还有很长的路要走。

3. 肝脏

肝移植是终末期肝病唯一有效的治疗措施，儿童肝移植的大多数患儿是胆道闭锁，这种疾病在出生后发病，葛西手术作为首选治疗方法，该治疗方法目前仅有1/3患儿可以通过自体肝长期存活。大多数患儿需要肝移植作为最终治疗手段。有些先天性遗传代谢性疾病最终也是肝移植的适应证。

目前肝脏组织工程方法主要为细胞治疗及细胞复合3D支架治疗，以及基因编辑技术与组织工程结合及嵌合体器官制造等。可以概括为：① 通过脱细胞化基质支架构建肝脏类器官。实体器官脱细胞技术能够保留肝脏的细胞外基质支架内的血管及胆道支架结构，甚至许多肝脏再生相关生长因子[29]。主要过程包括去细胞化基质支架的制备、人工修饰基质支架及基质支架的再细胞化等步骤（图30-2）。在脱细胞支架制备方法、修饰、再细胞化输注的细胞种类、数量、次序等方面的研究不断深入。② 通过生物材料微型模具构建肝脏类器官。许多研究者依照肝脏特有的肝索超微结构，尝试利用人工生物材料将其塑形成具有三维培养条件的微型模具。

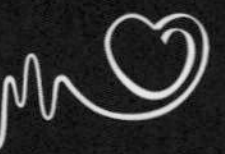

Yamada等[30]利用一种“三明治结构式”的凝胶纤维模型，在体外构建出了肝索样组织。Rennert等[31]设计同样也是一种“三明治结构式”的微型模具，该模具小室被位于正中平面的带孔的生物膜分割为上下两层。利用微流体输注技术，将人类脐静脉内皮细胞与外周血单核细胞按一定比例混合种植到小室上层，而将HepaRG细胞和星状细胞按一定比例混合后，再种植到小室的下层，置于微流体灌注培养室培养一段时间后，得到了一种结构和功能更接近正常肝脏的肝脏类器官。Bhatia[32]教授带领团队将人原代肝细胞、成纤维细胞及内皮细胞嵌入可降解的生物材料微型模具中，形成了一种直径约6 mm的新型肝脏“组织种子”，通过植入肝损伤模型的小鼠腹腔后，使得这一“种子”结构扩大了50倍，出现了血管结构及胆管前体结构，并具备一定人类肝脏相关的分泌及代谢功能。近年来通过3D打印建立适合细胞存活的精确三维支架，将生物相容性细胞与相应的诱导体系凝胶混合喷涂，并将配套的其他细胞、生长因子、信号分子等叠加于其涂层之上，模拟细胞与内环境的相互关联，在计算机指令下层层打印，形成有生理功能的活体器官，达到修复或替代的目的。美国Organovo公司将叠加约20层的肝实质细胞、星状细胞及添加的血管内壁细胞通过3D打印获得肝脏微型模具，该结构能向肝细胞供应养分和氧气，使细胞组织可存活5天以上[33]。尽管3D打印在组织器官重建领域尚存在瓶颈，但是3D打印与干细胞相结合的技术将会成为未来研究的突破方向。人工生物材料微型模具有生物相容性、可降解、基质孔径可控、促进血管生成的优点，结合自身来源的诱导多能干细胞定向分化的细胞种植，所构建的人工器官可有效避免移植排斥反应的发生，具有独特的优势，必将开启器官立体培养的新途径。③ 通过细胞诱导的无支架培养构建肝脏类器官。其原理是在体外模拟胚胎时期肝脏发育的过程，利用细胞培养微环境的刺激诱导多能干细胞自发地形成肝芽或肝脏类器官。Takebe等[34]诱导多能干细胞分化为肝脏特定内胚层细胞，之后与脐静脉内皮细胞及间充质干细胞共同培养，形成肝芽，接着异位移植于免疫缺陷小鼠腹腔内，最终形成血管化的肝脏类器官并发挥肝脏的代谢功能。尽管无支架细胞诱导的立体培养方

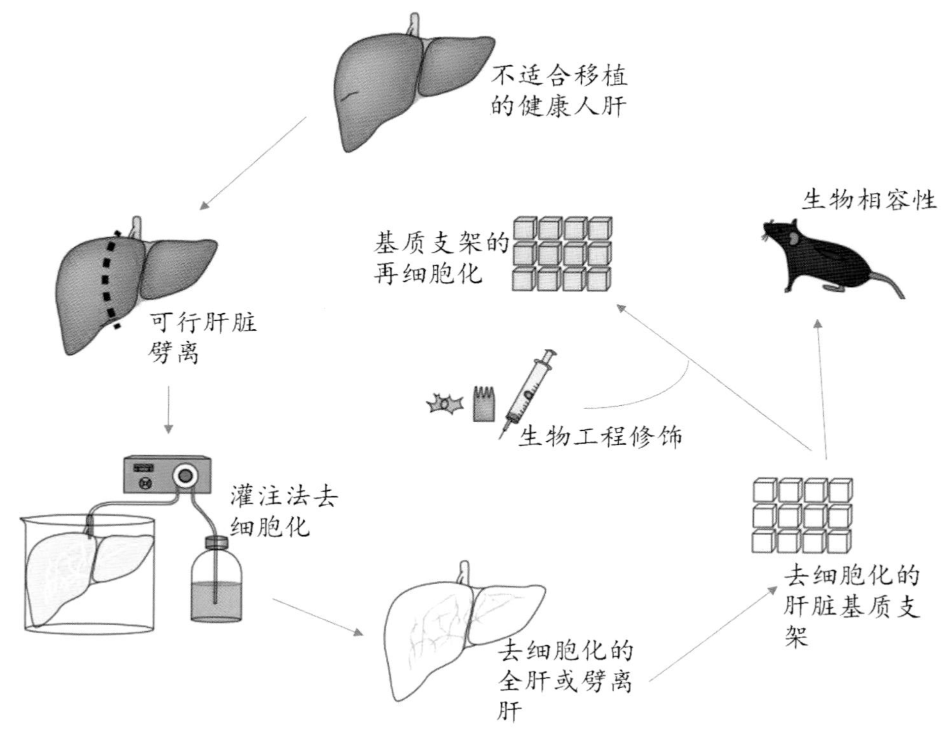

图30-2 基于肝脏基质支架的培养方法

法能够培育出具有一定结构和功能的肝芽，但该肝芽组织并未形成正常肝脏所具有的精细管道结构，且体积大小也与正常肝脏相差甚远，距离能够直接用于肝移植的阶段还有非常大距离。④ 通过构建嵌合体制备人工肝脏器官。嵌合肝是不同种属肝细胞移植后在受体动物体内形成的含有不同种属肝细胞及其立体结构的混合肝，是组织工程、人工器官研究的热点领域。1995年，Rhim等[35]首次报道了将大鼠肝细胞移植至具有肝毒性基因的小鼠肝内获得成功，植入的大鼠肝细胞增生完全重建了小鼠肝脏。目前大部分研究者都认为猪更适合作为器官移植的供体。国际学术界已经对供体猪进行了大量的基因工程改造。主要途径是将患儿自身的体细胞诱导成多能干细胞后注入基因组靶向修饰猪的胚胎，最终制备人源化的器官。华人科学家Wu等[36]首次实现了人诱导多能干细胞与猪早期胚胎成功嵌合，该研究利用人的皮肤组织诱导生成人多能干细胞，再将这些诱导多能干细胞移植到猪的早期胚胎，成功培育出一批人猪嵌合胚胎，为实现人类细胞在人猪嵌合胚胎中发育成人类器官迈出了重要一步。

随着基因组编辑技术的快速发展，利用特异高效的CRISPR/Cas9系统多基因同时敲除来解决异种间排斥反应和病毒传播等问题，并抑制特定器官的分化、发育，使植入的细胞形成增殖优势，实现定向的器官再生，同时通过神经细胞和生殖细胞特异启动子携带自杀基因，避免伦理问题，这一构想将为利用嵌合体成功制备人源化器官提供新的思路[30]。

也有研究者通过自体肝细胞分离，通过转基因改良再自体回输治疗家族性高胆固醇血症，在一个2年随访研究中，该方法在一半的患儿中可以看到血脂水平显著改善。此外，同种异体肝细胞移植在人类的开展，主要是先天性代谢性疾病，比如Crigler-Najjar综合征Ⅰ型。长期随访获得的结果不一。可供选择的细胞来源，如MSC，造血干细胞（hematopoietic stem cell，HSC）和胎儿祖细胞，已经检测到改善了细胞的生存和缓解了人类肝细胞缺乏。在Ⅰ-Ⅱ期临床试验中，朝向肝细胞系分化的自体MSC被鉴别，通过门静脉或外周静脉途径注射给8例慢性肝衰竭患儿，在这个队列研究中，终末期肝病的评分（MELD）在细胞移植后2年显著降低[14]。

◆ 泌尿系统

1. 肾脏

肾脏复杂的功能和肉眼及显微镜下复杂的结构使得它成为最为困难的人工重建器官之一。组织工程肾脏研究同样着重于细胞治疗，细胞与支架（人工可吸收支架和天然器官脱细胞支架）复合培养。

细胞治疗聚焦于干细胞移植动物模型治疗急性肾损害（AKI）和慢性肾脏疾病（CKD）。在兔的缺血再灌注（I/R）AKI模型中，注射MSC可以改善血清肌酐和降低晚期肾脏纤维化。尽管存在这些改善，研究显示注射的MSC似乎不良分化成脂肪细胞集落伴有周围纤维化[14]。

与AKI治疗相似，自体骨髓来源细胞注射已经尝试用于治疗CKD。在一个小鼠基因敲除导致CKD模型（Alport综合征）中，每周MSC注射降低了肾纤维化指标，然而，对于BUN、肌酐、蛋白尿或存活率上没有促进。说明MSC并不足以延缓疾病进程。同样，在CKD动物模型中发现骨髓间充质干细胞（BMSC）体外增殖受限。假如这种情况在人类中明确，自体MSC移植治疗CKD将受到质疑[14]。

组织工程方法已经将肾脏细胞和PGA支架复合，之后植入无胸腺小鼠体内，结果复合物中产生肾单位样结构[37]。Lanza等[38]在牛模型中采用治疗性克隆，将肾细胞克隆种植在胶原支架上，移植后能够分泌尿样液体。Vishwakarma等[39]开发了3D山羊肾支架，通过脱细胞洗涤剂灌注，抗凝剂预处理后，发现脱细胞羊肾支架具有完整的3D自然架构和脉管系统，这为肾脏再生提供了较好模型。

2. 尿路

膀胱外翻功能修补仍然存在困难，采用小肠重建不够理想。其他先天性畸形包括后尿道瓣膜，尽管产前诊断率增加，10%的病例仍然表现为顺应性差的不稳定膀胱，需要扩容治疗。最常见的手术为扩容或者采用一个血管化的肠段替代膀胱（肠膀胱成形术）。尽管这个手术可以提供便控和提高生活质量，最常见的严重并发症包括长期尿路感染风险、尿路结石、黏液产生、代谢紊乱，部分恶变可能。许多并发症是由于接在尿路上的肠管对尿液不适应，它不断隔离细菌，分泌黏液，可以吸收电解质，就像它原来的环境中一样。组织工程膀胱是一种可能解决上述并发症的方式。

组织工程膀胱构建遵循相似的方法，采用脱细胞支架、无细胞和种植细胞的方法，对照试验中检测，后者结果良好。无细胞膀胱扩大是首先开展的方法，采用的自然来源和合成材料支架（如胶原、Teflon和硅胶）。结果略有改善，由于并发瘢痕收缩，尿路结石形成和长期蠕动不能等诟病，它们的应用已经被限制。天然无细胞基质，如SIS在动物模型中是生物相容性的，允许过渡层再生。然而，与尿道上皮再生对比，肌层再生是不完全的。

狗和猪的膀胱扩大模型实验表明不完整的组织工程膀胱层导致膀胱容量和收缩性减低。通过对比无细胞和种植细胞支架，二者分别采用合成材料和天然脱细胞基质，证实无细胞组疗效差。经历次全膀胱切除的狗分成三组，一组无任何干预，一组为采用PGA-PLGA支架行扩大术，或者采用支架种植尿路上皮和平滑肌细胞后行扩大术[40]。种植细胞的支架保留了顺应性，在术后6个月时组织学正常，免疫组化验确认尿路上皮、黏膜下层和平滑肌层。未种植细胞的支架相比较结果差，纤维化的黏膜下层和薄的肌层。当采用SIS种植细胞实验中结果略有改善，是否合成支架较SIS更好或更坏存在激烈的争论。

在一个临床应用中，活检和细胞培养扩增后，自体尿路上皮和平滑肌细胞以$50 \times 10^6/cm^2$密度种植在胶原PGA支架上，种植细胞的膀胱在生物反应器中孵育96小时，总共在实验室处理8周之后活检。组织工程膀胱被植入7个患者进行4年随访。在随访期间，膀胱容量和顺应性增加，没有不良反应发生，活检显示正常的形态学结构[41]。尽管研究被批评，首先是关于采用不同支架和手术技术与之前临床经验相比较，其次是关于术后尿流动力学研究的解释，但研究代表了有价值的开始，需要进一步优化。

在尿道构建中，很多无细胞和种植细胞的生物材料已经得到临床应用，脱细胞化膀胱黏膜下层被用作创建范围从5～15 cm的新生尿路上皮治疗4例尿道下裂患者。随访切除的尿路节段，构建的组织以镶嵌（onlay）方式被间置，与非管样替代物相当。随访2年，1例患者出现瘘，但其他功能良好。同样，28例患者由于尿道狭窄采用1.5～16 cm组织工程新生尿道治疗。随访3年，24例患者预后良好，4例患者通过尿道造影观察到尿道口径缩小。手术后随访平均最大尿流率加倍，组织学分析正常。采用相似的方法但不同的天然无细胞基质SIS，在两个中心分别招募的40例和50例患者中治疗，经过2～3年随访，成功率在80%～85%，相似于膀胱无细胞基质。然而，随机研究对比30例患者由于尿道狭窄应用口腔黏膜和膀胱无细胞基质方法在无先前手术组中显示成功率相似，但在之前曾经手术组，采用口腔黏膜修复率更高。采用管样尿道结构的方法为支架上种植细胞。采用不同方法对比膀胱构建，Atala研究组种植上皮和平滑肌细胞在PGA-PLGA支架上治疗5例尿道缺损病例。6年随访活检没有显示狭窄，植入后3个月显示结构正常。

组织工程方法构建阴茎及治疗膀胱输尿管反流亦有较多报道，由于极少在新生儿期应用，本章节不做描述[14]。

◆ 血管

在新生儿主要的心脏手术重建之后，大血管的替代可能具有很大挑战。尤其是真正用于严重终末期疾病，比如严重的横弓发育不良或者左心发育不良综合征，很难获得确切治疗。这种情况最理想的是出生时即有一个现成的产品备用。同样构建采用单纯细胞构建和支架复合细胞（合成支架和天然支架）构建方法。

基于动物模型研究，合成材料种植细胞的应用在人类被检测。Shin'oka等[42]开展了首例组织工程血管移植替代一个4岁女孩的肺动脉。从大隐静脉中获得的细胞种植在带有编织PGA的PLA/PCL

支架上。在7个月时随访可见血管开放，功能存在，同样的方法应用在3例其他患者中，之后转向采用骨髓来源细胞构建，目的是减少感染风险，增加细胞数量和减少构建需要的时间。组织工程心肺导管被植入25例患者中，随访6年没有产生移植物相关并发症。移植物相关病理发生率低，仅1例部分移植物血栓（4%）和6例移植物狭窄（24%）。

L'Heureux等[43]采用无支架方法用自体成纤维细胞和内皮细胞构建血管。成纤维细胞沉积在ECM中培养，产生细胞片从培养皿中取出，卷成管样，将内皮细胞种植在卷成的腔内。在小动物和大动物模型中，这种方法已经取得好的结果，同样的研究组已经报道了1例患动静脉分流患者采用冰冻贮存的组织产生血管移植物。移植2个月的随访显示没有并发症，分流被完全修复。

合成支架和天然支架相结合已经发展成最终目标为可提供现成的血管移植物。在该方法中，SMC种植在PGA支架上，直到细胞产生ECM沉积取代合成材料。然后经历脱细胞化过程将SMC移除，为了让移植物无免疫反应。当移植物经过1年4℃贮存被证明维持需要的机械性能后，在最后阶段种植自体内皮细胞。动静脉分流和冠状动脉搭桥动物实验已经显示很有前景的结果[44]。

◆ 其他

Toshiharu Shinoka和Christopher Breuer制造了一种“封闭系统”方法用于组织工程血管移植物构建，替代了“开放”的清洁室模型系统，这在儿童组织工程领域是最有意义的进展之一[45]。

Caballero等[46]和Shakir等[47]的工作是对出生时即表现的颅面部缺陷或创伤导致的颅面部畸形的患儿进行纠治。

心脏瓣膜是最需要用于治疗出生时及存在的儿童先天性心脏畸形的组织工程产品；Duan等[48]和Paniagua Gutierrez等[49]分别描述了基于细胞构建和支架构建的方法中的一些相关发现。

Santa Maria等[50]研究显示了一个有前景的结果，生长因子载入凝胶用于修复鼓膜慢性穿孔，这是在发展中国家导致儿童听力丧失的主要原因。

小结及展望

组织工程再生医学领域正在迅速扩张，包括修补错误或有缺陷的细胞、组织和器官。当着眼于实体器官移植时，重要的是合适的细胞与合适的支架。在利用全能细胞成分中的尝试着眼于细胞类型的潜能和相关风险之间的平衡。比如，胚胎干细胞（ESC，多潜能、自我更新和分化）阳性细胞涉及同种异体免疫源性，肿瘤生成潜能和伦理问题。而免疫排斥问题和伦理问题由于诱导多能干细胞（iPS）技术出现已经得到解决，肿瘤生成的问题仍然存在。一个更加简单，更加安全的程序化方法，称为刺激触发的多潜能性获得（stimulus-triggered acquisition of pluripotency，STAP）方法开创了一个令人兴奋的远景。STAP既不需要核转移，也不需要导入转录因子[51，52]，可以很简单地描述为自然发生现象，即利用外部刺激比如暂时低pH环境应激导致哺乳动物体细胞重新程序化而变成干细胞。这个结果可能在未来加速以多潜能细胞为基础的组织工程器官构建的临床转化。然而该数据需要进一步确认，目前结果已经被多个实验室证实，与Yamanaka的技术产生的结果相似。

采用分化细胞，如ASC细胞已经降低了潜能，但是也降低了肿瘤发生的风险。新发现的羊水干细胞的应用可以在出生时分离存入细胞库，当需要时问题可以得到解决，从而促进了预防医学。

支架，用于器官再生所需要的第二种成分在体外组织构建中起着很重要的作用。研究细胞和ECM之间相互作用显示除了需要合适的生物机械性能和显微结构外，优良的支架必须支持细胞基质信号传导。这种信号传导促进了细胞黏附、迁移和再生及细胞分化。当我们从简单结构比如气管、尿道、膀胱的成功再生临床运用朝向更为复杂的器官构建时，另外重要的考虑是支架的形成，它可以创建一个三维环境通过血管供应与宿主连接。在这方面重大的进展就是将脱细胞化器官，如肺、肝和小肠作为支架的应用。这种支架保留了血供，固有的生物机械性能和显微结构，以及器官特异性ECM信号。在计划器官构建中，应该着重考虑选择具有细胞和材料成分的库存，现成应用，使得体外成熟时间缩短。在人类的研究中，患者特征应该被界定和归类，以便能够从结果中尽可能得出更多结论。

在过去几年中，最初的组织工程器官的首次临床应用被批准。当基础研究继续越来越多的进步，再生医学临床应用将在近期首先尝试较少复杂器官如食管的构建，不久之后更复杂的实体组织工程器官将得到应用。由于婴儿和儿童被先天性或获得性疾病影响的独特特点，小儿外科医师自然在这个领域成为主要的参与者。对大的重建领域实践有兴趣的小儿外科培训医师应该考虑花时间理解干细胞和组织工程再生医学的基本原则。医学最大的改变之一正发生在当下，组织工程再生医学正在改变着外科手术方式。

（周　莹）

参·考·文·献

［1］Macchiarini P, Jungebluth P, Go T, et al. Clinical transplantation of a tissue-engineered airway. Lancet, 2008, 372(9655): 2023–2030.

［2］Macchiarini P, Walles T, Biancosino C, Mertsching H. First human trans-plantation of a bioengineered airway tissue. J Thorac Cardiovasc Surg, 2004, 128(4): 638–641.

［3］Langer R, Vacanti J P. Tissue engineering. Science, 1993, 260(5110): 920–926.

［4］Stock U A, Vacanti J P. Tissue engineering: Current state and prospects. Annu Rev Med, 2001, 52: 443–451.

［5］Hosoyamada Y, Sakai T. Structural and mechanical architecture of the intestinal villi and crypts in the rat intestine: integrative reevaluation from ultrastructural analysis. Anat Embryol (Berl), 2005, 210(1): 1–12.

［6］曹谊林，刘伟，张文杰，等.组织工程研究进展［J］.上海交通大学学报（医学版），2012，32（9）：1241–1250.

［7］王佃亮.种子细胞——组织工程连载之三［J］.中国生物工程杂志，2014，34（7）：108–113.

［8］Kim S S, Kaihara S, Benvenuto M S, et al. Small intestinal submucosa as a small-caliber venous graft: a novel model for hepatocyte transplantation on synthetic biodegradable polymer scaffolds with direct access to the portal venous system. J Pediatr Surg, 1999, 34(1): 124–128.

［9］董茂盛，王佃亮.生物支架材料——组织工程连载之二［J］.中国生物工程杂志，2014，34（6）：122–127.

［10］石静，钟玉敏.组织工程中3D生物打印技术的应用［J］.中国组织工程研究，2014，18（2）：271–276.

［11］Vladimir M, Thomas B, Thomas T, et al. Organ printing: computer-aided jet-based 3D tissue engineering［J］. Trends Biotechnol, 2003, 21(4): 157–161.

［12］Zopf D A, Hollister S J, Nelson M E, et al. Bioresorbable airway splint created with a three-dimensional printer［J］. N Engl J Med, 2013, 368(21): 2043–2045.

［13］Jay L. Grosfeld, James A. O'Neill, Jr., Eric W. Fonkalsrud. et al.小儿外科学.吴晔明，主译.北京：北京大学医学出版社，2008：23–33.

［14］Maghsoudlou P, Urbani L, De Coppi P. Organ bioengineering for the newborn. Semin Pediatr Surg, 2014, 23(5): 314–323.

［15］Macchiarini P, Jungebluth P, Go T, et al. Clinical transplantation of a tissue-engineered airway. Lancet, 2008, 372(9655): 2023–2030.

［16］Macchiarini P, Walles T, Biancosino C, et al. First human trans-plantation of a bioengineered airway tissue. J Thorac Cardiovasc Surg, 2004, 128(4): 638–641.

［17］A. Raya-Rivera, D. R. Esquiliano, J. J. Yoo. Tissue-engineered autologous urethras for patients who need reconstruction: an observational study. Lancet, 2011, 377(9772): 1175–1182.

［18］Atala A, Bauer S B, Soker S, et al. Tissue-engineered autologous bladders for patients needing cystoplasty. Lancet, 2006, 367(9518): 1241–1246.

［19］Elliott M J, Coppi P de, Speggiorin S, et al. Stem-cell-based, tissue engineered tracheal replacement in a child: a 2-year follow-up study. Lancet, 2012, 380(9846): 994–1000.

［20］Williams C, Guldberg R E. Tissue Engineering for Pediatric Applications. Tissue Eng Part A, 2016, 22(3–4): 195–196.

［21］Maughan E, Lesage F, Butler C R, et al. Airway tissue engineering for congenital laryngotracheal disease. Semin Pediatr Surg, 2016, 25(3): 186–190.

［22］Meezaṇ E, Hjelle J T, Brendel K, et al. CarlsonA simple, versatile, nondisruptive method for the isolation of morphologically and chemically pure basement membranes from several tissues. Life Sci, 1975, 17(11): 1721–1732.

［23］Macchiarini P, Walles T, Biancosino C, et al. First human transplantation of a bioengineered airway tissue. J Thorac Cardiovasc Surg, 2004, 128(4): 638–641.

[24] Grisafi D, Pozzobon M, Dedja A, et al. Human amniotic fluid stem cells protect rat lungs exposed to moderate hyperoxia. Pediatr Pulmonol, 2013, 48(11): 1070–1080.

[25] Gasior A C, Peter S. A review of patch options in the repair of congenital diaphragm defects. Pediatr Surg Int, 2012, 28(4): 327–333.

[26] Nakase Y, Nakamura T, Kin S, et al. Intrathoracic esophageal replacement by in situ tissue-engineered esophagus. J Thorac Cardiovasc Surg, 2008, 136(4): 850–859.

[27] Spurrier R G, Speer A L, Hou X, et al. Murine and human tissue-engineered esophagus form from sufficient stem/progenitor cells and do not require microdesigned biomaterials. Tissue Eng Part A, 2015, 21(5–6): 906–915.

[28] Z. Q. Wang, Y. Watanabe, A. Toki. Experimental assessment of small intestinal submucosa as a small bowel graft in a rat model. J Pediatr Surg, 2003, 38(11): 1596–1601.

[29] Mazza G, Rombouts K, Rennie Hall A, et al. Decellularized human liver as a natural 3D-scaffold for liver bioengineering and transplantation[J]. Sci Rep, 2015, 5: 13079.

[30] 杨扬,王励.肝脏组织工程研究进展.器官移植,2017,5(8): 337–343.

[31] Rennert K, Steinborn S, Gröger M, et al. A microfluidically perfused three dimensional human liver model[J]. Biomaterials, 2015, 71: 119–131.

[32] Chen A A, Thomas D K, Ong L L, et al. Humanized mice with ectopic artificial liver tissues[J]. Proc Natl Acad Sci USA, 2011, 108(29): 11842–11847.

[33] Coghlan A. 3D printer makes tiniest human liver ever.[EB/OL]. (2013-04-23).

[34] Takebe T, Sekine K, Enomura M, et al. Vascularized and functional human liver from an iPSC-derived organ bud transplant[J]. Nature, 2013, 499(7459): 481–484.

[35] Rhim J A, Sandgren E P, Palmiter R D, et al. Complete reconstitution of mouse liver with xenogeneic hepatocytes[J]. Proc Natl Acad Sci USA, 1995, 92(11): 4942–4946.

[36] Wu J, Platero-Luengo A, Sakurai M, et al. Interspecies chimerism with mammalian pluripotent stem cells[J]. Cell, 2017, 168(3): 473–486.

[37] Amiel G E, Yoo J J, Atala A. Renal therapy using tissue-engineered constructs and gene delivery. World J Urol, 2000, 18(1): 71–79.

[38] Lanza R P, Chung H Y, Yoo J J, et al. Generation of histocompatible tissues using nuclear transplantation. Nat Biotechnol, 2002, 20(7): 689–696.

[39] Vishwakarma S K, Bhavani P G, Bardia A, et al. Preparation of natural three-dimensional goat kidney scaffold for the development of bioartificial organ[J]. Indian J Nephrol, 2014, 24(6): 372–375.

[40] Oberpenning F, Meng J, Yoo J J, Atala A. Denovore constitution of a functional mammalian urinary bladder by tissue engineering. Nat Biotechnol, 1999, 17(2): 149–155.

[41] Atala A, Bauer S B, Soker S, et al. Tissue-engineered autologous bladders for patients needing cystoplasty. Lancet, 2006, 367(9518): 1241–1246.

[42] El-Kassaby A W, Retik A B, Yoo J J, et al. Urethral stricture repair with an off-the-shelf collagen matrix. J Urol, 2003, 169(1): 170–173.

[43] Shin'oka T, Imai Y, Ikada Y. Transplantation of a tissue-engineered pulmonary artery. N Engl J Med, 2001, 344(7): 532–533.

[44] S. L. M. Dahl, A. P. Kypson, J. H. Lawson, et al. Readily available tissue-engineered vascular grafts. Sci Transl Med, 2011, 3(68): 68.

[45] Kurobe H, Maxfield M W, Naito Y, et al. Comparison of a closed system to a standard open technique for preparing tissue-engineered vascular grafts. Tissue Eng Part C Methods, 2015, 21: 88.

[46] Caballero M, Morse J C, Halevi A E, et al. Juvenile swine surgical alveolar cleft model to test novel autologous stem cell therapies. Tissue Eng Part C Methods, 2015, 21: 898.

[47] Shakir S, MacIsaac Z M, Naran S, et al. Transforming growth factor beta 1 augments calvarial defect healing and promotes suture regeneration. Tissue Eng Part A, 2015, 1: 939.

[48] Duan B, Hockaday L A, Das S, et al. Comparison of mesenchymal stem cell source differentiation toward human pediatric aortic valve interstitial cells within 3D engineered matrices. Tissue Eng Part C Methods, 2015, 21: 795.

[49] Paniagua Gutierrez J R, Berry H, Korossis S, et al. Regenerative potential of lowconcentration SDS-decellularized porcine aortic valved conduits in vivo. Tissue Eng Part A, 2015, 21: 332.

[50] Santa Maria P L, Kim S, Varsak Y K, et al. Heparin binding-epidermal growth factor-like growth factor for the regeneration of chronic tympanic membrane perforations in mice. Tissue Eng Part A, 2015, 21: 1483.

[51] Obokata H, Sasai Y, Niwa H, et al. Bidirectional developmental potential in reprogrammed cells with acquired pluripotency. Nature, 2014, 505(7485): 676–668.

[52] Obokata H, Wakayama T, Sasai Y, et al. Stimulus-triggered fate conversion of somatic cells into pluripotency. Nature, 2014, 505(7485): 641–647.

第三十一章
3D打印技术在小儿外科领域中的应用

概述

3D打印技术（又称为"增材制造"，material additive manufacturing）是以三维几何模型为基础运用粉末状金属或塑料等可黏合材料，通过增加材料逐层打印的方法来制造物体的技术。其涵盖了"快速成型制造"（rapid prototyping manufacturing）相关的所有打印工艺、技术、设备类别[1-3]。近年来，随着3D打印技术飞速发展，其已成为全球制造业研究焦点。2012年4月，英国*The Economist*杂志将3D打印技术称作为"第三次工业革命的重要标志之一"，认为3D打印技术是先进制造技术与生产方式变革的产物，也是制造业迈向数字化重要阶段，其影响范围会超出制造业本身。在美国，前奥巴马政府视3D打印技术为引发制造业革命的一项战略举措，将其与机器人、人工智能视为重振美国制造业的三大重要支柱。3D打印被*Times*周刊评为"美国十大增长最快的工业"[4,5]。在过去的短短几年间，3D打印技术以个性化、复杂化、高难度化，以及体外结构模型制造方面独特的优势，飞速地从传统模具制造、工业设计等领域，向建筑、教育、家电、服装、鞋类、影视、食品、考古、艺术、文物保护、轻工、雕刻、配件饰品、生物、医疗等几乎每一个行业迅速发展。特别是在生命科学和医学研究领域中，3D打印技术的应用及临床转化的日渐成熟，为患儿个体化的精准治疗提供了更多的选择，也为临床医学新的发展及多学科交叉研究开辟了新的途径。

3D打印技术基本原理

3D打印概念最初起源于18世纪欧洲雕塑艺术，19世纪在北美受到越来越多的重视[3-5]，直到20世纪80年代得以实现与发展。1986年，第一台3D打印机雏形形成。伴随着计算机与网络技术的快速发展，1995年美国ZCorp公司在麻省理工学院的技术支持下开始了第一台商业3D打印机的研发，由此迎来了3D打印技术真正的发展[3,6-9]。在我国3D打印技术起步较晚，目前还处于研发的快速成长阶段，企业主要以高校、科研机构为依托，通过产学研合作方式直接或间接的获得3D打印技术研发动力及市场转化。同时，一些企业也采取与国外公司合作发展的方式来加速推动我国3D打印产业的发展。但在技术层面仍与美国、德国、日本存在较大的差距，距离大规模商用并为相关产业带来实际收益尚需时日。

3D打印技术是融合现代计算机辅助设计（computer-aided design，CAD）、计算机辅助制造（computer-aided manufacturing，CAM）、材料科学、机械工程、计算机数控技术、激光技术、网络信息、精密伺服驱动技术等多学科知识的基础上集成发展起来的制造业领域的一项新兴技术。其打印系统通常由3D打印机、打印材料、打印工艺、设计与控制软件等重要部分组成。其中3D打印机是3D打印系统的核心装备，是集机械、控制及计算机技术等为一体的复杂机电一体化系统。3D打印技术与普通喷墨打印技术原理基本相同[3,10]，利用光敏固化成型法（stereo lithography appearance，SLA）、分层实体制造法（laminated object manufacturing，LOM）、选择性激光烧结法（selective laser sintering，SLS）或熔融沉积制造法（fused deposition modeling，FDM）[8,11]，将电脑上设计的完整的三维实体模型，通过控制3D打印喷头沿水平与垂直方向移动，把胶体或粉末状的打印材料与支撑材料逐层叠加，最终实现电脑设计3D模型的实体化制作。表31-1列出了3D打印常用方式、材料及原理。

无论是哪种打印方法，其基本原理都是一样，即“分层制造，逐层叠加”。通过3D打印方法制作的模型与传统加工相比，其制作精度高、周期短、材料多样，可实现个体化加工；同时，还克服了传统工艺中模具的制作，节省了大量的人力、物力与时间成本，提高生产效率，缩短产品的研制周期。由于3D打印的模型可无缝连接制造，零部件各结构之间可一体化打印完成，从而大大提高了模型整体的稳固性和各部件之间的连接强度，远优于传统加工制造。因此，3D打印技术被称为是一项革命性的技术[12]。

利用3D打印制作模型，通常需要经历4个主要的阶段，将计算机中构建的3D数字化模型进行实体化制作，即：模型构建、分层处理、打印制作和后处理。在模型构建中，主要通过计算机辅助软件（如ProE、Solidworks、UG等）直接三维建模；也可以将已有模型的二维图样转换成三维模型；或对实体进行激光三维扫描通过计算机软件中得到点云数据生成三维模型；在生命科学或医学领域中，亦可利用CT/MRI断层扫描、超声影像等医学影像学DICOM数据，通过计算机医学图像处理软件（如Materialise-Mimics等）构建个体化三维解剖模型，然后利用逆向工程方法处理、光顺、完善三维模型，并以目前3D打印机控制软件接受的STL文件格式保存模型数据。

在获得三维模型之后，根据被加工模型的用途与特征，选择合适的材料、成型方式与方向。由于3D打印为“分层制造，逐层叠加”，因此在模型成型高度方向上打印控制软件会用一系列一定间隔的平面切割模型，以便打印过程中提取截面轮廓信息。通常间隔越小，打印精度越高，但打印时间也越长，打印效率越低。

根据分层处理的片层截面轮廓，在计算机控制下，3D打印机激光头或喷头按各截面轮廓信息作扫描运动，在工作区域一层层堆积材料并黏结各层，最终得到三维模型原型。最后，将打印中支撑材料剥离，对模型进行固化、修补、打磨、抛光、涂挂等一系列后处理，以降低表面粗糙度，提高模型强度。

表31-1　3D打印常用技术介绍

成型技术	基本材料		原　　理
	形　态	种　类	
光敏固化成型 （stereo lithography appearance，SLA）	液　态	光敏树脂	液态光敏树脂在一定的紫外线照射下发生聚合反应，材料从液态变固态
分层实体制造 （laminated object manufacturing，LOM）	薄　片	纸、金属膜 塑料薄膜	加工时，热压辊热压片材，使之与已成形工件黏结，用激光器在新层上切割出截面轮廓，如此反复
选择性激光烧结 （selective laser sintering，SLS）	粉　末	热塑性塑料 金属粉末	将粉末材料平铺在已成形零件上表面并刮平，高激光器烧结成型
熔融沉积型 （fused deposition modeling，FDM）	丝　状	热塑性塑料 金属粉末	以丝状供料，被加热熔化的材料从喷头内挤出，迅速固化的方法
3D印刷工艺 （3D printing TM，3DP）	粉　末	石膏	有选择性地喷射黏接剂将零件上平铺好的粉末黏结起来，最后烧结成型

3D打印技术在医学领域中的应用

目前，3D打印技术在医学领域中的应用主要体现在三个方面：一是以医学教学、手术规划或练习，以及标本制作为代表的模型制造；二是用于如骨骼、口腔材料等替换为代表的可移植性假体制造；三是组织工程领域中，以生物材料、生物化学物质和细胞为基础制造的生物3D打印[13]。伴随着医用3D打印材料的快速发展，3D打印模型的仿真外观性、机械性和生物相容性等方面有了很大的提高，拓宽了3D打印技术在医学领域中的应用，已有大量国内外研究报道3D打印技术应用于假肢制作、五官整形、颅骨修复、口腔矫治、气管支架、胎儿诊疗、虚拟手术设计、细胞打印，以及血管、器官和活体组织构建，这些研究的开展为患者个体化精准治疗奠定了坚实的基础[14-22]。

由于不同材料需由不同的打印技术来实现，且应用领域和目的不同，故根据医学研究的需求，3D打印在医学研究中的应用大体归纳如表31-2。

个体化精准治疗是目前临床医疗发展的重要方向之一，如何利用3D打印技术为患者设计个体化最优精准治疗方案和植入体，如何通过3D打印提高外科复杂高难度手术的成功率，使手术更精确、更安全，以提升患者的治愈率及术后的生存质量，减少并发症的发生，减轻患者的病痛，缩短住院时间及节省治疗费用，是当今临床医学关注的焦点和热点。为此，加快深入开展3D打印技术在医学领域中的应用具有非常重要的意义。

3D打印技术在小儿外科领域中的应用

◆ 骨科

作为数字骨科学兴起的重要标志性技术之一的3D打印技术，为骨科疾病的诊断及治疗提供了个体化、精确化的新方法。与骨科传统依靠X线片、CT、MRI等影像资料来辅助诊断的方法比较而言，3D打印的数字化实体模型，实现了由二维到三维、由平面到立体、由抽象到现实的转变。

3D打印技术早期在骨科中主要用于骨骼物理模型的复制、假体设计与制作、骨科器械的研发等方面。国内将3D打印技术应用于骨骼模型复制最早由上海交通大学傅仕伟[23]等人于1998年提出，从此开创了国内三维打印技术在骨科中应用的先河。2004年，滕勇[24]等人利用3D打印技术成功制得钛

表31-2　3D打印常用材料、打印方式、优缺点及实例

模型材料		成型技术	优　点	缺　点	实　例
硬质	液态光敏树脂	SLA	坚硬、透明、精度高、快速、低气味、低刺激性	易脆 价格高	骨骼、牙齿、气管等手术练习模型；示教模型
	工程材料	SLS、FDM	材料及设备便宜	精度低（FDM）	骨骼等手术练习模型；示教模型
	石膏	3DP	便宜、真彩色（用黏合剂上色）	易脆 设备贵	手术导板 示教模型
	金属	SLS	坚固、精度高	价格高 耗时长	手术导板
	磷酸钙	3DP	良好骨诱导性	易脆性	骨移植物 骨组织工程
软质	树脂	SLA	有弹性	价格高	动脉、心脏等手术练习模型
	合成聚合物	SLA SLS	性质可控、无免疫原性	机械性能不佳，生物相容性相对不足	心脏、骨、心脏瓣膜、软骨、皮肤、膀胱、科研用支架
	橡胶	SLS	有弹性、绝缘性好、防滑性和抗拉性好	易老化	医疗设备

合金个体化人工半膝关节，并成功应用于1例14岁右股骨下段骨肉瘤切除异体骨段保肢术后复发的患儿[25]。2007年，Guarino J[26]等人将3D打印技术应用于10例小儿脊柱和3例复杂骨盆术前规划、术中导航以及与患儿家属的沟通，使得手术时间大幅缩短。2012年，首都医科大学附属北京儿童医院采用3D打印技术建立颈椎个体化3D打印模型，在模型上进行模拟置钉及内固定手术，获得个体化置钉数据，进而术中用于辅助手术，并获得了良好的效果[27]。2014年，南方医科大学第三附属医院采用3D打印技术在腹腔镜下成功实施髋臼骨折内固定术。

在骨科的临床实践中，3D打印技术以患儿个体化手术规划，植入物类型、大小定制，以及手术精准训练等方面，为减少手术时间，减轻患儿痛苦提供了新的方法与途径。

◆ 整形外科

将3D打印技术最早应用于颅颌面领域治疗，自1999年Petzold[28]等人率先开展，该临床团队将3D打印技术应用于小儿颅缝早闭及其他颅颌面畸形患儿的术前手术计划，并取得了良好的手术效果。2001年Sanghera[29]等人将3D打印技术应用于骨科及颅颌面外科的应用后发现该技术对临床疾病的诊断和治疗方案制定具有十分重要的作用。借助于3D打印模型有助于促进医患之间的沟通交流，使患儿家属清楚手术的复杂性和操作的风险性，同时也便于手术医师之间的交流，从而最大限度地减少分歧和失误。到目前为止，3D打印技术在国外已广泛应用于颅颌面组织复制、手术的设计和模拟，以及种植体的定制等方面[30,31]。

在国内，2001年开始有部分学者应用3D打印技术制作三维头颅模型应用于颧骨粉碎性骨折、颜面不对称性畸形、肿瘤术后颌骨缺损畸形以及种植修复的治疗[32]。此后，该技术在国内颅颌面整形外科中的应用得到了迅速推广。2016年，上海交通大学医学院附属上海儿童医学中心实施开展了首例利用3D建模、虚拟手术规划及3D打印技术联合辅助治疗小儿狭颅症案例（图31-1），为患儿的治疗带来了福音，有效地缩短了手术时间，简化了手术操作，减少了术后创伤。

◆ 口腔科

目前3D打印技术在口腔科的治疗中，无论是可摘局部义齿金属支架、全口义齿、种植修复以及口腔

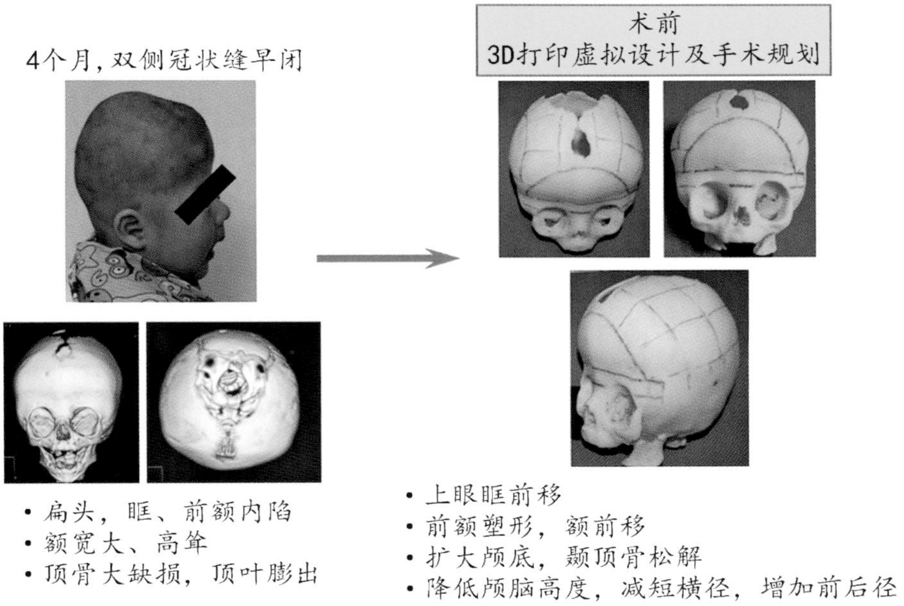

图31-1 利用3D打印技术结合虚拟手术规划用于患儿个体化辅助治疗小儿狭颅症

正畸等方面应用最广。利用3D打印技术可以快速地将电脑中数字化虚拟导板模型加工成实物。与传统工艺技术相比，经数字化建模与3D打印技术制作出的金属支架、导板更加精确，更加符合口腔情况。经3D打印技术制作的义齿更加美观和稳定。在种植修复中，3D打印技术依据获取的数据可使种植导板、种植体的规格、位置，以及与修复体、邻牙、邻近种植体以及邻近神经等的关系更加精准。

◆ 围生医学

相比其他外科学科，3D打印技术在围生医学的应用起步较晚。2008年国外学者将3D打印技术应用于胎儿畸形诊断，认为超声及MRI影像资料结合3D打印技术可以更好地用于胎儿复杂畸形的研究[33]。伦敦超声中心针对怀孕大于24周、身体状况稳定的母亲，利用超声探测其子宫中的胎儿，基于医学影像3D重建模拟胎儿并3D打印用于先天畸形产前诊断。

◆ 生物组织工程与再生医学

21世纪是生物科学的世纪，与工程科学相结合特别是与制造科学相结合，利用生物技术和生物医学工程学，如何制造能够改变或者复现生命体全部或部分功能的“生物零件”满足临床上量的要求，从生物活性的假体到具有再生功能的组织工程支架，生物制造从对生物材料的研究已进入到对细胞和生物大分子层次的一个新的领域。

由于3D打印技术可无须借助特殊的模具、工具或人工干涉制造任意复杂形状的三维实体，通过控制打印形态实现打印实体微孔的数量、大小、分布及形状的改变，因而，结合生物材料如明胶、钛合金、陶瓷等制作出可控微结构支架。2012年，密歇根大学Zopf D A[34]等人利用3D打印技术制作3D合成气管及其套管支架，并将其成功植入一例因左支气管软化塌陷停止呼吸的患儿体内，术后患儿恢复正常呼吸。2013年2月报道，美国康奈尔大学和威尔康奈尔医学院的研究人员合作，利用3D打印技术和含有牛耳活细胞的凝胶造出一种新型人工耳，无论在外观还是功能上均可与真耳相媲美。将3D打印技术与生物材料技术相结合，可为实现生物器官的打印提供强有力的支持，也为将来解决器官移植领域器官短缺问题提供了新的出路。目前，3D打印技术已被广泛应用于生物组织工程各类支架的设计和制造中。

2009年Mironov[35]等人首次提出“生物制造”这一概念，它的提出使得组织和器官缺损所致的功能障碍或丧失的治疗从传统人体器官移植向生物器官制造转化。2012年Faulkner-Jones[36]等人利用细胞打印出人造肝脏组织。同年Anthony Atala[37]等人首次打印出人体肾脏。在我国，清华大学通过自主研发，基于3D打印原理开发出3D生物打印机，以水凝胶和肝细胞混合物为原材料打印出在体外具有生物功能长达2个月的人工肝脏，这种3D打印的人工肝脏可由超灌流提供循环[38]。此外，也有报道国外学者用3D打印技术生物制造出功能性膀胱、血管、皮肤等组织器官，并且部分已用于临床。

3D打印技术在小儿心脏外科领域中的应用

相比较3D打印技术在医学其他领域中的应用，该技术在小儿心脏外科手术治疗中起步较晚，技术难度较大，发展不平衡。先天性心脏病发病率约在7‰，我国每年约有15万左右的新增患儿，加上累发病例，现存患儿约有150万例，其中复杂先天性心脏病占30% ～ 40%。随着医学科技的进步，简单先天性心脏病已经可以通过外科手术得到根治，效果良好，但复杂先天性心脏病的治疗仍是临床医学中的一大难题。因此，加快该领域的研究显得尤为重要。

在3D数字医学技术的支持下，利用虚拟手术设计技术与计算血流动力学、材料力学、结构力学等学科开展医工交叉研究分析，医师可为患儿定制个性化、精确化的手术方案，缩小手术创面，减少手术时间，大大提高复杂手术的成功率，大幅提高患儿的生存质量。

术前根据临床医学常规检查，获取患儿个体化DICOM临床影像数据，如CT、MRI，利用计算机重建技术3D构造患儿病灶解剖模型，通过3D打印技术制作体外模型，与传统影像诊断相比，可以更加直观的多角度三维观察个体化心血管解剖学结构，特别是复杂先天性心脏病患儿个体化情况，精确掌握心脏缺陷的形态、大小、位置、程度，以及周边组织的结构，同时可以对心脏功能进行深入分析。这弥补了常规影像检查中的局限性，更改变了以往复杂心脏手术仅靠主刀医师的经验和临床判断的现状。为在术前规划手术操作流程，改进手术设计，预估术中手术操作特点提供了坚实的依据。同时，3D打印技术也为个体化治疗手术方式的完善、创新提供一种非常有效的工具，为临床医师深刻掌握患儿生理解剖结构及其血流动力学特性，实施个体化治疗奠定良好的基础。

据报道，2006年已有国外学者根据患儿个体化解剖数据，利用3D打印技术制作弹性心脏模型应用于临床手术的规划与研究[39]。在我国，上海交通大学医学院附属上海儿童医学中心和上海市小儿先天性心脏病研究所是国内最早开展这方面研究工作的单位之一。无论是利用3D打印技术制作患儿个体化先天性心脏病模型用于术前手术规划（图31–2），还是通过3D打印与虚拟手术设计结合，并利用计算流体动力学研究模拟分析寻找患儿个体化最适治疗方案的方面，都取得了良好的效果。

同时，还将3D数字医学研究与3D打印技术结合，用于复杂先天性心脏病病例模型制作，克服了传统生物标本模型收集、制作、保存中存在的种种困难，节省大量的人力、物力和财力，为临床医学教学与展示、病理图谱制作及小儿先天性心脏病数字化样本库的建立，开展了大量的前期开拓性研究准备工作。特别是对各种罕见的复杂先天性心脏病案例的搜集，数字化建模及3D打印实体模型的制作，为相同病理患儿之间个体化表现差异的研究，病种图谱建立与模型收集制作等工作的开展，无疑将对我国小儿先天性心脏病治疗与研究起到积极的推进作用。图31–3为上海交通大学医学院附属上海儿童医学中心部分复杂先天性心脏病3D打印模型。2015年8月，上海交通大学医学院附属上海儿童医学中心与比利时玛瑞斯公司携手共建我国首个小儿3D数字医学研究中心，为更好地实现我国小儿数字化医疗与3D打印定量化精准医学研究起到了积极的推动作用。

在教学与人才培养方面，通过开展3D数字医学研究，带动了基础领域研究新的发展，促进组织工

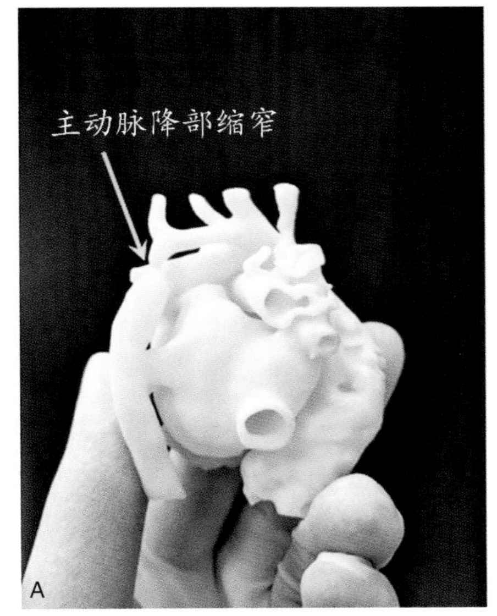

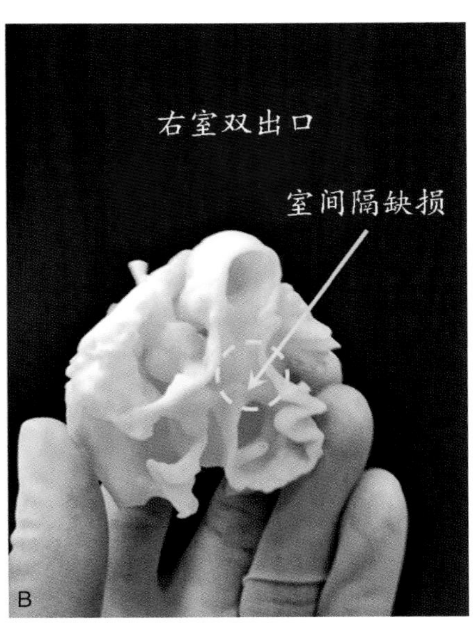

图31–2 利用3D打印技术制作患儿个体化心血管3D模型用于术前评估诊断
图A：患儿个体化主动脉降部缩窄模型；图B：患儿个体化右室双出口伴室间隔缺损模型

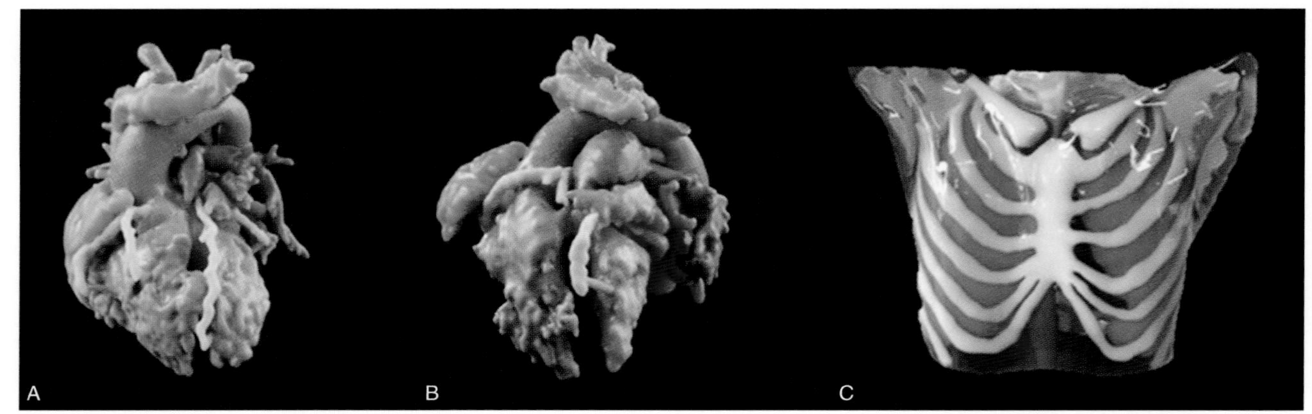

图31-3 部分复杂先天性心脏病相关3D打印模型
图A：法洛四联症模型；图B：大动脉转位模型；图C：胸骨畸形模型

程、分子生物学等领域的创新，同时，培养一批既懂医学临床知识，又懂工学研究的医工交叉复合型人才队伍，有利于儿科医学教育、临床应用的现代化改革与创新，带动新的学科建设，构建儿科精品课程培训与教学，推动儿科其他相关专业发展。

基于医学影像及相关数据制作的3D打印解剖模型，为诊疗提供直观、能触摸的信息记录，促进了医患之间的沟通与理解，方便医师、患儿及其家属对所患疾病与病情的了解，与传统利用二维影像资料相比，3D模型更加形象生动，降低医患之间的交流障碍，增进理解，减少误会。从而大大减轻医师的工作负担和提高患儿满意度。通过对不同患儿个体化模型和虚拟手术设计，也为以后扩展到心血管手术训练以及远程手术指导提供研究基础。

3D打印技术的发展和展望

目前，我国3D打印应用于医疗卫生领域处于起步阶段，存在一系列影响其服务于临床，向临床应用转化的关键性问题，譬如：缺乏应用3D打印技术的标准化医疗器械法规及监管体系，包括3D打印产品安全性和有效性评估，开发、研制和生产质量体系建立，个性化定制产品管理核准形式，医疗、卫生体系准入许可机制构建等问题。我国3D打印应用于医疗领域的行业标准发展落后于国外，目前的标准不能充分反映国内3D技术发展的真实水平，已经应用到产品领域的3D打印医疗技术产品，均采用各企业自身的技术条件和规范，全国范围内没有形成统一的医疗行业技术指标。由于缺少对工艺过程的表征、控制和认证的规定，使得3D打印技术在临床应用大范围推广受到不同程度的制约，使已有的技术优势并没有迅速转化为医疗产品优势和市场优势。因此，3D打印技术在临床应用方面标准化体系的缺失，使得其在知识产权保护、技术研发投入、资金支持方面带来许多的不利影响，导致相关医疗产品可能会因缺少药品监管部门的许可，从而造成临床转化应用的滞缓。建立临床医疗行业的3D打印行业标准化体系是一项迫在眉睫的任务。

同时，在技术层面上，可用于临床生物医学材料的3D打印设备成本高，3D打印耗时长，3D打印产品应用于临床，尚亟待有更多的新型可降解生物材料的研发与应用，并且需积极开拓利用新兴生物工程手段与最新组织工程技术结合而开展的3D细胞及器官打印技术。在应用层面上，价格体系机制的确立显得尤为重要，将为3D打印临床应用的推广产生巨大的影响。随着技术的不断进步及市场需求的扩大，总体来说3D打印将呈现三个方面的发展趋势：一是随着开拓并行，多材料制造工艺方法的采用，3D打印速度和效率有望获得更大提升；二是随着先进材料的不断发展，智能材料、纳米材料、新型聚合材料、合成生物材料等成为3D打印材料，打印材料更加多样化；三是随着技术进步及推广应用，3D打印无论是设备还是产品，其价格均有望下降。

在未来，相信随着3D打印临床应用体系的不断完善，面向患儿个体化治疗定制产品的开发，将为临床疑难病例的辅助诊断，数字虚拟化手术精准设计打下坚实的基础，也为临床医师开展3D数字医学教育与专业培训，培养3D数字医学精准医疗临床复合型人才的实现发挥越来越大的作用。

（刘锦纷　刘金龙）

参・考・文・献

[1] Kate Cummins, The rise of additive manufacturing, The Engineer, 2010.05.24 http://www.theengineer.co.uk/issues/24-may-2010/the-rise-of-additive-manufacturing/.

[2] [美] 杰里米・里夫金.第三次产业革命[J].张一萌，译.国际参考研究，2013(6): 31-34.

[3] Sames W J, List F A, Pannala S, et al. The metallurgy and processing science of metal additive manufacturing[J]. International Materials Reviews, 2016.03.07.

[4] 管吉，杨树欣，管叶，等.3D打印技术在理疗领域的研究进展.中国医疗设备，2014(29): 71-72.

[5] Ishengoma F R, Mtaho A B. 3D Printing: Developing Countries Perspectives, International Journal of Computer Applications, 2014, 104(11): 30-34.

[6] 张海荣，鱼泳.3D打印技术在医学领域的应用.医疗卫生装备，2015，36(3): 118-120.

[7] Transplant jaw made by 3D printer claimed as first. BBC. 2012.03.08. http://www.bbc.com/news/technology-16907104.

[8] Rob Stein. Doctors Use 3-D Printing To Help A Baby Breathe. NPR. 2014.03.17. http://www.npr.org/sections/health-shots/2014/03/17/289042381/doctors-use-3-d-printing-to-help-a-baby-breathe.

[9] Inverness girl Hayley Fraser gets 3D-printed hand, BBC News, 2014.10.01. http://www.bbc.com/news/uk-scotland-highlands-islands-29441115.

[10] Pleasance C. Puppy power: Chihuahua born without front legs is given turbo-charged makeover after being fitted with 3D printed body harness and a set of skateboard wheels. The Daily Mail, 2014.08.18. http://www.dailymail.co.uk/news/article-2727947/Puppy-power-Chihuahua-born-without-legs-given-turbo-charged-makeover-fitted-3D-printed-body-harness-set-skateboard-wheels.html.

[11] Flaherty J, So Cute. Hermit Crabs Strut in Stylish 3-D Printed Shells. Wired, 2013.07.30. http://www.wired.com/2013/07/3-d-printed-hermit-crab-shells-based-on-city-skylines.

[12] Yue J, Zhao P, Gerasimov J Y, et al., 3D-Printable Antimicrobial Composite Resins. Adv. Funct. Mater, 2015, 25(43): 6756-6767.

[13] 3D-printed sugar network to help grow artificial liver, BBC, 2012.07.02. http://www.bbc.com/news/technology-18677627.

[14] BBC News. Transplant jaw made by 3D printer claimed as first[DB/OL], BBC, (2012.03.08)[2016.05.26], http://www.bbc.com/news/technology-16907104.

[15] Stein R. Doctors Use 3-D Printing to Help a Baby Breathe[DB/OL], NPR, (2014.03.17)[2016.05.26], http://www.npr.org/sections/health-shots/2014/03/17/289042381/doctors-use-3-d-printing-to-help-a-baby-breathe.

[16] BBC News. Inverness girl Hayley Fraser gets 3D-printed hand[DB/OL], BBC News, (2014.10.01)[2016.05.26]. http://www.bbc.com/news/uk-scotland-highlands-islands-29441115.

[17] Pleasance C. Puppy power: Chihuahua born without front legs is given turbo-charged makeover after being fitted with 3D printed body harness and a set of skateboard wheels[DB/OL], The Daily Mail, (2014.10.01)[201605.26]. http://www.dailymail.co.uk/news/article-2727947/Puppy-power-Chihuahua-born-without-legs-given-turbo-charged-makeover-fitted-3D-printed-body-harness-set-skateboard-wheels.html.

[18] Flaherty J. So Cute: Hermit Crabs Strut in Stylish 3-D Printed Shells[DB/OL], Wired, (2013.07.30)[201605026]. http://www.wired.com/2013/07/3-d-printed-hermit-crab-shells-based-on-city-skylines.

[19] Yue J, Zhao P, Gerasimov J Y, et al. 3D-Printable Antimicrobial Composite Resins[J]. Adv. Funct. Mater, 2015, 25(43): 6756-6767.

[20] BBC News. 3D-printed sugar network to help grow artificial liver[DB/OL], BBC News, (2012.07.02)[2016.06]. http://www.bbc.com/news/technology-18677627.

[21] Kate C. Building body parts with 3D printing[DB/OL], The Engineer, (2010.05.23)[2016.05.16]. http://www.theengineer.co.uk/issues/24-may-2010/building-body-parts-with-3d-printing/.

[22] The Diplomat. Chinese Scientists Are 3D Printing Ears and Livers-With Living Tissue[DB/OL], Tech Biz. The Diplomat, (2013.08.15)[2016.05.16]. http://thediplomat. com/2013/08/chinese-scientists-are-3d-printing-ears-and-livers-with-living-tissue/.

[23] 傅仕伟，严隽琪，姚振强，等.快速成型技术及其在骨骼三维重构中的应用.上海交通大学学报，1998(05): 113-116.

[24] 滕勇，王臻，李涤尘，等.应用快速成型技术复制人体骨骼模型与假肢制造设计的意义.中国临床康复，2003，7(26): 3556-3557.

[25] 王臻，滕勇，李涤尘，等.基于快速成型的个体化人工半膝关节的研制——计算机辅助设计与制造.中国修复重建外科杂志，2004，18(5): 347-351.

[26] Guarino J, Tennyson S, Mc Cain G, et al. Rapid prototyping technology for surgeries of the pediatric spine and pelvis: benefits analysis. J PediatrOrthop, 2007, 27(8): 955–960.
[27] 李浩，李承鑫，张学军，等.3D打印模型辅助后路内固定治疗儿童颈椎畸形.临床小儿外科杂志，2016，15（1）：59–62.
[28] Petzold R, Zeilhofer H F, Kalender W A. Rapid protyping technology in medicine — basics and applications. Comput. Med. Imaging Graph, 1999, 23(5): 277–284.
[29] Sanghera B, Naique S, Papaharilaou Y, et al. Preliminary study of rapid prototype medical models. Rapid Prototyping Journal, 2001, 7(5): 275–284.
[30] D'Urso P S, Earwaker W J, Barker T M, et al. Custom cranioplasty using stereolithography and acrylic. Br J PlastSurg, 2000, 53(3): 200–204.
[31] Faber J, Berto P M, Quaresma M. Rapid prototyping as atool for diagnosis and treatment planning for maxillarycanine impaction. Am J OrthodDentofacialOrthop, 2006, 129(4): 583–589.
[32] 何冬梅，张益，张震康，等.三维头颅模型在口腔颌面外科的应用.中华口腔医学杂志，2001，36（5）：334–337.
[33] Werner H, Dos S J, Fontes R, et al. The use of rapidprototyping didactic models in the study of fetal malformations. Ultrasound Obstet Gynecol, 2008, 32(7): 955–956.
[34] Zopf D A, Hollister S J, Nelson M E, et al. Bioresorbable airway splint created with a three-dimensional printer. N Engl J Med, 2013, 368(21): 2043–2045.
[35] Mironov V, Trusk T, Kasyanov V, et al. Biofabrication: a 21st century manufacturing paradigm. Biofabrication, 2009, 1(2): 022001.
[36] Faulkner-Jones A, Greenhough S, King J A, et al. Development of a valve-based cell printer for the formation of human embryonic stem cell spheroid aggregates. Biofabrication, 2013, 5(1): 015013.
[37] Murphy S V, Atala A. 3D bioprinting of tissues and organs. Nat Biotechnol, 2014, 32(8): 773–785.
[38] Wang X, Yan Y, Pan Y, et al. Generation of three-dimensional hepatocyte/gelatin structures with rapidprototyping system. Tissue Eng, 2006, 12(1): 83–90.
[39] Noecker A M, Chen J F, Zhou Q, et al. Development of patient-specific three-dimensional pediatric cardiac models. ASAIO, 2006, 52(3): 349–353.

第三十二章 大数据的资料分析的重要性

概述

大数据是用来描述和定义信息爆炸时代产生的海量数据，并命名与之相关的技术发展和创新。大数据有以下特征：① 高容量（Volume），数据容量巨大，至少在PB级以上（1 PB=1 024 TB，1 TB=1 024 GB）；② 数据种类的多样性（Variety），在医疗领域更为复杂，除了结构化数据外，还包括许多半结构和非结构化数据（如医疗过程中实时产生的图像、波形等对流数据）；③ 数据产生和更新速度快（Velocity）；④ 蕴含价值大（Value），通过有效的数据挖掘和分析，可产生巨大的社会和经济效益。

大数据发展背景

2008年在Google成立10周年之际，*Nature*出版*Big Data*专刊，从互联网技术、超级计算、环境科学和生物医学等方面介绍大数据带来的挑战[1]。近年来，随着计算机科学技术和医疗卫生信息工程技术的迅猛发展和普及应用，医疗卫生领域已经进入大数据时代，大数据处理的迫切性和重要性已经获得广泛关注和重视。2012年3月，美国发布“大数据研究发展创新计划”，该计划由美国国家自然科学基金会（National Science Foundation，NSF）、美国国立卫生研究院（National Institutes of Health，NIH）、美国能源部（Department of Energy，DOE）、美国国防部（Department of Defense，DOD）等6大部门联合启动。中国的学术界和工业界也在积极赶超世界前沿，广泛开展大数据技术的研究和开发。我国从“十一五”以来，国家科技部973、863计划联合工业和信息化部开展的核高基等科技重大专项、国家自然科学基金等重大科研计划均已将大数据列为重要的研究内容[2]。

人类基因组计划（human genome project，HGP）、基因组单体型图计划（hapMap-project）、全基因组关联分析（genome-wide association study，GWAS）、DNA元件百科全书（encyclopedia of DNA elements，ENCODE）、表观路线图（NIH roadmap epigenomics）等大型组学计划的顺利完成，带动了生命科学领域的重大变革。高通量测序、高性能质谱等组学技术得以快速发展，生命科学研究产生了大量有价值的包括基因组学、转录组学、蛋白质组学、代谢组学等在内的“生物大数据”。整合分析多重组学数据和临床资料，构建健康与疾病的知识网络，将有望对疾病发展和不同病理状态进行更加准确的分类，为不同遗传背景的患者提供个体化诊断及精准治疗。

大数据资料分析

◆ 大数据资料分析是实施精准医学（precision medicine）的重要手段

精准医学是在大数据背景下，以基因组学为基础、个性化治疗为目标的临床决策体系。即根据患者特征，在整合患者遗传、分子或细胞学信息基础上，对疾病诊治进行个体化的制定，包括基因筛查（测序）、建立数据库（建库）、云计算分析（分析）、制定个体化方案（方案）等步骤，最终实现“在正确的时机将正确的治疗施予适合的个体”（delivering the right treatment at right time to the right person）。基本过程包括基因筛查（测序）、建立数据库（建库）、分析疾病原因（分析）、制定个体化方案（方案）、方案实施等。2015年1月美国前总统奥巴马在国情咨文演讲中宣布启动精准医学计划。2016年国家卫生与计划生育委员会表示，我国正在制定精准医疗战略规划，“精准医学研究”列入2016年国家重点科技专项优先项目，成为“十三五”国家战略计划重要部分。此前，2015年3月科技部召开国家精准医学战略专家会议宣布，到2030年前精准医疗领域将投入600亿元，同年，国家卫生与计划生育委员会发布第一批肿瘤诊断与治疗项目“高通量基因测序技术临床试点单位”名单。专家们预测，精准医疗将改变现有的诊断治疗模式，为医学发展带来变革。精准医疗的概念是“个体化医疗”的延伸，是在生物分子基础上的、因人因病而异的、更加精确的个体化医疗。开展精准医学的条件有：① 高通量技术和基因组测序成本下降，例如，20世纪90年代人类基因组计划，多国科学家花费30亿美元，耗时10年时间，完成一个人基因图谱序列；2007年一个人基因谱序列需要3 000万人民币，目前基因图谱序列仅需数千元人民币，可以预测，未来可能只需数百元人民币。② 超级计算机的发展，为大数据的采集、存储和运算分析提供了有力支撑，使海量的个体基因组数据和临床队列数据能够科学有效整合，通过云计算和建模寻找致病基因与干预策略，达到临床个体化精准医疗方案的设计和应用。

◆ 大数据分析对传统医学研究模式的影响

生物医学大数据对医学科学研究最显著的影响是思维方式的转变，从分析少量样本转向分析与某一事物、某一事件相关的所有数据；跳出探求难以捉摸的因果关系转向关注事物的相关关系，得出规律性方向或结论。从科学研究的假设驱动向数据驱动进行转变，表现为从样本的随机采样到全部数据、从某一事件的具体分析到同类事件数据的总体运算、从单纯的因果关系到相关关系和趋势或规律的分析和预测[3]。例如，Goolge公司的工程师们在2009年美国甲型H1N1流感爆发前数周发出预警，就是以大数据为基础的成功预测。在传统的回顾性临床病例分析（荟萃分析）和前瞻性随机对照研究（RCT）基础上，人们向以大数据为导向的超大规模人群队列研究过渡。例如，目前许多小儿先天性畸形（肛门直肠畸形、先天性巨结肠、胆道闭锁等）的研究模式，以构建动物模型进行实验研究。但是致畸动物模型与人体畸形无论致畸因素、发生机制还是胚胎病理改变往往有不同差别，即便在动物模型上进行成功实验，到人体上往往难以重复。而精准医学在测序基因组的同时，搜集所有可能的表型信息，并将基因和表型结合起来。在拥有了大规模的基因组数据，即百万人群队列以上的基因组数据以后，如果想研究某一畸形，即便是人口中发病率仅0.1%的疾病，也有可能发现100例患者，将他们的基因和表型数据结合在一起，通过云计算、科学建模和分析统计，寻找可能的致病基因。因此，这种以大样本（至少在百万级以上人群）、前瞻性、多学科、多因素和信息共享为特点的研究模式，将在不远的将来，在大规模基因组信息的基础上，计算机将可能模拟整个生命过程，预判我们可能生哪些疾病，早期发现、早期诊断、早期治疗，使“上医治未病”成为可能。

◆ 人群队列建立是大数据分析的重要内容

儿科领域大数据分析的重要途径是出生缺陷队列的建立，出生缺陷是一个动态发育过程，从母体怀孕到胎儿发育，直到出生，此期间发生的许多独立事件和因素都可能是致畸的协同或交叉作用的结果。传统的单纯针对某一时空点的临床研究，往往具有孤立性，缺少动态、连续和相互作用之间的观察与分析，对后续研究可能会以点带面有失偏移。队列研究具有连续动态多维度的特点，可在动态时空轴上观察多种因素及其相互影响，为畸形的发生提供了更为翔实全面的数据资料，如基因组、转录组、蛋白组、代谢组等宏基因组数据，以综合、立体、量化反映个体发育状态，给畸形的发生发展提供了重要的溯源研究资源，也为系统、多时点描述畸形的发生提供了可能。出生后将缺陷患儿的组学信息与流行病学数据、电子病历系统进行整合匹配，有希望为出生缺陷提供更细致的定义和分类，无论在探讨畸形发生机制和准确预测出生缺陷风险，乃至制定精准的畸形防御策略都具有前所未有的重要价值[4]。

然而，各类人群队列建立的基础是海量的个体信息资料和大规模各类生物标本，如全血、血清、血浆、单个核细胞、疾病组织以及尿便等，既是后续大数据分析的重要来源，也是宝贵的人类健康数据档案。这些数据的采集、存储和后期分类整合以及数据安全都是十分繁重的任务，并涉及人类个体隐私和伦理约束。如出生缺陷主题数据库包括怀孕至出生的重要发育信息和生物标本数据，这些数据需要通过文本实体识别及语义提取、生物医学数据的标注归类等，才能实现对出生缺陷相关数据的精准抽提、注释、聚类、关联及分析，达到寻找出生缺陷发生的遗传背景、基因调控和结构畸变在整个胚胎发育过程中的机制，并从大数据分析层面认识某些重大出生缺陷发生过程中遗传、环境和遗传环境之间交互作用的影响。这些大数据的分析无疑对出生缺陷防控尤其是出生缺陷一级预防提供了重要依据。

此外，完善的队列后续追踪研究和长期随访十分重要，既可以对相关队列的数据库进行补充，更重要的是通过整合个体生物医学数据和关联分析为相关疾病的发展和预后的防治提供参考指南。对某些遗传性疾病而言，针对不同临床表型提出遗传标记物，开发靶向药物，达到精准治疗目标。总之，大数据的治疗分析使我们既了解疾病的本质，如遗传变异，又要根据不同个体的生物医学特性实现针对性的治疗、预防和康复指导。相信在未来，对于疾病本身的精准医学解析一定能为医师提供更好的预防、诊断和治疗依据。

◆ 精准医学在小儿外科的应用

精准医学在小儿外科的应用包括精准诊断、精准化外科治疗，并配合个性化药物治疗。其中精准外科治疗是精准医学在外科领域的具体体现，要求对患儿治疗方案进行个体化设计，在结合患儿基因、表型分析和临床特点的基础上，选择最适合的外科治疗方案。其原则是以高度的确定性为基础，以安全、高效、微创或无创为目标，强调病灶的准确和彻底清除、兼顾脏器保护和损伤控制的外科实践[5]。小儿不是成人的缩影，而是机体、器官均处于不断发育成熟的个体，实施精准外科治疗无疑更有意义。如儿童肿瘤外科针对不同病例，采取化疗前细针穿刺并结合分子病理诊断，以对患儿病情进行精准评估；采用靶向药物基因测序确定个性化化疗方案。小儿外科的精准医学主要体现在以下方面：① 对小儿常见先天性畸形的发病机制、胚胎病理演变过程的调控机制进行精准研究，在基因组学基础上提供精确变异位点和有效的调控手段，以终止畸形的发生，或在胎儿期或围生期进行精准有效的外科修复。② 建立小儿常见先天畸形的大数据存储和云计算平台，实现数据存储和共享，构建常见畸形的个体化临床决策体系。③ 依托大数据平台和现代精准外科技术与设备，实现小儿外科手术的精准化目标，如利用计算机辅助设计和导航，通过机器人精准操作完成复杂畸形的精准无创或微创外科手术。④ 对小儿常见实体肿瘤在大数据平台上，通过云计算和建模分析，完成个体化靶向治疗的临床决策方案。⑤ 构建小儿外科术后功能重建的临床综合评估和远期生活质量预测与健康指导的平台。⑥ 开展3D打印技术，外科手术基于高质量影像资料的三维重建、3D打印技术，可以直观地辨别解剖关系、确定相关参数并模拟手术操作。通过3D打印修复小儿常见畸形，特别对整形外科、脊柱外科以及组织器官的替代和修复可提供仿真模型。目前已有以细胞、生长因子等为基础设计的具有生物活性的人工器官、细胞的3D结构模型。如类器官在疾病建模和组织再生、基因修复、肿瘤个性化治疗等精准医学方面的应用。随着类器官培养技术的进一步优化，来源于不同组织的类器官将在医学疾病的治疗研究中扮演非常重要的作用，通过建立某一疾病的体外模型、生物3D打印、类器官为基础的高通量药物筛选、类器官体内移植、类器官在组织再生中的应用，是未来精准医学不可或缺的基石[6]。

目前，我国小儿外科在精准医学道路上已经起步，例如广州市妇女儿童医疗中心构建的前瞻性出生队列公共平台及其大型生物样本库，在基于对先天性巨结肠已知、新证、潜在遗传致病基因或区域研究基础上，采用目标区域测序技术构建遗传诊断数据库。围绕已知致病基因和全新挖掘的致病基因，计划制备先天性巨结肠遗传诊断芯片等[7]。复旦大学附属儿科医院推出的胆道闭锁筛查手机APP系统，建立胆道闭锁出生筛查人群队列；中国医科大学附属盛京医院关于肛门直肠畸形的致病基因和畸形发生机制长达30余年的胚胎发育研究；青岛大学附属医院董蒨教授等创建的3D可视化肝脏外科手术导航系统，任意角度观察婴幼儿肝肿瘤与周围脉管结构的空间解剖关系，对病变进行准确定位和评估；华中科技大学同济医学院附属协和医院汤绍涛教授团队应用盆底MRI三维成像技术显示先天性肛门直肠畸形直肠盲段位置、瘘管走向、括约肌发育状况等；以及三维成像技术用于漏斗胸病例的胸骨重建，结合人体美学参数，定制个性化的内固定钢板。以上应用实例都使优化后的手术变得更加精准、安全、有效。西安交通大学附属第二医院关于先天性巨结肠诊疗的多中心问卷调查等，为促进大数据时代我国小儿外科精准医疗的发展起到了积极的推动作用[8]。此外，出生缺陷队列建立后的数据分类管理和后续分析也是十分重要，需要专业培训的技术人员通过超算系统进行科学有效的处理，才能为大数据服务于精准医学提供强有力的数据支持。

小结

大数据和精准医学无论在时间上还是发展程度上仍然处于起步阶段，无论在心理准备上还是在实践中，仍然存在诸多问题，如数据孤岛、基因库建设和数据共享以及信息安全等[9]。但其未来发展，令人鼓舞，在国家不同层面鼓励机制下，通过利用现代精准医学研究技术，将推动针对儿童队列的研究和儿科领域的大数据分析，提高小儿外科整体发展水平。

（王维林）

参·考·文·献

[1] Buxon B, Hayward V, Pearson I, et al. Big data: the next Google. Interview by Duncan Graham-Rowel. Nature, 2008, 455(7209): 8–9.
[2] 李艳明，杨亚东，张昭军，等. 精准医学大数据的分析与共享. 中国医学前沿杂志（电子版），2015，7（6）：4–10.
[3] 冯杰雄. 利用医学大数据开展先天性巨结肠临床多中心研究. 中华小儿外科杂志，2016，37（4）：241–243.
[4] Jameson JL, Long DL. Precision medicine-personalied, problematic, and promising. N Engl J Med, 2015, 372(23): 2229–2234.
[5] 杨德君，傅红兵，张鑫，等. 精准外科理念在外科住院医师规范化培训中的应用. 中国高等医学教育，2016，5：7–8.
[6] 王楚，高建军，华国强. 肠道类器官在精准医学中的应用. 中国科学：生命科学，2017，47：171–179.
[7] 张彦，夏慧敏. 精准医学在儿外科出生缺陷疾病谱中的应用研究. 临床小儿外科杂志，2017，16（4）：324–327.
[8] 王维林. 浅谈精准医学发展及其在小儿外科的应用. 临床小儿外科杂志，2017，16（4）：313–314.
[9] Nouraei SAR, Hudovsky A, Frampton AE, et al. A study of clinical coding accuracy in surgery. Ann Surg, 2015, 261(6): 1096–1107.

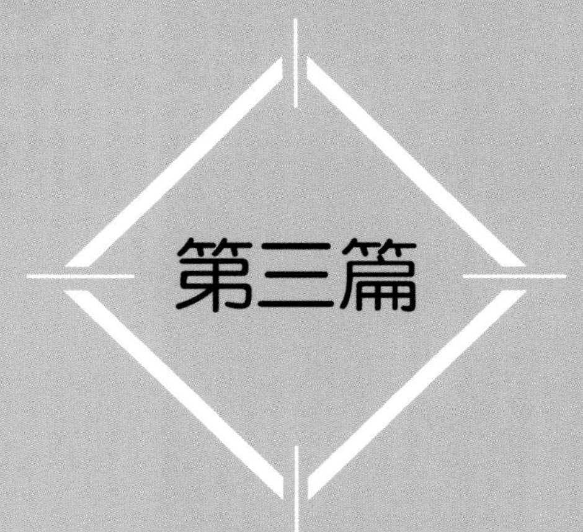

各　　论

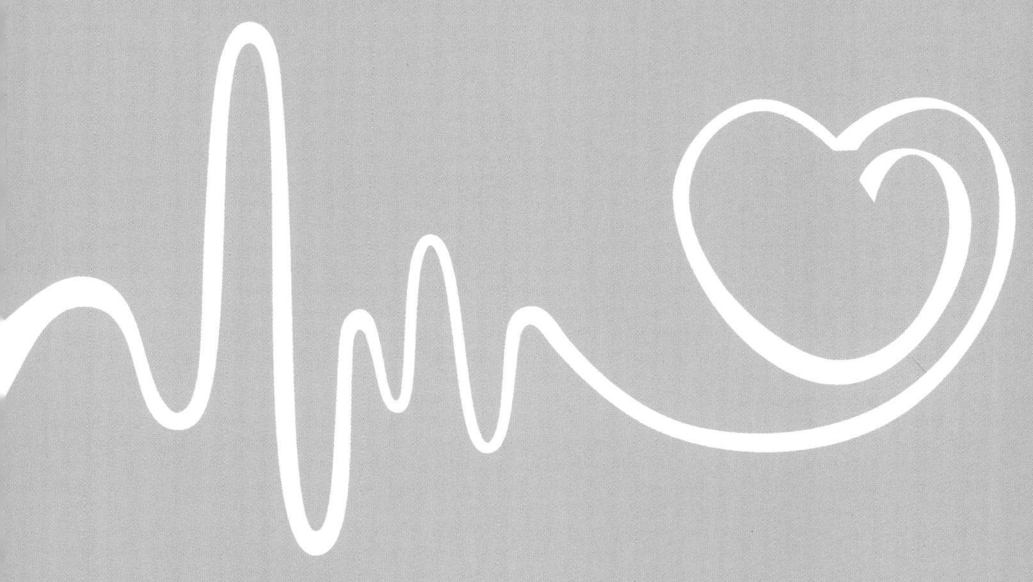

第三十三章
新生儿创伤

第一节 产 伤

概述

产伤（birth trauma）是小儿外科特有的一种创伤，其定义是发生在产时各阶段的有机械力引起的创伤，造成出血、水肿、组织破坏或器官功能改变[1]。

很难准确地说出产生产伤的发生率，因为部分小的产伤通常未做出诊断或不需做任何治疗；另有一部分严重损伤常又在出生后直接死亡，且仅在尸解时做出诊断。Specht在1975年曾报道，在全部出生婴儿中约0.5%发生颅内血肿；产伤骨折占0.2%～2%，最多发生在锁骨。臂丛神经麻痹在每1 000例存活出生儿中占0.38%～1.89%。国内报道发病率近1/2 000，臀位产占多数。产伤引起腹部实质性脏器破裂出血也屡见报道。Cywes报道在非洲新生儿尸解中发现此原因死亡的约占3%，其中肝破裂最常见[2]。因改进了分娩技术，再有潜在难产的病例，改用了剖宫产，相对近期产伤的发生率下降了[3]。

近期有一组报道中讨论到产伤发病率，占全部成活出生新生儿3%，是全部新生儿死亡率的2%，且10%死亡儿是足月新生儿。最常见为锁骨骨折、臂丛神经损伤、长骨骨折和面神经瘫痪[4]。

产伤多见男性，易产生产伤的因素有：头围大、胎儿体重、妊娠期、难产、分娩方式等[5]。

目前还可采用产前超声早期明确可能造成分娩时创伤的危险性因素，包括胎儿大小、位置、肿块或畸形等。虽然进行防治措施，产伤发病率仍为（2～8）/1 000活产儿。新生儿产伤最大危险因素是臀位产[6]。

产伤类型

◆ 头部创伤

1. 胎头水肿（caput succedaneum）

这是一种弥漫性肿胀，伤口头皮出血水肿，可浅到骨外膜，主要在延长产程，继于压迫部分而出现。常见生产后1周之内罕见出血，在软组织引起贫血，量大需要输血或可以导致高胆红素血症。

2. 头颅血肿（cephal hematoma）

头颅骨膜下积血，10%～25%有头颅骨骨折；呈线状排列，临床上欠重要。引起原因是产程延长时母体骨盆与胎儿头颅骨反复冲撞；或分娩时用产钳、真空负压吸到胎儿头部所致。少数在胎儿期已出现，Petrikovsky 1998年已发现在检测超声产前检测16 292名胎儿中7例胎儿产前已明确头颅血肿。绝大多数在几周内自行吸收，血肿穿刺是反指征，也是引起感染的危险因素[7]。

3. 颅骨骨折（skull fraclures）

绝大多数是线状，也无须特别辅助治疗，引流和抗生素治疗也仅用于少见的伴感染患儿。

4. 颅内出血（intracranial hemorrhage）

绝大多数为颅骨线状骨折，常合伴头颅血肿，好发于顶骨，不需特殊治疗，但头颅X线需反复摄片，当婴儿2～4个月以前需排除颅骨生长性骨折（growing fracture of the skull），且合伴软脑膜囊肿（leptomeningeal cyst），特别对新生儿，MRI比CT少一些离子辐射，是进一步检查、评估的满意技术。

发生类型有蛛网膜下隙出血和硬膜下出血。偶尔也可出现在后颅窝。易发生的因素（针对硬脑膜下）有巨大胎儿臀位产，初产时分娩辅助产钳[8]。

新生儿硬脑膜下临床特点为脸色苍白，呕吐、易激怒、二瞳孔大小不一、高尖叫、前囟饱胀、视网膜出血。诊断由硬脑膜下压力监测，CT扫描与MRI对诊断有帮助。在难产的新生儿头颅超声是一常规探测颅内出血的方法[9,10]。

5. 大脑内出血（intracerebral hermorrhage）

新生儿时期创伤性大脑内出血在颅内出血中少见，临床上颅内压增高，诊断可用脑超声，CT和/或MRI。

◆ 脊髓创伤

产伤中脊髓创伤发生率很难得出，这是由于绝大多数出生后体检并不含有有关脊髓的完整检查，导致这种新生儿产伤的原因是在臂位难产时、胎儿分娩时颈部明显过度伸展导致。几乎75%发生在臀位难产经阴道分娩[11]。

其他一些易发因素有宫内缺氧、未成熟儿、肩位难产（shoulder dystocia）等[12]。难产时脊髓损伤的部位常发生在低段颈和胸的高位段，而当创伤随着最高位的存在，常位于较上或中间颈段。最常见的发病机制是当胎儿头仍然在母体盆腔中，而纵形过度牵拉躯干导致脊髓创伤。相关创伤也可有椎骨骨折或脱位。临床表现可以有以下4种，取决于发生创伤的严重度[13]。

（1）流产胎儿或因高段颈或脑干损伤出生后立即死亡胎儿。

（2）出生后因呼吸窘迫很短时间内死亡和上、中颈段损伤而致并发症。

（3）新生儿期松弛性瘫痪而长期生存者，在几个月后出现痉挛和高反射。

（4）常分类在脑瘫一类较轻神经体征或痉挛。

MRI检查是能明确诊断降低危险并发症发生，明确临床上怀疑脊髓病变的方法。

◆ 周围神经损伤（peripheral nerve injuries）

在分娩期间，新生儿周围神经损伤常由于过度牵拉或直接压迫神经所致；最常见的损伤有臂丛、面神经和膈神经。

1. 臂丛神经损伤（brachial plexus injury）

近几年，随着产房接生技术不断改进、发生与分娩导致臂丛神经损伤有所减少。发病率在0.4‰～4‰。

所有病损发生在锁骨水平以上的神经丛，其范围从单一神经功能丧失（neuropraxia）发展为功能的变化；后者分类报道是由1978年Sunderland提出的分类法[14]。

上述称为Ⅰ级，而Ⅴ级则是完全功能丧失，这种往往有神经根撕脱（avulsion）。围生危险因子包括大且巨大胎儿，经产妇但原分娩生育时有产程延长、臀位产辅之产钳、吸引、难产、肩位和/或出生时有窒息[15]，而剖宫产并不可排除产程中发生[16]。

臂丛神经损伤按损伤部位分成3种主要类型。

（1）Erb麻痹：这种损伤在C_5～C_6神经根，是最常见的类型。受累上肢活动受限止内收位。肩部旋转时关节内缝固定在腕关节呈“服务托盘”姿态。Moro、二头肌有关反射在患肢缺如。紧握反射完好。

（2）KlumpKe麻痹：产伤在C_8丛及T_1神经根，较少见。手、腕、指等肌肉受累，紧握反射缺如。

（3）损伤到整个臂丛神经、导致受累肢体松瘫、无感觉、出汗和深腱反射，鉴别诊断主要与上肢相关部位骨折、脱位和骨骺分离区别。另要注意摄片时包括膈肌部位，因此类损伤可累及膈神经，临床上常用肌电图辅助了解损伤程度及评估预后[17]。

大多数臂丛神经损伤在观察非手术治疗时均

有问题发现[18]。处理主要原则是在受累关节处维持运动动作的范围，治疗可延迟在创伤后3～4周，允许受牵拉或损伤的手、上肢有段时间自主性痊愈。在第一个4周内，上肢必须可内收到胸部；在其他关节仔细正面生理治疗，一般运动范围在肩、肘、腕部。随后可发展到小关节手指间。Erb预后比KlumpKe麻痹好，且前者可达到部分或完全康复[19]。

近年来用人工合成的胶原蛋白（collagen）神经导管在选择性短节段臂丛修复中显示有很好的疗效[20]。

2. 面神经损伤（facial nerve injury）

继于产伤的面神经损伤常是一侧，最常见于神经的周围部分受压。

损伤的发生机制常是产钳或对面的侧面直接压迫所致，也有一部分是胎儿头面部顶住母亲骶骨胛顶部而造成压迫神经。大多数出生相关的面瘫在1个月以内可以发生自发性改善，故以保守治疗为主[21]。

最初治疗每4小时点滴methylcellulose预防眼角上皮干燥。很少需要在肌电图与电生理测检诊断后对损伤的变性面神经作相应的外科干涉和神经松解术（neurolysis）或神经转位[22]。

3. 膈神经损伤（phrenic nerve injury）

膈神经是由C_4～C_5神经根组成，在新生儿期发生膈神经麻痹是膈神经受到牵拉、撕脱所致。常见于臀位难产，大多数是单侧、双侧罕见；几乎75%与产伤有关的膈神经损伤合伴有臂丛神经损伤[23]。

膈麻痹的临床特点是非特异性的，包括呼吸急促发绀，反复肺部胀（recurrent atelectasis）或肺炎。胸片证实病侧膈肌抬高，一般高对侧2个肋间隙。病侧膈运动差；在吸气时异常抬高，临床上也称为“反常运动”。在新生儿监护室中诊断也可用Real-time超声来辅助诊断。最初支持措施常用机械辅助呼吸、吸氧，胸部物理治疗，抗生素和鼻胃管喂养达到支持、维持生命。有一部分患儿严重可采用持续气道正压通气（CPAP）辅助呼吸[24,25]。

大多数膈麻痹患儿是在保守治疗后完全了解病损程度，假如在机械呼吸后2周或内科治疗3周持续性膈麻痹，需要外科治疗。外科手术术式为膈肌折叠术、进路可经胸开放或胸腔镜微创手术。

4. 腹部脏器损伤（intra-abdominal injuries）

详见本章第六节。

胎儿在母体内创伤

妊娠期创伤引起疾病不但影响到母体且也使胎儿受累。40年前，已有报道因意外导致有6%～8%妊娠期创伤[26]。

意外创伤后胎儿成活与否主要取决于母亲是否成活，偶尔母亲创伤程度并不完全与胎儿创伤的程度一致。

检测评估胎儿情况。最后一次月经的时间（间距）、宫底的高度、子宫收缩力与张力、胎儿活动、胎心率等，重要一点是还需辅之阴道检测羊水情况及出血情况。

胎儿出现不测可发生在任何时间。往往需超声多普勒监测，胎儿发生变化的体征包括：心动过缓（<110次/min），子宫收缩时胎儿心率呈不适当的加速和在子宫松弛时胎儿心率呈减速[21]。

在母体与胎儿钝性创伤时，胎盘破裂可导致母体出血甚至死亡。

胎盘破裂临床体征有阴道出血、腹部疼痛、肌紧张、子宫易激惹（应激性反应）、子宫底增高、母体低血容量性休克、胎儿窘迫。偶尔有些病例这些症状无或轻微，胎儿可几个小时以后发生窘迫。

在母体有致死性的创伤时，也应考虑到胎儿的抢救。意外创伤后胎儿是可以救治的，关键是要认识到。因而，大家要认识到28周妊娠期以后胎盘破裂，胎儿窘迫时对胎儿抢救，剖宫产目的是减少胎儿死亡率，是有指征的[28,29]。

新生儿产伤常见诊断与急救处理

现将临床上较为常见的典型产伤临床表现与治疗分别加以叙述（新生儿产伤鉴别诊断见图33-1）[2,6,31]。

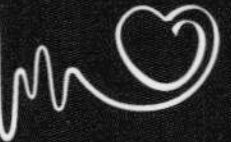

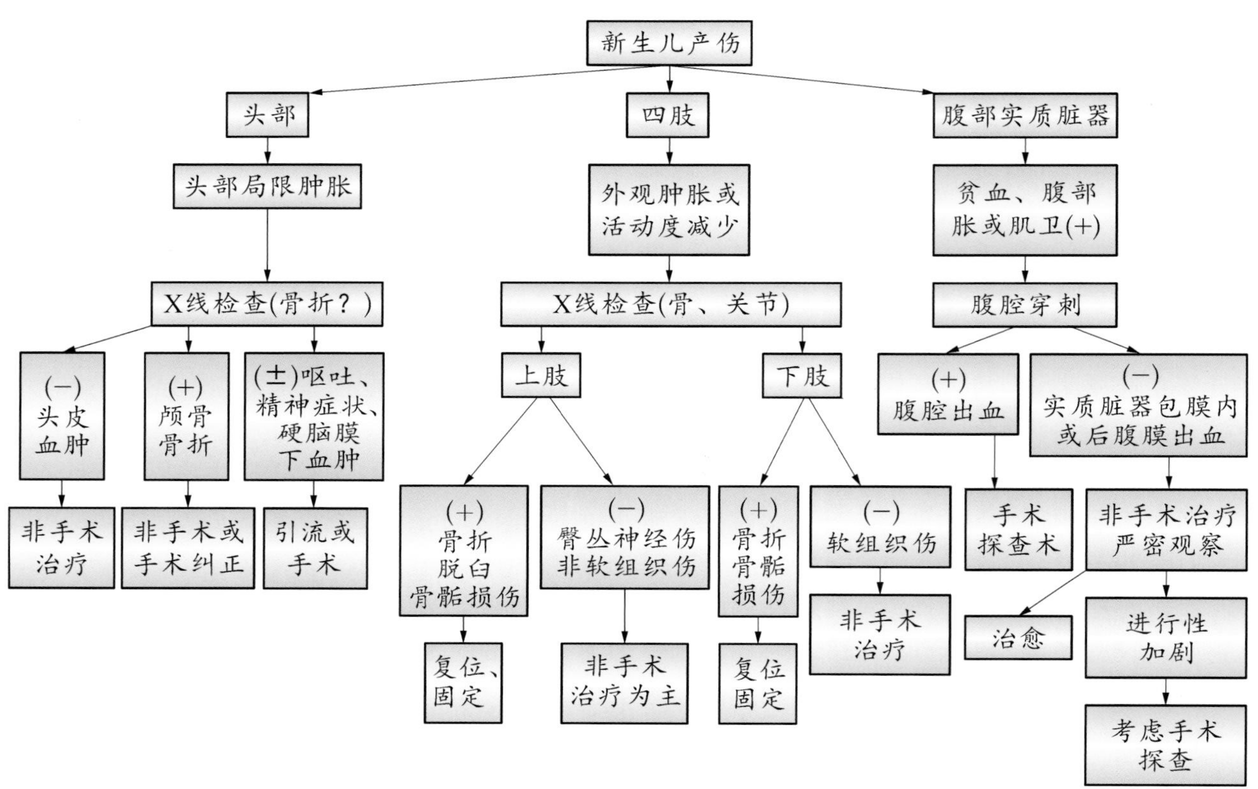

图33-1 新生儿产伤鉴别诊断

小结

新生儿产伤是指胎儿分娩过程中受到机械性压力而致的创伤，产伤发生率约3%，与性别、胎儿头围、难产、分娩方式、胎儿体重等有关。常见产伤有锁骨骨折、臂丛神经损伤、长骨骨折、面神经瘫痪等。另有一种胎儿在母体内，因意外车祸、撞击导致母体与胎儿同时发生创伤，这种十分少见，且不属因分娩产时受压力影响而致的产伤。笔者推荐新生儿常见产伤诊断和急救处理以助于临床应用。

（施诚仁）

参·考·文·献

[1] Curran J S. Birth-associated injury[J]. Clinics in Perinatology, 1981, 8(1): 111.

[2] 施诚仁.新生儿外科学[J].上海：上海科学普及出版社，2002：191.

[3] Levine M G, Holroyde J, Jr W J, et al. Birth trauma: incidence and predisposing factors[J]. Obstetrics & Gynecology, 1984, 63(6): 792.

[4] Borna H, Rad S M, Borna S, et al. Incidence of and risk factors for birth trauma in Iran[J]. Taiwanese Journal of Obstetrics & Gynecology, 2010, 49(2): 170–173.

[5] Moczygemba C K, Paramsothy P, Meikle S, et al. Route of delivery and neonatal birth trauma[J]. American Journal of Obstetrics & Gynecology, 2010, 202(4): 361.e1–361.e6.

[6] Schullinger J N. Birth trauma[J]. Pediatric Clinics of North America, 1993, 40(6): 1351–1358.

[7] Petrikovsky B M, Schneider E, Smith-Levitin M, et al. Cephalhematoma and caput succedaneum: Do they always occur in labor?.[J]. American Journal of Obstetrics & Gynecology, 1998, 179(4): 906–908.

[8] O'Driscoll K, Meagher D, Macdonald D, et al. Traumatic intracranial haemorrhage in firstborn infants and delivery with obstetric forceps[J]. British Journal of Obstetrics & Gynaecology, 1981, 88(6): 577.

[9] Ruddick C, Platt M W, Lazaro C. Head trauma outcomes of verifiable falls in newborn babies[J]. Archives of Disease in Childhood Fetal & Neonatal Edition, 2010, 95(2): F144.

[10] Huang C C, Shen E Y. Tentorial subdural hemorrhage in term newborns: Ultrasonographic diagnosis and clinical correlates[J]. Pediatric Neurology, 1991, 7(3): 171–177.

[11] Byers R K. Spinal-cord injuries during birth[J]. Developmental Medicine & Child Neurology, 1975, 17(1): 103–110.

[12] Painter M J, Bergman I. Obstetrical trauma to the neonatal central and peripheral nervous system.[J]. Seminars in Perinatology, 1982, 6(1): 89–104.

[13] Koch B M, Eng G M. Neonatal spinal cord injury[J]. Archives of Physical Medicine & Rehabilitation, 1979, 60(8): 378.

[14] Sunderland S. Nerve and Nerve Injuries[J]. 1978.

[15] Hoeksma A F, ter Steeg A M, Nelissen R G, et al. Neurological recovery in obstetric brachial plexus injuries: an historical cohort study[J]. Developmental Medicine & Child Neurology, 2004, 46(2): 76.

[16] Foad S L, Mehlman C T, Ying J. The epidemiology of neonatal brachial plexus palsy in the United States[J]. Journal of Bone & Joint Surgery-american Volume, 2008, 90(6): 1258.

[17] Kwast O. Electrophysiological assessment of maturation of regenerating motor nerve fibers in infants with brachial plexus palsy. Dev Med child Neurol, 1989, 31: 56–65.

[18] Hale H B, Bae D S, Waters P M. Current concepts in the management of brachial plexus birth palsy[J]. Journal of Hand Surgery, 2010, 35(2): 322–331.

[19] Donn S M, Faix R G. Long-term prognosis for the infant with severe birth trauma[J]. Clinics in Perinatology, 1983, 10(2): 507.

[20] Jr A W, Weatherly T, Park T S. Collagen nerve guides for surgical repair of brachial plexus birth injury[J]. Journal of Neurosurgery, 2006, 105(6 Suppl): 452–456.

[21] Schullinger J N. Birth trauma[J]. Pediatric Clinics of North America, 1993, 40(6): 1351–1358.

[22] Kornblut A D. Facial nerve injuries in children[J]. The Journal of Laryngology & Otology, 1977, 88(8): 717–730.

[23] Bury J S. Paralysis of the Diaphragm[J]. American Journal of Diseases of Children, 1974, 84(6): 913–914.

[24] Stramrood C A, Blok C A, Dc V D Z, et al. Neonatal phrenic nerve injury due to traumatic delivery[J]. Journal of Perinatal Medicine, 2009, 37(3): 293–296.

[25] Bowerson M, Nelson V S, Yang L J. Diaphragmatic paralysis associated with neonatal brachial plexus palsy[J]. Pediatric Neurology, 2010, 42(3): 234–236.

[26] Patterson R M. Trauma in pregnancy[J]. Clinical Obstetrics & Gynecology, 1984, 27(1): 32–38.

[27] Hoff W S, D'Amelio L F, Tinkoff G H, et al. Maternal predictors of fetal demise in trauma during pregnancy[J]. Surg Gynecol Obstet, 1991, 172(3): 175–180.

[28] Oxford C M, Ludmir J. Trauma in pregnancy[J]. Clinical Obstetrics & Gynecology, 2009, 52(4): 611.

[29] ZivkovićS, Milošević V, Stanivuković V. Prenatal gunshot perforation of the colon.[J]. Journal of Pediatric Surgery, 1976, 11(4): 591–592.

[30] Cashman E C, Farrell T, Shandilya M. Nasal Birth Trauma: A Review of Appropriate Treatment[J]. International Journal of Otolaryngology, 2010, (2010–11–22), 2010, 2010(1): 752974.

[31] Shiohama T, Fujii K, Hayashi M, et al. Phrenic nerve palsy associated with birth trauma-case reports and a literature review[J]. Brain & Development, 2013, 35(4): 363.

第二节 头颅外伤

概述

新生儿的头颅外伤，几乎都是产伤所致，多见于胎儿先露部异常或难产、经阴道臀位，特别容易发生产伤。

头皮损伤（injuries of scalp）

头皮是覆盖于颅骨外面的软组织。除颞部有颞肌外，头皮分为5层：① 皮肤、枕部最厚，额部最薄。含大量毛囊、汗腺和皮脂腺。② 皮下组织，有许多纵行的纤维隔，把皮肤与帽状腱膜相连，其中含脂肪、血管和神经。③ 帽状腱膜，前连额肌，后连枕肌，两侧延为颞浅筋膜。④ 腱膜下疏松结缔组织，是一层很薄的疏松结缔组织。⑤ 骨膜，附着于颅骨外面与每块颅骨疏松结合，但在骨缝处粘连。头皮损伤可分为单纯头皮伤，也可合并颅骨骨折、脑损伤及颅内出血，以后者严重。因此，对头皮损伤应注意有无脑损伤颅内出血同时存在。头皮血管丰富，损伤后出血，易引起失血性休克。头皮损伤感染后处理不当可引起颅骨骨髓炎、硬膜外脓肿、脑脓肿等。头皮损伤根据致伤不同分为以下几种。

◆ 擦伤

创面不规则，不同程度的表皮脱落，有少量出血和渗出液，处理时只需将创面周围的头发剪去并清洗，一般不需加压包扎，仅涂以外用消毒剂，如红汞或甲紫即可。

◆ 挫伤

除表面皮肤局限性擦伤外，尚有深层组织肿、淤血等，处理时需清洗创面，涂以甲紫或红汞，亦可局部包扎。

◆ 裂伤

多为不规则伤口，伤口裂开。裂伤时由于头皮血管丰富，而且血管都在皮肤下层，被纤维组织所固定，一旦破裂，血管不易回缩，出血不易自止，可造成大量出血。清创处理时应将伤口内异物彻底清除，用生理盐水冲洗干净，创缘整齐者不需修剪，可直接缝合。

◆ 撕裂伤

头皮由于帽状腱膜下层撕脱，与颅骨骨膜分离，创面大量出血，易导致休克。头皮未完全脱离，有血管供应时，应细致清创予以缝合包扎。头皮完全撕脱，需行头皮再植术。但头皮完全撕脱在新生儿期极为罕见。

颅骨骨折（skull fracture）

新生儿颅骨骨折一般均为颅骨线状骨折和凹陷性骨折，多见于初产妇及产钳助产的婴儿。

◆ 线状骨折

线状骨折往往是分娩时切变力作用造成的。骨折线较广泛，常伴有较大的帽状腱膜下血肿或骨膜下血肿。外力导致骨缝分离亦属线状骨折。线状骨折若骨折线正好通过硬脑膜中动脉的行径或人字缝时须警惕有并发颅内血肿的可能，应严密观察。明确诊断有赖于头颅正侧位X线摄片或CT扫描检查，但纤细的骨折线有时仍可被忽视。通常骨折本身无须治疗，除开放性骨折应急诊手术外，3个月内可完全愈合，不影响小儿以后的正常发育。线状骨折的一个少见并发症为生长性颅骨骨折（growing fracture of skull），由John Howship于1816年首先报道[1]，又称为外伤性脑膨出，软脑膜囊肿。其发病机制是颅骨线状骨折伴有硬脑膜撕裂，脑组织或蛛网膜从缺损的硬脑膜和骨折线处疝出，导致骨折线逐渐增宽。近年来的研究表明，生长性骨折的发展过程还受诸多因素影响，如：① 脑组织与硬脑膜粘连后，局部脑脊液循环障碍，形成硬膜下积液或脑积水，进一步挤推脑组织疝出，阻碍骨折的愈合。② 骨折断缺血，瘢痕形成，影响自身愈合。③ 儿童颅骨成骨过程依赖骨膜和硬脑膜，当颅骨骨折，硬脑膜破裂时，颅骨与骨膜之间被疝出的脑脊液或脑组织占据，导致颅骨不能成骨[2,3]。Hiroshi等[4]根据疝出物不同分为3型：囊肿型、肉芽肿型和混合型。Liu X S等[5]2012年将生长性颅骨骨折分为3期：一期为生长性颅骨骨折前期，从受伤时到颅骨骨折线扩大之前，但必须存在颅骨骨折合并硬脑膜撕裂，脑组织或者蛛网膜在骨折处疝出。二期是从骨折线开始增宽至其后2个月，该期颅骨缺损较小，颅骨畸形及神经功能障碍较轻，该期治疗预后较好。三期为颅骨生长性骨折晚期，该期始于骨折线增宽2个月后。该期颅骨骨折增宽进一步扩大，如果不治疗颅骨畸形及神经功能紊乱将进一步加重。

颅骨生长性骨折的早期诊断至今仍然是一个难题，头颅CT平扫加三维重建可以明确骨折线的长度和宽度。MRI检查往往能发现脑组织从破损硬脑膜处疝出或伴有硬脑下积液。若骨折线宽度大于4 mm，局部硬脑膜下积液，年龄小于3岁作为预测发生生长性骨折的因素，尤其是骨折处伴有脑内血肿，蛛网膜下隙出血者均应高度怀疑，需严密随访。当动态CT发现骨折线进行性增宽或MRI发现脑组织，蛛网膜疝入骨折中，应尽早手术干预。

此外，头颅外伤造成骨缝处骨缝内纤维组织撕开，称为外伤性骨缝分离，属线状骨折，多见人字缝。颅骨缝分离的线状骨折CT扫描表现为骨缝距离增宽，颅骨内板边缘连接欠佳。若骨缝分离无错位，不需特殊处理，只有在脑膜血管或导血管破裂并发颅内血肿时应手术。

◆ 凹陷性骨折（depressed fracture）

造成新生儿颅骨凹陷性骨折的原因往往是分娩过程中产道挤压，使用产钳用力太大或接生时手指压迫过重而发生，颅骨凹陷的大小不一。新生儿颅骨薄而富有弹性，故颅骨凹陷性骨折和四肢长骨的青枝骨折相似，骨折处仍保持骨的连续性，无骨折线，颅骨表面虽有凹陷，但无断裂，如同乒乓球局部受压后形成的凹陷。新生儿颅骨凹陷性骨折多见于右顶骨，与头颅血肿的好发部位相同。Blacklock等[6]将颅骨凹陷性骨折分为4型：Ⅰ型，单纯性骨折；Ⅱ型，粉碎嵌插型凹陷性骨折；Ⅲ型，开放颅脑损伤型凹陷性骨折；Ⅳ型，出血性凹陷性骨折。新生儿凹陷性骨折以Blacklock Ⅰ型多见。常规行头颅CT平扫和三维重建检查，以明确颅骨凹陷的范围、深度及颅内受伤的情况。颅骨凹陷骨折多呈圆锥形，尖端指向颅内，其进入颅内的距离即代表了凹陷的深度。颅骨凹陷性骨折对脑组织损伤主要有3个方面：一是受伤时，瞬时的暴力使颅骨凹陷对脑组织造成损伤；二是凹陷的颅骨尖端较长时间压迫脑组织可能产生脑组织的二次损伤；三是新生儿、婴幼儿脑组织生长快于颅骨的发育，骨折下方的脑组织随脑组织生长和搏动长时间在凹陷的骨质上撞击，必然产生继发的脑损伤，故一般认为颅骨凹陷深度超过5 mm，应采取积极的手术治疗[7,8]。

颅内凹陷性骨折处理原则：轻度凹陷性骨折，凹陷深度在5 mm以内无脑部神经症状体征，不需处理，常能自行恢复。新生儿颅骨凹陷性骨折有采用负压吸引的方式治疗，凹陷的骨折能够抬起，能减少对脑组织的压迫，但对于恢复颅骨的窟窿外形一段时间内尚不令人满意[9,10]。

此外，对单纯性凹陷性骨折可采用小切口，微骨窗加撬拨整复手术方法治疗[11,12]。手术时机选择在伤后3～7天。因为骨折2～4周骨折处已开始形成骨痂，此时通过撬拨手术来治疗凹陷性骨折，需要将愈合的骨痂再次打断使其成型，加大手术的难度。且折断的骨痂难以支撑窟窿形态。手术在插管麻醉下进行，在凹陷骨折正常处头皮作一小切口，直达骨膜，用电钻在凹陷颅骨外缘磨出小的骨孔，骨撬伸入凹陷骨折下方，术者应以自己的手指作为使力的支点，力量经手指支点传递到骨撬的尖端，撬动骨折抬起复位。

头颅血肿（cephalo hematoma）

头颅血肿在新生儿产伤中最多见，多见于高龄初产或用产钳助产的新生儿。分娩时胎儿通过产道时头颅受挤压，子宫收缩使骨与骨膜间互相摩擦，产钳助产的损伤，使骨与骨膜下血管破裂形成血肿。文献报道，新生儿发生率为0.2%～2.5%[13]。血肿常于出生后数小时开始逐渐明显，于2～3天内迅速增大，一般需3～8周时间，血肿逐渐被吸收，约有25%的病例同时可伴有颅骨骨折。

头颅血肿须与先锋头（头颅水肿）相鉴别。先锋头系先露部位头皮下组织间隙积液，出生后即出现，一般2～3天即可消退。有时二者同时存在。头颅血肿按头皮解剖分为头皮下血肿、帽状腱膜下血肿和骨膜下血肿3种。

◆ 头皮下血肿

由于受头皮下致密的结缔组织限制，皮下血肿小而局限，血肿中心部比较硬，波动感不明显，血肿周围的组织因水肿而变厚，一般数日后即自行吸收。

◆ 帽状腱膜下血肿（subgaleal hematoma）

由于帽状腱膜下层系疏松结缔组织有小动脉及导血管通过，间隙比较大，不受颅缝限制，故出血易于扩散，积血很多，可达250 ml，常形成较大的血肿。帽状腱膜下的出血量可能大到足以引起新生儿贫血和失血性休克的程度。造成出血的原因是分娩时的切变力作用使头皮下静脉撕裂，很少伴有颅骨凹陷性骨折或线状骨折。在帽状腱膜下间隙中，血液坠积于低位处。临床触诊检查时，血肿较软，有明显波动感。出血量多时，可蔓延及整个头部。血肿一般在数周内自然吸收，血肿很大或持续不吸收者，在贫血纠正的情况下经严格的消毒后可穿刺抽净血液，加压包扎。如反复穿刺不能缩小，则需注意凝血功能有无异常，若异常应针对原因予以处理，已感染的血肿则需切开引流。

◆ 骨膜下血肿

因颅骨骨膜附着于颅骨缝上，血肿多不超过颅骨缝。骨膜下血肿的发生率占出生总数的0.3%～2.5%。血肿在出生后24小时内很容易辨认，是一个较硬的，但张力较大、有波动感、边界清楚的，但不超过颅骨缝界线的肿物。肿物往往都位于顶部，而且右侧多于左侧。初产妇及使用产钳助产是引起骨膜下血肿的重要因素之一。Alexander等经详细的前瞻性研究发现，25%的头颅血肿有颅骨线状线骨折，但由于临床触诊检查时常在扁平的圆形血肿扪及有中心凹陷，故常误诊为凹陷性骨折。真正的凹陷性骨折很少见，诊断若有困难，应行CT扫描检查。骨膜下血肿在出生1个月以后行颅骨X线检查更易造成凹陷性骨折的错误假象，因为此时被血肿抬起的骨膜发生钙化，形成环形致密阴影，看上去很像凹陷性骨折的边缘。3种头颅血肿的鉴别要点见表33-1。

小的骨膜下血肿一般不需治疗，自然消退约需1个月，也不伴有慢性脑损伤。范围较大的或发生在显露部位的骨膜下血肿，宜在严格的消毒下用针穿刺抽吸净血液并加压包扎，否则血肿骨化后形成新骨，会产生永久性隆起而影响美容[14]。

表33-1　3种头颅血肿的鉴别要点

血肿类型	软硬度	血肿范围
头皮下血肿	较硬，波动不明显	局限在头皮挫伤的中心
帽状腱膜下血肿	较软，有明显波动	可蔓延及全头、不受颅缝限制
骨膜下血肿	张力大，有波动	血肿边缘不超过颅缝

颅内出血

新生儿颅内出血（intracranial hemorrhage of the newborn）多见于分娩过程中，其原因有两种：① 缺氧后所致出血：如脐带绕颈、羊膜早破、胎盘早期剥离等引起新生儿窒息而致缺氧，使全身尤其是脑组织血循环障碍，导致静脉淤血，血管壁渗透性增加，血液由毛细血管渗出，出血可发生于产前、产程中和出生后。② 产伤所致出血：大多数发生在难产和急产时，以足月儿或巨大儿多见。由于胎儿头过大或产道过小引起，产伤造成的出血主要为静脉出血，是由于胎儿头部受挤压以致硬脑膜窦或脑表面的静脉撕裂、出血位于硬脑膜下腔或蛛网膜下隙，幕上或幕下均可见，幕下的硬脑膜下血肿为枕骨分离性骨折或由于大脑镰与小脑幕撕裂造成的。也有轻度产伤引起的硬脑膜下血肿，多发生在颅骨附近。此外，生发基质—脑室内出血是早产和低体重儿颅内出血最常见类型[15,16]。这里主要讨论新生儿创伤所致颅内出血。

为了更好地了解创伤性颅内出血机制，熟悉硬脑膜和颅内静脉系统之间的关系是相当重要的。硬脑膜分内外两层，外层紧贴颅骨内面，小血管丰富，内层由内层细胞组成。两层硬脑膜在一定部位彼此分离，中间形成腔隙，称为硬脑膜窦。硬脑膜除了覆盖脑表面之外，还向两处延伸，形成大脑镰及小脑幕。上矢状窦在颅骨下面，包绕于大脑镰和小脑幕接合处，大脑镰的下缘之中。在大脑镰和小脑幕接合处，大脑大动脉与下矢状窦相汇合，组成直窦，直窦和上矢状窦在大脑镰的后附着缘处组成两侧横窦。由于静脉窦与硬脑膜的关系非常密切，所以硬脑膜撕裂往往会引起静脉出血。

硬脑膜外出血（extradural hemorrhage）

硬脑膜外出血位于颅骨与硬脑膜之间的空隙内，这种血肿约占闭合性颅脑损伤的20%。出血来源可由① 脑膜中动脉损伤：最为常见，当骨折线通过翼点附近时，易损伤脑膜中动脉主干而引起颞部血肿。骨折损伤脑膜中动脉前支和脑膜中静脉时血肿发生于额部或额顶部，骨折损伤脑膜中动脉后支血肿发生于颞部或颞顶部。② 静脉窦损伤：骨折线横过上矢状窦时可形成窦旁血肿或跨越矢状窦的骑跨性血肿。③ 板障静脉出血：凹陷或粉碎性骨折时板障血管出血，可引起骨折处局部血肿。④ 脑膜前动脉损伤：可产生额极或额底部硬脑膜外血肿。硬脑膜外血肿以位于小脑幕上者居多。常见于头部直接受伤后，颅骨骨折或颅骨变形将颞骨血管沟中的脑膜中动脉撕裂，约3/4的硬脑膜外血肿发生于颞部，其他部位相对比较少见。

新生儿及婴儿的硬脑膜外出血很少见，这是因为在新生儿时脑膜中动脉周围尚无骨质包围，动脉可自由移动，不受颅骨移动的牵扯。但当外力使新生儿的硬脑膜外层从颅骨内板分离开时，则可发生硬脑膜外出血，一般无骨折存在，这种情况多见于困难的产钳助产。

1. 临床表现

出血量较多时，通常在出生时就出现脑受压的症状，但也可以经过数小时的潜伏期，然后才出现颅内压增高的表现，囟门膨隆，脑干功能障碍逐渐加重，表现为呼吸节律变慢、不规则，出现暂停，心率时快时慢、心律不齐等。

2. 诊断

有难产或产钳助产的新生儿等诱发出血的病史，出生后2～3天内，表现为不安、尖叫、肌张力增高、惊厥等兴奋症状，或表现为嗜睡、昏迷、肌张力低下，拥抱反射消失等抑制症状，呼吸常不规则伴发呼吸暂停。前囟紧张或隆起的颅内压增高表现，若发生小脑幕切迹疝，因压迫脑干并牵拉动眼神经，致使同侧出现眼睑下垂、瞳孔散大、瞳孔对光反射消失、眼球外斜。CT检查准确率高，能确定出血的部位，出血可单侧或双侧。CT片上可见紧贴颅骨内板有高密度血肿阴影。有时可见线状骨折或凹陷性骨折。

3. 治疗

新生儿硬脑膜外血肿，尤其是位于额叶及颞叶表面硬脑膜外血肿出血量较多时宜开颅骨瓣成形术。血块可用吸引器吸去，清除后寻找出血来源。来自静脉窦的出血一般只需吸收性明胶海绵覆盖即能控制，来自脑膜中动脉的出血需结扎动脉或用双极电凝止血。清除血肿后需悬吊硬膜，尚需注意硬脑膜下有无血肿。手术时应注意失血量，并随时补充。

幕下硬脑膜下出血与蛛网膜下隙出血（infratentorial subdural and subarachnoid hemorrhage）

1. 病因

新生儿的分娩形式与产伤造成小脑幕下的硬脑膜下出血及蛛网膜下隙出血有密切的关系。臂先露时尤其是足月胎儿，胎头的娩出时间延长，面先露和额先露时胎头的前后径拉长，顶先露时胎头变形使头的上下径过度增加，这些都对小脑幕及大脑镰产生破坏性的牵张力。这种牵张力可造成小脑幕撕裂，其撕裂部位往往在下矢状窦汇合大脑大静脉组成的直窦处。一旦此处撕裂，不论程度轻重，都会引起大静脉窦的出血，血液将流入后颅窝的硬脑膜下腔，向下压迫小脑，挤压延髓。血性的脑脊液在流入蛛网膜下隙时需经过第四脑室正中孔和外侧孔，血性脑脊液中血液凝块造成第四脑室正中孔和外侧孔闭塞。急性出血量较多时压迫脑干可造成婴儿夭折；出血量较少时，存活的婴儿日后就会出现梗阻性脑积水。

此外，足月臀位产的新生儿，除了可有小脑幕撕裂外，还可以发生枕骨的骨分离，即枕骨的鳞部和外侧部之间裂开。这可能是分娩时胎头猛烈碰击母亲的耻骨联合时损伤了颅底所引起的。这种骨折可能产生枕骨下方的硬脑膜下血肿，大静脉窦的撕裂和小脑幕撕裂伤，枕骨下方出血时，将小脑向前推，并压迫上脑干。这类损伤的新生儿出生后即有神经系统症状，并呈进行性加重，往往早期夭折。

2. 临床表现

小脑幕下与小脑幕上的硬脑膜下出血，临床表现有显著不同。幕下出血的典型表现是：脑干压迫症状出现时间一般在12小时以上，有时时间更长。首先出现呼吸频率快慢、深度和节律的异常。哭声异常，呈嘶哑或高调声。随后出现由于呕吐及吸吮反射而致的喂奶困难，以及神经系统症状进行性加重，表现为意识障碍、惊厥、肌张力低下。前囟门隆起，紧张，头围增大迅速，同时伴有贫血。由动眼神经受压麻痹而引起瞳孔散大者不多见。

3. 诊断

新生儿出生后不久出现神经系统异常症状，尤其是呼吸频率、深度和节律异常时须高度怀疑。脑脊液常呈血性或黄色，蛋白含量高。若怀疑有后颅窝硬膜下血肿时，应禁忌腰椎穿刺，以避免脑疝形成。头颅X线检查意义不大，CT扫描可明确诊断。

后颅窝硬膜下脑外出血若位于脑半球凸面则表现为颅板下新月形高密度影，在天幕附近区域的出现，表现为大脑镰后部密度增高并增宽，边缘不锐利；天幕和天幕裂孔在CT平扫时显示不清，但在有出血时天幕密度增高，以及天幕裂孔边缘显示清晰。在中央部位脑池内，如小脑半球之间，脑干周围和脑干与小脑之间的脑池内出血，可以明确诊断为蛛网膜下隙出血。

由于后颅窝内骨性伪影较多，后颅窝轻微损伤改变因假影遮盖而显示不清，幕上、幕下附近出血均可引起天幕裂孔密度增高。在CT上难以明确出血是天幕上还是天幕下，MRI没有骨性伪影，冠状面扫描可以区别天幕附近的出血在幕上还是幕下，但MRI对蛛网膜下隙的出血不如CT敏感。

4. 治疗

小脑幕下的硬脑膜下血肿，患儿有颅内压升高表现及意识障碍的演变，CT扫描证实血肿存在。可用手术清除血肿，以缓解后颅窝的压力，并减少脑积水的可能，但手术效果并不令人满意。术中、术后易发生肺出血，肺出血是新生儿颅内出血引起的颅内压增高时常见的、突然发生的并发症，其原因尚未明了。

◆ 幕上硬脑膜下出血与蛛网膜下隙出血

1. 病因

新生儿颅骨薄而柔韧，容易弯曲。分娩时由于胎位不正，头盆不称及产钳分娩使胎儿经产道时受过度的挤压，以致颅骨与硬脑膜下方的柔软的脑组织脱离而使脑组织发生易位变形。大脑皮质有很多壁薄的皮质静脉，这些静脉穿越蛛网膜与硬脑膜内的静脉窦相通，在进入静脉窦前一短段游离称为桥静脉。分娩时胎儿头随产道变形时，这些静脉也明显变形。在难产的情况下足以撕裂这些脆弱的静脉，引起硬脑膜下出血或蛛网膜下隙出血。硬脑膜下出血后，对桥静脉的牵拉力就更大并引起其他桥静脉的撕裂、出血、撕裂的恶性循环。所以，硬脑膜下出血是一种自动扩大的损伤，血液常常均匀地分布于大脑半球表面。

2. 临床症状

新生儿硬脑膜下出血，若出血量不多，且均匀分散，可无任何临床症状。出血量多时可形成局部血肿，多位于额叶及顶叶表面，大的血肿可引起整个颅腔内压力增高，囟门膨隆，张力高。新生儿颅缝未闭能使囟门紧张得到部分缓解，但意识障碍进行性加重，出现局限性或多灶性阵挛性抽搐，常伴有局部运动障碍。若不经硬脑膜下穿刺处理，则可发生小脑幕切迹疝。此时患儿表现为一侧瞳孔散大以及脑干功能障碍进行性加剧。少量的硬脑膜下出血，出生后短期内无症状。颅内压增高的症状如呕吐、囟门紧张、头围增大、易激惹、惊厥，则在数天、数周之后逐渐加重。

新生儿少量的蛛网膜下隙出血也可无症状，但可阻塞脑脊液的重吸收径路而影响脑脊液循环，造成脑外梗阻性积水而致头围增大。自CT问世以来，越来越多的脑外梗阻性积水被发现。其CT特征为蛛网膜下隙扩大，但脑室没有扩大或只有轻微扩大。这类婴儿头围增大到一定程度，一般在第90百分位数以上，以后又趋向正常的生长曲线。精神运动发育可为正常，故又称为一过性外部性脑积水。

3. 诊断

（1）根据临床表现和体征诊断。

（2）视网膜出血对诊断硬脑膜下出血具有特定诊断意义，50%以上的病例在出血后即可直接见到。

（3）头颅B超：以新生儿前囟为窗口作冠状面和矢状面扇形超声检查，有时可作侧位颅缝检查。头颅B超对脑室及室管膜下病变较优越，但对接近颅骨边缘神经的病变诊断较差。

（4）头颅CT检查：在出血之初作定位诊断及估计出血量，以后还可用CT连续检查，追踪治疗效果以及观察是否发生脑积水。早期CT片可见新月形高密度血肿影，血肿外缘与颅骨内板相邻，内缘边界不完整，分布面较广，血肿一般不如硬脑膜外血肿厚。

（5）硬脑膜下穿刺：有血性积液，可明确诊断。

4. 治疗

（1）硬脑膜下穿刺：硬脑膜下穿刺很简便，在患儿有颅高压时，穿刺放血是缓解颅高压的最有效的手段。需注意如患儿囟门不紧张者不要穿刺，因为穿刺出较多血的可能性很小，而刺破桥静脉引起出血的危险性却很大。硬脑膜下穿刺时需按严格的无菌操作，穿刺由前囟的侧角进入硬脑膜下腔，可避免刺伤位于正中线浅层的上矢状窦。穿刺的目的不是放出硬脑膜下腔内全部积血，而是降低颅内压，以利积血的吸收。当穿刺仅能放出5 ml以下时，则应隔日穿刺。若10天以后液量仍无显著减少，应考虑外科手术治疗。

（2）外引流术：经硬脑膜下穿刺治疗，液量仍无明显减少，则需行外引流术。手术应在麻醉及绝对无菌技术下操作，可置硅塑料管引流，连接外引流装置来控制引流量。一般2周左右，引流液逐渐减少，临床症状改善，即可拔管。

（3）开颅术：血液积存于硬脑膜下腔儿周后就形成机化。血肿产生富于血管的结缔组织膜，与硬脑膜和蛛网膜粘连。此时应采用开颅来清除慢性血肿及切除结缔组织膜，以解除脑组织的压迫。

小结

（1）新生儿头颅外伤儿乎都是产伤所致。

（2）新生儿颅骨凹陷性骨折，凹陷深度超过0.5 cm，外科应积极干预，包括手术。颅骨线状骨折，定期随访中需注意颅骨生长性骨折的产生。

（3）新生儿头皮血肿较大，较长时间不吸收者，宜穿刺抽吸后加压包扎，以防血肿骨化。

（4）颅内出血者，依影像学表现，临床症状，出血量多寡，决定是否开颅手术，穿刺引流等治疗。

（金惠明）

参·考·文·献

[1] Howship J. Practical Observations in Surgery and Morbid Anatomy. London A. Strahan, 1816.

[2] Diyora B, Nayak N, Kamble H, et al. Surgical treatment and results in growing skull fracture[J]. Neurology India, 2011, 59(3): 424-428.

[3] Keshavarzi S, Meltzer H, Cohen S R, et al. The risk of growing skull fractures in craniofacial patients[J]. Pediatric Neurosurgery, 2010, 46(3): 193-198.

[4] Ito H, Miwa T, Onodra Y. Growing skull fracture of childhood with reference to the importance of the brain injury and its pathogenetic consideration.[J]. Childs Brain, 1977, 3(3): 116-126.

[5] Liu X S, You C, Lu M, et al. Growing skull fracture stages and treatment strategy[J]. Journal of Neurosurgery Pediatrics, 2012, 9(6): 670.

[6] Blacklok J B, Weber M D, Lee Y Y, et al. Depreesed fracture of infantile skull. J Neurosurg, 1999, 77: 101-105.

[7] 王忠诚，王忠诚. 神经外科学[J]. 湖北：湖北科学技术出版社，2005：352.

[8] 段国升，朱诚. 手术学全集. 神经外科卷[M]. 北京：人民军医出版社，2008(7)：80.

[9] Sorar M, Fesli R, Gürer B, et al. Spontaneous elevation of a ping-pong fracture: case report and review of the literature.[J]. Pediatric Neurosurgery, 2012, 48(5): 324-326.

[10] Djientcheu V D P, Njamnshi A K, Ongolozogo P, et al. Depressed Skull Fractures in Children: Treatment Using an Obstetrical Vacuum

Extractor[J]. Pediatric Neurosurgery, 2006, 42(5): 273–276.

[11] 孙卫东，李深誉，杨坤，等．微骨窗加撬复术治疗婴幼儿颅骨凹陷骨折16例临床分析[J]．立体定向和功能性神经外科杂志，2015(2)：115–116.

[12] 黄海能，赵邦．小切口单骨孔微创整复婴幼儿颅骨凹陷性骨折[J]．微创医学，2009，4(5)：495–496.

[13] Levine M G, Holroyde J, Jr W J, et al. Birth trauma: incidence and predisposing factors.[J]. Obstetrics & Gynecology, 1984, 63(6): 792–795.

[14] 周建军，梁平，李映良，等．新生儿头皮血肿骨化的临床特点[J]．重庆医科大学学报，2010，35(12)：1891–1893.

[15] Lekic T, Manaenko A, Rolland W, et al. Rodent neonatal germinal matrix hemorrhage mimics the human brain injury, neurological consequences, and post-hemorrhagic hydrocephalus[J]. Experimental Neurology, 2012, 236(1): 69–78.

[16] Fanaroff A A, Stoll B J, Wright L L, et al. Trends in neonatal morbidity and mortality for very low birthweight infants[J]. American Journal of Obstetrics & Gynecology, 2007.

第三节　骨与关节损伤

概述

正常的分娩中婴儿是以头部先从产道出来，而在这种情况下，很少会发生新生儿骨折的情形，会发生骨折的情况大都见于难产的时候，3/4的病例发生于臀部先从产道出来的新生儿。这种情形就有如我们平常在钻洞一样，只要头部先钻出来，整个人接着就容易过，如果脚先从洞口出去常常就不好挤出去的情况一样。新生儿若以臀部先生出产道时便容易有骨折的机会。锁骨、肱骨及股骨骨折处局部有饱满感及压痛，两侧不对称及骨折断裂感。

新生儿锁骨骨折

◆ 病因

新生儿锁骨骨折多为产伤，特别容易发生于胎龄较大或难产[1]。其他危险因素包括母亲头围和腹围比率较低，以及有分娩巨大儿的生产史。

新生儿锁骨骨折被认为是自然分娩最常见的并发症[2]。然而，由于没有统一的筛查方法确定是否发生骨折，因此尚未明确新生儿锁骨骨折的准确发生率。已有报道新生儿锁骨骨折的发生率为4.4%[3]，但实际发生率可能更高。由产伤引起的锁骨骨折需与较少发生的先天性锁骨假关节区分，除右位心外，后者常见于右侧锁骨。

由于胎儿常为左枕前位，锁骨骨折最常发生于右侧肩前侧。并且新生儿臂丛麻痹最常见于右侧。因此，当新生儿分娩过程中发生锁骨骨折时，患侧肢体活动受限，难以知道是否同时发生臂丛神经损伤，或者由于骨折引起疼痛而使活动受限，即所谓假性麻痹。一旦骨折愈合，特别是1～3周的新生儿，应再次行臂丛评估以区分假性麻痹和神经损伤[4]。

分娩过程中发生锁骨骨折的确切机制尚不清楚，很可能与肩带受到骨盆的侧方挤压有关，并且新生儿锁骨骨折也见于剖宫产过程中。

◆ 症状

新生儿锁骨骨折常常见到难产后肩部主动活动减少，肩部和患侧上肢被动活动时哭闹，肿胀，骨擦音和双侧锁骨不对称。拥抱反射（新生儿遇到响声或突然地走动时，颈、双上肢和双下肢伸直，继而屈曲内收到胸前，呈拥抱状）也可能减弱。手指活动受限或Horner综合征（上睑下垂，瞳孔缩小和无汗症）表明存在伴发更严重的臂丛神经出生麻痹，由于损伤影响臂丛下段部分。

◆ 治疗

青枝骨折一般不需治疗，对于完全性骨折，有学者也认为无须处理[5]，随着小儿生长发育，肩部增宽，错位及畸形均自行消失，也可在患侧腋下置一软垫，患肢以绷带固定于胸前，或者用别针将患肢的袖口别于对侧胸前衣服上，2周可愈合[6]。

新生儿股骨干骨折

大多数婴儿股骨近端或中断骨折采用单纯夹板固定，使用或不使用Pavlik吊带均可。对于少数不稳定骨折，Pavlik吊带无法提供充分的稳定性。有学者[7]研究了55 296名新生儿中的8名分娩相关性股骨骨折的患儿，认为双胞胎、臀先露和早产是骨折的相关因素。典型的骨折类型为股骨近段螺旋形骨折且骨折近端屈曲位。由于新生儿骨膜较厚且骨骼重塑能力较强，新生儿股骨骨折很少需要严格的复位和外固定。对于过度短缩（大于1 ～ 2 cm）或成角（大于30°），需要使用人字形石膏固定[8]。这个年龄段的患儿极少必须牵引治疗。

Pavlik吊带的方法治疗婴儿股骨干骨折。这种方法尤其适合治疗分娩相关性股骨近侧段或中段股骨干骨折[9]。如果要达到更稳定的程度，可以借助布单包绕大腿帮助骨折复位。在照顾新生儿的时候发现股骨骨折，可以单纯使用衬垫或软夹板固定。这个方法可以充分固定稳定的骨折并且可以在同足部建立静脉通路，还有助于改善两侧骨折端的对线。由于过度屈曲导致评估冠状面成角（内翻-外翻）困难。

采用Pavlik固定带治疗6个月以下的稳定的股骨骨折的患儿。在使用固定Pavlik绑带之前我们将连接的纤维网包绕在患儿大腿上。不稳定的股骨骨折近侧骨折端通常屈曲，Pavlik固定带对骨折起到复位和支撑作用[10]。采用Pavlik固定带治疗需要患儿监护人的细心并积极配合。另外一种治疗方式是聚四氟乙烯人字形绷带，尤其适合体积和年龄较大的患儿。牵引和人字形石膏治疗在这个年龄组的患儿中很少使用[11]。

新生儿肱骨近端骨折

◆ 病因

肱骨近端分娩相关性骨折很少见。一般来说，在分娩过程中过伸和/或旋转力量作用于上肢，导致肱骨近端骨骺或干骺端骨折。危险因素包括难产、巨大儿和臀位，但是这些因素也并非完全具有预测性[12]。事实上，任何体重和大小婴儿在经阴道分娩过程中都有可能发生肱骨近端骨折，因此还有其他母亲和围生期因素发挥作用。

◆ 症状

新生儿肱骨近端骨折的临床表现可能较轻微，瘀斑、肿胀或畸形等临床表现可能不明显。监护人触碰或活动患肢时，患儿常表现为烦躁或“易激惹”，患儿拒绝移动上肢（称为“假性瘫痪”）可提示检查者注意是否存在骨折[13]。

◆ 治疗

由于强大的重塑潜能以及肩关节活动的代偿，绝大多数肱骨近端骨折可以采用非手术治疗[14]。肱骨近端分娩相关性骨折可以采用简单地将袖子固定于身旁或者使用吊带绷带固定。婴儿很少需要闭合复位，超声可以确定骨折端对位情况，而基本不需要进一步影像学检查。这些婴儿骨折愈合迅速，大多在2 ～ 3周内，后期很少出现外观差异或功能受限。

小结

新生儿锁骨骨折、股骨骨折多为产伤，多见于胎龄较大或难产，或者巨大儿生产。患儿出生后仔细检查肢体活动可以初步确定诊断，X线片可以辅助诊断。治疗多通过软性适度固定即可，股骨干骨折短缩明显的可以考虑支具固定，一般都可以获得优良的愈合。

（李　海）

参·考·文·献

[1] Beall M H, Ross M G. Clavicle fracture in labor: risk factors and associated morbidities. J Perinatol, 2001, 21: 513–515.

[2] Hsu T Y, Hung F C, Lu Y J, et al. Neonatal clavicular fracture: clinical analysis of incidence, redisposing factors, diagnosis, and outcome. Am J Perinatol, 2002, 19: 17–21.

[3] Kaplan B, Rabinerson D, Avrech O M, et al. Fracture of the clavicle in the newborn following normal labor and delivery. Int J Gynaecol Obstet, 1998, 63: 15–20.

[4] Roberts S, Hernandez C, Adams M, et al. Neonatal clavicular fracture: an unpredictable event. Am J Obset Gynecol, 1993, 168: 433.

[5] Kocher M S, Sink E L, Blasier R D, et al. Treatment of pediatric diaphyseal femur fractures. J Am Acad Orthop Surg, 2009, 17(11): 718–725.

[6] Lascombes P, Haumont T, Journeau P. Use and abuse of flexible intramedullary nailing in children and adolescents. J Pediatr Orthop, 2006, 26(6): 827–834.

[7] Loder R T, O'Donnell P W, Feinberg J R. Epidemiology and mechanisms of femur fractures in children. J Pediatr Orthop, 2006, 26(5): 561–566.

[8] Lascombes P, Haumont T, Journeau P. Use and abuse of flexible intramedullary nailing in children and adolescents. J Pediatr Orthop, 2006, 26(6): 827–834.

[9] Mooney J F. The use of damage control orthopedics' techniques in children with segmental open femur fractures. J Pediatr Orthop, 2012, 21(5): 4.

[10] Illgen R 2nd, Rodgers W B, Hresko M T, et al. Femur fractures in children: Treatment with early sitting spica casting. J Pediatr Orthop, 1998, 18(4): 481–487.

[11] Gross S J, Shime J, Farine D. Shoulder dystocia: predictors and outcome. A five-year review. Am J Obstet Gynecol, 1987, 156(2): 334–336.

[12] Lentz W, Meuser P. The treatment of fractures of the proximal humerus. Arch Orthop Trauma Surg, 1980, 96(4): 283–285.

[13] Camus M, Lefebvre G, Veron P, et al. Obstetrical injuries of the newborn infant. Retrospective study apropos of 20,409 births[J]. Gynecol Obstet Biol Reprod (Paris), 1985, 14(8): 1033–1043.

[14] Harris B A Jr. Shoulder dystocia. Clin Obstet Gynecol, 1984, 27(1): 106–111.

第四节　分娩性臂丛神经损伤

概述

分娩性臂丛神经损伤（obstetric brachial plexus palsy，OBPP）又称为产瘫，主要是指在分娩过程中胎儿的一侧或双侧臂丛神经受到头肩分离暴力作用而发生的牵拉性损伤[1-3]。1764年Smellie最早描述了这种与分娩过程相关的上肢麻痹，但直到1872年Duchenne才在文献中报道了4例由于肩难产导致的臂丛上干损伤，1874年Erb提出了“压迫”的理论，认为分娩过程中牵拉、产钳或血肿等损伤压迫了臂丛神经$C_5 \sim C_6$合成上干的位置而产生的症状，但也有人推测为小儿麻痹、中毒或肱骨骺滑脱等因素。1885年Klumpke观察到全臂丛根性撕脱伤患者中有Horner征（+），认为是颈部交感神经在臂丛损伤时受到累及的原因。1903年Thornburn首次推断：分娩性臂丛神经损伤是由于生产过程中臂丛神经受到过度牵拉导致的断裂或拉伤。Engelhard于1906年在其博士论文中证明了该推测，此后，一些学者［Metaizeau（1979）、Ubachs（1995）、Sloof（1997）］的研究进一步确认这种损伤机制，并阐述了不同类型臂丛损伤的病理类型。

1995年，荷兰报道了自1986—1994年进行的一项流行病学调查，在统计的146 533例分娩中，共有130例分娩性臂丛神经损伤，发病率为0.089%，对其致病的相关因素分析来看，难产（产钳）、巨大儿、孕妇糖尿病等因素与产瘫相关，且经产妇高于初产妇。此外，臀位产被认为也是一个相关的危险因素，但产瘫发生的严重程度与头先露相比并不严重，以上干型为多，只是其中根性撕脱伤的比例较高，其机制尚无明确的解释。迄今为止，对产瘫发病率的报道差异较大，为0.1‰～6.3‰[4]。Chauhan等统计1964—2014年的63篇文献，结果显示在1 700万新生儿中的产瘫发病率为1.4‰。根据世界卫生组织统计，发达国家的产瘫发病率为1‰～3‰，在发展中国家甚至高达4‰。国内到目前为止，尚无系统全面的流行病学统计数据。对致病因素的调查目前认为有三个主要的危险因素[5]，即产钳助产、出生体重>4 000 g及孕前体重指数≥21［体重指数=体重（千克）/身高（米）］。与国外不同之处，国内的流行病学调查并无孕妇糖尿病与产瘫有相关关系[6]，但随着生活方式的改变，糖尿病发病率的逐年提高，二者的相关关系有待于以后的研究。

臂丛神经解剖[7]

（1）臂丛神经由C_5～C_8与T_1神经根前支所组成。C_5、C_6组成臂丛神经的上干、C_7组成中干，C_8、T_1组成下干（图33-2）。

（2）每干又分前后2支，上干与中干前支组成外侧束，下干前支组成内侧束，3个干的后支组成后束。

（3）外侧束分出胸前外侧神经支配胸大肌锁骨部，其终末支为肌皮神经及正中神经外侧头。内侧束其起始部分出胸前内侧神经支配胸大肌胸肋部，其终末分为尺神经及正中神经内侧头。后束分出胸背神经支配背阔肌、肩胛下神经支配大圆肌及肩胛下肌，终末支为腋神经及桡神经。

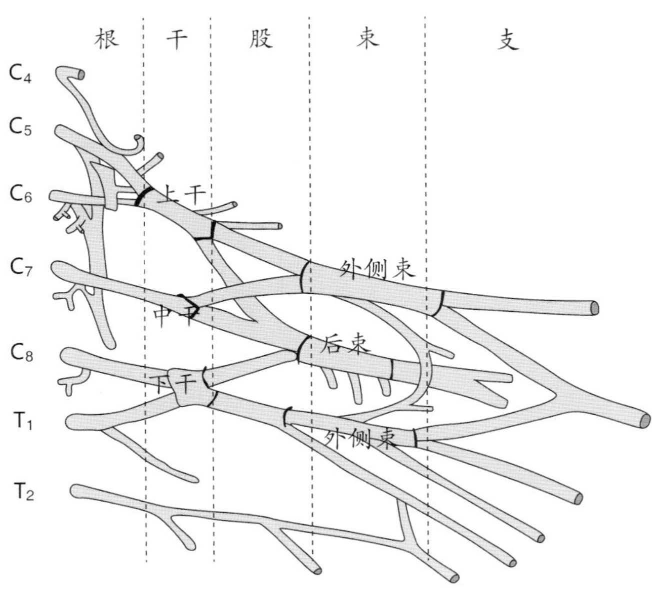

图33-2 臂丛神经解剖示意图

分型与临床表现

传统的分型

（1）Erb-Duchenne's瘫痪：累及臂丛神经的上干（C_5、C_6），是产瘫最常见的类型。

（2）Klumpke's瘫痪：累及臂丛神经的下干（C_8、T_1），1/3的患儿伴有Horner征阳性，主要影响手的功能。

（3）Seeligmueller's瘫痪：累及臂丛神经所有神经根，整个上肢呈软瘫。

常用的分型

Tassin（1984）根据产瘫神经根的受损规律将其分为4型，取代了上述分类方法。

1. Tassin 1型

C_5～C_6神经根损伤。表现为典型的Erb麻痹，即肩外展、屈肘不能。通常第1个月内开始自行恢复，4～6个月可完全康复，但10%～20%患儿遗有不同程度的肩关节功能障碍。

2. Tassin 2型

C_5～C_7损伤。表现为肩外展、屈肘、伸腕不能。大多数病例从1个月后开始恢复，约65%可达到完全正常，但剩余病例可遗有不同程度的肩关节功能障碍。

3. Tassin 3型

C_5～C_8和T_1损伤。表现为全上肢瘫痪，但无Horner征。此型仅一半以下患儿可完全自行恢复，多数遗有肩、肘或前臂旋转障碍，约25%患儿的伸腕伸指功能不恢复。

4. Tassin 4型

C_5～C_8及T_1损伤伴Horner征阳性（图33-3）。除全上肢瘫痪外，尚有上睑下垂、瞳孔缩小、眼球内陷、半脸无汗等星状神经节受损表现（图33-4）。该

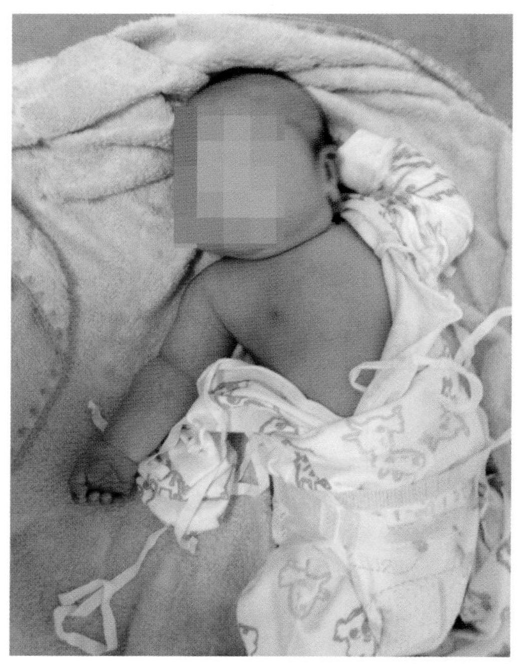

图33-3 4型产瘫，上肢软瘫，无任何功能

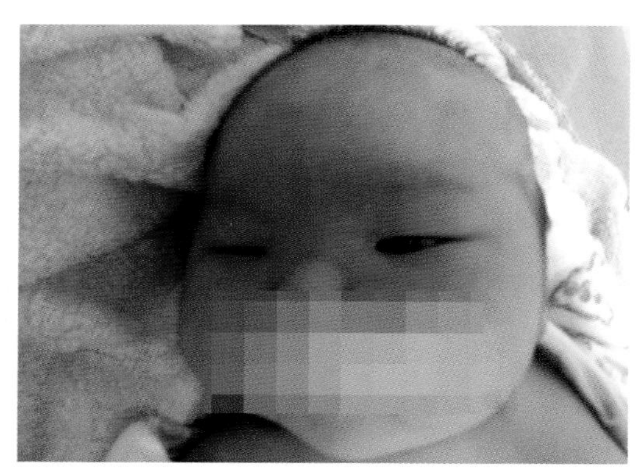

图33-4 Horner征阳性，上睑下垂，瞳孔缩小

型无自行完全恢复可能，且至少2%患儿由于合并脊髓损伤而出现行走发育延迟、步态不稳及患足变小。上述1～4型的患肢在发育过程中可遗有不到2%～20%的短缩，通常6岁以后明显。

诊断

如果对新生儿怀疑有臂丛神经的损伤，早期的诊断可以帮助临床医师及时了解神经损伤的程度，并给予有效的治疗，这对分娩性臂丛神经损伤的预后非常关键。

1. 病史

对整个产科病史需要有全面详细的了解，包括孕期是否有糖尿病或毒血症的病史，新生儿的产程中有无难产史（或）产钳助产等史；新生儿体重等（巨大儿体重>4 000 g）、有无肱骨、锁骨或肋骨等骨折史，家长对新生儿出生后一侧上肢活动情况及其短时间内活动变化的描述等。

2. 临床检查

新生儿常表现为一侧或双侧上肢完全或部分的软瘫，临床观察患儿肢体的外观和姿势可以帮助诊断，比如患儿表现为Erb畸形即肩关节内收内旋，伸肘、屈腕屈指，提示臂丛神经上中干的损伤，而Klumpke畸形累及臂丛神经的下干，手部无张力，表现为“猿形手”且常伴有一侧眼裂变小及瞳孔缩小，即Horner征阳性。这一体征的出现常提示下干的撕脱伤，但近年高仕长的研究提示C_7神经根的撕脱也可以出现Horner征阳性。此外患儿还会有上肢部分感觉的丧失。

3. 运动功能的评估

临床常用的肌力评估标准为MRC系统，但对于新生儿，临床检查无法配合，因此下面两种肌力评估标准被用于临床评定新生儿的肌肉力量，其中Gilbert和Tassin的评估系统更为临床所接受（表33-2，表33-3）。

表33-2 Gibert和Tassin肌力评估系统

临床表现	肌力
没有肌肉收缩	M0
有肌肉收缩没有关节活动	M1
有部分或完全的关节活动，不抗重力	M2
抗重力关节正常的活动	M3

表33-3 加拿大儿童医院患儿肌力评估系统

临床表现	肌力
不抗重力	
没有肌肉收缩	M0
有肌肉收缩没有关节活动	M1

（续表）

临床表现	肌 力
关节活动小于1/2	M2
关节活动大于1/2	M3
正常关节活动	M4
抗重力	
关节活动小于1/2	M5
关节活动大于1/2	M6
正常关节活动	M7

上述的评估系统是对于损伤肢体单个关节的运动功能的评估，Mallet建立了对肢体整体功能的评估系统，即Mallet's运动评估系统，但其最主要的不足是仅适合于3～4岁以上的儿童，因为该系统需要小孩能根据检查者的指令来完成动作。同时也适用于保守或手术后的功能评估。

4. 感觉功能的评估

对新生儿来说，评估其感觉功能是非常困难的，多数情况下只能判断患儿对疼痛刺激有无反应，Narakas建立了一个感觉评估系统（表33-4），因为其评估结果不恒定且不能准确反映神经恢复的进展，而且S1和S2的区分也非常困难，该评估方法临床并没有得到广泛的应用。

表33-4 感觉评估系统

临床观察	感觉分级
对痛觉或其他刺激无反应	S0
对痛觉刺激有反应但对触觉无反应	S1
对触觉有反应但对轻触觉无反应	S2
正常的感觉	S3

5. 电生理检查

（1）通过肌肉的失神经电位如正尖波或纤颤波等了解神经损伤的存在，并根据其累及范围来了解臂丛神经损伤的类型；还可检测到臂丛神经损伤后的再生。但其敏感性不够，造成婴儿不适感，婴儿的不配合检查结果对临床判断帮助有限。

（2）术中电生理的应用目前尚无统一的认识，由于分娩性臂丛神经损伤后神经瘤均有传导性，其对神经瘤处理的指导价值不大，但通过对神经根感觉诱发电位（SEP）的检测对神经根撕脱与否有一定帮助。

6. 影像学检查

（1）胸部X线检查。① 通过X线片和透视了解患侧膈肌有无抬高或异常活动提示：膈神经受伤；提示相邻神经根撕脱可能，其预后相对较差。② 相关骨折：与臂丛损伤的暴力相关，常见有锁骨骨折、肱骨骨折和肋骨骨折等。

（2）颈部MRI检查。假性脑脊膜膨出：在神经根水平出现脑脊液自椎间孔处脑脊膜向外膨出形成小囊性袋状结构；提示根性撕脱伤；MRI准确率为85%～95%，不作为产瘫的常规检查；可作为术前制定手术方案的指征。

（3）脊髓造影技术。脊髓造影技术包括脊髓CT造影（computed tomographic myelography，CTM）和脊髓MRI造影（magnetic resonance myelography，MRM），二者所显示的假性脑脊膜膨出提示神经根撕脱。Tse等对19例产瘫进行CTM和MRM分析，结果显示，CTM、MRM以及二者联合应用的敏感度分别为0.73、0.68和0.68，特异性分别为0.96、0.97和0.97，表明CTM与MRM的诊断价值相似，二者联合应用不提高诊断准确性。考虑到CTM需要腰椎穿刺行囊内注射，提高了感染和损伤风险，因而Tse[8]等推荐将MRM作为神经根撕脱术前诊断方法。

预后

（1）根据文献统计，大约有80%的Erb麻痹的患儿会在3个月内完全恢复，90%会在12个月内恢复，这些恢复可以是完全恢复或是遗留一些小的功能障碍。

（2）剩余的10%～20%的患儿以及全臂丛损伤不能完全恢复的患儿虽然会有不同程度部分功能恢复，但都会遗留不同程度的功能障碍、骨性的畸形以及关节的挛缩。

治疗

◆ 非手术治疗

产瘫中约有80%的患儿可以通过保守治疗恢复大部分的功能，另外这些治疗也适用于手术后的康复过程。

（1）诊断后即教会父母做患肢各关节的被动活动，有助于预防各种挛缩的发生。

（2）操作者握住患儿肘部作肩关节内收位被动外旋及上举，可预防肩关节内旋挛缩。

（3）一手将患手上举，另一手将翘起的肩胛骨下角向下压，可预防大圆肌及背阔肌挛缩。

（4）一手将患手置于对侧肩部，另一手将翘起的肩胛骨脊柱缘向肋骨方向推压，可预防肩关节外旋挛缩。

（5）电刺激有促进神经再生的作用，可常规使用。

（6）定期的神经-肌电图检查，不仅有助于对自行恢复的监测，而且也有利于神经再生。

◆ 手术治疗

20世纪80年代起，Narakas和Gilbert等开始对产瘫进行臂丛的显微外科重建，目前神经重建手术已成为治疗产瘫的重要方法之一[9-11]。

1. 指征

（1）3个月时无肱二头肌收缩作为臂丛探查的手术指征。

（2）有神经撕脱的征象如Horner征，如果有膈神经受累出现膈肌疝等建议转诊到专科治疗。

（3）全臂丛型产瘫及Klumpke瘫痪。

2. 手术时机

3个月无屈肘的手术指征已被许多产瘫中心认可。Chuang[10]等认为恢复手功能的神经重建手术应在出生后3个月内完成，但对肩肘功能而言，1岁时手术仍能得到较好恢复。甚至有报道认为，出生后30个月进行神经重建手术也可获得肩肘功能改善。目前临床上较一致的观点认为，行臂丛下干的神经重建应不晚于出生后3个月，但对上干损伤，2岁以后仍可酌情进行神经移植或移位术。

3. 方法

（1）在锁骨上横切口内显露臂丛C_5～T_1神经根，可以看到神经根断裂常形成创伤性神经瘤，撕脱的神经根近端可见到神经节结构。

（2）术中神经电生理检测（SSEP及CMAP）对判断神经根有无椎管内撕脱有帮助。对创伤性神经瘤过去常采用神经松解术，但实践证明其疗效不确定。因此，目前多主张予以神经瘤切除并作移植修复，常用的移植神经包括前臂内侧皮神经、前臂外侧皮神经、桡神经浅支和腓肠神经等，根据神经瘤切除后神经缺损的多少来将移植神经分成不同长度，每个神经根需要4～6根移植神经电缆式移植，在显微镜或放大镜下用10-0显微缝线修复。

（3）对神经根撕脱，行神经移位，常用的移位动力神经包括副神经、肋间神经等，膈神经不建议使用，以免发生肺功能受损、膈肌疝甚至呼吸衰竭。全臂丛根性撕脱伤的患儿非常少见，如果发生，健侧C_7神经根移位也是可以应用的动力神经。

（4）术后一般需要石膏或支具固定4～6周，主要限制头肩的分离和肩外展动作。

（5）神经移植和移位的具体方案如下：① C_5、C_6断裂：C_5移植至上干前股和肩胛上神经，C_6移植至上干后股；② C_5、C_6断裂，C_7撕脱：C_5移植至上干前股和肩胛上神经，C_6移植至中干和上干后股；③ C_5断裂，C_6、C_7撕脱：C_5移植至中干，副神经移位至肩胛上神经，肋间神经移位至肌皮神经；④ C_5、C_6断裂，C_7、C_8撕脱，T_1不全损伤：C_5移植至C_8，C_6移植至中干，副神经移位至肩胛上神经，肋间神经移位至肌皮神经；⑤ C_5、C_6断裂，C_7、C_8～T_1撕脱：C_5移植至内侧束，C_6移植至下干后股及中干，副神经移位至肩胛上神经，肋间神经移位至肌皮神经；⑥ C_5断裂，C_6～C_8至T_1撕脱：C_5

移植至内侧束，副神经移位至肩胛上神经，肋间神经移位至外侧束。上述方案应根据术中不同情况加以调整。

与分娩性臂丛损伤相关的骨折

锁骨骨折

（1）通常发生在锁骨中段。

（2）一般有肩难产史。

（3）骨折1～2周可愈合，但往往伴有较巨大骨痂（需要事先告知家长）。

（4）一般无须特殊处理。

（5）鉴别诊断——先天性锁骨假关节：先天发生，没有外伤史；常见于右侧锁骨；一般不会自行愈合，往往需要骨科干预；手术时机：患儿2周岁时。

股骨骨折

（1）常见于分娩时过度牵拉大腿。

（2）治疗：用带衬垫的压舌板加压包扎固定；骨折一般1～2周可愈合。

肱骨骨折

（1）常见于分娩时过度牵拉上肢。

（2）治疗：同股骨骨折。

小结

（1）80%的新生儿产瘫会在一年内自行恢复。

（2）在下干损伤的产瘫中，约有1/3的患儿有Horner征阳性。

（3）儿童神经再生距离相对较短，并且有更强的中枢可塑性，但患儿的生长发育在一定条件下会加剧关节后遗症的产生，因此产瘫与成人臂丛损伤的治疗策略不同。

（4）3个月如果没有屈肘功能的恢复就需要考虑手术治疗，显微外科重建是治疗产瘫的重要方法之一，根据神经根的质量或是否有神经根撕脱，来决定神经移植或神经移位来修复臂丛神经。

（胡韶楠　马瑞雪）

参・考・文・献

[1] Birch R, Bonney G, Wynn Parry C B. Surgical disorders of the peripheral nerves. London: Churchill Livingstone, 1998: 415-450.

[2] Green D P, Hotchkiss R N, Pederson W C. Green's operative hand surgery. New York: Churchill Livingstone, 1999: 1481-1606.

[3] Alain Gilbert. Brachial Plexus Injuries. Gillinghan, Kent, UK, 2001: 151-314.

[4] 孙嘉宇，陈亮，胡韶楠．分娩性臂丛损伤的神经重建诊治进展．中国修复重建外科杂志，2016，30（10）：1311.

[5] 高仕长，陈亮，孟炜，等．产瘫危险因素的病例对照研究．中华流行病学杂志，2005，26（9）：676-679.

[6] 吴建顺，徐杰．产瘫危险因素的调查研究．中国实用医药，2011，06（35）：70-71.

[7] 顾玉东．臂丛神经损伤与疾病的诊治：2版，上海：复旦大学出版社，2001：108-133.

[8] Tse R, Kozin S H, Malessy M J, et al. International Federation of societies for surgery of the hand committee report: the role of nerve transfers in the treatment of neonatal brachial plexus palsy. J Hand Surg (Am), 2015, 40(6): 1246-1259.

[9] Chen L, Gu Y D, Wang H. Microsurgical reconstruction of obstetric brachial plexus palsy. Microsurgery, 2008, 28(2): 108-112.

[10] Chuang D C, Mardini S, Ma H S. Obstetrical brachial plexus palsy: experiences at Memorial Hospital. Surgical strategy for infanti Plast Reconstr Surg, 2005, 116(1): 132-144.

[11] Boome R S, Kaye J C. Obstetric traction injuries of the brachial plexus. Natural history, indications for surgical repair and results. J Bone Joint Surg (Br), 1988, 70(4): 571-576.

第五节 脊髓损伤

概述

新生儿脊髓损伤（spinal cord injury）较少见，颈髓损伤约75%发生于阴道分娩臀先露时，25%发生于阴道分娩头先露。臀先露时脊髓损伤部位以下颈段和上胸段最多见。头先露时，损伤部位在上颈段。

病因

新生儿脊髓损伤大多由于臀位产强力牵引时脊髓过度伸张，也可由头位产或用产钳转头时颈椎过度弯曲所致。无论是直接或偏转侧面，均可造成出血、水肿、压迫脊髓，甚至发生脊柱骨折或脱位，脊髓撕裂[1]。新生儿脊柱本身具有一定的弹性和延伸性，容易被拉伸，但脊髓顺应性较脊柱小，硬脊膜及脊髓缺乏弹性。这是产科臀位牵引术后发生新生儿脊髓损伤和脊膜破裂而脊柱完好无损现象的原因[2]。

病理

新生儿脊髓较严重的牵拉性损伤可见硬脊膜外、硬脊膜下及脊髓内出血，在下颈段及上颈胸段病变最为广泛，并可延及整个脊髓，椎旁肌肉也可见撕裂伤和出血。最严重的齿状突水平的脊髓横断，C_1及C_2水平断裂，并伴有硬脑膜外和蛛网膜下隙出血，这是由于齿状突骨折伴有寰枢关节脱位引起的。轻度的脊髓损伤，颅内结构不受影响。此种损伤系脊髓轻度牵拉引起脊髓水肿，其解剖学连续性未遭破坏。

临床表现

高位颈髓横断性损伤的新生儿，出生后无自主呼吸、眼球运动及吸吮反射存在，但四肢肌肉松弛，无动作，仅对刺激有回缩反射。人工呼吸一旦停止，很快死亡。

下颈段和上胸段脊髓损伤，表现为弛缓性四肢瘫痪或下肢瘫。在下肢瘫的患儿，上肢近端的肌肉运动大致正常，下肢无自发动作。但在脊髓休克消失后，针对下肢有屈肌的回缩反射，这是损伤平面以下隔离的下段脊髓所产生的一种脊髓反射。

轻度脊髓损伤，仅表现为轻度的全身肌张力低下。无脊髓撕裂伤患儿，脊髓压迫体征可随水肿的消退和出血吸收而逐渐转为强直性瘫痪，膝反射亢进，尿潴留或小便淋漓。

诊断与鉴别诊断

有异常分娩史及上述临床表现者应考虑脊髓损伤的诊断。新生儿脊髓完全断裂时，各种反射立即消失，呈完全性麻痹状态。脊髓损伤出血早期腰椎穿刺脑脊液检查为血性，蛋白含量增高。有条件患儿在情况许可时应该行MRI检查，以期早期诊断和处理。MRI检查是目前诊断脊髓损伤最好的方法，可以显示脊髓水肿、出血、受压及移位的情况，同时能显示脊柱有无骨折，周围软组织水肿及出血等。这对确定脊髓损伤，判断脊髓损伤，判断脊髓损伤程度及预后具有重要意义[3]。鉴别诊断需与难产所致的新生儿窒息、颅内出血相鉴别。

治疗

一旦确诊脊髓损伤，应早期应用甲泼尼龙冲击疗法。若在发病3小时内应用：30 mg/kg（15分钟内输完，停45分钟），然后5.4 mg/（kg·h）（持续23小时）；若在发病3～8小时应用：30 mg/kg（15分钟内输完，停45分钟），5.4 mg/（kg·h）（持续47小时）连续静脉滴注可减缓或终止脊髓损伤后的继发性损伤，促进其功能恢复[4-5]，发病8小时，皮质激素治疗无明显效果。但在临床实际工作中，很难在8小时内诊断轻度的脊髓外伤。高压氧能提高血液内氧分压，改善脊髓缺血，减轻缺血性坏死。神经节苷脂GM-1能显著促进脊髓损伤后神经功能的恢复。GM-1主要促进神经轴索的生长，激活神经生长因子，抑制兴奋性毒性产物对神经元的损害，促进受损神经元的结构和功能恢复等。在脊髓损伤患儿应注意呼吸系统及泌尿系统的并发症，有尿潴留者需留置导尿管。此外，应早期进行康复医疗。

小结

（1）新生儿脊髓损伤少见，绝大多数由臀位产强力牵引时脊柱过度伸张所致。

（2）MRI检查对明确诊断和判断预后有重要意义，早期迅速诊断和大剂量甲泼尼龙冲击治疗对减轻后遗症特别重要。

（金惠明）

参・考・文・献

[1] Roe J P, Taylor T K, Edmunds I A, et al. Spinal and spinal cord injuries in horse riding: the New South Wales experience 1976-1996 [J]. Anz Journal of Surgery, 2003, 73(5): 331-334.

[2] Parent S, Macthiong J M, Roybeaudry M, et al. Spinal cord injury in the pediatric population: a systematic review of the literature. [J]. Journal of Neurotrauma, 2011, 28(8): 1515.

[3] Pang D. Spinal cord injury without radiographic abnormality in children, 2 decades later [J]. Neurosurgery, 2004, 55(6): 1325.

[4] West T W. Transverse myelitis-a review of the presentation, diagnosis, and initial management [J]. Discovery Medicine, 2013, 16(88): 167.

[5] Bracken M. Administration of methylprednisolone for 24 or 48 hours or tirilazad mesylate for 48 hours in the treatment of acute spinal cord injury : results of the third national acute spinal injury randomized controlled trial [J]. JAMA, 1997: 277.

第六节　腹部脏器损伤

概述

产伤引起的腹腔内脏器破裂相对少见。确切发生率很难估计，一则是少见，另也与认识该病况存在有一定的距离。往往脏器损伤有其一定病变时间，轻度或早期认识有困难。据文献报道与临床上偶见的有肝、脾、肾和肾上腺等器官。

腹内脏器破裂分类

临床上一般分为两类[1]。

◆ 实质性脏器破裂伴腹腔内出血

症状严重，可有明显休克与腹部肌紧张。腹鞘状突未闭则可见到阴囊肿胀呈蓝色，穿刺有血抽出，证明存在腹腔内出血。患儿存在严重贫血，如休克状态持续，血小板渐渐减少，相继出现凝血功能紊乱。在后腹膜的肾上腺，肾破裂出血，腹部直立正侧位片可见肠段被推向前、向对侧；静脉肾盂造影术检查显示肾受压、无功能或造影剂外渗等X线征象。

◆ 实质性脏器包膜内或后腹膜脏器破裂伴延迟性出血

这部分病例可以无休克表现，但血色素下降，触及腹部肿块提示有出血。曾有报道在肝包膜下出血有胃肠道压迫症状。如肾包膜下出血，除肾脏轮廓增大外，造影剂也可渗聚在包膜下，有血尿病例需与肾静脉栓塞相区别。

各损伤脏器发病机制与诊治

◆ 肝脏

产伤中最多见的脏器损伤部位是肝脏。易引发此损伤的有臀位产、巨大新生儿、未成熟儿、肝脏肿大和有出凝机制紊乱的疾病。

肝脏产伤机制：① 胸腔压迫和肝韧带在拖出时致肝髓质撕裂；② 直接压迫肝脏导致包膜下出血或破裂[1,2]。

肝包膜下出血胎儿在出生后最初3天正常，当包膜破裂且血进入到腹腔内，临床上可出现突然虚脱，腹胀，血色素值下降。假如男性则腹内血沿未闭的鞘状突进入到阴囊，提示有血腹。严重者有休克、腹胀，腹部X线直立位平片及B超有助于诊断腹腔内有液体。腹部CT应在患儿血流动力学平稳时才可做。至于腹腔穿刺时应选择快速诊断明确血腹的可取方法。进一步急症处理应输血、输液及手术前评估、纠正。急症手术是必要的，方法可探查，去除血肿，修补缝合肝脏破裂处也可采用fibrin glue黏合辅助修补[3]。

◆ 脾脏

因产伤引起的脾破裂比肝破裂发生率少，且发生机制也类同于肝损伤。虽然脾大增加了损伤的危险性，但据Gresham（1975）统计产伤致脾破裂，大多数脾大小在正常范围内[4]。

临床特点是心血管系统虚脱、腹胀、X线检查提示腹腔内有液体，超声和腹部、盆腔CT应用有助于诊断。

目前对非手术处理儿童脾损伤已是大多数病例的一种选择，但也需严密观察生命体征，定时体检及血红蛋白测定等。特别是如血流动力学、失血容量情况的了解。如患儿血流动力学不稳定的状况，常是出血量大，必要时还需施行急症剖腹探查术。近年因幼年儿童切脾后易发生严重的感染危险，即脾切除术后暴发性感染（overwhelming post-splenectomy infection，OPSI）。故采用修补，避免脾切除。部分情况也可作部分脾切除，纤维蛋白胶补裂口，甚至于自体脾移植等方法来弥补OPSI的发生。这些外科途径在不同脾破裂的程度下仍被采用，主要是防止OPSI发生。另外也有动物实验研究结果提出部分脾切除术后损伤的脾再生能力是缺乏的[5,6]。

◆ 肾上腺

新生儿产伤致肾上腺出血最多发生在难产和产程延长，往往是有创伤性分娩严重的一种。其他有关原因易发的有未成熟儿、胎盘出血、窒息、新生儿出血性疾病、败血症、肾静脉栓塞、血管灌注减少和先天性梅毒。约70%病例为右侧肾上腺，仅5%～10%为双侧肾上腺受累。

典型肾上腺出血常发生在出生时到第4天，表现为腹部肿物、发热、黄疸和贫血。鉴别诊断主要与神经母细胞瘤、肾上腺囊肿和Wilms瘤相区别。

诊断新生儿肾上腺出血可以超声结合静脉肾盂造影检查。超声能显示肾上腺肿块，随之有无囊样结构的改变。静脉肾盂造影将证实肾脏有无压低，偏位。在出血后2～4周腹部平片可见受累肾上腺边缘见到钙化阴影[7,8]。

有后腹膜出血患儿治疗应输血，严密观察和超声波检查随访。大量后腹膜出血情况需外科干涉，包括穿刺、探查、清除血肿、结扎血管或有指征作肾上腺切除。术中需作切除物或活检送病理，排除神经母细胞瘤。少见情况为肾上腺脓肿可在超声引导下作穿刺引流。

◆ 肾脏

与出生有关的新生儿肾破裂罕见，常伴有先天性畸形[9]。

体征表现有血尿和肾脏肿块，静脉肾盂造影可以显示无排泄功能，且造影剂通过肾髓质外溢漏到肾周间隙。肾脏超声可以证实肾脏破裂或腹水。治疗原则：如可保守可能则观察，如严重出血肾髓质也全破裂或合伴骨折、畸形也可有探查指征。

推荐新生儿产伤致腹腔脏器破裂的急诊处理与规范化手术

新生儿腹腔脏器损伤主要是出血与脏器穿孔导

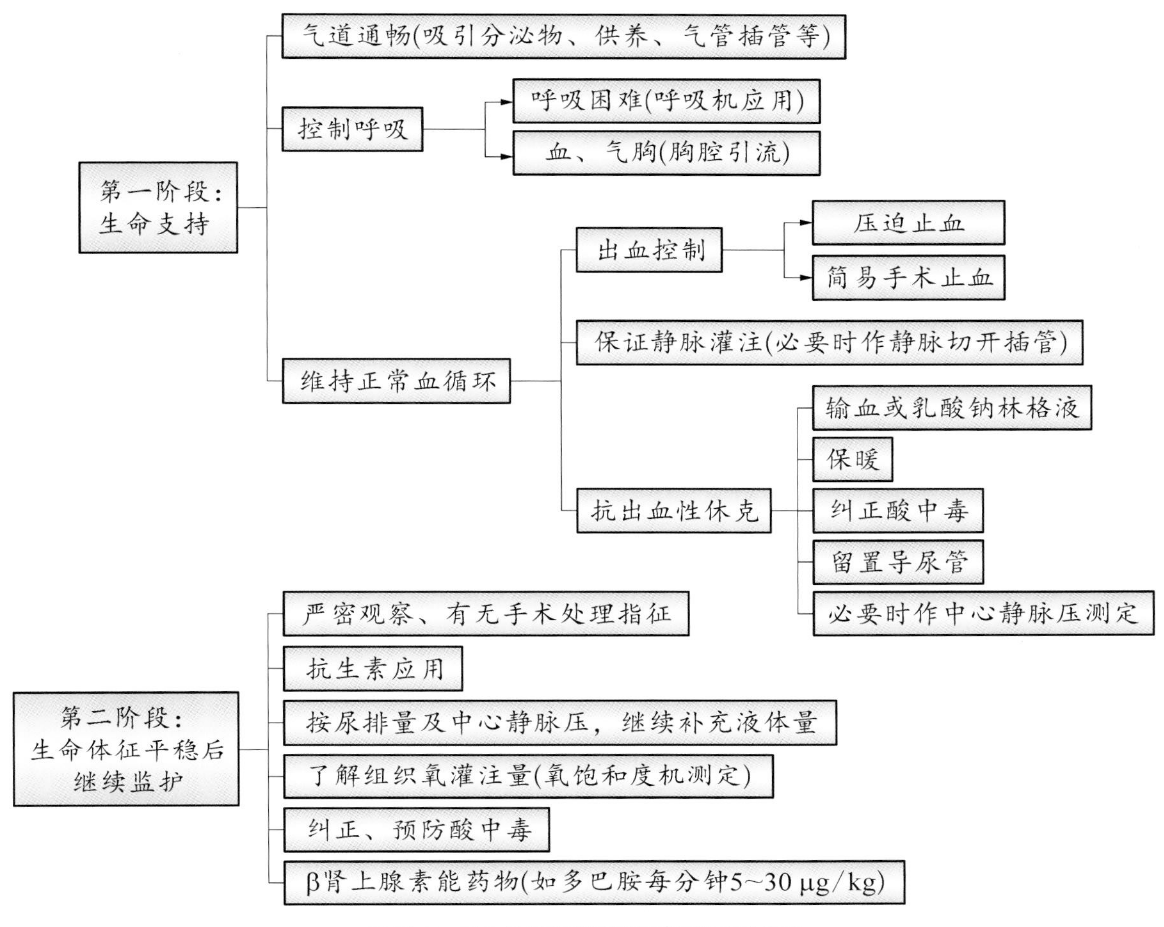

图33-5 新生儿产伤腹腔脏器破裂的急诊处理

致低血容量性休克和感染性休克，生命支持和生命体征平稳后继续观察十分重要[1,4,7,9-11]（图33-5）。

当急诊处理后，按第二阶段生命体征平稳后即行手术准备，按脏器损伤部位及程度可采用如下治疗方法。

（1）血腹：休克治疗后即可作剖腹探查术。

（2）脾破裂：修补或脾段切除术，对粉碎性难以修补者可作脾自体移植术。

（3）肝破裂：修补缝合术。

（4）一侧肾上腺出血：做切除，不会发生肾皮质功能不足现象；对能行包膜缝合后可止血者尽量保留肾上腺。但需注意从病理学角度在肾周筋膜内肾上腺出血可自发性停止出血，有少数形成神经母细胞瘤可能的报道。

（5）肾破裂：可行非手术治疗，严重病例行肾部分切除，甚至肾切除。

小结

因产伤引起的新生儿腹腔脏器损伤相对少见，主要因外界机械性压迫所致，易发因素与胎儿体重、难产、母体骨盆狭窄、胎儿血供灌注、出凝血疾病等有关。损伤主要表现为出血，血容量减少而致一系列病变。本章节分别描述了肝、脾、肾与肾上腺损伤出血的发病机制、诊治。最后归纳文献提出新生儿腹腔内脏器损伤破裂的急诊处理步骤和具体外科的对策。

（施诚仁）

参·考·文·献

[1] 施诚仁.新生儿外科学[J].上海：上海科学普及出版社,2002：204-205.

[2] Schullinger J N. Birth Trauma[J]. Pediatric Clinics of North America, 1993, 40(6): 1351-1358.

[3] Blocker S H, Ternberg J L. Traumatic liver laceration in the newborn: Repair with fibrin glue[J]. Journal of Pediatric Surgery, 1986, 21(4): 369-371.

[4] Gresham E L. Birth trauma.[J]. Pediatric Clinics of North America, 1975, 22(2): 317-328.

[5] Bickler S, Ramachandran V, Gittes G K, et al. Nonoperative management of newborn splenic injury: a case report[J]. Journal of Pediatric Surgery, 2000, 35(3): 500-501.

[6] Bar-Maor J A, Sweed Y, Shoshany G. Does the spleen regenerate after partial splenectomy in the dog?[J]. Journal of Pediatric Surgery, 1988, 23(2): 128-129.

[7] Mittelstaedt C A, Volberg F M, Merten D F, et al. The Sonographic Diagnosis of Neonatal Adrenal Hemorrhage 1[J]. Radiology, 1979, 131(2): 453-457.

[8] Brill P W, Krasna I H, Aaron H. An early rim sign in neonatal adrenal hemorrhage[J]. Ajr American Journal of Roentgenology, 1976, 127(2): 289-291.

[9] Cromie W J. Genitourinary injuries in the neonate. Perinatal care[J]. Clinical Pediatrics, 1979, 18(5): 292.

[10] Linder N, Linder I, Fridman E, et al. Birth trauma-risk factors and short-term neonatal outcome[J]. J Matern Fetal Neonatal Med, 2013, 26(15): 1491-1495.

[11] Linder I, Melamed N, Kogan A, et al. Gender and birth trauma in full-term infants[J]. The journal of maternal-fetal & neonatal medicine : the official journal of the European Association of Perinatal Medicine, the Federation of Asia and Oceania Perinatal Societies, the International Society of Perinatal Obstetricians, 2012, 25(9): 1603.

第三十四章
新生儿软组织感染

第一节　新生儿尿布皮炎

概述

新生儿尿布皮炎是指在包裹尿布的部位发生的一种皮肤炎性病变，也称为尿布疹或者婴儿红臀[1]。表现为臀部与尿布接触区域的皮肤出现潮红、皮疹，甚至出现溃烂及感染。

病因

发生尿布皮炎的原因主要包括新生儿皮肤本身因素及外部因素两个方面导致[1-3]。

◆ 新生儿皮肤本身因素

新生儿皮肤厚度只有成人皮肤的1/10。真皮弹性纤维少，而且发育不成熟，表皮和真皮之间结构不致密，表皮角化发育不全，受到摩擦或者刺激时很容易产生破损，出现臀部与尿布接触区域的皮肤潮红、皮疹，甚至出现溃烂。此外，新生儿皮肤毛细血管丰富，其免疫功能尚未发育完善，局部和全身防御能力差，尿布中含有的尿液及粪便极易造成局部感染。

◆ 外部因素

（1）潮湿：尿布中的尿液常常和粪便中的细菌结合在一起，分解、形成带有刺激性的氨，极易形成尿布疹。

（2）摩擦或对化学物质敏感：尿布疹也可能是因为尿布摩擦臀部皮肤引起的。同时一次性纸尿裤的材质或其中所含有的芳香剂或清洗棉质尿布的洗涤剂等化学物质也易诱发。此外，不恰当的使用护肤乳液或爽身粉等护肤品也可导致尿布疹。

（3）饮食变化：婴儿开始添加辅食或尝试一种新食品时，会使宝宝粪便的成分发生改变，辅食也会增加宝宝的排便次数，因此可能会产生尿布疹。一些特定的食品也容易诱发尿布感染，如过多食用水果，婴儿的大小便呈酸性，会刺激皮肤产生尿布疹。

（4）感染：尿布中刺激皮肤的物质会使会阴部、肛门周围及臀部、大腿外侧皮肤的血管充盈、发红，造成表皮脱落、表面溃疡的形成，严重者可进一步发展为较深的溃疡，严重者皮肤溃烂部位还可以出现细菌感染，出现菌血症、败血症，造成严重后果。

临床表现

尿布皮炎常发在肛门周围、臀部、大腿内侧及外生殖器，严重的可蔓延至整个会阴、腹壁及大腿外侧[1,2,4]。尿布疹初期，尿布覆盖处皮肤首先发红变粗糙，病患部位皮肤发红，继而出现红点，连接成片形成鲜红色红斑，会阴部组织红肿，慢慢融合成片

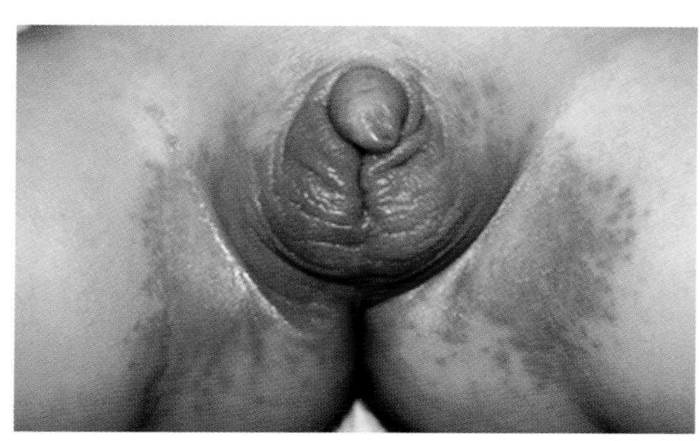

图34-1 尿布疹早期表现
引自：*Pediatr Dermatol*. 2014, 31 Suppl 1: 19-24.

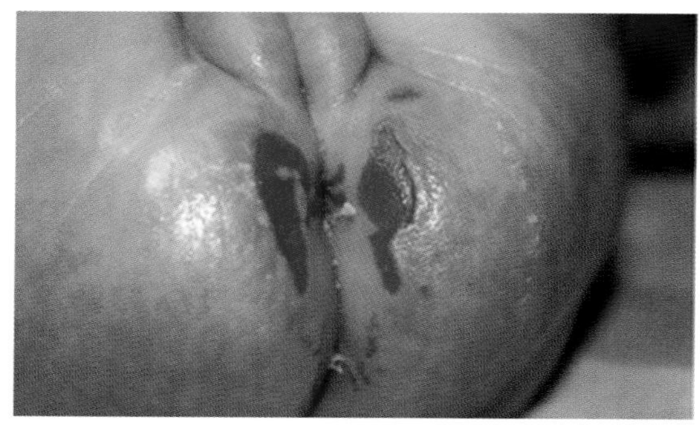

图34-2 严重尿布疹表现
引自：*Pediatr Dermatol*. 2014, 31 Suppl 1: 19-24.

（图34-1）[4]。严重时会出现丘疹、水疱，如果合并细菌感染则可出现针尖大小之脓疱，重者糜烂、渗液，甚至出现溃烂，也可继发细菌或念珠菌感染（图34-2）[4]。

治疗

（1）保持干燥：尿布包裹局部皮肤清洗后应用柔软的小毛巾吸干皮肤表面残留水分，保持局部皮肤干燥。夏季或室温高时让臀部尽量暴露在空气中，多晒日光保持干燥，寒冷季节也可在每次清洗后用人工暖风距皮肤15～20 cm吹干局部皮肤。

（2）保护臀部皮肤：清洗后可在发生尿布疹的部位涂上尿布疹膏，如臀部出现潮红，可用鞣酸软膏局部涂抹；如皮肤已溃破，有渗出，可涂氧化锌油膏。

（3）局部用药：局部有大片糜烂或表皮剥落时可用康复新、炉甘石洗剂湿敷患处5～10分钟，每日3～4次，表面喷涂表皮生长因子，也可用湿润烧伤膏或紫草油等，可有效促进肉芽组织生长和皮肤毛细血管微循环，加速创面上皮组织的修复再生，同时还能在皮肤表面起到一层保护膜的作用，减少尿液及粪便对局部皮肤的刺激。合并有继发感染，可同时应用莫匹罗星或氟康唑、制霉菌素等抗生素类或抗真菌类药物，对多种细菌和真菌具有杀灭作用[1,2,5,6]。

预后

如能及时治疗并避免相关诱发因素，一般预后良好。

小结

（1）尿布皮炎是新生儿常见的一种皮肤炎性病变。

（2）新生儿尿布皮炎若及时发现并正确处理，预后均良好。

（3）少数严重病例继发感染，出现菌血症及败血症，可造成严重后果。

（朱海涛　郑　珊）

参·考·文·献

[1] 郑珊.实用新生儿外科学[M].北京：人民卫生出版社，2013.

[2] Stamatas G N, Tierney N K. Diaper dermatitis: etiology, manifestations, prevention, and management. Pediatr Dermatol, 2014, 31: 1–7.

[3] Klunk C, Domingues E, Wiss K. An update on diaper dermatitis. Clin Dermatol, 2014, 32: 477–487.

[4] Coughlin C C, Eichenfield L F, Frieden I J. Diaper dermatitis: clinical characteristics and differential diagnosis. Pediatr Dermatol, 2014, 31 Suppl 1: 19–24.

[5] Shin H T. Diagnosis and management of diaper dermatitis. Pediatr Clin North Am, 2014, 61: 367–382.

[6] Merrill L. Prevention, treatment and parent education for diaper dermatitis. Nurs Womens Health, 2015, 19: 324–336.

第二节　新生儿皮下坏疽

概述

新生儿皮下坏疽是新生儿期皮下组织感染性疾病，由于新生儿对感染的抵抗力和局限能力差，病变很快发展成急性蜂窝织炎，严重者可发展为败血症、支气管炎和肺脓肿等，故其死亡率较高[1]。目前，由于卫生条件极大改善及新生儿外科的迅速发展，这种疾病也渐渐成为罕见病。

病因

新生儿长期卧位，受压的腰骶、臀部成为好发部位，新生儿皮肤薄嫩、皮肤角质层薄弱，结缔组织和弹力纤维发育不成熟，受到尿裤、被褥等摩擦和大小便浸渍，不易保持清洁，细菌易从皮肤受损伤处侵入引起感染。有研究显示，肥胖儿或因一些特殊原因出生后住院时间长的患儿，可能会因长时间以一种仰卧姿势卧床或不能及时更换体位，导致皮肤受压过久，皮下骨性结构突出部位的局部血液循环受影响，易发生营养障碍而致皮下坏疽，是诱发皮下坏疽的因素之一。

另有临床研究表明，皮下坏疽患儿T淋巴细胞的改变较体液免疫中IgG的改变更为明显、敏感，提示T细胞的减少与本病的发生密切相关[1]。

临床表现

起病初期，患儿有哭闹不安，拒奶，有发热、嗜睡、呕吐、腹胀、面色苍白、发灰等败血症症状。感染重者可合并肝脏受损，出现黄疸。外周血象，白细胞计数及C-反应蛋白升高。根据病变区域临床表现，皮下坏疽分为4型[2]。

1. 坏疽型

为典型的皮下坏疽表现，约占发病的65%。病变区边缘红肿，炎性浸润明显，中央区为软化漂浮区，局部皮肤由于血运减少，逐渐发黑坏死。早期切开有稀薄浑浊渗液，晚期呈黄褐色脓液及大量坏死组织。

2. 蜂窝织炎型

占发病的15%。在皮下坏疽早期出现，即感染发生后的1～2天出现，皮肤及皮下组织广泛充血及炎性浸润，颜色均匀，边界不清，病变中心无液化。

3. 脓肿型

占15%。感染得到局限，病变界限清楚，皮肤红发亮，张力较高，波动感明显，切开后有黄色脓液及坏死组织。

4. 坏死型

较为罕见，约占5%。早期呈猩红状，很快变紫红色，皮肤、皮下组织呈广泛坏死，基本无渗出。局部组织质硬，坏死组织呈黑色焦痂。

治疗

◆ 患处局部处理

炎症初期或蜂窝织炎型，可外敷莫匹罗星、喜疗妥、鱼石脂软膏等，也可选用超短波、频谱等理疗。待脓肿形成、范围相对局限、产生波动感后，切开引流。

◆ 切开引流

1. 手术指征

局部有漂浮感；皮肤坏死；或无漂浮感，但红肿范围大或应用抗生素不能控制红肿范围，病变范围仍在逐渐扩大。

2. 操作方法[1-3]

先在病变中央做1～2 cm小切口，并在边缘做许多放射状小切口，长各1～2 cm，各切口之间相距2～3 cm。外围切口应超越病变皮肤边缘，与健康皮肤边缘重叠0.5～1 cm。切口内放入凡士林纱条压迫止血并引流，根据创面情况每日换药1～2次，换药时可先用生理盐水冲洗后再放入纱条引流，目前可用含银辅料引流，如病情仍有扩大趋势，应立即再做补充切口引流。对于坏死组织可早期清除。待病情稳定，如果创面大，可采用点状植皮术，以促使创面早期愈合。

3. 应用抗生素

静脉给予足量广谱抗生素。在没有药敏结果之前，一般多采用对金黄色葡萄球菌有效的两联抗生素，以后根据药敏结果再调整抗生素种类。

4. 支持疗法

尽量让患儿进食，肠内营养同时并注意补充水、电解质、热量及维生素。可使用蛋白、新鲜血浆等加强机体营养及改善机体抵抗力，促进抗病能力及创面愈合[4]。

预后

新生儿皮下坏疽起病急，进展快，如不积极治疗，常容易并发败血症、肺炎、肺脓肿等，死亡率高。做到早期诊断，及时治疗，可获良好预后。

小结

（1）新生儿皮下坏疽是新生儿时期一种严重的皮下组织急性蜂窝织炎，起病急，进展快，如不积极治疗，常容易并发败血症、肺炎、肺脓肿等，死亡率高。

（2）早期诊断，局部切开引流及静脉抗生素应用等可获良好预后。

（朱海涛　郑　珊）

参·考·文·献

［1］郑珊.实用新生儿外科学［M］.北京：人民卫生出版社，2013.

［2］魏明发.小儿急诊外科学［M］.北京：中国医药科技出版社，2011.

［3］张金哲，杨啟政，刘贵麟.中华小儿外科学［M］.河南：郑州大学出版社，2006.

［4］Sharma S, Verma K K. Skin and soft tissue infection. India J Pediatr, 2001, 68: S46-50.

第三节　新生儿脐炎

概述

新生儿脐炎是脐部炎性反应的总称，通常由脐部护理不当或院内感染引发。脐带是胎儿连接母体的通道，接受来自母体供给胎儿的营养，并将胎儿的排泄废物转运至母体排出。而新生儿出生断脐后，脐带残端逐渐变枯变细，一般在出生后3～7天脐带脱落。脐带脱落前后伤口很容易感染而发生脐炎[1]。脐炎是新生儿特有的一种软组织炎症，不及时处理，新生儿脐炎可导致新生儿脐源性腹膜炎、新生儿化脓性脑膜炎、新生儿肺炎、新生儿败血症、肝脓肿等危及生命[2]。

病因

◆ 产时脐部处理不当或断脐后护理不当

正常新生儿脐带内有3根血管和淋巴管，并富含明胶样物质，如处理不当，残留的脐带不能正常僵化脱落，或在脱落过程中，脐带血管收缩不完全，留有一些血性分泌物，脐部暴露在空气中易被细菌感染，明胶样物质和血性分泌物是细菌极好的培养基，因此易发生炎症[1,3]。另外，新生儿脐带在分娩前可能已被母体产道内细菌污染，加上断脐后对脐带残端未予消毒处理或消毒不严，则脐带更易被细菌污染而发生炎症[1,3]。

◆ 新生儿脐炎的病原菌分布

有资料显示，正常新生儿出生后12小时内，17.8%的脐部可出现金黄色葡萄球菌，第4天高达100%。因此，新生儿脐部感染的最常见病原菌是金黄色葡萄球菌，其次为大肠杆菌、溶血性链球菌、表皮葡萄球菌、阴沟肠杆菌、肺炎克雷伯菌或混合细菌感染等[1]。

临床表现

新生儿脐炎早期表现为脐带根部发红，或脱落后伤口不愈合，脐窝湿润、渗出。如不及时处理，则会引发脐周蜂窝组织炎，表现为脐部周围皮肤出现红肿，脐窝有浆液脓性分泌物，带臭味，或形成局部脓肿，甚至导致败血症，病情危重者会引起腹膜炎，并出现发热、拒奶、精神差、烦躁不安等全身感染、中毒症状[1,2]。慢性脐炎时局部形成肉芽肿，为一樱红色小肿物突出，常常有黏性分泌物，经久不愈。

治疗

新生儿败血症最常见的感染部位就是脐部，对感染患儿积极治疗早期原发感染病灶，能有效地预防新生儿败血症的发生[4]。新生儿患脐炎后，应根据不同临床表现采用不同的治疗方案。

（1）清洁脐部：可以使用生理盐水、过氧化氢、碘伏或呋喃西林等任何一种药液，以消毒棉棍或棉球蘸取药液，轻柔擦拭患处，祛除脓性分泌物，每日2次。如果出生后7天脐带残端尚未脱落，可一并清洁待其自然脱落，或剪除后进行清洁[5-7]。适用于单纯性脐炎或其他脐部感染。

（2）外用药物：如果脐根部伤口未愈，有少量分泌物，在清洁后，可局部涂抹康复新、表皮生长因子等，加速创面愈合。如果脐部脓性分泌物较多，可于局部涂抹莫匹罗星软膏、喜疗妥、金（红）霉素眼膏等中的一种，每日2～3次。合并严重腹壁感染者或局部有蜂窝织炎的，可局部外涂或外敷鱼石脂软膏、如意金黄散（中药），注意外敷药物时间不宜过长，一般不超过6小时[1]。

（3）已经形成脐部肉芽者，可通过药物（10%硝酸银）或激光烧灼去除，有时需重复烧灼方能去除，较大者可能需要手术切除。烧灼或切除后应用上述清洁、外敷药物加速其愈合。

（4）脐部蜂窝组织炎：应该住院治疗，一般选用静脉抗生素滴注，特别是合并有败血症或全身症状者，应根据血培养及药敏结果，选择敏感药物。

（5）切开引流：凡在脐周或腹壁软组织形成脓肿者，应积极引流脓液，脓液量多或者脓液稠厚切开引流后，需坚持换药，更换引流条，保持引流通畅，促进脓腔愈合。肝脓肿和镰状韧带处脓肿的引流手术需要住院进一步治疗。

预后

如无合并败血症，经积极治疗后一般可获痊愈。

小结

（1）新生儿脐炎是新生儿特有的一种软组织炎症。

（2）新生儿脐炎是导致新生儿败血症的常见原因之一，如不及时处理，可导致新生儿脐源性腹膜炎、新生儿化脓性脑膜炎、新生儿肺炎、新生儿败血症、肝脓肿等危及生命。

（朱海涛　郑　珊）

参·考·文·献

[1] 郑珊.实用新生儿外科学[M].北京：人民卫生出版社，2013.

[2] Fraser N, Davies B W, Cusack J. Neonatal omphalitis: a review of its serious complications. Acta Paediatr, 2006, 95: 519–522.

[3] Mir F, Tikmani S S, Shakoor S, et al. Incidence and etiology of omphalitis in Pakistan: a community-based cohort study. J Infect Dev Ctries, 2011, 5: 828–833.

[4] Imdad A, Mullany L C, Baqui A H, et al. The effect of umbilical cord cleansing with chlorhexidine on omphalitis and neonatal mortality in community settings in developing countries: a meta-analysis. BMC Public Health, 2013, 13: S15.

[5] Sinha A, Sazawal S, Pradhan A, et al. Chlorhexidine skin or cord care for prevention of mortality and infections in neonates. Cochrane Database Syst Rev, 2015, 5: CD007835.

[6] Karumbi J, Mulaku M, Aluvasla J, et al. Topical umbilical cord care for prevention of infection and neonatal mortality. Pediatr Infect Dis J, 2013, 32: 78–83.

[7] Shariff J A, Lee K C, Leyton A, et al. Neonatal mortality and topical application of chlorhexidine on umbilical cord stump: a meta-analysis of randomzied control trials. Public health, 2016, 139: 27–35.

第四节　新生儿坏死性筋膜炎

概述

急性坏死性筋膜炎是一种细菌入侵，在皮下和筋膜层组织引起的急性进行性坏死性感染[1]。

病因与发病机制

一般是因皮肤或软组织损伤后并发感染引起，感染由上述部位通过淋巴、血液循环播散所致。其发病机制为：当致病菌入侵后首先在皮下浅深静脉引起炎症反应，然后蔓延，在血管和淋巴管内形成血栓阻塞血运和淋巴液回流，导致大面积皮肤和皮下浅深筋膜变黑坏死[2]。

在新生儿中，最常见的是由脐部感染所引起的腹壁坏死性筋膜炎。脐血管插管、新生儿包皮环切、外周静脉输液等操作有可能为致病菌侵入创造条件[2]。另外，早产、低出生体重、全身抵抗力低也是造成感染迅速传播的因素[2,3]。

此病的侵袭细菌可由多个菌种混合引起，包括革兰阴性菌、革兰阳性菌和厌氧菌，常见细菌有金黄色葡萄球菌、粪链球菌、大肠杆菌、铜绿假单胞菌及B–溶血性链球菌等。

临床表现

1. 局部表现

病初局部症状类似一般急性蜂窝织炎，但进展迅猛，很快延及皮下组织、浅筋膜及深筋膜。因感染部位高度肿胀使皮肤及皮下组织的供应血管受压或因血栓形成而出现血运障碍，造成表面呈暗紫色并可出现水疱、血疱，甚至皮肤坏死、皮下脂肪液化、筋膜坏死等损害。坏死性筋膜炎的特点是不损害深层的肌肉组织（图34–3）。

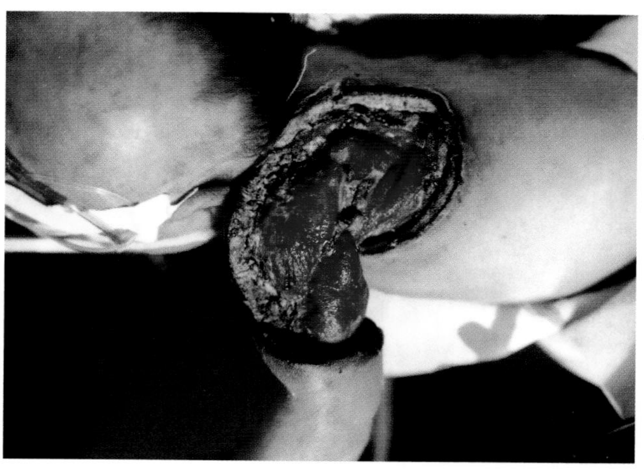

图34–3　新生儿胸肩部坏死性筋膜炎

2. 全身表现

由于新生儿免疫力低下，病变发展凶猛，很快出现全身中毒症状及休克，表现为脓血症。有的患儿局部炎症重、发展快，但无表皮发黑、血疱等体征，当全身症状掩盖了局部症状时，常易误诊为急性蜂窝织炎、新生儿皮下坏疽等。严重型急性蜂窝织炎和急性坏死性筋膜炎早期在临床上常不易区别。

诊断

1. 手指试验

局麻下行2 cm左右切口，手指探入皮肤与筋膜之间，如发现挤出有恶臭味脓液，皮肤与筋膜易分离，则为手指试验阳性，应高度怀疑急性坏死性筋膜炎。

2. 辅助检查

超声检查可应用于早期诊断，了解皮下积液的情况。CT、MRI检查可以清楚地显示肌间有积液形成，可以协助早期确诊及观察初步手术清创后进展性组织坏死所致并发症。

3. 诊断标准[2]

浅筋膜广泛坏死，伴有广泛潜行灶，逆行向周围扩散；全身性重度中毒症状伴神志改变；未累及肌层；伤口血培养未发现梭状孢杆菌；有重要血管阻塞症状；清创组织检查有广泛细胞浸润、筋膜邻近组织灶性坏死及微小血管栓塞。

鉴别诊断

早期鉴别坏死性筋膜炎与其他感染性组织坏死性疾病十分重要，在新生儿期应与以下几种疾病鉴别。

（1）新生儿皮下坏疽：多发生于臀部、腰骶部等受压部位，病变部位表浅。

（2）丹毒：属于淋巴管炎，病变部位有明显红色边缘，软组织轻度水肿或皮肤坏死，与坏死性筋膜炎坏死区域边界不清且有皮肤发黑及大面积水疱有所不同。

（3）蜂窝织炎：与坏死性筋膜炎早期症状相似，但进展和扩散程度较为缓慢，局部炎症症状重且局限，全身症状轻，常规抗生素治疗有效。

（4）梭状芽孢杆菌气性坏疽：在较深部的伤口发生，早期即有肌肉组织受累，引起肌肉坏死，伤口血培养可发现梭状芽孢杆菌。

治疗

手术时机直接与病死率有关，发病24小时内手术，病死率为36%，超过24小时或更迟者，死亡率则高达70%。因此，正确的诊断，及时、正确的外科处理是抢救患儿的关键。

1. 手术清创

局部坏死组织呈灰蓝色，是立即实行外科手术的指征。对进展迅速，常规的非手术治疗无效的软组织感染应考虑急性坏死性筋膜炎可能，特别是伴有皮下瘀斑、水疱、皮肤坏疽、广泛水肿时，则有手术探查指征。

局部行多处切开减压，以达减轻组织肿胀、减少毒素吸收的目的。如术中发现有脂肪液化等急性坏死性筋膜炎的明显病变时，则行更彻底的手术，应将坏死的皮肤、皮下组织及浅筋膜、深筋膜一并切除，将深部肌肉游离，以控制感染的扩散。创面用过氧化氢清洗，放置引流片，每日换药2～3次，并密切观察创面进展，若坏死区域继续扩大，则需再次手术清创。

2. 抗生素治疗

在细菌学检查结果出来之前，可根据经验选用大剂量广谱抗生素，选用药物需覆盖革兰阴性菌、革兰阳性菌和厌氧菌，如头孢第三代、第四代，甲硝唑等。待细菌培养、血培养等结果出来后，根据药敏再调整选用适当药物。

3. 全身治疗

创面大量渗出时，应积极抢救休克，纠正水、电解质紊乱，保持内环境平衡，同时给予支持疗法，如输血、血浆、蛋白等血制品，早期应用免疫球蛋白，可增强患儿免疫力，同时缩短病程，给予白蛋白及维生素有利于组织修复。对于昏迷及有胃肠道症状患儿，可行肠外营养支持治疗，这些都是降低病死率和改善预后的重要环节。

4. 其他治疗

由于细菌毒素直接损害皮肤和筋膜的血管内皮细胞，形成微小血栓，导致所供区域缺血，或诱发弥散性血管内凝血（DIC）。应用抗凝剂或其他改善微循环的药物，可在一定程度上减小坏死组织范围，有利于最大限度地保存组织活性。静脉应用多巴胺除能改善微循环外，还可起到抗休克的作用。同时应监测重要脏器功能，防止多脏器功能衰竭。

预后

新生儿急性坏死性筋膜炎临床较为少见，但发病凶险，其抢救成功率与患儿就诊时间及确诊时间有关，只要做到早期诊断，早期局部处理与全身治疗并重的综合治疗，死亡率可明显下降。

小结

（1）新生儿急性坏死性筋膜炎临床较为少见，脐部感染为较常见病因。

（2）新生儿坏死性筋膜炎发病凶险，早期诊断及及时正确的局部与全身治疗可降低死亡率。

（朱海涛　郑　珊）

参·考·文·献

[1] Jamal N, Teach S J. Necrotizing fasciitis. Pediatr Emerg Care, 2011, 27: 1195-1199.

[2] 郑珊. 实用新生儿外科学[M]. 北京：人民卫生出版社，2013.

[3] Casey D M, Stebbins K, Howland V. Necrotizing fasciitis: a case report of a premature infant with necrotizing enterocolitis. J Pediatr Nurs, 2013, 28: 486-491.

第五节　新生儿破伤风

概述

新生儿破伤风是新生儿期一种严重的感染性疾病。在疫苗可预防的疾病中，它是导致儿童死亡的第二原因，仅次于麻疹。若不采取积极的抢救措施，病死率可高达75%以上。因此，仍应给予重视。

新生儿破伤风发病率与卫生和经济条件相关。随着住院分娩率的提高和实行清洁接生等措施，中国2008—2009年破伤风发病率已基本控制在<1‰。据中国疾病预防控制中心免疫规划中心报道，中国2008年、2009年新生儿破伤风报道发病率分别为0.1‰和0.08‰活产儿，病死率分别为10.7%和9.7%[1]。有些地区由于受传统习惯、经济条件、人口流动和躲避超生等因素的影响，仍有部分产妇选择在家分娩，部分县镇新生儿破伤风发病率≥1‰。

病因与发病机制

原因多为非住院分娩，分娩中使用未经消毒的剪刀、线绳来剪断脐带、结扎脐带，或接生者的手、包残留脐带的棉花、纱布未经严格消毒，破伤风梭状杆菌感染脐部，所产生的痉挛毒素可沿淋巴液、神经干等传至脊髓和脑干，与中枢神经组织中神经节苷脂结合，使后者不能释放抑制性神经介质，从而引起牙关紧闭及全身肌肉强烈持续收缩，可使呼吸肌和喉肌痉挛，常导致患儿出现发绀、窒息、青紫，严重者可致呼吸衰竭，亦可造成组织局部坏死和心肌损害。

临床表现

1. 前驱期

烦躁、哭声小、张口受限、吸奶困难。用压舌板检查咽部,可出现牙口紧闭。

2. 痉挛期

牙口紧闭,苦笑面容,四肢呈阵发性、强直性痉挛,甚至角弓反张。任何刺激(包括声、光、扰动)均可引起痉挛发作,严重者喉肌、呼吸肌痉挛可致呼吸暂停和窒息。患儿神志清醒,体温一般正常。晚期常并发肺炎和败血症。

3. 恢复期

痉挛停止,肌张力仍高,可吃奶,不引起窒息,2～3个月后恢复正常,不留后遗症。

4. 并发症

新生儿体积小,破伤风痉挛素到达靶细胞所需时间短,单位体积内接受破伤风毒素的浓度高,且新生儿神经、呼吸、循环等系统功能尚不健全,因此并发症多。常见有窒息、吸入性肺炎、呼吸衰竭、败血症、心力衰竭、脑水肿、硬肿症和酸碱失衡等。

诊断

诊断依据:有不洁的断脐史;常在出生后4～7天发病;临床表现典型的痉挛症状,张口困难,苦笑面容,四肢抽动甚至角弓反张等,但神志清醒。

治疗

◆ 治疗原则

(1)控制痉挛:可予以10%水合氯醛0.5 ml/kg口服或灌肠,同时予以地西泮0.1～0.3 mg/kg静脉滴注或苯巴比妥3～5 mg/kg肌内或静脉注射,二者亦可交替使用[2,3]。

(2)中和毒素:一次性给予破伤风抗毒素(TAT)10 000～20 000 U肌内注射或静脉注射,中和毒素[2,3]。

(3)防治感染:入院时静脉用头孢菌素,酌情调整抗生素,第1周加用甲硝唑,甲硝唑具有杀灭破伤风杆菌的作用,从而减轻或杜绝外毒素的产生,日龄≤7日剂量为15 mg/(kg·d),日龄>7天剂量为15～30 mg/(kg·d),分2～3次静脉滴注,疗程7天[1]。

(4)处理脐部:若合并脐炎,给予TAT 1 500 U脐周封闭。另须用3%过氧化氢清洁脐部,再涂以25%碘酊,后用75%酒精纱布湿敷脐部,每日2次,直至脐炎消失。若脐部有严重感染者则需扩创引流、清除坏死组织。

(5)对症治疗:入隔离病房,置暖箱内,避声光,护理及必要的操作集中完成,尽量减少刺激;及时吸痰以保持呼吸道畅通,窒息及青紫时给氧吸入,必要时气囊面罩加压给氧;频繁抽搐伴有脑水肿时给予20%甘露醇降颅压。伴有呼吸衰竭者,加用东莨菪碱0.1～0. 15 mg/次,并给予吸氧,必要时上呼吸机辅助通气[1]。伴有心力衰竭者,应予强心、扩张血管、利尿等处理。

(6)一般治疗:除鼻饲母乳、牛奶保证营养外,可酌情少量分次输血浆、人血白蛋白、水乐维他、脂肪乳剂等以增强体质,并注意及时调整水电解质及酸碱平衡。

◆ 用药原则

(1)潜伏期≤7天者,可用2种或2种以上镇静剂,如地西泮、苯巴比妥交替静脉注射,间隔2～4小时。

(2)潜伏期>7天者,可交替口服地西泮与苯巴比妥,间隔4～8小时。

(3)经上述处理后仍频繁抽筋不止者,可临时加用10%水合氯醛0.5 ml/(kg·次)鼻饲、灌肠或氯丙嗪1 mg/(kg·次)肌内注射或鼻饲。

(4)应用TAT中和血中游离毒素,越早越好。

(5)以上药物剂量与间隔时间视病情需要而灵活掌握,适时调整,以能控制惊厥而肌张力不致过低为度。

预后

本病潜伏期越短,病死率越高。国内报道新

生儿破伤风发病率为0.19/1 000活产儿，病死率为13.66%，发病呈缓慢下降趋势[4]。Fetuga等学者认为发病时患儿的年龄是影响新生儿破伤风预后的一个危险因素，发病年龄越早，患儿病死率越高[5]。Lambo等学者认为低出生体重儿病死率明显升高，并且提出了影响新生儿破伤风死亡率的"年龄界限"，高死亡率发生在出生后5～7天，超过此年龄发病的患儿，死亡率大大降低[6]。发病后尽早治疗，能明显降低病死率和并发症的发生，治愈后可无后遗症。患儿痉挛发作越频繁，持续时间越长，病死率越高，缩短痉挛发作持续时间，可明显降低病死率及致残率，改善新生儿破伤风的预后。

小结

（1）新生儿破伤风是新生儿期一种严重的感染性疾病，潜伏期越短，病死率越高。

（2）新生儿破伤风发病后尽早治疗，能明显降低病死率和并发症的发生，治愈后可无后遗症。

（朱海涛　郑　珊）

参·考·文·献

[1] 郑珊.实用新生儿外科学[M].北京：人民卫生出版社,2013.

[2] 魏明发.小儿急诊外科学[M].北京：中国医药科技出版社,2011.

[3] 张金哲,杨啟政,刘贵麟.中华小儿外科学[M].河南：郑州大学出版社,2006.

[4] 张萍,梁晓峰,李黎,等.中国1996—2007年新生儿破伤风流行病学特征分析.中国疫苗和免疫,2008,14：261-262.

[5] Fetuga B M, Ogunlesi T A, Adekanmbi F A. Risk factors for mortality in neonatal tetanus: a 15-year experience in Sagamu, Nigeria. World J Pdiatr, 2010, 6: 71-75.

[6] Lambo J A, Anokye E A. Prognostic factors for mortality in neonatal tetanus: a systematic review and meta-analysis. Int J Infect Dis, 2013, 17: e1100-1110.

第三十五章
联　体　儿

概述

联体儿（conjoined twins）发生罕见，曾被称为连体双胞胎，出生时两个胎儿未完全分开，是身体中有一部分相互连接在一起的畸形。16世纪Ambroisepare首先在其医学专著中写到此种现象。1689年Konig记载了第1例成功分离联体儿的情况。在1811年出生在暹罗（泰国）的联体儿Chang和Eng Bunker被Barnum冠以著名的暹罗人联体儿（siamese twins）。暹罗兄弟的父亲是中国人，母亲有一半华人血统，一半暹罗人血统。Eng Bunker的妻子生了12个子女，Chang有10个子女，兄弟俩均在63岁同时去世，死亡原因一个患肺炎，另一个则因低血容量性休克。“siamese twins”术名至今仍在许多文章与书籍中提及[1]。

联体儿发病率占1/（50 000～100 000）出生成活儿[2]。据资料统计联体儿中70.7%为女性，21.6%为男性，另有7.7%未进一步检查性别。但非洲报道可高达1∶14 000出生儿。40%～60%是死胎，35%出生后成活仅1天。产前超声波检查诊断联体儿，有一部分因而终止妊娠。所以实际上发生率可能高于文献中的报道数。

母亲妊娠期年龄与发生率无明显关系。联体儿中有相当一部分可合伴先天性畸形，这并不包括连结部位畸形，约有50%有羊水过多，至少6%联体儿是三胞胎的2个。

我国施联义等于1957年报道1例胸腹联体儿手术成功分离。上海交通大学医学院附属新华医院1980年也成功地手术分离一对剑突-脐部联体女孩[3]。

病因学

根据上述概念明确了联体儿是双胎在胚胎发育上呈现不完全因子分隔而致。当然会涉及单卵双胞胎（monogygotic）、单卵绒毛膜、同性（isoseyual）或在同一基因组和指纹（monochorionic）等问题[4,5]。

有关联体儿的病因研究很多，有多种不同的学说理论，在此作一简单介绍。

Scammon（1926）在其《胎儿畸形》一书中曾提出，从动物实验中得出环境因素是畸形的主要影响原因，其采用低温、降低环境氧浓度，可使动物胚胎早期生长异常，甚至致联体胎儿。Witchi（1934）认为引起人类联体儿的原因是卵细胞的过度成熟。Dragstedt（1957）指出联体儿畸形并不是遗传因素造成的，而是环境因素的侵袭，如感染或缺乏血供应所致。次年Jenkins（1958）在其文章中提出，联体儿是由伴中胚层成分的某些上皮体表畸形连结。Peterson和Hill（1960）认为在单一胎盘上存在两个发育的胚胎轴之间有不同程度的融合，或原始胚体条嵴的缺陷是形成联体儿胚胎发生偏离的基础。Oconell（1964）也认为联体儿形成是单一胚胎轴的分叉或一个胚囊有两个重叠区的异常发育的胚胎发生偏差的结果。Willis（1962）也曾强调在胚胎早期阶段于建立的胎轴前胚胎结构破坏为形成双胎联体的条件。Eades和Thomas（1966）提出联体儿发生是在受精第2周末形成的[1,6,7]。Spencer指出在单卵双胎时发生联体部位，始终在躯干纵轴的方向某一部位的解剖融合[8]。

以上是联体儿的发生原因各种学说的简述。一般认为是从单一卵子所产生的。最简单解释是当受胎妇女为孪胎时，在胚盘分开后，将有一单个胚胎囊形成。倘若孪胎的轴发育中心相互分离时，即生长成同一性双胎，如果某一发育中心十分接近，即可产生一个共同的中间部分，双胞胎联合在一起，即双联胎。联体儿的性别是相同的，染色体是同型的。

临床分类

当联体儿出生时即不难做出诊断，其外观表现具有特征性，为双胞胎且伴有身体某一部位的连结。按照其所相连结部的位置，存在有4种基本类型。最常见的是胸部-脐部联胎（thoracopagus-omphalopagus），约占全部联体儿的73%，其次为臀部联胎（pygopagus）占19%，坐骨联胎（ischiopagus）占6%，最罕见的是颅部联胎（craniopagus）占2%，图35-1为各种类型联体儿的示意图。

曾有一些文章中把胸部-脐部联胎又分成为剑突联胎及脐部联胎两种单独类型，也有把坐骨联胎分成3条下肢与4条下肢坐骨联胎两种，这涉及处理与将来缺损程度及生活质量不一有关。

Filler（1997）提出在先天性联体儿因其类型不同，往往在临床上有各种系统的异常结构，如颅部联胎常有神经系统改变，臀部联胎有下消化道、泌尿系统异常（表35-1）。

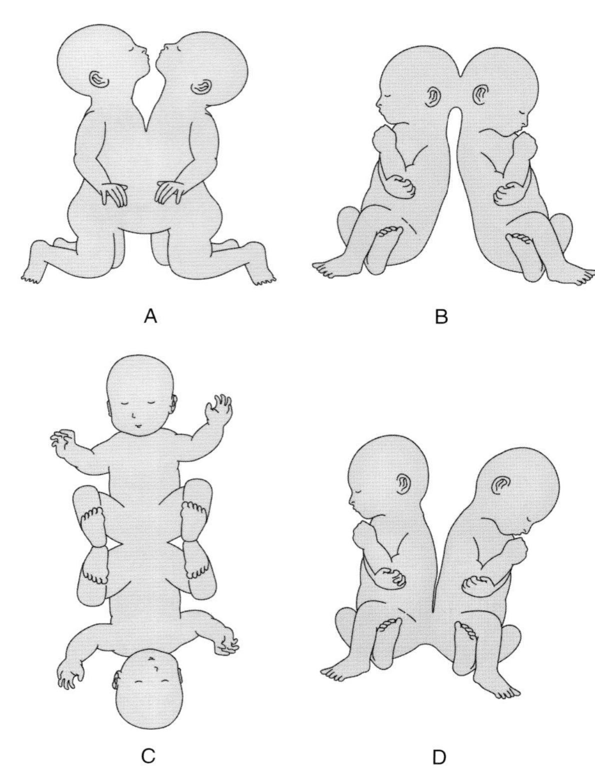

图35-1　各种类型联体儿示意图
图A：最常见的胸部-脐部联胎；图B：颅部联胎；图C：坐骨联胎；图D：臀部联胎

在此还需说明一下，即如其中一个胎儿是正常的或近似正常状况，而另一个胎儿发育不完全，往往仅有一个小型的躯干和雏形的四肢或肢芽，且大多是无脑畸形。这种发育不全的寄生胎儿可以附着于正常胎儿的体外，即“外寄生胎”（图35-2），也可以位于正常胎儿的腹腔内，即“胎中胎”，又名“胎内寄生胎”。寄生胎不列入联体儿概念内。

表35-1　不同类型联体儿可能合伴的系统或器官异常

类　型	心、肝	肝胆系统	上消化道	下消化道	泌尿生殖系统	神经系统
胸部-脐部联胎	+	+	+	—	—	—
剑突联胎	+	+	+	—	—	—
脐部联胎	+	+	+	+	+	—
臀部联胎	—	—	—	+	+	+
坐骨联胎	—	+	+	+	+	—
颅部联胎	—	—	—	—	—	+

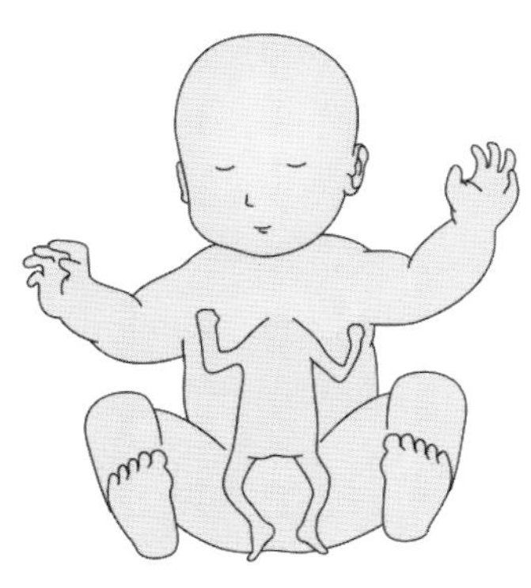

图35-2 外寄生胎

临床表现

绝大多数联体儿在产前已由超声检查，明确诊断，我国已广泛推出产前胎儿B超筛查工作；可在宫内早期诊断发现联体畸形。

往往在妇产科面临分娩方式中经阴道分娩不可取，而以剖宫产为首选。因前者分娩困难，即使经阴道娩出，易致胎儿发生严重产伤，如长骨骨折等[9,10]。

联体儿中胸部连结可有1个共同心脏，也可有2个心脏，但往往表现功能或结构上不同。胎儿超声、MRI、CT等影像学检查可以明确了解心脏等器官的解剖、部分功能情况及连结部位是否可分隔。

另外临床表现还取决于联体儿是否合伴其他畸形。我院曾偶见一例臀位坐骨联体儿，分娩后即一个胎儿青紫，且为蹼颈、Pierre-Robin综合征，单根主动脉由另外一侧胎儿腹主动脉衍生，心率仅34次/min，且无力低弱[3]。

对最常见的脐胸部连接中往往肝脏形成“桥”，即共同肝，其他可发生各种不同脏器，如小肠、膀胱、输尿管等畸变。故在评估前十分重要，了解各脏器解剖等功能的变化以达到设计最佳治疗方案[11-14]。

诊断

对先天性联体儿诊断中，特别要注重产前诊断。怀疑联体儿应在妊娠期第20周采用无创伤超声检查技术即可明确是否为联体儿，且这种孕妇均合伴有羊水过多。适当的同步B超扫描技术可避免创伤性操作检查，如羊水穿刺术。对怀疑患联体儿妊娠后期也可做腹部摄片，但后者完全可由无创伤超声检查替代。在产前检查中，以下几点可提示存在有联体儿的可能：① 超声检查和/或X线摄片发现双臂位。② 皮肤外沿轮廓外形超声见有单一不可分割躯干。③ 多普勒超声检查存在共同心音（胸部联胎型）。④ 超声见有羊水过多，此现象在联体儿孕妇出现率占50%，而在正常双胎妊娠仅占10%。⑤ 放射学摄片有骨骼外形改变。⑥ 胎儿面部位置的变化。⑦ 可见一侧或两侧颈椎过伸位。⑧ 胎儿头颅穹窿伸长。⑨ 连续扫描联体儿相对位置无改变。⑩ 单个巨大的肝脏和心脏。⑪ 脐带内伴3根以上血管。⑫ 单根胎儿体可分解于同一水平[15]。

当联体儿分娩后，即面临一个处理与预后评估问题，这也要求新生儿外科医师会同相关学科、临床工作人员共同对联体儿做出进一步检查诊断，从而了解连结部及其他部位有无异变。下面介绍进一步检查诊断方法[16-18]（表35-2）。

表35-2 联体儿出生后进一步诊断检查

诊断检查方法	形态结构评估	联胎类型
CT或MRI	骨骼、肾、泌尿道、中枢神经系统	各种类型联胎
放射性核素	肝、脾、胆道	胸、腹部联胎
膀胱、尿道造影	膀胱、尿道	腹部、盆部联胎
胃肠道钡剂检查	小肠、结肠	腹部、盆部联胎
血管造影	心脏、大血管	胸腹部、颅部联胎
心脏超声、心电图	心脏、大血管	胸腹部联胎
血管插管造影术	心脏、大血管	胸腹部联胎

诊断中应用各种方法来了解联体儿解剖等功能的异常情况，甚至于三维CT重建、核素闪烁检查了解肝、肾或其他器官功能解剖均是十分有益的，同时心电图、血、生化等检查也要作为常规[19,20]。

治疗

在全面了解联体儿的类型、病变程度及可能畸形后，一方面促使及维持患儿状况平稳，等候手术，另一方面需组成一支专门队伍，其中包括小儿外科、妇产科、B超、NICU、小儿麻醉科及新生儿内科医师、护士等人，考虑做周密的手术分离设计及营养、护理等措施。分离手术的时间取决于病变类型、程度及联体儿本身维持正常生命的能力。同时做伦理学讨论，一旦平稳，即可允许手术分离，但近期多位学者建议有可能延迟分离手术是明智的，一般推荐在出生后第1年以内完成分离手术[21,22]。

当有以下情况，应考虑紧急分离手术，其手术指征为：① 联体儿其中一名不能复苏或死胎。② 在分娩期间有连结部组织严重的损伤。③ 合伴明显的畸形且伴有一定危险性如脐膨出破裂。④ 联体儿中的一名患儿伴有不易纠治的疾病或畸形，如严重心脏缺陷。

麻醉处理：成功地分离手术需要安全、有效的麻醉实施。Keats（1967）、Fournier（1976）、Jain（1979）和Wong（1980）等相继着重提出外科分离技术中的麻醉处理技术。对联体儿必须有两个固定麻醉医师分别予以气管插管麻醉，且要配备助手。围术期一直处在仔细监护观察中，术前着重对循环血量及低体温的预防考虑是十分重要的。为了预防低体温，围术期需保暖，维持一定的体温，室内有恒温设备、静脉内补液及在肢体及头部覆盖保暖材料等。这些措施的目的是保持较长时间分离手术操作期而没有明显的体温下降[23-25]。

术中失血过多是导致低血容量性休克的主要原因。除应按失血量补充血外，还需考虑由于暴露大面积范围内脏与软组织创面而引起的细胞外液体丢失，补充量一般超过10 ml/（kg・h）（正常需要量）。

下面是各种类型的联体儿外科手术治疗中所需注意的问题。

◆ 胸部联胎

这种联体儿，可以自胸骨起到脐区相连结。75%具有各种程度的心脏异常病变。90%为心脏周围结构的异常。虽然心脏异常往往阻碍外科分离手术的实施，但Synhorst、Matlak等人在1997年报道分离部在右心室异常处也获得成功。

产前检查超声诊断心脏异常是可能的，但不能完全依赖。仅根据唯一的一种判断方式便作为终止妊娠的依据是欠妥的。目前技术的发展允许进行心脏分隔，因而，挽救这种类型的婴儿也变成可能了。

在确定为胸-脐联胎儿后首先重要的是评估心脏情况，多普勒检查测定血流类型，同样也可用插管技术，核素心脏诊断对于做出完整评估有帮助。MRI研究可以描绘出循环异常与器官畸形情况。

在这些检查后需进一步明确胃肠道、泌尿系统和肝胆器官情况。肝脏扫描用注射核素胶状物 ^{99m}Tc于联体儿中一个，同时也可获取另外一个的信息。^{99m}Tc也用于检测胆道情况。脐或其他全身性动脉血管造影有助于检测出胸腹血管分布情况及提示有无循环异常。在手术前了解心脏及周围结构情况如胸廓缺损大小，可预防发生心脏疝，缺损部一般用人工合成材料重建胸壁，也可采用转移皮肤瓣覆盖手术区缺损。第2次胸壁重建手术可以相对晚一些[1,3,23]。

◆ 脐部联胎

当联体儿连结部位位于脐区时，肝脏异常是可以预料到的。一般采用血管结扎控制性压迫血技术，能使肝脏分离时失血减少。此部（脐）连结并不存在胸壁受损。这种联体形式常常具有共同连结肝脏组织，又名“肝桥”，同时也可有腹腔相通。分离手术一般无困难。对合伴有脐膨出者需作修补，特别是如果在分娩时破裂需作紧急手术。

臀部联胎

臂部联胎儿约占19%，长期存活率高。在每一个联体儿，其尿道和直肠是完整的。按畸形程度分隔手术时往往其中一人需作结肠造瘘术。尽管椎管是连续的，但脊髓常可出现分离。用Metrizimide脊髓造影术加上CT、超声应在分离术前了解脊髓的状况。此型作分隔术不会出现太大的神经缺陷，采用尿流动力学检查对每一例患儿可检查有无骶神经根。取自邻近臀部组织的肌肉也容易作为重建材料用以覆盖手术缺损区。永久性结肠造瘘术常作预防粪便污染和皮瓣的继发感染。还需说明的是，确定患儿一个最佳手术位置，以备分隔脊髓和硬膜的神经外科手术所需，前倾位暴露脊髓最为适当。

坐骨联胎

近6%的异常可累及自脐部到下躯干、骨盆。可以伴3条肢体或4条下肢肢体，这需术前仔细设计，胃肠道常发生在Meckel憩室水平处融合。也可发生膀胱、阴道和结肠等不同程度异常。这就需要其中一名至少作暂时性胃肠道或尿路的改道或引流。

成功地分隔坐骨联体需要长期的计划。也要请有关学科如骨科矫形、妇科与泌尿科等专家协助。

颅部联胎

颅部联胎是最罕见的一种类型，发生率为2 500 000分娩儿中仅1例。其又分为两种类型，即部分型和完全型。常有额、顶和/或壁骨的连结。部分病例可由硬膜或骨分隔脑组织，每一部分脑也有软脑膜所分隔。完全型是有脑组织延伸连结或仅仅由蛛网膜层分隔。后一种类型的分离术是最困难的，分离术可能性取决于每一部分脑的上矢状窦是否存在，因为静脉回流是作为成功分隔的重要参考指标。闭合骨、硬脑膜和头皮等缺损是对神经外科医师或整形外科医师技术水平的一个考验。术前CT、颅内动脉造影、MRI等检查是必要的。用Metrizimide造影术有助于了解脑室是否相交通。表35-3为1952—1983年成功分隔颅部联胎的记载[1,23,24,25]。

小结

联体儿畸形是一种严重的出生畸形缺陷。发病率约1∶（50 000 ～ 100 000）出生活新生儿。一般为单卵双胎；两个胎儿有在纵轴方向某解剖部位的

表35-3　外科成功分离颅部联胎（1952—1983）记载

年份	外科医师	性别	分类	成活数
1952	Grossman	男	部分	1
1954	Murphey	女	全部	1
1955	Voris	女	部分	2
1956	Baldwin	女	部分	2
1959	O'connell	男	全部	1
1961	O'connell	女	全部	1
1964	O'connell	女	全部	1
1968	Wdfouitz	女	部分	2
1978	Roberts	女	全部	2
1981	Villarejo	女	全部	1
1983	Anderson	女	部分	1

连结。分类有胸部联胎、脐部联胎、臀部联胎、坐骨联胎和颅骨联胎，后者最为罕见。诊断按临床形态学所见解剖异常，且辅助其他检查可了解其他有无异常。

针对不同类型治疗方法也不同。除了术前伦理学讨论外，更重要的是多学科讨论，以明确正规评估、手术方案等。

（施诚仁）

参·考·文·献

[1] 施诚仁.新生儿外科学[J].上海：上海科学普及出版社,2002：259-264.

[2] Martínezfrías M L, Bermejo E, Mendioroz J, et al. Epidemiological and clinical analysis of a consecutive series of conjoined twins in Spain.[J]. Journal of Pediatric Surgery, 2009, 44(4): 811-820.

[3] Shi C R, Cai W, Jin H M, et al. Surgical management to conjoined twins in Shanghai area[J]. Pediatric Surgery International, 2006, 22(10): 791-795.

[4] Endres L, Wilkins I. Epidemiology and biology of multiple gestations[J]. Clinics in perinatology, 2005, 32(2): 301.

[5] Robin M F. van der Weiden. The First Successful Separation of Conjoined Twins (1689)[J]. Twin Research and Human Genetics, 2004, 7(2): 125-127.

[6] Spencer R. Theoretical and analytical embryology of conjoined twins: part I: embryogenesis[J]. Clinical Anatomy, 2000, 13(1): 36-53.

[7] Spencer R. Theoretical and analytical embryology of conjoined twins: Part II: Adjustments to union[J]. Clinical Anatomy, 2000, 13(2): 97-120.

[8] Spencer R. Conjoined Twins: Developmental Malformations and Clinical Implications[J]. Baltimore: Johns Hopkins University Press, 2003.

[9] Rode H, Fieggen A G, Brown R A, et al. Four decades of conjoined twins at Red Cross Children's Hospital — lessons learned[J]. S Afr Med J, 2006, 96(2): 931-940.

[10] Andrews R E, Mcmahon C J, Yates R W, et al. Echocardiographic assessment of conjoined twins[J]. Heart, 2006, 92(3): 382-387.

[11] Marinpadilla M, Chin A J, Marinpadilla T M. Cardiovascular abnormalities in thoracopagus twins[J]. Teratology, 1981, 23(1): 101.

[12] Mcmahon C J, Spencer R. Congenital heart defects in conjoined twins: outcome after surgical separation of thoracopagus[J]. Pediatric Cardiology, 2006, 27(1): 1-12.

[13] Lai H S, Chu S H, Lee P H, et al. Unbalanced cross circulation in conjoined twins[J]. Surgery, 1997, 121(5): 591.

[14] Kingston C A, McHugh K, Kumaradevan J, et al. Imaging in the preoperative assessment of conjoined twins[J]. Radiographics, 2001, 21(21): 1187-1208.

[15] Mchugh K, Kiely E M, Spitz L. Imaging of conjoined twins[J]. Pediatric Radiology, 2006, 36(9): 899-910.

[16] Jansen O, Mehrabi V A, Sartor K. Neuroradiological findings in adult cranially conjoined twins. Case report[J]. Journal of Neurosurgery, 1998, 89(4): 635.

[17] Mcadams R M, Milhoan K A, Hall B H, et al. Prenatal and postnatal imaging of thoracopagus conjoined twins with a shared six-chamber heart[J]. Pediatric Radiology, 2004, 34(10): 816-819.

[18] Upadhyaya P. Surgical Separation of Xipoomphalopagus conjoined twins. (1971). J. Pediat Surg, 6: 462.

[19] Martínez L, Fernández J, Pastor I, et al. The contribution of modern imaging to planning separation strategies in conjoined twins.[J]. European journal of pediatric surgery : official journal of Austrian Association of Pediatric Surgery.[et al] = Zeitschrift für Kinderchirurgie, 2003, 13(2): 120-124.

[20] Rubini G, Paradies G, Leggio A, et al. Scintigraphy in assessment of the feasibility of separation of a set of xipho-omphalopagous conjoined twins[J]. Clinical Nuclear Medicine, 1995, 20(12): 1074.

[21] Atkinson L. Ethics and conjoined twins[J]. Childs Nervous System, 2004, 20(8-9): 504-507.

[22] Gillett G. When two are born as one: the ethics of separating conjoined twins[J]. Journal of Law & Medicine, 2009, 17(2): 184-189.

[23] Al Rabeeah A. Conjoined twins-past, present, and future[J]. J Pediatr Surg, 2006, 41(5): 1000-1004.

[24] Wong T G, Ong B C, Ang C, et al. Anesthetic management for a five-day separation of craniopagus twins[J]. Anesthesia & Analgesia, 2003, 97(4): 999-1002.

[25] Thomas J M, Lopez J T. Conjoined twins-the anaesthetic management of 15 sets from 1991-2002[J]. Pediatric Anesthesia, 2004, 14(2): 117-129.

第三十六章 新生儿肿瘤

第一节 概　　况

概述

新生儿是儿童（<18岁）期的一个特殊群体，介于母体内胎儿分娩至出生30天内。其生理解剖、生长发育均呈特有的状态。

50%的儿童期癌肿发生在5岁以下[1]。新生儿良性肿块临床上也屡屡见到，如皮肤血管瘤，但恶性肿瘤在围生期少见。其发生原因似不明确，毒素、药物等的作用可促进肿瘤发生。Bader（1992）曾报道过每百万成活新生儿中有6.26名婴儿因肿瘤死亡[4]。男女发生比例几乎相同。

发生率

新生儿肿瘤（或称围生期肿瘤）占儿童期肿瘤的2%，美国和英国报道发生率分别为1/12 500和1/27 500成活新生儿。表36-1列举了部分国家发表的新生儿肿瘤发生率。

表36-1　新生儿肿瘤发生率[5]

国　家	作　者（年）	新生儿肿瘤发生率
英国	Barson（1978）	70/百万成活儿
英国	牛津儿童癌肿组（1986）	17/百万成活儿
英国	曼彻斯特儿童肿瘤登记（1970）	121.29/10^6儿童
美国	Bader和Miller（1979）	36.4/10^6儿童
瑞士	Plaschkes和Dubler（1989）	93/百万成活儿
丹麦	Borch等（1994）	23/百万成活儿
匈牙利	Pinter等（2003）	100.5/百万成活儿

上述报道的新生儿肿瘤包括白血病和淋巴瘤。据文献发生率最高的是日本，最低的是美国黑人新生儿[1]。我国暂无大宗调查资料报道，且产前诊断又因死胎或流产等情况很难正确统计出发病情况。2017年笔者曾在上海市疾病预防控制中心协作下，统计出2003—2012年上海地区儿童肿瘤发生率为123.62/百万；新生儿期肿瘤发生率为53.005 9/百万。

产前诊断

由于产前超声常规筛查、近期操作技术的提高、超声仪的高分辨力及多普勒血流监测的进展，已经完全可以在产前诊断出大部分胎儿实体瘤，特别是对骶尾部区的混合性生殖细胞瘤和肾脏肿瘤。

日本提出的神经母细胞瘤筛查流程，给新生儿实体瘤早期诊治带来了进取性的改进，但不能预示预后且正确率有待提高[6]。这些肿瘤的筛选在日本学者报道中是较满意的，有少部分有*N-myc*基因扩增，有10%～20%为不满意的组织类型。

病理学

新生儿肿瘤有一个问题，即组织学特点为恶性，但与临床行为无明显关系。故新生儿期肿瘤至少分成四大临床组[5]。

（1）采用常用诊断标准明确诊断为恶性肿瘤：① 表现近似那些发生在较大年龄儿童；② 表现行为好于预期的；③ 表现行为预期差；④ 不能预估的类型。

（2）肿瘤有局部浸润，但没有潜在性转移。

（3）良性肿瘤：① 因部位和肿瘤大小而影响生命；② 有恶性变倾向。

（4）极罕见，如恶性癌类似成熟型肿瘤。

根据国际儿童肿瘤协会（international society for pediatric oncology，SIOP）12个国家肿瘤登记（1987—1991年）在新生儿期发生33个不同类型的肿瘤，畸胎瘤是最常见的类型，其次是神经母细胞瘤、白血病和软组织肉瘤。真正类似发生在成年人的癌是极罕见的，在儿童中仅占1%～2%。上海交通大学医学院附属新华医院和上海儿童医学中心曾做过统计：自1979年至2003年期间共收到新生儿期肿瘤92例，其中恶性肿瘤为骶尾部恶性畸胎瘤6例，Wilms瘤2例，神经母细胞瘤2例，PNET 2例。骶尾部恶性畸胎瘤是新生儿期发生率较高的恶性肿瘤，与文献报道类同[7]。

病因与发病机制

儿童肿瘤病因是多因素的，包括遗传和环境因素。新生儿肿瘤发病原因中遗传因子已是许多肿瘤的病因，从而也开拓了肿瘤诊断和预后评估新的领域，新生儿期绝大多数癌肿细胞是单克隆的，具有相对高的染色体改变的发生率和某些特异的基因突变。现代基因检测技术也提供了预防的潜在机会。

目前新生儿期肿瘤流行病学中基因异常的三种情况

（1）基因突变是导致恶性肿瘤的高危因素，如视网膜母细胞瘤。

（2）与遗传因素相关联的综合征，增加了恶性肿瘤发生的危险。

（3）提供引起恶性肿瘤高危的基因也增加对环境因素的易感性。

在过去20年中增加了很多有关基因突变对发生肿瘤的进展知识，5%～10%癌肿发病机制与遗传基因有关。最能说明的是*RB1*基因组是发生视网膜母细胞瘤高危因素。另如Li-Fraumeni综合征也可合伴有横纹肌肉瘤、软组织肿瘤、乳腺癌、脑肿瘤和白血病。

肿瘤发生的“二次打击”（two-hit）

一般认为肿瘤是一个与遗传相关的疾病，其发病机制绝大多数归属于多阶段的“过程”，而每一过程可能与一个或多个直接基因改变有关，后者有些是主要的调控基因。这就是所谓的“二次打击”学说。Knudson（1971）曾研究视网膜母细胞瘤提出基因突变与肿瘤的关系[8]。“二次打击”模式特别适合于大多数新生儿期肿瘤。

孟德尔单基因相关综合征

这种情况引起染色体缺损或性分化疾病可以导致恶性肿瘤。表36-2列举了发生孟德尔单基因恶性肿瘤相关的综合征[5]。这些可以是显性、隐性或X链等。显性遗传疾病最典型的是家族性结肠息肉病、神经纤维瘤病和Gorlin综合征等；隐性遗传疾病有Bloom综合征、Fanconi综合征等。

表36-2　儿童恶性肿瘤与遗传相关的综合征

类　型	内　容
染色体断裂综合征	Bloom综合征 Fanconi贫血 运动失调性毛细血管扩张症 着色性干皮病

（续表）

类　型	内　容
神经内分泌病变	
神经纤维瘤样变	Turcot综合征 多发性黏膜神经瘤综合征 结节性硬化病 基底细胞痣综合征
代谢性疾病	高酪氨酸血症（遗传性） α_1抗胰蛋白酶缺乏 糖原贮积病（Ⅰ型）
免疫缺陷疾病	Wiskott-Aldritch综合征 严重结合型免疫缺陷 Bruton丙种球蛋白缺乏症 性连锁的淋巴增生综合征

◆ 合伴先天性畸形

超过15%的新生儿期肿瘤均可发生合伴其他先天性畸形，主要因基因突变不但诱发肿瘤且会影响到机体某部位的发育异常而致畸形，如神经母细胞瘤。近期一篇报道72例新生儿期肿瘤中15例出现合伴畸形[9,10]。如在Wilms肿瘤中合伴WAGR和Denys-Drash综合征，往往也可遇到Beckwith-Wiedemann综合征、唐氏综合征和神经纤维瘤病（*NF1*基因）。

◆ 环境因素的影响

上述提到的基因突变及合伴畸形本身也增加了对环境因素影响的易感性[11]。

1. 辐射诱导发生肿瘤

辐射已是许多儿童肿瘤的发病原因，可在出生前与出生后的辐射暴露，往往辐射量与肿瘤发生呈正相关[12]。Kemp（1994）曾做P53缺陷鼠，即Li-Fraumeni综合征动物模型，证明辐射剂量增加了肿瘤发生的易感性[13]。

2. 妊娠期药物影响

现已明确妊娠期服用激素而导致胎儿内分泌受到影响，可引起畸形、代谢性疾病和肿瘤发生。如激素药物己烯雌酚（Diethylstilbestrol）可以作为致癌物或协同物影响到基因改变，最典型例子是“胎儿乙内酰脲综合征”（fetal hydantoin syndrome）。

Stage等（1998）曾报道过89例新生儿肿瘤患儿中39例（44%）母亲曾在妊娠期服用过药物。这39例中9例是恶性肿瘤，主要是神经母细胞瘤和畸胎瘤，且明确服用过己烯雌酚或口服避孕药[14]。

临床表现

虽然新生儿期实体瘤可以有良性肿物，但据国际儿童肿瘤协会统计12个中心192例新生儿恶性肿瘤中34%已存在转移性疾病情况。

（1）儿童实体肿瘤中有相当一部分是在新生儿期即可表现出，如血管瘤、淋巴管瘤等，也有些肿瘤往往因症状不典型等原因拖到婴儿期，在出生后7天至1个月明确诊断的新生儿肿瘤占50%～70%[15]。

（2）新生儿实体肿瘤往往具有两重性，即有肿瘤又表现一明显新生儿外科畸形，如骶尾部畸胎瘤和颈部巨大淋巴水囊肿等（图36-1）。

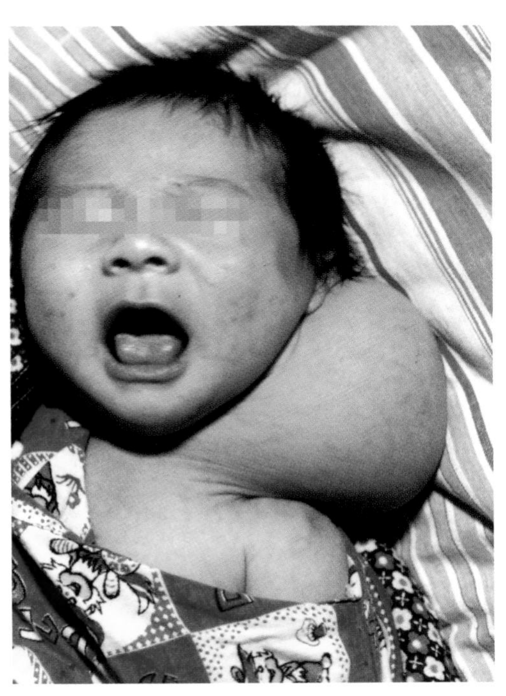

图36-1　新生儿左颈淋巴水囊肿具有肿瘤与畸形两重性

（3）临床表现“自然消退”现象，这是成年期肿瘤没有的。如新生儿期皮肤血管瘤和神经母细胞瘤[16,17]。

有关各种新生儿期肿瘤的临床表现分别在有关章节中叙述。

诊断与治疗中相关问题

目前产前超声检查已列为常规，这也是早期诊断新生儿实体瘤的必要手段，且可提高肿瘤完整切除率。新生儿期实体瘤在诊治过程中尚需注意如下几个问题。

（1）相当一部分实体瘤均有生物标记物，如畸胎瘤和肝母细胞瘤往往血中AFP增高，神经母细胞瘤检测尿中VMA/HVA增高，横纹肌肉瘤也可免疫组化检测MyOD1及Myogenin等来与其他肿瘤鉴别和预后判断[18,19]。

（2）诊断过程中影像学检查，尽量采用无创伤性高分辨率的超声仪，必要时也可加做CT、MRI，但避免复杂非辅助性影像学检查。目前3D技术崛起推动了影像学检查，如3D灌流冷热感温图等。

（3）获取骨髓检查对血液肿瘤和恶性实体瘤也是必要的。

（4）当明确有指征作化疗时，需在专职医师医嘱下进行，严格控制化疗药物剂量，警惕发生毒性作用。

（5）作为综合治疗肿瘤主要措施之一，外科手术也是十分重要的，但在新生儿期尽量避免外科创伤大的手术，如骨盆截骨术，扩大根治术等，关键要保护好重要脏器，有利于生长发育及生活质量。目前有许多措施可减少创伤，如新辅助化疗，术前化疗有利于缩小肿瘤及控制残存循环肿瘤细胞（circulating tumor cell）、靶向治疗、免疫生物化疗结合等[20-22]。外科手术操作时应严格“无瘤手术”，避免术中肿瘤破溃[23]。

（6）新生儿期肿瘤尽量避免放射治疗。

（7）经常检测了解肿瘤患儿的治疗反应。需按个体设置治疗方案，必要时可修改治疗计划。

（8）近10年来医学发展迅速，精准医学尤为突出。因大多数新生儿期肿瘤与遗传有关，进一步与基因测序、蛋白组学、染色体分析等方法结合应用，可提供可信的遗传学信息，无论是诊断还是预后及疗效评估，都有很好的效果[24-27]。

小结

（1）新生儿期恶性肿瘤较为罕见，占儿童期肿瘤的2%。

（2）病理学特征主要是胚胎型和低分化为主。多数资料报道新生儿期肿瘤排序以畸胎瘤、神经母细胞瘤、Wilms瘤为主。

（3）发病原因主要与基因突变、遗传和环境等多因素有关。

（4）新生儿期恶性肿瘤合伴畸形多见。

（5）产前B超检查可检出胎儿肿瘤情况，一般出生后30天以内，新生儿明确肿瘤占50%～70%。

（6）几点诊治相关问题，供参考。精准医学对本病诊断和预防前景广阔。

（施诚仁）

参·考·文·献

[1] Birch J M, Blair V. The epidemiology of infant cancers[J]. British Journal of Cancer Supplement, 1992, 18(2): S2-4.

[2] Scotting P J, Walker D A, Perilongo G. Childhood solid tumours: a developmental disorder[J]. Nature Reviews Cancer, 2005, 5(6): 481.

[3] Soto A M, Maffini M V, Sonnenschein C. Neoplasia as development gone awry: the role of endocrine disruptors[J]. International Journal of Andrology, 2008, 31(2): 288-293.

[4] Bader J L, Miller R W. US cancer incidence and mortality in the first year of life[J]. American Journal of Diseases of Children, 1979, 133(2): 157.

[5] J Plaschkes. Epidemiology and Genetic Associations of Neonatal Tumors. In：Puri.(3th ed)Newborn Surgery 3E. 2011, 697-710.

[6] Hachitanda Y, Ishimoto K, Hata J, et al. One hundred neuroblastomas detected through a mass screening system in Japan[J]. Cancer, 1994, 74(12): 3223-3226.

[7] Raciborska A, Bilska K, Węawek-Tompol J, et al. Solid Cancers in the Premature and the Newborn: Report of Three National Referral Centers[J]. Pediatrics & Neonatology, 2016, 57(4): 295.

[8] Jr K A. Mutation and cancer: statistical study of retinoblastoma[J]. Proceedings of the National Academy of Sciences of the United States of America, 1971, 68(4): 820.

[9] Munzer C, Menegaux F, Lacour B, et al. Birth-related characteristics, congenital malformation, maternal reproductive history and neuroblastoma: the ESCALE study (SFCE)[J]. International Journal of Cancer, 2008, 122(10): 2315-2321.

[10] Berbel T O, Ortega García J A, Ferrís i T J, et al.[Neonatal tumours and congenital malformations][J]. Anales De Pediatría, 2008, 68(6): 589-595.

[11] Arceci R. Mechanisms of epigenetic programming regulating normal and neoplastic growth and development[J]. Pediatric Blood & Cancer, 2009, 53(5): 707.

[12] Doll R, Wakeford R. Wakeford R. Risk of childhood cancer from fetal irradiation[J]. British Journal of Radiology, 1997, 70(830): 130-139.

[13] Kemp C J, Wheldon T, Balmain A. p53-deficient mice are extremely susceptible to radiation-induced tumorigenesis[J]. Nature Genetics, 1994, 8(1): 66-69.

[14] Satgé D, Sasco A J, Little J. Antenatal therapeutic drug exposure and fetal/neonatal tumours: review of 89 cases[J]. Paediatric & Perinatal Epidemiology, 1998, 12(1): 84-117.

[15] Moore S W, Satgé D, Sasco A J, et al. The epidemiology of neonatal tumours. Report of an international working group[J]. Pediatric Surgery International, 2003, 19(7): 509-519.

[16] 洪莉.施诚仁.实体肿瘤血管生长机制及其抑制剂.国外医学肿瘤学分册,2003,30:54(增刊4).

[17] Viswanath D. Tumors of the Neonate[J]. 2014, 4(1): 16.

[18] 信明军,施诚仁.儿童横纹肌肉瘤生物学标志物[J].中华小儿外科杂志,2001,22(1):55-57.

[19] Orbach D, Sarnacki S, Brisse H J, et al. Neonatal cancer[J]. Lancet Oncology, 2013, 14(13): e609-e620.

[20] 施诚仁.小儿实体肿瘤外科治疗的要点[J].临床外科杂志,2005,13(5):270-271.

[21] Beltinger C, Debatin K M. Murine models for experimental therapy of pediatric solid tumors with poor prognosis[J]. International Journal of Cancer, 2001, 92(3): 313-318.

[22] Davidoff A M. Pediatric Oncology[J]. Seminars in Pediatric Surgery, 2010, 19(3): 225.

[23] Fukuzawa H, Shiima Y, Mishima Y, et al. Predictive factor for intraoperative tumor rupture of Wilms tumor[J]. Pediatric Surgery International, 2016: 1-5.

[24] 信明军,施诚仁.横纹肌肉瘤分子病理学研究进展[J].临床儿科杂志,2001,19(3):186-187.

[25] 李巍松,施诚仁.基因芯片在儿童实体肿瘤的研究进展[J].中华小儿外科杂志,2006,27(2):98-101.

[26] Fuchs J. The role of minimally invasive surgery in pediatric solid tumors[J]. Pediatric Surgery International, 2015, 31(3): 213.

[27] Leape L L, Ramenofsky M L. Laparoscopy in infants and children[J]. Surgical Endoscopy, 2000, 14(12): 929-938.

第二节　血管瘤

概述

过去,血管瘤被认为是婴幼儿胎记,由母亲的情绪引起。19世纪Virchow根据形态外观特征对血管异常性疾病进行分类,常使用"草莓状血管瘤""海绵样血管瘤""葡萄酒色斑"等术语加以描述。这种旧分类法未考虑病变的生物学行为及病理学差异,不推荐使用。1982年Mulliken和Glowacki从病理学角度依据血管瘤细胞生物学特点、病理、临床表现、自然衍变及预后,将脉管异常性疾病分为肿瘤(tumor)和畸形(malformation)两大类[1]。血管肿瘤是以血管内皮细胞等瘤体细胞增生为主要特征的一类病变,而脉管畸形则是血管或淋巴管形态、内皮细胞错构形成的血管或淋巴管畸形,这是二者最本质的区别。1996年国际血管异常研究学会（ISSVA）正式采纳了的这一新分类法，之后不断地加以完善（表36-3，图36-2）[2]。

鉴于血管肿瘤分类繁多及本书篇幅有限，本章节重点描述分类中最常见的婴幼儿型血管瘤，其他较常见类型仅简要介绍，若需进一步学习研究，请参

表36-3 ISSVA脉管异常疾病分类标准（2014）

血管肿瘤	脉管畸形	血管肿瘤	脉管畸形
良性血管肿瘤	毛细血管畸形	**局部侵袭性或交界性血管肿瘤**	
婴幼儿型血管瘤		卡波西样血管内皮瘤	动静脉畸形
先天性血管瘤		网状血管瘤	
快速消退型		血管内乳头状血管内皮瘤	
部分消退型	淋巴管畸形	复合型血管内皮瘤	
非消退型		卡波西肉瘤	动静脉瘘
簇状血管瘤		其他	
梭形细胞血管瘤		**恶性血管肿瘤**	
上皮样血管瘤	静脉畸形	血管肉瘤	
化脓性肉芽肿		**上皮样血管内皮瘤**	混合畸形
其他		其他	

引自：Dasgupta R, Fishman S J. ISSVA classification. Semin Pediatr Surg, 2014, 23(4): 158-161.

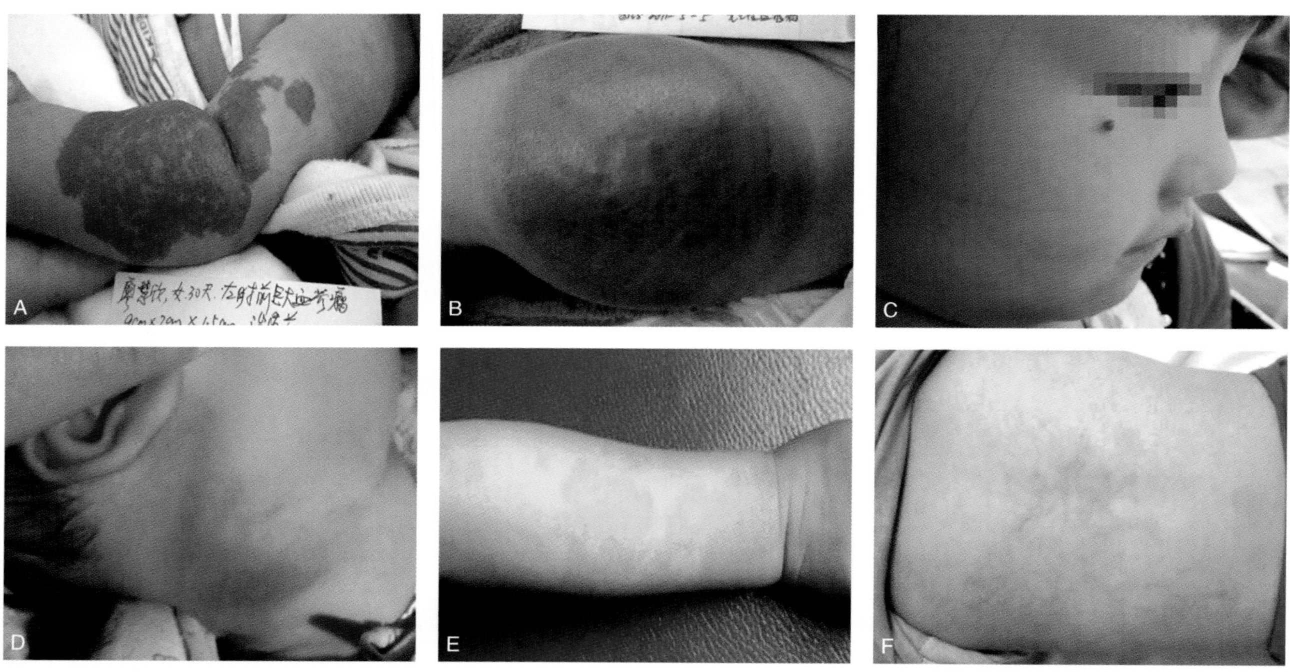

图36-2 脉管异常性疾病分类及常见类型

图A：婴儿型血管瘤；图B：先天性血管瘤；图C：化脓性肉芽肿；图D：卡波西样血管内皮瘤；图E：微静脉畸形；图F：静脉畸形

考相关专业论著。婴幼儿型血管瘤病变通常位于体表或皮肤表面，大多数病变在出生时或婴儿期都可以被发现。

婴幼儿型血管瘤

◆ 概述

婴幼儿型血管瘤（infantile hemangioma，IH），是婴幼儿期最常见的良性肿瘤之一。发病率报道差别较大，多数资料为3%～8%，新生儿发病率为1.1%～2.6%，其中55%在新生儿出生时即存在，其余的多在出生后2～4周出现，1岁内发病率可高达10%～12%（可能包括其他类型血管异常性疾病，导致统计偏高）。IH发病率具有明显性别差异，女性多于男性，女：男为（2～5）：1。早产儿IH发病率明显高于足月儿，体重越低，发病率越高，体重小于1 kg的早产儿发病率可高达22.9%[3]。其他危险因素包括孕妇的年龄，多胎妊娠和胎盘异常。IH多为单发（约占80%），15%～30%的患儿可为多发，可能会发生于肝脏或胃肠道（GI）等外部器官。一般好发于头颈部（60%）、躯干（25%）和四肢（20%）。大多数（90%）IH是皮肤局部病变，不影响美容及结构功能。

◆ 发病机制

IH的确切病因和发病机制尚不清，目前认为与以下因素有关。

1. 胚胎期血管发育异常

胚胎期造血干细胞分化形成血管内皮祖细胞（即成血管细胞），其增殖活跃，形成内皮细胞团块，团块中央分化为早期的血液细胞，团块外层细胞分化成为血管腔，进一步发育形成血管网。如胚胎期血管祖细胞与发育中的血管网脱离，可能在局部增殖形成内皮细胞条索及血管腔，进一步分化、交通形成各种血管瘤。新的研究证据表明，血管瘤细胞来源于血管内皮干细胞/祖细胞。但内皮祖细胞的来源尚不清楚，胎盘来源存在一定可能性，因为血管内皮细胞和胎盘共同表达几种标记：葡萄糖转运蛋白-1（GLUT-1）、Ⅲ型碘代罗丹明九脱碘酶、Fc-RIIb、merosin和Lewis Y抗原。胎盘内皮细胞栓子通过被破坏的母体胎儿屏障到达胎儿组织内。这也可能是早产儿或胎盘功能障碍儿IH发病率高的原因[4-6]。

2. 血管形成性疾病

血管瘤生长和退化的特征与肿瘤的细胞活性具有相关性。当细胞受到各种因子的刺激，或理化因素、基因异常或缺陷等状态下，如血管生长因子水平增高或血管生成抑制因子水平降低等均可能导致血管内皮细胞异常快速增殖、血管过度形成。在增殖阶段，内皮细胞快速分裂时，形成大量滋养动脉和引流静脉。通过诸如碱性成纤维细胞生长因子、血管内皮生长因子和基质金属蛋白酶等形成促血管生成微环境。与之相对应，随着内皮细胞凋亡，血管进入缓慢消退阶段，伴随血管生成抑制剂，如金属蛋白酶、干扰素和组织抑制剂的表达增加。

3. 雌激素的影响

雌激素在血管系统具有重要作用，大量动物及人体试验研究证明雌激素可引起微血管的扩张及血管生成，雌激素介导的信号通路可促进血管瘤细胞的增殖[7-9]。临床上可发现妊娠期皮肤“血管瘤”，于妊娠终止后消失。月经期增大并伴疼痛的巨大皮肤血管瘤患者，行子宫卵巢切除术后发现肿瘤生长受抑、疼痛缓解。IH患者女性明显多于男性。上述发现提示某些血管瘤的发生发展可能受体内雌激素水平的影响。研究证实IH患儿血清雌二醇（E_2）水平显著高于同龄儿，小型血管瘤E_2水平低于较大体积的血管瘤。Sasaki等的研究显示对激素治疗敏感的血管瘤组织中存在高于正常皮肤的雌激素受体（estrogen receptor，ER），因此推测IH的生长可能也存在着雌激素依赖性。

4. 组织结构异常

一般认为先天性畸形与IH相关性不大，但巨大的或中线部位的血管瘤需注意可能合并先天性畸形[10,11]。PHACES综合征是少见的一种血管瘤，合并其他脏器畸形的先天性疾病，即包括颅后窝畸形（P，posteriorfossa malformations）、血管瘤（H， hemangiomas）、动脉异常（A，arterial anomalies）、心脏缺损（C，cardiac defects）、眼部异常（E，eye abnormalities）、胸骨裂隙和脐上囊肿（S，sternal cleft and supraumbilical raphe）的PHACES综合征[12]。腰骶肿瘤区域巨大血管瘤可能并发非典型脊髓异常如脊髓栓系或唇腭裂。超声检查用于4个月以下的婴儿筛查，大龄儿童伴脊髓障碍可能需要磁共振成像（MRI）。骨盆或会阴部的血管瘤合并肛门直肠和泌尿生殖器畸形，常考虑为PELVIS综合征[13-16]。

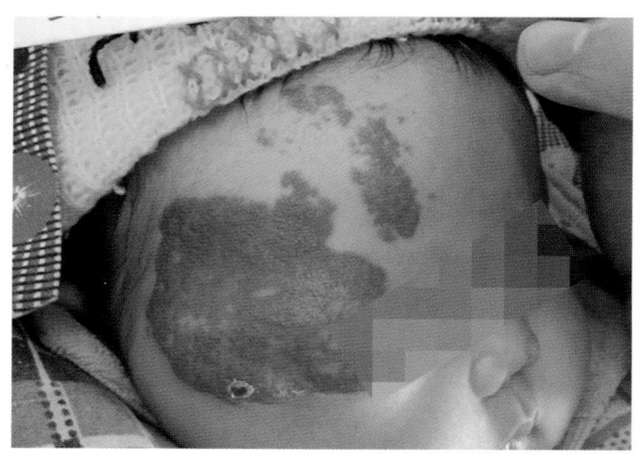
图36-3 婴幼儿型血管瘤（前额、眼周区）

◆ 临床表现

1. 临床特征

IH具有特征性的自然病程[17]。30%～50%的病例在发病前出现局部先兆表现，如苍白斑或小色斑等皮肤。一般出生后1～2周（中位发病年龄）起病，随后进入增殖阶段。增殖期肿瘤快速生长，1～9个月为增殖高峰期，可持续增长10～12个月。浅表的血管瘤一般为红色斑块，快速增大增厚，可呈“草莓”状（图36-3），对于深部的血管瘤，透过皮肤可看到肿瘤基底部呈蓝色。一般至12月龄后，IH增长进入增殖平台期，逐渐稳定，并开始缓慢进入消退期。此后的6～7年，血管瘤由深红色逐渐变淡，瘤体缓慢变小，直至完全消退，部分可到10～12岁方可消退[4,18]，消退后约50%的患儿局部皮肤接近正常。瘤体较大者，局部皮肤可能松弛和/或纤维脂肪残留，瘤体溃烂的可能会引起永久瘢痕和色素沉着等变化，危及生命的IH很罕见[19]。

根据病变的解剖部位，有助于判断可能的并发症。头颈部和声门IH可能由于气道阻塞而危及生命。声门下的血管瘤早期表现为声音嘶哑，随后在6～12周龄出现呼吸双相性的喘鸣。眼睑、鼻尖、嘴唇和耳郭的溃疡可能会引起变形、毁容。眶周IH可能遮挡视轴，造成形觉剥夺性弱视；上眼睑和眶上病变可致角膜扭曲，产生散光性弱视，因此，患有眶周血管瘤的婴儿应由眼科医师参与评估处理[20]。消化道IH可引起胃肠道出血。肝血管瘤可并发高负荷性心力衰竭、甲状腺功能减退和腹腔间室综合征。全身多发性血管瘤被称为血管瘤病，皮肤病灶通常表现为微小的（<5 mm）半球形结节，但部分可具有典型外观。多发性血管瘤（通常为5个或更多）一般需行超声筛查，判断是否合并内脏血管瘤[21,22]。

2. 影像学特征

影像学检查有助于血管瘤的鉴别诊断。90%以上的患儿行超声检查即可满足。超声检查可了解瘤体的范围及血供情况，增殖期IH的超声特征为具有丰富血流的血管软组织块强回声。MRI是次选的检查方法，少数位于头皮、骶尾部、重要器官周围的瘤体，需要行MRI检查，以了解是否累及周围组织器官以及侵犯的程度。增殖期IH的MRI特征表现为实体肿块影，滋养和引流血管粗大。IH在T_1上具有不同强度信号，在T_2上是高信号，在肿瘤周围和内部均可见血管流空现象。随着IH逐渐消退，血管的粗细和数量减少，消退后表现为无血管脂肪团。

◆ 诊断

结合典型临床病史和影像学检查，诊断一般无困难。婴幼儿型血管瘤以皮肤、皮下组织最多见，形态特征明显，大多数浅表型及混合型血管瘤根据其临床表现不难确诊。早期的尚未凸出皮肤表面的浅表型血管瘤，应注意与新生儿斑、鲜红斑痣相鉴别，可嘱家长密切随访观察，如红斑继续生长并凸起即可确诊为婴幼儿型血管瘤。仅凭临床病史及体格检查，深部型IH难以与其他软组织肿块鉴别时，首选彩超进行辅助检查。彩超不仅可描述肿块的组织密度、病变范围，还可了解血供情况及血流的速度。MRI/MRA对于深部组织器官的血管瘤可提供可靠的形态学依据，能准确描述病变血管部位形态及大小，有助于鉴别血管瘤与血管畸形。少数血管瘤与恶性软组织肿瘤不能鉴别时，应争取病理活检或手术切除明确诊断，以免延误治疗。

◆ 治疗

正确的诊断及分类是选择恰当治疗方法的前提，血管肿瘤和血管畸形的病理本质和治疗原理相差甚远，因此区分血管肿瘤和血管畸形对疾病的治疗至关重要。婴幼儿型血管瘤具有自然消退的特征，自然消退后一般不留瘢痕，对外观无明显影响，对健康也无明显危害，因此绝大部分婴幼儿型血管瘤不需要特殊的处理，但需要定期积极随访观察[23]。对瘤体生长特别迅速者，或位于颜面、颈部、气道、会阴等特殊部位者，或合并疼痛、溃烂、影响容貌甚至威胁生命等并发症者，则需要积极干预。目前临床上根据血管瘤危险分度及年龄、生长速度来决定是否干预（表36-4）[24,25]。

治疗包括观察治疗、非手术治疗及手术治疗等多种方法。临床医师应根据患儿的病变大小、类型、部位、年龄、生长速度、对机体的影响、现有的设备条件、既往的经验及所熟悉的方法，并充分评估治疗可能引起的不良反应、并发症等，决定具体的治疗方案。无论采用何种治疗方式，力求遵循以下基本原则：有效控制血管瘤生长，促进血管瘤的消退，避免或减少并发症，美容及保护器官功能。因此，尽可能采用以近似自然消退的"非破坏性"治疗方法，按个体化选择不良反应小、治疗效果确切的方法。切勿过度、激进治疗，尤其勿采取一些容易残留瘢痕、色素沉着等"破坏性"的治疗方法。目前多数专家建议摒弃冷冻治疗、放射治疗、铜针治疗等"破坏性"的治疗方式（图36-4）[26,27]。

表36-4 血管瘤的风险等级及分级依据

风险特征	分级依据
高风险	
节段性血管瘤>5 cm——面部	伴随结构异常（PHACE），瘢痕，眼/气道受累
节段性血管瘤>5 cm——腰骶部、会阴区	伴随结构异常（LUMBAR），溃疡
非大面积节段性血管瘤——面部（厚度达真皮或皮下，或明显隆起皮肤表面）	组织变形，有形成永久瘢痕，毁形性风险
早期有白色色素减退的血管瘤	溃疡形成的标志
面中部血管瘤	高度存在毁形性损害的风险
眼周、鼻周及口周血管瘤	功能损害，毁形性损害风险
中度风险	
面部两侧、头皮、手、足血管瘤	毁形性风险，较低的功能受损风险
躯体皱褶部位血管瘤（颈、会阴、腋下）	高度形成溃疡的风险
节段性血管瘤>5 cm——躯干、四肢	溃疡形成风险和皮肤永久的残余物
低风险	
躯干、四肢（不明显）	低度风险的毁形性损害和功能损害

引自：Luu M, Frieden I J. Haemangioma. clinical course, complications and management[J]. Br J Dermatol,2013,169(1): 20-30.

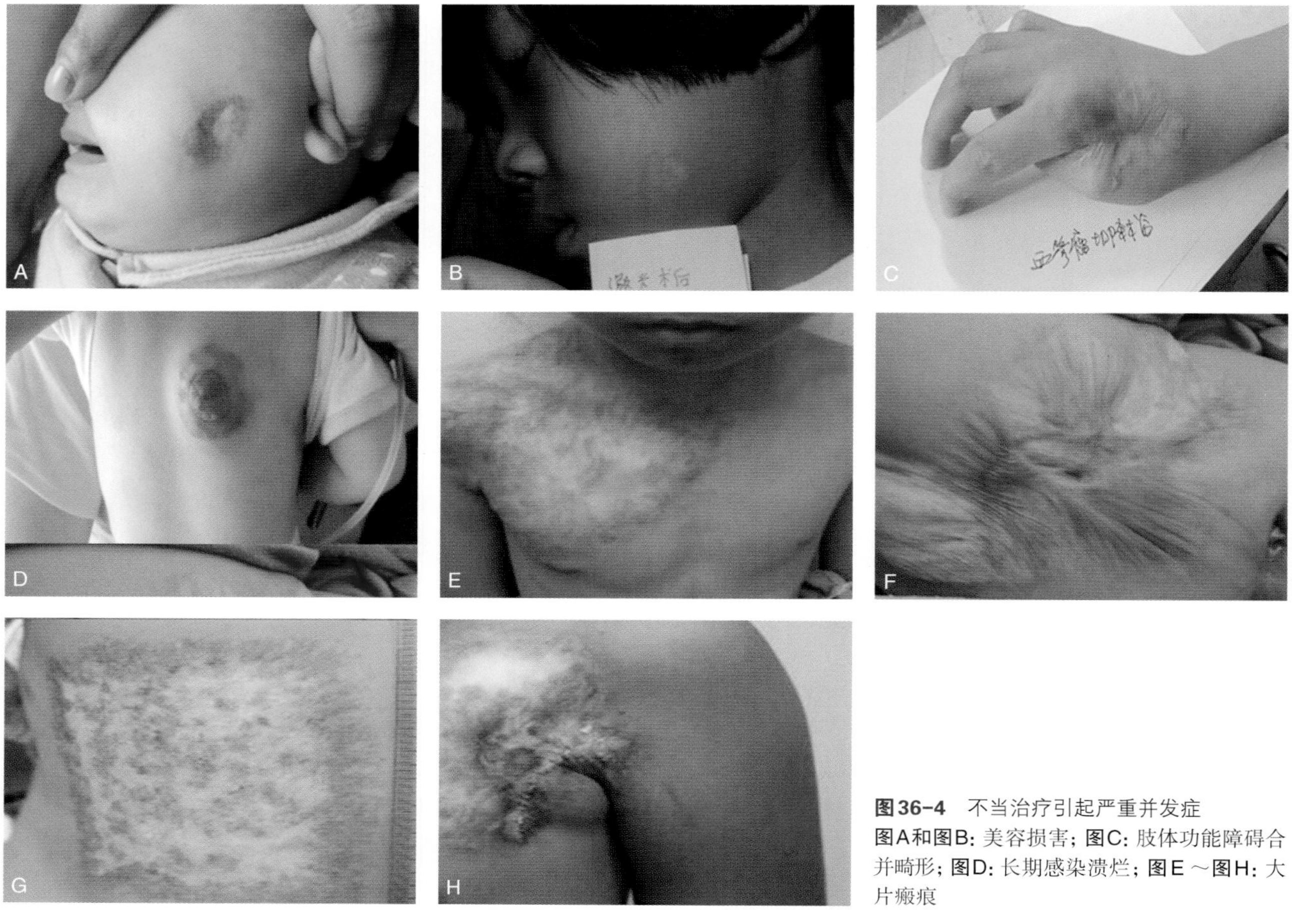

图36-4 不当治疗引起严重并发症
图A和图B：美容损害；图C：肢体功能障碍合并畸形；图D：长期感染溃烂；图E～图H：大片瘢痕

1. 治疗方法及适应证

绝大部分婴幼儿型血管瘤不需特殊的治疗，仅需要密切地随访观察[28]。对于需积极干预者，主要以局部外用和系统用药为主，辅以激光或局部注射等，目的是抑制血管内皮细胞增生，促进瘤体消退，减少瘤体残留物[29]。一般参考血管瘤风险等级进行处理：① 高度风险血管瘤需尽早治疗。首选口服普萘洛尔治疗，若有禁忌证，则可系统使用糖皮质激素[30-33]。② 中度风险血管瘤亦需尽早治疗。早期浅表病灶可给予外用β受体阻滞剂[30-33]，也可加用脉冲染料激光；治疗过程中，若不能控制瘤体生长，则遵循高风险血管瘤方案。③ 低度风险血管瘤，如果很稳定，可以随诊观察，或尝试使用外用药物，如果瘤体生长迅速，则遵循中度风险血管瘤方案。④ 消退期和消退完成期血管瘤的进一步治疗，局部残存影响美观及功能，可结合局部注射或整形手术治疗。

2. 治疗方法的选择

（1）局部外用药物：适用于浅表型婴幼儿型血管瘤，常用的药物β受体阻滞剂类，如普萘洛尔软膏、噻吗洛尔凝胶、噻吗洛尔滴眼液、替卡洛尔滴眼液等[35]。

用法及疗程：外涂于瘤体表面，每日4～6次，持续用药3～6个月或至瘤体颜色完全消退，通常用药第2～3个月疗效最为明显。除个别报道有变态反应性接触性皮炎外，还可能有发红、蜕皮等局部不良反应。

（2）局部注射或激光治疗：① 糖皮质激素：主要药物有曲安奈德、倍他米松、得保松等。适用于局限性、深部或明显增厚凸起的血管瘤，治疗终点为病灶体积缩小，甚至接近平坦[36]。一般作瘤内多点注射或放射状注射，使药液较均匀分布于瘤体内。使用

2.5 ml注射器缓慢注射曲安奈德（10 mg/ml），最大剂量每次不超过3 mg/kg。曲安奈德注射液为混悬剂，局部注射后潴留时间长，瘤内保持了较高的药物浓度，一般在注射后次日即可见肿瘤停止生长或缩小，1～2周内肿瘤可明显消退，作用可持续4～6周。一次注射后，患儿肾上腺皮质功能抑制，6周后方才完全恢复，故消退不完全者，建议间隔6～8周以上重复注射。肿瘤明显缩小或无生长，可暂停治疗，等待自行消退，通常需要3～5次。有效率与口服皮质类固醇相似[37,38]。曲安奈德药液不能直接注入血管，否则可因异位栓塞引起重要组织坏死或其他不良反应。注射前必须回抽无血后再缓慢推药。患儿注射治疗后观察20～40分钟再离开。对鼻尖、脸颊、唇或眼睑的血管瘤患儿，有报道称视网膜动脉闭塞和眼睑坏死，可能是由胶体颗粒栓塞引起。病变外周加压可能有助于这种风险最小化。② 局部脉冲染料激光：通常为585/595 nm 脉冲染料激光，仅穿透真皮的最表面部分，常用于血管瘤溃疡、消退期后减轻血管瘤的颜色或毛细血管扩张性红斑。该治疗病灶选择性及作用深度有限，应慎重选择，不宜扩大适应证，对伴深部病灶者慎用，治疗中应尽量避免形成新的皮肤损伤[39,40]。

（3）系统性治疗：① 普萘洛尔：为系统性治疗首选药物[41]。目前建议剂量为2 mg/（kg・d），分3次餐后服用。使用本药物治疗时要注意适应证。用药前应对患儿进行全面的体格检查，包括心肌酶、血糖、肝肾功能、心电图、心脏彩超、甲状腺功能、胸片等。治疗可在门诊由经验丰富的医师指导下进行，由患儿家长对患儿服药后情况进行监测，无监测条件者住院治疗后门诊随访[42]。治疗起始剂量为每日0.5 mg/kg，分3次口服。首次服药后观察患儿有无心率变缓、肢端湿冷、精神萎靡、呼吸困难和明显烦躁等现象[43,44]。如患儿能够耐受，首次服药4～8小时后继续给药。如患儿仍然无明显异常，第2天增量至每日1.0 mg/kg，分3次口服，并密切观察。如无异常反应，第3天增量至每日2.0 mg/kg，分3次口服，后续治疗以此剂量维持[45]。服药期间定期复诊，服药后的前3个月每4周复诊1次，3个月后可6～8周复诊1次，每次复诊应复查生化、心脏彩超、心电图及局部B超[46]，以评估不良反应及疗效，若出现心肌损害、心功能受损、喘息、低血糖、低体温等情况，应对症治疗或由相应科室会诊，在此期间，普萘洛尔剂量应减半，不良反应严重时需停药[46]。口服普萘洛尔治疗婴幼儿型血管瘤无确切停药年龄限制[47,48]，4岁以内均可用药，瘤体基本消退（临床及B超结果），可考虑在1个月内逐渐减量至停药。因为可能会出现停药后复发现象，服药疗程通常会超过1年，停药年龄经常会延续到15月龄以上（图36-5，图36-6）[49]。② 糖皮质激素：泼尼松短期大剂量疗法：2～4 mg/（kg・d），晨起后顿服或分次口服，1～2周即可见肿瘤停止生长并消退（颜色和瘤体张力改善），疗效稳定后每2～4周逐渐减

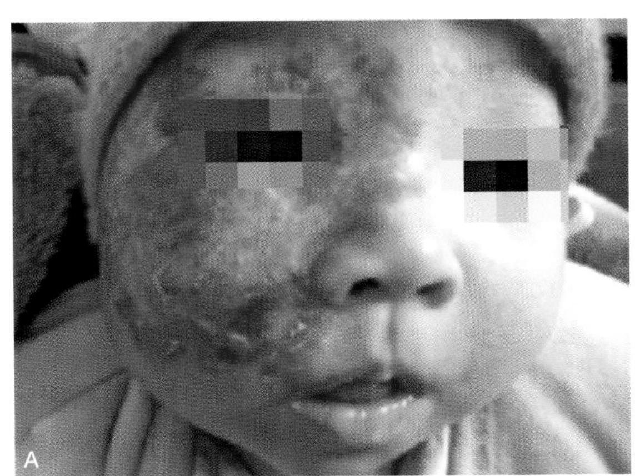

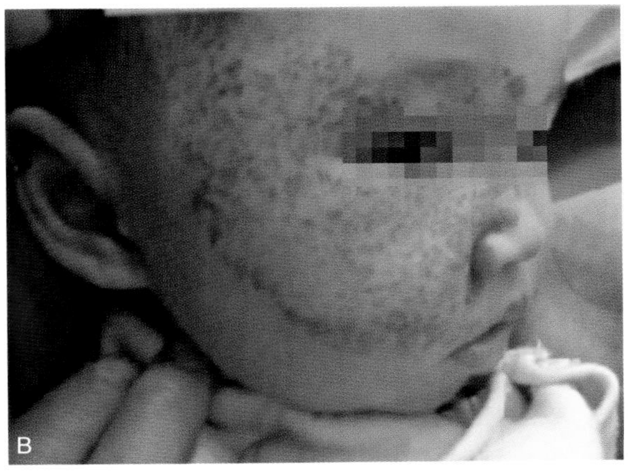

图36-5 颜面部婴幼儿型血管瘤口服普萘洛尔治疗前后
图A：治疗前；图B：治疗后

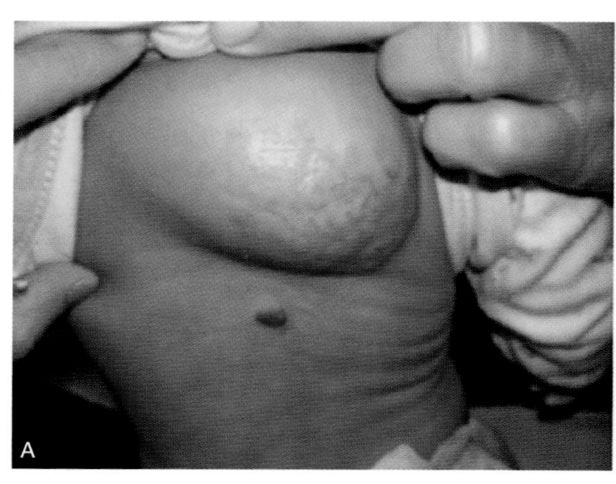

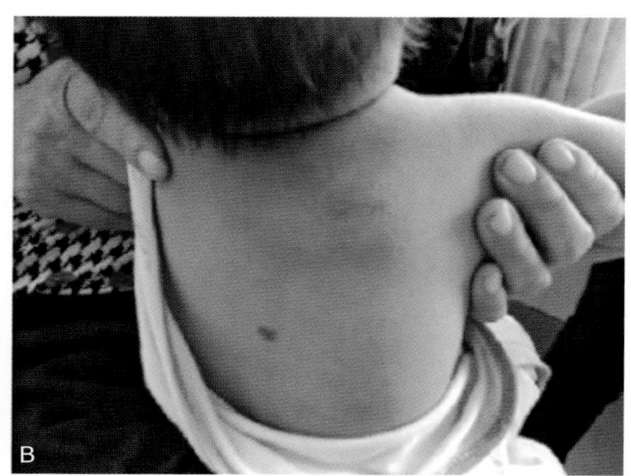

图36-6 背部婴幼儿型血管瘤口服普萘洛尔治疗前后
图A：治疗前；图B：治疗后

量，延长给药间隔时间至停药（一般至10～11月龄）[50]。也可于初始即采用间日给药法：隔日晨起顿服，1～3个月为1个疗程。突然减量或停药常出现肿瘤反跳现象，如停药后肿瘤再度增大可恢复初始用量。如需继续，可间隔4～6周重复同样疗程。该治疗现可用于具有全身用药适应证而不适合于普萘洛尔治疗的病例。用药期间可能有身高、体重增长减缓，心肌病、高血压等暂时性影响，应密切监测。服药期间应停止疫苗接种（例如脊髓灰质炎、麻疹、腮腺炎、风疹、水痘），直至停药后6周以上。几乎所有的儿童（88%）24个月内身高、体重生长曲线恢复到正常[33,51-53]。

（4）外科手术：经非手术治疗后遗留明显外观或功能问题，如残留明显畸形、瘢痕或非手术治疗难以及时解决功能障碍等，可考虑行手术治疗，如：①影响视力发育；②呼吸道阻塞；③外观畸形；④肿瘤消退后残留物（难以消退的纤维脂肪组织残留）、溃疡残留瘢痕、皮肤松弛、皮肤损害较明显，有美容要求者。对于范围大的血管瘤，不应轻易进行广泛的切除，而应先考虑积极的非手术治疗[54,55]。

对于择期手术，手术时机及适应证根据患儿年龄和血管瘤分期而定。在婴儿期（增殖期），对于引起溃疡、阻塞和出血的IH可能需要切除。当预计溃疡形成的较大瘢痕不可避免，可考虑连同溃疡、瘢痕一并切除。适合切除的部位包括头皮、躯干和肢体等皮肤松弛部位。额头、眼睑、脸颊、嘴唇、鼻部、耳朵和颈部的IH需要专科医师处理。总之，外科医师应以患儿为中心，从患儿外观、功能、心理发育以及手术风险等多方面综合考虑，并结合医师本人手术经验，争取获得最大限度的外观和功能改善。

（5）内镜下检查和治疗：胃、小肠或结肠的IH可能在婴儿期出现不同程度的胃肠道出血[56]。内窥镜检查或腹腔镜检查[57]，二者都可定位小肠的病变。大多数胃肠道血管瘤的婴儿通过药物治疗和间歇输血进行处理。对药物治疗无反应的局部病变可以通过内镜结扎或肠道节段性或楔形切除术进行治疗。

（6）栓塞治疗：适用于IH导致充血性心力衰竭且对药物治疗无效的病例。与其他血管瘤相比，肝血管瘤是需要栓塞的最常见病变。其有效性取决于引流血管栓塞的完全性。但在成功栓塞后，婴儿仍需要服用药物治疗[57]。

（7）心理干预：适用于病变位于头颈面等影响美容、影响其正常生活及心理的IH患儿及其家长。一般认为4岁之前的IH患儿尚无完整自知力，但患儿家长的偏激心理，易致病急乱投医，导致不当治疗及过度治疗。现在有研究显示4岁患儿存在自卑、社会焦虑、疾病恐惧、抑郁等心理体验，因此，对于4岁之后仍然残留病变的患儿及家长的心理干预尤为重要。对于这类IH家庭，除了必要的疾病知识宣教以外，还应请心理医师辅以相应的心理干预，如放松干预、理性情绪干预、支持性干预等[59]。

预后

婴幼儿型血管瘤一般预后良好。严重后果多因处理不当所致，对于特殊部位及高风险血管瘤，则需积极处理。

小结

婴幼儿型血管瘤是小儿最常见的良性实体肿瘤，存在典型的自然病程，并有自发消退的特性。绝大部分不需要特殊的处理。正确的诊断及分期是治疗的前提，选择恰当的治疗方法是治疗的关键。

先天性血管瘤

与IH不同，先天性血管瘤在出生时即存在，出生后瘤体不再生长，根据消退情况分为两大类：快速消退型先天性血管瘤（RICH）和非消退型先天性血管瘤（NICH），目前还有病理学者提出部分消退型先天性血管瘤（PICH）[60]。大多数病灶是单发，发病率无性别差异。GLUT-1染色阴性，可以和IH鉴别。RICH早期即可进入消退，出生前即开始，6～14个月完全消退。多数长于头颈部、四肢，瘤体为固定包块，中央凹陷或溃疡呈粉红色至紫色，周围呈浅色，扩张血管消退后，残留部位常凹陷，不伴有婴幼儿型血管瘤中常见的脂肪组织残留（图36-7）。NICH表现为突起的类圆形红色至紫色包块，平均直径5 cm，表面可覆有粗大扩张血管，NICH大多长在头/颈部（43%），其次位于四肢（38%）及躯干（19%）。顾名思义，NICH不能自行消退，尽管组织学上属于肿瘤，但NICH稳定行为类似于畸形。RICH和NICH多普勒检查多为高流速病变。RICH在MRI上具有不均匀增强的区域。先天性血管瘤鉴别诊断包括婴幼儿纤维肉瘤、卡波西样血管内皮瘤（KHE）等。诊断主要依据临床表现及随访情况，必要时可行活组织检查[60]。治疗：RICH采用密切观察，必要时辅以弹性绷带包扎，残存部分影响外观可手术整形。对于NICH及PICH可采取药物或手术治疗。

婴幼儿肝血管瘤

婴幼儿肝血管瘤（HHs）必须与成年期常见的“肝血管瘤”区分。成人“肝血管瘤”也被称为“海绵状血管瘤”，实际上是静脉畸形。而婴幼儿肝血管瘤是真正的血管肿瘤。HHs有3种类型：局灶性、多

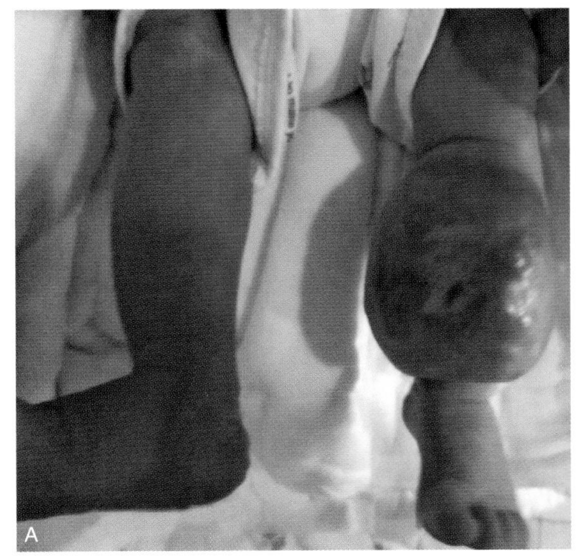

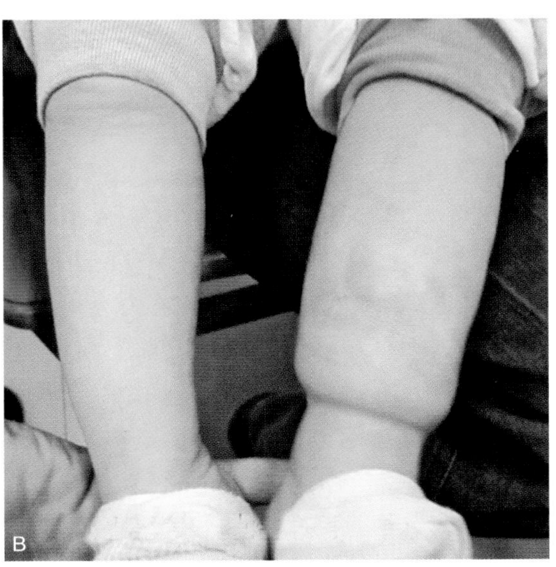

图36-7 快速消退型先天性血管瘤无特殊处理可自行消退
图A：先天性血管瘤（出生后第5天）；图B：先天性血管瘤（出生后第11个月）

灶性和弥漫性。大多数HHs不会危及生命并可自行消退，一般无远期后遗症[58]。

局灶性HHs可能相当于GLUT-1阴性的体表RICH类型，无性别差异，比多灶性及弥漫性肝脏血管瘤消退快。产前即出现并伴生长，所以产前超声可检出。病灶内可能形成血栓，从而导致一过性血小板减少和贫血，但目前尚未观察到真正的Kasabach-Merritt现象[62]。本病多见于健康婴儿，常因腹部肿块就诊。在少部分病例，存在较大分流，可导致高输出性心功能衰竭。随着肿瘤消退，分流通常会关闭。如消退缓慢且伴高分流表现，可予积极治疗。可考虑行药物治疗或由有经验的介入医师对有症状的分流行介入栓塞，可以改善心力衰竭，不主张行手术切除。

多灶性HHs与卡波西样血管内皮瘤组织学特征相似，以往被称为婴儿血管内皮瘤。女性比男性多发。瘤组织GLUT-1呈阳性。多灶性HHs一般是在皮肤多发性婴幼儿型血管瘤行内脏血管瘤筛查时被发现[63]。偶尔由于高分流导致患儿高输出性心力衰竭。可用类固醇类激素治疗以促进分流闭合，也可使用普萘洛尔治疗[64]。无症状婴儿不需要特殊治疗。药物治疗无效者可行介入栓塞来改善心力衰竭。多灶性HHs的婴儿应坚持腹部超声检查随访，直至血管瘤消退。

弥漫性HHs危险性高于前两类，女性较男性多见。肝实质多被大量致密的结节性肿瘤挤占，肝大严重时可压迫下腔静脉和胸腔，导致腹腔室间隔综合征、呼吸窘迫和多器官功能衰竭。可因3型碘甲状腺氨酸脱碘酶异常表达导致获得性甲状腺功能减退。3型碘甲状腺氨酸脱碘酶的水平与肿瘤负荷正相关。要预防神经智力发育障碍和心力衰竭，一般需要大量的外源性甲状腺激素替代物。对所有多灶性和弥漫性HHs患儿应检查血清TSH。甲状腺功能减退随着肿瘤的消退而改善。既往弥漫性HHs给予糖皮质激素治疗，近几年越来越多使用普萘洛尔治疗[65,66]。在呼吸窘迫和腹腔间隔综合征并发症时，可以考虑一些非常规治疗方法，包括使用硅胶片或Silos袋临时增大腹腔容量或低剂量长春新碱治疗[58]。

因为临床上病情可能恶化，需进行严格的随访，特别是婴儿期。需鉴别诊断的疾病包括动静脉畸形、动静脉瘘、间质性错构瘤、肝母细胞瘤、血管肉瘤和转移性神经母细胞瘤。在不能明确诊断时，需要立即进行经皮或开放肝活检。

化脓性肉芽肿

化脓性肉芽肿是儿童和孕妇皮肤与黏膜的良性获得性血管病变，一般在6个月龄之前很少发生，其病因不明，大多数病变与创伤或皮肤疾病无关。初期小的红斑可发展增大至5～10 mm丘疹，多见于头颈部区域。瘤体容易破溃出血，一般带蒂。治疗方法包括搔刮术、完整切除和单纯地烧灼和激光治疗。较小的化脓性肉芽肿可使用硝酸银，较大的病变可能需要液氮冷冻。当化脓性肉芽肿切除或破坏不完全时，常可见复发，复发率有报道可高达45%[67]。

卡波西样血管内皮瘤和Kasabach-Merritt现象

约60年前Kasabach和Merritt首次报道。Kasabach-Merritt现象包括微血管性溶血性贫血和消耗性凝血功能障碍，可见于具进展性和侵袭性的血管肿瘤如卡波西样血管内皮细胞瘤（KHE）、卡波西样淋巴管畸形（KLA）和簇状血管瘤（TA），这些肿瘤在生物学上不同于婴幼儿型血管瘤。Kasabach-Merritt现象应与局灶性肝血管瘤（HHs）所见的暂时性中度新生儿血小板减少症，以及一些见于广泛的静脉和淋巴管畸形伴局部血管内凝血功能障碍相鉴别[68]。KHE和TA通常在出生时出现，也可出生后出现，无性别差异。常见单发，大多位于躯干和四肢，也可发生在腹膜后。KHE可以持续增殖到儿童早期，随后在儿童中期不完全消退。KHE表面皮肤呈红紫色伴有周围瘀斑（图36-8）。由于严重的血小板减少症（血小板$<10\times10^9$/L），可能导致广泛性紫癜或瘀斑。合并Kasabach-Merritt现

象患儿存在颅内、胸膜、肺、腹膜和胃肠道出血的风险。由于病灶内的诱捕，血小板减少症对血小板输注无效。凝血酶原时间和活化部分凝血活酶时间通常为正常至轻度升高。D-二聚体升高，而纤维蛋白原降低。小于8 cm的KHEs一般不出现Kasabach-Merritt现象。KHE病理学表现为椭圆形或梭形血管内皮细胞的薄片或小叶，扩张的淋巴管和狭窄的管腔充满铁血黄素及聚集的红细胞，提示存在血液淤滞。MRI检查可见KHE表现强T_2信号，肿瘤边界不清。肿瘤可从皮肤侵入达肌肉，但并不会影响组织层次[69]。滋养和引流血管相对于肿瘤大小而言较小。当KHE与骨相邻时，骨侵蚀可能较明显。TA的成像模式与其相似。KHE伴发Kasabach-Merritt现象时，以药物治疗为主。由于浸润范围较大，KHE很少能被安全切除。药物选择包括皮质类固醇、长春新碱或干扰素，均存在部分无效病例[70]。长春新碱可使血小板计数回升。一般不给予血小板输注。肝素应避免使用，因其可以刺激肿瘤生长，恶化血小板捕获和加剧血小板减少。临床治疗应综合考虑肿瘤大小、部位及病情发展情况和并发症（如挛缩或肌筋膜疼痛综合征）[71]。①病灶稳定无临床症状，不伴有KMP可观察随访，少数局限、表浅的病灶可选择手术切除。②病灶增大或有临床症状，但不伴有KMP。可选择口服泼尼松龙2～3 mg/（kg・d），服用3～4周后评估临床疗效并确定是否停药。口服阿司匹林2～5 mg/（kg・d）可作为其辅助治疗。③伴有KMP。一线治疗口服甲泼尼龙2～3 mg/（kg・d）（5 mg/kg，隔日1次）或静脉用甲强龙1.6 mg/（kg・d），

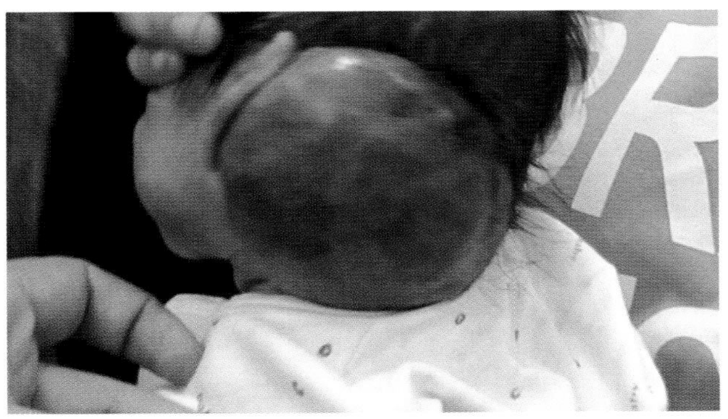

图36-8 KHE伴KMP

或用地塞米松0.2～0.5 mg/（kg・d），长春新碱0.05 mg/kg每周1次静脉滴注[72]，监测血小板变化及凝血功能情况。一线治疗效果不佳时，可联合使用环磷酰胺10 mg/（kg・d）。西罗莫司0.1 mg/（kg・d）可作为二线治疗，其作为一种新疗法有很好的前景，未来有望成为缓解KMP和控制KHE或TA的一线治疗方法[72]。普萘洛尔在较多研究中证实对于治疗KMP现象效果不佳，不建议单独使用。Kasabach-Merritt现象可能反复出现，死亡率可高达20%～30%，临床应密切观察随访[73,74]。

小结

本节主要介绍血管异常性疾病的血管肿瘤部分，特别叙述了血管瘤的分类、各种血管瘤的病理、临床、诊断和治疗。对特殊部位的卡波西样血管内皮瘤和Kasabach-Merritt现象也做了简要的介绍。

（刘　潜）

参・考・文・献

[1] Mulliken J B, Glowacki J. Hemangiomas and vascular malformations in infants and children: a classification based on endothelial characteristics[J]. Plast Reconstr Surg, 1982, 69(3): 412-422.

[2] Dasgupta R, Fishman S J. ISSVA classification[J]. Semin Pediatr Surg, 2014, 23(4): 158-161.

[3] Anderson K R, Schoch J J, Lohse C M, et al. Increasing incidence of infantile hemangiomas (IH) over the past 35 years: Correlation with decreasing gestational age at birth and birth weight[J]. J Am Acad Dermatol, 2016, 74(1): 120-126.

[4] Munden A, Butschek R, Tom W L, et al. Prospective study of infantile haemangiomas: incidence, clinical characteristics and association with placental anomalies[J]. Br J Dermatol, 2014, 170(4): 907-913.

[5] Sirotkina M, Douroudis K, Papadogiannakis N, et al. Clinical Outcome in Singleton and Multiple Pregnancies with Placental Chorangioma[J]. PLoS One, 2016, 11(11): e166562.

[6] Wu Z, Hu W. Clinical analysis of 26 patients with histologically proven placental chorioangiomas [J]. Eur J Obstet Gynecol Reprod Biol, 2016, 199: 156–163.

[7] Xiao X, Hong L, Sheng M. Promoting effect of estrogen on the proliferation of hemangioma vascular endothelial cells in vitro [J]. J Pediatr Surg, 1999, 34(11): 1603–1605.

[8] Sun Z Y, Yang L, Yi C G, et al. Possibilities and potential roles of estrogen in the pathogenesis of proliferation hemangiomas formation [J]. Med Hypotheses, 2008, 71(2): 286–292.

[9] Zhang L, Wu H W, Yuan W, et al. Estrogen-mediated hemangioma-derived stem cells through estrogen receptor-alpha for infantile hemangioma [J]. Cancer Manag Res, 2017, 9: 279–286.

[10] Forde K M, Glover M T, Chong W K, et al. Segmental hemangioma of the head and neck: High prevalence of PHACE syndrome [J]. J Am Acad Dermatol, 2017, 76(2): 356–358.

[11] Feigenbaum D F, Sybert V P, Vanderhooft S L, et al. Ventral midline blanching in the setting of segmental infantile hemangiomas: clinical observations and pathogenetic implications [J]. Pediatr Dermatol, 2015, 32(2): 180–187.

[12] Castellano-Martinez A, Rodriguez-Gonzalez M, Benavente-Fernandez I, et al. Hemangioma, aortic coarctation and intracranial dolichoectasia: PHACE syndrome [J]. Pediatr Int, 2017, 59(2): 230–233.

[13] Zalimas A, Posiunas G, Strupas S, et al. Cloacal reconstruction after a complex treatment of perineal haemangioma in a variant of PELVIS syndrome [J]. BMC Pediatr, 2015, 15: 150.

[14] Liang M G, Frieden I J. Infantile and congenital hemangiomas [J]. Semin Pediatr Surg, 2014, 23(4): 162–167.

[15] Kaushik S B, Kwatra S G, Mclean T W, et al. Segmental ulcerated perineal hemangioma of infancy: a complex case of PELVIS syndrome successfully treated using a multidisciplinary approach [J]. Pediatr Dermatol, 2013, 30(6): e257–e258.

[16] Girard C, Bigorre M, Guillot B, et al. PELVIS Syndrome [J]. Arch Dermatol, 2006, 142(7): 884–888.

[17] Ma E H, Robertson S J, Chow C W, et al. Infantile Hemangioma with Minimal or Arrested Growth: Further Observations on Clinical and Histopathologic Findings of this Unique but Underrecognized Entity [J]. Pediatr Dermatol, 2017, 34(1): 64–71.

[18] Chang L C, Haggstrom A N, Drolet B A, et al. Growth characteristics of infantile hemangiomas: implications for management [J]. Pediatrics, 2008, 122(2): 360–367.

[19] Baselga E, Roe E, Coulie J, et al. Risk Factors for Degree and Type of Sequelae After Involution of Untreated Hemangiomas of Infancy [J]. JAMA Dermatol, 2016, 152(11): 1239–1243.

[20] Spence-Shishido A A, Good W V, Baselga E, et al. Hemangiomas and the eye [J]. Clin Dermatol, 2015, 33(2): 170–182.

[21] Rialon K L, Murillo R, Fevurly R D, et al. Risk factors for mortality in patients with multifocal and diffuse hepatic hemangiomas [J]. J Pediatr Surg, 2015, 50(5): 837–841.

[22] Bajenaru N, Balaban V, Savulescu F, et al. Hepatic hemangioma-review- [J]. J Med Life, 2015, 8 Spec Issue: 4–11.

[23] Ma E H, Robertson S J, Chow C W, et al. Infantile Hemangioma with Minimal or Arrested Growth: Further Observations on Clinical and Histopathologic Findings of this Unique but Underrecognized Entity [J]. Pediatr Dermatol, 2017, 34(1): 64–71.

[24] Luu M, Frieden I J. Haemangioma: clinical course, complications and management [J]. Br J Dermatol, 2013, 169(1): 20–30.

[25] Semkova K, Kazandjieva J, Kadurina M, et al. Hemangioma Activity and Severity Index (HASI), an instrument for evaluating infantile hemangioma: development and preliminary validation [J]. Int J Dermatol, 2015, 54(4): 494–498.

[26] 黄海金，何晓东，刘海金，等.应慎用的方法：婴幼儿型血管瘤的同位素敷贴治疗[J].中国小儿血液与肿瘤杂志，2015（06）：286–288.

[27] 刘潜，何晓东，齐鸿燕，等.关于国内儿童脉管性疾病诊疗现状的几点思考[J].中国小儿血液与肿瘤杂志，2015（05）：226–228.

[28] Baselga E, Roe E, Coulie J, et al. Risk Factors for Degree and Type of Sequelae After Involution of Untreated Hemangiomas of Infancy [J]. JAMA Dermatol, 2016, 152(11): 1239–1243.

[29] Chinnadurai S, Snyder K, Sathe N, et al. Diagnosis and Management of Infantile Hemangioma [M]. Rockville (MD): Agency for Healthcare Research and Quality (US), 2016.

[30] Leaute-Labreze C, Boccara O, Degrugillier-Chopinet C, et al. Safety of Oral Propranolol for the Treatment of Infantile Hemangioma: A Systematic Review [J]. Pediatrics, 2016, 138(4).

[31] Varrasso G, Schiavetti A, Lanciotti S, et al. Propranolol as first-line treatment for life-threatening diffuse infantile hepatic hemangioma: A case report [J]. Hepatology, 2017, 66(1): 283–285.

[32] Kim K H, Choi T H, Choi Y, et al. Comparison of Efficacy and Safety Between Propranolol and Steroid for Infantile Hemangioma: A Randomized Clinical Trial [J]. JAMA Dermatol, 2017, 153(6): 529–536.

[33] Nieuwenhuis K, de Laat P C, Janmohamed S R, et al. Infantile hemangioma: treatment with short course systemic corticosteroid therapy as an alternative for propranolol [J]. Pediatr Dermatol, 2013, 30(1): 64–70.

[34] Painter S L, Hildebrand G D. Review of topical beta blockers as treatment for infantile hemangiomas [J]. Survey of Ophthalmology, 2016, 61(1): 51–58.

[35] Danarti R, Ariwibowo L, Radiono S, et al. Topical Timolol Maleate 0. 5% for Infantile Hemangioma: Its Effectiveness Compared to Ultrapotent Topical Corticosteroids-A Single-Center Experience of 278 Cases[J]. Dermatology, 2016, 232(5): 566–571.

[36] Couto J A, Greene A K. Management of problematic infantile hemangioma using intralesional triamcinolone: efficacy and safety in 100 infants[J]. J Plast Reconstr Aesthet Surg, 2014, 67(11): 1469–1474.

[37] Emir S, Gurlek G D, Demirel F, et al. Efficacy and safety of intralesional corticosteroid application for hemangiomas[J]. Turk J Med Sci, 2015, 45(2): 335–338.

[38] Yuan S M, Zhang M, Guo Y, et al. Intralesional injection of diprospan is effective for infantile hemangioma[J]. J Craniofac Surg, 2015, 26(2): 422–424.

[39] Chinnadurai S, Sathe N A, Surawicz T. Laser treatment of infantile hemangioma: A systematic review[J]. Lasers Surg Med, 2016, 48(3): 221–233.

[40] Adamic M, Pavlovic M D, Troilius R A, et al. Guidelines of care for vascular lasers and intense pulse light sources from the European Society for Laser Dermatology[J]. J Eur Acad Dermatol Venereol, 2015, 29(9): 1661–1678.

[41] Leaute-Labreze C, Hoeger P, Mazereeuw-Hautier J, et al. A randomized, controlled trial of oral propranolol in infantile hemangioma [J]. N Engl J Med, 2015, 372(8): 735–746.

[42] Chang L, Ye X, Qiu Y, et al. Is Propranolol Safe and Effective for Outpatient Use for Infantile Hemangioma? A Prospective Study of 679 Cases From One Center in China[J]. Ann Plast Surg, 2016, 76(5): 559–563.

[43] Mei-Zahav M, Blau H, Hoshen M, et al. Propranolol treatment for infantile hemangioma does not increase risk of childhood wheezing [J]. Pediatr Pulmonol, 2017, 52(8): 1071–1075.

[44] Burkey B W, Jacobs J A, Aziz H. Temperature Instability in an Infant Treated with Propranolol for Infantile Hemangioma[J]. J Pediatr Pharmacol Ther, 2017, 22(2): 124–127.

[45] Zhang L, Wu H W, Yuan W, et al. Propranolol therapy for infantile hemangioma: our experience[J]. Drug Des Devel Ther, 2017, 11: 1401–1408.

[46] Rotter A, Samorano L P, de Oliveira L G, et al. Ultrasonography as an objective tool for assessment of infantile hemangioma treatment with propranolol[J]. Int J Dermatol, 2017, 56(2): 190–194.

[47] Fernando S J, Leitenberger S, Majerus M, et al. Use of intravenous propranolol for control of a large cervicofacial hemangioma in a critically ill neonate[J]. Int J Pediatr Otorhinolaryngol, 2016, 84: 52–54.

[48] Brazzelli V, Giorgini C, Barruscotti S, et al. Efficacy of propranolol for cutaneous hemangiomas in premature children[J]. G Ital Dermatol Venereol, 2016, 151(5): 485–491.

[49] Chang L, Gu Y, Yu Z, et al. When to stop propranolol for infantile hemangioma[J]. Sci Rep, 2017, 7: 43292.

[50] Greene A K, Couto R A. Oral prednisolone for infantile hemangioma: efficacy and safety using a standardized treatment protocol[J]. Plast Reconstr Surg, 2011, 128(3): 743–752.

[51] Hoornweg M J, Saeed P, Tanck M W, et al. Comparison of intralesional corticosteroid and propranolol treatment of periorbital infantile hemangiomas: an outcome study of 61 cases[J]. Eur J Ophthalmol, 2014, 24(6): 940–947.

[52] Bauman N M, Mccarter R J, Guzzetta P C, et al. Propranolol vs prednisolone for symptomatic proliferating infantile hemangiomas: a randomized clinical trial[J]. JAMA Otolaryngol Head Neck Surg, 2014, 140(4): 323–330.

[53] Malik M A, Menon P, Rao K L, et al. Effect of propranolol vs prednisolone vs propranolol with prednisolone in the management of infantile hemangioma: a randomized controlled study[J]. J Pediatr Surg, 2013, 48(12): 2453–2459.

[54] Goldenberg D C, Hiraki P Y, de Moura T, et al. Reply: Surgical Treatment of Facial Infantile Hemangiomas: An Analysis Based on Tumor Characteristics and Outcomes[J]. Plast Reconstr Surg, 2016, 138(6): 1079e–1080e.

[55] Loayza M. Surgical Treatment of Facial Infantile Hemangiomas: An Analysis Based on Tumor Characteristics and Outcomes[J]. Plast Reconstr Surg, 2016, 138(6): 1078e–1079e.

[56] Mirioglu S, Cavus B, Iliaz R, et al. Diffuse Cavernous Hemangioma of the Colon[J]. Acta Gastroenterol Belg, 2016, 79(3): 393–394.

[57] Lee J H, Chun H J, Keum B, et al. A case of esophageal hemangioma treated with endoscopic injection sclerotherapy[J]. Gastrointest Endosc, 2017, 85(5): 1093–1094.

[58] Bajenaru N, Balaban V, Savulescu F, et al. Hepatic hemangioma-review-[J]. J Med Life, 2015, 8 Spec Issue: 4–11.

[59] Boccara O, Meni C, Leaute-Labreze C, et al. Haemangioma family burden: creation of a specific questionnaire[J]. Acta Derm Venereol, 2015, 95(1): 78–82.

[60] Delgadillo D R, Carr L W, Brgoch M S, et al. Rapidly Involuting Congenital Hemangioma of the Hand[J]. Eplasty, 2017, 17: c6.

[61] Amouri M, Mesrati H, Chaaben H, et al. Congenital hemangioma[J]. Cutis, 2017, 99(1): E31–E33.

[62] Emir S, Ekici F, Ikiz M A, et al. The association of consumptive hypothyroidism secondary to hepatic hemangioma and severe heart failure in infancy[J]. Turk Pediatri Ars, 2016, 51(1): 52–56.

[63] Canty K M, Horii K A, Ahmad H, et al. Multiple cutaneous and hepatic hemangiomas in infants[J]. South Med J, 2014, 107(3): 159-164.

[64] Sarialioglu F, Yazici N, Erbay A, et al. A New Perspective for Infantile Hepatic Hemangioma in the Age of Propranolol: Experience at Baskent University[J]. Exp Clin Transplant, 2017, 15(Suppl 2): 74-78.

[65] Yeh I, Bruckner A L, Sanchez R, et al. Diffuse infantile hepatic hemangiomas: a report of four cases successfully managed with medical therapy[J]. Pediatr Dermatol, 2011, 28(3): 267-275.

[66] Bosemani T, Puttgen K B, Huisman T A, et al. Multifocal infantile hepatic hemangiomas-imaging strategy and response to treatment after propranolol and steroids including review of the literature[J]. Eur J Pediatr, 2012, 171(7): 1023-1028.

[67] Trivedi S. Capillary hemangioma or pyogenic granuloma[J]. J Indian Soc Periodontol, 2016, 20(1): 5.

[68] Das A, Bansal D, Chatterjee D, et al. Kaposiform Hemangioendothelioma: Multifocal Involvement, Chylothorax, and Kasabach-Merritt Phenomenon[J]. J Pediatr Hematol Oncol, 2017, 39(2): 153-154.

[69] Ryu Y J, Choi Y H, Cheon J E, et al. Imaging findings of Kaposiform Hemangioendothelioma in children[J]. Eur J Radiol, 2017, 86: 198-205.

[70] Liu X, Li J, Qu X, et al. Clinical Outcomes for Systemic Corticosteroids Versus Vincristine in Treating Kaposiform Hemangioendothelioma and Tufted Angioma[J]. Medicine (Baltimore), 2016, 95(20): e3431.

[71] O'Rafferty C, O'Regan G M, Irvine A D, et al. Kasabach-Merritt syndrome, kaposiform haemangioendothelioma and platelet blockade[J]. Br J Haematol, 2015, 171(1): 11.

[72] Wang Z, Li K, Dong K, et al. Successful treatment of Kasabach-Merritt phenomenon arising from Kaposiform hemangioendothelioma by sirolimus[J]. J Pediatr Hematol Oncol, 2015, 37(1): 72-73.

[73] Wang Z, Li K, Yao W, et al. Steroid-resistant kaposiform hemangioendothelioma: a retrospective study of 37 patients treated with vincristine and long-term follow-up[J]. Pediatr Blood Cancer, 2015, 62(4): 577-580.

[74] Reichel A, Hamm H, Wiegering V, et al. Kaposiform hemangioendothelioma with Kasabach-Merritt syndrome: successful treatment with sirolimus[J]. J Dtsch Dermatol Ges, 2017.

第三节　脉管畸形

概述

脉管畸形（vascular malformation，VM）是指血管和淋巴管系统在胚胎发育过程中，由于分化成形阶段结构错乱而导致的先天性畸形[1]。2014年国际血管异常研究联合协会（the international society for the study of vascular anomalies，ISSVA）总结了近10年来的各项研究报道[2]，审议通过了ISSVA新分类（表36-5）。ISSVA新分类方法将脉管畸形分为单纯型、混合型、大血管来源型和合并其他异常型。单纯型主要包括：毛细血管畸形（capillary malformation，CM）、淋巴管畸形（lymphatic malformation，LM）、静脉畸形（venous malformation，VM）、动静脉畸形（arteriovenous malformations，AVM）和动静脉瘘[3]。毛细血管畸形是临床比较常见的血管畸形，占血管畸形的20%左右；葡萄酒色斑（port-wine stains，PWS）是毛细血管畸形的一种类型，常见于一些综合征包括Sturge-Weber综合征、Klippel-Trenaunay综合征、Parkes-Weber综合征、Cobb综合征等。静脉畸形是临床最常见的血管畸形，包括蓝色橡皮-大疱性痣综合征（BRBNS）[4]、家族性皮肤黏膜静脉畸形、血管球细胞静脉畸形（GVM）、Maffucci综合征等。动静脉畸形是一种高流量的先天性血管畸形，由扩张的动脉和静脉组成，异常的动静脉之间缺乏正常毛细血管床，伴直接交通分流时形成动静脉瘘。混合型主要包括毛细血管静脉畸形（capillary-venous malformation，CVM）、毛细血管淋巴管畸形（capillary-lymphatic malformation，CLM）、毛细血管动静脉畸形（capillary-arteriovenous malformation，CAVM）、淋巴管静脉畸形（lymphatic-venous malformation，LVM）、

表36-5 ISSVA脉管畸形分类

单 纯	混 合	大血管来源	合并其他异常
毛细血管畸形 淋巴管畸形 静脉畸形 动静脉畸形 动静脉瘘	CVM,CLM LVM,CLVM CAVM CLAVM 其他	累及淋巴 静脉 动脉 注意：来源、过程、数量、长度、直径、瓣膜、交通（AVF）及存在时间（胚胎血管）	Klippel-Trenaunay综合征 Parkes-Weber 综合征 Servelle-Martorell综合征 Sturge-Weber综合征 肢体CM+先天性非进行性肢体肥大 Maffucci综合征 巨头症 CLOVES综合征 Proteus综合征 Bannayan-Riley-Ruvalcaba综合征

毛细血管淋巴管静脉畸形（capillary-lymphatic-venous malformation，CLVM）、毛细血管淋巴管动静脉畸形（capillary-lymphatic-arteriovenous malformation，CLAVM）和其他类型。

毛细血管畸形

毛细血管畸形（capillary malformation，CM）既往常被称为“葡萄酒色斑”“鲜红斑痣”。CM发病率约0.3%[5]，性别无差异，大多数CM是散发性的，但有些也具有遗传性，呈常染色体显性遗传[6]。

◆ 发病机制

毛细血管畸形或微静脉畸形系由许多异常扩张的毛细血管或毛细血管后微静脉组成，病变主要集中于较浅的皮肤乳头层和网状层。多项研究发现，微静脉畸形的血管壁细胞缺乏神经支配，不能有效调控血管管径，血管进行性扩张。有学者对13个家族性微静脉畸形的研究发现，*RASA1*基因突变可能参与了毛细血管畸形的发病，但其在血管发生中的具体作用机制尚未完全阐明。鉴于皮肤发育过程中皮肤角质细胞和感觉神经可以分泌 VEGF，有学者推测，在发育过程中，内皮细胞发生的基因缺陷如果影响其在VEGF作用下的迁移功能，就会导致血管和神经发育不平衡，出现微静脉畸形。此外，在毛细血管畸形-动静脉畸形（CM-AVM）、Parkes-Weber综合征（动静脉畸形伴有肢体肥大）患儿中也检测出*RASA1*基因突变[7,8]。

◆ 临床表现

毛细血管畸形好发于头、面、颈部，也可累及四肢和躯干。临床表现为出生时即出现的皮肤红斑，可以是粉红色、鲜红色、紫红色等，不高出皮肤表面，可分布于身体各部位，绝大多数压之不会褪色，皮温无升高，无自然消退迹象，颜色可逐年加深（图36-9）。绝大多数毛细血管畸形部位表浅，很少会引起较严重的损害，部分严重的病变可伴有软组织甚至骨组织的增生导致患病部位增大变形等。有时，CM的存在提示机体有潜在的结构异常，如位于颈部或腰骶部的CM可能与隐匿性脊髓障碍或脊髓栓系相关。患儿眼周及颧部等三叉神经支配的区域存在CM时，应考虑Sturge-Weber综合征可能。CM也可出现在复杂血管畸形中。

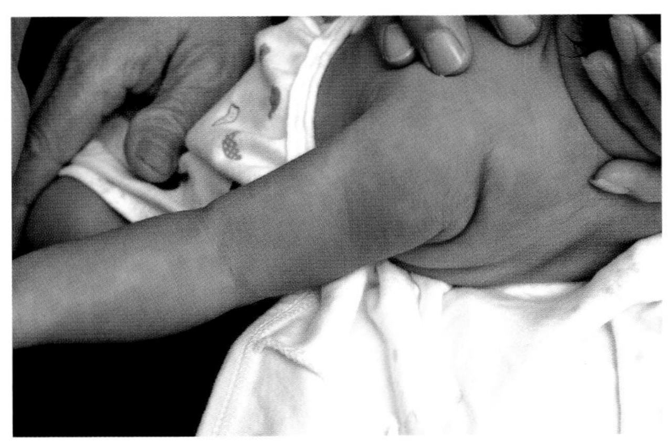

图36-9 毛细血管畸形

◆ 治疗

毛细血管畸形的治疗关键在于褪色治疗，同时做好心理疏导。由于其好发于头、颈、颜面部，对美容需求较高，因此主要采用激光和光动力疗法等非手术治疗模式。对于非手术治疗无效的病例可采用手术治疗，通过手术清除病灶或改善外观畸形，主要包括直接切除缝合、局部皮瓣转位修复、皮片移植、预构扩张皮瓣等整形美容手术。冷冻治疗、放射治疗及放射性核素贴敷治疗，由于潜在危害或并发症，已逐渐被其他治疗方法替代。

1. 脉冲倍频Nd：YAG激光器

Nd：YAG激光器是固体激光器，较CO_2激光器（气体激光器）具有方向性好，定位准，操作方便，出血少，使用寿命长的优点。治疗推荐，波长532 nm，脉宽5 ～ 30 ms，能量密度7 ～ 16 J/cm^2[9]。能量传递有限是Nd：YAG激光的缺点，可能对局部正常组织和神经产生损伤，通过生理盐水持续冲洗降温，可有效地降低这种损伤。对于激光引起的周围组织水肿可以采用放置负压引流管和应用激素等处理。

2. 脉冲染料激光（flashlamp pulsed dye laser，PDL）

是一种较为安全的激光，由于皮肤的厚度在20岁之前呈线性增加，因此建议早期采用激光治疗毛细血管畸形更为合适。治疗推荐PDL参数为波长585 nm，激光直径10 mm，持续时间40 ms，治疗后病灶可以达到与周围皮肤的色泽、弹性、质地基本一致[10]。PDL在治疗毛细血管畸形的时候并不能短时间让病灶消失，应注意勿操之过急[11]。PDL治疗总体上是安全有效的，但治疗后急性发生红斑、紫癜、水肿也很常见，这些症状一般在数天内消失。水疱、硬结节可见于激光能量较高时，可在数天内消失，如并发感染恢复可能后延。PDL治疗最主要的并发症为色素沉着，色素一般持续6 ～ 12个月，主要与过度破坏上皮细胞相关。操作时注意规范，尽量控制组织损伤程度，避免形成瘢痕等严重并发症。

3. 光动力疗法（photodynamic therapy，PDT）

又称为血管靶向光动力疗法（vascular-targeted photodynamic therapy，V-PDT）利用激光激发富集于畸形毛细血管内皮细胞中的光敏剂所产生的单线态氧，选择性破坏畸形毛细血管网，是另一靶向性强、疗效好、安全性佳且无热损伤的治疗新技术。根据患儿个体和病情制定个性化方案，主要参数包括光敏药物与剂量，激光参量与治疗量以及治疗区规划等。光敏药物如血啉甲醚、血卟啉注射液等。按说明书进行皮试和静脉注射，药量一般为2 ～ 5 mg/kg，给药后即予照光。治疗光源首选连续激光，如532 nm半导体激光或全固态激光，其激发光敏药物效率最高；其次可用高频脉冲激光（准连续激光），如511/578 nm铜蒸气激光；再者可用630 nm半导体激光，其穿透深度更深，但应注意深层正常血管网破坏风险增加。照光剂量：功率密度即照射强度一般为80 ～ 100 mW/cm^2。照光时间一般为15 ～ 40分钟，能量密度即照射光量一般为60 ～ 360 J/cm^2。对特殊部位如鼻翼、上唇、颏部、肢体等应适当缩短照射时间。用血卟啉注射液后，需要避免强光直射皮肤1 ～ 3个月，用海姆泊芬需2 ～ 4周。重复治疗间隔期至少2 ～ 4个月。

淋巴管畸形

淋巴管畸形（lymphatic malformation，LM）属于脉管畸形大类，过去常被称为淋巴管瘤（lymphagioma），这一旧称易误解其为具有增殖生长的肿瘤，应予以注意。据报道大约每1 000个新生儿中有1.2 ～ 2.8名发病，其发病率仅次于血管瘤，位居第2位，男女发病率基本相等，约80%的病例发生于2岁以下儿童。

◆ 发病机制

LM发病机制仍然不清楚。在胚胎期的第6周，淋巴系统发育，成对的颈静脉淋巴囊出现，其次是肠系膜、乳糜池和后淋巴囊，它们增大后并连接到胸导管。第二阶段包括将囊转化为原始淋巴结和外周淋巴管的分离扩散。研究支持淋巴管起源于静脉，而不是由间充质结构分化而来。LM的一个病因学理论是，淋巴囊的始基或其发芽出淋巴通道与主淋巴系统“被剪断”，导致淋巴液异常潴留聚集。另一种理论将LM归因于淋巴系统的异常出芽，与中枢淋巴管的连接中断或存在异常位置的淋巴组织发育。颈部和腋窝的LM可能是由于淋巴囊未能与中心静脉系统连通有关，淋巴出芽的分离形成孤立状淋巴组织可能会导致周围病变。近年来，随着分子生物学的和分子遗传学的发展，目前发现与淋巴管畸形的发生有关的突变基因主要是*VEGFR-3*、*FOX-C2*和*SOX-18*。

◆ 临床表现

淋巴管畸形根据病变类型可分为大囊型、微囊型和混合型（图36-10）。囊腔中含有水样的透明液体，有波动感，有时不透光或呈琥珀色，而小囊型淋巴管畸形病灶相对呈实质性。淋巴管畸形的临床表现受病变的类型、范围和深度的影响差异很大，可表现为皮肤黏膜上充满液体的小泡或表现为巨大的肿物。LM常好发于机体的颈部、颜面部、腋窝，被累及部位的皮肤颜色一般正常，管腔内出血时除外。部分可累及皮肤、浅部软组织，甚至胸腹腔脏器，骨及周围组织也可被累及，但不具有侵蚀性，常与骨皮质及周围组织共存。淋巴管畸形镜下病理表现为：病变由内皮细胞组成的壁薄、形态不规则及大小各异的淋巴管腔内充满淋巴液且可见淋巴细胞和吞噬细胞，周围有大量成纤维细胞、白细胞、脂肪细胞。大囊型淋巴管畸形病理组织学表现为单纯的淋巴管扩张，形成较大的多个囊肿，囊壁有大量的淋巴细胞，囊腔内为清亮的液体。微囊型淋巴管畸形大体病理切面呈海绵状，故又俗称海绵状淋巴管瘤，亦为单纯的淋巴管结构。混合型淋巴管畸形以淋巴管成分为主，可含有少量血管或脂肪组织。

◆ 治疗

淋巴管畸形约75%发生在头颈部[12]。主要治疗方法有硬化剂注射治疗、手术切除等，单一方法效果不佳时，可两种或更多方法结合进行[13]。硬化剂治疗使用的硬化剂主要为聚桂醇、平阳霉素、OK-432等。弥漫性微囊型或混合型病变，完全切除困难，术后复发率高，面颈部病变手术切除常并发神经损伤。对于并发纤维脂肪瘤的巨大病变，外科手术仍是最佳的治疗手段。术后感染及血肿是最常见的并发症，术后引流及加压包扎可以减少血肿的发生。

下面以聚桂醇注射为例详述硬化剂注射治疗方法。

（1）治疗目的：消除或显著改善囊肿引起的临床症状，保护脏器功能，控制相关并发症。

（2）治疗操作：体表囊肿可以在直视下完成操作，最好做两点穿刺以对冲模式注射硬化剂。深部的肝、肾、卵巢囊肿等应在超声引导下进行治疗。以肝脏为例，患儿取仰卧或左侧卧位，2%利多卡因局部麻醉至肝被膜，超声扫描、定位后于探头侧方进针，穿刺针常用18～20 G PTC或EV针，选择行程短，避开大血管、神经和重要器官的路径穿刺，穿刺成功后应尽量抽空囊液，注入聚桂醇原液与之置换，置换比例1/10～1/4，通常取1/5～1/3比例置换，采用聚桂醇囊内保留法，聚桂醇总用量<60 ml/次。注射结束后指导患儿翻转体位，便于硬化剂在囊内的均匀分布，观察2小时无特殊情况则治疗结束。直径>10 cm巨大囊肿可行囊肿经皮造口术，放

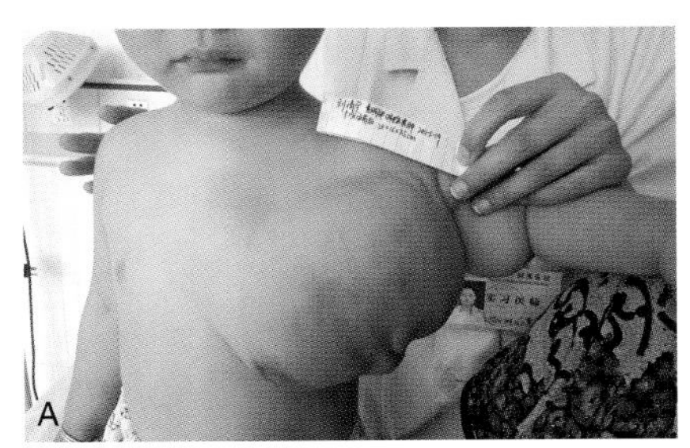
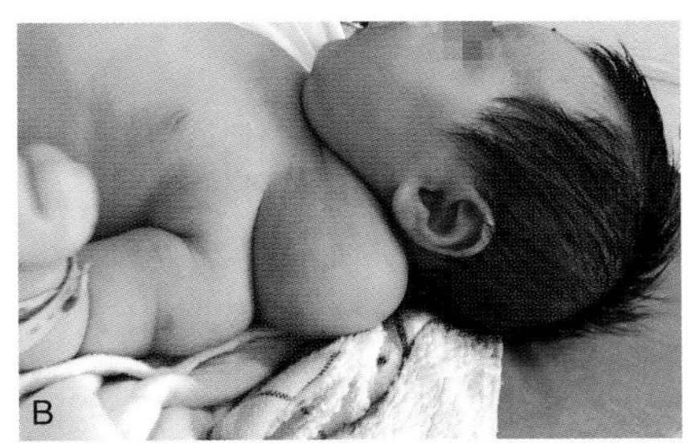
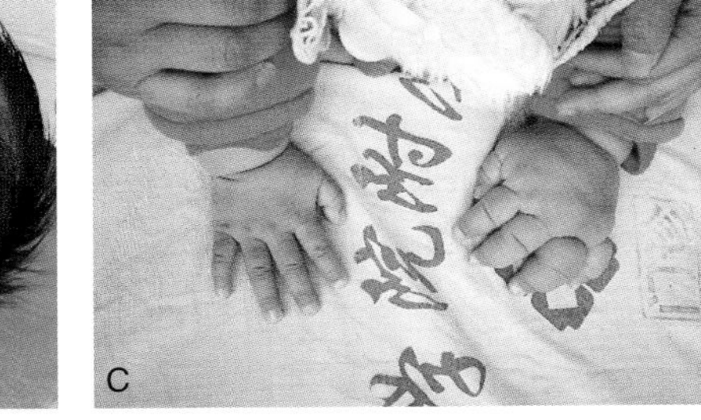

图36-10 淋巴管畸形

置6～8 F外引流管便于重复治疗，常规重复治疗2～4次。

（3）聚桂醇治疗剂量：直径<5 cm、囊液<100 ml者，注射10 ml聚桂醇；直径5～7 cm、囊液<300 ml者，注射20 ml；直径>8 cm、囊液>300 ml者，注射30～60 ml，可以分几次重复应用。

（4）疗程制定：常规治疗5～10 cm囊肿囊内注射聚桂醇1～3次，每次间隔5～7天，3～6个月复查症状未完全缓解，囊肿缩小<50%者可酌情考虑再次治疗。

（5）疗效评价：1个月、3个月、6个月、12 个月超声对比治疗前、后的大小变化，以临床症状的消失或改善程度为主要评价指标。

（6）术后反应：① 发热<38.5℃，1～3天；② 口中短暂的金属味；③ 肾囊肿出现血尿1～3天，肌酐轻微升高等；④ 术后脏器出血。以上可以酌情对症处理。

除此之外，OK-432及平阳霉素也可作为注射药物选择。

OK-432又名Pacibanil，是由1987年日本京都府立医科大学小儿外科荻田首先将其应用于小儿淋巴管畸形的治疗，本疗法在日本、欧美较常选用。20世纪90年代，我国同类药物研发成功，并于数年后正式投入到临床应用中。OK-432或沙培林通过抑制淋巴管畸形淋巴管内皮细胞的生长和化学刺激间质纤维化增生的双重作用机制而达到治疗的目的。从组织学来看，对间质较多的类型如单纯性和多囊性淋巴管畸形的作用较差，而对间质少的类型如囊状淋巴管畸形的作用较好。对于多囊性或混合性淋巴管畸形，往往仅能抽出少量甚至无法抽出囊液，可尝试多点注射以增强效果。

关于用药剂量，原则初次应用不超过2KE。治疗6周至2个月后，如果仍有残留，需治疗时可进行再次注射治疗；后续治疗药物使用量每次不超过3KE为宜。用药的剂量主要取决于瘤体的大小和类型，辅以患儿的年龄与体重进行调节。

OK-432及沙培林为青霉素类制剂，可能发生过敏性休克或其他的过敏反应。发生过敏发应时应及时停药，对症处理。青霉素皮试阳性者属于OK-432用药禁忌。部分患儿可出现发热，与患儿个体差异有关，与剂量及药物无明显相关性。

平阳霉素注射剂量及方法可参见以下静脉畸形硬化治疗部分。

静脉畸形

静脉畸形（venous malformation，VM）是先天性发育异常形成的一种静脉异常扩张畸形，过去常被称为海绵状血管瘤，是一种低流速的血管畸形。静脉畸形是常见的脉管畸形，高达40%的脉管畸形为静脉畸形。

◆ 发病机制

静脉畸形的发生和进展涉及多方面的因素，既有静脉本身的原因，又有管腔中血流动力学的作用，还受到内出血、血栓形成、感染、炎症反应等影响。由于静脉由间充质细胞发育而来，而间充质细胞发育过程是控制发育的基因循序差异表达的结果，因此任何影响基因表达的因素或基因发生突变都可能导致发育异常。目前对发育的具体过程和发育过程中何处发生了变化而导致静脉畸形所知甚少。Vikkula证实静脉畸形患儿的*TIE-2*基因发生了突变，并推测这是畸形血窦壁中内皮细胞和平滑肌细胞发育不均衡的根本原因[14]。分化异常的血管平滑肌细胞和/或内皮细胞在其以后的生命中将保持异常的表型，这可能是海绵状静脉畸形不会消退的原因。也有研究认为静脉畸形中层粘连蛋白表达量少是因为血窦壁细胞不成熟，分泌层粘连蛋白少于正常，层粘连蛋白的表达和分布可能与畸形在胚胎发育过程中出现的时间及其病程进展有关；也有研究表明[15]，MMP-9/TIMP-1平衡关系的破坏，可能是静脉畸形呈进行性生长的发病机制之一。

◆ 临床表现

静脉畸形好发于头、颈、颌面部，四肢、躯干次之，在出生时即存在，无性别差异。按照大体形态学分型，静脉畸形可分为单一病灶、多发病灶、弥漫性病灶。静脉畸形常表现为蓝色的皮肤或者皮下软肿块，质地柔软，可被压缩，体积随着静脉内压力升高而增大；可累及皮肤、肌肉软组织和骨组织，从而产生机体损害甚至致残。位于眼睑、口唇、舌、口底、咽壁等部位的静脉畸形常影响外观并可引起相应的视力、吞咽、语音、呼吸等功能障碍，侵及关节腔可引起局部酸痛、屈伸异常，皮下静脉畸形可影响邻近的骨骼变化，在面部多数表现为骨骼变形及肥大，而在四肢者多表现为骨骼脱钙和萎缩。静脉畸形多数无疼痛症状，但当畸形静脉腔内血栓形成或累及肌肉深部活动后可产生疼痛，血栓机化可形成静脉石。由于静脉畸形可以累及机体的任何组织和器官，因此，在累及如消化道、泌尿生殖道等自然腔道黏膜时容易引起慢性出血，患儿常出现慢性出血性贫血。

◆ 治疗

根据病变类型、部位、血流情况进行个体化综合治疗。常先给予血管内硬化或激光治疗，以降低病变区的血流，缩小病灶体积，再联合手术治疗。深部病变的硬化或激光治疗应在CT、MRI成像或超声引导下进行。对于静脉畸形的处理主要在于控制症状，可以使用加压治疗静脉回流障碍及肿胀，同时使用非甾体抗炎药止痛治疗。大多数VM为低流量病灶，是硬化治疗的适应证，可经皮直接穿刺病灶进行注射治疗。复杂性病灶常需反复治疗，且疗程往往是终身的，需要与患者充分沟通取得理解，经历数年一次的治疗，可以缓解症状及纠正外观缺陷，但每次治疗都可能只是整个姑息性治疗过程的一部分，而不是治愈。

硬化治疗前的造影剂注射对于治疗整个或部分病灶所需的硬化剂有预估作用。用小口径套管针经皮直接穿刺病灶内造影，能有效显示病灶。在X线引导下，缓慢推进造影剂，显示充盈的静脉腔，往往可以看到引流静脉。这些病灶往往是多房的或彼此隔绝，必须多点注射造影剂才能完全显示病灶全貌。

1. 硬化治疗

硬化剂的治疗原理是经血管腔内注射后直接损伤血管内皮，促进血栓形成，黏附于注射部位血管腔内，继而产生炎性病变和组织纤维化，纤维化条索代替病理性血管，导致病理性血管永久闭塞，从而达到硬化治疗的目的。对于广泛而弥散的病灶则需多次治疗，而且效果相对较差。常用的硬化剂有博来霉素或平阳霉素、聚桂醇或聚多卡醇、无水乙醇、鱼肝油酸钠等。

（1）博来霉素或平阳霉素：平阳霉素（pingyang mycin）是博来霉素（bleomycin）国产同类型药物，是由平阳链素菌产生的一种广谱抗癌抗生素。其治疗静脉畸形的机制是与血管内皮细胞DNA结合，引起血管内皮细胞DNA链的断裂，从而抑制血管内皮细胞的代谢，致内皮细胞萎缩、变性，达到损伤血管内皮细胞及管壁，并且诱导血管平滑肌细胞和内皮细胞增生，使管壁变厚、管腔变狭窄最终闭锁。平阳霉素是较温和有效的硬化剂。

用法与用量：平阳霉素总剂量不超过300～400 mg，当瘤体侵及眼眶球后、颈部等很多危险区域时，建议在DSA机下评估治疗的安全性，再行血管内治疗。在多次治疗后因血窦腔缩小致穿刺难度明显增加时，需在B超引导下精准定位残留病灶，以提高疗效。治疗完毕，穿刺点压迫包扎。

不良反应：平阳霉素不良反应小，主要为低热，长期过量使用可出现肺炎样症状和肺纤维化的表现。

（2）聚多卡醇或聚桂醇：1967年，德国医师使用局部麻醉药物聚多卡醇时发现注射后出现血管闭塞、血管腔消失现象，随即血管硬化治疗应运而生。其作用机制主要是使静脉血管和周围组织产生无菌性炎症，1周后，由于组织坏死而形成溃疡，10天后形成肉芽组织，3～4周纤维化闭塞血管。国产的同类型药物为聚桂醇。泡沫制剂使药物在血管内流动变慢，与血管壁接触面增大，既减少了药量又增强了疗效。与传统硬化剂比较，泡沫硬化剂具有疼痛及局部反应轻、瘢痕不明显、毒副作用小、安全、方便等优点。

用法与用量：注入的微泡使靶血管中的血液从血管内排空，药物的稀释减小到最低限度，增加了硬化剂在管腔内作用时间；硬化剂的泡沫化增加了硬化剂与内皮细胞的接触面积，提高了治疗效果，降低了硬化剂的用量。通常使用Tessari 技术，按液体硬化剂和气体的比例为1∶4 制作泡沫硬化剂，现配现用。Tessari 法泡沫硬化剂安全用药剂量6～8 ml。针对皮下静脉扩张、曲张及静脉畸形，可在注射针头穿刺入扩张静脉后，让泡沫硬化剂充满静脉畸形，通过压迫等方法可以增加潴留时间并可明显提高疗效。对深部病灶如肌间静脉畸形也可在 DSA 机下或在彩超引导下灌注到血管管腔内，回抽到血液证实位于血管腔内后缓慢推药，药物体积一般勿超过肿瘤的1/2，单次剂量不超过8 ml。对于体积巨大，可采用每隔2～3个月的重复的序贯治疗，效果更佳。

不良反应：严重发绀、呼吸障碍、心率下降主要见于新生儿血管畸形，应严格选择病例，小剂量缓慢推注药液。注射后的坏死及溃疡、结痂主要见于血管瘤病例，静脉畸形病例中较少见，预防要点为严格掌握治疗适应证及剂量。疼痛、局部红肿、严重呛咳、面唇轻度发绀与药物用量、泡沫浓度、推注速度及大量气体入血有关。过敏、皮肤瘙痒、荨麻疹少见。

（3）无水乙醇：无水乙醇是应用较为悠久的硬化剂，其可以直接损伤血管壁，使血管内皮细胞的细胞质变性，进而从血管内壁剥脱，血管内的弹力层崩解，同时可使红细胞受损凝集成团，血浆蛋白变性，导致血管的急性硬化和闭塞。

用法与用量：经皮穿刺直达病灶是最好的治疗方式。术中需仔细评估病灶的体积和回流静脉情况，反复评估充满病灶所需的造影剂体积和避免无水乙醇流入正常血管所需的压力。如果不能经过DSA造影确认或经穿刺方法比如双针法或多针法等确认在静脉血窦内，则应慎重注射。无水乙醇用量每次建议不超过0.2 ml/kg。

不良反应：一项基于无水乙醇治疗静脉畸形的研究表明，无水乙醇注射后并不一定立即出现管腔内血凝块，即使造影证实患儿的血流速度较慢，亦有大量的乙醇进入血液循环，造成严重的不良反应。良好的术中监测、及时的术后护理和恰当用药可进一步减少不良反应引起的后遗症。

（4）鱼肝油酸钠：鱼肝油酸钠系鱼肝油中提取的不饱和脂肪酸钠盐。鱼肝油酸钠注入瘤腔后，直接化学作用引发血管内膜炎，诱导血小板聚集，促进血栓形成，管腔闭塞，达到瓦解瘤体组织，使瘤体组织短时间内坏死。注射时疼痛明显，偶有过敏反应，后期局部瘢痕生成，有时可引起组织器官等严重坏死，因此，对于颌面部等重要部位的硬化治疗应慎重操作。

2. 手术治疗

外科手术治疗一般不推荐作为首选。对于不适合其他治疗方式，或其他治疗无效者，或治疗后残存病变伴有压迫、影响容貌等，可以考虑行手术部分或全部切除。手术原则以缓解症状、改善外观为宜，不应追求完全切除，尤其是位于神经、眼部等重要器官临近部位者。

动静脉畸形

动静脉畸形（arteriovenous malformation，AVM）是一种高流量的先天性血管畸形，由扩张的动脉和静脉组成，异常的动静脉之间缺乏正常毛细血管床。AVM 发生率低，无性别差异，40%～60%的患儿出生时即发现，易被误诊为毛细血管畸形或血管瘤。

◆ 发病机制

动静脉畸形是动静脉直接吻合所形成的血管团块，内含不成熟的动脉和静脉，且血管团块中没有毛细血管。目前尚未发现动静脉畸形具有遗传性，但在某些遗传性疾病及综合征，如遗传性出血性毛细血管扩张症（hereditary hemorrhagic telangiectasia，HHT）、CM-AVM、Parkes-Weber综合征、PHACES综合征、错构瘤综合征、Bannayan-Riley-Ruvalcaba综合征中有动静脉畸形的存在，因此这些综合征的致病基因可能与动静脉畸形发病有关。目前认为动静脉畸形发病可能相关的基因有*ENG*基因、*ALK-1*基因、*RASA1*基因[16]及*PTEN*基因。

临床表现

动静脉畸形是最具有侵蚀性的血管畸形，该疾病多同时具有动脉畸形、静脉畸形、毛细血管畸形，最主要的特点为动静脉瘘的产生。头颈部相对好发，其次为四肢、躯干和内脏。病灶表现为皮肤红斑，皮温高，可触及搏动或震颤。局部可出现疼痛、溃疡或反复出血。严重者因长期血流动力学异常可致心力衰竭。AVM还引起外观畸形及重要组织器官受压和功能损害等。1990年，ISSVA采纳了Schobinger分期，将动静脉畸形按照疾病进展的严重程度分为4期[17]（表36-6，图36-11）。

治疗

AVM与VM的治疗方法差异很大。对于AVM的高流量病灶，治疗原则是通过栓塞手段达到主要病灶的机械性闭塞。而对VM而言，使用硬化剂或化学药物消除“静脉湖”是降低病灶血流量的最佳选择。可以通过直接注射乙醇或其他栓塞剂进行治疗，也可以使用微粒状材料或快速聚合的液体栓塞剂，在其填充满AVM巢的瞬间达到瘘口凝固[18]。

表36-6　AVM的Schobinger临床分期

Schobinger分期	临床表现
Ⅰ期（静止期）	无症状，通常从出生到青春期，病灶不明显或仅仅表现为葡萄酒色斑或血管瘤消退期的外观。触诊可及皮温升高
Ⅱ期（扩张期）	通常在青春期开始，肿物增大、肤色加深，侵及皮肤和深部结构。触诊可及搏动、震颤，听诊可闻及杂音
Ⅲ期（破坏期）	出现自发性坏死、慢性溃疡、疼痛或出血等症状
Ⅳ期（失代偿期）	因长期血流动力学异常，并发高排低阻性心功能不全或心力衰竭

引自：Dunham G M, Ingraham C R, Maki J H, et al. Finding the Nidus: Detection and Workup of Non-Central Nervous System Arteriovenous Malformations. Radiographics, 2016, 36: 891-903.

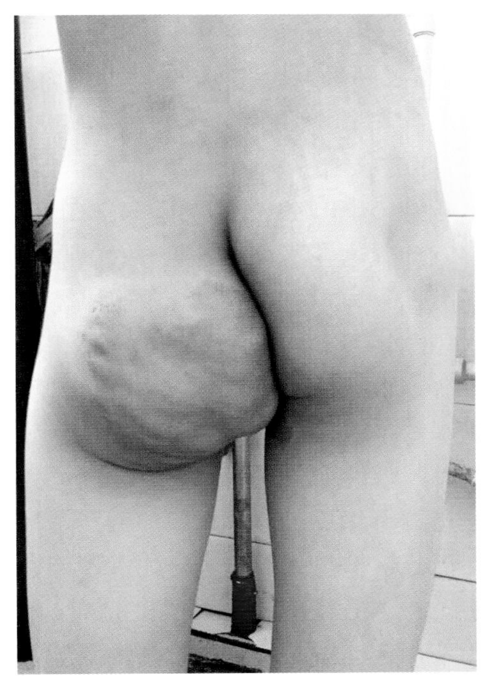

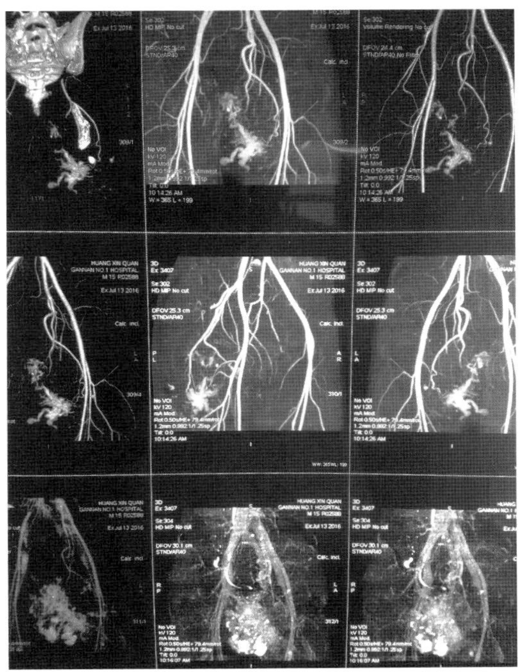

图36-11　动静脉畸形

1. 患儿的风险评估

风险评估即权衡干预的利与弊。血管腔内治疗是一项微创技术，但疗程长而复杂。外科治疗包括广泛的盆腔根治性操作或肢体病灶的局限性切除，手术过程中出血量大，还应考虑心源性风险。患儿的风险评估应个体化，当患儿合并多种内科疾病，无法承受外科切除的打击或外科手段无法到达病灶时，姑息性的血管腔内治疗是一种不错的替代方案。在上述情况下，反复的血管腔内治疗可免除必要的外科干预。

2. 治疗的总体思路

治疗的指征包括症状、病灶的扩大或生长、功能问题（如对邻近结构形成压迫）。此外，病变的外科入路也决定了该方法是否可行。需要考虑解剖和功能的因素。应尽可能避免切除肌肉和损伤神经，保护重要器官的功能。合理的外科干预包括整块切除或细致分离组织，切断并结扎病灶的滋养动脉及引流静脉。深部侵犯往往是外科治疗的禁忌证。同样，血管腔内治疗如栓塞或硬化治疗也应考虑邻近结构的损伤和终末器官缺血。

◆ 治疗方法

1. 血管腔内治疗

滋养动脉的超选择性经导管技术并经导管导入栓塞材料是动静脉畸形治疗的一次革命。该方法极大地取代了外科治疗成为大多数动静脉畸形的主要治疗模式。导管技术可以有效地与手术结合起来，使后续的手术切除可在病灶血管明显减少的情况下进行。血管腔内技术与外科手术的有效结合能更有效地控制甚至是治愈病变。

在许多解剖区域，经导管栓塞治疗AVM是有效的。新的栓塞材料的开发，特别是快速聚合材料，极大地增进了对复杂性动静脉瘘的控制或根除。另外，血管腔内技术的发展部分是在腔内治疗腹主动脉瘤和胸主动脉瘤的推动下，促使经腔内植入的大口径封堵器问世。大口径封堵器能有效隔绝聚合材料或常规器具（如弹簧圈）无法封堵的巨大瘘口。

大多数高流量病灶属于AVM。动脉造影应在计划干预时进行。必须了解病灶的滋养动脉与引流静脉。通过在滋养动脉选择性置管施行近端动脉注射，直到显示AVM巢。一般要用到导丝及导引导管。通常经导引导管送入微导管，并经微导管注入栓塞材料。

多种栓塞材料曾被使用过，包括泡沫栓塞剂、高分子微球、聚乙烯醇颗粒、可脱性球囊、不锈钢及铂弹簧圈、乙醇和快速聚合黏合剂。有许多原则性措施用于确保栓塞疗效的最大化及并发症的风险最小化。暂时性栓塞剂如可吸收泡沫或胶原制剂用于术前栓塞血管。暂时性栓塞剂不适用于要求长期栓塞的病灶，因为数周或数月内病灶会再通和复发。用可脱性球囊或大弹簧圈进行栓塞，相当于远离巢的大滋养动脉的外科结扎。近端阻塞无论使用外科或血管腔内技术，近期疗效都不错，病灶供血减少；然而，如果巢没有得到治疗，会通过新形成的侧支而实现巢的再血管化。近端结扎或经导管栓塞后复发，则治疗相当困难，因此时入巢动脉已阻塞，失去了有效的入巢路径。

小颗粒栓塞剂能释放到巢内小动脉，故受到医师的青睐。最初这些栓塞材料包括聚乙烯醇泡沫颗粒，其直径为50～1 000 pm，制作成悬浮液注射，起到阻塞病灶内小血管的作用。遗憾的是，颗粒周围的再通血管会促使病灶早期复发。最近，超吸收性的聚合微球（内-烯酸钠和乙烯醇共聚物）应用于临床，取得了一定成功。也有主张经导管动脉内注射无水乙醇。然而，无水乙醇的组织毒性很大，可引起并发症如神经损伤及正常组织坏死，特别在高流量的病灶，乙醇会很快流走，更容易引起上述并发症。应用快速聚合剂如N-丁基氰基丙烯酸盐（NBCA）已取得很好的疗效。其以液态形式注入，与血液接触后便快速聚合，形成与巢内各条小动脉相匹配的同态聚合物管型而发挥栓塞作用。该技术往往适用于微导管无法到达的分支滋养动脉栓塞。NBCA已用于治疗盆腔及外周AVM。对治疗大的肾AVM也是有效的。小或大口径铂弹簧圈也可用于治疗较大病灶。若经动脉途径难以到达病灶巢，而穿刺入路没问题，可考虑直接穿刺，若解剖上可行，经静脉途径也是可行的。

2. 外科手术治疗

对动静脉畸形进行全面评估后，才能实施手术切除。术前评估应包括广泛的影像学检查，以判别邻近组织、器官的受累程度，以及通过血管造影确认滋养血管。MRI在这方面有优势，能清楚地观察到皮下组织、肌肉、骨骼及血管的受累程度，加用造影剂（如钆剂）进行磁共振血管造影或静脉造影，能进一步显示滋养动脉及引流静脉。联合血管外科、整形外科、皮肤科、介入放射科等多专科专家的经验使血管畸形的治疗效果达到最佳。

除病灶界限清楚和外科入路可行的动静脉畸形外，其他病灶初期治疗应选择经导管栓塞术。对其他各种血管畸形，经导管栓塞治疗后都应进行进一步影像学检查，首选MRI。如果病灶界限清楚，可施行外科手术以彻底切除病灶。手术包括结扎所有的滋养动脉及切除整个病灶。在极少数情况下，病灶虽然手术可及，但彻底切除病灶有可能造成终末器官或肢体缺血，可考虑对所有动静脉瘘口行骨骼化切除，以保存动脉血流。对于手术无法彻底切除的病灶，不应该行姑息性的外科切除，应首选经导管姑息性治疗。近端结扎AVM的滋养动脉，而没有切除病灶巢会增加后续治疗的难度，往往会导致AVM继续扩大、小滋养动脉及引流血管增多。另外，单纯的近端结扎可因入路困难使后续经导管治疗无法进行，部分患儿可以进行外科重建滋养动脉，使得经导管栓塞疗效更好，一般建议重建后3～4周才启用重建的滋养动脉，但如有必要，也可以立即进行栓塞治疗。重建大的滋养动脉可引起一过性AVM压力升高及体积增大，若症状急剧加重，必须迅速进行栓塞治疗。当重建滋养动脉时，外科与血管腔内团队应有快速减压的预案。

（刘　潜）

参・考・文・献

［1］Mulliken J B, Glowacki J. Hemangiomas and vascular malformations in infants and children: a classification based on endothelial characteristics. Plast Reconstr Surg, 1982, 69(3): 412-422.

［2］Wassef M, Blei F, Adams D, et al. Vascular Anomalies Classification: Recommendations From the International Society for the Study of Vascular Anomalies［J］. Pediatrics, 2015, 136(1): e203.

［3］Cox J A, Bartlett E, Lee E I. Vascular malformations: a review［J］. Seminars in Plastic Surgery, 2014, 28(02): 58-63.

［4］Soblet J, Kangas J, Nätynki M, et al. Blue Rubber Bleb Nevus (BRBN) Syndrome is caused by Somatic TEK (TIE2) Mutations.［J］. Journal of Investigative Dermatology, 2017, 137(1): 207.

［5］Jacobs A H, Walton R G. The incidence of birthmarks in the neonate. Pediatrics, 1976, 58: 218e22.

［6］Vikkula M, Boon L M, Carraway 3rd K L, et al. Vascular dysmorphogenesis caused by an activating mutation in the receptor tyrosine kinase TIE2. Cell, 1996, 87: 1181e90.

［7］Eerola I, Boon L M, Watanabe S, Grynberg H, Mulliken JB,Vikkula M. Locus for susceptibility for familial capillary malformations (“port-wine stain”) maps to 5q. Eur J Hum Genet, 2002, 10: 375-380.

［8］Eerola I, Boon L M, Mulliken J B, et al. Capillary malformation-arteriovenous malformation, a new clinical and genetic disorder caused by RASA1 mutations. Am J Hum Genet, 2003, 73: 1240-1249.

［9］Goldman M P, Fitzpatrick R E, Ruiz-Esparza J. Treatment of port-wine stains (capillary malformation) with the flashlamp-pumped pulsed dye laser［J］. Journal of Pediatrics, 1993, 122(1): 71-77.

［10］Klein A, Hohenleutner U. Potential and limitations of dye laser therapy for capillary malformations［J］. HNO, 2014, 62(1): 25-29.

［11］Perkins J A, Manning S C, Tempero R M, et al. Lymphatic malformations: Current cellular and clinical investigations［J］. Otolaryngology-head and neck surgery, 2010, 142(6): 789-794.

［12］Buket Pence M D, Bekir Aybey M D, Gönül Ergenekon M D. Outcomes of 532 nm Frequency-Doubled Nd: YAG Laser Use in the Treatment of Port-Wine Stains［J］. Dermatologic Surgery, 2005, 31(5): 509-517.

［13］Adams M T, Saltzman B, Perkins J A. Head and neck lymphatic malformation treatment: a systematic review［J］. Otolaryngology-head and neck surgery: official journal of American Academy of Otolaryngology-Head and Neck Surgery, 2012, 147(4): 627-639.

[14] Jin L I, Ming L, Jia R B, et al. Histopathological and immunohistochemical studies of orbital venous malformations after pingyangmicin and Nd: YAG laser local treatment[J]. Ophthalmology in China, 2011, 20(4): 274-278.

[15] Vascular Anomalies of the Head and Neck. A Review of Genetics[C]. Seminars in Ophthalmology, 2013: 257-266.

[16] Dunham G M, Ingraham C R, Maki J H. et al. Finding the Nidus: Detection and Workup of Non-Central Nervous System Arteriovenous Malformations. Radiographics, 2016, 36: 891-903.

[17] Reddy K K, Brauer J A, Idriss M H, et al. Treatment of port-wine stains with a short pulse width 532-nm Nd: YAG laser[J]. Journal of Drugs in Dermatology Jdd, 2013, 12(1): 66.

[18] Lerat J, Mounayer C, Scomparin A, et al. Head and neck lymphatic malformation and treatment: Clinical study of 23 cases[J]. European Annals of Otorhinolaryngology Head & Neck Diseases, 2016.

第四节 肝母细胞瘤

概述

肝母细胞瘤（hepatoblastoma，HB）是儿童，尤其是婴幼儿期的主要肝脏恶性肿瘤，但总体发病率较低，大多呈散发。能否早期诊断和完整肿瘤切除是获得长期生存的重要因素。但遗憾的是约1/2的病例就诊时已失去一期手术机会。近年来，随着新辅助化疗方案的不断完善和多学科的联合诊治的推广使更多的中晚期肝母细胞瘤患儿获得肿瘤完整切除和长期生存的机会，总体生存率有了明显提高。肝移植的应用又使原来无法手术的全肝广泛累及的一组患儿获得生存的机会。

流行病学

肝母细胞瘤在全球儿童的发病率约为（0.5～1.6）/1 000 000。男女比例约为2∶1。其中，60%的肝母细胞瘤发生于1岁以下婴儿，5岁以下占到病例的91%[1]。一些流行病学家研究发现在发达国家最近20年间肝母细胞瘤的发病率有明显增加趋势，这种增加的原因可能与极低体重早产儿生存率的提高有关[2,3]。

◆ 早产和极低体重儿

极低体重儿是肝母细胞瘤发生的重要危险因素之一，这些患儿肝脏处于快速生长发育阶段，对内外源毒物的解毒机制尚未完全形成，极易受到内外因素的影响，如光、氧气、射线、塑料及药物，完全肠外营养对于早产和极低体重儿也可成为潜在的高危因素[4]。

◆ 染色体异常及遗传因素

常可以发现在隐性基因11p15.5上杂合性丢失（LOH）。肝母细胞瘤与多个先天遗传综合征相关，在这些综合征中发病率较高，包括进行性家族性肝内胆汁淤积（PFIC）、家族性腺瘤性息肉病和Gardner综合征、肾或肾上腺发育不全、Prader-Willi综合征和Beckwith-Wiedemann综合征（BWS）[5,6]。HB的病例还与糖原储存疾病相关[7]。

随着分子生物学技术的进步，已知一些信号通路的改变与肝母细胞瘤有关。如：① Wnt/β-catenin信号通路异常。该信号通路的异常可导致β-catenin在细胞质内聚集，并激活许多靶基因的表达，这些基因又涉及细胞增殖，抑制凋亡，侵袭和血管生长。也有研究证明Wnt通路的激活在肝母细胞瘤的发病机制中起着重要作用，并且因不同分化阶段的肿瘤其特定的Wnt/β-catenin分子生物特征会有差异，这对评估肿瘤性质有临床意义[8,9]。② 端粒酶和MYC。已有报道研究发现在肝母细胞瘤中，端粒酶的激活是一个预后相关因素[10,11]。端粒酶激活可能会启动Wnt信号通路的许多靶基因的表达，MYC也会作为Wnt信号通路靶基因之一被激活，而高度恶性的肝母细胞瘤通常会高度表达MYC和MYC的相关基因。③ Notch。Notch信号通路参与干细胞自我更新和分化。在肝细胞系分化中至关重要。DLK1是Notch的一个配体，在肝细胞癌和肝母细胞瘤中都是高度降解的[12,13]。④ 也有一些其他信号通路或表观遗传学的改变与儿童肝母细胞瘤发生相关的报道，如Sonic Hedgehog信号通路中在肝母细胞瘤中存在多个基因过表达，包括Sonic Hedgehog（SHH），Patched（PTCH），转录因子GLI和起到甲基化的HHIP基因启动子[14,15]；IGF2/H19的表观遗传改变也会导致下游的PI3K和MAP的激酶的激活，这些激酶与包括肝母细胞瘤在内的一些胚胎性肿瘤相关[16-18]。

◆ 其他因素

母亲妊娠期大量饮酒导致胎儿酒精综合征（fetal alcohol syndrome），环境因素包括母亲使用口服避孕药，与金属暴露接触，吸烟都对HB的发病有关[2]。

病理及分类

大体外观：肿瘤源于肝脏，呈单个结节或多发结节，单发结节约占80%，多发灶约占20%，且60%的肿瘤位于肝右叶。瘤体内可出现出血、坏死、钙化（常见于化疗后）。若术前接受过化疗，肿瘤内纤维成分和钙化成分增加，质地变实。肿瘤的大体外观与上述因素有很大关系。

镜下检查，肿瘤常由上皮、间叶、未分化或其他成分混合组成而呈不均质状。镜检下，肿瘤呈不均质，由上皮、间叶、未分化或其他成分组成。根据2011年洛杉矶会议形成的国际儿童肝肿瘤分类共识，儿童肝母细胞瘤病理组织学分为上皮型和上皮间叶混合型两类，按具体细胞成分又可细分如下[19]。

◆ 上皮型

（1）胎儿型：最常见，肿瘤细胞排列成束，类似于胎儿肝细胞，按分化程度又可细分为：① 分化良好的胎儿型（单纯胎儿型伴低有丝分裂活性，<2/10高倍视野）；② 拥挤的胎儿型（核分裂活跃，≥2/10高倍视野）；③ 多形性胎儿型（分化差型）。

（2）胚胎型：较常见，混合胎儿及胚胎细胞，细胞较小，很少分化良好的细胞，排列不规则，常见核分裂象。

（3）小细胞未分化型：此型再按肿瘤是否表达整合酶相互作用分子1（integrase interactor1，*INI1*）基因分为：① INI1阳性；② INI1阴性。

（4）粗大小梁型：可见胎儿及胚胎细胞位于粗大的小梁结构。

（5）胆管母细胞型：肿瘤细胞类似于胆管成分。

◆ 上皮与间叶混合型

上皮结构中混合间叶成分。① 伴畸胎样特征的混合型；② 不伴畸胎样特征的混合型。除了高度分化的胎儿型预后好，未分化小细胞预后差，其他各个组织亚型同预后之间的关系还不完全清楚。

临床表现

肝母细胞瘤大多表现隐匿，早期无明显特征性临床表现，多数因其他原因体检B超时发现肝脏肿块就诊。一些患儿因上腹部肿块就诊，但这些患儿大多已属中晚期病例而失去一期手术机会。其肿块和其他的临床表现如下。

（1）腹块：腹块位于上腹部肋缘下，多在无意中发现。随着疾病发展，腹块增大，上腹膨隆，后期可因肿块压迫下腔静脉导致回流障碍致腹壁静脉曲张，巨大的肿块可影响腹式呼吸和推压上抬膈肌影响胸式呼吸而出现呼吸困难。黄疸较少出现。体检时肝脏呈弥漫性或结节性肿大，质地较硬。

（2）肿瘤晚期表现：食欲下降，呕吐，贫血貌、体重减轻或不升。

（3）转移：肝母细胞瘤可转移至肺、脑等处而出现相关症状。

（4）其他：少数男性患儿由于肿瘤细胞合成人绒毛膜促性腺激素而出现性早熟症状。部分肝母细胞瘤患儿可因产生血小板生成素而出现血小板增多症。

实验室检查

（1）血清甲胎蛋白（AFP）：AFP是肝母细胞瘤重要生物学标记，其阳性率>90%，因此测定血清AFP浓度，特别是动态监测对肝母细胞瘤诊断、治疗效果及预后判断有重要价值。AFP可由胎儿肝脏及卵黄管分泌，出生后6个月下降至正常的30 ng/ml，一年后同于成人3 ～ 15 ng/ml。因此在分析AFP含量的临床意义时必须考虑年龄因素，婴儿往往在检测时需要设定同月龄正常儿参考值作为对照标准（表36-7）。

表36-7 不同年龄组婴儿血清AFP水平（视各实验室检查值参考范围而定）

年 龄	平均值 ± 标准差（ng/ml）
胎儿	134 734 ± 41 444
初生新生儿	48 406 ± 34 718
出生至2周	33 113 ± 32 503
2周至1个月	9 452 ± 12 610
1个月	2 654 ± 3 080
2个月	323 ± 278
3个月	88 ± 87
4个月	74 ± 56
5个月	46.5 ± 19
6个月	12.5 ± 9.8
7个月	9.7 ± 7.1
8个月及以上	8.5 ± 5.5

引自：Wu J T, Book L, Sudar K. Serum alpha fetoprotein (AFP) levels in normal infants. Pediatr Res, 1981, 15(1): 50-52.

（2）血色素（Hb）和血小板（pbl）：肝母细胞瘤患儿可有不同程度的贫血及血小板增多。

（3）肝功能指标：早期肝功能多正常，晚期则会出现不同程度的肝功能紊乱。

（4）其他：血清LDH、胆固醇、碱性磷酸酶也有增高的报道。

影像学检查

◆ 腹部B超

表现为肝脏来源的边界清楚的高回声实质性病变。超声可明确肿块位置、大小及性质。还可了解门静脉或肝静脉是否有瘤栓存在。

◆ CT检查

腹部CT是肝母细胞瘤诊断与鉴别诊断的重要方法。CT平扫可确定肝肿瘤密度、有无钙化影及与周围组织的关系。增强CT扫描肿瘤组织内部结构和血供，肝母细胞瘤常见坏死区，因血管消失造影剂较少吸收，CT片可见大片低密度区域，同时了解肿瘤肝内外浸润范围及肝门淋巴结和周围淋巴结的转移。CTA血管三维成像可了解肿瘤血供及与周围正常血管的关系，利于手术评估。胸部CT可帮助了解有无肺转移。

◆ MRI检查

肝脏肿瘤在T_1加权像为同质的低密度，T_2加权像为高密度。可以明确肿瘤与肝内血管和胆管关系、肿瘤组织结构及对周围组织器官的浸润，对选择手术方式、切除手术范围有指导意义。头颅MRI有助于排除肿瘤颅内转移（图36-12，图36-13）。

◆ 正电子发射断层成像术（PET-CT）

用来检测复发和转移的肝母细胞瘤有较高的灵敏度，特别是在AFP升高，而常规检查（超声、CT、MRI）结果阴性时。然而，值得注意的是，仍有假阳性和假阴性的发生。

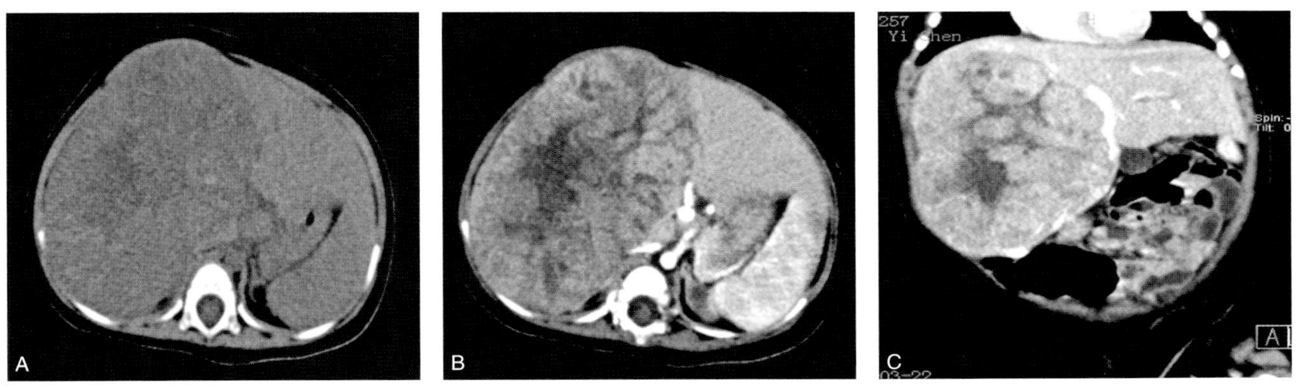

图36-12 7个月，男，发现腹部肿物3个月，AFP 120 000 ng/ml

图A：CT平扫：肝右叶巨大混杂等密度密度肿块；图B：CT增强：肿瘤呈明显不均强化，中央低密度为坏死区；图C：冠状面重建显示肿瘤紧贴肝中静脉

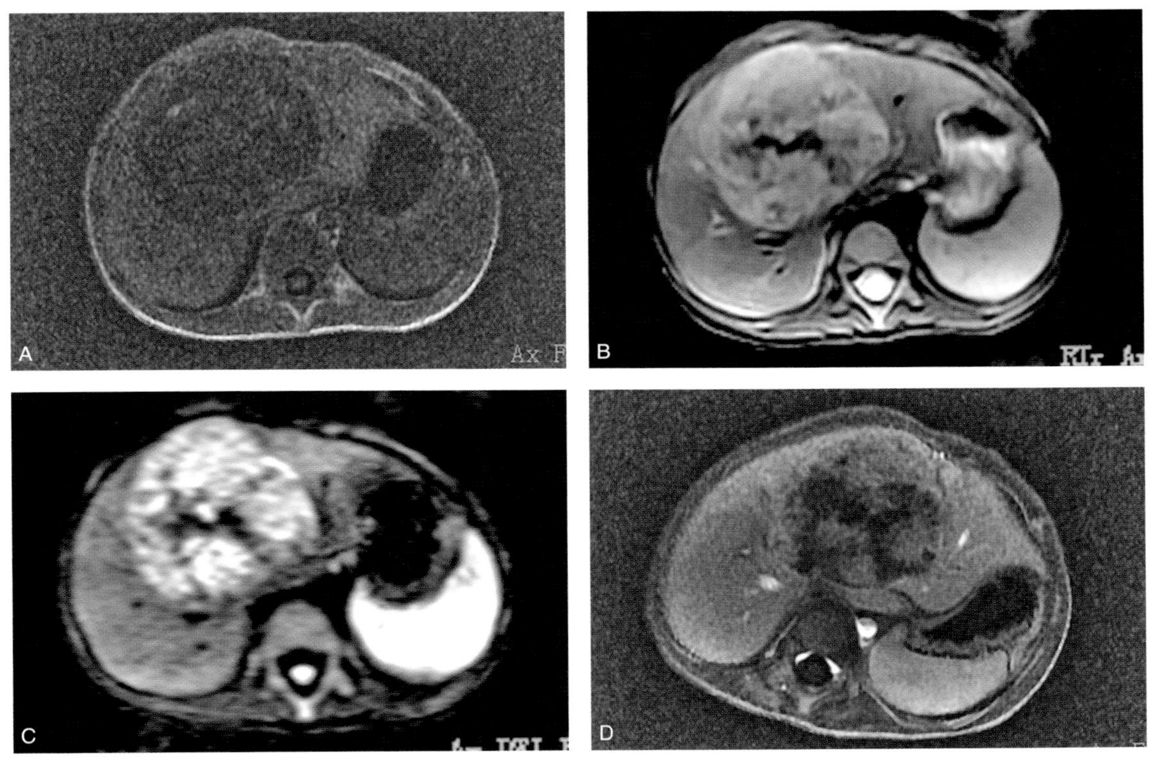

图36-13 2岁，男，发现腹部肿块2周，AFP 120 000 ng/ml

图A：T_1WI，肿瘤呈低信号；图B：T_2WI，肿瘤呈高信号；图C：DWI，肿瘤呈明显高信号提示恶性；图D：增强，肿瘤明显不均匀强化（由李玉华提供）

诊断与鉴别诊断

根据病史、临床表现及影像学特点和肿瘤标志物检测对中晚期肝母细胞瘤的诊断并不困难。而早期诊断还需依靠体检筛查发现。

儿童肝母细胞瘤需与肝血管瘤、肝脏错构瘤、肝畸胎瘤及结节性肝硬化等肝脏病变相鉴别，也需与肝细胞癌相鉴别。前四种肝脏肿瘤在影像学上与肝母细胞瘤有一定的特征性区别，并且血清AFP除恶性畸胎瘤外都在正常范围。与肝细胞癌的鉴别主要依靠组织病理学检查，但肝细胞癌往往为多发性病灶更为多见，并可出现肺外转移（如骨转移），而肝母细胞瘤中少见。

分期系统和危险度分层

为便于将肝母细胞瘤获得诊断后在治疗前进行评估和治疗方案的制订及总体预后的评估，国际上有不同的分期系统，常用的有基于影像学基础的PRETEXT（PRE-treatment extent of tumor）分期和基于外科手术后肿瘤是否切除及病理类型的Evans分期。随着术前新辅助化疗的应用为一些中晚期肝母细胞瘤患儿提供了延期手术切除肿瘤的机会，因此，参照PRETEXT分期相似衍生了POST-TEXT（POST-treatment extent of tumor）分期，指新辅助化疗后肿块的累及范围。而危险度分层则将传统Evans分期、PRETEXT分期、诊断时期的AFP指标、是否存在预后差的病理亚型及肿瘤与重要血管的关系等几个对治疗和预后有重要影响的指标综合进行分析评估后获得，并由新成立的儿童肝脏国际合作组（CHIC）综合更新后在国际上推出。中国儿童抗癌分会和中华小儿外科分会肿瘤学组2016年共同组织达成的儿童肝母细胞瘤临床诊疗专家共识也将危险度分层作为评估预后指导治疗方案的重要指标。

◆ PRETEXT（治疗前）分期与POST-TEXT（化疗后手术前）分期

术前通过增强CT、MRI等检查了解肿瘤侵犯肝脏的范围及与血管的关系进行划分，在Couinaud肝脏8段划分的解剖学基础上把肝脏从左至右纵分为4个肝区（2段和3段构成肝左外叶；4段为左内叶；5段和8段是右前叶；6段和7段组成右后叶），1段的肝尾状叶不纳入。

PRETEXT是指治疗前肿瘤累及肝脏的范围，主要用于评估初诊手术完整切除的可行性；POST-TEXT则是指新辅助化疗后肿块的累及范围，主要用于评估延期手术完整切除的可行性。各期定义如下（图36-14）：① PRETEXT/POST-TEXT Ⅰ：单发肿瘤局限在一个肝区，相邻的另外3个肝区无肿瘤侵犯；② PRETEXT/POST-TEXT Ⅱ：单发肿瘤局限在一个肝区，相邻的另外3个肝区无肿瘤侵犯；或肿瘤累及2个肝区，相邻的另外2个肝区未受肿瘤侵犯；或肿瘤局限于肝尾状叶；③ PRETEXT/POST-TEXT Ⅲ：肿瘤累及2个肝区，另2个非相邻肝区未受累；或肿瘤累及3个肝区；④ PRETEXT/POST-TEXT Ⅳ：肿瘤累及所有4个肝区。

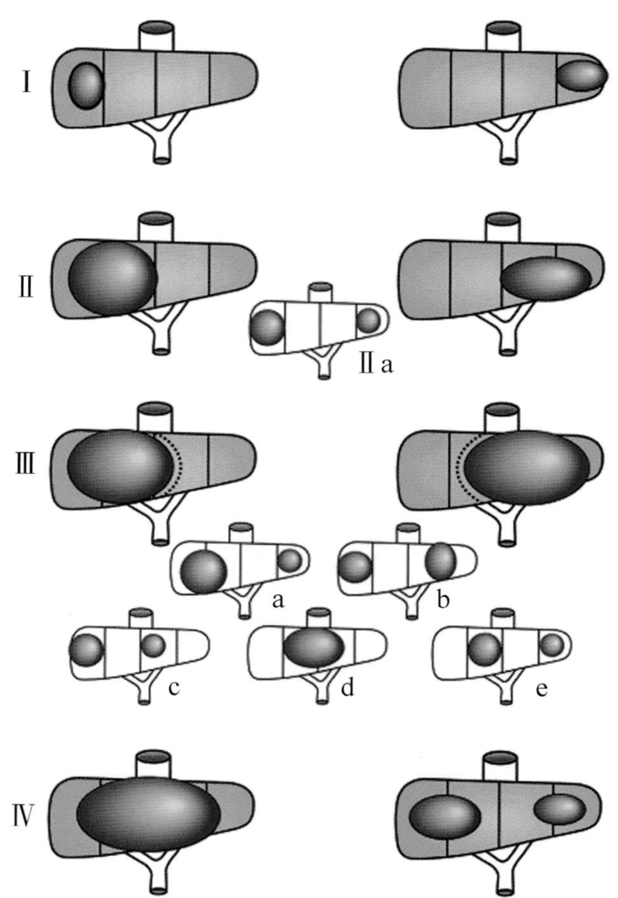

图36-14 PRETEXT/POST-TEXT分期

◆ Evans分期（美国儿童肿瘤组织）

根据肿瘤能否切除及有无远处转移分期，属于术后分期系统。① stage Ⅰa：肿瘤完全切除，组织病理学类型为单纯胎儿型；② stage Ⅰb：肿瘤完全切除，除单纯胎儿型以外其他组织病理学类型；③ stage Ⅱ：肿瘤基本切除，有镜下残留；④ stage

Ⅲ：基本切除，有肉眼残留；或不完全切除，遗留肝内疾病；⑤ stage Ⅳ：发生远处转移，不论是否完全切除。

危险度分层

综合SIOPEL及COG协作组的危险度分层标准，将初诊HB患儿分为极低危组、低危组、中危组和高危组。

（1）极低危组：术后COG分期为stage Ⅰ且组织病理学类型为单纯胎儿型患者。

（2）低危组：符合以下标准任何一条均为低危组：① 血清AFP≥100 ng/ml，前PRETEXT Ⅰ、Ⅱ期且除外P+、V+、E+、H+、M+、N+；② 术后COG分期为stage Ⅰ、Ⅱ期，且组织病理学类型为非小细胞未分化型。

（3）中危组：符合以下标准任何一条均为中危组：① 术前PRETEXT Ⅲ期；② 术后COG分期为stage Ⅰ期或Ⅱ期，且组织病理学类型为小细胞未分化型；③ 术后COG分期为stage Ⅲ。

（4）高危组：符合以下标准任何一条均为高危组：① 血清AFP<100 ng/ml；② 术前PRETEXT Ⅳ期或存在远处转移；③ P+、V+、E+、H+、M+、N+；④ 术后COG分期为stage Ⅳ期。

其中P+指侵犯门静脉；V+指侵犯下腔静脉或者肝静脉；E+指肝外腹内疾病；H+指肿瘤破裂或腹膜内出血；M+指远处转移；N+指侵犯淋巴结。

活检

活检是为了获取足够的组织从而得到正确的诊断，同时避免不当治疗带来的伤害。对于排除其他肝脏良性疾病及PRETEXT Ⅲ、Ⅳ期的肿瘤患儿制订化疗方案十分重要，例如在小年龄的婴儿血管瘤，在中等年龄儿童中的HC-NOS肿瘤，以及在大龄儿童中肝细胞癌。传统采用开放手术获得组织标本。随着术前影像的精细度提高，实时超声引导下穿刺使得肿瘤活检更加安全；并可经一个通道获取多个标本，进一步减小发生并发症的风险。如有可能，穿刺针头可通过一小段正常的肝脏减少肿瘤种植，并避免穿过以后不会手术切除的肝段以免造成污染种植。因此，应鼓励外科医师与超声医师共同讨论入路方式。如超声穿刺存在困难，则可推荐腹腔镜或开放活检，活检取得足够的组织非常重要。

治疗

儿童肝母细胞瘤的治疗根据危险度分层包括手术、化疗、介入治疗，必要时给予放疗或局部射频消融治疗。

手术

手术完整地切除肿瘤仍是最重要、最有效的治疗手段。对于一些巨大肿瘤或侵及重要血管的肿瘤，术前新辅助化疗、介入治疗、必要时的放射治疗使初期不能切除的肿瘤大大增加了切除肿瘤的机会。

1. 初诊手术切除指征

需同时满足以下条件，否则先行辅助化疗：① 美国麻醉师协会对患儿术前麻醉评分1～2级；② 经影像学评估，残存肝脏组织大于原体积的35%，功能能够满足代谢需要；③ PRETEXT Ⅰ、Ⅱ期的单发肿瘤病灶，距离重要血管有足够间隙（≥1 cm）；④ 预计镜下残留（COG Ⅱ期）无须2次手术者。

2. 延期手术指征

（1）PRETEXT Ⅲ期、Ⅳ期患儿，在活检明确诊断先行新辅助化疗后，再行延期手术。

（2）化疗后评估为POST-TEXT Ⅰ期、Ⅱ期，或没有重要血管累及的POST-TEXT Ⅲ期（V-和P-）患儿，可行肝叶切除或分段切除。

（3）对PRETEXT Ⅳ期和化疗后评估为POST-TEXT Ⅲ期伴有下腔静脉（V+）、门静脉（P+）累及的患儿，应该尽早转入具有复杂肝段切除或肝移植能力的医院治疗。

3. 手术治疗原则

手术应完整切除肿瘤，小儿肝脏再生能力强，中国小儿抗癌协会在专家共识中较为保守地提出尽量保留肝脏原体积的35%，也有文献报道只要保留20%以上肝脏即能维持生命，并有机会再生增大。根据肝脏肿瘤大小可选择适当手术方式，根据术中发现选择肿瘤切除范围，采取肝叶切除、半肝切除或肝脏多叶切除。通常来说，PRETEXT/POST-TEXT Ⅰ期肿瘤可以行段切除术；PRETEXT/POST-TEXT Ⅱ期肿瘤行半肝切除；POST-TEXT Ⅲ期中路行扩大半肝切除或肝中叶切除。任何侵犯肝脏血管，肝后下腔静脉，门静脉及其主要分支，影像学（V+，P+）或累及所有四个肝段（POST-TEXT Ⅳ）应当将其送往具有复杂肝切除（包括血管重建）和肝移植经验的医疗中心[20,21]。不推荐做不规范的、非解剖结构的楔形切除，有报道此类患儿术后肿瘤残留增加，预后不佳。非典型肝脏切除仅应用于少部分病例中，例如不能肝脏移植的多发灶肿瘤[22,23]。术前应有肝脏血管和胆道清晰的影像学资料，术中精细解剖第一、第二、第三肝门，手术切除的最终目标是达到切缘肿瘤阴性，对于Ⅰ期肿瘤切除的病例切缘最好距肿瘤1 cm以上。对于无法Ⅰ期手术，先行新辅助化疗病例，力求做到切缘阴性即可。对难以完整切除的肿瘤，少量残留肿瘤组织，术后辅以积极化疗，仍有机会获得较好的疗效。手术当中应当尽量避免大出血，大量输血已经被证实会增加肿瘤复发风险，并与手术并发症及死亡率有关[24]。

4. 手术并发症

常见的术中术后并发症有：① 出血：活检穿刺导致的出血大都通过补充凝血因子和直接压迫止血。复杂肝脏切除的大量出血会危及生命。② 肝脏血流流出或流入障碍。③ 胆汁堵塞或漏出：胆瘘占10%～12%的病例，近年来发生率并没有降低。尽管手术时放置引流并没有减少胆瘘的发生，但它的确在胆瘘的患儿中方便了术后处理。胆瘘如果引流效果不好，那么可能和远端堵塞有关。④ 肝衰竭：导致术后肝脏衰竭的潜在原因包括残留肝过小，残留肝血流阻断，肝静脉阻断，过长的血管堵塞或大量失血导致的肝脏热缺血过度，大肝管的堵塞，卤化麻醉剂，病毒感染和药物反应。⑤ 感染。大部分的病例通过保守观察就能成功解决。

5. 肝移植

肝移植指征：无肝外浸润及远处转移（单纯肺转移除外）且符合以下条件者：① 多灶性PRETEXT Ⅳ期肿瘤；② 累及所有分区的单个巨大PRETEXT Ⅳ期肿瘤，术前化疗后未降级；③ 肿瘤累及肝脏重要血管，无法完整切除，且对化疗后反应不佳；④ 首次肿块切除后在肝脏原位复发。

化疗后行肝移植手术，5年存活率已高达85%。

◆ 化疗

在肝母细胞瘤的多学科治疗策略中，辅助化疗和新辅助化疗对于大幅度提高患儿生存率起着极重要的作用。顺铂被认为是最重要的化疗药物，通常与顺铂组成联合化疗的药物有多柔比星、长春新碱、氟尿嘧啶等。包含顺铂的化疗方案在低危患儿中有效率可达97%，并且使一些巨大肿瘤大大提高了切除率。常用的化疗方案有：顺铂、氟尿嘧啶和长春新碱的C5V方案、加上多柔比星的C5VD方案，顺铂+阿霉素的PLADO方案等。但顺铂引发的耳毒性以及其他相关的毒副作用在应用时要加以注意。铂类诱导的听力损伤是进行性且不可逆的。它涉及内耳的外毛细胞退化。造成耳毒性的风险与治疗年龄成反比，且直接与剂量相关联。顺铂剂量累积越高，尤其是超过400 mg/m^2，就会增加高分贝听力损失的风险。多柔比星潜在的心脏毒性可以导致早发和晚发的心力衰竭。并可以在几年后才出现明显的临床表现，在应用时也需加以警惕。

1. 不同危险度的化疗计划

（1）极低危组：直接手术后可暂不化疗，术后密切随访。

（2）低危组：直接或化疗2个疗程左右择期手术，总疗程不超过6个疗程。

（3）中危组：化疗2～4个疗程后择期手术，总疗程不超过8个疗程。

（4）高危组：化疗4～6个疗程后择期手术，总疗程不超过10个疗程。

备注：① 术后COG分期为stage Ⅰ且组织病理

学类型为单纯胎儿型患者；② 标危组患儿接受2个疗程、中危组患儿接受2～4个疗程、高危组患儿接受4～6个疗程后，经POST-TEXT分期评估为Ⅰ、Ⅱ期或没有累及肝静脉和下腔静脉的POST-TXET Ⅲ期的患儿可接受手术切除；③ 按照危险度分组化疗后两个疗程评估一次，肿瘤缩小<50%或疾病进展，则危险度升级或参照药敏实验进行个体化治疗，或选用其他治疗手段。

2. 具体化疗方案

（1）中国抗癌协会儿童分会专家共识（2016）[25]

1）极低危组：患儿术后不化疗，密切随访。

2）低危组化疗方案（C5V）：① 顺铂（CDDP），d1，90 mg/m²，避光持续静脉滴注≥6小时；② 氟尿嘧啶（5-FU），d2，600 mg/m²，静脉滴注4小时；③ 长春新碱（VCR），d2，1.5 mg/m²，静脉推注（单次最大剂量≤2 mg）。

每一轮化疗间隔3周，且中性粒细胞≥1.0×10⁹/L，血小板≥100×10⁹/L，肝肾功能正常。

3）中危组化疗方案（C5VD）：① 顺铂（CDDP），d1，90 mg/m²，避光持续静脉滴注≥6小时；② 氟尿嘧啶（5-FU），d2，600 mg/m²，静脉滴注4小时；③ 长春新碱（VCR），d2，1.5 mg/m²，静脉推注（单次最大剂量≤2 mg）；④ 多柔比星（Doxo），d2，d3，25 mg/（m²·d），静脉滴注2小时。

每一轮化疗间隔3～4周，且中性粒细胞≥1.0×10⁹/L，血小板≥100×10⁹/L，肝肾功能、心肌酶谱及心电图正常。

4）高危组化疗方案（C-CD+ICE）

术前化疗：① 第一轮：顺铂（CDDP），d1，80 mg/（m²·d），静脉滴注24小时；顺铂（CDDP），d8，70 mg/（m²·d），静脉滴注24小时；多柔比星（Doxo），d8，d9，30 mg/（m²·d），静脉滴注24小时。② 第二轮：顺铂（CDDP），d1，d8，70 mg/（m²·d），静脉滴注24小时；多柔比星（Doxo），d8，d9，30 mg/（m²·d），静脉滴注24小时。③ 第三轮：顺铂（CDDP），d1，d8，70 mg/（m²·d），静脉滴注24小时；多柔比星（Doxo），d8，d9，30 mg/（m²·d），静脉滴注24小时。

术后化疗：共3轮。卡铂（Carbo），d1，500 mg/（m²·d），静脉滴注1小时；多柔比星（Doxo），d1，d2，20 mg/（m²·d），静脉滴注24小时。

如术前化疗后评估仍无法手术，则改用ICE方案化疗：① 异环磷酰胺（Ifos），d1～5，1.5 g/（m²·d），静脉滴注2～3小时；② 卡铂（Carbo），d1，450 mg/（m²·d），静脉滴注2～4小时；③ 依托泊苷（VP16），d1～3，100 mg/（m²·d），静脉滴注2～4小时。2个疗程后评估手术可行性，术后重复上述ICE方案化疗2个疗程。

备注：高危组患儿每一轮化疗间隔4周，至中性粒细胞≥1.0×10⁹/L，血小板≥100×10⁹/L，肝肾功能、心肌酶谱及心电图正常。

（2）经导管动脉化疗栓塞技术（transcatheter arterial chemo-embolization，TACE）和肝动脉插管灌注化疗（HACE）

肝动脉化疗栓塞治疗：是经皮穿刺股动脉插管到肝固有动脉，进行化疗药物推注并选择患侧分支进行超选择性节段性和次节段性的栓塞治疗，栓塞剂常用碘油和PVA等，可以多次栓塞提高疗效。

肝动脉插管灌注化疗：手术探查不能切除肿瘤病例时可经肝动脉插管化疗，常用药物为氟尿嘧啶等，每日或隔日经导管灌注1次。

上述两种技术主要应用于那些化疗后肿瘤仍无法切除以及由于肝外肿瘤无法控制导致无法肝移植的患儿，可使患儿获得部分缓解，部分患儿可获得肿瘤切除机会和肝移植机会。

（3）免疫治疗

采用转移因子、干扰素、白细胞介素-2以及卡介苗、免疫核糖核酸、自体或异体瘤苗、左旋咪唑等，作为免疫刺激因子，在肿瘤综合治疗中发挥提高机体免疫力作用。目前为白细胞介素-2应用相对较成熟。

（4）高强度聚焦超声（high intensity focused ultrasound，HIFU）

利用超声聚焦后的高能量非侵入性聚焦于体内肿瘤靶组织，消融灭活肿瘤细胞达到切除肿瘤目的。临床初步应用于Ⅲ、Ⅳ期肝母细胞瘤已取得一定疗效。

复发肝母细胞瘤的治疗

手术切除仍是儿童复发肝母细胞瘤重要的治疗部分。如这些患儿之前化疗中没有应用过伊立替康和阿霉素，那这两种药物可作为合适的挽救治疗措施。对于伊立替康有效的患儿，持续口服伊立替康也许有益。异环磷酰胺、卡铂和依托泊苷常常联合应用于补救方案。

预后

（1）能否完整切除肿瘤。Ⅰ～Ⅱ期生存率大于95%。

（2）肝母细胞瘤的组织类型是影响预后的最主要因素，胎儿型肝母细胞瘤的预后较好。

（3）肝母细胞瘤的临床分期和肿瘤部位也是影响预后的主要因素。

（4）肿瘤切除后AFP很快明显下降或已达到正常标准，提示预后较好。

疗效评估

（1）完全缓解（CR）：体格检查及CT或MRI显示肿瘤完全消失，且AFP正常4周以上。

（2）部分缓解（PR）：肿瘤缩小≥50%，无任何新发或疾病进展的证据。

（3）疾病稳定（SD）：肿瘤缩小<50%，无任何肿瘤增大或新发病损证据。

（4）疾病进展（PD）：肿瘤增大≥25%，有新发肿瘤或AFP升高。

（5）复发（recurrence）：① 活检证实；② 明确的影像学证据且血清AFP 4周内连续3次增高。

（6）难治性肝母细胞瘤：① 接受新辅助化疗2个疗程后，评估为疾病进展或复发；② 化疗6个疗程后仍无法行根治性手术切除（COG分期Ⅰ期或Ⅱ期）；③ 停止治疗后18个月内复发。

随访

第一年：AFP/1个月，CXR，腹部CT或B超/2个月；第二年：AFP/3个月，CXR，腹部CT或B超/3个月；第三年：AFP/3个月，CXR，腹部CT或B超/6个月。

小结

早期发现、规范化治疗可有效提高婴幼儿肝母细胞瘤的生存率，婴幼儿肝移植技术的提高和成熟，也为一些无法手术切除晚期病例提供了机会。

（吴晔明）

参·考·文·献

[1] Darbari A, Sabin K M, Shapiro C N, et al. Epidemiology of primary hepatic malignancies in US children. Hepatology, 2003, 38: 560–566.

[2] Spector L G, Birch J. The epidemiology of hepatoblastoma. Pediatr Blood Cancer, 2012, 59(5): 776–779.

[3] McLaughlin C, Baptiste M S, Schymura M J, et al. Maternal and infant birth characteristics and hepatoblastoma. Am J Epidemiol, 2006, 163: 818–828.

[4] Lai T T, Bearer C F. Iatrogenic environmental hazards in the neonatal intensive care unit. Clin Perinatol, 2008, 35: 163–181.

[5] Knisely A S, Strautnieks S S, Meier Y. Hepatocellular carcinoma in children with bile salt export pump deficiency. Hepatology, 2010: 478–486.

[6] Trobaugh-Lotrario A D, Venkatramani R, Feusner J H. Hepatoblastoma in children with Beckwith-Wiedemann syndrome: does it warrant different treatment? J Pediatr Hematol Oncol, 2014, 36: 369–373.

[7] Kassarjian A, Zurakowski D, Dubois J, et al. Infantile hepatic hemangioma: clinical and imaging findings and their correlation with therapy. Am J Roentgenol, 2004, 18: 785–789.

[8] Lopez-Terrada D, Gunaratne P H, Adesina A M, et al. Histologic subtypes of hepatoblastoma are characterized by differential

canonical Wnt and Notch pathway activation in DLK+ precursors. Hum Pathol, 2009, 40(6): 783-794.

[9] Buendia M A. Genetic alterations in hepatoblastoma and hepatocellular carcinoma: common and distinctive aspects. Med Pediatr Oncol, 2002, 39(5): 530-535.

[10] Hiyama E, Yamaoka H, Matsunga T, et al. High expression of telomerase is an independent prognostic indicator of poor outcome in hepatoblastoma. Br J Cancer, 2004, 91: 972-979.

[11] Shalaby T, Hiyama E, Grotzer M A. Telomere maintenance as therapeutic target in embryonal tumor. Anticancer Agents Med Chem, 2010, 10: 196-212.

[12] Tomizawa M, Saisho H. Signaling pathway of insulin-like growth factor-II as a target of molecular therapy for hepatoblastoma. World J Gastroenterol, 2006, 12(40): 6531-6535.

[13] Luo J H, Ren B, Keryanov S, et al. Transcriptomic and genomic analysis of human hepatocellular carcinoma and hepatoblastomas. Hepatology, 2006, 44(4): 1012-1024.

[14] Oue T, Yoneda A, Uehara S, et al.Increased expression of the hedgehog signaling pathway in pediatric solid malignancies. J Pediatr Surg, 2010, 45(2): 387-392.

[15] Eichenmuller M, Gruner I, Hagl B, et al. Blocking the hedgehog pathway inhibits hepatoblastoma growth.. Hepatology, 2009, 49(2): 482-490.

[16] Hartmann W, Waha A, Koch A, et al. p57(KIP2)is not mutated in hepatoblastoma but shows increased transcriptional activity in a comparative analysis of the three imprinted genes p57(KIP2), IGF2, and H19. Am J Pathol, 2000, 157(4): 1393-1403.

[17] Honds S, Arai Y, Haruta M, et al. Loss of imprinting of IGF2 correlates with hypermethylation of the H19 differentially methylated region in hepatoblastoma. Br J Cancer, 2008, 99(11): 1891-1899.

[18] Zatkova A, Rouillard J M, Hartmann W, et al. Amplification and overexpression of the IGF2 regulator PLAG1 in hepatoblastoma. Genes Chromosomes cancer, 2004, 39: 126-137.

[19] Lopez-Terrada D, Alaggio R, de Davila M T, et al. Towards an international pediatric liver tumor consensus classification: proceedings of the Los Angeles COG live tumors symposium. Mod Pathal, 2014, 27(3): 472-491.

[20] Lautz T B, Ben-Ami T, Tantemsapya N, et al. Successful nontransplant resection of POST-TEXT Ⅲ and Ⅳ hepatoblastoma. Cancer, 2011, 117: 1976-1983.

[21] Meyers R L, Czaudema P, Otte J B. Surgical treatment of hepatoblastoma. Pediatr blood cancer, 2012, 59: 800-808.

[22] Von Schweinitz D. Management of liver tumors in childhood. Semin Pediatr Surg, 2006, 15: 17-24.

[23] Vigano L, Ferrero A, Sgotto E, et al. Bile leak after hepatectomy: predictive factors or spontaneous healing. Am J Surg, 2008, 196: 195-200.

[24] Katz S C, Shia J, Liau K H, et al. Operative blood loss independently predicts recurrence and survival after resection of hepatocellular carcinoma. Ann Surg, 2009, 249: 617-623.

[25] 中国抗癌协会小儿肿瘤专业委员会，中华医学会小儿外科分会肿瘤学组. 儿童肝母细胞瘤多学科诊疗专家共识. 中华小儿外科杂志，2017，38(10): 733-739.

第五节　神经母细胞瘤

概述

神经母细胞瘤是儿童最常见的颅外实体肿瘤，占儿童恶性肿瘤的7%～8%。也是婴幼儿最常见的恶性肿瘤，其总体患病率大约是活产儿中的1/7 000。有证据表明，神经母细胞瘤的发病率在世界各国中比较接近。男女比例约为1.1∶1[1]。神经母细胞瘤也是婴儿时期诊断的最常见的恶性肿瘤。在美国儿童肿瘤协作组（POG）和儿童癌症协作组（CCG）的一份3 666例神经母细胞瘤患儿的分析报告中婴儿占36%，小于5岁的患儿占89%，且在出生后的第一个月获诊的病例数最多[2]。其结果表明神经母细胞瘤是一种婴儿期和幼儿期多发的疾病。

神经母细胞瘤起源于肾上腺髓质及交感神经节的原始神经嵴细胞。可以发生在任何有交感神经组织的部位。约60%的原发肿瘤位于腹膜后，其次位于后纵隔、盆腔及颈交感神经节，12%的神经母细胞瘤合并有其他系统畸形。

根据神经嵴交感神经分化程度将肿瘤分为低分化的神经母细胞瘤、未分化及分化成熟的神经节细胞并存的神经节母细胞瘤、分化相对成熟的神经节细胞瘤。由于此发育过程可以逆转，因此，临床上可出现神经母细胞瘤自然消退的现象。神经母细胞瘤病例可以并发与胚胎神经嵴发育异常相关的疾病，例如先天性巨结肠、神经纤维瘤病、Beckwith-Wiedemann综合征等。

病因及分子生物学特点

◆ 病因

神经母细胞瘤的确切病因尚不明确，至今还没有确切数据支持或排除该病与环境暴露的相互关系。其发病率与产前及产后是否接触特定药物、化学物质和病毒或辐射等危险因素也无明确的联系[3]。同样的，与孕妇使用维生素或儿童早期感染和过敏等保护性药物也无明确联系。但神经母细胞瘤可与心脏或泌尿生殖系统畸形等先天性畸形同时存在[4,5]。提示这些病例可能与一些同时导致神经母细胞瘤与先天性畸形的潜在基因异常有关。

与大多数人类恶性肿瘤类似，一部分患儿具有神经母细胞瘤遗传易感性，这种遗传易感性为常染色体显性遗传，具有很高的外显率[6]。有1%～2%的新发病例有神经母细胞瘤家族史，神经母细胞瘤谱系显示同一家族中无论是良性还是恶性的神经母细胞瘤的发生都具有显著的异质性[7]。与散发的神经母细胞瘤病例不同的是，家族遗传性神经母细胞瘤患儿多在年龄更小时被诊断，且多有一个以上的原发性肿瘤，临床上多具有肿瘤易感综合征的特征。遗传易感性的不完全外显率可以部分解释某些恶性肿瘤病例的自发消退。

现已发现两种与大多数遗传性神经母细胞瘤有关的基因（*ALK*的功能获得性突变和*PHOX2B*的失活性突变）。最近，对不同神经母细胞瘤的全基因组测序结果中最引人注目的发现是神经母细胞瘤相对缺乏基因突变，提示基因表达的表观遗传调控在神经母细胞瘤的发生和发展中有重要的作用。

◆ 分子生物学特点

（1）染色体特点：神经母细胞瘤抑癌基因序列位于1p36.1和1p36.2，该区域染色体异常可导致神经母细胞瘤发生。在约35%的原发性神经母细胞瘤中可以发现1号染色体短臂（1p）的缺失，它与晚期肿瘤和*MYCN*扩增有关[8,9]。1p36等位基因的缺失可以独立地增加局灶性肿瘤和缺乏*MYCN*扩增肿瘤的复发风险[8,10]。在25%的原发性神经母细胞瘤中存在11q的等位基因的缺失，这种基因组变异很少出现在有*MYCN*扩增的肿瘤中，但仍与其他高危因素密切相关，如肿瘤晚期、大年龄和不良的病理类型。因此，在没有*MYCN*扩增的肿瘤中，11q的缺失具有较强的不良预后意义[11,12]。

（2）DNA指数：神经母细胞瘤DNA指数（DI）可反映化疗效果及预后。DI>1或DI<1为异倍体，常为病变早期，并有良好预后；DI=1，即二倍体，常与进展期病变和不良预后相关。55%的局灶性神经母细胞瘤是超二倍体，预后多良好；45%的神经母细胞瘤是二倍体，大多预后不良。

（3）癌基因表达：*MYCN*是*MYC*原癌基因家族的一员，它编码用来调节约15%人类基因的表达的转录因子，它的过度表达显著影响细胞的行为[13]。*MYC*基因通过增殖在调节新陈代谢和细胞生物量方面起着很大的作用，*MYCN*基因位于染色体2p23-24，约30%神经母细胞瘤伴有*MYCN*基因扩增，对肿瘤血管形成及肿瘤播散有激活作用，导致肿瘤快速生长及不良预后。神经母细胞瘤早期仅5%～10%病例*MYCN*基因扩增，晚期则高达40%。*MYCN*基因扩增还与多药耐药相关蛋白（multidrug resistence-associated protein，MRP）的高表达相关。MRP升高对预后有显著不利影响。

*MYCN*的扩增与疾病的进展期、不良生物特征

以及不良预后有关。事实上，它也与其他预后良好型患儿群体的不良结果独立有关，更加强调其生物重要性[14，15]。目前，肿瘤的*MYCN*基因状态通常在诊断中用于辅助治疗方案的制定。*MYCN*扩增的发生率在多点取样或在初发和复发的样本之间，几乎完全一致，其总发生率为20%～22%。因此，*MYCN*扩增是侵袭性肿瘤在诊断时的固有特征，而不是肿瘤发展过程中所获得的突变。一般来说，有扩增的肿瘤中*MYCN*的表达水平比没有扩增的肿瘤要高得多。

病理学

大体标本及组织学改变

神经母细胞瘤肿瘤早期包块形态规则、光滑，有完整包膜，中、晚期肿瘤多呈结节状，肿瘤突出包膜，可向椎间孔浸润形成哑铃状肿块，瘤体内可见出血、坏死、钙化等病理改变。镜下肿瘤细胞呈染色较深的小圆形或卵圆形细胞，细胞质少，细胞核大而深染，有数个核仁，常见有丝分裂（图36-15）。形态学上这种小圆细胞是多种儿童恶性肿瘤细胞的特征性改变，可以通过波纹蛋白（VIM）、白细胞共同抗原（LCA）、神经元特异性烯醇化酶（NSE）及S-100等免疫组织化学方法与尤因肉瘤、非霍奇金淋巴瘤、软组织肉瘤等进行鉴别诊断。镜下神经母细胞瘤常围绕嗜酸性神经纤维网形成Harner-Wright假性玫瑰花结，在病理学上具有诊断意义。电镜下可见含有纵行排列的微小管的外围齿状突起，其特点是含有致密的有包膜的小圆颗粒，即细胞质内蓄积的儿茶酚胺。神经母细胞瘤属于组织学上的小圆细胞肿瘤，需与以下肿瘤加以区别：①原始神经外胚层肿瘤（PNET）；②胚胎未分化的横纹肌肉瘤；③视网膜母细胞瘤；④尤因肉瘤；⑤淋巴瘤。

神经节细胞瘤由成熟的神经节细胞、神经纤维网和施万细胞基质组成，是一完全分化的、良性的神经源性肿瘤。

节细胞神经母细胞瘤的组织病理学特性介于神经母细胞瘤和神经节细胞瘤之间。代表了肿瘤的异质群体，肿瘤内含有成熟的神经节细胞瘤和未成熟的神经母细胞瘤。其中原始神经母细胞瘤成分可能存在基因组异常，如*MYCN*基因扩增。因此，应采取多点取样的方式，从组织病理学和遗传学来对肿瘤进行适当的分类。

肿瘤扩散及转移

神经母细胞瘤恶性程度高，常在短期内突破包膜，侵入周围组织与器官。肾上腺肿瘤将肾脏推移至下方，如肿瘤来自交感神经链，则将肾脏推向外侧，肿瘤常浸润肾脏。腹膜后神经母细胞瘤破裂时

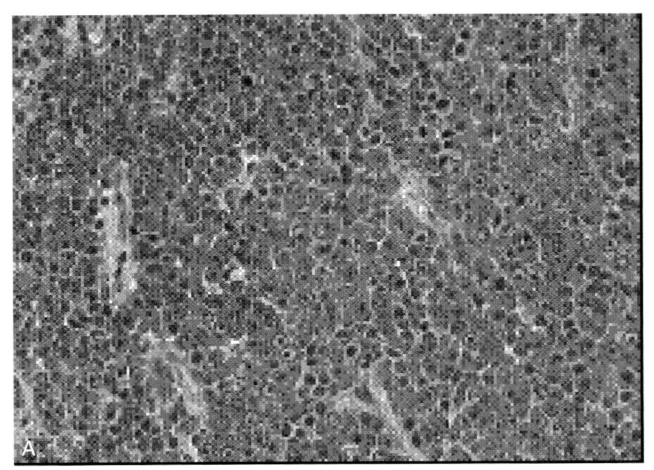

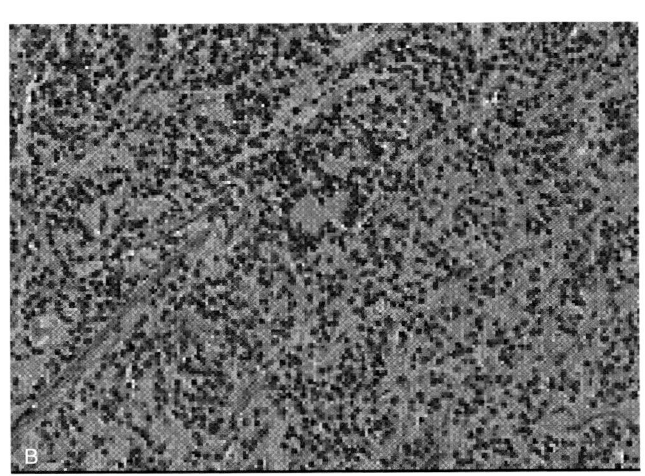

图36-15 神经母细胞瘤

图A：未分化型，HE×200；图B：差分化型，可见Homer-Wright菊形团，HE×100

沿腹膜后大血管迅速生长，超越中线，并包绕大血管。脊柱旁的肿瘤可沿神经根蔓延，从椎间孔侵入椎管，形成哑铃状肿块。肿瘤沿淋巴管转移到局部淋巴结或远处淋巴结，如锁骨上淋巴结。肿瘤进入血液循环，可见骨髓、颅骨、眼眶、脊柱及长骨转移，少见肺转移。新生儿转移常波及肝脏和皮肤。临床上可见转移瘤巨大而原发肿瘤很小甚至极难发现的情况。

◆ 病理分类（Shimada分类）

Shimada等[16]对基于肿瘤的组织病理特征，如是否存在施万细胞基质、细胞分化的程度、有丝分裂的指数等，对神经母细胞瘤进行了预后分类，将其分为"预后良好型"和"预后不良型"两种。

（1）预后良好型：① 基质丰富，见各年龄组，包块无结节；② 基质缺乏，年龄1.5～5岁，瘤细胞分化良好，MKI指数<100；③ 基质缺乏，年龄<1.5岁，MKI指数（显微镜下每5 000个细胞中的核分裂及核碎裂数）<200。

（2）预后不良型：① 基质丰富，见各年龄组，包块呈结节状；② 基质缺乏，年龄>5岁；③ 基质缺乏，年龄1.5～5岁，瘤细胞未分化或细胞分化良好，MKI指数>100；④ 基质缺乏，年龄<1.5岁，MKI指数>200。

临床表现

神经母细胞瘤可源于肾上腺或交感神经链的任何部位。但不同年龄段肿瘤好发部位也有不同。大多数原发性肿瘤出现在腹部（75%），儿童肾上腺肿瘤的发生率（40%）略高于婴儿（25%）[2]。婴儿期原发于胸部和颈部的肿瘤多于大年龄儿童。大多数神经母细胞瘤的患儿在5岁前获得诊断，但也会在青春期和成人期发病。神经母细胞瘤的转移途径包括淋巴管和血行播散。35%的局灶性肿瘤患儿存在区域淋巴结转移。血行播散多见于骨髓、骨皮质、肝和皮肤（皮下组织）。肿瘤播散至肺或脑并不多见，但可见于复发或末期肿瘤。神经母细胞瘤可以通过颅骨转移压迫脑组织、血行播散或脑膜受累等方式转移至中枢神经系统[17]。患儿的体征和症状常反映了原发性、区域性和转移性肿瘤的位置。

◆ 非特异性全身症状

低热、食欲缺乏、面色苍白、消瘦、体重下降、局部包块、疼痛等。

◆ 与肿瘤发生部位相关症状

（1）头颈部：一侧颈部肿块，局部淋巴结肿大，位置较高的胸部肿瘤和颈部肿瘤可出现Horner综合征（单侧上睑下垂、瞳孔缩小、无汗症）。

（2）眼眶：肿瘤对眶周骨的浸润，表现为凸眼和眼周瘀斑（熊猫眼），眶周水肿、上睑下垂，视性眼阵挛。脑部受损可出现视网膜出血、动眼肌肉轻度淤血、斜视等。

（3）胸部：上胸部出现肿块可发生呼吸困难、吞咽困难，诱发肺部感染。体积较大的胸部肿瘤可压迫血管，导致上腔静脉综合征。若肿瘤出现在下胸部，常无症状。

（4）腹部：可出现腹痛、食欲缺乏、呕吐。体格检查通常表现为固定的、质硬的腹部肿块。肝脏巨大转移灶在婴儿患儿中较多见，可能会导致呼吸受限。

（5）盆腔：因肿瘤压迫出现尿潴留、便秘，直肠指检可触摸到骶前肿块。

（6）椎旁：背部局部疼痛及触痛、下肢软弱无力、跛行、肌张力减低、大小便失禁。

（7）椎管：胸、腹腔和盆腔的椎旁肿瘤可沿椎体的神经孔进入椎管，从而引起脊髓压迫症状，出现亚急性或急性截瘫，大小便障碍。

（8）皮肤：皮肤受累几乎仅见于小婴儿，表现为无痛性、蓝色皮下结节。

◆ 其他临床表现

（1）儿茶酚胺代谢（VMA/HVA）异常及相应并发症状：如面色苍白、多汗、头痛、心悸、肾素分泌增多所致的高血压。由于肿瘤释放儿茶酚胺，导致血管收缩，可引起皮下结节由蓝色成为红色和白色。在新生儿或婴幼儿播散性神经母细胞瘤中易于观察到。

（2）血管活性肠肽（VIP）综合征：表现为水泄、腹胀、低钾血症和脱水等症状[18, 19]。在5%～10%的患儿中可出现该综合征。切除肿瘤后通常可以使相关症状彻底消失。

（3）骨髓：超过50%的患儿有骨髓浸润。可出现贫血、出血或感染等症状，外周血小板增多症可能提示早期骨髓浸润，而外周血小板减少和/或贫血提示骨髓浸润的高级阶段。应在2个以上的不同部位进行骨髓穿刺和活检以确定有无肿瘤转移。

（4）骨骼：骨骼转移会导致骨骼疼痛，可表现为跛行或小婴儿的敏感易怒。神经母细胞瘤主要累及颅骨和长骨。X线片表现为边缘不规则的溶骨性缺损及骨膜反应。

（5）副肿瘤综合征（paraneoplastic syndromes）：在2%～3%新诊断的神经母细胞瘤患儿中可以观察一种独特的副肿瘤综合征——斜视性眼阵挛-肌阵挛-共济失调综合征（OMAS）[20, 21]。表现为快速而无序的眼动、共济失调和肌阵挛。大多数并发OMAS的患儿的肿瘤多为局灶性，肿瘤相关的预后相对较好。这类患儿多数有远期的神经系统缺陷，包括认知和运动发育延迟，语言缺陷和行为异常。OMAS的形成与免疫介导的抗肿瘤宿主反应有关，现研究一致认为免疫抑制疗法是用来治疗OMAS的有效方法。

诊断

在临床诊断及体格检查基础上，还须结合临床实际进行下列检查。

血和尿检查

血细胞计数、电解质、肝肾功能等变化是预后相关因素。血清乳酸脱氢酶（LDH）、神经元特异性烯醇化酶（NSE）和铁蛋白三项指标升高，提示预后较差。约95%的神经母细胞瘤伴尿儿茶酚胺代谢产物异常，高香草酸（HVA）和香草扁桃酸（VMA）增高有诊断意义，有助于治疗疗效评估及预后预测，分化差的肿瘤倾向于分泌高水平的HVA，而越成熟的神经母细胞瘤VMA分泌也越高。但需要同其他存在儿茶酚胺代谢产物的肿瘤鉴别，如嗜铬细胞瘤、嗅神经母细胞瘤和黑色素瘤。有学者提出尿中VMA可作为神经母细胞瘤的筛查指标。

影像学检查

（1）超声检查：精确度高，可为95%的原发肿瘤进行精确定位，测量大小。超声检查重复性好、快捷、方便，应当成为神经母细胞瘤诊断的常规。

（2）CT和MRI检查：在超声初步定位基础上，可对患儿进行从颈部到盆腔的扫描，可提供详细信息，包括肿块部位、大小、淋巴结及周围组织是否浸润、远处有无转移等。MRI更适用于椎旁的病变，且在评估沿椎间孔的扩散和潜在的脊髓受压时不可或缺（图36-16，图36-17）。

（3）近年在神经母细胞瘤的诊断及鉴别诊断中应用^{131}I标记的间碘苄胍（MIBG）扫描及正电子发射体层扫描技术（positron emission tomography，PET），PET是对原发性及继发性肿瘤特异性很强的检查，能早期发现肿瘤是否存在远处转移及放化疗后肿瘤残余灶是否存在活性。

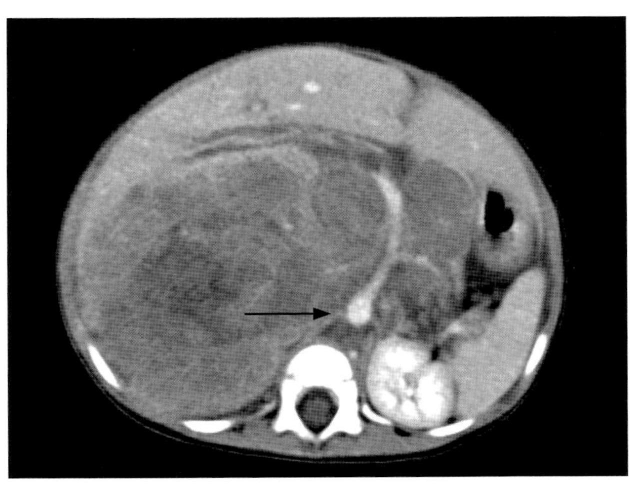

图36-16 18个月，男，右侧肾上腺及后腹膜神经母细胞瘤CT增强：肿瘤呈明显不均匀强化，肿瘤跨中线、包绕腹腔动脉干及其分支生长（箭头所指）（图片由李玉华提供）

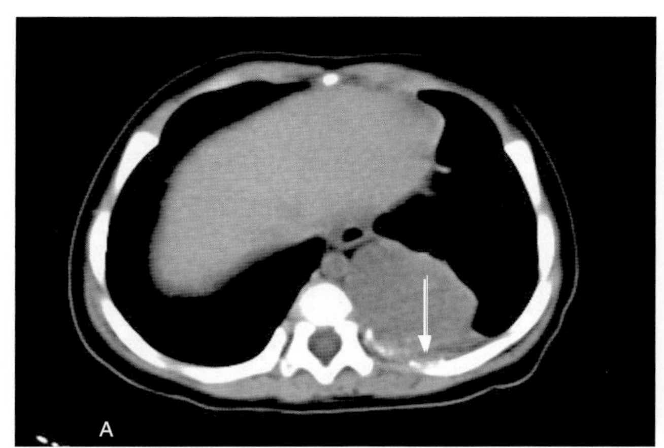

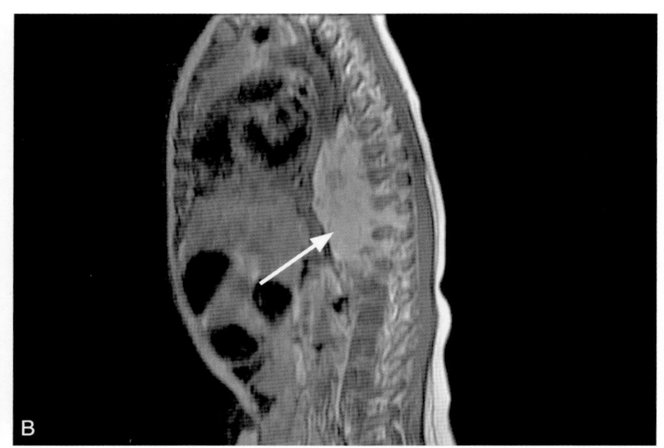

图36-17 2岁，男，左侧后纵隔神经母细胞瘤

图A：胸部CT平扫：左侧后纵隔实质肿瘤，周围见钙化灶（箭头所指）；**图B**：磁共振旁矢状面增强扫描：后纵隔巨大强化的肿瘤向椎间孔延伸（箭头所指）（图片由李玉华提供）

◆ 基于影像学定义的危险因子（IDRFs）

（1）单侧病变，延伸到两个间室：颈部－胸腔；胸腔－腹腔；腹腔－盆腔。

（2）颈部：肿瘤包绕颈动脉，和/或椎动脉，和/或颈内静脉；肿瘤延伸到颅底；肿瘤压迫气管。

（3）颈胸连接处：肿瘤包绕臂丛神经根；肿瘤包绕锁骨下血管，和/或椎动脉，和/或颈动脉；肿瘤压迫气管。

（4）胸部：肿瘤包绕胸主动脉和/或主要分支；肿瘤压迫气管和/或主支气管；低位后纵隔肿瘤，侵犯到T_9～T_{12}肋椎连接处（因为此处易损伤Adamkiewicz动脉）。

（5）胸腹连接处：肿瘤包绕主动脉和/或腔静脉。

（6）腹部和盆腔：肿瘤侵犯肝门和/或肝十二指肠韧带；肿瘤在肠系膜根部包绕肠系膜上动脉分支；肿瘤包绕腹腔干和/或肠系膜上动脉的起始部；肿瘤侵犯一侧或双侧肾蒂；肿瘤包绕腹主动脉和/或下腔静脉；肿瘤包绕髂血管；盆腔肿瘤越过坐骨切迹。

（7）椎管内延伸：轴向平面超过1/3的椎管被肿瘤侵入，和/或环脊髓软脑膜间隙消失，和/或脊髓信号异常。

（8）邻近器官/组织受累：包括心包、横膈、肾脏、肝脏、胰－十二指肠和肠系膜。

下列情况应当记录，但不作为IDRFs：多发原发灶；胸水，伴有/无恶性细胞；腹水，伴有/无恶性细胞。需要的影像学技术包含CT和/或MRI；^{123}I MIBG；^{99m}Tc MDP骨扫描。

◆ 穿刺活检和活检

细针穿刺活检术（FNA）是一项损伤小、效率高的检查技术，如在B超引导下进行该项技术，可对神经母细胞瘤的诊断、疾病分期做出具有决定意义的判断。

推荐18个月以下的儿童进行肿瘤开放活检，以确保获得足够的肿瘤样本进行组织学和分子研究。

目前，国际上公认的神经母细胞瘤诊断标准：① 有明确的病理诊断；② 骨髓穿刺活检明确含有肿瘤细胞，伴有尿儿茶酚胺代谢物的增多。

神经母细胞瘤特异性的生物指标对婴儿的危险度分级尤为重要，因此应尽可能地获取足够的肿瘤组织样本。

鉴别诊断

需与神经母细胞瘤相鉴别的包括儿童其他肿瘤及一些非肿瘤性疾病。新生儿肾上腺神经母细胞瘤与肾上腺钙化或肾上腺出血在影像学的表现相似，需加以鉴别。骨转移的患儿可能与全身感染、炎症性疾病、骨髓衰竭的症状相似。VIP综合征可与感染性或炎症性肠病相混淆，OMAS则可与原发性神经系统疾病相似，在组织学上，神经母细胞瘤的骨髓转移需与横纹肌肉瘤、尤因肉瘤、淋巴瘤或白血病（尤其是巨核细胞白血病）相鉴别。对于少数不产生儿茶酚胺的肿瘤，以及没有明显原发性肿瘤的患儿来说，鉴别诊断尤为困难。

临床分期

国际神经母细胞瘤分期系统（INSS）是世界范围内统一用于神经母细胞瘤临床研究和生物学研究的临床分期系统。由于早期该分期系统需在手术后进行，而手术操作可能改变肿瘤的分期，所以现采用临床评估结果和影像学检查以取代手术切除进行分期[22]。

◆ INSS分期

（1）Ⅰ期——肿瘤限于原发组织或器官，肉眼完整切除肿瘤，淋巴结镜检阴性。

（2）Ⅱ期——Ⅱa期肿瘤肉眼切除不完整，同侧淋巴结阴性。Ⅱb期肿瘤肉眼完整或不完全切除，同侧淋巴结阳性。

（3）Ⅲ期——肿瘤超越中线，同侧淋巴结镜检阴性或阳性；肿瘤未超越中线，对侧淋巴结镜检阳性；中线部位肿瘤，双侧淋巴结镜检阳性。

（4）Ⅳ期——远距离转移至骨骼、淋巴结、骨髓、肝或其他脏器。

（5）Ⅳ-S期——或称特殊Ⅳ期，年龄≤18个月，表现为原发肿瘤表现为Ⅰ期或Ⅱ期，但出现肝脏、皮肤或骨骼等远处转移。

◆ 危险度分组

在临床实践中传统的分期系统对预后的评估和治疗方案的制订仍有一定的局限，一些生物学和基因学因素被证实也是预后重要的评估标志，可以影响治疗及预后。为了便于制订合适的治疗方案建立了根据神经母细胞瘤分期（INSS）、确诊时患儿年龄、MYCN基因拷贝数、Shimada组织学病理分类（INPC）及DNA指数五项指标作为评估危险度和预后因素指标的危险因素评估系统（危险度分组），并以此来制订治疗方案。以危险度分组评估预后的新的个体化治疗方案有效提高了生存率，减少了远期并发症并改善了患儿的生活质量。危险因素评估系统将神经母细胞瘤分为低危组、中危组及高危组，并由此决定治疗方案。

（1）低危组：所有1期；小于1岁的所有2期；大于1岁、*MYCN*未扩增的2期；大于1岁，*MYCN*虽扩增但INPC为预后良好型的2期；*MYCN*未扩增，INPC为预后良好型且DNA为多倍体的4 s期。

（2）中危组：小于1岁，*MYCN*未扩增的3期；大于1岁，*MYCN*未扩增且INPC为预后良好型的3期；小于1岁半，*MYCN*未扩增的4期；*MYCN*未扩增，DNA为二倍体的4 s期；*MYCN*未扩增且INPC为预后良好型的4 s期。

（3）高危组：大于1岁，*MYCN*扩增INPC为预后不良型的2期；所有年龄（小于或大于1岁），*MYCN*扩增的3期；大于1岁，*MYCN*未扩增但INPC为预后不良型的3期；小于1岁，*MYCN*扩增的4期；大于1岁半的所有4期；*MYCN*扩增的4 s期。

预后因素

神经母细胞瘤是将临床和肿瘤特异性生物学变量用于肿瘤危险度预测的范例。目前最主要的肿瘤预后相关变量有以下几个。

（1）肿瘤分期：INSS的肿瘤分期与预后密切相关，所有的协作组均采用INSS对分层治疗进行指导。大多数INSS Ⅰ期的患儿仅进行手术治疗即可痊愈，而INSS Ⅳ期的患儿多需要采用中等强度到高强度的综合治疗。其他分期的患儿需根据其生物学因素选取合适的治疗方法。

（2）诊断年龄：CCG和POG的总结均提出以18个月为分界，可以区分出患儿的不同预后。

（3）肿瘤病理学：国际神经母细胞瘤病理学分类（INPC）根据肿瘤的基质成分、分化程度、有丝分裂核碎裂指数和患儿年龄将肿瘤分为“预后良好型”和“预后不良型”两大类。

（4）肿瘤细胞染色体倍性：诊断年龄小于2岁的患儿，特别是INSS Ⅳ-S期的患儿来说，肿瘤细胞的DNA指数是一个强有力的预后指标[14,23]。

（5）*MYCN*基因扩增情况：*MYCN*扩增在肿瘤特异性基因特征的临床应用最具代表性[24]。这种基因变异的预后意义是目前决定肿瘤危险度分级中最重要的，*MYCN*扩增的发生率与其他预后相关变量有关，如晚期肿瘤、大年龄、近二倍体和不良的组织学类型。

（6）特定片段的等位基因增益或缺失：近年来提出很多可以作为预后相关指标的基因异常。在美国和欧洲，1p和11q的缺失是目前唯一被纳入危险度分级的指标[8,12,25]。

目前，COG通过检测1p和11q等位基因的缺失将患儿分为具有高复发风险的患儿和可能获益于中等剂量化疗的患儿两种。

随着对神经母细胞瘤遗传学和生物学特征的理解，在制订治疗计划时会更加依赖于生物学特征而非组织学和肿瘤分期之间的细小差别。

治疗

神经母细胞瘤主要的治疗方法包括手术、化疗、放疗和骨髓移植。

◆ 治疗原则

（1）低危组：① 手术、术后密切随访（每个月1次）。② 手术+化疗［化疗至VGPR（非常好的部分）缓解］后4个疗程，一般4～6疗程，总疗程不超过8个疗程：*MYCN*扩增的1期；所有2期；具有临床症状的4 s期。

（2）中危组：化疗前或化疗中（约4疗程左右）择期手术，术后化疗至VGPR后4个疗程，总疗程不超过8个疗程，必要时行二次手术。维持治疗：13-顺-维A酸160 mg/m^2，14天/月，共6个月。

（3）高危组：先化疗（约4个疗程）后择期手术。术后化疗至VGPR后4个疗程，总疗程不超过8个疗程，常规化疗结束后自体干细胞移植和瘤床放疗（推荐行序贯自体干细胞移植，瘤床放疗在两次自体干细胞移植之间进行）。停化疗后13-顺-维A酸160 mg/m^2，14天/月，共6个月（若不具备干细胞移植条件可继续进行化疗至12个疗程）。

化疗常用多药联合化疗，神经母细胞瘤的常用药物有环磷酰胺、多柔比星、顺铂、Vp-16、依托泊苷和长春新碱。

◆ 手术治疗

对于大于1个月，患有局限性肿瘤的患儿，最基本的治疗是切除原发肿瘤。肿瘤局限且可以完全切除的患儿具有大于90%的无事件生存率[26,27]，局灶性的复发可行二次切除。

（1）手术指征：① 所有Ⅰ期、Ⅱ期和部分Ⅲ期病例。② 经化疗后转移灶得到控制，骨髓转移由阳性转阴病例。③ 局部的肿瘤残余灶或转移灶经化放疗后不能完全消退，全身情况好的患儿再次行肿瘤切除或转移灶切除。

（2）手术禁忌及相对禁忌：① Ⅳ期患儿应首选化疗。② 肿瘤与重要脏器或血管浸润，预计无法Ⅰ期完整切除或大部切除肿瘤，且术中风险极大的Ⅲ期病例。③ 其他无法耐受麻醉和手术的全身性疾病。

◆ 放疗

放疗通常用于：① 不能完全切除的肿瘤或肿瘤局部复发；② 骨髓移植前准备（减轻肿瘤负荷）；③ 晚期姑息性治疗（减轻转移灶疼痛）。

◆ 围生期神经母细胞瘤的治疗

有报道一些病例可通过产前超声偶然发现神经母细胞瘤[28,29]。这些病例中的大部分即使不治疗也有较好的结局。由于很小的婴儿在手术切除肿瘤时存在麻醉和手术并发症，所以多采取期待性观察疗法。有临床试验表明80%的此类患儿采取非手术的观察疗法，产前发现的肾上腺肿块可以不需要手术干预而痊愈，且其总生存率为100%。

疗效评估标准

（1）完全缓解（complete response，CR）：所有原发灶和转移灶消失，儿茶酚胺及代谢产物恢复到正常水平。

（2）非常好的部分缓解（very good partial response，VGPR）：原发灶体积减小90%～99%，所有可测量的转移灶消失，儿茶酚胺及代谢产物恢复到正常，^{99m}Tc扫描骨骼病灶可以是阳性（因为骨骼转移灶未愈合），但如果行MIBG检查，所有病灶均阴性。

（3）部分缓解（partial response，PR）：所有原发灶和可测量转移灶体积减小超过50%，骨骼阳性病灶的数目下降超过50%，不超过一处的骨髓阳性部位可以接受。

（4）混合性反应（mixed response，MR）：没有新的病灶，在任何一个或多个可测量的病灶体积下降超过50%，同时存在其他任何一个或多个病灶体积下降小于50%，任何存在的病灶体积增加小于25%。

（5）无反应（no response，NR）：没有新病灶，任何存在的病灶体积下降小于50%或增加小于25%。

（6）进展性疾病（progressive disease，PD）：出现新病灶，已存在可测量的病灶体积增加超过25%，骨髓由阴性转阳性。

预后

至今，较为一致的观点认为儿童神经母细胞瘤的预后与患儿年龄、INSS分期、*MYCN*状态、染色体1p36异常、DNA指数和肿瘤病理分类有关。目前国际上报道低危组存活率大于90%；中危组70%～75%；高危组25%～30%，3年总的存活率为50%。

小结

虽然低危组神经母细胞瘤的预后总体令人较为满意，但中高危组患儿的预后仍不甚理想。随着现代生物学技术的进步，对肿瘤发生、发展和影响预后的机制的认识进一步提高，一些新技术的引入将对中晚期儿童神经母细胞瘤生存率的提高起到积极作用。

（吴晔明）

参・考・文・献

[1] Ward E, Desantis C, Robbins A, et al. Childhood and adolescent cancer statistics, 2014. CA Cancer J Clin, 2014, 64(2): 83-103.

[2] Brodeur G M, Maris J M. Neurpblastoma. In: Pizzo P A, Poplack D G, eds. Principles and practice of pediatric oncology. 6th ed. Philadelphia, PA: Lippincott, Williams and Wilkins, 2010: 786-822.

[3] Heck J E, Ritz B, Hung R J, et al. The epidemiology of neuroblastoma: a review. Paediatr Perinat Epidemiol, 2009, 23(2): 125-143.

[4] George R E, Lipshultz S E, Lipsitz S R, et al. Association between congenital cardiovascular malformations and neuroblastoma. J Pediat, 2004, 144(4): 444-448.

[5] Menegaux F, Olshan A F, Reitnaure P J, et al. Positive association between congenital anomalies and risk of neuroblastoma. Pediatr Blood Cancer 2005; 45(5): 649-65514, Deyell R J, Attiyeh E F. Advances in the understanding of constitutional and somatic genomic alterations in neuroblastoma. Cancer Genet, 2011, 204(3): 113-121.

[6] Deyell R J, Attiyeh E F. Advances in the understanding of constitutional and somatic genomic alterations in neuroblastoma. Cancer Genet, 2011, 294(3): 113-121.

[7] Maris J M, Brodeur G M. Genetics In: Cheung N K V, Cohn S L. Neuroblastoma. New York, NY: Wiley.

[8] Caron H, van Sluis P, de Kraker J, et al. Allelic loss of chromosome 1p as a predictor of unfavorable outcome in patients with neuroblastoma. N Engl J Med, 1996, 334(4): 225-230.

[9] White P S, Thompson P M, Gotoh T. et al. Definition and characterization of a region of 1p36. 3 consistently deleted in neuroblastoma. Oncogene, 2005, 24(16): 2684-2694.

[10] Spitz R, Hero B, Westermann F, et al. Fluorescence in situ hybridization analyses of chromosome band 1p36 in neuroblastoma detect two classes of alterations. Genes chromosomes Cancer, 2002, 34(3): 299-305.

[11] Spitz R, Hero B, Emestus K, et al. Deletions in chromosome arns 3p and 11q are new prognostic markers in localized and 4s neuroblastoma. Clinic Cancer Res, 2003, 9(1): 52–58.

[12] Attiyeh E F, London W B, Mosse Y P, et al. Chromosome 1p and 11q deletions and outcome in neuroblastoma. N Engl J Med, 2005, 353(21): 2243–2253.

[13] Fernandez P C, Frank S R, Wang L, et al. Genomic targets of the human c-Myc protein. Genes Dev, 2003, 17(9): 1115–1129.

[14] Katzenstein H, Bowman L C, Brodeur G M, et al. Prognostic significance of age, MYCN oncogene amplification, tumor cell ploidy, and histology in 110 infants with stage D(S) neuroblastoma: the pediatric oncology group experience—a Pediatric Oncology Group study. J ClinOncol, 1998, 16: 2007–2017.

[15] Schmidt M L, Lukens J N, Seeger R C, et al. Biologic factors determine prognosis in infants with stage Ⅳ neuroblastoma: a prospective Children's Cancer Group study. J ClinOncol, 2000, 18(6): 1260–1268.

[16] Shimada H, Chatten J, Newton W A Jr, et al. Histopathologic prognostic factors in neuroblastic tumor: definition of subtypes of ganglioneuroblastoma and an age-linked classification of neuroblastomas. J Natl Cancer Inst, 1984, 73: 405–413.

[17] Kramer K, Kushner B, Heller G, et al. Neuroblastoma metastatic to the central nervous system. The Memorial Sloan-Kettering Cancer Center Experience and a Literature Review. Cancer, 2001, 91(8): 1510–1519.

[18] E I Shafie M, Samuel D, Klippel C H, et al. Intractable diarrhea in children with VIP-secreting ganglioneuroblastoma. J Pediatr Surg, 1983, 18: 34–36.

[19] Muller J M, Philippe M, Chevrier L, et al. The VIP-receptor system in neuroblastoma cells. RegulPept, 2006, 137(1/2): 34–41.

[20] Hayward K, Jeremy R J, Jenkins S, et al. Long-term neurobehavioral outcomes in children with neuroblastoma and opsoclonus-myoclonus-ataxia syndrome: relationship to MRI findings and anti-neuronal antibodies. J Pediatr, 2001, 139(4): 552–559.

[21] Rudnick E, Khakoo Y, Antunes N L, et al. Opsoclonus-myoclonus-ataxia syndrome in neuroblastoma: clinical outcome and antineuronal antibodies-a report from the children's Cancer Group Study. Med PediatrOncol, 2001, 36(6): 612–622.

[22] Cecchetto G, Mosseri V, De Bernardi B, et al. Surgical risk factors in primary surgery for localized neuroblastoma: the LNESGI study of the European International Society of Pediatric Oncology Neuroblastoma Group. J ClinOncol, 2005, 23(33): 8483–8489.

[23] Bagatell R, Beck-Popovic M, London W B, et al. Significance of MYCN amplification in international neuroblastoma staging system stage 1 and 2 neuroblastoma: a report from the International Neuroblastoma Risk Group database. J ClinOncol, 2009, 27(3): 365–370.

[24] Brodeur G M, Seeger R C, Schwab M, et al. Amplification of M-myc in untreated human neuroblastoma correlates with advanced disease stage. Science, 1984, 224(4653): 1121–1124.

[25] Maris J M, Weiss M J, Guo C, et al. Loss of heterozygosity at 1p36 independently predicts for disease progression but not decreased overall survival probability in neuroblastoma patients: a Children's Cancer Group study. J ClinOncol, 2000, 18(9): 1888–1899.

[26] Perez C A, Matthay K K, Atkinson J B, et al. Biologic variables in the outcome of stages I and II neuroblastoma treated with surgery as primary therapy: a children's cancer group study. J ClinOncol, 2000, 18(1): 18–26.

[27] Alvarado C S, London W B, Look A T, et al. Natural history and biology of stage A neuroblastoma: a Pediatric Oncology Group Study. J PediatrHematolOncol, 2000, 22(3): 197–205.

[28] Acharya S, Jayabose S, Kogan S J, et al. Prenatally diagnosed neuroblastoma. Cancer, 1997, 80(2): 304–310.

[29] Sauvat F, Sarnacki S, Brisse H, et al. Outcome of suprarenal localized masses diagnosed during the perinatal period: a retrospective multicenter study. Cancer, 2002, 94(9): 2474–2480.

第六节　横纹肌肉瘤

概述

软组织肉瘤是儿童最常见的恶性肿瘤之一，在恶性肿瘤中占第6位。软组织肉瘤是发生在结缔组织的恶性肿瘤，即主要在皮下组织、肌肉、肌腱、血管、结缔组织间隙和空腔器官支柱基质等处。其主要来自多功能原始间叶细胞、非节段性中胚叶层，可生长于身体的各种不同部位。表36-8简单介绍新生儿期软组织不同起源发生肿瘤分类。肉瘤的临床表现是出现肿块及因压迫而产生的一系列症状。

在儿童软组织肉瘤中，横纹肌肉瘤（rhabdomyosarcoma，RMS）最多见，在0～14岁的肿瘤患儿

表 36-8　新生儿期软组织肿瘤的简易分类

组织（起源）	良性类型	恶性类型
纤维组织	纤维瘤（fibroma）	纤维肉瘤
	先天性纤维瘤样病	
	先天性肌纤维瘤样病	
肌肉组织		
横纹肌	横纹肌瘤	横纹肌肉瘤
平滑肌	平滑肌瘤	平滑肌肉瘤
血管结构	血管瘤	
	淋巴管瘤	恶性血管周皮细胞瘤
	良性血管内皮细胞瘤	
不明起源		未分化肉瘤

中，横纹肌肉瘤约占3.5%，在15～19岁占2%，有50%的病例发生在10岁前[1]。美国每年新诊断出RMS约250例，发病率为4.5/1 000 000。它可以发生在任何年龄，但儿童的高峰发病率在2～6岁。新生儿横纹肌肉瘤占横纹肌肉瘤总病例数的0.5%～1%[2]。

横纹肌肉瘤是间充质来源的软组织恶性肿瘤，是一种典型的儿童期胚胎性肿瘤，其特点是高等级组织学、局部侵袭性和明显的转移性倾向。RMS几乎可以发生在身体各个部位，但头部和颈部（25%）、泌尿生殖道（22%）和四肢（18%）是最常见的位置[3,4]。其他不常见的原发部位包括躯干、胸壁、会阴/肛门部位以及腹膜后和胆道[4]。处于膀胱、阴道和头颈部的横纹肌肉瘤常发生在婴儿和年幼儿童；四肢与躯干病损则多见于大儿童年龄组及青少年[5]。

1946年Stout首先描述了1例新生儿横纹肌肉瘤，上海交通大学医学院附属新华医院也曾遇到1例出生时即见阴道内横纹肌肉瘤，病理报告为胚胎葡萄状肉瘤。Gatti（1971）报道在妊娠36周产前诊断B超发现胎儿患横纹肌肉瘤，且于出生后证实。

横纹肌肉瘤可能会在出生时或在生命的最初几周内快速生长。在新生儿中，因放射成像技术通常无法区分富血管的恶性肿瘤软组织病变和血管病变，RMS常被误诊为血管肿瘤，尤其是在面部和颈部[2]。笔者所在的首都医科大学附属北京儿童医院也曾遇到两例患儿，1例出生后即发现枕部包块，出生医院诊断为血管瘤，保守观察后迅速增大，后至我院切除，病理回报胚胎型横纹肌肉瘤。另1例出生后腹胀，外院诊断消化不良、肠胀气，保守治疗1个月后检查发现腹盆腔巨大肿物，膈肌抬高压迫心肺，转入我院ICU，穿刺活检病理证实胚胎型横纹肌肉瘤。

病理

横纹肌肉瘤是一种恶性度较高的侵袭性肿瘤，由类似正常胎儿骨骼肌的细胞组成，对该肿瘤病理特征的深入研究，则以横纹肌展开，如肌浆球蛋白（myosin）、肌动蛋白（actin）、desmin、肌红蛋白（myoglobin）和Z带蛋白等的免疫组织化学表达。电子显微镜可以显示肌动蛋白和肌浆球蛋白丛或Z带物质。后来横纹肌肉瘤DNA粘连蛋白MyoD1的表达被视为横纹肌肉瘤的一种标志物。

横纹肌肉瘤基本组织学类型主要分成两种亚型：即胚胎型和腺泡型[6,7]。

（1）胚胎型（embryonal RMS，ERMS）：最常见的亚型，占儿童横纹肌肉瘤的60%～70%。好发生于头颈部和泌尿生殖道、腹膜后。葡萄簇状细胞型（botryoid）和梭形细胞型（spindle cell）均属于胚胎型。细胞遗传学及分子生物学研究提示，部分胚胎型存在11号染色体杂合缺失。葡萄簇状细胞型较常出现在婴幼儿空腔脏器如鼻咽部、阴道和胆管；梭形细胞型好发于睾丸旁[8]。

（2）腺泡型（alveolar RMS，ARMS）：约占儿童横纹肌肉瘤的30%，好发于四肢，尤其前臂、股部，其次为躯干、直肠周围、会阴部。侵袭性最强、恶性程度高、预后不良[9]。细胞遗传学及分子生物学研究提示，70% ～ 80% ARMS中存在染色体易位t（2；13）（q35；q14）或t（1；13）（q36；q14）。这两种易位分别形成了相应的融合基因*PAX3-FKHR*和*PAX7-FKHR*。其中，*PAX3-FKHR*融合蛋白与预后不良相关[10-12]。

（3）多形性（间变性）横纹肌肉瘤：主要发生在30 ～ 50岁的成年人身上，很少见于儿童。在成人中，多形性横纹肌肉瘤伴有更差的预后。

分子生物学

胚胎型和腺泡型横纹肌肉瘤具有独特的分子特征，已被用于病理分子诊断，并可能有助于确定风险组，在后续治疗方案的制订以及残留病灶的监测方面发挥作用[10,13-16]。

（1）胚胎型RMS：胚胎型常常显示11p15杂合性缺失、8号染色体获得[11,17,18]。胚胎型RMS突变率和单核苷酸变异率高于腺泡型，大约1/3的病例可以观察到重复突变基因（recurring mutations），包括RAS通路中的基因（如*NRAS*，*KRAS*，*HRAS*和*NF1*），其他重复突变基因如*FGFR4*，*PIK3CA*，*CTNNB1*，*FBXW7*和*BCOR*，在10%以下的病例中都存在[19,20]。

（2）腺泡型RMS：70% ～ 80%的腺泡型特征在于13号染色体上的*FOXO1*基因与2号染色体上的*PAX3*基因t（2；13）（q35；q14）或*PAX7*基因t（1；13）（p36；q14）融合。其他罕见的融合包括*PAX3-NCOA1*和*PAX3-INO80D*[19]。涉及*PAX3*基因的易位在大约59%的腺泡型RMS病例中发生，而*PAX7*基因涉及大约19%的病例[10]。对于腺泡型横纹肌肉瘤的诊断，使用荧光原位杂交或反转录聚合酶链反应可以检测到*FOXO1*基因重排，具有良好的灵敏度和特异性[21]。

临床分期及分组

横纹肌肉瘤的分期很复杂，该过程包括：① 分期：由原发部位、肿瘤大小（最大维度）以及是否存在区域淋巴结和/或远处转移来确定。② 分组：根据初次手术切除/活检情况，对肿瘤边缘和淋巴结受累进行病理评估，在开始治疗前确定。③ 危险度分级：由分期、分组和组织学决定。

在进行肿瘤活检之前，应该获得必要的影像学检查和实验室检验。在诊断为横纹肌肉瘤后，应在治疗前进行广泛的评估以确定分期。通常包括胸部X线片、胸部CT扫描、腹部和骨盆的CT扫描、头颅和大脑基底的磁共振成像（MRI）、区域淋巴结评估、骨髓常规检查或活检、骨扫描。

国际儿童肿瘤研究协会根据治疗前基于影像学制定的临床分期系统（TNM-UICC）及国际横纹肌肉瘤研究组（IRS）根据术后病理制定的临床分组系统，是目前常用的分期和分组方法。结合分期、分组和病理组织学，进行危险度分级（表36-9 ～表36-11）。

表36-9　TNM治疗前临床分期（TNM pre-treatment staging classification）[22,23]

分期	原发部位	肿瘤浸润	瘤灶大小	淋巴结	远处转移
1期	眼眶、头颈（除外脑膜旁**） 泌尿生殖系统（非膀胱/非前列腺）	T_1或T_2*	a或b	N_0、N_1、N_X	M_0
2期	膀胱/前列腺 肢体 头颅脑膜旁 其他	T_1或T_2	a	N_0或N_X	M_0

（续表）

分期	原发部位	肿瘤浸润	瘤灶大小	淋巴结	远处转移
3期	膀胱/前列腺 肢体 头颅脑膜旁 其他	T_1或T_2	a b	N_1 N_0、N_1、N_X	M_0
4期	任何部位	T_1或T_2	a或b	N_0或N_1	M_1

注：*T_1. 肿瘤局限于原发解剖部位；T_2. 肿瘤超出原发解剖部位，侵犯邻近器官或组织；a. 肿瘤最大径≤5 cm；b. 肿瘤最大径>5 cm；N_0. 无区域淋巴结转移；N_1. 有区域淋巴结转移；N_x. 区域淋巴结转移不详；M_0. 无远处转移；M_1. 有远处转移。
** 脑膜旁区域是指原发部位在中耳-乳突、鼻腔、鼻窦、鼻咽、颞下窝、翼腭、咽旁区等区域，以及其他距离颅骨1.5 cm以内病灶。
预后良好的位置是指眼眶、头颈（除外脑膜旁区域）、胆道、非膀胱和前列腺区泌尿生殖道；预后不良的位置是指膀胱和前列腺，肢体，脑膜，其他包括背部、腹膜后、盆腔、会阴部/肛周、胃肠道和肝脏。

表36-10 IRS术后病理分期（IRS clinical grouping）[3,24]

分组	临床特征
Ⅰ	局限性病变，肿瘤完全切除，且病理证实已完全切除，无区域淋巴结转移（除了头颈部病灶外，需要淋巴结活检或切除以证实无区域性淋巴结受累）
	Ⅰa 肿瘤局限于原发肌肉或原发器官
	Ⅰb 肿瘤侵犯至原发肌肉或器官以外的邻近组织，如穿过筋膜层
Ⅱ	肉眼所见肿瘤完全切除，肿瘤已有局部浸润或区域淋巴结转移
	Ⅱa 肉眼所见肿瘤完全切除，但镜下有残留，区域淋巴结无转移
	Ⅱb 肉眼所见肿瘤完全切除，镜下无残留，但区域淋巴结转移
	Ⅱc 肉眼所见肿瘤完全切除，镜下有残留，区域淋巴结有转移
Ⅲ	肿瘤未完全切除或仅活检取样，肉眼有残留肿瘤
	Ⅲa 仅做活检取样
	Ⅲb 肉眼所见肿瘤大部分被切除，但肉眼有明显残留肿瘤
Ⅳ	有远处转移，肺、肝、骨、骨髓、脑、远处肌肉或淋巴结转移（脑脊液细胞学检查阳性，胸水或腹水以及胸膜或腹膜有瘤灶种植等）

注：局部转移指肿瘤浸润或侵犯原发部位邻近的组织；区域转移指肿瘤迁移至原发部位引流区的淋巴结，远处转移多指肿瘤进入血液循环转移至身体其他部位。

表36-11 横纹肌肉瘤危险度分组[25,26]

危险组	病理亚型	TNM分期	IRS分组
低危	胚胎型	1	Ⅰ～Ⅱ
	胚胎型	2～3	Ⅰ～Ⅱ
中危	胚胎型	2～3	Ⅲ
	腺泡型	1～2～3	Ⅰ～Ⅱ～Ⅲ
高危	胚胎型	4	Ⅳ
	腺泡型	4	Ⅳ

临床表现

横纹肌肉瘤视肿瘤生长的部位、大小及对邻近器官的挤压及侵犯程度而表现不一。生长在头颈部的横纹肌肉瘤多发生在眼眶、鼻咽部、中耳乳突等处，如侵犯到眼眶可致凸眼、复视、视力模糊、脑神经压迫症状等，但很少累及脑膜；鼻腔肿瘤可引起鼻塞、流脓涕，伴出血；中耳乳突部肿瘤表现听觉异常或失聪、耳出血、面神经麻痹，甚至肿瘤向颅内扩散。泌尿生殖系统肿瘤可有膀胱刺激症状，女性患儿外阴有阴道分泌物、出血或葡萄状肿物脱出的表现。男性患儿可表现为睾丸上方质硬肿物。腹膜后横纹肌肉瘤因体积大，可在腹部扪及肿物。胆道横纹肌肉瘤初期出现乏力、发热、黄疸，进一步发展可出现腹部包块，梗阻性黄疸进一步加重。四肢肿物可出现局部红肿、胀痛及触痛等症状，进一步发展可致四肢活动受限[27]。胸腔、纵隔及后腹膜横纹肌肉瘤因发生部位较隐匿，诊断时通常肿物已十分巨大，部分病例进展迅速，可出现肿瘤破裂、腹痛、贫血貌、休克等急症表现。

肿瘤倾向于扩散到区域淋巴结，在诊断的病例中有20%的病例出现远处转移，最常见的是肺、骨髓和骨。与年龄较大的儿童相比，新生儿腺泡RMS似乎更多地与多发性皮肤结节和早期脑转移的发展有关[28]。

诊断

在临床症状基础上，采用影像学、实验室检查、病理学等方法确定原发肿瘤的部位、临床分期及病理学类型。在横纹肌肉瘤患儿中，诊断检查应包括原发肿瘤部位MRI或CT，胸部CT，骨扫描和骨髓常规检查或抽吸活检。CT和MRI可准确显示肿瘤大小及形态，肿瘤与神经、血管及重要脏器的关系，对明确诊断及手术评估有重要意义[27]。病理诊断是横纹肌肉瘤诊断的唯一金标准，可通过活检或一期切除，获得足够的肿瘤组织来进行形态学、免疫组化和分子研究，从而得到完整的肿瘤特征。活检多采用小切口、细针穿刺或腔镜等方法获取肿瘤组织。出现异常可疑淋巴结应尽可能进行活检[29-33]。较传统影像学方法，PET-CT在转移性病灶的评估及肿瘤分期方面具有更好的准确性和灵敏性。

治疗

横纹肌肉瘤发生部位广泛，治疗应遵循综合治疗原则，可分为全身（化疗）和局部治疗（手术和/或放射治疗）。治疗前应该对患儿进行风险分层以确定治疗的强度和最佳时机，尽量减少长期毒性。目前，新生儿和婴儿按照与年龄较大的儿童和青少年相同的多学科诊疗方案进行治疗。与年长患儿相比，新生儿横纹肌肉瘤的临床治疗需要及时调整和仔细监测，以避免严重或危及生命的并发症[2]。

◆ 外科手术

横纹肌肉瘤的手术治疗因部位而异，其基本原则是：① 全部完整切除原发肿瘤和周围累及的组织，尽量保存器官和功能。最好能做完整的肿瘤切除或仅有镜下残留。② 肿瘤不完整切除或大部分切除，通常不作为一期手术的目的，严重致残或截肢的手术不作为首选治疗。活检和新辅助化疗后再切除的预后效果更好。当一期手术不可能切除时，只做开放活检，同时应对临床可疑淋巴结进行活检。特定部位如肢体和躯干局部淋巴结的阳性率很高（40% ～ 50%），应对这些患儿进行前哨淋巴结检查[8]。

根据病灶部位，可以选择细针穿刺、切开活检或切除。某些部位如头颈部病灶，活检可以选择穿刺或切开，睾丸旁病灶可以选择切除，腹盆腔巨大肿瘤可以选择穿刺活检。为了保存器官及其功能如膀胱、阴道、子宫，通常大多数横纹肌肉瘤先行活检手术，明确病理诊断后给予化疗或加放疗，待肿瘤缩小后再行肿瘤手术切除。术中应沿着肿瘤外膜切至正常组织，并在肿瘤切缘取标本行病理检查，保证肿瘤完整切除。可如第一次手术仅做肿瘤部分切除，可经化疗或/和放疗3～6个月后再次手术。为了达到完整切除肿瘤的原发病灶，可以进行二次手术，切除原残留病灶或阳性边缘。

头颈部是儿童横纹肌肉瘤最常见的发病部位。该部位病变通常只需简单的手术活检，颈部淋巴结转移发生率低，不需要常规行淋巴结活检，除非存在临床怀疑的淋巴结。现有化疗加局部放疗可取得良好的预后。

泌尿生殖道横纹肌肉瘤是儿童盆腔最常见的恶性肿瘤，这个部位因预后不同分为两大类，膀胱和前列腺来源的横纹肌肉瘤一般发现时肿瘤体积较大，引起排尿排便异常，初诊时很难区分，预后较非膀胱前列腺来源的横纹肌肉瘤差。这与肿瘤大小、位置和难以切除有关。睾丸旁肿块应行经腹股沟睾丸切除术，完全切除内环口水平以下的精索。一旦睾丸旁横纹肌肉瘤诊断成立，大于10岁儿童需要同侧后腹膜淋巴结清扫，小于10岁儿童需要行CT扫描随访，评估淋巴结状态，阳性者需放疗。阴道肿瘤大多数来源于阴道前壁，往往会侵犯膀胱阴道膈或邻近膀胱壁。首选应进行活检，B超及CT、MRI随访可以证实化疗敏感性，不需要进一步手术切除，局部淋巴结转移极少见。某些情况下需要做部分阴道切除或袖状切除，极少数患儿因肿瘤顽固或复发，需要行阴道切除/子宫切除术。

来源于肢体的横纹肌肉瘤约占18%，较常见的病理类型是腺泡型，预后差。活检首选纵切口。小病变行一期切除及前哨淋巴结评估。只要可能，最佳的手术方式是局部扩大切除并保证切缘阴性，原则是保肢手术，极少数患儿需要截肢。

放疗

横纹肌肉瘤对放疗敏感，放疗是控制局部肿瘤扩散的重要措施。根据国际横纹肌肉瘤研究组指南，胚胎型者Ⅰ期不做放疗，Ⅱ～Ⅳ期则须放疗。腺泡型易有局部复发，故Ⅰ期也做放疗。为避免短期大剂量如50.4 Gy或更大量，故拟用多次较长期小剂量治疗，以减少早期及晚期放射线损伤。横纹肌肉瘤原发和转移瘤灶的放疗剂量见表36-12。

表36-12 横纹肌肉瘤放疗剂量

分期-亚型	放疗剂量（Gy）
IRS-Ⅰ胚胎型	0
IRS-Ⅰ腺泡型	36
IRS-ⅡA	36
IRS-ⅡB/C（淋巴结区域）	41.4
IRS-Ⅲ（仅眼眶）	45
IRS-Ⅲ（其他部位）	50.4
二次活检，阴性	36
二次活检，阳性	41.4
肉眼残留或较大肿物	50.4

另一种新型放疗方法即近距离放射治疗，使用腔内或间质植入物达到局部肿瘤控制，已应用于阴道、膀胱/前列腺横纹肌肉瘤患儿，这种治疗方法可以提高患儿功能性器官或组织的保留，并提高存活率[34-38]。头颈部横纹肌肉瘤患儿也接受了近距离放射治疗，效果较好。质子治疗在幼儿中已经被采用，但是新生儿的经验是有限的。

放疗是治疗恶性肿瘤的一种重要方法，但可造成局部骨骼生长停滞及第二肿瘤的发生，为避免可能的后遗症，年幼患儿很少使用放射治疗。但有一种趋势是尽量完全切除肿瘤，避免放射治疗，另一种策略是尽可能长的时间延迟放疗，只要肿瘤对化疗有反应，就能提供时间让小孩成长等待放疗[2]。

化疗

所有的横纹肌肉瘤患儿都应接受化疗。化疗的强度和持续时间取决于风险度分组[39]。主要一线化疗药物包括环磷酰胺（CTX）、放线菌素D（AMD）、长春新碱（VCR）、伊立替康（IRI）、异环磷酰胺（IFO）、依托泊苷（VP16）、多柔比星（ADR）和卡铂（CBP）。≤12 kg按体重计算，千克体重剂量=m^2剂量/30，每个疗程21天。

1. 低危组方案

低危组患儿均已完成手术切除原发瘤灶，使用经典方案VAC（长春新碱+放线菌素D+环磷酰胺），同时尽量减少CTX剂量及强度，缩短总治疗时间，以减少环磷酰胺的毒性反应。化疗在术后7天开始，每3周1个疗程。

2. 中危组方案

中危组患儿根据治疗条件选择分A、B两组，A组全部使用VAC方案（长春新碱+放线菌素D+环磷酰胺），B组在VAC基础上加入伊立替康联合长春新碱，主要应用于放疗期间，以提高局部治疗效果。虽未能证明伊立替康较其他化疗药物更为有效，但可能减低其他化疗药物的累积剂量而减低远期毒副作用。

3. 高危组方案

前12周化疗以VAC为主，放疗期间应用Ⅵ（长春新碱+伊立替康），以提高局部治疗效果。后42周联合VDC（长春新碱+阿霉素+环磷酰胺）和IE（异环磷酰胺+依托泊苷）方案以巩固化疗。全部化疗在54周完成，总疗程数超过12个可考虑个体化调整方案。化疗12周后评估，若肿瘤增大或出现新病灶考虑干细胞移植。

预后

横纹肌肉瘤的5年生存率为64%，其中小于5岁年龄组为79%，5～9岁年龄组为68%，10～19岁年龄组为45%[27]（图36-18）。

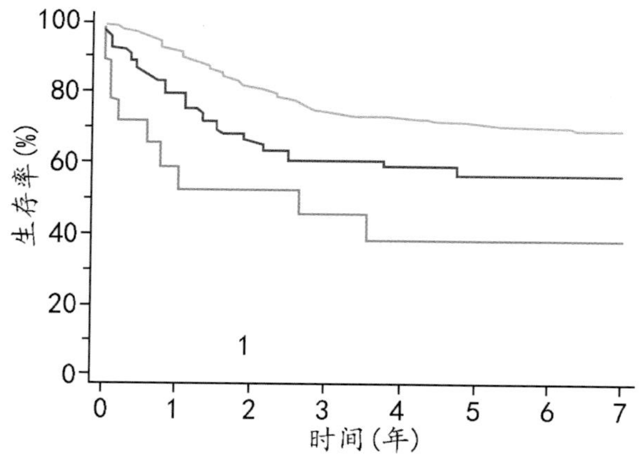

图36-18 来自（SEER）数据库的横纹肌肉瘤患儿的生存曲线（1973—2007）

新生儿（<1个月；蓝实线），婴儿（<1岁；褐条线）和儿童（1～10岁；黄色虚线）

（1）预后良好因素：① 年龄：1～9岁；② 肿瘤位于眼眶、头颈（除外脑膜旁区域）、胆道、非膀胱和前列腺区泌尿生殖道；③ 肿瘤直径≤5 cm；④ 病理类型为胚胎型，葡萄状或梭形细胞亚型；⑤ Ⅰ、Ⅱ期病例；⑥ 首次手术，完整切除肿瘤。

（2）预后不良因素：① 年龄小于1岁或大于10岁；② 肿瘤位于膀胱和前列腺，肢体，脑膜，其他包括背部、腹膜后、盆腔、会阴部/肛周、胃肠道和肝脏；③ 肿瘤直径>5 cm；④ 病理类型为腺泡型；⑤ *PAX3*基因的易位；⑥ 首次不能完整切除肿瘤；⑦ Ⅲ、Ⅳ期病例；⑧ 术后复发病例。

总的来说，1岁以下婴儿RMS大多有预后不良的特征，如不利的肿瘤部位，发病时晚期，放疗受限。然而，年龄似乎也是一个独立的危险因素。在一项多中心研究中发现婴儿存活率为53%，1～9岁的儿童为72%，>10岁的患儿为51%[40]。欧洲的研究证实，与年龄较大的儿童相比，婴儿的治疗效果更差。现在人们特别关注新生儿横纹肌肉瘤，但是这些患儿的总体结果似乎并不令人满意。美国横纹肌肉瘤研究组（IRS）报道14个新生儿RMS 3年的整体存活率为49%，而儿童癌症组外科委员会报道了11个患有先天性RMS的患儿中9例治疗失败[41,42]。分析SEER数据库中收集的47个病例，5年的总生存率为38%。缺乏有效的局部控制是治疗失败的主要原因。

小结

横纹肌肉瘤是一种恶性程度较高的儿童肿瘤，对化疗、放疗敏感，但单一治疗效果差，需要外科、内科、放疗等多学科综合治疗和长期随访。新生儿横纹肌肉瘤预后一般很差，这可能与放射治疗的使用受限部分相关，婴幼儿化疗耐受差，减少化疗药物剂量导致局部肿瘤控制不足。现国际推行以肿瘤病理学和分子遗传学分型为基础，治疗前和手术后两种临床分期相结合，细化横纹肌肉瘤危险度分组，达到精准化分层治疗，改善预后。

（成海燕　王焕民）

参·考·文·献

[1] Ognjanovic S, Linabery A M, Charbonneau B, et al. Trends in childhood rhabdomyosarcoma incidence and survival in the United States, 1975–2005. Cancer, 2009, 115(18): 4218–4226.

[2] Ferrari A, Orbach D, Sultan I, et al. Neonatal soft tissue sarcomas. Semin Fetal Neonatal Med, 2012, 17(4): 231–238.

[3] Crist W, Gehan E A, Ragab A H, et al. The Third Intergroup Rhabdomyosarcoma Study. J Clin Oncol, 1995, 13(3): 610–630.

[4] Maurer H M, Gehan E A, Beltangady M, et al. The Intergroup Rhabdomyosarcoma Study-II. Cancer, 1993, 71(5): 1904–1922.

[5] Casanova M, Meazza C, Favini F, et al. Rhabdomyosarcoma of the extremities: a focus on tumors arising in the hand and foot. Pediatr Hematol Oncol, 2009, 26(5): 321–331.

[6] Parham D M, Ellison D A. Rhabdomyosarcomas in adults and children: an update. Arch Pathol Lab Med, 2006, 130(10): 1454–1465.

[7] Newton W A, Jr., Gehan E A, Webber B L, et al. Classification of rhabdomyosarcomas and related sarcomas. Pathologic aspects and proposal for a new classification-an Intergroup Rhabdomyosarcoma Study. Cancer, 1995, 76(6): 1073–1085.

[8] Lewis Spitz, Arnold G. Coran. 小儿外科学图谱：6版. 吴晔明，顾松，主译. 北京：北京大学医学出版社，2012.

[9] Meza J L, Anderson J, Pappo A S, et al. Analysis of prognostic factors in patients with nonmetastatic rhabdomyosarcoma treated on intergroup rhabdomyosarcoma studies Ⅲ and Ⅳ: the Children's Oncology Group. J Clin Oncol, 2006, 24(24): 3844–3851.

[10] Barr F G, Smith L M, Lynch J C, et al. Examination of gene fusion status in archival samples of alveolar rhabdomyosarcoma entered on the Intergroup Rhabdomyosarcoma Study-III trial: a report from the Children's Oncology Group. J Mol Diagn, 2006, 8(2): 202–208.

[11] Merlino G, Helman L J. Rhabdomyosarcoma-working out the pathways. Oncogene, 1999, 18(38): 5340–5348.

[12] Dumont S N, Lazar A J, Bridge J A, et al. PAX3/7–FOXO1 fusion status in older rhabdomyosarcoma patient population by fluorescent in situ hybridization. J Cancer Res Clin Oncol, 2012, 138(2): 213–220.

[13] Kelly K M, Womer R B, Barr F G. Minimal disease detection in patients with alveolar rhabdomyosarcoma using a reverse transcriptase-polymerase chain reaction method. Cancer, 1996, 78(6): 1320–1327.

[14] Edwards RH, Chatten J, Xiong Q B, et al. Detection of gene fusions in rhabdomyosarcoma by reverse transcriptase-polymerase chain reaction assay of archival samples. Diagn Mol Pathol, 1997, 6(2): 91–97.

[15] Sartori F, Alaggio R, Zanazzo G, et al. Results of a prospective minimal disseminated disease study in human rhabdomyosarcoma using three different molecular markers. Cancer, 2006, 106(8): 1766–1775.

[16] Davicioni E, Anderson M J, Finckenstein F G, et al. Molecular classification of rhabdomyosarcoma-genotypic and phenotypic determinants of diagnosis: a report from the Children's Oncology Group. Am J Pathol, 2009, 174(2): 550–564.

[17] Koufos A, Hansen M F, Copeland N G, et al. Loss of heterozygosity in three embryonal tumours suggests a common pathogenetic mechanism. Nature, 1985, 316(6026): 330–334.

[18] Scrable H, Witte D, Shimada H, et al. Molecular differential pathology of rhabdomyosarcoma. Genes Chromosomes Cancer, 1989, 1(1): 23–35.

[19] Shern J F, Chen L, Chmielecki J, et al. Comprehensive genomic analysis of rhabdomyosarcoma reveals a landscape of alterations affecting a common genetic axis in fusion-positive and fusion-negative tumors. Cancer Discov, 2014, 4(2): 216–231.

[20] Chen X, Stewart E, Shelat A A, et al. Targeting oxidative stress in embryonal rhabdomyosarcoma. Cancer Cell, 2013, 24(6): 710–724.

[21] Thway K, Wang J, Wren D, et al. The comparative utility of fluorescence in situ hybridization and reverse transcription-polymerase chain reaction in the diagnosis of alveolar rhabdomyosarcoma. Virchows Arch, 2015, 467(2): 217–224.

[22] Lawrence W, Jr., Gehan E A, Hays D M, et al. Prognostic significance of staging factors of the UICC staging system in childhood rhabdomyosarcoma: a report from the Intergroup Rhabdomyosarcoma Study (IRS–II). J Clin Oncol, 1987, 5(1): 46–54.

[23] Lawrence W, Jr., Anderson J R, Gehan E A, et al. Pretreatment TNM staging of childhood rhabdomyosarcoma: a report of the Intergroup Rhabdomyosarcoma Study Group. Children's Cancer Study Group. Pediatric Oncology Group. Cancer, 1997, 80(6): 1165–1170.

[24] Crist W M, Garnsey L, Beltangady M S, et al. Prognosis in children with rhabdomyosarcoma: a report of the intergroup rhabdomyosarcoma studies I and II. Intergroup Rhabdomyosarcoma Committee. J Clin Oncol, 1990, 8(3): 443–452.

[25] Raney R B, Anderson J R, Barr F G, et al. Rhabdomyosarcoma and undifferentiated sarcoma in the first two decades of life: a selective review of intergroup rhabdomyosarcoma study group experience and rationale for Intergroup Rhabdomyosarcoma Study V. J Pediatr Hematol Oncol, 2001, 23(4): 215–220.

[26] Breneman J C, Lyden E, Pappo A S, et al. Prognostic factors and clinical outcomes in children and adolescents with metastatic rhabdomyosarcoma-a report from the Intergroup Rhabdomyosarcoma Study IV. J Clin Oncol, 2003, 21(1): 78–84.

[27] 蔡威，孙宁，魏光辉. 小儿外科学：5版. 北京：人民卫生出版社，2014.

[28] Rodriguez-Galindo C, Hill D A, Onyekwere O, et al. Neonatal alveolar rhabdomyosarcoma with skin and brain metastases. Cancer, 2001, 92(6): 1613–1620.

[29] Kayton M L, Delgado R, Busam K, et al. Experience with 31 sentinel lymph node biopsies for sarcomas and carcinomas in pediatric

patients. Cancer, 2008, 112(9): 2052–2059.

[30] Dall'Igna P, De Corti F, Alaggio R, et al. Sentinel node biopsy in pediatric patients: the experience in a single institution. Eur J Pediatr Surg, 2014, 24(6): 482–487.

[31] Alcorn K M, Deans K J, Congeni A, et al. Sentinel lymph node biopsy in pediatric soft tissue sarcoma patients: utility and concordance with imaging. J Pediatr Surg, 2013, 48(9): 1903–1906.

[32] Wright S, Armeson K, Hill E G, et al. The role of sentinel lymph node biopsy in select sarcoma patients: a meta-analysis. Am J Surg, 2012, 204(4): 428–433.

[33] Parida L, Morrisson G T, Shammas A, et al. Role of lymphoscintigraphy and sentinel lymph node biopsy in the management of pediatric melanoma and sarcoma. Pediatr Surg Int, 2012, 28(6): 571–578.

[34] Curran W J, Jr., Littman P, Raney R B. Interstitial radiation therapy in the treatment of childhood soft-tissue sarcomas. Int J Radiat Oncol Biol Phys, 1988, 14(1): 169–174.

[35] Flamant F, Gerbaulet A, Nihoul-Fekete C, et al. Long-term sequelae of conservative treatment by surgery, brachytherapy, and chemotherapy for vulval and vaginal rhabdomyosarcoma in children. J Clin Oncol, 1990, 8(11): 1847–1853.

[36] Flamant F, Chassagne D, Cosset J M, et al. Embryonal rhabdomyosarcoma of the vagina in children: conservative treatment with curietherapy and chemotherapy. Eur J Cancer, 1979, 15(4): 527–532.

[37] Nag S, Shasha D, Janjan N, et al. The American Brachytherapy Society recommendations for brachytherapy of soft tissue sarcomas. Int J Radiat Oncol Biol Phys, 2001, 49(4): 1033–1043.

[38] Magne N, Haie-Meder C. Brachytherapy for genital-tract rhabdomyosarcomas in girls: technical aspects, reports, and perspectives. Lancet Oncol, 2007, 8(8): 725–729.

[39] 中国抗癌协会小儿肿瘤专业委员会.中国儿童及青少年横纹肌肉瘤诊疗建议（CCCG–RMS–2016）.中华儿科杂志，2017，55（10）：724–728.

[40] Joshi D, Anderson J R, Paidas C, et al. Age is an independent prognostic factor in rhabdomyosarcoma: a report from the Soft Tissue Sarcoma Committee of the Children's Oncology Group. Pediatr Blood Cancer, 2004, 42(1): 64–73.

[41] Lobe T E, Wiener E S, Hays D M, et al. Neonatal rhabdomyosarcoma: the IRS experience. J Pediatr Surg, 1994, 29(8): 1167–1170.

[42] Dillon P W, Whalen T V, Azizkhan R G, et al. Neonatal soft tissue sarcomas: the influence of pathology on treatment and survival. Children's Cancer Group Surgical Committee. J Pediatr Surg, 1995, 30(7): 1038–1041.

第七节 肾肿瘤

概述

胎儿及新生儿肾肿瘤非常少见，在这个年龄段中，非肿瘤源性病变更为常见，如肾积水、肾脏囊性病变等，在所有腹部包块中约占40%以上，围生期肿瘤患儿中，肾肿瘤约占5%，在这些患儿中，先天性中胚叶肾瘤（congenital mesoblastic nephroma，CMN）发病率略高，其他的肿瘤包括肾母细胞瘤（Wilms' tumor，WT）、肾脏恶性横纹肌样瘤（malignant rhabdoid tumour of the kidney，MRTK）、肾透明细胞肉瘤（clear cell sarcoma of the kidney，CCSK）等[1,2]。胎儿和新生儿肾肿瘤的预后取决于肿瘤的类型、成熟度和临床情况。

先天性中胚叶肾瘤中，大约10%患儿在围生期诊断，伴有羊水增多。在首都医科大学附属北京儿童医院自1996年有记录的病理中，中胚叶肾瘤最小年龄为19天。先天性中胚叶肾瘤患儿影像学上常有特异性表现，治疗上主要以外科手术切除为主，如切缘阴性，总体预后良好，生存率为96%～100%[3]。

新生儿肾母细胞瘤通常比较局限，大约80%为Ⅰ～Ⅱ期，仅有小于1%患儿发生远处转移。12%患儿为双侧肾母细胞瘤，大多数新生儿肾母细胞瘤病理类型为预后良好型，如果肿瘤为Ⅱ～Ⅲ期，应当给予辅助化疗，5年总体生存率为86%～91%。

肾脏恶性横纹肌样瘤主要发生于新生儿和婴儿（60%～70%），主要临床特点为早期发生转移和高致死率。高钙血症为常见特点，大多数为晚期患儿；在一项72例胎儿及新生儿恶性横纹肌样瘤患儿研究中，有大概一半以上（57%）在诊断时即发生转移，生存率为2%～3%。如果诊断时患儿年龄小于2岁，即使给予新辅助化疗和局部放疗，远期生存率仍较低，为10%～20%。

肾透明细胞肉瘤多见于年长儿，在新生儿中约占3%，大约30%患儿在发病时即为Ⅳ期，CCSK最典型的转移部位为骨骼，但大数据研究表明最常见的转移部位为肝、肺与淋巴结；男性多于女性；小数据研究表明新生儿肾透明细胞肉瘤预后好于年长儿[4]。

分子生物学

在肾脏肿瘤中，同样伴有一些遗传标记物。如*WT1*基因，是位于11p13的抑癌基因，与家族性肾母细胞瘤、WAGR、Denys-Drash综合征和先天性无虹膜相关[5,6]，遗传标记物不仅可以协助确定肿瘤性质，也可以判断预后，如细胞型中胚叶肾瘤*ETV6-NTRK3*基因融合侵袭性更强[7]，肾母细胞瘤中11p，1p，16q染色体同源异质性缺失容易复发，预后不良。肾脏恶性横纹肌样瘤伴有22q11.1缺失，其包含的*SMARCB1/INI1*基因，是一种典型的抑癌基因[8]。

临床表现

尽管在孕期已经广泛应用超声来对胎儿进行评估检查，但围生期仅能发现约15%的包块，相反，出生后常规检查可以发现50%以上包块。新生儿最常见的临床表现为腹部包块，少数患儿可出现一些非特异性表现，如面色苍白、呕吐、嗜睡、腹胀等。如果肿瘤侵犯临近脏器，可能出现贫血、高血压、高钙血症等；新生儿肿瘤常常伴有先天畸形，在白血病和畸胎瘤中更为明显，但肾母细胞瘤患儿中约有7%伴有先天畸形，如先天性无虹膜、Beckwith-Wiedemann综合征、Denys-Drash综合征或Simpson-Golabi-Behmel综合征。

辅助检查

（1）实验室检查：① 血常规：WBC、Hb、Hct、PLT等；② 尿常规：尿蛋白、潜血、白细胞等；③ 生化检查：恶乳酸脱氢酶（LDH），尿素氮、肌酐、血钙、电解质等；④ NSE：部分肾脏肿瘤可升高。

（2）影像学检查：① 腹部超声：初步判断肿瘤位置，大小，与周围组织关系，血管内有无瘤栓等；② 腹部增强CT：进一步确定肿瘤与周围组织关系、肿瘤血运及大血管情况；③ 胸片/胸部CT：除外肺内转移病灶；④ 头颅CT/骨扫描/PET-CT：复发或高度怀疑多发转移。

分期

目前肾脏肿瘤分期主要参考以北美地区为首的COG分期和以欧洲地区为首的SIOP分期[9]，具体如下。

COG分期

（1）Ⅰ期：肿瘤局限于肾内，可完整切除；肾被膜完整；术前瘤体无破裂或活检；肾窦血管未侵犯；切缘阴性；淋巴结阴性。

（2）Ⅱ期：可完整切除，切缘阴性；肿瘤局部浸润（肾被膜、肾窦）；肾窦血管侵犯，切缘阴性；如果血管瘤栓，能随瘤肾一并切除则考虑为Ⅱ期，淋巴结活检阴性。

（3）Ⅲ期：腹部或盆腔淋巴结受累；肿瘤穿透腹膜表面或腹膜种植；肉眼或镜下残留；肿瘤侵犯重要脏器，肉眼无法完整切除；术前或术中肿瘤破裂；术前活检；肿瘤分块切除。

（4）Ⅳ期：血行转移（肺、肝、骨、脑）；腹盆腔外淋巴结转移。

（5）Ⅴ期：双侧肾母细胞瘤。

SIOP分期

（1）Ⅰ期：肿瘤局限在肾脏或肾周纤维假包膜内，未侵犯外膜，可完整切除，切缘阴性；肿瘤组织可突入肾盂系统，但周围管壁未受累；肾窦血管未受累；肾内血管可受累。

（2）Ⅱ期：肿瘤延伸至肾脏或肾周纤维假包膜外，侵犯肾周脂肪，可完整切除，切缘阴性；肿瘤侵犯肾窦血管、淋巴管，可完整切除；肿瘤侵犯临近脏器或下腔静脉，但可完整切除。

（3）Ⅲ期：肿瘤无法完整切除，切缘残留（肉眼或镜下残留）；腹部淋巴结受累；术前肿瘤破裂；肿瘤侵犯腹膜组织；腹膜种植转移；血管或输尿管切缘有瘤栓残留，分块切除；术前活检手术；如果化疗后淋巴结或切缘为坏死，认定为Ⅲ期。

（4）Ⅳ期：血行转移（肺、肝、骨、脑）；腹盆腔外淋巴结转移。

（5）Ⅴ期：双侧肾母细胞瘤。

病理分型

（1）中胚叶肾瘤[10]：病理分型包括分三种组织学类型：经典型（24%）、细胞型（66%）及混合型（10%）。

（2）新生儿肾母细胞瘤[10]：由3种成分构成——胚芽、间叶和上皮成分，依据三相比例，病理分型不同，约5%肿瘤可发生间变，预后差，但罕见于新生儿患者。部分囊性分化型肾母细胞瘤属于预后良好型。

（3）肾脏恶性横纹肌样瘤[10]：瘤体大，伴有大片状出血、坏死，肿瘤广泛浸润，瘤细胞呈典型横纹肌样、红核仁，染色质呈空泡状，胞质丰富，其内可见嗜酸性包涵体，免疫组化染色INI-1抗体阴性。

（4）肾透明细胞肉瘤[10]：肿瘤细胞呈团片状或实体状分布，间质为纤细的分枝状血管。瘤细胞圆形或卵圆形，胞质多透明或浅染，细胞间分界不清，染色质细腻，核仁不明显，组织形态多样需与肾母细胞瘤仔细鉴别。

诊断与鉴别诊断

因新生儿肾肿瘤无特异性肿瘤标记物，病史常常表现为腹部包块，结合超声、腹部增强CT/MRI等检查，可以初步诊断肾脏肿瘤，但确诊需术后病理。

新生儿期肾脏非肿瘤性质病变（如肾积水或多囊肾）占大多数，先天性肾积水可以分为梗阻性或非梗阻性，超声检查的普及使得胎儿及新生儿肾积水病理得以更早发现，超声检查可以发现肾脏集合系统分离或肾内可见互相连通的多个囊性暗区，同时可以行静脉肾盂造影（IVP）或核素肾扫描（ECT）检查来协助诊断，与新生儿肾脏肿瘤鉴别。

多囊肾是指肾实质中有无数大小不等的囊肿，使肾体积整个增大，囊内为淡黄色浆液，如有出血可为深褐色或红褐色，新生儿多囊肾可表现为电解质紊乱、少尿等，实验室检查小时血清尿素氮、肌酐升高，酸中毒，中度贫血，尿比重低和轻微蛋白尿。超声和静脉尿路造影是主要的检查方法，影像学表现是造影剂在皮质和髓质的囊肿中滞留，显示不规则斑纹或条状影响。小婴儿应造影剂排出减少，肾盂肾盏几乎不显示，年长儿造影剂迅速排泄，可显示轻微变形的肾盂肾盏影响，超声显示肾脏增大，整个肾实质回声增强，与部分囊性分化型肾母细胞瘤难以肉眼鉴别，主要依靠病理诊断[11]。

新生儿肾脏占位同时应与腹部肿瘤鉴别，如神经母细胞瘤、畸胎瘤、肝脏肿瘤、腹部囊性占位等相鉴别，可用相应的肿瘤标记物和影像学检查来进行初步鉴别。

治疗

因新生儿肾脏肿瘤发生转移概率较低，故初始主要的治疗方案为根治性瘤肾切除，术中应确保肿瘤的完整切除，避免肿瘤破裂，评估肿瘤侵袭范围；建议经腹进行根治性肾切除+淋巴结活检；如果术前评估肿瘤可切除，不建议行活检手术。参照术前影像学检查，如果对侧肾脏正常，则不行健侧肾脏探查；如果术前影像学检查提示双侧病变，则应重新评估治疗方案；如果患儿有肉眼血尿，肾脏功能衰竭或肾盂积水表现，表明肿瘤可能侵犯输尿管，建议与肿瘤一并切除（图36-19 ～图36-24）。

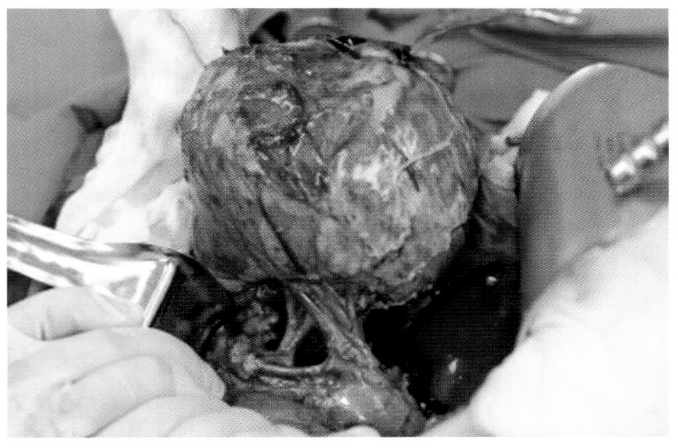

图36-19 肾脏占位

根据肿瘤位置，左/右上腹横行切口入腹，打开结肠外侧侧腹膜，暴露瘤肾

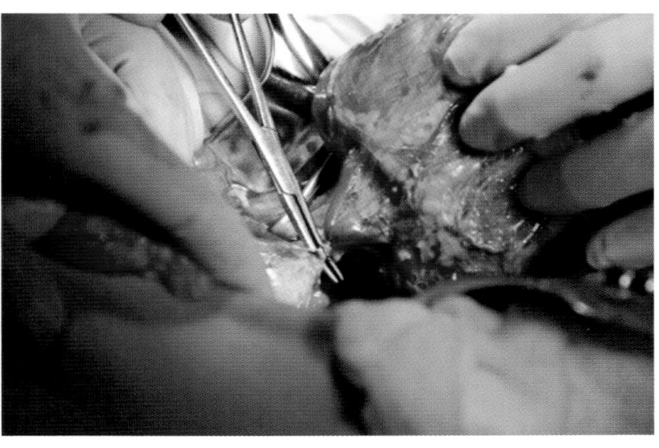

图36-20 肾静脉处理

分离瘤肾周围粘连，暴露肾蒂血管，分别游离肾动静脉（注意辨别所有肾脏血管），分离肾静脉两端，带线结扎后，离断，肾静脉近端再次结扎、缝扎（注意结合术前影像学检查及术中情况，探查有无瘤栓形成，如有瘤栓，注意瘤栓近心端预置阻断带，防止瘤栓脱落）

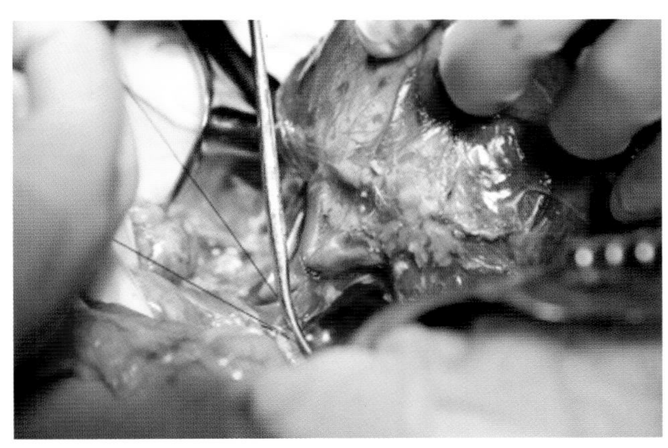

图36-21 肾动脉处理

分离肾动脉两端，带线结扎后，离断，肾动脉近端再次结扎、缝扎

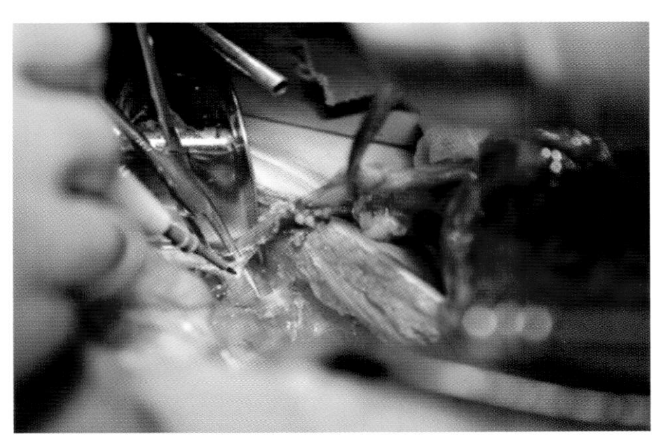

图36-22 输尿管处理

游离输尿管至髂血管分叉下方，离断后断端分别予以结扎、缝扎（注意观察输尿管内有无瘤栓，如有，则术中应一并予以切除）

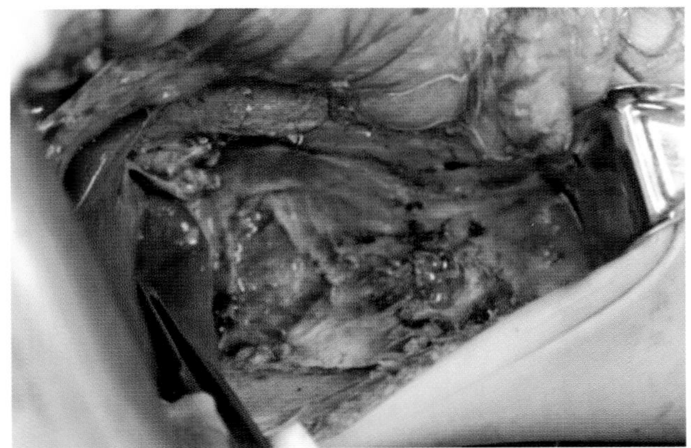

图36-23 术后创面

瘤肾切除后，应清除肾周脂肪囊，并沿血管走行方向切除可疑转移淋巴结送检，注意结扎细小血管及乳糜管，避免损伤周围组织

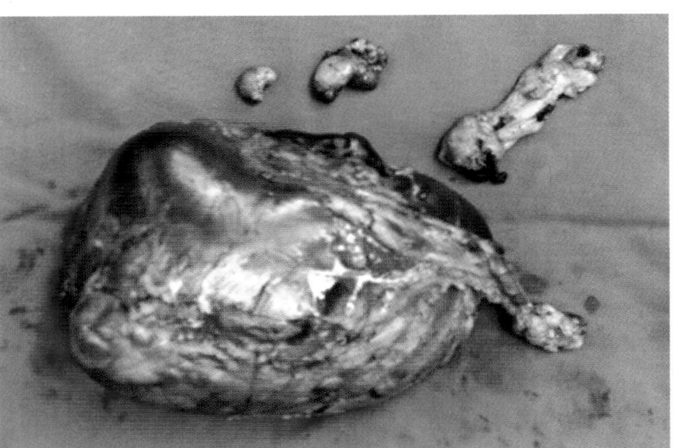

图36-24 术后标本

术后标本应包括瘤肾、肾周脂肪及淋巴结，注意瘤肾称重，如需留取组织标本，应尽量沿肾窦纵行劈开，切取肾组织及肿瘤组织

◆ 中胚叶肾瘤

根治性肾切除是本病治疗的主要手段。因中胚叶肾瘤主要表现为浸润性生长，可能会侵犯肾实质、肾被膜和肾周组织，故部分切除或术后切缘阳性会引起局部复发概率升高[12]。

术后化疗适用于分期较高或侵袭性较强的肿瘤；由于细胞型中胚叶肾瘤常*ETC6–NTRK3*基因融合，同样存在于婴儿型纤维肉瘤中，所以药物治疗相似。经典型中胚叶肾瘤并没有特殊基因标记[13]。

◆ 肾母细胞瘤

在大多数病例中，根治性肾切除是最主要的治疗方式。但诊断时即发生转移、双侧肾母细胞瘤或伴发其他综合征需谨慎处理。双侧肾母细胞瘤的治疗上，建议在术前化疗后进行保留肾单位的肿瘤切除术，WAGR综合征与局灶性阶段性肾小球硬化症相关，Denys–Drash综合征与弥漫性肾小球硬化相关，在国外随访文献中，有36% WAGR综合征和74% Denys–Drash综合征患儿进展为肾功能衰竭[14]。

单侧肾母细胞瘤术后化疗在新生儿期非常少见，常用于分期较高或病理类型较差患儿。英国或欧洲大多数中心研究表明，Ⅰ/Ⅱ期预后良好型肾母细胞瘤常常可以进行单纯瘤肾切除+随访；分期较高、病理类型较差患儿可以根据SIOP方案进行化疗；在北美，大多数Ⅱ期以上患儿需要根据COG方案进行化疗，通常为VCR+ACD+ADM。

◆ 肾脏恶性横纹肌样瘤

主要包括根治性瘤肾切除+化疗+放疗，肾脏恶性横纹肌样瘤与SMARCB1/INI1相关，是22q11.1位点缺失引起的。

◆ 肾透明细胞肉瘤

治疗上与MRTK相似，如果诊断时没有转移，可先行手术，辅以化疗+放疗，在没有转移的患儿中，ADM的使用可以提高预后。

预后

（1）中胚叶肾瘤：中胚叶肾瘤预后很好，EFS大约为94%，OS为95%以上；文献报道诊断时年龄小于3个月患儿EFS为100%。

（2）肾母细胞瘤：新生儿肾母细胞瘤预后良好，EFS约为86%，OS为93%。文献报道Ⅴ期患儿预后较Ⅰ/Ⅱ期差。

（3）肾脏恶性横纹肌样瘤：由于早期即发生局部或远处转移，且化疗耐药，故MRTK预后很差，诊断时即出现转移和年幼儿为预后不良因素，新生儿总体生存率约为8.7%，且与分期相关。

（4）肾透明细胞肉瘤：新生儿透明细胞肉瘤预后优于年长儿。Ⅰ/Ⅱ期生存率约100%，Ⅳ期生存率为50%。

小结

（1）新生儿肾肿瘤发病率很低；主要类型包括先天性中胚叶肾瘤、肾母细胞瘤、肾脏恶性横纹肌样瘤和肾透明细胞肉瘤。

（2）新生儿肾肿瘤主要临床表现为腹部包块，少数患儿可出现一些非特异性表现，如苍白、呕吐、嗜睡、腹胀等。

（3）辅助检查主要依靠超声、增强CT/MRI，分期系统主要参考以北美地区为首的COG和以欧洲为主的SIOP，因疾病不同，病理分型各异。

（4）新生儿肾肿瘤治疗上主要以根治性瘤肾切除为主，根据分期及病理分型不同，辅以化疗、放疗。

（5）大多数新生儿肾肿瘤预后良好，主要依靠病理分型/分期。

（常晓峰　王焕民）

参·考·文·献

[1] Isaacs H Jr. Fetal and neonatal renal tumors. J Pediatr Surg, 2008, 43: 1587–1595.

[2] van den Heuvel-Eibrink M M, Grundy P, Graf N, et al. Characteristics and survival of 750 children diagnosed with a renal tumor in the first seven months of life: a collaborative study by the SIOP/GPOH/SFOP, NWTSG, and UKCCSG Wilms tumor study groups. Pediatr Blood Cancer, 2008, 50: 1130–1134.

[3] England R J, Haider N, Vujanic G M, et al. Mesoblastic nephroma: a report of the United Kingdom Children's Cancer and Leukaemia Group (CCLG). Pediatr Blood Cancer, 2011, 56: 744–748.

[4] Argani P, Perlman E J, Breslow N E, et al. Clear cell sarcoma of the kidney. A review of 351 cases from the NationalWilms Tumor Study Group Pathology Center. Am J Surg Pathol, 2000, 24: 4–18.

[5] Grundy P, Coppes M. An overview of the clinical and molecular genetics of Wilms' tumor. Med Pediatr Oncol, 1996, 27: 394–397.

[6] Steenman M, Westerveld A, Mannens M. Genetics of Beckwith-Wiedemann syndrome-associated tumors: common genetic pathways. Genes Chromosomes Cancer, 2000, 28: 1–13.

[7] Rubin B P, Chen C J, Morgan T W, et al. Congenital mesoblastic nephromat (12; 15) is associated with ETV6–NTRK3 gene fusion. Am J Pathol, 1998, 153: 1451–1458.

[8] Biegel J A, Zhou J Y, Rorke L B, et al. Germ-line and acquired mutations of INI1 in atypical teratoid and rhabdoid tumors. Cancer Res, 1999, 59: 74–79.

[9] Sabine Irtan, Peter F. Ehrlich, Kathy Pritchard-Jones. Wilms tumor: "State-of-the-art" update, 2016. Seminars in Pediatric Surgery, 2016, 25: 250–256.

[10] 冯晓莉.泌尿系统及男性生殖器官肿瘤病理学和遗传学.北京：人民卫生出版社，2006：46，54，56，58.

[11] 张金哲.张金哲小儿外科学.北京：人民卫生出版社，2013：1325–1326.

[12] Furtwaengler R, Reinhard H, Leuschner I, et al. Gesellschaft fur Pädiatrische Onkologie und Hämatologie (GPOH) Nephroblastoma Study Group. Mesoblastic nephroma—a report from the Gesellschaft fur Pädiatrische Onkologie und Hämatologie (GPOH). Cancer, 2006, 106: 2275–2283.

[13] Rubin B P, Chen C J, Morgan T W, et al. Congenital mesoblastic nephromat (12; 15) is associated with ETV6–NTRK3 gene fusion. Am J Pathol, 1998, 153: 1451–1458.

[14] Breslow N E, Collins A J, Ritchey M L, Grigoriev Y A, Peterson S M, Green D M. End stage renal disease in patients with Wilms tumor: results from the National Wilms Tumor Study Group and the United States Renal Data System. J Urol, 2005, 174: 1972–1975.

第八节　畸胎瘤

概述

畸胎瘤（teratoma）是由一种及以上原始胚层（外胚层、中胚层、内胚层）的胚细胞异常发育衍生而来的胚胎源性肿瘤[1]，好发部位为身体的中线及两旁，可发生于任何年龄，以小儿特别是新生儿及婴儿期多见，是新生儿最常见的生殖细胞肿瘤，按组织病理学可分为成熟型、未成熟型和恶性畸胎瘤。新生儿畸胎瘤的好发部位依次为骶尾部、腹膜后、性腺，也有头颈部[2,3]、颈椎[4]、纵隔[5]、腹腔[6]等罕见部位的报道。新生儿畸胎瘤多为良性肿瘤[7]，但随着年龄的增长可转变为恶性，因此有必要早期诊断，尽早手术治疗。

发病机制

病因

畸胎瘤是一种生殖细胞肿瘤，确切的病因尚不清楚，可能起源于胚胎早期的全能干细胞。在正常胚胎发展过程中，具有发展潜能的组织或细胞可发展或分化成各个胚层的成熟细胞，如果这些组织和细胞逃逸机体的调节和监控出现分化异常可发生肿瘤。全能分化细胞分化成胚内型即为畸胎瘤。发生部位从骶尾部至颅内的中线部位，包括松果体、颈前部、前纵隔、隔下、腹膜后、盆腔及骶前直到尾骨部。由于尾骨的Hensen结是多能细胞集中部位，因此骶尾部畸胎瘤最为常见。卵巢和睾丸有始基组织，也是畸胎瘤常见部位。如果分化成胚外结构则形成内胚窦瘤或由滋养层衍化成绒毛膜癌，属于恶性肿瘤。

◆ 病理

根据组织学类型畸胎瘤分为成熟型、未成熟型和恶性畸胎瘤。成熟型主要由已分化成熟的组织构成；恶性畸胎瘤即含有恶性组织如卵黄囊瘤或胚胎癌成分；未成熟型是介于以上二者之间，即在分化成熟的组织结构中，常混有未成熟的胚胎组织，多为神经来源，按照Norris病理分级，根据未成熟神经上皮成分的占比，分为Ⅰ～Ⅲ级，如表36-13所示。

表36-13 未成熟畸胎瘤组织学分级

分级	组织病理学特点
Ⅰ级	肿瘤中罕见未成熟神经上皮组织灶，任何切片内<1个/LPF（40倍）
Ⅱ级	肿瘤中罕见未成熟神经上皮组织灶，任何切片内1～3个/LPF（40倍）
Ⅲ级	肿瘤中含大量未成熟神经上皮组织灶，任何切片内>3个/LPF（40倍）

生殖细胞肿瘤病理学类型及其生物学特性因患儿的肿瘤起源位置和年龄不同而表现不同，婴幼儿与青少年相同组织学类型的生殖细胞肿瘤的生物学特性不相同[8]。部分生殖细胞肿瘤中既有良性成分又有恶性成分，或恶性生殖细胞肿瘤可以含有较多或大量成熟及未成熟畸胎瘤组织成分，因此病理检查需做多点取材病理切片避免误诊，其恶性成分决定它的临床特征。

临床表现

◆ 新生儿骶尾部畸胎瘤

骶尾部畸胎瘤（sacrococcygeal teratomas，SCTs）是新生儿最常见的生殖细胞肿瘤，在出生活婴中发病率为1/40 000～1/35 000，女孩多于男孩，比例为3∶1～4∶1，大部分为良性肿瘤[9，10]。但随着年龄的增长可转变为恶性，有研究报道，大于2个月诊断的SCTs，恶性肿瘤在女孩和男孩分别占48%和67%，而在小于2个月诊断者，恶性肿瘤在女孩和男孩中分别占7%和10%[11]。SCTs也可能在手术后复发恶性畸胎瘤[12，13]。根据Altman分型[11]，SCTs分为Ⅰ～Ⅳ型，如图36-25所示。恶性畸胎瘤发生率与临床分型有关，其中Ⅰ型较少为恶性病例，Ⅳ型恶性者较多见。新生儿SCTs的临床表现可因肿瘤分型、大小和对周围组织的影响而不同。

（1）Ⅰ型：瘤体绝大多数突出于骶尾部，仅有极小部分位于骶前。最常见的表现是骶尾部肿块，出生时即可出现，形态为圆形或椭圆形，巨大的肿瘤垂悬于两腿之间，可引起难产，有些肿瘤可明显地偏向一侧臀部，使两侧臀部呈不对称状，甚至肿块可将肛门推向前下方，导致肛门向前下方移位造成肛管外翻，黏膜显露。肿瘤表面可呈不规则状，皮肤张力大，因瘤体内所含成分的不同，肿瘤质地可呈囊性、实性甚至骨性感。如继发感染，可出现红肿、破溃甚至坏死，引起出血、黄色囊液流出及排出坏死组织、脓液及毛发等。

（2）Ⅱ型：瘤体骑跨于骶骨前后，主要部分位于骶骨外，骶前部分未进入腹腔。骶尾部可见到突出的肿块，肿块质地与Ⅰ型相似。

（3）Ⅲ型：瘤体骑跨于骶骨前后，以骶前瘤体

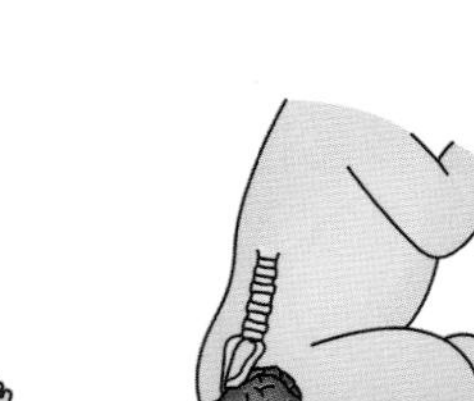

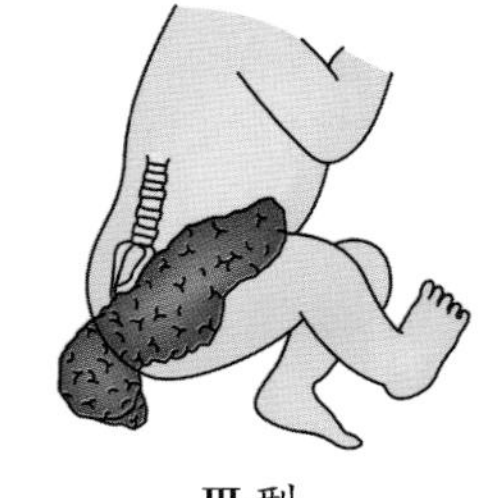
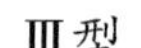
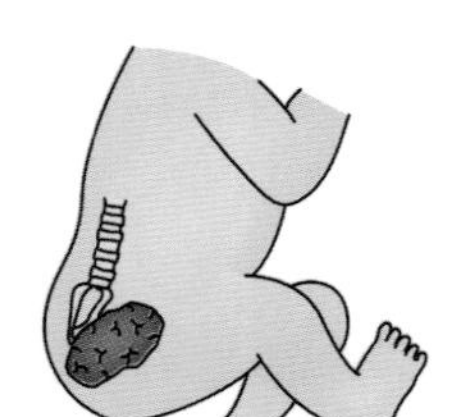

图36-25 新生儿骶尾部畸胎瘤Altman分型

为主，并可由盆腔延伸至腹腔。常因骶前巨大肿块，压迫直肠、膀胱而导致粪便变形、小便困难、滴尿或尿潴留等相应症状。

（4）Ⅳ型：肿瘤完全位于骶前，体表外观无可见肿块，少见。早期常无明显症状，后期因瘤体增大，压迫盆腔器官，产生便秘、排尿困难、尿潴留等。一旦肿瘤并发感染，可向会阴部、臀部、直肠内破溃形成瘘管，并可从瘘管内流出毛发或皮脂等。

恶性畸胎瘤可向周围组织浸润破坏，若骶神经丛受浸润则可产生大小便失禁、骶骨被浸润破坏。恶性畸胎瘤可随淋巴或血运向远处转移。骶尾部恶性畸胎瘤的分期根据骶尾部恶性生殖细胞瘤COG分期[14]，如表36-14所示。

表36-14　骶尾部恶性生殖细胞瘤COG分期

分期	疾 病 程 度
Ⅰ期	肿瘤完全切除，无残留，完全尾骨切除
Ⅱ期	肿瘤基本切除，有镜下残留
Ⅲ期	肿瘤无法切除或有肉眼残留，伴有区域淋巴结转移
Ⅳ期	远处转移到肝或其他部位

◆ 新生儿腹膜后畸胎瘤

腹膜后畸胎瘤（retroperitoneal teratomas，RTs）占儿童畸胎瘤的2% ～ 5%，比较少见，主要发生在婴幼儿，多为良性肿瘤[15,16]。最常见的临床表现为腹部肿块，位于左侧者多于右侧。常在产前诊断时即可发现腹部可疑肿块，出生后也可出现腹胀、恶心、呕吐症状。

腹膜后恶性畸胎瘤分期根据腹膜后恶性生殖细胞瘤COG分期[14]，如表36-15所示。

表36-15　腹膜后恶性生殖细胞瘤COG分期

分期	疾 病 程 度
Ⅰ期	肿瘤完全切除，无残留
Ⅱ期	肿瘤基本切除，有镜下残留
Ⅲ期	肿瘤无法切除或有肉眼残留，伴有区域淋巴结转移
Ⅳ期	远处转移到肺或其他部位

◆ 新生儿卵巢畸胎瘤

新生儿卵巢畸胎瘤较少见，主要为成熟型畸胎瘤。多为产前诊断发现。大多数患儿在肿瘤未发生蒂扭转时无明显症状，少数可出现下腹部包块。当肿瘤出现蒂扭转、出血时等并发症时可有发热、呕吐。

◆ 新生儿睾丸畸胎瘤

睾丸畸胎瘤少见，多见于5岁以下小儿，新生儿更少见，多为良性肿瘤，常常表现为阴囊无痛性肿块，触诊囊实性感。

诊断

（1）临床表现：约60%的新生儿骶尾部畸胎瘤在出生时可见骶尾部肿块，即可获得诊断，近6%左右病例在2岁后出现临床症状。Ⅰ、Ⅱ、Ⅲ型畸胎瘤骶尾部包块为主要诊断依据。Ⅳ型骶尾部畸胎瘤，包块主要位于骶前，外观未见肿块，出现大便形状改变、大便障碍的患儿，直肠指检扪及肿块为主要诊断依据。新生儿腹膜后畸胎瘤在产前超声检查时发现腹部包块可作为新生儿腹膜后畸胎瘤诊断的重要依据。新生儿腹膜后畸胎瘤临床表现主要为腹部包块、腹胀、恶心和呕吐。新生儿卵巢畸胎瘤多为产前诊断发现。少数可出现下腹部包块。当肿瘤出现蒂扭转、出血时等并发症时可有发热、呕吐。新生儿睾丸畸胎瘤常常表现为阴囊无痛性肿块。

（2）血液学检查：血清AFP和β-HCG的异常升高可用来判断肿瘤组织内是否含有卵黄囊瘤和绒毛膜恶性成分及术后有这种成分的恶性畸胎瘤的残存或复发的指标。骶尾部畸胎瘤常在出生时或婴儿期即可获得诊断，而由于血清AFP由卵黄囊、胎儿肝脏和胎儿胃肠道产生，因此在这个年龄段正常即是增高的，直到出生后8个月才降至成人正常水平[17,18]。因此应注意区分这个年龄段婴儿的AFP增高是否是由恶性畸胎瘤所致。

（3）影像学检查：超声作为初步筛查的首要影像学依据，能够对肿瘤定位，明确肿瘤大小、性质，与附近组织、器官关系，骶尾部增强MRI能够进一步明确诊断新生儿骶尾部畸胎瘤。CT血管造影为腹膜后、卵巢、睾丸畸胎瘤诊断最可靠的辅助检查，腹膜后畸胎瘤常加CT泌尿系造影，能够进一步明确肿瘤的血管供应、与泌尿系统的关系以及与附近其他器官关系，评估肿瘤的可切除性。

（4）病理诊断：肿块切除、切取或穿刺活检免疫组化可明确诊断。

鉴别诊断

新生儿骶尾部畸胎瘤应与脊膜膨出、骶尾部脂肪瘤、淋巴管瘤、脊索瘤等鉴别。由于治疗原则和手术方式完全不同，应重点鉴别脊膜膨出。畸胎瘤多偏于一侧，而脊膜膨出多位于腰骶中线位置，按压肿块可缩小，在患儿哭吵时肿块可稍增大。脊膜膨出患儿常伴有下肢麻痹和大小便功能障碍。X线、CT及MRI检查若发现有骨骼钙化影即明确为畸胎瘤诊断，同时可明确肿瘤的范围、质地及有无合并脊膜膨出。新生儿腹膜后畸胎瘤应与神经母细胞瘤、肾母细胞瘤以及其他腹部肿瘤鉴别。新生儿卵巢畸胎瘤应与卵巢囊肿鉴别。新生儿睾丸畸胎瘤应与睾丸其他良性肿瘤、睾丸积液等鉴别。

治疗

新生儿畸胎瘤多为良性肿瘤，但随着年龄的增长，肿瘤恶变的可能性也随之增加。因此，一经确诊，也应尽早手术切除，若因瘤体破裂、出血等急诊情况就诊，可危及生命，应及时急诊手术。畸胎瘤总体治疗原则如表36-16所示，即成熟畸胎瘤手术完整切除，术后观察；未成熟畸胎瘤Ⅰ级，手术完整切除后观察，Ⅱ级依据血清AFP水平、病理免疫组化、部位、影像学、手术切除情况等选择是否化疗，Ⅲ级术后化疗。恶性畸胎瘤术前评估，肿瘤局限、无周围组织器官受侵犯、可以完整切除无残留者，及早行肿瘤切除术，肿瘤有感染时先予控制感染再手术；若判断不能一期完整切除肿瘤者，先行化疗促使肿瘤缩小、血供减少，肿瘤边界清楚达到上述标准，行二期完整切除肿瘤术；恶性肿瘤有远处转移者化疗3～6个疗程后，远处转移灶控制、缩小或消失，行肿瘤切除术或酌情行转移灶如肝、淋巴结等病灶切除术；恶性肿瘤残余，经过充分化疗后，二次探查切除残留肿物。先化疗再延期手术的标准：恶性肿瘤侵犯周围组织或器官，或有区域转移；恶性肿瘤巨大，或远处转移，病情已进入晚期；肿瘤在增大，肿瘤标志物升高，恶性疾病进展期患儿。

骶尾部畸胎瘤Ⅰ、Ⅱ型常经尾后路骶尾部手术，Ⅲ、Ⅳ型常需经腹部和尾后路联合路径手术，并将尾

表36-16　畸胎瘤治疗原则

组织类型	原发部位	分期	治疗方案
成熟畸胎瘤	任何部位	局部	手术完整完全切除+观察
未成熟畸胎瘤	任何部位	局部	手术完整完全切除+观察
			手术+化疗
恶性畸胎瘤	性腺外	Ⅰ～Ⅱ期	手术+化疗
		Ⅲ～Ⅳ期	手术（活检、切除）+化疗（术前、术后）
	卵巢	Ⅰ期	手术+观察
		Ⅱ～Ⅳ期	手术（活检、切除）+化疗（术前、术后）（首诊不可切除肿瘤者）
	睾丸	Ⅰ期	手术+观察
		Ⅱ～Ⅳ期	手术（活检、切除）+化疗（术前、术后）（首诊不可切除肿瘤者）

骨完全切除降低复发率。腹膜后畸胎瘤手术中应注意受肿瘤挤压的邻近脏器的保护性分离，注意被肿瘤推移变形镶嵌的重要血管的分离。卵巢畸胎瘤一经诊断即应尽早手术切除，以免发生扭转、破裂或恶变等并发症。睾丸畸胎瘤经腹股沟入路切口，如确定为恶性肿瘤应先行高位结扎切断精索，再行睾丸切除术，以减少肿瘤进一步扩散。如果肿块仅仅涉及睾丸一部分，可以行肿块剜除术，把睾丸放回阴囊前应冰冻切片证实其良恶性，精索切缘也需送病理检查。

预后

骶尾部畸胎瘤术后5年总生存率超过90%，而复发者约50%[13, 19]。一项单中心的回顾性研究报道，骶尾部成熟、未成熟、恶性畸胎瘤复发率分别约为10.8%、9.1%和28.5%[20]，复发可能与手术未完整切除、肿瘤浸润、肿瘤的组织病理学类型以及尾骨残留等因素相关[21]。术后复发的时间常在5年内[22]，因此畸胎瘤治疗结束后定期复查肿瘤标志物AFP和β-HCG，超声和/或CT或/MRI，检查原发部位和易转移部位（肝、肺和引流淋巴结等）至少5年，第1年前3个月，每个月1次；第1～2年，3个月1次；第3年，6个月1次；第4～5年，6～12个月1次，并建议终身随访。

小结

（1）新生儿畸胎瘤为新生儿最常见的实体肿瘤，骶尾部为最好发部位，其次为腹膜后、性腺，大部分为良性肿瘤，但随着年龄的增大可发生恶性变，因此，应早期诊断，尽早手术。

（2）新生儿畸胎瘤应根据临床表现、肿瘤标志物、影像学检查以及病理组织免疫组化明确诊断，根据肿瘤的组织类型、原发部位确定治疗原则。

（3）良性畸胎瘤，手术完整切除预后良好；若为恶性畸胎瘤，术前评估，不能一期完整切除者需行化疗后二期手术，术后化疗，预后与患儿的年龄，肿瘤的分期、危险度、病理类型、手术是否完整切除等相关，结束治疗后应定期随访。

（王　珊）

参·考·文·献

[1] Frazier A L, Weldon C, Amatruda J. Fetal and neonatal germ cell tumors[J]. Semin Fetal Neonatal Med, 2012, 17(4): 222-230.

[2] Barreau G, Mounayer C, Bédu A, et al. A newborn saved by embolisation and surgery of a giant teratoma of the orbit[J]. J Fr Ophtalmol, 2017, 40(4): e137-e139.

[3] Posod A, Griesmaier E, Brunner A, et al. An unusual cause of inspiratory stridor in the newborn: congenital pharyngeal teratoma — a case report[J]. BMC Pediatr, 2016, 16(1): 1.

[4] Taghavi K, Berkowitz R G, Fink A M, et al. Perinatal airway management of neonatal cervical teratomas[J]. Int J Pediatr Otorhinolaryngol, 2012, 76(7): 1057-1060.

[5] Patel A, Rigsby C, Young L. Cardiac teratoma of the interventricular septum with congenital aortic stenosis in a newborn[J]. Pediatr Cardiol, 2008, 29(6): 1126-1128.

[6] Srivastava P K, Jaiman R, Gangopadhyay A N, et al. Gastric teratoma presented as gastric outlet obstruction and melena; report of rare case[J]. Indian J Surg, 2017, 79(1): 64-66.

[7] Listed N. International Germ Cell Cancer Collaborative Group. International Germ Cell Consensus Classification: a prognostic factor-based staging system for metastatic germ cell cancers. J Clin Oncol, 1997, 15(2): 594-560.

[8] Kaatsch P, Häfner C, Calaminus G, et al. Pediatric germ cell tumors from 1987 to 2011: incidence rates, time trends, and survival[J]. Pediatrics, 2015, 135(1): 136-143.

[9] Winderl L M, Silverman R K. Prenatal identification of a completely cystic internal sacrococcygeal teratoma(type IV)[J].Ultrasound Obstet Gynecol, 1997, 9(6): 425-428.

[10] Swamy R, Embleton N, Hale J. Sacrococcygeal teratoma over two decades: Birth prevalence, prenatal diagnosis and clinical outcomes[J]. Prenat Diagn, 2008, 28(11): 1048-1051.

[11] Altman R P, Randolph J G, Lilly J R. Sacrococcygeal teratoma: American Academy of Pediatrics Surgical Section Survey-1973[J]. J Pediatr Surg, 1974, 9(3): 389-398.

[12] De Backer A, Madern G C, Hakvoort-Cammel F G, et al. Study of the factors associated with recurrence in children with sacrococcygeal teratoma. J Pediatr Surg, 2006, 41(1): 173–181.
[13] Huddart S N, Mann J R, Robinson K, et al. Sacrococcygeal teratomas: the UK Children's Cancer Study Group's experience. I. Neonatal. Pediatr Surg Int, 2003, 19(1–2): 47–51.
[14] Brodeur G M, Howarth C B, Pratt C B, et al. Malignant germ cell tumors in 57 children and adolescents[J]. Cancer, 1981, 48(8): 1890–1898.
[15] Gatcombe H G, Assikis V, Kooby D, et al. Primary retroperitoneal teratomas: A review of the literature[J]. J Surg Oncol, 2004, 86(2): 107–113.
[16] Fumino S, Maniwa J, Takeuchi Y, et al. Surgical intervention and perioperative risk factors of retroperitoneal teratomas in children: a single institution experience[J]. Pediatr Surg Int, 2016, 32(9): 909–914.
[17] Wu J T, Book L, Sudar K. Serum alpha fetoprotein (AFP) levels in normal infants. Pediatr Res, 1981, 15(1): 50–52.
[18] Barreto M W, Silva L V, Barini R, et al. Alpha-fetoprotein following neonatal resection of sacrococcygeal teratoma. Pediatr Hematol Oncol, 2006, 23(4): 287–291.
[19] Yao W, Li K, Zheng S, et al. Analysis of recurrence risks for sacrococcygeal teratoma in children. J Pediatr Surg, 2014, 49(12): 1839–1844.
[20] Derikx J P, De Backer A, van de Schoot L et al. Factors associated with recurrence and metastasis in sacrococcygeal teratoma. Br J Surg, 2006, 93(12): 1543–1548.
[21] Yao W, Li K, Zheng S, et al. Analysis of recurrence risks for sacrococcygeal teratoma in children. J Pediatr Surg, 2014, 49(12): 1839–1842.
[22] Yi W, Wu Y, Wang L, et al. Analysis of Recurrent Sacrococcygeal Teratoma in Children: Clinical Features, Relapse Risks, and Anorectal Functional Sequelae[J]. Med Sci Monit, 2017, 23: 17–23.

第九节 淋 巴 瘤

概述

淋巴瘤起源于淋巴结和淋巴组织，其发生大多与免疫应答过程中的淋巴细胞增殖分化产生的某种免疫细胞恶变有关，是免疫系统的恶性肿瘤。在美国等发达国家，淋巴瘤是继白血病和颅内肿瘤之后第3个常见的儿童恶性肿瘤，在小于20岁的人群中占儿童恶性肿瘤的15%，但是发生在新生儿中的却极其罕见。目前国内外仅数例此类病例报道，2006年韩慧霞[1]报道了一例患有皮肤外周非特殊T细胞淋巴瘤的新生儿，2015年Seo A N[2]报道了一例CD30（+）的皮肤间变性大细胞淋巴瘤，年龄为10天的新生儿。

根据WHO 2016年新的分类标准[3]，淋巴瘤可以分为霍奇金淋巴瘤（Hodgkin lymphoma，HL）和非霍奇金淋巴瘤（non-Hodgkin lymphoma，NHL）。其中，霍奇金淋巴瘤分为结节性淋巴细胞为主型（NHPHL）和经典型（CHL）两类，而经典型又细分为结节硬化型、富含淋巴细胞型、混合细胞型和淋巴细胞耗竭型。非霍奇金淋巴瘤分为：① 成熟B细胞肿瘤；② 成熟T细胞及自然杀伤细胞（NK）肿瘤；③ 移植后淋巴增殖性疾病（PTLD）；④ 组织细胞及树突状细胞肿瘤。

病因和发病机制

本病的病因和发病机制尚未完全明了。多数学者认为可能与细菌病毒的感染、机体免疫缺陷、化学毒物接触和遗传因素有关。

EB病毒（EBV）感染与Burkitt淋巴瘤关系密切[4]，有研究表明，用EB病毒感染猿类，可以引起类似Burkitt淋巴瘤的恶性淋巴组织增生病变[5]。EB病毒还与淋巴结外的NK/T细胞淋巴瘤、霍奇金淋巴瘤、AIDS相关淋巴瘤和一部分的弥漫性大B细胞淋巴瘤有关[6]。除此之外，还有人类免疫缺陷病毒（HIV）、巨细胞病毒（CMV）、肝炎病毒和幽门螺旋杆菌（HP）等的感染因素参与其中[7-10]。

免疫抑制也与淋巴瘤的发病有关。遗传或获得性免疫缺陷综合征以及接受免疫抑制治疗的患儿中，淋巴瘤发病率增高。有研究报道，接受巯基嘌呤治疗的炎症性肠病患儿在化疗过程中有数例先后出现了淋巴瘤[11]。

有研究报道称，苯的暴露与非霍奇金淋巴瘤的发病密切相关[12]，除此之外，有机氯化物、染发剂等有毒化学物质同样与淋巴瘤有着密不可分的联系。

遗传因素在淋巴瘤的发病中也起到了一定的作用。在多种淋巴瘤中，不同的基因突变、染色体异常如*MYD88 L265P*基因突变、20q12染色体缺失等细胞遗传学改变都被陆续报道[13,14]。

临床表现

无痛性进行性淋巴结肿大或局部肿块是淋巴瘤共同的临床表现。

◆ 霍奇金淋巴瘤

霍奇金淋巴瘤起病较为缓慢，主要发生在淋巴结，结外病变很少见，以淋巴结肿大、非特异性全身症状为主要表现。

1. 淋巴结肿大

首发症状常为锁骨上、颈部、纵隔或其他部位淋巴结进行性肿大，并常常融合成块，不伴有疼痛。

2. 全身症状

发热、盗汗、6个月中不明原因的体重减轻超过全身体重的10%、疲劳、瘙痒、饮酒后疼痛等。

基于HD Ann Arbor分期系统，根据全身症状将霍奇金淋巴瘤临床分型分为A型和B型。① A型：无下述任何B型症状；② B型（B症状）：反复无原因发热>38.0℃，夜间盗汗，6个月中不明原因的体重减轻超过全身体重的10%，B症状对预后有重要提示作用，提示预后不良。

3. 其他

可合并有免疫功能紊乱，如合并免疫性溶血性贫血、免疫性血小板减少症等。

◆ 非霍奇金淋巴瘤

非霍奇金淋巴瘤起病急，发展快，几乎所有患儿均表现瘤体迅速地生长和快速广泛地扩散。病变可发生在全身任何部位，临床表现差异大，常以高热或各器官、系统症状为主要临床表现。

1. 原发于腹部NHL

腹部广泛分布的肿大淋巴结融合成块，小儿可有腹围增大、肝脾肿大、大便改变、进行性加重的腹水表现。少数患儿可以肠梗阻、肠穿孔等急腹症就诊。

2. 原发于胸颈部NHL

以肺门和纵隔受累最常见，锁骨上、颈部淋巴结肿大也常可见。小儿可有气促、呼吸困难、发绀、颈头面部及上肢水肿等上腔静脉压迫综合征表现，常伴有进行性加重的胸水。

3. 原发于鼻咽部NHL

鼻咽部也是Burkitt型NHL较多见原发部位，小儿可表现为鼻塞、打鼾、血性分泌物和吸气性呼吸困难。

4. 中枢神经系统和骨髓浸润

二者同时存在较为常见。临床上小儿可出现呕吐等颅内压增高症状，或肌力改变、截瘫等神经受累症状。NHL晚期患儿累及骨髓，发展成淋巴瘤白血病。

5. 其他

皮肤、肺、睾丸、骨甚至肌肉都可能浸润，目前两例报道的新生儿淋巴瘤均表现为侵及皮肤的结节或斑块[1,2]。

诊断

◆ 霍奇金淋巴瘤

1. 临床特点和体征

包括一系列非特异性的全身症状和全身浅表淋巴结有无进行性肿大，肝脾是否有肿大以及腹部是否有肿块等，具体可见“临床表现”部分。

2. 辅助检查

（1）实验室检查：早期疾病常无血液系统变化，晚期累及骨髓可做骨髓活检和涂片寻找R-S细胞，并常伴发有贫血、血小板减少等症状。合并免疫性溶血性贫血、血小板减少症时Coombs试验阳性、血小板相关抗体增高。

（2）影像学检查：全身淋巴结情况以彩超初筛；新生儿期胸腹盆腔影像学检查优选增强MRI，必要时辅以增强CT和彩超共同诊断；疑有骨骼浸润时全身骨扫描可确定疾病范围；PET-CT可以显示淋巴瘤病灶部位和活性，可作为评价淋巴瘤疗效的重要指标，然而，对于新生儿而言，全身骨扫描和PET-CT都应慎用。

（3）病理学检查：HL的确诊必须通过病理学检查，并应包括病理亚型诊断。

（4）完整的诊断还应包括临床分期、临床分型和危度分组。

1）临床分期：较常用的HL分期系统为Ann Arbor分期系统，见表36-17。

表36-17　HL Ann Arbor分期系统[15]

分期	定　义
Ⅰ期	单个解剖区淋巴结（Ⅰ），或单个结外病变（ⅠE）
Ⅱ期	横膈同一侧的≥2个淋巴结区病变（Ⅱ）；或横膈同一侧的单个肿块（结外）伴有区域淋巴结浸润；或≥2个淋巴结外病变（ⅡE）
Ⅲ期	横膈两侧淋巴结病变（Ⅲ），伴有脾脏浸润（ⅢS），伴有结外病变（ⅢE），或二者均有（ⅢSE）
Ⅵ期	广泛的或远处结外转移

2）临床分型：（即有无全身症状）：① A型：无下述任何B症状；② B型：体重减少>10%或反复无原因发热>38.0℃或夜间盗汗（B症状）。

3）危度分组：低危（R1）组：IA期、IB期、IIA期（<4个淋巴结区受累，无巨大肿块，无肺门浸润）。中危（R2）组：其他Ⅰ、Ⅱ及所有Ⅲ期。高危（R3）组：Ⅳ期。巨大肿块：符合下述任何一条：① 单个肿块或融合肿块≥ 8 cm；② 纵隔肿块在横膈顶上方12 ～ 15 cm处，纵隔宽度>1/3胸腔。

◆ 非霍奇金淋巴瘤

1. 临床特点和体征

NHL临床表现和体征多样，较为常见的详见“临床表现”部分。

2. 辅助检查

（1）实验室检查：外周血常规检查如存在贫血、血小板减少常提示为晚期或有骨髓浸润；血清乳酸脱氢酶升高常预示预后不良；血清碱性磷酸酶活力或血钙增加，提示肿瘤可能有骨骼转移；血清铁蛋白升高常提示为晚期或预后不良；骨髓穿刺活检和涂片可除外骨髓浸润；脑脊液离心甩片找肿瘤细胞可除外中枢神经系统浸润；浆膜腔液体沉渣涂片结合免疫表型检查有助于诊断和评估；细胞遗传学及分子生物学检查：Burkitt淋巴瘤常见t（2；8），t（8；14）或t（8；22），间变型大细胞性淋巴瘤常见有t（2；5），ALK/NPM融合。

（2）影像学检查：见霍奇金淋巴瘤部分，对于肿瘤椎管、颅内转移，增强MRI为必选。

（3）病理学检查：NHL的确诊必须通过病理学检查，包括组织病理形态学分型和免疫分型：常用的标记包括LCA、L26、CD79a、TdT、Ki-67、CD10、CDl9、CD20、CD22；UCHL1、CD1、CD2、CD3、CD4、CD5、CD7、CD8；CD30、ALK。

（4）完整的诊断还应包括临床分期和危度分组。较常用的NHL分期系统为St.Jude分期系统，见表36-18。

表36-18　St.Jude NHL的分期系统[16]

分期	定　义
Ⅰ期	单个淋巴结外肿块或单个淋巴结解剖区受累，除外纵隔及腹部起源
Ⅱ期	横膈同一侧的病变，≥单个淋巴结或淋巴结外肿块，伴有区域淋巴结浸润 胃肠道原发（通常为回盲部），伴或不伴系膜淋巴结浸润，基本完全切除
Ⅲ期	横膈二侧有病变 所有原发于胸腔的病变 所有广泛的未完全切除的腹腔病变 所有脊椎旁或硬膜外肿瘤
Ⅳ期	有中枢浸润或骨髓浸润

注：中枢神经系统浸润定义：① CSF WBC ≥ 5个/ul，并CSF标本离心发现淋巴瘤细胞；② 有明确中枢神经系统受累症状或/和体征，如脑神经瘫痪，并不能用其他原因解释；③ 脊髓压迫；④ 孤立性脑内肿瘤性病变。骨髓受累定义：① 骨髓穿刺涂片见≥ 5%但<25%的幼稚淋巴细胞；② 或骨髓活检发现局灶性浸润。

危度分组：Rl组：手术已完全切除肿块（完全缓解），乳酸脱氢酶正常；R2组：乳酸脱氢酶小于正常2倍的Ⅰ，Ⅱ期；R3组：Ⅲ，Ⅳ期，或乳酸脱氢酶大于正常2倍；R4组：2个疗程未获完全缓解者。

鉴别诊断

◆ 与其他淋巴结肿大疾病鉴别

（1）淋巴结炎：急性淋巴结炎：早期淋巴结肿大，疼痛和压痛，可活动，后期多个淋巴结融合成块，不易活动，此时淋巴结红肿热痛更明显，常伴有高热、畏寒、乏力等全身症状；白细胞、中性粒细胞增高；抗生素治疗有效；淋巴结穿刺可抽出脓液。

慢性淋巴结炎：病程长，全身反应较轻；淋巴结质地较硬，可活动，压痛不明显，最终淋巴结可缩小或消退。

（2）淋巴结结核：有结核接触史；结核菌素实验强阳性；淋巴结肿大初期有轻度压痛，后期有波动感，淋巴结生长缓慢，很少有扩散；有结核感染的中毒症状；抗结核治疗有效；必要时需进行淋巴结活检。

◆ 与其他不明原因引起胸腹水疾病鉴别

要与各种炎症鉴别。感染性疾病引起多伴有全身症状；抽胸、腹水检查送常规和病理，检查是否有肿瘤细胞。

◆ 与腹膜后肿瘤鉴别

腹膜后有肿块的患儿应与常见腹膜后肿瘤如肾母细胞瘤、神经母细胞瘤、畸胎瘤相鉴别。腹部彩超、增强MRI、增强CT等影像学检查和肿瘤标志物检测有助于诊断，手术活检送病理检查是确诊的唯一手段。

◆ 与急性淋巴细胞白血病鉴别

主要做骨髓活检。骨髓中原始淋巴细胞>25%，则诊断为ALL，<25%则诊断为NHL。NHL骨髓浸润的瘤细胞在骨髓中的分布多呈灶性，而ALL的幼稚淋巴细胞分布较均匀。

◆ 与中枢神经系统疾病鉴别

NHL侵犯中枢神经系统主要应与脑炎、脑膜炎鉴别，检查脑脊液和脑脊液沉渣中细胞，辨认是否有肿瘤细胞。

治疗

淋巴瘤的治疗目标是能让患儿长期无瘤生存（disease free survive，DFS），且治疗中药物的毒性减到最低的限度，同时获得良好的远期生命质量。治疗原则是以化疗为主，手术和放疗为辅。

◆ 霍奇金淋巴瘤

（1）手术：手术活检是为了获得足够组织标本以明确病理诊断和分型，要尽量切取完整的淋巴结送检。化疗3个疗程后局部若仍有稳定残余病灶应考虑采用手术清除，同时进行病理评估，为接下来的治疗提供参考。

（2）化疗：20世纪70年代提出的ABVD方案（A：多柔比星；B：博来霉素；V：长春碱；D：达卡巴嗪）为HL标准的首选化疗方案。

（3）放疗：不常规推荐。仅在有以下情况时慎重考虑在化疗结束时加入放疗：① 年龄>5岁的患儿，伴有巨大肿块或化疗2个疗程未达到完全缓解；② 年龄<5岁的患儿，化疗后仍有局部残留病灶；③ 治疗过程中病情进展。

（4）支持治疗：化疗过程中易出现感染、骨髓抑制等情况，应根据具体情况予以抗生素治疗或预防、C-CSF或GM-CSF提升白细胞，必要时输注血小板。

◆ 非霍奇金淋巴瘤

（1）手术：主要仍是为了手术活检以明确病理诊断和分型以及化疗后对局部残留病灶的清除，同HL。对于某些局限性的NHL而言，手术还可达到解除患儿肠梗阻的目的，但对于广泛性的NHL，手术仍是为了活检明确诊断。NHL因进展很快，可能有患儿因急腹症入院，此时应考虑急诊手术，挽救生命。

（2）化疗：根据病理形态学分型及免疫分型，分别采用B细胞型NHL（或形态学为Burkitt型）或淋巴母细胞型NHL（免疫表型为前T或前B）治疗方案。

（3）放疗：不常规推荐。仅在有以下情况时慎重考虑在化疗结束时加入放疗：① 年龄>5岁的患儿，伴有巨大肿块或化疗2个疗程未达到完全缓解；②年龄<5岁的患儿，化疗后仍有局部残留病灶；③治疗过程中病情进展；④有中枢神经系统浸润、睾丸受累、脊髓肿瘤压迫症、上腔静脉阻塞、姑息治疗等特殊情况。

（4）支持治疗：见霍奇金淋巴瘤部分。

（5）急诊处理：NHL进展极快，部分患儿可能出现各种危及生命的危重情况。如有巨大纵隔肿块伴气道及上腔静脉压迫症状时，在有病理学或细胞学证据且临床表现及影像学检查符合NHL情况下，为抢救生命可予以紧急低剂量诱导化疗。对于有胸膜腔积液或心包积液的患儿，必要时可引流改善症状。对已明确诊断的肿瘤负荷较大的患儿，应尽早予以低强度诱导化疗，但应密切注意肿瘤细胞溶解综合征的出现。

预后

HL的治愈率较高，可达80%～90%，分期、危度和是否有全身症状影响预后，反复复发的晚期广泛病变预后仍不良，HL可见远期复发。

影响NHL预后的主要因素除了有分期、分型和危度外，还可能包括初诊时的肿瘤负荷、乳酸脱氢酶水平、有无骨髓浸润等，肿瘤对治疗早期的反应也与预后有关，一般来说化疗2个疗程未能获得完全缓解者预后不良。患儿及其家属对疾病的认知和依从性也是影响治疗成败的关键因素。

小结

（1）淋巴瘤是小儿常见的恶性肿瘤之一，但多见于10～15岁的年长儿，发生在新生儿中的极其罕见，目前两例报道新生儿淋巴瘤均为皮肤浸润型。

（2）无痛性进行性淋巴结肿大或局部肿块是新生儿淋巴瘤共同的临床表现。

HL起病较缓慢，以淋巴结肿大、非特异性全身症状为主要表现，而NHL起病急，发展快，临床表现差异大，常以高热或各器官、系统症状为主要临床表现。

（3）新生儿淋巴瘤治疗原则是以化疗为主，手术和放疗为辅。

（王　珊）

参·考·文·献

［1］韩慧霞，朱梅刚．新生儿皮肤T细胞淋巴瘤1例报告．南方医科大学学报，2006，26（3）：274.

［2］Seo A N, Lee S J, Choi Y H, et al. Congenital primary cutaneous anaplastic large-cell lymphoma: a case report. Am J Dermatopathol, 2015, 37(5): 398–400.

［3］Swerdlow S H, Campo E, Pileri S A, et al. The 2016 revision of the World Health Organization classification of lymphoid neoplasms. Blood, 2016, 127(20): 2375–2390.

［4］Westmoreland K D, Montgomery N D, Stanley C C, et al. Plasma Epstein-Barr virus DNA for pediatric Burkitt lymphoma diagnosis, prognosis and response assessment in Malawi. Int J Cancer, 2017, 140(11): 2509–2516.

［5］Meyer R M1, Ambinder R F, Stroobants S. Hodgkin's Lymphoma Evolving Concepts with Implications for Practice American Society of Hematology. Hematology Am Soc Hematol Educ Program, 2004: 184–202.

［6］Sato A, Yamakawa N, Kotani A. Pathogenesis and novel therapy for EBV-related B-cell lymphoma. Rinsho Ketsueki, 2016, 57(1): 3–8.

［7］Linke-Serinsöz E 1, Fend F 1, Quintanilla-Martinez L. Human immunodeficiency virus (HIV) and Epstein-Barr virus (EBV) related lymphomas, pathology view point. Semin Diagn Pathol, 2017, pii: S0740–2570(17)30044–8.

［8］Mehravaran H, Makvandi M, Samarbaf Zade A, et al. Association of Human Cytomegalovirus with Hodgkin's Disease and Non-Hodgkin's lymphomas. Asian Pac J Cancer Prev, 2017, 18(3): 593–597.

［9］Shimono J, Miyoshi H, Kiyasu J, et al. Clinicopathological analysis of primary splenic diffuse large B-cell lymphoma. Br J Haematol, 2017.

［10］Floch P, Mégraud F, Lehours P. Helicobacter pylori Strains and Gastric MALT Lymphoma. Toxins (Basel), 2017, 9(4). pii: E132.

［11］Chaparro M, Ordás I, Cabré E, et al. Safety of thiopurine therapy in inflammatory bowel disease: long-term follow-up study of 3931 patients. Inflamm Bowel Dis, 2013, 19(7): 1404–1410.

[12] Friesen M C, Bassig B A, Vermeulen R, et al. Evaluating Exposure-Response Associations for Non-Hodgkin Lymphoma with Varying Methods of Assigning Cumulative Benzene Exposure in the Shanghai Women's Health Study. Ann Work Expo Health, 2017, 61(1): 56–66.

[13] Lee J H, Jeong H, Choi J W, et al. Clinicopathologic significance of MYD88 L265P mutation in diffuse large B-cell lymphoma: a meta-analysis. Sci Rep, 2017, 7(1): 1785.

[14] Hatem J, Schrank-Hacker A M, Watt C D, et al. Marginal zone lymphoma-derived interfollicular diffuse large B-cell lymphoma harboring 20q12 chromosomal deletion and missense mutation of BIRC3 gene: a case report. Diagn Pathol, 2016, 11(1): 137.

[15] Melissa M H, Mihaela O, Srah S D. Hodgkin Lymphoma in Principle and Practice of Pediatric Oncology. Philip A Pizzo, David G Poplock. 5th ed. Philadelphia: LWW, 2006: 695–721.

[16] Micheal P L, Howard W. Malignant Non-Hodgkin Lymphoma in Principle and Practice of Pediatric Oncology. Philip A Pizzo, David G Poplock. 5th ed. Philadelphia: LWW, 2006: 722–747.

第十节 脑肿瘤

概述

脑肿瘤（brain tumor）是新生儿实体性肿瘤中常见的类型，死亡率在所有肿瘤死亡率中占20%，是继白血病后第二大好发肿瘤。新生儿脑肿瘤占所有儿童脑肿瘤的0.5%～1.9%[1-3]。较常见的新生儿颅内肿瘤是畸胎瘤、脉络丛肿瘤、髓母细胞瘤、星形细胞瘤、室管膜瘤等。

病因

脑肿瘤病因复杂，以下是根据研究推测的病因。

（1）胚胎残余组织：在胚胎发育过程中，部分原始细胞未分化或发生异常转化增值而产生肿瘤，如畸胎瘤、颅咽管瘤等。

（2）基因遗传：基因的结构功能异常、原癌基因的激活或过表达、抑癌基因的缺失或失活均可发生肿瘤。22号染色体异常与神经纤维瘤病2型有关，此类患儿多伴发脑膜瘤、听神经瘤；此外22号染色体还与非典型畸胎瘤/横纹肌样瘤有关[4]。神经纤维瘤病1型与儿童胶质瘤，特别是下丘脑、脑干、视交叉等处胶质瘤有关。致病基因可能位于17q11.2，它编码神经纤维瘤蛋白（neurofibromin）。*N-MYC*基因的扩增与神经母细胞瘤有关。

（3）环境因素：多种化学致肿瘤物质，如苯并芘、苯并蒽、甲基亚硝脲类烷化剂、肼类等与肿瘤发生有关。环境污染、高激素食物等被认为与垂体瘤等肿瘤发生有关。此外，高放射性环境也可能诱导肿瘤发生。

（4）与其他癌症的关系：视网膜母细胞瘤患儿患松果体母细胞瘤的概率较高。恶性肾脏横纹肌样瘤与颅内肿瘤有关。某些恶性肿瘤的放疗可能导致高级别星形细胞瘤。

临床症状及体征

新生儿脑肿瘤的临床特点是：① 进展快；② 多见呕吐症状；③ 病史初期多见体温升高，容易和感染混淆；④ 头围增大，幕上及幕下深处肿瘤可见头围对称增大，大脑半球肿瘤可见不对称局部增大。查体可见视盘水肿。婴儿期常表现生长迟缓、食欲不振、癫痫发作、偏瘫、延髓麻痹和倦怠嗜睡等。

影像学检查

先天性胎儿脑肿瘤可由产前超声检查发现。新生儿可通过前囟行颅脑超声检查，多用于筛查，可早期发现颅内肿瘤。CT具有快速不需要镇静剂的优点且价格便宜，对发现急性脑出血和钙化灶十分有效，但是CT有辐射问题。MRI检查能提供更好的颅内结构分辨率，运用新的图像序列如DWI和光谱，可以提供更翔实的病变信息，有助于判断肿瘤的组织学类型。此外，新兴的MRI弥散成像技术、灌注及波谱成像技术、功能MRI等检查手段，能更全面地显示肿瘤的形态及定位，更清晰地显示中枢神经系统解剖结构，对脑肿瘤的类型、级别判断有帮助。

治疗原则

新生儿脑肿瘤的治疗原则仍以外科切除为主，辅以化疗等治疗措施。外科手术的目的是：尽可能切除肿瘤；充分减压以解除脑组织压迫；重建脑脊液循环通路或进行分流；提供病理诊断。

新生儿常见颅脑肿瘤及临床特点

◆ 畸胎瘤

畸胎瘤是最常见的新生儿脑肿瘤，占33%～50%[5,6]。大约2/3的畸胎瘤位于幕上，多发生在松果体区，其次为鞍部，巨大畸胎瘤可侵犯大脑半球。由2种或3种胚层分化构成，分化成类似成年人组织者，称为成熟畸胎瘤。如有类胚胎性或胎儿样不成熟组织者称为未成熟畸胎瘤。瘤内的内胚层结构可含有消化道和呼吸道组织及各种分泌黏液的腺体，中胚层结构如骨、软骨及肌肉组织，外胚层结构常见为鳞状上皮和神经组织，可见神经管及脉络丛等。成熟畸胎瘤多呈结节状，有完整的包膜，可圆形、椭圆形或分叶状，表面光滑，易从周围的脑组织上剥离，仅部分与脑组织粘连紧密，对脑组织主要是压迫，很少有浸润。触之肿瘤较硬韧，可有囊性变，囊内可有水样油状物或脂样物。实性部分内可嵌有骨骼、牙齿和软骨，常有毛发混杂其间，有时有陈旧性出血，囊内可含有咖啡状液体。未成熟畸胎瘤不易识别出骨和软骨，囊内常因出血而有糜状褐色液体，部分包膜不完整。CT表现为混杂密度，低密度区CT值可低于脑脊液而高密度区可接近骨质。MRI呈混杂信号，实质性部分增强明显，而囊性部分无明显增强，未成熟畸胎瘤边缘不清楚，且瘤周水肿反应较明显，脑脊液播散在未成熟畸胎瘤中较常见。成熟畸胎瘤全切除预后较好，未成熟畸胎瘤术后辅以化疗，预后差。

◆ 脉络丛肿瘤

占颅内肿瘤总数的0.3%～0.6%，占儿童脑肿瘤总数的2%～4%。脉络丛肿瘤包括脉络丛乳头状瘤（WHO Ⅰ级）、不典型脉络丛乳头状瘤（WHO Ⅱ级）和脉络丛乳头状癌（WHO Ⅲ级）[7]。脉络丛乳头状瘤约占新生儿肿瘤的42%。多位于侧脑室，大部分患儿伴有脑积水，其成因包括肿瘤堵塞脑脊液循环通路引起梗阻性脑积水、脑脊液的生成与吸收紊乱引起的交通性脑积水两种情况。肿瘤在CT平扫时呈高密度或等密度，增强扫描呈均匀强化，边缘清楚而不规则，可见病理性钙化。肿瘤多位于单侧，亦可为双侧，位于侧脑室内者以三角区居多，位于后颅窝者多伴有幕上脑积水。除脉络丛乳头状癌外，肿瘤多局限于脑室内，无明显中线结构移位。肿瘤的MRI表现在T_1加权像呈低信号，较脑实质信号低但较脑脊液信号高，在T_2加权像中呈高信号，与脑脊液分界清楚而肿瘤轮廓不规则，有些可见钙化。肿瘤有显著对比增强。脉络丛乳头状瘤的治疗以手术切除为主，应尽可能做到全切除。如为不典型脉络丛乳头状瘤或脉络丛乳头状癌，术后预后较差。

◆ 髓母细胞瘤

髓母细胞瘤是中枢神经系统恶性程度最高的神经上皮性肿瘤[8]。一般认为，髓母细胞瘤的发生是由于原始髓样上皮未继续分化的结果。这种来源于胚胎残余细胞的肿瘤，绝大多数生长在第四脑室顶之上的小脑蚓部，偶见位于小脑半球。其高度恶性表现为生长极其迅速。髓母细胞瘤可向前突入、压迫或阻塞第四脑室引起梗阻性脑积水。有时肿瘤向后突入枕大池，少数经枕大池而伸入椎管内，偶尔通过第四脑室侧孔生长入桥小脑池，约1/3的病例，肿瘤侵犯脑干。肿瘤细胞易于脱落，随脑脊液产生播散侵犯软脑膜的发生率非常高。颅内主要发生于外侧裂池和后颅窝脑池。40%的患儿发生椎管内种植转移，常见于胸腹段，全身转移少见，骨骼是全身转移的常见部位。临床表现为食欲缺乏、呕吐、萎靡、头围增大等[9]。

CT表现为小脑蚓部均一的高或等密度病变，界限清楚。可见第四脑室被推挤，梗阻性脑积水，少有钙化。MRI检查，T_1为低或等信号，T_2为高信号，明显强化。弥散像呈高信号。

治疗为手术切除。易随脑脊液沿蛛网膜下隙播散转移，常见部位是脊髓，其次为大脑半球，个别通过血行转移至颅外。易复发，术后应结合化疗。术后平均5年生存率为30% ~ 70%。综合治疗可延长生存期。

◆ 星形细胞瘤

可发生在后颅窝，亦可发生在大脑半球。后颅窝星形细胞瘤大多数位于小脑半球和中线小脑蚓部，少数位于桥小脑角。肿瘤可以为囊性、实质性的或实质性伴中央坏死，约半数为囊性伴瘤结节。钙化少见，主要见于肿瘤的实质部分[10]。囊性变是星形细胞瘤的显著特征，囊性变有2种类型：一种是肿瘤组织内有单房或多房的囊，其囊壁由肿瘤组织构成，肿瘤可有边界，但部分可边界不清。另一种为一个很大的囊性占位，有瘤结节附于囊壁上，囊液为棕黄色的液体，通常囊内液体蛋白质含量较高，少数可伴有坏死和出血[11]。依据肿瘤细胞是否存在核异型性、有丝分裂、内皮细胞增生和坏死作为明确肿瘤级别的指标，WHO根据恶性程度分为Ⅰ ~ Ⅳ级。星形细胞瘤分为低级别的星形细胞瘤、间变性星形细胞瘤和胶质母细胞瘤。小脑星形细胞瘤易引起梗阻性脑积水，临床表现为食欲缺乏、呕吐、萎靡、头围增大、视盘水肿等。

典型的囊性星形细胞瘤在CT检查中表现为小脑半球或蚓部圆形或椭圆形囊性肿瘤，其边界清楚，囊液密度值接近或高于脑脊液，囊壁上可见密度高于囊液但低于脑实质的瘤结节。CT增强扫描囊壁不强化，而瘤结节明显强化。实质性肿瘤中央坏死者，实质部分和囊壁CT平扫一般为等、低密度，CT增强扫描囊壁和肿瘤的实质部分显示为不规则、不均一强化，囊性部分可为单房或多房，各种小脑星形细胞瘤的肿瘤周围均有不同程度的低密度脑水肿区，有明显的占位效应，第四脑室受压变形和移位，常并发梗阻性脑积水，肿瘤较大时脑干也可被推移。大脑半球星形细胞瘤CT表现各种各样，平扫实质部分以低密度为主，少数为等密度。CT增强扫描实质部分可以完全强化、部分强化或不强化。在MRI检查中，肿瘤位于幕下者，囊性或囊性为主的肿瘤，囊液含蛋白较高时，呈长T_1长T_2信号。如肿瘤外围有实质部分，呈等信号并有轻、中度异常对比增强。增强MRI显示瘤体实质性部分明显强化，而囊性部分不强化，瘤结节可见强化。肿瘤位于幕上者，大脑半球的星形细胞瘤实质性部分近乎等信号，囊性部分往往呈长T_1长T_2信号，实质并有囊性成分则兼有上述2种信号。低级别星形细胞瘤在CT上为边界不清楚的低密度肿块，占位效应和周边水肿均不明显。囊性变和钙化分别占11% ~ 29%和2% ~ 8%。在MRI上表现为低和等T_1信号，T_2高信号。CT和MRI增强扫描时可以强化，也可不强化。毛细胞型星形细胞瘤边界清楚，增强扫描时均匀强化。间变性星形细胞瘤在CT上边界较低级别星形细胞瘤明显。MRI上肿瘤表现为T_1低或等信号，T_2高信号。与低级别星形细胞瘤相比，强化和肿瘤周围水肿均更明显。胶质母细胞瘤在CT和MRI上表现为边界清楚的占位性病变，增强扫描后肿瘤强化明显，肿瘤占位效应和周围水肿均明显，肿瘤内信号不均匀。在MRI上肿瘤边缘表现为不规则高信号区[12]。

手术是唯一有效的治疗方法。对颅内压高、梗阻性脑积水严重的患儿，如果一般情况较差，脉搏、呼吸变慢，血压升高，宜先行脑室Ommaya储液囊埋藏外引流或脑室腹腔分流术。肿瘤位置确定后，在直视下或显微镜下切除肿瘤，若硬膜张力高肿瘤囊较大，可先用脑针经硬脑膜直接穿刺肿瘤囊抽出囊液后再打开硬脑膜。肿瘤若在囊内，打开囊壁后寻找瘤结节非常关键，因为肿瘤复发多数是因为瘤结节未完整切除，所以瘤结节完整切除才能达到根治目的，而囊壁不需要处理。当肿瘤侵犯脑干时，不可强求全切除，避免造成脑干损伤。肿瘤切除后，止血要彻底，硬脑膜缝合严密，防止脑脊液漏[13]。肿瘤有恶性变者术后加以化疗辅助治疗[14]。

◆ 室管膜瘤

起源于脑室系统和中央管的室管膜细胞及其下的胶质上皮细胞，故多发生在脑室系统。由于脑室系统外存在室管膜细胞，故脑室系统外亦可以发生室管膜瘤。幕上幕下均可发生，约3/4位于幕下，1/4位于幕上[15,16]。极少数可发生在大脑半球白质而与脑室系统基本无关。发病率仅次于髓母细胞瘤和小脑星形细胞瘤。临床表现为颅内压增高症状和局限性抽搐等。

组织学上WHO（1990）将室管膜瘤分为以下两种。

（1）室管膜下瘤：主要为室管膜下胶质细胞，可呈假菊形团样排列，有少量室管膜细胞分布。WHO分级属Ⅰ级。

（2）室管膜瘤：有细胞型、乳头型和上皮型3种亚型。肿瘤边界清楚，质地软，因有灶性出血或坏死而部分肿瘤呈囊变或伴有钙化，有时邻近脑组织受肿瘤浸润。组织学上室管膜瘤的特点是包绕在血管周围形成“假菊花团”或“真菊花团”样改变，WHO属Ⅱ级。

1）间变或恶性室管膜瘤：肿瘤细胞排列致密成片，细胞及核形态各异，有丝分裂相增多。间变性室管膜瘤在幕上的发生率相对较高。WHO属Ⅲ级。

2）黏液乳头型室管膜瘤：肿瘤细胞呈乳头状排列，围绕乳头状结构的结缔组织有黏液样变性并含有玻璃样变和血管结构。WHO属Ⅰ级。

CT平扫常表现为颅后窝中线处等密度、低密度占位性病变，有时可呈不均匀高密度及混杂密度。肿瘤内可见多发小片状低密度囊变区、多斑点或沙粒状高密度的钙化灶。有时肿瘤内可见出血，CT增强扫描中肿瘤实质部分一般呈中等度强化，周围脑组织无水肿。在MRI检查T_1加权图像上呈低或等信号，在T_2加权图像上呈明显高信号，有时可清晰显示血管流空信号，肿瘤强化明显。

手术是室管膜瘤的首选治疗手段，应争取将肿瘤完全切除[17]。肿瘤切除的程度取决于肿瘤与第四脑室的关系。一般肿瘤与正常的室管膜有清楚的边界，肿瘤的原发部位与正常小脑边界不清，呈浸润性生长。若肿瘤自第四脑室底部长出，则与第四脑室底部粘连甚紧，并有不同程度的浸润脑干，这时不可能全切除，可在第四脑室底部残留薄层肿瘤。室管膜瘤易发生椎管内播散性种植转移。幕上室管膜瘤椎管内种植转移比幕下多见[18]。原则上无论后颅窝室管膜瘤是否全切除，术后均应行放射治疗，包括全脑全脊髓[19,20]。

小结

影像学检查在胎儿和新生儿脑肿瘤的早期发现中起重要作用，能够显示肿瘤的大小、形状、受累结构、是否有转移和脑积水等。治疗原则以外科切除为主，辅以化疗和放疗等治疗措施。

（梁秦川　马　杰）

参·考·文·献

[1] Mazewski C M, Hudgins R J, Reisner A, et al. Neonatal brain tumors: a review. Semin Perinatol, 1999, 23(4): 286-298.

[2] Radkowski M A, Naidich T P, Tomita T, et al. Neonatal brain tumors: CT and MR findings. J Comput Assist Tomogr, 1988, 12(1): 10-20.

[3] Buetow P C, Smirniotopoulos J G, Done S. Congenital brain tumors: a review of 45 cases. AJR Am J Roentgenol, 1990, 155(3): 587-593.

[4] Judkins A R, Burger P C, Hamilton R L, et al. INI1 protein expression distinguishes atypical teratoid/rhabdoid tumor from choroid plexus carcinoma. J Neuropathol Exp Neurol, 2005, 64(5): 391-397.

[5] Louis D N, Perry A, Reifenberger G, et al. The 2016 World Health Organization classification of tumors of the central nervous system:

a summary. Acta Neuropathol, 2016, 131(6): 803–820.

[6] Chien Y H, Tsao P N, Lee W T, et al. Congenital intracranial teratoma. Pediatr Neurol, 2000, 22(1): 72–74.

[7] Severino M, Schwartz E S, Thurnher M M, et al. Congenital tumors of the central nervous system. Neuroradiology, 2010, 52(6): 531–548.

[8] Agerlin N, Gjerris F, Brincker H, et al. Childhood medulloblastoma in Denmark 1960–1984. A population-based retrospective study. Childs Nerv Syst, 1999, 15(1): 29–36; discussion 36–37.

[9] Nishio S, Morioka T, Fukui M. Medulloblastoma in the first year of life: A report of five cases. J Clin Neurosci, 1998, 5(3): 265–269.

[10] Abdollahzadeh M, Hoffman H J, Blazer S I, et al. Benign cerebellar astrocytoma in childhood: experience at the Hospital for Sick Children 1980–1992. Childs Nerv Syst, 1994, 10(6): 380–383.

[11] Gajjar A, Sanford R A, Heideman R, et al. Low-grade astrocytoma: a decade of experience at St. Jude Children's Research Hospital. J Clin Oncol, 1997, 15(8): 2792–2799.

[12] Sgouros S, Fineron P W, Hockley A D. Cerebellar astrocytoma of childhood: long-term follow-up. Childs Nerv Syst, 1995, 11(2): 89–96.

[13] Campbell J W, Pollack I F. Cerebellar astrocytomas in children. J Neurooncol, 1996, 28(2–3): 223–231.

[14] Krieger M D, Gonzalez-Gomez I, Levy M L, et al. Recurrence patterns and anaplastic change in a long-term study of pilocytic astrocytomas. Pediatr Neuro Surg, 1997, 27(1): 1–11.

[15] Ernestus R I, Schröder R, Stützer H, et al. Prognostic relevance of localization and grading in intracranial ependymomas of childhood. Childs Nerv Syst, 1996, 12(9): 522–526.

[16] Ikezaki K, Matsushima T, Inoue T, et al. Correlation of microanatomical localization with postoperative survival in posterior fossa ependymomas. Neurosurgery, 1993, 32(1): 38–44.

[17] Pollack I F, Gerszten P C, Martinez A J, et al. Intracranial ependymomas of childhood: long-term outcome and prognostic factors. Neurosurgery, 1995, 37(4): 655–666; discussion 666–667.

[18] Robertson P L, Zeltzer P M, Boyett J M, et al. Survival and prognostic factors following radiation therapy and chemotherapy for ependymomas in children: a report of the Children's Cancer Group. J Neurosurg, 1998, 88(4): 695–703.

[19] Gerszten P C, Pollack I F, Martínez A J, et al. Intracranial ependymomas of childhood. Lack of correlation of histopathology and clinical outcome. Pathol Res Pract, 1996, 192(6): 515–522.

[20] Comi A M, Backstrom J W, Burger P C, et al. Clinical and neuroradiologic findings in infants with intracranial ependymomas. Pediatric Oncology Group. Pediatr Neurol, 1998, 18(1): 23–29.

第三十七章
新生儿神经系统外科疾病

第一节　脑积水

概述

脑脊液是存在于脑室系统和蛛网膜下隙内不断循环的无色透明液体，对脑和脊髓组织起着保护和防护外力损伤、营养细胞并带走代谢产物的作用。由于脑脊液的分泌过多、循环及吸收障碍导致脑脊液在脑室系统及蛛网膜下隙积聚使之逐渐扩大称为脑积水，由于骨缝未闭，患儿头颅常因脑室内压力增高而明显增大，未及时治疗会产生神经功能损害。脑积水是新生儿神经系统外科疾病中并不少见的疾病，2006年代礼等[1]调查了1996—2004年我国孕28周到产后7天先天性脑积水的发生情况，显示先天性脑积水总发生率为0.7‰，其中男性发生率为7.09/10 000、女性为6.06/10 000，单纯先天性脑积水发生率为0.9‰～1.5‰，在美国其发生率0.7‰～1.0‰[2,3]。

脑脊液80%～85%由脑室内脉络丛产生[4]，其余由室管膜上皮和毛细血管产生。当胚胎发育至第35天脉络丛形成，由左右侧脑室内侧上方的软膜及第三和第四脑室顶的软膜发育成有丰富血管的绒毛状组织，突入脑室内。当胚胎发育至50天开始分泌脑脊液，脑脊液的形成由被动过滤和主动耗能两个阶段完成，即由脉络丛毛细血管渗透出来的血浆过滤液，先扩散入结缔组织基质，然后经过主动耗能输送溶质，经上皮细胞的胞质进入脑室，这个过程需要碳酸酐酶，可以被碳酸酐酶抑制剂乙酰唑胺所阻断。在一些哺乳动物和低等脊椎动物中发现，常有神经细胞的轴突穿过脑室上皮质与脑脊液接触，接受脑脊液内化学成分信息，并刺激脉络丛上皮的分泌功能。正常脑脊液产生的速度为0.3～0.35 ml/min。

脑脊液的循环又称为第三循环，正常的循环途径为：左右侧脑室脉络丛产生脑脊液，通过左右Monro孔（室间孔）进入第三脑室，与第三脑室脉络丛产生的脑脊液一起经中脑导水管进入第四脑室，经第四脑室左右侧孔（Luschka孔）注入脑池和蛛网膜下隙、经正中孔（Magendie孔）注入脊髓蛛网膜下隙，最后脑脊液由蛛网膜下隙流向大脑背面，通过蛛网膜颗粒渗透入矢状窦。另有一部分脑脊液由脑室的室管膜上皮、蛛网膜下隙内的毛细血管及脑膜的淋巴管所吸收。

病因和分类

在正常情况下，脑脊液不断由脉络丛产生，通过一系列流通途径，又不断被重吸收入血液中，使脑室和蛛网膜下隙内液体的压力保持在恒定的水平。如果脑脊液产生过多、脑脊液循环受阻或吸收障碍，均可导致脑积水。19世纪初，Dandy和Blackfan[5]通过实验发现脑积水可由脑脊液在脑室内循环受阻以及在脑室系统和脊髓蛛网膜下隙以外途径受阻产生，最早提出了交通性和非交通性脑积水概念。19世纪中叶，Ransohoff根据脑积水患者都有梗阻这一基本特点，提出新的分类，即脑室内梗阻（非交通性）和脑室外梗阻（交通性）脑积水。随着CT和MRI等影像诊断技术的提高，对脑脊液产生过多、脑脊液循环受阻的病因通过影像检查已能明确，而脑脊液吸收障碍大多为炎症和出血后颅底蛛网膜下隙粘连，导致蛛网膜颗粒对脑脊液吸收的减少，脑积水患儿颅内血管结构扭曲会造成脑血流量减少和脑脊液吸收障碍，这些变化相互作用使脑积水进一步加重[6,7]。已明确出血后铁离子的沉积与脑室扩大水平呈正相关[8,9]，且脑室出血发生梗阻性脑积水的相关危险因素增加，强调了新生儿颅内出血后需要加强监护并早期脑室外引流治疗的重要性[10]。对新生儿脑积水的分类可以较全面地了解脑积水形成的病因，可分为先天性或后天性两大类，先天性脑积水主要以脑脊液循环通路上的解剖畸形为主，而后天性脑积水往往由颅内出血、炎症等导致。

◆ 先天性脑积水

1. 中脑导水管阻塞

以导水管狭窄或隔膜形成，导水管分叉，神经胶质增生所致，引起侧脑室和第三脑室扩张。先天性导水管梗阻是产前诊断胎儿脑积水仅次于胎儿脊柱裂相关的脑积水的第二大原因（图37-1）。

2. 侧脑室室间孔闭锁

一侧室间孔闭锁引起单侧脑室积水，双侧室间孔闭锁则引起双侧脑室扩张，室间孔的先天性缺失或者狭窄是一种罕见的先天性缺陷，神经影像检查显示梗阻侧的侧脑室显著扩大、脑室扩大侧的颅盖骨明显膨出、大脑镰受压远离中线凸向正常半球。神经系统检查经常发现对侧上下肢肌张力增加，并随着生长发育变得越来越明显。

3. 小脑扁桃体下疝畸形（Arnoid-Chiari畸形）

由小脑扁桃体形成异常舌样组织从枕骨大孔疝入椎管，少部分出现脑积水者往往因正中孔被增厚的蛛网膜瘢痕所包及下移的扁桃体造成第四脑室外侧孔的阻塞，导致脑脊液流出通道受阻为Chiari Ⅰ主要表现（图37-2）。而Chiari Ⅱ型畸形除小脑扁桃体疝外，脑干和第四脑室均下移至枕大孔下，能在多达四个不同部位影响脑脊液的流出[11]，大约有90%的患儿可伴有脑积水[12]。

4. Dandy - Walker综合征

为小脑蚓部和扁桃体发育不良并上抬，第四脑室正中孔和侧孔闭锁致四脑室囊状扩张致脑脊液流出通道阻塞产生脑积水。

5. 变异性Dandy-Walker畸形

第四脑室上部与小脑上蚓部相对正常，而下蚓部发育不全，可伴有或无脑积水（图37-3），出生后延迟出现脑积水原因尚不明确。

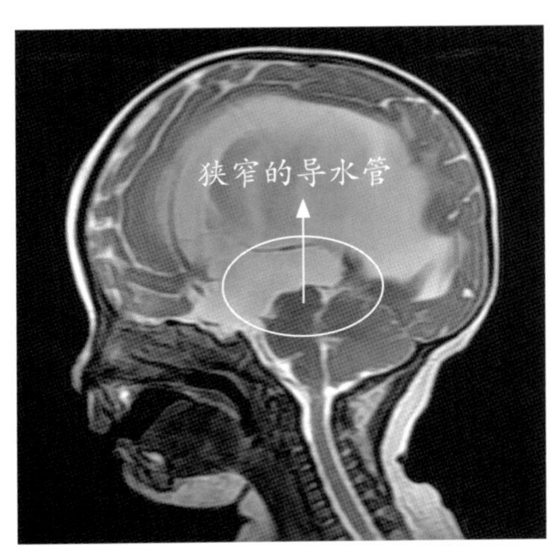

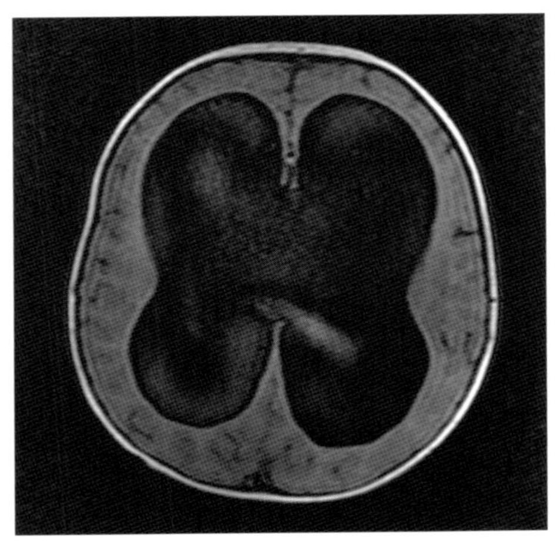

图37-1 导水管狭窄致幕上重度脑积水

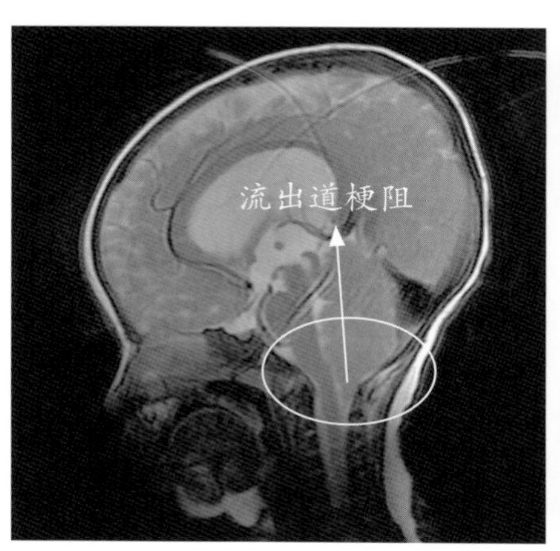

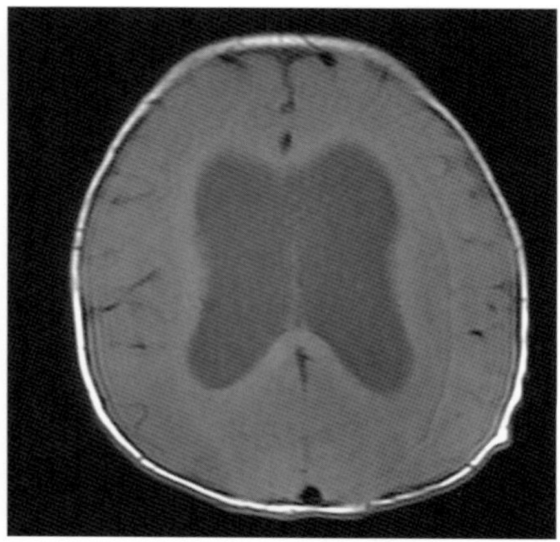

图37-2 小脑扁桃体下疝使脑脊液流出道梗阻导致脑积水

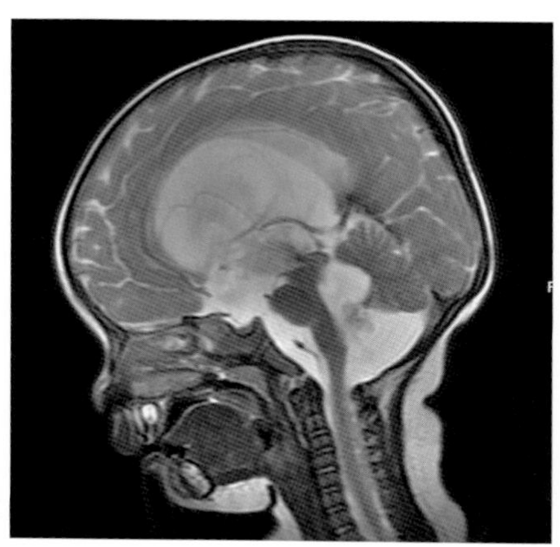
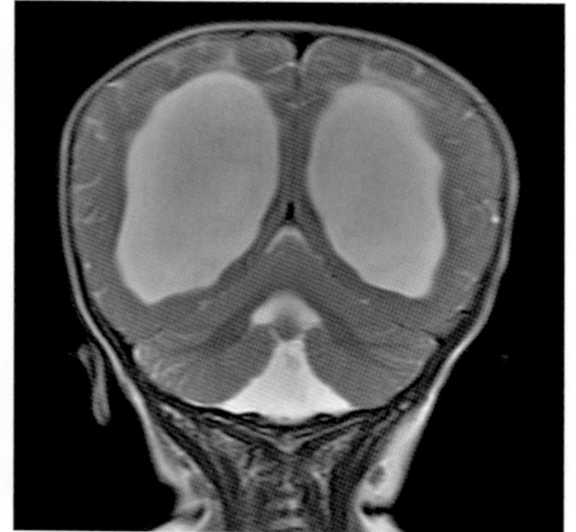

图37-3 变异性Dandy-Walker畸形合并交通性脑积水

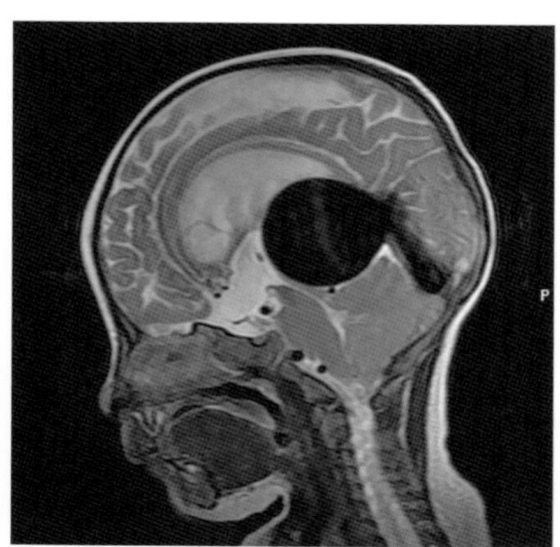
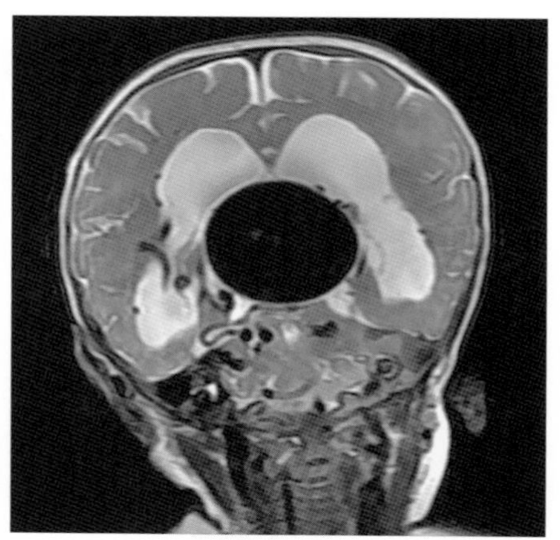

图37-4 Galen静脉瘤合并脑积水

6. Galen大脑大静脉畸形

因位于胼胝体和丘脑后下方，扩张的Galen静脉瘤挤压导水管产生脑积水（图37-4），患儿常伴有心脏扩大，严重者出现充血性心力衰竭。

7. 矢状窦压力增加导致的脑积水

大多情况下颅内压高于矢状窦压力5 ~ 7 mmHg，脑脊液才会被吸收[13,14]，在一些颅面畸形如Cronzon综合征、Pfeiffer综合征患儿以及软骨发育不良矮小症等患儿中颈静脉孔水平存在狭窄产生矢状窦压力增加，进而阻碍脑脊液吸收产生脑积水。

8. 先天性神经管闭合不全合并脑积水

脊髓脊膜膨出30%可伴发脑积水[15]，并牵拉脊髓及产生小脑扁桃体下疝，使脑脊液流出通道梗阻产生脑积水。此外，在手术修补后继发出现脑室扩大，可能与膨出的组织切除后脑脊液吸收不全或因脑脊髓膜炎而致蛛网膜下隙梗阻等有关。

9. 颅内囊肿或肿瘤性病变

新生儿位于中线部位的囊肿如四叠体池囊肿（图37-5）、鞍上池囊肿、后颅窝囊肿（图37-6）等以及实质性肿瘤如后颅窝肿瘤、颅咽管瘤等均可压迫脑脊液循环通路产生梗阻性脑积水等，顶盖部实质内的星形细胞瘤阻塞导水管、松果体区的肿瘤因向下压迫引起导水管梗阻，而脉络膜乳头状瘤为过度分泌脑脊液的肿瘤，一般至婴幼儿后期出现脑积水始被发现，但近年来随着产前检查如四维彩超和胎儿MRI对有异常者的进一步筛查，可以对先天性脑囊肿和脑肿瘤早期诊断发现。

10. 蛛网膜颗粒发育不良

为脊髓蛛网膜下隙和皮质蛛网膜下隙之间的梗阻，表现为轻度脑室扩大以及蛛网膜下隙扩大，有家族遗传倾向，其双亲中有一位头围大于正常人平均值，亦称为良性家族性巨脑症或良性脑外积液。

◆ 后天性脑积水

1. 颅内出血

最常见于未成熟儿，多发生在出生后24小时内及出生后3～4天，主要是未成熟血管破裂出血进入室管膜下生发基质，并不同程度破入脑室内，脑积水的发生时间取决脑室内的出血量，它是早产儿获得性脑积水最常见原因[16]。此外，其他引起新生儿

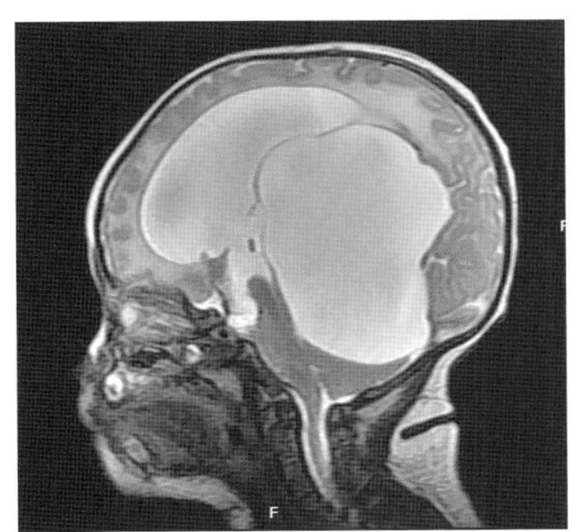

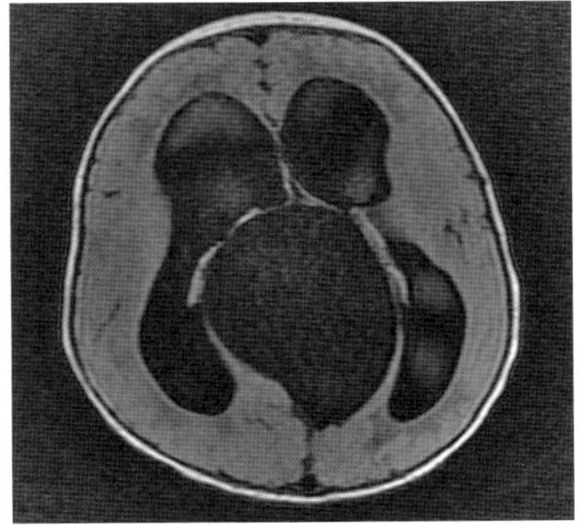

图37-5 四叠体池巨大囊肿合并梗阻性脑积水

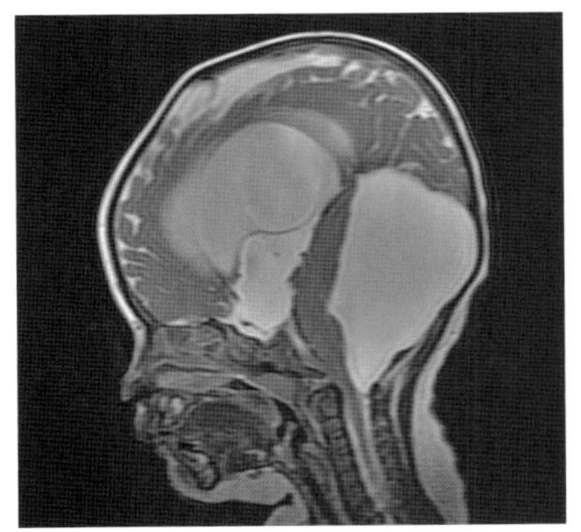

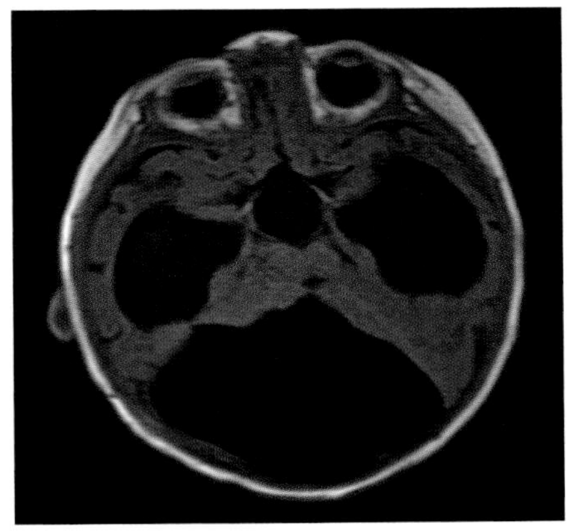

图37-6 后颅窝巨大囊肿合并梗阻性脑积水

颅内出血与脑膜炎症、产伤或维生素K缺乏、颅内血管畸形破裂等相关，血凝块可直接阻塞导水管产生非交通性脑积水，或致蛛网膜下隙粘连使蛛网膜颗粒、表浅的血管间隙、神经根周围间隙发生闭塞而发生交通性脑积水。

2. 颅内感染

先天性弓形体病、巨细胞病毒等病毒性感染、细菌性、真菌性、结核性感染引起的脑膜炎，其室管膜炎性粘连和纤维化可造成导水管、四脑室流出通道的狭窄或闭塞，严重的感染造成“孤立性第四脑室”，主要是感染不仅导致第四脑室流出孔的阻塞，而且也引起导水管的梗阻，第四脑室被完全孤立，其产生的脑脊液蓄积导致四脑室膨大。炎症增厚的脑底蛛网膜可阻碍脑脊液从脊髓蛛网膜下隙到皮质蛛网膜下隙的流动发生非交通性脑积水。

病理生理

无论是交通性还是非交通性脑积水，脑室系统因不断扩大致室管膜细胞的侧突伸长肿胀、进一步加重后室管膜逐渐消失，脑室周围呈胶质细胞增生及瘢痕形成，随着颅压继续增高，可使脑脊液渗入脑室周围间质内致白质水肿、大脑皮质受压变薄及萎缩、第三脑室扩大使下丘脑受压萎缩、中脑受压使眼球垂直运动障碍出现落日征、双侧横窦受压使颈内静脉回流受阻而开放颈外静脉回流使头皮静脉怒张。颅内压的增高可使脑血流量减少，如减少超过25%使全脑缺血造成神经细胞不可逆损害，即使经过手术使颅内压下降，脑组织在组织学上的病损永久存在。

临床表现

婴儿出生后头围大多大于正常，随后出现进行性的头围增大，由于婴儿颅骨骨缝未闭合，头颅随颅压增高而扩大以代偿性地保护脑组织功能，但继续增加的颅压可使前囟不同程度地扩大膨隆，后囟及侧囟亦开大，冠状缝、额缝、矢状缝、人字缝开裂，患儿头颅巨大，与躯干比例不相称（图37–7），测量头围（自枕骨粗隆环绕至前额眉间之周径）的增长速度明显快于正常新生儿，额部突出、面部小、头皮紧张发亮、头皮静脉扩张（图37–8），因积水压迫中脑顶盖部或由于脑干的轴位性移位，产生眼肌麻痹综合征，使眼球不能上视，上部巩膜外露，呈“落日征”表现（图37–9），亦可有斜视或自发性眼球震颤。患儿头颅增大的外形与脑脊液在颅内阻塞部位密切相关，如单侧室间孔闭锁，一侧脑室扩大可表现为头型不对称、积水一侧额顶枕明显膨隆；中脑导水管梗阻可表现为头部的穹隆饱满扩张而颅后窝窄小；四脑室出口梗阻及蛛网膜下隙梗阻，患儿整个头型对称性扩大。头部叩诊时可闻及“破壶声”。眼底检查往往存在视神经盘水肿及萎缩。除头颅的外观异常，患儿早期常用手抓头，摇头，哭叫等表示头部不适和疼痛，但运动功能和智力发育尚未减退，继续发

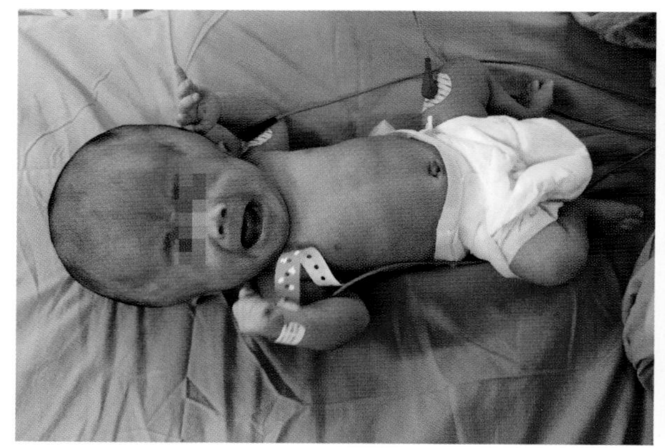

图37–7 头颅巨大，与躯干比例不相称

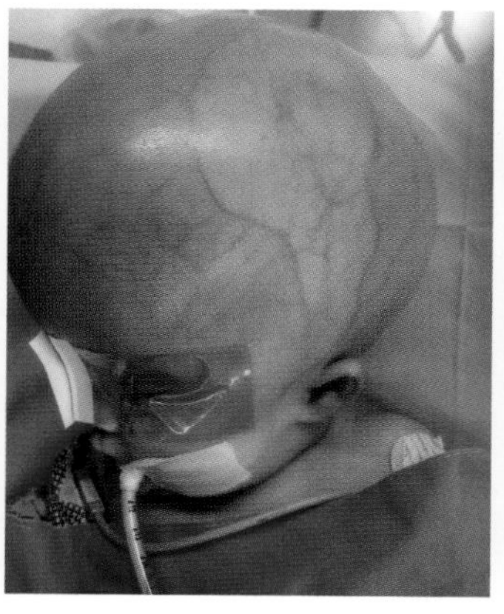

图37–8 头皮静脉显露

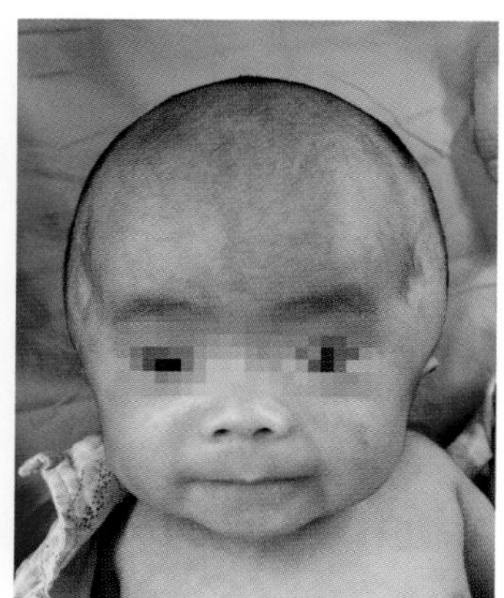

图37–9 “落日征”

展至晚期出现烦躁不安、呕吐、惊厥、嗜睡，甚至脑疝危及生命，神经功能缺失表现为智力发育落后、四肢无力、锥体束征、痉挛性瘫痪等。

诊断

随着产前检查技术的提高，胎儿期通过B超能早期发现脑室扩大，脑室内出血以及动态跟踪观察其发展，对有异常者胎儿磁共振成像能进一步明确脑发育情况及查找脑积水产生的解剖畸形。对于出生后因头围异常增大的患儿，需要通过病史的询问包括母孕史、家族遗传史、出生时有无窒息史、产伤史、感染史、颅内出血史等以分析脑积水形成先天和后天因素，当然对疑为脑积水的患儿影像学检查是确诊的依据。

◆ 头颅B超检查

头颅B超检查是新生儿期诊断脑积水简单、无创、快速、安全的筛选检查方法。通过未闭的前囟，观察脑室系统有无扩张及测量扩张程度，可以动态观察其继续发展。

◆ CT检查

CT检查为最常用的检查方法，可显示脑室扩大程度和脑皮质的厚度，以及有无其他颅内病变，并可用作追踪脑积水有无进展及评价治疗效果。交通性脑积水时，脑室系统和枕大池均扩大。非交通性脑积水阻塞在导水管以上，仅侧脑室和第三脑室扩大，而第四脑室正常。如阻塞在第四脑室出口，显示全脑室系统扩大，第四脑室扩大明显。对导水管阻塞引起的脑积水，CT检查后应再行MRI检查，以明确是单纯性导水管狭窄所致还是CT不能发现的其他病变所引起。

◆ MRI检查

MRI采用轴位、冠状位和矢状位扫描，较CT能提供更详细的形态学结构变化，能准确地显示脑室及导水管和蛛网膜下隙各部位解剖形态、大小和存在的狭窄，可以更好地检测除钙化（CT优势）以外小的颅内病变。

◆ 腰椎穿刺或脑室穿刺

对怀疑存在颅内出血或感染所致脑积水的患儿，需要在术前进行脑脊液常规、生化和细菌培养检查，新生儿脑积水前囟扩大明显者，可经前囟侧角穿刺直接进入脑室获取颅压信息及获得脑脊液，也可继续腰穿放液，如脑脊液外观仍是血性或深黄色出血后改变或白细胞计数大于10×10^9/L，说明不能行内引流，仅能暂时行脑室外引流术，一是缓解颅压，二是将含有红细胞及含铁血黄素、感染的脑脊液释放出体外，待脑脊液性质正常后再施行内引流术。

鉴别诊断

主要与不需要手术治疗但影像学检查有积水改变的疾病相鉴别。

◆ 先天积水性无脑畸形

先天积水性无脑畸形是罕见的脑部发育缺陷畸形，早期胎儿B超能检测发现，表现为颅内幕上除基底节及枕叶显示外大脑结构缺如以囊状水袋替代，进一步胎儿MRI能明确，常常需引产终止妊娠，或出生后可见头皮头发存在但颅盖短小，能存活数天至数月，但智力低下，常有痉挛性脑瘫及肌张力增高表现。

◆ 颅内感染或出血后脑软化、脑穿通畸形

因胎儿期或出生后有颅内感染、出血致血管栓塞或血肿压迫，或新生儿脑损伤等，均可造成局部或多部位脑软化改变、相邻部位脑室扩大或随着脑室内搏动向压力低的软化脑组织内破入形成穿通畸形，临床上常有神经功能受损表现如不同程度偏瘫等，头围正常或偏小。

◆ 脑发育不良

胎儿期有颅内感染、缺氧或出生后有缺氧史，常发生于早产儿有呼吸窘迫症、心肌损害、代谢性酸中毒、低血糖等造成脑缺血缺氧病损，影像学上存在脑沟脑回增宽、脑室系统扩大、脑室角变窄或脑白质变

性改变。患儿头围正常或偏小，常有生长发育迟缓、肌张力增高等表现。

良性脑外积液

头围早期增长速度大于正常月龄增长曲线，前囟有增大但张力不高、生长发育大多正常，CT或MRI影像学检查显示大脑解剖结构正常、脑室系统正常或稍扩大、脑外间隙明显增宽，因大多数患儿发育至2岁后积液基本消失，无须外科手术治疗故称为良性积液。其发生机制主要为蛛网膜颗粒吸收脑脊液功能从不成熟至发育完善的过程。此类患儿注意避免头部晃动或撞击，是导致“摇晃综合征”即晃动后在增宽脑表面穿行进入硬膜的细小桥静脉断裂产生硬膜下出血的病理基础。

治疗

对于新生儿脑积水，无论是交通性还是非交通性，只要存在无法用药物控制的或经腰穿间断释放脑脊液不能缓解积水并进展性加重者，都需要手术。

颅内占位性病变导致脑积水的治疗

对颅内囊肿、肿瘤导致的脑积水，病因治疗是主要的，可以行囊肿或肿瘤切除，以解除对脑脊液循环通路压迫，大多数脑积水可缓解，反之则可能需要行脑脊液分流术。

药物治疗

对于出血性或感染性脑积水，原发病未控制，但已出现颅压增高者以及围术期需缓解颅压者，可以通过口服或静脉应用利尿剂或脱水剂以暂时减轻症状。常用药物有乙酰唑胺，可减少脑脊液的生成，剂量20 mg/（kg·d），分4次服用，逐渐加量至100 mg/（kg·d），静脉或口服[17]。其次，口服氢氯噻嗪片，通过排除过多钠和水，减少细胞外液容量，也有抑制碳酸酐酶使脑脊液分泌减少作用，剂量为1～3 mg/kg，分2次服用。静脉最常用的高渗性脱水剂为甘露醇，每次0.5～1 g/kg，根据需要每日1～4次应用。其他常用利尿剂如呋塞米，剂量1 mg/（kg·d）通过抑制肾小管对钠、氯重吸收使水、钠、氯等排泄增加对细胞产生脱水作用，常会导致水电解质紊乱，对2个月以下新生儿禁用。

脑室内Ommaya管植入术+脑室外引流术

对于颅内出血未吸收、脑脊液性质异常如白细胞数大于10×10^9/L，且颅压增高短期不能通过药物缓解者，需进行一侧侧脑室内埋置Ommaya管和植入储液囊术，通过埋于头皮下的Ommaya泵用细针穿刺进行持续或间歇性的脑室外引流，也可通过此泵注入抗生素以控制中枢感染。对未成熟新生儿脑积水，采取超声检查随访、腰穿或植入储液囊间断抽取脑脊液[18]，可起到稳定病情的作用。

侧脑室–腹腔分流术

适用于各种类型脑积水，对于交通性脑积水是首选的方法，也是目前应用最多的手术方法，通过改变脑脊液的循环途径，将脑脊液从脑室额角（对前囟巨大及额叶皮质菲薄者可从枕角进入），经颈部、胸壁皮下达腹部，在剑突下作腹壁小切口，将导管引入腹腔，脑脊液最终通过腹膜吸收。目前脑室–腹腔分流装置均用生物相容性材质制作的近远端分流管和一个具有抗虹吸及流量控制的单向阀门组成，阀门有低、中、高压三种类型，在手术时经脑室测压后选择使用，近年来，可调压脑脊液分流管已在临床上广泛使用。

脑室–心耳分流术

该术式是将脑脊液引流到心脏直接汇入循环系统，脑室和阀门植入同脑室–腹腔分流术，远端分流管通过切开颈部小切口，从分离出的颈内静脉插入达右心耳。该术式远端管易产生血栓阻塞，主要应用于腹膜吸收脑脊液有障碍者，临床上小儿尤其是新生儿应用较少。

脑室镜下第三脑室造口术（endoscopic third ventriculostomy，ETV）

适用于各种病因导致的梗阻性脑积水，通过打

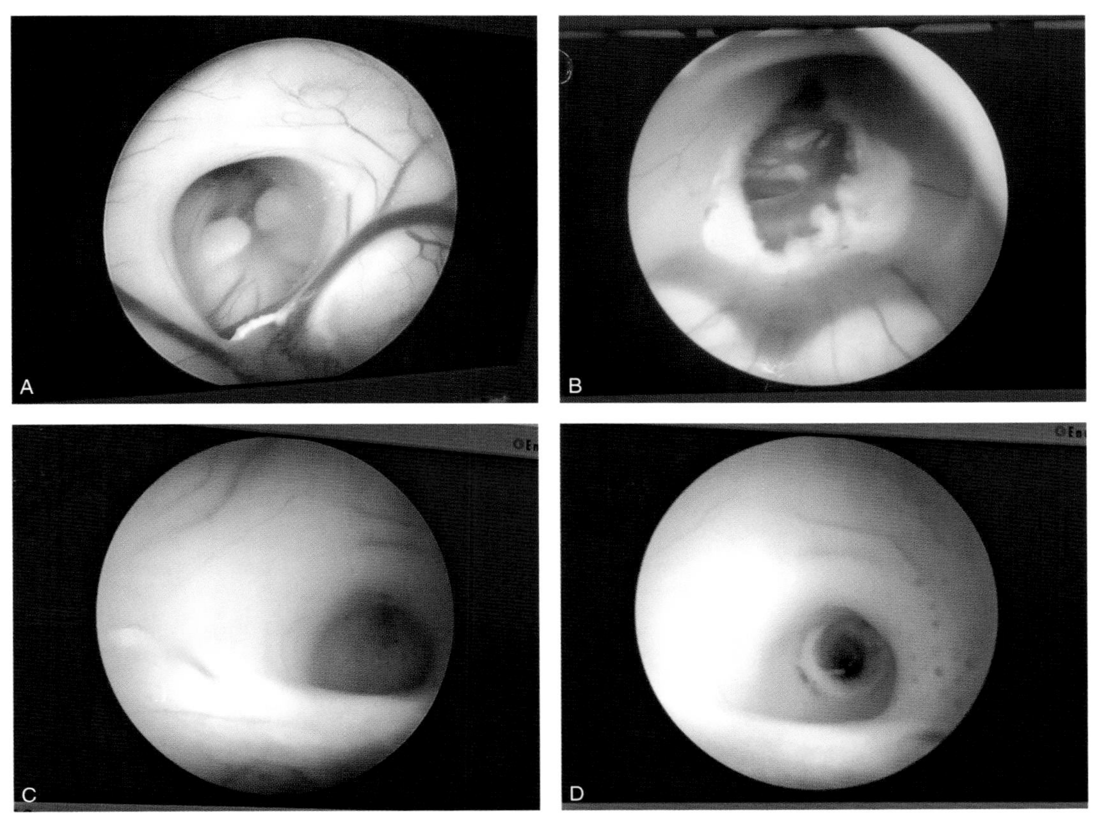

图37-10 内镜下影像

图A：内镜下可见脑室内斑块状炎性病灶；图B：第三脑室底造口；图C：导水管炎性粘连闭锁；图D：导水管疏通

开第三脑室底，直接使脑脊液从第三脑室进入桥前池和基底池，随后弥散入脑表面吸收，该术式目前是梗阻性脑积水的首选治疗方法，主要操作路径为内镜经一侧额叶皮质进入侧脑室额角，再经过室间孔进入第三脑室，在双侧乳头体和基底动脉前方、漏斗隐窝和视交叉后方的第三脑室底部作为造瘘点，先打一孔然后插入Fogarty气囊扩张将膜状第三脑室底扩开，直径大于0.6 cm，如其下存在间脑膜需继续打开，直到桥前池内清晰可见脑干和基底动脉、动眼神经等结构，此外，也可通过内镜将炎症或血凝块致导水管封闭予以疏通（图37-10）。ETV是简捷、安全、微创、有效的手术，但对于小于6个月尤其新生儿正常压力脑积水，其疗效欠佳，原因可能为新生儿因骨缝和前囟扩大的缓冲颅压能力反而使颅压达不到高于大气压的水平而影响脑脊液吸收。Warf在2005年报道了通过ETV+脉络丛烧灼术治疗了550例脑积水患者[19]，发现疗效较单纯ETV有提高，近年来通过多机构报道，对小于6个月脑积水已能达到59%的成功率，如果术中能烧灼大于90%的脉络丛，能大大提高小婴儿脑积水的治愈率[20]。

预后

新生儿脑积水预后主要与基础疾病和伴随畸形相关，脑积水进展慢或静止状态者较脑积水进展迅速者预后好、发育商高[21]，蛛网膜囊肿、室间孔闭锁、导水管狭窄等治疗后预后良好，而继发于严重颅内出血、病毒感染以及伴有癫痫者，治疗时脑皮质仅存1 cm以下者神经功能不同程度存在缺失、智力明显落后，预后不佳。此外，针对分流手术，其相关的并发症如分流管感染常常是患儿预后不良的主要因素，因此，如何减少手术并发症也是改善预后的重要内容。

（孙莲萍）

参·考·文·献

［1］代礼，周光萱，缪蕾，等.1996至2004年中国围产儿先天性脑积水的发生状况分析［J］.中华预防医学杂志，2006，40（3）：180-183.DOI：10.3760/j：issn：0253-9624.2006.03.009.

［2］Oi S. Matsumoto S Infantile hydrocephalus and the slit ventricle syndrome in early infancy. Childs Nerv Syst, 1987, 3: 145-150.

［3］St George E, Natarajan K, Sgouros S. Changes in ventricular volume in hydrocephalic children following successful endoscopic third ventriculostomy. Childs Nerv Syst, 2004, 20: 834-838.

［4］Milhorat T H, Hammock M K, Fenstermacher J D, et al. Cerebrospinal fluid production by the choroid plexus and brain. Science, 1971, 173: 330-332.

［5］Dandy W E, Blacfan K D. An experimental and clinical study of internal hydrocephalus. JAMA, 1913, 61: 2216-2217.

［6］Min K J, Yang M S, Kim S U, et al. Astrocytes induce hemeoxygenase-1 expression in microglia: a feasible mechanism for preventing excessive brain inflammation［J］. J Neurosci, 2006, 26(6): 1880-1887. DOI: 10. 1523/JNEUROSCI. 3696-05. 2006.

［7］Xu H, Zhang S L, Tan G W, et al. Reactive gliosis and neuroinflammation in rats with communicating hydrocephalus［J］. Neuroscience, 2012, 218: 317-325. DOI: 10. 1016. neuroscience. 2012. 05. 004.

［8］Strahle J M, Garton T, Bazzi A A, et al. Role of hemoglobin and iron in hydrocephalus after neonatal intraventricular hemorrhage［J］. Neurosurgery, 2014, 75(6): 696-705, DOI: 10. 1227/NEU. 0000000 000000524.

［9］Gao C, Du H, Hua Y, et al, Role of red blood cell lysis and iron in hydrocephalus after intraventricular hemorrhage［J］. J Cereb Blood Flow Metab, 2014, 34(6): 1070-1075. DOI: 10. 1038/jcbfm. 2014. 56.

［10］Hughes J D, Puffer R, Rabinstein A A. Risk factors for hydrocephalus requiring external ventricular drainage in patients with intraventricularhemorrhage［J］. 2015, 123(6): 1439-144610.3171/2015.1.JNS142391.

［11］Rekate H L, Neurosurgical management of the newborn with spina bifida. In Rekate HL(ed): Comprehesive Management of Spina Bifida. Boca Raton, Fla, CRC, 1991: 1-26.

［12］Rauzzino M, Oakes W J. Chiari II malformation and syringomyelia. Neurosurg Clin N Am, 1995, 6: 293-309.

［13］Olivero W C, Rekate H L, Chizeck H J, et al. Relationship between intracranial and saggittal sinus pressue in normal and hydrocephalic dogs. Pediatr Neurosci, 1988, 14: 196-201.

［14］Rekate H L, Brodkey J A, Chizeck H J, et al. Ventricular volume regulation: A mathematical model and computer simulation. Pediatr Neurosci, 1988, 14: 77-84.

［15］Du Plessis A J. Posthemorrhagic hydrocephalus and brain injury in the preterm infant: dilemmas in diagnosis and management［J］. Semin Pediatr Neurol, 1998, 5(3): 161-179.

［16］Fernell E, Hagberg G, Hagberg B. Infantile hydrocephalus epidemiology: An indicator of enhanced survival. Arch Dis Child Fetal Neonatal Ed, 1994, 70: F123-F128.

［17］Shinnar S, Gammon K, Bergman E W, et al. Management of hydrocephalus in infancy: Use of acetazolamide and furosemide to avoid cerebrospinal fluid shunts. J Pediatr, 1985, 107: 31-37.

［18］McComb J G, Ramos A D, Platzker A C, et al. Management of hydrocephalus secondary to intraventricular hemorrhage in the preterm infant with a subcutaneous ventricular catheter reservoir. Neurosurgery, 1983, 13: 295-300.

［19］Warf B C. (2005) Comparison of endoscopic third ventriculostomy alone and combined with choroid plexus cauterization in infants younger than 1 year of age: a prospective study in 550 African children. J Neuro Surg, 103: 475-481.

［20］Kulkarni A V, Riva-Cambrin J, Browd S R, et al. Hydrocephalus Clinical Research N (2014) Endoscopic third ventriculostomy and choroids plexus cauterization in infants with hydrocephalus: a retrospective Hydrocephalus Clinical Research Network study. J Neurosurg Pediatr, 14: 224-229.

［21］Oi S, Inagaki T, Shinoda M, et al. Guideline for management and treatment of fetal and conginital hydrocephalus: Center of Excellence-Fetal and conginital hydrocephalus Top 10 Japan Guideline 2011［J］. Childs Nerv Syst, 2011, 27(10); 1563-1570 DOI: 10.1007/s0038-011-1541-7.

第二节　小脑扁桃体延髓联合畸形

概述

小脑扁桃体延髓联合畸形主要是指小脑扁桃体下疝畸形，1883年由Cleland首次报道，后Chiari和Arnold分别于1891年和1894年对此疾病进行了详细的描述，后人称为Arnold-Chiari畸形[1]。此症是后枕中胚层体节（后脑）的发育异常，可累及颅颈交界处各种组织结构，轻者小脑扁桃体轻度移位或延长成楔形进入枕骨大孔或颈椎管内，严重者延髓下段，四脑室下部和下蚓部也可疝入椎管腔，并伴有严重的骨骼和神经系统畸形。

发病机制

后脑的发育畸形发病机制尚存在争议，目前主要存在两类学说[1]，一类认为是机械应力改变，如尾端的牵拉、脑脊液动力学改变和头颅比例异常；另一类支持胚胎发育异常，包括原发后脑发育不良或发育停止、后颅窝狭小、后脑过度增生和脑室异常延伸等[2]。

临床表现

Chiari畸形目前主要分为5型[1]。

（1）0型：枕骨大孔平面存在脑脊液动力学异常，多合并脊髓空洞，不伴扁桃体下疝或仅轻度下疝。

（2）Ⅰ型：最为常见，小脑扁桃体下疝超过枕骨大孔平面5 mm，一般不超过C_2水平，合并脊髓空洞，不伴脑干、四脑室下疝，不合并脑积水。

（3）Ⅱ型：小脑蚓部、脑干、四脑室均通过枕骨大孔而下疝，多超过C_2水平，合并脊髓脊膜膨出和脑积水，有时伴脊髓空洞，可存在小脑幕和中脑导水管发育不良等其他颅脑发育畸形。

（4）Ⅲ型：在Ⅱ型的基础上合并枕部脑膜膨出。

（5）Ⅳ型：小脑不发育或发育不良，可伴有小脑幕的不发育。此种类型由于不涉及后脑的下疝，因此有学者认为不属于Chiari畸形。

Chiari畸形最常见的症状是疼痛，其中枕部和上颈段的头痛最为多见，运动、咳嗽和喷嚏等Valsalva动作容易诱发和加重。另外还可以出现肩背部、胸部和上肢的疼痛、吞咽困难、共济失调、感觉障碍和视力听力障碍[3]。新生儿期Chiari畸形通常没有症状，但如果出现症状多较为危重和紧急，且进展迅速，Ⅱ型和Ⅲ型较为多见，由于后组脑神经和脑干功能受损，易于引起呼吸功能障碍、喂养和吞咽困难，表现为体重降低、发育落后和反复吸入性肺炎发作。患儿会出现喉或声带麻痹，哭声微弱缓慢或喘鸣。呼吸困难是最常见的临床表现，严重的会出现呼吸暂停，继而引起心动过缓、角弓反张甚至猝死[1]。

诊断

1. X线片

可显示颅颈交界处骨性畸形，如颅底凹陷、后颅窝狭小、环枢关节脱位和颈椎融合畸形等。

2. CT

更为精确地显示颅底和环枕交界处骨骼畸形，还可以显示有无合并脑积水、小脑发育情况和脊髓空洞症等，矢状位的重建可以简单描述小脑扁桃体下疝情况。

3. MRI

本病的首选和最佳诊断方法，能够多平面多角度精确显示后颅窝内容物和脊髓情况[1]。

（1）0型：不同程度的脊髓空洞，但没有任何后脑下疝、蛛网膜炎、肿瘤或脊柱裂。

（2）Ⅰ型：MRI表现为一侧小脑扁桃体下疝达到或超过枕骨大孔平面5 mm，如果合并有其他解剖畸形比如脊髓积水空洞或颈段延髓扭曲等，双侧小脑扁桃体下疝至枕骨大孔平面下方3～5 mm；小脑扁桃体呈锥尖样改变；颅颈区蛛网膜下隙拥堵。

（3）Ⅱ型：小脑组织疝入椎管腔并且伴有下脑干和四脑室尾端移位，同时合并有脑脊膜膨出。MRI上可显示为小脑发育不良或变小，后颅窝狭小变浅，下蚓部下疝到枕骨大孔平面以下，小脑扁桃体也可以有不同程度的下降，脑干细长，延髓下降后形成典型的扭曲改变，四脑室狭长。另外还可以横窦低位，天幕发育不良、大脑纵裂欠规则呈锯齿样改变、枕骨大孔扩大和幕上的一些改变。

（4）Chiari Ⅲ型在Ⅱ型的基础上合并有脑膜脑膨出，膨出物通常是小脑和枕叶，有的也可以包括四脑室、侧脑室或者部分脑干组织。

（5）Chiari Ⅳ型可显示小脑的发育不良。

另外，相位对比电影磁共振（phase-contrast cine MR）技术能够显示颅颈交界区的脑脊液流体动力学改变，为手术治疗的时机和方案提供参考。多普勒超声对Chiari Ⅱ型的产前诊断具有一定价值[4]。脑干听觉诱发电位和体感诱发电位能够提供神经轴完整性的客观依据。脑干听觉诱发电位在Ⅱ型中能够预示症状的发作和手术疗效。

治疗

目前对于Chiari畸形尚无有效的药物或辅助性治疗，因此对于此类患儿如果不进行手术，那就可以简单的观察随访。手术时机、手术指征和方案也存在非常大的争议，一般认为，症状的出现可能比影像学上的严重程度更有意义[5]。手术的目的在于减轻症状、缩小脊髓空洞和稳定脊柱畸形。手术方案包括单纯枕骨大孔骨性减压、加做上颈段椎板切除到硬膜扩大成形甚至硬膜下探查和小脑扁桃体切除[6-8]。目前多数医师选择做后颅窝和上颈段减压加硬膜成形术，即使存在延髓腹侧的骨性压迫，儿童也一般不推荐经口前路减压和枕颈的固定。Chiari Ⅱ型的新生儿手术指征仍然较为复杂，对于出现某些症状并且可能会立即危及生命的情况应该尽快手术，这些症状包括吸气性喘鸣、吸入性肺炎、中枢性呼吸睡眠暂停、角弓反张、进行性上肢强直和进行性躯干四肢共济失调。

预后

大龄儿童一般预后良好，但是新生儿和婴幼儿即使经过手术，死亡率也可以超过50%，这可能与不可逆的脑干功能损伤有关[5]。

小结

Chiari畸形是一组复杂的临床症候群，其临床表现、病理生理变化、手术方案和临床预后变化多样。有症状的应该尽早手术，存在下段脑干功能障碍的新生儿预后不良。

（鲍　南）

参·考·文·献

[1] Weprin B E, Jerry W O. The Chiari Malformations and Associated Syringohydromyelia, in Pediatric Neurosurgery: Surgery of the Developing Nervous System, D. G. McLone. Saunders Company: Philadelphia, 2001: 215.

[2] Shoja M M. Embryology and Pathophysiology of the Chiari Ⅰ and Ⅱ Malformations: A Comprehensive Review. Clin Anat, 2017.

[3] Abd-El-Barr M M, Strong C I, Groff M W, Chiari malformations: diagnosis, treatments and failures. J Neurosurg Sci, 2014, 58(4): 215–221.

[4] Iruretagoyena J I, Trampe B, Shah D. Prenatal diagnosis of Chiari malformation with syringomyelia in the second trimester. J Matern Fetal Neonatal Med, 2010, 23(2): 184–186.

[5] Poretti A, Boltshauser E, Huisman T A. Chiari Malformations and Syringohydromyelia in Children. Semin Ultrasound CT MR, 2016, 37(2): 129–142.

[6] Lee A. Comparison of posterior fossa decompression with or without duraplasty in children with Type Ⅰ Chiari malformation. Childs Nerv Syst, 2014, 30(8): 1419–1424.

[7] Ogiwara H, Morota N. Surgical decompression without dural opening for symptomatic Chiari type Ⅱ malformation in young infants. Childs Nerv Syst, 2013, 29(9): 1563–1567.

[8] James H E, Brant A. Treatment of the Chiari malformation with bone decompression without durotomy in children and young adults. Childs Nerv Syst, 2002, 18(5): 202–206.

第三节　Dandy-Walker综合征

概述

Dandy-Walker综合征（DWS）的基本三联表现包括小脑蚓部的发育不良或缺失、第四脑室的囊状扩张和幕上脑积水[1]。同时可以合并有小脑幕、横窦和窦汇的抬高以及第四脑室正中孔和侧孔完全或不完全闭锁。由Dandy和Blackfan于1914年首次报道，Taggart和Walker于1942年再次报道并证实，Benda尽管在1954年提出了不同的观点，但仍然为了纪念前人的贡献，将此症称为Dandy-Walker综合征[1]。

发病机制

发病原因尚不十分清楚，目前主要有Dandy提出的第四脑室正中孔和侧孔闭锁学说和Benda提出的第四脑室和小脑蚓部先天性发育不良学说，另外还有学者提出可能和环境基因共同作用以及染色体异常有关。目前被广泛接受的是Benda的先天性发育异常学说[1]。

临床表现

本病的发病率在1/30 000～1/25 000，女婴多见，70%～90%在1岁之前得到诊断。其在1岁以内儿童最常见的临床表现为脑积水和颅内高压表现。较大儿童可以出现精神运动发育落后、小脑症状、脑神经麻痹和运动无力等表现[2]。Dandy-Walker综合征常合并有其他畸形，包括中枢神经系统及非中枢神经系统畸形。

诊断

本病的诊断主要依靠影像学检查，产前超声可以显示小脑蚓部完全缺失，第四脑室直接与扩张的颅后窝池相通，颅后窝池深度测值>10 mm。但对18周前诊断Dandy-Walker综合征应慎重，因正常胎儿到妊娠18周时蚓部才能完全闭合[3]。核磁共振明显优于CT检查，并能够显示合并的胼胝体发育不良和鉴别其他类似的后颅窝囊性病变，磁共振成像的典型影像学特征为[4]：① 颅后窝巨大蛛网膜囊肿并与四脑室相通，囊肿呈现脑脊液信号，小脑幕及窦汇受压抬高；② 小脑蚓部发育障碍或缺如，可伴小脑半球发育不良，脑干受压向前移位；③ 幕上脑室系统扩大，即合并脑积水。

治疗

Dandy-Walker综合征的治疗主要为外科手术，治疗目的为缓解颅高压，在侧脑室与第四脑室囊肿和蛛网膜下隙之间建立脑脊液通路。手术方式包括以往的后颅窝囊肿造瘘及切除术，因为创伤大并发症多而较少应用，目前应用较多的是脑室-腹腔分流术、囊肿-腹腔分流术和Y形接口的侧脑室囊肿-腹腔分流术，分流手术选择脑室、囊肿还是同时二者分流尚存在争议[5]。最近应用脑室镜做三脑室底造瘘术、脉络丛烧灼和导水管成形术有越来越多成功的报道，也是一种比较有前途的替代治疗方法[6,7]。

预后

Dandy-Walker综合征的死亡率在10%左右，主要与合并的畸形比如严重的心脏疾病有关[8]。长期的不良后果主要是智力发育障碍，约有50%的患儿存在智力落后，主要与胼胝体缺如、皮质发育不良和脑积水有关[9]。

小结

Dandy–Walker综合征是由于小脑下蚓部发育不良合并有第四脑室囊状扩张和脑积水的先天性发育畸形，磁共振成像可以诊断和鉴别类似畸形。手术主要包括分流和脑室镜。合并有其他严重畸形的患儿预后不良。

（鲍　南）

参·考·文·献

[1] Arai H, Sato K. Dandy-Walker Syndrome. In: McLone D G. Pediatric Neurosurgery: Surgery of the Developmental Nervous System. Philadelphia: Saunders, 2001: 483.

[2] Alexiou G A, Sfakianos G, Prodromou N. Dandy-Walker malformation: analysis of 19 cases. J Child Neurol, 2010, 25: 188–191.

[3] Klein O, Pierre-Kahn A, Boddaert N, et al. Dandy-Walker malformation: prenatal diagnosis and prognosis. Childs Nerv Syst, 2003, 19: 484–489.

[4] Correa G G, Amaral L F, Vedolin L M. Neuroimaging of Dandy-Walker malformation: new concepts. Top Magn Reson Imaging, 2011, 22: 303–312.

[5] Mohanty A, Biswas A, Satish S, et al. Treatment options for Dandy-Walker malformation. J Neurosurg, 2006, 105: 348–356.

[6] Spennato P, Mirone G, Nastro A, et al. Hydrocephalus in Dandy-Walker malformation. Childs Nerv Syst, 2011, 27: 1665–1681.

[7] Hu C F, Fan H C, Chang C F, et al. Successful treatment of Dandy-Walker syndrome by endoscopic third ventriculostomy in a 6-month-old girl with progressive hydrocephalus: a case report and literature review. Pediatr Neonatol, 2011, 52: 42–45.

[8] Bokhari I, Rehman L, Hassan S, et al. Dandy-Walker Malformation: A Clinical and Surgical Outcome Analysis. J Coll Physicians Surg Pak, 2015, 25: 431–433.

[9] Lin J, Liang G, Liang Y, et al. Long-term follow-up of successful treatment for dandy-walker syndrome (DWS). Int J Clin Exp Med, 2015, 8: 18203–18207.

第四节　先天性神经管闭合不全

概述

神经管闭合不全是最常见的先天性神经系统发育畸形。发病率约为（1～3）：1 000。存活患儿多遗留严重的后遗症如下身瘫痪、大小便失禁、智力低下等。近30年来，神经管闭合不全的发病率全世界范围内出现了下降。在美国由0.78%～1.44%下降到了0.6‰。患病率下降的原因与孕期口服叶酸预防神经管闭合不全的发生以及产前筛查神经管闭合不全并及时终止妊娠等因素有关。

病因

神经管闭合不全发病机制尚不清楚，对其产生的机制有很多解释，根本原因在于先天性或获得性因素，使神经管的形成、腔化、变性和分化过程受到损害而产生神经管缺陷。目前认为神经管闭合不全主要与以下因素有关：基因、代谢、环境及营养。在社会层次低、经济条件差的人群中，神经管闭合不全发病率高。此外，母亲怀孕期间营养不良、叶酸缺乏或药物作用如抗癫痫药丙戊酸、卡马西平，抗肿瘤药甲氨蝶呤、抗组胺剂、磺胺类药、高血锌等都有很高的致畸率。有神经管闭合不全家族史的家庭再发率比较高。

分类

脊柱裂根据病变的程度不同，大体上将有椎管内容物膨出者称为显性或囊性脊柱裂，反之则称为隐性脊柱裂。

◆ 显性脊柱裂

根据病理形态又可分为以下3种。

1. 脊髓脊膜膨出

此型外观上有一背部肿块，有的肿块表面为一菲薄壁，无皮肤覆盖（图37-11）。有的肿块表面有皮肤覆盖，但该皮肤色青，无皮下脂肪组织，真皮质呈瘢痕样变性，直接与囊壁相粘连（图37-12）。囊肿壁由硬脊膜、蛛网膜、软脑膜及发育畸形的脊髓组成，通过椎管缺损突出到皮肤外。

此型好发于腰骶段、腰段及胸腰段，神经损害症状最严重，往往可同时伴有二下肢功能障碍、足畸形、膀胱肛门括约肌功能障碍、脊柱畸形等。Chiari畸形及脑积水发生率可高达99%，其次可伴有脊髓空洞、脊髓纵裂及蛛网膜囊肿等[1-4]。

2. 脂肪脊髓脊膜膨出

椎管腔局部膨大，通过椎管缺损向背侧突出，形成一高出皮面的肿块。肿块表面皮肤完整，有皮下脂肪组织，内含脑脊液和脊髓。皮下脂肪和疝出脊髓及硬脊膜混合生长，组成囊肿的顶壁（图37-13）。

脂肪脊髓脊膜膨出外观上为背部一肿块，表面覆盖着正常皮肤，有的最初体积较小，以后随着年龄增大或在短期内迅速增大。其体积小者通常呈圆形，较大者多不规则，有的有一细颈样蒂，有的基底宽阔。膨出物的表面，有的皮肤上有疏密不一的长毛或/和异常色素沉着，有的表现为毛细血管瘤，有的在膨出物上或其附近有深浅不一的皮肤凹陷。

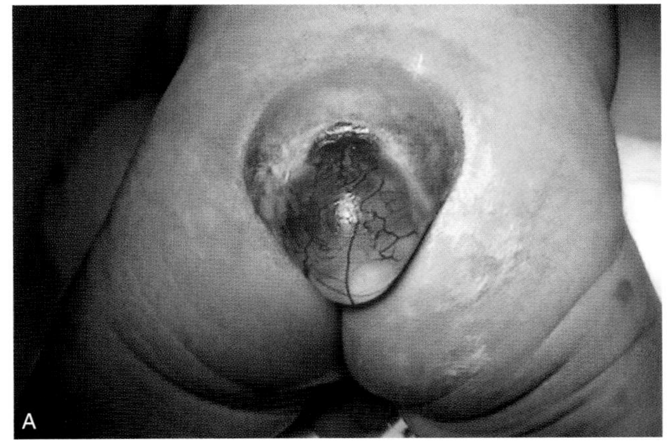

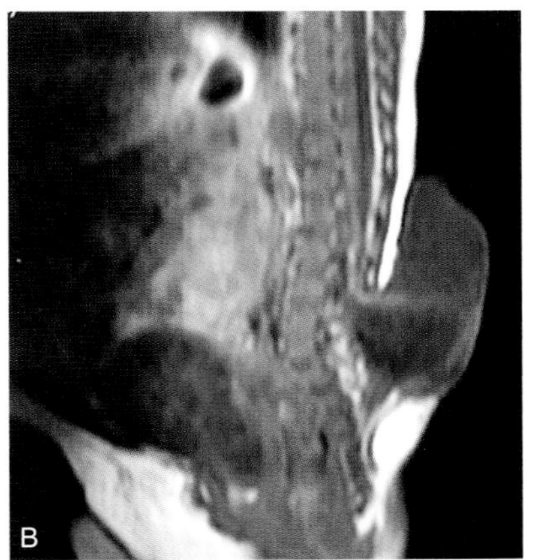

图37-11 脊髓脊膜膨出

图A：肿块表面为一菲薄囊壁；图B：脊髓通过椎管缺损突出到膨出脊膜囊内

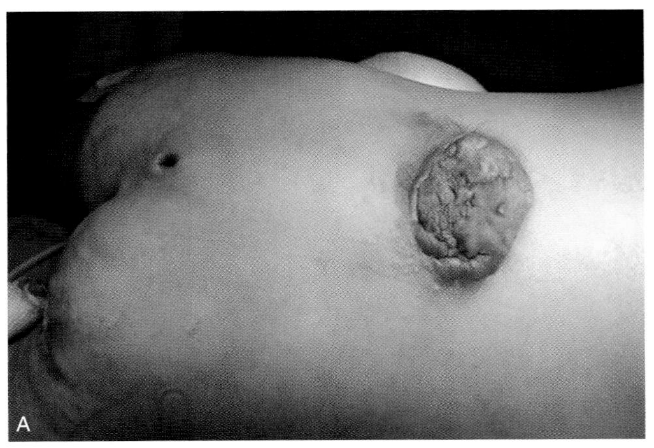

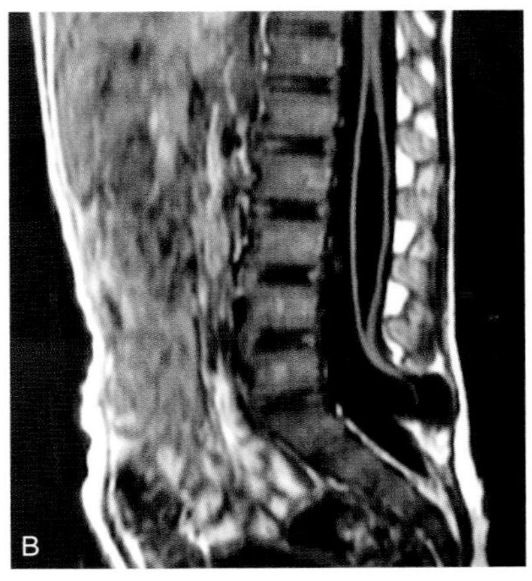

图37-12 脊髓脊膜膨出

图A：肿块表面有皮肤覆盖，无皮下脂肪组织，真皮质呈瘢痕样变性；图B：脊髓通过椎管缺损突出到膨出脊膜囊内

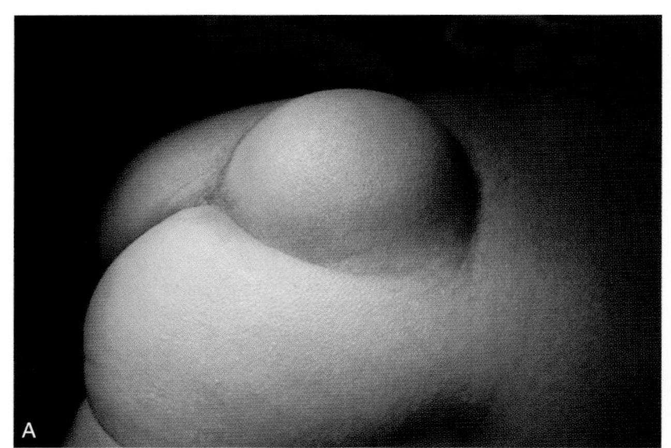
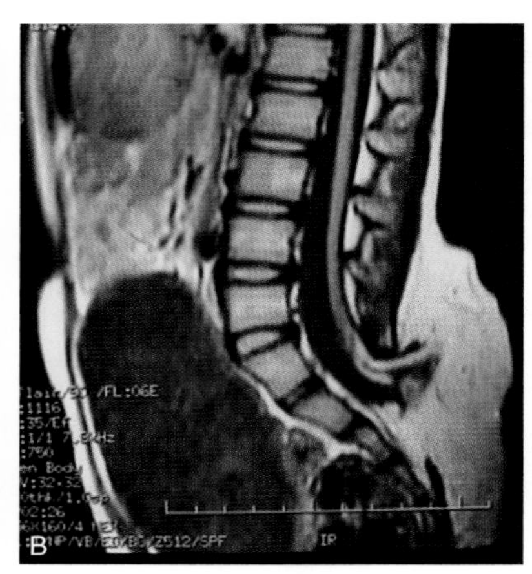

图37-13 脂肪脊髓脊膜膨出

图A：膨出脊膜表面皮肤完整，有皮下脂肪组织；图B：脊髓疝出到脊膜膨出内，与皮下脂肪混合生长，组成囊肿的顶壁

脂肪脊髓脊膜膨出可发生在脊柱任何节段，临床上可有不同程度的下肢瘫痪、足畸形、步态异常及膀胱肛门括约肌功能障碍。严重者往往合并Chiari畸形、脑积水、脑发育不良、脊髓积水、脊髓纵裂等[5,6]。晚期症状有脊柱侧弯、肾盂积水等[7]。

3. 单纯脊膜膨出

特点是脊膜自骨缺损处向外膨出，囊内含脑脊液，无脊髓及马尾神经（图37-14）。囊肿向脊柱背侧膨出，称为背部单纯脊膜膨出；囊肿向骶骨腹侧膨出，则称为骶前脊膜膨出。过去认为，单纯脊膜膨出，一般无神经损害症状。现在，越来越多的学者发现，单纯脊膜膨出伴有很高的脊髓栓系，随着年龄的发展，会逐渐出现神经损害症状[8]。

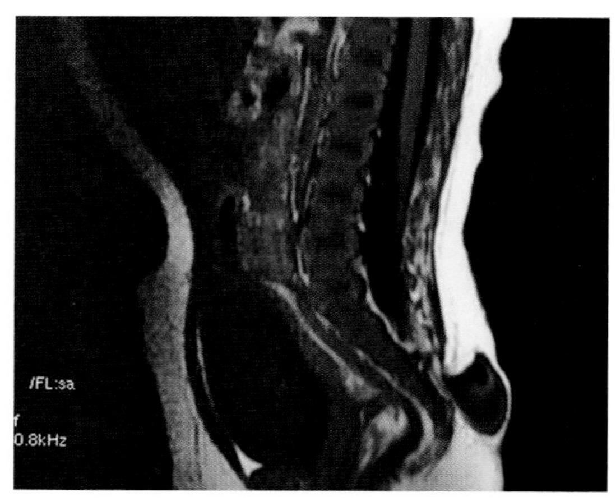

图37-14 背部脊膜膨出

膨出脊膜囊内未见神经组织，圆锥低位，位于L_4，伴有脊髓栓系

隐性脊柱裂

脊柱裂常累及第五腰椎和第一骶椎。病变区域皮肤多数伴有色素沉着、毛细血管瘤、皮肤凹陷、局部多毛、小皮赘等隐性脊柱裂特征性表现。在婴幼儿多不出现明显症状。如果椎管腔内有脊髓栓系存在，多在儿童期逐渐成长过程中，脊髓受到异常牵拉才产生脊髓栓系综合征表现。有报道很多患儿可以到成年期才出现症状。神经损伤的主要原因是脊髓牵拉或紧张度增加，当不采取外科治疗时，患儿的神经损害会进一步加重，一旦患儿的神经损害加重，通常不可逆。因此，早期诊断非常重要，这样可以尽快实施外科干预[23]。

隐性脊柱裂，根据病理类型又分为以下2种。

1. 脊髓脂肪瘤

好发于腰骶段和骶尾部。大量的皮下脂肪通过椎管缺损涌入椎管腔内，背侧硬脊膜被皮下脂肪瘤完全侵蚀，失去正常结构。脂肪瘤长入硬脊膜下腔，与低位的脊髓混合生长（图37-15），可终止在脊髓的背侧浅表内（背侧型），也可向脊髓内一侧生长，甚至长到腹侧（腹侧型）。脊髓因此被压迫、牵拉，造成栓系[20]。

脊髓脂肪瘤背部外观为一皮下脂肪瘤，表面可见毛细血管痣或皮肤凹陷。有时仅表现为一小皮赘。临床上可有不同程度的膀胱、肛门括约肌功能障碍、下肢瘫痪、足畸形及步态异常等[12-15]。

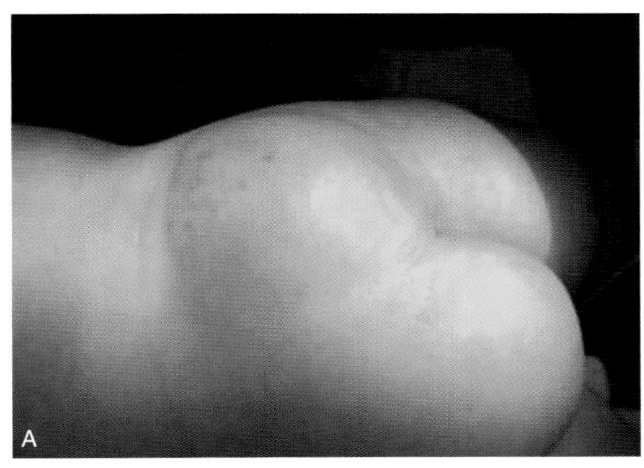
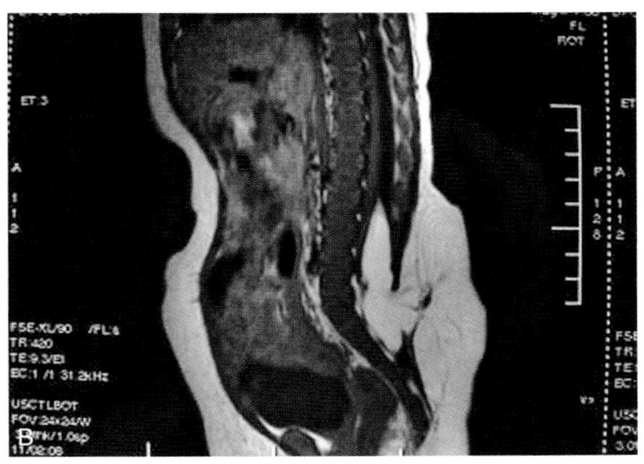

图37-15 脊髓脂肪瘤

图A：外观为一个由皮肤覆盖的皮下脂肪瘤；**图B**：MRI可见皮下脂肪瘤向内部延伸，通过腰骶筋膜、棘突、硬膜及软膜的缺损，进入椎管腔内，与低位的脊髓混合生长，由此压迫、牵拉脊髓

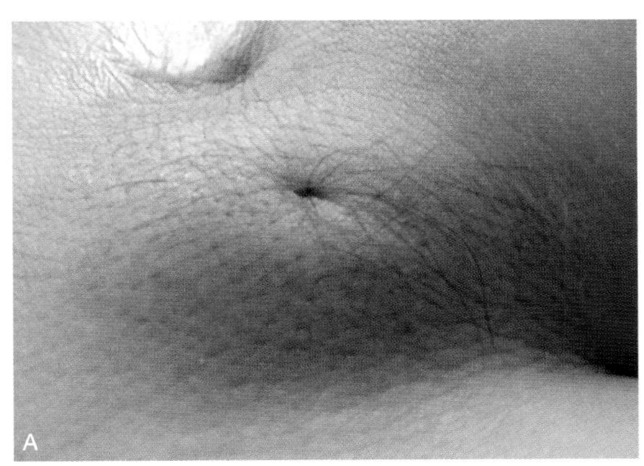
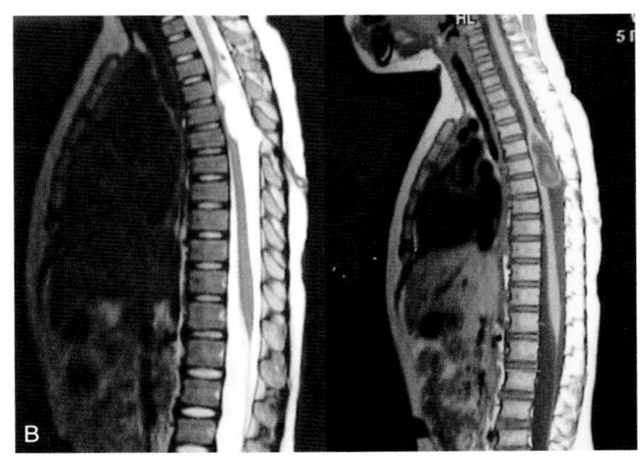

图37-16 背部皮下窦道

图A：皮肤外观可见针眼样孔；**图B**：MRI可见皮下窦道穿过硬脊膜进入椎管腔内，终端为一皮样囊肿，由脊髓外长入脊髓内

2. 背部皮下窦道

可发生在脑脊髓轴背侧，由枕部到骶尾部之间的任何部位，其中以骶尾多见。位于骶尾部窦道很少进入椎管腔内，若位于骶尾水平以上，窦道可穿过硬脊膜进入椎管腔内或沿脊髓表面行走。50%的窦道终端为一皮样囊肿，可位于椎管腔末端或脊髓表面，脊髓因此被牵拉或压迫（图37-16）。

皮肤外观可见针眼样孔，周围往往有异常的毛发、色素沉着或毛细血管瘤样改变。窦道所经处，在相应部位可有颅骨或椎管缺损。60%的患儿可继发囊肿感染、脑脊膜炎等。

◆ 脊髓纵裂

根据有无临床症状，又可分为两种类型。

1. Ⅰ型（有症状型）

双脊膜囊双脊髓即脊髓在纵裂处一分为二，有各自的脊膜和蛛网膜，二者之间有纤维、软骨或骨嵴分开，脊髓因此受牵拉（图37-17）。

2. Ⅱ型（无症状型）

脊髓在纵裂处一分为二，但共享同一个硬脊膜及蛛网膜，脊髓内无异物牵拉，多不产生临床症状[17,18]。好发部位在胸、腰段，外观多为腰背中央异常的毛发丛。可同时伴有脊髓积水、终丝牵拉征、硬脊膜内脂肪瘤等。90%的脊髓纵裂患儿可出现脊柱侧弯[10]。

（1）终丝牵拉征：正常终丝由室管膜、胶质细胞组成，为胚胎时期退化的脊髓中央管。从脊髓末端发出，向下行走，穿过硬脊膜囊底部，固定在骶骨

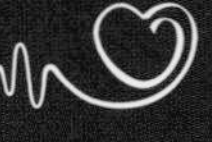

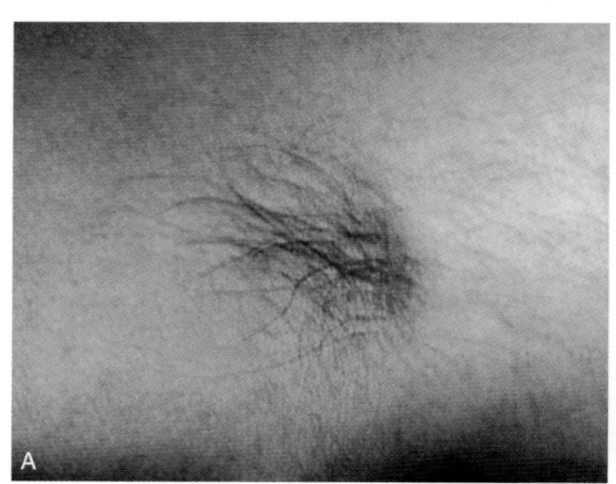

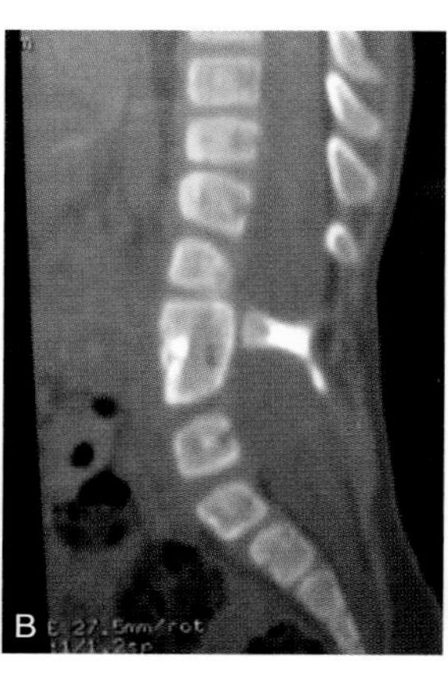

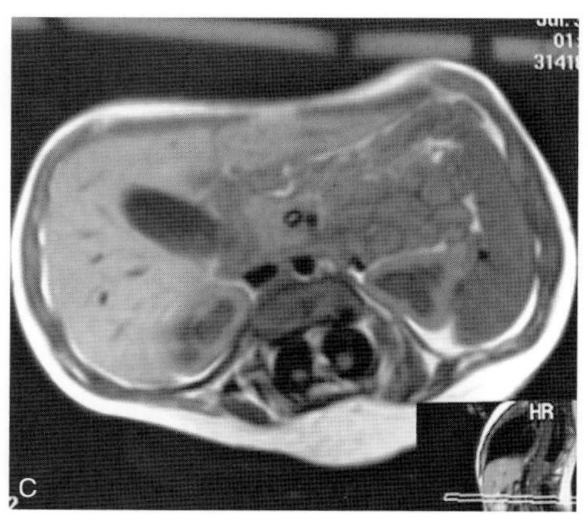

图37-17　脊髓纵裂Ⅰ型

图A：脊髓纵裂腰背外观为异常的毛发丛；图B：三维CT可见骨嵴穿过椎管腔；图C：MRI显示分裂的2根脊髓，中央有一骨嵴分隔

上。成人终丝直径<2 mm。当终丝受到脂肪纤维组织浸润而变性甚至增粗时（直径可>2 mm），将牵拉脊髓，引起神经症状，如膀胱肛门括约肌功能障碍，二足畸形等。此时脊髓圆锥可低位，也可在正常位置（图37-18）[16]。

（2）硬脊膜内脂肪瘤：硬脊膜下腔内局限性的脂肪堆积，与背部皮下脂肪组织不相连。脂肪瘤通常一端与硬脊膜粘连，另一端在脊髓表面，也可浸润到脊髓内，对脊髓形成牵拉和压迫（图37-19）。

（3）椎管内肠源性囊肿：这类囊肿又称为神经肠囊肿，是指胚胎期腹腔脏器与背部皮下有一管道连接，此连接可以从食管、胃、小肠及大肠背侧发生，向不同方向经过腹腔、后纵隔，穿过脊髓到达背部皮肤。此管道可中断于任何位置，形成囊肿、憩室、瘘管或纤维束带。根据病变所在部位而有相应名称，如腹腔肠源性囊肿、肠憩室及纵隔肠源性囊肿等，若囊肿在椎管腔内，称为椎管内肠源性囊肿。囊壁一般具有无肌层的单层或假复层上皮，囊肿的形态、囊壁的厚度和囊液的黏稠度及颜色很不一致。

诊断与鉴别诊断

开放性神经管缺陷，如无脑畸形、脊髓脊膜膨出可在产前通过超声及测定羊水或母亲血清的a-甲胎蛋白（AFP）而诊断。通过产前超声，90%～95%的胎儿神经管闭合不全能够被诊断出，而母体血清

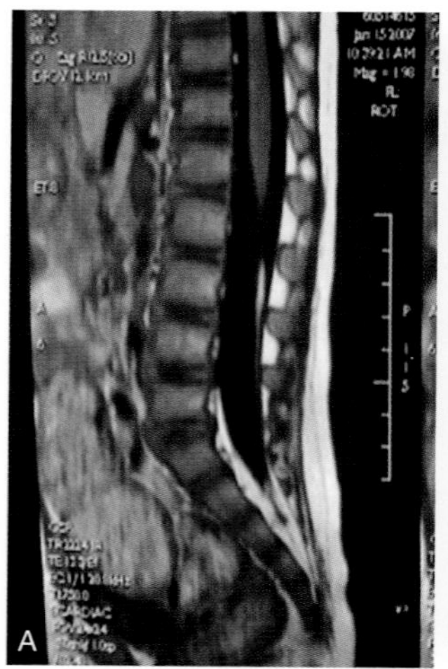

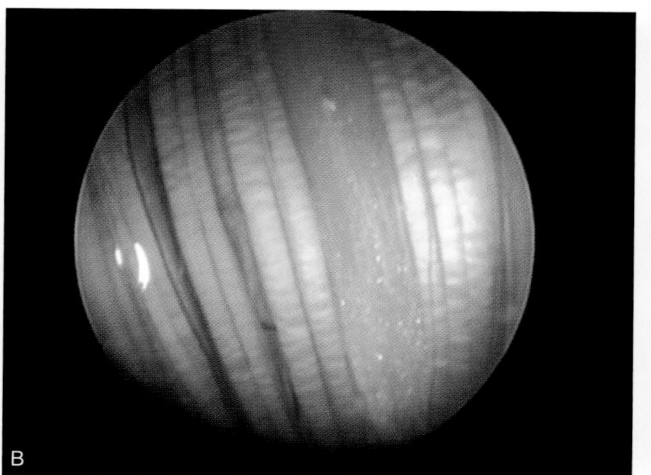

图37-18　脊髓纵裂Ⅱ型

图A：MRI显示圆锥在L_2水平，远端终丝可见脂肪影；图B：术中内窥镜所见终丝脂肪变性

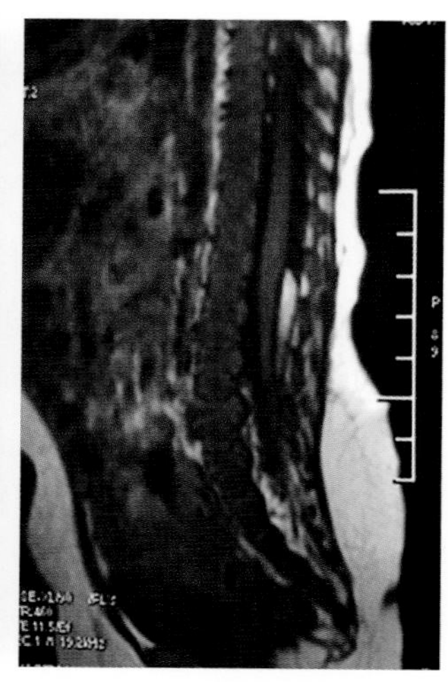

图37-19　硬脊膜内脂肪瘤

脊髓背侧脂肪瘤，压迫脊髓

AFP检查能够监测出50% ～ 90%，但有5%的假阳性。神经管闭合不全胎儿在怀孕4个月后就有可能通过胎儿超声及母体血AFP检测出。如果上述检查仍不能确诊，需要进一步做羊水穿刺检测羊水中AFP及乙酰胆碱酯酶的水平，这两项指标的准确率高达98%。

显性脊柱裂，根据其外观囊性肿块特征及临床表现一般易于诊断。脊柱X线平片可了解骨缺损及脊柱畸形情况；脊柱MRI检查能直观地了解病变部位、病变类型以及有无其他脊髓畸形存在[19]；对于婴儿或囊肿较大的囊性脊柱裂，还可以利用B超检查，了解膨出脊膜内容物以及局部椎管腔内的病变情况。

隐性脊柱裂，如果背部病变区域皮肤有特征性改变，如色素沉着、毛细血管瘤、皮肤凹陷、皮赘和毛发丛等表现或X线片显示有脊柱裂，应高度怀疑这类疾病，可进一步行脊柱MRI等检查。此外，由于B超的无损伤性及易检查性，尤其对于小于1岁的婴儿，B型超声较易透过软骨探查椎管内的病变，因此可作为辅助检查及筛查。

治疗

◆ 目的

改善神经功能，阻止神经进一步变性。

◆ 手术年龄和适应证

对于没有皮肤覆盖的脊髓外翻和脊髓脊膜膨出，由于囊壁菲薄，为了减少脑脊液漏及感染的风险以及控制出生后神经功能的继续变性，通常在孩子出生后即行缺损关闭手术。预防性抗生素的应用以及手术关闭缺损最好在出生后24 ～ 72小时[9]。

对于有皮肤覆盖的神经管缺陷如脂肪脊髓脊膜膨出，在新生儿期受年龄、体重、全身状况以及娇嫩的神经对外界骚扰的耐受力等影响，可以不急于手术。考虑到脊髓在生长过程中受到膨出脊膜内病变的牵拉而造成进一步机能障碍的风险，所以，目前认为脂肪脊髓脊膜膨出也应在出生半年内尽早手术治疗[25]。

隐性脊柱裂患儿多在出生数年后出现症状或发现病变。目前认为只要存在脊髓栓系综合征，就应该尽早手术[24]。

◆ 手术原则

使脊髓从粘连的病灶上分离下来，切除病灶，解除脊髓压迫和栓系。

◆ 手术技巧

脊髓外翻和脊髓脊膜膨出患儿，由于肿块表面没有皮肤覆盖，处理比较特殊。当患儿进入诊室后，应迅速用蘸有盐水的湿纱布覆盖极易脑脊液漏的缺损部位，以避免外露的神经基板干燥和造成直接损伤。应避免使用具有神经毒性的碘络酮消毒剂。让婴儿处于俯卧位或侧位，静脉应用抗生素。

在新生儿身上实施任何大手术都会带来一些特有的危险：低体温、血容量不足和气管问题。外科医师有责任采取措施以防止出现低体温（例如手术中尽量避免小儿腹部和胸部被水打湿的手术巾包裹），并保证尽快按计划完成手术。手术闭合脊髓脊膜膨出的目的是消除脑脊液漏、预防感染，并尽可能保全所有神经的功能[11]。整个手术过程在显微镜下进行。患儿处于俯卧位，操作时为了最大限度地减少脑脊液漏，通过一个放在下腹部下方的软垫，将下腹部和臀部升高到头部水平以上。

开始时，沿着外露的神经基板边界切开，将基板从四周组织上分离开，使其回纳入椎管腔内。再将基板上所有的皮肤成分去掉。接着重新构建一个与脊髓形状相似的管型神经基板，使沿着基板两侧边缘的软膜-蛛网膜相互靠近，并沿着神经基板的中线将它们缝合。必须保护所有的神经组织，即使是截瘫病例。在早期的研究中人们注意到，部分基板还有功能，因为使用基板电刺激器可以引起电位变化。在电凝时要特别注意，以防出现基板热烧伤。一旦分离了基板，将其放在脊椎管的背侧。

下一步分离硬脊膜。硬脊膜的一侧边界紧邻着缺损的皮肤边缘。将硬脊膜环形切开，使之与皮肤连接的地方完全分离开。在保证脊髓不受压迫的情况下，可以使用5－0可吸收线将硬脊膜密封缝合。

最后是缝合皮肤。对于大的脊髓脊膜膨出，仅仅通过简单的闭合是不能修复大面积皮肤缺损的。因此需要使用Z字形皮肌瓣或大范围皮下游离减张，使皮肤无张力性闭合。使用钝圆剪刀垂直分离筋膜，这样可以避免损伤大血管。这种分离方法不仅可以减少出血，而且还可以保证皮肌瓣的血供。即使没有整形外科医师的帮助，神经外科医师也可以很容易地完成这个操作。使用Z字形皮肌瓣或简单的大范围皮下游离减张直接缝合可以使所有患儿的皮肤闭合。

脂肪脊髓脊膜膨出，分离出囊肿后，有时需要在脊柱裂区上下各切除1个椎板，以广泛显露囊的基底部，并切开正常硬脊膜，有利于看清正常脊髓与膨出脊髓之间的关系，以免分离囊壁时误伤神经。在囊壁顶部侧方，切开一口，保护好囊内神经，直视下切开其余部分。彻底分离、松解与囊壁粘连的脊髓及神经纤维。脂肪脊髓脊膜膨出，由于皮下脂肪瘤侵入到脊髓内，应先切除脊髓外脂肪，再尽量切除髓内脂肪，直到显露出神经基板层。最后将开裂的脊髓间断缝合重建，并回纳入椎管腔内。修剪硬脊膜，用自身硬脊膜或补片扩大缝合硬脊膜囊，防止对神经组织的压迫与粘连。

单纯脊膜膨出，一般沿肿块四周作一直梭形切口，从囊壁外面进行游离，直至膨出囊之颈部。内囊的顶部切开，探查囊内无神经组织。根据术前MRI的结果，略微扩大囊腔的底部，探查椎管腔，解除相应栓系。修剪多余囊壁，于基底缝合硬脊膜。游离椎板缺损周边的椎旁肌筋膜，覆盖椎管缺损，缝合加固。

脊髓脂肪瘤由于与正常脊髓之间没有明确边界，不要企图全切除脂肪瘤，手术目的是缩小脂肪瘤的体积，以求达到脊髓重建和重建的脊髓能较好地悬浮于蛛网膜下隙内，同时解除脊髓牵拉[21]。

脊髓脂肪瘤的手术技巧是从头端正常处向下剪开硬脊膜，直到完全暴露脂肪瘤。剪开瘤包膜，用显微剪刀逐块切除脊髓表面脂肪瘤。当脊髓外脂肪瘤大部分切除，脊髓减压后，压迫解除的脊髓逐渐从椎管腔的腹侧抬起。此时，由于脊髓边界尚未分离出来，不要急于切除贴近脊髓的脂肪瘤，以免损伤下方脊髓。应该轻轻向一侧牵开脊髓，用显微剪刀从头端向尾侧将脊髓从其附着的两侧硬脊膜上剪开并分离下来，解除栓系并暴露出脊髓边界，再用超声吸引器、CO_2激光刀等进一步安全有效地最大限度地切除脊髓表面的纤维脂肪组织，直至神经纤维层即神经板层。脊髓内残留的少量脂肪组织不强求全切，以保护脊髓功能。最后将开裂的脊髓间断缝合，使术后背侧脊髓与硬脊膜缝合处的粘连降到最低，也将再次栓系的可能性降到最低。

脊髓纵裂的手术要点是切除中隔，不管中隔是骨性的、脂肪的或是软骨的，因为这是个栓系实体。对于骨性中隔使用骨钳或小钻子将硬脑膜外的部分尽可能切除。在多数情况下，中隔四周富有血管，如果撕裂会造成大出血。打开两根脊髓的硬脑膜，通常脊髓在中隔处会与硬脊膜有纤维粘连，需要将半脊髓－硬脊膜粘连彻底分离[22]。

终丝牵拉的手术，通过$L_4 \sim L_5$或$L_5 \sim S_1$棘突间切口进入，打开硬脑膜后及蛛网膜后，根据中线的位置、黄色或银色变、郎飞结的消失，以及脂肪浸润来确认终丝。将其与周围的神经根分离，然后旋转以确定腹侧没有神经根粘连。电凝并切断约5 mm长的终丝，送标本做组织学评估。

皮肤窦道手术需要将脊髓内外皮样囊肿及窦道完全切除。必须探测窦道的终止点，虽然有时皮肤窦道在影像学上显示终止于硬脊膜的表面，但是还是有必要行硬膜内探查，因为细小的皮样囊肿MRI常常显示不出。

神经元肠管囊肿的切除是最好的治疗方法，根据囊肿和脊髓的关系，通常通过侧路或前方来完成。在切除术开始时必须尽力做好每一步。由于化学性蛛网膜炎（囊肿内容物所引起的）所导致的粘连比较严重，所以手术会比较困难。切除不完全会导致复发。

小结

我国地域辽阔，不同地方地理环境、风土风情及经济状况差别较大，因此，神经管闭合不全的种类在不同地方，表现也不完全相同。以上介绍的只是常见类型，还有一些类型如骶前脂肪脊髓脊膜膨出、脊柱旁脂肪脊髓脊膜膨出、半脊髓脊膜膨出等少见类型没有介绍。无论哪种类型，手术目的是切除脊髓病变、解除脊髓压迫，松解脊髓的牵拉、栓系。

（鲍　南）

参・考・文・献

[1] Castelli E, Rosso R, Leucci G, et al. Huge Anterior Sacral Meningocele Simulating Bladder Retention[J]. Urology, 2013, 81(2): e9-e10.

[2] Chen J A, Lazareff J A. Correction of Chiari malformation due to closure of a concomitant thoracic meningocele[J]. Child's nervous system: ChNS: official journal of the International Society for Pediatric Neurosurgery, 2013.

[3] Ronchi C F, de Oliveira Antunes L C, Fioretto J R. Respiratory Muscular Strength Decrease in Children With Mylomeningocele[J]. Spine, 2008, 33(3): E73-E75.

[4] Adzick N S, Thom E A, Spong C Y, et al. A randomized trial of prenatal versus postnatal repair of myelomeningocele[J]. New England Journal of Medicine, 2011, 364(11): 993-1004.

[5] Herman J M, McLone D G, Storrs B B, et al. Analysis of 153 patients with myelomeningocele or spinal lipoma reoperated upon for a tethered cord[J]. Pediatric neurosurgery, 1993, 19(5): 243-249.

[6] Johnson M P, Sutton L N, Rintoul N, et al. Fetal myelomeningocele repair: short-term clinical outcomes[J]. American journal of obstetrics and gynecology, 2003, 189(2): 482-487.

[7] McLone D G, Herman J M, Gabrieli A, et al. Tethered cord as a cause of scoliosis in children with a myelomeningocele[J]. Pediatric neurosurgery, 1990, 16(1): 8-13.

[8] 高偶娉，鲍南，杨波，等.单纯性脊膜膨出只需要行脊膜膨出修补术吗.中华神经外科杂志，2013，6：547-549.

[9] Wu H Y, Baskin L, Kogan B A. Neurogenic bladder dysfunction due to myelomeningocele: neonatal versus childhood treatment[J]. The Journal of urology, 1997, 157(6): 2295-2297.

[10] Swank M, Dias L. Myelomeningocele: a review of the orthopaedic aspects of 206 patients treated from birth with no selection criteria[J]. Developmental Medicine & Child Neurology, 1992, 34(12): 1047-1052.

[11] McLone D G, Dias M S. Complications of myelomeningocele closure[J]. Pediatric neurosurgery, 1991, 17(5): 267-273.

[12] Bowman R M, McLone D G, Grant J A, et al. Spina bifida outcome: a 25-year prospective[J]. Pediatric neurosurgery, 2001, 34(3): 114-120.

[13] Mitchell L E, Adzick N S, Melchionne J, et al. Spina bifida[J]. The Lancet, 2004, 364(9448): 1885-1895.

[14] Fletcher J M, Copeland K, Frederick J A, et al. Spinal lesion level in spina bifida: a source of neural and cognitive heterogeneity[J]. Journal of Neurosurgery: Pediatrics, 2005, 102(3): 268-279.

[15] Hunt G M. Open spina bifida: outcome for a complete cohort treated unselectively and followed into adulthood[J]. Developmental Medicine & Child Neurology, 1990, 32(2): 108-118.

[16] 鲍南，吴水华.杨波，等.儿童终丝牵拉综合征的诊治体会附60例报告.临床小儿外科杂志，2010, 9(4): 248-251.

[17] Miller A, Guille J T, Bowen J R. Evaluation and treatment of diastematomyelia[J]. The Journal of bone and joint surgery. American volume, 1993, 75(9): 1308.

[18] Breningstall G N, Marker S M, Tubman D E. Hydrosyringomyelia and diastematomyelia detected by MRI in myelomeningocele[J]. Pediatric neurology, 1992, 8(4): 267-271.

[19] Azimullah P C, Smit L M E, Rietveld-Knol E, et al. Malformations of the spinal cord in 53 patients with spina bifida studied by magnetic resonance imaging[J]. Child's Nervous System, 1991, 7(2): 63-66.

[20] 鲍南，杨波，陈盛，等.腰骶部脂肪瘤型脊髓栓系的手术治疗.中华神经外科杂志，2011，8：817-820.

[21] 鲍南，杨波，宋云海，等.骶尾部脊髓脂肪瘤的手术技巧.中华神经外科杂志，2013，29(6)：543-546.

[22] Kumar R, Bansal K K, Chhabra D K. Occurrence of split cord malformation in meningomyelocele: complex spina bifida[J]. Pediatric neurosurgery, 2002, 36(3): 119-127.

[23] Johnston L B, Borzyskowski M. Bladder dysfunction and neurological disability at presentation in closed spina bifida[J]. Archives of disease in Childhood, 1998, 79(1): 33-38.

[24] Lapsiwala S B, Iskandar B J. The tethered cord syndrome in adults with spina bifida occulta[J]. Neurological research, 2004, 26(7): 735-740.

[25] 鲍南，李春德.先天性脊柱裂常见类型及手术对策专家共识，中华神经外科杂志，2016，32(4)：331-335.

第五节 脑发育异常

概述

成熟的脑组织其所有神经元和胶质细胞都起源于胚胎脑室系统管腔周围的生发层，而且必须向外移行才达到它们最终所在的部位。神经元移行是大脑发育过程中一个复杂而有序的过程。在胚胎8周时，神经元沿放射状排列的胶质纤维向外移行，到达皮质内的终点，并在此处分化成神经元，神经元在皮质的最终位置依其移行的时间不同而不同，移行较早的神经元形成深部皮质，移行较晚的神经元形成表面皮质。细胞移行在胚胎3～6个月达到高峰，到出生时除小脑外，其他部位已基本完成。

在胚胎第2个月初，半球的细胞结构可分为4层，最内侧两层为生发基质，即在增生活跃的室管膜外周有成胶质细胞和成神经细胞层。第3层是原始锥体细胞层。最外侧的第4层称为His层。在以后的几个月中，神经元呈连续波浪式向大脑半球表面移行。新的细胞层自由向外逐渐形成。胚胎6个月时能辨认出由6层细胞构成的大脑皮质。

神经元移行障碍所引起的脑回畸形过去认为是比较少见的，但随着CT和MRI的应用，此类疾病越来越多地被发现[1]。神经元移行障碍所引起的脑回畸形分为两大类：无脑回畸形（lissencephalia）和非无脑回畸形（nonlissencephalia）。前者包括无脑回畸形（agyria）和巨脑回畸形（agyria-pachgyria）；后者为多小脑回畸形（polymicrogyria）或称皮质发育不全。前者是神经元移行障碍中最严重的类型，预后较差，后者的表现与其神经元障碍的范围和大小有关，一般预后较前者好。以往认为，本病主要是大脑发育过程中由于缺血感染等引起的继发于环境因素的一组畸形，但目前有证据表明基因异常传递以及胎儿基因易感性的增加也是本病的病因之一。

多小脑回畸形

多小脑回畸形又称为“皮质发育不良”。为脑发育过程中皮质过度折叠所致。脑回增多变小，排列紊乱，呈局限性或弥漫性，可发生在一侧或双侧半球。脑皮质正常分层消失或只分为2～4层，神经细胞发育缺陷，白质中有胶质增生。过去认为在影像学上不易诊断，但随着CT和MRI影像技术的发展，分辨率不断提高，绝大多数多小脑回畸形可做出诊断。

病理上将多小脑回畸形分为两种类型：分层型和未分层型。分层型由4层构成：边缘带（最外层），结构紊乱的外分子层，伴星形细胞的细胞稀疏层和内分子层。未分层型中无细胞稀疏层。

多小脑回畸形除发育畸形外，亦可发生于分娩窒息后，血液循环障碍、感染等，为中枢神经系统较常见的畸形，易致癫痫，智力发育差，常合并小头畸形和脑积水。CT和MRI检查通常表现为皮质异常增厚伴脑沟变浅和皮质边缘高低不平。增厚的皮质向深部折叠形成皮质裂。最好发部位是侧裂附近，其他部位如额枕颞叶也可受累，常与其他畸形，如Chiari畸形、巨脑回畸形或脑裂畸形等并存。

目前，多小脑回畸形引起的难治性癫痫科采用外科手术治疗。局限性多小脑发育不全可作局部切除，双侧弥漫性多小脑回畸形可采用胼胝体切开术治疗。

无脑回（或巨脑回）畸形

无脑回畸形发生于妊娠第8～14周，正常情况下先移行的神经元构成深部的皮质，而后来移行的神经元需穿越先期移行的神经元形成浅表的皮质。无脑回畸形是一种神经元移行的障碍，即最终构成大脑皮质表面层的神经元移行过程发生障碍，不能通过已经定位于较深层的神经元，使皮质的沟回简单化，而神经元在白质中异常积累，称为异位（heterotopia）。在完全性脑回缺如，大脑表面平滑，称为无脑回畸形。而不完全性脑回缺如仅表现为脑回数目的减少，体积增大，称为巨脑回畸形。皮质结构显微镜检查发现仍保留原始皮质4层结构，中央白质薄，可见异常致密的胶质增生。

怀孕期间感染，中毒以及接触放射线等可能在胚胎早期影响神经细胞移行导致大脑皮质发育不良。特定的遗传基因突变也是导致神经元移行障碍疾病的原因。文献报道在部分无脑回畸形患儿中可检测到*PAFAHIB-I*、*DCX*、*ARX*以及*TUBAIA*等基因存在异常[2]。

临床上根据病因以及脑回的数量等特点把无脑回畸形分为5种类型：①经典型无脑回畸形；②鹅卵石样无脑回畸形；③伴有胼胝体发育不全的X-连锁无脑回畸形；④光滑脑伴小脑发育不全；⑤小脑无脑回畸形[3]。无脑回畸形较少见。新生儿无脑回患者都有面部轻微异常，常伴有小头畸形。完全性无脑回畸形多伴有去大脑强直，持续性角弓反张和惊厥，常在2岁前死亡。不完全性脑回畸形的新生儿仅有面部异常，到婴儿期才有明显的智力及躯体发育落后，不一定有惊厥，一般能长期存活，无特殊的治疗方法。

无脑回畸形多位于顶枕部，影像学上主要表现为大脑表面光滑，无脑沟和脑回的显示，脑皮质增厚及脑白质明显变薄。由于两侧裂发育不全，形成垂直于大脑半球两侧的凹陷，使得两侧大脑半球呈非常特殊的阿拉伯“8”字形改变。在顶枕叶增厚的皮质周围还可出现一圈长T_2的高信号带，这种高信号带是由于畸形脑皮质内神经元和髓鞘化的纤维成分减少，而胶质成分增加所致。本病常合并髓鞘发育迟缓以及胶质增生，表现为脑室旁白质区域内斑点状，斑片状长T_2高信号。

巨脑回畸形多位于额颞部，没有上述无脑回畸形征象，仅表现为脑回增宽，变平，脑沟变浅，有轻-中度脑皮质增厚和脑白质变薄。巨脑回可均匀分布于两侧半球，也可仅累及一个脑叶或一侧大脑半球，使受累的脑叶或半球健侧明显缩小。

脑血管畸形

新生儿期脑血管畸形非常罕见，虽然动脉畸形是出生时就存在的一种先天性异常，但常在20～40岁始出现症状，因此，绝大多数病例见于成人。除Galen系统的血管畸形外，几乎没有大宗儿童动静脉瘤病例的报道。下面仅介绍新生儿期可见的Galen静脉动脉瘤。

Galen大脑大静脉瘤

胎儿期，间脑和中脑的许多血管与越过中线的对侧血管相沟通，由于这些沟通的血管持久存在从而导致动静脉畸形的形成。扩张的沟通血管持久存在并向Galen静脉回流，最终发展为动脉瘤或静脉血管扩张。本病的命名尚不统一，有大脑静脉畸形（malformation of vein of Galen），大脑大静脉瘤瘘（A-V shunt of vein of Galen），大脑大静脉瘤（aneurysm of vein of Galen），大脑大静脉扩张（vein of Galen ectasia），但习惯沿用大脑大静脉瘤较普遍。

根据该病的临床表现，Gold[4]将其分为3个年龄组。

（1）新生儿组：以严重的充血性心力衰竭为主要症状，患儿可有发绀，头颅上可听到血管杂音，预后很差。

（2）婴儿组：以脑积水、抽搐为主要症状。

（3）儿童和成人组：以蛛网膜下隙出血、头痛、智力障碍和神经功能缺失（视力减退、共济失调、偏瘫）为主要症状。

根据病变部位Lajaunias将其分为3类[5]。

（1）动脉直接漏入扩张的Galen大脑大静脉。

（2）中线部血管畸形，引流入Galen大脑大静脉系统。

（3）由于硬膜静脉窦闭塞，引起继发性Galen大脑大静脉扩张。

◆ 临床表现

Galen大脑大静脉瘤临床症状随着患儿年龄不同而不同。新生儿常表现一种难以处理的高排出量心力衰竭。因为大约8%的心排血量被送往脑循环，特别是在新生儿有动静脉瘘存在时，婴儿常表现为脑积水，在儿童则表现为头痛和昏厥。新生儿和婴幼儿的Galen大脑大静脉瘤，常在疑为先天性心脏病而行心导管检查时，发现颈静脉内氧分压增高时被疑及动静脉瘘。

随着产前检查的普及，产前B超检查，胎儿MRI的应用，Galen大脑大静脉瘤在产前得到明确的诊断。

◆ 影像检查

1. CT检查

CT平扫时在三脑室后部和四叠体池有圆形肿块，密度较灰质略高，三脑室和侧脑室扩大。增强后，肿块影更加清楚，可见扩张的供血动脉，在中线可见与圆形肿块影相连续直至颅骨的增强影，提示直窦扩张，然而，要想充分显示整个供血血管与回流血管，应施行脑血管造影检查。

2. 脑血管造影

必须做全脑选择性血管造影，以显示所有的供血动脉和引流静脉。

在新生儿组，供血动脉可在静脉瘤的上方与之直接交通，常有双侧大脑前动脉、豆纹动脉、丘脑穿通动脉和两侧脉络膜前后动脉组成。偶尔小脑上动脉也参与供血。静脉瘤常为中等大小，并向扩大的直窦和侧窦回流。

在婴儿组，供血动脉位于静脉瘤的外侧和下方，由脉络膜后动脉供血。

◆ 外科处理

多数患巨大的大脑大静脉瘤的新生儿和婴幼儿在未行手术前就死于心力衰竭。即使手术效果并不令人满意，全部切除病变较为理想，但常不能做到。近年来开展的栓塞治疗不失为一种较理想的方法。栓塞采用超选择性导管技术，进入每一支供血动脉，在距瘘口最近处进行栓塞。栓塞剂用IBCA，栓塞应分期进行，不求一次闭塞所有的供血动脉，否则会造成不良后果[6]。分期栓塞可使血流逐渐减慢，Galen大脑大静脉管腔将会根据血流量和远端静脉的狭窄情况逐渐恢复，从而达到治愈目的。

小结

（1）神经元移形异常引起的多小脑回畸形，无脑回和巨脑回畸形的外科治疗仅限于合并症，如难治性癫痫等。

（2）Galen大脑大静脉瘤随产前检查的普及能早期发现，栓塞治疗不失为一种较理想的治疗方法。

（金惠明）

参·考·文·献

[1] Kato M. Genotype-phenotype correlation in neuronal migration disorders and cortical dysplasias[J]. Front Neurosci, 2015, 9: 181.

[2] Fry A E, Cushion T D, Pilz D T. The genetics of lissencephaly[J]. American Journal of Medical Genetics Part C Seminars in Medical Genetics, 2014, 166(2): 198–210.

[3] Verrotti A, Spalice A, Ursitti F, et al. New trends in neuronal migration disorders. Eur J Paediatr Neurol, 2010, 14(1): 1–12.

[4] Gold A, Ransohoff J, Carter S. VEIN OF GALEN MALFORMATION[J]. Acta Neurol Scand Suppl, 1964, 31(5): 1–31.

[5] 凌峰.Galen大脑动静脉瘤样畸形.介入神经放射影像学.北京：人民卫生出版社，1999，365–382.

[6] 金惠明，孙莲萍，杨波，等.婴儿Galen大脑大静脉瘤2例报告.中国神经精神疾病杂志，2004，30：164–168.

第六节　神经皮肤综合征

概述

神经皮肤综合征（neurocutaneous syndrome）是一组遗传性疾病，表现为神经系统的异常伴有皮肤和/或眼的症状。由于皮肤症状表现为胎痣，所以这类症状又称为"斑痣性错构瘤病（phakomatosis）"。已报道的神经皮肤综合征有40多种，新生儿期较为常见的有神经纤维瘤、结节性硬化、脑三叉神经血管瘤病（Sturge-Weber syndrome）。

神经纤维瘤病（neurofibromatosis）

本病于1822年首次由Von Recklinghausen报道，是一种神经嵴细胞分布异常的原发性疾病，为常染色体显性遗传。在家族性遗传病例中，它们的临床表现可以相同，也可以不同。临床表现的差异很大，发病率为1/3 000，仅半数有阳性的家族史。没有家族史的一般认为是由基因自发突变所引起的。

43%的患儿在出生时就具有临床表现，症状出现得早一般来说病变较严重，同时有较严重的并发症。患儿病情严重程度与亲代发病情况有关；母亲患病比父亲患病或父母均不患病的病情要严重。

牛奶咖啡斑（café-aulait-spots）是神经纤维瘤病必须具备的症状，也是患儿出生时仅有的共同表现。本病是因表皮基底层中存在过量黑色素而形成，呈浅棕色，椭圆形，边缘规则。好发于躯干不暴露部位，大小、形状、数目不一，随年龄的增长，牛奶咖啡斑的数目和大小都会增大。如果具有5块以上或者1块直径大于0.5 cm的牛奶咖啡斑，具有诊断价值。此外，腋窝与会阴部位广泛的雀斑也是本病的皮肤特征表现之一。

神经系统的异常有4型：① 精神发育迟钝；② 颅内肿瘤（以一侧或两侧的听神经瘤最常见及视神经胶质瘤、脑膜瘤等）；③ 椎管内肿瘤（椎管内神经纤维瘤以胸段多见，可单发，也可多发，特别见于马尾神经根上）；④ 周围神经肿瘤（可累及颈部、躯干和肢体的任何周围神经）。神经系统常见的新生物是神经纤维瘤，以听神经、三叉神经、脊神经为多见。颅内、椎管内和周围神经的肿瘤是儿童期和成人神经纤维瘤的特征，但在新生儿确实罕见。皮质神经元移行过程发生障碍导致皮质下组织异位和皮质分层结构的紊乱是本病精神运动发育落后和惊厥的原因。有10%～20%的神经纤维瘤患儿有智力发育迟缓和癫痫样发作。

此外，骨骼异常多见于脊柱和颅骨，约30%以上神经纤维瘤患儿有脊柱前凸、侧凸。颅骨异常有头颅不对称、颅骨缺损、颅底凹陷。

神经纤维瘤病的现代概念认为此病不是单一病种，而是一组不同起源的疾病总称。该病主要有2种主要类型：神经纤维瘤病Ⅰ型（NF-1）或称为Von Reckinghausen病，又称为周围型神经纤维瘤病；神经纤维病Ⅱ型（NF-2）或称为中央型神经纤维瘤病。

◆ 神经纤维瘤病Ⅰ型（Von Reckinghausen病）

90%的神经纤维瘤病属此型，是斑痣性错构瘤最常见的一种。神经纤维瘤病Ⅰ型（NF-1）是最常见的单一基因异常的先天性综合征，发病率为1/（2 000～3 000），病变基因是第17对染色体长臂。该位点有较高的突变率，50% NF-1患儿是基因突变造成的，无明显的家族史。该病是染色体显性遗传，有较高的外显性，但表现不同。临床上患儿皮肤可见牛奶咖啡斑，随年龄增长，牛奶咖啡斑会增大增多。虹膜Lisch斑、抽搐、脊柱侧弯等。中枢神经系统表现有胶质瘤（常累及视神经、视交叉、下丘脑、基底节、脑干及大脑半球），视神经胶质瘤的发病率占30%～90%，年龄为3～7岁。头皮丛状神经纤维瘤，由导水管狭窄引起的脑积水，脊柱侧弯。以及在头颅CT片上可见蝶骨发育不全，眶骨发育不良。

具有以下两种以上表现，NF-1的诊断可成立。

（1）有5块以上或有1块5 mm以上的牛奶咖啡斑。

（2）一处丛状神经纤维瘤或两处以上任何类型的神经纤维瘤。

（3）2个以上虹膜色素错构瘤（lisch结节）。

（4）腋窝或腹股沟区雀斑。

（5）视神经胶质瘤。

（6）与NF-1患者为一级亲属关系。

（7）有特征性骨病变（如蝶骨大翼发育不良，假关节）。

NF-1病变包括如下。

（1）肿瘤：视神经胶质瘤、非视神经胶质瘤、丛状神经纤维瘤。

（2）非视神经错构瘤样病变、白质病变、基底节病变。

（3）颅骨、脑膜发育不良和其他骨病变。

（4）脊柱、脊髓和神经根病变。

（5）其他：眼和眼眶异常、血管异常、腹腔、内分泌腺肿瘤。

◆ 神经纤维瘤病Ⅱ型（NF-2）

神经纤维瘤病Ⅱ型（NF-2）是一种常染色体显性遗传性疾病，由于22q12上NF-2基因突变引起的全身复发性肿瘤综合征，发病率低于NF-1，约为1/25 000，新发病例中约一半为家族遗传性患儿[1]。

诊断标准：双侧听神经瘤，如果患儿与NF-2患者有一级亲属关系，再加上一侧听神经瘤或以下任何两项均可诊断为NF-2：① 神经鞘瘤；② 神经纤维瘤；③ 脑膜瘤；④ 胶质瘤；⑤ 青少年晶体混浊。

NF-1主要表现为全身复发神经纤维病，部分患者为丛状神经纤维瘤，治疗以手术为主，但术后容易复发[2]。NF-2特征性表现为双侧听神经瘤，因此，听力保存的手术治疗是重点[3,4]。

结节性硬化症（tuberous sclerosis complex，TSC）

结节性硬化症又称为Bourneville-Pringle病，1880年Bourneville报道了1例局限性大脑结节并发智力障碍，癫痫发作的患者，命名为结节性硬化症，1908年Pringle报道了类似病例的面部病变并命名为皮脂腺瘤。

结节性硬化是一种较少见的多系统受累的神经皮肤综合征，为常染色体显性遗传疾病，发病率为1/10 000～1/6 000[5]。其发病与抑癌基因*TSC1*和*TSC2*突变有关。2012年国际结节性硬化症共识会议对结节性硬化症的诊断标准进行了细化，并且确立了基因诊断标准。即结节性硬化症致病基因分为*TSC1*（位于9q34）和*TSC2*（位于16p13.3）两种类型[6]。*TSC2*基因突变患儿起病年龄更早且病情更为严重。结节性硬化症基因产物错构瘤蛋白或马铃薯球蛋白发生基因突变，激活哺乳动物西罗莫司靶蛋白（mTOR），导致患儿脑组织、肾脏、心脏等器官易发生错构瘤，结节性硬化是由于胚胎各胚层分布发生紊乱。特征性的大脑病变为位于皮质和室管膜下结节。室管膜结节多见于侧脑室体部及下角，向脑室内突起，使表面粗糙不平，而且常出现钙化。组织学上结节由神经胶质细胞和各种奇特异常神经细胞组成，这些神经细胞具有明显的囊泡状细胞核，有些细胞则为多核性。结节产生的症状不仅仅是占位性肿块，而且结节使大脑丧失正常的神经元的结构。位于大脑皮质的结节，其周围的神经元变小，变形，而且排列紊乱。脑室周围的结节可发生恶变，变成一个大的肿瘤（室管膜下巨细胞星形细胞瘤）[7]。

结节性硬化症组织发育异常不仅限于脑组织，也可出现其他器官，如心脏横纹肌瘤[8]，肾脏错构瘤，又称为肾血管平滑肌瘤（renal angiomyolipoma，RAML），RAML是肾脏最常见的良性肿瘤，普通人群中发生率为1%～2%，结节性硬化症患儿中最终发生率高达50%～75%[9]。RAML起源于肾间叶细胞，由无正常弹力组织的血管，平滑肌和成熟脂肪组织按不同比例组合构成。分为散发型和与结节性硬化相关型两种。结节性硬化相关的RAML多见青少年,肿瘤生长快,双侧多见。

1984年Painter报道了2例新生儿时诊断为结节性硬化症合并颅内巨细胞星形细胞瘤进行开颅手术治疗时,2例均死于术中严重的心律失常,死后尸检发现合并有心脏横纹肌瘤。

典型的结节性硬化症临床特征是面部皮脂腺瘤(即面部血管纤维瘤)、智力低下、癫痫组成的"三联症",临床上很少患儿完全具备三联症。面部血管纤维瘤来自皮肤的神经组织,是一种斑痣,一般在4岁左右才开始萌出。但半数以上患儿在婴儿期可见到皮肤色素脱失斑和鲨革样斑,大多数在出生时就已经存在,躯干部位和皮肤色素脱失斑,用Wood灯很容易识别。结节性硬化症多以癫痫发作为首发症状就诊,文献报道癫痫发生率为90%～96%,通常在1岁以内起病,约有1/3的患儿呈痉挛发作,并可伴有其他发作类型或与其他发作类型相互转变,可伴有神经系统发育和认知障碍[10]。虽经内科规范抗癫痫药物治疗,仍有超过1/3的患儿发展为药物难治性癫痫,必要时需行外科干预治疗[11]。

CT扫描检查能显示室管膜下及脑实质内钙化结节,能明确结节性硬化的患儿脑室周围的结节恶变合并脑瘤。一般于室间孔周围显示占位性病变伴有脑积水,这种肿瘤称为室管膜下巨细胞型星形细胞瘤,归类于星形细胞瘤中,对放射治疗不敏感,需要手术切除[12]。

脑三叉神经血管瘤

脑三叉神经血管瘤(Sturge–Weber综合征)是脑血管畸形的一种特殊形式,病理改变为脑膜血管瘤,主要局限于软脑膜。特征表现为头面部三叉神经分布区的皮肤血管瘤,同侧颅内钙化和智能障碍。1879年,Sturge首次报道1例面部血管瘤伴有同侧青光眼、偏瘫及癫痫患者,他指出大脑的症状是与面部相同的脑血管病变所引起的。1929年Weber在头颅平片上发现脑内钙化。

一般认为,Sturge–Weber综合征是一种不完全外显小儿常染色体显性遗传病,但其遗传学基础一直没有被充分证实。完整的综合征应包括颜面上部葡萄酒斑(血管瘤)同侧软脑膜毛细血管扩张,对侧惊厥和偏瘫以及智力低下。血管畸形被认为是胎儿早期脑和面部的原始血管持续存在的结果,而在正常情况下,这些血管应在胎儿期完全退化。颅内软脑膜毛细血管扩张,多发于一侧半球的枕顶部,而不侵及大脑皮质。颅内毛细血管扩张因血液循环障碍和一种与钙盐有亲和力的胶样蛋白通过异常的血管达到脑膜及其下的大脑皮质,使皮质的神经元丧失,并在这些脑回中发生钙化[14]。

面部血管瘤出生时就存在,构成面部血管瘤的血管,内面衬有上皮细胞,其周围有一层薄的胶原组织。血管内含静脉血,压力低,没有明确的流动方向。面部血管瘤在面部中线有很清楚的界限,均在三叉神经眼支的分布区内。血管瘤有时也可超越中线或者延伸至唇、颈和胸部,较深部位的组织受累引起眼睑和/或口唇的肥厚。较小的病损仅表现为一个位于眼外角上缘的血管瘤。

90%的Sturge–Weber综合征患儿有惊厥发作,通常在婴儿时就开始。本病特有的脑回钙化,在新生儿期可能不出现钙化,通常在2岁左右出现。头颅X线平片,常可见特征性双线钙化(车轨征)。CT能很好地显示皮质钙化,有利于本病的早期诊断,显示钙化CT扫描要优于头颅平片。CT增强扫描常可见大脑皮质萎缩、颅骨不对称和增厚。MRI脑血管造影常见皮质表面静脉和上矢状窦引流到深层静脉系统的皮质静脉异常[15]。

治疗的目的为控制癫痫,在神经内科规范使用抗癫痫药物。脑膜的毛细血管扩张不可能用外科手术切除,对药物不能控制的难治性癫痫可做大脑半球切除术。

小结

(1)神经纤维瘤病分为两型:Ⅰ型(周围型)和Ⅱ型(中央型)。中枢神经系统占位和周围神经肿瘤在新生儿极为罕见。

（2）结节性硬化可在新生儿期合并心脏横纹肌瘤，合并颅内肿瘤，肾血管平滑肌瘤在新生儿亦极为罕见。

（3）Sturge–Weber综合征产生的癫痫，经规范抗癫痫药物仍不能控制的难治性癫痫，外科可行手术干预。

（金惠明）

参·考·文·献

[1] Evans D G, Moran A, King A, et al. Incidence of vestibular schwannoma and neurofibromatosis 2 in the North West of England over a 10–year period: higher incidence than previously thought[J]. Otology & neurotology : official publication of the American Otological Society, American Neurotology Society[and] European Academy of Otology and Neurotology, 2005, 26(1): 93.

[2] Jouhilahti E M, Peltonen S, Heape A M, et al. The Pathoetiology of Neurofibromatosis 1[J]. American Journal of Pathology, 2011, 178(5): 1932–1939.

[3] 赵赋，张晶，汪颖，等.2型神经纤维瘤病患者临床各因素与预后相关性分析[J].中华神经外科杂志，2013，29(10): 980–983.

[4] Neary W J, Hillier V F, Flute T, et al. Use of a closed set questionnaire to measure primary and secondary effects of neurofibromatosis type 2[J]. Journal of Laryngology & Otology, 2010, 124(7): 720–728.

[5] Krueger D A, Northrup H. Tuberous Sclerosis Complex Surveillance and Management: Recommendations of the 2012 International Tuberous Sclerosis Complex Consensus Conference[J]. Pediatric Neurology, 2013, 49(4): 243.

[6] Bissler J, Henske E. Tuberous sclerosis complex: genes, clinical featurous and therapeutice[M]. USA: Wiley Blackwell, 2010.

[7] Connolly M B, Hendson G, Steinbok P. Tuberous sclerosis complex: a review of the management of epilepsy with emphasis on surgical aspects[J]. Childs Nervous System, 2006, 22(8): 896–908.

[8] 朱融和，孙媛媛，梁雅琴，等.以胎儿心脏占位为首发表现的结节性硬化症1例报告并文献复习[J].临床儿科杂志，2017，35(7): 481–484.

[9] Dabora S L, Jozwiak S, Franz D N, et al. Mutational Analysis in a Cohort of 224 Tuberous Sclerosis Patients Indicates Increased Severity of TSC2, Compared with TSC1, Disease in Multiple Organs[J]. American Journal of Human Genetics, 2001, 68(1): 64–80.

[10] 文家伦，廖建湘，陈黎，等.小儿结节性硬化症合并癫痫的随访研究[J].中国当代儿科杂志，2009，11(12): 996–998.

[11] 王小峰，尹剑.结节性硬化引起癫痫的发病机制与治疗进展[J].中华神经外科杂志，2016，32(9): 955–958.

[12] 金惠明，孙莲萍，鲍南，等.小儿结节性硬化合并颅内肿瘤[J].中华神经外科杂志，2002，18(4): 265–267.

[13] Comi A M. Presentation, diagnosis, pathophysiology, and treatment of the neurological features of Sturge-Weber syndrome[J]. Neurologist, 2011, 17(4): 179.

[14] Greene A K, Taber S F, Ball K L, et al. Sturge-Weber syndrome: soft-tissue and skeletal overgrowth[J]. Journal of Craniofacial Surgery, 2009, 20 Suppl 1(Suppl 1): 617–621.

[15] 田树平，黄敏华，郑奎宏，等.脑三叉神经血管瘤病的CT及MRI诊断.医械临床.2010，4: 291–292.

第三十八章
头颈部外科畸形

第一节　颅脑闭合不全

概述

颅脑闭合不全或称为颅裂畸形（cranium bifida），类似脊柱裂，是一种闭合不全的神经管缺陷。发生率仅为脊柱裂的1/15～1/10，新生儿的1/3 000～1/10 000[1,2]。大多数发生在颅底或颅盖部正中线上，以枕部多见，少数见于鼻根部、眼眶等处，颅内组织经骨缺损膨出，形成包块[3]。

病因

颅裂的成因与胚胎期中胚叶发育停顿有关。造成这些发育异常可能与胚胎时期最初数周孕妇受外伤、感染、新陈代谢障碍等因素有关。在胚胎第3～4周时，原始神经板变为闭合的神经管。首先是神经板两侧边缘的细胞增殖而形成神经褶，中间部分低陷形成神经沟。如果神经管的闭合在这一阶段中被阻断，则造成覆盖中枢神经系统的骨质或皮肤缺损畸形。位于神经褶顶部的细胞构成神经嵴。神经褶最先发生接触、融合的部位是在未来的延髓水平。然后逐渐闭合成为神经管。神经管的最前端，即前神经孔，约在胚胎第24天闭合，以后经分化和分裂而形成前脑。神经管尾端，即后神经孔，约在胚胎第27天闭合，形成未来的腰骶椎。围绕神经管的中胚层将发育自外胚层。因此，神经管及其周围中胚层最终闭合障碍并不一定伴有皮肤覆盖的缺损。神经管及其覆盖物的闭合过程中于中线部位出现异常，称为神经管闭合不全（dysraphia）。最多发生在神经管的两端，即前、后神经孔处。

分型

临床将颅裂分为隐性颅裂和显性颅裂2种类型。隐性颅裂仅有颅骨缺损，无颅脑内容物疝出，因此若无症状，不易发现。显性颅裂较多见，其既有颅骨缺损又有颅腔内容物自缺损处向外膨出。颅内皮肤窦道系来源于颅腔内残留皮肤组织的持久存在，并与皮肤交通，属于隐性颅裂的一种，通常位于枕骨粗隆的下方，有一小的骨缺损，在皮肤窦道的一端或两端可长有皮样囊肿。颅内皮样囊肿可位于小脑半球、枕大孔、四脑室。有些病例可反复发生脑膜炎，继发感染可形成脑脓肿[4]。根据膨出物的不同，显性颅裂可分为5种类型：① 脑膜膨出（meningocele）：其膨出的内容物仅有脑膜和脑脊液。② 脑膨出（encephalocele）：膨出的内容物为脑组织。③ 脑膜脑膨出（meningocele-encephalocele）：膨出的内容物既有脑膜和脑脊液，又有脑组织，为以上两型的合并型。④ 脑囊状膨出：

膨出物为脑组织与脑室有相通的腔、脑膜和脑实质间无脑脊液潴留。⑤ 脑膜脑囊状膨出：与脑囊状膨出的区别仅在脑膜和脑实质间有脑脊液潴留。

枕骨下脑膜膨出往往合并第四脑室粘连，或合并第四脑室疝处而引起梗阻性脑积水。

脑膨出亦可根据其位置分类。Suwanwela分类法将脑膨出分为两大类[5]：枕部脑膨出及额部脑膨出，后者为额骨与鼻骨或鼻软骨连接处的膨出。枕部脑膨出约占脑膨出的70%[1,2]。根据其与枕外粗隆的关系，再分为两类：即位于枕外粗隆上方的枕上脑膨出和枕外粗隆下方的枕下脑膨出。额部的脑膨出较枕部脑膨出少见。通常再分为两类：即前顶（可见的）脑膨出和颅底（不可见的）脑膨出[6]。

临床表现

囊性颅裂，患儿出生后头颅部右肿物膨出，大小各异，其大小可从直径仅数毫米至大于正常头颅不等，一般位于枕部者较大。其颅骨缺损范围也大，直径达数厘米。巨大的膨出多为脑膜脑囊状膨出，触摸肿块有实质感。肿块表面皮肤薄，头毛稀少，挤压后部不缩小，婴儿哭吵时肿块张力不变。膨出肿块较小者常为脑膜膨出，颅骨缺损较小。位于颅底部的囊性颅裂变异较多，鼻根部的颅裂，右眶距增宽、眼眶变小。症状主要取决于病变部位、颅骨缺损的大小、膨出的内容物及大小。单纯脑膜膨出可无其他症状，智能发育可正常。发生在颅盖部的脑膜脑囊状膨出，临床检查肢体常有挛缩、瘫痪。此外，严重的颅裂可并发脑内结构畸形及合并脑积水等。

诊断与鉴别诊断

诊断并不困难，大的颅裂和脑膜膨出，一望而知。鼻根部的颅裂需与较深的海绵状血管瘤相区别。位于头顶部近囟门处的有时易与皮样囊肿相混淆[7,8]。CT和MRI检查可进一步确定膨出内容物的性质及有无脑内畸形。

治疗

囊性颅裂一旦破裂，可引起中枢感染，故对伴有脑脊液的脑膨出，应急诊手术修补。如为巨大的脑膨出，也应尽早手术修补，以防感染[9]。相对较小的脑膨出修补术可适当推迟，但皮肤菲薄者，应早期手术，以防皮肤溃破。颅内皮肤窦道，理想的是在未发生感染时做出诊断并手术切除。对伴有感染的病例，应积极控制感染，待炎症消退后，方可施行手术[10]。手术目的是封闭颅裂处的缺孔，切除膨出物。手术只能消除膨出的肿块，而不能纠治脑的畸形。有脑积水者，要先行分流手术，否则术后会引起颅高压[9]。位于枕部的脑膜膨出其脑积水发生率为25%，脑膨出为66%。

小结

（1）神经管闭合不全分为颅裂和脊柱裂两大类，颅裂的发病率比脊柱裂明显低。

（2）囊性颅裂，囊壁菲薄或溃破者需急诊手术。皮肤组织完整的可适当推迟手术时间。

（金惠明）

参·考·文·献

[1] Partington M D, Petronio J A. Malformation of the cerebral Hemispheres. In: Mclone DC, eds. Pediatric Neurosurgery. Philadelphia: Sauders, 2001: 2001–2008.

[2] Barkovich A J. Congenital Malformation of the Brain and skull. In: Barkovich AJ, eds. Pediatric Neuroimaging. Philadelphia: Lippincott Williams & Wilkins, 2005: 291–317.

[3] 金惠明，吴皓，孙莲萍，等.小儿先天性颅底脑膨出的诊断和治疗.中华小儿外科杂志，2006，27：262–264.

[4] 金惠明，孙莲萍，鲍南，等.小脑皮样囊肿合并枕后皮肤窦道继发后颅凹脓肿3例报告[J].临床儿科杂志，2005，23(3)：180–181.

[5] Suwanwela C, Suwanwela N. A Morphological classification of sincipital encephalomeningoceles. J Neurosurg, 1972, 36: 201–211.

[6] Naidich T P, Altman N R, Braffman B H, et al. Cephaloceles and related malformations, AJNR Am J Neuroradial, 1992, 13: 665-690.
[7] 金惠明，孙莲萍，鲍南，等. 婴儿前囟门皮样囊肿. 中华小儿外科杂志，2003，24：249-250.
[8] 顾硕，鲍南，金惠明，等. 儿童颅骨骨膜窦. 中华小儿外科杂志，2003，24：502-503.
[9] 金惠明，孙莲萍，杨波. 小儿先天性脑膨出[J]. 中华神经外科杂志，2008，24(6)：415-418.
[10] 金惠明，孙莲萍，杨波，等. 小儿颅脊柱轴先天性皮肤窦道的外科处理[J]. 中华小儿外科杂志，2006，27(10)：512-515.

第二节　狭颅症

概述

狭颅症是在1851年由Virchow首次发现并命名的。这一名称涉及一组疾病，特点为一条或多条骨缝过早闭合。根据不同骨缝的闭合而有不同的命名。其发生率为1∶1 900，男性较多，占63%。

原发性狭颅症出生时即有，为一条或多条骨缝过早融合，根据不同的骨缝闭合，产生不同形状的头颅畸形，并可阻碍脑的生长[1]。继发性狭颅症为脑发育不良或脑萎缩，导致颅骨无法正常生长，多条骨缝闭合，其头颅外形与正常儿一样匀称，但形状狭小。当低于正常同龄儿平均头围2～3个百分点时，称为小头畸形。

病因

很多因素可以引起狭颅症：遗传，染色体异常，母亲怀孕时受药物及射线的影响，怀孕期间母亲代谢及内分泌紊乱如低血糖、甲状腺功能低下、垂体功能低下等。有报道怀孕期母亲摄入丙戊酸钠可以引起胎儿额缝早闭，形成三角头畸形[2,4]。另外，胎儿或新生儿期间中枢感染、颅内出血、颅脑损伤、缺血缺氧性脑病，以及严重营养不良还可以引起脑发育不良，导致小头畸形。

病理

头颅骨生长的机制尚未完全明了，有很多解释。婴幼儿期颅骨生长比较公认的主要机制是脑组织的生长，将颅骨缝撑开，使颅骨腔扩大。脑组织处于快速生长期，颅脑不断地生长增大，使得骨缝不断地被撑开，骨缝区新的骨组织不断形成，头颅因而逐渐扩大。颅骨的增大及后续形状随大脑的发育而定。当大脑扩张时，新的骨组织在垂直于颅缝处形成。然而，当一处骨缝过早闭合时，它就失去了形成新骨的能力，大脑扩张时，其余骨缝随脑组织生长不断扩大，而此条骨缝无法生长，导致头颅骨不均匀扩大，从而产生头颅畸形。不同部位颅缝闭合产生不同形状的畸形。小头畸形是由于颅脑发育缓慢，不能够在短期内对整个颅缝造成足够的撑开力，颅骨缝逐渐趋于失用性闭合。

临床表现

头颅畸形是患儿就诊的主要原因。不同的骨缝闭合，产生不同形状的头颅畸形[3]。原发性狭颅症还可以伴有颅内压升高，少数情况下甚至对智力造成一定影响。继发性狭颅症，即小头畸形，由于大脑发育落后，常常伴有智力低下。

◆ 矢状缝早闭

又称为舟状头畸形，舟状头外观具有前后径拉长、横向狭窄，呈"船形"的特点。代偿性前后径的生长，通常会引起额骨与枕骨的膨出(图38-1)。头颅的畸形随着年龄增长，以及双颞水平的狭窄与鳞状颞突的消失会进一步"恶化"。

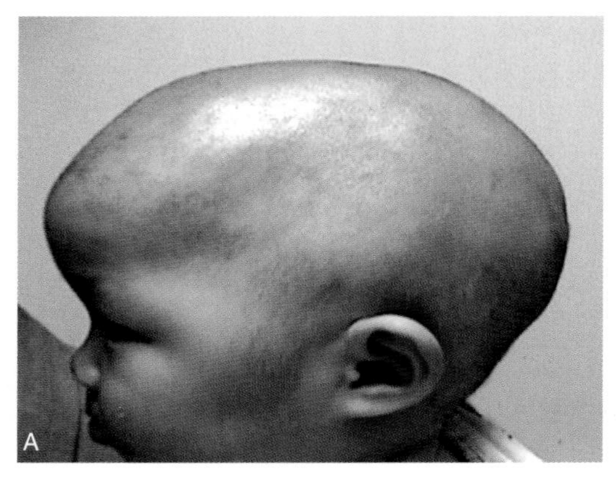
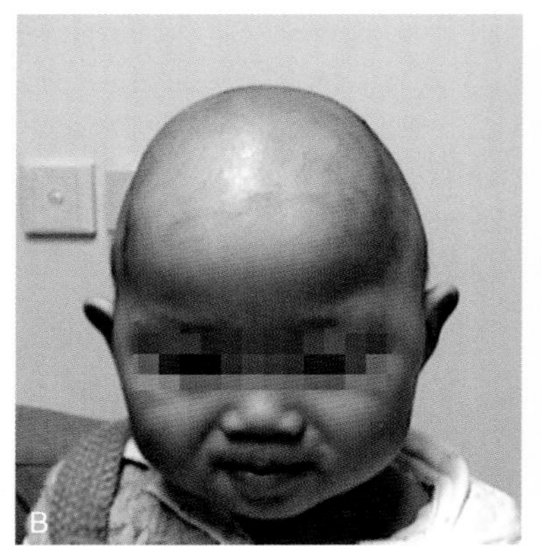
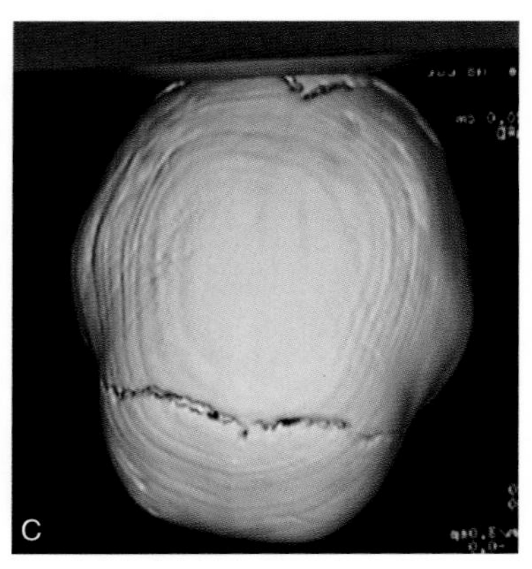

图38-1 矢状缝早闭
图A：矢状缝早闭外观可见头颅前后径拉长；图B：二颞部狭窄，前额前倾，后枕外凸，顶骨高耸；图C：三维CT显示矢状缝闭合

矢状缝早闭是最常见的颅缝早闭，其占北美颅缝早闭患儿的50%～60%，且男性发病率为女性的3～4倍。由于正常的人字缝与冠状缝保证了前后轴的代偿性生长，矢状缝早闭的患儿罕有脑部发育受限，神经发育通常也是正常的。

◆ 双侧冠状缝早闭

又称为短头畸形，尖头畸形（塔状头）。颅顶的生长方向以朝上为主。颅骨前后径短，并向两侧过度生长，呈短、宽、高头形。由于有效眼眶容积不足可出现突眼症（图38-2）。双侧冠状缝早闭常常并发于颅颌面畸形，常伴有常染色体显性疾病Apert's综合征、Crouzon's综合征、Pfeifffer综合征和Saethre-Chotzen综合征等。女性略占多数。

◆ 单侧冠状缝早闭

为前额斜头畸形，表现为患侧眶上缘平坦，前额后移，并可及隆起的冠状缝骨嵴。由于代偿生长，在对侧前额与患侧颞部表现为过度膨出。患侧耳部较健侧前移。在某些极度严重的病例中，甚至可能影响整个颅底，导致患侧鼻孔指向异常（图38-3）。

◆ 额缝早闭

这是一种较少见的颅缝早闭形式，占5%～10%。根据额缝早闭的时间和范围不同，表现为从轻到重的一系列畸形。在晚期闭合的患儿中，由于颅骨大部分已经完成生长，头部外观正常，通常不易观察出来，只在前额中线处可触及骨嵴。而在早期闭合，则会引起患儿严重的三角形状头颅，称为三角

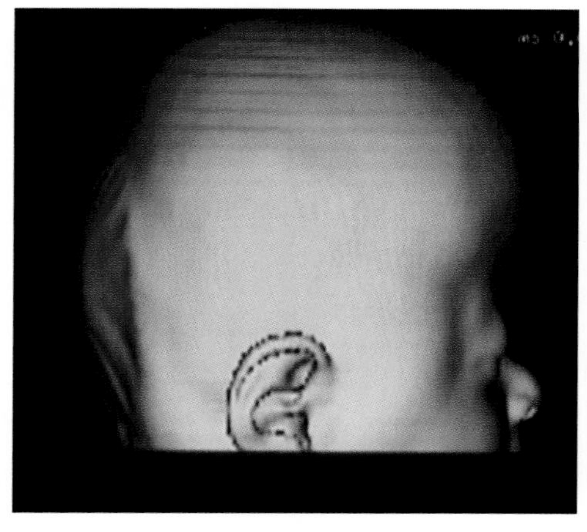
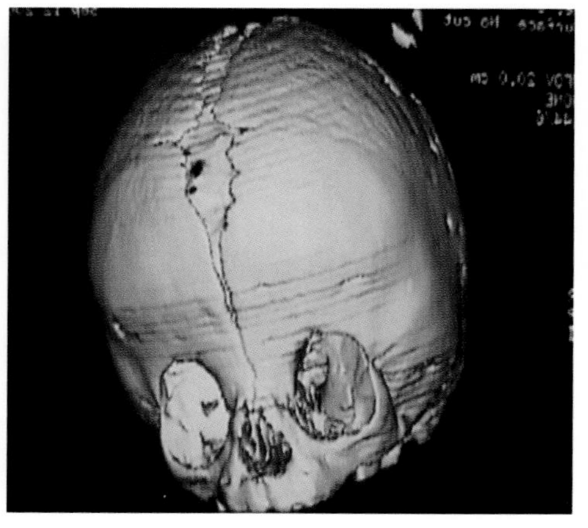

图38-2 双侧冠状缝早闭
双侧冠状缝早闭颅骨前后径短，向两侧和颅顶方向过度生长，呈短、宽、高头形。前额和上眼眶内陷，眼球外突

头畸形。前额“子弹头样”，尖的、有角的、狭窄的，前额中线有明显骨嵴。眼眶向前成角，导致二眼间距缩短，眼眶侧面后移，筛骨发育不全，以及严重的双颞部狭窄（图38-4）。

额缝早闭可能合并有颅内压升高。在前颅窝的局部颅内压升高，会影响大脑额叶。认知损害和行为异常的发生率在额缝早闭的患儿有着显著的升高。

◆ 人字缝早闭

人字缝的过早融合是最为少见的，它会产生颅脑后部特征性的畸形，后枕人字缝处颅骨异常隆起（图38-5）。若为单侧人字缝闭合，则患侧枕骨平

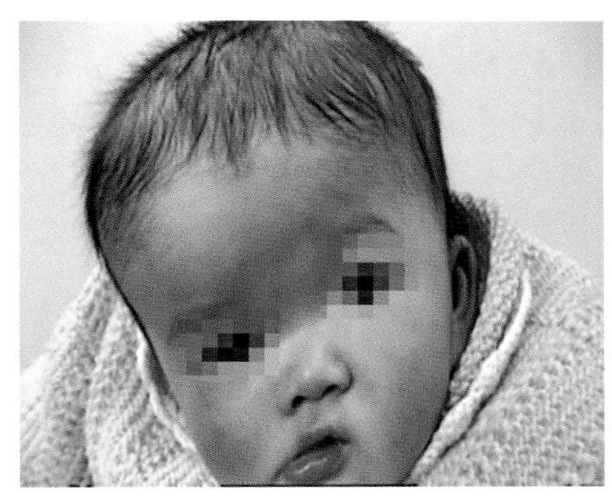
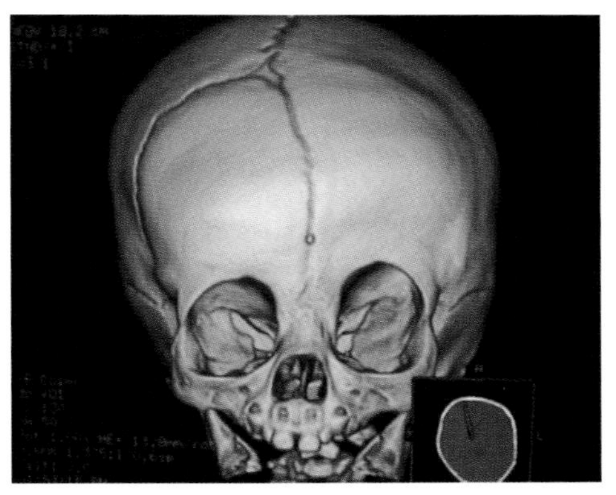

图38-3 单侧冠状缝早闭

左侧冠状缝早闭患儿，表现为前额斜头畸形，左侧眶上缘平坦、上移，前额内陷，右侧前额过度膨出

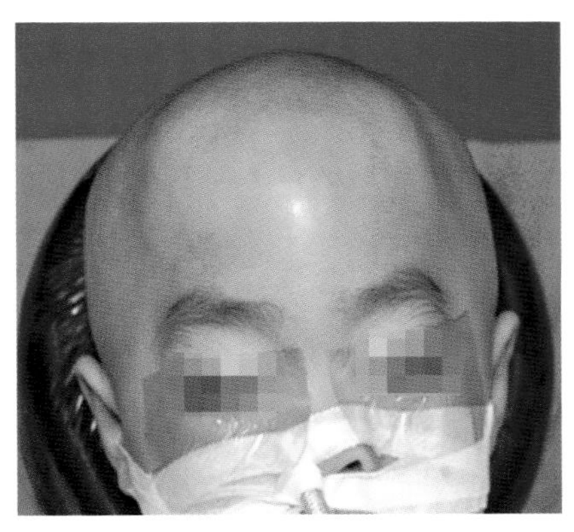
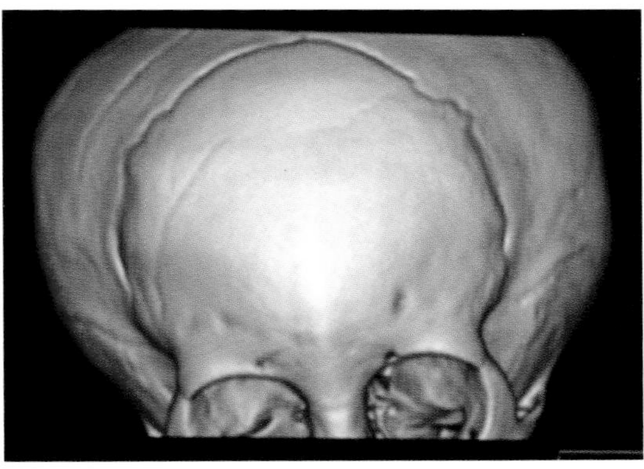
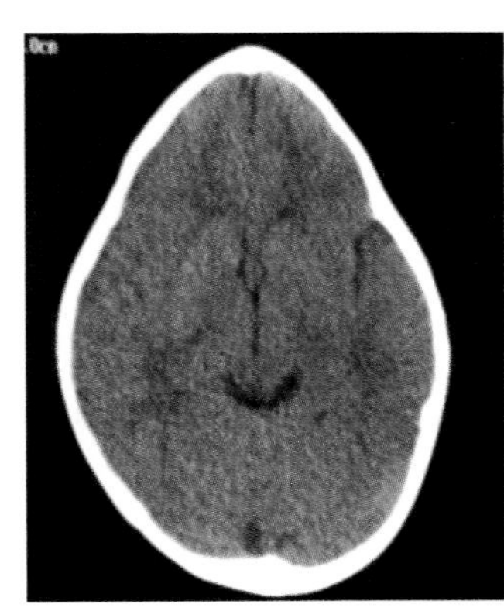

图38-4 额缝早闭

额缝早闭呈三角形状头颅。前额“子弹头样”，尖、窄，中线有明显骨嵴。眼眶向前成角，双颞部狭窄

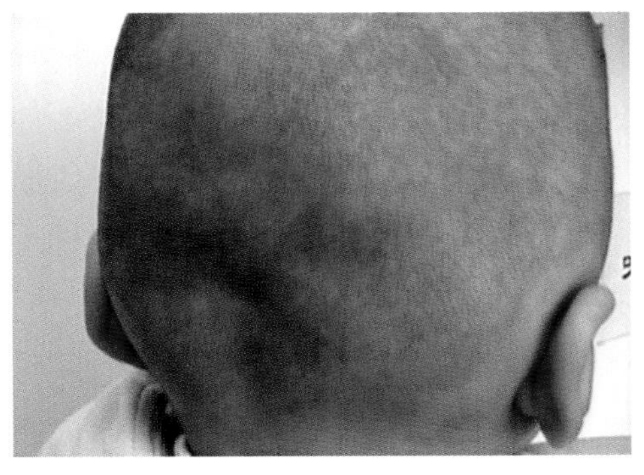
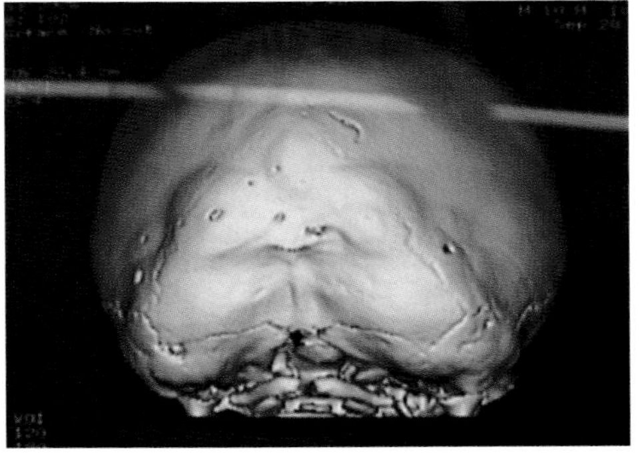

图38-5 人字缝早闭

后枕人字缝处颅骨异常隆起。单侧人字缝闭合，患侧枕骨平坦，呈后枕斜头畸形

坦，呈后枕斜头畸形。

多颅缝早闭

又称为尖头畸形，呈“尖塔样头”。颅骨向顶端扩张生长，形成长长的、窄窄的呈尖顶或圆锥状外观。

小头畸形

头形外观匀称，但头围狭小，比正常头围低2～3个百分点。由于颅脑生长异常缓慢，导致颅骨无法正常生长，所有骨缝趋于闭合，甚至完全闭合。

诊断

原发性狭颅症的筛查可在新生儿早期作为新生儿体检的一部分，通过触摸骨缝和囟门而诊断。典型的狭颅症，除了有上述描述的各种畸形头颅外，在闭合的骨缝处还可触及隆起的长条形骨嵴。头颅三维CT扫描，可以明确显示闭合的颅缝[5]。小头畸形头颅狭小，骨缝闭合处平坦，无骨嵴隆起，有时局部骨缝可有重叠。小头畸形需做智力测定，评价智商。MRI检查能够了解有否脑发育异常，如灰质、白质病变、脱髓鞘病变等。

手术治疗

时机

对于确切的手术时机仍存在一定争议。考虑到脑部发育主要在出生后的第一年，持续膨胀性生长的脑组织作为致畸因素，使得狭颅症的头颅随着年龄的增长而愈发变形；并且延迟手术至数年以后将会导致颅底畸形进行性恶化，引起面部发育异常以及上下颌骨不对称。因此，越来越多的颅面外科医师和神经外科医师达成共识，即1岁前施行手术治疗为最佳方案[6]。

另外，还有些医师主张在2个月龄前尽早手术。如条带状截骨，脑室镜下颅缝再造，术后使用塑形头盔来改善颅顶外观。

颅缝早闭的儿童患发生语言和学习障碍的概率也会升高。虽然仍没有明确的证据支持手术纠治能够改善认知功能，但是在接受外科干预的患儿中，1岁以后再治疗的病例在日后的认知落后发生率上高于1岁前治疗的病例。

目的和原则

手术治疗目的是畸形颅骨的切开整形以及颅脑的充分减压。原则在于打开闭合区域，恢复颅骨的正常形态，改善头颅总体外观，并提供足够的颅内空间，缓解潜在升高的颅内压力，以及作用于大脑的局部压力，适应将来大脑的生长和膨胀。

1. 矢状缝早闭

出生3个月内可行简单的矢状缝切开术[10]。6个月以上可行各种相关的颅骨整形手术[7]。

2. 双侧冠状缝早闭

需在婴儿早期治疗。将骨缝切开，眶上缘前移。额骨瓣重新塑形，并下降、前移。通常前额和脸面可以正常生长。有颌面骨畸形的孩子，在5～6岁后常需要再次颅面整形术，以纠正因前颅窝未充分发育而引起的中颅窝发育不全[8,9]。

3. 额缝早闭

额骨拆下，额缝再造后和眶上缘一起重新排列。许多额缝早闭可以不引起头颅畸形，则不需要手术治疗。

4. 单侧冠状缝早闭

前额颅骨及眶骨切开术纠正单侧的额、眶畸形。

5. 人字缝早闭

有多种手术方法如双侧枕骨切开，骨边缘翻转整形；枕骨条状切开整形。

6. 小头畸形

智力落后的患儿，目前尚无有效的治疗方法使其智力恢复正常。颅骨整形手术对颅脑发育没有帮助；神经营养药物治疗是否有效，值得探讨；康复治疗对智力和运动的改善有一定帮助。

小结

颅缝早闭为先天性疾病，外观畸形多种多样。即使是同一条颅缝闭合，每个患儿的表现也不尽相同。因此，手术方法很多，每个医师根据其审美观及临床经验，会有不同的手术方法。但总的原则是打开闭合区域，缓解颅骨对颅脑的压迫，改善外观。

（鲍　南）

参 · 考 · 文 · 献

[1] Mccarthy J G, Warren S M, Bernstein J, et al. Parameters of care for craniosynostosis[J]. Cleft Palate Craniofac J, 2012, 49 Suppl(1S-24S).

[2] Slater B J, Lenton K A, Kwan M D, et al. Cranial sutures: a brief review[J]. Plast Reconstr Surg, 2008, 121(4): 170e-178e.

[3] Tahiri Y, Bartlett S P, Gilardino M S. Evidence-Based Medicine: Nonsyndromic Craniosynostosis[J]. Plast Reconstr Surg, 2017, 140(1): 177e-191e.

[4] Miller K A, Twigg S R, Mcgowan S J, et al. Diagnostic value of exome and whole genome sequencing in craniosynostosis[J]. J Med Genet, 2017, 54(4): 260-268.

[5] Fearon J A, Singh D J, Beals S P, et al. The diagnosis and treatment of single-sutural synostoses: are computed tomographic scans necessary?[J]. Plast Reconstr Surg, 2007, 120(5): 1327-1331.

[6] Taylor J A, Bartlett S P. What's New in Syndromic Craniosynostosis Surgery?[J]. Plast Reconstr Surg, 2017, 140(1): 82e-93e.

[7] 鲍南，褚珺，王雪，等. 大范围颅骨切开并多块硬脑膜附着式颅骨瓣治疗婴幼儿矢状缝早闭63例. 中华整形外科杂志，2016，32(1): 9-13.

[8] Mccarthy J G, Karp N S, Latrenta G S, et al. The effect of early fronto-orbital advancement on frontal sinus development and forehead aesthetics[J]. Plast Reconstr Surg, 1990, 86(6): 1078-1084.

[9] Rottgers S A, Lohani S, Proctor M R. Outcomes of endoscopic suturectomy with postoperative helmet therapy in bilateral coronal craniosynostosis[J]. J Neurosurg Pediatr, 2016, 18(3): 281-286.

[10] Sivakumar W, Goodwin I, Blagg R, et al. Pancraniosynostosis following endoscopic-assisted strip craniectomy for sagittal suture craniosynostosis in the setting of poor compliance with follow-up: a case report[J]. J Med Case Rep, 2015, 9(64).

第三节　先天性唇腭裂

概述

口腔颌面部最常见的先天畸形是唇腭裂(congenital developmental deformities of cleft lipand cleft palate)，发生率达1.82%。上海地区的发生率是1.71%。如何使这些特殊的人群能得到合理和满意的治疗是一个值得深入探讨的问题。尤其在国内绝大多数家庭只生一个孩子，加上生活水平不断提高，更要求医务人员提高唇腭裂的治疗水平，及时提供各种治疗方法的信息，不遗余力地达到满意的治疗效果。

现代科学的高速发展，也推动了医疗技术的不断创新，给不少患儿带来了福音。然而，由于唇腭裂患儿先天的颌面部发育缺陷和多次手术创伤的影响，难以避免颌面部不同程度的畸形、语音功能障碍等，严重地影响了患儿及家庭的精神心理健康。由此可见，对唇腭裂的治疗远远比它的诊断要复杂得多。它是一项复杂和持久的系统工程，应引起同行的重视和社会的关注。

唇、腭的胚胎学发育

唇、腭的正常发育发生在孕期的前12周，面中部分在前脑之前由居于中线的额鼻突分化形成。成对的中间鼻突在第6周融合，最终形成门齿骨、上唇人中、鼻小柱和鼻尖。上唇的外侧部分(人中嵴外侧)由成对的上颌突形成，面颊、上颌、额骨和继发腭也由上颌突形成。因此，上唇由中间鼻突和上颌突二者形成。原腭在4～6周形成，使口腔和鼻腔开始分开。原腭或者中间腭突由成对的中间鼻突融合而成。胚胎学上，原腭的发育不同于正常继发腭（切牙孔之后）的形成。在原腭发育完成之后，继发腭由腭板（上颌突的中间突出部分）向中下生长和移位形成[1]。

成对的腭板刚开始由发育的舌分开。下颌骨的发育和与之相关的舌前移使腭板向下移位，并变得更趋向于水平位。如果下颌骨的胚胎发育和移位不能正常进行，成对的腭板不能向下和中间移位，腭板缺乏接触则导致腭裂。

当腭板和鼻中隔相互接触并在前后方向生长时，正常腭的形成就开始了。腭最初在切牙孔开始闭合，时间为孕期的第8周，通常在第12周完成悬雍垂的闭合。继发腭裂隙的程度与多种因素有关，包括在胚胎发育中融合过程的中断。因此腭裂可能表现为悬雍垂裂、软腭裂或者继发腭完全性裂开。

发病率

唇腭裂的发生率一般是1/800以上，但是在不同的地区、不同的人群种族之间有着不同，如黄种人的发生率为1/500，白种人的发生率为1/1 000，黑种人的发生率为1/2 000[2]。

在唇腭裂的患儿中以男性居多，而单纯腭裂则在女性中多见。在所有唇腭裂中唇腭裂合并出现占46%，单纯腭裂占33%，单纯唇裂占21%，有86%的双侧唇裂合并腭裂，而68%的单侧唇裂合并腭裂，单侧唇腭裂是双侧者的9倍，左侧唇腭裂是右侧者的2倍。

病因

唇腭裂的发病原因至今仍然未完全明了。然而，根据国内外学者大量的实验研究以及流行病学调查结果表明、造成这一先天性畸形可能是受各种因素的影响，绝非单一的因素所致[3]。

◆ 遗传因素

在唇腭裂的家庭中发生唇腭裂的可能性远较一般家庭多得多，因此，唇腭裂具有遗传因素是一个不争的事实。据国外众多学者的调查结果报道，在有唇腭裂的家族中发生唇腭裂的可能性高达8%～18%，一般正常的家庭中发生唇腭裂仅0.2%；另一方面，在众多的唇腭裂患儿的家庭中从未有过唇腭裂患者。由此可见，唇腭裂的发生除与遗传密切相关外，最近的研究结果认为唇腭裂的发生与环境因素关系也甚为密切。

◆ 营养因素

营养缺乏，特别是维生素的缺乏目前被认为是造成唇腭裂畸形的一个重要因素。在孕早期的前3个月中，孕妇如果营养不良及缺乏维生素（包括过度呕吐），就有使胎儿发生唇腭裂的可能。在动物实验中，如果动物缺乏维生素A、维生素E及泛酸的适当供应，就可能生育包括唇腭裂在内的各种畸形的动物。对怀孕白鼠注射肾上腺皮质激素，亦可造成腭裂（但无唇裂）及其他畸形小鼠；但如同时给予维生素B_6及维生素B_{12}，则腭裂的发生率可以降低，但动物实验资料绝不能毫无保留地应用于人体。近年，国外有人企图通过让孕妇补充维生素（维生素B_6、叶酸等）的方法来降低或预防唇腭裂婴儿的发生，由于观察时间不长，病例不多，尚不能得出定论。

◆ 内分泌因素

研究发现在唇腭裂形成的关键时刻，如果孕妇出现生理上或情绪上的紧张，也可能导致胎儿畸形，这与母体内皮质激素分泌增加有关。血液中皮质激素过多时，可以抑制成纤维细胞的发育及在胶原纤维组织中产生组织化学的改变，这可以导致腭裂的发生。

◆ 病毒感染

病毒感染也可能是致病因素。如母亲在怀孕早期患风疹，常导致胎儿畸形，临床上表现为先天性白内障、心脏病、聋哑症及小头症等。这在1940年澳大利亚发生风疹流行期间已得到证实。但究竟是风疹病毒本身，还是感染风疹病毒后造成的母体中毒引起了胎儿缺氧而造成畸形，尚待证实。

◆ 药物因素

不少药物进入母体后都能通过胎盘进入胚胎，有些药物可能影响胚胎的发育而造成畸形。目前已知的抗肿瘤药物，如环磷酰胺、甲氨蝶呤等；抗惊厥药物如苯妥英钠和抗组胺药物等都可不同程度地导致胎儿生长畸形。

◆ 物理治疗

在怀孕早期，过度频繁接触放射线或微波等均可能影响胎儿的生长发育而诱发先天性唇腭裂或其他畸形。

◆ 烟酒因素

国外学者的流行病学调查资料表明，妊娠早期大量吸烟（包括被动吸烟）及过度酗酒的妇女，其子女唇腭裂的发生率明显高于无烟酒嗜好者。由此可见，过度烟酒也是造成胎儿发生唇腭裂的诱发因素之一。

唇裂

◆ 唇裂的临床分类

至今，国内外还未见一种统一的唇裂分类方法。目前国内唇裂的主要分类方法有以下两种：根据病变程度分类（包括单侧和双侧）。

（1）Ⅰ度唇裂，裂隙仅局限在红唇部分，可包括唇隐裂（图38–6）。

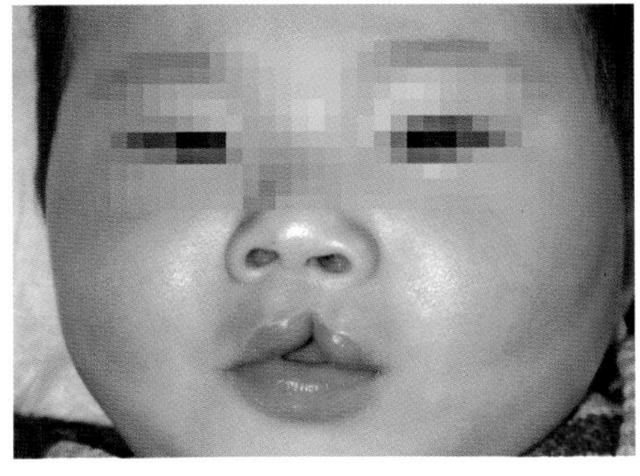

图38–6 Ⅰ度唇裂

（2）Ⅱ度唇裂，裂隙至上唇大部分组织，但鼻底未裂开，鼻底部分皮肤完整（图38–7）。

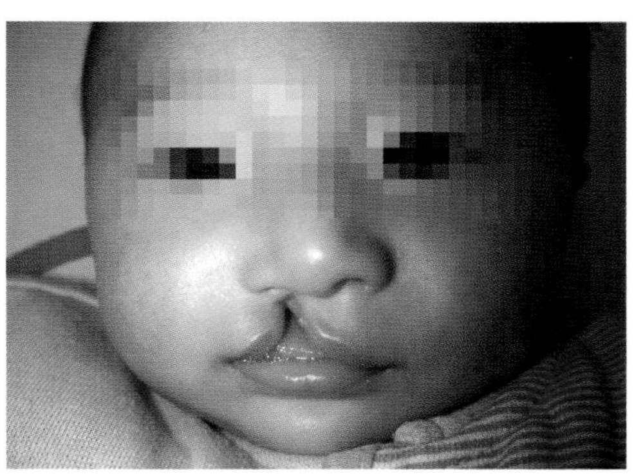

图38–7 Ⅱ度唇裂

（3）Ⅲ度唇裂，上唇至鼻底皮肤、肌肉完全裂开（图38–8）。

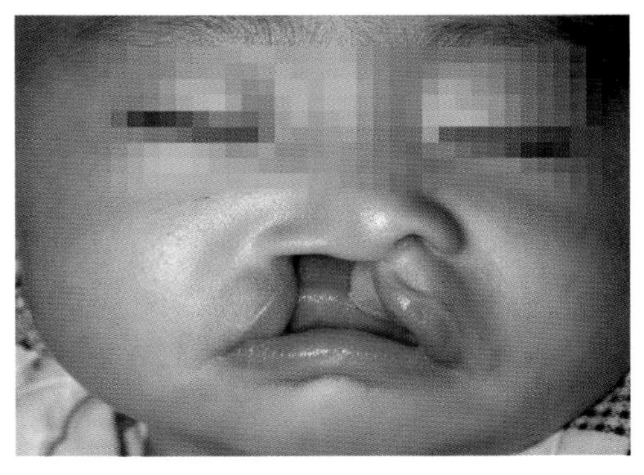

图38–8 Ⅲ度唇裂

（4）混合性唇裂，如图38–9示。根据裂隙部位分类：① 单侧唇裂可分为不完全性和完全性；② 双侧唇裂可分为不完全性、混合性和完全性。

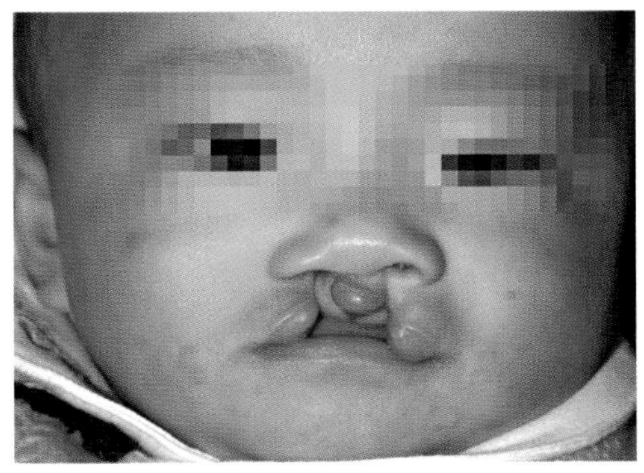

图38–9 混合性唇裂

国外也有Y型分类（图38-10）。

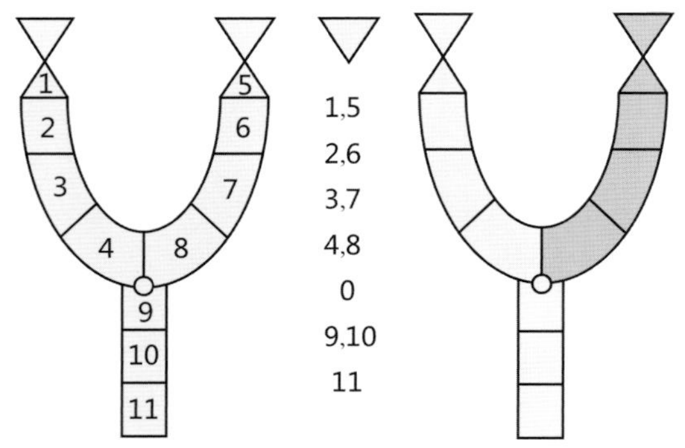

图38-10 对应解剖部位左侧完全性唇裂、鼻畸形

◆ 唇裂的手术治疗

1. 唇的解剖生理特点和唇裂的临床表现

正常上唇的解剖形态是上唇下1/3部微向前翘，上下唇宽度比例和谐，唇红缘明显而两侧的唇弓对称，唇红正中部呈珠状突起的唇珠，其上方凹陷为人中凹，两侧鼻翼对称，鼻孔等大，正常上唇有完整的口轮匝肌结构且于邻近的其他表情肌有固有的连接，从而具有吸吮及唇部各种细腻的活动表情、语言等功能。然而在唇裂的患儿，由于正常的解剖标志移位和消失，健患侧上唇生长发育上的差异等因素，造成鼻唇部畸形同时影响吸吮，如同时伴有牙槽裂和腭裂的患儿，根据畸形的程度，唇部畸形表现可有不同。

2. 手术目的与要求

唇裂整复手术的目的是恢复上唇的正常形态和生理功能[4]。

手术的要求：① 定点正确无误，力求恢复唇的正常解剖形态；② 操作熟练；③ 刀刃锋利，器械、缝线精细；④ 确保安全。

3. 手术年龄

目前国内外有关专家认为单侧唇裂3～6个月，双侧唇裂6～12个月最为适宜。同时要求患儿的体重超过5 kg，血红蛋白超过10 g。

早期手术的优点是：① 1岁左右是上唇生长发育的高峰期，及早恢复上唇的外形和功能有利于唇的正常发育；② 瘢痕小，有利于美观，从而尽早解除或减少家长的心理障碍；③ 畸形严重者，术后唇部肌肉的生理功能可诱导或促进牙槽裂隙靠拢，有利于腭裂手术。

但年龄过小手术，抵抗力差，全麻危险性大。同时过于年幼，上唇小而细腻，解剖标志不清楚，常常需要在显微镜下操作，不然则影响外形。

4. 术前准备

唇裂手术应在患儿健康情况下进行，术前应该进行全身检查和局部检查。全身检查包括体重必须与年龄相符合（其计算方法为：<6个月者：3 000 g+月龄 ×600；>6个月者3 000 g+月龄 ×500；1周岁以上者：年龄 ×2+7=　kg）。营养良好，生长发育正常，无上呼吸道感染，体温正常。局部情况：面部无湿疹、疖子以及口角炎等影响手术的症状。实验室检查：注意胸片中心影是否正常，胸腺有无肥大，肺部有无感染等。血液检查血常规及出、凝血时间都应在正常范围方可手术。应该强调的是术前几天给患儿用汤匙作适应性喂养[5]。

5. 手术方法

唇裂整复术由最初的简单直线拉拢缝合，三角形组织瓣和旋转推进组织瓣整复术，经过长期的临床实践，不断改进和创新，发展成至今的个体化唇裂整复术。

唇裂整复术有定点、切开、缝合三个主要步骤。定点时要注意正常解剖结构和标志，尽量保留组织。切开时要准确，创缘整齐，在解剖结构移位的组织做分离或解套，使错位组织获得良好的复位。缝合时各层组织对位正确，唇珠部位轻度外翘，操作轻柔精细，这些都有助于减少瘢痕。

（1）单侧唇裂整复术：目前常用的手术方法是1953年由Tennison提出改良而来的下三角瓣术式和1958年由Millard提出后经改良有旋转推进瓣术式Ⅰ，术式Ⅱ。

1）下三角瓣修复方法（Tennison方法改良而来）：该方法的修复原则是将裂隙近中侧移位组织转移到正常位置，人中下1/3处呈三角形缺损区，然后在裂隙外侧设计一三角形组织插入近中央的缺损区，以作补充（图38-11）。

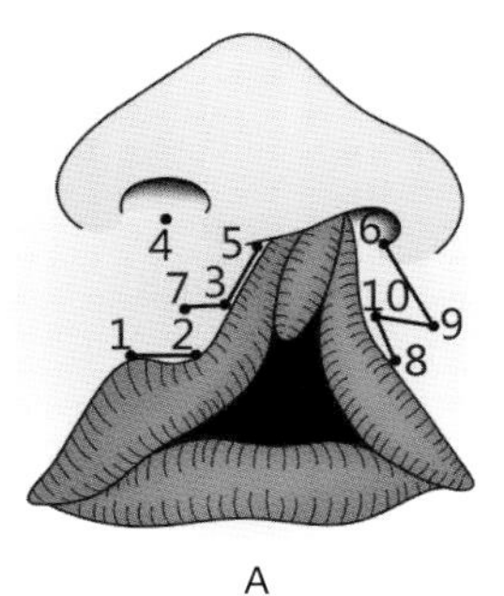

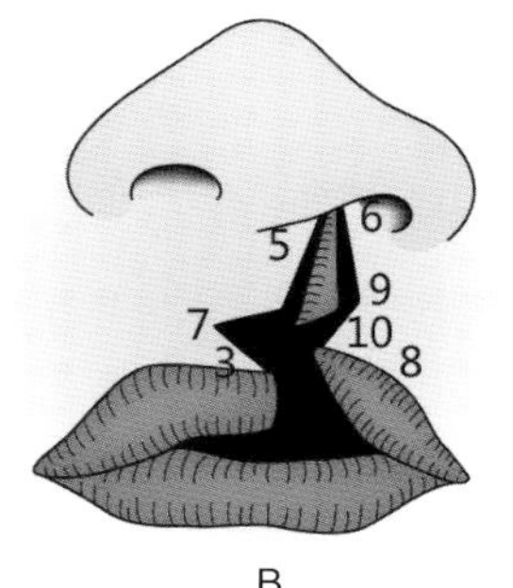

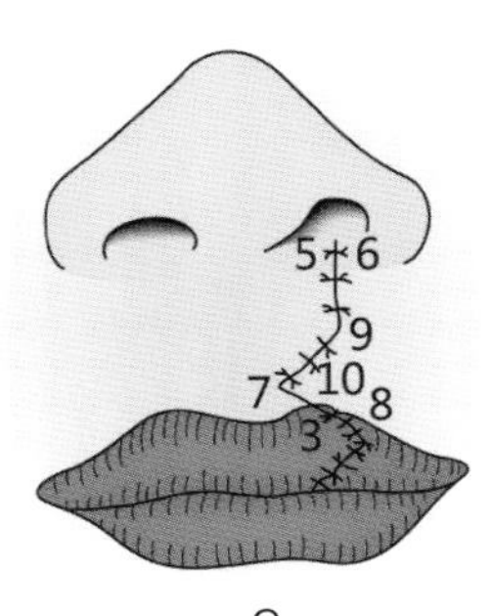

A　　B　　C

图38-11　单侧唇裂下三角瓣法整复术
图A：定点；图B：切开；图C：缝合

2）旋转推进法（Millard法）：1958年由Millard[6]提出，后国内外学者们都进行了一些改进，形成了不少改良方法。他的主要优点是切除组织少，上唇组织恢复比较自然，唇部瘢痕线与人中嵴相似，以及鼻小柱复位较自然等。定点灵活，使初学者不易掌握，在部分完全性唇裂患儿会出现患侧唇高不足等是主要缺点。Millard方法有Ⅰ式和Ⅱ式之分。

Millard Ⅰ式旋转推进法（图38-12）

鼻底定点6、7及唇峰点3、4后，在鼻小柱根部偏健侧定5点，患侧鼻翼基底稍外下方定8点。沿定点画线。5-3呈弧线，下方基本与人中嵴平行。先切开5-3，切口长度以使唇峰扭转下降至正常位置。因此可根据情况调整3点位置，若难以下降，将5点外移，但不宜超越鼻小柱健侧边缘，否则健侧唇高也会加长。患侧7-4切开后，长度应与5-3相等。裂隙较宽时，4点可稍外移。切开7-8，旋转患侧鼻翼使之恢复正常位置。不完全唇裂患侧鼻底较宽时，可于鼻底切除一小三角形组织。旋转健侧6-3-5组织瓣至鼻底，有助于矫正向健侧偏斜的鼻小柱的位置。若患侧唇高不足，可自2′点沿红白唇嵴稍向外延长，延长过多，可使患侧唇宽度减小。

在裂隙宽大的完全性唇裂，可以把4点适当外移，从而牺牲过多红唇组织，造成唇弓不对称是本法的最大缺点。

Millard Ⅱ式旋转推进法（图38-13）

弥补了Millard Ⅰ式难以使完全性唇裂中唇弓充分旋转下降的缺陷，Millard报道了Ⅱ式法。保留唇弓形态还是定点设计中须遵循的原则。6、7及3、4定点方法同Millard Ⅰ式。5点位于健侧鼻小柱边缘和唇中线之间。自3点沿人中嵴向上并转向外侧至5点全层切开。Millard Ⅱ式法与Ⅰ式法的主要区别在于自5点起向外下方延长至P点，又称为“back-cut”。X点不越过健侧人中嵴，P点位置灵活，可按旋转量进行调整。患侧自7点起沿鼻翼基底作弧形切口。切开6-3、7-4裂边缘，切除少量红唇。健侧旋转下降后应使3-P等于7-4。用小拉钩牵引患侧鼻孔顶端，游离组织瓣6-3-P。在3-5弧线上定点9，使5-9大致等于5-P，并将此两段切口相对缝合。通过

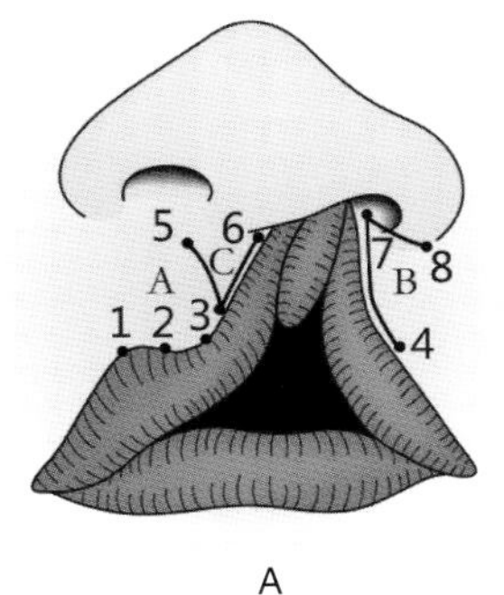

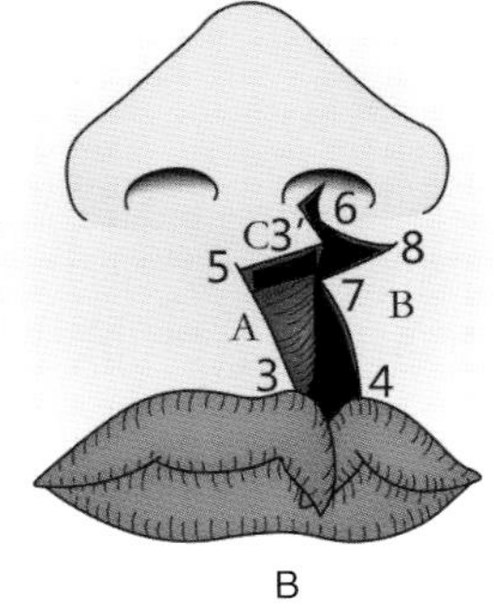

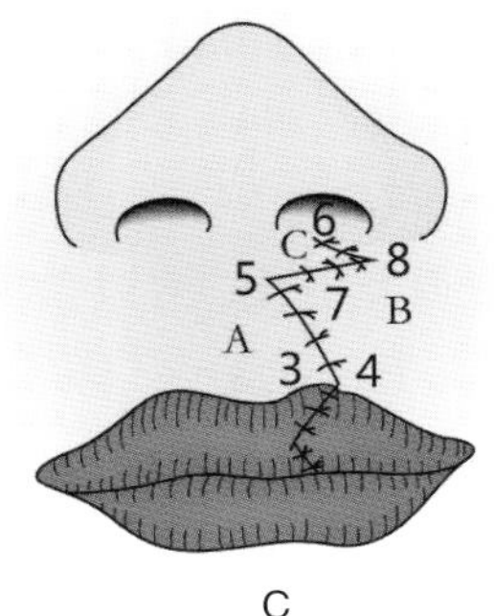

A　　B　　C

图38-12　Millard Ⅰ式旋转推进法
图A：定点；图B：切开；图C：缝合

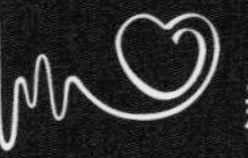

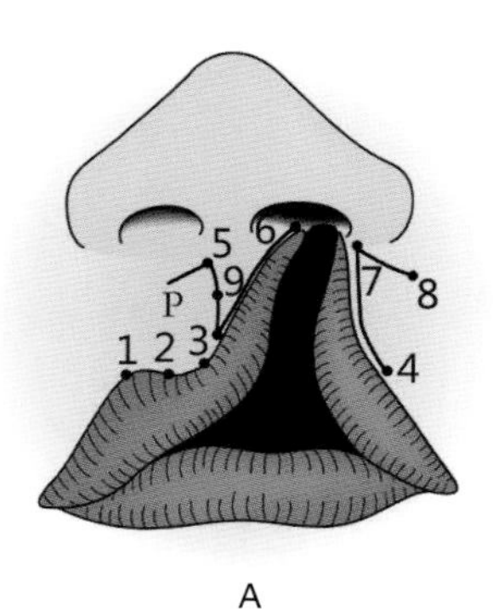

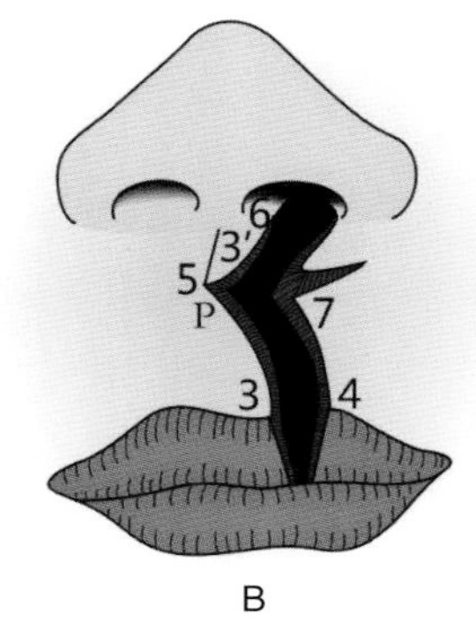

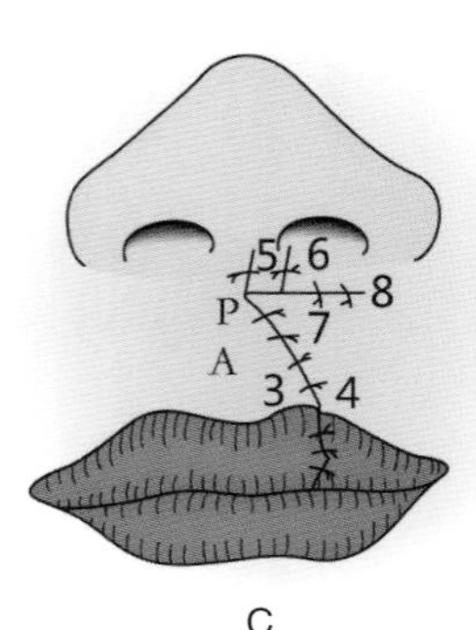

图38-13 Millard Ⅱ式旋转推进法
图A：定点；图B：切开；图C：缝合

鼻翼旁弧形切口和龈颊沟松弛切口将患侧鼻翼和唇部在骨膜上广泛剥离。然后做7–P尖角对位缝合。切口3–P与7–4不一定相等，可在保证2点位置正确的前提下进行调整。关闭鼻底时，两侧唇高应一致。有时可在4点内上方形成一小三角瓣，插入2点上方小切口内，可望获得更好的红白唇嵴外形。此法除具有Millard Ⅰ式法全部优点外，尚可延长鼻小柱，矫正鼻穹隆畸形，鼻翼外形好。但是，很难用Millard Ⅱ式手术在不同病例中得到相同的临床效果。

（2）双侧唇裂整复术：根据前唇组织发育的大小，目前采用两种方法[7]。

1）双侧唇裂原长整复术：以前唇组织修复上唇中央部分（相当于人中部位）。此方法以直线形手术，定点、操作都并不复杂，而且远期效果好，是目前在临床上最常用的双侧唇裂整复术式。

定点：点3定在鼻小柱根部外，点2定于前唇缘，为术后唇峰部位，点1定于前唇红唇缘中点，即术后人中切迹处，点2–3连线即为整复后的人中嵴，故两侧点2–3连线的位置应参照正常人中形态来调整，以免术后上唇形成三等分的不良外观。

侧唇上定点4，此点时应考虑术后上下唇宽度的协调性，点4不应仅定于侧唇的红唇最厚处，可用下唇1/2宽度或接近此宽度，由口角测量而定出点4。沿红唇皮肤嵴向上连线至点5，再作点2至点3连线，按同法完成另一侧定点（图38–14）。

切开：沿2–3连线切开至皮下，2–1连线切开并分离并翻起前唇外侧缘的皮肤黏膜瓣向口腔侧，形成自然的唇沟，再于侧唇部4–5连线全层切开，刀尖

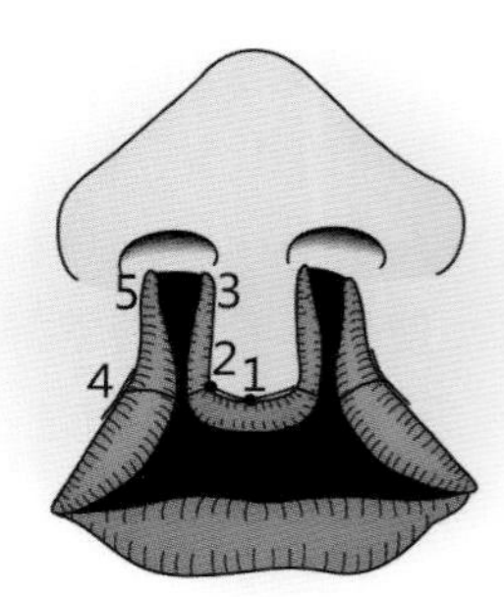

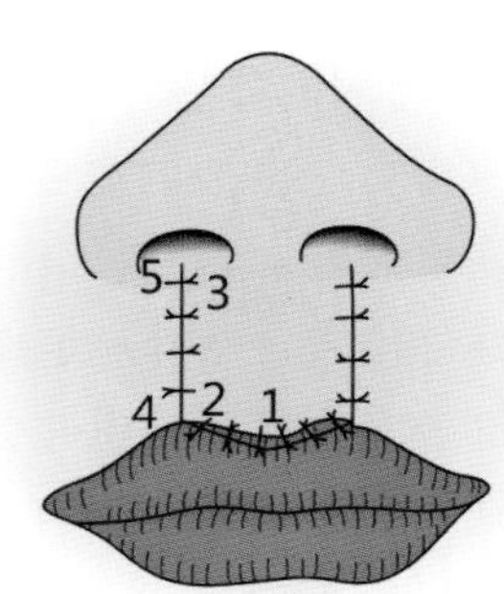

图38-14 前唇原长修复术

端应向外侧倾斜，保留足够多的红唇组织。止血应彻底，如需修复鼻底者，同单侧唇裂鼻底修复法。另一侧切开相同。

缝合：为了使鼻翼基部获得良好的复位，宜采用自点2及点4两唇峰点开始的由下而上的分层逆行缝合法，使两侧上唇高度的对称性。

按同法进行另一侧的缝合。

2）加长前唇整复术（又称为“双侧矩形瓣修复法”）：此方法主要把前唇组织位上唇中央部的上2/3部分，使两侧裂隙外侧唇组织各形成一矩形组织瓣向中央旋转推进，构成上唇中央部的下1/3部分[8]。

腭裂

◆ 腭裂的临床分类

根据硬腭和软腭的骨质、黏膜、肌层裂开的程度和部位分类（图38–15）。

软腭裂，仅软腭裂开，不分左右，常不伴唇裂，临床上以女性多见；不完全性腭裂，亦称为部分腭裂，

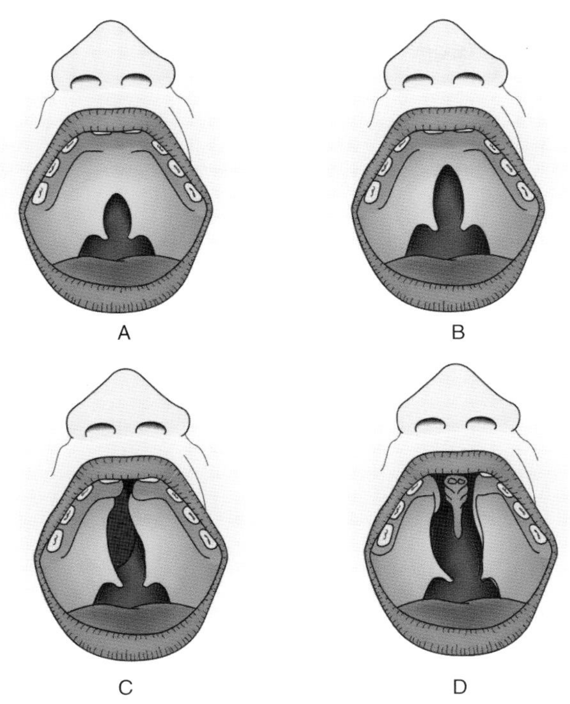

图38-15 腭裂的临床分类
图A：软腭裂；图B：不完全性腭裂；图C：单侧完全性腭裂；图D：双侧完全性腭裂

表现为软腭完全裂开或部分硬腭裂开，这类患儿的临床表现一般比较复杂，部分患儿伴有其他综合征；单侧完全性腭裂、裂隙至切牙孔，一侧牙槽突裂开。牙槽突裂的裂隙表现不一，有时裂隙变大，有时仅为一非常细的裂缝，可常伴同侧唇裂；双侧完全性腭裂，裂隙在前颌骨部分，各向两侧斜裂，直达牙槽突、鼻中隔、前颌突，前唇部分孤立于中央，常伴双侧唇裂。

除上述各类型外，还可见一些非典型的腭裂患儿：如一侧完全，一侧不完全；腭垂缺失；黏膜下裂（隐裂）；硬腭部分裂孔等。

◆ 腭裂的治疗

应采取综合序列治疗（systematic treatment）来恢复腭部的解剖形态和生理功能，重建良好腭咽闭合而改善语音功能；对面中部的凹陷畸形、牙列不齐和咬合紊乱也应纠正，从而改善面容和恢复正常的嚼功能。对有鼻、耳疾患的患儿应及时治疗，以防止听力障碍而加重语音障碍。有心理障碍的患儿更不应该忽视对他们进行心理治疗，从而使腭裂患儿达到正常身心健康。由此可见，腭裂的治疗方法除外科手术外，还需结合一些非手术治疗，如正畸治疗、缺牙修复、语音治疗和心理治疗等。因此，国内外医科大学的附属医院和大的医疗中心都开设相应唇腭裂治疗研究中心。由相关学科的专业人员组成的治疗组，共同会诊、讨论，然后制订整体计划，从而达到预期的治疗效果，上海交通大学医学院唇腭裂治疗研究中心自1995年成立以来其治疗基本程序见表38-1。

表38-1　唇腭裂序列治疗

年　龄	治 疗 项 目
0～3个月	单侧唇裂修复
3～6个月	双侧唇裂修复，耳鼻喉外科医师检查中耳
1岁	腭裂修复
4岁	语言评估，必要时行腭咽闭合不全手术，唇鼻部二次整形
7～9岁	齿槽裂植骨
16岁以上	正颌外科手术、鼻整形术

腭裂主张选择综合序列治疗来恢复腭部的解剖形态和生理功能，为吞咽、发音创造条件。手术年龄方面至今在国内外仍有争议，有主张在1岁左右手术为宜的观点；也有主张在学龄前手术的观点。主张早期手术的学者认为，8～18个月是腭裂患儿开始说话时期，在此以前如能完成腭裂修复，有助于患儿自然地学习说话，也有利于养成正常的发音习惯，并得到较理想的发音效果。早期手术对颌骨发育虽有一定影响，但并不是决定因素，因腭裂患儿本身已具有颌骨发育不良的倾向，且在少年期可行扩弓矫治和/或颌骨前牵引，纠正上颌骨畸形，成人后颌骨发育不足的外科矫治较腭裂语音的治疗效果理想。这些观点目前已得到国内外多数学者的赞同[9]。主张5岁以后待上颌骨发育基本完成后再施行手术为宜，同时也减少麻醉和手术的困难。但Ross通过对国际多个唇腭裂中心相关资料所做的综合统计分析发现，大年龄组和小年龄组患儿之间相比，修复腭裂术后对生长发育受限程度似无明显差异。

腭裂的手术方法大致可分为两大类手术：一大

类手术方法是以封闭裂隙、延伸软腭的长度，从而恢复软腭生理功能为主的腭成形术（palatoplasty）；另一类手术是以缩小咽腔，改善腭咽闭合为主的咽成形术（pharyngo-plasty）。这两类手术以前一类为主，后一类则常常用于腭成形后未能达到正常腭咽闭合者。据最近的国内外专家报道，腭成形术后5%～30%的患儿需接受咽成形术。

1. 腭成形术

可分为：① 单瓣术：此法仅适用于软腭裂。② 两瓣术：又称为两瓣后推术，是目前国内外最流行的腭成形式。③ 软腭双响“Z”形瓣移位术：Furlow（1978）报道通过口腔面和鼻腔面的两个方向相反、层次不一的“Z”形黏膜肌瓣交叉移位，以达到肌纤维方向复位和延长软腭的目的。

2. 咽成形术

主要对象是腭成形术后仍然存在腭咽闭合功能不全者和先天性腭咽闭合功能不全者。

为改善腭咽闭合功能，提高语音清晰度，目前最常用的是咽后壁组织瓣转移术和腭咽肌瓣转移术。近来国内有报道采用发音辅助器治疗腭咽闭合功能不全者。值得指出的是无论采用手术或非手术治疗，都需要配合语音治疗后才能获得理想的发音效果[10]。

（1）咽后壁组织瓣转移术[11]：目前国内外学者几乎都主张咽后壁组织瓣的蒂向上，其优点是软腭向上向后运动，蒂在上有利于软腭的运动，同时也有利于术者在手术时有足够的组织瓣可取。国外临床上常用的方法有以下几种。

非阻塞性咽后壁组织瓣转移术：主要适用一些腭咽闭合功能欠佳，但发/a：/音时，软腭、咽后壁和咽侧壁还有一定的活动度的病例。

阻塞性咽后壁组织瓣转移术：仅适用于严重腭咽闭合功能不良者，同时在发/a：/音时，软腭、咽后壁和咽侧壁几乎没有活动度的病例，临床上较常见的是先天性腭咽闭合和功能不全的病例。

国内目前常用的咽后壁组织瓣的蒂置于上方，其长宽比一般为2：1或3：1，咽后壁组织瓣的宽度约为咽后壁宽度的2/3[12,13]。

（2）腭咽肌瓣转移术：主要用于咽腔横径过大者或腭裂二期手术。

◆ 腭裂术后常见并发症

1. 咽喉部水肿

因气管内插管的创伤或压迫，以及手术对咽部的损伤，都可能导致咽喉部水肿，造成呼吸和吞咽困难，或发生窒息。防治：根据患儿年龄选择适宜大小的插管，防止导管对气管壁持续性压迫；插管动作要熟练轻巧，尽量减少创伤；手术时尤其行咽成形术时操作仔细、轻巧、止血彻底，减少对组织损伤和血肿形成。尤其在关闭创面时，两侧缝合层次正确无误。术后给予适量激素，可以减轻或防止咽喉部水肿的发生，必要时作气管切开。

2. 出血

腭裂术后大出血少见，但在幼儿即使是少量出血，也能引起严重后果，故不应忽视。术后的早期出血（原发性出血）多由于术中止血不全。出血部位可来自断裂的腭降血管、鼻腭动脉、黏骨膜瓣的创缘，以及鼻腔侧暴露的创面。术后较晚期的出血（继发性出血）常由于创口感染所引起。

如果术后出血，先查明部位和出血原因。如为渗血，可用止血粉、止血纱布，或用浸有肾上腺素的小纱布行局部填塞和压迫止血。如出血在鼻腔侧创面，可滴入1%麻黄碱溶液数滴，或以浸有麻黄碱液的纱条填塞和压迫止血。对明显的出血点，应及时缝扎止血。如因凝血因素障碍而引起的出血，应输鲜血，并给予相应的止血剂，如维生素K_1、维生素K_3或酚磺乙胺等，及时请相关科室会诊，明确诊断和处理。

3. 窒息

腭裂术后发生窒息极为罕见，一旦发生窒息将严重危及患儿的生命，应严防窒息的发生。腭裂术后患儿的腭咽腔明显缩小，加上局部的肿胀，使患儿的吞咽功能较术前有所下降。尤其对那些手术时间长，或小下颌患儿，更应加以注意。防治措施：① 同咽喉部水肿；② 完全清醒后进流质；速度不宜过快，一次进食量不宜过多；③ 咳嗽和大声哭闹时不宜进食。一旦发生窒息，迅速吸清口内液体，速请麻醉科医师行气管插管，并请相关科室人员共同抢救。若两肺有分泌物，即使行气管切开，其效果也差。

感染：腭裂术后严重感染者极少见，偶有局限性感染。严重感染可见于患儿抵抗力差，手术操作粗暴，对组织损伤太大，以及手术时间过长等原因。

创口裂开或穿孔（腭瘘）：根据腭瘘部位，大小，术后8个月以上再行处理。

小结

唇腭裂的外科整复治疗在我国已普遍开展，手术和评估方法不断创新，亦取得了较好的修复效果。然而，唇腭裂是一种先天性发育畸形，随着生长发育，畸形也随着年龄发生变化，它们包括畸形本身存在的生理缺陷，外科手术干扰造成的颌面部继发畸形、语音、咬合功能等异常，以及不少患儿在社会交往中形成的心理障碍。不同年龄阶段有各自独特的主要矛盾，它们往往涉及各个学科，单一手术治疗往往不能达到令人满意的效果。因此，应该特别指出唇腭裂的治疗应由多学科专家协同合作，根据各发育阶段的需要，按一定的程序进行治疗，即"序列治疗"。

（褚　珺　王道和）

参・考・文・献

[1] 邱蔚六. 口腔颌面外科学：6版. 北京：人民卫生出版社，2008：405-425.

[2] Viator J A, Pestorius F M. Investigating trends in acoustics research from 1970-1999. J AcoustSoc Am, 2001, 109(5 Pt 1): 1779-1783.

[3] 王国民. 唇腭裂序列治疗学. 杭州：浙江科学技术出版社，2014：15-22.

[4] Noordhoff M S, Chen Y R, Chen K T, et al. The surgical technique for the complete unilateral cleft lip-nasal deformity. Operative technique in plastic and Reconstructive Surgery, 1995, 2: 167-174.

[5] Karin Vargervik, Snehlata Oberoi, William Y. Hoffman: Team Care for the Patient with Cleft: UCSF Protocals and outcomes. Journal of Craniofacial Surgery, 2009, 20 (Sup 2): 1668-1671.

[6] Millard D R. Discussion: Unilateral cleft lip repair. PlastReconstr Surg, 1987, 80: 517.

[7] Mulliken J B. Double unilimb Z-plastic repair of microm cleft lip. PlastReconstr Surg, 2005, 116: 1623.

[8] Mulliken J B. Repair of bilateral complete cleft lip and nasal deformity-state of the art. Cleft Palate Craniofac J, 2000, 37: 342.

[9] Perry A R, Shaw M A. Evaluation of functional outcomes (speech, swallowing and voice) in patients attending speech pathology after head and neck cancer treatment(s): development of a multi-centredatabase. J Laryngol Otol, 2000, 114(8): 605-615.

[10] Morley M E. Cleft palateand speech. 7th ed. London New York: Churchill Livingstone, 1970: 69-285.

[11] 王国民，袁文化. 咽后壁组织瓣转移术. 口腔颌面外科杂志，1997，7：282-285.

[12] McWilliams B J. A comparatives study of four methods of evaluating velopharyngeal adequacy. Plast Reconstr Surg, 1981, 68: 1-10.

[13] Mayo-R; Warren-D W; Zajac-D J. Intraoral pressure and velopharyngeal function. Cleft-Palate-Craniofac-J, 1998, 35(4): 299-303.

第四节　鼻部畸形

概述

先天性鼻部畸形（congenital malformation of nose）是指机体由于胚胎在发育过程中受到某些因素的影响，如遗传、环境等，使得颜面原基发育不良，导致出生时即存在的一种鼻部畸形。这种发育异常非常罕见，据文献统计发生率为1/（20 000～40 000）。主要原因是外胚层、中胚层和神经真皮组织共同发育异常所致。临床表现多样性：表现在外鼻畸形的如鼻裂、斜面裂、无鼻、双鼻、管形鼻、钮形鼻、驼鼻、鼻尖畸形等；表现在鼻腔畸形的如梨状孔狭窄、前或后鼻孔闭锁；表现在前颅底发育缺陷的如脑膜脑膨出、先天性鼻中线瘘管或囊肿[1,2]，这类畸形严重的均可引起呼吸功能障碍、外鼻的形态生长及功能的紊乱。

鼻裂与其他鼻畸形

◆ 鼻裂畸形

鼻裂畸形为一种罕见的外鼻畸形。常见的有鼻正中裂（median nasal cleft）和侧鼻裂（lateral nasal cleft）两种，其成因主要有以下几种观点：一是在胚胎期二嗅囊间的间质组织未能演化成为削薄挺拔的隔板，使鼻部变宽并呈现裂沟；二是中间突和侧鼻突之间的间质组织在移动过程中发生融合；三是"内褶学说"，在鼻额突中线有一个内褶过程，使二侧鼻腔靠拢，鼻腔随之加深，内槽部分形成中隔，若内褶过程出现障碍则形成鼻裂畸形。

1. 临床表现

鼻正中裂表现为鼻梁正中留有浅沟，将鼻梁平分为左右两半，整个鼻背平坦，两眼距增宽，轻者仅鼻尖裂开，重者由鼻尖到鼻根完全裂开，有时合并有鼻背皮肤瘘管、后鼻孔闭锁、唇裂或齿槽裂。侧鼻裂可以是鼻翼处的线性瘢痕缺损，也可以是三角形缺损，甚至有的扩展到内眦处反折，影响到鼻泪管系统（图38-16）。特殊类型的鼻裂为双鼻畸形（double nose），极为罕见，即具有双鼻，4个前鼻孔，常合并有鼻背先天性瘘管和后鼻孔闭锁等畸形。

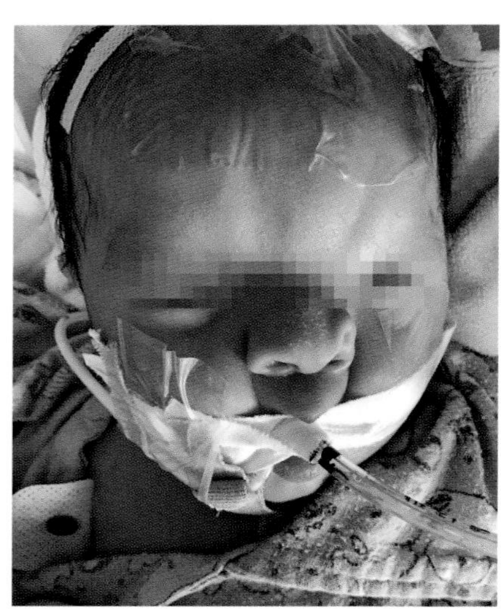

图38-16 左侧鼻裂

DeMyer[3,4,10]和其同事在研究中发现，所列的患儿中眼距过宽的程度、脑部畸形和智力障碍三者之间存有密切联系。他们认为眼距越宽，脑部畸形越明显，智力也就越低下。相反，眼距过宽不很明显，没有脑部畸形，则智力发育正常或接近正常的机会越多。

2. 诊断

详细询问病史和完整的临床检查以及X线摄片有助于诊断，并为以后的整复手术提供依据。CT检查可以详细了解骨质的畸形情况，MRI检查则对软组织的异常提供可靠诊断，尤其是伴有脑膜-脑膨出的患儿。

3. 治疗

根据畸形轻重，酌情进行整复。一般重者可选在1～2岁，轻者在5～7岁时进行矫正。如修补过晚，畸形严重者将整复困难。轻者如鼻尖裂可由鼻内切口，将两内侧脚合并缝在一起。严重的鼻正中裂通常是在整复外形的同时需重建呼吸通道。对双鼻畸形的手术治疗原则是：切除两只鼻子的中间部分而将两侧部分在中线处吻合，其中尚有局部的皮瓣转移和从耳郭处移植软骨和皮肤以及后鼻孔闭锁的修复。

◆ 先天性皮样囊肿及瘘管

皮样囊肿（dermoid cysts）为一先天性疾病，因其好发于鼻背中线任何部位，故也称为鼻背中线皮样囊肿[9,10]。

1. 病因学

本病的成因常见的有如下3种学说：一种认为起于面部，或称为面部起源，为Blard-Putton（1922年）首先提出[24,25]，他们认为在胚胎发育第2～3个月时，鼻骨和额骨在黏膜下骨化，鼻骨的皮肤与下面软骨相离。在此过程中，若有上皮组织遗留在皮下，则日后成为皮样囊肿，并可能有窦道穿通表面形成瘘管，则称为鼻背中线瘘管。此说已为多数学者所接受。第二种学说认为本病起源于头颅深部，在胚胎发育过程中由于神经孔（neuropore）未闭，上皮组织通过未闭的额骨鼻骨囟折入并遗留在鼻骨和软骨之间形成皮样囊肿。第三种是Luongo提出的“鼻前腔”(prenasal space)理论。所谓鼻前腔是指胚胎发育时存在于鼻骨和软骨之间的一个潜在腔隙。鼻前腔自颅底的硬脑膜沿鼻中线一直延伸至鼻尖部,硬膜和鼻背皮肤紧贴但可以分隔开,一旦异常发育不能分开或闭塞,则形成皮样囊肿或皮肤窦道(dermal sinus),两种病变可出现在自盲管至鼻尖的中线任何一个部位。

2. 临床表现

鼻部皮样囊肿大约占所有头颈部皮样囊肿的10%,为良性病变,男性较多,多随机发生,也有呈家族倾向的报道,囊肿可发生在鼻中线任何部位:前额、眉间、鼻尖和鼻小柱,但多见于鼻骨部。国外也有报道囊肿沿鼻骨向上不同程度侵及筛窦区域。常见部位有:① 两侧鼻翼软骨之间;② 鼻骨和软骨之间;③ 鼻骨下方鼻中隔软骨内。

一般出生即可在外鼻正中线见局限肿块,以后逐渐增大。如果囊肿较小,则呈现眉间隆起鼻梁变宽。大的则可使眼距变大,甚至眼球移位。瘘管可为一个,也可多个开口于表面,也可能开口于鼻腔,或瘘孔很小不易察觉,仅于鼻梁处见一小凹点,瘘口可挤出皮脂样物质或细小毛发。如有感染,则可引起局部红肿、溢脓,严重者伴有鼻面部蜂窝组织炎、骨髓炎及肉芽死骨形成,甚至鼻部瘢痕(图38-17,图38-18)。

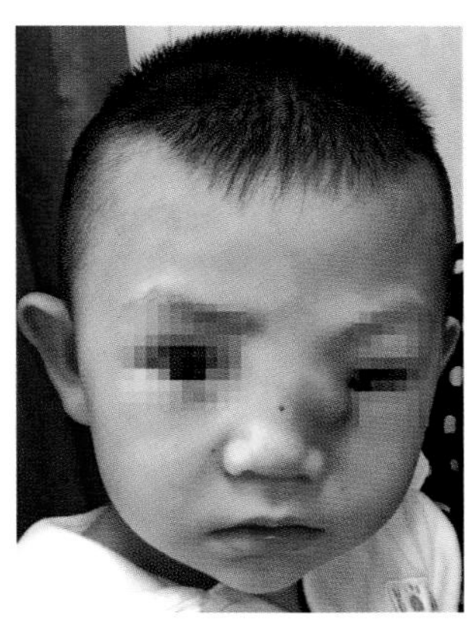

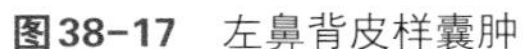

图38-17 左鼻背皮样囊肿

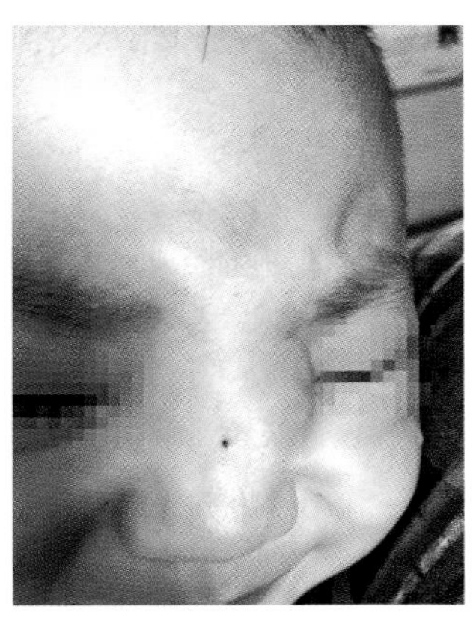

图38-18 瘘管继发感染

3. 诊断

诊断主要依据病史和局部检查。如有瘘管宜用探针探察或碘油造影术以确定囊肿及瘘管的范围、深浅和通路。鼻部CT或MRI检查可见鼻中隔软组织呈梭形肿胀,或中隔分叉,眉间区骨质增生,囊肿形成等。目前常用CT和MRI检查来了解病变的范围,为手术治疗提供可靠依据。囊肿的部位深浅不一,浅者膨隆在鼻骨之上,深者可穿通鼻骨,呈哑铃状,最深者甚至通向颅骨内脑垂体部位,但极罕见。值得一提的是皮肤窦道,其形成往往伴有骨质缺损,延伸至鼻骨深处,可能会引起脑脊液漏。本病须与单纯表皮囊肿、单纯的脂肪瘤、鼻泪管阻塞及其他先天性肿块相鉴别,如鼻胶质细胞瘤、脑膜脑膨出、血管瘤等(表38-2)[7]。

表38-2 先天性中线性鼻部肿块的鉴别诊断

鉴别点	脑膜脑膨出	胶质瘤	皮样囊肿
年龄	婴儿、儿童	婴儿、儿童	多见儿童、罕见成人
肿块位置	鼻内、鼻外	鼻内、鼻外	鼻内、鼻外
外观表现	软,可挤压	红蓝色,实质,不可挤压	实质,皮肤凹陷,带有毛囊
搏动感	+	—	—
透照法	+	—	—
脑脊液漏	+	罕有	罕有
Fursterburg 征	有	缺	缺
颅骨缺损	+	罕有	罕有
既往史	脑膜炎	罕有脑膜炎	局部感染

4. 治疗

手术切除。尽早地、彻底地切除为宜，以防复发。若患儿年龄较小，则应根据囊肿的生长速度来决定治疗方案。生长缓慢未引起鼻骨畸形和其他并发症者可酌情延缓手术，以免影响面骨发育。若生长迅速则手术应尽快施行。如切除的病变范围较广泛且有瘢痕畸形，则应考虑移植皮瓣、软骨等进行整形修复。如有感染需先行控制炎症后再行手术[24,25]。

◆ 血管瘤

血管瘤（hemangiomas）是发生在婴儿或儿童较为常见的良性肿瘤。它可出现在头颈部的任何部位，尤其是鼻部。它是儿童头颈部最常见的良性肿瘤，通常出生时即有，在出生后第1个月迅速增大。

传统的血管瘤可分以下几种类型[19,20]：① 毛细血管瘤；② 海绵状血管瘤；③ 混合型血管瘤；④ 过度肥大型（或称为青少年型）血管瘤。Batsakis认为这样分类某种程度上含有较多人为和理论方面的因素，而在临床上则并非那样明确，往往存在交叉、重叠。组织学上的分类即因为传统的习惯长时期沿袭而来。

1. 病因学

体表的血管瘤多为先天性，有人认为应属于错构瘤范畴，并非真正的肿瘤。鼻部血管瘤常见的是“胚性残余学说”，认为血管瘤系自胚性成血管细胞所发生。另外尚有慢性炎症、外伤性、内分泌等学说[19,20]。

2. 临床表现

生长在体表的血管瘤往往局部呈红色、紫色或黑红色肿块，圆形或卵圆形。毛细血管瘤较小，质软，有弹性；海绵状血管瘤基底广，质软，可压缩，易出血。有的出生后随着年龄的增加而迅速增大（图38-19）。

位于咽喉部的血管瘤可出现咽痛、咽异物感、声嘶、咳血或吐血，较大的可影响吞咽或呈慢性喉梗阻状（图38-20，图38-21）。位于气管内的血管瘤，早期即可出现呼吸困难、气道梗阻症状和体征。位于鼻腔或窦腔内的血管瘤，主要为单侧进行性鼻阻，反复鼻阻为该病的突出表现。出血量不等，出血多者可继发性贫血。鼻腔血管瘤除鼻阻塞外尚可向前自前鼻孔脱出或向后延伸至鼻咽部，致咽鼓管阻塞。鼻窦内较大的血管瘤可使窦腔扩大，骨壁受压或吸收变薄；甚至破坏骨质向外周发展，发生面部畸形、突眼、眼球移位、头痛等。

3. 诊断

一般毛细血管瘤多发于中隔、外鼻、面部、耳郭或乳突部皮肤；海绵状血管瘤则易发于鼻腔、上颌窦和咽喉部。按临床特点，诊断不难。血管瘤易出血，不宜活检。X线摄片、CT及MRI增强检查有助于诊断。目前临床上常用增强MRI检查，因其有使血管瘤组织增强作用，使图像较X线及CT更为清晰、可靠。国外在儿童血管瘤患者中采用连续的多普勒有规则地、间歇性地对病变范围进行检查，若动静脉瘘的数量增加，则自然退化的可能性很小。

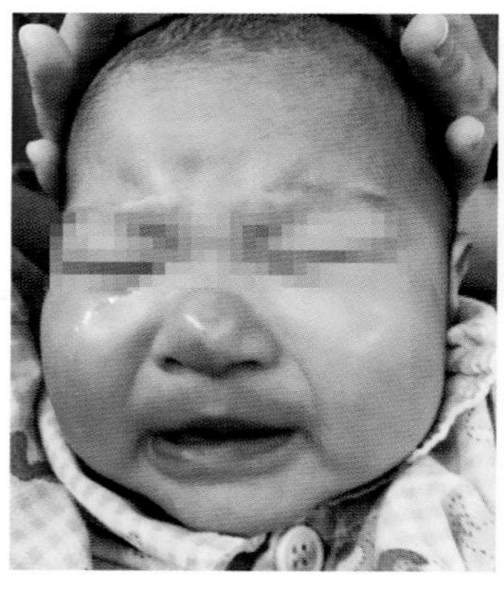
图38-19　鼻尖血管瘤

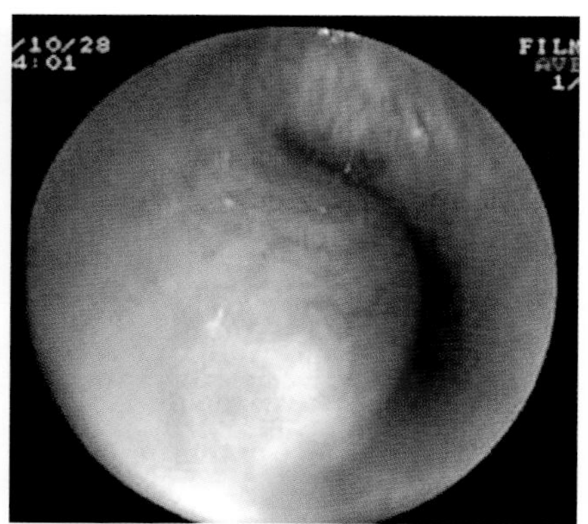

图38-20　左声门下气管内血管瘤

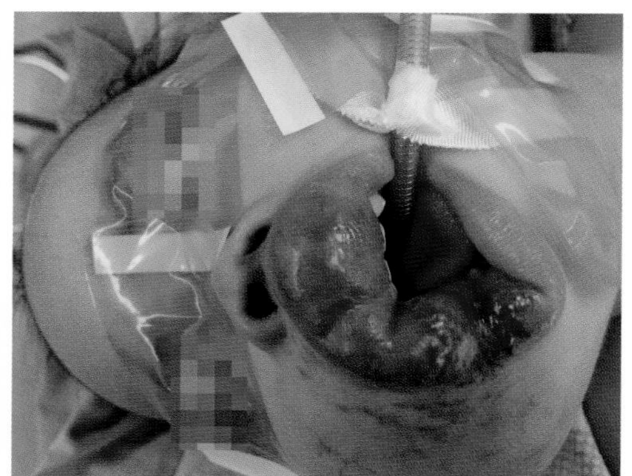
图38-21　右侧面唇部血管瘤

4. 治疗

血管瘤据其所在部位的不同而选择不同的治疗方法。目前常用的有YAG激光、液氮冷冻、微波和手术治疗,此外还有硬化剂注射、同位素^{90}Sr治疗以及大剂量激素等。其中YAG激光治疗具有出血少、创伤小、反应轻、不易复发等特点。国内外报道其总有效率达到94%以上。对于咽喉部、鼻腔和鼻窦内较大的血管瘤往往需联合用上述方法治疗,方可取得满意疗效。在必须行手术治疗时,为预防术中出血较多,可先行同侧的颈外动脉结扎,或先行小剂量放射治疗,或注射硬化剂,使瘤体缩小、变硬,易于切除,以防止大出血。鼻部、咽喉部血管瘤虽属良性肿瘤,若治疗方法选择不当,则极易复发。血管瘤常发生于头颈部,先天性的居多。国外报道有一部分患者可自愈,其原因尚不明确。Batsakis认为其预后主要取决于:① 病变的解剖位置;② 血管瘤的大小、直径和深度;③ 初次治疗所选择的方法。他们对较小的鼻部血管瘤一般主张随访观察。若肿瘤发展迅速或导致呼吸不畅,影响生命,则应立刻治疗。此外,血管瘤尚未有转移或恶变的报道。

◆ 其他外鼻畸形

严重的鼻畸形多合并其他脏器畸形,存活率极低,能生存的鼻畸形多较轻,也较罕见[5,10]。

1. 先天性外鼻缺损

胚胎期鼻额突和嗅囊不发育,即形成缺鼻畸形,极少见。如不发育限于一侧,则为半缺鼻畸形。以一侧鼻孔或鼻翼缺损多见,并多伴有鼻突不发育。检查发现外鼻缺如,鼻背微凸,腭弓明显高耸,软腭活动良好。用空针穿刺探察鼻腔,但针尖所触之处,均为骨质。鼻窦CT片示硬腭抬高,鼻突未发育,患儿已习惯用口呼吸,而哺乳则非常困难。

治疗:需用手术整形修复。手术包括穿通上颌骨到达咽部,并予植皮成腔。第二步采用额部皮瓣造鼻。

2. 先天性鼻赘

为胚胎发育中原始胚胎组织存留,以致鼻部出现各种赘生畸形[8-10]。赘生物可取代原来的正常结构或另外长出。它可以在内眦处发育一长形管状物如喙状,称为鼻侧喙(lateral proboscis)畸形,另一类为鼻背或鼻腔内长出大小不等赘生物,好像皮样囊肿或鼻息肉。

治疗:手术切除,整形修复。

3. 鼻翼萎陷(collapse of nostrils)

鼻翼萎陷系指鼻翼随吸气动作向内移动的情况,常因鼻大翼软骨外侧脚发育不良,组织柔软无力所致,或鼻大翼软骨内侧脚增生,使鼻小柱增宽,鼻腔变狭窄[3-6]。主要症状均为吸气时发生呼吸困难,活动时明显。

治疗:手术整形修复。由于增生引起的则切除增生部分;对鼻翼软骨柔软无力的,可移植耳郭软骨或金属片以支起鼻翼部,恢复呼吸畅通。

先天性前、后鼻孔闭锁

◆ 先天性前鼻孔闭锁

前鼻孔闭锁(atresia of the anterior nares)是在鼻前庭与固有鼻腔交界处有一层膜状皮肤或骨性间隔形成,此种畸形甚少见,闭锁可为部分性或完全性,可位于一侧或双侧[5,6]。

1. 病因

胚胎26个月时,前鼻孔为上皮栓块闭塞,如鼻孔内上皮栓块未被吸收,遗留成为膜性或骨性间隔,即形成先天性前鼻孔闭锁。

2. 临床表现

主要症状为鼻塞。新生儿先天性双侧前鼻孔完全闭锁,因患儿不会用口呼吸,有窒息危险,且不能吮奶,造成喂养困难以致营养不良。

3. 诊断

先天性前鼻孔闭锁检查时可发现自鼻孔狭小至完全闭锁,其深度可在前鼻孔、鼻前庭、鼻阈,少数可深入鼻腔前部。

4. 治疗

先天性双侧前鼻孔闭锁时应做紧急处理,可用粗针穿破闭锁膜,建立鼻呼吸,再放塑料管持续扩张。待新生儿适应后再行手术切除闭锁组织,将前鼻孔充分扩大后用塑料管或硅胶管扩张。单侧闭锁需进行前鼻孔整形术。

前鼻孔整形术手术方法[6-8]：如隔膜较薄，可利用其前后两层上皮组织覆盖创面。如隔膜深而厚实，富有软组织，可沿前鼻孔的边缘作三角形切口，切除鼻前庭处的全部闭锁组织，将前鼻孔尽量扩大，以免术后发生瘢痕收缩以致再度形成狭窄。如切除后创面过大，需给予植皮。植皮可取大腿内侧替尔或断层皮片，将皮片创面向外裹于塑料扩张管外，皮片边缘相对缝合，在皮片上缘穿2条牵引线，绕过橡皮管上端，通过管腔，牵引皮片边缘，避免置入扩张管时皮片弯曲。将裹有皮片的塑料管置人新造的前鼻孔内，皮片下缘与切口边缘缝合，以凡士林纱条填塞管腔。术后塑料扩张管持续留置于新造前鼻孔内6个月以上（图38-22 ～图38-25），防止因瘢痕收缩以致术后前鼻孔缩小。

◆ 先天性后鼻孔闭锁

后鼻孔闭锁（posterior choanal atresia）是一种少见疾病，该病于1755年首先由Roederer认识，1829年Otto首先描述此病，指出后鼻孔闭锁是由于先天性畸形引起[12,13]。在1755—1966年间[14,15]，文献中报道本病共有400例，1959年Craig及Simpson报道有10例[16]。本病多为先天性，常见于婴儿及儿童。据国外学者报道，在新生儿中发病率为1/7 000，男性多于女性，为2∶1。闭锁可为单侧或双侧，单侧与双侧之比为2∶1，可为完全闭锁或部分闭锁。

闭锁类型有3种：① 胶原纤维组织膜形成的膜性闭锁，在闭锁膜中央有一浅凹；② 由骨质过度生长造成的骨性闭锁，通常在闭锁骨板中央有凹陷；③ 混合性。

大约90%的闭锁板为骨性，10%为膜性。在后鼻孔闭锁的患儿中50%伴有其他相关的先天性畸形。Berstrom描述其相关的畸形有视网膜缺损、心脏畸形、生殖泌尿系统畸形、智力发育迟缓和听力丧失等。

1. 病因

先天性后鼻孔闭锁起因于：① 颊鼻膜遗留；② 颊咽膜未自行穿破；③ 后鼻孔周围组织过度发育。

其病因可从胚胎发育过程进行阐述[17,18]，胚胎第3周末或第4周初，在面部中线两侧外胚层增厚部分，称为鼻基板。鼻凹在鼻基板上形成，其凹陷陷入面部的中胚层，并向后Rathke颊囊生长。这样，两个位于颊凹之上的嗅凹形成，当中胚层被吸收后，嗅凹之底或颊凹之顶变薄，以致两凹之间被一部的隔膜隔开。正常情况下，此隔膜在胚胎第35 ～ 38天时破裂，即为后鼻孔雏形。如此隔膜未破将导致闭锁，形成畸形。若闭锁两上皮质间的中胚层未被吸收，则呈骨性。

随着嗅迷路发育，原始后鼻孔消失，留下其外侧为鼻凹和内侧为原始后鼻孔之间的膜型骨性原始腭。随着面部发育，由于侧腭突及鼻中隔形成，次级腭形成。原始腭形成切牙骨以及向后发展为原始后鼻孔，并构成硬腭后端垂直部分，此部位即前肠的内胚层与鼻腔外胚层相遇之处。理论上，在此处颊咽膜未破裂将形成后鼻孔的膜性闭锁，占病例总数的5% ～ 10%。不管怎样，颊咽膜持续存在，仍难以解释骨性闭锁。在闭锁的骨板中发现软骨成分，被认

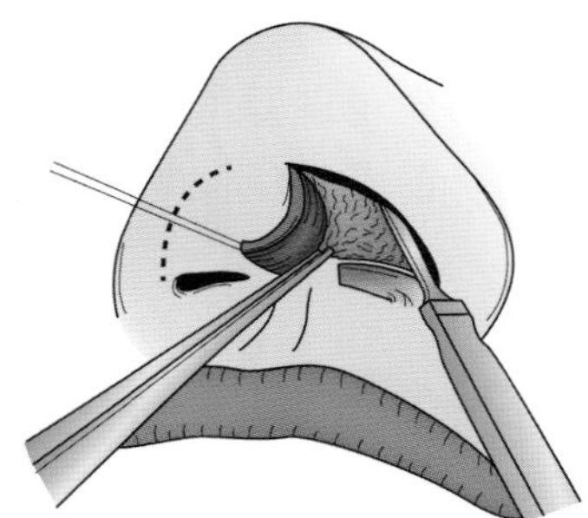

图38-22 切口及切除瘢痕组织

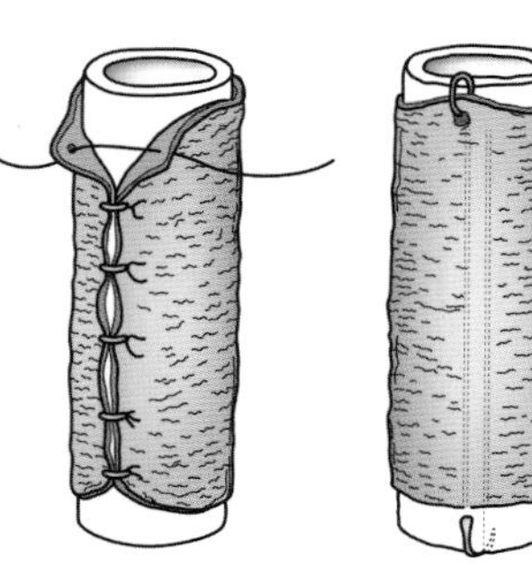

图38-23 皮片裹于塑料管外

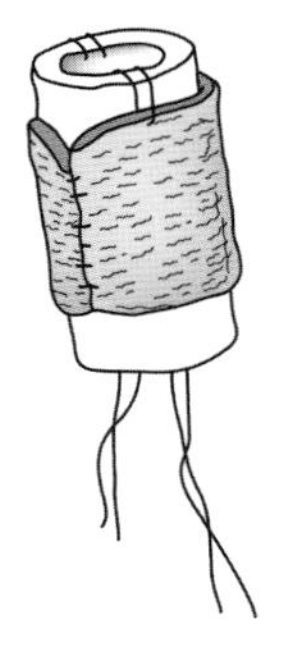

图38-24 皮片植入法

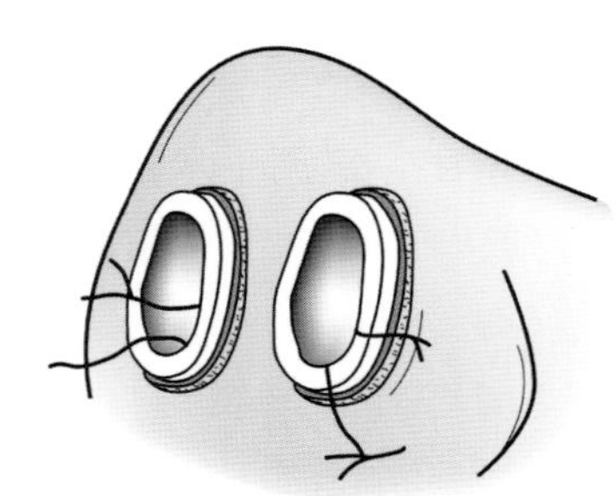

图38-25 塑料管插入皮片缝合固定

为可能骨性闭锁是由于腭骨中线及垂直部分过度生长所致。

Craig及Simpson不赞成用胚胎学来解释闭锁的成因[21,23]，而认为是先天性粘连发展而成。支持他们理论者指出，闭锁的部位是鼻凹最狭窄处，而此处恰是粘连最易发生的部位。此外，还指出在后鼻孔闭锁常伴有其他畸形，均在胚胎早期原始后鼻孔形成过程中。

2. 临床表现

新生儿出生后，只会用鼻呼吸，因此双侧后鼻孔闭锁常在新生儿期即造成鼻塞。除非立即插管建立人工口腔呼吸通道，新生儿可立刻出现呼吸困难进而窒息死亡。产生上述情况，原因是新生儿期其整个舌体的长度与硬腭和软腭接近，形成真空状态，导致气道阻塞。在出生后4～6周，新生儿随着适应能力的健全，才逐渐习惯于用口呼吸。

双侧后鼻孔闭锁患儿的症状有以下2种。

（1）患儿仅在张口时呼吸，并试图挣扎用鼻吸氧，唇颊内吸，且色泽苍白，颈部软组织及肋间隙内陷，上述症状在经口插入通气道或患儿哭时可自然缓解。

（2）喂养困难：当口腔闭合时吸吮困难，导致营养不良，可以经口插管喂养，但体重长期不增，并经常发生呼吸道感染。

单侧后鼻孔闭锁的症状不明确，一般不会产生急性呼吸困难，故新生儿期不易察觉。一般在母乳喂养时，母亲乳房压住患儿健侧鼻孔，患儿出现气急、吸吮困难时才被发现。单侧闭锁的其他症状有单侧鼻流黏涕。鼻腔分泌物刺激上唇及鼻翼皮肤，常使其发红或发生湿疹。长期以来人们已认识到后鼻孔闭锁常伴有相关的畸形，Buckfield 等强调研究相关畸形的重要性。这些畸形可有食管闭锁、十二指肠狭窄、脐疝及肛门闭锁。

3. 诊断

新生儿的呼吸窘迫可由于自鼻孔至肺泡的任何部位发生阻塞所致。新生儿有周期性呼吸困难，哺乳困难，哭时或张口呼吸时气急症状立刻缓解，说明是鼻腔或鼻咽部阻塞。先天性后鼻孔闭锁在临床上由下列方法来明确诊断。

（1）一旦阻塞位置明确后，可采用一软橡皮导管插入鼻腔，观察是否能插入到口咽部。

（2）用探针或棉签沿鼻底伸入，观察后鼻孔处有无阻力，此法容易判断闭锁是部分性还是完全性，并能探测其性质。

（3）用少量1%甲紫、亚甲蓝自前鼻孔滴入鼻腔，观察药液是否流入口咽部。

（4）用棉絮置入前鼻孔处，观察鼻腔内有无气流吹动棉絮。

（5）采用鼻腔油造影进行头颅侧位摄片，观察闭锁情况及其与硬腭后缘关系，以确定闭锁的部位及深度。

（6）鼻腔鼻窦CT扫描+三维重建有助于解剖异常的研究，Hamer在CT及临床观察基础上，可把先天性后鼻孔闭锁的解剖异常分为4种范畴：鼻腔狭窄、周围的骨性阻塞、中部骨性阻塞延及犁骨和膜性阻塞[11]。

4. 鉴别诊断

应与新生儿窒息、先天性心脏病、胸腺肥大及其他引起婴幼儿呼吸困难的疾病，如咽扁桃体、增殖体肥大、后鼻孔息肉、先天性皮样囊肿、鼻内型脑膜脑膨出、小颌畸形、先天性鼻咽闭锁等相鉴别。

5. 治疗

单侧后鼻孔闭锁通常不会造成急性呼吸困难，常见的症状是鼻溢，从而未引起足够重视。目前观点是：手术时机在儿童期任何年龄均可施行，一般是在学龄前。外科手术途径可根据不同年龄、畸形或后鼻孔闭锁膜组成来选择经鼻腔或经腭的方法[18,21,23]。

（1）术前处理

考虑2个因素：① 呼吸；② 喂养情况。单侧后鼻孔闭锁的病例一般无呼吸困难。双侧闭锁的新生儿都有呼吸困难，可以建立经口呼吸通道来解决，此措施须持续到手术治疗解除病因后为止。一旦双侧闭锁明确诊断，需立即在口插管麻醉下施行气管切开术，以保持呼吸通畅，但现在大多数学者认为无此必要。

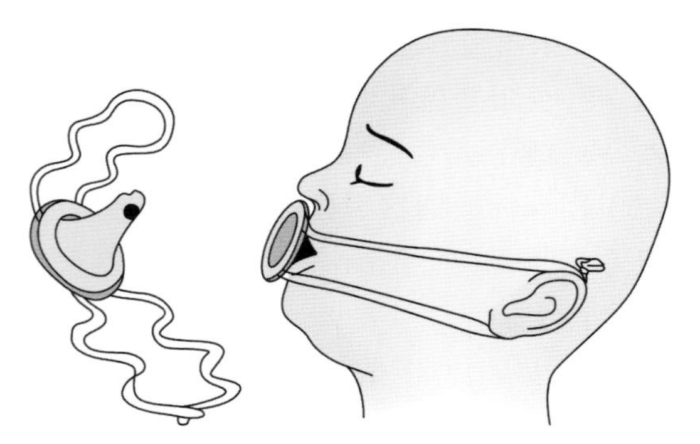

图38-26 双侧后鼻孔闭锁新生儿应用McGovern奶头解决呼吸及喂养困难

喂养可用汤匙或口腔导管来喂养，McGovern介绍了一种有效的喂养方法，即用一个有3个大孔的橡皮奶头，塞入患儿口中，可经此滴入牛奶。患儿在吸奶同时可保持呼吸通畅，这样可解决呼吸和喂养困难的问题（图38-26）。

最早治疗后鼻孔闭锁的方法是在1853年由Emmert描述，是经鼻腔盲目穿透后鼻孔闭锁膜。因其周围有眼眶、脊髓束等重要器官，故能增加手术的危险性，可发生一些潜在的严重并发症，如脑脊液漏、中脑损伤和Gradenigo综合征（包括耳溢、眼周痛及岩尖炎引起外展神经麻痹造成复视）。且后鼻孔经开窗后，易再次闭锁。这种经鼻途径方法仅用于膜性闭锁，约占总病例的10%。所有骨性闭锁需经腭途径进行手术。

（2）手术方法

1）经腭途径手术：这种手术适用于任何年龄。为保证手术安全，如患儿已习惯用口呼吸，手术可延迟进行。有人认为双侧闭锁患儿，为了防止窒息意外，手术时机可推迟到1～2岁。1909年Bru首次经腭途径手术获得成功。Blair（1931）和Rudely（1945）也有类似报道。

手术在气管内插管全麻下进行。手术医师坐在手术台头端，患儿肩下垫小纱袋，脚抬高，用张口器撑开嘴，并用张口器的压舌板压下舌部，维持气管内插管不影响手术野。患儿眼睛覆以凡士林纱布，其上再覆以手术巾。1%利多卡因加1 ∶ 300 000肾上腺素作硬腭黏膜局部浸润麻醉。采用“U”形切口，切口顶端尽可能靠近硬腭前方，两侧切口沿硬腭边缘，向后经腭大孔外侧，离牙槽骨0.5 cm切开，剥离掀起U形硬腭黏骨膜瓣，由助手牵拉或直接用缝线牵系黏骨膜瓣到张口器的压舌板处，暴露硬腭后缘。从中线开始用电钻从后向前去除硬腭，直至暴露闭锁部分的下缘（图38-27），将鼻咽部及鼻腔黏膜从闭锁的骨质上分离。用探针探测鼻腔及细心推动暴露的黏膜，判断鼻腔的内外侧边界。用2～3 mm电钻去除骨骼。探针还可判断何时达到鼻腔及鼻咽部的顶壁。鼻腔及鼻咽部的黏膜瓣须小心保护，备作以后用来重塑新鼻孔。

如何转移黏膜瓣虽有很多讨论，实际上，黏膜瓣不能完全覆盖术腔壁，因为闭锁的任何一侧均有骨质增生。当两侧闭锁骨质及鼻中隔后部用电钻切除后，切开黏膜囊袋，通过探针核实新鼻腔的边界，在直视下判断切开黏膜的部位。将扩张管弯成U形，由后向前通过新的后鼻孔，保证黏骨膜瓣紧覆于鼻腔壁，U形管的凸面呈弧形通过鼻中隔后边缘，并在其后壁开孔，建立一个允许空气经过管腔进入鼻咽

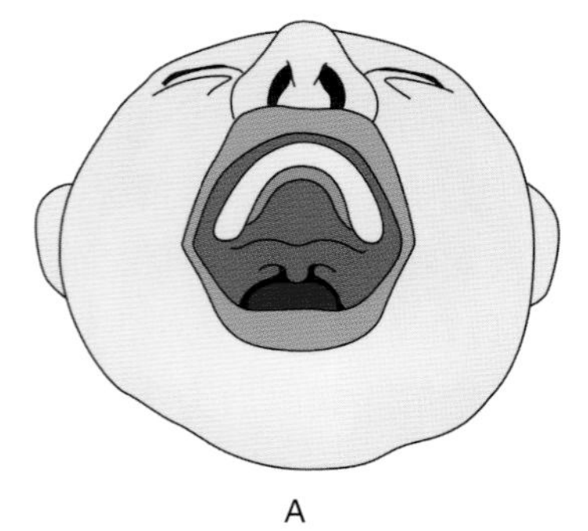

A

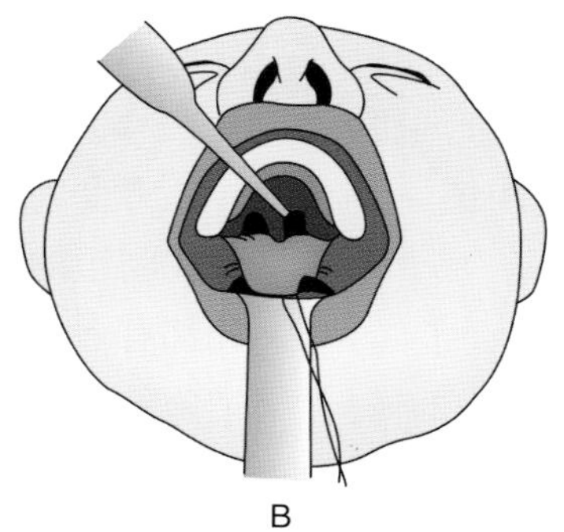

B

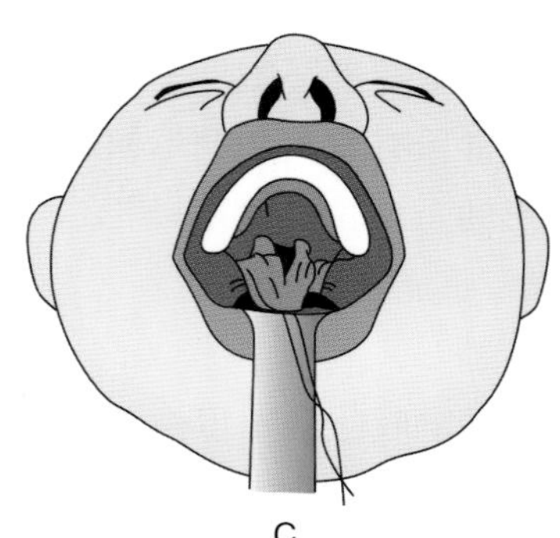

C

图38-27 经腭途径手术
图A：硬腭黏膜切口；图B：去除硬腭及闭锁骨质；图C：固定黏膜瓣

部的通道。管子两端露出前鼻孔处缝合在一起，然后用丝线间断缝合黏膜瓣。

2）经鼻腔途径手术：以此种方法进行手术，手术时机以早做为宜。经鼻腔手术常用于膜性闭锁患儿，在气管插管麻醉下进行，手术可采用鼻内镜下膜性组织用切吸钻吸除后置如支撑管。患儿体位及医师位置同经腭手术（图38-28）。

小心地用手指探入鼻腔后空隙，用Lichwitz套针及套管穿破闭锁膜，并用手指放在鼻咽部控制套针穿破闭锁膜。尽量扩大穿刺孔，使该孔大于前鼻孔，术后自前鼻孔置入粗硅胶管直达鼻咽部，在硅胶管的末端固定于鼻腔内，使两侧鼻腔的硅胶管露出前鼻孔，并将其缝合固定。与经腭手术一样，管的后端需开窗，以建立呼吸通道。

3）经鼻窦内窥镜途径手术：在鼻窦内窥镜直视下切除闭锁板，采用4 mm或2.5 mm的鼻窦内窥镜及中耳手术器械和电钻实行手术切除。内窥镜方法适用于任何年龄，但不适用于6个月以下的婴儿。这种方法的成功率高，没有报道对腭的生长有影响。

4）激光治疗后鼻孔闭锁：近年来可采用激光进行手术切除闭锁膜。国内报道[17,20]经鼻采用二氧化碳激光切除后鼻孔闭锁膜，在鼻腔黏膜表面麻醉下，用输出功率为50 W的二氧化碳激光束气化闭锁膜，鼻腔部置入丁卡因棉片保护，这种方法适用于膜性或薄的骨性闭锁隔。

国外报道联合应用鼻内窥镜下，以钬激光施行后鼻孔闭锁治疗。此方法可应用于任何年龄或曾行手术后再度狭窄的患儿。手术在全麻下施行，术前最大限度地收缩鼻腔黏膜，使鼻腔尽量宽大。用浸泡盐水的有色纱布堵于鼻咽部，以便识别和防止损伤鼻咽部。用2.7 mm或4 mm的0度鼻内窥镜，钬激光由光导纤维传递，用5 ～ 10 Hz的脉冲，功率为10 W的激光气化闭锁隔。先沿鼻底部气化，然后逐渐尽量扩张，直至看到有色纱布。需注意鼻中隔后段，避免损伤鼻咽。术后四周复查，定期随访，进行鼻内窥镜检查。此法疗效满意，术后鼻气道功能正常，鼻黏膜愈合好，无再度狭窄现象。后鼻孔闭锁的手术方法很多。经腭径路可提供较好的视野，但处理组织较多，损伤大，出血多，并发症多。经鼻径路方法简单，安全，迅速，但受视野和操作的限制，可有腭瘘、黏膜下小穿孔等并发症。二氧化碳激光适合浅表膜性组织切除，不能有效地气化骨和软骨。Nd-YAG激光因高热能引起组织的热损伤。钬激光经光导纤维传递，通过鼻内窥镜在直视下迅速气化闭锁膜，手术安全、简便、创伤小。

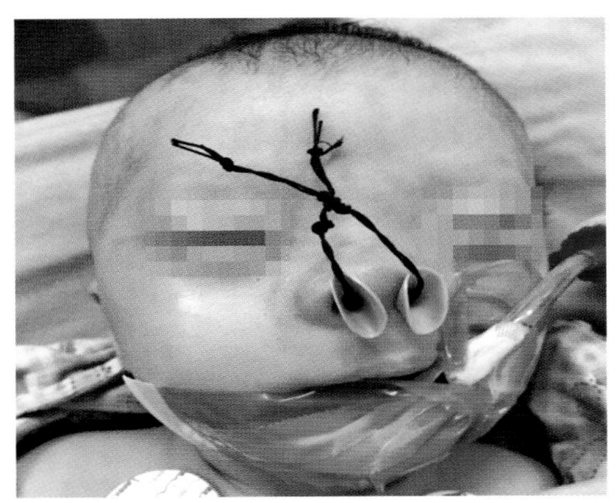

图38-28 经鼻腔途径吸除膜性闭锁留置支撑管

（3）术后处理

新生儿术后置于暖箱中，保持较高温度，术后经胃管给食，48小时后可用奶瓶喂养。

经腭径路手术的术后7天腭部缝线拆除，硅胶管扩张时间维持至少1个月。撤除扩张管后应定期随访观察。为防止再狭窄，必要时还需定期扩张，术后给予抗生素以防止感染。

（4）并发症

1）腭瘘：一般术后10天愈合。

2）后鼻孔再度狭窄：术后2年内发生瘢痕所致，可经全麻下再扩大开口。若一旦发生这种并发症，可重新置入硅胶管2 ～ 3个月。必须指出：手术所建立的鼻孔不随着年龄长大而扩大，最好的情况也只能是后鼻孔保持其术后最大孔径，故不能适应成人后鼻腔呼吸。对于这些病例，还需再次手术治疗。

小结

先天性面部畸形较为罕见。严重者往往因伴

有内部脏器的畸形而过早死亡，能存活者畸形表现较轻，对这些患儿根据病史及体征，一般诊断不难，重要的是选择恰当的治疗方法和时机，以达到创伤小、组织缺损少、不影响面部发育的效果，降低复发的概率。

先天性前鼻孔闭锁甚少见，系胚胎2～6个月时前鼻孔内上皮栓块未被吸收，遗留成为膜性或骨性间隔。临床表现为鼻塞，新生儿双侧前鼻孔闭锁需紧急处理，可用粗针穿破闭锁膜，建立鼻腔呼吸，便于吮奶。单侧闭锁可进行前鼻孔整形术。

后鼻孔闭锁是先天性疾病，常由于婴幼儿在胚胎期颊鼻膜遗留、颊咽膜未自行破裂及后鼻孔周围组织过度发育所致。闭锁膜可为膜性、骨性或混合性，可有双侧闭锁或单侧闭锁。双侧闭锁患儿仍是婴幼儿急症之一，可在出生后立即出现呼吸困难、喂养困难，甚至窒息死亡。单侧闭锁的不会产生呼吸困难，仅在母乳喂养时，察觉婴儿有气急及一侧鼻溢。后鼻孔闭锁患儿常伴有其他先天性畸形。诊断依靠采用橡皮导管插入观察是否能插到口咽部以及1%甲紫或亚甲蓝滴入鼻腔观察药液是否流入口咽部，还可用碘油造影以及CT扫描来了解闭锁膜的位置、性质及与周围组织关系。一旦明确诊断，治疗以手术为主，单侧闭锁可择期手术，双侧闭锁应尽早手术。可采取经腭途径、经鼻途径切除闭锁膜。近年来有采用鼻内窥镜以及配合激光进行手术。无论选择哪一种手术方法，均有再狭窄的可能性，尽管再狭窄的可能性在逐年下降。

（黄　琦　吴　皓）

参·考·文·献

[1] Morgan D W, Evans J N G. Developmental nasal anomalies. J Laryngol Otol, 1990, 104: 394–403.

[2] DeRowe A, Landsberg R, Fishman G, et al. Neonatal iatrogenic nasal obstruction. Int J Pediatr Otorhinolaryngol, 2004, 68: 613–617.

[3] Buenting J E, Dalston R M, Drake A F. Nasal cavity area interm infants determined by acoustic rhinometry. Laryngoscope, 1994, 104: 1439–1445.

[4] Djupesland P G, Lyholm B. Nasal airway dimensions in term neonates measured by continuous wide-bandnoise acoustic rhinometry. Acta Otolaryngol, 1997, 117: 424–432.

[5] Pederson O F, Berkowitz R, Yamagiwa M, et al. Nasal cavitydimensions in the newborn measured by acoustic refl ections. Laryngoscope, 1994, 104: 1023–1028.

[6] Djupesland P, Kaastad E, Franzen G. Acoustic rhinometryin the evaluation of congenital choanal malformations. Int J Pediatr Otorhinolaryngol, 1997, 41: 319–337.

[7] Osovsky M, Aizer-Danon A, Horev G. Congenital pyriform aperture stenosis. Pediatr Radiol, 2007, 37: 97–99.

[8] Brown O E, Myer CM III, Manning S C. Congenital nasal pyriform aperture stenosis. Laryngoscope, 1989, 99: 86–91.

[9] Hughes G B, Sharpino G, Hunt W, et al. Management of the congenital midline nasal masses: a review. Head Neck Surg, 1980, 2: 222–233.

[10] Morgan D W, Evans J N G. Developmental nasal anomalies. J Laryngol Otol, 1990, 104: 394–403.

[11] Ayari S, Abedipour D, Bossard D, et al. CT-assisted surgery in choanal atresia. Acta Otolaryngol, 2004, 124: 1–31.

[12] Garabédian E N, Ducroz V. Imperforations choanales. In: Garabédian E N, Bobin S, Monteil J P, et al. ORL de l'enfant. Flammarion (Médecine-Sciences), Paris, 1996: 127–131.

[13] Kubba H, Bennett A, Bailey C M. An update on choanal atresia surgery at great Ormond street hospital for children: preliminary results with mitomycin C and the KTP laser. Int J Pediatr Otorhinolaryngol, 2004, 68: 939–945.

[14] Postec F, Bossard D, Disant F, et al. Computer-assisted navigation system in pediatric intranasal surgery. Arch Otolaryngol Head Neck Surg, 2002, 128: 797–800.

[15] Prasad M, Ward R F, April M M, et al. Topical mitomycin as an adjunct to choanal atresia repair. Arch Otolaryngol Head Neck Surg, 2002, 128: 398–400.

[16] Samadi D S, Shah U K, Handler S D. Choanal atresia: a twenty-year review of medical comorbidities and surgical outcomes. Laryngoscope, 2003, 113: 254–258.

[17] Triglia J M, Nicollas R, Roman S, et al. Choanal atresia: therapeutic management and results in a series of 58 children. Rev Laryngol Otol Rhinol (Bord), 2003, 124: 139–143.

[18] Van Den Abbeele T, François M, Narcy P. Transnasal endoscopic treatment of choanal atresia without prolonged stenting. Arch Otolaryngol Head Neck Surg, 2002, 128: 936-940.

[19] 邱蔚六. 口腔颌面外科学. 北京：人民卫生出版社，1995：345-395.

[20] A. Derijcke, A. Eerene, C. Carels: The incidence of oral cleft: a review. British Joumal of oral and Maxillofacial Surgery, 1996, 34: 388-494.

[21] Hengerer AS. Choanal atresia: A new embryologic theory and its influence on surgical management, Laryngoscope, 1982, 92: 913.

[22] 朱曦. CO_2激光治疗后鼻孔闭锁. 中华激光医学杂志，1992，6(3).

[23] Altulann F, Problem of so-called congenital atresia of the ear. Arch Ofolaryngol, 1994, 50: 759.

[24] MacGregor F B, Geddes N K. Nasal dermoids: the significance of a midline punctum. Arch Dis Child, 1993, 68: 418-419.

[25] Bloom D C, Carvalho D S, Dory C, et al. Imaging andsurgical approach of nasal dermoids. Int J Pediatr Otorhinolaryngol, 2002, 62: 111-122.

第五节 耳部畸形

概述

先天性耳畸形依据耳的解剖部位，如外耳、外耳道、中耳及内耳均可出现发育异常而导致畸形。本节主要介绍外耳、外耳道的部分发育异常及一些常见的先天性疾病。先天性耳畸形是从胚胎发育到发育完成，任何阶段的发育异常均会引起先天性的疾病。值得关注的是耳部的发育异常常伴有颌面部、脊柱、心血管系统等其他系统的发育畸形。迄今为止国内外研究证实：耳畸形及其他先天性疾病的发病率为（0.5～2）/10 000，不同的国家地区和疾病类型略有差异[1,2]。

先天性耳郭畸形

耳郭的发育：耳郭由第1鳃弓和第2鳃弓形成，胚胎第6周，耳郭在第1鳃沟外侧部上的第1、2鳃弓开始发生6个小丘样结节，6个结节排列成2个皱襞，逐渐发育到胚胎第3个月形成耳郭。第1结节发育成耳，第2、3结节形成耳轮脚，第4、5结节演化成对耳轮，第6结节发育成为对耳屏。第1鳃沟中央上半部衍化为耳甲腔，下半部衍化为耳屏间切迹（图38-29）。A图中1～3为前列结节，4～6为后列结节。B、C、D图中1为耳屏结节、2为耳轮脚结节、3为耳轮上部结节、4为耳垂结节、5为对耳屏结节、6

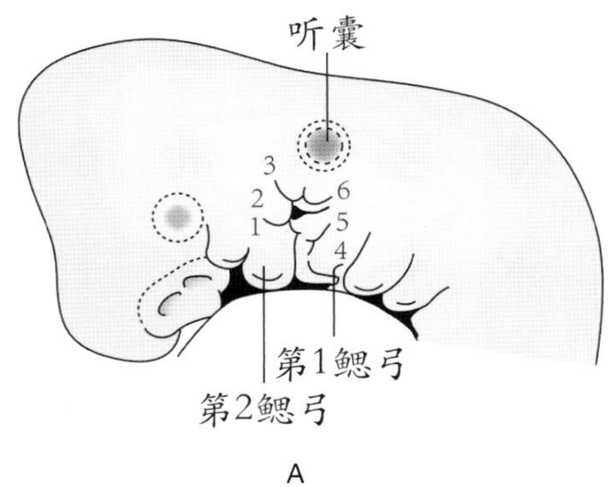

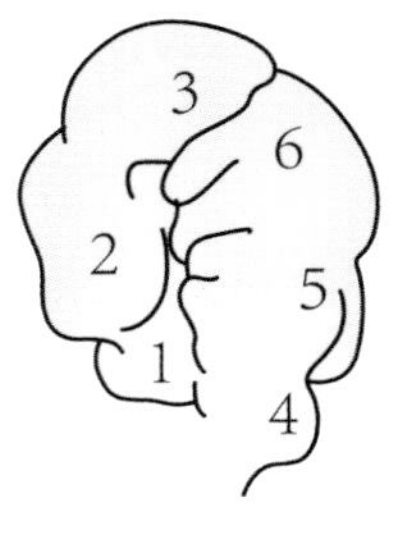

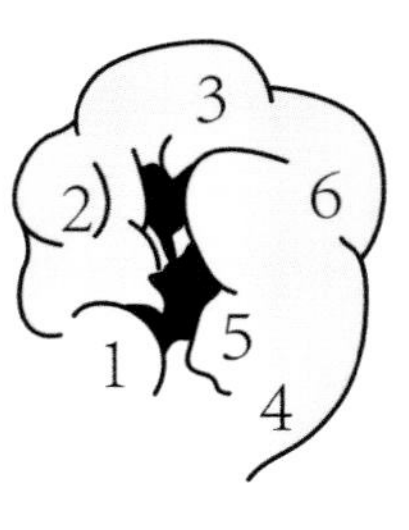

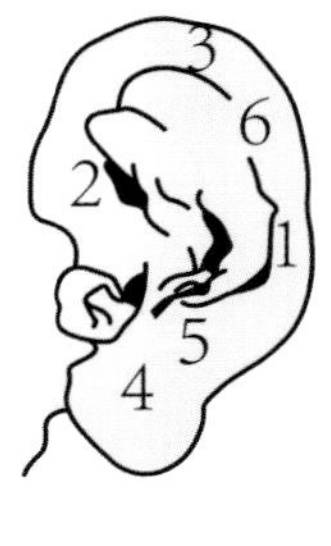

图38-29 耳郭发生示意图

为耳轮下部及对耳轮结节。耳郭畸形表现在位置、大小、形态方面的异常，现介绍以下几种较常见的耳郭畸形进行讨论[2,3]。

◆ 巨耳（macrotia）

1. 病因

病因不明，这种畸形较少见，是耳郭过度发育所致，较多的是耳郭部分肥大。

2. 治疗

施行巨耳部分切除，在耳轮上部作三角形全层组织切除，在舟状窝的耳前皮肤及软骨作弧形切除，保留耳后皮肤，逐层缝合。

巨耳表现为耳垂过大者可行耳垂整形手术。在宽大耳垂中部作三角形全厚组织切除，逐层缝合组织。

◆ 小耳（microtia）

约占新生儿发病率的0.03‰。

1. 病因

与遗传因素有关，有人认为是一种家族性疾病，可为常染色体显性遗传或常染色体隐性遗传。小耳畸形常伴有外耳道狭窄及闭锁、听骨畸形等。

2. 临床表现

无症状，按照畸形变化程度将小耳畸形可分4度[3-5]。

Ⅰ度：耳郭各部已发育，比正常小，有轻度形态异常。

Ⅱ度：耳郭小，畸形明显，有耳轮及耳甲腔形状。

Ⅲ度：耳郭呈长方形条状，有耳轮，无耳甲腔。

Ⅳ度：耳郭呈赘状突起如钩状物，畸形耳郭位置在头部常向前下方移位。

3. 治疗

小耳畸形因涉及患儿的容貌问题，对这种耳郭整形手术，应联合有经验的整形外科医师一起施行手术为妥。因耳郭的长度随年龄的增长逐渐生长，一般小儿在3岁时耳郭大小已达到成人大小的85%，10岁以后耳郭宽度几乎停止生长，因此手术时间应延迟到10岁后为宜。如伴有外耳道狭窄及闭锁者可同时施行外耳道整形及鼓室成形术，如不愿施行耳郭整形手术者可佩戴义耳同时植入人工听觉装置（如声桥、BAHA、骨桥等）以改善听力[10,11]。

◆ 副耳（accessory auricles）

1. 病因

第一鳃弓过度发育所致。

2. 临床表现

无症状，常出现于耳前沿耳屏到口角线上大小不同的赘生组织，质地坚硬者类似耳屏及耳轮脚，副耳中可含有软骨成分，很少发生多耳畸形（图38-30，图38-31）。

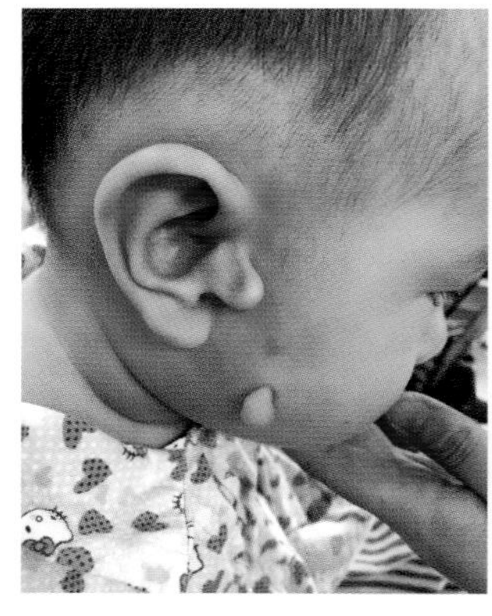

图38-30 副耳畸形

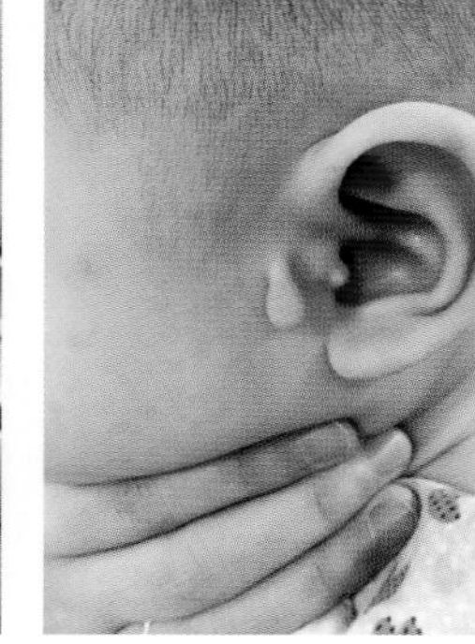

图38-31 多耳畸形

3. 治疗

在局麻或全麻下，将副耳包括皮下软组织及软骨组织切除，缝合时应注意创面平整。也可采用二氧化碳激光切除副耳，对深部残余软骨组织可用激光气化，操作简便，创面2周愈合。如创面范围大，为促使伤口愈合迅速，创面可给予缝合。

◆ 招风耳（protruding ear）

招风耳是一种常见的先天性外耳畸形。

1. 临床表现

一般是双侧性，耳郭常大于正常。正常耳郭与头颅侧面约成30°角，而招风耳由于舟状窝和耳轮过于向前下方倾斜，使耳郭呈现平坦而横突的形态。

2. 治疗

这种耳郭畸形，一般不受任何影响。由于儿童今后心理因素或美容因素，需在儿童期作矫治。在婴幼儿时可试用绷带或胶布将耳郭向后牵拉固定。如效果不好，以后可施行手术矫治。儿童不宜过早施行手术，否则软骨继续向不正确的方向发育。宜在6岁后进行手术。

手术治疗目的是将耳郭推向乳突，使耳郭与头的夹角尽量恢复到正常程度。手术在全麻下进行，皮肤切口在耳郭后呈椭圆形。切口后缘位于耳郭后沟外侧约5 mm，前缘与耳轮边缘及耳垂后缘平行。暴露耳郭软骨后，在耳甲腔处切除软骨，使耳郭后倾。缝合软骨膜及皮肤，以纠正招风耳的耳郭异常前倾（图38–32）。

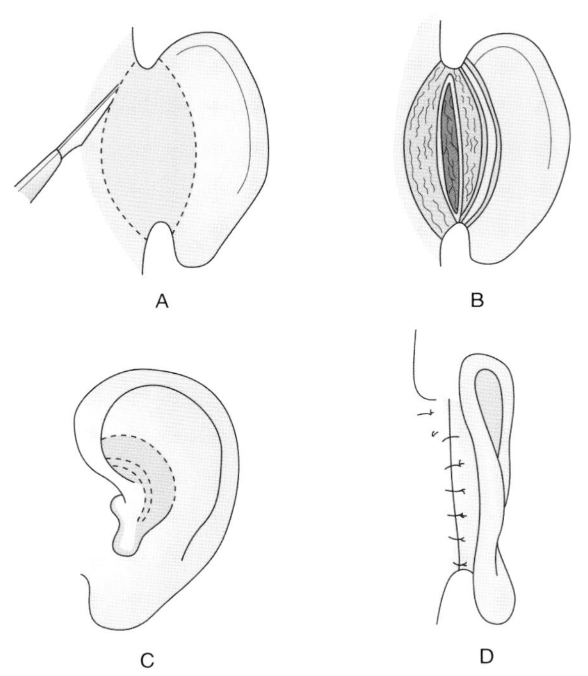

图38–32 招风耳手术治疗

图A：虚线示切除皮肤的范围；图B：切除耳甲腔全厚软骨；图C：耳郭侧面观，虚线示软骨切除处；图D：缝合后的耳郭位置

先天性耳前瘘管

先天性耳前瘘管（congenital preauricular fistula）是一种常见的先天性畸形，在耳郭的形成过程中，若结节融合不全则会产生瘘管。90%病例的瘘管开口于耳屏与耳轮脚之间的前方，少数病例的瘘管开口可在耳轮脚与耳屏间切迹至同侧口角的连线上，罕见在耳郭、耳垂、外耳道及乳突表面等其他部位。（图38–33，图38–34）。

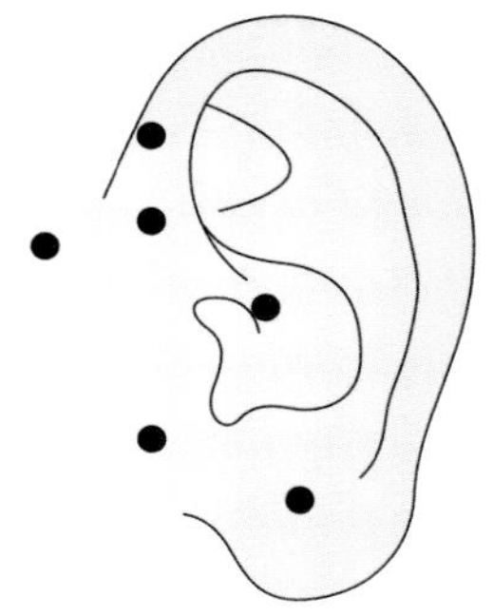

图38–33 先天性耳前瘘管开口部位

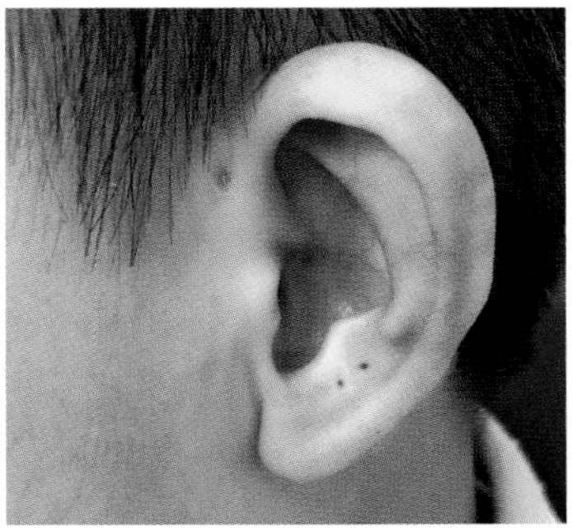

图38–34 左耳轮脚前下方瘘管

1. 病因

第一鳃沟不完全闭合的遗迹。

2. 病理

先天性耳前瘘管为一盲管，可一侧性或双侧同时存在。瘘管深浅不一，可有分支或呈弯曲状。瘘管长者可向内伸展达外耳道深部鼓环处。瘘管有时形成囊性病变，耳前瘘管腔内覆盖复层鳞状上皮，偶然具有毛囊、汗腺、皮脂腺及软骨等组织。如继发感染发生炎症，可形成脓肿。

3. 临床表现

一般无症状，在挤压时可有微臭的稀薄黏液或白色乳酪样分泌物自瘘管口溢出。在继发感染时局部呈红、肿、痛，如处理不当，可形成脓肿。反复感染者，瘘管附近皮肤可发生溃烂、充血、结疤，创面长期不愈合，局部形成溢脓小孔。如瘘管长，伸展较远，在深部发生感染，可在远离瘘管处发生脓肿。

4. 诊断

根据病史及检查所见确立诊断。如在瘘管周围皮肤红肿，有压痛，则诊断为耳前瘘管继发感染。

5. 治疗

无继发感染者，不需治疗。耳前瘘管若反复继发感染，可行耳前瘘管切除术。手术方法如下。

（1）当瘘管急性感染形成脓肿时，应切开排脓，待急性感染控制后方可施行手术。

（2）耳前瘘管继发感染反复发作者，常在面部留有创面或形成瘢痕，应考虑作耳前瘘管切除术。

手术可在局麻或全麻下进行。手术时先将亚甲蓝注入瘘管口，在瘘管口周围皮肤作梭形切口，分离瘘管周围组织，将亚甲蓝着色的或未被着色的瘘管分支完全切除。手术中应注意切除全部窦道，否则瘘管组织残留，易致复发。手术伤口可一期愈合，少数创面大而难以愈合者可以皮瓣转移缝合或植皮。

近年来，对一些耳前瘘管继发感染而久治创面不愈的患儿，在急性感染控制后，虽创面未愈合，可在抗生素控制下进行耳前瘘管切除。术后创面用15～20 mW氦-氖激光照射，创面愈合良好，疗效满意。

（3）中药治疗：国内报道应用中药脱管锭插入瘘管，使瘘管上皮腐蚀脱尽，继以“生肌散”撒在创面上，该疗法可在脓肿切开后即可使用。

脱管锭配方：红升丹12 g、生石膏30 g、全虫6 g、壁虎20条、朱砂9 g、冰片3 g，研成细末，加入适量胶着白面糊，搓成细条。晾干后，贮于瓶中，密封高压消毒后备用。

生肌散配方：红升丹3 g，石膏18 g，朱砂6 g，冰片3 g，研成细末，贮瓶使用。

先天性外耳道闭锁

先天性外耳道闭锁（congenital atresia of the external auditory meatus）是因胚胎时第一鳃沟，第一、第二鳃弓及第一咽囊发育异常所致。闭锁部位可在软骨部、骨部或外耳道全段闭锁，外耳门处仅留一浅凹。常同时合并有小耳畸形、听小骨畸形、锤砧关节融合成一骨块、鼓膜缺如等中耳畸形。由于内耳由外胚层的听囊发育而成，与外耳、中耳的始基来源不同，故内耳畸形甚属罕见。本病可伴发患侧面部较小，面神经径路异常，因而术中易损伤面神经而致面瘫。

先天性外耳道闭锁的发病率缺少大样本统计。国外统计[4,5]，本病呈中度和重度畸形的患儿发病率为2万新生儿中有15名。畸形发生在男孩多于女孩，单侧闭锁多于双侧。单侧闭锁病例中以右耳发病率多于左耳，一般是骨性闭锁多见。

◆ 病因

（1）遗传：先天性外耳道闭锁与遗传有关。这类病例可有家族史，常表现为常染色体显性遗传，也可表现为隐性遗传。

（2）妊娠期病毒感染：母亲在怀孕3个月时患风疹或胎儿受到风疹病毒侵袭后新生儿可发生畸形，包括内耳发育障碍，外耳及中耳亦将受累[26]。

（3）内分泌及酶系统异常：糖尿病患者妊娠早期代谢紊乱可致耳部畸形。

（4）其他原因：放射线、化学药物均能导致中耳、内耳发育异常。

◆ 临床表现

单侧外耳道闭锁者，学习语言不受影响；双侧闭锁者，因听力减退，影响小儿学习语言，导致语言发育迟缓或言语障碍。

◆ 临床分型

耳的各部分在胚胎发育完成时期不同，其始基来源不同，因此畸形变化多端。畸形的临床分型将有助于临床对手术途径及术式的选择，故十分重要。Gill根据畸形的程度将先天性外耳道闭锁分为4型[6-8]。

1. Ⅰ型

此型较少见，可分为两类。

（1）耳郭位置移向前下方及小耳畸形，外耳道呈弓形，在外耳道骨部与软骨部交界处狭窄。

（2）耳郭处于更低位畸形，外耳道除内侧1/3外，其余部分完全缺失，鼓膜呈骨板，锤、砧骨畸形，但砧骨仍有关节与镫骨头相连。

2. Ⅱ型

此型多见，占60%。耳郭呈各种类型的畸形，耳屏、外耳道、鼓膜及锤骨常缺失，砧骨体和锤骨头融，砧骨长突纤维化。

3. Ⅲ型

此型亦少见，占20%。畸形明显，常伴有下颌骨发育不全，若为双侧性可伴有下颌骨面部发育不良综合征（treacher collins syndrome），下鼓室呈裂隙状。

4. Ⅳ型

此型最少见。外耳道呈弓形扩大，锤骨头畸形，常与上鼓室壁融合，砧骨明显畸形，镫骨畸形或缺失。

外耳道狭窄与闭锁的耳郭、外耳道、中耳畸形变化多端。在外耳道狭窄者，耳郭畸形较轻，鼓膜存在，鼓室正常或较小，鼓室位置正常，锤骨与镫骨发育正常较多，但亦可有砧、镫骨缺失，锤、砧骨融合及面神经畸形现象。外耳道闭锁者，常合并耳郭畸形，可见鼓膜未发育，鼓室发育不良，位置向前上方移位，砧、镫骨缺失，锤、砧骨融合，面神经畸形，如面神经变细及出现不正常的径路[5-7]。

乳突气房的发育变化甚不一致，自无气房发育至完全气化均可发生，乳突呈硬化型的先天性外耳道闭锁者耳郭、外耳道、鼓膜、鼓室、听骨畸形较严重，镫骨缺失在硬化型乳突多于气化及板障型乳突。面神经畸形在硬化型者较气化型多1倍。咽鼓管系第一咽囊发育而成，本病的咽鼓管一般是正常，也可能有完全消失，狭窄或软骨缺失等畸形。内耳系从神经外胚层的听囊发育而来，一般是正常的[7-10]。

◆ 诊断

诊断主要依靠耳部检查、听力检查及X线及CT扫描来确诊。先天性外耳道闭锁一般都有耳郭畸形，外耳畸形在检查时一目了然，可见患侧的耳郭畸形，如耳郭小，畸形明显的只能见耳轮及耳甲腔或仅有条状的耳轮或耳郭呈赘状突起，甚至为无耳症。畸形耳郭的位置常向前下方移位。外耳道狭窄者可呈裂隙状，直径在5～6 mm以下，狭窄以外端为主，尤以狭部明显。在外耳道闭锁畸形的病例，外耳道无孔或仅有一残凹，底部为骨质封闭。听力检查是诊断依据之一，既可能了解听力损失程度与类型，又有助于判断内耳功能及预计手术疗效。特别是双侧闭锁病例，听力检查必须反复进行来测定正确的骨导听阈辨别能力及消除“人影子曲线现象”。在年龄太小的患儿中，进行听觉诱发电位检查（气道+骨导）来了解双耳听力功能是必要的[4,5,7]。

X线摄片及CT扫描检查：X线摄片应有侧位和颅底位片，但目前临床大多以颞骨薄层CT检查取代。通过中耳断层及CT扫描很容易评估畸形类型及程度，为手术方法的选择提供依据，从CT扫描可了解：① 外耳道闭锁性质，是部分闭锁还是全部闭锁，有无合并胆脂瘤。② 鼓室是否存在，听骨链有无发育。③ 鼓窦、乳突气房发育与否及其气化情况。④ 咽鼓管是否存在。⑤ 内耳发育情况。⑥ 外耳道、乳突邻近解剖结构（下颌关节，乙状窦）等位置有无异常。CT 扫描检查必须观察冠状面及矢状面。冠状面可显示闭锁板厚度，上、中、下鼓室间隙，锤、砧骨畸形融合或与上鼓室外侧壁固定，前庭窗及龛的形态，而前庭窗的形态直接与镫骨发育有关，以及面神经切迹等影像。矢状面则适于显露锤砧关节、蜗窗以及面神经管降部等。结合冠状面和矢状面显示的影像，经分析后即可获得外耳道闭锁，尤其是骨性闭锁以及畸形中耳的三维影像。因此，CT扫描的临床使用价值主要能显示外耳及中耳内微细的异常解剖状态，为诊断做出重要依据。术前借助颞骨薄层CT扫描+三维重建影像诊断，同样有助于恰当选择手术适应证及正确的手术方法。

◆ 治疗

治疗先天性外耳道闭锁的目的：① 改善听力，施行外耳道成形术及鼓室成形术。② 行耳郭整形手术，改善容貌。先天性外耳道闭锁常伴有中耳畸形，手术困难，有损伤畸形面神经的危险，术腔流脓，术后发生外耳道狭窄，术后听力是否能达到较为理想水平，手术是否需进行分期治疗以及选择最适宜的手术时间，以上种种问题均需慎重考虑。

选择手术时间：双侧闭锁病例，认为将影响学习语言与文化，宜在6～8周岁时先治一耳。因为此时乳突已发育完成，患儿易接受各项耳功能检查。此时又是在小耳畸形修复之前进行，如闭锁手术成功，儿童可不戴助听器在日常生活中会有较好的听觉，但也需要长期观察，因患儿施行手术的年龄越小，再狭窄、再闭锁的概率越高，若手术失败，则需建议患儿在适当的年龄，选择适当的特殊助听装置——中耳听觉植入（如声桥、BAHA、骨桥）[10-12]。单侧闭锁的患儿手术宜在15周岁后，因一耳正常时学习语言无困难，况且此时患儿已进入懂事的年龄。

1. 术前准备

听力检查、X线摄片和颞骨薄层CT扫描，乳突及颞颌关节凹的触诊是必要的。

（1）听力检查：了解听觉功能，骨导正常或内耳功能有轻度损害，根据气骨导差距，能推测患儿在术后不用助听器可能获得实用听力或明显增加助听器的效率，它可作为施行听力重建手术的前提。

（2）术前必须仔细阅读颞骨薄层CT片：在术前详细了解闭锁的形式和范围，了解外耳道、中耳腔、听骨链、乳突及内耳的发育情况，在CT断层片中必须注意评价内耳情况，如骨迷路畸形表示有感音神经性聋是手术治疗的禁忌证。

乳突及颞颌关节凹的触诊，将保证耳郭整形术时给耳郭放置到适当位置以及外耳道再造手术的成功。

2. 手术禁忌证

（1）外耳道闭锁并有严重的中耳功能损害者。

（2）X线及CT摄片检查无中耳腔者。

3. 手术方法

无固定术式。手术者应根据解剖变异及遵照鼓室成形术的原则，随机而行，目的在于重建传音结构以提高听力。

（1）麻醉

采取全麻。

（2）手术操作

1）耳前切口径路[4,6,13]：① 有原始外耳道或外耳道虽闭锁但下颌关节位置正常，耳郭发育较好者，可作耳内切口。探察外耳道，切除外耳道闭锁的结缔组织、软骨及骨组织后，如发现鼓膜正常，听力好，只施行外耳道成形术。② 耳郭严重发育不良者，可在残存的耳郭上中1/3处横切切开，将耳郭分成上下两部分，并将其上半部向后上转移，下半部向后下转移，再延耳郭根部作一垂直切口以扩大创面。此切口可为日后利用残余耳郭进行耳郭整形术奠定基础。或可作十字形切口，纵切口长约3 cm，横切口约1 cm，掀起皮瓣四角，然后将皮瓣内翻与骨膜或植皮缝合，可减少术后外耳道狭窄（图38-35）。

2）耳后切口径路[4,6,8,9]：确定下颌关节及颧突根部位置，作常规耳后切口，剥离掀起乳突表面软组织，直达下颌关节凹后边缘。有的病例在此处可能见到一浅凹此乃发育不全的外耳道口所在处。如果未能见到浅凹，则应用钻头在颞线下面尽可能向前钻削骨质。但在颞颌关节凹后面须保留骨壁，和乳突手术相反，钻头操作将限制在“高及前”的方向，然后接近颅中凹脑膜及颞颌关节处的骨板需留下。新造的外耳道直径应当比正常耳道大1/4～1/3，避免广泛切除。假如钻头操作局限在闭锁的外耳道位置，乳突气房一般很少遇到。面神经位置在颞骨CT片中可见到。手术医师在术中亦可用面神经监护仪来帮助了解面神经情况。大多数病例的面神经水平部及膝状神经节在正常位置，而其异常大都在垂直段部分，以前移多见。由于面神经横过鼓岬、圆窗或

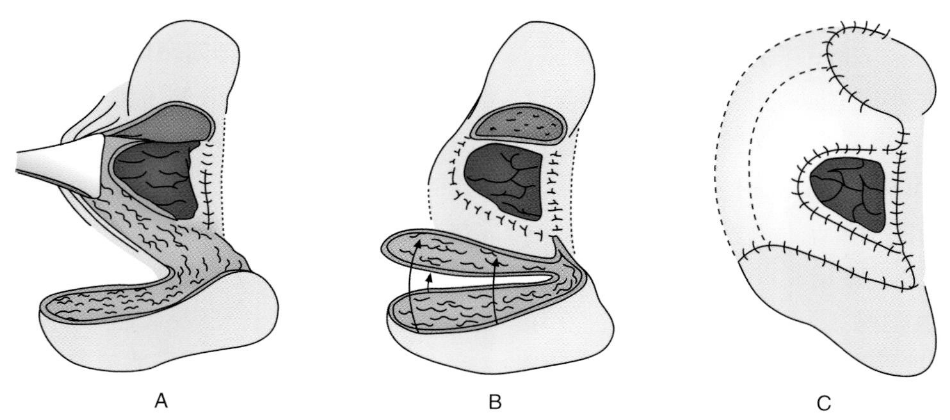

图38-35　外耳道、鼓室重建术的切口及其建后的处理（仿耳科学）

图A：在小耳的上中1/3处横断切开，再沿耳郭根部作部分切开，使其分成上下两部，并分别向后下和后上转移，中央部是已建成的植皮耳道和填塞物；**图B**：在耳后下适当部位，作一横行切口，并与向后下转移的耳郭缝合；**图C**：上部耳郭向后上转移缝合，虚线是日后耳轮成形的位置

下鼓室，故钻头操作时不允许太向下，这样在去除闭锁骨板时，不会遇到面神经暴露。

闭锁骨板应用金刚钻头削薄，直到将闭锁骨板从听骨链及鼓膜残迹处去除。钻头操作时必须十分小心地去除闭锁骨板，避免损伤听骨链。通常在中耳腔遇到的是能活动的融合一起的锤砧复合体，很少发现镫骨的分离或镫骨脚发育不完善，必要时可进行与鼓室成形术类似的听骨成形术。

塑造骨性鼓环以帮助鼓膜移植物能放置到听骨上，听骨被置于筋膜移植物的中央，为此将会得到令人满意的听力。筋膜移植物大小应与新塑造的骨性外耳道相仿，植皮前应去除外耳道内结缔组织栓，从手臂内上方取下0.03 ～ 0.04 cm厚的皮肤将衬入外耳道作为备用。测量鼓环的圆周及外耳道长度，以便取下相同大小的皮片移植到已塑造的外耳道内。外耳道口的大小应允许手术医师的大拇指进入，因为在愈合时外耳道口将会发生挛缩。为便于移植皮肤置入，可取一块与移植皮肤大小相同的0.1 cm的硅胶片，将抗生素软膏涂于硅胶片上，移植皮肤与硅胶片放在一起，接着折拢后置入外耳道内。皮肤与硅胶片进入外耳道时勿使其卷起，并使移植皮肤紧贴于外耳道壁，再在外耳道内作填塞，移植皮肤的外侧缘缝合在新塑造外耳道口的耳郭皮肤上。术后10天取出填塞物，缝线在伤口愈合后拆线。每2周仔细清洁外耳道，直到完全愈合为止。

判断术后疗效标准：① 外耳道不再狭窄；② 听力提高达到日常生活理想的水平，气骨导差距小于10 ～ 20 dBnHL；③ 术腔干燥；④ 无内耳损伤及面瘫并发症；⑤ 耳郭外形美观。

小结

先天性耳前瘘管是第一鳃沟不完全闭合的遗迹，它是一盲管，可有分支或成囊性变。一般无临床症状，在挤压时有微臭的黏液或白色乳酪样分泌物从瘘管溢出。当有继发感染时局部可出现红、肿、痛，瘘管如反复感染，就有手术切除指征。

先天性外耳道闭锁是胚胎时第一鳃沟，第一、第二鳃弓及第一咽囊发育障碍所致，常伴有耳郭、中耳结构异常，严重者可伴有内耳和面神经的走行畸形。它与遗传因素、孕妇患病毒感染、内分泌紊乱及接触某些药物、化学物质和放射线有关。外耳道多为骨性闭锁，临床上按其畸形程度可分为4型。诊断依靠耳部检查、听力检查、X线、颞骨CT扫描可了解听力损失程度，有助于判断内耳功能。X线及CT摄片有助于辨别外耳道、中耳、面神经、内耳畸形情况，对制订手术方案，保证手术成功具有重要性。如听力检查内耳功能未丧失，X线及CT检查鼓室存在，即可进行手术治疗，其目的为改善外观及改进听力。

（黄 琦 吴 皓）

参·考·文·献

[1] Aguilar E F. Auricular reconstruction of congenital microtia (grade III) Laryngoscope, 1996, 106: 1−26.

[2] Browning G G, Gatehouse S, Swan I. The Glasgow benefit plot: a new method for reporting benefits from middle ear surgery. Laryngoscope, 1991, 101: 180−185.

[3] Cremers C W, Teunissen E. The impact of a syndromal diagnosis on surgery for congenital minor ear anomalies.Int J Pediatr Otorhinolaryngol, 1991, 22: 59−74.

[4] Declau F, Cremers C, Van de Heyning P. Diagnosis and management strategies in congenital atresia of the external ear canal. Br J Audiol, 1999, 33: 313−327.

[5] Declau F, Offeciers F, Van de Heyning P. Classification of the non-syndromal type of meatal atresia. In: DevranogluI (ed) Proceedings of the XVth World Congress of Otorhinolaryngology Head and Neck Surgery: Panel Discussions, Istanbul, Turkey, 1997: 135−137.

[6] Firmin F. Ear reconstruction in cases of typical microtia. Personal experience based on 57 microtic ear corrections.Scand J Plast Reconstr Hand Surg, 1998, 32: 35−47.

[7] Jahrsdoerfer R A. Congenital atresia of the ear. Laryngoscope, 1978, 88: 1−48.

[8] Jahrsdoerfer R A, Yeakley J W, Aguilar E A, et al. Grading system for the selection of patients with congenital aural atresia. Am J Otol, 1992, 13: 6−12.

[9] Okajima H, Takeichi Y, Umeda K, et al. Clinical analysis of 592 patients with microtia. Acta Otolaryngol Suppl, 1996, 525: 18–24.

[10] Powell R H, Burrell S P, Cooper H R, et al. The Birmingham bone-anchored hearing aid programme: paediatric experience and results. J Laryngol Otol Suppl, 1996, 21: 21–29.

[11] Snik A F, Mylanus E A, Proops D W, et al. Consensus statements on the BAHA system: where do we stand at present? Ann Otol Rhinol Laryngol Suppl, 2005, 195: 2–12.

[12] Somers T, De Cubber J, Govaerts P, et al. Total auricular repair: bone anchored prosthesis or plasticreconstruction? Acta Otorhinolaryngol Belg, 1998, 52: 317–327.

[13] Van der Pouw K T, Snik A F, et al. Audiometric results of bilateral bone-anchored hearing aid applicationin patients with bilateral congenital aural atresia. Laryngoscope, 1998, 108: 548–553.

第六节　Pierre-Robin 综合征

概述

Pierre–Robin综合征（Pierre Robin syndrome，PRS）是一种新生儿气道梗阻及合伴其他畸形，如小颌畸形、腭裂、舌体肥厚、心脏病、胃食管反流等。这组复杂的病变需要外科干预处理。因可合伴不同的畸形，出生后应入新生儿重症监护室，且有计划诊治。当然，解决因舌下坠而致呼吸困难则为首选干预，不然会发生夭折。

法国齿科医师Pierre Robin（1867—1950）首先在其一篇报道中（1923）描述了小颌畸形、舌肥厚和呼吸困难一组症状，后又加腭裂等[1]，且解释舌肥厚向下坠引起会厌部气道梗阻。1975年后将这传统Pierre–Robin综合征展开称为Robin畸形或Robin复合畸形。并进一步认识到此病不但是舌肥厚后坠且有下颌骨发育异常[2]。发生率一般在1/30 000 ～ 1/2 000成活新生儿，PRS的男女之比为3∶2。单独PRS占整个复杂的Robin复合畸形中报道不一，为40% ～ 70%[3-4]。

病因和发病机制

传统学说认为下颌骨畸形导致腭裂和相继发生的气道梗阻。形成这一概念是基于动物实验基础上，支持舌的异常位置导致改变下颌骨生长发育的类型。

现在对病因学说中的认识为：在妊娠7 ～ 11周时，下颌骨异常发育和发育低下致舌向上后移动在鼻咽部，往往导致上端气道受阻。尽管发病机制不十分清楚，多数学者认为与遗传因素有关。可能引起的原因包括：① 胎儿位置、机械受压畸变，如羊水过多，束带形成等；② 内在下颌骨发育低下，如各种先天性畸形综合征；③ 神经或神经肌肉异常，如肌萎缩或肌肥厚性病变；④ 结缔组织性疾病，如Larson综合征。PRS可以合伴各种出生后缺陷，如：心脏缺陷性病变、联体儿、漏斗胸等（图38–36）[5]。我们也曾报道过1例联体儿畸形合伴PRS及蹼颈（图38–37）[6]，故PRS考虑为特殊复杂畸形复合体。

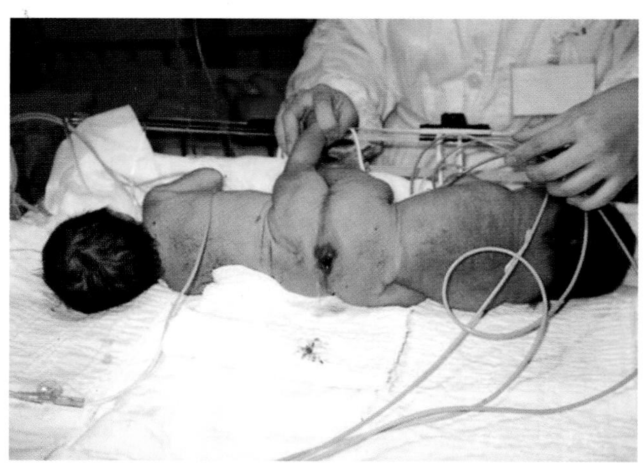

图38–36　PRS合并联体儿畸形

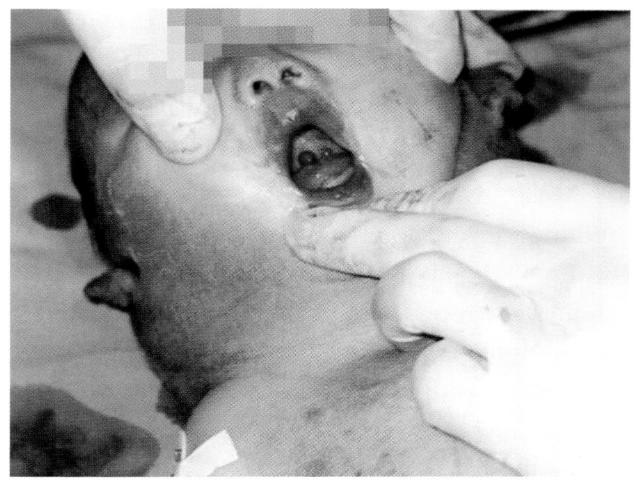

图38-37 蹼颈

最常见的PRS合伴畸形是Stickler综合征，占全部病例20%～25%，心脏腭面综合征（velocardiofacial syndrome）约占15%，其他有Nager综合征、先天性脊椎骨骺发育异常（spondyloepiphyseal dysplasia）等。

临床表现

PRS含有三个基本内容及其相应的临床表现。

（1）下颌过小（micrognathia）或下颌后缩（retrognathia）。

（2）舌下垂（glossoptosis）可能合伴气道梗阻。

（3）腭裂（常见U型，但也可以V型）。

有学者统计在PRS中腭裂畸形占80%，气道梗阻需及早处理，因可导致缺氧，心肺衰竭与大脑损害。一般综合征的患儿更为严重，预后也比无综合征的PRS差。

诊断

出生新生儿头面部外观出现特殊面容，明显小下颌骨畸形，尤其侧面观更显，首先应考虑到PRS。且可有腭裂，舌肥厚下坠，影响通气呼吸困难。诊断中其他畸形往往也需检查、鉴别，如心脏缺陷、漏斗胸等。类似这种复杂严重畸形综合体应对遗传因素测查[7]。

处理

因舌大下垂而致气道梗阻可出现在出生以后，也可过一段时间（3周以内）出现。这种比较明显的临床问题是气道梗阻和喂养困难。

对有气道梗阻的患儿原则上置新生儿重症监护室治疗，以防夭折。每个有症状的患儿需前倾卧位；头侧向一边，严密观察。目的是防止舌下坠和胃食管反流。通常在这种体位，如起到有效的效果则可喂食。如持续出现呼吸困难需要进一步干预。

处理有以下几种方法。

鼻咽插管或气管内插管

由于巨舌、舌下坠引起口咽部的气道梗阻，故利用鼻咽插入气管内是十分有效的，最起码可在ICU内解决暂时性的气道通气[8]。

假如鼻咽插管不成功或在复苏、麻醉期间，那气管内插管也可作为一种短期维持通气的方法。

舌唇粘连或/和舌体固定术

这种技术是舌缝合在下唇，导致舌唇黏合及舌固定，不过这仍然是个有争议的方法。因为舌体与下唇均是软组织，很难达到满意的固定牵引[9]。

作者于20世纪80年代初见到某个儿童医院对巨舌、舌下坠情况直接采用舌体缝一针作牵引固定在口外输液架上，以作为紧急解决通气的措施。

气管切开造口术

尽量避免，除非其他方法失败时再作气管切开造口术，这种情况下要严密监护及床边耐心经口喂养。在患儿气道梗阻缓解后可拔去气管切开导管，一般在出生后一年内能得到缓解[10]。

下颌骨骨性内脱位（distraction osteogenesis of the mandible）

这是一种相对新的技术，在下颌骨的两侧靠近下颌角处切开，放置一个特制的牵引器具作牵引。每日几乎可达1.5～2 mm。采用这种方法，下颌骨逐步向前延伸，一般需超过2～3周。提出这种方法的学者考虑减少作气管切开，或在去除气管导管后的进一步治疗[11]。

这种方法也是近5～10年提出，长期随访结果不十分满意，主要适用于无症状的Pierre-Robin综合征。大多数无症状PRS患儿也可自身发生下颌骨生理性生长。

最近也有人提出直接作下颌骨伸长术，文献报道不多，特别对此手术的利弊及长期随访结果需很好总结[12]。

◆ 舌体正位和刺激上颚（tongue positioning and stimulation plate）

近年来口腔正牙医师发展提出一种非外科技术，类似腭裂患儿喂养，促使上颚发育，且使背侧腭刺激不贴紧会厌部，使用这种技术时同时需要内窥镜协助与监视[13-14]。舌体得到功能性刺激下颌骨数月后开始生长，且出生6个月后可以行腭裂修补术。

◆ 维持正常营养补给

绝大多数PRS患儿喂养困难，最初治疗时即开始前倾位，头抬高30°奶瓶喂养。这种喂养方式如能补给也可促使下颌的生长。假如用上述方式不满意可用喂养管喂饲，以达到暂时性补给营养，假如仍然不成功，必要时也可作胃造口术，置管喂养。一些特殊患儿体质已衰弱，危及生命，也可行肠外营养[15-16]。

◆ 腭裂

至少在80%PRS患儿伴有腭裂。修补腭裂后可以改善喂养条件，且改善舌体向前移动。外科方案在各单位差别很大，修补的年龄在出生后4～36个月不一。多数选择手术年龄为>6个月。修补术式包括Langenbeck、Fulow和Wardill等。近期众多学者认为早期作腭裂修补术可以最好地改变向正常上颚的发育和语音功能。

◆ 小颌畸形／下颌回缩（micrognathia/retrognathia）

上面已叙述过对腭部刺激可以促进下颌骨性生长。甚至部分病例可达到近乎正常，但机制确实不十分明确[19]。采用头颅X摄片及头侧位摄片的方法在美国的PRS病例中长期随访观察，软腭部和下颌骨仅达到部分生长向前延伸，而在成年PRS病例中则不理想[16,18]。

往往下颌骨生长在出生后头2年可见到有改善，但达不到正常头面部直径。故在儿童期需要正齿医师的方案治疗，即非外科手术方法。但在严重的病例，还需要外科干预。

◆ 骨骼畸形

11%～21%的PRS患儿有肢体缺陷，最常见的有分叉肢体、跰指（趾）、指（趾）短缩、缺如及长骨发育不良。极少数有神经肌肉缺陷。这些处理由矫形骨科医师和放射科医师共同得出正确诊断和处理方案。

◆ 合伴耳部问题

耳畸形发生率约10.5%且包含听觉障碍和耳外形异常。还有中耳发生反复感染，这往往发生在合伴腭裂患儿，可能与鼻咽管功能紊乱有关。在出生后的PRS患儿应该做听力筛查，假如需要进一步需检查中耳道功能。

◆ 心血管畸形

PRS患儿中约有20%有心脏内结构缺陷的发生。常见有室间隔缺损和房间隔缺损，也可有多处缺陷发生。通过对PRS患儿心脏与大血管检查，如心脏彩色多普勒超声等即可明确。这种合并心脏缺陷特别发生在气道梗阻的病例。

◆ 视觉障碍

在Stickler综合征有一部分发生小颌畸形合

伴视网膜分离。而在无症状的PRS患儿中约有10%也合伴眼缺陷。如上睑下垂、斜视、小头畸形（microphthalmia），所有这些病例推荐由专业眼科医师诊治。

鼻部梗阻

PRS很罕见地发生鼻咽部闭锁，这往往发生在小婴儿不用口呼吸的呼吸困难的状况，特别在鼻胃管很难插入到胃时，需急症干预。

并发症与转归

（1）单独PRS患儿长期预后直接与症状发作时处理的质量有关。如有适当营养补给，下颌生长接近于正常，且舌肥大也可相对缓解[19,20]。但也有学者提出：在PRS与对照组在出生后第1年下颌骨生长发育无明显差别[21,22]，但前组在头几个月症状有缓解。故在这期间尤其注意气道保护。

（2）以往证明PRS患儿发生智力发育迟缓发生率高，这与缺氧及气道处理有关。

（3）未明确诊断的缺氧也导致肺血管收缩，继之肺高压和心源性肺病，是导致有些PRS病例新生儿猝死可能的原因。

（4）PRS患儿虽气道随生长发育有改善，但仍有气道梗阻的潜在危险，特别在暖箱内监护或腭裂修补术后。有报道气道梗阻发生在睡眠期间，引起窒息、发绀。这是一个潜在的问题。

（5）下颌骨发育低下的程度可以持续几年，导致疾病变化，必要时可请口腔外科医师共同医治。

（6）PRS患儿总死亡率约占25%。其中70%发生在有合伴畸形的患儿，特别是心脏缺陷或/和多种缺陷的综合征。

当考虑到危重病例即应行好的医治和重症简化，对单独PRS病例预后一般是满意的。

小结

（1）PRS是一组严重的出生缺陷，其主要表现为小颌畸形、舌肥厚、腭裂等。也可有合伴畸形如胃食管反流、漏斗胸、心脏缺陷等。

（2）在出生后PRS合伴严重呼吸道梗阻应立即置NICU进行相应急症处理。

（3）小颌畸形往往在腭裂修补术后，喂养、严密监护等后可有下颌自行生长改善。

（4）死亡率占25%，但主要是合伴心脏缺陷或/和多种缺陷的PRS综合征。

（施诚仁）

参·考·文·献

［1］Côté A, Fanous A, Almajed A, et al. Pierre Robin sequence: Review of diagnostic and treatment challenges［J］. International Journal of Pediatric Otorhinolaryngology, 2015, 79(4): 451.

［2］Bütow K W, Hoogendijk C F, Zwahlen R A. Pierre Robin sequence: appearances and 25 years of experience with an innovative treatment protocol［J］. Journal of Pediatric Surgery, 2009, 44(11): 2112–2118.

［3］Vatlach S, Maas C, Poets C F. Birth prevalence and initial treatment of Robin sequence in Germany: a prospective epidemiologic study［J］. Orphanet Journal of Rare Diseases, 2014, 9(1): 1–5.

［4］Rahbar R, Rogers G F, Mulliken J B, et al. Robin sequence: a retrospective review of 115 patients［J］. International Journal of Pediatric Otorhinolaryngology, 2006, 70(6): 973–980.

［5］Kam K, Mckay M, Maclean J, et al. Surgical versus nonsurgical interventions to relieve upper airway obstruction in children with Pierre Robin sequence［J］. Canadian Respiratory Journal Journal of the Canadian Thoracic Society, 2014, 22(3).

［6］Shi C R, Cai W, Jin H M, et al. Surgical management to conjoined twins in Shanghai area［J］. Pediatric Surgery International, 2006, 22(10): 791–795.

［7］Lind K, Aubry M, Belarbi N, et al. Prenatal diagnosis of Pierre Robin Sequence: accuracy and ability to predict phenotype and functional severity［J］. Prenatal Diagnosis, 2015, 35(9): 853–858.

［8］Izumi K, Konczal L L, Mitchell A L, et al. Underlying genetic diagnosis of Pierre Robin sequence: retrospective chart review at two children's hospitals and a systematic literature review［J］. Journal of Pediatrics, 2012, 160(160): 645–650.

［9］Bijnen C, Don-Griot P W, Haumann T, et al. Tongue-lip adhesion in the treatment of Pierre Robin sequence［J］. Journal of

Craniofacial Surgery, 2009, 20(20): 315-320.

[10] Wittenborn W, Panchal J, Marsh J L, et al. Neonatal distraction surgery for micrognathia reduces obstructive apnea and the need for tracheotomy[J]. Journal of Craniofacial Surgery, 2004, 15(4): 623.

[11] Scott A R, Mader N S. Regional variations in the presentation and surgical management of Pierre Robin sequence[J]. Laryngoscope, 2014, 124(12): 2818-2825.

[12] 沈卫民,崔杰,陈建兵,等.牵引成骨术治疗新生儿Pierre Robin综合征呼吸阻塞[J].中华整形外科杂志,2010,26(1): 4-7.

[13] van Lieshout M J, Joosten K F, Mathijssen I M, et al. Robin sequence: A European survey on current practice patterns[J]. Journal of cranio-maxillo-facial surgery: official publication of the European Association for Cranio-Maxillo-Facial Surgery, 2015, 43(8): 1626-1631.

[14] Schaefer R B, Gosain A K. To distract or not to distract: an algorithm for airway management in isolated Pierre Robin sequence[J]. Plastic & Reconstructive Surgery, 2004, 113(113): 1113-1125.

[15] Susarla S M, Mundinger G S, Chang C C, et al. Gastrostomy Placement Rates in Infants with Pierre Robin Sequence: A Comparison of Tongue-Lip Adhesion and Mandibular Distraction Osteogenesis[J]. Plastic & Reconstructive Surgery, 2017, 139(1): 149.

[16] Scott A R, Tibesar R J, Sidman J D. Pierre Robin Sequence,: Evaluation, Management, Indications for Surgery, and Pitfalls[J]. Otolaryngologic Clinics of North America, 2012, 45(3): 695-710.

[17] Tibesar R J, Scott A R, Mcnamara C, et al. Distraction osteogenesis of the mandible for airway obstruction in children: long-term results[J]. Otolaryngology-head and neck surgery: official journal of American Academy of Otolaryngology-Head and Neck Surgery, 2010, 143(1): 90.

[18] Pereira K D, Macgregor A R, Mitchell R B. Complications of neonatal tracheostomy: a 5-year review[J]. Otolaryngology-Head and Neck Surgery, 2004, 131(6): 810-813.

[19] Abel F, Bajaj Y, Wyatt M, et al. The successful use of the nasopharyngeal airway in Pierre Robin sequence: an 11-year experience[J]. Archives of Disease in Childhood, 2012, 97(4): 331-334.

[20] Alsamkari H T, Kane A A, Molter D W, et al. Neonatal outcomes of Pierre Robin sequence: an institutional experience[J]. Clinical Pediatrics, 2010, 49(12): 1117-1122.

[21] Glynn F, Fitzgerald D, Earley M J, et al. Pierre Robin sequence: an institutional experience in the multidisciplinary management of airway, feeding and serous otitis media challenges[J]. International Journal of Pediatric Otorhinolaryngology, 2011, 75(75): 1152-1155.

[22] Singh D, Gadre P, Gadre K, et al. Piezosurgery an Asset in Treatment of Pierre Robin Sequence[J], 2016: 1.

第七节　巨舌症

概述

舌是人体重要器官，也是口腔的主要组成之一。舌体是肌性组织，含有丰富的血管、神经、淋巴管等，表面覆有一般黏膜上皮和特殊黏膜上皮。具有味觉、触觉、温度觉等感觉功能，尚有语言、咀嚼等多种功能。舌不仅仅是许多口腔黏膜病的好发部位，而且许多全身性疾病会有舌部的表现，因此，舌被认为是“疾病的窗口”。本节主要介绍一种常见的疾病或临床体征——巨舌症（macroglossia），即由舌组织增生和水肿引起的舌体肿大。巨舌可以由各种不同的全身疾病原因所引起，如淀粉样变、血管瘤和淋巴管瘤、神经纤维瘤、甲状腺功能低下、血管神经性水肿及其他等[2,4]。

分类

常见的巨舌有以下几类：

（1）原发性巨舌（primary macroglossia）：除舌体积增大外其他方面均正常。

（2）血管瘤和淋巴管瘤性巨舌（haemangiomatous and lymphangiomatous macroglossia）[1,2]：常呈不对称不均匀性增大。可以看到扩张的血管和囊状的淋巴管。深在的血管瘤和淋巴管瘤有时不易确

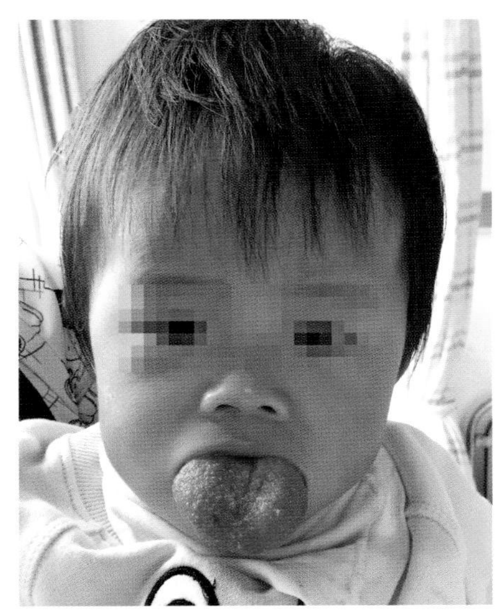

图38-38 淋巴管瘤性巨舌

诊。患儿可有舌部发作性肿胀和疼痛（图38-38）。

（3）神经纤维瘤性巨舌（neurofibromatous macroglossia）：舌呈不对称性增大，可见局限性隆起或结节，质地较软。一般发生于成年人。常伴有躯体部神经纤维瘤的其他体征。

（4）甲状腺功能低下巨舌（hypothroid macroglossia）：舌体均匀地增大，表面结构正常。伴有呆小症和黏液性水肿的临床表现。

（5）水肿性巨舌（ledematous macroglossia）：常伴发于血管神经性水肿，有时也见于上腔静脉阻塞、心力衰竭、肾脏疾患等[3]。

（6）淀粉样变巨舌（amyloidosis macroglossia）：原发性淀粉样变的患儿34%～40%有巨舌。是淀粉样物质沉积在口腔的早期表现，是一种少见的蛋白质代谢紊乱引起的全身多脏器受累的综合征[3,4]。因球蛋白与黏多糖的复合物对碘反应类似于淀粉，故名。

病因

尚不明了。一般认为与蛋白质代谢紊乱有关。多发性骨髓瘤、长期结核病、风湿性关节炎、严重贫血、肾疾病等可产生抗原刺激淀粉样物质的形成。此外，长期慢性的炎症刺激和消耗性疾病也与继发性淀粉样物质沉积有关。

临床表现

舌部表现是早期的临床表现之一，为进行性巨舌症，舌体逐渐肿大呈广泛而对称性，早期尚软，舌体运动不受限制，随着舌体淀粉样物沉积而变硬。舌缘有结节样突起，舌背右丘疹、结节、紫癜、出血、沟裂、坏死等多种损害。晚期舌体庞大而突出口外，口唇闭合困难，舌系带增厚僵硬，失去弹性，舌体活动受限，舌痛明显，影响咀嚼、吞咽、语言等生理功能。

诊断与鉴别诊断

根据临床表现、病理学、免疫组化等检查结果，一般均能够确诊。但早期应与沟纹舌、梅-罗综合征鉴别。中晚期结节明显时应与舌体脉管瘤、局限性上皮细胞增殖症、舌部纤维瘤、多发神经纤维瘤鉴别。

治疗

诊断不难，治疗主要针对病因，应明确引起巨舌的原因。病因能纠正者，巨舌能相应地消失；病因不能除去者，巨舌恢复较为困难。有些巨舌如血管瘤、淋巴管瘤、神经纤维瘤等引起的巨舌，可以通过外科手术治疗。本病无有效预防措施，早发现早诊断是本病防治的关键。

小结

巨舌可以由各种不同的原因所引起，原发性巨舌并不多见。“巨舌”往往是某种全身或区域性疾病的一种表象。应明确引起巨舌的原因。针对不同的病因采取不同的治疗方法。本病无有效预防措施，早发现早诊断是本病防治的关键。

（黄　琦　吴　皓）

参·考·文·献

［1］Enjolras O, Mulliken J B. Vascular tumors and vascular malformations. Adv Dermatol, 1997, 13: 375-423.
［2］Mulliken J B, Fishman S J, Burrow P E. Vascular anomalies. Curr Probl Surg, 2000, 37: 517-584.
［3］Dhaif G, Ahmed Y, Ramaraj R. Ranula and the sublingual salivary glands. Review of 32 cases. Bahrain Medical Bulletin, 1998, 20(1): 3-4.
［4］肖轼之. 耳鼻咽喉科学: 3版. 北京: 人民卫生出版社, 1989: 181-326.

第八节　颈部先天性囊肿和瘘

概述

新生儿颈部先天性囊肿和瘘是较为常见的胚胎发育畸形，是由于胚胎发育过程中残留的结构没有退化完全所导致。其典型的临床表现是出生后发现颈部无痛性囊性肿块和针尖样小瘘口。大多数颈部囊肿和瘘生长缓慢，通常情况下由于病变增大或合并感染而出现临床症状。临床最常见的颈部先天性囊肿和瘘是甲状舌管囊肿和瘘，其次是鳃裂囊肿和瘘以及皮样囊肿[1]。只有熟悉掌握这些病变的胚胎学和解剖学结构，才能做出正确的术前诊断及处理，这也是防止复发的关键所在。

甲状舌管囊肿和瘘

甲状舌管囊肿（thyroglossal duct cyst，TDC）是婴幼儿颈部最常见的先天性畸形，因其常位于舌盲孔至胸骨上切迹之间的颈正中线上，故又称为颈中线囊肿，约占小儿颈部先天性肿块的75%[2]。囊肿内常由于上皮分泌物聚积可通过舌盲孔与口腔相通，当继发感染时囊肿破溃可形成甲状舌管瘘。

◆ 胚胎学与病理学

甲状腺来源于胚胎第3周时，舌前部和后部肌肉之间的一个憩室（甲状腺中基）[3]。随着胚胎发育，该憩室逐渐向尾部移位，进入颈部，并与第4、5鳃囊（甲状腺外侧基）融合，并向前下降到达或者穿过舌骨，由此，中基延伸为甲状腺舌管。胚胎第5周到第8周时，甲状腺舌管闭塞，近端在舌根形成盲孔，远端形成甲状腺的锥体叶[4,5]。假如该管道在舌骨的中胚层原基形成之前不能闭锁，则在颈部中线形成甲状舌管囊肿或瘘。

根据术中亚甲蓝染色范围，及术中、术后的病理切片结果，可将甲状舌管囊肿分为5类，Ⅰ型：舌骨下囊肿或网状瘘管分支，舌骨上单个瘘管；Ⅱ型：舌骨上、下均有囊肿或网状瘘管分支；Ⅲ型：舌骨上囊肿或网状瘘管分支，舌骨下单个瘘管；Ⅳ型，舌骨下囊肿或网状瘘管分支，舌骨上瘘管闭合；Ⅴ型，舌骨上囊肿或网状瘘管分支，舌骨下瘘管闭锁。

◆ 临床表现

甲状舌管囊肿的发生与性别无显著关系，男女均可发生，可发生于任何年龄。囊肿可发生于颈前正中舌盲孔至胸骨切迹之间的任何部位，以舌骨体上下最常见。最常见的临床表现为颈部正中接近舌骨的部位出现无痛性的囊性肿块，多在婴儿期发现，在舌骨和甲状软骨之间可扪及一圆形或椭圆形肿块，大小多为1～2 cm，边界清楚，与皮肤无粘连，位置较固定不能推动，往往因囊内分泌物充盈紧张，肿块有实质感，无压痛。尽管大多数囊肿紧邻舌骨（66%），亦有部分位于舌体和舌骨之间、舌骨和甲状腺锥体叶之间、舌骨体内或甲状腺内[4]，囊肿通常随吞咽或伸舌而上下活动。

值得注意的是少数（约10%）甲状舌管囊肿不

一定在中线，可在偏于一侧的中线旁，一般为左侧颈动脉三角处，有时与鳃裂囊肿难以区分，但手术中可发现其与舌骨连接的根部基本位于近中线部舌骨。囊肿可经过舌盲孔与口腔相通而容易继发感染，如囊肿继发感染可伴局部表皮红肿、压痛，吞咽时尤甚；部分患儿由于脓肿自发破溃或者外科引流手术而形成窦道，形成的甲状舌管瘘可反复发作，长期不愈；如为甲状舌管瘘，则瘘口一般都在舌骨下方至胸骨切迹的正中连线上。若这种自发破溃从舌盲孔端引流到口腔中可有恶臭感。其他罕见的临床表现有由于舌根部囊肿导致的严重呼吸窘迫或者婴儿猝死综合征[1]。

超声检查是诊断甲状舌管囊肿的主要辅助诊断手段，简单易行，无放射性，准确率高。超声可见肿块一般为圆形或椭圆形液性暗区，有时肿块较小时报告为低回声区。肿块边界清，有包膜，后方声增强。如有合并感染则包膜增厚，囊内可见较密集的细小光点，囊肿周围可见淋巴结肿大。囊肿多位于舌骨与甲状腺之间，少数位于舌根或胸骨上窝。超声可明确与实质性肿块鉴别。超声检查一般要求同时探查甲状腺是否正常，以排除异位甲状腺的可能性。

◆ 诊断

拟诊为甲状舌管囊肿的患儿术前评估包括完整的病史和体检、术前超声检查和TSH水平的测定。病史、体检、超声检查和TSH测定提示有甲状腺功能减退或实质性病变的患儿应行ECT检查以排除异位甲状腺。假如是异位甲状腺，则肿块一般为实质性；有时患儿所有有功能的甲状腺组织可能异位至甲状舌管囊肿壁处，所以囊性肿块并不能完全排除异位甲状腺；有时异位甲状腺沿甲状腺舌管走行路线多处异位。如果把异位甲状腺肿块或囊肿摘除会导致患儿永久依赖甲状腺激素替代治疗。尽管异位甲状腺误诊为甲状舌管囊肿的发生率仅占1%～2%，目前认为所有考虑为甲状舌管囊肿的患儿都应该行ECT甲状腺放射性核素显像检查[6]。

仅凭肿块与舌骨的关系而诊断本病不可靠，有时颌下淋巴结炎、舌骨附近的皮样囊肿可与甲状舌管囊肿相混淆。颌下淋巴结炎为实质性，急性炎症时有压痛，肿块与口腔、舌及牙龈部的感染有关，随着这些部位的感染好转而缩小，超声检查肿块为低回声团，抗生素试验性治疗肿块短期内好转。而皮样囊肿也可以紧贴舌骨生长，有时体检及超声检查难以区分，术中如发现囊肿内容为白色豆渣状，可明确诊断，此时则仅作囊肿切除，不需进一步切除舌骨。

◆ 治疗

甲状舌管囊肿切除术（Sistrunk术）是治疗颈部甲状舌管囊肿和瘘的一种经典术式，即切除甲状舌管囊肿和瘘的同时，切除舌骨中部以及舌骨上方的囊肿和瘘管。对于颈部甲状舌管囊肿和瘘无感染者，1岁以上手术比较安全，若有感染趋势者，需尽早手术。对于颈部甲状舌管囊肿和瘘管继发感染者，因反复感染，可引起手术困难。故在应用抗生素等控制感染、炎症消退后2～3个月，尽早行根治术。部分新生儿由于舌根部甲状舌管囊肿导致呼吸困难等情况时，应及时行囊肿穿刺抽液减压或切开引流，待病情稳定后尽早行根治术。

甲状舌管囊肿切除术为沿颈部皮纹在囊肿表面做横行切口，长度以能充分显露手术野为宜，如为瘘，则应做包括瘘口皮肤在内的梭形切口；如囊肿位置较低，则应在剥离至舌骨体平面时再做一横行切口。按切口设计分层切开皮肤、皮下组织、颈阔肌、颈前带状肌，显露囊肿或瘘管，再沿其周围分离，注意勿损伤甲状舌骨膜，当至舌骨体下缘时，在其与舌骨体相连部分的两侧，切开舌骨膜及附着肌肉，用骨剪分别剪断舌骨体两侧，将囊肿或瘘管与已切断的部分舌骨体及其上方的瘘管一并去除。冲洗创腔，彻底止血，缝合舌根部瘘管肌肉以消除无效腔，将舌骨体切除后的骨断端浅面所附着的肌肉及骨膜缝合。

甲状舌管囊肿也可能恶变，但恶变率很低，最常见的类型是乳头状腺癌，假如没有周围侵犯、远处或局部转移的迹象，也可采用Sistrunk手术；若为囊肿癌变，伴有颈淋巴结转移时，则需行颈淋巴结清扫术。

预后

据报道，行Sistrunk手术后甲状舌管囊肿的复发率为2.6%～5%[8]，多数在术后1年内复发。目前有几个因素已经被证明可以增加患儿复发的风险：囊肿切除不完全（特别是单纯囊肿的切除）、术中囊肿破裂以及有表皮样成分存在、术前或术后合并感染者。复发再次手术的甲状舌管囊肿出现再复发的概率为20%～35%，需要更大范围的整块切除才能避免再次复发。

鳃裂囊肿和瘘

鳃裂囊肿和瘘管（branchial cleft cyst and fistula）是由于胚胎时期各鳃器发育异常所致的颈部先天性异常疾病，约占先天性颈部肿块的30%[9]。按组织来源分为四类，其中以第2鳃裂畸形最为常见，占90%～95%，第1鳃裂畸形占5%～8%，第3、第4型鳃裂畸形少见，约1%。

胚胎学与病因学

人胚胎发育第4周时，中胚层增殖形成5～6对弓形隆起状鳃弓，外胚层在每两个鳃弓之间凹陷形成鳃沟，内胚层也在每两个鳃弓之间凹陷形成咽囊。鳃沟与咽囊结构接近，之间少量间充质形成鳃膜。鳃弓、鳃沟、鳃膜与咽囊统称为鳃器。胚胎发育第4周以后，各鳃弓、鳃沟、鳃膜与咽囊将开始演化颜面颈部各种结构及器官，最终导致颈部鳃源性组织的分布及其相互关系错综复杂。先天性第1鳃裂畸形由胚胎发育过程中第1和第2鳃弓未能正常融合所致。先天性第2鳃裂畸形是由第2鳃弓、咽囊和鳃裂发育异常所致。先天性第3、第4鳃裂畸形是由第3和第4鳃弓发育异常所致。一般认为瘘管是鳃沟或咽囊或二者不完全闭合引起的，囊肿则为遗迹上皮细胞残留所致。

根据畸形发生部位将鳃裂畸形分三型：Ⅰ型为第1鳃裂残留所致，主要位于下颌角与外耳道之间，直径1～2 cm，多表现为耳前窦道或称为先天性耳颈瘘管；Ⅱ型为第2鳃裂形成的囊肿或瘘管，最为常见，位于胸锁乳突肌前缘，多在其中上1/3部位；Ⅲ型系第3鳃裂发育异常所致，以胸骨柄上方或胸锁关节附近的窦道为主。另外，有人认为梨状窝窦、囊肿和瘘是由于第4腮器发育异常所致的鳃裂囊肿和瘘管（另节介绍）。鳃裂囊肿壁可为上皮细胞及内皮细胞，前者囊内为皮肤分泌物或浆液，多见于第1或第3鳃裂畸形，后者囊液为黏液，多见于第2鳃裂畸形。有时各腮器残留组织并不形成窦道、囊肿和瘘管，仅在相应部位存留皮垂、软骨状肿块等，称为鳃裂残留（branchial cleft remnant）。

鳃裂畸形的病因学尚未明确，目前认为与以下原因相关：①鳃器上皮细胞的残留；②鳃沟闭合不全；③鳃膜破裂；④鳃器发育异常；⑤颈窦存留；⑥遗传因素[10]。

临床表现

1. 第1鳃裂囊肿及瘘管

颈耳瘘管较少见，多数患儿是于生后不久，在下颌角下方附近发现有瘘孔，一般直径不大于1～2 mm，有黏性分泌物自瘘孔溢出，有外耳道瘘孔者，外耳道也常有黏性或脓性分泌物，但鼓膜正常。若本病并发听力障碍和肾功能异常者为Branchio-Oto-Renal综合征。

耳前瘘管较常见，瘘口常在耳轮脚的前上方，偶有位于耳轮、耳甲、耳屏或外耳道口，可为单侧或双侧，多见于左侧。没有感染发作时可一辈子无症状，不需处理。如瘘管经常感染发作，甚至形成耳前脓肿，则脓肿治愈后应行瘘管切除术。

2. 第2鳃裂囊肿及瘘管

（1）鳃裂囊肿：囊肿可以出现在下颌角至胸骨上窝之间的胸锁乳突肌前缘的任何部位，但多数囊肿发生在胸锁乳突肌前缘的中上1/3连接处，故又称为颈侧囊肿或瘘管。鳃裂囊肿呈圆形，常呈单房，直径为2～3 cm，质软、稍能活动，无压痛、不与皮肤相粘连。有时囊壁上方可触及索条，囊肿大小比较恒定，可缓慢增大。感染时囊肿迅速增大，反复感染可成瘘管。如囊肿有细小窦道与咽部相通，排出囊内容后，口腔内有怪味和臭味，囊肿则缩小，细菌经咽部窦道侵入囊内，则引起继发感染，表现为囊肿表面及其周围皮肤红肿，吞咽疼痛或吞咽困难，局部压痛，全身发热等感染症状。

（2）鳃裂瘘管：由第2鳃裂和咽囊引起者，外口多数位于胸锁乳突肌前缘中下1/3交界处，低于囊肿出现的部位，单侧瘘口约占总数的90%，双侧者比较少见。家族性患儿中，双侧者比较多见，有人认为是常染色体显性遗传。原发性瘘管在生后即可发现颈侧有瘘孔，持续或间断性地溢出黏液性分泌物，瘘孔也可能自行闭合一个时期，以后又出现，完全性瘘管在吃奶和饮水时会有奶或水自瘘孔流出。当瘘孔分泌物停止时有的患儿可发生咳嗽、声嘶和吞咽困难等症状，有的在瘘管探查时发生咳嗽、声嘶、脉速改变、面色苍白、出汗、昏厥和胃肠症状，此乃因刺激迷走神经所致，有的患儿在扁桃体切除术后发生完全性鳃器瘘管。有时瘘管是由囊肿反复感染而成，瘘口于舌骨以下胸锁乳突肌前缘中下1/3处。

（3）鳃残留：第2鳃裂的残留物常为颈下部两侧的皮垂凸起或皮下的软骨状肿块，0.2 ~ 1.0 cm大小不等，肿块生后即见，随年龄可稍有增大。软骨状肿块可与深部组织粘连，但一般较短，无条索与上颈部相连。

3. 第3鳃裂囊肿及瘘管

也称为胸壁囊肿或瘘，常位于颈根部与胸锁关节附近，左侧多见，生后即见针眼状瘘孔，可长期无症状，可排出小量皮脂状物；有时皮脂积聚在瘘孔下形成囊性肿块。如仅为瘘孔一般不需处理。如瘘管经常感染发作，甚至形成上胸壁脓肿，则脓肿治愈后需行瘘管切除术。

诊断

结合患儿年龄、病史及仔细地查体，典型的鳃裂畸形诊断并不困难。但瘘口隐蔽的病例，仍需结合彩色多普勒超声、造影、CT、MRI及内镜检查才能明确诊断。

鳃裂畸形的超声检查是临床常用的诊断手段，可见囊肿位于胸锁乳突肌前缘贴近下颌角处，无回声液性暗区，边界清，后壁规则，后方回声增强，与甲状腺分界明显，瘘管一般很难显示。在囊肿无感染时显示周边几乎无血流信号；感染时，囊壁增厚，囊内液散在细小点状回声，周边可见少量彩色血流信号。

颈侧部的鳃裂囊肿需与囊状淋巴管瘤、食管源性囊肿、气管源性囊肿相鉴别。颈部淋巴管囊肿常见于颌下、胸锁乳突肌后、颈外侧部或锁骨上窝处，呈椭圆形或呈分隔性囊肿，壁薄，张力低。呈进行性或间歇性肿大，以5 cm以上较大者为多见，穿刺可见淡黄色浆液，如囊内出血，可见血性液。食管源性囊肿是与食管粘连相通或不相通的食管重复畸形，当囊肿内分泌物聚集增大时可向颈部膨出，压迫食管引起吞咽困难。超声表现为壁厚、内为液体的液性暗区，当囊肿与食管相通时，可显示液气体的分界面，并随体位移动。气管源性囊肿则位于两侧气管食管沟外侧，肿块囊性，单一囊腔，穿刺可见胶冻状液体，黏性不如鳃裂囊肿明显。

治疗

手术完整切除鳃裂囊肿和瘘管是唯一能彻底治愈该病的方法。手术沿胸锁乳突肌前缘的瘘孔或囊肿作横形或梭形切口2 ~ 3 cm，切开皮肤、皮下组织和颈阔肌，必要时结扎切断颈外静脉，分离位于囊肿浅面的胸锁乳突肌，牵开后显露囊肿，分离显露囊肿及瘘管，紧贴瘘管向近端分离。如原来囊肿或瘘管位置较低，可在颈动脉三角处加切一个2 ~ 3 cm横切口，进一步向鳃瘘根部分离，直至结扎加缝扎并切断瘘管根部。分离中应小心仔细，避免损伤颈内静脉、颈总动脉、颈内外动脉和迷走神经。如囊肿较大，可抽出部分囊液，以便于分离。为利于瘘管分离，可从瘘孔注入亚甲蓝，作为分离引导。

若鳃裂囊肿较大引起呼吸道梗阻者，新生儿期应穿刺囊肿抽液减压或采用囊肿切开、皮肤袋状缝合术解除呼吸道梗阻，以后行根治术。急性感染期病例应在感染控制后行手术，已经形成脓肿者应切开引流以缩短抗感染治疗时间，待炎症基本控制后方可手术治疗。

耳前瘘管无症状者不需治疗，如反复感染者在控制炎症后，切除全部管道及其细小分支，以免复发。颈耳瘘管手术时特别注意瘘管与腮腺及面神经间的关系，有时鳃裂瘘管与面神经间存在多种变异并互相交织，有时瘘管经下颌角穿过腮腺时贴近面神经，亦有在切除面颊下部浅表瘘管或鳃裂残留组织后，出现短暂或永久性面瘫。

◆ 预后

反复局部感染或既往有手术介入者，术中瘘管难以寻找，或切除不完全，术后容易复发。

梨状窝囊肿和瘘

有人认为梨状窝囊肿和瘘（pyriform sinus cyst and fistula）是第4鳃裂囊肿和瘘管发育异常所致，第4鳃器形成的颈侧囊肿和瘘管临床上很少见。先天性梨状窝瘘已作为一个独立疾病，病例报道逐年增多。瘘管自梨状窝至甲状腺周围间隙，在环状、甲状关节内侧，沿甲状软骨下缘与环状软骨之间走行。梨状窝囊肿少见，多为瘘管或窦道，故临床上多称为梨状窝瘘。

◆ 胚胎学

梨状窝瘘位于颈总动脉后，迷走神经前，大部发生于左侧。梨状窝瘘管外孔与第2腮器瘘管外孔的位置基本一样，但内孔是在甲状舌骨膜进入咽下梨状隐窝处。多数学者认为它是第4咽囊的残留组织所形成，理由是：① 囊壁内有甲状腺组织；② 瘘管在喉上神经外支与喉返神经之间走行；③ 左侧为多，因哺乳动物的鳃性组织在右侧消失较早，来自咽囊的甲状腺扁平上皮癌和来自C细胞的髓样癌，亦以左侧为多；④ 摘出标本有胸腺组织，可能是第3咽囊之外迷生。

◆ 临床表现

本病多发生于儿童，男女比例均等，位于颈左侧者居多数。临床上常急性起病，多因口咽及上呼吸道感染而诱发梨状窝窦或感染，故常并发急性咽喉炎。表现为发热，咽痛，吞咽困难，绝大多数左颈部皮温升高，红肿疼痛，出现红斑，左颈深部压痛明显，少数并发急性甲状腺炎，偶有声带麻痹和区域性交感神经受损表现。炎症进展后局部形成脓肿，自行破溃或切开引流后症状缓解，但易复发。初发时炎症范围较广，再发时较局限。感染也可形成咽后脓肿甚至可扩展至纵隔，引起纵隔脓肿和脓胸。

当出现左颈侧深部感染，或不明原因的急性化脓性甲状腺炎，应首先考虑感染途径来自梨状窝瘘管。此后往往炎症反复，间隔时间短则1个月，长至多年，不发炎症时毫无症状。初发时炎症范围较广，再发时较局限。应用抗生素、穿刺排脓或切开引流后，炎症易消退，很少形成外瘘。

待炎症消退后，食管造影显示梨状窝瘘孔和管道，或内窥镜下见到梨状窝开口，压迫左颈部可见脓液或分泌物从开口部位排出。

如为梨状窝囊肿，由于位于咽部，易于阻塞呼吸道，可在新生儿期发病，表现为喉喘鸣，甚至呼吸困难。

◆ 诊断

梨状窝瘘未并发感染时，多无症状，不引起临床上注意。当患儿出现左颈侧深部感染，或不明原因的急性化脓性甲状腺炎，并反复发作，应考虑存在梨状窝瘘。

超声波或CT检查可显示甲状腺肿大并显现出局部或较大范围的不均质或低密度区，放射性核素扫描可见患侧甲状腺上极呈现放射性稀疏。食管吞钡造影最有诊断价值。急性期因局部水肿，常不易发现瘘管，应在炎症消退6～8周后做该检查。如发现梨状窝底部有长2～3 cm纤细管道经外侧向前下方延伸，即可确诊，但食管吞钡造影诊断梨状窝瘘阳性率较低。内窥镜及电子喉镜检查可提高诊断率，同时可作为手术时寻找瘘管辅助手段。急性期梨状窝瘘感染时，在内镜下找到梨状窝开口，同时压迫化脓感染的甲状腺或左颈部，有脓液从开口部位排出时，可做出诊断；感染好转后，若发现梨状窝瘘口，可自外口插入细硬膜外导管注入造影剂或亚甲蓝，可明确诊断及引导瘘管切除手术。

◆ 治疗

梨状窝瘘感染急性期应给予抗感染治疗，采用包括抑制厌氧菌在内的广谱抗生素或根据细菌培养结果选用敏感抗生素。若脓肿形成，应及时切开引流，如脓肿位置较深时，可进行超声引导下穿刺抽脓或置管引流。感染消退后，需行完整的瘘管切除，才能避免复发。

需谨慎进行梨状窝瘘术，避免损伤喉返神经和喉上神经外支，应在切断甲状腺上动、静脉后于甲状软骨下角附近喉返神经入喉处上方区域寻瘘管。如能在皮肤瘘管引导下注射亚甲蓝，或经术中内窥镜找到瘘口后注入亚甲蓝，或插入导丝做术中引导，则能提高手术瘘管切除成功率及安全性。正确选择适当的支撑技术对完整切除瘘管十分重要。找到瘘管后，在其根部高位结扎，然后将其远端部分游离切除。如瘘管贯穿甲状腺实质，则需切除部分甲状腺组织。若钡餐检查未发现瘘管或瘘管非常纤细，且发作次数少的病例，可暂不手术，随访观察，部分瘘管可能会在炎症反应后自行愈合。

◆ 预后

能够发现梨状窝瘘管并完整切除，则预后良好。如不能发现瘘管，则术后有复发可能。反复发作、慢性感染的梨状窝瘘管，据报道存在恶变的可能性。

皮样囊肿

颈部皮样囊肿（dermoid cyst）是一类来源于外胚层和中胚层的先天性良性肿瘤。组织学检查除鳞状上皮外，尚有真皮、皮下组织和皮肤附件，如毛囊、皮脂腺、汗腺等，囊肿光滑，包膜完整，内充皮脂状物，与深部筋膜或舌骨表面筋膜粘连。

临床表现与甲状舌管囊肿类似，为颈前区皮下出现无痛性的囊性肿块，通常随皮肤移动，但不随吞咽或伸舌而活动。颈部皮样囊肿伴感染较为罕见，但囊肿破裂会导致肉芽肿性炎。术前彩色多普勒超声、CT和MRI有助于明确诊断，囊内容物无血供，密度高于甲状舌管囊肿的液性暗区。治疗方式是手术切除，如果切除不完整或者术中囊肿破裂，容易导致复发。

颈部支气管源性囊肿

支气管源性囊肿（bronchogenic cyst）是指先天性的呼吸系统发育异常所引起的一种囊性肿物，又称为支气管囊肿。按发病部位分为肺内型、纵隔型和异位型，异位型罕见，可发生于颈部、脑部、硬脊膜、腹腔等。异位于颈部的支气管源性囊肿较罕见，囊肿较小时，可无任何临床表现；当囊肿增大或合并感染时，可对周围组织产生压迫症状或出现感染症状。

◆ 病因与病理

颈部支气管源性囊肿病因与胚胎发育因素有关。胚胎发育时，呼吸道上皮与气管支气管树分离，从支气管发育部位移行到其他部位，并逐渐增大，其内部黏液不能排出，形成以支气管组织为囊壁、内含黏液的囊肿。肿块多位于两侧颈部，以左侧多见。病理特征是囊壁衬以呼吸道上皮，与支气管壁结构相同，由充满黏蛋白的杯状细胞和纤毛性假复层柱状上皮构成，囊壁可含平滑肌，个别可见软骨，囊内液为黏液或胶冻样液体。病理上支气管囊肿不与支气管相通为液性囊肿，也称为闭合囊肿；囊肿与支气管相通，囊肿内部分液体被排出，气体随之进入囊腔形成含气液囊肿；若囊液全部排出，则形成含气囊肿。

◆ 临床表现

颈部支气管源性囊肿可发生于颈前的任何部

位，但以左侧颈部居多。颈部支气管源性囊肿较小时，可无任何临床表现；当囊肿增大或合并感染时，可对周围组织产生压迫症状或出现感染症状。罕见囊肿位于皮下时，偶可通过窦道向皮肤外排出胶冻样黏液。

◆ 诊断

根据病史、临床表现及超声检查，可做出初步诊断。超声为常规检查方法，可见颈部侧方包膜完整肿块，囊壁稍厚，一般无瘘管，与气管不相通。颈部支气管源性囊肿的X线检查为圆形或类圆形、边缘光滑或锐利的、均匀一致的致密阴影，偶可见气液平。CT和MRI可清晰显示囊肿，包膜完整，有助于病变定位，支气管囊肿囊壁可有钙化形成，表现为点状或弧线状，尤以弧线状最具特征性。但要明确性质，确定其支气管来源，则必须依靠病理诊断，故术前支气管源性囊肿难以明确诊断。

发生于颈部的支气管源性囊肿常被误诊为其他颈部肿块，如甲状舌管囊肿、第2鳃裂囊肿、甲状腺肿块、皮样及表皮样囊肿、淋巴结结核、慢性淋巴结炎及恶性肿瘤转移性疾病等，最后确诊需要组织病理学检查。

◆ 治疗

颈部支气管源性囊肿治疗的唯一方法是手术切除。在囊肿切除时，囊壁必须完整、切除彻底，避免术后复发。一般按稍高于甲状腺手术的横切口入路，应注意解剖和保护喉返神经，防止术后声音嘶哑或呼吸困难；如囊肿与舌骨联系密切，应注意防止咽瘘及出血；如囊肿与气管相通，应结扎囊肿蒂部，防止复发、痰液渗出及气管瘘。

（李仲荣）

参·考·文·献

[1] LaRiviere C A, Waldhausen J H. Congenital cervical cysts, sinuses, and fistulae in pediatric surgery. Surg Clin North Am, 2012, 92(3): 583–597.

[2] 张金哲，潘少川. 实用小儿外科学. 浙江：浙江科学技术出版社，2003：352.

[3] Flint P W, Cummings C W. Cummings otolaryngology head & neck surgery. 5th edition. Philadelphia: Mosby/Elsevier, 2010.

[4] Foley D S, Fallat M E. Thyroglossal duct and other congenital midline cervical anomalies. Semin Pediatr Surg, 2006, 15(2): 70–75.

[5] Langman J, Sadler TW. Langman's medical embryology. 7th edition. Baltimore (MD): Williams & Wilkins, 1995.

[6] Pinczower E, Crockett D M, Atkinson J B, et al. Preoperative thyroid scanning in presumed thyroglossal duct cysts. Arch Otolaryngol Head Neck Surg, 1992, 118(9): 985–988.

[7] Mohan P S, Chokshi R A, Moser R L, et al. Thyroglossal duct cysts: a consideration in adults. Am Surg, 2005, 71(6): 508–511.

[8] Enepekides D J. Management of congenital anomalies of the neck. Facial Plast Surg Clin North Am, 2001, 9(1): 131–145.

[9] Waldhausen J H. Branchial cleft and arch anomalies in children. Semin Pediatr Surg, 2006, 15(2): 64–69.

[10] 刘华盛，黄健南，傅向军，等. 鳃裂畸形的胚胎发生学、诊断与治疗. 中国医疗前沿，2012，16（7）：9–10.

第三十九章
新生儿胸部疾病

第一节　胸 骨 裂

概述

胸骨裂是一种罕见的先天性畸形。广义的胸骨裂畸形包括合并心脏异位（ecopiacordis）的胸骨缺损（sternal defects）和单纯胸骨分叉或分裂畸形（sternal cleft）。前者合并心脏位置异常和心内结构的畸形，治疗十分困难；后者心脏在胸腔的正常位置，但是胸骨有裂隙或在心脏上方部分融合。有正常的皮肤覆盖，或上方仅有一个表浅的皮肤溃疡，患儿通常因为没有临床症状而得以长期生存[1-4,7,9]。

发病机制

胚胎第6周胸骨始基形成左右胸骨索。在第9～10周时，两侧胸骨索在中线自上而下相互融合形成整体胸骨。如果胚胎发育过程中未能完成此种融合，或仅部分融合，则形成胸骨全部或部分缺如、半侧缺如、窗型缺损和胸骨裂。其中以胸骨裂多见，它的部位可见于胸骨上段、下段或胸骨全长。

分类

胸骨裂畸形的分类方法非常混乱。目前比较通用的分类有Ravitch分类：① 单纯胸骨分裂（不合并心脏异位和其他畸形）；② 心脏异位；③ Cantrell五联症。其中单纯胸骨分裂根据分裂部位分为上段胸骨裂、下段胸骨裂和全胸骨裂。心脏异位的分类方法大多是根据心脏异位的解剖位置进行分类，分为颈部心脏异位、胸部心脏异位、胸腹心脏异位和腹部心脏异位。Cantrell和Ravitch总结了一组心脏胸下异位或心脏腹部异位的患者，及其合并的横膈、心包、腹壁和心脏缺损。因此，后来胸下异位或腹部异位的患者通常被称为Cantrell五联症。Shamberger[14]报道了16例胸骨裂畸形患者，其中5例为心脏完全裸露，没有组织覆盖；8例为心脏胸腹移位但有皮肤覆盖；3例为单纯胸骨裂。他对文献上这些婴儿和儿童存在的并发畸形进行了整理。提出了基于心脏有无组织覆盖基础上的胸骨缺损的基本类型，有些分类略有交叉，但进一步的分类似乎人为因素过多，而对阐明解剖或治疗指导也无显著意义[5,6]。

临床表现

单纯胸骨裂新生儿期易被忽略，随患儿生长临床表现常有反常呼吸、发绀、呼吸困难和反复的呼吸道感染。体格检查可见胸骨区的上、下部或全部有软组织裂隙，并可触及血管搏动。也可见一些特殊的躯体症状，包括从脐部延伸到胸骨缺损下方的带状瘢痕。部分患儿有向上到颈部或者下颚瘢痕样延伸；胸骨柄分裂很罕见。心脏部分或完全位于胸腔外出生后即可确诊，如果合并严重心脏畸形难以存活，部分存活下来的患儿也往往需要早期手术干预。

诊断

胸骨裂诊断不困难。新生儿出生时发现心脏部分或完全位于胸腔外即可确诊心脏异位。进一步的检查应包括CT或MRI，超声心动图等，以明确心内结构情况以及并发的其他畸形。心脏异位是罕见的先天性畸形，在分娩活婴的发生率较低，有很高的致死率且多发生于宫内。因此产前诊断尤其重要。近年来随着胎儿心脏超声及胎儿MRI诊断技术的应用，使产前诊断变为可能。10年间中南大学湘雅二医院常规产前检查中共检出11例心脏异位胎儿，追踪观察，1例手术后存活，1例胎死宫内，2例分娩后死亡，1例修复治疗后死亡，6例终止妊娠。所有畸形通过尸检或手术得以证实：6例胸型，2例腹型，2例胸腹型，1例颈型。其中7例合并先天性心内结构畸形[7]。

治疗

手术是唯一的治疗方法。由于畸形的复杂，胸骨裂的手术治疗强调个性化原则。手术治疗原则应包括：① 回纳心脏，且避免心脏压迫；② 重建新的“胸骨屏障”，用自体或人工材料覆盖，为心脏提供有效的保护；③ 合并畸形的治疗。大多认为，胸骨裂应在新生儿期或婴儿早期给予手术，新生儿组织柔软、胸骨弹性好，更容易Ⅰ期缝合。根据胸骨分裂的程度，手术可以Ⅰ期修复，也可先用自体或人工材料覆盖分期手术。合并有危及生命的心脏畸形者，应同时进行心内畸形的修补。出生时，心脏完全裸露，无皮肤覆盖的患儿应尽早手术。心脏有皮肤覆盖或无症状的单纯胸骨分裂根据合并畸形情况决定手术时机[12,15,17]。胎儿期能够确诊的心脏异位考虑选择剖宫产，避免生产过程中对心脏的损伤导致死亡。

◆ 胸部心脏异位

典型的胸部心脏异位心脏裸露，无躯干组织覆盖。心尖方向向前，且经常向上，多数有合并的心内畸形。胸骨可能在上部的胸骨柄处是完整的，或者是完全分裂的；有些罕见病例的心脏可能就通过一个胸骨中央部位的缺损而凸出体外。由于躯干中线组织严重缺乏，一期关闭往往因为心脏受压难以成功。1975年，Koop取得了第一例胸部心脏异位手术的成功。1例出生时心脏上有皮瓣覆盖婴儿，胸骨有5 cm宽度的裂开带，无法在不引起心脏压迫和窘迫的情况下将其合拢。在7个月大时，在胸骨裂缝中插入Dacron涤纶丙烯酸树脂和Marlex网片，并将皮肤一期缝合关闭。对心脏裸露的患儿，Dobell[8]提出了分期手术的方法：一例患儿在新生儿期进行皮瓣覆盖，19个月大时，在胸骨缺损上放置肋骨支撑杆，并用胸肌瓣加以覆盖。将心包前部和胸壁的附着点离断，使心脏部分后退入胸腔。胸型患儿手术成功与否取决于畸形的严重程度及如何避免因胸腔相对固定而造成手术后对心脏的压迫，而不是手术技术的差异。可通过仅用软组织覆盖异位心脏来获取手术成功，这样避免了将心脏向后压迫进入一个已经容量受限的胸腔中去。这种覆盖方式需要使用来自距离前胸壁很远部位的组织或者对局部组织进行广泛游离。严重的心内缺损合并胸部心脏异位也造成了最终存活的困难。上腹部缺损在这些患儿也非常常见，包括脐膨出，腹直肌分离和罕见的腹腔内脏凸出。有人将胸部心脏异位同时存在腹壁缺损归为胸腹心脏异位。但如果出生时心脏完全裸露，无覆盖组织，尽管有时合并腹部缺损，分类上还应属于胸部心脏异位。

◆ 颈部心脏异位

历史上将颈部心脏异位定义成与胸部心脏异位不同的一个单独分类，其根据是心脏向上异位的程度。心尖和口常有融合，存在严重的颅面畸形。与胸部心脏异位相比，这种病变相对罕见，但同样预后极差。Shao-Tsu的总结中，仅有5例为颈部心脏异位，而121例婴儿为胸部异位。该组严重畸形的婴儿未有存活或尝试对其进行手术的报道。

胸腹心脏异位

在这组患儿中，心脏表面有一层薄膜覆盖，通常是有色素沉积的皮肤覆盖在下部分裂的胸骨上。心脏没有胸部心脏异位时的那种严重的前旋。这些患儿几乎都有合并的腹壁缺损（脐膨出，腹直肌分离或腹疝），以及横膈和心包的前部半月形缺损。患儿大都有心内畸形。心脏的位置存在变异：它可能位于胸腔之内，仅有下方的横膈和心包缺损；或完全位于腹腔内，而发出的大血管穿过横膈的缺损。这一畸形并发左心室憩室的发生率非常高。许多病例的憩室通过横膈和心包缺损突入腹腔。部分婴儿并有致命的肺发育不良。

胸腹心脏异位的手术成功率和长期生存率要高于胸部心脏异位病例。Wieting在1912年实施了第一例成功的手术修复，一期关闭了横膈和腹壁筋膜。初步手术干预必须找到位于心脏和腹腔上方的皮肤缺损。虽然通过皮肤扩张的方法成功地治疗一些病例，但一期关闭皮肤可避免感染和纵隔炎。这组病例国内也有成功的报道，1998年张涤生等[10]报道了一例9岁女孩，患儿合并腹疝及膈肌缺损，胸骨下2/3缺损，心脏大部分无胸骨覆盖，幸运的是患儿不合并心内畸形。手术一期完成：用自体肋骨和髂骨移植覆盖胸骨缺损处，同时进行了膈肌和腹疝的修补，胸前及上腹部创面局部转移皮瓣一期缝合。术后因少量皮瓣干性坏死，切除后再次转移皮瓣治愈。随访2年患儿状况良好，尽管移植髂骨出现点状吸收，但胸廓屏障维持良好。

随着儿科心脏手术的进步，现在可对以往通常致命的心内畸形进行修补。可一期关闭缺损或采用工材料修补腹壁缺损，但通常难以进行一期关闭，因为两侧附着于上方肋弓的腹直肌之间的距离过宽，限制了中线结构的移动度。有一种改良关闭方法是将肋软骨切断，使其向内侧旋转。在心脏外放置任何人造材料前，最好完成对心内缺损的修复。心内畸形的矫治与其他先天性心脏病相同，一般在体外循环下矫治。对于心室憩室，一般认为不需处理，仅出现下列情况时才作切除：纤维化；憩室壁薄，有破裂倾向或矛盾运动；导致充血性心力衰竭。上海交通大学医学院附属上海儿童医学中心1例3月龄胸腹型患儿，合并室间隔缺损及房间隔缺损，心内畸形修补是在深低温体外循环下完成，一期进行了腹疝修补及心室憩室切除获得成功[11]。

胸骨分叉或胸骨分裂

胸骨分叉或胸骨分裂是第四种也是严重程度最低的胸骨畸形。这组婴儿心脏位置正常，有正常的皮肤覆盖，完整的心包和部分或完全分裂的胸骨。胸骨分裂不合并脐膨出。如果胸骨缺损是部分性的，会包括上部胸骨和胸骨柄，胸部或胸腹心脏异位的胸骨缺损则相反，这部分胸骨缺损主要是下部胸骨的缺损。大多数病例是部分裂开，剑突完整或胸骨体的下1/3完整。

胸骨分叉或胸骨分裂与其他三种胸骨缺损不同，罕有心脏自身的缺损。可见一些特殊的躯体症状，包括从脐部延伸到胸骨缺损下方的带状瘢痕。其他儿童有向上到颈部或者下颚瘢痕样延伸；胸骨柄分裂很罕见。有报道该病可能与颅面血管瘤存在关联，但并不明确。

大多数病例中，这些婴儿的胸骨缺损是无症状的。进行修复是为心脏提供了保护性的覆盖，改善呼吸机制，因为缺损的矛盾运动可能会损害呼吸机制。手术方法包括：① 自体材料移植：在胸骨缺损处植入肋软骨、肋骨、髂骨等自体移植物；② 人工材料覆盖；③ 肋软骨切开术：将缺损两侧肋软骨离断，使两半胸骨向中线滑动对合或斜行离断肋软骨，翼形活门成形术。强调在婴儿期进行早期修复的重要性，此时胸壁柔软度好，可进行一期关闭。大多数报道的一期修复的病例是在出生后3个月内进行矫正，很少在1岁后进行矫正。相反，大于1岁的患儿常需进行软骨切开。通常必须在两侧胸骨可无张力合拢的地方进行软骨的楔形切除[12,13,16,17]。

预后

单纯胸骨裂预后良好；心脏异位多合并严重的心内畸形，病死及手术死亡率高，预后和心脏异位类型以及心内畸形严重程度相关。胸腹部心脏异位的手术成功率和长期生存率要高于胸部心脏异位。随儿科的发展和先心外科及整形外科技术进步，目前心脏异位手术成功的个案报道也越来越多。

小结

胸骨裂属罕见的先天性畸形。存在严重心脏异位者有很高的致死率或宫内死亡可能，对这些患儿强调产前诊断。活产新生儿根据胸骨裂的分类强调采用个性化治疗方案，早期进行手术干预。

（鲁亚南）

参·考·文·献

[1] Chang T S, Qian Y L, Tang S C, et al. Cleft sternum and ecopiacordis-case report and brief review. Eur J Plast Surg, 1999, 22(5): 282–285.

[2] Twomey E L, Moore A M, Ein S, et al. Prenatal ultrasonography and neonatal imaging of complete cleft sternum: a case report. Ultrasound Obstet Gynecol, 2005, 25(6): 599–601.

[3] Pasoglou V, Tebache M, Rausin L, et al. Sternal cleft: Prenatal multimodality imaging. PediatrRadiol, 2012, 42(8): 1014–1016.

[4] Jnah A J, Newberry D M, England A. Pentalogy of Cantrell: Case Report With Review of the Literature. Adv Neonatal Care, 2015, 15(4): 261–268.

[5] Naren Satya S M, Mayilvaganan K R, PrathyushaIS, et al. A Recurrent Case of Pentalogy of Cantrell: A Rare Case with Sonological Findings and Review of Literature. Pol J Radiol, 2017, 82: 28–31.

[6] Gabriel A, Donnelly J, Kuc A, et al. Ectopiacordis: a rare congenital anomaly. Clin Anat, 2014, 27(8): 1193–1199.

[7] 彭清海，周启昌，范平，等. 胎儿心脏异位的产前诊断和预后. 中华超声影像学杂志，2007，16：824–825.

[8] Dobell A R C, Williams H B, Long R W. Staged repair of ectopiacordis. J Pediatr Surg, 1982, 17: 353–358.

[9] 区景松，孙培吾，张希，等. 心脏异位. 中华胸心血管外科杂志，2002，18（1）：45–46.

[10] 张涤生，钱云良，唐思聪，等. 胸骨裂–心脏异位一例. 中华外科杂志，1998，36（8）：511.

[11] 胡蓁，沈海英，金黎洁，等. 心脏异位合并复杂型先天性心脏病患儿1例护理，2009，9（1）：87–88.

[12] Ramdial S, Pillay D, Madaree A. Primary Closure of A Sternal Cleft in A Neonate. World J Plast Surg, 2016, 5(3): 308–312.

[13] Gart M S, Vicari F A. Sternal "retraction": a novel application of a mandibular distractor in treating ectopiacordis with complete cleft sternum. Ann Plast Surg, 2015, 74(5): 594–596.

[14] Shamberger R, Welch K J. Sternal defects. PediatrSurgInt, 1990, 5(3): 156–164.

[15] Morales J M, Patel S G, Duff J A, et al. Ectopiacordis and other midline defects. Ann ThoracSurg, 2000, 70(1): 111–114.

[16] Jona J Z. The surgical approach for reconstruction of the sternal and epigastric defects in children with Cantrell's deformity. J PediatrSurg, 1991, 26(6): 702–706.

[17] de Campos J R, Das-Neves-Pereira J C, Velhote M C, et al. Twenty seven-year experience with sternal cleft repair. Eur J Cardiothorac Surg, 2009, 35(3): 539–541.

第二节 漏斗胸

概述

先天性胸廓发育畸形根据其发病机制可以分成两组，一组畸形源于软骨过度生长而导致的胸廓凸起或者凹陷，而另一组则源于胸廓不同程度的发育不良甚至不发育。同时，临床上我们通常将其分为五类，它们分别是：漏斗胸（图39–1）、鸡胸（图39–2）、波伦综合征（Poland syndrome）、胸骨裂以及源于全身骨骼系统疾病的胸廓发育缺陷或发育不良[1]。

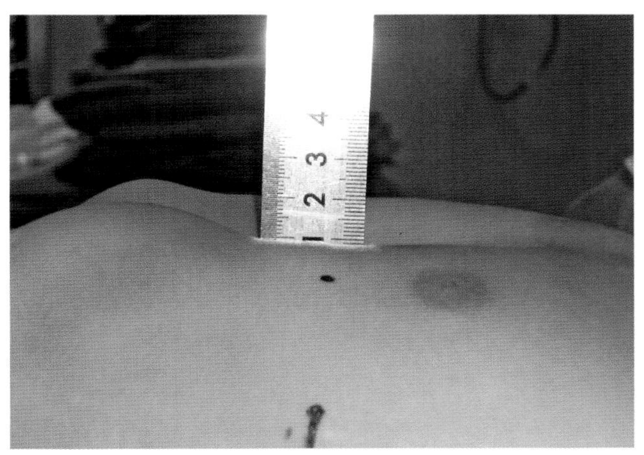

图39-1 漏斗胸畸形

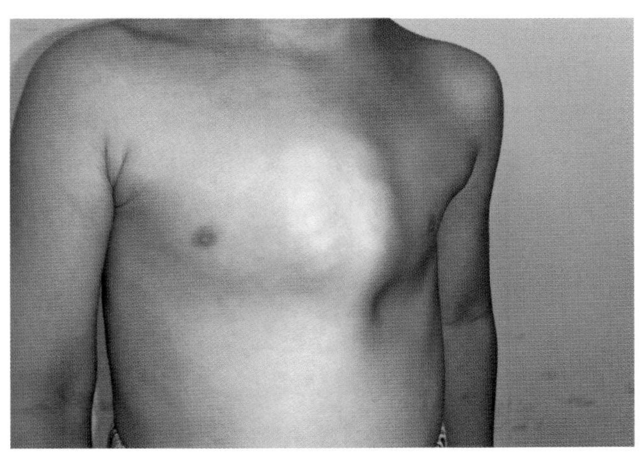

图39-2 鸡胸畸形

在所有的胸廓发育畸形中，漏斗胸最为常见，综合文献报道，其所占比例高达87%～90%；其次是鸡胸，约占5%，其中鸡胸合并漏斗胸病例又占了6%[1,2]；波伦综合征和胸骨裂代表了不同形式的前胸壁发育迟滞，波伦综合征包含了不同程度的乳房、胸肌以及肋骨的发育不良，而在胸骨裂病例中，胸骨中线水平的部分或者完全性融合障碍，将导致心脏异位或者不同程度的Cantrell五联症（pentalogy of cantrell）[3,4]。

绝大部分的胸廓发育畸形在患儿出生时就已经非常明显，部分畸形甚至是致命的，例如胸骨裂所导致的心脏异位，直至今天仍远未达到可成功修复的水平。同时，胸廓发育畸形往往与系统性结缔组织发育缺陷以及胸腹部及脊柱部位肌肉发育不良相关联，通常可见于Marfan综合征、脊柱侧凸，以及胸骨裂合伴脐膨出等极端病例，所有这些临床表现都使得对这部分患儿的诊疗异常棘手[5]。

漏斗胸（pectus excavatum，PE）临床表现为前胸壁凹陷，其病变通常涉及胸骨体及胸廓下部肋软骨。该胸廓发育畸形好发于男孩，男女患儿比例约为3∶1；其发病率根据文献报道介于0.07%～0.4%，并存在明显的人种差异[6]；而在国内，可靠的发病率目前尚未见诸报道。漏斗胸患儿往往在婴儿期就已经存在明显的临床体征，虽然有极个别的自愈病例报道，但几乎绝大部分患儿都将随着年龄的逐渐增长而使得外观异常更加明显；部分病例则是在青春发育期，伴随着体格的迅速生长而逐渐显现出漏斗胸的体征，该部分病例亦不在少数。

病因

确切的漏斗胸发病原因至今不甚明了。鉴于先天性膈肌发育缺陷患儿在长期随访过程中往往存在漏斗胸高发病率的倾向，有学者指出异常发育的膈肌对胸骨及胸廓的牵拉是造成漏斗胸的病因之一。但是，更多的文献倾向于认为在散发病例中，胸骨、肋软骨及脊柱发育的不平衡是导致漏斗胸发病的最主要原因，而这一理论也在近年来受到了来自CT影像资料研究结论的质疑[7-9]。

漏斗胸病例中存在明显的家族遗传倾向，占总病例数的近50%，文献资料显示常染色体显性遗传、常染色体隐性遗传、X性染色体连锁及多因素遗传等不同遗传模式都可出现于漏斗胸家族谱系中，然而，确切的漏斗胸易感基因目前尚未可知[7,10]。

漏斗胸病例中合伴存在结缔组织疾病的比例明显高于正常人群。Marfan综合征、脊柱侧凸等合伴畸形的发生不在少数，有资料显示，早期纠正胸壁畸形有助于减轻脊柱侧凸的发生和发展，其机制可能在于恢复了胸廓生长的应力平衡[11]。

发病机制

除却胸壁外观异常的表现之外，漏斗胸患儿最为关注的病理生理改变在于其下陷的胸壁对心肺功能的影响。然而，在这一问题上的争论也是由来已久，由于在相关功能测试中，不同体位、是否处于运动状态以及胸壁畸形的严重程度都可能对测试的结论造成影响，因此，对于支持或者否定在漏斗胸病例中存在心肺功能受限的文献都不在少数。直到最近，随着微创手术矫正漏斗胸畸形的普及，有研究显示在漏斗胸矫正后，心肺功能在每搏输出量、心排血量以及心功能指数等指标上存在具有明显统计学意义的改善，反映了漏斗胸畸形对心肺功能的损害[12]。

漏斗胸对心功能的影响可以表现在三个方面：心排血量的减少、二尖瓣脱垂及心律不齐。由于下陷胸壁对心脏的挤压，造成回心血量的减少是造成每搏输出量降低，从而导致心排血量减少的直接原因，临床上表现为漏斗胸患儿容易疲劳以及活动受限。心脏的受压也造成了二尖瓣脱垂，其发生比例占漏斗胸病例的17%～65%。心律不齐可以表现为一度房室传导阻滞、右束支传导阻滞等不同类型[13,14]。

而漏斗胸对肺功能的影响主要表现为肺膨胀受限性疾病，在严重的病例中可出现反常呼吸。这些问题直接导致漏斗胸患儿容易出现迁延不愈的肺部感染。对于在新生儿期即存在明显漏斗胸表现的患儿，由于膈肌的代偿，其肺功能往往能达到正常水平的低限，但其肺功能储备明显不足[15]。

临床表现

有约1/3的漏斗胸病例在新生儿、婴儿期即已存在明显的胸壁外观异常，并随着年龄的增长，其畸形程度逐渐加重；然而，由于婴幼儿往往都具备充足的心肺功能储备，且该年龄阶段婴幼儿胸壁弹性较大，因此少有存在临床心肺功能异常表现者。但是，随着年龄的增大，胸壁畸形的严重程度将进一步加重，与此同时，胸壁弹性逐步降低以及心肺功能储备的下降，使得该年龄阶段的患儿逐渐出现有氧运动受限、容易疲劳等症状；反复且迁延不愈的呼吸道感染也是该年龄阶段常见的临床表现；更有甚者，该年龄阶段的患儿由于自我意识的觉醒，胸壁外观的异常可对其带来自信心伤害，从而导致抑郁、孤僻等心理问题，甚至存在自杀倾向。

诊断

漏斗胸的典型临床体征表现为胸骨体向内、向后凹陷，连带相连左右肋骨使得前胸壁呈漏斗状，尤其以直立、吸气状态时明显。诊断的要点首先在于对胸壁凹陷程度的评价。随着对漏斗胸诊断历史的变迁，曾经出现的各种对漏斗严重程度进行评价的指数已逐渐淡出当前临床医师的视野，当下最为客观的评价指数是Haller指数（图39-3），该指数基于胸廓CT影像，以漏斗最低点处胸廓横截面的胸壁内缘横径与前后径比值作为评价指标，指数大于3.25为漏斗胸需要手术矫正的标准，并已经被广为采纳应用[16]。

对漏斗胸诊断的要点其次在于心肺功能的评价，包括心脏彩超及呼吸试验，其中心脏彩超用以排除二尖瓣脱垂或其他可能伴发的先天性心脏畸形，有利于完善术前准备。诊断的要点还在于排除其他可能存在的伴发畸形，如脊柱侧凸、Marfan综合征等[17]。

部分漏斗胸病例源于既往胸部手术，如先天性心脏病、膈疝等，术后继发漏斗胸，同样需要手术进行矫治。

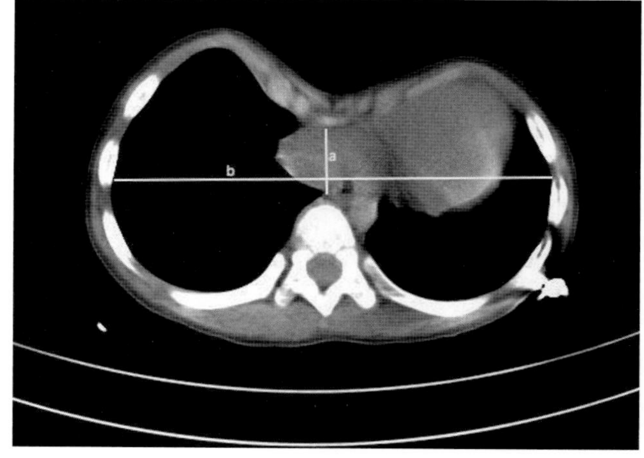

图39-3 Haller指数（haller index，HI）
以漏斗最低点CT胸廓横截面影像为测量对象，取其内壁最大横径（b）与最小前后径（a）的比值。正常儿童，该指数介于1.9～2.7，目前认为大于3.25为漏斗胸手术指征

鉴别诊断

漏斗胸患儿的鉴别诊断在于区分是否合伴有其他骨骼系统或结缔组织系统畸形，如脊柱侧凸或Marfan综合征等；或是既往胸部手术后继发漏斗胸。详细的病史询问及体格检查是发现上述问题的首要方式[1]。

治疗

除个别轻度病例外，漏斗胸罕见有自愈的可能，即便是康复性锻炼，其收效也并不明显。因此，手术矫正是治疗漏斗胸畸形唯一的方式。手术年龄一般选择在学龄前，尤其以4～5岁为宜，既能在漏斗胸引起患儿出现明显的临床症状前得以恢复正常的胸腔容积，又可规避胸廓畸形对患儿心理的影响[18]。

随着微创外科理念及技术的不断成熟，当前，胸腔镜辅助下Nuss漏斗胸矫治术几乎已经完全替代了开放式传统的漏斗胸矫正术式。该手术方式于1998年由Nuss首次报道，采用特制的医用合金钢板，根据患儿的胸廓外形，在手术过程中进行塑形，然后于漏斗最低点相对应的左右漏斗边缘处肋间隙切开皮肤，钝性分离胸壁肌层直至肋骨骨膜表面，经肋间隙在穿通器的导引下，胸腔镜监视将塑形后的合金钢板贴合漏斗曲度穿过胸骨与心包间隙，然后翻转180°，用固定垫片和钢丝将合金钢板固定，从而将下陷的胸骨体向前、向上复原。钢板在患儿体内留置3～5年不等，取出手术亦需要在胸腔镜监视下实施，以避免心血管损伤[19]。

该手术方式无须截断肋骨和胸骨，不影响患儿正常的胸廓骨骼发育，避免了既往开放手术导致的胸廓顺应性降低，且胸膜反应轻，恢复迅速。而在此基础上，各种改型的钢板被应用于临床，进一步降低了手术创伤和风险。包括像上海交通大学医学院附属新华医院研制并拥有专利的预成型钢板，将穿通器与钢板有机结合，一次经过胸骨心包间隙即可将钢板安装到位，既缩短手术时间、减轻了创伤，更规避了心包损伤的风险，已经在国内被广泛使用[20]。

该手术方式同样也适用于漏斗胸术后复发或者继发性漏斗胸的患儿，必要时，可在剑突下加作一小切口，用以游离胸骨心包间隙，避免心包损伤。

漏斗胸术后并发症发病率低，常见的问题主要是手术部位的疼痛，并由于疼痛迫使患儿呼吸运动浅，而继发肺部感染；因此，术后可以使用镇痛治疗，并鼓励患儿及早下床活动，有利于及时的康复。

预后

单纯漏斗胸患儿通常愈后良好，复发概率低。但仍需要关注合伴畸形及综合征的对应处理，以提高该胸廓畸形患儿的总体生存质量。

小结

漏斗胸是最为常见的胸廓发育畸形，近1/3发现于新生儿、婴儿期。目前以Haller指数作为确诊依据，大于3.25作为手术指征。胸腔镜辅助下Nuss漏斗胸矫治术已经成为漏斗胸治疗的经典术式。

（潘伟华）

参·考·文·献

[1] Nuss D, Croitoru D P, Kelly R E Jr, et al. Congenital chest wall deformities. In: Ascheraft K W, Holcomb G W, Murphy J P, et al. Pediatric Surgery, 2005, 19th vol, 4th edn. Elsevier/W. B. Saunders, Philadelphia, PA.

[2] Goretsky M J, Kelly R E Jr, Croitoru D, et al. Chest wall anomalies: pectusexcavatum and pectus carinatum. Adolesc Med Clin, 2004, 15: 455–471.

[3] Yiyit N. Clinical analysis of 113 patients with Poland syndrome. Ann ThoracSurg, 2015, 99: 999–1004.

[4] Chandran S, Ari D. Pentalogy of cantrell: an extremely rare congenital anomaly. J ClinNeonatol, 2013, 2: 95–97.

[5] Fokin A A, Steuerwald N M, Ahrens W A, et al. Anatomical, histologic, andgenetic characteristics of congenital chest wall deformities.

Semin Thorac Cardiovasc Surg, 2009, 9: 44–57.

[6] Shamberger R C. Congenital thoracic deformities. In: Puri P. Newborn surgery. Arnold, London, 2003: 239–246.

[7] Kotzot D, Schwabegger A H. Etiology of chest wall deformities-a geneticreview for the treating physician. J Pediatr Surg, 2009, 44: 2004–2011.

[8] Marissa K S, Jennifer L F, Kent T Y, et al. Natural large-scale regeneration of ribcartilage in a mouse model. J Bone Miner Res, 2015, 30(2): 297–308.

[9] Calloway E H, Chhotani A N, Lee Y Z, et al. Three-dimensional computed tomography for evaluation and management of children with complex chest wall anomalies: useful information or just pretty pictures? J Pediatr Surg, 2011, 46: 640–647.

[10] Creswick HA, Stacey MW, Kelly RE Jr, et al. Family study of the inheritance of pectus excavatum. J Pediatric Surg, 2006, 41(10): 1699–1703.

[11] Shaalan A M, Kasb I, Elwakeel E E, et al. Outcome of surgical repair of pectus excavatum in adults. J Cardiothoracic Surg, 2017, 12: 72.

[12] Li T, Evan B, Mason S, et al. Pectus excavatum: a cause of serious cardiac dysfunction and dysrhythmia. AmJEmergMed, 2015, 33(9): 1333.

[13] Miyoung K, Ki Y, Hyung J, et al. Development of new cardiac deformity indexes for PectusExcavatum on computed tomography: feasibility for pre-and post-operative evaluation. Yonsei Med J, 2009, 50(3): 385–390.

[14] Tran N, Larry K, Paul M, et al. Lone atrial fibrillation is associated with pectus excavatum. Heart rhythm J, 2013, 10(9): 1263–1269.

[15] Maagaard M, Tang M, Ringgaard S, et al. Normalized cardiopulmonary exercise function in patients with pectus excavatum three years after operation. Ann Thorac Surg, 2013, 96: 272–278.

[16] St Peter S D, Juang D, Garey C L, et al. A novel measure for pectus excavatum: the correction index. J Pediatr Surg, 2011, 46: 2270–2273.

[17] Chao C J, Jaroszewski D E, Kumar P N, et al. Surgical repair of pectus excavatum relieves right heart chamber compression and improves cardiac output in adult patients-an intraoperative transesophageal echocardiographic study. Am J Surg, 2015, 210: 1118–1125.

[18] Kelly R E Jr, Cash T F, Shamberger R C, et al. Surgical repair of pectus excavatum markedly improves body image and perceived ability for physical activity: multicenter study. Pediatrics, 2008, 122: 1218–1222.

[19] Nuss D, Kelly R E Jr, Croitoru D P, et al. A 10–year review of a minimally invasive technique for the correction of pectus excavatum. J Pediatr Surg, 1998, 33: 545–552.

[20] Li G, Jiang Z, Xiao H, et al. A novel modified Nuss procedure for pectus excavatum: a new steel bar. Ann Thorac Surg, 2015, 99(5): 1788–1792.

第三节　新生儿乳糜胸

概述

新生儿乳糜胸是由于各种原因引起的胸导管或胸腔淋巴管破裂使淋巴液漏入胸腔所致。该病是新生儿期比较罕见的疾病，但却是新生儿胸腔积液最常见的原因[1-3]。发病率为1/10 000，在新生儿重症监护室中的发病率为1/2 000，男多于女，多见于右侧[3-6]。此病会引起严重的呼吸、营养及免疫障碍，是一种严重威胁新生儿生命的疾病，病死率曾高达20%～50%。死亡主要由于病情迁延引起的严重呼吸、营养和免疫障碍[3-6]。美国162家NICU合计253 651例新生儿病例的统计资料显示先天性乳糜胸占胎儿水肿的3.2%，乳糜胸的病因是决定病死率的重要因素[10]。

发病机制

乳糜为富含脂肪以及由肠上皮吸收而来的脂肪消化产物的淋巴液，由胸导管吸收和转运入循环系统。乳糜包含大量的乳糜微粒、甘油三酯、胆固醇和脂溶性维生素，以及其他组成包括淋巴细胞、Ig、多种酶和消化产物。乳糜和淋巴液漏入胸腔一方面造成新生儿呼吸窘迫，另一方面可导致人体丢失必需的蛋白质、Ig、脂肪、维生素、电解质和水，进而造成严重后果。任何疾病和损伤引起胸导管或胸腔内大淋巴管破裂、阻塞时都可造成乳糜胸，新生儿乳糜胸病因分为以下几类：① 先天性乳糜胸。系淋巴系统发育异常所致，如胸导管闭锁、胸膜胸导管瘘等。先天性乳糜胸可合并Turner综合征、Noonan综合征、先天愚型或多发性淋巴管畸形或扩张。亦有新生儿甲状腺功能亢进症合并双侧大量乳糜胸的个案报道，其机制尚不清楚。② 创伤性乳糜胸，新生儿出生时损伤，主要是由于臀位牵引等产伤或复苏操作等导致胸、颈部外伤或颈、腰脊柱过度伸展等原因引起胸导管撕裂所致，胸导管附近的心胸外科手术操作可能损伤胸导管主干及分支。③ 肿瘤性乳糜胸，伴发于淋巴管瘤的乳糜胸，由于胸腔内恶性肿瘤侵犯胸导管，可引起胸导管堵塞或破损。④ 自发性乳糜胸，指原因未明者，本型占新生儿乳糜胸的大多数。⑤ 其他，如栓塞性乳糜胸，中心静脉营养治疗可导致导管栓塞或静脉血栓形成，手术结扎上腔静脉淋巴回流障碍，可导致胸导管破裂。还有以上多因素混杂性乳糜胸等[1,3-5,11,12]。

临床表现

先天性乳糜胸的临床症状多发生在出生后24小时内，大多有羊水过多的病史，出生时常发生重度窒息，临床表现包括呼吸急促、呼吸困难、发绀等呼吸窘迫症状和胸腔积液的症状体征，早产儿多伴有头皮、颈部、四肢以及胸壁等处局部或全身的水肿。先天性乳糜胸多为双侧且为中大量的积液。获得性乳糜胸多为单侧，与胸导管受损伤的部位有关。胸导管在T_5～T_6水平从脊柱右侧移行至左侧，损伤发生在T_5水平以上，则发生在左侧。初次穿刺乳糜液的颜色多为浅黄-橙黄色清亮液体，经口喂养普通配方奶后则变为牛奶样，再以中链脂肪酸配方奶喂养后乳糜重新变为黄色清亮。因大量乳糜液经胸腔丢失，乳糜液含有的丰富蛋白、脂肪、电解质以及淋巴细胞等成分也随之丢失，因此乳糜胸易并发感染、血栓形成、营养不良、电解质紊乱、免疫功能低下（包括淋巴细胞减少和免疫球蛋白减少）等。有部分病例伴发肺发育不全，肺发育不全和感染是乳糜胸患儿死亡的主要原因。而营养不良也给治疗造成进一步的困难。

诊断

先天性乳糜胸强调早期诊断，尤其是近年开展的宫内诊断并进行宫内引流治疗，有利于胎儿发育和减少并发症，B超是宫内诊断重要的检查手段。出生后诊断主要依据胸腔积液的诊断性穿刺和实验室乳糜定性检查，乳糜定性阳性同时淋巴细胞计数比例大于有核细胞总数的80%即可诊断。

◆ 宫内诊断

超声检查是产前诊断胎儿胸腔积液的主要方法。胎儿肺脏随孕周的增加而逐渐发育，其中最关键的阶段是妊娠5～26周。如果这个时期肺脏发育受到干扰，就可能导致出生后呼吸功能不全。胎儿胸腔积液的超声表现为一侧或双侧胸腔内的无回声暗区，肺常被压缩变小。一侧肺脏过大或过小可以引起心脏移位，表现为心脏位于右胸腔或心脏极度左移。孕母常有羊水过多，且可导致早产。发现胎儿胸腔积液时需仔细检查胎儿是否合并有其他结构畸形，尤其是胸腔积液出现较早的胎儿应行胎儿心脏超声及染色体核型检查，以明确是否为染色体异常所导致的多发畸形。近来有报道可以通过抽取胎儿期发生乳糜胸的胸水并监测其胸水与胎儿血清中的IgG比值来诊断宫内的先天性乳糜胸。先天性乳糜胸现在经常于产前就可诊断。

◆ 新生儿期诊断

先天性乳糜胸半数患儿出生后即出现症状，也可能在1周内逐渐发生。呼吸窘迫伴胸廓运动减弱、呼吸音减低，胸部X线片显示单侧或双侧密度均匀的阴影，即应该考虑先天性乳糜胸。早产儿的胸片诊断可能存在困难，因为胸腔积液常常与明显的肺部疾病并存，致胸腔积液的典型曲线不能见到。此种情况下胸部超声是检出胸腔积液可靠的方法。

同样在少量胸腔积液和双侧乳糜胸胸部X线片诊断困难时，超声亦是有用的诊断手段。证实诊断须靠胸腔穿刺发现典型的乳糜成分。胸水的外观特征常会引起误导，尽管患儿已进食乳汁，也并非所有乳糜液为乳白色或白色的渗出液。乳糜的生化特征为：无菌无味，pH7.4 ～ 7.8，比重1.012 ～ 1.025，所含蛋白质和电解质与血浆相似，甘油三酯水平高，胆固醇水平较低，白细胞计数（6.0 ～ 8.0）×10^9/L，淋巴细胞占比高，一般>80%，亦有报道70% ～ 100%。高比例的淋巴细胞（主要是T细胞）在确定诊断上具有重要意义。

治疗

乳糜胸对症治疗总的原则是：引流乳糜、呼吸支持、补充丢失的体液和胃肠道外营养[1,4,5]。

◆ 宫内处理

部分乳糜胸胎儿在宫内有自发缓解的现象，故产前推荐保守治疗，包括定期B超随访胎儿胸腔积液量，观察有无胎儿水肿的征象及合并畸形，检测胎儿宫内生长发育情况，查羊水指数，定期行胎儿电子监护。此外需要积极处理先兆早产，早产不可避免时需做好新生儿抢救准备。理想的保守治疗可以治愈大多数乳糜胸，有报道在一些选择性的病例中实行胎儿胸腔穿刺或胸腔羊膜腔引流，以促进胎儿肺部发育、缓解胎儿羊水过多和/或胎儿水肿，也有报道胎儿胸腔穿刺引流同时注入A群链球菌胸膜固定术进行宫内治疗[12,13]。宫内治疗技术难度高，仍存在较多的并发症、宫内死亡及流产的可能。

◆ 新生儿期处理

1. 呼吸机支持

宫内诊断先天性乳糜胸在出生时应采取措施避免重度窒息。由于肺扩张不充分、持续胎儿循环或肺发育不良，部分存在呼吸衰竭患儿需要机械通气支持。机械通气指征，目前尚无统一标准，对于呼吸困难明显者可放宽呼吸支持治疗的指征。

2. 胸腔穿刺和引流

出生后明确存在胸腔积液应进行胸腔穿刺。如果单次胸腔穿刺后乳糜迅速重新聚集，应施行持续胸腔引流。尽管部分患儿仅需要1 ～ 2次胸穿而不需要置管引流治愈，多数新生儿乳糜胸患儿需进行持续胸腔持续引流，以避免间断胸腔穿刺导致的气胸、血胸和包裹性乳糜胸。持续胸腔引流可使脏、壁两层胸膜贴在一起，从而阻止淋巴漏出，使乳糜胸容量减少，存在时间缩短。保守治疗可治愈大多数乳糜胸，可能是随着时间的延长副淋巴管增生，或淋巴、静脉间形成孔隙交通，提供了乳糜返回静脉系统的代偿途径。经持续胸腔引流后，引流量无明显减少可考虑胸膜腔注射药物化学固定术。传统的药物包括红霉素、四环素等胸腔注射，近年来，国内外均有注射碘络酮以及A群链球菌取得良好效果的报道[7,13,16]。化学胸膜固定术不良反应有疼痛、发热、过敏、轻度暂时性的血红蛋白和红细胞减少、白细胞增多及肝酶增高等。A群链球菌新生儿推荐剂量为0.1 KE/ml 10 ml胸腔注射（1 KE注射用A群链球菌加入0.9%氯化钠注射液10 ml稀释）。

3. 营养支持

采用低脂、高蛋白和高热量或含中链甘油三酯的配方奶喂养。人体摄入的脂肪70%被肠道黏膜细胞吸收。长链脂肪酸作为乳糜微粒进入淋巴，汇集在乳糜池，在进入静脉网前再酯化为甘油三酯；而中链脂肪酸则可直接进入门静脉血流，因此治疗时给予中链脂肪酸，可绕过淋巴通道而减少胸导管内的淋巴流。即使是饮水也可引起淋巴循环的增加，对重度乳糜胸患儿通常需要禁食及全肠道外营养。乳糜停止漏出一周以上才可以考虑使用含中链甘油三酯的配方奶喂养。也有人则认为母乳和正规配方奶喂养患儿中的大多数耐受良好，虽然中链甘油三酯奶对某些患儿是很有成效的，但不是对每位患儿都是必需的[5,8,14]。

4. 生长抑素治疗

生长抑素为小分子肽类激素，用于新生儿乳糜胸治疗国外较多[15,17,18]，国内报道较少。奥曲肽为生长抑素的类似物，是一种长效制剂，可静脉注射也可用于皮下和肌内注射，其治疗新生儿乳糜胸的机制还不是完全清楚，可能一方面导致内脏血管收缩减少肠道血流灌注；另一方面通过减少胃、肠及胰腺的分泌从而减少肠的吸收和淋巴的产生和回流，最终使得胸导管漏口自然愈合。选用的患儿均为保守治疗效果不佳者，采用持续静脉滴注的方法。生长抑素有良好的疗效和耐受性，也有人认为在前述的保守治疗失败后应尽早选用生长抑素治疗可以缩短住院时间和减少相应的并发症。Cannizzaro等[15]报道13例乳糜胸患儿，应用奥曲肽后6例效果良好，避免手术。然而Church等[17]的新近研究表明全胃肠外营养治疗新生儿乳糜胸，合用奥曲肽对治疗效果、手术以及死亡率方面并无优势。由于奥曲肽主要是通过收缩内脏血管及抑制消化液的分泌从而减少胸导管的淋巴流量而达到治疗的效果，所以在新生儿中其最大的危害可能会导致新生儿坏死性小肠结肠炎的发生。奥曲肽剂量可由起始0.5 μg/（kg · h）逐渐增加到10 μg/（kg · h）[9]。

5. 外科手术治疗

新生儿乳糜胸多数通过内科保守治疗均可治愈，治疗时间通常为3～4周。对于迁延性和严重的乳糜胸，合并有营养不良或呼吸机依赖，保守治疗效果不明显者，可考虑外科治疗。包括胸导管结扎、胸膜腹膜分流术、胸膜部分切除等手术方式。在正常情况下，除右上肢和头颈部外，全身的淋巴液均输入胸导管，然后在左侧颈部注入左颈内静脉和左锁骨下静脉交接处，流入体静脉系统。胸导管起自第12胸椎和第2腰椎间的腹腔内乳糜池，沿着腹主动脉行径，在腹主动脉的右后方上行，经膈肌主动脉裂孔进入纵隔，在后纵隔内胸导管沿着降主动脉与奇静脉间上升至T_5、T_6水平转向左侧，并沿降主动脉和食管的后方上行，最后在左锁骨下动脉后内侧抵达颈部，并流入体静脉内。鉴于上述胸导管解剖的特点，施行胸导管结扎采用右胸径路，但新生儿术中辨识胸导管异常困难，可在胸导管走行径路进行组织大块缝扎（盲扎）。外科手术后的胸膜腔粘连也是促进乳糜管愈合的因素，因此对左侧乳糜胸可考虑左侧开胸（尽量避免双侧开胸），探查乳糜渗漏的可能部位进行乳糜管分支缝扎。近年来也有胸腔镜下胸导管结扎治疗乳糜胸的报道[19,20]。

6. 其他治疗

放射治疗，用于恶性肿瘤性乳糜胸的治疗。

预后

孤立的先天性乳糜胸预后良好，即使为水肿儿或早产儿。合并有器官畸形及肺发育不良则影响预后。近年来由于对该病了解的增进、医疗技术和营养措施的发展，预后已有改善，好的预后取决于早期诊断和迅速适当的治疗。一般认为一旦治愈，不再复发。

小结

新生儿乳糜胸是新生儿胸腔积液的最常见原因，好的预后取决于早期诊断和迅速治疗，非手术治疗为首选措施，应严格掌握手术指征，合理综合治疗。

（鲁亚南）

参·考·文·献

[1] 施诚仁. 新生儿外科学[M]. 上海：上海科学普及出版社，2002.

[2] 付雪梅，巨容. 新生儿乳糜胸的诊治策略. 实用儿科临床杂志，2010，25（14）：1040-1042.

[3] 杨春芳，陆达林. 新生儿乳糜胸. 中国新生儿科杂志，2008，23（6）：370-372.

[4] 刘晶. 新生儿乳糜胸诊疗进展. 吉林医学，2012，33（8）：1661-1663.

[5] 魏立，曹辛，董克刚. 新生儿先天性乳糜胸诊治体会. 中华小儿外科杂志，2009，30（5）：334-345.

[6] 黄玫. 新生儿先天性乳糜胸五例（附文献复习）. 中华围产医学杂志，2004，7（6）：388-389.

[7] 专晨昱，陈玲，周鸿敏. 注射用A群链球菌治疗新生儿先天性乳糜胸2例及文献复习. 医学导报，2016，35（12）：1369-1373.

[8] 平鹦，王崇伟，阚清，等．全肠外营养联合生长抑素治疗新生儿先天性乳糜胸．肠外与肠内营养，2009，16（6）：366-367.

[9] 刘振球，华子瑜，陈贻骥，等．奥曲肽治疗新生儿先天性乳糜胸．中国当代儿科杂志，2013，15（12）：1093-1095.

[10] Abrams M E, Meredith K S, Kinnard P, et al. Hydrops fetalis: a retrospective review of cases reported to a large national database and identification of risk factors associated with death. Pediatrics, 2007, 120(1): 84-89.

[11] Al-Tawil K, Ahmed G, Al-Hathal M, et al. Congenital chylothorax. Am J Perinatol, 2000, 17(3): 121-126.

[12] Attar M A, Donn S M. Congenital chylothorax. Semin Fetal Neonatal Med, 2017. [Epub ahead of print]

[13] Leung V K, Suen S S, Ting Y H, et al. Intrapleural injection of OK-432 as the primary in-utero treatment for fetal chylothorax. Hong Kong Med J, 2012, 18(2): 156-159.

[14] Fernández Alvarez J R, Kalache K D, Graŭel E L. Management of spontaneous congenital chylothorax: oral medium-chain triglycerides versus total parenteral nutrition. Am J Perinatol, 1999, 16(8): 415-420.

[15] CannizzaroV, FreyB, Bernet-BuettikerV. The role of somatostatin in the treatment of persistent chylothorax in children. Eur J Cardiothorac Surg, 2006, 30(1): 49-53.

[16] Scottoni F, Fusaro F, Conforti A, et al. Pleurodesis with povidone-iodine for refractory chylothorax in newborns: Personal experience and literature review. J Pediatr Surg, 2015, 50(10): 1722-1725.

[17] Church J T, Antunez A G, Dean A, et al. Evidence-based management of chylothorax in infants. J Pediatr Surg, 2017. [Epub ahead of print]

[18] Laje P, Halaby L, Adzick N S, et al. Necrotizing enterocolitis in neonates receiving octreotide for the management of congenital hyperinsulinism. Pediatr Diabetes, 2010, 11(2): 142-147.

[19] Dori L, Smaropoulos E, Tagarakis G, et al. Successful treatment of familial congenital chylothorax by ligation of the thoracic duct: A case report. Respir Med Case Rep, 2017, 29(21): 66-68.

[20] Slater B J, Rothenberg S S. Thoracoscopic thoracic duct ligation for congenital and acquired disease. J LaparoendoscAdvSurg Tech A, 2015, 25(7): 605-607.

第四节　新生儿气胸

概述

气胸（pneumothorax）指气体在胸膜腔内积聚。发生气胸后，胸膜腔内负压可变为正压，致使静脉回心血流受阻，产生不同程度的心、肺功能障碍。新生儿气胸（neonatal pneumothorax，NP）为新生儿肺气漏（neonatal air leak syndrome）的一种，发病率为1%～2%，男女患儿比约为2∶1，且多见于右侧肺，部分为双肺累及。气胸可分为自发性、外伤性、医源性三类。自发性气胸又可分为原发性和继发性，前者发生在无基础肺疾病的正常患儿，后者常发生于有基础肺疾病的患儿。由于新生儿气胸多为自发性气胸，故本文主要叙述自发性气胸。

发病机制

正常情况下胸膜腔内没有气体，若肺泡或胸腔创伤导致气胸时，胸膜腔内负压减小，甚至出现正压压迫肺，肺失去膨胀能力，表现为肺容积缩小，肺活量降低，最大通气量降低的限制性通气功能障碍。由于肺容积缩小，初期血流量并不减少，产生通气/血流比率减少，导致动静脉分流，出现低氧血症。大量气胸时，由于吸引静脉血回心的负压消失，甚至胸膜腔内正压对血管和心脏的压迫，使心脏充盈减少，心搏出量降低，引起心率增快，血压降低，甚至休克。张力性气胸可引起纵隔移位，循环障碍，甚至窒息死亡。

有文献报道，新生儿气胸的发生多见于足月儿[1]。可能因素为足月儿生后最初几次呼吸时吸气活动过强，肺泡内压骤增[2]，一过性可达100 cmH_2O（正常新生儿肺泡内压一般不超过30 cmH_2O）导致肺泡破裂，产生气胸。目前已经被证实的与新生儿气胸发病率有关的因素包括机械通气、剖宫产、肺部疾病、胎粪吸入综合征等。其中机械通气和肺部疾病不仅是气胸的发病相关因素，也是影响气胸的治疗以及预后的重要因素。有文献表明若患儿同时存在肺部疾病或接受了机械通气，则气胸发病率可提高至30%[3]。但近年来随着肺表面活性物质的应用以及广泛采用肺保护通气策略，源于机械通气的新生儿气胸发病率已显著下降。目前研究认为剖宫产儿娩出简单迅速，胸廓缺乏有效挤压，胎儿气道液体不能在娩出过程中有效挤出，在娩出时由于气道阻力增加和胸腔压力急剧变化，导致肺泡过度膨胀破裂而发生气胸[4]。相关研究表明机械通气中单肺通气，高峰值吸入压，高呼气末正压需求等都是在机械通气中增加气胸发病率的风险[5]。

因此，严格要求符合剖宫产指征，提高呼吸机应用水平，正确应用肺泡表面活性物质，可以有效地降低新生儿气胸的发病率[6]。

分类

根据脏层胸膜破裂情况不同及其发生后对胸腔压力的影响，自发性气胸通常分为以下3种类型。

（1）闭合性（单纯性）气胸：胸膜破裂口较小，随肺萎缩而闭合，空气不再继续进入胸膜腔。胸膜腔内压接近或略超过大气压，测定时可为正压亦可为负压，视气体量多少而定。抽气后压力下降而不复升，表明其破裂口不再漏气。

（2）交通性（开放性）气胸：破裂口较大或因两层胸膜间有粘连或牵拉，使破口持续开放，吸气与呼气时空气自由进出胸膜腔。胸膜腔内压在0上下波动；抽气后可呈负压，但观察数分钟，压力又复升至抽气前水平。

（3）张力性（高压性）气胸：破裂口呈单向活瓣或活塞作用，吸气时胸廓扩大，胸膜腔内压变小，空气持续进入胸膜腔；呼气时胸膜腔内压升高，压迫活瓣使之关闭，致使胸膜腔内空气越积越多，内压持续升高，使肺受压，纵隔向健侧移位，影响心脏血液回流。此型气胸胸膜腔内压测定常常超过10 cmH_2O，甚至高达20 cmH_2O，抽气后胸膜腔内压可下降，但又迅速复升，对机体呼吸循环功能的影响最大，必须紧急抢救处理。

临床表现

大部分患儿无临床症状，仅有约10%患儿存在临床症状。且少量气胸时一般无症状，患儿症状轻重主要与有无肺部基础疾病及功能状态、气胸发生速度、胸膜腔内积气量及其压力大小三个因素有关[7]。

（1）症状：大部分气胸急骤，患儿表现为肺部原发疾病突然加重及生命体征不稳如血压突然升高，经常规处理无法改善。随后可出现面色苍白，发绀，胸闷，烦躁，气促，鼻翼翕动，进行性呼吸困难，可伴有刺激性咳嗽，系气体刺激胸膜所致。少数患儿可出现双侧气胸，以呼吸困难为突出表现。积气量大或肺部原发病严重的患儿，呼吸困难明显，患儿不能平卧或被迫气胸侧向上卧位以减轻呼吸困难。

张力性气胸时胸膜腔内压急剧升高，可致肺部压缩，纵隔移位，迅速出现严重呼吸循环障碍；患儿表情痛苦，哭闹，烦躁不安，手足舞动，胸闷，发绀，出冷汗，脉速，心律失常，甚至出现意识不清，呼吸衰竭。

（2）体征：少量气胸体征不明显，尤其伴肺气肿时难以确定，听诊呼吸音减弱具有重要意义。大量气胸时，纵隔向健侧移位，横膈下移可致患儿腹部膨隆，患侧局部胸廓隆起伴肋间隙增宽，呼吸运动与触觉语颤减弱，叩诊过清音或鼓音，心或肝浊音界缩小或消失，听诊呼吸音减弱或消失。液气胸时，胸内有振水声。血气胸如失血量过多，可致血压下降，甚至发生失血性休克。

诊断

（1）临床表现：根据以上所述临床表现可怀疑气胸，肺部疾病用呼吸机支持者突然出现不能解释的生命体征变化及氧合改变，心电监护仪监测到患儿心率突然加快，有创动脉压监测波形幅度突然变小，或胸阻抗监测的数值突然下降时应重点考虑。

（2）胸部透光试验（transillumination）：多应用于早产儿，以高强度光纤冷光源或光线较强的细小手电筒直接接触胸壁两侧对比探查胸部，患侧大量气体积聚导致光传递增加，透亮度增高，健侧由于受压透光范围减小，透亮度降低。

此方法可用于立即诊断突然发生的张力性气胸，以尽快实施急救。但患儿胸壁水肿严重，间质性肺气肿以及极低体重儿胸廓极度菲薄时试验可能不敏感。且由于X线平片的普及，现如今已很少采用这种方法诊断气胸。

（3）胸部X线平片：是诊断气胸的金标准，表现为外凸弧形的细线条形阴影，称为气胸线，线外透亮度增加，无肺纹理，线内为压缩的肺组织。大量气胸时，肺向肺门回缩，呈圆球形阴影。大量气胸或张力性气胸常显示纵隔及心脏移向健侧，横膈下移，膈穹窿消失。合并纵隔气肿时在纵隔旁和心缘旁呈透光带。注意伴有早产儿呼吸窘迫综合征时，由于肺本身已有实变，因此患侧肺压缩不明显，仅可见到轻微的纵隔移位。

X线平片不仅可诊断气胸，还可以根据肺野透光性的差异判断肺受压程度，肺内病变情况，有无胸膜粘连、胸腔积液和纵隔移位，也可用于气胸与皮肤折叠，先天性大叶性肺气肿，囊性腺瘤样畸形以及表皮水疱等的鉴别诊断。

当气胸积气较少时，可变换体位行水平侧位，必要时水平侧卧位X线平片检查。

（4）CT：CT表现为胸膜腔内出现极低密度的气体影，伴有肺组织不同程度的萎缩改变。虽然X线平片已经可以诊断气胸，但CT对于小量气胸，局限性气胸以及气胸的鉴别比X线胸片更敏感和准确。临床可根据CT表现进一步判断气胸范围及位置，从而决定治疗方法，必要时可选择手术方式及入路。

（5）诊断性穿刺：诊断性穿刺为有创检查，故临床一般只用于高度怀疑张力性气胸伴原发肺部疾病突然恶化者，不仅可以快速诊断气胸，也可部分排除胸腔内气体，暂时缓解症状。

鉴别诊断

气胸需与哮喘、急性心肌梗死、肺血栓栓塞症、先天性大叶性肺气肿、囊性腺瘤样畸形以及表皮水疱等进行鉴别，但根据患儿的临床症状、体征、影像学检查及实验室检查等，鉴别通常并不困难。

治疗

目的是促进患侧肺复张，消除病因及减少复发。部分轻症者可经保守治疗治愈，但多数需作胸腔减压帮助患儿肺复张，少数患儿需手术治疗[8]。

（1）保守支持疗法：对于无症状或自主呼吸状态下轻度有症状，无肺部基础疾病，无持续性漏气者[9]，仅需密切观察，保持安静，避免哭闹，监护基础生命体征。如无明显的呼吸窘迫和进一步的气体漏出，肺外气体常于24～48小时吸收，高浓度吸氧治疗可促进气体吸收，但需注意早产儿高氧浓度易引起氧中毒和早产婴儿视网膜病变，故一般不推荐。呼吸窘迫者需禁食，待症状好转后需少量多次喂奶，以避免进食后腹胀。如患儿存在肺部原发疾病或并发症，应在处理原发病的同时进行气胸治疗。

（2）穿刺排气：适用于小量气胸，呼吸困难较轻，心肺功能尚好的闭合性气胸患儿。抽气可加速肺复张，迅速缓解症状。一般于患侧前胸锁骨中线第三肋上缘穿刺，局限性气胸则要选择相应的穿刺部位。每次抽气量不宜超过1 000 ml，每日或隔日抽气1次。

张力性气胸病情危急，应迅速解除胸腔内正压以避免发生严重并发症，如无条件紧急插管引流，紧急时亦需立即胸腔穿刺排气；无抽气设备时，为了抢救患儿生命，可用粗针头迅速刺入胸膜腔以达到暂时减压的目的。

（3）胸腔闭式引流：适用于不稳定型气胸，呼吸困难明显、肺压缩程度较重，交通性或张力性气胸，反复发生气胸的患儿[10]。无论其气胸容量多少，均应尽早行胸腔闭式引流。对经胸腔穿刺抽气效果不佳者也应插管引流。

插管部位一般多取锁骨中线外侧第二肋间，或腋前线第4～5肋间，如为局限性气胸也需引流胸腔积液，则应根据胸部X线片选择适当部分插管。

将胸腔引流管放置固定后，另一端置于水封瓶水面1 ～ 2 cm，使胸膜腔内压力保持在-2 ～ -1 cmH_2O以下，插管成功则导管持续逸出气泡，呼吸困难迅速缓解，压缩的肺可在几小时至数天内复张。对于肺压缩严重，时间较长的患儿，插管后应夹住引流管分次引流，避免胸腔内压力骤减产生肺复张后肺水肿。当胸腔引流管中无气体逸出24 ～ 48小时，患儿气急症状消失，胸片见肺已全部复张时，可停止吸引，夹管，再过12 ～ 24小时无气体重新积聚者可移除胸腔引流管。有时虽未见气泡冒出水面，但患儿症状缓解不明显，应考虑为导管不通畅，或部分滑出胸膜腔，需及时更换导管或做其他处理。

（4）机械通气治疗：气胸患儿合并呼吸衰竭，或在机械通气过程中并发气胸时，机械通气应以低压力，低潮气量，较高氧浓度和较快频率通气的原则进行，维持正常血气分析指标。持续性肺气漏可用高频震荡通气治疗。

（5）手术治疗：经持续引流5 ～ 7天气胸无好转，肺未能扩张者，或肺有先天性畸形如大叶肺气肿者应行外科手术治疗。气胸的确定性手术治疗方式为胸膜固定术，同时行胸膜下大疱切除术，或脏层胸膜破口缝合术。胸膜固定术最常用脏层和壁层胸膜的机械性擦破，其次为肺顶胸膜切除术，药物化学性粘连等。近几年由于微创外科的发展，胸腔镜行胸膜固定术已成为气胸的主要手术方式，此法具有微创、安全、不易复发、适用范围广、患儿恢复快、住院天数减少等优点。

预后

气胸的预后与孕周有关，早产儿尤其是小于32周的早产儿气胸的死亡率显著高于正常孕周婴儿，也更容易出现支气管肺发育不良（bronchopulmonary dysplasia，BPD）和脑室内出血（intraventricular hemorrhage，IVH）[11]。肺部原发肺疾病，机械通气以及双侧气胸等因素的存在也可以影响气胸预后[12]。

气胸经非手术治疗痊愈后，复发率为50% ～ 60%，手术治疗后的复发率为6% ～ 9%。成人气胸的资料表明，复发率高低与处理方法有关，细导管引流的复发率为33%，非手术及常规胸腔引流管治疗复发率为17%和6%。复发时间多为近期，少数于6个月内，未出现10个月后的气胸复发患儿[13]。

小结

新生儿围生期气道阻力及胸腔内压力的变化是造成自发性气胸的关键因素。新生儿气胸的临床症状与起病急缓、胸腔内气量多少、原先肺部病变范围大小、气胸类型相关。小容积气胸或者临床症状较轻的气胸，保守治疗效果可。突然发生、症状较凶险的大容积气胸引起呼吸困难、循环障碍时应及时、正确的做到排气、减压、维护循环等措施。合并其他肺部病变时，注意原发病的积极治疗以及随访。

（郑景浩）

参·考·文·献

[1] Apiliogullari B, Sunam G S, Ceran S, et al. Evaluation of neonatal pneumothorax [J]. J Int Med Res, 2011, 39(6): 2436-2440.

[2] Kim S K, Kim W H. Tension pneumothorax in a newborn after Cesareansection delivery [J]. Korean J Anesthesiol, 2010, 59(6): 420-424.

[3] Seguier-Lipszyc E, Elizur A, Klin B, et al. Management of primary spontaneous pneumothorax in children. Clin Pediatr (Phila), 2011, 50: 797-802.

[4] 周齐，刘维靖，王凤英，等. 新生儿自发性气胸产科因素分析 [J]. 中国实用妇科和产科杂志，2007，23（3）：216-217.

[5] Klinger G, Ish-Hurwitz S, Osovsky M, et al. Risk factors for pneumothorax in very low birth weight infants. Pediatr Crit Care Med, 2008, 9: 398-402.

[6] 吉玲，黄娜娜，陈丹. 新生儿气胸病因及防治分析. 中国当代儿科杂志，第15卷第8期2013年8月.

[7] Girard I, Sommer C, Dahan S, et al. Risk factors for developing pneumothorax in full-term neonates with respiratory distress [J]. Arch Pediatr, 2012, 19(4): 368-373.

[8] Benterud T, Sandvik L, Lindemann R. Cesarean section is associated with more frequent pneumothorax and respiratory problems in the neonate[J]. Acta Obstet Gynecol Scand, 2009, 88(3): 359–361.

[9] Boo N Y, Cheah I G. Risk factors associated with pneumothorax in Malaysian neonatal intensive care units. J Paediatr Child Health, 2011, 47: 183–190.

[10] Mei-Jy Jeng, Yu-Sheng Lee, Pei-Chen Tsao, et al. Review Article Neonatal air leak syndrome and the role of high-frequency ventilation in its prevention. Journal of the Chinese Medical Association, 75 (2012) 551e559.

[11] Hanh Duong H, Mire L, Shah P S, et al. Sankaran. Pneumothorax in neonates: Trends, predictors and outcomes. Journal of Neonatal-Perinatal Medicine, 2014: 29–38.

[12] Hıdır Esme, Ömer Doğru, Şevval Eren, et al. The factors affecting persistent pneumothorax and mortality in neonatal pneumothorax. The Turkish Journal of Pediatrics, 2008, 50: 242–246.

[13] 肖现民.临床小儿外科学.上海：复旦大学出版社，2007.

第五节　新生儿自发性胸腔积液

概述

正常情况下，脏层胸膜及壁层胸膜的体循环血管由于压力梯度通过胸膜共同渗出液体从而在呼吸运动中起润滑作用，后通过壁层胸膜的淋巴管微孔经淋巴系统回吸收。新生儿胸膜渗出（neonatal pleural effusion）又称为新生儿胸腔积液，指任何因素致使胸膜腔内液体形成过快或回吸收过缓造成液体在胸膜腔内积聚。新生儿胸腔积液大部分病因仍不明确，故称为新生儿自发性胸腔积液。

发病机制

新生儿胸膜积液的发病率约1%[1]，且一般与年龄无关，多见于男性患儿。任何影响胸膜腔内液体分泌及吸收的因素都可能造成胸腔积液如肺静脉流体压过高、淋巴管压力过高、血液胶体压过高、组织损伤和炎症等[2]。然而，自发性胸腔积液的病因及发病机制仍未明确。

临床表现

◆ 症状

新生儿自发性胸腔积液首发症状为呼吸窘迫伴有轻度到中度的窒息，半数出现于出生后第一天，其余出现在出生后第一周[3]。在呼吸困难和发绀的同时，多伴有烦躁不安、哭闹、胸闷、胸痛及咳嗽。呼吸困难与胸廓顺应性下降，患侧膈肌受压，纵隔移位，肺容量下降刺激神经反射有关。症状与积液量有关，大量积液时心悸和呼吸困难更加明显。积液压迫中心静脉可能引起水肿，主要表现为双下肢凹陷性水肿。

◆ 体征

与积液量有关。少量积液时，可无明显体征，或可触及胸膜摩擦感和闻及胸膜摩擦音。中至大量积液时，患侧胸廓饱满，触觉语颤减弱，局部叩诊浊音，呼吸音减弱或消失。可伴有气管，纵隔向健侧移位。

诊断

新生儿胸腔积液的诊断分三个步骤。

◆ 确定有无胸腔积液

包括：① 症状与体征如上。② X线胸片：诊断胸腔积液的首选检查，其表现与积液量和是否有包裹或粘连有关。极少量的游离性胸腔积液后前位胸片仅见肋膈角变钝；积液量增多时显示有向外侧、向上的弧形上缘的积液影。平卧位积液散开，使整个肺野透亮度降低。注意少量积液时平卧位时可正常或仅见叶间胸膜增厚。大量积液时患侧胸部致密影，气管和纵隔移向健侧。液气胸时有气液平面。包裹性积液不随体位改变而变动，边缘光滑饱满，多局限于叶间或肺与膈之间。肺底积液可仅有膈肌升高或形状的改变。此外，胸片也可初步判断胸腔积液累及范围及严重程度：少量：累及范围小于1/4单肺野；中等量：累及1/4 ～ 1/2肺野；大量：累及超过1/2肺野；巨大量：累及单肺野且伴纵隔移位。③ CT或PET/CT：可显示少量胸腔积液及胸部其他病变，有助于病因诊断，且对恶性胸腔积液的病因诊断、肺癌分期与选择治疗方案至关重要。④ 超声检查：探测胸腔积液的灵敏度高，定位准确。临床用于估计胸腔积液的深度和积液量，协助胸腔穿刺定位。⑤ 诊断性胸腔穿刺：可根据胸腔穿刺行胸水常规检查、生化检查、胸水涂片、细菌培养、免疫学检查、肿瘤标志物等明确积液性质及诊断病因。⑥ 胸膜活检：经皮闭式针刺胸膜活检对胸腔积液病因诊断有重要意义，且具有简单、易行、损伤性较小等优点。但脓胸或有出血倾向者不宜做胸膜活检。⑦ 胸腔镜或开胸活检：对上述检查均不能确诊者，必要时可经胸腔镜或开胸直视下活检。通过胸腔镜可全面检查胸膜腔，观察病变形态特征、分布范围及邻近器官受累情况，且可在直视下活检，故诊断率较高。经胸腔镜检查仍难以确定病因者如无特殊禁忌可考虑开胸探查。

综合患儿的症状体征以及上述检查，胸腔积液应该不难确定。

◆ 区别胸腔积液性质

诊断性胸腔穿刺可区别积液的性质。

约40%的患儿胸腔积液的性质为乳糜胸，胸水呈乳白色，诊断乳糜胸的标准为白细胞计数大于1 000个/μl，中性粒细胞百分比大于80%，且甘油三酯大于1.2 mmol/L（假设为最小肠内摄取量），胆固醇含量在1.7 ～ 5.7 mmol/L[4]。

其次为漏出液，外观清澈透明，无色或浅黄色，不凝固。胸水生化检查中比重小于1.018、蛋白质含量小于30 g/L、白细胞数小于500×10^9/L一般为漏出液，反之为渗出液，但其诊断的敏感性与特异性较差。

渗出液外观颜色深，呈透明或浑浊的草黄或棕黄色，或血性，可自行凝固。目前多根据Light标准，符合以下任一项即可诊断为渗出液：① 胸腔积液/血清蛋白比例>0.5；② 胸腔积液/血清LDH比例>0.6；③ 胸腔积液LDH水平大于血清正常值上限的2/3。有些积液难以确切地划入漏出液或渗出液，系多种机制参与积液的形成，多见于恶性胸腔积液。

其余类似胃肠外营养渗漏，血胸，脓胸等一般较少见，区分也相对较易。

◆ 明确胸腔积液的病因

乳糜胸常见病因为获得性乳糜胸，最常见于胸部手术后医源性损伤，也可见于气胸治疗过程中放置引流管时间过深，多发于单侧，最常见出现在左侧。也可能为分娩时伤及胸导管或与先天性疾病如先天性淋巴管畸形，唐氏综合征和Turner综合征等有关，多为双侧，一般出生后5分钟时Apgar评分低，在产房需要立即行胸腔穿刺术，死亡风险高，预后较差。

漏出液常见病因为先天性，大部分都是胎儿水肿所引起，即与先天性心脏病和淋巴管发育不良有关，但是这两种因素具体哪种因素存在优势在不同的样本试验中有不同的结果[5-7]。而唯一达成共识的是，胎儿水肿引起的胸腔积液的死亡率高，预后差，是新生儿胸腔积液中最为凶险的一种类型。

渗出液也几乎全部为获得性，最常见于胸部手术后医源性损伤，此外，肺炎也可并发细菌感染胸腔内蔓延导致胸腔积液，患儿多有发热、咳嗽、胸痛等症状，血白细胞升高，中性粒细胞增加和核左移，最常见病原体为金黄色葡萄球菌和肺炎链球菌。

引起胸腔积液的病因还有先天性心力衰竭、先天性凝血功能障碍、先天性膈疝、食管闭锁、胸腔内肿瘤压迫、气胸引流不当、上腔静脉综合征、肾病综合征和低蛋白血症等。

新生儿自发性胸腔积液为排他性诊断，排除以上所有病因后仍无法解释的胸腔积液可诊断为新生儿自发性胸腔积液。

治疗

胸腔积液的治疗应着重于病因的治疗，漏出液常在纠正病因后自行吸收，而对于自发性胸腔积液，不同学者对于治疗方案的选择也不尽相同。有病例分析表明新生儿胸腔积液可以自发好转，仅需中链甘油三酯治疗有助于患儿恢复而无须药物或手术治疗[8]；有研究表明对于自发性胸腔积液应该行保守药物治疗[9]；而更多的文献则支持饮食控制与药物治疗同时进行，必要时行外科手术治疗。

（1）一般治疗：包括卧床休息，避免哭闹，必要时可适当镇静；适当吸氧，必要时行机械通气；若存在低蛋白血症，可静脉滴注白蛋白。

（2）营养支持：一般为低脂或无脂饮食，应减少长链脂肪酸摄入或全胃肠外营养可减少淋巴液生成且促进淋巴管闭合。但是低脂饮食同时也延长了机械通气，肠外营养，胸腔引流管放置时间，减少淋巴细胞，蛋白质，凝血因子以及抗体的生成，易导致低蛋白血症，凝血功能障碍，继发性感染甚至败血症以及机械通气相关的肺损伤等并发症。

（3）抗生素：应常规应用抗生素直到感染性病因被排除。

（4）利尿剂：利尿剂对于胸腔积液患儿改善症状至关重要。利尿剂包括袢利尿剂，以呋塞米为代表，为强效利尿剂，但需注意低血钾的不良反应，注意监测血钾；噻嗪类利尿剂，以氢氯噻嗪为代表，常与保钾利尿剂合用，需注意抑制尿酸排泄可能出现高尿酸血症的不良反应；保钾利尿剂，以螺内酯为代表，利尿作用较弱，多与以上两类利尿剂联用以加强利尿效果并预防低血钾。

（5）胸腔引流管抽液治疗：抽液可解除纵隔及肺受压，改善呼吸及血流循环，有助于被压迫的肺复张。大量胸水者每周抽液2～3次，直至胸水完全消失。首次抽液不超过700 ml，以后每次抽液不超过1 000 ml，过快、过多抽液可致胸腔压力骤降，可能引起复张后肺水肿或循环衰竭。表现为剧咳，气促，咳大量泡沫痰，双肺布满湿啰音，PaO_2下降，X线显示肺水肿征。治疗应立即吸氧，酌情使用糖皮质激素及利尿剂，控制液体入量，严密监测病情和酸碱平衡，有时需气管插管机械通气。若抽液时发生头晕、冷汗、心悸、面色苍白、脉细等表现应考虑“胸膜反应”，应立即停止抽液，使患儿平卧，必要时皮下注射0.1%肾上腺素0.5 ml，密切观察病情，注意血压变化，防止休克。

（6）奥曲肽：为生长抑素类似物，可作用于内脏器官的生长抑素受体降低消化液的分泌或降低肝静脉压及内脏血流速度，从而减少淋巴液的产生。奥曲肽的对新生儿自发性胸腔积液的作用也存在争议，一项随机试验证明奥曲肽具有安全，减少并发症等优点[10]，也有文献证明患儿对奥曲肽治疗反映良好[11]；但不乏文献表明使用奥曲肽以后预后并不如预期[12]。但现在主流医学界对奥曲肽仍持肯定态度。

（7）胸导管结扎及胸膜腔闭合术：在药物治疗失败后的顽固性胸腔积液后考虑使用。

预后

有研究通过5年随访证明新生儿胸腔积液预后通常较好，但是胎儿水肿，孕期<34周的早产儿以及相关缺陷的患儿预后显著较差[13]。产前诊断的胸膜渗出，尤其是32周之前诊断的胸腔积液死亡率高达55%[14]。双侧胸膜渗出通常会引起肺发育不良[15]。新生儿自发性胸腔积液患儿的死亡往往是由于肺部疾病而不是由于胸膜渗出。血清蛋白水平是患儿死亡的警示指标，血清蛋白水平低于12.1 g/L者死亡率为81.5%。

小结

任何影响胸膜腔内液体分泌及吸收的因素都可能造成胸腔积液，新生儿自发性胸腔积液病因及发病机制仍未明确。首发症状为呼吸窘迫伴轻到中度窒息，胸部体征与积液量有关。影像学检查对胸腔积液的诊断有比较重要的意义。胸腔穿刺可区别积液的性质，寻找胸腔积液的病因利于进一步治疗。治疗总原则为病因治疗、支持治疗、药物治疗及必要时手术治疗。

（郑景浩）

参·考·文·献

[1] Rocha G, Fernandes P, Rocha P, et al. Pleural effusions in the neonate. Acta Paediatr, 2006, 95(7): 791-798.

[2] Yueh-Ting Shih, Pen-Hua Su, Jia-Yuh Chen, et al. Common Etiologies of Neonatal Pleural Effusion. Pediatrics and Neonatology, 2011, 52: 251-255.

[3] Shabnam Bhandari Grover, Priya Gupta, Harish Chellani, et al. Spontaneous neonatal pleural effusion. Indian J Radiol Imaging, 2007/Vol 17/Issue2.

[4] Manuel Soto-Martinez, John Massie. Chylothorax: Diagnosis and Management in Children. Paediatric Respiratory Reviews, 2009, 10: 199-207.

[5] Bellini C, Hennekam R C, Fulcheri E, et al. Etiology of nonimmune hydrops fetalis: a systematic review. Am J Med Genet A, 2009, 149A(5): 844-851.

[6] Takci S, Gharibzadeh M, Yurdakok M, et al. Etiology and outcome of hydrops fetalis: report of 62 cases. Pediatr Neonatol, 2014, 55(2): 108-113.

[7] Mariana Barbosa, Gustavo Rocha, Filipa Flôr-de-Lima, et al. Neonatal pleural effusions in a Level III Neonatal Intensive Care Unit. Journal of Pediatric and Neonatal Individualized Medicine · vol. 4 · n. 1 · 2015.

[8] Sandeep Krishnan and Shetty, Mark Butler. Pleural effusion in a neonate. BMJ Case Reports, 2011.

[9] Jaume S. Ferrer, Xavier G Munoz, et al. Evolution of Idiopathic Pleural Effusion. CHEST/109/6/JUNE, 1996.

[10] Moreira-Pinto J, Rocha P, Osorio A, et al. Octreotide in the treatment of neonatal postoperative chylothorax: report of three cases and literature review. Pediatr Surg Int, 2011, 27(8): 805-809.

[11] Ercan Sivasli, Deniz Dogru, Ayse Tana Aslan, et al. Spontaneous Neonatal Chylothorax Treated with Octreotide in Turkey: A Case Report. Journal of Perinatology, 2004, 24: 261-262.

[12] Gonzalez R, Bryner B S, Teitelbaum D H, et al. Chylothorax after congenital diaphragmatic hernia repair. J Pediatr Surg, 2009, 44(6): 1181-1185; discussion 1185.

[13] Lai Shuan Wang, Hai Yan Wang, Wen Hao Zhou. Mid-term Follow-up of Neonatal Pleural Effusion. VOLUME 51__JUNE 15, 2014.

[14] Hidaka N, Chiba Y. Fetal hydrothorax resolving completely after a single thoracentesis: a report of 2 cases. J Reprod Med, 2007, 52(9): 843-848.

[15] Geeta Gathwala, Jagjit Singh K N. Rattan, Kapil Bhalla. Nonchylous idiopathic pleural effusion in the newborn. Indian J Crit Care Med, 2011, 15(1): 46-48.

第六节　先天性肺囊性病

概述

先天性肺囊性病（congenital cystic lung lesions）是一类由胚胎期异常气管、支气管萌芽或分支发育所形成的少见的先天性肺发育异常，主要病理特点是由气体、液体或气液混合的囊性组织所构成的肺部占位性病变。先天性肺囊性病的分型和命名迄今较为混乱，以往多称为先天性肺囊肿，现统称为先天性肺囊性病。根据病变组织的胚胎来源可将其分为支气管源性囊肿（bronchogenic cyst）和肺实质性囊肿（parenchymal cyst of the lung）两大类。肺实质性囊肿又可根据病理特点进一步分为肺泡源性囊肿（alveolar cyst）、隔离肺（pulmonary sequestration）、先天性囊性腺瘤样畸形（congenital cystic adenomatoid malformation，CCAM）、先天性肺叶性气肿（congenital pulmonary lobar emphysema）以及先天性肺淋巴管扩张（congenital pulmonary lymphangiectasis）等。

发病机制

◆ 支气管源性囊肿

支气管源性囊肿通常认为是胚胎期支气管树某段的异常出芽所形成，与正常支气管树不相通，可位于一处或多处部位。支气管源性囊肿的囊壁多具有小支气管壁结构，内衬纤毛柱状上皮或立方上皮，外覆纤维组织内可含软骨、肌纤维或支气管淋巴结。1948年Maier[1]根据病变部位将支气管源性囊肿分为5类。① 气管嵴突旁支气管源性囊肿：囊肿靠近气管分叉处；② 气管旁支气管源性囊肿：囊肿位于距气管分叉不远的右侧主支气管处；③ 肺门旁支气管源性囊肿：囊肿位于叶支气管处；④ 食管旁支气管源性囊肿：囊肿与食管关系密切，而与支气管树无明显连接；⑤ 其他位置的支气管源性囊肿：囊肿位置不典型，如位于心包或胸骨周围。

◆ 肺泡源性囊肿

肺泡源性囊肿由胚胎期毛细支气管或肺泡发育障碍引起。肺泡源性囊肿多位于肺叶外周的肺实质内，囊壁外层无肌纤维；而支气管源性囊肿的囊壁外层可见肌纤维、黏液腺和软骨等。

◆ 隔离肺

见第七节。

◆ 先天性囊性腺瘤样畸形

通常认为CCAM是由于细支气管发育停滞，肺泡不发育并引起肺间质大量增生所形成，其与正常支气管相交通并有单独供血动脉和引流静脉。该病罕见，1949年Ch'in和Tang[2]首次命名该病，1977年Stoker[3]根据病理特征将其分为3型。① 大囊型：表现为占据大部胸腔的单个含气大囊或大小不等的多发囊状改变。② 小囊型：表现为大小相近的多发蜂窝状小囊样改变，多数为薄壁含气囊腔，伴发感染时囊壁可增厚。③ 实性型：表现为类似肺肿块、肺不张的多发致密实变影。

◆ 先天性肺叶性气肿

先天性肺叶性气肿的发病机制目前普遍认为是由于支气管阻塞、外压或支气管壁病变造成气管陷闭、肺泡腔扩张甚至融合所导致。支气管外压性病变包括纵隔囊肿、畸胎瘤，以及心肺血管异常如动脉导管未闭、肺动脉吊带和异常肺静脉回流等。支气管阻塞性病变包括支气管异物和肿瘤等。支气管壁病变主要是支气管软骨发育不良。1970年，Hislop[4]提出肺叶内正常肺泡的数量增多是先天性肺叶性气肿的发病基础。该病多于婴儿早期发病，好发于男性。多累及一个肺叶，以左肺上叶最多见。

◆ 先天性肺淋巴管扩张

先天性肺淋巴管扩张是以肺间质淋巴管数量增多，胸膜、肺叶间隔及肺内淋巴管丛呈囊状扩张形成薄壁囊肿为主要病理特征的少见畸形，于1856年由Virchow首先报道，预后极差。患儿出生后即合并呼吸困难和发绀，病情恶化迅速且易被误诊为间质性肺气肿。胸部摄片显示先天性肺淋巴管扩张导致病肺呈肥皂泡样改变，且多为双侧对称性，需经病理学检查方可进一步确诊[5]。

临床表现

病变轻微的先天性肺囊性病患儿可无临床症状，仅在胸部摄片检查时偶然发现。部分严重病例生后即可出现威胁生命的呼吸衰竭。导致先天性肺囊性病出现症状的主要原因是囊性病变与小支气管相通，引起继发感染或产生张力性囊肿或气、液胸等。反复肺部感染的患儿常因发热、咳嗽或胸痛就诊，症状类似支气管肺炎。

新生儿期先天性肺囊性病导致的张力性囊肿较多见，临床上常出现胸内张力性高压症状，表现为呼吸急促和发绀等。体检可见气管移向对侧，患侧叩诊鼓音、呼吸音降低或消失。胸部摄片显示患肺呈囊性改变伴纵隔、气管移位，并可出现纵隔疝和同侧肺不张。病情危急者若不及时诊断和治疗，可因呼吸衰竭死亡[6]。

诊断与鉴别诊断

影像学检查是诊断先天性肺囊性病的主要方法，胸部摄片可发现囊性或实性病变，CT或MRI检查可进一步判断病变类型[7]。① 单个液、气囊肿最常见，特点是囊壁均匀、边界清晰、邻近肺组织炎性浸润和纤维增生少，需与肺脓肿、肺结核空洞和肺包虫囊肿等区别。肺脓肿胸部摄片显示脓肿壁厚，周围炎性反应明显。肺结核空洞患儿病史较长，空洞周围可见结核卫星灶。肺包虫囊肿患儿有流行病地区生活史，血常规和皮内试验等亦有助于该病的鉴别诊断。② 单个气囊肿的肺部囊肿可占据一侧胸腔并压迫肺和纵隔，需与气胸相鉴别。气胸患儿的肺组织受压萎缩被推向肺门，而气囊肿的气体位于肺内，仔细观察在肺尖和肋膈角处可见肺组织。③ 多发气囊肿的影像学检查显示多个大小不一的圆形或类圆形气囊肿，需与肺大疱相区别。后者以圆形透亮薄壁大疱及其大小、数量和形态的易变性为特征。肺大疱迅速增大或破裂后可形成气胸。肺部炎症一旦消退，大疱亦可自行缩小或消失。④ 多发液、气囊肿位于左侧者还需与先天性膈疝相区别。后者也可呈现为多个液平，口服碘油或稀钡检查可见胸腔内造影剂进入胃肠道。

治疗

先天性肺囊性病多不能自愈，易并发感染、张力性囊肿及液、气胸等，诊断明确即应考虑手术治疗。年龄并非手术禁忌，新生儿期出现症状也应积极手术治疗。若病变广泛导致肺功能严重下降则属手术禁忌。并发肺炎的患儿术前可先行抗感染治疗以降低手术风险。因反复感染的囊壁周围炎症反应可引起胸膜广泛粘连，增大手术难度，故炎症控制后应尽早手术治疗。手术方式应根据病变的大小、部位及感染情况确定，以尽量保留正常肺组织为原则，可选择单纯囊肿摘除术、肺楔形切除术、肺叶或全肺切除术等。双侧肺部病变者一般先处理病变严重侧，大的单一囊肿可先试行囊肿剥离。多发性囊肿完全切除有困难时可采用囊肿内注射硬化剂以破坏囊肿内壁，减少黏液分泌。

预后

先天性肺淋巴管扩张预后极差，约半数为死胎，其余多数患儿于出生后数小时、数天或数周内死亡，少数仅可存活数月。有手术指征的先天性肺囊性病患儿术后存活率高，预后良好，术后应注意防治并发症，如休克、出血、肺水肿、肺不张、脓胸和支气管胸膜瘘等[8]。

小结

先天性肺囊性病是临床较少见的先天性肺发育异常。根据病理特点可分为支气管源性囊肿、肺泡源性囊肿、隔离肺、囊性腺瘤样畸形、肺叶性气肿和肺淋巴管扩张等。先天性肺囊性病的临床表现与常见呼吸道感染相似，临床易误诊。影像学检查是诊断先天性肺囊性病的主要方法，手术切除是有临床表现的确诊患儿的主要治疗方法，预后良好。

（陈　浩　徐志伟）

参・考・文・献

[1] Maier H C. Bronchiogenic Cysts of the Mediastinum. Ann Surg, 1948, 127(3): 476–502.

[2] Ch'in K Y, Tang M Y. Congenital adenomatoid malformation of one lobe of a lung with general anasarca. Arch Pathol (Chic), 1949, 48(3): 221–229.

[3] Stocker J T, Madewell J E, Drake R M. Congenital cystic adenomatoid malformation of the lung. Classification and morphologic

spectrum. Hum Pathol, 1977, 8(2): 155–171.

[4] Hislop A, Reid L. New pathological findings in emphysema of childhood. 1. Polyalveolar lobe with emphysema. Thorax, 1970, 25(6): 682–690.

[5] Reiterer F, Grossauer K, Morris N, et al. Congenital pulmonary lymphangiectasis. Paediatr Respir Rev, 2014, 15(3): 275–280.

[6] Durell J, Lakhoo K. Congenital cystic lesions of the lung. Early Hum Dev, 2014, 90(12): 935–939.

[7] Newman B, Caplan J. Cystic lung lesions in newborns and young children: differential considerations and imaging. Semin Ultrasound CT MR, 2014, 35(6): 571–587.

[8] Roeleveld P P, Martin J, Chow C W, et al. A neonate with coexisting congenital cystic adenomatoid malformation of the lung and alveolar capillary dysplasia: a case report with review of literature. Pediatr Crit Care Med, 2008, 9: e10–13.

第七节　先天性肺大疱与隔离肺

概述

先天性肺大疱与隔离肺是胚胎期异常气管、支气管萌芽或分支发育所致先天性肺囊性病的两种特殊类型。肺大疱是终末支气管或肺泡发育异常而形成的肺叶边缘单个或多个气囊肿。隔离肺是与正常肺组织分离的发育异常的肺部囊性团块，接受体循环动脉供血且不具备正常的肺功能。根据其与正常肺组织有无共同胸膜，可分为叶内型（intralobar sequestration，ILS）和叶外型（extralobar sequestration，ELS）2种类型。

发病机制

肺大疱常由于支气管或肺泡发育异常，黏膜皱襞呈瓣膜状引起活瓣作用导致肺泡腔内压力升高，肺泡壁破裂甚至相互融合，在肺组织形成含气囊腔。隔离肺的发生机制主要有两种学说。1946年，Pryce[1]首先诊断隔离肺并提出血管牵拉学说。胚胎发育时，由于某种原因与背主动脉相连的内脏毛细血管吸收不完全而发生血管残存时，就成为主动脉的异常分支动脉，牵引部分胚胎肺组织而形成隔离肺。也有学者认为隔离肺是由胚胎发育期原始前肠腹侧异常副肺芽生长所形成。异常肺芽组织中的多能干细胞移行到原始前肠的尾部并且发育成肺组织，动脉供血由供给原始前肠的主动脉提供[2]。

临床表现

体积小、单发性肺大疱可无明显症状，仅在胸片或CT检查时偶被发现。体积大或多发性肺大疱可因正常肺组织受压而于新生儿期发生不同程度的呼吸窘迫，或因气道分泌物引流不畅而发生肺部感染或加剧呼吸窘迫、喂养困难，甚至发生充血性心力衰竭。

ILS与周围肺组织有共同脏层胸膜，与正常支气管可有病理性相通。此型常见，约占隔离肺总数的75%。大多数ILS发生于下叶内、后基底段，尤以左肺下叶多见。ILS没有明显的性别差异，且通常不伴有其他先天性畸形。此型可在任何年龄发病，但极少在新生儿期出现明显的临床症状。临床上常见首发症状通常为慢性肺炎或反复发作的肺部感染，少数可发生心力衰竭、咯血或胸腔内出血[3]。

ELS有独立的脏层胸膜包绕，与正常肺组织分离并与正常支气管不相通。此型少见，约占隔离肺总数的25%，男女比例约为（3～4）：1。ELS好发于左侧胸腔，约占总数的90%，多位于左肺下叶与横膈之间，但也可位于胸腔内任何位置，甚至出现于腹腔或心包内。ELS常合并其他先天性畸形，以先天性膈疝最常见。ELS患儿常无明显临床症状，往往在诊治其他畸形过程中偶然被发现[4]。

诊断

肺大疱和隔离肺的诊断需根据临床表现、相关影像学检查和术后病理进行综合分析。胸部X线检查是诊断肺大疱和隔离肺的主要方法。肺大疱表现为患侧单个或多发气囊肿，隔离肺则多表现为下肺后、内侧基底段或近膈肌处团块状圆形或椭圆形密度增高影，以左下肺多见。若并发囊性变或继发感染，则表现为密度不均匀团块，其内可见液气平。CT检查目前已成为肺大疱和隔离肺的首选检查方法。隔离肺CT检查最有诊断意义的征象是病变与胸主动脉、脊柱或下肺静脉有条索状柄相连，病灶整体形态表现为尖端指向脊柱旁的楔形影[5]。

鉴别诊断

肺大疱由于囊壁菲薄，须仔细与游离气胸相区别。隔离肺应注意与肺囊性病、炎性包块或纵隔肿瘤加以鉴别[6]。隔离肺有来自体循环的异常供血血管，肺囊性病则无。合并感染的ILS常表现为肺部片块或分叶状团块，易与炎性包块混淆。位于纵隔内的隔离肺可无任何临床症状，仅在胸部X线检查时偶然发现，由于部位的特殊性及临床症状的非特异性，常被误诊为纵隔肿瘤。

治疗

肺大疱有临床症状者无论年龄大小均应手术切除。尤其是出现严重呼吸窘迫时，急诊手术是挽救生命的重要措施。肺大疱由于病变多仅累及周围肺组织，可采用肺大疱切除术。病变范围较大者行肺楔形切除后严密缝闭肺组织切面以防漏气。

隔离肺一旦确诊，原则上应首选手术治疗，因为无论ILS或ELS均有发生肺部感染、血胸、咯血甚至充血性心力衰竭等可能。手术应安排在感染控制后施行。ILS常因反复炎症与周围正常肺组织分界不清而选择肺叶切除术。邻近肺组织无病变的ELS可仅行病变切除即可，否则亦应行肺叶切除术。手术过程中需注意以下几点[7]：① 隔离肺常因反复感染而发生较广泛的胸腔粘连，术中应仔细分离，创面要彻底止血。② 术中仔细寻找病变周围的异常动脉，特别要注意下肺韧带、横膈附近以及胸主动脉全程。③ 异常动脉受局部感染影响且缺乏肌层，因而管壁较脆，处理时动作轻柔，不可过松或过紧，一般双重结扎或缝扎。④ 由于隔离肺术前误诊率高，有部分病例是在术中才发现，因此对下叶后、内基底段区域的感染性病灶，术中要警惕本病存在的可能性，避免致命性大出血发生。⑤ 术中注意探查有无其他伴发的先天性发育异常如膈疝等。

预后

肺大疱和隔离肺的术后并发症低，除非并发致命性的大出血或心功能衰竭，基本可痊愈。术后肺功能可恢复正常，存活率几乎可达100%。

小结

肺大疱和隔离肺是少见的先天性肺发育异常，在先天性肺部畸形中仅占不到10%。肺大疱是终末支气管或肺泡发育异常形成的肺叶边缘单个或多个气囊肿，隔离肺是与正常肺组织分离的发育异常的肺部囊性团块。隔离肺临床上分为叶内型（ILS）和叶外型（ELS），以前者多见，临床表现缺乏特异性，易与肺囊性病、炎性包块或纵隔肿瘤等混淆。CT检查是确诊肺大疱和隔离肺的首选方法。肺大疱有症状者需手术治疗，采用肺大疱切除或肺楔形切除术。明确诊断的隔离肺患儿亦应手术，ILS首选术式为肺叶切除术，而ELS一般仅需切除病变肺组织。

（陈　浩　徐志伟）

参·考·文·献

[1] Carter R. Pulmonary sequestration. Ann Thorac Surg, 1969, 7(1): 68-88.

[2] Argeitis J, Botsis D, Kairi-Vassilatou E, et al. Congenital cystic adenomatoid lung malformation: report of two cases and literature review. Clin Exp Obstet Gynecol, 2008, 35(1): 76-80.

[3] Sade R M, Clousc M, Ellis F H. The Spectrum of pulmonary sequestration. Ann Thorac Surg, 1974, 18(12): 644-658.

[4] DeParedes C G, Pierce W S, Johnson D G, et al. Pulmonary sequestration in infants and children: a 20-year experience and review of the literature. J Pediatr Surg, 1970, 5(2): 136-147.

[5] Abdelghani A, Ben Salem H, Benzarti W, et al. Diagnosis of pulmonary sequestration: Contribution of the CT scan. Tunis Med, 2015, 93(4): 275-276.

[6] Tashtoush B, Memarpour R, Gonzalez J, et al. Pulmonary Sequestration: A 29 Patient Case Series and Review. J Clin Diagn Res, 2015, 9(12): AC05-8.

[7] Qian X, Sun Y, Liu D, et al. Pulmonary sequestration: a case report and literature review. Int J Clin Exp Med, 2015, 8(11): 21822-21825.

第八节　喉、气管、食管裂

概述

喉、气管、食管裂（laryngo-tracheo-esophageal cleft，LTEC）是一种非常罕见的先天性喉部畸形，以在咽、喉部后方存在的矢状位异常交通为特征，并常常沿食管、气管间向下延伸[1]。发病率在1/20 000～1/10 000新生儿，占先天性喉部畸形的0.2%～1.5%。1792年Richter首先描述该病，1955年Pettersson首次成功实施手术纠治[2]。

发病机制

胚胎早期，前肠头侧原始咽的尾端底壁正中出现一纵行浅沟，称为喉气管沟。此沟逐渐加深并从其尾端开始愈合，愈合过程向头端推移，最后形成一个长形盲囊，称为喉气管憩室，是喉、气管、支气管和肺的原基。喉气管憩室位于食管的腹侧，二者之间的间充质隔称为气管食管隔。LTEC即由于杓状软骨的两侧原基未能融合及气管食管隔未能向尾端生长所造成[3]。

LTEC常合并其他类型的先天性畸形，多数为消化道异常（16%～67%）。14%～44%为泌尿生殖道异常，16%～33%为心血管异常，5%～15%为颅面部畸形，还有2%～9%为气管、支气管、肺部畸形[4]。这些畸形可概括为以下几类主要的综合征[5]。① Opitz G/BBB综合征，是一类以喉部异常合并颅面部畸形（眼距过宽、唇腭裂、耳郭后旋）、泌尿生殖道畸形（尿道下裂）和其他腹中线畸形在内的综合征。② 22q11微缺失综合征，是指22号染色体22q11.21-q11.23微小缺失所造成的临床症候群。一般发病概率为1/5 000～1/4 000新生儿，男女无差异。这一段缺失因涉及多个OMIM基因，不同的基因异常导致的临床综合征略有差异。主要有Di-George综合征、腭心面综合征（velo-cardio-facial syndrome）和先天性异常面容综合征等。常表现为心脏缺陷、胸腺发育不全、咽腭闭锁不全伴腭裂、甲状旁腺发育不全伴低钙血症和异常面容等。③ Pallister Hall综合征，常合并有多指（趾）、指甲发育不良、会厌纵裂畸形、尿道下裂和下丘脑错构瘤等畸形。④ VACTERL综合征，是一类合并有脊柱异常、肛门直肠畸形、心脏缺陷、气管食管异常、肾脏系统异常和桡骨异常的联合畸形。

临床表现

LTEC症状不一，主要取决于裂隙向下延伸的程度。多数在出生后出现发音嘶哑、哭声弱或无声。其他症状还包括咽部分泌物增多、喂养时呛咳、呼吸困难、发绀和反复吸入性肺炎等。

根据裂隙向下延伸情况，喉气管食管裂可分为以下类型[6]。0型：裂隙局限于黏膜下层。此型症状轻微，也可无明显症状，常在内窥镜检查时偶然被发现。Ⅰ型：声门上裂隙。裂隙位于杓状软骨间，声带水平上方。常有轻到中度临床症状，包括喘鸣、哭声嘶哑或无声以及吞咽障碍。喂养过程中也可出现误吸、咳嗽、呼吸困难或发绀，但并不常见。Ⅱ型：裂隙向下延伸超过声带水平，经杓状软骨间切迹直达环状软骨。Ⅲa型：裂隙向下延伸超过环状软骨但未达气管。Ⅲb型：裂隙向下延伸超过环状软骨直达颈段气管。Ⅱ型和Ⅲ型患儿常常出现吞咽时误吸和反复的呼吸道感染症状。Ⅳ型：裂隙向下延伸直达胸段气管，甚至超过气管隆嵴。此型患儿症状严重预后差，出生后早期即可出现难以纠治的呼吸窘迫。

诊断与鉴别诊断

LTEC常与食管闭锁伴气管食管瘘、喉软骨软化、气管软化症、喉麻痹、胃食管反流（GERD）和神经性吞咽障碍等疾病相混淆，内窥镜检查可明确区别。患儿需要在保持自主呼吸的麻醉状态下进行完整的气管和食管硬质内窥镜检查。胸部X线摄片、CT和MRI等影像学检查通常并不能为LTEC诊断提供决定性依据，但可帮助诊断合并畸形。若对LTEC缺乏认知，钡餐检查常会将LTEC误诊为食管气管瘘[7]。

治疗

LTEC患儿治疗以手术为主。术前应尽量保证患儿满意的呼吸状况，控制肺部感染并提供足够的营养支持。尤其对于生后不久即出现明显呼吸窘迫的新生儿期患儿，往往需要气管内插管和良好的机械通气支持以保持呼吸道畅通。

手术方法分为常规外部径路和内镜修补两类，主要根据裂隙程度选择术式。无症状的0型患儿无须手术，有症状的0～Ⅱ型患儿推荐行内镜下裂隙修补术，近年来也有少数Ⅲ型患儿成功实施内镜修补手术的报道[8,9]。采用不可吸收缝线（如6/0 Prolene）间断缝合2层，对于新生儿或小婴儿也可行1层缝合，但至少需缝合3针以上。缝线需拉紧以防止裂隙二次开裂，并注意避免阻塞喉部管腔或妨碍杓状软骨的正常活动。

多数Ⅲ型和Ⅳ型患儿仍需行常规外部径路手术。颈段裂隙长度小于2 cm者首选会厌侧切口径路，须注意勿伤及喉返神经。由于难以接近杓状软骨间的裂隙上缘，会厌后切口径路目前已很少采用。会厌前切口则是目前最多采用的外部手术径路，既能获得良好暴露又能避开喉返神经。Ⅳ型LTEC患儿往往需行胸、颈联合径路和体外循环技术支持[10]。分隔气管与食管缺损处可借用附近组织或人工合成材料修补，注意保护喉返神经。

预后

内镜修补术的效果良好，成功率可达80%～100%；而常规外部径路手术疗效尚不满意，术后复发率可达11%～50%。气管软化是Ⅲ型和Ⅳ型患儿术后常见并发症，常常需要行正压通气支持、主动脉牵引固定、软化段切除或气管扩张等后续治疗[11]。

小结

LTEC是一类非常罕见的先天性喉部畸形，其预后情况与裂隙延伸程度和合并畸形密切相关。LTEC发病机制目前还不十分清楚，明确诊断需行内窥镜检查。根据裂隙程度，LTEC可分为0～Ⅳ型等6类。内镜修补术已越来越多地运用于Ⅲ型以下的LTEC患儿并取得良好效果。长段裂隙的或复发的LTEC患儿仍需行常规外部径路手术。

（陈　浩　徐志伟）

参·考·文·献

[1] Pezzettigotta S M, Leboulanger N, Roger G, et al. Laryngeal cleft. Otolaryngol Clin North Am, 2008, 41: 913–933.

[2] Pettersson G. Inhibited separation of larynx and the upper part of trachea from oesophagus in a newborn; report of a case successfully operated upon. Acta Chir Scand, 1955, 110: 250–254.

[3] Blumberg J B, Stevenson J K, Lemire R J, et al. Laryngotracheoesophageal Cleft, the Embryologic Implications: Review of the Literature. Surgery, 1965, 57: 559–566.

[4] Roth B, Rose K G, Benz-Bohm G, et al. Laryngo-tracheo-oesophageal cleft. Clinical features, diagnosis and therapy. Eur J Pediatr, 1983, 140: 41–46.

[5] Leboulanger N, Garabédian E N. Laryngo-tracheo-oesophageal clefts. Orphanet J Rare Dis, 2011, 6: 81–91.

[6] Sandu K, Monnier P. Endoscopic laryngotracheal cleft repair without tracheotomy or intubation. Laryngoscope, 2006, 116: 630–634.

[7] Eriksen C, Zwillenberg D, Robinson N. Diagnosis and management of cleft larynx. Literature review and case report. Ann Otol Rhinol Laryngol, 1990, 99: 703–708.

[8] Garabedian E N, Pezzettigotta S, Leboulanger N, et al. Endoscopic surgical treatment of laryngotracheal clefts: indications and limitations. Arch Otolaryngol Head Neck Surg, 2010, 136: 70–74.

[9] Rahbar R, Chen J L, Rosen R L, et al. Endoscopic repair of laryngeal cleft type I and type II: when and why? Laryngoscope, 2009, 119: 1797–1802.

[10] Mathur N N, Peek G J, Bailey C M, et al. Strategies for managing Type IV laryngotracheoesophageal clefts at Great Ormond Street Hospital for Children. Int J Pediatr Otorhinolaryngol, 2006, 70: 1901–1910.

[11] Kawaguchi A L, Donahoe P K, Ryan D P. Management and long-term followup of patients with types Ⅲ and Ⅳ laryngotracheoesophageal clefts. J Pediatr Surg, 2005, 40: 158–164.

第九节　先天性气道狭窄、血管环

概述

先天性气道狭窄（congenital tracheal stenosis, CTS）是一种少见的结构性阻塞性气道病变。1941年，Wolman首次报道该病，占所有喉部及气管、支气管狭窄的0.3%～1.0%[1]。先天性心脏病（如血管环）合并气管狭窄的发生率在0.4%～3.0%[2]。新生儿、婴幼儿气道狭窄常引起多种并发症，治疗手段少且病死率高。早期保守治疗多造成患儿长期依赖呼吸机，易引起呼吸道感染，导致呼吸衰竭死亡。目前治疗多以外科手术为主，但创伤较大，并且由于管壁容易变形，即使手术解除外来压迫，严重的气道受压仍可影响手术预后[3]。

先天性血管环（congenital vascular rings, CVR）是指发育异常的主动脉弓或肺动脉及其分支血管与动脉韧带或动脉导管形成的环形结构，其包绕气管和/或食管，可导致相应的呼吸道和/或消化道症状。CVR是一种罕见的先天性心血管畸形，占先天性心脏病的0.8%～1.3%。CVR临床表现常随年龄增长愈加明显，影响生活质量，严重者可导致死亡[4]。CVR主要包括以下几种类型：双主动脉弓（double aortic arch, DAA）、肺动脉吊带（pulmonary artery sling, PAS）、右主动脉弓合并左动脉导管/韧带或镜像分支以及无名动脉压迫。

发病机制

CTS特征为气管管腔狭窄，最常见原因是构成气管后壁的完全性气管软骨环的存在及正常结构的膜性气管缺失导致气管管腔收缩，而气管黏膜增厚、黏膜下腺体和结缔组织增生进一步加重腔内梗阻。也可因先天性血管环压迫及气管软化等其他原因造成气管阻塞。1964年，Cantrell[5]首次根据解剖学特点将CTS分为3种类型。Ⅰ型：弥漫性发育不全，即整个气道由正常气道及狭窄段组成；Ⅱ型：漏斗形狭窄；Ⅲ型：节段性狭窄，2～5 cm长的短段狭窄，通常有2～3个完全性气管软骨环参与。

2003年，Anton-Pacheco[3]根据患儿的临床表现和气道功能将CTS分为3类。① 轻度狭窄：狭窄段由膜性气管或有足够内径的完整气管软骨环（小婴儿4～6 cm）组成，偶有或无临床表现。② 中度狭窄：狭窄段膜性气管缺如或有完整的气管软骨环，有临床表现但无呼吸窘迫。③ 重度狭窄：狭窄段见完整的气管软骨环且伴有呼吸窘迫。近年来新出现的分型方法趋向于将解剖特点与临床表现相结合，力求分型的全面性。其分类应包括以下要素：狭窄的程度及长度、是否累及细支气管、有无完整的气管软骨环、临床症状、是否合并其他畸形等。

CVR是由于胚胎期6对弓动脉中第4和第6对弓动脉异常退化形成。双主动脉弓系第4对弓动脉持续存在，左主动脉弓通常位于气管左前，右主动脉弓则位于食管右后方，与左弓结合成降主动脉，形成完全性血管环，其中多以右主动脉弓血流为主[6]。右主动脉弓系右侧第4弓动脉持续存在沿气管右侧绕过右主支气管形成，左侧第4弓动脉消退形成右锁骨下动脉则为镜像分支，若消退形成左锁骨下动脉则为迷走左锁骨下动脉。肺动脉吊带于1897年由Glaevecke首次报道，系血管环中相对罕见的心血管畸形[7]。典型的肺动脉吊带系左肺动脉起源于右肺动脉，于气管前方、食管后方向左走行，并环绕右侧主支气管和气管远段，相当于气管分叉水平或略高于气管隆嵴到达左侧肺门，在气管远端和主支气管近端形成吊带。异常无名动脉压迫系异常的右锁骨下动脉起源于左动脉弓的最后分支绕过食管后方走行至右侧形成不完全的血管环。

临床表现

CTS临床表现主要取决于患儿年龄及狭窄的程度、长度以及合并畸形等，缺乏特征性临床表现。CTS常出现反复咳嗽、喘息和呼吸困难等，狭窄较轻者可无明显症状，仅在体检时发现。随年龄和活动量增加，患儿可逐渐出现劳力性呼吸困难，严重者在婴幼儿期即可出现呼吸窘迫而导致死亡。

CVR临床表现以呼吸道症状为主且出现较早，消化系统症状出现相对较晚。呼吸道症状主要包括咳嗽、气促、喘息、反复感染、呼吸衰竭和发绀等[8]。消化系统症状主要有喂养困难、呕吐、反流和营养不良。临床症状与血管环类型、气管和/或食管压迫的位置和程度紧密相关。重症患儿出生后即可出现呼吸困难和发绀等，多数患儿出生后1年内出现临床表现[9]。

诊断

CTS和CVR的诊断主要依靠临床表现、体征及辅助检查。常见辅助检查有影像学检查和支气管镜。支气管镜是诊断CTS的金标准，镜下可见的完整气管软骨环具有标志性意义。支气管镜检查不仅能准确测量狭窄的长度及最小内径，还可直接观察感染区域，但可能导致轻微黏膜损伤而出现黏膜出血水肿，进一步加重气道狭窄[10]。

现代高分辨率CT及三维重建技术已广泛应用于显示气管、支气管和血管环的解剖结构[11]。该技术可显示异常血管环走行的立体形态与空间关系，为手术提供准确资料；还可对气道进行三维立体重建，清晰显示气管、支气管树轮廓，准确评估气道狭窄，尤其对于判断气道狭窄与血管环走行位置关系、气管狭窄的程度及长度具有重要价值。此外，超声心动图是除外是否合并心血管畸形的重要辅助检查手段。

治疗

单纯血管环且无临床表现的患儿多保守观察，出现临床症状者需密切观察，症状严重者建议积极手术治疗。手术目的是松解血管环，解除对气管、食管压迫，并对有明显血流动力学影响的先天性心脏畸形进行纠治[12]。若患儿无气管狭窄症状或仅存在局限性气管压迫，实施单纯性血管环矫治术可明显改善症状。Ruzmetov[13]随访了183例单纯行血管环松解手术的患儿，术后1年内症状改善率达75%，除8%患儿因气管支气管软化术后仍有临床症状外，其余仅剧烈运动后出现轻度临床症状。完全性气管软骨环或长段型气管狭窄（超过30%气管长度）患儿除血管环矫治外，必须行气管成形术。Oshima[14]建议临床症状不严重的患儿可选择继续观察和保守治疗；严重气管狭窄的患儿由于术后死亡率较高且多需要再次行反复球囊扩张或支架支持治疗，因此并不推荐早期行气管成形术，应推迟至出生后2～3个月。

气管成形术的手术方法主要有以下两种。局限性狭窄、狭窄长度小于气管总长度50%的患儿，可行狭窄段切除+端端吻合术。术中充分游离气管直达两侧肺门，气管镜证实气管狭窄部位，于狭窄部切开气管，气管两端各切除数个节段直到满意的管腔面积，通常不超过3～4个气管环。该手术并发症发生率相对较低，但会缩短气管长度。狭窄长度超过气管总长度50%者，需行滑行气管成形术（slide tracheoplasty）。气管从狭窄部分中点处切断，将两断端沿纵轴切开，上段在后方切开，下段在前方切开，两端呈铲样，将切开的气管交错缝合到一起（图39-4）。该手术使狭窄段气管长度减半而管腔面积加倍，且血供好、愈合快、肉芽组织形成少。但用于过长的气管狭窄时，张力过大，血供较差，易造成术后早期吻合口裂开，形成吻合口瘘，导致手术失败。

目前，Slide气管成形术已成为长段气管狭窄最常用且最有效的方法[15,16]。Slide气管成形术保证了气管结构的完整性，术后气管不易变形、塌陷；保留了气管正常的上皮组织，可维持气管正常的生理功能，有利于预防术后感染和肉芽组织增生。上海交通大学医学院附属上海儿童医学中心徐志伟教授自2010年主要采用Slide气管成形术治疗长段气管狭窄。早期文献报道，将气管上端的后壁向上纵行切开达气管环以上，下端的前壁向下纵行切开达气管狭窄环以下，后将上、下两端气管拖拉滑行后缝合吻合口。但在手术过程中发现，气管后壁的上端暴露较困难，手术视野较差，缝合非常困难，因此改为将气管上端的前壁切开，气管下端的后壁切开，充分暴露后，先间断缝合吻合口的后壁，拉拢打结，再连续缝合吻合口的前壁，从而保证吻合口对合严密，有利于愈合。在缝合时采用外翻缝合技术，避免吻合口边缘内翻形成肉芽组织，梗阻气管。吻合口缝合后，应仔细查有无漏气，为预防吻合口撕裂或漏气，常用心包补片包绕气管吻合口，使其严密修补[17]。

◆ 双主动脉弓

采用左侧第四肋间切口，仔细分离血管环结构，特别是左锁骨下动脉、动脉韧带和降主动脉。典型

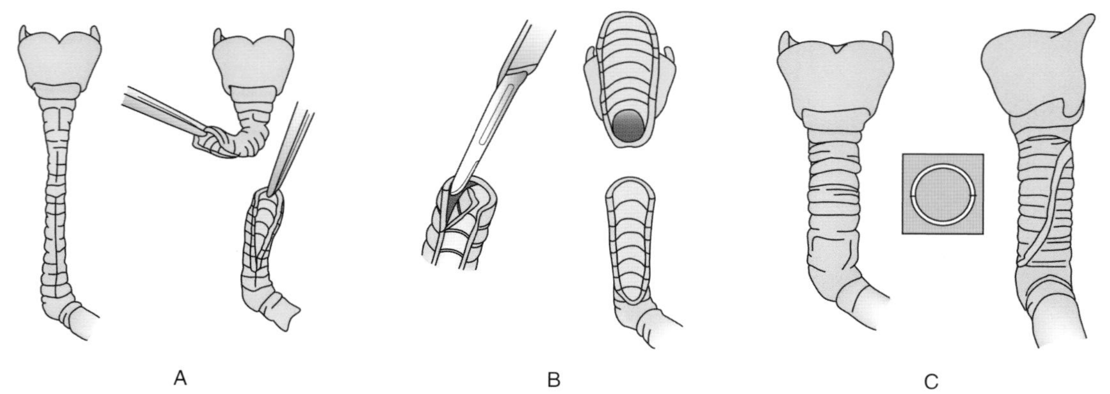

图39-4 滑行气管成形术（Slide术）

图A：体外循环，32℃浅低温，将气管自狭窄中点处横断，两断端分别沿纵轴切开，上段切开后壁，下段切开前壁；图B：修剪气管断端，6/0-PPDO缝线连续缝合，缝合由上方开始，于下方近隆突水平结束；图C：连续外翻缝合有助于防止术后吻合口狭窄

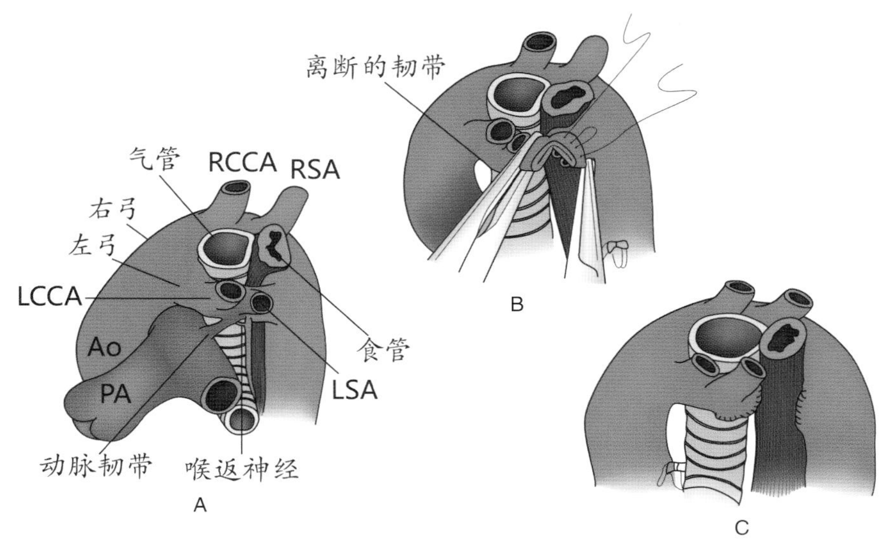

图39-5 双主动脉弓离断手术

图A：双主动脉弓，右弓为主；**图B**：将左弓离断，断端分别缝闭；**图C**：左弓离断后压迫解除（RSA，右锁骨下动脉；LSA，左锁骨下动脉；RCCA，右颈总动脉；LCCA，左颈总动脉；Ao，升主动脉；PA，肺总动脉）

左前弓是较小的弓，在进入降主动脉处可能闭锁。选定保存头臂动脉血流的位置离断次弓后缝闭两残端。动脉韧带结扎离断并小心分离食管和气管周围组织，以松解参与的粘连带（图39-5）。喉返神经和膈神经应注意识别和保护。纵隔胸膜应完全打开，减少再狭窄的危险。

◆ 肺动脉吊带

肺动脉吊带的左肺动脉重建术主要包括两种术式：① 将左肺动脉于右肺动脉起始处离断后从气管、食管间拖出，重新吻合于主肺动脉左侧从而解除其对气管压迫。1953年Potts首次报道该术式，是目前最常用的左肺动脉重建术（图39-6）。② 离断狭窄气管，将左肺动脉重置于气管前方而不需与主肺动脉重新吻合。该术式不必行肺动脉切断及缝合术，主要应用于不需要行气管狭窄手术的患儿，但前置的左肺动脉可能压迫气管前部形成再次狭窄。

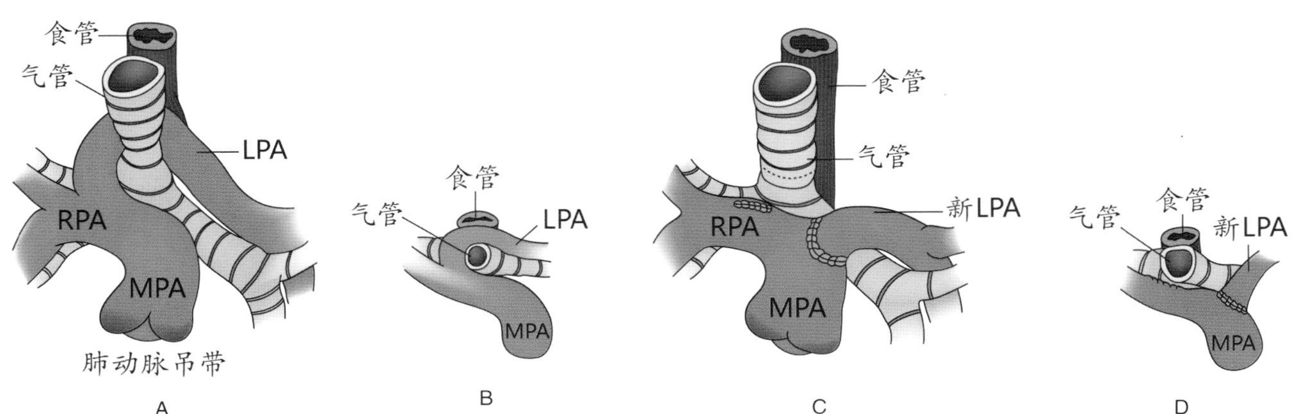

图39-6 肺动脉吊带及气管狭窄矫治手术

图A：异常起源的左肺动脉于食管气管间穿出并压迫主气管；**图B**：左肺动脉与气管、食管的关系；**图C**：将左肺动脉自异常起始部离断，拖出后吻合于主肺动脉远端左侧壁，气管狭窄段切除后行端端吻合；**图D**：术后新左肺动脉与肺总动脉的关系示意（LPA，左肺动脉；RPA，右肺动脉；MPA，肺总动脉）

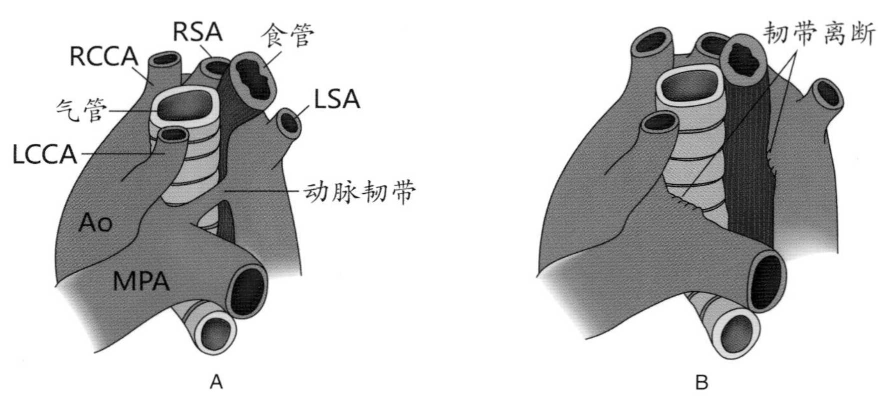

图39-7 右主动脉弓合并左动脉导管/韧带矫治手术

图A：仔细分离主动脉弓及动脉导管/韧带；图B：离断动脉韧带后缝合两残端（RSA，右锁骨下动脉；LSA，左锁骨下动脉；RCCA，右颈总动脉；LCCA，左颈总动脉；Ao，升主动脉；MPA，肺总动脉）

◆ 右主动脉弓合并左动脉导管/韧带或镜像分支

采用左侧开胸切口，仔细分离主动脉弓结构以及动脉导管/韧带，双重结扎离断动脉导管/韧带或者离断后缝合两残端。任何粘连带都必须松解，同时注意判定和保护喉返神经和膈神经（图39-7）。

◆ 无名动脉压迫

无名动脉压迫气管经典的手术方法是将无名动脉悬吊至胸骨后壁，该术式最早于1948年由Gross描述。用带垫缝线固定无名动脉到胸骨后方以提起无名动脉离开气管同时拉开气管前壁，须采用支气管镜检查悬吊后气管压迫的松解情况（图39-8）。

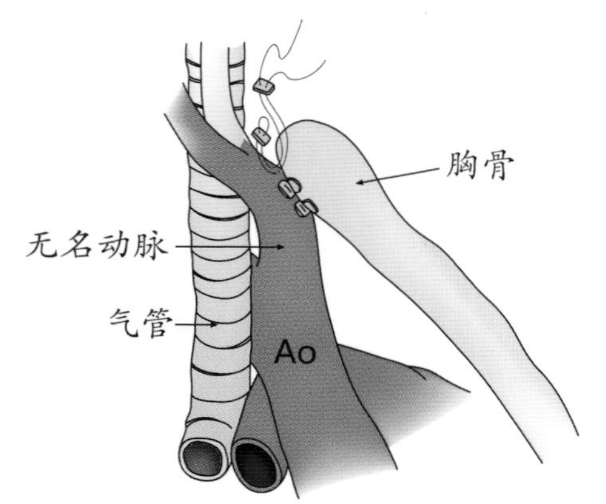

图39-8 无名动脉悬吊

使用带垫片缝线将无名动脉外膜固定于胸骨后壁，将无名动脉向前拉起，同时牵开气管前壁

预后

先天性血管环早期手术治疗是安全、有效的。先天性血管环合并的气管狭窄程度和范围是影响患儿预后的关键。短段气管狭窄的主要治疗方式是行狭窄段气管切除并端端吻合，预后良好。滑行气管成形术（Slide术）已被广泛接受，近年来全世界多个临床中心已将其作为长段狭窄的标准术式[15]。结合术中和围术期支气管镜的准确评估，极大地提高了长段狭窄手术的成功率。上海交通大学医学院附属上海儿童医学中心2001年8月至2015年4月，共手术治疗86例先天性心脏病合并气管狭窄患儿，短段狭窄35例，长段狭窄51例[17]。其中自体气管补片修复术11例，狭窄段切除端端吻合术17例，Slide气管成形术58例。术后早期死亡7例，死亡率8.14%，2例死于心脏衰竭，5例因术后肉芽组织形成致气管梗阻、呼吸衰竭死亡。术后随访期间均恢复良好，气管狭窄症状消失，CT复查效果满意。

小结

先天性气管狭窄是一种少见的结构性阻塞性气道病变，严重者威胁患儿生命。婴幼儿出现呼吸窘迫症状应当怀疑血管环存在。气管狭窄和血管环的临床症状缺乏特异性，因此及时有效治疗具有极大的挑战性。诊断主要依靠临床表现、体征及辅助检查。常见辅助检查有影像学检查和支气管镜，后者是诊断CTS的金标准，CT检查是主要诊断方法。气管狭窄的治疗方案主要取决于临床表现与解剖学特点。滑行气管成形术效果明显，短段狭窄可采用狭窄段切除+端端吻合术。双主动脉弓和右主动脉弓合并左动脉导管/韧带，可采用左侧开胸切口，无名动脉压迫则采用右侧开胸切口，肺动脉吊带和完全性气管环采用正中开胸切口和体外循环。外科手术可以解除绝大多数患儿气管、食管压迫。

（陈 浩 徐志伟）

参·考·文·献

[1] Wolman I J. Congenital stenosis of the trachea. Am J Dis Child, 1941, 61: 1263-1271.

[2] Guillemaud J P, E1-Hakim H, Richard S, et al. Airway pathologic abnormalities in symptomatic children with congenital cardiac and vascular disease. Arch Otolaryngol Head Neck Surg, 2007, 133(7): 672-676.

[3] Anton-Pacheco J L, Cano I, Garcia A, et al. Patterns of management of congenital tracheal stenosis. J Pediatr Surg, 2003, 38(10): 1452-1458.

[4] Gross R E. Surgical relief for tracheal obstruction from a vascular ring. N Engl J Med, 1945, 233: 586-590.

[5] Cantrell J R, Guild H G. Congenital stenosis of the trachea. Am J Surg, 1964, 108(8): 297-305.

[6] Alsenaidi K, Gurofsky R, Karamlou T, et al. Management and outcomes of double aortic arch in 81 patients. Pediatrics, 2006, 118(5): e1336-1341.

[7] Glaevecke D. Uber eine selltene angeborene Anomalie der Pulmonalarterie. Muchen Med Wochenschr, 1897: 950.

[8] Bakker D A, Berger R M, Witsenburg M, et al. Vascular rings: a rare cause of common respiratory symptoms. Acta Paediatr, 1999, 88(9): 947-952.

[9] Kir M, Saylam G S, Karadas U, et al. Vascular rings: presentation, imaging strategies, treatment, and outcome. Pediatr Cardiol, 2012, 33(4): 607-617.

[10] Humphrey C, Duncan K, Fletcher S. Decade of experience with vascular rings at a single institution. Pediatrics, 2006, 117(5): e903-908.

[11] Lee E Y, Boiselle P M, Shamberger R C. Multidetector computed tomography and 3-dimensional imaging: preoperative evaluation of thoracic vascular and tracheobronchial anomalies and abnormalities in pediatric patients. J Pediatr Surg, 2010, 45(4): 811-821.

[12] Suh Y J, Kim G B, Kwon B S, et al. Clinical course of vascular rings and risk factors associated with mortality. Korean Circ J, 2012, 42(4): 252-258.

[13] Ruzmetov M, Vijay P, Rodefeld M D, et al. Follow-up of surgical correction of aortic arch anomalies causing tracheoesophageal compression: a 38-year single institution experience. J Pediatr Surg, 2009, 44(7): 1328-1332.

[14] Oshima Y, Yamaguchi M, Yoshimura N, et al. Management of pulmonary artery sling associated with tracheal stenosis. Ann Thorac Surg, 2008, 86(4): 1334-1338.

[15] Toma M, Kamagata S, Hirobe S, et al. Modified slide tracheoplasty for congenital tracheal stenosis. J Pediatr Surg, 2009, 44(10): 2019-2022.

[16] Manning P B, Rutter M J, Lisec A, et al. One slide fits all: the versatility of slide tracheoplasty with cardiopulmonary bypass support for airway reconstruction in children. J Thorac Cardiovasc Surg, 2011, 141(1): 155-161.

[17] 张恒一，徐志伟，王顺民，等.86例婴幼儿气管狭窄伴先天性心脏病的手术治疗.中华胸心血管外科杂志，2016，32(9): 526-529.

第十节 新生儿纵隔肿瘤

概述

纵隔是最常见的儿童胸腔肿瘤发生部位[1,2]。通常可以根据肿瘤的纵隔位置和诊断时年龄进行术前诊断。诊断时患儿的年龄是非常重要的。在新生儿和2岁以下的儿童中，最常见的纵隔肿瘤是后纵隔的神经母细胞瘤。而各种淋巴瘤是2岁以上儿童中最常见的纵隔肿瘤[3]。

解剖基础

纵隔是胸腔中央的空间，侧面的界限是右侧和左侧的壁层胸膜，前面是胸骨，后面是椎体到包括横突，上面是胸廓入口，下面是膈肌。纵隔内组织器官丰富，分属三个胚层发育而成，因而可发生多种肿瘤，且大多数具有其好发部位一定的组织来源。纵隔可分为4个区域，即：上纵隔，中纵隔，前纵隔，后纵隔[2,4]。

上纵隔是从胸廓入口至第四胸椎骨下限和胸骨柄连接处。侧面的边界是壁层胸膜。其正常解剖学内容物是胸腺、淋巴结结构，间叶细胞来源的组织，包括脉管系统。易发胸腺瘤、淋巴瘤、支气管囊肿等。

前纵隔包括后侧到心包，前面到胸骨，膈肌上面，平胸骨柄连接处水平下面。正常情况下含有间叶细胞来源的组织、脂肪和结缔组织。易发淋巴瘤、胸腺瘤、畸胎瘤、精原细胞瘤及淋巴管瘤。

中纵隔是以心包为界的区域。正常内容物是心包、心脏、大血管、淋巴管和间叶细胞来源的组织。此处肿瘤主要为心包囊肿和畸胎瘤，心包囊肿可能是唯一真正常见的中纵隔囊肿。

后纵隔位于前方气管分叉的后方，向后伸展至脊椎旁沟。后纵隔最为常见的是交感神经系统的肿瘤，从良性到恶性各种不同的神经源性肿瘤（表39–1）。

表39–1　常见的纵隔肿瘤

位　置	肿　瘤	
前纵隔	畸胎瘤 胸腺增生 胸腺囊肿（罕见）	非霍奇金淋巴瘤 霍奇金淋巴瘤 胸腺瘤（罕见）
中纵隔	淋巴管瘤 前肠囊肿/重复畸形	非霍奇金淋巴瘤 霍奇金淋巴瘤
后纵隔	神经节瘤神经母细胞瘤	神经母细胞瘤

临床表现

纵隔肿瘤的临床表现根据年龄和肿瘤位置变化多样，从无症状X线检查时偶然发现，到与侵袭和挤压有关的症状及一些全身性症状。婴幼儿因胸腔容量间隙小，纵隔不固定，因此纵隔肿瘤可导致纵隔严重移位，累及对侧半胸。

纵隔肿瘤常见症状是胸痛、咳嗽和发热。肿瘤侵入骨骼或神经引起剧烈疼痛；肿瘤及其产生的胸腔积液压迫气道可发生咳嗽、喘鸣、呼吸困难等，破溃入气管可以咯血；如合并感染可出现发热。肿瘤也可以压迫上腔静脉，引起颈部静脉怒张、面颈和上胸部水肿；霍纳综合征可能是在后纵隔的神经母细胞瘤或神经源性肿瘤的新生儿中的压迫交感神经所致。喉返神经受压或被侵入时则发生声嘶；于脊椎椎间孔部的哑铃形肿瘤可引起脊髓压迫，而出现下肢麻木或瘫痪；食管受压发生咽下困难。

诊断

对新生儿纵隔肿瘤必须进行系统的检查评估，可以包括X线胸片、食管吞钡、B超、CT、MRI、骨髓穿刺、淋巴结活检、血AFP、HCG检测、尿VMA测定[5]。

正侧位X线胸片可对肿块进行定位。与婴儿纵隔肿块相关的椎体异常应引起怀疑与脑膜相通的所谓的肠内营养性囊肿。后纵隔肿块中的钙化表明神经母细胞瘤的存在，前纵隔畸胎瘤常常也包含钙化。

在疑似肠源性和支气管囊肿的情况下，食管吞钡检查可以协助明确肿块与食管的关系。胸部超声检查对于确定复杂的纵隔病变是非常有帮助的，并且对怀疑胸腺增生的婴儿特别有帮助。如果怀疑这些结构的病变，应进行超声心动图描绘心脏和大血管。超声波检查有助于了解肿瘤的部位、大小、囊性或实性，与周围组织关系，必要时可在B超检查引导下做穿刺活检。

应进行CT增强扫描来确定肿瘤解剖边界，以帮助建立正确的诊断和准备肿瘤切除术。磁共振成像有助于区分血管起源与其他纵隔结构的质量，并可能有助于怀疑胸腺增生的婴儿。此外，在后纵隔肿块的情况下应考虑磁共振成像，以便检测肿瘤的浸润性延伸（哑铃肿瘤）[4]。淋巴结活检应考虑在中纵隔病变和疑似淋巴瘤的儿童中。在怀疑患有非霍奇金淋巴瘤的儿童的其他侵入性研究之前，也应进行骨髓抽吸和活检。位于中纵隔的肿瘤还应考虑皮肤检测和补体滴定，以排除肉芽肿感染。如果疑似恶性畸胎瘤，应在进行前纵隔肿瘤的儿童中进行甲胎蛋白和hCG测定。尿儿茶酚胺代谢物测定应在怀疑后纵隔神经源性肿瘤的婴儿中进行[6]。

治疗原则

肿瘤确诊后，因新生儿胸腔容积小，易出现压迫症状，原则上应尽快积极治疗。手术的目的在于明确诊断和/或切除肿瘤，为后续治疗提供依据[7,8]。手术可采用后外侧切口，前纵隔肿瘤可采用胸骨正中切口。囊性的和较小的实性肿瘤可应用胸腔镜行肿瘤切除，但仍需遵循肿瘤外科原则，避免肿瘤破裂、扩散[9]。术后根据肿瘤病理决定治疗方案，但新生儿期患儿不适宜进行化疗和放射治疗。新生儿纵隔肿瘤的麻醉是一大挑战，尤其是当CT显示气管受压截面积缩小50%以上时。术前需同麻醉医师详细确定手术麻醉方案，考虑麻醉诱导方式及体位改变对呼吸和循环的影响，保障通气安全，如气道压迫明显，术后不急于撤除呼吸机。有统计原发性纵隔肿瘤的手术切除率超过90%，手术死亡率0～4.3%。纵隔肿瘤的术后常见并发症包括气胸、血胸、乳糜胸、神经损伤表现。预后随肿瘤性质、病理、分期不同而异。

小结

新生儿期常见的纵隔肿瘤有神经源性肿瘤及生殖细胞肿瘤。临床表现根据年龄和肿瘤位置变化多样。术前需详细了解肿瘤与周围器官的关系，增强CT有助于诊断及术前评估。条件许可时应尽早手术。

（吴晔明　吕　凡）

参・考・文・献

[1] Grosfeld J L, Skinner M A, Rescorla F J, et al. Mediastinal tumors in children: experience with 196 cases. Annals of surgical oncology, 1994, 1(2): 121-127.

[2] Zhurilo I P, Kononuchenko V P, Litovka V K, et al. [Mediastinal tumors and tumor-like formations in children]. Klinichna khirurhiia/ Ministerstvo okhorony zdorov'ia Ukrainy, Naukove tovarystvo khirurhiv Ukrainy, 2001(9): 44-47.

[3] Liu T, Al-Kzayer L F Y, Xie X, et al. Mediastinal lesions across the age spectrum: a clinicopathological comparison between pediatric and adult patients. Oncotarget, 2017, 8(35): 59845-59853.

[4] Koch G, Garnon J, Edalat F, et al. Revealing Mediastinal Anatomy through Hydrodissection. Journal of vascular and interventional radiology: JVIR, 2016, 27(11): 1761-1763.

[5] McCarville M B. Malignant pulmonary and mediastinal tumors in children: differential diagnoses. Cancer imaging: the official publication of the International Cancer Imaging Society, 2010, 10 Spec no A: S35-41.

[6] Zhou N K, Zhang T, Liang C Y, et al. [Diagnosis and surgical treatment of mediastinal tumors and cysts: analysis of 343 cases]. Zhonghua Yi Xue Za Zhi, 2007, 87(11): 757-759.

[7] Kang C H, Kim Y T, Jeon S H, et al. Surgical treatment of malignant mediastinal neurogenic tumors in children. European journal of cardio-thoracic surgery: official journal of the European Association for Cardio-thoracic Surgery, 2007, 31(4): 725-730.

[8] Fraga J C, Aydogdu B, Aufieri R, et al. Surgical treatment for pediatric mediastinal neurogenic tumors. The Annals of thoracic surgery, 2010, 90(2): 413-418.

[9] Boo Y J, Goedecke J, Muensterer O J. Pediatric oncologic endosurgery. Int J Surg Oncol (N Y), 2017, 2(7): e30.

第四十章 新生儿食管疾病

第一节 先天性食管闭锁与气管食管瘘

概述

先天性食管闭锁与气管食管瘘（congenital esophageal atresia and tracheoesophageal fistula，EA-TEF）是一种严重的先天性畸形，发病率约为1/（3 000～4 000），常伴有其他畸形，从而增加了治疗的复杂性。目前，小儿外科对食管闭锁的治愈率已达90%以上，但对低出生体重儿和合并严重心脏畸形和其他先天性畸形的EA患儿的治疗，仍有待提高。

1670年由Willion Durston医师首先报道一对胸部连体婴儿中的一个食管上端呈盲袋状盲端[1]。1697年Hhomas Gibson医师详细描述了一例食管闭锁合并典型的气管食管瘘（EA-TEF），尸检证实了食管闭锁及远端的气管食管瘘[2]。1880年，19世纪的一位杰出的医学人物Morell Mackenzie报道了57例先天性食管畸形和37例气管或者支气管食管瘘，还讨论了胚胎期的食管长度和这些畸形的临床诊断，并描述了伴发畸形如脊柱裂、无肛和马蹄肾[3]。Plass E调查了1919年的文献，并报道了136例确切的EA病例，包括92例合并TEF的病例[4]。1931年Rosenthal收集了255例食管闭锁患儿的数据资料并提出食管闭锁可能并不罕见[5]。

外科治疗EA-TEF的历史值得注意，1869年Thomas Holmes首次提出手术治疗的可能性[6]。1888年Charles Steele在伦敦施行了第一个不伴有TEF的EA纠正手术[7]。1899年Hoffman完成了第一例EA婴儿永久性胃造瘘手术[8]。1913年，芝加哥的Richter H M报道了2例EA-TEF手术，虽然手术没有获得成功，但Richter还是对一期食管修复手术可能取得成功持乐观态度[9]。Robert Shaw于1938年第一个报道EA-TEF结扎瘘管并同时行一期食管吻合术，患儿于手术后第12天死于输血反应[10]。1940年Lanman报道4例经胸膜外进路一期行EA-TEF食管修复术[11]。在那个时期，EA的死亡率高达100%。1941年3月15日，Cameron Haight医师成功完成第一例食管闭锁并气管食管瘘的一期修复手术，通过左侧胸膜外途径结扎瘘管和单层食管吻合术。术后第六天出现吻合口瘘，但是没有通过外科干预手段即得到控制，之后形成吻合口狭窄，通过单纯的扩张而治愈[12]。后Haight医师改为右侧胸膜外进路使之能够更好地暴露远端食管，并进行了双层缝合改良。在1939—1969年30年间，Haight医师治疗了284例EA婴儿，取得52%的总体存活率[13]。国内1957年上海第一医学院中山医院（今复旦大学附属中山医院）石美鑫报道1例Ⅲ型食管闭锁治愈，是我国第一例成功的病例。

胚胎学与病因学

EA的发病机制目前尚不清楚，因为大多数EA是散发的，因而可能并不是由简单的遗传机制所致。对于正常前肠胚胎学的深入了解是否有助于研究并解释EA的发病机制始终存在争议。前肠的分隔理论成为很多关于EA发病机制的描述基础，但是Klute等人通过电子显微镜对各个时期的鸡胚进行了研究，没有发现存在侧方的嵴和上皮性气管食管隔膜的证据[14]。

最近解释胚胎学前肠形成的几个主要理论是由Klute和Fiegel总结得出[15]，包括食管闭合理论、食管气管隔膜自动分离理论、机械性压迫理论和致畸剂（阿霉素）在鼠的模型中诱导EA畸形的理论。

食管闭合理论是基于十二指肠的闭塞为正常的肠管发育过程，从而推断食管也存在这样的生理闭塞过程，食管的再通障碍导致单纯的食管闭锁。但此理论不够全面，不足以解释典型食管闭锁畸形的成因[16]。食管气管隔膜自动分离理论缺乏证据表明正常的前肠形成过程中存在这个结构。机械性压迫理论认为异常的血管压迫影响前肠腹侧的正常发育，使消化管中断，引起食管闭锁。在动物模型中应用多柔比星作致畸剂导致胚胎出现了各种不同的畸形，如食管闭锁和气管食管瘘等，有一些学者认为原始的前肠发育成气管，继而引起食管闭锁和气管食管瘘畸形；远端的瘘管和食管来源于呼吸道，肺的形态发育缺陷是导致食管闭锁和气管食管瘘畸形发生的原因[17-20]。

至今尚无统一的理论来揭示食管闭锁的发病原因和机制，涉及多种因素和多基因以及复杂的基因和环境间的相互作用。

解剖与病理分型

新生儿食管长度9～10 cm，管腔内径约0.5 cm。食管上、中段血液供应丰富，来自甲状腺下动脉、肋间动脉、支气管动脉的食管支及主动脉的食管支，而下段食管仅有来自胃左动脉的食管支，血液供应相对较差。食管远端瘘口多位于气管分叉处或右侧支气管近端。

总结六项大型病例报告的2 200多例不同类型的食管闭锁畸形中，其发生率各不相同。最有效和最实用的分类方法可能还是简单的解剖分类，目前食管闭锁国内通常采用的Gross五型分类方法。

Ⅰ型：食管上端闭锁、下端闭锁，食管与气管间无瘘管，约占7.8%。

Ⅱ型：食管上端与气管间形成瘘管，下端闭锁，约占0.8%。

Ⅲ型：食管上端闭锁，下端与气管相通形成瘘管，此型临床最常见，约占85.8%；对于食管两盲端间距离>2 cm为Ⅲa型，食管两盲端间距离<2 cm为Ⅲb型。

Ⅳ型：食管上、下端均与气管相通形成瘘管，约占1.4%。

Ⅴ型：食管无闭锁，但有气管食管瘘，形成H型瘘管，约占4.2%。

合伴畸形

在气管形成早期干扰会导致形成EA畸形，但同时会影响其他器官系统，大量报告表明，50%～70%的EA患儿至少存在一种合伴的先天性畸形。Ⅰ型食管闭锁合伴畸形率最高，而Ⅲ型的合伴畸形率最低。此外50%的患儿存在合伴畸形，且多为多发畸形，如VACTER综合征（V：vertebral anomaly，脊柱畸形；A：anal atresia，肛门畸形；C：cardiac anomaly，心脏畸形；T：trachea anomaly，气管畸形；E：esophageal anomaly，食管畸形；R：renal anomaly，肾脏畸形）。在合伴畸形中，危及生命或需急诊处理的畸形约占25%，如肛门闭锁、肠旋转不良、肠闭锁等，使食管闭锁的综合治疗更加复杂化。

在EA合伴畸形中，复杂心脏缺陷合伴EA畸形所导致的死亡最多。Leonard等人报道EA患儿中合伴先天性心脏病患儿1年生存率67%，而无先天性心脏病的EA患儿其1年生存率为95%[21]。心脏畸形中最常见为室间隔缺损和房间隔缺损，其他常见的有法洛四联症和动脉导管未闭等。EA合伴的胃肠道畸形有肛门直肠畸形、十二指肠闭锁、肠旋转不良、回肠闭锁、环状胰腺、幽门狭窄等。泌尿系统缺陷包括肾发育不全、尿道下裂、隐睾、肾囊性病、肾盂积水、膀胱输尿管反流、肾盂输尿管重复畸形等。典型的骨骼肌肉畸形包括四肢和脊柱畸形等[22-24]。

关于EA畸形合并其他多部位缺陷、序列、综合征或合并症的描述不断增多，包括唐氏综合征、Di-George综合征、多脾综合征、Holt-Oram综合征、Pieere-Robin综合征、Feingold综合征、Fanconi综合征、Townes-Brock综合征、Bartsocas-Papas综合征、MeKusick-Kaufman综合征、CHARGE综合征（C：眼缺陷、H：心脏病、A：后鼻孔闭锁、R：发育迟缓、G：生殖器发育不全、E伴有耳聋的耳畸形）和SCHISIS综合征（脐膨出、神经管缺陷、唇裂腭裂、生殖发育不全）等[25-29]。

患儿往往还存在一定程度的气管软化，气管和支气管的解剖异常，肺发育不全、支气管肺前肠畸形、先天性肺囊腺瘤和隔离肺，先天性食管和支气管狭窄等[30]。

预后分级

EA的另一个特点是早产低体重未成熟儿较多，其生活能力极弱，易发生体温不升、硬肿症等，对手术耐受性差，以往是本病的主要死亡原因之一。1962年，Waterston基于患儿出生时体重、肺炎和伴发先天性畸形对EA患儿进行了风险评估，提出了预后分级标准（表40-1），对EA的手术治疗有一定的指导意义，对于风险小的EA患儿可立即施行手术，对于中等风险患儿应延期手术，而对于危重高风险患儿应施行分期手术[31]。1994年Spitz等人回顾了1980—1992年间伦敦Great Ormond儿童医院375例EA随访结果，认为随着各种技术的发展和进步，体重和是否合伴严重的先天性心脏畸形是目前影响EA患儿预后的主要因素（表40-2）[32]。

表40-1　Waterston风险分级

分级	内　容	存活率（%）
A级	出生体重>2 500 g，无合并畸形，无肺炎	100
B级	出生体重2 000～2 500 g，伴中度畸形，但无心脏畸形	85
C级	出生体重<2 000 g，伴严重心脏畸形	65

表40-2　Spitz风险分级

分级	内　容	存活率（%）
Ⅰ	出生体重>1 500 g，不伴有严重的先天性心脏病	97
Ⅱ	出生体重<1 500 g，或伴有严重的先天性心脏病	59
Ⅲ	出生体重<1 500 g，伴有严重的先天性心脏病	22

目前国际公认的食管闭锁合伴心脏畸形的严重程度和低出生体重在对食管闭锁的风险评估中有着重要的意义，合伴严重的心脏畸形且出生体重小于1 500 g的食管闭锁患儿，其治愈率受到了非常显著的影响。但对发展中国家而言，Waterston根据婴儿出生体重、伴发畸形和肺炎存在与否三项指标提出的预后分级标准，目前仍有一定的现实意义。

临床表现

由于食管闭锁胎儿不能吞咽羊水，故其母亲孕期中常有羊水过多史。患儿出生后口腔及咽部存在大量黏稠泡沫，并不断经口鼻向外溢出，第一次喂水或奶，吸吮一两口后，小儿即出现剧烈呛咳，水或奶从口腔、鼻孔反溢，同时有发绀及呼吸困难，甚至窒息，经负压吸引清除后可恢复，但再次喂食，又出现同样症状。不能将经口腔或鼻腔插入的饲养管或吸引管插入胃内。伴有气管食管瘘时，由于酸性胃液经瘘管反流进入气道，导致化学性肺炎、肺不张等，继发细菌感染，出现发绀、气急、肺部湿性啰音。同时因大量气体随呼吸经瘘管进入胃肠道，导致腹部膨胀，叩诊鼓音，并由于严重腹胀引起横膈抬高，压迫肺部，加重气急等呼吸道症状，甚至导致呼吸衰竭。如系无瘘管者，气体不能经食管进入胃肠道，则呈舟状腹。

要仔细检查可能存在的合伴畸形，特别是检查是否有正常肛门存在，还要进行心血管系统的检查以排除是否合伴严重的心脏畸形，严重的心脏畸形可能需要在处理食管闭锁之前治疗。

诊断与鉴别诊断

◆ 产前诊断

可表现为上颈部盲袋症，产前B超发现胎儿颈部中线处存在盲袋。因为胎儿患有食管闭锁不能吞咽羊水，故产生羊水增多和近端食管扩张现象。同时胃泡消失或仅看到小胃现象。胎儿核磁共振（MRI）检查可以提高食管闭锁诊断率。产前诊断发现胎儿可疑存在食管闭锁的母亲可选择母胎医学中心分娩，同时应仔细检查染色体或胎儿心脏是否存在合伴的严重畸形，发现染色体异常时可以选择及时终止妊娠。产前诊断可以减少出生后无意中的喂养和吸入性肺炎的发生可能性。根据上海交通大学医学院附属新华医院小儿外科的临床资料，产前诊断食管闭锁的患儿出生后绝大多数为Ⅰ型食管闭锁，个别也有Ⅲa型发现。

◆ 出生后诊断

出生后的诊断在第一、第二天即可作出。如在第一次喂奶后小儿即有呛咳，随即乳汁从鼻孔或口腔溢出，伴有呼吸困难，面色发绀等，应立即想到食管闭锁的可能。辅助检查从鼻孔或口腔内插入一根细小的胃管不能顺利通过食管而受阻折回，但应注意发现导管卷曲在食管盲袋内而造成进入胃内的假象。如疑食管闭锁可通过导管注入几毫升气体作为造影剂扩张上端食管盲端，摄颈胸正侧位片。必要时可用0.5～1 ml水溶性造影剂注入盲端食管造影检查，可明确诊断。同时可以充分了解盲袋的位置，扩张的程度，近端有无瘘管等情况。需要注意的是避免造影剂误吸使气道显影而造成近端存在气管食管瘘的假象，动态食管造影检查有助于更准确地获得诊断。摄片时可以适当包括部分腹部，以观察腹腔内肠管有无显影。在Ⅰ型和Ⅱ型EA中腹部无气体，Ⅲ型和Ⅳ型食管闭锁腹部见气体影。胃和肠道内见到气体影则可以证实存在远端气管食管瘘，如消化道内没有气体显示，则提示无远端气管瘘食管存在。但有时也有远端气管食管瘘闭塞的情况发现。如腹部直立位片见双泡影则提示可能存在十二指肠闭锁。摄片同时评估肺部有无感染存在以及注意是否存在其他合伴畸形的表现。

CT可以提供多平面和三维重建图像，有助于发现食管闭锁及伴发的瘘管。主要适用于那些低出生体重、有严重呼吸窘迫及长段型或伴有多发畸形的食管闭锁患儿。三维重建可以清楚地看到远端气管食管瘘的位置，并能够精确测量近远端食管间的距离，为选择合适的手术方案提供准确的依据。

◆ 鉴别诊断

（1）羊水吸入：羊水吸入引起的发绀和呕吐在新生儿常见，有时候容易与食管闭锁喂食后引起的发绀和呕吐相似。羊水吸入通常可经吸痰、洗胃等处理治愈。而食管闭锁的患儿阵发性青紫、呼吸困难反复发作，需手术治疗。

（2）新生儿肺炎：食管闭锁常常并发肺炎，常被作为一般的新生儿肺炎收入新生儿内科治疗。但EA患儿典型的症状有别于一般的新生儿肺炎，只要想到本病，尝试插入胃管即可以得到诊断。

治疗原则与方案

诊断确立后，食管端端吻合术是唯一的治疗方法。近年来，随着多学科合作参与度日益提升，食管闭锁的生存率得到了明显改善，使不伴有严重心脏畸形的食管闭锁治愈率达到90%以上[32]，其中包括低出生体重儿和早产儿。

◆ 术前准备

（1）在转运患儿时，需注意保暖，特别注意在转运过程中尽可能减少吸入性肺部感染的发生，可将患儿置于斜坡位，每15分钟用针筒经导管吸出食管盲端及口腔咽部的分泌物，需要时并吸氧。

（2）如新生儿置于暖箱内可上体抬高30°～40°，通过导管持续吸引食管盲端及口咽部的分泌物。因为分泌物往往非常黏稠，将导管接入常规的胃肠减压袋无法达到吸引的目的。

（3）食管重建属非紧急手术，允许必要的术前积极准备。有EA-TEF的婴儿，上端盲袋分泌物误吸入肺以及胃酸通过TEF反流而引起肺炎是术前处理中最为关键的问题。有些肺炎十分严重的患儿甚至可以延迟3～5天后手术，在此阶段应用广谱抗生素、雾化治疗和吸痰等措施积极治疗肺炎。应避免气管插管，以免大量气体进入胃肠道导致消化道穿孔，加剧腹胀而导致呼吸状况恶化。

（4）补液，给予5%葡萄糖40 ml/（kg·d），同时注意调整水电解质和酸碱平衡状态。对于禁食2天以上的新生儿，可考虑应用静脉营养支持。

（5）常规给予维生素K剂。

（6）尽快完善必要的检查以查明是否存在伴发畸形，如超声心动图和腹部B超检查等。

◆ 手术治疗

1941年Cameron Haight第一次手术治疗食管闭锁取得成功，经过数十年的发展，食管闭锁的治疗取得了巨大的进步，目前的整体治愈率已经达到或超过90%，对于非长段缺失型食管闭锁且不伴有严重心血管畸形的患儿其治愈率甚至接近100%[32]。1999年Rosenberg和Lobe在世界上首次报道胸腔镜治疗食管闭锁取得成功[33]，近十余年来食管闭锁的胸腔镜微创手术治疗被世界各地小儿外科医师广泛接受。

1. 常规开放手术治疗

（1）采用气管插管静脉复合麻醉，由于手术操作可能对一侧肺组织造成压迫而影响患儿通气，故新生儿食管闭锁手术的麻醉要求比较高。

（2）切口采用右侧第四肋间后外侧进路，经胸膜外或胸腔手术均可。术前心脏超声检查很重要，右位主动脉弓的发生率约为5%，如在术前发现存在右位主动脉弓，手术入路应改为左侧剖胸入路。

（3）仔细分离胸膜，暴露后纵隔，游离并离断奇静脉，可将奇静脉结扎并切断，以暴露手术视野。在奇静脉的下方附近即为远端气管食管瘘的解剖位置。仔细辨别气管食管瘘，并仔细将其与气管分离，注意切勿损伤气管组织以及迷走神经。将气管食管瘘分离后予以结扎并贯穿缝扎、离断，建议瘘管的气管端尽量保留1～2 mm的食管，以尽可能减少术后出现气管狭窄的可能。离断气管食管瘘可改善患儿的通气状况，避免胃肠道进入气体过多；通过插入胃管做指示，以盲端内的胃管为导向，充分游离近端食管盲端。因食管与气管紧贴，操作应尽量靠近食管壁进行分离，需要十分注意避免损伤气道，同时注意发现有无未明确诊断的近端气管食管瘘的存在（1.4%的发生率）；需要时在近端食管与气管分离后，可以创面中滴入少量生理盐水淹没气管。麻醉师给予气管插管内注气维持一定的气道正压力，观察有无水中冒气泡，检测有无气管损伤破裂，如存在损伤则及时给予修补。远端食管不宜分离过多，以免影响远端血供；近端食管盲袋的末端最低处应给予切除，直径与远端食管直径相当。新生儿食管吻合技术要求非常高，吻合时要用无损伤针带细而软的可吸收线5-0单层吻合。如果两盲端距离>2 cm，吻合有张力，可采用食管近端肌层松解法，即在闭锁近端1 cm处环形切开食管肌层，保留黏膜和黏膜下层（Lividitis手术），达到减张的效果。可先间断缝合食管后壁组织，必须辨认清晰食管黏膜组织并给予缝合，避免遗漏。然后置入8号/10号胃管通过吻合口使其进入胃内，并吸出胃内空气舒缓胃胀，继而缝合食管前壁组织。保留胃管可帮助术后早期胃肠喂养。放置胸腔引流管行持续负压引流或胸膜外引流，引流管应稍远离吻合口处。有些外科医师在胸膜外分离手术后部放置胸壁或胸腔引流管[34]。

经胸膜外入路优点：对肺组织损伤小，术后肺部感染恢复快。一旦发生吻合口瘘，感染局限于胸膜外，经禁食、静脉营养和抗炎等保守治疗一般均可治愈。如分离胸膜时胸膜破损太严重时则可以选择经胸膜腔内手术。经胸膜腔内手术则容易辨认奇静脉，打开纵隔胸膜后给予分离，余手术步骤同经胸膜外手术。

（4）Ⅰ型或Ⅱ型食管闭锁往往近远端食管盲端相距超过3.5 cm。一般来说，距离超过3 cm时一期食管吻合手术非常困难，可考虑作延期食管吻合术。以往采用食管近端颈部造瘘、胃造瘘，以后行二期结肠或胃管成形代食管手术。但术后发生吻合口瘘、吻合口狭窄、食管冗长、蠕动不良等并发症较多。目前认为尽可能利用食管本身的食管重建手术为最佳，因此此类患儿可以先施行远端气管食管瘘结扎、胃造瘘以维持营养支持，可用食管内应力延长技术使食管得以一定程度的延长，不定期行X线检查食管两端的距离，择时行二期食管重建手术。二期手术一般在之后的8～12周时进行，尽可能采用食管端端吻合术，或结合Lividitis方法延长食管以达到手术重建食管的目的。吻合方法同食管一期吻合术。食管替代术可作为食管重建的后备终极方法，采用的食管替代物有结肠、胃、小肠，其中应用较多的是结肠代食管。

2. 胸腔镜微创手术治疗

胸腔镜修复食管闭锁也逐渐被采纳应用，在胸腔镜下完成瘘管的结扎和食管的吻合。这是微创技术在新生儿的应用，避免了开胸手术对皮肤、肌肉和肋骨的影响，具有视野清楚，切口美观，并且可以减少新生儿开胸手术并发症，包括脊柱侧凸、翼状肩胛骨、慢性疼痛、肩部薄弱、胸廓不对称和畸形等。然而胸腔镜EA-TEF修补术不仅需要一定设备条件，更重要的是手术者需要有丰富的内镜手术经验和熟练的内镜操作技巧。

对于远端TEF合伴严重的呼吸窘迫综合征的EA患儿的处理临床难度大，因为在这些情况下进行术前机械通气需要气管内插管，高压通气会使消化道充气而导致腹部胀满，进而加重呼吸困难。患儿可能需要急诊手术治疗以稳定肺功能，避免可能有致命危险的胃穿孔。在此情况下，可应用胃分流术[35]、胃食管连接部的绑扎[36]，以及将气管内插管的尖端放置于气管食管瘘开口的下方等方法[37]。气管镜下放置Fogarty球囊导管可成功消除通过气管瘘的气流[38]，可用于稳定快速恶化的患儿，但是可能引起造成副损伤。急诊行胃造瘘手术以使胃和小肠减压可缓解腹胀，但是呼吸机通气气流的分流对患儿肺功能衰竭的治疗依然存在严重的影响。因此急诊开胸手术结扎气管食管瘘并离断是根本性改善呼吸衰竭的方法，在很多情况下患儿情况可以得到明显改善，从而可以创造机会行一期食管重建手术[39,40]，但是风险巨大，需要医患双方的充分沟通和理解。

术后处理

食管一期吻合后，术后护理非常重要，尤其是呼吸管理、预防和治疗肺部和胸腔感染。一般需在NICU进行严密监护和呼吸管理，保持气道通畅，定时雾化吸入使分泌物不黏稠易于排出、拍背、吸痰。必须注意吸痰时插管不得超过气管瘘的距离，以免损伤结扎的瘘管造成复发。对于吻合口存在一定张力的患儿，可选择性镇静并应用肌松剂，行机械通气治疗3～5天。术后3天可通过胃管进行喂养。术后5～7天口服亚甲蓝或口服造影剂摄片检查，以了解吻合口愈合情况。如无吻合口瘘，则可拔出胃管等各种引流管，经口喂养。术后3个月内每个月行食管造影检查，了解吻合口愈合情况，是否存在吻合口狭窄，如果存在吻合口狭窄则可以施行食管球囊扩张治疗。

术后食管造影检查有助于发现食管闭锁同时合并先天性食管狭窄和/或食管裂孔疝的病理情况。上海交通大学医学院附属新华医院小儿外科在一组115食管闭锁病例治疗中发现合并存在食管裂孔疝9例，先天性食管狭窄2例。

少见类型的食管闭锁的综合治疗

1. Ⅰ型食管闭锁的治疗

由于社会环境和经济发展水平的不平衡从而产生了对临床治疗的特殊需求。有些医师尝试新生儿期行一期食管替代手术，如胃代食管、胃管成形代食管手术[41]。虽然手术获得成功，但是患儿的远期出现不同程度的并发症，并影响患儿的生活，如胸腔胃的形成可导致患儿出现呼吸困难，严重的胃食管反流的发生，反复的呼吸道感染等，使得患儿的生长发育较同龄儿出现不同程度地落后。Spitz等报道经后纵隔整体胃移位术治疗173例婴儿和儿童EA预后良好[41]。

目前对于本型的外科处理，大多数医师认为延期的食管自身吻合是最合适的方法。患儿明确诊断后行胃造瘘手术，近端食管盲袋行持续吸引，部分患儿依靠食管的自然生长延长达到一期吻合的要求。此外，很多术前机械性食管延长技术也多有报道，如采用术前的上下盲端探条行近远端食管的内应力延长以达到一期食管吻合的目的[40,42]、电磁场牵引放入盲端中的金属"子弹"从而使间距缩小、采用尼龙线行近远端食管盲端的牵引桥联从而带动盲端内的探头接近对合[40]、颈部食管造瘘并多次体外手术延长达到吻合的目的[43]、Foker通过胸壁体外的牵引线以牵引近远端食管加速靠近进行一期吻合，缩短了治疗时间[44]，各种延长的方法并结合Livaditis的肌层切开延长，使一期吻合的方法和效果更为可靠；对于近端食管盲端呈现囊袋样扩张表现，可以施行近端食管前壁部分切开翻转并卷成管状，从而延长近端食管以达到和远端食管一期吻合的目的[45,46]。

在尝试上述各种方法行食管一期吻合情况下，如果尽管近端已经充分游离但仍未达到减张吻合的目的，远端食管的充分游离可以实现一期吻合的目的，这一点并不支持远端食管末端血管较差的观点。有作者通过此方法并结合近远端食管Livaditis延长成功实现胸腔镜辅助Ⅰ期Ⅰ型食管端端吻合的目标，甚至分离远端食管至食管裂孔以下[47]。Schärli报道通过胸腹腔联合手术，结扎胃左动脉，横向或斜向部分切开胃小弯侧并形成管状，达到延长的目的[48,49]。同时可以辅以部分胃底折叠术以减少反流的情况。但是在对我们的患儿随访中发现形成管状的部分胃管位于胸腔内，经过一段时间的生长，此部分管状胃形成囊袋状胃体的表现，继而扩张时可以造成对肺组织的压迫，从而对呼吸造成一定的影响。

食管替代手术依然是治疗Ⅰ型食管闭锁的选择，结肠和小肠代食管已经被广泛应用多年，翻转的胃管成形经胸骨后或肺门后代食管也被一部分医师所喜欢。Spitz的整体胃移位手术所带来的良好预后也使人们得到鼓舞[41]。

总之，Ⅰ型食管闭锁的处理依然是目前小儿外科的难点和热点问题之一，尽管目前总体治愈率较前有很大的进展，部分报道治愈率达到90%以上，但其治疗周期长，治疗过程曲折，需要分数次手术，花费较大等，成为治疗的障碍。

2. H型食管闭锁

不伴有食管闭锁的先天性气管食管瘘称为H型食管闭锁，在食管闭锁中占2%～5%。由于瘘管位于气管侧的开口略低于瘘管位于食管的开口，形似H型。瘘管通常很短或紧贴，直径2～4 mm，大多位于胸腔入口处，因此可以通过颈部切口修复瘘管。但也有瘘管位于胸腔内T_2～T_3水平，则需要经胸手术。因此术前的精细检查如瘘管造影和气管镜检查非常重要。同时可以明确是否存在多发性瘘管。

这类畸形通常在出生后数日即可有临床表现，喂奶时出现窒息或不明原因的发绀，年龄稍大的婴儿和儿童可以反复发作性右上叶肺部感染。可以置入胃管注入造影剂，边注入边回撤胃管，如此的动态造影可以有效地提高瘘管的检出率。对于造影未发现瘘管且临床症状高度怀疑的患儿，则需做气管镜检查。在明确诊断的同时，需要更清楚地了解瘘管所处的精确位置，以决定手术径路。

大多数H型食管闭锁的气管食管瘘口多位于胸腔入口处，可以通过颈部切口修补瘘管。术前尽可能在瘘管内放置导丝，有助于精确寻找瘘管[50]，避免周围组织结构和器官的损伤。手术切口可以位于右侧颈部锁骨上一横指横行切口，将胸锁乳突肌拉向侧方，必要时可以离断胸锁乳突肌的胸骨头，有利于清晰暴露手术野。游离颈动脉鞘，辨认并保护喉返神经，如有必要可以离断甲状腺上动脉和甲状腺中静脉。仔细触摸气管内插管和鼻胃管以明确气管和食管的位置，如有放置导丝，可以请麻醉师拖动导丝，如此可以精准定位瘘管位置，避免误伤。分离瘘管，撤出导丝，可以用5-0 PDS线分别缝合气管瘘口和食管瘘口。可以将周围组织游离并植入食管和气管间瘘修补处，以分割食管和气管，有助于防止气管食管瘘复发。如瘘管位于胸腔内，则需经胸手术修补瘘管，已有报道胸腔镜手术修补位于胸部的H型TEF[51]，笔者也有此型EA胸腔镜手术成功的经验。

此型手术后并发症包括因气管水肿或喉返神经损伤继发引起的呼吸窘迫。术后早期应保持气管插管和机械通气数日，拔管时应注意，并仔细检查声带等。

并发症

早期并发症包括吻合口瘘、吻合口狭窄和气管食管瘘复发；晚期并发症包括胃食管反流、气管软化、呼吸道疾病和食管蠕动功能障碍。

吻合口瘘

文献报道吻合口瘘的发生率在3%～20%，其中部分吻合口瘘表现为较大的漏，约在手术后48小时之内发现，可表现为危及生命的胸腔积液和张力性气胸。细小的瘘可以在术后5～7天常规食管造影时发现。引起吻合口瘘发生的主要原因有外科缝合技术欠缺、食管两端缺血、肌层切开延长缝合的病例（Lividitis手术）和吻合口张力过高。术后5～7天口服亚甲蓝，若胸腔引流管内有蓝色液体流出或食管造影见造影剂外漏均可明确诊断。处理措施包括保持胸腔引流通畅，充分的营养支持和抗感染治疗，绝大多数吻合口瘘均可以自愈。如果吻合口断裂或长时间不愈合，则可施行颈部食管造瘘，延期行食管替代手术。

吻合口狭窄

食管闭锁术后吻合口狭窄定义为进食存在症状，如咽下困难、反流、进食时氧饱和度有下降，可有气道内误吸和生长发育迟缓。文献报道其发生率在25%～80%[52]。引起吻合口狭窄的可能原因有缝合技术欠缺（吻合口张力过大、双层缝合和应用丝线缝合）、长段型食管闭锁、吻合两端食管缺血、胃食管反流和吻合口瘘等，胃食管反流可以加重狭窄的严重程度，并可以产生溃疡性狭窄[53]，往往在术后第3～4周随访时发现，轻度狭窄不予扩张，依靠食物进行被动扩张；狭窄明显，有吞咽困难和反复呼吸道感染，则需行食管扩张治疗。施行食管扩张至少在食管重建术后3～4周进行，并根据狭窄的情况和扩张的效果决定后续扩张的时间频率。食管扩张有两种方法：探条扩张以及球囊扩张，目前认为球囊扩张较为安全且更有效，且能够降低扩张次数，增加成功率，减少并发症的发生[54，55]。食管球囊导管扩张：在X线透视下注入造影剂行食管造影以了解狭窄的位置、程度和长度，从而选择合适规格的球囊导管。将球囊导管经口或鼻插入食管，放置在狭窄部位后球囊内加压注入水溶性造影剂以显示球囊逐渐扩张至完整。扩张完成后再次行食管造影以了解扩张后的食管情况，重点观察有无狭窄处食管破裂。食管探条扩张：有导丝牵引探条以及钝头探条几种，在静脉麻醉以及内镜引导下进行。导丝牵引扩张通过胃造瘘实施，直径0.5～1.5 cm，部分患儿可以不用麻醉床边反复施行扩张治疗。食管扩张均有食管破裂的风险，临床需仔细观察。球囊扩张后常规的食管造影检查有助于及时发现食管破裂的情况，并及时给予局部引流、药物治疗等相关的保守治疗措施，大多情况下均可以治愈。食管闭锁术后吻合口狭窄发生率尽管各种文献报道高低不一，但始终是术后的重要并发症之一，降低吻合口张力是术中必须重视的技术环节，严重的胃食管反流是吻合口狭窄的重要影响因素之一，药物治疗有助于降低反流对吻合口的影响，对于保守治疗疗效不佳时需要选择施行抗反流手术治疗。

严重的吻合口狭窄扩张治疗失败时可以考虑再次手术以切除狭窄段食管，食管吻合手术。如果患儿再次手术前评估整体条件差不适合首先选择手术的情况下可以考虑施行放置食管支架治疗[56，57]。

气管食管瘘复发

气管食管瘘复发（recurrence tracheoesophageal fistula，rTEF）是食管闭锁术后严重和复杂的并发症，目前认为主要因素可能有以下几点：① 首次手术中食管吻合口采用丝线缝合被认为更有可能导致

rTEF的发生[58]；② 术中吻合口张力过大，吻合口处血运不良导致吻合口愈合困难，继而发生rTEF；③ 术后发生吻合口瘘导致吻合口局部炎症感染，侵蚀食管壁。有超过50%以上的rTEF患儿在首次术后曾有不同程度的吻合口瘘[58,59]；④ 首次术后发生食管狭窄，反复行食管扩张可能导致吻合口狭窄处薄弱破损[60,61]；⑤ 首次食管手术中误损伤气道壁也是一个不可忽视的原因[62]。尽管属于术后早期并发症，也有部分病例术后数月或数年发现。目前国际上大样本地报道表明食管闭锁术后气管食管瘘复发概率为5% ～ 10%[63,64]。临床症状与V型食管闭锁相似。rTEF患儿首发症状通常表现为喂养后出现不同程度呛咳、呕吐、呼吸困难等，导致喂养困难，并常常伴有反复发作的呼吸道感染。一般初发症状距离首次手术2 ～ 3个月，但有报道少数rTEF患儿可无明显临床症状，直至其年长后影像学检查方发现rTEF存在。选择合适方式的影像学检查对于rTEF的诊断十分重要。目前推荐采用DSA下食管细管造影，检查时患儿于镇静后取俯卧位，留置胃管后将造影剂（泛影葡胺、碘海醇等）自胃管注入，并缓慢抽出胃管，如出现支气管显影则证实为rTEF，并确定瘘口大小与位置[61]。若反复食管细管造影均无法确诊，而仍不能排除复发食管气管瘘可能，则可行气管镜检查，部分瘘口可在气管镜直视下于气道后壁被发现。可在气管镜下于疑似瘘口位置处注射少量亚甲蓝，并同时在胃镜下观察食管壁是否有亚甲蓝漏出，从而诊断rTEF。绝大多数rTEF自行闭合可能性极低，手术治疗rTEF的最终目的是关闭气管食管瘘，恢复正常的食管气道解剖结构，从而从根本上治愈由rTEF引起的相关吞咽及呼吸障碍。rTEF的治疗方式主要有以下两类：气管食管瘘结扎术和内镜下气管食管瘘封堵术。至目前为止，手术治疗仍是治疗rTEF确切有效的方法。目前一般再次手术时间距离首次手术不少于2个月。

◆ 胃食管反流

发生原因可能是食管本身内在固有的运动功能障碍、食管下段括约肌松弛、腹腔段食管较短、手术中引起的迷走神经损伤，或是继发于手术后的变化。术后发生率文献报道不同，约27% ～ 85%，其中20%左右临床症状明显[65-67]。其可导致肺部感染反复发生、生长发育落后、呼吸窘迫，甚至有致命的风险。可通过上消化道造影、24小时食管下段pH监测和食管动力学测定等明确诊断。24小时pH监测对诊断意义重大，消化内镜检查对诊断有一定的帮助[68,69]。通过直立位进食、改变饮食结构食用稠厚食物和合适的睡眠体位可改善症状。轻度食管炎药物治疗（质子泵抑制剂、H_2受体拮抗剂、制酸剂和促胃动力药物）采用奥美拉唑0.7 ～ 3.5 mg/（kg・d）口服治疗。治疗的周期看法不同，无统一认识，部分作者认为药物保守治疗6 ～ 12个月，但部分症状持续存在的患儿其治疗可以是无限期的[66,69,70]。反流引起的反复误吸、多次肺炎、营养不能维持、严重食管狭窄扩张无效和严重的食管炎的患儿应考虑施行胃底折叠术（Nissen或Thal术）[71,72]。长期随访以确保患儿生长发育处于正常水平非常重要。此外，成人期的Barrett's食管肠化至恶性变也是需要长期关注的问题[73,74]。

◆ 气管软化

气管软化是术后发生呼吸困难，甚至不能撤离呼吸机的主要原因，诊断需使用气管镜，发现气管口径为半圆形或椭圆形。治疗方法采用主动脉弓悬吊术。

预后

食管闭锁的预后与诊断及时与否、患儿的成熟度、出生体重、救治措施、肺部并发症、合并畸形和护理密切相关。食管闭锁存活率的提高带来了越来越多的并发症患儿，有报道食管闭锁手术后的并发症发生率可达30% ～ 50%，故对并发症的认识和处理将进一步提高先天性食管闭锁患儿的生存质量。

小结

先天性食管闭锁与气管食管瘘是小儿外科常见

的消化道严重先天性畸形。其往往合并其他一些严重缺陷。目前热点问题是长段间隙的类型及外科干预后气管食管瘘复发、吻合口狭窄、胃食管反流等。近期对该畸形治疗后的生活质量问题，引起广泛的关注。

（王　俊）

参·考·文·献

[1] Durston W. A Narrative of a Monstrous Birth in Plymouth. Philosophical Transactions of the Royal Society, 1670.

[2] Gibson T. The anatomy of humane bodies epitomized. London, Awnsham & Churchill, 1697.

[3] Mackenzie M. Malformation of the esophagus. Arch Laryngol, 1880, 1: 301.

[4] Plass E. congenital atresia of the esophagus with tracheo-esophageal fistula: associated with fused Kidney. A case report and a survey of the literature on congenital anomalies of the esophagus. Johns Hopkins Hosp Rep, 1919, 18: 259.

[5] Rosenthal A H. Congenital atresia of the esophagus with tracheo-esophageal fistula: report of eight cases. Arch Pshtol, 1931, 12: 756.

[6] Holmes T. Surgical management of children's disease. London, Longmans, Green, Reader, & Dyer, 1869.

[7] Steele C. Case of deficient oesophagus. Lancet, 1888, 2: 764.

[8] Hoffman W. Atresia oesophogi congenital et communicato inter oesapgaiu et tracheoni. Griefswald, (Dissertation). Univerisity of Griefswald, Germany, 1899.

[9] Richter H M. Congenital atresia of the esophagus: An operation designed for its cure. Surg Gynecol Obstet, 1913, 17: 397.

[10] Shaw R. Surgical correction of congenital atresia of the esophagus with tracheo-esophageal fistula. J Thorac Surg, 1939, 9: 213.

[11] Lanman T H. Congenital atresia of the esophagus: A study of thirty-two cases. Arch Surg, 1940, 7: 1060.

[12] Haight C, Towsley H. Congenital atresia of the esophagus fistula and end-to-end anastomosis of esophageal segments. Surg Gynecol Obstet, 1943, 76: 672.

[13] Haight C. Congenital esophageal atresia and trachesophageal fistula. In: Mustard W. Pediatric Surgery. Chicago, Year book.

[14] Klute D, Steding G, Seidl W. The embryology of foregut malformations. J Pediatr Surg, 1987, 22: 389.

[15] Klute D, Fiegel D H. The embryology of the foregut. SeminPediatr Surg, 2003, 12: 3.

[16] Klute D. Atlas of esophageal atresia. J Pediatr Surg, 1976, 11: 901.

[17] Diez-Pardo JA, Bao-Quan Q, Navarro C, et al. A new rodent experimental model of esophageal atresia and tracheoesophageal atresia. Surgery, 1972, 71: 363.

[18] Merei J M, Hutson J M. Embryogenesis of tracheoesophageal anomalies: A review. Pediatr Surg Int, 2002, 18: 319.

[19] Crisera C A, Connelly P R, Marmureanu A R, et al. TTF-1 and HNF-3 beta in the developing tracheoesophageal fistula: Further evidence for the respiratory origin of the distal esophagus. J Pediatr Surg, 1999, 34: 1322.

[20] Spilde T L, Bhatia A M, Marosky J K, et al. Complete discontinuity of the distal fistula tract from the developing gut: Direct histologic evidence for the mechanism of tracheoesophageal fistula formation. Anat Rec, 2002, 267: 220.

[21] Leonard H, Barrett A M, Scott J E, et al. The incidence of congenital heart disease on survival of infants with esophageal atresia. Arch Dis Child Fetal Neonat Ed, 2001, 85: F204.

[22] Deurloo J A, Ekkelkamp S, Schoorl M, et al. Esophageal atresia: Historical evolution of management and results in 371 patients. Ann Thorac Surg, 2002, 73: 267.

[23] Beasley S W, Phelan E, Kelly J H, et al. Urinary tract abnormalities in association with esophageal atresia: Frequency significance, and influence on management. Pediatr Surg Int, 1992, 7: 94.

[24] Cord-Udy C I, Wright V M, Drake D P. Association of ambiguous genitalia with VATER anomalies and its significance in management. Pediatr Surg Int, 1996, 11: 50.

[25] Bianca S, Bianca M, Ettore G. Oesophageal atresia and Down syndrome. Down Syndr Res Pract, 2002, 8: 29.

[26] Kilic S S, Gurpinar A, Yakut T, et al. Esophageal atresia and tracheo-esophageal fistula in a patient with DiGeorge Syndrome. J Pediatr Surg, 2003, 38: E21.

[27] Pletcher B A, Friedes J S, Breg W R, et al. Familial occurrence of esophageal atresia with and without tracheo-esophageal fistula: Report of two unusual kindreds. Am J Med Genet, 1991, 39: 380.

[28] Chittmittrapap S, Spitz L, Kiely E M, et al. Oesophageal atresia and associated anomalies. Arch Dis Child, 1989, 64: 364.

[29] Spitz L, Hitchcock R. Oesophageal atresia and tracheo-esophageal fistula. In: Burge D M, Griffiths M, Freeman N V, et al. Surgery of the Newborn. New York, Churchill Livingstone.

[30] Usui N, Kamata S, Ishikawa S, et al. Anomalies of the tracheobronchial tree in patients with esophageal atresia. J Pediatr Surg, 1996, 31: 258.

[31] Pandit S K, Rattan K N, Budhiraja S. Esophageal atresia with blocked distal tracheo-esophageal fistula. Indian J Pediatr, 1998,

65: 763.

[32] Iuchtman M, Brereton R, Spitz L, et al. Morbidity and mortality in 46 patients with the VACTERL association. Isr J Med Sci, 1992, 28: 281.

[33] Patel S D, Ade-Ajjayi N, Kiely E M. Oesophageal atresia: A simplified approach to early management. Pediatr Surg Int, 2002, 18: 87.

[34] Randolph J G, Tunell W Q, Lilly JR: Gastric division in the critically ill infant with esophageal atresia and tracheoesophageal fistula. Surgery, 1968, 63: 496.

[35] Leininger B J. Silastic banding of esophagus with subsequent repair of esophageal atresia and tracheosesophageal fistula. J Pediatr Surg, 1972, 7: 404.

[36] Salem M, Wong A Y, Lin Y H, et al. Prevention of gastric distention during anesthesia for newborns with tracheoesophageal fistulas. Anesthesilogy, 1973, 38: 82.

[37] Filston H C, Chitwood W R Jr, schkolne B, et al. The Fogarty balloon catheter as an aid to management of the infant with esophageal atresia and tracheoesophageal fistula complicated by severe RES or pneumonia. J Pediatr Surg, 1982, 17: 149.

[38] Ramesh J C, Ramanujam T M, Jayaram G. Congenital esophageal stenosis: Report of three cases, literature review, and a proposed classification Pediatr Surg Int, 2001, 17: 188.

[39] Spitz L. Esophageal atresia: Past, present, and future. J Pediatr Surg, 1996, 31: 19.

[40] 王俊，潘伟华，谢伟，等. Ⅰ期食管替代术治疗新生儿期长段缺失型食管闭锁. 中华小儿外科杂志，2012，33（5）：321-324.

[41] Spitz L, Kiely E, Pierro A. Gastric transposition in children — a 21-year experience. J Pediatr Surg, 2004, 39; 276.

[42] Sun S N, Pan W H, Wu W J, et al. Elongation of Esophageal Segments by Bougienage Stretching Technique for Long Gap Esophageal Atresia to Achieve Delayed Primary Anastomosis by Thoracotomy or Thoracoscopic Repair: a first experience from China. J Pediatric Surg, 2018, 53(8): 1854-1857.

[43] Kimara K, Nishijima E, Tsugawa C, et al. Multisagedextrathoracic esophageal dlongation procedure for long gap esophageal atresia: Experience with 12 patients. J Pediatr Surg, 2001, 36: 1275.

[44] Foker J E, Liinden B C, Boyle E M Jr, et al. Development of a true primary repair for the full spectrum of esophageal atresia Ann Surg, 1997, 226: 533, discussion 541.

[45] Davenport M, Bianchi A. Early experience with oesophageal flap oesophagoplasty for repair of oesophageal atresia. Pediatr Surg Int, 1990, 5: 332.

[46] Singh S, Shun J A. A new technique of anastomosis to avoid stricture formation in oesophageal atresia. Pediatr Sur Int, 2001, 17: 575.

[47] Lessin M S, Wesselhoeft C W, Luks F I, et al. Primary repair of long-gap esophageal atresia by mobilization of the distal esophagus. Eur J Pediatr Surg, 1999, 9: 369.

[48] Schärli A F. Esophageal reconstruction in very long atresias by elongation of the lesser curvature. Pediatr Surg Int, 1992, 7: 101.

[49] Fernandez M S, Gutierrez C, Ibanez V, et al. Long gap esophageal atresia: Reconstruction preserving all portions of the esophagus by Schärli's technique. Pediatr Surg Int, 1998, 14: 17.

[50] Garcia N M, Thompson J W, Shaul D B. Definitive localization of isolated tracheoesophageal fistula using bronchoscopy and esophagosopy for guide wire placement. J Pediatr Surg, 1998, 33: 1645.

[51] Allal H, Montes-Tapia F, Andina G, et al. Thoracoscopic repair of H-type tracheoesophageal fistula in the newborn: A technique case report. J Pediatr Surg, 2004, 39: 1568.

[52] Robert Baird, Jean-Martin Laberge, Dominique Lévesque. Anastomotic Stricture after Esophageal Atresia Repair: A Critical Review of Recent Literature. Eur J Pediatr Surg, 2013, 23(3): 204-213.

[53] Anna C. Shawyer, Joanne D'Souza, Julia Pemberton, et al. The management of postoperative reflux in congenital esophageal atresia-tracheoesophageal fistula: a systematic review.Pediatr Surg Int, 2014, 30: 987-996.

[54] Lang T, Hümmer H P, Behrens R. Balloon dilation is preferable to bougienage in children with esophageal atresia. Endoscopy, 2001, 33(4): 329-335.

[55] Jayakrishnan V K, Wilkinson A G. Treatment of oesophageal strictures in children: a comparison of fluoroscopically guided balloon dilatation with surgical bouginage. PediatrRadiol, 2001, 31(2): 98-101.

[56] Vandenplas Y, Hauser B, Devreker T, et al. Endoscopic treatment of benign esophageal strictures with removable or biodegradable stents. In: Gershman G, Thomson M, eds. Practical Pediatric Gastrointestinal Endoscopy. 2nd ed. Oxford, UK: Wiley-Blackwell, 2011: 156-164.

[57] Foschia F, De Angelis P, Torroni F, et al. Custom dynamic stent for esophageal strictures in children. J Pediatr Surg, 2011, 46(5): 848-853.

[58] Ghandour K E, Spitz L, Brereton R J, et al. Recurrent tracheo-oesophageal fistula: experience with 24 patients. J Paediatr Child Health, 1990, 26(2): 89-91.

[59] Bruch S W, Hirschl R B, Coran A G. The diagnosis and management of recurrent tracheoesophageal fistulas. J Pediatr Surg, 2010, 45(2): 337-340.

[60] Briganti V, Mangia G, Ialongo P, et al. Usefulness of large pleural flap for the treatment of children with recurrent tracheoesophageal fistula. Pediatr Surg Int, 2009, 25(7): 587-589.

[61] Ein S H, Stringer D A, Stephens C A, et al. Recurrent tracheoesophageal fistulas seventeen-year review. J Pediatr Surg, 1983, 18(4): 436-441.

[62] Coran A G. Redo esophageal surgery: the diagnosis and management of recurrent tracheoesophageal fistula. Pediatr Surg Int, 2013, 29(10): 995-999.

[63] Koivusalo A I, Pakarinen M P, Lindahl H G, et al. Revisional surgery for recurrent tracheoesophageal fistula and anastomotic complications after repair of esophageal atresia in 258 infants. J Pediatr Surg, 2015, 50(2): 250-254.

[64] Wang J, Zhang M, Pan W, et al. Management of recurrent tracheoesophageal fistula after esophageal atresia and follow-up.Dis Esophagus, 2017, 30(9): 1-8.

[65] James L P. Efficacy and safety measurements of proton pump inhibitors in infants and children. J Pediatr Gastroenterol Nutr, 2003, 37: S46-S51.

[66] Tolia V, Wuerth A, Thomas R. Gastroesophageal reflux disease: review of presenting symptoms, evaluation, management, and outcome in infants. Dig Dis Sci, 2003, 48: 1723-1729.

[67] Springer M, Atkinson S, North J, et al. Safety and pharmacodynamics of lansoprazole in patients with gastroesophageal reflux disease aged\1 year. Paediatr Drugs, 2008, 10: 255-263.

[68] Schneider A, Ferreira C G, Kauffmann I, et al. Modified Spitz procedure using a Collis gastroplasty for the repair of longgap esophageal atresia. Eu J Pediatr Surg, 2011, 21: 178-182.

[69] Burjonrappa S C, Youssef S, St-Vil D. What is the incidence of Barrett's and gastric metaplasia in esophageal atresia/ tracheoesophageal fistula (EA/TEF) patients. Eur J Pediatr Surg, 2011, 21: 25-29.

[70] Hassall E, Kerr W, El-Serag H B. Characteristics of children receiving proton pump inhibitors continuously for up to 11 years duration. J Pediatr, 2007, 150: 262-267.

[71] Esposito C, Langer J C, Schaarschmidt K, et al. Laparoscopic antireflux procedures in the management of gastroesophageal reflux following esophageal atresia repair. J Pediatr Gastroenterol Nutr, 2005, 40(3): 349-351.

[72] Levin D N, Diamond I R, Langer J C. Complete vs partial fundoplication in children with esophageal atresia. J Pediatr Surg, 2011, 46(5): 854-858.

[73] Khan K M, Foker J E. Use of high-resolution endoscopic ultrasonography to examine the effect of tension on the esophagus during primary repair of long-gap esophageal atresia. PediatrRadiol, 2007, 37(1): 41-45.

[74] Koivusalo A, Pakarinen M P, Rintala R J. Anastomotic dilatation after repair of esophageal atresia with distal fistula. Comparison of results after routine versus selective dilatation. Dis Esophagus, 2009, 22(2): 190-194.

第二节　先天性食管狭窄

概述

先天性食管狭窄（congenital esophageal stenosis）是出生时固有的并且是由食管壁结构先天性畸形所致的食管腔狭窄，全段均可发生，以下1/3段最常见。先天性食管狭窄十分罕见，其发病率为1/50 000～1/25 000，根据狭窄程度，出生后或至成人出现症状。近30年统计手术效果明显提高。可合并其他畸形如食管闭锁、心脏畸形、肠闭锁、肛门直肠畸形等，合并心脏畸形是影响预后主要原因。先天性食管狭窄伴食管闭锁的发生率为3%～14%[1]。

病因

食管狭窄为隔膜样和蹼状，或长段食管腔如线状（纤维肌性狭窄）。多为胚胎第8周食管空化不全，或病变部位血液供应障碍引起。

病理

组织学分型：① 气管支气管残留型：食管壁肌层内有异位气管软骨，呼吸道黏膜腺体，纤毛上皮甚至胃及胰腺组织。可能与胚胎3～4周前肠与呼吸道分离有关。多发生于食管中下段，此型常见，约占75%[2]。② 膜样狭窄：为薄膜状环形隔，全段均可发生。此型最罕见，有时候被认为是忽略的一种食管闭锁类型。③ 节段性肌纤维肥厚型：狭窄段长若锥状，见于食管中下段。其组织学特点为黏膜下平滑肌纤维和纤维结缔组织增生，有正常鳞状上皮覆盖。有人提出其组织学特征与肥厚性幽门狭窄类似，但是胚胎学和发病机制没有明确。三者可同时并存。

临床表现

患儿在新生婴儿期即可出现进行性吞咽困难和呕吐，有反复误吸和吸入性肺炎。大多在6月龄左右喂养半流质和半固体食物后症状可加重，吞咽困难或反流。亦有部分患儿在新生儿时期无明显症状[3]，轻者至成年始就诊。应重视长期、间歇性固体食物吞咽困难史及体重增长缓慢史[3]。

诊断与鉴别诊断

正确的诊断十分困难。食管造影检查可特征性地发现突然出现的远端食管狭窄，而这经常被误认为是胃食管反流引起的狭窄。因此需要综合检查，仔细判断。

◆ 诊断

（1）X线正侧位片：排除食管旁疝等其他病变。X线水溶性造影剂增强造影显示食管腔狭窄部位、长度和狭窄直径。继发于肌纤维肥厚的狭窄可以导致更明显的锥形狭窄；食管蹼或肌纤维肥厚引起的狭窄可表现为中段食管或上段食管的狭窄。随着病程延长，狭窄近端食管扩张。需注意与膈肌病变和胃食管反流相鉴别，如反流性食管炎导致的炎性食管狭窄和食管失迟缓症等。

（2）内镜活检和pH监测：通常可以看到在食管狭窄处有正常外观的食管黏膜。需排除胃食管反流继发性狭窄。

（3）CT：可准确发现食管狭窄部位和管壁病变。

（4）超声内镜检查：高频内镜超声检查有助于明确诊断，明确狭窄原因。根据食管固有膜增厚，不同的回声增强，区分纤维肌性狭窄和气管支气管狭窄。

大部分先天性食管狭窄在1岁以内被诊断[4]，新生儿8号胃管无法顺利进入胃内需怀疑先天性食管狭窄的可能，但能进入胃内也不能完全排除其存在的可能性。

先天性食管狭窄一旦合并食管闭锁，其诊断往往较为困难，容易被漏诊，治疗易延误[1]。

◆ 鉴别诊断[4]

（1）食管弥漫性平滑肌瘤病（diffuse esophageal leiomyomatosis）：该病是一种非肿瘤性食管平滑肌层弥漫性增厚性疾病。食管肌层可增厚至4 cm，35%的病例可累及至全食管。易与节段肌肉纤维肥厚型食管狭窄混淆。

（2）食管闭锁术后吻合口狭窄：食管闭锁术后出现呕吐、吞咽困难等症状时易考虑吻合口狭窄，当食管闭锁术后出现相应症状时，先天性食管狭窄需考虑在内。

治疗原则与方案

◆ 食管扩张

可有X线监视下的球囊扩张、食管镜指引下的探条扩张等，兼具诊断和治疗作用，对膜样狭窄和部分纤维肌性狭窄有效。但存在一定的扩张导致食管穿孔的发生率，文献报道其穿孔率为0.7%～3.5%（不同文献报道先天性食管狭窄行扩张穿孔发生率不同，最低的有5%，最高的有44%，大部分文献提示穿孔发生较频繁[1]）。若发生穿孔则需采取禁食、静脉高营养、抗生素应用和密切监护等非手术治疗，大多可以保守治愈，需要强调的是早期扩张是影响预后的关键因素。对扩张无效者，也有应用食管支架治疗取得一定效果的报道。

扩张中显示持续“腰带”状，预示属软骨环样狭窄，应采取手术治疗。活检发现呼吸道组织，由于其高度癌变性，宜手术切除。

手术治疗

继发于气管支气管残留物的食管狭窄必须通过外科手术治疗。有时候在尝试扩张失败后再进行手术治疗。

适应证：食管中、下段软骨环狭窄型，及其余类型扩张无效（扩张3次无效[2]）且穿孔发生率高，应选择手术。

术前准备：患儿应经鼻饲、胃造瘘补充营养，或用静脉高营养，纠正一般情况，肠道准备。术者应充分了解狭窄部位、范围，食管造影确定狭窄的部位对手术入路的选择十分重要。右胸切口适用于食管中段狭窄，左侧切口用于食管下段狭窄，位于食管腹腔段狭窄应采取腹部切口。

步骤：狭窄段较短者（<3 cm）可采用狭窄段切除食管端端吻合手术方法，是适应于食管中、下段狭窄和狭窄部位与胃食管连接部有吻合距离的标准手术方法。如狭窄段长度过长无法行端端吻合时可根据狭窄的具体情况考虑行各种相应的食管替代手术治疗，如胃管成形代食管、小肠代食管、结肠代食管等。吻合口接近胃食管连接部，应加作Nissen胃底折叠术以抗反流。手术中可通过口中置入较粗的导管插入食管，因其不能通过狭窄部位从而能够清晰明确狭窄部位的近端，结合食管造影结果能够完全切除狭窄段食管。食管远近端在无张力下行间断单层或双层吻合。术后留置胃管行胃肠减压，经胸手术则需留置胸腔引流管。

长段纤维肌性狭窄，食管切除3 cm以上，应考虑做结肠、空肠或胃食管替代术。注意保护迷走神经和膈神经，损伤迷走神经应同时加做幽门成形术。

目前胸腔镜微创手术治疗食管狭窄正日益成为广泛使用的手术方法[5-7]。

预后

术后可能出现吻合口瘘和狭窄、肺部和胸腔感染等并发症，应予注意。术后一般吻合口瘘大多经抗感染、营养支持及保持引流通畅等相应的对症保守治疗可自行愈合，无须再次手术。术后吻合口狭窄则需行食管扩张。中下段狭窄单纯切除，食管端端吻合术后易发生胃食管反流，重者需再行抗反流手术。单纯性先天性食管狭窄术后胃食管反流发生率低，食管闭锁合并先天性食管狭窄术后者易发生胃食管反流[2]。

小结

先天性食管狭窄十分罕见；食管闭锁气管食管瘘合伴先天性食管狭窄也仅有3%～14%。故要与单独气管狭窄和术后吻合口狭窄相区别，治疗以食管扩张和手术纠治为主。

（王　俊）

参·考·文·献

[1] McCann F, Michaud L, Aspirot A, et al. Congenital esophageal stenosis associated with esophageal atresia. Dis Esophagus, 2015, 28(3): 211-215.

[2] Ibrahim A H. Congenital esophageal stenosis associated with esophageal atresia: new concepts. Pediatr Surg Int, 2007, 23(6): 533-537.

[3] Romeo E, Foschia F, de Angelis P. Endoscopic management of congenital esophageal stenosis. J Pediatr Surg, 2011, 46(5): 838-841.

[4] Jones D W, Kunisaki S M, Teitelbaum D H. Congenital esophageal stenosis: the differential diagnosis and management. Pediatr Surg Int, 2010, 26(5): 547-551.

[5] Babu R, Hutton K A, Spitz L. H-type tracheo-oesophageal fistula with congenital oesophageal stenosis. Pediatr Surg Int, 2005, 21(5): 386-387.

[6] Garabedian C, Sfeir R, Langlois C, et al. Does prenatal diagnosis modify neonatal treatment and early outcome of children with esophagealatresia?French Network on Esophageal Atresia. Am J Obstet Gynecol, 2014. pii: S0002-9378(14)00972-00977.

[7] Co M J, Ghaith G, Amin M, et al. Chronic vomiting from esophageal stenosis due to a congenital, ectopic, tracheobronchial ring within the esophagus: endoscopic and endoscopic ultrasound findings.GastrointestEndosc, 2014, 80(6): 1178-1179; discussion 1179.

第三节　新生儿食管穿孔

概述

食管穿孔是一种少见但具有潜在威胁生命安全的疾病，如果没有及时的诊断及治疗，将很快发展成纵隔感染、败血症甚至多器官功能衰竭[1]。在所有消化道穿孔中，食管穿孔是最危险和致死性的。小儿食管穿孔有其特点：① 常常由医源性原因所致；② 大多发生于颈段食管；③ 通常不是由恶性疾病引起的。这些特点决定了小儿食管穿孔可采用非手术治疗策略。虽然部分小儿食管穿孔有明确的外科手术指征，但在患儿整体情况临床稳定的前提下尽可能减少创伤的治疗是首选的治疗方案。食管穿孔少见，确切的发生率不详，一些文献资料显示发生在食管扩张过程中的食管穿孔占0.4% ～ 1.2%，大多发生于胸腔段食管。小儿中食管化学性灼伤导致的狭窄是食管穿孔的重要因素之一。

病因

1952年James Fryfogle报道了第一例新生儿自发性食管穿孔，1961年Warden 和Mucha报道了第一例婴幼儿医源性食管穿孔，后续越来越多的文献提示医源性因素系致食管穿孔最常见的原因[2]，可达75%[1]。且新生儿食管穿孔大多发生在早产儿[3]。食管壁很薄且没有外膜层，很容易造成医源性穿孔，占食管穿孔的60% ～ 70%。大多发生于各种原因引起的食管狭窄应用探条或球囊扩张食管时，如严重的食管反流和食管闭锁食管重建术后的食管狭窄、先天性食管狭窄和贲门失迟缓等疾病，也有内镜硬化剂治疗后和食管取异物时发生的报道。放置鼻胃管、气管插管、气道吸引管也可能引起新生儿食管穿孔，大多发生于咽食管连接部此段食管的狭窄部位，新生儿颈部过伸时可加重这一部位狭窄。尤其早产儿或低体重儿（<1 500 g）放置胃管或气管插管时发生食管穿孔的可能性更大[2,3]。其他医源性操作导致食管穿孔的原因有做抗反流手术时解剖食管、Heller's手术食管肌层切开、取异物等。

食管穿孔后一旦延误治疗可导致纵隔内的严重感染，继而胸膜腔严重感染，可导致败血症、休克甚至死亡。病情快速进展是由于食管周围缺乏结缔组织，不能抵御穿孔引起的感染，纵隔内的免疫系统缺乏应答。胸膜腔内负压可导致消化道内的消化酶和细菌扩散，引起进一步污染和败血症的可能。

临床表现

食管穿孔临床表现为胸痛、发热、呼吸急促、心动过速等。新生儿可表现为流口水、口腔分泌物增加、进食出现异常和呼吸急促、气管插管及胃肠置管困难等[2]。Mackler三联症（胸痛、皮下气肿、呕吐）是食管自发性穿孔的表现。但是如果没有三联症也不能排除食管穿孔。食管穿孔的临床表现取决于不同的穿孔部位[2]。颈部和胸部皮下捻发音可能代表近端食管穿孔，呼吸音降低预示气胸和胸腔渗出。纵隔严重感染可以导致自发性食管穿孔，病情可以迅速进展并可导致感染性休克。因此对于任何无明显原因的严重纵隔感染或积脓需提高警惕，注意潜在的食管穿孔发生。

诊断与鉴别诊断

食管穿孔的早期诊断和处理有助于改善预后，降低死亡率。胸部平片有助于发现纵隔气肿、颈部皮下积气、胸腔积液和气胸等，可作为首选初步检查的手段，需要注意的是假阴性和假阳性结果也有报道[2]，如支气管痉挛相关的纵隔气肿等。因此对于食管穿孔后的X线平片的诊断，尤其是损伤后几个小时之内的早期诊断，其敏感性并不足够高。

急诊行食管造影是诊断食管穿孔的金标准，对制订治疗计划非常重要。选择水溶性造影剂如泛影葡胺和碘海醇等，能够迅速被吸收。钡剂可能会引起继发性的胸膜炎、纵隔感染和纵隔纤维化等。但是如果应用水溶性造影剂没有发现食管穿孔的话，可以用稀钡造影来进一步证实，因为它的高密度和腔外组织更容易黏附，使得穿孔更容易被发现。

对于早产儿及低体重儿来说，因放置胃肠管导致的食管穿孔往往较难被发现，因其大多同时行气管插管。同时其临床症状及影像学表现与食管闭锁较为相像，易导致诊断困难[2]。

食管造影显示食管穿孔的两个主要方面：精确的定位、纵隔内受影响的程度。颈段食管起始于环状软骨，终止于胸腔入口，在新生儿中此部位穿孔食管造影显示为咽后部的囊袋如假性憩室，好像食管闭锁的盲袋样。胸腔段食管近端的损伤可能影响到左侧胸腔，而远端食管损伤则可能影响右侧胸腔。

食管穿孔的内镜检查评估尚未有明确的结论，缺乏大宗的研究报告。但是对于钡剂造影高度怀疑食管穿孔的情况，可以选择纤维食管镜检查。需要注意的是纤维食管镜检查过程中的注气可能会导致穿孔部位食管壁的撕拉从而加重食管的透壁损伤。

CT检查有助于进一步深入了解纵隔和胸膜腔的病变情况和程度。

治疗原则与方案

新生儿食管穿孔的治疗需要根据每一个患儿的不同临床表现和特点制定个性化的治疗方案，即应考虑穿孔的部位、开放性或包裹性、损伤到诊断的时间间隔、患儿对损伤的全身反应等因素来综合判断和评估，从而决定最合适的治疗方法。

◆ 保守治疗

随着对于食管穿孔的认识加深，大部分学者认为手术治疗困难多，失败率高，保守治疗目前成为热点[1]。对于医源性食管穿孔的新生儿临床病情稳定，可选择保守治疗，主要包括控制感染及营养支持两方面[1]。包括营养支持（可选用放置幽门后营养管行营养支持，避免静脉营养）、广谱抗生素应用7～14天[1,2]（针对革兰阳性、革兰阴性和厌氧菌，不做预防性抗真菌药物使用）、药物抑制胃酸分泌（H_2受体拮抗剂和质子泵抑制剂）、禁食、穿孔部位的引流，以加快食管愈合。需要强调的是确保足够和通畅的引流，较大口径鼻胃管在造影引导下放置于合适的部位，以达到充分的引流和胃部减压。同时在穿孔的近端附近经鼻放置引流管以引流顺行流入的唾液。如果需要的话放置胸腔引流或纵隔引流。

目前对于咽喉部食管、颈部食管穿孔及胸腔段食管黏膜下层穿孔，保守治疗为首选治疗方案[2]。近年来越来越多的文献提示保守治疗的有效性及安全性[1-3]。

◆ 手术治疗

1. 胸腔段食管穿孔

目前胸腔段食管穿孔亦可尝试行保守治疗，如果患儿出现失代偿、瘘口巨大且持续存在，纵隔炎症及胸腔脓肿形成[2]，临床病情不稳定时需及时施行手术。根据术中发现选择合适的手术方法。通过食管造影以决定开胸手术的部位，一旦进胸后，需做大范围引流，纵隔和胸膜腔广泛冲洗。如果穿孔小难以发现的话，食管近端注入亚甲蓝以定位穿孔部位，或插入食管扩张探条以扩张食管，或置入纤维内镜通过透照法可直接发现穿孔部位。如果在穿孔后24小时内手术进入，可施行食管修补术，间断缝合1～2层，同时应用自体带蒂的健康组织转移覆盖，加强缝合面的修补。覆盖组织可选用肋间肌、心包、胸膜等。如果由于炎症水肿明显而导致穿孔部位难以发现或是食管撕裂严重且范围广而无法行修补手术，必须行纵隔和胸腔的广泛引流。

另一个可供选择的方法是节段性切除穿孔部位的食管1～2 cm，从临床上讲，这可能是最好的选择。但可能出现因为术后感染、胃食管反流、局部缺血等因素导致吻合口愈合不佳、瘘或者裂开等并发症。因此，需考虑在食管节段性切除和吻合后加做抗反流措施以减少术后吻合口并发症的风险。

2. 颈段和腹腔段食管

颈段食管穿孔大多保守治疗能够治愈，因为大多为非致命性损伤，颈部切开引流非常有效。如果有外科手术指征的话，通过颈部的横行切口可以有效地显露颈动脉鞘、食管和气管组织，注意喉返神经的保护。穿孔处间断缝合后，需用局部肌肉组织覆盖以有效保护，局部放置引流。

腹腔段食管近胃食管连接部处的穿孔需要手术探查，行左侧肋缘下切口或腹部正中切口剖腹探查。根据损伤的程度选择穿孔修补，较少的病例需要行食管节段性切除。缝合处用Nissen或是Thal方法覆盖加强。也有腹腔镜手术修补的报道[4-7]。

预后

国际上报道新生儿食管穿孔死亡率可达21%～30%，早产儿或低体重儿可更高达43%[2]。

患儿术后需放置中心静脉管和/或空肠营养管有利于恢复，术后7～10天行食管造影检查，应用广谱抗生素直到穿孔愈合。同时应用H_2受体拮抗剂和质子泵抑制剂以减少胃酸反流可能造成的潜在伤害。直到食管瘘完全治愈后才能移除胃管，经口进食。如果食管瘘持续几周以上不愈，可能预示食管远端或胃出口梗阻。远期并发症取决于患儿穿孔的情况，大部分非手术治疗的远期并发症是食管狭窄，大多可以通过食管扩张解决这个问题[1]。

小结

新生儿食管穿孔是一种威胁生命疾病，导致迅速出现纵隔感染、败血症。原因多见于医源性，少见内异物如其他疾病累及食管而致穿孔。

Mackler三联症是其主要临床表现。

治疗方案个性化、综合评估，寻求最佳方案。

（王　俊）

参·考·文·献

[1] Garey C L. Esophageal perforation in children: a review of one institution's experience. J Surg Res, 2010, 164(1): 13-17.

[2] Hesketh A J. Neonatal esophageal perforation: nonoperative management. J Surg Res, 2015, 198(1): 1-6.

[3] Onwuka E A. Nonoperative management of esophageal perforations in the newborn. J Surg Res, 2016, 205(1): 102-107.

[4] Kimberley K L, Ganesh R, Anton C K. Laparoscopic repair of esophageal perforation due to Boerhaave syndrome. Surg Laparosc Endosc Percutan Tech, 2011, 21(4): 203-205.

[5] Sherif G S. Emil; Neonatal Esophageal Perforation. Journal of Pediatric Surgery, Vol 39, No 8 (August), 2004: 1296-1298.

[6] Martinez L, Rivas S, Hernandez F, et al. Aggressive conservative treatment of esophageal perforations in children. J Pediatr Surg, 2003, 38: 685-689.

[7] Eroglu A, Turkyilmaz A, Aydin Y, et al. Current management of esophageal perforation: 20 years experience. Dis Esophagus, 2009, 22: 374-380.

第四节　食管重复畸形

概述

食管重复畸形临床少见，大多在儿童期诊断为纵隔内囊肿，它是继小肠重复畸形后占第二位的消化道重复畸形，为10%～20%[1]。消化道重复畸形发生率为1∶4 500，食管重复畸形发生率为1∶8 200[2]。男女发生比率约2∶1[3]。大多食管重复畸形位于右侧后下纵隔，其2/3发生于食管的下2/3部位，1/3发生以食管的中上段。吞咽困难、恶心呕吐为其主要临床表现，有时候因呕吐物误吸而出现咳嗽、喘憋等呼吸道症状。上消化道造影是临床检查的首选方法，胃镜、胸部CT和食管内超声检查均可辅助诊断。

病因与病理

目前认为食管重复畸形是胚胎发育过程中上皮增殖及空泡化过程发生紊乱而形成，其囊壁具有双层环形平滑肌，覆盖消化道的鳞状上皮或肠上皮，附着于食管旁或存在于食管腔内。临床分为三种类型，即囊肿型、管型及憩室型，其中囊肿型多见，管型罕见。60%的囊肿型食管重复畸形位于食管下段，与食管腔无交通。

食管重复畸形应有以下三个特征：① 发育良好的外层平滑肌；② 能证实其为消化道来源的一些上皮细胞组织（尽管可含有部分呼吸道来源的组织）；③ 附着于食管（往往通过肌层附着）[1]。

临床表现

食管重复畸形患儿常常无症状，有时候检查时偶然发现囊肿，也可以由于周围组织的压迫而出现吞咽困难和胸部疼痛。症状多在2岁前出现[1]。其症状以呼吸系统及消化系统压迫症状多见，症状的轻重取决于囊肿生长的部位、大小、速度，以及压迫食管腔或气管腔的狭窄程度。食管上段重复畸形临床上可引起喘鸣和咳嗽，囊肿型重复畸形位于食管中下段则可出现吞咽困难、上腹部不适、胸部疼痛和呕吐等症状。囊肿内出血可导致贫血。较少见的症状有心律失常、胸骨后或胸背部疼痛，囊肿溃疡出血并流入食管腔内可导致咯血和血便等，也有纵隔炎症导致囊肿破裂的报道。大多无特征性体征表现，囊肿巨大时患侧胸廓可高于健侧，气管、心脏向对侧移位，病变侧叩诊浊音，呼吸音低等。

食管重复畸形可合并其他畸形，包括食管闭锁、脊髓脊柱畸形（脊柱侧弯、脊柱裂、脊髓膨出等）、腹腔内消化道畸形等，较为罕见的可合并膈疝等先天性畸形[1]。

诊断与鉴别诊断

约80%以上的病例在儿童期被诊断，少于7%的病例直到青少年时期仍无临床症状[3]。

临床上存在气道或食管压迫症状时需考虑此诊断。正侧位胸部X线平片、X线透视下动态观察、X线食管造影检查、超声检查均有助于诊断，CT、MRI、超声内镜的应用可提高食管重复畸形诊断率。术中所见和病理学检查是确诊依据。

（1）正侧位胸部X平片检查：① 囊肿型：此型在X线胸片上的影像常为圆形或卵圆形阴影。因受奇静脉或肺韧带压迫可变成哑铃形，边缘清且密度均匀。有的囊肿位于心脏后方，因影像重叠故密度较高。囊肿位于右侧者紧贴食管，左侧者因胸主动脉阻隔反而和食管的距离较远。位于食管旁长管状含液囊肿则显示纵隔增宽。② 管型：因常与消化道交通，显示腔内有气或气液面。无论何型，侧位胸片见病变位于后纵隔。

（2）X线透视下动态观察：有时可见囊肿随呼吸运动而变形。

（3）X线食管造影检查：囊肿型患儿术前X线食管造影检查可见囊肿将食管压向前方或对侧，食管可有压迹，故食管有压迹对本病诊断很有帮助。管型重复畸形与消化道交通口大时造影剂可能进入，从而显示与食管平行的另一管道影像。

（4）超声波检查：术前超声波检查可见有液平反射。B超对诊断帮助很大。

（5）CT与MRI：通过三维重建技术可以清晰显示食管和重复畸形的解剖结构关系，有助于进一步明确诊断，并对手术的进路和方法有着极大的帮助。尤其需注意和诸如内生型脊膜膨出、囊性畸胎瘤等其他疾病的鉴别。

（6）亦有利用胎儿超声及MRI行产前诊断的病例，胎儿超声的影像可为厚壁的囊状物表现[1]。

治疗原则与方案

治疗原则：无论对于有症状或无症状患儿，食管重复畸形一旦确诊，应早期手术[2]。于绝大多数有症状表现的食管重复畸形病例而言，手术切除病灶是治疗的选择。对无症状的病例来说手术是可以考虑的处理措施，其术后病程短而且恢复良好。病灶长期存在有可能发生溃疡出血或穿孔、感染，以及小部分可能性存在恶变并转移等并发症[1,2]，可能导致严重后果。

多数病例可经胸将肿物完整切除。少数病灶与气管或纵隔器官相连，勉强剥离可造成损伤，行黏膜剥离或袋形缝合术。囊肿穿破与肺交通者同时行肺切除术。合并神经管原肠囊肿者，应同时切除。

手术入路包括经胸开放手术切口、经颈部切口和经胸胸腔镜微创手术[4]。

术前、术中注意事项：如有气道阻塞症状明显者，可先行囊肿穿刺抽液减压，改善通气情况。术中应注意重复畸形的多样性可能导致的处理遗漏，如术中发现囊肿深入腹腔时，需探明情况，如为盲端则争取一并切除；如与肠管相通（可注入亚甲蓝溶液证实），切除有困难者，亦可先切除囊肿，延期切除腹腔重复段；同时警惕多发囊肿存在的可能，术中对可疑肿物穿刺造影，术中摄片，以免漏诊。另外，部分多发囊肿包绕食管，若一次手术切除可能会影响下段食管的血液供应而导致食管缺血坏死，可行分期手术治疗；术中应注意避免胸段乳糜管的损伤。

有时高位囊肿重复畸形可引起误诊为咽后壁脓肿、咽后脓肿、咽旁脓肿、梨状窝瘘包裹等，应慎行脓肿切开术。

手术要点在于术中分清解剖关系，避免损伤周围组织，导致术后食管瘘、气管食管瘘；如损伤气管可能导致血凝块误吸致死。术中应注意连同黏膜层、肌层一并切除，预防术后产生食管假性憩室。术后给予地塞米松，减轻局部水肿压迫气管窒息，以防产生呼吸困难。如囊肿与肺粘连则可行肺叶切除。如囊肿与胸主动脉紧密粘连，甚者在动脉壁粘连处形成瘢痕则手术时不应勉强分离。为避免损伤出血，可将粘连处囊壁遗留，刮除黏膜。

囊肿重复畸形另外可以作为治疗选择的方法为观察。有文献报道囊肿长期存在多年无明显增大，内镜超声检查也没有发现囊肿增大的表现。

若重复畸形存在感染，应先行阶段性抗生素应用，必要时行穿刺引流，随后手术切除[1]。

对于囊肿切除后所留下的部分食管肌层的缺失是否行缝合尚无统一定论。近期文献有对囊肿切除术后是否行食管肌层缝合进行对比且长期随访，提示囊肿切除术后行食管肌层缝合较未行缝合者并发症发生率低，需再次手术发生率也较未行缝合者低[2]。

另有部分学者建议大部分患儿应首先尝试行胸腔镜下重复畸形切除[1]。

胸腔镜下切除重复畸形具有视野开阔、住院时间缩短及切口美观等优点。近年来亦有利用机器人腔镜完成食管重复畸形切除的报道。但对于颈部上1/3食管的重复畸形，颈部切口仍为最佳选择[4]。

并发症

由于术中行食管修补或吻合，或损伤食管周围组织，术后可能出现吻合口瘘、食管狭窄，或形成气管食管瘘。术后1周应行食管造影检查，以排除上述并发症。必要时可行狭窄处食管扩张术，如存在气管食管瘘，则术后3～6个月再次手术修补。此外，对于无症状性的囊性重复畸形外科介入手术可能导致长期的并发症如胃灼热、反流性食管炎，有1%的比例可导致患儿死亡[5,6]。

预后

食管重复畸形切除术后预后好。术后1年内仍需定期随访，食管造影以排除食管修补处可能出现的狭窄、胃食管反流等。如有相应的症状出现，则需行食管扩张或药物治疗等。

小结

食管重复畸形占消化道重复畸形10% ～ 20%，位居第二。发病原因是胚胎发育过程中紊乱导致。临床上需与肿瘤等区别。

治疗原则应外科早期纠治，以免病变继发一些严重致命的病况；且注意合并症及食管功能问题。

（王　俊）

参·考·文·献

[1] Trappey A F, 3rd, Hirose S. Esophageal duplication and congenital esophageal stenosis. Semin Pediatr Surg, 2017, 26(2): 78–86.

[2] Benedict L A. Esophageal duplication cysts and closure of the muscle layer. J Surg Res, 2016, 206(1): 231–234.

[3] Bagheri R, Asnaashari A M, Afghani R. Esophageal duplication cyst. Asian Cardiovasc Thorac Ann, 2015, 23(3): 332–334.

[4] Lee S Y. Thoracoscopic resection of a cervical esophageal duplication cyst in a 3–month-old infant: a case report. J Pediatr Surg, 2013, 48(4): 873–875.

[5] Lund D P, Alimentary tract duplications. In: Grosfeld J L, O'Neill J A, Fonkalsrud E W, et al, editors. Pediatric Surgery. 6th Ed. Philadelphia PA: Mosby Elsevier, 2006, 1389–1398.

[6] Dahniya M H, Grexa E, Ashebu S, et al. Communicating oesophagealduplication. AustralasRadiol, 2004, 48: 69–70.

第四十一章 先天性膈疝与膈膨升

第一节 先天性膈疝

概述

先天性膈疝（congenital diaphragmatic hernia，CDH）是指胚胎期膈肌发育缺陷，胎儿腹腔内脏器经缺损处进入胸腔所致，以胸腹裂孔疝最为常见，胸骨后疝次之，中央疝少见。其在膈肌上的发病部位各不相同（图41–1）[1]。

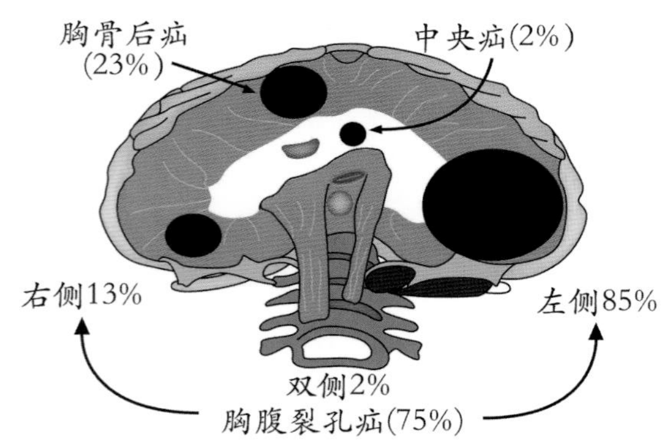

图41–1 胚胎期膈肌发育缺陷不同部位示意图

胸腹裂孔疝的膈肌缺陷部位位于膈肌后外侧相当于胚胎期胸腹裂孔（peuroperitoneal canal）处，又称为先天性后外侧膈疝，约占先天性膈疝的70%～75%，故狭义的先天性膈疝通常指胸腹裂孔，又称为Bochdalek孔疝。其发病率在1∶2 500～1∶5 000（新生儿），约85%发生在左侧，13%发生在右侧，另2%为双侧。尽管近年产前诊断膈疝及手术、监护水平有长足进步，但危重膈疝死亡率依然高达40%～60%，其致死主要原因是肺发育不良和肺动脉高压[1,2]。

病因

先天性膈疝的发病原因尚不明确，目前认为是由遗传因素和环境因素的相互作用所致，70%以上CDH没有明确的病因，CDH的致畸因素总结见表41–1[3]。

有研究提出：某些环境因素干扰间充质细胞分化成膈肌及其他组织的过程，导致胸腹裂孔未能及时闭合。这些环境因素包括某些药物或农药（如镇静药、抗惊厥药、麦考酚酸吗乙酯、别嘌呤醇、硝基酚），以及维生素A代谢障碍等。其中，关注最多

表41–1 先天性膈疝的病因

影响因素	举　例	发生率
环境	维生素A缺乏	罕见
致畸药物	麦考酚酸吗乙酯、别嘌呤醇、锂	罕见
染色体异常	15q26、8p23.1	6%
基因突变	*STRA6*、*GPC3*、*FOG2*	<10%
未知	—	>70%

的是维A酸信号通路在CDH中的作用。视黄酸可能作为受体或其他信号传导通路的激活剂从而诱导某些组织特异性调节因子。在动物实验中已证明维生素A代谢障碍可能是导致先天性膈疝的重要原因之一[4]。

虽然先天性膈疝主要以一种散发畸形的方式存在，但也有一些家族聚集病例报道，其一级亲属预期再发风险约2%，这提示CDH可能与遗传有关[5,6]。散发的CDH可能是由于正常膈肌基因发生突变。虽然CDH单独的致病基因尚未找到，但很多候选基因被发现，如*STRA6*、*GPC3*、*FOG2*、*GATA4*、*WT1*、*FGFR2*、*CHD7*等[7]。临床上也有发现同一孕妇第一胎患有单侧膈疝，而第二胎罹患双侧膈疝，且第二胎膈疝的严重程度明显较第一胎危重[5]。

胚胎学

膈肌由四部分发育融合形成：① 膈中央部分由原始横膈形成；② 左右后外侧部分由胸腹腔形成；③ 背侧中央部分（膈肌脚）由食管系膜演化而来；④ 膈的肌肉部分由肋间肌发育形成（图41-2）[8-10]。在胚胎第二周，膈的结构前体形成，同时从心包腔下壁发育成原始横膈。原始横膈将胸腹腔部分分隔，并最终发育成膈肌中心腱。后外侧未被分割处形成最初的胸腹裂孔。胚胎第八周时，由于胸腹腔膜的形成和继续生长，同一时期肝脏和肾上腺发生及肝

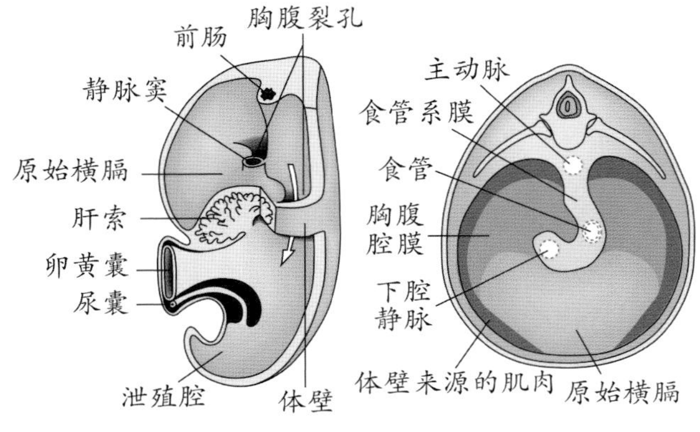

图41-2 膈肌组织胚胎来源[7]
胸腹皱褶发育成膈肌的结缔组织和中心腱，体节发育成膈肌的肌肉部分

后间充质板的演变，胸腹裂孔关闭，随后膈肌结构逐渐发育[7,8,10,11]。

在胚胎第六周，从外侧体壁延伸来的胸腹皱褶向前内侧生长，逐渐与原始横膈和食管背侧系膜融合直到第八周胸腹裂孔完全关闭。因左侧胸腹裂孔关闭较晚，故左侧胸腹裂孔疝多见。膈的肌肉部分一般认为是从胸腔最内层肌肉发育而来，也有人认为肝后间充质板亦为其来源之一。膈肌后外侧腰肋肌肉结合处（腰肋三角）此时仍为纤维性结构（为胸腹腔膜遗迹）。在膈肌发育的最后阶段，此处两组肌肉才发生融合，如果未融合将导致腰肋三角处组织薄弱。

在膈肌发育的早期，中肠进入卵黄囊，到第9～10周时逐渐返回腹腔。若此时胸腹裂孔仍未关闭，则腹内脏器可通过腰肋三角进入同侧胸腔，形成无疝囊的胸腹裂孔疝（占85%～90%）；若胸腹裂孔处仅有胸腹膜封闭但缺乏肌层，腹内脏器亦可通过此薄弱处进入同侧胸腔，形成有疝囊的胸腹裂孔疝（占10%～15%）[8,9]。疝囊由胸、腹膜两层浆膜构成，中间可见一些结缔组织或稀少的肌肉组织，呈薄膜状。有疝囊的胸腹裂孔疝，由于受疝囊的限制，进入胸腔的腹腔脏器较少，体积相对较小，因而胸腔内脏器受影响的程度也较轻；相反，无疝囊者，大量消化道如肠管、胃腔，甚至肝脏、脾脏等腹腔内实质性脏器可进入患侧胸膜腔，导致胸腔内脏器受影响的程度较重。此外，疝囊的有无亦与肺发育受影响的程度直接有关，有疝囊者受影响相对较小，预后较好；反之，则影响大，预后较差[12,13]。

肺的正常发育开始于胚胎第3～4周，如胚胎第8～9周膈肌未闭合，腹部脏器疝入胸腔后，胸腔容积减小，压迫正在发育分支的支气管和肺动脉，导致支气管管径变小、支气管分支减少、肺泡变小、肺泡数量及肺泡周围毛细血管减少、表面活性物质减少、肺动脉分支减少、肺小动脉壁肌层增厚、肺小血管阻力增加、肺动脉高压形成[14]。由于纵隔的移动，导致健侧肺受到压迫，对健侧肺发育同样不同程度地构成威胁[15]。Harrison（1980）曾提出了经典理论推测：由于肠管未成熟回复到腹腔或者是

胸腹裂孔发育延迟导致肠管阻碍了胸腹裂孔的关闭；在胸腔内肠管压迫了肺的发育。胎羊实验模型亦证实了类似情况导致肺发育低下。1987年De Luca等用鼠与兔实验研究的结果也提示在动物妊娠期喂食缺乏维生素A的食物或投以Nitrofen（2，4-dichlorophenylpnitrophenyl）的一种农植物杀虫剂可以高度诱发胎仔先天性膈疝形成，在这些动物胎仔模型中见到肝后叶间充质板发育低下，提示肺发育障碍可以是原发因素，影响了肠的回复进而导致胸腹裂孔发育异常。Keijzer等提出了"二次损伤"学说，即首先是在胚胎期膈肌形成之前，某种因素作用于胎肺并影响肺的正常发育；其次，在妊娠过程中由于膈肌的缺损致使腹腔器官的疝入，阻碍了胎儿患侧肺的呼吸运动，导致肺发育损伤，表现为肺泡数目减少，肺泡壁增厚，间质容积增加等[16]。部分学者曾认为膈肌的缺损是继发于肺发育不良，但有研究发现，膈肌缺损和肺发育不良可能是两个相互独立的因素。

病理生理学

胚胎期腹腔脏器疝入胸腔，压迫肺脏，导致肺发育受阻（肺支气管分支数、肺泡数量和血管床大大减少），新生儿出生后呼吸功能欠佳，表现为呼吸困难。出生后开始呼吸，随着吞咽的空气进入胃肠道，进一步加重了对肺的压迫，阻碍气体交换，出现动脉氧分压（PaO_2）降低、动脉二氧化碳分压（$PaCO_2$）升高而出现呼吸性酸中毒，久之亦可发生代谢性酸中毒。肺血管床减少导致的肺循环血量降低和低氧血症、酸中毒、应激反应及低温等刺激因素可引起肺血管痉挛、肺血管阻力增加、肺动脉压上升。发育不良和肌层肥厚的肺小动脉对上述刺激因素敏感性很高，使血管痉挛更易发生。血液经动脉导管和卵圆孔由右至左的分流量增加，肺血流量更低，进一步加重低氧血症和酸血症，使之形成恶性循环。最终发生严重的进行性呼吸衰竭，患儿因心、脑缺氧而死亡[17]。

如将膈疝及早复位，使被压缩的肺叶扩张，情况可能好转。但发育不全的肺组织仍不足以达到机体所需的最低的氧合作用要求，膈疝虽已复位，其呼吸功能仍欠佳。患儿肺顺应性和肺血流量均较低，缺氧、高碳酸血症和酸中毒依然严重。

上述病理生理改变程度受疝入胸腔内脏器的体积、数量、膈肌缺损的大小、有无疝囊等因素影响。缺损范围小，带疝囊膈疝突入胸腔内脏器较少，部分右侧膈疝因有肝脏挡住中肠进入胸腔等情况时，则往往肺组织受压小，发育较好，病情也较轻。

左侧膈疝疝内容物最常见于胃、小肠、结肠、脾和肝左叶等腹腔脏器，胰、肾、肾上腺等脏器少见。右侧疝较少见肠管在胸腔，而是见肝脏嵌在缺陷处，肝也可在胸腔内。如缺损巨大，则肠管甚至右侧肾脏也可能疝入胸腔内。中肠位于胸腔内使其正常的逆时针旋转和固定难以完成，故胸腹裂孔疝者多伴有不同程度的肠旋转不良。

近期开展先天性膈疝病理生理研究越来越深入。特别强调了细胞因子在病理生理变化中的作用，认为胎儿宫内窘迫和缺氧可能导致正常的肺泡上皮和平滑肌细胞产生一些细胞因子，细胞因子相互作用促成了肺动脉肌层的增生和肺高压。这些因子有胃泌素释放多肽、铃蟾肽（bombesin）、降钙素基因相关多肽（calcitonin gene-related peptide，CGRP）、血管内皮生长因子（vascular endothelial growth factor，VEGF）及依赖内皮细胞的因子等。正常情况下，这些肽类因子相互协调，共同保证了肺组织的正常增殖、分化和发育。但在病理情况下，某些肽类因子的表达出现紊乱时，就可能影响肺组织的正常发育，导致肺发育不良[7]。

临床表现

新生儿期、婴幼儿及儿童期先天性膈疝的临床表现有很大差异，尤其是新生儿期，其病情进展迅速，危险性大，病死率高。临床表现主要涉及呼吸、循环和消化三个系统，以呼吸、循环衰竭为主。

绝大多数病例（占80%～90%）在出生后24小时内出现呼吸窘迫，其严重程度主要取决于肺发育不良和肺动脉高压的程度。主要表现为呼吸困难、气促或喘息，口唇和四肢发绀等。呼吸窘迫常常反复阵发性发作，在哭闹、吸奶甚至体位变动时加重。哭闹时患儿用力呼吸、胸腔负压增大，使更多的腹腔脏器进入胸腔；吸奶后则使更多的液体和气体进入胃肠道，加重肺部受压和纵隔移位，这都使呼吸窘迫阵发性加剧。如处理不及时或不恰当，呼吸困难和发绀进行性加重，患儿很快死亡。更为严重者出生后即有显著的呼吸困难，全身发绀，呈进行性加重或突然恶化，随时有发生呼吸、心搏骤停或死亡的可能。新生儿期发病者较少出现消化道症状，如发生往往是因纳入胸腔内肠管嵌闭或伴发肠旋转不良引起。

临床上体格检查可发现患侧胸部呼吸运动明显减弱，心尖搏动及心浊音界移向对侧；胸壁叩诊呈浊音，如胃肠道充满液体并有肝、脾、胃肠充气较多时呈鼓音；听诊患侧呼吸音消失，有时听到肠鸣音。当较多腹腔内脏器进入胸腔内，腹腔可呈典型舟状腹。

有25%～57%的先天性膈疝患儿合伴其他畸形，常见为心血管和骨骼肌肉系统畸形（表41-2）[18]。膈疝患儿染色体畸形的发生率在4%～16%[18]。合伴畸形可以影响患儿的存活率。

表41-2　先天性膈疝合并畸形

系　　统	发生率（%）
心血管系统	19
骨骼肌肉系统	22
消化系统	9
中枢神经系统	7
泌尿系统	6
呼吸系统	2

诊断

◆ 产前诊断

先天性膈疝产前诊断非常重要，可给医务人员及家长提供参考信息，越早诊断越能做出更为详尽的疾病判断和风险评估，让孕妇及其家庭有更多的考虑和治疗选择，如：胎儿期介入、终止妊娠、出生后外科纠治及体外膜肺氧合治疗等。

产前诊断方法一般采用无损伤性的超声波检查，先天性膈疝在妊娠早期12周即可被检测到[19]。当超声发现胎儿胸腔内有肿物表现为肝、肠或胃时即诊断为先天性膈疝，同时可发现心脏移位到对侧，腹腔内容物减少。但在诊断中需与下列疾病相鉴别：先天性囊性腺瘤样畸形（CCAM），支气管肺隔离症，支气管肺前肠畸形，支气管闭锁，膈膨升和纵隔肿物如支气管源性、神经源性或胸腺肿物[18]。超声对鉴别肺组织、肝脏组织欠敏感。胎儿核磁共振（MRI）检查软组织分辨率高，可以显示膈肌是否完整，确定肝脏位置及腹腔内其他脏器的位置，对CDH与CCAM、纵隔囊性畸胎瘤、支气管囊肿、神经管原肠囊肿等疾病的鉴别意义重大。MRI三维空间测定的可操作性强，因此在测量胎儿肺容积、评估肺发育不良程度方面与超声检查相比具有一定优势。此外，MRI不仅可以用于肥胖母体的产前诊断，还能排除母体呼吸的干扰，准确地反映胎儿双侧肺的容积（FLV）及发育状况，借此评估肺发育不良程度，评估患儿预后[20]。在妊娠晚期25周以后才做出先天性膈疝产前诊断的婴儿成活率明显高于25周以前即已能诊断的婴儿[21]。产前诊断发现有肝脏或胃疝入胸腔的先天性膈疝患婴成活率低，在妊娠9个月即出现羊水过多成活率低，对上述这些评估尚有争议。

在产前诊断中对预后评估研究较为集中研究热点是肺脏大小。Filly（1996）提出超声测量胎儿右肺区与胎儿头围之比（lung head ratio，LHR），在妊娠期的各个不同阶段均有一定大小的肺范围，如果此比率<0.6，则婴儿预后差，比率在0.6～1.35成活率在61%，比率>1.35成活率高达100%。Jani等很多学者通过回顾性实验分析实际测量获得的LHR和LHR预期值的比值（o/e LHR）与胎儿实际预后之间的关系，胎儿左侧膈疝时，当右侧o/e LHR ≤ 25%时，其存活率为18%，o/e LHR 为25%～45%时，其存活率为66%，o/e LHR>45%时，其存活率可达89%[22]。

心脏左右心室不对称也是预后差的指标之一。心室不对称表现在右心室内径与左心室内径的比率增加，这往往是因膈肌缺损腹腔内容物疝入胸腔内影响血流动力学改变所致。这些发现是出生后预后及治疗方法的重要判断依据之一，提示是否患儿出生后需要ECMO治疗，且接受V-A还是V-V型ECMO，如果心脏无适当有力的心搏出量，则V-A型ECMO是需要的。

在超声产前诊断中还可进一步了解其他器官有无畸形，某些畸形是先天性膈疝的一部分，如肠旋转不良。

产前羊水穿刺可做进一步染色体分析和基因芯片检测，有利于排除染色体畸变和部分基因突变的诊断。

◆ 出生后临床诊断

新生儿出生后有呼吸困难，经常发生青紫即应考虑到是否存在先天性膈疝的可能。临床医师应立即做X线摄片检查，置入胃管且采用直立前后位及侧位平片。如为膈疝，X线片上可见到患侧胸腔内有透亮的肠段充气阴影，心脏纵隔向对侧移位。如此时有胃疝入胸腔则可见胃管影在患侧胸腔内呈弯曲向上。腹部充气的肠管明显较正常少。如在胃管内注入造影剂可清晰地见到部分胃肠道位于胸腔内，在检查后应该自胃管抽吸出造影剂，以尽可能减轻胃肠道充盈扩张状态对患侧肺部造成进一步压迫，并加重纵隔的移位。同时避免发生呕吐造成的吸入性肺炎。

对于右侧膈疝，如果肝脏是疝的唯一内容，平片可见右下胸腔内有一软组织团块连续出现于右上腹部，小于正常的肝阴影。B超检查也可做出正确诊断。如果右侧膈肌缺损范围较大，则腹腔内脏器也可疝入胸腔。

腹部膈疝患儿其膈肌缺损较大时可累及食管裂孔的发育，并造成此处解剖结构方面的缺陷而导致食管裂孔疝的形成，临床诊断时应给予重视。

治疗

新生儿膈疝的治疗近几年临床报道很多，对有些治疗上的观点明显得到了改进，随着胎儿外科、实验性治疗的广泛开展，对原有许多治疗手段的观点如外科手术纠治最佳时间、ECMO的应用、术后持续性顽固性肺高压的处理等均有深入改变。本节重点讨论及介绍一些新进展、新技术提供读者参考。

◆ 实验性治疗

由于某些严重膈疝和合并肺发育不良的婴儿临床治疗十分困难且预后较差，故研究集中在提供疾病模型实施各种治疗方案以达到改进预后的目的。研究者提供了胎羊膈疝模型证实产前胸腔内肿物存在是导致肺发育不良的主要原因，且可以在宫内开展膈缺损的外科修补。然而，在个别病例则肺分化与芽生也可受到影响。宫内治疗的策略应用于人类，总的效果较差。宫内外科手术失败与很多因素有关，如缺损的严重度、缺损处左肝叶的情况、有无嵌顿、心脏血液回流量等影响。

还有些研究主要针对肺发育生理学、宫内气管暂时性结扎术促进肺扩张及继发性发育，用以纠正膈疝合并肺发育不全。使用糖皮质激素和抗氧化剂等药物以促进胎肺发育，胎儿镜下气管阻塞术（fetoscopic endotracheal occlusion，FETO）可以促进胎儿肺组织形态的发育成熟和功能的完善，特别是对于重症膈疝，其促进胎肺发育的作用更加明显。但FETO在改善肺发育的同时却能损害Ⅱ型肺上皮细胞，使其数量减少，致使肺内表面活性物质减少，影响产后肺功能。另外，FETO会导致胎膜早破和早产。其疗效存在较大争议，有研究提示其并不能提高CDH患儿的远期成活率[23]。

◆ 临床手术前准备及早期监护

目前，随着产前诊断的飞速发展，90%以上的先天性膈疝在胎儿期均能够明确诊断。对于产前即明确诊断出胎儿膈疝的孕妇，我们建议至有一定经验的母胎医学中心行多学科团队会诊，进一步完善超声和MRI检查，做出较为全面和准确的风险评估和摒弃判断。孕期孕妇应加强自我胎心监测，建议孕34周左右转至母胎医学中心待产，若出现羊水过多或胎膜早破等情况，应尽早至产科进行相应治疗。

最佳分娩时机和分娩方式仍存在争议。Hutcheon等认为孕40周分娩的膈疝患儿预后较孕37周分娩佳，而Safavi等提出膈疝患儿预后在孕37周组、孕37～38周组及孕39周以后组之间无明显差异，且与分娩方式也无关[24,25]。这提示最佳的分娩时机和分娩方式主要取决于孕妇的条件。

新生儿分娩时，我们建议有多学科团队医师在场参与抢救，除了产科，还应有新生儿外科、新生儿内科、麻醉科等多学科。对于重症先天性膈疝，患儿出生后应立即给予清理呼吸道，放置鼻胃管并持续性胃肠减压，以减少胃肠道因充气和液体积聚加重肺部的压迫。对呼吸困难患儿应给予气管插管辅助呼吸，保证氧的供应和肺叶扩张。为避免胃肠道胀气和呼吸困难加剧，应禁用面罩或气囊加压给氧。也有作者建议此类患儿出生时应在清理气道分泌物后即刻进行气管插管并给予人工辅助通气，尽可能尽快改善患儿氧合状况[26]。

新生儿初步复苏后立即转入小儿外科或新生儿重症监护室，应尽一切努力稳定其呼吸循环功能，同时使各种治疗的医源性损害降至最低限度。即刻进入到手术前准备。术前准备除了一般新生儿外科术前常规如暖箱保暖、血气监测、抗感染、纠正酸碱平衡及液体补充外，保持胃管通畅并保持有效的胃肠减压以缓解胃肠道扩张在膈疝患儿的术前处理中非常重要。除此之外还应重视选择合适的呼吸机辅助通气模式以维持良好的氧合，建立人工辅助通气和机械通气时应注意气道压力的预估和严密控制和观察，以免造成医源性肺损伤，临床上有时可以见到健侧有气胸发生的情况。如有气胸发生必要时需放置胸腔引流管，低负压吸引。有作者认为膈疝患儿表面活性物质（surfactant）与肺大小是相适应的，欧洲CDH协作组的共同声明也建议不常规使用表面活性物质治疗[26,27]。

在术前抢救和治疗中，血气分析和中心静脉压监测很重要。新生儿中心静脉压测定和混合静脉血标本可经脐静脉置管跨过肝脏进入右心房获得，亦可通过颈静脉途径。动脉导管前动脉血标本可经脐动脉插管获得，并可监测体循环血压；经右桡动脉置管可抽取导管后动脉血标本。除采动脉血行血气分析外，也可使用血氧饱和度检测仪经皮监测动脉血氧饱和度。

由于膈疝患儿肺动脉肌化增加，肺血管床减少，故肺动脉高压几乎是普遍共存的表现，同时呼吸性或代谢性酸中毒加剧了肺高压。随呼吸改变，$PaCO_2$可逐渐下降，患儿产生轻微的碱中毒，动脉血pH>7.45，动脉$PaCO_2$<35 mmHg。代谢性碱中毒通常由心脏低排出量引起，后者导致低氧血症，心收缩力差或者有轻微的左心室肥厚。多巴胺（dopamine）或多巴酚丁胺（dobutamine）5～10 μg/（kg・min）常可改善心排血量和全身血压，减轻代谢性酸中毒及直接降低肺动脉压。通常用碳酸氢钠一次剂量2 mg/kg。合适的呼吸、氧合作用、升压药组成了治疗的主要步骤。全身血压升高可以改善氧合作用。一般不主张扩容，除非发生低血容量症。

此外，对于存在持续性肺动脉高压患儿，可使用吸入性一氧化氮（NO）治疗。NO是一种高度扩散气体以及有效的血管舒张剂，可以在保持动脉血压的情况下降低肺血管阻力和右心室后负荷。在临床研究中，NO提高了持续肺动脉高压所致的呼吸衰竭的新生儿的氧饱和度[28]。但有研究发现，NO治疗没有降低CDH患儿的死亡率或对ECMO的需求。并且，在这些CDH合并肺动脉高压患儿中，约30%的患儿对NO的治疗无效，停止使用NO后可能会出现肺动脉高压的反跳[29,30]。目前，NO吸入用来治疗CDH患儿还存在疑问。

体外膜式氧合（extracorporeal membrane oxygenation，ECMO）在目前的治疗中作为CDH患儿术前稳定治疗的一部分，是先天性膈疝伴呼吸衰竭的一种有力措施得到广泛的接受，但是ECMO对整体治愈率的改善依然存在争议。ECMO治疗的原理为通过部分心肺转流体外循环使患儿的血氧含量得到一定程度的改善，维持患儿心肺功能以及各重要脏器的功能稳定，发育不全的肺得到进一步成熟。在非随机试验中，ECMO改善了新生儿CDH的生存率[31]。并且，有回顾性研究的荟萃分析显示使用ECMO改善了CDH患儿的生存率[32]。ECMO一方面可以缓解呼吸功能不全的低氧合状态，另一方面可以切断持续性肺动脉高压的恶性循环，对严重肺呼吸窘迫的患儿选择ECMO治疗，可提高成活率甚至高达80%左右[32]，但是ECMO技术的实施效果明显依赖包括妊娠时间、出生体重、呼吸功能、肺发育以及肺动脉高压的程度等多因素的影响。由于目前治疗策略的不断改善，ECMO的应用以及伴随的存活率可能会下降[33]。此外，ECMO的应用虽然提高了患儿早期的存活率，出血和神经系统等的并发症对患儿的远期结果也产生了一定的影响。有研究显示CDH存活患儿可能处于许多长期病态风险中，如慢性肺病、生长发育迟缓、神经系统发育迟滞等，在应用ECMO的CDH患儿中风险会更高[34]。ECMO治疗不但要有指征，而且更重要的是具备ECMO治疗的设备及一支专业队伍。如准备ECMO治疗，在术前监护期即要了解患儿心脏结构、肺高压及心收缩力等情况，绝大多数合并有先天性心脏病患儿需做ECMO治疗[35]。

西地那非是5型磷酸二酯酶（PDE-5）的选择性抑制药，通过抑制环鸟苷酸（cGMP）降解导致血管扩张。有研究提示口服西地那非提高对iNO和ECMO治疗无效的持续性肺动脉高压患儿的氧合，降低死亡率[36]。但尚未有临床试验证明西地那非在治疗先天性膈疝患儿中的疗效。因此，在使用西地那非之前应充分告知家属使用西地那非的益处和不良反应。

如果胸壁不能随每一次吸气达到良好的活动，则需加用肌肉松弛剂。肌松剂泮库溴铵［pavulon，4 mg/amp（安瓿）］剂量0.1 mg/kg，静脉注射，如果患儿出现运动可再反复用一次。如果快速用泮库溴铵可以引起全身性低血压，故一般先用剂量的一半，另一半量在全身血压平稳情况下再过5 ～ 10分钟给药。

对于未成熟儿（妊娠期<34周）、颅内出血或合伴严重畸形等需要头颅超声监护，注意有无活动性出血，评估是否需要加用肝素治疗，还需做心电监护和重要脏器功能的保护。

◆ 先天性膈疝患儿手术时机的选择

CDH修补术是亚急性手术，目前已达共识。根据病理生理学，胸腹裂孔疝新生儿死亡的主要原因是肺发育不良和肺动脉高压所致的呼吸循环障碍，而非仅仅是肺脏被疝内容物压迫。显然，肺发育不良及其肺动脉高压是不能通过手术解决的，而且，越来越多的证据显示，早期手术可加重应激反应并对肺的顺应性和气体交换有明显的负面影响，而延迟手术可以显著降低持续性胎儿循环。延迟疝修补术的手术时机迄今为止仍无一致意见。欧洲CDH协会一致认为当满足以下条件时即可行手术治疗：① 平均动脉压在正常值范围；② 导管前血氧饱和度为85% ～ 95%，且吸入氧浓度<50%；③ 血清乳酸<3 mmol/L；④ 尿量>1 ml/（kg・h）[26]。

◆ 先天性膈疝外科修补术

1. 传统开放手术

患儿平卧位，采用肋缘下或患侧旁正中经腹切口。这种经腹径路可以较满意地行内脏复位及分离束带、粘连等。在内脏复位以后，注意缺损处大小及有无疝囊形成，通过缺损处可见到发育不全的肺脏。肺发育程度可以通过肉眼观察加以评估，如肺脏大小、色泽、有无分叶、气管插管内加压时肺扩张情况等，肺脏体积小、色泽鲜红呈实体状、一定程度的加压通气肺泡无扩张提示预后较差。同时注意肾脏的位置变化。关闭缺损时用其两边缘做间断直接缝合或U型缝合，可用不吸收丝线或涤纶线。缺损太大必要时需做膈后缘解剖，可直接缝合到体壁，甚至围绕肋骨缝合。如缝合时感有中度张力存在，可在缝针处加用小块垫片，如张力过大可用Gortex补片（polytetrafluoroethylene）、Marlex或Vicryl网穹隆状成形后置入缝合，也可以利用周围邻近结构进行重建，如胸壁或腹壁转移肌瓣插入一期缝合，或肾前筋膜、肋骨等。如为有疝囊的膈疝，则可以利用疝囊行手风琴样折叠缝合，以增加抗张力。注意缝合靠近纵隔内侧的膈肌时不得误缝于主动脉外膜或食管壁上，以免造成严重后果。建议肺组织发育差、通气功能明显不良的患儿放置胸腔引流管，并做持续低负压吸引并引流。术中注意探查是否合并隔离肺、肺囊腺瘤样畸形等合伴畸形。笔者处理过数例此类畸形，通常膈疝合并的隔离肺畸形为肺外孤立型，较长单支血管蒂供血，给予结扎和缝扎后离断，切除隔离肺。经腹膈肌修补的同时需要注意手助排空胃肠道内容物，以减轻缝合后腹腔内压力，有助于改善呼吸和循环，并减少膈疝复发的可能性。特别需要提出的问题是靠近食管附近大的缺损也是以后造成术后膈疝复发的易发部位。手术者需注意膈肌脚发育情况，与膈肌脚多处小心缝合。将回纳入腹腔内的脏器按照解剖复位，尤其是将肝脏左叶和脾脏放置左侧膈下，同时注意探查并排除肠旋转不良等消化道畸形是否存在，应给予必要的纠治。早产儿、低体重儿等行内脏强行复位后腹部可高度膨隆，影响呼吸或者导致切口裂开时，可仅缝合皮肤或在皮下缝合人工生物补片，形成暂时性腹壁疝，3 ～ 6个月后做延期缝合修补。

双侧膈疝可做上腹部横行切口兼顾两侧，手术操作如前所述。

2. 微创手术

近年国内已有多个中心报道采用腹腔镜或胸腔镜手术治疗膈疝，微创手术手术视野暴露较好，创伤较小，伤口更为美观，术后恢复快，住院周期短，但腔镜手术时间较长、复发率较高且对术者和麻醉师的要求较高。

手术适应证包括以下几点：① 呼吸、血流动力学相对稳定（用鼻导管或面罩吸氧、呼吸机参数较低）；② 膈肌缺损较小；③ 没有伴发畸形；④ 迟发型膈疝。

腔镜手术禁忌证包括：① 呼吸、血流动力学严重不稳定（存在持续性肺动脉高压，严重肺发育不全且$PaCO_2$较高）；② 存在心血管系统或中枢神经系统相关的畸形；③ 膈肌缺损大伴有胃和肝脏大量疝入[26,37-39]。

手术方法：手术置入3枚穿刺器，目视镜置入肩胛骨尖端下方，两个操作孔分别置于腋前线第五肋间和腋后线第四肋间。起始压力4 ～ 6 mmHg，流量0.1 ～ 0.2 L/min，术中可根据情况再做调节。放置头高位，在胸腔内加入正压后腹腔内脏器逐渐回归腹腔，同时用钝性分离钳或抓钳帮助将胃、肠管等回纳入腹腔，注意脾脏通常位于胸腔，切忌器械穿破脾包膜，需非常小心将脾脏回纳。暴露膈肌缺损处，评估缝合情况，依次用2-0不吸收线间断缝合膈肌缺损，如果缺损过大时缝合张力过大，可以用上述补片修补缺损。如有疝囊时可不必切除疝囊，可将疝囊一并纳入腹腔，缝合膈肌。如果缺损较大时可将疝囊手风琴样折叠缝合后再加上补片缝合。

手术同时检查肺部发育情况，并检查有无合并隔离肺等畸形，可根据术中情况做出相应切除处理。胸腔引流可根据情况留置或者排气后拔除。

手术后处理

继续术前的动脉血气等监测，密切观察呼吸循环情况。术后呼吸仍困难者，应保留气管插管和呼吸机辅助通气，以高频低压通气为好，使患儿的导管前动脉氧分压>80 mmHg，二氧化碳分压<35 mmHg，如有呼吸衰竭、酸中毒等仍按前述措施进行救治。术后早期应注意患儿血容量的维持，予抗生素治疗、保暖（置于100%湿度的暖箱）等。持续胃管减压，取半坐位可减少腹内脏器对膈肌的压迫[26]。

先天性膈疝术后处理关键是肺功能、手术后肺水肿、胸廓变形。对侧肺的过度扩张、疝复位后腹内压增高等均可造成肺功能恶化，出现顽固性肺高压。测定肺功能恶化主要观察是PaO_2下降、$PaCO_2$升高、FiO_2增加及需要辅助呼吸机，同时测得右心室收缩压升高。

如果患儿需要吸氧浓度>50%才能维持正常PaO_2或$PaCO_2$>6.67 kPa（50 mmHg）而吸气峰压>2.45 kPa（25 cmH_2O）时，需要接通高频呼吸机。在采用高频呼吸机后无改善或仅轻微改善，成为固定高频率的呼吸参数，则仍要考虑ECMO治疗。

当发生术后胸腔积液需要置入胸腔引流管，一般用超声定位可以评定液体量，同时需要做心电图和心脏超声检查以排除心包积液。

一般无合并症的先天性膈疝患儿住院天数在10～40天，但在肺发育不全和术后有并发症的患儿住院时间长，甚至出院后在家中仍要间隙吸氧。外科手术后第二天可开始进流质，慢慢增加食量，当有肠旋转不良或其他梗阻性病变时，往往在喂养后即可识别。

绝大多数先天性膈疝患儿均有不同程度影响到吸吮、吞咽功能及存在胃食管反流，有的可持续到一年以上，这也可以是因膈肌缺损合并可能存在短食管之故。病变轻的患儿可用促胃肠动力剂治疗及配合黏稠厚食物调养，但相当一部分严重病例还需做抗反流“胃底折叠术”。

如果治疗中曾做ECMO患婴在出院前常规做脑PCT，头颅超声更具有显示病损的正确性，如脑部血凝块、缺血及梗死等。这在长期行ECMO治疗的患儿较为常见。

预后

各组报告新生儿先天性膈疝的死亡率实际上不一样，因为有一部分随产前诊断超声波检查的普遍开展与技术提高，已明确严重的先天性膈疝者已做人工流产处理，另一部分是患儿在转运到小儿外科治疗中心前已死亡，故死亡率可高达60%[40]。近年来通过上述治疗措施的提高，成活的一部分患儿涉及以后的生活质量问题主要是肺功能。

◆ 术后肺功能

在年龄<1个月的膈疝婴儿肺功能试验仅局限于气管内插管和辅助呼吸机上所显示的指数，这些可以反映膈疝患儿其因肺发育低下引起的肺限制性病变。在外科手术后早期肺活量（forced vital capacity，FVC）、最大呼气流量（maximal expiratory flow，MEF）减少即有下气道梗阻。在采用气管扩张剂治疗后FVC和MEF值均增加。在患婴出生术后到4个月之间，严重膈疝FVC明显改进而MEF则不能迅速改善，这也提示了下气道梗阻。经气管扩张剂后MEF也得到改进，说明下气道梗阻渐有好转，上述这些也是动力性肺顺应性降低之故。

肺功能检测的结果还取决于因气压损伤和氧中毒造成的肺损伤和发育不全的严重度。轻度肺发育不全患儿如不用辅助呼吸也能在出生后第一周内有相近似正常的肺功能，反之如严重病变即使有辅助呼吸肺功能也有不同程度的降低。近年的肺发育研究发现：在生后数年内肺泡虽然仍能继续生长发育，肺血管可进一步改建，但肺发育不良者的正常肺泡数量不会达到正常水平，而且随着时间的延长肺泡逐渐气肿，使部分患儿出现轻度限制性小气道病变和肺顺应性较差。

◆ 在新生儿期膈疝外科手术后再手术问题

在新生儿期膈疝外科修补术后再手术的原因主要是疝复发和胃食管反流保守治疗无效，一般于第1次手术后2年以内多见。患儿典型症状有胃肠道表现如腹痛、急性肠梗阻、呕吐等。可以通过X线检查、B超、钡灌肠、24小时食管监测等手段检出证实。如果需要再次手术解决复发疝问题，则应考虑选择经腹腔手术，容易暴露复发部位并有利于粘连分离和内脏复位。再次手术时应注意了解复发的原因，需要针对病因进行处理，以免膈疝再次复发。应考虑放宽应用补片进行修补的手术方式的选择。膈疝复发往往发生于膈肌后壁的缝合不足，再次手术必要时需与胸廓后壁肋间肌相缝合，甚至于后肋相缝合。手术后合并胃食管反流更为常见，可采用体位、饮食及促肠动力剂等药物治疗，严重的需做外科抗反流手术。

在第1次修补术后患儿还有一个常见症状即厌食，这需要较长时间耐心喂养与教育，如X线检查胃食管排空持续差，则应长时间随访观察。

◆ 长期生存者中非肺疾病发病率较高

最常见者为神经系统疾病，其中最主要是与用体外膜肺氧合治疗有关。治疗后3～4周头颅CT扫描，需要每隔3个月、1年、3年和更长时间的常规动态观察脑发育情况。体外膜肺氧合治疗期间每日头颅超声检查主要了解脑出血、缺血性神经性坏死、局灶性脑梗死和脑室周围病变。少部分有脑积水需做分流术。在无广泛性中枢神经系统病损的婴儿可出现动作迟钝、肌张力异常，但未发现有脑中线偏移。如有广泛性中枢神经改变则可出现各种异常，如四肢瘫、痉挛性双肢瘫、轻偏瘫和其他病损，这部分患儿在学习上较差，特别是在学龄期尤为明显。另外，营养和生长发育障碍以及骨骼畸形者亦较多见。

应加强CDH患儿的随访，复诊时除评估生长发育，还需要行心脏彩超、肺功能、通气和灌注扫描以及胃食管反流等情况的评估。

◆ 晚期出现症状的先天性膈疝处理

绝大多数先天性后外侧疝于出生后第1天内即出现有明显呼吸症状。而个别膈疝患儿在生后30天以后才出现临床症状，有的甚至到80多岁也无临床症状，生活上无影响[41]。这种症状迟发类型的膈疝病例发生率约占总膈疝病例的5% ～ 25%[42]。然而其流行病情况很难检测到，有个别学者提议此种类型膈疝称为“获得性横膈疝”。欧洲CDH协作组将生后30天才诊断的膈疝定义为迟发型膈疝[43]。由于肺发育相对新生儿期膈疝较好，这类膈疝死亡率较低，小于8%[41-43]。上海交通大学医学院附属新华医院从2010年至2016年底共收治40例迟发型膈疝，均获得手术治疗，治愈率达到100%。术后随访患儿恢复良好，未见膈疝复发。引起这种类型膈疝的原因尚未明确。呼吸机压力可以延缓肝脏及其他腹腔内容物通过缺损处，但一旦撤走辅助呼吸机，气道内压力下降，则易发生疝入。临床表现与X线所见变化多样，出现症状常是胃肠道症状，包括呕吐、咳嗽、青紫发作、胃扩张或胃出口梗阻，肝脾肠疝入，脾扭转、肠坏死和旋转不良等。

当无疝入内容物时，胸片可以是正常肺野表现，但当有症状，即有内容物疝入时，胸片上即有病变所见，但需与肺实变、肺囊肿及不明原因肿块相鉴别。正确的诊断和紧急手术纠正是预防与治疗因内脏疝入对纵隔压迫心脏而致呼吸衰竭、心脏功能衰竭、嵌顿内脏坏死和其他意外情况的根本措施。对这些状况及早认识则成活率高。

此外，还有一种不常见的迟发型膈疝同时伴有B组链球菌败血症。这些婴儿在出生后24小时内常有呼吸窘迫，而且后者严重到足以需要呼吸机辅助，血培养有B组链球菌感染，大多数婴儿胸片正常或在治疗败血症期间右下肺叶有肺炎表现，右下胸廓肺野模糊常合并胸腔积液，胸部平片证实有肠袢。超声、CT、MRI和/或核放射肝扫描均可证实有膈疝。

总之，先天性膈疝疾病凶险，尤其是产前早期发现的膈疝死亡率高。随着膈疝的早期发现和围生期整体救治水平的提高，目前膈疝的整体治愈率可以达到70%。随着胎儿期微创手术的介入，期待先天性膈疝的治愈率有更进一步的提高。

胎儿镜气管封堵术（FETO）

重症膈疝患儿在胎儿期发生的肺支气管、肺泡和肺血管发育的结构功能异常，出生后表现为新生儿持续性肺动脉高压（persistent pulmonary hypertension，PPHN）是重症膈疝患儿死亡率居高不下的主要原因已经为大家所公认[44,45]。因此，胎儿期治疗多以促进肺及支气管发育、降低CDH合并PPHN发生率为目标。

CDH的胎儿期手术治疗包括剖宫膈肌缺损修补术、剖宫气管结扎和气管夹闭术、胎儿镜气管封堵术（fetal endoscopic tracheal occlusion，FETO）。由于剖宫手术母婴风险大，早产发生率高，可发生胎儿死亡等严重并发症，现已基本停用[46]。FETO手术通过胎儿镜操作，对母体创伤较小，已经在临床得到一定程度的应用。

◆ FETO治疗进展

1. FETO的手术原理

在早期研究中，Flageole H、Evrard V A等通过羊胎气管结扎的动物模型，证实气管结扎能够使气道分泌物在气管中累积，使肺组织膨胀，增加肺泡表面积，促进肺形态和结构发育。由于气管结扎对胎儿气管损伤较大，2004年Deprest J、Gratacos E等通过胎儿镜技术，改用气囊封堵气管以阻止气道分泌物排出，在促进胎儿肺发育的同时减小了对气管的损伤[47,48]。此外，Pereira-Terra P、Deprest J A等通过肺组织活检发现，miR-200和miR-10a在CDH合并肺发育不良的患儿肺组织中过度表达，显著高于无肺部疾病的同龄儿童。在FETO术后存活患儿气管分泌物中miR-200、miR-10a的含量显著增加，肺动脉搏动指数（pulse index，PI）显著增加。可见FETO可改善胎儿肺发育不良的情况。

2. FETO的操作过程

FETO手术操作包括封堵气管和解除堵塞两个步骤。

（1）封堵气管：胎儿镜经皮进入子宫后，将气囊置入胎儿口腔，并通过咽部进入气道，向下到达气管隆嵴，通过B超观察到气囊位于气管隆嵴前时，向气囊中注入显影剂并释放气囊。气囊置入胎儿气管48小时后胎儿肺部回声出现增强，之后每2周进行一次影像学检查，以确认气囊是否在位及完好[47,49]。孕25周后胎儿的肺泡开始形成，因此气管封堵多在孕26～30周进行。

（2）解除堵塞：解除气管堵塞有两种方式：①运用子宫外产时处理技术（ex-utero intrapartum treatment，EXIT）在分娩时取出气囊；②于分娩前（一般在孕34周左右）在超声引导下刺破气囊[46,49]。何时解除气道封堵更利于提高胎儿生存率仍存在争议。

3. FETO的适应证

近年来非重症CDH患儿通过生后膈肌修补手术、辅助通气及药物治疗，生存率已显著提高。FETO使用胎儿镜进行操作，虽然属于微创手术，但对母婴仍有一定风险，因此多用于重症CDH的治疗[12]。重症CDH目前缺乏统一的诊断标准，但大部分研究通过产前超声和MRI检查，发现胎儿肺头比（lung-to-head ratio，LHR）、o/e肺头比（observed-to-expected lung-to-head ratio，o/eLHR）、是否存在肝脏突入胸腔、肝胸比（liver-to-thoracic volume ratio，LiTR）及肝脏突入胸腔的体积比（the percentage of liver herniation，LH%）与CDH患儿的生存率有关。其中，LHR<1.0和/或o/eLHR<0.26和/或LH%>1/3的患儿被认为预后不良，多数医院将产前评估符合此标准的患儿归为重症CDH，作为FETO的手术指征[48,50-55]。

4. FETO相关并发症

FETO手术相关的并发症主要为胎膜早破（premature rupture of membrane，PROM）和早产。PROM是指孕妇在分娩前（孕周<37周）发生的胎膜破裂，进一步发展可引起胎儿早产。较多研究结论倾向于FETO可能增加CDH患儿早产风险的观点。Ali K、Grigoratos D等在一项对照研究中发现，61名接受FETO患儿的存活率为48%，早产发生率为84%；其中早产儿（胎龄<37周）生存率低于足月儿，31名患儿胎龄<35周，生存率仅为18%，明显低于胎龄≥35周的患儿[23]。Junior E A、Tonni G等对1项随机对照试验和17篇病例对照研究进行了荟萃分析，发现接受FETO手术的患儿早产（<37周）的发生率更高[48]。

迄今为止，CDH患儿发生胎膜早破和早产的发生机制尚不明确，但有一些研究指出，除FETO相关的损伤刺激因素外，CDH患儿中羊水过多的比例高于正常胎儿，羊水过多也可导致胎膜早破引起早产。综上，关于FETO与引起CDH患儿发生早产的关系仍需要更多随机对照试验的数据进一步验证。

经FETO治疗的CDH患儿预后评价

1. FETO对胎儿生存率的影响

近几年FETO手术相关的病例对照研究和随机对照试验中，大部分支持FETO能够提高重症CDH患儿生存率的观点。Al-Maary J、Eastwood M P等对1997—2015年间的5篇文献进行了分析，统计了211例重症CDH患儿的诊治和预后情况，其中110名患儿接受了FETO，所有患儿的纳入标准为LHR<1和存在肝脏突入胸腔。该研究经过统计学分析，发现FETO组CDH患儿的生存率显著高于对照组（FETO组生存率为46.3%，对照组为5.9%），且

具有统计学差异[22]。Junior E A、Tonni G等在一篇荟萃分析中统计了CDH患儿生后30天和6个月的存活率，发现FETO在生后30天及6个月存活率均高于对照组[48]。Persico N、Fabietti I等通过回顾性对照研究发现经过FETO治疗，存活患儿的o/eLHR明显高于死亡患儿[56]。

FETO是否能提高CDH患儿生存率需要更多的对照研究数据来证实，而降低FETO患儿早产的发生率对提高患儿生存率具有重要意义。

2. FETO对胎儿出生后PPHN发生率的影响

Ruano R、Ali R A等在研究中发现FETO组患儿肺血管化指数增加，出生后PPHN的发生率要低于对照组[49]。Roubliova X I和Lewi P J等在胎兔动物模型中按直径将肺内血管分为<30 μm，30 ～ 60 μm和>60 μm三组，发现存在膈疝的胎兔直径<30 μm的血管数量减少，直径为30 ～ 60 μm的血管数量增加，其肺腺泡内动脉内膜中层的厚度较正常胎兔高出30%。存在膈疝的胎兔经过FETO手术后，直径为30 ～ 60 μm的血管数量减少，直径<30 μm的血管数量增加，比例接近正常胎兔，其腺泡内动脉中层的厚度也较未经FETO手术的膈疝胎兔减小。该试验由此推断，FETO可使胎兔直径≤60 μm的动脉壁厚度恢复至正常，使动脉壁变薄，减轻胎兔肺腺泡内动脉肌化程度。故FETO降低患儿PPHN发生率的机制可能与其促进胎儿肺血管发育和肺组织成熟的作用有关[57,58]。

3. FETO对胎儿气管发育的影响

近年有研究发现FETO术后患儿气管直径显著增加，其原因与封堵气管的操作有关。Jani J和Valencia C等在一项横断面研究中测量了新生儿气管不同部位的直径，计算气管直径的测量值与相同孕周出生的新生儿气管直径平均值的比值，得出o/e气管直径，发现接受FETO的CDH患儿（n=37）在3个水平面的o/e气管直径均大于无先天性肺部疾病的新生儿（n=74）。该研究同时指出气管进入胸腔处的o/e气管直径与患儿FETO术前o/eLHR有关[59]。Zani A、Sellars M等选取LHR≤1.0且存在肝脏突入胸腔的胎儿，按是否接受FETO手术分为FETO组和对照组进行了病例对照研究，发现FETO组患儿位于第一胸椎和隆突之间的气管直径明显大于对照组的患儿，但该研究经过统计学分析后发现气管增粗与患儿的最佳氧合指数之间并无关系，FETO组患儿和对照组患儿在生存率、生后早期辅助呼吸支持和住院天数上均无统计学差异[60]。

4. FETO对胎儿心功能的影响

CDH患儿中膈疝发生在左侧的比例较高[1]，左侧膈疝因其解剖结构特点可能引起心脏右移和心功能异常。Degenhardt J、Enzensberger C等对此进行了研究，发现FETO可使左侧CDH患儿的心室负荷增加，但该研究仅观察到心室等容舒张期有轻微延长，而此变化对心肌细胞的功能没有影响，FETO组中亦没有发现患儿有心脏收缩和舒张功能的改变[61]。

5. FETO术后评估胎儿预后的指标

目前在CDH的诊治过程中，利用超声和MRI测量并计算LHR、o/eLHR、o/e肺容积（observed-to-expanded total lung volume，TLV）、LiTR、LH%等指标评价胎儿发育情况、评估预后已达成广泛共识。近期不少研究发现这些指标对新生儿晚期相关疾病发生率和评估远期预后的价值较小。此外，重症CDH患儿经过FETO手术后，多数患儿的肺功能得到一定发展，最初的产前评估指标已不再适用。Werner N L、Coughlin M等分析比较产前评估指标与生后评估指标（出生体重、生后1分钟和5分钟Apgar评分、$PaCO_2$、导管前氧饱和度和膈肌缺损大小）的预测价值，提出二者在评估患儿生存率和体外膜肺氧合（extracorporeal membrane oxygenation，ECMO）治疗需求上具有相同价值[62]。由此，应用生后指标来评估FETO术后患儿的预后尤为重要。可用于评估FETO术后患儿预后的生后指标如下。

（1）肺动脉超声测速结果：彩色多普勒超声可对肺内动脉分支进行定位，测量肺动脉舒张早期反流速度峰值并计算搏动指数。舒张早期反流速度峰值可直接反映肺动脉压力；肺动脉搏动指数可反映肺血管发育情况，用于评估肺成熟度。Cruz-Martinez R、Castanon M等发现测速结果异常的患儿需要更长的机械通气和高频震荡通气时间，ICU住院时间更长，胃食管反流的发生率也高于超声测速结果正常的胎儿[54]。

（2）BOI-D1：BOI-D1（best oxygenation index on day 1）是生后第1天的最佳氧合指数，可通过计算患儿出生后1小时、6小时、12小时、24小时的氧合指数得到，其中氧合指数=吸入氧浓度 × 平均气道压/动脉氧分压（$OI=FiO_2\% \times MAP/PaO_2$）Basiewicz-Slaczka E和Woloszczuk-Gebicka B等通过单变量统计分析提出氧合指数能够反映患儿的呼吸情况，可用于评估FETO术后CDH患儿的肺功能[63]。Ruttenstock E和Wright N等在一项多中心的病例对照研究中发现，经过FETO治疗的患儿，生后28天的生存率和BOI-D1均显著高于未经 FETO 治疗的患儿。BOI-D1在40 ～ 82时，数值越高提示患儿的肺换气功能越完善，其生存率越高[64]。

（3）PS on DOL-30：PS on DOL-30是患儿生后30天时对呼吸辅助支持的需求，可用于识别预后不佳的高风险患儿。Cauley R P、Potanos K等将患儿出生后30天时应用的辅助呼吸支持分为三个等级：① 不需要辅助通气；② 非创伤性呼吸支持（持续正压通气和双鼻道吸氧）；③ 创伤性呼吸支持（呼吸机与ECMO）。研究发现呼吸支持技术的级别与患儿1 ～ 5岁期间出现呼吸系统相关疾病的发生率呈正相关，生后30天时不需要辅助通气的患儿与需要非创伤性和创伤性辅助通气的患儿在1岁时需要氧疗的比例分别为2.4%、12.8%和51.4%；生后30天时无须辅助通气的患儿5岁时哮喘发病率为30.4%，需要辅助通气的患儿为57.1%，数值均具有统计学差异。由此可见，患儿在出生后30天时需要呼吸支持技术的级别越高，在1岁时需要额外氧气支持治疗和5岁时发生哮喘的概率越高[65]。

（4）疝囊：FETO术后的患儿仍需接受膈肌修补手术，手术中可通过观察膈肌缺损大小和是否存在疝囊进行预后评估。Spaggiari E和Panda S S等通过回顾性研究，发现有疝囊的CDH患儿生存率高于无疝囊的CDH患儿，远期预后也优于无疝囊的患儿，其原因可能与疝囊的存在能在一定程度上阻止腹腔器官向上突入胸腔，减小腹腔器官对肺的挤压损伤，减轻肺发育不良的程度有关。

小结

先天性膈疝是一种严重的横膈发育缺陷的疾病；除了腹腔脏器纳入胸腔外，病侧肺发育不良和肺动脉高压是死亡的主要原因。临床表现主要为呼吸困难。近年来，由于产前筛查、无创监测的推广深入，大部分可在孕期发现。治疗可在产前干预，如FETO技术、类固醇应用等；出生后待生命体征平稳即可开始外科手术纠治。如呼吸循环不稳定可先行内科治疗：高频呼吸机、NO吸入、升压药等甚至可行ECMO。本病死亡率报道不一，最高可达60%。

（王　俊）

参·考·文·献

[1] Chandrasekharan P K. Congenital Diaphragmatic hernia — a review. Matern Health Neonatol Perinatol, 2017, 3: 6.

[2] Marlow J, Thomas J. A review of congenital diaphragmatic hernia. Australas J Ultrasound Med, 2013, 16(1): 16–21.

[3] Slavotinek A M. The genetics of common disorders-congenital diaphragmatic hernia. Eur J Med Genet, 2014, 57(8): 418–423.

[4] Kosinski P, Wielgos M. Congenital diaphragmatic hernia: pathogenesis, prenatal diagnosis and management-literature review. Ginekol Pol, 2017, 88(1): 24–30.

[5] Gibbs D L. Familial diaphragmatic agenesis: an autosomal-recessive syndrome with a poor prognosis. J Pediatr Surg, 1997, 32(2): 366–368.

[6] Pober B R. Infants with Bochdalek diaphragmatic hernia: sibling precurrence and monozygotic twin discordance in a hospital-based malformation surveillance program. Am J Med Genet A, 2005, 138A(2): 81–88.

[7] Kardon G. Congenital diaphragmatic hernias: from genes to mechanisms to therapies. Dis Model Mech, 2017, 10(8): 955–970.

[8] Merrell A J, Kardon G. Development of the diaphragm — a skeletal muscle essential for mammalian respiration. FEBS J, 2013,

280(17): 4026–4035.

[9] Merrell A J. Muscle connective tissue controls development of the diaphragm and is a source of congenital diaphragmatic hernias. Nat Genet, 2015, 47(5): 496–504.

[10] Ackerman K G. Congenital diaphragmatic defects: proposal for a new classification based on observations in 234 patients. Pediatr Dev Pathol, 2012, 15(4): 265–274.

[11] Robinson P D, Fitzgerald D A. Congenital diaphragmatic hernia. Paediatr Respir Rev, 2007, 8(4): 323–34; quiz 334–345.

[12] Spaggiari E. Prognostic value of a hernia sac in congenital diaphragmatic hernia. Ultrasound Obstet Gynecol, 2013, 41(3): 286–290.

[13] Grizelj R. Hernia Sac Presence Portends Better Survivability of Isolated Congenital Diaphragmatic Hernia with "Liver-Up" . Am J Perinatol, 2016.

[14] Pierro M, Thebaud B. Understanding and treating pulmonary hypertension in congenital diaphragmatic hernia. Semin Fetal Neonatal Med, 2014, 19(6): 357–363.

[15] Jesudason E C. Early lung malformations in congenital diaphragmatic hernia. J Pediatr Surg, 2000, 35(1): 124–127; discussion 128.

[16] Keijzer R. Dual-hit hypothesis explains pulmonary hypoplasia in the nitrofen model of congenital diaphragmatic hernia. Am J Pathol, 2000, 156(4): 1299–1306.

[17] Hollwarth M. Pediatric thoracic surgery. Pediatr Surg Int, 2009, 25(12): 1131.

[18] Graham G, Devine P C. Antenatal diagnosis of congenital diaphragmatic hernia. Semin Perinatol, 2005, 29(2): 69–76.

[19] Lan Y H, Tang M H, Yuen S T. Ultrasound diagnosis of fetal diaphragmatic hernia and complex congenital heart disease at 12 weeks' gestation — a case report. Prenat Diagn, 1998, 18(11): 1159–1162.

[20] Mayer S. The correlation between lung volume and liver herniation measurements by fetal MRI in isolated congenital diaphragmatic hernia: a systematic review and meta-analysis of observational studies. Prenatal Diagnosis, 2011, 31(11): 1086–1096.

[21] Bouchghoul H. Congenital diaphragmatic hernia: does gestational age at diagnosis matter when evaluating morbidity and mortality? American Journal of Obstetrics and Gynecology, 2015, 213(4).

[22] Jani J C, Peralta C F, Nicolaides K H. Lung-to-head ratio: a need to unify the technique. Ultrasound Obstet Gynecol, 2012, 39(1): 2–6.

[23] Araujo Junior E. Procedure-Related Complications and Survival Following Fetoscopic Endotracheal Occlusion (FETO) for Severe Congenital Diaphragmatic Hernia: Systematic Review and Meta-Analysis in the FETO Era. Eur J Pediatr Surg, 2017, 27(4): p.297–305.

[24] Hutcheon J A. Timing of delivery for pregnancies with congenital diaphragmatic hernia. BJOG, 2010, 117(13): 1658–1662.

[25] Safavi A. Perinatal management of congenital diaphragmatic hernia: when and how should babies be delivered? Results from the Canadian Pediatric Surgery Network. J Pediatr Surg, 2010, 45(12): 2334–2339.

[26] Snoek K G. Standardized Postnatal Management of Infants with Congenital Diaphragmatic Hernia in Europe: The CDH EURO Consortium Consensus–2015 Update. Neonatology, 2016, 110(1): 66–74.

[27] Boucherat O. Surfactant maturation is not delayed in human fetuses with diaphragmatic hernia. PLoS Med, 2007, 4(7): e237.

[28] Fettah N D. Management of postoperative pulmonary hypertension by inhaled nitric oxide in a newborn with congenital diaphragmatic hernia. J Coll Physicians Surg Pak, 2014, 24(9): 690–691.

[29] Campbell B T. Inhaled nitric oxide use in neonates with congenital diaphragmatic hernia. Pediatrics, 2014, 134(2): e420–426.

[30] Putnam L R. Evaluation of Variability in Inhaled Nitric Oxide Use and Pulmonary Hypertension in Patients With Congenital Diaphragmatic Hernia. JAMA Pediatr, 2016, 170(12): 1188–1194.

[31] Stevens T P. Survival in early- and late-term infants with congenital diaphragmatic hernia treated with extracorporeal membrane oxygenation. Pediatrics, 2002, 110(3): 590–596.

[32] Morini F, Goldman A, Pierro A. Extracorporeal membrane oxygenation in infants with congenital diaphragmatic hernia: a systematic review of the evidence. Eur J Pediatr Surg, 2006, 16(6): 385–391.

[33] Azarow K, Messineo A, Pearl R, et al. Congenital diaphragmatic hernia — a tale of two cities: Toronto experience. J Pediatr Surg, 1997, 32: 395.

[34] Dillon P W. The relationship of pulmonary artery pressure and survival in congenital diaphragmatic hernia. J Pediatr Surg, 2004, 39(3): 307–312; discussion 307–312.

[35] Ham P B. Venovenous Extracorporeal Membrane Oxygenation for Cardiorespiratory Failure due to Congenital Diaphragmatic Hernia and Ebstein's Anomaly. Am Surg, 2015, 81(9): e322–324.

[36] Iacovidou N. The use of sildenafil in the treatment of persistent pulmonary hypertension of the newborn: a review of the literature. Curr Pharm Des, 2012, 18(21): 3034–3045.

[37] Zani A, Zani-Ruttenstock E, Pierro A. Advances in the surgical approach to congenital diaphragmatic hernia. Semin Fetal Neonatal Med, 2014, 19(6): 364–369.

[38] Hu J. Thoracoscopic and laparoscopic plication of the hemidiaphragm is effective in the management of diaphragmatic eventration. Pediatr Surg Int, 2014, 30(1): 19–24.

[39] Putnam L R. Minimally Invasive vs Open Congenital Diaphragmatic Hernia Repair: Is There a Superior Approach? J Am Coll Surg, 2017, 224(4): 416–422.

[40] Stege G, Fenton A, Jaffray B. Nihilism in the 1990s: the true mortality of congenital diaphragmatic hernia. Pediatrics, 2003, 112(3 Pt 1): 532–535.

[41] Baglaj M, Dorobisz U. Late-presenting congenital diaphragmatic hernia in children: a literature review. Pediatr Radiol, 2005, 35(5): 478–488.

[42] Baglaj M. Late-presenting congenital diaphragmatic hernia in children: a clinical spectrum. Pediatr Surg Int, 2004, 20(9): 658–569.

[43] Kitano Y. Late-presenting congenital diaphragmatic hernia. J Pediatr Surg, 2005, 40(12): 1839–1843.

[44] Lakshminrusimha S, Mathew B, Leach C L. Pharmacologic strategies in neonatal pulmonary hypertension other than nitric oxide. Seminars in perinatology, 2016, 40: 160–173.

[45] Putnam L R, Tsao K, Morini F, et al. Evaluation of Variability in Inhaled Nitric Oxide Use and Pulmonary Hypertension in Patients With Congenital Diaphragmatic Hernia. JAMA pediatrics, 2016, 170: 1188–1194.

[46] 袁婷，张威，纪巍. 先天性膈疝的宫内诊治进展. 中国优生与遗传杂志，2012：133-134.

[47] Deprest J, Gratacos E, Nicolaides K H. Fetoscopic tracheal occlusion (FETO) for severe congenital diaphragmatic hernia: evolution of a technique and preliminary results. Ultrasound in obstetrics & gynecology: the official journal of the International Society of Ultrasound in Obstetrics and Gynecology, 2004, 24: 121–126.

[48] Junior E A, Tonni G, Martins W P, et al. Procedure-Related Complications and Survival Following Fetoscopic Endotracheal Occlusion (FETO) for Severe Congenital Diaphragmatic Hernia: Systematic Review and Meta-Analysis in the FETO Era. European journal of pediatric surgery: official journal of Austrian Association of Pediatric Surgery [et al] = Zeitschrift fur Kinderchirurgie 2016.

[49] Ruano R, Ali R A, Patel P, et al. Fetal endoscopic tracheal occlusion for congenital diaphragmatic hernia: indications, outcomes, and future directions. Obstetrical & gynecological survey, 2014, 69: 147–158.

[50] Done E, Debeer A, Gucciardo L, et al. Prediction of neonatal respiratory function and pulmonary hypertension in fetuses with isolated congenital diaphragmatic hernia in the fetal endoscopic tracleal occlusion era: a single-center study. Fetal diagnosis and therapy, 2015, 37: 24–32.

[51] Britto I S, Sananes N, Olutoye O O, et al. Standardization of Sonographic Lung-to-Head Ratio Measurements in Isolated Congenital Diaphragmatic Hernia: Impact on the Reproducibility and Efficacy to Predict Outcomes. Journal of ultrasound in medicine: official journal of the American Institute of Ultrasound in Medicine, 2015, 34: 1721–1727.

[52] Cruz-Martinez R, Castanon M, Moreno-Alvarez O, et al. Usefulness of lung-to-head ratio and intrapulmonary arterial Doppler in predicting neonatal morbidity in fetuses with congenital diaphragmatic hernia treated with fetoscopic tracheal occlusion. Ultrasound in obstetrics & gynecology: the official journal of the International Society of Ultrasound in Obstetrics and Gynecology, 2013, 41: 59–65.

[53] Cannie M M, Cordier A G, Laveaucoupet J D, et al. 肝－胸容积比：应用MR成像预测行或未行胎儿气管闭塞术的孤立性先天性膈疝胎儿的生后存活率. 国际医学放射学杂志，2013：391-392.

[54] Al-Maary J, Eastwood M P, Russo F M, et al. Fetal Tracheal Occlusion for Severe Pulmonary Hypoplasia in Isolated Congenital Diaphragmatic Hernia: A Systematic Review and Meta-analysis of Survival. Annals of surgery, 2016, 264: 929–933.

[55] Ali K, Grigoratos D, Cornelius V, et al. Outcome of CDH infants following fetoscopic tracheal occlusion-influence of premature delivery. Journal of pediatric surgery, 2013, 48: 1831–1836.

[56] Roubliova X I, Lewi P J, Verbeken E K, et al. The effect of maternal betamethasone and fetal tracheal occlusion on pulmonary vascular morphometry in fetal rabbits with surgically induced diaphragmatic hernia: a placebo controlled morphologic study. Prenatal diagnosis, 2009, 29: 674–681.

[57] Zani A, Sellars M, Allen P, et al. Tracheomegaly in infants with severe congenital diaphragmatic hernia treated with fetal endoluminal tracheal occlusion. The Journal of pediatrics, 2014, 164: 1311–1315.

[58] Ali K, Bendapudi P, Polubothu S, et al. Congenital diaphragmatic hernia-influence of fetoscopic tracheal occlusion on outcomes and predictors of survival. European journal of pediatrics, 2016, 175: 1071–1076.

[59] Degenhardt J, Enzensberger C, Tenzer A, et al. Myocardial Function Pre- and Post-Fetal Endoscopic Tracheal Occlusion (FETO) in Fetuses with Left-Sided Moderate to Severe Congenital Diaphragmatic Hernia. Ultraschall in der Medizin (Stuttgart, Germany: 1980) 2016.

[60] Werner N L, Coughlin M, Kunisaki S M, et al. Prenatal and postnatal markers of severity in congenital diaphragmatic hernia have similar prognostic ability. Prenatal diagnosis, 2016, 36: 107–111.

[61] Ruttenstock E, Wright N, Barrena S, et al. Best oxygenation index on day 1: a reliable marker for outcome and survival in infants with congenital diaphragmatic hernia. European journal of pediatric surgery: official journal of Austrian Association of Pediatric Surgery [et al] = Zeitschrift fur Kinderchirurgie, 2015, 25: 3-8.

[62] Cauley R P, Potanos K, Fullington N, et al. Pulmonary support on day of life 30 is a strong predictor of increased 1 and 5-year morbidity in survivors of congenital diaphragmatic hernia. Journal of pediatric surgery, 2015, 50: 849-855.

[63] Cauley R P, Stoffan A, Potanos K, et al. Pulmonary support on day 30 as a predictor of morbidity and mortality in congenital diaphragmatic hernia. Journal of pediatric surgery, 2013, 48: 1183-1189.

[64] Spaggiari E, Stirnemann J, Bernard J P, et al. Prognostic value of a hernia sac in congenital diaphragmatic hernia. Ultrasound in obstetrics & gynecology: the official journal of the International Society of Ultrasound in Obstetrics and Gynecology, 2013, 41: 286-290.

[65] Panda S S, Bajpai M, Srinivas M. Presence of hernia sac in prediction of postoperative outcome in congenital diaphragmatic hernia. Indian pediatrics, 2013, 50: 1041-1043.

第二节 膈膨升

概述

膈膨升（diaphragmatic eventration, DE）是指因先天性横膈发育异常或因膈神经损伤所引起的横膈部分或全部上移，临床表现以呼吸道症状为主的综合征。1790年Petit第一次报道膈膨升案例，1829年Beckdard首次提出“膈膨升”，1954年Bingham首次描述膈肌修补术。

病因

膈膨升通常可分为先天性和获得性两种，1989年Rodgers和Mcgahren把膈膨升分类更细化，除按病因分成上述两种外，又加了按解剖学分类（表41-3）。

表41-3 膈膨升分类

病因学	解剖学
先天性（非麻痹性）	完全性一侧膈膨升
后天获得性（麻痹性）：产伤、手术创伤、感染、炎症、新生物	部分膈膨升：前部、中间部、后部
	双侧膈膨升

先天性膈膨升是以横膈肌肉发育低下为特点的异常发育，临床上较少见，发病率<0.05%[1]，男婴多于女婴，约2∶1。发育低下大多限于一侧，以左侧为主，双侧膈膨升罕见。

先天性膈膨升的病因尚不明确，一些学者认为其可能与某些病毒感染有关，如巨细胞病毒或风疹病毒，目前尚无家族遗传倾向的报道[2]。在胚胎第6～10周膈肌发育过程中，由于颈部第3、4肌节或胸壁成肌细胞未迁入胸腔膜形成的膈中，导致横膈的肌化异常而引起先天性膈膨升。它以缺乏横纹肌或横纹肌极度退化为特征，膈肌变薄，特别是中心腱部分被广泛地纤维弹性组织替代[3]。

先天性膈膨升除横膈肌肉发育低下外还可合伴有其他畸形发生，如肺发育不良或不发育、肋骨缺损、先天性心脏病、异位肾、脑积水和脐膨出等[2]。Mertins描述一个膈膨升女性患者生的两个孩子均患先天性膈疝，且全部在出生后不久死亡。

获得性膈膨升常常是因膈神经损伤导致整个膈肌瘫痪和抬高，故又称为“麻痹性膈膨升”，以膈肌的横纹肌萎缩为主要特征，多为成人，也可见于婴儿。膈肌主要受膈神经支配，膈神经主要来自第四颈神经根以及C_3和C_5分支。因此，第3或第5颈椎水平以上的脊髓损伤可能损伤膈神经，导致膈肌完全或部分瘫痪[4]。膈神经损伤主要涉及患儿娩出时产伤发生神经牵拉、外伤或胸腔手术时损伤神经。分娩时膈神经受损多见于肩难产、巨大儿和产钳助产等情况[4,5]。France做尸体解剖描述这种情况可发生在C_3～C_4神经牵拉，严重病例发生该部分神经急性撕裂。也可发生于神经直接受压致使膈神经麻痹，如难产胎儿颈部被产钳夹所致。直接受压损伤引起麻痹比牵拉损伤引起的麻痹预后满意，一般是属于部分恢复，右侧比左侧麻痹发生更为常见。儿童获得性膈膨升最常见于胸腔或心脏手术术后。

病理生理学

无论是先天性还是获得性膈膨升，其病理解剖学改变均为受累膈肌变得薄弱、张力低、收缩力减弱或无收缩能力。在显微镜下，先天性膈膨升患儿可见病变部位发生弥漫性纤维素样变，仅见少量肌肉纤维，获得性膈膨升肌肉纤维数目不变但肌肉发生萎缩[1]。如果膈肌的中央、后外侧或前部的缺陷处无肌肉结构而仅有胸腹膜覆盖，则多半为有疝囊的膈疝。先天性横膈肌肉发育不良可以是部分性也可以是全部的。如果肌肉被结缔组织所替代仅仅在横膈某一节段，这样在X线检查上可见到弓状隆起，且不能移动。有时可见到横膈中央广宽、变薄。如果横膈一半受累，可以发生因不同程度的肌层发育低下而致形态上各种改变，也可发展到整个肌纤维缺失，横膈呈现一张薄状透明纸样物的结缔组织膜。

严重肌肉发育不良与完全性膈神经麻痹病例，横膈因新生儿呼吸、肠管充气、纵隔心脏位置偏移而出现膈明显抬高。在这些严重病例，横膈运动可以随每次呼吸气出现反常性活动。如右侧膈膨升，当吸气时腹内压增高，病变侧膈上升，纵隔偏向左侧，影响了肺的扩张，吸气时肺容量较正常减少。而在呼气阶段因左侧横膈抬高纵隔又回复到右侧。右侧横膈随腹内压下降也下降，同时右侧肺得到由健侧呼气经支气管分流而来的多余气量。在呼吸循环期间气体由一侧肺到另外一侧肺的运动术语称为反常膈运动（图41-3）。

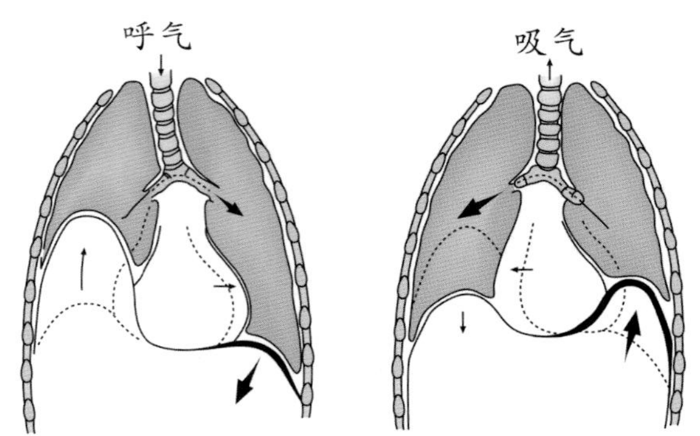

图41-3 右侧膈膨升病理生理学改变——反常横膈运动

少数中度发育不良或仅有部分膈神经麻痹的病例，横膈仅保持在抬高水平，而没有X线检查上所见的病理性反常呼吸运动，临床上症状相对轻微甚至可无症状。

临床表现

膈膨升患儿因膈肌舒缩功能和稳定性的丧失，主要影响呼吸、循环和消化系统功能，严重者可致膈衰竭。膈膨升的临床症状与体征常与肌肉发育程度和病因有关。

（1）获得性膈膨升：轻度的膈神经麻痹往往因临床表现轻微而被忽略，仅在做X线检查时才观察到一侧膈肌抬高。而症状严重者则可表现为一系列呼吸系统症状，如呼吸急促、呼吸困难、发绀，甚至发生呼吸窘迫综合征。Rickham报道一组新生儿膈膨升中有12例均因严重膈神经麻痹而发生呼吸窘迫综合征。

（2）先天性膈膨升：此种横膈先天性肌发育低下，轻者无明显症状，胸部摄片时偶尔发现。但重症者肺组织进行性受压严重，往往在出生后第1天至几周内出现呼吸困难，甚至有时发病呈急危重，需手术纠治。

除以上症状外，可发生反复呼吸道感染，胃食管移位出现吞咽困难或胃食管反流症状。单侧膈膨升患儿患侧下胸部叩诊呈浊音，呼吸音低于健侧，或闻及肠鸣音。

诊断与鉴别诊断

膈膨升的诊断主要依靠临床表现、查体及X线检查。在直立位胸、腹部平片可见到抬高的横膈。横膈的位置取决于临床上是在呼气还是在吸气。X线片中横膈位置抬高的程度并不是与临床症状的严重度一致。胸透一般认为是检查膈肌功能最准确、最简单的方法，是首选检查。获得性或先天性膈膨升，不管是否出现反常呼吸运动，均要做X线透视检查。存在或缺少反常呼吸运动对预后相当重要。不完全膈神经麻痹或中度肌肉发育低下患儿除了明显横膈抬高外没有反常呼吸运动，一般均可做保守治疗。有反常呼吸运动提示完全性麻痹或有严重横膈发育低下，是外科手术重要指征之一[4]。CT检查对评价膈肌的厚度和膈穹隆的高度有一定价值，但无特异性诊断意义。超声检查对右膈膨升症的诊断和鉴别诊断非常重要，灰阶超声能区分膈升高系腹腔、腹膜后还是胸腔的病变，同时可反映病变内部结构、物理特性、病变范围、与邻近组织的关系，定位准确率100%，定性准确率98%[1,2]。消化道钡餐检查可了解胃肠形态及位置，与膈肌之间的关系，有助于鉴别诊断。

膈膨升需与膈疝鉴别，有时与有疝囊的先天性膈疝难以鉴别。先天性膈疝触诊腹部空虚，X线检查示膈肌不完整，显影不清，或膈上显示异常影像，如气泡或致密影；造影是诊断膈疝的重要手段，经胃注入造影剂后，可证实胃肠在膈上胸腔内。但是这样的区别有时可能需要讨论。

本症尚需与胸骨后疝（Morgagni疝）、先天性肺大疱等相鉴别。

治疗

治疗的原则是通过恢复膈肌的正常张力和解剖位置，使胸腔及纵隔稳定，维持正常的肺容积及肺通气，以缓解对肺组织的压迫，改善呼吸循环[6]。

1955年以前治疗先天性或获得性膈膨升主要采取非手术治疗方法，即吸氧、呼吸支持、抗生素治疗三大主要措施。目前，大多数学者同意横膈折叠术作为有呼吸窘迫综合征等严重呼吸道症状病例的必要手术。横膈折叠术是一种十分安全、有效的手术方式。区分手术还是保守治疗主要取决于临床分组、X线片、X线透视和血气分析等，反常呼吸运动存在与否是主要的手术指征。轻度先天性膈膨升不需治疗。呼吸困难者及发生胃扭转或肠嵌顿绞榨者需急症手术治疗。反复呼吸道感染或有明显消化道症状者，行择期手术治疗。不能与先天性膈疝鉴别者亦宜手术。有呼吸窘迫但难以与膈疝鉴别者，不必再行复杂检查，宜及早手术探查。严重先天性膈膨升无明显症状者亦应手术治疗，因为这些患儿患侧肺严重受压而影响发育，肺功能检查都有显著的通气/血流障碍[7,8]。

◆ 手术适应证

（1）横膈向上移位1～2肋间，无症状者不需要手术，定期随访。

（2）膈神经损伤：有的6～9个月后开始恢复，一般观察时间不超过1年。

（3）反复呼吸道感染、呕吐或有胃食管反流症状，X线显示横膈上移3个肋间或以上，肺组织严重受压，横膈反常呼吸运动。

◆ 手术途径

手术途径可选择经腹或经胸手术径路。Hu等认为选择何种径路需根据不同膈肌病变的特点以及缺损部位而定。如右侧膈肌缺损采取经胸径路，可获得满意的视野，便于镜下操作，避免了经腹途径时肝脏对操作的妨碍。左侧膈肌病变可根据不同术者的手术室条件及操作熟练程度选择经胸或经腹途径，经腹途径有利于对腹腔其他脏器的探查，而经胸途径则可获得较大的操作空间[6]。近年来，微创手术因其并发症少、恢复快、伤口外观好等优点而广受欢迎[9-11]。术中将薄弱的膈肌依冠状面横行折叠，并在其基底部作一不可吸收线褥式缝合固定，将膈肌穹隆下降、拉紧，然后将多余部分膈肌向后折叠覆盖，再用一列褥式缝合固定加强膈肌薄弱处（图41-4）。合并胃食管反流者可加做胃底折叠术抗反流。有消化道畸形者应行相应手术处理。术中应注意保护隔神经（图41-5），做褥式缝合时不宜进针过深过远以免损伤肝脏、大血管及心包、肾上腺，防止膈膨升复发及术后并发症。

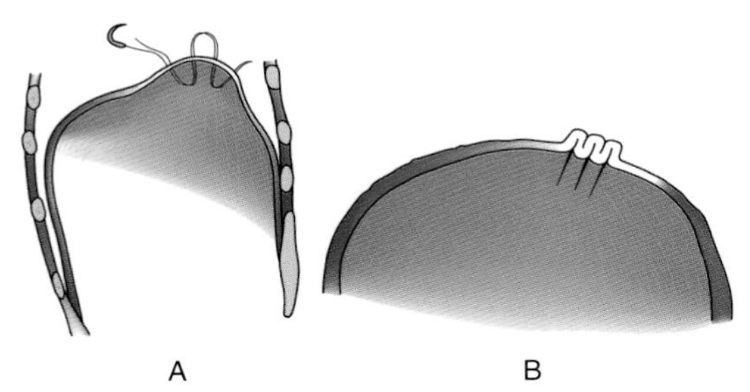

图41-4 膈肌折叠术

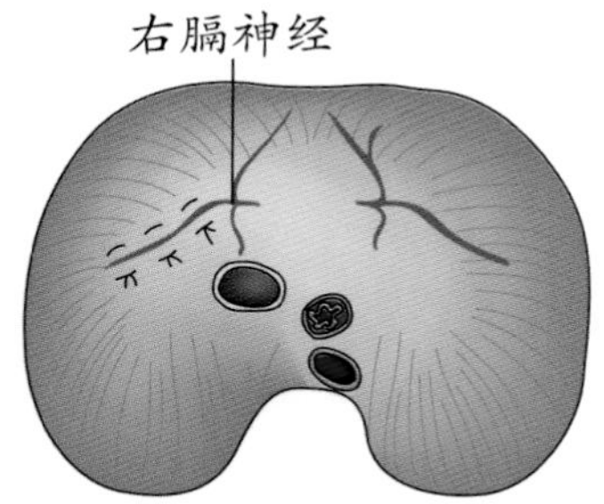

图41-5 术中注意保护膈神经

术后处理应注意保暖、吸氧、拍背、超声雾化、经常变换体位，目的是防止肺部并发症发生。吸引口腔分泌物，一般经腹部途径还可以置鼻胃管减压2～3天。同其他手术一样补液，纠正水、电解质紊乱及酸碱平衡。但本手术术后另一重点是患侧肺常有先天性膨胀不全，手术后不应强求肺立即复张，应需注意。

术后随访患儿一般均正常发育，临床症状消失，身高体重也在正常范围内，肺功能正常。X线片横膈位置类似外科手术后位置，而在非手术治疗组保持无改变。

小结

先天性膈膨升是因横膈发育异常或因膈神经损伤所致。临床表现主要是呼吸道症状，辅助检查X线透视可见病侧膈肌抬高及出现“反常呼吸”。轻者可保守治疗，重者应外科纠治——膈肌折叠术，目前胸腔镜微创膈肌已被逐步认识并推广应用。

（王　俊）

参·考·文·献

[1] Groth S S, Andrade R S. Diaphragm plication for eventration or paralysis: a review of the literature. Ann Thorac Surg, 2010, 89(6): S2146–2150.

[2] Soffer S Z. Eventration of the Diaphragm. 2011: 531–534.

[3] Schumpelick V. Surgical embryology and anatomy of the diaphragm with surgical applications. Surg Clin North Am, 2000, 80(1): 213–239.

[4] Hollwarth M. Pediatric thoracic surgery. Pediatr Surg Int, 2009, 25(12): 1131.

[5] Nath R K. Risk factors at birth for permanent obstetric brachial plexus injury and associated osseous deformities. ISRN Pediatr, 2012, 2012: 307039.

[6] Hu J. Thoracoscopic and laparoscopic plication of the hemidiaphragm is effective in the management of diaphragmatic eventration. Pediatr Surg Int, 2014, 30(1): 19–24.

[7] Dassinger M S, Gurien L A. Eventration of the Diaphragm. 2017: 581–584.

[8] Tsugawa C. Diaphragmatic eventration in infants and children: is conservative treatment justified? J Pediatr Surg, 1997, 32(11): 1643–1644.

[9] Tanaka T, Okazaki T, Fukatsu Y, et al. Surgical intervention for congenital diaphragmatic hernia: open versus thoracoscopic surgery. Pediatr Surg Int, 2013, 29(11): 1183–1186.

[10] Dingemann C, Ure B, Dingemann J. Thoracoscopic procedure in pediatric surgery: what is the evidence? Eur J Pediatr Surg, 2014, 24(1): 14–19.

[11] Davenport M, Rothenberg S, Crabbe D, et al. The great debate: open or thoracoscopic repair for oesophageal atresia or diaphragmatic hernia. J Pediatr Surg, 2015, 50(2): 240–246.

第四十二章
食 管 裂 孔 疝

概述

食管裂孔疝是由于包绕食管的膈肌发育不良导致食管裂孔扩大，腹腔段食管、胃底甚至全胃及部分腹腔脏器疝入纵隔，使正常解剖结构中的抗反流机制丧失，导致胃食管反流，并因胃食管反流引起一系列临床症状的疾病。早在1853年，Bowditch通过尸检系统回顾88例膈疝死亡患者时，就首次系统性描述了食管裂孔疝（hiatal hernia，HH）并尝试对其进行分型[1]。然而直到1900年，才由Eppinger医师通过X线检查在患者身上诊断出食管裂孔疝[2]。本病在儿童阶段各年龄组均可发生，1931年Findley和Kelly首次报道在新生儿期可发生食管裂孔疝。由于许多新生儿仅伴有小裂孔疝或滑疝，症状不典型，往往在临床上呕吐频繁或在X线检查中才发现有食管裂孔疝存在，所以真正发病率难以统计，国内外文献报道男女之比约3∶1[1,3]。近年来，由于国内儿童医疗卫生保健水平的提高，特别是儿童放射专业的不断进步，使本病确诊率逐年上升。

病因

本病尚无确切病因，国内外研究多认为，可能由于先天遗传和环境因素相互作用，使食管周围韧带、组织结构的弹性减退，左右膈肌脚肌纤维发育障碍，失去正常的钳夹作用。膈肌裂孔开大，特别是膈食管韧带与食管周围失去紧密接触关系，变得松弛。腹腔食管失去控制，当膈肌运动时腹腔食管由于活动性强，向上突入胸腔形成疝[4,5]。

分型与病理生理学

食管裂孔疝根据裂孔缺损位置及疝入胃组织的多少分为食管裂孔旁疝、滑动型疝和混合型疝（图42-1）。其中新生儿期滑动型疝最为常见（约占70%）[6]。根据分型不同，腹腔食管、贲门、胃进入胸腔的多少有差异，其病理生理理改变亦不相同。

（1）食管裂孔大，但以食管后膈肌裂开为主，胃大弯与部分胃体沿着贲门及幽门长轴方向突向食管后方，以达膈上，形成食管旁疝。此时贲门仍居膈下，His角不变，腹腔食管保持一定长度，因此食管裂孔旁疝保持良好的防反流机制，没有胃食管反流现象。

（2）膈食管韧带、膈肌脚，胃悬韧带发育不良变得松弛时，食管裂孔大，当卧位或腹压增加时，腹腔食管、贲门和胃底依次疝入胸腔。当腹压减低或者患儿未进食、胃空虚时，食管和贲门位置正常。这种称为滑动型食管裂孔疝，简称滑疝。滑疝由于腹腔段食管变短，食管下端括约肌失去功能，胃His角变钝等，常常伴有胃食管反流。食管黏膜经常受胃酸刺激。食管蠕动功能变慢，对酸性物质清除率下降。病程初期食管下段仅黏膜呈充血性炎症反应，后期发展成溃疡出血，新生儿期常常呕吐出咖啡色物质即是该病理过程的表现。如果病情进一步进展，炎症不只限于黏膜层，而且可以波及食管肌层和周围

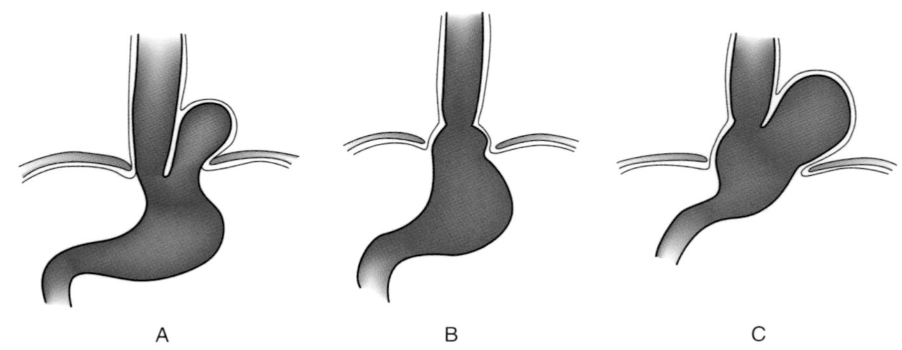

图42-1 食管裂孔疝分型示意图

图A：食管旁疝，图示胃底及胃体可移至膈上，但贲门仍然居原位，易绞窄；**图B**：滑动型疝，图示食管下段、贲门和部分胃底上移至膈上；**图C**：混合型疝：图示食管与胃体均移至膈上。

组织，形成食管炎和食管周围炎，最终使食管纤维化，造成食管狭窄和短缩。有时反流物进入气管造成误吸，引发肺部感染，新生儿甚至造成窒息死亡。

（3）食管裂孔开大明显，膈食管韧带明显松弛，已不能固定食管时，贲门、胃、横结肠甚至肝脏左叶都可疝入胸腔，临床成为混合型疝（巨大疝）。

临床表现

婴幼儿和新生儿期食管裂孔疝表现多样化，不一定有典型的临床症状，如果观察不仔细，容易延误诊断和治疗，故应引起重视[7]。

（1）呕吐：是新生儿和婴幼儿最常见的症状，占80%～90%以上，多在出生后第一周即出现[7,8]。呕吐形式各异，常以平卧或夜间为重，有时轻微出现溢奶，有时呈现严重的喷射性呕吐。起初为胃内容物，严重时伴有胆汁，后期可出现含血性物或是咖啡色（巧克力色）呕吐物。

（2）咳嗽、气喘等呼吸道感染症状：由于胃食管反流多在夜间出现，往往造成误吸，结果反复出现呼吸道感染。约有30%的新生儿和小婴儿期食管裂孔疝是以呼吸道感染为主诉就诊，虽经积极抗感染治疗，感染可好转，但不易治愈[9]。

（3）吞咽困难：主要是滑疝引起的反流性食管炎侵袭食管下端肌层，使食管下端纤维化。吞咽中出现不适和烦躁通常提示在食管有溃疡或者狭窄形成。但新生儿组此临床表现比较少见。

（4）体格检查异常：初诊体检时，常发现患儿发育和营养状况差，体重明显低于平均日龄或月龄体重，约50%以上患儿有此现象，个别严重病例在出生第一周可出现严重脱水。另外，患儿常常有贫血貌，贫血程度往往与食管炎严重程度有关。

诊断

熟练掌握食管裂孔疝的病理解剖和病理生理特点、临床表现，凡是新生儿期出现频繁呕吐，尤其呕吐咖啡色样胃内容物，反复肺部感染，体重不增或增长缓慢的患儿都应想到本病。本病在胸部X片和CT上都有比较特征性的表现，即食管下端和部分胃体疝入胸腔，但诊断的金标准是X线下钡餐透视（上消化道造影）。对高度疑似患儿行上消化道造影，一般可以明确诊断：贲门和部分胃组织通过食管裂孔疝入胸腔（图42-2）。

但对于一些滑疝患儿，可能需要多次反复检查，才能发现疝入横膈以上胸腔内的胃底贲门组织。另外，有一些放射学的间接征象可作为诊断滑疝提供参考，如出现胃食管反流，His角变钝，胃食管前庭上移和增宽，胃食管前庭段呈尖幕状，贲门以上食管纹理增粗、扭曲和食管炎征象[10,11]。如果存在以上影像学表现，应做仰卧头低足高位检查，以提高检出率。当然需要注意的是，存在胃食管反流不一定有食管裂孔疝，但如果有食管裂孔疝，多数情况都会有胃食管反流。

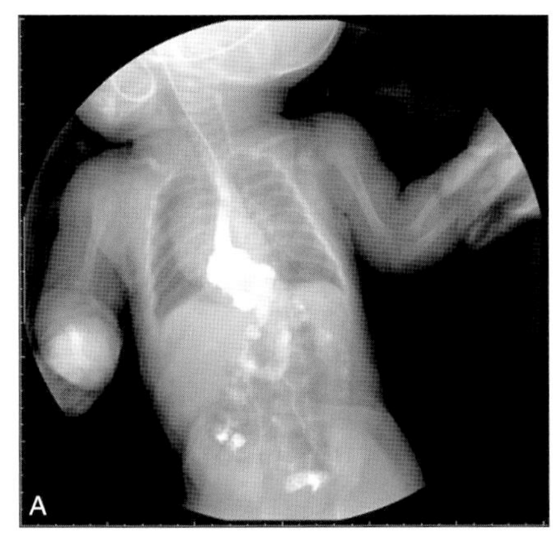

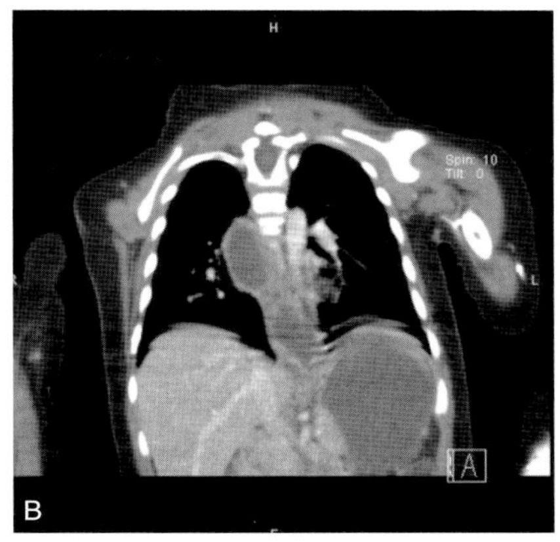

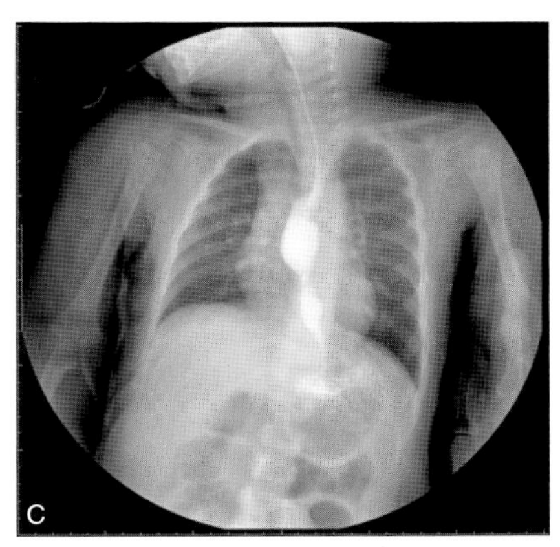

图42-2 贲门和部分胃组织通过食管裂孔疝入胸腔

图A：上消化道造影提示贲门和部分胃组织通过食管裂孔疝入胸腔；**图B**：胸部CT平扫冠状位显示在后纵隔有一含液体囊性占位，上端连接食管；**图C**：上消化道造影提示食管下端贲门已上移至膈肌以上，提示食管裂孔疝

治疗

新生儿期多数滑疝患儿（约占90%以上）一般无须手术，通过保守疗法，包括体位疗法和喂养方式改进即可缓解，即对患儿采用斜坡卧位（30°～45°卧位），一般提倡母乳喂养，少喂多餐，适当增加摄入，母乳不足时可使用配方奶，喂养后适当拍打背部。必要时可给药促胃动力或抑酸药物，促进胃排空，防止食管炎。

对于经非手术治疗症状无法缓解，甚至出现严重脱水和营养不良的患儿，往往需要手术治疗。20世纪60年代，美国小儿外科医师Nissen通过系统研究胃食管反流疾病，提出了经典的Nissen手术，该手术对于食管裂孔疝等胃食管反流疾病来说，具有革命性的意义。手术核心理念是"延长腹内食管长度，关闭食管裂孔，胃底折叠，重建His角"[12]。Nissen手术从根本上重建了食管下端的解剖结构，起到了良好的抗反流作用，该术式包括从其衍生出来的一些术式沿用数十年。

食管裂孔疝的手术适应证：有并发症的食管裂孔疝，如出现严重的食管炎、溃疡、出血、狭窄、脏器嵌顿和膈肌部位并发症；食管旁疝和巨大裂孔疝；经内科正规治疗无好转，体重不增或持续下降，贫血严重。手术禁忌证和相对禁忌证：早产儿或体重小于2 kg、耐受能力差的新生儿；合并其他严重先天性畸形、心肺功能不良者；合并严重肺部感染者。

1992 年Cuschieri医师首次利用腹腔镜技术，完成了微创Nissen手术，获得良好的效果，至此，食管裂孔疝的治疗开启了新的时代[13]。1993年Georgeson和Lobe相继独立的报道了在儿童中实施腹腔镜胃底折叠术，我国自2000年起陆续在一些儿童医院开展腹腔镜下食管裂孔疝修补术[13,14]。目前，微创技术已经成为手术治疗儿童食管裂孔疝新的标准手术途径。

腹腔镜下食管裂孔疝修补+胃底折叠术是最能体现腔镜微创优势的手术之一。因食管裂孔位于腹腔膈顶及后方，二侧膈肌脚位置尤深，开放手术显露困难，尤其是新生儿和小婴儿因严重反流的食管裂孔疝大多伴有营养不良，开放手术术后存在切口裂开的风险。而镜下手术借助视镜能使深部的食管裂孔及膈肌脚清晰显露，并使视野放大，腹部仅有4～5个5 mm大小切口，无术后裂开之嫌。对于熟练的操作者可在1～2小时内完成手术并几无出血。因手术创伤小，术后第2天即可进食。真正体现了微创美观的临床效果[15]。

腹腔镜Nissen手术步骤简介（图42-3）：① 患儿全麻后仰卧位，轻度头高足低位。② 手术人员站位：如腹腔镜系统和监视器整体放置的和摆放于头侧，手术者站于患儿右侧，持镜者站于术者对侧。③ Trocar取位：选择脐环下缘作一5 mm切口，直视下放置第一个5 mm Trocar并缝合固定，建立二氧化碳气腹，气压8 mmHg；放入5 mm 30°视镜，在镜下监视下分别于两侧脐平锁骨中线部穿置5 mm Trocar，右侧放置肝叶推开器，左侧放置抓钳由一助操作，于上腹正中线两侧经腹直肌穿刺放置2把5 mm Trocar由主刀操作。④ 腹腔镜探查：用肝叶推开器推开肝左叶，固定肝叶推开器，暴露食管裂孔部膈顶，观察食管裂孔缺损大小及胃肠疝入纵隔情况，同时观察两侧腹股沟内环部位是否关闭，如合伴有腹股沟疝，可于食管裂孔疝修复后一并镜下修补。⑤ 游离食管裂孔周围韧带和疝囊，将疝入纵隔脏器

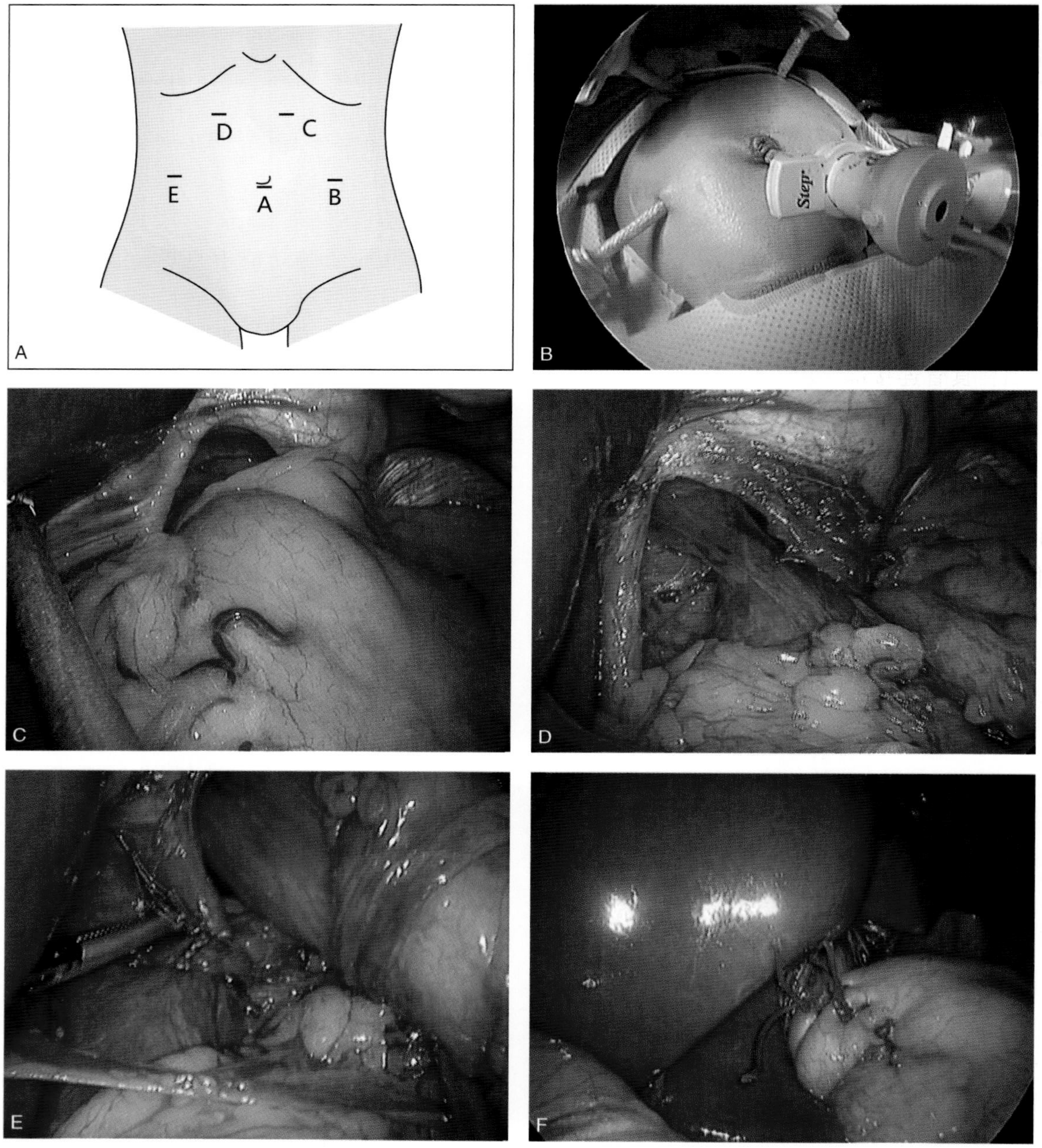

图42-3　腹腔镜Nissen手术Trocar取位和主要手术步骤简介

图A：腹部切口示意图；**图B**：五把操作Trocar和光源放置位置实景图；**图C**：显露裂孔；**图D**：充分游离疝囊；**图E**：缝合膈肌脚，缩窄食管裂孔；**图F**：胃底经食管后包绕腹腔段食管，缝线与食管壁固定，间断缝合3针，完成Nissen折叠

复位，修补食管裂孔，并行不同术式的胃底折叠抗反流（Nissen/Thal/Toupet）。

术后处理：① 禁食12～24小时后改经口进食；② 静脉输液维持1～2天；③ 若患儿术前一般情况较差可适当延长补液时间；④ 需观察有无进食梗阻等因手术导致的食管狭窄和迷走神经损伤等情况。一旦出现并发症则需另行处理。

并发症和预后

腹腔镜手术常见并发症和预后：① 食管损伤，如术中能及时发现，可于镜下给予修补缝合，遇到严重的食管损伤应及时中转开放进行食管修补。② 迷走神经损伤：避免过分紧贴食管进行游离，尤其是具有优势支的右侧迷走神经，一旦怀疑损伤，术后需延长胃管留置时间，延后进食时间。③ 吞咽困难：可因胃食管连接部水肿导致术后狭窄，吞咽困难，但因水肿引起的吞咽困难大多在术后数日至数周内缓解，一旦发生因手术裂孔关闭过紧或胃底包绕过紧导致的吞咽困难，可试行食管球囊扩张，大多能获得改善[16]。如扩张无效，则需再次手术。二次手术仍可在腹腔镜下操作。④ 裂孔疝复发和胃食管反流：腹腔段食管过短、部分胃底折叠、食管裂孔关闭不够都可引起术后胃食管反流，但大多数可经保守治疗并随生长发育得到改善，极少数需要再次手术。

总体来说，腹腔镜下食管裂孔疝的预后非常好，术后尽管存在复发的可能，但是复发率也很低，在0.98%～4%不等，一旦食管裂孔疝复发，则需再次手术修补，二次手术修补仍可在腹腔镜下完成[17]。术后的随访除了应观察临床症状有无缓解外，一般需要复查上消化道造影，特别注意有无反流。

小结

（1）食管裂孔疝是小儿外科常见的一种疾病，临床表现多样，呕吐是新生儿和婴幼儿期最常见的症状，部分患儿常合并咳嗽、气喘等呼吸道感染症状。存在以上临床表现的患儿应引起重视，仔细观察，及时就诊。

（2）大部分新生儿期的食管裂孔疝无须手术，通过体位疗法和喂养方式改进即可缓解。对于有并发症的食管裂孔疝、食管旁疝和巨大裂孔疝，或经内科正规治疗无好转，体重不增，贫血严重的患儿应考虑手术治疗。

（3）腹腔镜下食管裂孔疝修补+胃底折叠术是最能体现腔镜微创优势的手术之一。该手术视野良好、显露清楚、出血少、创伤小、术后恢复快，已经成为手术治疗小儿食管裂孔疝新的标准手术途径。

（王　奕　吴晔明）

参·考·文·献

[1] Stylopouls N, Rattner D W. The history of hiatal hernia surgery: from Bowditch to laparoscopy. Ann Surg, 2005, 241: 185–193.

[2] Hochber L A. Thoracic Surgery before the 20th Century. New York, New York, Vantage Press, 1960.

[3] 施诚仁.新生儿外科学[M].上海：上海科学普及出版社，2002.

[4] Botha G S M. The gastroesophageal region in infants. Arch Dis Child, 1958, 33: 78–94.

[5] Al-Salem A H. Congenital paraesophageal hernia in infancy and childhood. Saudi Med J, 2000, 21: 164–167.

[6] 李正.实用小儿外科学[M].北京：人民卫生出版社，2001.

[7] Karpelowsky J S, Wieselthaler N, Rode H. Primary paraesophageal hernia in children. J Pedatr Surg, 2007, 42: 1298–1301.

[8] Yousef Y, Lemoine C, St-Vil D, et al. Congenital paraesophageal hernia: the Montreal experience. J Pedatr Surg, 2015, 50: 1462–1466.

[9] Imamoglu M, Cay A, Kosucu P, et al. Congenital paraesophageal hiatal hernia: pitafalls in the diagnosis and treatment. J Pedatr Surg, 2005, 40: 1128–1133.

[10] Koziarski T, Paśnik K, Stanowski E, et al. Evolution of views on surgical treatment of gastroesophageal reflux disease and hiatal hernia. Pol Merkur Lekarski, 2009, 26(155): 500–503.

[11] Eren S, Ciriş F. Diaphragmatic hernia: diagnostic approaches with review of the literature. Eur J Radiol, 2005, 54(3): 448–459.
[12] Stylopoulos N, Rattner D W. The history of hiatal hernia surgery: from Bowditch to laparoscopy. Ann Surg, 2005, 241(1): 185–193.
[13] van der Zee D C, Bax N M, Ure B M. Laparoscopic refundoplication in children. Surg Endosc, 2000, 14(12): 1103–1104.
[14] 吴晔明, Donald C Liu, 严志龙, 等.腹腔镜Nissen's胃底折叠术治疗小儿胃食管反流性疾病[J].中华小儿外科杂志, 2003, (05): 33–35.
[15] 吴晔明,严志龙,王俊,等.儿童腹腔镜下胃底折叠术10年小结[J].中国微创外科杂志,2012,12(06): 503–505.
[16] 施佳,王俊,俞炬明,等.小儿食管裂孔疝合并食管狭窄的综合治疗[J].临床小儿外科杂志,2016,15(06): 587–589,593.
[17] Yates R B, Oelschlager B K. Surgical treatment of gastroesophageal reflux disease. Surg Clin North Am, 2015, 95(3): 527–553.

第四十三章
新生儿胃食管反流

概述

新生儿期胃食管反流（gastroesophageal reflux，GER）是指胃内容物不自主地反流到食管。可以伴有溢奶或/和呕吐。无症状的胃食管反流大部分是生理性，特别在喂奶以后发生。

如果当反流产生症状影响到生活质量或有病理状况出现，如慢性呼吸道疾病、食管炎、窒息等称为病理性胃食管反流。

出生后最初2个月内70%～85%新生儿有溢奶，这种情况大多数在1岁左右婴儿期并没有干预，95%可得到缓解[1,2]。新生儿期反流的主要原因是食管下端括约肌未成熟和腹腔内食管段短而引起的。但也需与一些疾病相区分；特别是存在牛奶蛋白质过敏往往出现类同症状，也常与GER疾病同时合并发生，后者出现在新生婴儿GER病中占42%～58%。

最近有关儿童GER治疗的指南对新生儿期GER均是以非手术治疗为主。

病因与发病机制

正常人抗胃食管反流屏障是一整套解剖结构与生理功能完整组合而成。主要有两个主要结构即食管下端括约肌（lower esophageal sphincter，LES）和膈肌夹。同时还有诸如His角、腹腔食管段长度、胃排空、食管黏膜屏障等有关。

◆ 食管下端括约肌

食管下端括约肌是位于胃与食管交界处增厚的平滑肌，形成一个高压区，是胃与食管间机械性屏障，以防止胃内容物反流。也称为抗反流第一屏障。影响LES压力除迷走神经调控外，还受到某些激素的影响（表43-1）。短暂LES松弛（transient LES relaxation，TLESR）是各年龄中对GER调节机制。这是一种神经反射通过脑干、迷走神经的有效旁路。未成熟儿<妊娠26周时就展示出GER，这也是TLESR原因所致。未成熟儿显示食管无蠕动；较差的食管廓清功能，增加相继并发症产生。胃扩张和会厌刺激也证明有松弛现象。

表43-1　影响食管下端括约肌压力的激素[3]

增加压力	降低压力
促胃液素	胰泌素
乙酰胆碱	前列腺素
胃动素	缩胆囊素
胨	高血糖素
P物质	加压素及胃抑制多肽
加压素	抑胃素
血管紧张素	神经降压素
铃蟾肽	生长抑素

右侧膈肌脚包绕着LES，提供一种辅助性加强LES的功能。与LES共同在食管下端形成一个高压

区。这些单一或二者都有功能减弱时导致GER，甚至GER病。

◆ 正常食管蠕动

胃内容物反流到食管，因有上皮前防御机制静水层和黏膜表面HCO^-_3能发挥物理化学屏障作用，再加之正常的食管蠕动起到有效的食管清除作用，保护食管黏膜上皮免受受损，也是抗反流第二屏障。

◆ 胃排空

胃出口不畅，胃蠕动差或胃扩张可致胃排空延迟，易发生胃食管反流。新生儿出生后一般到12周后才有正常的胃蠕动波，故也易配合解释为什么未成熟儿发生增加反流现象。

◆ 其他有关抗反流机制的因素

腹腔内压力增高时，腹腔内食管段被钳压呈扁形，食管与胃直径的比例为1∶5，腹腔内食管仅需要压力超过胃内压1/5时，即可发生闭合，食管长度越长，功能亦越趋完善，新生儿仅0.5～1 cm，3个月时增加到2.5～3 cm。

另有胃食管角又称为His角，正常呈锐角也起到抗反流作用，在出生后一个月形成，当在食管裂孔疝时大多数病例此角可变钝角。

上述这些抗反流机制障碍或改变时，往往发生病理性GER，即胃食管反流病（GERD）。最常见是反流性食管炎及反复呼吸感染。反流性食管炎食管黏膜受损程度取决于：① 反流物的特殊作用；② 黏膜与反流物接触的持续时间；③ 食管对反流物清除能力。

临床表现

溢奶和呕吐是最常见的新生婴儿反流的症状。出现GER而患儿无并发症健康地生长无任何影响，这种也称为“快乐溢奶”[4]，往往无胆汁，无哭吵疼痛。故要仔细询问及体检，耐心观察。病史中了解喂养情况，如喂养时体位，配方奶还是母乳，喂时有无呛咳等。如有呕吐，则需排除其他疾病且了解有无合并病理状况，如肺部感染，需进一步实验室、放射学等检查。

不能解释的哭吵与不适。这是一种非特异性症状，与各种病理和非病理状况均可合伴，大的儿童可以诉说哪里不适而新生婴儿难以诉说，正常健康儿每日平均可有2小时出现哭吵，不安。如做进一步检查在食管24小时pH监测时可发现如有反流时新生儿出现哭吵，躁动更易有助诊断为GERD[5]。

体重增长差，生活质量受危，这是反复溢奶和有GERD征象的结果，需设置严密观察、护理与喂养，逐步补充热量与摄入量及治疗方案。

呼吸暂停，窒息，这是严重GERD的结果，应该考虑是GERD的食管外表现。未成熟儿窒息（apnea of prematurity，AOP）易发生睡眠期危及生命的状况。一般GERD的新生婴儿是入NICU的严格指征。必要时应给予药物治疗等措施[6,7]。

Sandifer综合征，GERD新生婴儿出现一种痉挛性扭曲身体，呈现弓形背，板状姿态，有痛苦表现，虽不常见，但是GERD的特殊表现[4,8]。这种综合征的病理生理机制仍然不明，推测可能与食管酸暴露反应有关，需有效的抗反流治疗。

诊断

除了病史及体格检查外，还需辅助其他检查，特别是食管24小时pH监测技术，目前这是诊断病理性GER即GERD的金标准[9,10]。对各种辅助诊断检查分别叙述如下。

◆ 食管放射学评估

对诊断GERD敏感性及特异性均低，但可用于了解有无解剖学结构畸形，如食管裂孔疝、幽门狭窄、肠旋转不良。改良的吞钡试验可以协助在有呼吸道症状患儿反流或吞咽时吸入的诊断。

◆ 食管动力学检查

诊断GER中，主要了解食管运动情况及LES功能，安全无创伤。新生儿出生后LESP是明显低的，以后随着年龄增长逐步与大年龄儿童组值逐步相接近。表43-2提示正常儿童各年龄段食管LESP与高压区长度，供参考。

表43-2 正常儿童食管下端括约肌压力（LESP）与高压区长度

年龄	例数	LESP［kPa（cmH_2O）］	LESP长度（cm）
0～6天	4	0.67 ± 0.14（6.80 ± 1.40）	4.70 ± 0.14
7～14天	19	1.15 ± 0.32（11.76 ± 3.27）	1.01 ± 0.15
15～30天	30	1.07 ± 0.33（10.93 ± 3.39）	1.02 ± 0.26
1～12个月	19	1.03 ± 0.29（10.53 ± 2.96）	1.01 ± 0.20
1～4岁	7	1.27 ± 0.48（12.91 ± 4.94）	1.56 ± 0.28
5～12岁	7	1.42 ± 0.21（14.50 ± 2.15）	1.97 ± 0.03

引自：J Pediatr Surg 1983, 15(3): 283.

GER新生婴儿LESP有不同程度下降，基本符合率约87%。

◆ 食管24小时pH监测

诊断GERD的最安全、有效的方法，检测时可同时进食或睡眠，以测24小时更可反映整天反流全貌。敏感度为88%，特异性为95%。

在胃食管连接部放置pH电极测定探头，如pH<4则为1次反流，正常情况下一般睡眠时没有反流，24小时总反流时间<4%监测时间，平均反流持续时间<5分钟，平均清除时间<15分钟[3,11]。另外，还有一个概念称为反流指数（reflux index，RI）即整个24小时中出现pH<4的时间百分比，也是上述的总反流时间<4%监测时间，一般新生婴儿期>11%考虑异常，大儿童>7%为异常[12]。

◆ 胃食管核素闪烁扫描记录

采用放射性核素^{99m}Tc液体进行观察反流情况，此检查不仅能了解胃排空，食管清除能力，且能证实GER与呼吸道症状的关系，但敏感性仅80%[13]。

◆ 食管内窥镜检查

对诊断GER特异性差，仅41%，是诊断反流性食管炎的主要手段之一，可结合病理活检了解食管炎病变程度，也是诊断Barrett食管的主要依据。

近期有关几种新兴诊断技术的进展如下。

（1）反流症状问卷：用于儿童GERD的初筛，是目前GERD诊断方法的研究热点[14,15]。Deal等设计了适用1～11月龄婴儿的GERD严重程度调查问卷，含7个典型GER症状项目，作严重度评分[16]。

（2）pH胶囊（Bravo胶囊）无线监测：此系统由一个胶囊及可固定在人腰带上的接收器组成，Bravo胶囊6 mm × 5.5 mm × 2.5 mm大小，通过胃镜下吸附于食管下端黏膜上，每隔6秒记1次数据，可持续2～4天[9]。国内有个别单位在成人中应用，儿童中未见报道。据文献儿童中研究：此方法与食管24小时pH监测在反流指数上无统计学意义[17,18]。

（3）多通道食管腔内阻抗-pH监测（combined pH-multichannel intraluminal impedance measurements）：简称MII-pH监测，是通过测定食管腔内阻抗值的变化，来测定食管腔内食物的运动情况，一般阻抗值较基线改变50%被认为有1次反流。MII由一个经鼻放置于食管腔的阻抗导管和6～7个阻抗感受器组成[19,20]。我国也有人报道可使GERD检出率提高了4.6%[21]。有关儿童GERD诊断中，国外报道新生儿易受激惹及呼吸暂停与酸反流及非酸反流均相关[22,23]。这有待于更多资料的积累，再来评估在新生儿GERD中的诊断价值。

鉴别诊断

新生儿期溢奶、呕吐十分常见，除GER本身外大多数属生理性反流。其他诸如喂养不当、牛奶过

表43-3　新生儿、婴儿期GERD的可能鉴别诊断疾病

鉴别诊断	症　　状	处　　理
幽门/十二指肠隔膜	空隙>1 cm不引起梗阻症状，症状有呕吐、腹胀、呕血等	急症，需外科处理
十二指肠闭锁	胆汁性呕吐、腹胀、黄疸	急症，需外科处理
先天性肾上腺增生	反复性呕吐、脱水、低血压、低体温休克	由内分泌科专业医师处理
半乳糖血症	体检无阳性症状、体征、体重下降、黄疸、呕吐	<1岁，改变豆类食谱，饮食内限制半乳糖
先天性巨结肠病	出生后胎粪排出超过24小时，食欲缺乏、便秘、呕吐、腹胀	急症，需外科处理
肠旋转不良（肠扭转）	持续性胆汁性呕吐、腹部肌紧张、血便、脱水、发热、心动过速等	急症，需外科处理
过多喂养	腹胀、呕吐、哭吵不安、胀气、体重增加	减少喂养量及次数
幽门狭窄	体重下降、腹胀、呕吐，呕吐物为奶块，出生后第2～3周多见，左上腹部可扪及橄榄样肿物	急症，需外科处理
牛奶过敏	腹胀、腹痛、腹泻、呕吐、胀气，偶有血性胃内容物或血便	改变食谱
由代理人（保姆）虚构病情	体检与症状不符，保守治疗无反应，多中心诊治无效	停用任何药物治疗，需父母直接观察

敏、外科消化道畸形等均可致发生，需临床医师仔细询问病史，体格检查及必要的辅助检查。表43-3示意新生儿、婴儿期GERD可能鉴别诊断的疾病表，以供参考。2009年NASPGHN和ESPGHAN组织推荐儿童胃食管反流临床实践指南建议反复溢奶或呕吐的新生婴儿处理流程，临床上颇为实用（图43-1）[4]。

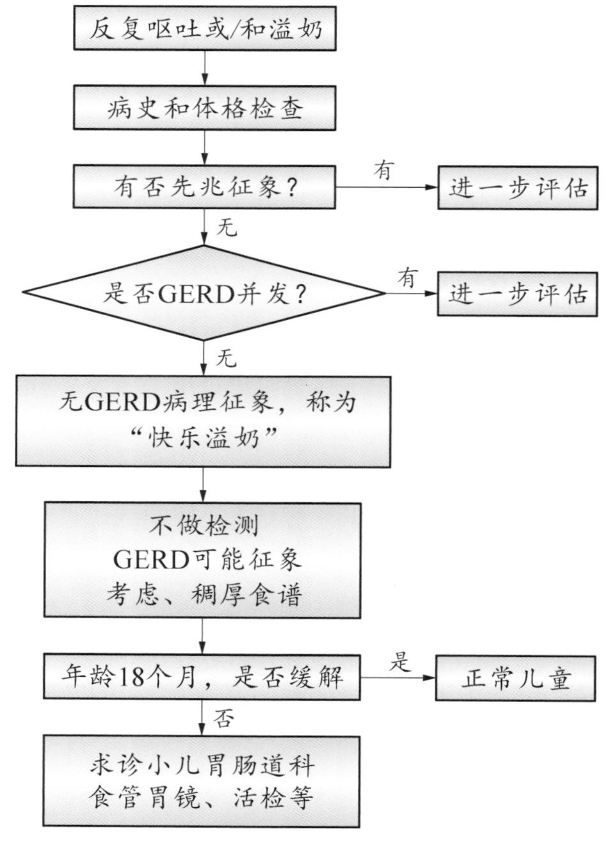

图43-1　反复溢奶、呕吐新生婴儿处理流程
引自：Vandenplas Y, Rudolph C D, DiLorenzo C, et al. J Pediatric Gastroenterology and Nutrition, 2009, 49: 498-547.

治疗

◆ 一般治疗

对无并发症的反流大多数可以不做特殊处理，但需对家长加强有关GER基本护理观察症状的知识教育培训，包括周边环境，如吸烟、烹调、油烟味等，体位，正确喂养方式，配方奶的合理应用和食物稠厚度[8]。

（1）稠厚奶或配方喂养：长期以来被推荐为GERD的一种治疗方式。Horvath（2008）曾收集了婴儿中14种的稠厚食物对GER的干预的作用分析，得出并没有减少反流症状，但减少反流频率和呕吐，也每日增加了生长体重的结论[24]。

（2）体位：以往都主张前倾位来减少反流频率，后也有人提出利用食管24小时pH监测来判定最佳体位。近期研究结果提出新生婴儿在餐后期间采用右侧体位，与左侧卧位比较明显减少了反流[25,26]。英国妇儿健康协会的意见是体位治疗并不应用在睡眠期婴儿，因存在SIDS的危险，故强调推荐仰卧位[27]。但大多数学者意见还是以左侧卧位居多[28]。

药物治疗

主要针对GERD的治疗，促进食管体运动，胃排空，提高LES的功能及抗酸。自2014年Cochrane发现用质子泵抑制剂（proton pump inhibitors，PPIs）结合组胺受体拮抗剂特别对婴儿无论在症状分级，pH监测，内窥镜/组织病理学等GER和GERD中有明显的治疗改进[29]。美中不足的是缺少新生婴儿期不良反应的更多资料。表43-4列出新生儿、婴儿期GERD常用药物治疗，以供参考。

外科治疗

虽然GER抗反流手术目前儿童期GERD选择性病例中很好开展，无论自开放至腹腔镜操作在国内外均得到发展。但毕竟在新生儿期很少开展，仅仅选择那些GERD危及生命的且内科药物治疗失败的GER病例。也往往对一部分特殊病儿，如：神经源性GERD，慢性呼吸道病变，或食管闭锁修补适用。手术目的：是加强食管下端括约肌抗反流的能力。手术方式不一，据文献介绍说有Boerema胃前壁固定术，Hill胃后壁固定术，Belsy Ⅳ型手术及Nissen胃底折叠术等，原理均是纠正解剖畸形，

表43-4　新生儿、婴儿期GERD常用药物治疗

药　　物	类　型	剂　　量	浓　　度*
西咪替丁 Cimetidine（Tagamet）	H_2RA	婴儿，10～20 mg/（kg · d），每日2～4次口服	300 mg/5 ml溶液，口服
雷尼替丁 Ranitidine（Zantac）	H_2RA	1～12个月，4～10 mg/（kg · d），每日2次口服 最大量30 mg/d	15 mg/ml，糖浆
法莫替丁 Famotidine（Pepcid）	H_2RA	1～3个月，0.5 mg/（kg · 剂），每日1次 3～12个月，0.5 mg/（kg · 剂），每日2次	40 mg/5 ml，樱桃，香蕉味 周期<8周
尼扎替丁 Nizatidine（Axid）	H_2RA	6～12个月，5～10 mg/（kg · d），每日2次	15 mg/ml
奥美拉唑 Omeprazole（Prilosec）	PPI	FDA<1岁，不适用	N/A
兰索拉唑 Lansoprazole（Prevacid）	PPI	FDA<1岁，不适用	N/A
埃索美拉唑 Esomeprazole（Nexium）	PPI	婴儿安全剂量>1.33 mg/（kg · d） （<6周无研究文献） 12个月（<20 kg）10 mg/d 12个月（>20 kg）10～20 mg/d	2.5 mg、5 mg和10 mg/小包颗粒 周期<8周
雷贝拉唑 Rabeprazde（Aciphex）	PPI	FDA<1岁，不适用	N/A

注：H_2RA=Histamine 2受体抗结剂，N/A=不适用，FDA=美国食品药物管理局，PPI=质子泵抑制剂。
*仅针对出生至1周岁范围适用浓度。
资料来源：Taketomo. Hodding and Kraus, 2014.

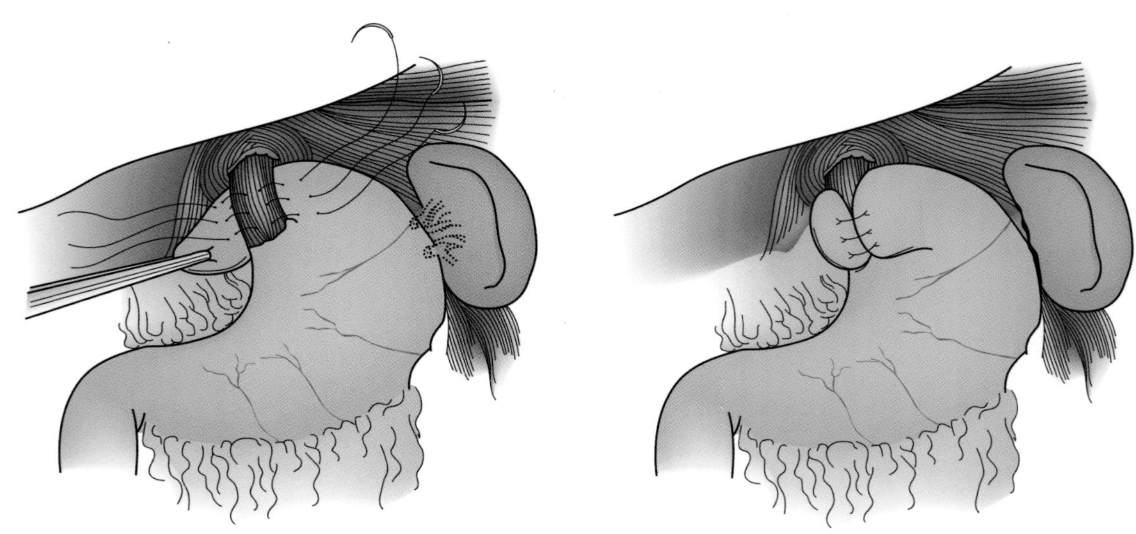

图43-2 Nissen胃底折叠术（360°全胃底折叠）

加强食管胃连接部起到抗反流。Nissen胃底折叠术是目前最常用的抗反流手术，是360°全胃底折叠（图43-2）。此手术疗效好，控制呕吐或反流疗效在95%，死亡率一般仅4.6%。主要并发症有复发，食管下端狭窄及胀气综合征，复发率在5%～15%。目前均可开放或微创腹腔镜手术完成[3,10,30]。

特别要述明GERD中如下几个特殊疾病。

（1）神经源性胃食管反流：即最多见的唐氏综合征，其增加GER的危险性是多因素的，首先这种患儿常有胃肠运动功能减弱，同时也有胃排空，食管廓清功能下降，其次长期仰卧体位，异常吞咽情况，很易导致气道不协调的能力，造成吸入性肺炎。质子泵抑制剂治疗对临床征象及吸入性肺炎有效，也可做胃造瘘术、胃底折叠术等手术方法，减轻缓解此类新生婴儿的GERD[31,32]。

（2）先天性膈疝：绝大多数伴有严重GERD，因为His角变钝，食管裂孔处右膈肌脚附着支撑力量减弱，故这部分患儿手术修补后随访约有18%有GERD，故需做胃底折叠术，或在修补术中加做此加强抗反流手术[33]。

（3）食管闭锁：是GERD患儿的高危疾病，主要原因是小胃腔（microgastria）在宫内即缺少差的食管蠕动减少廓清作用。当食管闭锁手术纠正后往往发生短食管、His角解剖改变、吞咽问题等，极易导致GERD，且手术疗效差。许多学者做部分胃底折叠术（如Thal术式，Toupet术式）。

小结

（1）GER是新生儿期常见疾病，但绝大多数是生理性的，随年龄增长症状逐渐消失。如产生其他严重合并症如反复呼吸道疾病、吸入窒息、呕吐剧烈等称为GERD。

（2）GER发病机制是一组综合抗反流机制受损或发育差所致。其中最重要的是食管下端括约肌、食管蠕动能力、胃排空、His角、右膈肌脚和腹腔内食管长度等抗反流解剖结构和生理功能。

（3）新生儿期临床表现主要为溢奶、呕吐。常不明原因哭吵，生长发育受影响。

（4）诊断金标准目前仍然是食管24小时pH监测。

（5）治疗新生儿期GER主要以一般治疗（稠厚食物、体位），严重时可采用药物治疗，后者主要是提高食管下端括约肌压力及胃排空的促胃肠动力剂和减少抑制酸分泌的H_2RA和PPI。外科胃底折叠术在新生儿期很少用，其主要是加强胃食管连接部的压力。

（施诚仁）

参·考·文·献

[1] Hegar B, Dewanti N R, Kadim M, et al. Natural evolution of regurgitation in healthy infants[J]. Acta Paediatrica, 2009, 98(7): 1189–1193.

[2] Osatakul S, Sriplung H, Puetpaiboon A, et al. Prevalence and natural course of gastroesophageal reflux symptoms: a 1-year cohort study in Thai infants.[J]. Journal of Pediatric Gastroenterology & Nutrition, 2002, 34(1): 63–67.

[3] 施诚仁.新生儿外科学.上海:上海科学普及出版社,2002:367-376.

[4] Vandenplas Y, Rudolph C D, Di L C, et al. Pediatric gastroesophageal reflux clinical practice guidelines: joint recommendations of the North American Society for Pediatric Gastroenterology, Hepatology, and Nutrition (NASPGHAN) and the European Society for Pediatric Gastroenterology, Hepatology, an[J]. Journal of pediatric gastroenterology and nutrition, 2009, 49(4): 498.

[5] Khan S, Orenstein S R. Gastroesophageal Reflux Disease in Infants and Children[M]//Gastroesophageal Reflux Disease. Springer Vienna, 2006: 45–64.

[6] Poets C F. Apnea of prematurity: What can observational studies tell us about pathophysiology?[J]. Sleep Medicine, 2010, 11(7): 701–707.

[7] Kimball A L, Carlton D P. Gastroesophageal reflux medications in the treatment of apnea in premature infants[J]. Journal of Pediatrics, 2001, 138(3): 355–360.

[8] Czinn S J, Blanchard S. Gastroesophageal Reflux Disease in Neonates and Infants[J]. Pediatric Drugs, 2013, 15(1): 19–27.

[9] Weber C, Davis C S, Fisichella P M. Current applications of evolving methodologies in gastroesophageal reflux disease testing[J]. Digestive & Liver Disease Official Journal of the Italian Society of Gastroenterology & the Italian Association for the Study of the Liver, 2011, 43(5): 353–357.

[10] Barnhart D C. Gastroesophageal reflux disease in children[J]. Seminars in Pediatric Surgery, 2016, 25(4): 212.

[11] Mousa H M, Rosen R, Woodley F W, et al. Esophageal impedance monitoring for gastroesophageal reflux[J]. Journal of Pediatric Gastroenterology & Nutrition, 2011, 52(2): 129–139.

[12] Vandenplas Y. Oesophageal pH monitoring for gastroesophageal reflux in infants and children. New York: Wiley, 1992: 235–244.

[13] Abell T L, Camilleri M, Donohoe K, et al. Consensus Recommendations for Gastric Emptying Scintigraphy: A Joint Report of the American Neurogastroenterology and Motility Society and the Society of Nuclear Medicine[J]. Journal of Nuclear Medicine Technology, 2008, 103(3): 753.

[14] 卫彦芳,许翠萍,智双凤.胃食管反流病问卷对胃食管反流病的诊断价值[J].中华消化杂志,2011,31(5):347-349.

[15] Gu Q, Wang H, Gu E L, et al. The value of the gastroesophageal reflux disease questionnaire score for acid exposure prediction in gastroesephageal reflux disease patients (in Chinese). Chin J Dig, 2011, 3 (1): 45–49.

[16] Deal L, Gold B D, Gremse D A, et al. Age-specific questionnaires distinguish GERD symptom frequency and severity in infants and young children: development and initial validation[J]. Journal of Pediatric Gastroenterology & Nutrition, 2005, 41(2): 178–185.

[17] Croffie J M, Fitzgerald J F, Molleston J P, et al. Accuracy and tolerability of the Bravo catheter-free pH capsule in patients between the ages of 4 and 18 years[J]. Journal of Pediatric Gastroenterology & Nutrition, 2007, 45(5): 559–563.

[18] Gunnarsdóttir A, Stenström P, Arnbjörnsson E. 48-Hour Wireless Oesophageal pH-Monitoring in Children: Are Two Days Better than One?[J]. European Journal of Pediatric Surgery, 2007, 17(6): 378.

[19] Dranove J E. Focus on diagnosis: new technologies for the diagnosis of gastroesophageal reflux disease.[J]. Pediatrics in Review, 2008, 29(9): 317–320.

[20] 肖英莲,林金坤,彭穗,等.联合食管多通道腔内阻抗-pH监测在诊断胃食管反流病中的价值[J].中华消化杂志,2009,29(9):513-516.

[21] Condino A A, Sondheimer J, Pan Z, et al. Evaluation of infantile acid and nonacid gastroesophageal reflux using combined pH monitoring and impedance measurement[J]. Journal of Pediatric Gastroenterology & Nutrition, 2006, 42(1): 16–21.

[22] Rosen R, Lord C, Nurko S. The sensitivity of multichannel intraluminal impedance and the pH probe in the evaluation of gastroesophageal reflux in children[J]. Clinical Gastroenterology & Hepatology the Official Clinical Practice Journal of the American Gastroenterological Association, 2006, 4(2): 167–172.

[23] Fukahori S, Asagiri K, Ishii S, et al. Pre and post-operative evaluation of gastroesophageal reflux and esophageal motility in neurologically impaired children using combined pH-multichannel intraluminal impedance measurements[J]. Pediatric Surgery International, 2013, 29(6): 545–251.

[24] Horvath A, Dziechciarz P, Szajewska H. The effect of thickened-feed interventions on gastroesophageal reflux in infants: systematic review and meta-analysis of randomized, controlled trials[J]. Pediatrics, 2008, 122(6): 1268–1277.

[25] Omari T I, Rommel N, Staunton E, et al. Paradoxical impact of body positioning on gastroesophageal reflux and gastric emptying in the premature neonate[J]. Journal of Pediatrics, 2004, 145(2): 194–200.

[26] Wijk M P V, Benninga M A, Dent J, et al. Effect of Body Position Changes on Postprandial Gastroesophageal Reflux and Gastric Emptying in the Healthy Premature Neonate[J]. European Journal of Gastroenterology & Hepatology, 2007, 19(10): A14–A15.

[27] National Collaborating Centre for women's and children's Health (UK). Gastroesophageal Reflux disease: Recognation, Diagnosis and management in children and young people. London National Institute for Health and care Excellence (UK), 2015.

[28] Loots C, Kritas S, Van W M, et al. Body Positioning and Medical Therapy for Infantile Gastroesophageal Reflux Symptoms [J]. Journal of Pediatric Gastroenterology & Nutrition, 2014, 59(2): 237–243.

[29] Tighe M, Afzal N A, Bevan A, et al. Pharmacological treatment of children with gastro-oesophageal reflux [J]. Cochrane Database of Systematic Reviews, 2014, 11(11): CD008550.

[30] Peter S D S, Barnhart D C, Ostlie D J, et al. Minimal vs extensive esophageal mobilization during laparoscopic fundoplication: a prospective randomized trial [J]. Journal of Pediatric Surgery, 2011, 46(1): 163–168.

[31] Goldin A B, Sawin R, Seidel K D, et al. Do antireflux operations decrease the rate of reflux-related hospitalizations in children? [J]. Pediatrics, 2006, 118(6): 2326–2333.

[32] Pensabene L, Miele E, Giudice E D, et al. Mechanisms of gastroesophageal reflux in children with sequelae of birth asphyxia [J]. Brain & Development, 2008, 30(9): 563–571.

[33] Abdullah F, Zhang Y, Sciortino C. Congenital diaphragmatic hernia: outcome review of 2,173 surgical repairs in US infants [J]. Pediatric Surgery International, 2009, 25(12): 1059–1064.

第四十四章
新生儿心脏与大血管畸形

第一节 心脏与大血管畸形的术前处理

概述

先天性心脏病（congenital heart disease，CHD）是胎儿时期心脏血管发育异常所致的心血管畸形，位居各种出生缺陷的首位。国外文献报道CHD发生率为9‰，大多数为严重程度属于轻或中度的CHD，不需要急诊治疗或只需要婴幼儿期后治疗[1]，其中约1/4的危重患儿需在婴幼儿期内尽快予以外科手术或导管介入治疗，而其中大多数需要在新生儿期干预[2]。新生儿危重先天性心脏病（critical congenital heart disease，CCHD）是指新生儿期即出现严重症状的心脏解剖畸形，如不及时合理心脏内科或外科干预极易夭折[3]。我国近年新生儿CHD发病率为7‰～8‰，每年新增患儿约14万，其中60%于1年内死亡，真正得到治疗的仅有20 000～30 000人[4]。CCHD是新生儿死亡的重要原因之一。患儿的全身状况、合并畸形以及继发性脏器功能受损是决定手术时机、手术方式的重要因素之一，也影响着手术成功率，所以CCHD新生儿期的术前处理是提高这一人群生存率的第一道门槛。正常新生儿在出生后都会经历肺血管阻力由高到低和肺血流由少到多的过程。由于胎儿循环的平行特性，使大多数CHD患儿在胎儿期能较好耐受，当患儿脱离母体循环，胎儿型通道（动脉导管、卵圆孔）关闭或受限，其解剖异常的血流动力学效应才显现。因此，对于罹患CHD的新生儿来说，在原有心脏大血管和肺循环的生理性变化的基础上又叠加了心脏大血管畸形，故在其整个新生儿期的病理生理都会因病种不同而变幻莫测。所以，CHD患儿的新生儿期是个多变的时期，其术前处理策略亦有别于其他时期。

随着诊疗技术的不断提高，一部分CHD患儿可由产前诊断筛查，然而，仍有很大部分未被筛查出的CHD新生儿在出生后需要得到专业的术前处理。在出生后1周死亡的心血管畸形的新生儿中，1/4患儿在死前未被识别出有心血管畸形[5]。大多数CCHD新生儿多为早产儿或低出生体重儿，在孕34～40周，CHD新生儿的住院死亡率随着孕周的增加而减少（图44-1）[6]；研究表明[7]低出生体重（<2.5 kg）CHD患儿的心脏手术的死亡率更高（表44-1）。

随着手术和术后监护技术的提高，目前在成熟的心脏中心，对于CCHD新生儿最大的危害已不再是外科医师的手术技巧或术后监护，而是术前转运和处理。提高CCHD新生儿存活率的关键在于正确的术前判断和处理。手术前CCHD患儿大部分存在严重低氧血症或/和心功能不全，因此术前积极的准备性治疗短则3～4小时，长则数天，使此

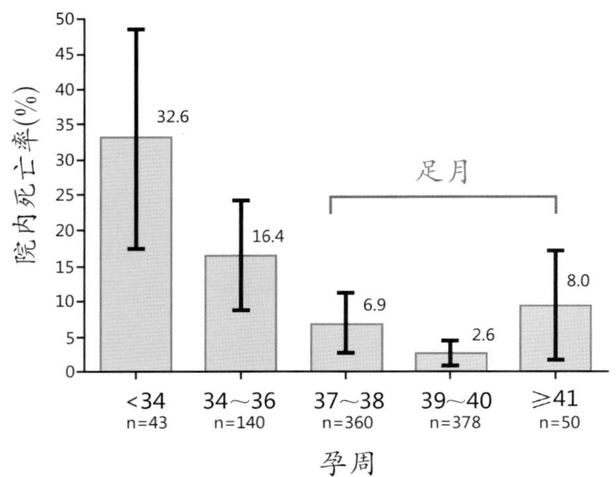

图44-1　孕周与先天性心脏病新生儿院内死亡率的关系

表44-1　低出生体重先天性心脏病患儿的心脏手术死亡率

手　术	1～2.5 kg（n=517）	2.5～4 kg（n=2 505）	*p*
Norwood术	30%	21%	0.03
单心室分流术	24%	6%	<0.01
ASO术	12%	3%	0.01
ASO/VSD修补术	0	6%	0.33
TAPVC纠治术	29%	10%	0.01
PA/VSD分流术	15%	3%	0.02
CoA纠治术	7%	3%	<0.01
PA/IVS分流术	23%	13%	0.48
VSD修补术	8%	1%	0.33
PTA纠治术	17%	11%	0.53
TOF纠治术	5%	6%	0.61
TOF分流术	7%	9%	0.58
IAA纠治术	13%	8%	0.69

注：ASO，arterial switch operation，大动脉调转术；VSD，ventricular septal defect，室间隔缺损；TAPVC，total anomalous pulmonary venous connection，完全性肺静脉异位引流；PA/VSD，pulmonary atresia/ventricular septal defect，肺动脉闭锁/室间隔缺损；CoA，coarctation of the aorta，主动脉缩窄；PA/IVS，pulmonary atresia/intact ventricular septum，肺动脉闭锁/室隔完整；PTA，persistent truncus arteriosus，永存动脉干；TOF，tetralogy of Fallot，法洛四联症；IAA，interrupted aortic arch，主动脉弓中断。

类患儿得以生存至合适的手术时机，从而改善异常血流动力学引起的功能障碍，降低脏器损害概率和手术死亡率。

从初生到尚未明确诊断的高度疑似CCHD新生儿的处理（基层医院）

随着胎儿心脏超声和MRI检查的推广，一部分新生儿在产前检查时已提示CHD可能，但大部分新生儿是在出生后数天因心脏杂音和/或不同程度的发绀而引起当地基层医院的产科和新生儿科医师的注意。部分CCHD患儿病情可能迅速恶化，若不及时有效积极干预，会因严重低氧血症、顽固性酸中毒、充血性心力衰竭等，在出生后数小时或数天内死亡。因此，对基层医院的产科和新生儿科医师进行相关CHD知识的教育和培训，提升他们对CCHD的识别，可提高CCHD的抢救成功率。

◆ 氧气的应用

CCHD的特点之一是低氧血症，低氧血症是由体循环血与静脉血混合引起。低氧血症可能引起明显的发绀，一般对于出生后表现为发绀和呼吸困难的新生儿，在常规的保暖、清理呼吸道、听诊等一系列诊疗措施之后会判断出患儿究竟是肺源性发绀还是心源性发绀。经常规产后处理，依然存在难以纠正的发绀的新生儿，其心源性发绀的可能性则大大提高。面对高度怀疑心源性发绀，或无法判断发绀原因的新生儿，都不要贸然予以吸氧治疗，虽然在吸氧的短时间内，患儿的发绀可能得到改善，然而，由于初生婴儿的肺血管阻力正处于一个多变期，氧气作为最有效的肺血管扩张剂，如果在没有依据的情况下应用氧疗，会打破新生儿的体、肺循环的平衡。患儿可能会在短暂的轻微氧合改善后迅速进入一个严重循环衰竭阶段，这是得不偿失的。同时，动脉导管对氧非常敏感，引起动脉导管平滑肌收缩，最后关闭；加速导管依赖型的体、肺血流的心脏缺损患儿死亡。病理学家研究发现，左心发育不良综合征患儿的肺动脉平滑肌对吸入氧的浓度和动脉血pH特别敏感，当氧浓度过高时肺阻力降低，体、肺循环平衡遭到破坏，将出现严重的代谢性酸中毒。因此，即便是机械通气状态，推荐初始吸入氧浓度（fraction of inspired oxygen，FiO_2）设置为21%。

必须强调新生儿发绀和经皮氧饱和度（percutaneous oxygen saturation，SpO_2）的关系：通常40～50 g/L的去氧血红蛋白可引起明显的中央性发绀，但与血红蛋白浓度有关。如新生儿血红蛋白为200 g/L，SpO_2 80%时出现明显发绀，如果新生儿血红蛋白浓度只有100 g/L，SpO_2 60%时才出现明显发绀。故CHD患儿SpO_2 80%～95%时没有明显的发绀[8]。所以对于新生儿发绀的判断不是基于肉眼，而是基于SpO_2的测定[9]。

对于尚未明确诊断的发绀新生儿的吸氧决策，需要考虑新生儿对低氧血症的耐受性，对$SpO_2 \geq 85\%$的轻中度缺氧的新生儿，则不急于吸氧，在常规处理之后，进行进一步的诊断性检查，再决定下一步治疗方案。对$SpO_2<85\%$的重度缺氧的新生儿，且在常规处理之后，仍无法判断心源性或肺源性的新生儿发绀，比起氧疗，应用FiO_2为21%的机械辅助通气联合前列腺素E_1（prostaglandin E_1，PGE_1）的治疗策略则要安全很多。在患儿情况得到暂时稳定之后，快速予以专科性的明确诊断，决定下一步治疗方案。

PGE_1的应用

对于大部分CHD新生儿在出生后的转运复苏阶段，并未能及时获得确切的疾病诊断，在这种情况下，以下3个原则可以帮助判断用药。

（1）对于那些适于PGE_1治疗的CCHD患儿，不予PGE_1输注的风险将取决于患儿的临床状况。对于那些适于PGE_1治疗的CCHD病种的患儿，由于术前状况相对较好，即使在未予以PGE_1治疗的情况下，也可短时期内保持尚好的生存状态。然而，对于这种少数情况，为了避免误判造成的不良后果，对于PGE_1治疗的门槛应该有所降低。即使在未明确具体病种的情况下，对于那些症状性的CCHD新生儿，应该更加积极地使用PGE_1。

（2）对于那些可能对PGE_1治疗敏感的潜在病种，最有帮助的临床发现是发绀的存在。在发绀新生儿中，PGE_1治疗可能敏感的病种概率将随着心脏杂音的存在而增加，而在非发绀新生儿患者中，其概率将随着异常脉搏的存在而增加。

（3）对于患儿的组合症状（发绀、心脏杂音或异常脉搏）的观察和把握，要与患儿的一般情况相联系。在极端情况下，一个单独表现出发绀或异常脉搏的新生儿，将预示着其CHD种类有着充分的PGE_1治疗敏感的可能性。然而，对于无心脏杂音，且外围脉搏正常的发绀新生儿中，这一观点可能会有所争议，在这种情况下，如果患儿其他状况良好，那么在转运过程中，可以暂时不予PGE_1的治疗。

转运

转运既可以发生于高度疑似CCHD新生儿尚未明确诊断的阶段，也可发生于明确诊断后的阶段。一般而言，此类新生儿的产后转运，类似于危重症新生儿的转运流程，无论有无明确CCHD的病种，理想的情况都是应该在新生儿状态足够稳定后予以转运。

对于此类患儿的优化处理的关键在于和专业的心脏中心建立早期的联络，以便迅速转运后的进一步诊断、术前处理和手术。规范化的转运网络能够提高转运前救治、转运中处理和转运后救治能力。成功转运的两大因素是：转运前和转运过程中的当地基层医院的产科和新生儿科医师对于患儿病情的初步判断和处理。接收医院的儿童心脏专科医师对于患儿病情进一步判断，明确诊断，并制订治疗方案，做好术前处理。这是一个多学科团队协作的过程[10-13]。理想的转运过程包括：建立可靠的静脉血管通路，用于PGE_1、正性肌力药物和容量的安全而持续的静脉输注。专业的转运是尽可能预见一切在到达目的地前有可能发生的意外和病情变化，考虑到PGE_1对于新生儿的呼吸抑制作用，最为安全可靠的做法是预防性气管内插管。然而，对于在转运过程是否一定要予以气管内插管，并没有明确的指南，一切的治疗决策基于患儿的循环是否稳定、自主呼吸是否有效，以及转运医师的个人经验和专业能力。即便在转运过程中不予以气管内插管，转运医师也应该具备熟练的气管内插管技能，并配备相应需要的仪器设备。不管被转运新生儿有无气管内插管，都应该配备转运呼吸机，对于已有气管内插管的新生儿予以连接呼吸机，并及时合理地调整通气参数。

对所有转运患儿予以鼻胃管或口胃管的置入，用以胃肠道减压。为防止在转运过程中可能出现的呕吐误吸，考虑到新生儿可能合并的胃肠道畸形，以及到达转运目的地后可能到来的急诊手术，在整个转运过程中，均保持患儿的胃肠道禁食。为预防新生儿硬肿，促进整体情况的改善，封闭式暖箱是新生儿转运的基本装备要求。对于烦躁哭吵，并需要予以有创操作的新生儿而言，有必要予以合理的镇静镇痛治疗，这对于改善和稳定患儿一般情况，降低患儿的心肌氧耗都有着积极的作用。持续监测生命体征、内环境和体液平衡；同时客观如实地记录转运过程中患儿的病情变化、所发生的意外以及治疗调整，以便向接收医院的专科医师进行病史转述。

明确诊断的CCHD新生儿的术前处理（儿童心脏专科医院）

当新生儿的状况得到暂时稳定，快速合理地就近转运到一个专业的心脏中心是当务之急，期间维持患儿的生命体征平稳是转运基本要求，其后就是对患儿进行全身情况评估，以及全面的专科检查和诊断，以明确最终的CHD病种。

◆ 明确诊断

通过病史和体检，结合床旁的胸部X线平片、多导联心电图和超声心动图的检查来明确诊断和评估。近年来，无创性心脏增强断层扫描（CT）和心血管磁共振成像（MRI）技术进一步完善了对心脏内部结构及大血管形态的评估[14]。与MRI相比，CT有一定辐射，难以评估瓣膜反流，但CT扫描时间少于5秒，不需要长时间和深度的镇静，对CCHD患儿的检查安全性高。对于超声心动图诊断有一定困难的复杂CHD，如主动脉病变、血管环、肺静脉畸形及合并侧支循环者，联合心脏CT或MRI检查，可明显减少漏误诊率[15]。

◆ PGE_1的应用

并非所有的发绀型CCHD新生儿都对PGE_1治疗有效。PGE_1的应用机制在于[16]：① 保持动脉导管的持续开放：阻止患儿生后动脉导管的生理性关闭，在一定程度上保证体-肺分流，促进动-静脉血液混合，增加肺循环和/或体循环血流。② 改善微循环，保护细胞组织。对于全身情况较差的CCHD新生儿，由于PGE_1非选择性的血管扩张作用，小剂量的PGE_1作为辅助用药可以起到改善微循环、防止血栓形成的作用。

所以，希望通过应用PGE_1来改善发绀情况之前，首先要识别导管依赖型CCHD和非导管依赖型CCHD（表44-2）。因为，PGE_1的治疗对于导管依赖型CCHD才有改善发绀的疗效。而对于某些非导管依赖型CCHD的特殊病种，PGE_1的应用不仅得不到预期的效果，反而会促使病情恶化，如梗阻型的完全性肺静脉引流，由于PGE_1的非选择性血管扩张作用，使得肺血流增加，而加重肺静脉梗阻，导致肺静

表44-2 发绀型CCHD的分类

分　类	疾　病
导管依赖型肺循环血流的心脏缺损（lesion with ductal dependent pulmonary blood flow）	法洛四联症（tetralogy of Fallot，TOF） 三尖瓣下移畸形（Ebstein's anomaly） 法洛四联症合并肺动脉闭锁（tetralogy of Fallot with pulmonary atresia，TOF/PA） 严重的肺动脉狭窄（pulmonary stenosis，PS） 三尖瓣闭锁（tricuspid valve atresia，TA） 室隔完整的肺动脉闭锁（pulmonary artery atresia with intact ventricular septum，PA/IVS） 室隔完整的大血管错位（D-transposition of great arteries with intact ventricular septum，D-TGA/IVS）
导管依赖型体循环血流的心脏缺损（lesion with ductal dependent systemic blood flow）	左心发育不良综合征（hypoplastic left heart syndrome，HLHS） 主动脉弓中断（interrupted aortic arch，IAA） 严重的主动脉缩窄（coarctation of the aorta，CoA） 严重的主动脉狭窄（aortic stenosis，AS）
非导管依赖型的心脏缺损（ductal independent mixing lesions）	完全性肺静脉异位引流（total anomalous pulmonary venous connection，TAPVC） 大血管错位伴室间隔缺损（D-transposition of great arteries with ventricular defect）

脉淤血，同时减少了有效的体循环血流，最终可能导致循环衰竭。

相反，对于那些导管依赖型肺循环血流CCHD表现出的严重低氧血症，PGE_1可以通过增加肺血流而改善氧饱和度。对于那些导管依赖型体循环血流CCHD表现出的循环休克和充血性心力衰竭，PGE_1的使用可以使得循环情况得到改善。

由于PGE_1的剂型繁多，其持续静脉输注的剂量范围非常宽广，为0.025～0.1 μg/（kg・min），使用时需按照药品随盒说明书来选择药物剂量。一旦动脉导管开放，PGE_1起效往往是立显的。应用PGE_1有效者，药物输入10～30分钟，动脉血氧饱和度上升15%～20%，患儿面色转红，缺氧改善，酸中毒纠正，PDA杂音转响亮。相反，如果长时间高剂量的PGE_1治疗并不能改善患儿状况，则提示初始诊断可能有误；由此，PGE_1的使用有一定程度的诊断性治疗（diagnostic test）的作用[17]。

PGE_1的不良反应有：发热（14%），呼吸暂停（12%），外周血管扩张（10%），心动过速（7%），心动过缓（3%），痉挛（4%），水肿（1%），心搏骤停（1%）[18]。其中发生率较高、危害较重的呼吸暂停多发生于用药初期的24小时，但也可发生于用药期间的任何时候。所以，在PGE_1持续静脉输注过程中需严密监测各项生命体征，纠正和稳定内环境；保持呼吸道通畅，在呼吸暂停发生之后，予治疗性机械辅助通气治疗；对于存在严重发绀或循环不稳定的患儿，予以预防性机械辅助通气治疗[19]。一旦达到预期疗效，建议在保证目标动脉氧饱和度的前提下，逐渐下调滴定PGE_1的剂量至最低有效水平。对于那些少数在用药期间，出现进行性循环波动、临床恶化的患儿，应及时反复予以床边心脏超声检查，探查是否存在肺静脉梗阻或左心梗阻，如限制性卵圆孔未闭的左心发育不良综合征，限制性卵圆孔未闭的室隔完整型的完全性大血管错位，或梗阻型完全性肺静脉异位引流等。如果一旦问题明确后，就应积极提交心脏外科医师予以急诊手术，或提交心内科医师予以紧急房隔造口或房隔扩大术。

由于PGE_1对微循环和外周血管的扩张作用[20,21]，需选择单独静脉通路输注，以及用药期间适当的容量补充。考虑到PGE_1的使用会增加体-肺循环的分流，所以当患儿改善动脉血氧饱和度的同时，应当重视胃肠道缺血的可能，建议在用药期间，每日注意新生儿的喂养情况，检查腹部体征，排便排气情况，并定期复查腹部正、侧位平片以及大便隐血试验。

◆ 正性肌力药物的使用

由于引起心力衰竭的病理、生理机制不同，相当一部分患儿需正性肌力药物、血管扩张药物以及利尿剂来调整心功能。对于心源性休克或循环衰竭的新生儿，静脉持续输注正性肌力药物可以改善心肌收缩力，并有效增加重要脏器和外周组织灌注。对于血管扩张剂的使用，要注意有效的血管内容量的补充。新生儿低血压和心动过速时，推荐使用多巴胺和多巴酚丁胺[22-24]；新生儿低血压和心动过缓时，推荐使用肾上腺素和异丙肾上腺素，但高浓度的肾上腺素还造成不可逆的新生儿心肌损害[25]，应尽量避免使用。去甲肾上腺素能明显增加体循环血管阻力和动脉血压，但同时增加心肌氧耗，对于改善心肌收缩力和心排血量效果甚微[26]，所以在新生儿术前用药不予推荐使用。磷酸二酯酶Ⅲ的抑制剂氨力农和米力农兼具正性肌力和血管扩张作用，与儿茶酚胺类药物相比，强心的同时不增加心肌耗氧，明显降低肺血管阻力和体循环阻力，改善心肌收缩和舒张功能。为避免首剂负荷量对血压的影响，可直接应用维持量。重症心力衰竭时多巴胺与米力农联合用药，可有效改善心功能，但患儿一旦出现室性心律失常，应立即停止使用。

◆ 先天畸形筛查

CHD伴心外畸形高达25%，因此有必要进行新生儿疾病的常规筛查，如苯丙酮尿症、先天性甲状腺功能减低症、葡萄糖-6-磷酸脱氢酶缺陷病以及听力筛查。染色体异常是导致先天畸形的一个重要因素，若CHD患儿伴有其他系统的先天性异常，包括面部的某些特征或肢体异常、其他器官异常、生长发育异常等，需怀疑心血管综合征的存在，建议患儿进行遗传咨询和诊断，有条件者可考虑行相应的基因测试[27]。心血管综合征除心脏畸形外，常合并智力、内分泌及免疫等其他方面异常，可能影响心脏手术治疗和预后。宫内感染是CHD的病因之一，可引起心脏及其他脏器的病变，建议增加优生三项（弓形虫抗体、风疹病毒抗体、巨细胞病毒抗体）的检测。

◆ 其他脏器功能保护

（1）呼吸系统：CCHD新生儿如有严重心功能不全，临床常表现为严重气促和吸气凹陷，部分患儿需机械辅助通气。除考虑心源性因素外，尚需注意是否合并新生儿呼吸困难的呼吸道病因，包括耳鼻咽喉科疾病如上呼吸道囊肿、先天性喉鸣等，以及气道畸形如气管狭窄软化、支气管瘘等。CHD患儿中合并气管狭窄的比例达12%以上[28]。先天性气管狭窄通过纤维支气管镜和胸部CT可明确诊断并评估病变位置及范围。

（2）神经系统：神经系统的异常在CHD患儿中较为多见，尤其是早产儿，可能有小头畸形、白质损伤和大脑成熟度异常等[29]。头颅B超和多普勒血流监测可有所提示。新生儿围生期Apgar评分低下者，需警惕缺血缺氧性脑病及颅内出血，应常规经前囟门行头颅超声检查，以排除或诊断颅内出血和其他颅内畸形。此外，有心肺复苏抢救史、抽搐、肌张力异常的新生儿亦属高危人群。CT和MRI影像学检查能更清楚了解大脑皮质发育情况，脑室大小及有无畸形异常。对严重缺氧患儿，建议行脑氧监测，提高对神经系统预后的判断。

（3）消化系统：CHD患儿可合并内脏脏器畸形，腹部B超可有所提示。坏死性小肠结肠炎（necrotizing enterocolitis，NEC）是未成熟新生儿的疾病，但CHD患儿此病发生率较高。危险因素包括：左心梗阻性疾病，由动脉导管作为肠系膜血供来源，当动脉导管收缩关闭时，肠系膜血供障碍；在脐动脉或股动脉做导管插入检查时，因血管造影使肠系膜血供下降。此外术前的低氧血症，脉压增宽的疾病（动脉导管未闭、严重主动脉瓣反流等）引起肠系膜血管舒张期血供减少，造成肠系膜缺血等。有些新生儿往往同时存在几个危险因素，极易诱发此症。

（4）泌尿系统：CHD伴肾脏、泌尿道畸形发生率3%～6%。如缺陷严重的不能完全构成单肾或双肾；泌尿系统排尿梗阻、尿液反流入肾脏，可造成早期肾衰竭及可能需要肾移植。绝大多数肾发育不良、肾梗阻型畸形患儿，只要出现肾前性灌注血流量不足，术后极易出现肾功能衰竭。这些新生儿在胎儿期由胎盘行使肾脏功能，即使肾脏发育不良的胎儿也能维持其体内环境稳定，出生后5天以上，其血清肌酐水平才能实际反映肾功能状态。术前充血性心力衰竭患儿，因肾灌注不足和长期应用利尿剂，影响肾小球滤过和肾小管重吸收功能。心血管造影剂可使肾皮质血流减少；高血细胞比容使肾血流缓慢、肾滤过压增高；应用有肾毒性的药物等，均为术后肾功能衰竭的诱因。青紫缺氧的严重程度往往决定了肾脏损害的程度，它可以从一般的肾小管功能不全进展至急性肾小管坏死。发绀型患儿还易产生高尿酸血症，尿酸结晶可能沉积在肾脏，也是术后急性肾功能衰竭的原因之一。

◆ 术前“最佳状态”

CCHD患儿术前需气管插管加强通气，纠正高碳酸血症和改善缺氧，监测动脉血气使之维持较好的状态，配合药物和其他治疗措施，尽可能使其心肺功能处于相对的“最佳状态”，增加患儿对手术的耐受性。术前“最佳状态”包括体温可有波动，但峰值呈下降趋势，术前48小时体温在38～38.5℃以下；白细胞总数呈下降趋势，在15.0×10^9/L以下；CRP在10 mg/L以下；胸部X线平片显示肺部渗出改善；在机械通气下动脉血气达到目标范围。肺部湿啰音、心影大、肝脏大，以及低体重不是手术反指征。

小结

（1）心脏与大血管畸形新生儿的术前处理的基础是多学科、多专业的团队合作，其中需要经验丰富的产科医师，新生儿医师，儿童心脏内、外科医师，麻醉医师，以及相关专业医技和的护理人员，甚至需要社工的参与。

（2）在这个多学科的团队中，各种角色都要积极有效地发挥其应有的作用，以完成链接式的角色任务，包括产后新生儿的常规处理，对病情的观察，在短时间内做出判定，相关药物的运用，各种操作技能的掌握，对转运过程的把控，及时准确的辅助检查，总结病情明确诊断，制订合理的术前准备，选择合理的手术时机，直到患儿进入手术室进行手术，整个术前准备才宣告结束。

（蔡小满　徐卓明）

参·考·文·献

[1] Botto L D, Correa A, Erickson J D. Racial and temporal variations in the prevalence of heart defects. Pediatrics, 2001, 1073: E32.

[2] Talner C N. Report of the New England Regional Infant Cardiac Program, by Ponald C. Fylev M D, Pediatrics S, Pediatrics, 1998, 102: 258–259.

[3] Oster M E, Kochilas L. Screening for critical congenital heart disease. ClinPerinatol, 2016, 43: 73–80.

[4] 朱鲜阳.先天性心脏病——“后天”与“先天”的较量.医师报，2010.

[5] Mahle W T, Newburger J W, Matherne G P. Role of pulse oximetry in examining newborns for congenital heart disease: a scientific statement from the AHA and AAP[J]. Pediatrics, 2009, 124: 823–836.

[6] Kuehl K S, LoVredo C A, Ferencz C. Failure to diagnose congenital heart disease in infancy. Pediatrics, 1999, 103: 743–747.

[7] Young P C, Glasgow T S. Mortality of late-preterm (near-term) newborns in Utah. Pediatrics, 2007, 119: e659–665.

[8] Cardiac surgery in infants with low birth weight is associated with increased motality. Aanalysts of the Society of Thoracic Surgeons Congenital heart diatabase. J ThoracCardiovasc Surg, 2008, 135: 546–551.

[9] Shivananda S, Kirsh J, Whyte H E, et al. Impact of oxygen saturation targets and oxygen therapy during the transport of neonates with clinically suspected congenital heart disease. Neonatology, 2010, 97: 154–162.

[10] Sanapo L, Moon-Grady A J. Perinatal and Delivery Management of Infants with Congenital Heart Disease. Clin Perinatol, 2016, 43: 55–71.

[11] Shenoy R U, DiLorenzo M. The safety of postnatal transport of newborns prenatally diagnosed with duct-dependent congenital heart disease. J Matern Fetal Neonatal Med, 2016, 29: 1911–1914.

[12] Gupta N, Kamlin C O. Improving diagnostic accuracy in the transport of infants with suspected duct-dependent congenital heart disease. J Paediatr Child Health, 2014, 50: 64–70.

[13] Gupta N, Leven L, Stewart M. Transport of infants with congenital heart disease: benefits of antenatal diagnosis. Eur J Pediatr, 2014, 173: 655–660.

[14] Lapierre C, Garel L, El-Jalbout R, et al. Cardiac CT and MRI of cardiac malformations: How to interpret them? DiagnInterv Imaging, 2016, 97: 519–530.

[15] Dacher J N, Barre E, Durand I, et al. CT and MRI imaging in congenital cardiac malformations: Where do we come from and where are we going? DiagnInterv Imaging, 2016, 97: 505–512.

[16] Penny D J, Shekerdemian L S. Management of the neonate with symptomatic congenital heart disease. Arch Dis Child Fetal Neonatal Ed, 2001, 84: F141-145.

[17] Heymann M A. Pharmacologic use of prostaglandin E1 in infant with congenital heart disease. Am Heart J, 1981, 101: 837–843.

[18] Physicians' Desk Referece. 50th ed. Montvale, NJ: Medical Economics, 1996: 2636.

[19] Moffett B S, Garrison J M. Prostaglandin Availability and Association with Outcomes for Infants with Congenital Heart Disease. Pediatr Cardiol, 2016, 37: 338–344.

[20] Barnea O, Santamore W P, Rossi A, et al. Estimation of oxygen delivery in newborns with a univentricular circulation. Circulation, 1998, 98: 1407–1413.

[21] Wessel D L. Simple gases and complex single ventricles. J ThoracCardiovasc Surg, 1996, 112: 655–657.

[22] Kamiya M, Sato N. Renal effects of added low-dose dopamine in acute heart failure patients with diuretic resistance to natriuretic peptide. J CardiovascPharmacol, 2015, 65: 282–288.

[23] Wong J I, Pushparajah K I. Pressure-volume loop-derived cardiac indices during dobutamine stress: a step towards understanding limitations in cardiac output in children with hypoplastic left heart syndrome. Int J Cardiol, 2017, 230: 439–446.

[24] Bhatt-Mehta V, Nahata M C. Dopamine and dobutamine in pediatric therapy. Pharmacotherapy, 1989, 9: 303–314.

[25] Anju T R, Babu A, Paulose C S. Superoxide dismutase functional regulation in neonatal hypoxia: effect of glucose, oxygen and epinephrine. Indian J Biochem Biophys, 2009, 46: 166–171.

［26］McNamara P J. Caution with prolonged or high-dose infusions of catecholamines in premature infants. ActaPaediatr, 2005, 94: 980–982.

［27］San A J, Klena N, Granath K, et al. Genetic link n=between renal birth defects and congenital heart disease. Nat Commun, 2016, 7: 11103.

［28］Wang S, Zhang H, Zhu L, et al. Surgicalmanagement of congenital tracheal stenosis associated with tracheal bronchus and congenital heart disease. Eur J Cardiothorac Surg, 2016, 49: 1201–1206.

［29］Postoev V A, Grjibovski A M, Nieboer E, et al. Changes in detection of birth defeats and perinatal mortality after introduction of prenatal ultrasound screening in the Kola Peninsula(North-West Russia): combination of two birth registries. BMC Pregnancy Chldbirth, 2015, 15: 308.

第二节　新生儿体外循环

概述

新生儿是一类特殊的群体，由于其刚刚脱离母体，其病理生理反应和成人乃至幼儿有明显不同[1]，特别是罹患先天性心脏病的新生儿，更有其独特的特性。至于必须在新生儿期进行心内直视手术的患儿大多数更是患有复杂畸形。虽然新生儿期手术的死亡率已明显下降，但是术后并发症仍不容忽视，所以新生儿体外循环灌注技术应着眼于如何减少手术以后的并发症，促进患儿尽早康复[2]。要达到这个目的，必须根据新生儿的生理特点，注意转流过程中的每个细节，选择合适的转流设备，并采用恰当的转流方法和技术。

节约用血策略及预充

新生儿体重轻，全身血容量有限，3 kg的足月新生儿，其体内血容量仅250 ml左右，更何况很多先天性心脏病患儿是早产儿、低体重儿，有些出生后发育欠佳，全身血容量更少[3]。但在新生儿心脏手术中虽然可使用专门为新生儿设计的氧合器、管道，但目前国际上最小的预充量也需要在100 ml左右，相当比例的血液稀释无法避免。而大量血制品的使用不利于患儿的治疗和康复，因此在体外循环中采用节约用血策略已是全行业的共识。

使用小型的管道和设备以减少预充是新生儿手术中的常规手段，使用悬挂泵来缩短管道长度同样也能进一步减少预充量。

◆ 氧合器

膜式氧合器是新生儿体外循环中的必需配置，一些公司开发出了专为新生儿设计的氧合器，比如索林公司的Dideco D100专为5 kg以下小儿设计，预充量仅31 ml；而泰尔茂公司的Capiox FX05将氧合器和动脉过滤器整合在一起，其预充量为43 ml；美敦力公司的Affinity Pixie，预充量为48 ml等。在不断优化内部设计，降低预充量的同时，涂层技术也已经成为氧合器生产的常规，Cameda、PHISIO、Xcoating是上述三家公司分别采用的涂层方式，其涂层材料包括肝素、磷酸胆碱、聚甲基丙烯酸酯等，这些涂层有些是利用肝素的抗凝效应减少对凝血系统的干扰，有些利用良性分子的特性减少血液的激活[4]。总之，新型的氧合器设计以减少用血，降低异物表面对机体的影响为主要目标，以期获得最优的临床效果。

◆ 心肺机

心肺机是心脏手术中部分或全部替代患儿自身心脏泵血功能的机械装置，大多由4～6个泵组成。除主泵（常规体外循环中灌注主动脉的泵）可以选用滚轴泵和离心泵以外，其他的泵通常都是滚轴泵。滚轴泵是阻闭型泵，而离心泵是非阻闭型泵，前者的流量完全受到泵转速的控制，而后者的流量不仅与泵内叶轮或锥体的转速有关，而且与泵的前、后负荷有关，往往不能维持恒定的流量[5]。在新生儿手术过程中，由于主泵灌注的绝对流量较小，离心泵减少血液破坏的优势不能很好体现，而流量的精确程度要求高，因此大多数医疗机构选择滚轴泵进行灌注。现在滚轴泵的体积也在不断缩小，还出现了单泵双头的滚轴泵，降低滚轴泵的预充量，其精密程度也不断提高，血液破坏的程度不断降低。

◆ 监测设备

现在的心肺机中一般附有压力监测、平面监测和气泡监测装置，使用这些监测设备有利于保障ECC的安全，特别是压力监测可以防止泵压过高，以免出现管道崩脱。此外，使用持续静脉血氧饱和度监测仪可以使灌注人员随时了解全身灌注的情况，在转流中一般应保持静脉血氧饱和度在67%以上。虽然由于ECC中血流分布不均匀，即使保持良好的静脉血氧饱和度并不代表全身各脏器都得到了充分的灌注，但是过低的血氧饱和度一定预示着灌注流量不足。

◆ 管道

在新生儿体外循环中，为连接人体和相关设备的管道也占用了一定的预充量，为尽可能减少预充，ECC中选用管道的原则是既要能充分满足流量的需求，又要尽可能减少管道所占用的预充量，因此，减少管道直径和缩短管道长度就是减少管道内预充的主要手段。现在新生儿体外循环中可以使用7.6/40.6 cm的管道作为动脉灌注管，有些医院还使用同样的管道进行静脉引流。为了缩短管道长度，氧合器的位置也不局限于和手术床一定要有相当的落差，而是通过负压辅助静脉引流（VAVD）替代重力引流的方法来实现满意的静脉回流[6-8]。

◆ 负压辅助静脉引流（VAVD）

常规心肺转流中，血液通过重力虹吸的引流作用，将血液从静脉系统引流至储血器，为了确保充分引流，储血器必须安放在较低的位置，保证和患儿一定的垂直落差。现在经常使用静脉负压回流辅助（VAVD）装置，该装置实际上是一个负压调节设备，其输入端连接常规配置的墙式吸引，通过装置内部的调节，精确控制输出端的负压。在心肺转流中如需使用该设备，可将VAVD装置连接在硬质储血器顶盖的排气口，并将贮血器上其他可以连通大气的所有出口予以密封，在储血器内形成一个密闭的腔。可在手术开始前即连接好VAVD，也可在手术过程中随时进行连接，使用时可开启VAVD设备，并根据静脉回流的情况调节输出端负压的大小，使其在储血器内形成一个恒定的负压，促进静脉的回流。由于该负压的存在，可以在心肺转流设备的安装中提高氧合器所在的水平面，可以使用更细更短的静脉引流管道，减少管道长度进而减少预充量[7]。

◆ 预充

虽然采用上述的种种方法以减少体外循环中的预充量，但是国内大多数医院所使用的预充量仍在患儿体内血容量的一半以上，即使国际上最小预充量也达到体内血容量的1/3。因此预充液成分依然在很大程度上影响患儿，稀释体内原有血液，影响内环境的稳定。目前的研究已表明，血液稀释程度过高不利于患儿长期的恢复，因此新生儿体外循环时应维持较高的血细胞比容，方能满足新生儿旺盛的代谢需求[3]。

除血细胞比容外，维持内环境稳定也是决定预充液成分的重要考虑因素，醋酸林格液用醋酸替代乳酸作为缓冲成分，前者减轻了乳酸对肝脏代谢的要求，更适宜作为预充基础液，更符合人体生理[9]。高胶体渗透压的预充液会减轻CPB后的液体潴留程度，因此新生儿用白蛋白预充优于晶体。发绀型心脏病或者复杂畸形修补手术的患儿中，在CPB预充液中加入新鲜冰冻血浆可减少术后出血，因此最合适的新生儿预充液应根据每个新生儿的具体情况将基础液、白蛋白、新鲜冰冻血浆和红细胞按一定比例的混合物，在常温下维持血细胞比容在28%～30%[8]。

转流管理

◆ 温度

以前认为复杂先天性心脏病纠治手术应在较低温度下进行手术，可防止温度过高时需要较高流量，导致术野不清，加重血液破坏，增加栓塞概率。但现在，心肺转流中的温度在逐渐提高，深低温停循环的应用逐渐减少。大部分的新生儿心脏手术，甚至有些需要重建主动脉弓的，也可以在浅低温或者接近常温下安全实施。

低温虽然可以降低心肺转流中的炎症反应并且可以在发生设备故障，或者由于任何原因，导致氧供中断时，能够减轻缺氧对患儿造成的损伤。但是长期随访研究表明，术中深低温停循环可能会导致术后神经发育障碍[10,11]。虽然先天性心脏病治疗过程中有多种因素是术后神经系统并发症的原因，包括先天性畸形的种类、术前生理状态、术后心功能和并发症等，但目前认为较高的温度并不加剧术后神经系统的问题。不过低温降低机体代谢率的事实也不能完全忽视，因此在上海交通大学医学院附属上海儿童医学中心，除简单心内畸形外，较复杂的畸形手术时通常不在常温下，而是在浅低温或中度低温条件下进行手术或者局部脑灌注。

◆ 流量

小儿机体代谢率高，对转流时的流量要求也高，在新生儿手术时流量甚至达到或超过200 ml/（kg・min），单位体重的流量达到成人的3～4倍。但是新生儿在低温情况下代谢率下降程度也较成人为快，以机体每下降10℃代谢率相应下降程度，即温度指数Q_{10}而言，新生儿是3.65，而成人仅2.6。这可能是这类患儿能更好地耐受缺血的原因之一[2-5]。

◆ 血气分析

新生儿代谢率较高，因此一般认为在常温CPB下供氧更多，泵流量更高。但是，用静脉氧饱和度和乳酸浓度评估氧耗/氧供比例的结果显示，按体表面积所计算的流量范围，新生儿与其他患者相似。尽管静脉氧饱和度的连续监测在大多数医院成为一种常规，也确实有助于评估动脉氧分压和氧饱和度，但体外循环过程中的最适动脉氧分压并未确定。高动脉氧分压，反映了溶解氧的高运输量，但并不能改善组织供氧量。而且已经有证据显示高动脉氧分压对早产儿和新生儿有害。虽然没有循证医学的证据表明心肺转流的最适动脉氧分压，但是根据上面的解释，在新生儿手术中还是应该避免过高的动脉氧分压。

◆ 抗凝

体外循环中的抗凝是必不可少的，肝素是最常用的抗凝药物，其作用于抗凝血酶Ⅲ（AT-Ⅲ）抑制凝血过程。而新生儿体内凝血机制发育不完全，正常新生儿体内AT-Ⅲ水平仅为成人的一半，常规剂量的肝素可能不能充分抗凝，而且由于个体间的差异，同等剂量肝素的抗凝效果不同，所以转流前必须测定活化凝血时间（ACT），防止出现意外。如ACT时间不足可加大肝素剂量以及输注新鲜冰冻血浆补充AT-Ⅲ，使抗凝效果满意[2,3]。

需要注意的是，即使ACT测量结果显示抗凝充分，体外循环中凝血系统仍然可能被激活，血小板和凝血因子仍然被不断地消耗。转流时间越长，术后出现凝血功能异常的可能性越大。

◆ 超滤

心肺转流后，全身脏器无可避免地存在一定程度的水肿，有时甚至相当严重。超滤是减轻术后水肿的一个有效手段，研究证实超滤还可以滤出部分炎症介质。因为在新生儿心脏手术中，体外循环回路中的液体占相当大的比例，改良超滤法则是利用回路内的血细胞置换体内多余的水分，因此浓缩血液减轻水肿的效果明显优于常规超滤。目前，对超滤的研究越来越深入，多项研究表明，使用改良超滤法可以促进术后心、肺、脑、肾等重要脏器的恢复[3,12,13]。但在改良超滤过程中，由于新生儿体重较小，过高流量会引起超滤向动脉内窃血的现象，会导致脑灌注流量下降，因此应注意超滤流量的控制。此外，改良超滤延长了手术的时间，此时患儿处于麻醉状态，胸腔暴露，加之管道中的血液流动都会增加机体的散热，超滤过程中如不注意保温会导致体温逐渐下降。

有些中心觉得在体外循环结束时应将血液先行浓缩至术前水平，而术后则不进行改良超滤，这种方法简化了体外循环管道，缩短了手术时间，可能可以使患儿更平稳的渡过手术，但用血量较前述增加。

特殊问题

◆ 心肌保护

由于小儿心脏畸形的复杂程度较成人心脏手术尤甚，所以手术时间往往较长，因此心肌保护的要求就更高。而且，小儿心脏特别是新生儿心脏属未成熟心肌的范畴，水分含量高，非收缩组织的比例较成熟心肌高，顺应性差，对强心药物敏感度低，能量代谢底物主要是葡萄糖，依靠细胞外钙离子完成兴奋收缩耦联，所以其心肌保护的内容同成人也有一定的差异[14]。虽然，一般认为未成熟心肌对缺血的耐受性较成熟心肌为高，但是先天性心脏病患儿往往存在发绀、心肌肥厚和酸中毒等情况，这些症状都会影响心肌对缺血的耐受程度。

新生儿的心肌发育不成熟，其特点是肌原纤维较少（为成人的60%），且排列紊乱，T管和钙代谢发育不完全，使得新生儿的心肌顺应性比成年人差[14]。由此导致心肌前负荷的增加，每搏输出量增加，而且对后负荷的耐受性差，因此主要依靠提高心率来增加心排血量。在出生的时候主要是以右心室为主，两个心室之间交互作用明显。因此对于新生儿来说心肌保护尤为重要，但是并没有足够的证据说明使用血液、晶体保护液、温或冷灌注方式的优劣。以下是新生儿应用的金标准：快速停跳，以及主动脉开放后避免左心室扩张，使用低钙高钾的心脏停搏液，采用低到中等的灌注压力（原心室压），尤其在青紫性CHD患儿中更应注意。总之，当地的临床经验以及操作的一致性以确保良好的心肌保护比选择何种心脏停搏技术本身更加重要。

目前，低温仍然是新生儿手术中最有效的心肌保护措施，其和心肌电活动静止，心室减压等措施一起降低心肌氧耗[3]。当前，除主动脉瓣关闭不全或严重心肌肥厚的患儿以外，自主动脉根部顺行灌注心肌保护液是儿童手术中最常用的。目前国内外医疗机构在儿童心脏手术中所采用的心肌保护液种类非常多，据笔者所见，一般认为可分为三大类——晶体保护液、含胶体保护液（含白蛋白而不含血液）和含血保护液。晶体保护液又可分为细胞外液型（如St. Thomas液）和细胞内液型（如HTK液）。目前对心肌保护液的优劣尚没有定论，但笔者认为1∶4（1份血，4份晶体）含血心肌保护液使用方便而且疗效肯定。含胶体保护液和细胞内液型晶体保护液虽然效果也比较好，但灌注时间略长，且含胶体保护液需多次灌注。

虽然有研究显示仅灌注一次心肌保护液可减轻未成熟心肌的水肿[3]，有利于术后心功能的恢复，但是每20～30分钟灌注一次心肌保护液仍然是大多数医疗机构的常规。现在，波士顿儿童医院使用Plasmalyte-A为基础液的含血心肌保护液一次灌注，可以在长达2小时的主动脉阻断期间维持心电活动处于静止状态，其效果明显优于晶体灌注液（St. Thomas液）多次灌注[15]。

心腔内的气体也往往是小儿心脏手术后引起心功能欠佳的主要原因之一，即使主动脉开放前充分排气，用食管超声仍可探察到有4%的患儿心腔内存在气体。虽然大多数患儿术后没有明显的症状，但是部分患儿可出现严重的血流动力学紊乱。由于解剖原因，大部分气体进入右冠状动脉，行大动脉转位手术的患儿则易进入左冠状动脉，采用去氧肾上腺素以及提高转流流量以增加动脉内压力使气体越过毛细血管床可显著改善心脏功能。

◆ 神经系统保护

1. 预后

据报道，心肺转流后神经系统损伤的发生率在10%～25%，特别在使用深低温停循环技术时多见，这些损伤往往是术前、转流中和转流后多种因素联合作用的结果。先天性心脏畸形的患儿中，有

2%～10%的病例同时伴有神经系统的异常，术前体肺循环血流的不平衡也会随时引起神经系统的损伤。心肺转流中的微栓和脑血流的改变也是引起神经系统损伤的原因，如果降温过快不能使脑组织内部均匀降温也会引起脑局部缺血缺氧性损伤。一般认为深低温停循环前的降温时间不宜少于20分钟，否则脑组织的代谢尚未被完全抑制[10,11,16-18]。心肺转流后危害神经系统的主要原因是气栓，在儿童中，由于手术种类同成人不同，往往需要暴露体循环心室，所以发生气栓的概率更高。

心肺转流中血气管理的方式，降温的速率和停循环的时间对术后神经系统功能的恢复有较大的影响，体肺循环间存在较大的侧支也会影响术后脑功能。虽然缺乏直接的证据，但是一般认为脑组织降温是否均匀是神经系统损伤的重要因素。常用的血气管理方式主要有两种——α稳态和pH稳态，二者的区别主要在于前者不进行温度校正而后者为之。由于在低温状态下血液碱化，因此为了维持pH稳态需要在氧合器中充入额外的二氧化碳。在中低温时，采用何种血气管理方式对神经系统的影响尚不明显，但是在深低温状态下，采用pH稳态可以明显增加脑部血流，使大脑降温更加均匀和迅速。虽然在成人手术中，由于局部血管病变等原因，pH稳态反而不利于神经系统功能恢复，但是在小儿特别是新生儿以及侧支循环较多的先天性心脏畸形纠治手术中，目前普遍认为采用pH稳态较α稳态更有利于增加大脑灌注，降低脑组织代谢率，促进脑功能的恢复。不过，如果停循环时间过长，如超过60分钟，不论采用何种血气管理方法，脑功能的损伤都无法避免，这时脑细胞丧失了其正常形态，出现蛋白质沉淀，中性粒细胞积聚和胞质内空泡形成[18,19]。

现有的研究结果证实深低温低流量较停循环更有利于保护神经系统的功能，但前者对肺功能的损伤更大；每15～20分钟恢复脑血流灌注1分钟可以保持脑内神经元的微观结构，但不能延长停循环的安全时限；转流前8小时给予甲泼尼龙和转流中给予抑肽酶、血栓素A_2受体阻滞剂和血小板激活因子抑制剂等可以促进深低温停循环手术后的脑功能恢复，不过后二者还未在临床上使用。虽然在再灌注期间是脑组织易受损伤的时期，但除了保持心排血量和脑的氧供外，目前尚无有效措施促进脑功能的恢复，近来有研究表明在肛温34℃时脱离心肺转流较36℃更利于保护脑功能，还有实验证实改良超滤的使用可以改善脑代谢的恢复情况，这可能同减轻脑部水肿以及提高血液携氧能力有关。

目前普遍认为，可以通过CPB全过程监测来评估灌注效果。持续分析血气、电解质浓度、静脉和局部氧饱和度，能提供一个全身或者局部组织的氧耗和氧供比例，这在新生儿心肺转流中是相当普遍的。因为近红外光谱监测（near infrared spectroscopy，NIRS）可以早期介入干预脑缺氧情况，所以，在大多数的小儿心外手术的CPB和围术期常规使用。使用红外光谱，具有2B级证据[20-22]。到目前为止，该方法是大脑监测最可接受的形式。这样的受欢迎程度使得Kasman和Brady不禁想知道“为什么聪明的临床医师不同意……”。然而，目前尚不清楚，使用红外光谱是否会降低CHD术后神经发育不良比率。

2. 脑局部灌注

现在的局部低流量灌注法（regional low flow perfusion，RLFP）和脑顺行灌注基本相似，在转流前先在右无名动脉上吻合一人造血管，动脉插管就放置在该血管内，当降温结束后开始手术操作时，结扎右无名动脉近端和其他主动脉弓上的侧支，动脉灌注泵仍以10～20 ml/（kg·min）的流量灌注大脑，这种方法对于复杂的主动脉弓重建手术具有重要的实用价值，在其他复杂手术中也可采用[23,24]。

◆ 其他脏器的保护

肾功能不全也是ECC后主要的并发症，手术的应激使肾血流减少以及肾小球滤过率下降，并且导致血管加压素释放引起液体潴留，肾素-血管紧张素-醛固酮系统也受到影响，低温也直接减少肾脏的灌注，术前心、肾功能不全和ECC时间也直接影响术后肾功能[25]。

新生儿心脏手术后发生一过性的少尿的情况较多见，一般可在术后24～48小时恢复，虽然国外在重症新生儿手术后常规置放腹膜透析管，但有人建议对那些一过性少尿的患儿应谨慎使用腹膜透析治疗，否则反而会影响肾功能的恢复。

ECC过程中，由于肺脏血流减少以及复杂的炎症反应过程，使肺内血管内皮细胞受损，导致肺血管阻力增加进而影响右心室功能。此外，ECC还引起肺水增多，顺应性下降，气体交换能力下降[26]。这些都显著影响小婴儿手术的预后。使用激素是常规的减轻肺损伤的方法，改良超滤可迅速改善转流后肺功能，现在有学者采用液体呼吸的方法给肺组织供氧使症状减轻。

◆ 辅助循环技术

虽然目前手术技术不断提高，但是也有部分患儿术后因心肺功能不良不能脱离心肺转流或术后心肺功能恶化需要机械辅助支持生命等待心肺功能恢复。由于新生儿心功能衰竭往往并发肺功能的严重损伤，而且适用于小婴儿心室辅助设备（VAD）很少，所以在儿童病例中最常用的是长时间体外膜式氧合（ECMO）[25-27]。开始机械辅助前先评估心内畸形纠治情况，如存在残余解剖畸形，除非先行再次手术纠正，一般不进行机械辅助。心脏手术后使用ECMO一般采用静脉-动脉模式，不能脱机者一般选用右房和主动脉插管，术后再次发生心功能衰竭者可采用颈内动静脉插管。辅助初期流量略低于或相似于ECC时的全转流流量，根据设备选用情况肝素抗凝可维持ACT在160～200秒。每日行食管超声评估心功能恢复情况，一般患儿可在24小时内开始出现恢复征象，如72小时内仍无恢复现象，一般提示预后较差。

主动脉气囊反搏（IABP），心室辅助设备（VAD）在新生儿甚至新生儿中都有成功使用的报道，但是这两种方法大都用于支持左心室功能，而小儿心脏手术以后单纯左心室衰竭的病例少见，往往同时伴有右心室功能不良甚至肺功能严重损伤，所以使用受到一定的限制。双心室辅助（BVAD）虽可同时支持两个心室的功能，但是小婴儿心脏体积小，给插管的安放带来了困难[28,29]（详见本书有关章节）。

小结

总之，到目前为止，有很多不同的方法可以在新生儿心脏手术中取得满意的结果。使用小型CPB管道，常温，改良的防出血方法使得新生儿术后出血少见。现在，对于体重是2 kg或者更小的患儿可以安全的施行心肺转流手术，仅使用100 ml或者更少的预充液，更少的输血，有效的灌注和心肌保护，机械辅助通气以及住院的时间更短。CPB虽然取得了巨大的进步，但仍然是非生理状态下，温度改变、非搏动性血流、血液稀释和全身性炎症反应的影响在新生儿期仍然存在（至少是在生物学数据上，而对临床结果的影响却越来越少）。各医疗机构新生儿CPB技术的差异性较大，这是缺乏合适的临床研究所致，今后需要进行多中心大样本的临床研究来完善临床规范。

（王　伟）

参·考·文·献

[1] 王卫平. 儿科学：8版. 北京：人民卫生出版社，2013.

[2] 朱德明，丁文祥，苏肇伉. 小儿体外循环学. 上海：世界图书出版公司，2009.

[3] Jonas R A, Elliott M J. Cardiopulomnary bypass in neonates, infants and young children. Butterworth-Heinemann Ltd, 1994.

[4] 黑飞龙，龙村. 体外循环教程. 北京：人民卫生出版社，2011.

[5] 龙村. 体外循环学. 北京：人民军医出版社，2004.

[6] Kim S Y, Cho S, Choi E, et al. Effects of Mini-Volume Priming During Cardiopulmonary Bypass on Clinical Outcomesin Low-Bodyweight Neonates: Less Transfusion and Postoperative ExtracorporealMembrane Oxygenation Support. Artif Organs, 2016, 40(1): 73-79.

[7] Colangelo N, Torracca L, Lapenna E, et al. Vacuum-assisted venous drainage in extrathoracic cardiopulmonary bypassmanagement during minimally invasive cardiac surgery. Perfusion, 2006, 21(6): 361-365.

[8] Wilkinson K L, Brunskill S J, Doree C, et al. Red cell transfusion management for patients undergoing cardiac surgery forcongenital heart disease. Cochrane Database Syst Rev, 2014, (2): CD009752.

[9] 王伟，朱德明，黄惠民，等．儿童心肺转流中不同预充基础液的应用比较．中国体外循环杂志，2006，4：82–84.

[10] Su X W, Undar A. Brain protection during pediatric cardiopulmonary bypass. Artif Organs, 2010, 34(4): E91–102.

[11] Drury P P, Gunn A J, Bennet L, et al. Deep hypothermic circulatory arrest during the arterial switch operation isassociated with reduction in cerebral oxygen extraction but no increase in white matter injury. J ThoracCardiovasc Surg, 2013, 146(6): 1327–1333.

[12] Wang W, Huang H M, Zhu D M, et al. Modified ultrafiltration in paediatric cardiopulmonary bypass. Perfusion, 1998, 5: 304–310.

[13] Ricci Z(1), Polito A, Netto R, et al. Assessment of modified ultrafiltration hemodynamic impact by pressure recordinganalytical method during pediatric cardiac surgery. PediatrCrit Care Med, 2013, 14(4): 390–395.

[14] Chang A C, Towbin J A. Heart Failure in Children and Young Adults: From molecular mechanisms to medical and surgical strategies. Saunders. Elsevier 828, 2006.

[15] Matte G S, delNido P J. History and use of delNidocardioplegia solution at Boston Children's Hospital. J Extra Corpor Technol, 2012, 44(3): 98–103.

[16] Kaza A K, Gruber P J. Surgical approaches for CHD: and update on success and challenges. Curr Opin Pediatr, 2013, 25(5): 591–596.

[17] Seltzer L, Swartz M F, Kwon J, et al. Neurodevelopmental outcomes after neonatal cardiac surgery: Role of corticalisoelectric activity. J ThoracCardiovasc Surg, 2016, 151(4): 1137–1142.

[18] Pearl J M, Thomas D W, Grist G, et al. Hyperoxia for management of acid-base status during deep hypothermia withcirculatory arrest. Ann Thorac Surg, 2000, 70(3): 751–755.

[19] Kornilov I A, Sinelnikov Y S, Soinov I A, et al. Outcomes after aortic arch reconstruction for infants: deep hypothermiccirculatory arrest versus moderate hypothermia with selective antegrade cerebral perfusion. Eur J Cardiothorac Surg, 2015, 48(3): e45–50.

[20] Menke J, Möller G. Cerebral near-infrared spectroscopy correlates to vital parameters duringcardiopulmonary bypass surgery in children. Pediatr Cardiol, 2014, 35(1): 155–163.

[21] Haydin S, Onan B, Onan I S, et al. Cerebral perfusion during cardiopulmonary bypass in children: correlationsbetween near-infrared spectroscopy, temperature, lactate, pump flow, and bloodpressure. Artif Organs, 2013, 37(1): 87–91.

[22] Teng Y, Ding H, Gong Q, et al. Monitoring cerebral oxygen saturation during cardiopulmonary bypass usingnear-infrared spectroscopy: the relationships with body temperature and perfusionrate. J Biomed Opt, 2006, 11(2): 024016.

[23] Visconti K J, Rimmer D, Gauvreau K, et al. Regional low-flow perfusion versus circulatory arrest in neonates: one-yearneurodevelopmental outcome. Ann Thorac Surg, 2006, 82(6): 2207–11; discussion 2211–2213.

[24] Ly M, Roubertie F, Belli E, et al. Continuous cerebral perfusion for aortic arch repair: hypothermia versusnormothermia. Ann Thorac Surg, 2011, 92(3): 942–948.

[25] Lema G, Vogel A, Canessa R, et al. Renal function and cardiopulmonary bypass in pediatric cardiac surgical patients. PediatrNephrol, 2006, 21(10): 1446–1451.

[26] Nomura N, Asano M, Saito T, et al. Sivelestat attenuates lung injury in surgery for congenital heart disease withpulmonary hypertension. Ann Thorac Surg, 2013, 96(6): 2184–2191.

[27] Annich G M, Lynch W R, MacLaren G, et al. ECMO Eatracorporeal cardiopulmonary support in critical care. 4th ed. ELSO, 2012.

[28] 鲁芳芳，张蔚，朱德明，等．小儿心脏机械辅助循环设备的临床应用及选择，中华小儿外科杂志，2016，37：417–421.

[29] Thiagarajan R R. Extracorporeal Membrane Oxygenation for Cardiac Indications in Children. Pediatr Crit Care Med, 2016, 17 (8 Suppl 1): S155–159.

第三节　围术期心肌保护

概述

在先天性心脏病的外科治疗中，围术期心肌保护可能是除了手术技术以外影响术后早期发病率和死亡率的最重要因素。此外，不良的心肌保护也会导致心内膜的纤维增生，影响术后远期的心功能。而对于新生儿患儿，由于心肌发育的不成熟，使其对正性肌力药物的反应相较于年长儿要差得多[1]。因此，在新生儿心脏手术中的心肌保护就显得更加重要。本节将对这一问题做一简明的阐述。

术前心肌保护

新生儿的先天性心脏病几乎总是伴随着病理生理学上的异常。这些异常因素一般包括缺氧、酸中毒和电解质紊乱等[2]。它们不仅对心脏功能，而且对全身脏器均会构成严重影响。虽然有研究指出，未成熟心肌对缺血缺氧的耐受性要好于成熟心肌，但在临床实践中我们往往发现新生儿的心肌在外科手术中极度脆弱。

容量和压力超负荷也是很常见的负面因素。容量超负荷见于左向右分流先天性心脏病、部分单心室畸形，以及严重的房室瓣关闭不全等。未成熟心肌的舒张储备很小，故对容量负荷的代偿非常有限，因此心室会很快扩张，伴随心肌细胞的结构和代谢功能的改变，从而更加降低其对外科手术的耐受性。另一方面，压力超负荷常见于伴有心室流出道梗阻的先天性心脏病。心脏对压力负荷的代偿较好，但心室的迅速肥厚将很快导致顺应性的减弱和局部心肌的灌注不足，因而同样会降低其耐受外科手术时缺血损伤的能力。

综上所述，在新生儿心脏外科手术前及时纠正患儿的代谢失调，促进其内环境的稳态是术前心肌保护的重要一环。对于部分先天性心脏病的新生儿，用前列腺素E_1维持其动脉导管的开放是一种行之有效的方法。但有时候内科治疗的效果可能有限，此时需要果断进行手术干预，逆转心脏的容量和压力超负荷状态，平衡氧供和氧需，最大限度地改善心功能。

术中心肌保护

◆ 手术创伤的预防

1. 心室膨胀

引起心室膨胀的原因主要是体外循环手术中回心血流的增加或引流的不畅。左心回流的增加主要与肺循环的过度灌注有关，可能的原因是存在未关闭的动脉导管、体肺分流管道或主动脉到肺动脉的侧支血管。另外，主动脉关闭不全也可引起左心膨胀。发现左心膨胀应及时置入左心引流管进行减压。

2. 心肌牵拉损伤

未成熟心肌对牵拉损伤十分敏感，因此在手术操作中需要避免过度牵拉而损伤心肌和心脏传导系统。

3. 冠状动脉损伤

新生儿的大动脉转换手术中，一旦出现左、右冠状动脉近端的损伤几乎是致命的。而分支冠状动脉的损伤则常出现在右心室流出道切开的过程中。另外，在新生儿心内操作手术中，要避免缝合时进针过深而伤及深部的冠状动脉。

4. 心室切口

除了避免冠状动脉的损伤，心室切口也宜尽量短小，以刚好满足手术需要为宜。另外，术中也需要避免切口的过度牵拉和撕裂。

5. 心肌水肿

新生儿心肌内的毛细血管壁菲薄，在通透性增加时特别容易发生水肿，在体外循环转流中如血浆胶体渗透压下降可导致水肿加剧。

◆ 体外循环损伤的预防

1. “冷挛缩”损伤

体外循环的快速降温将导致新生儿心肌的“冷挛缩”，并加剧随后的缺血损伤。“冷挛缩”可能是由于低温诱导心肌内钙积聚造成的，因此避免心肌保护液灌注前转流血温过低有利于心肌功能的保护。

2. 再氧合损伤

在缺氧的未成熟心肌中超氧化物歧化酶、过氧化氢酶和谷胱甘肽过氧化物酶等抗氧化酶活性显著降低，使心肌对氧自由基损伤更加敏感[3]。因此，对于新生儿，特别是术前严重缺氧的患儿，在体外循环前平行期间，宜采用逐级给氧的方案，即体外循环启动时给予21%的氧气，5～10分钟后逐渐提高到

30%～60%的氧浓度进行全程灌注，可减轻心肌再氧合后的氧自由基损伤。另外，在此基础上在体外循环管路中增加白细胞滤器[4,5]，可进一步减少氧自由基的形成。

3. 体外循环灌注条件对心肌的影响

体外循环转流中的血细胞比容、pH、灌注压、电解质浓度，以及其他添加剂如腺苷、氧自由基清除剂等，均可改变心肌损伤程度。但也应该认识到一些保护方法在心肌保护和脑保护之间可能存在冲突。

◆ 心肌保护技术

1. 低温

仅低温就能给心肌提供很大程度的保护，在新生儿患者中尤其如此。但为了维持心肌的低温状态，对未成熟心肌重复给予多剂心脏停搏液的方法则被证明是有害的。因此，对于新生儿的复杂心脏重建手术而言，适宜的做法是使用深低温停循环灌注，既可改善心肌保护，又不需要多剂停搏液，还可降低炎症反应的程度。另外，降低室温和采取冷光源术野照明也是有益的。最后，术中与心脏接触的冲洗液温度应该非常冷，但不应该使用冰屑，因为冰屑可引起膈神经损伤和心肌冷却过度。

2. 心脏停搏液

关于在术中使用冷晶体停搏液还是含血停搏液一直存在不同的声音。冷晶体液在成人患者中已被证明可以提供充分的保护，但在儿科患者中其效果缺乏足够的研究结论支持，因此虽然没有证据表明在主动脉阻断1小时内含血停搏液比冷晶体液更优越[6-8]，但目前大多数中心仍倾向于采用含血停搏液[9-12]。此外，在青紫型先天性心脏病中，含血停搏液已被证实具有引人注目的优越性。另外，在停搏液中添加磷酸化底物被认为可增加再灌注期的心肌能量储备，有利于心肌功能的恢复[13]。

3. 超滤

新生儿和小婴儿的低温体外循环中的血液稀释会引起血管通透性的改变，从而导致体液过多、组织水肿和器官功能障碍等多种不良后果。而超滤作为一种有效去除过剩体液的手段，不仅对术中心肌功能的维持，而且对术后血流动力学的稳定都有积极的作用。在体外循环的复温阶段可采取常规超滤。在体外循环结束后可采取改良超滤。

小结

新生儿先天性心脏病手术前的心肌保护侧重于尽可能地降低异常病理生理引起的缺氧，以及心室压力和容量的超负荷对心脏带来的负面影响。而手术中则应该避免不当的手术操作和体外循环对心肌的损伤。在体外循环中采用深低温、含血停搏液，并结合超滤的方法可能对新生儿患儿有积极的意义。

（杜欣为　王顺民）

参·考·文·献

[1] Imura H, Caputo M, Parry A, et al. Age-dependent andhypoxia-related differences in myocardial protectionduring pediatric open heart surgery. Circulation, 2001, 103: 1551-1556.

[2] Modi P, Suleiman M S, Reeves B, et al. Changes inmyocardial free amino acids during pediatric cardiacsurgery: a randomised controlled trial of three cardioplegictechniques. Eur J Cardiothorac Surg, 2006, 30: 41-48.

[3] Piel D A, Khan A R, Waibel R, et al. Chronic hypoxemia increases myocardial cytochrome oxidase. J Thorac Cardiovasc Surg, 2005, 130: 1101-1106.

[4] Hayashi Y, Sawa Y, Nishimura M, et al. Clinical evaluation of leukocyte-depleted blood cardioplegia for pediatric open heart operation. Ann Thorac Surg, 2000, 69: 1914-1949.

[5] Anttila V, Hagino I, Zurakowski D, et al. Higher bypass temperature correlates with increased white cell activation in the cerebral microcirculation. J Thorac Cardiovasc Surg, 2004, 127: 1781-1788.

[6] Modi P, Suleiman M S, Reeves B, et al. Myocardialmetabolic changes during pediatric cardiac surgery: arandomized study of 3 cardioplegic techniques. J ThoracCardiovasc Surg, 2004, 128: 67-75.

[7] Caputo M, Modi P, Imura H, et al. Cold blood versus cold crystalloid cardioplegia for repair of ventricular septal defects in pediatric heart surgery: a randomized controlled trial. Ann Thorac Surg, 2002, 74: 530–535.

[8] Poncelet A J, van Steenberghe M, Moniotte S, et al. Cardiac and neurological assessment of normothermia/warm blood cardioplegia vs. hypothermia/cold crystalloid cardioplegia in pediatric cardiac surgery: insight from a prospective randomized trial. Eur J Cardiothorac Surg, 2011, 40: 1384–1390.

[9] Jonas R A, Wypij D, Roth S J, et al. The influenceof hemodilutiononoutcome after hypothermiccardiopulmonary bypass: results of a randomized trial ininfants. J Thorac Cardiovasc Surg, 2003, 126: 1765–1774.

[10] Doenst T, Schlensak C, Beyersdorf F. Cardioplegia inpediatric cardiac surgery: do we believe in magic? AnnThorac Surg, 2003, 75: 1668–1677.

[11] Amark K, Berggren H, Bjork K, et al. Blood cardioplegiaprovides superior protection in infant cardiac surgery. AnnThorac Surg, 2005, 80: 989–994.

[12] Amark K, Berggren H, Bjork K, et al. Myocardialmetabolism is better preserved after blood cardioplegia ininfants. Ann Thorac Surg, 2006, 82: 172–178.

[13] Wallace A W, Ratcliffe M B, Nose P S, et al. Effect ofinduction and reperfusion with warm substrate-enrichedcardioplegia on ventricular function. Ann Thorac Surg, 2000, 70: 1301–1307.

第四节 姑息手术

概述

姑息手术是新生儿复杂先天性心脏病外科治疗中的重要一环。新生儿患者因为全身脏器发育不完全，不宜接受长时间的体外循环转流，因此大多数复杂先天性心脏病患者需要在新生儿或小婴儿期接受第一期的姑息手术，为今后的根治手术创造条件。但随着医疗技术的进步，姑息手术的适应证也不断地发生着改变。目前诸如大型室间隔缺损、法洛四联症，甚至完全性大血管错位等先天性心脏病已经能够在新生儿期进行一期根治手术并取得良好的疗效。但肺动脉闭锁和功能性单心室畸形的患儿，仍需依赖姑息手术的方法渡过新生儿期，以期得到分期手术纠治的机会。

姑息手术指的是那些能使患儿的临床症状得到改善但其解剖和病理生理仍有异于常人的手术。其目标是通过改变血流动力学，使患儿能够耐受心脏畸形带来的不利影响，同时保护心脏功能，促进生长发育，从而使之利于接受远期的根治手术。需要指出的一点是，姑息手术的积极效应通常只是暂时的，随着患儿的生长发育，其对症状的改善作用几乎必然会减退。因此，姑息手术不能作为先天性心脏病患儿长期生存的保障形式。

病理生理

新生儿需要接受姑息手术治疗的先天性心脏病种类繁多，解剖畸形各异，但总结起来一般可分为以下几类。

◆ 肺血增多的先天性心脏病

如大型室间隔缺损、完全性房室间隔缺损、永存动脉干，以及肺循环流出道无梗阻的功能性单心室等。随着新生儿在出生后肺阻力的逐渐下降，这类先天性心脏病患儿的肺血流量将明显高于体循环的流量。体循环灌流的减少会使生长发育受限，并促使心脏超负荷地工作，从而引发心腔扩大、房室瓣反流，最终导致心力衰竭；肺循环血流的增多在早期会诱发严重的肺部感染，在远期则因为肺血管的内皮增生导致梗阻性肺动脉高压。因此对于这种类型的先天性心脏病，姑息治疗策略是控制肺血。

◆ 肺血减少的先天性心脏病

如重度的法洛四联症、肺动脉闭锁，以及合并肺循环流出道梗阻的功能性单心室等。这类先天性心脏病患儿缺乏充足的肺血来源，在新生儿期其主要的肺血来源于未闭的动脉导管。但随着出生后动脉导管的自然关闭，患儿将经历低氧血症，严重的甚至出现代谢性酸中毒乃至死亡。因此对于这种类型的先天性心脏病，姑息治疗的策略是增加肺血。

◆ 体–肺循环间血流交换不足的先天性心脏病

典型的代表是室隔完整的完全性大血管错位。患儿出现左心室与肺动脉相连接、右心室与主动脉相连接的解剖异常。从而出现“左心房—左心室—肺动脉—肺循环”以及“右心房—右心室—主动脉—体循环”这样两条各自独立的循环串路。此时体循环缺氧而肺循环富氧，由于室间隔完整，两个循环间只有通过有限的房间隔缺损和未闭的动脉导管进行血氧交换。随着新生儿期动脉导管的自然关闭，一旦房间隔水平交换不足，患儿将迅速死亡。此外，诸如单心室合并一侧房室瓣严重狭窄或闭锁也属于此类型。对于这种类型的先天性心脏病，姑息治疗的策略是增加心房水平的血流交换。

手术方法

◆ 肺动脉环缩术

肺动脉环缩术是最常用的减少肺血流量的手术。在减少肺血的同时，也减轻了心脏的容量负荷，防止了肺血管病变的发生。但需要注意的是肺动脉环缩也会增加心脏的压力负荷，从而有引起心肌肥厚的倾向，这在某些特定的先天性心脏病中有着重要的意义。如室隔完整的完全性大血管错位和室隔完整的纠正性大血管错位中，通过对肺动脉进行环缩，可以对与肺动脉相连接的解剖左心室进行锻炼，以逆转因自身肺动脉压力下降而引起的左心室退化，为解剖根治手术做准备。另外，在合并体循环流出道梗阻的单心室生理中，如果单纯进行肺动脉环缩术，则会因术后双流出道梗阻而导致全心肥厚，有的甚至还会加重体循环流出道的梗阻，所以这种情况下应该采取其他手术方法来限制肺血流[1]。

手术通常采取胸骨正中切口。因为动脉导管的存在将影响术中压力和氧饱和度的监测，故应先确保关闭动脉导管。取3 ～ 4 mm宽的Goretex血管剪成的小条作为环缩带。收紧环缩带时，一般通过测量环缩带远端肺动脉压力、心率、体循环血压以及氧饱和度等指标来综合判断其松紧程度。对于新生儿患者，一般预期跨环缩处的压力阶差>50 mmHg，心率在140 ～ 160次/min，体循环收缩压>65 mmHg，动脉血氧饱和度在80% ～ 85%（麻醉吸入样浓度50%）为宜。但实际在临床上由于麻醉的深浅以及监测方面的干扰因素，更多的情况下仍需要外科医师的经验。妥善固定环缩带防止其松脱或向肺动脉远端滑脱（图44–2）。

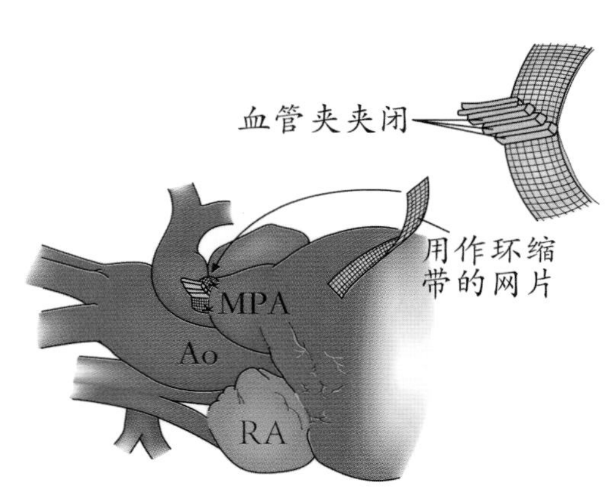

图44–2 肺动脉环缩手术
手术取胸骨正中切口径路。通过逐步添加血管夹来调节环缩带的松紧度。重要的是必须将环缩带妥善固定在近端肺动脉的外膜上，防止其向远端移位。Ao=主动脉；MPA=肺总动脉；RA=右心房

术后需严密观察心率、血压和动脉血氧饱和度。如出现心率明显增快、血压下降以及动脉血氧饱和度持续下降的情况提示环缩过紧，心脏窘迫，需再手术松解环缩带。通过比较手术前后的胸片可了解心影大小和肺血变化的情况，以评估手术的有效性。

◆ 体肺分流术

体肺分流术是一种由体循环建立向肺循环血流通路的手术的总称，其具体的手术形式有多种，常用

的有Blalock–Taussig分流（B–T分流）和中央分流等。现代的体肺分流术多采取用一段Goretex人造血管建立分流管道的方法。需要指出的是，体肺分流术虽多被用来作为一种增加肺血以改善发绀的方法，但也可作为其他手术方法中的一个组成部分，最终起到减少肺血的作用。事实上，体肺分流管道是一种能够精确控制分流血量的工具，可以确保患者在新生儿期和小婴儿期获得恰如其分的肺血。但也正因为如此，这类分流是不能长期维持的，随着时间的推移必将丧失其功能。

1. Blalock–Taussig分流术

用人造血管连接无名动脉和右肺动脉（右侧B–T分流）（图44–3）或左锁骨下动脉和左肺动脉（左侧B–T分流）。在新生儿一般根据体重采用3.5～4 mm的Goretex人造血管。管道口径过小术后无法有效提高血氧饱和度，管道口径过大则可引起充血性心力衰竭和肺动脉高压[2]。关闭动脉导管可使分流管道成为唯一的肺血来源，从而有利于分流血量的控制。

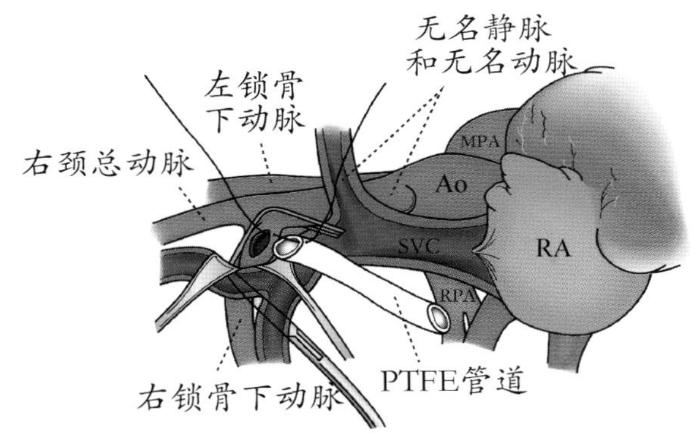

图44–3 改良Blalock–Taussig分流手术

手术一般采用胸骨正中切口径路。用侧壁钳控制住右锁骨下动脉的起始部，在此处做一纵行切口，用PTFE管道行端侧吻合以构建分流的近端吻合口。之后，将人工血管的另一端与右肺动脉上缘的切口构建分流的远端吻合口。Ao=主动脉；MPA=肺总动脉；RA=右心房；RPA=右肺动脉

2. 中央分流术

对于那些左、右肺动脉发育都较差的患儿，用人造血管直接连接升主动脉和肺总动脉可成为一种替代的选择。手术的优点是可将分流血流均匀地分布到两侧肺动脉，但分流管道位于主动脉的前方靠近胸骨处，关胸后容易受压，且二次手术时常造成粘连而增加分离的困难。

体肺分流术后需要严密观察患儿的氧合情况。由于手术后分流管道成为患儿肺血的唯一来源，一旦管道受压或有血栓形成即会引起严重的低氧血症。此时需紧急再手术解除压迫或更换分流管道。由于分流管道在心脏舒张期仍具有“窃血”的作用，体肺分流后患儿的舒张压会出现不同程度的下降。当管道的口径过大时，常出现动脉舒张压不能维持的表现，严重时舒张压<30 mmHg，极易引起冠状动脉供血不足而导致心搏骤停，此时也应该果断再手术更换小口径的管道。

房间隔扩大术

心脏内的血液流动速度以心房内最为缓慢，因此要促进富氧和乏氧血液的充分混合，在心房水平建造一个大的缺损是最佳的方法。这可以通过在体外循环下进行房隔切除术，也可以采用球囊房间隔造口术。另外，在一些复杂的心脏畸形中，限制性的房间隔缺损会造成一侧心房的压力明显增高，形成强制性分流。如二尖瓣狭窄或闭锁时左心房压力增高，出现强制性左向右分流；完全性肺静脉异位引流中右心房压力增高，出现强制性右向左分流。在这些情况下，将房间隔切除可起到使心房减压并增加心排血量的作用。

1. 体外循环下房间隔切除术

多用于单心室或左心发育不良综合征等房间隔肌性增厚的患儿，可安全从容地在直视下将房间隔完整切除，且可避免房室结的意外损伤。操作可在短期阻断主动脉的情况下进行，也有报道在人造心室颤动的情况下进行。

2. 球囊房间隔造口术

多用于室间隔完整型大动脉错位新生儿患者。在X线或超声的引导下将尖端带有球囊的导管自股静脉导入至右心房，穿过卵圆孔到左心房。在左心房内膨开球囊，并迅速拉回右心房内，以此将房间隔撕开。此种方法创伤小，但仅适用于房间隔组织菲薄的患儿。

◆ 其他新生儿期常用的姑息手术

1. Sano分流术

在右心室与肺动脉之间建立人工管道连接，是一种增加肺血的手术。与B-T分流的区别在于其对肺动脉的有效血流供应仅发生在收缩期，因而对舒张压的影响较小，不易造成冠状动脉的缺血。但该手术需要在体外循环下进行，且需要做心室切口，故对术后心功能有一定的影响。

2. 功能性单心室的Ⅰ期姑息手术

左心发育不良综合征或功能性单心室合并体循环流出道梗阻的患儿，在新生儿期不但需要对其肺血流进行限制，还需要解除其体循环心室流出道的梗阻，故不能采用单纯的肺动脉环缩手术[3]。此时可采用Norwood手术或Damus-Kaye-Stansel手术，统称Ⅰ期姑息手术[4]。手术方法是先将两大动脉在瓣上离断，然后将主动脉与肺动脉的根部进行融合。再用补片对升主动脉、主动脉弓部和近端降主动脉进行扩大，形成单心室双出口以重建体循环流出道。对于新生儿，最后可建立B-T分流或Sano分流以供应肺血。

结果

◆ 肺动脉环缩术

1997年，Pinho等[5]报道了1982—1992年间行肺动脉环缩手术的连续135例患者的结果。其中89例为大型VSD，另46例为复杂心脏畸形。年龄中位数为3月龄，体重中位数为3.5 kg。总体死亡率为8.1%，而在新生儿中的死亡率为22%。文章指出，3个月内就接受环缩手术者更易出现环缩过松的情况，而这会增加后续根治手术的死亡率。这一报道强调，肺动脉环缩手术并不是一种低风险的姑息手术，其死亡率和并发症发生率都不低。

◆ 体肺分流术

Petrucci等[6]分析了2002—2009年间来自STS数据库的1273例行B-T分流术的患者。不同解剖畸形的早期死亡率不同。室间隔完整的肺动脉闭锁的早期死亡率最高（15.6%），单心室畸形为7.2%，而适宜于进行双心室修补的畸形则为5.1%。术前需要通气支持治疗、诊断为室间隔完整的肺动脉闭锁（PA/IVS）或单心室，以及体重低于3 kg是死亡的风险因素。近33%的死亡事件发生在术后24小时之内，75%发生在术后最初的30天以内。

O'Connor等[7]回顾了在费城儿童医院接受分流手术的206例患者，以及在出院前需要心导管或手术等再次干预的情况。[7]对20例患者实施了21次再次干预（9.7%）。再次干预的风险因素包括内脏异位综合征（P=0.04）、合并心外畸形以及低出生体重。再次干预的发生率随着分流管道尺寸的增大而降低。再次干预组的院内死亡率为30%（6/20），而非干预组为8.1%（15/186）（P=0.02）。需再次干预的患者的长期生存率明显降低（P=0.002）。这组患者同时还有更高的感染发生率（P<0.001）和体外膜式氧合支持率（P<0.001），以及更长的住院时间（P=0.001）。

◆ 房间隔扩大术

波士顿儿童医院的Perry等[8]在1986年的一篇报道中指出，对于存在强制性左向右分流的左侧房室瓣闭锁或狭窄的患者，应采用外科手术完整切除房间隔而不是采用球囊扩张或刀片切开的方法。5例接受房间隔球囊扩张术和12例采用刀片切开房间隔的患者，治疗结果都不理想，大多数患者再次出现了跨房间隔的压力阶差。即使是通过手术切除房间隔，也有78.5%的患者存在房间隔切除不充分，且有11%的患者出现了复发性狭窄。

小结

新生儿期先天性心脏病主要的姑息手术方法有肺动脉环缩术、体肺分流术和房间隔扩大术。肺动脉环缩术是一种减少肺血的手术，可减轻心脏的容量负荷防止心力衰竭，降低肺动脉高压防止肺血管病变，并可增加心室的后负荷起到心室锻炼的作用。

体肺分流术是一种可有效控制肺血量的手术，主要有B–T分流和中央分流两种形式，多用于增加肺血以改善发绀。房间隔扩大术的作用是增加心房水平乏氧和富氧血液的混合，或可起到心房减压的作用，可通过微创的方法或在体外循环下施行。

（杜欣为　王顺民）

参·考·文·献

[1] Odim J N, Laks H, Drinkwater D C Jr, et al. Staged surgical approach to neonates with aortic obstruction and singleventricle physiology. Ann Thorac Surg, 1999, 68: 962–967.

[2] Ohye R G, Sleeper L A, Mahony L, et al. Comparison of shunt types in the Norwood procedure for single-ventricle lesions. N Engl J Med, 2010, 362: 1980–1992.

[3] Nagashima M, Okamura T, Shikata F, et al. Pulmonary artery banding for neonates and early infants with low body weight. Tohoku J Exp Med, 2011, 225: 255–262.

[4] Jensen R A Jr, Williams R G, Laks H, et al. Usefulness of banding of the pulmonary trunk with single ventricle physiology at risk for subaortic obstruction. Am J Cardiol, 1996, 77: 1089–1093.

[5] Pinho P, Von Oppell U O, Brink J, et al. Pulmonary artery banding: adequacy and long-term outcome. Eur J Cardiothoracic Surg, 1997, 11: 105–111.

[6] Petrucci O, O'Brien S M, Jacobs M L, et al. Risk factors for mortality and morbidity after the neonatal Blalock-Taussig shunt procedure. Ann Thorac Surg, 2011, 92: 642–651.

[7] O'Connor M J, Ravishankar C, Ballweg J A, et al. Early systemic-to-pulmonary artery shunt intervention in neonates with congenital heart disease. J Thorac Cardiovasc Surg, 2011, 142: 106–112.

[8] Perry S B, Lang P, Keane J F, et al. Creation and maintenance of an adequate interatrial communication in left atrioventricular valve atresia or stenosis. Am J Cardiol, 1986, 58: 622–626.

第五节　主动脉畸形

一、动脉导管未闭

概述

动脉导管连接于主动脉峡部和肺动脉分叉处，是胎儿时期正常的生理性血流通道。绝大多数小儿于出生后24小时产生功能性闭合，于出生后2～3周完成解剖关闭成为动脉导管韧带。动脉导管未闭（patent ductus arteriosus，PDA）指动脉导管持续病理性的开放。本病为小儿常见的先天性心脏病，占总数的15%～21%，可单独发生、合并其他心脏畸形，或作为其他心脏畸形的代偿机制发生。

Strieder等人于1937年首次尝试对一名合并感染性心内膜炎的患儿进行PDA结扎，尽管手术成功，但术后患儿由于误吸死亡[1]。Gross等人于1939年报道首例结扎PDA成功病例[2]。此后Portsmann应用海绵填塞法成功堵塞PDA，开创了PDA的介入治疗[3]。随后又出现了胸腔镜辅助下的动脉导管结扎术，开创了PDA的微创治疗[4]。1944年吴英恺实施了我国第一例动脉导管结扎术。1984年上海交通大学医学院附属上海儿童医学中心首次经心导管堵塞法治疗PDA成功。

下面着重讨论不伴有其他心脏畸形的动脉导管未闭。

病理解剖

胚胎时期随着咽弓的发育，先后出现6对动脉弓，均发自动脉囊，终于双侧背主动脉，其中第6对弓动脉部分分支长入位于前肠腹侧的肺芽中，发育成为肺动脉。右侧第6对弓动脉除近端右肺动脉保留外，其余与背主动脉之间的一段逐渐退化消失，左侧对6对弓动脉近端分支发育成左肺动脉，远端与背主动脉相连部分发育成为动脉导管。作为第6对咽弓神经的喉返神经，由于右侧6对弓动脉远端消失，因此改为勾绕第4对弓动脉即右侧锁骨下动脉，而左侧则勾绕动脉导管。在胚胎发育时期，肺循环血管处于收缩状态使得肺循环的阻力较高，而在体循环中，由于大量血液（约40%）进入胎盘循环导致体循环压力较低。因此，大部分右心室搏出的血液绕过肺动脉经动脉导管流向降主动脉及胎盘。在胚胎中，由于这一右向左分流的存在，动脉导管实际上是一个管径和降主动脉相近的大血管[5]。通常情况动脉导管肺动脉端位于肺动脉总干分叉附近，靠近左肺动脉端，从此处向后下向降主动脉延伸，开口位于左锁骨下动脉以远处。右位处动脉弓时，可由左侧无名动脉基底部发出。罕见情况下可为双侧动脉导管或右侧动脉导管。整个动脉导管与降主动脉呈锐角。在肺动脉闭锁和右室流出道梗阻时，此角度常大于90°[6]。与主动脉及肺动脉血管中层同心圆方式排列的平滑肌不同，在动脉导管中，中层平滑肌以纵行和螺旋形排列为主[7]。

根据动脉导管的形态可分成5型。① 管型：导管两端直径相等，此型最为常见；② 漏斗型：主动脉端较肺动脉端明显粗大，形似漏斗；③ 窗型：导管呈粗短型，主、肺动脉几乎相连；④ 哑铃型：导管中间细，两端粗，似哑铃状；⑤ 动脉瘤型：导管中间呈瘤样扩张[8]。

在胚胎时期由于体循环氧饱和度低，动脉导管可维持开放[9]。而在出生后，随着呼吸运动，两肺逐渐张开，体循环氧饱和度逐渐升高，导致肺循环血管扩张，阻力下降。与此同时，胎盘与胎儿分离，导致体循环压力升高。动脉导管的持续收缩是动脉导管永久关闭的第一步。在动物实验中发现动脉导管的解剖关闭开始于肺动脉端逐渐向主动脉端延伸。持续收缩导致导管壁缺氧，内皮细胞增生，平滑肌细胞向内迁移，导致管腔闭塞，逐渐演化成导管韧带[10]。

发病机制

目前关于PDA的发病机制尚不明了，动脉导管的开放受到血氧饱和度、前列环素、一氧化氮、胎龄等的影响[11]。而在早产儿和足月产儿中PDA可能有不同的发病机制。多数发生于早产儿的动脉导管未闭是唯一的临床表现，而发生于足月产儿的动脉导管未闭则更有可能合并其他临床表现[12]。

在动物试验中研究发现前列环素E_2（PGE_2）在维持胎儿期动脉导管开放中起重要作用。胎儿血液中PGE_2浓度在出生前高于母亲，而在出生后数小时则降至与母亲相同水平，而动脉导管的开放程度则与PGE_2的含量呈正相关[13]。出生后，胎儿体内PGE_2由于合成减少及肺内清除增加而含量降低，同时循环氧饱和度升高，导致动脉导管持续收缩。而这一作用受到糖皮质激素的影响，作用机制可能为糖皮质激素影响了动脉导管对于PGE_2敏感性。如在研究中向早产动物胎儿注射氢化可的松可加速动脉导管关闭[14]。这一结果和临床上母亲接受过糖皮质激素治疗的极低体重新生儿中PDA发生率较低相吻合。前列环素在维持动脉导管开放中的作用奠定了前列环素合成抑制剂如吲哚美辛、布洛芬等用于治疗PDA的理论基础[15]。

胎龄对于动脉导管是否关闭影响很大。在50%足月胎龄儿中，出生后24小时内动脉导管达到功能性关闭，90%在出生后48小时，几乎100%在出生后72小时内[16]。而在早产儿中动脉导管关闭延迟，PDA的发生风险和胎龄负相关。在胎龄大于30周的健康早产儿中，出生后第4天几乎所有动脉导管均可关闭。而在胎龄不足30周伴有其他疾病的早产儿中，65%的动脉导管在出生后第4天不能关闭[17]。

遗传因素同样在PDA的发病中起重要作用。一些研究发现部分家系有胸主动脉夹层和动脉导管未闭的遗传表现。16号染色体长臂1区2带至1区3带被认为与发病密切相关[18]。如MYH11位于16p13.11，编码肌球蛋白蛋白11重链[19]，ACTA2，编码平滑肌 α 肌动蛋白等的致病作用在一些研究中得到证实。二者均与正常血管平滑肌收缩运动有关[20]。其他可能致病基因包括*TFAP2B*等[21]。

病理生理与临床表现

未闭合的动脉导管构成主动脉与肺动脉之间的异常通道，由于在收缩期和舒张期主动脉压力均高于肺动脉压力，构成连续的左向右分流，分流量取决于导管的粗细和主、肺动脉之间的压力差。如果动脉导管细小，则血流动力学改变较小，尤其在出生早期肺循环阻力较大。若动脉导管粗大，则产生一系列肺循环充血、左心容量负荷过度增加的临床表现。在动脉导管内，由于血流速度较快，血管内皮细胞容易受损，易发生感染性心内膜炎。而长期的肺循环充血，可在成肺小动脉持续痉挛，血管内膜和中层增厚，管腔变窄，出现器质性肺动脉高压。当肺动脉压力接近或超过主动脉压力时，临床可产生双向分流或右向左分流，出现发绀的表现，称为Eisenmenger综合征。

另外，尽管PDA患儿心脏每搏输出量增多，但由于左向右分流的存在，供应身体重要器官的血流受到影响。如在一项20个PDA患儿和正常对照组的研究中发现，PDA患儿脑组织氧饱和度较低，平均脑灌注压较低，而PDA关闭后，两组之间不再有显著差异[22]。这可能是合并PDA的早产儿较正常新生儿发生脑室内出血的风险高的原因之一[23]。其他患儿可同时合并支气管肺发育异常、坏死性小肠结肠炎、脑室内出血、肾功能衰竭等[24]。

PDA患儿的临床症状受PDA粗细、体循环肺循环阻力、患儿年龄等影响。导管细小者通常没有症状，只能听到杂音。导管粗分流量大的患儿通常表现为反复发作的急性上呼吸道感染、肺炎、生长受限、气急、乏力等，严重者有充血性心力衰竭的表现。

听诊时胸骨左缘第2～3肋间可闻及典型的机器样、连续性杂音，并向左侧胸骨上窝传导，局部常可触及震颤。肺动脉第二心音亢进，但可被杂音覆盖。分流量大时，二尖瓣听诊区可闻及舒张期杂音。当伴有肺动脉高压或心力衰竭时，杂音可减轻或听不到。由于舒张压降低，脉压增大，可出现水冲脉、枪击音、毛细血管搏动等周围血管征。

诊断

临床上对于动脉导管未闭的诊断并不困难，依据典型的临床症状及体征，可进行初步诊断。二维超声心动图和多普勒超声心动图具有良好的敏感性和特异性，可作为确诊检查之一。可显示动脉导管的粗细、形态、血流方向及合并的心内畸形，同时对肺动脉压力进行估测。

胸片可作为PDA的辅助检查手段，细小的动脉导管未闭，胸片上无明显改变。分流量大者，表现为双肺充血、左心室扩大，肺动脉段隆起。心电图可表现为左心房、左心室肥大，严重者可表现为双心室肥大，但对诊断帮助不大。

心导管检查，作为PDA诊断的“金标准”临床上逐渐被其他无创检查所替代，不作为常规检查项目之一。对于不典型病例、伴发严重肺动脉高压者可选择应用。

一些学者认为B型心房利钠肽（BNP）及氨基末端脑钠肽前体（NT–proBNP）的检测有助于PDA患儿的诊断和治疗。但由于不同人群、不同实验室该检测指标敏感性、特异性有差别，BNP及NT–proBNP检测在PDA的诊断中的地位仍需研究[25]。

鉴别诊断

本病需与其他左向右分流的先天性疾病鉴别，如室间隔缺损、房室间隔缺损、主肺动脉窗、永存动脉干等。超声心动图可确诊。

治疗

PDA自然愈合率较低，尤其在出生6个月后。而未经治疗的PDA患儿死亡率较高，最常见死亡原因为充血性心力衰竭。其他原因包括肺动脉高压、肺出血、感染性心内膜炎等[26]。因此对于中等以上大小PDA有临床症状者、有左心室容量超负荷表现（如左心房、左心室扩张等）、可逆性肺动脉高压、感染性心内膜炎史的患儿均应考虑关闭PDA。为避免感染性心内膜炎等并发症，对于分流量不大但有杂音的PDA患儿也推荐关闭PDA。对于没有杂音的PDA患儿，是否关闭PDA应视具体患儿情况、患儿家属意愿、医疗水平等而定，理论上关闭PDA可减少感染性心内膜炎的发生，但目前缺乏相关证据。

对于肺动脉高压严重且不可逆的患儿及合并其他心脏畸形需要PDA供血者，属于PDA关闭的禁忌证。

目前关于PDA的治疗包括传统手术治疗、胸腔镜辅助下的微创治疗及介入治疗等。环氧酶抑制剂对于足月新生儿及年龄较大的早产儿无效果，不推荐使用。

手术治疗

1. 适应证

① PDA患儿反复发生难以控制的肺炎、心功能不全或呼吸窘迫，应考虑急诊手术；② 合并肺动脉高压时应及早手术，双向分流但仍以左向右分流为主者仍应采取积极的手术治疗；③ 合并感染性心内膜炎者，应在抗感染治疗3个月后考虑手术。若感染无法控制或出现假性动脉瘤、栓塞等应及时进行手术；④ 介入治疗失败者或因其他原因不适合介入治疗者。

2. 术前准备

一般患儿无须特殊术前准备。对于合并心功能不全者，洋地黄类药物可增加心肌收缩力，减慢心率，提高心排血量。利尿剂可有效减轻容量负荷。对于洋地黄类药物反应不良者，可酌情应用小剂量β肾上腺素能药物[27]。

3. 手术方法

可选择经左胸或正中切口。经左胸切口，患儿取右侧卧位，常选用左胸后外侧切口经第4肋间入胸腔，可见动脉导管连接于主动脉峡部和肺动脉分叉处，左迷走神经干经左锁骨下动脉和左颈总动脉之间下行，左喉返神经从迷走神经分出后，绕过动脉导管下缘沿气管食管沟上行，手术应避免损伤。关闭PDA可采取导管结扎术或导管切断缝合术，后者常用于儿童期粗大的PDA。对于合并其他心内畸形者通常采取将胸骨正中切口结扎PDA。

术后可能出现的并发症包括出血、喉返神经损伤、导管再通、高血压及乳糜胸等。

（1）胸腔镜辅助下的动脉导管闭合术：适用于单纯管形动脉导管未闭。严重胸腔粘连、窗型PDA、PDA钙化者为禁忌证。在一项1 300名胸腔镜辅助下PDA关闭患儿的回顾性研究中，3名患儿出现残余PDA、12名患儿出现短暂性喉返神经损伤（1名患儿有永久声带运动异常），7名患儿手术过程中需要转为传统开胸手术[28]。其他多项研究也证实该技术在治疗PDA方面具有创伤小的特点，和传统开胸手术相比，并发症发生概率无显著差异[29-31]。

（2）经心导管封闭术：主要包括应用弹簧圈和Amplatzer蘑菇伞的介入治疗，适用于体重>4～8 kg，且不合并需外科手术的其他心脏畸形者。若病例选择合适，效果与外科手术效果相当。主要并发症包括封堵器移位脱落、溶血、残余分流等[32]。

（3）合并PDA的早产患儿治疗：由于早产患儿中发生动脉导管未闭的特殊病理生理机制，对于保守治疗无效的早产患儿可试行药物治疗关闭PDA。前列环素E_2（PGE_2）是维持动脉导管开放的主要体液影响因素之一。多项随机对照试验的结果表明环氧酶抑制剂（COX抑制剂）如布洛芬、吲哚美辛等对于合并PDA的早产患儿有确切的治疗效果[33]。由于布洛芬产生坏死性小肠结肠炎、肾功能不全等并发症的风险较小，而应用较广泛[34]。禁忌证包括感染、出血、血小板低、凝血障碍、肾功能不全等。若药物治疗无效，可行手术结扎。

手术效果及随访

PDA的手术治疗具有安全和效果确切等优点，手术死亡率在1%以下，随着手术技术的不断进步及完善，术后并发症也大大减少，绝大部分手术患儿手术后杂音消失，生长发育正常。

小结

动脉导管未闭指动脉导管持续病理性的开放。本病为小儿常见的先天性心脏病，可单独发生、合并其他心脏畸形，或作为其他心脏畸形的代偿机制发生。患儿的临床症状受PDA粗细、体循环肺循环阻力、患儿年龄等影响。体检于胸骨左缘第2～3肋间可闻及典型的机器样、连续性杂音。确诊主要依靠超声心动图。目前关于PDA的治疗包括传统手术治疗、胸腔镜辅助下的微创治疗、介入治疗环氧酶抑制剂治疗等，应根据不同病例选择合适的治疗方法。手术治疗具有安全和效果确切等优点，绝大部分手术患儿手术后杂音消失，生长发育正常。

（郑景浩）

参・考・文・献

[1] Graybiel A, Strieder J W, Boyer N H. An attempt to obliterate the patent ductus arteriosus in a patient with subacute bacterial endarteritis[J]. American Heart Journal, 1938, 15(5): 621-624.

[2] Gross R E, Hubbard J P. Surgical ligation of a patent ductus arteriosus: report of first successful case[J]. Jama the Journal of the American Medical Association, 1939, 251(9): 1201-1202.

[3] Porstmann W, Wierny L, Warnke H. Closure of persistent ductus arteriosus without thoracotomy[J]. German Medical Monthly, 1967, 12(6): 259-261.

[4] Laborde F, Noirhomme P, Karam J, et al. A new video-assisted thoracoscopic surgical technique for interruption of patient ductus arteriosus in infants and children[J]. Journal of Thoracic & Cardiovascular Surgery, 1993, 105(2): 278-280.

[5] Rudolph A M. The changes in the circulation after birth. Their importance in congenital heart disease[J]. Circulation, 1970, 41(2): 343.

[6] Hinton R, Michelfelder E. Significance of reverse orientation of the ductus arteriosus in neonates with pulmonary outflow tract obstruction for early intervention[J]. American Journal of Cardiology, 2006, 97(5): 716-719.

[7] Silver M M, Freedom R M, Silver M D, et al. The morphology of the human newborn ductus arteriosus: a reappraisal of its structure and closure with special reference to prostaglandin E1 therapy[J]. Human pathology, 1981, 12(12): 1123.

[8] 徐志伟. 小儿心脏手术学[J]. 北京：人民军医出版社，2006.

[9] Clyman R I, Heymann M A. Pharmacology of the ductus arteriosus[J]. Pediatric Clinics of North America, 1981, 28(1): 77-93.

[10] Gittenbergerde Groot A C, Strengers J L, Mentink M, et al. Histologic studies on normal and persistent ductus arteriosus in the dog [J]. Journal of the American College of Cardiology, 1985, 6(2): 394-404.

[11] Clyman R I, Waleh N, Black S M, et al. Regulation of Ductus Arteriosus Patency by Nitric Oxide in Fetal Lambs: The Role of Gestation, Oxygen Tension, and Vasa Vasorum[J]. Pediatric Research, 1998, 43(5): 633-644.

[12] Hajj H, Dagle J M. Genetics of Patent Ductus Arteriosus Susceptibility and Treatment[J]. Seminars in Perinatology, 2012, 36(2): 98-104.

[13] Clyman R I, Maury F, Roman C. Circulating prostaglandin E2 concentrations and patent ductus arteriosus in fetal and neonatal lambs [J]. Journal of Pediatrics, 1980, 97(3): 455-461.

[14] Clyman R I, Mauray F, Roman C, et al. Effects of antenatal glucocorticoid administration on ductus arteriosus of preterm lambs[J]. American Journal of Physiology, 1981, 241(3): 415-420.

[15] Wright L L, Verter J, Younes N, et al. Antenatal corticosteroid administration and neonatal outcome in very low birth weight infants: the NICHD Neonatal Research Network[J]. American Journal of Obstetrics & Gynecology, 1995, 173(1): 269-274.

[16] Gentile R, Stevenson G, Dooley T, et al. Pulsed Doppler echocardiography determination of time of ductal closure in normal newborn infants[J]. J Pediatr, 1981, 98(3): 443-448.

[17] Reller M D, Rice M J, Mcdonald R W. Review of studies evaluating ductal patency in the premature infant[J]. Journal of Pediatrics, 1993, 122(6): S59.

[18] Kien P K V, Mathieu F, Zhu L, et al. Mapping of Familial Thoracic Aortic Aneurysm/Dissection With Patent Ductus Arteriosus to 16p12.2-p13.13[J]. Circulation, 2005, 112(2): 200-206.

[19] Zhu L, Vranckx R, Khau-Van-Kien P, et al. Mutations in myosin heavy chain 11 cause a syndrome associating thoracic aortic aneurysm/aortic dissection and patent ductus arteriosus[J]. Nature Genetics, 2006, 38(3): 343-349.

[20] Guo D C, Pannu H, Tran-Fadulu V, et al. Mutations in smooth muscle alpha-actin (ACTA2) lead to thoracic aortic aneurysms and dissections[J]. Nature Genetics, 2007, 39(12): 1488-1493.

[21] Satoda M, Pierpont M E, Diaz G A, et al. Char syndrome, an inherited disorder with patent ductus arteriosus, maps to chromosome 6p12-p21[J]. Circulation, 1999, 99(23): 3036-3042.

[22] Lemmers P M, Toet M C, Van B F. Impact of patent ductus arteriosus and subsequent therapy with indomethacin on cerebral oxygenation in preterm infants[J]. Pediatrics, 2008, 121(1): 142-147.

[23] Schmidt B, Davis P, Moddemann D, et al. Long-term effects of indomethacin prophylaxis in extremely-low-birth-weight infants[J]. N Engl J Med, 2001, 344(26): 1966.

[24] Knight D B. The treatment of patent ductus arteriosus in preterm infants. A review and overview of randomized trials[J]. Seminars in Neonatology, 2001, 6(1): 63–73.

[25] Kulkarni M, Gokulakrishnan G, Price J, et al. Diagnosing significant PDA using natriuretic peptides in preterm neonates: a systematic review[J]. Pediatrics, 2015, 135(2): 510–525.

[26] Mavroudis C, Backer C, Idriss R F. Pediatric Cardiac Surgery, Fourth Edition[M],2013.

[27] 丁文祥，苏肇伉. 小儿心脏外科重症监护手册[J]. 上海：世界图书出版公司，2009.

[28] Nezafati M H, Soltani G, Vedadian A. Video-assisted ductal closure with new modifications: minimally invasive, maximally effective, 1,300 cases.[J]. Annals of Thoracic Surgery, 2007, 84(4): 1343–1348.

[29] Chen H, Weng G, Chen Z, et al. Comparison of posterolateral thoracotomy and video-assisted thoracoscopic clipping for the treatment of patent ductus arteriosus in neonates and infants.[J]. Pediatric Cardiology, 2011, 32(4): 386–390.

[30] Bret E L, Papadatos S, Folliguet T, et al. Interruption of patent ductus arteriosus in children: Robotically assisted versus videothoracoscopic surgery[J]. Journal of Thoracic & Cardiovascular Surgery, 2002, 123(5): 973.

[31] Suematsu Y, Mora B N, Mihaljevic T, et al. Totally endoscopic robotic-assisted repair of patent ductus arteriosus and vascular ring in children.[J]. Annals of Thoracic Surgery, 2005, 80(6): 2309–2313.

[32] 中国医师协会心血管内科分会先天性心脏病工作委员会. 常见先天性心脏病介入治疗中国专家共识三、动脉导管未闭的介入治疗[J]. 介入放射学杂志，2011，20(3)：172–176.

[33] Friedman W F, Hirschklau M J, Printz M P, et al. Pharmacologic closure of patent ductus arteriosus in the premature infant.[J]. New England Journal of Medicine, 1976, 295(10): 526–529.

[34] Ohlsson A, Walia R, Shah S S. Ibuprofen for the treatment of patent ductus arteriosus in preterm or low birth weight (or both) infants[J]. Cochrane Database of Systematic Reviews, 2015, 2(2).

二、主动脉缩窄

概述

小儿主动脉缩窄在西方国家发生率较高，在常见先天性心脏病中约占5%，排列第8位。东方国家发病率相对较低。据国内文献报道其占先天性心血管病的1.1%～3.4%[1]。

病理解剖及病理生理

主动脉缩窄是指在动脉导管或动脉韧带区域的主动脉狭窄。主动脉缩窄的形成机制，大多认为与胎儿期主动脉血流异常分布有关。在胚胎发育期，任何使主动脉峡部血流减少的心血管畸形均易发生主动脉缩窄（图44-4）。因此本病常见合并症有动脉导管未闭、室间隔缺损（特别是连接不良型）、主动脉瓣畸形（主动脉二瓣畸形占25%～40%）、二尖瓣狭窄、房室隔缺损等。但很少见右向左分流的合并畸形。

主动脉缩窄的范围通常比较局限，狭窄程度不一。病理改变为主动脉管壁呈局限而均匀狭窄。动脉壁中层变形，内膜增厚，呈部分膜状或纤维嵴状向腔内凸出。缩窄段的内径可小到仅针尖样大小，也可能仅有一些不典型的纤维嵴。缩窄处内于动脉导管或动脉韧带的牵拉而向内侧移位，导管对侧可略有凹陷[2,3]。

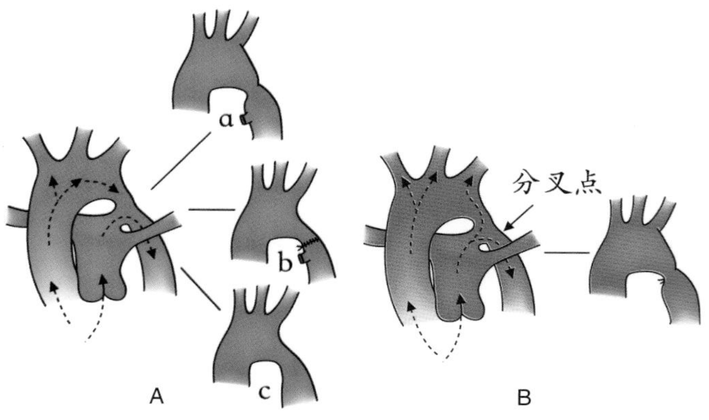

图44-4　主动脉缩窄

图A：主动脉峡部血流减少导致导管前型主动脉狭窄。a. 局限性；b. 伴峡部发育不良；c. 伴弓发育不良。图B：主动脉分叉点血流减少导致导管或导管后主动脉缩窄

主动脉缩窄的病理分类尚不统一，临床上通常根据狭窄发生部位分为导管前型（婴儿型）及导管后或近导管型（成人型）。导管前型患儿动脉导管呈开放状态，缩窄范围较广泛，可累及主动脉弓部，侧支血管不丰富，并常合并其他心内畸形。此型症状出现多见于新生儿和婴幼儿，导管后或近导管型患儿动脉导管大多已闭合，缩窄范围也较局限，侧支血管丰富，很少合并心内畸形，多见年龄较大儿童或成人。主动脉缩窄的血流动力学改变主要是狭窄近心端血压增高，使左心室后负荷增加，出现左心室肥大、劳损，从而导致充血性心力衰竭。脑血管长期处在高血压状态，出现动脉硬化，缩窄远端血管血流减少，视缩窄程度不同造成病理改变不一。严重的患儿可出现下半身及肾脏血供减少，造成低氧、尿少、酸中毒。有些婴幼儿下肢血流部分依赖肺动脉供应，故下肢血的氧饱和度可低于上肢。随后侧支循环形成，使得缩窄的近心端血流与缩窄远端的动脉相交通。Moulton认为主动脉缩窄患儿出生后3～6个月侧支血管已建立。

临床表现

症状与体征

主动脉缩窄患儿症状出现与年龄和是否合并心内其他畸形有关。婴幼儿合并心内畸形，大多表现为充血性心力衰竭症状为气急、多汗、喂养困难。心脏听诊可闻奔马律及收缩期杂音、股动脉搏动减弱、消失。有些患儿下肢皮肤较上肢略呈暗紫。若主动脉缩窄程度较轻，未合并心内畸形，患儿多无症状。大多在体检时发现上肢血压高于下肢，股动脉搏动减弱或消失。测量上肢血压需同时测量两侧，因约有5%的患儿其右锁骨下动脉从缩窄段下方发出。胸骨左上缘或左肩背部可闻及Ⅱ～Ⅲ级收缩期杂音。

辅助检查

主动脉缩窄形成的切迹及扩大的近端锁骨下动脉和主动脉狭窄后扩张的切迹在X线胸片上形成典型的“3”字形影像。伴有心力衰竭患儿则可显示全心扩大及肺充血。心电图大多表现为左心室不同程度肥厚及劳损。二维超声心动图于锁骨上窝探查，可见主动脉弓降部缩窄的征象，心导管和心血管造影不仅可了解缩窄部的压力阶差，且可准确地知道狭窄的部位、范围、程度、与周围血管的关系和侧支血管的分布，并可了解心内伴发畸形。

治疗

手术适应证

手术治疗是彻底解除主动脉缩窄的根本方法。一般认为缩窄两端的压力阶差超过4 kPa（30 mmHg）就有手术指征。对于婴幼儿，尤其是小婴儿患者，手术时机过去一直有争论，其主要原因是这些患儿术后再缩窄发生率较高。近年来随着手术技术的提高及血管缝线的更新，并注意到了吻合口潜在的生长能力，促使有些医师主张在婴儿期进行常规的主动脉缩窄矫治术，以避免缩窄导致的并发症[4]。

术前准备

患主动脉缩窄的新生儿和婴幼儿常常处于严重的左心衰竭及代谢性酸中毒状态。术前应用前列腺素E_1（PGE_1）可延迟动脉导管关闭，增加缩窄段以下的主动脉血流灌注，改善由于心内左向右分流而导致的肺充血。这在新生儿临床效果最为明显。PGE_1的作用在出生后数天效果逐渐减小，对年长儿童则无延续动脉导管关闭的作用。PGE_1的用量每分钟从0.05～0.1 μg/kg开始逐步降低到能维持其作用的最小剂量为止。给予碳酸氢钠纠正酸中毒，使用洋地黄类药物或儿茶酚胺药物增强心肌收缩力，以维持良好的心功能均属术前准备的重要内容。当有左心衰竭时，静脉持续滴注多巴胺每分钟5～10 μg/kg。静脉加用呋塞米等利尿剂。总之，适当的药物治疗可提高手术成功率，减少围术期并发症的发生。

手术方法[4]

小儿手术采用浅低温麻醉，肛温维持在33～

35℃，上、下肢动脉持续测压。右侧卧位，如拟用左心转流技术，左大腿宜略外展，暴露腹股沟区，以备股动脉插管。手术取左后外侧第4肋间进胸，儿童一般不需切断肋骨。手术视野需暴露清晰，向上沿左锁骨下动脉至胸骨顶，向下沿降主动脉缩窄段远端3 cm以上。在新生儿还需将主动脉弓仔细分离，以排除主动脉弓中段存在缩窄或主动脉弓发育不良。因为存在大量左向右分流的患儿，术前造影可能未能清楚显示这一征象。特别对存在主动脉峡部发育不良的患儿更重要。在分离主动脉时需特别注意避免损伤肋间侧支血管、胸导管及“abbott”动脉（颈动脉从左锁骨下动脉起始区的背部发出，在颈总动脉和主动脉弓背面穿行），如术中损伤会导致严重出血。未闭的动脉导管或动脉韧带需结扎或切断缝合。术前有严重心力衰竭，需用PGE_1保持动脉导管开放的新生儿，其动脉导管常明显扩张、壁薄、脆性大，在手术切断时需特别小心。主动脉缩窄的手术方法较多，各种方法均有其优、缺点，需根据患儿的年龄、缩窄的程度、是否合并其他心内畸形等选择不同的方法；在新生儿和婴幼儿大多选用以下几种方法。

1. 缩窄段切除[6-8]

端端或端侧吻合术：一般缩窄段切除不超过2 cm范围，否则吻合较困难。手术要点是解剖分离必须彻底，近端切口切至管腔足够大的地方，远端切口有时需斜切，以保留肋间血管开口和使吻合口足够大。上、下端吻合时张力不能高，如有困难需牺牲一些肋间血管，以确保吻合口张力不致过高。吻合口后壁可连续缝合，前壁间断或连续缝合。缝线采用6–0或7–0单丝聚丙烯缝线，也可采用可吸收缝线，以减少术后再缩窄的发生率（图44–5）。

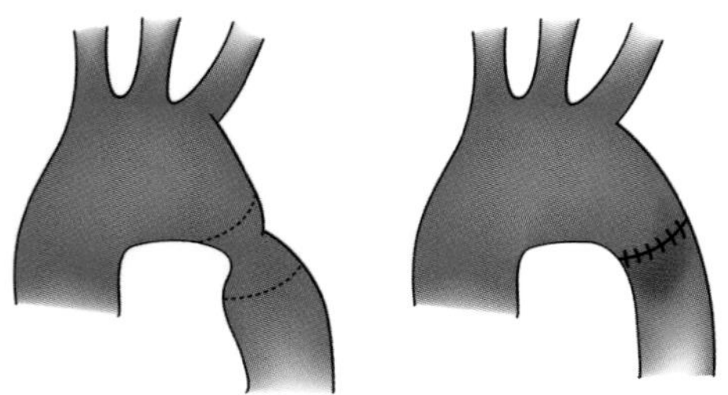

图44–5 缩窄段切除，端端吻合术

2. 补片扩大成形术[9,10]

将缩窄段相邻组织充分解剖分离，动脉导管或韧带结扎或切断缝合，缩窄段的主动脉近、远端分别阻断，纵行切开缩窄段，切除缩窄处隔膜组织或纤维嵴，主动脉的上、下切口均需超过缩窄段至正常的主动脉膨胀处。然后选用与主动脉切口大小相近的Gore–Tex补片，剪成圆形，用6–0或7–0 Gore–Tex或单丝聚丙烯缝线缝合。缝合方法先从切口上端开始，然后从左右两侧分别连续缝合，在切口下端打结，这样补片塑形较好。此手术方法简单，吻合口大，残留的主动脉后壁有潜在生长能力（图44–6）。

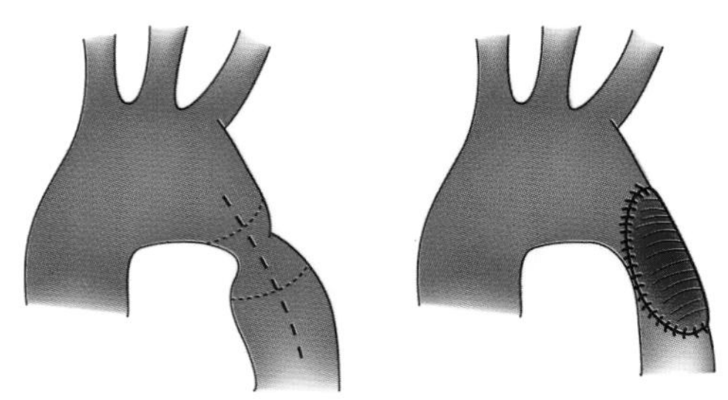

图44–6 补片扩大成形术

3. 左锁骨下动脉瓣翻转术[11-13]

自1996年Walhausen等应用左锁骨下动脉瓣作主动脉成形术取得成功以来，该方法已广泛应用于婴幼儿主动脉缩窄病例。左锁骨下动脉需完全游离，在胸顶椎动脉分支处分别缝扎左锁骨下动脉和椎动脉，避免术后“窃血综合征”，切断左锁骨下动脉，结扎动脉导管或韧带。在主动脉根部靠左颈总动脉远端和缩窄段远端2 ～ 3 cm的降主动脉上分别置主动脉阻断钳，纵行切开升主动脉缩窄端，向上至左锁骨下动脉断端，向下超越缩窄段1 ～ 1.5 cm。剪除缩窄段内腔隔膜组织，再将剪开的锁骨下动脉部翻转作主动脉成形术。缝合多采用6–0或7–0单丝聚丙烯缝线。缝合时先在切口下端中点固定1针，然后再分别由两侧从上往下周边连续缝合，在中点与第1针分别打结（图44–7）。这样可保证缝合对称均匀，也可克服一根线连续缝合的缺点。这种手术尤其适合1岁以内患儿或伴有轻度主动脉弓部发育不良的患儿。上海交通大学医学院附属新华医院小儿心胸外科曾对2岁以下缩窄段相对较长婴幼

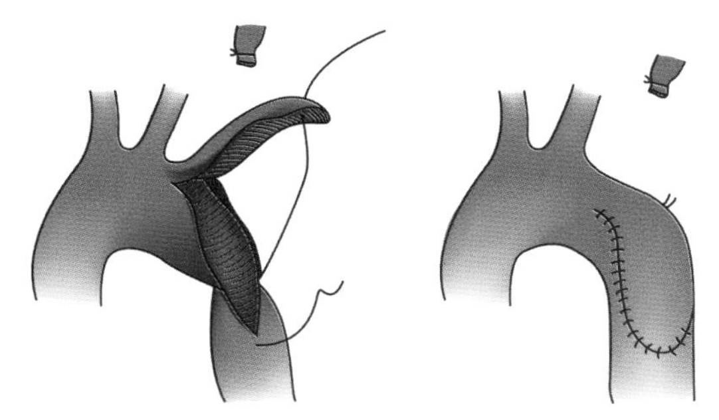

图44-7 锁骨下动脉瓣翻转术

儿采用此方法纠治，效果满意。但近年来已较少采取这类术式。

手术中需注意的几个问题[14]

1. 避免损伤神经系统

为预防阻断后造成肾脏或脊髓缺血性损伤，术中采用适当降温。一般用降温毯可使患儿肛温保持在33～35℃，同时监测上、下肢动脉压力，远端动脉阻断后下肢平均血压不低于6.7 kPa（50 mmHg），阻断1小时尚属安全。尽量保存肋间动脉等侧支血管。麻醉时不降压，适当降温，保证有充足血流供应远端动脉。上海交通大学医学院附属新华医院小儿心胸外科一组21例，均采用缩窄段两端主动脉阻断行矫治术，阻断时间最长75分钟（平均33分40秒），无1例发生术后肾功能衰竭或脊髓缺血性损伤。

2. 预防去钳后休克

不管采用何种方法，主动脉缩窄纠治后，必须先缓慢开放远端阻断钳，这样既可排除腔内残气，又可检查吻合口是否渗血。如无渗血再缓慢开放近端阻断钳，以防止去钳后休克的发生。如开放后发现有血压下降、心跳缓慢或心脏收缩无力时，应重新部分或全部阻断主动脉，直到补足血容量或用升压药物使血压回升、心跳有力后再逐步开放阻断钳。

3. 侧支血管发育不全

主动脉阻断后下肢血压低于6.7 kPa（50 mmHg）的患儿，需采用：① 适量应用多巴胺等药物，提升血压；② 调整阻断钳的位置：Watterson等报道主动脉缩窄手术时通过适当调整阻断钳的位置，停用降压药物等，可使下肢血压提高而避免左心转流。该作者报道25例主动脉阻断后远端血压低于6.7 kPa（50 mmHg），经过调整措施后有20例下肢平均血压超过6.7 kPa（50 mmHg），仅5例需做左心转流。

4. 合并畸形的处理

婴幼儿主动脉缩窄常合并室间隔缺损。对于室间隔缺损较大，有肺动脉高压的患儿，可采用一期根治术。这类患儿如单纯作主动脉缩窄成形术，肺动脉压力很难下降，术后早期极易出现顽固性充血性心力衰竭。对于室间隔缺损较小，无肺高压患儿，则可先作主动脉成形术，术后定期随访。若学龄前室间隔缺损仍未自然闭合，则可考虑手术治疗。这类患儿在主动脉缩窄解除后，室间隔缺损往往有自然闭合趋势。

5. 治疗结果[15,16]

近年来随着手术方法的改进，主动脉缩窄手术早期死亡率已明显下降，单纯型主动脉缩窄1岁时手术医院死亡率为3%。合并其他心内畸形死亡率增加。早期死亡原因大多为严重的心肺功能不全。上海交通大学医学院附属新华医院小儿心胸外科15年内施行主动脉缩窄纠治术35例，死亡2例，均合并大型空间隔缺损伴重度肺动脉高压。目前我们对这类患儿均采取一期手术。近10年连续手术27例，无1例死亡。

据文献报道，在远期随访中，有13%～15%死亡率，主要原因为感染性心内膜炎（2%）、颅内动脉瘤破裂（6%）、急性心肌梗死（3%）、假性动脉瘤（2%）。上述情况大多出现在手术纠治年龄较大患儿，提示可能为原来纠治前动脉缩窄所导致的后遗症。此外，主动脉缩窄的患儿常合并有主动脉瓣病变，Lerberg等统计334例小婴儿主动脉缩窄患者中，发现14%伴有主动脉瓣关闭不全或狭窄，但需作主动脉瓣置换术者则很少。这些均提示小儿主动脉缩窄早期治疗可减少许多并发症。

关于术后远期高血压，在婴儿组病例大多因术后再缩窄引起。据国外报道，即使手术十分成功，仍有10%～20%的患儿可发生远期高血压。上海交通大学医学院附属新华医院小儿心胸外科一组35例患儿，其中15例随访10年以来，仍有1例持续高血压。有关远期发生高血压的机制尚不清楚，可能系多因素综合的结果，如压力感受器感受性改变、肾素血管紧张素机制、交感神经冲动发放增加等。

小结

婴幼儿主动脉缩窄诊断主要依赖胸部CT检查，PGE可改善危重型患儿。缩窄一经确诊即应进行手术。手术方法推荐对新生儿和婴幼儿实施狭窄段切除并扩大端端吻合。对于复发型（合并心内畸形）的主动脉缩窄婴幼儿，则采取经胸骨正中切口，体外循环辅助下修补，心内缺损同时切除缩窄段做扩大端端吻合。少部分患儿远期存在吻合口再狭窄，需做球囊扩张术[17]。

（刘锦纷）

参·考·文·献

[1] Keith J D. Coarctation of the aorta. In: Keith JD. Rowe RD.Vlad P eds. Heart disease in infancy and childhood. 3rd ed. New York: Macmillan, 1978: 736–760.

[2] Hoeffel J C, Henry M, Mentre B, et al. Pseudocoarctation or congenital kinking of the aorta: radiologic considerations. Am Heart J, 1975, 89: 428–436.

[3] Kessler R M, Miller K B, Pett S, et al. Pseudocoarctation of the aorta presenting as a mediastinal mass with dysphagia. Ann Thorac Surg, 1993, 55: 1003–1005.

[4] Schuster S R, Gross R E. Surgery for coarctation of the aorta. A review of 500 cases. J Thorac Cardiovasc Surg, 1962, 43: 54–70.

[5] Williams W G, Shindo G, Trusler G A, et al. Results of repair of coarctation of the aorta during infancy. J Thorac Cardiovasc Surg, 1980, 79: 603–608.

[6] K-rfer R, Meyer H, Kleikamp G, et al. Early and late results after resection and end-to-end anastomosis of coarctation of the thoracic aorta in early infancy. J Thorac Cardiovasc Surg, 1985, 89: 616–622.

[7] Ziemer G, Jonas R A, Perry S B, et al. Surgery for coarctation of the aorta in the neonate. Circulation, 1986, 74: I25–I31.

[8] Brouwer M H, Kuntze C E, Ebels T, et al. Repair of aortic coarctation in infants. J Thorac Cardiovasc Surg, 1991, 101: 1093–1098.

[9] Walhout R J, Lekkerkerker J C, Oron G H, et al. Comparison of polytetrafl uoroethylene patch aortoplasty and end-to-end anastomosis for coarctation of the aorta. J Thorac Cardiovasc Surg, 2003, 126: 521–528.

[10] Backer C L, Paape K, Zales V R, et al. Coarctation of the Aorta Repair With Polytetrafluoroethylene Patch Aortoplasty. Circulation, 1995, 92 (9 Suppl): II132–II136.

[11] Hart J C, Waldhausen J A. Reversed subclavian flap angioplasty for arch coarctation of the aorta. Ann Thorac Surg, 1983, 36: 714–717.

[12] Moulton A L, Brenner J I, Roberts G, et al. Subclavian flap repair of coarctation of the aorta in neonates. Realization of growth potential? J Thorac Cardiovasc Surg, 1984, 87: 220–235.

[13] Pandey R, Jackson M, Ajab S, et al. Subclavian flap repair: review of 399 patients at median follow-up of fourteen years. Ann Thorac Surg, 2006, 81: 1420–1428.

[14] Ehrhardt P, Walker D R. Coarctation of the aorta corrected during the first month of life. Arch Dis Child, 1989, 64: 330–332.

[15] Zannini L, Gargiulo G, Albanese S B, et al. Aortic coarctation with hypoplastic arch in neonates: A spectrum of anatomic lesions requiring different surgical options. Ann Thorac Surg, 1993, 56: 288–294.

[16] Orbest T J, Garekar S, Amin Z, et al. Procedural results and acute complications in stenting native and recurrent coarctation of the aorta in patients over 4 years of age: amulti-institutional study. Catheter Cardiovasc Interv, 1986, 70: 276–285.

[17] Ch O, Tax P, Barta H, et al. Long-term (up to 20 years) results of percutaneous balloon angioplasty of recurrent aortic coarctation witheout use of stents. Eur Heart J, 2008, 29: 2042–2048.

三、主动脉弓中断

概述

主动脉弓中断（interrupted aortic arch，IAA）为升主动脉与降主动脉之间没有直接连接的先天性主动脉弓畸形，如果升主动脉与降主动脉之间存在条束组织或有管腔但完全闭塞时称为主动脉弓闭锁。IAA为少见的先天性心脏病，发病率不足所有先天性心脏病总数的1.3%。绝大多数患儿合并其他心血管畸形，如室间隔缺损（VSD）、动脉导管未闭（PDA）等。临床表现主要为充血性心力衰竭及脏器缺血的症状。

对于主动脉弓中断的认识可追溯至18世纪，然而直到1972年，一期根治手术才由Barret Boyes等人率先报道，在该报道病例中，主动脉弓连续性采用外接管道达成[1]。而后Trusler等人于1975年报道了一期直接吻合的手术策略[2]。在手术治疗的初期，死亡率极高。1976年前列腺素E_1（PGE_1）的引入使弓中断手术结果得到了明显改善[3]。在手术技巧改善的同时，选择性脑灌注的体外循环策略的出现和临床应用，则加强了对于患儿神经系统方面的保护[4]。虽然手术死亡率不断降低，但远期仍存在诸如吻合口再狭窄等诸多问题。

解剖分型

临床上常将主动脉弓中断分成3型。A型，病变部位位于主动脉弓峡部，即左锁骨下动脉远端，通常中断处为一纤维索带连接。B型，病变部位位于左锁骨下动脉和左颈总动脉之间。B型IAA常合并迷走右锁骨下动脉。在合并迷走右锁骨下动脉时，由于胚胎时期更多的血流流经动脉导管进行供血，而左室流出道血流相对较少，主动脉瓣下狭窄发生率较高。C型，病变部位位于无名动脉和左颈总动脉之间。在国外报道中B型为最常见的类型，占IAA患儿总数的70%～80%，C型为最少见类型，占患儿总数的4%左右[5]。但在我国A型IAA在报道中更为常见。上海交通大学医学院附属上海儿童医学中心报道119名患儿，A型IAA占77%[6]。中国医学科学院阜外医院报道IAA病例36例，A型占83%[7]。南京医科大学附属儿童医院报道IAA病例23例，A型占87%[8]。这一发病率的不同可能与不同地区人口基因不同，也可能与不同类型IAA得到手术治疗的机会不同相关。

根据2005年心脏外科协会的统计，在472名患者中，孤立室间隔缺损为最常见的合并畸形，占患者总数的72%，其中35%的室间隔缺损为对位不良型。和法洛四联症相反，向后移位的圆锥隔不但造成室间隔缺损，还会导致左室流出道狭窄[10]。其他较常见合并畸形包括二叶主动脉瓣、动脉导管未闭、迷走右锁骨下动脉、永存动脉干等[9]。

发病机制

目前主动脉弓中断的发病机制尚不明了，但可观察到部分IAA患儿同时合并Di–George综合征的现象。Di–George综合征，即先天性胸腺发育不全或无发育，常伴染色体22q11.2微缺失，由于胚胎时期第三、四对咽弓发育缺陷，表现为免疫缺陷、低钙血症、特殊面容、大血管畸形等。根据文献报道，4%～16%的Di–George综合征患儿有IAA[11]。而根据一项关于1 610个圆锥动脉干畸形患儿的调查研究发现，56%的IAA–B型患儿含有22q11.2微缺失[12]。本病在Di–George综合征中有较高发病率的现象及部分动物模型的研究指出发病可能与胚胎发育时期神经嵴细胞迁移缺陷有关。

主动脉弓不同解剖位置，其胚胎来源不同。主动脉弓近心端为无名动脉的起始部，其远心端为主动脉弓峡部，该处有动脉导管韧带附着，同时也是胸主动脉的起始部。在胚胎发育过程中，成对的弓动脉逐渐演化成单一的主动脉弓[13]。主动脉弓近端，即从无名动脉起始端至左颈总动脉起始处，来源于胚胎时期的动脉囊；主动脉弓远端，即左颈总动脉至左锁骨下动脉这一段，来源于第4对弓动脉；而主动脉弓峡部来源于第6对弓动脉、背侧主动脉和第4对弓动脉[14]。心脏神经嵴细胞来源于胚胎背侧的神经管，在向腹侧迁移的过程中，依次停靠于第3、第4、第6对弓动脉，这些细胞在咽弓外胚层和内胚层中间增殖并包绕原始主动脉弓血管的内皮细胞，帮助主动脉弓进行重构[15]。

目前在人类中并未找到IAA明确的致病基因，但在建立的动物模型中可找到一些候选致病基因。从总体上讲，这些候选致病基因的表型介于IAA和永存动脉干（PTA）之间[16]。比如，部分Sema3C基因突变动物模型表现为IAA，其他则表现为PTA[17]。Sema3C是一种来自神经嵴细胞的蛋白，它可以激活流出道内皮细胞上的NRP1受体，促进内皮细胞向平滑肌细胞的转变和神经嵴细胞在流出道的复位[18]。这一过程上游受GATA-6的调控。这一信号转导通路上的任意部分突变，均可导致以IAA为表型的动物模型[19]。其他可能的致病基因还包括*Tbx1*。*Tbx1*是一个位于染色体22q11.2的基因，在一个老鼠的动物模型中证实，*Tbx1*单倍体不足可以导致第4对咽弓动脉发育不良甚至缺失，从而造成小鼠出生后左锁骨下动脉和左颈总动脉间中断，即IAA-B型[20]。另外，如内皮素-1及其受体等的突变也可导致IAA的表型[21]。

病理生理

在胚胎时期，大部分从左心室射出的血流用来供应大脑和上肢，而仅有一部分通过主动脉弓峡部到达降主动脉，其余降主动脉的血流通过动脉导管由右心室供应，在正常人类胚胎中，流经主动脉弓峡部的血流仅占搏出量的10%左右。因此，不难理解，在出生前，主动脉弓中断对于胚胎循环的影响并不大。而在出生后，随着肺循环阻力的降低及动脉导管的关闭，降主动脉供血区域产生严重的缺血，而在B型IAA中，左锁骨下动脉供血区域也会产生缺血症状[22]。

临床表现

胎儿超声心动图及磁共振成像的应用使得越来越多的IAA患儿能在出生前得到明确的诊断。出生后即使用PGE_1，可避免代谢性酸中毒的发生。对于出生前未诊断IAA的新生儿来说，通常出生后几天内没有明显表现。随着动脉导管的关闭，由于降主动脉的血流完全由侧支循环供应，缺血症状将会突然出现，包括乳酸酸中毒、少尿、肝酶升高、坏死性小肠结肠炎等，临床上主要表现为出生后早期发生的充血性心力衰竭、差异性发绀及严重的肺动脉高压。当心内分流变为双向时，可使差异性发绀不明显，而合并大血管转位时可见下肢红上肢紫的倒转的差异性发绀。在最常见的B型IAA中，右上肢的动脉搏动可及，而左上肢和股动脉的搏动将不会被扪及[14]。

术前诊断

根据典型的临床表现，结合胸部X线正位片上看不到主动脉结节，左前斜位上主动脉与降主动脉延续不清，应高度怀疑本病。确诊主要依赖超声心动图。近年来，3D磁共振血管成像逐渐成为一种除心脏超声外的另一种重要的无创、非放射性术前评估方法[23]。

大部分情况下，从超声心动图中可得到准确的解剖信息。超声心动图评估的要点包括主动脉弓中断的位置、病变段的长度、主动脉弓的方向和分支情况、动脉导管的血流情况、合并的其他先天性心脏畸形等。部分情况下，如B型IAA患儿若同时合并Di-George综合征，发育不良或缺失的胸腺导致部分肺组织阻挡在超声探头与病变部位之间，导致准确的测量十分困难。这时磁共振血管成像可以很好地解决这一问题[24]。其他如在迷走右锁骨下动脉或长段主动脉发育不良等的评估中，磁共振血管成像具有更大的优势。心血管造影，作为IAA诊断的金标准，由于检查的创伤性，已逐渐被其他无创操作替代，现仅用于部分复杂病例中。

鉴别诊断

主动脉弓中断应与其他左心梗阻的疾病进行鉴别，尤其是中断段很短的IAA需要与严重的主动脉弓缩窄鉴别。借助多普勒超声彩色血流显像观察有无血流通过是鉴别的关键。

手术治疗

本病是一种动脉导管依赖型的先天性心脏病，如无手术治疗，自然预后极差，约75%患儿在出生后1个月内死亡，90%在出生后1年内死亡。手术的主要目的包括重建主动脉连续性、修补心内畸形等。

手术方案较多，常根据患儿具体情况及手术者的经验来选择。由于一期手术在深低温停循环或选择性脑灌下进行，主动脉弓近远端上的切口可做得足够大，加之半数以上病例可以直接行动脉间吻合而避免使用人造血管，手术死亡率并不比分期手术死亡率之和高，而且晚期吻合口再狭窄的发病率低，因此目前较多学者主张一期根治手术。

手术时机

为避免肺循环过度充血，理想手术时期为出生后1周内[25]。

术前准备

对IAA新生儿病例，术前处理十分重要，包括建立动脉检测管、应用PGE_1、改善心肌功能不全、必要时机械通气、纠正代谢性酸中毒和对其他重要脏器功能的评估，如肾脏、中枢神经系统等。对体循环血流依赖动脉导管开放的左心系统疾病，动脉导管开放能恢复降主动脉血流，改善心肾功能不全。PGE_1可选用微泵滴注，持续至手术开始。应用PGE_1有效者，药物输入10～30分钟，动脉血氧饱和度上升15%～20%，患儿脸色转红，缺氧改善，酸中毒纠正，动脉导管未闭（PDA）杂音变响亮[26]。在出生1周内的新生儿若动脉导管内血流在滴注PGE_1开始后的1小时内无明显增加，首先需排除药物滴注问题。另外，为增大动脉导管内血流量并防止右心过度充血，应避免过度通气及吸入高浓度氧，以增加肺循环阻力。对于存在心肌功能不全者，应用多巴胺具有同时促进肾脏灌注的优势[27]。对于大多数IAA患儿，经过积极的术前准备可获得满意的酸碱平衡状态及主要脏器功能。对于少数不能达到的患儿，姑息性的肺动脉环缩手术可解决肺循环过度充血的问题[28]。

手术方式

一期根治手术可选择从左侧第4肋间或胸骨正中入胸。根据IAA的类型、断段的距离及其邻近分支血管发育情况，选择合适的手术方式。当中断距离短易于靠拢时，可进行直接主动脉端端吻合术。当中断距离较长，难以拉拢时，可将邻近的左锁骨下动脉或左颈总动脉在远侧切断并向下或向上翻转，远侧断端缝闭或结扎，近侧断端与主动脉型端端或端侧吻合，或用人造血管重建主动脉连续性。2014年上海交通大学医学院附属上海儿童医学中心统计了2000—2013年进行一期根治手术的病例，所有手术均采用降主动脉和升主动脉远端端侧吻合+补片扩大的手术方式，补片材料包括自体心包（71例）、同种异体肺动脉组织（31例）及牛心包（17例）。早期存活率为84%，10年生存率为81%，13年生存率为79%，与死亡相关的危险因素包括复杂畸形、主动脉瓣严重狭窄和体外循环时间过长[6]。

对于合并左室流出道梗阻的IAA，可采取Ross-Konno手术扩大左室流出道或采取Norwood手术变成类似左室双出口结构等。在2015年Emory大学附属医院的报道中，对于左室流出道直径<4～4.5 mm、主动脉瓣Z值偏小的患儿采用Norwood手术可以降低再手术的风险、推迟再手术的时间、降低再手术的死亡率[29]。

选择性脑灌注

有研究指出，IAA术后患儿平均神经发育指数较正常低，而合并Di-George综合征则其发育指数更低[30]。因此，如何在术中保护患儿的神经系统显得尤为重要。而选择性局部脑灌注是在术者进行大动脉操作时仅灌注大脑，在术者操作范围内始终保持无血，目的是为大脑提供连续的营养支持，带走代谢产物，并维持脑组织处于低温恒定状态，既保护神经系统，又不影响手术操作。尽管选择性局部脑灌注相对深低温停循环有种种优势，但并无现有证据证明其可减少神经系统并发症，在这一方面仍有待更多的前瞻性随机研究[31]。

远期随访

主动脉弓中断是一种长期慢性疾病，难以通过新生儿时期的一次手术达到完全意义上的根治，

IAA术后患儿仍处于持续的再手术和死亡风险中。远期问题主要包括主动脉弓狭窄和左室流出道狭窄。在一项2010年心脏外科医师协会的报道中，多中心的447名患者21年总体生存率为60%，再手术与生存率呈负相关。再手术包括100例主动脉弓手术、158例左室流出道手术和192例“其他”手术。不同主动脉弓干预措施与后期再手术风险有关，导管相关的主动脉弓干预措施似乎没有手术干预效果持久。而左室流出道再手术风险则与基础解剖结构关系较为密切，迷走右锁骨下动脉、VSD较小、PTFE（聚四氟乙烯）补片扩大等增加再手术风险[32]。

小结

主动脉弓中断（IAA）是一种少见的先天性心脏病。发病可能与神经嵴细胞迁移缺陷相关。根据解剖可分为三型。临床上主要表现为充血性心力衰竭和脏器缺血的症状。确诊主要依赖超声心动图和CT、MRI等。使用PGE_1维持动脉导管开放是术前准备的重要一环。现较多学者采用一期根治的手术方式。IAA是一种长期慢性疾病，难以达到完全意义上的根治，术后仍有再手术和死亡的风险。

（郑景浩）

参·考·文·献

[1] Barrattboyes B G, Nicholls T T, Brandt P W, et al. Aortic arch interruption associated with patent ductus arteriosus, ventricular septal defect, and total anomalous pulmonary venous connection. Total correction in an 8-day-old infant by means of profound hypothermia and limited cardiopulmonary bypass[J]. Journal of Thoracic & Cardiovascular Surgery, 1972, 63(63): 367-373.

[2] Trusler G A, Izukawa T. Interrupted aortic arch and ventricular septal defect. Direct repair through a median sternotomy incision in a 13-day-old infant[J]. Journal of Thoracic & Cardiovascular Surgery, 1975, 69(69): 126-131.

[3] Elliott R B, Starling M B, Neutze J M. Medical manipulation of the ductus arteriosus[J]. Lancet, 1975, 1(7899): 140.

[4] Asou T, Kado H, Imoto Y, et al. Selective cerebral perfusion technique during aortic arch repair in neonates[J]. The Annals of thoracic surgery, 1996, 61(5): 1546.

[5] Celoria G C, Patton R B. Congenital absence of the aortic arch[J]. Arch Pathol, 1959, 58(72): 375-377.

[6] Shi G, Chen H, Jinghao Z, et al. Primary Complete Repair of Interrupted Aortic Arch with Associated Lesions in Infants[J]. Journal of Cardiac Surgery, 2014, 29(5): 686-691.

[7] 於其宾，沈向东，李守军，等.主动脉弓中断的外科治疗[J].中华外科杂志，2009，47(18)：1394-1396.

[8] 莫绪明，孙剑，彭卫，等.婴幼儿主动脉弓中断合并心内畸形胸骨正中切口一期手术治疗：北京五洲心血管病研讨会，2013.

[9] McCrindle B W, Tchervenkov C I, Konstantinov I E, et al. Risk factors associated with mortality and interventions in 472 neonates with interrupted aortic arch: A Congenital Heart Surgeons Society study[J]. The Journal of Thoracic and Cardiovascular Surgery, 2005, 129(2): 343-350.

[10] Chin A J, Jacobs M L. Morphology of ventricular septal defect in interrupted aortic arch[J]. Journal of the American Society of Echocardiography, 1996, 9(2): 199-201.

[11] Momma K. Cardiovascular anomalies associated with chromosome 22q11.2 deletion syndrome[J]. American Journal of Cardiology, 2007.

[12] Peyvandi S L P J G. 22q11.2 Deletions in Patients with Conotruncal Defects: Data from 1610 Consecutive Cases[J]. Pediatric Cardiology, 2013.

[13] 朱晓东.心脏外科解剖学：临床标本剖析[J].北京：人民卫生出版社，2011.

[14] Mavroudis C, Backer C, Idriss R F. Pediatric Cardiac Surgery, Fourth Edition[M]. 2013.

[15] Keyte A, Hutson M R. The neural crest in cardiac congenital anomalies[J]. Differentiation, 2012, 84(1): 25-40.

[16] Gruber P J. Development Gone Awry: Congenital Heart Disease[J]. Circulation Research, 2004, 94(3): 273-283.

[17] Feiner L, Webber A L, Brown C B, et al. Targeted disruption of semaphorin 3C leads to persistent truncus arteriosus and aortic arch interruption[J]. Development, 2001, 128(16): 3061.

[18] Plein A, Calmont A, Fantin A, et al. Neural crest-derived SEMA3C activates endothelial NRP1 for cardiac outflow tract septation[J]. Journal of Clinical Investigation, 2015.

[19] John J. Lepore P A M L. GATA-6 regulates semaphorin 3C and is required in cardiac neural crest for cardiovascular morphogenesis[J]. Journal of Clinical Investigation, 2006.

[20] Lindsay EA V F S H. Tbx1 haploinsufficiency in the DiGeorge syndrome region causes aortic arch defects in mice[J]. Nature, 2001.

[21] Yanagisawa H, Hammer R E, Richardson J A, et al. Role of Endothelin-1/Endothelin-A receptor-mediated signaling pathway in the

aortic arch patterning in mice[J]. Journal of Clinical Investigation, 1998.

[22] Rudolph A M. The changes in the circulation after birth. Their importance in congenital heart disease[J]. Circulation, 1970, 41(2): 343-359.

[23] Dillman J R, Yarram S G, D'Amico A R, et al. Interrupted aortic arch: spectrum of MRI findings[J]. Ajr American Journal of Roentgenology, 2008, 190(6): 1467-1474.

[24] Goudar S P, Shah S S, Shirali G S. Echocardiography of coarctation of the aorta, aortic arch hypoplasia, and arch interruption: strategies for evaluation of the aortic arch[J]. Cardiology in the Young, 2016, 26(08): 1553-1562.

[25] Mishra P K. Management strategies for interrupted aortic arch with associated anomalies[J]. European Journal of Cardio-Thoracic Surgery, 2009, 35(4): 569-576.

[26] 丁文祥,苏肇伉.小儿心脏外科重症监护手册[J].上海:世界图书出版公司,2009.

[27] Jonas R A. Management of Interrupted Aortic Arch[J]. Seminars in Thoracic & amp; Cardiovascular Surgery, 2015.

[28] Russell R A, Ghanayem N S, Mitchell M E, et al. Bilateral pulmonary artery banding as rescue intervention in high-risk neonates[J]. Annals of Thoracic Surgery, 2013, 96(3): 885-890.

[29] Alsoufi B, Schlosser B, Mccracken C, et al. Selective management strategy of interrupted aortic arch mitigates left ventricular outflow tract obstruction risk[J]. Journal of Thoracic & Cardiovascular Surgery, 2015, 151(2): 412-421.

[30] Joynt C A, Robertson C M T, Cheung P Y, et al. Two-year neurodevelopmental outcomes of infants undergoing neonatal cardiac surgery for interrupted aortic arch: A descriptive analysis[J]. The Journal of Thoracic and Cardiovascular Surgery, 2009, 138(4): 924-932.

[31] 郭铮,王伟,张蔚,等.停循环和局部脑灌在主动脉弓中断手术中的应用[J].中国体外循环杂志,2013(02): 83-85.

[32] Jegatheeswaran A, Mccrindle B W, Blackstone E H, et al. Persistent risk of subsequent procedures and mortality in patients after interrupted aortic arch repair: A Congenital Heart Surgeons' Society study[J]. Journal of Thoracic & Cardiovascular Surgery, 2010, 140(5): 1059.

四、主肺动脉隔缺损

概述

主肺动脉隔缺损又称为主肺动脉窗[1,2],是一种少见的先天性大血管分割不完全的心脏病,在升主动脉与肺动脉间形成间隔缺损,但有两组正常的半月瓣。占先天性心脏病0.1% ~ 0.2%。上海交通大学医学院附属上海儿童医学中心手术治疗26 410例先天性心脏病中仅有41例主肺动脉隔缺损,占同期手术先天性心脏病0.16%。

发病机制

圆锥动脉干间隔的发育不完全造成了主肺动脉隔缺损。通常还会伴有其他复杂的心血管畸形,如主动脉弓中断和动脉导管未闭等。

主肺动脉隔缺损的严重程度变化不一[3,4]。Mori等在Richardson分类基础上进行了改良,Mori法分型如下:Ⅰ型:近端缺损,缺损位于升主动脉和肺总动脉之间,紧靠乏氏窦上方有一个小型缺损;Ⅱ型:远端缺损,主肺动脉隔缺损位于右肺动脉的起始部位置的升主动脉的后壁;Ⅲ型:完全缺损,右肺动脉起源于升主动脉的右侧,且完全没有主肺动脉间隔,可见有薄薄的组织边缘分隔开两个半月瓣环,此特点有别于永存动脉干[5](图44-8)。

主肺动脉隔缺损通常在主动脉和肺动脉间产生非限制性的血流,血流动力学结果和大型动脉导管未闭的结果基本上是相似的。血流由左侧压力高的主动脉向右侧压力低的肺动脉分流,肺小动脉发生痉挛,产生动力性肺动脉高压,如不早期手术,则继

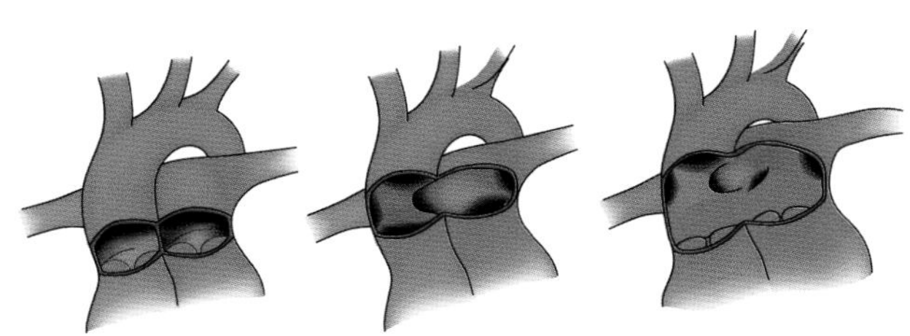

图44-8 主肺动脉隔缺损的Mori分型

而血管内膜增厚和中层肌肉纤维增生，管腔变狭小，形成梗阻性肺动脉高压。当肺动脉的压力高于主动脉时，出现右向左分流，患儿出现发绀[4,6]。

临床表现

取决于缺损的大小和有无合并其他复杂畸形，小缺损临床症状可不明显，大的缺损有反复呼吸道感染和充血性心力衰竭。随着肺血管阻力升高，肺动脉高压的晚期，可出现中央型青紫。听诊胸骨左缘第3、第4肋间早期有响亮粗糙的连续性机器样杂音，后期可仅有收缩期杂音，肺动脉瓣区第2心音亢进。分流量大，心尖部有柔和的舒张期杂音，此外，尚有水冲脉，枪击声等脉压增宽的外周血管体征。

诊断

心脏超声、MRI或CAT检查，对于确立主肺动脉隔缺损的诊断并与其他畸形相鉴别具有决定性的价值，同时能提供缺损大小、位置、类型、冠状动脉起源及其伴随畸形。心导管检查仅仅用于上述检查不能明确诊断的或肺阻力已明显增高者，主要目的是评估肺血管床的状态。

主肺动脉隔缺损必须与动脉导管未闭、永存动脉干、主动脉窦瘤破裂、冠状动静脉瘘等相鉴别。

治疗

◆ 手术适应证

缺损小可存活到较长的年龄，但一般均大于10 mm，易早期产生肺动脉高压和充血性心力衰竭。如不治疗可在20岁前死亡。因此，一旦诊断明确，都应尽早手术。已有逆向分流的晚期病例，为手术禁忌证[3,4]。

◆ 手术方法

1. 单纯型主肺动脉隔缺损

在体外循环下进行缺损补片修补术，补片修补的途径可直接从主肺动脉隔缺损前面切开或经肺总动脉切口，推荐选择升主动脉切口，因此能提供良好的手术野的暴露，易于观察左右冠状动脉起源和与右肺动脉、肺动脉干相邻的关系，且主动脉壁较厚，不易撕裂。

手术经胸骨正中切口路径，切开心包，先从外观上观察主肺动脉隔缺损的诊断是否明确，是否存在两组半月瓣和有无冠状动脉的起源异常，避免游离主肺动脉交界处。肝素化后，在升主动脉的远端插管和上下腔静脉分别插管和置控制带，在建立心肺转流时，用控制带阻断肺动脉分支；通常使用常温、浅低温的持续心肺转来实施手术。偶尔，对于特别低体重的新生儿，会采用深低温停循环方法来改善暴露空间、缩短体外循环时间。

在实施主动脉钳夹阻断后，在主动脉根部注入心脏停搏液。通过在主肺动脉隔缺损前面或升主动脉前壁做一个切口，暴露缺损，辨清冠状动脉开口和主动脉瓣，补片可选用心包或其他材料，如涤纶补片，修剪成轮廓与缺损相似的形状，不宜太大，否则会凸入肺动脉而导致右室流出道梗阻，太小会引起撕裂，以6/0聚丙烯线连续缝合来关闭主肺动脉隔缺损。

2. 主肺动脉隔缺损合并主动脉弓中断

这类主肺动脉隔缺损的治疗方法类似于永存动脉干合并主动脉弓中断的方法。采用中低温或深低温局部脑灌注下手术。心肺转流用的动脉插管应该置于升主动脉的远端，右心房置入单根静脉插管。心肺转流开始后即刻收紧环绕左右肺动脉的控制带。来自动脉插管的血液会通过主肺动脉窗进入肺动脉，并在此处经动脉导管进入降主动脉，以便对下半身、腹腔脏器进行降温。在重建主动脉弓处理时，将主动脉插管移至右无名动脉进行局部脑灌注；当弓部吻合完成后主动脉插管退回升主动脉的远端，恢复全转流、进行全身灌注。

此类畸形，当右肺动脉开口于升主动脉右侧壁，充分松解游离右肺动脉，在右肺动脉水平的上方和下方横断主动脉，主动脉组织上下缘对合缝合，保留主肺动脉间交通，重建形成右肺动脉近端。如右肺动脉正常发自于肺总动脉，需用补片修补主肺动脉隔缺损，同时重建主动脉弓。

预后

单纯型主肺动脉隔缺损住院生存率高，接近100%，Naimo、Alsoufi和Talwan等[6-11]报道住院生存率94%～100%；复杂型伴有主动脉弓中断等组的住院生存率73%～82%；长期随访10年生存率86%～100%，这两组无明显差异，再手术干预率5%左右。

上海交通大学医学院附属上海儿童医学中心资料亦提示，单纯型术后无早期死亡，并发症发生率低，而复杂型组[12]住院死亡率3%，随访期10年，单纯型组无死亡；复杂型组10年生存率84%；再手术干预率25%。

小结

主肺动脉隔缺损是一类少见的复杂型先天性心脏病，应尽早诊断尽早一期手术治疗，单纯型早、远期生存率高，复杂型早期死亡率高，远期效果与单纯型相似。

（严　勤）

参·考·文·献

[1] Roubertie F, Kalfa D, Vergnat M, et al. Aortopulmonary window and the interrupted aortic arch: Midterm results with use of the single-patch technique. The Annals of thoracic surgery, 2015, 99: 186-191.

[2] Gopalan Nair R, Kalathingathodika S, Bastian C. Aortopulmonary window: A rare mechanism of inter-circulatory mixing and prepared left ventricle in transposition of the great arteries with intact ventricular septum. Cardiology in the young, 2014, 24: 762-763.

[3] 徐志伟.小儿心脏外科学.北京：人民军医出版社，2006.

[4] Talwar S, Agarwal P, Choudhary S K, et al. Aortopulmonary window: Morphology, diagnosis, and long-term results. Journal of cardiac surgery, 2017, 32: 138-144.

[5] Alsoufi B, Schlosser B, McCracken C, et al. Current outcomes of surgical management of aortopulmonary window and associated cardiac lesions. The Annals of thoracic surgery, 2016, 102: 608-614.

[6] Naimo P S, Yong M S, d'Udekem Y, et al. Outcomes of aortopulmonary window repair in children: 33 years of experience. The Annals of thoracic surgery, 2014, 98: 1674-1679.

[7] Daitoku K, Yamauchi S, Suzuki Y, et al. Right pulmonary artery obstruction is a long-term complication of aortopulmonary window repair. Congenital heart disease, 2014, 9: E58-60.

[8] Hou C, Sihag V, Ling Y, et al. Surgical management of double outlet right ventricle with aortopulmonary window. Journal of cardiac surgery, 2017, 32: 203-205.

[9] Mishra A, Gandhi H, Sharma P, et al. Transposition of great arteries with aortopulmonary window: Our surgical experience. The Annals of thoracic surgery, 2014, 97: 196-201.

[10] Patra S, Agrawal N, Mahimarangaiah J, et al. Type i aortopulmonary window presenting with very early onset eisenmenger's syndrome. BMJ case reports, 2014.

[11] 李红云，谢业伟，龚瑾，等.主肺动脉窗合并右肺动脉起源于主动脉和主动脉弓离断患儿诊治分析[J].临床儿科杂志，2016，34(1)：36-39.

[12] Hu R, Zhang W, Liu X, et al. Current outcomes of one-stage surgical correction for Berrysyndrome.The Journal of Thoracic and Cardiovascular Surgery, 2017, 153(5): 1139-1147.

五、左室流出道梗阻

概述

左室流出道梗阻是一组先天性心脏病，它包括三大类型：① 主动脉瓣下梗阻；② 主动脉瓣口梗阻；③ 主动脉瓣上以及主动脉弓、降主动脉近端梗阻。然而在新生儿期临床上以后两大类型多见，故新生儿期左室流出道梗阻主要指主动脉瓣狭窄、主动脉缩窄、主动脉弓中断和左心发育不良综合征。本文着重讨论主动脉瓣狭窄，另3种疾病分别在其他内容中详述。

主动脉瓣狭窄为一少见先天性心脏病，占先天性心脏病的3%～6%。新生儿期主动脉瓣狭窄仅占同期先天性心脏病的1%～3%。我国此病的发生率更低。

发病机制

主动脉狭窄是由于胚胎早期主动脉瓣、环发育不良所致的一种先天性心脏病。在新生儿期发病者多为危重型主动脉瓣狭窄，通常以单瓣或双瓣融合型为主，瓣叶明显增厚变形，甚至出现黏液瘤样瓣叶组织，瓣口面积减小，常伴有心内膜弹力纤维增生症。左心室心肌显著肥厚，左室腔小。

新生儿期危重型主动脉瓣狭窄的临床特征与宫内心脏生理和围生期血流动力学变化密切相关。胎儿期却很少危及生命，一般能维持心排血量和胎儿发育。然而，左室肥厚显著心肌缺血严重会引起左室功能不全、心肌梗死和心内膜弹力纤维增生症，出生后左室负荷加重，出现一系列临床表现。出生后生理状态取决于左室功能受损程度和卵圆孔、动脉导管开放与否。狭窄程度越重出生后严重左心衰竭发生率越高。出生后动脉导管开放，循环衰竭很少发生，但会出现差异性青紫，一旦闭合，迅即出现循环衰竭，甚至危及生命。

临床表现

新生儿危重型主动脉瓣狭窄，其临床症状多数发生在动脉导管开始闭合时。通常表现为充血性心力衰竭、低心排血量，甚至循环衰竭。患儿呼吸困难，呼吸急促，反应差，肢体皮肤苍白或花纹，少尿。临床体征，心影扩大，在主动脉瓣区可闻及收缩期杂音，两肺存在湿啰音，脉搏微弱。

诊断

新生儿危重型主动脉瓣狭窄，一旦动脉导管趋向闭合，临床出现明显循环衰竭症状和体征，这时心电图显示左室肥厚或双室肥厚。胸片表现肺充血，心影扩大。

心脏多普勒超声检查能明确诊断，同时能评价狭窄程度，左室收缩、舒张功能，是否存在心内膜弹力纤维增生症，以及动脉导管和卵圆孔状况，并可发现其他心脏畸形。

心导管术现已作为主动脉瓣狭窄的常规诊断和介入性治疗的方法。出生后72小时内的新生儿可经脐动脉进行心导管术，一般可采用经股动脉穿刺进行。检查可评估主动脉瓣狭窄程度，能直接测出左室收缩、舒张压，以及左室-主动脉收缩期压力阶差；造影可显示主动脉瓣和瓣环大小，瓣膜增厚和收缩期呈圆顶状，以及造影剂通过狭窄口向主动脉喷射的征象；同时可评估有无主动脉瓣反流、心功能状况和有无其他心脏畸形。

当主动脉瓣面积$<0.5\ cm^2/m^2$提示存在严重狭窄，如果收缩期峰压阶差6.67～10 kPa（50～75 mmHg）反映为一危重型梗阻。但部分病例如存在左室发育不良或左室功能衰竭（左室舒张末容积增大，射血分散下降）时，严重主动脉瓣狭窄会出现压力阶差偏低的假象[1,2]。

治疗

治疗的适应证和时机

如果患儿是前列腺素依赖的危重型新生儿主动脉瓣狭窄，在新生儿期早期首先应该判断分析、决定是进行单心室（Norwood手术）还是双心室途径的治疗。目前公认的常用评判方法有Rhodes评分和CHSS计算预测值两种。

1. Rhodes评分

经研究超声心动图测量的左心结构是新生儿危重性主动脉狭窄性瓣膜切开术后存活的独立预测指标，波士顿儿童医院的Rhodes等[3]报道的评分系统是在超声心动图测量的左心结构测定的基础上，使用差异分析来做出评价。使用基于二尖瓣面积（小于4.75 cm^2/m^2），左心室长轴的长度和心脏长轴的长度的比值（小于0.8），主动脉根部的直径（小于3.5 cm/m^2）和左心室质量（小于35 g/m^2）等"Rhodes因素"的评分系统，如果患儿存在上述"Rhodes因素"一项以上，提示如果采取双心室手术方法会潜在较高的死亡率。Rhodes评分在孤立性主动脉瓣狭窄的新生儿中非常有用，但患儿存在多处左心梗阻性病变时，判断的准确率较低。

2. CHSS计算预测值

先天性心脏外科协会基于危重性主动脉狭窄新生儿治疗的多中心大样本的研究[4]，设计了一套应用多因素Logistic回归来建立一个计算方法体系，以预测单个患儿的双心室修补是否更有可能比Norwood单心室手术更有利于存活。计算方法可在先天性心脏外科协会的网站上找到（www.chssdc.org）。

如新生儿危重型主动脉瓣狭窄，左室–主动脉收缩期峰压阶差6.67～9.33 kPa（50～70 mmHg），分析评判适宜于双心室矫治，一旦确诊尽早干预治疗；如出现充血性心力衰竭，胸片显示肺水肿或合并心脏扩大，甚至有严重循环衰竭，明显代谢性酸中毒时，手术前必须进行复苏治疗，复苏治疗原则为：持续静脉维持前列腺素E_1（PGE_1），剂量为每分钟0.05～0.1 μg/kg，以保持动脉导管的开放，呼吸机辅助治疗，强心利尿，纠正代谢性酸中毒，努力使患儿病情稳定，以提高手术成功率，有利于术后恢复。

对于同时伴有主动脉瓣环发育不良、趋向单心室处理的治疗方法，可参考有关章节。

治疗方法

此处主要介绍主动脉瓣球囊扩张成形术。

1. 经皮球囊主动脉瓣扩张成形术

常规经皮股动、静脉插管，肝素100 U/kg抗凝。先行右心导管检查，然后经股动脉插入猪尾巴导管达升主动脉，行升主动脉测压、造影，观察主动脉瓣反流及瓣口负性射流，测量主动脉瓣环的直径，根据所测主动脉瓣环直径，准备合适的球囊扩张导管；取软头导丝经猪尾巴导管或端孔导管直接插至左心室，循导丝插入导管。导管入左心室后撤去导丝，留置导管于左心室；先测量左心室压力及主动脉瓣跨瓣收缩期峰压差，然后从导管内插入260 cm J形加硬导丝至左心室内，循导丝插入球囊扩张导管，当球囊中央骑跨于主动脉瓣口时，扩张球囊至腰凹消失，随即快速吸瘪球囊，如此重复数次，每次间隔5分钟左右；术中密切注意心率、心律和血压的变化。球囊扩张成形术后行心导管检查。重新测量主动脉瓣跨瓣收缩期峰压差，并行升主动脉造影，评价主动脉瓣狭窄解除的程度及是否发生或加重主动脉瓣反流。术毕局部压迫止血。术后即刻再次行超声心动图检查，了解有无心包积液及主动脉瓣反流情况，测量主动脉瓣跨瓣收缩期峰压差和左心室射血分数[5]。

2. 经胸镶嵌主动脉瓣球囊扩张成形术

在镶嵌手术室进行手术[6,7]。取仰卧位，常规麻醉、气管插管。经胸骨正中切口，以5–0 prolene线在升主动脉缝荷包，置入8 F动脉鞘管。左前斜位、正、侧位行左心室和升主动脉造影，了解主动脉瓣狭窄情况并测量主动脉瓣直径。球囊直径/主动脉瓣直径为0.9～1.0。以长度为3～4 cm的Numed球囊（NuMed Canada公司，加拿大）进行扩张。扩张时，在升主动脉插管处固定球囊导管，防止球囊移位，每次扩张时间不超过5秒。扩张前后常规测量主动脉瓣跨瓣压差。球囊成形术后，再次行左心室和升主动脉造影，观察主动脉瓣活动及反流情况。常规关胸。

3. 直视下主动脉瓣交界切开扩张术

自20世纪80年代以来，经皮球囊扩张术广泛应用，不少医学中心已不再将主动脉瓣交界切开扩张术作为新生儿期危重型主动脉瓣狭窄治疗必不可少的方法。瓣交界切开术采用常温体外循环直视下进行。

手术采用胸骨正中切口进胸，常规建立体外循环，在阻断升主动脉远端、根部灌注心肌保护液、心脏停搏后，在升主动脉前壁行斜行切口，探查主动脉瓣、瓣环、瓣下结构，用11号手术刀或剪刀进行有限度的瓣交界切开，对于瓣膜畸形、失去正常结构、瓣叶交界不易分辨的病例只在融合的瓣膜中央作一小切口。要特别注意避免过度切开瓣膜交界，以免发生主动脉瓣反流，以及由此造成心力衰竭。缝闭主动脉切口后，心脏排气、开放升主动脉远端阻断钳。

术毕进行食管超声评估主动脉瓣瓣膜活动情况、跨瓣血流、反流程度、心脏功能等。

预后

新生儿危重型主动脉瓣狭窄治疗危险因素除了术前心功能差外，伴有严重心内膜弹力纤维增生症、左室发育不良、二尖瓣畸形和主动脉瓣环发育不良等因素都将增加术后风险[8]。

先天性心脏外科协会进行了一项410例新生儿危重性主动脉狭窄的多中心研究[9]。患儿数据来自1994—2001年的26个中心。共有139例患儿进行了双心室修补，其中经皮球囊主动脉瓣扩张成形术（71%）、直视下主动脉瓣交界切开扩张术（28%）。术后1个月生存率为82%，1年生存率为72%，5年生存率为70%。

最近有报道的一项大样本的研究显示[10]，新生儿经皮球囊主动脉瓣成形术的早期病死率约4%，中重度主动脉瓣反流的发生率为15%，左心室和主动脉瓣环发育小是影响长期存活率的危险因素，而大的球囊直径/瓣环直径比值是发生主动脉瓣反流的危险因素。

来自澳大利亚墨尔本皇家儿童医院的长期随访对照研究提示[11]，新生儿、小婴儿直视下主动脉瓣交界切开扩张术是一好的治疗方法，比经皮球囊主动脉瓣扩张成形术术后再干预低，经皮球囊主动脉瓣扩张成形术5年术后再干预率73%，直视下主动脉瓣交界切开扩张术5年术后再干预率35%；从这组报道看，无论是介入球扩还是外科瓣交界切开，术后20年接近一半患儿需行瓣置换术，而且单瓣融合型远期换瓣率高。

小结

新生儿危重型主动脉瓣狭窄是一组复杂、发病早、需尽早干预的先天性心脏病。一旦明确诊断，同时需进行结构、发育等评估，拟定一行双心室或单心室方案。当出生后出现充血性心力衰竭或循环衰竭者应急诊手术，术前必须进行改善心功能，纠正代谢性酸中毒，维持动脉导管开放处理，全身情况调整至适宜状态方可手术。

多种方法可解除危重型新生儿主动脉瓣狭窄，包括介入性治疗、经皮球囊主动脉瓣扩张术、心内直视主动脉瓣交界切开扩大术和经胸镶嵌主动脉瓣球囊扩张成形术，不同方法效果报道不一，比较公认的以主动脉瓣球囊扩张术作为首选方法；对于新生儿危重型主动脉瓣狭窄首期处理无论哪种方法都是姑息性治疗，必须密切随访、及时干预。

（严　勤）

参·考·文·献

[1] Gardiner H M, Kovacevic A, Tulzer G, et al. Natural history of 107 cases of fetal aortic stenosis from a european multicenter retrospective study. Ultrasound in obstetrics & gynecology: the official journal of the International Society of Ultrasound in Obstetrics and Gynecology, 2016, 48: 373-381.

[2] Galoin-Bertail C, Capderou A, Belli E, et al. The mid-term outcome of primary open valvotomy for critical aortic stenosis in early infancy-a retrospective single center study over 18 years. Journal of cardiothoracic surgery, 2016, 11: 116.

[3] Rhodes L A, Colan S D, Perry S B, et al. Predictors of survival in neonates with critical aortic stenosis.Circulation, 1991, 84: 2325-2335.

[4] Lofland G K, McCrindle B W, Williams W G, et al. Critical aortic stenosis in the neonate: a multi-institutional study of management, outcomes, andriskfactors. Congenital Heart Surgeons Society. J. Thorac Cardivasc Surg, 2001, 121: 10-27.

[5] 傅立军，周爱卿，郭颖，等.经皮球囊主动脉瓣成形术治疗小婴儿重症主动脉瓣狭窄的疗效观察.中华心血管病杂志，2012，40（4）：289-292.

[6] Pan X B, Zhang F W, Hu S S, et al. Hybrid balloon valvuloplasty through the ascending aorta via median sternotomy in infants with severe congenital valvular aortic stenosis: Feasibility of a new methoddagger. European journal of cardio-thoracic surgery: official journal of the European Association for Cardio-thoracic Surgery, 2015, 47: 1003-1005.

[7] Gao L, Wu Q, Xu X, et al. A novel approach: Trans-ascending aorta balloon aortic valvuloplasty via sternotomy for treating severe valvular aortic stenosis in a low-weight infant. The heart surgery forum, 2014, 17: E25-27.

[8] Hammel J M, Duncan K F, Danford D A, et al. Two-stage biventricular rehabilitation for critical aortic stenosis with severe left

ventricular dysfunction. European journal of cardio-thoracic surgery: official journal of the European Association for Cardio-thoracic Surgery, 2013, 43: 143–148.

[9] Hickey E J, Caldarone C A, Blackstone E H, et al. Biventricular strategies for neonatal critical aortic stenosis: High mortality associated with early reintervention. Journal of Thoracic and Cardiovascular Surgery, 2012, 144(2): 409–417.

[10] Patel S, Saini A P, Nair A, et al. Transcarotid balloon valvuloplasty in neonates and small infants with critical aortic valve stenosis utilizing continuous transesophageal echocardiographic guidance: A 22 year single center experience from the cath lab to the bedside. Catheterization and cardiovascular interventions: official journal of the Society for Cardiac Angiography & Interventions, 2015, 86: 821–827.

[11] Siddiqui J, Brizard C P, Galati J C, et al. Surgical valvotomy and repair for neonatal and infant congenital aortic stenosis achieves better results than interventional catheterization. Journal of the American College of Cardiology, 2013, 62: 2134–2140.

六、血管环畸形

概述

胎儿发育早期由成对的主动脉组成的血管环未能正常地向单一主动脉过渡，其右背侧主动脉退化吸收不全或动脉弓其他各段发育异常，使小儿主动脉弓依然保留完全或不完全的环形结构，而行走在血管环内的食管和气管受到不同程度的压迫，这种动脉弓各段组合方式的异常称为血管环。

血管环畸形分类

血管环畸形的分类方法颇多，近年来芝加哥儿童医院根据该畸形的解剖和临床特征，并按主动脉弓的位置分成完全性和不完全性血管环两大类（表44-3）。

表44-3　血管环分类

完全性血管环	不完全性血管环
双主动脉弓	无名动脉压迫综合征
右弓占优势	肺动脉吊带
左弓占优势	左主动脉弓并有迷走右锁骨下动脉
双弓平衡	
右主动脉弓并有左侧动脉导管	
迷走左锁骨下动脉	
主动脉弓镜样分支	

此分类方法对外科手术有较大参考价值[1,2]。

胚胎学和病理解剖

胎儿主动脉弓的发育是由环形主动脉弓向单一主动脉弓的发育过程。胎儿血管环最初是由连接与主动脉囊和背侧主动脉弓之间的6对动脉弓所形成。以后第1、2、5对动脉弓相继吸收，第3、4对动脉弓之间的背侧主动脉中断，最后只剩下第4对和第6对动脉弓构成血管环。此时主动脉囊分隔为升主动脉和肺动脉干。升主动脉和第4对动脉弓相连，肺动脉干和第6对动脉弓相连。以后，随着血管环的缩短变形，背侧主动脉的第1、2节间动脉段完全吸收，3 ～ 7节间动脉平面缩短，只有两侧相当于第8节间的背侧主动脉才构成血管环侧缘。正常情况下右第6弓远端和右背主动脉第8节间段吸收消失，血管环的右缘断裂、吸收，形成左侧单一的主动脉弓。因此，血管环畸形不外是由于右侧第8节间段背侧主动脉吸收不全或左侧动脉弓的异常吸收所致。最常发生畸形的部位是在两侧第4弓和第8节间段的背主动脉。

◆ 双主动脉弓（double aortic arch）[3]

双主动脉弓是血管环的最常见类型，是因胚胎发育时左、右第4对动脉弓同时存在，其两个主动脉弓均发自升主动脉，从气管、食管两侧绕过在背部汇入降主动脉，形成一个真正的环。通常右弓（背部）发出右颈总和右锁骨下动脉，而较小的左弓（前部）发出左颈总和左锁骨下动脉。约73%的患儿以右弓为主，仅20%的患儿以左弓为主，还有2%的患儿左、右大小相仿（图44-9）。

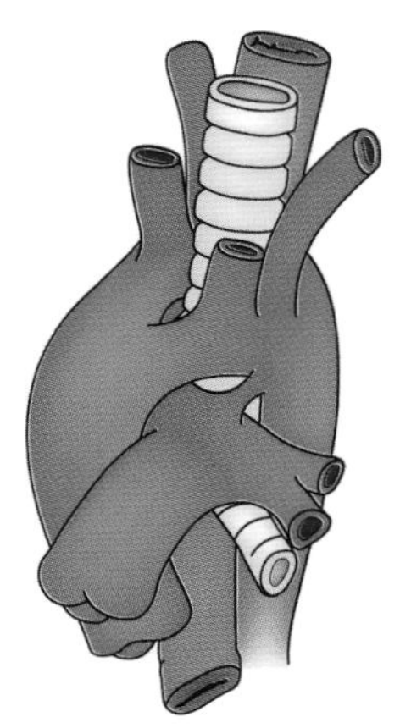
图44-9 双主动脉弓畸形

右主动脉弓并有左侧动脉韧带（right aortic arch with left ligamentum arteriosus）[3]

胚胎发育时如果左第4弓退化者便可产生右位主动脉弓，根据左弓退化中断的部位和左颈总动脉、左锁骨下动脉和动脉导管分支的模式，使右主动脉弓可产生多种类型的血管环畸形。最常见是迷走左锁骨下动脉（retroesophageal left subclavian artery）（图44-10）和主动脉弓镜样分支（mirror image branching）（图44-11），右主动脉弓伴迷走左锁骨下动脉是由于右第4弓存在，而左弓在左颈总和左锁骨下动脉之间中断，使左锁骨下动脉起源于降主动脉，并行走在食管的左后侧，降主动脉与左肺动脉之间存在一根韧带，这样便形成一个完整的血管环。右主动脉弓伴镜样分支则是右第4弓存在，而左弓在左锁骨下动脉和背侧降主动脉之间中断，形成1根韧带。当该韧带起源于降主动脉，便可形成一个完整的血管环，而当该韧带起源于无名动脉，则并不形成血管环，故患儿可以没有任何症状。

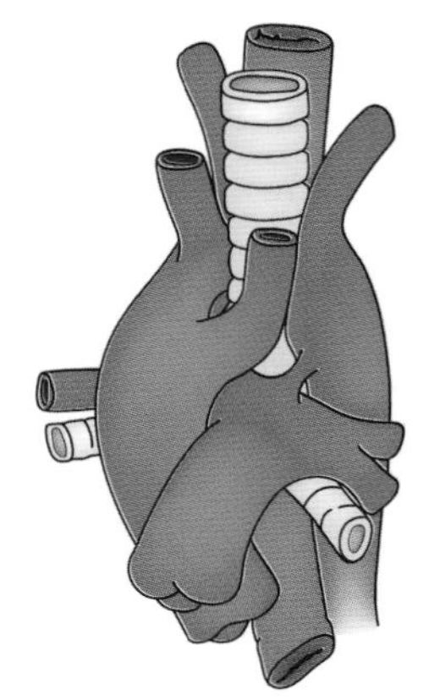
图44-10 右主动脉弓并有左侧动脉韧带迷走左锁骨下动脉

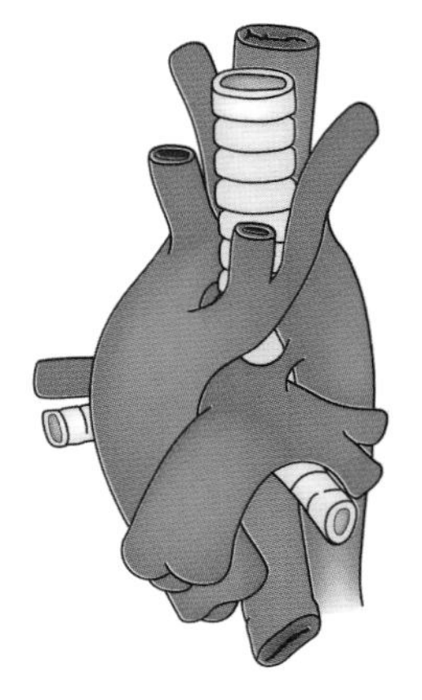
图44-11 主动脉弓镜样分支

肺动脉吊带（pulmonary artery sling）[4]

在胚胎发育中当左肺动脉起源于右肺动脉，该支肺动脉绕过右主支气管，行经于气管和食管之间，形成一个压迫右支气管的“吊带”（图44-12）。往往造成患儿在新生儿期便可产生气管压迫症状。

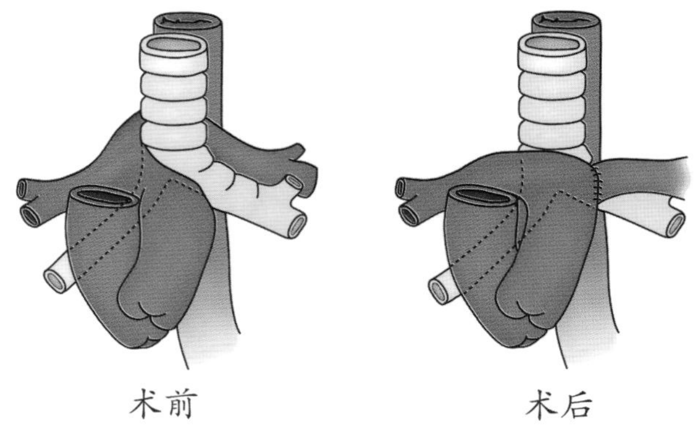

图44-12 肺动脉吊带

无名动脉压迫综合征（anonymous artery compression syndrome）[5]

当无名动脉行径异常，使气管的前壁受到无名动脉的压迫。但有些患儿其无名动脉行走位置正常，却也产生气管压迫症状，其机制尚不完全清楚。有人认为这些患儿其无名动脉起源比正常人更靠主动脉弓的左后侧，当该动脉向右后侧上行至胸腔出口时，便可压迫气管前壁。

迷走右锁骨下动脉（aberrant subclavian artery）[6]

左主动脉弓伴迷走右锁骨下动脉是因胚胎发育过程中右第4弓在锁骨下动脉和颈动脉之间退化，

造成右锁骨下动脉起源于降主动脉，经食管的后缘向右上行走，可造成食管左后壁的压痕，但它并不形成一个完整的血管环。据统计该畸形的发生率较高，而引起吞咽困难的症状并不多见，故需要手术治疗的更少见。

左主动脉弓伴右降主动脉（left aortic arch and right descending aorta）[7]

这种畸形少见，如果合并有右侧动脉导管未闭或动脉韧带，便可形成一个完整的血管环。左主动脉弓伴右降主动脉是因胚胎发育时第3弓未退化吸收，形成一个大的颈部主动脉弓，故有些患儿没有右侧动脉导管也可产生气管前壁受压的症状。

临床症状和诊断

血管环畸形患儿根据其对气管和食管的压迫部位和程度不同，临床表现不尽相同，其典型的症状是：出生早期即出现呼吸窘迫和哮鸣音，活动与喂哺后哮鸣音更响，熟睡时也可听到，咳嗽声似“犬吠样”或“破锣样”，反复呼吸道感染。较大儿童则表现为吞咽困难，特别是吃固体食物时症状更明显，甚至可出现呼吸困难或青紫。有些患儿睡觉时喜欢将头后仰，这种姿势可减轻呼吸道的梗阻。

血管环畸形的诊断方法颇多，但最常用也是最简单的诊断方法是胸部X线摄片。胸部正侧位摄片可了解主动脉弓的位置。在正常主动脉弓位置上显影不清楚，常提示双主动脉弓畸形可能。侧位片可了解在主动脉弓水平有无气管和支气管的狭窄，高千伏摄影技术对此更有帮助。胸片上显示有肺过度通气常提示肺动脉“吊带”可能。食管吞钡造影检查对诊断血管环畸形也极有帮助。在双主动脉弓或右主动脉弓伴左侧动脉韧带的患儿，食管吞钡检查时可看到后壁有一明显的压迫切迹。此外，还可通过计算机断层扫描（CT）、磁共振成像（MR）、支气管镜检查、二维扇形超声、心导管造影检查等明确诊断。

手术治疗

凡有症状的患儿，一旦诊断明确都有手术指征，延误手术可导致气管、支气管的进一步损害，甚至突然死亡。手术方法根据诊断不同而异，以下介绍几种常见血管环畸形手术处理原则[8-10]。

双主动脉弓

左后外侧第4肋间进胸，分离后暴露血管环，需特别注意鉴别左锁骨下动脉、动脉韧带和降主动脉关系。在与降主动脉连接处切断并缝合一支较小的主动脉弓（通常是左弓），同时切断动脉韧带，注意保留双侧颈动脉和锁骨下动脉的正常血供。

右主动脉弓并有左侧动脉韧带

左后外侧第4肋间进胸，分离暴露动脉韧带，缝扎后切断，松解粘连的韧带以避免损伤附近的喉返和迷走神经。

无名动脉压迫综合征

右或左前外侧第3～4肋间进胸，切除右侧胸腺组织，用三针带垫缝线，将无名动脉起始部的主动脉弓前面，无名动脉与主动脉弓连接处和无名动脉发出后5 mm处作褥式缝合，并与胸骨后固定。手术同时最好做气管镜检查，了解气管压迫解除情况。最近有作者提出，正中胸骨切开，在无名动脉起始部将其切断，近端关闭远端重新固定缝合在主动脉弓靠右前方的正常位置上。

肺动脉吊带

这类患儿通常在婴幼儿期手术，胸骨正中切开，建立体外循环，在左肺动脉起始部将其切断，近端关闭，远端移至气管前与肺动脉干作端侧吻合，如同时合并有气管环畸形，并有气管狭窄体征，则需做气管狭窄段成形术。滑动法（slide）气管成形术是目前对气管狭窄患儿的首选方式。

近年来，随着胸腔镜技术的发展应用，已有不少医院对小儿血管环畸形采用胸腔镜技术治疗，并获得成功。

术后处理和疗效

小儿血管环畸形手术后关键是呼吸道管理。除作过气管成形术患儿需留置较长时间气管插管外，一般均主张早期拔管，给予呼吸道充分湿化，加强拍背吸痰，确保呼吸道畅通。有些患儿术后早期呼吸道压迫症状可并不完全解除，但往往在数月或1年后症状消失；Backer等报道一组251例因呼吸道和消化道压迫症状，怀疑血管环畸形的患儿，其中双主动脉弓占76例；右主动脉弓伴有左侧动脉韧带66例；无名动脉压迫综合征79例；肺动脉“吊带”伴或不伴气管环畸形30例。总手术死亡率为7.6%，死亡病例大多伴有心脏和气管方面的畸形。近30年来，单纯血管环畸形已无手术死亡[11-13]。

小结

对有呼吸窘迫的婴幼儿应怀疑血管环畸形。CT或MRI可确诊，心脏超声可了解心内结构情况，气管主要检查则可对气管软化做出评估。大多血管畸形患儿可通过左侧胸腔切口干预。对肺动脉吊带合并严重气管狭窄的患儿，则选择胸骨正中切口和体外循环技术。对长段气管狭窄手术采用滑动法气管成形术。

（刘锦纷）

参·考·文·献

[1] Stewart J R, Kincaid O W, Edwards J E. An Atlas of Vascular Rings and Related Malformations of the Aortic Arch System. Springfi eld, III: Charles C Thomas Publisher, 1964.

[2] Backer C L, Mavroudis C. Vascular Rings and Pulmonary Artery Sling. In: Mavroudis C, Backer CL, eds. Pediatric Cardiac Surgery, 3rd ed. Philadelphia, PA: Mosby, 2003.

[3] Hastreiter A R, D'Cruz I A, Cantez T, et al. Right-sided aorta. I. Occurrence of right aortic arch in various types of congenital heart disease. II. Right aortic arch, right descending aorta, and associated anomalies. Br Heart J, 1966, 28: 722–739.

[4] Sade R M, Rosenthal A, Fellows K, et al. Pulmonary artery sling. J Thorac Cardiovasc Surg, 1975, 69: 333–346.

[5] Ardito J M, Ossoff R H, Tucker G F Jr, et al. Innominate artery compression of the trachea in infants with reflex apnea. Ann of Otol Rhinol Laryngol, 1980, 89: 401–405.

[6] Beabout J W, Stewart J R, Kincaid O W. Aberrant right subclavian artery, dispute of commonly accepted concepts. Am J Roentgen, 1964, 92: 855.

[7] Whitman G, Stephenson L W, Weinberg P. Vascular ring: left cervical aortic arch, right descending aorta, and right ligamentum arteriosum. J Thorac Cardiovasc Surg, 1982, 83: 311–315.

[8] Backer C L, Mavroudis C, Rigsby C K, et al. Trends in vascular ring surgery. J Thorac Cardiovasc Surg, 2005, 129: 1339–1347.

[9] van Son J A M, Bossert T, Mohr F W. Surgical Treatment of Vascular Ring Including Right Cervical Aortic Arch. J Card Surg, 1999, 14: 98–102.

[10] Mcelhinney D B, Thompson L N D, Weinberg P M, et al. Surgical approach to complicated cervical aortic arch: anatomic, developmental, and surgical considerations. Cardiol Young, 2000, 10: 212–219.

[11] Lambert V, Sigal-Cinqualbre A, Belli E, et al. Preoperative and postoperative evaluation of airways compression in pediatric patients with 3–dimensional multislice computed tomographic scanning: effect on surgical management. J Thorac Cardiovasc Surg, 2005, 129: 1111–1118.

[12] Ruzmetov M, Vijay P, Rodefeld M D, et al. Follow-up of surgical correction of aortic arch anomalies causing tracheoesophageal compression: a 38–year single institution experience. J Pediatr Surg, 2009, 44: 1328–1332.

[13] Alboliras E T, Backer C L, Holinger L D, et al. Pulmonary artery sling: Diagnostic and management strategy. Pediatrics, 1996, 98: 530A.

第六节　左心发育不良综合征

概述

左心发育不良综合征（hypoplastic left heart syndrom，HLHS）是指患儿主动脉闭锁或狭窄，升主动脉和主动脉弓发育不良，二尖瓣严重狭窄或闭锁及伴有小的发育不全的左心室等一系列复合畸形（图44-13）[1]。

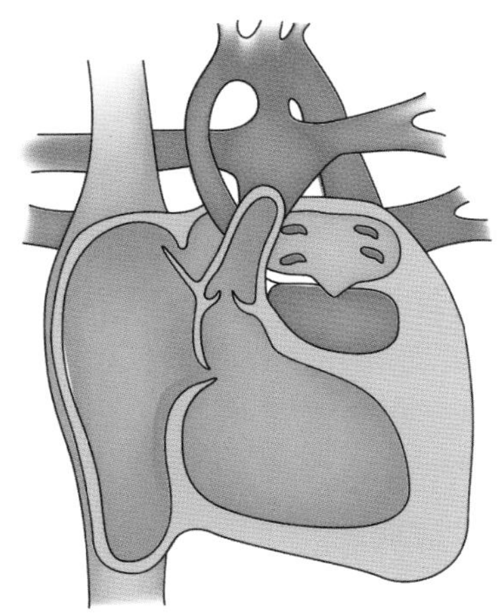

图44-13　左心发育不良综合征

病理解剖和病理生理

HLHS患儿根据主动脉和二尖瓣的状况可分为4个亚型，即Ⅰ型主动脉、二尖瓣狭窄；Ⅱ型主动脉、二尖瓣闭锁；Ⅲ型主动脉闭锁、二尖瓣狭窄；Ⅳ型二尖瓣闭锁、主动脉狭窄。据统计最常见是Ⅱ型，其次是Ⅰ、Ⅲ型，Ⅳ型较少见。升主动脉直径常小于2 mm，伴有不同程度的主动脉弓发育不全，甚至闭锁。约有80%的患儿伴有降主动脉近端的狭窄。患儿均存在粗大的动脉导管，肺动脉干粗短，通常在瓣上仅3～4 mm即分出右肺动脉，左肺动脉常可发育不良，这可能与胎内左侧肺血流减少有关。左房一般较小，大多存在一个较大的卵圆孔。HLHS患儿在胎内因肺循环的出路梗阻，其肺血流往往减少，右室血流通过导管直接进入降主动脉或发育不良的主动脉弓，此时的升主动脉仅相当于单支冠状动脉的功能[2,3]。出生后随着肺血管阻力的降低，右室至体循环的血流也降低，此时若动脉导管仍开放，患儿的存活主要依赖体、肺循环血管阻力的平衡。病理学家研究发现，HLHS患儿肺动脉平滑肌对吸入氧的浓度和动脉pH特别敏感，所以当应用呼吸机氧浓度过高或直接吸入氧气，都可造成严重的代谢性酸中毒。这是因为肺循环的平衡遭到破坏。该病也可伴有其他心内畸形，常见是室间隔缺损、肺动脉双叶瓣、完全性肺静脉异位引流等[4]。虽然HLHS患儿伴冠状动脉异常较多见，但对右室组织的影响不大。该病还可伴有染色体异常及其他中枢神经异常。

临床特征及诊断

HLHS患儿大多为出生后1～2天内因呼吸窘迫而被发现，患儿常伴有轻度发绀。国外随着宫腔内心脏超声的普及，许多患儿在出生前已被明确诊断，出生后及时转入有条件治疗的医疗中心。少数患儿由于存在一个粗大的动脉导管，出生后体、肺循环阻力达到一个自然平衡，体、肺循环血流也基本平衡，可以暂时不被发现。但这类患儿一旦吸入氧气，使得肺血管阻力降低，这种平衡即遭破坏，便会出现严重的代谢性酸中毒，继发全身脏器的衰竭。X线胸片显示心脏略扩大，肺血增多。心脏超声检查不仅可明确诊断，还可以了解二尖瓣、主动脉瓣环的大小、左室容量及伴有的其他心内畸形[5,6]。HLHS患儿需避免作心导管检查，因心导管本身可损伤动脉导管，导致其收缩。此外，造影剂对新生儿肾功能的影响以及造影检查使患儿失血、热量丧失和儿茶酚胺分泌等一系列不良反应。

HLHS患儿一旦明确诊断，在手术前须做到下列几条：① 绝对避免吸入纯氧。② 确保前列腺素E_1的输入。③ 及时纠正代谢性酸中毒。④ 视血压情况酌情使用正性肌力性药物（多巴胺按每分钟5～10 μg/kg）。⑤ 如需转送其他医院，尽量作气管插管，呼吸机的氧浓度为21%。⑥ 维持适当体温、血糖水平和营养等。总之，术前的一切都是围绕保持一个体肺循环的动态平衡。HLHS患儿手术时间大多在出生后2～3天，少数因肺血流过多或限制性的卵圆孔开放等导致充血性心力衰竭或严重的低氧血症必须在24小时内急诊手术。

外科治疗[7-10]

◆ 手术适应证

HLHS患儿手术治疗方法有两种不同观点：一部分人主张先做升主动脉重建，后做生理性纠治术（即Norwood分期手术）。另一部分作者则主张作心脏移植术。所以目前这两种方法在美国一些小儿心脏病医疗中心都采用。本节着重介绍Norwood分期手术的情况。在20世纪70年代末和20世纪80年代初有不少作者报道了有关HLHS外科治疗的方法，但都是短期存活。直到1983年Norwood等报道1例HLHS患儿姑息手术后8个月成功地进行了生理性纠治术（Fontan手术），使HLHS患儿的分期手术受到重视，并被称为Norwood手术。10多年来，这一手术被广泛应用，并在原有基础上不断改进。现大多将其分为3期：Ⅰ期为房间隔切开，肺动脉下切断，其近端与发育不良的升主动脉和主动脉弓形成新的主动脉，体肺循环建立新的分流。Ⅱ期：Hemi-Fontan或作双向腔肺分流术。Ⅲ期：改良Fontan术。目前手术后并发症明显减少，存活率有了很大提高。

◆ 手术方法

1. Ⅰ期手术

该手术的基本原则：① 在有心室和主动脉之间建立一个没有梗阻的永久性通道。② 限制肺内血流，使肺动脉压力和阻力保持基本正常。③ 建立一个大的心房内通道，保证肺静脉回流畅通。为此，20世纪80年代初Norwood医师设计一种手术方法（图44-14）。该手术先将肺动脉干在分叉处切断，远端关闭，纵行切开升主动脉和弓部，肺动脉近端与升主动脉做侧侧吻合；动脉导管结扎，在新的升主动脉分叉处用直径4 mm膨体聚四氟乙烯管道（PTFE，或称为Gore-Tex）建立体肺循环分流，切除部分房间隔。由于该手术存在几个明显不足：① HLHS患儿都有主动脉发育不全和不同程度的主动脉缩窄，单用肺动脉作吻合，术后常有残余梗阻。② HLHS患儿升主动脉往往很细（有的≤2 mm），直接吻合张力较高，可导致出血和肺动脉瓣的关闭不全。③ 肺动脉远端直接缝合容易造成肺动脉分叉处的狭窄。④ 升主动脉上作血管分流，分流量较难控制，并给第2次进胸带来困难等。为此，近年来在原有手术基础上做了改进，主要包括：用同种大血管材料（肺动脉或主动脉）作为补片，形成新的升主动脉和主动脉弓，肺动脉远端切口也取同种血管材料补片关闭。在无名动脉和主动脉分叉处用Gore-Tex管道作体肺循环分流，根据患儿体重大多选用3.5～4 mm直径人造血管。手术缝线一般采用6-0聚丙烯缝线。在做肺动脉近端与发育不全的升主动脉之间缝线连接时应特别注意，大多采用7-0聚丙烯缝线间断缝合5～8针，确保冠状血管供血。此外，同种血管补片大小必须适宜，过长会造成肺动脉瓣关闭不全，直接影响心室功能。

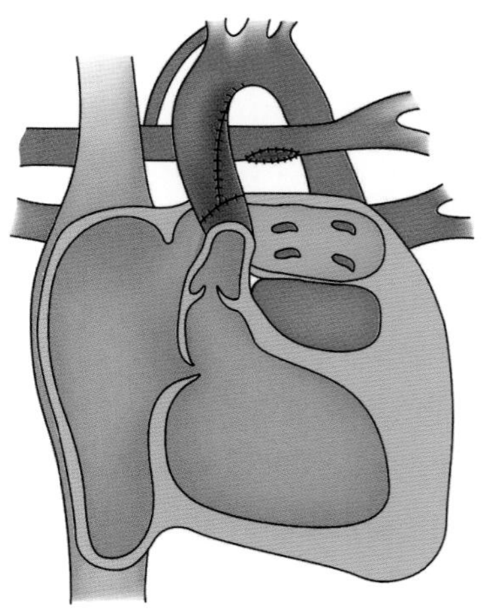

图44-14 Ⅰ期手术示意图

2. Ⅱ期手术

以往Norwood的分期手术是在Ⅰ期手术后12～13个月再做纠治手术，因在此年龄大多数患儿肺血管阻力低于2.5 wood单位，心室舒张末压力小于0.93～1.07 kPa（7～8 mmHg），适宜作Fontan手术，即生理纠治术。但近几年来随着临床经验的不断积累，为减少术后并发症，Norwood等又主张在两次手术之间再增加1次中间手术（intermediate step surgery），即阻断体肺分流，将上腔静脉与肺循环建立联系（bidirectional cavopulmonary shunt，或称为Hemi-Fontan）。该手术大多选择在Ⅰ期手术后6～12个月，视患儿Ⅰ期手术后恢复情况而定。手术同样采用深低温停循环方法。建立体外循环后即将体肺循环分流管道阻断并切断，靠主动脉一端直接缝闭。靠近肺动脉一端将Gore-Tex管道完全切除，并向二侧肺动脉扩大，与上腔静脉直接作端侧吻合或做Hemi-Fontan，近年来Norwood主张Ⅱ期手术做Hemi-Fontan。其优点是可同时扩大狭窄的肺动脉，第Ⅲ期手术操作较为方便。Ⅱ期手术具体方法：切断分流管道后将肺动脉切开右侧至上腔静脉旁，左侧视肺动脉狭窄情况（此在HLHS患儿较多见），延伸至扩张段，将右房顶部切开至上腔静脉与右肺动脉交叉处，取6-0聚丙烯缝线将上腔静脉左侧壁与右肺动脉的部分切口做侧侧吻合（图44-15），长1～1.5 cm；再将同种血管补片作为肺动脉和上腔静脉前壁，在缝合静脉时先将补片直接缝合于右房与上腔静脉交界处，然后再从补片中间与右房切口缝合，使得上腔静脉与右房隔开。这些部位一般都采用5-0或6-0聚丙烯线缝合[7,8]。

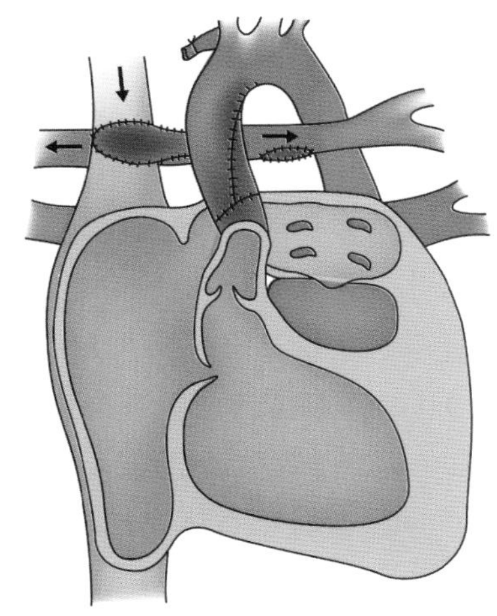

图44-15 Ⅱ期手术示意图（Hemi-Fontan术）

3. Ⅲ期手术

即改良Fontan手术，该手术多半选择在Ⅱ期手术后6个月左右，采用标准体外循环方法；若Ⅱ期手术采用双向腔肺分流术，则先做右房顶部与肺动脉吻合交通，吻合口2 cm为宜，再作右房内板障。若Ⅱ期采用Hemi-Fontan术，即右房切开后，将顶部的同种血管补片切开扩大，使右房直接与肺动脉交通，然后再取内径为10 mm的Gore-Tex管道，其长短根据上、下腔静脉开口之间的距离而定。剪开管道用4-0聚丙烯线沿原房间隔的边缘连续缝合，管道的凹面向右侧，在缝合下缘时应特别注意避开冠状窦及传导组织，补片的上缘则可与有心房同时缝合。目前对Fontan手术大多采用补片上开窗术（Fenestration），有的主张在补片上开多个小洞（Φ2.7 mm×3），也有的主张单个洞Φ4 mm，这种方法对预防手术后低心排血量、缓解右心压力过高、保护右室功能、减少术后并发症和死亡率起到重要作用（图44-16）。有作者报道多个小洞有自然关闭的趋势，而单个Φ4 mm孔则大多需通过心导管关闭[9,10]。波士顿儿童医院报道一组70例Fenestration Fontan术后患儿，其中55例在术后10天至几个月内通过心导管关闭补片上的洞。这些患儿都是补片上单个Φ4 mm孔，关闭前平均氧饱和度在84%～86%。心导管在关闭洞前必须先作阻断试验，即用球囊阻断开孔约10分钟，测定右房压力和动脉氧饱和度，并与阻断前相比较。如果阻断后右房压变化很小，右房氧饱和度不变或增高，同时动脉氧饱和度增高，说明患儿已能耐受阻断，即用“伞形装置”关闭补片上的洞。反之，阻断后右房压力升高，右房氧饱和度下降，动脉氧饱和度降低，则说明心排血量明显降低，阻断试验失败，不能关闭房隔上的通道。这类患儿再通过心血管造影检查，常可发现有多个侧支交通和心功能不全等。有些患儿肺动脉狭窄通过球囊扩张，主动脉侧支血管用心导管线圈栓塞，药物改善心功能等综合处理后可通过导管

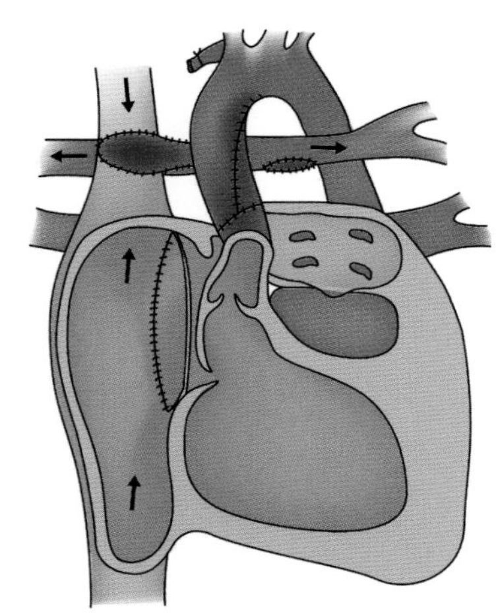

图44-16 Ⅲ期手术示意图（改良Fontan术）

再次关闭通道（图44-16）。近年来美国哥伦布儿童医院报道了一种由心脏内外科镶嵌治疗的方法。Ⅰ期在动脉导管和房间隔处放置支架，再左、右肺动脉处做环缩；术后6个月左右做Ⅱ期手术，即新的主动脉成形术和半Fontan术；Ⅲ期手术多在2岁左右用介入方法放置大的管道支架形成内管道的Fontan术。

在HLHS患儿中大约有5%左右主动脉闭锁，但伴有正常大小的左心室，这些患儿常伴有连接不良型室间隔缺损，仍可考虑建立双心字纠治手术。波士顿儿童医院Jonas等报道4例在新生儿期采用Ⅰ期纠治术，其中3例存活。其手术包括：在左右肺动脉分叉处切断肺动脉干，将发育不良的升主动脉、主动脉弓与肺动脉干连接。因张力过高，常需用同种大动脉壁作为补片延长。取涤纶（Dacron）补片通过右室流出道关闭室间隔缺损，并形成新的左室流出道，肺动脉瓣则成为功能性的主动脉瓣，再取同种带瓣管道做右心室与远端肺动脉连接。

◆ 术后监护及手术结果

如果说HLHS患儿于术前保持动脉导管的开放，维持适当的肺循环和体循环血流比率（QP/QS）是至关重要的话，手术后继续保持这种平衡显得更为重要。手术后24～48小时须继续保持患儿麻醉状态，一般芬太尼［fentanyl，15～20 μg/（kg·h）］和肌松药，用微泵持续滴注。术后早期可用小剂量正性肌力药物辅助心功能恢复，如多巴胺按每分钟3～5 μg/kg。肾上腺素等使外周血管收缩的正性肌力药物须避免使用，因会导致体循环阻力增高，造成肺循环血流过多，持续性代谢性酸中毒。所以当血压稳定，末梢灌注欠佳的情况下，可适当应用硝普钠（nitroprusside）以降低后负荷。应用呼吸机吸入氧的浓度一般保持在21%，视血气分析结果调节，但很少超过30%。手术前、后和麻醉中吸入二氧化碳是近年来治疗HLHS患儿的新观点。费城儿童医院Jobes等报道吸入二氧化碳可增加肺循环阻力，对预防肺血过多、低心排血量和代谢性酸中毒具有一定的作用。他们目前对HLHS患儿手术前、麻醉中（体外循环建立前）、手术后在吸入气中常规混合CO_2，浓度为1%～4%不等，视血气分析结果调节。手术后使患儿的动脉血氧饱和度保持在75%～80%，$PaCO_2$>5.33 kPa（40 mmHg），PaO_2 4.7 kPa（35 mmHg）较为理想。手术后发生代谢性酸中毒时，可应用5%碳酸氢钠予以纠正。如持续性酸中毒常提示体肺循环平衡失调，应适当提高吸入二氧化碳浓度，增加肺循环阻力，以保持体循环充足的血流。如仍难以控制，则须再开胸后用银夹等缩小体肺分流管道。术后24～48小时血流动力学稳定后即可拔除气管插管。大多数患儿拔管后早期应用头罩氧罩，仍需吸入少量二氧化碳[11,12]。

近年来，随着手术技术不断改进，特别是将Fontan手术分为二期进行，使手术后并发症减少，存活率不断提高。密歇根大学医学院Iannetioni等报道一组从73例（1990—1993）HLHS作Norwood Ⅰ期手术，62例存活，手术存活率85%，而3年前（1986—1989）50例中存活21例，存活率仅为42%。波士顿儿童医院1984—1991年共手术78例HLHS，早期死亡率为42%。费城儿童医院Norwood等报道一组354例HLHS患儿，Ⅰ期手术死亡率从30%（1985—1990）下降至19%（1991）。自1989年开始对Ⅱ期手术常规采用先Hemi-Fontan，再作Fenestration Fontan，使Ⅱ期手术死亡率也从22%下降至11%（Hemi-Fontan 6%，Fenestration Fontan 5%），笔者认为分期Fontan手术虽不能完全消除胸腔、心包积液等并发症，但可明显改善患儿存活率（P<0.05）。

◆ 心脏移植在治疗HLHS患儿中的应用

洛杉矶Loma Linda大学Bailey等在1985年首先报道应用新生儿心脏移植方法治疗HLHS患儿。近年来，随着手术方法和免疫抑制剂治疗的改进，使手术成功率明显提高。Bailey等报道新生儿心脏移植5年存活率达84%，所以作者认为对这类复杂性先天性心脏病的患儿作分期手术，其累计的死亡率和并发症明显高于心脏移植。而且心脏移植手术后存活患儿其生活质量要明显高于分期手术。但新生儿心脏移植也存在明显问题，如供体的来源，不少患儿在等待移植过程中死亡（这往往不计在心脏移植死亡率中）。手术后需终身应用免疫抑制剂，将会带来不少并发症，如激素等对小儿生长发育的影响等。所以密歇根大学Bove提出折中办法，即在新生儿期先做Norwood Ⅰ期手术，3～6个月后做心导管造影检查，根据患儿解剖和血流动力学情况再决定是做Fontan术，还是心脏移植术[13,14]。

HLHS患儿做心脏移植在手术操作上与一般小儿心脏移植略有不同，因其必须形成一个新的主动脉弓。所以在取心脏供体时，主动脉必须足够长，常需保留主动脉弓部。缝合时将发育不良的升主动脉结扎，沿主动脉弓下缘切开至主动脉，将供体心脏的主动脉弓沿上缘切开，修剪头臂动脉起始部分，再与患儿主动脉弓做侧侧吻合。

小结

左心发育不良综合征西方国家的发生率明显高于东方国家。绝大多数患儿只能做单心室矫治。新生儿期施行Norwood Ⅰ期手术还是最常规的选择。对于早产儿，低体重（2.5 kg以下）患儿在Ⅰ期手术选择内，外科镶嵌治疗的方法可以明显提高手术成功率。

（刘锦纷）

参·考·文·献

[1] Lev M. Pathologic anatomy and interrelationship of hypoplasia of the aortic tract complexes. Lab Invest, 1952, 1: 61-70.

[2] Norwood W I, Lang P, Hansen D D. Physiologic repair of aortic atresia-hypoplastic left heart syndrome. N Engl J Med, 1983, 308: 23-26.

[3] Bharati S, Lev M. The surgical anatomy of hypoplasia of aortic tract complex. J Thorac Cardiovasc Surg, 1984, 88: 97-101.

[4] Stamm C, Anderson R H, Ho S Y. The morphologically tricuspid valve in hypoplastic left heart syndrome. Eur J Cardiothorac Surg, 1997, 12: 587-592.

[5] Tworetzky W, Mcelhinney D B, Reddy V M, et al. Improved surgical outcome after fetal diagnosis of hypoplastic left heart syndrome. Circulation, 2001, 103: 1269-1273.

[6] Ohye R G, Mosca R S, Bove E L, et al. Hypoplastic left heart syndrome. In: Mavroudis M, Backer C L. Pediatric Cardiac Surgery, 3rd ed. Philadelphia, PA: Mosby Inc, 2003.

[7] Lamberti J J, Spicer R L, Waldman J D, et al. The bidirectional cavopulmonary shunt. J Thorac Cardiovasc Surg, 1990, 100: 22-30.

[8] Douville E C, Sade R M, Fyfe D A. Hemi-Fontan operation in surgery for single ventricle: a preliminary report. Ann Thorac Surg, 1991, 51: 893-900.

[9] Sano S, Ishino K, Kawada M, et al. Right ventricle-pulmonary artery shunt in first-stage palliation of hypoplastic left heart syndrome. J Thorac Cardiovasc Surg, 2003, 126: 504-510.

[10] Pizarro C, Norwood W I. Right ventricle to pulmonary artery conduit has a favorable impact on postoperative physiology after Stage I Norwood: preliminary results. Eur J Cardiothorac Surg, 2003, 23: 991-995.

[11] Tweddell J S, Hoffman G M, Mussatto K A, et al. Improved survival of patients undergoing palliation of hypoplastic left heart syndrome: lessons learned from 115 consecutive patients. Circulation, 2002, 106 (12 Suppl 1): I82-I89.

[12] Heistein L, Scott W T, Zellers T M, et al. Aspirin resistance in children with heart disease at risk for thromboembolism: prevalence and possible mechanisms. Pediatr Cardiol, 2008, 29: 285-291.

[13] Bailey L L, Gundry S R, Razzouk A J, et al. Bless the babies: one hundred fifteen late survivors of heart transplantation during the first year of life. The Loma Linda University Pediatric Heart Transplant Group. J Thorac Cardiovasc Surg, 1993, 105: 805-815.

[14] Bailey L, Concepcion W, Shattuck H, et al. Method of heart transplantation for treatment of hypoplastic left heart syndrome. J Thorac Cardiovasc Surg, 1986, 92: 1-5.

第七节　房间隔缺损

概述

房间隔缺损（atrial septal defect，ASD）是最常见的先天性心脏病之一，可以单独存在或合并于其他简单或复杂的心血管畸形中。缺损的数目、大小、形状及位置各不相同，小的缺损直径约1 mm，大的缺损使得整个房间隔缺失。除较大缺损外，新生儿期可不出现任何症状。随着年龄增长，部分患儿可发生心律失常、反复呼吸道感染或肺炎、肺动脉高压和充血性心功能不全等临床症状[1]。

发病机制

正常的房间隔由继发房间隔和原发房间隔组成。原发房间隔自心房后上壁中线开始，向心内膜垫生长，下缘呈新月形，最终和心内膜垫融合，将心房分隔为左、右两个腔隙。胎儿时期，继发房间隔的下缘和原发房间隔的上缘虽然互相接触，但并不融合，原发房间隔如同活瓣关闭卵圆孔。在胚胎发育过程中，如果心房间隔在发生、吸收和融合过程中出现异常，左、右心房之间仍存在未闭的房间孔洞，即称为房间隔缺损。如原发房间隔停止生长，不与心内膜垫融合而遗留间隙，即成为原发孔缺损。如原发房间隔被吸收过多，或继发房间隔发育障碍，则上下两边缘不能融合，则形成继发孔型房间隔缺损。

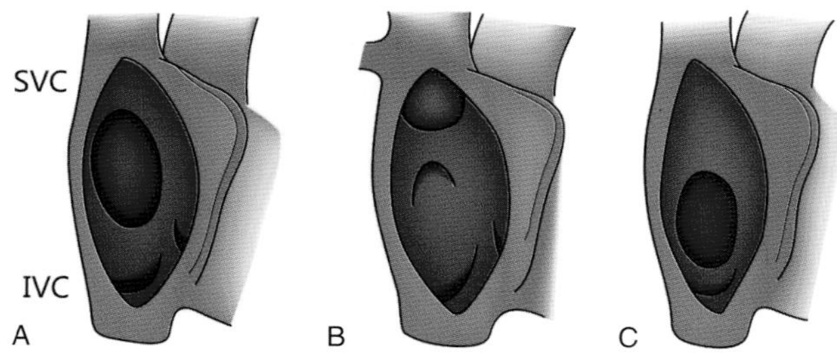

图44-17　继发孔型房间隔缺损

图A：卵圆窝型；图B：上腔静脉型；图C：下腔静脉型。SVC：上腔静脉；IVC：下腔静脉

原发孔型房间隔缺损的位置在冠状窦的前下方，大多合并房室瓣裂缺，症状出现较早而且严重，在房室通道章节中描述。本节描述的是单纯的继发孔型房间隔缺损。继发孔型房间隔缺损一般分为以下4个类型（图44-17）。

◆ 卵圆窝型

此型最常见，占房间隔缺损病例的70%。缺损位于心房间隔的中央部分，相当于胚胎期卵圆窝所在之处。一般呈椭圆形或圆形，部分病例呈单个巨大缺孔，但可被不规则条索状的残留房间隔组织分隔成许多小孔，呈筛孔样。多数病例缺损边缘完整，冠状静脉窦开口位于缺损的前下方，缺损下缘与房室瓣之间仍有较多的房间隔组织，缺损距离房室结传导组织较远。有些病例缺损较大，后缘的房间隔组织极少或缺失，右肺静脉开口进入缺损区易被误认为右肺静脉异常连接。

◆ 上腔静脉型

亦称为静脉窦缺损，占房间隔缺损的5%～10%。缺损位于上腔静脉开口与右心房连接的部位，位置较高。由于缺损上缘即为右心房上方的上腔静脉。常伴有右上肺静脉异常连接入右心房或上腔静脉。

◆ 下腔静脉型

占房间隔缺损的20%。缺损位于心房间隔的后下部分，缺损的下缘接近下腔静脉入口处，下腔静脉入口之间没有明显界限，或者与下腔静脉之间仍存在少量卵圆窝组织，术中易将下腔静脉瓣误认为缺损下缘的房间隔组织，手术时应避免缝合后造成下腔静脉血液全部回流入左心房。右肺静脉开口位于缺损区，亦可伴有右肺静脉异常回流连接右心房或下腔静脉。

◆ 混合型

兼有上述类型中的两种或两种以上，约占8.5%。

正常情况下，由于左心室肌肉比右心室厚，左侧心脏和体循环的血流阻力比右侧心脏和肺循环高，左心房平均压力约为8～10 mmHg，而正常右心房平均压力在4～5 mmHg，因此经心房间隔缺损的血液分流方向一般是从左至右，临床上不呈现发绀。左至右血液分流量的大小，取决于缺损的面积，左、右心室的顺应性和左、右心房的压力阶差。新生儿期的肺血管阻力较高，因而经心房间隔缺损的血液分流量很少。随着年龄增大，肺血管阻力下降，右心室压力下降，右心室心肌顺应性增大，左至右血液分流量和肺循环血流量开始增多，右心房、右心室和肺动脉逐渐扩大，临床症状逐渐明显。右心导管检查常发现肺循环血流量可增多至为体循环血流量的2～4倍，但左心室排血量仍可维持正常的体循环和血压，仅在剧烈运动时左心室排血量难以相应增多。虽然肺循环血流是大量增多，但由于肺血管床顺应性强，因此虽然肺循环血流量增多，而肺动脉压在早年并不升高。随着年龄增大，肺循环阻力、肺动脉压、右心室和右心房压力逐渐升高，这样经房间隔缺损的左至右分流量即逐渐减少。如右心房压力高于左心房则产生右向左分流，患儿可出现青紫而无法手术纠治。未经手术治疗的房间隔缺损患儿平均寿命一般不超过50岁，死亡原因主要为肺动脉高压、右心衰竭及各种房性心律失常。

临床表现

房间隔缺损的症状多不典型，与缺损大小和分流量多少有密切关系。缺损大者，症状出现较早；缺损小者，可长期没有症状。新生儿巨大房间隔缺损也可出现发绀，啼哭时加重。这是由于出生后肺循环阻力仍较高，出现右向左分流所致。以后随着肺循环阻力逐渐下降，转变为左向右分流，发绀随之消失。多数病例在婴幼儿时期并无任何症状，随着年龄的增长，右心室扩大，可使邻近的胸骨和左侧肋骨轮廓显示膨隆饱满。扪诊可发现抬举性搏动增强。缺损较大时，心脏听诊肺动脉瓣区收缩期杂音和第二音亢进及分裂对诊断有重要意义。收缩期杂音柔和，响度多为Ⅱ～Ⅲ级，呈喷射性，以左侧第2、3肋间靠近胸骨边缘处为最响亮，有时可伴有震颤。这种收缩期杂音并非血流通过缺损所产生，而是由于大量的血液流经正常肺动脉瓣，产生相对性肺动脉瓣口狭窄所引起。肺动脉第二音的亢进和分裂，也是由于右心室大量血液进入肺动脉内，使肺动脉瓣关闭延迟所形成。部分缺损较大的病例，在心前区可听到三尖瓣相对性狭窄的短暂滚筒样舒张期杂音，系大量血液经三尖瓣口进入右心室时所产生。当肺动脉高压形成后，肺动脉瓣区收缩期杂音减轻，但是第二心音亢进更明显，而分裂变窄或消失。一旦出现症状，主要表现为活动后心悸气急及易于疲劳，反复发生呼吸道感染。有些下腔型房间隔缺损因下腔静脉血进入左心房可出现发绀。病程晚期可发生器质性肺动脉高压、艾森门格综合征和右心功能衰竭，导致右向左分流，患儿出现发绀、颈静脉怒张、肝大和全身水肿等体征。

诊断

◆ 超声心动图检查

二维超声心动图可直接显示房间隔缺损的部位、大小，房间隔回声中断，室间隔与左心室后壁呈同向运动，右心房和右心室扩大，主肺动脉增宽，三尖瓣活动幅度增大。彩色多普勒血流显像可确定分流束的部位、缺损宽度、分流量并可估测右室和肺动脉压力[2]。

◆ 心电图检查

典型的房间隔缺损常显示右心室肥大，P波增高，P-R间期延长，不完全性或完全性右束支传导阻滞，电轴右偏等。伴有肺动脉高压者可有右心室劳损。中年后可发生房性心律失常如心房颤动、心房扑动及心房过速等。

胸部X线检查

缺损小的患儿，胸部X线可近于正常。左向右分流量大的病例，主要表现为肺充血，肺门阴影加深，肺动脉段突出，透视下有时可见肺门舞蹈征。右心房和右心室明显扩大，主动脉结缩小。右心衰竭时，可有间质性肺水肿、肺实变或肺不张，这可能是由于肺小血管高度扩张压迫小气道产生的继发征象。

心导管和心血管造影检查

对可能合并有复杂畸形的患儿，应行心导管和心血管造影检查。它们不仅可明确房间隔缺损的类型和部位，还可发现伴随的肺静脉异位连接等其他畸形。右心房、右心室和肺动脉的血液氧含量高于腔静脉的平均血液氧含量达1.9 vol%以上，说明心房水平有左至右血液分流。对于已发生肺动脉高压患儿是否适宜手术治疗，最可靠的判断标准是根据心导管测定的数据和氧消耗量计算出，并经过体表面积标准化的肺血管阻力。一般认为，如静息状态下肺血管阻力≥8～12 wood·U/m^2，则不宜手术。如果应用血管扩张剂肺血管阻力能下降到6 wood·U/m^2，手术后肺血管阻力才有可能下降。

治疗

手术适应证

房间隔缺损直径大于5 mm，自然闭合率较低。一般认为，分流量大（Qp/Qs>1.5∶1），临床症状明显者应手术治疗，但新生儿期一般不建议手术；如果患儿不合并肺动脉高压，而且临床症状不明显，但胸片、心电图等显示有右室容量负荷过重的表现，也应在学龄前施行手术；若房间隔缺损直径<5 mm，可长期随访。继发孔型房间隔缺损合并严重肺血管病变，肺血管阻力超过体循环阻力，心房水平出现右向左分流，为手术及介入治疗的禁忌证。

手术方法

1. 微创方法

主要是由心内科医师采用经皮心导管介入封堵法和心外科医师采用非体外循环下封堵术等方法，创伤小，术后恢复快[3,4]。适应于卵圆窝型，单一的、中等大小的房间隔缺损，缺损边缘离肺静脉开口、冠状窦、二尖瓣、上下静脉口等重要组织的距离要在7 mm以上，防止封堵器边缘压迫或影响上述重要组织的功能，发生心律失常[5]。经皮心导管介入方法是经皮穿刺股静脉后，通过导管将房间隔缺损封堵器置入房间隔处将缺损封闭。这种治疗方法的优点是无手术切口，缺点是年龄小于1岁则受到限制，而且有放射线损伤的危险因素[6]。如果应用非体外循环下房间隔缺损封堵术，则在右侧第4～5肋间皮肤表面，做一2 cm小切口进入胸腔，切开心包，在右心房上放置“荷包”缝线后，在经食管超声心动图的引导下，在“荷包”中心穿刺将外科专用封堵器安置入房间隔缺损处。该方法优点是无须体外循环，无放射线损伤，缺点是胸部有2 cm左右手术切口。

2. 体外循环下心内直视手术

适应于各年龄段、所有类型以及合并畸形的手术纠治。

（1）切口：常规采用胸骨正中切口，对无肺静脉异位回流、动脉导管未闭及右心室流出道或肺动脉瓣狭窄等合并畸形患儿，可采用腋下切口以达到美容效果。

（2）手术：全身肝素化后，升主动脉常规插管，上腔静脉一般经右心耳插管，如为静脉窦或合并右上肺静脉异位引流，宜用金属直角插管。下腔静脉插管在右房壁的下腔静脉开口上方。转流降温后，主动脉根部灌注心肌保护液，心脏停搏，主动脉和上下腔静脉分别阻断，直肠温控制在34℃。

沿右心耳与下腔静脉间斜切口，但不要超过终嵴，防止损伤窦房结–房室结之间的结间传导束。牵开切口边缘，暴露缺损。较小的继发孔型缺损或虽较大但狭长呈椭圆形，用5–0 prolene线直接缝闭。如果缺损呈圆形且直径＞1 cm，一般用相应大小的自体心包片修补。静脉窦型合并有右上肺静脉异位引流，可以在右上肺静脉回流至上腔静脉处离断上腔静脉，用心包片将异位的右上肺静脉-房间隔缺损一并隔入左心房，纠正肺静脉回流异常。然后将右上腔静脉远心端再与右心耳吻合，完成体静脉正常回流（图44-18）。

缝合心房切口，开放上下腔静脉控制带。全身复温到36℃，停体外循环。血压稳定，鱼精蛋白中和肝素，拔除体外循环各插管，安置引流管，仔细检查各切口、针眼处无明显出血后分层关胸。

术中注意点

1. 缝合技术与解剖结构

术者要熟悉房间隔与主动脉、肺静脉、房室瓣、冠状窦和心脏传导系统相应关系。在缺损上缘，进针不宜太深以免损伤主动脉瓣及其根部；缝合缺损前，要看清楚4根肺静脉开口间距，防止肺静脉血回流梗阻；在靠近冠状窦区进针不要太深或用镊子去抓边缘而损伤房室结；特别应注意在缝合上腔静脉型时，在上腔-右房连接的后侧，进针要浅避免损伤窦房结。最常见的合并畸形是右上肺静脉异位连接，修补房间隔缺损时应将异位肺静脉隔入左心房，并且不影响右肺静脉口，以免发生肺静脉血回流梗阻。并用心包片缝在心房与上腔静脉交界处，扩大上腔静脉避免狭窄（图44-19）。下腔型缺损下缘完全缺如，易将下腔静脉瓣误认作缺损的下缘，缝合后下腔静脉将被分隔而引入左房，术后产生发绀，另外还要看清楚有无右下肺静脉异位引流。

2. 彻底排除左心房内的气体

手术中左心房暴露于空气中，术后左心房内容易贮留气体，排气不彻底易造成冠状血管和脑血管栓塞。术中心内吸引器头不必过深进入左心房，缝合结束，经最后一针空隙，用针筒向左心房内灌注入生理盐水排气，经主动脉心肌保护液针眼处排除残余气体，然后收紧缝线打结。并要求麻醉师配合膨鼓肺脏，左心房完全充盈以彻底排尽肺循环和左心

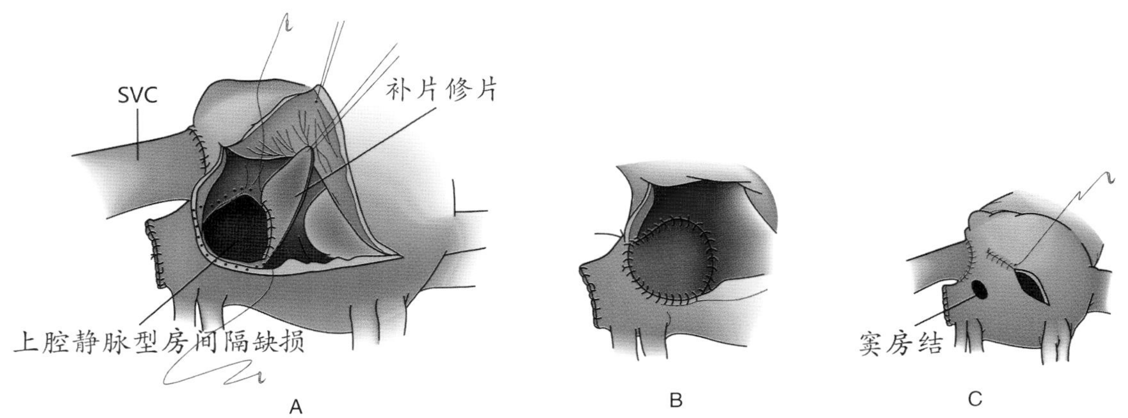

图44-18 房间隔缺损合并右上肺静脉异位回流

图A：横断上腔静脉（SVC），缝闭其近心端，远心端则与右心耳行端端吻合；图B：心包补片沿上腔静脉入口缝合，将整个上腔静脉及异位的肺静脉通过缺损完全隔入左心房；图C：缝合右心房切口

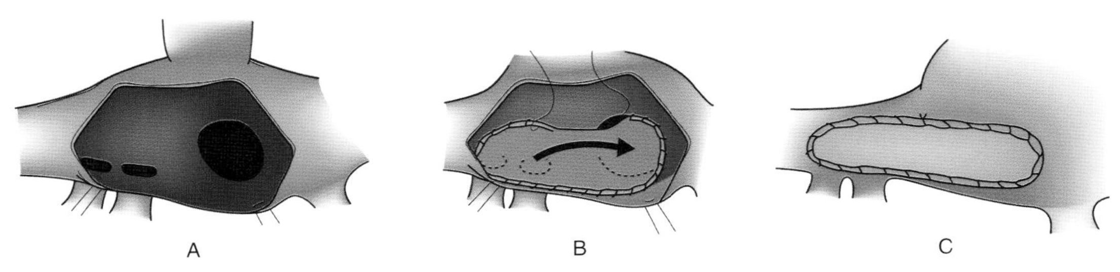

图44-19 修补步骤

图A：显露缺损处；图B：心包片修补缺损；图C：心包片修补右房切口，扩大上腔静脉

房内的气体后，开放主动脉阻断钳，心脏复跳。

3. 部分性无顶冠状窦

术后若仍有心房内交通，应高度怀疑部分性无顶冠状窦存在，导致左心房血经冠状窦进入右心房。这部分患儿常存在左上腔静脉和扩大的冠状窦，少数患儿左上腔静脉直接开口于左心房，冠状窦完全缺如。手术方法是用心包片沿左房顶将左上腔静脉–冠状窦隔入右心房，用另一块心包片修补房间隔缺损。

◆ 术后监护和并发症及处理原则

大多数患儿在继发孔型房间隔缺损修补术后的恢复过程都非常顺利。一般可在手术后几小时内拔除气管内插管。由于体外循环结束后应用超滤技术将体内多余水分滤除，术后一般无须应用正心肌药物，可适当应用利尿剂。术后需注意如下方面。

1. 脑血管意外

多数是左心房内残留气体从心脏排出造成，术后一旦发生肢体抽搐或昏迷，应采取脑部降温，药物治疗以及高压氧舱等积极有效措施，防止留有脑损害后遗症。

2. 心律失常

部分患儿由于心功能长期处于代偿期，术前心电图常表现为房性心律失常，Ⅰ度房室传导阻滞，右束支传导阻滞等。术后早期有心率偏慢，若不影响血压可不需处理，多数可自行恢复。窦房结功能失常和心房异位节律多为暂时性，可恢复，少数需药物或安装起搏器治疗。

3. 心包积液

大龄患儿偶可并发，术中操作应轻柔，避免用力牵拉心房组织，术后可适当应用强心利尿药物和小剂量激素。极少数患儿会发生心包切开综合征则予相应措施治疗，反复大量积液应放置心包腔引流管防止心脏压塞，补充血浆或白蛋白以提高胶体渗透压。可以予阿司匹林，或其他非甾体抗炎药物治疗。

4. 再手术

因为术后房间隔缺损残余需要再次手术的较少见。将下腔静脉瓣误作房间隔缺损下缘缝合，将下腔静脉血导入左心房，或补片造成上腔静脉部分梗阻，是再手术的常见原因。

5. 病窦综合征

静脉窦型易并发，常为术中损伤窦房结所致。心房切口和修补缺损时熟悉窦房结及其血供解剖位置可避免。若窦房结功能低下应注意随访，必要时安置永久房室顺序起搏器以免突发晕厥（Adams–Stokes syndrome）。

6. 右侧膈膨升

在静脉窦型房间隔缺损纠治手术中，游离上腔静脉时应避免损伤右侧膈神经，防止发生右侧膈麻痹。

预后

房间隔缺损经治疗后，生存良好，远期心功能状况同正常人无异。

小结

（1）房间隔缺损大于6 mm，若无合并粗大动脉导管及出现心功能不全症状，在新生儿阶段无须干预。在1岁以上，卵圆窝型可以选择介入或外科微创手术，大型房间隔缺损需要选择体外循环下直视修补术。

（2）合并肺静脉异位引流，年龄大于6个月，可选择手术治疗。

（仇黎生）

参·考·文·献

[1] Geva T, Martins J D, Wald R M. Atrial septal defects[J]. The Lancet, 2014, 383(9932): 1921–1932.

[2] Silvestry F E, Cohen M S, Armsby L B, et al. Guidelines for the echocardiographic assessment of atrial septal defect and patent foramen ovale: from the American Society of Echocardiography and Society for Cardiac Angiography and Interventions[J]. Journal of the American Society of Echocardiography, 2015, 28(8): 910–958.

[3] El-Said H, Hegde S, Foerster S, et al. Device therapy for atrial septal defects in a multicenter cohort: acute outcomes and adverse events[J]. Catheterization and Cardiovascular Interventions, 2015, 85(2): 227–233.

[4] Luo H, Wang J, Qiao C, et al. Evaluation of different minimally invasive techniques in the surgical treatment of atrial septal defect [J]. The Journal of thoracic and cardiovascular surgery, 2014, 148(1): 188–193.

[5] Komar M, Przewłocki T, Olszowska M, et al. Conduction abnormality and arrhythmia after transcatheter closure of atrial septal defect [J]. Circulation Journal, 2014, 78(10): 2415–2421.

[6] Bishnoi R N, Everett A D, Ringel R E, et al. Device closure of secundum atrial septal defects in infants weighing less than 8 kg[J]. Pediatric cardiology, 2014, 35(7): 1124–1131.

第八节　室间隔缺损

概述

室间隔缺损（venticular septal defect，VSD）为常见的先天性心脏病，是指室间隔上有洞孔，直径大小不一，可单个或多发。VSD可单独存在，或与其他复杂型先天性心脏病合并。由于左右心室之间存在异常交通，引起心室内血流左向右分流，肺循环血容量明显增加，使肺动脉压力增高，左心房和左心室容量负荷增加。随着肺血管阻力增加，右心室负荷加重。这类患儿新生儿期就可出现症状，随着年龄增长，常并发呼吸道感染、肺炎，喂养困难等。患儿晚期发生不可逆性肺血管阻塞性病变的艾森门格综合征，出现发绀和全心功能衰竭而死亡[1]。

发病机制

心脏胚胎发育第四周，原始心室底部肌小梁汇合，形成肌肉隆起，沿着心室前缘和后缘向上生长，与心内膜垫融合，将原始心室分为左右两部分。在其前上方暂时留有一孔，称为心室间孔，形成室隔的肌部。在胚胎发育第七周，心球的膜状间隔自上向下斜向生长，同时心内膜垫也向下延伸，使心室间孔闭合，组成室隔膜部。在这胚胎发育过程中，室隔肌部发育不良或膜部融合不完全，即形成各种类型的缺损。临床上常用分型如图44–20。

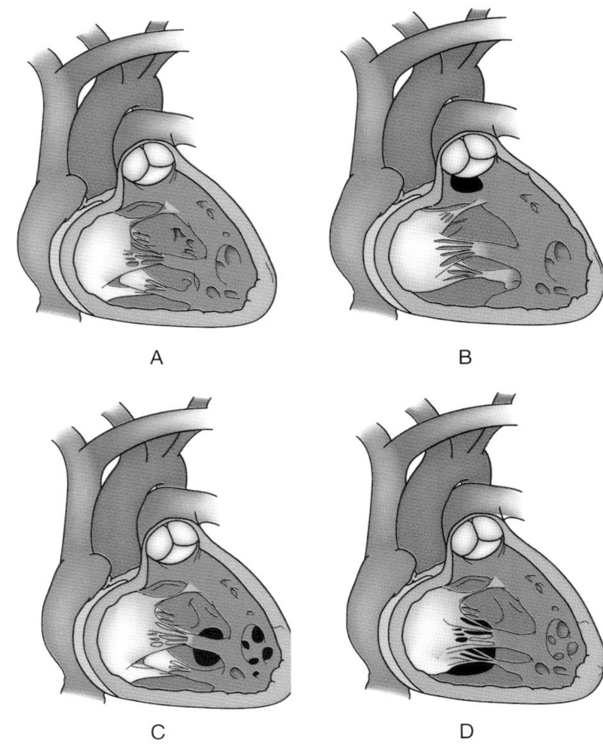

图44–20　VSD分型

图A：膜周型；图B：漏斗部型；图C：肌部型；图D：房室通道型

膜周型

占室间隔隔缺损的80%左右。其位置在三尖瓣隔瓣和前瓣交界处，包括膜部间隔，也可向前延伸至肌部室间隔，向上延伸至圆锥隔，向下延伸至隔瓣后。膜周型VSD与房室传导束有密切关系。希氏束在中心纤维体的前方偏右侧穿过，经室间隔膜部后缘行走于缺损的后下缘，再分为左右分支。

◆ 漏斗部型

约占室间隔隔缺损的20%，可分为圆锥间隔缺损和肺动脉瓣下型VSD。一般位于右室流出道的漏斗部，也有称为室上嵴上型、干下型等。由于缺损位于主动脉瓣右冠瓣叶下缘，使右冠瓣处无室间隔组织连接支撑，同时心内左向右分流，导致主动脉瓣叶经缺损向下脱垂。长期的脱垂，瓣叶边缘延伸，增厚，最终将导致主动脉瓣右冠瓣叶在心室舒张期不能与其他瓣叶互相对合，产生主动脉瓣关闭不全。

◆ 肌部型

肌部缺损较少见，可发生在肌部的任何部位。整个缺损的边缘为肌性组织，好发于心尖部，由于肌小梁的阻挡，可形成许多大小不等的缺损，称为“瑞士奶酪”型缺损。

◆ 房室通道型

仅占室间隔隔缺损的5%。缺损位于右心室流入道，隔瓣后，前缘为肌部室隔，上缘可延伸至膜部。

◆ 混合型

同时存在以上缺损的任何两种以上。膜部缺损伴肌部缺损较为多见。

VSD有自然闭合的可能性，自发闭合率在6个月以内最高，随年龄增加逐渐降低，到3～4岁以后可能性已很少。VSD关闭与其类型、大小有关，小于0.5 cm膜部缺损的自然关闭可能性最大，小型肌部缺损也有可能自然关闭，而肺动脉下型的关闭可能性极小。自发闭合的机制包括血流冲击诱发缺损边缘纤维化；三尖瓣隔瓣黏附形成假性室隔瘤；肌型缺损闭合多是由于心肌肥厚所致。

出生后4～6周后，肺小动脉中层肥厚渐退化，肺血管阻力下降，左、右室压差加大，左向右分流剧增，导致肺充血加重，大型室间隔缺损在出生后随着生理性肺阻力下降很快表现为反复肺部感染，充血性心力衰竭。肺血管阻力随年龄而增加，2岁后可能发展为不可逆性肺血管阻塞性病变，肺血管阻力会超过体血管阻力，导致右向左分流，出现青紫、咯血、红细胞增多症、脑脓肿、感染性心内膜炎等并发症。患儿最终因充血性心力衰竭死亡。

临床表现

室间隔缺损患儿的临床表现与缺损的大小、左向右分流量和肺血管阻力有关。小型缺损在临床上可无任何症状，对活动和生长发育无影响。中型及大型缺损，可表现为心前区胸骨隆起，胸骨左缘3～4肋间闻及收缩期杂音，伴震颤。肺动脉压力增高，表现为肺动脉瓣区第二心音亢进。新生儿肺血管阻力高，左向右分流不多，杂音可较轻，4～6周后，随着肺血管阻力的下降，左向右分流增加，杂音渐响，且常伴有充血性心力衰竭症状，如气促和多汗、喂养困难、生长迟缓和反复上呼吸道感染等。肺血管开始出现肺小动脉增厚，2～3岁后逐渐进展为不可逆肺血管梗阻性疾病。晚期临床上出现发绀和右心衰竭，最终导致死亡。

诊断

◆ 超声心动图检查

二维多普勒超声可准确了解室间隔缺损的大小、位置、单个还是多发性，肺动脉血流的流速以了解肺动脉压力，同时可测定各房室瓣关闭情况，心内解剖位置是否异常，是否伴发冠状动脉起源异常、主动脉弓缩窄等其他畸形。

◆ 心电图检查

心电图表现同样与室间隔缺损大小、肺血管阻力有关。早期肺血流量增加，左室舒张负荷加重显示左心室肥大。随着肺血流增多，肺动脉压力增高，右心室负荷加重，可出现右心室肥大或双室肥大。当肺动脉压力进一步增高为重度肺动脉高压时，心电图可出现S-T段变化。

◆ 胸部X线检查

心脏阴影扩大，肺纹理增多。肺野明显充血，左心室增大，缺损大重度肺高压时，可见肺动脉段明显凸出，左右心室都扩大，肺纹理扩散到外侧带。当患儿出现肺血管阻塞性病变时，胸片示心脏阴影扩大化较原来缩小，肺门血管阴影增大，但肺野外侧的肺纹理反而减少，对这类患儿必须进一步做心导管检查。

◆ 心导管和心血管造影检查

心导管检查对诊断室间隔缺损合并重度肺动脉高压患儿有重要意义。通过股动脉和股静脉穿刺，送入心导管至心脏各部位测定压力，抽取血标本做氧饱和度测定，以及注射造影剂通过电影摄片了解心脏内解剖情况。通过心导管测定肺动脉和体循环收缩压力，计算其体循环与肺动脉压力比值（Pp/Ps），一般认为Pp/Ps在0.3～0.45为轻度肺动脉高压，0.45～0.75为中度肺动脉高压，而0.75以上为重度肺动脉高压。同时可测肺小动脉或肺静脉楔压，以了解肺动脉高压的病理变化。肺血流量（Qp/Qs）以及多发性室间隔缺损的正确鉴定。按肺血管阻力大小也可分为3级：轻度小于7 wood·U/m^2，中度8～10 wood·U/m^2，重度大于10 wood·U/m^2。

治疗

◆ 手术适应证

依据年龄，新生儿期一般不需要手术治疗，如果发生充血性心力衰竭，呼吸困难依赖呼吸机支持，需要手术治疗。在患婴3个月或稍大时，如果出现生长迟缓、呼吸困难、肺部感染等症状，应选择手术治疗。

根据缺损大小，小室间隔缺损患儿随访有无自然闭合可能。1岁后，若仍存在，可以手术治疗。较大型室间隔缺损伴持续性充血性心力衰竭，反复呼吸道感染、肺炎、喂养困难、低体重应及时手术。合并有细菌性心内膜炎时，感染灶常在三尖瓣隔瓣，局部有赘生物。抗生素控制急性期感染后，不管缺损大小，应关闭室间隔缺损并三尖瓣整形。

根据室间隔缺损部位，圆锥隔型室间隔缺损患儿有较高的并发主动脉瓣膜脱垂和反流可能性，右冠瓣叶的主动脉瓣环处没有支撑，再加上缺损导致的心内左向右分流，使右冠瓣叶逐渐向缺损右侧面脱垂，导致瓣叶边缘延长最终关闭不全。虽然这类室间隔缺损发生肺高压的时间延后，但主动脉瓣反流的可能性增加，因此在6个月至1岁以内手术是合适的，可防止主动脉瓣病变的发生。

当患儿出现动脉氧饱和度低于90%，心前区收缩期杂音低弱或消失时，需心导管介入评估肺血管阻力，当肺血管阻力>10 wood·U/m^2，Qp/Qs（肺、体循环血流比）<1.5（患儿安静，呼吸空气时）。结合X线胸片无肺血增多、左室大小几乎正常，心电图显示右室至少中度肥厚，出现艾森门格综合征，则无手术适应证。

◆ 手术方法

心导管介入和外科微创治疗，在新生儿期间是不适用的。而体外循环下直视手术治疗是常用的方法，适合各个年龄段，手术采用腋下切口或胸骨正中切口[2]，常温体外循环以及温血心肌保护液灌注方法。

1. 心脏直视手术

（1）经右心房切口：适用于膜周型和肌部型室间隔缺损。一般做右心房中部平行于界沟前方切口，牵开三尖瓣，即可经三尖瓣口进入右室行室间隔缺损的修补。将自体心包补片裁剪成与缺损形状相同但较缺损稍大的补片。一般应用5-0聚丙烯带小垫片双头缝线，从缺损12点正处开始，先做一针间断褥式缝合，穿过补片，打3个结后，双头针一头沿缺损边缘向下连续缝合，进针处约距离缺损边缘3～4 mm，出针处约距离缺损边缘1～2 mm，出针后穿过补片，注意缝针深度在室隔右室面绝不穿透室隔，缝至缺损下缘时，进、出针也可与缺损下缘平行（即与右束支平行，不易伤及），缝至后下缘时，出针处应尽量靠近隔瓣出针，每一针相距要近。双头针另一头沿缺损边缘向上连续缝合，此方向无传导束，进、出针处可稍远离缺损边缘，至缺损上缘注意勿损伤主动脉瓣叶。缝至缺损上后缘，出针尽量靠近隔瓣

（或前瓣）出针。向下连续缝合与另一头汇合打结。缝毕应仔细检查，如发现有针距稍宽，补片隆起处，可加一针间断缝合，以免残余缺损。对新生儿可应用6-0聚丙烯线。室间隔缺损后下缘传导束部位一般不超越缝合，而采用直接沿缺损边缘浅缝方法。

如果流入道型VSD的前方有许多腱索覆盖，影响缝线及补片置入，可采用环绕隔瓣根部切开修补法，可沿隔瓣根部距瓣环约2 mm处切开隔瓣，将瓣叶向前方牵开，可充分显露缺损，修补完缺损后，用6-0聚丙烯缝线再将切开瓣叶连续缝合（图44-21）。注意隔瓣切开距瓣环不可太近或太远，太近修补缺损或缝合瓣叶时，易损伤传导束，引起完全性房室传导阻滞；太远可影响隔瓣启闭，引起三尖瓣关闭不全[3]。

（2）经肺动脉切口：最常用于圆锥隔型，尤其肺动脉下型缺损的修补。一般在肺动脉瓣交界上方数毫米处肺动脉干作横切口，心内拉钩经肺动脉瓣口向下牵拉，即可直接获得良好显露缺损。缝合时需注意存在主动脉瓣脱垂时，脱垂瓣叶可部分堵塞缺损，以致缺损口看似较小，此时缺损口径真正大小应包括脱垂瓣叶在内，补片应略大于此口径。缺损上缘或右上缘通常为肺动脉瓣与主动脉瓣交界，两瓣之间仅有一纤维嵴隔开。缝线均应置于肺动脉瓣环上方肺动脉瓣叶窦，谨防损伤主动脉瓣叶。如果缺损偏向流出道，或延伸至肺动脉瓣下，可同时做右心房和肺动脉根部联合切口，经右房三尖瓣修补室间隔缺损下半部分，经肺动脉切口修补室间隔缺损上半部分，避免右心室切口，有利于术后右心功能的恢复。

（3）经右心室切口：法洛四联症连接不良型VSD，右室双出口主动脉圆锥下VSD，经右心房修补有困难，可采用右室流出道处切口进行修补。但必须探清VSD边缘，往往有肌小梁挡住，术中误将肌小梁作为VSD边缘修补，术后发生残余分流。心尖部VSD无法暴露清楚，可通过食管超声引导，经右心室前壁直接穿刺置入封堵装置。多发性VSD，膜部可以经右心房径路修补，若缺损位于膜周和流入道相距较近，可用一块较大补片同时修补（图44-22）。但位于心尖小梁部、调节束的缺损，相距膜部较远，不易暴露，可以在心脏恢复跳动后，经右心室前壁直接穿刺封堵[4]。

2. 其他治疗方法

室间隔缺损修补术是根治性手术。但对于新生儿，小婴儿多发性VSD，或合并左心室心肌疏松、心脏收缩功能低下，不适合体外循环下手术者，行肺动脉环缩术可以减少肺血流，防止肺动脉压力增高，在1岁左右再行VSD修补或封堵，使得肺动脉床受到一定的“保护”作用[5]。方法是采用编织带环缩肺总动脉。环缩时测远端肺动脉压力，使肺动脉压力为原来的1/2。环缩带与肺动脉壁作固定缝合，防止

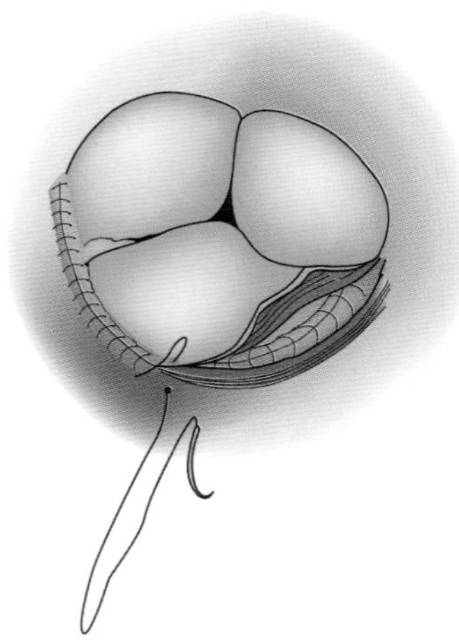

图44-21 房室通道型VSD修补方法

1. 经右心房切口，沿瓣根切开三尖瓣隔瓣，暴露室间隔缺损；2. 连续缝合缺损；3. 修补完后，连续缝合切开的瓣叶

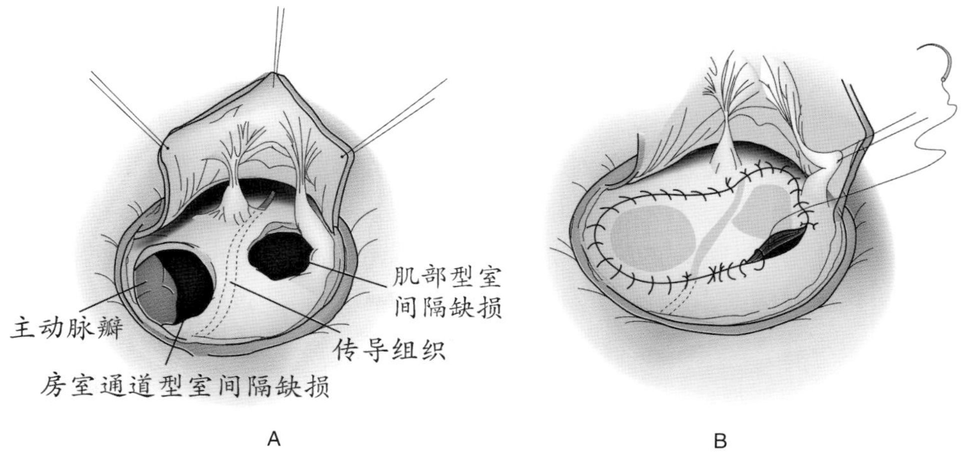

图44-22 多发性VSD修补方法

图A：经右心房切口，切开三尖瓣瓣叶，暴露多发性室间隔缺损；图B：单一补片，同时关闭房室通道型VSD和肌部型VSD，通常传导束行走于两个VSD之间

环缩带脱向远端造成左、右肺动脉狭窄。由于减少心内左向右分流，术后体循环压力也将增加。肺充血现象得以控制，降低发生肺部感染的危险性。

术后监护和并发症及处理原则

室间隔缺损术后一般恢复良好，主要对肺动脉高压处理。术后必须保持患儿绝对安静，肌松剂，曲前列尼尔静脉用药降肺动脉高压效果明显，防止发生肺高压危象。呼吸机的通气模式应用以及呼吸道管理，联合纤维支气管镜的诊断和治疗作用。

1. 完全性房室传导阻滞

常见原因为缝针、心肌瘢痕形成、血肿纤维化、缺氧损伤都可分别或同时导致房室结、左右房室束支损伤。尤其是新生儿、小婴儿的三尖瓣口小，暴露困难，修补缺损时过度牵拉三尖瓣环而导致完全性心脏传导阻滞。房室结位于房间隔右侧Koch三角区（以冠状窦、三尖瓣隔瓣瓣环和Tadaro腱为边界）尖端的心内膜下，发出房室束，穿越中央纤维体，沿室隔膜部后下缘下行，而后经三尖瓣瓣环后方，于室隔膜部和肌部间进入心室（图44-23）。左束支在室隔膜部处从房室束发出，右束支则行走于室隔膜部与窦部间右侧心内膜下，向前沿隔束下行，经调节束至前乳头肌。从正常心脏自上向下看主动脉瓣，房室束的非穿透支常位于无冠瓣和右冠瓣下。但在缺损存在时，传导束支走行靠近VSD左下缘，近中心纤维体、膜部间隔残留部和二尖瓣交界处，也就是无冠瓣下方。因此从无冠瓣下到与右冠瓣对合处，及延伸到右冠瓣中点的区域，应被视为传导束易受损伤的危险区域。在修补不同类型VSD时避免传导束损伤，圆锥隔室间隔缺损因被漏斗部肌束和隔束后支隔开，传导束离VSD的下缘较远，术中损伤的可能性很少，一些大型肺动脉下VSD，由于圆锥隔大部分缺失，缺损下缘离His束可能很近，也易受损伤。膜周室间隔缺损传导束走行于这类缺损的后下缘，即圆锥乳头肌和三尖瓣瓣环之间，靠近膜部间隔残留部位。对于偏流入道的膜周缺损，圆锥乳头肌较正常位置更靠前上。流入道室间隔缺损一般指房室通道型VSD，圆锥乳头肌常位于缺损边缘靠上。肌部室间隔缺损的传导束损伤可能性很小。术中应注意心肌保护，避免缺氧、酸中毒。手术操作中一旦出现，可试用静脉滴注异丙基肾上腺素、地塞米松以使心率加快；如无效，应再次体外循环，拆除可疑缝线重新缝合。如仍无效，则安置心外膜起搏导线临时起搏。如术后2周仍不恢复，可考虑使用永久埋藏式起搏器。

2. 残余分流

通常因修补室间隔缺损不完善所致，产生的原因可能由于术中显露不够；或漏针、针距过大；或缝线太浅，缝线将肌肉切割、撕脱；或转移针位置不当，与隔瓣间间隙过大未能将隔瓣下方与缺损边缘间夹角关闭，或补片过大有皱褶、裂隙等。因此修补完后应仔细检查或做鼓肺试验，观察补片四周有无渗血。停转流后做食管超声检查鉴别残余分流，细小残余分流

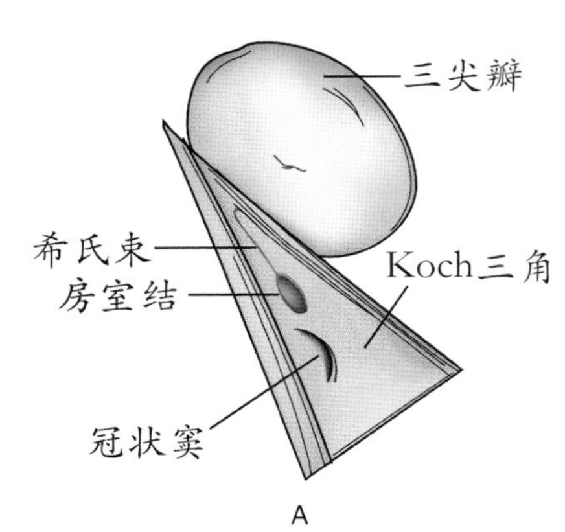

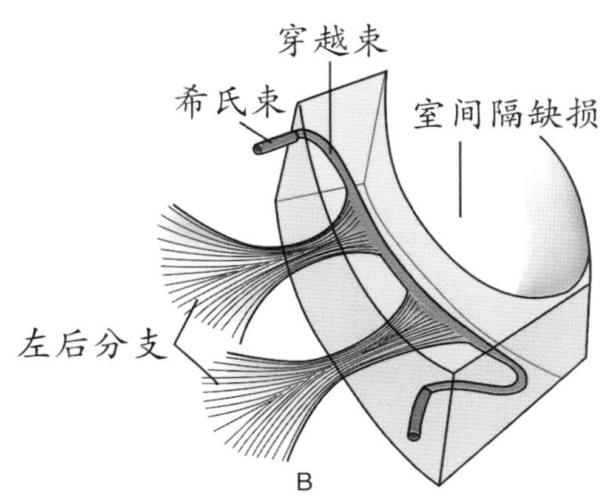

图44-23 传导束在VSD中的解剖位置和走行

图A：房室结位于Koch三角顶部，希氏束穿入心室平面标志；**图B**：在不同类型的VSD，房室结的位置变异不大，但传导束的走行、在心室肌内的深度和与室间隔嵴的关系仍有不同

可观察随访；如残余分流较大应再次手术修补。

3. 三尖瓣关闭不全

由于修补室间隔缺损时，损伤瓣膜或其腱索；或在隔瓣处置入缝线时不紧贴瓣环上方隔瓣根部，离游离缘较近，影响三尖瓣闭合功能；或修补膜周室间隔缺损时补片稍大，使隔、前瓣交界分离，影响闭合。故在修补完室缺后，常规向三尖瓣口注水，观察其闭合情况。如反流明显，应作三尖瓣成形术。

4. 主动脉瓣关闭不全

大型室间隔缺损或肺动脉瓣下型室间隔缺损，缝线贴近主动脉瓣环，如牵拉过紧，可使瓣环变形；或缝线直接损伤主动脉瓣叶，均可导致主动脉瓣关闭不全。往往引起术中复跳困难或术后左心膨胀。故术中应查明主动脉瓣位置，确认其解剖关系，缝合时避免损伤。术中一旦发现关闭不全，应及时拆除有关缝线重新缝合，并探查主动脉瓣情况。

预后

随着体外循环、心肌保护、手术技术，术后监护技术的提高，不同年龄段患儿的室间隔缺损修补术后的早期死亡率已明显下降，远期疗效好，生活质量与同龄人相似[6]。

小结

（1）新生儿期一般不需要手术治疗，如果发生充血性心力衰竭，呼吸困难依赖呼吸机支持，需要手术治疗。

（2）室间隔缺损容易发生肺动脉高压，根据出现的临床症状，缺损部位，缺损大小，在患婴3个月大后择期手术，以防止发生肺血管阻塞性病变和心功能不全。

（仇黎生）

参·考·文·献

[1] Gabriels C, De Backer J, Pasquet A, et al. Long-term outcome of patients with perimembranous ventricular septal defect: Results from the Belgian registry on adult congenital heart disease[J]. Cardiology, 2017, 136(3): 147-155.

[2] Li G, Su J, Fan X, et al. Safety and efficacy of ventricular septal defect repair using a cosmetic shorter right lateral thoracotomy on infants weighing less than 5 kg[J]. Heart, Lung and Circulation, 2015, 24(9): 898-904.

[3] Bang J H, Park C S, Park J J, et al. Detachment of the tricuspid valve for ventricular septal defect closure in infants younger than 3 months[J]. The Journal of thoracic and cardiovascular surgery, 2016, 152(2): 491-496.

[4] Mishra A, Shah R, Desai M, et al. A simple surgical technique for closure of apical muscular ventricular septal defect[J]. The Journal of thoracic and cardiovascular surgery, 2014, 148(6): 2576-2579.

[5] Chen J, Xie L, Dai L, et al. Right Heart Function of Fetuses and Infants with Large Ventricular Septal Defect: A Longitudinal Case-Control Study[J]. Pediatric cardiology, 2016, 37(8): 1488-1497.

[6] Jacobs J P, Mayer J E, Mavroudis C, et al. The Society of Thoracic Surgeons congenital heart surgery database: 2017 update on outcomes and quality[J]. The Annals of Thoracic Surgery, 2017, 103(3): 699-709.

第九节 房室间隔缺损

概述

房室间隔缺损（atrioventricular septal defects，AVSD）又称为心内膜垫缺损（endocardial cushion defects）、房室管缺损（atrioventricular canal defects）等，是累及房室间隔、房室瓣膜（二尖瓣和三尖瓣）形态和功能异常的一组疾病。该类畸形在正常人群活胎中发病率为（0.3～0.4）/1 000，约占先天性心脏病患儿的4%～5%[1,2]，最多见的伴发心外畸形为唐氏综合征（Down syndrome）。在伴有先天性心脏病的唐氏综合征患儿中大约40%存在房室间隔缺损[3]，近期有研究报道其发病可能与*KX2-5*、*GATA4*

和*CRELD1*等基因有关[4]。

1955年，Lillehei及其同事报道了第一例完全型房室间隔的成功修补手术，1958年Maurice Lev阐明了完全型房室间隔缺损患者希氏束的位置，这个理论认识改善了心脏传导阻滞的发生率。1962年，James Maloney和Frank Gerbode分别独立阐述了单片法手术技术，1966年，Giancarlo Rastelli及其同事阐述了完全型房室间隔缺损的分型系统，强调了这一病变的异质性，以及不同解剖特征需要不同的手术方案。1975年，George Trusler首次报道了双片法技术。1997年Benson Wilcox和Robert Anderson共同报道[5]"改良单片法"技术，从而缩短体外循环和主动脉阻断时间，手术技术的不断改良提高了手术成功率，术者应根据患儿室间隔缺损、瓣膜结构、左室流出道等具体情况选择恰当的治疗方案[6]。

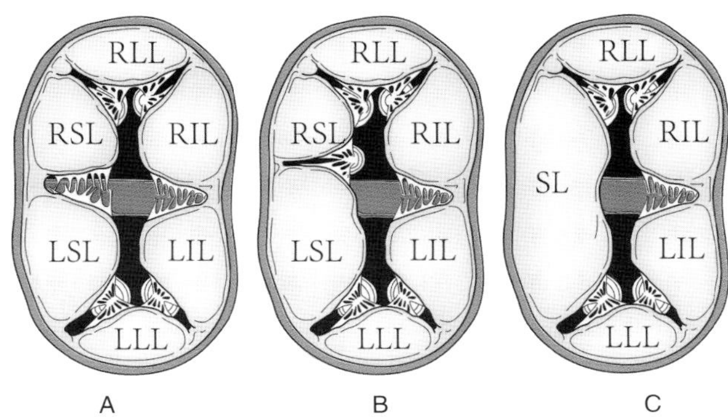

图44-24 完全型房室间隔缺损的Rastelli分型

图A：Rastelli A型缺损中，共同上（前）桥瓣在室间隔上被有效地分成两部分；左上（前）瓣叶（LSL）完全位于左心室上方，右上（前）瓣叶（RSL）也同样完全位于右心室上方；图B：Rastelli B型缺损是罕见的，包括从室间隔右侧面到共同上（前）桥瓣左侧部分的异常乳头肌附着；图C：Rastelli C型缺损时，上（前）桥瓣（SL）显著桥跨于室间隔之上，上（前）桥瓣通常没有分割，且因没有腱索附着在室隔嵴上而成漂浮状态。后共同瓣可能有分割（如图所示）或没有分割，但是几乎总是有良好的附着。LIL：左下（后）桥瓣；RIL：右下（后）桥瓣；LLL：左侧瓣，RLL：右侧瓣

病理解剖

分型

房室间隔缺损包含不同类型房室间隔缺失以及房室瓣的变异。根据房室间隔缺损的范围及房室瓣异常的程度，房室间隔缺损可分为部分型、过渡型和完全型。

（1）部分型房室间隔缺损（partial atrioventricular septal defects，PAVC）：由于心内膜垫的不完全融合形成原发孔房间隔缺损，不存在心室水平分流，往往伴有二尖瓣前瓣裂缺。单纯的原发孔房间隔缺损也被认为是部分型的房室间隔缺损。

（2）过渡型房室间隔缺损（transitional atrioventricular septal defects，TAVC）：可以认为是完全型房室间隔缺损的一个亚型，往往有较大的原发孔房间隔缺损、结构较清晰的左右房室瓣、二尖瓣裂缺以及流入道室间隔缺损，然而，由于众多致密的腱索附着于室间隔上，导致室间隔缺损为限制性小分流，其病理生理类似于部分型房间隔缺损。

（3）完全型房室间隔缺损（complete atrioventricular septal defects，CAVC）：其特点为有一个原发孔房间隔缺损、一组共同房室瓣以及房室瓣下方非限制性的室间隔缺损。Rastelli又根据瓣叶骑跨程度及房室瓣与室间隔的关系将完全型房室间隔缺损分为A、B、C三型（图44-24）。

A型：CAVC中最常见的类型，约占75%。前桥瓣在室间隔上方可一分为二。左前瓣完全位于左心室上方，右前瓣也同样完全位于右心室上方。瓣膜通过腱索广泛附着于室隔嵴上，这种形态学特征可有效地将前桥瓣分割成左右两部分。

B型：是完全型房室间隔缺损中罕见类型，前桥瓣分裂的部位在右心室，右前外侧叶较小，腱索附着于右室异常乳头肌。由于前桥瓣下缺少腱索附着于室间隔，该处会出现穿隔血流。

C型：前桥瓣不分裂，漂浮于室间隔上，没有腱索附着于室隔嵴上。该类型往往伴发其他心内畸形，如法洛四联症（tetralogy of Fallot，TOF）、大动脉转位（transposition of the great artery，TGA）和心脾综合征（heterotaxy syndromes）等。

完全型房室间隔缺损也可以根据心室相对大小分为均衡型和不均衡型两种，在均衡型房室间隔缺损中，两侧心室大小相似，可以考虑行双心室修补手术；在不平衡型房室间隔缺损中，往往存在左室或者右室心室发育不良，其中左心室发育不良较

多见。假如存在一侧心室发育不良的情况，可能无法行双心室修补，手术建议采用单心室姑息性手术方式。术前心脏彩超共同房室瓣的分布、左心室血流流入量等指标可以用来判断是否可行双心室修补[7]。

左心室流出道

房室瓣变异、房室间隔的缺损导致房室间隔缺损患儿左心室流出道狭长，通过心脏彩超以及心导管造影可以显示左室流出道形状似鹅颈（图44-25），与主动脉根部向前上移位有关，虽然该类患儿左室流出道狭长，但较少出现梗阻。在出现梗阻的病例中，部分型房室间隔缺损较多，这与其前桥瓣叶紧密地附着在室隔嵴上，导致左室流出道更窄有关。其他导致左室流出道狭窄的因素可能还有乳头肌、室隔瘤或腱索突入左室流出道等原因。

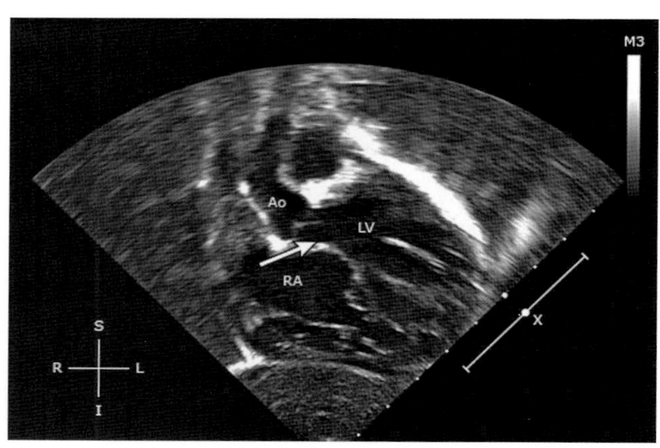

图44-25 狭长似鹅颈的左室流出道

Ao：主动脉；LV左心室；RA：右心房；白色箭头所指为狭长似鹅颈的左室流出道

合并畸形

房室间隔缺损最常见合并心外畸形为唐氏综合征，存在完全型房室间隔缺损的患儿中有40%～50%被诊断为唐氏综合征。反之，唐氏综合征的患儿中有40%存在房室间隔缺损，合并法洛四联症的房室间隔缺损患儿其出现唐氏综合征的概率更是大于75%[9]。合并有唐氏综合征的患儿其早期易并发肺血管梗阻性病变，术后应注意肺动脉高压危象的发生。

房室间隔缺损常合并圆锥动脉干畸形，例如法洛四联症、右心室双出口和大动脉转位等。房室间隔缺损最常合并的圆锥动脉干畸形是法洛四联症（6%～15%）[8]，这些患儿的病理生理特点取决于右心室流出道的梗阻程度，往往造成不同程度的发绀。在这些患儿中，因为其肺血流为限制性，充血性心力衰竭不多见。房室间隔缺损还常合并继发孔房间隔缺损、肺静脉移位引流、动脉导管未闭及内脏异位等畸形。

病理生理

完全型房室间隔缺损的患儿由于其心房和心室水平分流导致肺血流的增加，过多的肺血流会导致肺血管阻力（pulmonary vascular resistance，PVR）增高，在出生后会出现生长发育迟缓、反复呼吸道感染等心力衰竭症状，非限制性的心室内交通和严重的房室瓣反流会导致肺动脉高压（pulmonary artery hypertension，PAH）。由于唐氏综合征患儿存在其他增加肺动脉压力的因素：其外周支气管及相关肺血管结构分级数量减少，其支气管分泌物形成增多并有细支气管堵塞，也由于咽部存在大气道梗阻，而往往会有发生通气不足。因为大气道梗阻、气道分泌物增多和各种肺叶不张，引起慢性二氧化碳潴留，是导致迅速发生肺血管病变的原因。在完全型房室间隔缺损病例中，所有四个心腔均受累。由于心脏扩张，房室瓣瓣叶的对合度变差，房室瓣反流将变得明显起来。这会造成一个正反馈回路，即心室越来越扩张，导致房室瓣反流越来越重。房室瓣反流通常在二尖瓣前瓣的裂缺处最为明显，但也会在共同瓣的三尖瓣部位和二尖瓣部位存在中央性反流。流经二尖瓣前瓣裂缺处的反流造成裂缺边缘发生卷曲并增厚，这是导致瓣膜反流随着时间推移而持续恶化的原因。

部分型房室间隔缺损仅在心房水平存在左向右分流，导致右房、右室、肺循环容量负荷增加，二尖瓣反流不重的患儿，往往没有明显症状，肺动脉压力往往正常或轻度增高。假如二尖瓣反流较重，可能会早期出现心力衰竭症状，二尖瓣反流导致左房压力高，但因为房间隔缺损的减压，肺水肿症状往往不明显。

过渡型房室间隔缺损，因其室间隔缺损为限制性小室间隔缺损，这些患儿可能存在左室右房分流，其病理生理学类似于部分型房室间隔缺损。

临床表现及诊断

临床表现及体格检查

1. 胎儿期

随着超声技术的提高，在怀孕早期可以较为准确的诊断房室间隔缺损，因为房室间隔缺损伴随40%～50%唐氏综合征的发病率，推荐胎儿染色体检查。房室间隔缺损的胎儿期往往没有明显异常表现，伴有严重房室瓣反流或伴有传导阻滞、内脏异位综合征患儿可能出现胎儿水肿，胎儿超声有助于检测胎儿及心力衰竭情况。

2. 出生后

房室间隔缺损的临床表现取决于肺血流多少，以及肺动脉压力高低。在出生后的最初数周内，由于肺阻力仍较高，因此即使存在大型VSD，患儿也可能相对没有症状。但是，在4到6周内，患儿可能出现大型左向右分流和肺动脉高压的常见心力衰竭体征，包括上呼吸道频繁感染，喂养差、体重不增、喂养时多汗等表现。当存在二尖瓣反流时，尤其是重度反流时，症状更明显，且症状出现得更早。这些患儿往往有心动过速、呼吸急促、呼吸困难和肝脏肿大。在心脏专科体检时，心脏体征与房间隔缺损及室间隔缺损相似，胸骨左缘上部Ⅱ/Ⅵ喷射性SM，肺动脉第二音固定分裂，左向右分流较大时可在胸骨左缘下部听到三尖瓣相对狭窄的心脏杂音。如果有显著房室瓣关闭不全时，可闻及相对应的杂音。合并有唐氏综合征的婴儿因肺动脉压力高，心脏杂音反而不明显，但临床常表现为青紫。少数部分型和过渡型房室间隔缺损的患儿没有临床表现，偶然心脏体检发现房室间隔缺损。

心室发育不均衡的房室间隔缺损，因一个心室接受了通过房室瓣绝大多数血流，导致另一侧心室及对应大动脉发育不良。症状随不同心室发育不良有所不同。左室发育不良型，在没有粗大动脉导管未闭情况时，往往伴有相对应的二尖瓣、主动脉瓣以及主动脉的发育不良，表现为出汗、生长发育迟缓、股动脉波动减弱或消失等心排血量减少的表现，反之右室发育不良的患儿因为肺动脉发育差及右向左分流，往往以青紫为主要症状。

辅助检查

1. 胸部X线片（chest radiography）

房室间隔缺损的胸部X线片因为容量负荷的增加显示为心影大、肺血管纹理增多。部分型房室间隔缺损表现为右房、右室增大，完全型房室间隔缺损表现为心脏四腔均增大，肺动脉段突出。

2. 心电图（electrocardiogram，ECG）

由于流入道室间隔缺如，导致希氏束下移，心脏电轴呈逆钟向转位，而不是像继发孔型房间隔缺损时可能见到的心电轴呈顺钟向转位。有助于鉴别原发孔型与继发孔型ASD。当存在完全型房室间隔缺损时，也会因右心室高压引起右心室肥大而存在右心电势升高。

3. 超声心动图（echocardiography）

诊断房室间隔缺损的首选检查，是明确房室间隔缺损形态学检查最有价值的手段，可以了解以下内容：① 心房心室有无分流以及分流大小；② 分流的方向；③ 房室瓣形态学数据；④ 左室、右室相对大小；⑤ 腱索和乳头的数量及位置；⑥ 左右室流出道有无梗阻；⑦ 有无其他部位的房间隔缺损或室间隔缺损；⑧ 心室功能测定；⑨ 有无伴发心内畸形；⑩ 有无相关体循环或肺循环发育畸形或主动脉缩窄。

4. 心导管检查（cardiac catheterization）

术前很少需要用心导管检查采集形态学数据。往往被用于大年龄怀疑有肺血管梗阻性病变患儿，测量肺阻力高低，肺阻力高的患儿可以通过吸氧或选择性肺血管扩张药物（一氧化氮iNO等）进行测试，若肺血管阻力超过10 wood·U/m²，或者选择性血管活性药物使用后不能降低至5～7 wood·U/m²应考虑为术后高危患儿。

诊断

根据上述临床表现、体检、心电图、胸部X线片以及心脏超声心动图等检查能明确诊断房室间隔缺损，但由于产前筛查的条件和技术限制，目前尚不能在胎儿期全部准确地确诊房室间隔缺损。

鉴别诊断

完全型房室间隔缺损需要与早期出现心力衰竭的疾病鉴别，包括大型室间隔缺损等，对于部分型房室间隔缺损可以通过心电图电轴位置与单纯继发孔房间隔缺损鉴别，右室发育不良的不平衡房室间隔缺损需要与青紫型心脏病鉴别，超声是房室间隔缺损与其他疾病鉴别的最佳方法。

治疗

◆ 内科治疗

完全型房室间隔缺损往往在出生后6周左右出现心力衰竭症状，大多在术前需要内科调整，首先给予强心、利尿等抗心力衰竭治疗以及营养支持，治疗目的在于改善心功能并增加营养，调整好患儿术前状态。

◆ 手术治疗

1. 部分型和过渡型房室间隔缺损

部分型和过渡型房室间隔缺损不存在心室水平大分流，肺血管系统受到保护，因此手术的迫切性较低。尽管如此，随着时间推移，房室瓣组织还是可能发生继发性病理学变化，且心室扩张可能使房室瓣重建更加困难。另一方面，当房室瓣组织完全正常时，则难以对裂缺边缘进行缝合，组织特别菲薄而脆弱，缝合时易于撕裂。因此，在没有明显二尖瓣反流的情况下，合理的治疗是在婴儿期对患儿进行观察，在1～4岁时行修复手术。有严重二尖瓣反流的患儿往往有心力衰竭表现，需要早期手术治疗。

手术采用胸部正中切口，常规建立体外循环，往往在浅低温或中低温体外循环下进行，主动脉阻断后注入冷心肌保护液，右房切口进行操作。

（1）修补室间隔缺损：过渡型房室间隔缺损常见于裂缺水平处有一个或数个室间隔小缺损，通常采用带垫片缝线进行水平褥式缝合，关闭处于该水平的室间隔缺损并缝合位于室间隔嵴上方的裂缺，可继续利用此缝线，将心包补片连续缝合到房室瓣组织的心房面上。

（2）二尖瓣裂缺修补及交界成形：可采用橡胶导尿管接在30 ml注射器上，对注射器排气后向左心室内轻柔地注入液体。仔细观察邻近裂缺处瓣叶组织的细小变化。这为之后准确缝合裂缺提供信息。然后应该通过直接缝合来关闭裂缺。将裂缺一直关闭到游离缘上的腱索起始位置。如果瓣环扩张，在关闭裂缺后可能会存在中央性反流束。可在一侧或两侧瓣交界实施交界成形缝合来缩小瓣环尺寸（图44-26）。

（3）原发孔房缺修补：用0.6%戊二醛处理20～30分钟的自体心包补片关闭房间隔缺损。用5-0或

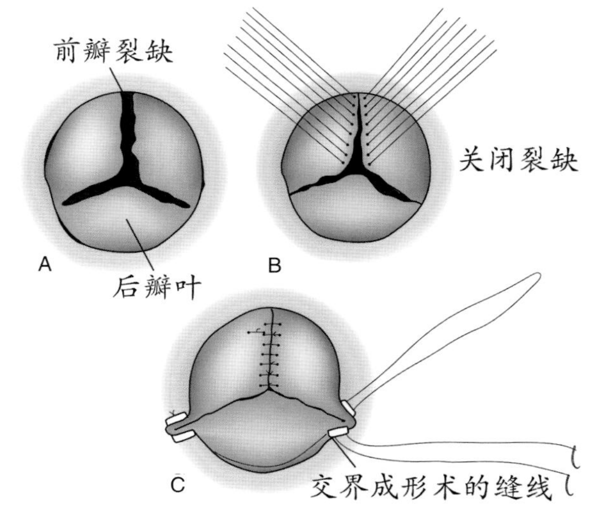

图44-26 二尖瓣裂缺修补及交界成形术

图A：原发孔型房间隔缺损合并有二尖瓣前瓣裂缺；图B：准确对合裂缺边缘，使用6-0聚丙烯线间断缝合；图C：若裂缺关闭后仍存在瓣膜中央对合不佳，可用带垫片水平褥式缝合进行瓣环环缩

6-0聚丙烯缝线连续缝合，将补片直接缝在二尖瓣和三尖瓣之间的连接区域上。应注意避免损伤下方的室间隔嵴，因为这可能会造成希氏束损伤。这道缝合线列的下缘应该缝在冠状窦开口的下方，术后冠状窦血流将回流入左心房。

2. 完全型房室间隔缺损

一期手术根治治疗房室间隔缺损已获得良好效果，然而对于一些心室发育不均衡的患儿，由于其一侧心室发育不良，无法行双心室修补，只能行姑息性单心室纠治术（具体手术方式详见单心室手术治疗相关章节）。

一期手术根治死亡率小于3%[10]，其手术过程主要为修补房室间隔缺损、分割房室瓣膜并消除瓣膜反流。完全型房室间隔缺损患儿易早期出现肺动脉高压及肺血管病变，目前建议出生后6个月进行手术治疗，但若有以下情况需要早期手术治疗：有心力衰竭表现，并药物治疗无明显效果；严重房室瓣反流并有明显症状的患儿；伴有主动脉缩窄等。有文章显示6周以上瓣膜发育已经足够用于手术治疗，手术治疗时患儿低年龄会增加住院天数，但与室间隔缺损残余分流、左侧房室瓣的反流无相关性[11,12]。

对于伴发唐氏综合征的患儿，很少出现心力衰竭症状，可能与其出生后持续性肺血管阻力增高有关，然而不管是否有术前心力衰竭症状，因考虑可能出现肺阻力进一步增高，手术治疗时间依然推荐在6个月左右，有文章显示房室间隔缺损的患儿是否伴有唐氏综合征并不影响其远期疗效[13]。

1954年，Lillehei及其同事使用交叉循环实施了首例完全型房室间隔缺损修补。第一个关于部分型房室间隔缺损成功实施修补的报道出现在1955年。手术治疗房室间隔缺损技术在不断改进，最佳手术选择存在争议，目前常用的手术方式有以下3种（图44-27）。

（1）单片法（single-patch repair）：可使用心包、聚四氟乙烯（PTFE）或Dacron补片对房室间隔缺损进行修补。根据室间隔缺损的大小和形状、房室瓣瓣环的前后边缘和房间隔缺损的形态来决定补片的形态。将房室瓣叶分隔再重新固定于补片上。

（2）双片法（two-patch repair）：使用一块心包、Dacron或PTFE补片来关闭室间隔缺损。将瓣膜缝到室间隔缺损补片的顶部。左侧房室瓣的对拢区域予以缝闭，再使用另一块心包补片来关闭房间隔缺损。

（3）改良单片法（modified single-patch repair）：通过将一组垫片加强的5-0缝线，缝置在室隔嵴的右侧面来关闭室间隔缺损，再将这些缝线在预计将

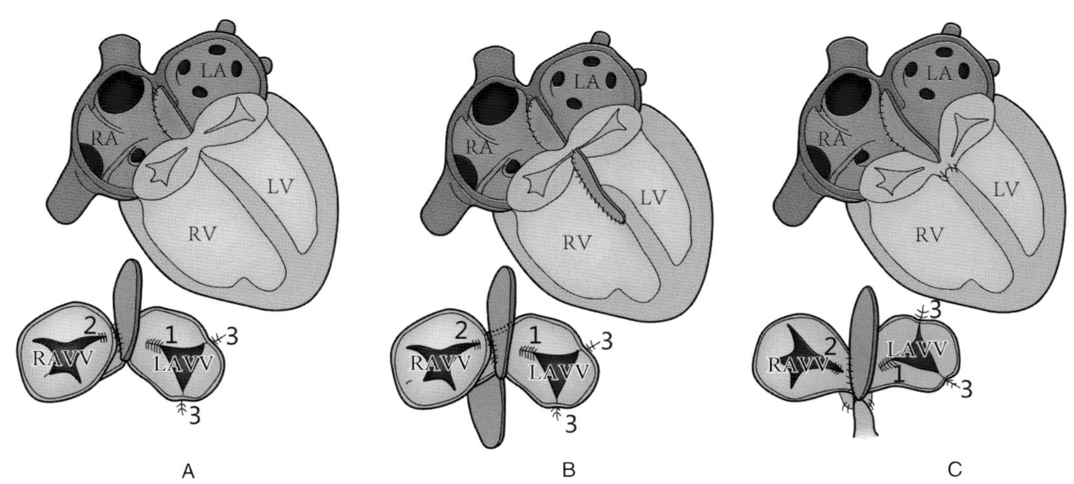

图44-27 治疗完全型房室间隔缺损的外科方法
图A：单片法；图B：双片法；图C：改良单片法。RA：右心房；LA：左心房；RV：右心室；LV：左心室；LAVV：左侧房室瓣；RAVV：右侧房室瓣

其分割为右侧房室瓣和左侧房室瓣的位置，按顺序穿过前桥和后桥瓣。然后将缝线穿过一块自体心包补片的边缘，同时用该心包补片来关闭房室间隔缺损的房间隔缺损部分。

3. 完全型房室间隔缺损合并法洛四联症

完全型房室间隔缺损合并法洛四联症通常可采用单片法和双片法两种技术。室间隔补片应依照主动脉骑跨和室间隔缺损延伸程度，将补片修剪呈逗号型（图44-28），修补室间隔缺损时，可以采用右房或右室切口修补。

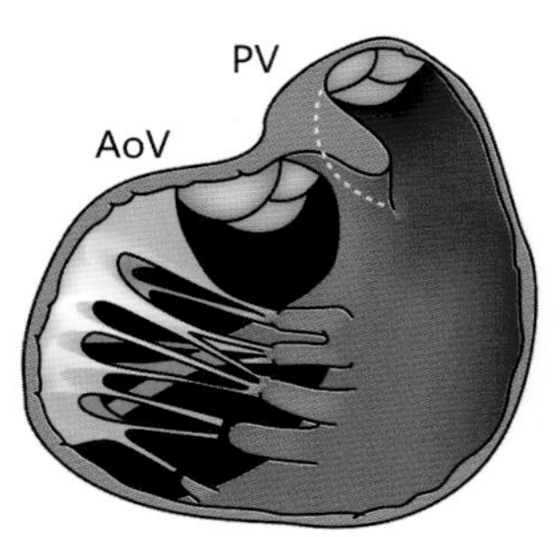

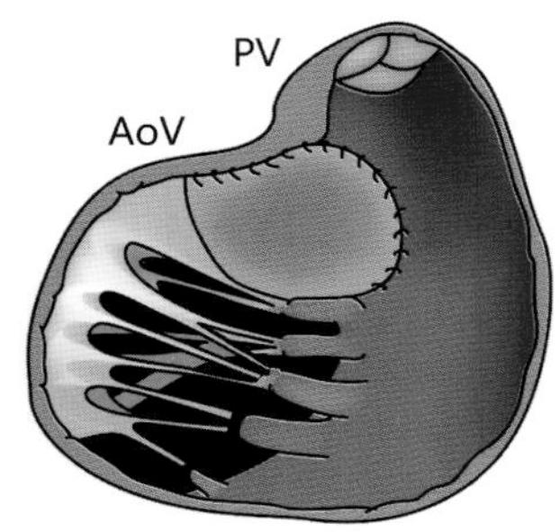

图44-28 完全型房室间隔缺损合并法洛四联症的室缺修补
AoV：主动脉瓣；PV：肺动脉瓣

并发症

房室间隔缺损常见术后并发症有肺动脉高压、心律失常、房室瓣反流及狭窄等。

肺动脉高压：术后发生肺动脉高压和手术年龄有关，伴有唐氏综合征的患儿肺动脉阻力会偏高，术后也可能因为左侧房室瓣反流或狭窄以及残留室间隔缺损导致肺动脉高压，术后肺动脉压力增高可以通过镇静制动、吸氧、血管扩张剂，吸入一氧化氮等方法治疗。

心律失常：术后可表现为窦房结失功、室上性心动过速、完全性房室传导阻滞等，可能与房内操作较多以及术中损伤传导束有关，应使用抗心律失常药物，必要时启用心脏起搏器。

房室瓣反流及狭窄：其主要为左侧房室瓣关闭不全及狭窄为主，术后出现二尖瓣关闭不全占5%～10%，其原因可能为裂缺缝合处撕裂有关，我们常规应用食管超声在心脏复跳后评估二尖瓣情况，提高手术成功率，术后随访中若出现二尖瓣反流较重，应再次行修补或置换手术。

残余室间隔缺损：为室间隔缺损修补残余所致，若残余缺损较大，术后可能引起肺动脉高压及心功能不全，应再次手术修补。

预后

上述三种手术都能有效治疗完全型房室间隔缺损，死亡率大约在2.1%～5.8%[10, 12, 14, 15]（表44-4），手术效果良好，研究表明年龄小于3～4个月会增加监护室和住院天数，但不影响死亡率[10]，唐氏综合征患儿术前肺血管阻力增高，但不是术后死亡的危险因素，大年龄（>8个月）和瓣膜成形是独立的危险因素[16]。

三种手术方式各有优缺点，单片法切开共同房室瓣，能较好地暴露室间隔缺损边缘，但同时会引起残余房室瓣组织的卷曲、裂缺处的张力过高，增加了术后房室瓣的反流。双片法不切开共同房室瓣，能最大限度保留房室瓣组织，尤其是房室瓣发育不良时，应用补片修补室间隔缺损可以将左侧房室瓣抬高到合适高度，保持其位置和功能完善，但室间隔缺

表44-4　完全型房室间隔缺损治疗报道

中　心	发表年份	病例	随访时间（月）	手术方式及数量	手术年龄（月）	死亡率
纽约[14]	2015	139	5.1	改良单片法41、双片法98	6.4	2.1%
查尔斯顿[12]	2011	120	6	单片法22、双片法86、改良单片法12	3.7	5%
多中心研究[10]	2014	2 399	无随访	未描述	4.6	3%
墨尔本[15]	2014	138	4.7	单片法3、双片法127、改良单片法8	7.7	5.8%

损暴露欠佳。在近年中，改良单片法技术比双片法技术和经典的单片法被更多地使用，该技术的应用缩短了主动脉阻断时间和心脏停搏时间，同时该技术更适用于年龄体重更小的婴儿[17]。完全型房室间隔缺损合并法洛四联症由于其解剖结构复杂，手术危险程度较单纯的房室间隔缺损和法洛四联症都明显提高。随着手术方式、术后监护和处理不断改善，手术死亡率逐渐降低，但再手术率仍相对偏高，术后房室瓣反流、肺动脉瓣关闭不全、左室流出道梗阻、心律失常等的发生困扰着许多外科医师，进一步优化手术策略、减少术后并发症将会是今后研究的主要方向。上海交通大学医学院附属上海儿童医学中心对2007—2012年完全型房室间隔缺损合并法洛四联症的17例患儿进行统计[18]，发现低体重患儿监护室住院时间较长，5年生存率为88.2%，患儿心功能指数能达到Ⅰ～Ⅱ级（NYHA），对大室间隔缺损（大于1 cm）患儿，提出采用1.5片修补方法的报道[19]，并取得不错的效果。

小结

（1）房室间隔缺损是一组累及房室隔和房室瓣的疾病，对于有心力衰竭表现的患儿需要早期手术治疗。

（2）房室间隔缺损手术治疗效果良好，术后近期死亡率约为3%。一期手术根治是安全、有效的房室间隔缺损治疗手段。

（张海波）

参・考・文・献

[1] Reller M D, Strickland M J, Riehle-Colarusso T, et al. Prevalence of congenital heart defects in metropolitan Atlanta, 1998–2005. J Pediatr, 2008, 153：807.

[2] Hoffman J I. Incidence of congenital heart disease：I. Postnatal incidence. Pediatr Cardiol, 1995, 16：103.

[3] Irving C A, Chaudhari M P. Cardiovascular abnormalities in Down’s syndrome：spectrum, management and survival over 22 years. Arch Dis Child, 2012, 97(4)：326–330.

[4] Alcántara-Ortigoza M A, De Rubens-Figueroa J, Reyna-Fabian M E, et al. Germline mutations in NKX2–5, GATA4, and CRELD1 are rare in a Mexican sample of Down syndrome patients with endocardial cushion and septal heart defects. Pediatr Cardiol, 2015, 36(4)：802–808.

[5] Wilcox B R, Jones D R, Frantz E G, et al. Anatomically sound, simplified approach to repair of “complete” atrioventricular septal defect. Ann Thorac Surg, 1997, 64(2)：487–493.

[6] Ugaki S, Khoo N S, Ross D B, et al. Modified single-patch compared with two-patch repair of complete atrioventricular septal defect. Ann Thorac Surg, 2014, 97(2)：666–671.

[7] Szwast A L, Marino B S, Rychik J, et al. Usefulness of left ventricular inflow index to predict successful biventricular repair in right-dominant unbalanced atrioventricular canal. Am J Cardiol, 2011, 107(1)：103–109.

[8] Bharati S, Lev M, McAllister H A Jr, et al. Surgical anatomy of the atrioventricular valve in the intermediate type of common atrioventricular orifice. J Thorac Cardiovasc Surg, 1980, 79(6)：884–889.

[9] Karl T R. Atrioventricular septal defect with tetralogy of Fallot or double-outlet right ventricle：surgical considerations. Semin Thorac Cardiovasc Surg, 1997, 9(1)：26–34.

[10] St Louis J D, Jodhka U, Jacobs J P, et al. Contemporary outcomes of complete atrioventricular septal defect repair：analysis of the Society of Thoracic Surgeons Congenital Heart Surgery Database. J Thorac Cardiovasc Surg, 2014, 148(6)：2526–2531.

[11] Singh R R, Warren P S, Reece T B, et al. Early repair of complete atrioventricular septal defect is safe and effective. Ann Thorac Surg, 2006, 82(5)：1598–1601.

[12] Atz A M, Hawkins J A, Lu M, et al. Surgical management of complete atrioventricular septal defect：associations with surgical technique, age, and trisomy 21. J Thorac Cardiovasc Surg, 2011, 141(6)：1371–1379.

[13] Shuhaiber J H, Ho S Y, Rigby M, et al. Current options and outcomes for the management of atrioventricular septal defect. Eur J Cardiothorac Surg, 2009, 35(5)：891–900.

[14] Stephens E H, Ibrahimiye A N, Yerebakan H, et al. Early complete atrioventricular canal repair yields outcomes equivalent to late repair. Ann Thorac Surg, 2015, 99(6)：2109–2115.

[15] Xie O, Brizard C P, d’Udekem Y, et al. Outcomes of repair of complete atrioventricular septal defect in the current era. Eur J

Cardiothorac Surg, 2014, 45(4)：610–617.
[16] Kaza A K, Colan S D, Jaggers J, et al. Surgical interventions for atrioventricular septal defect subtypes：The pediatric heart network experience. Ann Thorac Surg, 2011, 92：1468–1475.
[17] Backer C L, Stewart R D, Bailliard F, et al. Complete atrioventricular canal：comparison of modified single-patch technique with two-patch technique. Ann Thorac Surg, 84: 2038–2046.
[18] Hu R, Zhang H, Xu Z, et al. Surgical management of complete atrioventricular septal defect with tetralogy of fallot. Ann Thorac Cardiovasc Surg, 2014, 20(5)：341–346.
[19] Shi G, Chen H, Hong H, et al. Results of one-and-a-half-patch technique for repair of complete atrioventricular septal defect with a large ventricular component. Eur J Cardiothorac Surg, 2015, 47(3)：520–524.

第十节　完全型肺静脉异位引流

概述

完全型肺静脉异位引流（TAPVC）是指全部肺静脉（PV）都连接到右心房或其汇入血管上。它可以单独存在，也可以是内脏异位综合征的一个重要组成部分，时常发现同时存在功能性单心室和体静脉畸形[1,2]。

TAPVC中的最严重类型是迄今为止在整个先天性心脏病疾病谱内真正少数几种需要急诊手术的疾病之一[1]。通常同时存在一个经心房间交通的右向左分流，这对患儿出生后能够存活是必需的。这种畸形的特别之处是缺乏对危重新生儿根本有效的药物缓解治疗。但是，在完全型肺静脉异位连接的轻症类型中，畸形的解剖结构简单，手术风险较小，相对可择期手术；对于肺静脉回流的显著梗阻造成肺水肿和心源性休克，如果不经治疗，则迅速致死。在最近的30年中，TAPVC的外科手术治疗结果得到了极大的改善，大多数中心的手术死亡率降低到10%以下[1-3]。

病因

肺是从前肠上的一个外翻结构发育而来的[3,4]。其自身具有一个从内脏（体循环）静脉丛分化而来的静脉丛，经主静脉和脐卵黄囊静脉引流入心脏。当来自左心房后壁的肺静脉外翻或外突结构未能与肺芽周围的肺静脉丛正常融合时，就会发生TAPVC。肺静脉丛与内脏静脉丛至少在一个位置上持续存在连接，取代了肺静脉与左心房的正常连接，结果肺静脉通过体静脉的异常路径回流到心脏[3-6]。

在中央主静脉或脐卵黄囊静脉系统中的任一位置上，几乎均会发生持续存在自肺静脉系统到体静脉的连接。根据Darling分类方法[3]，TAPVC可以分为心上型，即肺静脉异位连接到一根“垂直静脉”，通常位于左侧并连接到左无名静脉；心内型，即肺静脉直接与右心房或冠状窦相连；心下型，即肺静脉与腹腔内静脉相连。在来自波士顿儿童医院的一个大样本尸检研究中，约45%的TAPVC病例为心上型，25%为心内型，25%为心下型。有5%患儿的肺静脉连接为混合型，至少有一支主要的肺叶静脉连接到一处体静脉上，而其余肺叶静脉则连接到与之不同的体静脉上。肺静脉梗阻可发生在异常静脉通路的任何部位，但其中最常见于心下型连接，几乎总是存在不同程度的梗阻。当存在肺静脉梗阻时，肺小动脉通常会有形态学改变，即动脉肌化程度增高，且肌层延伸到更细且更靠外周的动脉内，而发生梗阻的肺静脉自身也会有形态学改变。当在宫内发育阶段存在肺静脉梗阻时，肺静脉可能会发生内膜纤维增生，导致管壁增厚。患儿出现症状时的肺静脉直径细小预示着之后会发生肺静脉渐进性梗阻，这也是由于内膜纤维增生所致[3-5]。

发病机制

原始肺脏和原始左心房的形成涉及三个不同过程[3-6]，使得肺静脉系统和左心房得以连接成功。首先，在孕26～27天时，原始肺芽以一个外向性囊袋的形状从气管上发出。有一个血管丛，即内脏血管丛，环绕肺芽进行发育，并使血液引流入前主静脉（原始上腔静脉、冠状静脉窦和脐静脉）和脐卵黄静脉（之后发育为门静脉系统）。在孕27～28天，一根独立的肺静脉从形成中的左心房上外翻发出，穿过心背系膜向静脉丛走行。到了孕28～30天，该独立静脉和肺血管丛发育完成。最后，在孕30～48天，这根连通左心房和肺的独立静脉，朝着左心房后壁发生回缩，这个过程可能是由肺静脉与体静脉之间的连接完全退化所造成的。在此过程中，正确的房间隔的轴向定向是血管能形成正确连接的必要条件。这个过程使4根发育完全的静脉开口于左心房腔的后部。据推测，所有肺静脉都未能从内脏静脉系统中独立出来，且可能同时存在发育中的房间隔向左移位，是胚胎发育过程中造成TAPVC的主要病变。在同一时期内发生的单侧病变（部分型肺静脉异位连接），在之后的时期内发生的病变（肺总静脉闭锁或三房心），或肺总静脉被重吸收入左心房过程中发生异常所造成的病变（先天性肺静脉狭窄和肺静脉数量的异常），都是重要的肺静脉相关性畸形[1-6]。

临床表现

TAPVC的临床表现取决于[1,2,7-11]：① 肺静脉引流的梗阻程度；② 代偿性右向左分流的梗阻程度。对于新生儿的肺循环完全无梗阻（通常为心上型和心内型）的患儿临床症状较轻，一些患儿表现出大型左向右分流的体征和症状，有不同程度的呼吸急促和动脉氧饱和度降低以及右心室容量超负荷的体征，如果不进行治疗，这种状态会造成充血性心力衰竭，后期可导致肺水肿、肺高压和发绀等严重并发症。对新生儿存在严重的肺静脉血流梗阻的患儿则呈现重症状态，在这些病例中，所造成的肺静脉和肺动脉高压会引起严重的急性肺水肿，后负荷过度升高导致右心室前向血流减少、极其严重的低氧血症和循环崩溃；存在限制性房间隔缺损，则会造成左心室前负荷降低、体循环心排血量降低和严重的心源性休克。梗阻型TAPVC会迅速致死，并对治疗提出了极大的挑战[1,2]。

诊断

非梗阻型TAPVC有时在出生后最初的数日内难以诊断，因为患儿的发绀可能非常轻，且没有杂音。在出生后的头几个月后，婴儿可能会出现呼吸急促、轻度发绀、发育停滞和喂养困难。体检时，常发现S2响亮且持续分裂，并有肺动脉瓣区域的收缩期喷射性杂音。在心功能衰竭的失代偿病例中，可能会有肝脏肿大、静脉充血，且肺部听诊时闻及细小的噼啪音。肺循环存在梗阻的新生儿，在出生后即刻病情危重。在那些有缺氧和严重发绀的病例中，常发现低血压和代谢性酸中毒[1,2]。

非梗阻型TAPVC的胸部X线片显示肺血减少、心影大，典型表现是所谓的雪人形心影[1]。二维和多普勒超声心动图是大多数患儿的首要诊断方法。多普勒检查时的诊断所见为右心室扩张，肺静脉血管形成共汇，但没有进入左心房的静脉引流，存在汇总静脉或冠状窦扩张，右心房内有湍流及右向左分流。

不稳定的新生儿，要避免进行心导管检查，以免造成治疗延迟和造影剂相关性肾功能损伤。而在非梗阻型病例中，心导管检查能更好地判定血流交通的混合状态，并查出可能伴发的畸形。可通过逐点测定体静脉系统的氧饱和度来精确判定异位连接的位置。心内氧饱和度的测定值可特征性地显示所有心腔、肺动脉和主动脉内的氧饱和度相等[1,2]。

在TAPVC的非急诊病例中，可使用造影剂增强计算机断层扫描（CT）和磁共振血管造影（MRA）来提供完整的解剖和功能性诊断[2]。从解剖学观点来看，这为所有的肺静脉和其他肺静脉–体静脉连接提供了优秀的显像。与超声心动图相比，CT和MRA表现出为整个肺静脉解剖提供高级成像的能力[1]。从功能学角度来看，使用相位对比MRA可计算出异位引流的血流量和相应的Qp/Qs值，以及肺静脉血流的流速、流量和血流模式。而且，在同一次检查中，还能一并对肺动脉的粗细与血流、心室大小和功能进行评估。使用其他方法，难以或不可能取得这种重要的信息[1,2]。

鉴别诊断

新生儿TAPVC的鉴别诊断包括新生儿的室间隔完整型肺动脉闭锁、三尖瓣闭锁、完全性大动脉错位等新生儿期出现的发绀型先天性心脏病。一般初步根据超声心动图就能完全鉴别[1,2]。

治疗

◆ 手术治疗原则

尽管梗阻型和非梗阻型TAPVC在生理学和临床表现上存在显著差异，但二者都是外科手术修补的绝对适应证，未经治疗的病例，预后差[1,2]。对于存在肺静脉梗阻证据的患儿，要在诊断后迅速进行外科手术修补[7-11]；对于非梗阻型TAPVC的患儿，在年龄为1～2个月时进行选择性手术[1,2]。

◆ 手术前准备

对于梗阻型TAPVC新生儿，通常药物治疗的作用有限，往往需要气管插管，并用100%的氧进行过度通气，维持$PaCO_2$在30 mmHg以下，并促使产生呼吸性碱中毒；使用碳酸氢钠来纠正代谢性酸中毒，采用正性肌力药物和利尿治疗，以在手术前提供一些短期的症状缓解[1,2]。虽然有报道通过使用球囊房间隔切开术，来解除心房间交通受到的限制，或对梗阻的汇总静脉使用经皮血管成形术并置入支架，以减轻休克并改善术前对代谢状态的优化，以及采用体外膜式氧合（ECMO）的支持下接受手术操作，这些初期经验，在外科手术准备期间让患儿取得血流动力学稳定方面具有一定作用，但是都不能取代紧急的手术效果[1,2,7-11]。

◆ 手术方法[7-18]

通过胸骨切口、双腔静脉（IVC和SVC）插管和主动脉插管建立体外循环进行手术修补。在心肺转流开始后即刻结扎动脉导管并离断之。患儿降温到28～30℃的浅低温，或者在极少数情况下，降温到18～20℃，以便进行深低温停循环。钳夹阻断主动脉，顺行输注冷含血心脏停搏液让心脏停搏。对于心上型TAPVC可以通过房隔切口将左房后壁切开与肺静脉共汇侧侧吻合，也可以通过心上路径（图44-29）[8]，在上腔静脉与主动脉之间将左房后壁与共汇静脉侧侧吻合。对于心内型TAPVC，若肺静脉回流入冠状静脉窦者，可将冠状静脉窦去顶，将四根肺静脉回流隔到左房；若肺静脉回流入右房，若开口够大，可将开口直接引流到左房，若开口偏小则需将共汇肺静脉与左房后壁直接吻合。对于心下型TAPVC可以通过房隔切口将左房后壁与共汇静脉

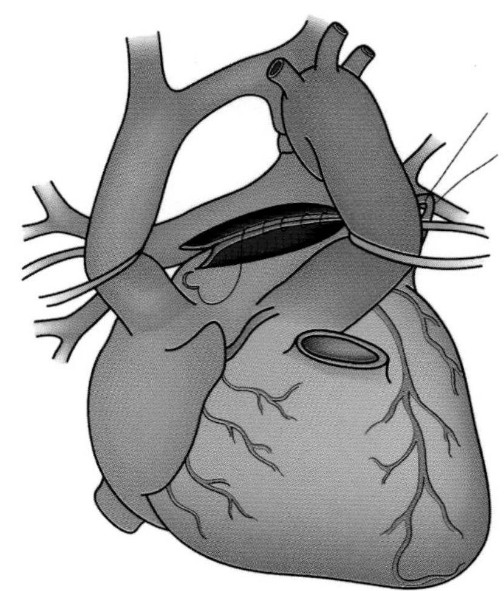

图44-29 心上路径修补心上型TAPVC

引自：Michielon G, Di Donato R M, Pasquini L, et al. Total anomalous pulmonary venous connection: long-term appraisal with evolving technical solutions. Eur J Cardiothorac Surg, 2002, 22: 184-191.

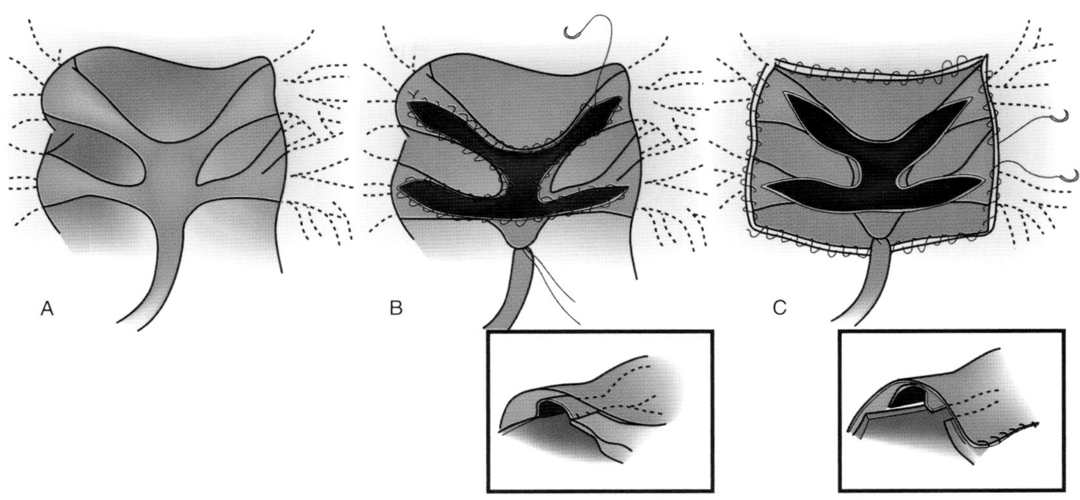

图44-30 常规方法和切口无缝线技术修补心下型TAPVC

图A：心下型TAPVC；图B：常规方法修补；图C：切口无缝线技术修补

引自：Yanagawa B, Alghamdi A A, Dragulescu A, et al. Primary sutureless repair for "simple" total anomalous pulmonary venous connection: Midterm results in a single institution. J Thorac Cardiovasc Surg, 2011, 141: 1346-1354.

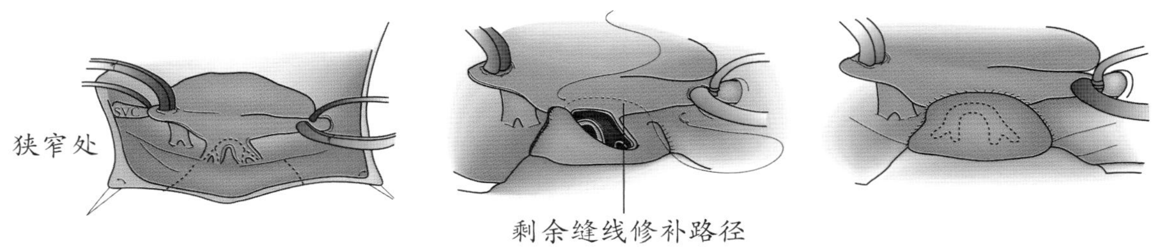

图44-31 切口无缝线技术纠治肺静脉狭窄

引自：Viola N, Caldarone C A. Surgical Repair of Post-Repair Pulmonary Vein Stenosis Using "Sutureless" Techniques.Op Techn Thorac Cardio surg, 2011, 16: 112-121.

侧侧吻合，也可以在心脏外将左房与共汇静脉采用切口无缝线（sutureless）技术吻合（图44-30）[13]。而对于混合型TAPVC者则综合各种手术方式进行。当前对于术后肺静脉梗阻患儿也多采用切口无缝线技术取得相对良好临床疗效（图44-31）[18]。

预后

在TAPVC预后综合报道中[1,2]，1966—1993年的单纯TAPVC的手术结果进行回顾的大型荟萃分析中，Clabby等显示围术期死亡率从第一个研究报道的85%，降低到最近10年之内的不足5%。根据儿科心脏治疗学会对437例在1985—1993年实施手术的肺静脉异位连接患儿的报道，其中40%的病例为心上型，心内型为17%，心下型为22%，混合型为10%。而11%的病例，其连接类型未明。各型的死亡率分别为14.2%、11.6%、32.6%和36%。在伴发的心脏畸形对TAPVC术后存活率的影响的分析中，多因素分析表明，单心室和伴发的心脏病变对围术期死亡率和长期存活率产生了不利影响，当对双心室心脏的TAPVC和单心室心脏的TAPVC的术后存活率进行比较时，双心室人群的15年存活率为70%，而单心室人群的5年存活率仅为20%。

上海交通大学医学院附属上海儿童医学中心对TAPVC进行系列临床研究[19-22]，对2006—2009年的139例TAPVC患儿进行临床分析，其中心上型61例，心内型55例，心下型6例和混合型17

例。根据肺静脉走行“路线图”和形态“变异图”进行解剖病理谱分类：① 肺静脉走行连接“路线图”：心上型按照垂直静脉（VV）走行方式分为4种：左行（47例）、右行（9例）、后行（2例）和双行（3例）；心内型按照肺静脉回流部位分3种：汇入冠状静脉窦（49例）、汇入右心房（5例）和同时汇入CS和右心房（1例），再依据肺静脉开口数目分为4个开口、2个开口和1个开口三种亚型；心下型按照VV汇入体静脉方式分为4种：汇入门静脉（1例）、肝静脉（3例）、同时汇入门静脉和肝静脉（1例）以及汇入下腔静脉（1例）；混合型按照肺静脉回流双侧是否对称分为：双侧对称连接的“2+2”型（5例）、双侧不对称连接的“3+1”型（10例）和“怪异型”（2例）。② 肺静脉形态“变异图”：肺静脉入口狭窄、发育不良或多分支（11例）、共汇肺静脉发育不良或伴内膜增生（4例）、VV扭曲、短小和狭窄（9例）。本组早期死亡6例（4.3%），其中低心排血量1例，肺静脉梗阻5例。中期随访因肺静脉梗阻再手术6例，术后轻微梗阻2例。按照肺静脉走行“路线图”和形态“变异图”有利于术中肺静脉解剖的探查和个体化手术设计，提高手术结果[23-25]。

小结

TAPVC是一种解剖变异极高、病情变化极快的一组先天性心脏病。早期诊断及时手术是挽救TAPVC患儿的主要手段。近30年，单纯TAPVC的外科修补结果稳步提高，并给出了良好的长期存活率。单心室伴TAPVC结果不满意。术后并发肺静脉梗阻是最为棘手的并发症。初期TAPVC或术后肺静脉梗阻患儿采用切口无缝线技术或可提高手术效果。

（祝忠群）

参·考·文·献

[1] Jonas R A. Total Anomalous pulmonary venous connection and other anomalies of the pulmonary veins. In: Jonas, eds. Compprehensive surgical management of congenital heart disease. 2th ed. Boca Raton, FL: CRC press, Taylor & Francis Group, 2014: 535-548.

[2] Viola N, Caldarone C A. Total anomalous pulmonary venous connection. In: Mavroudis C, Backer CL. Pediatric Cardiac Surgery. 4th ed. Oxford: Wiley-Blackwell, 2013: 385-409.

[3] Craig J M, Darling R C, Rothney W B. Total pulmonary venous drainage into the right side of the heart. Lab Invest, 1957, 6: 44-64.

[4] Herlong J R, Jaggers J J, Ungerleider R M. Congenital Heart Surgery Nomenclature and Database Project: Pulmonary Venous Anomalies. Ann Thorac Surg, 2000, 69: S56-69.

[5] DeLeon M M, DeLeon S Y, Roughneen P T, et al. Recognition and management of obstructed pulmonary veins draining to the coronary sinus. Ann Thorac Surg, 1997, 63: 741-745.

[6] Douglas Y L, Jongbloed M R M, den Hartog W C E, et al. Pulmonary vein and atrial wall pathology in human total anomalous pulmonary venous connection International Journal of Cardiology, 2009, 134: 302-312.

[7] Seale A N, Uemura H, Webber S A, et al. Total anomalous pulmonary venous connection: morphology and outcome from an international population-based study. Circulation, 2010, 122: 2718-2726.

[8] Michielon G, Di Donato R M, Pasquini L, et al. Total anomalous pulmonary venous connection: long-term appraisal with evolving technical solutions. Eur J Cardiothorac Surg, 2002, 184-191.

[9] Hancock Friesen C L, Zurakowski D, Thiagarajan R R, et al. Total anomalous pulmonary venous connection: a analysis of current management strategies in a single institution. Ann Thorac Surg, 2005, 79: 596-606.

[10] Ando M, Takahashi Y, Kikuchi T. Total anomalous pulmonary venous connection with dysmorphic pulmonary vein: a risk for postoperative pulmonary venous obstruction. Interactive cardiovascular thoracic surgery, 2004, 3: 557-561.

[11] Bando K, Turrentine M W, Ensing G J, et al. Surgical management of total anomalous pulmonary venous connection. Thirty year trends. Circulation, 1996, 94(9 Suppl): II12-II16.

[12] Scale A N, Uemura H, Webher S A, et al. Total anomalous pulmonary venous connection: morphology and outcome from an international population—based study. Circulation, 2010, 122: 2718-2726.

[13] Chowdhury U K, Airan B, Malhotra A, et al. Mixed total anomalous pulmonary venous connection: anatomic variations, surgical

approach, techniques, and results. J Thorac Cardiovasc Surg, 2008, 135: 106–116.

[14] Serraf A, Belli E, Roux D, et al. Modified superior approach for repair of supracardiac and mixed total anomalous pulmonary venous drainge. Ann Thorac Surg, 1998, 65: 1391–1393.

[15] Yun T J, Coles J G, Konstantinov I E, et al. Conventional and sutureless techniques for management of the pulmonary veins: evolution of indications from postrepair pulmonary vein stenosis to primary pulmonary vein anomalies. J Thorac Cardiovasc Surg, 2005, 129: 167–174.

[16] Yanagawa B, Alghamdi A A, Dragulescu A, et al. Primary sutureless repair for "simple" total anomalous pulmonary venous connection: Midterm results in a single institution. J Thorac Cardiovasc Surg, 2011, 141: 1346–1354.

[17] Lacour-Gayet F, Zoghbi J, Serraf AE, et al. Surgical management of progressive pulmonary venous obstruction after repair of total anomalous pulmonary venous connection. J Thorac Cardiovasc Surg, 1999, 117: 679–687.

[18] Lacour—Gayet F. Surgery for pulmonary venous obstruction after repair of total anomalous pulmonary venous return. Semin Thorac Cardiovasc Surg Pediatr Card Surg Annu, 2006, 9: 45–50.

[19] Devaney E J, Ohye R G, Bove E L. Pulmonary vein stenosis following repair of total anomalous pulmonary venous connection. Semin Thorac Cardiovasc Surg Pediatr Card Surg Annu, 2006, 9: 51–55.

[20] Hiekey E J, Caldarone C A. Surgical management of postrepair pulmonary vein stenosis. Seminar Thorac Cardiovase Surg Pediatr Card Surg Annu, 2011, 14: 101–108.

[21] Viola N, Caldarone C A. Surgical repair of postrepair pulmonary vein stenosis using "sutureless" techniques. Op Techn Thorac Cardiovasc Surg, 2011, 16: 112–121.

[22] 祝忠群，徐志伟，张海波，等. 完全性肺静脉异位引流病理谱及个体化手术治疗志伟. 中华小儿外科杂志，2011，32：333–338.

[23] 祝忠群，张海波，徐志伟，等. 完全性肺静脉异位引流术后肺静脉狭窄的病理类型及手术治疗. 中华胸心血管外科杂志，2012，28：522–525.

[24] Shi G, Zhu Z, Chen H, et al. Surgical repair for primary pulmonary vein stenosis: Single-institution, midterm follow-up. J Thorac Cardiovasc Surg, 2015, 150: 181–188.

[25] Shi G, Zhu Z, Chen J, et al. Total anomalous pulmonary venous connection: the current management strategies in a pediatric cohort of 768 patients. Circulation, 2017, 135: 48–58.

第十一节　右室流出道梗阻

一、肺动脉瓣狭窄

概述

先天性肺动脉瓣狭窄（pulmonary value stenosis, PVS）是较为常见的先天性心脏病，约占先天性心脏病总数10%[1]。

病理特征

根据不同的狭窄程度，其病理表现不尽相同。在新生儿中肺动脉瓣狭窄往往是三瓣叶发育不良，瓣叶明显增厚和形成未分化的黏液样组织。有的瓣叶融合，形成一个穹顶状。这种穹顶状肺动脉瓣通常发生在肺动脉根部，瓣膜常常会被"栓系"在窦管连接处容易被误认为是肺动脉瓣上狭窄，其肺总动脉可存在狭窄后扩张。在瓣叶发生融合时，有些瓣叶还处于未发育状态或瓣交界缺如，仅留下一窄小的偏心开口，有的像个"鱼嘴状"开口。年龄较大，瓣叶狭窄程度较轻患儿，可表现仅是瓣叶交界融合，也有合并瓣环发育不良。PVS患儿可合并Noonan、Williams或Alagille等遗传性综合征[2,3]。

临床表现

从宫内阶段到新生儿、婴儿期，PVS患儿会发生极大的变化。且症状与其严重程度相关，而疾病的严重程度决定了患儿的血流动力学和临床特征。轻型患儿仅有心脏杂音而无任何临床症状。而那些动脉导管依赖型的重症患儿则会出现明显的发绀。无论肺动脉瓣梗阻程度如何，胎儿在宫内因有卵圆孔和动脉导管开放，生长发育不受影响。但极度狭窄时，就会造成右室高压和心室输血量减少。在心房水平存在右向左分流，而在动脉导管水平左向右分流。因右心室压力升高与右心室流出道的梗阻存在相关性。随着梗阻状态加重，临床发绀症状更加明显。这些患儿在新生儿早期可通过动脉导管分流来维持足够血流，一旦动脉导管关闭即会出现严重缺氧甚至危及生命[4,5]。

诊断

无论PVS轻重，患儿的生长发育参数通常均正常。患婴在视诊时常可见心前区正常。触诊常会发现有右心室抬举感，其强度与PVS的严重程度相关。PVS更为严重时，可能会在胸骨左上缘触及震颤。听诊时，轻到重度PVS患儿的第一心音正常。但第二心音却由于存在杂音干扰而难以闻及。此外，许多患儿存在喷射性喀喇音，尤其是存在穹顶样或双叶式肺动脉瓣时。典型的PVS杂音是一种收缩期喷射性杂音，在胸骨左上缘最为响亮，并向背部和腋窝两侧传导。杂音的持续时间与梗阻的严重程度相关：梗阻越严重，收缩期杂音的最强音越滞后。轻度PVS为2～3级杂音，中到重度PVS通常为3～4级杂音或更响。舒张期无杂音。存在危重型PVS时，PDA会同时存在连续性杂音，当存在心房间交通时，就可以观察到发绀。

ECG：PVS患儿的心电图（ECG）会存在变化，多达半数的轻度PVS患儿保持着正常的ECG，有些人则会存在一些与重度右心室肥厚（RVH）相符合的变化，包括电轴右偏，V1导联R波高尖和V6导联深S波。对于新生儿和婴儿来说，可能无法通过典型的电轴右偏和右心室占优势来识别出RVH，因为在这个年龄组中，这些现象都是正常存在的。

X线胸片：在婴儿期，PVS不常会合并放射影像学上的异常。大多数患儿可以在无显著右向左分流的状态下维持其心排血量，且在胸部X线片（CXR）上其肺血管纹理仍保持正常。由于RVH无法在CXR上显示出来，所以心脏和胸腺的轮廓也通常保持正常。随着中到重度PVS的患儿年龄增长，肺总动脉的狭窄后扩张在CXR上变得明显起来。偶尔还可发现心脏扩大，尤其是那些同时伴有肺动脉瓣反流的患儿。

超声心动图：超声心动图依然是用于诊断和判读解剖与生理学状态的金标准。婴儿和儿童具备良好的超声透声窗，可通过二维（2D）超声心动图来显示其所有解剖结构，判定其RVOT和肺动脉瓣的大小与形态，以及肺动脉瓣是否存在瓣上栓系或肺总动脉有无狭窄后扩张。彩色多普勒可显示梗阻的位置及其严重程度。通过超声心动图测得的瞬时峰值压力阶差与通过心导管测定的峰值压力阶差之间存在良好的相关性，但超声心动图是一种无创的检查手段。存在危重型PVS时，即便无法测及PVS压力阶差，也可通过三尖瓣反流速率来有效估测右心室收缩压。对肺动脉瓣进行成像时，应取得的相关特征信息包括：瓣环大小、瓣叶数量（解剖和功能性瓣叶）、瓣膜增厚/发育不良、瓣膜栓系、肺动脉瓣关闭不全，以及有无瓣下或瓣上狭窄[6]。

CT和MRI：由于超声心动图具备良好的成像能力，在新生儿和婴幼儿患者中，CT和MRI谨慎使用。

心导管：这已不是诊断方法，而成为治疗手段。从血流动力学的角度来看，PVS的程度分级（通过心导管测得的峰值压力阶差来判定）可分为轻微（<25 mmHg）、轻度（25～49 mmHg）、中度（50～79 mmHg）、重度（≥80 mmHg）或危重（动脉导管依赖性）[7]。

治疗

内科治疗：自从Kan等在1982年做出了关于经皮球囊肺动脉瓣成形术的首个报道以来，心导管已经成为PVS的一线治疗手段。通过多普勒血流测定测得瞬时峰值压力阶差大于40 ～ 50 mmHg的患儿即达到治疗标准，通常无须实施急诊心导管术。但对于轻微或轻度PVS婴儿来说，药物治疗加密切监护观察是其首选治疗方法，因为即使不给予治疗干预，许多这类患儿的病情也可能会自然缓解。但有些患儿会出现病情进展并需要治疗干预。

对于危重型PVS新生儿来说，先输注PGE_1，使PDA扩张，以此增加肺血流，一旦完成了肺动脉瓣成形术后，就可以停用PGE_1。对于因右心室心肌僵硬而存在显著的心肌舒张异常的患儿，应考虑植入PDA支架或构建主肺动脉分流，因为心肌僵硬造成心室在舒张期无法获得满意的充盈[5]。有些婴儿的漏斗部肥厚造成了瓣膜成形术后的RVOT残余梗阻。这种患儿的前向肺血流不足，必然会出现明显发绀。因此，在右心室得以重构并使舒张期充盈得到改善，或RVOT的肥厚肌束消退使肺血流得以改善之前，应考虑建立额外的肺血流来源。

外科手术：如果针对孤立性PVS的经皮肺动脉瓣成形术不成功或还有其他合并病变需要一并处理时，则应寻求通过外科手术获取纠治[8,9]。外科手术可同时处理多处畸形，例如在Williams-Beuren综合征合并肺动脉狭窄伴主动脉瓣上狭窄时。同时，采取协作模式hybrid来治疗危重型PVS患儿对优化此类患儿的治疗结果来说是重要的。仍有少数危重型PVS婴儿存在显著的右心室心腔容积变小，应该考虑对其实施肥厚肌小梁松解，以改善右心室容积。极少数患儿的病情类似于那些室间隔完整的肺动脉瓣闭锁。可能需要考虑对这类患儿构建双向腔肺分流来实施一个半心室修补，或甚至采用单心室姑息手术策略以便最终达成Fontan循环。

结果

短期：经皮球囊肺动脉瓣成形术是先天性PVS患儿的首选初始治疗。接受经皮球囊瓣膜成形术或外科瓣膜切开术的婴儿均获得了优秀的近期和中期疗效。接受外科手术的患儿，其随访过程中测得的压力阶差更低，但通常可见有更高程度的肺动脉瓣反流（PR）。在球囊瓣膜成形术后，在全年龄组中约有15%的患儿存在大于或等于10 mmHg的残余瓣下压力阶差，这种压力阶差通常在瓣膜狭窄解除后会自然消退。有些患儿会得益于β受体阻滞剂治疗，β受体阻滞剂有助于改善右心室的舒张期充盈和之后的心室重构。近年来，已有关于对极早产和严重宫内发育受限的病例成功实施球囊瓣膜成形术的报道。随着患儿在接受心导管术时的平均体格越来越小，已经观察到存在与血管直径相关的并发症、心律失常、低血压、动力性漏斗部梗阻和出血等问题；但即便如此，治疗结果和存活率依然是优秀的[10]。总之，与年长患儿相比，新生儿的不良事件更多见（新生儿19%，年长儿6%）。令人欣慰的是随着麻醉和技术的进步，以及积累经验后降低了球囊与瓣环的直径比值，使得原本在先天性心脏病瓣膜成形术和血管成形术（VACA）所报道过的死亡率和瓣环撕脱/撕裂的发生率已经得以降低。发现长期结果欠佳的一个决定因素是术后即刻存在显著的右心室-肺动脉残余压力阶差。一些之前发现其对低压球囊瓣膜成形术无效并需要外科手术治疗的患儿，现在已经通过高压球囊（>8个大气压）得以成功治疗。这些患儿使经皮瓣膜成形术的短期成功率得以持续改善[11]。

长期：在长期阶段内需要再次治疗干预的主要终点指标包括：复发性狭窄、充血性心功能衰竭、初次手术无效，以及与肺动脉瓣反流相关的右心室扩张/功能障碍。据报道，更年幼患儿，尤其是那些肺动脉瓣环指数更小的患儿，其因再狭窄而需要再次治疗干预的比率更高（≤30%）。这通常发生在初次治疗后的1年以内。关于由右心室扩张或有时因右心室功能障碍引起的PR，可能需要通过植入肺动脉瓣或实施肺动脉瓣置换来进行治疗。肺动脉瓣反流可能是渐进性的。报道显示约25%的患儿最初至少存在中度肺动脉瓣反流，此人数比率随着时间推移而增长到50%。虽然再次干预率相对较低，但体格更小的患儿和那些肺动脉瓣环更小的患儿则表现为更有可能需要再次治疗干预[12,13]。

小结

（1）解除单纯性肺动脉瓣狭窄的首选方法是心导管球囊扩张。通常使用大小为瓣环直径120%～140%的球囊来实施瓣膜球囊扩张术。

（2）对于瓣环发育较小，同时合并有心内其他畸形需同时手术的患儿。建议使用体外循环辅助下心内直视交界切开术，必要时同时做跨瓣补片扩大。

（刘锦纷）

参·考·文·献

[1] Abrahams D G, Wood P. Pulmonary stenosis with normal aortic root. Br Heart J, 1951, 13: 519–548.

[2] Latson L A, Prieto L R. Pulmonary stenosis. In: Allen HD, Gustgesell HP, Driscoll DJ, eds. Moss and Adams' Heart Disease in Infants, Children and Adolescents: Including the Fetus and Young Adult. 6th ed. Philadelphia, PA: Lippincott Williams and Wilkins, 2001: 820–844.

[3] Freedom R M, Benson L N. Congenital pulmonary stenosis and isolated congenital pulmonary insufficiency. In: Yoo S-J, Mikailian H, Williams WG, eds. The Natural and Modified History of Congenital Heart Disease. Elmsford: Blackwell Publishing Inc., 2004: 107–118.

[4] Freed M D, Rosenthal A R, Bernhard W F, et al. Critical pulmonary stenosis with diminutive right ventricle in neonates. Circulation, 1973, 48: 875–882.

[5] Coles J G, Freedom R M, Olley P M, et al. Surgical management of critical pulmonary stenosis in the neonate. Ann Thorac Surg, 1984, 38(5): 458–465.

[6] Feltes T F, Bacha E, Beekman R H 3rd, et al. American Heart Association Congenital Cardiac Defect Committee of the the Council on Cardiovascular Disease in the Young; Council on Clinical Cardiology; Council on Cardiovascular Radiology and Intervention; American Heart Association. Indications for Cardiac catheterization and intervention in pediatric cardiac disease: a scientific statement from the American Heart Association. Circulation, 2011, 123(22): 2607–2652.

[7] Hayes C J, Gersony W M, Driscoll D J, et al. Second Natural History Study of Congenital Heart Defects: results of treatment of patients with pulmonary valvar stenosis. Circulation, 1993, 87(suppl I): I-28–I-37.

[8] Peterson C, Schilthuis J J, Dodge-Khatami A, et al. Comparative long-term results of surgery versus balloon valvuloplasty for pulmonary valve stenosis in infants and children. Ann Thorac Surg, 2003, 76: 1078–1083.

[9] McCrindle B W. Independent predictors of long-term results after balloon pulmonary valvuloplasty. Circulation, 1994, 89: 1751–1759.

[10] Karagoz T, Asoh K, Hickey E, et al. Balloon dilation of pulmonary valve stenosis in infants less than 3 kg: a 20–year experience. Carheter Cardiovasc Interv, 2009, 74: 753–761.

[11] Moguillansky D, Schneider H E, Rome J J, et al. Role of high-pressure balloon valvotomy for resistant pulmonary valve stenosis. Congenit Heart Dis, 2010, 5(2): 134–140.

[12] Roos-Hesselink J W, Meijboom F J, Spitaels S E C, et al. Long-term outcome after surgery for pulmonary stenosis (a longitudinal study of 22–33 years). Eur Heart J, 2006, 27: 482–488.

[13] Garty Y, Veldtman G, Lee K, et al. Late outcomes after pulmonary valve ballon dilatation in neonates, infants and children. J Invasive Cardiol, 2005, 17(6): 318–322.

二、法洛四联症

概述

1888年，Arthur Louis Etienne Fallot在他的专著《青紫型疾病的解剖病因学原因》中首先使用了“四联症”这个词来称谓“青紫型”患儿的尸检标本中所见到的四种特殊解剖形态：肺动脉狭窄、室间隔缺损、主动脉起源位置右移和右心室肥厚（图44-32）[1]。但是，法洛四联症（tetralogy of Fallot，TOF）这个名称并未得到广泛使用，直到1924年，Maude Abbott在Dawson和他发表的一篇关于先天性心脏病分类的文章中使用了这个名称。2008年，儿科和先天性心脏病命名学计划和编码国际工作组将法洛四联症定义为：一组双心室房室排列或连接的畸形，特征为圆锥隔或流出道隔或其纤维残迹向前上方移位，肺动脉流出道狭窄或闭锁，一个

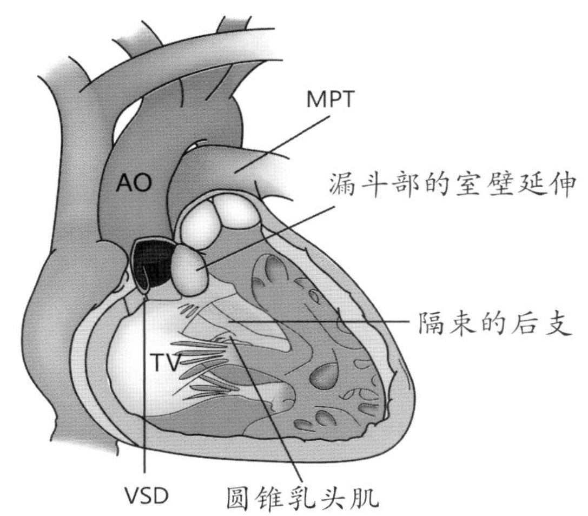

图44-32 法洛四联症

法洛四联症的病理学解剖显示了一个非限制性的对位不良型VSD和主动脉骑跨，肥厚的壁束和隔束，以及发育不良的肺动脉总干和肺动脉瓣，造成了右心室流出道梗阻（AO，主动脉；MPT，肺总动脉干；VSD，室间隔缺损；TV，三尖瓣）

对位不良型的室间隔缺损（VSD），以及主动脉为双心室起源[2,3]。

法洛四联症及其合并畸形在所有先天性心脏病中的所占比例高达10%，且TOF是最常见类型的青紫型先天性心脏病。

病理生理

TOF的VSD在绝大部分情况下为大型缺损，都是非限制性的双向分流，这也决定了左右心室的压力是相等的。TOF的肺动脉狭窄是多层面的梗阻，包括右心室流出道（RVOT）梗阻，肺动脉瓣环发育不良（半数病例的肺动脉瓣为双叶瓣），肺总动脉干和/或肺动脉分支的发育不良[4]。在左肺动脉内，其与动脉导管连接部位的相应水平上，存在纤维性的嵴样结构，造成左肺动脉狭窄明显多于右肺动脉。TOF可见有各种不同的冠状动脉解剖，最常见的是冠状动脉前降支起源于右冠状动脉，在这种病例中，前降支在距肺动脉瓣环下方的很短距离内横跨RVOT的前表面。如果需要用心室切口来进行手术，则非常容易对其造成损伤。

在新生儿期，有一小部分患儿在PDA关闭后出现严重缺氧。此类婴儿通常存在肺动脉瓣的严重狭窄或闭锁。此时通过输注前列腺素来重新开放动脉导管以改善缺氧症状，如无效则需要紧急手术来增加肺血流量。

青紫程度不重的TOF患儿也会出现严重的青紫发作。这种“四联症缺氧发作”是由于右室流出道肌肉痉挛造成右室流出道梗阻程度急剧加重，导致经VSD的右向左分流明显增加所引起的，体循环氧饱和度大幅度跌至50%以下。

临床表现

临床表现为不同程度的青紫，从轻微的苍白到明显的全身性青紫。在晚期病例中偶尔可见杵状指。听诊可闻及来自右心室流出道梗阻的收缩期杂音。在“四联症缺氧发作”期间，这个杂音会变得更柔和或消失，这是由于经RVOT的血流受限造成的。由于大型VSD和右心室内的压力处于体循环压力水平，通常只能发现很轻的VSD杂音或没有杂音。

诊断

心电图显示右心室显著肥厚和电轴右偏。胸部X线片显示经典的“靴形”心，这是由于右心室肥厚和肺动脉结小所造成的。超声心动图是主要诊断工具，为TOF解剖提供了完整的评估，包括计算机X线断层成像（CT）扫描和磁共振成像（MRI）在对TOF的评估起重要作用。在根治手术前，这些手段可作为心导管术的替代方法，因为它们可以显示肺动脉分支和主动脉弓解剖，且也可诊断冠脉畸形。

药物治疗

TOF最终治疗还是手术修补，但是可用少数药物作为辅助治疗手段；其中最重要的是在严重缺氧的TOF新生儿中使用前列腺素E_1（PGE_1）来维持动脉导管的开放[5]。给药方法是持续静脉内输注，输注剂量是0.01 ～ 0.1 μg/（kg・min），PGE_1将使动脉导管开放并维持其开放状态，以此来提供血流，直至手术纠治或建立体肺分流。PGE_1的使用主要限于出生后第1周内。超出1周后出现症状的婴儿，给予PGE_1造成动脉导管开放的可能性低，出生后2周后极少有成功可能性。PGE_1最常见的不良反应是窒息，通常必须进行气管插管和机械通气。其他主要药物治疗旨在预防和治疗“四联症缺氧发作”。例如β受体阻滞剂，可降低RVOT漏斗部肌肉痉挛的发生率。但TOF患儿使用β受体阻滞剂的不良反应是手术修补后对心脏正性肌力药物和临时起搏的需求增高[6]。这些情况表明对阵发性缺氧发作的患儿更早进行外科干预的必要性。用于严重缺氧患儿的临床措施包括氧疗、镇静、补充容量和α受体激动剂去氧肾上腺素。去氧肾上腺素通过直接的血管收缩作用，提高了体循环阻力，显示能降低右向左分流，引起肺血流的增加[7]。但是，任何需要这种治疗的TOF患儿，应该尽早进行紧急外科姑息或根治手术。

手术治疗

新生儿TOF的手术时机及手术方式（即是一期纠治还是分期手术）目前仍有争议，但鉴于大部分新生儿TOF患者有PDA开放或肺动脉狭窄的程度并不严重，因此青紫程度并不明显。考虑到新生儿患者特殊的生理构造及解剖特点，对于此类新生儿TOF患者行一期纠治手术在技术上可行，但对手术技术、体外灌注技术及术后的监护、护理水平都有较高要求，术后心功能的恢复时间及再手术风险均明显增加[8-10]。故可对于青紫程度并不严重的新生儿TOF患者可密切观察，等待到3～6个月龄时行一期纠治手术效果最佳。但对于少部分PDA关闭或肺动脉狭窄严重、临床上缺氧明显的新生儿TOF患者，则需尽早手术治疗。考虑到其更差的全身状况，行姑息手术是比较稳妥的手术方式[13-15]。

◆ 姑息手术

最常见的姑息手术是改良Blalock–Taussig分流（MBTS）。我们通常选择胸骨正中切口。胸骨正中切口能在血流动力学不稳定或严重缺氧病例中使用体外循环，还能观察冠状血管的解剖情况，当然大多数情况下可不使用体外循环。取一根3.5 mm或4 mm的Gore–Tex分流管道的一端端侧吻合到无名动脉上，再将另一端端侧吻合到一侧肺动脉上。在新生儿患者，通常采用3.5 mm甚至更小直径的3 mm管道，以避免过大的左向右的分流量造成左心衰竭和冠状动脉供血不足。缝合线多采用较细的7–0 PROLENG线，以减少针眼的漏血情况。在通常情况下，分流置于主动脉弓的对侧；因此左位主动脉弓患儿接受右侧MBTS手术。结扎动脉导管，保证了分流的充分性，并会降低因动脉导管的自然收缩伴发的肺动脉分支缩窄的发生率。

此外，体外循环下行跨瓣环补片扩大肺动脉及右室流出道且保留VSD的姑息方法对于较大年龄且肺动脉欠佳的儿童使用较多，而对于新生儿，考虑到本身较高的肺循环阻力及肺动脉瓣不可避免的反流加剧，且体外循环造成肺循环阻力的进一步增加，对术后右心功能的恢复极为不利，故在新生儿患者中已少用此姑息方式[11,12]。

◆ 根治手术

实施胸骨正中切口，并应该在对胸腺进行次全切除前注意胸腺的大小，因为TOF会合并有Di–George综合征。如果之前做过分流手术，则应该在全身肝素化并进行主动脉和双腔静脉插管后，将分流管道小心地游离出来，开始心肺转流。如果存在分流，在其近端和远端进行结扎，并离断之，以避免未来造成肺动脉分支被吊起。如果分流部位的肺动脉存在狭窄，则将分流管道从肺动脉上切除，并用自体心包补片或人工材料对肺动脉实施补片扩大。经右上肺静脉置入左心室减压管。主动脉钳夹阻断，并以顺向方法，经心脏停搏液输注管向主动脉根部输注冷含血心脏停搏液。应该每30～40分钟输注一次心脏停搏液，或在出现心脏活动时进行再次输注。输注心脏停搏液时，心腔内局部使用生理盐水冰泥。用圈套器收紧腔静脉，做一个右心房切口（图44-33），检查RVOT。切除时要仔细切除心内膜的纤维弹性组织，来自隔缘和隔壁束的肥厚突出肌束可予以离断或部分切除。引起梗阻的更小的小梁部肌束可完全切除。必须小心避免在RVOT的隔束部位进行过度切除，这样会损伤冠状动脉的穿隔支，也不要在右心室游离壁区域进行过度切除，这样会造成圆锥支的冠脉瘘。必须仔细探查三尖瓣的瓣下结构，在切除异常肌束时避免损伤乳头肌及腱索组织。可经右心房和三尖瓣实施大多数的RVOT切除，如果有必要的话，可经肺动脉瓣再进行补充切除。存在RVOT严重的隧道样狭窄时，可能需要在紧靠肺动脉瓣环下方，做一个长10 ～ 12 mm的小型漏斗部切口，以利于充分解除梗阻。做一个纵行的肺动脉切口，在肺动脉为三叶瓣时，切口切入到两个前部瓣窦中，如果肺动脉瓣为垂直开口的双叶瓣时，则切入两个侧方瓣窦中。对于水平开口的双叶肺动脉瓣，切口则不用做成分叉状，而是直接切到瓣环，或更准确地说是切到右心室-肺动脉连接处。使用11号手术刀实施肺动脉瓣膜切开术，将通常部分融合的瓣交界切开到肺动脉壁上，使得经保留的瓣环有最大的瓣膜开口。插入一根探条，且如果瓣环Z值>−3，则保留瓣环完整。然后再用一块裤状的心包补片来关

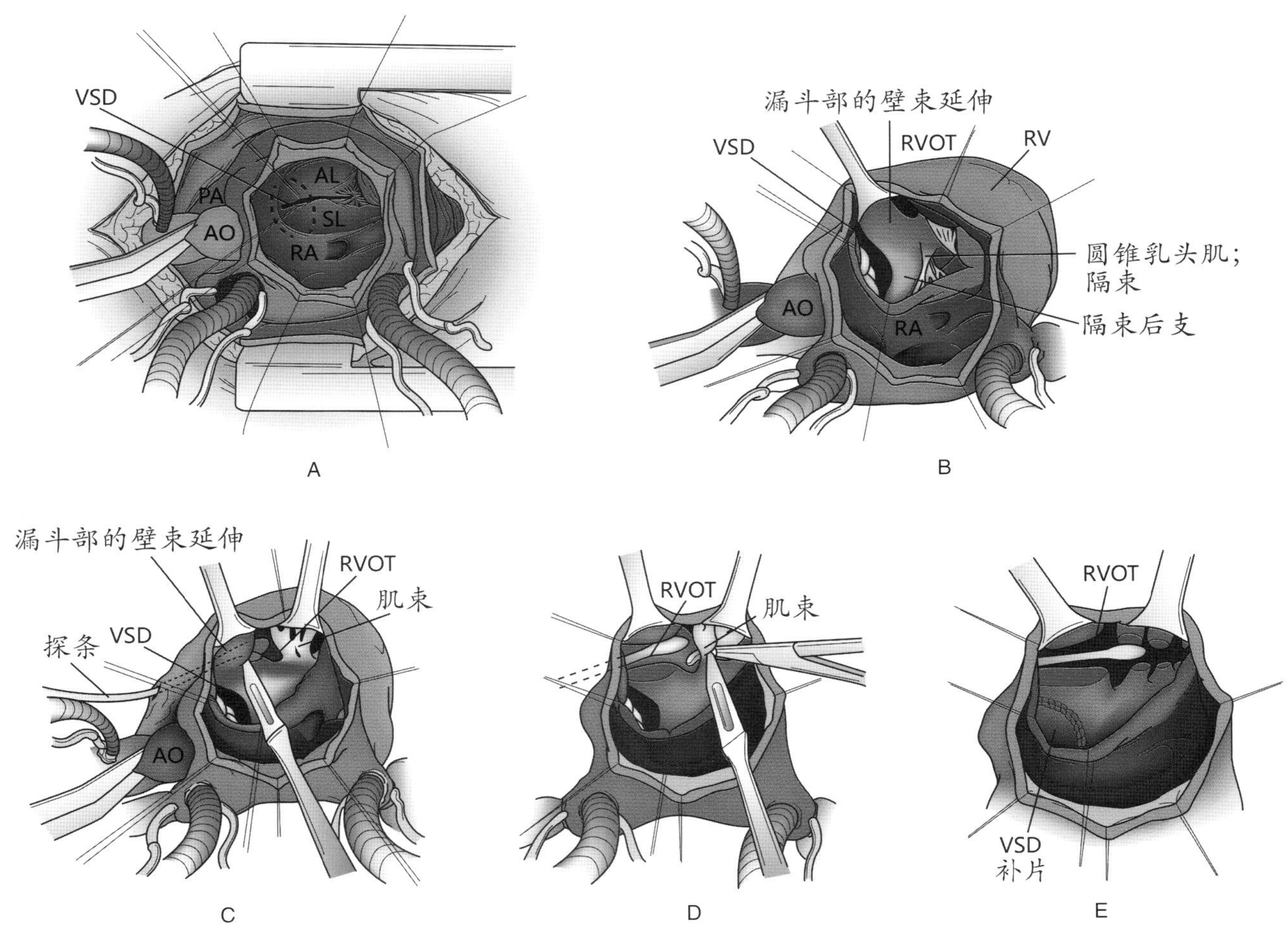

图44-33 经右心房切口观察到的外科学解剖

心房壁的游离缘用悬吊线牵开。VSD的位置用虚线标出。图A：悬吊线缝置在三尖瓣的隔瓣和前瓣上，用于牵开；图B：牵开三尖瓣瓣叶，并用一个瓣膜拉钩帮助暴露。可见VSD的下缘位于隔束的后肢上方；图C：经肺动脉瓣环置入一根探条，显示右心室流出道的行程。在探条的尖端可见漏斗部的壁束延伸。在漏斗隔上的壁束起始部将其切除，向上朝着游离壁进行分离，并在游离壁上将其离断；图D：沿着隔束的前肢将梗阻的肌束离断；图E：用补片关闭VSD后，经右心房切口和三尖瓣观察（AL，前瓣；AO，主动脉；PA，肺动脉；RV，右心室；RVOT，右心室流出道；SL，隔瓣；VSD，室间隔缺损）

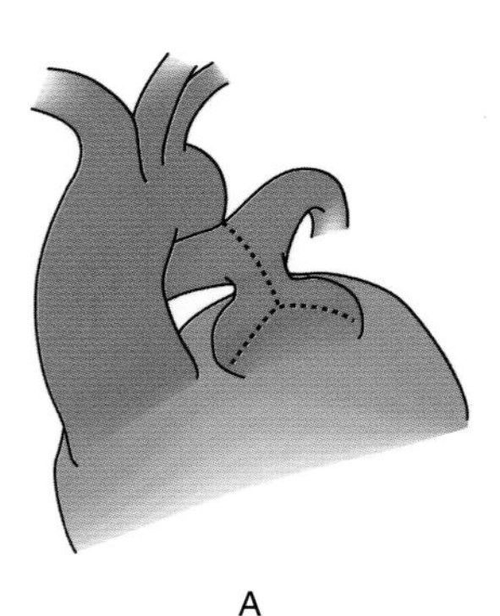
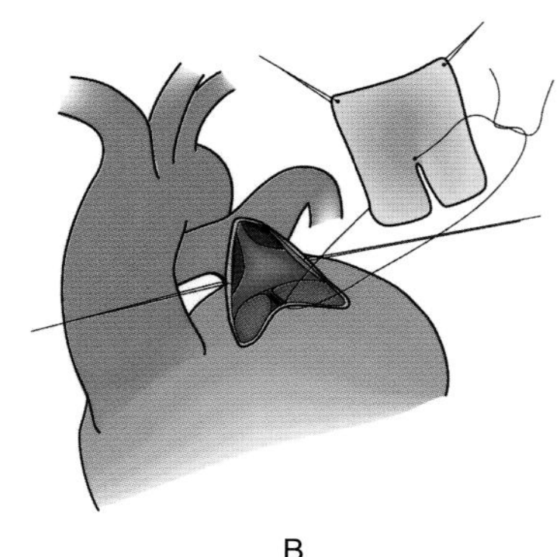
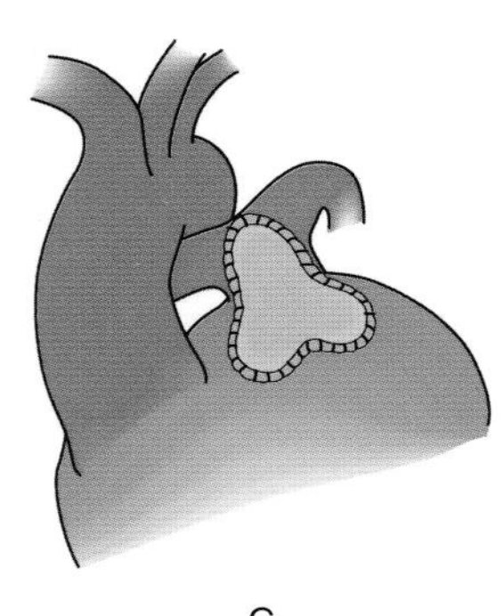

A B C

图44-34 扩大肺动脉

图A：肺动脉切口；图B：裤状的自体心包补片；图C：肺动脉裤状补片扩大完成

闭肺动脉切口，将肺动脉根部的尺寸扩到最大，并完全解除瓣上梗阻（图44-34）[15]。检查肺动脉分支的开口，特别是左肺动脉，因为TOF患儿的左肺动脉通常都有狭窄，可将心包补片延伸到肺动脉分支上或必要时使用一块单独补片进行纠治。使用一组5-0 PROLENE缝线加自体心包垫片，沿着缺损边缘进行连续缝合关闭VSD。在上方，这些缝线应该紧靠主动脉瓣环缝置，以免留下经肌小梁的残余缺损。在下方，圆锥乳头肌和三尖瓣瓣环之间，缝合时吃针不能深，这对避免损伤房室结和希氏束是至关重要的。剪一块宽大的自体心包补片，修建得比缺损稍微大一些，这样可以避免由于VSD前向对位不良而可能造成主动脉下狭窄。测试三尖瓣功能，几乎总是存在卵圆孔，用5-0聚丙烯线直接缝合关闭。当在新生儿期实施手术时，PFO通常保持开放。然后使用聚丙烯线双层缝合来关闭右心房切口。仔细地进行心脏排气，并移去主动脉阻断钳。脱离心肺转流后，使用一根21G穿刺针连接压力换能通路来直接测定右心室和左心室压力。如果右心室、左心室（RV/LV）压力比值大于0.7[10,15]，则要用经食管超声心动图来仔细评估残余梗阻位于什么水平。如果瓣环位置存在显著梗阻，则推荐再进行转流并实施跨瓣环补片术。如果狭窄位于瓣下，那么仅需要在紧靠瓣环下方做一个长10～12 mm的漏斗部切口，并做漏斗部补片扩大。由于TOF修补术后交界性异位性心动过速（JET）的发生率相对高，所以无论脱离心肺转流时是何种心律，均应该留置临时心房和心室起搏导线。

预后

在最近30年中，手术技术、麻醉管理和围术期监护取得的进步，极大地降低了婴儿和新生儿TOF手术的死亡率。最近的报道中，婴儿和新生儿TOF的死亡率都同样降低到0～3%[8,9,16-18,20]。

TOF患儿的长期存活率是令人满意的，1997年报道的一组658例TOF术后患儿，其30年实际存活率为89%。

TOF术后最显著的并发症是心律失常、肺动脉残余梗阻、VSD残余分流和心脏传导阻滞。TOF术后早期再手术的最常见原因是肺动脉残余梗阻。残余狭窄可位于漏斗部水平、瓣膜水平或在肺动脉分支上。右心室可以耐受肺动脉瓣反流（PI）造成的容量负荷许多年，术后早期因PI而再次手术并不多见，但在术后晚期则明显增多。心律失常和心脏传导阻滞对预后有明显的不利影响。实际上，造成TOF修补术后晚期死亡率的最常见原因是猝死，推测是因为室性心律失常引起[21]。在术后早期，右束支传导阻滞和JET都是最常见的心律失常，右束支传导阻滞是由于RVOT和/或VSD修补的缝线所造成的。当使用心室切口时，多达90%的患儿可见有右束支传导阻滞[22]。而JET的发生率根据手术年龄和手术方法而存在很大的变化。低于3个月时接受经心室径路修补手术的患儿中，29%的人发生术后心律失常，其中48%为JET，17%为一些类型的室上性心动过速（SVT）[23]。与之相反，完全性心脏传导阻滞则是TOF修补手术的一个相对少见的并发症。

TOF术后的主要长期并发症是由右心室生理的紊乱所造成的。PI，以及三尖瓣反流、任何残余分流造成的容量超负荷的长期效应和残余肺动脉狭窄造成的压力负荷存在叠加效应。当然，长期存在PI是主要病因。这和使用跨瓣环补片直接相关。对于TOF根治术后晚期重度PI患儿进行肺动脉瓣置换（PVR）后心功能改善有不同程度的改善[24-26]。

（朱宏斌）

参・考・文・献

［1］Hirsch J C, Bove E L. Tetralogy of Fallot. In: Mavroudis C, Backer CL, eds. Pediatric Cardiac Surgery, 3rd ed. Philadelphia, PA: Mosby, Inc, 2003.

［2］Beland M J, Franklin R C, Jacobs J P, et al. Update from the International Working Group for Mapping and Coding of Nomenclatures for Paediatric and Congenital Heart Disease. Cardiol Young, 2004, 14: 225–229.

［3］Jacobs M L. Congenital Heart Surgery Nomenclature and Database Project: tetralogy of Fallot. Ann Thorac Surg, 2000, 69(4 Suppl): S77–S82.

［4］Altrichter P M, Olson L J, Edwards W D, et al. Surgical pathology of the pulmonary valve: a study of 116 cases spanning 15 years. Mayo Clin Proc, 1989, 64: 1352–1360.

［5］Elliott R B, Starling M B, Neutze J M. Medical manipulation of the ductus arteriosus. Lancet, 1975, 1: 140–142.

［6］Graham E M, Bandisode V M, Bradley S M, et al. Effect of preoperative use of propranolol on postoperative outcome in patients with tetralogy of Fallot. Am J Cardiol, 2008, 101: 693–695.

［7］Tanaka K, Kitahata H, Kawahito S, et al. Phenylephrine increases pulmonary blood flow in children with tetralogy of Fallot. Can J Anaesth, 2003, 50: 926–929.

［8］Kanter K R, Kogon B E, Kirshbom P M, et al. Symptomatic neonatal tetralogy of Fallot: repair or shunt? Ann Thorac Surg, 2010, 89: 858–863.

［9］van Dongen E I, Glansdorp A G, Mildner R J, et al. The in fluence of perioperative factors on outcomes in children aged less than 18 months after repair of tetralogy of Fallot. J Thorac Cardiovasc Surg, 2003, 126: 703–710.

［10］Hirsch J C, Mosca R S, Bove E L. Complete repair of tetralogy of Fallot in the neonate: results in the modern era. Ann Surg, 2000, 232: 508–514.

［11］Korbmacher B, Heusch A, Sunderdiek U, et al. Evidence for palliative enlargement of the right ventricular out flow tract in severe tetralogy of Fallot. Eur J Cardiothorac Surg, 2005, 27: 945–948.

［12］Seipelt R G, Vazquez-Jimenez J F, Sachweh J S, et al. Antegrade palliation for diminutive pulmonary arteries in tetralogy of Fallot. Eur J Cardiothorac Surg, 2002, 21: 721–724; discussion 724.

［13］Cumming G R, Carr W. Relief of dyspnoeic attacks in Fallot's tetralogy with propanolol. Lancet, 1966, 1: 519–522.

［14］Karl T R, Sano S, Pornviliwan S, et al. Tetralogy of Fallot: favorable outcome of nonneonatal transatrial, transpulmonary repair. Ann Thorac Surg, 1992, 54: 903–907.

［15］Stewart R D, Backer C L, Young L, et al. Tetralogy of Fallot: results of a pulmonary valve-sparing strategy. Ann Thorac Surg, 2005, 80: 1431–1438; discussion 1438–1439.

［16］Derby C D, Pizarro C. Routine primary repair of tetralogy of Fallot in the neonate. Expert Rev Cardiovasc Ther, 2005, 3: 857–863.

［17］Kolcz J, Pizarro C. Neonatal repair of tetralogy of Fallot results in improved pulmonary artery development without increased need for reintervention. Eur J Cardiothorac Surg, 2005, 28: 394–399.

［18］Parry A J, McElhinney D B, Kung G C, et al. Elective primary repair of acyanotic tetralogy of Fallot in early infancy: overall outcome and impact on the pulmonary valve. J Am Coll Cardiol, 2000, 36: 2279–2283.

［19］Reddy V M, Liddicoat J R, McElhinney D B, et al. Routine primary repair of tetralogy of Fallot in neonates and infants less than three months of age. Ann Thorac Surg, 1995, 60 (6 Suppl): S592–S596.

［20］Tamesberger M I, Lechner E, Mair R, et al. Early primary repair of tetralogy of Fallot in neonates and infants less than four months of age. Ann Thorac Surg, 2008, 86: 1928–1935.

［21］Gatzoulis M A, Balaji S, Webber S A, et al. Risk factors for arrhythmia and sudden cardiac death late after repair of tetralogy of Fallot: a multicentre study. Lancet, 2000, 356: 975–981.

［22］Friedli B.［Arrhythmia after surgery for congenital cardiopathies. What studies? What treatment?］Arch Mal Coeur Vaiss, 1996, 89: 351–357.

[23] Pigula F A, Khalil P N, Mayer J E, et al. Repair of tetralogy of Fallot in neonates and young infants. Circulation, 1999, 100 (19 Suppl): II157–II161.

[24] Discigil B, Dearani J A, Puga F J, et al. Late pulmonary valve replacement after repair of tetralogy of Fallot. J Thorac Cardiovasc Surg, 2001, 121: 344–351.

[25] Eyskens B, Reybrouck T, Bogaert J, et al. Homograft insertion for pulmonary regurgitation after repair of tetralogy of Fallot improves cardiorespiratory exercise performance. Am J Cardiol, 2000, 85: 221–225.

[26] Warner K G, O'Brien P K, Rhodes J, et al. Expanding the indications for pulmonary valve replacement after repair of tetralogy of Fallot. Ann Thorac Surg, 2003, 76: 1066–1071; discussion 1071–1072.

三、室间隔完整型肺动脉闭锁

概述

室间隔完整型肺动脉闭锁（pulmonary atresia with intact ventricular septum，PA/IVS）是一种动脉导管依赖的先天性心脏畸形[1,2]，包括肺动脉瓣闭锁，不同程度的右室和三尖瓣发育不良以及冠状动脉循环异常。本症是少见的发绀型先天性心脏病，其发病率占先天性心脏病的1%～3%，未经治疗患儿50%于出生1个月内、85%于6个月内死亡，因此本症是新生儿期严重危及生命的疾病，少数患儿虽能长期生存至20岁左右，但必须有较粗大的异常体动脉与肺动脉交通，往往引起肺动脉梗阻性疾病，而失去纠治机会[1-4]。

病因

PA/IVS病因未明[1,2]。Kutsche等[5]推测该畸形发生于心脏分隔后的胚胎发育的相对晚期，在胚胎心脏分隔后早期的肺动脉瓣闭锁会导致完全发育不全的肺动脉瓣、较小的右心室和广泛的右心室-冠状动脉交通，而发生于妊娠后期的肺动脉瓣闭锁将产生无异常冠状动脉交通的发育较大右心室和具有三个发育良好的乏氏窦、三界限清楚但完全融合的肺动脉瓣。他们甚至还认为病因可能是出生前的炎症造成，但是胎儿和新生儿组织病理学检查却未发现炎症痕迹。在多数病例，肺动脉干发育良好且伴有动脉导管，此发现提示在胎内的某些阶段右心室存在前向性血流，胎儿超声心动图亦发现在发生肺动脉瓣闭锁的新生儿中在胎儿期有跨肺动脉瓣的前向性血流。提示血流动力学的改变可能是肺动脉瓣闭锁初始原因，在胚胎发育早期由于三尖瓣、卵圆孔和动脉导管等的一些改变而引起的左心容量负荷增加可导致左向右的导管血流，造成右心射血减少，结果在发育进程中肺动脉瓣叶渐融合，形成肺动脉瓣闭锁；其他学者亦提出了肺动脉瓣闭锁畸形的基因异常学说[1,2]。

发病机制

PA/IVS患儿出生后其肺血流量和动脉血氧饱和度完全根据动脉导管的直径大小而决定[1-5]。血流进入无出路的右心室后可自三尖瓣反流入右心房，或在心肌收缩时通过心肌窦状间隙、交通支而进入冠状循环。动脉导管在出生后收缩或功能性关闭造成肺血不足，低氧血症加重和代谢性酸中毒，甚至死亡，因此动脉导管保持开放是患儿能生存的生命线。

心房水平右向左分流的减少（仅为小的未闭卵圆孔），右心房高压可产生体静脉淤血，体循环低心排血量症状，若卵圆孔未闭或房间隔缺损的存在，血流由右房进入左房，增加左心排血量。左房可肥厚，左室大多正常。由于右室高压，室间隔凸向左室，有时出现功能性主动脉瓣下狭窄的左心低心排血量[1,2]。

绝大多数病例，由于右室压力的提高和瓣叶、腱索及乳头肌的解剖畸形，往往伴有中到重度的三尖瓣反流。在瓣叶缺如或伴随三尖瓣下移畸形时三尖瓣反流极重[3,4]。

临床表现

多数患儿为足月产，出生后不久出现进行性发绀，常伴有心动过速和呼吸急促，听诊心脏杂音变化较多，此与动脉导管的血流和三尖瓣反流量的大小有关，可闻及动脉导管的收缩期杂音，第一、第二心音单一；根据不同严重程度，在胸骨左缘可闻及三尖瓣反流的全收缩期杂音。心电图表现为右室大。X线胸片显示右房大、肺野缺血。对这些高危患儿应紧急作二维超声检查、左右心室测压及心血管造影以明确诊断[1-4]。

诊断

根据临床表现，心电图、胸片以及超声心动图和心导管检查和心血管造影，可以完全明确诊断[1,2]。在诊断中应明确动脉导管的粗细、左右心室压力、未闭卵圆孔或房间隔缺损大小、三尖瓣瓣环直径及瓣膜形态、开口大小、反流程度、右室腔容量、右室三部分发育情况[5-10]、右室心肌窦状间隙及其与左右冠状动脉交通支部位、冠状动脉分布和有无狭窄等[11,12]，其中评价右心室发育不良的三尖瓣Z值和是否存在右心室依赖的冠状动脉循环（RVDCC）指标[5-12]，对手术者最为重要。根据三尖瓣Z值可以作为评价右心室发育不良和手术选择的依据（表44-5）[7]。

表44-5　室间隔完整型肺动脉闭锁的个体化手术方案

右心室发育程度	三尖瓣Z值	初期手术	终期手术
轻度	>-2	瓣膜切开或跨瓣补片或加体肺分流（0～2个月）或加腔肺分流（≥3个月）	双心室修补或1.5心室修补
中度	-4～-2	跨瓣补片或瓣膜切开或加体肺分流（0～2个月）或加腔肺分流（≥3个月）	双心室修补或1.5心室修补
重度	<-4 RVDCC	体肺分流或BCPC（≥3个月）或Fontan手术	单心室修补

鉴别诊断

新生儿PA/IVS的鉴别诊断包括新生儿的伴室间隔缺损的肺动脉闭锁、三尖瓣闭锁、完全性大动脉错位、完全性肺静脉异位引流等新生儿期出现的发绀型先天性心脏病。一般根据超声心动图就能完全鉴别[1,2]。

治疗

◆ 手术治疗原则

保证肺动脉血流的适宜供应，改善低氧血症和纠正代谢性酸中毒以维持生存；同时作右室减压术，促使右室发育，为以后二期根治术创造条件[13-25]。

◆ 手术前准备

疑及PA/IVS新生儿应紧急作二维超声和心血管造影以明确诊断，并立即静脉滴注前列腺素E_1（PGE_1）剂量为0～20 ng/（kg·min），以保持动脉导管的开放，改善低氧血症，纠正代谢性酸中毒[1,2]。术前有严重代谢性酸中毒者用4%～5%的碳酸氢钠滴注纠正。输注PGE，头1～2小时SaO_2易达75%～85%；当SaO_2>85%说明有过度的体-肺分流。呼吸急促，用FiO_2 0.4吸入或呼吸机支持。患儿的未闭卵圆孔较小宜行心导管检查的同时作房间隔球囊扩开术，提高左心排血量。在上述处理的同时与心外科医师取得联系并尽早手术[1,2]。

◆ 初期手术

初期手术的目的是[1,2]：① 提供足够有效的肺血流，保证患儿生存；② 对右心室减压，促进右心室和三尖瓣生长，提高患儿双心室修补机会。需要根据患儿右心室结构和功能特点个体化选择初期手术方法[13-25]。手术方法包括：① 改良Blalock-Taussig分流术或其他体肺动脉分流术（图44-35）[1]；② 肺动脉瓣膜切开术（图44-36）[2]；③ 右室流出道跨瓣补片术（图44-35）[1]。

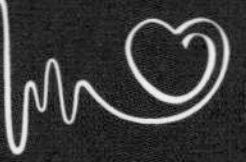

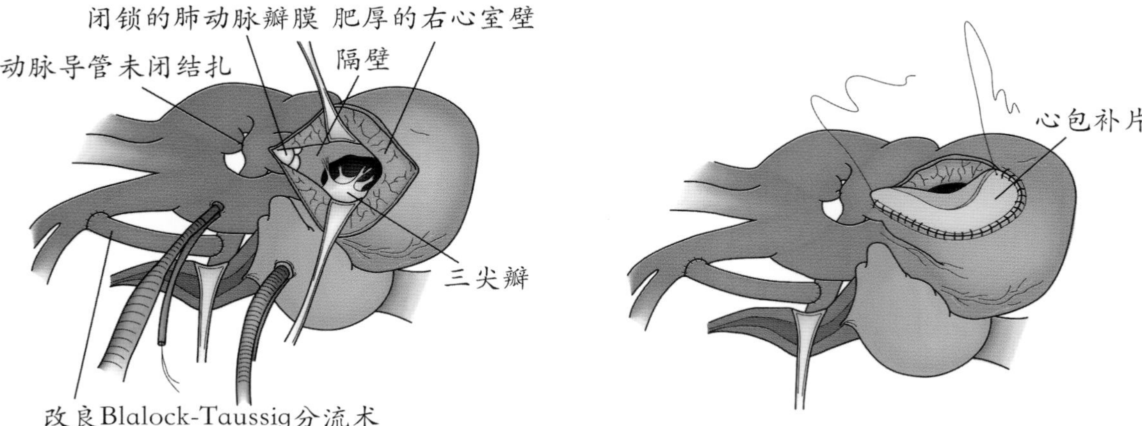

图44-35 Blalock-Taussig分流+右室流出道跨瓣补片术

引自：Jonas R A. Comprehensive Surgical Management of Congenital Heart Disease. 2th ed. Boca Raton, FL: CRC press, Taylor & Francis Group, 2014.

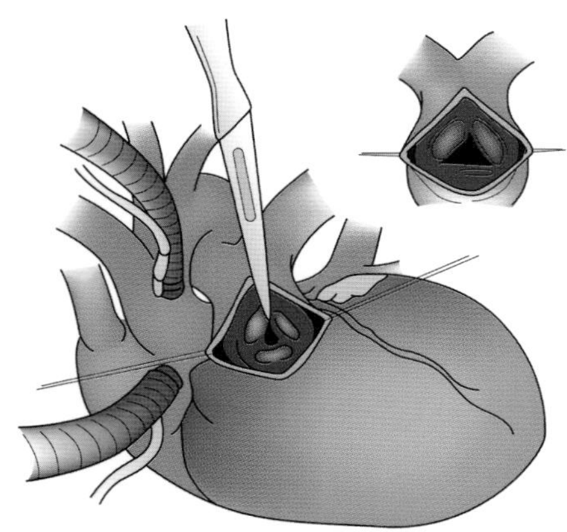

图44-36 肺动脉瓣膜切开术

引自：Mavroudis C, Backer C L. Pediatric Cardiac Surgery. 4th. Oxford: Wiley-Blackwell, 2013.

终期手术

PA/IVS患儿在初期手术后，都需要定期随访，几乎所有存活患儿至少需要一次以上的再次手术才能完成终期手术的目的[13-25]。由于PA/IVS患儿病理变化的差异、初期手术的不同以及初期手术后右心室发育的不一，患儿终期手术可以有三种手术方式选择：① 单心室修补：即Fontan手术（图44-37）[1]；② 双心室修补：右室流出道梗阻完全解除，所有心内和心外的分流关闭[23-25]；③ 1.5心室修补（图44-38）[1,21,22]：右心室与肺动脉连续存在，下腔经脉

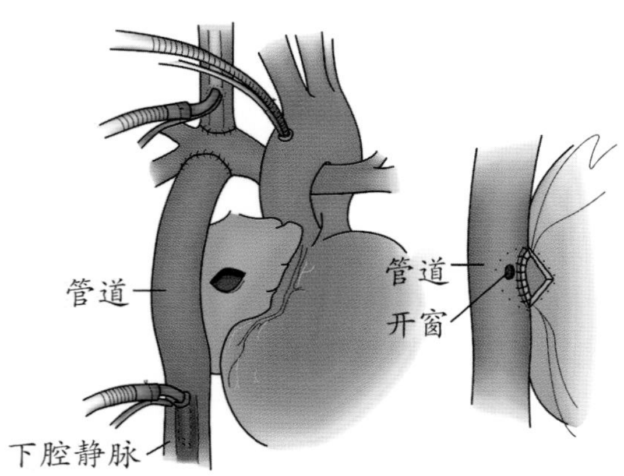

图44-37 开窗心外管道Fontan术

引自：Jonas R A. Comprehensive Surgical Management of Congenital Heart Disease. 2th ed. Boca Raton, FL: CRC press, Taylor & Francis Group, 2014.

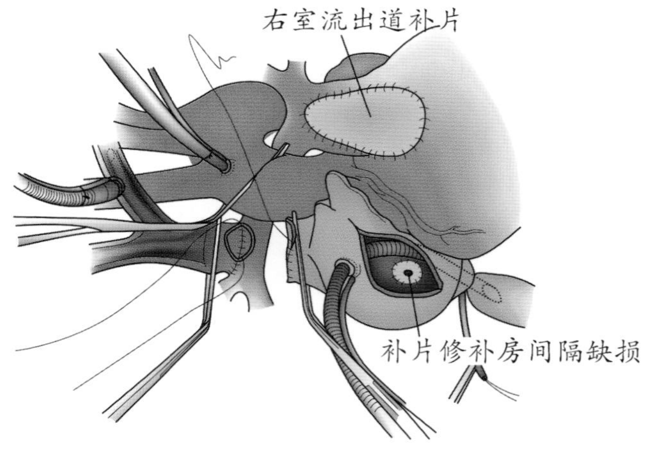

图44-38 心室修补术

引自：Jonas R A. Comprehensive Surgical Management of Congenital Heart Disease. 2th ed. Boca Raton, FL: CRC press, Taylor & Francis Group, 2014.

通过右心室供应肺循环，上腔静脉与肺动脉通过腔肺吻合供应肺循环。

◆ 术后监护

由于PA/IVS大多在新生儿、小婴儿期，需行急症的右室流出道-肺动脉干扩大补片和体肺分流手术，术后右室顺应性差，手术创伤大，因此患儿术后均需心肺辅助治疗，诸如多巴胺等正性肌力药物、呼吸机支持、镇静和保暖。体肺分流过多时，出现低心排血量症状，包括少尿、代谢性酸中毒和体动脉压差增宽；低心排血量另一个常见原因是冠状动脉供血不足，如存在RVDCC，右心室减压手术可导致严重的心肌缺血死亡。体肺分流较小时，可出现肺血不足低氧血症，或可继续保持动脉导管开放，或重新考虑建立新的体肺分流，术后需常规抗凝以保持管道通畅[1,2]。

预后

PA/IVS的右心及其附件发育程度不一，手术后生存率高低相差较大，近年来手术治疗有进步但不理想[1,2]。Boston儿童医院报道20世纪70年代PA/IVS的1年手术生存率为45%，20世纪80年代为82%，而20世纪90年代虽用各种方案治疗PA/IVS，其术后1个月的手术生存率为77%，4年生存率为58%。2004年Ashburn等报道了最新CHSS（1987—1997年）包括33单位408例新生儿PA/IVS病例手术结果，总的生存率1个月为77%，6个月70%，5年为60%，15年为58%，15年中患儿的最终状态包括：双心室修补33%，Fontan手术20%，1.5心室修补5%，心脏移植2%；终期手术前死亡38%，活着但没有进行终期手术者2%。结果的差异主要和患儿的右心室发育程度、冠状动脉循环变异程度、低出生体重以及三尖瓣反流有关，当前85%的新生儿可以达到终期手术点，估计50%的患儿能进行双心室修补。

上海交通大学医学院附属上海儿童医学中报道个体化手术结果[7]，1997—2005年外科治疗PA/IVS病例52例，其中RVDCC 6例，均进行单心室修补；非RVDCC 46例患儿，右心室重度发育不良（Z值<-4）者13例，进行单心室修补，右心室中度发育不良（Z值-2 ～-4）者27例，其中0 ～ 2个月婴儿、被认为右心室具有生长潜能者14例，先进行右心室减压手术（加体肺分流术）促使右心室发育，然后根据右心室发育情况，二期选择11/2心室修补或双心室修补，而其余≥3个月以上的患儿、被认为右心室不再具有生长潜能者13例，直接进行11/2心室修补，右心室轻度发育不良（Z值>-2）6例均直接进行双心室修补。结果RVDCC组初期手术死亡1例；非RVDCC组初期手术死亡6例，死亡率13.5%；二期手术9例，无死亡。获得终期手术患儿28例，占53.8%，其中Fontan手术5例，1.5心室修补16例，双心室修补7例。随访6个月至9年，随访到24例，死亡3例。

小结

新生儿PA/IVS是新生儿期危重先天性心脏病之一。由于患儿个体间解剖变异很大，手术后血流动力学变化快而且较难调节和控制，为手术方式选择和术后处理带来极大的挑战和困难。因此做好个体化的手术设计和术后临床密切血流动力学观察和及时调整是提高新生儿PA/IVS近远期生存率的重要方法。

（祝忠群）

参·考·文·献

[1] Jonas R A. Pulmonary atresia with intact ventricular septum. In: Jonas, eds. Compprehensive surgical management of congenital heart disease. 2th ed. Boca Raton, FL: CRC press, Taylor & Francis Group, 2014: 605-618.

[2] Karamichalis J M, Darst J R, Mitchell M B, et al. Isolated Right Ventricular Outflow Tract Obstruction In: Mavroudis C, Backer CL. Pediatric Cardiac Surgery. 4th ed. Oxford: Wiley-Blackwell, 2013: 385-409.

[3] Daubeney P F E, Wang D, Delany D J, et al. Pulmonary atresia with intact ventricular septum: Predictors of early and medium-term outcome in a population-based study. J Thorac Cardiovasc Surg, 2005, 130: 1071–1078.

[4] Ashburn M D, Blackstone E H, Wells W J, et al. Determinants of mortality and type of repair in neonates with pulmonary atresia and intact ventricular septum. J Thorac Cardiovasc Surg, 2004, 127: 1000–1008.

[5] Kutsche L M, Van Mierop L H S. pulmonary atresia with and without ventricular septal defect: a different etiology and pathogenesis for the atresia in the 2 types? Am J Cardiol, 1983, 15: 932–935.

[6] Rowlatt J F, Rimoldi M J A, Lev M. The quantitative anatomy of the normal child's heart. Pediatr Clin North Am, 1963, 10: 499–588.

[7] 祝忠群，刘锦纷，苏肇伉，等．室间隔完整型肺动脉闭锁的个体化手术治疗．中华医学杂志，2008，88：738–741.

[8] de Leval M R, Bull C, Hopkins R, et al. Decision making in the definitive repair of the heart with a small right ventricle. Circulation, 1985, 72 (Suppl II) : 52–60.

[9] Bull C, Kostelka M, Sorensen K, et al. Outcome measures for the neonatal management of pulmonary atresia with intact ventricular septum. J Thorac Cardiovasc Surg, 1994, 107: 359–366.

[10] Giglia T M, Jenkins K J, Matitiau A, et al. Influence of right heart size on outcome in pulmonary atresia with intact ventricular septum. Circulation, 1993, 88: 2248–2256.

[11] Gentles T L, Colan S D, Giglia T M, et al. Right ventricular decompression and left ventricular function in pulmonary atresia with intact ventricular septum: the influence of less extensive coronary anomalies. Circulation, 1993, 88: 183–188.

[12] Giglia T M, Mandell V S, Connor A R, et al. Diagnosis and management of right ventricle-dependent coronary circulation in pulmonary atresia with intact ventricular septum. Circulation, 1992, 86: 1516–1528.

[13] Gittenberger-de Groota A C, Tennstedtb C, Chaoui R, et al. Ventriculo coronary arterial communicationsž VCAC/and myocardial sinusoids in hearts with pulmonary atresia with intact ventricular septum: two different diseases. Progress in Pediatric Cardiology, 2001, 13: 157–164.

[14] Daubeney P E F, Delany D J, Anderson, R H, et al. Pulmonary Atresia With Intact Ventricular Septum: Range of Morphology in a Population-Based Study. J Am Coll Cardiol, 2002, 39: 1670–1679.

[15] Sauera U, Gittenberger-de Groot A C, Heimisch W, et al. Right ventricle to coronary artery connections (fistulae) in pulmonary atresia with intact ventricular septum: Clinical and histopathological correlations. Progress in Pediatric Cardiology, 2006, 22: 187–204.

[16] Hanley F L, Sade R M, Blackstone E H, et al. Outcomes in neonatal pulmonary atresia with intact ventricular septum. A multiinstitutional study. J Thorac Cardiovasc Surg, 1993, 105: 406–427.

[17] Odim J, Laks H, Plunkett M D, et al. Successful Management of Patients With Pulmonary Atresia With Intact Ventricular Septum: Using a Three Tier Grading System for Right Ventricular Hypoplasia. Ann Thorac Surg, 2006, 81: 678–684.

[18] Najm H K, Williams W G, Coles J G, et al. Pulmonary atresia with intact ventricular septum: results of the Fontan procedure. Ann Thorac Surg, 1997, 63: 669–675.

[19] Mair D D, Julsrud P R, Puga F J, et al. The Fontan procedure for pulmonary atresia with intact ventricular septum: operative and late results. J Am Coll Cardiol, 1997, 29: 1359–1364.

[20] Laks H, Gates R N, Grant P W. Aortic to Right Ventricular Shunt for Pulmonary Atresia and Intact Ventricular Septum. Ann Thorac Surg, 1995, 59: 342–347.

[21] Miyaji K, Shimada M, Sekiguchi, A, et al. Pulmonary Atresia With Intact Ventricular Septum: Long-Term Results of "One and a Half Ventricular Repair" . Ann Thorac Surg, 1995, 60: 1762–1764.

[22] Kreutzer C, Mayorquim R C, Kreutzer G O A, et al. Experience with one and a half ventricle repair. J Thorac Cardiovasc Surg, 1999, 117: 662–668.

[23] Sano S, Ishino K, Kawada M, et al. Staged Biventricular Repair of Pulmonary Atresia or Stenosis With Intact Ventricular Septum. Ann Thorac Surg, 2000, 70: 1501–1506.

[24] Rychik J, Levy H, Gaynor J W, et al. Outcome after operations for pulmonary atresia with intact ventricular septum. J Thorac Cardiovasc Surg, 1998, 116: 924–931.

[25] Jahangiri M, Zurakowski D, Bichell D, et al. Improved results with selective management in pulmonary atresia with intact ventricular septum. J Thorac Cardiovasc Surg, 1999, 118: 1046–1052.

第十二节 右室双出口

概述

右室双出口（double-outletofrightventricle，DORV），即右心室双出口，其发病率较低，约为0.009%，占先天性心脏病的1.5%。右室双出口经典定义[1]为：① 主动脉和肺动脉都起始于形态右心室；② 两个大动脉瓣之间有圆锥结构，半月瓣和房室瓣纤维连续中断，被肌性圆锥分隔；③ 室间隔缺损为左心室的唯一出口。病理学家诊断关注于半月瓣和房室瓣之间有无纤维连接，但由于超声及影像学诊断不能准确诊断，而且有无纤维联结对于外科手术方案选择亦无影响，显得不太重要。目前也有研究发现双侧圆锥也不一定为右室双出口共有的表现。对于右室双出口定义，目前共识为：一根大动脉完全起源于右心室，另一大动脉50%以上也起源于该心室，称为“右室双出口”。

该疾病涵盖的范围较广，根据室间隔缺损位置、肺动脉狭窄等右室双出口可从伴主动脉骑跨的室间隔缺损到法洛氏四联症，大动脉转位以及Taussig-Bing畸形，手术方案可以从单纯的内隧道室缺修补到大动脉调转手术，甚至需行单心室纠治术。1957年Kirlin首次对法洛四联症型的右室双出口进行手术治疗，随着手术技术的进步与发展，REV、Rastelli、Nikaidoh等手术方案陆续被应用到治疗中来。

发病机制

右室双出口病因目前还未明确，Obler[2]对于149例右室双出口进行染色体及基因研究发现，其中有61例伴有畸形，主要畸形有13号和18号染色体三体和22q11缺失，也有文章显示[3]*ZFPM2*/*FOG2*基因突变可能与右室双出口发生有关。

右室双出口和法洛四联症及大动脉转位一样，同属于圆锥动脉干发育畸形。圆锥动脉干形成主动脉和肺动脉，圆锥部形成主动脉瓣和肺动脉瓣下圆锥结构。在胚胎初期可以理解为两个大动脉均起自右心室，随着左右心室互相靠拢移动，主动脉瓣下圆锥的吸收以及肺动脉瓣下圆锥充分发育将肺动脉瓣口推向右前，并与右心室相连而同时将主动脉瓣口向左后下方推移，使其和二尖瓣相连与左心室沟通。如果圆锥动脉干向中线移动不充分，主动脉瓣下圆锥吸收不充分，肺动脉瓣下圆锥发育不充分则两个大动脉就可能保持在原始状态共同与右心室相连形成右室双出口。Van Praagh[4]的圆锥发育不良理论假设认为，右室双出口是法洛四联症和大动脉转位的一个中间形态。

解剖分型

“分段命名法”：Van Praagh按照心房、心室和大动脉的关系命名。心房位置用心房正位（situs solitus）和心房反位（situs inversus）表示，心房正位指右心房在右，左心房在左，心房反位指右心房在左，左心房在右。心室位置用心室袢的方向表示，心室右袢（D-loop）指右心室在右，左心室在左，心室左袢（L-loop）指右心室在左，左心室在右，心室袢方向不定（X-loop）指左、右心室之间无肯定的左右关系。大动脉之间用右转位（D-transposition）和左转位（L-transposition）来表示，主动脉在右侧或右前方（dextro-position）用“D”表示，在肺动脉左侧或左前方（levo-position）用“L”表示。临床上最多见的类型为SDD，即心房正位、心室右袢（右心室位于右侧）、主动脉位于右侧或右前方。

◆ 室间隔缺损

绝大多数右室双出口均伴有室间隔缺损，Lev[5]将右室双出口的室间隔缺损分为4种类型：① 主动脉下室间隔缺损；② 肺动脉下室间隔缺损；③ 双动脉下室间隔缺损；④ 远离大动脉型室间隔缺损。室间隔缺损位置以及右室流出道和肺动脉狭窄程度决定了患儿手术方案。

1. 主动脉下VSD，伴有或不伴漏斗部和肺动脉狭窄

为右室双出口最常见的室间隔缺损类型（图44-39），室间隔缺损直接在主动脉瓣下或主动脉圆锥下方，当主动脉和二尖瓣存在纤维连续，主动脉下没有圆锥时，主动脉左冠瓣或者二尖瓣前瓣实际上形成了VSD后上方的边界。有的VSD位于膜部周围或在三尖瓣隔瓣与前瓣交界区域，主动脉瓣和肺动脉瓣通常可在同一水平，如果存在双圆锥结构，圆锥结构可将两个半月瓣和两个房室瓣分别隔开，有接近50%的病例两个大血管位置关系是侧侧位，另外房室连接一致，主动脉在肺动脉右侧或右前方较为多见。在一系列尸检中，77%的DORV合并主动脉下VSD的患儿有双侧圆锥，23%的仅有肺动脉下圆锥。根据上海交通大学医学院附属上海儿童医学中心的资料统计，109例DORV病例中，69例（63.3%，69/109）VSD在主动脉下，其中伴有漏斗部和肺动脉狭窄的为41例（59.4%，41/69）[6]。

2. 肺动脉下VSD，伴有或不伴漏斗部和肺动脉狭窄

这类VSD通常是非限制性的，存在肺动脉下圆锥时，VSD与肺动脉瓣相隔距离有不同变化，圆锥构成了VSD的上缘。如果存在肺动脉和二尖瓣连续，无肺动脉下圆锥，肺动脉不同程度骑跨在VSD上并形成了VSD的上缘。上海交通大学医学院附属上海儿童医学中心的资料统计[7]，109例DORV病例中，VSD位于肺动脉下15例（13.7%，15/109），其中伴漏斗部和肺动脉狭窄5例（图44-40）。

典型的Taussig-Bing畸形应该包括心房正位，心室右袢，主动脉下和肺动脉下圆锥均将主动脉瓣和肺动脉瓣与房室瓣分开。两个半月瓣并列在相同高度。大血管位置为侧侧位。主动脉完全起于右室，而肺动脉瓣骑跨于室间隔，VSD为肺动脉下，无肺动脉狭窄。另外肥大的漏斗隔和壁束引起主动脉下不同程度的梗阻，这可能是Taussig-Bing畸形常合并主动脉缩窄的一个原因。

3. 双动脉下VSD

VSD位置偏上，一般在室上嵴上方，VSD通常较大，主动脉开口和肺动脉开口并列，主动脉稍位于前方。因为存在双侧圆锥发育不全合并漏斗隔发育不全或缺如，半月瓣形成了这种典型的大型VSD上缘，隔束形成了VSD的前，下和后缘。两根大动脉形成VSD上缘，并不同程度的骑跨在室间隔上，常很难鉴别大动脉到底主要起自哪一个心室。由于这个原因，Brandt等将这种DORV称为双心室双出口（图44-41）。

4. 远离两大动脉VSD

Lacour-Gayet对远离两大动脉VSD的定义是：

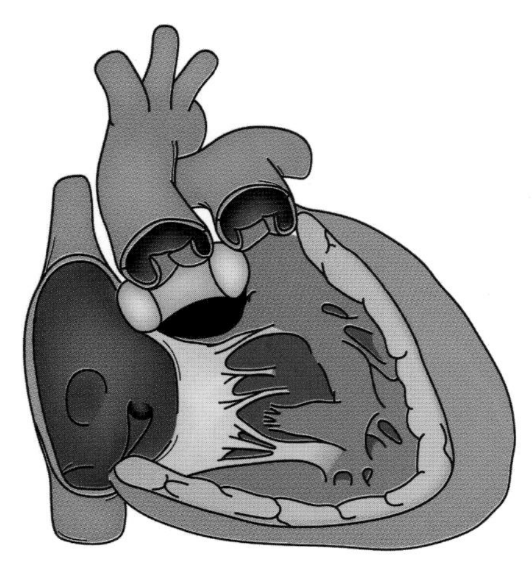

图44-39 右室双出口、主动脉瓣下室间隔缺损

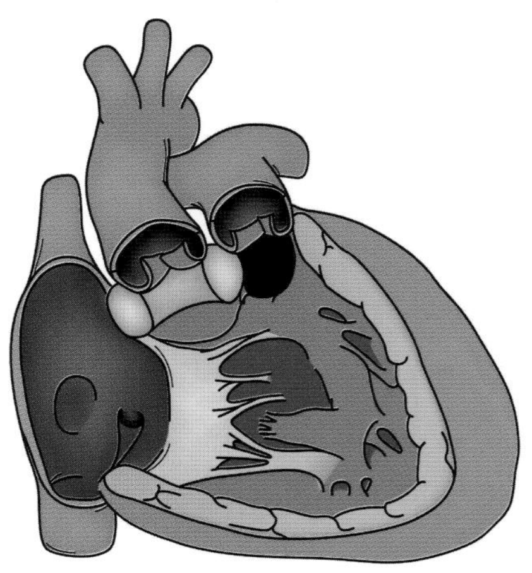

图44-40 右室双出口、肺动脉下室间隔缺损（Taussig-Bing畸形）

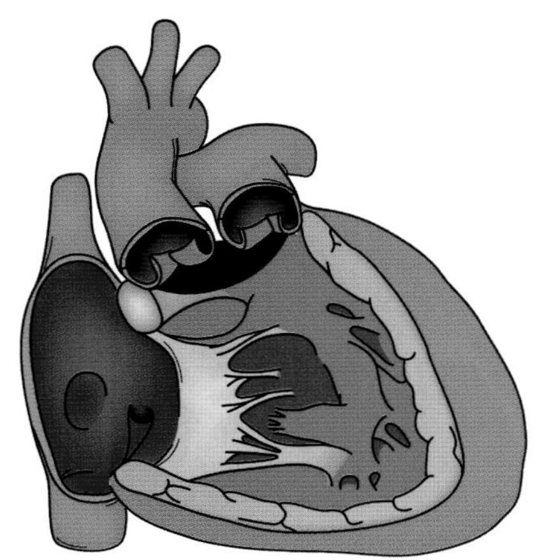

图44-41 右室双出口、双动脉下室间隔缺损

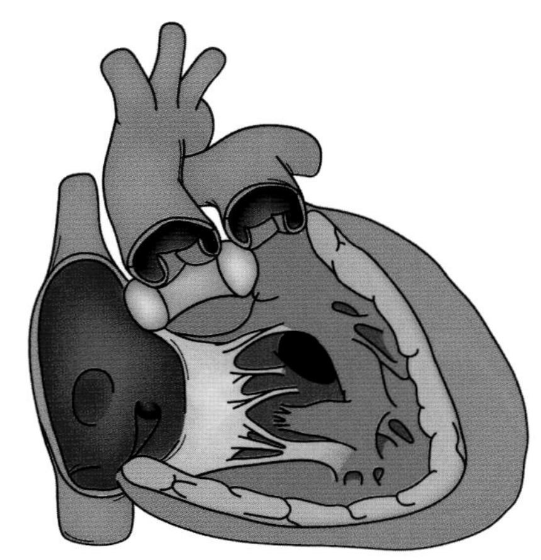

图44-42 右室双出口、远离大动脉室间隔缺损

VSD位于圆锥之下，与两大动脉开口无关，VSD与两个大动脉开口的距离大于主动脉直径，有双圆锥结构，主肺动脉均完全从右心室发出。VSD解剖位置主要在膜周部向流入道延伸、房室通道型、小梁部向流入道延伸等。VSD虽然远离大动脉开口，但双圆锥结构使主动脉开口高于肺动脉，因而VSD与肺动脉距离相对较短。从外科角度而言，VSD与肺动脉开口之间更容易建立心内隧道。根据上海交通大学医学院附属儿童医学中心的统计资料，这类解剖畸形约占DORV的18.3%（20/109）（图44-42）。

◆ 大动脉关系

DORV的大动脉，互相之间存在三种位置关系。多数病例大动脉位置正常，主动脉干在肺动脉干右后方，大动脉在其离开心脏时相互旋绕。第二种位置关系是主动脉在肺动脉右侧，但两根大动脉相互平行并置（无旋绕），虽然有一定程度的前后位置变化，但主要是呈侧侧位。第三种位置关系最少见，呈现主动脉在肺动脉左前位（左侧异位）。以前认为VSD和大动脉的关系一定程度上可根据大动脉相互位置关系来预测，后来Kirklin等推翻了这一观点。表44-6显示上海交通大学医学院附属上海儿童医学中心[7]109例DORV各种大血管位置关系和VSD的分布。

表44-6 109例DORV各种大血管位置关系和VSD的位置

主肺动脉位置关系	VSD的位置			
	主动脉下（%）	肺动脉下（%）	双动脉下（%）	远离大动脉（%）
前后位	0	6	1	2
侧侧位	35	6	6	11
主动脉右袢	30	2	0	2
主动脉左袢	1	1	1	5

除了室间隔缺损分类外，右室流出道梗阻情况、冠状动脉走行、三尖瓣和肺动脉瓣之间的距离、圆锥隔发育程度等都影响手术方式选择。其中右室流出道梗阻较为常见，占右室双出口的55% ～ 75%，右室双出口四种室间隔缺损类型都可能合并右室流出道梗阻。见于主动脉下和双动脉下室间隔缺损的右室双出口。心室内修补时必须解除此梗阻，狭窄轻的可离断切除肥厚肌束，若梗阻严重，可行补片扩大。

病理生理

右室双出口的病理生理与其病理类型有关，在非限制性室间隔缺损患儿中，若无肺动脉及右室流出道狭窄，可能出现充血性心力衰竭，早期出现肺血管病变；若右室流出道或者肺动脉瓣狭窄严重，患儿可能出现严重青紫，若右室漏斗部狭窄明显，可能出现类似法洛四联症的缺氧发作。若为限制性室间隔缺损，会引起左心室经过室间隔缺损的血流受限，引起左房左室及肺静脉淤血，压力增高。在Taussig-

Bing畸形中，高度氧合的左心室血流由失状位漏斗（圆锥）隔引导，优先流入肺动脉，相对氧合差的右心室血流进入主动脉，这些Taussig–Bing患儿的病理情况类似于合并VSD的TGA，在婴儿早期就表现出发绀和充血性心力衰竭。

临床表现及诊断

◆ 临床表现及体格检查

右室双出口患儿症状类型和出现时间取决于肺动脉狭窄程度，非限制性室间隔缺损类似于大型室间隔缺损，在早期出现肺充血，反复呼吸道感染、生长发育落后，可于早期胸骨左缘3～4肋间闻及3级以上收缩期杂音及震颤，肺动脉瓣区第二音亢进，待肺动脉压力逐渐上升后，可能导致肺血管病变，杂音减轻。对于右室流出道梗阻严重的患儿，出现类似法洛四联症的表现，出现发绀、发育落后、杵状指以及缺氧等，可闻及室间隔缺损杂音，以及右室流出道狭窄的杂音。Taussig–Bing患儿因其病理生理原因，可能早期出现青紫及充血性心力衰竭。

◆ 辅助检查

胸部X线（chest radiography）：右室流出道正位胸片和疾病种类有关。有肺动脉狭窄者，胸片与法洛四联症类似，表现为肺血少，心脏可轻度增大；无肺动脉狭窄患儿胸片类似于室间隔缺损，肺血增多、右室增大、肺动脉增粗。

心电图（electrocardiogram，ECG）：心电图表现也和右室双出口类型有关，往往显示电轴右偏、右房右室增大，如有肺动脉狭窄，电轴右偏较法洛四联症更严重，右房右室增大，有时表现为右束支传导阻滞及Ⅰ度房室传导阻滞。

超声心动图（echocardiography）：超声心动图是有效的检查方法。可显示大动脉始发位置、大血管骑跨程度，明确诊断右室双出口。同时可以提供其他相关信息，如室间隔缺损位置和大小、大动脉位置及相对粗细、有无肺动脉及漏斗部狭窄，及其严重程度、冠状动脉开口及走行、有无其他伴随症状等。

CT（computertomography，CT）和磁共振（magnetic resonance imaging，MRI）：这两种检查各有利弊[8]，可以清楚获取心脏、大动脉、侧支等影像。由于CT具有较高的分辨率、能快速获取多维图像便于重建等优势，有些中心推荐使用CT检查[9]，但需注意CT检查的辐射以及对肾脏功能的影响。MRI能在无辐射情况下提供心功能等数据而被认可，但由于检查前镇静要求较高，检查时间较长不能很好地被临床医师所接受。

心导管检查（cardiac catheterization）：心导管检查可测得较为完善的数据，可以明确有无肺血管阻力增高、测定各心腔压力、通过血氧饱和度计算分流量、右心室至肺动脉连续压力测定明确等数据。对于大动脉转位类型的右室双出口，还可以行房隔扩大，改善缺氧。但心导管为有创检查，存在一定辐射及并发症[10]，我们建议对于可能存在肺血管阻力增高或复杂畸形的患儿行导管检查。

◆ 诊断

右心室双出口诊断主要依靠心脏超声心动图、CT、MRI和心导管检查。因其类型较多，相互解剖关系决定其不同手术方式，明确术前诊断非常重要，包括大动脉位置、室间隔缺损位置、冠脉起源及走行、右室流出道及肺动脉有无狭窄等。目前随着科技的发展，3D打印技术在临床上的广泛引用，依托影像学资料，打印等比例心脏，有助于更直观了解右室双出口内部结构[11]，为手术提供参考。

治疗

右心室双出口是无法自愈的先天性心脏病，发现后手术治疗是目前共识，分歧在于何时进行手术治疗。Jonas[12]主张早期手术治疗，他认为除了法洛四联症型DORV可以在出生后3个月内手术纠治外，其余都应该在新生儿期实施手术。我们认为对于会导致肺动脉高压的DORV，在出生后3～6个月前手术纠治，对于伴有肺动脉狭窄的DORV，建议在1岁内手术，以改善缺氧症状。

因为右心室双出口涵盖范围较广，根据室间隔缺损位置、肺动脉狭窄等可以从室间隔缺损伴主动脉骑跨到法洛四联症，甚至大动脉转位及Taussig-Bing畸形，不同的手术适用于不同类型的右室双出口，以下介绍几种DORV相关的手术方法。

◆ 心内隧道修补术（intraventribular tunnel repair，IVR）

心内隧道修补术适用于主动脉下或双动脉下右室双出口，伴或不伴有肺动脉狭窄的类型，通过内隧道将左心室血流通过室间隔缺损顺利引入大部分开口于右室的主动脉中，若伴有右室流出道狭窄，可切断部分肥厚的隔、壁束，以及动脉下引起梗阻的圆锥，心包补片扩大右室流出道，使右室流出道血流能顺利进入肺动脉，完成畸形纠正。若肺动脉瓣发育不良，补片可以从右室流出道跨瓣扩大至主肺动脉。

右室双出口内隧道手术中三尖瓣和肺动脉瓣之间的距离，可以判断是否能行心内隧道手术，术后是否会出现左室流出道梗阻（图44-43）。通常认为当三尖瓣到肺动脉瓣的距离大于主动脉瓣口直径时，内隧道不会发生梗阻，若小于主动脉瓣口直径，无法行内隧道修补。

内隧道修补材料推荐经0.6%戊二醛固定过的自体心包或膨体聚四氟乙烯人造血管（Goretex）。自体心包补片有可塑性较强的优点，可应用人工血管做修补材料，利用其凸面向右心室，更容易塑成内隧道的形状。如果患儿为限制型室间隔缺损，或者圆锥隔较厚可能突入内隧道，需切除部分肥厚肌肉及圆锥隔，防止内隧道完成后形成左室流出道梗阻（图44-44，图44-45，图44-46）。

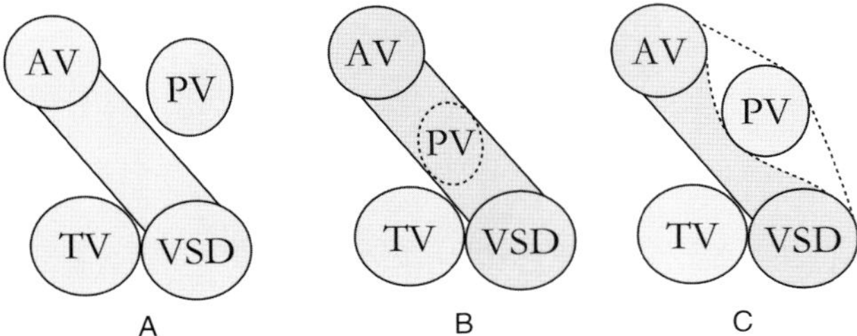

图44-43 三尖瓣和肺动脉瓣之间距离对于内隧道修补的影响
AV：主动脉瓣；VSD：室间隔缺损；PV：肺动脉瓣；TV：三尖瓣

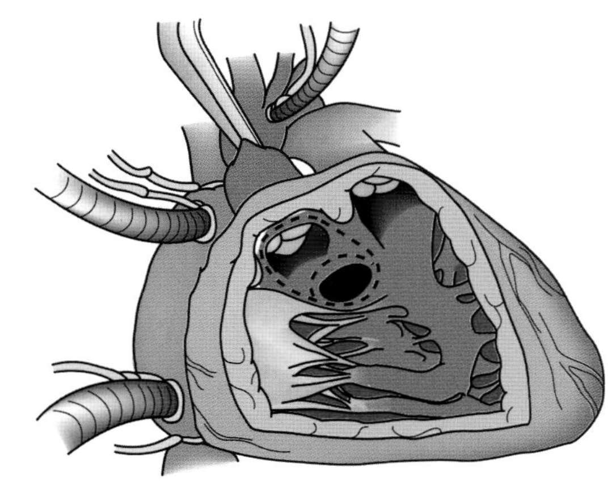

图44-44 右室双出口主动脉下室间隔缺损（限制型室间隔缺损）

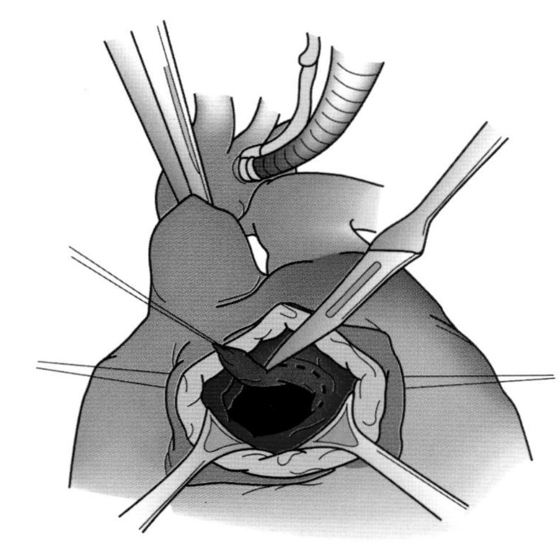

图44-45 扩大室间隔（切除部分肥厚肌肉、防止术后梗阻）

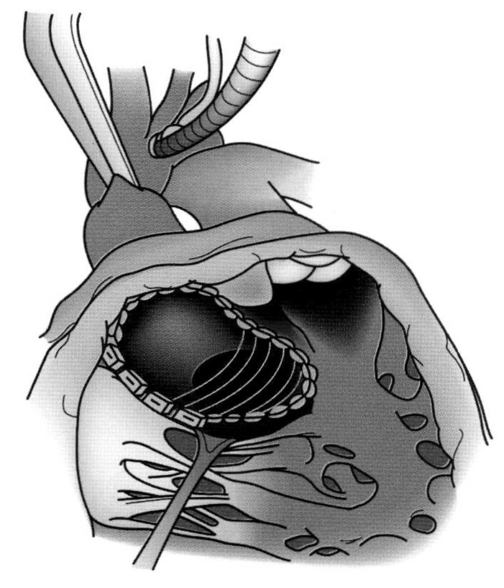

图44-46 心内隧道重建左室流出道

◆ Rastelli手术

Rastelli手术适用肺动脉瓣和三尖瓣距离小于主动脉直径的主动脉下或双动脉下右室双出口、肺动脉下室间隔缺损伴有肺动脉狭窄和远离大动脉室间隔缺损伴肺动脉狭窄患儿。手术过程为：① 用心包或人工补片将室间隔内血流引入主动脉，同时将原先肺动脉入口也隔入补片下方。② 离断肺总动脉，缝闭近心端。③ 用同种异体带瓣管道连接右心室和肺总动脉远心端。在行Rastelli手术时需注意大动脉下的圆锥，若圆锥可能导致术后流出道梗阻，需在室缺修补前切除。在右室流出道管道的应用上，带瓣牛颈静脉是不错的选择[13]。

◆ REV手术

REV手术为Rastelli手术的一个改良。该手术需充分游离肺动脉及其分支，离断主动脉，进行Lecompte换位，肺动脉换位至主动脉前方，右室流出道行直切口，用补片修补室间隔缺损，同时将主动脉和肺动脉置于室间隔左侧，缝闭肺动脉近心端，肺动脉远端后壁与右室切口吻合，前壁用心包补片扩大，使右室血流入肺循环（图44-47，图44-48）。

采用REV手术时需注意冠状动脉走行，若右室流出道有冠脉横过，无法行纵切口，需行Rastelli手术，换位前也需注意肺动脉是否会压迫右侧冠状动脉，避免肺动脉位于冠脉上方而使之受压。

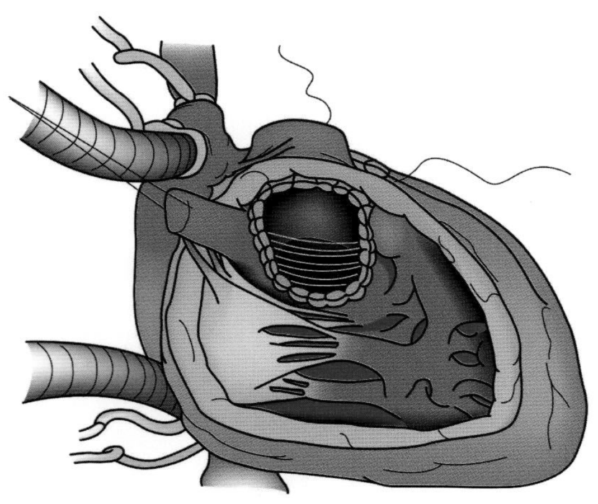

图44-47 内隧道补片将主动脉和肺动脉隔到左室，缝闭肺动脉近心端

◆ Nikaidoh手术

适用于少数DORV合并肺动脉下室间隔缺损，大动脉前后位伴肺动脉狭窄的患儿。手术将主动脉根部从其右心室发源部位切下，与Ross手术中切下肺动脉根部的方法类似，松解近端冠状动脉。紧靠肺动脉瓣交界上方横断肺总动脉，并切除肺动脉瓣。纵行劈开肺动脉根部的室间隔组织到VSD，打开肺动脉下区域。切除瓣下圆锥隔。主动脉根部向后换位，缝合到左心室流出道上，用补片关闭VSD，并缝合到换位的主动脉根部前缘上，重建左心室流出道。将离断的MPA远心端换至前方，并缝合在右心室流出道上，前壁用补片扩大右室流出道。

Nikaidoh手术主动脉与左室流出道连接不成角，降低了出现左室流出道梗阻的风险，但其缝合靠近主动脉，远期存在主动脉瓣反流风险。

◆ 大动脉调转手术（ASO手术）

适用于右室双出口伴肺动脉下室间隔缺损，无肺动脉狭窄（Taussig-Bing畸形），用补片将右心室血引导入肺动脉，使之成为完全性大动脉错位，再行大动脉调转手术，在通过肺动脉修补室间隔缺损

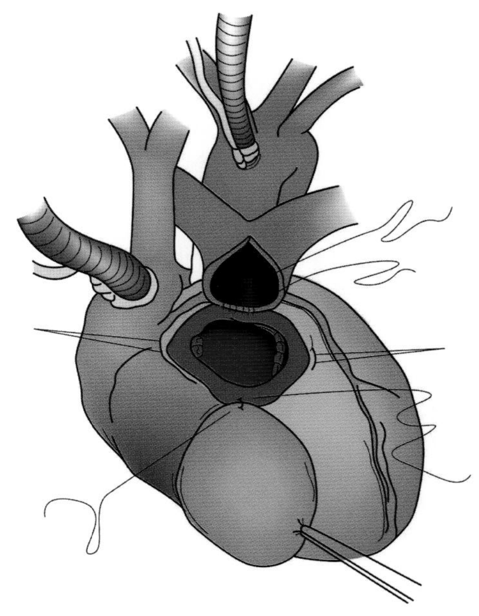

图44-48 Lecompte换位后，肺动脉在升主动脉前方，后壁与右室切口吻合

时注意避免损伤肺动脉瓣(即术后新的主动脉瓣)。手术方法详见完全性大动脉转位章节。

单心室修补(Fontan手术)

适用于室间隔缺损为远离大动脉伴有肺动脉狭窄的右室双出口,或者在无法行室间隔缺损修补的患儿,如伴有二尖瓣、三尖瓣瓣膜骑跨,左心室发育不良等。可根据患儿情况分期行。手术方法详见单心室章节。

DORV还有另外一些手术方式,Kawashima、改良的Nikaidoh手术等都有陆续报道,并获得不错的手术效果[14]。右室双出口还可能合并一些其他畸形,如房室连接不一致、左室流出道梗阻等,DKS(Damus-Kaye-Stansel)、Senning+Switch手术也应用于对应类型。

预后

右室双出口术后可能出现左室流出道梗阻、右室流出道梗阻、完全性房室传导阻滞、低心排综合征、室间隔缺损参与分流等并发症。上海交通大学医学院附属上海儿童医学中心[15]对2000—2006年302例右室双出口资料研究显示,不同类型的右室双出口住院死亡率有显著的差异,主动脉下型(室间隔缺损型)死亡率为1.3%,而远离大动脉型为16.1%、大动脉转位型高达23.5%。Wu[16]也报道显示右室双出口的死亡率接近10%。对于右室流出道梗阻的右室双出口研究发现[17],其报道死亡率为15.6%。Taussig-Bing类型的右室双出口、伴有肺动脉狭窄术后死亡率相对较高。随着外科技术的进步,近期也有改良Nikaidoh手术近期无死亡[18]和Taussig-Bing术后15年生存率88%的报道[19]。

对于复杂右室双出口的治疗,是否双心室修补好于单心室目前依然有争议。Villemain[20]对于36例右室双出口患儿进行回顾,2/3行双心室修补、1/3行单心室修补,双心室修补早期死亡率高达11%,10年内再手术率42%,而单心室修补术后近期无患儿死亡,10年内再手术率为30%,单心室修补从死亡率和再手术率上优于双心室修补。同时也有建议假如条件允许拆除上腔肺吻合术(Glenn手术),二期改行双心室修补的报道[21]。

小结

(1)右室双出口为复杂先天性心脏病之一,为圆锥动脉干畸形,其种类较多。

(2)右室双出口需行手术纠治,手术方式选择和其类型有关。

(张海波)

参・考・文・献

[1] Lev M, Bharati S, Meng C C, et al. A concept of double-outlet right ventricle. J Thorac Cardiovasc Surg, 1972, 64(2): 271-281.

[2] Obler D, Juraszek A L, Smoot L B, et al. Double outlet right ventricle: aetiologies and associations. J Med Genet, 2008, 45(8): 481-497.

[3] De Luca A, Sarkozy A, Ferese R, et al. New mutations in ZFPM2/FOG2 gene in tetralogy of Fallot and double outlet right ventricle. Clin Genet, 2011, 80(2): 184-190.

[4] Van Praagh R, Van Praagh S, Nebesar R A, et al. Tetralogy of Fallot: underdevelopment of the pulmonary infundibulum and its sequelae. Am J Cardiol, 1970, 26(1): 25-33.

[5] Lev M, Bharati S, Meng C C, et al. A concept of double-outlet right ventricle. J Thorac Cardiovasc Surg, 1972, 64(2): 271-281.

[6] 徐志伟,苏肇伉,王顺民.大动脉转换术治疗右室双出口合并肺动脉下室间隔缺损.中华胸心血管外科杂志,2001,17(3):132-134.

[7] 徐志伟,王顺民,苏肇伉.右室双出口解剖条件影响矫治手术选择和生存的危险因素分析.中华胸心血管外科杂志,2003,19(5):268-270.

[8] Burchill L J, Huang J, Tretter J T, et al. Noninvasive Imaging in Adult Congenital Heart Disease. Circ Res, 2017, 120(6): 995-1014.

[9] Rajiah P, Saboo S S, Abbara S, Role of CT in Congenital Heart Disease. Curr Treat Options Cardiovasc Med, 2017, 19(1): 6.

[10] Sirker A, Kwok C S, Kotronias R, et al. Influence of access site choice for cardiac catheterization on risk of adverse neurological

events: A systematic review and meta-analysis. Am Heart J, 2016, 181: 107–119.

［11］ Bhatla P, Tretter J T, Chikkabyrappa S, et al. Surgical planning for a complex double-outlet right ventricle using 3D printing. Echocardiography, 2017, 34(5): 802–804.

［12］ Richard A Jonas, Comprehesive Surgical Management of Congenital Heart Disease, Second Edition, 2014: 549–571.

［13］ Dave H, Mueggler O, Comber M, et al. Risk factor analysis of 170 single-institutional contegra implantations in pulmonary position. Ann Thorac Surg, 2011, 91(1): 195–302.

［14］ Kramer P, Ovroutski S, Hetzer R, et al. Modified Nikaidoh procedure for the correction of complex forms of transposition of the great arteries with ventricular septal defect and left ventricular outflow tract obstruction: mid-term results. Eur J Cardiothorac Surg, 2014, 45(5): 928–934.

［15］ 王顺民，徐志伟，陆兆辉．按STS–EACTS数据库分类的右室双出口手术方法和结果的分析．中华小儿外科杂志，2007，28（5）: 225–227.

［16］ Wu Q Y, Li D H, Li H Y, et al. Surgical Treatment of Double Outlet Right Ventricle Complicated by Pulmonary Hypertension. Chin Med J (Engl), 2017, 130(4): 409–413.

［17］ Wu Q, Jin Y, Li H, et al. Surgical Treatment for Double Outlet Right Ventricle With Pulmonary Outflow Tract Obstruction. World J Pediatr Congenit Heart Surg, 2016, 7(6): 696–699.

［18］ Ventosa-Fernández G, Pérez-Negueruela C, Mayol J, et al. The Nikaidoh procedure for complex transposition of the great arteries: short-term follow-up. Cardiol Young, 2016, 14: 1–6.

［19］ Schwarz F, Blaschczok H C, Sinzobahamvya N, et al. The Taussig-Bing anomaly: long-term results. Eur J Cardiothorac Surg, 2013, 44(5): 821–827.

［20］ Villemain O, Bonnet D, Houyel L, et al. Double-Outlet Right Ventricle With Noncommitted Ventricular Septal Defect and 2 Adequate Ventricles: Is Anatomical Repair Advantageous? Semin Thorac Cardiovasc Surg, 2016, 28(1): 69–77.

［21］ Baird C W, Myers P O, Borisuk M, et al. Takedown of cavopulmonary shunt at biventricular repair. J Thorac Cardiovasc Surg, 2014, 148(4): 1506–1511.

第十三节　完全型大动脉转位

概述

完全型大动脉转位（complete transposition of great arteries，TGA）是一种较常见的发绀型先天性心脏畸形，占先天性心脏病发病率的7%～9%[1]。其定义为心房与心室连接一致，而心室与大动脉连接不一致；即主动脉发自右心室，而肺动脉发自左心室，这样主动脉接受体循环的静脉血，而肺动脉接受肺静脉的动脉血，一般出生后即出现青紫。室间隔完整的TGA患儿由于出生后数天动脉导管自行关闭造成严重低氧血症，未经治疗常常于新生儿期死亡。若伴有大型室间隔缺损或房间隔缺损，则可以延长生存，但易发生肺血管病变。如无肺动脉狭窄，往往于出生后一年内死亡。早在20世纪50年代人们即开始尝试心内直视手术治疗TGA，然而直至20世纪70年代解剖矫治手术——大动脉转换术（arterial switch operation，ASO）才成为标准治疗术式[2]。

发病机制

如同右室双出口和法洛四联症，TGA是一种圆锥干畸形。Van Praagh认为在正常右袢发育时期，主动脉下圆锥持续存在，而肺动脉下圆锥隔吸收并与二尖瓣纤维连续，结果导致主动脉瓣位于肺动脉瓣前方，没有进行正常的旋转，二组半月瓣未经正常的变换分别与远端大血管连接，这些演变最终形成TGA[3]。

大动脉转位右旋形式（d–loop转位）是最常见的一种类型，即原始心管在心脏发育早期阶段的旋转方向为（S，D，D）。d–loop大动脉转位时，心室位置关系正常，即形态学左心室位于左侧，形态学右心室位于右前侧。d–loop大动脉转位不应当与主动脉和肺动脉的位置关系d型移位相混淆，在功能上后者没有意义。相反，与d–loop大动脉转位相比，左旋形式即l–loop大动脉转位有着完全不同的病理生理学特点。

◆ 胚胎发育

胚胎学上的冠状动脉主干近端以发芽的形式起源于乏氏窦，一般位于主动脉，但有时也位于肺动脉。这些芽胚必须以原始血管丛的方式融合，这些血管丛来源于发育过程中原始心管中皮质的成血管细胞。当大血管位置关系变化或心室的相对位置变化时，就打乱了冠脉主干和乏氏窦的正常连接关系。正常位置的心室（d–loop），左冠脉主干跨过肺动脉的分布是正常的。然而，就d–loop大动脉转位而言，通常的分布是左冠脉主干跨过肺动脉前方然后走行于左房室沟。同样，右冠脉主干直接从最近的窦发出，到达右侧房室沟。冠脉主干和乏氏窦之间的连接关系存在许多变异[4]。另外，冠状窦本身也可存在畸形，如冠状窦窦口闭锁、狭窄，冠状窦起源偏移以及冠状动脉从壁内发出等。

◆ 病理解剖

TGA病理解剖最明显的特征之一是主动脉圆锥或漏斗部上移，远离心脏的其他三组瓣叶。肺动脉瓣与二尖瓣之间存在纤维连接，如同大动脉位置关系正常时主动脉瓣与二尖瓣之间的纤维连接。主动脉下圆锥的存在使主动脉瓣位置比肺动脉瓣高。这样，当Switch手术中行冠状动脉移位时，如果冠状动脉保持在相似水平，它们将位于乏氏窦水平之上。升主动脉常位于肺动脉主干的正前方或稍偏右侧。

TGA一般伴有动脉导管未闭，可合并卵圆孔未闭或继发型房间隔缺损，约一半的患儿伴有室间隔缺损。主动脉直径通常是主肺动脉的1/2 ～ 2/3，如果伴有肺动脉瓣环发育不良，肺动脉则比主动脉细小。也可伴有右室或三尖瓣发育不良、主动脉弓发育不良、狭窄或主动脉弓中断等。大约20%的TGA伴VSD患儿出生时即有左室流出道梗阻，而室间隔完整的TGA新生儿偶有左室流出道梗阻。左室流出道梗阻可以是功能性的，当肺阻力下降右室压力相对升高时，室间隔凸向左室侧，导致左室流出道梗阻。但随着病程的进展，梗阻可由动力型发展为固定的、纤维化的隧道样梗阻。

◆ 冠脉分型

LEIDEN标准是TGA冠脉分支最常用的分类方法（图44–49）。最初由荷兰Leiden大学的解剖学家Gittenberger–Degroot和Sauer倡导[5]。邻近观察者右边肺动脉的冠状窦定义为Sinus 1，邻近观察者左边肺动脉的冠状窦定义为Sinus 2。这样，冠状动脉最常见的分布形式，Sinus 1指解剖上位于左后的冠状窦，发出前降支和回旋支冠状动脉，Sinus 2指解剖上位于右后的冠状窦，发出右冠状动脉，缩写为1LAD，Cx；2R。

另一常用的TGA冠状动脉解剖分类方法由Yacoub和Radley–Smith[6]于1978年提出（图44–50）。该分类方法的A型相当于最常见的冠状动脉分布形式，B型为仅有一个冠状窦口，右冠状动脉从主动脉和肺动脉间通过。

◆ 病理生理

TGA的病理生理特点是肺动脉的血氧饱和度高于主动脉，这是由于并行循环所致。回流到右心室的体静脉血泵到体循环；同样方式，回流到左心室的肺静脉血泵到肺动脉，因此出现严重的低氧血症。并行循环之间必须有一定程度的动静脉混合，患儿才能生存。室间隔完整型TGA，随着胎儿生后肺阻力下降，左心室压力也相应下降。出生后4 ～ 6个月，左心室将不能适应体循环压力负荷的急剧增加。肺阻力下降的另一结果是导致肺血流增加，甚至比体循环血流多3 ～ 4倍，此时伴有左心室扩张。因此TGA是一类肺血流不减少，实际上比正常增加的发绀型心内畸形。如果伴有VSD，左心室压力将由通过VSD血流的限制程度决定。然而，如同大动

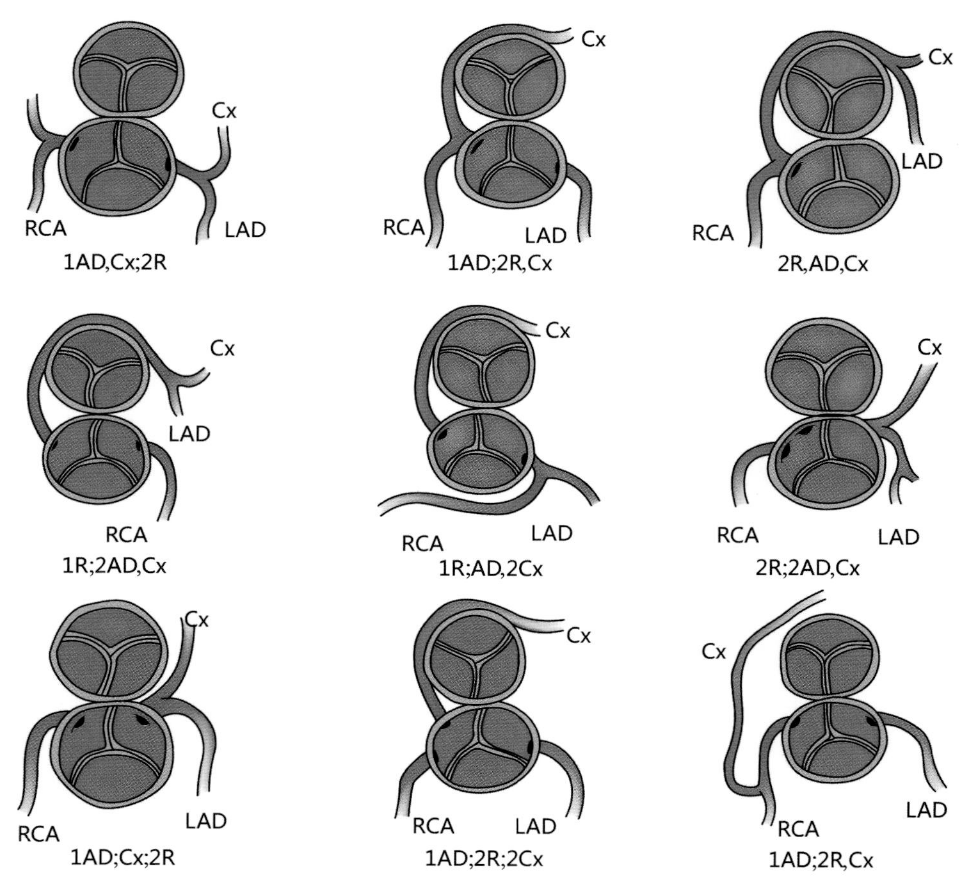

图44-49 D型大动脉转位冠状动脉解剖的LEIDEN标准

Sinus 1. 位于观察者右侧；Sinus 2. 位于观察者左侧；RCA. 右冠状动脉；LAD. 左冠状动脉前降支；Cx. 回旋支

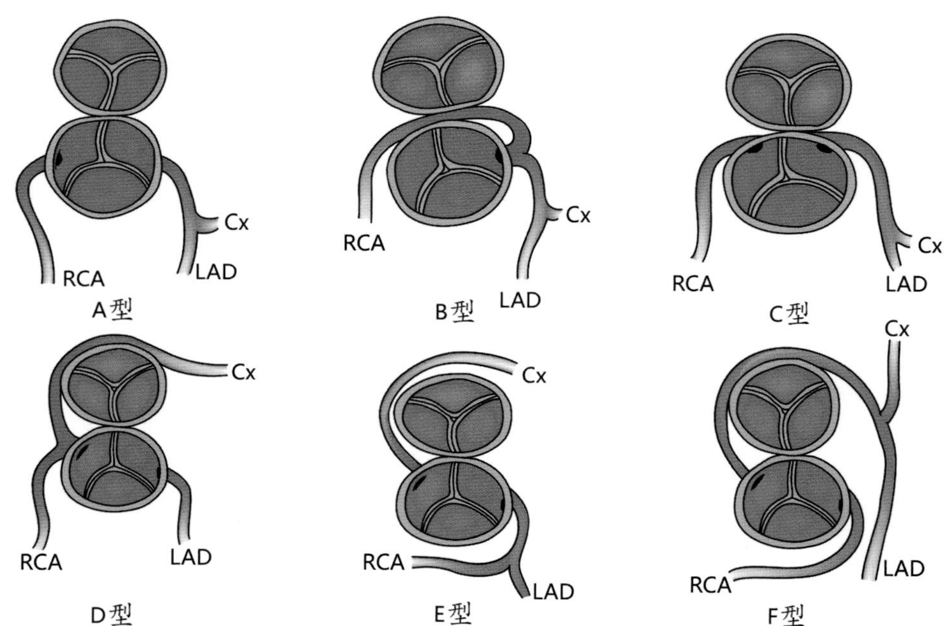

图44-50 D型大动脉转位Yacoub分类方法

RCA. 右冠状动脉；LAD. 左冠状动脉前降支；Cx. 回旋支

脉位置关系正常的VSD，膜周部VSD有自发闭合的倾向。因此，几周内左室压力可能由从接近体循环压下降至不足体循环压的2/3。此时，如果没有预先对左心室进行准备，左心室肌肉质量将不能耐受大动脉Switch手术。

临床表现

TGA新生儿临床症状取决于体循环和肺循环的血液混合程度。如心房内分流小，动脉导管自然关闭，出生后即严重青紫，呼吸急促，吸入纯氧无改善。如心房内分流大，同时伴动脉导管未闭或室间隔缺损，体循环和肺循环血液大量混合则青紫较轻。但早期可出现充血性心力衰竭，对内科药物治疗效果往往不明显，严重者出现心率快、呼吸促、肝脏大等心力衰竭表现。如合并大室间隔缺损和左室流出道狭窄，则临床表现类似于法洛四联症，肺血流减少，低氧血症，心力衰竭症状较轻。心脏体检患儿心前区轻微膨隆。听诊有收缩期杂音，较柔和。第二心音单一，肝脏可增大，可表现气促，肋间凹陷。

诊断

超声心动图对TGA具有诊断价值。新生儿期胸腺掩盖着大血管和心室，为心脏超声检查提供了有利条件，可为冠状动脉和大血管解剖提供明确诊断。超声检查应明确主动脉和肺动脉根部的相对位置即主动脉位于肺动脉的正前方或右前方、主动脉瓣和肺动脉瓣大小，以及升主动脉和肺动脉主干的相对大小。冠状窦和左、右冠脉主干的位置非常重要，ASD的大小和位置应明确定义。明确主动脉弓，峡部和导管区域的大小是很重要的，因为这些部位有可能存在发育不良或伴有狭窄。当存在主动脉弓发育不良或狭窄时，检查者应当仔细检查主动脉下区域，也可能存在发育不良。通常是因为室间隔前方的圆锥隔对位不良，伴随有向前对位不良VSD所致。也应当仔细测量三尖瓣瓣环及右心室的大小。左心室后壁的心肌厚度以及心肌质量的测定可为临床做出较具体的测试数据，以判断可否行大动脉转换术。

心导管检查主要了解各心房、心室和大动脉的血氧含量及压力测定，以确定心内分流存在和肺动脉高压。如右心导管经右心房和右心室到达主动脉，主动脉含氧量明显下降，并与右心室相同；而右心室压力与主动脉相同，可高达60 ～ 80 mmHg。同样如导管通过房间隔至左心室和肺动脉，可发现左心室压力低于右心室压力。如有巨大室间隔缺损、动脉导管未闭或肺动脉狭窄，左右心室压力可相等。由于导管检查的创伤较大，目前临床上对新生儿TGA的导管检查应用很少。心血管造影可进一步明确大动脉位置、心房或心室分流、有否肺动脉瓣或瓣下狭窄和左右肺动脉发育情况等，更重要的是了解左右冠状动脉开口有否异常。冠脉开口的分布情况，对大动脉转换术的决定非常重要。心电图示窦性节律，电轴右偏较多，右心室肥大，左室肥大或双室肥大少见。由于严重缺氧，ST段和T波可出现缺血性表现。胸部平片中心脏阴影随着出生逐渐扩大，上纵隔变窄，以右心室扩大为主，心影呈鸡蛋形扩大，肺门血管影扩大。如伴肺动脉狭窄，肺血管阴影减少。

治疗

TGA诊断本身就是外科手术的适应证。完全性大动脉转位需根据其解剖条件、年龄、伴发的其他心内畸形来决定手术方法。

◆ 姑息手术

1. 房隔造口术或房隔切除术

球囊房间隔造口术是一种亚急性手术，不伴有ASD或VSD的TGA患儿明确诊断后几小时之内应当进行球囊房隔造口术。虽然前列腺素可保持动脉导管开放，但由于存在两个并行循环，经导管到达肺循环的血流，如果随后不经由双向导管分流回流到体循环，则将回流到左心房，导致左心房高压。而球囊房间隔造口术减少了回流到体循环的血流，降低了左房压。房隔切除术由于创伤较大，目前临床上几乎已放弃[7]。

2. 体肺动脉分流术

也称为Blalock术。对严重低氧血症伴肺动脉狭窄等原因，早期不能行大动脉转换术时，可先行Blalock术[8]。如心房内分流少，应同时行房间隔扩大术以改善低氧血症。目前临床上都采用改良Blalock术，可从第四肋间前外侧进胸。对全身情况差，严重低氧血症患儿也可从正中切口在体外循环下进行。一般采用4 mm膨体聚四氟乙烯管道连接右无名动脉至右侧肺动脉。

3. 肺动脉环缩术

对伴有巨大VSD或多发性VSD患儿，早期可先行肺动脉环缩，以保护肺血管充血引起的肺动脉高压，至6个月或1岁以后再行矫治术[9]。分离主动脉和肺动脉间组织间隙，置入环缩带绕过肺动脉干。环缩带采用硅橡胶膜内置有编织网的专用环缩带，其无弹性和伸缩性，不会受压后扩张。随着收缩环缩带血压逐渐升高，氧饱和度可能下降，一般控制在主动脉相似直径（或Trusler法的24 mm+1 mm/kg），对出现严重低氧血症，必须同时行体肺动脉分流术。最后缝合环缩带，同时将环缩带两侧分别与肺动脉外膜固定两针，以防环缩带滑向远端引起左右肺动脉开口狭窄。

◆ 根治手术

1. Mustard或Senning术

也称心房内调转术。早期一般先行姑息手术，至6个月左右行Mustard或Senning术，手术死亡率可小于5%～10%[10]。术后易发生心律失常和腔静脉、肺静脉回流梗阻，特别是由于形态右心室不能长期承受体循环压力，导致三尖瓣关闭不全，即功能性二尖瓣关闭不全，因此目前临床上较少采用[11]。

Mustard术通过心房内心包补片将血流改道，特别适合右心房较小情况，目前临床主要在Double Switch术中采用此法。手术采用胸骨正中切口，心包要取得足够大，一般两侧距膈神经前2 cm，上至大血管根部，下至膈面，然后将心包片裁剪成裤片状。升主动脉插主动脉灌注管，上腔和下腔静脉分别插金属直角插管建立体外循环，在中度低温下进行。对新生儿也可采用深低温停循环方法。右心耳插单根腔静脉引流管，至腔温20℃时拔除右心房插管，操作简便，心房内暴露佳。

右心房作平行房间沟切口，切除房间隔组织，一般将冠状静脉窦开口剪开以扩大下腔静脉回路，将房间隔切除后的粗糙边缘对合缝合，以防心包补片发生粘连，而产生腔静脉回流梗阻（图44-51）。然后连续缝合右心房切口。

Senning手术方法类似于Mustard手术，原理也相同。上下腔静脉采用金属直角插管分别插入上下腔静脉，便于心房内手术操作。主动脉插管建立体外循环后，分离房间沟至上下腔静脉根部，左房侧的切口可足够大，避免肺静脉回流梗阻。心脏停搏后，右心房平行上下腔方向切开右心房壁，切口靠近房室沟，保留足够组织，避免术后发生上下腔静脉的回流梗阻，同时在房间沟左侧的左房壁做切口，形成新的肺静脉回流开口（图44-52）。在卵圆窝处切除房间隔组织，向后下剪至冠状静脉窦开口，并向左房侧剪开冠状静脉窦，进一步防止上下腔静脉回流梗阻。采用膨体聚四氟乙烯补片做心房板障。补片大小非常重要，否则易压迫或牵拉引起肺静脉回流梗阻。补片从左侧上下肺静脉开口远端的中点缝合，向两侧连续缝合，至切除后的房隔边缘，这样使肺静脉血经心房内补片后方，通过房间沟后的切口回流，而原右心房切口的后缘与房间隔切口的前缘缝合，形成上、下腔静脉回流，通过房间隔缺损至左侧心房。最后将右心房切口前缘与左心房切口后缘缝合，形成肺静脉血流经右心房外层回流至三尖瓣。由于右心房壁的组织较少，缝合后形成的通道受压，可采用心包补片扩大，保证肺静脉回流通道足够大。

2. 大动脉转换术（Switch术）

Switch术的手术年龄取决于左心室功能，一般对室间隔完整型大动脉转位应在出生后2周内手术最合适。研究表明，如有较多的外科经验和心室机械辅助的合理应用，安全时限的上限可定为8周。8

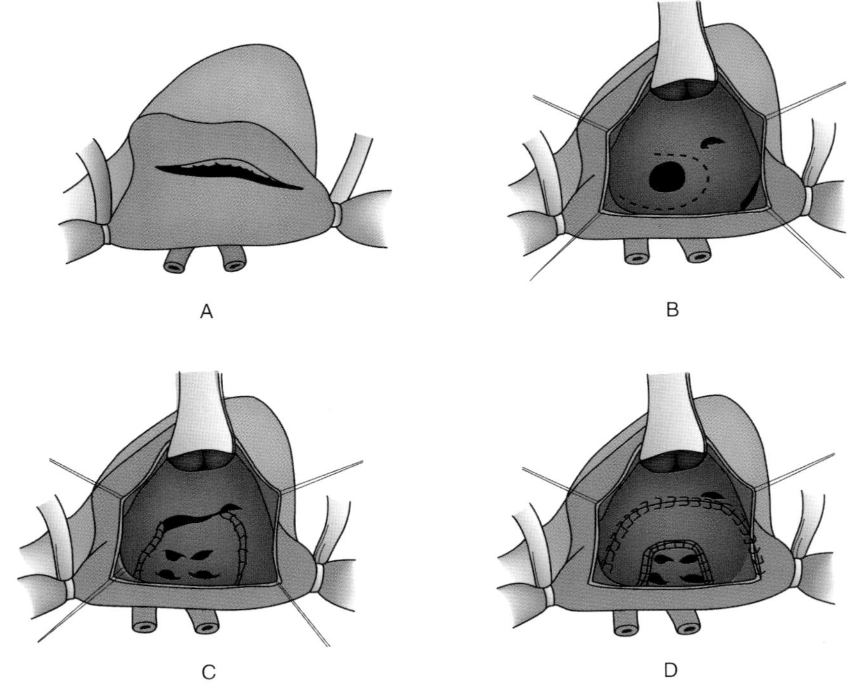

图44-51 完全型大动脉转位的Mustard手术

图A：心房切口，平行于上下腔静脉；**图B**：沿虚线剪去房间隔；**图C**：剪去房间隔组织后的边缘，对齐间断缝合；**图D**：心包补片将上下腔静脉隔至左心房侧

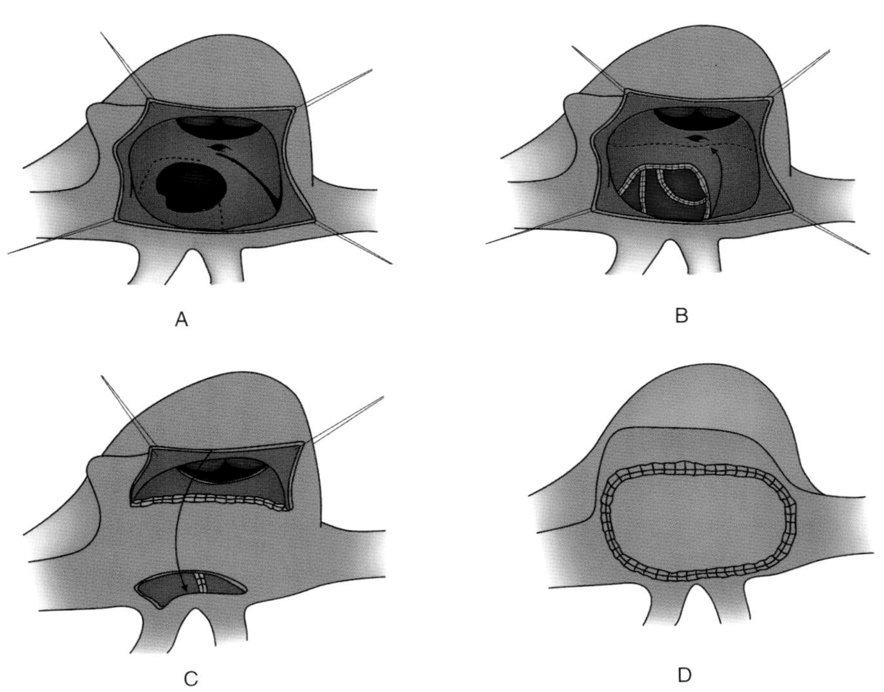

图44-52 完全型大动脉转位的Senning手术

图A：右心房平行上下腔静脉切口；**图B**：沿虚线切除原房间隔组织，用聚四氟乙烯补片分隔肺静脉开口；**图C**：右心房切口下缘缝合至房间隔切开的上缘，使上下腔静脉回流通过房间隔进入左侧心室；**图D**：间沟左侧切开，心包补片缝合于右心房切口上缘和房间沟切口下缘，使肺静脉回流进入右侧心室

周之后，必须通过提高左心室压力的手术，肺动脉环缩来锻炼左心室功能，然后行二期大动脉转换术[12]。当有VSD或动脉导管足够大时，左心室压力能维持在体循环压力的2/3以上，左心室能在较长时期内适应一期大动脉换位术。如手术年龄超过1个月，必须注意左心室功能是否退化，临床上可根据心导管检查或心脏超声检查决定。在超声检查中室间隔位置必须居中，如偏向左侧，说明左心室压力低于右心室压力，需进一步心导管检查，左心室压力必须超过右心室压力60%。

此外，大动脉位置和冠状动脉解剖位置非常重要[13]。如大动脉侧侧位，冠状动脉位置畸形，特别是行走于主动脉壁内（intramural），单根冠状动脉或冠状动脉横过右心室流出道前方，使移植后扭曲，张力较高，引起冠状动脉灌注不足，是大动脉转换术失败的主要原因[14]。对大动脉错位伴室间隔缺损，除了考虑解剖因素外，肺动脉高压也是手术失败的主要原因。一般手术年龄不要超过3个月，大于6个月可能出现肺血管阻塞性病变。

手术在体外循环下进行，新生儿可采用深低温停循环转流和深低温低流量转流方法。首先建立体外循环，右心房的单根静脉插管使肛温降至18℃以下。在转流降温时，解剖游离动脉导管，缝扎切断动脉导管后彻底游离升主动脉、肺动脉干和左右肺动脉。至肛温18℃时停循环，主动脉根部注入心肌保护液。右心房切口，缝合房间隔缺损或修补室间隔缺损，然后缝合右心房切口，恢复体外循环，在低流量下行大动脉转换术。

将升主动脉距瓣上1 cm处横断，注意探查左右冠状动脉开口，检查开口处有否小侧支，或冠状动脉行走于主动脉壁内。肺动脉干位于左右肺动脉分叉处横断，仔细检查肺动脉瓣。沿冠状动脉开口1～2 mm外缘剪下主动脉壁，游离冠状动脉最初的2～4 mm，要仔细保护冠状动脉的各分支。如有必要，在心外膜下游离小的心外膜分支。此时远端主动脉与肺动脉换位，将左、右肺动脉提起，主动脉从肺动脉下穿出，用镊子钳住主动脉开口后，将主动脉阻断钳换至肺动脉前方再阻断。将左右冠状动脉向后移植至肺动脉根部，在相应位置剪去小片肺动脉壁，然后采用Prolene线连续缝合。缝线每端打结固定。仔细检查缝线处，任何可疑区域都要间断缝合加固。缝合后仔细检查冠状动脉有否扭曲、牵拉，保证通畅。有时冠状动脉向后移植距离长，张力偏高，可以在新主动脉上做一“L”形切口，然后均匀地旋转，做一个门板式的皮瓣。这样可减少冠状动脉旋转，但增加了新主动脉近端的周长[15]。升主动脉与肺动脉根部连续缝合，形成新的主动脉。采用自体心包片应用0.6%的戊二醛处理后修补原主动脉根部取冠状动脉后的缺损，最后与肺动脉干吻合形成新的肺动脉干（图44–53）。

松开主动脉阻断钳，应当观察心脏表面的冠状血管灌注和心肌颜色，所有的区域应有满意的灌注，颜色红润。常用6–0的Prolene线连续吻合肺动脉，同时开始体外循环转流升温。手术缝合要仔细严密，否则术后出血是致命的。动脉转换术中，冠状动脉移植是手术成功与否的关键。由于冠状动脉解剖变异复杂，类型多，因此采用手术方法各不相同[16, 17]。随着冠脉移植技术的不断提高，冠脉畸形的大动脉转换术死亡率已从早期报道的20%下降到了目前的5%以下。

3. Rastelli术

完全型大动脉转位伴VSD和左心室流出道梗阻者行Rastelli术。需要心内建立室间隔缺损至主动脉的内隧道，使左心室血流经VSD至主动脉，而右心室至肺动脉通过心外管道连接，因此手术年龄以3～4岁以上为好，否则由于心外人工管道不能随着年龄的增长而生长，远期并发症较多，需多次手术置换。同时心内隧道发生左心室流出道梗阻的发生率较高。对室缺位置远离主动脉开口和室缺至主动脉开口之间有三尖瓣腱索或乳头肌阻挡者，不易行Rastelli手术。

手术建立体外循环方法与上相同。取下心包经戊二醛固定备用。经右心室切口，探查VSD位置，确定室间隔缺损至主动脉开口之间无三尖瓣组织阻挡。横断肺动脉，近心端连续缝合关闭，将室间隔缺损至升主动脉开口间建立心内隧道。补片要足够

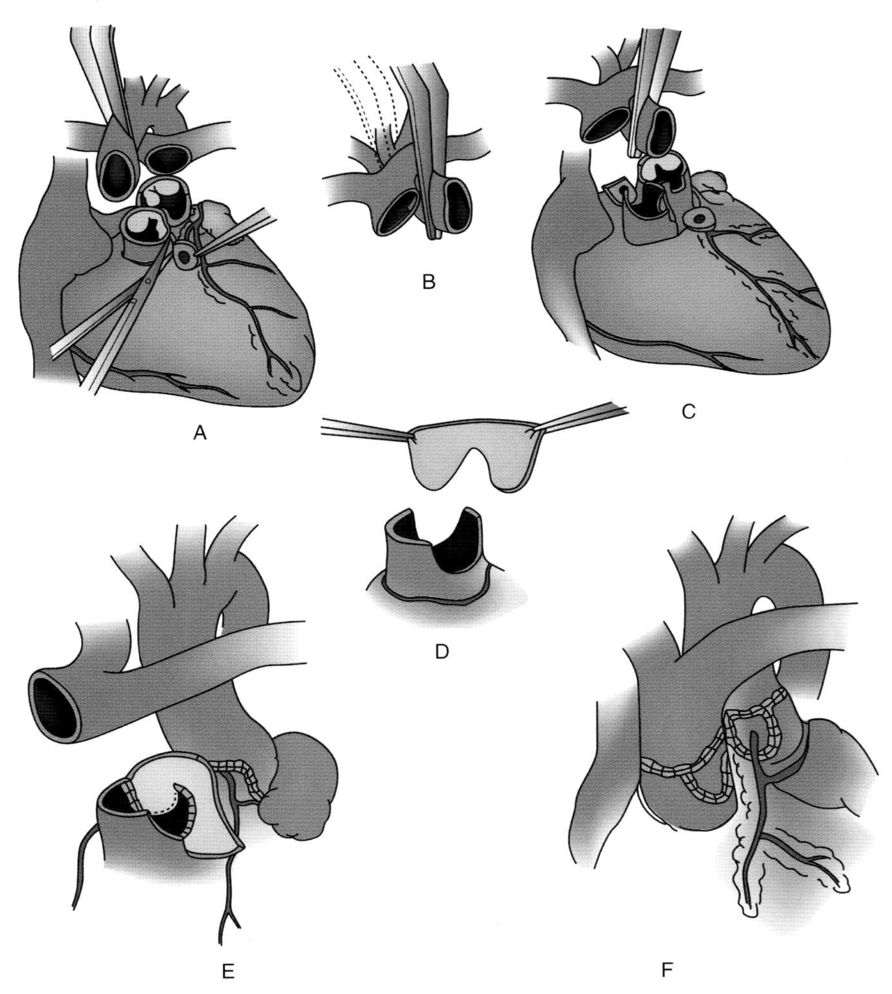

图44-53　大动脉转换术（Switch）方法

图A：主动脉距瓣上1 cm处横断，注意探查左右冠状动脉开口，沿冠状动脉开口1～2 mm外缘剪下主动脉壁，游离冠状动脉最初的2～4 mm，仔细保护冠状动脉的各分支；**图B**：升主动脉和肺动脉前后换位；**图C**：将左右冠状动脉向后移植至肺动脉根部，在相应位置剪去小片肺动脉壁，然后采用Prolene线连续缝合，缝线每端打结固定；然后连接主动脉；**图D**：采用自体心包片裁剪成裤状；**图E**：修补原主动脉根部取冠状动脉后的缺损；**图F**：最后连接肺动脉

大，防止术后发生左室流出道梗阻。如VSD较小，必须扩大至室间隔缺损直径与主动脉瓣环直径相同。采用同种带瓣管道连接右心室切口至肺动脉，先缝合同种带瓣管道与肺动脉远端的吻合口，同种带瓣管道近端的后壁与右室切口上缘缝合，同种带瓣管道前壁和右室切口下缘部分用心包补片覆盖（图44-54）。

4. Damus-Kaye-Stansel术

适用于大动脉转位伴右室流出道或主动脉瓣下严重狭窄，同时合并冠状动脉畸形、限制型室间隔缺损、大血管侧侧位，不适合行Rastelli术和大动脉转换术者。该手术无须行冠状动脉移植，通过连接近端肺动脉干与升主动脉使血流绕行通过主动脉瓣下狭窄。关闭室间隔缺损，采用外管道连接右心室与远端肺动脉（图44-55）。

5. 大动脉移位术（aortic translocation）

Nikaidoh在1984年提出的新的手术方法，矫治大动脉转位伴室间隔缺损和左室流出道梗阻的患儿。主要应用于室间隔缺损位于流入道或限制性VSD、右室腔较小、房室瓣骑跨、冠状动脉畸形跨过右心室流出道等。并不是所有TGA伴肺动脉瓣狭窄都采用该方法[18]。

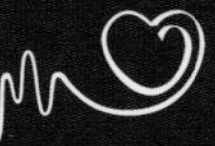

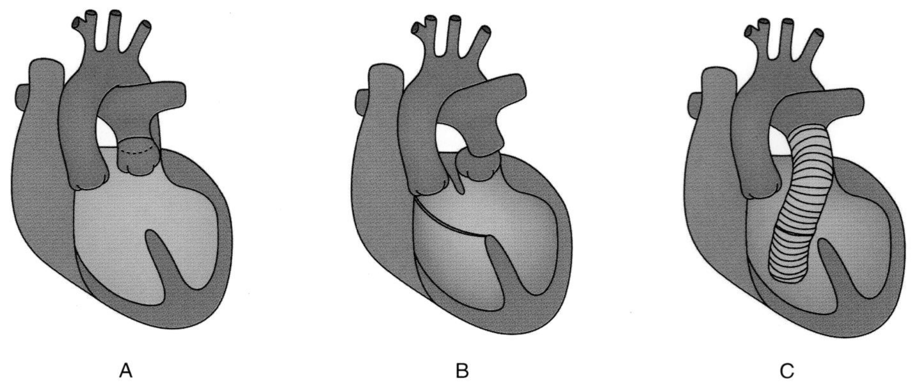

图44-54　完全型大动脉转位的Rastelli手术

图A：经右心室切口探查室间隔缺损位置，确定室间隔缺损至主动脉开口之间无三尖瓣组织阻挡；**图B**：室间隔缺损至升主动脉开口间建立心内隧道；**图C**：横断肺动脉，近心端连续缝合关闭；采用同种带瓣管道连接右心室切口至肺动脉，同种带瓣管道前壁和右室切口下缘部分用心包补片覆盖

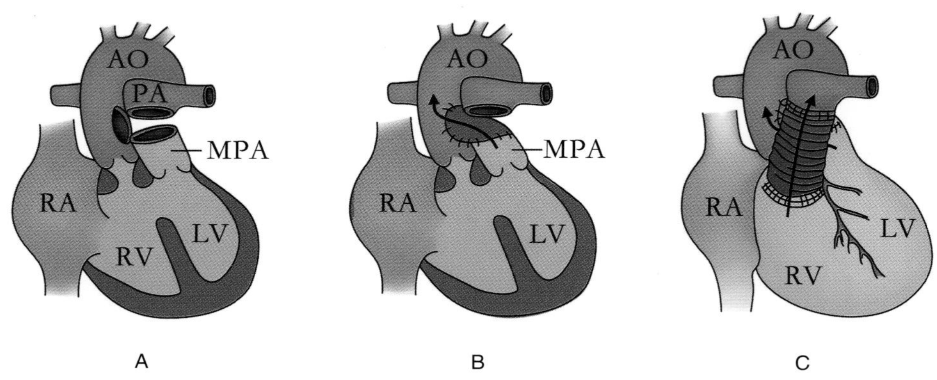

图44-55　完全型大动脉转位的Damus-Kaye-Stansel手术

图A：主肺动脉在邻近分叉处横断，在升主动脉适宜的位置做大小合适的切口；**图B**：Dacon补片将近端主肺动脉与升主动脉做端侧吻合，新建管道直接将左心室血流导入主动脉，主动脉瓣缝闭或开放，通过右心室切口关闭VSD；**图C**：带瓣管道连接右心室与远端肺动脉，外管道直接将右心室血流导入肺动脉。AO：主动脉；PA：肺动脉；MPA：主肺动脉；RA：右心房；LV：左心室；RV：右心室

深低温低流量下行主动脉移位手术，术中完全游离升主动脉和左、右肺动脉，在升主动脉远端置入主动脉灌注管，上下腔分别插管体外循环转流，降温至肛温20℃，阻断升主动脉。主动脉根部注入含血心脏停搏液，停跳后于主动脉瓣上1 cm处横断主动脉，将左右冠状动脉根部游离约1 cm，在主动脉瓣叶下5 mm处切开右室流出道，然后小心向两侧剪开直至将整个主动脉瓣取下，保留左右冠状动脉。将肺动脉干横断，向右室流出道方向剪开肺动脉瓣环至室间隔缺损贯通。保留左右冠状动脉的主动脉瓣向后移植，后半部分直接与原肺动脉瓣环连续缝合，前半部分与室间隔缺损之间采用Dacron补片连续缝合关闭，这样不但关闭室间隔缺损，同时扩大左室流出道。缝合时必须保持左右冠状动脉位置，不能引起扭曲和张力过高，以免引起术后冠状动脉灌注不足，将升主动脉与左右肺动脉换位后，与新的主动脉端端吻合。左右肺动脉后壁与右心室切口上缘直接连续缝合，然后采用心包补片覆盖肺动脉和右室切口（图44-56）。

6. 二期Switch手术

年龄大于4～8周龄的患儿，左心室压力低于体循环压力的60%，是二期Switch手术的适应证[19]。当患儿存在PDA或VSD时，其左心室压力还能维持，只要左心室压力超过体循环压力的60%，即使患

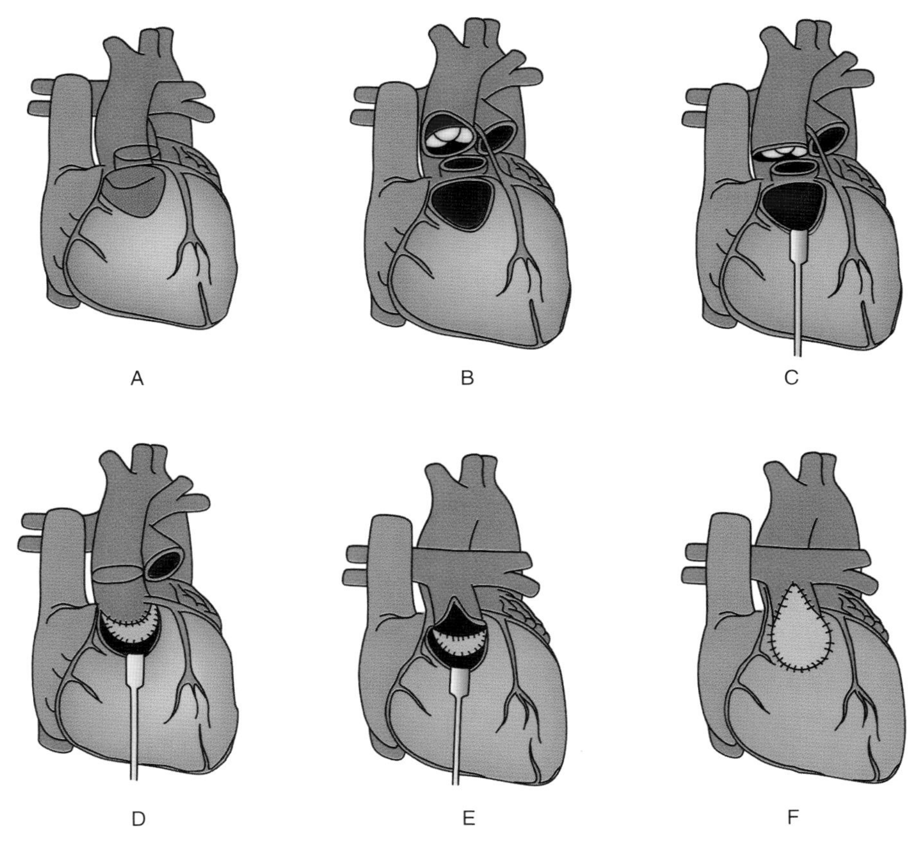

图44-56 完全性大动脉转位伴肺动脉瓣下狭窄的主动脉移位术

图A：完全游离升主动脉和左、右肺动脉；游离左右冠状动脉根部，在主动脉瓣下切开右室流出道；**图B**：取下整个主动脉瓣，保留左右冠状动脉；**图C**：横断肺动脉干，向右室流出道方向剪开肺动脉瓣环至VSD；**图D**：主动脉瓣向后移植，后半部分直接与原肺动脉瓣环缝合，前半部分与VSD之间采用Dacron补片缝合关闭；**图E**：肺动脉后壁与右心室切口上缘直接缝合；**图F**：心包补片覆盖肺动脉和右室切口

儿的年龄在4～8周龄范围以外，也可行Switch手术。如果大动脉Switch术后左心室功能低下，没有心室辅助装置对左心室的支持，患儿将不能耐受大动脉Switch手术。

二期Switch手术的适应证也可以是心房内转换矫治术后，即Senning或Mustard术后体循环功能衰竭的患儿。二期手术与基本的大动脉Switch术没有区别。在5～7天时，通常仅有纤维素粘连，较易分离，而且没有使冠状动脉解剖模糊不清[20]。上海交通大学医学院附属上海儿童医学中心徐志伟[21]研究发现，心功能退化的完全性大动脉转位患儿，经左心室锻炼术后左心功能可得到锻炼恢复。左心功能锻炼期的时间为7～10天。左右心室压力比大于0.65和左心室质量指数≥50 g/m^{2}是判断左心功能锻炼结果的主要指标。

预后

上海交通大学医学院附属上海儿童医学中心早在1988年开展大动脉转换术，至今每年手术60～80余例。由于对手术指征和方法的认识不足，早期手术死亡率较高，目前室隔完整性大血管转位的手术死亡率已降至5%～10%[22]。2006年1月～2010年6月，上海交通大学医学院附属上海儿童医学中心共治疗室隔完整型大动脉转位119例，其中急诊手术61例，择期手术58例[23]。术后院内早期死亡12例（10.1%），影响术后早期死亡的危险因素为急诊Switch和术前左心室质量指数≤50 g/m^2。术后

83例患儿随访3个月至4.5年，随访期间无死亡，1例因肺动脉瓣上狭窄再次手术治疗。

国外报道完全性大动脉转位的手术死亡率在2.5%～5%[24]。心房水平矫治术与动脉水平Switch矫治术的早期死亡率无明显差异，而前者的晚期死亡率显著高于后者。Switch术后早期死亡原因主要是冠状动脉处理不当引起的冠状动脉悬吊、扭曲和压迫出现相应区域的心肌缺血[25]。

Switch术后常见中远期并发症有肺动脉狭窄和新主动脉关闭不全[26]。肺动脉狭窄是最常出现的并发症，包括肺动脉主干和/或分支狭窄、瓣环狭窄以及窦部狭窄，常需再次手术[27]。由肺动脉瓣代替主动脉瓣，存在新主动脉瓣反流的风险。一项多中心协作研究[28]发现，1 156例Switch术后存活患儿平均随访76.2个月，14.9%患儿出现新主动脉反流，随访10年出现主动脉瓣关闭不全（AR）为22%，随访16年仍有新发现的AR。统计发现，手术年龄大、主肺动脉直径不匹配与AR密切相关，所幸AR存在并不增加晚期的死亡风险，60%的AR无临床意义，仅1.4%存活患儿需外科治疗。

小结

完全型大动脉转位是一种严重的先天性心脏复杂畸形，其发病率占先天性心脏病的7%～9%。影响选择手术方案的常见心脏合并畸形有左心室流出道狭窄、左心室发育不良、房室间隔缺损及冠状动脉异常等。随着手术技巧的提升及体外设备的精细化，目前大动脉转换术已取得了良好的近、远期疗效，是治疗完全性大动脉转位的首选手术方式。目前，大动脉转换术的手术死亡率在2.5%～5%，术后常见中远期并发症有肺动脉狭窄和新主动脉关闭不全。

（陈　浩　徐志伟）

参·考·文·献

[1] Planche C, Lacour-Gayet F, Serraf A. Arterial switch. Pediatr Cardiol, 1998, 19(4): 297–307.

[2] Jatene A D, Fontes V F, Paulista P P, et al. Anatomic correction of transposition of the great vessels. J Thorac Cardiovasc Surg, 1976, 72(3): 364–370.

[3] Van Praagh R, Perez-Trevino C, Lõpez-Cuellar M, et al. Transposition of the great arteries with posterior aorta, anterior pulmonary artery, subpulmonary conus and fibrous continuity between aortic and atrioventricular valves. Am J Cardiol, 1971, 28(6): 621–631.

[4] Albert H M. Surgical correction of transposition of the great vessels. Surg Forum, 1955, 5: 74–77.

[5] Sim E K, van Son J A, Edwards W D, et al. Coronary artery anatomy in complete transposition of the great arteries. Ann Thorac Surg, 1994, 57(4): 890–894.

[6] Yacoub M H, Radley-Smith R. Anatomy of the coronary arteries in transposition of the great arteries and methods for their transfer in anatomical correction. Thorax, 1978, 33(4): 418–424.

[7] Marathe S P, Talwar S. Surgery for transposition of great arteries: A historical perspective. Ann Pediatr Cardiol, 2015, 8(2): 122–128.

[8] Weldon C S. The Blalock-Hanlon operation. Ann Thorac Surg, 1987, 43(4): 448–449.

[9] Mustard W T, Keith J D, Trusler G A, et al. The surgical management of transposition of the great vessels. J Thorac Cardiovasc Surg, 1964, 48: 953–958.

[10] Konstantinov I E, Alexi-Meskishvili V V, Williams W G, et al. Atrial switch operation: past, present, and future. Ann Thorac Surg, 2004, 77(6): 2250–2258.

[11] Kirjavainen M, Happonen J M, Louhimo I. Late results of Senning operation. J Thorac Cardiovasc Surg, 1999, 117(3): 488–495.

[12] Yacoub M H, Radley-Smith R, Maclaurin R. Two-stage operation for anatomical correction of transposition of the great arteries with intact interventricular septum. Lancet, 1977, 1(8025): 1275–1278.

[13] Shukla V, Freedom R M, Black M D. Single coronary artery and complete transposition of the great arteries: a technical challenge resolved? Ann Thorac Surg, 2000, 69(2): 568–571.

[14] Day R W, Laks H, Drinkwater D C. The influence of coronary anatomy on the arterial switch operation in neonates. J Thorac Cardiovasc Surg, 1992, 104(3): 706–712.

[15] Yamagishi M, Shuntoh K, Fujiwara K, et al. “Bay window” technique for the arterial switch operation of the transposition of the great

arteries with complex coronary arteries. Ann Thorac Surg, 2003, 75(6): 1769–1773.

[16] Parry A J, Thurm M, Hanley F L. The use of 'pericardial hoods' for maintaining exact coronary artery geometry in the arterial switch operation with complex coronary anatomy. Eur J Cardiothorac Surg, 1999, 15(2): 159–164.

[17] Murthy K S, Coelho R, Kulkarni S, et al. Arterial switch operation with in situ coronary reallocation for transposition of great arteries with single coronary artery. Eur J Cardiothorac Surg, 2004, 25(2): 246–249.

[18] Morell V O, Jacobs J P, Quintessenza J A. Aortic translocation in the management of transposition of the great arteries with ventricular septal defect and pulmonary stenosis: results and follow-up. Ann Thorac Surg, 2005, 79(6): 2089–2092.

[19] Jonas R A, Giglia T M, Sanders S P, et al. Rapid, two-stage arterial switch for transposition of the great arteries and intact ventricular septum beyond the neonatal period. Circulation, 1989, 80(3 Pt 1): I203–208.

[20] Sievers H H, Lange P E, Arensman F W, et al. Influence of two-stage anatomic correction on size and distensibility of the anatomic pulmonary/functional aortic root in patients with simple transposition of the great arteries. Circulation, 1984, 70(2): 202–208.

[21] 徐志伟，沈佳，刘锦纷，等. 快速二期大动脉转位术的左心室功能判断. 中华外科杂志，2011，49(2)：158–161.

[22] 徐志伟，丁文祥，苏肇伉. 大动脉转换术在复杂先天性心脏病治疗中的应用. 中华外科杂志，2004，42(8)：451–454.

[23] 王顺民，徐志伟，刘锦纷，等. 室间隔完整型完全性大动脉错位手术治疗分析. 上海交通大学学报(医学版)，2011，31(9)：1245–1249.

[24] Daebritz S H, Nollert G, Sachweh J S, et al. Anatomical risk factors for mortality and cardiac morbidity after arterial switch operation. Ann Thorac Surg, 2000, 69(6): 1880–1886.

[25] Wernovsky G, Mayer J E, Jonas R A, et al. Factors influencing early and late outcome of the arterial switch operation for transposition of the great arteries. J Thorac Cardiovasc Surg, 1995, 109(2): 289–302.

[26] Hovels-Gurich H H, Seghaye M C, Ma Q, et al. Long-term results of cardiac and general health status in children after neonatal arterial switch operation. Ann Thorac Surg, 2003, 75(3): 935–943.

[27] Prifti E, Crucean A, Bonacchi M, et al. Early and long term outcome of the arterial switch operation for transposition of the great arteries: predictors and functional evaluation. Eur J Cardiothorac Surg, 2002, 22(6): 864–873.

[28] Pedro J, Marcy L. Aortic Regurgitation After Arterial Switch Operation. J Am Coll Cardiol, 2006, 47(10): 2063.

第十四节　矫正性大动脉转位

概述

先天性纠正性大动脉转位(congenital corrected transposition of the great arteries，ccTGA)是一种心房与心室连接不一致和心室与大动脉连接不一致的复杂心脏畸形。由于其心室与大动脉连接不一致，同时心房与心室连接也不一致，所以右心房与左心室相连接同时发出肺动脉，而左心房与右心室相连却发出主动脉。虽然血流动力学正常，但心脏解剖结构不一致。这类心脏畸形往往伴有室间隔缺损、肺动脉狭窄和肺动脉瓣下狭窄所导致的左心室流出道狭窄(LVOTO)等其他心内畸形。心房可以正位或反位，传导系统和冠状动脉解剖通常也存在异常[1]。这些合并畸形将影响临床症状出现的时间和程度，同时也决定了不同的外科处理方式。

发病机制

ccTGA的心脏解剖特点为房室连接不一致和心室大动脉连接不一致。由于房室瓣随着心室移位，因此腔静脉血流经右心房、二尖瓣、左心室至肺动脉，而肺静脉血流经左心房、三尖瓣、右心室至主动脉(图44-57)。

心室在ccTGA可以是任何位置，但心房正位时，形态学左心室在右侧，形态学右心室在左侧，左心室一般在右心室的后下方。如果心房反位，则表现为心房正位时的解剖位置镜像关系。房室瓣取决于它们连接的形态学心室，因此承担体循环的三尖瓣在心脏左侧，在左心房和右心室之间，对二尖瓣是同样道理。心室位置异位，心尖主要部分是右心室，并通常指向左侧，但有约25%的病例是右旋心，偶尔

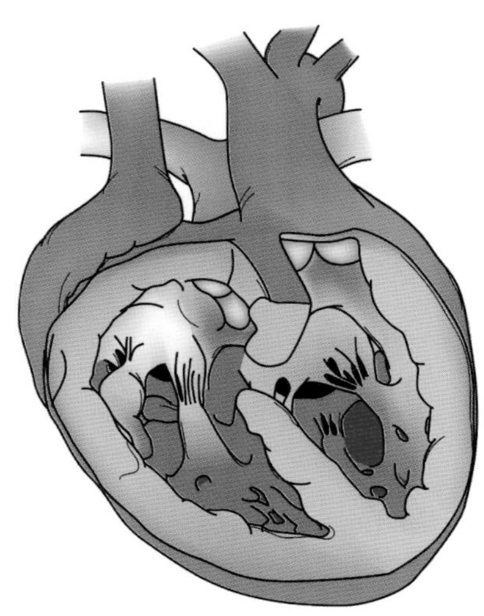

图44-57 矫正性大动脉转位的心脏解剖

可见中位心。在左心室，二尖瓣和肺动脉瓣通常有纤维连接；而在右心室，三尖瓣和主动脉瓣之间被漏斗部隔开，少数病例有双圆锥结构或均无圆锥结构。心室流出道并不交叉，主动脉和肺动脉相互平行，左室流出道梗阻较常见，而右室流出道梗阻（主动脉瓣下）较少见。

左室流出道位置在二尖瓣隔瓣和肌部室间隔之间，肺动脉瓣在主动脉瓣的右后方，肺动脉瓣和流出道嵌在二尖瓣和三尖瓣之间，导致房间隔和室间隔对位不良向前移位。大约50%的ccTGA伴有左室流出道梗阻，其中约一半患儿有临床意义。梗阻可以是肺动脉瓣、瓣下或动力性的，瓣叶数量也可能异常。瓣下狭窄可以由膜性组织黏附在二尖瓣前瓣或瓣叶的纤维组织附着在肺动脉瓣环、膜部室间隔或二尖瓣引起，还可能是膜部室间隔向左室流出道后方膨出引起。瓣和瓣下狭窄常常同时存在，如果有室间隔缺损存在，左侧三尖瓣组织可以通过室间隔缺损嵌入左室流出道[2]。

三尖瓣常常异常和移位，部分病例类似于Ebstein畸形。隔瓣比平时更偏中前，瓣叶畸形、腱索异常增厚牵住隔瓣和后瓣，隔瓣黏附在室隔上。在一些严重病例，隔瓣和后瓣下移呈典型的Ebstein畸形。但与房室连接一致的Ebstein畸形心脏比较有三处不同，前叶正常而不是增大和“帆样”改变，瓣环不扩张，右室窦部不扩张。如果一个心室发育不良，瓣膜骑跨较多见。三尖瓣骑跨常伴右心室发育不良和上下心室。少数情况右侧二尖瓣骑跨，合并左室发育不良[3]。

房隔和室隔的错位，使房室结和His束位置异常，以致位于Koch三角区正常位置的房室结不能在室间隔区与心室传导组织会合[4]。在心房正位的ccTGA病例，前或上房室结坐落在房隔内并与右房室瓣入口邻近，在该处房隔的前缘与房室瓣环会合，前房室结正好在右纤维三角处，正常的后房室结也可以存在，但由于房室隔的对位不良，His束很少从这里发出。相反，His束一般从前房室结发出，穿过纤维三角至肺动脉瓣环上缘后马上从下缘行走。如果伴有VSD，His束走在室间隔缺损的前上方，传导束与肺动脉瓣附属组织的形成有密切关系，因此可能与肺动脉狭窄的形成有一定关系[5]。传导组织行走在室隔的右侧（形态左心室面）的心内膜下，肉眼看似灰白的条束。右束支穿过室隔嵴到达右心室，左束支在左室面继续行走。在心房反位的病例，有前后房室结存在，但只有后房室结发出穿越束支，His束的走向与房室连接一致的心脏相似，前房室结与His束不相连，这样的病例由于房室结位置正常，出现自发性传导阻滞的可能较小。

ccTGA的冠状动脉解剖与正常心脏相反[6]。右冠状动脉发自右后窦，在肺动脉瓣环前面经过，发出前降支和经过右侧房室沟的回旋支。左冠状动脉发自左后窦，围绕三尖瓣入口，并转成后降支。前窦是无冠窦。冠状动脉的起源和分布非常一致，最常见的变异是单支冠状动脉发自面对右侧的冠状窦，并分成左右主干。ccTGA冠状动脉的总干短，发出分支早，并经常隐没在心室肌肉和脂肪中。

临床表现

ccTGA早期很少有临床症状，可能与患儿大部分伴有轻度肺动脉瓣下狭窄有关。同样也很少于婴儿期需手术治疗。其主要临床表现为充血性心力衰竭，肺动脉狭窄所致的青紫或左侧房室瓣关闭不全的症状。ccTGA有些因心动过缓和传导阻滞就诊，少数出现先天性或极早期的完全性房室传导阻滞。20%～30%的病例有Ⅰ度或Ⅱ度房室传导阻滞，其中多数原先房室传导正常。

诊断

ccTGA伴有重度肺动脉瓣下狭窄时，可有口唇和四肢末梢青紫，胸前区可及收缩期杂音。左位主动脉弓时，左侧第二肋间第二心音增强。伴有完全性房室传导阻滞时，心动过缓。20～30%的患儿有Ⅰ～Ⅱ度房室传导阻滞。胸部摄片大部分伴肺动脉瓣下狭窄病例可表现为肺缺血，肺野透亮度增加。心电图右胸导联出现深Q波、房室传导异常或完全性房室传导阻滞。超声心动图检查可明确诊断，特别有助于诊断房室瓣骑跨，房室瓣反流和室间隔缺损的位置，可发现左侧房室瓣向心尖方向移位，腱索与室间隔流入道连接，同时右侧房室瓣和肺动脉瓣纤维连接。

心导管和心血管造影检查可进一步明确诊断。测量各心脏部位的压力和氧含量，获知肺动脉狭窄程度和心内分流。心血管造影可显示室间隔位置，各心腔形态，体静脉和肺静脉的回流部位和与心脏的连接，室间隔缺损的位置、大小和数量，以及三尖瓣、肺动脉瓣和肺动脉发育情况等。

治疗

◆ 适应证

临床明确诊断的ccTGA，应早期手术。根据伴有的心内畸形，如室间隔缺损、肺动脉瓣下狭窄和左侧房室瓣反流等，决定手术方案。6个月以内的婴儿可采用姑息手术，如肺充血型做肺动脉环缩术，肺缺血型做体肺动脉分流术，为进一步根治手术作准备。目前随着解剖矫治方法——双调转手术（double switch）的开展，对婴幼儿无肺动脉狭窄，可采用Senning+Switch，对婴幼儿伴肺动脉瓣狭窄，可采用Senning+Rastelli手术方法。

◆ 姑息手术

姑息手术包括体肺分流和肺动脉环缩术。体肺分流适用于：① 新生儿或小婴儿伴严重的左室流出道梗阻或肺动脉闭锁，以后准备用心外管道施行解剖修补或经典修补术；② 婴儿阶段伴左室流出道梗阻和心室发育不平衡、房室瓣骑跨和多发性室间隔缺损等，以后考虑施行Fontan手术。肺动脉环缩术适用于：① 准备今后施行双调转手术，由于室间隔缺损造成肺充血和严重肺高压，降低远端肺动脉压力达体循环压力50%以下，以减少肺高压对肺血管和肺循环的破坏；② 经典修补术后出现右心室功能不全，考虑转换成双调转手术，肺动脉环缩手术可使形态左心室压力提高到体循环压力的2/3以上，以锻炼心室功能。

◆ 根治手术

单心室手术（腔肺分流或全腔肺Fontan手术）适合于两个心室无法行经典矫治手术者。要求两个房室瓣功能良好、心室大小平衡和右室功能良好。若心室大小不一致、右室功能较差、三尖瓣反流，但左室压力接近正常，应考虑解剖矫治术。解剖矫治手术复杂但远期疗效满意。虽然经典矫治手术可有较好的治疗效果，但从远期来说，解剖矫治手术更适合于已经出现三尖瓣反流和右室功能不良的病例。解剖矫治手术适应证必须是：两个心室和半月瓣无解剖梗阻；心室大小平衡（右室容积大于75%左室容积）；两个心室能够分割，无房室瓣骑跨；形态左心室压力大于75%右心室压力，瓣膜功能良好；冠状动脉允许移植[7]。由于ccTGA多有左室流出道梗阻，多数不符合双调转手术要求。但心室水平可采用Rastalle手术方法，这样心房水平的Seening或Mastard法加上心室水平的Rastalle方法，同样能解剖矫治。

◆ 术前准备

术前准备包括充血性心力衰竭的药物治疗，如地高辛和利尿剂的应用，纠正代谢性酸中毒，对严重缺氧给予吸氧或体肺动脉分流的姑息性手术，改善低氧血症。对房室传导阻滞者可置入心内膜临时起搏。如能早期行根治手术，可在术前准备1～2天后及时手术。

手术方法

1. 改良Blalock－Taussig分流手术

采用胸骨正中切口，4 mm膨体聚四氟乙烯管道连接无名动脉与右肺动脉，以后手术拆除较容易，并减少肺动脉扭曲。详细手术技术参照其他章节。

2. 肺动脉环缩

胸骨正中进胸，使用硅橡胶涂层的膨体聚四氟乙烯带环绕肺动脉干，收紧控制带调节心室与肺动脉之间的压力阶差，通过肺动脉环缩以锻炼心室功能。详细手术技术参照其他章节。

3. 室间隔缺损关闭

常规体外循环下进行，胸骨正中切口，切开心包，游离两大动脉。肝素化后升主动脉和上下腔静脉插管建立体外循环，主动脉阻断后根部注入停搏液。上下腔静脉阻断，纵行切开右房，通过房间隔缺损放置左房引流管。可通过右心房切口，经二尖瓣行室间隔缺损修补。暴露二尖瓣，前侧的传导组织必须注意，过度牵拉会造成完全性房室传导阻滞[8]。室间隔缺损可以在室间隔的任何部位，多见在膜周，通过二尖瓣可较好地暴露室间隔缺损。由于传导束行走的异常，在缝合室间隔缺损前缘时，缝针通过室间隔缺损缝合于室间隔缺损左侧面，并远离室间隔缺损边缘4～5 mm出针，避免损伤传导束，然后穿过室间隔缺损补片打结，使室间隔缺损补片插入室间隔左侧面，余下部分缝合于缺损的右侧面关闭室间隔缺损（图44-58）。如可能，也可以通过主动脉、肺动脉、左心室和右心室修补室间隔缺损。

4. 左室流出道梗阻

单纯肺动脉瓣狭窄，可做瓣叶交界切开。伴肺动脉瓣下狭窄，由于传导束行走于肺动脉瓣上缘，切开左室流出道，跨瓣补片扩大，将导致完全性房室传导阻滞，必须采用心外管道方法连接左心室切口至肺动脉。一般用同种带瓣肺动脉或主动脉管道，也可以选择其他材料，例如不带瓣的管道、心包或异体瓣管道及直接缝合等[9]。

心脏停搏后，做解剖左心室表面切口连接管道近心端，切口位置受到乳头肌和冠状动脉的影响，注意不要损伤二尖瓣的附属结构。可先用手指通过右心房切口进入解剖左心室，触摸无乳头肌和心室表面无冠脉区域做一小切口，然后在直视下再扩大。与房室连接一致的右心室—肺动脉管道比较，管道在纵隔的右侧方，在主动脉右侧连接肺动脉（图44-59）。这样，关胸后管道正好在胸骨后方，因此使用管道的大小受到限制。也可使用长管道，放置在右房的右侧。房间隔缺损可以直接缝合或补片修补，然后心脏排气，开放主动脉。患儿复温到36.5℃，改良超滤15分钟，减少容量负荷。在使用鱼

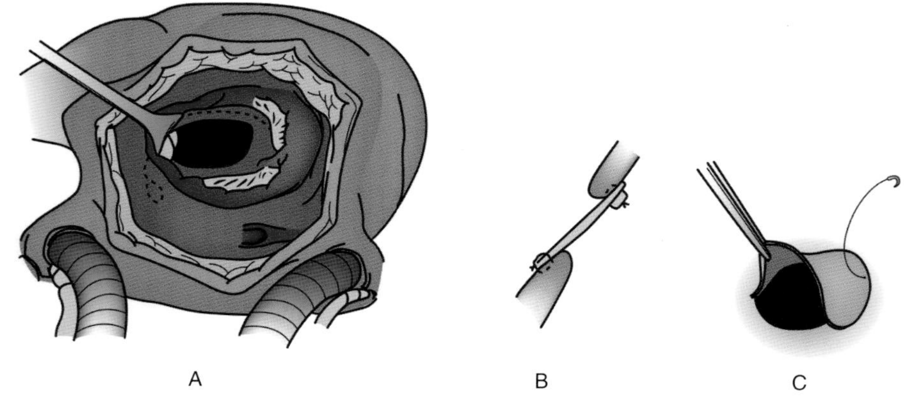

图44-58 通过右心房切口，经二尖瓣行室间隔缺损修补

图A：通过右心房切口暴露二尖瓣，牵开二尖瓣显露VSD，VSD通常位于膜周位置，注意房室结处于异常位置；**图B**：在传导组织所在区域，必须在其室间隔对侧进行缝合；**图C**：VSD的其余部分可以连续缝合修补

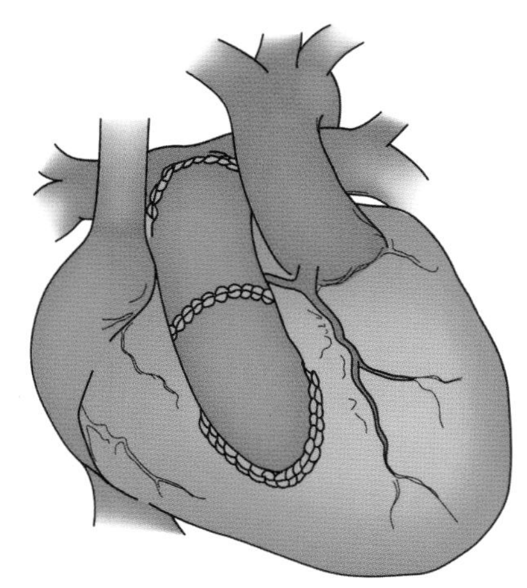

图44-59　心外管道方法连接左心室切口至肺动脉

精蛋白和拔管前食管超声检查。

处理左室流出道梗阻还有其他方法，Mavroudis采用的矫治手术方法是双向腔肺吻合联合肺动脉瓣切开手术[10]。他们认为如果不用心外管道，解剖上彻底解除左室流出道梗阻是不现实的，只有将全部上腔静脉血直接接到肺动脉，左室的压力才能减少，这样的手术比较适合于部分三尖瓣和右心室功能良好，左室流出道不是过分狭窄的患儿。手术后维持形态左心室一定的高压可以减少室隔的位置偏移，理论上防止三尖瓣的反流。另外可以避免心室切口、心外管道和心房操作带来的心律失常，他们认为远期效果较好。

5. 解剖矫治术（double switch）

切口、插管和体外循环方法与大动脉转换术方法相同。上下腔静脉插管尽量远离心脏，以方便施行Senning手术。

首先做大动脉Switch手术，手术技术与房室连接一致的完全型大动脉转位施行Switch手术相似（图44-60）。其冠状动脉解剖与房室连接一致的完全型大动脉转位是镜像关系，也有单支冠状动脉，这样对大动脉Switch手术时冠状动脉移植带来困难。大动脉侧侧位时，冠状动脉的游离要更长。主动脉和肺动脉直径不匹配时，可以对新主动脉端进行缩合使其与远端主动脉匹配。再经右房切口，行心房内板障改道术（Senning手术），使肺静脉血回流至二尖瓣进入解剖左心室，而腔静脉血回流至三尖瓣进入解剖右心室。房隔板障采用Gore-Tex片连续缝合[11]。

1987年，Yagihara[12]采用心房转位联合心内隧道和右心室-肺动脉心外管道的手术方法治疗ccTGA合并左室流出道梗阻。解剖右心室流出道切口，采用涤纶补片连续缝合形成心内隧道，连接室间隔缺损至主动脉（图44-61）。室间隔缺损如果限制性，应该扩大，保证左室到主动脉的通路无狭窄，但传导束的位置要当心，避免发生完全性房室传导阻止。然后肺总动脉根部横断，近心端缝合关闭，采用同种带瓣主动脉管道连接右心室切口至肺动脉远端，或直接与心室切口连接。术毕，置左房测压管，右室心外膜临时起搏导线。

心外管道在主动脉左侧，应根据心房的正反位和心尖的位置考虑管道的走向。与Mustard手术比较，我们更倾向Senning手术，一方面我们熟悉这种手术方法，另外房室连接一致的完全型大血管转位治疗经验是Senning手术远期效果比Mustard手术好。心房正位的右位心可做Senning手术，在心脏停搏后暴露进行手术。如果心房反位，Senning手术在技术上也是可行的。如心房较小，建议采用Mustard手术方法[13]。

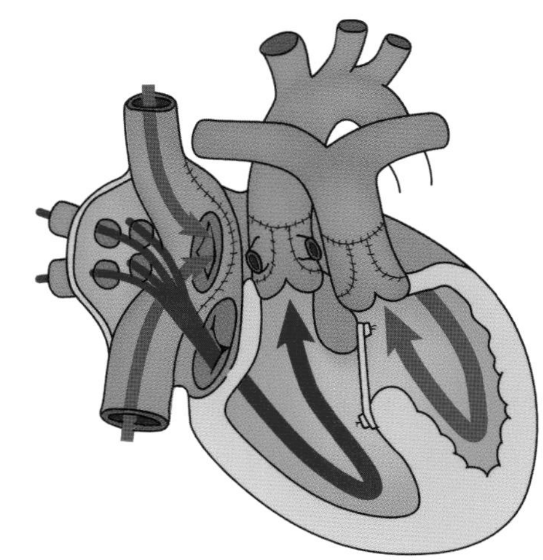

图44-60　矫正性大动脉转位的解剖矫治术

通过Senning或Mustard手术行心房内转换，使右心房和解剖右心室相连，左心房和解剖左心室相连，同时再行大血管转换术（Switch手术）或心室内隧道方法（Rastelli手术）使左心室与主动脉相连，而右心室与肺动脉相连，这样解剖左心室和二尖瓣仍在体循环工作，从解剖上得到彻底矫治

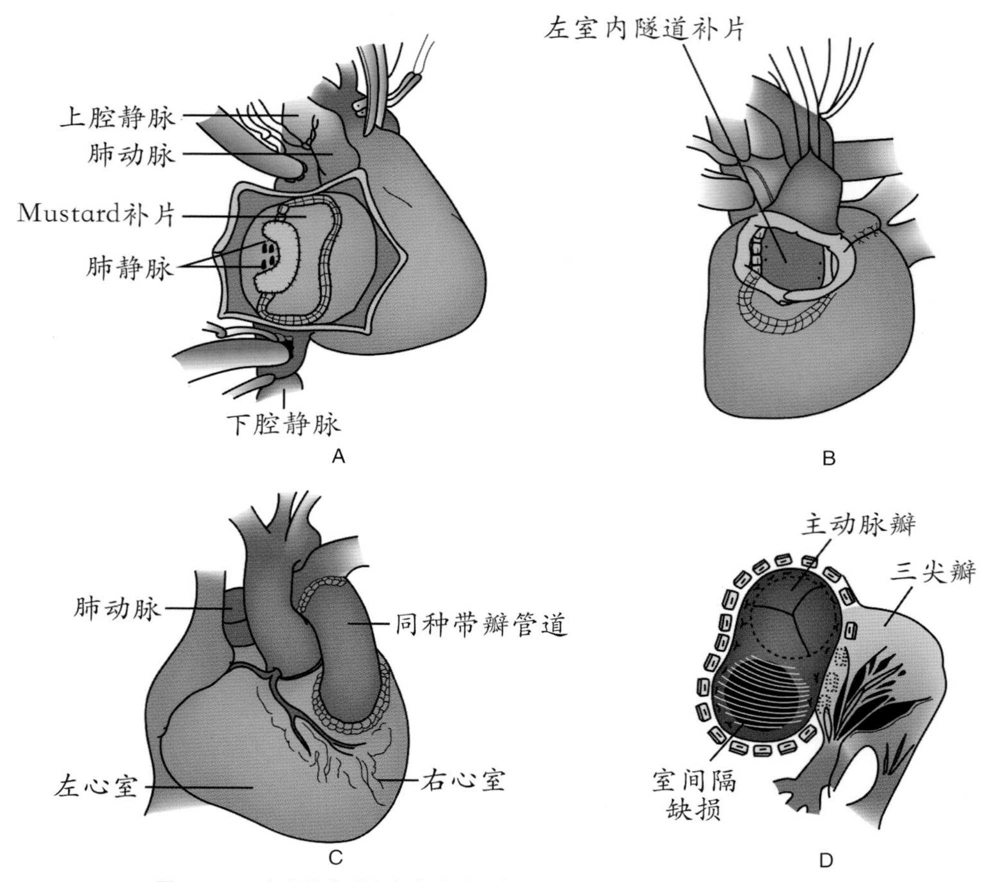

图44-61　心房转位联合心内隧道和右心室－肺动脉心外管道的手术方法

图A：经右房切口，行心房内板障改道术（Mustard手术），使肺静脉血回流至右心房通过二尖瓣进入解剖左心室，而腔静脉血回流至左心房通过三尖瓣进入解剖右心室；**图B**：解剖右心室流出道切口，采用涤纶补片连续缝合形成心内隧道，连接室间隔缺损至主动脉；**图C**：肺总动脉根部横断，近心端缝合关闭，采用同种带瓣管道连接右心室切口至肺动脉远端；**图D**：心内隧道建立，使右侧心室的血通过VSD，经心内隧道进入主动脉

6. 其他处理

完全性传导阻滞通常需要置入起搏器。其手术中的发生率是30%，手术中应该常规放置临时心外膜起搏导线，对手术后即使有一过性的房室传导阻滞，也建议放置永久性的起搏器[14]。房室瓣反流的患儿应放置程序起搏器，因为房室顺序不一致会加重房室瓣反流。起搏器的放置方法和路径与其他先天性心脏病一致，对小年龄儿童推荐使用双极心外膜DDDR起搏器，在15～20 kg的儿童可以使用心内膜导线。

左房室瓣因为位置偏后，整形较困难。可通过左侧进胸，停循环下操作。包括瓣环整形、瓣叶修补、乳头肌腱索的整形等。但这些技术是用在房室连接一致的二尖瓣整形中。如果采用解剖矫治手术，三尖瓣的反流情况自然得到改善，因为手术后右心室压力更符合右心室的几何形态。

心脏移植是ccTGA治疗的最后选择，房室连接一致的心脏移植技术可以同样应用，大动脉位置异常并不影响主动脉、肺动脉和腔静脉的吻合。

预后

ccTGA的外科治疗有一定困难，因为这类疾病较复杂而且病理解剖变异较大。上海交通大学医学院附属上海儿童医学中心近年来开展双调转手术方法矫治矫正性大动脉错位连续6例手术均取得成功，其中3例行Senning和Rastelli手术，另3例行Senning和Switch术[15]。上海交通大学医学院附属上海儿童医学中心1999年6月至2014年6月手术治疗203例ccTGA患儿，姑息手术13例，经典纠治术

39例，解剖纠治术88例，单心室手术63例[16]。术后早期死亡13例（6.4%），其中经典纠治术死亡2例，解剖纠治术死亡9例，单心室手术死亡2例；提示解剖纠治手术的死亡比例相对较高，并发症较多。

一般来说，心内修补手术效果不如房室连接一致的心脏行同样类型的缺损修补效果好，尤其是右心室承担体循环功能。ccTGA的远期手术疗效不佳，三尖瓣反流和右心室衰竭发生率较高，其10年生存率仅50% ～ 75%[17]。

小结

先天性纠正性大动脉转位是一种罕见病变，常合并其他心内畸形。这些伴发畸形改变了其病理生理、临床表现和自然病史。即使没有伴发畸形，ccTGA的存活率也差，因为会发生右心室功能衰竭和三尖瓣关闭不全。ccTGA给外科手术修补提出了挑战。经典修补手术的策略解决了伴发畸形，但让右心室和三尖瓣依然保留在体循环内，远期易发生右心室和三尖瓣功能障碍。近年来提倡双调转手术方法，通过心房内转换（Senning或Mustard术），使右心房和解剖右心室相连，左心房和解剖左心室相连，同时再行大血管转换术（Switch手术）或心室内隧道方法（Rastelli手术）使左心室与主动脉相连，而右心室与肺动脉相连，这样解剖左心室和二尖瓣恢复在体循环工作，从解剖上得到彻底矫治。尽管存在早期风险，但改善了这些病患的长期结果。

（陈　浩　徐志伟）

参・考・文・献

[1] Van Praagh R, Papagiannis J, Grunenfelder J, et al. Pathologic anatomy of corrected transposition of the great arteries: Medical and surgical implications. Am Heart J, 1998, 135(5 Pt 1): 772–785.

[2] Hornung T S, Bernard E J, Celermajer D S, et al. Right ventricular dysfunction in congenitally corrected transposition of the great arteries. Am J Cardiol, 1999, 84(9): 1116–1119.

[3] Prieto L R, Hordof A J, Secic M, et al. Progressive tricuspid valve disease in patients with congenitally corrected transposition of the great arteries. Circulation, 1998, 98(10): 997–1005.

[4] Anderson R H. The conduction tissues in congenitally corrected transposition. Ann Thorac Surg, 2004, 77(6): 1881–1882.

[5] Wilkinson J L, Smith A, Lincoln C, et al. Conducting tissues in congenitally corrected transposition with situs inversus. Br Heart J, 1978, 40(1): 41–48.

[6] Wallis G A, Debich-Spicer D, Anderson R H. Congenitally corrected transposition. Orphanet J Rare Dis, 2011, 6: 22.

[7] Yagihara T, Kishimoto H, Isobe F, et al. Double switch operation in cardiac anomalies with atrioventricular and ventriculoarterial discordance. J Thorac Cardiovasc Surg, 1994, 107(2): 351–358.

[8] Doty D B, Truesdell S C, Marvin W J Jr. Techniques to avoid injury of the conduction tissue during the surgical treatment of corrected transposition. Circulation, 1983, 68(3 Pt 2): II63–69.

[9] Ilbawi M N, DeLeon S Y, Backer C L, et al. An alternative approach to the surgical management of physiologically corrected transposition with ventricular septal defect and pulmonary stenosis or atresia. J Thorac Cardiovasc Surg, 1990, 100(3): 410–415.

[10] Zias E A, Mavroudis C, Cook K E, et al. The effect of pulmonary circulation hemodynamics on right ventricular unloading via the bidirectional Glenn shunt: implications for congenitally corrected transposition repair. Semin Thorac Cardiovasc Surg Pediatr Card Surg Annu, 2003, 6: 27–32.

[11] Sharma R, Bhan A, Juneja R, et al. Double switch for congenitally corrected transposition of the great arteries. Eur J Cardiothorac Surg, 1999, 15(3): 276–282.

[12] Kawata H, Naito Y, Yagihara T, et al. Surgical treatment of congenital heart disease with atrioventricular discordance. Nihon Kyobu Geka Gakkai Zasshi, 1987, 35(1): 61–66.

[13] Reddy V, McElhinney D, Silverman N, et al. The double switch procedure for anatomical repair of congenital corrected transposition of the great arteries in infants and children. Eur Heart J, 1997, 18(9): 1470–1477.

[14] Imamura M, Drummond-Webb J J, Murphy D J Jr, et al. Results of the double switch operation in the current era. Ann Thorac Surg, 2000, 70(1): 100–105.

[15] 徐志伟，苏肇伉，丁文祥，等. 双调转术（Duuble-Switch）的临床应用. 中华胸心血管外科杂志，2003，19（3）：134–135.

[16] 郑景浩，徐志伟，刘锦纷，等. 小儿矫正型大动脉错位个体化手术方案及预后. 中华胸心血管外科杂志，2016，32（10）：595–598.

[17] Biliciler-Denktas G, Feldt R H, Connolly H M, et al. Early and late results of operations for defects associated with corrected transposition and other anomalies with atrioventricular discordance in a pediatric population. J Thorac Cardiovasc Surg, 2001, 122(2): 234–241.

第十五节　永存动脉干

概述

永存动脉干（persistent truncus arteriosus，PTA），亦称共同动脉干，是一种少见的先天性心脏畸形。该病变系指从心底部发出的仅有一组动脉瓣的单一动脉干，供应冠状动脉、肺动脉和全身的血液循环。严重共同动脉干瓣膜反流和心内大量左向右分流是新生儿死亡的重要因素，70%的患儿在3个月内死亡，仅有12%的患儿生存时间超过1年。患儿均死于心力衰竭、严重的呼吸道感染。如果合并其他心脏严重畸形如左室发育不良，二尖瓣闭锁，完全性房室间隔缺损、主动脉弓中断或者缩窄的患儿死亡率则更高。随着肺血管疾病的进行性加重，未经治疗的能存活下来的患儿会出现艾森门格综合征，因器质性肺动脉高压、低氧血症、慢性心功能不全死亡[1]。

发病机制

正常胚胎发育至第5周，动脉总干螺旋形分隔形成前后位的肺动脉和主动脉。由于球嵴与球间隔的发育缺陷，以致原始动脉干未能分隔成主动脉和肺动脉，主动脉-肺动脉间隔可完全缺如或部分存在，巨大的动脉干骑跨在两心室之上，同时接纳左、右心室排出的血量。动脉干瓣口一般有2～6个瓣膜，以三个瓣膜最为常见，约占70%，四个瓣膜约占20%，两个瓣膜约占5%。半月瓣组织尚正常或略有增厚。瓣膜的关闭功能大多正常。约有1/4病例因瓣膜纤维增厚和变形，而可伴有不同程度的关闭不全。室间隔缺损一般是膜部巨大型缺损，永存性动脉干的瓣口，恰好骑跨在缺损的上方，即左、右心室之上，有少数动脉干偏向一侧或直接发自一个心室，通常为右心室。这样，另一心室的血是经室间隔缺损而排入动脉干。

永存动脉干的病理生理取决于不同的病理分类，通常都有肺血增多和肺动脉高压。1949年Collett和Edwards根据肺动脉从动脉干起源位置不同，将动脉干分为四型（图44-62A）。① Ⅰ型（47%）：Ⅰ型指动脉主干开口发出一个短的肺动脉主干，进而分为左

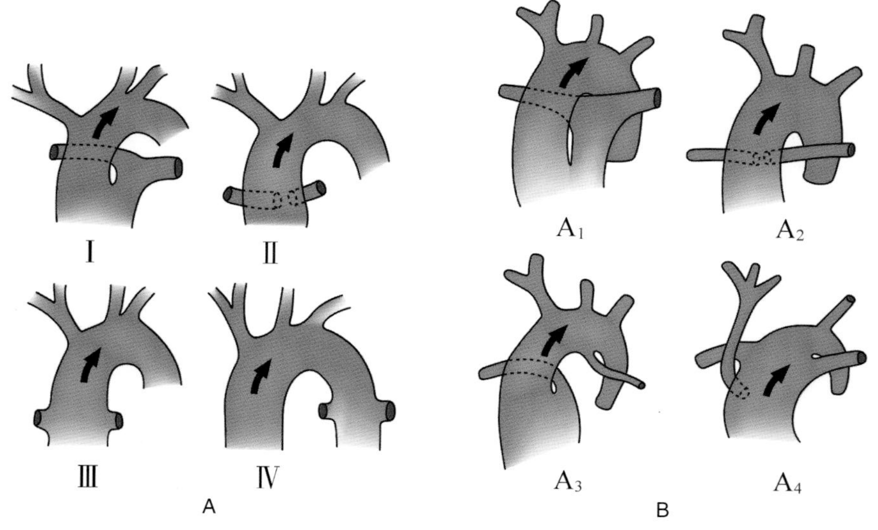

图44-62　永存性动脉干分型

图A：Collett和Edwards分类法；图B：Van Praagh分类法

肺动脉和右肺动脉。② Ⅱ型(29%):左、右肺动脉直接起源于动脉干的后壁。③ Ⅲ型(13%):左、右肺动脉直接从动脉干的侧壁发出,相距较远。④ Ⅳ型(11%):左、右肺动脉都缺如,肺循环由起自降主动脉的支气管动脉供应。但这一型实际属于肺动脉闭锁合并室间隔缺损和体肺侧支形成。

Van Praagh夫妇提出了改良分类法(图44-62B)。A_1型类似Ⅰ型。因为Ⅲ型极少见,A_2是Ⅱ型和Ⅲ型更加精确的组合。A_3型是单一起源的肺动脉,常是右肺动脉起源于动脉干,有动脉导管或侧枝血管供应对侧肺。A_4型为动脉干合并主动脉弓中断。Collett和Edwards法Ⅳ型或假性动脉干分类应废弃,因其不是动脉干的真正形式,更确切应称为室间隔缺损合并肺动脉闭锁、大的主肺侧枝动脉。由于动脉干同时与两个心室连通,接受左、右心室排出的混合血而出现不同程度的发绀,但血流动力学的改变还受到肺动脉的存在与否、口径大小和肺血管阻力高低的影响,而决定临床病程的进展。最常见的为肺动脉粗大、肺血管阻力低、肺血流量很大,因而导致左、右心室负荷增加,引起心室扩大和肥厚。在婴儿期即可产生淤血性心力衰竭而夭亡[2]。能存活者,肺血管阻力逐渐升高,肺血流量下降,动脉血氧饱和度下降,发绀明显,早期出现严重肺血管阻塞性病变以及艾森门格综合征而失去手术时机。

临床表现

新生儿期的正常肺血管阻力较高,症状可较轻,除非合并有动脉干口瓣膜严重关闭不全。此后,随着肺血管床的退化,肺血管阻力降低,大量血液涌入肺内,遂可出现呼吸困难、心动过速,易激惹,喂养困难等心功能不全症状。部分病例可出现轻度发绀,哭吵时更明显。随着肺血管进行性阻塞性病变的产生,肺血流量递减,发绀日趋明显。存活时间较长的患儿可表现为反复呼吸道感染,呼吸困难,发育迟缓,发绀加重。

除心力衰竭体征外,患儿可出现水冲脉,这是由于动脉干的血液迅速分流入肺动脉所致。在胸骨左缘可闻及收缩期吹风样杂音并常扪及震颤。共干瓣膜完全开放时常可闻及喀喇音,心尖部可闻及奔马律。

诊断

◆ 超声心动图检查

二维超声心动图和彩色多普勒可显示单一血管骑跨于室间隔上,肺动脉起源位置,其前方无血管,也无肺动脉瓣回波。显示共干瓣膜的有无反流,室间隔缺损的部位和大小,有无合并存在的其他主要畸形如动脉弓中断等。

◆ 心电图检查

心电图表现双心室肥厚,电轴正常或轻度右偏。肺性P波可见。无特异性。双侧心室肥大最为常见,其次为单独的左心室或右心室肥大。额面电轴+30° ~ +150°。

◆ 胸部X线检查

新生儿的胸片显示心脏显著扩大,肺血增多。肺动脉段缺失,年长患儿若左肺动脉的起源部明显,在左上纵隔边缘可呈现"逗号征"。孤立右肺动脉起源于动脉干左侧时亦可有相似表现。缺少肺动脉主干的一侧胸阔较对侧小且血管分布少。合并主动脉弓中断者,胸片上降主动脉显著。未经治疗存活的少数患儿由于肺血管病变进行性加重,可出现肺血减少。心脏增大,主要为左、右心室肥大,右心室增大显著,心尖上翘,心蒂主动脉影明显增宽,搏动显著增强,扩张的动脉干压迫食管向右或后方移位。肺门血管影主要与肺循环的解剖类型有关,如Ⅰ型肺血管纹理粗而增多,左肺动脉影较右侧高;在较大的患儿尚能见到肺门舞蹈和肺动脉高压征象。Ⅳ型的肺门影少,肺内可见细而乱的侧支循环影。一侧肺动脉缺如时,能见到肺门影明显不对称;一侧肺野清晰,而对侧肺血管增多。

◆ 心导管和心血管造影检查

心导管和心室造影可用于明确肺动脉、动脉弓的形态和血流动力学状态，是否合并其他心脏畸形。心室造影尚能明确共干瓣膜是否增厚，是否狭窄或反流，左右心室和室间隔缺损的具体位置等。Ⅰ型可示两支粗大的肺动脉和动脉干同时显影。如一侧肺动脉显影早而密度深，另一侧迟而淡，可为支气管动脉所灌注的Ⅳ型。

治疗

◆ 手术适应证

50%未行手术治疗的患儿在1个月内死亡，70%的患儿3个月内死亡。6～12个月的患儿往往因为全肺血管阻力升高，肺内发生不可逆性病理改变，手术危险性大为增加。因此患儿一经诊断，即应争取手术治疗。对肺血管病严重的患儿，肺动脉阻力超过12 wood/m^2（或一侧肺动脉缺如，阻力超过20 wood/m^2）或肺动脉高压达体循环压力70%者，是手术的禁忌证[3]。

◆ 手术方法

1. 建立体外循环

胸骨正中劈开切口，游离部分心包备用。充分游离动脉共干及左、右肺动脉，并置左右肺动脉控制套带。建立体外循环插管，主动脉插管放置于升主动脉的最高处。体外循环开始后即收紧左右肺动脉控制带以防灌注肺发生。体外循环降温至低温30℃左右，阻断主动脉，灌注停跳液，如果共瓣存在反流，可切开主动脉直接灌注。灌注结束后，松开左、右肺动脉套带，游离肺动脉并切下肺动脉。动脉干切口宜尽量远离动脉干瓣膜，以避免损伤左冠状动脉口（常比正常位置偏高，在肺动脉口下方）。Ⅰ型共干，直接切下主肺动脉干。Ⅱ型共干，应在主动脉前壁切开，看清左、右肺动脉以及冠状动脉开口，将左、右肺动脉开口以及附近主动脉壁一并切下，切口应从共干左侧，距离瓣环至少6 mm左右。缺失的动脉干壁，应用牛心包片修补，以避免直接缝合会导致冠状动脉以及共干瓣膜扭曲、瓣膜关闭不全。

2. 修补室间隔缺损

目前主张纵行切开右心室漏斗部，从右心室前壁中部延伸至动脉干环，离冠状动脉前降支1 cm以上。如有粗大的右冠状动脉横支进入前降支，则改用横行切口。用直角钳撑开动脉干的瓣膜，以利驱除主动脉内空气，观察瓣膜有无关闭不全。典型的室间隔缺损在动脉干口下方，下缘为室间隔组织，离希氏束较远。修补缺损，可采用连续缝合法，使动脉干瓣口完全纳入左心室内。

3. 建立右心室和肺动脉间通道

（1）管道建立右室流出道：在右心室和肺动脉之间用管道重建右室流出道，目前管道主要应用带瓣牛颈静脉，或用膨体聚四氟乙烯人造血管（不带瓣）。于右室面行2 cm左右的切口，或切除部分右室肌肉，形成一卵圆形切口，以避免吻合口狭窄。但同时应注意避免损伤冠状动脉。心外管道要修剪为合适长度，过长、过大可能因扭曲或关胸时胸骨受压迫并压迫冠状动脉。应用人造血管时，可以用自身未固定心包片做右室流出道单瓣，减轻肺动脉血反流。带瓣管道的近端，必须恰当裁剪成斜面，或用一块三角形牛心包片加长，务必使右心室的吻合口宽大而无张力，呈弧状贴附于心脏，胸骨切口关闭后不致受压或扭曲（图44-63）。

（2）自体肺动脉连接右室：Ⅰ、Ⅱ型共干患儿，如果肺动脉干有足够长度，可采用自体肺动脉连接右室，充分游离左右肺动脉后，右室切口尽量靠上，将肺动脉干后壁拖下与右室切口上缘吻合。前壁由自体心包片或带单瓣牛心包补片覆盖。对于Ⅱ型共干，可利用左心耳形成肺动脉-右室通道的后壁，前壁用自身心包片构建。

◆ 术后监护和并发症处理原则

（1）术后应常规监测心率、血压，中心静脉压和尿量等。血气分析、脑利钠肽了解心肌缺血。

（2）呼吸机合理模式应用，充分镇静、应用降肺高压药物以防止发生肺动脉高压危象，应予避免。

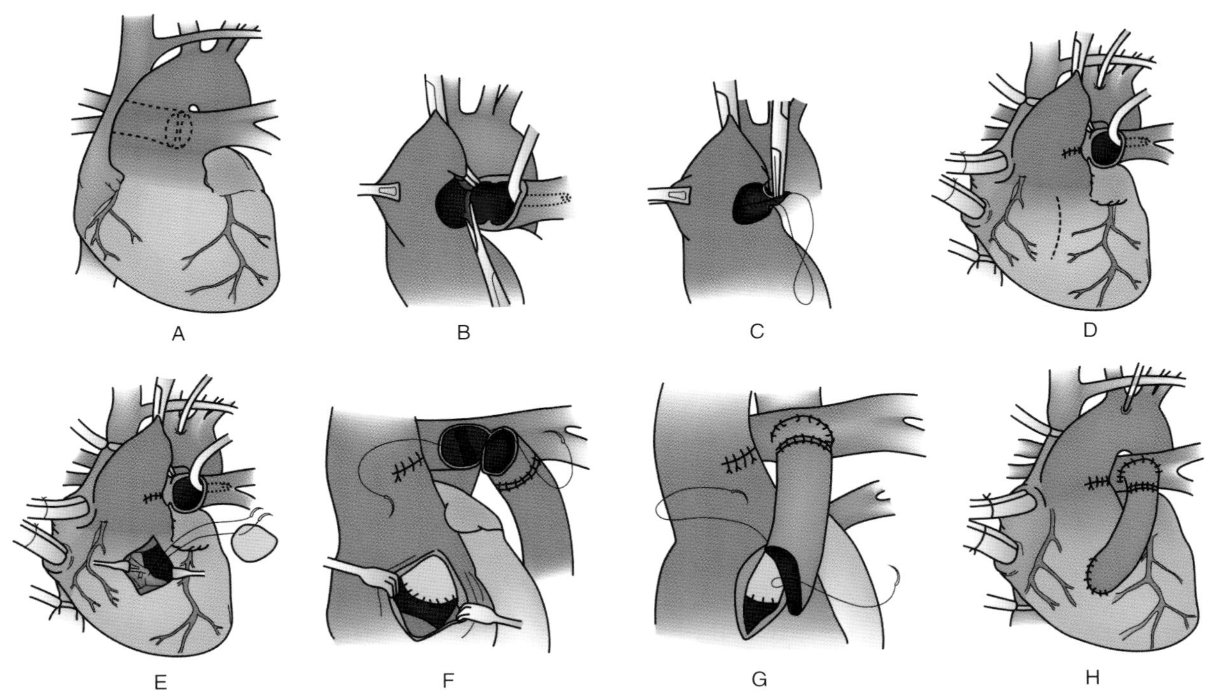

图44-63 永存性动脉干的矫治手术

图A：左、右肺动脉起自动脉干后壁（Ⅱ型）；图B：断离肺动脉连同部分动脉干壁；图C：补片修复动脉干缺口；图D：右心室纵行切开；图E：室间隔缺损以心包片修补；图F：人造带瓣管道的远端和肺动脉口吻合；图G：将人造带瓣管道的近端吻合于右心室切口的两缘；图H：手术结束

（3）给予多巴胺、肾上腺素、米力农等正心肌药物，同时静脉输入高营养物质支持治疗。

预后

近年来，由于体外循环灌注技术、心肌保护、术后监护技术等的进步以及带瓣管道的应用，动脉共干的手术治疗早期效果有明显提高。远期并发症主要是共干瓣膜是否出现反流[4]和右室流出道梗阻，需要置换管道[5,6]。

小结

（1）一般选择在出生后3个月手术，必要时可在新生儿期进行手术。1岁前进行手术的患儿生存率明显高于1岁后手术的患儿。

（2）合并共干瓣膜关闭不全，冠状动脉畸形，主动脉弓中断，单一肺动脉是术后早期死亡的主要危险因素，需要同期手术纠治。

（3）术后远期危险因素是主动脉瓣膜（共干瓣膜）反流和右室流出道梗阻。

（仇黎生）

参·考·文·献

[1] Nakanishi T. Pulmonary arterial hypertension associated with congenital heart disease [J]. International heart journal, 2015, 56(Supplement): S1–S3.

[2] Driscoll D J. Clinical Presentation and Therapy of Truncus Arteriosus [M] //Congenital Heart Diseases: The Broken Heart. Springer Vienna, 2016: 555–557.

[3] Chen Q, Gao H, Hua Z, et al. Outcomes of Surgical Repair for Persistent Truncus Arteriosus from Neonates to Adults: A Single Center's Experience [J]. PloS one, 2016, 11(1): e0146800.

[4] Russell H M, Pasquali S K, Jacobs J P, et al. Outcomes of repair of common arterial trunk with truncal valve surgery: a review of the society of thoracic surgeons congenital heart surgery database[J]. The Annals of thoracic surgery, 2012, 93(1): 164–169.
[5] O'byrne M L, Mercer-Rosa L, Zhao H, et al. Morbidity in children and adolescents after surgical correction of truncus arteriosus communis[J]. American heart journal, 2013, 166(3): 512–518.
[6] Asagai S, Inai K, Shinohara T, et al. Long-term Outcomes after Truncus Arteriosus Repair: A Single-center Experience for More than 40 Years[J]. Congenital heart disease, 2016, 11(6): 672–677.

第十六节 三房心

概述

三房心（cor triatriatum）是一种罕见的先天性心脏畸形，在先天性心脏病总发病率中占0.1%～0.4%。三房心中，带有一个或多个限制性孔洞的纤维肌肉性隔膜将左心房分隔为2个腔室：共同肺静脉腔（近端腔）及真正的左心房腔（远端腔）。左右肺静脉回流至共同肺静脉腔，二尖瓣、左心耳位于真正的左心房腔。三房心按纤维肌肉隔膜所在的位置可分为左型（cor tiratrium sinistum）和右型（cor tiratrium dextum），以左型三房心较多见。若孔洞很小，会导致肺静脉血回流入真正左心房梗阻，继而出现淤血性肺动脉高压，降低肺动脉高压的药物不起作用。新生儿期就会出现急性心功能衰竭症状，唯有急诊心脏直视手术去除左心房隔膜以挽救患儿生命[1]。

发病机制

三房心的发病机制目前仍不十分清楚，根据异常汇入假说认为胚胎第5周共同肺静脉不完全汇入左心房导致了三房心。另外，一种假说认为来自原发间隔发生部位的窦静脉组织捕获了共同肺静脉从而导致了异常隔膜的形成。肺总静脉未能完全并入左心房，是最广为接受的左侧三房心的胚胎发生学理论。

左侧三房心的标志性特征是肺静脉汇入一个副房，该副房与左心房紧紧相邻。这个副房依次引流入左心房或右心房。在大多数病例中，近端的副房和左心房之间存在一层纤维肌性隔膜，隔膜上常有开孔。开孔的大小决定了肺静脉回流是否存在梗阻。在一些病例中，这个隔膜没有开孔，副房则直接或间接地引流入右心房（图44-64）。

（1）Van Praagh根据有无肺静脉异位引流分为典型型（无肺静脉异位引流）和非典型型（有肺静脉异位引流）。

（2）朱晓东将三房心分为两种类型：Ⅰ型：肺静脉引流部分进入副房、部分进入真左房，ⅠA型为合并房间隔缺损型，ⅠB型为无房间隔缺损型。Ⅱ型为全部肺静脉均引流至副房，并分为四个亚型。

（3）Gasul分型：Ⅰ型，左房与副房之间无交通存在，又分成伴有肺静脉异位回流和有房间隔缺损两类；Ⅱ型，左房与副房之间有小的交通，又分成无房间隔缺损Ⅱa型、高位房间隔缺损Ⅱb型和低位房间隔缺损Ⅱc型三类；Ⅲ型，左房与副房间有宽大的通道（交通口面积<2 cm^2）。

三房心的病理生理变化主要取决于心房内纤维肌肉间隔上孔洞的大小、房间隔缺损的大小以及由此产生的一系列血流动力学变化。典型的三房心由于肺静脉血进入真正左心房受阻而引起肺静脉压力增高，如果4根肺静脉都引流入副房，然后再通过有梗阻的隔膜引流入左心房时，就会出现肺静脉梗阻合并肺高压。导致肺静脉淤血。肺水肿，并逐渐产生肺高压，最终导致右心衰竭。孔洞越小，血流动力

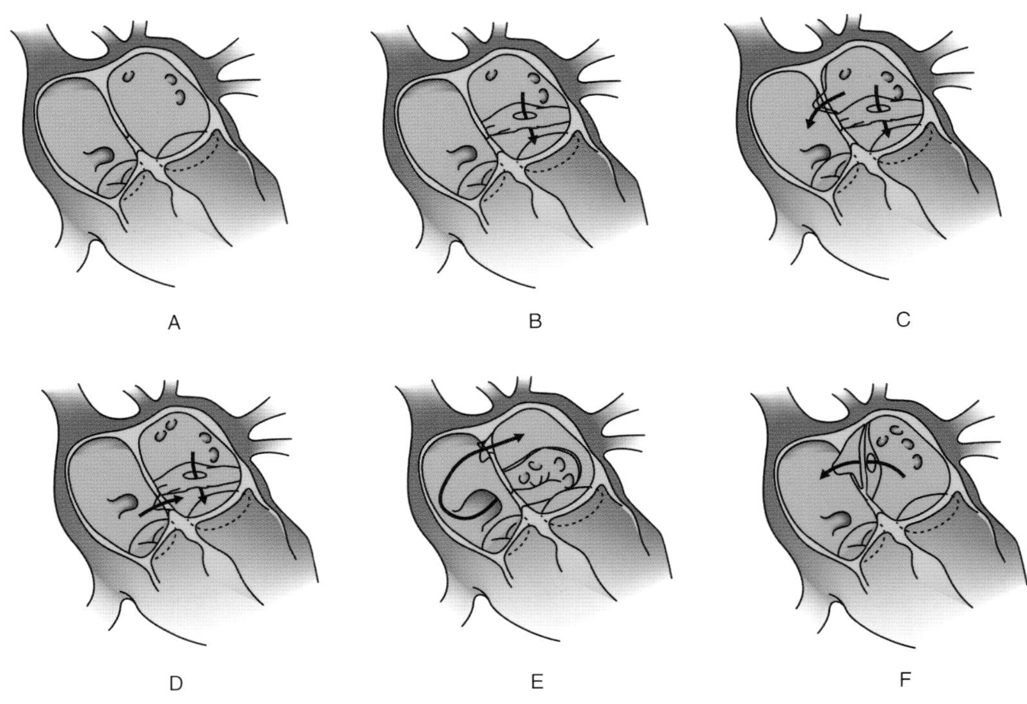

图44-64 三房心的形态学分类

图A：正常心脏解剖；**图B：**A型三房心；**图C：**A1型三房心，房间隔缺损位于左房内隔膜的近侧端；**图D：**A2型三房心，房间隔缺损位于左房内隔膜的远侧端；**图E：**B型三房心，所有肺静脉回流至扩张的冠状静脉窦；**图F：**C型三房心，特点是近端房不接受任何肺静脉

学的变化越严重，会出现急性心功能衰竭症状[2]。如果隔膜上存在大型开孔，肺静脉血回流没有梗阻，而且合并有房间隔缺损时，会出现心房水平左向右分流，致使右心容量负荷增加，右心室肥厚、扩张。当肺血管床发生器质性改变，出现艾森门格综合征，临床上表现为发绀，右心功能衰竭。

临床表现

三房心的临床表现类似于二尖瓣狭窄，病情的严重程度取决于肺静脉副房和左心房或右心房之间交通的大小。肺静脉副房和左心房之间的交通<3 mm，且不存在其他交通，隔膜孔小的病例很早即表现肺静脉梗阻严重的症状，新生儿期即可出现明显呼吸困难，急性心功能不全症状。偏小型隔膜孔，患儿较早出现症状，营养不良，发育迟滞，呼吸急促。若伴有心力衰竭，则可出现外周型发绀；当有右向左分流时可表现为中心型发绀。听诊可于肺底闻及湿啰音，约半数患儿可于心尖部闻及柔和的收缩期或舒张期杂音，P2亢进，常伴有分裂。若于心尖部闻及连续性杂音，常提示为副房和真左房间压力阶差明显增高。患儿尚可伴有肝大。若隔膜孔足够大，患儿可至终身无症状。

诊断

◆ 超声心动图检查

超声心动图可以明确诊断大部分三房心患儿的心内畸形，能准确地显示左房内隔膜和隔膜孔大小，能诊断包括房间隔缺损、肺静脉异位引流、瓣膜病变等心内畸形。以心尖四腔心及胸骨旁左室长轴切面为观察左房的标准切面，二维超声可显示左房内异常隔膜将其分为2个腔，四腔心切面可显示隔膜一端连于房间隔，另一端连于左房侧壁或后壁。Doppler可显示真副房间交通的五彩血流，合并房间隔缺损者可显示过隔血流信号[3]。

可在左心房腔内看到一个呈弧形的隔膜，偶尔此隔膜呈风向袋一样的外形。在舒张期，此隔膜向二尖瓣移动。二尖瓣的运动和外形正常。左心耳和隔膜之间的关系，区分了左侧三房心和二尖瓣瓣环上狭窄，因为左侧三房心时，隔膜位于左心耳上方。

心电图检查

多表现为电轴右偏、P波高尖及右室肥厚。个别无症状患儿首发以心房颤动就诊，机制可能为副房与左房之间不同步的除极过程导致二次心室激动。

胸部X线检查

肺静脉副房和左心房之间的交通无梗阻的话，则可能在肺静脉副房与右心房之间存在交通，可造成右心房和右心室扩张，胸部X线片显示心脏增大。肺静脉副房和左心房之间的交通存在梗阻时，胸部X线片可有明显的肺淤血或肺充血、肺野呈毛玻璃样、右心扩大左房不大等表现。

心脏磁共振成像和螺旋CT心脏造影

心脏磁共振成像和螺旋CT心脏造影被作为一种强有力的工具用于诊断肺静脉连接的异常和三房心。尤其螺旋CT心脏造影，除可显示各种切面外，尚可进行三维重建，对于三房心的鉴别诊断极有帮助[4]。

心导管和心血管造影检查

心导管造影检查现仍不失为三房心诊断的金标准。心导管检查被用于确诊及评估其心内畸形。通常情况下，该病患儿的右室压力、肺动脉压及肺毛细血管楔压（PCWP）均有不同程度的增高。心导管造影通常可以显示房内阻塞性隔膜的存在，以及近端房、远端房和右房之间的交通情况。一般多采用肺动脉造影，在左房充盈期有一线状透亮影即为左房内异常隔膜所致，将左房分隔为两部分，右后上引流肺静脉者为副房，左前下与二尖瓣、左室相通者为真房。为了避免结构上的重叠和更详尽的观察肺静脉引流入副房或/和右房的情况，可分别作左、右肺动脉造影。

心导管检查的特征性表现为肺动脉压和肺毛细血管嵌顿压明显升高，如导管可进入左心房的两个腔，则两个腔之间有明显压力阶差（20～25 mmHg），此可作为重要的诊断依据。

治疗

手术适应证

有学者介绍用心导管球囊撑破三房心隔膜，扩大隔膜的孔洞直径，缓解肺淤血症状的严重程度。随着体外循环技术的极大进步，目前均以手术治疗为主。手术时机则取决于合并的心脏畸形和副房与真房的交通程度。交通口较大的患儿，或副房与右心房之间存在房间隔缺损，可起到减压作用，早期死亡率较低，一般可存活到成年。但有85%的三房心患儿在20岁以前死亡，故一经确诊，应及时治疗。

（1）真房和副房间无交通口或交通口≤3 mm的患儿75%在婴儿期死亡，三房心合并肺静脉回流受阻，出现严重肺水肿和肺动脉高压时，一旦确诊即应手术治疗。

（2）若副房和真房之间交通较好或真房副房与右房间有良好交通，其病程与大的房间隔缺损相同，则可择期手术。

手术方法

手术原则是：完整切除隔膜，识别出全部肺静脉，使副房、真性左房间血流充分通畅；复杂型要同时彻底矫治其他心脏畸形；对不完全型注意把异位连接的肺静脉完整地引流入左心房；注意闭合房间隔时保持足够的左房空间[5]。

1. 手术切口和建立体外循环

胸骨正中切口，全身肝素化后建立体外循环，升主动脉常规插管，上腔静脉一般经右心耳插管，下腔静脉插管在右房壁的下腔静脉开口上方，直肠温控制在35～36℃。转流降温后，主动脉根部灌注心肌保护液，心脏停搏，主动脉和上下腔静脉分别阻断。

2. 手术径路

如果合并房间隔缺损，可选择右心房切口，经房间隔缺损切开房间隔，牵开切口边缘，暴露左心房。探查肺静脉开口，隔膜孔洞大小，切开后去除部分隔膜。术中切除隔膜应彻底，避免远期狭窄。但同时避免损伤左房壁导致出血。由于左心房较小，注意避免损伤二尖瓣。术中闭合房间隔缺损，或重建房间隔时宜用稍大的自体心包补片，以便有较好的成形性，保持足够大的左心房空间，如果三房心不伴发其他畸形，且左房足够大能充分暴露，可通过左房切口操作。从右肺静脉的上方中间进入左房腔。可看见梗阻的隔膜并切除之，注意不要损伤心房壁和二尖瓣。

3. 术中注意点

三房心的手术操作并不复杂，隔膜周围亦无重要的解剖结构，术后出现并发症的情况不多，但因术中显露欠佳致使隔膜切除不彻底，术后仍会发生肺静脉回流受阻，术后早期及术后随访时一经发现，均应再次手术治疗。

◆ 术后监护和并发症的治疗

除常规的体外循环术后监护外，三房心患儿由于左室都具有不同程度的发育不良，术后易出现低心排血量综合征，故而术后的循环系统监测十分重要，其中包括血压（有创与无创）、左右房压力等。心率、末梢循环状况及每小时尿量可间接反映心排血量状况。现在有无创的经动脉波形持续心排血量监测，则更能直接了解心排血量的准确数值。若患儿已发生或疑有低心排血量综合征，应调整血容量，给予正性肌力药，常用的有多巴胺、多巴酚丁胺1 ～ 10 μg/（kg・min），异丙肾上腺素0.01 ～ 0.16 μg/（kg・min），或肾上腺素0.01 ～ 1 μg/（kg・min），可酌情应用米力农0.05 ～ 0.75 μg/（kg・min）。持续心电监测用以观察有无心律失常，特别是三房心合并原发孔房间隔缺损时，术后早期可能出现严重的心律失常。三房心由于左心室发育欠佳而导致术后低心排血量综合征是急性期死亡的主要原因。

预后

随着体外循环技术的发展和进步，三房心的手术矫治效果十分理想，绝大多数患儿术后心功能恢复正常[6]。术后治疗策略取决于术前肺静脉梗阻的严重程度。术前有肺高压的患儿，有可能需使用肺血管扩张药物，没有显著肺静脉梗阻的患儿，则术后病程为一个良性过程[7]。

小结

（1）三房心的手术操作并不复杂，一旦诊断明确，建议尽早手术，防止发生肺淤血型肺动脉高压和急性心功能不全。

（2）如果三房心得隔膜孔足够大，对肺静脉回流没有明显梗阻，可择期手术。

（仇黎生）

参・考・文・献

[1] Alghamdi M H. Cor triatriatum dexter: A rare cause of cyanosis during neonatal period[J]. Annals of pediatric cardiology, 2016, 9(1): 46.

[2] Martínez-Quintana E, Rodríguez-González F. Cor triatriatum dexter: More than a simple membrane[J]. The Journal of thoracic and cardiovascular surgery, 2016, 151(1): 276–277.

[3] Briasoulis A, Sharma S, Afonso L. A three-dimensional echocardiographic approach to cor triatriatum[J]. International journal of cardiology, 2015, 180: 262–263.

[4] Elagha A A, Fuisz A R, Weissman G. Cardiac magnetic resonance imaging can clearly depict the morphology and determine the significance of cor triatriatum[J]. Circulation, 2012, 126(12): 1511–1513.

[5] Saxena P, Burkhart H M, Schaff H V, et al. Surgical repair of cor triatriatum sinister: the Mayo Clinic 50–year experience[J]. The Annals of thoracic surgery, 2014, 97(5): 1659–1663.

[6] Ozyuksel A, Yildirim O, Avsar M, et al. Surgical correction of cor triatriatum sinister in the paediatric population: mid-term results in 15 cases[J]. European Journal of Cardio-Thoracic Surgery, 2015, 47(1): e25–e28.

[7] Kazanci S Y, Emani S, McElhinney D B. Outcome after repair of cor triatriatum[J]. The American journal of cardiology, 2012, 109(3): 412–416.

第十七节　单心室与三尖瓣闭锁

概述

单心室心脏病包含多种复杂型先天性心脏病。虽然单心室心脏病的发病率低，但其治疗复杂。单心室患儿的生理学状态为体循环和肺循环呈并联模式，而不是正常心脏的串联模式。患儿会表现出几乎所有先天性心脏病的各种病理生理改变和症状，包括发绀、充血性心功能衰竭、肺循环超负荷、心室压力/容量负荷加重，以及心室收缩/舒张功能不全。因此，造成自然病史存在极大变化，如果没有外科干预，最终结局基本就是死亡，死亡可发生在出生后数日到20多岁时。且至今为止，该病的死亡率至今仍未得到很大改善。

病理解剖

单心室心脏病的描述和分类存在困难。此类患儿极少有且只有一个真正的心室，在大多数情况下，多存在一个发育良好的心室，再加上另一个发育不全或发育不良的不完整心室。因此，对于单心室心脏病统一使用功能性单心室心脏的概念。

2000年，美国胸外科医师学会的国际先天性心脏病外科命名学和数据库工程提出了关于功能性单心室的命名学共识[1]。强调了单心室心脏的结构状态包括双入口房室连接（左心室双入口和右心室双入口）、一侧房室连接缺如（包括三尖瓣闭锁和二尖瓣闭锁）、仅有一组共同房室瓣且仅有一个完全发育良好的心室（不平衡型共同房室管畸形）、仅有一个发育完全的心室且存在内脏异位综合征，以及不符合前述任何一个特殊大类的其他单心室心脏的罕见类型。

◆ 心室双入口

心室双入口，即两个心房通过两组彼此独立的房室瓣或一组共同房室瓣连接到一个心室腔。在少数情况下，心室结构区域仅具有一个发育完全的心室。在多数情况下，除了具有一个发育完全的优势心室，通常还有另一个发育不良的不完整心室（残余心室腔）。不完整心室可能没有房室连接，或可能通过某一个房室瓣存在跨越的方式与一个心房连接。如果房室瓣在优势心室上方的跨越程度超过50%，则使用心室双入口这个名称。

左心室双入口（DILV）是最常见的解剖亚型。优势心室具有左心室的形态学。残余心室腔具备右心室的形态学，有粗糙的心尖小梁，且常有一条隔缘肉柱形成室间隔缺损的前缘。当残余心室腔发出一根或两根大血管时，则具有室壁光滑的漏斗部。残余心室腔通常位于优势心室的前上方，更多位于左侧，但也可能位于右侧。

DILV的最主要亚型是DILV合并心室左袢，残余右心室位于左侧。心室动脉连接不一致左心室型单心室（S，L，L）[2]，即有一个位于右侧的占优势的形态学左心室，与右侧和左侧房室瓣相连。主动脉起源于位于左侧的残余右心室。肺动脉干起源于左心室底部。肺动脉瓣狭窄或瓣下狭窄并不常见，且罕见情况下会有肺动脉闭锁。位于漏斗隔下方的室间隔缺损或球室孔，直径存在很大变化。存在大型VSD或球室孔时，主动脉通常发育良好。存在限制性VSD或球室孔时，则造成主动脉下狭窄，且常合并主动脉弓发育不良、主动脉缩窄或主动脉弓中断。约有10%的DILV病例合并心室右袢，残余右心室位于右侧且心室动脉连接一致。“Holmes心”则包括一个位于左后方的大型左心室和一个位于右前上方的小型残余右心室。通常存在两组房室瓣，右侧房室瓣常有跨越。常见有肺动脉狭窄。

右心室双入口（DIRV）时，两个心房都连接到形态学右心室。残余的左心室腔位于占优势的右心室的后下方（像裤子的臀部口袋一样）。最常见的是发育不良的残余心室通过一个很小的VSD与优势心室腔交通，且没有流出道与任何大血管相连。在DIRV病例中，心室动脉连接可为右心室双出口或右心室-主动脉连接合并肺动脉闭锁。可能有两组房室瓣与右心室相连，合并或不合并左侧房室瓣跨越，也有可能存在共同房室瓣。

◆ 三尖瓣闭锁

三尖瓣闭锁时的右侧房室连接存在多种类型：① 肌型（74%～84%）最为多见，其右侧房室交界处完全没有瓣膜组织，仅在右心房底部有一小型凹陷。② 隔膜型（8%～12%），在右心房和右心室之间存在一层闭锁的隔膜。③ 瓣膜型（6%），右心房和右心室连接处有一个开放的瓣膜，但其下方的隔膜和肌肉形成闭锁，将右心房和右心室完全隔开。④ Ebstein型（4%～6%），在房室交界处形成闭锁的三尖瓣。⑤ 房室管型（2%），右心房到右心室的共同房室瓣闭锁。

当合并直径较大的室间隔缺损（VSD）时，右心室小梁部、流出道发育好，右心室腔较大。而室间隔完整者，则右心室呈未发育的间隙小腔，且会同时存在肺动脉闭锁。VSD的常见类型为膜周型VSD和肌部型VSD，其大小不等，可为单发，也可为多发。当VSD为限制性小型缺损时，常常存在肺动脉瓣下狭窄、肺动脉瓣和瓣环发育不良。

目前常用的三尖瓣闭锁的解剖分型强调了心室动脉连接的类型（图44-65）[3]。先根据心室与大动脉的位置关系将其分为3个大类：Ⅰ型，大动脉位置正常（70%）；Ⅱ型，右袢（完全型）大动脉转位（27%）；Ⅲ型，左袢（先天性纠正型）大动脉转位（3%）。然后每大类再根据其肺血流梗阻程度（VSD大小和肺血管发育状况）细分出3个亚型：a型，肺动脉闭锁（肺血流缺乏）；b型，肺动脉发育不良或肺动脉狭窄（肺血流中等）；c型：肺动脉和肺动脉瓣无梗阻（肺血流增多）[4]。

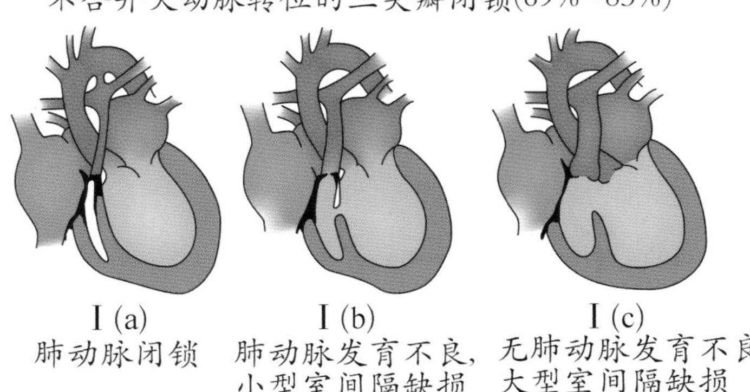

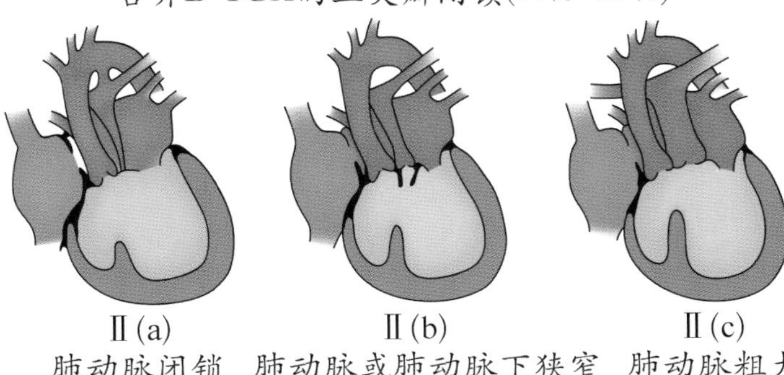

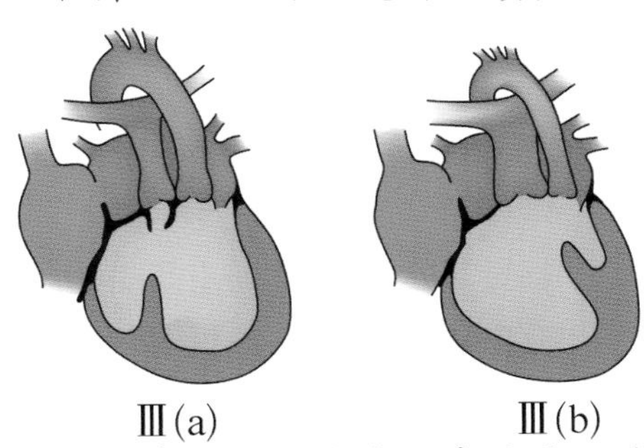

图44-65 Tandon和Edwards在1974年提出的三尖瓣闭锁的解剖分型

大部分三尖瓣闭锁患儿合并卵圆孔未闭或继发孔型房间隔缺损，极少合并原发孔型房间隔缺损。其他合并畸形包括双上腔静脉、心耳并置、主动脉缩窄或主动脉弓中断。

◆ 二尖瓣闭锁

单心室心脏除了会发生右侧房室连接缺如，同样也会发生左侧房室连接缺如。右心室型单心室合并左侧房室连接缺如是二尖瓣闭锁的典型代表。少数二尖瓣闭锁患儿的闭锁瓣膜没有开孔，其下方存在未发育成熟的腱索装置。但更多见的是真正意义上的房室连接缺如，即由一层纤维脂肪组织将心房底面和心室分隔开[5]。

当二尖瓣闭锁合并主动脉闭锁时，则将其认为是左心发育不良综合征的一种类型。二尖瓣闭锁合并主动脉流出道通畅者，其特征常为心房正位，心室右袢，占优势的右心室通过一组瓣口开于右侧的（通常为三尖瓣）瓣膜和右心房相连，且发育不良的左心室位于左后方。可能存在各种不同的圆锥动脉干排列。其中两个最常见形态为：① 右心室双出口，其小型左心室是一个盲腔，通过一个室间隔缺损与右心室相连，但没有连接到大血管的出口；② 心室大动脉连接一致，其发育不良的左心室作为一个输出腔，发出主动脉。室间隔缺损常为限制性，造成主动脉下梗阻，且发育不良的左心室发出一根细小的主动脉，并合并主动脉弓发育不良、主动脉缩窄，罕见情况下存在主动脉弓中断。

◆ 非平衡型房室管缺损

这是共同房室连接心脏中的一个罕见亚型，其中一个心室腔明显占优势，另一个心室腔则发育不良。其心房血流直接优先进入优势心室，而不进入发育不良的心室。认为其解剖是共同房室瓣和心室体对位不良所造成的。共同房室瓣与室间隔平面的相对位置，决定了左右心室不平衡性的程度，和其中一个心室的发育不良程度。右心室占优势时，右心室大于正常，左心室小于正常，共同房室瓣相对于室间隔向右偏移。左心室占优势型时，左心室大于正常，右心室明显发育不良且小于正常，共同房室瓣位置左移。右心室优势型非平衡型房室管缺损常见合并有主动脉流出道发育畸形（主动脉弓发育不良、主动脉缩窄）。

◆ 内脏异位综合征

内脏异位综合征存在两个基本亚型：无脾综合征（脾脏缺如、双侧右侧化）和多脾综合征（存在多个脾脏、双侧左侧化）[6,7]。大多数内脏异位综合征患儿有一个功能性单心室心脏，常合并体静脉和肺静脉回流异常、心内膜垫缺损（房室管型共同房室瓣）、肺动脉狭窄或闭锁。

无脾患儿半数以上为功能性单心室心脏，且通常为单一右心室（42%）合并右心室双出口、肺动脉狭窄或闭锁、双上腔静脉和共同房室瓣。完全型异位引流的肺静脉常连接到心外静脉[8]。存在双侧窦房结。冠状窦几乎总是缺如。双侧肝静脉呈异构形态连接到心房。肺脏的解剖通常为双侧三叶肺和双侧动脉上支气管。不到半数的多脾患儿存在功能性单心室心脏，2/3为单一（优势）右心室。常存在下腔静脉中断合并奇静脉连续、双侧肝静脉。异位引流的肺静脉常连接到右心房。窦房结可能发育不良且异位，或缺如。常见双上腔静脉，且永存左上腔静脉可能引流入冠状窦。肺脏解剖通常为双侧双叶肺和双侧动脉下支气管。

病理生理学

◆ 并联循环和串联循环

未经手术的功能性单心室患儿的体循环和肺循环呈并联状态。血液离开单心室后，可以选择进入体循环或肺循环，因此体、肺循环血管床的相对阻力将决定其血流量。当体、肺循环流出道都不存在梗阻，也不存在肺血管病变时，肺循环的血流量比体循环大得多。

◆ “平衡状态”的单心室

个别患儿可能天生存在肺循环的适度梗阻，形成了肺血流与体循环血流的合理分布状态。其动脉血氧饱和度在80%左右，并有良好的长期存活率和满意的生活质量。这种情况下，仅要求单心室泵出两倍于正常的心排血量。这种患儿常能活10～20年，有记载最长可达40年。

单心室合并肺循环流出道梗阻

存在肺循环流出道进行性梗阻的单心室患儿，其发绀逐渐加重。而那些肺循环梗阻程度不够的患儿，则可能在出生后最初数周或数月内，随着肺阻力降低而出现肺血流过多，最终引起充血性心功能衰竭。如果心脏能够承受如此巨大的容量负荷，那么患儿此后会逐渐发生肺血管病变。虽然在肺阻力达到与体循环阻力相等的平衡状态时，患儿的症状可能在一段时间内有所减轻，但随着肺血管病变的进一步进展，发绀将会加重。最终结局和那些存在严重肺循环流出道梗阻的患儿是相似的。

单心室合并体循环流出道梗阻

在功能性单心室和升主动脉间有许多可能发生梗阻的部位。在大多数情况下，梗阻存在进行性加重的特性。如果肺循环流出道不存在梗阻，那么体循环梗阻加重的结果就是使肺血流增多，单心室的容量负荷逐渐加重，最终发生心力衰竭。另一方面，如果肺循环流出道同时存在梗阻，无论是先天性梗阻还是通过外科手术进行的肺动脉环缩，体循环流出道的梗阻将导致单心室的压力负荷增大，最终出现心室肥厚且伴有顺应性下降。

临床表现

单心室患儿的临床表现取决于体循环与肺循环之间的血流平衡。例如，一个存在严重肺循环流出道梗阻的新生儿，将在动脉导管关闭时出现严重发绀。另一方面，肺循环流出道没有梗阻的患儿可能最初没有症状，但在出生后数日到数周内，随着肺阻力的下降，将渐渐出现充血性心功能衰竭的症状。即使患儿存在充血性心功能衰竭的症状，但肺静脉和体静脉回流血通常仍在心房和心室水平进行混合，这就意味着患儿仍将存在一定程度的发绀。胸部听诊时会发现由体循环或肺循环流出道梗阻引起的收缩期杂音，而如果上述梗阻均不存在，可能会听不到杂音，因为单心室本身不产生杂音。

诊断

动脉血氧饱和度

一般动脉血氧饱和度在75%～80%，提示肺血管床受到适当的保护，使其免受过高的流量或压力。而对那些因进展性肺血管病变而发生Eisenmenger综合征、动脉氧饱和度下降的年长儿，则无法进行这种推算。

胸部X线平片

肺循环流出道无梗阻的患儿会出现肺充血和心脏增大。而存在严重肺循环流出道梗阻的患儿则可能出现肺野变暗和心脏相对变小的表现。

超声心动图

重要的是要判断动脉导管是否开放。开放的动脉导管使得对肺循环流出道梗阻程度的评估变得复杂。然而，如果动脉导管确定是闭合的，则常可通过估算单心室和肺动脉之间的压力阶差来评估肺循环流出道的梗阻程度。必须仔细判断体静脉与肺静脉的解剖。如三尖瓣闭锁伴大动脉转位的患儿，其梗阻可能发生在VSD水平。在超声心动图检查时必须评估VSD的直径大小并测算其面积。如果VSD的横截面积小于2 cm^2/m^2的话，就可能会造成体循环流出道梗阻[9,10]。

心脏CT和MRI

心脏CT和MRI有助于明确肺静脉有无异常回流及异常走行，有无主动脉弓发育不良以及有无气管狭窄等问题。

心导管检查

心导管检查能有效评估肺动脉血流和压力情

况，并对后续治疗起到指导作用。对于新生儿和低龄婴儿，通常不需要通过心导管检查来评估肺动脉血流和压力。

治疗

◆ 新生儿期的治疗

1. 内科治疗

（1）药物治疗：少数单心室患儿天生就存在肺循环与体循环血流之间适宜平衡，因此在新生儿期并未表现出严重症状。而肺循环流出道存在严重梗阻的患儿，可能会在动脉导管关闭时出现严重发绀，因此需要在新生儿期动脉导管关闭前输注前列腺素 E_1，直至能够实施体肺分流手术。而对于无肺循环流出道梗阻的患儿，需要进行常规的抗充血性心功能衰竭治疗。

（2）介入治疗：心导管介入治疗通常并不适用于在新生儿期或婴儿期早期阶段即出现症状的单心室患儿。在少数情况下，如二尖瓣闭锁伴房间隔水平分流量少时，在手术前打开房间隔是有益的，不但能提供足够的肺血流并取得适宜的氧合，而且能在术前降低肺阻力。然而，只有在氧饱和度过低（<50% ～ 60%）时才应该这么做。不正确地打开房间隔可能会引起肺血流过多和代谢性酸中毒[11]。当单心室合并肺循环流出道梗阻时，一般不建议考虑对有梗阻的肺动脉瓣进行球囊扩张。这样可能会导致肺血流过多，而这和肺血流不足一样是个严重的问题。动脉导管支架与肺动脉瓣球囊扩张具有同样的局限性：即最初存在肺血流过多的风险，而随着时间推移，会在支架的两端或内部产生再狭窄[12,13]。

2. 外科治疗

（1）肺血流不足：新生儿期因肺循环流出道梗阻引起严重缺氧的患儿，需要接受体肺动脉分流手术。目前常用的手术方法包括改良 Blalock–Taussig 分流[14]（改良 B–T 分流，图 44–66）和中央分流。选取直径适宜的 Gore–Tex 管道，连接肺动脉分支与锁骨下动脉或升主动脉。

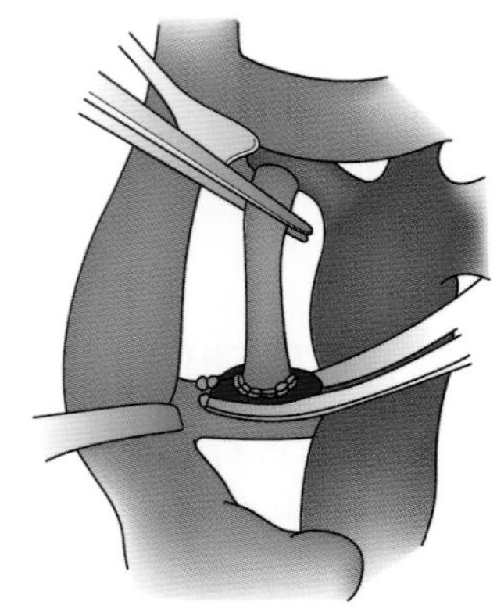

图 44–66 改良无名动脉 – 右肺动脉分流术（Blalock–Taussig 分流术）

（2）肺血流过多：肺血流过多的单心室新生儿，高氧饱和度（>85%）对其非常不利，易于导致患儿发生充血性心功能衰竭，且持续肺血流过多，可造成患儿处于肺动脉高压状态，未来无法接受双向腔肺分流和 Fontan 手术。因此，必须通过肺动脉环缩手术[15]来减少进入肺循环的血流量并降低肺动脉压力，以保护肺血管床（图 44–67）。在实施肺动脉环缩手术前，尤其重要的是排除单心室体循环流出道梗阻的可能性。如果存在体循环流出道梗阻或看似可能会出现这种情况（例如球室孔面积小于 2 cm^2/m^2）的话[11,12]，就不应实施肺动脉环缩手术，而应实施 Norwood 手术或 DKS 手术。

（3）新生儿期如诊断发现功能性单心室合并梗阻性肺静脉异位引流或主动脉弓发育不良，同时需早期手术处理。

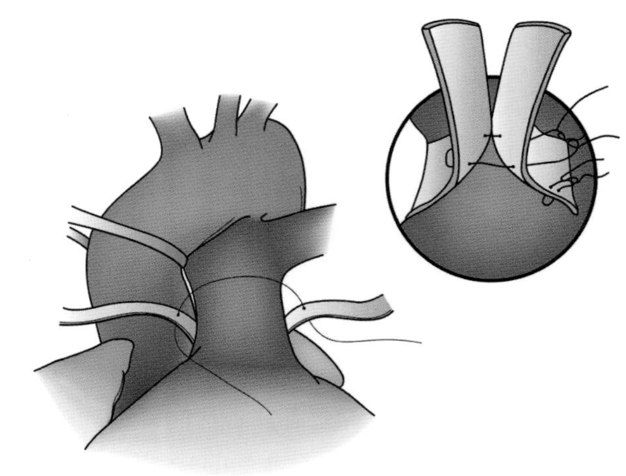

图 44–67 肺动脉环缩术：安置固定环缩带

◆ 新生儿期后的治疗

1. 内科治疗

新生儿期后的单心室患儿的内科治疗主要在于控制充血性心功能衰竭，保护心脏功能，减轻房室瓣反流，以确保患儿未来适宜接受Fontan类手术。常使用地高辛和利尿剂来治疗心功能衰竭。如存在房室瓣反流，亦可使用血管紧张素转换酶抑制剂（如卡托普利）。间期诊治的重要方面还包括要识别出不利于未来Fontan类手术的残余解剖畸形或新发解剖畸形。最常见的畸形包括主动脉下狭窄、肺动脉扭曲、房室瓣反流和肺血管阻力升高。超声心动图可有效识别某些畸形，但应在接受双向腔肺分流手术前进行心导管检查。通过心导管检查来进一步测定心腔和大动脉内的压力和血流，计算肺血管阻力，并对侧支血管进行封堵。

2. 外科治疗

新生儿期后的单心室患儿的外科治疗的目的是最大限度地减少单心室的容量负荷。对于不存在肺动脉高压和肺血管阻力升高的患儿，可拆除体肺分流或肺动脉环缩带并离断肺动脉总干后，实施双向腔肺分流（双向Glenn手术[16-18]或半Fontan手术[19,20]）。术中可一并对房室瓣反流实施整形，部分患儿可能需要进行房室瓣置换。存在主动脉流出道梗阻的患儿，可考虑一并实施DKS手术。患儿在双向腔肺分流术后需密切随访[21]，根据超声心动图、心脏CT或MRI和心导管检查结果，来判断是否可进一步接受终期Fontan手术。

（1）双向Glenn手术或半Fontan手术：此次姑息手术通常在4～8月龄时实施，目的在于降低单心室的容量负荷，因为单心室在未手术状态或姑息状态下必须同时向肺血管床和体血管床泵血。通过构建上腔静脉-肺动脉连接的方法来完成手术，可使用双向Glenn吻合（图44-68）或半Fontan手术。对于在构建双向Glenn吻合时，是否消除其他肺血流来源尚存在争议。保持额外前向肺血流来源的支持者认为，保留前向肺血流的优点是有更高的体动脉氧饱和度和搏动性肺血流。消除腔肺连接以外的所有其他肺血流来源的支持者则强调，手术的重要生理学目的是最大限度降低单心室的容量负荷，并强调更高的上腔静脉压和更高的胸腔积液和乳糜胸的发生率，是未能消除其他肺血流来源的并发症。

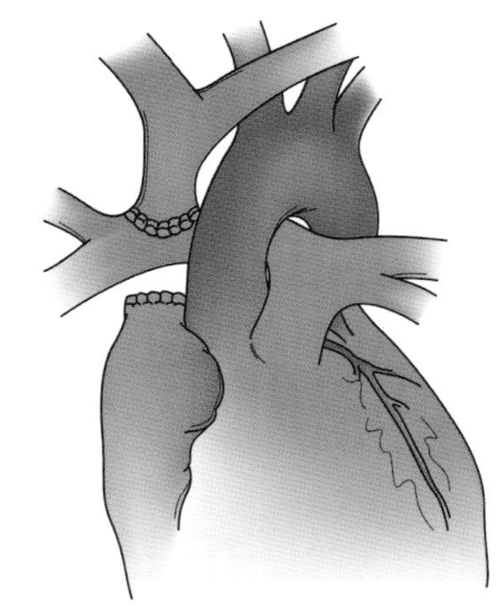

图44-68 双向腔肺动脉吻合术（双向Glenn术）

（2）Fontan手术：终期Fontan手术通常在Glenn或半Fontan手术后的12～24个月时完成。自20世纪60年代晚期Fontan手术[22]问世以来，其术式本身已经历经数代变革。其中较为常用的是：① 心房内侧隧道Fontan手术（图44-69）[23]：通过人造补片在心房内分隔形成心房内隧道，将下腔静脉血流引流至肺动脉，同时在补片上开窗。② 心外管道Fontan手术（图44-70）[24]：通过人造Gore-Tex血

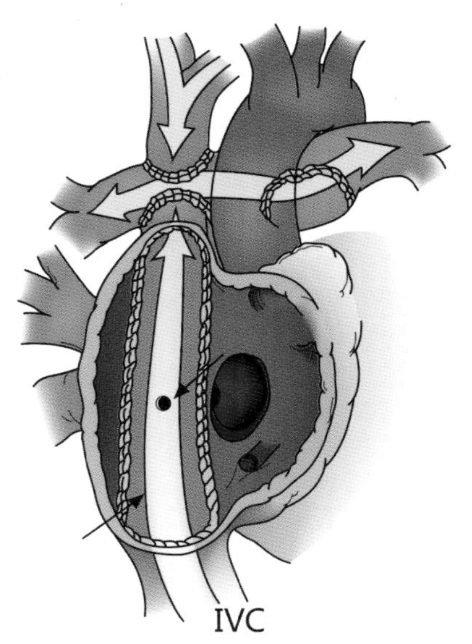

图44-69 心房内侧隧道Fontan手术

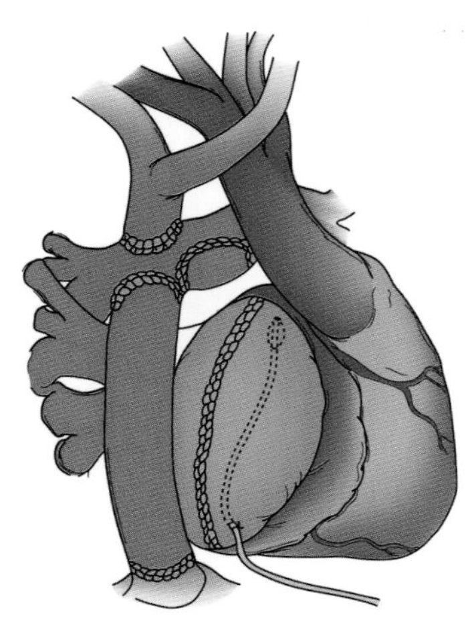

图44-70 心外管道Fontan手术

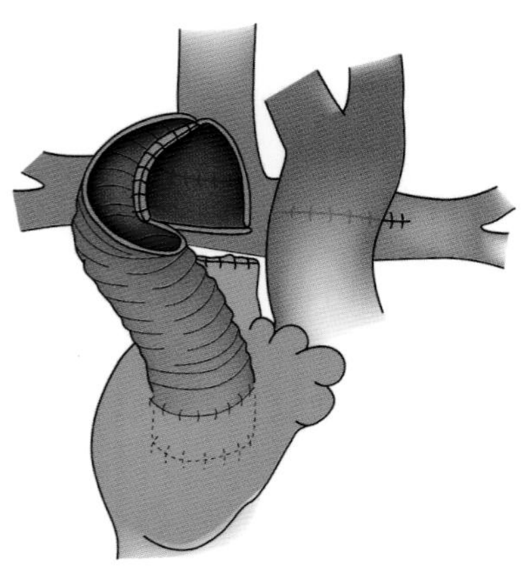

图44-71 心内/外管道Fontan手术

管将下腔静脉远心端与肺动脉连接。同时管道与心房侧面开窗吻合。③ 心内/外管道Fontan手术（图44-71）[25]：不离断下腔静脉，在心房内置入一根Gore-Tex血管，将下腔静脉开口包绕在内，再从心房顶部穿出，将血流引至肺动脉。管道开窗同样可开于心房内，无须另行吻合口。现今最为常用的是心外管道Fontan手术和心内/外管道Fontan手术。

小结

（1）单心室包含多种复杂型先天性心脏病，其主要病理解剖类型包括：心室双入口、三尖瓣闭锁、二尖瓣闭锁、非平衡型房室管缺损、内脏异位综合征。

（2）单心室患儿的生理学状态为体循环和肺循环呈并联模式，患儿会表现出几乎所有先天性心脏病的各种病理生理改变和症状，包括发绀、充血性心功能衰竭、肺循环超负荷、心室压力/容量负荷加重，以及心室收缩/舒张功能不全。

（3）新生儿期肺血流过多者，需要接受肺动脉环缩术。新生儿期肺血流不足者，需要接受体肺分流术。术式选择还要考虑到是否存在体循环流出道梗阻的问题。

（4）新生儿期后的手术方式包括双向腔肺分流手术和Fontan手术。各次手术的间期内，必须给予密切随访并进行全面检查评估，以确定患儿是否适宜于进一步接受手术。

（孙彦隽　刘锦纷）

参·考·文·献

[1] Jacobs M L, Mayer J E Jr. Congenital Heart Surgery Nomenclature and Database Project: single ventricle. Ann Thorac Surg, 2000, 69（4 Suppl）: S197-S204.

[2] Becker A E, Wilkinson J L, Anderson R H. Atrioventricular conduction tissues in univentricular hearts of left ventricular type. Herz, 1979, 4: 166-175.

[3] Tandon R, Edwards J E. Tricuspid atresia. A re-evaluation and classifi cation. J Thorac Cardiovasc Surg, 1974, 67: 530-542.

[4] Pearl M J, Permut L C, Laks H. Tricuspid atresia. In: Baue A E, Geha A S, Hammond G L, et al. Glenn's Thoracic and Cardiovascular Surgery, 6th ed. 1996 Stamford, CO: Appleton & Lange.

[5] Thien G, Daliento L, Fresura C, et al. Atresia of leftatrioventricular orifice. Anatomical investigation in 62 cases.Br Heart J, 1981, 45: 393.

[6] Moller J H, Nakib A, Anderson R C, et al. Congenitalcardiac disease associated with polysplenia. A developmentalcomplex of bilateral "left-sidedness". Circulation, 1967, 36: 789-799

[7] Van Mierop L H, Wiglesworth F W. Isomerism of thecardiac atria in the asplenia syndrome. Lab Invest, 1962, 11: 1303-1315.

[8] Rubino M, Van Praagh S, Kadoba K, et al. Systemicand pulmonary venous connections in visceral heterotaxy withasplenia. Diagnostic and surgical considerations based onseventy-two autopsied cases. J Thorac Cardiovasc Surg, 1995, 110: 641–650.

[9] Matitiau A, Geva T, Parness I A, et al. Bulboventricularforamen size in single LV/tricuspid atresia: relationto aortic outflow tract obstruction. Circulation, 1990, 82(Suppl): III353.

[10] Matitiau A, Geva T, Colan S D, et al. Bulboventricularforamen size in infants with double inlet left ventricle ortricuspid atresia with transposed great arteries. Influenceon initial palliative operation and rate of growth. J AmColl Cardiol, 1992, 19: 142–148.

[11] He D, Sinha P, Jonas R A. Pulmonary overcirculationfollowing opening of the restrictive atrial septumin hypoplastic left heart syndrome. J Card Surg, 2012, 27: 758–759.

[12] Alwi M, Choo K K, Latiff H A, et al. Initial results andmedium-term follow-up of stent implantation of patent ductus arteriosus in duct-dependent pulmonarycirculation. J Am Coll Cardiol, 2004, 44: 438–445.

[13] Gibbs J L, Uzun O, Blackburn M E, et al. Fate of the stentedarterial duct. Circulation, 1999, 99: 2621–2625.

[14] de Leval M R, McKay R, Jones M, et al. Modified Blalock-Taussig shunt. Use of subclavian artery orifice as flowregulator in prosthetic systemic-pulmonary artery shunts.J Thorac Cardiovasc Surg, 1981, 81: 112–119.

[15] Muller W H, Dammann J F. The treatment of certaincongenital malformations of the heart by the creation of pulmonic stenosis to reduce pulmonary hypertension andexcessive pulmonary blood flow: a preliminary report. Surg Gynecol Obstet, 1952, 95: 213.

[16] Dogliotti A M, Actis-Dato A, Venere G, et al. The operation of vena cava-pulmonary artery anastomosisin Fallot's tetralogy and in other heart diseases. Minerva Cardioangiol, 1961, 9: 577–593.

[17] Haller J A Jr., Adkins J C, Worthington M, et al. Experimental studies on permanent bypass of the right heart. Surgery, 1966, 59: 1128–1132.

[18] Azzolina G, Eufrate S, Pensa P. Tricuspid atresia: experience in surgical management with a modifiedcavopulmonary anastomosis. Thorax, 1972, 27: 111–115.

[19] Douglas W I, Goldberg C S, Mosca R S, et al. Hemi-Fontan procedure for hypoplastic left heart syndrome: outcomeand suitability for Fontan. Ann Thorac Surg, 1999, 68: 1361–1368.

[20] Norwood W I Jr, Jacobs M L, Murphy J D. Fontanprocedure for hypoplastic left heart syndrome. Ann Thorac Surg, 1992, 54: 1025–1030.

[21] Hehir D A, Rudd N, Slicker J, et al. Normal interstagegrowth after the Norwood operation associated with interstage home monitoring. Pediatr Cardiol, 2012, 33: 1315–1322.

[22] Rubino M, Van Praagh S, Kadoba K, et al. Systemicand pulmonary venous connections in visceral heterotaxy withasplenia. Diagnostic and surgical considerations based onseventy-two autopsied cases. J Thorac Cardiovasc Surg, 1995, 110: 641–650.

[23] de Leval M R, Kilner P, Gewillig M, et al. Totalcavopulmonary connection: a logical alternative toatriopulmonary connection for complex Fontan operations.J Thorac Cardiovasc Surg, 1988, 96: 682–695.

[24] Marcelletti C, Corno A, Giannico S, et al. Inferiorvena cavopulmonary artery extracardiac conduit. A newform of right heart bypass. J Thorac Cardiovasc Surg, 1990, 100: 228–232.

[25] Sinha P, Zurakowski D, He D, et al. Intra/extracardiacfenestrated modification leads to lower incidenceof arrhythmias after the Fontan operation. J Thorac Cardiovasc Surg, 2013, 145(3): 678–682.

第十八节　三尖瓣下移畸形

三尖瓣下移畸形(Ebstein anamoly)是一种少见的先天性心脏病，发病率不到先天性心脏病的1%，性别差异不大。三尖瓣下移畸形的病理解剖包括以下特征：① 三尖瓣瓣叶黏附在其下方的心肌壁，瓣叶分化障碍；② 瓣叶附着部位向心尖方向向下移位，移位程度隔瓣>后瓣>前瓣；③ "房化"心室部分扩张，并有不同程度的肥大和心室壁变薄；④ 前瓣冗长、穿孔和活动障碍；⑤ 三尖瓣瓣环扩张。根据病理解剖的严重程度，可以分成4个类型(Carpentier分型)：① 三尖瓣下移不明显，房化心室扩张不明显；② 三尖瓣明显下移，房化心室明显扩张；③ 三尖瓣明显下移，三尖瓣前瓣冗长并造成右室流出道梗阻，右心室明显扩张；④ 三尖瓣明显下移，三尖瓣前瓣冗长和活动障碍并造成右室流出道梗阻，右心室几乎完全被房化心室所占据[1]。

病理生理

三尖瓣下移畸形患儿因为右心室存在功能性损害且畸形的三尖瓣存在关闭不全，经心脏右侧的前向血流迟滞。而且，在右心房收缩时，右心室的房化部分与右心房连续，作为一个被动性的储血器造成血液潴留，降低了右心室的射血量。在心室收缩时，房化右心室收缩，造成的压力波又妨碍了右心房在舒张期的静脉充盈。在大多数病例中，左右心房之间存在交通，即存在卵圆孔未闭或继发孔ASD。经ASD开口的血液分流通常是右向左分流，但也可为双向分流。表44-7这些结构性畸形对右心房产生明显扩张，即使在婴幼儿期就表现十分明显。心房扩大造成三尖瓣反流加重，心房间右向左分流加重，患儿出现青紫[1,2]。

表44-7 Ebstein畸形的解剖特征

三尖瓣瓣叶粘连在其下方的心肌上（不能抬起）
三尖瓣瓣环向下（心尖）移位（隔瓣>后瓣>前瓣）
右心室的“房化”部分存在扩张，合并心室壁不同程度的肥厚和变薄
前瓣冗长，有开孔，并被拴系住
右侧房室连接（真正的三尖瓣瓣环）扩张

症状和诊断

由于三尖瓣下移畸形病理变异较广，血流动力学变化多端。临床症状取决于三尖瓣反流的程度、是否有心房内交通、右心室功能损害程度和其他并发心脏畸形。新生儿期，由于肺动脉阻力高、加重三尖瓣反流。因此新生儿期的Ebstein畸形可以出现严重发绀、心力衰竭和低心排血量。如果能够度过这段危重阶段，随着肺阻力下降，发绀和临床症状可以减轻[1]。较大年龄患儿，临床主要表现容易疲劳、活动后呼吸困难和发绀。因为突发性房性和室性心律失常可引起心悸。晚期患儿出现腹水和外周水肿。死亡的主要原因是心力衰竭、缺氧、心律失常和猝死。

超声心动图是明确诊断三尖瓣下移的最佳方法[3]。有经验的超声心动图医师可以提供足够的解剖和血流动力学资料，因此一般不需要进行心导管和造影检查。超声心动图可以精确评估三尖瓣瓣叶的解剖（移位、活动限制、发育不良和缺如等）、右房大小（包括房化心室）、左右心室的大小和功能。多普勒和彩色血流图可以发现房间隔缺损和血流方向。Ebstein畸形的三尖瓣反流和其他先天性心脏病的三尖瓣反流的超声心动图特征性区别是隔瓣向心尖下移的程度，即在心交叉以下大于0.8 cm/m^2（表44-8）。另外，国内外学者比较一致的判断三尖瓣下移畸形中右心室是否严重受损的标准是在心超四腔切面中房化心室占到右心室面积的一半以上。

表44-8 手术所需的超声心动图信息

超声心动图变量	描　述
三尖瓣反流	三尖瓣反流的程度 射流的数量；与房室沟和RVOT的位置关系
三尖瓣瓣叶解剖	瓣叶抬起的程度——从房室沟到心尖的粘连位置 瓣叶上的开孔 瓣缘的状态，是否存在直线附着 隔瓣如何 无支撑的瓣叶区段
三尖瓣瓣环扩张	瓣环的大小
右心室和房化右心室	大小和功能
室间隔	功能、位置和运动
左心室功能	大小、功能和形态（D袢形态）
右心房	大小
房间隔	是否存在房间隔缺损及分流方向
其他心脏解剖	排除RVOTO和左侧瓣膜病变

手术适应证

如果患儿无临床表现、发绀不明显、心脏轻度增大,可临床随访观察。手术适应证包括:① 临床症状明显(包括严重的心律失常);② 心功能大于Ⅱ级;③ 发绀加重;④ 胸片提示心脏增大明显;⑤ 超声心动图提示三尖瓣反流大于中度和右心室扩张明显(分型大于或等于Carpentier B型)[4]。

手术策略

三尖瓣下移畸形的外科处理要点包括以下几点[5]:① 新生儿三尖瓣下移畸形的处理;② 三尖瓣整形技术的选择;③"房化"心室的处理;④ 一个半心室修补术的应用;⑤ 三尖瓣置换术;⑥ 房间隔缺损是否保持开放;⑦ 心律失常的处理。

◆ 新生儿三尖瓣下移畸形的处理

有严重症状的新生儿Ebstein畸形对手术是个巨大的挑战。一般的处理原则是先应用前列腺素降低肺动脉压力和保持动脉开放是必需的。如果前列腺素不使用,任何诸如人工关闭房间隔开孔和B-T分流等姑息手术几乎都是不成功的。在前列腺素使用的前提下,外科处理策略和方向是单心室或双心室修补,具体策略包括[6]:① 双心室修补策略:在这个方法中,部分关闭ASD并修补三尖瓣。有许多种三尖瓣修补的方法,目的是提高瓣膜闭合性的成功率,但其取决于要有一个具备发育良好的前瓣。Knott-Craig技术通常是一种以一个令人满意的前瓣为基础的单瓣叶修补。部分性关闭ASD,能保持右向左分流,可能在术后早期是有帮助的,术后早期时,存在右心室功能障碍和肺血管阻力升高的高风险。为了使心脏缩小,并利于肺发育,常规实施大范围的右心房减容。② 单心室修补策略:Starnes率先使用了右心室旷置方案。在这个单心室策略中,三尖瓣瓣口用补片关闭,扩大心房间交通,并构建一个体肺动脉分流。这个方案特别适用于那些有解剖性RVOTO或无法成功进行瓣膜整形的畸形前瓣的患儿。通过在三尖瓣补片上开一个小窗(用4 ~ 5 mm打孔器),来对右心室的心小静脉回流进行减压。同时也能让扩大且功能障碍的右心室能有进行性的恢复,这有助于在最终接受Fontan手术前的长期准备。在右心室流出道通畅的患儿中,需要有一个关闭良好的肺动脉瓣来防止肺血流反流入右心室,肺血流反流入右心室会造成右心室扩张。如果肺动脉瓣有反流,则应结扎或缝闭肺总动脉。这对避免右心室持续扩张是十分重要的。右心室持续扩张会在最终的Fontan循环时累及并损害左心室功能。也需常规实施右心房减容,以便让肺有生长发育的空间。

Sano提出一种对Starnes单心室方案的改良。对右心室实施完全旷置,将右心室游离壁切除掉,并直接关闭或用聚四氟乙烯补片关闭。这个手术就像一个大型的右心室折叠手术。这种对Starnes方法的改良,可能会改善左心室的充盈,并为肺和左心室提供了减压。

◆ 三尖瓣整形技术的选择

三尖瓣整形技术是三尖瓣下移畸形处理的核心。从1958年,Hunter和Lillehei第一次在外科手术中施行三尖瓣整形以来,整形技术百花齐放。经典的Daneilson技术和Carpentier技术处理的重心是下移程度不重的前瓣,即将前瓣移位至正常的三尖瓣前瓣位置,形成功能性单瓣。我国著名的心外科专家吴清玉教授提出的"三尖瓣解剖整形技术"是将下移的隔瓣和后瓣充分游离和心包补片扩大,再种植至三尖瓣正常瓣环位置。但自从Da Silva 2004年报道三尖瓣锥形重建术以来[7],目前该方法已成为国际上主流的三尖瓣下移畸形的整形技术。其技术要点包括:① 将三尖瓣前瓣和后瓣从瓣根处剪离;② 充分游离前瓣和后瓣的乳头肌和腱索;③ 顺时针旋转后瓣和前瓣,将后瓣一部分和发育不良的隔瓣对合缝合成新的隔瓣,形成锥形结构;④ 缩小扩大的三尖瓣瓣环,房化心室做部分纵向折叠;⑤ 将形成的新三尖瓣种植在三尖瓣正常瓣环处。上海交通大学医学院附属上海儿童医学中心的应用经验中长期的随访研究报道证实三尖瓣锥形重建术因为更符合生理，可以取得非常良好的整形效果。对于Carpentier分型是A型或B型的患儿，术后三尖瓣反流程度基本都在轻度之内，极少需要做一个半心室矫治或再次手术干预[8]。

"房化"心室的处理

房化心室的处理是三尖瓣下移外科处理中的另一难点并存在争议。折叠的优点包括：① 缩减了右心室的无功能部分，改善了血流经右心室的通过性；② 降低了对左心室的压迫，改善了左心室功能；③ 降低了三尖瓣修补缝合线所承受的张力（尤其是锥形修补时），为肺循环提供了更多的空间（在婴儿中尤其重要）[9]。但所有类型的右心室腔内折叠，不可避免地会使一些到达右心室心肌的冠状动脉血供发生中断，且许多时候存在右冠状动脉扭曲的潜在风险，可能会产生室性心律失常，并损害左右心室功能的问题。是否对房化右心室进行折叠的决定，以及要折叠多少，则是以所见的解剖，以及外科医师个人的经验为基础的。折叠的方式有横行折叠、纵行折叠、不折叠或部分折叠。吴清玉教授则主张将房化心室部分切除缝合。因为房化心室的外壁即是右冠状动脉，横行折叠、切除、纵行折叠都有可能导致冠状动脉受损，从而发生术后右心功能不全，甚至致死性的室性心律失常。所以目前越来越多的外科医师提倡不折叠或部分纵向折叠"房化"心室。

一个半心室修补术的应用

对于Carpentier分型是A或B的三尖瓣下移畸形，可以行双室修补。但是对Carpentier分型是C或D的患儿，因为术前已经存在右心功能严重不全而不能承担双室修补，或在脱离心肺转流后，右心房和左心房的压力比值大于1.5，也提示右心室功能差。对于这些患儿，需要施行一个半心室修补术，即在完成心内畸形纠治后再加一个上腔静脉-肺动脉分流术[10]。一个半心室修补术的益处在于：① 减轻右心负担；② 右心负担减轻，室间隔居中，保证了左心负荷；③ 右心容量减少，保证了整形之后三尖瓣的功能；④ 避免整形术后医源性的三尖瓣狭窄。

但是Carpentier分型只是一个非常笼统的分型，需要医师主观去判断。特别是B型和C型之间的过渡类型，属于临床比较难以辨别的类型。因此，上海交通大学医学院附属上海儿童医学中心在三尖瓣下移外科治疗中使用一个半心室修补术的指征是：① 心脏超声四腔切面中房化心室占到右心室面积的一半以上；② 术中探查三尖瓣隔瓣明显发育不良，几乎不发育或呈薄膜状；③ 撤离体外循环后血流动力学不稳定，右心房和左心房压差大于1.5。

从2004年以来，上海交通大学医学院附属上海儿童医学中心联合三尖瓣锥形重建和一个半心室修补术综合治疗三尖瓣下移畸形80余例[11]。发现对于Carpentier分型是C或D型的患儿，联合三尖瓣锥形重建和一个半心室修补术综合治疗后，其三尖瓣反流程度明显优于单纯使用三尖瓣锥形重建的患儿。

三尖瓣置换

当瓣膜修补不具备可行性时，用瓣膜替代物进行三尖瓣置换，仍是Ebstein畸形治疗中的一个好方法。生物合成（猪）瓣置换普遍为首选，因为猪瓣放在三尖瓣位置上时的耐久性相对良好，且无须用华法林抗凝，但生物瓣存在钙化和耐久性问题，特别是小年龄患儿，因为体格生长和瓣膜的结构性衰退，而需要再次手术更换瓣膜。但和位于心脏其他位置上的机械瓣相比，在三尖瓣位置上的机械瓣，瓣膜功能不良和血栓并发症的发生频度更高，尤其是右心室功能差的时候[12]。

当三尖瓣无法进行重建并必须换瓣时，应切除朝向右心室流出道的瓣叶组织（在植入生物瓣膜时会造成RVOTO）。重要的是将瓣膜替代物固定在右心房内，避开房室沟。缝合线列要偏向房室结和膜部室间隔的心房侧，以免损伤传导系统。

房间隔缺损是否保持开放

如果术前患儿的右心功能处于临界数值，分型处于Carpentier分型的B型或C型，术中也可以考虑保留房间隔缺损或房间隔开窗，从而减轻右心负荷，并完成双室修补。如果体外循环后血流动力学不稳定或术后再发生右心功能不全，可以二次手术行一个半心室修补术。但缺点是术后存在一定程度的发绀以及长期的右心功能不全加重了术后三尖瓣反流从而增加了再手术的概率。

心律失常的处理

心律失常是导致三尖瓣下移患儿远期死亡的首要原因，因此对于伴有严重心律失常的患儿，需要进行心律失常外科手术。心房颤动和心房扑动是在Ebstein畸形中最多见发生的房性快速型心律失常。对于大多数患儿而言，对病灶实施Cox Ⅲ型右侧迷宫手术是成功的。有了可用的更新型的设备（射频消融和冷消融），显著缩短了完成双心房Cox Ⅲ型迷宫手术的时间。因此，有报道对所有诊断合并有房性心律失常的患儿，更多地实施了双心房迷宫手术。如果持续存在心房颤动，左心房扩张或同时合并二尖瓣反流时，这就尤其重要。此外，如果存在心房扑动的证据，则在右心房峡部再增加一个病变处理点，即三尖瓣瓣环到冠状窦，到下腔静脉的后外圈。也有尝试关闭左心耳，来作为迷宫手术的一部分[13]。

对于术前未能在电生理实验室成功进行消融的AVRNT患儿，在建立心肺转流，右心房做切口，并关闭心内的间隔缺损后，实施房室结周围冷消融。在冠状窦周围和冠状窦内，多点使用冷消融笔（冷冻），然后向前朝向房室结近端进行消融，直到观察到出现一过性完全性心脏传导阻滞，这时，立刻开始复温。之后，很快就会恢复正常的房室传导。当存在适应证时，还要对房室结上方和前方及希氏束进行消融。

手术结果和风险因素

预后：新生儿期即出现明显症状需要治疗的Ebstein患儿，预后不佳，近远期死亡率高达40%。而较大年龄Ebstein患儿治疗效果较为满意。术后早期死亡率在2%以内，术后远期死亡率在7%左右，大多与三尖瓣反流加重，心房扩大，严重心律失常有关。92%的患儿心功能分级在Ⅰ级和Ⅱ级之间，16%的患儿需要再次手术行换瓣或瓣膜整形。

在一个研究中，在出生时到2岁之间诊断出来的患儿，其存活率只有68%。超声心动图上判定Ebstein畸形新生儿预期结果的重要特征包括评估右心室流出道的通畅性和GOSE评分。GOSE评分等级最严重的患儿（3级和4级），其预后非常差[14]。

虽然在有症状的新生儿中，手术的早期死亡率高（双心室修补为25%），但双心室方案的中期结果则显得是有前景的。2007年，Knott-Craig发表了他的关于27例新生儿和小婴儿的经验[6]。这些患儿同时合并有解剖性或功能性的肺动脉闭锁（n=18），室间隔缺损（n=3），左心室小（n=3），以及肺动脉分支发育不良（n=3）。23例患儿（n=25）接受了三尖瓣修补的双心室修补，2例接受了瓣膜置换。出院前的院内存活率为74%，且没有晚期死亡（随访时间中位数为5.4年；最长12年）。所有患儿的心功能都为NYHA分级Ⅰ级。虽然与其他在出生后头1个月内进行纠治的新生儿畸形（例如动脉调转术，Norwood Ⅰ期手术）相比，这些在新生儿期进行的Ebstein畸形修补手术的早期结果是差的，但这一结果已在原有基础上有很大提高了。

在Ebstein畸形的新生儿中，单心室途径的早期结果也是类似（手术死亡率为25%），目前这个治疗结果也有所改善。有报道在16例新生儿中，2例患儿接受了三尖瓣修补，1例患儿接受了心脏移植，10例患儿接受了右心室旷置手术和三尖瓣补片开窗，3例患儿接受了右心室旷置手术且三尖瓣补片不开窗。三尖瓣补片开窗患儿的手术存活率为80%（10例中的8例），而三尖瓣补片不开窗的患儿的手术存活率为33%，使得作者们推荐对三尖瓣补片进行开窗。在9例右心室旷置手术后的院内存活者中，3例最终完成Fontan手术，且所有9人均成功实施了双向腔肺分流（第二期手术）。

根据Mayo Clinic的经验[15]，报道了在儿童和成人中的早期和晚期（随访超过25年）结果。在接受三尖瓣修补的儿童（平均年龄7.1 ± 3.9岁）的经验中，出院时超声心动图显示中度及以上三尖瓣反流，是晚期再手术的唯一风险因素。总体死亡率为6%（52例中有3例），但自1984年起就没有再出现死亡。10年时的总体存活率为90%，15年时为90%。在针对539例接受手术的Ebstein畸形的儿童和成人的大型研究中，二尖瓣反流，RVOTO，更高的血细胞比容（发绀），中度以上的右心室功能障碍和中度及以上的左心室功能障碍，均独立与晚期死亡率相关。

2007年，Da Silva医师[7]报道了他的40例接受三尖瓣锥形修补技术的病例研究。患儿的平均年龄为16.8 ± 12.3岁，且在平均随访4年（3个月到12年）后，仅有1例患儿死亡，2例患儿需要晚期再进行三尖瓣修补。虽然在这个初期组中没有患儿发生三尖瓣狭窄，但锥形技术有可能造成这种并发症。需要更长的随访来判定这个修补方法是否具有长期耐久性。

最近在Mayo Clinic对一组患儿进行的研究证明[16]，Ebstein畸形手术后的功能性结果是好的，且报道的患儿的运动耐力与同龄人相当。在一个接受运动试验的小型病例组中，术后的运动耐力有改善，但相信这种改善是消除了心房水平的右向左分流所致，而不是由于心室功能的改善造成的。晚期再手术，再住院和房性快速型心律失常继续会造成问题，由于上述情况导致再次住院的发生率，在1年、5年、10年、15年和20年时，分别为91%、79%、68%、53%和35%。因此，应该设法提高三尖瓣修补和置换的耐久性，并更好地控制房性心律失常，以改善Ebstein畸形患儿的生活质量。

小结

（1）新生儿期出现明显症状需要治疗的Ebstein畸形患儿，无论采用双心室或单心室矫治，预后均欠佳。

（2）三尖瓣整形技术是Ebstein畸形患儿处理的关键技术，目前国际主流的三尖瓣锥形重建手术被大多数学者认为其手术效果良好，更符合生理要求。

（3）对瓣膜发育条件较差的重症患儿，采用三尖瓣锥形重建和一个半心室修补综合技术可取得较好疗效，值得推荐。

（刘锦纷）

参·考·文·献

[1] Constantine MavRoudis, Carl L. Backer. Pediatric Cardiac Surgery. Fourth Edition. UK. Wiley-Blackwell, 2013: 571-587.

[2] Anderson K R, Lie J T. The right ventricular myocardium in Ebstein's anomaly: a morphometric histopathologic study. Mayo Clin Proc, 1979, 54: 181-184.

[3] Seward J B. Ebstein's anomaly: ultrasound imaging and hemodynamic evaluation. Echocardiography, 1993, 10: 641-664.

[4] Brown M L, Dearani J A. Ebstein malformation of the tricuspid valve: current concepts in management and outcomes. Curr Treat Options Cardiovasc, 2009, Med 11: 396-402.

[5] Brown M L, Dearani J A, Danielson G K, et al. The outcomes of operations for 539 patients with Ebstein Anomaly. J Thorac Cardiovasc Surg, 2008, 135: 1120-1136.

[6] Knott-Craig C J, Goldberg S P, Overholt E D, et al. Repair of neonates and young infants with Ebstein's anomaly and related disorders. Ann Thorac Surg, 2007, 84: 587-592.

[7] Da Sliva J P, Baumgratz J F, da Fonseca L, et al. The cone reconstruction of the tricuspid valve in Ebstein's anomaly. The operation: early and midterm results. J Thorac Cardiovasc Surg, 2007, 133: 215-233.

[8] Dearani J A, Bacha E, da Sliva J P. Cone reconstruction of the tricuspid valve for Ebsten's anomaly: anatomie repair. Oper Tech Thorac Cardiovasc Surg, 2008, 13: 109-125.

[9] Hancock Friesen C L, Chen R, Howlett J G, et al. Posterior annular plication: tricuspid valve repair in Ebstein's anomaly. Ann Thorac Surg, 2004, 77: 2167-2171.

[10] Quinonez L G, Dearani J A, Puga F J, et al. Results of the 1.5-ventricle repair for Ebstein Anomaly and the failing right ventricle. J Thorac Cardiovasc Surg, 2007, 133: 1303-1310.

[11] Jinfen Liu, Lisheng Qiu, Zhongqun Zhu, et al. Cone reconstruction of the tricuspid valve in Ebstein anomaly with or without one and a half ventricle repair. J Thorac Cardiovasc Surg. 2011: 1178-1183.

[12] Kiziltan H T, Theodoro D A, Warnes C A, et al. Late results of bioprosthetic tricuspid valve replacement in Ebstein's anomaly. Ann Thorac Surg, 1998, 66: 1539–1545.

[13] Cox J L, Jaquiss R D, Schuessler R B, et al. Modification of the maze procedure for atrial flutter and atrial fibrillation. II. Surgical technique of the maze III procedure. J Thorac Cardiovasc Surg, 1995, 110: 485–495.

[14] Sarris G E, Giannopoulos N M, Tsoutsinos A J, et al. Results of surgery for Ebstein anomaly: a multicenter study from the European Congenital Heart Surgeons Association. J Thorac Cardiovasc Surg, 2006, 132: 50–57.

[15] Dearani J A, Mavroudis C, Quintessenza J, et al. Surgical advances in the treatment of adults with congenital heart disease. Curr Opin Pediatr, 2009, 21: 565–572.

[16] Brown M L, Dearani J A, Danielson G K, et al. Functional status after operation for Ebstein anomaly: the Mayo Clinic experience. J Am Coll Cardiol, 2008, 52: 460–466.

第十九节　先天性冠状动脉畸形

概述

小儿先天性冠状动脉畸形常可伴有其他心血管异常，目前大多将冠状动脉畸形按其发生的数目、起始部位、行走途径及终端等来归类。有些冠状动脉畸形可能仅为解剖上的变异，而有些则有重要临床意义，需及时手术治疗。

冠状动脉数量上异常

单支冠状动脉畸形较常见，据统计普通人群中有0.024%发生率，常可伴有其他先天性心脏病（如大动脉转位、法洛四联症、永存动脉干）。单支冠状动脉其外周冠状血管分布可正常，通常可无症状。但单支冠状动脉也可造成心肌缺血或梗死而致猝死。尤其是单支右冠状动脉，其分出左冠状动脉行走于主、肺动脉根部之间而受压迫，这在单支冠状动脉畸形中约占1/4。单支冠状动脉畸形在四联症中需特别注意，其冠状动脉分支常可横跨于右室流出道，做右室切口时可受到致命损伤。3支冠状动脉畸形常见于除正常左、右冠状动脉之外，另有一圆锥支或回旋支直接起源于主动脉根部。四支畸形更少见，一般认为是有2支圆锥支直接起源于主动脉（图44–72）[1]。

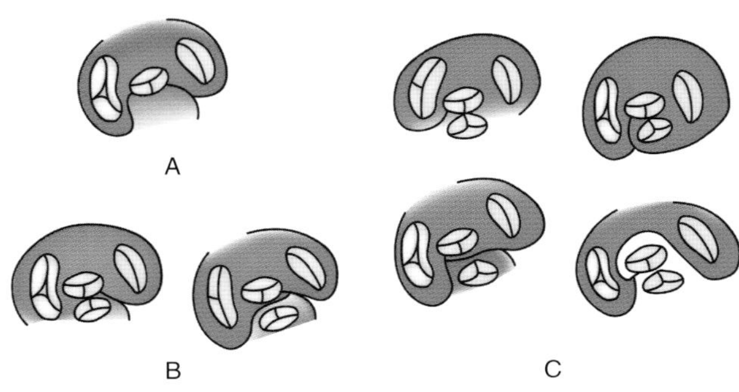

图44–72　单支冠状动脉畸形几种形式

图A：正常冠状动脉；图B：左单支冠状动脉；图C：右单支冠状动脉

冠状动脉起源与行径异常

◆ 冠状动脉起源主动脉畸形[2]

左、右冠状动脉可起源于同一主动脉窦，当左冠状动脉起源于右主动脉窦内，其将行径于主、肺动脉之间，受压可造成心肌梗死或猝死。冠状动脉起源异常也常可伴有各种先天性心脏病。在法洛四联症中有7%患儿左前降支起自右冠状动脉。在跨过右室流出道后，行走于前室间沟，手术时容易误伤。在大动脉转位中约有63%病例其左右冠状动脉起自主动脉后窦，22%病例回旋支起自右冠状动脉。在纠正性大动脉转位（C–TGA），冠状动脉前降支常起自主动脉的右后窦，给右侧形态学的左室供血。

◆ 冠状动脉起源肺动脉畸形[3,4]

右冠状动脉起自肺动脉早在1855年已有报道。扩大的左冠状动脉通过侧支与右冠状动脉相通，再进入肺动脉。这种冠状动脉与肺动脉瘘可导致心肌缺血，约25%患儿死亡，需尽早手术治疗。手术选择冠状动脉移植术，因畸形的右冠状动脉离主动脉较近，手术相对容易些。左冠状动脉起自肺动脉较多见，以下做详细介绍。左前降支和回旋支起自肺动脉仅有少数报道，2支冠状动脉均起自肺动脉极罕见，一般患儿出生后不久便死亡。

1. 左冠状动脉起源于肺动脉

（1）病理生理：大多病例左冠状动脉起自肺动脉的左后窦，偶见起自右后窦或右肺动脉。右冠状动脉起自正常的主动脉右窦，常伴有扩张。起源异常的左冠状动脉在新生儿期因肺血管阻力高，其灌注压与体循环相仿。但很快随着肺血管平滑肌的退化，肺动脉压力和阻力均下降，左冠状动脉灌注压下降，造成心肌的缺血和梗死。此时右冠状动脉通过不同数量及大小的侧支血管与左冠状动脉建立通道。这些侧支血管的建立，使右冠状动脉血流至左冠状动脉，再进入肺动脉以致造成心肌窃血（myocardial steal），其后果是左室扩张、心内膜下缺血、乳头肌失功、二尖瓣反流和左心衰竭。左冠状动脉起源异常的患儿约75%在4个月内发生充血性心力衰竭，未能诊断或内科治疗者近90%在1岁内死亡，所以该病强调早期诊断和手术治疗。

（2）临床表现与诊断：该病在婴儿早期常表现为充血性心力衰竭的体征和症状，进食后出现苍白、出冷汗、烦躁等所谓“婴儿心绞痛综合征”（syndrome of infantile angina）。大多患儿表现呼吸困难、心动过速和肝大。由于心内膜下缺血和乳头肌失功，导致二尖瓣反流、心脏扩大、左心衰竭。心脏超声可帮助了解左心功能及乳头肌失功，二尖瓣反流程度等。主动脉造影检查，不仅可明确诊断，更可为手术提供依据。从造影片上可显示右冠状动脉扩大，而左冠状动脉显影是通过来自右冠状动脉的侧支血管。

（3）手术治疗：手术适应证为所有左冠状动脉起自肺动脉的患儿都有手术指征：即使没有症状也应尽早手术，因这类患儿若未作出诊断，出生1年内死亡率可高达90%，所以目前主张一旦诊断明确，在婴儿期即应手术。只有手术才能改变肺动脉从左冠状动脉窃血的状况，避免心肌缺血损伤，改善左室功能，解除心力衰竭和猝死的威胁。

手术方法：左冠状动脉起源肺动脉手术方法颇多，各有优缺点，需根据不同病情及手术者的经验选择不同方法。以下介绍几种常用方法。

单纯结扎法：早年对这类畸形大多采用此方法，即在左冠状动脉与肺动脉连接处直接结扎。由于是一根冠状动脉，这样便可消除肺动脉-左冠状动脉瘘，提高冠状动脉灌注压，改善心肌供血。这种手术方法简单，但手术早期死亡率高达20% ～ 50%，晚期猝死发生率也较高，所以目前较少采用。

左锁骨下动脉-左冠状动脉吻合术：在单纯结扎基础上，将左锁骨下动脉下翻与左冠状动脉吻合。其优点是手术不需体外循环，自体血管可生长；但它的缺点是锁骨下动脉往往不够长，容易造成左锁骨下动脉近端折叠扭曲而影响血流通畅。此外，在跳动的心脏上作冠状动脉吻合并非易事，而且一旦发生心室颤动，左侧进胸切口很难处理，故以后改进将左锁骨下动脉切断作血管移植。但目前也很少应用该方法。

主动脉-左冠状动脉搭桥术：取自身大隐静脉、颈静脉、锁骨下动脉等血管，在体外循环下作主动脉与左冠状动脉搭桥术。这种手术在大儿童较易成功，在婴幼儿较困难。静脉血管壁薄、细小，吻合困难，而且晚期发生血管纤维化改变，影响血管通畅，故在婴幼儿宜选择左锁骨下动脉作搭桥术。近年也有作者应用乳内动脉与左冠状动脉作搭桥术。

左冠状动脉直接移植术：这种方法适用于左冠状动脉起源于肺动脉干后侧或右肺动脉，血管吻合张力较小。手术需在体外循环下将肺动脉横断以利暴露，将左冠状动脉带蒂（纽扣状）从肺动脉上剪下，直接移植在升主动脉根部。但对左冠状动脉从肺动脉左前侧发生的，游离后再植入张力也往往偏高，造成血流不畅。最近Alexi-Mesk-ishvili等报道，对这类患儿采用将肺动脉组织剪一段长的瓣作为左冠状动脉延长的后壁，前壁取自身心包做成管状再与主动脉相连。这样便可减少血管张力，取得满意结果（图44-73）。

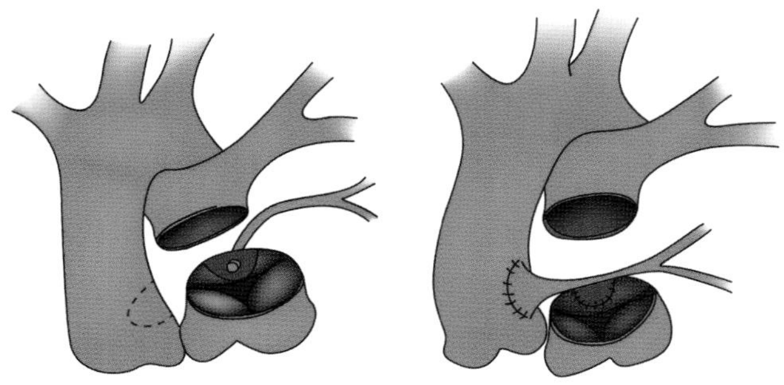

图44-73 带蒂冠状动脉直接移植术

肺动脉内通道左冠状动脉成形术：这种方法最初由Takeuchi和Hamilton等提出，适用于左冠状动脉开口离主动脉较远的病例。其手术在肺动脉前壁剪成一条长形血管瓣（Takeuchi）或用自身心包（Hamilton）在肺动脉后壁和左冠状动脉开口间做成一个内隧道，把左冠状动脉与主动脉相连，肺动脉切口用心包补片关闭。其优点是用自身组织能够生长，但晚期可伴发肺动脉瓣上狭窄、冠状动脉内通道阻塞和主动脉反流。近年有作者改用游离的左锁骨下动脉作内通道获得满意效果。它避免了心包材料发生瘤样扩张的并发症，而且吻合较容易，远期效果更好（图44-74）。

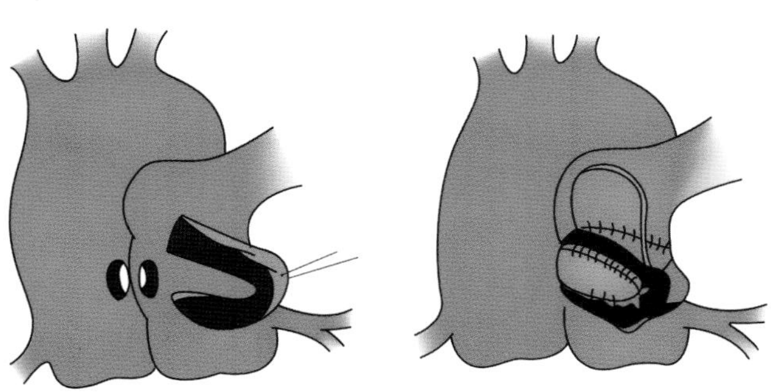

图44-74 肺动脉内通道左冠状动脉成形术

手术结果：手术早期死亡率与术前心肌损害的严重程度有关；此外，与手术选择时年龄、方法等都有关。Sauer等分析了一组33例左冠状动脉起源于肺动脉患儿围术期死亡的原因，提出5个危险因素：①手术年龄小于6个月。②以左侧占优势或平衡型冠状循环。③心电图显示急性心肌梗死，即至少在2个导联ST段抬高>0.2 mV。④心电轴左偏，但伴有极度右侧占优势的冠状循环。⑤左室后壁灌注不足。作者认为除年龄是独立因素外，其余均反映了心肌缺血损害的严重程度，故一旦诊断明确、即应尽早手术。

2. 右冠状动脉起源于肺动脉

极罕见常因伴有其他先天性心脏病时被发现。手术治疗与上述类同。

先天性冠状动脉瘘

先天性冠状动脉瘘是指冠状动脉主干或分支与心腔的任何部分之间有异常交通。文献报道约90%以上是右冠状动脉与右心瘘。上海交通大学医学院附属上海儿童医学中心曾统计35例冠状动脉瘘外科治疗患儿，20例为右冠状动脉瘘，15例为左冠状动脉瘘。冠状动脉瘘大多为一侧畸形，偶尔可见双侧瘘。

病理生理

冠状动脉瘘的血流动力学结果取决于瘘的大小和进入心腔的部位。瘘口入右心腔，自左向右分流，肺循环容量负荷增加，但很少见肺动脉高压和明显肺血管阻力增加的报道。当瘘口入左心腔时，心脏舒张时血液从主动脉反流入左心室使左心容量负荷增加。由于冠状循环血流量降低，可造成心肌缺血，窃血综合征，偶有充血性心力衰竭或心肌梗死报道[5]。

临床表现及诊断

婴幼患儿多数无症状，体检时可发现连续性杂音，大多患儿X线胸片表现正常。只有当瘘管大而且与右心相通时可出现肺充血，心影增大。心电图大多正常，但大儿童可出现左室负荷加重、心肌缺血表现。升主动脉造影可帮助确诊，并可为手术提供冠状动脉病变部位及瘘管开口情况；该病有时需与动脉导管未闭作鉴别诊断。冠状动脉瘘未经治疗可并发充血性心力衰竭、感染性心内膜炎、心肌梗死或瘘管破裂。

手术治疗

1. 手术适应证

所有确诊冠状动脉瘘的患儿都有手术指征，即使年龄小、瘘管小、无症状还是应手术治疗。因为在大年龄组临床并发症发生机会多，术后并发症也多。冠状动脉瘘若合并其他先天性心脏病则可同期手术纠治。

2. 手术方法[6]

冠状动脉瘘手术治疗的目的是关闭瘘管而不损伤正常冠状循环以免产生心肌缺血，需根据病变的部位和瘘口类型选择不同手术方法。① 瘘支动脉结扎术：对冠状动脉主支和分支末端瘘，并进入心脏表面，均可直接结扎或缝扎。该手术方法不需体外循环，简单、安全。对有些瘘口周围血管分支较多的病例，为避免由于结扎瘘管而产生心肌缺血的并发症，可在结扎前先作冠状动脉暂时性阻断试验，观察心肌颜色和心电图变化。一般观察5～10分钟，若无改变则可结扎。② 冠状动脉下褥式缝合术：对冠状动脉侧面瘘，可采用此方法，在瘘口的冠状动脉与心肌之间作数个间断带垫片褥式缝合结扎。这样既可关闭瘘口，又可确保冠状动脉管腔畅通，避免心肌缺血。③ 经心腔内瘘口关闭术：对瘘口位于心脏后面或瘘口分布范围较大，不易直接结扎时，可在体外循环下切开心腔作瘘口关闭术。在主动脉阻断，灌注心肌保护液时需用手指压迫，暂时闭合瘘口，确保心脏停搏。然后切开瘘入的心腔，寻找瘘口，根据瘘口大小采用补片或直接带垫褥式缝合。④ 切开冠状动脉修补术：当瘘支动脉显著扩张或合并巨大冠状动脉瘤，从心脏外表不能确定瘘口位置时，可在体外循环下，将扩张的冠状动脉纵行切开，直视下将瘘口缝合或补片修补。冠状动脉切口在剪除多余的瘤壁后，用无损伤缝线缝合。在关闭切口时需注意排除冠状动脉内的空气。

3. 手术结果

冠状动脉瘘手术治疗效果良好，手术死亡率低于2%。由于采用术中心电图监测及准确的外科手术，术后心肌梗死发生率约为3%，术后残余瘘或复发率约为4%，大多因多个瘘口在修补时未予完全关闭。一般残余瘘分流量很小，可不必作进一步处理[7]。

冠状动脉瘤

先天性冠状动脉瘤最早由Paekard等报道。该病罕见，在冠状动脉瘤患儿中纯属先天性仅占1/5，其余多继发于结节性多动脉炎、川崎病（Kawasaki disease）、主动脉粥样硬化、亚急性感染性心内膜炎、梅毒等。

病理生理

先天性冠状动脉瘤是由于冠状动脉中层发育不全，病变血管不断扩张、变薄，最后导致破裂，引起心包填塞和死亡。此外，因血管内面不规则导致血栓形成，在川崎病患儿更多见。因其血管内皮损伤和血小板计数增加，常可造成心肌梗死。冠状动脉瘤最常见发生部位是左主支和左前分支近端冠状动脉[8]。

临床表现及诊断

患儿常无症状，心电图也可正常，直至并发症产生，如血管栓塞、心肌缺血梗死，心电图才出现变化。X线胸片偶可见心影上瘤样凸起和动脉瘤壁钙化。心脏超声可帮助诊断。冠状动脉造影则可提供直接征象，为手术提供依据。

手术治疗及结果[9,10]

对于先天性冠状动脉瘤均需考虑手术治疗，以避免并发症产生。手术将冠状动脉瘤切除或在两端结扎，用大隐静脉或乳内动脉作冠状动脉搭桥术。对于川崎病导致冠状动脉瘤一般不需手术治疗，目前应用阿司匹林和Y-球蛋白治疗取得显著效果。对并发急性冠状动脉栓塞，目前采用经静脉或冠状动脉内注射链激酶或尿激酶作溶解血栓治疗。

左冠状动脉狭窄或闭锁

◆ 病理生理

先天性左冠状动脉狭窄或闭锁十分罕见，开口狭窄可能是因为开口膜性增厚或继发于局部纤维增生。狭窄产生可导致左心室心肌缺血梗死、二尖瓣反流，甚至死亡。有些狭窄也可继发于主动脉瓣上狭窄的患儿，其主动脉瓣游离缘与主动脉壁粘连产生开口狭窄。此外，结节性多动脉炎、川崎病、梅毒等也会引起冠状动脉狭窄或阻塞[11]。

◆ 临床表现及诊断[12]

该畸形可无症状。当有不能解释的心力衰竭或二尖瓣反流的患儿，心电图显示心肌缺血，主动脉根部血管造影显示左冠状动脉充盈延迟，这些均提示左冠状动脉狭窄。

◆ 手术治疗

由于膜性增厚或局部纤维增生导致左冠状动脉开口狭窄均需手术治疗。手术需在体外循环下通过主动脉根部切口，切除冠状动脉开口增生部分。如果有广泛的狭窄或闭锁，则需用大隐静脉或乳内动脉作冠状动脉搭桥术[13]。

小结

先天性冠状动脉畸形的疾病谱包括：①冠状动脉数量上异常。常表现为单支冠状动脉合并或不合并其异常走行；② 冠状动脉起源与行径异常，多见为冠状动脉起源肺动脉畸形，对心功能影响极大；③ 先天性冠状动脉瘘，最常见为右冠右心瘘（右房或右室）；④ 冠状动脉病，在川崎病患儿中常见；⑤ 左冠状动脉狭窄或闭锁。这类患儿大多可通过心腔增强CT检查确诊。一旦确诊，大多需要手术干预[14]。

（刘锦纷）

参・考・文・献

[1] Dodge-Khatami A, Mavroudis C, Backer C L. Congenital Heart Surgery Nomenclature and Database Project: anomalies of the coronary arteries. Ann Thorac Surg, 2000, 69 (4Suppl): S270.

[2] Basso C, Maron B J, Corrado D, et al. Clinical profile of congenital coronary artery anomalies with origin from the wrong aortic sinus leading to sudden death in young competitive athletes. J Am Coll Cardiol, 2000, 35(6): 1493.

[3] Amaral F, Carvalho J S, Granzotti J A, et al. Anomalous origin of the left coronary artery from the pulmonary trunk. Clinical features and midterm results after surgical treatment. Arq Bras Card, 1999, 72(3): 307–320.

[4] Birk E, Stamler A, Katz J, et al. Anomalous origin of the left coronary artery from the pulmonary artery: diagnosis and postoperative follow up. Isr Med Assoc J, 2000, 2(2): 111.

[5] Sunder K R, Balakrishnan K G, Tharakan J A, et al. Coronary artery fistula in children and adults: a review of 25 cases with long-term observations. INT J CARDIOL, 1997, 58(1): 47–53.

[6] Schleich J M, Rey C, Gewillig M, et al. Spontaneous closure of congenital coronary artery fistulas. Heart, 2001, 85(4): E6.

[7] Chopra V, Saxena A, Kothari S S, et al. Isolated congenital coronary arteriovenous fistula. Indian Journal of Pediatrics, 2000, 67(9): 661–664.

[8] Hawkins J W, Vacek J L, Smith G S. Massive aneurysm of the left main coronary artery. Am Heart J, 1990, 119(6): 1406–1408.

[9] Demopoulos V P, Olympios C D, Fakiolas C N, et al. The natural history of aneurysmal coronary artery disease. Heart, 1997, 78(2): 136–141.

[10] Newburger J W, Takahashi M, Beiser A S, et al. A single intravenous infusion of gamma globulin as compared with four infusions in the treatment of acute Kawasaki syndrome. N Eng J Med, 1991, 324(23): 1633–1639.

[11] Hutter J A, Pasaoglu I, Williams B T. The incidence and management of coronary ostial stenosis. J Cardiovasc Surg 1985, 26: 581.

[12] Thompson R. Isolated coronary ostial stenosis in women. J Am Coll Cardiol, 1986, 7: 997.

[13] Karl T R, Cochraane A, Brizard C, et al. Congenital coronary abnormalities and kawasaki disease. In Buxton B, Frazier O H, Westahy W S. Ischemic Heart Disease Surgery Management. London: Mosby, 1999, 261–288.

[14] Reul R M, Cooley D A, Hallman G L, et al. Surgical treatment of coronary artery anomalies: report of a 37 1/2–year experience at the Texas Heart Institute. Tex Heart Inst J, 2002, 29(4): 299–307.

第四十五章
前腹壁缺陷

第一节　脐　　疝

概述

先天性脐疝（umbilical hernia）是新生儿期常见疾病。表现为脐部隆起，为腹腔内肠管疝出体腔外，特别在哭吵、排便、吸奶时尤为明显。安静入睡或家长用手指按压可自动回纳。其与腹裂、脐膨出均属于前腹壁缺损。主要区别点是突出体外的疝由完整皮肤、腹膜覆盖。新生儿脐疝虽常见，在初期脐疝突出直径<1.5 cm，除发生嵌顿情况外，一般不需作急症手术处理，绝大多数随着生长发育，脐环缩小坚固，症状缓解，可与正常同龄儿脐部发育相同，脐疝消失。脐疝实际发病率不清楚，因很多均可自行缓解，文献报道与地区种族及未成熟儿有关。黑种人新生儿比白种人多，南非一篇报道，脐疝发生率，黑种人是23%，白种人是19%；未成熟儿比足月儿多易发；出生体重<1 500 g 75%～84%均有脐疝发生。女性高于男性2～3倍[1,2]，但有些患儿如唐氏综合征、先天性甲状腺功能减低症等也可合伴发生。曾有学者统计，随年龄增长，脐疝发生率逐渐下降。出生后3个月发生率是75%，<1岁发生率为41.6%，4岁以后发生率下降至15.9%，5岁发生率为9.3%，8～16岁基本上极少见到脐疝的发生[3]。Shankr（2017）曾提到脐疝绝大部分发生在新生儿期婴儿期；在成年人少见，后者90%是获得性的，如糖尿病、高脂血症、免疫机制缺陷或脐疝修补后复发[4]。

病因与发病机制

脐疝的发生原因与其解剖、胚胎发育有关。

◆ 脐部正常解剖

在正常成年人脐部位于前腹壁正中点，正位于二髂骨嵴最高点连线水平，也相当于L_3～L_4，与L_4相对。脐部这个位置也是在麻醉操作上一个重要标志点[5]。而在新生儿期脐部位于剑突与上缘连接的中点[6]。这些标志点也作为重塑脐部和美容整形外科的重要标记，脐部含有3根脐血管，面向脐部上12点位置有脐静脉，二根脐动脉分别位于4点和8点钟位置。少数小的静脉也称为脐旁静脉，通过脐部和沿圆韧带与门静脉的网络连接，这种连接的形式是门体静脉吻合术重要基础。

◆ 脐部胚胎发育

在妊娠第4周脐环逐渐形成；胚胎第6周肠管向体腔外疝出形成隆起，在脐索内构成一部分（图45-1），到妊娠第10～12周，因体腔扩大，在体外的肠管逐步回纳到腹腔内；而三根脐血管则被Wharton胶状物和羊膜所包绕，这种结构也称为脐索。

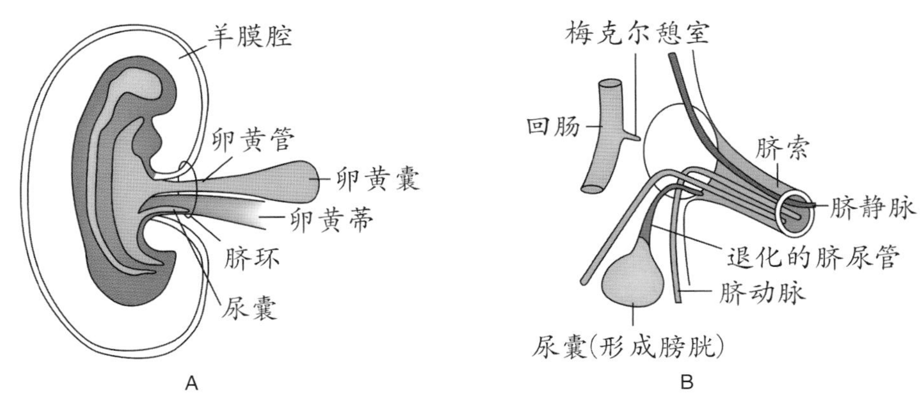

图45-1 人胚胎第6周脐索结构

图A：胚胎折叠，形成原始脐索；**图B**：脐索形成，由脐动静脉、退化的脐尿管组成

出生后卵黄管、脐血管及卵黄囊正常情况消失。脐静脉形成圆韧带连接肝脏。脐带脱落后，此部位是一个薄弱区。此外，在婴儿期由于腹壁肌肉筋膜发育不全，二侧腹直肌及其前后鞘尚未在脐区合拢，当各种引起腹压增高的因素存在时，如哭吵、咳嗽、便秘、进奶等均可致脐部外突，即脐疝。

临床表现

新生儿脐疝在安静或卧床时，未见脐部隆起，而在哭吵时脐部突出肿块呈卵圆形，用手指端压迫突出脐疝，可容易回纳且有气过声，如手指插入脐孔可探及脐环的直径。一般脐环1～2 cm，但也有>2～3 cm的巨大脐疝。但如脐疝不能回纳则易发生嵌顿、肠管梗阻，此时患儿哭吵加剧，呕吐、腹部胀，偶见肠型，意味有嵌顿可能[8]。虽然脐部发生疝嵌顿少见，一般发生率<1%。但在某些非洲人群可以观察到发生率高达40%的报道[9]。遇到嵌顿时应早期外科手术干预，否则易发生腹膜炎、肠穿孔、肠坏死。

诊断

新生儿期诊断并不困难，出生后几周内脐带脱落，脐部愈合后发现。典型表现仅为脐部隆起，哭吵时加剧，安静时可回纳。检查脐部时可触及边缘清晰的脐环缺损，直径一般1 cm，个别可>2 cm，但脐疝均由完整皮肤覆盖。发生嵌顿时可出现肠梗阻的临床表现。

治疗

新生婴儿脐疝绝大多数可自愈，早期自发闭合的发生率较高，随着年龄增长，腹肌发育完整，疝孔常逐渐狭窄而闭合。此期间父母的信心比任何治疗都重要。一般认为1～2岁甚至到3～4岁仍可指望其自愈。脐环大小与自愈的可能性有关系；脐环1 cm左右，不必做任何处理，但>2 cm，特别是有增大趋向，年龄>2岁，或保守3～6个月不闭合，建议外科手术修补。

（1）将一个硬币，半个乒乓球或纱布压迫、绑在脐部，以维持疝囊处于回纳位置，目前已认识到这种方法对加速筋膜缺损早期闭合并无作用。且由于会造成新生儿不适合局部皮肤刺激，磨损，现已很少被推荐应用。

（2）脐疝修补术，绕脐疝之上或下做半圆形皮肤切口，切开皮肤，皮下组织及二侧筋膜上脂肪组织，显露疝囊。切开疝囊腔，切除疝囊，内翻缝合。最重要的步骤是缝合二侧筋膜缘，修补缺损的筋膜，关闭脐部皮肤重塑脐部[10,11]。图45-2示意手术简易图。

电凝止血，避免血肿形成。伤口脐凹处用敷料压迫72小时减少伤口出血，因这是修补术后最麻烦的合并症。另一个是术后感染，虽在脐疝术后极少发生，也是每个手术医师所关注的。因新生儿脐部

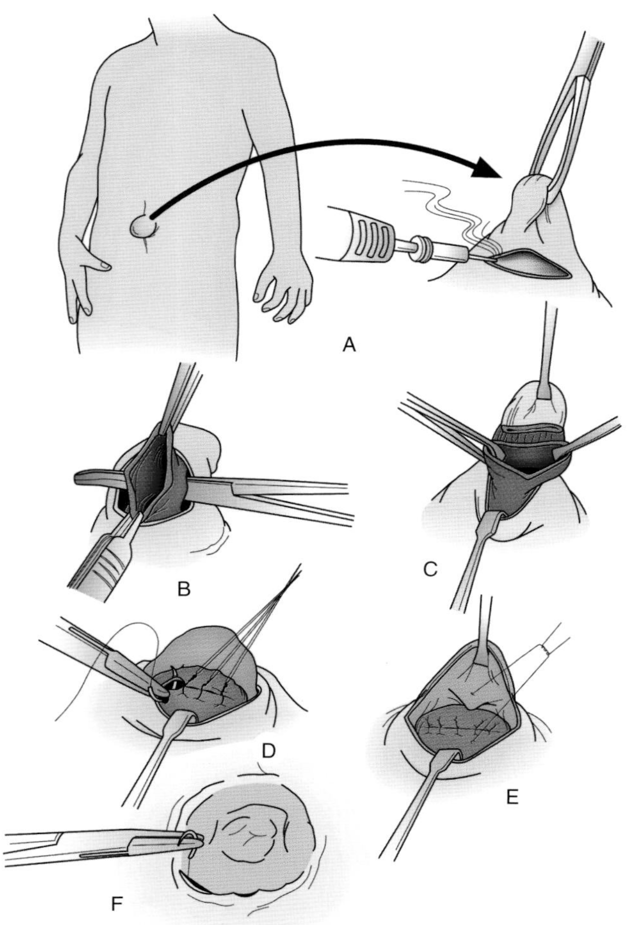

图45-2 脐疝修补术示意图

是细菌藏身地，故术前脐部消毒及术后局部防止血肿形成是十分重要的。

（3）修补术后复发问题，这虽然在新生儿脐疝长期随访报道甚少，但在临床上也会遇到，最常见的原因是修补不全和脐疝疝囊处理欠妥。也有些患儿是合伴有糖尿病、唐氏综合征、先天性甲状腺功能低下等治疗未能纠正，这也易导致脐疝修补术后复发。

据成人脐疝修补术后长期随访复发率的资料提示，脐疝修补术后复发率为6%[4, 12-14]。最初Ⅰ期修补复发率9.8%，而用补片则低2.4%，使用补片后复发率明显降低。

小结

新生儿脐疝是脐部生长发育不全的小缺陷，但在新生儿期发生率高约75%。

（1）绝大多数随年龄增长可自行闭合。一般不需要加以硬币或其他替代物局部按压。

（2）脐疝>2 cm，年龄>2岁，或有脐疝嵌顿则是脐疝修补术指征。

（3）尽量避免修补术中出血，感染，要关注脐疝修补术后复发问题。

（施诚仁）

参·考·文·献

[1] Blumberg N A. Infantile umbilical hernia. Surg Gynecol Obstet, 1980, 150: 187.

[2] Vohr B R, Rosenfield A G, Oh W. Umbilical hernia in the low-birth-weight infant (less than 1, 500 grams). J pediatr Surg, 1977, 90: 807.

[3] 施诚仁.新生儿外科学.上海：上海科学普及出版社，2002：496-497.

[4] Shankar D A, Itani K M, O'Brien W J, et al. Factors Associated With Long-term Outcomes of Umbilical Hernia Repair[J]. Jama Surgery, 2017: E1-6.

[5] Smith T. Fundamentals Of Anettnesis 3rd ed. combridge: Cambridge university press, 2009.

[6] William S A M, Brain J T. The normal position of the umbilica in the newborn: an aid to improving the cosmetic resulr in exemphalos major. J pediatr Surg, 2001, 36(7): 1045-1046.

[7] Hegagy A A. Clinical for medical Students and post graduate Doctors. Berlin: LAP Lambert Academic publishing, 2014.

[8] Papagrigoriadis S, Browse D J, Howard E R. Incarceration of umbilical hernias in children: a rare but important complication[J]. Pediatric Surgery International, 1998, 14(3): 231-232.

[9] Chirdan L B, Uba A F, Kidmas A T. Incarcerated umbilical hernia in children[J]. European Journal of Pediatric Surgery, 2006, 16(1): 45-48.

[10] Scherer L R, Grosfeld J G. Inguinal Hernia and Umbilical Anomalies[J]. Pediatr Clin North Am, 1993, 40: 1121.

[11] Cone J B, Golladay E S. Purse-string skin closure of umbilical hernia repair[J]. Journal of Pediatric Surgery, 1983, 18(3): 297.

[12] Aslani N, Brown C J, Does mesh offer an advantage Over tissue in the Open repair of umbilical hernias? a systematic review and meta-analysis Hernia, 2010, 14(5): 445-462.

[13] Winsnes A, Haapamäki M M, Gunnarsson U, et al. Surgical outcome of mesh and suture repair in primary umbilical hernia: postoperative complications and recurrence[J]. Hernia, 2016, 20(4): 509-516.

[14] Lau H, Patil N G. Umbilical hernia in adults. Surg Endosc[J]. Surgical Endoscopy, 2003, 17(12): 2016-2020.

第二节 脐膨出

概述

先天性脐膨出(omphalocele, exomphalos)是一种先天性腹壁缺损,即在脐环处腹腔内肠管疝出体腔外的一种畸形。但其疝出部分由三层膜状结构覆盖:即腹膜、华通胶状物(Wharton jelly)和羊膜。其内常可含有肠管、肝、脾、结肠和某些腺体。而真正缺损部位是腹壁脐部肌层[1]。1634年Pare首先描述了此病,且于1803年第一个成功外科修补脐膨出患儿。

流行病学

文献报道在西方国家是1/(3 000～4 000),日本妇产科协会统计(1997—2006)出生缺陷监测报道为1/2 500,我国尚缺大样本统计资料。

在妊娠14～18周发生率是1/1 100胎儿,近期有学者报道妊娠11～14周381例胎儿中有1例。往往在妊娠期发现的脐膨出胎儿30%～52%可能伴发畸形和自发性流产,表45-1提供近50年腹壁缺损流行病调查情况。大多数报道中男女比为3∶2[2-4]。

表45-1 腹壁缺损流行病调查情况

来 源	时 间	脐膨出	腹 裂
伯明翰(英)	1941—1951	1/3 200	
利物浦(英)	1967—1975	1/2 280	
瑞典	1965—1976	1/5 000	1/154 000
加利福尼亚(美)	1968—1977	1/4 000	1/2 0000
西班牙	1976—1981	1/6 600	1/25 000
法国	1970—1979	1/5 100	1/9 200
文献复习	1985—2003	1/(4 000～7 000)	1/(10 000～20 000)
EUROCAT	1999—2008	2.19/10 000	2.98/10 000

病因与合伴畸形

这种畸形是在胚胎发育早期由于某些原因而导致胚胎体腔关闭过程停顿所致。胚胎期背轴增长较快,开放的脐带腔周围腹壁向中央皱褶,由外向中央紧缩,其中可区分为四个襞:① 头襞:它的体层将形成胸壁、上腹壁和横膈;② 尾襞:其体层包括下腹壁和膀胱;③ 两个侧襞发展成侧面的腹壁。这四个襞向中央汇合部或顶部形成将来的脐环[5,6]。

在上述胚胎发育期间如果母体或/和胎儿受到不良因素如:遗传、污染、药物过多辐射、酗酒、吸烟等将可对胎儿体层襞正常发育受到影响,甚至抑制或延缓胚体的关闭过程。

其中有遗传因子影响是脐膨出患儿往往较高发生染色体的结构异常的原因,同时在一些敲打基因的动物模型中成功导致了脐膨出[7]。

脐膨出合体畸形发生率高,有的报道可高达74%[4,8],这些合伴畸形中20%是心脏缺陷,最常见的是法洛四联症和房间隔缺损等。其他畸形主要分成以下几种。

（1）染色体缺陷病：如Trisomy 13、18、15、14及21。这些可出现在20%～40%脐膨出病例中，<4 cm较小脐膨出比巨大脐膨出更是多见。

（2）Beckwith-Wiedemann综合征：包括脐膨出、巨舌、大耳、巨体、胰岛细胞增生、低血糖、Wilms肿瘤和其他儿童实体瘤，后者可发生在12%的脐膨出病灶。

（3）Cantrell五联症：包括脐膨出、膈疝、胸骨缺陷、心脏畸形、心包缺失。

（4）较低的中线综合征（lower midline syndrome）：包括膀胱外翻、结直肠外翻畸形、无肛、结肠闭锁、骶椎异常和脊膜膨出（图45-3）。

（5）多发先天性畸形：如肌肉骨骼畸形、泌尿生殖、心血管和中枢神经系统畸形。

上述这些组序的合伴畸形均可在胎儿超声检查中得到疑点，挪威一组研究报道仅14%脐膨出是单独存在的，14%～47%是心血管系统，中枢神经系统是3%～33%，测定肺/胸横径比（L/T）可用于预估脐膨出患儿肺发育情况[9]。也有学者研究最大脐膨出周径与腹围（O/AC）比、与胎儿股骨长（O/FL）、与头围（O/HC）比等报道。最有意义的参数提示需分段测量，较可靠是O/AC=0.21或大于此值则具有84%敏感性和58%特异性。

文献中还提示在妊娠头3个月，脐膨出胎儿正常颈背部半透明现象可以认为是生理性的[10-12]。

临床表现

多数腹壁缺损通过产前常规超声检查立即可得出诊断，一般妊娠3～5个月早期多可以明

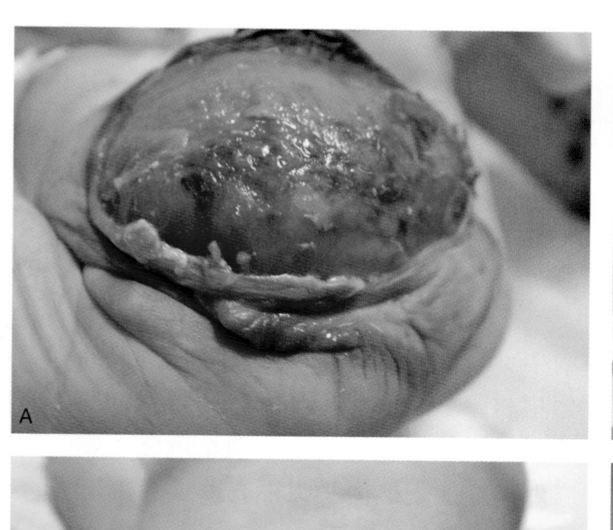

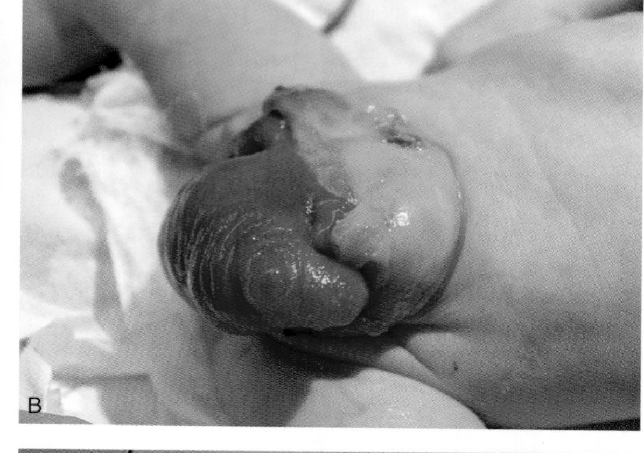

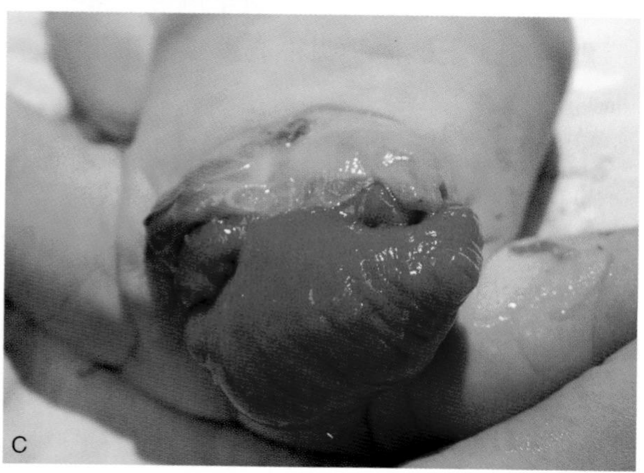

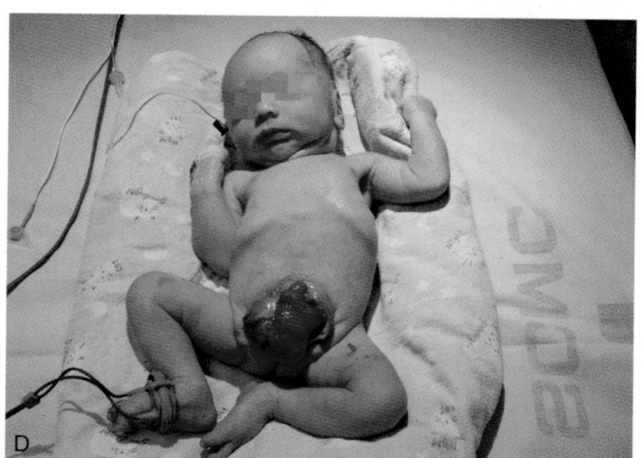

图45-3 较低的中线综合征

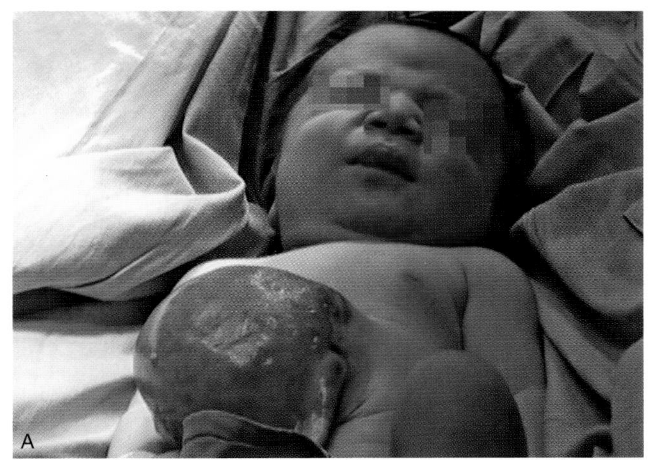

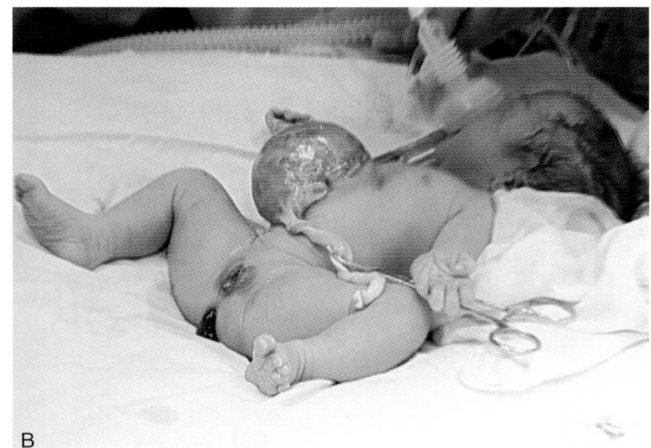

图45-4 巨型脐膨出处理不及时易发生感染、破裂

确，再配合母亲血AFP增高，更应怀疑胎儿腹壁缺陷。

出生后按脐膨出情况可分为如下几种。

（1）小型脐膨出：国内定义为脐腹壁缺损环直径<5 cm以下，近期国际上定义为在<4 cm以下[3]。

脐膨出大小自小橘子至苹果大小不一。其内含小肠等，特别需指出，有时较小未识别脐膨出而予以结扎或钳夹，则可造成意外情况。

（2）巨型脐膨出：腹壁缺损环直径>4 cm，其内容物含肠管外，甚可肝、脾等脏器也可一起疝出。如不及时处理则极易发生感染、腹膜破裂（图45-4）。表45-2提供各种类型大小脐膨出内容物等情况。

由于绝大多数脐膨出存在膜包盖疝入外露的脏器，通常这些脏器的功能是正常的，完全与腹裂的肠管受损的情况不一样。但大多数病例在6个月以后肠管转运与吸收逐步正常。

表45-2　脐膨出缺损类型和产房分娩

类　型	内容物	产房分娩	备　注
脐索疝（hernia of the cord）	小肠梅克尔憩室 脐尿管残留	阴道分娩	
小/中缺损 2～4 cm	小肠、肝、胃	阴道分娩/ 剖宫产	损伤/破裂
大缺损>4 cm	肝、脾、小肠	剖宫产	损伤/破裂

诊断

（1）产前诊断：在14周左右，常规产前B超诊断易发现。但出现腹壁缺损、肠管疝出体腔，首先要与腹裂相鉴别。故往往需多学科讨论，反复B超检查及了解羊水量、胎儿肠管有无逐步水肿等情况。

（2）出生后脐膨出需与脐疝，更主要是与腹裂相区别。特别是在包膜破裂时，肠管同样可突出体腔外，酷似腹裂。表45-3提供鉴别要点以供参考[13]。

在妊娠10周前产前B超不能诊断出脐膨出，因为肠管仍位于在脐索处。腹壁缺损胎儿常因常规产前筛查中发现母亲血浆甲胎蛋白（maternal serum alphafetoprotein，MSAFP）增高，Palomaki在1988年

表45-3　脐膨出与腹裂区别

区别点	脐膨出	腹　裂
发病率	平稳	逐年增高上升趋势
母亲年龄	30岁左右	20岁左右
妊娠月份	足月	34周
男：女	1 ： 1.5	1 ： 1
部位	脐缺损	脐旁（多见右侧）缺损
包膜	有包膜覆盖	无
肠旋转不良	可以发生	可以发生
合体肠闭锁	少见	较多见（约10%）

曾报道脐膨出胎儿此值有90%增高，而腹裂胎儿100%出现MSAFP增高。合用产前母亲常规超声加上MSAFP测定对诊断腹壁缺陷特异性与敏感性几乎达到100%正确率。一旦明确脐膨出，由于有结构如染色体问题故做羊水穿刺染色体分析和绒毛膜取样，且进一步做胎儿解剖学心超等，也可做母亲腹部MRI。绝大多数2/3腹壁缺陷胎儿不需要做外科宫内修补[3,14,15]。

外科治疗

（1）脐膨出外科处理目的是回纳腹内疝出体腔外的脏器，且关闭修补腹壁缺损，大多数病例可用一个单一的手术。对策是往往先牵拉腹壁，用生理盐水或乙酰半胱氨酸（N-acetylcysteine）灌肠，清除结肠中胎粪，加用鼻胃管，抽吸胃内容物。当然常规补液，保暖，置开放红外线暖箱中，且特别注意疝出的局部加以温盐水轻轻冲洗，经消毒棉被覆盖。

（2）外科处理中一个重要关注问题：腹腔间隙综合征。一部分脐膨出在出生后即可处理，甚至在产房内进行脐膨出复位及修补，优点在于刚出母体时吸入气体少，腹壁松软，零转运，Ⅰ期关闭腹腔。但需在产前对胎儿状况评估[16,17]。当十分巨大脐膨出，或在出生后一段时间无法行上述处理则要十分关注患儿腹内压及腹壁紧张程度。如果腹内压>15 mmHg，则可能影响血流动力学及呼吸，引起心排血量减少，同时也减少到内脏的灌注压，造成腹腔间隙综合征（abdominal compartment syndrome，ACS）。接着导致少尿、肠黏膜酸化。超过一定时间即相继出现肠缺血、肾衰竭、败血症、伤口裂开、坏死性小肠结肠炎、短肠综合征等一些病理变化。

测定腹腔内压力方法不一，常用膀胱压测定（替代腹腔内压测定）、末端肢体CO_2、氧道压、血动脉氧分压测定等[18-20]。

（3）外科Ⅰ期腹壁修补术。对小、中型缺损（2～4 cm）Ⅰ期关闭修补，疗效好，但同时注意发生率很高的合伴其他结构畸形和染色体疾病。有些学者提出不但要考虑到缺损大小，也要考虑到肠管脱出量及是否有肝脏疝出。

（4）外科延期关闭修补。通常针对巨大缺损、患儿太小、低体重或合并有严重的心脏、呼吸系病损，为了安全达到缺损关闭，往往采用药物涂滴、自然焦痂形成或覆盖生物材料等手段，在缺损的羊膜表面，一般在4～10周后周围上皮逐渐向缺损区长后，以后做晚期修补。

Gross在1948年记载了早在1899年已有报道用酒精涂或使用硝酸银、红汞，虽非常有效但有金属离子中毒，故现已放弃应用。以后相继也有报道介绍类同涂药，如磺胺嘧啶银、碘伏、新霉素、多黏菌素、杆菌肽乳膏[21-23]。

也有报道加压包扎，或补片、自体皮瓣或二期皮囊修补（skin sac），后者术式在延期手术修补已广泛采用。

1967年Schuster介绍一种“Silo”袋做延期修补，类同对腹裂治疗。采用此法应用并不广泛，大多做皮囊分期手术。

近期有学者介绍一种针对巨大脐膨出沿腹直肌二侧做皮瓣肌肉转位覆盖缺损面（compenent separation technique，CST），即增加了腹壁表面、肌层转移而没有分隔神经支配与血供，中间腹部皮肤血供动脉主要是肋间动脉及腹壁上动脉分支，也含有一些阴部动脉的血供[24,25]。

长期转归

脐膨出的患儿预后很大程度上取决于是否存在合伴畸形及其严重程度。如果无染色体疾病和/或严重心肺畸形，这些患儿生存及生活质量可类同正常儿童。Henrich等（2008）曾对腹壁缺陷患儿生活质量长期随访（表45-4）[26]。

绝大多数中小型脐膨出不存在任何因外科手术而出现的合并症。而脐膨出患儿外科处理后面临着有可能发生胃食管反流、肺灌注不足、反复呼吸道感染与哮喘，喂养困难以致危及生命。60%巨大脐膨出外科修补后即需喂养，甚至少部分患儿需鼻饲或胃造瘘手术。

表45-4　腹壁缺损生活质量长期随访

生活情况	腹裂(%)	脐膨出(%)
胃肠道疾病		
频发	7	10
罕见或无	77	75
体力受限	9	7
美容结果		
好或极好	82	73
脐部重建	23	35
脐部缺陷苦恼	24	11
腹壁疝	14	20
学坐、走步延迟	32	27
按常规年龄上学	77	93
生长发育		
体重<3%	9	20
身高<3%	14	13

有一部分患儿可出现间歇性腹痛，异常的胸廓发育呈狭窄型，肺容量小可致肺发育受影响。几乎一半以上脐部需重新整形；当然，个别患儿还可出现粘连性肠梗阻、肠旋转不良、中肠扭转、短肠综合征等情况[3,27]。

小结

（1）先天性脐膨出是一种严重腹壁缺陷，与腹裂最大区别点是缺损疝出部位于脐部正中，且腹腔疝出肠管等外有三层结构覆盖，即腹膜、华通胶状物和羊膜。

（2）脐膨出合伴畸形较高，故检查时同时考虑此点。

（3）大多数均在产前诊断中发现。配合母亲血中AFP增高，诊断基本明确。

（4）治疗分非手术治疗与外科Ⅰ期或延期分期治疗。对巨大脐膨出应考虑延期和分期修补为主。

（5）预后与缺损大小、合伴结构畸形及染色体疾病密切相关。

（施诚仁）

参・考・文・献

[1] DeVries P A. The pathogenesis of gastroschisis and omphalocele. J Pediatr Surg, 1980, 15: 245-251.

[2] Loane M, Dolk H, Bradbury I, et al. Increasing prevalence of gastroschisis in Europe 1980-2002: a phenomenon restricted to younger mothers, Paediatric Perinatal Epidemiology, 2007, 21: 363-369.

[3] Piergiorgio gamba and paola midrio: abdominnel wall defects prenatal diagnosis, nerwborn management, and long-term outcomes, seminevrs in pediatric surgery, 2014, 23: 288-290.

[4] Moore T C, Nurk. An internatinal survey of gaotroschisis and omphalocele (490 cares)I.nature and distribution of additional malformation, pediatr surg int, 1986, 1: 46-50.

[5] Stevenson R E, Rogers R C, Chandler J C, et al.Escape of the yolk sac: a hypothesis to explain the embryogenesis of gastroschisis. Clinical Genetics. 2009.; 75: 326-333.

[6] 施诚仁. 新生儿外科学. 上海：上海科学普及出版社，2002：496-510.

[7] Rauch F, Prud'homme J, Arabian A, et al. Heart, brain, and body wall defects in mice lacking calreticulin. Exp Cell Res, 2000, 256: 105-111.

[8] Hughes M D, Nyberg D A, Mack L A, et al. Fetal omphalocele: prenatal detection of concurrent anomalies and other predictors of outcome. Radiology, 1989, 173: 371-376.

[9] Barisic I, Clementi M, Hausler M, et al. Evaluation of prenatal ultrasound diagnosis of fetal abdominal wall defects by 19 European registries. Ultrasound Obstet Gynecol, 2001, 8: 309.

[10] Hughes M D, Nyberg D A, Mack L A, et al. Fetal omphalocele: prenatal detection of concurrent anomalies and other predictors of outcome. Radiology, 1989, 173: 371-376.

[11] Lennon C A, Gray D L. Sensitivity and specificity of ultrasound for the detection of neural tube and ventral wall defects in a high risk population. Obster Gynecol, 1999, 94: 562-566.

[12] Harrison M R, Globus M S, Filly R A, et al. Management of the fetus with a correctable congenital defect. JAMA, 1981, 246: 774.

［13］Oneill J A, Grosfeld J L, Fonkalsrud, et al. 小儿外科原则：2版.吴晔明，主译.北京：北京大学医学出版社，2006：447.

［14］Palomaki G E, Hill L E, Knight G J, et al. (1988) Second-trimester maternal serum alpha-fetoprotein levels in pregnancies associated with gastroschisis and omphalocele, Obster Gynecol, 1988, 71: 906–909.

［15］Holland A J, Ford W D, Linke R J, et al. Influence of antenatal ultrasound on the management of fetal exomphalos, Fetal Diagn Ther, 1999, 14: 223–228.

［16］Blessed W B, Coughlin J P, Johnson M P, et al. Immediate delivery room repair of fetal abdominal wall defects, Fetal Diag Ther, 1993, 8: 203–208.

［17］施诚仁，蔡威，王俊，等.小儿外科畸形早期外科干预新途径-产房外科可行性，临床儿科杂志，2005，23（2）：99–101.

［18］Rizzo A, Davis P C, Hamm C R, et al. Tntraoperative vesical pressure measurements as a guide in the closure of-abdominal wall defects. Am Surg, 1996, 62: 192–196.

［19］William H Peranteau, Sasha J Tharakan, Emily Partridge, et al. Systemic hypertension in giant omphalocele: An underappreciated association.J Pediatr Surg, 2015, 50: 1477–1480.

［20］Chris E. Forsmark, Santhi Swaroop Vege, C. Mel Wilcox. Acute pancreatitis.N ENGL, J, MED, 2016, 375: 1972–1981.

［21］Nuchtern J G, Baxter R, Hatch E I. Nonoperative initial management versus silon chimney for treatment of giant ompha-locele. J Pediatr Surg, 1995, 30: 771–776.

［22］Vaibhav Pandey, Gangopadhyay A N, Gupta D K, et al. Non-operative management of giant omphalocele with topical povidone-iodine and powdered antibiotic combination: early experience from a tertiary centre, Pediatr Surg Int, 2014, 30: 407–411.

［23］Brent Bauman, Daniel Stephens, Hannah Gershone, et al. Management of giant omphaloceles: A systematic review of methods of staged surgical vs. nonoperative delayed closure, J pediatr Surg, 2016, 51: 1725–1730.

［24］Zaccara A, Zama M, Trucchi A, et al. Bipedicled skin flaps for reconstruction of the abdominal wall in new-born omphalocele. J Pediatr Surg, 2005, 40: 516–522.

［25］Ledbetter D J. Congenital abdominal wall defects and reconstruction in pediatric surgery: gastroschisis and omphalocele. Surg Clin North Am, 2012, 92: 713–727.

［26］Henrich K, Huemmer H P, Reingruber B, et al. Gastroschisis and omphalocele: treatments and long-term outcomes. Pediatr Surg Int, 2008, 24: 167–173.

［27］Christison-Lagay E R, Kelleher C M, Langer J C. Neonatal abdominal wall defects.Semin Fetal Neonatal Med, 2011, 16: 164–172.

第三节　腹　　裂

概述

腹裂（gastroschisis）是一种严重的新生儿先天性腹壁缺损，通常位于脐的一侧，腹裂的腹壁缺损直径通常小于4 cm，没有囊膜覆盖，肠管通过缺损疝出体外。早在公元1世纪，罗马就有医师对新生儿腹壁缺损进行了报道，16世纪Lycosthenes首先发表了腹裂的相关报道[1,2]。1894年Taruffi应用了“gastroschisis”这一术语来描述腹壁缺损，但当时关于腹部缺损性疾病分类尚比较混乱，很多医师并不清楚腹裂和脐膨出之间的区别[3]。1953 年，Moore和Stokes等根据腹裂与脐膨出不同的病理特点，提出另命名为腹裂[4]。

在20世纪70年代以前，腹裂在欧美国家发生率一直低于脐膨出，但在过去30年中，其发生率已超过脐膨出的发生率，为活产新生儿的（2～4.9）/10 000，男性占多数。这可能与未成熟儿的总体生存率的提高有关[5]。周光萱等在我国1996—2000年调查报道中显示，先天性腹裂的发生率为2.56/10 000[6]。有资料显示2003年、2004年和2005年上海户籍的新生儿腹裂发生率分别为5.2/100 000、7.4/100 000和8.5/100 000，明显低于欧美国家和周光萱报道的发生率[7]。

胚胎学和病因分析

腹壁在胚胎早期由四个中胚层皱襞形成，即头襞、尾襞和两侧襞，四个皱襞同时发育，最后在中央汇合形成脐环。多数学者认为如果在腹壁形成过程中，由于某种因素的影响，头尾两襞已于中央汇合，而两侧皱襞之一发育不全，致使腹壁在该侧脐旁发生缺损，即形成腹裂畸形。腹裂右侧多见，这可能因为右脐静脉在第4孕周时被吸收，导致脐右侧相对薄弱，缺乏支持所致[8]。

当然关于对腹裂畸变的胚胎学原因，现在仍然存在争议。一些人认为腹裂是合并腹壁组成部分缺损的"中胚层形成障碍"[9]。虽然这种畸形以前曾被报道，但通常是畸形死胎。几乎所有腹裂的活产婴儿都具有结构正常的腹壁肌层。其他的报道认为一些腹裂不是发育性的而是获得性，是脐部血流中断的结果。但这既不能解释一些缺损患儿出现的多发畸形，也与缺损患儿腹壁层次正常，仅在脐部有一个不正常开口的事实不符。一项研究提示缺损的发生可能与吸烟，尤其是母亲孕期还同时使用其他血管收缩剂相关[10]。更有早期的报道显示腹裂是一种囊膜破裂或撕裂的脐膨出[11]。但在腹裂患儿没有发现任何囊膜残余物的事实又否定了这种观点。所以深层次的原因仍然有待进一步研究。

新近有研究在对于腹裂患儿背后的大数据进行统计分析后也认为一些危险因素不容小视：如低龄产妇、社会经济地位低下、产前检查的缺失、孕期高水平亚硝酸盐摄入、维生素和叶酸补充不足、孕期避孕药、阿司匹林及毒品的接触等[12]。然而这些因素尚无确切的循证学证据证实。

很少有临床根据证明基因畸变与腹裂有关。但也有一项研究显示，6%的腹裂患儿的父母存在相似的疾病，18号染色体异常被认为与腹裂的发生相关[13,14]。

病理生理

腹裂突出体腔外的是原肠，从胃到乙状结肠，一般没有别的脏器。与脐膨出不同，腹裂没有囊膜覆盖，肠管直接暴露于腹腔外，常常表现为壁厚、水肿、互相缠结并被纤维素样膜状组织覆盖。动物实验显示膜状物部分在子宫内已形成，部分在出生后出现[11]。有作者通过临床观察显示腹裂肠管的改变是出生后发生的。刚出生时，腹裂的肠管通常是正常的，20分钟后开始出现其特征性的改变。这些改变可能因为肠管暴露在空气中，但更多的是因为肠管水肿的结果，使得肠系膜血管在腹壁水平闭塞，蛋白质样液体渗出[15]。此外，需要特别指出：腹裂患儿的脐和脐带均正常，纵向的腹壁裂口在脐的附近侧面，且绝大多数在右侧。

由于腹裂肠管暴露在体外，热量丧失很快，患儿常常呈低体温。另外，该病多见于早产儿，由于脂肪组织发育不良，也容易出现低体温。低温时患儿代谢功能不全，易发生酸中毒和多器官功能衰竭。由于寒冷刺激，游离的肾上腺素使肺血管痉挛，增加右向左分流；另一方面，低体温时伴有呼吸中枢兴奋性低下，而出现低血氧，容易形成恶性循环。

临床表现

腹裂患儿出生后胃及肠管于脐旁裂口处突出于腹壁外，无羊膜覆盖。肠管粗大为正常肠管的2～3倍，肠管水肿、肥厚，肠袢相互粘连，肠管僵硬、失去光泽，肠蠕动减弱或消失，表面常有胶冻样物覆盖或者纤维素假膜（图45-5）。严重血循环障碍者肠管有坏死或穿孔。患儿就诊时往往处于低体温状态，不少病例体温在35℃以下，常常伴有水、电解质平衡失调，低蛋白血症。

腹裂婴儿伴发畸形比脐膨出少见，腹裂的伴发畸形常与中肠有关，最常见的是肠狭窄和肠旋转不良（表45-5），其他如肠闭锁、梅克尔憩室等。许多腹裂患儿整个肠管短于正常新生儿肠管长度，个别甚至异常的短。与脐膨出比较腹裂婴儿的伴发畸形明显少于脐膨出。Moore曾总结大宗病例报道腹裂的伴发畸形比例为21%，而脐膨出的伴发畸形比例为54%[16]。我们总结4年中17例新生儿腹裂，合伴有其他畸形的约占20%。部分腹裂患儿在1岁之前常出现胃食管反流和隐睾，很多医师认为后者常可自行恢复正常[17]。

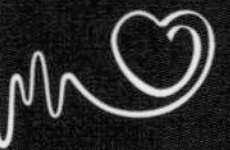

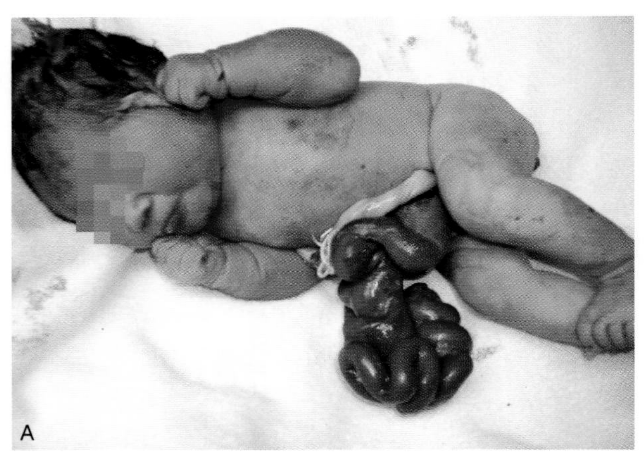

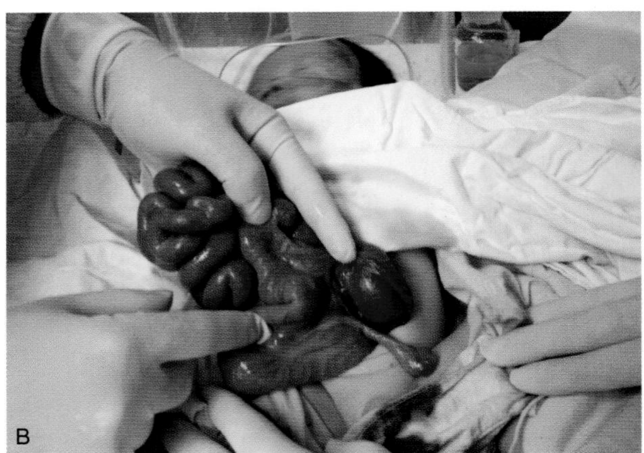

图45-5 腹裂患儿临床表现

可见脐部结构正常，脐带完整，但有肠管脱出，表面有胶冻样物覆盖

表45-5 腹裂和脐膨出常见伴发畸形比较

合并畸形（所涉及生理系统）	腹裂伴畸形发生率（%）	脐膨出伴畸形发生率（%）
心血管系统	2～12	7～47
呼吸系统	<1	1～4
中枢神经系统	2～10	4～30
肌肉骨骼系统	<1～10	4～25
消化系统	5～40	3～20
生殖系统	3～10	6～20
面部	1～3	1～14
染色体	<1～3	3～20

引自：Grosfeld. *Pediatric surgery (seventh edition)*. 979.

诊断

◆ 产前诊断

常规产前B超的广泛应用对腹裂的早期检出极有帮助，在产前获得腹裂的诊断一般来说对预后有利。来自欧洲11个注册产前超声中心的报道中，发现腹裂的敏感度为83%（18%～100%）。胎儿第一次发现腹裂的时间是20±7孕周。59%产前检查为腹裂胎儿在出生时存活，12%在胎儿期死亡，29%终止妊娠[18]。另外产前超声检查也可以发现相关畸形，对预后的评估有所帮助（图45-6）。羊水和血清中α-甲胎蛋白（AFP）和乙酰胆碱酯酶（AChE）测

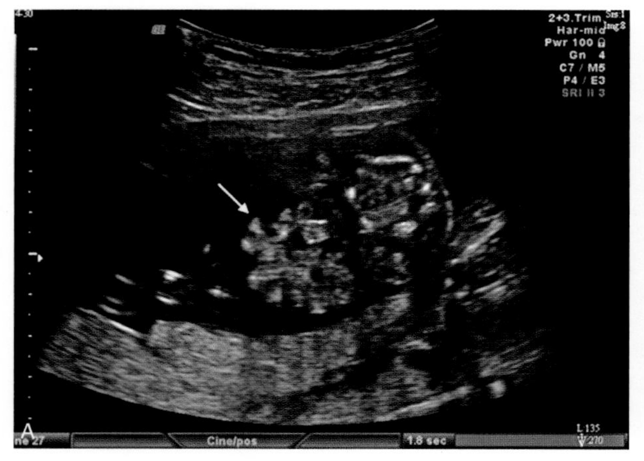

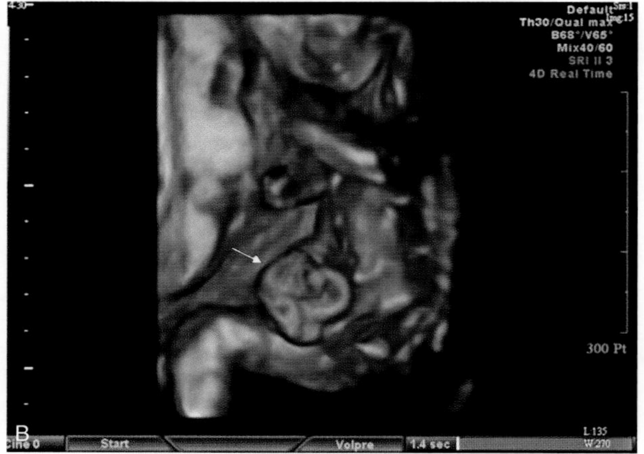

图45-6 B超产检示宫内胎儿腹裂

图A：孕20周时B超产检提示腹裂，可见肠管突出于腹腔外（白色箭头所指）；**图B**：同一位患儿使用3D产检超声检查提示腹裂，白色箭头所指为突出腹腔外的脏器

引自：*Taiwan J Obstet Gynecol*, 2013, 52(2): 192-196.

表45-6 腹裂与其他先天性腹壁缺损间的比较

缺 损	位 置	囊 膜	内容物	发生频率	相关畸形	预 后
脐膨出—侧褶	脐部	有	肝脏、肠、脾、生殖腺	常见	染色体、心脏	好（与相伴畸形有关）
脐膨出—头褶（Cantrell五联症）	脐上	有	肝脏、肠	罕见	心脏、胸骨裂、心包膜缺损、膈肌中心腱缺损	差
脐膨出—尾褶（泄殖腔外翻）	脐下	有	肠	罕见	膀胱外翻、无肛、尿道上裂	一般
脐带疝	脐	有	肠	不常见	不常见	好
腹裂	脐右侧	无	肠	常见	肠狭窄	好
异位胸心	胸骨中线	无	心脏	罕见	心脏	差

引自：Grosfeld. *Pediatric surgery (seventh edition)*. 974 .

定有助于监测腹壁缺损的类型。所有不伴脊髓脊膜膨出的腹壁缺损胎儿的羊水及母亲血清中AFP都升高，其羊水中的AchE也增高。羊水AFP值腹裂比脐膨出明显升高。而患有腹裂胎儿的母亲血浆中AFP的敏感性较脐膨出更强[19]。

◆ 产后诊断和鉴别诊断

根据新生儿的临床表现，肠管经脐带右侧通常为2～4 cm的腹壁缺损脱出体外，并无囊膜覆盖，常可获得腹裂的诊断。但在临床实践中仍需注意与脐周的其他畸形相鉴别，尤其是与囊膜破裂的脐膨出的鉴别。其他需与之鉴别的有Cantrell五联症、泄殖腔外翻、脐带疝等。具体的鉴别要点见表45-6。

产科分娩

一些报道肯定剖宫产的益处，但也有腹裂患儿在剖宫产时肠管被损伤的报道。最近更多的产科文献显示，剖宫产对腹壁缺损患儿不存在优势。他们认为分娩生产方式的选择应该由产科医师根据产科适应证决定，而不需要考虑腹壁缺损的存在[20]。

有认为腹裂患儿的肠管状况与妊娠晚期（33周）时的宫内环境相关，一些医师建议腹裂患儿应在预产期前出生。让患儿在预产期前出生的益处主要表现在计划性剖宫产可以快速对患儿进行修补手术，以避免肠系膜血管充血并影响肠管的状态。但更多的认为腹裂患儿肠管的异常表现发生在出生后，不值得让患儿承担早产的风险[21]。新生儿外科医师产前咨询并与产科医师协调很重要。应尽可能快的在患儿出生后立即进行处理，如进行修补术。

治疗

与脐膨出不同，腹裂具有2个特征：① 患儿常是未成熟儿，② 患儿肠管大部分暴露于体外，使得它的早期治疗与脐膨出不同。关闭缺损时常要注意心脏功能、呼吸支持以及肠管暴露导致液体需要量的增加和热量丧失。解决后者的简单有效的办法是在婴儿出生后立即将患儿胸以下放置于无菌塑料袋中以控制热量的散发和体液的丢失。在大多数病例中，无论是自然分娩还是剖宫产，患儿的肠管并未受到损伤。出生后越快将肠管复位，一期复位的可能性越大，肠管水肿和纤维素样渗出膜的积聚越少。一期修补手术方法简单，近年来由于技术改进，肌松剂和机械辅助通气的应用，已使得80%左右的患儿能完成此种手术。多数医师认为手术要点是手法扩张腹壁，即延长裂口进腹后，由脊柱两侧向前腹壁切口处用手缓慢反复用力扩张，至少15～20分钟，使本来容积很小的腹腔逐渐扩大。然后挤压肠管，排出胎粪和气体，还纳脱出的肠管，分层缝合腹壁[22]。

上海交通大学医学院附属新华医院近年来积极倡导新生儿产房外科，患儿出生后立即在产房内给予处理。我们的产科医师对产前获诊腹裂的患儿均选择剖宫产，小儿外科手术组人员在相邻的手术室为手术做准备。婴儿出生后立即将患儿胸以下装入保温保湿的塑料袋内转运致相邻手术室进行简单的评估，可小心去除掉胎儿皮脂使得以后的操作更便利。如果没有急性呼吸抑制，则建立静脉通道，并对生命体征进行监护。在初步评估有望疝出肠管一期回纳后，由麻醉医师介入进行插管麻醉，手术医师将脐带提起，一段一段地将肠管复位。在多数病例中，因肠管尚未充气较为容易纳回腹腔。胃管和肛管的放置有利于减轻胃的胀气和帮助胎粪排出以增加腹腔容量。在清理脐带后可以在腹膜水平分离脐血管和脐尿管，关闭腹壁缺损并做脐部成型。大多数腹裂患儿在初次令人满意的手术后可以具有接近正常的脐部外观。

对于预计一期无法全部回纳肠管的婴儿，可在非麻醉下将疝出的肠管放入袋口装有弹簧圈的Silo袋（免缝Silo袋）内，并将弹簧圈放入腹壁缺损腹膜面。国内最早由吴晔明从美国芝加哥大学儿童医院引进该技术，使用后效果显著，逐渐推广至全国各大儿童医院[23,24]。Silo袋垂直悬吊于脐部上方，使袋内肠管在重力的作用下逐渐回纳腹腔，一般1周左右在肠管完全回纳腹腔后行二期修补手术（图45-7 A ～ C）。如无法得到免缝Silo袋，则可应用传统的Silo袋，在麻醉下将已装入肠管的Silo袋缝于腹壁缺损周围，也可应用人工补片自制Silo袋覆盖外露肠管。

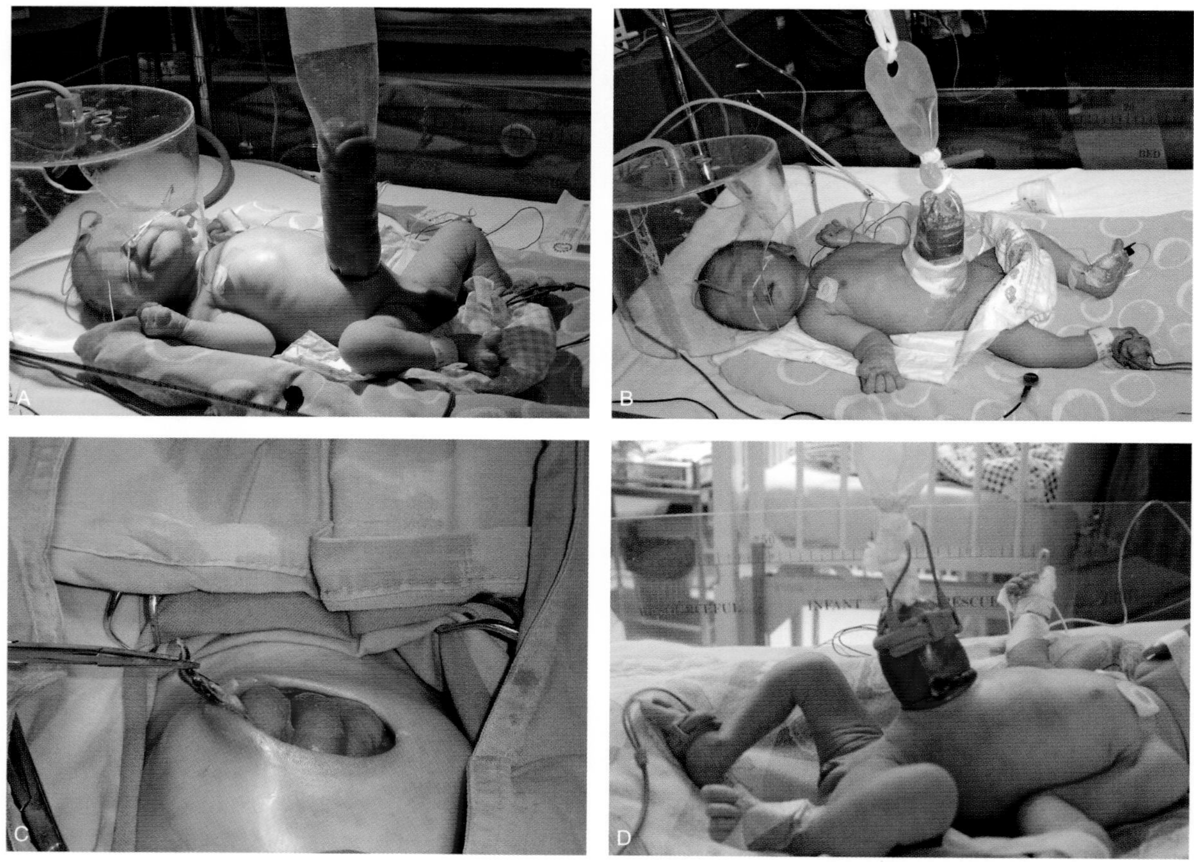

图45-7 免缝Silo袋对于一期肠管无法还纳的患儿治疗

图A、图B：产房外科对出生患儿即可进行处理，预计脱出肠管体积大，无法一期还纳时，使用免缝Silo袋套住脱出肠管，悬吊于腹部，利用重力作用，使得肠管逐渐回纳。图C：待脱出肠管完全还纳回腹腔后，开展二期手术修补。图D：利用脉搏血氧计绑于Silo袋上，实时监测肠管活力（图片提供：吴晔明）

Silo技术的临床应用使无法一期肠管回纳的患儿获得了生存的机会，在过去几十年中，各种合成材料被用于分期关闭腹壁缺损，但至今，应用最广，并被广泛认可的仍是运用硅胶制成的Silo袋，硅胶材料具有质软、透明、刺激小的优点，可通过袋壁在直视下观察肠管色泽以判断有无缺血、坏死、穿孔和感染等。Kim等提出将脉搏血氧计绑于Silo袋上，可连续监测肠管的氧饱和度和脉搏，以观察袋内肠管的血液灌注情况[25]。我们也采纳了这一方法证实其有效性，尤其是在免缝Silo袋放置后能立即监测肠管有无嵌顿缺血（图45-7 D）[26]，利于立即进行调整或重新放置。对于合并有消化道畸形的患儿，可在关闭腹壁时同期进行纠治。而对于需要分期手术或延期手术的患儿，一期放置Silo袋时对消化道畸形可不必处理，肠穿孔肠坏死除外。

术后处理和并发症

对于一期回纳肠管关闭腹腔的患儿，术后应留置鼻胃管持续减压，留置导尿管并记录每小时尿量，注意保温和给予静脉营养支持。密切监测呼吸循环各项指标，并观察腹部张力和皮瓣情况。为避免肠管回纳后腹压增加对呼吸的影响可维持机械通气24 ～ 48小时，并使用肌松剂和镇静剂。

关闭腹壁时张力太大会导致通气障碍、回心血量减少、心排血量减少和少尿。治疗措施是立即拆除筋膜缝线，缓解腹腔压力，可只将皮肤缝合。如皮肤缝合也有困难的话，可于两侧腹壁皮肤做减张切口以便缺损处皮肤关闭。也可应用补片临时关闭腹壁留待二期关闭。如果一期关闭腹壁时就应用补片者术后出现腹腔压力过大时，可以在床边将其打开，更换更大补片以缓解腹腔压力。

此外，针对未成熟儿存在的相关问题的治疗也非常重要，包括热量散失、呼吸衰竭、高胆红素血症、低血糖症、高血糖症和低钙血症等。呼吸抑制的治疗中保持毛细管血气分析结果在正常范围上限很重要，因为水肿患儿往往在正常范围的下限。腹裂患儿常有血容量减少，需要引起注意。在新生儿，尿量是最好的监测指标之一。

值得注意的是，所有腹裂患儿都有肠功能恢复缓慢的倾向，无论肠管复位有多快或肠管看上去有多正常。腹裂患儿的肠功能恢复比脐膨出患儿更慢。对手术后3周肠蠕动仍没有恢复的患儿应进行肠管造影检查。

预后

在大多数系列报道中腹裂的存活率超过90%，在美国Texas州的一项登记注册资料研究中，1995年至1997年腹裂患儿的存活率为93%[27]。在Manchester的研究中提到腹裂的存活率为94%，其中80%的患儿进行了一期腹壁关闭，开始肠道喂养时间的中位数是30天（5 ～ 60天），住院时间的中位数是42天（11 ～ 183天）；需要储袋（Silo）或具有肠狭窄的患儿开始肠道喂养的时间和住院时间更长，但死亡率没有增加[28]。腹裂患儿的死亡率主要与未成熟儿、肠道并发症和全静脉营养导致的败血症有关。腹裂患儿术后常见的并发症有伤口问题、肠扭转、败血症和粘连。

长期随访的研究中，比较著名的是Davies和Stringer的研究，他们对1972—1984年间行腹裂手术的35例患儿进行随访，完整跟踪了其中的12例。他们的平均年龄为16岁，96%患儿身体健康、生长发育正常，35%需要进一步手术治疗，其中2例具有小肠梗阻，3例需要切口整形。其中57%的人因没有脐部而导致儿童期心情压抑[29]。Swartz等报道了25例学龄期腹裂患儿，7例留级或更换了班级，并在特殊班级注册，但都能参加正常的生理活动。84%的患儿具有正常的肠功能。他们的腹部并发症常为非特异的或功能性的[30]。

小结

（1）腹裂是小儿腹壁缺损类型中较为罕见的一种疾病，与脐膨出不同，腹裂患儿具有正常发育的脐和脐带，且突出体腔外的肠管没有囊膜覆盖，直接暴露，常常表现为壁厚、水肿、互相缠结并被纤维素样膜状组织覆盖。

（2）腹裂患儿常常早产，就诊时易发生低体温和水、电解质平衡失调，低蛋白血症，脱出肠管容易发生严重血循环障碍导致坏死或穿孔，应引起重视。常规产前B超检查对腹裂的早期检出极有帮助。

（3）新生儿产房外科技术能在第一时间对腹裂患儿进行干预，肠管复位后可尝试一期手术修补，关闭腹壁缺损并做脐部成型。对于预计一期无法全部回纳肠管的婴儿，使用免缝Silo袋可以逐渐将脱出的肠管回纳入腹腔，然后行二期手术。随着新生儿外科和重症监护技术的进步，腹裂患儿的总体预后优良。

（王　奕　吴晔明）

参·考·文·献

[1] Bano R, Memon A A, Mushtaq A. Gastroschisis. J Coll Physicians Surg Pak, 2013, 23(6): 432–433.

[2] Shaw A. The myth of gastroschisis. J Pediatr Surg, 1975, 10: 235–244.

[3] Langer J C. Abdominal wall defects. World J Surg, 2003, 27(1): 117–124.

[4] Moore T C, Stokes G E. Gastroschisis; report of two cases treated by a modification of the gross operation for omphalocele. Surgery, 1953, 33(1): 112–120.

[5] Ledbetter D J. Congenital abdominal wall defects and reconstruction in pediatric surgery: gastroschisis and omphalocele. Surg Clin North Am, 2012, 92(3): 713–727.

[6] 朱军，张迅，须昌隆，等.围产儿腹裂畸形的全国流行病学调查［J］.中华妇产科杂志，1996，(07): 14–17.

[7] 朱丽萍，秦敏，宋石英.上海市10年出生缺陷监测情况分析［J］.中国妇产科临床，2000，(02): 69–71.

[8] Lakshminarayanan B, Lakhoo K. Abdominal wall defects. Early Hum Dev, 2014, 90(12): 917–920.

[9] Mortellaro V E, St Peter S D, Fike F B, et al. Review of the evidence on the closure of abdominal wall defects. Pediatr Surg Int, 2011, 27(4): 391–397.

[10] Feldkamp M L, Carey J C, Sadler T W. Development of gastroschisis: review of hypotheses, a novel hypothesis, and implications for research. Am J Med Genet A, 2007, 143(7): 639–652.

[11] Torfs C, Curry C, Roeper P. Gastroschisis. J Pediatr, 1990, 116(1): 1–6.

[12] D'Antonio F, Virgone C, Rizzo G, et al. Prenatal Risk Factors and Outcomes in Gastroschisis: A Meta-Analysis. Pediatrics, 2015, 136(1): e159–169.

[13] Schulz A C, Stressig R, Ritgen J, et al. A classic twin study of isolated gastroschisis. Fetal Pediatr Pathol, 2012, 31(5): 324–330.

[14] Loane M, Dolk H, Kelly A, et al. Paper 4: EUROCAT statistical monitoring: identification and investigation of ten year trends of congenital anomalies in Europe. Birth Defects Res A Clin Mol Teratol, 2011, 91 Suppl 1: S31–43.

[15] Jones K L, Benirschke K, Chambers C D. Gastroschisis: etiology and developmental pathogenesis. Clin Genet, 2009, 75(4): 322–325.

[16] Moore T C. Gastroschisis and omphalocele: clinical differences. Surgery, 1977, 82(5): 561–568.

[17] Fasching G, Huber A, Uray E, et al. Late follow-up in patients with gastroschisis: Gastroesophageal reflux is common. Pediatr Surg Int, 1996, 11(2–3): 103–106.

[18] Barisic I, Clementi M, Häusler M, et al. Evaluation of prenatal ultrasound diagnosis of fetal abdominal wall defects by 19 European registries. Ultrasound Obstet Gynecol, 2001, 18(4): 309–316.

[19] Lopez J, Mikaelian I, Gonzalo P. Amniotic fluid glial fibrillary acidic protein (AF-GFAP), a biomarker of open neural tube defects. Prenat Diagn, 2013, 33(10): 990–995.

[20] Bugg G J, Bisoonddatt R, Stanley E M, et al. Caesarean section rates in pregnancies complicated by gastroschisis in a tertiary referral centre over a 5–year period (1997–2002). Eur J Obstet Gynecol Reprod Biol, 2006, 126(2): 272–273.

[21] Al-Kaff A, MacDonald S C, Kent N, et al. Delivery planning for pregnancies with gastroschisis: findings from a prospective national registry. Canadian Pediatric Surgery Network.Am J Obstet Gynecol, 2015, 213(4): 557.e1–8.

[22] 陈盛，吴晔明，洪莉，等.先天性腹裂治疗方式20年系统分析.临床小儿外科杂志，2008，7(4): 11–15.

[23] 吴晔明，Donal. C. Liu.应用免缝SILO袋分期治疗新生儿腹裂临床研究.中国实用儿科杂志［J］，2004，19(1): 31–33.

[24] 吴晔明，陈其民，褚珺，等.非麻醉下床边应用免缝SILO袋处理新生儿腹裂.中华小儿外科杂志［J］，2005，26(10): 28–30.

[25] Suver D, Lee S L, Shekherdimian S, et al. Left-sided gastroschisis: higher incidence of extraintestinal congenital anomalies. Am J Surg, 2008, 195(5): 663–666.

[26] 吴晔明，洪莉，严志龙，等.腹裂患儿Silo袋内肠管血供监测的方法探讨.临床小儿外科杂志，2009，8(5): 22–23.

[27] Eggink B H, Richardson C J, Malloy M H, et al. Outcome of gastroschisis: a 20-year case review of infants with gastroschisis born in Galveston, Texas. J Pediatr Surg, 2006, 41(6): 1103-1108.

[28] Bair J H, Russ P D, Pretorius D H, et al. Fetal omphalocele and gastroschisis: a review of 24 cases. AJR Am J Roentgenol, 1986, 147(5): 1047-1051.

[29] Davies B W, Stringer M D. The survivors of gastroschisis. Arch Dis Child, 1997, 77(2): 158-160.

[30] Swartz K R, Harrison M W, Campbell J R, et al. Long-term follow-up of patients with gastroschisis. Am J Surg, 1986, 151(5): 546-549.

第四节 Prune Belly综合征

概述

Prune Belly综合征又称为梨状腹综合征，是腹壁肌层缺损、隐睾和尿路畸形三联症（图45-8）[1]。最早由Fronhich于1839年报道，William Osler于1901年首次将其称为“Prune Belly”，其发生率在存活婴儿中为1/50 000 ～ 1/29 000，发病多为男性，文献中女性患儿仅占5%[2-4]。65% ～ 73%的患儿合并除泌尿生殖系统以外的畸形，其中30%为胃肠道畸形，以肠旋转不良合并肠扭转、肠梗阻最为常见[5,6]。腹裂、脐膨出、直肠肛门畸形、巨结肠、十二指肠闭锁也偶有发生。约10%患儿有动脉导管未闭、室间隔缺损或法洛四联症。肺血管畸形也很常见，肺发育不良合并宫内羊水过少患儿情况往往十分严重。足部畸形和髋关节脱位也常有报道，部分肢体可出现受压后畸形或缺失。

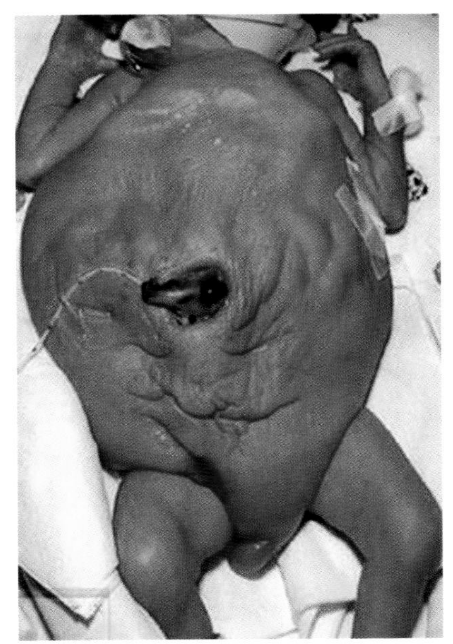

图45-8 Prune Belly综合征
引自：*Pediatr Surg Int*, 2012, 28: 219-228.

病因与发病机制

Prune Belly综合征至今病因不明，一种理论认为胚胎期尿路梗阻或功能异常导致尿路扩张，从而导致腹胀、腹壁发育缺陷，而另一种理论则认为原始中胚层发育障碍导致了腹壁和尿道的发育障碍[1,2]。两种理论各自都可以解释部分患儿的病因，但都存在局限性。Reinberg等认为致畸物可使中胚层侧板发育异常，上皮组织和间充质组织相互干扰发生紊乱，气管发育异常，尿路发生机械性或功能性梗阻[2]。Stephen和Gupta则认为中胚层中部发育异常是该病发病的重要原因[2]。Wollffian管与尿道前列腺部和膜部连接异常，输尿管芽过度膨胀。这些均发生在胚胎第6 ～ 10周，尿道前列腺部呈囊泡状扩张，导致膀胱三角区增宽、巨输尿管、后肾发育不良以及输尿管异位可导致继发的肾发育不良。21三体、13三体、18三体和Prune Belly综合征关系密切，该病可能为性染色体隐性遗传，可在同一家族出现，与Turner综合征45X0染色体重组相关[7]。

临床表现

腹壁肌肉缺损是最明显的特征，缺损发生的位置最常见的是腹壁脐下腹横肌、腹直肌以及腹内、腹外斜肌，脐上腹直肌缺损发生频率相对较低。腹壁肌层缺损常导致慢性便秘和呼吸道感染，全麻后呼吸道并发症也会增多。同时具备三联症的患儿，不用胳膊或不翻滚是无法从仰卧位坐起来的，但这与预后无关。

泌尿、生殖系统畸形是影响患儿预后的主要因素。患儿会在婴儿期或儿童期发生肾功能衰竭，大约30%的患儿初次检查时即有肾功能减退，儿童或青少年期会发展为肾衰竭。81%的Prune Belly综合征患儿输尿管可以明显延伸扩张并扭曲，这是最为常见的尿道畸形，且输尿管下段受影响较上方更为严重。输尿管下段常有囊状扩张，输尿管开口多通畅，梗阻罕见；85%患儿有膀胱输尿管反流。膀胱畸形亦相当常见，典型膀胱畸形表现为体积巨大，形态不规则，壁厚。患儿脐尿管未闭或存在脐尿管囊肿，膀胱三角区非常大，输尿管开口异常与反流并存。膀胱颈尿道前列腺部增宽扩张，在尿生殖膈处突然变细，但并无梗阻表现，前列腺小囊常发育为后尿道憩室。尿道肌层和前列腺部发育不良常常导致膀胱排尿障碍，尿道膜部和前尿道常闭锁或极度发育不良，阴茎背侧或腹侧弯曲畸形、尿道下裂、阴茎发育不良或阴茎海绵体缺如，射精功能存在但常常会由于膀胱颈部扩张而逆向射精。

女性Prune Belly综合征常常腹壁肌肉松弛，存在尿道和生殖系统畸形，双角子宫和阴道闭锁很常见，尿生殖窦和生殖器官发育异常，可表现为性别模糊。

双侧隐睾是Prune Belly综合征的基本特征，睾丸可出现在肾脏下极到输尿管膀胱连接处的任何位置，腹壁肌肉缺乏及没有睾丸引带的牵引是发生隐睾的主要原因。此外，目前已经有不少梨状腹综合征合并睾丸恶性肿瘤的报道[8]。

诊断

产前诊断

随着产前诊断技术的进步，孕13周时，多数输尿管扩张、畸形即可被诊断，但梨状腹综合征和后尿道瓣膜是很难产前区分的，而且产前诊断并不能改善该病的预后[8-10]。

出生后诊断与评估

典型三联症患儿很容易诊断，但产前羊水过多时可能会合并肺部并发症，出生后需要拍摄胸片排除气胸或纵隔气肿。出生后不久的肾功能检测往往反映母体肾脏功能，所以出生后多次复查肾功能十分重要。出生后72小时血浆肌酐水平足月儿大于88.4 μmol/L或早产儿大于132.6 μmol/L提示患儿严重肾功能不全预后不佳，而最初肌酐水平低于61.9 μmol/L，则肾衰竭发生的可能性较低[5]。患儿需预防性使用抗生素，尿液检查防止感染。肾脏B超可以提供肾皮质厚度、肾小管扩张情况、膀胱容积及残余尿多少。排泄性尿路造影可以发现膀胱输尿管反流及后尿道瓣膜情况，造影剂在肾功能不全患儿中要尽可能少用，以防渗透压激增激发膀胱出血。核素肾图可用于评估肾脏的滤过和排泄情况。

治疗与预后

产前干预

有人对巨大的膀胱、扩张输尿管在胚胎期行膀胱羊膜腔分流，以减轻肾单位损伤，但文献报道产前干预并未对胎儿或新生儿肾功能和肺发育产生明确效果。

出生后治疗

根据病情严重程度，Prune Belly综合征治疗分为三种[2,5]。

（1）以羊水过少，肺发育不良为特征，患儿可能存在尿道梗阻、肾功能较差，出生后常死于产后早期的肺部并发症，这类患儿不宜积极外科治疗。

（2）肾功能轻度减退，但最终会演变为肾衰竭，婴儿早期可行皮肤膀胱造瘘，为重建手术赢得时间，修复手术最好在1岁以后进行。

（3）多数Prune Belly综合征患儿肾功能基本正常，但尿道有扩张。如果肾功能正常没有感染，通常无须外科手术，如果出现排尿障碍，可以先行尿流动力学检查，评估膀胱排空能力和均衡性，当肾功能出现衰退时可以先行膀胱皮肤造瘘，按照第二组患儿处理。

1岁左右的整形手术应包括：腹壁整形、双侧隐睾下降固定、尿道抗反流手术。尿道整形需根据不同的情况个体化，尿路梗阻可行内引流，憩室可予以切除或插入支撑管。约30%的长期存活患儿可由于肾发育不良、反复的肾盂肾炎或梗阻性肾病最终发生肾功能衰竭，这些患儿肾移植5年存活率为66.7%。移植前需要有良好的膀胱排空功能，谨防免疫抑制剂治疗后发生严重的感染。

小结

（1）Prune Belly综合征是新生儿期十分罕见的先天性畸形，累及多脏器系统，病情复杂，处理棘手，预后不良。

（2）Prune Belly患儿在出生后即需全面评估并接受序贯性手术治疗以提高预后。

（朱海涛　郑　珊）

参·考·文·献

[1] Hassett S, Smith G H, Holland AJ. Prune belly syndrome. Pediatr Surg Int, 2012, 28: 219–228.

[2] 郑珊.实用新生儿外科学[M].北京：人民卫生出版社，2013.

[3] Osler W. Congenital absence of the abdominal wall muscle, with distended and hypertrophied urinary bladder. Bull Johns Hopkins Hosp, 1901, 12: 331–333.

[4] Jennings R W. Prune belly sundrome. Semin Pediatr Surg, 2000, 9: 115–120.

[5] Prem Puri. Newborn Surgery, Third Edition. UK: Hodder Arnold, 2011.

[6] Grimsby G M, Harrison S M, Granberg C F, et al. Impact and frequency of extra-genitourinary manifestations of prune belly syndrome. J Pediatr Urol, 2015, 11: 280.e1–6.

[7] Rammasamy R, Haviland M, Wooddard J R, et al. Patterns of inheritance in familial prune belly syndrome. Urology, 65: 1227.

[8] Seidel N E, Arlen A M, Smith E A, et al. Clinical manifestations and managment of prune-belly syndrome in a large comtemporary pediatric population. Urology, 2015, 85: 211–215.

[9] Bogart M M, Arnold H E, Greer K E. Prune-Belly syndrome in two children and review of the literature. Pediatr Dermatol, 2006, 23: 342–345.

[10] Tonni G, Ida V, Alessandro V, et al. Prune-Belly syndrome: case series and review of the literature regarding early prenatal diagnosis, epidemiolgy, genetic factors, treatment, and prognosis. Fetal Pediatr Pathol, 2013, 31: 13–24.

第五节　膀胱外翻

概述

膀胱外翻（bladder exstrophy; ectopia of urinary bladder）是由于胚胎期泄殖腔膜的发育异常，导致先天性的下腹壁和膀胱前壁缺损，膀胱后壁外翻，膀胱黏膜及输尿管开口暴露的畸形。但在外翻性疾病中，膀胱外翻是较为常见的一类畸形。它包括腹壁、脐、耻骨、膀胱及生殖器的畸形。其发病率为1/50 000～1/10 000，男性为女性的1.7～2.3倍[1]。

发病机制

外翻性疾病共同的胚胎学基础是原始层发育异常，侵入由泄殖腔膜延伸出来的尿囊，导致内胚层和外胚层在发育中的下腹壁上异常融合（正常情况下，内外胚层应在泄殖腔膜的末端融合，形成正常的会阴结构）。中胚层的缺损构成一种不稳定的状态，使尿囊膜和泄殖腔膜穿破腹壁，盆腔脏器外翻于腹壁表面，而由胸壁中胚层延伸出来的腹壁肌在缺损的两侧发育正常[2,3]。

外翻的泄殖腔膜一方面占据并影响着腹壁的发育，另一方面还促使两侧耻骨分离，外翻组织上方的白线增宽，严重时可发生脐疝。此外，两侧生殖管或Muller管未能汇合，可导致阴茎或女性生殖腔的重复畸形[4-7]。

外翻的严重程度与胚胎时期泄殖腔穿破腹壁的时间和范围有关，最常见的外翻表现是膀胱外翻伴尿道上裂。在16 mm胚胎阶段，泄殖腔内尿直肠膈已形成，此时发生穿破，即可形成膀胱外翻。若只是小部分的低拉尿囊膜穿破，则形成不伴膀胱外翻的尿道上裂。如果中胚层仅仅侵入尿囊膜顶端，则只形成膀胱上瘘。在5 mm胚胎阶段，尿直肠膈尚未形成，如果此时泄殖腔穿破腹壁，则膀胱和消化管外翻于腹壁表面，外翻组织的中央为肠区，两侧为膀胱区，形成泄殖腔外翻，为一种严重的外翻性疾病[8,9]。

临床表现

膀胱外翻包括一系列畸形：下腹壁及膀胱前壁缺损，膀胱黏膜外翻与邻近腹壁皮肤融合，在耻骨联合上方形成一粉红色肿块，在腹腔压力的作用下向外膨出，其大小主要由耻骨联合分离的距离决定，有的病例为全膀胱外翻，也有的仅为三角区外翻。两侧输尿管暴露，有尿液排出，周围皮肤潮红，可发生皮疹。出生时外翻的膀胱黏膜正常，膀胱壁柔软，弹性好，此后可因长期暴露和反复炎症，黏膜鳞状上皮化生，使膀胱纤维化，形成一肥厚的硬块，失去弹性，此时为一不可逆的改变。紧贴在外翻黏膜头侧的为脐带，以后不能形成肚脐[10]。

耻骨联合分离，髋骨外旋，两侧股骨外旋，患儿行走时可有摇摆步态，但无严重的稳定性缺陷。一般来说，患儿耻骨间距越小，膀胱容量也越小，但阴茎的发育相对较好，反之亦然。由于腹壁的缺损，可伴有脐疝和腹股沟疝，男孩还可出现隐睾[11]。

耻骨联合的分离可造成两侧盆膈分离，使其失去对肛门直肠的支撑作用，导致不同程度的肛门松弛和直肠脱垂，但这些表现有可能随着病程的延长而有所缓解。

大多数患儿伴有完全性的尿道上裂：男孩阴茎短小背曲，两侧较宽，阴茎脚分离，尿道沟短浅；女孩可出现阴蒂对裂，小阴唇分离，尿道前移，阴道显露，此外也有伴发生殖管重复畸形的报道[12]。

膀胱外翻患儿上尿路一般正常，但随着病程的延长和膀胱纤维的形成，可造成梗阻，发生肾、输尿管积水。外翻膀胱手术闭合后，常因输尿管位置过低，膀胱壁内移行短，其背侧缺乏肌肉支持而发生膀胱输尿管反流。

治疗

膀胱外翻和尿道上裂修补手术的目的是：① 将膀胱回纳入腹腔并最终实现控制排尿。② 拥有满意的生殖器外观而且其功能接近正常。③ 保留或使其具备生育能力。

膀胱外翻的治疗主要包括功能性重建和尿流改道两种，其中功能性重建为最理性的选择，而尿流改道手术一般仅用于功能性修复后仍有严重尿失禁的患儿[13,14]。

在进行产前超声检查时，许多膀胱外翻病例可以在母体子宫中被检测出来，其特征为不能显示膀胱，脐带位置很低，有一短小的厚的阴茎，以及下腹壁形态不规则。家长在孕期就应当被告知这种情况，这样他们就能理解这个诊断的意义以及产后的手术策略。孩子出生以后膀胱就被塑料包包裹起来，随后送往外科中心。外科手术可以延迟在生后24～48小时内进行，这样可以允许母亲从生产中恢复过来，并对患儿做一些初期检查，比如肾超声和血液交叉配型。早产儿在膀胱关闭手术之前需要更长时间的医学稳定期，有医治指征的话可延迟数周。

如果在出生时没有注射维生素K的话，那在新生儿期必须注射，而且还要口服克霉唑悬浮液来预防泌尿道真菌的繁殖。应建议照看术前患儿的相关医院和医师在患儿下肢采集血液标本和插管。因为在术后这些静脉将不能使用，那时外科团队将需要建立良好的上肢静脉通路。

通常对于新生儿全身麻醉是安全的。对于婴儿和年长儿童性Kelly手术时，骶管麻醉或更好地采用硬膜外麻醉法能够在围术期和手术后起到良好的镇痛效果。对于一些比较难治的新生儿，腹壁闭合处张力较高，术后置于重症监护病房行机械通气也是必要的。

出生时膀胱外翻的表现是脐部低位，腹直肌分裂并附着于两边分离的耻骨支上。膀胱填充在下腹壁的缺损上，就像一只开放的盘子，输尿管在其表面开口，直接引流尿液。膀胱和开放的尿道板相连，男孩的尿道板向下经阴茎体背侧走向开放的龟头，女孩的尿道板较短，其走行在分裂的阴蒂和小阴唇之间，走向阴道口的前缘。

耻骨分离的程度在不同患儿中差异很大。在原发性尿道上裂中，只要尿道是开放的，腹直肌可能是连续的，而且耻骨也是连接起来的，但在严重的膀胱外翻病例中新生儿耻骨分离就可能超过5 cm。腹壁缺损以及腹壁关闭的困难程度直接和耻骨分离程度相关。阴茎体的近端附着在耻骨支两侧的下方。可能是患儿的阴茎体长度较正常短小，耻骨分离使得阴茎体呈Y形分开而限制了它的生长。男孩的尿道板开放于阴茎体背侧，在出生时没有与之关联的括约肌。但是通过对阴茎体近端附着处之间前列腺区域的直接刺激，可以证实在会阴体有正常的括约肌复合体存在。

在女性原发性膀胱外翻中，有着相似的解剖结构。阴蒂体分裂且附着于耻骨支，耻骨支之间有肌肉附着。尿道板开放在阴道前方，和肌肉复合体没有关联。

腹股沟疝是较为常见的并发疾病。大约有80%的男孩存在开放的鞘状突，在膀胱外翻初期修补术时常规施行双侧疝切开修补术。这种情况在女孩中不常见（15%的发生率），所以在是否需要常规进行疝切开修补术这个问题上还是有争论的。由于会阴体前部结构，主要是耻骨环的缺陷，会阴体显得缩短了。尽管肛门可能只是稍靠前些，但是由于这种会阴体前部结构的缺陷，肛门就表现为前移。

在过去，由于患儿阴茎短小而使得一些人选择变为女性养育。但是尽量重建技术可以将阴茎体进行拆解，增加了阴茎体的长度。这样，原发性膀胱外翻的病例不再需要变性，而且现在许多泄殖腔外翻的病例亦能避免转变性别了。

单纯男性尿道上裂，其分型程度多样，轻型的涉及阴茎头，重型的涉及全尿道、膀胱颈和括约肌复合体[15]。所以至少是重症病例的患儿存在压力性尿失禁，而且膀胱容量是不足的。对于这种情况，大多数需要重建手术操作，这不仅为了阴茎重建，而且是为了能控制排尿，我们通常使用Kelly软组织重建法[16]。在女性患儿，单纯性尿道上裂极少见，包括有阴蒂分裂、短小的开放尿道，以及不同程度的膀胱颈的开放而导致的尿失禁。

现代手术处理方式是在出生后不久即修补关闭外翻的膀胱，将其回复入下腹腔病区重建腹壁。关闭后的膀胱不足以用来储尿，而且也很少能获得控尿能力，患儿常呈特征性的持续滴尿表现，需要进行其他手术。但是，成功的初期关闭手术可以为接下来的控尿手术，即软组织重建或Kelly手术打下坚实的基础。通过充分松解骨盆软组织，包括阴茎体、骨盆底、膀胱、膀胱出口、近端尿道，括约肌机制是能够重建的。膀胱出口阻力对膀胱的生长发育和容量的提升是有刺激作用的。这两个因素可以联合促进控尿能力。

另外，通过松解男孩的阴茎，可以增加阴茎突出的长度。在女孩，也是可以做到阴蒂合拢以及改善会阴部外观的。在男孩，通过将尿道板从阴茎体背侧分离下来以及做出一个尿道下裂式的尿道口，可以获得长一些的阴茎长度。紧接着需要行尿道成形来建立远段尿道以及末端的尿道口。这种手术已经成功应用在那些阴茎长度有明显缺陷的患儿身上，而且对于那些已行可控性尿流改道的患儿，可能有Kelly手术的适应证。另一种方法是将软组织和Cantwell-Ransley尿道上裂修补法结合起来。这需在手术中依据阴茎和尿道的长度决定。

以往，膀胱外翻患儿经过修补手术后如果不能获得控尿能力，则需要进行膀胱颈部阻力重建手术，比如Young Dees Ledbetter膀胱颈重建手术（通常行回肠膀胱成形）来增加膀胱容量，并行阑尾膀胱造瘘术（Mitrofanoff通道），为间歇导尿提供一段可控导管来排空膀胱[17]。对一部分患儿来讲，这将是最终的处理方法，但是近来软组织转移重建手术使得部分患儿可以经尿道自行排尿，而且自体膀胱有足够的储尿容量[18-20]。

因为儿童泌尿系统有许多疾病，所以关于膀胱外翻的治疗结果，由于缺乏标准的评估和系统命名而产生了许多不规范的评论。这里给出一个膀胱外翻尿失禁的等级提出了一个界定标准，所有的干预措施亦应评估（表45-7）[21]。

表45-7 膀胱外翻控尿程度等级

等级	内容
0	持续滴尿，不能控制排尿
1	尽力保持有“干燥间歇”的排尿 部分控制但还是需要穿尿裤
2	白天有足够的干燥间歇 穿内裤不需尿裤 夜晚还会湿裤
3	白天和夜晚都干燥，不需尿裤或没有意外 “正常”如同龄人

关闭手术步骤

（1）在新生儿期最初24～48小时内行膀胱关闭术，此时不需要行骨盆截骨术就能拉拢耻骨。出生48小时后则建议截骨手术，而且目前提倡施行改良Salter前路髂骨截骨术。无论是否行截骨术，膀胱关闭术后都提倡采用蛙式石膏或人鱼绷带来制动下肢。这样可以固定患儿且便于护理。对于复杂病例，建议在术后约束制动，以及用Replogle管持续吸引引流膀胱[22]。

（2）晚期行膀胱关闭手术或者术后再裂开的话，则需要进行骨盆截骨手术。对于这些病例，建议施行骨盆外固定[23]。

（3）尽管在任何年纪都可以进行完全的软组织重建（Kelly术），但是建议在初期关闭术6～9个月后施行。双侧输尿管再植术通常在此期进行，这样可以避免因膀胱出口阻力增高以及继发的输尿管反流造成对上尿路的损害。

（4）在3岁或Kelly术18个月后对男孩施行尿道成形手术。此手术通常分两期进行，转移皮瓣再造新的尿道板及冠状沟，12个月后再关闭尿道。

（5）对于原发性男孩尿道上裂，如果存在尿失禁或阴茎短小或二者皆有的话，也可采用Kelly术进行治疗。此种手术的时机是多样化的，一般在出生6个月后进行。对于不很严重（那些有控尿能力的）病例可以采用Cantwell-Ransley尿道上裂修补手术。

（6）原发性女孩尿道上裂通常存在尿失禁，采用Kelly软组织转移方法。

（7）如果通过上述手术后不能获得自主控制排尿能力的话，可采用膀胱颈重建、膀胱扩大整形术，还有阑尾膀胱造口术。在Kelly术后发展控尿能力比较缓慢，所以这种补救手术通常不在5岁前进行[24]。

对于修复手术后不能达到理想膀胱容量的患儿，可以进行膀胱扩大术，但大多数患儿并不能达到目标年龄所具备的膀胱容量，一般我们认为能够达到3个小时以上的干燥在实际生活中可以接受[25-30]。

膀胱扩大术的手术指征：① 在膀胱闭合术或膀胱重建术后出现上尿路继发性病变。② 膀胱容量过小，膀胱颈重建手术困难或根本不能实施。③ 膀胱容量小，顺应性差，或/和伴有膀胱不可逆性改变。常用的手术有肠膀胱扩大术和胃膀胱扩大术等。膀胱扩大术使许多患儿避免了尿流改道的痛苦，其不足之处是患儿需要实施自家清洁导尿，但这对许多人来说是可以接受的。

膀胱功能性修复后，若患儿仍有严重尿失禁或反复严重的尿路感染和进行性的上尿路功能损害，则需行尿流改道手术[31,32]。尿流改道手术常用的方法有回肠膀胱术、回盲肠膀胱术、乙状结肠膀胱术和可控性回肠膀胱等。尿流改道术后，易并发电解质酸碱平衡紊乱，需定期复查血生化指标，还可能发生结石，部分病例还会出现肿瘤[33]。此外，还要定期进行肾图检查，以确保上尿路功能正常。

小结

（1）膀胱外翻包括腹部、脐、耻骨、膀胱及生殖器畸形。

（2）如不治疗，死亡率较高。

（3）治疗目的是保护肾功能、控制排尿、修复腹壁及外生殖器。

（林厚维　徐卯升）

参・考・文・献

[1] Young R H. Non-neoplastic disorders of the urinary bladder. In: Bostic D G, Cheng L. Urologic surgical pathology. Mosby, China, 2008: 215–256.

[2] Kluth D, Hillen M, Lambrecht W. The principles of normal and abnormal hindgut development. J Pediatr Surg, 1995, 30: 1143–1147.

[3] Paidas C N, Morreale R F, Holoski K M, et al. Septation and differentiation of the embryonic human cloaca. J Pediatr Surg, 1999, 34: 877–884.

[4] Penington E C, Hutson J M. The absence of lateral fusion in cloacal partition. J Pediatr Surg, 2003, 38: 1287–1295.

[5] Wang C, Wang J, Borer J G, et al. Embryonic origin and remodeling of the urinary and digestive outlets. PLoS One, 2013, 8: e55587.

[6] Sponseller P D, Bisson L J, Gearhart J P, et al. The anatomy of the pelvis in the exstrophy complex. J Bone Joint Surg Am, 1995, 77: 177–189.

[7] Stec A A, Pannu H K, Tadros Y E, et al. Pelvic floor anatomy in classic bladder exstrophy using 3-dimensional computerized tomography: initial insights. J Urol, 2001, 166: 1444–1449.

[8] Ambrose S S, O'Brien D P 3rd. Surgical embryology of the exstrophy-epispadias complex. Surg Clin N Am, 1974, 54: 1379–1390.

[9] Muecke E C. The role of the cloacal membrane in exstrophy: the first successful experimental study. J Urol, 1964, 92: 659–667.

[10] Stec A A, Baradaran N, Gearhart J P. Congenital renal anomalies in patients with classic bladder exstrophy. Urology, 2012, 79: 207–209.

[11] Stec A A, Pannu H K, Tadros Y E, et al. Pelvic floor anatomy in classic bladder exstrophy using 3-dimensional computerized tomography: initial insights. J Urol, 2001, 166: 1444–1449.

[12] Gearhart J P, Mathews R I. Exstrophy-epispadias complex. In: Wein A J, Kavoussi L R, Novick A C, et al. Campbell-Walsh urology. W. B. Saunders, Philadelphia, 2011: 3326–3378.

[13] Grady R W, Mitchell M E. Complete primary repair of exstrophy. J Urol, 1999, 162: 1415–1420.

[14] Borer J G, Gargollo P C, Hendren W H, et al. Early outcome following complete primary repair of bladder exstrophy in the newborn. J Urol, 2005, 174: 1674–1678, discussion 1678–1679.

[15] Borer J G, Gargollo P C, Kinnamon D D, et al. Bladder growth and development after complete primary repair of bladder exstrophy in the newborn with comparison to staged approach. J Urol, 2005, 174: 1553–1557, discussion 1557–1558.

[16] Gargollo P, Hendren W H, Diamond D A, et al. Bladder neck reconstruction is often necessary after complete primary repair of exstrophy. J Urol, 2011, 185: 2563–2571.

[17] Cain M. The Mitrofanoff in pediatric urinary tract reconstruction. In: Graham S D, Keane T E, Glenn J F, et al. Glenn's urologic surgery. Lippincott Williams & Wilkins, Philadelphia, 2010: 794–799.

[18] Pohl H G. Augmentation cystoplasty in children. In: Graham S D, Keane T E, Glenn J F, et al. Glenn's urologic surgery. Lippincott Williams & Wilkins, Philadelphia, 2010: 784–792.

[19] Mingin G C, Stock J A, Hanna M K. Gastrocystoplasty: longterm complications in 22 patients. J Urol, 1999, 162: 1122–1125.

[20] Rao P K, Iverson A J, Sabanegh E S. Augmentation cystoplasty technique. http: //emedicine.medscape.com/article/443916-technique. Accessed 16 Dec 2013.

[21] Lloyd J C, Spano S M, Ross S S, et al. How dry is dry? A review of definitions of continence in the contemporary exstrophy/epispadias literature. J Urol, 2012, 188: 1900–1904.

[22] Purves J T, Gearhart J P. Pelvic osteotomy in the modern treatment of the exstrophy-epispadias complex. EAU-EBU Updat Ser, 2007, 5: 188–196.

[23] Wild A T, Sponseller P D, Stec A A, et al. The role of osteotomy in surgical repair of bladder exstrophy. Semin Pediatr Surg, 2011, 20: 71–78.

[24] Simon J. Ectopia vesicae (absence of the anterior walls of the bladder and pubic abdominal parietes): operation for diverting the orifices of the ureters into the rectum, temporary success, subsequent death, autopsy. Lancet, 1852, 2: 568–570.

[25] Husmann D A. Surgery insight: advantages and pitfalls of surgical techniques for the correction of bladder exstrophy. Nat Clin Pract Urol, 2006, 3: 95–100.

[26] Stec A A, Tekes A, Ertan G, et al. Evaluation of pelvic floor muscular redistribution after primary closure of classic bladder exstrophy by 3-dimensional magnetic resonance imaging. J Urol, 2012, 188: 1535–1542.

[27] McGrath D. Bladder volume calculator. http: //users.tpg.com.au/mcgrath_/Calculators/Bladder_Volume_Calculator.html. Accessed 16 Dec 2013.

[28] Kaefer M, Zurakowski D, Bauer S B, et al. Estimating normal bladder capacity in children. J Urol, 1997, 158: 2261–2264.

[29] Halachmi S, Farhat W, Konen O, et al. Pelvic floor magnetic resonance imaging after neonatal single stage reconstruction in male patients with classic bladder exstrophy. J Urol, 2003, 170: 1505–1509.

[30] Gargollo P C, Borer J G, Retik A B, et al. Magnetic resonance imaging of pelvic musculoskeletal and genitourinary anatomy in patients before and after complete primary repair of bladder exstrophy. J Urol, 2005, 174: 1559–1566, discussion 1566.

[31] Kiarash M, deKernion J B. Urinary diversions and continent reservoirs. In: Gillenwater J Y, Howards S S, Grayhack J T, et al. Adult and pediatric urology. Lippincott Williams & Wilkins, Philadelphia, 2002: 1363–1400.

[32] Pettersson L, Tranberg L, Abrahamsson K, et al. Half century of followup after ureterosigmoidostomy performed in early childhood.J Urol, 2013, 189: 1870–1875.

[33] Gargollo P C, Borer J G, Retik A B, et al. Magnetic resonance imaging of pelvic musculoskeletal and genitourinary anatomy in patients before and after complete primary repair of bladder exstrophy. J Urol, 2005, 174: 1559–1566, discussion 1566.

第六节　泄殖腔外翻畸形

概述

泄殖腔也称为“共泄腔”，是生物学科的一个专有名词，指的是动物的消化管、输尿管和生殖管最末端汇合处的空腔，有排粪、尿和生殖等功能。蛔虫、轮虫、蛙、鸟类、部分哺乳动物都具有这种器官。在人类胚胎发育过程中，由于泄殖腔膜和泌尿直肠隔膜的完整发育，正常情况下泌尿、生殖、排粪是分开的，不存在这样的结构。然而，极少数患儿由于胚胎发育的异常，出现了泄殖腔发育的异常，泄殖腔外翻是泄殖腔畸形的一种，不仅罕见，治疗也极富挑战。

泄殖腔外翻主要症状包括了经典的膀胱外翻和尿道上裂，同时伴有部分内脏外翻，膀胱肠道裂沟的显露，并合并耻骨联合分离。当有其他特定畸形（如脐膨出、泌尿生殖道、胃肠道、骨骼和神经脊髓轴）伴发存在时，泄殖腔外翻也被特指为OEIS综合征。泄殖腔外翻罕见，根据一些报道其发生率为1/（200 000～400 000）活产儿。男女发生比例为2 : 1，在所有的膀胱外翻畸形中，各种类型的泄殖腔外翻占到了10%[1,2]。

1709年Littre进行了首例泄殖腔外翻畸形的报道，1900年Steinbuchell描述了第一例新生儿的泄殖腔外翻的部分手术修补，遗憾的是，这个孩子在出生后5天死亡[3,4]。1960年Rickham报道了第一个成功修补且存活的病例，该患儿分阶段完成了全部的纠治手术并得以存活[5]。但是，在当时多数对于泄殖腔外翻重建手术的考虑都是徒劳的，因为早产、短肠综合征、败血症和肾及中枢系统发育不良使得死亡率高达90%以上。近年来，由于手术技术的进步，新生儿期重症监护水平的提高以及修复观念的革新，泄殖腔外翻畸形的生存率超过了90%，努力方向转移到了改善这些患儿的生活质量上[6]。

胚胎学

典型的泄殖腔外翻的概念通过外观的描述就

可以推断出来：如同用剪刀的一片刀刃将一个正常人的尿道剪开直至膀胱，同时向后剪开直肠前壁；而另一片刀刃则将腹壁皮肤剪开，膀胱和尿道在前，耻骨分开；而且切缘展开就像是打开了一本书。

图45-9简单地介绍了这个部位正常胚胎最初发育的过程：胚胎发育至第五周后期时，总泄殖腔通过泄殖腔膜与羊膜腔分隔开来，泄殖腔膜占据了腹壁脐部以下的位置。泄殖腔膜内外胚层之间的间叶细胞向内生长，最终形成下腹壁肌肉和耻骨。胚胎第七周时，泌尿直肠隔膜逐渐下降将泄殖腔分隔成前方的膀胱和后方的直肠。这层隔膜与残余的泄殖腔膜汇合以后，最终穿通形成会阴体以及肛门和泌尿生殖道的开口。在男性，泄殖腔膜穿通前两侧生殖结节移至泄殖腔膜前方中线上并融合（图45-9）[7]。

目前研究显示，在胎儿发育的第4～8周时，某些发育异常会直接导致畸形出现，当泌尿直肠隔膜下降到泄殖腔膜的水平，泄殖腔膜如果发生破溃，则会发生典型的膀胱外翻；如果泌尿直肠隔膜没有充分下降的话，那么肠管开裂就会发生在膀胱两半的中间，就是泄殖腔外翻畸形。然而，Lakshmanan等人对早期的致病理论存在置疑；应用产前超声的数据，他们提出泄殖腔膜可以持续存在至少至孕18周[8]。Bruch等人提出泄殖腔外翻不存在发育抑制的问题，但更可能是异常胚胎发生的问题[9]。其实，深层次的胚胎学发育异常和原因仍然需要进一步研究。

临床表现

根据Manzoni等人所描述，泄殖腔外翻不同的临床表现主要和泌尿直肠隔的下降水平相关[10]。典型的泄殖腔外翻畸形表现为：各半膀胱通常以中线为中心分布于两侧，外生殖器分裂，外翻的肠管一般是盲肠（图45-10）。但是，某些情况下，各半膀胱可能会在外翻肠管的上方或下方汇合。膀胱可能完全覆盖也可能只覆盖了一侧。外阴部表现也各种各样：阴茎或阴蒂可以出现明显分裂，或者部分有汇合，或甚至隐藏在外翻膀胱的下方等。在女性，重复子宫或重复阴道发生率约为60%，阴道发育不良发生率约为30%；在男性，多半有腹股沟斜疝。

泄殖腔外翻患儿可以合并有许多畸形，这个事实可以支持本症在胚胎早期发生的理论。常见的合并畸形包括胃肠道畸形：盲肠外翻、无肛、后肠闭锁、中肠短小而导致的吸收功能障碍。脊髓畸形：包括骶骨和椎骨的异常、脊髓脊膜膨出、脊髓栓系和盆底肌肉组织的薄弱。肾脏畸形：如肾发育不全、融合畸形和异位肾等。另外，在男性，生殖器一般较小，没有充分发育的阴茎结构；女性往往有阴道重复、较宽的阴蒂对半分裂和偶尔发生的阴道发育不全或闭锁。骨骼畸形：包括先天性髋关节脱位、马

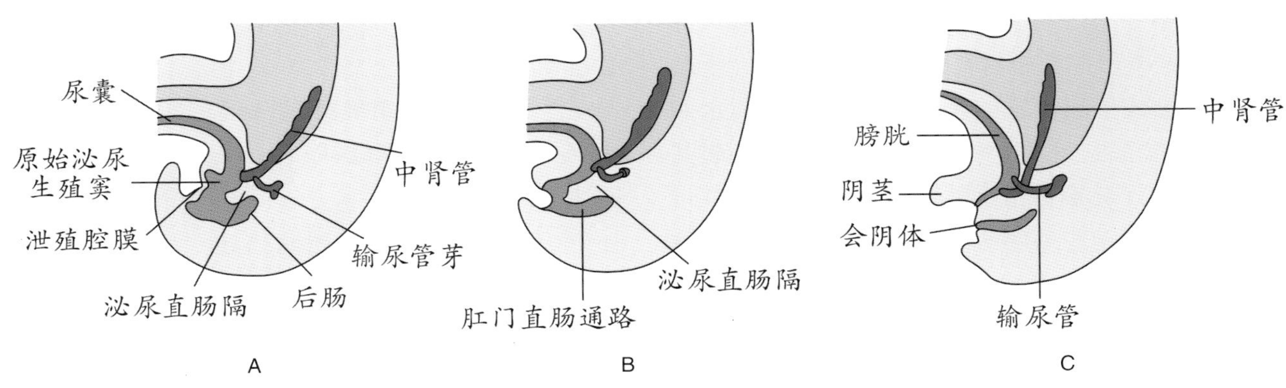

图45-9 泄殖腔分裂成泌尿生殖窦和直肠，配合泌尿直肠隔膜共同发育过程
图A：孕第5周末期；图B：孕第7周；图C：孕第8周
引自：*Pediatric surgery (seventh edition)*. 1516.

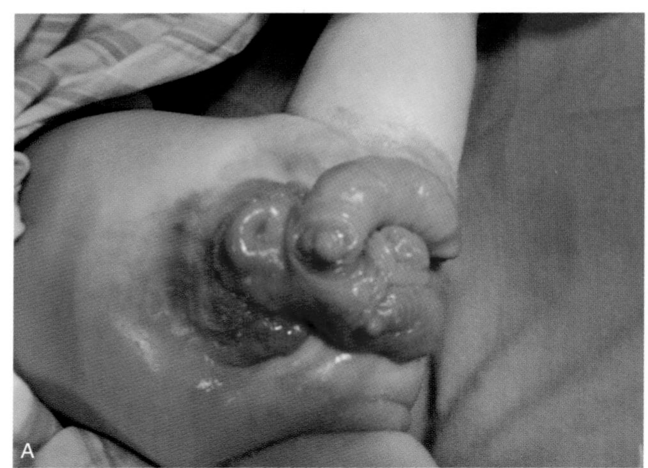
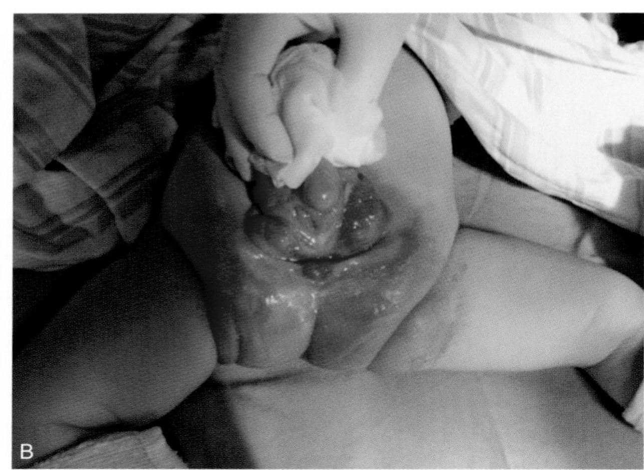

图45-10 男性新生儿泄殖腔外翻畸形典型表现，患儿合并有脐膨出
图A：泄殖腔外翻患儿；图B：外翻肠管回纳后表现

蹄内翻足和各种各样的下肢发育缺陷都较常见，发生于50%的患儿身上[11-13]。Inouye等人描述了泄殖腔外翻复合畸形的各种骨盆畸形的解剖学表现，但有个共同的特征便是耻骨分离[14]。此外，泄殖腔外翻畸形可能合并各种心血管和肺部畸形，主要有先天性青紫型和非青紫型心脏病以及双主动脉弓，这些都曾有报道但发生率相对较少。

产前诊断

超声检查可以使泄殖腔外翻在产前明确诊断。在Austin 等人的回顾分析中，22例病例中有19例仅通过超声就获得了正确的诊断[15]。现在认为产前超声检查中发现膀胱充盈缺损、前腹壁中线大部缺损、脊椎畸形等都是特征性的表现。另外，下肢畸形、肾脏数量和位置的异常、肾积水、脑积水和耻骨分离都有提到。近来产前孕母和胎儿核磁共振检查提高了诊断的准确性[16]。虽然胎儿镜在过去被应用于泄殖腔外翻的诊断，但是孕母和胎儿核磁共振检查可以避免这种侵入性检查的风险。另外，一个产前正确诊断的优点在于明确性别。产前超声或MRI提供的资料、通过羊水诊断获得的染色体组型，可以给父母亲很多的机会来考虑性别的选择。

治疗

在产前确定胎儿有泄殖腔外翻的孕妇最好在大的医疗中心接受分娩，这样的中心集中了高危孕妇，同时有着处理新生婴儿畸形的丰富经验。由于产前检查已经提供了很多准确的资料，因此患儿出生时不需要太多复杂的诊断性检查。如有条件，泄殖腔畸形患儿应该经多学科团队诊治且由一名儿外科医师协调，由于这类婴儿往往可能存在早产或是低体重，评估团队应该包括一名经验丰富的新生儿专科医师。同时，考虑到可能并发呼吸窘迫综合征、新生儿败血症、坏死性小肠结肠炎和其他早产儿的并发症，这些疾病的排查和诊治也应该成为计划的一部分。另外，如果需要延迟初期的手术，则脐膨出囊膜必须要保护好。

总的来讲，泄殖腔外翻畸形的纠治有两种方法：分期手术和一期修补。Gearhart等[17]已经透彻阐述了传统的分期手术方法；新近，改进的一期修补方法则由Giron等[18]团队描述。需要明确指出的是，在过去的20年里更受欢迎的观念是，在出生后的2～3天只要有可能的话就由小儿普外科和泌尿外科医师联合进行初期的全部修补手术。但是，即使想要在出生时进行最大限度的重建，对于早产且合并有肝脏外突的巨大脐膨出的病例还是很困难

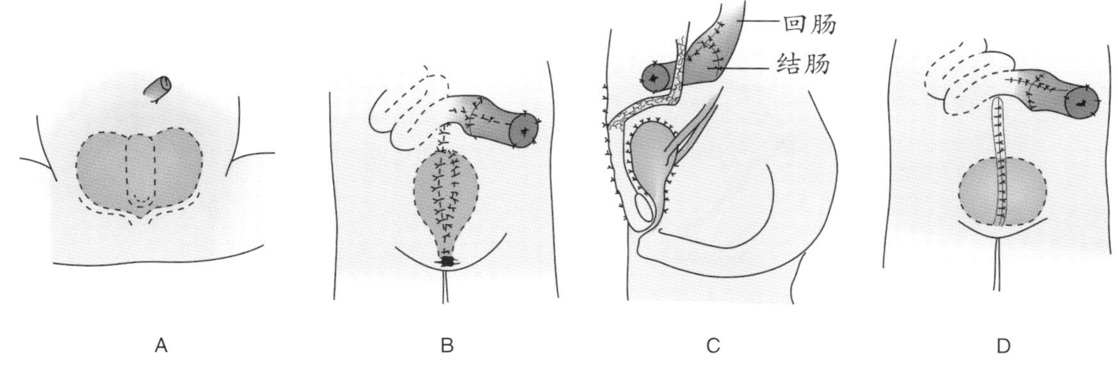

图45-11 女性新生儿泄殖腔外翻畸形手术修补示意图

图A：分离膀胱和肠管的黏膜面，修补膀胱。图B：回盲部行肠管的修复，并行末端结肠造瘘术。图C：矢状面可见膀胱已成型。图D：如果膀胱板太小不能进行卷管无法关闭，一期修复困难，可以先行胃肠道修复和结肠造瘘，膀胱暂时旷置，留待后期手术

引自：*Pediatric surgery (seventh edition)*. 1528.

的。另外，性别确定最好在出生时完成，本文将在后面部分讨论。

一份完整的泄殖腔外翻患儿的治疗计划应尽可能早地，在出生后就经多学科讨论制定出来，而且要尽量考虑到所有的问题：如生殖泌尿道、胃肠道、腹壁、性别确定和许多并发畸形的处理。利用新生儿骨盆的柔韧性，最理想的修补时机是在出生后48小时内进行。泄殖腔外翻患儿在新生儿期的完整修补包括了以下方面：胃肠道的重建（包括肠造口）、膀胱和后部阴茎尿道的闭合、尿道上裂的修补和腹壁的关闭，偶尔需要进行双侧髋骨或垂直髂骨截骨手术（图45-11，图45-12）。

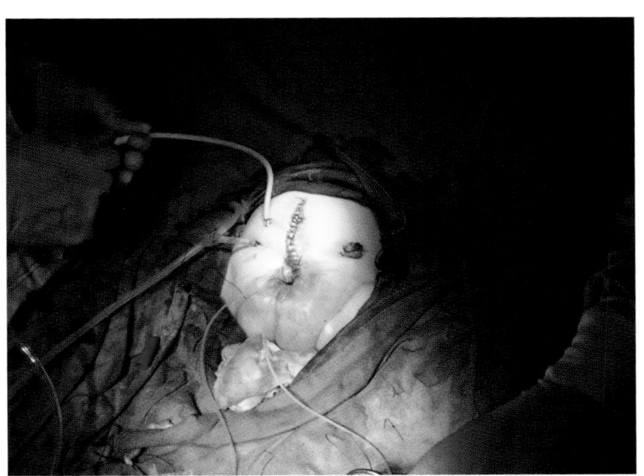

图45-12 短小结肠切除，回肠造瘘，膀胱后壁修补前壁关闭、膀胱造瘘、双侧输尿管导管引流后外观

胃肠道的重建是手术过程中的关键，虽然的确有短肠综合征的报道，但大多数泄殖腔外翻患儿都能依靠足够长度的胃肠道来完成正常的生长发育。不论小肠长度是否正常，我们都要尽一切努力来保存所有的肠道组织，第一是为了吸收功能，第二是因为有用肠段组织来进行泌尿道重建的可能性[19]。修补手术时膀胱侧边和外翻肠道之间的黏膜结合部分应该切开，要保留每块肠道黏膜和皮肤，折叠回盲部外翻肠管以卷管重建回盲部。外翻的盲肠直径较小的患儿，有时候卷管化后的肠道会狭窄，但是因为狭窄处离造口的地方很靠近，所以可以用球囊扩张而避免重新再造的必要。从费城儿童医院一系列的患儿调查来看，22例泄殖腔外翻中有20例进行了永久性的结肠造口。3例进行了根治手术，但其中2例又转回了结肠造口，还有1例进行灌肠治疗[20]。总的来讲，阴道和肛门直肠重建还是一个有难度的问题，解决方案很多（图45-13），各有优劣，需要根据不同患儿自身情况进行选择[21]。大多数经过根治手术的患儿存在大便失禁的问题，而那些并发脊髓神经管闭合不全的患儿更容易丧失控便能力。因而，大部分患儿，尤其是短结肠的患儿，最好是末端结肠造口。

泄殖腔外翻患儿的泌尿道重建原则类似于典型的膀胱外翻处理，手术处理的第一阶段是切除脐膨出以及仔细地把肠道和膀胱分开，尽可能先关闭膀胱。如果将合并有呼吸窘迫综合征的早产儿的膀

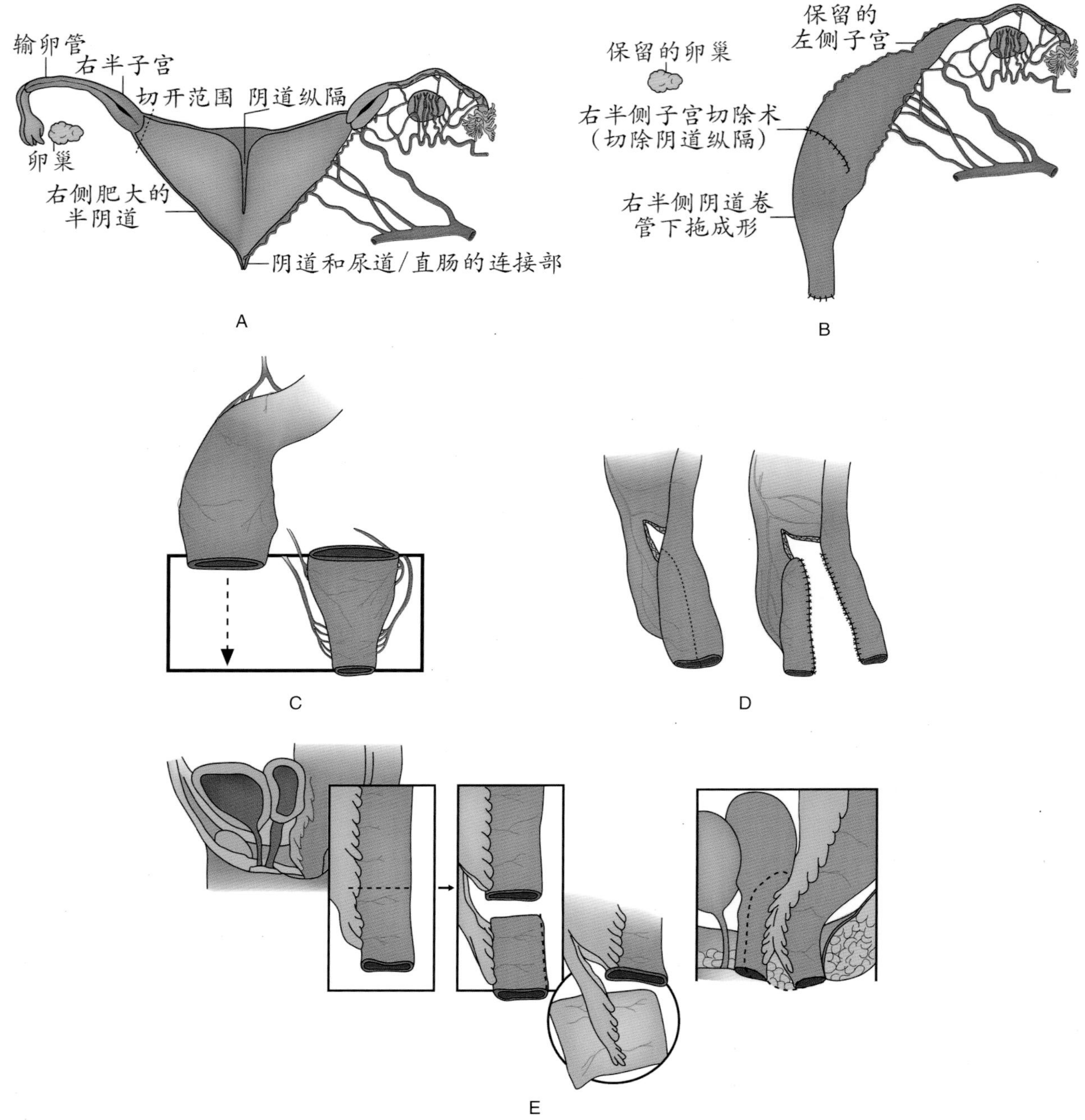

图45-13 肛门和阴道重建的几种手术方案

引自：*Seminars. Pediatric Surgery*, 2016, 25(2): 102-107.

胱和腹壁完全关闭有困难，或者膀胱组织不足的话，那么膀胱两半可以先简单靠拢并且留在腹壁外以等待后来可能的重建操作，但是膀胱将会发生纤维化。另一个方法就是进行膀胱的初期关闭但是不要试图强行去关紧膀胱颈部。如果施行膀胱的初期关闭，在进行或不进行髂骨截骨术下，通过耻骨靠拢后可以使膀胱在骨盆内是保证关闭完全的最佳方法。Shnorhavorian和Grady证明一期全部外翻修补术后较分期修补可以获得更好的控尿能力[22]。他们的并发症发生率也明显低于以前关于一期修补的报道。近年来，越来越多的证据表明在新生儿期施行了完全的尿道和膀胱修补的患儿可以得到更好的储尿功能和控尿能力[23]。

由于外生殖器的短小，对泄殖腔外翻的患儿进行男性化重建常常困难重重。因此，许多外科医师提出有此种畸形的男性患儿在新生儿期初期手术时要转变为女性。近些年来，关于性别处理问题的一直存在强烈的争议。Zderic 等人描述了对早期性别转换的长期自然直观的观察结果，研究认为新生儿期认为进行性别选择后，经外观矫形手术，激素替代，环境培养等综合治疗后，长期结果令人满意[24]。因此，对早期的性别进行修改是可行的。此外，少数的一些泄殖腔外翻患儿还是有着足够的阴茎组织可以通过现代技术得以重建，并且可以应用睾酮的补充治疗。总的来说，每当考虑到阴茎整形术存在可行性时，性别的再评定应该延迟。对于阴茎很小或没有阴茎残迹的患儿，性别转换可能是唯一选择。

预后和长期随访

20世纪60年代泄殖腔外翻患儿的总体生存率仅在20%左右；20世纪70年代上升到了50%。到20世纪80年代后期，大多数报道达到了90%。现在，死亡和极度早产、肾脏发育不良或其他复杂致命畸形是导致患儿无法存活的主要原因[23]。

Baker和 Towell[25]曾呈交了一份比较性分析研究，主题是关于泄殖腔外翻患儿和其他普通慢性病患儿在社会适应能力和生存质量方面的比较。结果提示在儿童时期的性别评定或再选择未必会造成生理的、情感的或行为上的问题。另外，总体上来看，泄殖腔外翻畸形患儿的生活质量不是特别理想，因为多数患儿需要造瘘，即使已经施行根治手术，控便能力也有影响。当然，他们认为需要进行长期的随访研究。

小结

（1）泄殖腔外翻畸形是小儿外科中非常罕见的一种疾病，包括了经典的膀胱外翻和尿道上裂，同时伴有部分肠管和内脏外翻，膀胱肠道裂沟的显露，常常伴发其他特定畸形（如脐膨出等）的存在。

（2）产前检查可以早期发现泄殖腔外翻畸形，决定生产的患儿母亲应在有经验的医疗中心接受分娩，泄殖腔外翻畸形患儿应该在出生后第一时间，经多学科团队评估诊治。

（3）泄殖腔外翻畸形患儿手术要尽量考虑到多方面的问题：如生殖泌尿道、胃肠道、腹壁、性别确定和许多并发畸形的处理。确定性别后一期修复的观念越来越受欢迎，如果没有一期修复的条件，可以分期修复。本病近年来生存率已经超过90%，术后排便控尿能力和生活质量的改善是今后努力的方向。

（王　奕　吴晔明）

参·考·文·献

[1] Arlen A M, Smith E A. Disorders of the bladder and cloacal anomaly. Clin Perinatol, 2014, 41(3): 695–707.

[2] Mathews R. Achieving urinary continence in cloacal exstrophy. Semin Pediatr Surg, 2011, 20(2): 126–129.

[3] Molenaar J C. Cloacal exstrophy. Semin Pediatr Surg, 1996, 5(2): 133–135.

[4] Woo L L, Thomas J C, Brock J W. Cloacal exstrophy: a comprehensive review of an uncommon problem. J Pediatr Urol, 2010, 6(2): 102–111.

[5] Ledbetter D J. Congenital abdominal wall defects and reconstruction in pediatric surgery: gastroschisis and omphalocele. Surg Clin North Am, 2012, 92(3): 713–727.

[6] Fullerton B S, Sparks E A, Hall A M, et al. Growth morbidity in patients with cloacal exstrophy: a 42-year experience. J Pediatr Surg, 2016, 51(6): 1017–1021.

[7] Arlen A M, Smith E A. Disorders of the bladder and cloacal anomaly. Clin Perinatol, 2014, 41(3): 695–707.

[8] Lakshmanan Y, Bellin P B, Gilroy A M, et al. Antenatally diagnosed cloacal exstrophy variant with intravesical phallus in a twin pregnancy. Urology, 2001, 57(6): 1178.

[9] Bruch S W, Adzick N S, Goldstein R B, et al. Challenging the embryogenesis of cloacal exstrophy. J Pediatr Surg, 1996, 31(6): 768–770.

[10] Manzoni G A, Ransley P G, Hurwitz R S. Cloacal exstrophy and cloacal exstrophy variants: a proposed system of classification. J Urol, 1987, 138(4 Pt 2): 1065−1068.

[11] Kubota M. The current profile of persistent cloaca and cloacal exstrophy in Japan: the results of a nationwide survey in 2014 and a review of the literature. Pediatr Surg Int, 2017, 33(4): 505−512.

[12] Suson K D, Inouye B, Carl A, et al. Congenital renal anomalies in cloacal exstrophy: Is there a difference? J Pediatr Urol, 2016, 12(4): 207. e1−5.

[13] Cooper C E, Kennedy A P Jr, Smith D P. Abdominal Compartment Syndrome in a Pediatric Patient With Cloacal Exstrophy. Urology, 2016, 93: 185−187.

[14] Inouye B M, Tourchi A, Di Carlo HN, et al. Safety and efficacy of staged pelvic osteotomies in the modern treatment of cloacal exstrophy. J Pediatr Urol, 2014, 10(6): 1244−1248.

[15] Austin P F, Homsy Y L, Gearhart J P, et al. The prenatal diagnosis of cloacal exstrophy. J Urol, 1998, 160(3 Pt 2): 1179−1181.

[16] Nakagawa M, Hara M, Shibamoto Y. MRI findings in fetuses with an abdominal wall defect: gastroschisis, omphalocele, and cloacal exstrophy. Jpn J Radiol, 2013, 31(3): 153−159.

[17] Gearhart J P. Bladder exstrophy: staged reconstruction. Curr Opin Urol, 1999, 9(6): 499−506.

[18] Giron A M, Lopes R I, Guarniero R, et al. One-stage external iliac fixation device and bilateral fascial and groin flaps facilitate abdominal wall closure after posterior sagittal iliac osteotomy in cloacal exstrophy. Eur J Pediatr Surg, 2011, 21(6): 377−380.

[19] Macedo A Jr, Rondon A, Frank R, et al. Cloacal exstrophy: a complex disease. Int Braz J Urol, 2013, 39(6): 897; discussion 898.

[20] Davidoff A M, Hebra A, Balmer D, et al. Management of the gastrointestinal tract and nutrition in patients with cloacal exstrophy. J Pediatr Surg, 1996, 31(6): 771−773.

[21] Bischoff A. The surgical treatment of cloaca. Semin Pediatr Surg, 2016, 25(2): 102−107.

[22] Shnorhavorian M, Grady R W, Andersen A, et al. Long-term followup of complete primary repair of exstrophy: the Seattle experience. J Urol, 2008, 180(4 Suppl): 1615−1619; discussion 1619−1620.

[23] Vliet R V, Roelofs L A, Rassouli-Kirchmeier R, et al. Clinical outcome of cloacal exstrophy, current status, and a change in surgical management. Eur J Pediatr Surg, 2015, 25(1): 87−93.

[24] Zderic S A, Canning D A, Carr M C, et al. The CHOP experience with cloacal exstrophy and gender reassignment. Adv Exp Med Biol, 2002, 511: 135−144; discussion 144−147.

[25] Baker D M, Towell A D. A preliminary investigation into quality of life, psychological distress and social competence in children with cloacal exstrophy. J Urol, 2003, 169(5): 1850−1853.

第四十六章 胃部疾病

第一节 先天性幽门闭锁

概述

先天性幽门闭锁(congenital pyloric atresia，CPA)是非常罕见的消化道畸形，多表现为胃出口处完全梗阻的症状，仅占肠道疾病的1%，发病率约为1/100 000，多见于早产儿[1]。自1749年Calder首次报道先天性幽门闭锁以来，国内外文献陆续见到个别案例。先天性幽门闭锁可表现为单一畸形发病，也可合并皮肤、肾脏或胃肠系统等疾病，文献报道43.8%～54.5%患儿合并有其他疾病，最常见的是大疱性表皮松解病(EB)和多发性肠闭锁，还可见食管闭锁、胃穿孔、唐氏综合征以及先天性心脏病等[2-4]。

病因

病因尚不清楚，一般认为由前肠在胚胎发育过程中腔化异常所致，胚胎在子宫发育的第5周和第12周之间发生了停滞[5]。目前认为，孤立先天性幽门闭锁发病呈隐性遗传，有家族易感性，有研究表明合并EB的家族性CPA较为多见，约占40%[4]，通常称为先天性幽门闭锁性大疱性表皮松解症(CPA-EB综合征)，与基因突变有关，是常染色体隐性遗传[5]。EB分为3种类型，单纯性、交界性和营养不良性大疱性表皮松解症。这三种类型都被报道与CPA相关，但交联型大疱性表皮松解症是最常见的报道，预后较差，死亡率可达80%[6]。

病理分类

从解剖学角度，先天性幽门闭锁主要分为3种病理类型(图46-1)。

(1)隔膜型闭锁，幽门外形正常，但幽门可被环

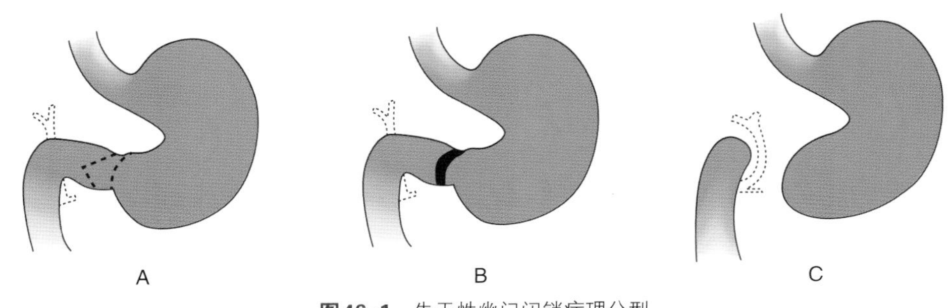

图46-1 先天性幽门闭锁病理分型

图A：隔膜型闭锁；图B：实质型闭锁；图C：盲端型闭锁

形隔膜完全阻塞腔道。隔膜薄而柔软，由两层黏膜构成，不含平滑肌。有时在中央部位有小孔，可通过少量胃内容物，称为有孔隔膜闭锁。约占61%。

（2）实质型闭锁，幽门组织由实心纤维或组织替代，约占16.7%。

（3）盲端型闭锁，幽门发育不全，缺乏正常胃壁，幽门部连续中断，闭锁呈节段性，两盲端完全分离或仅有纤维束带相连，约占22.2%[4]。

临床表现

患儿常表现为出生几天内有频繁呕吐等胃出口梗阻典型症状，呕吐物不含胆汁，胎便减少或无，不排气或排气减少。上腹部比较饱满，有时可见胃蠕动波，中下腹部则平坦。呕吐损失大量胃液后，有脱水及低氯性低钾性碱中毒。若为不完全性幽门闭锁，则临床症状为间歇性发作。但有孔隔膜型幽门闭锁可有少量胃内容物通过，症状与孔径的大小有关，可能出现较晚。患儿可见皮肤表面糜烂、水疱、结痂、缺损等表现，还可能伴有呼吸道感染等多器官功能受损的表现[6,7]。

诊断

先天性幽门闭锁患儿的症状很典型，频繁非胆汁性呕吐、脱水症状。辅助检查可协助诊断。

腹部X线摄片显示胃腔扩大，可见单一扩张的胃泡，大的气液平面，而远端肠腔内正常，无积气[4]。

消化道造影显示胃出口梗阻，造影剂未进入十二指肠，幽门管以远未能显影[8-10]。如为有孔隔膜型幽门闭锁，则可见胃出口不全性梗阻，少量造影剂进入肠腔内（图46-2）[8]。

新生儿幽门闭锁也可通过产前超声诊断，CPA患儿母亲通常有羊水过多，约55%患儿产前B超可发现胎儿单个扩张的胃泡，没有双泡征，胃出口狭窄或完全闭塞[2]。而且扩张的胃泡在超声检查过程中，其大小及形状没有改变，产前超声检查对于CPA的早期诊断有帮助。

先天性幽门闭锁主要与先天性肥厚性幽门狭窄相鉴别，后者多为出生2～3周出现症状，进行性加重的呕吐，X线可见少量造影剂通过幽门进入十二指肠及远端肠道。前者常合并其他系统疾病表现，症状更严重，X线可见单一扩张胃泡，远端肠腔无积

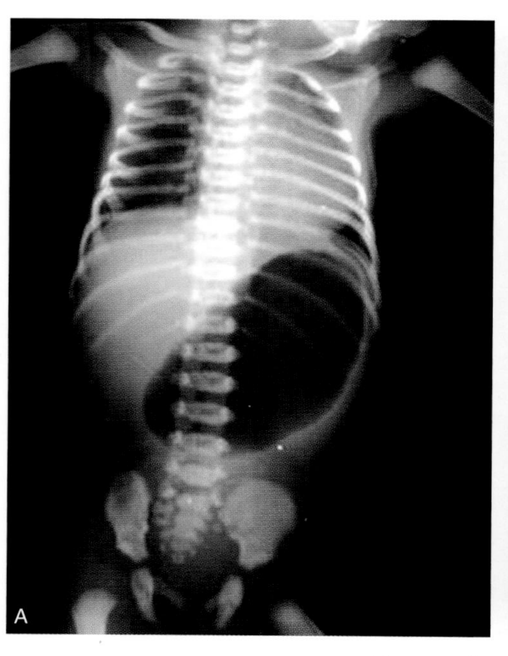

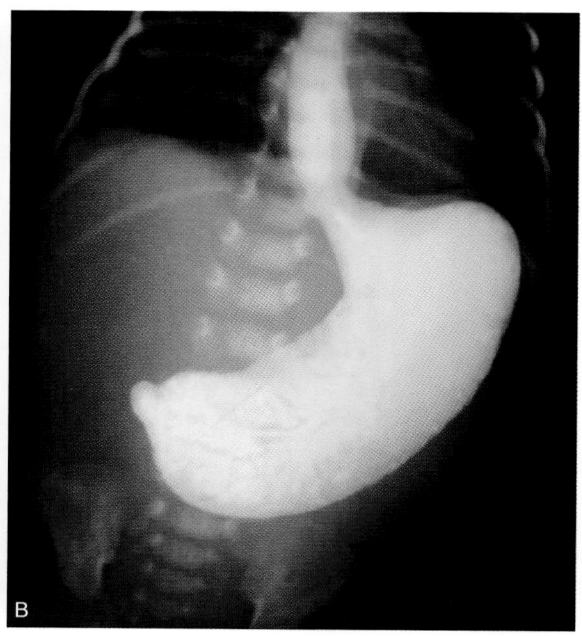

图46-2 先天性幽门闭锁放射学检查
图A：幽门闭锁腹部平片[11]；图B：幽门闭锁上消化道造影[4]

气，无造影剂进入远端肠道。二者通过平片及上消化道造影即可鉴别。

治疗

手术是唯一有效的治疗方法。具体手术方式取决于幽门闭锁的类型。在剖腹探查时，盲端型幽门闭锁易被发现。隔膜型闭锁的幽门外观无异常，易被漏诊，需切开幽门检查，手术方法可切除隔膜及幽门成形术，但有时可因吻合口水肿和十二指肠向前扭曲而造成梗阻。实质型和盲端型选用实质段幽门管切除、胃-十二指肠端端吻合术[4]，若缺口较小，可采用幽门成形术治疗，若缺口较大，则采用胃十二指肠造口术[4,11]。围术期治疗包括鼻胃管置入、液体复苏、纠正水电解质失衡等，同时应注意预防性使用抗生素防止感染，以防患儿出现败血症。

预后

无合并症的先天性幽门闭锁患儿，早期诊断，根据不同病理类型选择合适的手术方式，术后积极纠正水电解质平衡紊乱，补充营养，一般预后良好，总体生存率可达40%[4]。若合并相关疾病，如EB或多发性肠闭锁、胃穿孔等，显著影响患儿的预后，病死率高达50%，败血症是死亡的主要原因[2]。患儿的预后主要取决于及时诊断，手术干预及无胃肠疾病相关异常[6,11]。

小结

（1）先天性幽门闭锁是非常罕见的消化道畸形，占肠道疾病的1%，发病率约为1/100 000，多见于早产儿。

（2）可合并有其他疾病，最常见的是大疱性表皮松解病（EB）和多发性肠闭锁，还可见食管闭锁、胃穿孔、唐氏综合征以及先天性心脏病等。

（3）先天性幽门闭锁主要分为3种病理类型，隔膜型闭锁最为常见。

（4）诊断主要根据腹部X线平片，可见单个扩张的胃泡，远端肠腔无积气的表现。可通过平片及上消化道造影与先天性幽门狭窄进行鉴别。

（5）手术是唯一有效的治疗方法。具体手术方式取决于幽门闭锁的类型。有无合并症是重要预后指标。若合并相关疾病，如EB或多发性肠闭锁、胃穿孔等，病死率高达50%。

（陈　杰）

参・考・文・献

[1] Muller M, Morger R, Engert J. Pyloric atresia: report of two cases and review of literature. PediatrSurg Int, 1990, 5: 276-279.

[2] Ilce Z, Erdogan E, Kara C, et al. Pyloric atresia: 15-year review from a single institution. J Pediatr Surg, 2003, 38: 1581-1584.

[3] Alsalem A H. Congenital pyloric atresia and associated anomalies.[J]. Pediatric Surgery International, 2007, 23(6): 559-563.

[4] Al-Salem A H, Abdulla M R, Kothari M R, et al. Congenital pyloric atresia, presentation, management, and outcome: A report of 20 cases[J]. Journal of Pediatric Surgery, 2014, 49(7): 1078-1082.

[5] Puri P, Fulimoto T. New observation of pathogenesis of multiple atresia. J Pediatr Surg, 1988, 23: 221-225.

[6] Ko L, Griggs C L, Mylonas K S, et al. A Nonlethal Case of Junctional Epidermolysis Bullosa and Congenital Pyloric Atresia: Compound Heterozygosity in a Patient with a Novel Integrin Beta 4 Gene Mutation.[J]. Journal of Pediatrics, 2017.

[7] Walker G D, Woody M, Orrin E, et al. Epidermolysis Bullosa with Pyloric Atresia and Significant Urologic Involvement[J]. Pediatric Dermatology, 2017, 34(1).

[8] 耿其明，唐维兵，张杰，等．新生儿先天性幽门闭锁的诊断与治疗[J]．中华普通外科杂志，2017，32(4)：348-350.

[9] Parelkar S V, Kapadnis S P, Sanghvi B V, et al. Pyloric atresia-Three cases and review of literature[J]. Afr J PaediatrSurg, 2014, 11(4): 362-365.

[10] Ksia A, Zitouni H, Zrig A, et al. Pyloric atresia: A report of ten patients[J]. African Journal of Paediatric Surgery Ajps, 2013, 10(2): 192.

[11] Kajal P, Rattan K N, Bhutani N, et al. Congenital pyloric atresia: Early and delayed presentations—A single centre experience of a rare anomaly[J]. Indian J Gastroenterol, 2016, 35(3): 232-235.

第二节　肥厚性幽门狭窄

概述

肥厚性幽门狭窄是由于幽门环肌增厚引起的胃出口梗阻，由Hirschsprung于1888年首先报道[1]，是婴儿期常见的消化道畸形，占消化道畸形第3位。多见于出生后6个月内婴儿，发病率约为1∶1 000，男女比约为5∶1，欧美人群中更常见[2]。多见于足月儿，未成熟儿中较少见，有一定的家族性倾向[3]，存在的合伴畸形以食管裂孔疝和腹股沟斜疝最为常见。

病因

引起肥厚性幽门狭窄的原因尚不明确，一般认为存在以下几种学说。

◆ 遗传因素

因HPS的发病有一定的家族性，单卵双胎多于多卵双胎。有报道双亲患此病者，子女发病率可达6.9%，母患此病，其子发病率可达20%。研究指出其遗传机制为多基因遗传，这种遗传倾向受一定的环境因素而起作用，如饮食种类、季节因素等，但其相关关系不明。本病有一定季节性，以春秋两季多见[4]，故也有人推测和季节性流行病毒感染有关，常见于高体重的男婴，与胎龄无关。目前尚无确切依据表明该畸形与孕期药物的关系。近年曾有研究指出围生期大环内酯类药物暴露与婴幼儿肥厚性幽门狭窄有关，成为一时研究热点，但目前现有的荟萃分析数据显示该关联并不显著[5]。

◆ 神经丛发育

早些年曾有学者提出肌间神经丛和神经纤维发育不成熟、数量减少是引起HPS的病因，但目前多认为这是由于肌层增厚引起的继发改变。有研究者指出氮氧化物缺乏是引起HPS的可能病因之一[6]。氮氧化物可作为平滑肌松弛剂，一氧化氮是肠道主要的抑制性神经递质。研究者发现，HPS患儿的幽门环肌中缺乏NOS（一氧化氮合成酶）染色阳性神经纤维。而NOS神经纤维发育不良，导致氮氧化物合成能力降低，可导致幽门肌松弛功能障碍。

◆ 胃肠激素

一些学者在研究胃肠道刺激素的过程中发现与肥厚性幽门狭窄的关系。免疫组化研究提示幽门环肌层中脑啡肽、P物质、血管活性肠肽（VIP）等肽能神经纤维减少。测定血清胃泌素、血清和胃液中前列腺素（E_2和E_{2a}）浓度，提示这些激素含量升高。提示发病机制可能是消化道激素紊乱，导致幽门肌肉处于持续紧张状态，继而导致幽门持续痉挛性肥厚。

◆ 肌肉功能性肥厚

机械性刺激可造成黏膜水肿增厚，早年曾有人认为幽门管内奶酪块阻塞导致幽门痉挛，另一方面也导致大脑皮质对内脏的功能失调，这两种因素促使幽门狭窄形成。但也有否定观点，因为手术证实肥厚的肌肉主要是环肌，况且痉挛应引起某些先期症状，然而在某些因呕吐发作而得到早期手术的患儿中发现肿块已经形成。

病理

幽门为橄榄状肿块，质地坚硬，表面光滑。因血管受压，故色泽苍白。肌层增厚，以环肌为主，通常增厚3倍，剖开可见幽门管腔细小。截面可见肥厚的肌层挤压黏膜形成环形皱褶。肥厚的肌层于胃窦部逐渐变薄，于十二指肠起始部突然中止，形如子宫颈突入阴道，构成类似穹隆状结构（图46-3）。镜下可见肌纤维排列紊乱，可见肌纤维结构破坏，黏膜水

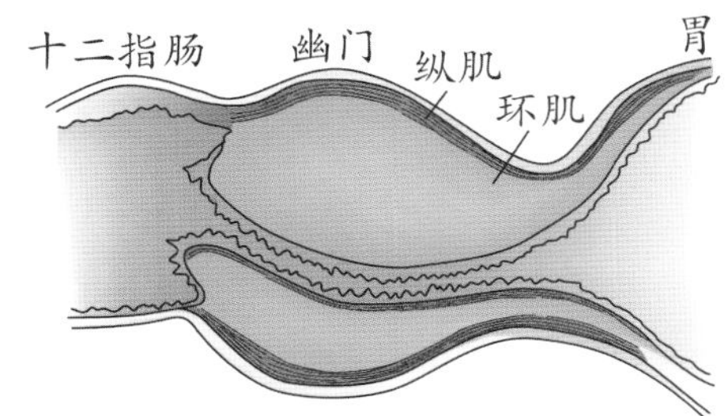

图46-3 肥厚性幽门狭窄的模式图

肿，炎性细胞浸润。

临床表现

典型表现：喷射性呕吐、胃蠕动波、扪及幽门肿块。

呕吐

症状出现于出生后3～4周，多呈进行性加重，由于存在个体差异，故可能出现症状时间不一。少数于出生后3～4天或迟至3～4个月出现。最初仅是溢奶，接着为喷射性呕吐。起初偶有呕吐，随着梗阻加重，几乎每次喂奶都要呕吐。呕吐后新生儿似有饥饿感，并会立即得到再次喂食。呕吐物为黏液或乳汁，在胃内潴留时间较长则吐出凝乳块，不含胆汁。少数病例由于刺激性胃炎，黏膜毛细血管损伤导致呕吐物呈暗红色或咖啡色，有报道幽门狭窄病例合并发生胃溃疡而大量呕血者。未成熟儿的症状常不典型，喷射性呕吐并不显著。

由于摄入不足，体重不增，后期体重下降，尿量明显减少，营养不良。数日排便1次，偶有排出棕绿色便，系因较多未使用胆汁染色粪便后排出，称为饥饿性粪便。呕吐丧失大量胃酸，可引起低氯低钾性碱中毒，呼吸变浅而慢，并可有喉痉挛及手足搐搦等症状等。

伴发黄疸

以间接胆红素升高为主，原因尚不十分清楚。可能由于反复呕吐、热量摄入不足导致肝脏的葡萄糖醛酸转移酶活性低下所致。也有人认为是幽门肿块或扩张的胃压迫胆管引起的肝外梗阻性黄疸。一般幽门梗阻解除后3～5天内黄疸即消退。

查体

患儿有不同程度脱水貌，可有轻度巩膜黄染，晚期患儿可表现为严重营养不良。无腹胀，上腹部较膨隆，下腹部较平坦或凹陷。偶可见自左向右的胃蠕动波，喂奶后较明显。在40%以上的患儿身上可触摸到幽门肿物，一般位于右上腹肋缘下腹直肌外缘处，在呕吐胃排空后或腹肌松弛时检出率更高。近年来由于早期诊断，以上体征往往并不十分明显。

辅助检查

超声检查

B超已经成为首选的检查和诊断方法[7]。幽门肥厚的超声诊断标准：幽门管长度>14 mm，幽门肌厚度≥4 mm，幽门管内径<3 mm（图46-4）。

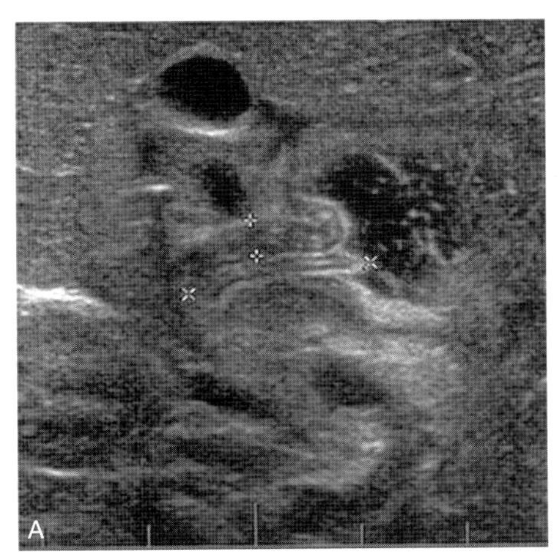

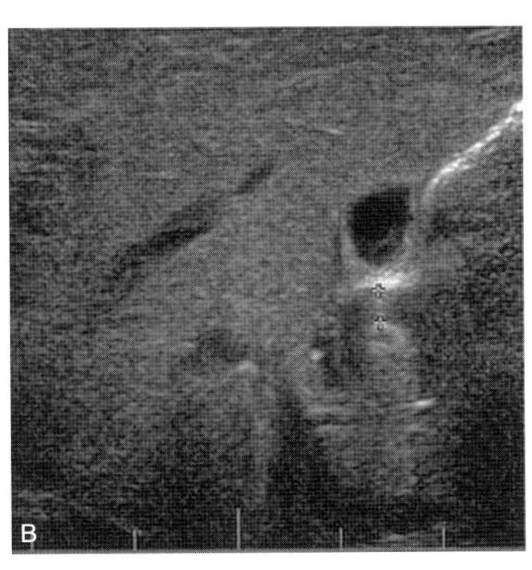

图46-4 超声下HPS表现
图A：幽门管增长增厚；图B：管径狭小

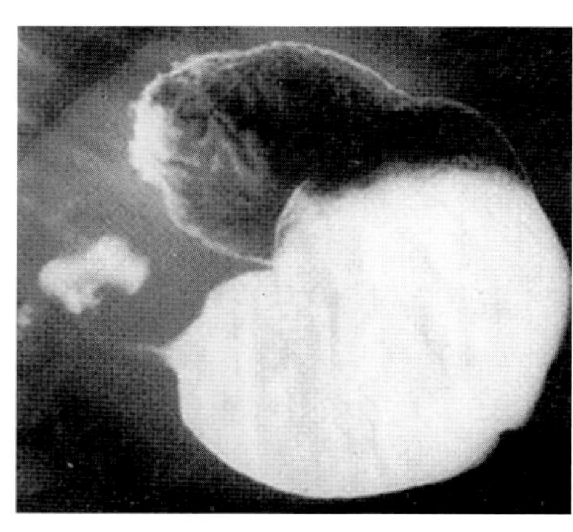

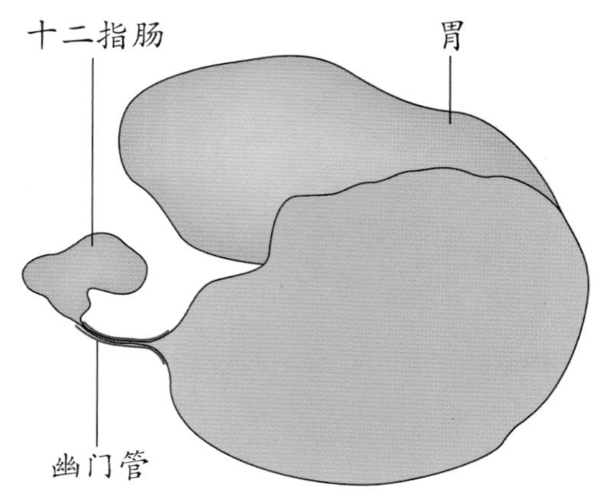

图46-5 鸟嘴征和线样征

检查中可注意观察幽门管的开闭和食物通过情况，有人发现少数患儿幽门管开放正常，称为非梗阻性幽门肥厚，随访观察肿块逐渐消失。目前通过病史、体检和B超检查可以确诊，已经很少采用X线钡餐检查。

钡餐检查（GI）

B超不能确诊的，可行钡餐辅助诊断。GI下主要表现是幽门管腔增长（>1 cm）和狭细（<0.2 cm）。透视下可见幽门前区呈“鸟嘴样”突出，幽门管细长呈“线样征”[8]（图46-5）。胃窦及胃腔扩大，胃内充满内容物光点，可见胃蠕动现象，有时可见逆蠕动波，有胃排空延迟，典型患儿透视下可呈现“毛毛虫征”[9]（图46-6）。有人随访复查幽门肌切开术后的病例，这种征象可持续数日。GI检查后须经胃管吸出钡剂，并用温盐水洗胃，以免呕吐而发生误吸。

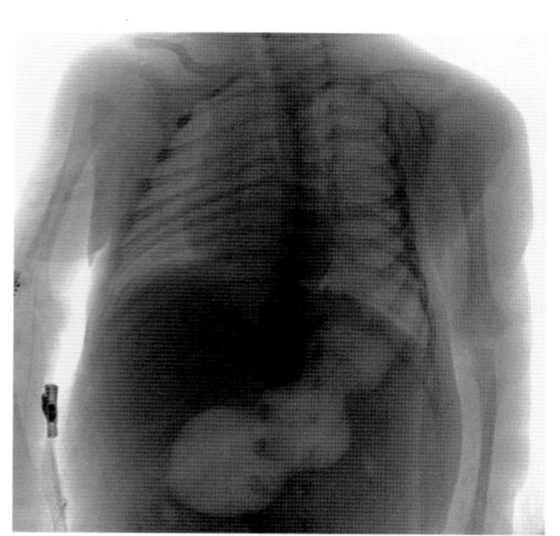

图46-6 毛毛虫征

实验室检查

患儿剧烈呕吐、脱水，大量H^+及Cl^-丧失而出现低氯低钾性碱中毒。血气分析提示pH升高，$PaCO_2$升高。常可合伴低钙、低镁血症（血清Ca^{2+}<2.2 mmol/L，血清Mg^{2+}<0.75 mmol/L）。

诊断与鉴别诊断

依据典型的临床表现，有喷射性呕吐、胃蠕动波、扪及幽门肿块等三项主要征象，诊断即可确定。在有可疑病史的患儿如触及“橄榄样肿块”，对于肥厚性幽门狭窄的诊断是足够的。如果不能扪及明显的幽门肿块，需行B超检查。其中最可靠的诊断依据是超声检查或钡餐检查以帮助明确诊断。

应与下列各种疾病相鉴别，如喂养不当、全身性或局部性感染、肺炎和先天性心脏病、中枢神经系统疾病引起的呕吐、进展性肾脏疾病引起的电解质紊乱、感染性胃肠炎、各种肠梗阻、内分泌疾病以及胃扭转、幽门前瓣膜、胃食管反流和食管裂孔疝等。

治疗

诊断明确后，应积极术前准备，尽早手术治疗。亦有人曾提出非手术治疗，但因治疗周期长、疗效不

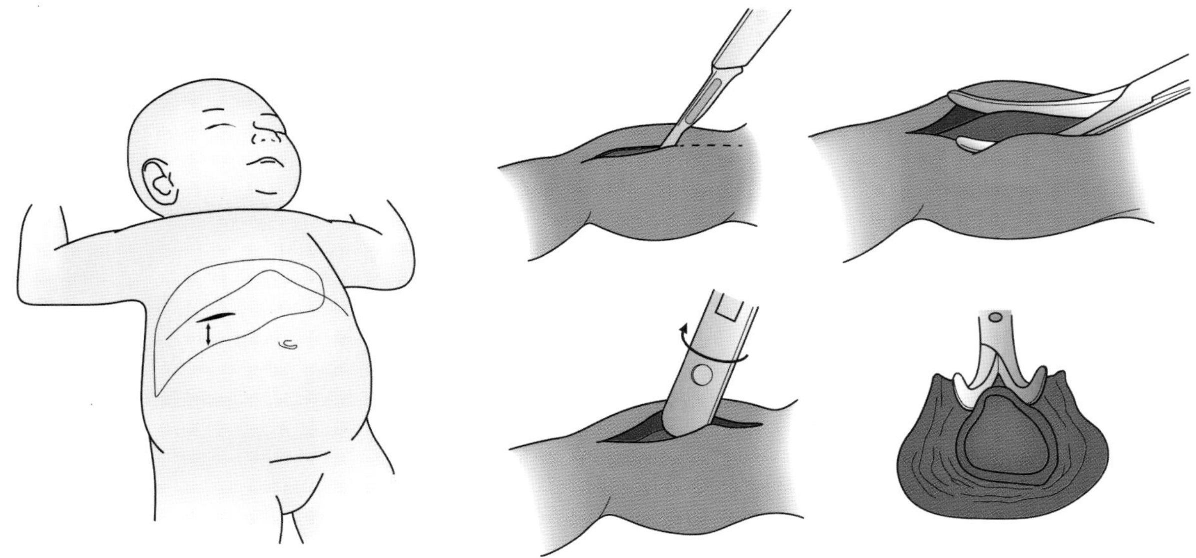

图46-7　Fredet-Ramstedt手术切口和体位

图46-8　Fredet-Ramstedt手术示意图

肯定，故目前除无手术条件患儿外基本不采取保守疗法。保守治疗包括补液及营养支持，胃内阿托品滴注等。

术前准备

纠正脱水、电解质紊乱和营养不良。脱水可根据严重程度不同按体重的5%、6%和10%给予5%葡萄糖与生理盐水1∶1配比形成0.45%盐溶液开始纠正。一旦有尿，应将氯化钾加入液体内以纠正缺钾。严重脱水患儿需要手术前24～48小时的液体补充，不主张立即手术。有严重贫血、消瘦、严重营养不良者，术前应输血及静脉营养支持。

手术治疗

Fredet-Ramstedt幽门环肌切开术是首选的手术方法，标准的手术是经右上腹右侧腹直肌横切口实施的（图46-7）。找到并固定幽门后，在幽门肌的无血管区做纵行浅表切口，切口贯穿整个幽门并略长于幽门窦。仔细分离肌纤维，完全暴露其下方的胃黏膜。胃黏膜应能从切口中突出，幽门肌肉应能相互独立活动（图46-8）。

向胃内注入空气或水，观察术中可能忽略的黏膜漏口。如不慎破入十二指肠，应该仔细缝合关闭穿孔，并用大网膜覆盖。如果幽门窦部肌肉切开处出现穿孔，或黏膜损伤很广泛，应放弃该处切开，仔细缝合。在原切开处45°～180°位置上做第2个相平行的切口。

微创手术广泛开展后，腹腔镜下幽门肌切开术已经成为目前临床最常用的术式，腹腔镜手术具有切口美观，操作简便，术后恢复时间短等优点，但费用较标准手术明显增加，其长期影响有待进一步随访研究（图46-9）。腹腔镜下操作同Fredet-Ramstedt标准术式（图46-10）。内镜下球囊扩张也有成功的病例报道，但临床应用较少。

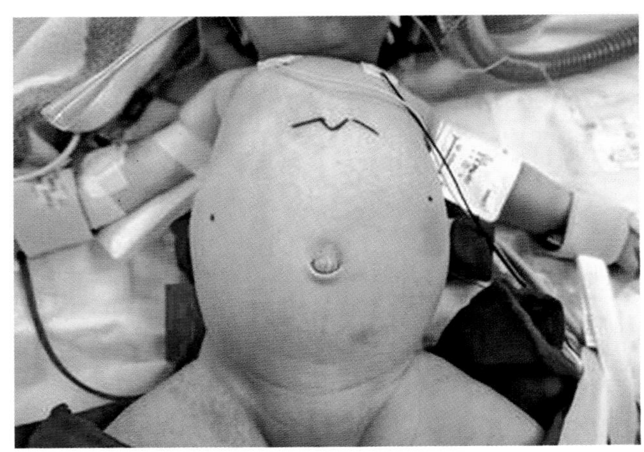

图46-9　腹腔镜下Fredet-Ramstedt手术切口与体位

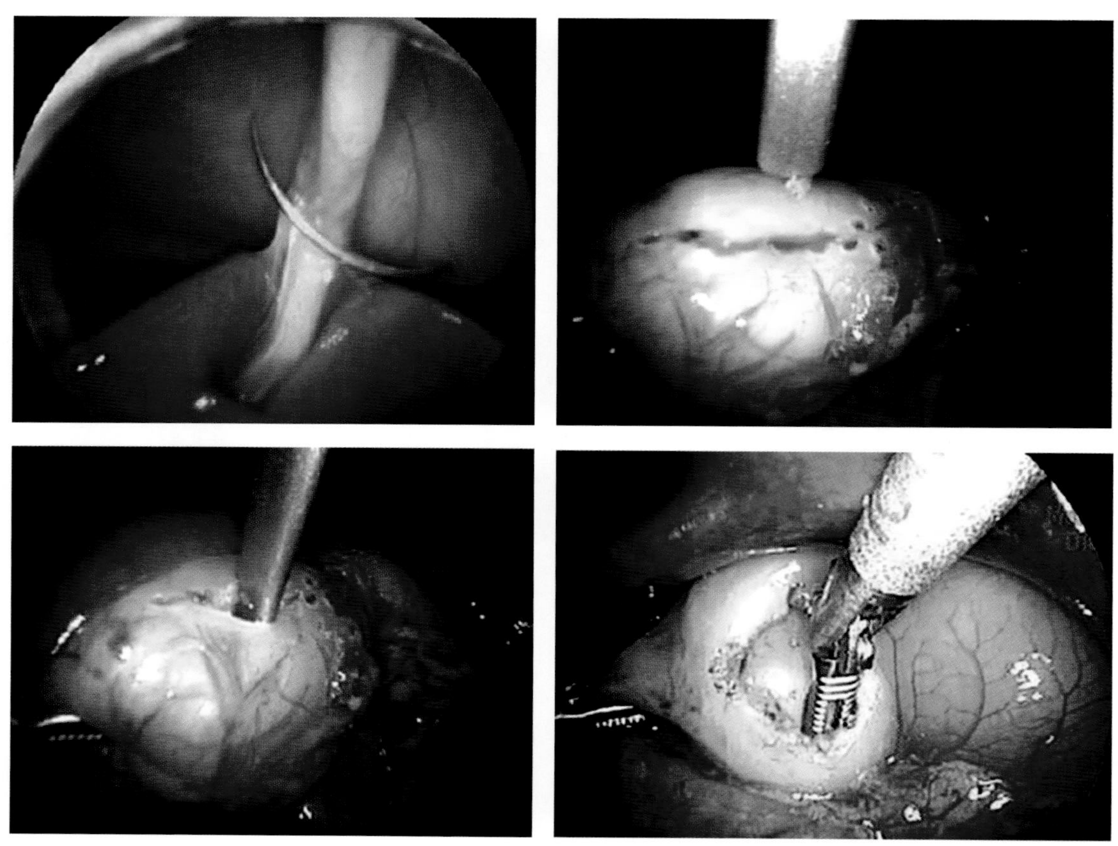

图46-10 HPS行腹腔镜下Fredet-Ramstedt手术

术后注意事项

提倡术后早期喂养[10]。在术后6～12小时可给予葡萄糖，水或电解质液。开始时需少量喂食（每2～3小时15～30 ml），随后可逐渐喂养配方奶。饮食的配方量及浓度在随后的24小时可逐步提高。少量呕吐并不少见，除非呕吐是持续性的，否则可以继续喂养。如果术后胃出口梗阻持续10～14天，一般要考虑到幽门切开不完全或其他并发症可能。其他术后并发症包括出血、穿孔、肠梗阻、伤口感染、肺部感染等。

小结

HPS系常见消化道畸形，病因不明，无针对病因的预防方法。以生后进行加重非胆汁样呕吐为主要特征，B超是首选的诊断方法。积极手术往往能见到立竿见影的效果，术后提倡早期喂养，治疗预后良好。

（蔡　威　龚一鸣）

参·考·文·献

[1] Hirschsprung H. Case of congenital pyloric stenosis. J children's healing, 1888, 27: 61.

[2] Pablo Aguayo. Hypertrophic Pyloric Stenosis. Fundamentals of Pediatric Surgery, 2016: 375-380.

[3] 施诚仁. 新生儿外科学. 上海：上海科学普及出版社，2002.

[4] Spicer R D. Infantile hypertrophic pyloric stenosis: A review. Br J Surg, 1982, 69: 128-153.

[5] Kamel M G, Nguyen H. The association between perinatal exposure to macrolides and the development of infantile hypertrophic

pyloric stenosis: a systematic review and meta-analysis. NHS, 2016.

[6] Vanderwinden JM1, Mailleux P, Schiffmann S N, et al. Nitric oxide synthase activity in infantile hypertrophic pyloric stenosis. N Engl J Med, 1992, 327(17): 1252.

[7] Resheed. Ultrasound Value in the Early Diagnosis and Exclusion of Idiopathic Hypertrophic Pyloric Stenosis: 10 Years' Experience at Babylon Governorate. J Gen Pract (Los Angel), 2017, 5: 4

[8] Roldan-Valades E, Solorzano-Morales S, Osorio-Peralta S. Imaging diagnosis of infantile hypertrophic pyloric stenosis: Report of a case and review of the literature. Rev Gastroenteral Mex, 2007, 72: 126-132.

[9] Martinez-Leo B, Garcia-Cabello L M. Caterpillar Sign in Infantile Hypertrophic Pyloric Stenosis. N Engl J Med, 2017, 377(24): e33.

[10] Adibe O O, Iqbal C W, Sharp S, et al. Protocol versus ad libitum feeds after laparoscopic pyloromyotomy: a prospective randomized trial. J Pediatr Surg, 2014, 49: 129-132.

第三节 先天性胃壁肌层缺损

概述

先天性胃壁肌层缺损(congenital defects of gastric musculature)是新生儿消化道畸形中较少见的疾病，由Herbur于1942年首次描述本病，其是新生儿自发性胃穿孔的最常见病因，本病死亡率极高，至今仍大于30%。病死率高与疾病本身严重度有关，也与临床医师对本病认识不足和围术期管理不够规范有关。在诊治中须与所谓自发性新生儿胃穿孔(spontaneous neonatal gastric perforation)相区别，而后者往往是由暂时找不到原因而应用术语名[1]。

病因

确切病因尚不清楚，目前主要有以下几种观点。

胃壁肌层先天性发育缺陷

胚胎早期在胃壁肌层发育形成过程中，来自中胚叶的胃环肌最早发生，始于食管下端，逐渐向胃底及胃大湾部延伸，至胚胎第9周时出现斜肌，最后形成纵肌。如在此发育过程中，存在发育障碍因素或血管异常即可形成胃壁肌层缺损。由于最后形成胃纵肌发育较快，因此常于胃底贲门处出现缺陷。临床上穿孔多见于此。也有学者提出是否有胃出口远端梗阻情况[2,3]。

胃壁血管异常

因各种原因导致胃壁血管异常导致胃壁发育障碍。患儿出生后进奶和吞咽气体，使胃迅速膨胀，胃内压增高，使发育障碍胃壁肌层缺如的菲薄处坏死穿孔。

局部缺血

新生儿出生前或分娩过程中，如发生窒息、缺氧，为了保证重要器官大脑、心脏的供氧，全身血液就出现选择性再分配，导致胃肠道血供显著减少，胃缺血后发生坏死穿孔[4]。

病理

胃壁肌层缺损部位几乎都在胃底部及胃大弯处的胃前壁，以贲门部居多，缺损为胃后壁者极少见。缺损的范围大小悬殊，不只限于穿孔部位，穿孔直径大者可自贲门至胃窦部，小者仅1 cm左右。穿孔边缘组织不规则，呈青紫色或黑色，穿孔旁黏膜及黏膜下层均变薄，在与正常胃壁交界处肌层中断，穿孔处无肌纤维，胃腺发育不良或缺如[4,5]。

临床表现

胃壁肌层缺损在穿孔发生前无明显前驱症状，部分病例可表现拒食、精神萎靡、嗜睡及呕吐。有正常胎便排出。穿孔一般均在出生后3～5天内发生，也有的发生在其他先天性畸形手术后，如肛直肠畸形术后。

穿孔发生后，大量气体进入腹腔，使横膈抬高，影响肺部气体交换，患儿出现气急、呼吸困难及发绀。同时由于毒素吸收，一般情况迅速恶化，出现面色苍白、体温不升、心率快而弱、四肢花纹等中毒性休克体征。全腹高度膨胀（腹胀严重程度与穿孔大小及发病时间长段成正比），腹壁皮肤发亮，水肿，浅表静脉怒张。腹肌紧张，具有压痛。叩诊肝浊界消失，有移动性浊音，肠鸣音减少或消失[6]。

诊断

新生儿胃穿孔的诊断并不困难。根据上述症状及体征，结合腹部X线直立位平片显示气腹、液气腹、胃泡消失，两侧膈肌升高及肠管向中央集中但充气正常即可确立。穿孔一般发生在出生后3～5天。但造成胃穿孔的原因不仅只是胃壁肌层缺损所致，因而尚须排除其他可能性[5,7]。

◆ 医源性损伤

最常见的是胃管或鼻饲管放置不当或胃管过硬直接穿破胃壁造成的胃穿孔。也有报道在分过程中发生损伤性胃破裂。

◆ 自发性气腹

可表现为腹胀，腹部直立位X线片提示存在膈下游离气体，但一般全身情况较好，无明显腹膜炎体征。

◆ 幽门闭锁与十二指肠闭锁

由于梗阻致使近端胃囊极度扩张而发生破裂。也有报道与胃壁肌层缺损并存。正常新生儿胃壁可承受6.6 kPa(50 mmHg)/cm^{2}的压力，超过此极限后，可导致大弯侧浆肌层血运不足，其后胃肌层撕裂或分离，黏膜发生坏死而破裂或穿孔。

此外，新生儿败血症引起胃壁坏死穿孔者也偶见报道。尚有少数原因不明的胃穿孔有人称为特发性胃穿孔。上海交通大学医学院附属新华医院遇到的病例，胃穿孔边缘组织活检证实有正常胃壁肌层，仅黏膜及黏膜下层有出血，未见明显炎性细胞浸润。

治疗

手术是唯一治愈治疗的选项，一经诊断应立即进行手术治疗准备，尽快手术[4,8,9]。

◆ 术前准备

重点是积极改善呼吸及控制中毒性休克。入院后立即置胃肠减压，输液，输液速度20 ml/（kg・h），总液体量75～100 ml/kg，输血或血浆10～20 ml/kg，输液后尽快行腹腔穿刺减压，减轻腹胀，排气需缓慢，以免发生反应性休克。如有青紫、呼吸困难，应行气管插管，人工呼吸机辅助呼吸，可采用持续正压呼吸，FiO为60%，PEEP 0.29 kPa（3 cmH$_2$O），呼吸30～35次/min。注意保暖，应用广谱抗生素。经术前准备2～4小时后，如呼吸改善，血pH达7.3以上，尿量1 ml/（kg・h）时，即可进行手术。如患儿入院时一般情况尚好，无明显休克征象，亦须适当输液准备1～2小时后方可手术。

◆ 手术操作

全麻下取上腹正中或左侧腹直肌分离切口，也可选左上腹横切口。探查穿孔部位及有无其他肠道畸形。无论巨大或微小的缺损胃壁，原则上均应做修补缝合术。先将穿孔边缘坏死组织完全切除，直至出现活跃的出血（健康的胃壁），然后将残留的胃先做全层缝合，再做浆肌层内翻缝合，并将周围大网膜覆盖其上。若大片胃壁肌层缺损或广泛坏死，有时须行部分或全胃切除。一般不做胃造瘘术，除非修补或局部血运不理想，可酌情考虑。术毕须用大量温盐水冲洗腹腔，按200～300 ml/kg液体量冲洗，冲洗后放置腹腔引流。

术后处理

继续注意保暖，防止发生硬肿症。持续胃肠减压，保证通畅、有效。继续做好呼吸管理，必要时保留气管插管，以呼吸机辅助呼吸。多数病例术后仍存留着中毒性休克，加上术前血培养阳性者，可很快发展为败血症而导致肾功能衰竭、呼吸衰竭及DIC而死亡。为此，必须加强防治。病情稳定后积极营养支持是重要的措施。

国内近期有人提出精准微创外科理念，腹腔镜手术修补胃壁肌层缺损[10]。

预后

取决于就诊时间、发病至手术时间、术前全身情况及胃壁缺损的范围等因素。上海交通大学医学院附属新华医院15年前资料显示存活组自出现穿孔症状至手术时间平均20小时，死亡组平均为42小时。本组死亡率为51.5%，死亡多为就诊较晚、缺损广泛及难以救治的中毒性休克病例。近几年随着监护技术等提高，死亡率有下降趋势。[4,10]

甚至在国内已有单位的胃壁肌层缺损病例死亡率下降到14.3%。

小结

新生儿先天性胃壁肌层缺损实属少见，是新生儿胃穿孔的原因之一，死亡率也高，病因可能与胃壁肌层发育缺陷、局部缺血、灌注损伤等有关。临床表现拒食、腹胀、腹膜炎体征，X线腹部直立位显示气腹，严重者出现休克征。治疗以急症处理：抗休克+腹腔探查术。在术中切除坏死组织，胃修补术。

（蔡　威）

参・考・文・献

[1] Jr L R, Krasna I H. 'Spontaneous' neonatal gastric perforation: is it really spontaneous? Journal of Pediatric Surgery, 2000, 35: 1066–1069.

[2] Touloukian R J. Gastric ischemia: the primary factor in neonatal perforation. Clinical Pediatrics, 1973, 12: 219–225.

[3] Terui K, Iwai J, Yamada S, et al. Etiology of neonatal gastric perforation: a review of 20 years' experience. Pediatric Surgery International, 2012, 28: 9–14.

[4] 施诚仁.新生儿外科学，上海：上海科学普及出版社，2002：519.

[5] Bell M J. Perforation of the gastrointestinal tract and peritonitis in the neonate. Surg Gynecol Obstet, 1985, 160: 20–26.

[6] 蔡威，孙宁，魏光辉.小儿外科学：5版.北京：人民卫生出版社，2014.

[7] Durham M M, Ricketts R R. Neonatal gastric perforation and necrosis with Hunt-Lawrence pouch reconstruction. Journal of Pediatric Surgery, 1999, 34: 649–651.

[8] Bilik R, Freud N, Sheinfeld T, et al. Subtotal gastrectomy in infancy for perforating necrotizing gastritis. Journal of Pediatric Surgery, 1990, 25: 1244–1245.

[9] Yang T, Huang Y, Li J, et al. Neonatal Gastric Perforation: Case Series and Literature Review. World Journal of Surgery, 2018: 1–6.

[10] 张建军，刘丰丽，马同胜，等.精准微创外科理念在先天性胃壁肌层缺损中的应用效果.临床医学研究与实践，2017，2：56–57.

第四节　胃扭转

概述

胃扭转（gastric volvulus）胃的一部分或者全部超过180°的异常旋转，出现胃内梗阻症状，可影响血供引起组织坏死危及生命的疾病称为胃扭转[1]。旋转小于180°，称为不完全性胃扭转。目前，胃扭转可按照多种临床特征进行分类，胃扭转分为急性和慢性两种形式，部位可有腹腔内和胸腔内。临床上婴幼儿常见的是慢性胃扭转，多发生在2个月以内的小婴儿。年龄越小，发病率越高。

病因

（1）原发性胃扭转主要与先天性缺陷有关，包括胃的支持结构（胃结肠、胃肝、胃脾、胃膈韧带等）缺乏或松弛，生理的固定作用不足以及异常的胃扩张。

（2）继发性胃扭转主要由其他疾病通过增加胃的运动引起，如膈疝、游走脾、肠旋转不良和术后腹膜粘连等[2-3]。

病理分类

从解剖学角度，可分为器官轴型、系膜轴型和混合型三种类型（图46-11）。

器官轴型胃扭转，胃沿着连接其贲门和幽门纵轴线旋转，由于胃小弯较短，贲门和幽门位置又相对固定，扭转时胃大弯较易沿器官轴向上旋转，多是由前方向右上扭转。由于涉及两个梗阻部位，贲门和幽门，因此是最容易发生梗死的类型。继发性胃扭转多属于此类。

系膜轴型胃扭转，胃沿着其胃大弯、小弯中点连线的短轴从右向左或者从左向右扭转发生肠系膜的扭转，随后胃窦移位至胃食管交界处上方。梗阻通常发生在活动的幽门完全闭塞或者绞窄及自发性旋转[4]。

混合型胃扭转兼有上述两型特点，在慢性胃扭转患儿中较多见。

婴幼儿以器官轴型胃扭转最常见，约占胃扭转病例的59%。混合型最少见，约占12%[5]。

按照患儿临床发病情况，胃扭转可以细分为急性胃扭转，以及慢性（复发性或间歇性）胃扭转。连接胃的韧带缺失或松弛是慢性胃扭转的诱发因素。研究表示，69%急性胃扭转患儿出现解剖病理性异常（膈肌缺损，肠旋转异常等）[6]。

按扭转程度可分为完全性胃扭转和不完全性胃扭转。

临床表现

呕吐是主要的症状，吐后患儿仍有较强的求食欲。患儿常表现为餐后呕吐、严重上腹痛、腹胀等。

急性胃扭转发病急，进展快，有些患儿很快出现绞窄表现，出现胃出血[8]、胃穿孔，甚至休克，死亡率较高。经典的Borchardt三联症包括严重的胃痛，无力的干呕，无法通过鼻胃管，提示胃出口梗阻。急性发作时常表现为急性胃扩张，鼻胃管通过困难，呃逆，也有上腹痛、胸痛等症状。5%～28%急性胃扭转患儿

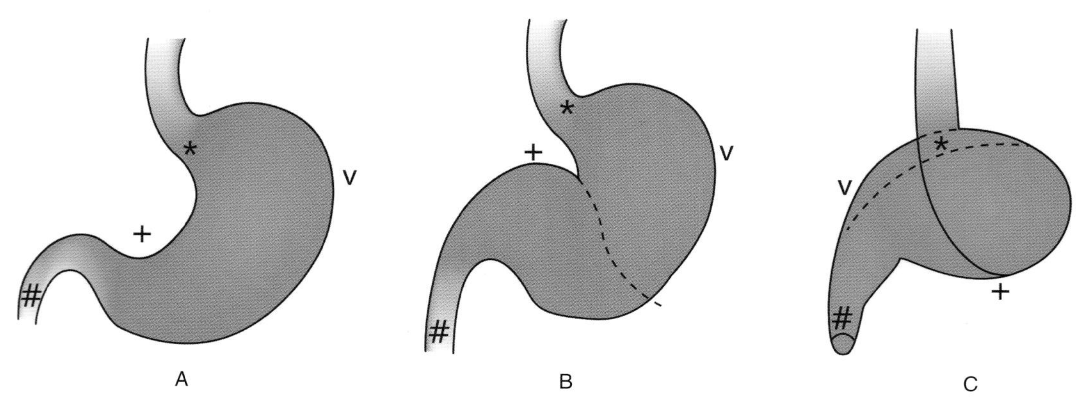

图46-11　先天性胃扭转与解剖分类
图A：正常胃形态；图B：系膜轴型胃扭转；图C：器官轴型胃扭转[7]
注：虚线指胃扭转的轴，贲门（*），十二指肠（#），小弯（+），大弯（v）

出现胃缺血和穿孔症状，其中死亡的患儿占50%[6]。

慢性胃扭转临床表现不典型，可有胃食管反流、呼吸道感染、反复腹痛，腹痛渐加重，或只是伴有上腹胀痛的喂养困难，伴或不伴恶心和呕吐。慢性胃扭转患儿常不出现呕吐症状。

胃扭转症状取决于胃梗阻和旋转的程度。

诊断

对于持续性呕吐患儿，应用X线腹部平片及钡餐造影检查。

腹部X线平片通常可以诊断胃扭转，X线钡餐造影是最有特异性的检查方法。根据扭转类型可有不同的X线征象。X线检查结果可看到胃大、小弯位置交换，幽门位置出现在胃食管交界处上方，幽门开口朝向下方[7-9]，有异常胃扩张，双气泡征象，胃内液平面[10]。"双气泡征" 表示困在胃腔中的空气在X射线上可见上腹部形成两个重叠的大球形气泡的外观（图46-12）。

胃镜检查也是诊断胃扭转的较可靠的方法。

腹部超声也可以看到脾脏、肠系膜血管的情况，辅助诊断[7]。

有文献表示，CT诊断胃穿孔敏感性和特异性更高，可以更清楚地描绘胃窦及大、小弯的解剖位置，尽快确诊[11]。

因此，对于持续性干呕、伴腹部胀痛，胃管不能插入胃内的患儿应首先考虑急性胃扭转，并且有缺血性并发症或穿孔的风险，应紧急治疗。

治疗

胃扭转患儿的治疗应按照不同年龄和病理分类采取不同的处理方法。

急性胃扭转胃壁缺血坏死和穿孔的风险很高，死亡率约50%，是慢性的2倍以上。一般应紧急手术，这是降低患儿死亡率的关键，治疗包括鼻胃管减压和纠正继发性胃扭转的潜在原因以及胃固定的手术。

对于慢性胃扭转，可以考虑保守治疗、密切观察的个性化方案。可以采用体位疗法，喂奶前安抚患儿，防止患儿哭闹，将患儿上半身抬高，右侧卧位或俯卧后喂养，喂奶后不要移动患儿，拍背数次，排出胃内空气。也可考虑抗分泌治疗，膳食增厚饮食疗法，促蠕动药物等[12]。新生儿胃扭转有自愈的可能，一般在出生后4～6个月症状可逐渐消失，胃扭转自行复位。

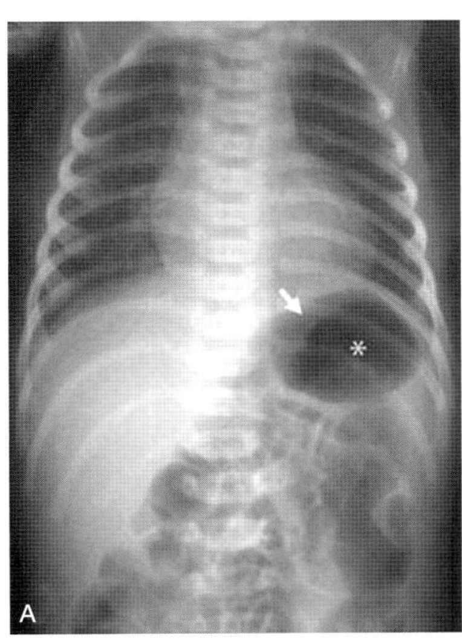

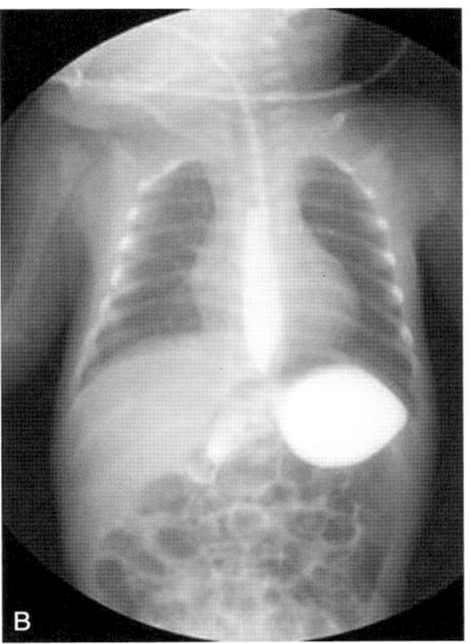

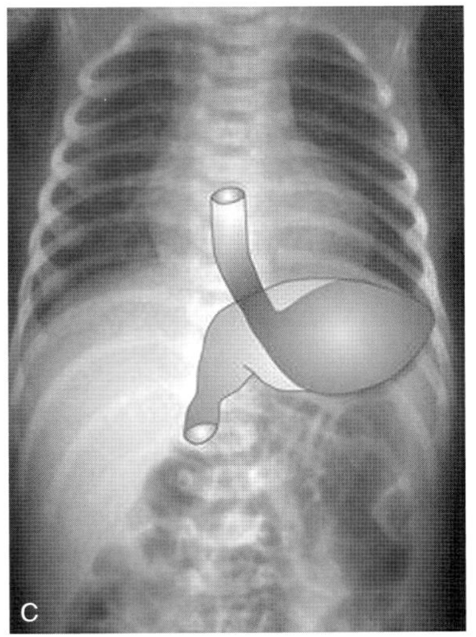

图46-12 胃扭转X线表现

图A：胃扭转患儿腹部平片双胃泡征（星号示出了一个气泡，箭头示出了其他）；图B：UGI造影剂对比显示器官轴型胃扭转；图C：示意图[10]

预后

慢性胃扭转预后较好，经过体位和饮食疗法大部分患儿都可治愈。急性胃扭转患儿预后取决于诊断时间，患儿的主要死因是诊断不及时引起的胃壁坏死穿孔。早期诊断可极大改善急性胃扭转患儿的预后，术后积极的营养支持能促进患儿的康复。

小结

（1）胃扭转儿科临床上很少见，主要见于2个月内的小婴儿，年龄越小，发病率越高。

（2）病因可能与膈疝、游走脾等解剖异常以及胃的支持结构松弛有关。

（3）诊断主要依靠胸、腹部平片及钡餐造影，X线及钡餐造影检查可看到双气泡征象，异常胃扩张，幽门、贲门等解剖位置发生改变。CT诊断胃穿孔敏感性和特异性更高。

（4）急性胃扭转病情进展较快，胃壁缺血坏死和穿孔的风险很高，死亡率很高，需要紧急手术治疗。患儿主要死因是诊断不及时引起的胃壁坏死穿孔。慢性胃扭转患儿有自愈的可能。

（陈　杰）

参·考·文·献

[1] Porcaro F, Mattioli G, Romano C. Pediatric gastric volvulus: diagnostic and clinical approach. Case Rep Gastroenterol, 2013, 7: 63-68.

[2] Rashid F, Thangarajah T, Mulvey D, et al. A review article on gastric volvulus: a challenge to diagnosis and management. Int J Surg, 2010, 8: 18-24.

[3] Marion Y, Rod J, Dupont-Lucas C, et al. Acute gastric volvulus: an unreported long-term complication of pericardial drainage. J Pediatr Surg, 2012, 47: e5-e7.

[4] Casella V, Avitabile G, Segreto S, et al. CT findings in a mixed-type acute gastric volvululs. EmergRadiol, 2011, 18: 483-486.

[5] Jain P, Sanghavi B, Sanghani H, et al. Congenital diaphragmatic hernia with gastric volvulus. Indian J Surg, 2007, 69: 260-263.

[6] Cribbs R K, Gow K W, Wulkan M L. Gastric volvulus in infants and children. Pediatrics, 2008, 122: e752-762.

[7] Garel C, Blouet M, Belloy F, et al. Diagnosis of pediatric gastric, small-bowel and colonic volvulus[J]. Pediatric Radiology, 2016, 46(1): 1-9.

[8] Kadam R, Prasad V. Intrathoracic Gastric Volvulus presenting with GIT Bleed[J]. Journal of Neonatal Surgery, 2017, 6(2): 40.

[9] Darani A, Mendoza-Sagaon M, Reinberg O. Gastric volvulus in children. J Pediatr Surg, 2005, 40(5): 855-858.

[10] Duman L, Savas M C, Buyukyavuz B I, et al. Early diagnostic clues in neonatal chronic gastric volvulus. Jpn J Radiol, 2013, 31: 401-404. doi: 10.1007/s11604-013-0213-0219.

[11] Millet I, Orliac C, Alili C, et al. Computed tomography findings of acute gastric volvulus. EurRadiol, 2014, 24: 3115-3122. doi: 10.1007/s00330-014-3319-2.

[12] Hsu Y C, Perng C L, Chen C K, et al. Conservative management of chronic gastric volvulus: 44 cases over 5 years. World J Gastroenterol, 2010, 16: 4200-4205.

第五节　胃 穿 孔

概述

新生儿胃穿孔（neonatal gastric perforation）是一个严重威胁患儿生命的疾病，是小儿外科罕见的急腹症，占新生儿胃肠穿孔的7.8%，死亡率为9.5%[1]。患儿一般于生后2～7天发病。多见于早产儿，尤其是极低体重新生儿[2]。早产儿中死亡率高达27.3%[1]。随着医疗技术的进步和围生期护理的改善，新生儿胃穿孔的发病率和死亡率有所下降，日本近40年的全国新生儿调查发现，GP的发病率从1973年的75.8%下降到2008年的8.8%[3]。2008—2012年日本新生儿胃穿孔病例有55例[1]。

病因

病因和发病机制尚不清楚。根据病因，新生儿胃穿孔一般分为自发性和创伤性胃穿孔。只有少数病例为完全自发性，可能与生理或解剖因素相关，如婴儿吞下大量空气，胃异常蠕动及排空减慢，胃壁肌层缺损（胃壁和肌层在胃底部较薄）等。其中，先天性胃壁肌层缺损是我国新生儿自发性胃穿孔并造成高病死率的主要原因之一。

其病因存在多种学说，大多倾向于胃壁先天发育异常、胃壁缺血、胃内压增高等。胃穿孔的主要原因是由于新生儿发育不成熟，神经系统功能不完善胃扩张，胃内压力严重增高，引起机械性胃破裂、穿孔[4]。

目前，主要的病因包括胃远端机械性阻塞和严重积气引起的胃内压增高。高位酸性溃疡及缺氧窒息引起的胃肠缺血，缺乏c-kit肥大细胞及肠起搏细胞等也是可能的原因[5]。大哭及医源性并发症也会引起创伤性胃穿孔[6]，如插入胃管，面罩通气等。近年来，与远端梗阻有关的胃穿孔发病率逐渐上升，如十二指肠闭锁或旋转不良[3]。早产，缺氧，败血症，插管，低出生体重等是与胃穿孔相关的高危险因素[7,8]。

围生期的所有缺氧缺血性和炎性事件可能是早产儿胃穿孔的主要危险因素，创伤和抗感染治疗可能是这些高危婴儿胃穿孔的触发因素[8]。胎膜早破，妊娠毒血症，坐位分娩，产妇糖尿病，前置胎盘，皮质类固醇激素给药，剖宫产等可能与胃穿孔相关。研究表示，男性早产儿存在胃肠道穿孔等疾病的高风险[9]。男性婴儿的胃穿孔发生率比女性高，大多数患儿为男性[8]。男性性别可能被定义为早产儿胃穿孔的危险因素。

新生儿胃穿孔可能是单独或混合多因素的最终结果。

临床表现

疾病最初症状没有特异性。突发腹胀和呼吸系统障碍是最常见的症状[8,10]，患儿可能出现进食不耐受、呕吐、昏睡倦怠。患儿常有营养不良，水电解质失衡的表现。胃穿孔发病急，进展快，病情急剧恶化，剧烈腹痛，上腹拒按。

男婴往往可见阴囊肿胀，红肿，主要是鞘状突未完全闭合之故。患儿一旦发生穿孔，很快出现腹腔感染，休克，甚至死亡。穿孔部位常见于前壁、胃底、胃大弯、胃小弯[8,11]。巨大气腹是常见的临床体征。

诊断

临床表现不典型，伴随腹胀、呕吐、腹痛等临床表现，可行辅助检查协助诊断。

X线摄片是常用的诊断方法，X线检查结果可见92%患儿巨大气腹，异常胃扩张，膈肌抬高，可见胃泡干瘪，小肠充气少，较长的液平面，是诊断胃穿孔的较可靠的方法[12]。

先天性胃壁肌层缺损穿孔前无前驱症状，诊断极为困难，误诊率很高，有较高的致死率，往往穿孔后方被发现。腹部直立位X线平片是最常用和有效的诊断方法，典型表现为膈下大量游离气体，胃泡干瘪消失及横贯全腹的大气液平（图46-13，图46-14）。

血液学检查也有利于了解患儿情况血容量及炎症指标情况。

还可用CT辅助诊断，可以更清楚观察腹腔器官情况，尽快确诊以免贻误诊断危及生命。

胃穿孔临床表现与坏死性小肠结肠炎及肠梗阻相似，可通过X线鉴别诊断，后者无巨大气腹及胃扩张的异常征象。

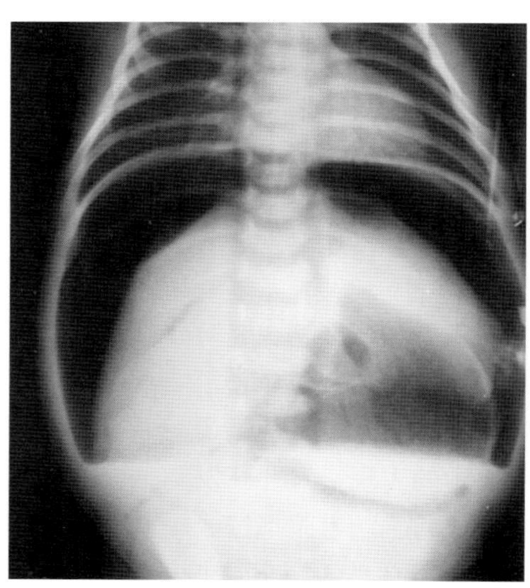
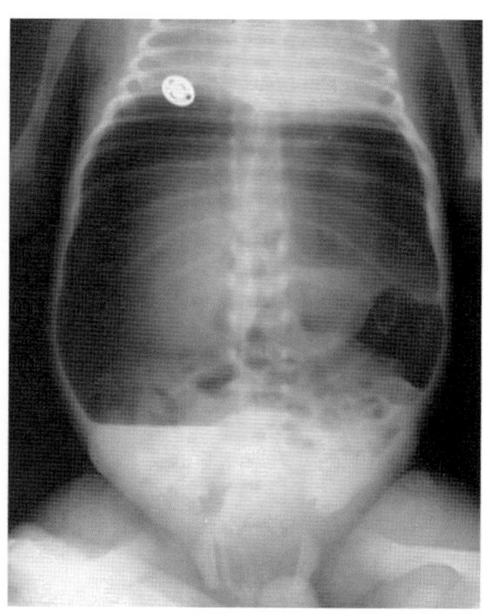

图46-13 胃穿孔腹部正位片
胃肌层缺损致穿孔，胃泡干瘪，小肠充气少，可见全腹大气液平

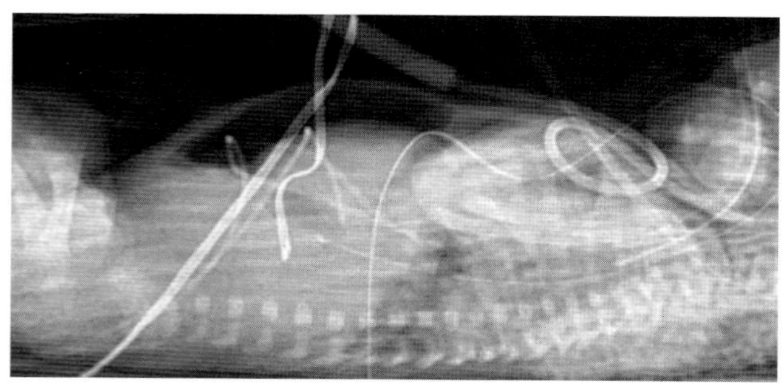

图46-14 胃穿孔腹部侧位片[12]

治疗

治疗方式包括早期手术修复及术后有效的康复管理，包括维持液体和电解质平衡和保持合适的温度，充足的供氧，补充血容量，纠正酸中毒及抗生素控制感染[11]。围术期抗感染至关重要，需采用广谱抗生素防治感染，严重感染败血症患儿可用血浆置换及免疫球蛋白治疗，静脉营养疗法，补充水、电解质及各种维生素与微量元素。早产患儿更容易发生体温过低的情况，患儿需保持合适的温度。出现感染性休克的处理应该及时补充血容量，纠正酸中毒水电解质失衡，血管活性药物的使用等。手术包括坏死组织切除和引流管置入。一般状况不适合手术的婴儿，建议经皮腹腔放置引流。

预后

早期诊断胃穿孔，及时手术，可降低患儿的死亡率。患儿预后主要取决于诊断时间。研究表示低出生体重，穿孔≥1.5 cm与预后不良有关，极低出生体重患儿死亡率可达68.5%[8]。新生儿晚期出现败血症及相关多器官功能障碍综合征是引起VLBW患儿术后死亡的主要因素[8]。酸中毒，出生48小时内发生白细胞减少症，血小板减少症的患儿也有不良预后的风险[10]。

小结

（1）新生儿胃穿孔是小儿外科罕见的急腹症，占新生儿胃肠穿孔的7.8%，死亡率为9.5%。一般于出生后2～7天发病，多见于早产儿，尤其是极低体重新生儿。

（2）创伤性胃穿孔主要的病因为胃远端机械性阻塞和严重积气引起的胃内压增高；围生期缺血缺氧及炎症感染等因素是新生儿胃穿孔发病的高危因素。穿孔部位常见于前壁、胃底、胃大弯、胃小弯。

（3）诊断常用X线腹部平片，可见巨大气腹、异常胃扩张征象。

（4）手术是唯一有效的治疗方法。早期手术可以提高患儿的预后，降低死亡率。低出生体重，穿孔≥1.5 cm，晚期出现败血症及相关的多器官功能障碍综合征是影响患儿预后的主要因素。

（陈 杰）

参·考·文·献

[1] Sato M, Hamada Y, Kohno M, et al. Neonatal gastrointestinal perforation in Japan: a nationwide survey. Pediatr SurgInt, 2017, 33: 33-41.

[2] Kara C S, Ilce Z, Celayir S, et al. Neonatal gastric perforation: review of 23 years experience. Surg Today, 2004, 34: 243-245.

[3] Terui K, Yamada S I, Takenouchi A, et al. Etiology of neonatal gastric perforation: a review of 20 years' experience[J]. Pediatric Surgery International, 2012, 28(1): 9-14.

[4] Jawad AJ, Al-Rabie A, Hadi A, et al. Spontaneous neonatal gastric perforation. Pediatr SurgInt, 2002, 18: 396-399.

[5] Lee D K, Shim S Y, Cho S J, et al. Comparison of gastric and other bowel perforations in preterm infants: a review of 20 years experience in a single institution. Korean J Pediatr, 2015, 58: 288-293.

[6] Ebenezer K, Bose A, Carl S. Neonatal gastric perforation following inadvertent connection of oxygen to the nasogastric feeding tube. Arch Dis Child Fetal Neonatal Ed, 2007, 92: F40.

[7] Kella N, Suhario A R, Soomro B A, et al. Gastric perforation in newborns: analysis of 14 cases.JLUMHS, 2011, 10: 3.

[8] Babayigit A, Ozaydın S, Cetinkaya M, et al. Neonatal gastric perforations in very low birth weight infants: a single center experience and review of the literature[J]. Pediatric Surgery International, 2017: 1-6.

[9] Ito M, Tamura M, Namba F. Role of sex in morbidity and mortality of very premature neonates[J]. Pediatrics International Official Journal of the Japan Pediatric Society, 2017.

[10] Yang C Y, Lien R, Fu R H, et al. Prognostic factors and concomitant anomalies in neonatal gastric perforation.[J]. Journal of Pediatric Surgery, 2015, 50(8): 1278-1282.

[11] Aydın M, Zenciroglu A, Hakan N, et al. Gastric perforation in an extremely low birth weight infant recovered with percutaneous peritoneal drainage. Turk J Pediatr, 2011, 53: 467-470.

[12] Reeves P T, Lee A J, Delle Donne C L, et al. Necrotizing gastritis and perforation in an extremely low birthweight infant. Journal of Pediatric Surgery Case Reports, 2017, 26: 26-28.

第六节 胃造瘘术

概述

为儿童提供足够的能量和基本的营养需求对于维持正常的生长发育至关重要。经口喂养是最理想的喂养方式。在某些病理情况下，经口喂养不能完全满足基本的能量来源和营养需求，倘若胃肠道功能尚健全，可以尝试经导管的胃肠内营养。决定胃肠内营养导管留置途径的主要因素是患儿接受胃肠内营养的时间。胃肠内营养时间小于6周的可留置鼻胃管或鼻肠管；而超过6周，为避免长期留置鼻胃管而出现的并发症，或对于无法经鼻留置导管的患儿则需要进行胃造瘘留置导管。

胃造瘘手术最早出现在19世纪末、20世纪初，早期的手术均是通过开腹完成，如Stamm手术，目前仍是胃造瘘手术的主要方式之一[1]。随着手术技术的发展和微创的需求，新的胃造瘘技术应运而生，在儿童中同样安全可行。

适应证

各种原因造成的无法经口喂养，或经口喂养困难，无法满足儿童的基本能量和营养需求，而胃肠功能正常，需要长期营养支持者都可以进行胃造瘘[2]。此外，胃造瘘还适用于慢性肠梗阻的胃肠减压。

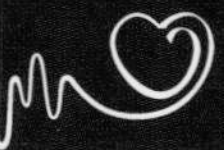

最常见的胃造瘘原因为神经系统障碍，如运动神经元和脊髓侧索受损、后天性脑损伤、脑肿瘤、痴呆等导致吞咽困难；其次是颈部肿瘤手术及放疗前后不能进食；食管闭锁、食管穿孔、气管食管瘘等不能经口进食；代谢异常疾病患儿确保给药（如给Alagille综合征患儿注入考来烯胺）或肾脏疾病需要特殊要素饮食；神经性厌食症等精神疾病；呼吸功能不全避免误吸；某些综合征如Pierre-Robin综合征等存在咽喉部异常；以及某些心脏畸形、肝功能不全、肠功能不全都是胃造瘘的适应证[3-5]。

手术方法

开放手术：1894年，Stamm描述了首例胃造瘘术，并沿用至今[6]。术前禁食，预防性使用抗生素。取左上腹部横切口，导管出口部位大致位于脐部和左肋下缘中点连线中上1/3处，也可选用上腹部正中切口。开腹后在胃前壁切口周围预置1～2圈荷包，切口位置尽量靠近中央区域，远离脾门处胃起搏点、胃大弯和胃窦部，注意避免损伤迷走神经。提起胃前壁后小切口打开胃壁，扩张后置入蕈状或T型造瘘管，收紧荷包（图46-15）。在前腹壁切口旁取小切口入腹腔，将造瘘管另一端从该处引出腹腔外，并将胃前壁荷包周围浆肌层与前腹壁缝合固定，妥善固定胃造瘘管（图46-16）。后经改进有按钮式造瘘管可供选择，造瘘管外口与皮肤平齐，使用时连接导管，此法更美观、便于护理（图46-17，图46-18）。Janeway将胃前壁用吻合器构建管状结构，将胃形成

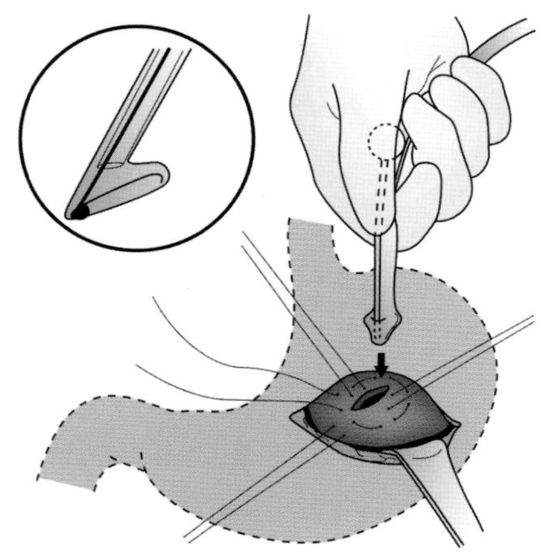

图46-15 提起胃前壁，小切口打开胃壁，扩张后置入蕈状或T型造瘘管，收紧荷包

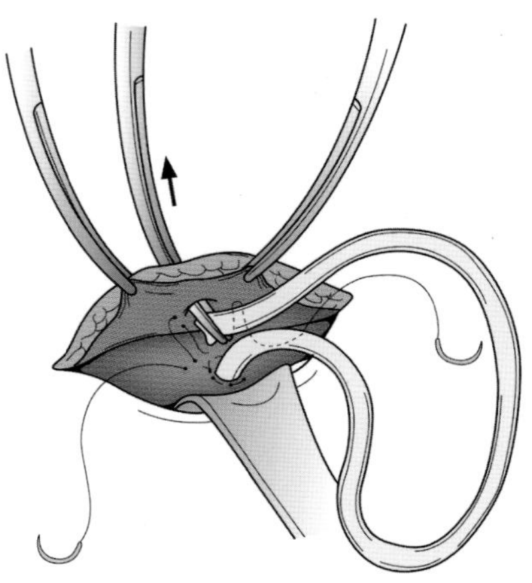

图46-16 在前腹壁切口旁取小切口入腹腔，将造瘘管另一端从该处引出腹腔外，并将胃前壁荷包周围浆肌层与前腹壁缝合固定，妥善固定胃造瘘管

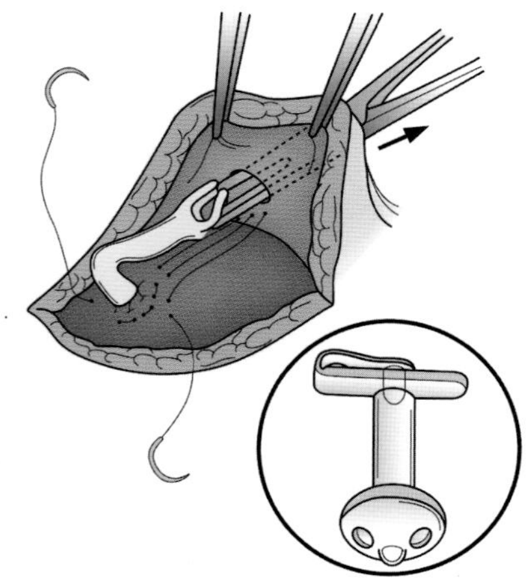

图46-17 按钮式造瘘管手术方式同蕈状或T型造瘘管

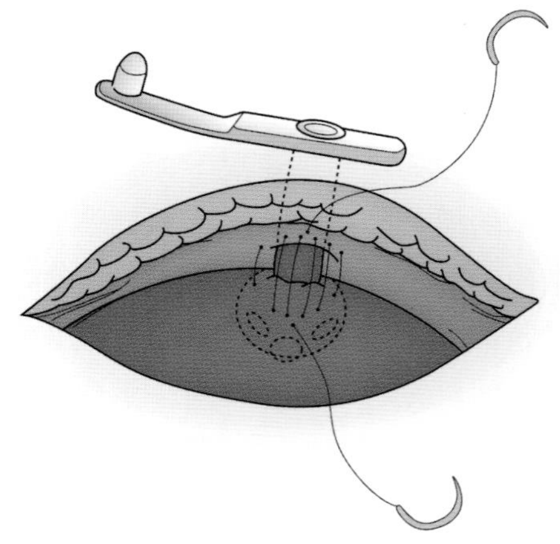

图46-18 按钮式造瘘管手术后外口与皮肤平齐

的管状结构从切口引出形成造瘘，可以省去造瘘导管（图46–19）。但对于胃较小的婴幼儿，Janeway法一般不适用。

经皮胃镜下胃造瘘术（percutaneous endoscopic gastrostomy，PEG）：20世纪80年代，由儿科和消化科医师共同报道了第一例PEG手术。随着PEG的发展，其操作更加简便，适应证逐渐扩大，并迅速成为婴幼儿胃造瘘手术的主要方式之一，满足多种医疗需求。在小婴儿中同样适用，甚至平均体重小于5 kg的婴儿[7]。PEG可减少麻醉和手术的创伤，同时有利于早期开放饮食和快速康复。当拔出PEG管后，造瘘口有自愈可能。目前改进的PEG手术方法包括Pull法、Push法和Introducer法，其中应用最广泛的是Pull法。

Pull法：术前禁食8小时，预防性使用抗生素，腹壁皮肤消毒。经口放置胃镜至胃腔，将胃充气膨胀，使胃前壁与前腹部紧贴。根据胃镜在胃腔内透过腹壁射出的光团，选择PEG的最佳位置，用手轻压腹壁感觉胃镜前端的位置，再次在胃镜下证实该区胃黏膜正常，确定手术范围，该方法大大提高了行PEG的安全性和准确性（图46–20）。用专用穿刺针在定位处进行穿刺，在穿刺针进入到胃腔的同时应该看到有气体进入针筒，如果有气体在穿刺针还没有进入胃腔时就出现，那么应该重新选一个穿刺位点，因为有可能穿到位于胃和腹壁之间的肠管。将带套管的穿刺针垂直穿入胃内后，退出钢针，将导丝沿套管送入胃内，通过内镜活检钳住导丝，连同胃镜一起退出口腔外。导丝与造瘘管连接后自腹壁将造瘘管往外拉出（Push法是将中空的造瘘管循导丝推入，余步骤同Pull法），直至造瘘管的蘑菇头紧贴胃内壁（图46–21）。再插入胃镜观察，以确定造瘘管固定良好。保持胃腔内胃壁和腹壁挤压张力适当的情况下，剪去多余部分，用塑料压片外固定造瘘管，并接上输注接头。应避免压力过大造成压迫性胃黏膜或皮肤坏死、感染，压力过小造成瘘管脱落。造瘘管留在体内的长度根据患儿胖瘦情况而定（图46–22）。1～2周后需要将胃造瘘管更换为纽扣式，也可在胃造瘘手术时直接选择使用一扣式专用造瘘套件[8]（图46–23）。

Introducer法：通过胃镜来确定腹壁造瘘穿刺

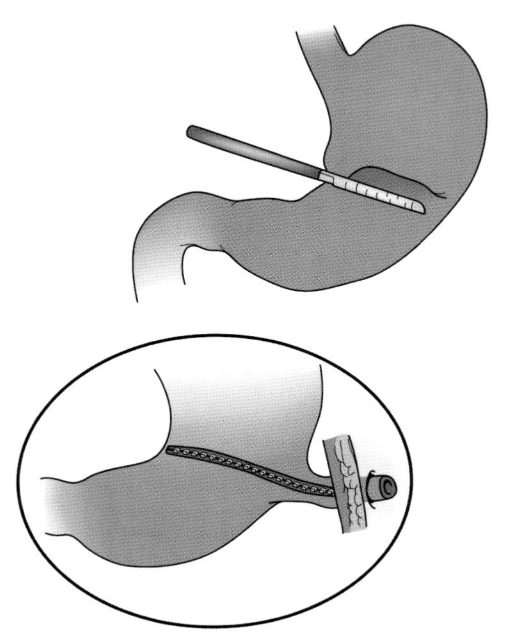

图46–19 Janeway法：胃前壁用吻合器构建管状结构，将胃形成的管状结构从切口引出形成造瘘
引自：Lewis Spitz, Arnold G. Coran. Operative Pediatric Surgery（6th Edition）.

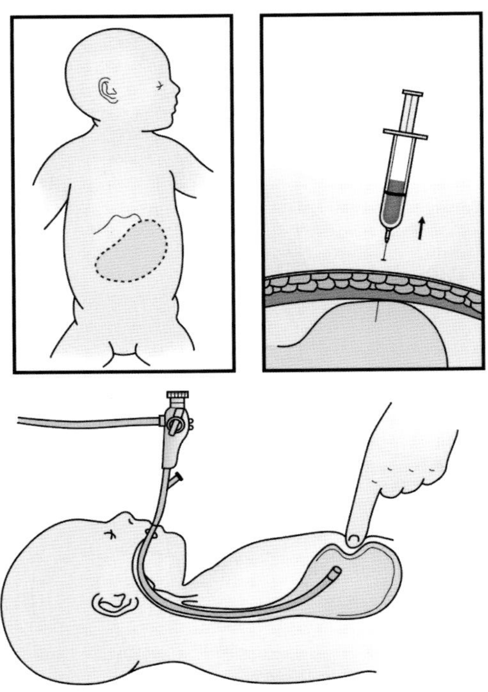

图46–20 根据胃镜在胃腔内透过腹壁射出的光团，选择PEG的最佳位置。用专用穿刺针在定位处进行穿刺

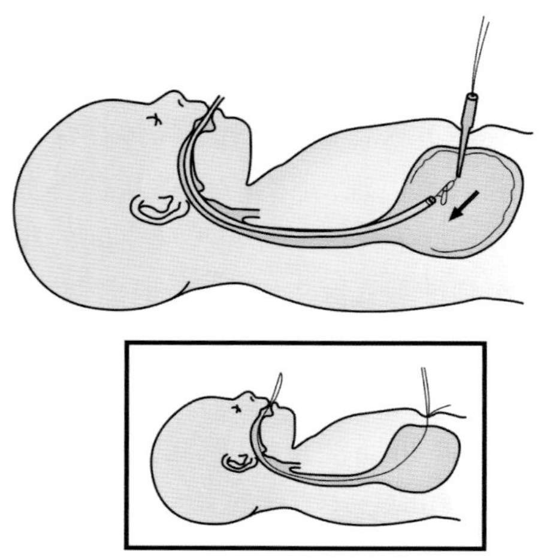

图46-21 将带套管的穿刺针垂直穿入胃内后，退出钢针，将导丝沿套管送入胃内，通过内镜活检钳住导丝，连同胃镜一起退出口腔外

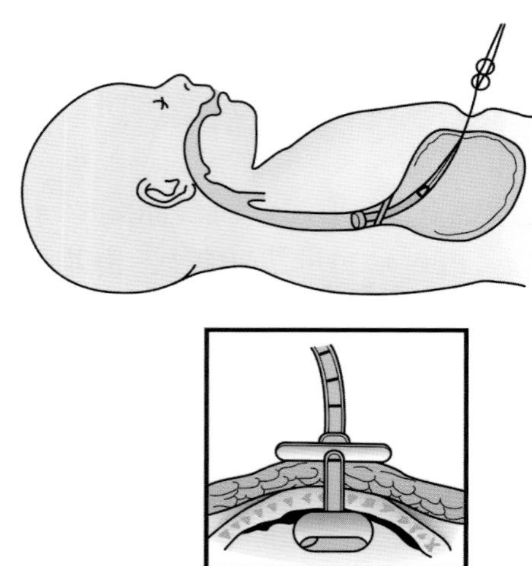

图46-22 根据患儿胖瘦情况确定造瘘管留在体内的长度

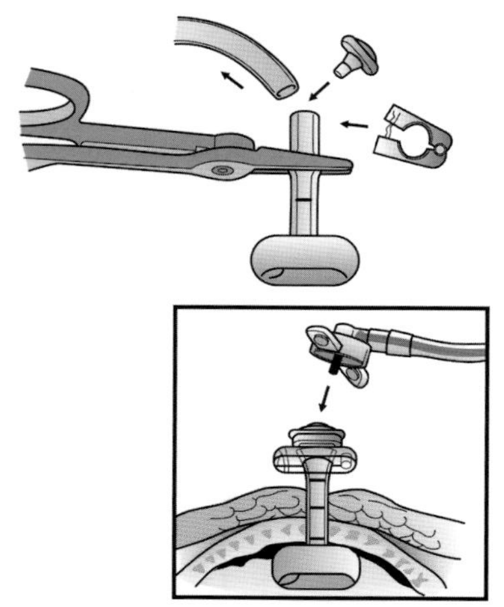

图46-23 1～2周后需要将胃造瘘管更换为纽扣式，也可在胃造瘘手术时直接选择使用一扣式专用造瘘套件

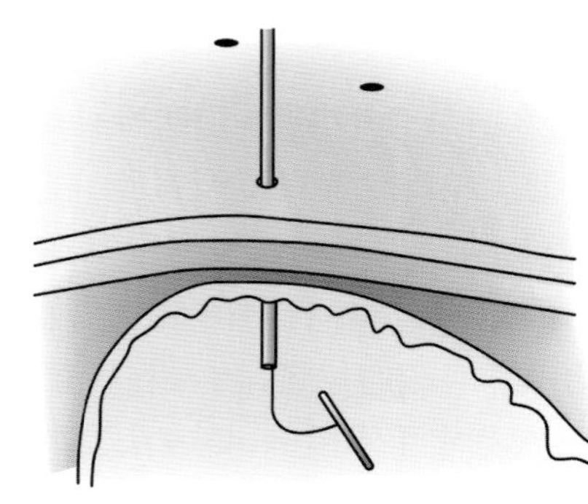

图46-24 于造瘘穿刺部位两旁1～2 cm处分别作为胃壁固定穿刺部位，垂直刺入胃壁固定器，在胃镜引导下，确认固定器已刺入胃腔

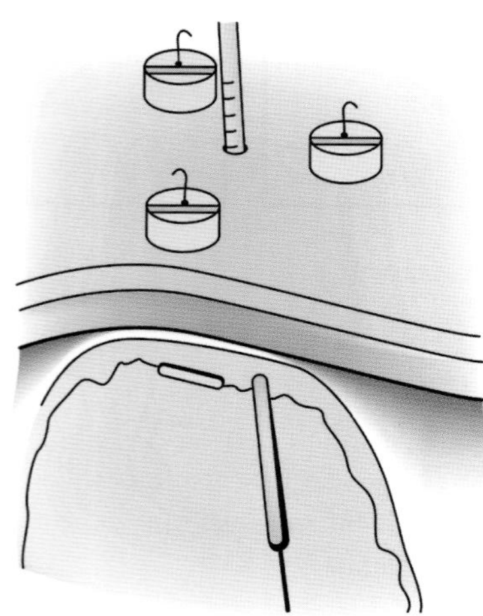

图46-25 牵拉胃壁固定器，将胃壁与腹壁拉紧固定，并在造瘘部位刺入穿刺针，逐步引导进行造瘘管留置

的部位，于造瘘穿刺部位两旁1～2 cm处分别作为胃壁固定穿刺部位，垂直刺入胃壁固定器，在胃镜引导下，确认固定器已刺入胃腔后，将胃壁与腹壁拉紧固定（图46-24）。将带T形持撑套的PS针在缝合线固定中心垂直刺入胃内。胃镜下确认持撑套的前端已到达胃内，留下T形持撑套，拔去PS针，同时将造瘘管插入T形持撑套，向气囊注水口注入3 ml左右灭菌蒸馏水来扩张气囊，使之与胃壁接触，然后将T形持撑套除去（图46-25）。拉导管的时候，要确认气囊紧贴胃前壁。最后腹壁局部消毒并固定造瘘管。相比Pull法和Push法，优点是只需要插入一次鼻超细电子胃镜就可以有效减少胃造瘘口周围的感染，同时更适用于咽、食管狭窄等患儿。此外，Introducer法可以将胃壁与腹壁紧密固定，避免造成瘘孔形成期间引起的胃腹壁分离，不易形成长的瘘

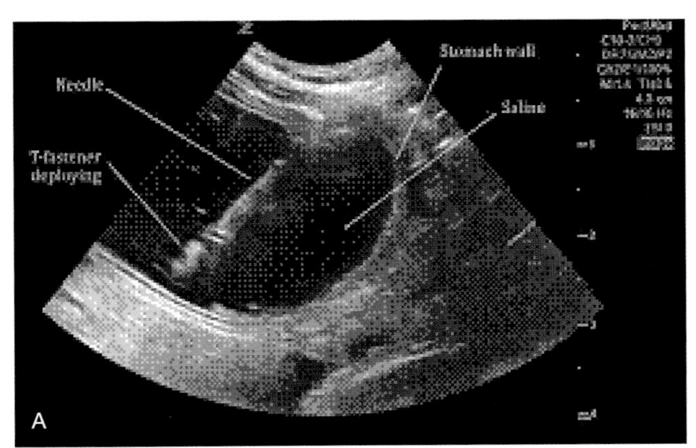

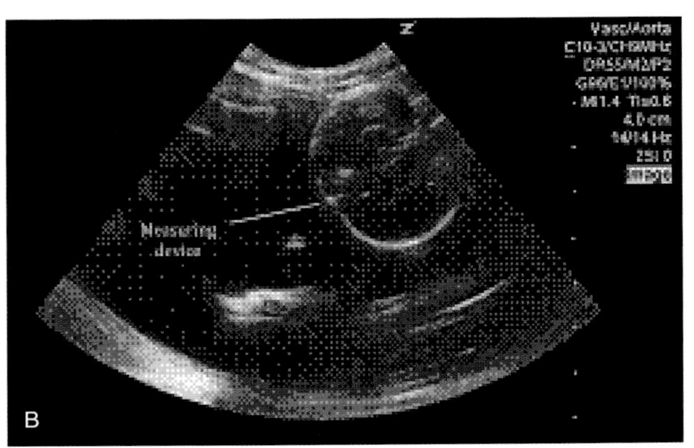

图46-26 经皮超声下胃造瘘术

孔。此外，Introducer法引起的感染率大大降低。

经皮放射下胃造瘘术（percutaneous radiologic gastrostomy，PRG）：操作方法基本与PEG相同，但它是通过X线透视下完成。与PEG不同之处有如下几点：① 术前需行鼻胃管造影明确横结肠轮廓，术中经鼻胃管向胃腔内充气使胃壁与腹壁紧贴，若无法经鼻胃管扩张胃腔，则可直接用穿刺针穿刺进胃。② 选定的造瘘口中心处周围需安置3～4个T型固定器，导丝沿穿刺针进入胃腔后，在影像下用扩张器扩张经皮通道，把造瘘管沿导丝送入胃腔中。对于咽喉、食管狭窄的患儿可行透视下导管留置[9]。透视引导较CT引导放射剂量更少，但仍因使用低剂量模式，并减少透视时间和摄片次数[10]。

经皮超声下胃造瘘术（ultrasound-guided gastrostomy tube placement，USGTP）：麻醉后用超声辨别上腹部结构，经胃管注入温盐水充满胃腔。超声下观察胃扩张情况，若胃排空过快可静脉滴注0.5～1 mg胰高血糖素抑制胃排空。在造瘘点周围放置3个T型固定器，穿刺针经皮刺入胃腔后交换导丝，超声下确认后用扩张器扩张经皮通道，把造瘘管沿导丝送入胃腔中（图46-26）。该方法仅一处小切口，且避免了开腹、腹腔镜、胃镜等其他有创操作[11]。

腹腔镜胃造瘘术：得益于腹腔镜技术的发展，腹腔镜在胃造瘘手术中有其独特的优势。腹腔镜不仅可以完成类似开放手术的胃造瘘，也可以结合胃镜、超声等其他方式[12]。腹腔镜手术主要的优势是可以直视胃体，并清楚地观察到周围结构。有效避免结肠、十二指肠等腹腔脏器损伤，在儿童中优势明显[13,14]。此外，对于上消化道梗阻或者合并其他解剖畸形的患儿，腹腔镜胃造瘘术可以替代PEG成为首选。另外，对于过度肥胖而腹壁层太厚、胃壁粘连、不能耐受长时间麻醉、潜在严重呼吸道疾病的患儿可使用腹腔镜胃造瘘术。

术后处理

24小时后去除伤口敷料，检查伤口，调整外固定器压力，避免因压力过大造成组织损伤。术后第2天，一般可开放胃造瘘进行胃肠内营养，可选择胃内喂养，或将造瘘管通过十二指肠进行喂养。肠内营养首选经胃喂养，更容易，更安全，也更符合生理。胃液的抗感染作用、蠕动和混合食物的作用都有利于肠内营养。此外，食物通过十二指肠控制胰酶的功能也正常保留。

并发症

术中并发症：在做穿刺过程中容易损伤胃周围腹腔脏器，最常见的分别为结肠、小肠和血管。结肠损伤多发生在结肠的脾区，结肠损伤后会出现腹膜炎，需要外科治疗，但如果血流动力学状态稳定，没有败血症发生者也可以内科保守治疗[15]。可以用穿刺针进入胃腔，然后缓慢地边退边抽吸造成负压，如果突然有气体或者粪便进入则提示刺入结肠。正常情况下小肠被网膜保护，与腹壁分离，但是腹腔手术可能会改变解剖结构造成肠管与前腹壁粘连，穿刺时可能误入小肠。术后局部出血轻微加压处理就可以止血。也有人报道过胃造瘘操作损伤了大动脉、胃动脉和大量腹膜后出血者，需要外科手术或者腹腔镜干预治疗。多数报道认为腹腔镜或腹腔镜辅助下胃造瘘术可以较PEG有效减少上述并发症的发生率[16]。

术后并发症主要包括以下几个方面。

◆ 机械性并发症

造瘘管阻塞、渗漏、肉芽组织增生、固定器植入综合征是胃造瘘术后最常见的机械性并发症。送入黏稠的食物或者药物时会发生管腔阻塞。因此药物最好是压碎并溶解在水中或者其他液体溶剂中送入。每次喂药或食物之后都要用清水30 ～ 60 ml冲管。如发生堵管，可将温水用注射器加压冲管，或用胰酶片剂溶解在小苏打溶液中冲洗也十分有效。目前还有专门为管道设计的管道清洗刷可以清除凝块。渗漏多发生在放胃造瘘管后的最初几天，发生率高达60%。如果外固定器放置过紧使外侧腹壁过度受压，影响了血流，就容易造成伤口破损和渗漏。在放置了胃造瘘管后1个月以上出现渗漏的，因为已经有成型的瘘管存在，可以将胃造瘘管拔除24 ～ 48小时，使其收缩后再置入新的造瘘管。但是要注意有患儿在24小时管腔就可以闭合，因此需要留下一个导丝在孔道内。由于造瘘口周围渗液和慢性炎症刺激，肉芽组织增生发生率可达2/3[17]。渗漏和肉芽组织增生均可增加感染的发生率。胃造瘘术后会有近2.3%的患儿在内侧垫或缓冲器长时期被过度牵拉的情况下被部分或全部嵌入胃黏膜而发生固定器植入综合征（buried bumper syndrome，BBS）[18]。如果使用的胃造瘘管的内缓冲器是可以拆卸的，可以用简单地提拉方法除去这个管子。如果内垫是固定的，也可以在内镜下处理。比如用T型管或者用导尿管等协助拔除。首先把胃造瘘管剪短到3 ～ 5 cm，导丝或者尿管进入胃腔，在尾部固定好后内镜引导下用圈套器套住向内拉，直至脱离胃壁。如果无法取出的只能选择手术治疗。防止出现这样的结果最好是加强护理观察，外侧缓冲垫离开腹壁1 ～ 2 cm。注意纱布放置的位置要在缓冲垫上方。此外，每日将造瘘管向内部退一点，并且旋转，这样可以确保不会嵌入胃壁黏膜，旋转后再放回原来的位置[19]。

◆ 胃肠道并发症

胃肠道并发症是胃造瘘术后第二常见的并发症，主要包括恶心呕吐、胃排空障碍、腹胀、腹泻等[20]。在胃造瘘之后一些患儿会出现明显恶心和呕吐，可能由于出现一过性胃轻瘫造成。但是要注意有个别患儿可发展到肠梗阻，因为腹部胀气明显也有部分被误诊为出现了气腹。在排除了穿孔之后，主要治疗是使肠道休息，停止进食后多数可以自行恢复。有报道在操作中损伤小肠血管造成血肿使肠道梗阻者，必要的手术方法可以解除血肿。饮食的变化、感染、营养不良、吸收不良及药物因素等都会造成患儿对胃造瘘置管后营养支持的不适应而出现腹泻。如果排除了上述原因，要注意是否胃造瘘管位置过低直接进入小肠引起类似倾倒综合征的腹泻，可以通过胃造瘘管注入造影剂透视观察明确。

◆ 代谢性并发症

代谢并发症可能与营养不足（能量和蛋白质摄入不足、微量元素缺乏、低钠血症、低钾血症、低磷血症、低血糖等）和营养过剩（再喂养综合征）同时存在。对营养状况的延迟或错误评估，可能造成营养摄入不足[21]。

◆ 肺部并发症

反流性肺炎是导管喂养最致命的并发症之一。其严重程度与吸入量、吸入物pH、微生物的种类，以及整体临床状况密切相关。仰卧位、吞咽困难、胃排空延迟和反流也可增加肺部并发症的发生率。胃肠道梗阻和推注高渗透压的肠内的产品也可能增加呕吐误吸的风险。在管饲过程中抬高头部30° ～ 45°、使用促胃肠动力药物、连续输注管饲、幽门后置管等对这类并发症有预防作用。为了减少胃食管反流的发生，有人在胃造瘘的同时行胃底折叠术，但是目前倾向同时行胃底折叠术会增加胃造瘘并发症[22]。

◆ 感染性并发症

伤口感染是最常见的并发症之一，造瘘口感染的发生率为30%，多由于操作区污染或者操作不当造成，严重感染者还会出现局部蜂窝织炎[23]。发现感染后应立即通过胃造瘘管或者外周选择广谱抗生素治疗。预防性使用抗生素可以有效地预防伤口感染。坏死性筋膜炎非常少见，多由牵拉和过度的挤压造成。如果出现了坏死性筋膜炎就需要外科及时的干预，使用抗生素并密切观察。注意保持外侧衬垫离开腹壁1～3 cm以预防该并发症，同时要加强伤口的护理，使用过氧化氢，简单地清理伤口，局部覆盖干纱布。7天之内每日换药，之后用清水和肥皂液清理即可。

随访和拔管

所有患儿均应获得长期随访，医院应与患儿父母分享造瘘后护理流程，预防导管相关的长期并发症，注意前肠动力不良的异常表现，尤其是胃食管反流。胃造瘘管老化之后可能出现渗漏和破损，因此需要更换。对于何时更换，目前没有绝对的时间来限制，可以一直放到它失效老化为止。一般在原来疾病恢复不再需要胃造瘘管的时候可以移除。瘘管一般在24～72小时自动闭合，但有少数瘘管不闭合。报道显示在使用硝酸银破坏PEG瘘管中的上皮组织后再使用H_2受体阻滞剂可以促使管道愈合。还有报道使用氩离子凝固治疗、纤维蛋白胶、电凝加放置金属夹的方法可以闭合瘘管。若仍无法闭合，则需手术关闭造瘘口。

小结

胃造瘘术为一部分需要长期进行胃肠内营养或灌药的患儿提供了一个有效、安全、持久、易护理的途径。随着医学和科技水平的发展，胃造瘘术从最初的开放手术，逐渐演化出了内镜、放射、超声、腹腔镜等多种方法下的手术，甚至可以将不同方式联合使用。不同手术方式的适应证略有区别，满足了差异化的临床需要，并在降低手术创伤的同时，减少了手术并发症。

（施　佳）

参・考・文・献

[1] Minard G. The history of surgically placed feeding tubes. Nutrition in Clinical Practice Official Publication of the American Society for Parenteral & Enteral Nutrition, 2006, 21(6): 626–633.

[2] Ackroyd R, Saincher M, Cheng S, et al. Gastrostomy tube insertion in children: the Edmonton experience[J]. Canadian journal of gastroenterology = Journal canadien de gastroenterologie, 2011, 25(5): 265–288.

[3] Susarla S M, Mundinger G S, Chang C C, et al. Gastrostomy Placement Rates in Infants with Pierre Robin Sequence: A Comparison of Tongue-Lip Adhesion and Mandibular Distraction Osteogenesis[J]. Plastic & Reconstructive Surgery, 2017, 139(1): 149–154.

[4] Yap B K Y, Nah S A, Yong C, et al. Fundoplication with gastrostomy vs gastrostomy alone: a systematic review and meta-analysis of outcomes and complications[J]. Pediatric Surgery International, 2017, 33(2): 217–228.

[5] Braegger C, Decsi T, Dias J A, et al. Practical approach to paediatric enteral nutrition: a comment by the ESPGHAN committee on nutrition[J]. Journal of Pediatric Gastroenterology & Nutrition, 2010, 51(1): 110–122.

[6] Stamm M. Gastrostomy by a new method. Med News, 1894, 65: 324–326.

[7] Landisch R M, Colwell R C, Densmore J C. Infant gastrostomy outcomes: The cost of complications[J]. Journal of Pediatric Surgery, 2016, 51(12): 1976–1982.

[8] Jacob A, Delesalle D, Coopman S, et al. Safety of the One-Step Percutaneous Endoscopic Gastrostomy Button in Children[J]. Journal of Pediatrics, 2015, 166(6): 1526–1528.

[9] Anne M. Silas, Lindsay F. Pearce, Lisa S, et al. Percutaneous radiologic gastrostomy versus percutaneous endoscopic gastrostomy: A comparison of indications, complications and outcomes in 370 patients[J]. European Journal of Radiology, 2005, 56(1): 84–90.

[10] Petersen T O, Reinhardt M, Fuchs J, et al. Analysis of Patients' X-ray Exposure in 146 Percutaneous Radiologic Gastrostomies [J]. RoFo: Fortschritte auf dem Gebiete der Rontgenstrahlen und der Nuklearmedizin, 2017, 189(09): 820–827.
[11] Church J T, Speck K E, Jarboe M D. Ultrasound-guided gastrostomy tube placement: A case series [J]. Journal of Pediatric Surgery, 2017, 52(7): 1210–1214.
[12] Maurer S V, Reinberg O. Laparoscopic technique to perform a true Stamm gastrostomy in children [J]. Journal of Pediatric Surgery, 2015, 50(10): 1797–1800.
[13] Merli L, De Marco E A, Fedele C, et al. Gastrostomy Placement in Children: Percutaneous Endoscopic Gastrostomy or Laparoscopic Gastrostomy? [J]. Surgical Laparoscopy Endoscopy & Percutaneous Techniques, 2016, 26(5): 381–384.
[14] Petrosyan M, Khalafallah A M, Franklin A L, et al. Laparoscopic Gastrostomy Is Superior to Percutaneous Endoscopic Gastrostomy Tube Placement in Children Less Than 5 years of Age [J]. Journal of Laparoendoscopic & Advanced Surgical Techniques Part A, 2016, 26(7): 570–573.
[15] Goldberg E, Barton S, Xanthopoulos M S, et al. A descriptive study of complications of gastrostomy tubes in children [J]. Journal of Pediatric Nursing, 2010, 25(2): 72–80.
[16] Salö M, Santimano A, Helmroth S, et al. Long-term outcomes of children undergoing video-assisted gastrostomy [J]. Pediatric Surgery International, 2017, 33(1): 1–6.
[17] Crosby J, Duerksen D. A retrospective survey of tube-related complications in patients receiving long-term home enteral nutrition [J]. Digestive Diseases & Sciences, 2005, 50(9): 1712–1717.
[18] Köhler H, Lang T, Behrens R. Buried bumper syndrome after percutaneous endoscopic gastrostomy in children and adolescents [J]. Endoscopy, 2008, 40: E85–E86.
[19] Malhi H, Thompson R. PEG tubes: dealing with complications [J]. Nursing Times, 2014, 110(45): 18–21.
[20] Kutiyanawala M A, Hussain A, Johnstone J M, et al. Gastrostomy complications in infants and children [J]. Pediatric Surgery International, 2010, 26(7): 707–709.
[21] Soscia J, Friedman J N. A guide to the management of common gastrostomy and gastrojejunostomy tube problems [J]. Paediatrics & Child Health, 2011, 16(5): 281–287.
[22] Berman L, Sharif I, Rothstein D, et al. Concomitant fundoplication increases morbidity of gastrostomy tube placement [J]. Journal of Pediatric Surgery, 2015, 50(7): 1104–1108.
[23] Rahnemaiazar A A, Rahnemaiazar A A, Naghshizadian R, et al. Percutaneous endoscopic gastrostomy: indications, technique, complications and management [J]. World Journal of Gastroenterology, 2014, 20(24): 7739–7751.

第四十七章
肠旋转不良

概述

肠旋转不良（malrotation of intestine）是指在胚胎期肠道以肠系膜上动脉为轴心的旋转运动不完全或异常，使肠管位置发生变异和肠系膜的附着不全而引起肠梗阻。是十二指肠梗阻中的重要类型。发病率约为5 000个活产儿中1个，男性多于女性。55%的肠旋转不良在生后第1周出现症状，75%在出生后1个月内出现症状，90%小于1岁[1,2]。少数病例可延至婴儿、较大儿童甚至成人发病。年长儿症状不典型，常被延误诊断。先天性膈疝、脐膨出、腹裂等常合并肠旋转不良[3]，因其他腹部疾病剖腹探查时偶然发现肠旋转不良占本畸形的25%～30%，约有0.2%的肠旋转不良终身无症状。

历史上描述小肠的解剖和肠旋转不良的两个最重要人物是Václav Treitz 和William Ladd。Treitz在1857年发表了题为"在人类十二指肠的新肌肉上弹性肌腱和其他的一些解剖关系"文章，Treitz描述了一个含有平滑肌和横纹肌纤维的悬吊肌肉，其来源于右膈角在食管裂孔和十二指肠部位插入腹腔干，随着胃和近端小肠的膨胀而收缩和延伸。现在以他的名字命名为Treitz韧带，就是众所周知的中肠近端关键的锚定点，位于十二指肠从腹膜后进入腹腔变为空肠之处[4]。William Ladd被称为北美小儿外科之父，1936年Ladd[5]发表了经典的肠旋转不良治疗的文章，强调手术要松解跨越、压迫十二指肠的束带，然后将回盲部置于左上腹的重要性，其奠定了肠旋转不良的手术基础，一直沿用至今。1995年van der Zee等[6]首次报道应用腹腔镜成功治疗1例新生儿肠旋转不良并肠扭转，2005年国内李索林等报道腹腔镜成功治疗5例新生儿肠旋转不良，其中4例伴有中肠扭转[7]。

胚胎学

胚胎时期的中肠演变成十二指肠（胆总管开口以下）、空肠、回肠、盲肠、阑尾和升结肠和横结肠的右半部分。中肠的发育过程大致分为3个时期。

第1期：胚胎的第4～10周，中肠的生长速度比腹腔快，因此中肠不能容纳在腹腔内而被挤到脐带底部，形成一个生理性脐疝。

第2期：胚胎第10～12周时腹腔的生长速度加快，容积增加，中肠以一定顺序回纳入腹腔，先是小肠，最后是盲肠结肠袢。十二指肠以肠系膜上动脉为轴心发生270°的逆时针方向旋转，使十二指肠空肠曲从右向左在肠系膜上动脉的后方转至左侧，形成十二指肠悬韧带。回盲部在腹腔外时位于左侧，在回纳入腹腔时亦发生270°扭转，使回肠结肠连接部从左向右在肠系膜上动脉的前方转至右上腹。以后再逐渐降至右髂窝。

第3期：正常中肠旋转完成后，升结肠系膜与右侧腹壁固定，降结肠系膜与左侧腹壁固定，小肠系膜自十二指肠悬韧带（Treitz韧带）开始，由左上方

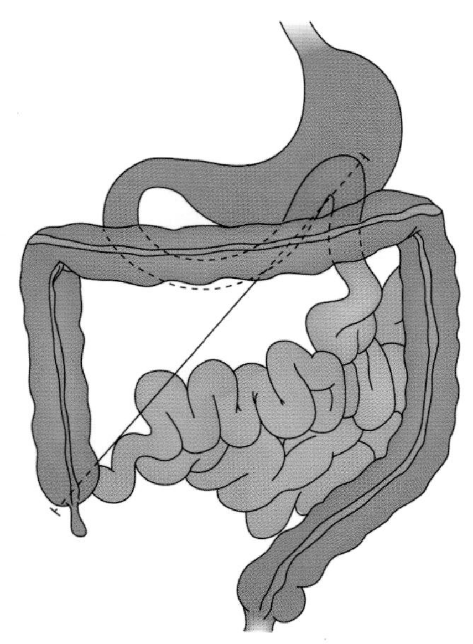
图47-1　正常中肠的系膜固定

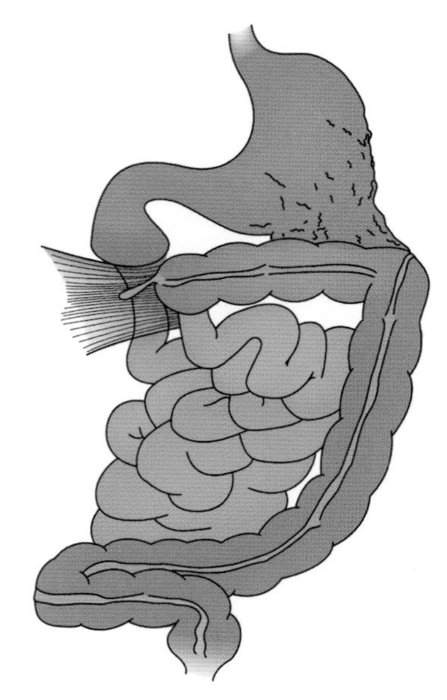
图47-2　Ladd's带造成十二指肠不全梗阻

斜向右髂窝，附着于后腹壁，具有宽阔的小肠系膜根部，完成肠管发育的全部过程[4,8-10]（图47-1）。

在中肠扭转和系膜固定的过程中，任何一步发生变化或停顿均可造成一系列的肠旋转不良。

病理

◆ 十二指肠受压

由于中肠回纳腹腔后旋转中止，盲升结肠位于幽门部或上腹部胃的下方，从盲肠和升结肠出发的腹膜系带（Ladd's带）跨越十二指肠第二段的前面，并附着于腹壁右后外侧，十二指肠被它压迫而发生不完全性梗阻（图47-2）。

有些病例盲肠旋转正好停留在十二指肠降部的前面，而被腹膜壁层固定，也造成十二指肠受压形成梗阻。

◆ 肠扭转

在肠旋转不良时，整个小肠系膜未能正常地从左上腹到右下腹宽广地附着于后腹壁；相反它仅在肠系膜上动脉根部附近有很狭窄的附着。这种情况下，小肠易环绕肠系膜根部发生扭转。有时盲肠与升结肠非常游离，也可与小肠一起发生扭转，即中肠扭转，扭转多是顺时针方向的。扭转的结果是肠管在十二指肠空肠连接处和右结肠某处曲折成角而产生梗阻，扭转时间长或扭转角度大，可造成肠系膜上动脉闭塞，使整个中肠发生梗死性缺血性坏死。

◆ 空肠上段膜状组织压迫和屈曲

有些病例的十二指肠袢停留于肠系膜上动脉的前方而不进行旋转，则成为腹膜后器官。在这种情况下，空肠第一段多被腹膜系带所牵缠，有许多膜状组织压迫，并使它屈曲成角而形成不完全梗阻。

在肠旋转不良病例中，以上三种病理改变最常见[11]，一般均有十二指肠被Ladd's压迫发生不完全全性梗阻，约2/3同时发生肠扭转，也有约1/3同时有空肠第一段屈曲和膜状组织牵缠。

◆ 少数病例可以有以下病理改变

1. 中肠不旋转

十二指肠空肠袢和盲肠结肠袢围绕肠系膜上血管只发生小于90°的逆时针旋转，未再继续完成旋转，十二指肠位于肠系膜血管的右前方，盲肠与结肠位于肠系膜上动脉左侧，十二指肠与升结肠间

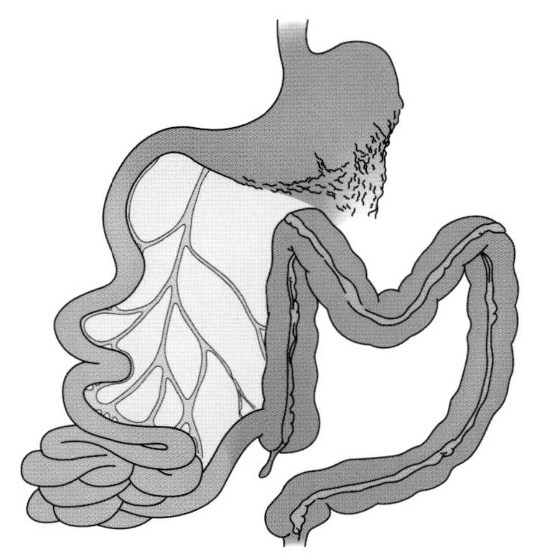

图47-3 中肠不旋转

有粘连带，近端和远端中肠固定点不像不完全旋转那样的狭窄，但是仍然有发生中肠扭转的倾向[11,12]（图47-3）。

2. 十二指肠空肠袢旋转异常

结合盲肠结肠袢的旋转不同，可以分为3个不同类型。① 十二指肠空肠未旋转、盲肠结肠袢旋转正常，十二指肠空肠袢在肠系膜上动脉右侧垂直下降，盲肠结肠袢旋转和固定正常，有异常索带跨越和压迫十二指肠，表现为十二指肠不全性梗阻。② 十二指肠空肠袢反旋转、盲肠结肠袢旋转正常，形成十二指肠旁疝或"右侧结肠系膜疝"：十二指肠空肠袢顺时针旋转至肠系膜上动脉前方，盲肠结肠袢逆时针方向旋转，经过十二指肠和小肠前面，盲结肠及其系膜包裹十二指肠和小肠并向右牵拉。随着盲肠下降和右侧结肠固定于右侧后腹膜而形成"右侧结肠系膜疝"。疝内肠管受压形成肠梗阻，也可发生肠扭转。③ 十二指肠空肠袢和盲肠结肠袢均反旋转，简称为中肠反向旋转：中肠以肠系膜上动脉为轴顺时针方向旋转270°，肠系膜上血管位于横结肠前并压迫横结肠中段，十二指肠空肠袢位于肠系膜血管前。

3. 十二指肠空肠袢旋转正常而盲肠结肠袢旋转异常

① 十二指肠空肠袢旋转正常、盲肠结肠袢未旋转，十二指肠空肠袢经肠系膜上动脉并位于其左侧，导致十二指肠、横结肠中段和肠系膜上血管包绕在一起，形成狭窄的蒂柄，以此为轴极易引起中肠扭转[11]。② 右半结肠固定不良和Ladd's带压迫十二指肠。十二指肠位置正常，结肠位置亦正常，但结肠肝曲发生Ladd's带跨越并压迫十二指肠，固定于右侧后腹膜。③ 盲肠未固定，中肠扭转正常，回肠末端、盲肠和升结肠未固定于后腹壁。人群中10% ~ 20%有这种异常，临床很少发病。

4. 十二指肠旁疝和其他类型内疝

十二指肠旁疝是先天性内疝中最常见者，发病率约占本病的1% ~ 9%，左侧旁疝是右侧旁疝的3 ~ 4倍。① 十二指肠左侧旁疝：左结肠系膜未完全固定于腹壁，留有间隙，小肠由此间隙进入左结肠系膜后形成。疝囊口在横结肠下开向右侧，疝囊前壁为左结肠系膜，后壁为左侧腰大肌、左肾和输尿管，疝囊口的前缘有左结肠动静脉。② 十二指肠右侧旁疝：右结肠系膜和小肠系膜与后腹壁未完全固定，留有间隙，小肠由此间隙进入右结肠和小肠系膜后形成。疝囊口开向左侧，疝囊口前缘有肠系膜上动静脉和回结肠动静脉。

其他尚有盲肠隐窝、十二指肠悬韧带旁隐窝或乙状结肠旁隐窝等，均为肠系膜未完全固定引起，小肠进入后均可引起相应的内疝，导致肠梗阻。

5. 合并畸形

约70%的肠旋转不良患儿有合并畸形[3]，常见的并发畸形如下。

（1）胚胎早期体腔和腹壁发育与肠管发育密切相关，二者发育不良可同时存在，如脐膨出，腹裂、先天性膈疝和Prune Belly综合征等，均可并发肠旋转不良。

（2）消化系统畸形：常见并发畸形有十二指肠、空肠闭锁或狭窄，环状胰腺；另外还有合并先天性肥厚性幽门狭窄、胃食管反流、直肠肛门畸形、先天性巨结肠、胆道闭锁等的报道。

（3）内脏异位综合征，有先天性心脏病，多脾或无脾症等，常并发肠旋转不良。肠旋转不良也可并发肾盂积水畸形、脊柱骨骼畸形、脊膜膨出等。

临床表现

肠旋转不良任何年龄均可发病，临床表现随年龄不同而异。

◆ 新生儿肠旋转不良

绝大多数患儿出生后24小时内均有胎粪排出，量与性状基本正常或稍少。起初喂奶经过多良好，一般是在第2天左右喂养开始后出现呕吐。呕吐为本病最突出的症状，其特点是含有大量胆汁，呕吐物呈碧绿或黄色，每日至少3～6次不等。严重时禁食水情况下仍会继续呕吐。由于十二指肠梗阻为不完全性或间歇性发作，故发病后症状仍可暂时好转，但呕吐很快复发。腹部体征不多。梗阻位于十二指肠第二、三段，故只有胃和十二指肠近端的充气和扩张，由于呕吐频繁，上腹膨隆并不严重。个别病例偶然可以见到上腹部从左到右的胃蠕动波。肛门指诊可有胎便或黄色大便。

一些患儿由于中肠扭转出现绞窄性肠梗阻，呕吐频繁，呕吐物中可含有血性物，亦可排出血性便，腹部呈现弥漫性膨胀、压痛和腹肌紧张，并出现休克症状，如肠管发生扭转坏死及穿孔则腹部红肿发亮并可出现坏死瘀斑，迅速进入感染中毒性休克期，死亡率极高。

◆ 婴儿及儿童肠旋转不良

有些婴儿在出生后曾有过呕吐，但其程度不严重，旋即停止，经过几周或几个月后，婴儿又发生含胆汁的呕吐，并可长期间歇性地发作，患儿往往因进食而出现腹痛，食欲不振，消瘦及营养不良。少数患儿可以一直无症状，突然因肠扭转产生剧烈腹痛而来就诊。这些不典型的症状是由于盲肠升结肠的腹膜系带较宽，压迫力量不大，肠系膜附着不全可使小肠发生扭转，扭转度不高，如45°或90°，则可能随着肠的蠕动和体位改变而自动复位，故在扭转发作时出现肠梗阻表现，自动复位后症状消失，如不能复位或扭转加重，则发生急性肠梗阻而需紧急手术治疗，通常中肠扭转超过270°，自行反向旋转复位的可能性极小。

诊断

新生儿肠旋转不良的诊断并不十分困难，手术前诊断正确率可达90%左右。凡是新生儿有高位肠梗阻的症状，呕吐物含大量胆汁，曾有正常胎粪排出者，应考虑本病，并做X线腹部平片及腹部B超检查加以证实。对婴儿和儿童病例的诊断相对比较困难，如有间歇性呕吐表现为高位肠梗阻症状者也要想到本病，X线检查对确诊至为重要。

◆ 腹部立位平片

当有中肠扭转或Ladd's带压迫造成的急性肠梗阻时，腹立位平片最常见的征象是胃和十二指肠球部扩张，显示“双气泡”征，远端肠管有少量气体或无气（图47-4）。有些病例腹立位平片只见腹部充气肠管少、生理积气减少，或显示正常的肠管充气影而未见明显梗阻。因而仅仅依靠平片不能诊断或除外肠旋转不良和肠扭转，但是通过平片可以确定有无远端肠梗阻或腹腔内有无游离气体[1]。

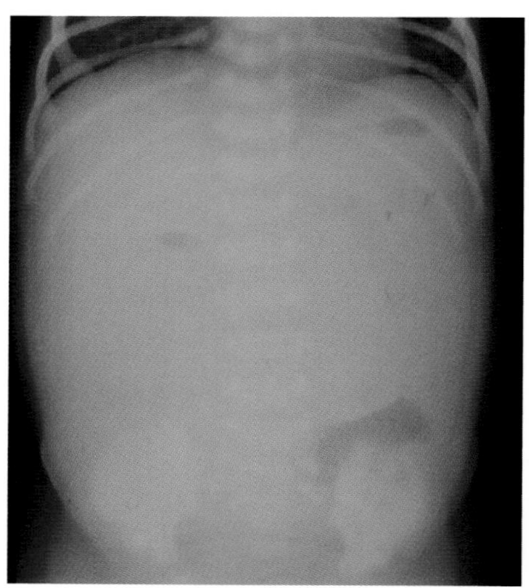

图47-4 肠旋转不良腹立位平片示“双泡征”

新生儿肠旋转不良与先天性十二指肠闭锁、狭窄和环状胰腺临床症状非常相似，呕吐均带胆汁，X线腹立位平片上都可见显示上腹部“双气泡”征，如下腹致密无气，可能诊断为十二指肠闭锁；下腹有少量气体者则可能诊断为环状胰腺或十二指肠狭窄

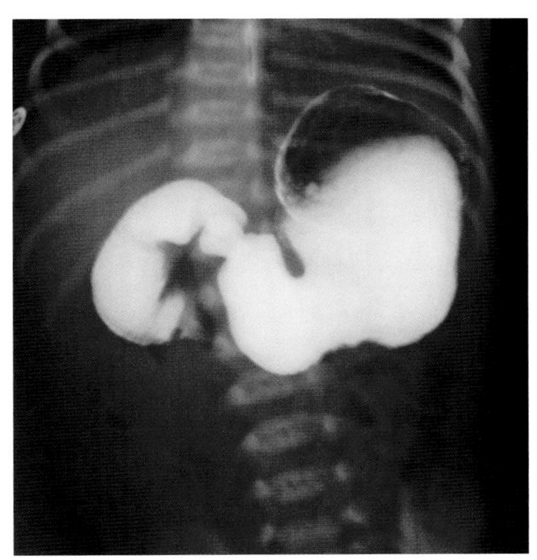

图47-5 UGI显示十二指肠空肠连接部位于中线的右侧

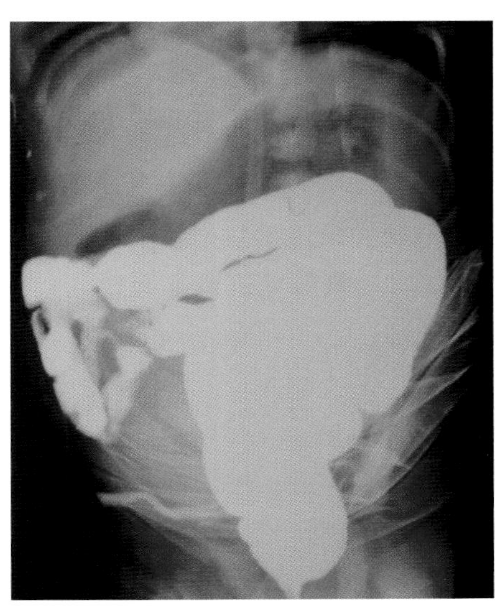

图47-6 钡灌肠：盲肠位于右上腹

或肠旋转不良，Nataraja等[13]报道肠旋转不良并肠扭转时少量气体仅局限在右下腹，结肠无气。

上消化道造影检查（UGI）

UGI是诊断肠旋转不良和肠扭转的金标准，观察十二指肠空肠连接部（DJJ）的位置是UGI的关键。正常DJJ的位置：前后位应该位于第一腰椎（L_1）的左侧、与幽门或十二指肠球部同一水平；侧位观察十二指肠降部在腹膜后下行，十二指肠升部在腹膜后降部的前方上升[14]。肠旋转不良时DJJ位置失去正常位置，位于中线的右侧、位置低，小肠位于右侧腹（图47-5），十二指肠外形异常，十二指肠球部明显扩张，钡剂通过受阻或减慢，当有肠扭转时，十二指肠和近端空肠呈"螺旋状"[15]。Birajdar等认为新生儿甚至是早产儿可以进行很好的耐受UGI，新生儿进行这项检查是安全的[16]。

Sizemore等[15]报道UGI诊断的敏感性为96%。UGI可出现假阳性或假阴性结果。假阳性率可以高达15%，假阴性率报道为3%～6%[17]，仔细地检查技术和认识正常的解剖的各种变异是减少误差的关键。如果诊断可疑时，如患儿允许，可以继续追踪观察回盲部的位置，或立即做钡灌肠确定盲肠的位置，从而确定中肠的肠系膜近端和远端附着位置，这有助于确定肠系膜基部的宽度。对于无临床症状的患儿，因其他原因如喂养不耐受和发育不良做UGI偶然发现的肠旋转不良，如诊断有疑问，需要重复的UGI检查。当UGI仍然不清楚，可以做灌肠造影确定盲肠位置，避免过度诊断导致不必要的手术[4]。

钡灌肠

钡灌肠是传统的放射学诊断方法，可以明确显示盲肠的位置，如显示盲肠位置异常，位于上腹部或左侧（图47-6），对诊断具有重要意义，但是如果盲肠位置正常并不能排除肠旋转不良，20%的肠旋转不良患儿盲肠位置正常[18]，但存在十二指肠空肠袢旋转异常。

正常者和肠旋转不良者盲肠的位置变异较DJJ的位置变异大，80%～87%手术证实的肠旋转不良手术前检查盲肠位置异常[1]，相比较，94%～97%术前检查DJJ位置异常[17]。因而与UGI比较钡灌肠的作用是第二位的，对于不确定的病例可以帮助决定盲肠和结肠的位置。

腹部B超检查（US）

检查肠系膜上静脉（SMV）和肠系膜上动脉（SMA）的位置及其与十二指肠第三部的关系，是无创的诊断肠旋转不良的重要方法。正常情况下SMV位于SMA的右侧，当SMV与SMA的关系逆转

（SMV位于SMA的左侧），应怀疑肠旋转不良[19]。B超检查的主观性较强，与B超医师的诊断技术水平和经验密切相关，因而US在肠旋转不良诊断中的作用存在争议，Orzech等[19]比较了超声SMA/SMV关系和UGI在儿童的准确性，他们报道US诊断的假阳性率为21%（异常的US，正常的UGI），假阴性率2%（正常的US，异常的UGI）。手术中发现假阴性病例肠系膜根部并不很窄，因而肠扭转的危险性低。

当有中肠扭转时，US诊断作用重大。彩色多普勒可探及漩涡征；小肠和其系膜围绕SMA顺时针旋转是诊断肠扭转有价值的征象。Shimanuki等[20]报道其敏感性为83%～92%，特异性为100%。首都医科大学附属北京儿童医院报道[21]的95例新生儿十二指肠梗阻，腹部B超检查十二指肠梗阻诊断率为98.73%，其中肠旋转不良的诊断率为95.65%。因而将超声作为新生儿十二指肠梗阻的首选检查，一旦发现肠扭转则急诊手术而无须做上消化道造影检查。

SMA与SMA的位置关系存在正常变异，二者关系正常并不能完全除外肠旋转不良，在非肠旋转不良者中也有SMV与SMA位置关系逆转者[22]。Yousefzadeh等[23]根据胚胎学和解剖学原则提出：US证实十二指肠第三部（D3）位于肠系膜上动脉和主动脉间的腹膜后则可以除外肠旋转不良，而肠旋转不良者D3总是位于腹腔内。Menten等[24]提出通过腹部逐渐加压技术证实D3位于肠系膜上动脉的后方，主动脉的前方。

CT检查

可以显示D3、DDJ的位置和SMA与SMV的关系[8]。根据Taylor[25]的研究，通过CT显示的D3异常位置诊断肠旋转不良的敏感性为97.3%，特异性99%。由于SMA与SMV关系存在正常变异，通过CT显示SMA与SMV异常关系而诊断肠旋转不良的准确性为76.8%。

MRI检查

与CT相似，肠旋转不良的MRI影像学改变包括：近端十二指肠扩张，十二指肠的位于非腹膜后的异常位置，肠管位置异常和SMV与SMA的关系逆转[18]。MRI检查避免了接受放射线，但是检查过程长要求患儿完全不动，与上述其他检查相比费用最高。

治疗

术前处理

肠旋转不良应急诊手术，中肠扭转造成的绞窄性肠梗阻者应尽短时间（2～3小时）术前准备后立即手术。

手术前准备包括静脉补液，严重者输血浆或成分血，给予广谱抗生素，插入胃管减压，吸出聚积的气体和液体，以利于腹腔手术的暴露和操作。

手术方法

肠旋转不良的手术由William Ladd在1930年最早应用提出[5]，至今仍被普遍采用，并被称为Ladd's术式（图47-7），主要原则一直没有改变，包括当存

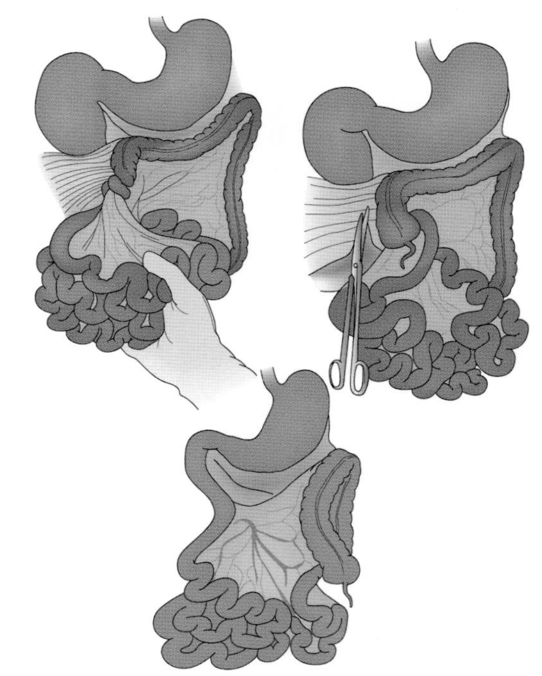

图47-7 Ladd's手术步骤

肠扭转的逆时针旋转复位；分离跨越十二指肠前的腹膜带（也称为Ladd's带）；盲肠及其系膜置左上腹，小肠置右侧腹

在肠扭转时，复位扭转的肠管；松解十二指肠周的异常粘连带；将十二指肠和回盲部彻底分离，使肠系膜扩展；将小肠置于右侧腹，结肠置左侧腹；切除阑尾。

手术可采用右上腹横切口，切开腹膜后仔细观察病理情况，大多数新生儿两种以上主要病变同时存在。

1. 肠扭转复位

首先见到的是肠壁色泽发紫和瘪陷无气、细小如鸡肠的小肠团块，横结肠清晰，速将整个小肠取出腹腔外，即可看到肠系膜根部扭转，因为肠扭转多是顺时针方向的，一般扭转360°，有时扭转2 ～ 3圈，有时只有小肠扭转，部分病例游离的盲升结肠也扭曲于肠系膜根部，即整个中肠发生了扭转（图47-8）。要循反时针方向整复到肠系膜根部完全展开（十二指肠和盲肠平行）为止，此时可见小肠色泽转为红润，肠腔内开始充气。

2. 松解压迫十二指肠的异常粘连带

肠扭转复位后，可见盲、升结肠位于上腹部，并有一层薄膜从盲、升结肠延伸到右后腹壁，跨越于十二指肠第二段之前，这层膜状组织为腹膜带（也称为Ladd's带）。用电刀切开这条菲薄无血管的腹膜带，将覆盖在十二指肠上的膜状组织尽可能分离，检查十二指肠空肠连接处附近及空肠第一段有无膜状组织缠盖和屈曲，将其完全切开分离，将十二指肠拉直，同时彻底松解屈氏韧带及近端空肠与系膜根部以及肠袢间的异常粘连，使十二指肠与回盲部彻底分离，肠系膜展开。

3. 切除阑尾

由于回盲部解剖位置的变化（图47-9），术后根据压痛点位置判断确诊阑尾炎时有一定的困难，故术中常规切除阑尾。考虑到新生儿和小婴儿阑尾在腹腔基础免疫中的重要作用，同时随B超诊断技术的广泛普及和推广，非典型性及异位阑尾炎的诊断已无困难，故有学者开始尝试术中保留阑尾。

还纳肠管时，将十二指肠和近端空肠置右侧腹，回盲部和升结肠置左上腹。不要试图将盲、升结肠拉倒右侧正常的解剖位置。手术时应注意探查有无并发十二指肠膜式狭窄及环状胰腺，发现后要做相应处理。

4. 坏死肠管的处理

复位后肠管色泽无改变，有肠坏死者，应将完全坏死无生机的肠管切除，正常肠管端端吻合。对肠管是否坏死不能确定时，将生机可疑的肠管放回腹腔，暂行肠外置术，术后积极抢救，改善全身情况，24 ～ 48小时后可再手术探查，此时，坏死肠管与正常肠管分界清晰，患儿一般情况转好，可将完全坏死的肠管切除，行肠吻合术。

5. 腹腔镜手术

自1995年Van der Zee等[6]报道应用腹腔镜成功治疗1例肠旋转不良伴急性肠扭转的新生儿患

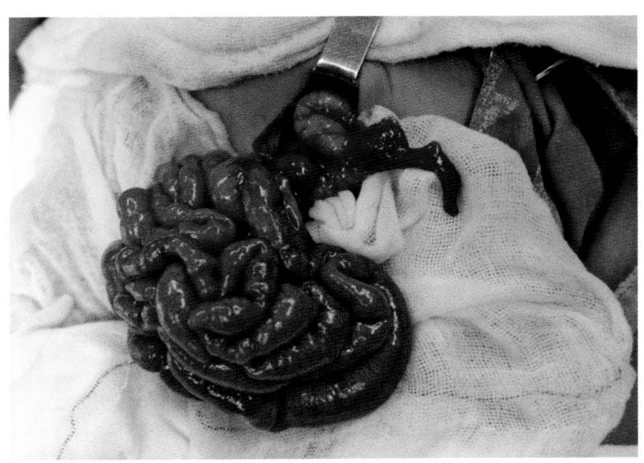

图47-8 肠旋转不良（中肠顺时针扭转）

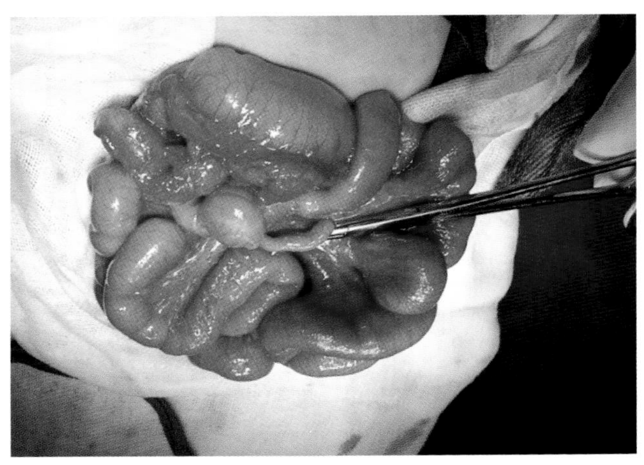

图47-9 Ladd's手术中常规切除阑尾

儿以后，不断有这方面的报道。腹腔镜手术依然遵循Ladd's术原则。虽然腹腔镜可以用于肠旋转不良的治疗，但是对于新生儿及并发肠扭转者是否应用腹腔镜存在争议[26]。Kalfa等[27]认为腹腔镜治疗肠旋转不良伴有中肠扭转的手术指征为：患儿呕吐胆汁样液，腹部平软，没有血便，血流动力学稳定，没有肠穿孔，B超检查没有肠管的血运障碍（严重的肠管局部缺血）。由于新生儿腹腔容积小，手术操作较困难，特别是肠管胀气时操作就更困难，当术中肠管胀气时试图将扭转肠管整体复位较困难，一些作者提出对于扭转的肠管先不处理，集中分离十二指肠，然后顺序分离牵拉小肠，这样扭转的肠管将自然复位。但有时只有将扭转肠管复位后才能暴露十二指肠，由于手术操作困难中转开腹手术率较高[28,29]。

Catania等[30]对2000—2016年发表的对比腹腔镜手术和常规开腹手术治疗肠旋转不良的文献进行了系统的回顾和荟萃分析，从309篇文献中筛选出符合要求的9篇，共1 003例，其中744例（74%）行开腹手术，259例（26%）腹腔镜手术。结果腹腔镜手术可疑早期恢复正常喂养，住院时间短，术后并发症少，但术后肠扭转再发率高。Ferrero等[31]2017年报道对肠旋转不良并肠扭转的新生儿进行腹腔镜与开腹手术的比较，认为对于新生儿腹腔镜手术是安全的并不增加手术风险。

◆ 术后处理

术后予禁食和胃肠减压，输液，应用抗生素，要注意保温，一般3～4天可以开始逐渐经口喂养。

◆ 术后并发症

1. 短肠综合征

短肠综合征是肠旋转不良合并肠坏死后肠管切除过多所致。相当一部分患儿需要肠道内或肠道外营养支持，费用高、肝肾损害明显、生活质量相对较低。残肠延长术及扩大术均有助于改善生存状态，小肠移植亦可尝试，但目前技术仍未成熟、效果尚不确切。

2. 肠扭转复发

术后由于肠系膜根部相对游离且与后腹膜附着性差、活动度较大，加之术中松解不彻底，系膜展开不完全，有可能术后再次发生肠管扭转。常规开腹术后虽然肠梗阻常见，但肠扭转复发很少，El-Gohary等报道[32]其发生率仅为0.6%。而腹腔镜术后的发生率高[30]。一般认为腹腔镜手术后肠粘连少因而导致肠管扭转复发[26]。

预后

肠旋转不良的预后与有无肠坏死密切相关，死亡率约为3%。早期诊断、及时手术，可以防止和减少肠扭转造成肠坏死的发生。患儿经手术治疗，呕吐症状术后消除，预后良好，生长发育基本和健康同龄儿相同。

小结

（1）肠旋转不良是常见的消化道异常，由于胚胎期正常的转转和固定过程停止或异常造成，因而肠系膜根部异常狭窄，易发生中肠扭转，造成肠绞窄、肠坏死。

（2）新生儿临床表现主要是高位不全性，呕吐黄绿色胆汁样液体，发生肠扭转时呕吐频繁，呕吐物中可含有血性物，排出血性便，腹部呈现弥漫性膨胀、压痛和腹肌紧张，全身情况迅速恶化，进入感染中毒性休克期，死亡率极高。

（3）通过X线腹立位片，结合腹部超声或上消化道造影检查可以对肠旋转不良并肠扭转及时诊断。

（4）一旦诊断应急诊手术，无论是开腹还是腹腔镜手术Ladd's术的主要原则不变包括：肠扭转时复位扭转的肠管；松解十二指肠周的异常粘连带；将十二指肠和回盲部彻底分离，使肠系膜扩展；将小肠置于右侧腹，结肠置左侧腹；可选择切除或不切除阑尾。

（陈永卫）

参·考·文·献

[1] Applegate K E. Evidence-based diagnosis of malrotation and volvulus. Pediatr Radiol, 2009, 39 (Suppl 2): S161–S163.

[2] Powell D M, Othersen H B, Smith C D. Malrotation of the intestines in children: the effect of age of presentation and therapy. J Pediatr Surg, 1989, 24: 777–780.

[3] Ford E G, Senac M O Jr, Srikanth M S, et al. Malrotation of the intestine in children. Ann Surg, 1992, 215: 172–178.

[4] Lampl B, Levin T L, Berdon W, et al. Malrotation and midgut volvulus: a historical review and current controversies in diagnosis and management. Pediatr Radiol, 2009, 39: 359–366.

[5] Ladd W E. Surgical diseases of the alimentary tract in infants. N Engl J Med, 1936, 215: 705–708.

[6] Van der Zee D C, Bax N M A. Laparoscopic repair of acute volvulus in a neonate with malrotation. Surg Endosc, 1995, 9: 1123–1124.

[7] 李索林,温哲,时保军,等.小儿腹腔镜下先天性十二指肠梗阻的诊治.中华小儿外科杂志,2005,26(4): 183–185.

[8] Tackett J J, Muise E D, Cowles R A. Malrotation: Current strategies navigating the radiologic diagnosis of a surgical emergency. World J Radiol, 2014, 6(9): 730–736.

[9] 郑珊.实用新生儿外科学.北京:人民卫生出版社,2013: 425–429.

[10] Shew S B. Surgical concerns in malrotation and midgut volvulus. Pediatr Radiol, 2009, 39 (Suppl 2): S167–171.

[11] Stockman P T Malrotation. In: Oldham K T, Colombani P M, Foglia R P, et al. Principles and practice of pediatric surgery. Lippincott Williams & Wilkins, Philadelphia, 2005: 1283–1296.

[12] Spigland N, Brandt M L, Yazbeck S. Malrotation presenting beyond the neonatal period. J Pediatr Surg, 1990, 25: 1139–1142.

[13] Nataraja R M, Nahomed A A. A novel plain abdominal radiograph sign to diagnose malrotation with volvulus. Padiatr Radiol, 2010, 4(5): 7–12.

[14] Slovis T L, Strouse P J. Malrotation: some answers but more questions. Pediatr Radiol, 2009, 39: 315–316.

[15] Sizemore A W, Rabbani K Z, Ladd A, et al. Diagnostic performance of the upper gastrointestinal series in the evaluation of children with clinically suspected malrotation. Pediatr Radiol, 2008, 38: 518–528.

[16] Birajdar S, Rao S C, Bettenay F. Role of upper gastrointestinal contrast studies for suspected malrotation in neonatal population. J Paediatr Child Health, 2017, 53(7): 644–649.

[17] Applegate K E, Anderson J A, Klatte E. Malrotation of the gastrointestinal tract: a problem solving approach to performing the upper GI series. Radiographics, 2006, 26: 1485–1500.

[18] Strouse P J. Malrotation. Semin Roentgenol, 2008, 43: 7–14.

[19] Orzech N, Navarro O M, Langer J C. Is ultrasonography a good screening test for intestinal malrotation? J Pediatr Surg, 2006, 41: 1005–1009.

[20] Shimanuki Y, Aihara T, Takano H, et al. Clockwise whirlpool sign at color Doppler US: an objective and definite sign of midgut volvulus. Radiology, 1996, 199(1): 261–264.

[21] 陈永卫,侯大为,郭卫红.B超在新生儿十二指肠梗阻诊断中的应用.临床小儿外科杂志,2008,7(5): 34–36.

[22] Ashley L M, Allen S, Teele R L. A normal sonogram does not exclude malrotation. Pediatr Radiol, 2001, 31: 354–356.

[23] Yousefzadeh D K, Kang L, Tessicini L. Assessment of retromesenteric position of the third portion of the duodenum: a US feasibility study in 33 newborns. Pediatr Radiol, 2010, 40: 1476–1484.

[24] Menten R, Reding R, Godding V, et al. Sonographic assessment of the retroperitoneal position of the third portion of the duodenum: an indicator of normal intestinal rotation. Pediatr Radiol, 2012, 42: 941–945.

[25] Taylor G A. CT appearance of the duodenum and mesenteric vessels in children with normal and abnormal bowel rotation. Pediatr Radiol, 2011, 41: 1378–1383.

[26] Kinlin C, Shawyer. The surgical management of malrotation: A Canadian Association of Pediatric Surgeons survey. J Pediatr Surg, 2017, 52(5): 853–858.

[27] Kalfa N, Zamfir C, Lopez M, et al. Conditions required for laparoscopic repair of subacute volvulus of the midgut in neonates with intestinal malrotation. Surg Endosc, 2004, 18(12): 1815–1817.

[28] Jason D. Fraser M D, Pablo Aguayo M D. The Role of Laparoscopy in the Management of Malrotation. J Surg Research, 2009, 156, 80–82.

[29] Hagendoorn J, Vieira-Travassos D, van der Zee D. Laparoscopic treatment of intestinal malrotation in neonates and infants: retrospective study. Surg Endosc, 2011, 25: 217–220.

[30] Catania V D, Lauriti G, Pierro A, et al. Open versus laparoscopic approach for intestinal malrotation in infants and children: a systematic review and meta-analysis. Pediatr Surg Int, 2016, 32(12): 1157–1164.

[31] Ferrero L, Ahmed Y B, Philippe P, et al. Intestinal Malrotation and Volvulus in Neonates: Laparoscopy Versus Open Laparotomy. J Laparoendosc Adv Surg Tech A, 2017, 27(3): 318–321.

[32] El-Gohary Y, Alagtal M, Gillick J. Long-term complications following operative intervention for intestinal malrotation: a 10-year review. Pediatr Surg Int, 2010, 26(2): 203–206.

第四十八章 肠闭锁与狭窄

肠闭锁与狭窄是常见的先天性消化道发育畸形，是新生儿时期的主要急腹症之一。发病率为1/（4 000～5 000）活产儿。可发生在肠道任何部位，以空肠、回肠为多见，十二指肠次之，结肠少见。男女性别无显著差异，未成熟儿的发病率较高。

第一节 十二指肠闭锁与狭窄

概述

胚胎发育过程中十二指肠部位发生发育障碍，形成十二指肠闭锁或狭窄，发生率为出生婴儿的1/（7 000～10 000），多见于低出生体重儿[1]。闭锁与狭窄的比例约为3∶2或1∶1，在全部小肠闭锁中占37%～49%。其合并畸形的发生率较高。

病因

胚胎第5周，原肠管腔内上皮细胞过度增殖使肠腔闭塞，出现暂时性的充实期，第9～11周，上皮细胞发生空化形成许多空泡，以后空泡相互融合即为腔化期，使肠腔再度贯通，至第12周时形成正常的肠管。如空泡形成受阻，停留在充实期，或空泡未完全融合，肠管重新腔化发生障碍，即可形成肠闭锁或狭窄。此为十二指肠闭锁的主要病因（Tandler学说）[1-2]。有人认为胚胎期肠管血液供应障碍，缺血、坏死、吸收、修复异常，亦可形成十二指肠闭锁或狭窄。30%～50%病例同时伴发其他畸形，如先天愚型（30%）、肠旋转不良（20%）、环状胰腺、食管闭锁以及肛门直肠、心血管和泌尿系统畸形等。多系统畸形的存在，提示其与胚胎初期全身发育缺陷有关，而非单纯十二指肠局部发育不良所致[1]。

病理

病变多在十二指肠第二段，梗阻多发生于壶腹部远端，少数在近端。

◆ 隔膜型

肠管外形保持连续性，肠腔内有未穿破的隔膜，常为单一，亦可多处同时存在；隔膜可薄而松弛，向梗阻部位的远端脱垂形成风袋状；隔膜中央可有针尖样小孔，食物通过困难。壶腹部括约肌开口常位于隔膜的后内侧。

◆ 盲端型

肠管的连续性中断，两盲端完全分离，或仅有纤维索带连接，肠系膜亦有V型缺损。临床上此型少见。

◆ 十二指肠狭窄

肠腔黏膜有一环状增生，该处肠管无扩张的功能；也有表现为在壶腹部附近有一缩窄段。

梗阻近端的十二指肠和胃明显扩张，肌层肥厚，肠肌间神经丛变性，蠕动功能差。肠闭锁远端肠管萎瘪细小，肠壁菲薄，肠腔内无气。肠狭窄的远端肠腔内有空气存在。

临床表现

孕妇妊娠早期可能有病毒感染、阴道流血等现象，半数以上有羊水过多史。婴儿出生后数小时即发生频繁呕吐，量多，含胆汁，如梗阻在壶腹部近端则不含胆汁。没有正常胎粪排出，或仅排出少量白色黏液或油灰样物，梗阻发生较晚者有时亦可有1～2次少量灰绿色粪便。轻度狭窄者，间歇性呕吐在出生后数周或数月出现，甚至在几年后开始呕吐。因属于高位梗阻，一般均无腹胀，或仅有轻度上腹部膨隆，可见胃蠕动波。剧烈或长期呕吐，有明显的脱水、酸碱失衡及电解质紊乱、消瘦和营养不良。

诊断

出生后出现持续性胆汁性呕吐，无正常胎粪者，应考虑十二指肠梗阻。X线正立位平片见左上腹一宽大液平，为扩张的胃；右上腹亦有一液平，为扩张的十二指肠近段，整个腹部其他部位无气体，为“双气泡征”，是十二指肠闭锁的典型X线征象。十二指肠狭窄的平片与闭锁相似，但十二指肠近端扩张液平略小，余腹可见少量气体。新生儿肠梗阻时，禁忌做钡餐检查，可引起致死性钡剂吸入性肺炎。为与肠旋转不良做鉴别，可行钡剂灌肠，观察盲肠、升结肠的位置。年长儿病史不典型，有十二指肠部分梗阻症状者，需做吞钡检查，检查后应洗胃尽量清除钡剂。

产前超声诊断上消化道梗阻的准确性大于90%。如发现母亲羊水过多，同时胎儿腹腔内显示1～2个典型的液性区，或扩张的胃泡，应高度怀疑本病。可为出生后早期诊断、早期手术提供依据。

治疗

术前放置鼻胃管减压，纠正脱水与电解质失衡，适量补充血容量，保暖，给予维生素K和抗生素。

术时必须仔细探查有无其他消化道畸形，如肠旋转不良或环状胰腺，闭锁远端需注入生理盐水使之扩张，按顺序检查全部小肠，注意有无多发闭锁与狭窄。根据畸形情况选择术式，隔膜型闭锁采用隔膜切除术，做切除时须慎防损伤Odds括约肌开口处。十二指肠近远两端相当接近，或同时有环状胰腺者，可做十二指肠-十二指肠侧侧吻合术。十二指肠远端（水平部）闭锁或狭窄可选择十二指肠空肠吻合术，但术后有可能产生盲端综合征。亦可将扩张段肠管裁剪成形后吻合，可促进十二指肠尽快恢复有效蠕动，缩短禁食时间，减少并发症。

近年主张十二指肠闭锁患儿手术恢复肠道连续性同时，做胃造瘘并放置空肠喂养管[3]。胃造瘘可保证胃排空，防止误吸；空肠喂养管术后立即灌输营养液，早日进行肠内营养，同时可减少长期胃肠外营养的并发症。

小结

目前随着新生儿呼吸管理、静脉营养、肠内营养技术及各种监测技术的不断改进，十二指肠闭锁的死亡率已大大降低，影响其预后的因素包括早产或低体重儿、伴发严重畸形、确诊时间、病变及肠管发育程度[4]。近端十二指肠淤滞、功能性肠梗阻是影响患儿存活的关键。研究发现闭锁近端肠壁的环纵肌肥厚增生且比例失调，肠壁内肌间神经丛和神经节细胞减少，产生巨十二指肠伴盲端综合征、胆汁反流性胃炎、胆汁淤积性黄疸、胃食管反流及排空延迟等并发症，是影响术后肠道功能恢复的因素。

第二节　小肠闭锁与狭窄

概述

空、回肠闭锁与十二指肠闭锁的发生率之比为2∶1。近年报道空、回肠闭锁的发生率较高，达1/4 000～1/1 500，男女相等，1/2多发性闭锁为低出生体重者[1,5]。肠闭锁可发生于同一家庭或孪生子女中。

病因

与十二指肠闭锁病因不同，空回肠胚胎发育过程中无暂时性充实期，其并非由管腔再通化异常造成闭锁，而是肠道血循环障碍所致。胎儿期肠管形成后，肠道再发生某种异常的病理变化，如肠扭转、肠套叠、炎症、穿孔、索带粘连及血管分支畸形等，造成肠系膜血循环发生障碍，以致影响某段小肠血液供应，导致肠管无菌性坏死和/或穿孔、吸收、修复，出现相应部位的肠管闭锁或狭窄，有时受累肠管消失，出现不同程度小肠缩短。据认为多发性肠闭锁为隐性遗传。回肠近端闭锁伴肠系膜缺损和远端肠管围绕肠系膜血管旋转，也属隐性遗传。

病理

闭锁或狭窄可发生于空、回肠的任何部位，空肠比回肠略多见。闭锁于近段空肠占31%，远段空肠20%，近段回肠13%，远段回肠36%。>90%为单一闭锁，6%～10%病例为多发闭锁。可分为5种类型。

◆ 隔膜型

近端扩张肠段与远端萎瘪肠段外形连贯，其相应的肠系膜完整无损，隔膜为黏膜及纤维化的黏膜下层构成。有时隔膜中央有一小孔，少量气体和液体可进入梗阻以下肠腔。

◆ 盲端Ⅰ型

两盲端间有索带相连：近侧盲端肠腔膨大，肠壁增厚。远侧肠段萎瘪细小，直径仅0.3～0.6 cm，相应的肠系膜呈“V”型缺损或无缺损。

◆ 盲端Ⅱ型

两盲端间无索带粘连，相应的肠系膜呈“V”型缺损，有时肠系膜广泛缺损，远端肠系膜完全游离呈一索带，血液供应仅来自回结肠、右结肠或结肠中动脉，远侧细小的小肠以肠系膜为轴，围绕旋转，形成一种特殊类型，称为“苹果皮样闭锁”（apple-peel atresia），此型约占10%，多发生于空肠闭锁，常为低体重儿伴有多发畸形（图48-1）。整个小肠长度可缩短，因缺乏肠系膜固定容易发生小肠扭转。

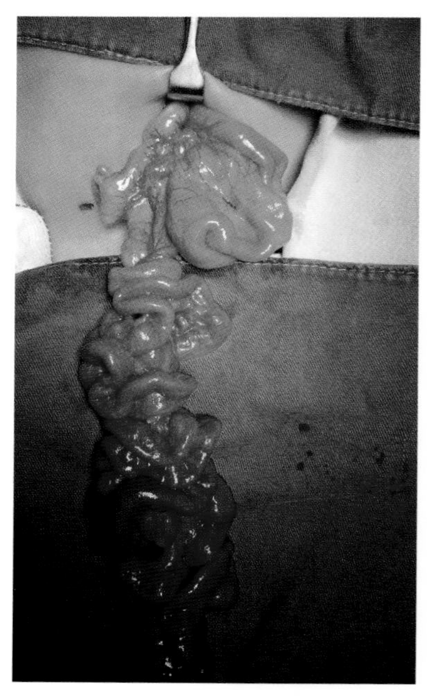

图48-1　苹果皮样肠闭锁

◆ 多节段型

闭锁远端肠段与近侧完全分离，肠系膜缺损，远端肠段有多处闭锁，其间有索带相连，状如一串香肠。但亦有远侧肠段内多处闭锁而外观完全正常者。

◆ 狭窄型

病变部有一段狭窄区域或呈瓣膜样狭窄，仅能通过探针；有时表现为僵硬肠段，而其内腔细小，远侧肠腔内有少量气体。

正常小肠的全长，成熟儿为250～300 cm，未成熟儿160～240 cm，肠闭锁者较正常儿明显缩短，仅100～150 cm，甚至更短。闭锁近端肠腔因内容物积聚而高度扩张，直径可达3～4 cm，肠壁肥厚，蠕动功能差，血运不良，甚至坏死、穿孔。闭锁远端肠管细小萎陷，直径不足4～6 mm，腔内无气，仅有少量黏液和脱落细胞。有时合并胎粪性腹膜炎。伴发畸形有肠旋转不良、肠扭转、腹裂、肛门直肠闭锁、先天性心脏病和先天愚型等。

临床表现

主要为肠梗阻症状，其出现早晚和轻重取决于梗阻的部位和程度。呕吐为早期症状，梗阻部位越高出现呕吐越早，空肠闭锁多在出生后24小时以内出现呕吐，而回肠闭锁可于出生后2～3天才出现，呕吐进行性加重，呈频繁呕吐胆汁或粪便样液体。高位闭锁时腹胀仅限于上腹部，多不严重，在大量呕吐或放置胃管抽出胃内容物后，可明显减轻或消失。回肠闭锁时全腹呈一致性腹胀，可见肠型。如腹壁水肿发红，则为肠穿孔腹膜炎征象。肠闭锁者无正常胎便排出，有时可排出少量灰白色或青灰色黏液样物，此为闭锁远段肠管的分泌物和脱落细胞。全身情况可因呕吐频繁很快出现脱水、酸中毒、电解质紊乱及中毒症状，体温不升，并常伴吸入性肺炎，呼吸急促。

诊断

小肠闭锁有15.8%～45%伴有羊水过多，尤以空肠闭锁多见。胎儿超声检查可发现腹腔多个液性暗区，提示扩张肠管可能。出生后持续性呕吐、进行性腹胀、无胎粪排出，应怀疑肠闭锁。肛指或灌肠后观察胎粪情况，有助于区别闭锁、胎粪塞或巨结肠。

腹部平片对诊断有很大价值。新生儿吞咽空气1小时内到达小肠，12小时内到达直肠。高位闭锁可见一大液平（胃）及3～4个小液平（扩张的小肠），或“三泡征”，下腹部完全无气体影。低位闭锁显示较多的扩张肠段及液平，最远的肠袢极度扩张。侧位片示结肠及直肠内无气体。对临床症状不典型者，少量稀钡做灌肠检查，可显示细小结肠（胎儿型结肠）；并可发现合并的肠旋转不良或结肠闭锁，及除外先天性巨结肠。

治疗

按新生儿肠梗阻要求进行充分的术前准备。根据病变类型及部位，选择合适的术式。凡条件允许，应常规做肠切除、小肠端端吻合术，取5/0可吸收线全层间断内翻单层缝合，组织内翻不宜过多。隔膜型可做隔膜切除术，肠壁纵切横缝。高位空肠闭锁，切除扩张肠段有困难时，为改善日后肠蠕动恢复功能，可做肠裁剪成形后吻合。亦可选择近、远端做端侧吻合及远端造瘘术（Bishop-koop法）或近、远端做侧端吻合及近端造瘘术（Santulli法），后者可使近侧肠管充分减压。病变部位在回肠远端，合并肠穿孔、胎粪性腹膜炎和其他严重畸形者，可做双腔造瘘术（Mikulicz法）。肠狭窄患儿应将狭窄肠管切除后做肠吻合术。

闭锁近端肠管扩张、肠壁机能障碍为术后肠道通行受阻的主要原因。因此术中应彻底切除盲端及扩张肥厚的近端肠段10～20 cm。远端肠管切除2～3 cm。小肠切除的长度不应超过其全长的50%，全部小肠最好能保留75 cm以上，使营养代谢不致发生严重紊乱。吻合前应在闭锁远端肠管注入生理盐水，对整条肠管进行全面仔细检查，以免遗漏多发闭锁。肠吻合时两断端管腔直径不等，可将远端肠管斜行45°切开或沿肠系膜对侧缘纵行切开，进行端端吻合。手术放大镜进行操作，能提高吻合质量。术后肠道功能恢复较慢，一般需10～14天，甚至更长。因此在恢复前需较长时间持续胃肠减压，通过静脉营养，补充足够的水、热量和氨基酸，维持正氮平衡。

预后

小肠闭锁的治疗效果随着目前诊疗技术的提高，特别是胃肠外营养的成功应用，已有明显改善。在专业新生儿外科治疗中心的报道其治愈率90%，但高位空肠闭锁治愈率略低，为60%～70%。高位空肠闭锁，仍有较高术后并发症和死亡率，近端空肠裁剪术虽可缩小盲端，但其增加吻合口瘘和破坏肠壁肌层的连续性。对高位空肠闭锁，建议术中放置经吻合口下方的小肠喂养管，早期肠内营养可减少静脉营养的并发症。小肠闭锁术后常见致死原因为肺炎、腹膜炎及败血症，未成熟儿、短肠综合征、吻合口瘘与肠功能不良。术后小肠长度>50%者大多可得到正常生长发育。远侧小肠广泛切除，特别缺少回盲瓣者，大多有脂肪、胆盐、维生素B_{12}、钙、镁吸收不良，腹泻及肠道细菌过度繁殖。应用静脉营养与要素饮食，使剩余小肠>35 cm有回盲瓣者大多能存活，以后可藉小肠绒毛肥大，肠黏膜细胞的增生及肠壁增厚增粗而逐渐适应营养吸收。

小结

（1）小肠闭锁是最常见的新生儿肠闭锁类型。

（2）小肠闭锁均需要手术治疗，手术方法的选择取决于具体的病理类型。

（3）小肠闭锁一般预后良好。

第三节　结肠闭锁与狭窄

概述

结肠闭锁的发生率为1/（15 000～20 000），占肠闭锁<5%。病因与病理基本上与小肠闭锁相同。类型有：① 黏膜及黏膜下层构成的隔膜，多见于升结肠及乙状结肠；② 两端为盲端，中间有结缔组织；③ 两盲端间无结缔组织，多见于横结肠。

临床表现

为典型的低位肠梗阻，腹胀明显，呕吐物呈粪汁样，无胎粪排出。腹部平片见全腹均有肠段充气及多个液平面。钡剂灌肠可提示闭锁部位，有助于确定诊断。

治疗

主张分期手术，先切除扩张的肠管，近端造瘘排便，远端造瘘进行灌注，以扩大远端肠管直径，使二期吻合时两端肠管直径基本接近，数周或数月后做造瘘关闭肠吻合术。目前也可选择行Bishop或Santulli造瘘，促进闭锁远端肠管发育，等待二期肠造瘘关闭术。尽量避免在病情恶劣时做一期手术。

小结

（1）结肠闭锁是一类罕见的肠闭锁类型。

（2）结肠闭锁一般选择分期手术，可达良好效果。

（朱海涛　郑　珊）

参・考・文・献

[1] 郑珊.实用新生儿外科学[M].北京：人民卫生出版社，2013.

[2] Gharpure V. Duodenal atresia. J Neonatal Surg, 2014, 3: 14.

[3] Hall N J, Drewett M, Wheeler R A, et al. Trans-anastomotic tubes reduce the need for central venous access and parenteral nutrition in infants with congenital duodenal obstruction. Pediatr Surg Int, 2011, 27: 851-855.

[4] Rattan K N, Singh J, Dalal P. Neonatal duodenal obstruction: A 15-year experience. J Neonatal Surg, 2016, 5: 13.

[5] Takahashi D, Hiroma T, Takamizawa S, et al. Population-based study of esophageal and small intestinal atresia/stenosis. Pediatr Int, 2014, 56: 838-844.

第四十九章
环 状 胰 腺

概述

新生儿十二指肠梗阻是新生儿外科常见的疾病，定义为由内在性因素如先天性十二指肠狭窄、闭锁以及外在性因素如环状胰腺、肠旋转不良、肠外血管、肿物压迫导致十二指肠梗阻。临床上表现呕吐带胆汁样呕吐物，且X线腹部平片可提示“双泡征”[1]。本章节描述环状胰腺所致十二指肠梗阻。

环状胰腺（annular pancreas）指胰腺头部组织呈环状或钳状包绕压迫十二指肠降段，造成十二指肠梗阻。其约占十二指肠梗阻病例15%，男女比例相似。

胚胎学

胰腺来源于胚胎晚期的腹侧始基与背侧始基，正常在第6周胎儿腹侧始基随十二指肠逆时针旋转至十二指肠后方与背侧始基融合形成胰头，背侧始基其向后向左发育成胰体和胰尾。腹侧始基随十二指肠逆时针旋转是由于十二指肠左侧壁规律性增长的结果，上述过程中副胰管也被引流（图49–1）。如果腹侧始基未随十二指肠旋转则形成环状胰腺[2,3]。

发病机制

胚胎胰腺的腹、背原基本应同向肠管左侧旋转融合形成胰头。如背侧原基反向旋转形成环状完全或部分包绕胰管，但也有学者也有环状胰腺形成系因有两个腹侧始基同背侧胰始基围绕十二指肠融合所致等相关胚胎发育学角度的成因推测。

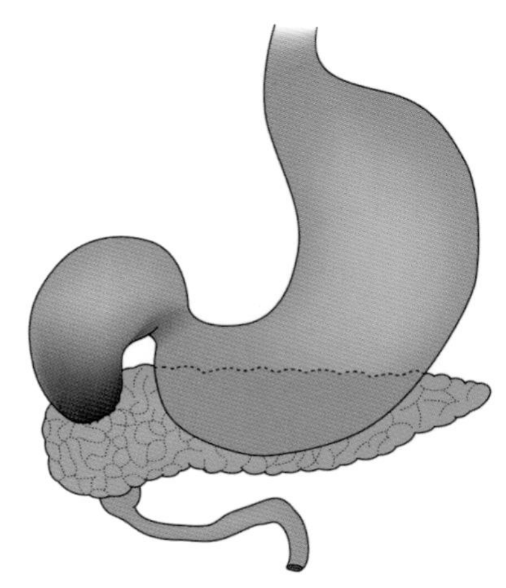

图49–1 十二指肠梗阻（先天性环状胰腺）

在新生儿环状胰腺可合并其他的先天性畸形，如唐氏综合征、先天性心脏病、肠旋转不良、胰腺炎、胆管畸形等[4]。

病理

环状胰腺中胰腺环绕十二指肠可造成外源性不全性十二指肠梗阻。如合并十二指肠狭窄闭锁往往病变在环状胰腺的下面。胰腺的解剖学结构改变，主胰管横越环状部分（图49–2）。

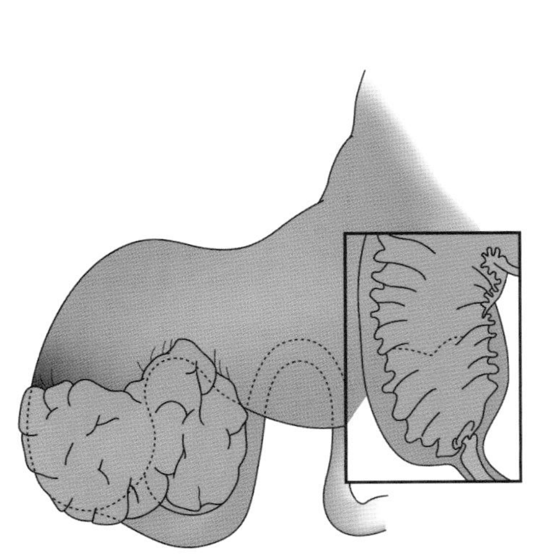

图49-2 环状胰腺伴下方隔膜造成不完全性梗阻

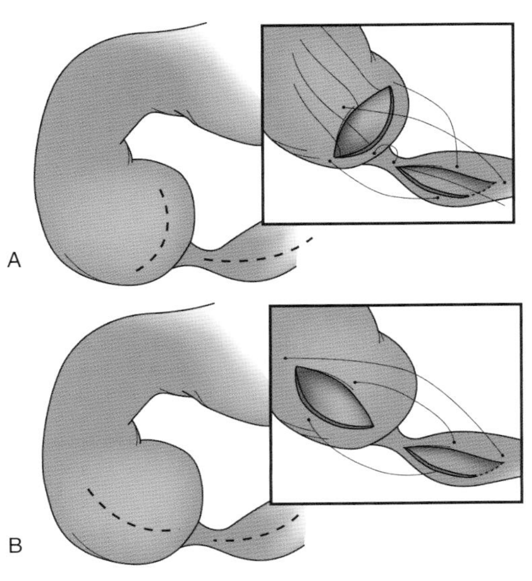

图49-3 环状胰腺治疗方法
图A：菱形吻合；图B：十二指肠空肠吻合

临床表现

产前诊断测出率正确率报道不一，但30%～65%的孕妇有羊水过多，可有50%以上是早产儿[5]。

新生儿期表现：反复胆汁性呕吐是一特征性表现，因不全梗阻，腹胀表现不明显，但是有上腹部膨隆，呕吐后可缓解。

放射学、B超表现十分典型“双泡征”，上消化道造影检查有助于鉴别内在性梗阻或肿物压迫，但也不能确切诊断。有学者提出十二指肠梗阻诊断明确，应在短时间进行探查手术，完全不必在术前区分是十二指肠闭锁、狭窄还是环状胰腺[6]。

诊断

十二指肠梗阻（完全性或不完全性）的特点是反复胆汁性呕吐，可有上腹膨隆，呕吐后缓解，X线影像学提示呈现“双泡征”，上消化道造影可显见X线消化道梗阻征象。

治疗

明确诊断后，即应做短期术前准备，如置鼻胃管减压及静脉补液纠正水电解质平衡，有些医院推荐做周围静脉只管给予静脉营养。

通常手术做“菱形吻合”或十二指肠空肠吻合术（图49-3A、B）。据文献报道大约80%是做菱形吻合术（近端横切开，远端纵切开），这种不对称吻合可维持吻合口宽大张开的形状更易允许十二指肠内容物通过[7,8]。

近期也开展了微创手术治疗环状胰腺，取得满意的结果[8,9]。同时对早产儿、部分环状胰腺的治疗提出了治疗手术方法[10]。

预后

环状胰腺手术疗效满意，90%以上存活[11]。且并发症少，出现术后粘连或吻合口狭窄也易再手术等方法切除。环状胰腺伴发畸形20%以上[8]。死亡主要原因是早产儿、低体重新生儿感染、呼吸衰竭综合征、严重畸形合并[3]。

小结

环状胰腺是引起新生儿十二指肠梗阻的原因之一。临床主要表现反复胆汁性呕吐，X线表现

“双泡征”，早期治疗手术探查可取得满意结果；手术方法有两种即菱形吻合（十二指肠-十二指肠吻合）和十二指肠空肠吻合。前者以近端横切口远端总切口吻合，是吻合口狭窄减少的良好方法。

（施诚仁）

参·考·文·献

[1] 施诚仁.新生儿外科学.上海：上海科学普及出版社，2002.

[2] Sahin Y, Dogan Y, Civan H A, et al. A rare cause of vomiting: annular pancreas. Turk Pediatri Ars, 2017, 52(4): 236–239.

[3] 张金哲.张金哲小儿外科学.北京：人民卫生出版社，2013：1059–1060.

[4] Mittal S, Jindal G, Mittal A, et al. Partial annular pancreas. Proc (Bayl Univ Med Cent), 2016, 29(4): 402–403.

[5] Dalla Vecchia L K, Grosfeld J L, West K W, et al. Intestinal atresia and stenosis: a 25-year experience with 277 cases. Arch Surg, 1998, 133(5): 490–496; discussion 496–497.

[6] Eustace S, Connolly B, Blake N. Congenital duodenal obstruction: an approach to diagnosis. Eur J Pediatr Surg, 1993, 3(5): 267–270.

[7] Kimura K, Tsugawa C, Ogawa K, et al. Diamond-shaped anastomosis for congenital duodenal obstruction. Arch Surg, 1977, 112(10): 1262–1263.

[8] Zilberstein B, Sorbello M P, Orso I R, et al. Laparoscopic duodenal-jejunal bypass for the treatment of duodenal obstruction caused by annular pancreas: description of a surgical technique. Surg Laparosc Endosc Percutan Tech, 2011, 21(2): e60–64.

[9] 李炳，陈卫兵，王寿青，等.腹腔镜下十二指肠菱形吻合术治疗新生儿环状胰腺二例.中华小儿外科杂志，2013：796–797.

[10] Matsumoto I, Shinzeki M, Fukumoto T, et al. An extremely rare portal annular pancreas for pancreaticoduodenectomy with a special note on the pancreatic duct management in the dorsal pancreas. Surgery, 2013, 153(3): 434–436.

[11] Wesley J R, Mahour G H. Congenital intrinsic duodenal obstruction: a twenty-five year review. Surgery, 1977, 82(5): 716–720.

第五十章
胎粪性腹膜炎

概述

胎粪性腹膜炎（meconium peritonitis，MP）是在胎儿时期发生肠穿孔导致胎粪流入腹腔而引起无菌性局限性或者全腹性腹膜炎，这些无菌性的胎粪进入腹腔后引起严重的化学和异物反应形成特征性的钙化[1]。发病率为1/30 000，大多在出生后短期内出现腹膜炎及肠梗阻症状，个别病例迟至出生后数月或更晚时间出现症状。

一般认为宫内缺血是最常见的原因，但是缺乏实质性证据，在孕16周胎便到达回肠，这一生理过程决定了MP的类型，纤维粘连型、混合型、囊肿型。MP最典型的特征是钙化灶，也是由于胎粪中的脂肪与钙离子作用形成。Zangheri依据产前超声检查对MP的分级标准已得到应用[2]，当然同时也需要排除其他先天性畸形、囊性纤维化和染色体异常。产前发现的MP部分可以无药而愈，产后确诊的MP需要依据不同类型进行相应治疗。

Morgagni于1761初次报道此病，Agerty于1943年首次手术，1952—2016年报道的2 098例患儿的死亡率高达37.3%，在美国目前死亡率在10%以下甚至接近于零，但第三世界国家仍有改善余地[3]。

病因

胎粪含有羊水、单眼、细胞碎片和蛋白，其余还有尿酸、消化酶、胆固醇、无机盐和糖。穿孔后的化学性腹膜炎由脂肪酶和胆盐启动。该过程为吞噬细胞渗透入腹膜后的抗体依赖、细胞介导的释放化学物质的吞噬反应。此过程中TNF-α增高，导致纤维素沉积和严重的腹腔粘连，其他促炎细胞因子亦增高。白介素6、8增高。这些因子不仅在患儿的血浆里面显著增高，囊肿和腹水中也显著增高，囊液引流不能抑制反应[4]。

胎肠发生穿孔的假说众多，均缺乏可靠依据。最常见的是肠闭锁以及其他消化道畸形，如肠套叠、肠扭转、内疝等所致的胎儿肠梗阻约占半数，其余可能为先天性巨结肠、索带压迫、胎粪塞综合征、梅克尔憩室；其次可能为肠壁局部血运障碍，如胎儿坏死性肠炎、肠系膜血管栓塞等；第三为胎儿肠管肌层发育缺陷以及胎儿缺氧导致肠管供血减少，肠黏膜产生的黏蛋白减少并退行性变，蛋白酶攻击通常由黏蛋白保护的肠壁，黏膜完整性受损并产生穿孔，血供不丰富的地方如回盲部和结肠脾曲更容易发生穿孔[5]。先天性胰腺纤维囊性变性所致的胎粪性肠梗阻穿孔在我国罕见报道。

病理

胎肠穿孔后溢入腹腔的胎粪含有各种消化酶，引起腹膜炎症反应。在胎龄3个月时已形成。16周到达回肠。在这前后发生的坏死和穿孔，将导致肠闭锁或者肠闭锁合并MP。穿孔的时间决定MP类型。Lorimer[6]依据上述病理变化而将MP

分为三型：纤维粘连型、囊肿型和全腹型。纤维粘连型是穿孔发生在胎粪到达之前，消化酶产生的严重的纤维增生反应，诱发快速纤维增生，大量纤维素渗出，造成腹膜广泛粘连，堵塞穿孔临床特点为粘连性索带诱发肠梗阻。囊肿型是由于穿孔部位未能封闭，由肠袢形成厚壁囊肿，防止肠内容物进入腹腔其他部位，钙质沉积于囊壁上，囊壁由纤维蛋白、胎粪和肠袢构成，如若继续溢漏，囊腔可逐渐增大，充满于腹腔，假性囊肿标志着机体对肠管穿孔的自愈能力。弥散型则表现为钙化胎便散布于全腹腔内，肠袢被细的纤维索带黏附固定，此型占大多数。腹腔渗液及坏死组织可大部分被吸收，但堆积在穿孔周围的胎粪中钙盐与腹膜炎性渗出液发生化学反应而沉淀，形成钙化斑块，病变波及局部或者全腹部，腹膜光滑度下降，肠管被纤维组织包裹后引发肠管粘连，难以分离，钙化点和胎粪散布于腹腔内，穿孔部位难以找到。

如果肠穿孔发生于分娩前几天之内，出生时穿孔仍开放，腹腔内可充满染有胎粪的腹水，出生后吞咽的气体，吸吮的糖水或奶汁，形成弥漫性腹膜炎，并迅速发展为细菌性腹膜炎。胎粪也可以经由血液和淋巴循环路径传播[7]。

MP自愈后可以出现腹股沟或者阴囊肿块，常没有临床症状，出生时可有单侧鞘膜积液，阴囊和腹部的影像学检查可发现特征性的腹腔内钙化灶[8]。部分患儿仅有腹腔内的钙化灶，可以予以观察，暂不做特殊处理，部分患儿钙化灶可自行消退，对于切除病灶的病理检查可以发现浆膜表面有纤维化样改变，局灶性钙化和异物肉芽肿形成。

还有另外一种“显微镜下胎粪性腹膜炎”，常没有临床症状，因其他疾病进行剖腹探查时偶然发现，尤其是肠闭锁，Tibboel认为某些肠闭锁是由于胚胎早期穿孔后瘢痕形成导致[9]，对脏层和壁层腹膜的显微镜检查可以发现胆汁成分，鳞状细胞残余成分，这些成分提示曾经发生穿孔，腹腔内出现胶原蛋白、钙质沉积、胎粪周围包裹的巨细胞提示胎粪在腹腔内存在相当时间[10]。

临床表现

根据病理情况而定，可表现为急性肠梗阻和/或急性腹膜炎。

◆ 新生儿肠梗阻型

出生时肠穿孔已愈合，存在粘连与钙化。由于伴有肠闭锁或肠狭窄等，新生儿有典型的肠梗阻表现。发生胆汁性呕吐、腹胀、X线摄片显示肠管扩张和多个液平面，且有明显的钙化斑块（图50–1）。肠梗阻可以是完全性或是不完全性的，可以是高位或者低位的，以回肠梗阻较多见。

◆ 局限性腹膜炎包裹性气腹型

出生时肠穿孔尚未愈合，但溢入腹腔的胎粪在穿孔肠袢的周围形成一个纤维性粘连，包裹着形成的假性囊肿，内含有气体和液体，并可很快发展为局限性腹腔脓肿（图50–2）。X线片可见一个液平面，膈下无游离气体。钙化斑块可散在假性囊壁上或腹腔其他部位。临床症状与脓肿大小、感染程度

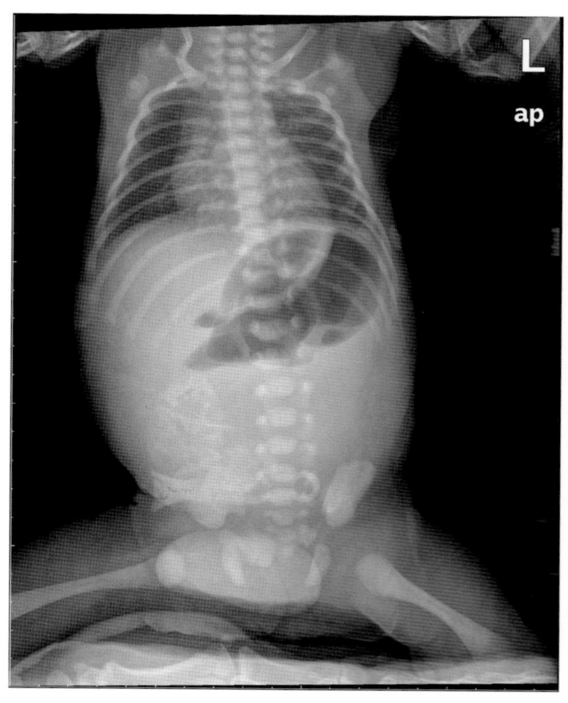

图50–1 胎粪性腹膜炎（肠梗阻型）
X线摄片显示肠管扩张和液平面，右下腹可及钙化斑块

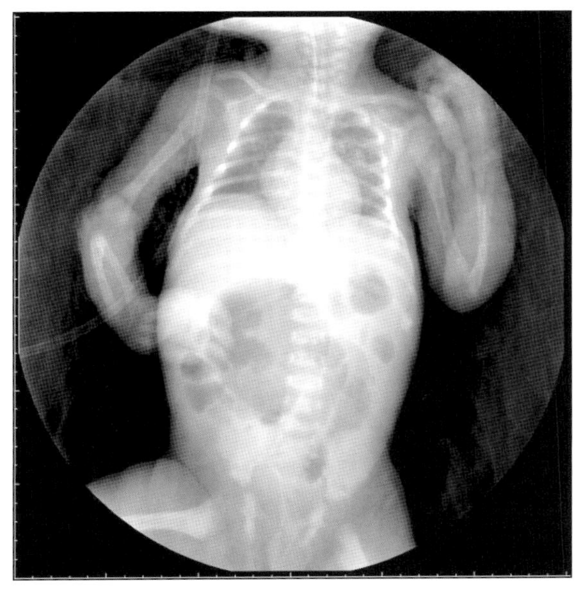

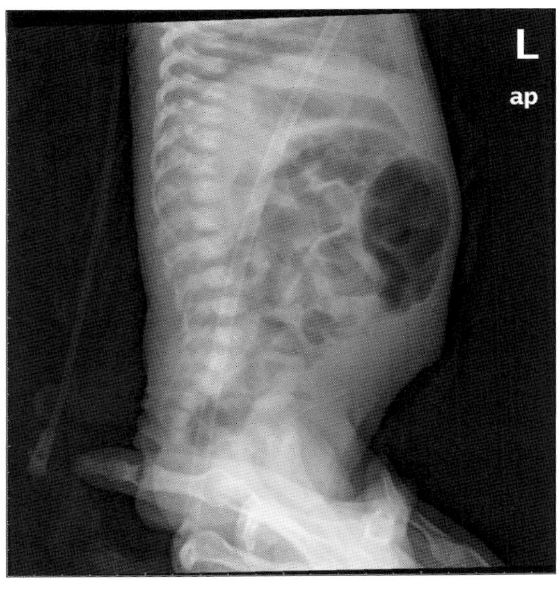

图50-2 胎粪性腹膜炎（局限性腹膜炎包裹性气腹型）
X线片可见一个囊性积气包块，膈下无游离气体

及肠道通畅情况有关。临床表现为腹部局限性膨隆，多在上腹部或一侧腹部，有局部压痛和腹壁红肿，但尚能进奶和排便，也可出现肠梗阻或败血症症状。

◆ 弥漫性腹膜炎游离气腹型

出生时肠穿孔仍存在，未被粘连所包裹，迅速发生细菌性腹膜炎。出生后即频繁呕吐，腹部极度膨隆，严重时影响呼吸而出现呼吸困难、发绀等症状。腹壁静脉怒张，腹壁水肿和发红，甚至阴囊或阴唇水肿，体温低下，皮肤出现花纹，呈中毒性休克。X线直立位腹部片示横膈抬高及膈下游离气体，肝脏下垂、腹部不透明，肠道仅见少量气体，巨大气液平面横贯全腹。钙化斑块可在腹腔任何部位，甚达阴囊。

◆ 无症状（可能伴发肠梗阻）型

出生时肠穿孔早已闭合，腹腔内虽有粘连但无肠梗阻。部分病例胎粪性粘连及钙化斑块逐渐吸收，可终身无症状。有时在诊断其他疾病时，X线检查发现腹腔内有钙化斑块。部分病例可在以后发生粘连性肠梗阻，大多由于粘连索带所引起，多数发生在婴儿期。

诊断

◆ 产前诊断

目前产前诊断MP仍然以超声为首选检查手段，但是胎儿MRI以其越来越多的优势慢慢被临床接受，成为产前诊断的重要补充。

产前超声表现与胎粪泄漏与超声检查之间的时间间隔有关，初为腹腔积液，接着不规则的厚壁假性囊肿，常伴有囊壁钙化，最后可以发现孤立的腹腔内钙化。超声发现腹腔内钙化灶、不规则厚壁假性囊肿，孤立性腹水而没有其他异常积液支持胎儿水肿者，都可诊断该病。

胎儿肠管穿孔后，胎粪渗入腹腔，刺激腹膜产生无菌性炎性腹腔积液在MRI图像上，腹腔积液表现为游离于腹腔内的液体信号，T_1WI呈低信号，T_2WI呈高信号，信号常较均匀，胎粪量溢出较多者可于腹腔积液中分辨出胎粪信号，呈沉积于腹腔积液底部的半固体状高T_1WI、稍低T_2WI信号影[11]。研究表明磁共振对MP的诊断准确率超过超声（57.1% Vs 42%）[12]，但超声是筛查首选，Zangheri的MP分级评分系统中（表50-1），超过1分的就有急诊手术指征，需要到有条件的医院待产。对于风险评估较高

表50-1 Zangheri评分系统

评分		表现
0		腹腔内钙化
1	A	腹腔内钙化合并气腹
	B	腹腔内钙化合并假性囊肿
	C	腹腔内钙化合并肠管扩张
2		腹腔内钙化合并2种以上征象
3		腹腔内钙化合并所有征象

的胎儿，首选35周剖宫产。

鉴别诊断：① 胎儿水肿综合征，常有胎儿腹腔积液征象，但多合并心包积液、胸腔积液、皮肤水肿、胎盘增厚等多种征象；② 腹部囊性占位性病变，假性囊肿型MP需与淋巴管畸形、肠重复畸形等腹腔囊性占位性病变相鉴别，但后者囊性病变内容物多呈T_1WI低信号、T_2WI高信号，结合肠管形态及信号等征象不难鉴别。

◆ 出生后诊断

早期诊断是决定预后的关键因素，因为出生后胎粪中的细菌开始繁殖，对134名新生儿的胎粪进行培养，12小时后24%，72小时后86%的胎粪可以培养出细菌[10]。而且脓毒症可以加快胎粪播散，因此早期手术较关键，Jose Boix-Ocha报道了67例MP，生后36小时方行手术治疗者死亡率是生后24小时内进行手术的3倍[5]。

MP诊断依赖于肠梗阻等临床症状和典型的影像学检查结果，包括肠梗阻、钙化影、气腹、囊肿形成或者腹水。典型的MP症状为患儿为生下来早发或者迟发性腹胀，伴有胆汁性呕吐以及胎粪排出延迟，有时严重腹胀可导致难产和呼吸困难。少数MP患儿合并隐睾，提示胎儿腹部病变影响睾丸下降，可以出现阴囊水肿或者积液并有阴囊内钙化，X线和超声检查提示肠梗阻，腹水，腹部出现毛玻璃征，偶见气腹。但如果未见钙化影，也不能否定诊断。MP可以导致一系列泌尿生殖系统病变，比如腹股沟、阴囊或阴唇区域的含有胎粪或钙质沉积的鞘状突积液或者硬质类似于肿瘤的阴囊肿块[13]。

部分胎儿期诊断的MP可以自愈，此类患儿往往无肠梗阻等临床症状，胎粪排出正常，X线可以发现腹腔内钙化灶，对于这一部分患儿需要密切观察，谨慎处理，避免过早干预。

治疗

（1）如临床表现为不完全性肠梗阻，应尽可能采用非手术疗法，包括禁食、胃肠减压、补液及纠正水电解质失衡。如为腹膜炎或完全性肠梗阻应及早手术治疗。如腹膜炎有高度腹胀时，立即腹腔穿刺，常可抽到多量气体及稠厚的绿色液体，以解除腹胀而改善呼吸窘迫，同时进行充分的各项术前准备。

（2）手术要点：手术方式依病理变化而不同。

粘连性肠梗阻：手术时应以单纯分离松解梗阻的粘连，以解除梗阻为原则。对钙化的斑块不宜强行剥除，以免再发穿孔。如未能发现梗阻部位，则可做捷径吻合术。如肠管粘连成团而较局限者，如情况允许可做肠切除。亦可根据病变与全身情况施行肠造瘘术。

对于局限性腹膜炎或者弥漫性腹膜炎，分离粘连的目的是找到穿孔部位和解除梗阻，除非必要，无须分离粘连，因为纤维粘连性腹膜炎在8～14天后可以自行消失。弥漫性腹膜炎时，如可找到穿孔部位，不宜做穿孔修补，而需要做肠切除吻合术，如穿孔未找到，则只能做单纯腹腔引流。

当患儿的情况比较危重，腹腔感染严重，肠管炎症水肿，一期吻合容易发生吻合口瘘，宜采取分期手术（Rehbein's two-stage operation），近端封闭，远端造瘘，经造瘘口给予营养，2周后待情况好转再行吻合。分期手术可以快速解决腹腔问题，防止发生吻合口瘘，让肠粘连减轻，肠管至今恢复正常，肠内营养恢复肠黏膜功能，使神经内分泌系统恢复正常。分期手术可以降低死亡率。笔者也采用Bishop-Koop造瘘处理危重MP患儿，围术期可以经由造瘘口引流减压，减轻吻合口张力，利于愈合。

当处理囊肿型病变时，可以耐心的剥离囊肿并分期手术，也可以采用超声引导下的穿刺引流，然后给予广谱抗生素、胃肠减压、肠外营养支持等，待情况好转后二期手术，Tanaka[14]认为此方法安全度大大提高，二期手术时患儿情况明显好转，腹腔粘连少，容易发现病灶。

局限性气腹型则以腹腔引流为主。无症状型应告知家长其小儿曾有过MP，需要及时来院就诊。

小结

既往MP的死亡率甚高，近年有显著下降，在一些大的儿科中心死亡率几乎为零。其诊治关键在于产前做出诊断，围术期严密监护以及儿外科医师与新生儿医师、妇产科医师的密切配合。MP经临床治愈后，因腹腔内仍遗有广泛粘连，一般并无症状，亦有部分病例经常或偶有粘连性肠梗阻的症状出现。多数病例均可随年龄的增加而治愈。腹腔内钙化斑块也随年龄的增长而逐渐吸收以至完全消失。

（余东海）

参·考·文·献

[1] 施诚仁. 新生儿外科学[M]. 上海：上海科学普及出版社，2002.

[2] Zangheri G, Andreani M, Ciriello E, et al. Fetal intra-abdominal calcifications from meconium peritonitis: sonographic predictors of postnatal surgery[J]. Prenat Diagn, 2007, 27(10): 960-963.

[3] Uchida K, Koike Y, Matsushita K, et al. Meconium peritonitis: Prenatal diagnosis of a rare entity and postnatal management[J]. Intractable Rare Dis Res, 2015, 4(2): 93-97.

[4] Kanamori Y, Terawaki K, Takayasu H, et al. Interleukin 6 and interleukin 8 play important roles in systemic inflammatory response syndrome of meconium peritonitis[J]. Surg Today, 2012, 42(5): 431-434.

[5] Peiro J, Aydin E. Meconium Peritonitis[M]. 2017: 1-10.

[6] Lorimer W J, Ellis D G. Meconium peritonitis[J]. Surgery, 1966, 60(2): 470-475.

[7] Patton W L, Lutz A M, Willmann J K, et al. Systemic spread of meconium peritonitis[J]. Pediatr Radiol, 1998, 28(9): 714-716.

[8] Thompson R B, Rosen D I, Gross D M. Healed meconium peritonitis presenting as an inguinal mass[J]. J Urol, 1973, 110(3): 364-365.

[9] Tibboel D, Gaillard J L, Molenaar J C. The "microscopic" type of meconium peritonitis[J]. Z Kinderchir, 1981, 34(1): 9-16.

[10] Boix-Ochoa J, Peiró J. Newborn Surgery[M]. 3 ed. 2011: 518-524.

[11] He F, Yin Y, Huang L, et al. Using prenatal MRI to define features of meconium peritonitis: an overall outcome[J]. Clinical Radiology, 2018, 73(2): 135-140.

[12] Chan K L, Tang M H, Tse H Y, et al. Meconium peritonitis: prenatal diagnosis, postnatal management and outcome[J]. Prenat Diagn, 2005, 25(8): 676-682.

[13] Redman J F, Cottone J J. Unusual sequela of meconium peritonitis in an infant: massive contralateral extension of a hernial sac[J]. J Urol, 2001, 165(1): 228.

[14] Tanaka K, Hashizume K, Kawarasaki H, et al. Elective surgery for cystic meconium peritonitis: report of two cases[J]. J Pediatr Surg, 1993, 28(7): 960-961.

第五十一章
先天性消化道重复畸形

概述

消化道重复畸形（alimentary tract duplications）是一种较为少见的先天性畸形，它是指附着于消化道一侧的，具有与消化道相同的圆球形或管状的空腔结构[1]。Ladd于1937年提出该名称，统指过去文献上不同的名称，如肠内囊肿、肠源性囊肿、胃肠道巨大憩室、不典型梅克尔憩室及重复回肠等，Ladd认为该病位于系膜缘，与正常组织共享血供[2]，有3个特征的先天性病变：发育良好的平滑肌层，内衬上皮为肠道黏膜，与消化道有密切的解剖关系。消化道重复畸形可发生于舌根至肛门的消化道的任何部位，发病率为1/4 500，但以回肠最常见，大多数在新生儿及小儿时期出现症状[3]。

病因

消化道重复畸形从胚胎发生角度分为前肠（喉、呼吸道、食管、胃、十二指肠球部和降部），中肠（十二指肠降部远端、空回肠、回盲部升结肠和横结肠近端2/3），后肠（横结肠远端1/3，降结肠，乙状结肠、直肠肛管和部分泌尿生殖系统），一项研究中39%发生于前肠[4]。

发生原因不明，但认为与下列几种因素有关[3]。

◆ 胚胎期肠管腔化过程异常

这种学说认为消化道重复畸形的发生和先天性十二指肠闭锁及狭窄产生的原因相同，是在胚胎时期肠管腔化发生异常所致。肠管憩室形成学说：持这种学说者认为人类和某些动物（如猪、兔、羊和猫等）一样，在胚胎发育过程中，由于被结缔组织覆盖的上皮细胞增生而向外膨出，以致在消化道各部分可出现许多憩室样外袋，在发育正常时，这种憩室样外袋逐渐退化而消失，如憩室不退化就可形成囊性的与肠道相通的或不相通的肠重复畸形。但肠管憩室形成学说和肠管腔化异常两种学说，只能说明肠内囊肿型和小肠远端以及回盲部球形状的重复畸形，而不能解释消化道其他部位及其他形态的重复畸形。

◆ 外胚层和内胚层粘连学说

胚胎第3周形成脊索阶段时，外胚层和内胚层发生粘连，神经管和肠管之间分离发生障碍，同时外皮与消化道形成索带或管状物，内胚层受此牵拉使消化道形成时发生憩室样突起，使以后发展为各种形态的消化道重复畸形。该理论可以解释胸部和骶尾部重复畸形的发病原因。根据临床统计资料，约1/3以上的消化道重复畸形往往伴有一种脊柱-神经畸形，因此在临床上可根据此种畸形的存在，作为对消化道重复畸形的辅助诊断。

◆ 尾端孪生畸形（或称为部分双胎）学说

根据少数全结肠、直肠的长管形重复畸形合并有泌尿或生殖器官重复畸形及腰骶部各种畸形，因此认为胚胎尾端孪生发育畸形可能导致重复畸形的发生。

◆ 环境因素

缺氧和创伤可能导致重复畸形和孪生，部分病例合并肠闭锁支持这个观点，但是具体机制不详，在胚胎发育过程中的组织生长、分化、迁移、程序性凋亡和组织附着这些过程都可能引起肠重复畸形。

病理

先天性重复畸形可发生在消化道从舌根至肛门的任何部位，一般多见于空肠和回肠。根据Heiss统计：580例患儿，1%发生于颈部，20%发生于胸腔，7%发生于胃，6%发生于十二指肠，53%发生于空回肠者，17%发生于结直肠[5]。上海交通大学医学院附属新华医院曾收治87例，以中肠重复畸形最为多见，发生于结直肠的7例，发生于食管者1例。

消化道重复畸形的形态和大小变异很大，病理上可分为4种类型。

◆ 囊肿型

可分为肠管内囊肿型和肠管外囊肿型两种。肠管内囊肿型常为球形或椭圆形。附着在肠系膜侧的肠壁上，约占80%与肠腔不相通。其内有分泌物，多为透明无色或微黄的黏液样物质。该囊肿位于肠壁和肌层之间时向肠腔内突出。肠管外囊肿则其囊肿黏附在肠壁上而外突出，囊肿内的分泌物不断积聚，使其体积增大，形成较大的肿块，甚者可压迫肠管而引起肠梗阻，亦可发生肠扭转。

◆ 管状型

重复畸形的肠管和正常肠管平行附着于肠系膜侧缘，肠管的长度不一，可从数厘米至数十厘米不等。有的甚至波及整个直结肠呈现为双管状。此型肠重复畸形的肠管多与正常的肠道相通，其交通口多位于重复肠壁的远端。结肠直肠管状重复畸形的肠管的远端可开口于会阴或阴道。所有重复畸形与正常肠管壁紧密黏附，不能分离，并共有同一的血液供应。但亦有少数管状型重复畸形有其自己的肠系膜，有独立的血液供应。

◆ 胸内消化道重复畸形

19%的重复畸形发生于食管，有两种情况，一种是来自食管的球状或椭圆形囊性肿物。肿物与食管紧密黏附，不易分开，同时往往伴有胸部脊柱异常，如脊柱前裂和半椎体等[6]。另一种胸内重复畸形来自小肠的长管形畸形，该重复畸形位于腹膜后，不和食管黏附，经食管裂孔或膈肌异常孔隙而进入后纵隔。这种重复畸形由支气管动脉、食管动脉或肋间动脉提供血供。这种重复畸形因不和食管黏附，在手术时极易剥离，但亦有和食管相通的类型。此种类型囊壁多含有胃黏膜组织，囊内液体含有高浓度的凝乳酶、胃蛋白酶和胃酸等，因此囊肿壁可发生消化性溃疡。

◆ 颈部消化道重复畸形

可位于口腔舌底部，有内衬食管黏膜，极为罕见[7,8]，可合并危及生命的呼吸困难，需要和颈部的其他囊性病变相鉴别。

在显微镜下，消化道重复畸形有如下特点：①囊型或管型含有平滑肌，肌层非常发达，常可能和附着的肠管壁融合。②腔内衬以黏膜大部分和邻近消化道黏膜相似，约25%有异位黏膜，常见的是胃黏膜，有时可见胰腺组织。

临床表现

先天性消化道重复畸形的症状可出现在任何年龄，症状因所在部位、类型、大小、有无与肠道交通及内衬黏膜的情况而有所不同。临床上往往因发生各种并发症而就诊。

临床上可分为6个类型。

◆ 肠梗阻型

最常见，由于重复畸形中的分泌物不断增加，体积增大使肠腔受压或造成堵塞，引起肠梗阻，或因重复畸形的肿块诱发肠套叠造成肠扭转而形成梗阻。

患儿此时有阵发性哭闹、呕吐、便秘及腹胀等。根据上海交通大学医学院附属新华医院资料，大部分病例均因发生肠梗阻施行手术。

◆ 出血型

重复畸形内迷生的胃黏膜分泌大量盐酸和消化酶，使囊壁或附近肠壁形成溃疡，以致发生出血。在胃和十二指肠重复畸形时，出现柏油样便。位置较低者如回肠末端时，可出现紫红色或果酱色血便，严重者可导致贫血。位于肠系膜内的重复畸形，可压迫肠系膜血管引起肠出血。胸内消化重复畸形，如与食管相通，有时可发生呕血，而与肺紧密相连时，则可引起支气管溃疡而引起咯血。

◆ 肿块和疼痛型

重复畸形的腔内积聚大量液体，形成腹腔内肿块。由于囊内分泌液体不断增加，可使患儿长期感觉不适或慢性间歇疼痛[9,10]，也有到成年后以巨大腹部肿块来诊的重复畸形患儿[11]。

◆ 压迫征群型

胸腔内重复畸形因分泌物积聚到一定程度时可压迫心肺静脉等器官，引起气促、发绀、胸部不适及胸痛等症状。严重者可使心肺发生移位现象。

◆ 肠坏死腹膜炎型

因重复畸形引起肠扭转、肠套叠或压迫肠系膜血管使血管供血受阻，造成有关肠段的坏死及腹膜炎。

◆ 多发性畸形及多发性重复畸形型

消化道重复畸形和其他消化道畸形同时存在，如肠闭锁、肠旋转不良、梅克尔憩室、肛门闭锁及脐膨出等。同时，消化道重复可发生在两个以上的不同部位或伴有其他器官的重复，如双子宫、双阴道、双外生殖器官等。直肠重复畸形也可以表现为“直肠脱垂”（图51–1），也可以表现为会阴第二个开口。

临床上虽可将其分为6个类型，但各类型症状是相互混合的。

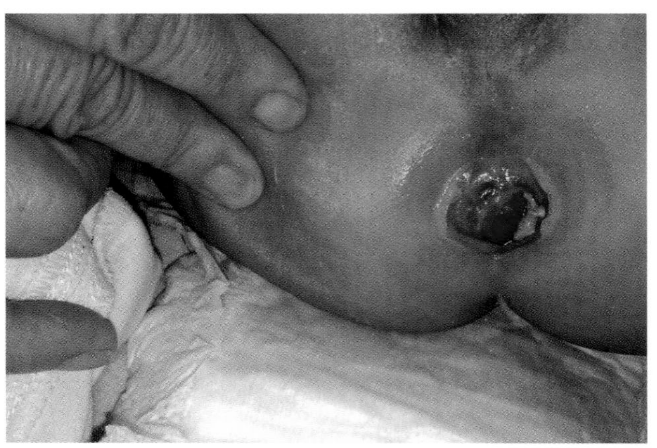

图51–1　直肠重复畸形
患儿出生后出现排便困难，有黏膜从肛门脱出，首诊考虑“直肠脱垂”

诊断

本病发病率不高，临床症状表现不一，术前确诊困难。术前确诊者少于25%。

（1）X线和造影检查：腹部直立位平片，可了解有无肠梗阻及腹膜炎。钡剂灌肠对直结肠重复畸形的诊断有帮助，泛影葡胺造影利于了解重复畸形的形态（图51–2）。胸部摄片可发现胸腔内重复畸形，表现为边缘清晰的圆形阴影，或可见心肺和纵

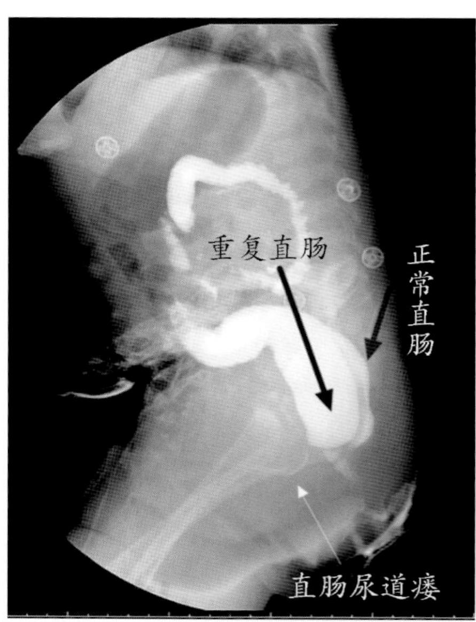

图51–2　全结直肠重复畸形
长管状重复畸形起自回盲部，重复直肠与尿道形成直肠尿道瘘，正常直肠受压，导致便秘，严重泌尿系统感染

隔向对侧移位，可供诊断参考。胸腹X线照片同时还可了解有脊柱裂、半椎体及脊柱侧弯等，有助于诊断。

（2）超声检查：对腹部肿块可鉴别其性质，属囊性或实质性，囊性肿块有助于肠重复畸形的诊断。产前超声也可以发现该病，有利于早期干预。

（3）放射性核素检查：应用同位素^{99m}Tc腹部扫描，对含有胃黏膜组织的消化道重复畸形的诊断有帮助，但不易与梅克尔憩室鉴别。

（4）CT检查：可显示胸腔或肠腔肿块是囊性或实质性，间接有助于消化道重复畸形的鉴别。平扫可以发现与肠管关系密切的囊状、单房的低密度肿块，边界清楚，呈圆形或者类圆形，多与肠管不通，囊肿壁光滑，与毗邻肠管壁相近或者更厚，增强CT显示囊肿壁可以均匀强化，囊内无强化，部分囊壁局部或者全部层面显示内层为水肿的黏膜和黏液的低密度环，外层为完整肌层构成的略高密度环。CT可以发现附着于肠系膜侧缘的与主肠管并列的管状重复结构，多与主肠管相通，增强后有囊壁强化。

（5）MRI检查：多对于囊性病灶表现为厚壁囊性病灶，呈长T_1，T_2信号，对于管状病灶较难区分，但对于颈部的前肠和结直肠的后肠重复畸形的诊断和鉴别有意义。后肠重复畸形变化极多，磁共振成像可以避免遗漏病变，制订手术前方案[12]（图51-3）。

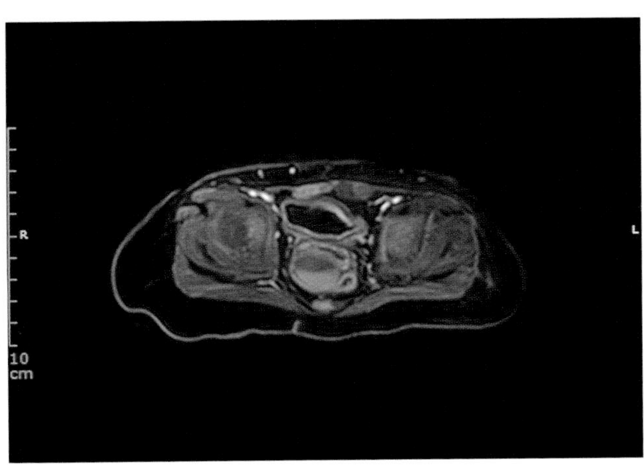

图51-3 全直肠重复畸形

直肠段除了长管状重复直肠外，另外还可以发现囊肿型重复畸形，共3个腔

鉴别诊断

（1）肠系膜囊肿：一般术前做鉴别有一定困难。肠系膜囊肿位于肠系膜，囊壁很薄，无肌层，内含黄白色的淋巴液，与肠壁分开并有一定距离。术时须注意不损伤肠壁而将其剥除。但重复畸形不易从肠壁上剥除，而应将附近肠管一并切除。但重复畸形亦偶见不与肠管紧密黏附者。此类囊肿内衬有肠壁上皮，并伴有脊柱畸形，Rickhman将此类囊肿称为有肠壁上皮的肠系膜囊肿，术时应注意鉴别。

（2）梅克尔憩室：本病术前可引起肠梗阻及消化道出血，术前难与肠重复畸形做鉴别，术时可根据梅克尔憩室位于回肠远端肠系膜对侧缘，而重复畸形位于肠系膜侧缘而做出鉴别。

治疗

消化道重复畸形因可能发生严重的并发症，所以诊断一旦明确，应立即手术。手术方法根据畸形部位有所不同，容易切除的部位一般做消化道部分切除及吻合术，对于特殊部位难于完整切除的可以考虑保留部分病灶的囊肿开窗术，或者袋形缝合术。

（1）口腔舌底和颈部食管重复畸形：这种畸形极为少见，治疗上需要手术切除，如果不能完整切除，需要去掉重复黏膜。需要防止损伤迷走神经和膈神经。

（2）胸内消化道重复畸形：可根据起源不同而有不同的方法：起源于胸腔内的经胸腔做囊肿摘除术。技术有困难，做囊肿袋形缝合术；如囊肿穿破肺内发生肺部并发症时，应做囊肿摘除及肺叶切除术；对起源于小肠的肠重复畸形，可经胸腹联合切口做囊肿切除。

（3）胃重复畸形：胃重复畸形多位于胃大弯侧，所以可将胃重复部分及胃壁切除，但是为避免远期并发症，最多只切除25%～30%的胃，所以当为胃大弯侧长管状重复畸形，可以将重复切除，剥离黏膜。当重复畸形影响幽门，可在胃黏膜外进行解剖将重复畸形切除。如胃重复畸形与胰腺组织有紧密粘连，完整切除重复畸形可能导致胆道和胰管受损[11]，可以将重复囊肿向十二指肠开窗或者做ROUXY吻合。

（4）十二指肠重复畸形：因重复畸形黏膜可能为胃黏膜，所以尽可能完整切除囊肿，必要时术中胆道造影以避免胆道和胰管损伤。当病变广泛，与胆道系统关系密切，强行切除容易造成损失时，可以行囊肿十二指肠成形术，并将重复畸形和十二指肠连通，使分泌物容易引流，不至于压迫十二指肠而发生梗阻。也可以切除囊肿外壁和剥离黏膜，仅保留囊肿靠近十二指肠和胰腺侧囊壁。

（5）小肠及回盲部重复畸形：囊性重复畸形可以将重复畸形部分肠管切除，然后做一期吻合术。对于长管状重复畸形，可以采用多个切口，将长管状重复畸形黏膜剥离，也可以参考延长肠管的Bichani方法[13]，将病变重复畸形和正常肠壁分离，保留肠管血供。Bishop建议将重复畸形远端和正常肠管吻合以引流的方法，但是重复畸形有癌变的报道，所以采用该方法需要谨慎。腹腔镜在中肠重复畸形位的治疗中应用较多。

（6）结肠与直肠重复畸形：大部分囊肿型和管状结肠重复畸形可以将重复畸形连同正常肠管切除，然后做一期吻合。对于罕见的全结肠重复畸形，处理原则是让两个管腔从肛门的一个出口引出，如果其中一个管腔在会阴处有出口，将另一个管腔使用直线切割器切开分割，两个腔合二为一即可。如果两个管腔在会阴均无开口，将之成型后做经肛门拖出术。在正式根治术前常需要结肠造瘘手术。

对于囊性直肠重复畸形可做病变切除或者切除共壁做开窗术，根据病变不同，可以采用经肛门切口或者是经骶尾部切口切除。对于复杂病变，可以采用长后矢状入路以获得良好显露。文献中报道16%合并骶骨前肿瘤，21%合并先天性直肠肛管畸形，因此术前需要仔细评估胃肠道和泌尿生殖系统畸形，根据检查结果制订合适的手术方案，以保证控便能力和泌尿生殖系统功能。对于低位的直肠重复畸形，也可以采用类似于巨结肠SOAVE手术方式，将病变连同正常直肠将之拖出，与远端直肠吻合[14]。随着内镜技术的发展，Mege等采用内镜切除直肠前侧重复畸形成功，提示可以考虑内镜下完整切除重复病灶，但需要仔细评估，选择合适患儿[15,16]。

切除重复畸形与正常肠管分隔的开窗术简单易行，但是部分重复畸形病灶有迷生的胃黏膜，有出血可能，且胃重复畸形[17]，小肠重复畸形[18,19]和结肠重复畸形[20,21]，直肠重复畸形[22]均有发生腺癌的报道，所以原则上仍需要尽量切除病灶。完整切除较为困难时，需要去掉重复畸形病变的黏膜，必要时可以将肌层保留在原位。笔者曾将长段型的结直肠肠管状重复畸形完整剔除，保留正常结肠，如此则避免切除大段肠管[23,24]。

小结

消化道重复畸形是一种可以发生在从口腔舌底到肛门的全部消化道上疾病，临床可以表现为梗阻、出血、肿块、直肠脱垂等症状，治疗上需要术前谨慎评估，完整切除病灶，对发生于颈胸部和结直肠的重复畸形需要谨慎处理。

（余东海）

参·考·文·献

[1] 施诚仁.新生儿外科学[M].上海：上海科学普及出版社，2002.

[2] Puri P, Mortell A. Duplications of the Alimentary Tract[M]. Springer Berlin Heidelberg, 2009: 423-433.

[3] Lund D P. Chapter 90—Alimentary Tract Duplications A2-Coran, Arnold G[M]. Pediatric Surgery (Seventh Edition), Philadelphia: Mosby, 2012: 1155-1163.

[4] Ildstad S T, Tollerud D J, Weiss R G, et al. Duplications of the alimentary tract. Clinical characteristics, preferred treatment, and associated malformations[J]. Ann Surg, 1988, 208(2): 184-189.

[5] Heiss K. Intestinal duplications-Oldham, Keith T; Colombani, Paul; Foglia, Robert P[M]. Surgery of Infants and Children: Scientific Principles and Practice, Philadelphia: Lippincott Williams and Wilkins, 1997: 1265-1274.

[6] Liu Y, Zhou L, Li S, et al. Esophageal duplication cyst with hemivertebrae: A case report and literature review[J]. Medicine (Baltimore), 2017, 96(46): e8398.

[7] Warm A, Cordaro S, Manti S, et al. An extra mouth in a newborn: a unique case of facial duplication[J]. Archives of Disease in Childhood—Fetal and Neonatal Edition, 2014, 99(4): F342-F343.

[8] Vlahovic A, Samardzija G, Haxhija E. Duplication cyst with esophageal mucosa at the floor of the mouth: a case report[J]. Oral Surgery, Oral Medicine, Oral Pathology and Oral Radiology, 2014, 117(6): e438-e440.

[9] Chen Y, Chen T, Ke T. Abdominal Discomfort Due to an Unusual Abnormality[J]. Gastroenterology, 2015, 149(3): 546-548.

[10] Sobhani R, Fatemi M J, Ayoubi Yazdi N, et al. Tubular Duplication of the Sigmoid Colon with Acute Abdomen: An Adult Case Report [J]. Indian Journal of Surgery, 2015, 77(S3): 1005-1007.

[11] 茆家定，聂其学，吴佩，等.腹膜后巨大气球样直肠重复畸形一例[J].中华外科杂志，2017，55(1): 67-68.

[12] Verma A, Gupta P N, Pandey V, et al. Systematic Imaging Module in Complete Hindgut Duplication[J]. European J Pediatr Surg Rep, 2015, 3(1): 50-53.

[13] Bianchi A. Intestinal loop lengthening — a technique for increasing small intestinal length[J]. J Pediatr Surg, 1980, 15(2): 145-151.

[14] 覃宇冰，刘明学，杨振宇.直肠乙状结肠交界处肠重复畸形经肛切除1例[J].临床小儿外科杂志，2011，10(5): 400.

[15] Mege D, Manceau G, Guedj N, et al. Anterior rectal duplication treated with transanal endoscopic microsurgery[J]. Tech Coloproctol, 2017, 21(6): 471-473.

[16] Ivekovic H, Bilic B, Jakic R J, et al. Endoscopic muscularis excavation of a rectal duplication cyst[J]. Endoscopy, 2015, 47 Suppl 1 UCTN: E522-E524.

[17] Abdulla M A, Al Saeed M K, Ameer Alshaikh S A, et al. Adenocarcinoma arising from a gastric duplication cyst: a case report and literature review[J]. 2017, Volume 10: 367-372.

[18] Kim T H, Kim J K, Jang E H, et al. Papillary adenocarcinoma arising in a tubular duplication of the jejunum[J]. Br J Radiol, 2010, 83(987): e61-e64.

[19] Kusunoki N, Shimada Y, Fukumoto S, et al. Adenocarcinoma arising in a tubular duplication of the jejunum[J]. J Gastroenterol, 2003, 38(8): 781-785.

[20] Hattori H. Adenocarcinoma Occurring Just at the Attached Site of Colonic Duplication in an Adult Man[J]. Digestive Diseases and Sciences, 2005, 50(9): 1754.

[21] Delladetsima J, Papachristodoulou A, Zografos G. Carcinoma arising in a duplicated colon[J]. Am Surg, 1992, 58(12): 782-783.

[22] Lahmidani N, Turki H, Lepere C, et al. Adénocarcinome rectal six ans après chirurgie d'une duplication rectale kystique[J]. Acta Endoscopica, 2011, 41(3): 138.

[23] Puligandla P S, Nguyen L T, St-Vil D, et al. Gastrointestinal duplications[J]. J Pediatr Surg, 2003, 38(5): 740-744.

[24] Stern L E, Warner B W. Gastrointestinal duplications[J]. Semin Pediatr Surg, 2000, 9(3): 135-140.

第五十二章
肠系膜和大网膜囊肿

概述

新生儿期肠系膜和大网膜囊肿（mesenteric and omental cysts）并不多见，且生长缓慢，大多在2～10岁表现出。肠系膜囊肿首先由意大利解剖学家Benevieni在尸体解剖中发现，1852年Gtairdener报道了大网膜囊肿。其病理实质是属淋巴系发育异常，Beahrs将肠系膜囊肿分为四类：胚胎和发育性囊肿，创伤或获得性囊肿、肿瘤性囊肿、感染和退变性囊肿[1,2]。本章节主要讨论胚胎和发育性囊肿。

有关发病率报道不一，笔者查了文献资料，在儿童专科医院为1/20 000，且新生儿发病比率低[3,4]。亚特兰大16例报道中有1例是宫内诊断出。现已有多篇文献介绍产前筛查发现[5]。肠系膜囊性为任何位于肠系膜的囊肿，它可以延伸或不延伸到后腹膜，有一个可识别的上皮内衬或间皮细胞。大网膜囊肿有相同的组织特点但主要局限在大网膜或是小网膜。

病因

关于病因与发病机制，曾有提出多种学说：胚胎淋巴腔隙和静脉系统连接处障碍，淋巴结旁组织正常的淋巴管静脉分流不足，淋巴结与系膜融合。创伤、肿瘤形成和淋巴结局部变性等[2,6]。

通常被接受的理论是Gross（1953）提出的。即位于肠系膜的异位淋巴系统良性增生，缺乏与其他剩余的淋巴系统的交通[7]。

有人曾做了统计：自1978—1997年多中心报道共138例，其中肠系膜囊肿91例（68%），大网膜囊肿24例（18%），而在后腹膜区18例（14%）[8]。

肠系膜囊肿病理分类

Losanoff J E等（2003）提出了针对肠系膜囊肿做了简便的病理分类体系（图52-1），共四型。Ⅰ型与Ⅱ型易切除，伴或者不伴肠切除，Ⅲ型与Ⅳ型可延伸至后腹膜、手术难度复杂；常需配合其他辅助治疗，如注射硬化剂注射等；且比Ⅰ型、Ⅱ型更容易复发[9]。

Ⅰ型：有蒂易切除单个囊肿。Ⅱ型：固定在肠系膜，需同时做肠切除。Ⅲ型：延伸到腹膜后；常不能完整切除。Ⅳ型：多中心型，可能需做复杂手术，且配合其他辅助治疗、易复发。肠系膜囊肿组织学上类似淋巴瘤。淋巴瘤壁有内皮细胞，小的淋

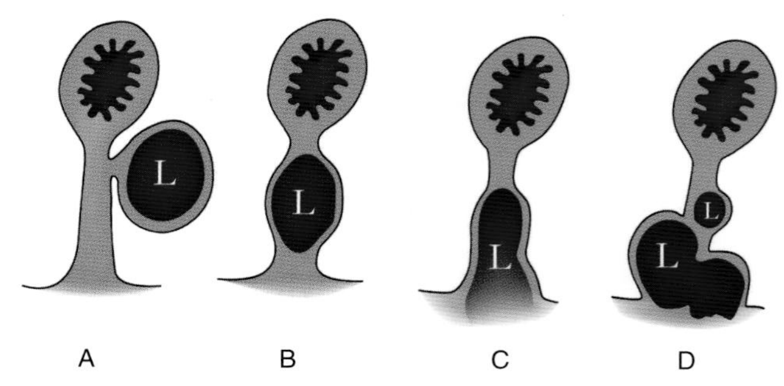

图52-1 肠系膜囊肿病理分类
图A：Ⅰ型；图B：Ⅱ型；图C：Ⅲ型；图D：Ⅳ型

巴间隙，淋巴样组织和平滑肌细胞。肠系膜囊肿没有淋巴间隙和平滑肌细胞，它的壁的细胞是正方形或圆柱状细胞[6]。

在肠系膜和大网膜囊肿中约90%有淋巴瘤；特点是多个薄壁的囊间隙、衬有内皮细胞、类似见于皮下部位的淋巴管瘤。病损是先天性的；病因有继发于增殖的淋巴组织，且无可适当的引流。Colodny A H（1986）把肠系膜和大网膜囊肿行组织学分类（表52-1）[10]。

表52-1 肠系膜/大网膜囊肿组织学分类

分 类	内 容
肠囊肿	肠作内衬 无肌层
肠重复畸形	肠作内衬 双层肌内伴有神经元素
淋巴管瘤	内皮细胞衬里
肠系膜囊肿	肠系膜衬内
假性囊肿（非惠性）	无衬里 纤维壁

腹部囊肿可以在产前常规B超筛查发现宫内肠系膜囊肿或大网膜囊肿。但绝大多数平均在3～4岁表现。它们出现临床症状与囊肿部位和大小产生机械性压力有关[11-13]。

临床表现

临床表现各异，可以是在因其他原因剖腹探查时发现，也可因急性、致命腹腔内疾病。在成年人约40%是偶尔发现，但>60%患儿表现为急腹症，典型症状是低位不全性肠梗阻合伴可扪及腹部活动性肿块[9]。腹部肿块大多数在15～30 cm且可推动；在女性患儿则需与卵巢囊肿鉴别。部分病例可出现腹痛，这也与囊肿压迫部位、大小有关[11,12]。

儿童最常见的急性表现是小肠梗阻，有时伴有肠扭转和肠坏死。表52-2列出儿童肠系膜囊肿和大网膜囊肿的症状和体征。

表52-2 儿童肠系膜囊肿和大网膜囊肿的症状和体征

症 状	体 征
腹痛	腹胀
呕吐	肿块（可活动性）
食欲减退	发热
腹泻	肠蠕动波
便秘	触痛
腹壁红斑	
无症状	

可有多种并发症：最常见的有肠梗阻，肠扭转，囊内出血、感染、破裂，囊肿扭转，与输尿管或胆总管梗阻等。在儿童病例中尚未见恶性病变报道。

诊断与鉴别诊断

常在体格检查时发现腹部肿块，但也仅有60%的概率，因为受累儿的囊肿易移动且柔软感，故有时会疏忽。

ROS等（1987）提出：淋巴管瘤常是多个小腔隙囊肿组成，CT中表现无法辨别出，可有脂肪特征。腹部X线不常规做；但可以证明有无肿块、腹水和肠梗阻等情况[14]。

肠系膜囊肿可以出现自十二指肠直至直肠的全部胃肠道系膜的任何部位。它们可以从肠系膜根部延伸进入后腹膜；而大网膜囊肿则出现在大、小网膜。故需做诊断与鉴别诊断。

（1）体检时，通过腹部检查区别腹水和囊肿，后者是活动度大肿块，而腹水可导致腹壁外侧突，而且往往有生存腹水的原因如肝肾疾病。

如明确肿块，往往肠系膜囊肿常在横断面上活动；大网膜囊肿则在横断面和前后方面移动。

（2）腹部平片可见一个无气、同质、肿物影像取代周围肠袢，腹部超声、CT辅助其他造影检查应对明确诊断有帮助[3,12,13,15,16]。

（3）往往肠系膜囊肿可以单房和多房，当涉及远端小肠或结肠系膜时，囊液是浆液性，而位于近端小肠系膜时则呈乳糜状。大网膜囊肿总是浆液性。在鉴别诊断时需与肠重复畸形，卵巢囊肿，胆总管囊肿，胰、脾、肾囊肿，肾积水，畸胎瘤，皮样囊肿，包皮囊肿，腹水等鉴别。特别在此提一下肠重复畸形，因为肠与肠壁密切有关，重复畸形与邻近肠管享有共同的血液供应和肌肉层，并且有界限清楚的黏膜层，而肠系膜囊肿缺如[2]。

治疗

诊断明确的病例或疑似腹内囊肿的病例均需要做剖腹探查术，并且应考虑到需做肠切除术的可能。

术前常规肠道清洁灌洗、手术中应插导尿管，常规广谱抗生素应用仅在有腹腔感染或做肠切除术的需要准备，手术径路可开腹腔镜手术。

近几年，微创腹腔镜手术已推行处理腹部肿物和消化道重复畸形[17,18]。同样肠系膜囊肿/大网膜囊肿通过腹腔镜更能明确诊断、部位大小及囊内容物情况；大的囊肿可抽吸囊内引流物减少体积有利于腹腔内甚至可经腹腔镜切口拖出在腹腔外做肠系膜/大网膜囊肿切除，同时肠系膜囊肿需要做肠切除的也可在体外切除，肠吻合、系膜修补。

预后

一般切除后很满意，文献报道中仅约14%患儿出现复发，这部分患儿多见是后腹膜囊肿，需要再次切除[19]。

小结

新生儿期肠系膜和大网膜囊肿是一种罕见的良性疾病。主要临床表现是可推动性腹块，以及囊块压迫所致肠梗且呈急性腹症。腹部影像学检查是有力辅助诊断手段。其病理主要一种是淋巴管瘤改变。呈多个薄壁的囊肿间隙，衬有内皮细胞。绝大多数病例完全切除是可行的，预后也好。

（施诚仁）

参·考·文·献

[1] Bliss Dp Jr, Coffin C M, Bower R J, et al. Mesenteric cysts in children. Surgery, 1994, 115: 571.

[2] Chung M A, Brandt M L, St-Vil D, et al. Mesenteric cyst in children. Jpediatr Surg, 1991, 26: 1306.

[3] Dequanter D, Lefebvr J C, Belva P, et al. Mesenteric cysts: A case treated by laparoscopy and a review of the 1: terature. Surg Endosc, 2002, 16: 1493.

[4] Kurtz R J, Heimann T M, Beck A R, et al. Mesenteric and retroperitoneal cysts. Ann Surg, 1986, 203: 109.

[5] Vincengo Davide Catania, Vito Brigani, Vincenga Di Giacomoeral. Fetal intra-abdominal cysts: accuracy and predictive value of prenatal ultrasound. J metern fetal Neonatal med, Early online: 1–9 2015 informa UK Ltd. Do1: 10, 3109/14767058. 2015, 1059812.

[6] Takiff H. Calabria R. Yin L, et al. Mesenteric Cysts and intra-abdominal cystic lymphangiomas. Arch Surg, 1985, 120: 1266.

[7] Gress R E. Omental cysts and mesenteric cysts. In Gross RE(ed); The surgery of Infancy and children philadephia, CVB Sauders, 1953.

[8] Grosfield J L. 小儿外科学：6版. 吴晔明，主译. 北京：北京大学医学出版社，2008：1426–1433.

[9] Kosir M A. Sommino R E, Gauderer M W L. pediatric abdominal lymphangiomas: A plea for early recognifion. J Rediatr Surg, 1991, 26: 1309.

[10] Samia Belhassen, Braiki Meriem, Laamir, Rachida, et al. Mesenteric cyst in infancy: presentation and management pan African medical Journal, 2017, 26: 191.

[11] Mohamed Rami, Abdelhalim Mahmoudi, Aziz E1 madietal. Giant Cystic lymphangioma of mesentery: Varied clinical presentaion of 3 cases. Pan African medical Journal, 2012, 12: 7.

[12] Dorean Lee Lp, Priya Madhuvrata. Nalcolm Recd W, et al. Chylous mesenteric cyst: a diagnostic dilemma. Asian J Surg, 2016, 39(3): 182–186.

[13] Yi H C, Tiu C M, Lui W Y, et al. Mesenteric and omental cysts: An ultrasonographic and clinical study of 15 patients [J]. Gastrointestinal Radiology, 1991, 16(1): 311–314.

[14] Losanoff J E, Richman B W, El-Sherif A, et al. Mesenteric cystic lymphangioma [J]. Saudi Medical Journal, 2003, 196(4): 598.

[15] Colodny A H. Mesenteric and Omental cysts. In: Welch K J, Randolph J G, Ravitch M M, et al. Pediatric surgery, 4th edn. Chicago: Yearbook Medical publishers, 1986: 921–925.

[16] Egozi E I, Ricketts R R. Mesenteric and omental cysts in children [J]. American Surgeon, 1997, 63(3): 287–290.

[17] Ros P R, Olmsted W W, Jr M R, et al. Mesenteric and omental cysts: histologic classification with imaging correlation [J]. Radiology, 1987, 164(2): 327–332.

[18] Steyaert H, Vall J S. Laparoscopic treatment of enteric duplications and other abdominal cystic masses. In: Bax K, Geovgeson K E, Rothenberg S S, et al. Endoscopic Surgery in infents and children Berlin: Springer, 2008: 321–326.

[19] Alzaiem M M. Assisted laparoscopic excision of huge abdominal cysts in newborns and infants using the umbilical laparoscopic port incision [J]. Journal of Pediatric Surgery, 2011, 46(7): 1459–1463.

第五十三章
新生儿腹水

概述

新生儿腹水（neonatal ascites）是指新生儿期腹腔积聚异常的液体。包括渗出液（低蛋白计数和低比重）或高蛋白、高比重的漏出液。新生儿腹水相对罕见，发生原因可有内科或外科因素。外科情况导致新生儿腹水有尿路梗阻、特发性肝外胆管穿孔和乳糜腹（chylous ascites）为最多见。

与成年人和儿童期腹水原因不一，前者大多数与肝纤维化、心脏功能、肺高压或肾功能衰竭等有关。

腹水形成的病理

腹腔淋巴液除肝脏血流外，另有来自肠系膜静脉系统的淋巴液，来自肠系膜毛细血管的平均压力>20 mmHg。肠系膜淋巴液从局部淋巴系统引流入胸导管。肠系膜毛细血管膜相对不易透过清蛋白。由于肠系膜淋巴液的蛋白质浓度为血浆的20%，在正常状态下有一明显的渗透梯度，促进淋巴液回流到毛细血管，一个成年人腹腔里游离气体<150 ml；而新生儿期更少，正常流入胸导管的淋巴量为800～1 000 ml/d。这仅是成人资料[1]。当正常静止流体力学，渗透性及电化学等决定液体平衡的因素发生改变时就会出现腹水。

本章节主要描述新生儿外科原因的新生儿腹水。

病因与临床表现

◆ 尿性腹水（urinary ascites）

此类型绝大多数发生在男孩，占整个新生儿腹水的30%，患儿出现一些严重的生命体征表现[2]。腹胀可引起呼吸困难，且往往有肾功能不全的情况。后尿道瓣膜引起的尿路梗阻是最多见引起尿性腹水的原因，约占70%。其他原因还有肾盂输尿管连接部狭窄、膀胱颈梗阻、下输尿管狭窄、神经性膀胱等[2,3]。还可以引起膀胱破裂的腹水有继于脐动脉插管后发生[4]。

尿液在腹腔内导致自我透析作用；尿液可浓缩，这也解释了含Na^+、K^+尿性腹水液与血浆中不一样。且在尿性腹水中尿素和肌酐增高，碳酸氢盐呈低水平，这种现象比在血液中测检更明显，这种情况也是诊断尿性腹水的特殊标准[5,6]。

诊断尿性腹水主要根据临床测检，超声和腹部X线；典型病例往往是男孩有腹胀明显和出生后即有腹水，腹胀可以严重到足以引起呼吸窘迫，也有全腹弥漫性腹痛，B超及平片中也提示腹水中量，需要做排泄膀胱尿路造影进一步诊断后尿道瓣膜和膀胱输尿管反流。CT也可推荐监测病变。静脉肾盂造影可以显露因造影剂外渗漏到肾周区而产生有特征性光环。当然，腹部穿刺诊断含透亮尿肌酐增高的腹水是十分正确的。也有人提示可用硫醇醋酸三甘油（MAG3）的肾扫描提供由于长期阻塞肾实质受损程度的信息和显示外渗点。

◆ 乳糜样腹水(chylous ascites)

在新生儿、婴儿期乳糜样腹水是一种罕见状况，问题核心是发生原因和成功的治疗[7]。

临床表现一般有腹胀，严重者可能累及呼吸困难，偶因腹膜刺激征及吸收功能差。45%～60%病例原因是先天性淋巴通道畸形，如主要的乳糜管闭锁或狭窄，肠系膜囊肿和范围较广的淋巴血管瘤病[8]。另外，还可有肠旋转不良、创伤、嵌疝和炎性病损。后者据Loyd D A(1991)的报道原因占新生儿乳糜腹病例25%～30%[9,10]。

乳糜腹新生儿在出生时即有腹胀或出生后头几天出现。腹部X线平片显示不透光的膨隆腹部，提示腹水。腹部穿刺不仅提供诊断也可在处理时作为一种手段。乳糜常呈无色，取决于其含脂肪颗粒、细胞数量和饮食情况[11,12]。

如开始口服喂养则腹水液乳白色，且在腹水中有很高的脂肪含量。淋巴血管造影也是明确淋巴管阻塞原因的很好的标准方法。

◆ 胆汁性腹水(bile ascites)

新生儿、婴儿胆汁性腹水也是罕见的，常是由于胆道自发性穿孔(spontaneous bile duct perforation，SBP)所致。大多数见于2～20周新生婴儿，文献中报道最年轻仅出生后第3天[13-15]。

穿孔部位最常见在胆囊管与胆总管连接部，SBP发生的确切原因不太明了。推测了许多病因学，如胆总管先天性壁层薄弱、结石、缺血、感染、远端胆道狭窄、胆汁浓缩和因胆胰连接部异常导致胰液反流等[16]。

有学者提出SBP不是真正原因的自发性穿孔，往往与胰胆合流共同通道异常和先天性胆总管囊肿有关，这才是真正发病机制[17]。

临床表现是以往确是一名健康婴儿，逐步发生加重，严重时可发生急性腹膜炎、败血症、感染性休克甚至于肺功能衰竭。

80%患儿呈现亚急性表现，可以有轻度黄疸，正常到无胆汁样大便，慢慢进行性腹水，腹胀。合伴症状可以有食欲差，无胆汁性呕吐，反应差，低热，深褐色尿，有些男性婴儿阴囊肿胀，呈胆汁染色，这主要是腹胀胆汁性腹水经鞘状突流向阴囊而致。

诊断：当疑有腹胀、腹水、间歇性黄疸，往往首先考虑胆汁性腹水。腹部X线检查可显示腹水，钡餐可证实在肝与胃之间有液体积聚。假如做腹部穿刺可证实腹水、胆红素浓度高于血浆浓度。如果肝胆闪烁检查已提示存在胆漏，那不做腹穿同样可诊断。B超无创伤性，可以作为辅助工具之一，MRCP也常用于诊断。

治疗

因新生儿腹水病例个体不一，取决于诊断时全身状况，也要了解穿孔的部位。首先纠正水电解质紊乱情况，如呼吸无明显影响，无感染脓肿情况，暂可不抽取腹水。可应用预防性抗生素。

如为新生儿尿性腹水诊断抓紧进行，目的是为解决泌尿道梗阻。推荐做肾盂造瘘术、做输尿管的即时减压或在穿孔上部做经膀胱插管减压。但呼吸平稳能建立适当排尿情况下也可选择一些超声指导下的保守处理[18]。在了解病理变化后再做纠治。一般新生儿腹水纠治发生原因及解决双侧肾脏及膀胱受压功能使其正常，长期预后是好的[19]。

治疗新生儿乳糜腹水常有争议。大多数患儿对腹部穿抽腹水及肠道饮食含有中链脂肪酸(medium-chain triglyceride，MCT)及高蛋白反应效果很好。

饮食治疗是一种主要治疗手段。以MCT为基础的饮食不作为首先采用的措施，以减少腹水中乳糜产生。

MCT在肠细胞中不能重建产生，因此靠肠淋巴系统旁路或直接进入到门静脉系统。故减少饮食中长链脂肪、减少淋巴瘤和在淋巴系统中的压力，也减少了淋巴漏。

对于严重、有并发症的乳糜腹水或在最长10周饮食治疗仍顽固不减缓，可以用全静脉营养(TPN)成功治疗这些患儿，且胃肠得到休息。

生长激素（somatostatin）一类药品也被证实是有效的。其可减少淋巴溢漏，也可作为考虑外科手术干预前应用。机制尚不完全清楚。以前曾有一些研究工作提示生长激素减少肠道内的脂肪吸收，测在胸导管中甘油三酯低的浓度，在主要淋巴管道内减少[20]。

经统计学处理的结果应用生长激素结合TPN疗效好[21]。有人提出如果1～2个月保守治疗失败推荐做外科干预[22]。

Laterre P F（2000）曾描述过成功外科治疗先天性乳糜腹水时在显微外科仔细剖析局部解剖结构、结扎明确的淋巴漏[23]。也有外科医师报道重建腹腔新静脉分流成功，至少是暂时性的。

对怀疑SBP新生儿，肝胆同位素闪烁检查且有高的特异性和敏感性，也是术前选择性检查之一。这常能根据同位素放射源聚积提供肝功能、胆管通畅情况，穿孔部位。MRI也有很重要的诊断作用，特别对腹内液体积聚和假性囊肿形成能比B超更早发现[24]。

一旦诊断SBP明确，含部位、远端梗阻等原因尽可能术前考虑到。如胆囊和囊性胆管扩张穿孔，而做简单的胆囊或胆管囊肿切除术。其他按患儿个体状况，可做单纯内引流，外引流，穿孔修补，如胰胆合流异常，可做囊肿切除，肝门空肠吻合术或胆肠吻合术。一般引流管不易拔除太早，因这也观察了解腹内胆汁再聚积在腹内情况。

文献报道的并发症包括门静脉血栓、胆漏和胆管炎，少数病例再进一步手术纠治，包括做门体静脉分流。总之早期诊断早期干预认识预后是好的[25]。

小结

新生儿腹水是一种罕见疾病，主要是腹腔内积聚异常液体。常见可分为尿性腹水、乳糜样腹水及胆汁性腹水。各有其发病原因，尿性腹水主要是泌尿系出现梗阻，破裂穿孔而致尿液外渗到腹腔内，乳糜样腹水则是淋巴系通路阻塞或/和破裂，而胆汁性腹水是胆道梗阻，穿孔破裂所致。

除乳糜样腹水采用MCT饮食或/和静脉高营养外，生长激素绝大多数能治愈。尿性与胆汁性腹水则需及早外科干预，手术治疗。

（施诚仁）

参·考·文·献

[1] Colletti R B. Krawitt E L. Ascites. In: wyllie R. Hyams J S. Pediatric Gastrointestinal Disease. 2nd ed. Philadelphia. WB Saunders, 1999.

[2] Hirselj D A, Zmaj P M, Firlit C F. Occult ureteropelvic junction obstruction presenting as anuria and urinary ascites in an infant with antenatal, unilateral hydronephrosis[J]. Journal of Pediatric Urology, 2009, 5(5): 405.

[3] Vries S H D, Klijn A J, Lilien M R, et al. Development of Renal Function After Neonatal Urinary Ascites Due to Obstructive Uropathy[J]. Journal of Urology, 2002, 168(2): 675-678.

[4] Tran H, Nguyen N, Nguyen T. Neonatal bladder rupture[J]. Indian Journal of Pediatrics, 2009, 76(4): 427.

[5] Oei J, Garvey P, Rosenberg A. The diagnosis and management of neonatal urinary ascites[J]. Journal of Paediatrics & Child Health, 2001, 37(5): 513-515.

[6] Checkley A M, Sabharwal A J, Mackinlay G A, et al. Urinary ascites in infancy: varied etiologies[J]. Pediatric Surgery International, 2003, 19(6): 443.

[7] Karagol B S, Zenciroglu A, Gokce S, et al. Therapeutic management of neonatal chylous ascites: report of a case and review of the literature[J]. Acta Paediatrica, 2010, 99(9): 1307-1310.

[8] Kuroiwa M, Toki F, Suzuki M, et al. Successful laparoscopic ligation of the lymphatic trunk for refractory chylous ascites[J]. Journal of Pediatric Surgery, 2007, 42(5): 15-18.

[9] Seltz L B, Kanani R, Zamakhshary M, et al. A newborn with chylous ascites caused by intestinal malrotation associated with heterotaxia syndrome[J]. Pediatric Surgery International, 2008, 24(5): 633-636.

[10] Lloyd D A. Gastroschisis, malrotation, and chylous ascites[J]. Journal of Pediatric Surgery, 1991, 26(1): 106-107.

[11] Campisi C, Bellini C, Eretta C, et al. Diagnosis and management of primary chylous ascites[J]. Journal of Vascular Surgery, 2006,

43(6): 1244.

[12] Cárdenas A, Chopra S. Chylous ascites[J]. American Journal of Gastroenterology, 2002, 97(8): 1896–1900.

[13] Davenport M, Betalli P, D'Antiga L, et al. The spectrum of surgical jaundice in infancy[J]. Journal of Pediatric Surgery, 2003, 38(10): 1471.

[14] Xanthakos S A, Yazigi N A, Ryckman F C, et al. Spontaneous perforation of the bile duct in infancy: a rare but important cause of irritability and abdominal distension[J]. Journal of Pediatric Gastroenterology & Nutrition, 2003, 36(2): 287.

[15] Lee M J, Kim M J, Yoon C S. MR cholangiopancreatography findings in children with spontaneous bile duct perforation[J]. Pediatric Radiology, 2010, 40(5): 687–692.

[16] Ando H, Ito T, Watanabe Y, et al. Spontaneous perforation of choledochal cyst[J]. Journal of the American College of Surgeons, 1995, 181(2): 125–128.

[17] Sai Prasad T R, Chui C H, Low Y, et al. Bile duct perforation in children: is it truly spontaneous?[J]. Annals of the Academy of Medicine Singapore, 2006, 35(12): 905–908.

[18] Greenfield S P, Hensle T W, Berdon W E, et al. Urinary extravasation in the newborn male with posterior urethral valves[J]. Journal of Pediatric Surgery, 1982, 17(6): 751–756.

[19] Silveri M, Adorisio O, Pane A, et al. Fetal monolateral urinoma and neonatal renal function outcome in posterior urethral valves obstruction: the pop-off mechanism[J]. La Pediatria Medica E Chirurgica Medical & Surgical Pediatrics, 2002, 24(5): 394.

[20] Collard J M, Laterre P F, Boemer F, et al. Conservative treatment of postsurgical lymphatic leaks with somatostatin-14[J]. Chest, 2000, 117(3): 902.

[21] Huang Y, Xu H. Successful treatment of neonatal idiopathic chylous ascites with total parenteral nutrition and somatostatin[J]. Hong Kong Journal of Paediatrics, 2008, 13(2): 130–134.

[22] te Pas A B, Vd V K, Stokkel M P, et al. Intractable congenital chylous ascites[J]. Acta Paediatrica, 2004, 93(10): 1403.

[23] Laterre P F, Dugernier T, Reynaert M S. Chylous ascites: diagnosis, causes and treatment[J]. Acta gastro-enterologica Belgica, 2000, 63(3): 260.

[24] Takaya J, Nakano S, Imai Y, et al. Usefulness of magnetic resonance cholangiopancreatography in biliary structures in infants: a four-case report[J]. European Journal of Pediatrics, 2007, 166(3): 211–214.

[25] Kasat L S, Borwankar S S, Jain M, et al. Spontaneous perforation of the extrahepatic bile duct in an infant[J]. Pediatrics, 2001, 17(5–6): 463–464.

第五十四章
新生儿坏死性小肠结肠炎

概述

新生儿坏死性小肠结肠炎（neonatal necrotizing enterocolitis，NEC）临床上以腹胀、呕吐、腹泻、便血为主要表现，腹部X线平片示肠壁气囊肿为特征，病理学以回肠远端和结肠近端坏死为特点。这是一种严重、需积极治疗的新生儿期疾病，尤其发生在早产儿。病死率为10% ～ 50%[1,2]。

早在1838年Simpson报道了23例出生后不久的新生儿即发生肠坏死、穿孔及腹膜炎。其共同的特点是妊娠期有感染、出血或异常的生产史。1953年Schmid首先提出“坏死性小肠结肠炎”这一概念。近20年来，由于围生医学与儿科学的发展使更多低体重儿能够存活，因而NEC的发病率也有所增加。在美国及加拿大不少儿科中心NEC已成为新生儿的主要死亡原因，因而NEC日益受到人们的注意。

国内自1963年首次报道以来，近年来已有不少报道，特别是20世纪80年代初各地相继报道了NEC的病例。2009年全国新生儿学组调查显示极低出生体重儿中NEC发生率为6.6%，国内NEC住院占新生儿住院病例的4%；预后差高达86.7%[3]。

对确切发病机制尚不清楚，虽然近年来新生儿监护技术和营养支持手段有显著提高，但NEC发病率无显著降低。有学者提出母乳喂养有一定的预防作用，但仍有发生NEC的风险。

近期有很多报道提到预防措施，其中包括益生菌应用[4-6]。

病因与发病机制

病因较公认的包括早产儿、肠壁缺氧缺血、肠道喂养、细菌繁殖、肠道细菌感染等；当诸多有害因素单独或联合作用时，其损伤性超过机体可能耐受的某一阈值足以引发肠道坏死导致NEC[7]。主要是肠黏膜屏障受损和炎性病变。

◆ 肠黏膜损伤

（1）缺氧、缺血：此状态下可引起全身防御性反射，肠系膜等血管强烈收缩使更多血液供应心、脑重要器官，因而导致肠黏膜缺血损伤。上述反射性血流重新分布的现象首先在潜水的海豹随后在潜水员中均得到证实。新生小猪窒息时其结肠近端灌流量减少35%，回肠末端减少50%，并产生了类似NEC的改变。

（2）高渗溶液：可直接损害未成熟的肠黏膜，也可使肠壁血流量减少。Torma报道45例NEC，其中42例均于生后24小时内进食高渗葡萄糖液（>血浆渗透压2倍）。

喂养液如>460 mmol/L时则NEC发病率明显增加。

（3）高黏血症：血黏度过高可减少排出量，肠黏膜微循环障碍可造成肠黏膜损伤甚至坏死。Hakanson报道14例小样儿血细胞比容为61% ～ 70%，有5例发生NEC，而65例血细胞比容<60%的小儿仅1例发病（$P<0.005$）。

（4）其他：脐动脉插管可引起血管痉挛或血栓形成，换血可中断静脉回流，产生小血栓栓塞，严重先天性心脏病、腹泻较久可间接或直接造成肠黏膜损伤，在足月儿也可诱发NEC。

细菌的作用

婴儿出生时肠道无菌状态，但随着进食很快出现大肠杆菌、肠球菌，IgA作为一种局部黏膜免疫球蛋白，有明显杀菌作用和中和毒素作用，新生儿分泌型IgA缺乏，因而易导致Gram阴性杆菌感染。过渡繁殖的某种肠道菌群较易侵入缺乏分泌型IgA或已受损伤的肠黏膜而造成NEC。NEC患儿血培养20%～70%为阳性，死后阳性率达75%，均以大肠杆菌最多，克雷伯菌其次，也有厌氧的梭状芽孢杆菌（clostridium）。

酶解物的存在

90%～98%以上的患儿已经进食，未进食者可进入其母亲产道的血性分泌物。这些酶解物尤其碳水化合物是细菌发酵、产酸、产气的物质基础。由于大量产气、又无正常肠蠕动，故腹胀为NEC最常见表现[8,9]。

腹胀气使肠内压力增高，穿入受损的肠黏膜可形成黏膜下、浆膜下积气，进入肠壁内血管可形成门脉积气。Engel在31例患儿手术时发现肠腔内及肠壁积气30%为氢气，所分离出的细菌仅在酶解物（如牛乳）存在时才产气。Kirschner证实NEC患儿呼出气中氢气浓度高。细菌发酵是人类肠道氢气的已知来源。梭状芽孢杆菌能大量产气，包括克雷伯菌发酵后也产生氢气。

目前有关NEC的临床研究和动物实验均提示NEC时体内PAF水平升高。血小板活化因子（platelet-activating factor，PAF）为一种内源性炎性介质，主要由白细胞、血小板、内皮细胞及炎性反应有关的其他细胞产生，被认为是NEC炎性连锁反应的关键部分（图54-1）。同时也有提到MO也是一种炎性媒介物；参与NEC发生肠屏障损伤[10-13]。

临床表现

NEC在国外多见于早产儿尤其是极低体重儿，如Rainbow婴幼儿童医院统计123例NEC，其平均体重1 460 g，平均胎龄31周，足月儿仅10%。90%～95%经肠喂养，多见于出生后2～10天（24小时至90天）。轻症可只有腹胀、呕吐、胃潴留，重症则可发展到便血、败血症伴中毒性肠麻痹。呕吐物可呈胆汁或咖啡样物，腹泻每日5～10次不等，水样便1～2天后出现便血。腹胀、进行性致腹壁

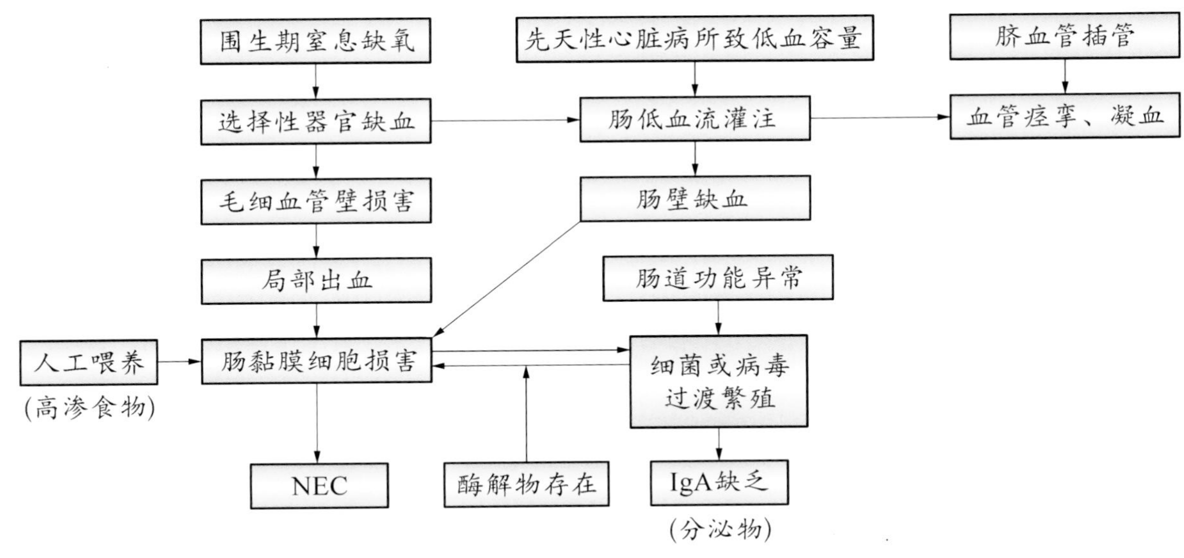

图54-1 NEC的发病机制

表54-1　小儿外科108例NEC就诊时最初体征与症状

症状与体征	例　数	百分数（%）
腹胀	79	73.1
血便	31	28.7
呕吐	37	34.2
呼吸停止、心动过缓	28	25.9
腹部肌紧张	23	21.2
胃潴留	20	18.5
败血症表现	13	12
休克	12	11.1
腹水	11	10.1
昏睡	10	10.1
腹泻	7	6.4
腹壁蜂窝织炎	7	6.4
右下腹肿物	3	2.7

注：来自上海交通大学医学院附属新华医院的统计资料（2000）。

发红、发亮、肠鸣音减弱，全身情况迅速恶化，体温不升，四肢厥冷，皮肤花纹状，休克，DIC，阵发性呼吸暂停，严重者可发生败血症、肠穿孔和腹膜炎[1,8,14]。表54-1列举NEC患儿就诊时最初临床表现。

1978年Bell拟定了NEC的临床与放射学标准为轻重程度之分的诊断方法。而后1987年改良Bell NEC分期一直沿用至今[14]，见表54-2。

表54-2　改良Bell新生儿坏死性小肠结肠炎分期标准（1987）

Ⅰ可疑NEC
- ⅠA
—轻度全身症状（心动过缓、呼吸困难、发热）
—轻度胃肠道症状（腹胀、胃潴留、大便隐血阳性）
- ⅠB
—轻度全身症状（心动过缓、呼吸困难、发热）
—轻度胃肠道症状（腹胀、胃潴留、大便隐血阳性）
—正常放射学所见

Ⅱ确诊NEC
- ⅡA
—轻度全身症状（心动过缓、呼吸困难、发热）
—辅助胃肠道体征（肠鸣音低或无、腹部有触痛）
—特异性放射学所见（肠壁气囊肿或门静脉气体）
—实验室改变（代谢性酸中毒、血小板减少）
- ⅡB
—中度全身症状（心动过缓、呼吸困难、发热、轻度代谢性酸中毒、轻度血小板减少）
—辅助胃肠道体征（肠鸣音未闻及、腹部触痛、腹部肿块）

Ⅲ进行性NEC
- ⅢA
—严重全身性疾病（同ⅡB且有血压下降和休克）
—胃肠体征（高度腹胀、腹膜炎、腹壁水肿、肠管受损轻）
—进展性实验室指标改变（代谢性酸中毒、弥漫性凝血机制障碍）
- ⅢB
—严重全身性疾病（同ⅢA）
—肠管体征严重（腹部腹胀、腹水、腹壁水肿、腹膜炎、肠穿孔）
—严重放射学所见（腹水、气腹）
—实验室检查重度异常（代谢性酸中毒、弥漫性出血、凝血功能障碍）

诊断

◆ 有意义的致病危险因素

包括：① 未成熟儿；② 围生期窒息；③ 呼吸窘迫综合征50%～60%；④ 脐部插管25%～60%；⑤ 低体温35%～87%；⑥ 休克；⑦ 缺氧；⑧ 动脉导管未闭10%～30%；⑨ 青紫型先天性心脏病10%～15%；⑩ 红细胞增多症（polycythemia）；⑪ 血小板增多症（thrombocytosis）；⑫ 贫血；⑬ 换血15%～45%；⑭ 先天性胃肠道畸形；⑮ 慢性腹泻；⑯ 非母乳喂养；⑰ 鼻空肠喂养；⑱ 高渗乳方；⑲ 喂养太多太快；⑳ 医院内流行；㉑ 坏死源型细菌流行[15]。

◆ X线检查

一次腹部平片无阳性发现可多次摄片随访。目前仍然是诊断NEC的金标准[16]。

（1）肠管扩张（90%）：最早出现，可早于临床症状4～48小时，属动力性肠梗阻表现。肠曲间距可因水肿、液腹而增宽（图54-2）。

（2）肠壁气囊肿（75%）：肠壁内可见泡沫状或沿肠壁的线条状或环状透亮影。黏膜和/或浆膜下积气。多见于右下腹，常在12小时内消失，但也可超过4天（图54-3）。

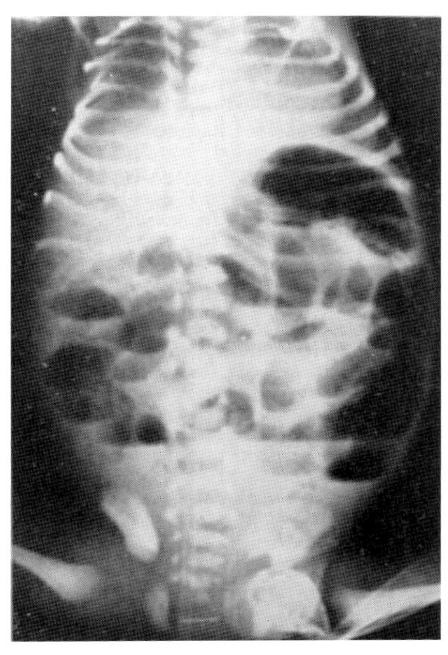
图54-2 NEC直立位腹部平片显示肠管扩张

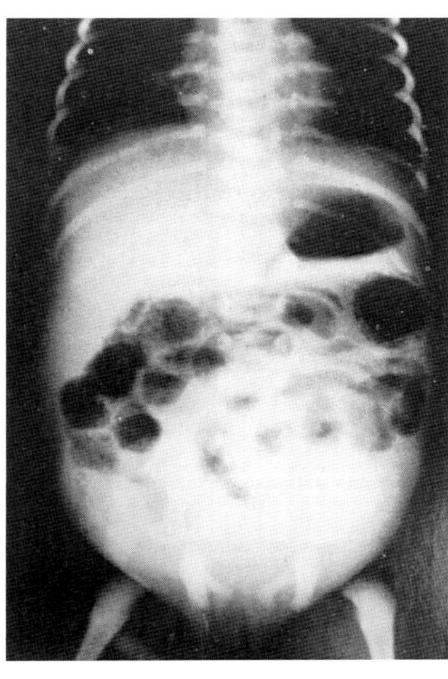
图54-3 NEC直立位腹部平片显示肠壁气囊肿

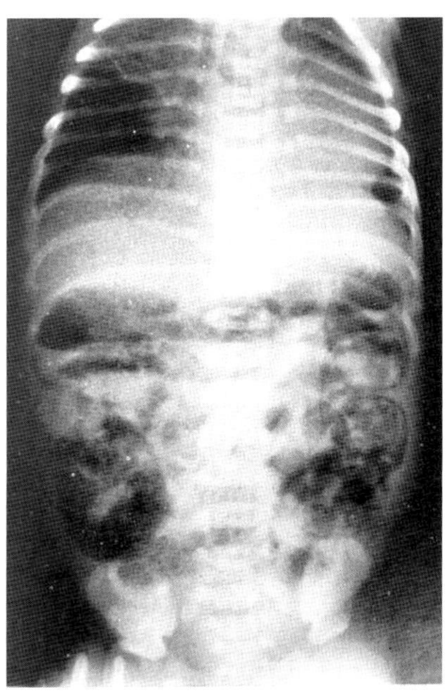
图54-4 NEC直立位腹部平片显示门静脉积气

（3）门静脉积气（9%～42.1%）：表现为肝内门静脉呈细小树枝状透亮影，从肝门向外围伸展，常在4小时内消失，大多1～2天。过去认为门静脉积气为险恶症状，多继发败血症死亡。但Torma报道45例NEC 19例患儿中存活率亦高达63%（图54-4）。

（4）其他：如气腹、腹腔内液体、持续扩大肠袢等X线征象。

（5）在NEC初期，X线造影剂作为评估与诊断一般不用。以后当发生肠梗阻时，这种检查时必不可缺的。

◆ 实验室检查

（1）粪便隐血试验：75%阳性。

（2）血培养：5.9%～70%阳性，大多为大肠杆菌。

（3）血小板、腹腔穿刺液涂片，培养到杆菌。

（4）B超可见肝实质及门脉内间歇出现微小气泡，超声心动图有时可见下腔静脉内有微小气泡进入右房室。

近期有些研究报道血清水解酵素己糖胺酶下降及呼吸氢增高也可作为测定NEC的指标。

◆ 病理学检查

NEC患儿病变肠段组织学检查可以表现上皮肿胀、炎变、黏膜下气体；大多发生在回肠远端，但也能发生在小肠或大肠的任何地方。NEC诊断以临床为主，很少涉及病理学检查[19]。

NEC基本病理为胃肠道的局部缺血坏死及肠壁、门静脉系统积气，严重者可出现肠穿孔及腹膜炎等，黏膜受损程度可分以下几级。

0级：正常的肠黏膜。

1级：绒毛顶端上皮细胞下方出现间隙，毛细血管充血。

2级：上皮细胞下间隙扩大，并与固有膜轻度分离。

3级：上皮细胞部分剥离，绒毛尖端裸露。

4级：剥留的绒毛和扩张的毛细血管暴露于肠腔，固有膜细胞增生。

5级：固有膜消化崩解，并伴有出血和溃疡形成。

◆ 鉴别诊断

需与新生儿先天性巨结肠、结肠小肠炎、消化道梗阻、回肠闭锁区别，也要与新生儿出血症、晚期DIC、特异性感染、新生儿假性肠梗阻（NIPO）等鉴别。

特别要提出的点状肠穿孔（focal intestinal perforation，FIP）在极低体重儿中较为多见，一般认为是一种独立的疾病，且有与NEC有不一样的病理特征[17,18]。FIP似乎与存在COX抑制物和类固醇结合所致远端回肠黏膜血供调节抑制有关。结果导致真正点状或称为局灶状病理改变；往往很少发生肠狭窄。

治疗

一经明确诊断为NEC，需按改良Bell分期进行评估。如确定为不需外科手术干预，即可禁食，肠管休息，抗生素应用，专人观察护理，有条件可置入NICU，一般观察7天后再做重新评估，以做出下一步处理意见（图54-5）。

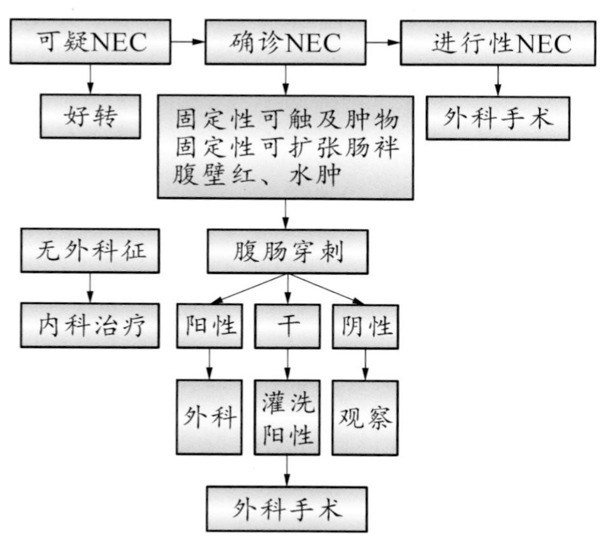

图54-5 治疗方案流程图

◆ 内科治疗

（1）禁食、胃肠减压：一般8～12天，最长达3周，X线平片与大便隐血转阴后3天可试喂，先从水开始，量由少逐增，再喂稀释奶。

（2）抗生素：氨苄西林100 mg/（kg·d）；哌拉西林200 mg/（kg·d）；庆大霉素4～6 mg/（kg·d）；黏菌素10～15 mg/（kg·d）。0.5%甲硝唑7.5～15 mg/kg每12小时1次，也可用万古霉素，近期头孢霉素也广泛应用。

（3）支持疗法：全血、血浆、血液有形成分等。

（4）激素：泼尼松阻滞血管舒缓素，防止产生激肽以终止内毒素休克的发展，并抑制垂体产生引起低血压β-内啡肽、氢化可的松30～50 mg/kg，于10～15分钟内静脉滴注，必需时可重复给药4次，每次间歇不得少于30分钟。

（5）异丙肾上腺素：0.1～0.4 μg/（kg·min）速滴注或每5分钟静脉滴注1.0 μg/（kg·min）。多巴胺5～15 μg/（kg·min）增加心排血量。

（6）一般治疗、监护：补液纠正酸中毒，90%以上NEC血小板15×10^9/L，低于60×10^9/L者约50%死亡，且提示有可能DIC，此时如肾静脉栓塞、严重紫癜应给予肝素、低于剂量100 U/kg每4小时1次。在应用肝素期间，应对出凝血时间、凝血酶原时间等进行监测。

（7）恢复期喂养。

◆ 外科治疗

（1）一般手术指征为：① 气腹。② 液腹：穿孔液混浊，涂片有细菌或白细胞多，找到细菌且可做培养、药敏。③ 腹壁水肿、发硬或蜂窝织炎表现其下有脓肿、腹膜炎或肠坏死。④ 腹部肿块表明腹内脓肿或聚集粘连的坏死肠管。⑤ 内科积极治疗病情仍继续恶化，休克、酸中毒不能纠正或出现DIC[20]。

Chory（1985）、Kosloske（1980）报道：NEC手术最佳时机为肠壁全层坏死但未穿孔以前。但目前不能达到，即使已有肠坏死穿孔，仍有12%～50%的患儿其腹部X线片无气腹症（Ricketts R R，1986）。Kosloske对10项（临床、X线、实验室检查等）指标分析，发现除气腹征外腹壁红肿、腹内固定包块、固定扩张肠袢与腹穿（阳性）亦为全层肠坏死的可靠指标[16,21]。当然腹腔穿刺是一项有效辅助手段，抽出量>0.5 ml，呈褐（黄褐）色，血性和/或涂片有菌、抽出液白细胞数增多等均提出有肠坏死可能；有人报道正确率可达94%。

（2）判断肠坏死有利于提高治愈率：① 24小时重复摄片有持续性的肠扩张，而且扩张的肠曲位置、形态均无改变，肠曲僵直，常提示有肠坏死。② 放射性核素扫描提示有肠坏死。③ X线片有腹水。④ 腹穿液含有细菌及白细胞。⑤ 腹部皮肤水肿、发红。目前有许多文献报道关于是否有肠坏死的研究文章，特别是寻找肠坏死的生化标志物，如血清淀粉样蛋白A（serum amyloid A，SAA）、I-FABP、E-selectin、C5a和IL-6等。但在临床上积累样本、经验不多；对肠坏死判断仍以临床判断为主[16, 22-24]。我国也有儿童医院采用Duck腹部X线评分（Duke abdominal assessment scale，DAAS）及七项代谢紊乱（seven clinical metrics of metabolic derangement，MDT）的发生频率这两个评价体系对NEC患儿评定作为辅助手术指征的补充[26]。

（3）手术方法：① 坏死肠段切除+肠造瘘术：多数作者认为这是NEC的经典手术。造瘘大多行双腔造瘘，原切口将二腔分别外置。Kosloske提倡Mikuliz造瘘术，优点为日后处理简易，不需再次剖腹。② 坏死肠切除Ⅰ期吻合术：Robertson（1987）：适用于病变范围局限、无明显腹腔内污染的前提下进行。但Harberg认为此方式即使在腹腔内污染的情况下有活力的肠段吻合后同样可以愈合。Cooper等人持相反观点认为Ⅰ期手术对病变范围局限的患儿实际上可能有害。③ 单纯肠造瘘减压术：病变广，仅做剖腹探查不做其他处理100%死亡，广泛切除术后形成SBS（短肠综合征），故做该式有利于病变的恢复愈合。④ 局麻下腹腔引流术：仅适用于情况极度危重且不能耐受手术探查者。Robertson报道了13例该式后6例，病变恢复无须再次手术。⑤ 关瘘时机与方式：传统观念认为接近5 kg时再关瘘，近期主张早关瘘。早期关瘘的唯一反指征是腹腔内感染的存在或其他严重的呼吸障碍，经适当治疗腹腔内感染在2～3周内可治愈，肠道重建术于3周或4周后即可选择进行。Caherine大量关瘘资料说明手术并发症在3个月、3～5个月、超过5个月等不同时间关瘘无显著差别。

早期关瘘术优点：减少瘘口并发症、缩短肠道外营养时间，减少瘘口两端直径差异、及早恢复剩余肠功能，甚至可防止肠狭窄形成（Gertler J P，Festen C）。

端端吻合术、Bishop-Koep二氏吻合术：端侧+近端小肠造瘘，认为术后严重并发症少（Cogbill TH Sbro，1985）[25]。

晚期并发症的处理：肠狭窄发生率5%～44%，狭窄部>80%位于结肠，尤以脾曲发生率高，小肠则大多居回肠末端。造影有梗阻可手术，否则暂观察。关键常规检查远端有无狭窄再做关瘘。近期报道经造瘘口或肛门气囊扩张成功（Ball W S，1985），其他：短肠综合征（SBS）、肠瘘、肠息肉、肠囊肿等均少见。1986年Cikrtt D报道NEC外科手术后长期随访（1972—1984），成活>30%，术后共63例，其中24例发生SBS。

手术时尽可能保存回盲瓣及回肠末端，切除肠段大于70%将导致短肠综合征严重营养障碍。局限病变切除后可考虑即做吻合术，广泛病变切除后可做回肠结肠造瘘。回肠造瘘尽可能早些关闭，因轻度胃肠紊乱也可造成致死性水盐丢失。肠管存在活力有疑时先外置36～48小时，以后酌情行二期吻合术。不能耐受肠切除的危重腹膜炎患儿可先引流。

患儿出院后应定期随访，因肠狭窄发生率占存活者5%～30%，大多见结肠，其次回肠，可多处狭窄甚至闭锁。1988年Hartman G E报道急性期NEC经内科治疗几乎1/3发生肠狭窄（故常规做钡剂灌肠）。一般发现于病后3周至3个月。

近期SBS外科手术治疗主要做肠管延长术。1991年Thompson报道过6例SBS做肠管延长术，常见延长术方法有系列横形肠管成形术（serial transverse enteroplaoty，STEP）、Kimura肠管延长术和Bianchi肠管延长术。部分病例需做小肠移植以治疗短肠而致的肠衰竭病例。

预防措施

（1）乳剂与喂养：报道甚多，较为一致的认识到母乳喂养可以降低NEC发病率；如奶汁不够可采用其他母亲乳汁喂养[27,28]。对喂养量、时间、速度、方式等均无肯定的说法。配方奶对早产儿易发生NEC。

配方奶喂养和全身低氧血症协同是NEC产生的主要应激原因；特别是喂养后低氧协同导致NEC肠缺氧因喂养增加肠氧的需要，维持一个肠供氧和需求平衡是预防NEC重要环节。

（2）益生菌：有作者报道对极低体重儿口服乳酸杆菌和分歧杆菌，可以明显降低NEC发生[4,5,29,30]。

1）定义：给予一定数量的能够对宿主健康产生有益作用的活的微生物。

目前用于益生菌制剂主要有三类细菌：① 厌氧双歧杆菌属；② 耐氧乳杆菌属；③ 兼性厌氧球菌。

新生儿出生1周后肠道的优势菌为双歧杆菌属，占肠道总菌量的95%以上，在正常肠道中，肠黏膜提供保护屏障作用，阻止致病性细菌定植。然而，在新生儿尤其是早产儿肠道中，由于肠道发育不完善，对炎症易感性较高，从而有可能导致早产儿NEC发病率较高。

2）益生菌保护机制：① 通过拮抗病原菌抑制肠上皮细胞凋亡；促进肠道蠕动，抑制致病菌在肠道上皮定植。② 乳酸杆菌可有效降低肠壁通透性，并限制胞质紧密粘连蛋白（ZO-1）的表达。③ 抑制肠道炎症反应：肠上皮细胞经炎症因子TNF-α 刺激后L-8 mRNA表达显著增强，将乳酸杆菌与肠上皮细胞共同孵育后再经TNF-α 刺激，可显著下降L-8 mRNA表达。④ 其他：调控凋亡信号转导途径；改变凋亡蛋白酶和凋亡基因的表达；促进胃肠道发育和功能成熟。

部分临床试验证实，益生菌对NEC发病有预防作用，应用单一益生菌对降低NEC发病率无明显改善，但也有报道早产儿应用益生菌后导致脓毒症，哮喘，迟发型特应性反应。故建议推广应用需健全、规范管理；大样本数据来评估。

（3）其他预防策略：除此之外，还有不少预防策略的提出，如补充氨基酸、免疫球蛋白应用、抗生素、胃的酸化、维生素E、吲哚美辛等，但报道对发生NEC风险差异，预防的可行性均没有肯定。

小结

（1）新生儿坏死性小肠结肠炎是新生儿外科的一种常见疾病，特别发生在早产、极低体重儿，临床上以腹胀、腹泻、便血为主，腹部X线表现肠壁气囊肿，严重可致门静脉积气，发生在肠管任何部位，但以回肠末端为主。

（2）发病诊断，评估以改良Bell分期为主。

（3）治疗按病情为内科和外科治疗之分，关键是判断肠坏死、肠穿孔。

（4）预防措施尚未统一，母乳可降低NEC发病率，益生菌有争议，但也是今后研究内容之一。

（施诚仁）

参·考·文·献

［1］Patel R M, Kandefer S, Walsh M C, et al. Causes and timing of death in extremely premature infants from 2000 through 2011［J］. New England Journal of Medicine, 2015, 372(4): 331.

［2］Fitzgibbons S C, Ching Y, Yu D, et al. Mortality of necrotizing enterocolitis expressed by birth weight categories［J］. Journal of Pediatric Surgery, 2009, 44(6): 1072-1075; discussion 1075-1076.

［3］中华医学会儿科分会新生儿学组.中国住院新生儿流行病学调查［J］.中国当代儿科杂志，2009，8(8)：248-259.

［4］Manzoni P, Meyer M, Stolfi I, et al. Bovine lactoferrin supplementation for prevention of necrotizing enterocolitis in very-low-birth-weight neonates: a randomized clinical trial［J］. Early Human Development, 2014, 90(3): S60-S65.

［5］Jacobs S E, Tobin J M, Opie G F, et al. Probiotic effects on late-onset sepsis in very preterm infants: a randomized controlled trial［J］. Pediatrics, 2013, 132(6): 1055-1062.

［6］陈超.新生儿坏死性小肠结肠炎的临床问题及防治策略［J］.中华儿科杂志，2013，51(5)：321-325.

［7］Hecht G. Innate mechanisms of epithelial host defense: spotlight on intestine［J］. American Journal of Physiology, 1999, 277(277): C351-358.

[8] Neu J. Necrotizing enterocolitis[J]. New England Journal of Medicine, 2011, 364(3): 255.

[9] Sharma R, Hudak M L. A Clinical Perspective of Necrotizing Enterocolitis: Past, Present, and Future[J]. Clinics in Perinatology, 2013, 40(1): 27–51.

[10] Wang G L, Jiang B H, Rue E A, et al. Hypoxia-inducible factor 1 is a basic-helix-loop-helix-PAS heterodimer regulated by cellular O_2 tension[J]. Proceedings of the National Academy of Sciences, 1995, 92(12): 5510–5514.

[11] Harki J, Sana A, Noord D V, et al. Hypoxia-inducible factor 1-alpha in chronic gastrointestinal ischemia[J]. 2015, 466(2): 125–132.

[12] Hanahan D J. Platelet Activating Factor: A Biologically Active Phosphoglyceride[J]. Annual Review of Biochemistry, 1986, 55(55): 483–509.

[13] Young C M, Kingma S D K, Neu J. Ischemia-reperfusion and neonatal intestinal injury[J]. Journal of Pediatrics, 2011, 158(2 Suppl): 25–28.

[14] Walsh M C, Kliegman R M. Necrotizing Enterocolitis: Treatment Based on Staging Criteria[J]. Pediatric Clinics of North America, 1986, 33(1): 179.

[15] 施诚仁.新生儿外科学.上海：上海科学普及出版社,2002.

[16] Eaton S. Necrotizing enterocolitis symposium: Epidemiology and early diagnosis[J]. Journal of Pediatric Surgery, 2016.

[17] Kubota A, Yamanaka H, Okuyama H, et al. Focal intestinal perforation in extremely-low-birth-weight neonates: etiological consideration from histological findings[J]. Pediatric Surgery International, 2007, 23(23): 997–1000.

[18] Pumberger W, Mayr M, Kohlhauser C, et al. Spontaneous localized intestinal perforation in very-low-birth-weight infants: a distinct clinical entity different from necrotizing enterocolitis[J]. Journal of the American College of Surgeons, 2002, 195(6): 796–803.

[19] Hsueh W, Caplan M S, Qu X W, et al. Neonatal necrotizing enterocolitis: clinical considerations and pathogenetic concepts[J]. Pediatric & Developmental Pathology the Official Journal of the Society for Pediatric Pathology & the Paediatric Pathology Society, 2003, 6(1): 6–23.

[20] Hall N J, Eaton S, Pierro A. Necrotizing enterocolitis: Prevention, treatment, and outcome-Journal of Pediatric Surgery[J]. Journal of Pediatric Surgery, 2013, 48(12): 2359–2367.

[21] Epelman M, Daneman A, Navarro O M, et al. Necrotizing enterocolitis: review of state-of-the-art imaging findings with pathologic correlation[J]. Radiographics, 2007, 27(2): 285–305.

[22] Ballance W A, Dahms B B, Shenker N, et al. Pathology of neonatal necrotizing enterocolitis: a ten-year experience[J]. Journal of Pediatrics, 1990, 117(1 Pt 2): S6–13.

[23] Reisinger K W, Kramer B W, Dc V D Z, et al. Non-invasive serum amyloid A (SAA) measurement and plasma platelets for accurate prediction of surgical intervention in severe necrotizing enterocolitis (NEC)[J]. Plos One, 2014, 9(3): e90834.

[24] Nowicki P T, Dunaway D J, Nankervis C A, et al. Endothelin–1 in human intestine resected for necrotizing enterocolitis[J]. Journal of Pediatrics, 2005, 146(6): 805–810.

[25] Abdullah F, Zhang Y, Camp M, et al. Necrotizing enterocolitis in 20, 822 infants: analysis of medical and surgical treatments[J]. Clinical Pediatrics, 2010, 49(2): 166.

[26] 胡博，戴春娟，赵旭稳，等.新生儿坏死性小肠结肠炎手术探查指征评价体系的临床研究[J].中华小儿外科杂志，2015，36(2): 89–94.

[27] Quigley, M. and W. McGuire, Formula versus donor breast milk for feeding preterm or low birth weight infants. Cochrane Database Syst Rev, 2014(4): Cd002971.

[28] Cristofalo E A, Schanler R J, Blanco C L, et al. Randomized trial of exclusive human milk versus preterm formula diets in extremely premature infants[J]. Journal of Pediatrics, 2013, 163(6): 1592–1595.

[29] Caplan M S. Probiotic and prebiotic supplementation for the prevention of neonatal necrotizing enterocolitis[J]. Journal of Perinatology Official Journal of the California Perinatal Association, 2009, 29 Suppl 2(5): S2.

[30] Deshpande G, Rao S S. Probiotics for prevention of necrotising enterocolitis in preterm neonates with very low birthweight: a systematic review of randomised controlled trials[J]. 2007, 369(9573): 1614–1620.

第五十五章
短肠综合征

概述

短肠综合征（short bowel syndrome，SBS）的全球发病率尚无确切资料。据报道，加拿大新生儿SBS的发病率在活产儿中估计是24.5/100 000，英国SBS年发病率估计为(2～3)/1 000 000，其中半数是儿童[2]，我国的儿科SBS发病率未见报道。随着国内医疗水平与经济水平的提高，临床上儿科SBS的病例数日益增多。为了提高这些患儿的生存率，积极促进剩余小肠的代偿，进一步开展相关问题的临床研究，规范化的诊疗流程非常关键。

目前常用的儿科SBS定义为：由于小肠大部分切除、旷置或先天性短肠等，导致小肠消化吸收能力受限，无法满足患儿正常生长发育的需求，需要肠外营养（parenteral nutrition，PN）支持42天以上者。由于不同年龄、不同原发病、不同部位残存肠管之间消化吸收功能差异较大，仅凭长度定义SBS并不合理，因此，近年来，逐渐倾向于根据剩余小肠是否能满足肠内营养物质消化吸收来定义，而不再单纯依据长度进行定义。

病因

由于导致儿科SBS的原因不同，剩余肠管的功能与预后亦存在差别，如腹裂与肠闭锁患儿剩余肠管的功能与代偿能力往往受损[2]，因此，应注意识别原发疾病。临床上导致婴幼儿SBS常见的原发病如下：肠闭锁、坏死性小肠结肠炎、肠扭转。其他还包括腹裂、全消化道型无神经节细胞症、先天性短肠等。儿童以肠扭转为主。根据上海交通大学医学院附属新华医院68例新生儿SBS病因统计前3位分别是肠闭锁（41.7%）、NEC（26.5%）、肠扭转（20.6%），美国报道前3位分别是NEC（43%）、肠闭锁（30%）、腹裂（17%），国际统计前3位分别是NEC（27%）、肠扭转（24%）、肠闭锁（23%）。

临床表现

SBS临床上可表现为严重腹泻、水电解质紊乱、体重丢失和生长迟滞。根据病史、PN使用时间并不难诊断。由于SBS患儿的生存率和生存质量取决于剩余小肠的代偿程度，而剩余小肠的代偿与其年龄、剩余小肠长度、部位、是否保留回盲瓣和结肠，以及进食状况等因素有关。因此，应识别导致短肠的原发疾病、了解剩余解剖结构、营养状况，以此预测患儿肠康复潜能。

按剩余小肠解剖结构分型

儿科SBS分为Ⅲ型（考虑到小儿本身小肠不长，细分亚型意义不大）：Ⅰ型为小肠造口型（又可称为暂时性短肠）（图55-1）；Ⅱ型为小肠结肠吻合型（无回盲瓣）（图55-2）；Ⅲ型为小肠吻合型（保留回盲瓣）（图55-3）。

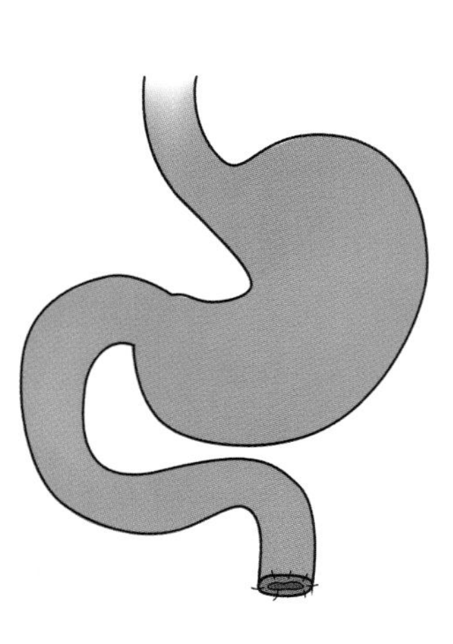
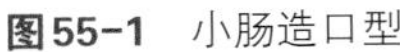

图55-1 小肠造口型

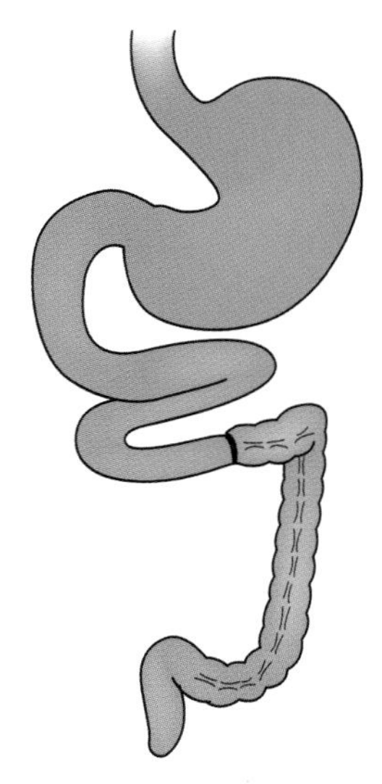

图55-2 小肠结肠型（没有回盲瓣）

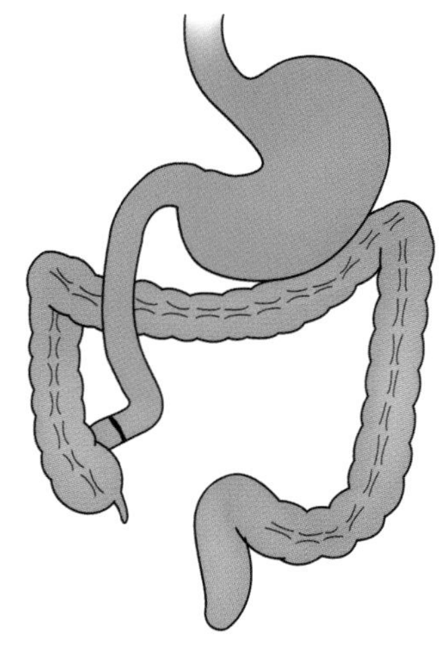

图55-3 小肠结肠型（有回盲瓣）

治疗

以肠康复治疗为核心，即促进肠道功能代偿和完全肠内营养，允许逐渐脱离PN的过程，通常由肠外营养、肠内营养、饮食、药物及手术干预等多学科合作完成。治疗的基本原则：① 供给充足的营养以实现正常的生长发育；② 促进剩余肠道代谢；③ 尽可能避免与肠切除和长期应用肠外营养相关的并发症。剩余小肠得到代偿是指在脱离PN后，其肠道消化和吸收营养的能力可保证小儿正常生长和维持水、电解质平衡。

◆ 评估

消化道功能评估：通过影像学方法评估剩余小肠长度，观察肠内营养（enteral nutrition，EN）的耐受情况评估消化吸收功能。

营养状况评估：连续地精确测量体重、身高/身长和头围变化极为重要。但是，在脱水、水肿等情况下，建议监测中上臂围和三头肌皮褶厚度。白蛋白、前白蛋白、血红蛋白等也是重要的评估指标。

◆ 分阶段治疗

1. 第一阶段：急性期

此阶段以PN为主，尽早开始EN，首要目标是稳定液体电解质平衡。在病情允许情况下，应尽早给予营养支持。EN以微量喂养开始，依据肠道耐受情况逐渐缓慢加量。术后早期往往伴随高胃泌素血症，需要进行抑酸治疗。肠道丢失量应额外补充液体和电解质溶液。此阶段一般需持续1～3个月。

2. 第二阶段：代偿期

该阶段应逐渐提高EN应用比例，逐步撤离PN，主要目标为促进剩余肠管的最大代偿能力。但应注意肠道耐受性，识别喂养不耐受，定期评估营养状况。由于SBS患儿肠道吸收情况不尽相同，当肠内供给热量不能完全吸收时，逐步撤离PN过程中不可按增加的EN热量等量减少。代偿期可持续数月或数年，直至剩余肠管达到最大代偿能力。

3. 第三阶段：稳定期

剩余肠管的代偿能力已接近极限，以撤离PN为起始点，由EN提供全部热量所需，逐渐增加经口摄入量与种类。现有报道中，小儿SBS最终能获得肠道代谢，保留回盲瓣者中，剩余小肠长度最短仅10 cm；无回盲瓣者中，最短为15～38 cm[6]。加强定期随访，监测营养指标，主要目标为减少SBS远期并发症的发生。

◆ 营养治疗

1. 肠外营养

推荐经周围置入中心静脉（PICC）或深静脉置

管（CVC）途径。需长期PN者建议予以非单一大豆油来源的脂肪乳剂。根据相关文献[7-11]推荐：当肝功能受损时，建议采用含鱼油的脂肪乳剂。营养液应含有各种维生素和微量元素，以及钠、钾、氯、钙、镁、磷、铁等。对于回肠末端切除的患儿，应特别注意补充维生素B_{12}和脂溶性维生素A、维生素D、维生素E、维生素K。

热量需求：新生儿参考《中国新生儿营养支持临床应用指南2013版》[12]，婴、幼儿参见《中国儿科肠内肠外营养支持临床应用指南2010版》[13]。当肠内营养（enteral nutrition，EN）摄入不足，予以部分PN时，理论上应补充的热量计算公式为：PN所需热量=（1−EN摄入热量/EN推荐热量）× PN推荐热量。然而，由于SBS患儿EN吸收的热量较正常肠功能的婴儿要低，且个体差异大，因此，PN的实际供给量需要高于计算值，以保证良好的体重增长为目标。

PN各成分推荐量、常见并发症和监测详见《中国新生儿营养支持临床应用指南2013版》[12]和《中国儿科肠内肠外营养支持临床应用指南2010版》[13]。

2. 肠内营养

肠内营养是SBS治疗的重点，合理的EN可促进肠康复，尽早脱离PN，缩短住院时间。肠切除术后确认不存在禁忌证情况下，应尽早开始EN，推荐微量喂养[婴儿喂养量为12～25 ml/（kg·d），持续5～10天]，以充分利用剩余的肠道，促进其代偿[2]。SBS治疗早期，采用持续滴注并以1 ml/（kg·d）的速度增加可改善对EN的耐受，减少渗透性腹泻。当持续滴注的EN热量达到50%所需能量的情况下，可考虑过渡至间歇喂养，包括尽早开始少量经口喂养[2]。完全管饲者也应辅以非营养性吸吮。管饲超过3个月者，应予以内镜下经皮胃造瘘。

婴儿SBS患者应鼓励母乳喂养。当母乳不可用或母乳不耐受时，可根据胃肠道耐受情况，合理选择要素配方、半要素配方或整蛋白配方[2]。固体食物添加取决于年龄、肠切除术式、保留功能肠段的长度及患儿健康状况。6月龄（早产儿根据校正月龄）可考虑开始添加固体食物，为防止腹泻建议每次少量给予[2]。

EN过程中，需每日记录呕吐、腹胀、排便量、大便pH以及还原糖测定。及时识别喂养不耐受：① 呕吐（超过每日3次或者超过每日肠内摄入量的20%称为过量，表示不耐受）；② 每日排出粪便或造瘘量超过50 ml/（kg·d），或出现便血、脱水、体重降低的情况，应及时减少EN量与输注速度[2]。

有研究指出，膳食纤维可改善EN的耐受性，在结肠存在的情况下可考虑使用，但应注意粪便或造瘘口排出量[2]。

◆ 儿科常用药物

（1）抑制消化液分泌：SBS常伴随高胃泌素血症，小肠液丢失量大，需要进行抑酸治疗。可选用质子泵抑制剂（PPI）和组胺H_2受体拮抗剂，PPI通常比H_2受体拮抗剂更有效。生长抑素类药物，可以抑制多种促进消化液分泌的物质，减少水电解质的丢失，但由于其影响小肠代偿过程、抑制胰酶分泌和胆囊收缩，易出现胆结石[14]，且存在价格昂贵、易快速耐受、皮下注射依从性差等原因，因此，应谨慎使用，不作为一线药物，仅用于大量肠液丢失、吸收不良且对其他药物没有反应的患儿。

（2）抗生素：由于小肠细菌过度生长（small intestinal bacterial overgrowth，SIBO）是SBS常见的并发症之一，可使胆盐解离，引起脂肪泻，导致黏膜炎症，不仅引起喂养不耐受，而且增加肝脏并发症、感染的概率，影响预后，因此，需引起相当的重视[15,16]。出现SIBO症状时，可予以口服抗生素治疗。

（3）抗腹泻药物：可考虑使用消旋卡多曲与蒙脱石散抗腹泻治疗。在无腹胀、麻痹性肠梗阻的情况下，5岁以上儿童可考虑使用洛派丁胺。

（4）其他：实验研究表明，生长激素（growth hormone，GH）和谷氨酰胺可增强肠道代谢能力[17,18]，但对于临床预后没有确切的疗效[19-23]。目前在婴幼儿中应用的研究少见报道，结果亦不一致[24-28]。因此，在循证依据尚不足的情况下，不推荐常规应用。

Ⅰ型SBS的特殊处理

Ⅰ型SBS患儿易导致缺钠，会导致体重增长停滞、代谢性酸中毒、肠道吸收碳水化合物和液体障碍，因此，应充分重视钠丢失问题[14]。即使血钠水平保持正常，当尿钠水平<10 mmol/L，提示机体出现总体钠缺乏，应及时加强补钠治疗[29]。

Ⅰ型SBS且行双腔造瘘的患儿可考虑肠液回输，即将从近端造瘘口排出的肠液经远端造瘘口重新输入，以充分利用远端旷置的肠管，促进肠黏膜增殖和代偿，避免萎缩[30]。

Ⅰ型SBS可通过关瘘手术改善预后，关瘘前需注意对远端肠道情况进行评估。根据病情，可选择直接行肠端-端吻合术、Bishop-Koop术或Santulli术关瘘。关瘘时机因原发病不同而存在差异，应力求个体化。目前对于NEC的关瘘时机，国内专家共识建议：造瘘后6～12周，患儿体重在3～4 kg。

非移植手术与小肠移植

纵向小肠延长术（longitudinal intestinal lengthening and tailoring，LILT）指征：肠腔扩张（直径>3 cm）至少达20 cm以上，剩余小肠至少40 cm[31, 32]。连续横向肠成形术（serial transverse enteroplasty，STEP）要求肠腔扩张直径>4 cm，对剩余小肠长度则没有严格要求[31, 32]。小肠移植术的适应证参见“总论”部分。根据国内外报道，目前手术治疗尚无理想的远期预后，且技术难度较高，需谨慎实施。

并发症与随访

SBS治疗与随访过程中，需密切监测相关并发症（表55-1），最重要的2个并发症为导管相关并发症和肠外营养相关性肝病。若出现相应症状或依赖PN时间超过3个月，应尽早转诊至有经验的治疗中心。

表55-1　SBS相关并发症

并发症	内容
中心静脉导管相关并发症	静脉栓塞 导管相关血流感染
肠外营养相关性肝病	胆汁淤积 脂肪性肝炎 纤维化/肝硬化 肝功能衰竭 胆石症 胆囊炎
代谢性并发症	水和电解质失衡 微量元素缺乏/中毒 D-乳酸性酸中毒
代谢性骨病	
肾脏并发症	肾结石 高草酸尿症
小肠细菌过度增殖	
胃肠道	消化性溃疡

建议营养专科门诊随访，进行营养评估和生长发育监测，包括身高/身长、体重、头围、中上臂围及皮褶厚度等；并检测总蛋白、前白蛋白、C反应蛋白、血红蛋白、电解质、微量元素、25羟维生素D；必要时监测铁蛋白、维生素结合蛋白、叶酸、维生素B_{12}等。我们曾对18例短肠综合征患儿脱离PN两年后进行随访，发现有多种微量元素和维生素缺乏（发现率在20%～40%），故建议短肠患儿正常口服饮食期间仍需额外补充微量元素和维生素。

小结

（1）短肠综合征是因某些原因导致的小肠短、消化吸收能力受限、无法满足患儿正常生长发育需要。

（2）常见SBS原因是NEC、肠闭锁、腹裂、肠扭转、全结肠无神经节细胞症等。

（3）消化道功能评估，分阶段治疗十分重要，方法是肠内外营养支持，药物与外科干预。

（蔡　威）

参·考·文·献

[1] Wales P W, Christison-Lagay E R. Short bowel syndrome: epidemiology and etiology. Seminars in pediatric surgery, 2010, 19(1): 3–9. PubMed PMID: 20123268. Epub 2010/02/04. eng.

[2] Olieman J F, Penning C, Ijsselstijn H, et al. Enteral nutrition in children with short-bowel syndrome: current evidence and recommendations for the clinician. Journal of the American Dietetic Association, 2010, 110(3): 420–426. PubMed PMID: 20184992. Epub 2010/02/27. eng.

[3] O'Keefe S J, Buchman A L, Fishbein T M, et al. Short bowel syndrome and intestinal failure: consensus definitions and overview. Clinical gastroenterology and hepatology : the official clinical practice journal of the American Gastroenterological Association, 2006, 4(1): 6–10. PubMed PMID: 16431298.

[4] D'Antiga L, Goulet O. Intestinal failure in children: the European view. Journal of pediatric gastroenterology and nutrition, 2013, 56(2): 118–126. PubMed PMID: 22820123. Epub 2012/07/24. eng.

[5] Wales P W, de Silva N, Kim J H, et al. Neonatal short bowel syndrome: a cohort study. Journal of pediatric surgery, 2005, 40(5): 755–762. PubMed PMID: 15937809.

[6] Quiros-Tejeira R E, Ament M E, Reyen L, et al. Long-term parenteral nutritional support and intestinal adaptation in children with short bowel syndrome: a 25–year experience. The Journal of pediatrics, 2004, 145(2): 157–163. PubMed PMID: 15289760.

[7] de Meijer V E, Gura K M, Meisel J A, et al. Parenteral fish oil monotherapy in the management of patients with parenteral nutrition-associated liver disease. Archives of surgery, 2010, 145(6): 547–551. PubMed PMID: 20566974.

[8] de Meijer V E, Gura K M, Le H D, et al. Fish oil-based lipid emulsions prevent and reverse parenteral nutrition-associated liver disease: the Boston experience. JPEN Journal of parenteral and enteral nutrition, 2009, 33(5): 541–547. PubMed PMID: 19571170.

[9] Diamond I R, Sterescu A, Pencharz P B, et al. Changing the paradigm: omegaven for the treatment of liver failure in pediatric short bowel syndrome. Journal of pediatric gastroenterology and nutrition, 2009, 48(2): 209–215. PubMed PMID: 19179884.

[10] Gura K M, Lee S, Valim C, et al. Safety and efficacy of a fish-oil-based fat emulsion in the treatment of parenteral nutrition-associated liver disease. Pediatrics, 2008, 121(3): e678–686. PubMed PMID: 18310188.

[11] Puder M, Valim C, Meisel J A, et al. Parenteral fish oil improves outcomes in patients with parenteral nutrition-associated liver injury. Annals of surgery, 2009, 250(3): 395–402. PubMed PMID: 19661785. Pubmed Central PMCID: 3366279.

[12] 中华医学会肠外肠内营养学分会儿科学组，中华医学会儿科学分会新生儿学组，中华医学会小儿外科学分会新生儿外科学组. 中国新生儿营养支持临床应用指南. 中华小儿外科杂志，2013，34（10）：782–787.

[13] 中华医学会肠外肠内营养学分会儿科协作组. 中国儿科肠内肠外营养支持临床应用指南. 中华儿科杂志，2010，48（6）：436–441.

[14] Miller M, Burjonrappa S. A review of enteral strategies in infant short bowel syndrome: evidence-based or NICU culture? Journal of pediatric surgery, 2013, 48(5): 1099–1112. PubMed PMID: 23701789.

[15] O'Keefe S J. Bacterial overgrowth and liver complications in short bowel intestinal failure patients. Gastroenterology, 2006, 130(2 Suppl 1): S67–69. PubMed PMID: 16473075.

[16] Goulet O. 3. 9 Malabsorptive disorders and short bowel syndrome. World review of nutrition and dietetics, 2015, 113: 182–189. PubMed PMID: 25906881.

[17] Tian J, Hao L, Chandra P, et al. Dietary glutamine and oral antibiotics each improve indexes of gut barrier function in rat short bowel syndrome. American journal of physiology Gastrointestinal and liver physiology, 2009, 296(2): G348–355. PubMed PMID: 19095767. Pubmed Central PMCID: 2643904.

[18] Wiren M, Adrian T E, Arnelo U, et al. Early gastrointestinal regulatory peptide response to intestinal resection in the rat is stimulated by enteral glutamine supplementation. Digestive surgery, 1999, 16(3): 197–203. PubMed PMID: 10436367.

[19] Wales P W, Nasr A, de Silva N, et al. Human growth hormone and glutamine for patients with short bowel syndrome. The Cochrane database of systematic reviews, 2010 (6): CD006321. PubMed PMID: 20556765.

[20] Duggan C, Stark A R, Auestad N, et al. Glutamine supplementation in infants with gastrointestinal disease: a randomized, placebo-controlled pilot trial. Nutrition, 2004, 20(9): 752–756. PubMed PMID: 15325681.

[21] Ong E G, Eaton S, Wade A M, et al. Randomized clinical trial of glutamine-supplemented versus standard parenteral nutrition in infants with surgical gastrointestinal disease. The British journal of surgery, 2012, 99(7): 929–938. PubMed PMID: 22513659.

[22] Albers M J, Steyerberg E W, Hazebroek F W, et al. Glutamine supplementation of parenteral nutrition does not improve intestinal permeability, nitrogen balance, or outcome in newborns and infants undergoing digestive-tract surgery: results from a double-blind, randomized, controlled trial. Annals of surgery, 2005, 241(4): 599–606. PubMed PMID: 15798461. Pubmed Central PMCID: 1357063.

[23] Wagner J V, Moe-Byrne T, Grover Z, et al. Glutamine supplementation for young infants with severe gastrointestinal disease. The Cochrane database of systematic reviews, 2012, 7: CD005947. PubMed PMID: 22786496.

[24] Guo M, Li Y, Li J. Role of growth hormone, glutamine and enteral nutrition in pediatric short bowel syndrome: a pilot follow-up study. European journal of pediatric surgery : official journal of Austrian Association of Pediatric Surgery [et al] = Zeitschrift fur

Kinderchirurgie, 2012, 22(2): 121-126. PubMed PMID: 22161076.

[25] Peretti N, Loras-Duclaux I, Kassai B, et al. Growth hormone to improve short bowel syndrome intestinal autonomy: a pediatric randomized open-label clinical trial. JPEN Journal of parenteral and enteral nutrition, 2011, 35(6): 723-731. PubMed PMID: 21975668.

[26] Goulet O, Dabbas-Tyan M, Talbotec C, et al. Effect of recombinant human growth hormone on intestinal absorption and body composition in children with short bowel syndrome. JPEN Journal of parenteral and enteral nutrition, 2010, 34(5): 513-520. PubMed PMID: 20852179.

[27] Ladd A P, Grosfeld J L, Pescovitz O H, et al. The effect of growth hormone supplementation on late nutritional independence in pediatric patients with short bowel syndrome. Journal of pediatric surgery, 2005, 40(2): 442-445. PubMed PMID: 15750945.

[28] Socha J, Ksiazyk J, Fogel W A, et al. Is growth hormone a feasible adjuvant in the treatment of children after small bowel resection? Clinical nutrition (Edinburgh, Scotland), 1996, 15(4): 185-188. PubMed PMID: 16844032.

[29] O'Neil M, Teitelbaum D H, Harris M B. Total body sodium depletion and poor weight gain in children and young adults with an ileostomy: a case series. Nutrition in clinical practice : official publication of the American Society for Parenteral and Enteral Nutrition, 2014, 29(3): 397-401. PubMed PMID: 24699397.

[30] Koike Y, Uchida K, Nagano Y, et al. Enteral refeeding is useful for promoting growth in neonates with enterostomy before stoma closure. Journal of pediatric surgery, 2015. PubMed PMID: 26435521.

[31] Frongia G, Kessler M, Weih S, et al. Comparison of LILT and STEP procedures in children with short bowel syndrome — a systematic review of the literature. Journal of pediatric surgery, 2013, 48(8): 1794-1805. PubMed PMID: 23932625. Epub 2013/08/13. eng.

[32] Rege A. The Surgical Approach to Short Bowel Syndrome-Autologous Reconstruction versus Transplantation. Viszeralmedizin, 2014, 30(3): 179-189. PubMed PMID: 26288592. Pubmed Central PMCID: PMC4513826. Epub 2014/06/01. eng.

第五十六章
新生儿阑尾炎

概述

急性阑尾炎是小儿最常见的急腹症之一，但是发生在新生儿中的极其少见。国际上Albrecht（1905）最先报道了第一例新生儿阑尾炎。Lillenthal[1]在1908年报道了一例阴囊内阑尾炎幸存者，1952年Meigher和Lucas[2]首次报道1例存活的新生儿阑尾炎病例（未穿孔），年龄为10天女孩。Schaupp报道截至1960年，世界文献中共20例NA病例报道。随后，1986年Massad M报道1例存活的未成熟新生儿穿孔阑尾炎，Martin Glen（1986）[3]和Narasimharao（1987）[4]记录了产前阑尾炎。Efrati（2003）[5]做了第一例新生儿腹腔镜阑尾切除术。后陆续有案例报道，检索1997—2016年的20年文献新生儿阑尾炎病例报道约34例（表56-1）。目前国内报道4例（首都医科大学附属北京儿童医院1例，为年龄仅10天的男婴[6]；上海交通大学医学院附属新华医院丁文祥报道1 239例小儿阑尾炎中，只有1例，年龄为17天的患儿[6]；金敏报道1例2天男婴[7]；贵州省人民医院小儿外科报道1例30天男婴阑尾坏疽[8]）。

表56-1　1997—2016年新生儿阑尾炎

编号	文　献	年份	例数	性别	年龄	妊娠	分娩	体重	穿孔	部位	转归
1	López-Valdés J C	2016	1	男	1	34.4	剖宫产	未描述	穿孔	腹腔	存活
2	Mammou S	2015	1	男	2	32	阴道分娩	1 800	穿孔	腹腔	存活
3	Mathew N G	2015	1	男	4	33	阴道分娩	未描述	穿孔	腹股沟疝内	存活
4	Atikan B Y	2015	1	女	5	足月	剖宫产	2 500	穿孔	腹腔	存活
5	Panagidis A	2015	1	男	5	36	阴道分娩	3 600	穿孔	腹腔	存活
6	Vakrilova L	2014	1	男	25	31	未描述	1 580	穿孔	腹腔	存活
7	Arias-Llorente R P	2014	1	男	14	33	未描述	1 180	穿孔	腹腔	存活
8	Ayoub B H	2014	1	女	10	39	剖宫产	3 018	穿孔	腹腔	存活
9	Ergaz Z	2014	1	男	11	32	阴道分娩	1 680	穿孔	疝内	存活
10	Bertozzi M	2013	1	男	1	34	剖宫产	2 500	坏疽	腹腔	存活
11	Esposito C	2013	1	男	28	未描述	未描述	3 500	未穿孔	腹股沟疝内	存活
12	Kalra V K	2012	1	女	13	30	剖宫产	1 540	穿孔	腹腔	存活

（续表）

编号	文　献	年份	例数	性别	年龄	妊娠	分娩	体重	穿孔	部位	转归
13	Malakounides G	2011	2	女	28	未描述	未描述	4 400	坏疽	腹腔	存活
14			1	女	5	未描述	未描述	2 500	穿孔	腹腔	存活
15	Ngom G 1	2010	1	男	14	未描述	未描述	未描述	穿孔	腹股沟疝内	存活
16	Sachwitz D 1	2009	1	女	4	早产	未描述	未描述	未穿孔	腹腔	存活
17	Jancelewicz T	2008	1	男	7	36	未描述	2 490	穿孔	腹腔	存活
18	Atabek C	2008	1	男	25	未描述	未描述	未描述	穿孔	疝内	存活
19	Kumar R	2008	1	男	26	足月	未描述	3 400	穿孔	腹股沟疝内	存活
20	Mounla N	2006	1	女	21	31	剖宫产	1 330	穿孔	腹腔	存活
21	Milburn J A	2006	1	男	10	38	未描述	未描述	穿孔	腹股沟疝内	存活
22	金敏	2005	1	男	2	36	阴道分娩	2 600	穿孔	腹腔	存活
23	Karaman A	2005	1	女	23	38	未描述	2 000	穿孔	腹腔	存活
24	van Veenendaal M	2004	1	女	14	足月	未描述	未描述	穿孔	腹腔	存活
25	Nichol P F	2004	1	女	5	32	未描述	2 944	穿孔	腹腔	存活
26	Managoli S	2004	1	男	5	足月	未描述	未描述	穿孔	腹腔	存活
27	Karunakara B P	2004	1	男	13	未描述	阴道分娩	未描述	多点穿孔	腹腔	存活
28	Lodha A	2003	1	男	19	足月	未描述	4 080	未穿孔	腹腔	死亡
29	Efrati Y	2003	1	男	5	足月	未描述	3 300	穿孔	腹腔	存活
30	Beluffi G	2002	1	女	18	30	剖宫产	1 390	坏疽	腹腔	存活
31	Luria M	2001	1	男	3	足月	未描述	未描述	穿孔	腹腔	存活
32	陈辉	2000	1	男	30	未描述	未描述	未描述	坏疽	腹腔	存活
33	Iuchtman M	1999	1	男	6	未描述	未描述	未描述	穿孔	疝内	存活
34	Sarioğlu A	1997	1	女	27	未描述	未描述	未描述	穿孔	腹腔	死亡

急性阑尾炎是小儿最常见的急腹症之一，最常发生在年龄较大的儿童及青少年。由于新生儿具有特殊的阑尾解剖学特征、流质饮食及仰卧体位等特征，其发生化脓感染的概率极低（<0.04%），其中有25%～50%涉及早产的婴儿[9]。新生儿阑尾炎（neonatal appendicitis，NA）一般因并发肠穿孔和脓毒症等疾病而发现，在疾病进展前建立诊断非常困难，因而具有高病死率。新生儿很少发生急性阑尾炎可能与以下几个因素有关：① 常常是由于阑尾孔径较宽，呈锥形、漏斗或胎儿解剖特征。② 新生儿多为流质饮食。③ 保持仰卧位。④ 新生儿期无粪石且阑尾旁淋巴结不会因为长期炎症刺激而肥大压迫阑尾[10]。

随着围生期胎儿监护制度日趋完善，患儿术后生存率提高。然而NA的死亡率并不符合这种趋势，且死亡率不受婴儿性别、出生体重、妊娠成熟度、分娩方式以及任何独立症状的影响。NA的死亡率在过去的30年中在20%～25%，这与之前报道的死亡率相比，已经很大程度上降低了。在这个年龄段阑尾炎有许多因素造成了此病的高死亡率，包括因为缺少典型的临床特征而造成的诊断和治疗的延误；因为新生儿阑尾的脆弱所致的早期穿孔；因为网膜发育不完全而功能低下的抗感染能力；不成熟的免疫系统和早产儿有限的生理储备。

病因

NA致病因素与其他年龄段阑尾炎的致病因素（即粪石，淋巴管管腔梗阻）不同。真正的原因仍不十分清楚。大致存在三种病因学相关学说——免疫、缺血缺氧，或梗阻存在以及其他各种原因。

（1）出生后第1周发病与NEC无关，意味着免疫系统受损会增加阑尾炎的发病概率[11]。

（2）是第一种说法的延伸，血运不足可能是NA穿孔的潜在性原因，如胎儿宫内窘迫、心脏畸形、动脉导管未闭、ECMO依赖或其他低灌注及缺氧状态[12]。考虑到本文报道的患儿存在先天性心脏病及气管食管瘘会造成短暂的肠缺血和全层穿孔，以及组织学上存在弥漫性的炎症浸润。这种学说更能解释患儿的发病机制。

（3）其他学者认为梗阻性的盲肠扩张[胎粪性肠梗阻或先天性巨结肠（Hirschsprung's disease）]会使得肠腔压力增加，从而导致穿孔[13]。

无论原因为何，NA的临床表现变化多端，难以预测，患儿的生存需要外科医师对疾病类型和手术干预时机做出快速分析。

发病机制

多数作者报道婴儿阑尾炎病例是未成熟儿或伴随下列疾病，可能起作用的相关发病机制如下。

（1）坏死性小肠结肠炎（necrotizing enterocolitis，NEC）：波士顿儿童医院15年婴儿阑尾炎调查，发现2例，其中1例因胎儿成红细胞增多症换血后发生NEC，阑尾穿孔[14]。

（2）先天性巨结肠：Sarioğlu A（1997）[15]报道302例新生儿HD中有2例发生阑尾炎穿孔。巨结肠患儿发生阑尾穿孔的机制，可能是由于远端梗阻的存在。作者认为婴儿发生阑尾穿孔，应该怀疑长段型巨结肠或全结肠无神经节细胞存在[16]。为了选择适当部位做减压造瘘，应该术中做冰冻切片。有些外科医师常采用穿孔部位外置术，或者盲目做升结肠或横结肠造瘘，往往使造瘘口放置在无神经节肠段部位，术后排不出大便。阑尾炎X线检查显示气腹非常少见。Bartlett[17]报道，82%婴儿阑尾穿孔，但在这些婴儿中只有1例证实有气腹，这些婴儿同时存在NEC。Newman B[18]报道1例由于阑尾穿孔出现气腹，与巨结肠引起梗阻有关。因此，对阑尾炎穿孔出现气腹的婴儿，建议应该寻找病因。采用钡剂灌肠诊断先天性巨结肠，阳性率可达90%以上，但对于年幼儿，钡剂灌肠正常表现不应该完全排除巨结肠诊断，需通过直肠黏膜吸引活检、病理切片，明确是否为先天性巨结肠的诊断（图56-1）。

（3）胎粪塞综合征：由于胎粪稠厚，积聚在肠内，肠蠕动不能将其排出而引起肠梗阻，亦可能导致婴儿阑尾炎的发生。

（4）胃肠炎：常有不洁的喂奶史，有阵发性哭闹、呕吐、腹泻、发热、肠鸣音亢进，大便常规找到脓细胞。由于抵抗力低下，肠功能紊乱，肠道有感染，阑尾黏膜损伤，肠道细菌侵入阑尾壁使之感染。

（5）移位胰腺组织：分泌胰液，阑尾黏膜溃疡出血及穿孔。

（6）阑尾成角扭曲：导致阑尾梗阻、穿孔[19]。

新生儿阑尾穿孔发病率高的原因：① 由于新生儿阑尾壁薄，盲肠未扩张，不利于阑尾减压。② 新生儿免疫系统未成熟，大网膜发育不全，短而薄，不能包裹感染病灶。尤其是早产儿，炎症易扩散。这些因素也是新生儿阑尾炎死亡率高的原因。新生儿死亡率高达79%。

临床表现

新生儿阑尾炎没有特征性临床表现。腹胀（89%），呕吐（54%），腹部压痛（48%），不安或昏睡（36%）以及发热（36%）是最常见的症状[20]。如果新生儿没有脓毒血症或者影像学存在游离气体的表

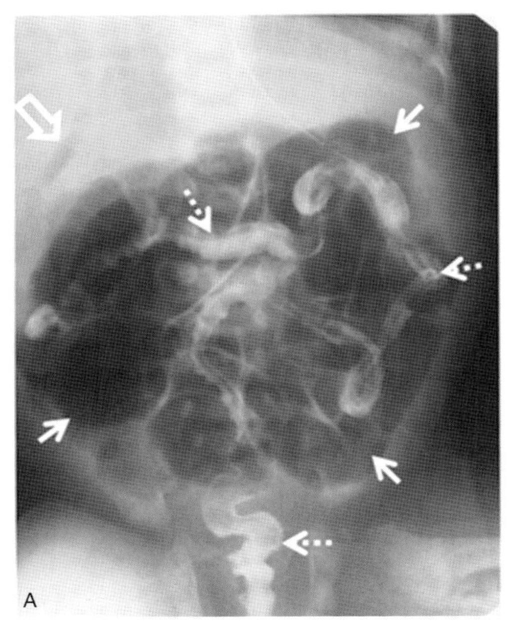

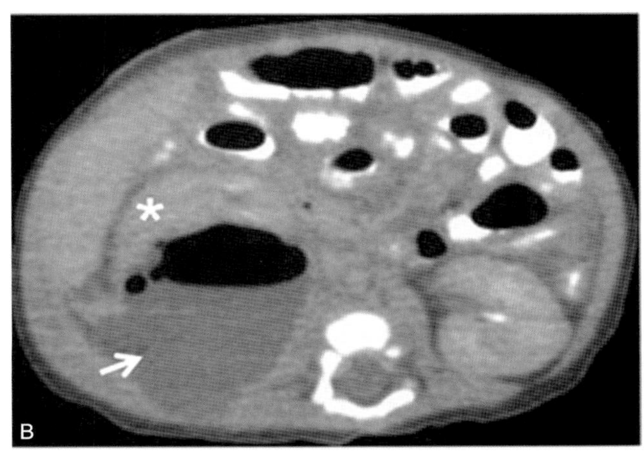

图56-1 5周男童以排便异常和腹部膨隆就诊，诊断为先天性巨结肠与阑尾炎
图A：灌肠剂造影显示小结肠，小肠扩张，右上腹积气。小结肠是提示先天性巨结肠的重要体征；**图B**：增强CT示右肾（星号标记）前方右侧腹膜后一较大范围气液平，认为是先天性巨结肠导致阑尾穿孔后形成的腹膜后囊肿
引自：*Pediatr Radiol*，2013；43：232-242.

现预示临床结局较好。除此之外，尚无其他临床表现能够较好地区分NA是致命的或非致命[21]。腹部平片游离气体的出现可能由于能够早期干预所以预后较好。

阑尾炎穿孔体征诸如胁腹部红斑或水肿，可扪及的包块和压痛也可见于NEC。考虑到临床体征与发病率等因素，新生儿阑尾炎最常见的误诊是NEC。然而需要注意的是，当这些体征仅发生在右髂窝时，其指向阑尾炎而非NEC。

1985年Massad M[22]报道17例新生儿阑尾炎，最常见临床表现如下：腹胀14例、兴奋11例、呕吐6例，偶然发现患儿嗜睡、厌食、体温不稳定或发热、胃潴留、腹泻、便秘、血便。腹壁水肿5例，腹壁红肿通常是不祥症状，6例白细胞增多，发热和白细胞增多可以不成比例。有些病例可出现蜂窝组织炎，腹部压痛，肠蠕动低下。Srouji和Buck[23]报道94例病例中27例（29%）表现疝内肿块，感染局限于疝囊内，较早做出诊断和手术治疗，死亡率则可减少。

细菌培养可见克雷伯菌、大肠杆菌、肠球菌、变形杆菌属、粪杆菌属等[6]。

诊断

尽管NA非常罕见，但随着围生期阑尾炎相关诱发因素渐渐被认识并得到重视（如早产、严重缺血缺氧等），围生期胎儿监护制度日趋完善以及小儿消化道畸形MDT新模式的应用及推广，我们预测NA早期发生率（发现率）会越来越高。

NA在诊断上仍然是一个难题。考虑到其体征和影像学检查不典型，穿孔性阑尾炎的诊断往往需要通过剖腹探查或尸检，目前没有术前诊断的报道。

在1976年之前报道新生儿阑尾炎病例，57%病例尸体解剖做出诊断。1976—1984年报道17例患儿中16例剖腹探查明确诊断[6]。

NA常与早产有关或伴有其他合并症：原发性腹股沟疝、先天性巨结肠、囊性纤维化、先天性心脏病或气管食管瘘[24]。NA可能真的是多因素共同作用。总结起来就是早产和腹股沟疝在NA中最为常见，分别是43%和33%。因此，怀疑NA时，若患儿同时存在早产情况或合并腹股沟疝，应该更加注意。事实上，若阑尾炎发生在腹股沟疝中（Amyand疝），由于其特殊的表现——出现睾丸扭转或睾丸嵌顿疝而行睾丸急诊手术[25]，即使术前没有发现阑尾炎，也有利于早期发现开刀，可以降低死亡率[23]。

白细胞计数和超声波检查作用有限。在两种情况下有可能做出正确的术前诊断：在右髂窝或者阑尾腔内看见游离气体。

X线检查：X线平片尽管不能诊断阑尾炎但对发现并发症仍有帮助。

文献报道9例新生儿急性阑尾炎发现肠道充气病理过程，偶见腹腔游离气体、腹壁增厚、腰大肌缘消失。

Wilkinson[26]对小于2岁患急性阑尾炎、X线表现为腹腔肠道充气占87%、腹腔游离腹水占84%、脊柱侧突72%、腰大肌缘消失56%、腹壁增厚32%、粪石32%、脓肿20%者，采取腹部直立位或平卧位摄片均可。

腹部平片若没有明显的NEC证据，如肠壁气囊肿，在条件允许的情况下行多普勒超声。尽管超声有其局限性，但是在观测腹腔内积液、肠壁肥厚及肠道灌注上，较腹部平片更有效[27]。使用超声作为一线诊断方式显示出较好的结果[28]。然而还没有研究评估超声在新生儿的诊断效果。

采用B超检查可检测新生儿腹腔有无脓肿存在。造影剂灌肠检查证实阑尾没有充盈是有价值或者显示近盲肠的造影剂外渗。

如果没有条件行超声或者超声无明显阳性结果，CT扫描（有/无造影剂）需立刻进行。如果没有发现NEC存在，或不能完全排除阑尾炎可能，那么最好剖腹或腹腔镜探查，因此同时要权衡麻醉和手术风险。目前由于射线暴露会增加癌症风险，对CT的使用确有下降的趋势[29]。考虑到与年龄较大的儿童及成人相比，新生儿阑尾炎非常少见并且具有极高的死亡率。早期进行手术干预所能带来的潜在的死亡率下降的优势显然比CT相关的癌症发生更重要。

鉴别诊断

新生儿阑尾炎鉴别诊断包括败血症、NEC、胰腺炎、肠闭锁、胎粪性腹膜炎和先天性巨结肠。新生儿出现腹部膨隆、发热、呕吐、喂养困难，或其他新生儿阑尾炎的症状体征时，最初的鉴别诊断应该包括NEC、先天性巨结肠、肠扭转及胃肠炎[30,31]。

治疗

急腹症早期诊断，出生后不久充分外科治疗和术后重症监护护理对新生儿急性阑尾炎改善存活率同样重要。由于新生儿阑尾炎没有特征性临床表现，确实给明确诊断带来一定困难。但应对怀疑存在外科急腹症的患儿，根据病情做适当的术前准备，以便尽早阑尾切除手术治疗。

文献报道在腹腔镜下，大约85%的婴儿有阑尾穿孔。气腹所提示的穿孔似乎还有助于腹腔镜手术探查的相关指征，相对于不穿孔者，阑尾炎穿孔的新生儿会被更早诊断和治疗。

预后

根据英国文献111例新生儿阑尾炎资料统计（1901—1984）：腹腔内阑尾炎82例，死亡58例，死亡率达70%，疝囊内阑尾炎29例，没有死亡。阑尾穿孔53例，死亡38例，死亡率达71%；未穿孔阑尾29例，死亡20例，死亡率达68%，故新生儿阑尾炎位于腹腔内死亡率很高。

小结

（1）急性阑尾炎是小儿最常见的急腹症之一，但是发生在新生儿中的极其少见，具有高病死率。

（2）新生儿阑尾炎没有特征性临床表现，腹胀、呕吐、腹部压痛、不安或昏睡以及发热是最常见的症状。由于其临床症状不典型，一般难以立即诊断，常在疾病进展或并发肠穿孔、脓毒症时发现。

（3）新生儿阑尾炎常见的病理基础包括坏死性小肠结肠炎、先天性巨结肠、胎粪性腹膜炎等。

（陈　杰）

参·考·文·献

[1] Karaman A, Cavuşoğlu Y H, Karaman I, et al. Seven cases of neonatal appendicitis with a review of the English language literature of the last century. Pediatr Surg Int, 2003, 19: 707−709.

[2] Sweed Y, Quinn F, Puri P, et al. Neonatal perforated appendicitis associated with duodenal obstruction. Pediatr Surg Int, 1992, 7: 306−307.

[3] Martin L W, Glen P M. Prenatal appendiceal perforation: a case report. J Pediatr Surg, 1986, 21: 73−74.

[4] Narasomharao K L, MItra S K, Pathak I C. Anten atal appendicular perforation. Postgrad Med J, 1987, 63: 1001−1003.

[5] Efrati Y, Peer A, Klin B, et al. Neonatal periappendicular abscess — updated treatment. J Pediatr Surg, 2003, 38: e5.

[6] 施诚仁. 新生儿外科学[M]. 上海: 上海科学普及出版社, 2002.

[7] 金敏, 林庆波. 新生儿阑尾炎合并肠套叠一例. 中华儿科杂志, 2006, 44(3): 219.

[8] 陈辉, 陈阳, 安妮妮, 等. 新生儿阑尾炎二例分析. 贵州医药, 2000, 24(5): 308−309.

[9] Kwong M S, Dinner M. Neonatal appendicitis masquerading as necrotizing enterocolitis. J Pediatr, 1980, 96: 917−918.

[10] Srouji M N, Buck B E. Neonatal appendicitis: ischemic infarction in incarcerated inguinal hernia. J Pediatr Surg, 1978, 13: 177−179.

[11] Bax N M, Pearse R G, Dommering N, et al, Perforation of the appendix in the neonatal period. J Pediatr Surg, 1980, 15: 200−202.

[12] van Veenendaal M, Plotz F B, Nikkels P G, et al, Further evidence for an ischemic origin of perforation of the appendix in the neonatal period. J Pediatr Surg, 2004, 39: e11−e12.

[13] Arliss J, Holgersen L O. Neonatal appendiceal perforation and Hirschsprung's disease. J Pediatr Surg, 1990, 25: 694−695.

[14] Rakhit A, Nurko S, Gauvreau K, et al. Gastrointestinal complications after pediatric cardiac transplantation. J Heart Lung Transplant, 2002, 21: 751−759.

[15] Sarioğlu A, Tanyel F C, Büyükpamukçu N, et al. Appendiceal perforation: a potentially lethal initial mode of presentation of Hirschsprung's disease. J Pediatr Surg, 1997, 32(1): 123−124.

[16] Dietz K R, Merrow A C, Podberesky D J, et al. Beyond acute appendicitis: imaging of additional pathologies of the pediatric appendix. Pediatr Radiol, 2013, 43: 232−242.

[17] Bartlett R H, Eraklis A J, Wilkinson R H. Appendicitis in infancy. Surg Gynecol Obstet, 1970, 130: 99−104.

[18] Newman B, Nussbaum A, Kirkpatrick J A, et al. Appendiceal perforation, pneumoperitoneum, and Hirschsprung's disease. J Pediatr Surg, 1988, 23: 854−856.

[19] Lee A W, Bell R M, Griffen W O Jr, et al. Recurrent appendiceal colic. Surg Gynecol Obstet, 1985, 161: 21−24.

[20] Raveenthiran V. Neonatal Appendicitis (Part 1): A Review of 52 cases with Abdominal Manifestation. J Neonatal Surg, 2015, 4: 4.

[21] Jancelewicz T, Kim G, Miniati D. Neonatal appendicitis: a new look at an old zebra. J Pediatr Surg, 2008, 43: e1−e5.

[22] Karaman A, Cavusoglu Y H, Erdogan D, et al, Appendiceal mass in a neonate after surgery for esophageal atresia and tracheoesophageal fistula: report of a case. Surg, 2005, 35: 80−81.

[23] Kumar R, Mahajan J K, Rao K L N. Perforated appendix in hernial sac mimicking torsion of undescended testis in a neonate. J Pediatr Surg, 2008, 43: e9−e10.

[24] Massad M, Srouji M, Awdeh A, et al. Neonatal appendicitis: case report and a revised review of the English literature. Z Kinderchir, 1986, 41: 241−243.

[25] Bannister S L, Wong A L, Leung A K. Acute appendicitis in an incarcerated inguinal hernia. J Natl Med Assoc, 2001, 93: 487−489.

[26] Wilkinson A E. Acute appendicitis. Proc Transvaal Mine Med Off Assoc, 1946, 25: 137−150.

[27] Epelman M, Daneman A, Navarro O M, et al, Necrotizing enterocolitis: review of state-of-the-art imaging findings with pathologic correlation. Radiographics, 2007, 27: 285−305.

[28] Ramarajan N, Krishnamoorthi R, Barth R, et al, An interdisciplinary initiative to reduce radiation exposure: evaluation of appendicitis in a pediatric emergency department with clinical assessment supported by a staged ultrasound and computed tomography pathway. Acad Emerg Med, 2009, 16: 1258−1265.

[29] Brenner D J, Hall E J. Computed tomography — an increasing source of radiation exposure. . N Engl J Med, 2007, 357: 2277−2284.

[30] Martin L W, Perrin E V. Neonatal perforation of the appendix in association with Hirschsprung's disease. Ann Surg, 1967, 166: 799−802.

[31] Franklin A J, Glaysher C. Acute appendicitis presenting as gastroenteritis in an infant. Br J Clin Pract, 1973, 27: 21−22.

第五十七章
新生儿肠套叠

概述

新生儿肠套叠是指新生儿的一段肠管套入与其相连的肠腔内，致使肠内容物通过障碍而导致患儿出现呕吐、腹痛拒按、便血等一系列临床表现的疾病。新生儿群体中这种疾病极其罕见，文献报道目前只有不到50例病例，早产儿相对多见[1-3]。新生儿肠套叠的临床表现不特异，缺乏特定的临床特征，与坏死性小肠结肠炎（NEC）的表现很相似。尤其是坏死性小肠结肠炎（NEC）更为常见。常常会导致诊断困难。大多数报道的病例都有腹部膨胀、胆汁性呕吐、血便。有超过一半的早产儿肠套叠患儿术前诊断为NEC[4,5]。急性肠套叠是新生儿肠梗阻最常见的原因，也是儿科腹部急诊第二常见的原因（第一为急性阑尾炎），好发于3岁前的儿童，发病高峰期在出生后第3个月到第9个月。3岁以后，随着年龄增加，发病率明显减少。80%～95%发生于回盲部，以春末夏初发病率最高[6]。

发病机制

大多数新生儿肠套叠的发生都是先天因素导致的，病理性原因仅占9.3%左右[7]。病因尚未完全清楚。目前，广泛认为有以下原因与之相关。

（1）病毒感染：急性肠套叠可能与上呼吸道病毒感染、腺病毒相关的肠胃炎，尤其是轮状病毒感染有关。

（2）回盲部解剖因素：婴儿期回盲部游动性大，回盲瓣过度肥厚，小肠系膜相对较长，婴儿90%回肠瓣呈唇样凸入盲肠，长达1 cm以上，加上该区淋巴组织丰富，受炎症或食物刺激后易引起充血、水肿、肥厚，肠蠕动易将回盲瓣向前推移，并牵拉肠管形成套叠。

（3）肠痉挛及自主神经失调：由于炎症、腹泻、细菌毒素等刺激肠道产生痉挛，使肠蠕动功能节律紊乱或逆蠕动而引起肠套叠。

（4）先天性肠管畸形和其他器质性疾病：如梅克尔憩室、肠息肉、先天性肠重复畸形等都会成为急性肠套叠的诱因。

（5）也有一些学者推测或许在产前肠套叠已经出现，导致血管损伤和肠壁坏死，进而形成先天性肠闭锁而出现一系列临床表现。不过这种联系在早产儿中不明显[8]。

（6）早产儿肠套叠可能与胎粪填塞、腹部外力干预或坏死性小肠结肠炎有关[9]。

（7）遗传因素：有些肠套叠患儿有家族发病史。

临床表现

◆ 急性肠套叠

临床上大多数患儿没有典型的症状，研究证明多数患儿发病时有以下临床表现。

（1）呕吐：突然出现呕吐，初为乳汁或乳块，后可为胆汁样液体，呕吐带臭味的肠内容物，提示病情严重。

（2）间歇性的腹痛：新生儿无法表达，常表现为突然出现哭闹，呈有规律的阵发性发作，伴有手足乱动、腹部拒按、拒食、烦躁不安等表现，发作性哭闹与肠蠕动相一致，由于肠蠕动带动套叠肠段向前推进，肠系膜被牵拉，肠套叠鞘部产生强烈收缩而引起的剧烈疼痛，当蠕动波过后，患儿即转为安静。

（3）粪便带血或呈果酱样：常为新生儿首要就诊症状，发病数小时后即可发现，为稀薄黏液或者果酱样血便。

（4）全身情况：患儿可有发热表现，早期除面色苍白、烦躁不安、拒食等，全身营养状况良好。晚期可有脱水、电解质紊乱、精神萎靡不振、体重增长缓慢等表现，出现腹膜炎，甚至中毒性休克。

（5）合并症：部分严重病例中，患儿可有肠梗阻、肠坏死、肠穿孔和脓毒血症等并发症甚至死亡。临床上大多数患儿的表现是非特异的，肠套叠的症状与坏死性小肠结肠炎（NEC）相似，有时候会误诊为NEC。

◆ 慢性肠套叠

常出现在年长儿和成人，新生儿罕见。我们此次暂不讨论。

体征

（1）腹部检查：患儿有腹胀，在左右下腹多可触及腊肠样、稍活动、有压痛的腹部包块。

（2）肛门指诊：手套可沾血或者果酱样血便，80%患儿可见。

诊断

诊断主要依靠临床表现，然而临床上大多数患儿没有典型的症状，最新的循证医学证据表明，当患儿出现有阵发性哭闹不安、拒按、呕吐、果酱样血便，腹部检查触到腊肠样包块时，即可确定诊断。但临床有10%～15%病例，来院就诊时缺乏急性肠套叠的典型表现，或只有其中1～2个症状，此时应仔细检查腹部是否可触及包块，右下腹是否有空虚感，肛门指诊观察指套上是否有果酱样黏液便，以便进一步确诊。辅助检查可协助诊断。X线放射检查有助于新生儿肠套叠的诊断和鉴别诊断。可对可疑新生儿肠套叠患儿采用超声协助早期诊断。

辅助检查

（1）腹部B超：扫描可见肠腔横断面呈“同心圆”或“靶环状”肿块图像，纵段扫描可见“套筒征”[10]。超声扫描检查法灵敏度接近100%，假阴性率低于1%，已经被广泛用于新生儿肠套叠的诊断，成为业内共识的一线诊断方法。

（2）超声引导下水压灌肠：既是诊断手段，也是治疗的方法。

（3）X线检查：虽价格低廉，但是有一定放射性，临床上也有用腹部X线对可疑患儿进行检查协助诊断。

鉴别诊断

（1）梅克尔憩室出血：可有大量血便，也可并发肠套叠。

（2）过敏性紫癜：患儿也有烦躁不安、呕吐、便血。因肠管有水肿、出血、增厚，也可在右上腹触及肿块。但患儿有典型出血性皮疹表现，部分合并有血尿和蛋白尿。该病由于肠功能紊乱和肠壁肿胀，也可并发肠套叠。

（3）坏死性小肠结肠炎：症状较严重，患儿可有咖啡样或胆汁性呕吐，常有全身症状，反应差，拒食，肢端发冷，酸中毒甚至休克等。X线放射检查有助于鉴别诊断。新生儿肠套叠时，出现明显的梗阻征象如局部肠袢扩张膨胀，明显的气液平。可对可疑患儿采用超声协助早期诊断。NEC的X线征象为，积气肠道呈广泛性的扩张。20%病例都有气腹的表现[11]。

治疗

新生儿肠套叠的治疗主要分为非手术治疗和手术治疗两种方法。目前关于二者的选择标准仍存在争议。一般情况下，对肠套叠患儿一旦确诊，及时有效的处理可使大多数患儿免于外科手术的干预，不过在有腹膜刺激征表现、症状严重、非手术治疗无法缓解症状时，要立即行手术干预。目前推荐的治疗方法是手法复位不能成功的情况下，采用手术切除病变肠道以及肠道吻合。总之，没有明确的因素可以区分鉴别新生儿肠套叠和NEC，尤其是在早产儿中，肠套叠更易误诊为NEC。治疗方法因人而异。肠套叠需要早期外科干预以避免肠坏死的发生。若可疑NEC患儿对临床治疗反应差，或者放射检查提示小肠梗阻，应当怀疑有肠套叠的发生。

◆ 非手术治疗

非手术治疗有空气灌肠、钡剂灌肠和超声引导下水压灌肠。

（1）在超声引导下的灌肠出现之前，空气灌肠或钡剂灌肠在临床上广泛应用。在国内，传统的非手术治疗方法中，含盐钡剂灌肠最常用，部分地区出于经济因素，也会选用空气灌肠。有循证医学研究证实，空气灌肠优于液体灌肠，成功率更高，穿孔率方面没有显著差异[12]。

（2）对症状较轻、无腹部刺激症状的肠套叠患儿而言，超声引导下的水压灌肠是一个简单、安全、有效的治疗手段，能使患儿和医师免于暴露射线的损伤[13]。大部分患儿都能通过超声引导下的灌肠治疗症状缓解，得到有效的控制，只有小部分患儿最终需要外科手术的干预。博利亚在1985年首次报道1例成功的超声介导的水压灌肠。超声引导的水压灌肠治愈率约为96%[14-15]。超声下能够清晰观察到灌肠液流向回肠，促进肠套叠的复位；同时，也能观察到潜在包括恶性的病变，经报道病理性因素导致的肠套叠的发现率达到50% ～ 95%[16]。肠穿孔出现时，也能及时准确发现。超声治疗的成功率大小可能与病程长短、婴儿年龄以及便血等症状有关。病程越长，患儿肠壁淤血水肿梗阻的情况越严重，灌肠剂的通过也越困难，复位的失败率也随之增高。与空气灌肠相比，水对肠壁的压力分布更均匀，超声引导下的水压灌肠没有出现操作相关的并发症。综上，超声引导下的水压治疗可作为临床一线治疗方法。在非手术处理之后，密切关注患儿病情变化，至少每2小时进行1次体格检查，每12小时进行1次超声检查，一旦患儿病情出现恶化征象，考虑手术治疗。

◆ 手术治疗

当患儿出现以下手术指征时，可考虑手术治疗。

（1）肠套叠经空气加压灌肠等非手术复位未成功者。

（2）发病超过24 ～ 48小时，超声提示病情有持续恶化的征象。

（3）临床疑有肠坏死、肠穿孔或腹膜刺激征表现。

根据术中套叠肠管的活性可采用肠套叠复位术、肠切除吻合术、肠造口术。术前应纠正脱水和电解质紊乱，禁食水、胃肠减压，必要时采用退热、吸氧、备血等措施。

预后

本病预后一般良好，研究表明在新生儿肠套叠患儿灌肠治疗后，有一定复发率，超过1岁的患儿复发率更高。总体而言，空气灌肠的复发率为7.9% ～ 8.5%[17-19]，大约有1/3在灌肠后早期72小时内发生[17]。研究表明，在未行手术治疗的患儿，灌肠后复发率为8% ～ 18%；行手术治疗的患儿中，灌肠后复发率为1% ～ 8%[20-21]。超声引导的灌肠治疗和其他灌肠治疗一样，在既往手术的患儿中，复发率较低。手术治疗比灌肠治疗复发率低。手术治疗后患儿一般预后良好。

小结

新生儿肠套叠是指新生儿的一段肠管套入与其相连的肠腔内，致使肠内容物通过障碍而导致患

参・考・文・献

儿出现呕吐、腹痛拒按、烦躁不安、果酱样血便等一系列临床表现的疾病。大多数新生儿肠套叠的发生都是先天因素导致的，病理性原因仅占9.3%左右，目前病因尚未明确，考虑多与上呼吸道病毒感染、腺病毒相关肠胃炎、轮状病毒感染有关，回盲部特殊的解剖结构以及遗传因素也可能与之相关。临床表现主要是突然出现的呕吐、烦躁不安、阵发性哭闹、果酱样血便，严重病例可有肠坏死、中毒性休克等合并症。腹部体征可触及稍活动、有压痛的腊肠样肿块。典型的临床表现和体征可确诊，辅助检查首选腹部超声，也可X线透视协助确诊。新生儿肠套叠患儿非手术治疗可有空气灌肠、钡剂灌肠、超声引导下水压灌肠，首选超声引导下水压灌肠，非手术治疗无效或者临床疑有肠坏死、肠穿孔等手术指征时，立即手术治疗。患儿预后一般良好，但有一定的复发率。相比未手术治疗的患儿，灌肠治疗在既往手术的患儿中，复发率更低。

（陈　杰）

参・考・文・献

[1] Tepmalai K, Naowapan T, Singhavejsakul J, et al. Intussusception in premature baby: Unusual cause of bowel obstruction and perforation. J Neonat Surg, 2017, 6: 13.

[2] Ueki I, Nakashima E, Kumagai M, et al. Two neonates with intussusception accompanying severe hypoxia. Pediatr Int, 2005, 47: 595–597.

[3] Ueki I, Nakashima E, Kumagai M, et al. Intussusception in neonates: analysis of 14 Japanese patients. J Paediatr Child Health, 2004, 40: 388–391.

[4] Altuntas N, Boyunaga O, Karabulut R, et al. Ileo-ilealintussusception in a premature neonate: an unusual cause of NEC in premature babies. JCPSP, 2015, 25: 76–77.

[5] Taskinlar H, Gundogdu G, Celik Y, et al. Challenging diagnosis between intussusception and necrotizing enterocolitis in premature infants. Pediatr Int, 2014, 56: e1–3.

[6] Rubinstein J C, Liu L, Caty M G, et al. Pathologic lead point is uncommon in ileo-colic intussusception regardless of age[J]. Journal of Pediatric Surgery, 2015, 50(10): 1665–1667.

[7] Niramis R, Watanatittan S, Kruatrachue A, et al. Management of recurrent intussusception: nonoperative or operative reduction? J Pediatr Surg, 2010, 45: 2175–2180.

[8] Joshi S B, Kinhal V, Desai M, et al. A rare case of jejunal atresia due to intrauterine intussusception. J Clin Diag Res, 2015, 9: Pd30–31.

[9] Gorgen-Pauly U, Schultz C, Kohl M, et al. Intussusception in preterm infants: case report and literature review. Eu J Pediatr, 1999, 158: 830–832.

[10] Güney L H, Fakıoğlu E, Acer T, et al. Is every intussusception treatment an emergency intervention or surgery? Ulus Travma Acil Cerrahi Derg, 2016, 22(2): 139–144.

[11] Tepmalai K, Naowapan T, Singhavejsakul J, et al. Intussusception in premature baby: Unusual cause of bowel obstruction and perforation. J Neonat Surg, 2017, 6: 13.

[12] Sadigh G, Zou K H, Razavi S A, et al. Meta-analysis of Air Versus Liquid Enema for Intussusception Reduction in Children[J]. Ajr American Journal of Roentgenology, 2015, 205(5): W542.

[13] Sanchez T R S, Potnick A, Graf J L, et al. Sonographically guided enema for intussusception reduction. J Ultrasound Med, 2012, 31: 1505–1508.

[14] Di Renzo D, Colangelo M, Lauriti G, et al. Ultrasound-guided Hartmann's solution enema: first-choice procedure for reducing idiopathic intussesception. Radiol Med, 2012, 117: 679–689.

[15] Nayak D, Jagdish S. Ultrasound guided hydrostatic reduction of intussusception in children by saline enema: our experience. Indian J Surg, 2008, 70: 8–13.

[16] Simanovsky N, Hiller N, Koplewitz B Z, et al. Is non-operative intussusception reduction effective in older children? Ten-year experience in a university affiliated medicalcenter. Pediatr Surg Int, 2007, 23: 261–264.

[17] Ramachandran P, Gupta A, Vincent P, et al. Air enema for intussusception: is predicting the outcome important, 2008.

[18] Chen S C, Wang J D, Hsu H Y, et al. Epidemiology of childhood intussusception and determinants of recurrence and operation: analysis of national health insurance data between 1998 and 2007 in Taiwan. Pediatr Neonatol, 2010, 51(5): 285–291.

[19] Gray M P, Li S H, Hoffmann R G, et al. Recurrence rates after intussusception enema reduction: a meta-analysis. Pediatrics, 2014, 134(1): 110–119. doi: 10. 1542/peds. 2013–3102.

[20] Niramis R, Watanatittan S, Kruatrachue A, et al. Management of recurrent intussusception: nonoperative or operative reduction? J Pediatr Surg, 2010, 45: 2175–2180.

[21] Karadağ Ç A, Abbasoğlu L, Sever N, et al. Ultrasound-guided hydrostatic reduction of intussusception with saline: Safe and effective. J Pediatr Surg, 2015, 50(9): 1563–1565.

第五十八章
先天性巨结肠

概述

先天性巨结肠（Hirschsprugs disease，HD）实质远端肠管壁肌层神经节中缺乏神经节细胞，故也称为无神经节细胞症（aganglionosis）。是引起新生儿期腹胀常见原因之一。临床表现以便秘为主。1886年小儿内科医师Hirschsprug首先予以报道，直至1945年Swenson发现主要病变肠管是肌层肌肉神经丛中神经节细胞缺如，肠管不能舒张呈痉挛状况而在近端肠管相继扩大；这种发现是一种“革命性”且对外科病理生理学的发展具有指导作用。本章节重点在先天性巨结肠的发病机制，诊断与手术治疗，后者着重介绍在国内流行的经肛Ⅰ期直肠内拖出手术。

流行病学

本病是新生儿消化道畸形中心较常见的一种，多数报道发病率为1/5 000出生成活儿（表58-1）[1]。

Spouge和Baird在哥伦比亚地区68/118成活新生儿HD发病率是1/4 417。西班牙报道1/10 000。有学者报道统计在亚洲地区为1/3 571。白种人1/6 667，黑种人1/4 761，似乎与人种有关。我国尚未见到大样本统计，仅为地区（县城）小范围内统计。

表58-1　先天性巨结肠发病率

作　者	发病率	地　区
Passarge	1/5 000	辛辛那提
Qrr 和Scobie	1/4 500	苏格兰
Goldberg	1/5 682	巴尔的摩
Spouge和Baivd	1/4 417	不列颠哥伦比亚

在男性较为多见，男∶女约4∶1[2]。而在长段型HD则男女比例呈现（1.5～2）∶1[3]。本病有家族性倾向，近年国外报道家族性巨结肠的概率约4‰[4]。

病因与发病机制

先天性巨结肠肠壁肌间神经丛中神经节细胞缺如，是由于外胚层神经嵴细胞迁移发育过程停顿之故。1967年日本Okamoto与Ueda实验研究证明了胚胎第6周起，神经嵴的神经母细胞即循沿从头端到尾端的方向移行到消化道壁内，而形成肌间神经丛的神经节细胞。这个移行过程是沿迷走神经进行的。黏膜下层的神经节细胞是由肌间的神经母细胞移行而来。整个移行过程到胚胎第12周时完成。因此，“无神经节细胞症”是由于在胚胎第12周前发育停顿所致，停顿越早，无神经节细胞段越长，尾端的直肠，乙状结肠最后生长神经母细胞，因此是最常见的病变部位，此即形成典型的“常见型”先天性巨结肠（图58-1）。至于导致发育停顿的原始病因，可能是母亲在妊娠早期，由于病毒感染或其他环境因素（代谢紊乱、中毒等），而产生运动神经元发育障碍所致[5,6]。

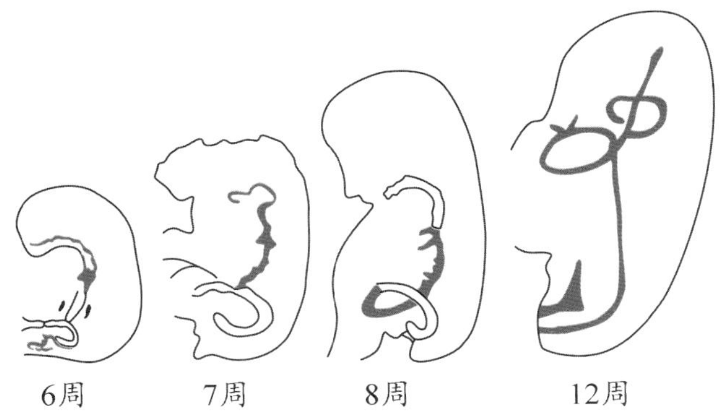

图58-1 Okamoto（1967）人类胎肠神经元移行过程随时间延长向尾端迁移示意图

无神经节细胞症属于一种肠神经系统（enteric nervous system，ENS）疾病，即神经节细胞在胚胎发育期间不能分布到下游的胃肠道[7]。

在大多数病例中（80%），神经节细胞缺乏的肠段仅累及直肠和乙状结肠（短段型HSCR），而20%延伸到结肠的近端（长段型HSCR）[8]。增粗的神经干在黏膜下和两肌层之间出现，且含有丰富的乙酰胆碱酯酶强阳性的神经纤维。因此，HSCR可能本质上是神经源性的。

近年来对先天性巨结肠的病因学研究颇多，主要从遗传学及胚胎发生阶段早期微环境改变两方面加以深入的研究，从而希望能揭示先天性巨结肠病发病原因。在此就这些研究做简要介绍。

◆ 早期胚胎阶段微环境改变

Kamagate（1985）、Ueno（1987）先后观察到肠内在神经起源、发生和迁移与细胞外基质蛋白、纤维蛋白等密切有关。细胞外基质蛋白（Matrix）对细胞黏附与运动是一种重要的影响因素。上述这些物质在提供发育中的肠神经嵴衍生十分必要。细胞迁移途径中也与层黏蛋白（Laminin）和胶原Ⅳ有关，后二者对神经细胞生长、成熟有促进作用。在1996年Shimotake报道了在发育肠管神经嵴细胞迁移过程中间充质细胞活力增强[4]。

Kuroda和Hirobe等（1991—1992）曾证实在无神经节细胞肠段黏膜和固有层中MHC，即主要组织相容性Ⅱ抗原（MHC、Class Ⅱ Antigen）明显增高，提示这种抗原异常表达对引起HD反应免疫机制改变[9]。

Kobayashi和Puri在1995年提出细胞内黏附分子（intercellular adhesion molecule-1，ICAM-1）和MHC Ⅱ抗原在无神经节细胞肠段黏膜下与肌间神经丛中粗大神经干和无炎性组织改变的移行段中神经丛中小神经节均有强力异常表现[16]。

上述这些研究提示在无神经节肠段的发生中可能与胚胎发育阶段早期微环境的改变影响了神经节细胞迁移、生长发育成熟过程，从而导致无神经节细胞有关。

◆ 遗传学因子

由Swenson和Bill在1948年对HSCR的理解做出巨大的贡献[11]，很大程度上提供了患儿的存活率，为这种疾病的家族传递的发现和遗传本质的确定创造了条件。HSCR病理学中遗传因素的作用的另外一个证据：① 对比大部分人群，受累者家族的复发危险增加；② 不平衡的性别比率，男女比率为4∶1[12]；③ HSCR与其他遗传疾病的相关，包括综合征和染色体异常；④ 一些结肠神经节细胞缺乏症的存在显示特殊的孟德尔遗传模式。

据各家文献的报道，先天性巨结肠存在有家族史在3.6%～7.8%，全结肠型巨结肠家族史甚至高达15%～21%，罕见的全肠无神经节细胞症有家族史是50%。1990年Schiller取自Gaza 4个家族中有22例婴儿均患有先天性巨结肠。1993年Engum报道在12个家族中出现20例先天性巨结肠的新生儿。为此，在先天性巨结肠病因学中遗传因素已被公认为有相当重要意义。最近10年中又进一步探讨遗传基因上的改变，这在国内外均有不少研究文章[4,13]。

1990年Badne分析487例先天性巨结肠的家族史和其遗传类型中发现超出乙状结肠以上病变的遗传类型是与显性等位基因相容性且有不完全性外显率；而对无神经节细胞肠段未超越乙状结肠范围的病例，其遗传类型似乎相对多是多因素或伴非常低的外显率隐性基因遗传。

Stannard（1991）描述了两个先天性巨结肠家族遗传类型是属于单基因遗传。

发现唐氏综合征倾向在先天性巨结肠中有4.5%～16%，这一点也提示在先天性巨结肠病因学上有遗传成分。先天性巨结肠其他合伴染色体畸形还有末端13q间断性缺失、$2p^{22}$部分缺失和互补易位（3∶7）（p^{21}∶q^{22}）、18三体镶嵌体。也有报道在巨结肠患儿中有一部分遗传综合征，如：Waardenburg综合征、Von Recklinghausen综合征、D型指（趾）过短和Smith-Lemli-Opitz综合征等[14,15]。

同胞发生危险率取决于受累患儿的性别与无神经节细胞长度。据统计随病变长度增加其发生率也增加。患乙结肠—直肠段巨结肠患儿兄弟HD发生率明显高于姐妹（分别为4%、1%）。长段型病例中受累家族中兄弟或儿子危险性分别在24%和29%。

故分析证实先天性巨结肠是一种遗传性疾病，其表达形式是常染色体显性、常染色体隐性和多基因形式，而在某些病例是通过环境因素而造成的。常染色体显性基因引起先天性巨结肠在人类基因图上位于染色体$10q^{11}$、$10q^{2}$上，进一步定位有3个间歇性缺失，这区域含有*RET*原位基因，后者也是近期多家报道的先天性巨结肠患儿发生基因突变的部位。自1994年以后已有>70个新的*RET*原位基因突变的报道，然而某些染色体显性巨结肠家族中并没有衔接的*RET*基因，这提示在先天性巨结肠患儿中可能还有另外一些可疑基因存在[16-18]。

在一大组近亲家族合伴先天性巨结肠高发区中，证实有内皮素β受体基因（*EDNRB*）的突变，*EDNRB*基因图位于染色体13上。内皮素3（*END-3*）与*EDNRB*之间相互作用对于肠神经元发育是必需的，应用动物模型可发现*EDN-3*或*EDNRB*有劈裂痕迹。*END-3*配位子是与*EDNRB*相符合的。

近期相关先天性巨结肠与遗传基因的研究很多。影响正常肠神经系统发育的相关因子包括转录因子：Sox10，Hox11L，phox26，Mash1等；神经营养因子及其受体：RET-GDND-GFR21，EDNRE-EDN_3-EcE1，RET-NTN-GFRQ2等。

特别对先天性巨结肠病因重要的基因做一介绍[3,4,17]。

（1）*RET*基因：是第一易感基因，ENS重要受体之一，即具有酪氨酸激酶活力，影响肠神经发育。有HD家族史系列，*RET*突变占50%，散发性HD突变率占15%～20%。

（2）*GDNF*基因：是胶原细胞来源性神经营养因子，对*RET*基因的配体进行调控，在神经嵴源性细胞和泌尿系祖始细胞的迁徙，另在存活中起重要作用。

（3）*EDNRB*（内皮素β受体基因）、*EDN-3*（内皮素3）：在ENS迁移和发育中起重要作用。外显率不完全、突变占HD的10%左右；在散发型HD中也有重要影响。

（4）Sox_{10}转录因子：由ENS前体细胞在肠间充质中的定居前后过程中所表态；且参与神经嵴细胞的早期发育的调节和信号途径。婴儿HD病变肠段有SOx_{10}表态，提示其在ENS成熟中也是需要的。

（5）*Phox2B*（同源异型盒基因）：表态始于迷走和躯干神经嵴源细胞在侵入前肠间充质时，且在成熟黏膜下及肛门神经丛中继续表态。而$Hox11L_1$（同源异型盒转录因子）则是在ENS前体细胞在内的神经嵴来源组织在孕中期以后表态。可能是ENS生后凋亡的一种重要的调节因子。

（6）*KIT*基因：影响肠间质Cajal细胞；从而影响到肠运动。

归纳HD的发病机制可以用图58-2简要说明。

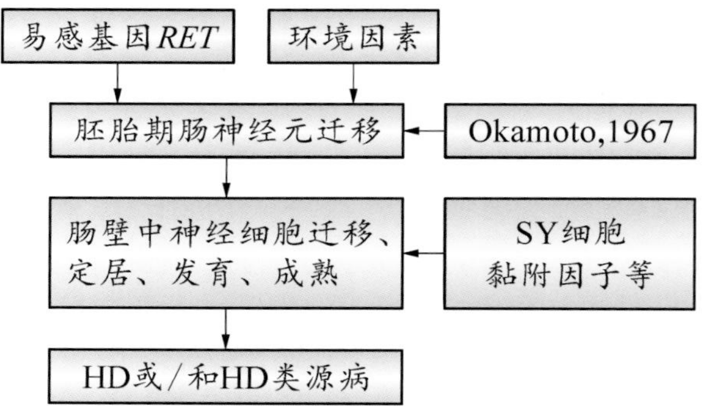

图58-2 先天性巨结肠发病机制简图
引自：Grosfeld. Pediatric Surgery（6th edition），2006.

病理解剖

典型大体标本可分为两部分：近端结肠异常扩大，壁肥厚，色泽略为苍白，腔内有质地坚韧的粪石，黏膜水肿，有时有小的溃疡。在扩大部分的远端，则比较狭窄，大小趋于正常，外表亦无甚特殊。在此两部分之间有一过渡区或移行区，往往呈漏斗形。在新生儿病例，近端与结肠两部分口径悬殊虽不如儿童显著，但近端结肠总比远端扩大。

◆ 组织学检查

在黏膜下神经丛（Meissner丛）内，正常可见到的神经节细胞在绝大多数病例中完全缺如，这是本病的基本病变（图58-3）；此外，在这些神经丛内，无髓性的副交感神经纤维无论在数量上和粗细上都较正常为显著，紧密交织成束，代替了正常的神经丛。这种神经纤维过去曾认为是节前交感纤维，但近年组织化学的研究，证明是属于胆碱能性的节后纤维及肽能纤维。还发现少数特殊病例类型，如神经节细胞未成熟、神经节细胞减少、神经节细胞增多等。

扩张肠段也可呈现肌层肥厚，黏膜卡他性炎症，有时有小溃疡，但肌间神经丛内神经节细胞存在，副交感神经纤维在数量和形态上均无变化。

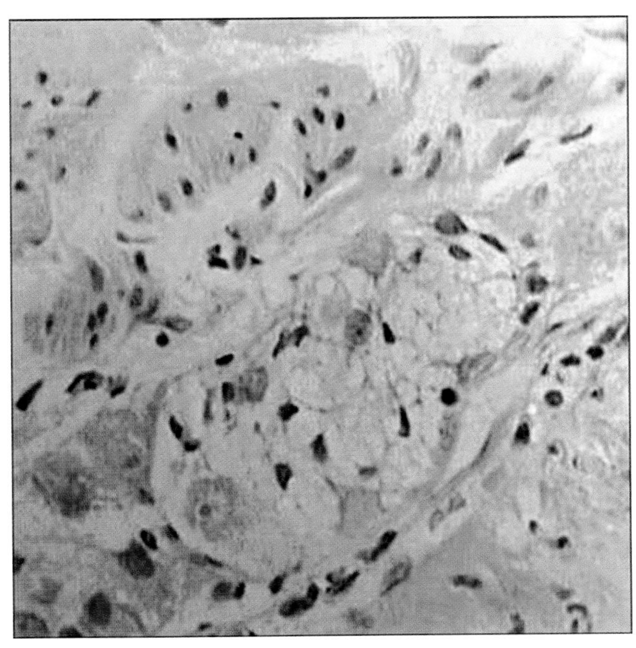

图58-3　正常可见肠管肌间神经丛内神经节细胞

◆ 病变范围

在常见型病例（约75%），无神经节细胞区自肛门开始向上延展至乙状结肠远端，随着出现一般较短的移行区，在其中偶尔可见到神经节细胞；然后，就进入正常的神经组织区，相当于结肠扩张部分。少数病例（约8%）无神经节细胞段局限于直肠远端部分。此类病例，称为“短段型”。其中个别病例，病理肠段仅占直肠末端的3～4 cm，即内括约肌部分。相反，约20%的病例病变范围较为广泛，包括降结肠、脾曲（10%），甚至大部分横结肠（约4%），这类病例称为“长段型”；尚有极少数病例，整个结肠受累，甚至包括回肠末段，完全没有神经节细胞，称为“全结肠或全结肠-回肠无神经节细胞症”（约3%）。以上病变范围分布的百分比只是一个大略的平均数[4]。

综上所述，一般可把先天性巨结肠病的基本病理改变归纳为：病变肠管壁缺乏神经节细胞；病变肠管的自主神经系统分布紊乱、神经递质含量异常；部分病例内括约肌功能不全。

病理生理

先天性肌间神经节细胞的缺如将使病变肠段失去正常蠕动，即间歇性收缩和放松的推进式运动，而发生一个总的收缩，使肠段经常处于痉挛状态，产生一个非器质性的肠狭窄，所以粪便通过发送障碍。

Ehrenpreis（1970）提出先天性巨结肠管运动主要受累有3个方面：平滑肌自动律、内在反射活动和外在性神经支配。这些变化均归属于肠神经支配异常的改变。许多学者为此做了大量的研究工作和探索。如：Swenson（1949）蠕动缺如学说，罔本（1961）去神经学说，Kamijo（1953）副交感神经增生学说，Gannet（1969）副交感神经优势学说，Tuloukian（1973）交感神经增生学说，Baumgarten（1973）肾上腺素能受体量的不平衡学说等。直至近20年较为普遍认为非肾上腺素能抑制神经系统缺乏是发生"无神经节细胞肠段"不能舒张的关键因素。图58-4提示正常肠段与无神经肠段的内在神经分布情况。一般说副交感神经纤维可引起胃肠道肌肉收缩增强，消化腺分泌增加；交感纤维则引起它们活动的抑制。副交感纤维多数是兴奋性的胆碱能纤维，少数是抑制性纤维（即内在神经），后者中很多既不是胆碱能，也不是肾上腺素能，而是肽能纤维；其递质可能是血管活性肠肽、P物质、胃泌素等。这类神经纤维称为嘌呤纤维或肽能纤维，能引起肠肌舒张。而在先天性巨结肠病变肠管则肽能纤维减少或缺如[3,4,19]。

在上述神经纤维、神经元、递质共同作用下，促成肠管正常收缩、舒张，而在无神经节细胞肠段，自主神经分布紊乱，神经节细胞缺如，内在神经支配及递质减少、缺如，致使肠管不能正常舒张。

但随着对先天性巨结肠病理生理研究的深入，人们的认识又有了进一步提高，现将近年来有关巨结肠病理生理进展情况略做些介绍。

◆ 肾上腺素能神经分布异常

Ehrenpreis在1966年首先应用荧光显微镜观察证明了在无神经节细胞肠段肾上腺素能神经纤维缺如，提示了此段肾上腺素能神经分布异常，处于高敏感状况，符合Canon定律，平滑肌减少了收缩。推测：无神经节细胞肠段肾上腺素能高反应活力导致肌张力增加和出现异常的蠕动运动。但由于肾上腺素能神经正常情况下作用是松弛肠管，这不可能因肾上腺素高活力而对无神经节细胞肠段产生张力增高[20]。

◆ 胆碱能神经异常分布

Kamizo与Meier-Ruge分别在1953年和1968年相继利用大量实验室资料证实在先天性巨结肠病变肠段胆碱能神经增生，从而推测胆碱能神经高度增生是引起无神经节细胞肠段痉挛的主要原因。先天性巨结肠病变段增加了乙酰胆碱（Ach）的释放过多，超越了正常情况于直肠黏膜固有层均表现Ach活力增高，从而也列入为辅助诊断方法——直肠黏膜乙酰胆碱酯酶组织化学的主要理论依据[21]。

◆ 异常肽能神经分布

肠神经系统不仅由肾上腺素能和胆碱能神经所组成，而且还有非常重要的非肾上腺素、非胆碱能（NANC）自主神经，这中间含有不同的多肽，这些肽作为一种传递介质作用于神经，这种称为肽能神经。许多学者报道无神经节细胞肠段痉挛收缩状态是由于神经分布中异常肽能类型的结果。在研究中均发现病变肠段中含有多肽纤维VIP减少，也有报道P物质、胃泌素释放多肽等减少和/或缺如[22]。

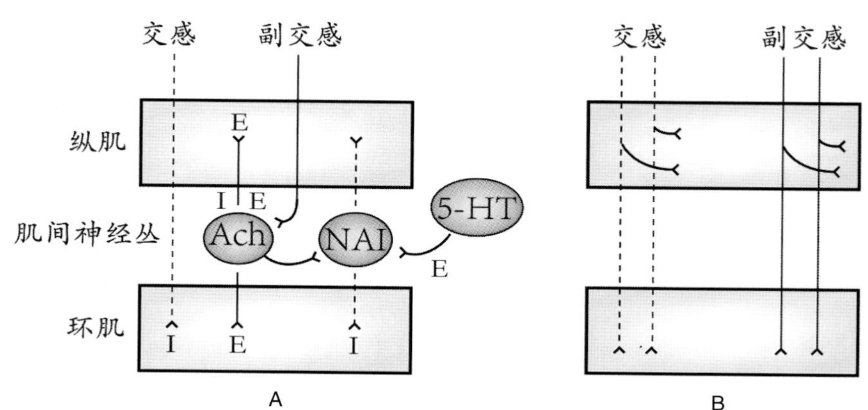

图58-4 正常与先天性巨结肠病肠段内在性神经分布

图A：正常神经支配结肠；图B：无神经节细胞肠段

E：节前副交感神经纤维支配兴奋；I：交感神经纤维支配抑制；胆碱能神经节细胞；NAI：内在非肾上腺素能抑制神经元；5-HT：含5-羟色胺的神经元成分；Ach：乙酰胆碱

◆ 神经支持细胞异常

肠内在神经系统的神经支持细胞常涉及肠神经胶质，这些神经胶质细胞和星状细胞、施万细胞等表达具有许多生物标记物。例如：① 神经胶质纤维酸性蛋白，对在中枢神经系统内星形细胞是一种特异性生物标记物。② S-100，是星形细胞和施万细胞的标记物。③ D7、施万细胞和少突神经胶质细胞的生物标记物。这些支持细胞起到对神经元细胞体及突轴排列与维持在一种固有间距的排序，对保持神经元基本的生理功能是必需的。在近期许多文献中均提到先天性巨结肠病变肠段中神经支持细胞异常。

◆ 黏膜神经内分泌细胞（NE）异常

胃肠道与它的腺体含有各种类型NE细胞，且沿黏膜分散，Soede在1992年提出每种NE细胞均可合成、贮藏和分泌某一种特殊的神经肽、生物源性儿茶酚胺，这对肠管运动、分泌和吸收等功能起到化学信使作用。而这些NE细胞的生物标记物即有普通内分泌细胞标记物，如Chromogranin A和Synaptophysin，后者为一种识别直接内分泌细胞亚群。与正常有神经节细胞肠段相比较，在无神经节细胞肠段这些黏膜内分泌细胞含儿茶酚胺与肽明显增高，这就提示了内分泌细胞并不是密切相伴神经纤维的而仅是一种非依赖性关系。虽然对每种类型NE细胞生理功能尚未明确，但所有研究结果确认其对肠管分泌和运动功能是十分重要的[23]。

◆ 一氧化氮释放异常

1990年Bult和其同事提出一氧化氮（NO）是对肠NANC神经刺激的释放作用，此后许多研究均证实NO对肠管NANC神经传递介质的作用，是平滑肌松弛的介质。而在先天性巨结肠无神经节细胞肠段平滑肌中缺乏NO合成酶的神经，这归于导致病变肠段平滑肌不能松弛，蠕动减少的原因[24,25]。

◆ 先天性巨结肠粗大神经

如何解释在巨结肠中见到神经丛中粗大的神经干？ Deguchi在1993年提出，粗大神经干起源于内在神经，无神经节细胞节段神经大异常导致神经纤维增加替代了其大小的增加。而相反另外一些研究提出粗大神经干是外在神经盲端、球状的终末。

神经生长因子（NGF）和它的受体（NGFR）是一些神经营养蛋白，在周围和中枢神经系统中神经元成活正常发育中起到必要的作用。

在生长发育中，NGF对于轴的向外生长和建立突触是必要的。而NGFR则是膜转载蛋白结合NGF窜带其进入细胞内。这些主要是作用在胆碱能神经元。

临床表现

在新生儿阶段80%～90%先天性巨结肠即已有典型的临床症状，大多数病例在出生后1周内发生急性肠梗阻，临床表现为：① >90%患儿胎粪性便秘，24～48小时没有胎粪排出，或只有少量，必须灌肠或用其他方法处理才有较多胎粪排出。② 呕吐也为常见的症状，可能次数不多、量少，但也可为频繁不止，并带有胆汁。③ 腹部膨胀，大多数为中等程度，严重时可腹壁皮肤发亮，静脉怒张，往往见到肠型（图58-5），有时肠蠕动显著，听诊肠鸣音存在。④ 直肠指诊对诊断颇有帮助，直肠壶腹空虚无粪，指检还可激发排便反射，手指拔出后，多随着有胎粪或粪便排出，伴有大量气体，同时腹胀亦好转。总之，先天性巨结肠在出生后期为一种不完全性、低位、急性或亚急性肠梗阻，一般在灌肠后好转。小儿

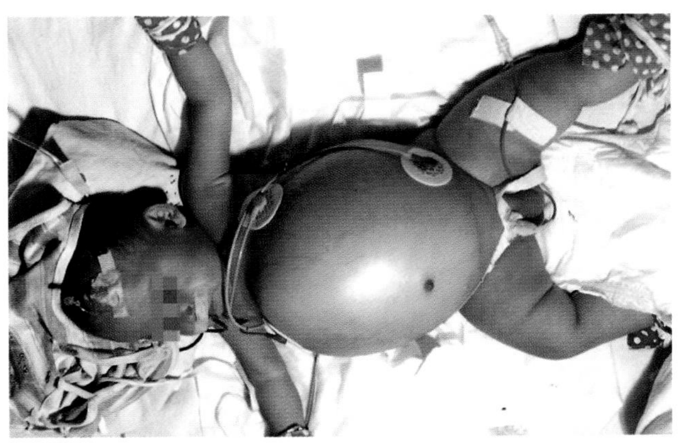

图58-5 先天性巨结肠婴儿腹胀、皮肤发亮、腹臂静脉怒张

可有自动少量排便，但多在几天后又出现严重便秘。少数病例经过新生儿初几天肠梗阻期后，可有几周，甚至几个月的“缓解期”。小儿可有正常或少量的间隔排便，但以后再出现顽固便秘，约1/3新生儿有腹泻，这也是合併小肠结肠炎的症状[1,4,14]。

◆ 新生儿期HD的并发症

并发症大多发生在头两个月内，以后则比较少见或程度较轻。先天性巨结肠并发症有肠梗阻、肠穿孔、腹膜炎、小肠结肠炎全身抵抗力下降、易感染等。尤其是小肠结肠炎是一种十分严重的并发症，先天性巨结肠死亡原因中约60%是因小肠结肠炎所致。其不但可发生在术前，也可发生在结肠造口术后，甚至于巨结肠根治术后。据文献报道巨结肠小肠结肠炎（hirschsprungs disease associated enterocolitis，HAEC）发病率在7%～50%，即使根治术后发病率仍在2%～35%。

按Gosain A等人在2017年诊断和处理HAEC指南很实用，提出了按HAEC疾病严重程度分为三级以及诊断HAEC的标准率（表58-2，表58-3）[26]。

诊断小肠结肠炎的临床表现为腹胀、腹泻、粪汁带有气体且奇臭、发热>38℃，X线检查腹部直立位平片提示小肠与结肠扩张，可伴有液平面。如做钡剂灌肠则可见结肠段黏膜粗糙，有锯齿状表现，甚至见到溃疡。

目前认识发生小肠结肠炎与性别、无神经节细胞肠段长度等关系不大，远端梗阻（包括失弛缓性内括约肌的作用）和因此而产生的结肠极度扩张及肠壁循环缺陷是基本原因。也有人认为肠炎可能为病毒或细菌性，结肠扩张，肠内容物积聚，滞留而诱发细菌感染，特别是厌氧菌的感染。Teitelbaun在1988年提出先天性巨结肠合併严重畸形特别是21

表58-2　HAEC临床症状分级

程度分级	治疗方式	饮　食	抗　生　素	灌　肠	手　术
Ⅰ	门诊治疗	口服补液盐	甲硝唑（口服）	可以考虑灌肠	—
Ⅱ	门诊/住院	饮水或禁食	甲硝唑（口服/静脉） 可考虑静脉用光谱抗生素（氨苄西林和庆大霉素或者哌拉西林/他唑巴坦钠）	灌肠	—
Ⅲ	住院 必要时入ICU	禁食 静脉补液	静脉用甲硝唑 静脉用广谱抗生素	灌肠	保守失败予以造瘘 出现气腹时剖腹探查

表58-3　不同HAEC分级的诊断和临床处理

程度分级	诊　断	病　　史	体　　检	影像学表现
Ⅰ	怀疑HAEC	食欲不佳	轻度腹胀	正常 轻微的肠梗阻积气表现
Ⅱ	确诊HAEC	既往HAEC发作病史 爆发性腹泻 发热 昏睡	发热 心动过速 腹胀 腹痛 肛肠指检见爆破样排气排便	肠梗阻样积气 气液平 肠管扩张 直肠乙状结肠截断征
Ⅲ	重症HAEC	便秘 反应迟钝	外周灌注降低 低血压 精神状态改变 腹胀明显 腹膜炎	气腹 肠壁积气

三体畸形，易导致小肠结肠炎发生，机制可能与T细胞免疫有关。故小肠结肠炎的防治是尚需进一步研究的重要内容[1,4,27]。

其他的学说有机械扩张与粪便积贮（Bill，1962），黏蛋白成分改变（Fuzinoto，1988），前列腺素E_1活力增加（Lloyd-Still，1978）、艰难梭菌感染（Thomas，1986）与近期Wilson-Storey（1990）提出的螺旋病毒感染等。

大多数学者研究中提出对小肠结肠炎中黏膜免疫机制缺陷则有较一致的认识。Imamura（1992）报道在小肠结肠炎患儿被切除的炎症肠管免疫球蛋白A（IgA）、IgM和丁链浆细胞沿肠管长度固有层明显增高。无神经节细胞段伴小肠结肠炎病例腔内分泌成分明显减少；在所有小肠结肠炎患儿固有层中$CD68^-$阳性单核细胞、吞噬细胞及CD45RD阳性淋巴细胞增加。

当小肠结肠炎与非此病变患儿比较，其侵犯到神经段自然杀伤细胞（NK）不成比例增加，而在无神经节细胞水平结肠其NK细胞类似于对照组。

NK细胞主要生物学功能是抗肿瘤和抗病毒反应及潜在调节抗体产生。腔内IgA缺乏较能反映黏膜表面损伤或黏蛋白成分改变导致IgA黏附到黏膜表面减少，局部免疫反应改变的差异可以反映HD合并小肠结肠炎是一种多细菌感染的病因[27,28]。

推荐汇综简易HAEC的可能病理生理基础表以便易理解HAEC形成相关因素（图58-6）。

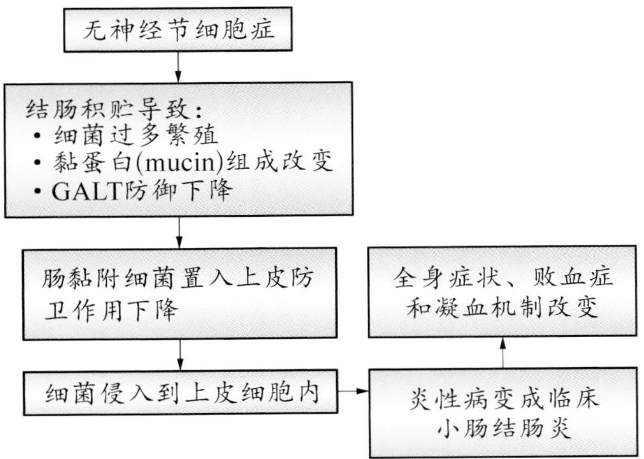

图58-6 HAEC可能的病理生理基础

有关HAEC治疗，已在表58-3中列出。其他近期反面报道的还有益生菌（probictics）、肥大细胞抑前剂色甘酸钠（sodium cromoglrcate，SCG）、肠道干细胞修复等尚有争议或在不断深入探讨中[29-31]。

◆ 合伴畸形

先天性巨结肠可以合伴有其他一些畸形，其发生率比正常人群高，据文献报道为5%～20%。尤其在双胞胎病例更为明显。了解其可能合伴畸形后对临床医师一个很重要的提示，即对先天性巨结肠病例除需进一步检查外，外科手术后出现合并症亦要考虑是否与合并畸形有关。据Holschneider报道，先天性巨结肠可合并下列一些畸形：未成熟儿与极低体重（占3.5%～10%），唐氏综合征（占3%～5%），泌尿系统畸形（占3%），肛门直肠发育畸形（占2.5%～3.4%）[32]。

诊断与辅助诊断

近来常用的有放射学检查、肛门直肠测压、直肠黏膜乙酰胆碱酯酶组织化学和病理活检4种。在临床上应用时往往几种方法互相配合以互补不足。

◆ 放射学检查

其除了作为诊断外，还可以了解病变肠段的长度，有无小肠结肠炎等合并症情况。目前报道诊断率在80%。此检查缺点是对患儿有潜在性损伤，对新生儿巨结肠、结肠造瘘术患儿、超短段型与特发性巨结肠诊断困难。Swenson在1973年曾总结207例不同病变类型巨结肠及包括新生儿病例放射学检查统计发现病变部位越低其不正确性率越高（表58-4），X线钡灌肠错误率如在<1个月高达23%，1～12个月为12.7%，>1岁为6.5%[4]。

表58-4 无神经节段水平与钡灌肠诊断的正确性（Swenson）

无神经节段水平	总例数	不正确例数	百分率（%）
直肠	42	17	10.5
直肠-乙状结肠	73	10	13.7
降结肠-盲肠	92	6	6.7

1. 腹部直立位平片

在病变肠段以上肠管扩张，内含有气体和液性粪便“气液平面”，而在病变肠段中不含气体，则小骨盆区内气体阴影，这就呈现一个典型的低位肠梗阻的X线直立位平片的征象。

2. 钡剂灌肠检查

检查时无须肠道清洗后再注钡剂，钡剂灌注时压力不宜太高，配制钡剂应采用等渗盐水，边灌注边在荧光屏下观察。先天性巨结肠X线钡灌肠检查有以下特点：① 在病变段与扩张段之间有一明显移行分隔区，呈现“椎体”状（图58-7）。② 病变段神经支配异常故可见有不规则的收缩。③ 钡剂潴留，超过24 ～ 48小时仍未排出。④ 在常见型病例直肠最大径小于乙状结肠最大径；无论前后位或侧位片此比值均<1，提示为先天性巨结肠，文献中也称直肠最大径/乙状结肠最大径的比值为“直肠指数”。⑤ 造影检查，尤其在结肠充气造影术可见近端扩张结肠肠管黏膜呈现有光滑、平行皱襞阴影，这种情况可发生在任何部分梗阻近端，但在正常结肠极为罕见。如果合伴有小肠结肠炎则近端扩张结肠肠管黏膜增粗、水肿，甚至有结节状感[12,15]。

对于全结肠型无神经节细胞症X线钡灌肠检查有重要的诊断价值，其主要表现为：① 直肠呈痉挛状，不扩张。② 全部结肠僵直，直径正常或小于正常，但不同于胎儿型小结肠。③ 结肠长度比正常短，尤其是左半结肠更短。④ 结肠脾曲呈钝角，并向内移位。⑤ 可见结肠呈不规则异常蠕动。⑥ 结肠袋形消失，肠壁变光滑，如合并有结肠炎，则可呈锯齿样表现。⑦ 灌肠压力增高时，钡剂可反流入回肠（“小肠反流”），而结肠无明显扩张。⑧ 钡剂排空时间明显延长。

◆ 肛管直肠测压法

目前已普遍公认这种方法安全简便、诊断率高。除了作为临床诊断外，还可以评估治疗效果、术前病变程度的预估及研究本病本理生理变化。

1. 方法

测压时小儿侧卧位需安静，一般能合作者均可清醒测压，婴幼儿与不合作儿童测前可口服或灌肠给10%水合氯醛镇静。肛门直肠内置入一特制的测压管，此管前部有3个球囊分别测到约在直肠壶腹部、内括约肌和外括约肌处（图58-8）。测压内容主要是内括约肌松弛反射与肛管各部压力。

2. 内括约肌松弛反射

又称为直肠肛门抑制反射。此反射在控制排便机制中起重要作用。外括约肌是横纹肌，由体神经支配，而内括约肌则由平滑肌纤维在直肠下端肠壁

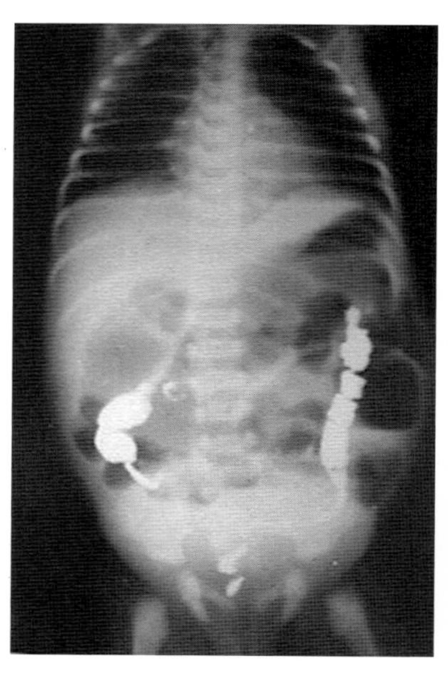

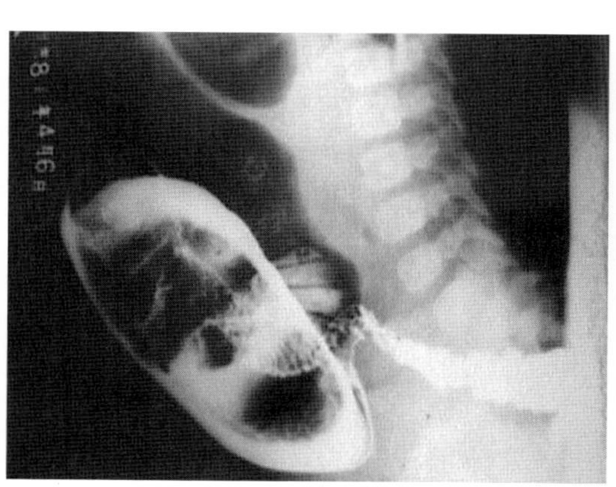

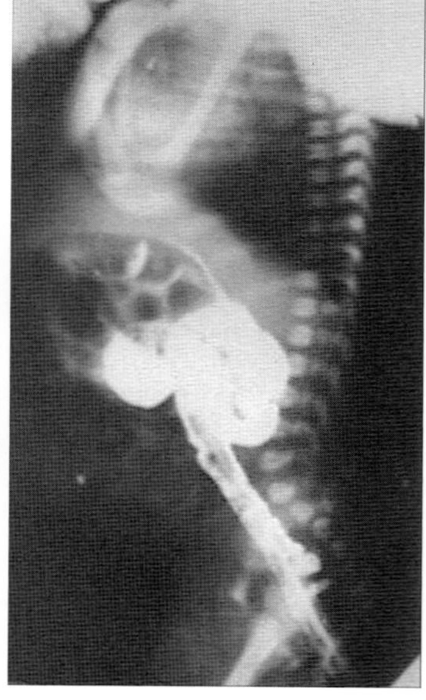

图58-7 腹部直立位前后位、侧位钡剂灌肠可显示先天性巨结肠患儿呈肠扩张段与狭窄病变段之间移行区

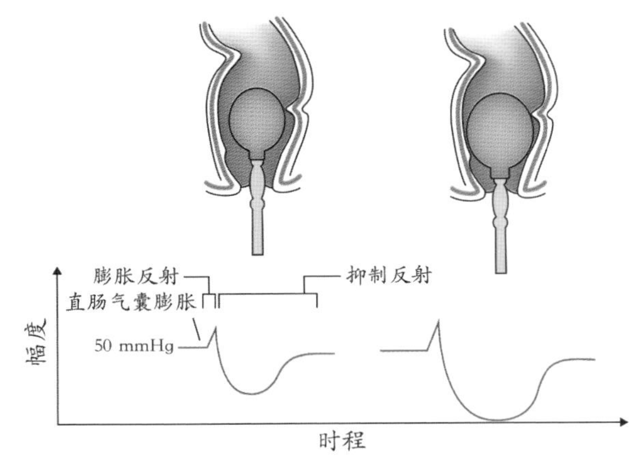

图58-8 肛门直肠测压三个气囊置于直肠、内括约肌及外括约肌区示意图

肌层增厚构成；静止期肛管80%的压力由其维持。在正常情况下直肠壁受压。扩张压力感受器，此刺激通过肠壁肌间神经丛中的神经节细胞及其节后纤维引起内括约肌松弛。这种由直肠壁压力感受器–壁间神经节细胞–内括约肌构成的低级反射已由实验和临床所证实与脊髓中枢神经系统关系不大。在无神经节细胞症缺乏神经节细胞，此反射弧破坏，当直肠壁充盈、扩张时，不能引起内括约肌松弛，利用此原理来诊断先天性巨结肠病。

3. 先天性巨结肠肛门直肠测压变化

主要测压表现为：① 内括约肌松弛反射缺如。② 肛管节律性收缩明显减少（正常值每分钟12～16次）。③ 直肠内和内括约肌部静止压高于正常。

4. 肛门直肠测压法的评估

已被公认为是一种安全、简便无损伤的方法。可作为筛选手段，诊断准确性在儿童组高达95%以上，新生儿组也有60%～85%。但有假阴性的报道，分析与以下几种原因有关：① 直肠壁肌间神经丛的神经节细胞成熟程度。② 个别小儿激惹肛门直肠抑制反射阈值增高。③ 操作技术不当，如设测压管位置不当等。④ 其他因素：直肠内容物排出、呼吸、哭吵及测压管气囊材料等。

◆ 直肠黏膜乙酰胆碱酯酶组织化学法

1948年Whitchouse等人发现无神经节细胞肠段纵环肌之间乙酰胆碱酯酶（Acety cholinesterase，AchE）染色阳性。1969年以后Meier-Ruge、Garet、Howerd和Nixon等报道提出利用直肠黏膜的AchE染色组织化学法诊断先天性巨结肠病[32]。

1. 原理与方法

胆碱酯酶分为两种类型，即乙酰胆碱酯酶（又称为真性胆碱酯酶）和假性胆碱酯酶（简称为胆碱酯酶）两种。直肠黏膜组织化学法主要测乙酰胆碱酯酶。先天性巨结肠病最突出的特征之一表现为在无神经节肠管肌层存在无髓鞘样神经纤维增多。这些异常的神经纤维属于胆碱能神经，具有比正常情况量多，更为集中，并能伸展到黏膜下层和黏膜组织的特点，提供了对AchE黏膜检查的基础。检查时用特制的直肠黏膜吸引活检钳于直肠后壁齿线上1.5～3 cm外取材。AchE组织化学法可采用1952年Gomori染色法或Karnovsky-Roots法（1964）行检测。直肠黏膜AchE染色组织化学法是一种既定性又可半定量的方法。以固有膜以上黏膜组织内出现阳性胆碱能神经纤维，即可诊断。

2. 先天性巨结肠直肠黏膜组织化学表现

正常直肠黏膜内副交感神经节后纤维细、数量少、酶活性较低、酶组织化学显示不出来，无神经节细胞肠管则表现为黏膜固有层出现深褐色增生的胆碱能神经纤维，酶活性增强，又称为阳性神经。高倍镜下见阳性神经中有活力高染色深的酶颗粒，黏膜下层中可见到粗大神经干（图58-9）。

3. 直肠黏膜AchE组织化学法的评估

其正确率约为96%，这种方法的基础是酶的化学，故可受到一定因素影响。多数作者报道诊断先天性巨结肠病假阴性在4%～8.3%，原因在于：① 取材不当，如标本有血污，切取组织太少等。② 肠黏膜局部病变，如水肿、溃疡、感染、涂药后；有作者报道取材中淋巴滤泡占优势，酶活力减低。③ 材料固定时间太长或孵化温度太高。④ 新生儿病例假阴性较高，Almoyna（1976）曾报道高达40%，原因可能与病变发展程度有关[32-34]。

◆ 直肠壁组织学检查

诊断可靠，尤为对一些诊断困难的病例仍是一

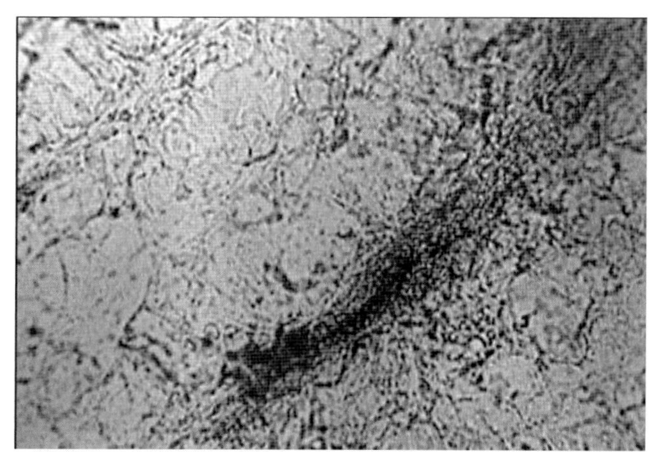
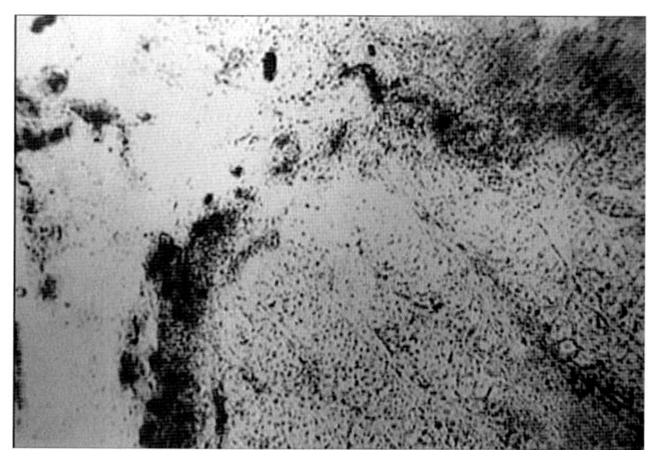

图58-9 先天性巨结肠病变段直肠黏膜、黏膜下层AchE组织化学（Kavnovsky-Roots法）显示阳性神经中染色深的酶反应颗粒及黏膜下层中可见到粗大神经干

种十分有效的诊断方法。组织学检查采用苏木素-伊红染色，主要观察黏膜下及肌间神经丛中有无神经节细胞的存在与神经节细胞发育程度。正常神经节细胞核大、染色深、居正中、核仁明显，周围胞质嗜碱性，似“猫眼睛”。神经节细胞按年龄增长逐步成熟，多数婴儿包括>1岁以上的大多数儿童都具有一些未完全成熟的神经节细胞。在先天性巨结肠病变肠段神经节细胞缺如是病理组织学诊断的主要标准。直肠壁组织学检查另一关键是取材部位。通常可用组织吸引活检钳或手术取材，部位按年龄而异。据资料分析统计，正常儿童在肛管末端，神经节细胞可以稀疏或缺乏称为神经节细胞减少区（图58-10）。故做直肠壁组织学检查在新生儿病例需在齿线以上1.5 cm，婴儿2 cm，大儿童3 cm；在这些部位方能得到一个合适的标本。如果在显微镜下见到标本有肛管的鳞状上皮或移行上皮细胞则提示活检部位低了。Elema在1973年指出：先天性巨结肠患儿直肠壁组织学检查假阳性是完全可以避免的，方法是取材必须超过齿状线，取材时务必记住这点[32,35]。

在先天性巨结肠的辅助诊断中还有肌电图、直肠组织AchE生化定量测定，红细胞AchE活力测定，血管活性物质、P物质、肽的半定量定性测定、一氧化氮免疫组织化学、神经元烯醇酶测定等也有一定诊断价值。

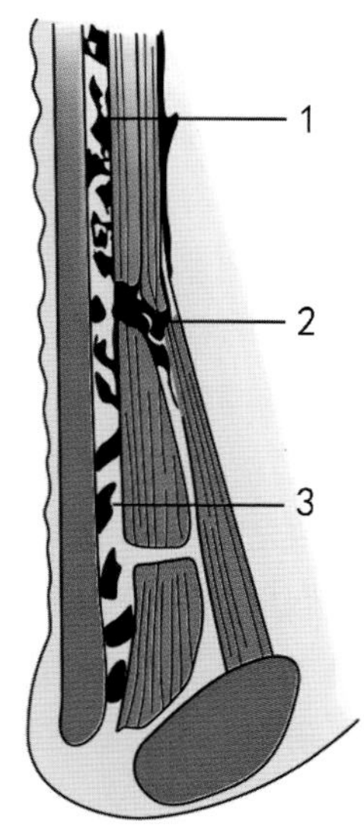

图58-10 正常儿童肛管末端神经节细胞可以稀少或缺乏

鉴别诊断

凡新生儿在出生后胎粪排出的时间较晚，量较少，或经指检、灌肠才排出胎粪，并伴有腹胀和呕吐，均应怀疑有先天性巨结肠可能。但确有不少疾病在新生儿期酷似先天性巨结肠，故需做鉴别[1,4,32]。

（1）单纯性胎粪便秘（胎粪塞综合征）：症状类同先天性巨结肠，胎粪排出延迟，便秘腹胀，但经直肠指检、开塞露刺激或盐水灌肠后则可排出多量胎粪，且从此不再发生便秘。患儿直肠壁神经节细胞正常存在。

（2）先天性肠闭锁：为典型的低位肠梗阻，直肠指检仅见少量灰绿色分泌物，盐水灌肠后并未见大量胎粪排出，钡灌肠结肠呈胎儿型结肠，但结肠袋存在。

（3）新生儿腹膜炎：新生儿因败血症、脐部感染或其他原因引起腹膜炎，临床上也可有腹胀、呕吐、少便或腹泻；与新生儿巨结肠严重合并症小肠结肠炎相似。鉴别时需注意有无胎粪排出延迟，此外，病史中有感染发展情况，务必配合一些辅助诊断。

（4）新生儿坏死性小肠结肠炎：本病多见于早产儿，出生后曾有窒息、缺氧、休克的病史，且有便血，X线平片肠壁有气囊肿，在巨结肠则极罕见。

（5）左半小结肠综合征：近20年国外文献中报道发现新生儿出生后腹胀、便秘、钡灌肠见脾曲以下降结肠痉挛变细，十分类同长段型无神经节细胞症。但直肠壁组织学检查神经节细胞正常存在。经观察研究患儿如能存活，在4个月以后痉挛狭小的结肠增粗，便秘功能解除，并发现这些患儿高血糖素异常，其母均患有糖尿病。在我国此种病例十分罕见。

（6）甲状腺功能低下症（甲低）：为新生儿原发性或继发性甲低引起腹胀、便秘。此类患儿异常安静，少哭吵、生理性黄疸消退延迟，测定血中有关甲状腺素的生物化学指标如：血清蛋白结合碘异常。上海交通大学医学院附属新华医院也曾遇到过6例，大多在门诊或儿内科会诊反复讨论、检查后排除先天性巨结肠而确诊为甲低症。

（7）其他低位肛门直肠畸形、肠动力性疾病、肠旋转不良、内科疾病，如：败血症、电解质异常、药物等。

外科治疗

先天性巨结肠的治疗除部分短段型和超短段型巨结肠外，一般均应以巨结肠根治手术治疗为主。近来根治术的年龄渐趋向在新生儿期完成。根据我们的体会与国内外的经验，新生儿期巨结肠根治术是可行的，且可减少合并症的发生，手术并无太大困难，关键是正确处理新生儿围术期的各种变化。

在无条件行根治手术或准备做根治术之前处理有纠正患儿全身营养状况、清洁灌肠、扩肛、中西药泻剂、开塞露等辅助应用。其中清洁灌肠是一项既简便又经济的有效措施。它可以解除积贮的粪便，减少小肠结肠炎的发生，又可作为根治术前的肠道准备。灌肠液要用等渗的温盐水，反复冲灌抽吸直到流出液不含粪汁，须每日或隔日进行。灌肠时需注意保暖，助手应按结肠解剖径路在腹部按压，帮助扩大肠段中粪便灌注处。

如果新生儿先天性巨结肠合伴小肠结肠炎，需要适当补充液体纠正脱水与电解质失衡、酸碱平衡失衡。

对合伴有小肠结肠炎的巨结肠或全身条件较差，或全结肠型巨结肠的患儿应先做结肠造口术。有些作者认为新生儿巨结肠早期做结肠造口，待1岁左右再施行根治手术。结肠造口应在无神经节细胞肠段的近端，一般在乙状结肠近端或右侧横结肠，全结肠型应做末端回肠造口。在做造口术时应取近端造口处肠管全层病理活检，且必须有正常神经节细胞存在，否则术后会产生一些不必要的麻烦。

◆ 传统外科经典巨结肠根治手术

主要有以下4种手术方式。

（1）Swenson手术（拖出型直肠、乙状结肠切除）。1948年Swenson设计了此术式，有些国家、地区等沿用至今。

在手术中因盆腔解剖而面神经损伤；影响排尿反射功能。手术总死亡率1.25%。术后并发症包括吻合口瘘、感染、术后肠梗阻等，据统计腹部伤口感染裂开6.5%，肛直肠吻合口瘘5.6%，且术后HAEC发生也较高（早期11.5%、晚期22.5%）。

（2）Duhamel手术（结肠切除、直肠后结肠拖出术）。1956年Duhamel设计了直肠后结肠拖出术（Duhamel Ⅰ式），后Grob进行了改良（Duhamel Ⅱ式）；前者拖出结肠自直肠下段肛门后半部皮肤缘引出，后者自齿线后半部引出。

优点：手术较简单，不需要盆腔的广泛解剖。

因此，膀胱及生殖系神经损伤的发生率明显减少。保留了直肠前壁作为排便反射区。吻合口瘘报道少。其缺点是直肠残端可能保留太长而形成盲袋，导致积粪和污裤，称为盲袋综合征。若吻合口过窄，则可致排便困难。对吻合口狭窄需做扩张，如有闸门形成还需重新采用环形钳钳夹。

（3）Soave手术（直肠黏膜剥离、结肠于直肠肌鞘内拖出切除术）。手术要点：腹部手术与上两种方法相同，解剖盆部直肠时，将直肠壁注射盐水，环形切开直肠肌层，黏膜则保持完整剥离，直至齿状线水平。肛门部的上段黏膜可通过翻出肛门外去除。结肠经直肠肌鞘内拖出与肛门做一期二层缝合。常有狭窄倾向，大多数病例需做较长时间扩肛。

急性合并症：① 直肠鞘内感染：引流差（泵式负压吸引管引流）；未用抗生素（加用庆大霉素或胺青霉素）；止血差（用电凝或冲洗）。② 下段缝线断裂：一层缝合（改用二层缝合）；张力大（适当减张）；感染（引流和/或抗生素应用）。

（4）Rehbein手术（结肠切除、盆腔内低位直肠结肠吻合术）。此手术在欧洲沿用多，操作简便，但因在盆腔部操作，增加了污染机会，现往往作为全结肠型HD，或结肠翻转拖出时应用较多。

◆ 经肛门Ⅰ期拖出根治术（transanal one-stage endorectal pull-through operation）

大于80%HD是属于直肠-乙结肠无神经节细胞病变区；故不用开腹或仅用腹腔镜辅助经肛门在直肠内拖出Ⅰ期成功切除病变段。此手术首先于1998年由墨西哥小儿外科医师L. Dela Torre-Moudragon提出[36]。

目前在新生儿先天性巨结肠根治术中广为流行，此手术简单、微创不经腹、不留皮肤瘢痕、可术后早期喂养，住院天数短，HAEC发生率也不高。深受新生儿外科医师及家长喜爱[37]。

1. 术前处理

术前钡剂灌肠明确病变段长度。吸引活检证实无神经节细胞症后每日需1～2次直肠清洁灌洗，共2～3天，手术前静脉用庆大霉素和甲硝唑。

2. 手术技术

膀胱结石体位，包扎固定下肢，垫高骶部，插导尿管，常先消毒皮肤（手术野）、牵开肛门（采用Denis-Brone牵开器）。于齿状线上5 mm环形切开黏膜，多点丝线分缝合牵引成黏膜袖套，缝合经黏膜下层向上分离；以足够长度直肠和乙状结肠向下牵拉到肛门部。断离所支配的系膜血管。

拖出段需取活检冰冻切片证实有神经节细胞方可扩断拖出的肠管，按标准的Soave-Boley吻合技术操作（图58-11）。

术后24小时后开始口服，术后2周才可做肛指检查。不常规做肛门扩张，如术后出现肛门狭窄，可行扩张。

3. 手术合并症

早期术后可发生任何拖出术式均有可能的并发症，如伤口感染、吻合口瘘、吻合口狭窄，新直肠拖出段坏死，肠粘连梗阻、扭转。晚期可有便秘，小肠结肠炎、肛门失禁、吻合的问题，粘连性肠梗阻及泌尿

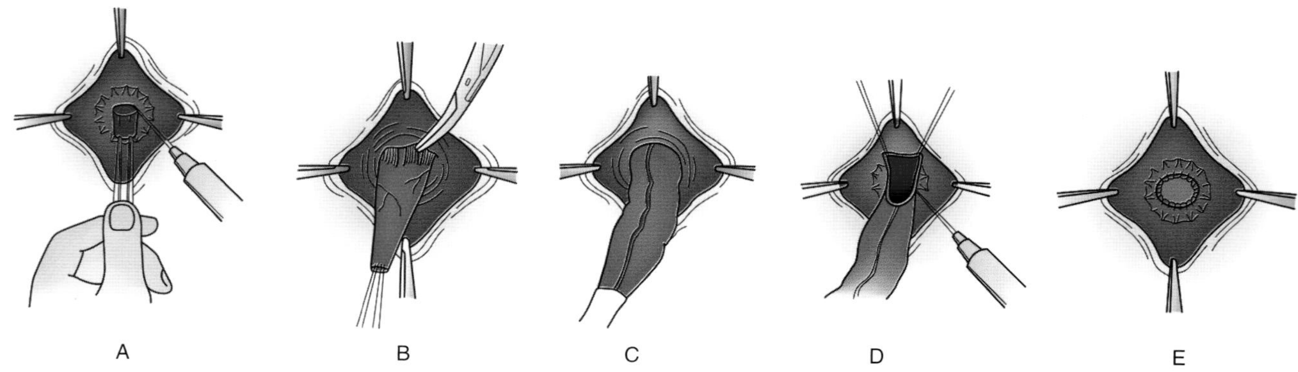

图58-11 经肛门Ⅰ期拖出根治术（Soave-Boley吻合技术）

生殖系并发症[38,39]。

经肛门直肠内拖出术（图58-11）：① 齿状线上5 mm直肠黏膜用针光电刀环形切开；② 向上分离黏膜下层约3 cm，环形分离肌层、直肠和部分乙状结肠金属层向肛门口拖出；③ 达到移行区、肌层活检冰冻切片提示有神经节细胞；④ 近活检点切断结肠；⑤ 标准Soave-Boley吻合。

小结

新生儿期先天性巨结肠是引起患儿腹胀、便秘主要原因之一。其病理核心是肠壁肌层神经丛中神经节细胞缺如。发病原因主要是遗传基因与环境因素而致。临床表现与腹胀、呕吐、便秘体重下降等消化营养吸收有关。先天性巨结肠主要合并症之一是小肠结肠炎，即HAEC，这也是导致死亡率的主要原因。引起HAEC的发病机制的免疫、肠黏膜异常、细菌增殖等因素明确相关。

除病史、体检外对于HD诊断主要是放射学检查、肛门直肠测压、直肠黏膜组织化学及病理活检。治疗方法多种，但基本上是以巨结肠根治术为主。目前颇受注重和流行的是经肛门Ⅰ期直肠内拖出手术。

（施诚仁）

参·考·文·献

[1] Puri P. Newborn Surgery. 3rd Ed[J]. 2013: 554-555.

[2] Spouge D, Baird P A. Hirschsprung disease in a large birth cohort[J]. Teratology, 1985, 32(2): 171.

[3] Kenny S E, Tam P K, Garcia-Barcelo M. Hirschsprung's disease.[C]//Seminars in Pediatric Surgery. Elsevier, 2010: 194-200.

[4] 施诚仁.新生儿外科学.上海：上海科学普及出版社，2002.

[5] Gershon M D. Functional anatomy of the enteric system. In: Holschneider H, Puri P(eds). Hirrschsprung's disease and allied disorders. Heidelberg: Springer, 2008: 21-49.

[6] Powley T L. Vagal input to the enteric nervous system[J]. Gut, 2000, 47 Suppl 4(90004): iv30.

[7] Burns A J, Roberts R R, Bornstein J C, et al. Development of the enteric nervous system and its role in intestinal motility during fetal and early postnatal stages[J]. Seminars in Pediatric Surgery, 2009, 18(4): 196.

[8] Paul K. H. Tam, Mercè Garcia Barceló. Genetic basis of Hirschsprung's disease[J]. Pediatric surgery international, 2009, 25(7): 543.

[9] Kuroda T 1, Doody D P, Donahoe P K. Aberrant colonic expression of MHC class Ⅱ antigens in Hirschsprung's disease. Aust N Z J Surg, 1991, 61(5): 373-379.

[10] Kobayashi H, Hirakawa H, Puri P. Overexpression of intercellular adhesion molecule-1 (ICAM-1) and MHC class Ⅱ antigen on hypertrophic nerve trunks suggests an immunopathologic response in Hirschsprung's disease[J]. Journal of Pediatric Surgery, 1995, 30(12): 1680-1683.

[11] Swenson O. Early history of the therapy of Hirschsprung's disease: Facts and personal observations over 50 years[J]. Journal of Pediatric Surgery, 1996, 32(6): 1003-1008.

[12] Parisi M A, Kapur R P. Genetics of Hirschsprung disease[J]. Current Opinion in Pediatrics, 2000, 12(6): 610-617.

[13] Dasgupta R 1, Langer J C. Hirschsprung disease. Curr Probl Surg, 2004, 41(12): 942-988.

[14] Amiel J, Lyonnet S. Hirschsprung disease, associated syndromes, and genetics: a review[J]. Journal of Medical Genetics, 2001, 38(11): 729-739.

[15] Sullivan P B. Hirschprung's disease[J]. Archives of Disease in Childhood, 1996, 74(1): 5-7.

[16] Edery P, Lyonnet S, Mulligan L M, et al. Mutations of the RET proto-oncogene in Hirschsprung's disease[J]. Nature, 1994, 367(6461): 378.

[17] Sancandi M, Ceccherini I, Costa M, et al. Incidence of RET, mutations in patients with Hirschsprung's disease*[J]. Journal of Pediatric Surgery, 2000, 35(1): 139-143.

[18] Hofstra R M, Wu Y, Stulp R P, et al. RET and GDNF gene scanning in Hirschsprung patients using two dual denaturing gel systems[J]. Human Mutation, 2015, 15(5): 418-429.

[19] Huizinga J D, Lammers W J. Gut peristalsis is governed by a multitude of cooperating mechanisms[J]. American Journal of Physiology Gastrointestinal & Liver Physiology, 2009, 296(1): G1.

[20] Frigo G M, Del Tacca M, Lecchini S, et al. Some observations on the intrinsic nervous mechanism in Hirschsprung's disease[J]. Gut, 1973, 14(1): 35-40.

[21] Vizi E S, Zséli J, Kontor E, et al. Characteristics of cholinergic neuroeffector transmission of ganglionic and aganglionic colon in Hirschsprung's disease[J]. Gut, 1990, 31(9): 1046.

[22] Nirasawa Y, Yokoyama J, Ikawa H. Hirschsprung's disease: catecholamine content, alpha-adrenoceptors, and the effect of electrical stimulation in aganglionic colon[J]. Journal of Pediatric Surgery, 1986, 21(2): 136.

[23] Soeda J, O'Briain D S, Puri P. Mucosal neuroendocrine cell abnormalities in the colon of patients with Hirschsprung's disease[J]. Journal of Pediatric Surgery, 1992, 27(7): 823–827.

[24] Bealer J F, Natuzzi E S, Buscher C, et al. Nitric oxide synthase is deficient in the aganglionic colon of patients with Hirschsprung's disease[J]. Pediatrics, 1994, 93(4): 647–651.

[25] Rolle U, Nemeth L, Puri P. Nitrergic innervation of the normal gut and in motility disorders of childhood[J]. Journal of Pediatric Surgery, 2002, 37(4): 551–567.

[26] Gosain A, Frykman P K, Cowles R A, et al. Guidelines for the diagnosis and management of Hirschsprung-associated enterocolitis [J]. Pediatric Surgery International, 2017: 1–5.

[27] Ruttenstock E, Puri P. Systematic review and meta-analysis of enterocolitis after one-stage transanal pull-through procedure for Hirschsprung's disease[J]. Pediatric Surgery International, 2010, 26(11): 1101–1105.

[28] Murphy F, Menezes M, Puri P. Enterocolitis Complicating Hirschsprung's Disease[M]//Hirschsprung's Disease and Allied Disorders. Springer Berlin Heidelberg, 2008: 233–233.

[29] Burns A J, Thapar N. Neural stem cell therapies for enteric nervous system disorders[J]. Nature Reviews Gastroenterology & Hepatology, 2014, 11(5): 317–328.

[30] Sari F N, Dizdar E A, Oguz S, et al. Oral probiotics: Lactobacillus sporogenes for prevention of necrotizing enterocolitis in very low-birth weight infants: a randomized, controlled trial[J]. European Journal of Clinical Nutrition, 2011, 86(4): 434–439.

[31] Rintala R J, Lindahl H. Sodium cromoglycate in the management of chronic or recurrent enterocolitis in patients with Hirschsprung's disease[J]. Journal of Pediatric Surgery, 2001, 36(7): 1032.

[32] Holschneider A M, Puri P. Hirschsprung's Disease and Allied Disorders[M]. (Second edition) 2000: 137–148.

[33] 佘亚雄，施诚仁. 肛直肠测压和组织化学法诊断先天性巨结肠（附31例报告）[J]. 上海交通大学学报（医学版），1981，1（1）: 53.

[34] She Y, Shi C. Clinical evaluation of diagnostic methods for Hirschsprung's disease[J]. Pediatric Surgery International, 1986, 1(4): 218–222.

[35] Meier-Ruge W, Bruder E. Histopathological Diagnosis and Differential Diagnosis of Hirschsprung's Disease[M]//Hirschsprung's Disease and Allied Disorders. Springer Berlin Heidelberg, 2008: 185–198.

[36] De La Torre L, Langer J C. Transanal endorectal pull-through for Hirschsprung disease: technique, controversies, pearls, pitfalls, and an organized approach to the management of postoperative obstructive symptoms[J]. Seminars in pediatric surgery, 2010, 19(2): 96.

[37] Kim A C, Langer J C, Pastor A C, et al. Endorectal pull-through for Hirschsprung's disease-a multicenter, long-term comparison of results: transanal vs transabdominal approach[J]. Journal of Pediatric Surgery, 2010, 45(6): 1213.

[38] Ruttenstock E, Puri P. Systematic review and meta-analysis of enterocolitis after one-stage transanal pull-through procedure for Hirschsprung's disease[J]. Pediatric Surgery International, 2010, 26(11): 1101–1105.

[39] Jarvi K, Laitakari E M, Koivusalo A, et al. Bowel function and gastrointestinal quality of life among adults operated for Hirschsprung disease during childhood: a population-based study[J]. Annals of Surgery, 2010, 252(6): 977.

第五十九章
非神经节细胞缺如的新生儿便秘

概述

便秘（constipation）是新生儿期较常见症状，表现为大便在肠道内停留时间过久，干结，多天才排便一次，还有排便困难。大多数是功能性的，极少数有器质性的疾病；正常新生儿90%以上应在出生后24小时内排出1次胎粪。新生儿外科医师在诊治新生儿便秘时首先要搞清病因，才能达到满意的疗效。

表59-1列举各年龄组正常新生婴儿排便次数的大便重量情况以供参考[1]。

新生儿便秘原因：① 功能性便秘：如饮食原因，影响肠蠕动的药物。② 器质性便秘：含胃肠道结构异常，胃肠平滑肌疾病、肠肌层神经节细胞异常、腹肌薄弱，脊柱缺陷病变；代谢性和内分泌性疾病及神经源性和心理病况，如唐氏综合征智力低下新生儿。

本章节叙述新生儿非神经节细胞缺如的严重便秘，其中主要列举胎粪塞综合征、左半小结肠综合征、先天性甲状腺功能低下、慢性肠无动力征和肛门前移位。有关肠其他类源病、肠闭锁狭窄、唐氏综合征智力低下等疾病则在本书其他专门章节论述。

胎粪塞综合征（meconium plug syndrome，MPS）

胎粪积聚在直肠、乙状结肠处引起新生儿的低位肠梗阻。Clatworthy在1956年首先对这情况做了详细的描述，并命名为“胎粪塞综合征”。

表59-1　各年龄组正常婴儿排便次数与大便重量

	出生后第1周	8～28天	1～12个月	13～24个月
婴儿人数	16	11	11	17
排便总次数	278	139	88	136
大便次数				
一次排便之间平均间隔时间（2小时 ±/S）	5.2 ± 1.9	9.9 ± 6.5	13.2 ± 9.2	14.9 ± 8.3
每24小时 ±/S大便次数	4 ± 1.8	2.2 ± 1.6	1.8 ± 1.2	1.7 ± 0.6
范围	0.5～2.2	0.7～3.85	0.5～5.3	2～120
大便重量/每个体（g）				
平均	4.3	11.0	17	35
范围	0.5～48	0.3～4	2～98	4～180

Rickham P、P在1965年曾提出未成熟儿胎粪性梗阻（meconium obstruction，MO）的概念。其实质含有胎粪性肠梗阻、胎粪塞综合征和暂时性功能肠梗阻（transient functional ileus）[2]。

◆ 病因

新生儿胎粪不能自然排出，除胃肠道闭锁、狭窄外，主要原因：一是肠蠕动减弱或抑制伴肛门括约肌功能不全，二是胎粪过度稠厚。前者是先天性巨结肠的最初表现，后者是胰腺囊性纤维化病的结果。而胎粪塞综合征则与上两种原因无关。它的病因为结肠、直肠运动排便的功能未成熟，发生胎粪滞留，水分被过度吸收，黏稠的胎粪黏附在远端肠壁上，影响了肠管蠕动，胎粪堵塞类同瓶塞，导致腹胀、便秘，而出现一种低位肠梗阻表现。且也存在一些其他危险因素，如：母亲糖尿病、服用过硫酸镁药物、高危孕妇和剖宫产分娩[2-4]。发病原因中也有多篇报道提及低体重儿易患MPS[3-6]。MPO发病率报道不一，欧洲地区约为30%，亚洲地区较低，为10%～15%[7]。

◆ 临床表现

新生儿1～2天或更长时间无胎粪排出，腹部逐渐膨胀，并出现呕吐和拒食。部分患儿在直肠肛指检时可扪及稠厚的胎粪"塞"，指拨出时带出胎粪，继之则有大量气体和胎粪排出，胎粪梗阻即告解除，以后不再出现便秘。有一部分患儿不能触及胎粪，或拨指指尖仅染少许胎粪痕迹。则需做进一步检查和治疗。

◆ 治疗

直肠指检不能排出胎粪，需用低压灌肠，较多量的生理盐水，慢灌注约10～30分钟。

国外在20世纪80年代采用高渗水溶性造影剂Gastrografin，即泛影酸（二乙酰胺基三碘苯甲酸）；此药不但能做造影检查且可助排出稠厚的胎粪。MPS最初全部都可被怀疑患有无神经节细胞症，但病理检查则肠管壁肌层中神经节细胞正常[7]。

因MPS在极低体重儿中也有发生，故灌肠易造成肠穿孔的危险性[3]。Cho等人（2015）报道超声指导下造影剂灌肠33例极低体重儿MO，达到成功率54.5%；然后肠穿孔发现3例（9.1%）[4]。近期Tatsuo Nakaoka等人在2017年报道了自2010—2015年，共46例极低体重儿胎粪性肠梗阻，采用保守治疗甘油灌肠（glycein）和Gastrografin及在超声引导下液体稀释碘帕醇（iopamidol）灌肠安全，减少风险[5]。

报道少数低体重儿因MPS而致围绕其系膜轴节段性肠扭转，肠坏死。这也属原发性节段性肠扭转（primary segmental volvulus，PSV），PSV还可见于其他畸形中，如肠旋转不良、先天性束带、重复肠源性囊肿、术后粘连、梅克尔憩室等。PSV中90%发生缺血改变，40%穿孔，仅15%扭转坏死[5,8]。

新生儿左半小结肠综合征（neonatal small left colon syndrome，NSLCS）

介绍一种罕见的新生儿肠梗阻——左半小结肠综合征，在我国医学期刊上虽然报道极少，但难免也有些认识问题。

新生儿左半小结肠综合征是一种功能性低位肠梗阻，其特点是有一个狭窄的左半结肠段且在造影剂灌肠时可显示在脾曲有一突然逐渐扩大移行部位。临床上主要表现腹胀、便秘和呕吐。

1974年Davis首先描述了这一种罕见的新生儿肠梗阻。目前病因仍不清楚，但是在病史询问中可以注意到NSLCS与母亲糖尿病有一种显著关联性。报道这种现象发生占40%～50%[9,10]。

◆ 病因

日本Helen等人在2009年调查了2004—2008年母亲有糖尿病史的新生儿105例，其中有6例发生新生儿期肠梗阻左半小结肠综合征，占5.71%[11]。

近期已经发现母亲患糖尿病发生率有明显增多，在美国1989—1990年妊娠期糖尿病发生率由1.9%增加到2003—2004年的4.2%，相对增加了122%[12]。

美国与澳大利亚报道母亲妊娠期糖尿病发生率分别是2%～5%[13]，妊娠期糖尿病可以是1型或2型。据Weindling（2009）统计观察，不管是妊娠期还是妊娠前期糖尿病母亲的新生儿住在新生儿ICU的比例均增加40%～47%，最常见的新生儿疾病有低血糖症、未成熟儿、呼吸窘迫综合征和先天性畸形[14]。

早在1975年，Philippart等人推测，新生儿低血糖症引起胰高血糖素释放和交感肾上腺刺激，胰高血糖素释放也引起空肠和左半结肠运动减弱。NLSCS似乎对胰高血糖素及其他物质所致的结肠肌肉收缩敏感。作为低血糖症的结果最大迷走神经刺激引起其分布区域肠管运动的增加，其终止端在脾曲，而交感神经刺激导致运动减少[15]，图59-1示意新生儿左半小结肠综合征发病机制，以供参考[7]。

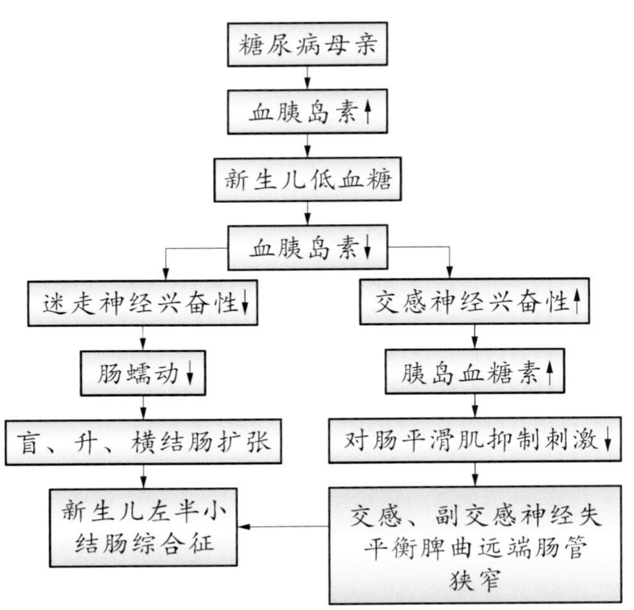

图59-1 左半小结肠综合征发病机制

◆ 临床表现

腹胀、便秘和呕吐，X线直立位平片提示低位肠梗阻征象，偶可导致穿孔，钡剂或Gastrografin灌肠造影，提示典型的NSLCS X线征象，即左半结肠变狭，脾曲处有移行区，近端结肠增宽、粗[16]。

◆ 治疗

几乎所有病例出生头3天之内均有排胎粪困难、腹胀、呕吐，尤其是在出生36小时内最甚。大多数在清洁灌肠或高渗性Gastrografin造影剂灌肠后肠梗阻体征得到缓解，其临床症状是暂时的，随着婴儿自身产生的胰岛素含量正常，常在出生后24～48小时得到缓解，除了灌肠外，同时应纠正低血糖。如有严重肠管扩张，有人主张盲肠造口术以预防穿孔。临床上鉴别怀疑先天性巨结肠而需行病理直肠活检者病理结果均报道肠壁上存在正常神经节细胞[7]。

新生儿甲状腺功能低下症（hypothyriodism）

新生儿甲状腺功能低下症指因循环中甲状腺素不足而引起的一系列临床表现。完全性或部分性甲状腺素缺乏均可引起甲状腺功能低下，若始于胚胎期或新生儿期，即称为先天性甲状腺功能低下症。国际上报道发病率在1/（800～9 800），平均约1/4 000，而据我国8大城市116万新生儿筛查发病率为1/5 469。绝大多数患儿临床表现为便秘[17]。

◆ 病因

（1）甲状腺不发育、发育不良或异位甲状腺，是先天性甲状腺功能低下的主要原因，多见于女孩。

（2）甲状腺素合成和分泌途径中酶的缺陷可发生在合成和分泌中任何步骤，常为常染色体隐性遗传。

（3）促甲状腺激素缺陷，垂体分泌TSH障碍，多位TSH不足。

（4）终末器官反应性低下，极少见。

（5）碘缺乏，因母亲妊娠期饮食中缺乏碘，致使胎儿甲状腺不能合成足量的甲状腺素[17,18]。

◆ 临床表现

新生儿期症状：常为过期产，生理性黄疸延长。出生后即有腹胀、便秘等，易误诊为巨结肠，患儿常

表 59-2　提示各年龄组儿童血清 T_3、T_4 和 TSH 正常值[18]

年　龄	T_4（mg/L）	T_3（mg/L）	TBG（mg/L）	TSH（mu/L）
脐血	108（65～175）	0.5（0.15～0.85）	27（7～47）	9.0（2.5～17.4）
1～3天	165（110～215）	2.4（1.0～3.8）		8.0（2.5～13.3）
14周	130（80～170）	1.75（1.0～3.0）	25（5～45）	4.0（0.6～10.0）
1～12个月	110（70～155）	1.75（1.0～2.6）	26（16～36）	2.1（0.6～6.3）
1～5岁	105（70～150）	1.65（0.95～2.5）	21（13～28）	2.0（0.6～6.3）
6～10岁	93（65～135）	1.5（0.98～2.4）	20（14～26）	2.0（0.6～6.3）
11～15岁	81（50～118）	1.33（0.8～2.15）	20（14～26）	1.9（0.6～6.3）

处于睡眠状态，对外界反应迟钝，喂养困难，哭声低，体温低，末梢循环差等。据统计6个月以下婴儿先天性甲状腺功能低下出现便秘高达92%，而正常婴儿仅2%[17]。我院于1983年也曾报道过5例新生儿甲状腺功能低下酷似先天性巨结肠的临床表现，主要表现为腹胀、便秘[19]。

◆ 诊断

此病是少数能通过及时治疗而得以缓解的先天性内分泌疾病之一。必须尽早做出诊断，予以及时治疗，以免导致不可逆的智力发育障碍[20]。

（1）新生儿筛查。采用出生后2～3天新生儿干血滴纸片检测TSH水平作为筛查，若结果>20 mg/ml，在采集血标本测 T_4 和TSH以确诊。

（2）甲状腺功能测定：① 测血清 T_3、T_4、TSH（表59-2）；② TRH刺激试验。

（3）甲状腺同位素扫描。

◆ 治疗

明确诊断后，即应开始甲状腺激素替代治疗。甲状腺制剂主要有L-T_4 和干甲状腺片，需终身服用。但必须定期测定血清 T_4、TSH和 T_3 等相关指标调整剂量。左甲状腺素钠（L-T_4）为首选药物，起效缓慢、半衰期较长（约1周），相关治疗用量见表59-3[8-9, 20-23]。按体表面计算则为每日100 mg，起始治疗量约为每日10 mg/kg。

表 59-3　L-T_4 的治疗用量

年　龄	每日用量（mg）	每千克体重用量（mg）
0～6个月	25～50	8
6～12个月	50～75	6
1～5岁	70～100	5
6～12岁	100～150	4
>12岁	≥150	3

甲状腺干片，国内制剂40 mg/片或60 mg/片，开始剂量5～10 mg，一般维持量：<1岁20～40 mg/d，1～3岁40～60 mg/d，3～6岁60～80 mg/d，6～10岁80～120 mg/d，>10岁120～160 mg/d，与L-T_4 一样，需定期测定激素水平，必要时做调整。

慢性肠假性梗阻（chronic intestinal pseudo obstruction, CIPO）

慢性肠假性梗阻是一种少见新生儿胃肠神经肌疾病，严重影响肌肠蠕动致持续反复肠梗阻，而肠内外并无有致梗阻的表现。可以是先天性或者获得性。CIPO新生儿一开始即有症状或无症状，以后逐步腹胀、梗阻[24]。

美国一组报道发病率每年可有100名CIPO新病例[25]。日本报道<15岁以下儿童发病率1/270 000，即约3.7/百万。男女性别对等[26]。2013年日本胃肠道疾病协会（Japanese society of gastroenterology）报道成年人发病率男性0.21/100 000、女性0.24/100 000[27]。

◆ 病因与分类（表59-4）

表59-4 CIPO病因与分类

原发性	继发性	家族史
未找到证实CIPO的发病原因和机制	神经性疾病	常染色体显性
	代谢性疾病	SOX10
	副肿瘤综合征	常染色体隐性
	亲神经性病毒	RAD21
	自身免疫性疾病	SGOL1
	神经-肌肉疾病	TYmP
	腹腔内脏病	POLG
	放射性肠病	X-链
	内分泌性疾病	FLNA
	药物	L1CAM

引自：G. Di Nardo. Neurogastroenterol motil（2016），1–13.

◆ 临床表现

CIPO不是一种简单的临床疾病。由各种原因导致严重肠蠕动紊乱且最终阶段肠运动衰竭，其发病可在出生宫内出现多种中空内脏的扩张，如消化、泌尿道。

在胃肠道弥漫性受到病变的影响病例，胃肠道神经肌肉的畸形，而且严重到足以遗传在新生儿早期症状发作，此期发病率10% ～ 32%[28]。部分病例表现在出生后获得，可在不同年龄段，逐步引起肠衰竭，合伴肠管扩张和泌尿道腔管扩大。大多数获得性病例，组织病理学分析可见较大范围炎性神经–肌肉浸润，主要是淋巴细胞[29]。

根据病变发生的部位和肠段病变严重程度，可以出现肠外及营养不良等临床表现。产前诊断仅约20%病例可探测到，而50% ～ 70%则在围生期中表现临床症状[30-32]。绝大多数（80%）临床出现症状在出生第1年，而仍有20%是散发在20岁以内出现症状。

临床表现：腹胀、腹痛（80%），恶心呕吐（75%），便秘（40%）和腹泻（20%）[33-37]。上海交通大学医学院附属新华医院近期收到一组新生儿CIPO，均检查无肠机械性肠梗阻原因而出现反复腹胀、便秘、呕吐甚至腹泻，均呈严重营养不良。

这些患儿绝大多数均为营养不良，因肠袢扩大，肠蠕动差而致异常的肠吸收不良，约30% CIPO存在肠细菌过多生长[38-40]。一部分合伴有胃轻瘫（gastoparesis）和尿路、膀胱功能障碍[41]。儿童中有相当高危险造成继发于严重肠动力低下、肠扩张，先天性肠粘连或肠旋转不良而导致的结肠和小肠扭转[42]。另因膀胱张力下降出现尿潴留、肾积水、膀胱输尿管反流，反复尿路感染。如产前超声报道巨膀胱，那59%有CIPO，且需要剖宫产[43]。

临床上一种特殊表现形式为“巨膀胱—小结肠—肠蠕动低下”（megacystis-microcolon-intestinal-hypoperistasis）综合征[44]，是一种复杂多器官畸形。

◆ 诊断

无论何种年龄组怀疑CIPO诊断均需达到以下几个目的。

（1）排除机械性肠梗阻；可用腹部X线平片和腹部CT辅助排除。

（2）明确由确切实验室的信息依据诊断的疾病。

（3）评估可能因药物引起的CIPO样表现，如抗胆碱类药物、类罂粟碱、抗抑郁药物、抗帕金森药物、硫代二苯胺（phenothiagine）等。

（4）了解病理生理特点可以直接指导处理或提供预后信息，特别是无肠扩张而做GI测压者。诊断各步骤可迁及放射、内窥镜、测压、化验及组织病理学等学科。

放射学：腹壁平片十分重要，常明确肠梗阻情况，如气液平面、肠扩张，荧光屏透视了解有无气腹、腹水。GI可显示胃、十二指肠情况，检测中还可发现肠旋转不良，往往在CIPO儿童中1/3可有些病变。很少情况可检查到肠重复畸形、梅克尔憩室等其他畸形。

X线造影检查近期也有应用，应用MRI和CT等能更准确探及机械性肠梗阻和肠粘连。有时用排泄性尿路造影来了解泌尿系统情况。表59–5提示CIPO部分诊断方法名称。

表59–5　CIPO诊断方法名称

名　称	内　容
放射学检查	胃电图
GI测压技术	Smartpill GI监测系统（胃排空、全肠转运时间）
肠转运时间测定	病理（肠神经系统Cagal细胞）
超声波检查	
Barostar（气泵计标机）	
测定在中空器管中张力、顺应性、敏感性	

实验室检查目的是发现CIPO继发性原因，如血糖、免疫情况、结缔组织病与骨骼疾病、甲状腺功能减低症等。

肠测压常用于明确神经及肌肉性疾病；可显示有无肌收缩力、协调性等。

收集足够大组织样本，目的是提供组织病理性情况。在无临床指南情况下，我们支持做腹腔镜取样、全厚层组织标本。有作者统计证实在第一次出现症状和诊断CIPO明确相距有8年。88%患儿曾有3次不必要的手术。约30%～50%患儿需要长期PN[40]。

◆ 治疗

目的是避免不必要的外科手术，纠正水电解质平衡、维持适当的热量摄入，促进肠协调的运动和治疗合并症，如败血症SIBO和合伴畸形。近期治疗途径的结果并不十分有效，但有进步，包括营养支持、药物和外科治疗有助于改进CIPO处理[40,45]。

1. 营养支持

因CIPO患儿营养不良，摄入不足、吸收能力差，故造成营养状况每况愈下，这种情况可以少量多次（5～6次），每日口服液体热量和蛋白质的摄入，而避免高脂、含高纤维食物。摄入谱中也应考虑到维生素和微量元素的补入。如不能经口摄食，首先以肠内营养提供为主体，另可置鼻胃管、鼻空肠喂养管辅之补充。

在严重病例可做TPN来维持营养支持，基本上接受进25 kcal/（kg·d）脂肪占整个TPN的30%，蛋白质和碳水化合物1.0～1.5 g/（kg·d）可维持热量需要。

为了减少渗透性腹泻的风险，奶方渗透压<310 mmol/kg，且含有的物质能迅速转运而无腔内残留。

采用TPN治疗中要注意并发症的发生和处理，长期TPN可增加了CIPO的死亡率。

2. 药物治疗

治疗CIPO药物主要起到促进胃肠道蠕动，改进食纳，减少症状严重度，减少SIBO发生[40]。

红霉素是一种大环内酯类抗生素，拟促动力激素Motilin（促胃动素）能激发MMC Ⅲ期起到作用，成人剂量1.5～2 g/d，儿童3～5 mg/（kg·d），促进胃排空，个别报道改善CIPO症状[47,48]。

甲氧氯普胺和多潘立酮是两种Orthopramide，可增加乙酰胆碱从肌神经元中释放，广泛用于功能性胃肠道病，但并无临床应用资料（CIPO）。儿童予甲氧氯普胺2.5～5 mg/次，每日3次口服，2.5～5 mg/次，每次剂量<0.5 mg/kg；多潘立酮300 mg/kg，每日3～4次。

Octreotide（奥曲肽）是一种长效类生长激素的人工合成药，已知可唤醒小肠MMC Ⅲ期与CIPO相关硬皮病（sclerodermarelated），皮下奥曲肽剂量50 mg/d，对缓解这些患儿减轻细菌过多生长是有益的。进一步研究证明可缓解腹痛、呕吐、呕气等作用。Neostigmine一种乙酰胆碱酯酶抑制剂，在成人报道多（CIPO）而儿童中尚未见报道。Pyridosligmine（嘌呤）在成年人CIPO有成功报道，但在儿童中尚未见到[50]。Prucalopride发现有明显的肠动力作用[51,52]。

治疗因扩张肠管、细菌过多生长、抗生素以不可吸收为主，如：Rifaximin（利福昔明）。有的临床医师喜欢用1～2周广谱抗生素、如Amoxicillin、Gentamicin和甲硝唑。

Sauhny M S（2007）提出血清素激活剂，因其中与羟色胺具有潜在作用有益于CIPO治疗，且合伴西沙比列有长期治疗作用。

3. 外科治疗

（1）起搏器（pacemakers）：由2002年Lin首先提出作为治疗CIPO的新方法；但临床上并无大组报道。

（2）外科手术：由Fonkatsrud E W（1989）提出依不同病变情况考虑外科手术，三种标准手术即巨十二指肠做十二指肠裁剪整形或十二指肠空肠吻合术；回肠造瘘术及结肠切除术。手术中也可做内窥镜辅助。

（3）小肠移植术：2005年曾报道12例CIPO做小肠移植术结果，1年成活率66.7%，3年成活率50%（Carachi R, Currie J M, Seminars in pediatr surg 2009，118：274-277）。目前仍主张如TPN能达到较好的生命质量，避免做高死亡率的小肠移植干预。

（4）神经阻滞和内脏神经切除：Weinstable等（1993）提出内脏神经丛阻滞可减少胃肠道功能，利用左布比卡因（levobupivicaine）荧光屏下进针沿12肋顶部以下，向前推进直至L_1，椎体旁注射，可达到缓解有症状，2006年Rhelif报道成功双侧经胸内脏神经切断术治疗2例CIPO患儿。上述这些外科治疗手段在新生儿期CIPO并不主张采用，主要理由是新生儿期可采用TPN和其他非手术治疗方法，相当一段时间后可有效。

肛门前移位（anterior ectopic anus，AEA）

肛门前移位是一种先天性肛门开口位置，偏前的解剖结构变异，常引起便秘发生率增高[46]。很早已有许多学者提到AEA是新生婴儿频发便秘的原因，特别在女性新生儿出生后新生儿肛门的位置以往测定按会阴的前后一半的交点，男性在阴囊和尾骨连线的中点，女性则在外阴与尾骨的中点[50]。1984年Reisner提出测定新生儿正常肛门位置定位确定肛门位置指数（anal position index，API）；观察到女性肛门位置靠近生殖器是外阴与尾骨连线一半之前。且API随年龄生长发育是恒定不变的[51]。

目前多方面探研AEA存在正常外观和管腔径，而且均由外括约肌包绕着；这是肛门直肠畸形中会阴瘘和舟状高瘘的明显差别[52,53]。

以往发表的API各家报道不一，为了客观的计算目前大多按Ramos等人在2011年发表的公式测定（表59-6）[46]。

从测定得出普遍认为：新生儿肛门位置在会阴部女性比男性靠前。AEA新生儿中31%女性在其出生后第1个月发生便秘[46,51]。

为了进一步了解AEA需做进一步检查，如肛门直肠测压、电刺激试验、肛门向量容积（vector

表59-6　API肛门位置指数发表报道平均值

作者（年份）	国家或地区	例　数	年　龄	API（女）	API（男）
Reisner（1984）	以色列	200	新生儿	0.44 ± 0.05	0.58 ± 0.65
Bar-Maor, Eitan（1987）	以色列	104	3天至12岁	0.39 ± 0.09	0.56 ± 0.20
Genec（2002）	土耳其	60	新生儿	0.46 ± 0.08	0.53 ± 0.05
Herek, Polat（2004）	土耳其	238	1个月至10岁	0.42 ± 0.06	0.54 ± 0.06
Mohta, Goel（2004）	印度	387	新生儿至3岁	0.37 ± 0.06	0.43 ± 0.05
Dacari, Hosseinpour（2006）	伊朗	400	新生儿	0.45 ± 0.08	0.54 ± 0.07
Rerksuppaphol（2008）	泰国	403	新生儿	0.38 ± 0.08	0.51 ± 0.07
Chan Etal（2009）	中国台北	200	新生儿	0.40 ± 0.05	0.54 ± 0.03

（续表）

作者（年份）	国家或地区	例　数	年　龄	API（女）	API（男）
Nunez-Ramos（2011）	西班牙	529	新生儿	0.40 ± 0.05	0.53 ± 0.06
		64	3月至12岁（便秘）	0.36 ± 0.01	0.47 ± 0.10
	意大利	483	新生儿	0.39 ± 0.08	0.51 ± 0.06

volume）或MRI或经会阴体、肛门超声进一步了解在AEA的外括约肌部有无任何肌肉缺陷[54]。如果须做肛门直肠整形术，电刺激可以显示出括约肌的缺陷。

有关AEA发生率还不十分清楚，据目前资料分析女性新生儿为2.27%～2.84%，男性新生儿占1.14%～2.10%。

发病机制：当发生AEA是便秘的一个原因，特别在女性，其导致机制便秘疾病的作用可能是过渡刺激肛门区收缩。

小结

新生儿便秘原因很多，除了器质性神经节细胞缺乏，即无神经节细胞症外，还有很多非神经节细胞缺如的病变。本章节主要叙述在新生儿期腹胀便秘中胎粪塞综合征，左半小结肠综合征，先天性甲状腺功能低下，慢性假性肠梗阻（CIPO）和肛门前移位的五种疾病，从发病原因、发病率、临床表现、诊断和治疗等方面加以描述，仅供参考。

（施诚仁）

参·考·文·献

[1] Lemoh J N, Brooke O G. Frequency and weight of normal stools in infancy[J]. Archives of Disease in Childhood, 1979, 54(9): 719–720.

[2] Rickham P P, Boeckman C R. Neonatal meconium obstruction in the absence of mucoviscidosis[J]. American Journal of Surgery, 1965, 109(109): 173.

[3] Garza-Cox S, Keeney S E, Angel C A, et al. Meconium obstruction in the very low birth weight premature infant[J]. Pediatrics, 2004, 114(1): 285–290.

[4] Cho H H, Cheon J E, Choi Y H, et al. Ultrasound-Guided Contrast Enema for Meconium Obstruction in Very Low Birth Weight Infants: Factors that Affect Treatment Success[J]. European Journal of Radiology, 2015, 84(10): 2024–2031.

[5] Nakaoka T, Nishimoto S, Tsukazaki Y, et al. Ultrasound-guided hydrostatic enema for meconium obstruction in extremely low birth weight infants: a preliminary report[J]. Pediatric Surgery International, 2017: 1–4.

[6] Emil S, Nguyen T, Sills J, et al. Meconium obstruction in extremely low-birth-weight neonates: guidelines for diagnosis and management[J]. Journal of Pediatric Surgery, 2004, 39(5): 731–737.

[7] 施诚仁.新生儿外科学[M].上海：上海科学普及出版社，2002: 583.

[8] Keckler S J, St Peter S D, Spilde T L, et al. Current significance of meconium plug syndrome[J]. Journal of Pediatric Surgery, 2008, 43(5): 896.

[9] Davis W S, Allen R P, Favara B E, et al. Neonatal small left colon syndrome. Am J Roentgenol Radium Ther Nucl Med, 1974, 120(2): 322–329.

[10] Stewart D R, Nixon G W, Johnson D G, et al. Neonatal small left colon syndrome. Ann Surg, 1977, 186(6): 741–745.

[11] Ellis H, Kumar R, Kostyrka B. Neonatal small left colon syndrome in the offspring of diabetic mothers — an analysis of 105 children[J]. Journal of Pediatric Surgery, 2009, 44(12): 2343.

[12] Getahun D, Nath C, Ananth C V, et al. Gestational diabetes in the United States: temporal trends 1989 through 2004[J]. American Journal of Obstetrics & Gynecology, 2008, 198(5): 1–5.

[13] Shand A W, Bell J C, Mcelduff A, et al. Outcomes of pregnancies in women with pre-gestational diabetes mellitus and gestational diabetes mellitus; a population-based study in New South Wales, Australia, 1998–2002[J]. Diabetic Medicine A Journal of the British Diabetic Association, 2008, 25(6): 708–715.

[14] Michael W A. Offspring of diabetic pregnancy: short-term outcomes[C]. Seminars in fetal & neonatal medicine, 2009: 111–118.

[15] Philippart A I, Reed J O, Georgeson K E. Neonatal small left colon syndrome: intramural not intraluminal obstruction[J]. Journal of Pediatric Surgery, 1975, 10(5): 733.

[16] Berdon W E, Slovis T L, Campbell J B, et al. Neonatal small left colon syndrome: its relationship to aganglionosis and meconium plug syndrome[J]. Radiology, 1977, 125(2): 457–462.

[17] 吴圣楣.陈惠金.朱建辛.新生儿医学[M].上海：上海科学技术出版社，2006.

[18] 吴梓梁.小儿内科学[M].郑州：郑州大学出版社，2003.

[19] 施诚仁，陈淑英，佘亚雄.婴幼儿甲状腺机能低下致成假性先天性巨结肠.中华小儿外科杂志，1983，4(4): 230.

[20] Setian N S. Hypothyroidism in children: diagnosis and treatment[J]. Jornal De Pediatria, 2007, 83(5 Suppl): 209–216.

[21] Bijarnia S, Wilcken B, Wiley V C. Newborn screening for congenital hypothyroidism in very-low-birth-weight babies: the need for a second test.[J]. Journal of Inherited Metabolic Disease, 2011, 34(3): 827–833.

[22] Tuhan H, Abaci A, Cicek G, et al. Levothyroxine replacement in primary congenital hypothyroidism: the higher the initial dose the higher the rate of overtreatment[J]. Journal of Pediatric Endocrinology & Metabolism, 2016, 29(2): 133.

[23] Vaidyanathan P, Pathak M, Kaplowitz P B. In congenital hypothyroidism, an initial L-thyroxine dose of 10–12 μg/kg/day is sufficient and sometimes excessive based on thyroid tests 1 month later[J]. Journal of Pediatric Endocrinology & Metabolism, 2012, 25(9–10): 849–852.

[24] Nardo G D, Lorenzo C D, Lauro A, et al. Chronic intestinal pseudo -obstruction in children and adults: diagnosis and therapeutic options[J]. Neurogastroenterology & Motility the Official Journal of the European Gastrointestinal Motility Society, 2017, 29(1).

[25] Di Lorenzo C. Pseudo-obstruction: current approaches[J]. Gastroenterology, 1999, 116(4): 980.

[26] Muto M, Matsufuji H, Tomomasa T, et al. Pediatric chronic intestinal pseudo-obstruction is a rare, serious, and intractable disease: a report of a nationwide survey in Japan.[J]. Journal of Pediatric Surgery, 2014, 49(12): 1799–1803.

[27] Iida H, Ohkubo H, Inamori M, et al. Epidemiology and Clinical Experience of Chronic Intestinal Pseudo-Obstruction in Japan: A Nationwide Epidemiologic Survey[J]. Journal of Epidemiology, 2013, 23(4): 288.

[28] Faure C, Goulet O, Ategbo S, et al. Chronic Intestinal Pseudoobstruction Syndrome Clinical Analysis, Outcome, and Prognosis in 105 Children[J]. Digestive Diseases & Sciences, 1999, 44(5): 953.

[29] Dewit S, De H G, Geboes K, et al. Chronic intestinal pseudo-obstruction caused by an intestinal inflammatory myopathy: case report and review of the literature[J]. Neurogastroenterology & Motility the Official Journal of the European Gastrointestinal Motility Society, 2008, 20(4): 343–348.

[30] Pini P A, Rossi V, Fiore M, et al. Megacystis, megacolon, and malrotation: a new syndromic association?[J]. American Journal of Medical Genetics Part A, 2011, 155(8): 1798–1802.

[31] Kapur R P. Pathology of Intestinal Motor Disorders in Children[J]. Surgical Pathology Clinics, 2010, 3(3): 711.

[32] Keller J, Layer P. Intestinal and anorectal motility and functional disorders[J]. Best Practice & Research Clinical Gastroenterology, 2009, 23(3): 407–423.

[33] Yeung A K, Di L C. Primary gastrointestinal motility disorders in childhood[J]. Minerva Pediatrica, 2012, 64(6): 567.

[34] Emmanuel A V, Shand A G, Kamm M A. Erythromycin for the treatment of chronic intestinal pseudo -obstruction: description of six cases with a positive response[J]. Alimentary Pharmacology & Therapeutics, 2004, 19(6): 687.

[35] Stanghellini V, Cogliandro R G R, Barbara G, et al. Chronic intestinal pseudo-obstruction: manifestations, natural history and management[J]. Neurogastroenterology & Motility the Official Journal of the European Gastrointestinal Motility Society, 2007, 19(6): 440–452.

[36] O'Dea C J, Wattchow S J H B A. The efficacy of treatment of patients with severe constipation or recurrent pseudo-obstruction with pyridostigmine[J]. Colorectal Disease, 2010, 12(6): 540–548.

[37] Camilleri M, Deiteren A. Prucalopride for constipation[J]. Expert Opinion on Pharmacotherapy, 2010, 11(3): 451.

[38] Emmanuel A V, Kamm M A, Roy A J, et al. Randomised clinical trial: the efficacy of prucalopride in patients with chronic intestinal pseudo-obstruction—a double-blind, placebo-controlled, cross-over, multiple n = 1 study[J]. Alimentary Pharmacology & Therapeutics, 2012, 35(1): 48.

[39] O'Donnell A M, Puri P. A role for Pten in paediatric intestinal dysmotility disorders[J]. Pediatric Surgery International, 2011, 27(5): 491–493.

[40] Stanghellini V, Cogliandro R F, De G R, et al. Natural history of chronic idiopathic intestinal pseudo-obstruction in adults: a single center study[J]. Clinical Gastroenterology & Hepatology the Official Clinical Practice Journal of the American Gastroenterological Association, 2005, 3(5): 449.

[41] Cogliandro R F, Antonucci A, De G R, et al. Patient-reported outcomes and gut dysmotility in functional gastrointestinal disorders [J]. Neurogastroenterology & Motility the Official Journal of the European Gastrointestinal Motility Society, 2011, 23(12):

1084–1091.

[42] De B C T, Doeke B, Oomen M W, et al. Volvulus as a complication of chronic intestinal pseudo-obstruction syndrome [J]. European Journal of Pediatrics, 2011, 170(12): 1591–1595.

[43] Lapointe S P, Rivet C, Goulet O, et al. Urological manifestations associated with chronic intestinal pseudo-obstructions in children [J]. Journal of Urology, 2002, 168(4): 1768–1770.

[44] Yeung A K, Di L C. Primary gastrointestinal motility disorders in childhood [J]. Minerva Pediatrica, 2012, 64(6): 567.

[45] De G R, Cogliandro R F, Barbara G, et al. Chronic intestinal pseudo-obstruction: clinical features, diagnosis, and therapy [J]. Gastroenterology Clinics of North America, 2011, 40(4): 787.

[46] Núñez-Ramos R, Fabbro M A, González-Velasco M, et al. Determination of the anal position in newborns and in children with chronic constipation: comparative study in two European healthcare centres [J]. Pediatric Surgery International, 2011, 27(10): 1111–1115.

[47] Thambidorai C R, Raghu R, Zulfiqar A. Magnetic resonance imaging in anterior ectopic anus [J]. Pediatric Surgery International, 2008, 24(2): 161–165.

[48] Jr B A, Johnson R J, Foster R A. Anteriorly placed rectal opening in the perineum ectopic anus; a report of 30 cases [J]. Annals of Surgery, 1958, 147(2): 173–179.

[49] Fukunaga K, Kimura K, Lawrence J P, et al. Anteriorly located anus: is constipation caused by abnormal location of the anus? [J]. Journal of Pediatric Surgery, 1996, 31(2): 245.

[50] Skandakis J E, Kingsnorth A N, Colborn G L, et al. Large intestine and anorectum. In: Skandalakis J E, Colborn G L, Weidman T A, et al. Skandalakisis surgical anatomy: the embryology and anatomy baris of modern surgery. Paschalidis Medical Publication, Athens, 899–914.

[51] Reisner S H, Sivan Y, Nitzan M, et al. Determination of anterior displacement of the anus in newborn infants and children [J]. Pediatrics, 1984, 73(2): 216–217.

[52] Özkan Herek, Polat A. Incidence of Anterior Displacement of the Anus and its Relationship to Constipation in Children [J]. Surgery Today, 2004, 34(2): 190–192.

[53] Peña A. Comments on anterior ectopic anus [J]. Pediatric Surgery International, 2004, 20(11–12): 902.

[54] Haber H P, Warmann S W, Fuchs J. Transperineal sonography of the anal sphincter complex in neonates and infants: differentiation of anteriorly displaced anus from low-type imperforate anus with perineal fistula [J]. Ultraschall in Der Medizin, 2008, 29(4): 383–387.

第六十章
肠动力功能障碍：假性肠梗阻

概述

假性肠梗阻是指肠道无法推动内容物前进，但是并不存在机械性梗阻情况。如果出生时即发病，症状需持续2个月以上，否则需持续6个月以上才可以诊断为慢性假性肠梗阻（chronic intestinal pseudo-obstruction，CIPO）[1]。所有患儿均累及小肠，而食管、胃、十二指肠、结肠在部分患儿也受到影响。本病较为罕见，但是病情严重，患儿往往不能维持正常的经口营养，并造成严重营养不良，儿科病患中约15%最终出现肠功能衰竭[2]。儿科CIPO患者的病情较成人患者更加严重，在1岁之内的死亡率也极高。

病因

虽然少数成人CIPO病例明确继发于代谢性疾病（如糖尿病）或自身免疫性疾病（如系统性红斑狼疮），但儿科病患主要为先天性，并常常累及膀胱等肠道外器官。本病多为散发病例，但有常染色体显性、常染色体隐性及X连锁遗传的报道。随着全外显子扫描等基因技术的发展，许多CIPO亚类已找到部分相关基因，如*ACTG2*与巨膀胱小结肠蠕动不良综合征（megacystis microcolon intestinal hypoperistalsis syndrome，MMIHS）[3,4]。

临床上对于病因的诊断一般依赖于病理结果，而肠壁全层活组织检查有助于正确诊断CIPO及其病理损害。CIPO为肠道动力异常疾病，因而所有影响收缩功能的因素均可能引起CIPO。CIPO的主要病理基础包括神经病变、平滑肌病变、间质细胞（ICCs）病变以及炎症细胞浸润等，他们可以单独或混合存在。神经病变无论在成人还是儿科CIPO中更常见，但是平滑肌病变所造成的CIPO病情更加严重。

根据2010年*Gut*上发表的肠道神经肌肉疾病病理分类，先天性CIPO的主要病理改变包括无神经节细胞、神经节细胞减少、神经退行性变、固有肌层结构异常和平滑肌退行性变性；也有可能出现B型肠神经元发育不良（intestinal neuronal dysplasia，IND）、神经化学物质异常、神经元不成熟以及ICCs异常。而继发性CIPO的病理改变有神经、肌肉的退行性改变，以及炎症细胞造成的神经和肌肉损害。该指南对于上述每个病理改变都有详细的数量或质量上的标准，如IND必须符合HE或LDH染色，25个黏膜下神经节中，超过20%出现8个以上的神经元，而且这仅仅是个病理形态，并未纳入疾病范畴[1,5,6]。

临床表现

CIPO患儿大多在出生或1岁之内发病，但许多患儿在产前已经出现征象，在孕晚期即可出现极度扩张的肠段。如果合并有泌尿道病变，产前超声或MRI都可以发现巨大的膀胱，严重病例合并输尿管扩张及肾盂积水。患儿如果出现反复感染、发热、全身麻醉等均是病情恶化的因素，合并泌尿道病变、肠旋转不良、短肠综合征、肌源性CIPO等，则提示预后不良。虽然主要为肠梗阻症状，但是肠道细菌过度生长后，患儿常常出现便秘/部分梗阻和腹泻交替出现。由于往往接受过多次手术，肠粘连等并发症会造成的机械性肠梗阻在CIPO患儿中也要警惕。造成死亡的主要原因是由于长期静脉营养以及手术并发症，肠道细菌过渡生长后的感染性休克等。

诊断

诊断CIPO的主要依据为临床病史，并结合影像学资料。对于CIPO疑似病例，必须要先排除肠道器质性梗阻，并探究可能的致病原因以及存在的并发症。

影像学检查是诊断CIPO最重要的检查之一。腹部平片可以见到典型的肠梗阻征象，如扩张的肠段伴多个液平。所有患儿建议行全小肠显影（small bowl follow through，SBFT），除了可以排除机械性梗阻，还可能发现肠旋转不良或传输速度减慢现象，但是不能用造影来作为判断传输速度的依据。CT及MRI则可以排除是否存在肠道外部压迫情况，多排螺旋CT和肠道MRI检查能更有效地评估肠壁和粘连情况。当患儿出现泌尿道症状时，应该进行静脉尿路造影明确是否合并泌尿系统问题[7]。

食管和结肠测压可以评估病变范围，直肠测压及直肠活检对排除巨结肠意义重大。小肠测压可以区分器质性或功能性梗阻，并且有助于区分病理机制，所以所有怀疑为CIPO的患儿均应该进行小肠测压。持续时间不等的不协调性收缩提示为神经源性CIPO，而基础运动模式的整体节律正常，但是压力波幅明显下降是肌源性CIPO的特点，小肠机械性梗阻则表现为长时间同步收缩或簇状爆发性收缩波。

实验室检查方面，CIPO患儿除了要定期检测肠衰竭患儿常规监测的营养学、肝功能指标外，炎症指标及抗神经自身抗体的检测有助于明确某些继发性CIPO的原因。

CIPO患儿进行病理检查时，如有可能应尽量取得扩张段及非扩张肠段的肠壁全层活检。除了常规染色之外，针对神经、肌肉、炎症及ICCs的免疫组化检查也是非常重要的[8]。

治疗

CIPO治疗目前仍是一个难题，缺乏有效特异的治疗手段。治疗目标为改善营养状况；缓解症状；防治感染；如为继发性，则积极治疗原发病；而提高生活质量是最主要的目标。儿科病患正处于生长发育阶段，而且随着营养状况的改善，部分患儿的肠道动力情况有所改善，所以营养支持可能是最重要的治疗手段。

◆ 营养支持

儿科CIPO患者营养不良情况较成人更加严重，所有患儿都应该由营养医师进行营养评估，营养支持原则和其他肠衰竭相似。肠内营养对于肠道动力仍有部分功能的患儿来说是首选，但是如果病变累及大部分小肠时，肠内营养很难耐受，此时肠外营养至关重要。但是要注意长期使用全肠外营养可能出现的肝功能损害，导管相关并发症，胰腺炎等严重并发症。特别是当患儿小于2岁、肌源性病变、合并短肠综合征时，并发症风险会增加。国外今年来开展的家庭肠外营养明显提高了患儿的生存概率，并且未降低患儿的生活质量[2][9]。

◆ 药物治疗

CIPO药物治疗的目的是控制症状，避免并发症。由于CIPO的核心问题是肠道动力的降低，所以临床经常使用促动力药物来改善肠道动力，但是可能发病机制不同，所有的药物均仅在散在病例里有效。红霉素是儿科常用的促动力药物，它能特异性激动近端胃肠道胃动素受体，进而促进胃窦收缩及胃排空。但是红霉素仅在少数病例中有效，并且易出现快速耐药现象。其他药物如新斯的明、多潘立酮、奥曲肽等药物整体效果不佳。文献记录在儿科CIPO中唯一较有效的药物为西沙比利，然而由于肠外不良反应明显，目前国内儿科并无应用。所以有限的研究资料使得目前儿科CIPO并无推荐用药。

儿科CIPO防治肠菌过度生长非常重要，推荐使用周期循环抗生素疗法来治疗或预防。激素类或其他免疫抑制药物在确诊为炎症性神经炎所致的CIPO患儿中推荐使用。

手术治疗

手术治疗在CIPO治疗中效果有限，甚至可能加重病情，所以必须经过谨慎严格筛选的患儿才能考虑手术治疗。特别如果伴有巨大膀胱患儿，手术更要谨慎。儿科CIPO患者的手术目的主要是排除机械性梗阻，明确病因，缓解症状，以及开放肠内营养通道以避免肠外营养并发症。由于CIPO病变一般累及整个消化道，所以很少有患儿能从肠切除术中获利。为防止肠衰竭和/或肠外营养并发症，以及为日后肠移植保留腹腔容量，应严格避免切除小肠。如果进行手术，应该进行肠壁全层活检以帮助明确病理基础。

胃/空肠造瘘及肠道造瘘可以有效降低腹胀、呕吐，并且提供一个可能的肠内营养途径。腹胀减轻后可明显改善消化道运送能力，从而减低住院率和手术率。国外资料显示，虽然近年来移植技术不断发展，但目前CIPO病患在小肠移植或多器官联合移植后，5年生存率仍然只有50%左右。可能是移植前的各种情况影响了移植后生存率，所以移植中心在这些患儿出现威胁生命的并发症出现之前，就应该彻底仔细的评估各个病例[10-11]。

其他治疗

胃肠起搏、肉毒杆菌毒素、针灸、草药等其他一些治疗方案目前无研究证明，仅有少量病例报道，仍属于经验治疗。

小结

儿科CIPO的诊治需要多学科的合作；产前、产后的仔细检查防止误诊漏诊；严格手术指征，防止不必要的手术，术中尽量取得全层活检；个体化的营养支持；最终提高患儿的生存率和生活质量。

（蔡　威）

参・考・文・献

[1] Hiroshi I, Hidenori O, Masahiko I, et al. Epidemiology and Clinical Experience of Chronic Intestinal Pseudo-Obstruction in Japan: A Nationwide Epidemiologic Survey[J]. Journal of Epidemiology, 2013, 23(4): 288.

[2] Working Group Of Pediatrics Chinese Society Of Parenteral And Enteral Nutrition. CSPEN guidelines for nutrition support in neonates[J]. Asia Pacific Journal of Clinical Nutrition, 2013, 22(4): 655.

[3] Puri P, Gosemann J H. Megacystis microcolon intestinal hypoperistalsis syndrome[M]//Puri P. Newborn Surgery. London: Hodder Arnold, 2011, 27(5): 615-620.

[4] Berdon W E, Baker D H, Blanc W A, et al. Megacystis-microcolon-intestinal hypoperistalsis syndrome: a new cause of intestinal obstruction in the newborn. Report of radiologic findings in five newborn girls[J]. Ajr Am J Roentgenol, 1976, 126(5): 957-964.

[5] Kapur R P. Pathology of Intestinal Motor Disorders in Children[J]. Surgical Pathology Clinics, 2010, 3(3): 711-741.

[6] Keller J, Layer P, Keller J, et al. Intestinal and anorectal motility and functional disorders[J]. Best Practice & Research Clinical Gastroenterology, 2009, 23(3): 407.

[7] Velazco C S, Fullerton B S, Hong C R, et al. Radiographic measurement of intestinal length among children with short bowel syndrome: Retrospective determination remains problematic[J]. Journal of Pediatric Surgery, 2017.

[8] Stanghellini V, Cogliandro R F, De G R, et al. Natural history of chronic idiopathic intestinal pseudo-obstruction in adults: a single center study[J]. Clinical Gastroenterology & Hepatology, 2005, 3(5): 449-458.

[9] Board Aspen. Guidelines for the Use of Parenteral and Enteral Nutrition in Adult and Pediatric Patients[J]. Journal of Parenteral & Enteral Nutrition, 2002, 17(4): 1SA-138SA.

[10] Hukkinen M, Kivisaari R, Merrassalmio L, et al. Small Bowel Dilatation Predicts Prolonged Parenteral Nutrition and Decreased Survival in Pediatric Short Bowel Syndrome[J]. Annals of Surgery, 2017, 266(2): 369.

[11] Alberti D, Righetti L, Bianchi A, et al. Transverse flap duodenoplasty (TFD): a new technique in autologous bowel reconstructive surgery[J]. Pediatric Surgery International, 2018(2): 1-5.

第六十一章
先天性肛门直肠畸形

概述

先天性肛门直肠畸形是小儿最常见的消化道畸形，各个地区的发病率可能不尽相同，但大多数作者报道世界范围内的平均发病率约为1/5 000。据国内文献报道，我国的发病率为2.81/10 000。男女性别的发病率大致相等，以男性稍多。

我国古代对肛门直肠畸形早有认识，明代孙志宏著作《简明医彀》中对肛门闭锁的手术治疗已有技术记载，并有成功的病例。国际上，17世纪有人用细长小刀切开会阴部及直肠盲端，并用探条扩张治疗该畸形。18世纪后半叶有人主张在会阴部手术不成功时行结肠造瘘[2]。1835年巴黎学者Amussat采用会阴部切开法[3]，并强调充分游离直肠，使直肠黏膜无张力与皮肤缝合的重要性。成为肛门直肠畸形治疗历史上的里程碑事件。1953年Stephens创造了骶会阴径路高位无肛修补手术，强调耻骨直肠肌在维持肛门直肠畸形术后排便功能上的重要性，成功避免了尿道损伤[4]。1982年Peña提出经后矢状入路切口治疗各种类型的无肛畸形，将横纹肌复合体（包括耻骨直肠肌和肛门外括约肌）肌纤维从正中分开，然后将直肠置于横纹肌复合体之中形成肛门，达到充分利用耻骨直肠肌、肛门外括约肌提高术后排便控制能力之目的，使术后控便能力有很大的加强[5]。形成了肛门直肠畸形治疗的三个“里程碑”。治疗肛门直肠畸形，特别是高、中位畸形，提倡利用电刺激及显微外科技术，尽量保护和利用那些位置异常和发育不全的肛周肌肉——耻骨直肠肌、肛门外括约肌及肛门内括约肌，使其尽量恢复与直肠之间的正常解剖关系，一方面应使直肠通过位于耻骨直肠肌环及外括约肌中心；另一方面也应尽量保存和利用肛门内括约肌及其功能。

胚胎学

肛门直肠的正常胚胎发育过程如下。

（1）泄殖腔形成：胚胎第3周末，后肠末端的膨大部分与其前面的尿囊相沟通，形成泄殖腔。泄殖腔形成后，其末端被外胚层的一层上皮细胞膜所封闭，称为泄殖腔膜，使其与体外相分隔。

（2）尿直肠膈形成：胚胎第4周，位于泄殖腔与后肠间的中胚层皱襞形成并向尾侧生长，同时位于泄殖腔两侧壁内方的间充质增生形成皱襞，向腔内生长，二者构成尿直肠隔，将泄殖腔分为前后两部分，前者为尿生殖窦，后者为直肠，使两个系统的交通越来越小，逐渐形成一个小管道，称为泄殖腔管，于胚胎第7周时完全封闭。

（3）肛门形成：尿直肠隔与泄殖腔膜的中央处融合，并向外突出成为会阴矩状突——未来会阴的胚芽。同时泄殖腔膜也被分为前后两部分，前者为尿生殖窦膜，后者为肛膜。胚胎第7～8周时，两个膜先后破裂。从胚胎第5周开始，外胚层向肛膜的外表面发展，形成肛凹，肛凹逐渐加深接近肠管，肛膜破裂使起源于外胚层的肛凹与内胚层发生的直肠相通。

胎儿直肠呈纺锤状，上端球状膨胀部称为肛球，相当于直肠壶腹部，纺锤状管以下短而不明显的膨大部，称为尾球，相当于直肠肛门下部。尾球存在时间较短，第8周时大部消失。

（4）会阴发育：胎儿第4个月，会阴向前后方向迅速增长，因此使肛门后移至通常位置。

会阴部肌肉起源于会阴部间质，胚胎第2个月时发育成皮肌的形态，称为泄殖腔括约肌，第3个月时皮肌分化为肛门外括约肌、肛提肌和尿生殖窦括约肌。当生殖器官形成后（第4、5个月），尿生殖窦括约肌又分出膜部尿道括约肌、坐骨海绵体肌、会阴浅横肌等，以后再分出会阴深横肌。

病因

肛门直肠畸形的病因尚不清楚，目前认为是遗传因素和环境因素共同作用的结果。流行病学和动物实验表明，遗传因素在肛门直肠畸形发病过程中发挥重要作用，其可能为多基因遗传病。根据文献报道，肛门直肠畸形有家族发病史者在1% ~ 9%。Lerone等总结以往文献做出推测：① 人类合并骶骨发育畸形的肛门直肠畸形的致病基因可能定位于7号染色体长臂；② 人类合并尿道畸形的肛门直肠畸形致病基因可能定位于X染色体[6]。到目前为止，只有少数的综合征型肛门直肠畸形致病基因得到定位，如Fraser综合征的致病基因为*EYA1*、Currarino三联症的致病基因为*HLXB9*等。

近期关于肛门直肠畸形相关基因的研究结果显示，*HOX*基因家族中的点突变和表达降低，SHH（sonic hedgehog），FGF10（fibroblast growth factory 10）、BMP4（bone morphoge-netic protein 4）可调节消化道发育并影响*BMP4*和*HOX*基因的表达、*SD*等基因与肛门直肠畸形的发生关系密切，并被已有的动物实验和临床研究证实。

肛门直肠畸形的胚胎发生和其他畸形的发生一样，可能与妊娠期，特别是妊娠早期（4 ~ 12周）受到某些致畸因素如病毒感染、化学物质、环境及营养等作用有关。胚胎期发生障碍的时间越早，所致畸形的位置越高、越复杂。国内外先后有人给妊娠中期大白鼠吸入氯仿，或经胃管注入乙烯硫脲（ethylenethiourea），或向腹腔注射全反式维A酸（all-trans retinoic acid），或服用阿霉素等，均可诱导母鼠产生肛门直肠畸形鼠仔，其畸形发生率高达30% ~ 90%，畸形类型及病理改变与人类的肛门直肠畸形极为相似。说明这些药物（致畸物质）是使妊娠动物产生肛门直肠畸形胎仔的直接原因。

病理类型

肛门直肠畸形的种类繁多，病理改变复杂，不仅肛门直肠本身发育缺陷，肛门周围及盆底肌肉如耻骨直肠肌、肛门外括约肌和内括约肌均有不同程度的改变。

1970年在澳大利亚召开的国际小儿外科医师会议制定了高位、中间位和低位的分类方法，其主要特点是以直肠盲端与肛提肌，特别是耻骨直肠肌的关系作为区分高、中、低位的标准，即直肠盲端终止于肛提肌之上者为高位畸形；直肠盲端位于耻骨直肠肌之中，被该肌所包绕为中间位畸形；穿过该肌者为低位畸形。该分类体现了Stephens关于耻骨直肠肌在肛门直肠畸形治疗中的重要性，是国际经典的分类方法，对于指导肛门成形术式的选择和提高术后肛门控制能力起到十分重要的作用。不足之处是种类繁多（共27种），过于复杂。因此，于1984年将该分类加以简化形成Wingspread分类法，分型基本标准没有变化，但分类简化后更方便临床应用，具体分类如下（表61-1）。

随着对肛门直肠畸形的深入认识和后矢状入路肛门成形术的广泛应用，为了更有利于指导外科手术术式的选择，2005年5月在德国Krinkenbeck举行的肛门直肠畸形诊疗分型国际会议上，根据Peña等提议，提出了新的分型标准，即Krinkenbeck分类法（表61-2），根据瘘管不同进行分类，增加了少见畸形，其目的使分类进一步简便、实用，为手术术式选择提供指导。

表61-1　肛门直肠畸形的Wingspread分类法（1984）

女　　性	男　　性
高位 肛门直肠发育不全 直肠阴道瘘 无瘘 直肠闭锁	**高位** 肛门直肠发育不全 直肠前列腺尿道瘘 无瘘 直肠闭锁
中间位 直肠前庭瘘 直肠阴道瘘 肛门发育不全，无瘘	**中间位** 直肠尿道球部瘘 肛门发育不全，无瘘
低位 肛门前庭瘘 肛门皮肤瘘 肛门狭窄	**低位** 肛门皮肤瘘 肛门狭窄
泄殖腔畸形	**罕见畸形**
罕见畸形	

表61-2　肛门直肠畸形的Krinkenbeck分类法（2005）

主要临床分组	罕 见 畸 形
会阴（皮肤）瘘	球形结肠
直肠尿道瘘	直肠闭锁/狭窄
前列腺部瘘	直肠阴道瘘
尿道球部瘘	“H”瘘
直肠膀胱瘘	其他畸形
前庭瘘	
一穴肛	
无瘘	
肛门狭窄	

与Winspread分类法相对应，上述分型中的会阴瘘、前庭瘘和肛门狭窄属于低位畸形，尿道球部瘘、无瘘和多数直肠阴道瘘属于中位畸形，前列腺部瘘和膀胱颈部瘘为高位畸形。

病理改变

随着对肛门直肠畸形患儿和肛门直肠畸形动物模型的组织学、神经病理学、组织化学、超微结构和胚胎发育研究的深入，发现肛门直肠畸形不仅肛门直肠本身发育缺陷，同时盆底肌肉、骶骨、神经及肛周皮肤等均有不同程度的病理改变，肛门直肠畸形的位置越高，这种改变越明显。其中肛门直肠畸形的神经肌肉病理改变是影响术后排便控制能力的重要因素。

◆ 肛门直肠畸形盆底肌肉改变

小儿排便功能主要由盆底横纹肌复合体控制。盆底横纹肌复合体呈内纵外环两层排列，内纵肌向下延伸呈袖状包绕直肠抵肛门，由上向下分别为：肛提肌纵层、肛门悬带、肛门皱皮肌。外环肌由上向下逐渐增厚，依次形成耻骨直肠肌，外括约肌深部、浅部、皮下部。

研究表明肛门直肠畸形患儿盆底横纹肌复合体发育也不完全相同，从发育正常到完全不发育均可见，畸形位置越高发育越差。胚胎研究显示，肛门外括约肌是单独发育的。肛门直肠畸形患儿均存在肛门外括约肌，由于畸形类型不同，该肌的分布、形态、大小和肌纤维走行方向变化较大，即直肠盲端位置越高，外括约肌发育越差。

肛门内括约肌是由直肠下段的直肠环肌增厚形成，有直肠纵肌层和肛提肌的纤维穿过，大约3 cm长、5 mm厚。肛门内括约肌为不随意肌，提供至少85%的肛管静息压使肛管处于关闭状态。有文献提出应行保留内括约肌的肛门成形术，即手术时保留直肠盲端及瘘管，这样可以最大限度地保存尽管是发育不全的内括约肌，以便获得较好的排便功能。

◆ 神经病理改变

近年来的研究显示，肛门直肠畸形除肌肉发育异常外，肛周、盆底和骶髓神经发育异常是重要的病理改变。畸形位置越高，其脊髓运动神经元和感觉神经元数量减少、体积变小；腰骶椎畸形越明显，其骶神经发育异常越重；肛周组织中神经末梢发育密度降低、发育不良；肛穴部位皮肤及皮下组织中存在的神经纤维密度明显降低，敏感性明显下降。

伴发畸形

肛门直肠畸形往往伴发其他系统的一个或多个畸形，其发生率为50%～60%。[7]1973年Quan和Smith提出了在诸多合并畸形中，累及的系统以VACTER表述[8]。肛门直肠畸形发生位置越高，则伴发畸形的种类越多。有的伴发畸形可直接影响预后，甚至危及患儿生命。因此，对肛门直肠畸形患儿应进行全面检查，了解有无伴发畸形非常必要，有助于全面评估疾病，对治疗措施和步骤的制定，手术方法的选择，以最大限度提高疗效有非常重要的意义。较为常见的是先天性心脏病、泌尿生殖系统畸形、消化道畸形以及骶骨和脊柱畸形。心血管伴发畸形依次为动脉导管未闭、法洛四联症、室间隔缺损和大动脉转位等，约1/3患儿可合并心脏畸形，仅10%需要治疗。可有多种并发的消化道畸形，约10%患儿可合并有食管气管异常如食管闭锁等，由闭锁和旋转不良引起的十二指肠梗阻的发生率有1%～2%[9]，也有并发先天性巨结肠的病例发生，上海交通大学医学院附属新华医院在其467例肛门直肠畸形患儿中发现4例患儿合并先天性巨结肠。

一些研究表明泌尿生殖系统畸形在肛门直肠畸形患儿中的发生率约为1/3～1/2，部分甚至更高[10]。以膀胱输尿管反流最为常见，其他尚有肾发育不良、隐睾、尿道下裂等。女婴生殖系畸形有阴道积水、阴道或宫颈闭锁、双角子宫等[11,12]。因此强调对每个患儿都应常规进行泌尿系统检查。脊柱畸形常见腰骶椎畸形，如半椎体、半骶椎、脊髓拴系、脊膜膨出等，其中最常见的是脊髓拴系[12]。近年来的研究显示，骶骨比率能客观地反映骶骨发育程度，是一个有价值的预后评估工具。骶骨比率的测定是在患儿骨盆正位或侧位X线片上做3条线：A线为两侧髂嵴连线；B线为两侧骶髂关节最低点连线；C线是以骶骨最低点做B线的平行线，测出AB和BC的长度，骶骨比率=BC/AB。骶骨比率的正常值在正位片为0.74（图61-1），在侧位片为0.77（图61-2）。比率小于0.3，预后差，常出现便失禁；比率大于1.0，预后较好。肛门直肠畸形患儿伴发其他畸形的发生率也很高，而且可以有几种畸形同时存在，例如肛门闭锁合并骶椎畸形、骶前肿物称为Currarino综合征。[13]

Paidas和Peña 1997年罗列了肛门直肠畸形合伴肛门外畸形的情况与少见的综合征（表61-3）。

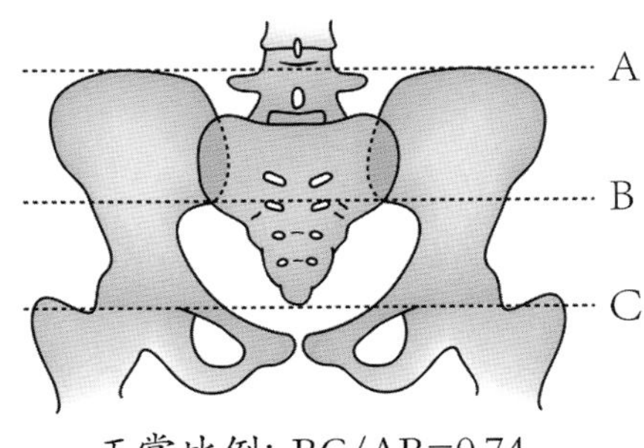

图61-1 骶骨比率正常值正位片示意图

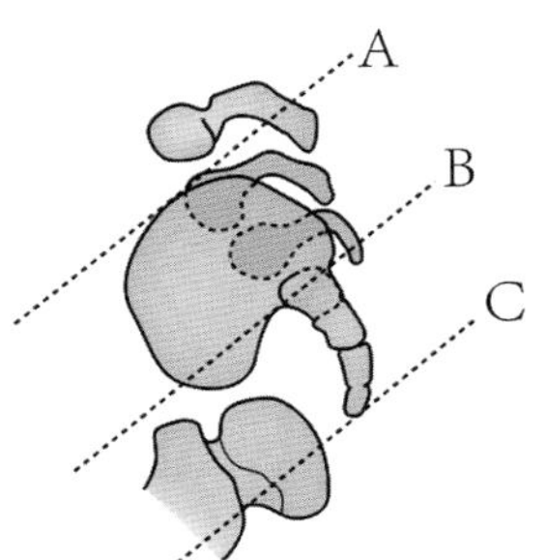

图61-2 骶骨比率正常值侧位片示意图

表61-3 肛门直肠畸形（ARMS）合伴肛门外畸形

综合征	主要特征	原因
单独无肛	无	异原基因、AR、XLR和AD
ARM和神经系畸形	骶骨前脊膜膨出	异原基因
肛门骶缺陷	畸胎瘤或囊肿	AD（176 450）
		XLD（312 800）

（续表）

综合征	主要特征	原因
FG	巨头、宽前额、额部头发上摆、低张力、智力障碍	XL（305 450）
ARM和骨骼系畸形		
Baller-Gerold	颅缝早闭、桡骨缺陷、躯体短	AR（218 600）
IVIC	桡骨缺陷、斜视、血小板减少症、耳聋	AD（147 750）
Jarcho-Levin	肋骨与椎体缺陷、婴儿呼吸衰竭	AR（277 300）
骶前畸胎瘤	骶骨发育不全	AD（176 450）
Saldino-Noonan	短肋、短肢体、轴后多指（趾）、内脏异常、致死	AR（263 530）
Say	轴前多指（趾）、异常椎体和肋骨（可以类同于PIV综合征）	单发、散在
蛇形发育异常	四肢短小、椎体扁平、早死	（187 600）单发、散在
Townes-Brooks	耳聋、三拇指畸形、多折耳轮、扁平足	AD（107 480）
ARM和染色体畸形		
猫眼	眼缺损、耳、心脏、肾畸形	染色体畸形
四染色体征12P	各种智力发育障碍	
	粗面、前额头发稀疏、阴囊分裂、内眦赘皮形成、张力减退、色素减少严重智力迟钝	
ARM和心血管畸形		
Fuhrmann	多指（趾）、心脏缺陷	未明
ARM和泌尿生殖器畸形	睾丸间距过远	XLR（313 600）
阴囊分裂-尿道下裂	尿道下裂（可以与Opitz G综合征相似）类同Opitz G	
Opitz BBB	睾丸间距增宽、尿道下裂、吞咽障碍	AD（145 410）
Opitz G		
ARM和多发性畸形		
丝状睑缘粘连畸形	指（趾）融合	AD（106 250）
	食管闭锁	
	唇裂与腭裂	
ASP合伴征	眼睑融合和心内垫结构缺陷	
	肛门畸形	AD（176 450）
	骶骨缺陷	
	骶前肿物（畸胎瘤、囊肿或脊膜膨出）	
轴中胚层缺陷	骶骨发育不全	AR
	脊柱、肋骨畸形	
	无指（趾）畸形	
	膀胱、下肢、肠失功能	

（续表）

综合征	主要特征	原因
尾端退化征	下部脊柱发育不全	在某些AD（182 940）病例有遗传性
	膀胱、肠与下肢各种不同	
	功能失常	母亲糖尿病
克里斯琴	额嵴	XLR（309 620）
骨骼发育异常	颈融合	
	发育畸形脊柱	
	外展肌麻痹	
	智力迟钝	
隐眼畸形	腭、耳、肾脏、会厌、生殖器、指（趾）和眼畸形	AR（219 000）
糖尿病（母亲）	胎儿过度生长	在妊娠期、母亲出现异常糖代谢
	神经管缺陷发生率增加	
	心脏畸形	
	尾部退化征	
	肾脏缺陷	
Johanson-Blizzard	鼻翼发育不全	AR（243 800）
	外源性胰功能不足	
	耳聋	
	甲状腺功能低下	
Kaufman-Mckusick	先天性心脏病	AR（236 700）
	多指（趾）畸形	
	子宫阴道积液	
Lowe	感觉神经性耳聋、肾炎	AD
Meckel	脑膨出	AR（249 000）
	多指（趾）	
	多囊肾	
OEIS	脐膨出	原因不清
	膀胱外翻	可能是血管因素引起
	无肛	
	脊柱缺陷	
Pallister-Hall	垂体瘤、垂体功能不足	散在（146 510）
	轴后多指（趾）畸形	
Pallister-ulnarmammary	尺骨缺陷	AD（181 450）

（续表）

综 合 征	主 要 特 征	原 因
	青春发育期延晚	
	少指（趾）或多指（趾）	
	分泌腺与乳腺发育低下	
	生殖系畸形	
PIV	多指（趾）	散在（174 100）
	无肛	
	椎体畸形	
Potter Variant	肾、肺、胸腺	AR（？）
	甲状旁腺发育异常	染色体畸形
Rieger	耳前窝畸形与部分无齿畸形	AD（180 500）
Sirenomelia	单肢、下肢不发育	散在
	生殖器不发育	
	肾不发育	
VACTER	椎体、肛门、心脏、气管-食管、肾和桡骨发育缺陷	散在（19 235）

临床表现

先天性肛门直肠畸形病理类型较多，临床表现依类型不同而异。绝大多数肛门直肠畸形在出生时即被发现，表现为正常肛门位置没有肛门开口，特别是婴儿出生后24小时不排胎便，应想到肛门直肠畸形可能，及时检查会阴部有无肛门或异常瘘口。如未能早期发现，约有3/4的病例，包括全部无瘘的肛门直肠闭锁和一部分虽有瘘但瘘口狭小不能排出胎粪或仅能排出少量胎粪者，表现为奶后呕吐，吐出物含有胆汁，甚至粪样物，腹胀进行性加重，如未及时诊断和治疗，可在一周内死亡。另一部分病例，包括肛门狭窄和前庭瘘等瘘管较粗者，生后一段时间内不出现急性肠梗阻症状，而在数月甚至几年后出现排便困难，便条变细，腹部膨胀，有时在下腹部可触到巨大粪块，提示有继发性巨结肠改变。不要在胎儿出生后24小时内做结肠造瘘手术或一期肛门成形手术，这一点非常重要，因为胎粪通过瘘管排出是瘘管定位最有价值的表现和指征。如何在会阴部看到胎粪，则是直肠会阴瘘的证据，如果尿液中见到胎粪，则显然诊断为直肠尿道瘘。胎粪通过瘘管排出需要很大的腔内压力，如果倒置位摄片检查过早（24小时内）则可能做出“非常高位的直肠盲端”的临床判断，从而导致错误的诊断并导致错误的治疗决定。在最初的24小时内，除常规给予放置鼻胃管行胃肠减压以防止呕吐误吸等，应给予全面检查以排除其他合并畸形的发生，超声心动图检查、腹部超声波检查以及必要时行核磁共振检查，以做出全面准确的诊断，为临床处理提供扎实的依据。

肛门直肠畸形发生在男婴或女婴，其临床表现各不相同。

◆ 男婴

临床表现为肛门开口存在或肛门处无孔，但皮肤稍凹陷，色泽较深，哭吵时有略向外膨出现象，或有时见到会阴部小孔并溢出胎粪，或是正常肛门开口位置至阴茎根部中线部位见到直肠皮肤瘘管，有类似针尖样小孔并有胎粪溢出，大多情况下提示低位肛门闭锁畸形，或是无肛直肠会阴瘘。但需注意瘘管很长，其近端直肠明显扩张并位于尾骨以上水平，临床容易误诊而导致误治。会阴部无肛门开口且无明显色素沉着，哭吵时向外膨出不明显则提示中间位或高位可能性较大。尿液中见胎粪或显微镜检查发现存在有鳞状上皮细胞，则为直肠尿道瘘和直肠膀胱瘘，低位畸形的可能性不大。如果尿液全程均明显见到胎粪，则直肠膀胱瘘可能性较大。如果尿液后段清晰无胎粪，则直肠尿道瘘可能性较大。因此常规检查患儿尿中有无胎粪成分很重要，一次尿检查阴性，不能除外泌尿系瘘的存在，必须多次检查。

◆ 女婴

正常女婴会阴部存在3个小孔，即在膀胱截石位自上而下依次为尿道开口、阴道口以及肛门。检查肛门直肠畸形女婴观察孔数即可做出初步诊断畸形的类型。

（1）一孔（one orifice）：泄殖腔畸形或较高位的直肠阴道瘘，也称为一穴肛畸形（cloaca）。此类病变往往可同时存在严重的尿道、生殖道梗阻或肠梗阻。

（2）二孔（two orifice）：大多数为高位、中间位伴直肠阴道瘘。最前方存在正常的尿道开口，后方则为直肠阴道瘘。少数情况下先天性阴道缺如或是阴道闭锁，仅存的另一个开口为直肠舟状窝瘘。

（3）三孔（three orifice）：大多数为低位肛门直肠畸形，即直肠会阴瘘。除外伴有正常肛门的直肠闭锁或中间位的直肠前庭瘘。在女孩直肠前庭瘘较阴道瘘多见。瘘孔开口于阴道前庭舟状窝部，也称为舟状窝瘘。瘘孔较大，婴儿早期通过瘘孔基本能维持正常排便，婴儿能正常发育。如护理不周，在阴道前庭部经常有便，可引起阴道或上行性感染。

有的肛门位置稍靠前，位于正常肛门与阴囊根部或阴唇后联合之间，称为会阴前肛门或称为肛门前移，一般早期临床上可以无任何症状。但此肛门位于外括约肌前，排便时盆底肌及外括约肌一起收缩，向前压迫肛门，大多患儿后期出现便秘等功能性梗阻。因此需要择期行肛门后移手术，重新植回括约肌中心。

诊断

先天性肛门直肠畸形的诊断在临床上一般并不困难，但重要的是准确的测定直肠闭锁的高度，直肠末端与耻骨直肠肌的关系和有无泌尿系瘘、脊柱畸形有无以及是否合伴其他严重畸形等，以便在合理的时机采取合理的治疗措施。为此应进行一些必要的影像学检查。

◆ X线检查

X线是最为传统和经典的诊断肛门直肠畸形的方法，包括腹部倒立侧位X线平片和瘘管造影，腹部倒立侧位X线平片常常作为肛门直肠畸形首选的检查方法。1930年Wangensteen和Rice设计了倒置位摄片法诊断肛门直肠畸形，至今仍被广泛采用。由于气体到达直肠盲端约需12小时，故生后不久即来诊住院患儿暂不行胃肠减压，保温，平卧位。生后24小时左右在检查前先让患儿卧于头低位5～10分钟，用手轻揉腹部，使气体充分进入盲端。在会阴正常肛穴处贴一金属标志，一定贴在肛穴凹陷处，不要浮起。也有人在肛穴处涂以少量钡剂做标志。再提起患儿双腿倒置1～2分钟，X线中心与胶片垂直，X线球管与患儿间距离应为2 m，双髋并拢屈曲位（70°～90°），射入点为耻骨联合，在患儿吸气时曝光，做侧位和前后位摄片。盆腔气体阴影与金属标志之间距离即代表直肠盲端的高度。在侧位片，从耻骨联合上缘中点向骶尾关节画一线为耻尾线（PC线），再于坐骨嵴与耻尾线画一平行线为I线。如直肠气体影高于耻尾线者为高位畸形，位于两线之间者为中间位畸形，低于I线者为低位畸形。

值得注意的是，倒立侧位X线片有时遇到下列情况可造成误差：① 检查过早（生后12小时以内者），肠道气体尚未充盈达到直肠末端；② 检查时患儿倒置时间少于1～2分钟；③ X线射入角度不合适及在患儿呼气时曝光；④ 直肠盲端过度膨胀而类似低位闭锁。上述X线检查结果要与临床局部检查密切结合，否则易造成治疗及术式选择上的错误。

在观察X线倒置位平片时，同时观察骶尾骨有无畸形、反曲、融合、半椎体及缺如等改变。同时应观察膀胱内有气体或液平面，或在肠腔内有钙化的胎便影，直肠盲端呈鸟嘴状改变等是诊断泌尿系瘘的可靠方法。发现此种改变可行逆行性尿道膀胱造影，此时可见造影剂充满瘘管或进入直肠。对确定诊断有重要价值。但对新生儿检查有一定困难，对有结肠造瘘的患儿采用经肠腔或瘘管造影，可以了解瘘管长度、瘘管走行方向及直肠末端的水平等。

◆ 超声显像检查

超声显像检查因其安全简便，测量数据可靠，较X线误差小，重复性好等优点，成为肛门直肠畸形临床上可适用的一种诊断检查方法。其包括产前超声检查及术前超声检查和术前、术后肛管内超声检查。

随着超声水平的提高，孕妇产前进行超声检查时发现胎儿直肠扩张、阴道积液及其他相关畸形如肾缺如、脊椎异常如半椎体、骨骼异常如桡骨缺如等，均提示产科医师胎儿是否存在肛门直肠畸形[14]。

术前超声检查：涉及患儿腹部超声检查以排除是否存在泌尿系统畸形，是否存在先天性一侧肾脏缺如、多囊肾、马蹄肾等先天性发育畸形，是否存在严重的肾盂积水和肾功能收到严重损害等。女孩注意生殖系统的检查，如是否存在子宫发育异常或先天性子宫缺如，评估卵巢发育情况等。术前心脏超声检查也是必须检查的项目，如前所述，肛门直肠畸形合并心脏畸形的比例很高，严重的心脏畸形对肛门成形手术而言是确切的危险因素，甚至存在生命危险，因此全面检查和功能评估是必不可少的。会阴部超声波做矢状切面扫查可获得肛门直肠区声像图。直肠盲端多充满胎粪，在超声检查中则显示盲管形低回声。但要注意管腔内胎粪稀稠可导致回声有差异。

术后肛管内超声检查：可作为术后肛门结构和功能评估的指标之一。可观察到耻骨直肠肌和肛门内、外括约肌的发育。肛管内超声可清晰地显示耻骨直肠肌的发育。肛门内括约肌厚度随着年龄不同有所不同，目前尚缺乏公认的不同年龄小儿正常值标准。

◆ 磁共振成像检查（MRI）

患儿镇静条件下仰卧位，在正常肛穴位置和瘘孔处用鱼肝油丸做标志，可对盆腔做矢状、冠状和横断面扫描。检测指标：直肠盲端到肛门的距离，直肠盲端与PC线的关系，评价盆底肌肉发育情况，了解直肠瘘口位置。同时有助于了解腰骶尾椎是否存在畸形、是否存在半椎体畸形、脊柱裂、脊髓拴系，骶尾椎是否存在缺失或畸形变，是否存在脊髓空洞等畸形改变，是否存在Currarino综合征等异常表现。

正常新生儿肛周肌群在MRI各断面上表现为：耻骨直肠肌在矢状面上位于PC线部位骶尾骨前方；冠状面位于直肠远端两侧；横断面位于直肠远端前后方。肛门外括约肌在横断面位于直肠远端，呈圆形肌束围绕于肛门周围；在矢状、冠状面位于肛管前后或左右。

MRI具有较高的软组织分辨率，并且胎便是良好的MRI自然对比剂，因此肛门直肠畸形患儿术前行MRI检查能很好地显示盆底肌肉发育情况，直观清晰地显示直肠盲端与肌肉系统，从而能准确地判断畸形的程度和类型。作为对新生儿期肛门直肠畸形倒置位摄片的补充，MRI在对于盲端显示方面尤其准确性。当气体可能没有到达盲端的顶端可能导致X线摄片出现误差时，MRI对胎粪的影像学的特异性表现能够准确判断直肠盲端的位置，为准确定位并采取合适的治疗方法提高重要的依据。

◆ CT检查

肛门括约肌群包括内、外括约肌及耻骨直肠肌，其形成及发育程度是决定肛门直肠畸形患儿预后最重要的因素。应用CT直接了解直肠盲端与耻骨直肠肌环的关系，对提高婴幼儿肛门直肠畸形的治疗效果有积极的意义。采用多排螺旋CT对于小儿肛门直肠畸形盆底肌群进行三维重建，显示盆底肌群和畸形，重建图像与手术所见有着较好的符合度，但是对于垂直的纤维组织和旁矢状位的肌群显示效果欠佳。对于单纯的直肠肛管闭锁，肛管发育不全CT可以做到较好的诊断，但是对于合并复杂瘘时的瘘管走行和相互关系的评估价值有限。

治疗

对于各种类型的肛门直肠畸形而言，在做出完整和精确诊断的基础上如何决定手术时机、如何个性化制订合适的治疗方案、如何尽最大可能保护术后的控便功能良好、围术期所牵涉的临床治疗各个环节的优化组合、如何减少围术期和远期并发症的发生、如何安排术后家庭和社会精细化的协同治疗等，诸多的如何考验着我们每一位小儿外科医师，追求综合治疗效果最大化成为我们的终极目标。在过程上依然存在着诸多的争议和不同的意见和建议，尤其是手术方案的多样性和日益盛行的微创手术技术的开展和推广，使得人们对手术方案的选择陷入了困境。上海交通大学医学院附属新华医院小儿外科综合了2013年至2017年5年间562例肛门直肠畸形手术病例的临床治疗经验，提出了针对不同类型肛门直肠畸形的治疗策略和原则，高位肛门直肠畸形可考虑选择腹腔镜辅助肛门成形手术，中间位畸形后矢状入路手术有着明显的优势，低位畸形的经会阴手术方法能够有效地达到手术目的，同时降低了手术创伤和严重并发症的发生率。

低位肛门直肠畸形包括无瘘或有细小瘘孔不能通畅排便者，应于出生后24～48小时手术，但对于全身情况较差的会阴瘘和前庭瘘患儿，可扩张瘘管维持排便，3～6个月行根治手术。对中、高位肛门直肠畸形大多数学者主张在新生儿期先施行结肠造瘘术，3～6个月行肛门成形术，术后并发症显著减少。伴有泌尿系瘘者，造瘘术后能仔细清洁末端结肠，改善泌尿系感染，亦可减少骶部及肛门切口感染。Peña等主张可根据患儿情况、手术医师经验选择在出生后1个月行根治手术。手术时间提前到出生后1个月，可缩短腹部造瘘时间，缩小瘘口远近端肠管直径的比率，扩肛更容易，并且从理论上讲，将直肠放于横纹肌复合体中间越早，越有利于术后排便功能的重建与恢复。但亦有人认为两次手术不易被家长接受，对中、高位肛门直肠畸形，主张新生儿期行一期肛门成形术。必须强调的是新生儿期中高位无肛行一期肛门成形手术对手术技术要求极高，必须是有非常丰富的临床手术经验的小儿外科医师方能够施行这一手术。因为共同的观点认为初次肛门成形术非常重要，直接关系到患儿今后一生的生活质量，容不得闪失。任何初次的肛门成形术后效果欠佳甚至失败，由于初次手术后的解剖结构紊乱、瘢痕形成等结果，其再次手术的效果不容乐观。因此绝大多数专业医师认为从临床治疗角度而言，考虑患儿终身的生活质量出发，短期的造瘘手术所带来的一些影响应该不能成为影响根治手术的时机和手术方法选择的依据。

根据Krinkenbeck分类方法，Peña主张根据瘘管不同、是否伴发其他畸形进行不同术式。

现就较常见术式的操作要点、术中注意事项等略述如下。

◆ 低位肛门直肠畸形——会阴肛门成形术

患儿就诊早，全身情况良好，无肠梗阻症状者，常规术前检查，可不必做任何术前准备。就诊较晚，已出现肠梗阻症状时，须行胃肠减压、补液，待全身情况好转后行手术治疗。

1. 手术操作要点

采用局部麻醉或骶管麻醉，截石位，臀部稍垫高。于正常肛门位置做纵行或X形切口，切开皮肤及皮下组织，用弯血管钳向深部做钝性分离，找到直肠盲端。在游离直肠盲端时，以紧贴灰白色的肠壁为宜，从后壁向两侧壁游离，最后达前壁。前壁距尿道及阴道较近，为防止尿道（阴道）损伤，术前必须放置尿管。游离直肠要充分，一般要在无张力情况下，使直肠盲端突出于皮肤切口0.6～0.8 cm为宜。

将直肠的浆肌层固定于肛周皮下组织，切开直肠盲端。将直肠全层与皮肤缝合，置入适当直径的肛管，插入直肠内。

2. 另外几种低位肛门直肠畸形的手术要点

（1）膜样肛门闭锁：其厚度在0.1 ～ 0.2 cm者，在局麻下将肛膜做纵行或十字切开。留置肛管24小时，压迫止血。如肛膜厚达0.5 cm以上，则需行会阴肛门成形术。

（2）肛门狭窄：如会阴前肛门无狭窄，排便功能无障碍，不需手术治疗。肛门或直肠下端轻度狭窄，一般采用扩张术多能恢复正常功能。如肛门显著狭窄，肛探亦不能插入时须行手术治疗，即在狭窄的肛门后缘呈倒“V”字形切开皮肤，向上稍游离直肠后壁及两侧壁，剪除狭窄的部分肠壁后，将正常的肠壁纵向切开与插入的皮瓣切缘仔细缝合。

（3）肛门闭锁直肠会阴瘘：建议术前结肠造影以详细评估肛管和直肠扩张的情况，同时根据术中电刺激仪定位的正常肛门开口位置，仔细测量瘘管与正常肛门位置间的距离，综合上述因素，判断所采取的手术方法。

① 瘘口与正常肛门位置间距近，沿瘘孔两侧及后缘呈半环形切开皮肤，并于其中点向后延长切开，切口呈Y形。充分游离直肠后壁及两侧壁，前壁不游离，与皮肤切缘缝合。由于保留直肠前壁，仅缝合侧壁及后壁，可避免瘢痕所致的肛门狭窄。② 瘘口与正常肛门开口位置间距较大，一般大于1 cm，可考虑行瘘口完整剥离、游离后整体移位手术方法。沿瘘孔一周切开皮肤，并完整游离瘘管及直肠，注意前方的尿道和阴道组织的保护。充分游离后，在电刺激仪的定位下，精确定位中心点，纵行切开皮肤，保护外括约肌的完整性。在此中点分离建成隧道并扩张隧道与肠管直径相吻合，同时保护外括约肌环的完整。将游离的瘘管和直肠从此隧道中无张力下套出。前方会阴体部切口依次缝合，并将纵肌与直肠前壁固定3 ～ 4针。如此完美重建会阴体。后方拖出直肠与皮肤无张力吻合，直肠内留置合适的肛管。此手术方法优点在于肛门定位精确，会阴体重建良好，对以后患儿成年后的性生活以及生育功能等良好恢复。缺点在于会阴部护理要求高，且会阴部切口存在裂开的可能性，因此需要仔细护理。

（4）肛门皮肤瘘：患儿置截石位，双脚悬吊，消毒铺巾后放置导尿管。首先用电刺激仪定位正常肛门开口的位置，在中心点的两侧做标记定位或是用缝线定位，以免术中出血或反复擦拭导致标记分辨不清，定位不精确。沿着瘘管周围缝线牵引后切开皮肤，并沿着瘘管两侧纵行切开皮肤，注意在正常肛门开口定位点上方保留一段正常皮肤以保护肛门成形术后的吻合面。仔细往上方剥离瘘管组织，越接近上方越需注意瘘管前壁与尿道非常贴近，解剖需仔细精细，避免损伤尿道。瘘管和部分直肠组织充分游离估计长度无张力下能够自新建肛门拖出后，在已定位的正常肛门开口处纵行切开皮肤，长度不超过游离的直肠直径，同时与前方瘘管切口之间保留部分皮肤的完整，使前方的纵向切口与后方的肛门之间有完整的皮桥相隔。反复电刺激精准定位外括约肌中心位置后建立隧道。扩肛器扩张隧道，使之与拖出直肠的直径相仿。将前方的瘘管以及直肠组织从肛门切口中套出。依层次缝合前方会阴体部的纵向切口并与拖出的直肠组织做必要的缝合固定。切除瘘管组织后，行直肠与皮肤缝合，肛门成形手术。

中间位肛门直肠畸形骶会阴肛门成形术

中间位肛门直肠畸形，特别是伴有直肠尿道球部、尿道膜部瘘或直肠阴道瘘、直肠前庭瘘者，因瘘管的位置特殊，增加了手术的难度，从腹部会阴部均不易暴露，应行骶会阴肛门成形术。目前大部分学者倾向于行部分后矢状入路肛门成形术，即骶尾部较小的矢状入路切口。手术经骶部中线部位纵行2 ～ 3 cm小切口，沿切口垂直深入游离直肠，清晰显露瘘管，在直视下游离、切断、缝合瘘管，避免损伤尿道、前列腺或阴道组织。准确地使直肠盲端通过耻骨直肠肌环及肛门外括约肌中心，以保证术后有良好的排便功能。手术操作要点术前留置导尿管。采用气管内插管麻醉，俯卧位。骶尾部切口：于尾骨尖下方中线部位做部分矢状入路切口，长2 ～ 3 cm，沿正中线切开并垂直向深部分离，显露并游离直肠以及瘘管组织。近瘘管端牵引线悬吊直肠与瘘管组织，悬吊线间横行切开直肠显露肠腔，向近端直肠置入吸引器吸尽肠腔内容物并消毒，同时避免误伤尿道或阴道。逐步牵引并切开直肠后壁，用直角钳将直肠与深部的尿道或阴道做钝性分离。充分游离瘘管组织后结扎并贯穿缝扎瘘管后切除瘘管。向近端充分游离直肠使之无张力下能够拖出会阴部皮肤外。会阴切口：与上述直肠会阴瘘行肛门成形术相同。会阴肛门成形术同，切开皮肤，显露外括约肌，于外括约肌中间向上分离，在此期间，电刺激仪不断刺激并精准定位外括约肌中心点。同时切口内电刺激定位肌肉复合体的中心点并使之精准贯通。用宫颈扩张器渐将此通道逐渐扩大，使之能通过直肠为度。直视下从切口将直肠无张力地自然缓慢地从通道中套出牵至肛门口外。骶尾部切口内依次缝合各层组织，将肛提肌与拖出直肠后壁做3 ～ 5针固定。肛门外切除多余的拖出直肠组织，并肛门成形术。

◆ 高位肛门直肠畸形

肛门直肠畸形后矢状入路肛门直肠成形术（posterior sagittal anorectoplasty，PSARP），1980年de Vries和Peña提出的后矢状入路肛门直肠成形术的基本原则是术前必须行结肠造瘘，在骶部正中切口，合理地使用电切及电刺激器，充分游离直肠及确切地修复肌肉复合体（muscle complex），以期最大限度地恢复正常生理解剖功能。可用于几乎所有的肛门直肠畸形手术，但一些男孩高位畸形和一些一穴肛畸形需加用腹腔镜手术或剖腹手术。

Peña强调高位畸形应行结肠造瘘，1个月后根据患儿情况行决定根治手术时机。瘘口的选择应满足以下几方面要求：造瘘口不易脱出或回缩，有利于根治术前造影及清洁远端肠管，不妨碍根治术术中远端肠管的拖出，因此选择降结肠或是乙状结肠起始部造瘘。也有单位选择行横结肠双腔造瘘。

1. 手术操作要点

直肠尿道瘘（球部和前列腺部）后矢状入路肛门直肠成形术，为术中辨认尿道的位置及术后持续导尿，术前必须留置导尿管。患儿俯卧位，将腰部及臀部垫起，使骨盆高位两下肢略外展固定。自骶尾关节上方至肛门窝前正中线切开皮肤、皮下，如发现脂肪组织即偏离中线。为保证切口居于正中且术野暴露清楚，应用针形电刀以小放电量依次切开皮肤、皮下组织。切开皮下组织后，通过电刺激可清晰地显示两侧肌肉的发育程度，从正中分开抵止于尾骨的外括约肌及肛提肌（坐骨尾骨肌、耻骨尾骨肌），各从正中分为左、右两部分，再向深部剥离，即可见直肠盲端。对于直肠盲端辨认十分困难的，特别是直肠盲端发育不良时，极易损伤肠管，应从直肠后壁及两侧壁开始，以免损伤尿道或阴道。

2. 瘘口的处理

直肠盲端剥离后，应根据直肠尿道瘘的位置和走向决定瘘口的处理。如直肠尿道瘘瘘管较短，应先将直肠盲端缝数针牵引线，切开肠腔，在直肠前壁中央发现一凹陷处，即为瘘的内口，极易辨认；如瘘口较粗大，在肠腔内常见导尿管，继续从直肠前壁与尿道后壁之间小心剥离，以宁可将部分肠壁肌层留在尿道一侧，也勿损伤尿道为原则。在直视下将瘘管靠近尿道壁处切断，避免残留瘘管过长导致尿道憩室形成，用4-0号尼龙线结扎缝合。将直肠末端用牵引线轻轻提起，从两侧切开直肠与尿道的共同筋膜，继续在直肠与尿道间隔中间轻轻向上方钝性剥离，勿损伤精囊及前列腺，直到游离直肠无张力地达肛穴处为止。

3. 直肠剪裁及肌肉修复

如直肠盲端极度扩张，可将后壁做一倒“V”字形剪裁，新生儿以直肠能通过直径为1.2 ～ 1.3 cm的肛探子为度，1岁左右乳儿以直肠能通过直径1.3 ～ 1.5 cm的肛探子即可。当游离直肠困难，也可通过切除直肠周围的韧带，包括韧带内的血管和神经，游离直肠，使直肠无张力状态下与会阴部皮肤吻合。通过此方法，即使瘘口很高的前列腺部瘘也可游离足够的肠管吻合。把两侧的肌肉复合体用4-0号丝线紧密缝合直到肛门部，形成一个新的肌筒。缝合外括约肌深部时应同时与直肠浆肌层固定5 ～ 6针，以防术后直肠回缩或肛门直肠黏膜脱出。

把分离的坐骨尾骨肌、耻骨尾骨肌、皮下组织、皮肤逐层缝合。将直肠黏膜与皮肤缝合形成肛门。

◆ 腹腔镜辅助下高、中位肛门直肠畸形成形术

2000年Georgeson发表介绍了腹腔镜技术用于治疗肛门直肠畸形[15]，这项技术得到了广泛的应用。但是近年来人们不断从临床经验进行总结，讨论肛门直肠畸形分类中何种类型适合后矢状入路手术，何种类型适合腹腔镜手术[16]，以前曾经有作者在新生儿期行腹腔镜手术治疗无肛合并膀胱颈部瘘或是尿道前列腺部瘘[17]。然而近年来众多学者的观点渐趋统一，即术前结肠造影非常有助于判断肛门直肠畸形的类型，从而选择合适的治疗方案。因此，多数学者赞同新生儿期行结肠造瘘手术，并施行延期手术[16]。

腹腔镜治疗高、中位肛门直肠畸形目前分为两种情况：一种为不进行结肠造瘘，在新生儿期一期行肛门成形术，另一种为在新生儿期造瘘，二期手术时应用腹腔镜进行腹腔盆腔的结直肠游离，再结合会阴部切口或后矢状入路切口行肛门成形术。目前绝大多数学者建议先行结肠造瘘术，术后3～6个月间行二期腹腔镜辅助肛门成形术。对于具有丰富临床手术经验的新生儿外科医师而言，中间位肛门闭锁可以选择新生儿期一期后矢状入路肛门成形术。

手术操作要点：术前留置导尿管，仰卧头低位，在脐与剑突中点中线位置插入气腹针，建立气腹，压力8～12 mmHg，然后在气腹针处和两侧腹放置5 mm的Trocar。经皮将膀胱底部悬吊与腹壁，使盆腔得到良好的暴露，造成较大的操作空间。首先切开直肠和乙状结肠系膜腹膜，分离显露直肠上动脉和乙状结肠动脉，靠近系膜根部离断血管，保留三级血管弓完整。提起直肠，切开返折腹膜，贴近直肠壁向远端分离到直肠逐渐变细，暴露并分离瘘管组织。此处需注意辨认输精管，输精管在腹膜反折处于直肠壁贴近，需缓慢钝性分离并加以完整保护。同时注意看清双侧输尿管的位置和走行，以免损伤输尿管。靠近尿道壁处，用圈套器结扎或缝线缝扎瘘管并切断尿道瘘管，残端电凝适度烧灼黏膜组织。将直肠远端置于盆腔一侧，分离钳从正中Trocar置入，在尿道瘘残端的正下方，分离盆底组织，显露盆底肌肉，建立隧道。有时候高位无肛患儿此处看不清肌肉组织。手术转至会阴部，在电刺激仪引导下，经肛门外括约肌的中心纵行切开皮肤1.5 cm。刺激肌肉的同时，在腹腔镜下有时候可以看到盆底肌肉的收缩反应，辨认收缩中心点。从会阴肌肉的中心向盆底游离，在腹腔镜监视下从盆底肌中心进入形成盆底隧道，可用Trocar建立隧道或是用扩肛器扩张并形成隧道。将直肠从隧道中拖出。以5-0可吸收线将直肠与会阴皮肤相缝合。检查盆腔内直肠，以免肠管扭转。同时注意检查直肠的松弛度和系膜血管的张力情况，如果存在直肠较为松弛的话，可将直肠壁与盆腔侧壁做缝合固定，以减少直肠脱垂的发生机会。

◆ 泄殖腔畸形的治疗

泄殖腔畸形（一穴肛畸形）病理变化复杂，生后应先行结肠造瘘术。多数选择横结肠造瘘，其优点在于不影响二次手术的结肠拖出，有利于实施结肠代阴道手术或阴道延长术。根治术时可应根据患儿状态、畸形复杂程度及术者的经验而定，手术患儿体重应至少达8～10 kg。术前除常规检查外，需行膀胱镜检查，并行逆行造影，了解：① 一穴肛管道的长度及大小，如共同通道长度小于3 cm，根治手术可在满6个月后施行；如果共同通道长度大于3 cm，则根治手术在1岁后施行；② 阴道的大小及其与尿道或膀胱汇合的平面；③ 直肠瘘的高低。也可通过超声、CT、MRI等检查了解畸形的类型和复杂程度。

1. 手术治疗

根治术手术操作要点：体位同PSARP手术，从骶部至泄殖腔纵行切开，缝线标记并保护肛门外括约肌、耻骨直肠肌群。纵行切开共同通道，显露直肠后壁及泄殖腔管，看清尿道开口放置Foley导尿管。分离直肠与阴道：缝线牵引直肠壁。于直肠黏膜下层分离直肠与阴道。注意直肠前壁必须有足够长

度，以保证无张力拖至成形肛门口处吻合。分离阴道与尿道：该操作复杂精细，因局部组织弹性差，且阴道约50%环绕在尿道周围。分离至膀胱颈部时勿损伤输尿管，少数病例可能存在输尿管外翻。尚需注意阴道前壁血运，往往因为分离时尽量保留尿道组织，以防止尿失禁，导致阴道壁分离过长，使之发生供血不足。如共同管长度在3 cm以上者，需行阴道壁代替手术。若骶部切口显露和分离困难，需增加剖腹手术或腹腔镜下分离。重建尿道：以尿管作支撑，以5-0号可吸收线无张力缝合，需缝合双层。用电刺激仪刺激检查共同管两侧横纹肌收缩功能，该肌对排便控制作用十分重要。一般骶骨发育正常者，术后排尿功能均正常。应注意尿道括约肌是从肛提肌水平起始向下直至共同管两侧皮肤处的连续性肌结构，并非小的环状肌肉。重建阴道：阴道分离后，直接拖到会阴皮肤处，以5-0号可吸收线间断缝合，用电刺激仪刺激判断肛门外括约肌前后部的范围大小，以确定重建会阴体的大小。如阴道前壁在分离过程中损伤，则应尽量避免直接与尿道后壁贴近，否则易引起尿道阴道瘘，可旋转阴道壁使侧壁转为前壁以防止瘘管发生。若阴道位置过高或阴道太小，不能拖出至会阴体，应在腹腔游离一段肠管下拖至会阴，行阴道延长术。重建直肠：建立会阴体后，直肠必须通过括约肌复合体和肛门外括约肌中心，肛提肌在直肠后应做适度张力的缝合，肛门成形用6-0号可吸收线缝合。

Peña则主张术前内镜检查明确泄殖腔共同管道的长度，以决定具体术式。一般情况下共同管长度<3 cm，可行PSARP手术，术中只分离出直肠，行直肠肛门成形术，解决尿、粪分流，尿道和阴道不分离，行整体移位至会阴体部以重建尿道及阴道，一次手术完成尿道、阴道和直肠肛门的重建手术。共同管长度>3 cm，PSARP手术和剖腹术同时应用，分离直肠、阴道和尿道，重建各自的开口，并需要有此方面经验的医师进行手术。

Peña手术操作要点：体位同PSARP手术，术前置尿管，自骶骨中部至一穴肛开口，正中线上切开皮肤、皮下脂肪组织，纵行切开尾骨，分开横纹肌复合体，显露直肠。在中线切开直肠后壁，后壁边缘缝牵引线，切口向下延伸至共同管后壁，直视下观察共同管长度。若共同管长度<3 cm，分离直肠与阴道，手术方法同PSARP手术。直肠分离后，尿道和阴道作为一个整体（泌尿生殖窦）游离并拖出至会阴。在阴蒂近端5 mm处，泌尿生殖窦开口周围放置牵引线。在最后2针牵引线和阴蒂间横断泌尿生殖窦，使共同管变为2部分与皮肤吻合，这有利于间歇性放置导尿管排尿。将直肠固定于横纹肌复合体内，与肛门皮肤吻合。若共同管长度>3 cm或更长，尿道和阴道作为一个整体游离不利于间歇性导尿，因此阴道与尿道需完全分离。若从骶部切口分离直肠、阴道和尿道困难，需加用剖腹手术。推荐下腹部中间切口，切开膀胱，为保护输尿管，从膀胱切口向双侧输尿管内放置导管。若输尿管位于共同壁内，需进行输尿管移植。在腹腔分离过程中，需检查米勒管发育情况。

2. 术后治疗

直肠尿道瘘，术后留置尿管至少7天，而一穴肛畸形至少留置尿管3周。一穴肛畸形有人主张留置Foley导尿管，有人则认为应放置直的塑料导管，留置Foley导尿管拔出时有气囊损伤膀胱颈和尿生殖窦吻合口的危险。共同管>3 cm的一穴肛畸形，常常需要经皮耻骨上膀胱造瘘术或膀胱造瘘术。术后3周进行内镜检查，如果成形的尿道已愈合，应使用细导尿管间歇性导尿。对于膀胱造瘘患儿，在能自主排尿或学会间歇性导尿后拔除造瘘管。

为防止肛门狭窄，术后2周开始扩肛。应使用适当尺寸的扩张器，新生儿从7号或8号开始，每日2次，每周增加1号，直至需要的尺寸。Peña认为尺寸较合适的Hegar扩张器为：1～4个月12号，4～8个月13号，8～12个月14号，1～3岁15号，3～12岁16号，12岁以上17号。扩肛开始时每日2次，1个月后减为每日1次，维持1个月，再减为每周2次维持1个月，每周1次维持3个月。术后4～6周行结肠闭瘘术。

3. 术后并发症

肛门直肠畸形术后约1/3的患儿有并发症，有些外科并发症后果很严重并可能产生远期肠功能和膀胱功能控制方面的影响。Peña在212例再次手术的肛门直肠畸形病例中，41.04%存在肛管狭窄，35.85%为第一次成形肛门位置不准确，31.6%为瘘管复发，9.91%为直肠脱垂等，还有其他一些一穴肛相关并发症[18]。常见的并发症如下。

（1）术后暂时性尿潴留：多由于腹会阴手术刺激盆神经向泌尿生殖系统发出的分支所致，为神经性膀胱。一般情况下，经留置尿管、排空膀胱、针灸、按摩、理疗、严格控制尿路感染等措施，于术后1～2周即可解除。

（2）切口感染：为术后早期并发症。当切口浅层感染，往往不伴有拖出肠管的吻合口裂开，可很快愈合，无不良后果。当感染较重造成吻合口裂开，往往出现后遗症如大便失禁、肛门口狭窄、获得性闭锁、瘘管复发和严重的盆腔纤维变性。Peña认为术后出现切口感染的患儿大多数未行结肠造瘘术，因此强调结肠造瘘术可减少术后并发症，每一位医师应根据患儿情况和手术经验选择适宜的术式。

（3）便秘：不论何种肛门成形手术，便秘都是常见的术后并发症。早期可因肛门部切口疼痛或创伤的影响所致。如能注意调整饮食、坐浴等，待肛门部切口愈合，便秘多可自然缓解；如有肛门狭窄，应指导家长做扩张肛门护理；症状仍不缓解，需考虑可能是肛门成形术后出现的直肠末端粪便潴留综合征。

直肠末端粪便潴留综合征又称为直肠无力或直肠扩张症，报道的病例越来越多，尤其畸形部位越低发生率越高。临床表现肛门直肠术后肛门切口位置、大小正常，肛门无瘢痕狭窄，但有持续便秘、腹胀、不全肠梗阻症状不缓解，营养不良，长期保守治疗无效。不论是继发或原发引起的轻型便秘，均应首先采用保守疗法，如扩肛、洗肠、训练排便、调节饮食及服用缓泻剂等。保守疗法无效，症状逐渐加重者应考虑二次手术，可选用黏膜剥除、保留直肠肌鞘的腹会阴手术或切除扩张的乙状结肠。

近年来的研究显示，PSARP手术后便秘的发生较传统经典手术而言其发生率明显增加，尤其是低、中位肛门直肠畸形。便秘可能来自直肠末端结构成分的异常[19,20]，可能是发育和/或受到了肛门成形矫正手术的影响，认为PSARP手术过多地强调保留直肠盲端，而直肠盲端神经丛、神经节细胞、Cajal间质细胞和一些神经递质发育异常。但是近年来也有研究发现部分患儿在术后肛门直肠测压检查中存在直肠内抑制反射（RAIR），提示手术后功能改善。这一发现可能提示在严重的肛门直肠畸形患儿中在后矢状入路手术时尽可能保存瘘管的远端部分有助于改善术后控便功能[21]。

便秘在一些高位肛门直肠畸形的患儿中也可能出现。无肛直肠膀胱颈部瘘的患儿可能是由于括约肌功能不好其便秘最少。

良好的排便管理，对改善预后有非常重要的作用。可以用循序渐进的治疗方法，包括饮食调整，口服泻药和/或适当的灌肠。保持患儿持续定期门诊随访和患儿父母亲的沟通指导至关重要，及时发现问题的存在并及时给出建议和处理，以避免无法治愈的便秘的严重后果。

（4）肛门狭窄：是肛门成形术后最常见的并发症。大多术后肛门狭窄是由于直肠末端游离过程中缺血所致，避免大范围的直肠游离解剖可能降低此并发症发生的风险。此外，由于其他外科手术的原因如肛门切开偏小，位置偏离，留置肛管过硬过粗等，也可以是引起狭窄的原因。

术后2～3周开始扩肛治疗能够有效防止狭窄的形成。对于严重瘢痕狭窄的病例，需慎重采取瘢痕切除的手术方法，以免导致控便功能受到极大影响。

（5）肛门位置异常：是肛门成形术后一个经常可以见到的并发症，可以是相对肌肉复合体的中心位置偏前、偏后或是偏向一侧，对以后的控便功能影响巨大。对于一些复杂的肛门直肠畸形患儿，括约肌的位置异常引起手术定位肛门位置出现异常。如果手术定位肛门位于中线解剖位置相对较为正常的话，则非常可能导致术后此类患儿的控便功能异常。

（6）直肠黏膜外翻和脱垂：因肛门口径过大，

经腹会阴肛门成形术和部分后矢状入路肛门成形术时，保留在肛门外口的肠管过长或瘢痕挛缩致肛门不能完全关闭，造成直肠黏膜外翻。此外，括约肌发育落后和盆底肌薄弱的患儿中相对容易出现外翻和脱垂的现象。Belizon等报道900例患儿中，高位肛门直肠畸形患儿中外翻和脱垂现象明显高于低位肛门直肠畸形患儿（6%～7% vs 1%）。同样，在合伴其他多发畸形、肌肉发育低下、脊柱和椎体畸形、术后便秘的患儿中其发生率亦较高[22]。临床可出现不同程度的污便或大便失禁，影响排便功能。轻者无须手术治疗，每日用温盐水坐浴，促进瘢痕软化，多可随肛门括约肌功能的恢复而自愈。如黏膜外翻过多，保守疗法不见好转，并出现出血或漏便，则需考虑行外科手术治疗，将多余的黏膜切除。需要注意的是修复手术后的直肠黏膜脱垂有再次复发的可能性。

（7）切口裂开：肛门直肠畸形手术后会阴体或成形的肛门裂开是术后严重的并发症。正确的手术进路、细致的手术操作以避免吻合口张力、组织血流灌注、尽可能减少组织损伤、术中消毒到位、术前良好的肠道准备和围术期抗生素应用有助于预防这一可能导致严重后果的并发症的发生。为了预防此严重并发症，建议术后禁食1周，以减少粪便对切口的污染。如果施行粪便改道后或小的切口裂开可以考虑再次缝合。一旦切口裂开发生在未施行结肠造瘘的患儿中，可能需要考虑手术分流粪便以促进切口愈合，并避免可能发生的盆腔感染。后续可能出现狭窄和会阴体变短等并发症，可能需要再次外科手术纠治。

（8）瘘管复发：是较常见的并发症。其主要原因：① 术式选择不当，术前对于直肠尿道瘘漏诊，只做肛门成形术，术后复发。② 术中处理不当，游离直肠，特别是直肠前壁游离不充分，缝合直肠与皮肤时有张力，致血运不佳，缺血坏死或缝线切割裂开，直肠回缩，原有瘘孔因直肠回缩，粪便污染使瘘孔处剖面感染，引起远端闭锁的瘘管开放而复发；术中只将瘘管内口黏膜切开缝合结扎，瘘管未切断。③ 术后未留置导尿管，尿流未阻断或切口感染，使瘘管修补处感染裂开致瘘管再发。

对复发瘘管不必急于二次手术修补，应保持膀胱造瘘口通畅，使尿流改道，控制感染。同时，继续坚持扩肛，保证肛门通畅，以防狭窄。以后肉芽增生，部分病例瘘管可自行愈合；如瘘管长期不愈，6个月后待瘢痕软化，再次手术修复。

（9）泌尿系并发症：肛门直肠畸形，特别是伴直肠尿道瘘者术后可发生一系列泌尿系并发症，如尿道狭窄、憩室、闭塞以及神经性膀胱等，发病率在24.5%～25.9%，值得重视。泌尿系并发症发生的原因主要是处理瘘管不当，在游离、切断、缝合尿道瘘时，如过于靠近尿道，或将部分尿道壁切除，或缝合瘘口时过紧，可致尿道狭窄；过于牵拉瘘管致使尿道屈曲成角，导致尿道狭窄。反之，如切断瘘管时直肠组织残留过多，可形成憩室。后尿道憩室在男孩中容易发生，尤其在一些较高位的直肠尿道瘘的患儿中。憩室内可充满尿液并一定程度扩张。患儿可以出现反复尿路感染，并可以引起控便和控尿异常和碰巧疼痛。后尿路憩室可以通过VCUG和盆腔MRI诊断，也可以通过尿道镜明确诊断。

泌尿系并发症的防治在于正确选择术式，对伴有尿道瘘的肛门直肠畸形，应在术前行瘘管造影，了解瘘管的走向。先行结肠造瘘，采用后矢状入路肛门成形术，在直视下处理瘘管，可减少并发症的发生。为了及时发现和处理泌尿系并发症，定期随访观察十分必要。对尿道狭窄行尿道扩张术多可治愈。尿道憩室无症状者可不处理，如经常出现尿路感染或出现尿路结石应手术治疗。高位者可以通过经腹腔开放或是微创手术切除憩室，低位者可以通过后矢状入路手术切除。

（10）肛门失禁：多见于高位肛门直肠畸形术后，但中、低位畸形术后亦可见。主要原因：① 肛门外括约肌损伤。② 肛门切口过大或遗留黏膜较多，出现黏膜外翻。③ 肛门切口感染，裂开，直肠回缩较多，肛周形成厚而硬的瘢痕，使肛门明显狭窄及闭锁不全。④ 高位畸形肛门成形术时，直肠盲端未能通过耻骨直肠肌环。⑤ 在会阴部及盆腔分离直肠时，损伤盆神经及阴部神经，引起肛提肌或肛门外括约肌收缩无力。⑥ 肛门直肠畸形常伴有盆腔组织结构及神经发育的异常。⑦ 肛门直肠畸形常常伴有结肠动力功能的异常。⑧ 其他隐形的因素包括严重的骶骨异常（部分缺失，半骶骨畸形和完全发育不全）、脊髓脊膜膨出和其他明显存在的损伤。

预防措施在于拖出直肠应通过耻骨直肠肌环及外括约肌中心，尽量保留和利用肛门内括约肌，会阴部切口不要大于2 cm；术中充分游离直肠盲端，以防直肠回缩及切口感染；注意勿损伤盆神经及肛周肌群；加强术后护理，定期扩肛及排便训练等十分重要。治疗应根据不同原因采取不同方法：如黏膜外翻可将多余的黏膜切除；瘢痕狭窄应行瘢痕切除，严重者可再次行Soave肛门成形术。肌肉发育不良或肛周肌肉损伤、神经损伤的肛门失禁可先行生物反馈治疗，改善其控制排便的能力，若症状仍不改善者可适时考虑施行括约肌成形术。

（11）盲目地采取经会阴进路手术处理不伴有瘘的肛门直肠畸形可能导致的并发症：除非X线、超声波或是术前MRI检查明确直肠盲端在距离会阴部拟形成肛门位置皮肤1～2 cm以内，可以采取经会阴入路手术，其他情况下采取后矢状入路手术进路较为安全可靠。盲目的会阴部入路手术容易造成尿路狭窄并可能导致严重并发症。上海交通大学医学院附属新华医院小儿外科收治数例外院盲目行经会阴手术的患儿，当地医院手术中无法发现直肠盲端而关闭会阴部切口，转而行结肠造瘘，对二期肛门成形手术造成一定的困扰，增加了手术难度，手术效果受到了一定的影响。

4. 预后及长期功能的随访

肛门直肠畸形的治疗效果，近年来已有明显改善，总病死率由过去的25%～30%降至10%左右，手术死亡率已降到2%左右。肛门直肠畸形是一种在解剖特点上有非常大的不同并且相当复杂的重要的一组先天性异常。对于当代手术后远期功能了解，以及如何与正常人群相比，对于患儿接受理想的并基于循证医疗的综合管理必不可少。随着疾病对患儿的影响越来越多，由于大便失禁导致的家庭影响以及社会能力的削弱，以至于无法得到正常的社会融合，均成为关键的综合管理问题。已有证据表明排便功能失禁与性功能障碍在传统的腹骶或腹骶会阴手术中较为多见，严重影响生活质量（QoL）。

低位肛门直肠畸形的排便控制：在大多数低位肛门直肠畸形中的控便功能比较好[23]，长期随访与正常对照组无明显区别。Rintala肠功能评分表对低位肛门直肠畸形术后长期控便的质量评估较为适用，90%左右男孩的会阴瘘和女孩的肛门前移控便功能良好[23]。芬兰一组报道约占50%所有低位肛门畸形的患儿均参加志愿者肠功能运动训练，在正常年龄段不使用尿片，长期随访均无须特殊预防性措施[24,25]。

女孩直肠前庭瘘和会阴瘘的控便评估：采用前矢状入路肛门成形术保留外括约肌的后部的手术方法，用以治疗女孩直肠前庭瘘和会阴瘘较有吸引力。传统的后切肛门成形术在女孩中会导致一个“张开”的肛门和外括约肌部分缺陷，同时会阴体大大缩短，在外观和个人卫生方面都不理想[26-28]。其他手术技术包括肛门移位、Y-V成形、X-Z成形等大多都被前矢状入路替代[26]。文献报道93%～100%长期控便良好[29-31]。

女孩中直肠前庭瘘的完全控便率41%～65%[19,26,32]，也有文献报道98%～100%[26,27,33]，可能是统计方法以及随访的时间长度和深度方面的偏差导致的结果。

男孩直肠尿道瘘患儿的排便控制：在采用后矢状入路手术方法前，大多接受传统“经典”治疗的高位泌尿生殖系统畸形的患儿修补术后的污粪较为普遍，为1%～94%，其中30%～68%的患儿接受二次重建手术[34-37]。约1/3的患儿症状加重或是完全性失禁，或实行永久性造瘘，85%患儿明显失去社会活动[19]。目前的后矢状入路手术方法治疗直肠尿道瘘完全控便率在35%～63%[38]，其手术优势在于直视、精确解剖和肠管准确地在外括约肌通道里的再定位。

后矢状入路修复直肠尿道瘘的术后控便评估：与低位畸形相比较，男孩直肠尿道瘘的预后不甚理想，虽然与传统经典手术相比预后得到明显改善[39]，但也有文献报道较多患儿污粪依然持续存在[39,40]。在对超过12岁的无直肠尿道瘘男孩评估中发现42%患儿接受主动肠功能训练，完全没有污粪和其他排便意外情况发生，被认为是完全控便状态，污粪发生率显著下降。然而，实际上括约肌功能改善有限，但肠功能训练后社会适应性好，无须人工干预[39]。关于高位无肛腹腔镜手术患儿的预后仍需长期随访。

在直肠尿道瘘患儿中，有一定比例的患儿至少在儿童期控便可能非常差，通常是括约肌功能不足和便秘同时存在。在这些患儿中，需要早期在4岁前施行ACE干预，使之脱离尿片，改善较差的社会融合能力，必要时可以采用肠道灌洗，部分患儿的社会节制力有所恢复[39]。尿道瘘位置更高就更需要肠道管理，应被纳入护理计划。在最大的一组Peña的直肠膀胱颈部瘘的69例患儿中，75%需要行ACE肠道管理。为了提高控便能力，有必要强调二次手术干预的可能性。因此，预后咨询很重要，父母必须参与其中肠道管理，以提高认识和配合度，有利于患儿整体情况的改善。

关于远期生活质量方面的社会问题：对于这个问题的关注从小婴儿早期即需开始，这是对肛门直肠畸形的综合治疗的基本原理。在低位肛门直肠畸形中的研究中社会问题少见（≤3%），但是在严重的病例中，社会问题出现的概率明显上升，约15%～36%[24,39]。因此需要长期坚持不懈的针对性综合处理，排便训练和指导，直至成年。这些接收恰当的术后管理的患儿其长期自我控便能力和生活质量呈现良好甚至接近正常人群的预后结果。最近的研究发现肛门直肠畸形患儿中存在与情绪和体形等相关的一些微妙变化的问题[41,42]，可能与童年时代的不良经历和回忆相关。儿童大便失禁对家庭也带来特别的压力，应在家庭内进行持续性训练，早期肠道管理和培养排便习惯等应对策略尤为重要。[43]

国外文献对于肛门直肠畸形的患儿进行成年后的性功能和生育功能的随访研究，结果显示传统拖出术后严重的勃起功能障碍可以高达30%[44,45]。PSARP由于在直视下解剖对骨盆神经的损伤可能性大大减少，有报道90%达到正常勃起功能，有性功能高潮[41]。在男性低位ARM中，简单的后切手术后没有出现性功能障碍的报道。和女性的VF/PF报道相似，在ASARP[41]术后对性功能的结果进行匹配控制。已有报道，与一般人口的生育率相比在ARM的女性患者中没有差别[28,44,46]。应提倡剖宫产，以避免因分娩造成盆底肌和括约肌损伤。

小结

由于肛门直肠畸形的病理改变很复杂，肛门直肠畸形术后肛门功能与畸形类型及伴发畸形，特别是与伴发脊椎、泌尿生殖系统及神经系统发育缺陷有密切关系。肛门直肠畸形的位置越高，术后排便功能障碍的发生率越高，程度越严重。长期的ARM术后功能随访发现对于低位肛门直肠畸形其肠管末端几乎能够完全在外括约肌中通过，改良后矢状入路和前矢状入路肛门成形术用于治疗女孩前庭瘘和会阴瘘效果良好。适当的术后护理包括对便秘的积极治疗，长期随访结果可以期待达到一般正常人群的相同水平，同时避免发生重大并发症。在中高位肛门直肠畸形中，选择合适的手术方式使之恢复正常的解剖关系非常重要。便秘是肛门直肠畸形的一个重要特点，维持患儿定期随访对确保治疗效果和预防后续并发症非常重要。后矢状入路手术用于治疗直肠尿道瘘对于排便控制和性功能方面的随访效果明显好于传统的手术方法，潜在的生育问题需要进一步随访。虽然绝大多数重症患儿使用现代治疗手段达到了社会生活质量的提高，但控便能力的损伤在成年后仍有相当大的比例，持续医疗保健措施非常重要。社会融合度是关于无肛患儿术后生活质量的一个重要评估项目，但在童年时期的歧视经历有可能反映在情感功能的领域。早期的肠道管理计划以在小学前减少残疾和提高社会融合度，有必要在家庭中开展应对策略等多种干预措施，以改善远期生活质量。

因此，对肛门直肠畸形的治疗不仅要挽救患儿的生命，提高存活率，而且要使患儿手术后获得正常或接近正常的排便控制功能。为达到此目的，除通过外科解剖重建纠正畸形外，还要重视术后的功能重建。对有排便功能障碍的患儿，如坚持扩肛以及采用有针对性的生物反馈等排便训练措施，改善排便功能，提高生活质量，使其能像正常人一样生活、学习、工作以及参加社会活动。

（王　俊）

参·考·文·献

[1] Cule J H, John Pugh. A scholar surgeon's operation on the imperforate anus in 1854. Ann R Coll Surg Engl, 1965, 37: 247–257.

[2] Dubois A. Recueil Periodique de la Medecine de Paris. 1783; 3: 125. 36: Littre A: Diverses observations anatomiques, histoire de l'acadamemie royale de Science. Paris, 1710.

[3] Amussat J Z. Histoire d'anus artificial practique avec success par un nouveau procede. Gaz Med Paris, 1835, 3: 753.

[4] Stephens. Imperforate rectum; a new surgical technique. FD. Med J Aust, 1953, 1(6): 202–203.

[5] Peña A, Devries P A. Posterior sagittal anorectoplasty: important technical considerations and new applications. J Pediatr Surg, 1982, 17(6): 796–811.

[6] Lerone M, Bolino A, Martucciello G. The genetics of anorectal malformations: a complex matter. Semin Pediatr Surg, 1997, 6(4): 170–179. Review.

[7] Smith E D, Saeki M. Associated anomalies in anorectal malformations in children: Update 1988. Birth defects, 1988, 24: 501.

[8] Quan L, Smith D W. The VATER association. Vertebral defects, Anal atresia, T-E fistula with esophageal atresia, Radial and Renal dysplasia: a spectrum of associated defects. J Pediatr, 1973, 82(1): 104–107.

[9] Greenwood R D, Rosenthal A, Nadas A S. Cardiovascular malformations associated with imperforate anus. J Pediatr, 1975, 86: 576–579.

[10] McLorie G A, Sheldon C A, Fleisher M, et al. The genitourinary system in patients with imperforate anus. J Pediatr Surg, 1987, 22: 1100–1104.

[11] Cortes D, Thorup J M, Nielsen O H, et al. Cryptorchidism in boys with imperforate anus. J Pediatr Surg, 1995, 30: 631–635.

[12] Levitt M A, Stein D M, Peña A. Gynecological concerns in the treatment of teenages with cloaca. J Pediatr Surg, 1998, 33: 188–193.

[13] Curratino G, Coln D, Votteler T. Triad of anorexctal, sacral and presacral anomalies., AJR Am J Roentgenol, 1981, 137: 395–398.

[14] Shimada K, Hosokawa S, Matsumoto F, et al. Urological management of cloacal anomalies. Int J Urol, 2001, 8: 282–289.

[15] Georgeson K E, Inge T H, Albanese C T. Laparoscopically assisted anorectal pullthrough for high imperforate anus — a new technique. J Pediatr Surg, 2000, 35: 927–930.

[16] Bischoff A, Levitt M A, Peña A. Laparoscopy and its use in the repair of anorectal malformations. J Pediatr Surg, 2011, 46: 1609–1617.

[17] Georgeson K E, Inge T H, Albanese C T. Laparoscopically assisted anorectal pullthrough for high imperforate anus — a new technique. J Pediatr Surg, 2000, 35: 927–930.

[18] Peña A, Grasshoff S, Levitt M A. Reoperations in anorectal malformations. J Pediatr Surg, 2007, 42: 318–325.

[19] Peña A, Hong A. Advances in the management of anorectal malformations. Am J Surg, 2000, 180: 370–376.

[20] Van Meegdeburg M M, Heineman E, Broens P M A. Dyssynergic defecation may aggravate constipation: results of mostly pediatric cases with congenital anorectal malformations. Am J Surg, 2015, 210: 357–364.

[21] Kyrklund K, Pakarinen M P, Rintala R J. Manometric findings in relation to functional outcomes in different types of anorectal malformations. Sep 2. pii: S0022–3468(16)30301–3. http://dx. doi. org/10. 1016/j. jpedsurg, 2016. 08. 025.

[22] Belizon A, Levitt M A, Shoshany G, et al. Rectal prolapse following posterior sagittal anorectoplasty for anorectal malformations. J Pediatr Surg, 2005, 40: 192–196.

[23] Rintala R J, Pakarinen M P. Imperforate anus: long-and short-term outcome. Semin Pediatr Surg, 2008, 17: 79–89.

[24] Kyrklund K, Pakarinen M P, Taskinen S, et al. Bowel function and lower urinary tract symptoms in females with anterior anus treated conservatively: controlled outcomes into adulthood. J Pediatr Surg, 2015, 50: 97–103.

[25] Kyrklund K, Pakarinen M P, Taskinen S, et al. Bowel function and lower urinary tract symptoms in males with low anorectal malformations: an update of controlled-long-term outcomes. Int J Colorectal Dis, 2015, 30: 221–228.

[26] Kyrklund K, Pakarinen M P, Koivusalo A, et al. Bowel functional outcomes in females with perineal or vestibular fistula treated with anterior sagittal anorectoplasty: controlled results into adulthood. Dis Col Rectum, 2015, 58: 97–103.

[27] Javid P J, Barnhart D C, Hirschi R B, et al. Immediate and long-term results of surgical management of low imperforate anus in girls. J Pediatr Surg, 1998, 33: 198–203.

[28] De Blaaw I, Midrio P, Breech L, et al. Treatment of adults with unrecognized or inadequately repaired anorectal malformations: 17 cases of rectovestibular and rectoperineal fistulas. J Pediatr Adolesc Gynecol, 2013, 26: 156–160.

[29] Wakhlu A, Kureel S N, Tandon R K, et al. Long-term results of anterior sagittal anorectoplasty for the treatment of vestibular fistula. J Pediatr Surg, 2008, 44: 1913–1919.

[30] Kumar B, Kandpal D K, Sharma S B, et al. Single-stage repair of vestibular and perineal fistulae without colostomy. J Pediatr Surg, 2008, 43: 1818–1952.

[31] Kuijper C F, Aronson D C. Anterior or posterior sagittal anorectoplasty without colostomy for low-type anorectal malformations: how to get a better outcome. J Pediatr Surg, 2010, 45: 1505–1508.

[32] Levitt M A, Peña A. Outcomes from the correction of anorectal malformations. Curr Opin Pediatr, 2005, 17: 394–401.

[33] Menon P, Rao K L. Prinary anorectoplasty infemales with common anorectal malformations without colostomy. J Pediatr Surg, 2007, 42: 1103–1106.

[34] Rintala R, Mildh L, Lindahl H. Fecal continence and quality of life for adult patients with an operated high or intermediate anorectal malformation. J Pediatr Surg, 1994, 29: 777–780.

[35] Hassink E A, Rieu P N, Severijnen R S, et al. Are adults content or continent after repair for high anal atresia? A long-term follow-up study in patients 18 years of age and older. Ann Surg, 1993, 218: 196–200.

[36] Nixon H H, Puri P. The results of treatment of anorectal anomalies: a thirteen to twenty year follow-up. J Pediatr Surg, 1977, 12: 27–37.

[37] Rintala R J. In: Holschneider A M, Hutson J M. Anorectal Malformations in Children: Embryology, Diagnosis, Surgical Treatment, Follow-up. Berlin, Germany: Springer-Verlag Publ, 2006: 361–376.

[38] Peña A. Anorectal malformations. Semin Pediatr Surg, 1995, 4: 35–47.

[39] Kyrklund K, Pakarinen M P, Koivusalo A, et al. Long-term bowel functional outcomes in rectourethral fistula treated with PSARP: controlled results after 4–29 years of follow-up. J Pediatr Surg, 2014, 49: 1635–1642.

[40] Bliss D P, Tapper D, Anderson J M, et al. Does posterior sagittal anorectplasty in patients with high imperforate anus provide superior fecal continence? J Pediatr Surg, 1996, 31: 26–32.

[41] Kyrklund K, Taskinen S, Rintala R J, et al. Sexual function, fertility and quality of life after modern treatment of anorectal malformations. J Urol, 2016, pii: S0022–5347(16)31065–5. http://dx. doi. org/10. 1016/j. juro. 2016. 08. 079.

[42] Grano C, Bucci S, Aminoff D, et al. Transition from childhood to adolescence: quality of life changes 6 years later in patients born with anorectal malformations. Pediatr Surg Int, 2015, 31: 735–740.

[43] Cushing C C, Martinez-Leo B, Peña A, et al. Health-related quality of life and parental stress in fecal incontinence: a normative comparison. J Pediatr Gastroenterol Nutr, 2016 [Epub ahead of print].

[44] Schmidt D, Winter S, Jenetzky E, et al. Sexual function in adults with anorectal malformation: psychosocial adaptation. German Network for Congenital UroREctal Malformations (CURENet). Pediatr Surg Int, 2012, 28: 789.

[45] Mantoo S, Meurette G, Wyart V, et al. The impact of anorectal malformations on anorectal function and social integration in adulthood: report from a national database. Colorectal Dis, 2013, 15: e330.

[46] Konuma K, Ikawa H, Kohno M, et al. Sexual problems in male patients older than 20 years with anorectal malformations. J Pediatr Surg, 2006, 41: 306.

第六十二章 肛门部疾病

第一节 肛周脓肿

概述

肛周脓肿（perianal abscess），又称为肛管直肠周围脓肿，是发生于肛门、肛管和直肠周围软组织或周围软组织间隙的急性化脓感染，并形成脓肿。常见致病菌为大肠杆菌、金黄色葡萄球菌、链球菌和绿脓杆菌。肛周脓肿在新生儿期及婴幼儿多见，多因肛周皮肤或软组织感染或肛管内隐窝感染所致，引流不畅形成脓肿，脓肿溃破后可遗留瘘管，男婴较女婴多见[1]。

病因

肛周感染和肛旁脓肿在新生儿中较为多见，发生率较大龄儿童更高，但根本原因目前尚无定论。有作者认为新生儿期肛门直肠黏膜局部免疫结构未成熟，白细胞吞噬能力及免疫球蛋白生成能力较弱，直肠黏液IgA中缺乏是导致新生儿肛周感染和肛瘘形成的主要因素。还有人认为新生儿期肛周脓肿的诱因有先天性肛腺异常合并感染[2]，肛裂合并感染[2]，肛周皮肤感染[3]。新生儿肛门周围皮肤黏膜娇嫩，易被粗糙的尿布或便纸擦伤，不正确的会阴部护理，肛门黏膜外翻擦破，新生儿排便次数异常增多，腹泻等因素，均可造成肛周感染、隐窝炎，继而形成肛周脓肿。

1987年Shafer[4]在对肛门直肠解剖进行系列研究后提出：胚胎期直肠颈部黏膜向下延伸套入后肠，覆以上皮细胞，形成肛窦。正常情况下出生后肛窦消失，但也可在黏膜下持续存在，或存在上皮细胞碎片，可形成管状结构而成为肛门肌间腺体。他在60例成人肛瘘中发现54例在瘘管附近和肌间存在上皮细胞。由此认为上皮细胞的存在是肛周感染反复发作的原因。上海交通大学医学院附属新华医院对38例新生儿及婴幼儿肛瘘和前庭瘘患儿及12例非肛周感染死亡的尸体解剖进行研究，了解二者肛管结构、病理变化的异同，在肛周感染和肛瘘患儿中发现上皮细胞的比例很高（84.85%），上皮细胞可能是导致肛周感染反复发作或多腔隙感染经久不愈，形成复杂性肛瘘的病理基础，认为肛管在先天发育过程中的某些变化和解剖学上的某些异常与肛周感染和肛瘘形成关系密切[1]。

肛周脓肿在大于两岁的儿童和成人中男女比例为2∶1，而在低龄包括新生儿，则主要是男性患病。Fitzgerald[5]认为过量的雄激素导致肛腺异常从而诱发肛瘘，可以解释为什么在许多研究中男性患儿多发的原因[6,7]。同时男性患儿肛周脓肿和肛瘘也容易复发。

病理

起病初期一般为肛门直肠周围软组织感染，表现为组织反应性蜂窝织炎，后炎症局限形成脓肿。脓肿多在肛门附近的皮下和直肠黏膜下，如不及时治疗，可穿入直肠周围组织间隙中，如会阴、前庭、大阴唇和阴道，形成窦道或各种直肠瘘。多在出生后1～2个月内发病，男婴多见，90%为皮下浅在脓肿，新生儿及婴幼儿深部的骨盆直肠间隙脓肿极为少见。

新生儿肛周感染、脓肿形成多由细菌引起。其病原菌多来源于肠道，常为大肠杆菌、肠球菌、金黄色葡萄球菌[6,8,9]等。Al-Salem等报道在男婴和女婴中其病原菌有所不同，男婴中多为大肠杆菌，金黄色葡萄球菌则在女婴中占多数[2,10]。此外，尚有链球菌感染[10]和厌氧菌感染[11]的报道。Nix[9,12]等发现肛周脓肿患儿中金黄色葡萄球菌感染概率较低，而且培养出金葡菌感染的患儿后期均未发生肛瘘，提示此类患儿的肛周脓肿是由于皮肤感染导致。

临床表现

患儿常因肛周脓肿而局部疼痛，哭吵不安，尤其在排便时哭吵更剧，拒乳，食欲减退甚至呕吐，精神不振，可有发热，有时体温甚至可高达38～39℃。肛门周围红肿、硬结、皮肤皱纹消失、发热、触痛明显。开始时较硬，以后中央变软，出现波动感，病情进展迅速，2～3天后局部体征明显，并可出现全身症状。若不及时治疗，脓肿往往自行溃破，有脓液流出。初起时脓液稠厚，有粪臭，继而脓液渐减少，有稀薄粪液从溃破处流出，形成瘘管。

诊断

根据症状、局部所见，以及肛门周围脓肿形成病史，较容易诊断。但是需要与其他肛周化脓性疾病相区别：如化脓性汗腺炎、感染性皮疖和包括单纯疱疹病毒、HIV等疾病导致的肛周感染[13]。Lauren报道了一例4周婴儿因脂蛋白脂酶缺乏症（lipoprotein lipase deficiency）而出现反复肛周脓肿。

肛周脓肿也需要和肛周肿瘤鉴别。横纹肌肉瘤是儿童最常见的软组织肉瘤，通常位于头颈部、四肢和泌尿生殖道，一旦发生于肛周和臀部，初诊时易被误诊为肛周感染，Hill[14]等报道了11例初诊考虑为肛周感染的横纹肌肉瘤病例，肿瘤位于会阴部肛门前方、阴囊或者阴唇后方，肛门的侧方或者是后方，发病年龄在1岁到16岁，部分患儿伴有白细胞增高，均诊断有肛周脓肿，10例患儿行切排和引流手术，6例有腹股沟淋巴结病变，2例有发热，从发病到最后经病理确诊时间平均为2.1个月（从1周到4个月），5例在切排时发现为固体肿块，影像学检查提示肿块较大，平均为10.3 cm（6.0～18.0 cm），所有的患儿均为Ⅲ期或者Ⅳ期病变。与普通肛周脓肿的区别在于病史长，缺乏脓肿诱因，乳酸脱氢酶升高，切排时发现软组织肿块，切排后感染加重，影像学检查可以发现较大肿块。上海交通大学医学院附属上海儿童医学中心即发现1例出生3天的新生儿肛周横纹肌肉瘤，外观类似于肛周脓肿。因此对于切排术后迁延不愈的肛周脓肿，需要警惕横纹肌肉瘤的可能性，对于诊断有疑问的患儿，需要在切排时做病理检查以确诊。

治疗

在肛周感染早期可行保守治疗，局部用湿热敷，或用39～40℃温水坐浴。红肿区可用莫匹罗星软膏外涂或外敷金黄散、鱼石脂。同时保持排便通畅，治疗腹泻，以避免肛周皮肤长时间持续受粪便污染，保持肛周皮肤清洁干燥。可全身使用抗生素。如此处理可使大部分患儿炎症消退，直至痊愈。

若局部脓肿形成，波动感明显，可行脓肿切开和引流。切口与肛门呈放射状方向，大小与脓腔一致，保证充分通畅引流。脓液做细菌培养及药物敏感试验，以指导换药及抗生素的使用。脓腔可用过氧化氢清洗，并用过氧化氢纱条填塞，36～48小时后取出引流纱条。若脓液不多，则可换用1∶1 000呋喃西林液清洗脓腔并用呋喃西林纱条引流，促进肉芽生长，直至痊愈。同时为保持局部清洁，可用1∶5 000高锰酸钾溶液坐浴，每日2～3次，加强肛周皮肤的局部护理，防止尿布污染。Francis认为早期局部保守治疗后，穿刺抽吸同切开引流一样有效[9]，提示可以考虑使用穿刺抽吸来替代切排。2011年版美国肛周脓肿和肛瘘治疗指南建议可以在局部麻醉下行小切口放置细乳胶管（10～14Fr）引流[15]。同时该指南不推荐在非复杂性肛周脓肿治疗过程中使用抗生素，但是严重蜂窝织炎、免疫力低下或合并全身性疾病、单纯引流不能改善症状的患儿，可考虑使用抗生素。

肛周脓肿治疗后复发率并不低，复发的相关因素包括初次引流不充分、未打开脓肿内分隔、脓肿或瘘管形成等。一项136例肛周脓肿患儿（73.5%切排术，26.5%因自行破溃而行局部护理）的研究中，复发率没有显著性差异（切排组20%/局部护理组27.8%），低龄组更容易复发，抗生素仅能降低肛瘘发生率，并不能降低复发率[10]。

肛周脓肿在切开引流的同时是否行肛瘘切开术仍有争论[15]。Alexander等[16,17]认为做脓肿切排时同时找寻瘘管并行瘘管切开术可以降低复发率。支持者认为肛瘘起源于隐窝感染，如不彻底引流脓液，会使复发率升高。反对者认为，一期手术增加了肛门失禁率，部分患儿可能本来不需要接受该手术。一项纳入5项研究共405例患儿的荟萃分析指出，切开引流的同时切断括约肌（肛瘘切开术或肛瘘切除术），可以明显降低复发率，但肛门失禁率升高[18]。外科医师应当权衡复发率的降低与肛门失禁率的升高之间的利弊[15]。

小结

新生儿肛周感染、脓肿临床常见，应以预防为主，保持肛周皮肤清洁，避免损伤。早期发现、早期治疗至关重要。一旦脓肿形成，充分的切开引流及坏死组织彻底清除，有助于提高治愈率，避免感染迁延，反复发作，形成肛瘘。

（余东海）

参·考·文·献

[1] 施诚仁.新生儿外科学[M].上海：上海科学普及出版社，2002.

[2] Al-Salem A H, Qaisaruddin S, Ss Q. Perianal abscess and fistula in ano in infancy and childhood: a clinicopathological study[J]. Pediatr Pathol Lab Med, 1996, 16(5): 755-764.

[3] Watanabe Y, Todani T, Yamamoto S. Conservative management of fistula in ano in infants[J]. Pediatr Surg Int, 1998, 13(4): 274-276.

[4] Shafer A D, Mcglone T P, Flanagan R A. Abnormal crypts of Morgagni: the cause of perianal abscess and fistula-in-ano[J]. J Pediatr Surg, 1987, 22(3): 203-204.

[5] Fitzgerald R J, Harding B, Ryan W. Fistula-in-Ano in Childhood: A Congenital Etiology[J]. J Pediatr Surg, 1985, 20(1): 80-81.

[6] Murthi G V, Okoye B O, Spicer R D, et al. Perianal abscess in childhood[J]. Pediatr Surg Int, 2002, 18(8): 689-691.

[7] Poenaru D, Yazbeck S. Anal fistula in infants: etiology, features, management[J]. J Pediatr Surg, 1993, 28(9): 1194-1195.

[8] Macdonald A, Wilson-Storey D, Munro F. Treatment of perianal abscess and fistula-in-ano in children[J]. Br J Surg, 2003, 90(2): 220-221.

[9] Serour F, Somekh E, Gorenstein A. Perianal Abscess and Fistula-In-Ano in Infants: A Different Entity?[J]. Diseases of the Colon & Rectum, 2005, 48(2): 359-364.

[10] Afşarlar Ç E, Karaman A, Tanır G, et al. Perianal abscess and fistula-in-ano in children: clinical characteristic, management and outcome[J]. Pediatric Surgery International, 2011, 27(10): 1063-1068.

[11] Brook I, Frazier E H. The aerobic and anaerobic bacteriology of perirectal abscesses[J]. J Clin Microbiol, 1997, 35(11): 2974-2976.

[12] P N, Md S. Perianal sepsis in children[J]. Br J Surg, 1997, 84(6): 819-821.

[13] Steele S R, Kumar R, Feingold D L, et al. Practice parameters for the management of perianal abscess and fistula-in-ano[J]. Dis

Colon Rectum, 2011, 54(12): 1465–1474.

[14] Hill D A, Dehner L P, Gow K W, et al. Perianal rhabdomyosarcoma presenting as a perirectal abscess: A report of 11 cases[J]. Journal of Pediatric Surgery, 2002, 37(4): 576–581.

[15] Steele S R, Kumar R, Feingold D L, et al. Practice parameters for the management of perianal abscess and fistula-in-ano[J]. Dis Colon Rectum, 2011, 54(12): 1465–1474.

[16] Juth Karlsson A, Salö M, Stenström P. Outcomes of Various Interventions for First-Time Perianal Abscesses in Children[J]. BioMed Research International, 2016, 2016: 1–6.

[17] Buddicom E, Jamieson A, Beasley S, et al. Perianal abscess in children: aiming for optimal management[J]. Anz J Surg, 2012, 82(1–2): 60–62.

[18] Quah H M, Tang C L, Eu K W, et al. Meta-analysis of randomized clinical trials comparing drainage alone vs primary sphincter-cutting procedures for anorectal abscess—fistula[J]. International Journal of Colorectal Disease, 2006, 21(6): 602–609.

第二节 儿童获得性肛瘘

概述

肛瘘（anal fistula）是指肛管或直肠与肛门周围皮肤相通的感染性管道，由内口、瘘管、外口三部分组成。内口位于直肠下部或者肛管，多为一个，外口位于肛周皮肤上，可为一个或者多个。儿童肛瘘大部分是由于肛腺感染引起直肠周围脓肿，进而破溃，或者切开引流后伤口不愈合形成的肛周与直肠下部相通的瘘管。肛瘘是肛门直肠周围间隙化脓性感染的慢性阶段[1]。

病因

儿童发生肛周感染，肛旁脓肿形成后未及时治疗或未充分切开引流，则脓肿可向直肠、皮肤溃破，并向周围蔓延，形成瘘管；粪尿不断流入脓腔，脓液引流不畅，将影响愈合，长时间则腔道周围瘢痕形成，形成慢性瘘管。

儿童肛瘘的病因主要与先天性肛腺发育异常有关[2,3]，也可以继发于肛腺感染，炎症性肠病[4]，结核和免疫抑制[5]。儿童先天性直肠肛管畸形肛门成形术及先天性巨结肠手术术后，发生吻合口瘘穿透肛周也可形成肛瘘。

病理

肛瘘由外口、瘘管、支管、内口4部分组成。按肛瘘的形状分为完全瘘、不完全外瘘和不完全内瘘。按肛瘘和括约肌的关系可分为括约肌内瘘，经括约肌瘘和括约肌外瘘。按瘘管有无分支可分为简单瘘和复杂瘘。新生儿及婴幼儿肛瘘多无复杂的分支，即多为低位的简单型肛瘘，极少向深部蔓延形成复杂瘘。男婴多为直肠会阴瘘，女婴多为直肠舟状窝瘘或阴唇瘘。舟状窝瘘的内口多见于直肠前壁中央，齿状线附近。瘘管内衬有完整的黏膜。绝大部分的儿童肛瘘为低位或者皮下瘘管，常浅直，容易处理[6,7]。

临床表现

儿童肛周脓肿反复发作容易形成肛瘘。新生肛瘘流脓较多，当外口阻塞或假性愈合，瘘管内脓液积存，局部可肿胀疼痛甚至发热，待封闭的瘘口破溃，症状方消失。反复发作可出现多个外口，较大较高位的肛瘘，有粪便或气体从外口排出。

肛周可见皮肤外瘘口，局部颜色较正常皮肤深黯。内口大多位于肛窦，且以截石位3点和9点两处最为多见。上海交通大学医学院附属新华医院在38例手术治疗的肛瘘患儿中发现其中34例内口位于肛窦。Watanabe的132例新生儿肛周脓肿及肛瘘患儿中，65.2%内口位于该部位，表明肛窦为易感部位。

克罗恩病患儿可以肛周病变为首发临床表现，容易仅常规处理瘘管，而忽略原发疾病。克罗恩病合并肛瘘的瘘管内口常在齿状线以上，多个外口且距肛缘3 cm以上，伴有非正中线部位的肛裂、溃疡空洞、肛管狭窄等，可伴胃肠道症状和肛周疼痛，一旦肛瘘手术治疗后，手术切口难以愈合，需要高度怀疑该病。

诊断

肛瘘的诊断和治疗关键在于："三要素，一关系"。三要素即：肛瘘内口，外口，瘘管管道；一关系即：瘘管与肛门括约肌的关系。根据症状、体征和辅检，诊断并不困难。

急性期表现类似于肛周脓肿，慢性期外瘘口流液流粪。体检常见单个或多个外口在肛门附近，乳头状突起或肉芽组织的隆起，挤压有少量脓液排出。肛隐窝内黏液分泌物增多或外口周围脓液的刺激可引起肛门周围皮肤瘙痒或湿疹形成。炎症急性发作时，若外口封闭、引流不畅，肿块常增大明显。脓液积聚于脓腔内局部胀痛，并有明显压痛，脓液引流后疼痛减轻。

儿童复杂瘘管少见，直肠指诊在病变区可触及硬结或条索状物，有触痛，随索状物向上探索，有时可扪及内口。内口大多位于肛门齿线上下2 cm之内。

儿童肛瘘内外口间关系也遵循Salmon-Coodsall规则（图62-1）：患儿取肛门截石位，在肛门中央画一横线，如肛瘘外口位于此线前方，且距肛门不越过5 cm时，则瘘管较直，内口居同位齿线上，与外口相对；如外口位于此线后方，则瘘管多弯曲不直，内口多居肛门后中位齿线上，不与外口对应。

目前主张联合使用麻醉下检查、经肛门超声和MRI进行诊断。

（1）麻醉下检查：可使用肛门镜检查，常能发现内口，多位于隐窝或黏膜与皮肤交界处，但在新生儿中不常用；探针检查：探针经外口插入，手指置肛管内，触及探针，即为内口位置。但若瘘管弯曲，则不宜做到，切忌盲目用力，避免医源性损伤；肛管内置一白色纱条，从外口处注入5%亚甲蓝溶液，取出纱条后观察纱条上有无亚甲蓝印记，以及印记的部位，从而判断内口有无以及大致位置。若纱条沾染蓝色，表示存在内口。但有时瘘管弯曲，通过括约肌间，当括约肌收缩时，亚甲蓝则不能通过内口而进入肛管，所以若纱条未染有蓝色，亦不能排除瘘管的存在。

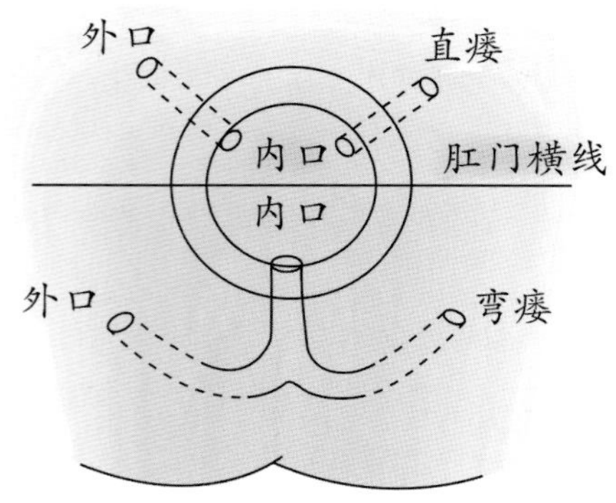

图62-1 肛瘘Goodsall规则

（2）超声内镜诊断：肛周脓肿和肛瘘的准确率达80%～89%，可以显示瘘管，尤其是马蹄形瘘的形态；三维立体超声尤其适用于复杂性肛周脓肿或高位肛瘘，瘘管外口注入过氧化氢联合三维立体超声检查的准确率与MRI相近。符合率接近90%。

（3）MRI检查（有或无直肠内线圈）：描绘瘘管形态和识别内口的准确率超过90%。MRI能准确地显示肛门括约肌、盆底肌、瘘管及脓肿的结构，其准确度在76%～100%，能辨别不成熟脓肿及肠腔炎症，T_2WI相能较好观察瘘管。增强MRI的T_1WI相有助于区分脓液和肉芽组织。相阵控线圈能较好观察肛提肌上瘘管及内瘘开口。对克罗恩病引起的复杂肛瘘也有较好效果[8]。

（4）瘘管造影和CT检查：用30%～40%碘油或碘化钠溶液，或38%泛影葡胺溶液注入外口，行X线摄片检查或在X线下做持续动态观察，以确定瘘管长度、方向、有无分支等；但若瘘管走行弯曲，则造影检查可能不能显示瘘管内口，因此瘘管造影准确率较低，已有逐渐被超声和其他检查取代的趋势。CT检查适用于复杂性肛周化脓性疾病，尤其是骨盆直肠脓肿和克罗恩病患儿。

治疗

儿童肛瘘发生后可以先行保守治疗，包括局部坐浴，外用消毒药物，如果有发热和全身症状，可以全身使用抗生素，有一定的自愈率[5,9]，Watanabe等[10]总结33例肛瘘患儿，27例经切开引流及其他保守治疗后自愈，仅6例分别在7个月至4岁之间行了瘘管切除术。除简单的切开引流外，93.8%的患儿均无须其他手术治疗而达到治愈。因此，对肛瘘可以先保守治疗，效果尚满意，从而避免行瘘管切开或瘘管切除术。Rosen等也认为对于健康新生儿的肛周脓肿和肛瘘，可以给予保守治疗[11]。Kubota使用成纤维细胞生长因子局部喷涂治疗肛周脓肿和肛瘘也有一定效果[12]。其余保守治疗方法还包括：纤维蛋白胶注射治疗[13]、真皮胶原蛋白注射[14]、干细胞注射等[15]方法，但远期效果尚待评估，儿童中经验不多。

但若肛周感染反复发作，形成慢性瘘管，经久不愈，则手术仍是唯一可靠的方法。但新生儿及婴幼儿瘘管尚未稳定，故手术年龄以1～2岁为宜。成人低位/单纯性肛瘘多采用肛瘘切开术，高位/复杂性肛瘘多采用挂线，肛瘘栓，经括约肌间瘘管结扎术（ligation of intersphincteric fistula tract，LIFT）手术。儿童手术的原则同成人手术，但儿童的复杂性肛瘘较少，没有LIFT手术在儿童中应用的报道。

传统的手术方法为瘘管切开术或瘘管切除术，手术治疗原则是尽可能减少括约肌损伤，消除肛瘘内口和任何相通的上皮化瘘管。因此，确定内口位置和瘘管走行非常重要，Goodsall规则能准确预测49%～81%患儿的肛瘘内口位置，但很难判断瘘管的走行，尤其是瘘管较长、复发性肛瘘和克罗恩病的患儿。除了视诊和触诊，过氧化氢和亚甲蓝外口注射有助于确定内口位置。特殊表现或位置的肛瘘应考虑克罗恩病、创伤、放射治疗、恶性肿瘤或感染的可能[16]。瘘管切开术与瘘管切除术相比，手术时间更短，伤口愈合早，并发症少，但是复发率较瘘管切除术更高[5]，肛瘘切除术则手术复杂，伤口大。

挂线疗法适用于距肛缘3～5 cm，有内外口的低位或者高位单纯性肛瘘的治疗。Inoue等[17]介绍了在儿童中应用挂线疗法，17号钝性针头找到瘘管后，穿入2–0丝线，36例患儿仅有1例复发。但是成人中的复发率更高。

肛瘘栓在成人高位肛瘘中得到一定应用，采用猪小肠黏膜下层提取的脱细胞外基质或者异体真皮脱细胞基质制成。使用方法为术中寻找到瘘管和内口，搔刮冲洗瘘管，将肛瘘栓置入肛瘘，将其缝合固定于内口以封闭内口。该方法创伤小，不会引起括约肌损伤，但是目前儿童中的报道不多。Katsunori Kouchi尝试采用肛瘘栓治疗儿童难治肛瘘[18]，11例难治型肛瘘有8例痊愈。

对于无肛或者巨结肠手术后发生吻合口瘘，并有肛瘘形成者，可以考虑瘘管切除加Soave手术治疗。

克罗恩病肛瘘的治疗较为困难，现有主张多学科综合治疗[19]，甲硝唑有助于改善症状、促进愈合，单用巯嘌呤类药物对肛瘘的效果欠佳，英夫利昔单抗和阿达木单抗对肛瘘愈合的疗效中等，抗TNF与巯基嘌呤相结合的治疗方法较单种治疗方法效果更佳。儿童克罗恩病肛瘘[20]建议：积极控制肠道病变，急症期可行脓肿切开术，在稳定期使用挂线引流和药物治疗（英夫利昔单抗），修复手术主要是肛瘘切开和瘘管切除术。挂线对预防脓肿形成及复发有效，松挂线能够保持窦道开放，限制脓肿反复发生，而切割挂线由于可能形成瘢痕，有发生大便失禁的风险。松挂线是一种有效而安全的治疗措施。肛瘘并发直肠炎的治疗只能采用脓肿引流和非切除性挂线疗法。

克罗恩病合并复杂肛瘘的修复手术包括瘘管切开术（适于有症状的、表浅的瘘管，或者低位括约肌间型瘘管）、皮瓣移行治疗、生物补片及括约肌间型瘘管结扎及纤维蛋白胶注射治疗等。直肠切除及永久造口术是严重、复杂、难治性肛瘘治疗的最后手段。

小结

低龄儿童肛瘘与成人肛瘘有所不同，儿童肛瘘主要发生在男婴，一般1岁以下，绝大部分肛瘘是低位或者仅仅位于皮下，保守治疗在大部分患儿中有效，瘘管切开术简单，并发症较少，但是较瘘管切除术复发率更高。

（余东海）

参·考·文·献

[1] 施诚仁.新生儿外科学[M].上海：上海科学普及出版社，2002.

[2] Poenaru D, Yazbeck S. Anal fistula in infants: etiology, features, management[J]. J Pediatr Surg, 1993, 28(9): 1194–1195.

[3] Fitzgerald Rj H B R W. Fistula-in-Ano in Childhood: A Congenital Etiology[J]. J Pediatr Surg, 1985, 20(1): 80–81.

[4] Lunniss P J, Jenkins P J, Besser G M, et al. Gender differences in incidence of idiopathic fistula-in-ano are not explained by circulating sex hormones[J]. Int J Colorectal Dis, 1995, 10(1): 25–28.

[5] Emile S H, Elfeki H, Abdelnaby M. A systematic review of the management of anal fistula in infants[J]. Techniques in Coloproctology, 2016, 20(11): 735–744.

[6] Osman M A, Elsharkawy M A, Othman M H. Repair of fistulae in-ano in children using image guided Histoacryl injection after failure of conservative treatment[J]. J Pediatr Surg, 2013, 48(3): 614–618.

[7] P N, Md S. Perianal sepsis in children[J]. Br J Surg, 1997, 84(6): 819–821.

[8] Shenoy-Bhangle A, Gee M S. Magnetic resonance imaging of perianal Crohn disease in children[J]. Pediatr Radiol, 2016, 46(6): 838–846.

[9] Nelson R. Anorectal abscess fistula: what do we know?[J]. Surg Clin North Am, 2002, 82(6): 1139–1151.

[10] Watanabe Y, Todani T, Yamamoto S. Conservative management of fistula in ano in infants[J]. Pediatr Surg Int, 1998, 13(4): 274–276.

[11] Rosen N G, Gibbs D L, Soffer S Z, et al. The nonoperative management of fistula-in-ano[J]. J Pediatr Surg, 2000, 35(6): 938–939.

[12] Kubota M, Hirayama Y, Okuyama N. Usefulness of bFGF spray in the treatment of perianal abscess and fistula-in-ano[J]. Pediatric Surgery International, 2010, 26(10): 1037–1040.

[13] Sentovich S M. Fibrin glue for anal fistulas: long-term results[J]. Dis Colon Rectum, 2003, 46(4): 498–502.

[14] Giordano P, Sileri P, Buntzen S, et al. A prospective multicentre observational study of Permacol collagen paste for anorectal fistula: preliminary results[J]. Colorectal Dis, 2016, 18(3): 286–294.

[15] Cadeddu F, Salis F, Lisi G, et al. Complex anal fistula remains a challenge for colorectal surgeon[J]. Int J Colorectal Dis, 2015, 30(5): 595–603.

[16] Steele S R, Kumar R, Feingold D L, et al. Practice parameters for the management of perianal abscess and fistula-in-ano[J]. Dis Colon Rectum, 2011, 54(12): 1465–1474.

[17] Inoue M, Sugito K, Ikeda T, et al. Long-Term Results of Seton Placement for Fistula-in-ano in Infants[J]. Journal of Gastrointestinal Surgery, 2014, 18(3): 580–583.

[18] Kouchi K, Takenouchi A, Matsuoka A, et al. Efficacy of an anal fistula plug for fistulas-in-ano in children[J]. J Pediatr Surg, 2017.

[19] Gecse K B, Bemelman W, Kamm M A, et al. A global consensus on the classification, diagnosis and multidisciplinary treatment of perianal fistulising Crohn's disease[J]. Gut, 2014, 63(9): 1381–1392.

[20] Kantor N, Wayne C, Nasr A. What is the optimal surgical strategy for complex perianal fistulous disease in pediatric Crohn's disease? A systematic review[J]. Pediatric Surgery International, 2017, 33(5): 551–557.

第三节　新生儿外阴肛周皮肤病

概述

尿布区域的皮肤病品种繁多，病因各异，有常见的和不常见的。临床表现也有很多，如红斑、糜烂、溃疡、水疱、脓疱等。有很多皮疹也会发生于身体其他部位，尿布区域只是全身性皮疹的一个局部。本节主要讨论发生在尿布区域或者最常发生于尿布区域的一些皮肤疾病。

尿布相关的皮疹

刺激性尿布皮炎

1. 概述

刺激性尿布皮炎不常发生于新生儿期，特别是出生3周之内。3周之内的新生儿出现尿布区域的皮疹，需要首先考虑其他原因。其发生往往在3周到2岁之间，9月龄到12月龄之间最常见。该病的发生率很高，可能影响1/4的婴幼儿。随着一次性尿布的应用发生率大幅度下降。阻止刺激性尿布皮炎发生的主要因素是增加尿布更换的频率（图62–2）。

2. 发病机制

新生儿出生后皮肤表面经历了干燥和遇冷的突然转换。在出生四周之内，皮肤表面的水和逐渐增加，经皮水流失逐渐减少，皮肤表面的pH降低。在出生时尿布区域和非尿布区域没有区别。经过2周以上的尿布使用。尿布区域的pH明显增加。刺激性尿布皮炎的发生源于几种因素的联合作用，主要是粪和尿。尿布的使用引起了皮肤水合和pH的明显增加。长时间的皮肤水合引起了细胞间脂膜的破坏，继而导致角质层的浸渍。角质层的过度水合，再加上尿布的摩擦，使皮肤受损。粪便中的酯酶和蛋白酶在pH升高的环境下活化。皮肤表面正常的pH，能够保持正常的皮肤微生物环境，抵御细菌或念珠菌的感染。如果发生腹泻，粪便中的酯酶或蛋白酶在尿布区域增多。引起了皮肤角质层的进一步损伤。在刺激性尿布皮炎发生的早期，氨和念珠菌并不是主要诱发因素。

3. 临床表现

刺激性尿布皮炎的位置在股部的内上侧，下腹部，臀部区域，发生在这些位置可能与尿布接触的凸面上。皱褶部位和耻骨弓上的区域在男孩儿很少发病的。当然，随着炎症的加剧或者合并有念珠菌的定植，皮疹范围可能扩大甚至波及皱褶部位。皮疹特点是表面潮湿的红斑，边界清楚。严重者可以有浅糜烂。

Jauquet侵蚀性皮炎是尿布皮炎的严重类型，表现为边界清楚的穿凿样的溃疡和糜烂。一次性尿布开始使用后较少发生。目前常见于短肠综合征的婴儿或者先天性巨结肠术后的婴儿，其原因是慢性腹泻。

4. 治疗和护理

建立在循证医学基础上的治疗指南大大降低了尿布皮炎的发病率[1]。加强更换尿布的频率是最重要的治疗手段。屏障修复产品是最首要的治疗。弱效甚至中效的局部皮质激素药膏短期使用可以控制大部分的皮损，一般1周的疗程。强效的含氟皮质激素药膏不推荐用于尿布区域，可能引起局部萎缩细纹和肾上腺抑制。局部免疫调节剂的使用暂不推荐，还没有足够的临床证据。

过敏性接触性皮炎（图62–3）

1. 发病机制

尿布区域的过敏性接触性皮炎往往发生于接

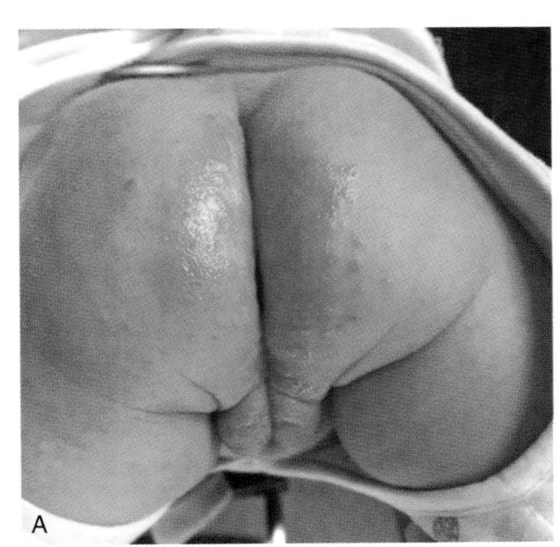

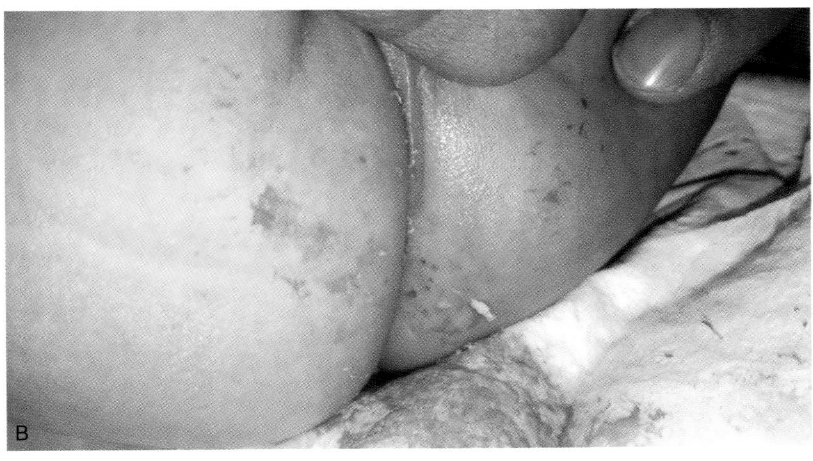

图62–2 刺激性尿布皮炎

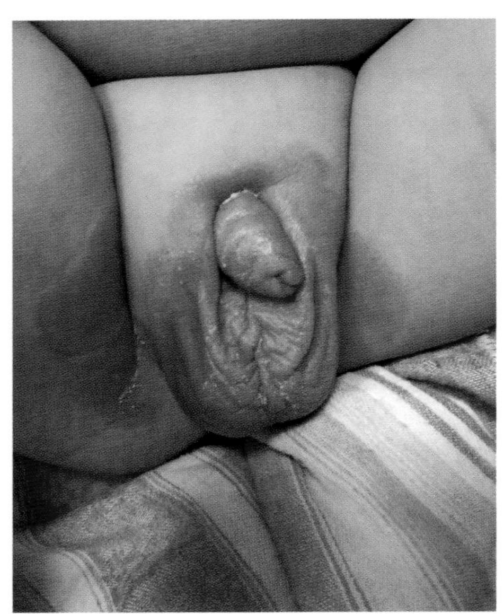

图62-3　过敏性接触性皮炎

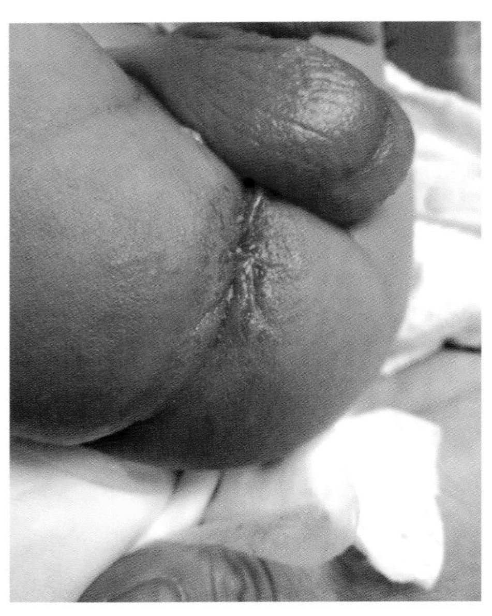

图62-4　糜烂性肛周疹

触了香料、染料、尿布的其他组分，或者是护理者应用于这个区域的某些产品所造成的[2]。这在婴儿期并不少见。变应原包括漆酚、镍、抗菌剂、新霉素、铬酸盐、甲醛和防腐剂等。尿布的塑料绑带中的橡胶成分也会致敏。尿布上的卡通图案中的化学成分也会引起过敏，各种蓝色粉色绿色的染料是主要原因。

2. 临床表现

过敏性接触性皮炎的发生位置与刺激性尿布皮炎的位置相仿，但是皮疹形态与后者不同。开始为红斑和小水疱，然后发展为水肿的红斑，上面有红色的丘疹和水疱。

3. 治疗

移除变应原是最主要的治疗。弱效或中效的皮质激素软膏外用可以很快缓解症状。

◆ 糜烂性肛周疹

1. 概述

常常发生于6周到3月龄。表现为肛周皮肤的糜烂和溃疡。病因常常是频繁的腹泻，比如母乳喂养的婴儿吸收不良性腹泻，或者是短肠综合征婴儿的感染性腹泻。在经历了造口术的婴儿或先天性巨结肠手术后的婴儿，本病常常发展为假性疣状肛周丘疹（图62-4）。

2. 治疗和预后

在轻症病例，增加尿布更换频率，应用屏障修护剂，或者应用弱效到中效的皮质激素软膏，有较好的疗效。但是有短肠综合征的或者伴有其他吸收不良综合征的婴儿，病程会慢性，病情迁延，治疗困难。有从土豆中提取的蛋白酶抑制剂，加入尿布屏障产品当中，对结肠切除术后的先天性巨结肠患儿的肛周皮疹，有治疗价值[3]。

◆ 假性疣状丘疹

1. 概述

假性疣状丘疹，也称为假性疣状丘疹和结节。认识这个疾病比较重要，因为它容易和肛周尖锐湿疣混淆。

2. 发病机制

原因在于粪和/或尿的持续的反复的慢性刺激[4]。诱发因素是慢性腹泻，粪或尿的瘘管以及慢性尿失禁。腹泻原因可以是吸收不良，短肠综合征，或者是先天性巨结肠、肛门闭锁行外科手术之后等。

3. 临床表现

临床表现包括边界清楚的丘疹，典型的直径在2～10 mm。表面白色或红色有光泽。病理表现提示反应性的棘层肥厚或者是银屑病样的棘层水肿性皮炎。

4. 治疗

当刺激因素移除，病情即好转。

◆ 婴儿臀部肉芽肿病

非常少见。皮损的长轴与皮纹平行。

1. 发病机制

大部分患儿因为之前尿布区域的皮疹曾用含氟的局部皮质激素治疗过。尿失禁或卧床的成人也会发现尿布区域的类似肉芽肿样的损害[5]。病因尚不明确，目前认为是一种针对综合因素的皮肤反应，这些因素包括炎症、浸渍、念珠菌的局部感染和含氟激素的使用。深部皱褶不受累及，这提示尿布的阻塞作用对它的形成是必需的。

2. 临床表现

皮肤表现为红棕紫色的皮肤结节，位于肛周表面和尿布区域。颈部和腋下偶有发生。

3. 治疗

对任何形式的刺激性尿布皮炎，治疗首先是纠正引起慢性的尿或粪刺激的潜在因素，增加更换尿布的频率。

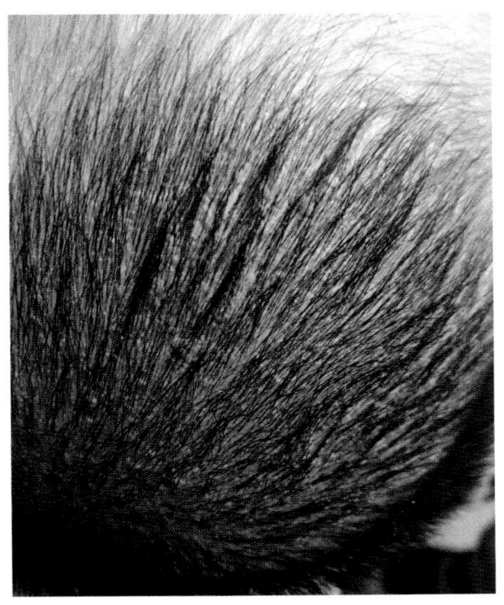

图62-5 头皮脂溢性皮炎

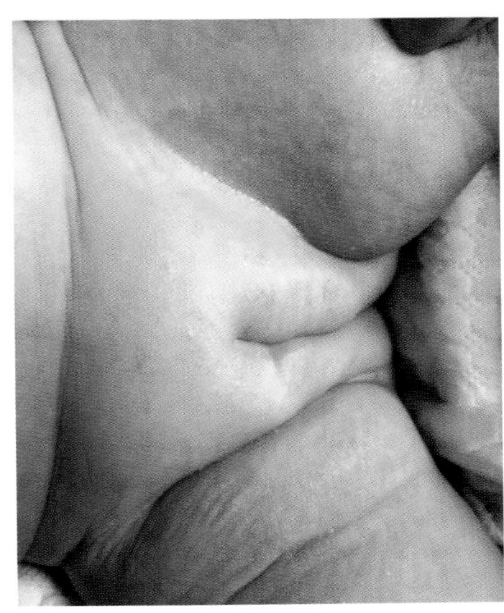

图62-6 同一患儿外阴脂溢性皮炎

婴儿脂溢性皮炎

1. 概述

常发于2岁以内的婴儿，最常累及头皮、耳后、面部、胸部、尿布区域和皱褶区域（图62-5，图62-6）。

2. 发病机制

脂溢性皮炎的发病可能与糠皮马拉色菌的定植和增殖有关。后者的增殖需要油腻的环境，而很多中国的父母并不敢于清洗头皮的油腻结痂，这使病情得以延续。如果每日用香波洗头，则脂溢性皮炎的发生率会明显下降。也有人认为病因与生物素和必需脂肪酸的缺乏有关，尚未得到证实。

3. 临床表现

常常发生于4～6周龄，也可较晚发病。大部分婴儿只发生于头皮，表现为无症状的大量油腻的角质黏着在头皮上，炎症不明显。部分患儿有其他部位的累及，包括耳后、眉弓、鼻缘、腋下、胸部和尿布区域的边界清楚的红斑。最常累及的部位就是头皮和尿布区域。发生于尿布区域的脂溢性皮炎往往仅表现为红斑，而很少有鳞屑。如果并发念珠菌的感染，会出现鳞屑和结痂。皮疹不仅局限于接触尿布的凸面皮肤，也会累及皱褶部位。

4. 治疗和预后

大部分患儿经过2～4周的治疗而得到痊愈，不易复发。针对头皮的结痂，可以用矿物油涂布，先使结痂松软，再用温和的香波清洗头部，每日1次。弱效的皮质激素软膏的应用也会收到良好的效果。针对糠皮孢子菌感染的局部治疗也效果良好。如酮康唑香波洗头每日1次，然后外用酮康唑软膏。较之皮质激素疗效类似而不良反应更小[6]。

念珠菌病

1. 概述

白念珠菌引起的念珠菌病是新生儿最常见的感染。鹅口疮非常常见，往往源于母亲的阴道念珠菌感染。母亲生殖道的念珠菌上行感染，可以使出生第1周的新生儿感染念珠菌。念珠菌病可以仅仅影响皮肤和黏膜，但是在特定的环境下，如伴有体重过低和围生期的系统感染，侵袭性念珠菌感染就可能发生（图62-7）。

2. 发病机制

白念珠菌是身体一定区域表皮和黏膜表面正常菌群的一部分。发生尿布皮炎的72小时后就能在局部发现白念珠菌的增殖。白念珠菌具有角质蛋白溶解酶，可以穿透表皮屏障。它在表皮内过度繁殖，激活皮肤内部补体系统，并诱导中性粒细胞游走到局部区域，从而导致炎症的产生。

3. 临床表现

先天性念珠菌病的皮疹可以泛发，包括面部、足部、手掌等，甚至可以影响指甲，并不仅仅发生于尿布区域。皮疹表现为红色的丘疹和红斑，往往在出生时和第1周内就可出现。

念珠菌性尿布皮炎发生于6周龄左右，6周之前较少发生。往往有抗生素应用史或腹泻等诱因。整个会阴区域包括皱褶部位都可能受累。皮疹形态可以有两种。一种是会阴部弥漫性的红斑，边缘鳞屑。一种是多发红色脱屑性的丘疹。可以两种皮疹并存：在弥漫性的红斑外围，有呈卫星状分布的脱屑性的红色丘疹。炎症剧烈，甚至可以形成脓疱。

与刺激性尿布皮炎不同，后者的皱褶部位是不受累的。脂溢性皮炎仅仅表现为红色的斑片，并没有边缘的鳞屑和卫星状的红色丘疹。

4. 治疗和预后

首先要纠正易感因素，加强更换尿布的频率，保持局部清爽干燥。通常外用抗真菌制剂即可有效，如咪康唑、酮康唑、克霉唑、联苯苄唑软膏等，疗程两周。氧化锌和皮肤屏障修护剂也有很好的应用价值。弱效的皮质激素软膏可以较快地减轻炎症，但不建议常规使用。中到强效的皮质激素软膏避免使用。

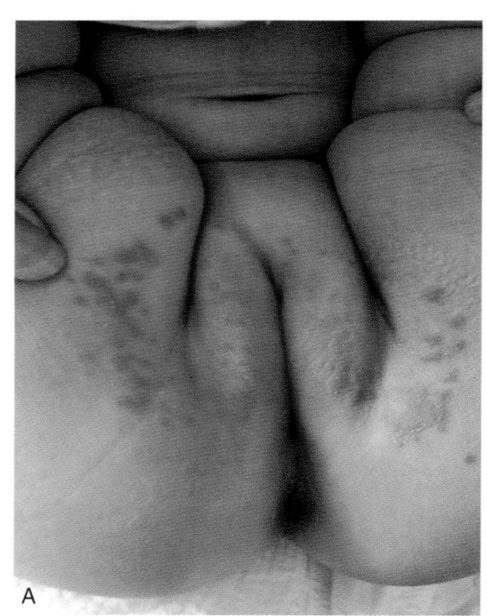
A

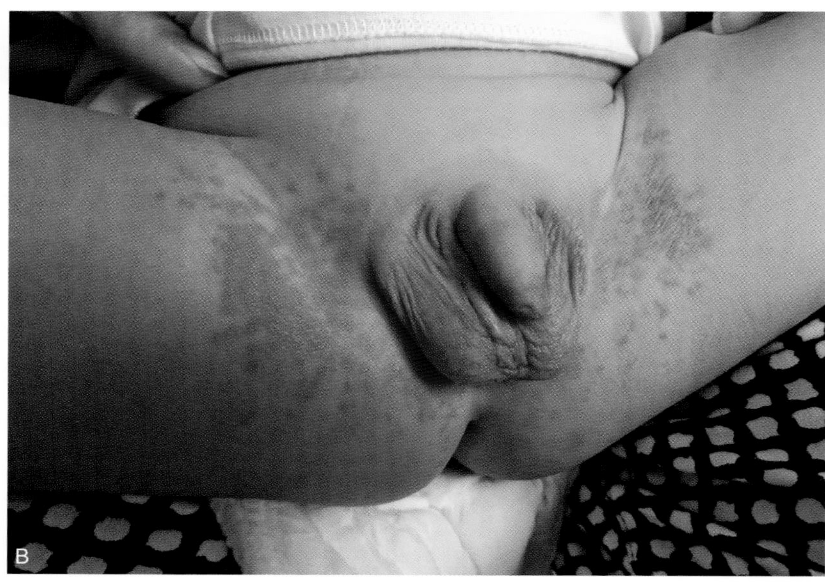
B

图62-7　念珠菌病

肠病性肢端皮炎

1. 概述

锌是一种人体必需的微量元素，各种原因造成的锌缺乏会引起皮肤损害。表现为口周、尿布区域和肢端的皮炎样损害（图62–8）。

2. 病因和发病机制

肠病性肢端皮炎是一种少见的常染色体隐性遗传疾病，小肠中锌的转运出现缺陷。致病基因*SLC39A4*[7]定位于染色体8q24.3。引起患儿锌水平降低也有其他原因，如母乳喂养的早产儿往往需要更多的锌，而在母乳当中无法足够获得；有些母亲的乳汁当中缺乏锌；患儿患有囊肿性纤维化等疾病引起的吸收不良状态等。锌是很多酶反应的辅助因子，所以锌缺乏的临床表现也多种多样。血清锌降低时，碱性磷酸酶水平也往往降低，因为锌是这个酶的辅助因子。

3. 临床表现

新生儿或婴儿典型的皮肤损害，表现为口周和尿布区结痂性或脱屑性的红斑。围绕口周形成特征性的马蹄铁形外观。眶周区域也可受累。尿布区域的皮疹表现为边界清楚的红斑，表面覆有鳞屑，边缘结痂。手指足趾的肢端区域出现皮炎样损害。

4. 治疗和预后

口服补锌可以使皮疹和其他症状得到快速的缓解。硫酸锌3～5 mg/(kg·d)，或者葡萄糖酸锌亦可。首先缓解的是易激惹的症状。遗传性的肠病性肢端皮炎需要终身治疗。从母乳中得不到足够锌的患儿，也要进行锌的补充，直到添加固体食物时为止。

朗格汉斯细胞组织细胞增生症

1. 概述

朗格汉斯细胞组织细胞增生症是朗格汉斯细胞克隆性增生形成的一组疾病。经典的分类包括勒雪病、韩薛珂病、嗜酸性肉芽肿和先天自愈性网状组织细胞增生症。这四种疾病的临床表现有明显重叠，目前已经不再对其进行严格的区分。认为郎格汉斯细胞组织细胞增生症是一个有多种多样临床表现，病程各不相同的病谱性疾病。朗格汉斯细胞表达S100和CD1a，胞质内可见Birbeck颗粒（图62–9）。

2. 发病机制

发病机制尚不清楚，病毒感染和免疫异常可能是致病原因。与遗传因素也有关，有些患儿有家族史，同卵双胞胎可同患病。有人认为它是一种有不同生物学行为的单克隆性肿瘤。

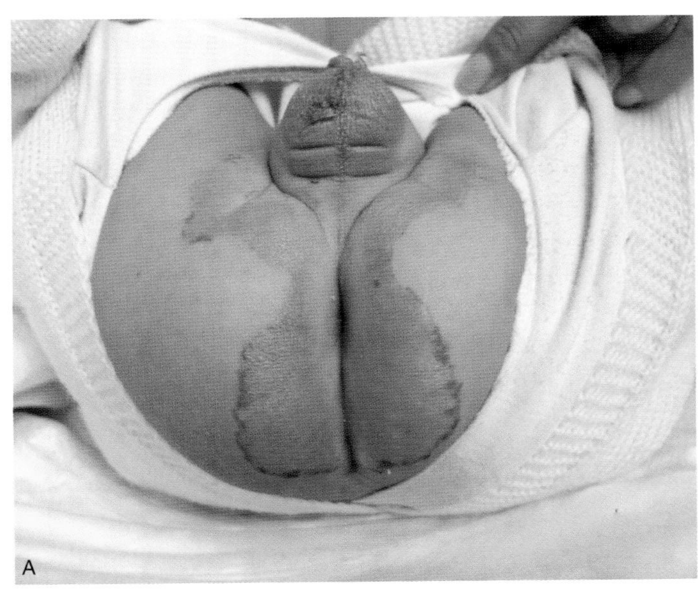

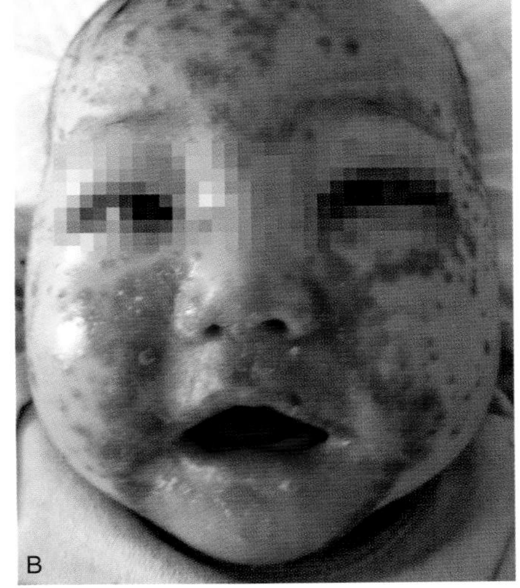

图62–8 肠病性肢端皮炎

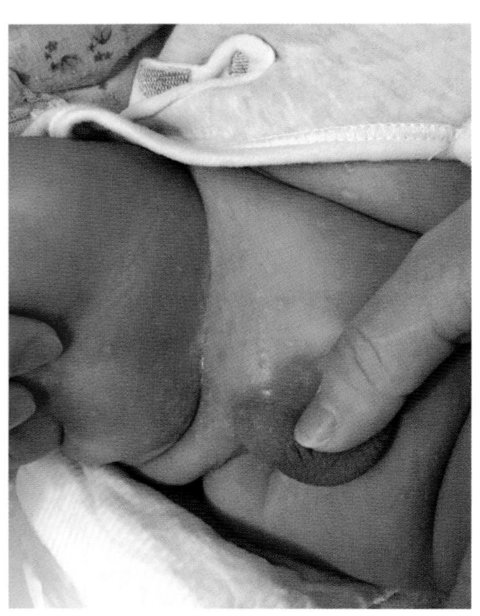

图62-9 朗格汉斯细胞组织细胞增生症

3. 临床表现

发病率2.6/100万[8]，男孩略多于女孩。因为本病可以自发缓解，所以实际发病率应该更高。任何年龄都可发病，新生儿亦可。1～4岁发病率最高。

勒雪病是急性弥漫性的表现，皮肤损害非常常见。可以是孤立的、少发的或者弥漫性的。皮疹最常见的部位是躯干、头皮、耳后、尿布区域和皱褶部位。皮疹形态多种多样，丘疹、结节、水疱、糜烂、溃疡、瘀点、紫癜、脱屑和结痂等都可出现。颜色可以是红色、黄色、灰色等。尿布区域的皮疹表现为伴有出血点的红斑。腹股沟皱褶中可出现溃疡或萎缩。可出现内脏伤害，而肾脏和性腺少有累及。常见的累及器官包括肺、肝、淋巴结和骨骼。也可累及造血系统，贫血和血小板减少是预后不良的标志。

经典的韩薛珂病，具有尿崩症，骨损伤和突炎三联症。发病年龄2～6岁，30%的患儿有皮疹。皮疹早期类似勒雪病的皮疹，晚期成黄瘤改变。

嗜酸性肉芽肿常常累及年龄较大的儿童，常常表现为单发的无症状的肉芽肿性骨损害。

先天自愈性网状组织细胞增生症，病变局限于皮肤能很快消退。

4. 治疗和预后

治疗方案取决于患儿器官受累的数目及严重情况。治疗应该个体化，对于高危患儿应该更积极，而低危患儿应该给予不良反应较少的温和的方案。

细菌感染

◆ 金黄色葡萄球菌感染

1. 概述

脓疱疮是婴儿或儿童最常见的细菌感染，金黄色葡萄球菌是主要的致病原。尿布区域常受累及，表现为迟缓性的大疱。葡萄球菌烫伤样皮肤综合征（staphy lococcal scalded skin syndrome，SSSS）是金黄色葡萄球菌感染外毒素导致的泛发性形式，婴儿和儿童常见。新生儿的尿布区域常常受累。铜绿假单胞菌的外毒素偶可模仿SSSS的表现（图62-10）。

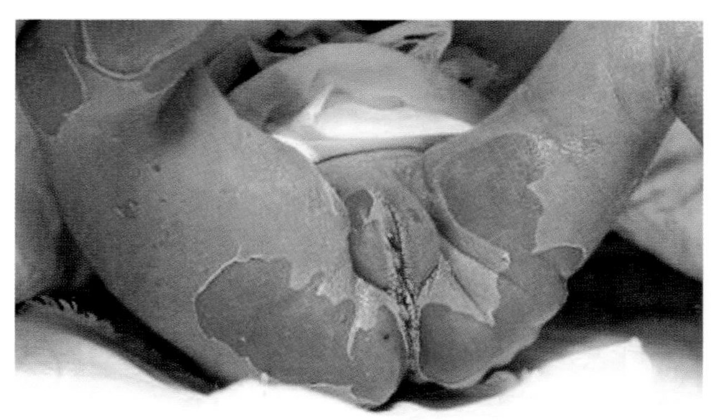

图62-10 金黄色葡萄球菌感染（SSSS）

2. 病因和发病机制

新生儿最常见的起因是脐带残端的感染。局部产生的剥脱性或表皮松解性的毒素A和B与桥粒中桥粒芯蛋白1结合，启动蛋白水解。毒素使颗粒层裂开。在脓疱疮，剥脱毒素局限于感染的局部；而SSSS的毒素则从局部血行播散。

3. 皮肤表现

感染常常发生在前两周新生儿的尿布区域。皮疹可单发或多发，可以是迟缓性的大疱或者是潮湿的红色的糜烂面。水疱破裂后会在边缘留下窄窄的领圈状脱屑。初发的水疱可以是浆液性的，数日后水疱液变混浊或脓性。损害表浅，愈合后不会留疤。

病灶或者脐带残端细菌培养往往培养出金黄色葡萄球菌。

SSSS可以只发生于皮肤，也可以有咽痛结膜炎等前驱症状。皮肤泛发红斑，触痛明显，广泛剥脱，口周放射状裂纹。受累的皮肤可以仅局限于颈部或尿布区，黏膜不受累。病原菌培养可以取材鼻部，咽部或者脐带残端，而不是皮肤。尼氏征阳性。

4. 治疗和预后

早期诊断，治疗得当，脓疱疮和SSSS的预后都很好。口服的抗生素，比如氯唑西林、头孢氨苄、红霉素等都是有效的。病情可以在5 ～ 7天内快速缓解，疗程10天左右。愈合不留瘢痕。针对甲氧西林耐药的病例，如果皮疹局限，可以外用莫匹罗星或夫西地酸[9]。

链球菌感染

1. 概述

会阴和肛周区域感染β-溶血性链球菌和金黄色葡萄球菌可以有很多表现形式。包括肛周皮炎、脓疱疮、蜂窝织炎、外阴阴道炎和包皮龟头炎。肛周链球菌感染最为常见。有报道金黄色葡萄球菌近些年已经替代了链球菌，成为肛周皮肤感染的首要致病菌[10]。

2. 病因和发病机制

感染的病原菌是A组β溶血性链球菌。链球菌在肛周的出现可能是经咽部被吞食后经过消化道排出而定植在肛周，或者是咽部感染的经手污染。

3. 皮肤表现

皮肤表现为边界清楚的肛周红斑，偶有龟裂。边缘常常有黄腻的分泌物堆积，也可出现边缘的脓疱。表面触之柔软，伴随症状常常有瘙痒，排便疼痛或者血便。

患儿可以有便秘，排便疼痛或者大便失禁。常与咽部链球菌感染相关的点滴状银屑病，也可见于肛周链球菌感染。所以新发的点滴状银屑病的患儿，应该检查其肛门生殖器区域，必要时做细菌培养。

4. 治疗和护理

青霉素或阿莫西林口服10天疗程的治疗，可以合并外用莫匹罗星软膏。疗效确切。青霉素过敏者可以用红霉素。复发的病例需要重复治疗或者延长疗程。复发虽不常见，但可能需要沿用咽部链球菌携带者细菌清除的策略。

其他

尖锐湿疣

尖锐湿疣由HPV引起，常常发生于儿童，少见于新生儿和婴儿。HPV有100多个亚型，大多数亚型都引发自限性的感染，少部分亚型在生殖器区域可以导致恶变。发生在生殖器部位的疣称为尖锐湿疣，有30 ～ 40个亚型可以引起。婴儿期的患病往往来自母亲的传染，潜伏期不清楚，可能有1 ～ 24个月。可能发生在会阴部的任何区域，包括阴道、肛周和肛管内。皮疹无症状，表现为肉色的丘疹，可以融合成大的斑块，形成疣状、天鹅绒样的表面。

大多数婴儿的尖锐湿疣来源于母亲或来源不明。儿童性虐待的比例应该很低，但是每个儿童生殖器的HPV感染的病例，都需要考虑到这种可能。疣体可自然消退。治疗的药物包括咪喹莫特，鬼臼毒素以及局部清除。

传染性软疣

传染性软疣病毒是一种痘病毒，皮肤感染的特征是孤立的或多发的，颜色是粉红色的或者是肉色的，有脐凹的丘疹。很少发生于新生儿时期，儿童早期发病率逐渐增高。80%的患儿在8岁以下。因为自体接种而播散，可以在皱褶部位聚集，比如尿布区域。传染性软疣有自限性，在严重的炎症之后会消失。治疗方式包括局部刮除，液氮冷冻，斑蝥素或者鬼臼脂。

尿布区域的体癣

尿布区域的皮肤癣菌感染较为少见，容易误诊。分离出的病原微生物常见红色毛癣菌，须癣毛癣菌，疣状毛癣菌和絮状表皮癣菌。家庭成员特别是患儿父母，往往有足癣或股癣。针对刺激性尿布皮炎的治疗或者局部应用制霉菌素，并不会使病情缓解。皮疹表现为环形、红色斑片，脱屑性的丘疹和斑块。慢性病例中，毛囊性的丘疹和脓疱也可见到。局部抗真菌治疗效果良好。但如果皮疹较为广泛或者有深部毛囊累及，就需要口服抗真菌药物比如伊曲康唑或特比萘芬。

◆ 婴幼儿血管瘤

发生在会阴部位的婴儿血管瘤往往会形成溃疡，有些患儿仅仅表现为溃疡。仔细体检会发现溃疡的边缘有毛细血管扩张和血管性丘疹。数周后，溃疡可能演变为浅表斑块形血管瘤或生长受限的血管瘤。这种源于血管瘤的溃疡可被误诊为细菌感染，病毒感染，烫伤和虐待。

小结

发生在会阴和肛周的皮肤病品种繁多，上面只介绍了最常见的几种。还有一些比如银屑病、颗粒状角化不良、硬化萎缩性苔藓、坏疽性脓皮病、大疱性类天疱疮、川崎病和透明细胞丘疹病等，都有各自的不同特点。在此不一一论述。

（闫　明）

参·考·文·献

[1] Heimall L H, Storey B, Stellar J J, et al. Beginning at the bottom: evidence-based care of diaper dermatitis. MCN Am J Matern Child Nurs, 2012, 37(1): 10–16.

[2] Smith W J, Jacob S E. The role of allergic contact dermatitis in diaper dermatitis. Pediatr Dermatol, 2009, 26(3): 369–370.

[3] Berger S, Ruefener J, Klimek P, et al. Effects of potato-derived protease inhibitors on perianal dermatitis after colon resection for long segment Hirschsprung's disease. World J Pediatr, 2012, 8(2): 173–176.

[4] Robson K J, Maughan J A, Purcell S D, et al. Erosive papulonodular dermatosis associated with topical benzocaine: a report of two cases and evidence that granuloma gluteale, pseudoverrucous papules and Jacquet's erosive dermatitis area a disease spectrum. J Am Acad Dermatol, 2006, 55(Suppl. 5): S74–80.

[5] Dytoc M, Fiorillo L, Liao J, et al. Granuloma gluteale adultorum associated with use of topical benzocaine preparations: Case report and literature review. J Cutan Med Surg, 2002, 6: 221–225.

[6] Enembe O O, Jos H V, Jani H R, et al. Topical antifungals for seborrhoeic dermatitis. Cochrane Database Syst Rev, 2015, (4): CD008138.

[7] Küry S, Kharfi M, Kamoun R, et al. Mutation spectrum of human SLC39A4 in a panel of patients with acrodermatitis enteropathica. Hum Mutat, 2003, 22(4): 337–338.

[8] Alston R D, Tatevossian R G, McNally R J, et al. Incidence and survival of childhood Langerhans cell histiocytosis in Northwest England from 1954 to 1998. Pediatr Blood Cancer, 2007, 48(5): 555–560.

[9] Drucker C. Update on topical antibiotics in dermatology. Dermatol Therapy, 2012, 25: 6–11.

[10] Heath C, Desai N, Silverberg N. Recent microbiological shifts in perianal bacterial dermatitis: Staphylococcus aureus predominance. Pediatr Dermatol, 2009, 26(6): 696–700.

第六十三章 新生儿腹股沟疝与鞘膜积液

概述

腹股沟区肿胀是儿科最常见的畸形之一，大多数与睾丸的异常下降和鞘状突未闭合有关。其中，最常见的先天畸形为腹股沟疝和鞘膜积液。腹股沟疝和鞘膜积液都是新生儿、婴儿最常见的疾病，也是（儿）外科医师常遇到的疾病。腹股沟疝在早产儿中发病率更高，因为近年来不孕不育症以及重症新生儿治疗的进展，早产儿的存活率在增加，间接引起新生儿腹股沟疝的发病率也在增加。早产儿更常见，发病率可达到30%，1%～3%男患儿同时伴有睾丸下降不全，在1岁之前最为常见[1-2]。在女性婴儿中，腹股沟疝大多含有卵巢，有或没有输卵管。在胚胎发育的过程中，腹股沟疝和鞘膜积液有共同的起源，临床表现也极为相似，尤其是它们也可能在同一个患儿身上出现，为临床医师的鉴别诊断带来了极大的挑战。但是，准确的鉴别诊断是至关重要的，因为对不同疾病而言，治疗过程和结果有很大差异。新生儿腹股沟疝大多是由儿科医师和儿外科医师在患儿病史（由家长提供）和临床检查的基础上诊断的。一旦确诊，外科手术是推荐的最常用的治疗方法。然而，新生儿期选择手术治疗对麻醉和手术带来了很大的挑战。新生儿在围术期机械通气时，小潮气量的变化可能会诱导肺损伤而且过量的氧气对机体也是有害的。因此，以下我们从发病机制、临床表现、诊断、治疗几个方面对二者做进一步的探讨和研究。

定义

新生儿腹股沟疝

新生儿腹股沟疝是因新生儿腹肌发育不全，腹鞘膜突在出生前后未闭合，造成小肠可经未闭的鞘状突落入阴囊形成一个可复性肿块，开始肿块较小，仅在婴儿咳嗽、便秘、啼哭、站立、行走时出现，平卧或用手按压时肿块可自行回入腹腔。随着疾病的发展，肿块可逐渐增大，自腹股沟下降至阴囊内或大阴唇，行走不便，并伴有疼痛。肿块呈椭圆形，上端狭小，下端宽大。大多数新生儿腹股沟疝都是斜疝。只有1.0%～4.6%的儿童腹股沟疝为直疝[3]。

新生儿鞘膜积液

新生儿鞘膜积液为先天性鞘膜积液，是指由于腹鞘膜突在出生前后未闭合而形成的鞘膜腔内液体积聚、扩张而形成梨形的囊腔。包括睾丸鞘膜积液、精索鞘膜积液、混合型鞘膜积液等。在新生儿和婴儿中，几乎所有的鞘膜积液都是先天的，来源于鞘状突。正常鞘膜腔内液体量1～2 ml。在男孩中，鞘膜积液也有可能来自炎症、肿瘤、创伤及扭转的睾丸[4]。新生儿恶性鞘膜积液罕见。有部分先天性鞘膜积液患儿因鞘膜腔与腹膜腔有相通的管道而形成交通型的鞘膜积液，表现为液体能随体位的改变从鞘膜腔来回流动，临床常出现阴囊时大时小的变化。长期的慢性鞘膜积液因张力大而对睾丸的血供和温度调节产生不利影响，严重者引起睾丸萎缩，影响患儿生育能力。

发病和年龄

最新的研究表明，先天性腹股沟疝的发病率与年龄相关，在早产儿中发病率最高，其中出生体重为500～750 g的早产儿中可达60%，而且有超过30%概率发生双侧腹股沟疝。出生体重低于1 000 g的婴儿有接近1/3的患儿会发展为腹股沟疝[5]。儿童腹股沟疝总的发病率为0.8%～4.4%，绝大多数发病年龄在1～5岁[6-8]。先天性鞘膜积液在男性新生儿中多见，大约有5%男性婴儿出生时就有鞘膜积液，90%的婴儿在2岁以前自然消失[5]。有研究表明，最开始的腹股沟疝在左侧或者年龄越小时，单侧腹股沟疝的患儿有7%～10%更高的风险发展成为双侧腹股沟疝[9,10]。女孩偶有鞘膜积液称为Nück囊肿[4]。

性别和偏重

循证医学研究表明，先天性腹股沟疝在男孩中的发病率为女孩的7～10倍[11,12]。在患病的男孩中，大约90%腹股沟疝患儿都为单侧，右侧多见[7,8]。发生在右侧的占60%～70%，左侧的占20%～25%，双侧的占5%～10%[5]。鞘膜积液患儿一般都为男性。

家族史和环境

据报道，先天性腹股沟疝有一定的遗传因素，家族性发病率更高。就种族和地理环境方面而言，发病率没有显著差异。鞘膜积液与此类似。

发病机制

胚胎发育的第7周睾丸开始分化，引带也开始出现，它起源于睾丸插入到腹壁的前腹膜即以后的腹股沟管。胚胎早期，睾丸位于腹膜后L_2～L_3旁，在第3～7个月的时候，鞘状突穿过腹股沟管延长，引带缩短慢慢牵拉睾丸下降。同时在未来的腹股沟管内环处带动腹膜、腹横筋膜以及各层肌肉经腹股沟管逐渐下移，并推动皮肤而形成阴囊，随之下移的腹膜形成一环状鞘状突。第36～40周，睾丸会降到阴囊，逐渐消失，关闭腹股沟管内环。然而如果这个环不关闭或关闭不全，远端部分的鞘状突仍然存在，环闭塞失败导致了先天性腹股沟疝和鞘膜积液。未闭合的鞘状突成为疝囊，形成先天性斜疝；鞘膜腔内液体积聚、扩张就会形成梨形的腔囊而发展成为鞘膜积液。左侧睾丸下降至阴囊以及鞘状突的关闭均早于右侧，也导致右侧有更高的腹股沟疝及鞘膜积液发病率。

临床表现

◆ 新生儿腹股沟疝

最常见的临床症状是腹股沟区、阴囊或者阴唇区的一个可复性肿块，开始肿块较小，仅在婴儿咳嗽、便秘、啼哭、站立、行走等腹压增高时出现，平卧休息或用手按压时肿块可自行回入腹腔。随着疾病的发展，肿块可逐渐增大，自腹股沟下降至阴囊内或大阴唇，行走不便，并伴有疼痛。肿块呈椭圆形，上端狭小，下端宽大。年长儿可能会有腹股沟区隐痛，在严重时，可能有嵌顿疝发生。

12%～17%腹股沟疝患儿有发生嵌顿的风险，多数在12个月以下的婴儿中，常发生在强力劳动或排便等腹内压骤增时[13,14]。临床上常表现为疝块突然增大，并伴有剧烈疼痛。平躺或用手推送肿块不能使之回纳。肿块紧张发硬，且有明显触痛。嵌顿的疝内容物如果为大网膜，局部疼痛常较轻微；如为小肠，不但局部疼痛明显，还可伴有阵发性腹部绞痛、恶心、呕吐、腹胀等机械性肠梗阻的症状。疝一旦嵌顿，自行回纳的机会较小；多数患儿的症状逐步加重，如不及时处理，将会演变成为绞窄性疝。

◆ 新生儿鞘膜积液

新生儿鞘膜积液表现为阴囊或精索部位囊性肿物，一般无全身症状，多由患儿家人发现一侧腹股沟或阴囊肿块，或两侧的局部肿块，生长较慢。一般无不适感，大小可有很大差异，多数为卵圆形，鞘膜积液多数为单侧性，体积增大时常伴发感染，有时鞘膜积液表面张力较大很难触诊。先天性鞘膜积液在平卧时，挤压积液可以使之逐渐缩小甚至完全消失。当肿块较大者时，可有坠胀隐痛感。由于鞘突管比较细小，流入未闭鞘膜腔内的液体不容易倒流回腹腔，因此肿块没有明显大小变化。如未闭鞘突管口较粗时，一夜平卧后，晨起可见肿块缩小。有临床研究表明，在发生嵌顿疝后，睾丸鞘膜积液发生率明显更高，具体原因尚不清楚，可能与睾丸周围严重炎症感染有关。

诊断

新生儿腹股沟疝

诊断主要靠临床表现，患儿有腹股沟区膨胀性肿块，在哭闹或者排便等腹压增高的情况下更明显。辅助检查超声也可以协助诊断。超声在腹股沟疝的诊断中起很重要的作用，不仅能诊断腹股沟疝也能准确地观察到疝内容物、血管的活性状态，有效排除绞窄疝。彩色多普勒超声可以鉴别嵌顿疝和绞窄疝，后者血管显示不清，需要立即手术。诊断困难者可采用疝造影术。

新生儿鞘膜积液

诊断主要靠临床表现和检查，在腹股沟或阴囊区有边界清楚的囊性包块，无明显蒂柄与腹腔相连，部分病例挤压后张力可减低但体积并无变小，透光试验阳性即可诊断。超声检查也辅助诊断。新生儿腹股沟疝常与鞘膜积液鉴别诊断。

治疗

新生儿腹股沟疝

普遍认为，6个月以内的婴儿在生长过程中，腹肌逐渐强壮，部分有自愈可能，可以采用疝带以及适当的护理帮助自愈；6个月以上的婴儿需要及时进行疝手术彻底治疗。

最新的研究表明，除少数婴儿外，腹股沟斜疝不能自愈，且随着疝块增大，必将影响活动和治疗效果，而且有可能发生嵌顿和绞窄而威胁患儿的生命安全，因此，等待自愈是不推荐的。

1. 非手术治疗

疝带疗法：对有严重疾病不适宜手术的新生儿患者，可以尝试采用疝带疗法，压迫内环和腹股沟部，进而阻止疝内容物疝出，等待腹膜鞘状突在出生后继续闭塞，以期增加疝“愈合”的机会。

嵌顿疝：若患儿出现嵌顿疝，症状较轻且无腹膜刺激症状，可以尝试手法复位，既往研究表明，80%嵌顿疝可以通过手法复位，但由于复位后有接近15%的再次嵌顿的概率，所以建议在肠水肿消失后24～48小时进行手术，若手法复位不成功应紧急手术[15,16]。

2. 手术治疗

目前，关于新生儿腹股沟疝手术治疗的具体时机尚未有一个明确的界定。早期修复有围术期的风险而延迟修复有发生嵌顿的风险。据报道，嵌顿疝在延迟修复患儿的发病率为0～41%，而早期修复需要术后呼吸道支持的达到38%[17]。关于早期还是延迟修复手术对患儿的影响结果的对比研究尚未有结论。最新的循证医学研究表明，延迟手术患儿有9.5%的发生嵌顿性疝的概率，在前6个月之内发生嵌顿的风险可高达60%；早期手术的患儿在1年内有更高的再次手术概率[17,18]，故愈来愈多的学者主张尽早手术为宜。

目前的指南建议是早期行修补手术，但应该控制好患儿发生术后并发症的风险。新生儿一旦诊断为腹股沟疝，在婴儿机体情况稳定、无严重疾病不适宜手术时，均应尽早接受手术治疗。极低出生体重儿应该给予密切的临床观察，至少持续到术后早期。患儿一旦出现绞窄疝，应立即手术。

手术方式可以采用疝囊高位结扎术，是临床上婴幼儿疝最常用的手术方式。近年来随着腹腔镜的普及使用，与传统手术相比，腹腔镜手术切口小，损伤小，并发症少，恢复快，不留瘢痕，患儿家长更愿意接受。最新的研究观点是，采用微创手术，腹腔镜下腹股沟斜疝高位结扎术，复发率更低，适用于婴儿腹股沟疝的治疗[19,20]。

术后可能会有阴囊水肿或血肿，多在术后第2天发生，应立即打开切口，清除血肿，止血引流，缝合切口，全身应用抗生素，防止继发感染。

斜疝复发：可因手术过程操作不规范，术后切口感染等引起复发，复发率为1%～2.5%，嵌顿疝术后复发率较高[8]。

少数会有肠管坏死、睾丸萎缩等并发症，不过有文献表示3月龄以内的患儿手术不增加睾丸萎缩的风险[21]。

◆ 新生儿鞘膜积液

有非手术治疗和手术治疗两种方法，但以手术治疗最安全可靠。单纯穿刺排液，因未处理未闭鞘突管，难以达到治愈的目的。而向鞘膜腔内注入某些药物如乌拉旦、氢化可的松、尿素、酒素、四环素、石炭酸等，也有部分疗效，但这些药物有可能经未完全闭塞的鞘突管流入腹腔引起化学性腹膜炎，而且药物引起的组织学反应对尚在发育中的小儿睾丸是否会造成远期损伤尚不清楚，不宜采用。

手术是唯一的治疗方法，仅行鞘状突高位结扎即可以完成治疗目的，方法简单，效果可靠，复发率极低。若囊肿张力高，应尽快手术，以避免睾丸萎缩。目前对于鞘膜积液的治疗，应根据患儿年龄的大小，积液的多少和发病原因采用不同的治疗方法。

1. 非手术治疗

（1）观察疗法：小于2岁婴儿，轻度鞘膜积液，一般不需治疗。如婴儿时期含少量液体的鞘膜积液，多数可以在2岁前自行吸收[19]，所以不宜急于手术。

（2）穿刺抽液：若2岁后尚不消失，则行穿刺抽液，适用幼儿或拒绝手术及手术有禁忌者。此法一般均要复发，并有易发生感染等弊病，是一种对症姑息疗法[22]。

（3）注射治疗：有文献表示，在抽液后向鞘膜腔内注射具有刺激性药物，如曲安奈德、鱼肝油酸钠等，抑制炎性反应，使发生炎性粘连，以消灭鞘膜腔[23,24]。不过，药物有可能经未完全闭塞的鞘突管流入腹腔引起化学性腹膜炎，易导致粘连，形成多房性鞘膜积液，给手术治疗带来更多的困难。

2. 手术治疗

若新生儿鞘膜积液量较多或者量增加较快，或者患儿年龄大于2岁，应及时手术治疗。手术是根治的最佳方法，即进行高位结扎翻转术。精索鞘膜积液可将积液的包囊完整剥除。如剥除困难，亦可剪开囊壁，做翻转缝合术。睾丸鞘膜积液的有效手术方法是鞘膜切除翻转缝合术。

预后

新生儿腹股沟疝预后良好，手术治疗复发率很低，不过嵌顿疝有一定复发率，患儿生长发育基本不受影响。新生儿鞘膜积液经治疗后一般预后良好，不影响生殖[14,15]。若鞘膜内长期积液或积液量较多，内压增高，而使睾丸缺血，睾丸生精功能不良，有可能导致不育。

小结

新生儿腹股沟疝和鞘膜积液都是新生儿、婴儿最常见的疾病，尤其是早产儿更常见，发病率可达到30%，它们均是由于腹鞘膜突在出生前后未闭合而导致的疾病。

新生儿腹股沟疝常见的临床表现为腹股沟区有膨胀性的隆起史，在患儿哭闹、排便等腹压增高时更明显。诊断主要靠临床表现和超声辅助诊断，诊断困难者可行疝造影术。治疗原则是确诊后无手术禁忌时尽早手术，可行腹股沟疝囊高位结扎术，也推荐行腹腔镜下腹股沟疝结扎术，术后切口小、无瘢痕、并发症少、恢复快。新生儿有严重疾病、不适宜手术的可尝试疝带疗法。

先天性鞘膜积液在男性新生儿中多见，多数可以在2岁前自行吸收，所以不宜急于手术。若积液量较多或增多较快，或患儿年龄大于2岁，应及时手术，可采用高位结扎翻转术。新生儿腹股沟疝和鞘膜积液虽然临床表现相似，但治疗方法和结果不同，在临床上要注意对二者的鉴别诊断，根据患儿的具体情况，对症治疗，采取安全有效的方法。

（陈 杰）

参・考・文・献

[1] Erdoğan D, Karaman I, Aslan MK, et al. Analysis of 3, 776 pediatric inguinal herniaand hydrocele cases in a tertiary center. J Pediatr Surg, 2013, 48: 1767-1772.

[2] Karadeniz C K, Ergelen R, Colak E, et al. Inguinal Hernia Containing Uterus, Fallopian Tube, and Ovary in a Premature Newborn [J]. Case Reports in Pediatrics, 2015, 2015: 807309.

[3] Ein SH, Njere I, Ein A. Six thousand three hundred sixty-one pediatric inguinal hernias: a 35-year review. J Pediatr Surg, 2006, 41: 980-986.

[4] Sameshima Y T, Yamanari M G, Silva M A, et al. The challenging sonographic inguinal canal evaluation in neonates and children: an update of differential diagnoses [J]. Pediatric Radiology, 2016: 1-12.

[5] Khoo A K, Cleeve S J. Congenital inguinal hernia, hydrocoele and undescended testis [J]. Surgery, 2016, 34(5): 226-231.

[6] George E K, Oudesluysmurphy A M, Madern G C, et al. Inguinal hernias containing the uterus, fallopian tube, and ovary in premature female infants [J]. Journal of Pediatrics, 2000, 136(5): 696-698.

[7] Tanwani R, Maheshwari M, Patel M, et al. A Study of Inguinal Hernia in Infants and Children. Ann. Int. Med. Den. Res, 2017, 3(1): SG24-SG26.

[8] Erdoğan D, Karaman I, Aslan M K, et al. Analysis of 3, 776 pediatric inguinal hernia and hydrocele cases in a tertiary center. J Pediatr Surg, 2013, 48: 1767-1772.

[9] Kokorowski P J, Wang H H S, Routh J C, et al. Evaluation of the contralateral inguinal ring in clinically unilateral inguinal hernia: a systematic review and meta-analysis. Hernia, 2014, 18: 311-324.

[10] Ron O, Eaton S, Pierro A. Systematic review of the risk of developing a metachronous contralateral inguinal hernia in children. Br J Surg, 2007, 94: 804-811.

[11] Ravikumar V, Rajshankar S, Hareesh R, et al. A clinical study of the management of inguinal hernias in children on the general surgical practice, Journal of Clinical and Diagnostic Research, 2013, Vol-7(1): 144-147.

[12] Dinesh L Jadhav, Manjunath L, Vikas G Krishnamurthy. A study of inguinal hernia in children. Int J of Science and Research, Dec 2014, Vol3 (12): 2149-2155.

[13] Schochat S J. Inguinal hernias. In: Behrman R E, Kliegman R, Jenson H B, et al. Nelson's textbook of pediatrics, 16th edn. W. B. Saunders Company, Philadelphia, 2000: 1185-1188.

[14] Copp H, Shortliffe L. Undescended testis and testicular tumors. In: Holcomb Ⅲ G, Murphy J, editors. Ashcraft's Pediatr. Surg. 5th ed. Philadelphia, PA: Saunders Elsevier, 2010: 676-686.

[15] Koivusalo A, Pakarinen M P, Rintala R J. Laparoscopic herniorrhaphy after manual reduction of incarcerated inguinal hernia. Surg Endosc, 2007, 21(12): 2147-2149.

[16] Sameshima Y T, Yamanari M G, Silva M A, et al. The challenging sonographic inguinal canal evaluation in neonates and children: an update of differential diagnoses [J]. Pediatric Radiology, 2016: 1-12.

[17] Sulkowski J P, Cooper J N, Duggan E M, et al. Does timing of neonatal inguinal hernia repair affect outcomes? [J]. Journal of Pediatric Surgery, 2015, 50(1): 171-176.

[18] Prato A P, Rossi V, Mosconi M, et al. Inguinal hernia in neonates and ex-preterm: complications, timing and need for routine contralateral exploration [J]. Pediatric Surgery International, 2015, 31(2): 131-136.

[19] Esposito C, Escolino M, Turrà F, et al. Current concepts in the management of inguinal hernia and hydrocele in pediatric patients in laparoscopic era [J]. Seminars in Pediatric Surgery, 2016, 25(4): 232-240.

[20] Abdalrazek M, Alsherbiny H, Mahfouz M, et al. Laparoscopic pediatric inguinal hernia repair: a controlled randomized study [J]. Journal of Pediatric Surgery, 2017, 52(2): 1539-1544.

[21] Wright N J, Davidson J R, Major C, et al. The management of boys under 3 months of age with an inguinal hernia and ipsilateral palpable undescended testis [J]. Journal of Pediatric Surgery, 2017, 52(7).

[22] 金志斌，陈进，杨建，等.高频超声对诊断急性蜂窝组织炎的效果研究[J].中国现代医师，2010，48(15)：62-63.

[23] 吴忠亮，莫立显，张武坤，等.两孔腹腔镜结合曲安奈德治疗小儿腹股沟疝合并鞘膜积液43例临床分析[J].中外医疗，2016，35(1)：92-94.

[24] 李军.微小切口治疗小儿腹股沟疝68例分析[J].中国药物与临床，2012，12(8)：721.

第六十四章
新生儿胆道闭锁

概述

胆道闭锁（biliary atresia，BA）是一种病因不明累及肝内和肝外胆管，表现为胆道进行性纤维化炎症，肝外胆道梗阻，最终导致肝硬化，大部分患儿需要肝移植。胆道闭锁在亚洲人群相对发病率高。临床特点主要表现为生后2周以上黄疸不退，陶土便，尿色深。有证据支持胆道闭锁在出生前患病，出生后病情进展，但病因不清。如果不治疗则发展为肝硬化，肝功能衰竭，在2～3岁死亡。葛西手术（肝门空肠吻合术）在新生儿和婴儿早期仍然是首选治疗方式。对于肝功能衰竭，终末期肝病，葛西手术失败者，肝移植是唯一救治的手术方式。

历史回顾

人类在认识胆道闭锁疾病过程中经历了漫长的道路。1892年，Thomson在爱丁堡医学杂志中发表文章将胆道闭锁界定为一种特有的疾病实体。Holmes回顾了所有已经报道的病例，于1916年提出了可纠治型和不可纠治型的疾病分类。目前该术语已经很少应用。Ladd于1928年报道了首例可纠治型胆道闭锁手术成功[1]。

1955年日本医师Kasai[2]（葛西）完成了首例72天女婴不可纠治型胆道闭锁肝门空肠吻合术，从此给不可纠治型胆道闭锁的治疗带来了新的希望。尽管该主张最初遭到怀疑，但经过漫长的实践，最终被小儿外科界肯定。1963年Starzl[3]首先介绍了肝移植术，它成为最初肝门肠吻合术治疗失败和那些进展为终末期肝病的患儿补救治疗的最终手段。随着减体积活体器官的提供，胆道闭锁患儿的治疗得到更大提升。1977年Leape L L[4]报道尝试腹腔镜对胆道闭锁行胆道探查，目前腔镜探查被我国大多数医院采纳。2002年Esteves E[5]报道腹腔镜下行葛西手术。目前对于腹腔镜葛西手术的预后和疗效仍然存在争论。我们经验认为腔镜手术对于肝门部纤维板的充分显露和切除相比较开腹手术困难和不充分，长时间气腹对于肝功能异常的小年龄婴儿的可能导致不利影响，因此目前不建议完全腹腔镜下葛西手术。

对于胆道闭锁从病因发病到诊断治疗的认识目前仍然有很多未知需要探索，还有很多争论等待阐明。

分型及流行病学

◆ 分型

目前国际上常用的胆道闭锁分型主要有两种，一种为日本的葛西分型[6]，主要通过肝外胆道闭塞的解剖部位进行分类，先按照肝外胆道闭锁近端闭锁水平分为三大型，Ⅰ型闭锁在胆总管，Ⅱ型闭锁在肝总管，Ⅲ型闭锁在肝门部，依据近端肝门部胆管及远端胆总管形态分多个亚型（图64-1）。另一种分型为英国学者Davenport[7,8]的分型，以病因发

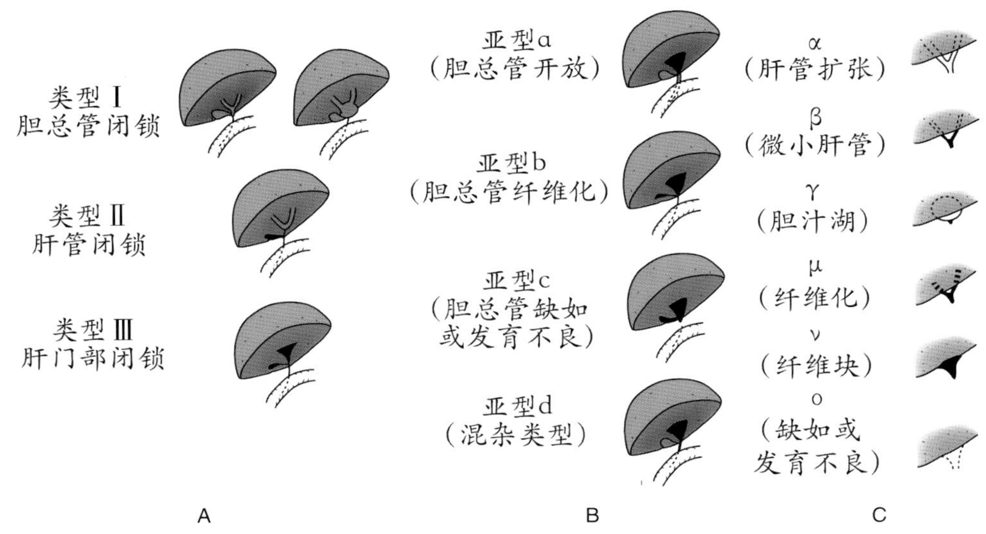

图64-1 日本葛西分型

病为基础。1型为综合征型BA和伴随畸形，包括伴随的综合征（如：多脾综合征-BASM；猫眼综合征）以及随机发生的畸形（食管闭锁，空肠闭锁等），此类型女性发病占优势。2型为囊肿型BA，肝外胆道间存在囊性病变。女性发病占优势。3型为巨细胞病毒（CMV）相关BA，患儿血清学CMV-IgM抗体阳性，推测在围生期感染可能。4型孤立型BA，是病例数最多的组，但是在临床表现，炎症程度和胆树闭塞部位上的变异远远高于同质性。美国学者的研究发现BA患儿生后3天血清直接胆红素均高于正常，包括孤立型患儿，间接说明胎内受累已经存在可能[9]。因此将英国学者分型做了调整（表64-1）[10]。

对于葛西分型，临床应用中仍然存在争论和疑惑。Nakamura[11]及同事发表文章对于采用30° 10 mm腹腔镜下葛西手术的患儿，通过调节腔镜窗宽缩进可以较容易看到肝门区开放的胆管腔及尺寸，该组病例83.3%在镜下观察到小胆管，这些患儿均为葛西Ⅲ型，术后退黄率达86.7%。因此提出依据腹腔镜对肝门部胆管尺寸观察来分型的方法。我院临床实践中Ⅲ型BA开腹葛西手术患儿较多病例退黄速度快，术后胆流量高，因此对于Ⅲ型BA不能按照传统的不可纠治型的思想认为该类分型预后一定差。

表64-1 胆道闭锁表型分类

BA表型	发病率和疾病特点
Ⅰ.孤立型	占80%，出生后无黄疸期不同变异，无其他重大先天性畸形
CMV感染	发病比率依据地理和检测方法而不同，葛西手术疗效差
Ⅱ.先天性畸形	10%～20%患儿至少有一种重大先天性畸形，黄疸发病早，葛西手术疗效差
a.多脾综合征	1%～10%的患儿伴随单侧缺陷（多脾/无脾、内脏异位、中线肝、下腔静脉中断、肠旋转不良、十二指肠前门静脉、先天性心脏病），葛西手术疗效差
b.BA伴随不同重大畸形（非单侧缺陷）	5%～10%患儿伴有重大心血管，胃肠和泌尿生殖器畸形与单侧缺陷无关
c.囊肿型	8%患儿可能与多脾综合征并发，相较上述伴随畸形组葛西手术疗效较好

◆ 流行病学

BA发病率在西方国家估计在（0.5～0.8）/10 000活产儿，中国台湾地区总体发病率在1.5/10 000。Wada等报道日本一个区域研究的发病率为1.1/10 000。法属波利尼西亚发病率在2.6/10 000。BA在全球发病率的变异，也可能是由于在诊断时间或监测方法，种族、人种或遗传因素，环境因素，感染源不同导致的差异。除了地域不同发病率变异外，有报道对于同一地域不同时空存在变异。Lin等发现中国台湾地区在2004—2009年BA发病率存在下降趋势，推测可能是由于社会经济地位的提高或增加了轮状病毒疫苗的应用和供应有关。而Wada等发现在1985—2004年期间日本兵库县BA发病率没有时空变异。Yoon等发现在亚特兰大等大城市也同样不存在时空变异。因此是否BA存在空间发病率变异仍然不能定论，需要更多更大的时空变异研究数据支持[12]。

1. 危险因素

种族，人种不同发病率变异已经被多个研究证实。Yoon等发现在亚特兰大，BA在非白种人间存在更高发病率（尤其是黑种人）。The等对比非西班牙黑人较非西班牙白人婴儿发病率高。研究显示BA在中国台湾地区，日本和密克罗尼西亚地区存在更高发病率。尽管原因可能是遗传因素，饮食和营养或其他文化活动，或者由于临床诊断实践，监测方法或其他因素的差异导致。性别差异导致发病率不同的证据尚未定论。多个研究显示BA在女性中发病率更高。而瑞典的一个研究显示BA发病率在男婴和女婴间分别为0.8/10 000和0.6/10 000，男孩比女孩发病率高，但没有统计学意义（$P<0.06$）。仍然需要进一步研究证实性别与BA相关性。几个研究者分析了出生季节与BA发病率相关性，大多数研究显示二者无关。Yoon等报道在亚特兰大冬天BA（12月至次年3月）发病率较夏天（4月至7月）升高。Jimenez-Rivera对BA国际发病率和结果进行系统性回顾研究，结论是证据不支持季节性作为发病的一个因素。尽管有研究BA与母亲年龄较大的相关性，但结果尚无定论。抽烟似乎不是BA的危险因素。对于BA母亲生产史，教育程度，社会经济地位与BA相关性的研究文章报道有限[12]。

BA发病率在早产儿（<37孕周）中更高。Yoon等研究白人婴儿中BA发病在足月低体重儿相对正常体重儿中更高。大多数BA发病是孤立性或者与肝胆畸形相关，被归类为序列事件。BA伴有其他系统畸形的少见，偶尔BA与染色体畸形伴发被报道。按照（1997—2002）美国出生缺陷预防研究对胆道闭锁危险因素的分析，BA更容易是早产儿，非西班牙裔黑人母亲，春天怀孕比冬天怀孕易于患病。非综合征型BA，在美国占85%；伴有单侧性缺陷的综合征型BA和脾脏畸形，占10%；BA至少伴有一种畸形但不伴有单侧性缺陷者，占5%[13]。最近的一篇中国大陆报道综合征型BA发病率较西方国家低（分别为0.5%和6.5%～10.2%）[14]，原因不清楚，但表明环境或遗传因素可以影响综合征型BA发病率。

2. 自然界其他物种胆道闭锁

自然界当中存在八目鳗（又称为七鳃鳗）中肝脏发育过程中胆道自然闭锁模型，这种鳗鱼样的寄生虫似的鱼将它们的牙齿固定在过路的鱼的皮肤上，吮吸它们的血液。尽管它们要处理富含血红蛋白的食物，但不需要肝内及肝外胆道而生长良好。在它们从幼年到成年期蜕变过程中，最初存在的肝内胆道通过凋亡消失，胆囊也消失，但它们血清胆红素或胆盐水平没有变化。取而代之的是一个特殊的方式，牛磺酸结合胆盐直接从小肠黏膜合成及分泌，通过肾脏排泄增加[15, 16]。该模型成为研究胆汁淤积的重要模型。

BA曾经在商业农场的暴发被记载。澳大利亚新南威尔士布林乔克水坝，孕羊在大坝周围放牧，1964年是一个特殊的热而长的夏天，由于水位下降，水坝浅滩淤泥显露，被用作农场主放牧的地点，一种特殊的红色杂草（dysphania glomulifera subsp. glomulifera）生长茂盛，之后出生的几乎200只羊羔生后患BA，20世纪80年代出现同样的疾病暴发[17]。Michael Pack是一个采用斑马鱼研究肝脏和胆道发育的科学家关注到这个事件。斑马鱼基因组操作很容易被追踪，幼体是透明的，在受精后5天即有一个完全发育的胆道系统，其胆道系统可以通过摄入脂质显影剂产生荧光。可以用于查找潜在的肝脏毒素混合物的作用效果[18]。从红色杂草中进一步分离的多种异黄酮，发现其中一种称作Biliatresone，可以导致鱼类后代胆道发育不良[19]。之后采用新生小鼠模型显示该毒素没有种属特异性，也可能使得暴露在这种毒素中人类母亲所生的后代患BA。尽管与导致BA的杂草完全不同，相似的混合物和无毒前体比如甜菜素被发现在相同的植物食物中，如糖用甜菜，甜菜根和Chard（供食用的甜菜）。在动物界中BA暴发的流行病学研究导致了BA病因学的重大发现[8]。

总之，BA流行病学显示区域性发病率变异，在非西班牙黑人母亲的婴儿中及女性婴儿中发病率有增加。母亲年龄可能增加BA发病率。发病率在早产儿和低出生体重儿中也相对较高。可能由于庞大的人口有限的监测数据，目前全球仍然没有详细的BA描述性流行病学研究。

病因学及胚胎学

许多病因发病理论及假说被提出，包括遗传突变，毒素作用，病毒感染和自体免疫调节过程，缺血等因素。胆道闭锁在出生时均发现有轻度直接胆红素升高，使得研究者们提出是否BA起源于宫内发育期[20]。

◆ 遗传影响

胆道闭锁被认为是一个复杂的疾病模型，是环境因素和遗传易感性之间相互作用的结果。目前为止遗传因素在这个复杂疾病中的作用的信息量是有限的。同卵双胎均患病说明不是以孟德尔方式遗传，家族发病的报道支持更高的基因易感性理论[12]。基因组研究尝试寻找易感基因位点，10q24被认为与BA强烈相关[21]。2q37.3被认为是一个潜在的易感基因区域[22]。BA另一个遗传学方面的研究是炎症反应，研究显示与炎症相关的遗传学因素导致病毒或毒素反应持续发生，与miRNAs在疾病进程中的作用有一定相关[23]。Xiao及同事的研究显示miRNA miR200-b在BA患儿中表达上调[24]。

采用先进的全基因组关联分析（GWAS）技术，一组来自中国的BA的单核苷酸多态性（SNP）基因型分析显示，发现与BA高度相关的SNP位点rs17095355，位于染色体10q24[25]。在这个SNP区域内的一个基因是内收蛋白3（*ADD3*）。一个来自美国的研究分析了这个遗传区域，确认*ADD3*和BA相关[26]。*ADD3*在肝细胞和胆道上皮中表达，缺乏*ADD3*可能引起的肌动蛋白和肌凝蛋白过量沉积，导致胆道纤维化。多个个案报道已经发表确认BA伴随先天性寻常型鱼鳞病[27]，甲状旁腺功能减退，神经性耳聋，肾发育不良综合征（*GATA3*基因单倍体剂量不足）[28]，胃肠道畸形（气管食管瘘和十二指肠闭锁）[29]。最近*FOXA2*单倍体剂量不足合伴多态性，在综合征型BA中发现导致NODAL表达降低。*FOXA2*缺失被认为导致患儿下腔静脉中断和腹腔内脏异位，而NODAL多态性理论上促使BA的发生[30]。这些研究表明在非常罕见的综合征型BA和合伴其他畸形的BA中，遗传突变可能导致胆道发育缺陷。

与BA相关的遗传综合征包括[12]：Mitchell-Riley综合征（*RFX6*基因突变），猫眼综合征（22q11），Zimmermann-Laband综合征（KCNH1突变），范科尼贫血互补群Q（*ERCC4*基因突变）。

与BA相关的非遗传综合征包括[12]：Martinez-Frias综合征，Lambert综合征，Buenos Aires精神发育迟缓综合征。

◆ 毒素

美国费城儿童医院研究组报道了新的胆管细胞毒素（Biliatresone）与BA相关[31]。如前所述，Biliatresone的发现与澳大利亚牲畜BA暴发有关。研究显示Biliatresone导致斑马鱼肝外胆道系统破坏，也可以导致培养的新生小鼠肝外胆管细胞纤毛丧失，表明毒素诱导的纤毛病变导致了BA发病。继续的研究显示Biliatresone降低了谷胱甘肽和SOX17，导致胆管细胞顶端极性破坏和单层完整性丧失[32]。人类新生儿胆道体外培养采用毒素处理后显示管腔破坏和纤维化。这个令人兴奋的潜在的毒素发现作为BA病因学的轰动事件衍生了进一步的研究。

◆ 病毒感染

1974年Benjamin Landing首先提出BA和其他婴儿梗阻性胆管疾病由于病毒感染肝脏和肝胆管系统导致[33]。多个病毒包括呼肠病毒[27-37]，轮状病毒和巨细胞病毒（CMV）被提出与BA病因相关。轮状病毒诱导小鼠BA模型已经证明在研究胆管损伤发病机制中病毒和炎症的作用非常有帮助。然而诊断时，尝试检测BA血清和肝组织中的病毒产生矛盾的结果。大量的文献分布支持病毒感染作为一个最初BA发病机制的事件与CMV相关。与呼肠病毒和轮状病毒相似，CMV包涵体在肝管上皮中可见得以证明CMV能够感染胆道上皮。CMV与新生儿肝炎，缺血性血管病理，肝内胆管缺乏相关[13,34,35]。最近在中国的一项研究显示，CMV-DNA在BA诊断时检出率60%[36]。在BA伴CMV感染葛西手术后有更高的黄疸比率，胆管炎，肝纤维化程度，表明CMV感染可能与差的预后相关[37]。来自瑞典的Fischler研究显示BA母亲中CMV抗体存在更高阳性比率，婴儿具有更高的CMV-IgM血清阳性率，在现症感染BA中免疫球蛋白沉积在肝细胞毛细胆管膜上的量更大[38]。Brindley等在56%BA中检测到一个有意义的肝记忆T细胞对CMV反应，对比其他肝病患儿，表明BA在之前就存在CMV暴露[39]。Davenport定义了BA基于血清CMV-IgM阳性人群亚类，发现这类BA需要肝移植比率更高[40]。这些研究表明超过60%的BA证明为围生期CMV感染。似乎病毒感染是短期的，导致某些病例不能够检测出病毒。病毒感染胆管细胞可能促成胆管细胞异常的免疫反应，导致进行性胆管损伤和硬化。

◆ 先天性和获得性免疫，以及自体免疫

大量主要的BA发病机制研究聚焦于免疫系统对胆管损伤的作用。图64-2为异常的先天免疫，获得性免疫反应机制。

1. 先天性免疫

先天性免疫对感染，危险信号通过产生快速，无特异性的炎症反应，释放炎症蛋白细胞因子，如TNF-α，IL-1，IL-6。在之后获得性免疫中起关键重要作用。先天性细胞免疫系统包括吞噬细胞，中性粒细胞，树突细胞，自然杀伤细胞（NK），拥有膜结合Toll样受体（TLR），两个受体之一共同称为类型识别受体（pattern recognition receptors，PRR）[41]。胆管上皮也可以表达PRR[42]。PRR识别存在于感染细胞或被其释放的病原体相关分子模式（pathogen-associated molecular patterns，PAMPs）。PAMPs的种类包括细菌脂多糖（LPS），dsRNA，和单链病毒RNA（ssRNA）。每个TLR亚型识别和结合一种特殊的PAMPs。比如LPS被TLR4识别，dsRNA被TLR3识别，ssRNA被TLR7/TLR8识别[43]。研究显示来自坏死细胞的内源性配体（危险信号），还有病原体可以激活TLR信号，该信号作为TLR激活和自体免疫发展之间的连接非常重要[44]。

PRR-PAMP相互作用引起不同种类的炎症介质的合成和释放，最终导致病原体，有时候包括宿主细胞死亡。先天免疫激活状态在BA中被研究。Saito等报道TLRs3，7，8在BA肝脏中上调，TLRs3，7表达与需要移植相关[45]。Huang[46]等研究也显示TLR7 mRNA在胆道闭锁肝脏中表达水平升高，强烈表达于胆管上皮，Kupffer细胞，和中性粒细胞。由于TLR7配体为ssRNA病毒，之后通过信号分子MxA激活1型干扰素。MxA水平异常增加在BA样本中被发现，表明激活了1型干扰素。Harada[47]等证明TLR3表达在BA胆管上皮细胞中，当胆管上皮细胞被dsRNA病毒的一个合成类似物刺激时，TLR3信号通路激活，细胞产生MxA和干扰素-β1，TRAIL（干扰素相关凋亡诱导配体）表达上调，诱导胆管凋亡。因此胆管上皮细胞有能力通过dsRNA virus-TLR3信号通路激活先天免疫，导致胆管细胞凋亡和梗阻。

吞噬细胞在先天性和获得性免疫应答中的功能研究显示在BA诊断时肝脏汇管区吞噬细胞增加，提示预后更差[48]。Urushihara[49]等发现肝脏中

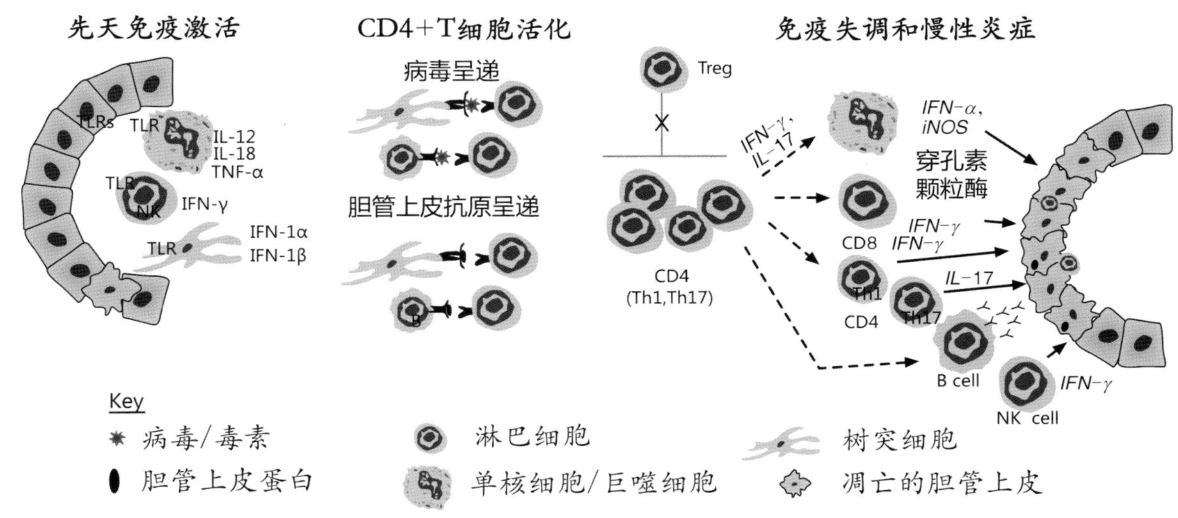

图64-2 胆道闭锁免疫发病机制

瞬时病毒感染胆管细胞导致先天免疫系统激活，旁观者损害胆管细胞。导致慢性炎症状态，胆管特异性自体反应T细胞激活下游效应因子，导致胆管损害发病[13]

Kupffer细胞数量和尺寸增加，使得血清IL-18增加。IL-18（干扰素-γ诱导因子）是一种吞噬细胞来源的细胞因子，与IL-12一起在炎症中促进TH1细胞分化。研究发现BA汇管区吞噬细胞浸润显著增加，显示这些细胞可能产生高水平的TNF-α[50]。吞噬细胞基因遗传多态性分析显示在CD14启动子区域T/T纯合率显著增加，导致CD14表达增加。CD14是一种吞噬细胞表面糖蛋白，识别内毒素（LPS）和激活TNF-α。研究发现CD14多态性与差的预后相关。作者认为通过CD14启动子多态性导致吞噬细胞过度激活，使得过度刺激先天免疫，最终致使胆道损害。一项土耳其研究证实BA患儿中吞噬细胞迁移抑制因子（MIF）-173C等位基因频率增加[51]。MIF是一个多效性淋巴细胞和吞噬细胞细胞因子，在先天免疫中起重要作用。MIF基因启动子多态性与MIF产生过量相关，增加了慢性炎症疾病的易感性[52]。轮状病毒诱导小鼠BA模型中的研究证明NK细胞在胆管上皮损伤中的作用。BA小鼠中NK细胞数量增加，促进了慢性肝脏炎症[53]。NK细胞消耗或者生后立即抗体阻滞它们的Nkg2d受体可以预防轮状病毒感染的新生小鼠黄疸。同样Saxena等发现在小鼠模型和人类中浆细胞样树突状细胞（plasmacytoid dendritic cells，pDCs）显著增加[54]。pDCs产生IL-15，激活NK细胞，导致胆管上皮靶向损害。在轮状病毒感染新生小鼠中pDCs的耗竭可以阻止BA发生。所有这些研究表明持续诱导的先天免疫反应，没有形成耐受，导致BA慢性炎症和胆管上皮损伤。

2. T细胞免疫

获得性免疫包含被重复暴露在病原体或非微生物蛋白（自身抗原）所激活的免疫反应。T效应细胞在获得性免疫中产生细胞因子可以直接损害细胞或者间接通过激活其他免疫细胞导致损害。T细胞反应已经按照产生的细胞因子类型被分类：Th1反应涉及IL-2，IFN-γ和TNF-α，Th17反应涉及IL-17。在过去十几年，许多关注聚集在Th1的作用，最近Th17细胞免疫在BA胆管损伤中作用受到关注。轮状病毒（RV）诱导小鼠BA模型概括了发现在人类疾病中的免疫反应，汇管区CD4+T细胞产生IFN-γ和TNF-α，伴随CD8+T细胞和吞噬细胞浸润[55]。Shivakumar等[56]证明RV感染IFN-γ敲除小鼠与野生型对照相似的方式发展成黄疸，然而77%敲除小鼠胆汁淤积在3周龄时消失，对比75%野生型对照发展为进行性疾病。这项研究强化了免疫反应并不是最初病毒感染在进行性胆道损伤中起作用的论点。在人类BA中，诊断时占优势的细胞免疫反应包含了CD4+和CD8+在汇管区激活，产生Th1细胞因子（IL-2，IFN-γ），吞噬细胞产生TNF-α[57]。这些淋巴细胞已经被发现侵入胆道上皮间，导致肝内胆管变性。

IL-17是潜在的炎症细胞因子涉及许多自体免疫状态疾病发病。在RV诱导的小鼠BA模型中，Klenmann等研究显示γδ-T细胞是IL-17的高产者，阻滞IL-17导致肝脏炎症降低及血清胆红素降低。研究显示来自确诊时BA肝组织IL-17 mRNA水平增加[58]。Lages等研究显示CD4+T细胞对IL-17的产生起主要作用，IL-17刺激吞噬细胞聚集，在小鼠模型中造成胆道损伤[59]。人类组织分析显示产生IL-17高表达T细胞可能与需要肝移植相关。这种触发了人类Th1和Th17炎症反应的煽动事件仍然不清，理论上包括病毒感染和胆管触发自体炎症或自体免疫反应。自体免疫证据已经从小鼠研究中获得，自体反应T细胞触发胆管上皮损伤已经证实。BA小鼠肝脏T细胞过继转移至免疫缺陷受体导致胆管特异性炎症和损伤。这个胆管病理的诱导发生在可探测的转染病毒缺乏时，表明胆管抗原是T细胞靶目标[60,61]。

3. B细胞免疫

B细胞作为抗原呈递细胞和作为免疫球蛋白产生者在慢性炎症状态下的功能。胆管周免疫球蛋白沿着胆管上皮基底膜沉积已经在人类[62]和RV诱导的BA小鼠模型中被证实[60]。Lu等发现了α-结合抗体作为一个自体抗体对在小鼠模型胆管上皮内和人类BA血清中的细胞胞质蛋白起反应。这个48KD酶共享氨基酸序列与RV诱导的蛋白存在相似性，表明分子模拟起作用[63]。进一步将RV感染的B细胞敲除（Ig-α-/-），小鼠免于发展成BA，表明B细胞在疾病发病机制中的重要作用[64]。

4. 自体免疫

在人类，仅有一些间接证据显示自体免疫在胆道闭锁发病机制中的作用。作为归类一种疾病为天然的自体免疫疾病的间接证据包括以下标准，下面为在BA中数据。① 家族自体免疫发病率增加：最近与BA相关流行病学因子分析，44%BA患儿家族成员有自体免疫疾病[65]。② 靶器官淋巴细胞浸润：多个研究证实淋巴细胞浸润围绕和侵入肝内胆管和肝外胆道残余。BA肝脏和肝外胆管残余内TCR-Vβ分析显示T细胞是天然寡克隆，具有有限的TCR-Vβ谱，表明抗原特异性激活[66]。③ 正常胆管上皮表达HLA Ⅰ类抗原而不是Ⅱ类，后者通常仅出现在专业抗原呈递细胞和血管内皮中。来自BA患儿的胆管上皮细胞异常表达MHC Ⅱ类，肝胆管上皮中强烈表达HLA-DR Ⅱ类[67]。与自体免疫最强相关基因之一是HLA基因；然而，目前为止，在BA中没有明确的占优势的HLA基因。一项日本人的研究发现BA和HLA-DR2之间存在相关，伴有高频率的HLAA24-B52-DR连锁不平衡[66]。通过ChiLDReN网络开展的一个大宗研究，分析所有HLA Ⅰ类和Ⅱ类等位基因高分辨率基因型，不能够鉴定出在BA中的优势HLA[68]。④ 对免疫抑制的有利反应。在葛西手术治疗时期，免疫抑制治疗已经被研究用于建立长期胆流。最近的研究显示该方法的使用与否对预后没有显著差异。

5. 免疫失调

CD4+T细胞亚群调控T细胞（Treg）特点为Foxp3转录因子及负责控制T细胞介导的免疫反应，避免健康细胞的旁观者损害。此外，Treg在防止自身免疫性T淋巴细胞激活方面是必要的。在BA中，Treg的数量和功能不足将导致炎症泛滥。BA婴儿在确诊时外周血Treg定量与对照相比显示比例明显缺乏，大多数显著缺乏的BA患儿CMV阳性。在BA小鼠模型研究中，Miethke[69]等报道RV感染的新生小鼠在感染后3天Treg数量降低，对比感染7天大的小鼠显示出生时感染与无能力产生功能性的Treg反应有关。正常Treg过继转移进入RV感染的新生小鼠体内导致存活率增加，降低了胆管靶向炎症[70,71]。一个已知导致Treg失调的原因是Foxp3表观遗传修饰。许多因素影响表观遗传，包括环境触发者和病毒。一个表观遗传调控机制涉及DNA甲基化增加。DNA高度甲基化导致核小体相互紧密包绕，转录因子比如Foxp3不能够与DNA结合，导致基因表达降低。Foxp3基因DNA高甲基化最近在BA婴儿和儿童，及BA小鼠模型中被报道[72]。相反,DNA低甲基化已经被证实在自体免疫性疾病[73]和抑制淋巴细胞分化[74]中起作用。有研究显示BA中IFN-γ基因启动子区域呈低甲基化,CD4+T细胞和IFN-γ mRNA表达水平显著增加。作者结论认为CD4+T细胞中甲基化改变使得IFN-γ产生未加抑制,导致BA中胆管损害。

总之,BA是一个婴儿期灾难性疾病,大多数生存者中具有明显的疾病状态及需要肝移植。BA病因不清;然而,目前的研究显示遗传倾向的相互作用,病毒触发和持续性自身免疫,最终导致胆管损害,纤维化,胆汁性肝硬化。清晰的理解与胆管上皮损害相关的关键作用者将给未来着眼于避免肝内胆管系统持续损害的靶向治疗干预提供框架。

病理学

肝门纤维板病理[1]

纤维胆道残余物的组织病理学检查显示不同阶段的炎症,提示进行性胆管系统破坏。标本偶尔可见管腔为变形的胆管。这种改变的出现表明胆道系统整体开放的丧失是一个逐渐的过程。最终,胆管残余物完全闭塞形成伴有慢性炎症的瘢痕肉芽组织。有研究显示在切除的肝门纤维板中胆管残余物的类型及尺寸与预后相关。

显微镜下肝门纤维残余物横断面可见特殊类型的胆管结构:已经存在的胆管,收集小管和胆管腺体。仅胆小管与肝内胆道系统相连,它是肝门肠吻合术后引流胆汁的潜在管道。如果胆流持续存在,几个月内这些胆小管在肝门处形成内部胆瘘。

肝组织病理[1]

胆道闭锁肝脏组织学检测显示标志性的胆小管增生表现。其他重要诊断特征是胆汁淤积,肝细胞索扭曲,巨细胞转化,灶性坏死和小叶内汇管区纤维化。小叶间区域可见汇管区增宽,肝纤维化,门脉周水肿,细胞浸润和不同程度的胆汁淤积。汇管区肝动脉分支过度增生和肥厚二者是特征性的,其意义仍然不清。当经皮肝活检标本含有足够的汇管区组织时可以可靠的用于诊断胆道闭锁。

胆道系统的病理学改变首先影响了肝内和肝外胆管结构的理论被人们逐渐接受。肝内胆管结构狭窄扭曲,形状不规则。然而一些作者认为肝内胆道系统改变是肝脏发育期间肝外肝管闭塞的继发损害。后者的理论被手术纠治越早预后越好的临床观察结果所支持。肝内胆管受累对病理学和临床非常重要,因为肝内胆管损害程度与肝门肠吻合术后许多疾病发生有关。肝门肠吻合术后肝内胆管受累的预后仍然存在争论。不管病因是什么,结果是相似的,为肝内和肝外胆道闭塞性广泛的胆管病变。

临床上我们确实见到胆道闭锁肝组织学病理异质性非常高,有的患儿在生后1个月内即出现严重的肝内组织学改变,包括汇管区炎症、纤维化等,但有的晚发型BA甚至大于90天,肝组织学纤维化不显著。肝组织学与临床表现,葛西手术预后关系密切,需要大宗病例分层分析研究。

有研究者将肝组织病理分为炎症显著和梗阻显著病理表现,并对比认为炎症显著患儿手术效果较梗阻型差,前者葛西术后可能仍然存在较长的肝组织学进行性变化期,尚需进一步大量数据研究支持。

总之,BA是一种独特的新生儿胆汁淤积性疾病,尤其是显著的肝脏免疫反应背景,汇管区细胞浸润,机制仍然不清,但个体差异非常大。三种假说被提出,被病毒感染触发的自体免疫型胆管病,免疫介导的移植物抗宿主型疾病与母体微嵌合相关,胆管板畸形理论。病毒感染理论研究者实验性的通过小鼠BA模型探索了导致胆管病变的免疫过程,而母体微嵌合假说探测到母体细胞在BA患儿肝脏中,它们的作用仍然需要研究证实。胆管板畸形理论主张BA发生在孕早期。这个理论可能继发于前述两种免疫相关损伤之一。这些独特的临床病理表现被上述假说解释[75]。

临床表现与诊断

临床表现

BA婴儿临床表现异质性很高,按照Davenport

病因学分类分为四类，其临床表现各异。从黄疸及陶土便临床症状出现早晚，通常可以分成两类，一类出生时即出现黄疸，大便在出生时或不久即变浅或呈陶土样，即早发型。这类患儿部分由于黄疸重，给予光疗时出现青铜症。或者最初黄疸重，中间略有消退，之后又再次加重或不退就诊。出现青铜症或黄疸重的这类患儿通常诊断年龄会早一些，虽然手术年龄可能略微提前，但术中肝活检病理发现肝纤维化往往更严重。另一类是生后黄疸轻微，不易察觉，大便金黄色或者颜色正常，直到出生后1～2个月才发现皮肤黄疸逐渐加重，大便逐渐变淡，有文章描述为晚发型，这类患儿通常诊断时肝功能损害及纤维化程度较前一类轻。一般生后半月随着黄疸加重，胆道闭锁患儿查体时会逐渐发现肝脏较同龄儿偏大，尿色黄呈浓茶样，大便逐渐变淡。这类患儿通常除了皮肤黄尿色深，大便色淡外，大部分新生儿不表现为其他症状，精神吃奶好，在生后1～2个月没有显著的生长发育落后，出生2周以上的黄疸已经不属于生理性黄疸，但引起黄疸的因素较多。尽管结合胆红素升高，陶土便，胆红素尿是BA重要特征，但没有特异性。一旦发现上述特征，应当迅速评估排除梗阻性黄疸。偶尔这类患儿会伴有迟发型维生素K缺乏导致颅内出血或腹腔出血的症状作为首发表现，之后经过治疗好转但黄疸持续，进一步检查评估后确诊。伴有综合征的患儿临床表现不一，但往往生后黄疸出现早，肝脏损伤相对较重。我们在临床上很少见到多脾综合征及猫眼综合征等西方文献中描述的情况，合伴先天性心脏病相对常见，此外内脏反位，肠旋转不良，肝左叶胆囊，肠闭锁，大血管发育异常等偶尔见到，部分合伴畸形需要术中探查诊断。中国台湾学者报道通过全民范围的BA筛查及注册研究，早产儿发生胆道闭锁的概率相对较高，早产儿由于生理性黄疸重，肝酶不成熟，静脉营养，感染等多种因素导致的胆汁淤积混杂，可能更容易出现诊断延误。

随着年龄增大，肝脏损害加重，直接胆红素在病情和身体状况平稳的患儿大多数会波动于一定水平，而非进行性升高。3个月以上晚期胆道闭锁患儿通常会有肝脾肿大，脂溶性维生素缺乏表现及生长发育停滞或缓慢，并逐渐出现门脉高压相关并发症，包括脾大、脾亢、腹水、食管胃底静脉曲张，消化道出血，肝肺综合征等，容易出现反复呼吸道及腹腔感染，需要明确诊断及鉴别诊断后进入肝移植队列。大多数依赖自体肝生存的BA患儿临床表现与肝硬化相关，包括门脉高压，体重不增，脂溶性维生素缺乏，心肌病。由于门静脉血流阻抗受不同程度的肝纤维化和肝硬化影响，门脉高压在大多数患儿表现程度不同。

◆ 诊断

新生儿年龄大于14天黄疸未退者即建议行血肝功能检查，如果直接胆红素升高超过20%总胆红素，需要立即评估梗阻性黄疸可能。我国由于内科及保健科医师和家长多倾向于采用经皮测胆监测黄疸变化，对于黄疸轻的患儿没有抽血检查，导致这部分患儿可能就诊相对较晚。此外部分患儿出现皮肤黄疸，但没有经过血液检测即给予茵栀黄口服治疗，可能导致大便颜色偏深，会误导家长及医务人员，同样会延误诊断。部分晚发型患儿会因为大便颜色好，皮肤黄疸轻而没有正规检查，直到2～3个月以上就诊检查诊断。由于手术年龄与预后存在一定相关性，早期筛查或建立正规的诊断流程普及基层儿科工作者意义重大。

通常足月儿，精神食欲及生长发育尚可，皮肤黄染，大便色淡，尿色黄，年龄大于2周即应该进入筛查流程。

BA中实验室检查显示高结合胆红素血症，转氨酶升高，碱性磷酸酶及谷氨酰转肽酶升高，但这些检查均非特异性。虽然直接胆红素和谷氨酰转肽酶升高的影响因素众多，谷氨酰转肽酶值大于300 U在诊断胆道梗阻或闭锁中价值较大。直接胆红素升高在新生儿期是进行性的，往往1个月后稳定在一定基线水平上下波动，在没有肝衰竭、感染等诱因下一般不会无限制进行性升高。其他实验室检查包括甲状腺功能、血串联质谱、尿气相色谱、血氨、血乳酸、凝血功能、AFP、TORCH感染系列等用于评估病情及排除其他原因导致的胆汁淤积性黄疸。

B超是一个有用的辅助检查，由于无创。通常显示萎缩或发育不良的胆囊，然而约20%患儿可能为正常的胆囊，术中可见为胆囊黏液囊肿。当禁食4小时以上，胆囊长径<1.5 cm，直径<0.5 cm，胆道闭锁可能性较大。Choi和同事报道超声下三角纤维块征象，为近端实变胆管残端位于门静脉分叉前方，该表现对于诊断BA约80%敏感度和98%特异度。诊断标准中肝纤维板通常厚度>4 mm。假如肝内胆管扩张，可以排除BA，因为胆管纤维化不能够扩张。其他特征比如多脾或者内脏转位，可以被超声发现，支持综合征型BA诊断。近年肝动脉增粗血流增快及肝包膜下血流也被报道用于胆道闭锁诊断[76]。

其他辅助检查包括^{99m}Tc HIDA肝胆动态显像扫描。检查者应该预先采用苯巴比妥处理5 mg/(kg・d)在检查前使用5天。异常为核素被肝脏迅速摄取，肠道排泄未探测出，甚至延迟显像至注射24小时后。假如在BA进展期或其他原因导致的肝实质疾病，可能肝脏延迟摄取同位素，且没有肠道排泄。肠道见同位素排泄可以排除BA。MRCP和ERCP在BA中的诊断均被报道过。MRCP没有超声特异度高，敏感度和特异度分别为90%和70%。尽管MRCP在确定胆道解剖上有帮助，尤其胆总管囊肿，但不能够排除胆道梗阻。ERCP应用可以证明开放的胆树，然而需要有技术的专家及细的侧视镜，使得应用受限。二者均不作为常规检查。经皮肝穿活检在熟悉BA的有经验的儿童病理学家中诊断准确率达90%～95%。组织学显示肝脏胆管增生结构保存，胆栓和汇管区周纤维化[12]。

胆道闭锁确诊金标准：BA确诊金标准为术中胆道探查胆道造影术，在微创外科盛行时代，腹腔镜下胆道探查造影术得到广泛应用。虽然胆道造影是诊断金标准，但如果实施不当也可能导致误诊。由于大部分BA胆囊萎缩极小，需要切开胆囊底确定腔隙插入导管或套管针后再行造影。假如插入夹层可能会导致假阳性可能。因此建议操作者开放植入导管，而不是穿刺植入套管针行术中胆道造影。胆道造影可以了解肝内外胆道解剖形态，通畅度，诊断闭锁评估预后，然而临床上也见到一些严重胆汁淤积患儿，肝外胆道在肝总管远端细小通畅，近端部分肝总管显影，左右肝管及肝内胆管不显影，部分反复冲洗可能逐渐显影，部分进一步胆道探查左右肝管呈发育不良萎缩状态，这种类型在是否葛西手术判断上有时非常困难，正确恰当的个体化处理需要大样本支持。

产前及新生儿期早期筛查诊断与鉴别诊断

◆ 产前诊断依据

1. 羊水肝酶检测

测量羊水中肝酶水平是可能的，肝酶仅仅能够通过胆道和肠道至羊水。法国的Francoise Muller检测了羊水中γ-谷氨酰转肽酶[77]。在羊水中正常水平升高在胆道连续性建立时，在大约孕12周时胆道产生谷氨酰转肽酶，在孕中期达到平台期，然后由于肛门括约肌闭合在孕晚期下降。回顾性分析超过8 000例羊水样本显示平台期时3例存在最低值，最终在生后证实孤立型BA。

2. 产前B超疑诊胆道闭锁征象

胎儿B超胆囊未探及，肝门区探及囊肿，动态随访逐渐缩小或变化不大，可能提示出生后需要排除胆道闭锁；我们在临床上见到较多例产前咨询的胎儿B超提示胆囊小或者未能找到胆囊，或肝门区小囊肿，多次孕期随访变化不大，最终生后证实胆道闭锁。日本学者通过病例研究提出产前B超探见肝门部囊肿直径小于2.1 cm的患儿均需排除胆道闭锁，需要生后密切随访[78]。我国山东大学医学院一临床B超筛查项目研究显示同样结果的胆道闭锁超声表现[79]。

◆ 出生后早期筛查

1. 粪卡筛查(日本、中国台湾地区)[80]

早期诊断BA对于远期预后非常重要。年龄≤60天的患儿行肝门空肠吻合手术可能提高自体肝生存率。中国台湾地区、日本和英国发表的文献显示通过粪卡及直接胆红素筛查是潜在可行的方法。粪卡筛查在1994年日本托克希省已经开始实施。中国台湾地区在2004年首次开始全境范围内筛查，日本在2012年开始全国粪卡筛查。采用以家庭为基础的粪卡筛查简易，且性价比高；但是它可能导致一些病例中粪便为中间颜色时的家庭筛查困难。此外对于晚发型BA，往往最初1～2个月大便颜色正常，这类患儿同样采用粪卡没能起到早期筛查的目的。中国台湾地区经验显示由于粪卡制度地区全民化后使得胆道闭锁治疗年龄提前，进而提高了预后。中国大陆于近年部分医院开始采用自制粪卡筛查，多种因素比如在人口覆盖及粪卡回收率等多方面有待于促进。

2. 出生3天内血片分胆红素、胆汁酸检查或抽血筛查的意义

美国得克萨斯学者Harpavat[81]在出生小于48小时的31例BA中测定分胆红素值。所有样本均异常，显著高于对照，这些不同病例的研究强烈表明造成胆汁淤积的原因在大多数孤立型BA婴儿出生时就已经存在。也因此说明生后3天内分胆红素检查可以作为早期初步筛查的指标。实验室直接胆红素的筛查可以较早检测出疑诊病例，导致BA在生后小于30天内行葛西手术的病例数量增加，但是响应率为1%，可能超过了可接受的范围。进一步研究需要评估家庭筛查和实验室直接胆红素筛查的可实现性和经济效益。

英国学者Imran Mushtaq[82]测量了采自生后第一天新生儿血片中胆汁酸，尝试筛查BA。之后证实BA的婴儿大约3/4（77%）总胆汁酸升高（正常97%百分位，33 μmol/L）。

上海交通大学医学院附属新华医院对BA及其他胆汁淤积性黄疸婴儿血液进行收集，通过血质谱检测不同胆汁酸含量，结果显示牛磺鹅脱氧胆酸在BA中较肝炎综合征患儿血中水平更高，鹅脱氧胆酸相对水平更低。牛磺鹅脱氧胆酸与鹅脱氧胆酸比值在BA与婴儿肝炎综合征和正常对照组血清中对比存在显著差异。可能作为鉴别BA的一种方法[83]。此外通过BA，正常对照及婴儿肝炎综合征患儿血浆代谢组学研究显示BA与其他组在氨基酸代谢中存在显著差异，可能作为鉴别诊断方法之一[84]。

3. B超联合肝弹性成像的价值

胆道闭锁B超诊断在所有辅助检查中相对性价比较高。有意义的阳性发现和价值我们在前面已经描述，然而仍然有一定的假阳性及假阴性诊断可能。多位学者报道了肝脏弹性成像在胆道闭锁中的应用研究。上海交通大学医学院附属新华医院也于近年开展儿童肝脏弹性成像检查，发现大多数BA弹性值高于婴儿肝炎综合征等其他胆汁淤积性肝病，尽管二者存在绝对值范围的重叠，结合B超观察胆囊大小，肝门纤维板，肝动脉扩张及肝包膜下血流等指标可能使得诊断准确率接近100%。对于很早出现严重胆汁淤积的新生儿，我们行B超肝胆检查发现最早的1例患儿在出生后6天探及肝门纤维板。这也同样从侧面证实这类患儿在胎内胆道即发生异常。然而我们也看到肝脏弹性成像与肝组织病理纤维化严重程度之间不一定呈正相关，甚至偶尔可以见到弹性值正常的BA，然而肝组织学评估纤维化接近中度。有些肝内胆管发育较好的患儿，往往测得的弹性成像值很高，甚至超过B超预测的肝硬化硬度，然而术后病理显示纤维化级别没有预估的严重。

4. 多种方式联合筛查的效能

一个来自中国的BA早期鉴别诊断方法荟萃分析显示，B超诊断敏感度和特异度在23个研究中分别为77%（95% CI 74%～80%）和93%（95% CI 91%～94%）；MRCP在5个研究中敏感度和特异度分别为96%（95% CI 92%～98%）和58%（95% CI 51%～65%）；粪卡筛查在7个研究中敏感度和特异度分别为87%（95% CI 82%～91%）和78%（95% CI 74%～82%）；血清肝功能检测在7个研究中分别为84%（95% CI 78%～89%）和97%（95% CI 97%～98%）；肝胆动态显像在18个研究中分别为96%（95% CI 94%～97%）和73%（95% CI 70%～76%）；经皮肝穿活检在11个研究中分别为98%（95% CI 96%～99%）和93%（95% CI

89% ～ 95%)。可见经皮肝穿活检敏感度及特异度均较高。考虑到各种方法的有利和不利因素及价值,多学科无创诊断方法相结合是鉴别BA首选[85]。

◆ 鉴别诊断

从临床学角度胆道闭锁的鉴别诊断包括两大方面。一个是所有导致新生儿胆汁淤积性黄疸的鉴别诊断。另一个是囊肿型胆道闭锁的鉴别诊断。

最初评估新生儿黄疸应该包括测量血清直接和间接胆红素。新生儿黄疸发生早于出生后24小时,持续超过14天,或者新发生,应该视为异常进行检查。结合胆红素在新生儿及婴儿>17.1 μmol/L或者>17.1 μmol/L,或>15%总胆红素均为异常,显示肝胆管疾病状态。伴有胆汁淤积的患儿应该被迅速评估,排除潜在威胁生命的疾病,以及干预时间早晚直接影响临床结果的可治疾病。因此胆汁淤积经常按照发病部位被分为两类:① 胆道,与结构畸形和肝外或者肝内胆管梗阻相关;② 肝细胞,源自胆汁转运障碍,遗传或代谢畸形,和感染。表64-2为主要胆汁淤积性黄疸疾病及分类[86]。美国西雅图医师推荐的胆汁淤积性黄疸的鉴别流程见图64-3。

由于新生儿肝脏穿刺需要麻醉及有经验的超声医师开展,我国大多数临床中心不能开展,另外需要麻醉,病理诊断需要1周时间。相比较采用多种无创方法联合诊断效能更高,超声医师技术经验好,阴性探查率非常低,因此很少在术前采用。对于不典型病例,没有检测出明显病因患儿,年龄较小者,我们通常观察1 ～ 2周,监测黄疸,大便变化及肝功能情况,如无好转即考虑手术探查。

对于完全梗阻性胆总管囊肿的鉴别相对简单,往往新生儿胆总管囊肿扩张超过2 cm,随访进行性增大,部分小的囊肿非常难鉴别,需要术中胆道造影及探查,观察肝内胆管发育情况等明确诊断。

新生儿胆汁淤积性黄疸分为梗阻性及肝细胞性,对于梗阻性黄疸中浓缩胆酸及Alagile综合征鉴别诊断在术前有时较困难,需要术中探查,结合肝组织病理,基因诊断及特征性的面容或椎体畸形等诊断。

表64-2 新生儿期导致胆汁淤积的常见疾病分类

分 类	内 容
代谢/遗传	半乳糖血症,酪氨酸血症1型, Dubin-Johnson综合征,Rotor综合征, 胆汁酸合成障碍 α_1-抗胰蛋白酶缺乏 囊性纤维化 胆汁酸转运障碍(PFIC,进行性家族性肝内胆汁淤积) 过氧化物酶体病
综合征	21三体 13三体 18三体 Joubert综合征 Ivemark综合征 Beckwith-Weidemann综合征 Bardet-Biedl综合征
胆道	胆道闭锁 胆总管囊肿 ALGS(Alagille综合征) 胆总管结石病 新生儿硬化性胆管炎 Caroli病 由肿块或胆道狭窄导致的梗阻
营养	全肠外营养
心血管方面	心力衰竭 休克 肝脏缺血
感染	单纯疱疹病毒 巨细胞病毒 腺病毒 乙肝病毒 败血症 泌尿系感染 胆囊炎 胆管炎
内分泌	甲状腺功能低下 垂体功能减退 肾上腺功能不全

治疗

◆ 手术治疗

肝门空肠吻合是首选的手术方式,用于胆道闭锁来纠正胆流。日本外科医师葛西在20世纪50年代首次描述[2],被称为葛西手术,这种手术现在被广泛应

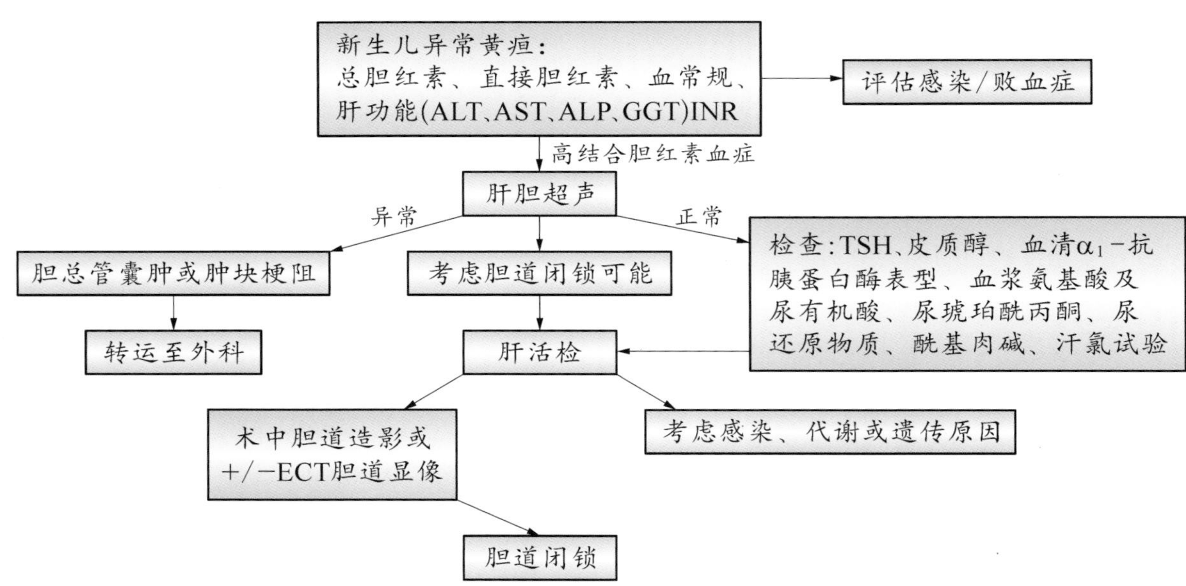

图64-3 欧美地区推荐新生儿胆汁淤积黄疸评估流程图

用于胆道闭锁重建胆流的治疗。葛西手术的疗效在60天前的婴儿最佳。手术可能获得完全黄疸清除，恢复肝脏的分泌及合成功能，使得患儿可以健康生长和发育。葛西手术成功的标准为黄疸清除，定义为术后6个月获得正常胆红素浓度（<34.2 μmol/L）[2]。葛西手术的提出，有效地改变了BA的预后。早期手术和充分肝门解剖的作用不可否认。胆流有时甚至在超过3月龄晚期患儿中获得。尝试改良更宽泛的解剖仍然未能普遍接受为更有效的方法，不同的手术医师采用不同程度的解剖。对于葛西手术无效的患儿，肝移植是唯一的救治选择方法。我们从葛西手术及改良术式，抗反流术及预防和治疗胆管炎术式，提高肝功能促进肝脏再生的处理方法等多方面进行阐述。

1. 经典葛西术式（图64-4）

假如胆道闭锁不能排除，应该及时安排手术。术前抗生素，假如脂溶性维生素吸收差补充维生素

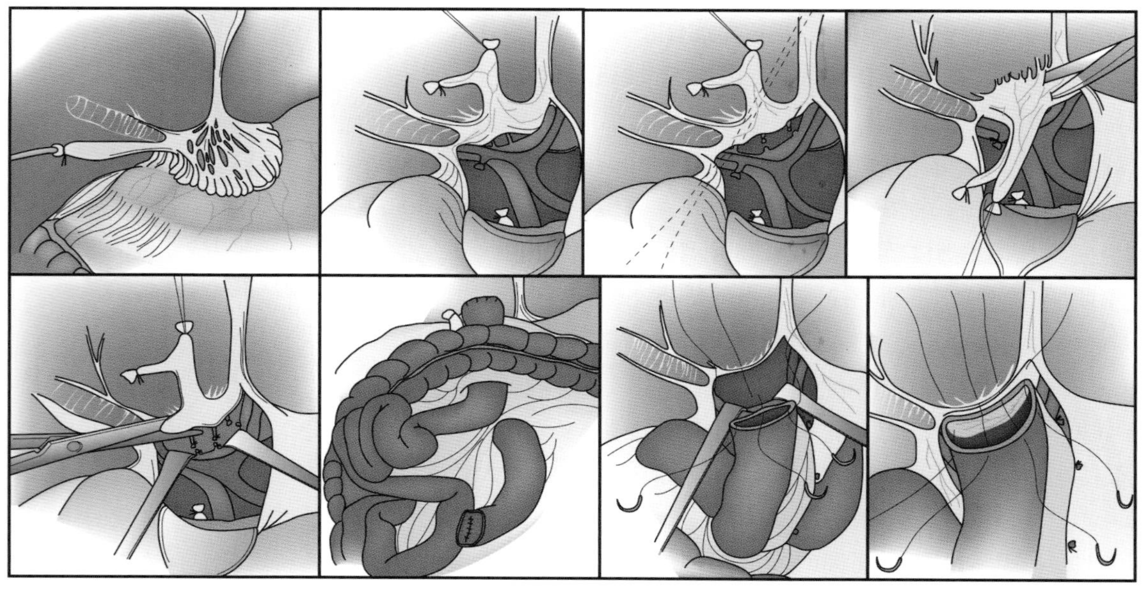

图64-4 经典葛西术式

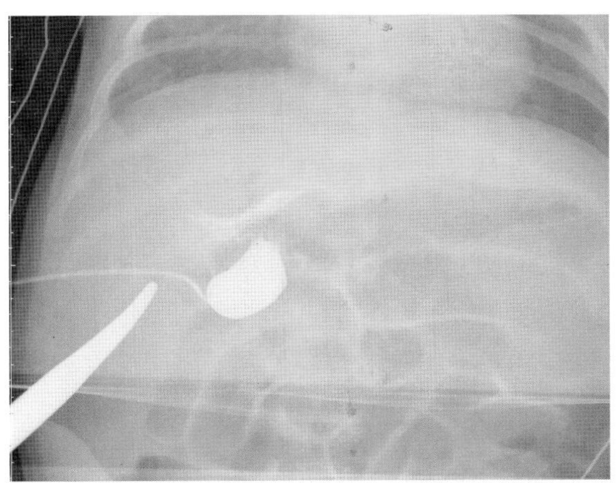

图64-5 Ⅰ型胆道闭锁，肝内胆管呈云雾状

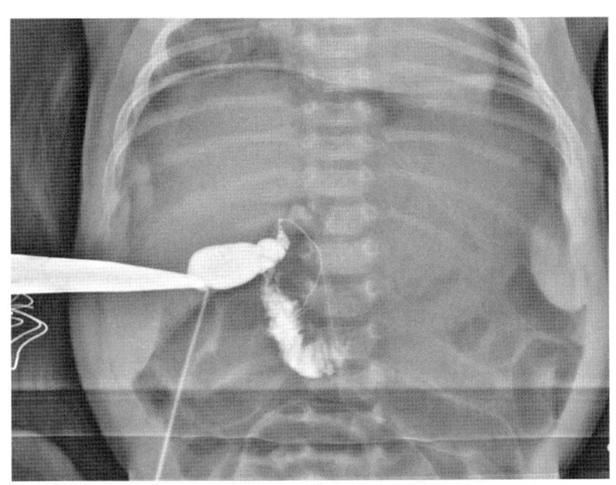

图64-6 Ⅲ型胆道闭锁，胆囊及胆总管，十二指肠显影

K。术中胆道造影如确定诊断，则行肝门空肠吻合术。手术是治疗胆道闭锁唯一的希望，可能达到术后长期生存。腔镜下右上腹自戳孔提出胆囊或右上腹小切口显露胆囊，胆囊底切开，插入导管注入造影剂，正常应为造影剂进入十二指肠，胆总管，肝总管及肝内胆管。假如胆囊腔闭塞，即可证明胆道闭锁，或者近端显影肝内胆管呈云雾状改变，远端不显影（图64-5）；或者近端肝总管以上不显影，远端胆道显影（图64-6）；有时仅胆囊一狭小腔隙，近远端胆道均不显影。如果证实胆道闭锁，延长右肋下切口开始葛西手术。肝脏可以游离脱出腹腔，但必须小心这个操作可能使得静脉扭转，阻碍进入下腔静脉至心脏的血流。游离胆囊，向下解剖至胆总管和十二指肠，在十二指肠上方离断。沿着胆囊和纤维化的胆管残余作为指引向近端游离，结扎胆囊动脉，辨认肝动脉。继续向近端游离，门静脉和分支至桥静脉被游离辨认。显露圆锥形纤维板。将纤维板用新刀片或剪刀与肝床齐平切除。小心不要进入肝实质，但所有纤维板应该被切除。开展传统的Roux-en-Y吻合。Roux肢在屈氏韧带15 cm处构建，大约40 cm长。从结肠后提至肝门。肝门空肠吻合采用精细可吸收线端侧吻合。仔细确保吻合口宽2 cm。肝下空间放置引流关闭切口。

2. 葛西肝门空肠吻合改良术式及方法[87]

（1）扩大葛西术式：是对纤维板更广泛的解剖，为了获得更好的胆流。需要游离小的外周胆管。

（2）桥本（Hashimoto）改良术式：延伸解剖纤维板两侧至门静脉分叉节段，之后通过超声吸引装置（CUSA）修理肝脏第4段。左侧解剖至脐静脉汇入部（在肝门左侧1，2，3，4节段分支），右侧朝向门静脉分支前侧背面游离，超过门静脉右支前段和后段分叉。在剪除纤维板前，5针缝线牵引缝合在每个节段残端。用剪刀或刀片从肝实质表面去除纤维化的肝外胆道。39例患儿采用这种方法，黄疸完全和持续消退者占77%，不需要肝移植或者再手术。

（3）小林（Kobayashi）改良术式：横断前间断留置缝线在纤维板后侧（紧靠门静脉分叉）肝脏表面，能够更好地显露纤维板，在另外14例患儿手术中被证实结果良好，13例黄疸消退。

（4）铃木（Suzuki）改良术式：采用CUSA更小范围修剪第4段，仅仅可以显露胆道纤维板每个段即可。这组53例患儿观察到81.1%恢复正常胆红素水平，尽管有时是在术后7个月。

（5）安藤（Ando）改良术式：通过解剖静脉韧带更好的显露肝门纤维板，几个细小的门静脉分支进入尾状叶左右侧被结扎离断。肝门纤维板可以很容易从后外侧解剖，此处有大量的小胆管。最终，Roux-en-Y胆肢可以和后方尾状叶及前面方叶吻合。6例患儿先后采用该方法治疗，所有病例均在术后40天黄疸完全消退。

（6）和田（Wada）改良术式：和田等推荐浅缝技术，建议肝门肠吻合缝合深度可能影响手术结果。

（7）肝门部冰冻切片活检：肝门部冰冻切片活检用于决定手术。Ohya等认为肝脏纤维化越严重，术后临床过程越糟糕，肝门部胆管尺寸越大，预后越好。基于这种认识，他们将患儿分为三组，一组决定作葛西加造瘘；二组没有造瘘，由于未来可能需要肝移植，三组拒绝葛西手术（减少粘连及手术并发症），仅推荐做肝移植。

（8）骏河（Suruga，1984）等提出的不同于葛西的手术技术：① 解剖肝外胆道残余应该在放大视野情况下进行。② 横断肝外胆道残余应该采用显微外科技术。③ 冰冻切片组织学证实肝外胆道残余是开放的，在显微外科控制下反复横断纤维板，直到确认肝门部肝内胆管腔是开放的。④ 空肠胆肢袢开口吻合应该接近肝外胆道残余的边缘，移除空肠开口后侧的黏膜。⑤ 骏河Ⅱ式采用空肠胆肢袢双腔造瘘，成功地降低了术后逆行性胆管炎发病率。⑥ 假如术后胆流停止，为了恢复胆流，不管前面提到的纤维板手术技术精细程度，刮除手术应该在肝门吻合口处进行。骏河手术被经常采用和葛西手术做比较。626例注册的日本BA在1989年和1994年经历了Roux-en Y吻合，骏河Ⅱ式（Suruga Ⅱ）和Roux-en Y吻合加小肠抗反流瓣。传统葛西手术的优化仍然在进行中，多年来没有一个定义的金标准，除了共同的方法去除胆道纤维板和将肠肢吻合至肝门。

（9）腹腔镜手术：腹腔镜葛西手术技术上是可实现的，然而术后结果仍然不一致，没有证明更好的结果，因此，大部分临床医师不采用腹腔镜葛西手术。总之，腔镜葛西是否优于开腹葛西仍然不清，许多对照研究样本量小，需要更多相关研究来决定是否一种方法优于另一种。

（10）胆道示踪技术在葛西手术中的应用[88]：近年吲哚菁绿近红外荧光成像方法用于葛西手术显影肝门部胆管方法被报道，作者认为该方法可以用于BA患儿分类以及预测预后。

3. 附加于葛西手术用于抗反流及对抗胆管炎的方法

最常见的药物处理胆管炎是水化，抗生素，冲击性激素治疗。手术预防治疗胆管炎的方法如下。

（1）抗反流瓣：术后胆管炎被认为是一个重要的影响预后的因素。Nakajo等提倡构建1.5 cm长的抗反流瓣，通过近端Roux-en-Y肢小肠折叠内陷进入远端剥除浆肌层肠壁完成。其他医师也有尝试这种方法。这种手术被用在胆道闭锁患儿反复发生胆管炎时，显著降低了感染发生率。然而，Ogasawara等在2003年开展了一项前瞻性研究，对比采用抗反流瓣和不采用该术式的患儿结果两组没有发现任何差异。

（2）泽口（Sawaguchi）术式（1968）：推荐建立肠通道允许胆汁流出体外。泽口将整个Roux-en-Y肢造口外置。其他医师也有选择此类方法。Tagge等对比葛西加泽口改良术式，发现葛西手术胆管炎发病率（87%），而附加泽口改良术式组胆管炎发生率（45%）（$P<0.05$），但是一年生存率相似（55%∶64%）。

（3）Mikulicz空肠造口：Lilly和Javitt采用将Roux-en-Y胆肢外置造口（Mikulicz造口法）治疗16个患儿。它们做了一个瓣在两个腔中，置于体外，之后再将两个腔吻合。

（4）双腔空肠造瘘：骏河等采用Roux-en-Y胆肢双腔造瘘。该术式成为最广泛使用的造瘘方法。测量胆流量和胆汁酸分泌，骏河Ⅱ式对于术后BA效果评估有帮助。

（5）葛西Ⅱ术式：创建一个双-Y肢，近端Roux-en-Y肢外置造口，远端与近端端侧吻合建立胆流连续性通道。Nio[89]等评估了1972—2014年256例BA行葛西手术结果。患儿分成四组：一组（1972—1981年，采用双Roux-en-Y胆肢，91例），二组（1982—1991年，骏河Ⅱ式，80例），三组（1992—2000，双瓣-Roux-en-Y技术，46例），四组（2001—2014年，肝包膜处完整去除该外胆道残余，Roux-en-Y胆道重建加矩形瓣，39例）。组1，2，3，4黄疸清除率分别为65.9%，77.5%，63.0%，87.2%。早期胆管炎发生率分别为60.4%，53.8%，37.0%，23.1%。需要再行葛西手术比率分别为15.4%，37.5%，17.4%，5.1%；10年总体生存率分别为55.0%，72.3%，86.7%，97.3%。

（6）回肠结肠通路加结肠造瘘：Endo等开展了回肠结肠吻合管道与肝门吻合，将升结肠造瘘包括回盲瓣。他们将该术式与骏河Ⅱ式对比，发现在黄疸清除率和降低胆管炎发生率上前者优于后者。采用结肠造瘘患儿胆汁被间置的结肠吸收高度浓缩，相较空肠造口外置不容易出现水电解质平衡紊乱。

（7）造口盥洗：周期性在空肠造口进行胆汁培养和盥洗用于治疗和监测胆管炎。造口将在葛西术后1～2年关闭，此时胆管炎风险降低。

4. 其他术式选择

（1）肝门胆囊吻合（Gallbladder Kasai胆囊葛西）：在胆囊腔开放的病例，胆囊可以与肝门吻合。这种术式被几个外科医师采用作为非常规术式。它仅仅可以用于胆囊发育良好，术中胆道造影证实胆总管通畅进入十二指肠的病例。因此胆囊和胆囊动脉被游离，与去除纤维板裸露的肝门表面吻合。这种方法肝门和肠管之间没有直接联系，术后胆管炎发生率降低。然而由于胆囊与胆总管成角及梗阻，术后胆漏，胆汁性腹水是该术式特异的并发症。此外，此类患儿经常见到胆流突然停止。Deguchi等研究了术中胆道造影类型决定手术方式。对于亚型为a型（胆总管远端开放），它们报道了肝门胆囊吻合较肝门空肠吻合结果差。

（2）囊肿十二指肠吻合：对于可纠治型BA或者囊肿型BA，囊肿内见绿色胆汁，尝试采用该术式囊肿十二指肠吻合重建胆道。

（3）肝管空肠吻合或囊肿空肠吻合或者胆总管空肠吻合：可以用于近端胆树显影可见的病例。Deguchi报道了采用该术式好的结果，所有患儿术后几周黄疸消退。

（4）肝门阑尾空肠吻合：有作者1989年报道了对9例婴儿采用阑尾吻合治疗进展期BA的病例。阑尾带血管蒂。沿着盲肠套袖以逆蠕动方向与肝门吻合。手术耗时少，术后胆管炎几乎没有发生，可能与阑尾壁淋巴滤泡存在的作用有关。另一个肝门阑尾空肠吻合的优点是提供了一个狭窄的管道用于胆肠引流，更加符合正常生理解剖。

（5）肝门阑尾十二指肠吻合：KuoJen等比较肝门阑尾十二指肠吻合（31%）和葛西肝门空肠吻合的成功率（82%），发现具有统计学差异。尽管总体生存率两种方法无明显差异，分别为88%和91%。肝门阑尾十二指肠吻合在黄疸清除中成功率更低一些，之后更多需要肝移植。

（6）肝门空肠十二指肠吻合术游离空肠段在肝门和十二指肠间架桥吻合。López Pérez等采取该技术获取带蒂空肠段，末端做成抗反流瓣，总长度小于10 cm。

（7）肝门解剖清理淤泥：在肝脏进展改变和腹水的病例预后差，作者采用肝门解剖评估是否有胆流。如果没有胆流，行肝门解剖及引流。该方法是仅在术后获得胆流的病例在术后7天通过核素肝胆动态扫描评估，方法是再次开腹完成葛西手术。有作者在2001年对7例婴儿采用该方法治疗。引流作为一种可以选择的方法不仅目的在于评估胆流有无，也避免需要大的再次葛西手术，减少了并发症和死亡。

（8）美国北加利福尼亚大学内科，胃肠肝病科Orman采用单个球囊内镜辅助ERCP治疗葛西术后肝门部胆管狭窄导致的胆管炎[90]。

5. 提高和改善肝功能及储备的方法

（1）骨髓来源单核细胞（BMNC）输注与葛西肝门空肠吻合[91, 92]。进展期肝病的BA在1岁以内没有肝移植的病例是致死性的。作者于2005—2008年探索采用自体骨髓来源的单核细胞对BA导致的肝硬化患儿进行治疗，目的在于防止进一步肝损害，修复肝脏，促进肝细胞再生。在一个病例对照研究中，30个疑诊BA分成两组研究。A组在葛西手术时或者之后接受自体单核细胞骨髓干细胞输注。B组仅行葛西手术。血清胆红素，临床指标，肝胆核素扫描，6个月和1年生存率被统计对比分析。早期生化指标改善和放射性核素扫描结果及组织学被关注。术后血清胆红素，丙氨酸转氨酶，天冬氨酸转氨酶，碱性磷酸酶值在术后7天两组存在显著差异（P=0.014，0.004 1，0.000 5）。胆管炎发病率在术后6个月，两组间存在显著差异

（P=0.024）。术后6个月和12个月生存率随访A组为45.5%，27.3%，B组为33.3%，6.7%。结果分析可能与干细胞抗炎活动有关。由于是首次尝试采用BMNC治疗BA患儿，提倡常规应用BMNC在所有BA病例前，需要随访更长间期评估安全性，比如新生物产生，延迟肝衰竭的疗效，和组织学。两例BA随访11年身体健康，无黄疸。为了研究肝脏组织学改变，实验研究Wistar大鼠梗阻性黄疸模型（手术结扎胆总管）输注异质性大鼠干细胞后随访证实肝细胞再生。

（2）活体肝脏干细胞移植。最近Enosawa等在2014年采用活体捐献者减体积肝脏移植物的干细胞应用于两个鸟氨酸氨甲酰基转移酶缺乏患儿（OTD）[93]。两个婴儿氨中毒改善，生存5～8个月。然而，疗效仅持续3个月；因此需要长期健康持续的肝源供给。随着未来研究进行，自体肝细胞分化培养研究的作用也不可低估用于未来修复肝细胞损害和再生新的肝细胞治疗BA和其他代谢性疾病导致的肝脏损伤[94]。

（3）肝切除（未发表数据）。印度作者最近开始切除部分肝脏3段，2段结合葛西肝门肠吻合术。这种方法通过肝组织丧失刺激了另外一种肝脏再生通路。该研究仍然在继续。

6. Redo葛西手术指征

再手术对于家长及患儿以及医师均是挑战，国内外Redo手术报道不多，但证实Redo手术可能挽救部分BA术后患儿的肝脏损害，并长期存活。

日本仙台东北大学医学院小儿外科回顾本科室再手术病例进行分析，1954—1990年，49例患儿经历了葛西再手术：A组29例首次葛西术后具有良好的胆流；B组20例，首次术后没有胆流或很差。再手术后组A黄疸消退21例，21/29（74%），B组再手术后没有患儿黄疸消退。他们认为应该在最初葛西术后有良好胆流的患儿中开展葛西再手术。随着临床实践的增加，提出了再手术指征：最初葛西手术后获得足够的胆流患儿突然出现胆流停止是最佳的葛西再手术候选人，而且在这些候选患儿中仅应该开展一次再手术。再手术后患儿中有长期存活>20年报道[95]。

辛辛那提儿童医学中心[96]报道1983—2009年，BA行葛西手术符合标准纳入研究181例，24例（13.3%）再手术，75%再手术患儿黄疸消退至正常，其中46%再手术患儿自体肝存活。

中国台湾省高雄市长庚纪念医院[97]报道1986—2011年，102例葛西术后10例患儿再手术，评价葛西手术年龄55天，再手术平均年龄150天。6/10例再手术后胆红素降至正常，4/6例获得自体肝无黄疸生存，2/6例再手术后再发胆管炎和黄疸复发；3/10例死亡，3/10例肝移植。结论显示再手术病例并未导致更多术中失血和延长肝移植的手术时间。再手术成功标准：3个月内胆红素小于30.8 μmol/L。

中国大陆BA再手术的报道最早来自中山医科大学附属第一医院小儿外科，他们认为胆道闭锁术后肝门部胆管梗阻定义：行葛西术后，已能从肝门吻合口排出胆汁，但因各种因素，使肝门部胆管堵塞，胆汁排出障碍。最主要原因是胆管炎。1例胆道镜经胆肢造瘘端肝门部钳夹清创冲洗治疗（Kasai术后3个月），2例再手术（术后10～22天发生，1例4周手术），结论为胆道镜活检钳清创在晚期胆管炎中疗效较好，早期胆管炎再梗阻适合Redo肝门肠吻合，Redo疗效优于胆道镜。1999年报道4例经肝门空肠吻合术时的空肠造瘘口行纤维胆道镜检查，1例黄疸完全消退，3例不同程度消退，之后有复发。他们认为胆镜检查及胆道冲洗不能根本解决患儿胆道阻塞问题。2014年他们再次报道“胆道闭锁Kasai手术后自体肝存活20年以上研究”。37例患儿中26例在术后1个月内发生早期胆管炎，其中长期生存5例；肝门部胆管梗阻再次肝门空肠吻合手术7例，长期生存2例；说明胆道闭锁Kasai术后出现肝门部胆管梗阻的患儿，行再次手术仍有远期存活的可能[98,99]。

上海交通大学医学院附属新华医院对4例患儿行Redo手术，有3例术后退黄，其中1例目前已经8岁，目前随访没有慢性肝病表现。本组患儿葛西术后再手术时间距前次手术越长，伴有肝门部附近胆管扩张患儿再手术疗效越确切。以上说明胆道闭锁术后再手术仍可能达到预后良好，挽救肝损害发展，避免或延缓肝移植可能。病例选择，手术方式及远期疗效仍有待大样本病例研究及随访。

◆ 肝移植术

假如葛西手术不成功，没有建立胆流，或进展表现为肝硬化腹水，即使黄疸消退，也有肝移植指征，此外慢性肝病导致患儿长期生长发育停滞也是移植的指征之一。尽管肝脏可以捐献提供，由于供体短缺，列入移植的儿童在等待肝源过程中死亡。为了更好分层谁首先接受供肝，联合网络器官共享采用儿童终末期肝病（PELD）评价。美国儿童最初PELD评分19 ～ 24，半数在注册15周内接受了肝移植。葛西术后接受肝移植儿童5年生存率按预期超过90%。大部分肝移植在胆道闭锁患儿1 ～ 2岁开展[100,101]。肝源可以是尸肝或者活体供肝。供体肝切除并发症发生率约10%。黄疸清除是葛西肝门肠吻合手术成功的标志也是预测需要肝移植时机的标志。最近Nio[9]等发表于2016年3 035例患儿注册日本BA调查研究，报道了平均手术年龄68 d。采用葛西及改良手术者，20年自体肝生存率达49%，加上葛西术后活体肝移植（38%），生存率达89%。我国儿童肝移植起步晚，但目前上海交通大学医学院附属仁济医院是世界儿童亲体肝移植报道例数最多的医院，疗效与世界大的肝移植中心接近[102]。

目前普遍共识是不论诊断年龄，葛西手术应该在肝移植前开展。尽管肝移植术后死亡率在6% ～ 15%，它是葛西术后胆流量不足患儿唯一的生存机会。肝移植技术，指征，禁忌将在其他章节详细探讨。

◆ 术后处理、随访及药物治疗

经典的葛西术后处理包括鼻胃管引流，静脉输液，直到肠功能恢复。一旦开始喂养，没有胆漏证据，即拔除引流。激素和熊去氧胆酸被用于促进胆流。关于类固醇效应的研究显示促进早期胆红素清除，但不能促进总体预后。其用法及疗程均因医院及医师而不同。大部分医师主张使用至术后2个月停用，有部分医师采用短期应用或者长期应用激素治疗。

抗生素也常规使用，持续术后应用减少胆管炎风险。推荐第三代头孢作为术后出院前应用。出院后口服抗生素被大多数学者作为预防胆管炎发作的必要手段，口服包括复方新诺明，硫酸新霉素，其他头孢制剂及头孢克肟等，但应用疗程各异存在争论。还需临床大量数据研究分析支持。我们认为药物的应用应该个体化，对于有肝内胆管扩张，慢性肝功能不全的患儿可能应用频率和时间应该更长一些较好。

熊去氧胆酸（UDCA）可以增加胆汁分泌或改变内源性胆汁酸比率少一些疏水性，因此低毒。UDCA可以保护胆管细胞膜抵抗损伤，可能使得纤维化倾向降低。通过BA儿童黄疸清除的单交叉试验已经显示其有效性。其他潜在的辅助治疗方法包括免疫球蛋白治疗，抗病毒药物及中药，但仍然缺乏证据证实有效性。

为了防止脂肪吸收不良，中链甘油三酯配方奶粉及脂溶性维生素（维生素A，维生素D，维生素E，维生素K）应用直至可以看到胆汁引流充分。如果没有补充，凝血功能障碍，佝偻病，共济失调、角膜病可能发生。益生菌的使用被认为对于预防长期应用抗生素导致的菌群失调及防止肠道感染，逆行性胆管炎有一定帮助。

术后随访在术后1年内应该非常紧密，尤其是术后半年内，检查血常规，炎症指标，肝功能，肝纤维化指标，脂溶性维生素含量，生长发育，超声观察肝脏质地硬度及肝内胆管有无扩张，脾脏大小等。对于调整用药和评估预后有帮助。术后2年应胃镜评估有无食管胃底静脉曲张，以便进行预防性治疗。患儿的长期监测照顾，罹患其他疾病的治疗需要多学科努力才能获得最大化疗效，提高患儿生存率，也是体现一个国家整体医疗素质的关键。

对于肝硬化及抑制肝纤维化药物的使用部分在成人已经开始临床实验。我国尚无相应特殊药物用于儿童，见表64-3[103]。

表64-3 胆道闭锁中特殊的药物治疗

• 胆汁酸类似物 —熊去氧胆酸 —去甲熊去氧胆酸 —奥贝胆酸（其他FXR激动剂）
• 降低肝脏胆汁酸负荷的药物 —顶端钠依赖性胆盐转运体（ASBT）抑制剂：（SHP625，SHP626，A4250，其他） —Na牛磺胆盐共转运体（NTCP）抑制剂：（Myrcludex B） —胆汁酸多价螯合剂（考来维仑Colesevelam，考来烯胺Cholestyramine）
• 抗炎和免疫抑制剂 —单克隆免疫调节剂（抗-TNF，IL-2，IL-6，IL-17A） —激酶抑制剂（托法替布Tofacitinib，依鲁替尼Ibrutinib）
• 抗纤维化 —Cenicriviroc（一种趋化因子受体CCR2/5拮抗剂，强效免疫调节剂，Ⅲ期临床试验中） —Pirfenidone（吡非尼酮，一种人工合成生物可利用分子，抗肺纤维化和抗炎） —Nintedanib［尼达尼布，一种阻断多路径的多受体酪氨酸激酶（RTKs）和非受体酪氨酸激酶（nRTKs）抑制剂］ —PPAR激动剂（非诺贝特Fenofibrate，匹格列酮Pioglitazone，Seladelpar）
• 抗氧化及增加谷胱甘肽的药物 —半胱氨酸，N-乙酰半胱氨酸 —维生素E，Vatiquinone

常见并发症及治疗

葛西术后最常见的并发症就是胆管炎，脂肪吸收不良，门静脉高压。典型的胆管炎最长在术后头2年发作，最常见于术后1个月前后发作，可能继发于胆汁淤积和逆行性通过胆汁反流的肠内容物导致。患儿典型的表现为黄疸，发热，大便发白，进一步为脓毒症。胆管炎很常见，发病率因不同中心，患病个体及术者而异。葛西术后发生胆管炎的病例相对生存率较差。临床上见到胆管炎常发生在胆流较好的患儿中，假如术后胆流不佳发生典型胆管炎可能性很小。对于胆道造影提示肝内胆管发育尚可的患儿偶尔可以见到，这类患儿术后胆流量大，退黄速度快，不易发胆管炎，即时发作也较其他病例易于控制和缓解。胆管炎治疗涉及静脉输液，快速广谱抗生素应用非常重要。美罗培南曾经被认为是胆管炎后首选的药物治疗，目前在我院逐渐出现一定比例耐药。临床应用中，由于胆管炎治疗延误或早期不能控制，均预后不佳，对于病原学不明发病急的胆管炎我们推荐首选舒普深或美罗培南治疗，疗程至少2周以上，假如胆管炎严重或者难治可能需要更长时间，以免出现治疗后反复。胆管炎期间需要间断监测血常规，体温变化，尽可能收集病原学依据，比如血培养，痰培养，尿培养等，便于更精准用药。临床中我们发现出院后不久发作的胆管炎以院内感染细菌为主，治疗难易也与临床中心院内感染细菌有关。一些医师采用激素治疗急性发作期胆管炎，临床中需要大样本对照研究证实。

第一例类固醇用于BA报道由Karrer和Lilly发表于1985年，作为一种冲击治疗顽固性胆管炎，之后小范围非随机对照研究显示治疗有效。目前为止已经有一个随机化安慰剂对照研究采用低剂量泼尼松2 mg/（kg·d）（2007），一个高剂量静脉泼尼松4 mg/（kg·d）（2014），两个前瞻性高剂量开放标记研究（2013）；一个前瞻性高剂量和低剂量对比和一个大宗（360例）回顾性对比研究。最近2016年发表的荟萃分析显示尤其在小于70天高剂量类固醇应用患儿中术后6个月黄疸清除率存在显著差异（OR 1.59，95% CI 1.03～2.45，P=0.04）。一个最近的关于类固醇在BA中随机对照实验和观察研究的荟萃分析包括了1969—2010年期间所有的研究和233例BA患儿。葛西术后6个月血清胆红素水平和延迟需要早期肝移植在类固醇使用及未用者中没有显著差异。一个葛西术后采用高剂量类固醇治疗的前瞻性随机双盲安慰剂对照临床试验显示在术后6个月，使用激素者与对照胆流促进没有差异。更重要的是类固醇治疗与早期严重不良反应相关[104]。

门脉高压在很多患儿中存在，假如胆流足够的话可能改善。门脉高压后遗症包括食管静脉曲张，脾亢和腹水。对于食管静脉曲张出血时需要内镜治疗，采用圈套结扎和硬化剂作为最佳选择。腹水应该通过饮食限制和利尿剂应用治疗。假如门脉高压持续，肝功能保存，可以继续药物治疗。有些患儿不能够恢复肝功能，黄疸不能够消失；需要进行肝移植评估。美国和加拿大儿童肝病研究网络（childhood liver disease research network，CHiLDReN）在一项研究中发现163例自体肝生存的患儿存在门静脉高压。确定门脉高压（门脉高压并发症表现，或者脾大伴有血小板减少）或者门静脉高压可能（脾大表现或者仅有血小板减少）在67%的研究人群中被发现。大多数常见的门脉高压并发症是曲张静脉出血，发生率占患儿的20%。在这项回顾性研究中62%的患儿仅发生一次静脉曲张出血。患有BA的儿童由于脂肪吸收不良，通常生长困难，慢性肝病增加了代谢率。BA患儿较同龄对照组能量消耗增加29%。在一个大宗肝移植数据报道中，大约40%BA患儿在移植前体重不增。由于胆流缺乏和微团形成，脂溶性维生素（fat soluble vitamin，FSV）缺乏不可避免在BA中发生。长期专业团队管理及营养监测是避免相关并发症的重要环节。

心肌病是一个新的发现，在BA中与慢性肝病相关。特征为左心室和室间隔肥厚，左心室舒张期松弛减弱，左心室高动力收缩性，QT间期延长，心脏对应激反应性降低。一个单中心回顾性研究比较了小于2岁的等待肝移植的40例BA患儿和30例年龄匹配患儿。70%等待肝移植的BA患儿（平均8个月）存在超声心动图异常，包括左心室和室间隔厚度增加，左心室体积增加，或者左心室收缩缩短。30%BA患儿存在肝移植后PICU入住时间更长。因此所有BA患儿需要考虑行超声心动图检查，尤其是在肝移植术前。

预后[105-108]

葛西肝门空肠吻合毫无疑问影响BA婴儿的预后。成功的引流与及时的葛西手术相关，因为肝硬化和纤维化是时间依赖的。获得胆流的患儿中，一半持续胆流量很好，基本治愈。另一半有好的胆流，但持续胆管炎和瘢痕形成导致肝衰竭及黄疸发作，门脉高压，生长停滞。需要肝移植。在这组最初获得胆流的患儿中平均肝移植时间是5.4岁。有15%～30%葛西术后没有获得引流的患儿，有证据显示在数月内出现肝衰竭。

多种因素影响葛西手术成功。可能的术前预后预测指标包括：① 手术时年龄；② BA多脾综合征表现；③ 中心特殊因素；④ 肝组织病理学；⑤ 手术时胆管解剖类型。开展手术有经验的中心，术前肝损害程度等。许多报道显示假如在60～90天内行葛西手术的效果更好。但是哪个年龄手术具有更好的结果仍然未知，部分是由于不同类型的BA存在。Ohi及同事长期随访研究显示在60天前手术婴儿约70% 10年生存率，大于60天的婴儿生存率仅30%。另一些研究显示90天前手术较90天后手术患儿有更好的结果。因此大多数中心目标是在90天前进行手术，越早越好。假如确诊BA在90天后，肝门空肠吻合仍可以作为首选手术。Davenport及同事发现在100天后行葛西手术的婴儿有一个可接受的生存率。尽管黄疸清除率与葛西手术年龄紧密相关，但是仍然没有设定一个首选行葛西手术或者首选行肝移植的年龄截断值。葛西手术晚的很多原因已经发现，包括父母没有带婴儿行健康检查，对于持续存在的黄疸没有寻找医学建议，内科医师延迟转运患儿，相关医院的误诊，诊断困难，最初肝活检病理错误的诊断。和其他疾病相似，术者经验及设备都可以改善葛西手术预后。手术中心治疗该类患儿超过每年5例有更好的结果。1999年英国治疗BA中心分成3个，之后葛西手术年龄缩短，促进自体肝生存率，降低并发症和死亡率。葛西术前肝损害程度常常与患儿年龄相关，严重者术后恢复比率降低，手术成功率低。

预后也受术中情况和汇管区病理发现的影响。伴有开放的胆囊腔的患儿对比完全纤维化纤维条索样的胆囊的患儿预后更好。小管胆直径>150 μm的患儿普遍获得胆流，<150 μm的有86%获得胆流，但仅12%没有见到明显的胆小管。

在最近的ChiLDReN研究中，评估了接受补充脂溶性维生素（FSV）的BA患儿在葛西术后FSV状态。FSV水平与血清总胆红素水平存在负相关。此外许多社会学因素影响患儿预后，包括国家和地区医疗水平，家长及医务人员认识及知识水平和素质，以及政府行为及政策，因此全方位提高整体预后是一个长期的过程。

小结

胆道闭锁是一种少见的累及肝内外胆管进行性纤维化闭塞性疾病。越来越多的证据指向胎内即受累，是遗传易感性，环境多因素共同作用的多因素病因导致的相似的结果。发病率存在时空差异。大多数发达国家发病率在（0.5 ～ 0.8）/10 000，部分地区相对高发，日本及我国台湾地区发病率较高。病毒感染，毒素作用，免疫异常等学说被许多实验支持。早期筛查及诊断仍然较为困难，需要多学科方法联合诊断以及相关人员足够重视。年龄小于90天患儿，葛西手术是治疗BA的首选方法，可以存在良好的预后，手术年龄是预后关键决定因素之一。术后处理仍然存在许多不确定性及争论。手术未能建立胆流及疗效不佳者，肝移植是唯一的选择。未来自体肝生存率的提高除了早期筛查体系建立及方法的改善，以及社会学因素提高外，手术技巧，术后多种药物联合多学科系统的随访看护，慢性肝病及肝纤维化防治等综合治疗可能存在良好前景。

（周　莹）

参·考·文·献

［1］Gay L Grosfeld. Pediatric surgery, Sixth edition. Mosby Elsevier, 2006: 1603–1619.

［2］Ohi R. A history of the Kasai operation: hepatic portoenterostomy for biliary atresia. World J Surg, 1988, 12(6): 871–874.

［3］Starzl T E, Marchioro T L, Vonkaulla K N, et al. Homotransplantation of the liver in humans. Surg Gynecol Obstet, 1963, 117: 659–676.

［4］Leape L L, Ramenofsky M L. Laparoscopy in infants and children. J Pediatr Surg, 1977, 12(6): 929–938.

［5］Esteves E, Clemente Neto E, Ottaiano Neto M, et al. Laparoscopic Kasai portoenterostomy for biliary atresia. Pediatr Surg Int, 2002, 18(8): 737–740.

［6］Ibrahim M 1, Miyano T, Ohi R, et al. Japanese Biliary Atresia Registry, 1989 — 1994. Tohoku J Exp Med, 1997, 181(1): 85–95.

［7］Davenport M. Biliary atresia: clinical aspects. Semin Pediatr Surg, 2012, 21(3): 175–184.

［8］Davenport M. Biliary atresia: From Australia to the zebrafish. J Pediatr Surg, 2016, 51(2): 200–205.

［9］Harpavat S, Finegold M J, Karpen S J. Patients with biliary atresia have elevated direct/conjugated bilirubin levels shortly after birth. Pediatrics, 2011, 128: e1428–1433.

［10］Bezerra J A, Wells R G, Mack C L, et al. Biliary atresia: Clinical and Research Challenges for the 21st Century. Hepatology, 2018, doi: 10. 1002/hep. 29905.［Epub ahead of print］

［11］Nakamura H, Murase N, Koga H, et al. Classification of biliary atresia in the laparoscopic era. Pediatr Surg Int, 2016, 32(12): 1209–1212.

［12］Sanchez-Valle A, Kassira N, Varela V C, et al. Biliary Atresia: Epidemiology, Genetics, Clinical Update, and Public Health Perspective. Adv Pediatr, 2017, 64(1): 285–305.

［13］Kilgore A, Mack C L. Update on investigations pertaining to the pathogenesis of biliary atresia. Pediatr Surg Int, 2017, 33(12): 1233–1241.

［14］Zhan J. Incidence of biliary atresia associated congenital malformations: a retrospective multicenter study in China. Asian J Surg, 2016, 40(6): 429–433.

［15］Cai S Y, Lionarons D A, Hagey L, et al. Adult sea lamprey tolerates biliary atresia by altering bile salt composition and renal excretion. Hepatology, 2013, 57: 2418–2426.

［16］Yeh C Y, Chung-DavidsonY W, Wang H, et al. Intestinal synthesis and secretion of bile salts as an adaptation to developmental biliary atresia in the sea lamprey. Proc Natl Acad Sci U S A, 2012, 109: 11419–11424.

［17］Harper P, Plant J W, Unger D B. Congenital biliary atresia and jaundice in lambs and calves. Aust Vet J, 1990, 67: 18–22.

［18］Lorent K, Yeo S Y, Oda T, et al. Inhibition of Jagged-mediated Notch signaling disrupts zebrafish biliary development and generates multi-organ defects compatible with an Alagille syndrome phenocopy. Development, 2004, 131: 5753–5766.

［19］Lorent K, Gong W, Koo K A, et al. Identification of a plant isoflavinoid that causes biliary atresia. Sci Transl Med, 2015, 7(286): 286ra67.

［20］Harpavat S, Ramraj R, Finegold M, et al. Newborn direct or conjugated bilirubin measurements as a potential screen for biliary atresia.

JPGN, 2016, 62: 799–803.

[21] Garcia-Barcelo M M, Yeung M Y, Miao X P, et al. Genome-wide association study identifies a susceptibility locus for biliary atresia on 10q24. 2. Hum Mol Genet, 2010, 19: 2917–2925.

[22] Leyva-Vega M, Gerfen J, Thiel B D, et al. Genomic alterations in biliary atresia suggest region of potential disease susceptibility in 2q37. 3. AmJ Med GenetA, 2010, 152A: 886–895.

[23] Calvopina D A, Coleman M A, Lewindon P J, et al. Function and regulation of MicroRNAs and their potential as biomarkers in paediatric liver disease. Int J Mol Sci, 2016, 17(11). pii: E1795.

[24] Xiao Y, Wang J, Chen Y, et al. Up-regulation of miR–200b in biliary atresia patients accelerates proliferation and migration of hepatic stallate cells by activating PI3K/Akt signaling. Cell Signal, 2014, 26: 925.

[25] Li J, Gao W, Zuo W, et al. Association between rs17095355 polymorphism on 10q24 and susceptibility to biliary atresia: a meta-analysis. J Matern Fetal Neonatal Med, 2016, 7: 1–5.

[26] Tsai E A, Grochowski C M, Loomes K M, et al. Replication of a GWAS signal in a Caucasian population implicates ADD3 in susceptibility to biliary atresia. Hum Genet, 2014, 133(2): 235–243.

[27] Aroor S. Ichthyosis congenita with biliary atresia: a rare association. Clin Dysmorphol, 2016, 26(3): 179–180.

[28] Higuchi Y. HDR syndrome in a Japanese girl with biliary atresia: a case report. BMC Pediatr, 2016, 16: 14.

[29] Patel R V. Trilogy of foregut atresia without genetic abnormality: exception to the Martinez-Frias syndrome. BMJ Case Rep, 2014, pii: bcr2013200477 23.

[30] Tsai E A. Heterozygous deletion of FOXA2 segregates with disease in a family with heterotaxy, panhypopituitarism, and biliary atresia. Hum Mutat, 2015, 36(6): 631–637.

[31] Lorent K, Gong W, Koo K A, et al. Identification of a plant isoflavinoid that causes biliary atresia. Sci Transl Med, 2015, 7(286): 286ra67.

[32] Waisbourd-Zinman O, Kho H, Tsai S, et al. The toxin biliatresone causes mouse extrahepatic cholangiocyte damage and fibrosis through decreased glutathione and SOX17. Hepatology, 2016, 64: 880–893.

[33] Landing B H. Considerations of the pathogenesis of neonatal hepatitis, biliary atresia and choledochal cyst—the concept of infantile obstructive cholangiopathy. Prog Pediatr Surg, 1974, 6: 113–139.

[34] Barton E S, Youree B E, Ebert D H, et al. Utilization of sialic acid as a coreceptor is required for reovirus-induced biliary disease. J Clin Investig, 2003, 111(12): 1823–1833.

[35] Harada K, Sato Y, Itatsu K, et al. Innate immune response to double-stranded RNA in biliary epithelial cells is associated with the pathogenesis of biliary atresia. Hepatology, 2007, 46(4): 1146–1154.

[36] Xu Y, Yu J, Zhang R, et al. The perinatal infection of cytomegalovirus is an important etiology for biliary atresia in China. Clin Pediatr (Phila), 2012, 51(2): 109–113.

[37] Shen C, Zheng S, Wang W, et al. Relationship between prognosis of biliary atresia and infection of cytomegalovirus. World J Pediatr, 2008, 4(2): 123–126.

[38] Fischler B, Woxenius S, Nemeth A, et al. Immunoglobulin deposits in liver tissue from infants with biliary atresia and the correlation to cytomegalovirus infection. J Pediatr Surg, 2005, 40(3): 541–546.

[39] Brindley S M, Lanham A M, Karrer F M, et al. Cytomegalovirus-specific T-cell reactivity in biliary atresia at the time of diagnosis is associated with deficits in regulatory T cells. Hepatology, 2012, 55(4): 1130–1138.

[40] Zani A, Quaglia A, Hadzić N, et al. Cytomegalovirus-associated biliary atresia: an aetiological and prognostic subgroup. J Pediatr Surg, 2015, 50(10): 1739–1745.

[41] Lane T, Lachmann H J. The emerging role of interleukin–1beta in autoinflammatory diseases. Curr Allergy Asthma Rep, 2011, 11(5): 361–368.

[42] Harada K, Nakanuma Y. Cholangiopathy with respect to biliary innate immunity. Int J Hepatol, 2012, 2012: 793569.

[43] Chuang J H, Chou M H, Wu C L, et al. Implication of innate immunity in the pathogenesis of biliary atresia. Chang Gung Med J, 2006, 29(3): 240–250.

[44] Lovgren T, Eloranta M L, Bave U, et al. Induction of interferon-alpha production in plasmacytoid dendritic cells by immune complexes containing nucleic acid released by necrotic or late apoptotic cells and lupus IgG. Arthritis Rheum, 2004, 50(6): 1861–1872.

[45] Saito T, Hishiki T, Terui K, et al. Toll-like receptor mRNA expression in liver tissue from patients with biliary atresia. J Pediatr Gastroenterol Nutr, 2011, 53(6): 620–626.

[46] Huang Y H, Chou M H, Du Y Y, et al. Expression of tolllike receptors and type 1 interferon specific protein MxA in biliary atresia. Lab Investig, 2007, 87(1): 66–74.

[47] Harada K, Sato Y, Itatsu K, et al. Innate immune response to double-stranded RNA in biliary epithelial cells is associated with the pathogenesis of biliary atresia. Hepatology, 2007, 46(4): 1146–1154.

[48] Davenport M, Gonde C, Redkar R, et al. Immunohistochemistry of the liver and biliary tree in extrahepatic biliary atresia. J Pediatr Surg, 2001, 36(7): 1017–1025.

[49] Urushihara N, Iwagaki H, Yagi T, et al. Elevation of serum interleukin-18 levels and activation of Kupffer cells in biliary atresia. J Pediatr Surg, 2000, 35(3): 446–449.

[50] Mack C L, Tucker R M, Sokol R J, et al. Biliary atresia is associated with CD4+ Th1 cell-mediated portal tract inflammation. Pediatr Res, 2004, 56(1): 79–87.

[51] Arikan C, Berdeli A, Ozgenc F, et al. Positive association of macrophage migration inhibitory factor gene-173G/C polymorphism with biliary atresia. J Pediatr Gastroenterol Nutr, 2006, 42(1): 77–82.

[52] Nohara H, Okayama N, Inoue N, et al. Association of the—173 G/C polymorphism of the macrophage migration inhibitory factor gene with ulcerative colitis. J Gastroenterol, 2004, 39(3): 242–246.

[53] Squires J E, Shivakumar P, Mourya R, et al. Natural killer cells promote long-term hepatobiliary inflammation in a low-dose rotavirus model of experimental biliary atresia. PLoS One, 2015, 10(5): e0127191.

[54] Saxena V, Shivakumar P, Sabla G, et al. Dendritic cells regulate natural killer cell activation and epithelial injury in experimental biliary atresia. Sci Transl Med, 2011, 3(102): 102ra94.

[55] Mack C L, Tucker R M, Sokol R J, et al. Armed CD4+ Th1 effector cells and activated macrophages participate in bile duct injury in murine biliary atresia. Clin Immunol, 2005, 115(2): 200–209.

[56] Ahmed A F, Ohtani H, Nio M, et al. CD8+T cells infiltrating into bile ducts in biliary atresia do not appear to function as cytotoxic T cells: a clinicopathological analysis. J Pathol, 2001, 193(3): 383–389.

[57] Shinkai M, Shinkai T, Puri P, et al. Increased CXCR3 expression associated with CD3-positive lymphocytes in the liver and biliary remnant in biliary atresia. J Pediatr Surg, 2006, 41(5): 950–954.

[58] Klemann C, Schröder A, Dreier A, et al. Interleukin 17, produced by γδ T cells, contributes to hepatic inflammation in a mouse model of biliary atresia and is increased in livers of patients. Gastroenterology, 2016, 150(1): 229–241.

[59] Lages C S, Simmons J, Maddox A, et al. The dendritic cell-T helper 17-macrophage axis controls cholangiocyte injury and disease progression in murine and human biliary atresia. Hepatology, 2017, 65(1): 174–188.

[60] Mack C L, Tucker R M, Lu B R, et al. Cellular and humoral autoimmunity directed at bile duct epithelia in murine biliary atresia. Hepatology, 2006, 44(5): 1231–1239.

[61] Shivakumar P, Sabla G, Mohanty S, et al. Effector role of neonatal hepatic CD8+ lymphocytes in epithelial injury and autoimmunity in experimental biliary atresia. Gastroenterology, 2007, 133(1): 268–277.

[62] Hadchouel M, Hugon R N, Odievre M. Immunoglobulin deposits in the biliary remnants of extrahepatic biliary atresia: a study by immunoperoxidase staining in 128 infants. Histopathology, 1981, 5(2): 217–221.

[63] Lu B R, Brindley S M, Tucker R M, et al. Alpha-enolase autoantibodies cross-reactive to viral proteins in a mouse model of biliary atresia. Gastroenterology, 2010, 139(5): 1753–1761.

[64] Feldman A G, Tucker R M, Fenner E K, et al. B cell deficient mice are protected from biliary obstruction in the rotavirus-induced mouse model of biliary atresia. PLoS One, 2013, 8(8): e73644.

[65] Schwarz K B, Haber B H, Rosenthal P, et al. Extrahepatic anomalies in infants with biliary atresia: results of a large prospective North American multicenter study. Hepatology, 2013, 58(5): 1724–1731.

[66] Yuasa T, Tsuji H, Kimura S, et al. Human leukocyte antigens in Japanese patients with biliary atresia: retrospective analysis of patients who underwent living donor liver transplantation. Hum Immunol, 2005, 66(3): 295–300.

[67] Feng J, Li M, Gu W, et al. The aberrant expression of HLA-DR in intrahepatic bile ducts in patients with biliary atresia: an immunohistochemistry and immune electron microscopy study. J Pediatr Surg, 2004, 39(11): 1658–1662.

[68] Mack C L, Anderson K M, Aubrey M T, et al. Lack of HLA predominance and HLA shared epitopes in biliary atresia. Springerplus, 2013, 2(1): 42.

[69] Miethke A G, Saxena V, Shivakumar P, et al. Post-natal paucity of regulatory T cells and control of NK cell activation in experimental biliary atresia. J Hepatol, 2010, 52(5): 718–726.

[70] Lages C S, Simmons J, Chougnet C A, et al. Regulatory T cells control the CD8 adaptive immune response at the time of ductal obstruction in experimental biliary atresia. Hepatology, 2012, 56(1): 219–227.

[71] Tuker R M, Feldman A G, Fenner E K, et al. Regulatory T cells inhibit Th1 cell-mediated bile duct injury in murine biliary atresia. J Hepatol, 2013, 59(4): 790–796.

[72] Li K, Zhang X, Yang L, et al. Foxp3 promoter methylation impairs suppressive function of regulatory T cells in biliary atresia. Am J Physiol Gastrointest Liver Physiol, 2016, 311(6): G989–G997.

[73] Ogasawara H, Okada M, Kaneko H, et al. Possible role of DNA hypomethylation in the induction of SLE: relationship to the transcription of human endogenous retroviruses. Clin Exp Rheumatol, 2003, 21(6): 733–738.

[74] Lee P P, Fitzpatrick D R, Beard C, et al. A critical role for Dnmt1 and DNA methylation in T cell development, function, and survival.

Immunity, 2001, 15(5): 763–774.

[75] Muraji T, Ohtani H, Ieiri S. Unique manifestations of biliary atresia provide new immunological insight into its etiopathogenesis. Pediatr Surg Int, 2017; 33(12): 1249–1253.

[76] Kim S S, Kim M J, Lee M J, et al. Ultrasonographic findings of type Ⅲ a biliary atresia. Ultrasonography, 2014, 33(4): 267–274.

[77] Muller F, Gauthier F, Laurent J, et al. Amniotic fluid GGT and congenital extrahepatic biliary damage. Lancet, 1991, 337(8735): 232–233.

[78] Tanaka N, Ueno T, Takama Y, et al. Diagnosis and management of biliary cystic malformations in neonates. J Pediatr Surg, 2010, 45: 2119–2123.

[79] 丛翔. 超声在胎儿胆道系统中的应用研究及羊水GGT正常参照值的建立. 博士论文: 山东大学, 2014.

[80] Matsui A. Screening for biliary atresia. Pediatr Surg Int, 2017, 33(12): 1305–1313.

[81] Harpavat S, Finegold M J, Karpen S J. Patients with biliary atresia have elevated direct/conjugated bilirubin levels shortly after birth. Pediatrics, 2011, 128: e1428–1433.

[82] Mushtaq I, Logan S, Morris M, et al. Screening of newborn infants for cholestatic hepatobiliary disease with tandem mass spectrometry. BMJ, 1999, 319: 471–477.

[83] Zhou K, Wang J, Xie G, et al. Distinct Plasma Bile Acid Profiles of Biliary Atresia and Neonatal Hepatitis Syndrome. J Proteome Res, 2015, 14(11): 4844–4850.

[84] Zhou K, Xie G, Wang J, et al. Metabonomics reveals metabolite changes in biliary atresia infants. J Proteome Res, 2015, 14(6): 2569–2574.

[85] Wang L, Yang Y, Chen Y, et al. Early differential diagnosis methods of biliary atresia: a meta-analysis. Pediatr Surg Int, 2018, 34(4): 363–380.

[86] Fischler B, Lamireau T. Cholestasis in the newborn and infant. Clin Res Hepatol Gastroenterol, 2014, 38(3): 263–267.

[87] Sharma S, Gupta D K. Surgical modifications, additions, and alternatives to Kasai hepato-portoenterostomy to improve the outcome in biliary atresia. Pediatr Surg Int, 2017, 33(12): 1275–1282.

[88] Hirayama Y, Iinuma Y, Yokoyama N, et al. Near-infrared fluorescence cholangiography with indocyanine green for biliary atresia. Real-time imaging during the Kasai procedure: a pilot study. Pediatr Surg Int, 2015, 31(12): 1177–1182.

[89] Nio M, Wada M, Sasaki H, et al. Technical standardization of Kasai portoenterostomy for biliary atresia. J Pediatr Surg, 2016, 51(12): 2105–2108.

[90] Orman E S 1, Miller C B, Grimm I S, et al. Single-balloon enteroscopy-assisted endoscopic retrograde cholangiopancreatography for treatment of cholangitis in a patient with a Kasai portoenterostomy. J Pediatr Surg, 2012, 47(5): E1–5.

[91] Sharma S, Kumar L, Mohanty S, et al. Bone marrow mononuclear stem cell infusion improves biochemical parameters and scintigraphy in infants with biliary atresia. Pediatr Surg Int, 2011, 27: 81–89.

[92] Sharma S, Mohanty S, Das P, et al. Propitious role of bone marrow-derived mononuclear cells in an experimental bile duct ligation model: potential clinical implications in obstructive cholangiopathy. Pediatr Surg Int, 2013, 29: 623–632.

[93] Enosawa S, Horikawa R, Yamamoto A, et al. Hepatocyte transplantation using a living donor reduced graft in a baby with ornithine transcarbamylase deficiency: a novel source of hepatocytes. Liver Transplant, 2014, 20: 391–393.

[94] Gupta D K, Sharma S. Stem cell therapy—hope and scope in pediatric surgery. J Indian Assoc Pediatr Surg, 2005, 10: 138–141.

[95] Nio M, Sasaki H, Tanaka H, et al. Redo surgery for biliary atresia. Pediatr Surg Int, 2013; 29(10): 989–893.

[96] Bondoc A J, Taylor J A, Alonso M H, et al. The beneficial impact of revision of Kasai portoenterostomy for biliary atresia: an institutional study. Ann Surg, 2012, 255(3): 570–576.

[97] Mendoza M M 1, Chiang J H, Lee S Y, et al. Reappraise the effect of redo-Kasai for recurrent jaundice following Kasai operation for biliary atresia in the era of liver transplantation. Pediatr Surg Int, 2012, 28(9): 861–864.

[98] 刘钧澄. 胆道闭锁Kasai手术后自体肝存活20年以上研究. 中华小儿外科杂志, 2014, 35(4): 265–268.

[99] 刘钧澄. 胆道闭锁手术后再黄疸的纤维胆道镜检查. 中国内镜杂志, 1999, 5(3): 57.

[100] Davenport M. Biliary atresia: clinical aspects. Semin Pediatr Surg, 2012, 21: 175–184.

[101] Cox K L, Berquist W E, Castillo R O. Paediatric liver transplantation: indications, timing and medical complications. J Gastroenterol Hepatol, 1999, 14: S61–S66.

[102] 夏强. 中国儿童肝移植临床诊疗指南(2015版)[J]. 中华移植杂志(电子版), 2016, 10(01): 2–11.

[103] Bezerra J A, Wells R G, Mack C L, et al. BILIARY ATRESIA: Clinical and Research Challenges for the 21st Century. Hepatology, 2018. doi: 10. 1002/hep. 29905. [Epub ahead of print]

[104] Davenport M. Adjuvant therapy in biliary atresia: hopelessly optimistic or potential for change? Pediatr Surg Int, 2017, 33(12): 1263–1273.

[105] Superina R. Biliary atresia and liver transplantation: results and thoughts for primary liver transplantation in select patients. Pediatr Surg Int, 2017, 33(12): 1297–1304.

[106] Chung P H, Wong K K, Tam P K. Predictors for failure after Kasai operation. J Pediatr Surg, 2015, 50(2): 293–296.

[107] Superina R, Magee J C, Brandt M L, et al. Childhood Liver Disease Research and Education Network. The anatomic pattern of biliary atresia identified at time of Kasai hepatoportoenterostomy and early postoperative clearance of jaundice are significant predictors of transplant-free survival. Ann Surg, 2011, 254(4): 577–585.

[108] Wong K K Y, Wong C W Y. A review of long-term outcome and quality of life of patients after Kasai operation surviving with native livers. Pediatr Surg Int, 2017, 33(12): 1283–1287.

第六十五章
新生儿胆总管囊肿

概述

胆总管囊肿又称为先天性胆管扩张症，主要表现为胆总管囊状或梭形扩张。1723年Vater出版了一本专著，阐述了关于胆道系统正常异常解剖学，首次描述了1例胆总管梭形扩张。1852年，Douglas发表文章首次描述了临床上1例胆总管扩张的患者，并提出可能是先天性起源。1959年Alonso-Lej及其同事首次发表了胆总管囊肿患者的系列回顾，他们报道了自己的2例病例及回顾了94例之前文献中报道的病例。该标志性的论文首次描述了胆总管囊肿的分类，包括3种常见类型及它们不同的手术处理方式。这篇文章的发表使得随后对胆总管囊肿的病理生理学有了更好的理解，最终导致了新的治疗方法的产生[1]。日本肝胆胰外科学会于2017年发布的先天性胆管扩张症（CBD）指南中将CBD定义是一种肝外胆道局部扩张（包括胆总管，胰胆管合流异常畸形）的先天性畸形，亦包括与之相关的肝内胆管扩张[2]。

胆总管囊肿在亚洲多见，也有在兄弟姐妹和双胎中家族性发病的报道。日本发病率约1 : 1 000，韩国约0.3%，西方国家在1 :（50 000 ～ 150 000），男女比为1 : 3，我国没有确切发病率报道。通常50%的患儿在婴儿期出现症状[2]。随着产前超声等影像学技术的进步和超声医师经验和技能的提高，产前诊断胆总管囊肿疑似病例显著增加。近年来上海交通大学医学院附属新华医院小儿外科就诊的新生儿期胆总管囊肿中大部分为产前发现疑诊病例，小部分为生后伴有胆道梗阻症状就诊或者偶然B超发现。Yamataka报道了约20%患儿在新生儿期或者产前检测出囊肿，且囊肿型和梭形扩张的比例为20 : 1。而所有年龄段的患病人群中囊状和梭形扩张比例为5 : 3[3]。关于新生儿期这个特殊阶段发现的胆总管囊肿病例的诊断治疗在小儿外科界被广泛讨论，仍然存在不同的观点和争论，治疗时机需要考虑手术风险，囊肿尺寸，肝功能损害，患儿的生理和免疫系统发育不成熟等。

分类

胆总管囊肿分类随时间和认识的深入逐渐演变，目前主要采用Todani分型[4]，分成5个主要类型及其他亚型。常见类型见图65-1[5]。

90% ～ 95%的胆总管囊肿属于Ⅰ型，梭形或囊状扩张。在最常见类型中，胆囊管汇入胆总管囊肿，左右肝管及肝内胆管为正常尺寸。Ⅲ型胆总管囊肿常发生在十二指肠壁内，有时发生在胆总管胰腺段。胆总管和主胰管可以共同或独立汇入囊肿，但是开口通常因为慢性炎症而狭窄。狭窄的开口与十二指肠肠腔相通（图65-2）[6]。该类型中更多见于胆总管和胰管分别汇入十二指肠壁内的囊肿。有研究发现Ⅲ型和Ⅳ型有时并发。单发或多发肝内胆管囊肿不包括肝外胆总管扩张被归为Ⅴ型，当伴有肝纤维化时也称为“Caroli”病。Ⅲ型囊肿病理大多非胆道上

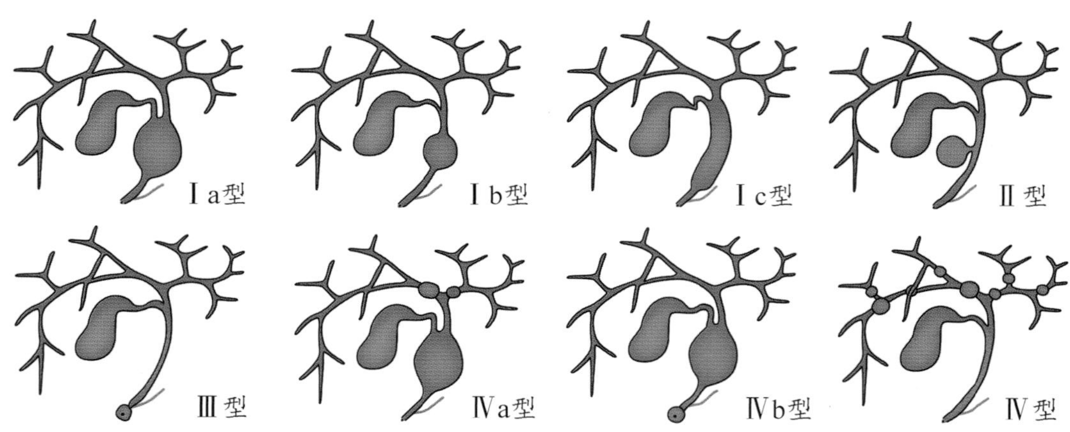

图65-1 胆总管囊肿Todani分型示意图

Ⅰa型：胆总管囊状扩张；Ⅰb型：胆总管局限性扩张；Ⅰc型：肝外胆管弥漫性梭状扩张；Ⅱ型：胆总管憩室样扩张；Ⅲ型：胆总管十二指肠壁内段扩张，又称为胆总管末端囊肿或胆总管囊性脱垂；Ⅳa型：肝内外胆管多发性囊状扩张；Ⅳb型：仅肝外胆管多发性囊状扩张；Ⅴ型：肝内胆管单发或多发性囊状扩张，即Caroli病[5]

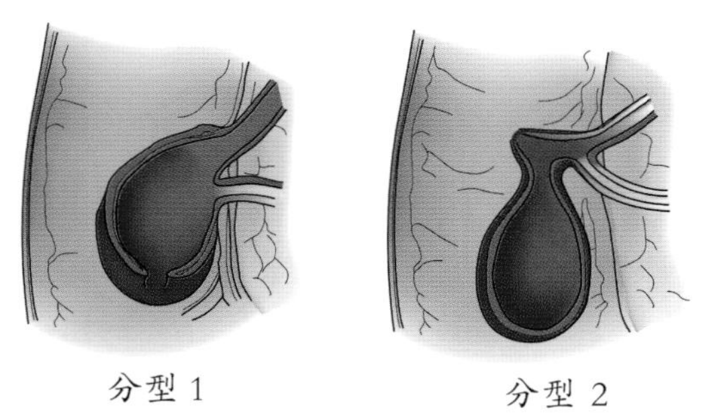

图65-2 胆总管囊性脱垂分型[6]

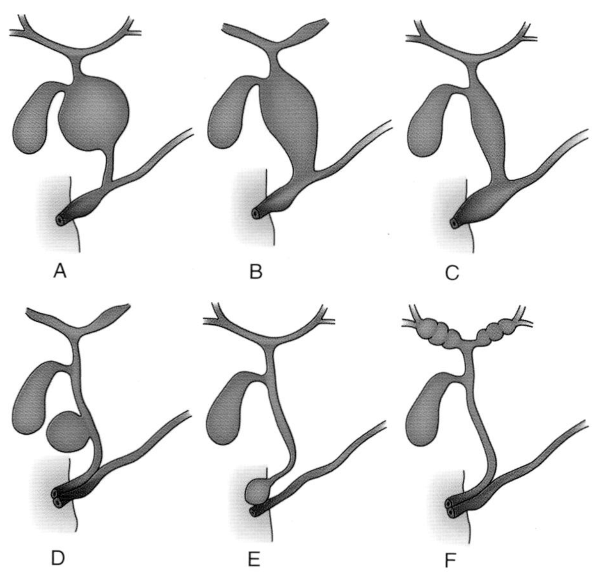

图65-3 伴有PBMU（A,B,C），不伴PBMU（D,E,F）

图A：为肝外胆道囊状扩张；图B：为梭形扩张；图C：为不典型胆总管囊肿（又称为不完全型或顿挫型），主要表现为胆总管轻度扩张或扩张不明显；图D：为胆总管囊性憩室，图E：为末端胆总管囊肿憩室（囊性脱垂）；图F：为肝内胆管扩张（Caroli's病）[8]

皮，Ⅴ型肝内胆道扩张不伴肝外胆道扩张，其病因发病可能存在不同机制，有学者认为不应归为胆总管囊肿分类中[7]。Takeshi Miyano[8]描述了依据胆总管囊肿远端解剖有无胰胆管合流异常（pancreaticobiliary malunion，PBMU）的分型见图65-3。新生儿胆总管囊肿中以囊状扩张类型最多见。

病因学及胚胎学

胆总管囊肿病因发病仍然未能阐明，有不同理论提出，但公认与两个因素有关：胆总管囊壁薄弱及远端梗阻。以下事实可以支持先天起源学说：胆总管囊肿在女性中占优势，表明性别相关畸形，在亚洲人群中较其他人群有更高的发病率。有同卵双生双胞胎患儿均患病或一胎患病的报道。1852年，Douglas推断共同通道的畸形可能是胆总管的先天性的缺陷。1936年，Yotsuyanagi报道采用实验胚胎学知识分析了3例患有胆总管囊肿的患者。他提出缺陷形成可能是在原始胚胎发育期与不适当的胆管形成有关。提出在胆总管区域发育实变期，上皮细胞过度增殖可能在随后的再管化过程中产生一个异常扩张的结构。“共同通道”理论在1969年首先被Babbitt提出，即胰管汇入胆总管的部位异常（PBMU），位于Vater壶腹环肌外近端，这样在胚胎发育期就使得胰胆管内胆汁和胰液相互反流，胰液向上反流进入胆总管，引起管壁破坏，进而出现扩张。Ito，Miyano，Spitz和其他研究者提出在十二指肠水平部的胆道梗阻是疾病形成过程的累加继发因素，结果产生胆总管囊性扩张，在多种实验中已经得到证实。PBMU在非胆总管囊肿的患儿中偶尔可以见到，与成人期胆道系统癌变有很高的相关性。此外，Ito和同事及其他研究者提出远端胆总管狭窄可能与胆总管异常插入十二指肠，先天性胆总管远端狭窄，上皮膜持续存在，瓣膜本身的畸形，或括约肌神经肌运动失调有关[1]。

关于PBMU的发病，Wong和Lister对人类胚胎的研究证明是由于孕8周前胰胆管汇合进入十二指肠壁的迁移出现停顿所致。在一篇高质量的胚胎学综述中，Li和同事注意到Vater乳头远端异位有很高的发病率，它可能在先天性胆道扩张病因中作为一种梗阻因素起作用[1]。Jona等[9]提出胆总管囊肿中胰胆管合流异常（PBMU）可能与原始腹侧胰腺芽发生错误或不良有关。孕4周，腹侧胰腺原基分裂成双叶（头侧和尾侧），正常头侧原基在发育中退化消失，如果持续存在则导致CBD的发生。假如腹侧原基尾端发育不良，则导致没有胆总管扩张的PBMU形成[10]。Tanaka等[11,12]提出PBMU是由于胚胎时期腹侧胰腺向左旋转错位导致腹侧胰管管化和末端胆总管退化所致。随着ERCP，PTCD（percutaneous transhepatic cholangiography），以及术中胆道造影的应用，很多胆总管远端异常胰胆管连接病例被报道，在韩国PBMU发病率为4%[13]。

关于胆道扩张发病机制，有假说认为PBMU导致胰液反流入胆道，脆弱的胆道由于管壁弹力纤维不成熟导致扩张。另外，胆道梗阻起源于胆道周先天性狭窄的理论。Davenport[14]等对胆总管囊肿囊内淀粉酶的研究证明了胰液反流的存在。上海交通大学医学院附属新华医院对部分胆总管囊肿约150例病例留取胆囊或者胆总管内胆汁检查胆汁内胰淀粉酶显示在大于6月龄患儿中仅2例胆汁淀粉酶正常，其余均显著升高。而在新生儿期手术的胆总管囊肿病例中大多数囊内胆汁淀粉酶水平与血清淀粉酶接近，少数病例轻度升高，但与6月龄以上病例胆汁淀粉酶绝对值存在显著差异（结果尚未发表）。上述结果是否可能说明新生儿期发现的胆总管囊肿发病的关键因素是先天性PBMU及远端胆道畸形本身，而不是长期胰液反流入胆道导致囊壁薄弱扩张，尚需实验研究证明。

关于Ⅲ型胆总管囊性脱垂和Ⅴ型Caroli’s病，没有证据显示它们与常见型Ⅰ型病因相同。有学者提出胆总管囊性脱垂的病因可能是由于胚胎发育胆总管低位插入十二指肠和壶腹，梗阻在壶腹部和胆总管括约肌成分之间发生一种单纯的憩室或者是在该区域发生的一种先天性十二指肠重复畸形。此外，Ⅱ型憩室型可能表示胆总管在产前破裂愈合后的终末期改变[1]。Caroli’s病在肝囊肿章节有描述，参见上述章节。

病理及发病

肝外胆总管囊肿壁组织学切片证实囊壁增厚，结构为致密结缔组织与平滑肌链交错排列。在大多数病例中，可以见到不同程度的炎症反应，尽管在新生儿和婴儿中炎症反应相对最小，但随年龄增长炎症反应逐渐变得明显。在超过10岁的患儿中，囊肿周围炎症反应变得更加严重，与周围结构粘连也变得更加明显；典型的仅仅可见到一个相对无细胞的囊肿内壁，胆道黏膜不典型。在年龄小的患儿中，偶尔囊肿壁可见岛样柱状上皮。当看到壁内腺体和管样结构，包括黏液分泌细胞，胃泌素及含生长抑素免疫反应细胞时，这些提示胃肠道黏膜曾经遭到破坏及经历再生。部分患儿见到肠上皮化生，囊壁溃疡较多见[1]。

胆总管囊性脱垂囊肿内壁通常为十二指肠黏膜，偶尔类似胆管黏膜。

肝活检结果随年龄及个体不同也存在变异。新生儿期肝组织学表现通常为正常或不同程度胆管增生，汇管区可见正常或不同程度纤维化；伴有慢性胆道梗阻严重者，甚至在新生儿晚期肝组织病理可以见到假小叶形成。偶尔可以见到肝细胞巨细胞化。在胆汁淤积性黄疸的新生儿可见不同程度的肝细胞，毛细胆管，小叶间及汇管区胆管胆栓。

胆总管囊肿壁癌变很少在儿童期被报道，在成人是一个主要的问题，新生儿期未见癌变报道。恶变的类型是腺鳞癌或偶尔为小细胞癌。尽管恶变大多数发生在胆总管囊肿壁，其他发生部位包括胆囊和胰胆管连接处的胰头处。

总之在先天解剖结构异常基础上（PBMU），胆汁胰液相互反流及远端胆总管狭窄，可能导致肝内外胆管慢性炎症急性发作，胰腺炎，肝纤维化严重者甚至硬化，远期胆管系统恶变可能。许多研究及上海交通大学医学院附属新华医院对产前和新生儿期发病的患儿病理结果分析显示肝纤维化比率较其他年龄组显著升高[15,16]。

临床表现

腹痛，间歇性黄疸，腹部肿块被称为胆总管囊肿患儿三联症，然而很少见到三种表现在新生儿期同时发生的情况。新生儿期与其他年龄阶段临床表现差异显著，主要以黄疸为主，严重梗阻可出现陶土便。新生儿期通常不表现为腹痛，胆管炎和胰腺炎，巨大囊肿的患儿偶尔可能存在呕吐症状。极少数没有症状者生后偶然B超发现。胆道梗阻者查体可及肝大，巨大的囊肿可以扪及右上腹肿块。伴有梗阻性黄疸者有时与囊肿型胆道闭锁很难鉴别。产前检查已经发现胆总管囊肿的患儿通常在出生后1～3周出现黄疸，尿色深。偶尔，罕见情况也可以发生囊肿穿孔。部分患儿因为黄疸轻微或者不明显，没有明显临床表现，到婴儿期出现症状时可能已经发生肝硬化，腹胀，肝脾肿大等。新生儿胆总管囊肿大多数在出生后1个月生长发育接近正常同龄儿。

实验室检查

胆总管囊肿实验室检查没有特异性，不能作为确诊依据。但可以提示患儿的临床状况及肝脏损伤情况。由于新生儿期胆总管囊肿最常见的表现是黄疸，因此主要的实验室发现是血液中总胆红素，结合胆红素升高，血清碱性磷酸酶及其他梗阻性黄疸的血清学标记物水平升高，如谷氨酰转肽酶。丙氨酸转氨酶在新生儿早期通常正常，除非患儿出现其他并发状况，如感染等。血清淀粉酶作为胆总管囊肿常规检查在新生儿期通常均不增高。有些患儿虽然直接胆红素不高，但间接胆红素呈中度升高，甚至在出生后1个月未消退，手术后会迅速消退。

部分没有明显症状的胆总管囊肿可能仅表现为谷氨酰转肽酶升高，其他肝功能指标大致正常，通常这类患儿手术肝活检标本存在小胆管增生，汇管区不同程度纤维化可能，因此我们认为谷氨酰转肽酶是一个非常敏感的胆道梗阻指标，应该作为评判新生儿CBD是否早期手术的血清学标记之一。肝纤维化血清学指标对于胆总管囊肿诊断没有特异性，但上海交通大学医学院附属新华医院新生儿病例检查显示所有受检的新生儿期手术的胆总管囊肿均存在不同程度的指标升高，临床意义尚待研究。

影像学研究

影像学技术是确定诊断的关键。胆总管囊肿诊断的关键是囊肿来源于肝外胆道，通常扩张直径超过该年龄组胆总管直径正常值上线，成人大于1 cm，儿童大于0.5 cm，伴随或不伴有肝内胆管扩张，且通过CT，MRCP，ERCP或者术中胆道造影提示胰胆管合流异常[2]。新生儿胆总管正常直径一般在1～2 mm。

B超是首选的最佳无创诊断方法，准确率高，但临床上仍然存在假阳性报道。超声作为筛查研究的好处在于它可以证明胰胆管口径及管壁厚度等的变化，也可以提供一些关于肝脏弹性硬度等指标，与肝纤维化相关。临床上我们可以见到新生儿CBD伴有胆囊萎缩病例，提示有可能严重梗阻。偶尔也可以见到胆总管囊壁增厚显著，提示炎症或胆道闭锁可能，需要术中胆道造影仔细鉴别。肝脏弹性成像硬度检测是一个比较敏感的指标。对于胆道梗阻严重，或者肝纤维化、肝硬化的患儿弹性指标会升高，进一步的临床意义有待于大样本的数据研究，但肝硬化很少在新生儿期发生。

磁共振胰胆管造影（MRCP）作为ERCP的替

代检查已经较为普及。现在不需要屏气行MRCP检查已经成为可能。由于其无创的特点被广泛应用，但临床上我们也见到假阳性报告。对于显示胰胆管合流异常的诊断在儿童期相对比率较低，为40%～80%，而成人80%～100%。婴儿和短共同通道者的诊断较困难[2]。

CT胆管造影，曾经在确诊胆总管囊肿方面很有用，由于存在放射性，在新生儿期我们已经很少采用。如果超声筛查怀疑胆总管囊肿，^{99m}Tc-DISIDA闪烁扫描显像可以提供胆汁引流，胆道梗阻和肝功能的一些信息，在严重梗阻患儿可以肠道排泄延迟或不显影。上消化道造影可以确诊十二指肠内的胆总管囊性脱垂，但对其他类型的诊断不是很有用。

有创性影像学研究，如经皮肝穿胆管造影，被认为是年龄较大患儿怀疑胆总管囊肿和肝内胆管囊肿的最好的诊断方法。年龄较大患儿怀疑胰胆管畸形时，其他技术如ERCP有时很有帮助，由于新生儿体重轻，ERCP存在操作困难和较多风险，较少机构在新生儿期采用。无论是否在术前做过影像学检查均应该在术中行胆管造影，因为它可以提供更加准确的解剖学信息。术中胆管造影可以通过胆囊或直接通过扩张的胆管进行，造影剂反流入肝内胆管系统对于诊断可能的胆管畸形，是否伴有近端胆管梗阻，或者是否与肝内胆管囊肿并存很重要。

在随访期，腹部超声，DISIDA闪烁扫描和MRCP都很有帮助，因为它们可以证实胆管的尺寸与术前对比，了解胆汁分泌率，胆汁淤积程度，以及是否有胆结石或泥沙样结石存在。

尽管肝活检作为术前的诊断缺乏有效性，术中肝脏活检对于确定是否存在肝硬化和达到何种程度很有帮助，在我国基本不采用术前行肝活检。

产前及新生儿期诊断与鉴别诊断

产前超声诊断胎儿胆总管囊肿已经被许多研究者报道，但并非所有病例均能在产前检出。大多数产前检测的胆总管囊肿为Ⅰa型，孕20周以后检出多见。更早的病例有产前15周母亲超声检查诊断出胆总管囊肿[17,18]。在至少20个观察研究中发现胆总管囊肿在妊娠中期发生，这可能是由于时间的延搁对于胰酶破坏胆道来说是必要的，尽管可能不是每个胎儿对胰胆管反流敏感[1]。胎儿超声比较明确诊断CBD的要点包括：①囊肿与肝内胆道存在连续性。②随孕周增加胆道直径增加。③探及一个囊肿[19-22]。产前MRI作为辅助检查之一可以探及CBD胎儿肝内胆管轻度扩张，当宫内发现胎儿患有胆总管囊肿时，关键问题是产前诊断后如何制定合适的手术干预时机。首先，应该意识到母亲超声仅仅是一种筛查研究，并不是非常可靠。母亲超声尽管很有帮助，但在鉴别胎儿胆总管囊肿和其他胆道畸形时不准确也是不可靠的。然而，当怀疑胆总管囊肿时，应该进行产后超声连续监测是必要的。一旦先前怀疑胆总管囊肿在产后确诊，应当制定治疗方案。产前及新生儿期肝门区囊性肿块的鉴别诊断包括：胆总管囊肿，肝囊肿，肠重复畸形囊肿，先天性肝纤维化，肠系膜囊肿，卵巢囊肿或肾囊肿等。Ⅰ型胆道闭锁产前通过B超鉴别非常困难[23]。Tanaka等[24]提出产前及新生儿期超声胆总管囊状扩张直径<21 mm者需要排除囊肿型胆道闭锁。假如囊肿随孕周未增大或进行性缩小，胆囊发育不良或显示不佳，需要高度怀疑胆道闭锁。上海交通大学医学院附属新华医院推荐的产前诊断的胆总管囊肿产后随访流程见图65-4。

治疗

由于胆总管囊肿通常与胰胆管合流异常有关，术前和术中需要胆道造影了解胰胆管解剖，以免术中损伤导致术后严重并发症发生。新生儿期部分患儿存在肝内胆管扩张，术中造影了解可能的节段性肝管或肝内胆管狭窄是否存在，决定是否行肝胆管成形术。一期囊肿切除胆道重建避免了胆汁和胰液相互反流，目前是标准的手术选择方式。

手术处理

外引流手术：过去由于诊断手段及水平有限，

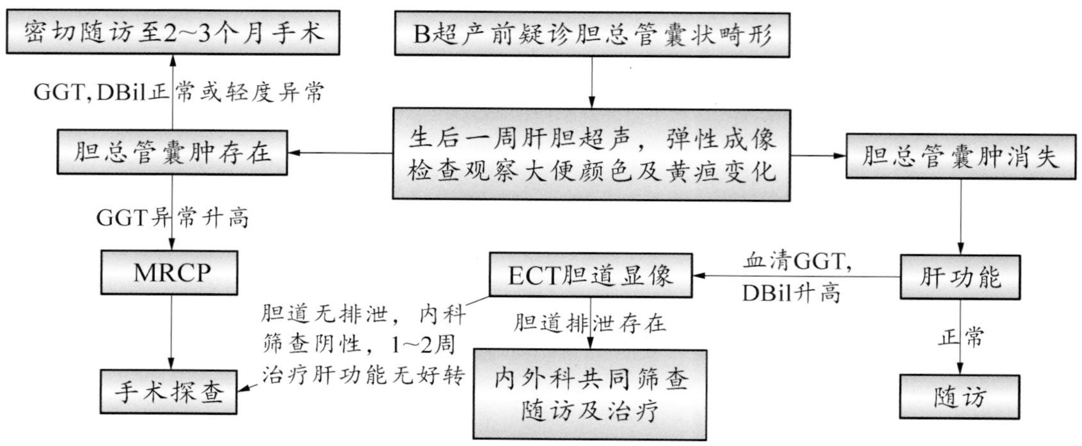

图65-4 胆总管囊肿产后随访流程图

许多患儿在出现症状时病情相当严重，因此在这种情况下仅仅可以采用有限的手术如抽吸术，开窗术和外引流术。如胆囊造口，囊肿置管引流，或切除囊肿后肝管引流的方法被尝试。随着医疗水平和方法的提高，目前胆道外引流手术已经很少应用。临床上偶尔见到巨大的新生儿CBD囊肿，肝功能损伤严重或伴有自发穿孔腹膜炎时，可以作为暂时缓解的方法，然而长期外引流不利于患儿生长发育，容易导致电解质紊乱，胆道慢性感染，肝功能仍可能异常等，目前很少采用。即时采用也建议患儿一般情况好转后尽快行根治手术。我们在临床实践中偶尔会见到行外引流的新生儿病例，这些患儿经常出现电解质紊乱严重，脱水导致相应临床症状，甚至危及生命。

内引流手术：从单纯囊肿肠吻合，到囊肿切除肝管空肠Roux-en-Y吻合，胆总管囊肿经历多次手术变革。1933年，Gross发表了一篇文献综述，并加入了自己治疗的2例，他断定胆总管囊肿十二指肠吻合是一种安全有效的手术方法，具有低的死亡率，并且许多年来他继续倡导这种方法（图65-5）。1965年Fonkalsrud和Boles证实了囊肿十二指肠吻合的技术优点和低的死亡率，因此不切除囊肿的内引流技术变成首选的手术方法。不幸的是行囊肿十二指肠吻合术的患儿在长期随访中发现15年随访患病率为30%～50%，这与晚期死亡率有关。可以看到行该手术的患儿随访期越长，并发症发生的数量越多[25]。其中尤为重要的是观察到慢性复发性胆管炎，可能与十二指肠液反流入胆道引起慢性炎症，吻合口狭窄有关，它的特点为伴随轻微的症状以至于没有诊断证据，导致隐匿性发展为严重的胆汁性肝硬化和门脉高压。在大多数行此类手术的病例中，肝硬化的临床症状直到术后5年才表现出来。目前囊肿肠吻合方法已经摒弃，罕见于非小儿外科资质医师的经验性治疗。在20世纪70年代许多报道显示选择Roux-en-Y囊肿空肠吻合术。然而这种手术一个主要的缺点是保留囊肿的患儿长期随访有癌变的危险[1]。

ERCP对临时缓解严重胆道感染及急性胆道梗阻，急性胰腺炎具有重要意义，尤其对于梭形扩张，尚不能确诊CBD，且短期保守治疗症状不消失者。新生儿期由于操作困难且大多数为远端极度狭窄的囊状扩张，绝大多数ERCP鼻胆管引流会失败，一般不建议采用。

内引流根治手术：1924年，McWhorter发表了胆总管囊肿切除肝总管十二指肠吻合术的第一篇报道[1]。由于围术期处理水平等有限，导致死亡率较高，很长一段时间不被广泛采用。随着医疗水平提高，1970年Kasai和同事及Ishida和同事报道了囊肿切除Roux-en-Y空肠吻合术具有良好的结果，导致了这种手术在世界其他医疗中心的再次引入。对较大年龄患有反复发作的胆管炎的患儿及伴有实质性囊肿周围炎症和周围血管结构粘连的患儿，采用

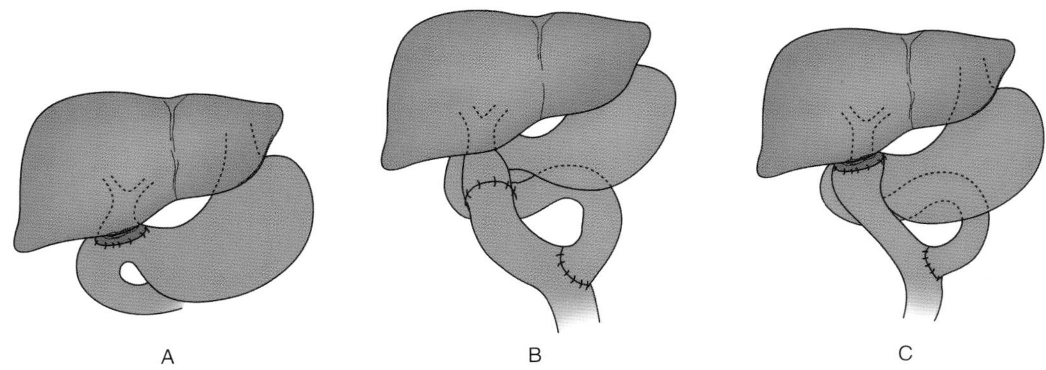

图65-5 囊肿十二指肠吻合，囊肿空肠Roux-en-Y吻合，囊肿切除肝管空肠Roux-en-Y吻合模式图
图A：囊肿十二指肠吻合；图B：囊肿空肠吻合；图C：囊肿切除肝管空肠吻合

Lilly报道的手术方法很有用[1]。主要操作为剥离胆总管囊肿内壁。新生儿胆总管囊肿大多数囊壁解剖层次清晰，血供不丰富，完整切除囊肿相对较年龄较大患儿较容易。临床上偶尔见到新生儿期生后严重梗阻性黄疸患儿囊肿壁显著增厚3～4 mm，常伴黏膜层剥离，较难与胆道闭锁鉴别，如肝总管细小但胆汁流出速度较畅者，我们仍然行肝管空肠吻合术，大部分患儿预后良好。

囊肿切除肝管十二指肠吻合手术近年随着腹腔镜技术的开展再次被有些学者采用，日本学者已经证明该方法存在远期十二指肠胃反流，慢性胃炎，需要再次手术率较高[26]。而且通过前面囊肿十二指肠吻合15年远期随访的报道我们有理由认为，切除囊肿后肝管十二指肠吻合近期可能疗效较好，远期仍然可能会存在很高的并发症发生率，比如慢性胆管炎，胆管结石，癌变，肝纤维化，肝硬化，门脉高压等，不建议首选考虑该手术。张金哲教授提出的空肠间置代胆道由于并发症相对高及操作复杂，与标准的囊肿切除Roux-en-Y肝管空肠吻合术相比并没有显示具有更好的结果。目前基本不采用。

目前上海交通大学医学院附属新华医院对CBD患儿大多数采用腹腔镜治疗，预后良好，但标准的开放手术仍然是复杂CBD的首选。新生儿期腹腔镜手术亦被采用，然而仍然存在争议。新生儿腹腔镜微创手术应该慎重，由于大部分诊断时肝功能异常，微创手术气腹时间稍长可能对患儿产生不利影响，且由于肝内胆管或肝总管纤细，操作空间小，容易出现胆道损伤，导致相应并发症，对于技术熟练经验丰富的医师慎重选择。对于梗阻性黄疸严重病例，我们建议行开腹手术。对于肝总管纤细，肝内胆管轻度扩张者，如行肝管空肠吻合，术后亦见到胆管炎发生，肝内胆管扩张加重病例，是否行肝管成形术需要大样本研究总结。巨大囊肿由于解剖变异，可能存在囊肿远端狭窄段未能找到而离断可能。

机器人技术提供了微创外科的其他途径，也许对治疗是有帮助的。然而目前在新生儿期操作可能存在困难。

胆总管囊性脱垂的患儿通常在至少5岁时才被诊断。新生儿期未见报道，本章节不做特殊描述。

患有肝内胆管囊肿或Caroli病的患儿很难处理，因为他们趋向于发展成严重的复发性胆管炎，之后胆管纤维化，进行性节段性胆管扩张。因此，这些患儿经常需要通过超声随访许多年。许多手术方法可以用于治疗肝内胆管囊肿。当病变局限利于切除时可以行部分肝叶切除术，但当遇到近端胆管梗阻时可能需要行囊肿去顶引流至Roux空肠肢的手术。上述在新生儿期基本很少见。

并发症及预后

行胆总管囊肿切除Roux-en-Y胆管吻合手术患儿总体预后良好较其他手术方式并发症发生率最

低，因此被大多数医师采纳。与手术相关的近期并发症主要表现为胆漏，胆管炎及胆道狭窄，胰管损伤，胰瘘，术中损伤相关并发症，总体发病率较低。远期主要表现为胆管结石，肝内胆管扩张，胆道感染及恶变，胆源性胰腺炎发病较罕见。对于术前梗阻性黄疸，肝功能严重受损者，可能存在肝纤维化，肝硬化，需要定期随访。

术后第一年应该随访4次以上，之后对于无症状的患儿每年随访。每次随访应该检测肝功能和血清淀粉酶水平，B超监测。术前发现肝内胆管扩张的患儿肝脏超声检查相当重要。由于有时患儿会出现晚期吻合口狭窄或结石，超声检查也有助于进行长期评估。

许多其他研究者的长期随访被报道。Saing[27]和同事报道了他们20年的大宗病例随访，有些病例甚至在术后17年会发生晚期并发症，报道中首要的问题是吻合口狭窄，胆管炎和肝内胆管结石形成。也见到癌变的风险，但通过囊肿切除而显著减少。此外，他们提出在手术早期可能出现膜样狭窄，显示胆管造影和胆道探查冲洗残渣的重要性，尤其是对肝内胆管扩张的患儿。Tsuchida[28]和同事报道了103例患儿平均随访12.5年，观察到结石产生在术后3 ～ 22年的任何时间段。他们做了以下观察：① 50例最初没有肝内胆管扩张的患儿仅有1例术后发生肝内胆管结石；② 43例被诊断有肝内胆管扩张但没有下游胆管狭窄的患儿中，1例患儿术后发生肝内胆管结石；③ 10例有肝内胆管扩张但下游胆管有不同程度梗阻的患儿4例术后发生肝内胆管结石。结石的形成目前大部分学者认为这些患儿通常有不同程度的相关受累胆管梗阻[29]。亦有报道认为结石的形成部分与胆管炎而非吻合口狭窄相关[30]。Hasegawa[31]测量了胆总管囊肿术后长期随访患儿的血清总胆汁酸水平，显示总胆酸水平升高，提示有不同程度的胆汁淤积，胆汁酸在超过半数以上的患儿中持续升高，尤其易于发生在小年龄最初具有严重胆汁淤积和肝纤维化的患儿中。他们认为一旦表现为胆汁酸水平增高就易于发生肝内胆管结石。Todani[32]和同事研究表明胆道并发症可能发生在囊肿切除吻合口狭窄的患儿或原发性胆管狭窄的患儿中，因此他们提出在肝门水平创建宽大的吻合口。在Miyano[33]小组30年180例囊肿切除肝管空肠吻合的病例回顾分析，171例患儿观察年限平均11年，均行常规肝管肠吻合术，4例发生胆管炎和肝内结石。他们认为大多数患儿可以通过传统的胆总管水平引流得到治疗，仅有很少一部分患儿有时需要更高水平的吻合。

目前已经有许多保留囊肿壁的病例发生恶变的报道。Kobayashi和同事讨论了胰胆管合流异常包括胆总管囊肿患儿行肝外胆道切除后胆管癌发生的危险度，他们提出假如存在任何程度的胆管炎和胆汁淤积，就有相当高的胆囊和近端胆道癌变的风险，且较正常人群发病年龄早。然而，毫无疑问，在先前已行囊肿肠吻合的患儿中具有更大的癌变风险。Shimotake[34]和同事提供的数据显示在胰胆管连接异常的患儿中癌变的原因与由于慢性炎症伴随的多步基因突变事件导致DNA改变有关。他们研究胰胆管合流异常儿童的胆管上皮基因突变，发现*KRAS*基因突变发生在早期上皮过度增生或化生时，而*DPC4*基因失活较迟发生在胆道癌变进展时。Hahn[35]和同事也报道了*DPC4/SMAD4*基因在胆道腺癌中发生突变。Fumino[36]等报道环氧合酶-2表达增强与胰胆合流异常患儿的胆囊黏膜过度增生有关，与正常胆管上皮细胞对比环氧合酶-2表达上调，胆管新生物形成。这样有建议采用环氧合酶-2抑制剂可能是在易感个体中阻止晚期胆管癌发生的一种办法。

很少有患儿在囊肿切除Roux-en-Y空肠吻合术后发生胰腺炎，可能由于共同通道或胆总管囊肿远端残留导致蛋白栓形成引起的急性胰腺炎。有研究表明患儿括约肌成形在预防残余胆管出现再发性蛋白栓方面是无效的。但是早期诊断和完整切除降低了再发性胰腺炎的发生率。Koshinaga和Fukuzawa[37]提出了胰管的形态学，胰管扩张可能是由于胰液长期滞留所致，可能与胆总管囊肿患儿术后胰腺炎发生有关。总之，胰腺炎在囊肿切除内引流术后是一个少见的并发症，尤其在新生儿期很罕见。

小结

胆总管囊肿在亚洲发病率较高，主要表现为肝外胆道囊状或梭形扩张。目前主要采用Todani分型及以共同通道是否存在和扩张形态分类的方法。在新生儿期发现的CBD主要为囊状扩张，少数为梭形扩张。随着产前超声技术提高，产前疑诊胆总管囊肿的病例增加，在新生儿期就诊咨询病例增多。大部分产前疑诊的病例在新生儿期出现症状，严重者包括梗阻性黄疸，陶土便，轻者黄疸症状不明显，肝功能胆道相关酶学指标异常。新生儿早期CBD最常见的鉴别疾病为胆道闭锁。对于有症状或肝酶异常的病例建议新生儿期一经确诊发现即行手术治疗。对于无症状，肝酶正常，囊肿无进行性增大者，建议需要在密切监测下随访至3个月行手术治疗。手术首选囊肿切除，肝管空肠Roux-en-Y吻合术，操作熟练的医师及肝功能损伤不重者慎重选择微创手术。术后总体预后良好，远期需要大样本随访。

（周　莹）

参·考·文·献

[1] Gay L Grosfeld. Pediatric surgery, Sixth edition. Mosby Elsevier, 2006: 1635-1667.

[2] Ishibashi H, Shimada M, Kamisawa T, et al. Japanese Study Group on Congenital Biliary Dilatation (JSCBD). Japanese clinical practice guidelines for congenital biliary dilatation. J Hepatobiliary Pancreat Sci, 2017, 24(1): 1-16.

[3] Lane G, Yamataka A, Kohno S, et al. Cholecochal cyst in the newborn. Asian J Surg, 1999, 22: 310-312.

[4] Todani T, Narusue M, Watanabe Y, et al. Management of congenital choledochal cyst with intrahepatic involvement. Ann Surg, 1978, 187(3): 272-280.

[5] 中华医学会外科学分会胆道外科学组.胆管扩张症诊断与治疗指南(2017版)[J].中华消化外科杂志,2017,16(8): 767-774.

[6] Manning P B, Polley T Z, Oldham K T. Choledochocele: Anunusual form of choledochal cyst. Pediatr Surg Int, 1990, 5: 22-26.

[7] Ziegler K M 1, Pitt H A, Zyromski N J, et al. Choledochoceles: are they choledochal cysts? Ann Surg, 2010, 252(4): 683-690.

[8] Prem Puri, Michael E. Höllwarth. Pediatric surgery. Springer-Verlag Berlin Heidelberg, 2006: 373.

[9] Jona J Z, Babbitt D P, Starshak R J, et al. Anatomic observations and etiologic and surgical considerations in choledochal cyst. J Pediatr Surg, 1979, 14(3): 315-320.

[10] Oi I, Toki F, Nishino T, et al. A developmental study of cystic biliary dilatation of pancreaticobiliary maljunction based on three cases with cystic dilatation of choledochus and cystic duct but hepatic duct (in Japanese with English abstract). Japan Biliary Assoc, 2007, 21: 39-44.

[11] Wong K C, Lister J. Human fetal development of the hepato-pancreatic duct junction — a possible explanation of congenital dilatation of the biliary tract. J Pediatr Surg, 1981, 16(2): 139-145.

[12] Tanaka T. Embryological development of the duodenal papilla, and related diseases: primitive ampulla theory. Am J Gastroenterol, 1993, 88(11): 1980-1981.

[13] Kim H J, Kim M H, Lee S K, et al. Normal structure, variations, and anomalies of the pancreaticobiliary ducts of Koreans: a nationwide cooperative prospective study. Gastrointest Endosc, 2002, 55: 889-896.

[14] Davenport M, Stringer M D, Howard E R. Biliary amylase and congenital choledochal dilatation. J Pediatr Surg, 1995, 30(3): 474-477.

[15] Diao M, Li L, Cheng W. Timing of surgery for prenatally diagnosed asymptomatic choledochal cysts: a prospective randomized study. J Pediatr Surg, 2012, 47(3): 506-512.

[16] 虞贤贤,周莹,蔡威.胆总管囊肿患儿手术时机对肝脏病理分级的影响.中华医学会小儿外科学分会第13次全国小儿外科学术年会,2017.

[17] Schroeder D, Smith L, Prain H C. Antenatal diagnosis of choledochal cyst at 15 weeks' gestation: etiologic implications and management. J Pediatr Surg, 1989, 24: 936-938.

[18] Lugo-Vicente H L. Prenatally diagnosed choledochal cysts: observation or early surgery? J Pediatr Surg, 1995, 30: 1288-1290.

[19] Kawashima S, Urushihara N, Fukumoto K, et al. The management of prenatally diagnosed choledochal cyst (in Japanese with English abstract). J Jpn Soc Pediatr Surg, 2009, 45: 699-705.

[20] Masumoto K, Kai H, Oka Y, et al. A case of cystic biliary atresia with an antenatally detected cyst: the possibility of changing from a correctable type with a cystic lesion (I cyst) to an uncorrectable one (Ⅲd). Pediatr Surg Int, 2011, 27: 99-102.

[21] Tanaka H, Sasaki H, Wada M, et al. Postnatal management of prenatally diagnosed biliary cystic malformation. J Pediatr Surg, 2015,

50: 507–510.
[22] Rozel C, Garel L, Rypens F, et al. Imaging of biliary disorders in children. Pediatr Radiol, 2011, 41: 208–220.
[23] Hasegawa T, Sasaki T, Kimura T, et al. Prenatal ultrasonographic appearance of type Ⅲ d (uncorrectable type with cystic dilatation) biliary atresia. Pediatr Surg Int, 2002, 18: 425–428.
[24] Tanaka N, Ueno T, Takama Y, et al. Diagnosis and management of biliary cystic malformations in neonates. J Pediatr Surg, 2010, 45: 2119–2123.
[25] O'Neill J A, Clatworthy H W. Management of choledochal cysts: A 14–year followup. Am Surg, 1971, 37: 230–237.
[26] Hamada Y, Hamada H, Shirai T, et al. Duodenogastric regurgitation in hepaticoduodenostomy after excision of congenital biliary dilatation (choledochal cyst). J Pediatr Surg, 2017, 52(10): 1621–1624.
[27] Saing T, Han H, Chan K L, et al: Early and late results of excision of choledochal cyst. J Pediatr Surg, 1997, 32: 1563–1566.
[28] Tsuchida Y, Takahashi A, Suzuki N, et al. Development of intrahepatic biliary stones after excision of choledochal cyst. J Pediatr Surg, 2002, 37: 165–167.
[29] Uno K, Isuchida Y, Kawarasaki H, et al. Development of intrahepatic cholelithiasis long after primary excision of choledochal cyst. J Am Coll Surg, 1996, 183: 583–588.
[30] Chijiiwa K, Tanaka M. Late complications after excisional operation in patients with choledochal cyst. J Am Coll Surg, 1994, 179: 139–144.
[31] Kaneko K, Ando H, Watanabe Y, et al. Secondary excision of choledochal cyst after previous cyst-enterostomies. Hepatogastroenterology, 1999, 46: 2772–2775.
[32] Todani T, Watanabe Y, Urushishra N, et al. Biliary complications after excision procedure for choledochal cyst. J Pediatr Surg, 1995, 30: 478–481.
[33] Miyano T, Yamataka A, Kato Y, et al. Hepaticoenterostomy after excision of choledochal cyst in children: A thirty-year experience with 180 cases. J Pediatr Surg, 1996, 31: 1417–1421.
[34] Shimotake T, Aoi S, Tomiyama H, et al. DPC–4 (Smad–4) and K-ras gene mutations in biliary tract epithelium in children with anomalous pancreaticobiliary ductal union. J Pediatr Surg, 2003, 38: 694–697.
[35] Hahn S A, Bartsch D, Schroers A, et al. Mutations of the DPC–4/Smad–4 gene in biliary tract carcinoma. Cancer Res, 1998, 58: 1124–1126.
[36] Fumino S, Takewa K, Ono S, et al. Cyclooxygenase–2 expression in the gallbladder of patients with anomalous arrangement of the pancreaticobiliary duct. J Pediatr Surg, 2003, 38: 585–589.
[37] Koshinaga T, Fukuzawa M. Pancreatic ductal morphological pattern and dilatation in postoperative abdominal pain in patients with congenital choledochal cyst: An analysis of postoperative pancreatograms. Scand J Gastroenterol, 2000, 35: 1324–1329.

第六十六章
新生儿肝囊肿和肝脓肿

第一节　肝 囊 肿

概述

新生儿期肝囊肿及肝脓肿少见，确诊存在较多困难，治疗依据不同分类及诊断而不同。肝脏囊性病损的范畴广，异质性高，虽然临床表现，病理和预后不同，我们经常将这些并归为一类统称为肝囊肿[1]。1986年首次描述成人孤立性肝囊肿。1986—1995年，儿童文献报道的肝囊肿超过400例，仅5%为小于2岁婴幼儿[2]。不同病理类型的肝囊肿发病率没有确切统计。单纯的先天性肝囊肿罕见在胎儿期发现，多在40～50岁发现，发病率在0.1%～2.5%，男女比例为1∶1.5[3]。大多数肝囊肿无任何临床表现，仅10%～40%出现症状。新生儿期肝囊肿经常诊断困难，随着产前超声的应用及技术提高，产前发现病例逐渐增加。准确的诊断及治疗需要理解临床上在新生儿期表现为肝囊肿的疾病谱。有时肝囊肿继发感染，需要与肝脓肿鉴别。在Russo[4]分类中将肝脓肿归类为肝囊肿的一种表现类型。

病因及分类

肝囊肿病因多种，分类较为复杂且混乱。按照Russo分类，将肝脏囊性病损分为寄生虫性，孤立性非寄生虫性，纤毛性肝前肠囊肿（ciliated hepatic foregut cysts，CHFC），遗传性肝囊肿，混杂类型（表66–1）。寄生虫性肝囊肿未见在新生儿期报道。孤立性非寄生虫性肝囊肿在新生儿期亦属于少见病，但在成人中相对报道较多。

纤毛性肝前肠囊肿（CHFC）是一种罕见的发育畸形，有产前发现肝囊肿，生后诊断治疗的报道。囊肿起源于胚胎前肠，胚胎发育4～8周，来自胸腔的异常前肠芽可能通过开放的胸腹管包埋于肝脏。在成人中诊断逐渐增加，有近100例报道。儿童中仅7例报道，2例在产前发现[5]。

遗传性肝囊肿多为先天性肝纤维化伴常染色体隐性多囊肾病，亦有伴常染色体显性多囊肾病报道，同时伴有Caroli病时称为Caroli综合征。

肝脓肿将在后续单独描述。胆汁瘤为胆汁积聚导致，多继发于肝外伤或其他原因导致胆道破裂，尚无新生儿期报道。

肝脏间叶错构瘤（mesenchymal hamartoma of the liver，MHL）可表现为单囊，多囊及囊实性占位，亦有较多新生儿期发现的报道[6]。它是血管瘤之后第二种最常见的肝脏良性肿瘤，它的起源及生物学很少被认知并存在争论。1956年被Edmondson定义描述为肿瘤。在一篇超过1 200例儿童肝脏肿瘤的综述中，Weinberg和Finegold发现间叶错构瘤占

6%。它很罕见，在大的儿童医学中心至少2年才会有1例新发病例，大多数间叶错构瘤表现为生后2年内被诊断大的良性多囊性占位。一项来自14个单位的134例病例报告显示85%的MHL在生后3年内诊断。男性患儿发病率稍高。

MHL的发生有4种假说：① 发育性。按照该理论，MHL起源于胆管板畸形。肿瘤发生于胚胎形成汇管区间充质晚期，生长过程中埋入肝实质细胞岛。这解释了MHL胆小管畸形和Caroli病及先天性肝纤维化之间的相似性。② 血管学说。Okeda提出局灶化的血管侵入胚胎发育的肝组织可能导致局灶胆管发育畸形和MHL囊肿形成。MHL伴有扭曲的附属肝叶，Lennington等提出肿瘤发生是对隔离肝叶区域缺血导致的相应反应性改变。③ 毒素侵入。免疫组织化学研究已经显示MHL内基质细胞可以表达desmin和α-actin，二者均被发现在正常肝脏窦贮脂细胞中（Ito细胞）表达。Von Schweinitz等提出Ito细胞被毒素损伤激活可能导致MHL发生。④ 新生物。MHL传统上被认为是一种错构瘤，具有良性肿瘤样畸形，特点为组织紊乱，但是在发生位点可见成熟细胞有限的增生。

不断有证据显示MHL应该被考虑为真性新生物：① 流式细胞仪研究显示一些MHL为非整倍体。② 细胞遗传学研究在多例MHL肿瘤中已经证明平衡易位涉及染色体19q13.4同样的点突变。t（11；19）（q13；q13.4）平衡易位，t（15；19）（q15；q13.4）平衡易位，t（11；17；19）（q12；p11；q13）。三方染色体易位。核型畸形可能显示间充质细胞克隆遗传缺陷。在MHL中这些可能反映了内在遗传学不稳定。人类染色体19q13.4已经被认知的基因产物包括DNA修复酶，激肽释放酶，父母印记基因，属于免疫球蛋白超家族跨膜分子，所有这些都涉及肿瘤发生。它也是Peutz-Jeghers综合征定位点，染色体19q13.4，t（11；19）（q13；q13）。易位已经在P-J婴儿的小肠息肉中被鉴定；这些错构瘤息肉有恶变潜能已被很好的认知。

肝囊肿按照发病也可以分为先天性和获得性两类（表66-1）[7]。先天性肝囊肿起源于肝内或肝外异常发育畸变的胆管，微错构瘤或者与胆管不通的胆管周围腺体。它可以是单发孤立的，也可以是多囊性。获得性肝囊肿分为寄生虫性（感染性）及非寄生虫性（创伤后或新生物）[8]。寄生虫性多为肝包虫囊肿。大多数非寄生虫性获得性囊肿为创伤后假性囊肿。肝脏囊性新生物很少见，包括原发性胆管囊腺瘤，囊腺癌，胰腺及卵巢转移瘤，肝脏实体肿瘤囊性变。新生儿期获得性肝囊肿罕见报道。胆道闭锁葛西术后肝内胆道扩张形成的肝囊肿是最常见的并发症之一[9]。Rogers T N[1]等通过文献复习结合所在中心的21例产前及生后诊断的儿童肝囊肿经验将儿童孤立性肝囊肿分类总结（表66-2）。各类文献中对于孤立性，单纯性肝囊肿的概念及内

表66-1 Russo肝囊肿分类

分类	表现
寄生虫性	
孤立性非寄生虫性	
纤毛性肝前肠囊肿	
遗传性肝囊肿	先天性肝纤维化 无交通囊肿 常染色体显性遗传多囊肾疾病 孤立的多囊肝疾病
混杂类型	胆汁瘤 脓肿 间叶错构瘤 新生物

表66-2 儿童孤立性肝囊肿

分类	表现
先天性	单纯性 间叶错构瘤 肝内胆管囊肿 纤毛性肝前肠囊肿 表皮样囊肿 淋巴管瘤
获得性	寄生虫性（包虫） 创伤后 新生物（囊腺瘤、肉瘤、畸胎瘤） 胆道囊肿（胆道闭锁葛西术后创伤性） 脓肿（细菌性、阿米巴）

含有不同的描述和范畴。Viswanathan S[10]对孤立性肝囊肿按照有无与胆管相通再分类为单纯性肝囊肿及孤立性肝内胆管囊肿。单纯性肝囊肿病例占产前及生后诊断的肝囊肿大部分，常起源于发育畸形的胆管，典型的位于肝脏一叶，通常不伴有其他器官的囊肿。孤立性肝内胆管囊肿具有单纯性肝囊肿的所有特点，只是囊液含有胆汁，可能由于胎儿期血管破坏或畸形的胆管梗阻产生胆漏导致发病。

肝内胆管多发囊性病变起源于胆管板畸形，包括胆管错构瘤（von meyenberg complexes），先天性肝纤维化（小的小叶间胆管），多囊肝疾病（中等尺寸的肝内胆管），Caroli病（大的肝内胆管），又称为V型胆总管囊肿。Caroli病通常表现为多发肝内胆管囊性扩张，经常节段性局限于一叶肝脏。Caroli综合征指Caroli病及先天性肝纤维化，经常伴有肾脏畸形，主要为多囊肾。Caroli综合征比单发的Caroli病更常见。Caroli病通常散发，Caroli综合征通常为遗传性，常染色体隐性遗传。Caroli病偶尔表现为家族聚集现象，染色体研究发现基因结构重排或者染色体3和8间失衡易位[11]。

肝脏间皮囊肿更为罕见，2008年Komori K报道了1例新生儿巨大肝脏间皮囊肿，仅检索到其他3例来源于肝脏的间皮囊肿文献[12]。

病理

先天性孤立性非寄生虫性肝囊肿（CSLC）病理因不同的组织起源而不同。通常内衬立方或柱状上皮，也可能检出鳞状上皮，分泌浆液，有结缔组织囊膜。囊肿为单囊或多囊，囊内浆液填充。囊壁外围由带血管的纤维组织和肝细胞组成。新生儿可见内衬柱状胆道上皮，而大儿童可见内衬上皮萎缩改变。免疫组化组织性检查可见上皮质角蛋白阳性，间皮组织阴性，支持囊肿起源于胆道组织结构。尽管起源于胆道，仅25%的囊肿与胆道相通。大多数常见于肝右叶第V段，文献报道右叶发病为左叶的两倍，多为单房[13]。

小的无症状的肝囊肿要考虑良性病变，但需密切随访大小及恶变可能。囊肿内衬鳞状上皮更容易恶变，有腺癌及肉瘤转变的报道。术中厚壁囊肿及与周围肝组织紧密粘连的可能为恶性。伴分隔，乳头样结构或多房囊肿恶性指数更高。假如考虑恶性可能，术中冰冻评估囊肿壁比较有帮助。

纤毛性肝前肠囊肿大体观病理见囊内充满棕色黏液。组织学检测囊肿壁分4层，被覆假复层柱状上皮，上皮下结缔组织，平滑肌层，纤维包膜。上皮由伴有大量杯状细胞的纤毛细胞构成。很少见鳞状上皮化生不伴有不典型性增生。杯状细胞在过碘酸雪夫（periodic acid shiff，PAS）染色反应阳性[5]。

肝脏间皮囊肿HE染色下很难与其他单纯肝囊肿鉴别，免疫组织化学钙视网膜蛋白（calretinin）或D2-40染色有助于与上皮细胞鉴别。D2-40为淋巴内皮标志物的单克隆抗体，间皮细胞起源的肿瘤calretinin和D2-40染色阳性[12]。先天性肝纤维化是肝胆管系统发育异常疾病，特征为胆管板发育畸形（DPM），不同程度的持续性胆管结构异常分支及进行性肝内汇管区纤维化，肝脏合成功能保留。先天性肝纤维化部分伴有门静脉海绵样变，表明部分胆管板畸形与门静脉分支损毁相关，导致截去树梢的柳树征畸形[11]。

大约75%的MHL发生在肝右叶，其他的发生在左叶或者累及两叶。20%带蒂，起源于肝下表面。由实性及囊性两类成分组成。常见多囊，范围从几毫米到数厘米，少数巨大囊肿为主或囊肿小到缺如为实质性病灶。后者更常见在小婴儿，但可见于任何年龄。肿瘤可以非常大，有时达到20 ～ 30 cm，重达3 kg或更多。明显的坏死或钙化及囊内出血不常见。切缘部分多种细胞包绕清亮或淡黄色浆液或黏液物质。囊液组成除了蛋白，胆固醇，葡萄糖较低以外，其他与血浆相似。囊肿不与胆道直接连接。被纤维分隔及由包含扭曲胆管，血管和肝组织岛的疏松间充质包绕，典型的MHL没有真包膜。显微镜下MHL包含间叶和上皮成分。黏液样基质包含不同数量的上皮内衬细胞和非上皮化的囊肿空间。小的囊肿内衬立方胆管样上皮，表达角蛋白7，8，19，起源于发育不良的胆管。大的囊肿通常缺乏上皮内衬，可能表现为退化的间充质细胞内充满液体的空间。在一个超微结构研究中，囊肿内衬间皮细胞。基质包含成纤维细胞，胶原，胆小管，血管淋巴管和肝细胞岛。胆小管和肝细胞在病灶外周更多。局灶性髓外造血常见。肿瘤的间充质成分可以被vimentin，SMA，α_1-抗胰蛋白酶及desmin染色。肝脏间叶错构瘤也表达纤维母细胞生长因子受体，在肿瘤生长中起重要作用。Von Schweinitz等检测到肿瘤边缘肝组织中Ki-67阳性增殖的间充质细胞，但肿瘤内未检测到，而Abdulkader等发现病灶内低Ki-67增殖指标，bcl-2（一种抗凋亡蛋白）免疫活性在肿瘤间充质和上皮成分中显著染色，凋亡指数低，说明细胞通过过表达bcl-2变成永生。有MHL伴有混合病理的报道，有的肿瘤具有MHL和先天性孤立囊肿两个特点，有的显示肌样分化。两类被记载的差型的MHL病理特点需要强调：① 多房性，肿瘤边缘可见小的卫星病灶，这可以解释肿瘤完全切除后复发。Cook等描述了两例成人MHL卫星结节发现与主要病灶相分离；Ramanujam等报道1例11个月男孩巨大的左侧叶MHL，6年后切除病灶，表现为肝脏未分化胚胎肉瘤。回顾原来CT显示肿瘤除了在左叶外，肝右叶有不均质的低密度区域与之后恶性肿瘤位点一致。② 血管瘤样成分。Edmondson首次描述了一些MHL包含血管瘤样成分。Lack描述了1例儿童肝脏肿瘤具有MHL和血管内皮瘤特点。Bejarano报道一例新生儿左叶MHL完整切除，4月后进展为呼吸困难，检查发现肝右叶弥漫性血管内皮瘤伴比邻原切除面的MHL复发，行肝移植治疗。组织学显示肝脏血管内皮瘤和多发囊性MHL[6]。

临床表现

孤立的肝囊肿最常在成人期偶然查体发现，仅10%～15%出现症状。大多数产前及生后诊断的肝囊肿为单纯的肝囊肿，通常为单一病灶，不伴有其他器官囊肿。巨大的单纯性囊肿可能在新生儿期表现为进行性腹部增大，伴随症状与囊肿对周围组织器官压迫有关，包括疼痛，黄疸，恶心呕吐，胃食管反流，饱腹感，喂养困难和呼吸窘迫等。与胆道相通的囊肿具有与单纯性囊肿相同的所有特点，假如囊肿引流不畅，胆汁堆聚可以导致肝脏肿大，胆道感染，肝功能异常，门脉高压等。

间叶错构瘤（MHL）可以偶然检查发现，多表现为腹部膨隆或上腹部肿块。也有报道出现腹痛，厌食，呕吐，体重不增等表现。疼痛很少是主要的临床特点。典型的查体特点包括巨大的，无痛，质硬，光滑的肝脏肿瘤。产前超声检查出的间叶错构瘤大多数在妊娠晚期，母体AFP，HCG可以升高，也可能伴羊水增多。新生儿期肿瘤可能导致呼吸窘迫或窒息，高输出量心功能衰竭，肺高压，血管窃血及血小板减少，产前肿瘤破裂伴腹水，梗阻性黄疸，产时创伤导致肿瘤内致命性大出血等。新生儿期肿瘤迅速增大可引起危及生命的重度腹部扩张。间叶错构瘤通常不伴有其他先天性畸形，但有报道影像学可以见到前腹壁充血的静脉，很罕见表现为由于下腔静脉受压导致的下肢水肿。可伴有先天性心脏病，心内膜弹力纤维增生症，肠旋转不良（肝脏囊性肿瘤可能影响正常肠道的旋转），食管闭锁伴或不伴有环形胰腺，胆道闭锁，脐膨出，脊髓脊膜膨出，Beckwith-Wiedemann综合征（巨舌巨体脐膨出）等。

亦有报道在新生儿期表现为肝内大囊肿伴壁薄的分隔，逐渐出现肝功能异常，胆管炎发作，儿童期发现肝内胆道囊性及梭形扩张，近端肝管扩张，表现为Caroli病。

先天性肝纤维化在新生儿期多有多囊肾表现，随着年龄增长逐渐表现为门静脉高压或反复发作的胆管炎。一项来自英国伯明翰儿童医院的研究报道40例诊断为先天性肝纤维化儿童中，11例在新生儿期存在症状，表现为羊水少（6例），肺部表现包括肺发育不良，气胸，或者需要通气支持（6例），肾脏表现包括肾积水，肾脏超声回声增大，高血压及慢性肾功能衰竭。婴儿期或儿童期逐渐出现门脉高压症状，包括食管静脉曲张，脾大，脾亢，消化道出血。

诊断与鉴别诊断

新生儿期诊断肝囊肿部分为产前发现，生后检查明确。部分由于囊肿巨大腹部膨隆或产生占位症状检查发现。无症状囊肿可以通过超声检测。囊肿与胆囊或肝管结构或肝内外胆道结构连续可能有助于诊断肝囊肿。产前技术定位肝囊肿存在困难，有报道产前超声对于巨大肝胆管畸形诊断较差。产前诊断肝囊肿，需要与其他腹腔内囊肿做鉴别。包括消化道及生殖道起源的囊肿。新生儿期右上腹囊性肿块鉴别诊断包括胆总管囊肿，肝囊肿，肠重复畸形囊肿，先天性肝纤维化，肠系膜囊肿，卵巢囊肿或肾囊肿等。

巨大孤立的肝囊肿有时与肝外来源囊肿较难鉴别，囊肿病理分类对于治疗意义重大。辅助检查肝功能通常正常或轻度异常。一些患儿血清AFP中度升高，肿瘤切除后降至正常。AFP可以在间叶错构瘤患儿中升高，有报道部分患儿在活检前考虑肝母细胞瘤而接受了不适当的化疗。

间叶错构瘤腹平片可见瘤内钙化灶，但不多见。超声、CT、MRI都证实多灶性囊性肿瘤伴有不等的实性成分。囊肿经常有分隔，但很少有沉渣。超声下囊内见薄的可移动分隔，伴或不伴圆的高回声结节要高度考虑间叶错构瘤。偶尔肿瘤表现为1～2个大的囊肿为主。有些病例表现为小的囊肿及错构瘤样实性回声肿块。大多数MHL影像学表现为低密度少血供的肿块。增强造影实性部分，分隔及外周区域可见强化，偶尔外周大的静脉供血，外周血供丰富，更少见中央强化与血管内皮瘤容易混淆。典型肿瘤磁共振成像T_1序列为低信号，T_2为不同信号。ECT显像囊肿不与胆道交通，为核素减少区域。

MHL最早在孕19周被检测到。一些病例中，胎盘畸形也被发现。胎盘血管血栓或出血，可能由于肿瘤导致的脐静脉梗阻所致，可以表现为死胎或胎儿水肿。Kamata等提出胎儿水肿源于迅速丧失的液体进入囊肿导致循环衰竭，但更像是由于下腔静脉或脐静脉被肿瘤压迫导致。有报道中孕期检测到胎盘瞬间多囊增大。大多数病例通过影像学及组织病理切除标本来诊断MHL。如果怀疑诊断，可以进行经皮穿刺或开放肿瘤活检诊断。细针吸引细胞学诊断被报道，可以获得成簇的立方上皮细胞，梭形基质细胞，肝细胞，黏液样结缔组织疏松碎片。然而吸引细胞学很少能够确定诊断，因为肝母细胞瘤或恶性间叶肿瘤很难明确排除，细胞学应用价值有限。肝脏间叶错构瘤必须与肝脏其他肿瘤如血管瘤，肉瘤，寄生虫性和先天性囊肿，极少见的囊性肝脏肿瘤如囊性肝母细胞瘤，胆管细胞腺瘤和畸胎瘤鉴别。有蒂的病灶必须与淋巴管瘤和其他腹腔内囊肿鉴别[6,7]。

典型的纤毛性肝前肠囊肿B超特点：囊肿有分隔，囊内有沉积物，囊壁钙化伴声影。Florent Guérin等报道2例产前，2例生后诊断的CHFC，均位于肝左叶，有3例位于第Ⅳ段，之前亦有报道7例中4例位于第Ⅳ段。产前及生后诊断的CHFC患儿有共同的影像学特点：双囊腔，囊内包含沉淀物，有包膜，多位于中央肝段，囊壁有钙化。壁内钙化为囊肿壁钙结晶沉积，儿童中罕见报道。囊内沉积物反映了CHFC黏液样内容物，儿童中报道少，成人病例中占32%。如果影像学诊断存在疑问，可以开展细针吸引活检。吸引细胞学检查见纤毛柱状上皮细胞悬浮在黏液背景中可以确诊。然而缺乏上述特征不能完全排除诊断，因为吸引的细胞数量不够。有报道产前探测的CHFC和胆管交通，可能导致囊肿迅速增大。

Viswanathan[10]推荐了新生儿诊断胆道囊性疾病的流程图见图66–1，出生后1周超声明确囊肿诊断，假如肝内胆道不扩张，需要放射性核素扫描，ERCP，肝活检鉴别梗阻性胆总管囊肿和胆道闭锁。ERCP胆道造影，MRCP，PTC或术中胆道造影可以进一步评估胆道连接及连续性。CT胆道影像比超声更加准确评估肝内胆道，胆道远端及胰头部。没有呼吸干扰的高质量影像可能较MRI诊断价值更高。

*PKHD1*基因突变已经用于常染色体隐性遗传多囊肾患儿的基于基因层面的检测诊断。已经报道>300个突变，突变检出率在42%～87%。多囊肝及多囊肾疾病进展表现变异很大，说明存在修饰基因调节影响表型，因此基因突变并不能预测预后。

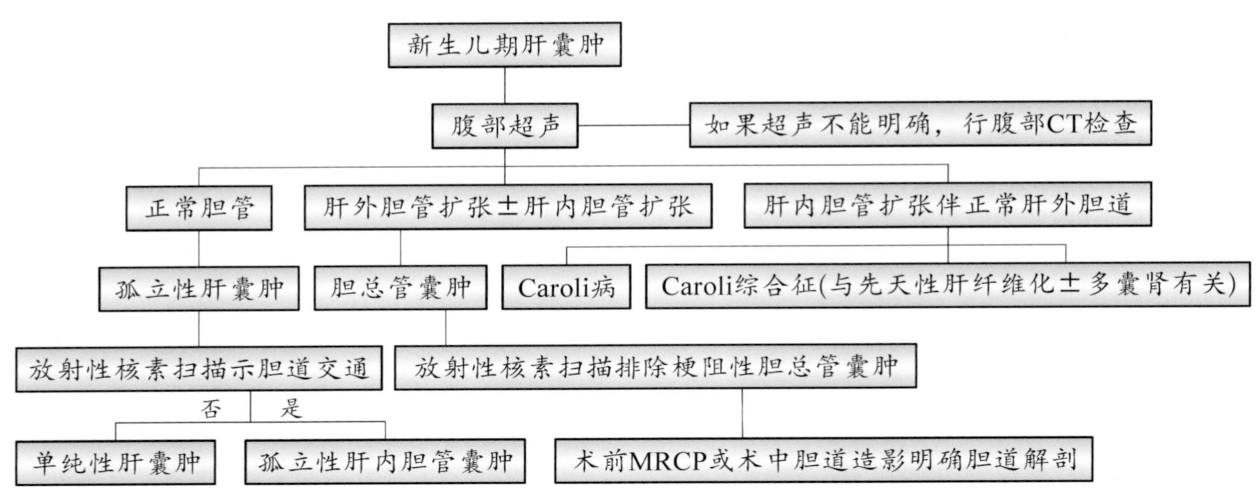

图66-1 新生儿诊断胆道囊性疾病流程图

治疗

新生儿期巨大的肝囊肿和位于肝门部囊肿需要有经验的儿外科中心评估及治疗。大多数先天性肝囊肿小且没有症状，可以超声观察，仅需要定期随访。巨大囊肿由于囊肿增大风险，继发感染，自发穿孔，内出血或恶变需要治疗。部分肝外囊肿位于肝门部，由于局部压迫肝门部结构风险，应该给予治疗。腹部增大，囊肿增大及破裂危险均是在新生儿期进行早期切除的指征。

有经验的外科医师选择有症状的患儿治疗及采用合适的技术，完整切除先天性肝囊肿是一个安全的低并发症，快速康复的方法，具有良好的长期预后。

有症状的肝囊肿治疗包括单纯抽液，酒精注射硬化剂治疗，去顶或完整切除及肝切除术。超声引导下经皮抽液有更高的复发率。经皮抽液后硬化剂注射治疗具有更好的治疗效果。最大的一项成人硬化剂治疗研究报道30例先天性囊肿经皮抽液后囊腔注入95%酒精，5例复发。酒精注射治疗机制在于破坏囊肿上皮分泌。通过造影剂注入确认穿刺针位置可以避免酒精中毒风险。有症状囊肿或者引流不畅者，推荐囊肿肠吻合内引流或Roux-en-Y胆管空肠吻合治疗。总之，手术充分引流，囊肿切除，去顶及肝切除均能有满意结果，并发症少，死亡率低（0～5%）。手术可以通过开腹或腔镜方法完成。腹腔镜手术原则目前主要用于囊肿去顶。此外，大范围去顶，通过氩气刀破坏残余囊腔内衬的上皮是避免囊肿复发和恶变的最重要因素。腹腔镜应用取决于病变位置及大小。深在的囊肿及与肝门部结构紧贴的囊肿通常不使用腹腔镜手术[7]。

无症状保守治疗的肝囊肿，未来进展表现为与Caroli病相关的任何并发症时需要手术切除囊肿或部分肝叶切除。

MHL是一种不常见的肿瘤。典型的表现为小于3岁儿童发病，大的肝脏多囊病灶，需要完整切除。然而肿瘤生物学和病理发病不确定，具有混合病理，多灶性，不完全自发消退和恶变潜能。当治疗个体病例时，这些因素均应该被考虑。有症状的肿瘤倾向于复发，有文献报道至13年后复发，有潜在长期恶变风险。因此MHL最佳治疗为完整切除。切除可以采用传统肝叶切除或者非解剖切除，周边保留少量正常肝脏。带蒂病灶适用于腹腔镜切除。囊肿开窗也作为次选。Meinders回顾了133例之前报道的MHL，包括17例部分切除或仅行活检病例。3例儿童死亡，8例预后未知，4例肿瘤复发，1例恶变，2例死亡。仅2例儿童在术后1～17年存活良好。其他已经报道的主要并发症如难治性腹水，开窗术后肝脓肿。如果肿瘤巨大，分批切除偶尔也可以。很罕见情况下MHL即使在有经验的中心也不能切除，可以考虑肝移植。

产前干预在选择的病例中是有益的。如果胎儿水肿发生，早期剖宫产或胎儿治疗（尤其是肿瘤由一些大囊组成）应该被考虑。产前迅速生长的肿块效应可能导致突然不可预测的非免疫性胎儿水肿发作导致新生儿死亡。2例报道在中孕期27和28周在胎儿水肿发生之前成功开展巨大囊肿抽液治疗。由于MHL良性的自然史，目标不是治疗疾病，而是减少病灶尺寸到可切除的尺寸。抽液治疗可能允许孕期和胎儿发育的自然发展，避免胎儿水肿。生后不会表现为巨大腹腔囊肿的任何后遗症，除外轻微的杏梅腹。胎儿期囊肿抽液允许在新生儿期完整或选择性切除病灶。MHL压迫脐静脉导致胎盘血流受阻，胎儿严重非免疫性水肿及羊水过多，胎盘静脉可见瘤样扩张。由于产前肾脏灌注损害导致生后肾功能不全。怀孕早期囊肿减压可能缓解胎盘血流梗阻。巨大肿块可能导致比邻器官受压，脐静脉血流梗阻。胎儿期病灶抽液减压可能使得胎儿能够正常发育[14,15]。

有2例胎儿期治疗的报道，2例均在进展性胎儿水肿发生前治疗。Tsao等对孕19周MHL开展每周B超引导下经皮穿刺抽吸胎儿巨大囊肿；在前2次抽吸后，囊液增长迅速，但第三次囊肿抽液治疗后囊肿从9 cm缩小至2 cm。在35周剖宫产后成功切除。Bejvan在一个27周胚胎中由于经皮穿刺抽液后迅速囊肿复发，在囊肿和羊膜腔内插入一猪尾巴导管；部分肿瘤成功减压，患儿由于胎膜早破在30周出生。假如MHL在胎儿期检测出，没有固定推荐的胎儿生产方式。一些作者倡导剖宫产以免腹腔难产。然而大部分患儿成功阴道产。仅有一例婴儿辅助困难阴道产，产时创伤死于肿瘤出血。

非手术治疗在无症状穿刺证实MHL的婴儿是适当的，尤其肿瘤血管化显著者，但必须进行超声监测。残余小的严重钙化病灶保留也是安全的，但需要长期研究确认安全。经皮引流大的囊肿可以暂时控制肿瘤尺寸，帮助改善呼吸窘迫，但通常囊液再聚集和症状仍然持续。长期囊肿引流可以导致感染等并发症。一例病案报道肝动脉栓塞，暂时性临床改善，但几天后并没有避免手术。散在报道用化疗治疗。Silber等发现长春新碱无效，但Alkalay等描述对一例高度血管化的婴儿MHL采用环磷酰胺和氢化可的松化疗导致肿瘤萎缩。Srouji报道对一例婴儿采用体外放射治疗包绕下腔静脉的巨大MHL，10周后肿瘤变小变软，组织学显示比最初肿瘤活检出现更多硬化病灶。

CHFC既不能采用经皮硬化剂治疗，也不能开窗，否则会发生胆漏，首选手术。尽管CHFC临床过程基本是良性的，有起源于CHFC的鳞状细胞癌在成人病例中被报道，因此应该在儿童时期预防性完整切除[5]。巨大的中央型CHFC应该通过肝脏右三叶切除或中央型肝切除并Roux-en-Y吻合胆道转流术治疗，这是一个复杂的肝胆手术，尤其在小于1岁的儿童中。为了避免复杂的肝胆手术操作并发症风险，我们建议产前诊断的无症状病例等待1岁以后超声随访后切除病灶。

Caroli病如果伴随胆管狭窄，结石，胆管炎或肝脏发育不良，可以行部分肝切除术和Roux-en-Y吻合，严重难治病例或慢性胆管炎，肝衰竭或恶变者可行肝移植治疗。

先天性肝纤维化伴有常染色体隐性遗传多囊肾病患儿表现为终末期慢性肾功能衰竭伴进展性门静脉高压或胆管炎，应行肝肾联合移植。单一的肝移植或肾移植均显示较差的预后，自体肾或肝脏易发生进行性衰竭需要移植。

预后

大多数孤立非寄生虫囊肿预后良好。新生儿期表现为症状的先天性肝纤维化患儿通常伴有Caroli综合征，进展为终末期肾功能衰竭，需要肝肾移植。最近的一项回顾性研究报道先天性肝纤维化及Caroli病，Caroli综合征患儿胆管癌总体患病率占2%，平均年龄58.8岁（33～75岁）。*PKHD1*基因错义突变更常见于轻微临床进展表型。链终止突变在更严重的肾脏表型患儿中观察到。

Kamata等最近回顾了13例在产前超声和MRI检查出的MHL，进一步解释被报道。所有肿瘤均低血管化，9例多囊，2例实体瘤，3例超声为混合回声。6例中囊性为主的肿瘤生长迅速，2例出现部分自发消退。产前检出的MHL预后比生后诊断者更差。14例报道的病例中，6例出现并发症，包括4例胎儿水肿及肿瘤迅速生长，3例死于宫内或出生后不久。一例唯一生存患儿在胎内囊肿引流后于孕30周剖宫产娩出。MHL完整切除后建议临床及超声随访至少5年，一般预后良好。MHL传统上被认为是良性肿瘤没有恶变潜能，但已有报道提出MHL和未分化胚胎肉瘤（UES）间相伴发。2例发生在不完全切除数年后。UES是间充质细胞起源的高度恶性肿瘤，预后很差。在新辅助多药物化疗和手术切除后有可能长期生存。平均发病年龄6～12岁。肉瘤和错构瘤可能共享一个共同细胞起源，一个未分化的间充质细胞。临床组织学证据强烈显示UES可能在之前存在的MHL中形成。两种肿瘤共享大体病理相似的特点（囊实性成分，有时带蒂），组织学（间充质成分伴有良性胆管上皮成分），免疫组织化学（Vimentin，Desmin，Actin，角蛋白，α_1-抗胰蛋白酶阳性染色）。细胞遗传学相似性证实二者相关性。有报道9例MHL患儿显示不同程度的自发消退。一些作者质疑是否需要手术。1例可能表现宫内破裂，带蒂单叶囊肿而不是真正病灶退化。4例表现实体肿瘤，高度血管化，3例肿瘤消退时钙化严重；表明MHL具有突出血管样成分更可能退化。没有任何病灶完全消退。对选择的病例进行非手术治疗可能是恰当的（如婴儿活检证实MHL，具有显著的血管成分），但是鉴于MHL和UES的相关性，必须长期随访。有报道1例7个月男孩肝右叶囊性病灶，临床诊断MHL，在15个月时自发消退50%。然而24个月时病灶增大，穿刺活检证实UES。

小结

对于新生儿外科医师来说理解新生儿期导致肝囊肿的病理学范畴非常重要。新生儿期绝大多数肝囊肿为先天性，获得性罕见。由于许多囊肿可能导致胆道梗阻并发症以及具有恶变潜能，因此有效的治疗源于对更加复杂的囊肿的准确诊断。单纯孤立的无症状肝囊肿在新生儿期选择保守观察，有症状的囊肿依据不同的病理病因，部位及是否与胆道相通选择相应治疗。部分巨大间叶错构瘤在胎儿及新生儿期表现为严重的占位压迫效应需要给予姑息或者根治治疗，囊肿抽液减压对于重危患儿暂时缓解症状非常有效，之后选择合适时机手术切除。由于存在恶变和复发可能，完整切除MHL及少量周围正常肝组织是最佳的治疗方式。CHFC由于可能与肝内胆管相通，大多位于肝脏中央肝段，建议1岁以后行根治性切除。

（周　莹）

参·考·文·献

[1] Rogers T N, Woodley H, Ramsden W, et al. Solitary liver cysts in children: not always so simple. J Pediatr Surg, 2007, 42: 333-339.

[2] Pul N, Pul M. Congenital solitary nonparasitic cyst of the liver in infancy and childhood. J Pediatr Gastroenterol Nutr, 1995, 21: 461-462.

[3] Yeo C, Matthews J, McFadden D, et al. Shackelford's Surgery of the Alimentary Tract. 7th ed. Philadelphia, PA: Saunders, 2012: 1453.

[4] Russo P. Liver including tumors, gallbladder, and biliary tree. In: Gilbert-Barnes E, editor. Potter's pathology of the fetus, infant and child. Salt Lake City (Utah): Mosby Elsevier, 2007: 1207-1268.

[5] Guérin F, Hadhri R, Fabre M, et al. Prenatal and postnatal Ciliated Hepatic Foregut Cysts in infants. J Pediatr Surg, 2010, 45(3): E9-14.

[6] Stringer M D 1, Alizai N K. Mesenchymal hamartoma of the liver: a systematic review. J Pediatr Surg, 2005, 40(11): 1681-1690.

[7] Linden A F, Pulcrano M E, Duffy B J, et al. Laparoscopic Excision of Congenital Hepatic Cysts in the Pediatric Population: A Case Series and Literature Review. J Laparoendosc Adv Surg Tech A, 2016, 26(6): 493-497.

[8] Ganti A L, Sardi A, Gordon J. Laparoscopic treatment of large true cysts of the liver and spleen is ineffective. Am Surg, 2002, 68: 1012-1017.

[9] Goda T 1, Kubota A, Kawahara H, et al. The clinical significance of intrahepatic cystic lesions in postoperative patients with biliary

atresia. Pediatr Surg Int, 2012, 28(9): 865-868.
[10] Viswanathan S, Kumar D. Diagnostic challenge of large congenital liver cyst in the newborn. Pediatr Int, 2014, 56(2): 267-270.
[11] Komori K, Hoshino K, Shirai J, et al. Mesothelial cyst of the liver in a neonate. Pediatr Surg Int, 2008, 24(4): 463-465.
[12] Rawat D 1, Kelly D A, Milford D V, et al. Phenotypic variation and long-term outcome in children with congenital hepatic fibrosis. J Pediatr Gastroenterol Nutr, 2013, 57(2): 161-166.
[13] Charlesworth P, Ade-Ajayi N, Davenport M. Natural history and long-term follow-up of antenatally detected liver cysts. J Pediatr Surg, 2007, 42(3): 494-499.
[14] Tsao K, Hirose S, Sydorak R, et al. Fetal therapy for giant hepatic cysts. J Pediatr Surg, 2002, 37(10): E31.
[15] Makin E, Davenport M. Fetal and neonatal liver tumours. Early Hum Dev, 2010, 86(10): 637-642.

第二节　肝 脓 肿

概述

新生儿肝脓肿很少见，有报道统计新生儿肝脓肿发病率在总入院新生儿中占0.03%[1]。自1936年以来检索到91例新生儿肝脓肿英文文献报道。大多数为足月儿，12例为早产儿[2]。然而近几年，新生儿肝脓肿发生率有增加趋势，过去6年期间Bosnal报道的新生儿肝脓肿病例在27例。未成熟儿被认为是新生儿肝脓肿的重要危险因素，肝脓肿在早产儿中发病增加[3]。

病因发病

肝脓肿感染发病途径分3种：① 通过脐静脉和门静脉途径感染；② 通过肝动脉血源性播散感染；③ 通过胆道和比邻结构及淋巴组织等传播直接感染[2]。

新生儿期与肝脓肿相关的危险因素包括血培养证实败血症，脐静脉插管，中心静脉导管植入，坏死性小肠结肠炎（NEC），未成熟儿和手术。近期败血症及脐静脉插管是肝脓肿最主要危险因素。早产儿需要脐静脉插管的应用及住院延长也是早产儿败血症的发生危险因素。早产儿免疫缺陷，细胞黏附和细胞毒性功能低下，有机会菌定植增加的风险。有报道脐静脉插管头端细菌培养阳性率达30%，其中有11%为致病菌。NEC，腹部手术，母亲感染，母亲糖尿病，腹裂需要手术，换血，窒息，气管内插管，机械通气也被报道作为次要危险因素。Semerci报道了3例早产儿肝脓肿，其中1例有绒毛膜羊膜炎和胎盘早剥是肝脓肿发病母亲方面的高危因素[2]。Khan N A[4]报道了2例无任何易感因素的足月儿发生肝脓肿向体表皮肤破溃。南非医师[5]报道了6例肝脓肿，其中5例为早产儿，1例为过期产儿。加拿大多伦多儿童医院[6]报道了8例新生儿肝脓肿，其中6例为早产儿。

导致肝脓肿病原学种类多样。新生儿肝脓肿最常见病原体为革兰阳性葡萄球菌（表皮葡萄球菌，金黄色葡萄球菌），链球菌，革兰阴性杆菌如副流感嗜血杆菌，沙雷菌属，肠杆菌属，克雷伯菌属。近年，念珠菌属，铜绿假单胞菌等少见病原体导致的肝脓肿被报道，尤其是在早产儿中。常伴有新生儿败血症[2]。亦有报道痤疮棒状杆菌，厌氧菌，淋球菌，被培养出。多种微生物感染可以在超过50%新生儿肝脓肿中见到[3]。巴基斯坦学者2005年报道了3例新生儿阿米巴肝脓肿[7]。肝脓肿来源于胆道感染在新生儿期罕见，可以来源于肝囊肿与胆道相通导致的感染，在前面一节中，纤毛性肝前肠囊肿等肝囊肿有继发感染的报道。也有肝门肠吻合术后并发肝脓肿的报道，但新生儿期罕见，很少有新生儿期行葛西手术的病例。医院新生儿胆道闭锁患儿曾有病例出现术后血象高，发热，病程长或者反复发作，可能在发病后数周发现肝内胆管扩张或胆汁湖形成，极少数胆管轻度扩张患儿可以观察到远期扩张胆管恢复正常，大部分形成永久性扩张。

临床表现

新生儿肝脓肿临床表现不典型，非特异性征象如毛细血管充盈时间延迟，拒食，腹部肿胀，右侧胸腔积液被报道，导致诊断困难。新生儿肝脓肿可以破裂进入胸腔，腹腔，导致门静脉血栓形成很罕见。有2例足月儿肝脓肿向腹壁破溃的报道[4]。肝脓肿可以是孤立或多发的。大多数新生儿肝脓肿是多发的。可能伴有其他器官如脾脏，脑和肺脓肿。这些脓肿小，不易引流，不伴有脐部感染，呈暴发急性起病。孤立的肝脓肿较大，很好的局限化，可以引流，有报道与经脐静脉插管TPN相关的肝脓肿，通常亚急性起病。所有早产儿肝脓肿临床症状体征均为非特异性，与新生儿败血症相似。大多数伴有发热，昏睡，喂养困难，呕吐，腹胀和肝大，腹部触痛等。婴儿肝脓肿经常败血症血液标志物阳性，肝酶水平可以升高[2]。脐静脉插管位置不当和血培养阳性是肝脓肿最常见的易感因素[3]。近期新生儿败血症和NEC也是肝脓肿最常见的并发疾病。印度学者有多例报道[8,9]新生儿肝脓肿治疗后出现门静脉血栓和门静脉海绵样变，但在新生儿期是不常见的并发症。在随访中需要超声检测门静脉开放情况。在南非学者的报道中肝脓肿可以并发细菌性心内膜炎，下腔静脉血栓及脓胸[5]。

诊断与鉴别诊断

延迟诊断可能导致需要手术治疗肝脓肿，手术或肝脓肿相关并发症可能导致死亡。为避免延误诊断，医务工作者应该时刻牢记早产儿肝脓肿的高危因素和临床表现，早期采用适当的影像学方法进行评估。诊断新生儿肝脓肿通常依靠新生儿败血症高的疑诊指数及伴有腹部或血管插管历史。右侧膈肌抬高，右侧胸腔积液，放射片脓腔积气均可以提示新生儿肝脓肿可能。然而早期这些征象很细微。超声筛查和诊断新生儿肝脓肿敏感度80%～90%，对于显示病灶部位回声增加和降低非常有用。超声用于新生儿肝脓肿有几个好处：如高分辨率，可床旁应用，费用低，操作容易。连续检查可以用于监测治疗反应。脓肿可以在超声引导下引流。因此作为首选检查方法[2]。所有新生儿，尤其是低出生体重儿伴有严重败血症和/或NEC，应该评估肝脏超声排除肝脓肿。尽管很少见，对于高危新生儿，有脐静脉插管，之前曾经使用抗生素，发现腹胀，肝大，肝脏酶学指标升高者，应该疑诊排除肝脓肿。应该重点关注住院期间出现危险因素的早产儿。

超声检查是主要的诊断工具。有时肝脓肿很难与其他肝脏占位比如肝母细胞瘤，婴儿型血管内皮瘤或间叶错构瘤鉴别，与肝内胆道扩张和其他肝囊肿继发感染需要鉴别。血清AFP指标有助于鉴别良恶性肝脏占位。当超声诊断困难时，CT检查可能有助于诊断[4]。CT扫描在成人具有更高的敏感度和准确性。典型的CT影像为肝脏内被包绕的低密度肿块，增强可见壁强化。必要时给予腹部X线片，超声，CT同时检查。新生儿肝脓肿诊断通常在出生后第二周。对所有未能找到脓肿病灶的早产儿或足月儿败血症病例常规床旁超声筛查肝脓肿，可能能够早期诊断，尤其是通过脐静脉插管应用TPN的病例。迅速合适的处理期望能够改善当前肝脓肿的预后[2,3]（图66–2，图66–3）。

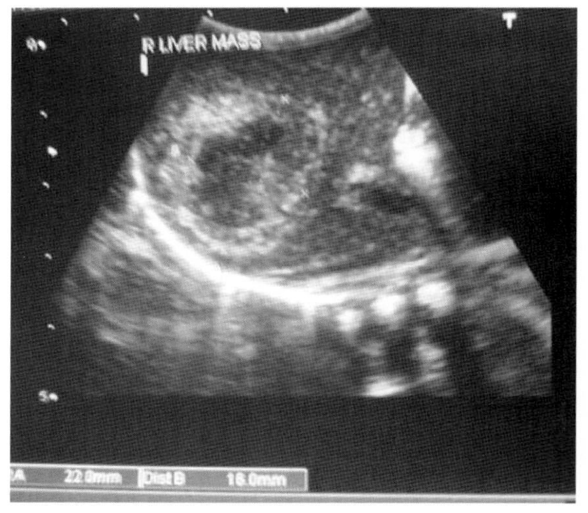

图66–2 超声显示肝右叶脓肿[5]

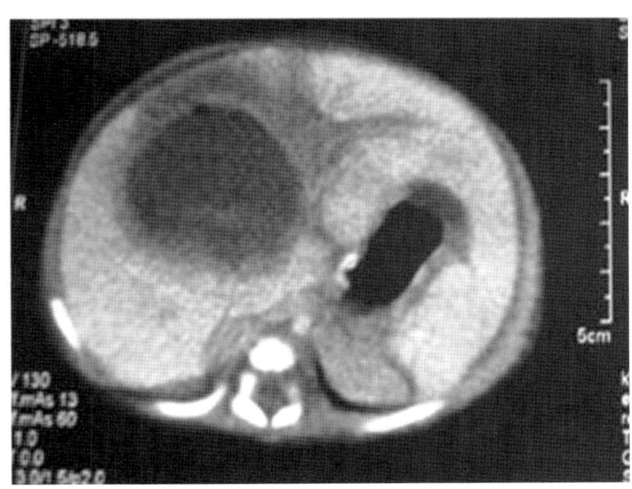

图66-3 腹部CT显示一个单发，巨大囊腔，45 mm×35 mm，确诊为肝脓肿[2]

治疗

新生儿肝脓肿治疗包括纠正易感因素（如停用脐静脉插管）。诊断致病菌采用适当的抗生素治疗。培养阴性病例，需要采用覆盖革兰阴性、阳性菌和厌氧菌的广谱抗生素。采用或不用超声引导或开放脓肿引流巨大的肝脓肿。尽管采用了合适的治疗和处理，死亡率仍在50%[3]。肝脓肿引流治疗包括开放手术引流，影像学辅助导引经皮穿刺脓肿抽吸，抗生素治疗。然而，最佳治疗仍然存在争议。有学者建议保守治疗24～48小时无效时，应该考虑引流治疗。一项新生儿肝脓肿的研究报道显示影像指导下抽脓或引流具有长期很好的预后[8,9]。

静脉药物治疗很关键，应该在早期按照培养药敏应用。应用时间最少为3～6周[4]。化脓性肝脓肿的治疗在过去30年来变得更加保守，过去常规采用开放引流手术，死亡率70%～80%。目前，肠外抗生素治疗是主要方式。推荐治疗周期3～6周。依据患儿临床症状，脓肿尺寸，数量和培养的病原菌类型，炎症标志物水平不同，治疗周期不同。依据临床及放射影像发现随访对治疗的反映。对抗感染疗效不佳者有必要行引流术，包括开放手术引流或者在超声或CT引导下引流。早期诊断和治疗使得生存率显著提高[2]。

预后

肝脓肿在过去有很高的死亡率，随着广谱抗生素的开发应用及认识和治疗手段的提高，死亡率明显降低。加拿大学者[6]报道了新生儿肝脓肿穿刺引流14年经验显示，新生儿肝脓肿总体预后良好，随访8例中7例完全缓解，3例在脓肿部位形成钙化。2例长期门静脉左支血栓。有多例报道门静脉血栓后门静脉海绵样变可能。

小结

新生儿肝脓肿发病罕见。过去文献报道的肝脓肿多为足月新生儿，近年来早产儿发病报道明显增多。肝脓肿感染发病途径分三种：① 通过脐静脉和门静脉途径感染；② 通过肝动脉血源性播散感染；③ 通过胆道和比邻结构及淋巴组织等传播直接感染。新生儿期与肝脓肿相关的危险因素包括血培养证实败血症，脐静脉插管，中心静脉导管植入，坏死性小肠结肠炎（NEC），未成熟儿和手术。母亲感染、母亲糖尿病、换血、窒息、气管内插管、机械通气也被报道作为次要危险因素。病原菌多为革兰阳性球菌和阴性杆菌、淋球菌、厌氧菌、阿米巴及其他少见机会菌，真菌感染亦有报道。新生儿肝脓肿临床表现不典型。可伴有发热、昏睡、拒食、呕吐、腹胀、肝大、喂养困难、胸腔积液、腹胀、腹部触痛等。败血症血液标志物阳性，肝酶水平可以升高。高危因素的患儿进行床旁B超监测对于早期发现肝脓肿及判断疗效意义重大。早期诊断及有效的治疗可避免手术或穿刺引流，对抗感染疗效不佳者有必要行引流术，包括开放手术引流或者在超声或CT引导下引流。早期诊断和治疗使得生存率显著提高。

（周　莹）

参·考·文·献

[1] Doerr C A, Demmler G J, Garcia-Prats J A, et al. Solitary pyogenic liver abscess in neonates: report of three cases and review of the literature. Pediatr Infect Dis J, 1994, 13(1): 64–69.

[2] Semerci S Y, Babayigit A, Cebeci B, et al. Hepatic Abscesses in Preterm Infants: Report of Three Cases and Review of the Literature. J Trop Pediatr, 2016, 62(3): 255–260.

[3] Bosnalı O, Moralıoğlu S, Cerrah Celayir A, et al. Liver abscess: increasing occurrence in premature newborns. J Neonatal Surg, 2013, 2(2): 23.

[4] Khan N A, Choudhury S R, Jhanwar P. Ruptured Liver Abscess in Neonates: Report of Two Cases. J Neonatal Surg, 2016, 5(3): 31.

[5] Simeunovic E 1, Arnold M, Sidler D, et al. Liver abscess in neonates. Pediatr Surg Int, 2009, 25(2): 153–156.

[6] Nazir Z 1, Qazi S H. Amebic liver abscesses among neonates can mimic bacterial sepsis. Pediatr Infect Dis J, 2005, 24(5): 464–466.

[7] Lee S H 1, Tomlinson C, Temple M, et al. Imaging-guided percutaneous needle aspiration or catheter drainage of neonatal liver abscesses: 14-year experience. AJR Am J Roentgenol, 2008, 190(3): 616–622.

[8] Sethi S K, Dewan P, Faridi M M, et al. Liver abscess, portal vein thrombosis and cavernoma formation following umbilical vein catherisation in two neonates. Trop Gastroenterol, 2007, 28(2): 79–80.

[9] Shah I, Bhatnagar S. Liver abscess in a newborn leading to portal vein thrombosis. Indian J Pediatr, 2009, 76(12): 1268–1269.

第六十七章 先天性肝外门腔分流

第一节 先天性门体分流

概述

先天性门体分流（congenital portosystemic shunts，CPS）是一种门静脉系统的发育性畸形，该疾病可造成门静脉血液流入体静脉系统，一般认为该畸形产生为于胚胎发育的第4周到第8周时，正是肝静脉和体静脉的发育阶段，因此该畸形也常与其他心脏和血管畸形相关联[1]。

先天性肝外门腔分流是一种罕见的先天性门静脉畸形，属异常门体性分流，表现为先天性门静脉与腔静脉之间异常吻合，门脉无或极少血流向肝脏灌注[2]。1793年Abernethy对1例死因不明的10个月女婴尸体解剖时首次发现该门静脉畸形，后来人们称这种先天性异常为Abernethy畸形，之后陆续有个案报道。Abernethy畸形，又称为先天性肝外门体静脉分流（congenital extrahepatic portosystemic shunt，CEPS），是由于胚胎期脐静脉和卵黄静脉先天性发育异常导致门静脉与腔静脉之间形成的异常分流通道，可以引起肝性脑病、肝肺综合征（hepatopulmonary syndrome，HPS）、肺动脉高压（pulmonary arterial hypertension，PAH）等严重并发症[3]，早期诊断和合理治疗是决定其预后的关键。近年来随着对本病认识的逐步加深，临床病例报道也逐渐增多（图67-1）。

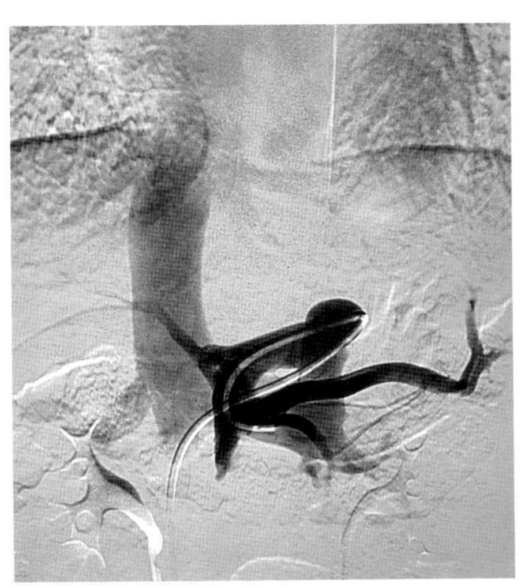

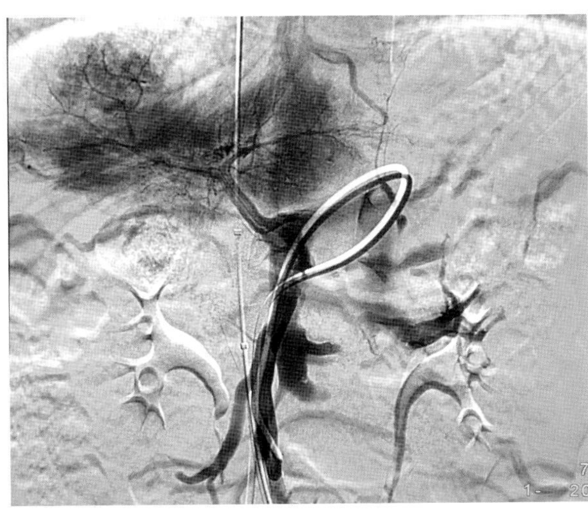

图67-1 先天性门体分流影像学血管造影显示门体分流图像

病因

体静脉系统由胚胎时期的前后主要静脉发育而成，门静脉系统起源于妊娠4～10周胚胎外的卵黄静脉和脐静脉，分别引流卵黄囊和胎盘的静脉血。胚胎期门静脉在卵黄囊前表面呈一对血管，最后汇入原始静脉窦，两条静脉之间在胚胎4周时形成了3个交通支，因而容易造成门静脉解剖上的异常通道。

下腔静脉的胚胎发育也非常复杂，起源于几个静脉通道。肝段下腔静脉来源于窦静脉的右末端和左右卵黄静脉之间的吻合部分，左脐静脉血通过静脉导管到达该吻合处，因而脐静脉和携带氧和胎盘血的下腔静脉有直接交通，静脉导管在肝脏脐静脉隐窝处起源于脐静脉开口对面，通过左肝静脉引流至下腔静脉，正常情况下胎儿出生后第15～20天静脉导管完全闭合，但也有在成人和儿童时期静脉导管持续交通的报道[4]。腔静脉发育的复杂性及其与卵黄静脉发育的密切关系可以解释先天性肝外门静脉与体静脉之间的异常吻合[5]。

发病机制

先天性门体静脉分流从解剖学上可分为肝内型分流和肝外型分流，肝外型又称为Abernethy畸形，1793年由John Abernethy首次报道而命名，随着对本病认识的逐步加深了解，临床病例报道也逐渐增多。Abernethy畸形因合并其他类型的先天畸形而临床表现不一。

正常情况下，门静脉系统血流全部经门静脉入肝（即肝向性血流），在肝脏进行代谢后经肝窦回流入肝静脉，然后再回流至下腔静脉。在先天性门体静脉分流时，由于肝脏缺乏门静脉的血流灌注或灌注不足，胃肠道吸收的物质未经肝脏代谢直接进入体循环，可引起一系列的病理生理改变和临床症候群。

正常人的肝脏接受门静脉和肝动脉双重供血，大约75%的血供和50%的氧供来源于门静脉。在Abernethy畸形的患儿中，门脉系统的血流全部或部分通过分流进入体静脉，从而引起肝脏的血液灌注不足以及缺少来自门静脉的营养物质，可导致肝脏缩小、肝功能损害、肝脏结节样增生或肝脏肿瘤，其中以肝脏结节样增生最为常见，部分患儿合并肝功能损害，但多为轻度异常。

根据Morgan和Kohda等的建议，可将Abernethy畸形分为两型：Ⅰ型（端－侧分流型），又称为先天性门静脉缺如，此型患儿肝内没有门静脉分支，脾静脉和肠系膜上静脉的血液全部分流到体静脉；Ⅱ型（侧－侧分流型），此型患儿肝内存在门静脉分支，脾静脉和肠系膜上静脉的血液部分回流到肝脏，另外一部分血液分流到体静脉。其中Ⅰ型又分为2个亚型，Ⅰa型：肠系膜上静脉与脾静脉无汇合，分别回流到体静脉；Ⅰb型：肠系膜上静脉与脾静脉汇合成总干后回流到体静脉[5]。

Ⅰ型畸形多发生于女性，最常见的异常是肠系膜上静脉与肝下下腔静脉或左肾静脉的交通，常合并其他脏器的先天畸形（如心脏的畸形、胆道闭锁和多脾）、肝脏结节样增生和肿瘤。

Ⅱ型通常为门静脉的单一畸形，常发生于男性，胃肠道静脉血通过异常的侧－侧吻合支向腔静脉分流。

先天性门腔分流也见于各种动物中，Rothuizen等报道过狗和猫存在先天性开放的静脉导管和门腔分流，发现存在先天性畸形的这些动物最终发生脑性共济失调和脑昏迷，并伴随着血氨水平的升高。大量门体分离导致肝脏形态的变化包括肝萎缩和结节样增生，肝细胞体积比正常细胞增大，并且粗面内质网含量丰富，细胞质内线粒体密度增加，但无肝硬化的发生。Howard等认为肝细胞的这些改变可能与肿瘤的发生有关。

临床表现

门体静脉分流导致门静脉内血液不经过肝脏直接分流至体循环内，出现多种不典型临床表现。

先天性门静脉畸形自1793年Abernethy发现第一例以来，随着对本病认识的逐步加深了解，临床病例报道也逐渐增多。Abernethy畸形因合并其他类型的先天畸形而临床表现不一。

Ⅰ型畸形多发生于女性，最常见的异常是肠系膜上静脉与肝下下腔静脉或左肾静脉的交通，常合并其他脏器的先天畸形（如心脏的畸形、胆道闭锁和多脾）、肝脏结节样增生和肿瘤。

Ⅱ型通常为门静脉的单一畸形，常发生于男性，胃肠道静脉血通过异常的侧-侧吻合支向腔静脉分流。

有文献报道的17例Ⅰ型患儿中，有5例合并肝脏肿瘤，合并脏器转位有3例；6例Ⅱ型畸形患儿中只有1例是女孩，1例合并其他脏器的先天异常。两种畸形类型的患儿早期都无肝硬化及肝性脑病的表现，但随年龄增长到晚期会出现肝性脑病的。我们最近报道1例先天性门静脉缺如合并上消化道出现血的患儿，患儿肠系膜上静脉与脾静脉汇合后呈一盲端，无门静脉显影，胃冠状静脉经胃底贲门静脉丛离肝性分流，但无其他脏器的畸形[6]。

在我院报道的8例患儿中，2例患儿出现肝功能轻度异常，3例患儿出现肝脏结节样增生，其中2例进行了肝活检和组织病理学检查，均提示为良性病变。

在Abernethy畸形的患儿中，肠道产生的许多毒性物质（如氨、锰等）未经肝脏代谢而直接进入体循环，然后透过血脑屏障至脑部，可引起大脑功能紊乱，出现乏力、精神反应迟钝、认知障碍、行为失常和昏迷等肝性脑病的表现。Abernethy畸形患儿通常合并高半乳糖血症，在新生儿筛查时如果血清半乳糖增高而相关酶活性正常，提示可能存在门体静脉分流，有助于Abernethy畸形的筛查。在儿童Abernethy畸形病例中，虽然大多数患儿有血氨升高，部分患儿由于锰在豆状核沉积可引起头颅MRI异常，但肝性脑病的发生率较低，可能与儿童患儿耐受性较高有关。本组的8例患儿中，6例患儿进行了血氨的检测，其中5例有高氨血症，2例有头颅MRI异常，但仅有2例患儿出现了肝性脑病的临床表现。

Abernethy畸形还可引起脾大和脾功能亢进，从而导致贫血、感染、出血等并发症的发生。在本组病例中，有2例患儿出现脾大和一过性脾功能亢进，表现为全血细胞减少及呼吸道感染，经治疗后好转。此外，Abernethy畸形还可引起呕血、便血等表现，在本组病例中，1例患儿因为门静脉血液分流至右侧的髂内静脉而引起长期便血。

Abernethy畸形还可引起HPS和PAH等肺部严重并发症[7]，Bernard等对文献记载的265例儿童先天性门体静脉分流病例（包括肝内型和肝外型）进行了回顾性分析，在32例合并HPS的病例中有1例死亡，在30例合并PAH的病例中有7例死亡。迄今为止，国内共有13例儿童Abernethy畸形的个案报道，其中没有合并HPS或PAH的报道，本组的8例Abernethy畸形患儿中，1例合并HPS，表现为进行性青紫和活动耐量下降，ECT和心导管检查提示弥漫性肺动静脉瘘；在6例以PAH收治的患儿中，有4例在外院误诊为IPAH，1例在随访期间因为严重的右心功能不全而死亡，说明PAH是Abernethy畸形的严重并发症之一，需要引起临床重视。Abernethy畸形并发HPS和PAH的机制尚未完全阐明，其原因可能是由于门脉系统血液经肝旁路分流，血管活性物质未经肝脏的灭活而进入肺循环，导致肺内扩血管物质与缩血管物质之间比例失衡，从而引起肺内血管扩张或肺血管病变；此外，Ohno等在Abernethy畸形患儿的肺活检标本中发现肺小动脉内存在微血栓，该结果提示血栓栓塞也可能是门体分流患儿继发PAH的重要机制[8]。

诊断

先天性静脉畸形单纯依靠临床表现诊断困难，必须通过血管造影、腹部CT、核磁共振及腹部血管的超声多普勒等检查明确诊断，主要依靠腹腔血管造影。Abernethy畸形的诊断主要依据影像学或病理检查，除了需要明确门体静脉分流的走行途径外，还需要了解肝内门静脉分支是否存在及其发育情况，这对于正确的临床分型以及治疗方案的选择尤为重要。

腹腔血管造影以Seldlinger方法，股动脉穿刺进针到达肠系膜上动脉内造影，显示动脉相的肠系膜动脉及分支，之后肠系膜上静脉分支及主干显影，观察肠系上静脉回流及门静脉显影情况[9]。

先天性肝外门腔分流血管造影的表现为肠系膜上静脉完全不向或部分向门静脉回流，门静脉不显影或门静脉与腔静系统有异常分流，该病灰阶超声表现为门静脉肝静脉间的囊状、管状及不规则无回声，易误诊为其他含液性病变（如肝囊肿/肝内胆管扩张）。使用彩色多普勒能够清晰地显示血液分流的部位及方向，当血流速度较快时表现为门静脉、肝静脉间的五色花彩血流束。遗憾的是本病发病率低，影像科医师往往会误诊为肝内动-静脉分流。但门体静脉分流时引流静脉表现为特征性的带状单相型频谱，容易与具有显著搏动性的动静脉分流区别。

腹部其他影像学检查如CT、MRI和超声多普勒也支持血管造影的诊断。

腹部血管超声是筛查Abernethy畸形的重要方法，但往往不能显示肝内门静脉分支的情况；CTA、MRA有助于进一步明确Abernethy畸形的诊断，确定门体静脉分流的走行途径，对于大部分病例还可显示肝内门静脉分支的情况，从而为Abernethy畸形的分型提供依据；但对于某些门静脉分支发育不良的Ⅱ型病例，常规的影像学检查有时难以显示细小的肝内门静脉分支，容易误诊为Ⅰ型病例，需要通过球囊暂时阻断分流后进行门静脉造影才能明确是否存在肝内门静脉分支。在上海交通大学附属新华医院报道一组病例中，7例患儿进行了腹部血管超声，肝内门静脉分支均显示不清；其中有3例患儿CTV检查也提示门静脉缺如可能，但通过球囊暂时阻断分流后进行门静脉造影，可以清楚显示发育不良的肝内门静脉分支。

鉴别诊断

门体静脉分流导致门静脉内血液不经过肝脏直接分流至体循环内，出现多种不典型的心、肝、肺、脑、肾、消化道等临床表现。

这种先天性门静脉畸形单纯依靠临床表现诊断困难，必须通过血管造影、腹部CT、核磁共振及腹部血管的超声多普勒等检查明确诊断，主要依靠腹腔血管造影。

治疗及预后

Abernethy畸形的治疗方法的选择取决于其临床分型以及肝内门静脉分支的发育情况。对于Ⅰ型Abernethy畸形，由于肝内门静脉缺如，手术阻断分流后可导致急性门脉高压和肠管的水肿、坏死，从而带来灾难性的后果，肝移植是唯一的治疗手段[10]；对于Ⅱ型Abernethy畸形，则需要根据肝内门静脉分支的发育情况选择不同的治疗方法，如果肝内门静脉分支发育良好，试验性阻断分流后门静脉压力无明显升高，可考虑进行永久性封堵或结扎；如果肝内门静脉分支发育不良，试验性阻断分流后门静脉压力明显升高，可先行门体分流管道的环缩术，以后根据肝内门静脉分支的发育情况再考虑进行分流管道的封堵或结扎，或者进行肝脏移植[11]。

先天性门静脉畸形的治疗方法根据畸形的不同类型及患儿的情况决定。因该病发现病例少，目前尚无统一的认识和成熟的治疗经验，部分患儿因合并其他严重疾患而早期死亡，从文献报道来看，Morgan等报道了2例先天性门静脉缺失的患儿，1例接受了肝左叶移植术，另一例合并心脏畸形、胆道闭锁和腹腔脏器转位，在行Kasai手术后等待肝移植。Edward等报道的病例中，1例端-侧型门腔分流合并胆道闭锁的女婴儿于9周行Kasai肝门肠腔造口术时，发现有多脾、内脏翻位和十二指肠前异样的“门静脉”，该静脉引流入奇静脉，不与腔静脉吻合，肝脏因而也无门静脉供血，该患儿于9岁时成功地实施了肝移植术；另外报道的4例侧-侧型分流中，1例为30周早产婴儿，超声检查为肝外门腔分流，出生后为持续黄疸，18天时死于肺部并发症，2例分别于6周和9周时表现为持续黄疸，在血管造影后行腹部手术，发现2例患儿均为门静脉右支与肝后腔静脉的肝外型异常分流，在分流钳闭后分别随访2年和3年均正常，1例为直径7 mm的侧-侧肝外门腔分流合并肺动脉瓣闭锁和卵圆孔开放，在行心脏手术后无门静脉分流症状[12]。

目前对于Abernethy畸形合并PAH的治疗尚存在一定的争议，现有的研究表明，采用分流阻断术能使Abernethy畸形继发的其他并发症得到根治或明显改善，但对于Abernethy畸形所继发的PAH，只能起到稳定作用，并不能使PAH完全逆转。Franchi-Abella等回顾性分析了14例先天性门体静脉分流（包括肝内型和肝外型）合并PAH的病例，在联合应用分流阻断和肺血管扩张剂治疗的5例患儿中，仅1例患儿的肺动脉压力和肺血管阻力得到一定程度减轻。另外，4例患儿PAH无明显改善，但也没有继续进展。近年来Abernethy畸形患儿进行肝移植的病例报道在逐年增加，2012年以前文献记载的肝移植病例数达到34例，但Abernethy畸形合并PAH进行肝移植的病例报道仅有3例。Iida等曾报道1例Ⅱ型Abernethy畸形合并HPS的患儿通过外科手术阻断分流后缺氧症状改善，但术后45个月出现严重的PAH，采用活体肝移植联合扩血管药物治疗后该患儿肺动脉压力恢复至正常；Hori等曾报道1例Ⅰb型Abernethy畸形合并严重PAH的病例，通过肺血管扩张剂治疗后进行活体肝移植，术后肺动脉压力恢复至正常水平；Law等曾报道1例Ⅰa型Abernethy畸形合并严重PAH的病例，通过肝移植和肺血管扩张剂治疗后PAH明显改善，但最终因为慢性移植排斥反应和肝功能衰竭而死亡。我们对1例Ⅰa型Abernethy畸形合并严重PAH的病例进行了活体肝移植，术后通过安立生坦继续治疗6个月后肺动脉压力接近正常，患儿目前无明显临床症状[13]；我们还对1例Ⅱ型Abernethy畸形进行了分流结扎术，随访1个月肺动脉压力未见明显下降，目前在口服安立生坦，病情尚稳定。上述结果说明，肝移植是治疗Abernethy畸形合并PAH的有效方法，部分患儿可以到达完全根治的效果，分流结扎术对Abernethy畸形合并PAH的治疗效果还有待长期观察。

综上所述，Abernethy畸形可引起代谢紊乱和多种并发症，PAH是Abernethy畸形的严重并发症之一，对于所有诊断为Abernethy畸形的患儿都应进行PAH的筛查。反之，对于诊断为PAH的患儿也应进行Abernethy畸形的筛查；活体肝移植是治疗Abernethy畸形合并PAH的有效方法，尤其适用于Ⅰ型Abernethy畸形患儿[14]。

总之，对先天性肝门外门腔分流即Abernethy畸形的发病机制、临床诊断和治疗还需要进一步的研究，也有待于广大临床医师加深对该病的认识和提高。

小结

先天性肝外门腔分流是一种罕见的先天性门静脉畸形，属异常门体性分流，表现为先天性门静脉与腔静脉之间异常吻合，门静脉无或极少血流向肝脏灌注。

门体静脉分流导致门静脉内血液不经过肝脏直接分流至体循环内，出现多种不典型的心、肝、脑、肾、肺、消化道等临床表现[15]。

这种先天性门静脉畸形单纯依靠临床表现诊断困难，必须通过血管造影、腹部CT、核磁共振及腹部血管的超声多普勒等检查明确诊断，主要依靠腹腔血管造影。

治疗方法根据畸形的不同类型及患儿的情况决定。包括介入封堵，手术结扎，分步多次缩扎，肝移植术[16]。

（陈其民）

参·考·文·献

[1] Abernethy J, Banks J. Account of Two Instances of Uncommon Formation, in the Viscera of the Human Body. By Mr. John Abernethy, Assistant Surgeon to St. Bartholomew's Hospital. Communicated by Sir Joseph Banks, Bart. PRS. Philosophical Transactions of the Royal Society of London, 1793, 83: 59-66.

[2] Alvarez A E, Ribeiro A F, Hessel G, et al. Abernethy malformation: one of the etiologies of hepatopulmonary syndrome. Pediatr

Pulmonol, 2002, 34: 391–394. doi: 10. 1002/ppul. 10182.

[3] Bernard O, Franchi-Abella S, Branchereau S, et al. Congenital portosystemic shunts in children: recognition, evaluation, and management. Semin Liver Dis, 2012, 32: 273–287. doi: 10. 1055/s-0032–1329896.

[4] Degos B, Daelman L, Huberfeld G, et al. Portosystemic shunts: an underdiagnosed but treatable cause of neurological and psychiatric disorders. J Neurol Sci, 2012, 321: 58–64. doi: 10. 1016/j. jns. 2012. 07. 050.

[5] Franchi-Abella S, Branchereau S, Lambert V, et al. Complications of congenital portosystemic shunts in children: therapeutic options and outcomes. J Pediatr Gastroenterol Nutr, 2010, 51: 322–330. doi: 10. 1097/MPG. 0b013e3181d9cb92.

[6] Grace J A, Angus P W. Hepatopulmonary syndrome: update on recent advances in pathophysiology, investigation, and treatment. J Gastroenterol Hepatol, 2013, 28: 213–219. doi: 10.1111/jgh. 12061.

[7] Howard E R, Davenport M. Congenital extrahepatic portocaval shunts — the Abernethy malformation. J Pediatr Surg, 1997, 32: 494–497.

[8] Iida T, Ogura Y, Doi H, et al. Successful treatment of pulmonary hypertension secondary to congenital extrahepatic portocaval shunts (Abernethy type 2) by living donor liver transplantation after surgical shunt ligation. Transpl Int, 2010, 23: 105–109. doi: 10. 1111/j. 1432–2277. 2009. 00964.

[9] Morgan G, Superina R. Congenital absence of the portal vein: two cases and a proposed classification system for portasystemic vascular anomalies. J Pediatr Surg, 1994, 29: 1239–1241.

[10] Morikawa N, Honna T, Kuroda T, et al. Resolution of hepatopulmonary syndrome after ligation of a portosystemic shunt in a pediatric patient with an Abernethy malformation. J Pediatr Surg, 2008, 43: e35–38. doi: 10. 1016/j. jpedsurg. 2007. 11. 001.

[11] Ohnishi Y, Ueda M, Doi H, et al. Successful liver transplantation for congenital absence of the portal vein complicated by intrapulmonary shunt and brain abscess. J Pediatr Surg, 2005, 40: e1–3. doi: 10. 1016/j. jpedsurg. 2005. 02. 011.

[12] Papagiannis J, Kanter R J, Effman E L, et al. Polysplenia with pulmonary arteriovenous malformations. Pediatr Cardiol, 1993, 14: 127–129. doi: 10. 1007/bf00796995.

[13] Rabiller A, Nunes H, Lebrec D, et al. Prevention of gram-negative translocation reduces the severity of hepatopulmonary syndrome. Am J Respir Crit Care Med, 2002, 166: 514–517. doi: 10. 1164/rccm. 200201-027OC.

[14] Saulters K, Hittle K. Hepatopulmonary syndrome in the presence of abernethy malformation: a pediatric case report. J Pediatr Health Care, 2015, 29: 104–107. doi: 10. 1016/j. pedhc. 2014. 05. 005.

[15] Sokollik C, Bandsma R H, Gana J C, et al. Congenital portosystemic shunt: characterization of a multisystem disease. J Pediatr Gastroenterol Nutr, 2013, 56: 675–681. doi: 10. 1097/MPG. 0b013e31828b3750.

[16] Srivastava D, Preminger T, Lock J E, et al. Hepatic venous blood and the development of pulmonary arteriovenous malformations in congenital heart disease. Circulation, 1995, 92: 1217–1222.

第二节　门静脉海绵样变

概述

门静脉海绵样变（cavernous transformation of the portal vein，CTPV）是指肝门部的门静脉主干或肝内门静脉分支由于先天发育或后天炎症等原因导致慢性、部分性或完全性阻塞，从而产生门静脉进肝血流受阻，门静脉淤血，压力增高。由于门静脉压增高，消化道广泛淤血，继发在门静脉周围形成大量侧支循环，通过侧支循环缓解门脉压。患儿侧支多通过食管周围及黏膜下静脉回流到胸腔的体循环，可反复呕血和柏油便，伴有轻到中度的脾大、脾功能亢进，患儿肝脏不肿大，肝功能正常，很少出现腹腔积液、黄疸及肝性脑病。Balfour等在1869年首先描述了门静脉海绵样变，Klemperer根据尸检和病理学检查提出门静脉海绵样变是一种先天性血管畸形，而且临床罕见。Omakawa等通过结扎大鼠的肝外门静脉后，成功复制了门静脉海绵样变的动物模型。Triger通过血管造影和病理检查发现CTPV是门静脉阻塞后形成的向肝性静脉侧支循环。Gaetano等将门静脉血栓形成后的局部的侧支循环形成过程定义为门静脉海绵样变。由于这些血管在大体标本切面观呈海绵状血管瘤样改变，故被称为“门静脉海绵变性”[1]。以后人们逐渐认识到门静脉海绵样变是多起源的病变，先天性因素占50%～60%（图67-2）。

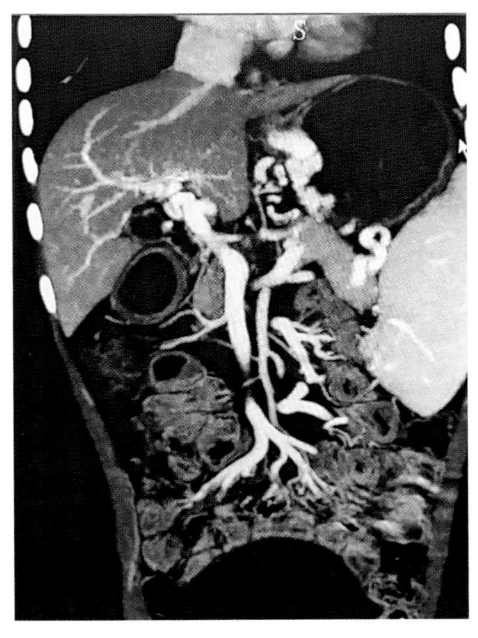

图67-2 影像学CT增强检查可见门静脉走行紊乱，呈海绵样变

病因

门静脉海绵样变根据病因可分为先天性和后天性。

CTPV多属先天性，主要是在胚胎发育时，结构先天发育异常，门静脉在进入肝门部及其分支部管腔的缺失，狭窄或闭锁所致。在断脐后静脉导管闭塞，进肝血流受阻，从而出现肠系膜-肝静脉之间的静脉丛异常增生，表现为海绵样变的门静脉。后天原因为门静脉炎所导致，新生儿的败血症、肠道及肛周感染、脐部感染及腹腔感染。还有是经脐静脉插管换血等炎症病变累及门静脉系统，最终导致门静脉狭窄和/或闭塞，消化道进肝血流受阻，压力增高，和门静脉周围大量侧支静脉形成[2]。

发病机制

门静脉海绵样变的发病机制为肝门部或肝内门静脉分支慢性部分性或完全性阻塞后，导致门静脉血流受阻，引起门静脉压力增高，为肝前性门静脉高压，为减轻门静脉高压，在门静脉周围形成侧支循环或阻塞后的再通。这是机体为保证肝脏血流灌注量和肝功能正常的一种代偿性改变[3]。

本病的主要病理改变为：门静脉内不规则排列的增生的小静脉即门静脉海绵窦样变、门静脉主干完全或部分血栓或癌栓形成引起门静脉闭塞，后导致肝外型门静脉高压症，肝门区或门体间形成大量侧支循环血管丛。CTPV的侧支血管来源于与淋巴管、胆管、血管伴行的小静脉和新生小血管。由于病变部位在肝外门静脉，肝脏本身往往正常，肝功能化验表现为正常。门静脉高压形成后，最主要的病理变化之一是在门静脉和体静脉之间建立许多交通支并明显扩张，血流量增加，一定程度上缓解门静脉压力[4]。当门静脉阻塞范围较局限时，如仅为主干阻塞，门静脉海绵样变的侧支静脉可以跨过阻塞部位与肝内开放的门静脉分支相通，使肝脏的门静脉血流灌注保持正常。在门静脉阻塞范围较广时，尽管门静脉海绵样变的侧支静脉参与了门静脉循环，但侧支静脉代偿不足，仍可导致门静脉高压[5]。

临床表现

无门静脉高压时，患儿可无任何不适。早期的静脉高压代偿期也可无明显的临床表现，代偿后期主要表现为门静脉高压和继发的食管胃底静脉曲张破裂和/或伴有门静脉高压性胃病，患儿可反复呕血和柏油便，伴有轻到中度的脾大、脾功能亢进。也有以脾大，脾亢为首先表现，表现为贫血，血小板、白细胞下降，常被误以为血液病或原发性脾肿大，脾亢。通常发病年龄在3～4岁以上，但也有个别在1岁内或1～2岁发病。此类患儿的肝功能正常，肝脏不肿大，故很少出现腹腔积液、黄疸及肝性脑病。偶尔海绵样变性侧支血管可压迫胆总管，引起阻塞性黄疸。

检查

实验室检查

血常规在脾亢时有白细胞，血小板，血色素低下的表现。肝功能及出凝血指标正常。

腹部B超

在第一肝门处正常门静脉结构消失，代之为不规则的弯曲状血管影，或呈蜂窝状，其内见血液流动，血流方向无规律；血管壁增厚回声增强，可见血管内血栓。彩色多普勒显像表现为门静脉正常结构不清，仅显示门静脉区呈蜂窝状结构，在其周围可见大量侧支静脉；脾肿大，脾静脉明显增粗迂曲。肠系膜上静脉，下静脉扩张明显。可见胃冠状静脉明显增粗，血流方向从第一肝门向食管下端回流[6-7]。

腹部CT

（1）门静脉走行区结构紊乱：正常门静脉系统结构消失，在门静脉走行方向上可见由缠绕在一起的侧支静脉形成的类似团块状软组织网状结构，相互之间分界不清，增强扫描后门静脉明显强化交织成网、窦隙样或管样软组织结构，在肝门部可见延向肝内门静脉周围细条状密度增高影。

（2）肝实质灌注异常：在动脉期，造影剂在肝实质周边部聚集，形成高密度带状影，有时并可见到其近端扩张的动脉影，而在门静脉期整个肝脏呈均匀等密度影。

（3）伴门静脉高压患儿：可在冠状静脉、脐旁静脉、腹膜后腔、肝胃十二指肠韧带及胃底食管连接区见到迂曲扩张呈匍形走行的侧支循环血管，严重者迂曲呈团块状，增强扫描在门静脉期示有明显强化[8]。

数字减影血管造影

数字减影血管造影（DSA）主要表现为门静脉走行区正常门静脉结构显示不清，正常门静脉由不成比例迂曲、呈瘤样扩张的海绵样血管代替，显示为与门静脉主干平行、迂曲扩张、呈蛇行的静脉网，脾静脉扩张，胃冠状静脉及食管静脉迂曲扩张[9]。

上消化道钡餐造影

发现食管胃底静脉曲张或不规则和结节状胃皱襞。

胃镜检查

可见食管胃底静脉明显曲张。

诊断

对于反复因胃食管下段静脉曲张破裂所致的上消化道出血、脾脏轻度或中度肿大，而肝脏不大，无纤维化表现，肝功能基本正常，出凝血指标也正常的患儿要想到CTPV的可能，确诊需B超或彩色多普勒检查结合门静脉造影。

鉴别诊断

本病应与肝硬变性门静脉高压症和特发性门静脉高压症相鉴别。脾大，脾亢应与血液病代谢病相鉴别。

治疗

主要是针对门静脉高压症和继发食管胃底静脉曲张破裂出血及门静脉高压性胃病进行治疗。以外科手术治疗为主，药物治疗仅起辅助作用。

药物治疗应用降低门静脉压力的药物，使门静脉系及其侧支循环的阻力减低，内脏血管收缩，降低门静脉及其侧支的血流量和压力，使出血处血流减少，达到止血效果，止血率60%左右。常用的药物有垂体后叶素，0.4 μg/min静脉滴注。14肽生长抑素，首剂250 μg静脉推注，继以250 μg/h持续静脉点滴。8肽类似物（奥曲肽），首剂100 μg静脉推注，继以250 μg/h持续静脉滴注[10]。

内镜治疗内镜下食管曲张静脉注射硬化剂或食管曲张静脉套扎，必要时胃底曲张静脉内注射组织黏合剂栓塞血管，以达到止血的目的[11]。

手术治疗：肝功能较好且伴有脾功能亢进者宜手术治疗。

（1）分流术：小儿常用脾静脉-左肾静脉分流术、有明显脾亢时做脾切除脾肾静脉分流术。分流术能降低门静脉压力，控制消化道出血。

（2）断流术：各种门-奇静脉断流术广泛用于治疗肝前性门静脉高压症，但疗效较分流差。由于断流术很难将曲张静脉完全离断，即使断开的静脉，也可能在压力差的作用下再次“沟通”；故很少作为首选的术式，一般与分流手术同时进行。目前常用的有食管下端及胃底周围血管离断术，止血确切，能保持门静脉向肝血流。

（3）分流加断流：目前大多采用联合分流术加断流术。通过解除脾功能亢进，降低门静脉压力达到急性止血和预防远期复发出血的目的。

（4）脾切除：针对脾大、脾功能亢进。一般4岁前不切除脾脏。

（5）联合治疗：临床发现，每种术式都有弊端，单纯脾切除术再出血率可高达90%，且可引起致命的脾切除术后败血症，应尽量避免应用。脾切除加断流术将会使门静脉压力进一步提高，虽然对急性出血可起到立刻止血的作用，但日久必然会有新的侧支循环建立，再次发生出血难以避免。有文献报道门体分流术加门奇断流术是治疗本病的可选方案。可能会获得较好的长久止血效果。偶尔海绵样变性侧支血管可压迫胆总管，引起阻塞性黄疸[12]。

小结

近10至20年来，在小儿门静脉海绵样变性的治疗方面出现了突破性进展。1992年de Ville de Goyet首次将Rex手术用于肝移植术后门静脉血栓形成的治疗，在之后又将该手术用于门静脉海绵样变性[13]。Rex手术是将一段血管在肠系膜上静脉和门静脉左支Rex窝处搭桥，使被阻断的门静脉血流通过搭桥血管进入肝脏，恢复正常的门静脉系统血液循环。从理论上，该手术是针对门静脉海绵样变性病因的根治性治疗方法，手术后患儿可以完全恢复正常；在实践中，Rex手术也取得了令人满意的治疗效果[14]。根据国外的文献，手术后患儿的脾功能亢进缓解、曲张静脉消失、肝脏功能进一步改善、肝性脑病缓解、生长发育可以追赶到正常儿童。在不同的医院报道手术成功率在65% ～ 92%[15]。由于该手术操作复杂，难度较高，手术的应用受到了一定的限制[16]。在国内，该手术也已经开始得到应用，使一些孩子的门静脉高压得到治疗（因为搭桥血管需要吻合在门静脉左支Rex窝处，所以，人们将该手术称为Rex手术，或Rex shunt，Meso-Rex bypass）。

目前对于Rex手术所采用的搭桥血管有多种不同的选择方法，如颈内静脉、髂外静脉、胃冠状静脉、肠系膜下静脉、脾静脉等，各有利弊，要根据患儿的具体情况而定，但保证Rex手术的效果是最重要的[17-18]。

（陈其民）

参·考·文·献

[1] Sorrentino D. Cavernous transformation of the portal vein associated to multiorgan developmental abnormalities. Liver Int, 2004, 24(1): 80-83.

[2] Li Y. Clinical analysis of childhood cavernous transformation of the portal vein. Zhongguo Dang Dai Er Ke Za Zhi, 2006, 8(1): 75-76.

[3] Warren W D. Noncirrhotic portal vein thrombosis. Physiology before and after shunts. Ann Surg, 1980, 192(3): 341-349.

[4] Orloff M J, Orloff M S, Rambotti M. Treatment of bleeding esophagogastric varices due to extrahepatic portal hypertension results of portal-systemic shunts during 35 years. J Pediatr Surg, 1994, 29(2): 142-151 [discussion 151-154].

[5] Rikkers L F. Shunt surgery versus endoscopic sclerotherapy for variceal hemorrhage: late results of a randomized trial. Am J Surg, 1993, 165(1): 27-32 [discussion 32-33].

[6] Rosch J, Keller F S. Transjugular intrahepatic portosystemic shunt: present status, comparison with endoscopic therapy and shunt surgery, and future prospectives. World J Surg, 2001, 25(3): 337-345 [discussion 345-346].

[7] Shun A. Portosystemic shunting for paediatric portal hypertension. J Pediatr Surg, 1997, 32(3): 489-493.

[8] Reyes J. The role of portosystemic shunting in children in the transplant era. J Pediatr Surg, 1999, 34(1): 117–122[discussion 122–123].

[9] Botha J F. Portosystemic shunts in children: a 15–year experience. J Am Coll Surg, 2004, 199(2): 179–185.

[10] Marmon L M. Successful splenorenal shunt for emergent control of variceal bleeding in a small child. J Pediatr Surg, 1992, 27(8): 1049–1050.

[11] Warren W D, Zeppa R, Forman J S. Selective trasplenic decompression of gastroesophageal varcies by distal splenorenal shunt. Ann Surg, 1967, 166: 437–445.

[12] Mazariegos G V, Reyes J. A technique for distal splenoadrenal shunting in pediatric portal hypertension. J Am Coll Surg, 1998, 187(6): 634–646.

[13] Kulkarni V M, Nagral S S, Mathur S K. Use of adrenal vein conduit for splenorenal shunts: a case report. Hepatogastroenterology, 1999, 46(27): 2033–2034.

[14] Pujahari A K. Lieno-adrenal shunt. Trop Gastroenterol, 2006, 27(3): 136–137.

[15] Cook M J. An examination of the stability of the Bayley scales of infants development with high-risk infants. J Early Interv, 1989, 13(1): 45–49.

[16] Bismuth H, Franco D, Alagille D. Portal diversion for portal hypertension in children. The first ninety patients. Ann Surg, 1980, 192(1): 18–24.

[17] Sigalet D L, Mayer S, Blanchard H. Portal venous decompression with H-type mesocaval shunt using autologous vein graft: a North American experience. J Pediatr Surg, 2001, 36(1): 91–96.

[18] Feng L S. Triplex operation for portal hypertension with esophageal variceal bleeding: report of 140 cases. Hepatobiliary Pancreat Dis Int, 2004, 3(4): 534–547.

第六十八章 新生儿泌尿外科疾病

第一节 新生儿尿路感染

概述

尿路感染在新生儿中是第二常见的细菌性感染，仅次于中耳炎。有泌尿系统先天畸形的新生儿容易发生尿路感染，尽管大部分发生尿路感染的新生儿并不存在泌尿系统畸形。快速诊断和及时治疗对于预防尿路感染所致的肾脏瘢痕非常重要。但是，越来越多的抗生素耐药会延误适当的治疗。预防性抗生素的使用仍存在争议。新生儿尿路感染如果处理不当，可能导致尿脓毒症（urosepsis）以及远期不良预后，如高血压、肾脏瘢痕形成、肾功能不全等。近年来，随着危重新生儿抢救成功率的增加，新生儿尿路感染发生率有增加趋势，应引起临床医师的高度重视。

发病率与流行病学

尿路感染在生命最初几天的真实发生率难以评估，大样本的研究几乎都采用比较宽泛的年龄层，据统计，6岁以前3%～7%的女孩和1%～2%的男孩会发生尿路感染，其中有12%～30%的患儿会存在复发性尿路感染。小样本的研究显示在发热婴儿中尿路感染发生率在10%～15%[1-6]。美国的报道最初3天中新生儿尿路感染的发生率极低[7-9]，而印度的一个报道报道约为1.8%[10]，体现在发达国家和发展中国家中新生儿尿路感染的发生率还是存在较大差别。最初24小时内新生儿的尿路感染的几乎未见报道，即便是早产儿也罕见24小时内发生的尿路感染[8]。

危险因素

◆ 胎龄

新生儿尿路感染的发病率为0.1%～1%，而早产儿和高危儿（如低出生体重儿）发病率可达4.0%～25%[2]。Bauer等为期11年的研究发现，极低出生体重儿（<1 000 g）尿路感染发病率为12.2%，超低出生体重儿（1 000～1 500 g）为5.7%。Clarke等研究表明，77%的新生儿尿路感染胎龄<37周（49/64），69%出生体重<1 500 g（44/69）。

◆ 性别因素

新生儿尿路感染中，男孩占到了70%～90%，推测和男孩的包茎有关。一项荟萃分析中，小于90天的发热病例中，未环切包皮男孩中有20%是尿路感染，与之对应行包皮环切的男孩中仅有2%是尿路感染，女孩有8%是尿路感染[1,25]。

◆ 先天性畸形

膀胱输尿管反流和大约20%新生儿尿路感染相

关[5]，并且，存在输尿管膀胱反流的儿童更易在早期即出现尿路感染。有意思的是，在膀胱输尿管反流所致尿路感染的病例中，肺炎克雷伯菌出现的概率是大肠杆菌的4倍[26]。在几乎所有超过3级的反流病例中，我们都可以在DMSA肾静态显像中发现异常，提示肾脏皮质功能的损伤。其他尿路畸形，如后尿道瓣膜、膀胱憩室，也可引起尿路感染。新生儿如合并其他畸形如脊柱裂、神经源性膀胱，均会增加尿路感染的概率。另有研究指出，肾积水患儿发生尿路感染的概率和积水程度有关，越严重的积水发生尿路感染的概率越高，但另一项研究指出，在男性肾积水患儿中，发生尿路感染的概率和积水程度有关，而在女性肾积水患儿中，发生尿路感染的概率和积水程度无关[22-24]。

◆ 自身免疫功能低下

新生儿免疫器官发育不完善，血清中各种免疫球蛋白含量低，抗菌能力较差，发热性尿路感染的概率比起大年龄儿童更高。有研究表明，足月新生儿尿路感染发病率达1.1%，而其中发热新生儿的发病率高达7.0%[27-29]。

◆ 病原菌

和其他年龄段一样，新生儿尿路感染最常见的病原菌也是大肠杆菌[11-14]。与其他年龄段不同的是，在有阳性培养结果的尿液样本中，大肠杆菌占到了新生儿尿路感染的50%，而在其他年龄段，大肠杆菌占到约80%[15]。特别指出的是，存在膀胱输尿管反流的患儿中尿液培养更易见到其他的病原菌，包括肺炎克雷伯菌、催产克雷伯菌、变形杆菌、产气肠杆菌、铜绿假单胞菌、摩根菌等。新生儿尿路感染病原菌中，革兰阳性菌少见，但是也有过粪肠球菌、金黄色葡萄球菌、B组链球菌、肺炎链球菌的报道[16-21]。

◆ 母亲因素

研究表明，母孕时期妈妈如果有尿路感染，婴儿出现尿路感染的概率是母亲无尿感婴儿的5.9倍[30,31]。胎膜早破的婴儿发热性尿感的发生率也显著高于一般婴儿，这提示母体的病原菌可能传播给婴儿而导致尿路感染。

临床表现及并发症

足月新生儿尿路感染的常见症状包括发热（>38.5℃）、喂养困难、呕吐、腹泻和嗜睡，早产儿除了这些症状外，约有50%的早产儿尿路感染伴随呼吸症状，如气促、呼吸暂停、缺氧等。Sastre等研究发现，体温升高和喂养困难是新生儿尿路感染最常见的临床症状。另外，多项研究表明，新生儿无明显诱因出现黄疸时间延长可能与尿路感染有关。新生儿尿路感染可合并菌血症，并进一步发展为尿脓毒症[32-42]。

诊断

实验室血检指标如白细胞计数、红细胞沉降率、C反应蛋白等均无法显著区分尿感和非尿感的新生儿。尿常规中的亚硝酸盐及白细胞脂酶在新生儿中同样可靠性欠佳。尿培养阳性对诊断新生儿尿路感染的敏感性91.6%，特异性为97.8%。尿培养阳性标准为：清洁尿标本单一细菌的菌落计数>105/L或导尿留取尿液标本单一细菌菌落计数>104/L，即可诊断尿路感染。鉴于尿培养结果在24小时内不能获取，因此，对于症状明显的新生儿，可同时收集尿样，在显微镜下观察尿液中白细胞和细菌，未离心尿液革兰染色检菌阳性或未离心尿白细胞>10个/HP也可诊断尿路感染[43-44]。

尿液标本的获取在新生儿主要有采用无菌集尿袋收集、导尿管取样和耻骨上膀胱穿刺收集3种方法，数据显示无菌集尿袋收集尿液的样本污染率高达46%，耻骨上膀胱穿刺收集的创伤最大，导尿管取样的样本污染率为9%～12%。可以根据实际情况选择适合的尿液样本留取方式。另外需要指出的是，留置尿液标本到送检的时间应尽可能减少，样本放置时间超过2小时会明显增加尿培养的假阳性率[45-47]。

治疗

新生儿尿路感染比年长患儿更容易进展成尿脓毒症。因此新生儿尿路感染的诊断明确后即需开始经验治疗。美国首选氨苄西林/舒巴坦和氨基糖苷类抗生素（如妥布霉素、庆大霉素）联合应用，但据报道美国大肠杆菌的氨苄西林耐药率已高达75%。国内由于药典中注明新生儿慎用氨基糖苷类抗生素，因此首选氨苄西林/舒巴坦与3代头孢类抗生素联合治疗。在有明确药敏结果后，改用敏感药物进行治疗。静脉抗感染治疗的疗程仍存在争议。传统上认为静脉抗生素使用一般需7～10天，而较新研究表明，静脉用药超过4天并不能改善新生儿尿路感染的预后，故推荐静脉用药疗程为4天，然后予以口服抗生素治疗。总的治疗时间持续7～14天，对于存在尿路畸形以及伴发其他高危因素的患儿，可以根据具体情况适当延长静脉用药时间。此外，母孕期抗生素的使用会增加新生儿耐药菌的产生[48-66]。

预防性抗生素的使用

对于复发性尿路感染，预防性抗生素使用在相当一段时间占据主流地位，预防剂量一般为治疗剂量的1/3。但根据最新研究，尽管预防性抗生素可以减少发热性尿感的次数，但并不能减少远期肾脏瘢痕的形成。而对于有泌尿系统畸形的易发热儿童，如果暂不接受手术纠正畸形，预防性抗生素的使用还是不可避免。研究认为，耐药菌的产生是导致复发的主要因素。在这个领域我们需要探索的还有很多[67-72]。

小结

尿路感染在新生儿期是一种常见疾病，可能提示存在泌尿系统解剖畸形，但大部分病例发生在没有泌尿系统解剖畸形的孩子中，尿路感染在出生头3天罕见，未行包皮环切的男性新生儿有较高的尿路感染可能。诊断尿路感染依赖于尿液常规检测和尿液培养，尿液取样和处理过程会影响到检测的准确性。尿路感染在新生儿时期更易造成严重后果，对抗生素的使用需规范和谨慎，复发性尿路感染的抗生素预防治疗是临床常用的手段，但可能导致耐药菌产生。

（徐卯升　林厚维）

参·考·文·献

[1] Shaikh N, Morone N E, Bost J E, et al. Prevalence of urinary tract infection in childhood: a meta-analysis. Pediatr Infect Dis J, 2008, 27: 302-308.

[2] Ismaili K, Lolin K, Damry N, et al. Febrile urinary tract infections in 0- to 3-monthold infants: a prospective follow-up study. J Pediatr, 2011, 158: 91-94.

[3] Zorc J J, Levine D A, Platt S L, et al. Clinical and demographic factors associated with urinary tract infection in young febrile infants. Pediatrics, 2005, 116: 644-648.

[4] Lin D S, Huang S H, Lin C C, et al. Urinary tract infection in febrile infants younger than eight weeks of Age. Pediatrics, 2000, 105: E20.

[5] Bonadio W, Maida G. Urinary tract infection in outpatient febrile infants younger than 30 days of age: a 10-year evaluation. Pediatr Infect Dis J, 2014, 33: 342-344.

[6] Morley E J, Lapoint J M, Roy L W, et al. Rates of positive blood, urine, and cerebrospinal fluid cultures in children younger than 60 days during the vaccination era. Pediatr Emerg Care, 2012, 28: 125-130.

[7] Visser V E, Hall R T. Urine culture in the evaluation of suspected neonatal sepsis. J Pediatr, 1979, 94: 635-638.

[8] Tamim M M, Alesseh H, Aziz H. Analysis of the efficacy of urine culture as part of sepsis evaluation in the premature infant. Pediatr Infect Dis J, 2003, 22: 805-808.

[9] Riskin A, Toropine A, Bader D, et al. Is it justified to include urine cultures in early(<72 hours) neonatal sepsis evaluations of term and late preterm infants? Am J Perinatol, 2013, 30: 499-504.

[10] Samayam P, Ravi Chander B. Study of urinary tract infection and bacteriuria in neonatal sepsis. Indian J Pediatr, 2012, 79: 1033-1036.

[11] Wang S F, Huang F Y, Chiu N C, et al. Urinary tract infection in infants less than 2 months of age. Zhonghua Min Guo Xiao Er Ke Yi Xue Hui Za Zhi, 1994, 35: 294–300.

[12] Kanellopoulos T A, Salakos C, Spiliopoulou I, et al. First urinary tract infection in neonates, infants and young children: a comparative study. Pediatr Nephrol, 2006, 21: 1131–1137.

[13] Didier C, Streicher M P, Chognot D, et al. Late-onset neonatal infections: incidences and pathogens in the era of antenatal antibiotics. Eur J Pediatr, 2012, 171: 681–687.

[14] Watt K, Waddle E, Jhaveri R. Changing epidemiology of serious bacterial infections in febrile infants without localizing signs. PLoS One, 2010, 5: e12448.

[15] Lo D S, Shieh H H, Ragazzi S L, et al. Community-acquired urinary tract infection: age and gender-dependent etiology. J Bras Nefrol, 2013, 35: 93–98.

[16] Bitsori M, Maraki S, Raissaki M, et al. Community-acquired enterococcal urinary tract infections. Pediatr Nephrol, 2005, 20: 1583–1586.

[17] Zurina Z, Rohani A, Neela V, et al. Late onset group b beta-hemolytic streptococcus infection in a neonate manifesting as a urinary tract infection: a rare clinical presentation. Southeast Asian J Trop Med Public Health, 2012, 43: 1470–1473.

[18] Hassoun A, Stankovic C, Rogers A, et al. Listeria and enterococcal infections in neonates 28 days of age and younger: is empiric parenteral ampicillin still indicated? Pediatr Emerg Care, 2014, 30: 240–243.

[19] Downey L C, Benjamin D K Jr, Clark R H, et al. Urinary tract infection concordance with positive blood and cerebrospinal fluid cultures in the neonatal intensive care unit. J Perinatol, 2013, 33: 302–306.

[20] Jean-Baptiste N, Benjamin D K Jr, Cohen-Wolkowiez M, et al. Coagulase-negative staphylococcal infections in the neonatal intensive care unit. Infect Control Hosp Epidemiol, 2011, 32: 679–686.

[21] Phillips J R, Karlowicz M G. Prevalence of Candida species in hospital-acquired urinary tract infections in a neonatal intensive care unit. Pediatr Infect Dis J, 1997, 16: 190–194.

[22] Airede A I. Urinary-tract infections in African neonates. J Infect, 1992, 25: 55. Urinary Tract Infections in the Infant 9.

[23] Eliakim A, Dolfin T, Korzets Z, et al. Urinary tract infection in premature infants: the role of imaging studies and prophylactic therapy. J Perinatol, 1997, 17: 304.

[24] Shim Y H, Lee J W, Lee S J. The risk factors of recurrent urinary tract infection in infants with normal urinary systems. Pediatr Nephrol, 2009, 24: 309–312.

[25] Laway M A, Wani M L, Patnaik R, et al. Does circumcision alter the periurethral uropathogenic bacterial flora. Afr J Paediatr Surg, 2012, 9: 109–112.

[26] Cleper R, Krause I, Eisenstein B, et al. Prevalence of vesicoureteral reflux in neonatal urinary tract infection. Clin Pediatr (Phila), 2004, 43: 619–625.

[27] Jantunen M E, Siitonen A, Ala-Houhala M, et al. Predictive factors associated with significant urinary tract abnormalities in infants with pyelonephritis. Pediatr Infect Dis J, 2001, 20: 597–601.

[28] Goldman M, Lahat E, Strauss S, et al. Imaging after urinary tract infection in male neonates. Pediatrics, 2000, 105: 1232–1235.

[29] Sastre J B, Aparicio A R, Cotallo G D, et al. Urinary tract infection in the newborn: clinical and radio imaging studies. Pediatr Nephrol, 2007, 22: 1735–1741.

[30] Khalesi N, Khosravi N, Jalali A, et al. Evaluation of maternal urinary tract infection as a potential risk factor for neonatal urinary tract infection. J Family Reprod Health, 2014, 8: 59–62.

[31] Milas V, Puseljic S, Stimac M, et al. Urinary tract infection (UTI) in newborns: risk factors, identification and prevention of consequences. Coll Antropol, 2013, 37: 871–876.

[32] Littlewood J M. 66 infants with urinary tract infection in first month of life. Arch Dis Child, 1972, 47: 218–226.

[33] Levy I, Comarsca J, Davidovits M, et al. Urinary tract infection in preterm infants: the protective role of breastfeeding. Pediatr Nephrol, 2009, 24: 527–531.

[34] Levine D A, Platt S L, Dayan P S, et al. Risk of serious bacterial infection in young febrile infants with respiratory syncytial virus infections. Pediatrics, 2004, 113: 1728–1734.

[35] Shahian M, Rashtian P, Kalani M. Unexplained neonatal jaundice as an early diagnostic sign of urinary tract infection. Int J Infect Dis, 2012, 16: e487–490.

[36] Pashapour N, Nikibahksh A A, Golmohammadlou S. Urinary tract infection in term neonates with prolonged jaundice. Urol J, 2007, 4: 91–94.

[37] Garcia F J, Nager A L. Jaundice as an early diagnostic sign of urinary tract infection in infancy. Pediatrics, 2002, 109: 846–851.

[38] Mutlu M, Cayır Y, Aslan Y. Urinary tract infections in neonates with jaundice in their first two weeks of life. World J Pediatr, 2014, 10: 164–167.

[39] Xinias I, Demertzidou V, Mavroudi A, et al. Bilirubin levels predict renal cortical changes in jaundiced neonates with urinary tract

infection. World J Pediatr, 2009, 5: 42–45.

[40] American Academy of Pediatrics Subcommittee on Hyperbilirubinemia. Management of hyperbilirubinemia in the newborn infant 35 or more weeks of gestation. Pediatrics, 2004, 114: 297–316.

[41] Fang S B, Lee H C, Yeung C Y, et al. Urinary tract infections in young infants with prolonged jaundice. Acta Paediatr Taiwan, 2005, 46: 356–360.

[42] Chen H T, Jeng M J, Soong W J, et al. Hyperbilirubinemia with urinary tract infection in infants younger than eight weeks old. J Chin Med Assoc, 2011, 74: 159–163.

[43] Tebruegge M, Pantazidou A, Clifford V, et al. The age-related risk of co-existing meningitis in children with urinary tract infection. PLoS One, 2011, 6: e26576.

[44] Foglia E E, Lorch S A. Clinical predictors of urinary tract infection in the neonatal intensive care unit. J Neonatal Perinatal Med, 2012, 5: 327–333.

[45] Karacan C, Erkek N, Senel S, et al. Evaluation of urine collection methods for the diagnosis of urinary tract infection in children. Med Princ Pract, 2010, 19: 188–191. 10 Arshad & Seed.

[46] Tosif S, Baker A, Oakley E, et al. Contamination rates of different urine collection methods for the diagnosis of urinary tract infections in young children: an observational cohort study. J Paediatr Child Health, 2012, 48: 659–664.

[47] Hoberman A, Wald E R. Urinary tract infections in young febrile children. Pediatr Infect Dis J, 1997, 16: 11–17.

[48] Crain E F, Gershel J C. Urinary tract infections in febrile infants younger than 8 weeks of age. Pediatrics, 1990, 86: 363–367.

[49] Dukes C. The examination of urine for pus. Br Med J, 1928, 1: 391–393.

[50] Hoberman A, Wald E R, Reynolds E A, et al. Pyuria and bacteriuria in urine specimens obtained by catheter from young children with fever. J Pediatr, 1994, 124: 513–519.

[51] Shah A P, Cobb B T, Lower D R, et al. Enhanced versus automated urinalysis for screening of urinary tract infections in children in the emergency department. Pediatr Infect Dis J, 2014, 33: 272–275.

[52] Mori R, Yonemoto N, Fitzgerald A, et al. Diagnostic performance of urine dipstick testing in children with suspected UTI: a systematic review of relationship with age and comparison with microscopy. Acta Paediatr, 2010, 99: 581–584.

[53] Glissmeyer E W, Korgenski E K, Wilkes J, et al. Dipstick screening for urinary tract infection in febrile infants. Pediatrics, 2014, 133(5): e1121–1127.

[54] Hasvold J, Bradford L, Nelson C, et al. Gentamicin resistance among Escherichia coli strains isolated in neonatal sepsis. J Neonatal Perinatal Med, 2013, 6: 173–177.

[55] Shakir S M, Goldbeck J M, Robison D, et al. Genotypic and Phenotypic Characterization of Invasive Neonatal Escherichia coli Clinical Isolates. Am J Perinatol, 2014, 31: 975–982.

[56] Taheri P A, Navabi B, Shariat M. Neonatal urinary tract infection: clinical response to empirical therapy versus in vitro susceptibility at Bahrami Children's Hospital-Neonatal Ward: 2001–2010. Acta Med Iran, 2012, 50: 348–352.

[57] Williamson J C, Craft D W, Butts J D, et al. In vitro assessment of urinary isolates of ampicillin-resistant enterococci. Ann Pharmacother, 2002, 36: 246–250.

[58] Laugel V, Kuhn P, Beladdale J, et al. Effects of antenatal antibiotics on the incidence and bacteriological profile of early-onset neonatal sepsis. A retrospective study over five years. Biol Neonate, 2003, 84: 24–30.

[59] Kuhn P, Dheu C, Bolender C, et al. Incidence and distribution of pathogens in early-onset neonatal sepsis in the era of antenatal antibiotics. Paediatr Perinat Epidemiol, 2010, 24: 479–487.

[60] Glasgow T S, Young P C, Wallin J, et al. Association of intrapartum antibiotic exposure and late-onset serious bacterial infections in infants. Pediatrics, 2005, 116: 696–702.

[61] Benador D, Neuhaus T J, Papazyan J P, et al. Randomised controlled trial of three day versus 10 day intravenous antibiotics in acute pyelonephritis: effect on renal scarring. Arch Dis Child, 2001, 84: 241–246.

[62] Cherry J, Demmler-Harrison G J, Kaplan S L, et al. Feigin and Cherry's textbook of pediatric infectious diseases. Philadelphia: Elsevier Saunders, 2013.

[63] Nowell L, Moran C, Smith P B, et al. Prevalence of renal anomalies after urinary tract infections in hospitalized infants less than 2 months of age. J Perinatol, 2010, 30: 281–285.

[64] Siomou E, Giapros V, Fotopoulos A, et al. Implications of 99mTc-DMSA scintigraphy performed during urinary tract infection in neonates. Pediatrics, 2009, 124: 881–887.

[65] Biyikli N K, Alpay H, Ozek E, et al. Neonatal urinary tract infections: analysis of the patients and recurrences. Pediatr Int, 2004, 46: 21–25. Urinary Tract Infections in the Infant 11.

[66] Garin E H, Olavarria F, Garcia Nieto V, et al. Clinical significance of primary vesicoureteral reflux and urinary antibiotic prophylaxis after acute pyelonephritis: a multicenter, randomized, controlled study. Pediatrics, 2006, 117: 626–632.

[67] Hayashi Y, Kojima Y, Kamisawa H, et al. Is antibiotic prophylaxis effective in preventing urinary tract infections in patients with

vesicoureteral reflux? Expert Rev Anti Infect Ther, 2010, 8: 51–58.

[68] Williams G J, Wei L, LeeA, et al. Long-term antibiotics for preventing recurrent urinary tract infection in children. Cochrane Database Syst Rev, 2006, (19): CD001534.

[69] RIVUR Trial Investigators, Hoberman A, Greenfield SP, et al. Antimicrobial prophylaxis for children with vesicoureteral reflux. N Engl J Med, 2014, 370: 2367–2376.

[70] Harris M C, Deuber C, Polin RA, et al. Investigation of apparent false-positive urine latex particle agglutination tests for the detection of group B streptococcus antigen. J Clin Microbiol, 1989, 27: 2214–2217.

[71] Benjamin D K Jr, Stoll B J, Gantz M G, et al. Neonatal candidiasis: epidemiology, risk factors, and clinical judgment. Pediatrics, 2010, 26: e865–873.

[72] Cantey J B, Wozniak P S, Sánchez P J. Prospective surveillance of antibiotic use in the neonatal intensive care unit: results from the SCOUT study. Pediatr Infect Dis J, 2014.

第二节　肾盂输尿管连接处狭窄

概述

肾盂输尿管连接处狭窄（ureteropelvic junction obstruction，UPJO）由于肾盂输尿管连接处的梗阻，肾脏产生的尿液无法顺利排泄至输尿管，造成肾盂、肾盏病理性的扩张，最终导致肾脏功能进行性受损[1]。当超声提示肾盂扩张而输尿管无扩张、膀胱未见异常回声时，需高度怀疑该患儿UPJO的可能性。

UPJO是产前诊断率最高的泌尿系畸形，约占所有产前发现肾积水的一半。其中男性患儿是女性的2～3倍；左侧较为常见，与右侧发生的比例约11∶2，双侧占总体的10%～20%[2-4]。

病因

大多数UPJO都是原发性的，但具体发生机制因目前尚无定论。可能与如下原因有关。

（1）原发性UPJO狭窄：从组织学上来说，典型的先天性UPJO可以在肾盂输尿管连接处（UPJ）发现异常排列的神经和肌纤维，从而导致了尿液在该处排泄不畅。

（2）腔外因素：例如异常跨越肾脏下极的血管，也可能对UPJ产生间断的压迫。在部分病例中可以见到输尿管被下腔静脉压迫导致梗阻。在马蹄肾合并UPJO的病例中，大部分是由于原发狭窄，但偶尔也可以见到由于马蹄肾融合的峡部压迫输尿管所致的肾脏输尿管积水[5]。

（3）腔内因素：结石或纤维上皮性息肉导致腔内梗阻在儿童中相对少见[6-7]。

（4）继发性UPJO狭窄：在严重的膀胱输尿管反流病例中，患儿输尿管极度迂曲造成自身扭结，从而引起继发性UPJO。此外，手术和嵌顿的结石引起的瘢痕也是导致继发性UPJO的原因。

胚胎发育与分子生物学

UPJO的发病呈散发性质，根据以往文献报道，只有6个家族罹患肾积水的风险较高：在个别家族中，肾积水的发病与6号染色体短臂上的*HLA*基因域相关。相对于其他先天性肾脏和尿路畸形，由于对输尿管发育的信号调控网路的复杂性日益深入的认识，先天性UPJO的遗传异质性应当更好预测。

◆ 胚胎学

在胚胎发育第5周时，后肾间叶组织向输尿管芽发出信号促使其出芽，由后肾管向后肾芽基转化。输尿管芽促使尿路上皮生长，同时也不断分枝形成了集合系统。而集合管的尖端又促使后肾间质细胞的聚集和间质细胞向上皮细胞转化，从而形成肾单位。包围在输尿管芽周围的间质细胞最终转化为肾盂和输尿管的黏膜下层、平滑肌和结缔组织。可见对于肾盂输尿管的正确发育来说，这种上皮细胞和间质细胞间的交互信号是十分重要的。在部分产前发现的肾积水患儿中，积水可自行缓解，这可能与输尿管在胚胎发育末期才开始管道化，管壁在生后仍在不断发育完全有关。

◆ 分子调控

利用小鼠动物模型，越来越多的泌尿系统正常发育过程中的调控基因得以揭示。例如，Airik等人发现转录因子T-box 18在Wnt信号通路和在Shh-PTCH1-BMP4级联反应中都发挥了单独的作用。*Tshz3*是一个高度保守的基因，编码的转录因子在Shh通路的下游发挥作用，同时也在维A酸的信号传递的心肌蛋白。小鼠的输尿管平滑肌前体细胞就表达*Tshz3*，在该基因无意义突变的小鼠中发现了没有机械性梗阻的先天性肾积水：输尿管平滑肌分化失败造成了日益严重的肾积水，离体实验还发现，这些肾积水小鼠的输尿管缺乏蠕动。此外，*Tshz3*编码的变异也是造成肾积水的危险因素，*Dlgh1*、*Agtr1*的无意义突变或者其下游潜在基因*Cnb1*若在泌尿系间质中不发挥作用，则会使输尿管不蠕动从而导致肾积水的进展。

病理生理

"功能性梗阻"是指在解剖学上没有发现输尿管阻塞，但输尿管平滑肌和UPJ处的神经分布存在异常的肾积水。正常情况下，起搏细胞引起输尿管单向收缩蠕动，致使尿液自肾盂流向输尿管，以此防止逆流。当这种单向蠕动机制失效时，无效的尿液反流引起了肾积水。集合系统原本可通过扩张肾盂积聚尿液来发挥自身顺应性以减轻压力。但是，持续性的尿流压力损伤最终会导致肾盂失去原本的顺应性，集合系统内压力升高，肾功能随之受损。一般来说，妊娠早期的梗阻影响肾脏细胞的分化与增殖，造成肾脏发育不良。此后，梗阻使集合系统扩张、肾皮质受压变薄继而造成肾脏解剖和功能上的变化。评估先天性UPJO的关键在于区分哪些是如不加干预肾功能会持续恶化的肾积水，而哪些是会自行缓解的肾积水。

临床表现

尽管多数UPJO是在产前通过超声诊断的，但仍有部分患儿在婴儿期及之后表现出症状。在产前B超尚未普及的年代，婴儿UJPO最常见的症状之一就是腹部包块[8]。伴或不伴有恶心呕吐的下腰部和肾区疼痛往往提示急性肾盂扩张。详细询问病史可能得知疼痛与大量液体摄入或使用利尿药物相关。也可能与UPJ处间断受压有关，比如跨越肾下极的血管压迫。在UPJO中，发生肾盂肾炎、脓肾、脓毒血症、血尿或高血压的情况相对少见[9]。

相关异常表现：输尿管发育不良、膀胱输尿管反流、输尿管膀胱连接处异常、部分或完全重复输尿管或马蹄肾。UPJO也可合并肛门直肠畸形、先天性心脏病以及VATER综合征。

实验室检查

血清生化：通常对侧肾脏无异常的肾积水患儿的血清电解质、碳酸氢盐、肌酐和尿素氮水平正常。对双侧肾积水患儿需要利用肾小球滤过率（GFR）进行更准确的总体肾功能评价。

尿微生物：UPJO患儿但凡考虑到合并尿路感染的可能性，就应当行尿液镜检、中段尿培养及药敏试验。

尿源性标志物：为了将损伤肾功能的UPJO从有自愈倾向的患儿中筛选出来，越来越多研究把目标放在包括蛋白质谱和特定蛋白检测在内的尿源性生物标志物上。目前报道，在UPJO中发现上皮细胞生长因子（EGF）水平下降，而转化生长因子β1（TGF-β1）、N-乙酰基-β-D氨基葡萄糖苷酶（NAG）、单核细胞趋化蛋白1（MCP-1）和内皮素1

（ET-1）水平均上升。但这些标志物在临床上的意义还有待进一步确认。

影像学

为了将自发缓解的UPJO与对肾功能造成损害的UPJO区别开，需要对患儿进行影像学的动态监测，观察是否出现了肾积水程度的增加或分肾功能下降等变化，以进行手术干预。超声及功能显像同时可用于判断术后恢复情况。

◆ 超声

当B超提示不伴输尿管扩张及膀胱异常的肾盂扩张时，肾积水的诊断即成立。不同地区评价肾积水程度的标准不同，但都需要参考肾盂和肾盏扩张的指标[10]。一个合格的泌尿系B超应包含如下信息。

（1）双侧肾脏各自的位置、大小和形态。

（2）在肾脏前后径水平测量肾盂的正确直径。

（3）肾盏扩张的大小。

（4）肾实质有无异常：例如肾皮质变薄、皮髓质分界不清、囊状改变等。

（5）提示为双侧或单侧病变。

（6）输尿管和膀胱的情况，包括膀胱容量。对有控尿能力的患儿，排尿前后的膀胱容量都需要记录。

图68-1和图68-2分别为两例巨大的新生儿肾积水。

◆ 多普勒超声

有经验的超声科医师可以跨越压迫肾下极的血管。

◆ 功能显像

肾盂静脉造影既往被用于评估肾积水患儿可能存在的UPJO，而现在，利尿性肾图已经取代了它的地位。其优势在于无须静脉注入碘造影剂、辐射剂量小且能够更准确地评价分肾功能，但肾图无法显示肾脏的解剖结构[11-15]。

治疗

以下章节讨论两种不同的处理方法——观察和手术修复[16]。

◆ 观察

对于考虑将观察纳入选择的该领域专家而言，对超声发现明显肾积水的病例采取观察的主要标准是：利尿性肾图显示受累肾脏的分肾功能大于40%，即使排泄时间有延迟也可采取。这一阈值表明UPJ的狭窄未明显损害肾功能。

应对这些患儿进行连续肾脏超声检查，以监测任何可提示功能性梗阻情况变化的肾积水程度改变。每3～4个月进行1次肾脏超声检查直到患儿

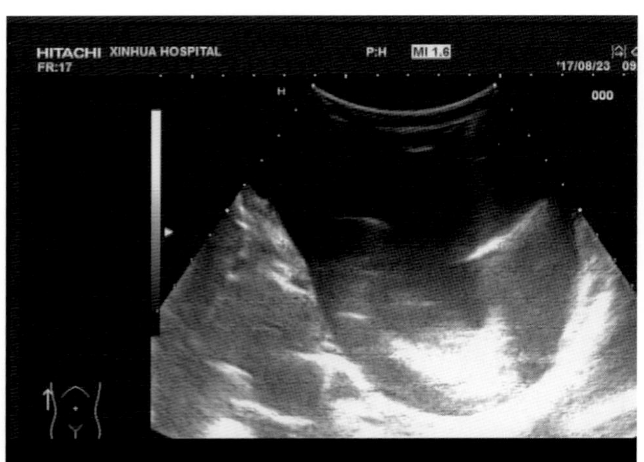

图68-1 巨大新生儿右肾积水肾盂分离10 cm

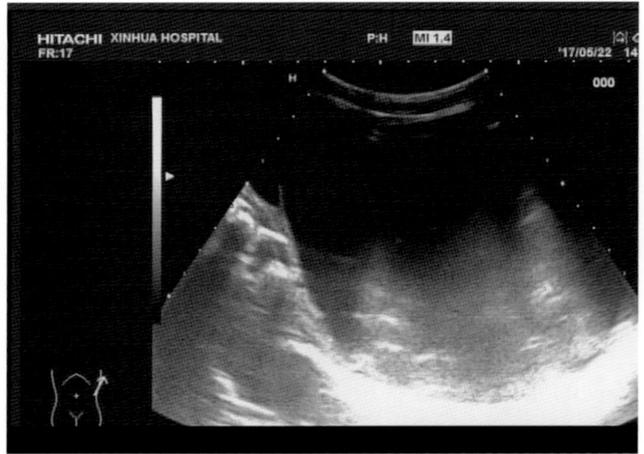

图68-2 巨大新生儿左肾积水肾盂分离11 cm

满1岁，此后2年每6个月1次，再往后1年1次。如果肾脏超声发现肾积水有进展，需要复查利尿性肾图以确定肾功能是否稳定[17-18]。如果利尿性肾图显示患侧肾功能下降幅度大于10%或相对肾功能低于40%，推荐行手术干预。对于RRF处于临界值且存在明显肾积水，则需更频繁地进行这些检查（每3～4个月1次）[19-20]。值得注意的是，RRF对于双肾受累的患儿来说可能不是一个可靠的指标。对于双肾受累的患儿，肾小球滤过率可以通过血清肌酐值和/或肾扫描测量。如果肾功能明显下降，需要手术来缓解梗阻[21]。

尽管因为人们认为尿潴留是尿路感染的一项危险因素而推荐预防性抗生素，但似乎对UPJ梗阻患儿并没有益处。

一项研究纳入92例UPJ梗阻继发严重肾积水而不使用预防性抗生素治疗的患儿，平均随访27个月后有4.3%发生尿路感染。发生尿路感染的平均年龄为6.1个月。所有4例尿路感染患儿均出现发热，其中1例出现尿源性脓毒症。其作者认为，预防性抗生素对严重UPJ梗阻的患儿没有益处[22]。

一项土耳其的前瞻性研究发现，84例不使用预防性抗生素治疗的UPJ梗阻婴儿在1年随访期结束时，并未发生尿路感染且经二巯基丁二酸肾图扫描未发现肾瘢痕的证据[23]。

因此，在我们的实际工作中，对于严重的、Ⅳ级肾积水患儿在行VCUG前一直给予预防性抗生素。一旦VCUG证实没有反流，即停止抗生素给药。

手术

许多临床医师推荐在超声发现严重的肾积水（Ⅳ级）时进行手术，无须考虑两侧肾脏的RRF水平。支持手术干预的理由是：在梗阻纠正后肾功能可能得到保留或提高[24-25]。

手术方式

（1）开放性离断式肾盂成形术：这是标准的手术方式。其结局极好，包括新生儿在内的90%～95%的病例都可以解除梗阻。术后大约4～6周时超声复查。如果肾积水没有改善，应进行利尿性肾图检查以评估是否存在持续性梗阻和/或肾功能丧失。

（2）腹腔镜肾盂成形术：一些医疗中心已经开展婴儿和儿童的腹腔镜肾盂成形术，短期疗效较佳[26]。机器人肾盂成形术正日益成为用于儿童和婴儿的常规手术方式。然而，对新生儿，应用开放式肾盂成形术（open pyeloplasty，OP）的总体并发症发病率可能要低于腹腔镜或机器人手术，因为经典的肾盂成形术手术切口长度和腹腔镜戳孔所需的切口长度相同，术后并发症发病率也相近[27-32]。一般而言，腹腔镜和机器人手术取经腹膜入路，而开放手术为腹膜后入路。腹腔镜和机器人手术还需术后留置内支架，之后需在全麻下取出，这样就增加了肾盂成形术的经济负担；开放手术则通常不需要这些操作[33]。据报道，逆行肾盂成形术行球囊扩张的方法已被用于不到18个月的患儿[34]。

（3）其他：一些备选手术方法（如经皮和逆行肾盂内切开术）已经在成人中应用。但这些技术用于儿童的经验不多[35]。

结局

手术修复的失败率很低[36-39]。

一项纳入455例患儿的病例系列研究阐明了这一点，这些患儿2000—2010年间在加拿大的一个儿童三级医疗中心接受肾盂成形术，报道手术失败率为5.9%。开放手术和腹腔镜手术的失败率相近。27例因下列原因再手术：肾积水恶化（n=16）、疼痛（n=7）、尿源性脓毒症（n=2）和其他原因（n=2）。有5例患儿都接受了3次再手术，14例经历2次再手术。到首次再手术的平均相隔时间是19.3个月[40]。

一项基于6 006例接受手术修复的UPJ梗阻患儿的全国住院样本显示，约17%的患儿进行了微创肾盂成形术（minimally invasive pyeloplasty，MIP）。总体来说，没有院内死亡病例。研究观察到，在大量开展OP的中心进行OP的患儿的并发症发生率最低（5.7%）。行MIP手术的患儿的并发症发生率较高，在不同的医疗机构基本相近，手术量大的医疗中心为11.7%，手术量小的医疗中心为10.4%，在手术量较小的中心行MIP手术的患儿并发症发生率最高（16%）。年龄、种族、性别、共存疾病、保险状况和家庭收入中位数等状况在各群体间有显著差异。但一项多变量logistic回归分析校正这些变量后显示，在手术量大的医疗中心OP和MIP手术的术后并发症发生率是相近的，但在手术量小的医疗机构OP和MIP手术均有较高的并发症发生率。总体而言，MIP手术的住院时间短于OP[41]。

上海交通大学医学院附属新华医院经验是，观察适合于轻到中度［即SFU分级Ⅱ～Ⅲ］无症状的UPJ型肾积水患儿。对这些患儿在1岁以内每3～4个月进行1次超声随访检查，之后为每6个月1次。如果肾积水的程度增加，则进行利尿性肾图检查。如果受累肾脏的分肾功能低于40%，或与之前检查相比连续下降幅度超过10%，则推荐外科手术。

SFU分级持续处于Ⅳ级的新生儿需要更密切的观察。对于这些患儿，我们在生后6～8周时进行利尿性肾图检查。如果积水肾的肾功能较健侧下降（分肾功能低于40%），则推荐手术干预。更常见的是，积水侧肾脏的功能和健侧相当。对于这种情况，我们在4～6周时复查超声。如果超声提示改善，我们每3～4个月进行连续超声随访。一旦发现肾积水恶化，就复查利尿性肾图。这些连续的超声检查通常显示持续性SFU Ⅳ级肾积水但与先前的检查相比无明显变化。对于这样的家庭，我们要么持续观察（需要持续超声监测并可能需行利尿性肾图），要么手术干预。

值得注意的是，在我们的实际工作中，对于所有这类患儿，排泄曲线或半衰期测算通常不用来确定是否需要手术；然而，其他人将排泄延迟（达到提示梗阻的水平）和肾功能指标作为手术矫正与否的考虑因素。如果最初和后续的肾图显示肾功能稳定，则RRF通常没有变化。

出现如下情况时进行手术干预：① 症状包括疼痛、感染和肾结石。② 肾积水分级上升、患侧肾功能下降，以致低于分肾功能40%的阈值，或肾功能持续下降幅度超过10%。③ 家长和/或患儿本人不愿进行持续的侵入性检查，并同意对病变进行根治性纠正治疗。④ 肾盂直径大于50 mm的巨大肾积水。

这种做法似乎将手术纠正仅限用于半数诊断为产前UPJ梗阻的患儿。这在一项纳入343例产前超声诊断为UPJ梗阻患儿的长期回顾性研究中阐明，此研究基于肾功能恶化超过5%的情况，对52%的患儿进行了外科手术。在这个患儿队列中，235例的初始RRF大于40%，68例介于30%～40%，40例小于40%。初始RRF小于40%和初始分级Ⅲ和Ⅳ的肾积水是行手术治疗的独立预测因素[42]。

◆ 术后随访

术后4～6周进行肾超声检查。如果超声显示改善（即积水程度降低），则可延长超声复查的时间间隔（即开始1年1次，此后每2～3年1次）。如果超声随访未见改善，则使用利尿性肾图检查以明确持续梗阻的情况，可能需再次手术。

小结

有关UPJ梗阻患儿的远期结局的资料较少，仅限于接受肾盂成形术的患儿。一项研究纳入了49例1989—1992年间接受手术修复的、产前诊断为UPJ梗阻的青春期后青少年，发现其RRF从术前的37%提高到青春期后的43%。患儿的放射性核素排泄时间也缩短。2例（4%）患儿因肾积水加重而需要再次手术。另一项研究纳入401例接受开放性肾盂成形术的患儿，报道了相近的梗阻复发率，即5%[43]。

目前仍不明确未采取手术纠正的先天性UPI梗阻患儿中，会有多少将在成年后出现症状和/或需要手术干预。同样不清楚的是采取观察的患儿和最初接受手术患儿的长期肾功能是否存在差异。已经清楚的是，有必要进行长期的随访检查以明确这些问题，从而可做出最佳的治疗决策。

（耿红全　林厚维）

参・考・文・献

[1] Koff S A, Mutabagani K H. Anomalies of the kidney. In: Gillenwater J Y, Grayhack J T, Howards S S, et al. Adult and Pediatric Urology, 4th ed. Lippincott Williams and Wilkins, Philadelphia, 2002: 2129.

[2] Shulam P G. Ureteropelvic junction obstruction. Available at: http://kidney. niddk. nih. gov/statistics/uda/Ureteropelvic_Junction_Obstruction-Chapter09. pdf (Accessed on April 22, 2010).

[3] González R, Schimke C M. Ureteropelvic junction obstruction in infants and children. Pediatr Clin North Am, 2001, 48: 1505.

[4] Duong H P, Piepsz A, Collier F, et al. Predicting the clinical outcome of antenatally detected unilateral pelviureteric junction stenosis. Urology, 2013, 82: 691.

[5] Cascio S, Sweeney B, Granata C, et al. Vesicoureteral reflux and ureteropelvic junction obstruction in children with horseshoe kidney: treatment and outcome. J Urol, 2002, 167: 2566.

[6] Tekin A, Tekgul S, Atsu N, et al. Ureteropelvic junction obstruction and coexisting renal calculi in children: role of metabolic abnormalities. Urology, 2001, 57: 542.

[7] Ragan D C, Casale A J, Rink R C, et al. Genitourinary anomalies in the CHARGE association. J Urol, 1999, 161: 622.

[8] Flake A W, Harrison M R, Sauer L, et al. Ureteropelvic junction obstruction in the fetus. J Pediatr Surg, 1986, 21: 1058.

[9] de Waard D, Dik P, Lilien M R, et al. Hypertension is an indication for surgery in children with ureteropelvic junction obstruction. J Urol, 2008, 179: 1976.

[10] Liang C C, Cheng P J, Lin C J, et al. Outcome of prenatally diagnosed fetal hydronephrosis. J Reprod Med, 2002, 47: 27.

[11] McMann L P, Kirsch A J, Scherz H C, et al. Magnetic resonance urography in the evaluation of prenatally diagnosed hydronephrosis and renal dysgenesis. J Urol, 2006, 176: 1786.

[12] Jones R A, Easley K, Little S B, et al. Dynamic contrast-enhanced MR urography in the evaluation of pediatric hydronephrosis: Part 1, functional assessment. AJR Am J Roentgenol, 2005, 185: 1598.

[13] McDaniel B B, Jones R A, Scherz H, et al. Dynamic contrast-enhanced MR urography in the evaluation of pediatric hydronephrosis: Part 2, anatomic and functional assessment of ureteropelvic junction obstruction [corrected]. AJR Am J Roentgenol, 2005, 185: 1608.

[14] Almodhen F, Jednak R, Capolicchio J P, et al. Is routine renography required after pyeloplasty? J Urol, 2010, 184: 1128.

[15] Chertin B, Pollack A, Koulikov D, et al. Does renal function remain stable after puberty in children with prenatal hydronephrosis and improved renal function after pyeloplasty? J Urol, 2009, 182: 1845.

[16] Heinlen J E, Manatt C S, Bright B C, et al. Operative versus nonoperative management of ureteropelvic junction obstruction in children. Urology, 2009, 73: 521.

[17] Morin L, Cendron M, Crombleholme T M, et al. Minimal hydronephrosis in the fetus: clinical significance and implications for management. J Urol, 1996, 155: 2047.

[18] Koff S A. Postnatal management of antenatal hydronephrosis using an observational approach. Urology, 2000, 55: 609.

[19] Josephson S. Antenatally detected pelvi-ureteric junction obstruction: concerns about conservative management. BJU Int, 2000, 85: 973.

[20] Ulman I, Jayanthi VR, Koff S A. The long-term followup of newborns with severe unilateral hydronephrosis initially treated nonoperatively. J Urol, 2000, 164: 1101.

[21] Duong H P, Piepsz A, Collier F, et al. Predicting the clinical outcome of antenatally detected unilateral pelviureteric junction stenosis. Urology, 2013, 82: 691.

[22] Roth C C, Hubanks J M, Bright B C, et al. Occurrence of urinary tract infection in children with significant upper urinary tract obstruction. Urology, 2009, 73: 74.

[23] Islek A, Güven A G, Koyun M, et al. Probability of urinary tract infection in infants with ureteropelvic junction obstruction: is antibacterial prophylaxis really needed? Pediatr Nephrol, 2011, 26: 1837.

[24] Sutherland R W, Chung S K, Roth D R, et al. Pediatric pyeloplasty: outcome analysis based on patient age and surgical technique. Urology, 1997, 50: 963.

[25] Baek M, Park K, Choi H. Long-term outcomes of dismembered pyeloplasty for midline-crossing giant hydronephrosis caused by ureteropelvic junction obstruction in children. Urology, 2010, 76: 1463.

[26] Yeung C K, Tam Y H, Sihoe J D, et al. Retroperitoneoscopic dismembered pyeloplasty for pelvi-ureteric junction obstruction in infants and children. BJU Int, 2001, 87: 509.

[27] Monn M F, Bahler C D, Schneider E B, et al. Trends in robot-assisted laparoscopic pyeloplasty in pediatric patients. Urology, 2013, 81: 1336.

[28] Dangle P P, Kearns J, Anderson B, et al. Outcomes of infants undergoing robot-assisted laparoscopic pyeloplasty compared to open repair. J Urol, 2013, 190: 2221.

[29] Piaggio L A, Franc-Guimond J, Noh P H, et al. Transperitoneal laparoscopic pyeloplasty for primary repair of ureteropelvic junction obstruction in infants and children: comparison with open surgery. J Urol, 2007, 178: 1579.

[30] Tanaka S T, Grantham J A, Thomas J C, et al. A comparison of open vs laparoscopic pediatric pyeloplasty using the pediatric health

information system database — do benefits of laparoscopic approach recede at younger ages? J Urol, 2008, 180: 1479.

[31] Turner R M 2nd, Fox J A, Tomaszewski J J, et al. Laparoscopic pyeloplasty for ureteropelvic junction obstruction in infants. J Urol, 2013, 189: 1503.

[32] Sukumar S, Djahangirian O, Sood A, et al. Minimally invasive vs open pyeloplasty in children: the differential effect of procedure volume on operative outcomes. Urology, 2014, 84: 180.

[33] Yiee J H, Baskin L S. Use of internal stent, external transanastomotic stent or no stent during pediatric pyeloplasty: a decision tree cost-effectiveness analysis. J Urol, 2011, 185: 673.

[34] Parente A, Angulo J M, Romero R M, et al. Management of ureteropelvic junction obstruction with high-pressure balloon dilatation: long-term outcome in 50 children under 18 months of age. Urology, 2013, 82: 1138.

[35] Tan H L, Najmaldin A, Webb D R. Endopyelotomy for pelvi-ureteric junction obstruction in children. Eur Urol, 1993, 24: 84.

[36] Vemulakonda V M, Cowan C A, Lendvay T S, et al. Surgical management of congenital ureteropelvic junction obstruction: a Pediatric Health Information System database study. J Urol, 2008, 180: 1689.

[37] Penn H A, Gatti J M, Hoestje S M, et al. Laparoscopic versus open pyeloplasty in children: preliminary report of a prospective randomized trial. J Urol, 2010, 184: 690.

[38] Riachy E, Cost N G, Defoor W R, et al. Pediatric standard and robot-assisted laparoscopic pyeloplasty: a comparative single institution study. J Urol, 2013, 189: 283.

[39] Romao R L, Koyle M A, Pippi Salle J L, et al. Failed pyeloplasty in children: revisiting the unknown. Urology, 2013, 82: 1145.

[40] Blanc T, Muller C, Abdoul H, et al. Retroperitoneal laparoscopic pyeloplasty in children: long-term outcome and critical analysis of 10–year experience in a teaching center. Eur Urol, 2013, 63: 565.

[41] Varda B K, Johnson E K, Clark C, et al. National trends of perioperative outcomes and costs for open, laparoscopic and robotic pediatric pyeloplasty. J Urol, 2014, 191: 1090.

[42] Braga L H, Lorenzo A J, Bägli D J, et al. Risk factors for recurrent ureteropelvic junction obstruction after open pyeloplasty in a large pediatric cohort. J Urol, 2008, 180: 1684.

[43] Chertin B, Pollack A, Koulikov D, et al. Conservative treatment of ureteropelvic junction obstruction in children with antenatal diagnosis of hydronephrosis: lessons learned after 16 years of follow-up. Eur Urol, 2006, 49: 734.

第三节　常见肾脏发育畸形

概述

新生儿肾脏及泌尿生殖系统的畸形是仅次于心血管系统畸形，是引起新生儿死亡的主要原因之一。本节主要讨论肾脏数目异常、肾发育异常、肾囊性疾病、肾位置异常和融合异常以及肾血管异常等常见的肾脏发育畸形[1-2]。

肾数目异常

◆ 肾不发育

前肾管在胚胎第3周末出现，向胚体尾端生长，通向泌尿生殖窦。胚体第4周中期，中肾管出现与前肾管相接，前肾管退化后，中肾管逐渐演变为男性生殖系统。胚胎第5周早期，输尿管芽发生于中肾管近尿生殖窦处，其周围的间充质分化为后肾。它像帽子一样包裹以后发育为原始肾盂的输尿管芽，以后共同构成上尿路。如果输尿管芽不发育，结果可导致肾不发育[3-4]。

肾脏不发育可累及一侧或双侧，新生儿期出现症状并导致死亡的往往是双侧肾脏不发育。Wilson和Baird 1985年报道胎儿期羊水过少，双肾不发育畸形在3 000～4 000个新生儿中有1个，男与女之比2.45：1。Potter在1946年对该病的临床表现做过描述，被称为波特综合征。此综合征的表现为：眼距宽，鼻子扁平有时无鼻孔，下颌后缩向下外折叠，低位耳，皮肤干皱等。泌尿系统主要以双肾不发育多见，也可见于肾多囊性病变，双肾发育异常，并且由于孕期羊水少而导致胎儿肺发育不良，在出生后数小时就可能死亡。当怀疑Potter畸形时，即可做B超甚至放射性核素肾图扫描以明确诊断。对孕期羊水过少的胎儿，需注意孕期超声波检查，早期诊断，对于严重病例，终止妊娠是最佳选择[5-8]。

单侧肾不发育比双侧不发育的发生率要高，但在新生儿期无特异性症状或体征能提示单侧肾不发育。一部分患儿因合并其他泌尿生殖道畸形，在做泌尿系影像学检查时被发现[9]。

重复肾畸形

重复肾严格意义上并不能称为肾脏数目异常，由于历史的原因，我国多称重复肾畸形，而从胚胎发育的角度，称为输尿管重复畸形可能更为合理。重复肾是由于输尿管芽的异常分化，诱导后肾发育形成独立的两个集合系统，输尿管本身可以是呈“Y”型的不完全重复输尿管以及完全重复输尿管，而重复肾的上下两部分尽管有各自独立的血供，但其之间并没有清晰的界限和独自的包膜。

重复肾畸形发病率约1 500∶1，单侧较为多见[10]。无症状者可终生不被发现，有临床症状者常表现为尿路感染、尿失禁，通过B超、静脉肾盂造影、磁共振可诊断，CT在诊断重复肾畸形中的识别率很高，但考虑到儿童特别是新生儿的辐射剂量，临床上应用受到限制。对于有症状的患儿，手术干预是治疗的主要手段[11-12]。

附加肾

附加肾是一种罕见畸形，迄今文献报道也仅有百例左右。其胚胎学机制和重复肾很类似，不同的是附加肾除了有独立的血供和集合系统之外，还有单独完整的包膜[13-14]。

肾囊性疾病与肾发育异常

肾囊性病变是先天性、遗传性及获得性肾实质囊性疾病的总称，可在任何年龄发病。随着B超产前诊断技术的提高及CT、MRI等影像学技术在新生儿期的应用，肾囊性疾病在新生儿期出现症状者已能被儿科医师认识及得到治疗。新生儿期肾囊性疾病较常见的有常染色体隐性多囊肾、多囊性肾发育不良、常染色体显性多囊肾及髓质海绵肾。

常染色体隐性多囊肾（ARPKD）

又称为婴儿型多囊肾，本病属常染色体隐性遗传病，致病位点在6p21，病变累及双侧肾脏。发病年龄早，症状重，发病率为1/10 000～1/40 000。肾脏体积异常增大，肾功能严重受损，部分患儿在新生儿期死亡，大多数患儿无法存活到成年。病理切片可见肾脏切面呈蜂窝状，远端肾小管和集合管呈梭形囊状扩张。新生儿期死亡主要原因是肺发育不良，呼吸功能衰竭而不是肾功能衰竭。新生儿期可出现Potter面容、低渗尿、贫血、氮质血症，逐渐出现肾功能衰竭，并可能合并门脉周围纤维化引起的肝胆疾病，随年龄增长还可能出现严重高血压肾病。

胎儿期B超即出现羊水过少，根据产前B超、阳性家族史及新生儿期腹隆、Potter面容等进一步做影像学检查。静脉尿路造影见造影剂在皮质髓质的囊肿内滞留，B超显示肾脏增大，整个肾实质回声增强。

婴儿型多囊肾以对症治疗为主，纠酸利尿，维持电解质平衡，延缓肾功能出现衰竭的时间。肾功能衰竭患儿通过透析可延长生命，有条件做肾脏移植则最好。无论肺发育不良或肾及肝脏损害预后均不佳。

多囊性肾发育不良（MCDK）

多囊性肾发育不良发病率约1/4 000，基本为散发病例，目前尚未找到明确的致病基因及位点。多数病例仅累及一侧肾脏，对侧肾脏呈代偿性增大，患肾有自行萎缩的趋势。病理可见囊肿间组织包含软骨灶，一般无正常肾组织，肾小球和肾小管呈初级形态。单侧肾脏累及的患儿往往通过产前B超诊断明确，患儿的生长发育较正常儿童无明显异常。现有文献认为MCDK相较于正常肾脏恶变概率没有提高，也不引起成人后的高血压，无症状的MCDK无须手术切除。

双侧病变的在新生儿期即出现呼吸衰竭而死亡，可伴有Potter面容。

◆ 常染色体显性多囊肾（ADPKD）

又称为成人型多囊肾，常染色体显性遗传疾病，致病位点在16p，是最为常见的遗传性疾病之一。发病率约为1/10 000，ADPKD呈家族内聚集发病，男女受累机会相等（表68-1）。病变累及双侧肾脏，病变多呈缓慢进展，在新生儿时期罕有严重病例。ADPKD的囊肿在出生时多难以在B超显示，随年龄增长囊肿逐渐长大，患儿一般在30～50岁才会出现症状和体征。除了肾脏囊肿以外，患儿肝脏、胰腺、脾脏都可能出现大小不等的囊肿。患儿成年后，高血压常常为首发症状，并随疾病的发展最终导致慢性肾功能衰竭，出现相应的头痛、恶心呕吐、体重下降等。

◆ 髓质海绵肾

发生率在1/5 000～1/2 000，多为双侧发病。其病理特点是病变局限于肾椎体，乳头部集合管扩张，形成大小不等的小囊，与肾盏相通，易致结石和感染。新生儿期罕见出现症状，随着患儿年龄增长，逐渐出现血尿、尿路感染及尿浓缩功能减退引起的多尿等症状。B超、腹部平片及静脉尿路造影见结石位于小盏外侧肾实质内而明确诊断。此外，约1/3患儿合并高钙尿症。本病注意同肾结核及肾乳头坏死等疾病的鉴别诊断。

治疗以对症为主，控制尿感，多饮水减少结石形成。新生儿期不会因肾脏结石而行手术治疗，以后也应尽量避免手术治疗肾结石。

肾囊性疾病的命名长期以来较为混乱，在早期的文献中出现各种说法指代同一种疾病，或者一种说法指代不同的疾病。迄今在中文中的说法也较难统一。随着基因技术的进步和对肾囊性疾病病理过程的加深了解，我们逐渐对分类有了较为清晰的认识。本书中将肾囊性疾病按英文的命名编制一张表格，便于各位读者查阅文献（表68-2）。

表68-1　ARPKD与ADPKD的区别

	ARPKD	ADPKD
发病率	1/40 000	1/10 000
致病位点	6p21	16p
诊断	胎儿期B超，羊水过少	很少在出生时及胎儿时发现
囊肿	肾脏→肝脏，随年龄增大 囊肿>2 cm	肾脏，肝脏，胰腺，脾脏，囊肿大小不同
所致问题	严重高血压肾病，肝纤维化，胆道发育不良，Potter面容	严重高血压肾病，肾功能不全，随年龄加重

表68-2　肾囊性疾病英文名称

1. Polycystic kidney disease ■ Autosomal recessive polycystic kidney disease ■ Autosomal dominant polycystic kidney disease
2. Cysts of the medulla ■ Juvenile nephronophthisis ■ Medullary cystic kidney disease ■ Medullary sponge kidney
3. Glomerulocystic kidney disease ■ Sporadic glomerulocystic kidney disease ■ Familial hypoplastic glomerulocystic kidney disease ■ Autosomal dominant glomerulocystic kidney disease
4. Multicystic dysplastic kidney
5. Simple renal cysts
6. Multilocular cysts
7. Acquired cystic kidney disease
8. Syndromes with cystic kidneys ■ Tuberous sclerosis ■ Meckel's syndrome ■ Von-Hippel-Lindau disease

肾位置异常和肾融合异常

◆ 肾位置异常

包括肾旋转不全及异位肾，是指胎儿期患肾在旋转时不完全及上升过程停顿，引起肾位置异常。如无尿路梗阻则多无症状、新生儿期发病罕见。

肾旋转不全以肾盂腹侧位最为常见，背侧位少见，静脉尿路造影可发现肾盂盏定位异常。

异位肾以盆腔肾、交叉异位肾及胸内肾为主，而未定位于正常的腹膜后L_2水平。应注意异位肾的肾血管畸形，对有症状的异位肾手术治疗前应做肾血管造影。

◆ 肾融合异常

大部分肾脏融合的病例在下极融合，多数融合肾的位置较正常位置偏低。以马蹄肾为最常见。另外，包括交叉异位肾的融合畸形，如盘形、L形、S形和块形等。大约400个新生儿中有1例，男性发生率为女性的2倍，1/3患儿合并其他组织器官畸形。诊断主要凭B超及静脉尿路造影等影像学检查。肾融合畸形合并膀胱输尿管反流常见，应做膀胱造影筛查[15-16]。

肾血管异常

70%的个体的双肾各具有1根肾动脉、肾动脉再分4～5支分支供应各肾段。30%的个体具有1支或多支的副肾血管供应同一段肾，多见于左侧及肾下极。副肾血管压迫输尿管，则出现腹痛、尿感等症状，新生儿期罕见。

肾动静脉畸形，以肾动静脉瘘为主，但也罕见。一般是副肾血管来源的动静脉瘘，位于肾一极。临床上以非特异性血尿为主，腹主动脉及肾动脉造影可明确诊断。可对引起动静脉瘘来源的副肾动脉栓塞行手术或部分肾切除术，新生儿未见报道[17]。

小结

（1）新生儿肾脏及泌尿生殖系统的畸形是引起新生儿死亡的主要原因之一。

（2）肾脏发育畸形症状多种多样，临床医师需根据不同的症状做出不同的治疗。

（徐卯升　林厚维）

参・考・文・献

[1] Campbell M F. Clinical Pediatric Urology. Philadelphia: WB Saunders, 1951.

[2] Smith E C, Orkin L A. A clinical and statistical study of 471 congenital anomalies of the kidney and ureter. J Urol, 1945, 53: 11.

[3] Parrott T S, Shandalakis J E, Gray S W. The kidney and ureter. In: Shandalakis JE, Gray SW, eds. Embryology for Surgeons. The Embryological Basis for the Treatment of Congenital Anomalies, 2nd edn. Baltimore: Williams and Wilkins, 1994: 594-670.

[4] Osathanondh V, Potter E L. Development of human kidney as shown in microdissection-3 parts. Arch Pathol, 1963, 76: 271-302.

[5] Arfeen S, Rosborough D, Luger A M, et al. Familial unilateral renal agenesis and focal and segmental glomerulosclerosis. Am J Kidney Dis, 1993, 21: 663-668.

[6] Doroshow L W, Abeshouse B S. Congenital unilateral solitary kidney: report of 37 cases and a review of the literature. Urol Surv, 1961, 11: 219-229.

[7] Avni E F, Thoua Y, Lalmand B, et al. Multicystic dysplastic kidney: natural history from in utero diagnosis and postnatal follow-up. J Urol, 1987, 138: 1420-1424.

[8] Potter E L. Bilateral absence of ureters and kidneys: a report of 50 cases. Obstet Gynecol, 1965, 25: 3-12.

[9] Parikh C R, McCall D, Engelman C, et al. Congenital renal agenesis: case-control analysis of birth characteristics. Am J Kidney Dis, 2002, 39: 689-694.

[10] Shieh C P, Liu M B, Hung C S, et al. Renal abnormalities in school children. Pediatrics, 1989, 86: 323.

[11] Helin I, Persson P H. Prenatal diagnosis of urinary tract abnormalities by ultrasound. Pediatrics, 1986, 78: 879-883.

[12] Rosendahl H. Ultrasound screening for fetal urinary tract malformations: a prospective study in general population. Eur J Obstet Gynecol Reprod Biol, 1990, 36: 27-33.

[13] Oto A, Kerimoglu U, Eskicorapci S, et al. Bilateral supernumerary kidney: imaging findings. JBR-BTR, 2002, 85: 300-303.

[14] N'Guessan G, Stephens F D. Supernumerary kidney. J Urol, 1983, 130: 649-653.
[15] Campbell M F. Anomalies of the kidney. In: Campbell M F, Harrison J H. Urology, Vol 2, 3rd edn. Philadelphia: WB Saunders, 1970: 1416-1486.
[16] Weyrauch H M Jr. Anomalies of renal rotation. Surg Gynecol Obstet, 1939, 69: 183-199.
[17] Cocheteux B, Mounier-Vehier C, Gaxotte V, et al. Rare variations in renal anatomy and blood supply: CT appearances and embryological background. Eur Radiol, 2001, 11: 779-786.

第四节　睾丸下降不全

概述

睾丸下降不全（undescended testis，UDT），即睾丸位置没有正常地落在阴囊内。临床上类似的名称有隐睾、异位睾丸、回缩性睾丸等。根据不同的统计资料，足月出生的新生儿，睾丸下降不全的比例有1%～3%，早产儿的发病率高达30%。出生后，新生儿下降不全的睾丸仍然有可能继续下降。资料显示，出生3个月后的睾丸下降不全比例为1%～2%。至年满周岁，睾丸下降不全的发生率仅0.8%～1.2%[1]。

发病机制

睾丸下降不全的确切发病机制尚不明了。回顾历史，早在18世纪和19世纪，睾丸下降机制的研究主要局限在解剖学上，主流观点均热衷于探讨在睾丸下降路径上起阻挡作用的器质性因素。到20世纪以后，研究方向逐渐转向到激素调节方面。20世纪80年代以后，研究人员逐渐把两个学说整合在一起，提出了睾丸下降的分期学说，并认同睾丸下降的早期和晚期阶段，有不同的激素参与调节[2]。目前普遍接受的观点认为，可以将睾丸下降分成两个独立的解剖和激素阶段。人类的睾丸下降，这两个阶段都在出生前完成，即在胎龄10～15周的腹腔内阶段，以及胎龄25～35周到经腹股沟阶段。而在啮齿类动物中，睾丸的腹腔内下降发生于孕晚期，腹股沟下降阶段发生于出生后的1周至10天左右。研究表明，虽然人类和啮齿类动物的睾丸下降时间不相一致，但其下降过程和激素调节却极其相似[3]。

◆ 胚胎早期

性腺发育于中肾前内侧表面的泌尿生殖嵴，紧靠体腔后壁。随性腺的发育，其头端的悬韧带逐渐增厚，尾端出现腹股沟生殖韧带，或称为睾丸引带。人类胚胎7～8周时性腺发生分化，同时中肾退化，与性腺相连的系膜发育为睾丸系膜或卵巢系膜。泌尿生殖嵴的游离缘出现中肾管（Woffian管）和中肾旁管（Müllerian管）。初期，中肾管引流中肾。当中肾退化后，中肾管紧贴睾丸形成睾丸网。新生代睾丸间质细胞（Leydig细胞）合成分泌雄激素，刺激中肾管继续分化出附睾和输精管。输尿管芽形成于中肾管的尾端，在其头端出现精囊腺结构。男性胚胎的睾丸支持细胞（Sertoli细胞）分泌抗米勒激素（anti-Müllerian hormone，AMH），亦称为米勒管抑制因子（Müllerian inhibiting substance，MIS），引起中肾旁管退化[4]。

◆ 腹腔内下降阶段

性腺分化以后不久，在胚胎10～15周的时候，睾丸开始下降。睾丸下降首先经历腹腔内阶段，或者严格意义上来讲，是腹膜后下降阶段。研究发现，男性胚胎，睾丸头端的悬韧带逐渐退化，睾丸引带逐渐膨胀。而女性胚胎，与性腺相连的韧带均不发生明显变化。随着睾丸本身的生长，睾丸在引带的牵拉下逐渐靠近将来的腹股沟区。与之相反，由于女性胚胎体长增长的同时不伴有卵巢的移动，卵巢逐渐被动远离腹股沟。

实验证明，睾丸引带的膨胀是引带远端原始的间充质细胞分裂的结果，而造成细胞增生的原因主要是存在于细胞外基质中的一些刺激因子，譬如黏多糖和透明质酸等。此时引带紧贴于腹壁，引带膨胀生长造成其体积如睾丸大小，腹壁的肌肉围绕膨胀的引带分化，就此预留了腹股沟管的空间[5]。

1999年，有学者在做动物实验时，敲除了小鼠胰岛素样激素-3的基因，造成了腹腔内隐睾的模型。随着研究的深入，目前认为胰岛素样激素3（INSL3）是调节引带膨胀的主要激素。该激素由Leydig细胞分泌，能刺激引带出现膨胀效应，并引起睾丸向腹壁方向收缩靠拢。激素产生于怀孕中期，时间节点与引带膨胀相吻合。激素出现的同时，引带上也出现激素的受体（松弛素家族受体2，RXFP2）。激活雌鼠的INSL3表达会造成卵巢下降到膀胱颈[6]。

睾丸下降不全的人群中罕见有INSL3基因或其受体的突变，有学者认为这一现象与临床上少见腹腔型隐睾相一致。而对于睾丸不可触摸到的儿童，INSL3信号通路的异常却比较普遍[7]。

尽管多数人接受INSL3是引起睾丸引带膨胀和主导睾丸腹腔内下降的主要激素，但也有一些实验结果表明，AMH对睾丸下降起到至关重要的作用。首先，AMH及其受体突变的儿童普遍出现睾丸下降不全，并伴有米勒管永存综合征（persistent Müllerian duct syndrome，PMDS），临床表现主要包括盆腔存在发育不良的子宫和前列腺囊肿。这些患儿中有70%的睾丸位于腹腔内，20%的睾丸在腹股沟疝囊内。另有约10%的患儿，两侧睾丸位于同侧鞘状突，即睾丸横过异位。测量显示，正常睾丸引带的长度在0.5厘米内，而有报道称这些患儿的睾丸引带长度大于10厘米。在腹腔内睾丸下降的过程中，睾丸往往不能抵达腹股沟管内环。如果这些患儿的引带膨胀没有异常，或者睾丸的腹股沟下降过程启动无异的话，精索和输精管的延长不受影响，睾丸容易横过异位，游走到对侧的腹股沟管内。同时，睾丸引带过长还易造成睾丸扭转[8]。

◆ 腹股沟下降阶段

睾丸下降的腹股沟阶段出现在胚胎25～35周的时候。在此过程中，睾丸引带的生长速度加快，从起初附着的腹壁位置向阴囊方向出芽生长，腹股沟管外环因此形成。引起睾丸引带变化的触发机制尚不明了。

在腹股沟阴囊下降阶段，睾丸引带向阴囊方向延伸，此时鞘状突位于引带内，随引带一同向阴囊方向生长。睾丸逐渐离开腹腔，但依然在腹膜的延展范围内，即位于鞘状突内。睾丸引带或腹股沟阴囊的脂肪组织产生细胞外基质酶，酶解睾丸下降途径上的障碍。当引带到达阴囊后，膨胀的引带性状发生变化，由原来的凝胶状变成纤维组织，黏附到阴囊内侧。该过程相当短暂，却是胚胎期间睾丸扭转的多发阶段。

睾丸降入阴囊后，鞘状突的近心端闭合，以防鞘膜积液和斜疝的出现。这一现象是人类和灵长类特有的。在啮齿类动物中，鞘状突持续开放，只是在近端开口处有一片宽厚的脂肪垫封闭，脂肪垫一直延伸到附睾头。在阴囊遭受挤压或引发提睾反射时，鼠的睾丸能回缩到腹腔内[9]。

总体来讲，睾丸的腹股沟阴囊下降阶段可以分为3个步骤。① 引带迁移，睾丸及包绕睾丸的鞘状突向阴囊生长，睾丸离开腹腔，但依然处于腹膜的包裹下。② 鞘状突近端闭合，睾丸在腹膜腔的延伸段内，位于阴囊一侧。③ 残余的鞘状突闭合，精索在出生后依然可以生长延长。对应上述3个阶段，如果引带迁移出现障碍，则发生先天性睾丸下降不全；如果近端鞘状突不闭合，则发生鞘膜积液或疝；如果鞘状突退化不全，则易造成继发性隐睾[10]。

研究表明，雄激素控制了睾丸的腹股沟阴囊下降过程。无论是人类还是动物，完全性雄激素不敏感的个体，睾丸在经历腹腔内下降以后，将停滞于腹股沟水平。雄激素的作用时间窗口相当狭窄，大鼠出现在胚胎第15～19天。传统观点一直认为，雄激素的作用点是在睾丸引带上，即睾丸引带应该存在雄激素受体。然而免疫组化的定量研究发现，引带上出现雄激素受体的时间是在出生以后，迟于睾丸下降的时间。其他研究还报道，支配睾丸引带及提睾肌的生殖股神经同样支配了引带的迁移，其背根感觉纤维同样在出生以后才有雄激素受体的表达。因此，雄激素对睾丸的下降作用仍有待深入研究[11]。

鼠睾丸的腹股沟下降发生在出生后。1948年，Lewis报道了切除新生大鼠的生殖股神经能造成腹股沟隐睾。20世纪80年代，Beasley和Hutson验证了该实验，并认为雄激素对睾丸引带的作用可能依赖于生殖股神经，后者通过释放神经肽从而引起睾丸下降。而之前认为由生殖股神经的运动支释放降钙素基因相关肽（calcitonin gene-related peptide，CGRP）的观点是错误的，真实的情况是其感觉神经元合成了CGRP。特异性地切除生殖股神经的感觉支，或以拮抗剂抑制CGRP不仅影响到引带的迁移，也造成CGRP受体的敏感度上调。体外实验证实，CGRP能引起引带内的提睾肌收缩，并在雄激素的联合作用下促使引带细胞分裂生长。因此，不少实验已经提供了清晰的证据，表明生殖股神经的感觉支通过合成分泌CGRP调控睾丸引带的发育，该过程是雄激素依赖的。可能的情况是，雄激素刺激生殖股神经以外的靶器官，而非生殖股神经自身。靶器官在激素刺激下合成神经营养肽，作用于神经末梢发挥效应，再产生CGRP，作用于睾丸引带及其相邻组织引起睾丸下降等一系列男性化进程[12]。

临床表现

睾丸下降不全的临床表现比较明确，主诉就是阴囊空虚，以单侧为主，右侧多见，双侧占15%[13]。查体时一般采取站立位或平卧位，髋适当外展暴露下腹部。检查以触诊为主，注意环境温度和检查者的双手要温暖，以免刺激睾丸回缩造成误判。儿童的提睾反射活跃，体检要耐心仔细。绝大多数睾丸可以在阴囊或腹股沟的位置被触摸到。腹股沟触及的睾丸要注意与淋巴结、斜疝及鞘膜积液区分。一些肥胖的孩子下腹部脂肪堆积、阴囊发育差，判断睾丸位置有困难。部分患儿睾丸位置不能确切地停留在阴囊底部，滑动性或回缩性，需反复体检加以确认。

睾丸下降不全的孩子可能有伴随症状，临床上多见腹股沟可回纳的肿块、阴囊囊肿、腹壁松弛，以及阴茎弯曲、发育短小或尿道开口异常等[14]。

诊断

睾丸下降不全的诊断要明确睾丸是否存在以及异位睾丸的发育情况。诊断主要靠体检，但有大约20%的睾丸无法被触及而需要辅助检查。辅助检查首选B超。文献表明，术前超声已经可以较好地判断睾丸的位置和性状，超声对腹股沟型隐睾的诊断敏感性是97%，对腹腔隐睾的诊断敏感性是50%。另外，也可以选择磁共振平扫探查睾丸的位置。早年临床上也会选择CT扫描，但目前对辐射损伤日益重视，常规情况下不予推荐[15,16]。

对于睾丸下降不全合并生殖器外观异常的患儿，实验室可以做染色体或基因筛查，以排除性别异常。如患儿同时存在智力低下、泌尿系统或心血管系统畸形、身材矮小，或伴有内分泌异常，则需要排查存在综合征的可能。

睾丸下降不全的鉴别诊断主要牵涉到单睾症或无睾症，即疑似睾丸下降不全的患侧睾丸实际上不存在，这种情况比较罕见。随着腹腔镜技术的普及，腹腔镜下的睾丸探查已经被多数医师接受，作为有创检查、明确诊断的一种常规方法[17]。

治疗

◆ 激素治疗

治疗睾丸下降不全的激素主要包括促性腺激素释放激素（gonadotropin-releasing hormone，GnRH）和人绒毛膜促性腺激素（human chorionic gonadotropin，hCG）两种。目前已经不常规推荐使用。德国泌尿外科学会和儿童泌尿外科学会建议对6个月以后的睾丸下降不全儿童予以GnRH单独或GnRH联合hCG治疗。国际泌尿疾病会诊组织（ICUD）认为，hCG和GnRH对睾丸下降不全的治疗效果轻微，只有约20%的治愈率。北欧共识中写道，只有在非常少见的特殊情况下才考虑应用激素。欧洲泌尿外科学会（EAU）和欧洲儿童泌尿外科学会（ESPU）的诊疗指南里写到，激素治疗不常规使用，使用激素必须进行个性化评估。美国泌尿外科学会（AUA）的治疗指南里，明确表示不应该使用激素治疗[18]。

◆ 手术治疗

大多数医师同意睾丸下降不全首选手术治疗。研究表明，出生后3～9个月时，精原细胞就开始转化为精母细胞，睾丸下降不全患儿在1岁时就可被检测到生精上皮的密度下降。因此，手术的时间已提前到出生6个月的时候。但对于继发性患儿，或是家长存在多种顾虑的，任何时候手术都是可行的[19]。

睾丸下降固定术可以选择下列切口——对单侧隐睾病例从耻骨结节外上方至髂前上棘内侧，在腹股沟管做一和腹股沟韧带平行的皮肤切口；两侧腹股沟管内的隐睾，可按上述单侧隐睾症切口分别做2个切口；两侧高位隐睾可选用下腹部横切口或下腹部正中切口，在中线分开两侧腹直肌，直接进入腹膜后间隙，这切口可广泛暴露腹膜后间隙，能在直视下游离精索血管。

单侧隐睾的具体步骤如下：切开皮肤后，打开深筋膜，开始寻找睾丸。大多数隐睾位于外环口或腹外斜肌腱膜表面。如未见到睾丸，则切开腹外斜肌腱膜（即腹股沟管前壁），一般即可看到。仅少数隐睾处在内环以上或腹腔内，在后腹膜者更少。寻见睾丸后，切断鞘膜囊附着部，广泛游离睾丸和精索。通过内环的隐睾大多伴有鞘状突未闭。切开鞘状突前壁，翻转鞘状突，高位结扎缝扎，注意勿损伤睾丸动静脉和输精管。暴露睾丸，测量其体积。游离精索的目的是使睾丸能无张力地下降到阴囊底部，必要时可以一直分离到肾下极。这样，一般可以使睾丸位置平均下降5.5 cm。用手指探入阴囊，造成一隧道，并充分扩张。以手指为标记，在阴囊中缝的外侧做一横行皮肤小切口。用蚊式钳在皮下和肉膜之间潜行分离以形成容纳睾丸的小室。用长弯戳破肉膜层，钳夹精索筋膜，在确认睾丸没有扭转的前提下将睾丸拖出阴囊外。精索筋膜与阴囊肉膜缝合3～4针。缝合阴囊切口。修补被切开的腹内各层肌肉，逐层关腹。如为双侧隐睾，手术方法与上述类同[20]。

少数病例虽经广泛游离精索，睾丸仍不能无张力地放置到阴囊，需要分期手术。其中，一期手术的目的是尽可能地将睾丸固定到低位水平。半年以后再行二期睾丸下降固定术，一般都能成功。

1989年Bianchi和Squire提出了经阴囊切口治疗睾丸下降不全的方式，部分医师选择对腹股沟型隐睾患儿采用该术式。由于儿童的腹股沟管较短，该术后同样可以将睾丸下降并结扎鞘状突，且创伤小、切口隐蔽。但由于暴露不充分，术中精索出血不易发现或控制，固定睾丸时也容易出现精索扭转，必须谨慎[21]。

近年来，随着腹腔镜技术的普及，腔镜下的睾丸下降手术已得到广泛开展。根据微创原则，腹腔镜手术应该严格针对腹腔型睾丸下降不全，或由于不能触及的睾丸探查手术。腹股沟型的睾丸下降不全，腹腔镜手术只会加重手术损伤，不合乎微创的理念。手术取平卧位，头低脚高。一般选择脐部横切口作为腔镜的观察孔，两侧下腹部各做一切口作为操作孔。器械置入后观察睾丸位置和发育情况，打断睾丸引带。在精索表面打开后腹膜，彻底松解精索与腹膜的粘连，可一直游离到肾血管水平。同样，在盆腔内由睾丸向膀胱方向游离松解输精管。手术过程中，可以尝试将睾丸牵拉到对侧，如果睾丸能无张力地抵达对侧的腹股沟管内环口，则认为达到松解效果，精索基本可以延伸到阴囊底部。经阴囊切口伸入血管钳，在腹腔镜直视下将睾丸牵拉下降，固定于阴囊肉膜下。腹膜的缺损不必修补，会自行粘连愈合。内环缺损严重时可以在腔镜下缝合，术后罕见有鞘膜积液或疝的复发[22]。

睾丸距离腹股沟管内环开口2厘米以上的，属于高位的腹腔型睾丸下降不全，一次下降的机会较小，可以做分期手术。腹腔镜下的分期手术，目前主流是Fowler-Stephens。对于判断无法一次下降成功的睾丸，在第一次手术时不做过多游离，打开后腹膜后，在精索尽量高位以hemi-O-lock钳夹两道。半年后做第二次手术，再次以腹腔镜离断精索血管，将睾丸牵拉到阴囊内。该术式简单可行，在精索断流后，睾丸的血液供应主要依靠与精索伴行的输精管。手术方式最早于1959年推出，早年开放手术的时候，术后睾丸的萎缩率高达50%。随着腹腔镜的介入，睾丸的萎缩率下降到10%以内，手术成功率达80% ～ 85%[23]。

对高位隐睾症患儿也可采用自体睾丸移植，予腹壁下动脉提供睾丸血供，血液回流可以通过大隐静脉。

预防性的睾丸切除在儿童中并不主张。但对于睾丸发育不良，或已经明显萎缩的患儿，不必强求保留睾丸。对于体检和有经验的超声医师检查后，仍不能明确位置的睾丸，发育不良的可能性极大。由于存在恶变可能，推荐手术探查。多数医师赞成首选腹腔镜检查，如果精索血管和输精管已经汇合通过了腹股沟管内环，则改行腹股沟切口。但事实上，这些睾丸的位置大多已经位于腹股沟管外环，甚至在阴囊内，所以也有人提出先予以腹股沟切口探查，以降低手术费用[24]。

多数患儿不需要睾丸活检，仅在青春期以后接受手术并怀疑已经存在恶变倾向的儿童，或是性别难以确认的病例才考虑病理检查。活检本身对睾丸组织是有创的。之前有报道，成人在接受睾丸活检后，睾丸的体积和精子数量出现短时间的下降。另外，睾丸活检也诱发抗精子抗体的产生，引起不育。虽然有学者认为这种现象主要出现在青春期以后的年长儿身上，但是大多数诊疗指南里都不建议常规活检[25]。对于睾丸发育不良或萎缩的孩子，为减轻疾病造成的心理创伤，可以考虑安置假体。在欧美国家，睾丸假体有成熟的产品购买，目前在国内尚属空白。产品的技术难度不高，但由于种种原因，仍处于临床验证阶段。

预后

睾丸下降不全治疗的总体效果相当好，评价疗效的标准就是睾丸位于阴囊理想的位置，且没有出现萎缩。术后主要的并发症是睾丸回缩、睾丸萎缩、不育和睾丸恶变。

睾丸回缩的发生与术前睾丸的位置和精索血管及输精管的发育有关，术后过度的瘢痕收缩也会造成这一现象。据Lopes 2016年的单中心报道，睾丸下降不全的回缩率在1.8%左右。其中经腹股沟手术的占45.9%，经阴囊手术的占13.1%，腹腔镜手术的占13.1%。另有27.9%的患儿在腹股沟手术治疗疝或鞘膜积液后发生了继发性的睾丸下降不全。术后一旦发生睾丸回缩，仍需要寻求手术治疗。

睾丸萎缩是术后比较严重的并发症，不仅在外观上造成患儿的心理损伤，而且萎缩后的睾丸失去了内分泌和生育功能，且有可能对对侧造成影响。睾丸萎缩的发生与下降不全睾丸的内在特性首先相关，位置越高的睾丸，分期手术的睾丸都是萎缩的常见原因。另外，手术过程中要注意，不要过分游离精索血管进而影响睾丸的血液供应。据统计，睾丸萎缩的发生率在4.7%左右。术后的睾丸萎缩一般在术后1年内可以确诊，通常是不可逆的[26]。

大约有10%的不育患儿存在睾丸下降不全的病史，术后的睾丸大小在一定程度上预示了不育的可能。睾丸越小，产生精子的能力就越差。手术的时间与成年后的精子数量存在相关性。Feyles报道，在1岁以内接受睾丸下降的患儿，96.3%成年后精子数量正常。而在1 ～ 2岁接受手术的，成年后只有75%的患儿精子计数正常。两组中的精子活力也存在差异显著性，分别是96.3%和66.7%。研究显示，睾丸下降不全造成的不育与单双侧发病无关，与术前的睾丸位置及是否应用激素治疗也没有相关性[27]。

睾丸恶变是术后不容忽视的并发症。多数患

者发生恶变发生的时候已经成年，因此需要强调终身的定期随访。统计表明，5%～10%的睾丸肿瘤与睾丸下降不全有关。而睾丸下降不全的患儿中有2%～5%的出现恶变，是正常人群的3.8倍。恶变的发生与睾丸位置、手术时间，以及是否有合并畸形有关。尽早手术可以降低恶变的风险度。数据显示，手术年龄在9岁以前的，睾丸恶变的比值比（odd ratio，OR）是1.1；10～14岁的OR是2.9；15岁以上的OR是3.5；若不接受手术，成年人的OR是14.4。双侧睾丸下降不全发生恶变的OR是4.9，而单侧的是2.9。已经有研究提示，生精小管内的生殖细胞瘤（intratubular germ cell neoplasia，ITGCN）是恶变的前驱细胞，对肿瘤的产生有预示意义[28]。

小结

睾丸下降不全是儿童的常见病之一。结合睾丸下降的不同阶段，造成睾丸下降不全的原因与多种因素相关。结合有效的体格检查和必要的辅助检查，诊断多不困难。手术是最有效的治疗方式，效果确切可靠，应及早施治。手术方式可结合睾丸的具体位置，腔镜并不等同于微创。由于预后存在睾丸癌变的风险，长期随访势在必行。

（孙　杰）

参・考・文・献

[1] Berkowitz G S, Lapinski R H, Dolgin S F, et al. Prevalence and natural history of cryptorchidism. Pediatrics, 1993, 92(1): 44-49.

[2] Hutson J. A biphasic model for the hormonal control of testicular descent. Lancet, 1985, 2(8452): 419-420.

[3] Hutson J M. The power and perils of animal models with urogenital anomalies: handle with care. J Pediatr Urol, 2014, 10(4): 699-705.

[4] Lane A H, Donahoe P K. New insights into mullerian inhibiting substance and its mechanism of action. J Endocrino, 1998, 158(1): 1-6.

[5] Nef S, Parada L F. Cryptorchidism in mice mutant for Insl3. Nat Genet, 1999, 22(3): 295-299.

[6] Zimmermann S. Targeted disruption of Insl3 gene causes bilateral cryptorchidism. Mol Endocrinol, 1999, 13(5): 681-691.

[7] Komarowska M D, Hermanowicz A, Debek W. Putting the pieces together: cryptorchidism—do we know everything? J Pediatr Endocrinol Metab, 2015, 28(11-12): 1247-1256.

[8] Virtanen H E, Toppari J. Embryology and physiology of testicular development and descent. Pediatric Endocrinol Rev, 2014, 11(Suppl 2): 206-213.

[9] Churchill J A. Gubernaculum as icebreaker: do matrix metalloproteinases in rodent gebernaculum and inguinal fat pad permit testicular descent? J Pediatr Surg, 2011, 46(12): 2353-2357.

[10] Hutson J M. Regulation of testicular descent. Pediatr Surg Int, 2015, 31(4): 317-325.

[11] Cortes D, Holt R, de Knegt V E. Hormonal Aspects of the Pathogenesis and Treatment of Cryptorchidism. Eur J Pediatr Surg, 2016, 26(5): 409-417.

[12] Zhu B, Liu Q, Lin L I, et al. Reductions in calcitonin gene-related peptide may be associated with the impairment of the contralateral testis in unilateral cryptorchidism. Exp Ther Med, 2015, 9(5): 1797-1800.

[13] Varela-Cives R, Mendez-Gallart R, Estevez-Martinez E, et al. A cross-sectional study of cryptorchidism in children: testicular volume and hormonal function at 18 years of age. Int Braz J Urol, 2015, 41(1): 57-66.

[14] Toppari J, Rodprasert W, Virtanen H E. Cryptorchidism—disease or symptom? Ann Endocrinol, 2014, 75(2): 72-76.

[15] Shera A H, Baba A A, Gupta S K, et al. Undescended testis: how extensive should the work up be? Afr J Paediatr Surg, 2010, 7(2): 92-95.

[16] Hartigan S, Tasian G E. Unnecessary diagnostic imaging: a review of the literature on preoperative imaging for boys with undescended testes. Transl Androl Urol, 2014, 3(4): 359-364.

[17] Bracho-Blanchet E, Unda-Haro S, Ordorica-Flores R, et al. Laparoscopic treatment of nonpalpable testicle. Factors predictive for diminished size. J Pediatr Surg, 2016, 51(7): 1201-1206.

[18] Kutasy B. Comments to recent guidelines on undescended testis. Eur J Pediatr Surg, 2016, 26(5): 432-435.

[19] Hutson J M. Cryptorchidism and Hypospadias. Endotext[Internet], 2015.

[20] 施诚仁.新生儿外科学.上海：上海科学普及出版社，2002：623-628.

[21] Arena S. Our experience in transcrotal orchidopexy in children affected by palpable undescended testis. Eur J Pediatr Surg, 2016, 26(1): 13-16.

[22] Elder J S. rgical Management of the Undescended Testis: Recent Advances and Controversies. Eur J Pediatr Surg, 2016, 26(5):

418-426.

[23] Sepulveda X. Current management of non-palpable testes: a literature review and clinical results. Transl Pediatr, 2016, 5(4): 233-239.

[24] Williams E V, Appanna T, Foster M E. Management of the impalpable testis: a six year review together with a national experience. Postgrad Med J, 2001, 77(907): 320.

[25] Faure A. Testicular biopsy in prepubertal boys: a worthwhile minor surgical procedure? Nat Rev Urol, 2016, 13(3): 141-150.

[26] Al-Mandil M, Khoury A E, El-Hout Y, et al. Potential complications with the prescrotal approach for the palpable undescended testis? A comparison of single prescrotal incision to the traditional inguinal approach. J Urol, 2008, 180(2): 686-689.

[27] Feyles F. Improved sperm count and motility in young men surgically treated for cryptorchidism in the first year of life. Eur J Pediatr Surg, 2014, 24(5): 376-380.

[28] Osterballe L. The diagnostic impact of testicular biopsies for intratubular germ cell neoplasia in cryptorchid boys and the subsequent risk of testicular cancer in men with prepubertal surgery for syndromic or non-syndromic cryptorchidism. J Pediatr Surg, 2017, 52(4): 587-592.

第五节　输尿管发育异常

概述

在胚胎第4～7周时，中肾管下端发出输尿管芽，向上发育，形成输尿管。进入生肾组织后，逐渐形成肾盂、肾盏及集合系统。如果该过程受到不同因素的影响，就会造成输尿管结构或数量上的异常[1,2]。

输尿管结构异常

◆ 下腔静脉后输尿管（retrocaval ureter）

据报道，下腔静脉后输尿管发生率约为1‰，其中男性患儿约占75%。绝大多数病变发生在右侧，左侧仅有个别报道[3]。

在胚胎期，位于输尿管背侧的上主静脉和位于输尿管腹侧的下主静脉、后主静脉三者吻合形成静脉环，正常情况下，后主静脉自行萎缩退化，上、下主静脉在输尿管后方形成下腔静脉。若后主静脉持续存在成为下腔静脉的主要组成部分，则输尿管位于下腔静脉后方，并于下腔静脉和主动脉之间穿出，造成本病[4]。

大多数情况下本病无临床表现，但当输尿管受压狭窄造成梗阻时，患儿可出现腰疼、血尿、泌尿系感染、结石等症状。本病新生儿患者通常因为尿路感染行进一步检查而被检出。

以往根据肾盂静脉造影（IVP）图像，将下腔静脉后输尿管分为两型，Ⅰ型为低襻型，较常见，往往造成中重度肾积水症状，IVP表现为在第三腰椎水平输尿管明显弯向中线形成“S”或鱼钩状，同时伴有其上方肾输尿管积水。Ⅱ型为高襻型，较少见，下腔静脉后输尿管部分和肾盂几乎在同一水平呈倒置J或镰刀状，肾脏正常或轻度积水，易与肾盂输尿管连接部梗阻混淆。B超、CT及MRU均可辅助检出下腔静脉后输尿管[5]。

对于分肾功能明显受损或感染、结石反复临床症状严重者，可行手术治疗。首选手术方式为输尿管离断并于下腔静脉前端端吻合，可在开放或腹腔镜、机器人辅助下治疗[6-8]。

◆ 原发性输尿管息肉（ureteral fibroepithelial polyps）

原发性输尿管息肉可发生于任何年龄段，其中纤维上皮性息肉是最常见的病理类型。大多数输尿管息肉位于肾盂输尿管连接部或输尿管上段，约占儿童肾盂输尿管连接部梗阻（UPJO）的0.5%～5.2%不等。输尿管息肉缺乏典型临床表现，最常见的症状是间歇性腰部胀痛，新生儿由于表达困难，最常见的症状为血尿，部分病例为UPJO术中或病理证实为息肉。根据息肉位置，B超可提示为肾和/或输尿管积水，IVP可见输尿管腔内充盈缺损。输尿管镜可用于辅助诊断息肉的位置与数量，镜下可见凸向输尿管腔内的光滑隆起[9]。

手术的目的是为了缓解临床症状、挽救因梗阻造成的肾功能损伤。手术方式可选择离断式肾盂成形术、输尿管镜下钬激光息肉切除、输尿管切开息肉切除或输尿管病变段切除术等，要求务必彻底去除息肉基底部，否则易引起息肉复发[10]。

◆ 先天性输尿管囊肿（congenital ureteral cyst）

由于输尿管开口狭窄及输尿管膀胱壁段肌层发育缺陷，输尿管末端逐渐膨大而形成囊肿突入膀胱腔。女孩的发病率为男孩的3～4倍，左右侧的发生率无明显差异。3～7岁者多见，80%以上囊肿来自重肾的上输尿管[11]。

依据开口部位可分为两种类型。

1. 单纯型

也称为原位输尿管囊肿。一般无重复肾和重复输尿管畸形。囊肿侧的输尿管口位置正常或接近正常。囊肿一般不大，局限在膀胱壁的一侧。囊肿较大者出现患侧输尿管末端梗阻，甚至压迫对侧输尿管开口，引起对侧输尿管继发性扩张。巨大囊肿阻塞膀胱颈部可导致尿潴留（图68-3）。

2. 异位型

临床以此种类型为主，女性患儿发病率较男性高。绝大多数伴有患侧重复肾和双输尿管。囊肿所引流的输尿管属于重复肾的上肾段，而囊肿的位置都在正常输尿管（引流下肾段）开口的内下方（图68-4）。异位输尿管囊肿通常较单纯型囊肿大，并可延至尿道内。女童尿道较短直，用力排尿时，可见部分囊肿从尿道口脱垂。肿物通常为葡萄大小，无感染时呈紫蓝色；若有感染，则囊肿壁变厚呈苍白色。患儿安静后多可自行复位。少数情况下可发生囊肿嵌顿，引起急性尿潴留。患儿可有尿路梗阻或尿路感染的症状，如排尿疼痛，尿流中断或脓尿等。

肿物自尿道口脱垂是输尿管囊肿诊断的重要依据，但仍需进一步检查。B超可提示膀胱内囊肿的大小、是否随喷尿变化，同时可探明重复肾的上肾段和输尿管扩张积水，是诊断输尿管末端囊肿最简便准确的手段。IVP及逆行膀胱造影可见膀胱内有圆形或椭圆形的造影剂充盈缺损区。膀胱镜检查可见到膀胱底部圆形隆起的囊肿。囊肿的开口常位于其后下方不易见到。

并非所有输尿管囊肿都需要处理。但如出现以下症状，可选择进行手术治疗：① 巨大囊肿引起排尿困难；② 反复尿路感染影响肾脏功能。新生儿及小于6月龄患儿受限于膀胱容量不适宜行输尿管再植手术，可先选择将输尿管囊肿开窗[12]。

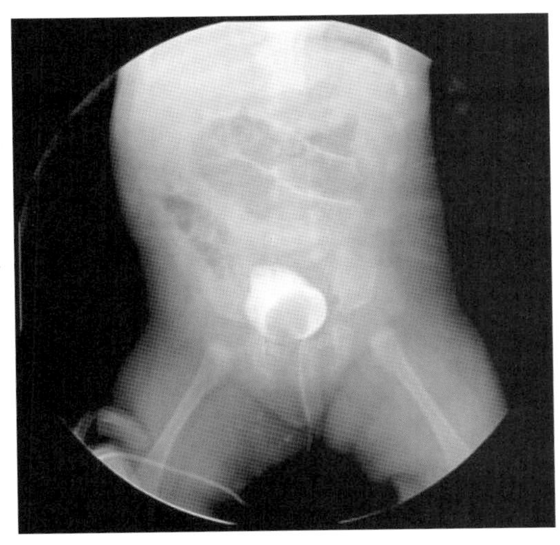

图68-3 膀胱造影见膀胱内巨大囊肿堵塞尿道内口

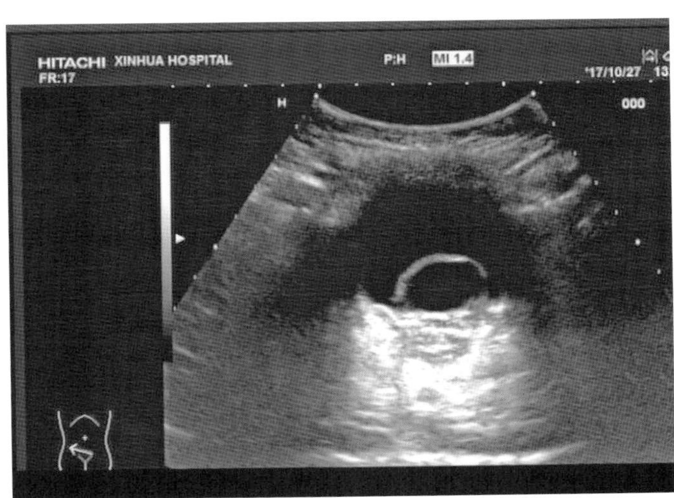

图68-4 B超所示右重复肾上肾输尿管末端囊肿

◆ 输尿管开口异位（ectopic ureteral orifice）

输尿管开口于膀胱三角区以外称为输尿管开口异位。异位输尿管口的位置在男性与女性不同。男性可开口在后尿道、输精管及精囊等部位，仍在括约肌之近侧端；而女性则可开口于尿道、前庭、阴道及子宫等部位，均在括约肌之远端。输尿管口异位在女性的发生率为男性的4倍。常伴有重复肾和双输尿管畸形。异位开口的输尿管几乎都是引流重复肾的上肾段，偶有引流下肾段者；少数发生于单一的输尿管，而该侧肾脏往往发育不良。

女孩的异位开口均在外括约肌的远端，临床症状典型，即正常排尿间歇的持续尿道或阴道口滴尿。新生儿及婴儿前后两次正常排尿间，尿布或内裤总有浸尿。外阴甚至两侧大腿受尿液刺激继发湿疹乃至糜烂。可伴有继发感染，滴尿混浊。年长儿可诉说腰背部或下腹部胀痛。

男孩因异位开口在外括约肌之近端，仍受括约肌的控制，临床症状比较隐蔽，不容易引起家长和医务人员的注意。对反复表现为附睾炎者，肛指检查有时可发现精囊扩张，有继发感染者，触痛明显。对疑有输尿管异位开口的男孩，应行IVP和B超检查。开口在后尿道者，尿道镜检查有助诊断。

诊断包括3个步骤。

（1）初步怀疑：根据典型病史，有正常分次排尿，又有持续滴尿，即应怀疑输尿管异位开口。

（2）寻找依据：检查外阴，先仔细观察尿道周围，大多见到尿道口与阴道口间有针眼状小孔，尿液呈水珠状不断从该小孔滴出。部分异位开口位于阴道，可见有尿液不断从阴道口流出。个别开口在尿道内，尿液不断从尿道口滴出，应与神经源性膀胱尿失禁鉴别。方法是经导尿管向膀胱内注入少量亚甲蓝后，拔出导管，注意观察。如尿道口滴出尿液清亮，不带蓝色，则是输尿管异位开口的证据。

（3）判断病变的侧别：输尿管异位开口的诊断较易建立，但要确定病变侧别则比较困难。下列几种检查手段所提供的线索是重要的参考资料。

IVU：异位开口的输尿管所引流的重复肾上肾段，因发育不良，长期积液扩张，几乎没有完好的肾实质，因此，在IVU时往往不能显示重复肾和双输尿管。下肾段因受上肾段积水的压迫，显影的肾盂肾盏可向下向外移位。显影的肾盏顶端至肾轮廓上缘的距离比下肾盏底端至肾轮廓下缘的距离长一些，说明有未显影的上肾段。

逆行造影：如发现尿道口周围有滴尿的异位开口，可用F3号输尿管试插并注入造影剂，如见输尿管显影，则可根据所偏向的一侧判断病变即在该侧。开口于阴道内的异位开口很难进行插管。

分别压迫左、右侧下腹部：患侧的输尿管都有扩张积水。如压迫某侧时，尿道口周围之异位开口或阴道口流出尿液量增加，则病变可能即在该侧。

B超检查：当输尿管增粗时，可见其下行于膀胱外，如显示重肾及发育不良肾脏，提示异位开口来源于此侧，但对于开口部位超声难以显示。B超与IVU检查互为补充，至为重要。

输尿管开口异位只能用手术治疗。如患侧肾脏功能尚可，可选择输尿管向膀胱再植入术治疗尿失禁。如患侧存在重复肾畸形，手术包括上输尿管单根再植或上下输尿管端侧吻合术。如该输尿管连接肾脏功能丧失，可选择切除该侧肾脏输尿管[12]。

◆ 先天性巨输尿管（congenital megaureter）

又称为原发性巨输尿管症，系指输尿管远端没有任何器质性梗阻而输尿管明显扩张积水。这不同于下尿路梗阻，膀胱输尿管反流以及神经源性膀胱等所致的继发性输尿管扩张积水[13,14]。

病因目前尚不明确。可能由于输尿管远端管壁肌细胞的肌微丝和致密体发育异常或该段的肌束与胶原纤维间比例失调。

患侧输尿管明显扩张、积水、输尿管扩张段的管径可达4 mm以上，管壁增厚，外观颇似肠管，其远端约数毫米长输尿管似为狭窄，与扩张段形成鲜明对比，而实际上，该段输尿管解剖正常，并无机械性梗阻存在。试插输尿管导管，可顺利通过至少F5号导管。患儿肾脏可有不同程度的积水，肾实质萎缩。如有继发感染，则可形成输尿管积脓，有脓肾或结石。

先天性巨输尿管并无特征的临床症状。因输尿管扩张积水，可表现为腹部包块。一般位于腹中部或偏向一侧，与肾积水之包块位该侧之腰腹部不同。感染后可发热、腹痛、血尿或脓尿。有些只能在显微镜下见有红细胞，白细胞或脓细胞。有些患儿因有消化道症状如食欲不振、厌食或体重不增就诊[15]。

以腹部包块就诊者，可因B超检查发现扩张的输尿管与肾盂相连。有血尿或尿路感染者应常规做IVP，可以发现肾积水和明显扩张积水的输尿管。膀胱镜检查输尿管插管注入造影剂行逆行造影，可显示扩张迂曲的输尿管。先天性巨输尿管常伴有尿路感染，最终将严重损害患侧肾功能。确诊后应积极采取手术治疗。

输尿管数量异常

◆ 输尿管发育不全或缺如（uretemal hypoplasia or lack）

多在尸检时发现，临床少见。双侧病变多为死胎；单侧者，常伴有该侧膀胱三角区缺如，发育不全的输尿管被纤维索条所代替，输尿管发育不全可包括远端闭锁，其上方的肾脏多为异常的残留肾。该肾可有积水，呈囊状扩大，临床少数病例可触及包块。IVP肾脏不显影；CT及MRI患侧肾盂及输尿管影像缺如。多数病例术中方能确认。对侧肾功能正常时可做病侧肾及输尿管切除。

◆ 肾及输尿管重复畸形（duplication of kidney and ureter）

重复肾及输尿管畸形可为单侧性，亦可是双侧；右侧较左侧多4倍，单侧较双侧者多。女性较男性多。诊断应做IVU。必要时经输尿管口插管造影。常见类型有：① 不完全性双输尿管畸形，形状如“Y”形，远端进入膀胱时只有一个开口。“Y”形输尿管常并发输尿管反流，因而引起的肾盂、输尿管积水是发生尿路感染的重要因素。② 完全性双输尿管畸形（图68-5）。其头端绝大多数伴发重复肾，并分别引流上下两肾段，一般而言，上肾段明显小于下肾段，只有一个大盏；而下肾段具有两个或两个以上的大盏，完全性双输尿管中引流上肾段的输尿管多伴发输尿管异位开口或输尿管囊肿。

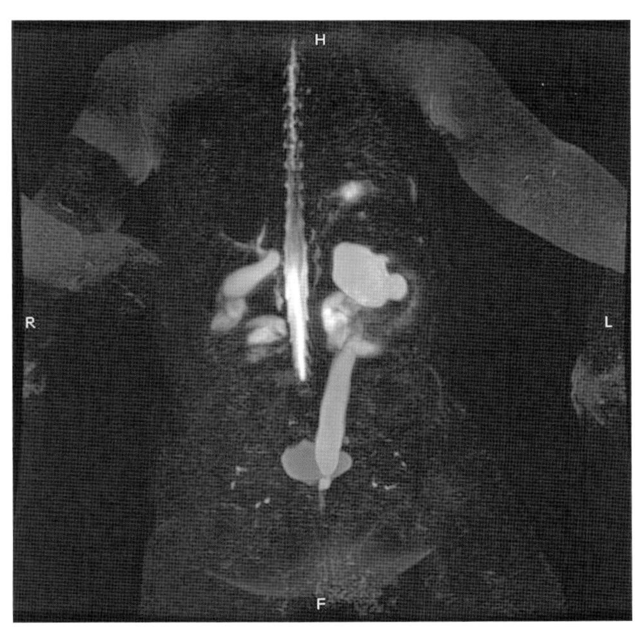

图68-5 磁共振成像所示左侧完全性双输尿管畸形

对于无并发症状者无须手术治疗，并发尿路感染或肾功能下降时需手术治疗。治疗无效者行上肾段及其输尿管全长或大部切除[12]。

小结

（1）输尿管发育异常表型较多，临床医师需做出不同的处理。

（2）女性输尿管开口异位可导致滴尿，男性可无滴尿。

（耿红全）

参·考·文·献

[1] Velardo J T. Histology of the ureter. In: Bergman H. The Ureter, 2nd edn. New York: Springer-Verlag, 1981: 13–54.

[2] Hinman F. Ureteral reconstitution. In: Bergman H. The Ureter, 2nd edn. New York: Springer-Verlag, 1981: 179–185.

[3] Soundappan S V S, Barker A P. Retrocaval ureter in children: a report of two cases. Pediatr Surg Int, 2004, 20: 158–160.

[4] Perimenis P, Gyftopoulos, Athanasopoulos A, et al. Retrocaval ureter and associated abnormalities. Int Urol Nephrol, 2002, 33: 19–22.

[5] Kumeda K, Takamatsu M, Sone M, et al. Horseshoe kidney with retrocaval ureter: a case report. J Urol, 1982, 128: 361–362.

[6] Carrion H. Retrocaval ureter: diagnosis and management. In: Bergman H. The Ureter, 2nd edn. New York: Springer-Verlag, 1981: 647–653.

[7] Lin H Y, Chou Y H, Huang S P, et al. Retrocaval ureter: report of two cases and literature review. Kaohsiung J Med Sci, 2003, 19: 127–131.

[8] Polascik T, Chen R N. Laparoscopic ureteroureterostomy for retrocaval ureter. J Urol, 1998, 160: 121–122.

[9] Smigh B G, Metwalli A R, Leach J, et al. Congenital midureteral stricture in children diagnosed with antenatal hydronephrosis. Urology, 2004, 64: 1014–1019.

[10] Cooper C S, Hawtrey C E. Fibroepithelial polyp of the ureter. Urology, 1997, 50: 280–281.

[11] Waldo E, Nelson.尼尔逊儿科学.张国成，主译.西安：世界图书出版公司，1999: 551–553.

[12] Christopher S C, Snyder H M Ⅲ. Ureteral duplication, ectopy, and ureteroceles. In. Pediatric Urology. Edited by John P. Gearhart, Richard C. Rink, Pierre D. E. Mouriquand. W. B. Saunders Company. Philadelphia, Pennsylvania, 2001: 430–449.

[13] Stephens F D, Smith E D, Hutson J M. Primary obstructed megaureter. In: Congenital Anomalies of the Urinary and Genital Tracts. Oxford: Isis Medical Media, 2002: 212–219.

[14] Culp D A. Congenital anomalies of the ureter. In: Bergman H. The Ureter, 2nd edn. New York: Springer-Verlag, 1981: 625–647.

[15] Maizels M, Stephens F D. Valves of the ureter as a cause of primary obstruction of the ureter: anatomic, embryologic and clinical aspects. J Urol, 1980, 123: 742–747.

第六节　尿道下裂

概述

狭义的尿道下裂（hypospadias）指尿道开口位于正常阴茎头部尿道外口位置的近侧，通常伴有明显的阴茎下曲和包皮异常分布（背侧包皮帽状堆积，腹侧包皮V形缺如）（图68-6）；广义的尿道下裂则包含了一大类在认识和处理原则上与典型尿道下裂一致的阴茎腹侧发育缺陷，包括尿道正位开口的

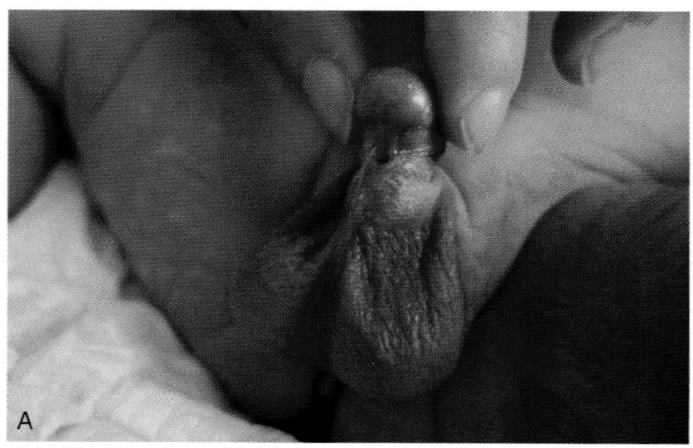

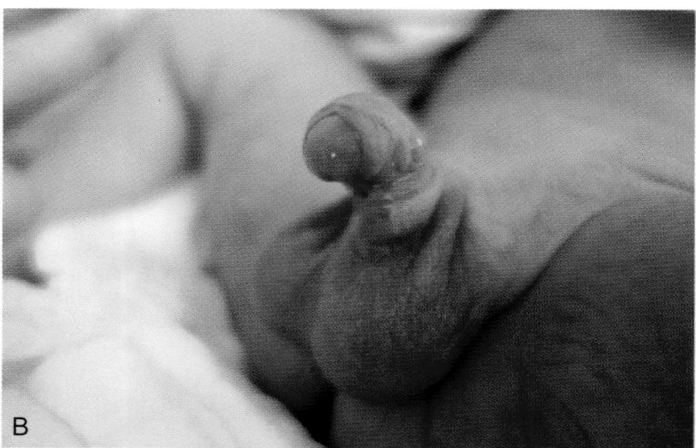

图68-6　新生儿典型尿道下裂

图A：尿道开口于阴茎腹侧；图B：阴茎下曲，背侧包皮帽状堆积，腹侧包皮缺如

阴茎下曲（chordee without hypospadias）、尿道海绵体发育不良（膜状尿道、纤维化尿道，含先天性尿瘘和隐性尿瘘）以及巨尿道口伴完整包皮型尿道下裂（megameatus with intact prepuce variant，MIP）等。

尿道下裂是男性泌尿生殖系统最常见的先天性畸形之一，每200～300个存活男婴中发生1例[1]。其发病率存在较大的地域差别，每万名出生婴儿中2.0～43.2例[2-4]，亚洲发病率和重型比例较高，我国1987—2001年尿道下裂患病率呈现明显上升趋势[5]。女性尿道下裂罕见，不在本节讨论之列。

尿道下裂主要表现为外生殖器形态异常，下裂的尿道口位置可位于阴茎头近侧份至会阴部中线区任何位置（图68-7）。通常认为尿道下裂的发生是各种因素影响下胚胎期尿道板管化过程停滞所致。

通常出生后根据典型外阴形态可确诊尿道下裂存在。绝大多数尿道下裂的矫治属于整形手术，并不需要在新生儿期进行手术矫治。新生儿发现尿道下裂时，更重要的问题在于辨识出需要确认性别的性别发育异常（disorders of sex development，DSD）、对明显的内分泌缺陷进行必要的早期评估、对合并多发畸形者早期筛查出需要及早诊治的显性或隐性严重畸形（如先天性心脏病、脊髓脊膜发育缺陷、肛门直肠畸形等），并对少见但可能威胁生存的肾上腺皮质功能障碍予以早期辨识和治疗。

病因

尿道下裂的病因不清，但多数学者认为尿道下裂的发生是多因素作用的结果，主要的假说包括遗传易感性、胚胎期激素刺激不足、母体胎盘因素，以及环境因素影响等[6]。

遗传因素

尿道下裂的发生存在家族聚集现象，但仅7%患儿可追溯到一级至三级亲属同患尿道下裂，尿道下裂患儿兄弟发生尿道下裂的概率为9%～17%。家族性尿道下裂多见于轻中型尿道下裂，在重型尿道下裂相对少见。当前已知与尿道下裂相关的基因有200余个，染色体片段缺失、移位等原因也可导致尿道下裂发生，但仅30%患儿能够检测到单基因或染

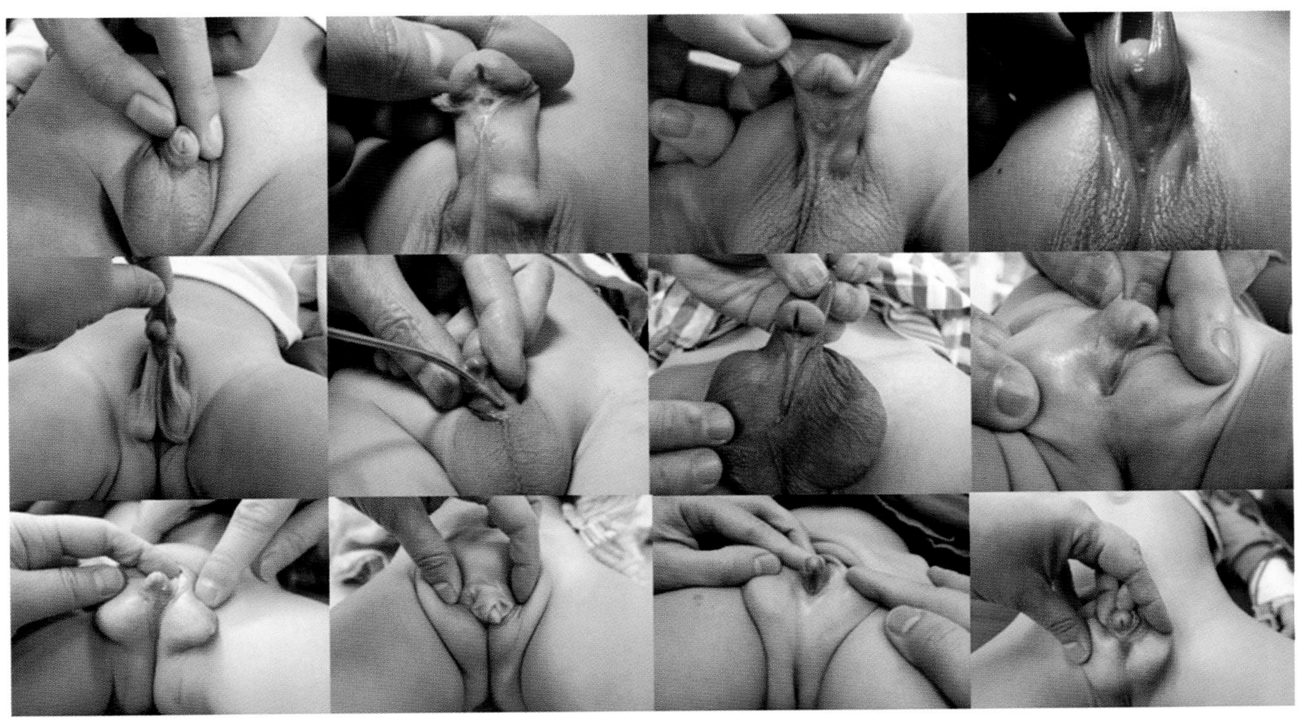

图68-7 各种开口不同的尿道下裂

色体异常[7]。

◆ 激素和环境因素

多数尿道下裂为单纯性外生殖器畸形，但当合并单/双侧隐睾和/或阴茎发育不良时，提示在胚胎发育中存在性激素内分泌缺陷。雄性激素和雌性激素在生殖器发育中均起着重要作用，胚胎期雌/雄激素失衡可导致不同程度的先天性阴茎发育异常如尿道下裂、小阴茎、外阴性别模糊等[8]。临床研究表明尿道下裂患儿肛殖距（AGD）缩小是胚胎期雄激素紊乱的结果。也有多项研究强调一些化学物质如邻苯二甲酸、己烯雌酚、苯甲酸雌二醇等作为环境内分泌干扰因子可导致尿道下裂发生，但多数是基于动物模型的研究，在人类是否直到同样致畸作用尚存在争议。另一种假说则认为某些男性生殖系问题如隐睾、尿道下裂、不育和睾丸恶性肿瘤等与睾丸发育异常有关，称为睾丸发育不全综合征（testicular dysgenesis syndrome，TDS）[9]。

◆ 母体孕期因素

流行病学研究发现在小于胎龄儿和单绒毛膜双胎中尿道下裂发生机会增高[10, 11]。重型尿道下裂患儿的母亲存在高血压、羊水减少和早产等问题多见，提示胎盘功能不良如hCG不足等可能是导致尿道下裂的重要因素之一[12]。采用体外受精/卵胞质内单精子显微注射技术孕育的男性新生儿尿道下裂发生率5倍于正常，但这种技术本就存在低出生体重和早产的问题，故而这种辅助生殖是直接还是间接导致尿道下裂高风险仍存在争议[13]。而孕期保胎治疗与尿道下裂的相关关系可能与胎盘功能不良或黄体酮的使用都有关系。

◆ 与尿道下裂相关的综合征

约90%尿道下裂为单纯外生殖器畸形，少数尿道下裂为多发畸形的一部分，表现为一些综合征，尿道下裂可出现在超过200种综合征中，其中常见者如：① WAGR综合征（肾母细胞瘤、虹膜缺失、外阴畸形和智力发育迟滞），由11p13区域缺失导致；② Denys-Drash综合征，表现为泌尿生殖系畸形和易感肾母细胞瘤；③ Smith-Lemli-Opitz综合征，常染色体隐性遗传，由位于11q13的*DHCR7*基因突变导致，该基因可编码7-脱氢胆固醇还原酶。表现为智力发育迟滞、面部畸形、小头畸形和并指；④ Opitz G/BBB综合征，由X连锁*MID1*基因突变或常染色体22q11显性缺失导致一系列人体中线发育缺陷，表型包括眼距增宽、气管食管缺陷、唇/腭裂以及轻度智力发育迟滞；⑤ Wolf-Hirschhorn综合征，又名4号染色体短臂末端缺失综合征，是由4p末端单纯缺失或复杂的重排所引起的遗传病，表现为智力发育迟滞、癫痫、面部畸形和中线结构缺陷；⑥ 13q缺失综合征，特征性表现为智力发育迟滞、面部畸形、肛门闭锁、尿道下裂伴阴茎阴囊转位；⑦ 手-足-生殖器综合征，系一种常染色体显性遗传疾病，由7p14-15上*HOXA13*基因突变引起，表现为双侧拇指和第一趾发育不良，男性个体尿道下裂，可伴有上尿路发育异常如膀胱输尿管反流等。

发病机制

尿道下裂是胚胎早期尿道板管化过程异常或不完全形成的先天性畸形。男性胚胎阴茎和尿道的发育分为早期的激素非依赖性阶段（孕5～8周）和后期的激素依赖性阶段（孕8～12周）[14]。在第一阶段，性腺分化尚未完成，男性与女性在外阴形态上无明显差异。孕5周时，中胚层细胞沿泄殖腔膜扩散，形成一对泄殖腔褶，继而沿中线在泄殖腔膜前方融合，形成生殖结节。这对泄殖腔褶即分为前方包绕尿生殖窦侧翼的尿生殖褶和后方的肛褶。尿生殖结节包含侧方的板状中胚层、表面外胚层和来源于尿生殖窦的内胚层尿道上皮。尿道板上皮最远端部分起着刺激生殖结节向外生长和分化的刺激信号中心作用。孕8周以后，XY男性的性腺分化为睾丸，性别分化的激素依赖阶段即启动。睾丸产生的睾酮促使生殖结节伸长、两侧尿道褶出现（其间即为尿道沟）。尿道沟的远侧部终止于向阴茎头延伸的实体性上皮板（称为尿道板）。尿道褶在腹侧的融合是形成阴茎段尿道的关键步骤，而生殖结节伸长和尿道褶融合过程最关键的因素是睾酮经5α还原酶转化为双氢睾酮。最终来源于外胚层的阴茎皮肤包括包皮覆盖整个阴茎（阴茎海绵体来源于间充质聚集）。阴茎发育和尿道闭合相关的基因和信号通路出现干扰即可导致尿道下裂，典型表现为阴茎腹侧面闭合异常，从而出现尿道开口于阴茎腹侧、阴茎下曲和包皮分布异常。在第二阶段，如雄激素未能起到作用，则外阴默认发育为女性表型，而孕8周以后不同程度的雄激素代谢障碍（产生不足、5α还原酶缺乏、雄激素受体缺陷）则导致不同程度的男性化不足。

阴茎发育的早期阶段呈下曲状态，继而伸直，引起尿道下裂发生的各种因素常同时导致阴茎弯曲状态因发育停滞而固定下来，故而尿道下裂患儿多数伴有不同程度的阴茎下曲。

包皮发育起始于冠状沟背侧分布的细胞层，腹侧融合形成系带的过程则延迟至尿道形成完成之后，故当尿道下裂发生，腹侧包皮即呈分裂缺损状态，而背侧形成包皮帽状堆积。

临床表现

尿道下裂表现为出生后可见的外阴形态异常，通常其解剖异常表现为尿道异位开口（可开口于阴茎头至会阴中线任何位置）、阴茎下曲以及包皮异常分布（背侧包皮帽状堆积、腹侧包皮V形缺如）三方面。

并非所有尿道下裂都同时具有前述三个特征，因而出现一些特殊类型。

（1）单纯阴茎下曲畸形，也称为无尿道下裂阴茎下曲畸形（chordee without hypospadias），表现为尿道正位开口于阴茎头，伴有不同性质和程度的阴茎弯曲。这种弯曲可分为四种类型，与尿道下裂所伴随的阴茎弯曲性质相近：①皮肤性下曲，由于皮肤及浅筋膜致密，牵拉阴茎向下弯曲；②筋膜性下曲，Buck筋膜纤维化，形成致密纤维限制阴茎伸直；③海绵体性下曲，由于阴茎海绵体背腹侧不对称，形成阴茎下曲；④尿道性下曲，发育不良、纤维化的尿道或未完成卷管的尿道板与阴茎海绵体形成明显弓弦关系，限制阴茎伸直。

（2）巨尿道口伴完整包皮型（megameatus with intact prepuce variant, MIP）。此型患儿包皮完整，常呈包茎，故而较多在儿童期拟行包皮环切时翻开包皮才发现尿道开口异常。尿道口可呈巨大而变形状态。

（3）先天性尿瘘和隐性尿瘘。尿道正位开口于阴茎头部，但阴茎腹侧可见部分尿道与皮肤紧贴呈薄膜状，如出生时该段薄膜呈破损状态，则表现为先天性尿瘘。这类畸形的实质仍然是尿道腹侧发育不良，其评估与手术与尿道下裂相同。

多数尿道下裂为单纯生殖器畸形，部分患儿存在合并发育异常如腹股沟斜疝、鞘膜积液、隐睾、先天性心脏病、前列腺囊等。少数患儿合并多发畸形如先天性心脏病、肛门直肠畸形、多系统发育迟滞、骨关节畸形、脊柱脊髓畸形、听力系统结构和功能异常、上尿路畸形等，须注意综合征的评估。

诊断

尿道下裂为先天性外观畸形，出生后通过查体即可诊断。尿道下裂典型表现为包皮不对称发育，背侧包皮帽状堆积，腹侧包皮缺如，显露出阴茎头和异位尿道口。但在早期诊断中应注意检查阴囊内是否能触及正常形态、体积和质地的睾丸。

尿道下裂的严重程度评估方法存在较多争议，相对普遍接受的分度法以尿道开口位置作为分型标准（如轻型包括阴茎头型、冠状沟型，中型包括阴茎远段型、阴茎中段型和阴茎近段型，重型包括阴茎阴囊交界型、阴囊型和会阴型），但阴茎下曲、尿道海绵体分岔部位、阴茎发育不良、合并阴茎阴囊转位和阴囊分裂等因素均会影响尿道下裂重建难度，因而往往需要手术当中综合评估这些因素才能较准确分型。

尿道下裂尤其重型或合并于性别发育异常者，较为常见阴茎发育不良，阴茎发育不良的界定争议较大，以手术条件来看，欧美国家多数医师认为阴茎头横径小于1.4 cm或1.5 cm不利于手术整形[15,16]。

从内分泌缺陷角度来看，阴茎头横径小于1.0 cm或阴茎背侧牵拉长度小于2.5 cm应高度怀疑显著的内分泌缺陷，从而应该进行详细的内分泌评估。

尿道下裂在出生后通过外阴视诊即可诊断，但部分特殊类型可能被忽略。如同时存在多器官系统发育异常，需考虑染色体片段缺失或者基因突变引起的一些综合征，如Deynes-Drash综合征（常会合并肾母细胞瘤的发生）等。若严重尿道下裂或一侧或双侧睾丸形态异常或无法扪及，需考虑性发育异常，可能涉及性别选择问题。某些阴茎发育严重不足的患儿，在出生时可能被误为阴蒂存在而判为女性。

◆ 特殊检查项目

对于单纯尿道下裂、阴茎发育基本正常者不须遗传学和内分泌详细检查，但对于重型、复杂性尿道下裂、合并隐睾或多发畸形者，需要做相应的特殊检查。

（1）染色体检查：是鉴别性发育异常还是单纯性尿道下裂的重要指标之一。对于重型、复杂尿道下裂、阴茎发育不良、合并隐睾或其他器官系统发育异常者，应做染色体检查。

（2）基因检测：以SRY为代表的基因检查明确导致尿道下裂的病因是否为单基因突变引起，但只有一小部分（约30%）能发现明确致病基因。已知会导致尿道下裂的单基因突变的疾病有200余种，针对这些基因的外显子测序或全基因外显子测序有助于明确导致尿道下裂的病因从而对治疗和预后有较好的判断。部分染色体大片段的缺失往往会引起除尿道下裂外其他系统、智力、身体发育、认知等方面出现异常。因此染色体高通量测序有助于了解有无染色体缺失的问题。

（3）性激素检测：男性婴儿出生后15～90天期间性腺轴功能活跃，近似但弱于青春期的性腺轴功能，因此被称作小青春期（minipuberty），这个阶段是作为早期评价性腺轴功能的最佳时期。此时期需完成性激素水平评估（尿促卵泡素、黄体生成素、睾酮、催乳素、雌二醇、17-羟孕酮、双氢睾酮、抗米勒管激素、抑制素B、脱氢表雄酮等）。除了可以鉴别性发育异常疾病以外，还可以了解性腺轴功能，对青春期启动维持和生精功能进行预测。出生4个月之后男性婴儿性腺轴功能逐渐进入静默期直至青春期再次启动。这段时间性腺轴功能几乎不能检测，因此位于此段时间内的患儿需要进行hCG刺激实验评估性腺分泌睾酮的功能，GnRH刺激实验评估垂体分泌促性腺激素的功能。

（4）生化检查：对于尿道下裂患儿早期出现吮乳无力、体重明显减轻、呕吐者，应排除先天性肾上腺皮质增生症（congenital adrenal hyperplasia，CAH），应及早进行生化检查了解电解质和肾功能状态。

（5）阴囊、盆腔、泌尿系超声：对于开口于阴囊、会阴或复杂性尿道下裂（尿道开口靠后、阴茎下曲严重、合并阴茎阴囊转位和阴囊分裂或合并其他器官系统发育异常），应做泌尿生殖系超声检查。尿道下裂合并前列腺囊较多（前列腺囊存在于11%～14%轻中型尿道下裂和约50%重型尿道下裂病例中[17]），性别发育异常的患儿中较多盆腔内残留米勒管结构。泌尿系统彩超用于评估肾脏和膀胱形态学上有无异常。一些少见综合征往往会导致多处泌尿生殖系统的畸形和异常。超声检查对于筛查出这些潜在合并问题有较大帮助。

（6）产前检查：在我国，产前超声检查不作非医学需要的胎儿性别鉴定，故而较多超声医师对胎儿外生殖器畸形并不熟悉。对于尿道下裂高危胎儿（家族史阳性、产前遗传学检查有相关阳性发现等），产前针对性超声检查仍然能够发现一些相关表现，尤其是重型尿道下裂伴有阴茎阴囊转位者，在超声检查下表现为典型的“郁金香”征。对于超声怀疑尿道下裂者，如能在排尿时观察到尿流射出位置在阴茎头近侧或阴囊、会阴位置，可以确诊尿道下裂。

（7）肛门生殖器距离（anogenital distance，AGD）：即肛殖距，近年来，较多作者认为肛殖距测量对于评估外阴男性化具有重要意义，尿道下裂患儿AGD较正常为短[18]，但对测量标志、测量工具和数值评估仍未达成共识[8]。

◆ 生物学评估的阶段性安排

对于较严重或复杂的尿道下裂，除根据病情选择前述检查项目外，一些生物学评估需按人体早期发育特点选择年龄段进行检查。

（1）出生后第1天：血清睾酮及其前体、抗米勒管激素、抑制素B、染色体和其他相关检查。

（2）小青春期（出生后15～90天）：睾酮及其前体、抗米勒管激素、抑制素B（染色体）和其他相关检查。

（3）性激素静默期（出生90天以后）：如果在小青春期前未能进行相应检查，此时为评估睾丸功能需做hCG刺激试验并检测刺激前后血清睾酮及其前体、抗米勒管激素、抑制素B、染色体和其他相关检查。

鉴别诊断

尿道下裂通常不需要鉴别，但应注意同时存在的性别发育异常（disorders of sex development，DSD），绝大部分性别发育异常存在外阴性别模糊、外阴男性化程度不足，这部分患儿往往会被单纯地当作重型尿道下裂进行治疗。若对这部分患儿认识不足而单纯地进行外阴男性化修复（尿道下裂修复），会导致性别选择不当、性别冲突、女性第二性征出现、阴茎发育不良等问题，造成患儿强烈的痛苦，无法正常融入社会生活或成年后再次选择性别转换等严重后果。因此，进行尿道下裂修复前需排除性别发育异常的问题才能进行尿道下裂修复。若性别发育异常经过多学科协作组讨论后按男性抚养的患儿也可进行尿道下裂修复。

治疗

尿道下裂的治疗主要依靠手术矫形，但绝大多数不需要在新生儿期手术。DSD状态在新生儿期也主要在于认识和评估，包括性腺探查和外阴整形等手术均不必在新生儿期进行。由于个体的性别意识大约在1岁半出现，如能在此之前矫治明显的外阴畸形，对个体的心理发育基本没有影响，故而国际上较普遍认同尿道下裂应在6～18个月期间予以矫治。但由于个体阴茎发育不佳、手术医师经验性选择以及部分医疗单位麻醉条件等限制，在我国1岁以内矫治尿道下裂尚未形成常规。由于尿道下裂多数在小儿阶段并不造成明显排尿功能障碍，主要问题在于生殖器畸形给患儿和家庭带来的精神影响，故而手术矫治宜在上幼儿园（3岁左右）进入社会化生活之前完成。但下面一些特殊情况需要早期甚至在新生儿时期予以处理。

（1）针对危及生命的合并症治疗：先天性肾上腺皮质增生症（CAH）主要见于46，XX女性，男性CAH患儿少见，且不一定出现尿道下裂，但如尿道下裂新生儿出现糖皮质激素低下（如吮乳无力、体重明显减轻、呕吐）和醛固酮产生障碍导致的失盐型表现（如低钠、低氯、高钾、代谢性酸中毒）者，或17羟孕酮水平升高者，应及早进行内分泌检查并给予治疗，失盐型需采用氢化可的松和氟氢可的松治疗，非失盐型采用氢化可的松治疗，以稳定内环境，防止出现危及生命的问题。

（2）尿道开口严重狭小导致排尿梗阻者，应早期临时性解除梗阻以防止上尿路功能受累。如针孔状尿道口旁为膜性尿道（图68-8），可在表面麻醉或局麻下扩开针孔样尿道口。如狭细的尿道远段为纤维化尿道所致，应在麻醉下切开狭窄段直至尿道口径宽敞部，重新造口以保证排尿顺畅，待后期手术矫治尿道下裂。

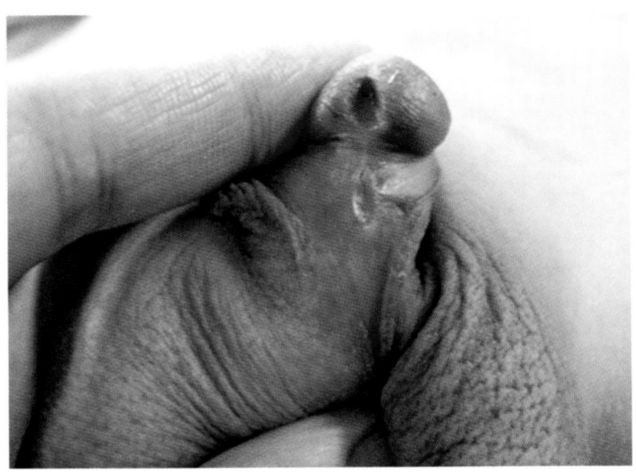

图68-8 阴茎腹侧冠状沟下方可见针孔状尿道开口，尿道口近侧为薄膜状尿道

预后

尿道下裂本身绝大多数并不带来直接的生理损害，更多是由于外生殖器畸形带来的心理影响。尿道下裂矫治手术并发症率相对较高，常见并发症有尿瘘、成形尿道裂开、尿道狭窄、尿道憩室、残留阴茎下曲等，尤其重型和复杂尿道下裂再手术率达到20%～40%。即使通过多次手术才能矫正，大多数尿道下裂最终可望达到基本成功的矫形和排尿与性功能，尤其是在病例量较大的治疗中心。重型尿道下裂、阴茎发育不良者和存在性别发育异常者，其生育潜能较差，需要远期随访。

小结

（1）尿道下裂是男性泌尿生殖系统最常见的先天性畸形之一。

（2）多数尿道下裂在新生儿期无明显危害，不需早期手术治疗。

（3）新生儿重型和复杂性尿道下裂需早期筛出可能涉及性别选择的性别发育异常和合并多发畸形。

（唐耘熳）

参·考·文·献

［1］Baskin L S, Ebbers M B. Hypospadias: anatomy, etiology, and technique. J Pediatr Surg, 2006, 41(3): 463–472.

［2］Paulozzi L J. International trends in rates of hypospadias and cryptorchidism. Environ Health Perspect, 1999, 107(4): 297–302.

［3］Toppari J, Kaleva M, Virtanen H E. Trends in the incidence of cryptorchidism and hypospadias, and methodological limitations of registry-based data. Hum Reprod Update, 2001, 7(3): 282–286.

［4］Nassar N, Bower C, Barker A. Increasing prevalence of hypospadias in Western Australia, 1980–2000［J］. Arch Dis Child, 2007, 92(7): 580–584.

［5］吴艳乔，代礼，王艳萍，等. 中国儿童尿道下裂发生率的变化趋势［J］. 四川大学学报：医学版，2005，36(2)：274–276.

［6］Carmichael S L, Shaw G M, Lammer E J. Environmental and genetic contributors to hypospadias: A review of the epidemiologic evidence. Birth Defects Res A Clin Mol Teratol, 2012, 94(7): 499–510.

［7］Sagodi L, Kiss A, Kiss-Toth E, et al. Prevalence and possible causes of hypospadias. Orv Hetil, 2014, 155(25): 978–985［Hungarian］.

［8］Hsieh M H, Breyer B N, Eisenberg M L, et al. Associations among hypospadias, cryptorchidism, anogenital distance, and endocrine disruption. Curr Urol Rep, 2008, 9(2): 137–142.

［9］Skakkeback N E, Rajpert-De Meyts E, Main K M. Testicular dysgenesis syndrome: an increasingly common developmental disorder with environmental aspects. Hum Reprod, 2001, 16(5): 972–978.

［10］Fredell L, Lichtenstein P, Pedersen N L, et al. Hypospadias is related to birth weight in discordant monozygotic twins. J Urol, 1998, 160: 2197–2199.

［11］Gatti J M, Kirsch A J, Troyer W A, et al. Increased incidence of hypospadias in small-forgestational age infants in a neonatal intensive-care unit. BJU Int, 2001, 87: 548–550.

［12］Huisma F, Thomas M, Amstrong L. Severe hypospadias and its association with maternal-placental factors. Am J Med Genet A, 2013, 161A(9): 2183–2187.

［13］Bang J K, Lyu S W, Choi J, et al. Does infertility treatment increase male reproductive tract disorder? Urology, 81(3): 644–648.

［14］Blaschko S D, Cunha G R, Baskin L S. Molecular mechanisams of external genitalia development. Differentiation, 2012, 84(3): 261–268.

［15］Snodgrass W, Mecedo A, Hoebeke P, et al. Hypospadias dilemmas: a round table. J Pediatr Urol, 2011, 7(2): 145–157.

［16］Bush N C, Villanueva C, Snodgrass W. Glans size is an independent risk factor for urethroplasty complications after hypospadias repair. J Pediatr Urol, 2015, 11(6): 355. e1–5.

［17］Priyadarshi V, Singh J P, Mishra S, et al. Prostatic utricle cyst: a clinical dilemma. APSP J Case Rep, 2013, 4(2): 16.

［18］Gilboa Y, Perlman S, Kivilevitch Z, et al. Prenatal anogenital distance is shorter in fetuses with hypospadias. J Ultrasound Med, 2017, 36(1): 175–182.

第七节 膀胱输尿管反流

概述

原发性膀胱输尿管反流是最常见的儿童泌尿道畸形。发病率为1%～2%，在泌尿道感染患儿中为30%～50%[1]。膀胱输尿管反流、泌尿道感染、肾损害存在明确关联。肾实质损害一般出现在早期，小婴儿的肾脏更易发生肾损害，大部分肾瘢痕在第1次尿感检查时已经存在，反流患儿的肾瘢痕大部分在3岁以内出现。

膀胱输尿管反流存在遗传因素，膀胱输尿管反流患儿的兄弟姐妹有反流的可能增加，为27%～51%，而他/她的后代有反流的可能性是66%[2]。

病因

输尿管膀胱连接部有活瓣作用在排尿和膀胱收缩时关闭，在结构和功能上适合间歇性排尿和防止反流。反流患儿被认为主要存在膀胱输尿管连接部异常，由于先天性开口向外侧异位使得黏膜下段偏短。因膀胱输尿管反流主要是输尿管和输尿管开口问题，这提示Wolffian管上输尿管芽出现的时间和位置与反流的发生相关。可以是控制这一过程的一个或多个发育基因变异引起。

肾瘢痕机制

反流和肾瘢痕存在关联，瘢痕和反流严重程度有关。有研究显示1级反流中5%有瘢痕，2级中6%有瘢痕，3级反流中17%有瘢痕，4级反流中25%有瘢痕，5级反流中50%有瘢痕[3]。

膀胱输尿管反流形成肾瘢痕的机制并不完全清楚。需要分清和感染相关的节段性肾瘢痕和先天性的原发性瘢痕。先天性肾瘢痕的发生机制由中肾管的发育异常引起。细菌性肾盂肾炎可以引起肾瘢痕，临床及实验中均可观察到上述情况，急性感染期DMSA检查可见血供稀疏区，以后的随访可以发现局部呈皮质缺失提示成为成熟的瘢痕。但是，仅一半的肾盂肾炎会形成瘢痕。造成这一区别的原因不清楚。可能的因素包括微生物进入组织的压力大小，微生物本身的毒力，和宿主的防御机制。有部分反流在出生时就存在严重的肾损害，这不可能是感染造成，目前认为是由发育过程异常引起，但具体病理生理机制尚不明确。

形成肾瘢痕的可能机制包括：感染的尿液反流引起间质炎症和损害；高级别反流通过机械和免疫机制损害肾脏；异常胚胎发育造成肾发育不良。后两种患儿也可因尿路感染引起广泛的实质损害。对于前两种，必须早期发现反流，先天性肾损害目前还无法预防。当然对这些患儿都应该早期发现反流以防止尿路感染造成进一步肾实质损害。

诊断

胎内诊断反流

产前B超大大增加了无症状的尿路畸形发现的比例，使得尿路感染发生前就可能进行必要的治疗。产前B超异常的比例为1%，其中20%～30%为泌尿系统。最常见的是肾积水，占泌尿系统异常的90%。诊断包括肾盂输尿管连接部梗阻、输尿管膀胱连接部梗阻、后尿道瓣膜和膀胱输尿管反流。

产前肾积水大部分被认为存在梗阻性疾病，但也可以是反流。研究显示产前肾积水存在反流的比例为11%～30%[4]。

产前膀胱输尿管反流的转归

大部分产前肾积水生后检查发现反流的为男婴，男女比例在2:1～5:1。这与大儿童中主要在女性发现反流相反。约2/3病例反流为双侧。胎内发现的反流一般反流级别较高。

有报道尿路感染对有反流的男孩损害更大，尤其在生后前6个月。这与多种因素有关，宿主因素包括包皮内板未角质化形成一个潮湿的环境利于病原菌生长，而包皮环切男婴尿路感染的比例明显下降。有研究显示尽管使用预防性抗生素，未环切男婴中48%包皮下仍有病原菌生长。

出生时1/3 ～ 1/2反流的肾脏DMSA显示有肾损害，有研究显示75%的5级反流，80%的4级反流，46%的3级反流和0%的1级和2级反流同位素检查可以发现总共18%的肾损害。

杨重光报道155例胎内诊断肾积水生后诊断为膀胱输尿管反流的病例，135例没有尿路感染的婴儿中42%有肾实质损害，其中男婴101例，女婴34例[5]。另有报道高级别反流中65%存在肾实质损害，也以男婴为主。新生儿中高级别反流中（4级、5级）在2岁时约20%可自愈。但25%保守治疗的男婴中即使使用预防性抗感染治疗仍然会发生尿路感染。

临床表现

早期诊断膀胱输尿管反流很重要。出现有些临床表现应考虑膀胱输尿管反流可能。随产前B超普及，出生前怀疑膀胱输尿管反流的病例应在生后1个月内检查。婴儿尿流不成线提示后尿道瓣膜或脊膜膨出病例膀胱输尿管反流比例较高。

大部分膀胱输尿管反流病例由于尿路感染检查发现。尿路感染中膀胱输尿管反流的比例为30% ～ 50%，男婴中更高。有研究显示尿感入院的57例新生儿33%检查发现有膀胱输尿管反流，其中16例双侧3例单侧，91%为高级别反流。另有研究在141例3 ～ 5级反流男婴中DMSA发现41%有肾损害。

影像学检查

◆ 超声

怀疑膀胱输尿管反流的婴儿都应进行超声检查。肾脏和上输尿管都应进行B型和实时检查。膀胱和下输尿管应采用实时模式检查输尿管膀胱连接部有无扩张、结构、蠕动和与膀胱底的连续性。如存在肾盂肾盏扩张、上段或下段输尿管扩张、肾脏不等大、肾皮质缺失或回声增强，应考虑膀胱输尿管反流的可能性。但膀胱输尿管反流间歇性和动态的特点使B超检查的特异性和敏感性均较低。

◆ 排尿造影

膀胱输尿管反流是一个动态过程。需要通过膀胱充盈和排尿过程显示，必须要插导尿管和显影过程。排尿造影是发现反流的金标准，假阴性率低，可以清晰显示解剖细节，有助于反流分级。和超声检查一起成为首选检查。

另一种检查方法是核素膀胱造影。可以是直接或间接锝标记的DTPA检查，直接检查法将DTPA溶液通过导尿管或耻骨上穿刺注入膀胱，充盈期和排尿期照相观察输尿管和肾脏。间接法则将DTPA注射入静脉，待膀胱充盈后嘱患儿排尿，计算输尿管和肾脏的摄取以判断反流情况。间接法需要患儿的合作故在婴儿中不合适。核素膀胱造影最大的问题在于无法提供反流的解剖细节，不能对反流分级。

国际反流分级共5级（图68-9）：1级：仅反流至输尿管。2级：输尿管肾盂肾盏均显影但没有扩张。3级：输尿管轻度扩张和扭曲，肾盂轻度扩张，肾盏杯口略钝。4级：输尿管中毒扩张和扭曲，肾盂

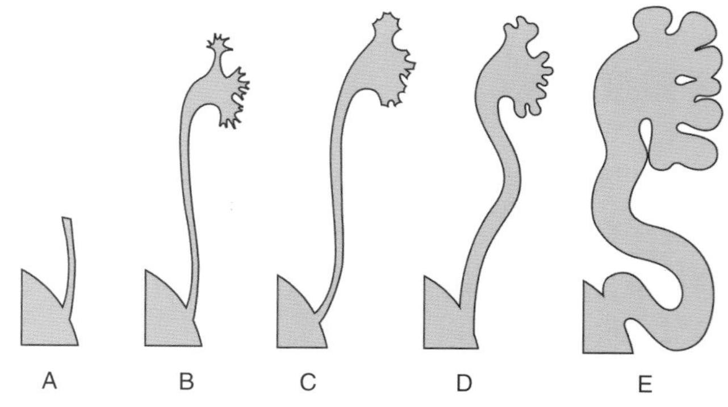

图68-9 国际反流分级示意图

图A：1级反流；图B：2级反流；图C：3级反流；图D：4级反流；图E：5级反流

肾盏中度扩张，肾盏杯口消失，但主要肾盏的肾乳头存在。5级：肾盂肾盏极度扩张。

DMSA扫描

DMSA是发现肾瘢痕最敏感的检查，同时也是急性期尿路感染明确肾盂肾炎最可靠的方法。急性期DMSA检查可以除外高级别反流，但对于婴儿第一次尿感急性期DMSA不一定能够除外反流的可能性。

治疗

膀胱输尿管反流治疗方法存在争议。治疗方法包括长期预防性抗感染治疗；尿感时抗感染治疗的间断式用药；预防性抗感染+抗胆碱能药物；开放或腹腔镜输尿管再植；内镜下注射治疗。

药物治疗

药物治疗基于以下假设：无菌反流绝大部分对肾脏无害，不影响肾功能和肾发育；患儿发育过程中反流会消退；多年的连续性低剂量抗生素预防用药可以防止感染。

患儿需要每日服用低剂量抗生素，每年复查B超和排尿造影了解反流有无消退。反流患儿随访10年3～4级患儿中约一半仍有反流，双侧反流者，仍有反流的比例为61%。还有研究发现1～3级反流每年的自愈率为13%，而4～5级每年仅有5%的自愈率。此外，长期抗感染治疗存在细菌耐药问题，以及出现突破性尿路感染的可能。

手术治疗

1. 开放抗反流手术

开放手术治疗反流曾经是金标准。但手术存在各种风险，在婴儿中由于膀胱容量小黏膜下抗反流隧道长度偏短，技术上也是一种挑战。有多种手术方法，较经典的是打开膀胱手术，做经过膀胱内外的Politano-Leadbetter手术，或横过膀胱三角的Cohen手术。这些手术效果明确，但住院时间相对较长。手术成功率对1～4级反流为92%～98%，5级反流手术后仍有反流的比例为19.3%。术后出现梗阻需要再手术的比例为0.3%～9.1%。

2. 腹腔镜手术

近年来有作者报道经膀胱或膀胱外的输尿管再植手术，国外资料提示与开放手术比较，住院时间缩短，术后不适减轻[6]。复旦大学附属儿科医院2004年12月至2010年10月收治108例膀胱输尿管反流患儿资料，其中开放手术37例和气膀胱腹腔镜手术组71例，比较2组围术期资料，结果气膀胱腹腔镜下手术治疗儿童膀胱输尿管反流住院时间短、术后留置导尿时间短，总费用低，是一种安全有效的手术方式[7]。

3. 内镜下注射治疗

微创的内镜下注射治疗在国外已经成为开放手术和长期预防性抗感染治疗方式的一种替代治疗方法，在很多单位成为膀胱输尿管反流治疗的首选方法，有报道在高级别的反流中一次性注射治疗的成功率可达87%。

（毕允力）

参・考・文・献

[1] Smellie J M, Barrattt T M, Chantler C, et al. Medical versus surgical treatment in children with severe bilateral vesicoureteric reflux and bilateral nephropathy: a randomized trial. Lancet, 2001, 357: 1329-1333.

[2] Connally L, Treves S, Connally S, et al. Vesicoureteral reflux in children: incidence and severity in siblings. J Urol, 1997, 157: 2287.

[3] Belman A B, Skoog S J. Nonsurgical approach to the management of vesicoureteral reflux in children. Pediatr Infect Dis J, 1989, 8: 556-559.

[4] Anderson P A M, Rickwood A M K. Features of primary vesicoureteric reflux detected by prenatal sonography. Br J Urol, 1991, 67: 267-271.

[5] Yeung C K, Godley M L, Dhillon H K, et al. The characteristics of primary vesico-ureteric reflux in male and female infants with pre-

natal hydronephrosis. Br J Urol, 1997, 80: 319–327.

［6］Chung P H, Tang D Y, Wong K K, et al. Comparing open and pneumovesical approach for ureteric reimplantation in pediatric patients—a preliminary review. J Pediatr Surg, 2008, 43: 2246–2249.

［7］孙玉芳，毕允力，阮双岁，等.开放与气膀胱腹腔镜下膀胱输尿管再植术治疗膀胱输尿管反流的疗效比较.中华泌尿外科杂志，2012，33(6)：439–442.

第八节　先天性阴道闭锁

概述

阴道闭锁是一种比较少见的女性先天性生殖器官的畸形，一般每4 000～8 000个女孩中就有1例。在胎内时，如果产前超声提示盆腔内膀胱后囊性包块，应该怀疑是否有阴道闭锁。

阴道通常称为肌纤维鞘管，从外阴前庭延伸到子宫。阴道位于骨盆腔中，和前方的尿道和膀胱颈三角区，后方肛管及直肠下端密切相关[1,2]。虽然阴道是一个肌肉管状结构，其长度和位置却变异很大，其形状由周围组织决定[1-3]。阴道的长度可以从4～12 cm，平均长度为7～9 cm[1,3,4]，后壁较长止于后穹窿，前壁较短止于前穹窿。阴道壁由三层组成：① 黏膜，包括非角化复层鳞状上皮，无腺体，激素敏感；② 肌层，由结缔组织（胶原蛋白和弹性蛋白）、平滑肌；③ 外膜（盆内筋膜连接阴道周围的盆腔结构）[1]。

发病机制

人类卵子在受精37天后，体腔上皮背侧在Wolffian管外侧卷折为米勒管，一对米勒管跨过Wolffian管的腹侧继续向下向中间生长，最后融合为泌尿生殖膈，两侧米勒管之间的隔逐渐消失，形成子宫阴道腔。

胚胎发育异常导致的阴道先天性异常见图68–10。

阴道从子宫阴道腔的尾端发育而来，后者由米勒管和泌尿生殖窦形成，二者的连接点是米勒结节[5]。融合的米勒管尾端细胞分化形成阴道索。阴道索逐渐延长，与两侧的来自泌尿生殖窦后面的

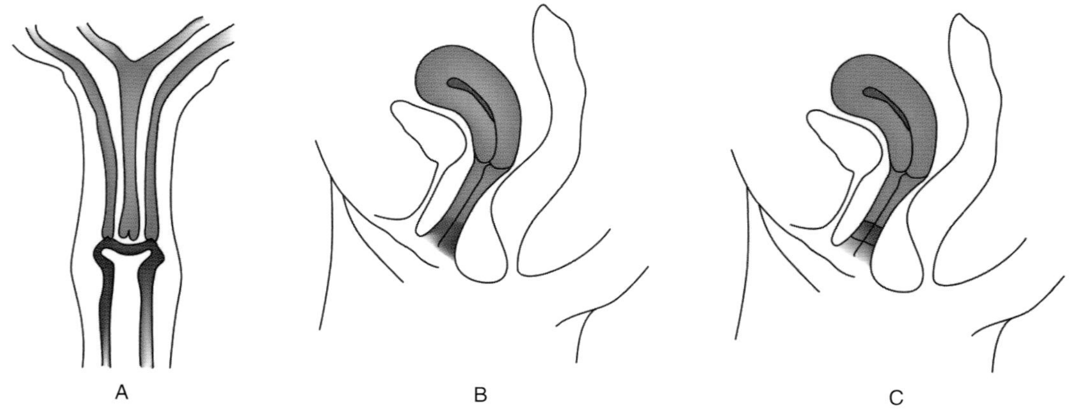

图68–10　阴道的胚胎发育

图A：说明胎儿结构。米勒管（红色）发育为子宫、宫颈和上2/3阴道，原始阴道窦球（棕色）发育为阴道的下1/3。Wolffian管（绿色），男性内生殖器的前体，在女性中通常退化；然而，残留物可能导致上部阴道囊性结构（加特纳管囊肿）。**图B**：说明了一个纵向阴道隔。**图C**：说明了阴道横膈的各种可能水平

内胚组织的外翻部位（阴道窦球）相汇合，阴道窦球向头部延伸，与阴道索的尾部融合，并同时分裂增殖，形成一实质、圆柱状体，称为阴道板，在孕中期阴道板由上向下穿通形成阴道腔[6]，随后阴道索贯通并为来自泌尿生殖窦的上皮覆盖。不完全腔道化导致的横膈，可以发生在不同水平的阴道，其厚度的变化不一[6]。如果配对米勒管管道横向融合或吸收异常，将导致纵向间隔[6,7]。此外，由于发育成肾脏泌尿系统的中肾管与生殖道米勒管密切相关，先天性阴道畸形常并发肾发育不全等先天性畸形[6-8]。

临床表现

在胎内时，如果产前超声提示盆腔内膀胱后囊性包块，以及女孩在青春期，间歇性腹痛并伴无月经者，应首先考虑先天性阴道闭锁。超声于膀胱下方可探及明显扩张的阴道、宫腔及宫颈，呈囊肿状，内为无回声或低回声，用探头压迫可见回声光点漂移现象。阻塞性阴道畸形、复杂的骨盆或阴道囊肿，在临床病史或体格检查中并没有明显的不同。

辅助检查

磁共振成像在先天性阴道畸形的评估诊断中有较大的优势，能明确地判断处女膜闭锁、横膈、纵向间隔和阴道发育不全。这些异常在腹部超声和CT中常无特异性的表现。它们通常表现为膀胱后一个复杂的囊性肿块（阻塞阴道扩张并充满液体），可有或无子宫腔扩张[7,9]。

虽然经阴道超声检查对确定阴道阻塞的位置及隔膜的厚度有一个最有用的方法，但它一般不会在处女的女性进行[4]。磁共振成像是评价阴道异常的很好选择，因为它既能描绘隔膜的位置、厚度和先天性闭锁的类型，所有这些评估在重建手术的规划中都是重要因素[7]。此外，MRI可以帮助评估阴道的内容，如是否为血液[10,11]。

诊断

◆ 处女膜闭锁

处女膜闭锁是女性生殖道中最常见的先天性异常[9]。处女膜是常会发生膜褶皱，全部或部分闭塞的阴道外口，其位置位于泌尿生殖窦和阴道球之间。处女膜闭锁发生是由于膜腔道化的失败[6]。阴道闭锁的发病率估计在0.1%[7,12]。处女膜的解剖异常，常不易发觉，直到月经初潮，患儿出现周期性腹痛，原发性闭经时才会发现。处女膜闭锁可以在体检时发现处女膜鼓出，处女膜照光实验为蓝光即可得出诊断。因此，很少需要影像学检查来协助诊断[3]。

一个16岁的女孩处女膜闭锁，表现为原发性闭经（图68-11）。

◆ 阴道横膈

阴道横膈可导致完全性阴道梗阻，其临床表现为周期性盆腔疼痛和闭经[6,7]。横膈是结缔组织的纤维膜，有血管和肌肉成分，将阴道分成两段，从而缩短其功能长度。虽然横膈可沿阴道在任何地方发生，但最常发生的部位是阴道上、中1/3交界处，或在胚胎原始阴道板的连接和米勒管融合出（图68-10）[6,7]。阴道横膈很少诊断在新生儿或婴儿时期诊断，除非梗阻导致严重的阴道黏液积累[9]。如果阴道横膈发生在中间或阴道上段，外阴检查一般都是正常的；然而，如果膜可见，它将厚厚的粉红色，透光反射阴性，与处女膜闭锁不同[7]。

磁共振成像是最好的能够帮助确定横向隔，是最有用的成像方式的手术规划。MRI鉴别宫颈高度横膈与先天性宫颈缺如有重要意义。对于后者的情况选择手术切除子宫，因为整形手术通常是不成功的[7,10,11]。一个先天性阴道横膈患儿通常会进行阴道重建手术解除梗阻和保留生育功能[6,7]。

1例15岁原发闭经的阴道横膈。图68-12为矢状位MR图像（A）和（B）分别为抽出经血前后。经血抽出后，能更清楚地分辨出隔膜。b=膀胱，ps=

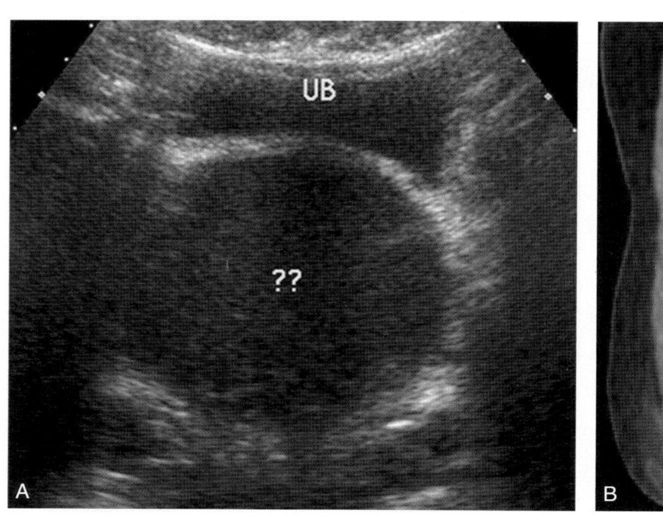

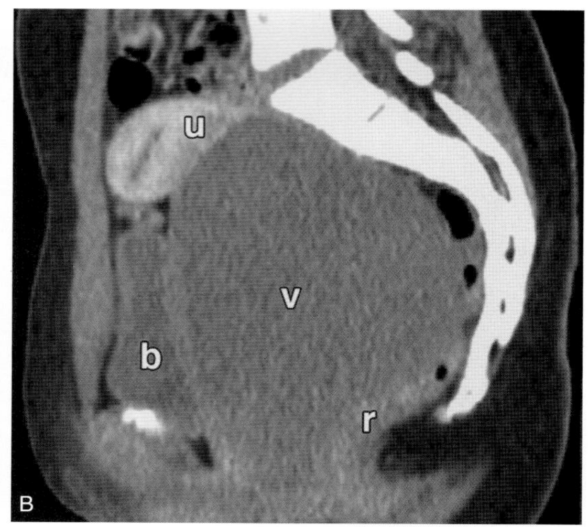

图68-11 处女膜闭锁超声表现
图A：经腹超声图像显示膀胱（UB）后一个异常扩张、充满血液的囊性肿块。在这种情况下，超声会提示在阴道内有低回声或混合回声；**图B**：矢状面CT扫描显示肿块，密度稍高于尿液，密度与血液一致。矢状位重建图像能提高诊断的准确性。b=膀胱，r=直肠、u=子宫，v=阴道

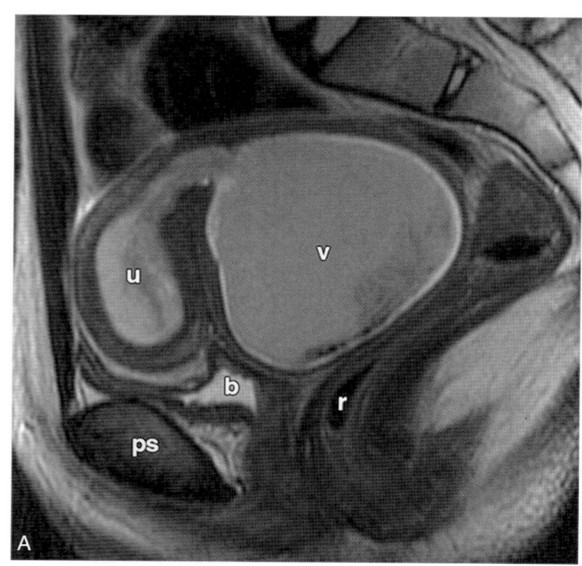

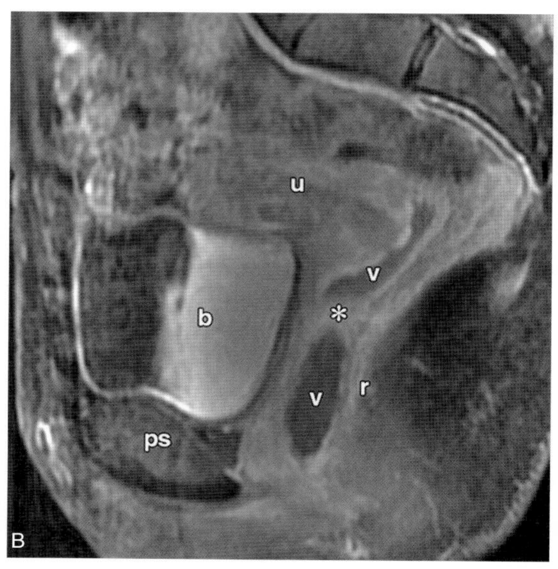

图68-12 阴道横膈矢状位图像
图A：MR图像经血抽出前；**图B**：MR图像经血抽出后。*为子宫横膈

耻骨联合，r=直肠、u=子宫内膜子宫、v=阴道。

◆ 纵向隔膜

纵隔膜将阴道分成两个平行的腔。如果一个或两个腔都受阻，纵向间隔可能会在临床和放射学检查上都无法识别。任一腔阻塞，患儿会出现骨盆腔疼痛；如果两腔受阻，会出现闭经[6]。当梗阻存在，隔膜是最好的显像在T_2加权图像，这有助于将低信号间隔从高信号强度腔内分泌物和血液中区分出来。当无梗阻的存在，即使是磁共振成像也无法将阴道纵隔辨认得出来[7,10,11]。

阴道纵隔（图68-13）横向（A）和矢状位（B）T_2加权MR图像显示纵阴道隔（白色*）将阴道分成两个通道。b=膀胱，ps=耻骨联合，r=直肠，

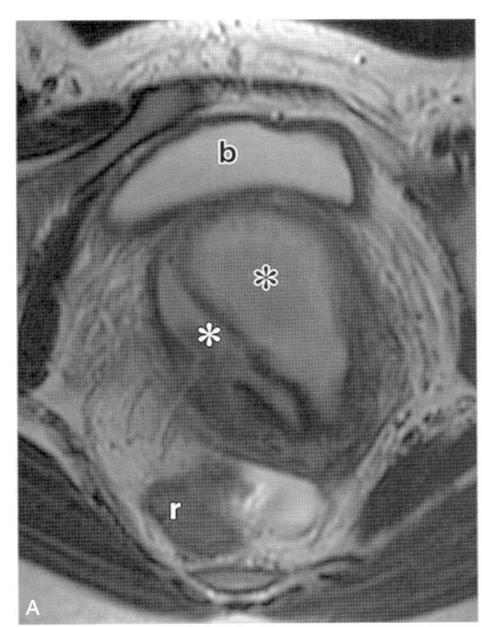

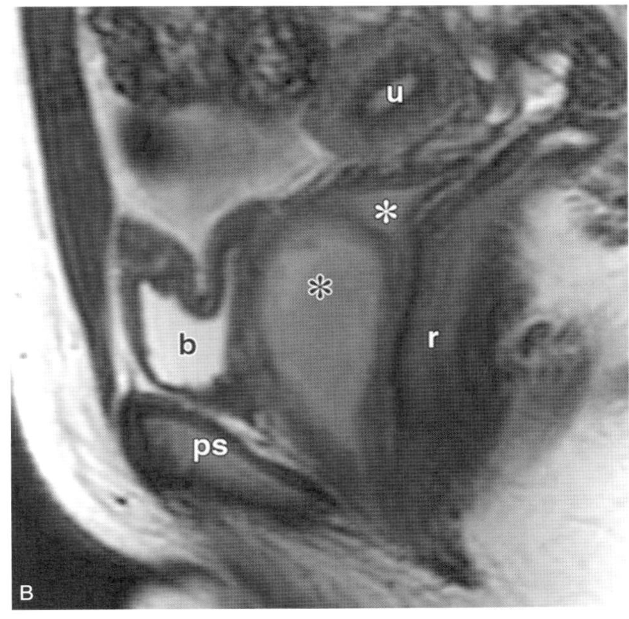

图68-13 阴道纵隔MR成像
图A：横向、T_2加权MR图像，B=膀胱；图B：矢状位T_2加权MR图像。b=膀胱，ps=耻骨联合，r=直肠，u=子宫

u=子宫。

◆ 阴道发育不全

阴道发育不全发生在窦阴道球不形成[6,13]。在阴道发育不全的患儿有一个正常的子宫，子宫积血，患儿发展为原发闭经和严重的骨盆腔疼痛[7,8]。虽然阴道发育不良可以在体检时诊断，辅助横断面成像可以被确诊，尤其是在患儿有明显的腹部肿块时（图68-14）。

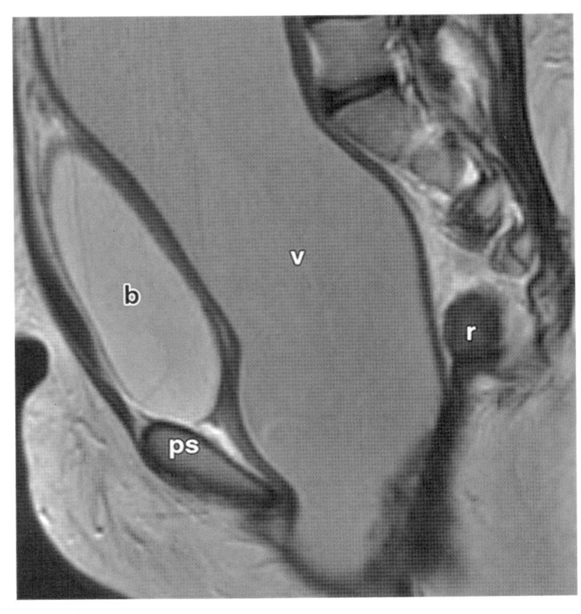

图68-14 女，14岁，出现原发性闭经的部分远端阴道发育不良
矢状MR图像显示大量扩张的阴道（V）含血制品。子宫（未显示）是正常的，推移至脐水平。b=膀胱，ps=耻骨联合，r=直肠

鉴别诊断

鉴别处女膜闭锁与阴道远端闭锁可经会阴部探查，并能观察闭锁段的长度，前者闭锁段很短，后者长1～4 cm。

小结

先天性阴道闭锁是由于胚胎发育时期阴道板的腔化异常或米勒管的发育异常，形成各种的横膈、纵隔及阴道发育不全，在产前超声中可表现为膀胱后带漂浮物的囊性肿块或者是青春期闭经及腹痛，可通过MRI明确各分型及隔膜的位置、厚度，为重建手术的设计提供有效的帮助。

（徐国锋）

参·考·文·献

[1] Cunningham F G. Anatomy. In: Schorge J O, Schaffer J I, Halvorson L M, et al. Williams gynecology. San Francisco, Calif: McGraw Hill Medical, 2008: 773-802.

[2] Anderson J R, Genadry R. Anatomy and embryology. In: Berek J S. Berek and Novak's gynecology. 14th ed. Philadelphia, Pa: Lippincott Williams and Wilkins, 2007: 75-128.

[3] Levi C S, Lyons E A, Holt S C, et al. Normal anatomy of the female pelvis and transvaginal sonography. In: Callen P W. Ultrasonography in obstetrics and gynecology. 5th ed. Philadelphia, Pa: Saunders Elsevier, 2008: 887-918.

[4] Salem S, Wilson S. Gynecologic ultrasound. In: Rumack C M, Wilson S R, Charboneau J W, et al. Diagnostic ultrasound. 3rd ed. St Louis, Mo: Elsevier Mosby, 2005: 527-588.

[5] FDA Drug Safety Communication. New warnings for using gadolinium-based contrast agents in patients with kidney dysfunction. Available.

[6] Bradshaw K D. Anatomic disorders. In: Schorge J O, Schaffer J I, Halvorson L M, et al. Williams gynecology. San Francisco, Calif: McGraw Hill Medical, 2008: 402-425.

[7] Junqueira B L, Allen L M, Spitzer R F, et al. Müllerian duct anomalies and mimics in children and adolescents: correlative intraoperative assessment with clinical imaging. RadioGraphics, 2009, 29(4): 1085-1103.

[8] Troiano R N, McCarthy S M. Mullerian duct anomalies: imaging and clinical issues. Radiology, 2004, 233(1): 19-34.

[9] Rosenberg H K. Pediatric pelvic sonography. In: Rumack C M, Wilson S R, Charboneau J W, et al. Diagnostic ultrasound. 3rd ed. St Louis, Mo: Elsevier Mosby, 2005: 1977-2034.

[10] Eisenberg L B, Elias J, Qureshi W, et al. Female urethra and vagina. In: Semelka R C. Abdominal-pelvic MRI. 3rd ed. Hoboken, NJ: Wiley, 2010: 1401-1432.

[11] Scoutt L M, McCarthy S M. Female pelvis. In: Stark D D, Bradley W G. Magnetic resonance imaging. 2nd ed. St Louis, Mo: Mosby-Year Book, 1992: 1945-1986.

[12] Reindollar R H, Byrd J R, McDonough P G. Delayed sexual development: a study of 252 patients. Am J Obstet Gynecol, 1981, 140(4): 371-380.

[13] Westphalen A C, Qayyum A. The role of MRI in the evaluation of gynecologic disease. In: Callen P W. Ultrasonography in obstetrics and gynecology. 5th ed. Philadelphia, Pa: Saunders Elsevier, 2008: 1048-1076.

第九节　尿道重复畸形

概述

尿道重复畸形（urethral duplication）又称为双尿道（double urethra），是很少见的泌尿系畸形，至2017年仅有300多病例文献报道，且男性明显多于女性[1]。按两个尿道的排列位置可分为上下位或矢状位尿道重复，以及左右并列位或冠状位尿道重复两种类型，而以前者明显多见，后者往往并发重复膀胱。两个尿道中为一个主尿道，有正常的管径、尿道括约肌和精阜（男性），另一个为副尿道，多发育差。按两个尿道的完整性可分为不完全性尿道重复和完全性尿道重复。

发病机制

目前发病机制不明，常见的从胚胎学上的解释有：① 腹膜前壁闭合异常；② 尿道上裂膀胱外翻综合征的变异；③ 原始尿生殖窦瘘管；④ 泄殖腔残留；⑤ 后肠发育时Rathke外侧襞的发育中断[1-2]。

分型

男性尿道重复多见，目前临床上被广泛认可的最常见的分型是Effmann等（1976）分型[3]（图68-15）。

Ⅰ型：不完全性尿道重复（副尿道一端是盲

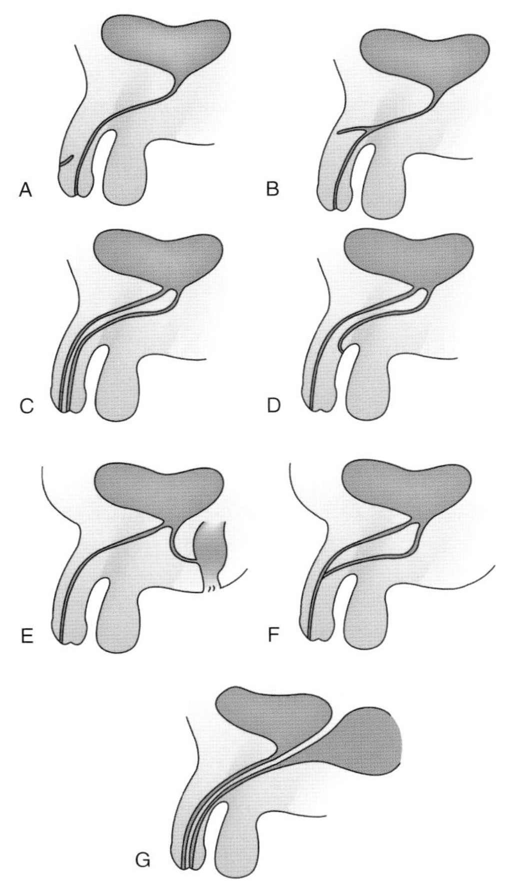

图68-15 男性尿道重复畸形分型

图A：ⅠA型；图B：ⅠB型；图C：ⅡA1型；图D：ⅡA2型；图E：ⅡA2（Y）型；图F：ⅡB型；图G：Ⅲ型

端）。

A：副尿道开口于阴茎的背侧与腹侧，与膀胱、尿道不相通（图68-16，图68-17）。

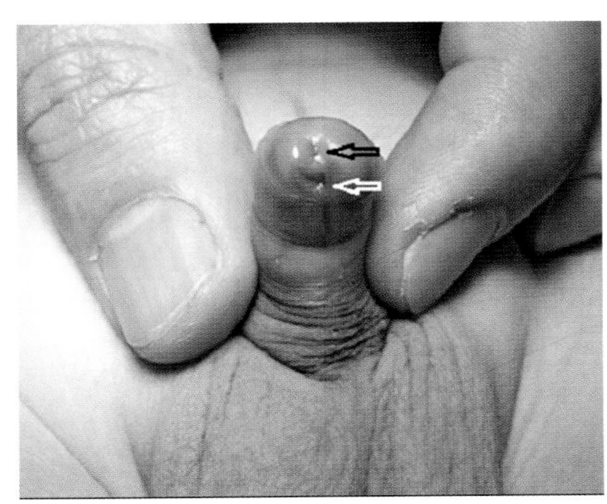

图68-16 男性尿道重复畸形示意图

黑色箭头所示为背侧副尿道，白色箭头所示为腹侧主尿道

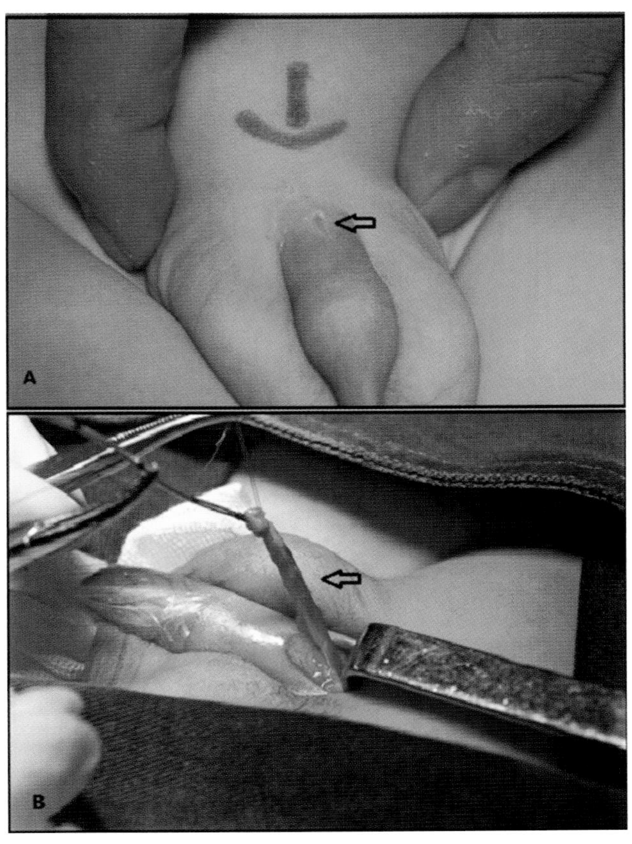

图68-17 不完全性尿道重复（副尿道开口于阴茎背侧或腹侧）

图A：黑色箭头所示为阴茎背侧根部副尿道开口；图B：黑色箭头所示为术中完整剥离的副尿道

B：副尿道开口于尿道，另一端呈盲端终止于尿道周围，经常与尿道憩室混淆。

Ⅱ型：完全性重复尿道。

A：两个尿道口：A1：两个分别发自膀胱的互不相交通的尿道。A2：其中一个尿道发自另外一个尿道，但尿道开口不同。另外一种特殊类型是Y型（图68-18），是副尿道于前列腺部尿道分叉，开口异位于会阴或肛周，而正常位置的尿道发育差。由于有膀胱括约肌控制，无尿失禁。

B：一个尿道口：两个尿道起源于膀胱或后尿道，远端汇合成一个尿道。

Ⅲ型：重复尿道是骶尾部重复畸形的一部分。

尿道重复中以ⅠA型最常见，最常见的完全性尿道重复是ⅡA2型[1]。在Ⅱ型中发育差的副尿道多位于发育相对好的主尿道的背侧。

女性尿道重复罕见，可表现为两种类型。

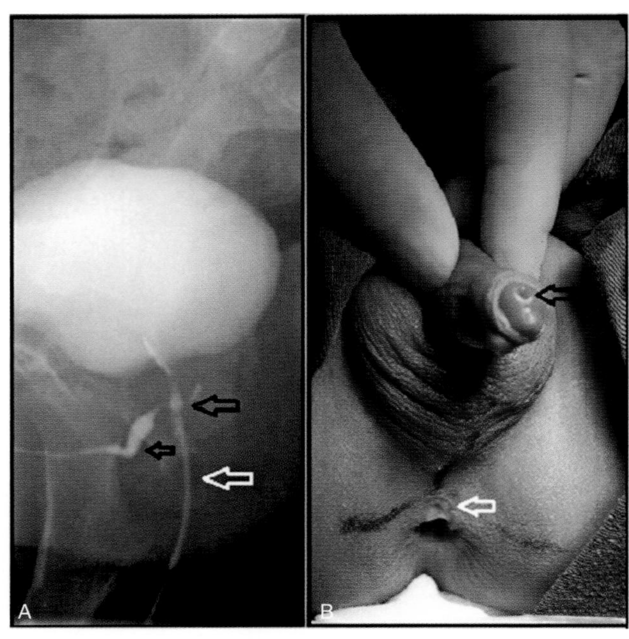

图68-18　尿道重复畸形（Y型）

图A：为Y型尿道重复患儿逆行尿路造影图，白色箭头所指为主尿道，小黑箭头所指为发育不良的副尿道，大黑箭头所指为两尿道在耻骨后汇合；**图B：**为Y型尿道重复患儿术前照片，黑色箭头所示为副尿道，白色箭头所示为主尿道，位于会阴部

（1）主尿道位于会阴，副尿道于阴蒂下，大都无须手术治疗。

（2）两个尿道均开口于会阴或阴道。前者稍多见，有症状者需要尿道成形术[5]。

临床表现

尿道重复畸形由于解剖学特征的多样性，临床表现各有不同。临床上多表现为排尿呈多股尿线、尿失禁、泌尿系感染、排尿困难等，也可无症状，因其他原因就诊偶然发现[4]。常可合并尿道上裂、尿道下裂、膀胱外翻，膀胱输尿管反流等畸形。

诊断

尿道重复的确诊主要靠排泄性膀胱尿道造影（VCUG）和膀胱尿道镜检查[5]。VCUG是临床分型的首选检查，可了解和评估尿道的管径、形态以及变异情况。如患儿不能排尿或VCUG双尿线显示不清楚，可行双尿道逆行造影检查。膀胱尿道镜检查可了解精阜及尿道内情况。其他的影像学检查如B超检查能了解上尿路的畸形情况，且具有简便易行、无痛苦、无创伤、无放射性损害等优势，应作为常规的检查项目。IVP在诊断Y型及Ⅲ型等复杂的尿道重复畸形具有优势[6]。鉴别诊断主要包括先天性尿道瘘、单纯性尿道下裂、尿道憩室和尿道球腺膨大[7]。

治疗及预后

对于无症状、不影响外观的尿道重复不必处理[5]。手术指征主要有：① 美观要求；② 有双尿道，尿失禁，反复泌尿系感染，排尿困难等临床症状；③ 合并有其他泌尿生殖道的畸形[7]。根据尿道重复畸形分型不同，目前主张个体化治疗，临床上应选择不同的手术方式[1,2,4,6,7]。

常见的治疗方法如下。

（1）硬化剂注射治疗，适合副尿道有尿失禁或排尿有两条尿线的患儿，但有血栓及阴茎下弯的并发症发生的风险，一般不推荐[6,8,9]。

（2）副尿道切除术，适合所有类型的尿道重复，但术中需要注意避免损伤尿道外括约肌及神经血管束[6,9]。

（3）尿道口成形或尿道口融合术，适合ⅠA型尿道重复，手术简单，创伤小，外观效果满意，但有尿道口狭窄或闭锁的可能[6-10]。

（4）尿道-尿道造口术，适合ⅡA1型尿道重复，但有尿道狭窄和闭塞的风险[10,11]。

（5）尿道重建术，适合合并有尿道下裂的ⅡA2或Y型尿道重复。ⅡA2型取阴茎背侧包皮带血管蒂岛状皮瓣转移至腹侧行尿道成形术（Onlay或Duckett术式），包皮材料不足者行阴囊中隔带血管蒂岛状皮瓣尿道成形术或口腔黏膜代尿道成形术。Y型尿道重复畸形的处理较复杂，可分2期手术，一期将腹侧尿道自直肠前壁分离，取阴囊中隔带血管蒂岛状皮瓣缝合成管，近端与腹侧尿道口吻合，远端固定与阴茎阴囊交界处行尿道造口。尿道造口术后6～12个月再行二期手术，即自尿道造口处至阴茎头行Duckett或加Duplay尿道成形[4]。因阴囊皮肤长毛导致尿道并发症的风险，材料首选包皮内板或口腔黏膜，常见并发症有尿道狭窄和尿道憩室[6,8,11-13]。

手术时分清主副尿道至关重要，一般认为腹侧尿道不论尿道外口位置如何，其发育程度、尿道括约肌功能及精阜位置均以腹侧尿道为主，即所谓主尿道，手术时应予以保留[2,4,10]。但也有腹侧尿道为发育不良的副尿道的报道[14]。确定主、副尿道不能以尿道外口的位置而定，应根据临床表现结合VCUG或尿道膀胱镜检查而定[4,10]。如果切除腹侧功能好的尿道而保留发育差的开口位置正常的背侧副尿道则是难以弥补的错误。

小结

尿道重复畸形是一种很少见的先天性泌尿系畸形，根据分型临床表现各异，手术时分清主、副尿道至关重要，应根据患儿病变的解剖特点及临床表现个体化治疗。

（唐达星）

参・考・文・献

[1] Davidson J R, Wright N J, Garriboli M. Urethral duplication with two hypospadic meati-an unusual variant[J]. Eur Pediatr Surg Rep, 2016, 4 (1): 37–40.

[2] Lima M, Destro F, Maffi M, et al. Practical and functional classification of the double urethra: A variable, complex and fascinating malformation observed in 20 patients[J]. J Pediatr Urol, 2017, 13(1): 42. e1–42. e7.

[3] Effman E L, Lebowitz R L, Colodyn A H. Duplication of the urethra[J]. Radiology, 1976, 119: 179–185.

[4] 宋宏程，白继武，黄澄如，等. 小儿重复尿道畸形. 中华泌尿外科杂志[J]，2008, 29(6): 381–384.

[5] 黄澄如，孙宁，张潍平. 实用小儿泌尿外科学[M]. 北京：人民卫生出版社，2006: 307–309.

[6] Salle J L, Sibai Hicham, Rosenstein Daniel, et al. Urethral duplication in the male: review of 16 cases[J]. J Urol, 2000, 163: 1936–1940.

[7] Maitama H Y, Mbibu H N, Tella U M. Urethral duplication: Case report and literature review[J]. Ann Afr Med, 2012, 11: 186–189.

[8] Onofre L S, Gomes A L, Leao J Q, et al. Urethral duplication—a wide spectrum of anomalies[J]. J Pediatr Urol, 2013, 9: 1064–1071.

[9] Abouzeid A H, Safoury H S, Mohammad A S, et al. The double urethra: revisiting the surgical classification[J]. Therapeutic Advances in Urology, 2015, 7 (2): 76–84.

[10] Coleman R A, Winkle D C, Borzi P A. Urethral duplication: cases of ventral and dorsal complete duplication and review of the literature[J]. J Ped Urol, 2010, 6: 188–191.

[11] Podesta M L, Medel R, Castera R, et al. Urethral duplication in children: surgical treatment and results[J]. J Urol, 1998, 160: 1830–1833.

[12] Mane S B, Obaidah A, Dhende N P, et al. Urethral duplication in children: our experience of eight cases[J]. J Pediatr Urol, 2009, 5: 363–367.

[13] Singh S, Rawat J. Y-type urethral duplication in children: Management strategy at our center[J]. J Indian Assoc Pediatric Surg, 2013, 18 (3): 100–104.

[14] Arda I S, Hicsonmez A. An unusual presentation of Y-type urethral duplication with perianal abscess: case report[J]. J Pediatr Surg, 2002, 37: 1213–1215.

第十节 输尿管囊肿

概述

输尿管囊肿（ureterocele）或输尿管膨出，是指输尿管末段的囊样扩张，其外层是膀胱黏膜，内层为输尿管黏膜，二者之间为发育异常的菲薄肌层。输尿管囊肿的大小个体差别明显，可从直径不足

1 cm到占据整个膀胱。输尿管囊肿最常见于重复肾重复输尿管畸形，其对应的输尿管开口可位于膀胱内，或异位于膀胱颈及更远端的尿道。输尿管囊肿多见于女性和左侧，女性发病率约为男性的4倍，女性中约95%并发重复畸形，而男性中66%来自单一系统[1]。

发病机制

目前发病机制不明，常见的从胚胎学上的解释有：① Chwalle膜延迟破溃/不完全溶解引起的输尿管末段扩张[2]；② 输尿管芽太靠近头端从而延迟了从中肾管分离，导致末段扩张[3-6]；③ 受累的膀胱内输尿管常有肌层发育异常，缺乏合适的肌层支撑[3-6]。以上观点并没有明确的证据支撑，同时对于临床工作的指导意义并不大。

分型

根据囊肿的位置可将其分为单纯型和异位型。单纯型输尿管囊肿是指输尿管完全位于膀胱内，异位型输尿管囊肿是指输尿管达到膀胱颈或更远端的尿道，囊肿多并发于重复肾的上部肾[7]。异位型占病例总数的60%～80%。单纯型多见于单一系统，多见于成人及男性（图68-19）。异位型常合并重复肾重复输尿管畸形，常引起尿路梗阻及上肾部的发育不全/不良，女性多见[1]。

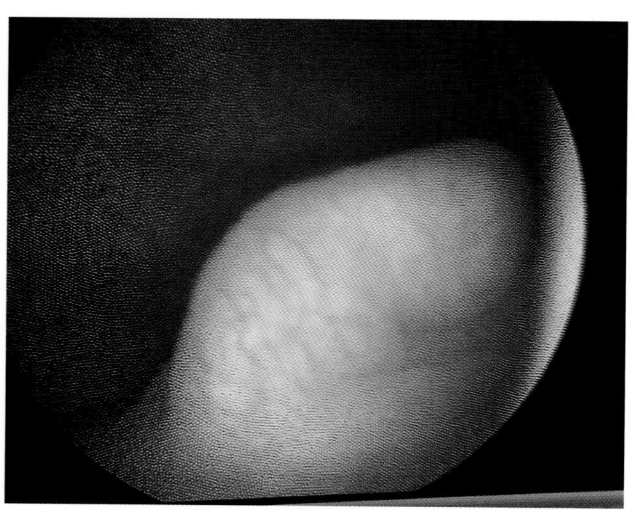

图68-19 男，6个月，左侧单纯型输尿管囊肿膀胱镜视野下所见

Stephens描述输尿管分为以下类型[8]：狭窄型：指其膀胱内开口狭窄，可如针尖样表现。括约肌型：开口异位于膀胱颈。括约肌狭窄型：开口既狭窄又接近膀胱颈。

盲肠样输尿管囊肿：输尿管开口位于膀胱内，且黏膜下层扩张并侵入尿道黏膜下层，此型可导致尿液潴留在尿道黏膜下层并引起梗阻。

临床表现

（1）尿路感染：可在出生后的数月间就发现，多为反复性，严重者脓尿。

（2）尿道外口异物：女童排尿时可见肿物自尿道外口脱出，需与横纹肌肉瘤，尿道脱垂，子宫阴道积液及尿道周围囊肿鉴别。

（3）尿潴留：常见于女童及盲肠样输尿管囊肿。

（4）尿失禁：囊肿使外括约肌受累所致。

（5）尿路结石及血尿。

（6）肾功能受损。

（7）腹痛或腹部肿物。

（8）生长发育迟滞。

诊断

（1）B超：越来越多的输尿管囊肿可通过产前超声诊断出来，能发现肾积水和膀胱内扩张的囊状结构[9]。产后的超声检查能够发现囊肿并发泌尿系畸形。

（2）MRI：非产前诊断的首选，但能克服胎儿方位不佳，孕妇肥胖，羊水过少等不利于产科超声检查的因素。也是出生后泌尿系统畸形如重复肾重复输尿管畸形等的常用排查手段[10]。

（3）静脉肾盂造影（IVP）：是评价输尿管囊肿的有效技术，可用于单纯型和异位型输尿管囊肿的诊断。

（4）基于临床表现的诊断：最常见的临床表现

是患儿存在反复性尿路感染，其他的表现可以有不同形式的排尿障碍包括尿急，尿失禁；尿路结石及血尿。女童常因尿道外口异物就诊而发现。部分患儿并无明显泌尿系统症状，仅表现为生长发育迟滞，腹痛或腹块[11-13]。

（5）核素扫描：DMSA，DTPA 等对评估上肾功能及梗阻严重程度有价值，有助于判断上肾是否值得保留。

（6）排泄性尿路造影（VCUG）：囊肿可显示出眼镜蛇头样典型的缺损表现。

治疗及预后

由于输尿管囊肿具有复杂多变的临床及影像学表现，治疗方案必须个体化。

治疗目的：保护肾功能；控制尿路感染，梗阻及反流；维持正常的排尿控制；降低手术死亡率。目前达成一致的观点是，早起每日予以预防性抗生素治疗可降低尿路感染的发生率。常见的治疗方法如下。

◆ 单纯型/单一系统输尿管囊肿

1. 肾功能良好

（1）无症状者可随诊观察。

（2）膀胱镜下经尿道行囊肿基底部切开，是肾功能良好的单纯型输尿管囊肿的首选术式。利用3Fr Bugbee电极对囊肿基底部切开后，囊肿顶盖部分塌陷到膀胱底部，可起到阀门作用而抑制反流。该术式效果确切，约70%患儿不需要再次手术[14,15]。

（3）严重反流者行全下尿路重建，包括输尿管囊肿切除及输尿管再植。

2. 肾功能丧失

行肾切除术。

◆ 输尿管囊肿并发于重复肾重复输尿管畸形

1. 上肾部无功能或功能严重损害

（1）上尿路入路手术包括上肾切除术和部分输尿管切除术，术后输尿管囊肿被减压瘪缩，恢复膀胱三角区到接近正常结构，解除可能存在的同侧下肾输尿管反流。对于85%的无反流者，该手术是确定性的治疗方案[16,17]。

（2）若下肾输尿管存在严重反流，行上肾及相应扩张输尿管切除术，同时行下肾输尿管切除，输尿管囊肿切除及下肾输尿管再植术。此种联合手术方式操作较多且复杂，增加术后恢复时间，适合下肾输尿管严重反流病例，不作为常规术式。

（3）经尿道行囊肿戳穿/切开：适合有严重尿路感染的小婴儿，药物未能控制的尿路脓毒症患儿，需首先行切开减压。

2. 上肾部功能良好

（1）上输尿管与下肾盂吻合或上输尿管与下输尿管吻合，使尿液从上肾的集合系统引流入下肾集合系统。高位吻合比远端的输尿管-输尿管吻合更有优势，因为后者容易发生吻合部位的另一根输尿管退变（yo-yo效应），容易发生尿液瘀滞感染，对引流不利[1,18]。

（2）输尿管囊肿切除，以及上、下输尿管双再植。

（3）经尿道行囊肿戳穿/切开。

3. 女性异位输尿管囊肿脱垂的急诊处理

（1）手法推回。

（2）在阴道水平对脱垂囊肿做横行切开减压。

（3）后续治疗方法参照前述输尿管囊肿并发于重复肾重复输尿管畸形的治疗。

小结

输尿管囊肿是小儿泌尿外科最棘手的疾病之一，可以导致泌尿道梗阻，输尿管反流，肾功能损害及尿失禁，因此其处理必须根据患儿具体情况而定，医师需结合临床及影像学表现选择个体化的治疗方案，以期达到最佳的治疗效果。

（唐达星）

参·考·文·献

[1] 黄澄如，孙宁，张潍平．实用小儿泌尿外科学［M］．北京：人民卫生出版社，2006: 249-250.
[2] Chwalle R. The process of formation of cystic dilatations of the vesical end the ureter and of diverticula at the ureteral ostium. Urol Cutan Rev, 1927, 31: 499.
[3] Mendelsohn C. Using mouse models to understand normal and abnormal urogenital tract development. Organogenesis, 2009, 5(1): 306-314.
[4] Tanagho E A, Pugh R C. The anatomy and function of the ureterovesical junction. Br J Urol, 1963, 35: 151.
[5] Tanaka S T, Ishii K, Demarco R T, et al. Endodermal origin of bladder trigone inferred from mesenchymal-epithelial interaction. J Urol, 2010, 183(1): 386-391.
[6] Viana R, Batourina E, Huang H Y, et al. The development of the bladder trigone, the center of the anti-reflux mechanism. Development, 2007, 134(20): 3763-3769.
[7] Glassberg K I, Braren V, Duckett J W, et al. Suggested terminology for duplex systems, ectopic ureters and ureteroceles. J Urol, 1984, 132(6): 1153-1154.
[8] Stephens D. Caecoureterocele and concepts on the embryology and aetiology of ureteroceles. Aust N Z J Surg, 1971, 40(3): 239-248.
[9] Pfister C, Ravasse P, Barret E, et al. The value of endoscopic treatment for ureteroceles during the neonatal period. J Urol, 1998, 159: 1006-1009.
[10] Milind P, Heemanshi S, Parelkar S V, et al. Role of magnetic resonance urography in diagnosis of duplex renal system. Indian J Urol, 2009, 25(1): 52-55.
[11] Upadhyay J, Bolduc S, Braga L, et al. Impact of prenatal diagnosis on the morbidity associated with ureterocele management. J Urol, 2002, 167(6): 2560-2565.
[12] Chertin B, de Caluwe D. Is primary endoscopic puncture of ureterocele a long term effective procedure? J Pediatr Surg, 2003, 38: 116-119.
[13] Visuri S, Jahnukainen T, Taskinen S, et al. Prenatal complicated duplex collecting system and ureterocele-Important risk factors for urinary tract infection. J Pediatr Surg, 2017.［Epub ahead of print］
[14] Blyth B, Passerini-Glazel G, Gamuffo C, et al. Endoscopic incision of ureteroceles: intra-vesical versus ectopic. J Urol, 1993, 149(3): 556-559, discussion 560.
[15] Sander J C, Bilgutay A N, Stanasel I, et al. Outcomes of endoscopic incision for the treatment of ureterocele in children at a single institution. J Urol, 2015, 193(2): 662-666.
[16] Mandell J, Colodny A H, Lebowitz R, et al. Ureteroceles in infants and children. J Urol, 1980, 123(6): 921-926.
[17] Scherz H C, Kaplan G W, Packer M G, et al. Ectopic Ureteroceles: surgical management with preservation of continence-review of 60 cases. J Urol, 1989, 142(2 Pt 2): 538-541, discussion 542-543.
[18] Mariyappa B, Barker A, Samnakay N, et al. Management of duplex-system ureterocele. J Paediatr Child Health, 2014, 50(2): 96-99.

第十一节　后尿道瓣膜症

概述

后尿道瓣膜症（posterior urethral valves）最早由Hugh Hampton Young提出并建立了目前常用的分类方法，是男性先天性下尿路梗阻中常见的疾病，活产男婴中约5 000个出现一例后尿道瓣膜，尽管发生率不高，但基于我国庞大的人口基数及每年大量的新生儿，实际出生的后尿道瓣膜患儿并不少见[1]。值得一提的是，后尿道瓣膜患儿中近半数将在18岁前发展成终末期肾病，需要长期的透析或者移植。由于近年来在透析和移植上技术的巨大进步，这些患儿的预期寿命可以达到70岁，这就给家庭和社会带来相对沉重的经济负担。对后尿道瓣膜的病理生理的认识和早期干预可以有效延缓终末期肾病的到来[2]。

病理生理

后尿道瓣膜于胚胎形成的早期就已出现，可引起泌尿系统及其他系统的发育异常及功能障碍。

肺发育不良

胎儿尿是妊娠中、后期羊水的主要来源。后尿道瓣膜的胎儿因肾功能差，膀胱出口梗阻排尿少，导致羊水减少。羊水过少妨碍胎儿胸廓的正常活动及肺在子宫内的扩张，造成肺发育不良。肺发育不良患儿生后常有呼吸困难、发绀、呼吸窘迫综合征、气胸及纵隔气肿，多死于呼吸衰竭[3-5]。

肾小球、肾小管异常

（1）肾滤过功能不良主要原因系肾发育不良，肾表面有许多小囊泡，肾质地变硬。导致肾小球滤过功能差的另一原因是反复泌尿系统感染。由于后尿道瓣膜造成的尿潴留及膀胱输尿管反流极易导致泌尿系感染，使肾实质萎缩，肾功能低下[6]。

（2）肾小管功能异常是由上尿路压力增高破坏肾的集合管系统，造成肾小管浓缩功能障碍，尿量增多，尿比重下降。其尿量可以是正常尿量的2～4倍，即获得性肾性多尿症或肾性糖尿病。无论液体摄入量多少及有无脱水，尿液排出均增多，从而使输尿管逐渐扩张，同时也增加了膀胱容量[7-9]。

（3）后尿道瓣膜多合并程度不同的肾积水、输尿管扩张，其原因除膀胱输尿管反流外，还有因后尿道瓣膜引起的膀胱内压力增高，使上尿路尿液引流不畅。应评估膀胱是否能够完成低压储尿和完全排空两项基本功能[10-12]。

后尿道瓣膜合并膀胱输尿管反流占40%～60%。反流原因是膀胱压力增高，使输尿管口抗反流机制失调，输尿管口周围有憩室形成也是引起反流的另一原因。膀胱输尿管反流更加重了肾实质、肾曲管的破坏，易发生反复泌尿系感染，造成肾瘢痕形成、远期高血压、肾功能衰竭等合并症[13-16]。

（4）大量资料表明尿道瓣膜切除术后经过尿动力检查约75%有膀胱功能异常，包括膀胱低顺应性、逼尿肌过度活动及肌源性衰竭等。后尿道瓣膜切除术后的膀胱功能异常被称为“瓣膜膀胱综合征”。膀胱功能异常可因膀胱肌肉收缩不良、膀胱颈肥厚等造成排尿困难所致，也可由膀胱容量相对小，膀胱括约肌收缩功能差引起，准确的原因尚不十分清楚[17-18]。

临床表现

产前超声检查已经普遍，很多先天性尿路畸形可于胎儿期被检出，如胎儿期未被检出，新生儿期常有排尿滴沥、费力，甚至急性尿潴留。严重肾积水或过度充盈的膀胱可触及腹部肿物[19]。

新生儿期可有排尿费力，哭吵及尿滴沥症状，甚至发生急性尿潴留，在下腹部常可触及胀大的膀胱，壁很厚，也可因肺发育不良引起呼吸困难、发绀等，部分患儿可有尿液性腹水，尿液可从肾实质或肾窦渗出，通过有渗透性的腹膜渗入腹腔，尿液性腹水可引起水、电解质平衡紊乱，甚至危及生命，但尿液分流至腹腔，减少了肾脏的压力，腹膜又可吸收腹水，所以对患儿的预后反有好处，后尿道瓣膜导致严重尿路梗阻的新生儿可有严重的泌尿系感染、尿毒症、脱水及电解质紊乱[20]。

后尿道瓣膜一般分为三型：① 第Ⅰ型，第Ⅰ型最常见，瓣膜起于精阜的远侧端，止于尿道上，瓣膜一般为两条，由精阜起，分别向外行与尿道的后壁及侧壁相连，中间呈裂缝，有的瓣膜在精阜远端先互相融合，然后分为两条，止于尿道侧壁；有的只有一条瓣膜，一条瓣膜者多不会引起尿道梗阻，另外有的瓣膜超过了两条，还有的起于精阜中段，皆属于第Ⅰ型；② 第Ⅱ型，瓣膜起于精阜的近侧端，向上向外，止于膀胱颈部，目前认为，这种类型在临床上并不存在，这些瓣膜样物质源于由输尿管口向精阜的表浅肌肉增生肥厚所致，是继发于增加的排尿阻力，在机械性和功能性梗阻如神经源性膀胱，逼尿肌-括约肌协同失调时出现；③ 第Ⅲ型，瓣膜在精阜的远端膜部尿道的水平，呈隔膜状，中央只有针孔大小的小孔，似虹膜，排尿时，长的弹性黏膜皱襞可脱垂入尿道形成典型的风向袋状瓣膜，占后尿道瓣膜的5%。

诊断

产前超声检查可见肾、输尿管积水，一般均是双

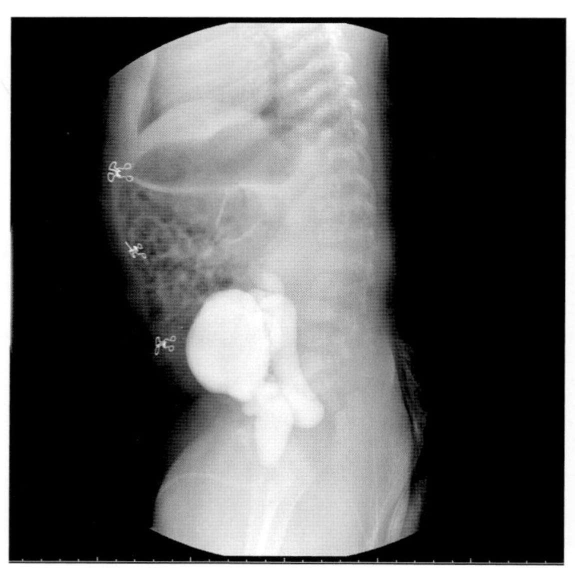

图68-20 后尿道瓣膜合并反流

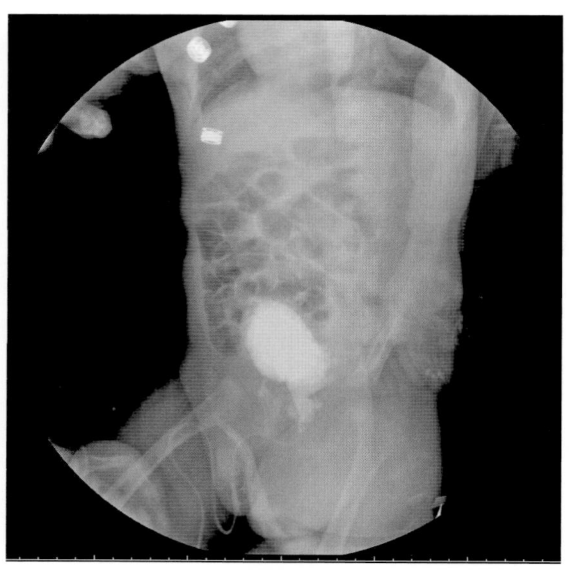

图68-21 后尿道瓣膜（膀胱多发小梁小室）

侧；膀胱膨胀且壁增厚；长而扩张的尿道前列腺部及羊水量少[21]。这些检查所见须于小儿出生后做超声复查核实，确诊要靠排尿性膀胱尿道造影（VCUG）[22]。

典型排尿性膀胱尿道造影可见瓣膜近端的尿道前列腺部伸长，扩张，膀胱颈肥厚，膀胱壁肥厚、扩张，成小梁及假性憩室而呈松塔状。40%～60%病例并发膀胱输尿管反流（图68-20，图68-21）。

肾核素扫描可了解分肾功能及肾脏瘢痕情况[23]。

对VCUG检查示后尿道扩张，怀疑下尿路梗阻者，均应行膀胱尿道镜检查以明确诊断。

还应做尿动力学检查，术前术后测定尿流率有重要的临床意义，术后需尿动力学复查了解膀胱储尿期和排尿期功能有无异常及判断预后[24-25]。

鉴别诊断

◆ 先天性膀胱颈挛缩

多见于小儿，因膀胱颈部肌肉、纤维组织增生及慢性炎症，导致膀胱颈部狭窄而发生尿路梗阻。有排尿困难、尿潴留、膀胱输尿管反流、肾输尿管积水、肾功能减退及反复发作的尿路感染。直肠指检可触及膀胱颈部硬块。排尿期膀胱尿道造影示膀胱出口抬高，膀胱底部呈圆形，膀胱尿道镜检查可见膀胱颈部环状狭窄，后唇呈堤状隆起，三角区肥厚，膀胱底部凹陷。

◆ 先天性精阜增生

系精阜先天性增大，突入尿道，形成阻塞所致的排尿障碍性疾病。可有排尿困难、尿线无力、尿频、尿失禁、遗尿、肾功能不全、水电解质紊乱等表现。排尿期膀胱尿道造影可见后尿道充盈缺损，其上之尿道扩张，膀胱输尿管反流。尿道镜检查可见隆起、肥大的精阜。

◆ 尿道狭窄

由先天性、炎症性、损伤性、医源性等原因所造成的尿道纤维组织增生，导致尿道管腔的狭窄。有排尿困难、尿潴留，甚至继发感染。尿道造影可显示狭窄段。用尿道探子探查时，可在狭窄段受阻。

◆ 神经源性膀胱

系控制排尿的中枢或周围神经受到损害后所引起的排尿功能障碍。有排尿困难、尿失禁、尿潴留、双肾积水、肾功能减退及继发尿路感染。一般多由于外伤或手术所致的神经损伤或脊柱裂、脊膜膨出、骶骨发育不良等先天性畸形引起，也可由糖尿病，脊髓灰、白质炎等全身性疾病或某些药物引起。除排尿困难等症状外，尚有便秘、大便失禁、膀胱感觉减退或消失，会阴部皮肤感觉减退或消失，肛门括约肌张力减退，肢体瘫痪等表现。膀胱造影可见膀胱呈"圣诞树"样改变。尿动力学检查示膀胱顺应性增加、膀胱逼尿肌收缩力减退或丧失。

治疗

（1）产前干预：由于肺发育不良、肾功能衰竭是新生儿期后尿道瓣膜患儿死亡的主要原因，根据相应的指征进行干预。但是产前干预有一定的危险性，Harrison认为对于胎儿期诊断的后尿道瓣膜，如果肾功能很好或很差均不宜进行产前治疗，前者肾脏功能有足够代偿能力至产后；后者的肾功能无恢复可能，干预无意义。产前干预的适应证是产前超声诊断后尿道瓣膜、羊水减少、经过抽取羊水检查证明肾脏本身有能力产生足够的羊水。如果羊水减少，肺已经发育成熟，可以提前引产，产后监护。宫内治疗是做膀胱羊膜腔引流[26-31]。

（2）后尿道瓣膜症患儿的治疗因年龄、症状及肾功能不同而异。主要原则是纠正水电解质失衡，控制感染，引流尿液解除下尿路梗阻。

有的患儿经尿道插入导尿管即可通畅引流和控制感染。若患儿营养状况差，感染不易控制，需做膀胱皮肤造口引流尿液。极少数患儿用以上引流方法无效，如果明确输尿管有梗阻需考虑做输尿管皮肤造口或肾造瘘[32]。一般情况良好的婴幼儿及肾功能较好的儿童可用尿道内窥镜电灼瓣膜，对于年龄较小，电切镜无法进入尿道者，可经膀胱镜下钬激光瓣膜切开[33-34]。

电灼瓣膜后应定期随访，观察膀胱能否排空，有无反复泌尿系统感染及肾功能恢复情况。术后2～3个月复查膀胱尿道造影及静脉尿路造影。小儿一般状况改善较快，但膀胱恢复要慢得多，而扩张输尿管的恢复更慢[35]。对原有膀胱输尿管反流的病儿要观察反流是否改善或消失。当膀胱功能恢复正常，排尿压力降低以及肥厚的膀胱逼尿肌恢复时，很多病例原有膀胱输尿管反流可能会改进或消失。

并发症及处理

膀胱输尿管反流

后尿道瓣膜症继发的膀胱输尿管反流在电灼瓣膜后有1/3自行消失；1/3在给预防量抗生素的治疗下可控制感染；另1/3反流无改善，反复尿路感染。应该注意的是有时重度膀胱输尿管反流也有自愈的可能[36]。而且一定要复查尿动力学检查，因为膀胱功能不良导致的膀胱内压增高，残余尿量增多，也是输尿管反流不能消失的因素。因此改善膀胱功能为首先治疗措施，其包括：电切后尿道瓣膜、膀胱皮肤造口、药物治疗、清洁间歇导尿（CIC）等[37,38]。抗反流手术应谨慎选择[39,40]。手术时机应在电灼瓣膜后6个月以上，待膀胱及输尿管条件改善后，抗反流手术同时建议行膀胱皮肤造口[41]。

膀胱功能异常

一部分患儿经电灼瓣膜后仍持续有排尿困难或尿失禁，上尿路扩张无好转，应考虑为膀胱功能异常，即"瓣膜膀胱综合征"[42]。主要采取内科药物治疗、清洁间歇导尿（CIC）。对膀胱顺应性差，安全容量低者，可行膀胱扩大术。

预后

由于对后尿道瓣膜症的深入认识以及产前诊断、治疗技术的提高，后尿道瓣膜症患儿的死亡率已由原来的50%降至5%左右，其中新生儿死亡率为2%～3%。对后尿道瓣膜症应长期随诊，有些患儿是在青春期或成年早期发生肾功能衰竭。肾功能衰竭的原因目前认为是两方面综合造成，一方面是胚胎期即存在的严重尿路梗阻造成肾发育异常，另一方面是生后梗阻、反流、感染和膀胱功能障碍所造成的进一步肾损害。后尿道瓣膜合并的肾发育不良造成的肾功能受损很难恢复，这类患儿最终处理方法是血液透析或肾移植[43-45]。

肾功能与以下因素有关。预后好因素：① 产前诊断在24周以后，24周以前尿路正常；② B超检查：至少在一侧肾脏内有正常肾乳头；③ 肌酐在88 μmol/L以下；④ 无膀胱输尿管反流；⑤ 尿失禁在5岁前好转；⑥ 合并尿性腹水或大尿囊、一侧重度输尿管反流而对侧肾脏正常、巨大膀胱憩室等使尿液缓冲，保护正常肾脏[46]。预后差因素：① 产前诊断在24周以前；② B超检查：双侧肾脏强回声，肾脏内无正常肾乳头；③ 肌酐在88 μmol/L以上；④ 双侧膀胱输尿管反流；⑤ 尿失禁无好转[47]。

小结

（1）后尿道瓣膜是男性先天性下尿路梗阻中最常见的疾病。

（2）后尿道瓣膜可导致泌尿系统、呼吸系统及其他系统的发育异常。

（3）早期干预有效延缓终末期肾病的到来。

（耿红全　林厚维）

参·考·文·献

[1] Imaji R, Moon D A, Dewan P A. Congenital posterior urethral membrane: variable morphological expression. J Urol, 2001, 165: 1240.

[2] Holmes N, Harrison M R, Baskin L S. Fetal surgery for posterior urethral valves: long-term postnatal outcomes. Pediatrics, 2001, 108: E7.

[3] Harrison M R, Ross N, Noall R, et al. Correction of congenital hydronephrosis in utero. I. The model: fetal urethral obstruction produces hydronephrosis and pulmonary hypoplasia in fetal lambs. J Pediatr Surg, 1983, 18: 247.

[4] Stephens F D, Smith E D, Hutson J M. Congenital intrinsic lesions of the posterior urethra. In: Stephens F D, Smith E D, Hutson J M, et al. Congenital Anomalies of the Kidney, Urinary, and Genital Tracts, 2nd edn. London: Martin Dunitz, 2002: 91–106.

[5] Adzick N S, Harrison M R, Glick P L, et al. Experimental pulmonary hypoplasia and oligohydramnios: relative contributions of lung fluid and fetal breathing movements. J Pediatr Surg, 1984, 19: 658.

[6] Krishnan A, de Souza A, Konijeti R, et al. The anatomy and embryology of posterior urethral valves. J Urol, 2006, 175: 1214–1220.

[7] Gobet R, Bleakley J, Cisek L, et al. Fetal partial urethral obstruction causes renal fibrosis and is associated with proteolytic imbalance. J Urol, 1999, 162: 854.

[8] Dinneen M D, Duffy P G, Barratt T M, et al. Persistent polyuria after posterior urethral valves. Br J Urol, 1995, 75: 236.

[9] Bogaert G A, Mevorach R A, Kogan B A. Renal hemodynamic and functional effects of 10 days' partial urinary obstruction in the fetal lamb. J Urol, 1994, 152: 220.

[10] Greenland J E, Brading A F. The effect of bladder outflow obstruction on detrusor blood flow changes during the voiding cycle in conscious pigs. J Urol, 2001, 165: 245.

[11] Azadzoi K M, Pontari M, Vlachiotis J, et al. Canine bladder blood flow and oxygenation: changes induced by filling, contraction and outlet obstruction. J Urol, 1996, 155: 1459.

[12] Harrison M R, Golbus M S, Filly R A, et al. Fetal surgery for congenital hydronephrosis. N Engl J Med, 1982, 306: 591–593.

[13] Ghafar M A, Anastasiadis A G, Olsson L E, et al. Hypoxia and an angiogenic response in the partially obstructed ratbladder. Lab Invest, 2002, 82: 903.

[14] Workman S J, Kogan B A. Fetal bladder histology in posterior urethral valves and the prune belly syndrome. J Urol, 1990, 144: 337.

[15] Coplen D E, Howard P S, Duckett J W, et al. Cultured bladder cells and their response to mechanical strain. AdvExp Med Biol, 1995, 385: 207.

[16] Sillen U, Hjalmas K, Aili M, et al. Pronounced detrusor hypercontractility in infants with gross bilateral reflux. J Urol, 1992, 148: 598.

[17] Sullivan M P, Yalla S V. Detrusor contractility and compliance characteristics in adult male patients with obstructive and nonobstructive voiding dysfunction. J Urol, 1996, 155: 1995.

[18] Thiruchelvam N, Wu C, David A, et al. Neurotransmission and viscoelasticity in the ovine fetal bladder after inutero bladder outflow obstruction. Am J Physiol Regul Integr Comp Physiol, 2003, 284: R1296.

[19] Abbott J F, Levine D, Wapner R. Posterior urethralvalves: inaccuracy of prenatal diagnosis. Fetal Diagn Ther, 1998, 13: 179.

[20] Kaefer M, Keating M A, Adams M C, et al. Posterior urethral valves, pressure pop-offs and bladder function. J Urol, 1995, 154: 708.

[21] Cromie W J, Lee K, Honde K, et al. Implications of prenatal ultrasound screening in the incidence of major genitourinary malformations. J Urol, 2001, 165: 1677–1680.

[22] Imaji R, Dewan P A. The clinical and radiological findings in boys with endoscopically severe congenital posterior urethral obstruction. BJU Int, 2001, 88: 263.

[23] Cuckow P M, Dinneen M D, Risdon R A, et al. Long-term renal function in the posterior urethral valves, unilateral reflux and renal

dysplasia syndrome. J Urol, 1997, 158: 1004.

[24] Kim Y H, Horowitz M, Combs A J, et al. Management of posterior urethral valves on the basis of urodynamic findings. J Urol, 1997, 158: 1011.

[25] Peters C A, Bolkier M, Bauer S B, et al. The urodynamic consequences of posterior urethral valves. J Urol, 1990, 144: 122.

[26] Glick P L, Harrison M R, Adzick N S, et al. Correction of congenital hydronephrosis in utero IV: in utero decompression prevents renal dysplasia. J Pediatr Surg, 1984, 19: 649.

[27] Nakayama D K, Glick P L, Harrison M R, et al. Experimental pulmonary hypoplasia due to oligohydramnios and its reversal by relieving thoracic compression.

[28] Glick P L, Harrison M R, Golbus M S, et al. Management of the fetus with congenital hydronephrosis Ⅱ: prognostic riteria and selection for treatment. J Pediatr Surg, 1985, 20: 376.

[29] Freedman A L, Johnson M P, Smith C A, et al. Long-term outcome in children after antenatal intervention for obstructive uropathies. Lancet, 1999, 354: 374.

[30] Elder J S. Antenatal surgical intervention for urinary obstruction: a critical analysis. In: Smith A D. Smith's Textbook of Endourology, 1st edn, Vol 2. St Louis: Quality Medical Publishing, 1996: 1464.

[31] Coplen D E, Hare J Y, Zderic S A, et al. 10-year experience with prenatal intervention for hydronephrosis. J Urol, 1996, 156: 1142.

[32] Krueger R P, Hardy B E, Churchill B M. Growth in boys and posterior urethral valves. Primary valve resection vs upper tract diversion. Urol Clin North Am, 1980, 7: 265.

[33] Zderic S A. Endoscopic approach to anterior and posterior urethral valves. In: Smith A D. Smith's Textbook of Endourology, 1st edn, Vol 2. St Louis: Quality Medical Publishing, 1996: 1323.

[34] Close C E, Carr M C, Burns M W, et al. Lower urinary tract changes after early valve ablation in neonates and infants: is early diversion warranted? J Urol, 1997, 157: 984.

[35] Smith G H, Canning D A, Schulman S L, et al. The longterm outcome of posterior urethral valves treated with primary valve ablation and observation. J Urol, 1996, 155: 1730.

[36] Podesta M L, Ruarte A, Herrera M, et al. Bladder functional outcome after delayed vesicostomy closure and antireflux surgery in young infants with 'primary'vesico-ureteric reflux. BJU Int, 2001, 87: 473.

[37] Nguyen M T, Pavlock C L, Zderic S A, et al. Overnight catheter drainage in children with poorly compliant bladders improves post-obstructive diuresis and urinary incontinence. J Urol, 2005, 174: 1633.

[38] Koff S A, Gigax M R, Jayanthi V R. Nocturnal bladder emptying: a simple technique for reversing urinary tract deterioration in children with neurogenic bladder. J Urol, 2005, 174: 1629.

[39] Puri P, Kumar R. Endoscopic correction of vesicoureteral reflux secondary to posterior urethral valves. J Urol, 1996, 156: 680.

[40] Misseri R, Combs A J, Horowitz M, et al. Myogenic failure in posterior urethral valve disease: real or imagined? J Urol, 2002, 168: 1844, discussion 1848.

[41] Nguyen H T, Peters C A. The long-term complications of posterior urethral valves. BJU Int, 1999, 83(Suppl 3): 23.

[42] Podesta M, Ruarte A C, Gargiulo C, et al. Bladder function associated with posterior urethral valves after primary valve ablation or proximal urinary diversion in children and adolescents. J Urol, 2002, 168: 1830: discussion 1835.

[43] Freedman A L, Johnson M P, Gonzalez R. Fetal therapy for obstructive uropathy: past, present and future? Pediatr Nephrol, 2000, 14: 167.

[44] Nakayama D K, Harrison M R, de Lorimier A A. Prognosis of posterior urethral valves presenting at birth. J Pediatr Surg, 1986, 21: 43.

[45] Mendizabal S, Estornell F, Zamora I, et al. Renal transplantation in children with severe bladder dysfunction. J Urol, 2005, 173: 226.

[46] Rittenberg M H, Hulbert W C, Snyder H M 3rd, et al. Protective factors in posterior urethral valves. J Urol, 1988, 140: 993.

[47] Bomalaski M D, Anema J G, Coplen D E, et al. Delayed presentation of posterior urethral valves: a not so benign conditions. J Urol, 1999, 162: 2130.

第十二节　新生儿神经源性膀胱

概述

神经源性膀胱（neurogenic bladder，NB）指神经系统病变或损伤引起的膀胱和尿道功能障碍，出现各种排尿异常症状[1]。近年，文献中有关NB的概念也有争议，考虑到NB的病理生理变化不仅与膀胱有关，而且也可能与尿道括约肌异常有关，有作者提出NB应该称为神经源性逼尿肌括约肌功能障碍（neurogenic detrusor-sphincter dysfunction，NDSD）或称为神经源性排尿功能障碍（neurogenic voiding dysfunction，NVD）。在这些概念没有达成共识之前，本书仍继续用NB描述本病。

新生儿NB发病率为0.3% ～ 4.5%。和成人相比，新生儿NB具有自身特点，包括病程长、治疗困难、对上尿路危害更大等。临床随访显示脊髓脊膜膨出导致的新生儿NB若不经泌尿外科及时合理处理，有20%以上的患儿将在2岁内出现肾损害[2]。近年来，新技术、新方法的开展，尿动力学检查的普及应用以及实施个体化治疗方案显著降低了NB引起上尿路并发症的发生率。本文就新生儿NB的病因、病理生理、诊断和治疗进行阐述，供临床参考。

病因、病理生理及分类

NB常见病因包括先天性中枢神经系统异常如脑脊膜膨出、隐性脊柱裂、尾部退化和脊髓栓系综合征。获得性疾病有大脑性痉挛（新生儿窒息）、中枢神经系统的进行性变性疾病伴中枢性痉挛、多发性硬化症和医源性盆神经丛损伤等。

脊柱裂导致的脊髓损伤在新生儿NB多见。全球每年诞生约30万例脊柱裂新生儿。土耳其报道其发生率为30.1/万，英国11.6/万，美国约10/万。我国是脊柱裂患儿高发区，1996—2000年出生缺陷监测数据显示脊柱裂的发生率为12.95/万，居各类出生缺陷的首位，其中脊髓脊膜膨出最为多见。其他脊柱畸形有隐性脊柱裂和脊髓发育异常等。研究报道新生儿神经管缺陷与妇女体内红细胞叶酸水平相关，每年全世界约有24万例叶酸可预防的脊柱裂和无脑儿，通过实施叶酸强化或增补叶酸措施预防的病例数大约2.2万例，仅占其中的10%，这说明，可能存在有其他因素或者多因素综合作用影响叶酸预防先天性脊柱裂的效果[3]。

脑瘫、脑膜炎、中枢和周围神经系统损伤及盆腔手术（如巨结肠、高位肛门直肠畸形和骶尾部畸胎瘤等）等损害支配膀胱尿道神经均可引起NB。外伤和肿瘤造成的脊髓损伤引起的NB较少见。NB是否由隐性脊柱裂、中枢神经系统病变和发育异常引起有时很难甄别。严重的肛门直肠畸形常伴发NB。患脊柱裂的新生儿NB症状表现不一，大约有15%的患儿出生时没有任何神经功能异常表现。出生时神经功能表现正常的新生儿有1/3风险在青春期发生逼尿肌括约肌协同障碍或去神经支配。大部分NB患儿出生时上尿路是正常的，以后60%的患儿会因为感染，膀胱改变或者反流发展成上尿路损害[4]。

NB的类型很多，早期病理生理改变轻重不一，晚期可出现膀胱壁肥厚、纤维组织增生、膀胱输尿管反流（vesicoureteral reflux，VUR）及肾脏损害[5]。无张力膀胱或括约肌去神经化的患儿膀胱压力低下，即使膀胱完全排空，也可能出现VUR。NB最重要的两个并发症是上尿路损害和尿失禁。上尿路功能损害包括肾盂积水、输尿管迂曲扩张及肾功能不全，主要原因是由于逼尿肌无反射（detrusor areflex，DA）或反射低下（detrusor underactivity，DU）、逼尿肌发射亢进（detrusor hyperreflex or overactivity，DO）、逼尿肌括约肌不协调（detrusor sphincter dyssynergia，DSD）及膀胱顺应性下降所致的膀胱充盈压力升高。DU、DO和DSD是NB的重要的病理生理改变。长期VUR及尿路感染可导致肾脏瘢痕化及肾脏萎缩。尿失禁的原因包括括约肌部分或全部去神经支配、DO、膀胱顺应性降低、慢性尿潴留和充盈性尿失禁等。因部分支配膀胱尿道的神经也同时支配直肠和肛门括约肌，NB患儿除了排尿异常外也常同时存在排便异常，表现为便秘和/或大便失禁[6]。

常见神经损害分为骶髓上、骶髓、骶髓下、周围自主神经及肌肉病变五类。骶髓上病变又称为上运动神经元病变，病变部位在S_1 ～ S_2以上水平，膀胱多表现为逼尿肌过度活动，而感觉存在，逼尿肌和括约肌之间仍协调；骶髓病变时膀胱也多表现为逼尿肌过度活动，且发生DSD，而感觉功能与神经损害的程度有关，可部分或完全丧失；骶髓下病变又称下运动神经元病变，病变部位在S_1 ～ S_2水平或以下，多表现为逼尿肌无收缩和感觉缺失；周围自主神经病变多表现为膀胱感觉不全，导致残余尿（postvoiding residual，PVR）增加，最后失代偿，逼尿肌完全瘫痪。NB的尿动力学检查分型能够比较客观反映该病的病理生理并对临床确定具体的治疗方案有指导意义。

要正确理解新生儿NB的病理生理机制，首先要了解正常新生儿排尿控制的发育过程。新生儿期是胎儿从膀胱期相性收缩到小儿有意识控尿的重要发育期。哺乳动物出生后大脑与膀胱控制发育有关的突触联系和神经通路已经存在，如发育成熟的新生儿排尿期总是有某种觉醒迹象发生，而在安静睡眠状态下则很少发生排尿。但是，正常新生儿出生时逼尿肌括约肌协调性尚未发育好，易导致不同程度功能性膀胱出口梗阻，表现为逼尿肌高收缩性和间断排尿。可见，正常新生儿也会出现DSD。目前对新生儿排尿模式的研究报道不多，很多基于4小时自由排尿观察，随着儿童生长发育，排尿次数逐渐减少。妊娠后期胎儿每日排尿约30次。出生后2～4周平均每小时排尿1次。新生儿排尿时，大约4次中有1次能排空。和女童相比，男童新生儿更易发生排尿后膀胱残余尿现象。间断排尿在早产新生儿发生率为60%，足月新生儿发生率为33%。排尿不全在新生儿排尿中比例很高，早产儿多见于足月儿。DSD引起的间断排尿在新生儿排尿中比例很高。如何鉴别正常婴幼儿的DSD，要测定残余尿，如果B超测定新生儿连续4次以上残余尿都增加，就要考虑病理性的DSD[7]。

诊断

NB的诊断主要依靠病史、临床表现、体征、影像学和尿动力学检查。早期诊断是成功治疗的关键。许多患儿在明显的神经症状出现以前已经发生了排尿异常。排尿症状常先于其他体征出现。

◆ 病史

重点了解是否有先天性的神经系统疾病如脊柱裂等、既往脊髓和盆腔手术史、排尿异常症状出现的年龄，及其缓解或加重情况。如果排尿异常反复治疗失败，提示有神经损害的因素存在。便秘和大便失禁等常伴随NB存在。

◆ 临床症状

（1）排尿异常：包括尿急、尿频、尿失禁，可以单独存在也可同时存在：充盈性尿失禁和压力性尿失禁多见；尿潴留主要表现为排尿困难、费力[8]。

（2）反复泌尿系感染。

（3）排便异常：部分患儿可以表现为不同程度的便秘和大便失禁，其特点为便秘和大便失禁同时存在[9]。

（4）肢体运动情况特别是下肢畸形：严重者表现为肢体发育不对称或运动障碍。

（5）其他症状：如精神神经状态，脑瘫等神经病变的自身症状等。

◆ 体格检查

（1）耻骨上包块：导尿后包块消失，提示有尿潴留和排尿困难。

（2）背部和腰骶部相关检查：中线是否有脂肪瘤、异常毛发分布、皮肤凹陷、瘘管、窦道、血管瘤或色素痣等。腰骶部包块（图68-22）、皮肤异常或手术瘢痕：提示有脊膜膨出或曾行脊膜膨出修补术。

（3）骶髓反射、肛门外括约肌张力和会阴部皮肤感觉出现异常。

（4）神经病变体征：要注意检查与神经相关的感觉和神经反射是否异常。特别注意检查生殖系

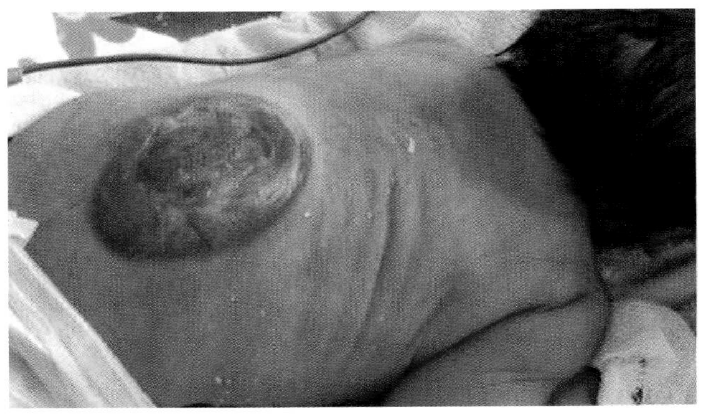

图68-22 腰骶部脊髓脊膜膨出

统、会阴部和肛门括约肌的神经反射，注意脊柱畸形、异常步态等。

（5）下肢畸形和功能障碍：出现下肢和足部畸形、双下肢不对称、下肢或足萎缩等相应的去神经改变。

（6）肛门直肠畸形：先天性肛门直肠畸形与脊髓和泌尿生殖器畸形常合并存在。由于合并脊髓损伤或者肛门重建术中的医源性损伤，肛门直肠畸形患儿常出现NB。先天性肛门直肠畸形患儿应做尿动力学检查了解是否有NB存在。新生儿NB可能无临床症状，随着年龄增大可能出现膀胱功能或肠道功能改变。

（7）认知障碍：骶髓上病变如脑瘫、脑膜炎等引起的新生儿NB则可能会出现认知方面障碍的表现。

◆ 辅助检查

（1）凡诊断为或疑有泌尿系感染者均应行血、尿常规检查、尿细菌培养和药物敏感试验等，以便确定是否并发尿路感染和指导抗生素的应用。血液生化检查可以了解肾功能状态。

（2）影像学检查。

超声检查和X线检查：B超能发现膀胱形态变化、膀胱颈口开闭状态、测定残余尿量和膀胱壁厚度等。胎儿及新生儿棘突椎板未完全骨化，所以B超能清楚显示胎儿及新生儿脊柱区各结构，是新生儿脊髓拴系早期诊断的首选方法。脊柱X线平片可发现脊柱畸形，如脊柱侧弯和腰骶椎裂等（图68–23）。

磁共振尿路成像技术（magnetic resonance urography，MRU）和放射性核素肾脏扫描：这些检查多在1岁以上儿童进行。用于显示肾盂输尿管迂曲扩张状态、评估肾脏功能、肾脏瘢痕化及肾盂输尿管排泄情况。MRI能清晰显示中枢神经系统病变情况，如脊柱和脊髓的畸形和损伤程度，以及脊髓发育情况包括脊髓圆锥的位置等。

膀胱尿道造影（排尿造影）：能清晰显示VUR及反流程度（图68–23），典型NB膀胱形态呈“圣诞树”样改变，膀胱长轴变垂直、壁增厚及憩室形成，

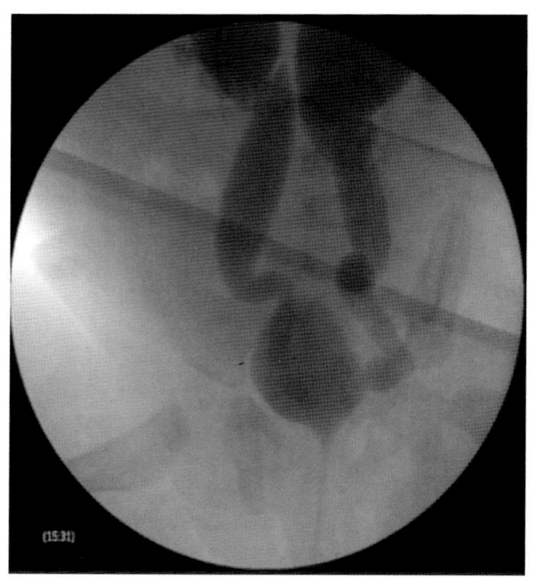

图68–23 膀胱尿道造影示双侧VUR

新生儿少见。能进行影像尿动力学检查者就不再单独做膀胱尿道造影。

膀胱镜检查：可发现后尿道瓣膜及膀胱内各种病变，早期各种类型的NB内部情况大致正常，随着时间推移小梁逐渐增多，小室、憩室逐渐形成。

◆ 尿动力学检查及NB的尿动力分型

NB的临床症状与神经系统损伤水平和程度的关系有时很难确定。凡怀疑患有或已确诊的NB都需要尽早行尿动力学检查（urodynamic，UDS）。新生儿NB的尿动力学检查流程见图68–24。如果患儿出生儿进行脊膜膨出手术，则尿动力学检查在4周后进行。UDS能早期发现潜在的神经损害，有助于NB早期诊断和精准治疗。文献报道术前根据UDS检查结果选择的手术方式，术后患儿效果更好。UDS包括无创检查［排尿方式、主要有排尿日记、尿流率测定（适用于年龄较大能配合排尿的婴幼儿）、B超测定残余尿和表面电极记录括约肌或盆底肌的肌电活动等］和有创检查（包括膀胱测压、压力流率测定、影像尿动力学检查和动态尿动力学检查等）[10]。

1. 非侵入性尿动力学检查

（1）排尿方式的观察：观察小儿排尿方式是评估新生儿下尿路功能的重要方法，包括持续观察婴

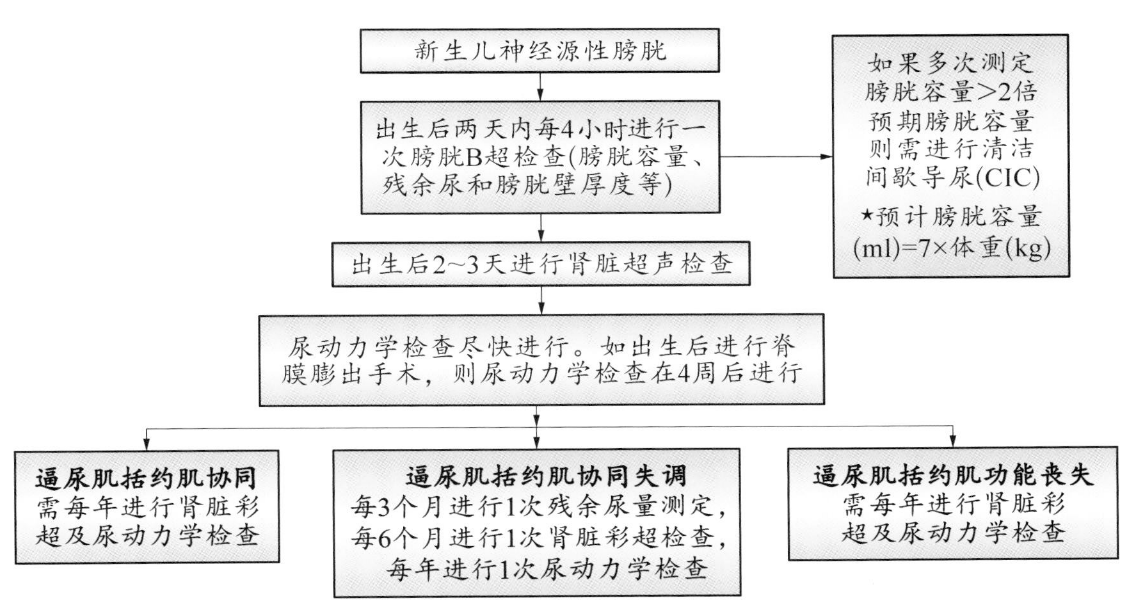

图68-24 新生儿神经源性膀胱超声检查、尿动力学检查和CIC流程

儿的活动、睡眠情况、排尿模式、排尿量（通过称尿垫计算）、排尿后测量PVR量，也可同时监测脑电图了解脑电活动和排尿的关系。婴幼儿由于神经肌肉系统发育尚不成熟，常出现间断排尿方式，即10分钟内2次或2次以上排尿。大约60%的早产婴儿会有此种排尿方式。随着生长发育，排尿方式逐渐接近成人。足月儿每次排尿量较早产儿多，但间断排尿方式较少。神经源性膀胱的胎儿，在无解剖性膀胱出口梗阻前提下出现的残余尿量多大于膀胱容量75%，膀胱排空延迟；部分表现括约肌阻力显著降低，持续尿液漏出而无膀胱充盈。

（2）排尿日记（voiding diary）：又称为频率尿量表（frequency volume chart，F-V chart）指连续记录2～3天患儿液体摄入量及排尿情况。可以了解排尿频率、最小和最多一次排尿量、夜尿次数和是否有尿失禁等。如果患儿不能自主排尿，则记录间歇导尿的次数、每次间歇导尿的尿量及尿路感染情况等，又称导尿日记。在记录排尿日记的周期中，患儿保持平常的饮水量以及每日间歇导尿的次数。并记录治疗过程中发生的不良反应。这些客观记录还可用于了解治疗效果，对于膀胱训练治疗尤为重要。

（3）尿流率测定（urine flow measurement，UFM）：是排尿功能障碍筛查方法，主要参数为最大尿流率（maximum flow rate，Qmax）、尿流曲线形状和残余尿量（post-void residual，PVR）。新生儿由于不能配合排尿，该项检查除了进行B超残余尿测定外，尿流率无法测定。丹麦成功设计了新生儿尿流率超声探头测定新生儿男孩的尿流率，由于设备昂贵尚未临床普及应用。

（4）残余尿测定：新生儿排尿后残余尿的有关研究报道不多。常用超声检测新生儿残余尿量，但是需要重复多次测定方可获得正确结果。新生儿和婴幼儿排尿后有时出现PVR是正常现象，但不能每次排尿都有PVR。因此，推荐连续测定4次残余尿，如果出现一次膀胱排空，即可排除PVR增多，如果每次测定PVR都超过10 ml，提示存在膀胱排空不全。

（5）膀胱最大容量测定：新生儿期膀胱最大容量变化和个体差异较大。早产新生儿平均膀胱容量约为12 ml；足月新生儿平均膀胱容量30～50 ml。现在尚未建立被广泛接受的根据年龄或体重预测新生儿膀胱容量的方法，膀胱最大容量测量方法可以通过超声测量膀胱的横截面和纵截面来计算，使用三个参数（长度、宽度、高度）或通过横断面和纵断面图像来计算膀胱体积，但是测量时必须把握好新生儿膀胱达到最大值的时机。可以通过分别测定排尿量和残余尿量，算出膀胱最大容量。采用该方法时，须在新生儿排尿后立即测定其残余尿量。还可采用尿动力学方法人工灌注膀胱测得膀胱最大容量，但其侵入性及无法获知新生儿下尿路感知功能等限制了该方法的应用。新生儿多用尿垫试验观察排尿量。一般采用1小时测试或者更短时间的测试，排尿后将取下的尿垫称重获得排尿量。新生儿白天每次排尿量约为正常膀胱容量的30%～100%。排尿次数和尿液膀胱容量密切相关，随着年龄增长尿液产生速度降低，但是24小时总量却是增加的。4小时观察法测得胎龄32周早产儿产尿速度为6 ml/（kg·h）。该年龄组尿液的产出在24小时内是恒定的，这是因为早产儿在白天和夜晚均为定时喂养。足月新生儿24小时尿液产生速度相同，尿液产生速度5 ml/（kg·h），排尿平均1次/h，24小时20～24次，每次尿量约23 ml。夜间只要不再喂养，排尿量就会下降，总排尿次数减少，因为在该年龄组尿液的产生和吸收直接相关。出生后即刻排尿量取决于母乳喂养是否建立[11]。

2. 微创尿动力学检查

微创尿动力学检查（minimal invasive urodynamic study，MIUDS）指需要在膀胱、尿道和直肠内留置测压管进行的UDS，过去曾叫有创UDS（invasive urodynamic study），是决定NB分型的主要方法。MIUD主要包括膀胱压力容积测定（cystometrogram，CMG）、影像尿动力学（vedio urodynamic study，VUD）、括约肌EMG、同步膀胱尿道测压、动态尿动力检查动态尿动力检查（ambulatory urodynamic monitoring，AUM）等。

（1）CMG充盈期主要观察逼尿肌顺应性、充盈压力，有无逼尿肌反射亢进（图68-25A）等。文献报道充盈末期压力小于40 cmH_2O为安全压力。在此压力以下的膀胱容量为安全容量。膀胱容量及顺应性减低、逼尿肌漏尿点压力高于40 cmH_2O是上尿路损害的高危因素。实际工作中，我们观察安全排尿（voiding balanced）应该满足的条件为充盈期逼尿肌压小于20 cmH_2O，排尿后残余尿小于正常最大膀胱容量的20%。

（2）括约肌EMG。CMG的同时记录EMG可以了解膀胱和括约肌功能是否协调。由于EMG容易受外界的干扰和易出现假阳性的结果，其临床应用受到一定限制。近年来，同步膀胱尿道测压技术有了发展，临床开始用于诊断DSD和尿道不稳定。

（3）同步膀胱尿道压力测定。方法有连续膀胱尿道同步测压和定点膀胱尿道同步测压。连续膀胱尿道同步测压指在膀胱和尿道同时放置测压管，膀胱测压过程中同时连续记录膀胱和尿道压力变化，而定点膀胱尿道同步测压指在充盈至一定容量时，

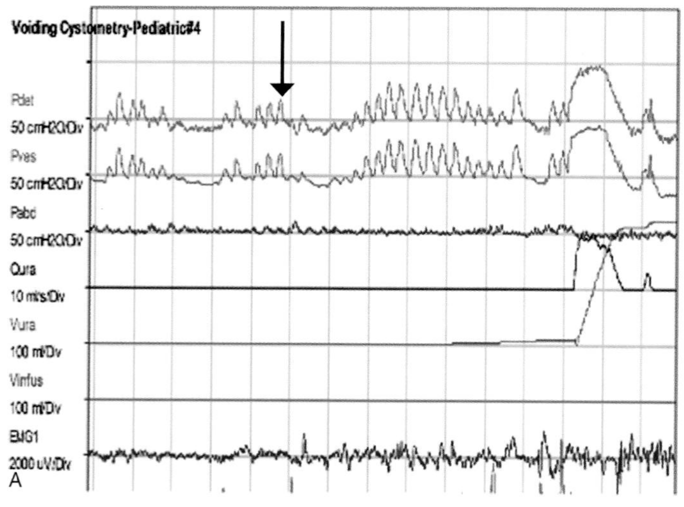

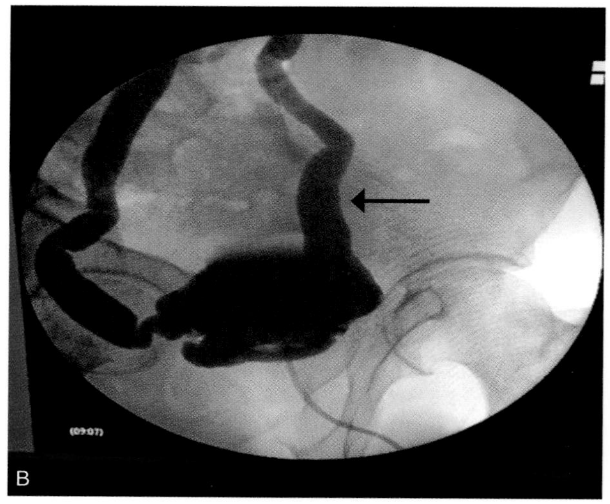

图68-25
图A：膀胱测压示逼尿肌反射亢进（箭头）；图B：影像尿动力示双侧VUR（箭头显示左侧VUR）

把尿道压力测定孔退至尿道测压部位，记录咳嗽等增加腹压后尿道压力的变化情况。该检查可同步了解逼尿肌和括约肌功能状态，可用于精准评估逼尿肌括约肌协同情况，鉴别评估出口梗阻的功能性因素。Bauer等人研究得出对于有脊膜膨出的新生儿55%有逼尿肌括约肌协同失调，18%有协同作用，27%患儿逼尿肌括约肌没有活动。对于正常的新生儿及12～15个月大的儿童，尿动力检查也显示逼尿肌和外括约肌协同失调，这与儿童逐渐发育的神经系统有关，将促进排尿过程的协同作用。

（4）AUM指膀胱自然充盈状态下长时间监测尿动力学参数及其变化，弥补了CMG人工充盈膀胱的不足。AUM检查时患儿可自由活动，由于灌注速率和途径的不同，一般AUM测量充盈期膀胱容量比CMG测量时增加，而压力相比CMG却减小。AUM在检查尿失禁和NB方面较CMG更为准确，也更易发现BOO。

（5）VUD把CMG、PFS和影像学检查结合起来检查膀胱尿道的功能及其对上尿路的影响，除了具备CMG和PFS的功能外还可以显示膀胱尿道形态变化及是否有VUR，明显提高了下尿路排尿异常诊断的准确性。增加影像记录功能可以在尿道漏尿或膀胱输尿管反流时测定准确的逼尿肌压力及显示充盈期、排尿期膀胱和膀胱颈的整体形状和轮廓，了解膀胱输尿管反流（图68-25）及其与膀胱功能异常的关系。

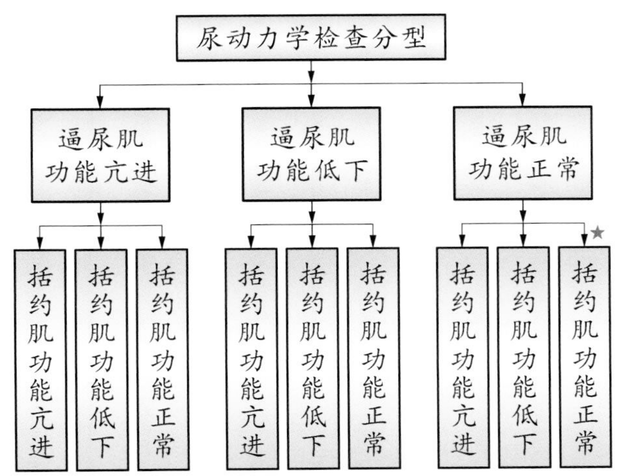

图68-26 NB尿动力学检查膀胱尿道功能分型

根据尿动力学检查（主要依靠VUD）把NVD膀胱和尿道括约肌功能分类如下（图68-26）：① 逼尿肌功能亢进（DO），指膀胱充盈过程中逼尿肌出现不自主收缩、膀胱最大容量减少和顺应性降低。神经源性逼尿肌过度活动过去称为逼尿肌反射亢进（detrusor hyperreflexia）。临床出现尿频、尿急，偶见尿失禁。② 膀胱功能低下或无收缩（underactivity bladder，UAB），指逼尿肌在排尿时收缩力减弱或无收缩，膀胱最大容量可增加或减少，PVR增加；临床表现为排尿困难或充盈性尿失禁等。③ 尿道括约肌功能亢进（urethral sphincter hyperactivity），指排尿时括约肌不能松弛或收缩增强，表现为DSD等；临床表现尿流率中断，排尿困难和PVR增加。④ 尿道括约肌功能低下或瘫痪（intrinsic sphincter deficiency，ISD），指膀胱充盈期括约肌松弛或不能关闭，尿道压降低；临床出现尿频、尿急和尿失禁等症状。膀胱充盈过程中最大尿道压力不自主下降超过15 cmH_2O的现象被称为尿道不稳定（urethral instability，URI）。⑤ 膀胱和尿道功能异常同时存在，指膀胱功能亢进伴尿道括约肌功能亢进或低下或膀胱功能低下伴尿道括约肌功能亢进或低下；临床可见各种相应的排尿异常症状。⑥ 膀胱和尿道功能一方正常，另一方出现上述各种异常。在个别NVD的患儿，尿动力学检查可以出现逼尿肌和括约肌功能均都正常的情况。

鉴别诊断

NB临床排尿异常表现多样，与许多疾病的临床表现有相似之处，在诊断中需与下列有非神经源性排尿异常的疾病进行鉴别。

◆ 非神经源性膀胱（non-neurogenic bladder，NNB）

指由非神经病变因素引起的排尿功能障碍，尿动力学检查有逼尿肌和尿道括约肌的协同失调。但是检查不能发现神经性缺陷或病变，而临床症状和膀胱的形态改变却符合神经性膀胱的变化。

输尿管异位开口

女孩多见，主要表现为正常排尿的同时有持续性尿失禁和尿路感染。通过膀胱亚甲蓝试验观察漏尿颜色可协助诊断是否存在输尿管异位开口。超声检查和静脉尿路造影有助于发现重复肾脏和重复输尿管。必要时进行CT和MRI检查进行确诊。

先天性尿道瓣膜和尿道狭窄

多见于婴幼儿，有排尿困难，尿潴留，尿道镜检查或尿道造影可鉴别。尿道狭窄可为先天性或后天性，以排尿困难为主要临床表现，尿道探子检查有明显狭窄段，尿道造影可以明确诊断。

治疗

治疗原则

新生儿NB治疗的原则是首先考虑保护肾脏，其次是治疗尿失禁和各种排尿异常，改善生活质量，膀胱压力较高的患儿基本治疗原则是降低储尿和排尿期膀胱内压力，在保障安全膀胱容量和安全压力的前提条件下开始训练排尿，为将来有效控尿和自主排尿打下基础[12]。

高度推荐早期治疗脊髓脊膜膨出等原发病。排尿困难或尿失禁的治疗方式首选保守治疗，包括应用尿不湿，永久性放置导尿管，Crede's手法以及各种尿路改道手术等。如膀胱训练或盆底训练，生物反馈技术对于上运动神经元损害和部分下运动神经元损害有一定疗效。清洁间歇导尿（clean intermittent catheterization，CIC）应在出生后尽早实施，从新生儿开始就可使用间歇导尿，有利于延缓和保护上尿路损害。CIC的应用，拯救了大量NB患儿，它不仅是保守治疗的最优选择，手术方法也因此得到了进一步的改进，有效提高了患儿生活质量并保护了肾脏[13]。

NB患儿常有尿路感染，超过50%的接受CIC患儿有菌尿存在。在无症状的菌尿患儿不推荐服用抗生素治疗。NB患儿手术治疗没有年龄限制，外科手术治疗目的是让患儿获得安全的低压储尿和排尿功能。在保护上尿路的前提下，确保膀胱排空、扩大膀胱容积和增加尿道括约肌阻力。手术方式分为改善储尿功能、改善排空功能、加强盆底肌、尿流改道等种类，每种手术方法均有其特定的适应证。因此，高度推荐结合个体情况选择手术方式[14]。

保守治疗

1. 盆底肌训练和生物反馈治疗（biofeedback）

主要用于较大儿童压力性尿失禁的治疗，膀胱生物反馈也可治疗急迫性尿失禁。生物反馈疗法通过记录盆底肌肌电图及采用图像和声音信号形式指导患儿进行正确收缩和松弛盆底机能有效治疗DSD。有报道在新生老鼠的试验中，生物反馈治疗效果良好，但未找到针对新生儿的治疗报道。

2. 清洁间隙导尿（clean intermittent cathet erization，CIC）

CIC是治疗NB尿潴留和充盈性尿失禁的重要方法（表68-3）。CIC操作简便易行，随着导管材质和润滑技术的提高，该技术应用越来越普及。CIC没有年龄限制，新生儿及婴幼儿应由父母帮助实施，6岁左右开始训练自行CIC。为了保证自家清洁间歇导尿的患儿的依从性，可行定期心理辅导。早期

表68-3 导尿及排空膀胱和安全膀胱容量的相关定义

尿管，导尿，排尿	通过临时、永久性置入导尿管或手法排空膀胱
间歇导尿（intermittent IC）	多数患儿根据膀胱充盈情况定期用尿管导尿排空膀胱，操作结束后拔除导管
无菌IC（aseptic IC）	间歇导尿时使用无菌尿管、无菌润滑剂和进行会阴部消毒
清洁IC（clean IC）	间歇导尿时，会阴部清洗，使用一次性或清洁可重复使用的导尿管进行导尿
无菌IC（sterile IC）	照无菌要求进行间歇导尿，包括穿无菌手术衣、戴口罩和无菌手套，使用无菌的器械等
自我间歇导尿（self IC）	患儿或家属操作导尿

开始CIC联合M受体阻滞剂治疗，可以降低膀胱压力和上尿路损害风险。一般建议每日导尿4～6次，能有效治疗逼尿肌无反射的患儿的排尿困难和尿失禁。膀胱顺应性良好的患儿也可同时采用增加膀胱出口阻力手术改善尿失禁。CIC作为针对新生儿神经源膀胱的重要治疗措施之一，应受到临床重视，其保护肾脏效果同早期手术一样。

3. 辅助膀胱排尿（assisted bladder emptying）

最简单的治疗方法有按压下腹部（Crede's动作）、屏气增加腹压（Valsalva动作）辅助排尿等，可有效改善排尿和减少PVR。但此类方法必须在无膀胱输尿管反流和尿动力学证明安全的前提下实施，并定期随访上尿路情况。

4. 几种膀胱尿道功能异常的保守治疗

（1）逼尿肌功能亢进（DO）的治疗：M受体阻滞剂是目前广泛应用的药物。有文献证明患有脊柱裂而导致排尿功能异常的新生儿服用奥昔布宁是安全有效的，然而大规模的临床研究仍然是针对1～5岁的儿童，故对于新生儿要谨慎使用[15]。

（2）逼尿肌功能低下（detrusor underactivity，DU）的治疗：目前尚无有效的药物治疗DU。较大儿童有神经电刺激等方法治疗DU，新生儿未见报道。

（3）尿道功能亢进（urethral overactivity，UO）的治疗：新生儿期就能观察到UO症状，但是尚无治疗药物。如果因为UO引起排尿困难或持续PVR增多，可以考虑CIC，以保护肾脏。较大儿童的UO可以使用α-受体阻滞剂降低膀胱出口的阻力。

（4）尿道功能低下（urethral underactivity，UU）的治疗：UU主要表现为尿失禁。新生儿期注意鉴别诊断，以观察为主，以后随着年龄的增加，提早进行排尿训练。

（5）膀胱容量小和顺应性下降药物治疗：M受体阻滞剂等抗胆碱能药物常用于扩大NB患儿的膀胱容量、治疗DO。虽然有文献支持新生儿使用奥昔布宁是安全有效的，使用最低剂量是3 mg/d，但具体用法和用量需要临床医师慎用。

5. 尿路感染的治疗

NB患儿容易发生尿路感染。如果仅存在菌尿而没有症状则不需要治疗，例如间隙导尿的患儿一半以上都存在菌尿，如果没有感染的症状则无须使用抗生素。但是如果患儿存在膀胱输尿管反流，则需要预防性的使用抗生素，减少肾盂肾炎的发生。

◆ 微创治疗方法

（1）肉毒素方法：有报道用于治疗2岁下的顽固性OAB的患儿，但是在新生儿未见报道。

（2）尿道扩张术：Park等研究显示尿道扩张可以有效排空逼尿肌括约肌失调的新生儿膀胱并保护上尿路。尿道扩张对于女性新生儿更易实施，因为她们的尿道短而且可以容下更粗的导管。

（3）注射填充剂：内窥镜膀胱颈黏膜下注射填充剂可以有效增加膀胱出口的阻力。如果需要进行重建手术来增加膀胱的容量，那么就需要将尿道吊索和导管通道结合起来以达到手术最优化[16]。

◆ 手术治疗

1. 原发神经病变的治疗

原发神经疾病可治愈或能恢复者，首先针对原发病进行治疗，膀胱尿道功能随着原发病的治愈而恢复。对于脊柱裂患儿原发性神经外科修复手术时间，有学者认为若出现任何上运动神经元损伤的症状或原有的症状加重如进行性运动感觉功能障碍、膀胱功能障碍加重等，应立即行解栓术。尿动力学异常常发生在明显的神经症状之前，因而连续的尿动力学监测可帮助判断手术时机。然而，部分学者越来越倾向于早期甚至新生儿时即行手术修复。出生后第1天修复脊髓病变是改善下尿路功能的最佳时机。目前在西方国家，脊柱裂患儿神经外科修复闭合多在48h内进行。然而，在多数其他国家因手术条件设备和经验等问题使得该类患儿神经外科修复闭合时间存在较大差异。同时，在胎儿期进行微创外科修复也是一种可供选择的治疗方法。原发性神经外科修复手术疗效2000年以前报道疗效较差，2000年以后报道均较好，但差别较大，有效率为20%～50%，恶化率为9%～40%，术后继发性脊髓栓系综合征（TCS）发生率为3%～32%。对于原发性神经外科修复术后继发性TCS开始发生的时间，目前多主张2～3岁时进行评估。同时即使术后尿动力学评估正常，也存在继发于TCS的神经泌尿损害的风险，尤其是在最初6年，应进行严密的尿动力学随访。原发性TCS。目前多未发现任何因素可以预测手术后疗效，虽然多数患儿出现改善，仍10%～66%患儿出现恶化。继发性TCS目前研究多主张7岁前手术，手术疗效差别较大，改善率在20%～60%，恶化率20%～50%。近年来提出隐性脊髓栓系综合征概念，为MRI影像示圆锥位置正常，终丝也无异常但存在膀胱尿道障碍。目前对隐性TCS进行切断终丝治疗，部分术后尿动力学参数可出现改善，但其疗效仍需要进一步的研究[17]。

2. 其他手术治疗方法

新生儿应用都比较少见。如诊断小容量膀胱的膀胱扩大手术，诊断DU脊神经后根切断术和骶神经调节手术等新生儿都无报道[18]。

3. NB终末阶段治疗

NB终末阶段膀胱括约肌主要表现为无活动性，其主要死亡原因为上尿路损害导致的肾功能衰竭，仅脊髓脊膜膨出患儿出现肾功能损害就达30%～40%。其出现进行性肾功能衰竭的原因除了膀胱括约肌功能障碍引起的VUR外还包括反复的UTI和继发性肾结石。预防性应用抗生素对于防止发生UTI，避免诱发急性肾功能衰竭，阻止残存的肾单位进一步减少非常有意义，但抗生素的选择应考虑残存肾功能。肾功能衰竭的NBSD患儿终末阶段需要进行透析和肾移植。

◆ 其他治疗方法

1. 干细胞移植

对于损伤中枢神经系统的NB患儿，不再产生新的神经元和神经胶质细胞，有学者提出通过静脉注射骨髓基质细胞（BMSCs）可有效改善膀胱功能。通过大鼠实验观察到BMSCs可在L_3～L_4至少存活4周，且大鼠的下尿路功能得到改善。干细胞移植为治疗PNVD开辟了新的方向。但尚未找到在新生儿应用的报道[19]。

2. 基因治疗

有学者研究基因治疗治疗继发性神经损伤引起的NB，通过大鼠实验研究发现机制N-甲基-D-天冬氨酸受体（NMDARs），可有效改善DO与排尿症状。通过基因治疗表达NMDARs内源性拮抗剂为治疗NB也提供了新的方向，但尚未应用于临床。

3. 宫内手术治疗

脊髓脊膜膨出会导致的新生儿NB，有机构提出可在分娩前行宫内手术，结果显示42%行宫内手术的患儿在3岁时可以独立行走，而出生后才行手术的患儿仅有21%在3岁可以独立行走，针对泌尿系统方面的预后如何暂未知。

4. 中医针灸治疗

神经源性膀胱属中医学“淋证”“癃闭”范畴。近年中医针灸临床除了单纯的经验总结，还进行了对照研究，治疗手段呈现多样化的特点，有毫针刺、电针、温针、艾灸、针灸并用、火罐、针罐合用、梅花针等，均积累了较丰富的临床经验，显示了一定的潜力，但缺乏新生儿的治疗经验，可在今后的临床研究中有所关注和侧重[20]。

小结

新生儿NB多由中枢或周围神经部分或完全性损害造成膀胱，尿道贮尿或（和）排尿功能障碍。其原因主要为先天性中枢神经系统异常如脑脊膜膨出和大脑性痉挛（新生儿窒息）等。根据尿动力学检查对NB进行分类是临床诊断和治疗的重要依据。依据尿动力检查确定膀胱括约肌功能障碍类型进行针对性治疗，是预防上尿路损害并获得良好疗效的关键。在治疗原发疾病同时应积极采取措施如CIC等降低储尿期和排尿期膀胱内压力，防治上尿路损害。注意长期随访和定期做尿动力学检查评估膀胱和尿道功能。

（文建国）

参・考・文・献

[1] Austin P F, Bauer S B, Bower W, et al. The standardization of terminology of lower urinary tract function in children and adolescents: Update report from the standardization committee of the International Children's Continence Society. Neurourol Urodyn, 2016, 35(4): 471-481.

[2] Carr M C. Neuropathic bladder in the neonate. Clin Perinatol, 2014, 41(3): 725-733.

[3] Bell K N, Oakley G P Jr. Update on prevention of folic acid preventable spina bifida and anencephaly. Birth Defects Res A Clin Mol Terat, 2009, 85(1): 102. 107. 15.

[4] Bauer S B. Neurogenic bladder: etiology and assessment. PediatrNephrol, 2008, 23(4): 541-551.

[5] European Society for Paediatric Urology. Guidelines on pediatric urology, 2009. Website: www. uroweb. org.

[6] 张玉海，赵继懋. 神经泌尿学. 北京：人民卫生出版社，2007：383-437.

[7] Sillen U. Bladder function in infants. Scand J Urol Nephrol Suppl, 2004, 215: 69-74.

[8] Wen J G, Wang Q W, Wen J J, et a1. Development of nocturnal urinary control in Chinese children younger than 8 years old [J]. Urology, 2006, 68(5): 1103-1108.

[9] Wen J G. Yang L, Xing L, et a1. A study on voiding pattern of newborns with hypoxic ischemic encephalopathy [J]. Urology, 2012, 80(1): 196-199.

[10] Wen J G, Yeung C K, Chu W C, et al. Video cystometry in young infants with renal dilation or a history of urinary tract infection. Urol Res, 2001, 29(4): 249-255.

[11] Chen Y, Wen J G, Li Y, et al. Twelve-hour daytime observation of voiding pattern in newborns <4 weeks of age. ActaPaediatr, 2012, 101(6): 583-586.

[12] De Jong T P, Chrzan R, Klijn A J, et al. Treatment of the neurogenic bladder in spina bifida. PediatrNephrol, 2008, 23(6): 889-896.

[13] Mourtzinos A, Stoffel J T. Management goals for the spina bifida neurogenic bladder: a review from infancy to adulthood. Urol Clin North Am, 2010, 37(4): 527-535.

[14] 文建国，李云龙，袁继炎，等. 小儿神经源性膀胱诊断和治疗指南 [J]. 中华小儿外科杂志，2015，36 (3)：163-169.

[15] Mahanta K, Medhi B, Kaur B, et al. Comparative efficacy and safety of extended-release and instant-release tolterodine in children with neural tube defects having cystometric abnormalities. J PediatrUrol, 2008, 4(2): 118-123.

[16] Dajusta D, Gargollo P, Snodgrass W. Dextranomer/hyaluronic acid bladder neck injection for persistent outlet incompetency after sling procedures in children with neurogenic urinary incontinence. J Pediatr Urol, 2013, 9(3): 278-282.

[17] Stöhrer M, Blok B, Castro-Diaz D, et al. EAU guidelines on neurogenic lower urinary tract dysfunction. Eur Urol, 2009, 56(1): 81-88.

[18] Wang J B, Liu C S, Tsai S L, et al. Augmentation cystoplasty and simultaneous ureteral reimplantation reduce high-grade vesicoureteral reflux in children with neurogenic bladder. J Chin Med Assoc, 2011, 74(7): 294-297.

[19] Guys J M, Hery G, Haddad M, et al. Neurogenic bladder in children: basic principles, new therapeutic trends. Scandinavian Journal of Surgery, 2011, 100(4): 256-263.

[20] Limin Liao. Evaluation and Management of Neurogenic Bladder: What Is New in China? Int J Mol Sci, 2015, 16(8): 18580-18600.

第六十九章
性发育紊乱

概述

性发育紊乱（disorders of sex development，DSD）是2006年提出的专业术语，以统一有关性发育紊乱的命名。DSD替代了以前的一些专业名词，如阴阳人（intersex）；雌雄同体（hermaphroditism）；假两性畸形（pseudohermaphroditism），以及性反转（sex reversal）等。目前，国际上越来越多地使用DSD这个名词，它涵盖了所有性别分化异常的因素，包括染色体基因的紊乱、性腺的问题，以及生殖器的外观模糊等。DSD也可以被理解为染色体和表观的不一致。这一命名的变化折射了基因学检查在疾病诊断中的意义，以及诊断过程中对患儿和家庭的人文关怀[1]。

一般而言，最早对性别做出判断的是产科和儿科医师。这个判断非常重要。由于对于性发育紊乱的患儿，早期正确的性别决定，关系到整个家庭的心理压力，以及对孩子的性别塑造。外科医师的主要作用是纠正生殖器的外观异常。临床上普遍认为，应该在2～3岁以前就积极治疗，以利于术后的外观随着儿童生长进一步得到塑形，同时尽量减少心理创伤。

发病机制

根据Jost的理论，生物性别分为三种。首先是染色体性别，胚胎受孕阶段即被决定。其次是性腺性别，SRY（sex-determining region）的存在与否决定了人类性腺的分化。最后是解剖学上的性别，即由性腺和激素作用下的外生殖器表型[2]。

胚胎6周时，原始的性腺细胞从卵黄囊迁移到生殖嵴，在中胚层发育。在*WT1*和*SF1*基因的作用下，形成原始性腺。性腺的分化取决于Y染色体的存在与否。Y染色体上的SRY和*SOX9*基因决定了性腺向睾丸分化。性腺中出现Leydig细胞，产生睾酮和胰岛素样因子3（insulin-like factor 3，Insl-3）。睾酮对男性Wolffian管的发育起重要作用。在5α还原酶的作用下，睾酮转变成双氢睾酮，决定了阴茎、男性尿道和阴囊的发育。Insl-3与睾丸下降有关。另外，Sertoli细胞产生抗米勒管激素（anti-müllerian hormone，AMH）和抑制素B。AMH引起米勒管退化，使性别向男性化发展，与染色体核型46XY相符。本质上，睾酮和AMH都是旁分泌的，在局部起作用[3]。

数十年来我们一直认为，胚胎女性化的过程是自发形成的。但是近来的研究表明，这一过程要比先前的理念复杂许多，同样牵涉到一些因子的作用。SRY缺失的同时，必需有其他基因的参与，如*DAX1*、*WNT4*、*RSPO1*，以及*FOXL2*等，性腺才可能分化为卵巢。卵巢不产生AMH，因此米勒管继续发育。而睾酮的缺失使Wolffian管退化。同样，缺少了双氢睾酮，外生殖器也自发地演变为女性外观[4]。

随着胚胎发育及将来孩子的成长，性别的发生发展牵涉到复杂的机制共同作用，包括染色体因素、性腺功能、内生殖器、外生殖器，以及性别的认同和性别角色的扮演。

临床表现

性发育紊乱的发生率约为1/1 500，严重病例的发生约为1/5 000。其临床表现复杂，新生儿双侧睾丸未触及，或一侧睾丸不能触及合并严重的尿道下裂都应该考虑该诊断[5]。

46XX是最常见的DSD类型（表69-1）。患儿染色体核型为46XX，卵巢和米勒管分化正常，仅限于外生殖器男性化。未经治疗的女孩，生殖结节膨大，尿道长度增加，尿道开口于生殖结节的腹侧，外观似男孩的阴茎。其临床表现与46XY男孩合并尿道下裂及双侧睾丸不可触及的相似。阴道口位于尿道口后方，可接近膀胱颈，但一般不会高于精阜的开口。阴道与尿道的共同通道长度不定，取决于尿道和盆底肌的发育情况。共同通道的长度与男性化程度无关。生殖褶皱不同程度地融合，可能是完全独立的2片阴唇，也可能合并成为阴囊。性别模糊缘于胚胎在子宫内受到异常的雄激素刺激。母亲的原因往往是怀孕阶段患有卵巢肿瘤（如黄体瘤、Krukenberg瘤），或服用了雄激素等。患儿自身因素引起的DSD，绝大多数与肾上腺皮质增生有关，其中以21羟化酶或11β羟化酶的缺乏最常见，会出现明显的男性化表现。而3β羟类固醇脱氢酶的缺失

表69-1　DSD分类[1]

分　类	表　现	
46XY DSD（男性化不足）	睾丸发育障碍	完全性腺发育不全（Swyer综合征、46XY性反转）
		部分性腺发育不全
		性腺退化
		卵睾DSD
	雄激素合成/功能障碍	合成：17-OH类固醇脱氢酶或5-α还原酶缺乏
		功能：完全性或部分性雄激素不敏感综合征
		受体缺陷：Leydig细胞发育不全
		AMH及其受体障碍：持续米勒管综合征
	其他	严重的尿道下裂
		泄殖腔外翻
46XX DSD（女性过度男性化）	卵巢发育障碍	卵睾DSD
		睾丸DSD（如SOX9重复）
		性腺发育不全
	雄激素过度	胎儿：先天性肾上腺皮质增生（21羟化酶或11羟化酶缺乏）
		胎儿胎盘：芳香化酶缺乏
		孕母：黄体瘤、外源性激素
性染色体DSD（染色体变异）	45XO（Turner综合征）	
	47XYY（Klinefelter综合征及其变异）	
	45XO/46XY（混合性腺发育不全、卵睾DSD）	
	46XX/46XY（嵌合体、卵睾DSD）	

会造成轻度的男性化。21羟化酶缺失占疾病总数的90%，其中75%的患儿在出生1周内出现水电解质危象，以低钠、高钾、高肾素为主要特点。由于男性患儿生殖器外观无明显异常，水电解质紊乱容易被漏诊，需要引起注意。5%的肾上腺皮质增生患儿属于11β羟化酶缺乏，患儿体内积聚双氢可的松，2/3的患儿出现高血压。该类型的典型表现是体内水分堆积、低钾、高钠、低肾素。孕烯醇酮转化为黄体酮或脱氢表雄酮的过程中需要3β羟类固醇脱氢酶。3β羟类固醇脱氢酶完全缺失罕见，会造成肾上腺醛固酮、糖皮质激素、睾酮和雌二醇的合成障碍。其他引起肾上腺皮质增生的原因还有17α羟化酶缺乏，或17,20裂解酶缺乏，都很少见[6]。

46XY的DSD患儿睾丸存在，但内/外生殖器男性化不全，表型从严重的完全女性化外观到轻度的尿道下裂或睾丸下降不全多样。在上述的46XX DSD中，影响胆固醇到睾酮代谢的步骤同样可以引起男性性别模糊，主要包括3β羟类固醇脱氢酶、CYP17、StAR，以及17β羟类固醇脱氢酶的缺乏。3β羟类固醇脱氢酶缺乏造成男性化不足，临床表现为不同类型的尿道下裂、睾丸下降不全、阴茎阴囊反位及阴道盲袋。CYP17缺乏造成外生殖器完全女性化至性别歧义的尿道下裂。StAR缺乏造成睾酮水平异常低下，外生殖器女性化，出现阴道盲袋。这些患儿到青春期发育异常。17β羟类固醇脱氢酶缺乏，导致外生殖器女性化、腹股沟睾丸下降不全、男性输精管道及阴道盲袋。这些患儿到青春期时促性腺激素、雄烯二酮、雌二醇和睾酮含量会上升，如果睾酮含量可以达到正常，则能够正常发育。雄激素不敏感症分为完全性和不完全性，发病率约为1/40 000。患儿体内存在睾丸，但第一性征如同女孩，常被当作女孩抚养，直到因疝接受腹股沟手术时，或者因无月经接受检查时才被确诊。许多基因突变引起5α还原酶缺乏，有常染色体隐性遗传倾向。患儿体内的睾酮无法转化为双氢睾酮，体内保留Wolffian管结构，以及女性的尿生殖窦和外生殖器。青春期发育时，血清睾酮水平显著上升，但双氢睾酮的含量不成正比。AMH缺乏时，米勒管持续存在，常合并睾丸下降不全、精原细胞瘤或腹腔内的睾丸扭转。这种类型诊断困难，多在处理合并症时偶尔发现[7]。

◆ 性腺发育不良

混合性腺发育不良的发生率仅次于46XX DSD。罹患儿童的性腺无法正常发育成睾丸或卵巢，而成为发育不良的睾丸或条索状性腺。完全性性腺发育不良是指46XX伴有条索状性腺，或Turner综合征的患儿。少见的类型是Swyer综合征，即染色体为46XY，表型为女性，身高正常或细长、双侧性腺发育不良呈婴儿型，原发性闭经。患儿中10%～15%存在SRY基因突变，性腺癌变率风险较高。不完全性性腺发育不良是指睾丸部分发育不全或睾丸卵巢功能退化，外观似男性假两性畸形。患儿一侧为发育不全的性腺或条索状性腺，另一侧为发育不良睾丸[8]。

◆ 卵睾

卵睾DSD同时有睾丸和卵巢，染色体错位、核型嵌合，或Y染色体易位。譬如SRY基因错误地从Y染色体易位到X染色体上。患儿可能一侧睾丸另一侧卵巢；可能双侧卵睾；也可能一侧是卵睾另一侧是睾丸或卵巢。外观表现为外生殖器模糊、尿道下裂、阴囊分裂或阴唇融合。生殖管道的分化情况受控于同侧的性腺，如与睾丸同侧的为输精管，与卵巢同侧的为输卵管[9]。

诊断

◆ 胎儿期诊断

胎儿期诊断性发育紊乱的技术正迅速提高，但至今尚不成熟。根据西雅图儿童医院的报道，有25%的性发育紊乱患儿在多学科联合门诊中确诊，其中1994—1999年的儿童中有9%，2006年以后的确诊率上升到40%[10]。门诊无论从诊断的敏感度，还是特异度来讲，超声对胚胎生殖器的鉴别比较困难。临床上常见超声诊断结果与胚胎染色体核型不一致的情况。检测羊水的激素水平，或以采用原位杂交技术测定胚胎的SRY基因是有价值的诊断方法，但往往需要羊膜腔穿刺或获得绒毛膜标本，难度及风险较大。

近来，随着医疗水平的提高，采取非侵入性检测手段，可以最早在胚胎7周的时候获知染色体性别。检测中需要的标本来自胎盘脱落细胞，这些细胞与胚胎所携带的基因相同，并进入母亲的血循环。这一技术可以用来检测胎儿的染色体，包括正常的整倍体和镶嵌核型，对肾上腺皮质增生的患儿也有早期诊断意义。但目前对该诊断方式的敏感性和特异性还缺乏统计资料。

出生后的诊断

对于性别发育有异常的孩子，提倡多学科的联合诊疗体制。建议联合团队中至少要包括儿科或新生儿科医师、内分泌医师、泌尿外科医师和心理学专家，由一人牵头与家长沟通，并做出治疗决定。团队中最好能有产科医师的参与，这样就能对受检人群和检测项目做一个全面的设计。

性发育紊乱患儿的表现相当复杂，对于以下情况，临床上都需要警惕。

（1）小阴茎伴双侧的性腺无法触及。新生儿的平均阴茎长度应该在3.5 cm左右，对于阴茎长度小于2.5 cm的儿童，均要考虑性发育紊乱的可能。这其中不包括未成熟儿。

（2）阴蒂肥大，伴有或不伴有泌尿生殖窦。阴蒂肥大的定义是足月儿阴蒂长度大于9 mm，或宽度大于6 mm。

（3）外生殖器似女性，但腹股沟或阴唇内触及肿块。

（4）尿道下裂伴一侧睾丸无法触及；或严重的尿道下裂伴睾丸下降不全。

（5）阴唇后唇融合。对这些患儿，需要分别测量肛门到阴唇后联合的距离，以及肛门到阴蒂根部的距离，二者的比值（A/G ratio）大于0.5。

（6）胚胎染色体检测结果和外生殖器不相符的[11]。

综上所述，诊断主要聚焦于生殖器的专科体检上，主要涉及阴茎（阴蒂）的长度和宽度、阴囊或阴唇的分裂或融合程度，以及生殖器皮肤的质地和色素沉着等。对于阴茎阴蒂大小的测量，可以选取类似游标卡尺的测量工具，上海交通大学医学院附属上海儿童医学中心的发明专利中有专用的阴茎量具。测量阴茎长度时要注意操作的准确性，卡尺需要紧贴腹壁皮肤。1950年前后，Andrea Prader医师对肾上腺皮质增生症引起的会阴外观分成了五度，后经改良被同样应用于性发育紊乱上[12]。

Prader分型：正常女性外生殖器。1型：轻度男性化女性：阴蒂轻度肥大，不伴有阴唇融合。2型：阴唇后唇融合，A/G>0.5，阴蒂肥大，尿生殖窦存在，可见尿道阴道分别开口。3型：阴唇完全融合，尿生殖窦单独存在，阴蒂肥大。4型：会阴男性外观，阴囊空虚，阴蒂更像阴茎，伴下弯。阴茎基底部有小开口似尿道开口或阴道开口。阴茎及尿道外观发育像尿道下裂。检查证明有尿生殖窦的存在。5型：完全男性样的阴茎，尿道开口于龟头或接近龟头顶。阴囊完整无分裂，但内容空虚。正常男性外生殖器。

Ahmed[13]针对男性生殖器的发育有一个总分12分的量表，如表69-2。

表69-2　Ahmed量表

男性生殖器	有/无；或按实际体征选择
阴囊融合	3/0
小阴茎	0/3
尿道口位置	正常3；龟头2；阴茎体1；会阴0
睾丸（左/右分别评分）	阴囊1.5；腹股沟1；腹腔0.5；缺如0

实验室检查

怀疑性发育紊乱时，无论胎儿期是否接受过染色体检查，出生后都需要检查染色体核型。46XX伴男性化体征，或者有肾上腺皮质增生症的，需要检测17羟孕酮以明确21羟化酶缺失。实验室检查建议在出生48小时后再做，以免母体激素干扰。水电解质，尤其是血钠、血钾的检测也是必需的，注意失盐型肾上腺皮质增生症会造成致命的低钠高钾危象。

同样需要检测激素水平，包括睾酮、雌二醇、黄体生成素、尿促卵泡素以及抗米勒管激素等。其中睾酮、黄体生成素和卵泡刺激素随出生时间的变化而变化，睾酮在出生后6～8周上升。抗米勒管激素的存在能可靠地表明睾丸组织的存在，如果缺失，则说明睾丸缺如。在没有条件检测抗米勒管激素的医院，也可以进行人绒毛膜促性腺激素的激发试验，同样可以评价睾丸功能。在诊疗手册里不同的人绒毛膜促性腺激素试验的方案，一般都是有效的。上海交通大学医学院附属上海儿童医学中心的方案是每日1次肌内注射1 000 U的hCG，连续注射3天后复测激素水平。其他激素，譬如雄烯二酮、双氢睾酮也可以检测。

◆ 影像学

主要的影像学检查包括B超、磁共振成像和尿生殖窦造影。B超是有效的筛查工具，可以明确性腺的位置和发育情况、子宫是否存在，以及肾上腺是否正常。但在新生儿阶段，B超对腹腔性腺及子宫探查，敏感度不如年长儿。磁共振成像可以显示整个盆腔及在盆腔内的脏器的发育情况，也可以明确肾脏和肾上腺的形态，但其缺点是需要镇静甚至麻醉。尿生殖窦造影的检查应用较少，一般只在计划手术方案前进行。

治疗

性发育紊乱的类别较多，治疗方式也相差很大。一般说来，性发育紊乱并不需要在新生儿期急于进行手术干预。腹腔镜可以用来探查内生殖器的形态，获取性腺标本活检，明确病理，以及评估将来可能的生育能力。膀胱镜和阴道镜可以用来检查尿生殖窦的情况，明确米勒管的残留，为将来的手术干预制定计划。总的原则为尽早决定性别并予以相应的手术和以后的激素治疗是关键，应根据年龄、抚养性别、外阴发育情况，同时结合家属的意愿制订手术方案。大龄患儿还应考虑其自身意愿。而性腺、染色体性别及生殖管道对决定性别应该处于次要地位。手术的最终目的是使患儿正常的参加社会活动和家庭生活。

◆ 手术的目标[7]

（1）恢复生殖器的功能性解剖，保证将来的性交能力（作为男性或女性）。

（2）尽可能地协助保留将来的生育功能。

（3）降低疾病对泌尿系统的侵害，包括泌尿系统的感染、尿失禁或上尿路损伤。

（4）避免尿液、积液或经血在泌尿生殖道内的积聚。

（5）避免青春期阶段女性出现男性化，或男性乳房发育。

（6）降低性腺肿瘤的发生机会。

（7）关心个体的发育同时，注重患儿能够顺利地融入社会。

（8）避免因外观问题受到歧视或侮辱。

（9）尽最大可能回应患者意图抚养孩子的愿望。

◆ 性发育紊乱患儿的治疗原则

（1）首先应确定患儿是否为女性假两性体。该类患儿是性发育紊乱中较重要的一部分。患儿双侧性腺为卵巢，染色体为正常的46，XX。最常见原因为先天性肾上腺皮质增多症。其次为非肾上腺性。这类患儿给以皮质激素治疗，抑制ACTH分泌，制止肾上腺增生与肥大，减少雄激素分泌。早期施行外阴部成形手术后可以成为正常的女性，且有生育可能，预后较好。

（2）真性发育紊乱和男性假两性体应根据抚育性别及外阴部条件做外阴成形术，不应该以患儿的性腺及染色体性别作为确定性别的依据。因为塑造阴茎的手术较复杂，且建成的阴茎是否具有良好的勃起功能仍是未知。而阴蒂及阴道成型手术则简单得多。因此，真性发育紊乱的性别决定是有灵活性的。倾向男性的因素有发育良好的阴茎、发育充分且位置较低的睾丸。倾向女性的因素有发育良好的子宫。男性假性发育紊乱的外科治疗主要根据阴茎发育情况决定。阴茎极小或无阴茎的患儿一般考虑做成女性。特别要注意的是，外科处理应包括切除与抚养性别不相宜的性腺组织，尤其是异位或外观发育不良的性腺，以及核型含有Y染色体的性腺更应该切除，目的是防止发生肿瘤。这类患儿术后一般可以融入社会生活，甚至组建家庭。但鲜有生育的报道。

（3）切除性腺。这在青春期前应给以相应的激素补充，以促进第二性征的出现。譬如女性可给予3周雌激素，第三周同时给以黄体酮，第四周停药，每月重复。在男性应每个月肌内注射1次雄激素长效制剂如庚酸睾酮200 mg。需要注意的是，激素的补充是长期的。且在治疗过程中，部分患儿需要心理医师的参与。

◆ 生殖结节[14]

生殖结节可以不需要处理。也可以对女性患儿进行短缩，或对男性患儿进行整形。

阴蒂短缩手术是在保证阴蒂血管神经束的基础上对其长度进行削减的手术。多数医师选择切除海绵体，但也有医师对肥大的阴蒂仅做折叠，并将海绵体埋藏进阴道开口周围，以防将来孩子自主选择变性为男性时使用。但追踪报道，并没有发现有预想中的后期手术。无论是否保留海绵体，阴蒂缩短后，原来的包皮一定是有多余的，可以利用这些皮肤来对阴唇进行整形。

阴蒂短缩手术造成阴蒂敏感度下降，一般术后长度也无法恢复，这两个特点成为一些人批评的焦点。因此，手术医师在具体实施治疗的过程中，也牢牢把握治疗指征，仅对确切的患儿施行手术。而且，目前有研究发现，对于肾上腺皮质增生的患儿，在孕期6周的时候开始激素替代治疗，可以避免阴蒂出现肥大，以此杜绝了手术。但目前这项研究成果还饱受争议，激素对母婴的不良反应尚不明确。

男性的生殖结节整形手术参照尿道下裂，主要达到以下三点要求。

（1）阴茎皮肤完全脱鞘，游离腹侧的瘢痕牵拉，纠正阴茎弯曲。严重的阴茎弯曲可以通过折叠阴茎背侧的海绵体，或用自体或人工材料贴补延长。

（2）重建缺损的尿道，恢复正常的尿道开口位置。尿道重建的方式有很多，具体由医师的熟悉程度，以及患儿的自身条件，包括阴茎弯曲程度和尿道板发育情况决定。常用的手术方式包括Thiersch-Duplay、TIP、Mathieu、Onlay、Duckett、Koyanagi-Hayashi、口腔游离皮瓣。或采用分期的方式行二次尿道成形术。

（3）阴茎皮肤整形，以求良好的外观。男性尿道成形手术比想象中的要复杂许多，不少患儿在术后出现阴茎外观不佳、尿道伤口开裂、尿道瘘、尿道狭窄或尿道瘘影响排尿、持续性的阴茎弯曲、勃起功能障碍等。大多数患儿不能通过一次手术达到一劳永逸的目的，需要再次或多次手术。而长期的随访是一定需要的。

随着社会的发展和理解接纳，性发育紊乱的患儿在青春期后自主选择变性的人数越来越多，医师对此也需要有预期，提前与其做好沟通工作。

◆ 阴道[15]

阴道的手术包括三个组成部分，分别是泌尿道、生殖道以及肠道。这三个独立的通道均以外界相通，并有自身的括约肌结构。要做好这一治疗，需要完全了解泄殖腔发育的胚胎过程。阴道位于尿道和直肠之间，近段的2/3来自米勒管，远端的1/3来自外胚层。肾上腺皮质增生患儿的阴道与尿道共通，称为尿生殖窦，术中需要将其分开。45XO/46XY性发育紊乱的患儿，直肠与尿道大多比前者狭窄并显僵硬，如果选择做女性，需要重建阴道与盆底的连接，并同样将尿道与阴道分开。在其他类型的性发育紊乱患儿中，可能缺少足够的阴道腔，或阴道的开口凹陷不足，这表明米勒管或远端阴道发育不良。阴道发育不良，可以循序阴道扩张。阴道完全缺如的患儿，需要做阴道再造手术，材料可选择肠道、会阴或颊黏膜等。分离阴道与尿道的共同通道，一般可以通过游离尿生殖窦，将阴道或尿道的全部或部分拖出，分别称为TUM（total uro-genital sinus mobilization）或PUM（partial uro-genital sinus mobilization）。手术过程中循共同通道向近端游离，以求将尿道与阴道开口分别独立地吻合到会阴。如果共同通道过长，牵拉张力过大，可以通过腹腔镜，或经直肠前壁径路进行松解。

◆ 性腺[16]

当性别与性腺不一致的时候，主要在染色体核型为46XY或45XO/46XY等性发育紊乱，或性腺是卵睾，或性腺组织有癌变风险的时候，需要考虑性腺的处理。

性腺（主要是睾丸）的处理包括部分切除、下降，或严密随访。随访的时候需要结合临床体检、超声及活检，及时做出合理的判断和处理。青春期后的检查，必要时可以包含精子检测。对于条索状性腺，建议尽早手术切除。如果是雄激素不敏感，则可以等到青春期再切除。数据统计表明，保留睾丸并不一定能保存生育能力。青春期前，睾丸发生恶变的可能性很小。但也有文献报道，在患儿年幼时就发生生殖母细胞瘤的病例。研究表明，性腺发育不良，或睾丸下降不全患儿的癌变风险明显升高。如果有迹象出现癌变，则性腺切除的同时还需要放化疗。

对于合并性腺异常的性发育紊乱患儿，切除性腺的时间依然值得商榷。17β类固醇脱氢酶或5α还原酶缺乏的患儿，保留的性腺组织可以使患儿在青春期阶段出现男性化。同时也发现，雄激素完全不敏感的患儿，睾丸仍然对骨的成熟及乳房发育有生理作用。

◆ 米勒管残留[17]

多数米勒管残留没有临床表现，也很少有发生癌变的报道。但部分患儿会出现排尿困难、泌尿系感染、周期性疼痛、结石形成等。对此，应该采取腹腔镜或开放的方式进行手术治疗。

◆ 外生殖器

生殖器的外观异常对患儿的心理打击是显而易见的，必须尽可能采取有效的整形手术加以矫治。如果可能，手术的时间尽量选择在孩子3岁以前，以免产生终身的心理影响。但一些手术，譬如阴道重建等，则建议等到青春期以后。

◆ 乳房

整形手术的时间一般选择在青春期以后，按照性别不同，选择两侧的乳腺切除，或乳房重建（包括假体植入）配合激素治疗等[18]。

◆ 性激素

性发育紊乱造成第二性征不明显的患儿，在进入青春期后可以考虑激素治疗。男性一般肌内注射雄激素。女性则可以补充雌二醇和黄体酮。对于没有子宫的女性，不建议采用人工月经样的周期性治疗。

目前，对年幼儿童的尿道下裂手术，如果阴茎发育不良，也可以尝试注射雄激素，或局部外用药膏刺激阴茎生长从而获得更好的手术效果。

◆ 心理治疗

在患儿最初选择性别角色，以及后期因性器官外观、功能、社会接受度等各种情况造成性别扮演困难时，需要心理医师的及时介入。

预后

涉及性发育紊乱的预后的因素错综复杂，包括性腺的功能、体内的激素水平、性器官及第二性征的外观与发育，以及成年后的性生活质量和生育功能。对预后的关注，需要多专业临床医师、家长、配偶和整个社会的参与。

小结

性发育紊乱与早先的两性畸形有相似之处，但涵盖面更广。性别发育的障碍包括了基因、染色体、性腺、激素、性器官等各个方面的问题，还涉及很多社会、心理的因素。相应地，对于疾病的诊断技术也在不断发展。有关治疗，主要包括内分泌和外科专业。对于性别的抉择一定要慎重，既要考虑到将来的孩子的成长发育，也要兼顾患儿自身和社会的认同。一些模棱两可的选择，在牵涉到性腺和器官重建的时候，如果不违背原则和危及孩子的健康，可以等到患儿成年后再决定。

（孙　杰）

参・考・文・献

[1] Woodward M. Discorders of sex development. Pediatric Surgery, 2016, 34(12): 633–638.

[2] Jost A. Initial stages of gonadal development. Theories and methods. Arch Anat Microsc Morphol Exp, 1985, 74(1): 39–41.

[3] Larson A, Nokoff N J, Travers S, et al. Disorders of sex development: clinically relevant genes involved in gonadal differentiation. Discov Med, 2012, 14(78): 301–309.

[4] Biason-Lauber A. WNT4, RSPO1, and FOXL2 in sex development. Semin Reprod Med, 2012, 30(5): 387–395.

[5] Lespinasse J, Gicquel C, Robert M, et al. Phenotypic and genotypic variability in monozygotic triplets with Turner syndrome. Clin Genet, 1998, 54(1): 56–59.

[6] Kolon T F. Disorders of sex development. Curr Urol Rep, 2008, 9(2): 172–177.

[7] Mouriquand P D, Gorduza D B, Gay C L, et al. Surgery in disorders of sex development (DSD) with a gender issue: If (why), when, and how? J Pediatr Urol, 2016, 12(3): 139–149.

[8] Van Batavia J P, Kolon T F. Fertility in disorders of sex development: A review. J Pediatr Urol, 2016, 12(6): 418–425.

[9] Makhija D, Shah H, Tiwari C, et al. Mixed Gonadal Dysgenesis with an unusual "inverted" Y chromosome. Dev Period Med, 2016, 20(3): 178–180.

[10] Adam M P, Fechner Ramsdell L A, et al. Ambiguous genitalia: what prenatal genetic testing is practical? Am J Med Genet A, 2012, 3(6): 1337–1343.

[11] Lee P A, Houk C P, Ahmed S F, et al. Consensus statement on management of intersex disorders. International Consensus Conference on Intersex. Pediatrics, 2006, 118(2): e488–500.

[12] Diamond D, Yu R. Disorders of sex development. In Compbell-Walsh Urology, 2015: 3569–3597.

[13] Ahmed S F, Khwaja O, Hughes I A. The role of a clinical score in the assessment of ambiguous genitalia. BJU Int, 2000, 85(1): 120–124.

[14] Callens, N, De Cuypere G, T'Sjoen G, et al. Sexual quality of life after total phalloplasty in men with penile deficiency: an exploratory study. World J Urol, 2015, 33(1): 137–143.

[15] Birraux J, Mouafo F T, Dahoun S, et al. Laparoscopic-assisted vaginal pull-through: a new approach for congenital adrenal hyperplasia patients with high urogenital sinus. Afr J Paediatr Surg AJPS, 2015, 12(3): 177–180.

[16] Cohen-Kettenis P T. Gender change in 46, XY persons with 5alpha-reductase-2 deficiency and 17beta-hydroxysteroid dehydrogenase-3 deficiency. Arch Sex Behav, 2005, 34(4): 399–410.

[17] Farikullah J, Ehtisham S, Nappo S, et al. Persistent Müllerian duct syndrome: lessons learned from managing a series of eight patients over a 10-year period and review of literature regarding malignant risk from the Müllerian remnants. BJU Int, 2012, 110(11ptc): e1084–e1089.

[18] Lee P A, Houk C P. Disorders of sexual differentiation in the adolescent. Ann N Y Acad Sci, 2008, 1135(1): 67–75.

第七十章
新生儿睾丸扭转

概述

新生儿睾丸扭转（neonatal testicular torsion，NTT）也称作围生期睾丸扭转（perinatal testicular torsion，PTT），是睾丸扭转的特殊形式，在临床上较为少见。NTT约占婴儿睾丸扭转的12%[1]。根据睾丸扭转发生的时间，NTT可分为产前和产后睾丸扭转，其中产前睾丸扭转的发生率约占NTT的70%[1,2]。笔者对上海交通大学医学院附属新华医院小儿外科近17年收治的睾丸扭转儿童（小于14岁）的临床资料进行总结，共手术治疗118例，其中新生儿病例6例，占5.08%，该比例低于文献报道，其原因为门诊就诊的新生儿患者中有大部分确诊为产前扭转，就诊时已明确睾丸坏死甚至已经萎缩，故未入院采取手术探查。

发病机制

新生儿睾丸扭转的病因尚不完全清楚。有报道称睾丸在阴囊内附着异常是发生扭转的主要原因，但新生儿睾丸扭转常发生在鞘膜外[3]。其可能病因为妊娠晚期由于各种原因或生产过程中胎儿提睾肌活动异常导致睾丸扭转发生[4-6]；新生儿睾丸鞘膜囊与阴囊肉膜粘连疏松，在睾丸下降过程中，容易发生鞘膜囊外型睾丸扭转；许多产前发生的NTT常伴单侧先天性睾丸发育不全，即所谓胚胎睾丸退化病，遗传因素。

新生儿睾丸扭转可分3种类型：① 鞘膜囊外型：也称为精索扭转，扭转度多数在360°以上，是NTT最常见的类型，隐睾合并扭转时通常也是这种类型。由于睾丸引带的不固定和睾丸鞘膜与阴囊壁未完全粘连，导致睾丸精索在腹股沟管内整个扭转。② 鞘膜内型：也称为睾丸扭转，其解剖学基础为睾丸鞘膜钟摆样畸形，由于鞘膜囊覆盖范围大，导致睾丸精索在鞘膜囊内活动度增大，易发生扭转；③ 睾丸与附睾间扭转：某些附睾与睾丸分离，其间仅有膜状相连，异常悬吊的附睾与睾丸之间也可发生扭转。此类型非常罕见。

睾丸扭转可导致睾丸缺血坏死（图70-1）。睾丸扭转后是否发生缺血坏死也与扭转程度密切相关，精索血管闭塞后4小时即可发生睾丸实质不可逆性的缺血损害[7,8]。扭转超过12小时，虽然睾丸生精功能和内分泌功能必然受损，但间质细胞有可能保存部分功能。扭转一旦超过24小时，睾丸出血性梗死将不可避免，最终必然出现睾丸萎缩[9,10]。

临床表现

睾丸扭转往往发病比较突然，但NTT中有相当一部分患儿是产前扭转，病程较长，临床表现不一定为急症表现[11]。NTT的临床表现以局部症状、体征为主，缺乏全身表现。产前睾丸扭转的患儿出生时阴囊多无急性炎症表现，常无哭闹、发热等症状，阴囊皮肤表现为紫黑色或颜色正常，患侧阴囊内出现质地偏硬、无触痛肿块，表面皮肤常与团块间粘连固

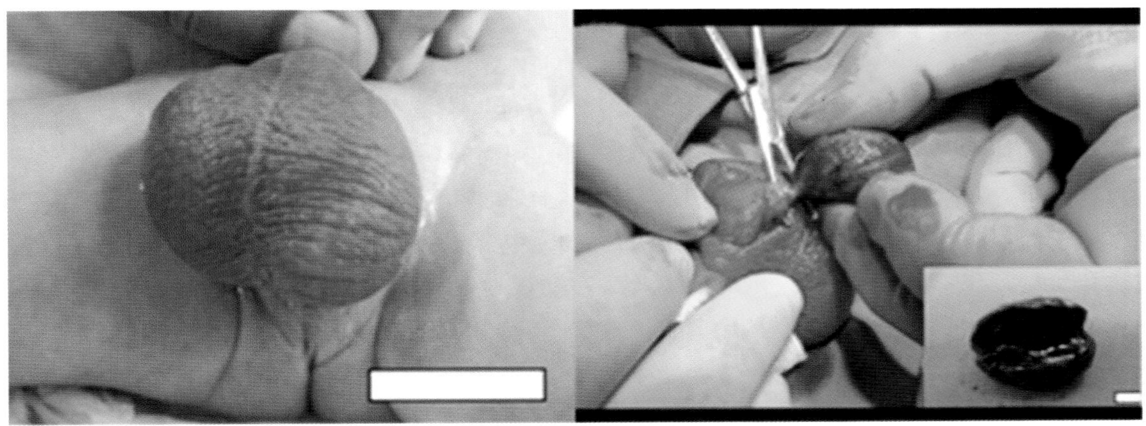

图70-1 出生后1天新生儿左侧睾丸扭转坏死
引自：Pol J Radiol., 2016, 81：469-472.

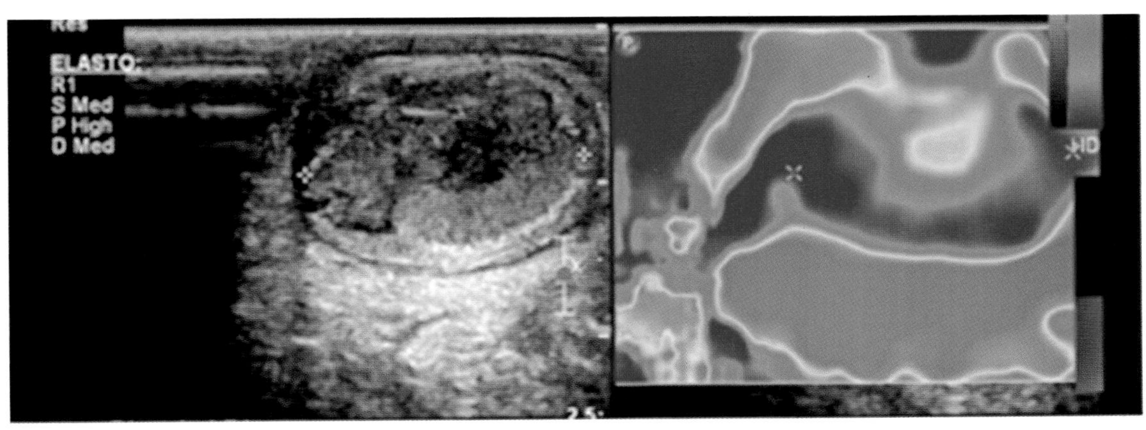

图70-2 出生后1天新生儿左侧睾丸扭转超声所见
引自：Pol J Radiol, 2016, 81：469-472.

定。产后睾丸扭转的临床表现则与产前睾丸扭转不同，临床表现为急性炎症表现，可有明显的阴囊局部症状，表现为患侧阴囊红肿，触痛明显，睾丸肿大，睾丸呈横位。体检普雷恩征及罗希征均阳性，透光试验阴性。但在很多情况下，尤其是在扭转发生后几小时，随后而来的急性鞘膜积液或严重的阴囊水肿将使上述特征变得模糊。少数患儿有恶心和呕吐，呈反射性，多不剧烈。

诊断

如果出现睾丸肿胀不伴体温升高，且无小便异常，就应该怀疑可能有睾丸扭转。新生儿缺乏主诉，诊断只能依靠局部体格检查和影像学检查（图70-2）。产前NTT导致睾丸缺血时间较长，有的已经发生睾丸坏死，彩色多普勒超声多表现为血流信号减少甚至消失。彩色多普勒血流显像在80%患儿中显示受影响的区域无血管回声信号[12]；彩色多普勒血流显像发现精索呈螺旋形扭转是睾丸扭转的直接征象。应当说明的是，在临床上超声影像多依赖于操作者的判断。多普勒超声听诊仪也被用于睾丸扭转的诊断中，操作时将多普勒超声听诊仪探头放在健侧阴囊上，然后再将探头置于患侧相应部位，进行比较。如睾丸血流减少或消失。血管音相应减弱或消失，即检查结果为阳性。多普勒超声仪对睾丸扭转诊断的准确率约80%，但这项检查多应用于年龄较大的儿童，新生儿病例采取该项检查未见报道。

鉴别诊断

（1）睾丸炎和附睾炎：新生儿出生后发生的睾丸扭转的症状和体征与睾丸炎、附睾炎相似。但睾丸炎多为流行性腮腺炎、伤寒、流感等感染引起。且附睾炎多见于青春期患儿。附睾炎患儿尿检可见白细胞或脓性细胞。

（2）睾丸附件扭转：睾丸附件是副中肾管上端残留物，附着于睾丸白膜上，附件扭转多发生于学龄期儿童，一般表现为阴囊疼痛，皮肤轻度红肿。

（3）阴囊血肿：这类患儿一般有明显的外伤史。

（4）腹股沟疝嵌顿：腹股沟部出现不能复位的疼痛性肿块，同时伴有胃肠道症状。检查睾丸正常、无疼痛。

（5）睾丸肿瘤：睾丸肿瘤行hCG等肿瘤指标检测时可异常升高，行超声检查可以了解肿块大小、性质及血流情况等。

治疗

对于年龄较大患儿可以在初次检查时行手法复位，由于手法复位的不确定性和不完全性，不推荐对NTT施行手法复位。由于新生儿的阴囊急症，如睾丸炎、附睾炎、嵌顿疝等不易与睾丸扭转相鉴别，尤其是嵌顿疝也有急诊手术的指征，否则会因肠管坏死而引起腹膜炎。此外，包括彩色多普勒超声在内的影像学检查在新生儿中也难以进行准确的鉴别诊断，因此，为了避免误诊及延误治疗，争取时间挽救睾丸，一旦怀疑或者不能除外睾丸扭转的阴囊急症均应积极行手术探查，以期能够最大限度地保留睾丸组织。但是，在这种情况下，必须同时考虑手术对新生儿可能带来的风险和收益，包括麻醉的风险和睾丸丢失的风险。据报道，在总体人群中及时的手术探查可以挽救约45% ～ 67%的扭转睾丸[13]。由于NTT大部分患儿发生在产前，即使出生后手术解除扭转，此时也难以挽救患侧睾丸[14,15]。部分学者认为对于已经明确为产前睾丸扭转，且睾丸已经坏死患儿，再行手术探查是没有必要的，只需要对健侧睾丸予以积极的临床观察[16,17]。对于能够明确的产后睾丸扭转，应积极手术探查，以尽可能挽救患侧睾丸。如果新生儿既往体检提示睾丸正常，急诊发现睾丸扭转，急诊手术探查挽救睾丸的概率为33% ～ 50%，诊断不明确时也应尽早进行阴囊探查[18-21]。如能在扭转6小时内手术探查、复位和固定，睾丸获救率在90%以上。睾丸扭转动物模型证实：睾丸缺血时间超过4 ～ 6小时，睾丸丧失生精功能，如果时间超过10 ～ 12小时，生成激素的能力也会丧失[22]。

常取阴囊正中切口，这样可以暴露两侧结构。术中可见睾丸呈黑紫色，将睾丸复位松解后，观察血液循环恢复情况，半小时以内，如果血液运行逐渐恢复，黑紫的睾丸逐渐变红，表示病变时间较短，睾丸功能已经恢复，可以保留。切除壁层鞘膜，睾丸与肉膜作双排缝合固定。经睾丸白膜缝线固定将对睾丸产生局部的损伤，故应当选用细的、无反应的、不可吸收的缝线进行固定，以避免损伤睾丸表面的血供。如果手术中睾丸颜色没有恢复，则表示已经坏死，应该切除。对于可能有活力的睾丸应予以保留，有观点认为保留睾丸将使对侧睾丸产生“共鸣性睾丸病”，即受到循环中受损睾丸所释放抗体的攻击，通过动物实验，这一推论的可靠性还是一个问题，多数医师还是会保留可能有活力的睾丸。

鞘膜内睾丸扭转多发生于儿童及青少年期，其解剖学基础为睾丸鞘膜钟摆样畸形，这种解剖学改变多为双侧同时存在，所以，发现为该种病理改变时应常规行对侧睾丸固定[23]。而鞘膜外睾丸扭转并不存在上述病理基础，所以是否行对侧睾丸固定目前仍有争议。有学者报道，双侧睾丸扭转的病例中，有33%的患儿不是同步发生的，且部分患儿表现为单侧出现症状或手术探查对侧时发现扭转，所以，这部分学者支持常规对侧睾丸固定[24]。尽管双侧睾丸扭转在新生儿比较罕见，但是后果严重。有学者发现单侧睾丸扭转患儿超声检查提示对侧睾丸正常，但手术探查对侧时发现也发生扭转[16,19,25,26]，这些发现支持手术中常规探查对侧睾丸，并做预防性睾丸固定术，不仅可以治疗发生扭转的睾丸，还可以预防健康一侧睾丸发病。手术前应常规让家长知情手术探查的目的和意义，手术很难挽救坏死的睾丸，更重要的是为了保护对侧睾丸。对于已经发生的双侧睾丸扭转，即使已经坏死萎缩，术中对于无活力的睾丸倾向于保留观察，以尽可能保留睾丸的内分泌功能，并长期随访[27]。

预后

由于NTT大部分患儿发生在产前，阴囊局部无炎症外观及疼痛表现，多数病例发现不及时，即使手术解除扭转，此时也难以挽救患侧睾丸[14,15]，手术探查仅可以挽救约8.96%的扭转睾丸，在及时就诊的患儿中睾丸挽救率约21.7%[1]。笔者所在小儿外科手术探查的6例新生儿睾丸扭转患儿，手术中均发现睾丸已坏死，无法保留。

小结

（1）NTT也称作围生期睾丸扭转，是睾丸扭转的特殊形式，占婴儿睾丸扭转的12%。任何原因导致的漏诊或误诊都可能导致患侧睾丸结构和功能损害的不良后果，还可能对对侧睾丸产生不利影响。

（2）NTT中有相当一部分患儿是产前扭转，病程较长，临床上无急症表现。

（3）手术很难挽救坏死的睾丸，更重要的是为了保护对侧睾丸。对于已经发生的双侧睾丸扭转，即使已经坏死萎缩，术中对于无活力的睾丸倾向于保留观察，以尽可能保留睾丸的内分泌功能。

（姜大朋）

参·考·文·献

[1] Nandi B, Murphy F L. Neonatal testicular torsion: a systematic literature review. Pediatr Surg Int, 2011, 27: 1037–1040.

[2] 陈嘉波，杨体泉．新生儿睾丸扭转的争论与治疗策略进展．实用儿科临床杂志，2011，26：1839–1841.

[3] Massoni F, Troili G M, Pelosi M, et al. Perinatal testicular torsion and medicolegal considerations. Minerva Pediatr, 2014, 66: 229–232.

[4] Kyriazis I D, Dimopoulos J, Sakellaris G, et al. Extravaginal testicular torsion: a clinical entity with unspecified surgical anatomy. Int Braz J Urol, 2008, 34: 617–623.

[5] Belman A B, Rushton H G. Is the vanished testis always a scrotal event? BJU Int, 2001, 87: 480–483.

[6] Sorensen M D, Galansky S H, Striegl A M, et al. Prenatal bilateral extravaginal testicular torsion — a case presentation. Pediatr Surg Int, 2004, 20: 892–893.

[7] Snyder H M, Diamond D A. In utero/neonatal torsion: observation versus prompt exploration. J Urol, 2010, 183: 1675–1677.

[8] Djahangirian O, Ouimet A, Saint-Vil D. Timing and surgical management of neonatal testicular torsions. J Pediatr Surg, 2010, 45: 1012–1015.

[9] Guerra LA, Wiesenthal J, Pike J, et al. Management of neonatal testicular torsion: Which way to turn? Can Urol Assoc J, 2008, 2: 376–379.

[10] 任晓磊，夏海波，包国昌，等．新生儿睾丸扭转1例并文献复习．中华男科学杂志，2016，22：861–863.

[11] Ahmed S J, Kaplan G W, DeCambre M E. Perinatal testicular torsion: preoperative radiological findings and the argument for urgent surgical exploration. J Pediatr Surg, 2008, 43: 1563–1565.

[12] Bombiński P, Warchoł S, Brzewski M, et al. Ultrasonography of Extravaginal Testicular Torsion in Neonates. Pol J Radiol, 2016, 81: 469–472.

[13] Anderson J B, Williamson R C. Testicular torsion in Bristol: a 25-year review. Br J Surg, 1988, 75: 988–992.

[14] Broderick K M, Martin B G, Herndon C D, et al. The current state of surgical practice for neonatal torsion: a survey of pediatric urologists. J Pediatr Urol, 2013, 9: 542–545.

[15] Rhodes H L, Corbett H J, Horwood J F, et al. Neonatal testicular torsion: a survey of current practice amongst paediatric surgeons and urologists in the United Kingdom and Ireland. J Pediatr Surg, 2011, 46: 2157–2160.

[16] John C M, Kooner G, Mathew D E, et al. Neonatal testicular torsion — a lost cause? Acta Paediatr, 2008, 97: 502–504.

[17] Yerkes E B, Robertson F M, Gitlin J, et al. Management of perinatal torsion: today, tomorrow or never? J Urol, 2005, 174: 1579–1582.

[18] Brandt M T, Sheldon C A, Wacksman J, et al. Prenatal testicular torsion: principles of management. J Urol, 1992, 147: 670–672.

[19] Kaye J D, Levitt S B, Friedman S C, et al. Neonatal torsion: a 14–year experience and proposed algorithm for management. J Urol, 2008, 179: 2377–2383.

[20] Sorensen M D, Galansky S H, Striegl A M, et al. Perinatal extravaginal torsion of the testis in the first month of life is a salvageable event. Urology, 2003, 62: 132–134.

[21] Cuervo J L, Grillo A, Vecchiarelli C, et al. Perinatal testicular torsion: a unique strategy. J Pediatr Surg, 2007, 42: 699–703.

[22] Bartsch G, Frank S, Marberger H, et al. Testicular torsion: late results with special regard to fertility and endocrine function. J Urol, 1980, 124: 375–378.

[23] Roth C C, Mingin G C, Ortenberg J. Salvage of bilateral asynchronous perinatal testicular torsion. J Urol, 2011, 185: 2464–2468.

[24] Baglaj M 1, Carachi R. Neonatal bilateral testicular torsion: a plea for emergency exploration. J Urol, 2007, 177: 2296–2299.

[25] Stone K T, Kass E J, Cacciarelli A A, et al. Management of suspected antenatal torsion: what is the best strategy? J Urol, 1995, 153: 782–784.

[26] Yerkes E B 1, Robertson F M, Gitlin J, et al. Management of perinatal torsion: today, tomorrow or never? J Urol, 2005, 174: 1579–1582.

[27] Callewaert P R, Van Kerrebroeck P. New insights into perinatal testicular torsion. Eur J Pediatr, 2010, 169: 705–712.

第七十一章 男性生殖器异常

第一节 包　　茎

概述

包茎（phimosis）指包皮口狭窄或包皮与阴茎头粘连，使包皮完全覆盖阴茎头而且不能上翻至阴茎冠状沟。包茎可影响包皮内皮脂腺的分泌物和尿液的排出，逐渐形成奇臭的包皮垢，包皮垢细菌生长繁殖，可引起阴茎头及包皮炎、尿道炎，长期慢性刺激还可能发生阴茎癌。包茎还可能影响男性生育。正常新生儿出生时由于包皮与阴茎头之间的自然粘连，存在生理性包茎或者包皮不能翻下。包茎在不同国家和民族差异非常大，以色列等国家在男孩小时候就行包皮环切术，所以这些国家很少见到包茎患儿[1,2]。在伊斯兰国家儿童出生后即行包皮环切术，包茎患病率也极低。由于社会经济状况、文化和宗教等的差别，不同人群和地区对于婴幼儿包茎的治疗态度有很大的差别[3-6]。由于我国对婴幼儿包茎和包皮过长治疗的益处和重要性宣传教育不够，生殖健康的基本知识相对缺乏，使得我国包茎发病率较高。

发病机制

在妊娠的第12周，阴茎头处形成皮肤反折，称为包皮。包皮是由皮肤、皮下组织及黏膜上皮移行区混合构成的一个特殊结构。黏膜移行区始于包皮尿道口内缘，止于冠状沟后壁部，是直接与阴茎头表面接触的部分，能随着阴茎勃起或萎缩滑动，并与之形成一个与外界沟通的小腔室，这是包皮内生环境所在。包茎分为先天性及继发性两种。先天性包茎亦称为生理性包茎，几乎见于每一个正常男性新生儿及婴幼儿。新生儿出生时包皮内板与阴茎头表面有轻度上皮粘连，以后包皮外口随小儿发育逐渐宽大，粘连逐渐吸收，包皮内板与阴茎头分离。继发性包茎亦称为病理性包茎，多由于阴茎头或包皮感染或损伤引起，常有包皮口瘢痕性挛缩，导致包皮口狭窄，包皮不能向上退缩外露阴茎头，这种包茎多需要外科处理。新生儿人群中继发性包茎较少。

临床表现

包茎时，阴茎头表面脱落的细胞、分泌的黏液以及尿液等共同形成包皮下白膜样物质，称为包皮垢。其呈乳白色豆腐渣样，易在包皮下积聚，有的包皮垢如黄豆大小，堆积于阴茎头的冠状沟处。包茎可诱发阴茎头包皮炎。急性发炎时，阴茎头及包皮红肿疼痛，可产生脓性分泌物，后期炎症性粘连可诱发局部水肿瘢痕，形成继发性包茎。包皮口狭小可表现为排尿困难、尿线细、尿滴沥及包皮膨胀。由于包皮口过小，排尿困难时，发生返压现象，长期排尿压力过高可引起膀胱憩室、输尿管扩张、反复泌尿系感染和脱肛或疝等并发症。

包茎可并发以下情况。

（1）影响阴茎发育：由于阴茎头被包皮紧紧包住，阴茎与阴茎头发育受到限制，从外表看似小阴茎。

（2）感染：尿液中的沉积物与尿垢堆积于包皮内，成为细菌培养基，包皮间隙中容易滋生大量病菌，从而诱发阴茎头包皮炎、尿道炎、尿道外口狭窄、包皮粘连、尿路感染，如果病菌逆行感染肾脏，也会损害肾脏功能。

（3）阴茎包皮水肿：突然发生水肿，严重者多有透明感，发生在阴茎顶端。有时可出现排尿不畅。该症属于血管性水肿，多见于儿童期患儿。采用冷敷可以促进渗液吸收。

（4）长期包皮垢慢性刺激也是导致小儿睡眠不安的一个重要原因。

诊断

包茎的诊断需具备以下2点：① 用力向上翻包皮，阴茎头不能外露。② 包皮口狭小，排尿迟缓，尿线变细。排尿时包皮囊被尿液充盈，呈球状膨起。

治疗

新生儿的包皮内板和阴茎头是粘连的，包皮与阴茎头的分离是逐渐的，至出生时，这种分离过程在大多数新生儿仍未完成[7]。对于先天性包茎，如无排尿困难包皮感染等症状，可待其自行分离，对于有症状者也可先反复试行上翻包皮，露出尿道口即可。手法翻转是最常用、最简便的一种方法，需要注意的是，要循序渐进，反复多次扩张包皮的狭窄口，不可过分急于把包皮完全退缩上去。如能上翻包皮露出阴茎头，也应该在上翻包皮后将包皮复原，否则会造成嵌顿包茎。大部分小儿经此种方法治疗，随年龄增长，均可治愈。类固醇药物可以促进包皮生长及扩张，软化包皮，减轻粘连，对抗非感染性炎症以减少包皮内纤维组织[8,9]。有报道，局部类固醇外用治疗小儿包茎能取得较好效果[8]。对于阴茎头包皮炎患儿，在急性期局部使用温水或4%硼酸水浸泡治疗，待炎症消退后试行手法分离，局部清洁治疗无效时考虑做包皮环切术。

绝大多数新生儿期包茎不必手术，反复发生包皮炎、继发性包茎患儿由于包皮口纤维性狭窄环，需做包皮环切术。由于未接受包皮环切的新生儿及婴幼儿容易发生尿路感染。据统计，未接受包皮环切的婴幼儿患尿路感染的概率是接受者的20倍[10]。研究表明，美国61%的新生男婴接受包皮环切手术，而且这一比率在逐渐增加[3,11]。即使如此，新生儿期间行包皮环切术存在风险和缺点。因此，当考虑施行包皮环切时，应当向家长讲明利害和风险并征求家长的同意[12–15]。患有阴茎下弯畸形、背侧包皮帽状堆积、蹼状阴茎或者小阴茎的新生儿不应行包皮环切术。另外，很多伴有大量鞘膜积液或者疝气的新生儿包皮环切术后容易形成继发性包茎或是隐匿阴茎。包皮环切术的适应证为：① 包皮口有纤维性狭窄环；② 反复发作阴茎头包皮炎；③ 包茎伴有膀胱输尿管反流[16]。

对新生儿施行包皮环切术根据年龄可选择阴茎根阻滞麻醉、基础加局麻、全身麻醉、硬膜外麻醉等方法。包皮环切时术中规范操作，清除包皮垢，止血彻底。手术时注意检查尿道口。如有狭窄，应做尿道口扩张或尿道外口切开术。术后切口用吸水纱布包扎固定。婴幼儿包皮环切常用手术方法有：① 塑料钟罩法（plasti bell method）[17,18]；② 摩氏钳夹法（Mogen clamp method）摩氏钳夹法目前广泛应用于北美，据报道它是新生儿包皮环切术并发症发生率最少的方法[19,20]；③ 戈氏钳夹法（Gomco clamp method）戈氏钳是专用于包皮环切术的特殊器械，常用于新生儿和儿童；④ 包皮环扎法，又称为杜氏环，已在国内很多医院使用。

新生儿包皮环切术并发症的发生率为0.2%～3%[3,21]。早期并发症包括出血、伤口感染、包皮粘连、皮桥、包皮却出过多或过少、继发包茎、阴茎损伤[22-23]。包皮环切术后的出血多是由于包皮系带的渗血，偶尔是出自阴茎体的大动脉或静脉。通过压迫多能止血。伤口感染很少发生，切口使用抗生素软膏可以加以预防。如果婴幼儿在包皮环切术后2～3周来复诊，这时出现的与愈合相关的其他问题多可以在门诊进行处理。包皮环切术后包皮的轻度粘连很常见，据报道婴幼儿的发生率为71%[11]。如果大面积阴茎体皮肤被切除，在创面上使用抗生素软膏通常有好的效果。多数皮肤会向后生长并连接上皮的缺损。很少需要即刻的皮肤移植，因为可能导致移植部位阴茎外观不满意。如果留下过多的包皮皮肤可以考虑再次施行环切术。包皮环切术最严重的并发症是尿道的损伤以及切除了部分阴茎头和部分阴茎体。在这种情况下，应该保留切下的组织并且立即将其与阴茎缝合，往往不需要显微修复。如果在损伤8小时内完成修复，大多数病例阴茎往往能愈合良好。在有些病例中，阴茎体和阴茎头之间有皮桥形成，这些皮桥无法自行分离需要手术切断。通常此类手术可以在门诊局麻下完成。

最常见的晚期并发症是尿道口狭窄。一种理论认为破坏包皮和阴茎头之间正常的粘连、切除包皮后会发生显著的炎症反应，引发尿道的严重炎症和瘢痕的形成，导致尿道口狭窄，或在尿道腹侧形成膜状网，或是不对称的愈合过程导致腹侧组织产生一个明显的突起[24]。引起尿道口狭窄的另一个原因是闭塞性干燥性阴茎头炎，可引起尿潴留。在尿道成形术后局部使用类固醇乳膏可以降低尿道口狭窄复发。尿道口狭窄可有不同的表现。在大多数病例，患儿进行排尿训练之前尿道口狭窄的症状并不明显。如果尿道口小，患儿排尿时尿线有力、细且射程远。有些患儿仅表现为排尿时尿线向背侧偏斜或是排尿时间延长。如果怀疑尿道口狭窄，可以使用尿道探子对尿道口进行测量并观察患儿的反应。

预后

绝大多数新生儿期包茎不必手术，反复发生包皮炎、继发性包茎患儿需做包皮环切术。新生儿包皮环切术并发症的发生率为0.2%～3%。

小结

新生儿的包皮与阴茎头的分离是逐渐的，至出生时，这种分离过程在大多数新生儿仍未完成。对于新生儿包茎，应根据宗教、文化及是否有手术指征决定包皮环切。

（姜大朋）

参・考・文・献

[1] Morris B J, Krieger J N, Klausner J D. Critical evaluation of unscientific arguments disparaging affirmative infant male circumcision policy. World J Clin Pediatr, 2016, 5: 251-261.

[2] Otto R, Evans G, Boniquit C, et al. Why Desired Newborn Circumcisions Are Not Performed: A Survey. Urology, 2016, 97: 188-193.

[3] 程跃，彭弋峰，李石华.男性包皮外科.北京：人民卫生出版社，2012：13-16.

[4] Morris B J, Kennedy S E, Wodak A D, et al. Early infant male circumcision: Systematic review, risk-benefit analysis, and progress in policy. World J Clin Pediatr, 2017, 6: 89-102.

[5] Morris B J, Klausner J D, Krieger J N, et al. Canadian Pediatrics Society position statement on newborn circumcision: a risk-benefit analysis revisited. Can J Urol, 2016, 23: 8495-8502.

[6] Özveren B. Defining the Pathways of Parental Decision-making and Satisfaction Levels About Newborn Circumcision in a Setting Where Traditional Male Circumcision is Prevalent: An Online Survey Study. Urology, 2016, 90: 153-158.

[7] Mondzelewski L, Gahagan S, Johnson C, et al. Timing of Circumcision and Breastfeeding Initiation Among Newborn Boys. Hosp Pediatr, 2016, 6: 653-658.

[8] Lee J W, Cho S J, Park E A, et al. Topical hydrocortisone and physiotherapy for nonretractile physiologic phimosis in infants. Pediatr Nephrol, 2006, 21: 1127-1130.

[9] Palmer J S, Elder J S, Palmer L S. The use of betamethasone to manage the trapped penis following neonatal circumcision. J Urol, 2005, 174: 1577–1578.

[10] Shim Y H, Lee J W, Lee S J. The risk factors of recurrent urinary tract infection in infants with normal urinary systems. Pediatr Nephrol, 2009, 24: 309–312.

[11] Morris B J, Bailis S A, Castellsague X, et al. RACP's policy statement on infant male circumcision is ill-conceived. Aust N Z J Public Health, 2006, 30: 16–22.

[12] Starzyk E J, Kelley M A, Caskey R N, et al. Infant male circumcision: healthcare provider knowledge and associated factors. PLoS One, 2015, 10: e0115891.

[13] Gyan T, Strobel N, McAuley K, et al. Health service provider education and/or training in infant male circumcision to improve short- and long-term morbidity outcomes: protocol for systematic review. Syst Rev, 2016, 5: 41.

[14] Plank R M, Ndubuka N O, Wirth K E, et al. A randomized trial of Mogen clamp versus Plastibell for neonatal male circumcision in Botswana. J Acquir Immune Defic Syndr, 2013, 62: e131–137.

[15] Brady M T. Newborn Male Circumcision with Parental Consent, as Stated in the AAP Circumcision Policy Statement, Is Both Legal and Ethical. J Law Med Ethics, 2016, 44: 256–262.

[16] Braga L H, D'Cruz J, Rickard M, et al. The Fate of Primary Nonrefluxing Megaureter: A Prospective Outcome Analysis of the Rate of Urinary Tract Infections, Surgical Indications and Time to Resolution. J Urol, 2016, 195: 1300–1305.

[17] Jimoh B M, Odunayo I S, Chinwe I, et al. Plastibell circumcision of 2, 276 male infants: a multi-centre study. Pan Afr Med J, 2016, 23: 35.

[18] Ekwunife O H, Ugwu J O, Okoli C C, et al. Parental circumcision preferences and early outcome of plastibell circumcision in a Nigerian tertiary hospital. Afr J Paediatr Surg, 2015, 12: 251–256.

[19] Kankaka E N, Murungi T, Kigozi G, et al. Randomised trial of early infant circumcision performed by clinical officers and registered nurse midwives using the Mogen clamp in Rakai, Uganda. BJU Int, 2017, 119: 164–170.

[20] Mangenah C, Mavhu W, Hatzold K, et al. Estimating the Cost of Early Infant Male Circumcision in Zimbabwe: Results From a Randomized Noninferiority Trial of Accu Circ Device Versus Mogen Clamp. J Acquir Immune Defic Syndr, 2015, 69: 560–566.

[21] Srinivasan M, Hamvas C, Coplen D. Rates of Complications After Newborn Circumcision in a Well-Baby Nursery, Special Care Nursery, and Neonatal Intensive Care Unit. Clin Pediatr (Phila), 2015, 54: 1185–1191.

[22] Seleim H M, Elbarbary M M. Major penile injuries as a result of cautery during newborn circumcision. J Pediatr Surg, 2016, 51: 1532–1537.

[23] Edler G, Axelsson I, Barker G M, et al. Serious complications in male infant circumcisions in Scandinavia indicate that this always be performed as a hospital-based procedure. Acta Paediatr, 2016, 105: 842–850.

[24] Pieretti R V, Goldstein A M, Pieretti-Vanmarcke R. Late complications of newborn circumcision: a common and avoidable problem. Pediatr Surg Int, 2010, 26: 515–518.

第二节　小 阴 茎

概述

小阴茎（micropenis）是指解剖结构及外观形态正常，但阴茎伸展长度小于相同年龄或相同性别发育正常状态人群阴茎长度平均值2.5个标准差以上者。小阴茎在临床上并不罕见，它是一些内分泌、遗传性疾病的外在表现，是男性化不全的最常见体征。小阴茎往往由雄激素产生不足或靶器官不敏感引起，常常伴有小睾丸、隐睾、小阴囊等其他疾病。

发病机制

正常男性外生殖器于胚胎期的前12周完成。阴茎发育可分为3个阶段：第一阶段为生殖结节期，阴茎于会阴部类似小丘，长8 ～ 15 mm。第二阶段为阴茎体期，阴茎拉长呈圆筒状，长16 ～ 38 mm，尿道沟延伸至阴茎头。第三阶段于胚胎的第三个月，尿道发育完成，阴茎长度为38 ～ 45 mm。胚胎的第4个月后，阴茎逐渐增长。阴茎的发育受激素的控制调节。妊娠前3个月，胎盘产生绒毛膜促性腺激素（hCG）。妊娠4个月后胎儿下丘脑分泌促性腺激素释放激素（GnRH）或称为黄体生成激素释放激素（LHRH），刺激垂体前叶的促性腺细胞合成分泌两种促性腺激素即黄体激素（LH）及促卵泡素（FSH）。hCG、LH及FSH刺激睾丸间质细胞（Leydig细胞）产生睾酮（T），睾酮在5-α还原酶作用下转化为双氢睾酮（DHT），DHT刺激阴茎发育。上述的每一个环节出现障碍，均可影响阴茎发育[1,2]。由于睾丸间质细胞合成睾酮主要受LH调节，而精子发生受LH、FSH、hGH的共同调解，所以影响阴茎发育的因素也大多影响生育。

导致小阴茎的原因既可以是单纯促性腺激素缺乏，也可以是系统性内分泌疾病。其常见的病因有4种：① 高促性腺激素性腺功能低下症：病变原发于睾丸本身。主要有胎儿期睾丸缺血、坏死、退行性变，从而导致睾丸发育不良或不发育；睾丸间质细胞膜上的LH受体缺陷，致使睾丸间质细胞不分泌睾酮。② 低促性腺激素性腺功能低下症：病变原发于下丘脑或垂体，大部分的小阴茎属此类。伴有脑解剖结构缺损者包括无脑畸形、先天性垂体不发育、胼胝体发育不良、枕部脑膨出以及小脑异常；不伴有脑解剖结构缺损者包括各种激素缺乏者。③ 雄激素抵抗综合征：因5-α还原酶缺乏或雄激素受体异常及基因突变等因素导致外生殖器对雄激素不敏感产生[3,4]。④ 特发性：这类患儿在青春期后可发育至基本正常。其确切病因可能是阴茎发育时间的延迟或需青春期较高浓度的性激素才能触发。也有研究认为环境内分泌干扰物亦可导致小阴茎。

临床表现

小阴茎患儿的阴茎解剖结构及外观形态正常，但阴茎伸展长度小于相同年龄人群阴茎长度平均值2.5个标准差以上[5]。阴茎长度测量标准应严格规范。用手提阴茎头尽量拉直，使其长度相当于阴茎充分勃起的长度，用尺子测量从耻骨联合至阴茎顶端的距离即为阴茎长度。如采用Feldman介绍的方法，将阴茎置于伸展状态，沿阴茎背面测量从耻骨联合到龟头尖端所得的长度（不包括包皮的长度）[6]。由于种族和地域的差别，阴茎长度没有统一标准，目前国内临床使用的正常男孩阴茎长度参考值是Feldman的数据[6]。正常阴茎长度参考值见表71-1。

表71-1　正常阴茎长度参考值

年　龄	平均值 ± 标准差	低于2.5个标准差界值
新生儿（30周）	2.5 ± 0.4	1.5
新生儿（34周）	3.0 ± 0.4	2.0
0～5个月	3.9 ± 0.8	1.9
6～12个月	4.3 ± 0.8	2.3
1～2岁	4.7 ± 0.8	2.6
2～3岁	5.1 ± 0.9	2.9
3～4岁	5.5 ± 0.9	3.3
4～5岁	5.7 ± 0.9	3.5
5～6岁	6.0 ± 0.9	3.8
6～7岁	6.1 ± 0.9	3.9
7～8岁	6.2 ± 1.0	3.7
8～9岁	6.3 ± 1.0	3.8
9～10岁	6.3 ± 1.0	3.8
10～11岁	6.4 ± 1.1	3.7
成人	13.3 ± 1.6	9.3

诊断

小阴茎一般从其形态即可做出初步诊断，但对其治疗和预后有重要指导作用的病因诊断需经诸多检查才能确定。虽然大多小阴茎凭肉眼所见即可做出初步诊断，但可因不同年龄段正常阴茎长度不同而判断失误[7-9]，因此，必须经长度测定，并与同龄儿正常值比较，低于其平均值2.5个标准差以上者才可诊断[8]。

（1）病史：详细了解家族史中是否有尿道下裂、隐睾、睾丸发育不良等性器官发育异常的病史，有无智力异常等。通过询问患儿的家族史或患儿母亲生育史，可以发现其病因的线索。

（2）体检：体格检查时除了测量阴茎的长度，还要检测睾丸位置、大小和硬度，阴囊的大小及对称性，面容有无异常，另外，还要注意患儿有无身材矮小。

（3）实验室检查：实验室检查的主要目的是明确小阴茎的病因在中枢还是性腺或外周。有一部分小阴茎患儿存在垂体病变，表现为生长激素缺乏或甲状腺激素缺乏。危及生命的是促肾上腺皮质激素或肾上腺皮质激素缺乏，这种类型的患儿可产生低血糖及离子紊乱，导致呼吸循环衰竭，最终危及生命。所以，小阴茎患儿建议出生后数天内测定血糖、电解质、血皮质醇、生长激素以及甲状腺激素等[3]。如有检验结果提示垂体功能障碍，应尽早行激素替代治疗。对于新生儿来说，下丘脑-垂体-性腺轴的发育尚未完善，所以，很难通过促性腺激素或性腺激素来区分低促性腺激素性腺功能低下和原发性睾丸功能障碍。雄激素不敏感是小阴茎一个少见的原因，但具有重要的临床意义可通过检测生殖器皮肤上的雄激素受体或雄激素受体基因分析来证实。

（4）对怀疑为下丘脑、垂体发育异常或有病变、肾上腺有异常等者应做CT、磁共振成像等影像学检查。

（5）所有患儿均应行染色体核型分析[10]。

（6）腹腔镜检查对于寻找合并的腹腔型隐睾具有重要的意义。

治疗

小阴茎一旦被确诊后应及早进行治疗。其治疗目的是尽量恢复阴茎长度，满足其生理功能及有利身心健康[11]。目前，除针对病因的内分泌治疗和其后的手术矫正外，近年还提出了必要的性别指派问题[1,12]。研究提示在婴幼儿期、青春前期及青春期给药均可获满意疗效[13-16]。内分泌治疗是目前主要的治疗方法，但治疗时机、药物选择、给药途径仍存在争议[17]。可见，小阴茎的治疗时机仍有待更多的临床资料研究予以支持。

预后

对于雄激素不敏感的患儿目前尚无有效的药物治疗，早期转性别处理是较好的解决方法[18]。治疗无效或延迟的患儿，成年后阴茎发育差，可出现性行为异常，有些病例要求转变性别。

小结

先天性小阴茎并非一孤立的疾病，其病因复杂，研究也比较困难。近年来分子生物学技术有了长足发展，相信对于先天性小阴茎的诊断和治疗将有质的突破。

（姜大朋）

参·考·文·献

[1] Kayes O, Shabbir M, Ralph D, et al. Therapeutic strategies for patients with micropenis or penile dysmorphic disorder. Nat Rev Urol, 2012, 9: 499–507.

[2] Aslan T B, Gurbuz F, Temiz F, et al. Etiological evaluation of patients presenting with isolated micropenis to an academic health care center. Indian J Pediatr, 2014, 81: 775–759.

[3] Zhu H, Liu W, Han B, et al. Phenotypic and molecular characteristics in eleven Chinese patients with 5α-reductase Type 2 deficiency. Clin Endocrinol (Oxf), 2014, 81: 711–720.

[4] Cheng J, Lin R, Zhang W, et al. Phenotype and molecular characteristics in 45 Chinese children with 5α-reductase type 2 deficiency from South China. Clin Endocrinol (Oxf), 2015, 83: 518–526.

[5] Hatipoğlu N, Kurtoğlu S. Micropenis: etiology, diagnosis and treatment approaches. J Clin Res Pediatr Endocrinol, 2013, 5: 217–223.

[6] Feldman K W, Smith D W. Fetal phallic growth and penile stndards for newborn male infants. J Pediatr, 1975, 86: 895.

[7] Bhakhri B K, Meena S S, Rawat M, et al. Neonatal stretched penile length: relationship with gestational maturity and anthropometric parameters at birth. Paediatr Int Child Health, 2015, 35: 53–55.

[8] Jarrett O O, Ayoola O O, Jonsson B, et al. Penile size in healthy Nigerian newborns: country-based reference values and international comparisons. Acta Paediatr, 2014, 103: 442–446.

[9] Ting T H, Wu L L. Penile length of term newborn infants in multiracial Malaysia. Singapore Med J, 2009, 50: 817–821.

[10] Callens N, Hoebeke P. Phalloplasty. A panacea for 46, XY disorder of sex development conditions with penile deficiency? Endocr Dev, 2014, 27: 222–233.

[11] Perlitz Y, Keselman L, Haddad S, et al. Prenatal sonographic evaluation of the penile length. Prenat Diagn, 2011, 31: 1283–1285.

[12] Callens N, De Cuypere G, Van Hoecke E, et al. Sexual quality of life after hormonal and surgical treatment, including phalloplasty, in men with micropenis: a review. J Sex Med, 2013, 10: 2890–2903.

[13] Callens N, De Cuypere G, T'Sjoen G, et al. Sexual quality of life after total phalloplasty in men with penile deficiency: an exploratory study. World J Urol, 2015, 33: 137–143.

[14] Nerli R B, Guntaka A K, Patne P B, et al. Penile growth in response to hormone treatment in children with micropenis. Indian J Urol, 2013, 29: 288–291.

[15] Stoupa A, Samara-Boustani D, Flechtner I, et al. Efficacy and Safety of Continuous Subcutaneous Infusion of Recombinant Human Gonadotropins for Congenital Micropenis during Early Infancy. Horm Res Paediatr, 2017, 87: 103–110.

[16] Becker D, Wain L M, Chong Y H, et al. Topical dihydrotestosterone to treat micropenis secondary to partial androgen insensitivity syndrome (PAIS) before, during, and after puberty — a case series. J Pediatr Endocrinol Metab, 2016, 29: 173–177.

[17] Tamunopriye J, Abiola O O. Human chorionic gonadotrophin (HCG) stimulation test and testosterone response in children with micropenis. Pediatr Endocrinol Rev, 2014, 12: 42–45.

[18] Mouriquand P D, Gorduza D B, Gay C L, et al. Surgery in disorders of sex development (DSD) with a gender issue: If (why), when, and how? J Pediatr Urol, 2016, 12: 139–149.

第三节　罕见睾丸及阴茎畸形（异位睾丸、多睾症）

概述

睾丸发育过程中，位置和数目可能产生变异，临床上较常见的位置异常是指睾丸下降停止，而睾丸位于下降的正常轴线上，称为睾丸未降（UDT）；而如果在睾丸下降过程中睾丸位置发生偏移，不再位于正常轴线上，则称为睾丸异位。睾丸数量的增加称为多睾症。异位睾丸和多睾症在临床上都较为少见，目前也没有其流行病学发生率的相关文献。本节对这几种疾病做一阐述。

异位睾丸

因为睾丸没有位于阴囊内，睾丸异位临床上常被当作睾丸未降（UDT）。但是，与真正的UDT不同，异位睾丸的睾丸位置发生偏移，不再位于正常轴线上。睾丸异位有几种类型，会阴型异位睾丸是最常见。其他类型也有报道，包括股根部异位睾丸，耻骨上异位睾丸和横向睾丸异位。无论是哪种异位睾丸，睾丸异位的影响都是相似的。睾丸受益于低温环境[3]，而和UDT相同，睾丸异位的病例睾丸不位于阴囊内，导致瘤形成和不育的风险增加，以及社会和美容问题，终身患睾丸瘤的风险增加到5～10倍[1,2]，然而在12个月或12个月之前手术干预，会减少睾丸持续的退行性改变和睾丸瘤形成的风险[3,4]。早期手术干预睾丸可降低睾丸瘤形成风险，但是生殖细胞显著缺乏会导致未来精子数量的减少[5-7]。有趣的是，尽管生育能力可以受到影响，似乎没有影响睾酮水平[8]。因此，手术治疗旨在减少睾丸肿瘤风险并解决美容问题。

发病机制理论

1.“次级腹股沟外环”理论

“次级腹股沟外环”位于腹股沟外环的外侧，首先在1929年由McGregor[9]定义，但自那时以来并没有被多数人认可。很难从原来的McGregor描述来确定“次级腹股沟外环”是Scarpa’筋膜，或是阴囊入口处未进入阴囊的纤维组织。McGregor假设，如果“次级腹股沟外环”阻塞或闭锁，下行睾丸可能朝着“次级腹股沟外环”周围潜在的解剖间隙移行，从而引起睾丸异位。我们现在知道，在睾丸引带引导睾丸迁移过程中，引带会产生酶来消化周围的结缔组织，如果这种酶消化发生异常，睾丸会在正常下降过程中停止而不是异位。在相当多的未降睾丸手术中，外科医师发现了McGregor所谓的“次级腹股沟外环”是闭合的，而这些睾丸并没有异位。

2. 多引带插入理论

Lockwood提出了多引带插入理论，在他的假设中，有多条引带附着于骨盆的不同部位。他假定在正常的睾丸下降过程中，阴囊附着的引带占统治地位；但如果另一个位置的引带是占优势的，这会使睾丸被优势引带引导导致睾丸异位[10]。但是，其他人还没有能够从胚胎学或者解剖学方面得到这个理论的证据[11-14]。

3. 一种解释睾丸异位的新理论

目前对正常睾丸下降的认识是它经历两个不同的阶段——经腹阶段和腹股沟阶段[15]。经腹阶段在8～15周时，雄激素引起头侧悬吊韧带退化，胰岛素样激素3（Insl3）引起引带扩大以容纳睾丸，同时引带随着胎儿腹腔的扩大而附着于未来的腹股沟管位置。腹股沟阶段在25～35周时，雄激素作用于股生殖神经（GFN）刺激降钙素基因相关肽（CGRP）的产生，指导引带经腹股沟管移行到阴囊。引带内部膨大，容纳鞘状突，使腹膜内睾丸连同腹膜到达阴囊。迁移到阴囊是由股生殖神经生殖分支产生的CGRP浓度梯度介导的，而引带分泌酶溶解邻近细胞外基质清除迁移空间。

我们现在认识到睾丸下降发生在2个独立的阶段，都是由引带介导的，使我们能够假设推断异位睾丸的发生因素。第一阶段中引带应附着在腹壁处未来腹股沟管的部位，有些形式的睾丸异位由于引带附着位置的异常引起的。此外，第二阶段引带从腹股沟管移动到阴囊，如果引带异常迁移，也可以造成睾丸异位。

◆ 睾丸异位诊断和处理

1. 睾丸异位检查和诊断

新生儿睾丸不位于阴囊内是最常见的儿童泌尿生殖系统畸形之一，大约占男性新生儿的1%[16]。这其中仅有约5%是异位睾丸[17]。早期的手术干预对于长期预后非常重要。沿着下降路径进行细致的体检以及所有潜在的间隙检查异位睾丸对所有阴囊空虚的儿童都很重要[18]。这些间隙包括会阴、大腿根部，阴茎基底、对侧阴囊，腹股沟管。在体检无法定位或儿童不能配合的情况，影像学检查可以用于帮助诊断[19]。特别是超声检查在诊断中被广泛使用。尽管如此，在异位睾丸可触及时，超声并不能提供更多的信息；而异位睾丸不可触及时，超声提供的位置信息也无法准确指导手术探查[20]。因此，超声检查不太可能改变异位睾丸的诊断和处理，其常规使用应该重新考虑。如果体检和超声检查结果不确定，计算机断层扫描（CT）和磁共振成像（MRI）也是可供选择的检查方案。CT有较强的电离辐射，在儿科人群会带来诱发恶性肿瘤的风险[21]的担忧。因此，CT在异位睾丸的诊断和定位中没有常规使用。MRI似乎是一个有吸引力的选择，因为它具有相似的准确性但没有电离辐射暴露，但它较昂贵，便利程度不如超声，并且通常需要镇静或麻醉，限制了MRI在异位睾丸诊断中的作用。

2. 手术

手术仍然是诊断并纠正睾丸异位症的最佳方法。技术的进步已经使腹腔镜优势明显，无论是在诊断的准确性和解剖异常矫正方面。如果因解剖部位而不需要腹腔镜检查的异位睾丸，经阴囊入路已被证明是可取的，并且最终可能取代腹股沟入路[22]。其他经常使用的非腹腔镜手术治疗睾丸异位的技术包括跨阴囊中隔的睾丸固定术，腹膜外睾丸移位术，疝修补术和睾丸切除术[23]。跨阴囊中隔的睾丸固定术常用于矫正多种类型的睾丸异位。它的普及是因为与其他技术相比，输精管和睾丸脉管系统的风险较小[24]。最近腹腔镜手术已被证明对腹腔内异位睾丸和横向睾丸异位的治疗相较于开放手术有更大的优势。腹腔镜可以在腹腔内和膀胱后通过输精管来寻找异位睾丸，而这些区域在开放手术方式下可能难以进入[25]。据报道腹腔镜技术感染风险较低，并且相较于开放手术对睾丸的损伤更小[26]。腹腔镜也可以术中检测米勒管道残留物。

手术治疗成功后，长期随访和定期进行睾丸检查是必要的。这是由异位睾丸即便放在了正常位置，创伤、睾丸扭转、不孕症、附睾-睾丸炎和恶性肿瘤[27-28]发生的风险仍然存在。

睾丸异位的病因仍不清楚。早期手术干预可改善异位睾丸的长期预后。虽然无创和廉价，超声检查尚未显示能改变异位睾丸的诊断或治疗。因此，细致的临床检查是主要的诊断依据。鉴于不良事件包括睾丸癌和不孕症的风险增加，一旦发现异位睾丸，腹腔镜手术应按计划实施。

多睾症

多睾症是一种罕见的畸形。多睾症是指男性性腺超过两个睾丸，这是一种非常罕见的先天性疾病，通常通过超声检查睾丸来诊断多睾症。然而，多睾症的诊断应包括组织学确认。最常见的形式是三睾丸。其诊断通常伴随出现症状而非额外睾丸肿块的患儿。因此，很难就其流行病学得出结论。

◆ 病因

大约在胚胎学生命的第6周，原始睾丸开始从原始生殖器嵴的内侧发育，而附睾和输精管则来自沃尔夫管[29]。它们的发育是由于来源于中肾的细胞的聚集。多睾症的病因被认为是怀孕8周之前生殖器嵴的意外分裂。理论包括细胞的异常侵入，泌尿生殖嵴横向和纵向的重复分裂，一部分中肾的不完全变性和腹膜带的发育。没有任何单一的理论可以解释所报道的所有类型的多睾症，因为一些类型只涉及睾丸组织，而另一些类型涉及睾丸、附睾和输精管的重复。

◆ 分型

A型：额外睾丸连接输精管。这些睾丸通常具有生殖功能。A型进一步细分为：A1型：完全重复睾丸，各自有附睾和输精管。A2型：额外睾丸有自己的附睾，并共有输精管。A3型：额外睾丸共享其他睾丸的附睾和输精管。

B型：额外睾丸未连接输精管，因此不具有生殖功能。B型进一步细分为：B1型：额外睾丸有自己的附睾，但不与输精管相连。B2型：额外睾丸仅由睾丸组织组成。

A3型是最常见的多睾症形式，A2和A3型占总数的90%以上[31]。在65%的病例中，额外的睾丸可见于左侧阴囊[30]。

◆ 临床特征和诊断

大多数多睾症的病例在其他疾病（如腹股沟疝和隐睾）检查时偶然发现。早期的报道指出，大多数患儿表现为无痛性腹股沟或睾丸肿块[31]，多睾症没有独特的临床表现，在评估阴囊或腹股沟肿块或疼痛时应考虑。

多睾症的诊断难以只通过临床体检来确定，高张力性鞘膜积液、腹股沟疝、精索静脉曲张、睾丸肿瘤都可能被误认为额外的睾丸，此外，同侧的2个睾丸的鉴别诊断应该包括横向睾丸异位，并且常常与持续性米勒管综合征相关[32]。

随着近期成像技术的进步，越来越多的额外睾丸通过超声或MRI进行诊断。但是，即使是先进的高分辨率成像技术也不能总是能区分额外的睾丸和其他阴囊内的肿块[33-35]。因此，如果不进行手术探查和活检，仔细和密切的随访（包括血清学标志物）必须进行。

1. 位置和组织学

多睾症的病因学是未知的。有人认为，与右侧睾丸相比，左侧睾丸体积更大，血管解剖结构不同，可能导致其更易分支[36]。我们将组织学发现分为3类不同的类别——正常，减少和缺乏与患儿年龄相关的精子发生。不幸的是，大多数关于多睾症的文献报道没有足够的组织学信息。大多数报道没有提供足够一致的数据，与相似年龄病例相比生殖细胞或Leydig细胞数量。

2. 伴随的症状和并发症

根据手术发现，最常见的2种并发畸形是腹股沟疝和睾丸未降。睾丸扭转是多睾症的另一种常见的并发症，这是由于没有正常附着的引带和阴囊壁，或在附睾和额外睾丸之间存在松散和移动的连接[36]。

3. 肿瘤

尽管报道的多睾症癌变的发病率低于1%，但一些系列报道发病率为6.25%～7%[37,38]。隐睾症似乎是额外睾丸患儿恶性肿瘤最重要的危险因素。多睾症作为睾丸恶变的结果、原因还是无关尚未阐明[39]。支持多睾症和隐睾症共同作为睾丸癌风险因素的假设是基于患儿发生生殖细胞肿瘤的中位年龄仅为19岁，而正常睾丸中发生生殖细胞肿瘤的中位年龄则为34岁[40]。这两种危险因素的叠加可能导致睾丸癌提早出现。

很少报道肿瘤与多睾症有关。事实上，在大多数睾丸肿瘤的患儿中，甚至没有怀疑多睾症。因此，恶性肿瘤病例的比例可能偏高于真实发病率，这是一个潜在的混杂因素。此外，在一般情况下，如果阴囊中有2个睾丸，则不会对患儿进行多睾症筛查。这一观察结果也可能导致多睾症睾丸癌的发生率偏高。然而，这些事实并不能完全解释多睾症患儿与一般人群相比增加了142倍的恶性肿瘤发病率。

◆ 处理

多睾症的处理一直存在争论。以前通常的做法是，由于扭转和恶性肿瘤的发生的可能性较高，无论是在阴囊，腹股沟还是腹部位置，移除多余的（通常是较小的）睾丸[41]。从1987年开始，随着超声和MRI的发展，有医师提出了更保守的方法[18]。2002年报道了一例在组织学证实为多睾症的情况下超声检查30个月的随访结果[42]。另外，两项75个月和2年随访研究显示，睾丸状态保持稳定，无须手术探查[43,44]。这些报道提出了通过影像学检查发现，无合并需要手术治疗的症状（例如腹股沟疝修补术或睾丸下降固定术）的多睾症的保守治疗。大多数病例是在其他泌尿生殖系统症状手术期间探查到多睾丸，一个临床医师关心的问题是多余的睾丸是否应该留在体内（如果需要，可以进行睾丸下降固定），活检组织学检查或手术切除。手术切除或活检B型睾丸可能比带有输精管的A型更容易，且B型（不排精子）睾丸不会对生育造成影响，因为它们缺乏流出道。我们将多睾症分为A型（在术中检查时有输精管）和B型睾丸并以此来作为依据。所有B型睾丸的切除看起来不会带来生育上的影响，而A型睾丸的处理还需要更多数据的支持（图71-1）。

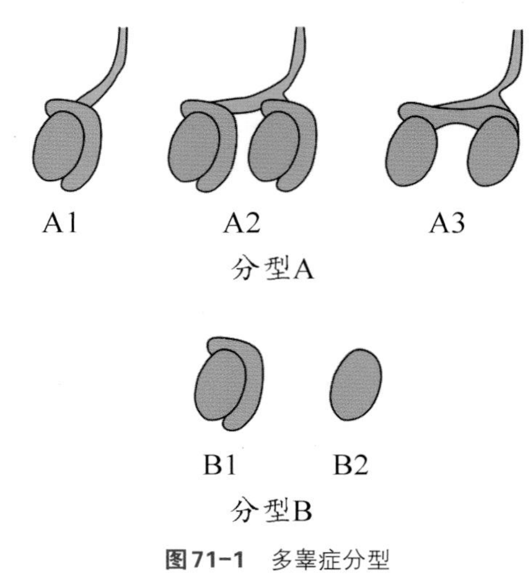

图71-1　多睾症分型

罕见阴茎畸形

重复阴茎（diphallia）是一种罕见的畸形。发生率约1∶500万。重复阴茎多位于正常阴茎的一侧，大小可从一个小的附属物到大如正常的阴茎。大部分有重复尿道及独立的海绵体组织。通常两个重复阴茎的位置是并列的。并发畸形很常见，包括：尿道上裂、尿道下裂、膀胱外翻、重复的尿道、隐睾、重复膀胱、耻骨联合分离、肾发育不良、肛门直肠畸形及心血管畸形等。

治疗：切除发育相对不良的阴茎海绵体及尿道，对发育较好的阴茎施行成形术。同时根据临床表现，治疗其他并发畸形。

（徐国锋　耿红全　林厚维）

参・考・文・献

[1] Swerdlow A J, Higgins C D, Pike M C. Risk of testicular cancer in cohort of boys with cryptorchidism. Br Med J, 1997, 314(7093): 1507–1511.

[2] Giwercman A, Grindsted J, Hansen B, et al. Testicular cancer risk in boys with maldescended testis: a cohort study. J Urol, 1987, 138(5): 1214–1216.

[3] Ritzen E M, Bergh A, Bjerknes R, et al. Nordic consensus on treatment of undescended testes. Acta Paediatr, 2007, 96(5): 638–643.

[4] Gill B, Kogan S. Cryptorchidism. Current concepts. Pediatr Clin North Am, 1997, 44(5): 1211–1227.

[5] Hadziselimovic F, Herzog B, Buser M. Development of cryptorchid testes. Eur J Pediatr, 1987, 146(Suppl. 2): S8–12.

[6] Kogan S J, Tennenbaum S, Gill B, et al. Efficacy of orchiopexy by patient age 1 year for cryptorchidism. J Urol, 1990, 144(2 Pt 2): 508–509[discussion 12–13].

[7] Schindler A M, Diaz P, Cuendet A, et al. Cryptorchidism: a morphological study of 670 biopsies. Helv Paediatr Acta, 1987, 42(2–3): 145–158.

[8] Scheiber K, Menardi G, Margerger H, et al. Late results after surgical treatment of maldescended testes with special regard to exocrine and endocrine testicular function. Eur Urol, 1981, 7(5): 268–273.

[9] McGregor A. The third inguinal ring. Surg Gynecol Obstet, 1929, 49: 273–307.

[10] Lockwood C B. Development and transition of the testis, normal and abnormal. J Anat Physiol, 1888, 22(Pt 4): 505–541.

[11] Park K, Choi H. An evolution of orchiopexy: historical aspect. Korean J Urol, 2010, 51(3): 155–160.

[12] Sonneland S G. Congenital perineal testicle. Ann Surg, 1924, 80(5): 716–727.

[13] Backhouse K M. The natural history of testicular descent and maldescent. Proc R Soc Med, 1966, 59(4): 357–360.

[14] McGregor A. Synopsis of surgical anatomy. Bristol: Wright, 1975: 106–135.

[15] Hutson J M, Li R, Southwell B R, et al. Regulation of testicular descent. Pediatr Surg Int, 2015, 31(4): 317–325.

[16] Hutcheson J C, Snyder Ⅲ H M, Zuniga Z V, et al. Ectopic and undescended testes: 2 variants of a single congenital anomaly? J Urol, 2000, 163(3): 961–963.

[17] Nounla J, Trobs R B, Rolle U. Perineal ectopic testis: a rare cause of empty scrotum. Urol Int, 2001, 67(3): 246–248.

[18] Ramareddy R S, Alladi A, Siddappa O S. Ectopic testis in children: experience with seven cases. J Pediatr Surg, 2013, 48(3): 538–541.

[19] Tasian G E, Copp H L, Baskin L S. Diagnostic imaging in cryptorchidism: utility, indications, and effectiveness. J Pediatr Surg, 2011, 46(12): 2406–2413.

[20] Tasian G E, Copp H L. Diagnostic performance of ultrasound in nonpalpable cryptorchidism: a systematic review and meta-analysis. Pediatrics, 2011, 127(1): 119–128.

[21] Smith-Bindman R, Lipson J, Marcus R, et al. Radiation dose associated with common computed tomography examinations and the associated lifetime attributable risk of cancer. Arch Intern Med, 2009, 169(22): 2078–2086.

[22] Soualili Z, Achouri D, Haif A, et al. The interscrotal approach to inguinoscrotal pathologies. Arab J, 2015, 13(3): 176–178.

[23] Lam Q, Miles G, Marsdin E, et al. A case report of transverse testicular ectopia with testicular microlithiasis. J Clin Ultrasound, 2015, 43(8): 520–523.

[24] Naji H, Peristeris A, Stenman J, et al. Transverse testicular ectopia: three additional cases and a review of the literature. Pediatr Surg Int, 2012, 28(7): 703–706.

[25] Yeap M C, Chen J C. Testicular ectopia underneath anterior abdominal wall following fetal peritonitis. Pediatr Neonatol, 2015, 56(4): 275–276.

[26] Dean G E, Shah S K. Laparoscopically assisted correction of transverse testicular ectopia. J Urol, 2002, 167(4): 1817.

[27] Hutcheson J C, Snyder Ⅲ H M, Zuniga Z V, et al. Ectopic and undescended testes: 2 variants of a single congenital anomaly? J Urol, 2000, 163(3): 961–963.

[28] Park K, Choi H. An evolution of orchiopexy: historical aspect. Korean J Urol, 2010, 51(3): 155–160.

[29] Satoh M. Histogenesis and organogenesis of the gonad in human embryos. J Anat, 1991, 177: 85.

[30] Ahlfeld F. Die Missbildungen des Menschen. Leipzig, Germany: Grunow, 1880.

[31] Leung A K. Polyorchidism. Am Fam Physician, 1988, 38: 153.

[32] Gauderer M W, Grisoni E R, Stellato T A, et al. Transverse testicular ectopia. J Pediatr Surg, 1982, 17: 43.

[33] Zuppa AA, Nanni L, Di Gregorio F, et al. Complete epididymal separation presenting as polyorchidism. J Clin Ultrasound, 2006, 34: 258.

[34] Mor Y, Leibovitch I, Duvdevani M, et al. Scrotal epidermal inclusion cyst clinically mimicking polyorchidism in a child: ultrasonic characteristics. Pediatr Radiol, 2004, 34: 175.

[35] Akbar S A, Sayyed T A, Jafri S Z, et al. Multimodality imaging of paratesticular neoplasms and their rare mimics. Radiographics,

2003, 23: 1461.
[36] Wilson W A, Littler J. Polyorchidism; a report of two cases with torsion. Br J Surg, 1953, 41: 302.
[37] Giyanani V L, McCarthy J, Venable D D, et al. Ultrasound of polyorchidism: case report and literature review. J Urol, 1987, 138: 863.
[38] Sujka S K, Ralabate J A, Smith R A. Polyorchidism. Urology, 1987, 29: 307.
[39] Walsh T J, Dall'Era M A, Croughan M S et al. Prepubertal orchiopexy for cryptorchidism may be associated with lower risk of testicular cancer. J Urol, 2007, 178: 1440.
[40] Bahrami A, Ro J Y, Ayala A G. An overview of testicular germ cell tumors. Arch Pathol Lab Med, 2007, 131: 1267.
[41] Leung A K. Polyorchidism. Am Fam Physician, 1988, 38: 153.
[42] Spranger R, Gunst M, Kuhn M. Polyorchidism: a strange anomaly with unsuspected properties. J Urol, 2002, 168: 198.
[43] Jorion J L, Wese F X, Hennebert P, et al. Polyorchidism: report of three cases and further embryological considerations. Eur Urol, 1990, 17: 90.
[44] Berger A P, Steiner H, Hoeltl L, et al. Occurrence of polyorchidism in a young man. Urology, 2002, 60: 911.

第七十二章
新生儿骨、关节先天性疾病

第一节　马蹄内翻足

概述

先天性马蹄内翻足(congenital talipes equinovarus, CTEV)是最常见的肌肉骨骼系统的出生缺陷(birth defect)。其发病率约为1‰,其中约一半为双侧发病,通常男孩居多。马蹄内翻足可单独存在,也可伴有其他畸形,如神经管的缺陷,泌尿和消化系统的畸形以及其他肌肉骨骼的畸形[1]。

不治疗的马蹄内翻足可以产生严重的残疾。足背外侧的皮肤变成了负重的区域,形成胼胝,行走困难。手术治疗后的马蹄内翻足常常会出现足部的僵硬、力量羸弱,可能残余内翻。到成人时,这些问题将导致一定程度的残疾[2]。

随着医学进步,儿童骨科技术的不断提高,先天性马蹄内翻足患儿的生存质量得到很大程度改善。国内学者也相继报道了早期非手术治疗的良好结果[3-7]。正确认识马蹄内翻足的临床表现、鉴别诊断及处理原则,对于早期干预、正确治疗和改善预后具有非常重要的意义。

病因

马蹄内翻足的病因是多方面的。患有马蹄内翻足的家族,其子代发病率是正常人群的30倍。在胎儿最初3个月时,超声波检查可以在部分病例中检测显示此畸形[1]。马蹄内翻足可并发其他系统的畸形,如神经管的缺陷,泌尿和消化系统的畸形以及其他骨骼肌肉系统的畸形[2]。

临床表现

马蹄内翻足是一系列畸形的组合,这些畸形需要仔细检查并记录,其主要的畸形包括:马蹄、高弓、后足内翻、前足内收和内旋。

马蹄畸形:由于距骨的跖屈,后踝关节囊的挛缩和三头肌的短缩。

高弓:由于跖筋膜的挛缩,伴有后足向前足的跖屈。

后足内翻:由于距下关节的内翻。

前足内收和内旋:由于距骨颈向内偏移,距舟关节向内侧移位,以及跖骨的内收。通常还伴有胫骨的内旋[1]。

基于马蹄内翻足多样且复杂的临床表现,目前比较公认的临床评估方法主要有如下两种:

◆ Pirani评分方法

该方法已经广泛应用,基于三个中足特征和三个后足特征,给予了数字化的评分标准。每个特征包括正常、中度异常和重度异常(图72-1)。

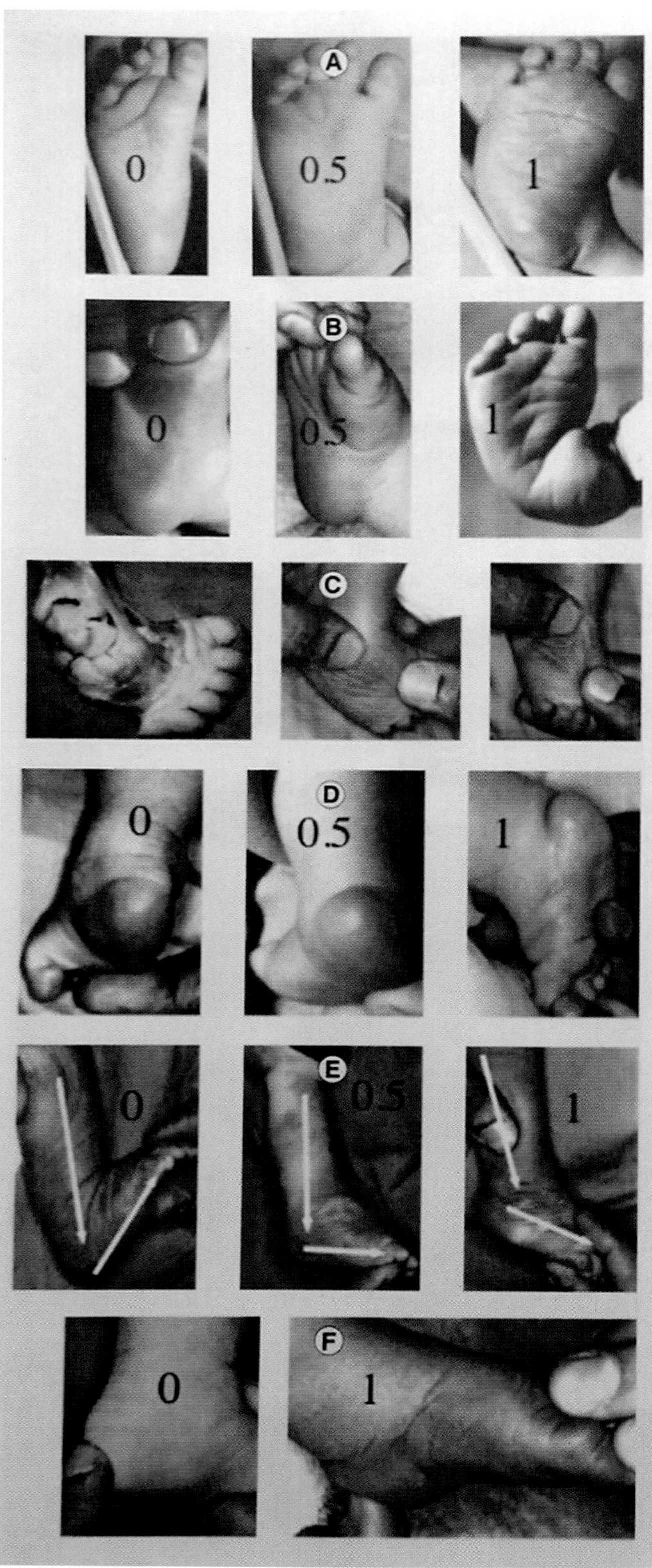

图72-1 Pirani评分法示意图

引自：Lynn Staheli. 马蹄足：潘塞缇治疗法：2版. Global-HELP Organizations, 2003. http://www.global-help.org

中足的评分：足外侧边缘的情况、内侧皮肤皱褶和距骨头的覆盖情况。

后足的评分：皮肤皱褶，马蹄的僵硬程度和足跟的形态[8]。

◆ Dimeglio评分方法（图72-2）

该方法主要根据足的僵硬程度来分类，并且对于疾病的预后具有一定的预测价值[9,10]。根据马蹄、内收、内翻和内旋运动的范围予以评分，用评分总和来评估其严重程度。

总分为20分：0 ～ 5分为轻度；6 ～ 10分为中度；11 ～ 15分为重度；16 ～ 20分为极重度。

诊断

马蹄内翻足的诊断并不困难，有时严重的跖骨内翻畸形可能会与马蹄内翻足相混淆，但是马蹄内翻足还存在马蹄畸形，因此仔细查体可以鉴别。

同时，需要注意患儿的产前及分娩因素的排查，早产儿、孕期明确的重度缺氧、分娩困难等问题，均可能影响患儿的神经系统发育，因此，具有脑瘫高危因素的患儿，需要请神经内科医师进行进一步的风险评估。

存在马蹄内翻足畸形时，要仔细检查有无其他肌肉骨骼系统的问题。检查腰背部是否存在神经管闭和不全，检查髋关节是否存在髋发育不良，检查膝关节有无畸形。高危患儿需要做神经系统的筛查，注意足的大小，形状和灵活性。体格检查发现脊柱和骨盆有畸形时，要予以摄片检查。

马蹄内翻足根据其不同的病因，临床表现形式也不同，对治疗的反应也不同。

姿势性马蹄内翻足：足是柔韧的，由于怀孕后期子宫内的胎位所造的。通过手法按摩或者石膏矫形，该畸形很快恢复，通常不需要干预。

特发性马蹄内翻足：经典类型，僵硬程度通常为中等，其病因不明，与诸多因素有关。

畸形性马蹄内翻足：通常伴有关节挛缩、脊髓脊膜膨出和其他全身性疾病。这类足往往非常僵硬，且很难治疗。

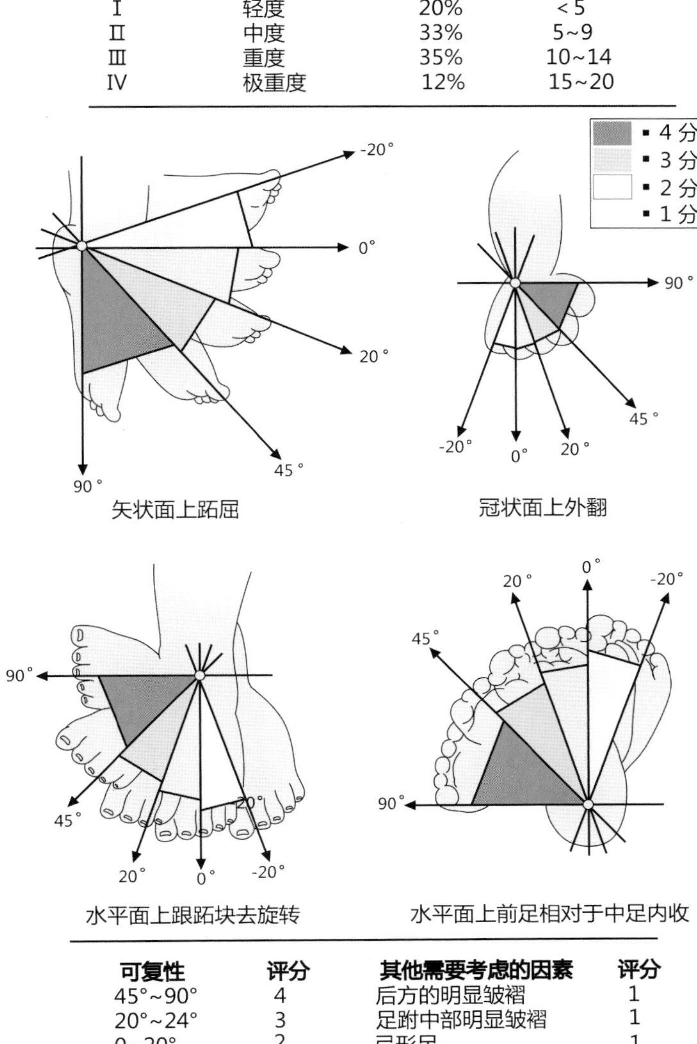

图72-2 Dimeglio评分法示意图
引自：Fritz H M D. Pediatric Orthopedics in Practice［J］, 2007.

治疗

先天性马蹄内翻足主要针对出生后就发现足部呈现特征性畸形的患儿，其根据病因不同，治疗目标和治疗策略各不相同。先天性马蹄内翻足中绝大多数是找不到明确病因的特发性马蹄内翻足，在中文文献中通常以先天性马蹄内翻足指代特发性马蹄内翻足[7]。

特发性马蹄内翻足患儿的治疗目标是矫正畸形，并且保留其活动度和肌力。获得跖行的足，有正常的负重区。其次，能穿正常的鞋，有相对满意的外观。但需要特别提醒家属注意的是：马蹄内翻足不可能完全矫正，与正常侧的足相比，可能残留不同程度的僵硬、短小及畸形。

特发性马蹄内翻足的患儿应当尽早予以治疗，且以非手术治疗为首选。

非手术治疗的选择主要有两种：Ponseti治疗法和法国治疗方法。

Ponseti治疗方法

目前，在我国及其他许多国家，这种方法已经成

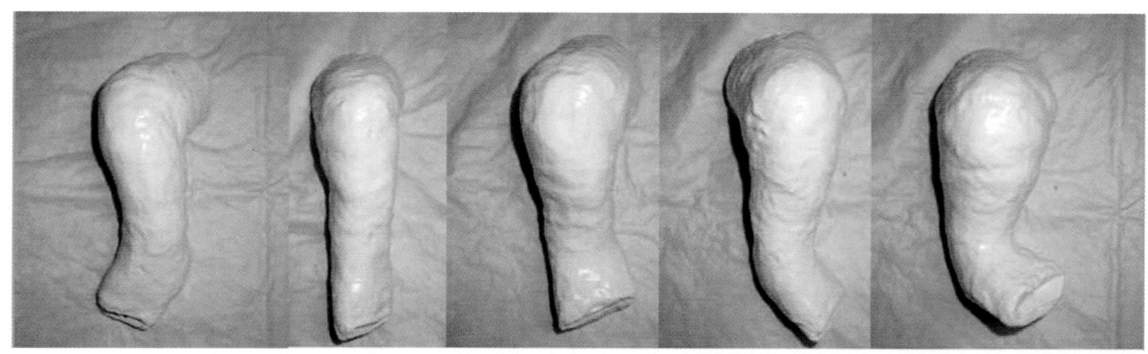

图72-3 系列石膏5次的示意图

为一种标准的治疗方法（图72–3，图72–4）。

该方法包括按照一定顺序用手法和石膏来矫正畸形。首先矫正高弓，从距骨下旋转足，最后矫正马蹄畸形。

通常还需要做经皮跟腱切断术以有利于马蹄畸形的矫正。部分病例在儿童早期需要做胫前肌转移手术。

旋转支具是预防畸形复发的重要手段，通常需要配带到儿童至少4周岁。

该方法在保留足的灵活性和力量方面优于传统手术疗法（图72–5 ～图72–8）。

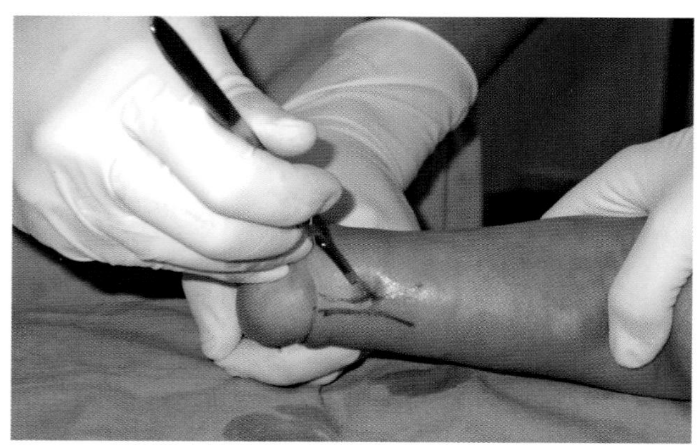

图72-4 经皮跟腱切断术的示意图

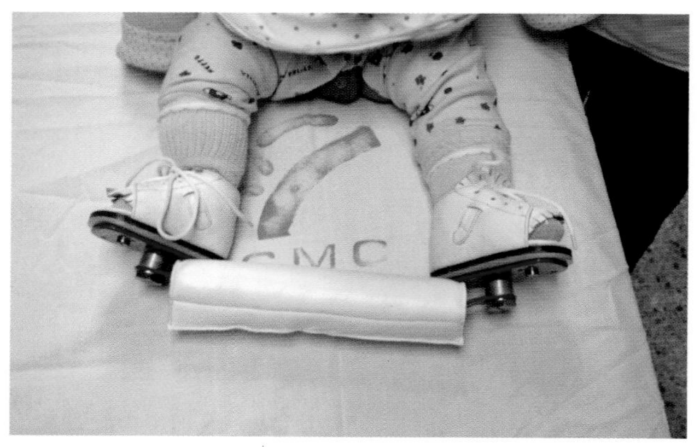

图72-5 完成矫形后需要采用连杆的外旋支具进行辅助矫形防止畸形的复发

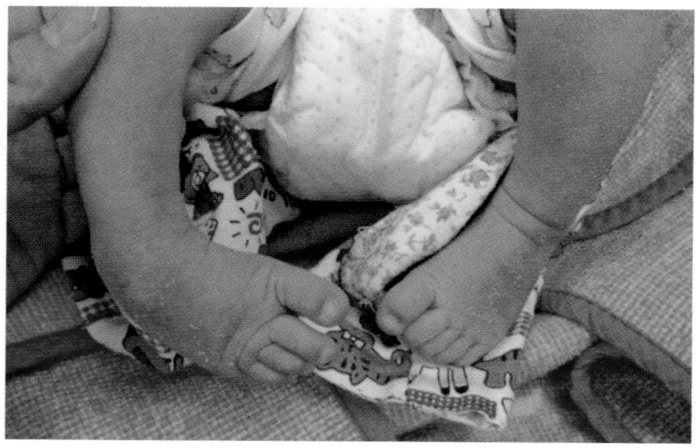

图72-6 右侧先天性特发性马蹄内翻足新生儿就诊，开始治疗前的外观

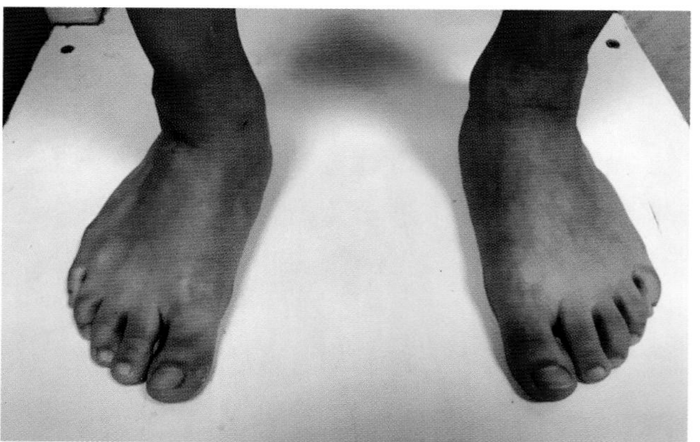

图72-7 图72–6中患儿早期Ponseti法矫正后5岁时双足正面提示畸形矫正良好，双足差异不明显

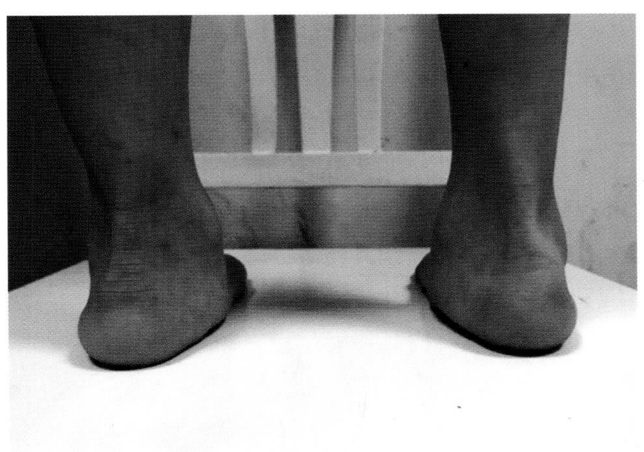

图72-8 图72-6中患儿完成Ponseti矫正后5周岁的双足后方外观照片，显示后足的内翻也得到良好的矫形

◆ 法国治疗方法

新生儿应立即手法治疗，操作时屈膝90°，一手握住足跟，另一只手推前半足向外展，矫正前足内收，其次握住足跟进行外翻，最后用手掌拖住足底进行背伸，矫正马蹄，每日多次手法矫正直至畸形矫正。

该强调长期细致的手法按摩和支具治疗，需要消耗大量的医疗资源，且需要家长学习特定的按摩方法，不同的医师和家长之间的可重复性不佳，在实践中难以推广。

传统的治疗方法为早期进行Kite石膏矫正，待生后6个月左右进行软组织松解手术[8]，该方法半个世纪前广泛应用，但长期随访的文献报道再手术比例大约为50%，且僵硬、疼痛等后遗症亦很常见，故目前不推荐家长选择。

多关节挛缩并发马蹄内翻足在治疗方面可以应用Ponseti方法开始石膏矫形来减小畸形的程度，并且根据个体的反应情况给予个性化的治疗。可能还需要进行经皮延长踇长屈肌、胫后肌和跟腱，然后再进行系列石膏矫形。有些患儿，石膏不能矫正的残余畸形需要通过后内外侧松解才能达到矫形。

综合征并发的马蹄内翻足通常矫正困难并很容易复发，需要个体化治疗。首先，仍然是采用Ponseti治疗方法矫正尽可能多的足部畸形，后续的残余畸形往往需要个性化的系列手术来矫正。即便手术，也应当注意这种畸形比特发性马蹄内翻足更加难以控制也更加容易复发。

◆ 治疗并发症

马蹄内翻足矫正并发症常见，主要分为早期并发症和晚期并发症。畸形复法是最主要的早期并发症。其他并发症还包括：残余畸形、过度矫形、僵硬、无力等[11]。

畸形复发：定义为曾经实现畸形的完全矫正，但随访过程中出现畸形的再出现，其原因不清，有研究表明，矫形支具使用不良是主要的原因，初始畸形严重程度也可能与畸形复发相关。早期发现的畸形复发，可以尝试再次石膏矫形，部分石膏矫形失败的病例需要软组织松解手术，在生长接近停止阶段者运用骨性矫形手术。

残余畸形：定义为通过各种手段均无法完全矫正的畸形。常见跟骨内翻及前足内收，原因不清，畸形性马蹄内翻足患儿多见，矫正困难。

过度矫形：后足外翻在后内侧软组织松解术后相对常见，患儿往往伴有关节松弛，其矫形有挑战性。摇椅足畸形往往在非手术治疗后相对常见，主要是因为距舟关节尚未完全复位时及强力背屈踝关节造成，处理上需要重新手法复位距舟关节，必要时再次手术切断或者延长跟腱。

僵硬：后内侧软组织松解术后相对常见，可能与手术瘢痕的挛缩相关，临床处理困难。

无力：三头肌无力将影响活动功能，过度延长及反复延长肌腱手术都增加了该并发症的风险。

其他并发症：大约30%的马蹄内翻足患儿可见足部动态旋后畸形，对于年龄超过3～4岁的患儿，可能需要进行胫前肌外移术。单侧马蹄内翻足的患儿，需要告知，由于病变范围包括足部及小腿，因此，今后整个小腿及足部与对侧相比要纤细且短小[12]。

预后

先天性特发性马蹄内翻足经过及时有效的矫正，能够实现畸形矫正的总体目标，国际文献报道了良好的足部灵活性及肌力情况，远期生存质量良好[13]。通过Ponseti法矫正的特发性马蹄内翻足目前国内中长的随访报道少见，最长随访时间约为5年，大部分患儿结果良好，但随访至成年的结果未见报道[7]。

小结

（1）马蹄内翻足的临床诊断并不困难，但需要鉴别姿势性及畸形性马蹄内翻足；大年龄患儿就诊时，需要仔细鉴别神经源性马蹄内翻足。病因学分类不同可以导致预后巨大差异。

（2）小年龄马蹄内翻足患儿通过Pirani评分或者Dimeglio评分就可以评估畸形的严重程度，二者具有良好的临床应用价值。对年龄逐渐增大的患儿，才考虑X线摄片等影像学评估。

（3）先天性马蹄内翻足患儿应当尽早开始治疗，早期治疗以非手术方法为首选，Ponseti法在国内诸多儿童专科医院已经成为标准治疗方法之一；手术治疗应当应用于非手术治疗失败的病例或者个别特殊的情况。

（4）Ponseti方法治疗的基本概念需要明确，具体技术需要进一步专科学习，且存在学习曲线。

（5）马蹄内翻足治疗早期并发症主要为畸形复发，其具体机制不清，矫形支具的严格使用是预防畸形复发的主要手段，是临床治疗中不可或缺的一个环节。

（6）熟悉马蹄内翻足的矫正目标，单侧患病的患儿，必将面临小腿到足部的纤细和短小，同时，必须认识到无痛和功能好比僵硬但解剖复位的足更加重要。

（王志刚）

参·考·文·献

[1] Morcuende J A, Dolan L A, Dietz F R, et al. Radical reduction in the rate of extensive corrective surgery for clubfoot using the Ponseti method. Pediatrics, 2004, 113: 376–380.

[2] Morcuende J A. Congenital Idiopathic Clubfoot: Prevention of Late Deformity and Disability by Conservative Treatment with the Ponseti Technique. Pediatric Annals, 2006, 35(2): 128–136.

[3] 王志刚，蔡海清，陈博昌，等.Ponseti方法治疗先天性马蹄内翻足.中华小儿外科杂志，2004，25（1）：55–57.

[4] 杨建平，李德达，龚仁钰，等.早期手法矫正系列石膏固定治疗先天性马蹄内翻足.中华小儿外科杂志，2003，24（3）：205–207.

[5] 王延宙，王卫红，王爱英.Ponseti方法对6个月以上婴幼儿与小婴儿先天性马蹄内翻足治疗的比较.中国矫形外科杂志，2008，16（17）：1311–1313.

[6] 万梓鸣，李明，吴永乐.Ponseti法治疗先天性马蹄内翻足疗效分析.中国矫形外科杂志，2010，18（17）：1409–1412.

[7] 张网林，徐平，马瑞雪.Ponseti法治疗婴儿先天性马蹄内翻足的随访观察.中华小儿外科杂志，2013，34（2）：123–126.

[8] Laaveg S J, Ponseti I V. Long-term results of treatment of congenital clubfoot. J Bone Joint Surg Am, 1980, 62: 23–31.

[9] Richards B S, Faulks S, Rathjen K E, et al. A comparison of two nonoperative methods of idiopathic clubfoot correction: the Ponseti method and the French functional (physiotherapy) method. J Bone Joint Surg Am, 2008, 90: 2313–2321.

[10] Zhang W, Richards B S, Faulks S T, et al. Initial severity rating of idiopathic clubfeet is an outcome predictor at age two years. J Pediatr Orthop B, 2012, 21(1): 16–19.

[11] Chu A, Lehman W B. Persistent clubfoot deformity following treatment by the Ponseti method[J]. Journal of Pediatric Orthopedics Part B, 2012, 21(1): 40–46.

[12] Masrouha K Z, Morcuende J A. Relapse after tibialis anterior tendon transfer in idiopathic clubfoot treated by the Ponseti method. J Pediatr Orthop, 2012, 32(1): 81–84.

[13] Holt J B, Oji D E, Yack H J, et al. Long-term results of tibialis anterior tendon transfer for relapsed idiopathic clubfoot treated with the Ponseti method: a follow-up of thirty-seven to fifty-five years[J]. Journal of Bone & Joint Surgery American Volume, 2015, 97(1): 47.

第二节　先天性肌性斜颈

概述

先天性肌性斜颈（congenital musculare torticollis），是小儿斜颈最常见的原因，由于胸锁乳突肌的牵拉致使颈部歪斜，头偏向患侧，同时下颌转向健侧，形成特殊的姿势畸形，若婴幼儿期未合理治疗，随年龄增长畸形加重，其疗效也随之降低，给患儿身心健康带来不良影响。

病因和发病机制

尽管人们认识先天性肌性斜颈已经数个世纪了，但是它的病因仍不明。一侧胸锁乳突肌萎缩、变性是本病直接原因，但胸锁乳突肌变性的原因，至今仍不完全清楚，甚至对是否为先天性疾病也有争论。目前有以下几种理论。

供血不足

胸锁乳突肌的血循环只有一个血管分支自肌肉背部中间进入，血供并不充分，血管痉挛会引起肌肉的缺血性变化，继而肌肉纤维化而出现挛缩。胎位不正时血管更易受到影响。临床研究表明胎位不正难产婴儿除易患先天性肌性斜颈，还常合并其他肌肉骨骼疾病，如发育性髋关节不良、马蹄内翻足等。据报道[1]，先天性肌性斜颈患儿中，合并髋关节脱位或发育不良的发病率为7%～20%。对于这些患儿有关进行细致髋关节B超筛查。

产伤、胎位不正、感染导致胸锁乳突肌出现筋膜间室综合征

据报道，Davids、Wenger和Mubarak[2]对10例先天性肌性斜颈患儿进行MRI研究发现，他们的胸锁乳突肌内的信号与上、下肢骨筋膜间室综合征观察到的信号相似。人们对先天性肌性斜颈进行了深入研究，包括确定胸锁乳突肌筋膜间室的尸体解剖和灌注研究，对三例先天性肌性斜颈患儿进行压力测定，以便在活体确证这一筋膜间室综合征的存在，对48例患儿进行临床回顾，以确定出生体位与挛缩侧的关系。这些研究使学者们推测，先天性肌性斜颈可能是患儿在子宫内或围生期发生筋膜间室综合征的结果。

病理

先天性肌性斜颈主要病变在胸锁乳突肌中、下1/3处出现肿块[3]，最初为质硬、椭圆形或圆形肿块。显微镜下可见病变区肌肉组织不同程度的变性，肌肉组织减少，肌肉横纹消失，其间有小圆细胞浸润，纤维组织不同程度的增生。未见血肿、出血、含铁血黄素沉着。肌纤维发育不够成熟，有颗粒性变化及空泡形成，纤维细胞成熟而转化为瘢痕组织，肌肉及肌腱分界线消失，最终形成瘢痕组织。

除了肌肉组织纤维变外，肌束膜的纤维化、深筋膜、前斜角肌、中斜肌增厚，患侧颈动脉鞘及鞘内血管短缩也是部分患儿的病理改变。

临床表现

先天性肌性斜颈是由胸锁乳突肌内纤维瘤病引起的，有时患儿一出生即可触摸到硬结，或者通常在出生后2周内可触摸到。肿块位于胸锁乳突肌中下段，常见于肌肉锁骨附着端附近。肿块多发生于右侧，质硬、椭圆形或圆形，随胸锁乳突肌被动移动而左右移动，肿块表面不红，温度正常，无压痛，肿块在1个月或2个月内达到最大尺寸，之后可保持不变或缩小，通常在1年内消失。如果肿块不消失，则肌

肉将永久纤维变性、挛缩，导致肌性斜颈。此时患儿头偏向患侧，下颌转向健侧，主动或被动的下颌向患侧旋转活动均有不同程度受限。如果不及时治疗可出现各种继发畸形，患侧颜面短而扁，健侧长而圆，双眼、双耳不在同一平面，晚期患侧颈部深筋膜增厚和挛缩，前中斜角肌挛缩，继而颈动脉鞘及鞘内血管变短，颈椎、上胸椎侧弯，患侧椎体变窄，对侧相对变宽，此时即使松解挛缩的胸锁乳突肌，上述继发畸形又成为患侧挛缩的原因，致使矫治效果不满意（图72-9，图72-10）。

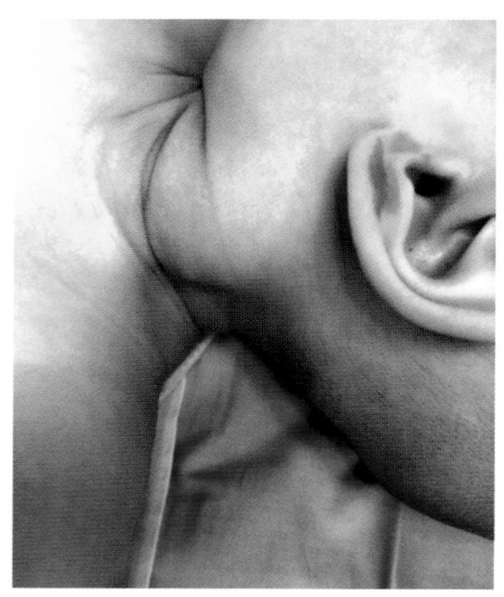

图72-9　先天性肌性斜颈：颈部肿块

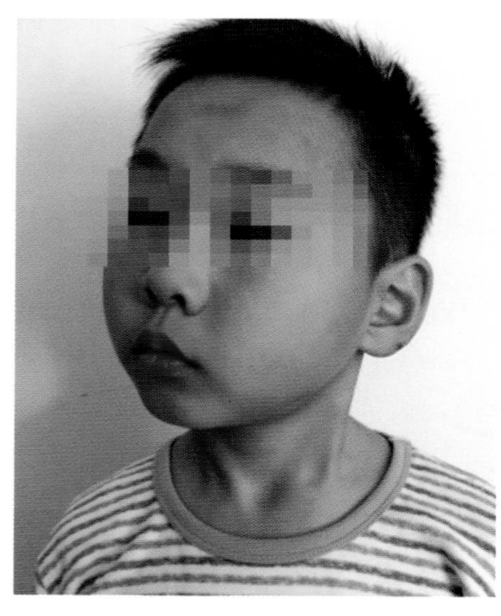

图72-10　患先天性肌性斜颈5岁男孩：胸锁乳突肌锁骨头和胸骨头均挛缩

诊断

先天性肌性斜颈诊断并不困难，有臂位难产史，通常出生2周内胸锁乳突肌上出现肿块，可以活动，与锁骨不固定，肿块质硬，无红、肿、痛、热，边缘清楚，手与肩部无异常，X线片颈椎未见骨骼改变，即可做出诊断。

鉴别诊断

◆ 产伤锁骨骨折

新生儿产伤引起锁骨骨折后7～10天出现骨痂。骨痂呈球形，在锁骨上，较固定，按之有压痛，颈部斜向患侧，X线摄片可以发现锁骨骨折线或球形隆起骨痂，即可明确诊断。

◆ 先天性颈椎畸形

这些畸形包括颈椎半椎体，颈椎间融合，棘突间融合，颈椎关节不对称等。颈部外观短而粗，活动减少，但无肿块，颈椎X线摄片往往可以明确诊断。

◆ 颈椎半脱位

这些病例多见于3～5岁小儿，以往颈部完全正常，在损伤、咽喉部炎症或无特殊原因下突然出现斜颈。颈部肌肉有痉挛，活动消失，X线片中C_1～C_2间有半脱位现象可以鉴别。

◆ 颈部淋巴结炎

颈部结核性淋巴结炎，化脓性淋巴结炎，扁桃体炎合并淋巴结炎，都可以引起胸锁乳突肌痉挛或因疼痛而保持斜颈姿势。此类情况多半在较大儿童出现，淋巴结肿大、压痛、发热可以鉴别。

◆ 斜头畸形

这是一种先天性畸形，出生后发现头颅的前额、头顶、脸部均不对称，但颈部活动正常无肿块，此种畸形均在6个月至1年中消失。

习惯性斜颈

在排除其他各种器质性病变后，经矫正不良习惯即可治愈。

视力性斜颈

因视力障碍，如屈光不正、眼神经麻痹、眼睑下垂、斜视，视物时出现斜颈姿势，但无胸锁乳突肌挛缩，也无颈部活动受限，做眼肌、视力检查及视神经检查可以确定诊断。

治疗

早期诊断、早期治疗，方法简单疗效优良，是预防继发的头、颜面、颈椎楔形畸形的关键，因此早期治疗已成为本病治疗的基本原则。治疗方法有两种，即非手术治疗和手术治疗。

非手术治疗

适用于1岁以内的婴儿。1岁前进行手法拉伸治疗的有效率约为95%。婴儿哺乳时宜固定卧于健侧，使患侧经常得到牵拉，卧时须使灯光来自患侧，如此可使患儿患侧转向灯光，促使患儿自行对抗、纠正肌肉萎缩。治疗的关键是由家属进行手法治疗。方法是固定二肩，下颌转向患侧，使头部倒向健侧而牵拉患侧，每日100～200次，防止胸锁乳突肌挛缩。就诊时患儿年龄大、有难产史、右侧受累以及旋转畸形超过15°，疗程均显著延长。据报道[4]，当发现新生儿患先天性肌性斜颈时，超声检查有助于预测哪些患儿需要接受手术治疗，纤维变性改变限于胸锁乳突肌中下部或中1/3的患儿中，仅6%需要手术治疗，而整个胸锁乳突肌受累的患儿，35%需要进行手术松解。

手术治疗

1岁以后进行非手术治疗极少取得成功，应进行手术治疗[5]。任何持续性的先天性肌性斜颈在生长过程中将缓慢加重，头向患侧而面部朝向对侧倾斜，患侧肩部升高，颅骨的额枕径较正常者小，早期手术治疗可预防这些畸形，在6～8岁前手术治疗，可允许面、头部不对称获得良好塑形。

Ling[6]在回顾103例先天性肌性斜颈患儿的治疗时发现，胸锁乳突肌肌腱切断术后，可产生与深部结构粘连的瘢痕，使胸锁乳突肌的锁骨头和胸骨头重新形成附着点，不仅使肌肉失去轮廓，而且易导致斜颈或面部不对称的矫形失败。由于1岁以前手术瘢痕与深部结构的形成栓系较为常见，所以他建议手术延迟到1～4岁进行。

手术方式有两种：单极松解术（松解胸锁乳突肌的锁骨部），适用于轻度畸形，双极松解术（松解胸锁乳突肌的锁骨部和乳突部）[7]，适用于3～6岁斜颈。据介绍，内镜可用于松解胸锁乳突肌，它具有肌纤维分离准确、对神经血管损伤小、瘢痕不明显等优点。Ferkel等[8]还介绍了一种改良双极松解术和肌肉Z字成形术，从而保持胸锁乳突肌在颈部的正常V字形外观。

术后第1周即开始进行物理治疗，包括手法牵拉颈部，使之维持在矫枉过正的位置。手法治疗应每日进行3次，持续3～6个月。通常不需要使用石膏或支具固定。手术中必须避免损伤颈浅静脉、臂丛、肺尖、锁骨下动脉、副神经和面神经。

预后

治疗效果满意，术后极少复发，多因松解不彻底引起。

小结

（1）先天性肌性斜颈是由胸锁乳突肌内纤维瘤病引起的，有颈部肿块病史。

（2）肿块无红肿热痛。

（3）1岁以内非手术治疗，1岁以后手术治疗，疗效满意。

（蔡奇勋）

参·考·文·献

[1] Hummer C D Jr, MacEwen G D. The coexistence of torticollis and congenital dysplasia of the hip, J Bone Joint Surg, 1972.
[2] Davids J R, Wenger D R, Mubarak S J. Congenital muscular torticollis: Sequela of intrauterine or perinatal compartment syndrome, J Pediartr Orthop, 1993, 13: 141.
[3] Brougham D I, Cole W G, Dickens D R V, et al. Torticollis due to a combination of sternomastoid contracture and congenital Vertabral anomalies, J Bone Joint Surg, 1989, 71-B: 404.
[4] Coventry M B, Harris L. Congenital muscular torticollis in infancy: some observations regarding treatment, J Bone Joint Surg, 1959, 41-A: 815.
[5] Canale S T, Griffin D W, Hubbard C N. Congenital muscular toriticollis: a long-term follow-up, J Bone Joint Surg, 1982, 64-A: 810.
[6] Ling C M. The influence of age onthe results of open sternomastoid tenotomy in muscular torticollis, Clin Orthop, 1976, 116: 142.
[7] Wirth C J. Hagena F W, Wuelker N, et al. Biterminal tenotomy for the treament of Congenital muscular torticollis: long-term results, J Bone Joint Surg, 1992, 74-A: 417.
[8] Ferkel R D, Westin G W, Dawson E G, et al. Muscular torticollis: a modified surgical. approach, J Bone Joint Surg, 1983, 65-A: 894.

第三节　髋关节发育不良

概述

髋关节发育不良（developmental dysplasia of the hip，DDH）是不同年龄段有不同表现形式的一系列髋关节发育性疾病。常见的原因是髋关节囊过度松弛，不能保持股骨头在髋臼内。在新生儿期症状主要包括髋关节不稳定（例如：检查者可以使股骨头部分或全部脱出髋臼外；髋关节可以持续在脱位状态，但可以由检查者被动复位）。随着时间的延长，股骨头完全脱位，不能随着髋关节位置的改变而复位。在婴儿期，临床检查可以是阴性的，但可以通过超声检查及放射学检查发现异常，从而预示后期会出现髋关节发育不良。在儿童期和青春期，症状会持续存在，出现髋关节脱位或在青春期出现髋关节覆盖不佳，被定义为髋关节发育不良[1,2]。

DDH是一种随时间进展的疾病，在胚胎起源时髋关节组成的结构是正常的，由于各种原因逐步出现异常，包括：胎位、出生时的因素（股骨头位置不正，发育中的髋关节受到异常应力）和髋关节相关的韧带结构松弛。

髋关节发育不良的相关定义

脱位：髋关节脱位被定义为关节完全移位，在出生时髋臼和股骨头的关节软骨面之间就没有接触。

半脱位：定义为股骨头相对于髋臼向外侧移位，髋臼和股骨头的关节软骨面有部分接触。

发育不良：定义为髋臼和股骨头关节面接触，但髋臼发育缺陷。

畸形性髋关节脱位：常伴随其他疾病，这种脱位发生在出生前，出生后检查时髋关节活动就有受限，脱位的股骨头不能被动复位。通常合并其他神经肌肉系统综合征，例如：脊髓发育不良和关节挛缩症等。

发病率

髋关节发育不良的发病率占存活新生儿的1‰～1.5‰。不同的检查方法发现DDH的发病率也不同，临床查体发现出生婴儿的发病率为2.3/100，超声检查异常约为出生婴儿的8/100，同时应用查体和超声检查发病率更高。世界上许多医疗中心进行的广泛调查发现，不同种族、不同地区差别很大，白种人的发病率最高，黄种人次之，黑种人最低[1-5]。

伴随症状

DDH患儿有时伴随有肌性斜颈（15%～20%），跖骨内收（1.5%～10%）和羊水过少。肌性斜颈与DDH伴发通常考虑与在子宫内的拥挤有关。未发现马蹄内翻足与DDH有明显的相关性。第一胎的白种人婴儿有较高的DDH发病率。怀孕早期的甲状腺功能亢进使DDH发生率上升[1]。

病因及危险因素

DDH的病因目前尚不明确，但其发病与一些因素密切相关，有时也被称为危险因素，包括韧带松弛（通常有遗传因素），臀位产（尤其是足位分娩），出生时和出生后襁褓的体位（臀位产、髋关节伸直位的襁褓方式——蜡烛包等）。本病女性多见，女男比例为（5～7）：1[6]。

发病机制

维持髋关节稳定性的解剖学因素是髋臼直径、深度和股骨头的比例；髋臼深度与圆韧带长度的比例；以及髋关节周围的肌肉、韧带和关节囊是否正常。研究表明，自怀孕16周起胎儿髋臼的发育明显落后于股骨头的发育，圆韧带长度生长速率远远高于髋臼深度，至婴儿出生时髋臼深度相对变浅，从而使髋关节活动度增大，有利于胎儿娩出，而不利于髋关节稳定，成为本病病因学的解剖缺陷。

发育性髋关节发育不良是一个逐渐进展的疾病，不同年龄段有不同的解剖方面的改变，多数情况下早期是可以逆转的。它包括骨骼和软组织两方面病理改变[7]。

骨骼改变

髋关节发育异常是最重要的病理改变，这些病理改变包括骨盆、髋臼、股骨头、股骨颈，甚至骨盆及脊柱的改变。

1. 髋臼

髋关节是杵臼关节，正常呈球窝状，拱形结构。髋臼的发育有一个动态变化的过程，即胚胎期髋臼较深呈球窝状，而接近分娩时则变浅，多数出生后逐渐加深，最终充分覆盖股骨头。少数髋臼出生后进行性倾斜，臼窝逐渐扁平，甚至形成内凸，髋臼内壁增厚，髋臼过度前倾，使股骨头的覆盖减少。臼内壁增厚在X线片上表现为泪滴增宽及形态改变。脱位的股骨头刺激使髂翼出现凹陷，关节囊在此处粘连形成假髋臼。生物力学角度，斜坡状髋臼比拱形承受的压强要高得多，造成应力集中，改变了髋关节持重的方向，出现剪式应力，结果导致关节软骨的严重磨损而发生退行性关节炎。

2. 股骨头

正常股骨头呈球形，脱位后股骨头骨骺出现迟缓（正常出现的时间是生后4～6个月），发育较小，随着时间推移股骨头失去球形而成不规则状。由于股骨头和髋臼不对称，可导致复位困难。脱位的股骨头发育延迟，脱位后旋股内侧动脉受压，使股骨头血运不良，股骨头骨骺核的出现和发育更加延迟。

3. 股骨颈

股骨颈变短变粗。正常股骨颈前倾角5°～15°，新生儿此角高达15°～30°，到2岁时逐渐减少至15°左右。发育性髋关节发育不良时股骨头在髋臼后方，正常肌肉收缩使股骨头向前旋转，前倾角因而增大，甚至超过60°以上。髋关节复位后若前倾角过大，足内旋位时髋关节稳定，足位于中立位常使髋关节脱位，前倾对维持关节复位后的稳定性有直接影响，前倾角的改变是髋关节脱位的重要病理改变，需予以重视。同时需要关注股骨颈干角的变化，颈干角过大，髋外翻也是髋脱位复位后又一个不稳定的因素。

4. 骨盆

单侧的脱位发生肢体短缩、骨盆倾斜，从而出现脊柱出现代偿性弯曲。双侧性脱位时骨盆较垂直，腰椎前凸增加，臀部后突，行走时表现为摇摆步态，过去也曾经被称为鸭形步态，简称“鸭步”，现在的教科书上已经少用。

◆ 软组织改变

髋关节脱位后髋关节周围的软组织都有变化，有些在很早即存在，另外一些以后才出现。最重要的包括盂唇、关节囊与肌腱。

1. 盂唇

在胚胎6周左右，髋关节为一堆间质细胞，以后髋臼与股骨头间出现间隙，中央的间质细胞吸收，直至完全分开，到7～8周时出现关节、盂唇。盂唇在盂缘后上方，常与关节囊、圆韧带连成一片，有时翻入髋臼阻碍复位。盂缘是髋臼软骨边缘周围一层薄薄的纤维软骨，对髋臼正常生长发育是不可或缺的。手术中多数病例可见有盂唇部分或大部分遮住盂缘，应避免术中损伤盂缘，以免发生术后影响髋臼的发育。

2. 关节囊

新生儿的关节囊厚度为0.5～1 mm。脱位时关节囊拉长，髂腰肌经过关节囊前方可使之出现压迹，严重者可引起关节囊狭窄，形成葫芦状，从而阻碍股骨头的复位。有时关节囊被牵长后与髂骨翼产生粘连，将髋臼封闭，形成类似皮鼓状，股骨头复位更加困难或者难以复位。

3. 韧带

髋关节脱位后圆韧带被拉长，增生肥厚，形成占位，成为关节复位的主要障碍物。有时与关节囊粘连而消失。圆韧带有中心动脉供应股骨头中心区，但脱位后此动脉大多有栓塞。粗大圆韧带可至DDH复位后发生股骨头缺血性坏死。髋臼横韧带常常也增厚且内翻，使下方关节囊呈沙漏样缩窄，阻碍股骨头中心性复位。

4. 肌肉与筋膜

随着股骨头向上移位，髋关节周围的肌肉及筋膜如臀肌、阔筋膜张肌、内收肌群、髂腰肌等均有程度不同的挛缩，其程度与脱位高度呈正比。这些均应在治疗过程中加以解决。治疗中手术是要注意解除肌肉挛缩，防治复位后髋臼于股骨头之间压力剧增，导致股骨头缺血坏死发生。

新生儿期临床表现

DDH在新生儿是无症状的，必须通过特殊的手法进行筛查。体检需在一个温暖舒适的环境中，将婴儿脱去衣物，仰卧位放置在一个平坦的检查床上进行[1,7-8]。

Barlow试验（弹进弹出试验）：是诊断髋关节不稳定的一种方法（图72-11），主要用来评估非移位髋关节潜在脱位风险的方法，检查者将检查侧下肢屈髋屈膝各90°，内收屈曲的髋关节，用拇指轻轻地向后推动大腿，试图使股骨头脱位。试验阳性者，会感觉到股骨头滑出髋臼。当检查者放松大腿近端的推力，可以感觉到股骨头再次滑入髋臼。有报道：新生儿出生后髋关节100%的不稳定，但随着日龄的增长，髋关节逐渐趋于稳定，在新生儿期结束时仅剩4%。但临床中不主张常规进行Barlow试验的检查。

Ortolani试验：与Barlow试验相反，检查者试图复位脱位的髋关节。检查者屈髋屈膝各90°，把孩子的大腿抓在拇指和示指之间，用第四、第五指顶住大转子，同时外展髋关节。当试验阳性时，股骨头会滑入髋臼窝，同时伴有一种轻微的撞击声。检查时手法需要温和，避免使用暴力（图72-12）。

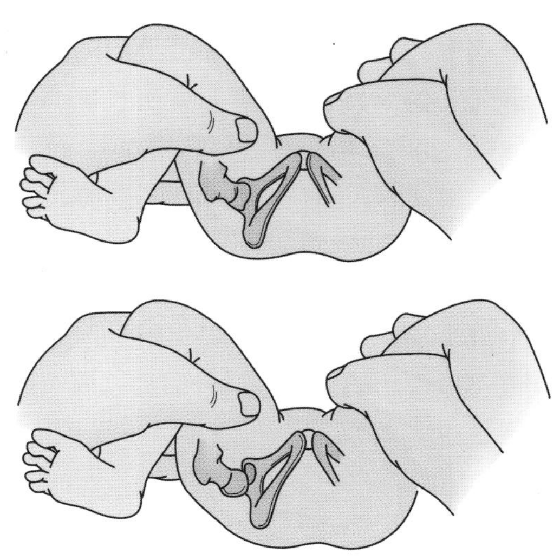

图72-11 Barlow试验（弹进弹出试验）

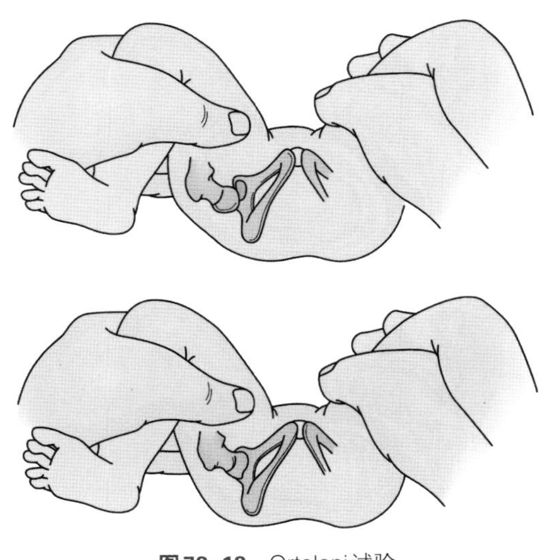

图 72-12　Ortolani 试验

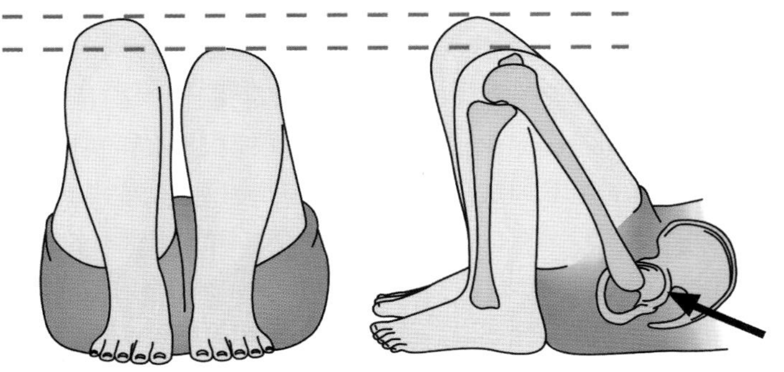

图 72-13　Galeaggi 征

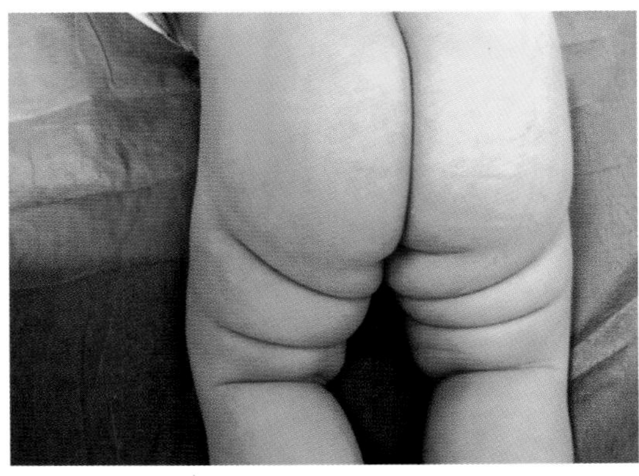

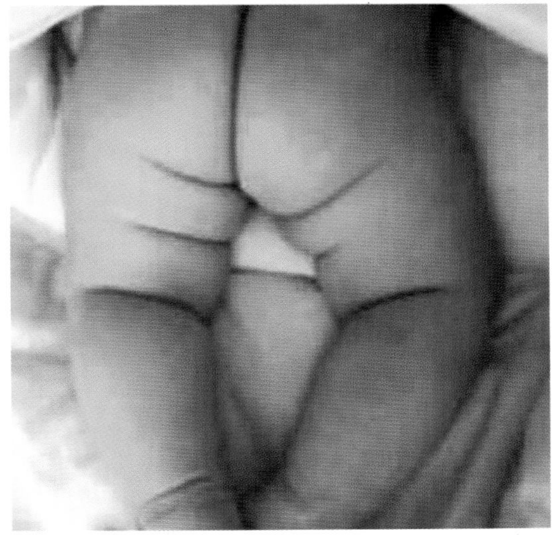

图 72-14　臀纹不对称

Galeaggi 征（Allis 征）：此征适合单侧脱位的患儿（图 72-13），将患儿平卧于检查台，双下肢屈膝屈髋，双侧内踝靠拢，可见两膝高低不等，提示大腿长度不等，可提示短缩一侧髋关节脱位，但在双侧脱位时检查可为阴性。

需要强调的是：DDH 在发达国家已经作为新生儿出生缺陷的常规筛查疾病。在我国，随着对本病早期诊断和早期治疗重要性的认识：早期诊断、早期治疗，方法简单，并且可以获得一个基本正常的髋关节，近年来经过小儿骨科医师的不懈努力，在我国的一些地区已经开始进行新生儿期的筛查，主要是对于危险因素的新生儿进行筛查：髋关节发育不良家族史、臀位、剖宫产、第一胎、女孩、肌性斜颈、臀纹不对称等。臀纹不对称是髋关节发育不良时一个可见的外观异常，但臀纹不对称不一定就是髋关节发育异常（图 72-14）。

诊断

◆ 超声检查

新生儿阶段股骨头尚未骨化，理想的影像学检查方法为超声检查，1984 年 Graf[10, 11]应用超声检查以来，在世界各地已广泛应用此方法检查新生儿，并取得良好的结果。超声波具有穿透软骨的特性，没有射线的损伤，特别适宜在新生儿和小婴儿中施行检查，已经成为诊断新生儿和小婴儿发育性髋关节发育不良和评估疗效的首选方法。

超声检查不仅能够进行髋关节的形态学观察外，还能进行髋关节稳定性的动态观察。同时对于 Pavlik 吊带治疗的患儿进行追踪随访时可以减少 X

射线的暴露[12-14]。

Graf法检查方法[10]：新生儿侧卧于检查台上，保持屈膝90°，屈髋90°，探头置于大转子部位，探头长轴与身体轴线平行，实时超声扫描，获得髋关节冠状位标准图像，并进行测量。此冠状面经过髋臼窝中央，能最大限度地显示骨性髋臼顶，Y形软骨和股骨头。超声需要测量两个角度（表72-1）：α 角：骨性髋臼覆盖股骨头的程度；β 角：软骨髋臼覆盖股骨头的程度。根据不同角度情况（图72-15），髋关节可分为4型[11]。

对于是否需要常规进行DDH的超声筛查，目前各国仍存在争议。在欧洲进行常规超声检查，但由于超声检查假阳性率的问题在美国并没有常规超声筛查。目前的建议是：每一个新生儿都要进行髋关节稳定性的体格检查（物理检查），对于有DDH风险的患儿应该超声随访，即有DDH危险因素（臀位产，DDH家族史，肌性斜颈，关节松弛）的患儿无论

表72-1 超声波髋关节检查简明Graft分类及诊断标准

分类	α 角	β 角	诊断标准
Ⅰ	>60°	<55°	正常髋关节
Ⅱ	43° ~ 60°	55° ~ 77°	髋关节发育不成熟或髋臼发育不良
Ⅲ	43° ~ 50°	>77°	髋关节半脱位
Ⅳ	<43°	测不出	髋关节脱位

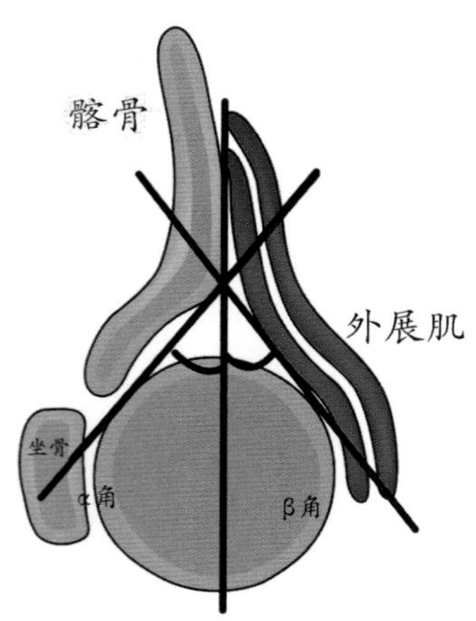

图72-15 Graf法髋关节超声 α 和 β 角度的确定模式图

有无临床表现都进行超声筛查。

在新生儿期最主要的检查方法是B超，但对于完全脱位的患儿也需要用西塔检查方法，如骨盆正位片和MRI检查。

◆ 放射学检查

对于超声没有经验的单位，仍可以用拍片等检查，同时通常在4 ~ 6个月这个年龄段的婴儿，一旦股骨近端骨骺开始骨化，就推荐行放射学检查。X线片已被证明是更有效，成本更低，相对于超声波检查，它更少依赖于B超操作人员的经验。前后（AP）位的骨盆片可以通过几条经典的线进行解释（图72-16）。

新生儿阶段可用观察内侧间隙、Shenton线、内侧间隙及上方间隙等去测定。测量法如图所示：在骨盆前后位X线片上，两侧髋臼Y形软骨中心连线称为Hilgenreiner线，简称H线，由髋臼外缘向H线做一垂线称为P线，将髋关节划分为四个象限，称为Perkin象限。在正常髋关节，股骨干骺端内侧缘位于Perkin内下象限。股骨上端距H线之距离为上方间隙，正常9.5 mm；股骨上端鸟嘴距坐骨支外缘距离为内侧间隙，正常4.3 mm。上方间隙<8.5 mm，内侧间隙>5.1 mm，应怀疑发育性髋关节发育不良，若加上髋臼指数>30°，或上方间隙<7.5 mm，内侧间隙>6.1 mm，可诊断发育性髋关节发育不良。由于

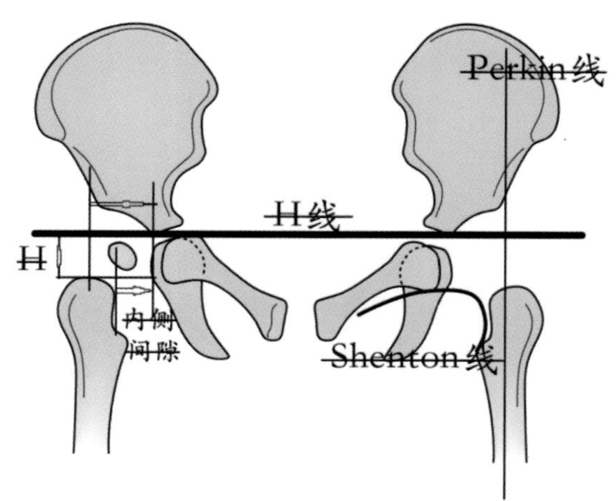

图72-16 股骨头未骨化的骨盆X线的指标
H：上方间隙；D：骨化的股骨上缘与泪点外侧的间隙；内侧间隙；Shenton线

新生儿期股骨近端尚未骨化，髋臼大部分为软骨，需要仔细阅片研判。

治疗

DDH的治疗原则是“头臼同心”。治疗目标是获得和保持股骨头在髋臼的中心性复位，确保提供一个股骨头和髋臼正常发育的最佳环境。DDH越早确诊，治疗效果越好，出生后早期即开始治疗可以获得几乎完全正常的髋关节。近年来（2009）美国儿科学会公布了修订后的临床实践指南，指导DDH的早期诊断和治疗[15]。

所有的新生儿出生后都应该经过专业培训的儿童保健科医师进行髋关节DDH筛查。一经诊断，应尽早开始治疗。在新生儿期DDH的病变十分轻微，一旦复位创造了头臼同心的条件，髋关节发展迅速。新生儿期Pavlik吊带可获得理想的治疗效果。出生后早期需同时注意襁褓方式[6,16]。

Pavlik吊带保持髋关节屈曲和外展，使股骨上端骨骺对准髋臼的三角软骨，并保持髋关节一定的活动度，可使髋关节自动复位。治疗过程中需定期检查髋关节复位情况和吊带固定情况，查体和进行超声检查，每周进行复查。吊带固定1个月左右髋关节未复位者需放弃吊带治疗改用其他治疗方案。吊带治疗一般至少到髋关节稳定后6周。根据医师情况更换外展位支具。开始治疗的年龄越大需要治疗时间越长，6个月患儿一般需治疗3～4个月。

髋臼发育不良、关节半脱位或脱位，都可以用进行治疗。Pavlik吊带法仍然是全球最常用的装置。在>6个月的儿童，Pavlik吊带治疗的失败率>50%，儿童活动增多，Pavlik吊带很难维持。

一系列研究已证实Pavlik吊带治疗DDH疗效肯定。欧洲大样本的综述证实在治疗后95%的最初发育不良的髋关节达到正常[17]。80%脱位的髋关节和最初没有复位而是在吊带治疗过程中成功的复位。脱位位置越高失败的风险越高。

吊带治疗的并发症包括：（股骨头缺血坏死常

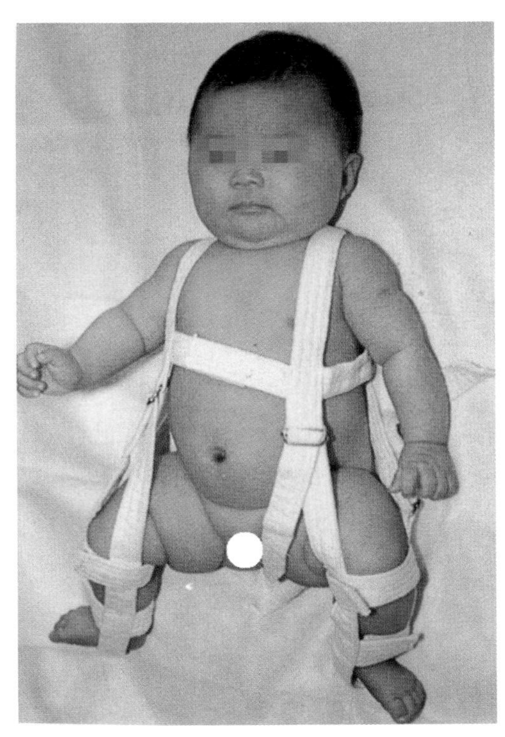

图72-17 婴儿Pavlik吊带治疗

由于髋关节过度外展引起），股神经麻痹（髋关节过度屈曲引起）及复位失败。如果随访体检和超声波检查发现3～4周吊带治疗后髋关节中心复位不佳，应放弃继续Pavlik吊带治疗法。超过这个时间继续使用Pavlik吊带治疗持续性的髋关节脱位可引起“吊带病”；或是磨损髋臼的后壁，会降低髋臼最终的复位稳定性降低（图72-17）。

预后

DDH越早发现，治疗效果越好。新生儿和小婴儿阶段得到治疗，可获得几乎正常的髋关节。随着患儿年龄的增大，治疗方案逐步复杂，并发症相对较多，部分髋关节脱位及髋关节发育不良患儿成年后不可避免需进行关节置换手术。

小结

（1）髋关节发育不良（DDH）是不同年龄段有不同表现形式的一系列髋关节发育性疾病。是儿童常见的下肢畸形。

（2）新生儿阶段的DDH主要靠查体和超声检查确诊。

（3）新生儿阶段髋关节病理改变轻微，确诊后需Pavlik吊带治疗，达到头臼同心复位的目标。越早发现，越早治疗，效果越好。

经验分享

在我国目前尚不能完全普及式的开展对新生儿髋关节发育异常（DDH）的筛查，但产科医师、儿童保健医师、小儿内科医师应该对于发育性髋脱位有一个很高的认识，不遗漏患儿，相关政府部门应该给予政策，对高危婴儿进行筛查。

包括：① 有发育性髋脱位家族史者；② 发育性髋脱位的高发区和民族；③ 出生后大腿、臀部皮纹不对称者；④ 存在关节松弛症婴儿；⑤ 臀位产和剖宫产分娩者；⑥ 女孩第一胎；⑦ 存在先天性肌性斜颈和马蹄内翻足等四肢畸形者。

宣传保持婴儿髋关节屈曲、外展、外旋位的最稳定的姿势。开展科学育婴的宣传工作及普及维护髋关节稳定的襁褓方法，弃去蜡烛样的襁褓方法。

笔者从1984年起在导师吉士俊教授的指导下开始进行髋关节复位后髋关节形态的变化观察以及动物实验的研究，发现：髋关节脱位复位拆除支架后出现的残余髋关节半脱位或者髋关节发育不良，可以进行持续观察2～3年，部分患儿会随诊年龄的增加，表现出髋臼逐渐发育，并接近于正常，而对于观察后仍持续有髋关节半脱位或者髋臼发育不良者，才考虑进行手术干预（图72-18，图72-19）。同时对22例髋脱位复位后股骨头坏死还观察到：股骨头坏死的最终结局与股骨头坏死的类型有关，根据Salter提出的股骨头坏死的分型，Ⅰ、Ⅱ、Ⅲ型，均会有很好的恢复，只有Ⅳ型会残留有明显的后遗畸形。股骨头坏死、髋关节半脱位以及髋臼发育不良常常同时存在（图72-20～图72-23）。

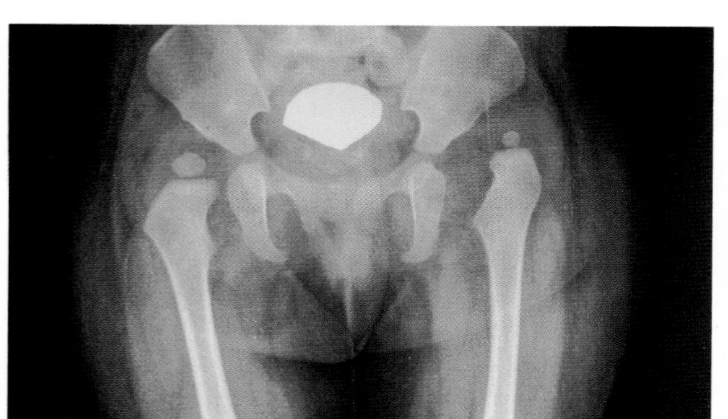

图72-18 左侧髋关节脱位、右侧髋臼发育不良

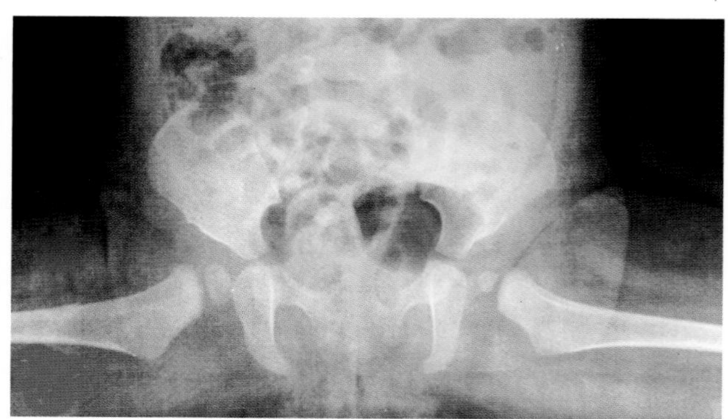

图72-19 闭合复位后固定

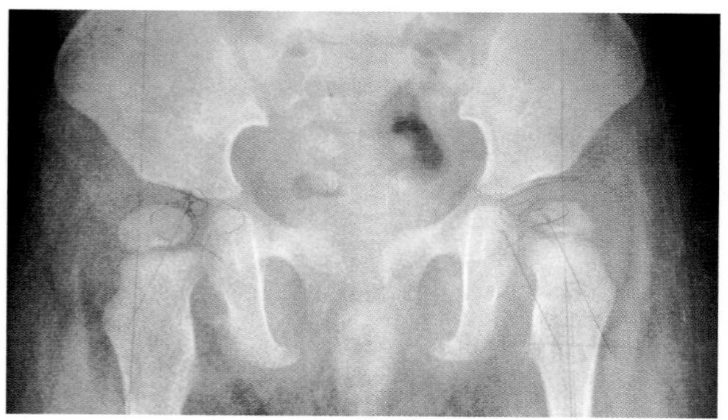

图72-20 闭合复位去支架固定后复查见有股骨头坏死以及半脱位

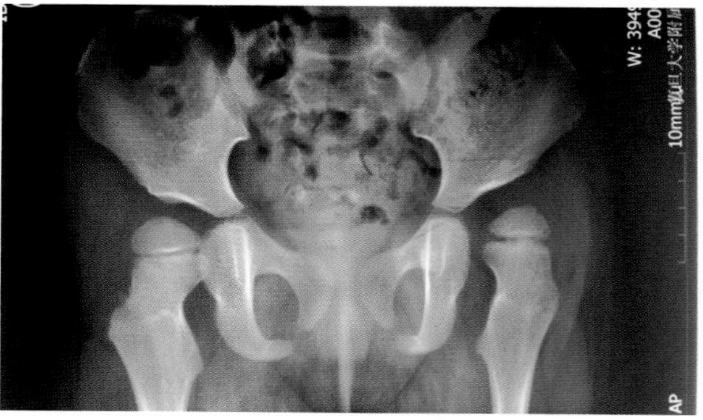

图72-21 闭合复位后2年

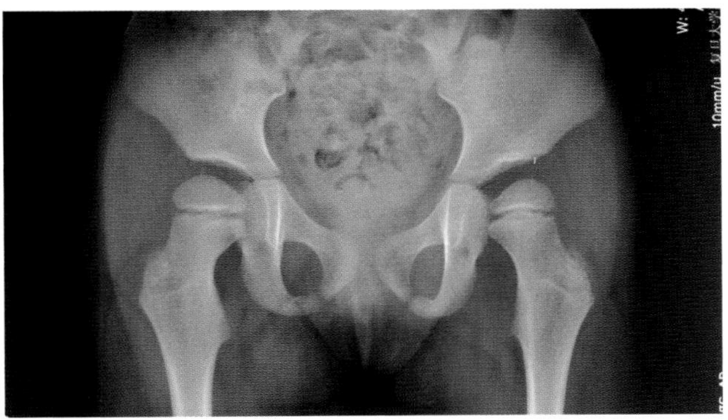

图72-22 闭合复位后4年

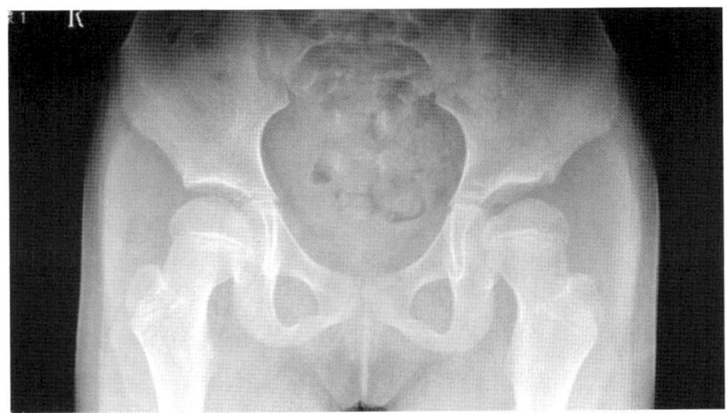

图72-23 闭合复位后8年

（马瑞雪）

参·考·文·献

[1] John A. Herring. Tachdjian's pediatric orthopaedics: from the Texas Scottish Rite Hospital for Children[M]. Fifth edition. the United States of America: Elsevier, 2013: 483.

[2] Guille J T, Pizzutillo P D, MacEwen G D. Developmental dysplasia of the hip from birth to six months, J Am Acad Orthop Surg, 2000, 8: 232-242.

[3] Coleman S S. Congenital dysplasia of the hip in the Navajo infant, Clin Orthop Relat Res, 1968, 56: 179.

[4] Aronsson D D, Goldberg M J, Kling T F Jr, et al. Developmental dysplasia of the hip. Pediatrics, 1994, 94: 201-208.

[5] James Tomlinson1, Dominic O'Dowd1, James Alfred Fernandes. Managing Developmental Dysplasia of the Hip. Indian J Pediatr, 2016, 83(11): 1275.

[6] Samantha H. Blatt, To Swaddle, or Not to Swaddle? Paleoepidemiology of Developmental Dysplasia of the Hip and the Swaddling Dilemma Among the Indigenous Populations of North America. American Journal of Human Biology, 2015, 27: 116-128.

[7] 吉士俊,马瑞雪,周永德,等.小儿髋关节外科学[M].北京：人民卫生出版社,2005：167-168.

[8] 吉士俊,潘少川,王继孟.小儿骨科学[M].山东：山东科学技术出版社,2001.

[9] 潘少川,王晓东,孙琳,等.小儿骨科学骨科核心知识[M].北京：人民卫生出版社,2006.

[10] Graf R. Fundamentals of sonographic diagnosis of infant hip dysplasia, J Pediatr Orthop, 1984, 4: 735.

[11] Graf R. Classification of hip joint dysplasia by means of sonography, Arch Orthop Trauma Surg, 1984: 102-248.

[12] Alka Sudhir Karnik, Alpana Karnik, Alpana Joshi. Ultrasound Examination of Pediatric Musculoskeletal Diseases and Neonatal Spine. Indian J Pediatr, 2016, 83(6): 565-577.

[13] Charlton. Early dynamic ultrasound for neonatal hip instability: implications for rural Australia, BMC Pediatrics, 2017, 17: 82-89.

[14] Mahan S T, Katz J N, Kim Y J. To screen or not to screen? A decision analysis of the utility of screening for developmental dysplasia of the hip, J Bone Joint Surg Am, 2009, 91: 1705-1719.

[15] James Tomlinson1, Dominic O'Dowd1, James Alfred Fernandes. Managing Developmental Dysplasia of the Hip, Indian J Pediatr, 2016, 83(11): 1275-1279.

[16] Saket Tibrewal, Vivek Gulati, Manoj Ramachandran. The Pavlik method: a systematic review of current concepts, Journal of Pediatric Orthopaedics B, 2013, 22: 516-520.

[17] Grill F, Bensahel H, Canadell J, et al. The Pavlik harness in the treatment of congenital dislocating hip: report on a multicenter study of the European Paediatric Orthopaedic Society, J Pediatr Orthop, 1988, 8: 1.

第四节　多关节挛缩症

概述

先天性多发性关节挛缩症（arthrogryposis multiplex congenital AMC），是因肌肉、关节囊及韧带纤维化，引起以全身多个关节僵直为特征的综合征。发病率约为1/3 000，另有报道为1/（11 000～12 000）[1,2]，多数累及四肢，关节周围的肌肉组织菲薄甚至缺失、僵硬使关节位于一个固定位置。这种情况不仅发生在四肢关节还见于下颌和脊柱，不同的患儿表现不同，轻微的患儿累及数个关节，重度患儿可累及全身所有关节[3]。

病因病理

研究表明AMC病因可包括：① 遗传、内在因素包括分子、肌肉和结缔组织发育障碍或神经异常；研究表明，有超过35种与关节弯曲有关的遗传疾病。大多数突变都是错误的，这意味着突变导致了不同的氨基酸。其他可能导致关节弯曲的突变是：单基因缺陷（X-连接隐性、常染色体隐性和常染色体显性）、线粒体缺陷和染色体疾病（例如trisomy 18）[4]这主要见于远端关节弯曲。至少5个基因突变（*TNN12*，*TNNT3*，*TPM2*，*MYH3*和*MYH8*）可能会引起远端关节弯曲[4]。也有可能是结缔组织——肌肉发育障碍的神经系统。70%～80%严重AMC有神经发育异常引起，这或许对研究该病病因有所帮助[3,5]。AMC不是遗传性疾病，但是遗传性疾病（如18三体、脊柱隐裂）会提高关节挛缩的发生率。② 环境因素，关节的发育是在妊娠2个月时开始的，子宫运动减少的病变（子宫发育不全、多胎、羊水过少）会导致关节挛缩。

其他原因可能是：热疗、肢体固定术和病毒感染。母亲的重症肌无力也在极少数情况下引起关节弯曲。先天性肌病，前角细胞疾病，母亲肌无力都被认为是引起肌发育不全的原因。然而引起关节挛缩确切的病因尚属未知。有一定的遗传倾向，约占AMC的患儿1/3。

症状和体征

AMC患儿常常身体每个关节均可累及，84%的病例累及四肢关节，11%的病例仅累及下肢，4%的病例仅累及上肢[4]。

症状：关节固定于一个位置活动范围有限，关节周围软组织菲薄、无力（萎缩），僵硬或肌肉缺失；关节僵硬由于关节周围肌肉纤维化或纤维发育不良；关节皮肤表现为无褶皱或蹼样。

受累关节有特征性表现：肩关节内收，内旋；肘关节过伸；腕关节，指间关节屈曲，尺偏；手指屈曲、拇指内收；髋关节可能脱位，通常轻度屈髋；膝关节过伸，足常马蹄、内翻，内收位，小腿肌肉发育不良，肢体缺乏肌肉外观，呈管状关节过度向前屈曲；有时可呈现软组织翼；脊柱可能侧弯；除了长骨较细长外，其他骨骼的X线亦正常。运动障碍非常严重，智力不受影响或轻度异常。

先天性多关节挛缩常伴随其他畸形包括小头畸形、腭裂、隐睾、泌尿道畸形、眼部畸形。

诊断

随着四维超声技术的进展，50%的多关节挛缩病例可在产前获得诊断，产前诊断依据多为胎儿活动少，肢体位置异常[6]。对新生儿的诊断前需要对该病所伴发的所有畸形做一全面的评估，体检、肌电图和肌肉活检[7]对诊断是神经性还是肌肉性失调有帮助，肌肉活检多表现为肌纤维发育不良，伴随有纤维和脂肪组织的增生，替代了正常的肌纤维。

治疗

治疗方式包括康复训练、物理治疗、支具佩戴和手术治疗。

（1）早期采取轻柔手法按摩，结合石膏固定，以利于皮肤及软组织牵伸，逐渐增加关节活动度，对手法治疗效果不好的患儿可考虑软组织松解，切开或切除某些阻碍关节运动的关节囊、韧带和挛缩的肌肉，能使受累的关节获得一定范围的运动功能。

（2）虽然单纯物理治疗有一定矫正作用，多仍需软组织松解的基础上，坚持物理治疗，保持手术松解的效果，推迟复发的间期。

（3）支具固定具有一定的辅助作用，夜间穿戴有利于保持手术矫正的位置，白天佩戴可辅助行走。

（4）由于本病具有术后复发倾向，应用肌肉—肌腱移位，替代某些已纤维化或肌力弱的肌肉，可获得肌力平衡，从而改善肢体功能。但其效果比脊髓灰质炎的类似手术效果为差。

早期做矫形外科及物理治疗的指征：关节挛缩可在生后几个月内得到相当大的缓解，虽然后期需要手术以恢复关节角度，同时结合康复训练能改进行动能力。在这些原则指导下，应该依据每一患儿的具体畸形性质、畸形程度、患儿年龄，选择手术方法。

下肢关节挛缩以足踝、膝、髋关节畸形常见。

马蹄内翻足和仰趾外翻足是本病中常见的足畸形，马蹄足新生儿可通过Ponseti方法，手法矫正牵伸紧张的皮肤和石膏固定，每周更换一次石膏，AMC患儿均需早期行经皮跟腱手术治疗。术后佩戴外展支具佩戴至5岁。通常复发率高，对复发患儿可重复应用手法和石膏矫形，特别僵硬的患儿可考虑手术矫形，术中要松解挛缩的关节囊、韧带。对大龄患儿若足僵硬程度严重可行截骨手术，外侧柱影响复位，可切除跟骨前侧部分（Lichtblau手术）或切除跟骰关节（Evans手术）。术后可获得虽僵硬，但足可跟跖负重行走。仰足外翻患儿早期石膏矫形，佩戴支具维持，对石膏矫形失败或复发患儿需切开复位治疗，复位困难者可切除舟骨，使距骨与第1～3楔骨形成球窝关节，还可防止距骨缺血性坏死。

膝关节屈曲挛缩比较常见，轻度屈曲（<20°）不影响功能。可用夜间支具固定，防止随着年龄增长加重。中度屈膝畸形（20°～60°）者应早期手术治疗，主要是切开后关节囊，同时延长腘绳肌。若侧副韧带和前交叉韧带挛缩阻碍膝关节伸直，对幼儿可延长这些韧带。而年长儿童应采取股骨髁上后翻截骨术。屈膝畸形超过60°者，软组织松解易引起坐骨神经、腘动静脉损伤需要做骨短缩及后翻截骨。另一选择是股骨远端、胫骨近端的前侧骺板滞术，但效果多不满意。

膝关节伸直畸形比较少见，新生儿期可手法牵拉和支具固定。若婴儿已到6个月，手法牵拉仍未矫正者，选择股四头肌成形术可获得比较满意的效果，术后夜间支具长期固定，能减少复发率。

髋关节畸形比较复杂，可分为髋部畸形伴脱位和髋部畸形不伴脱位。

髋关节脱位可单侧也可双侧。若双髋脱位并有关节僵直，不宜治疗。因为手术治疗易产生双髋无脱位或半脱位性僵直，其功能比双髋脱位伴僵直更差。对单髋脱位伴僵直，采取彻底软组织松解，切开复位和股骨短缩截骨联合手术，可改善髋关节功能。若双髋脱位不伴僵直，则均应手术松解和切开复位，术后用外展石膏或支具固定3～6个月。

髋关节无脱位者可有下述畸形：① 外展、外旋—屈曲畸形；② 单纯外展畸形；③ 单纯伸直畸形；④ 单纯屈曲畸形。其中髋外展、外旋—屈曲畸形最为常见，单侧者常易引起脊柱侧凸，双侧者步态笨拙，可采取髋束胫松解，阔筋膜张肌、髂腰肌切断或延长。外展畸形少见，手术松解臀中、小肌及臀筋膜。单纯髋屈曲畸形较多见，但往往不严重，可选择支具治疗或俯卧睡眠，予以矫正，严重者需手术松解髋屈肌群。单纯髋伸直畸形非常少见，可手术松解臀大肌、后侧筋膜及韧带等结构。

上肢关节挛缩以肘、腕、手指畸形常见。

肘关节屈曲挛缩的肱二头肌、肱桡肌多保留一定功能，但肱三头肌力弱，其屈侧关节囊、韧带增厚并挛缩。轻者采取被动牵拉和肘伸直位石膏固定治疗，夜间用支具固定保持矫形效果。比较严重的肘屈曲挛缩，应该手术松解、延长肱二头肌和肱肌，术后仍需支具固定，防止复发。

肘关节伸直型挛缩则较复杂，常合并前臂旋前、腕屈曲及手指畸形。其肱三头肌力较强，而肱二肌力减弱或完全缺失。被动牵拉和石膏矫形不仅不能矫正肘伸直型畸形，还可能引起关节软骨坏死、关节内粘连使肘关节僵直加重。因为肘伸直畸形对患儿发挥上肢功能有很大的影响，如进食、解大小便等日常活动，所以需要手术治疗。手术方法包括肱三头肌腱延长、肘关节后侧关节囊及韧带松解，肱三头肌、胸大肌移位重建屈肘功能。肱三头肌腱延长及肘后关节囊、韧带松解，可明显增加肘屈曲活动。但由于屈肘肌肌力弱，术后容易复发。因此，在患儿5岁以后，能够配合功能训练时，应选择肱三头肌、胸大肌移位、重建屈肘功能。在某些情况如需扶拐行走或坐轮椅者，肘关节伸直位更为有利于完成上述动作。而屈肘功能重建后会产生一定程度的屈肘畸形，所以，若双肘均有肘伸直型畸形，并需扶拐杖或坐轮椅者，只能将一肘进行屈肘功能重建。

腕关节屈曲挛缩不仅常见而且多较严重（可达到90°）并伴有尺偏畸形[6]。矫正此畸形可明显改善上肢功能，故越早越好，甚至有人主张婴儿出生后数日，便开始被动牵拉和石膏托固定，并同时矫正拇指及其他手指畸形。若腕屈曲挛缩较固定者，需用系列石膏矫形，会收到良好的效果。但是如腕伸肌力减弱者，则容易复发，可在早期选择尺侧腕屈肌移位，重建伸腕功能，Williams主张在6岁后，用髓内钉内固定，保持腕关节稳定，在第三掌骨和桡骨远端用髓内钉固定腕掌屈5°的位置上，并保留髓内钉到骨骼发育成熟时，楔形切除腕关节后用石膏固定，使其融合。Tachdjian则采取桡尺骨远端背侧楔形截骨治疗严重腕屈曲僵直（图72-24），既可矫正畸形又能相对延长腕屈侧肌肉及软组织。

前臂旋前挛缩者选择旋前圆肌切断，或旋前圆肌移位替代旋后肌的功能，可得到满意的矫正。

拇指内收屈曲畸形往往有拇长伸肌、拇短肌及外展肌发育不良或缺如，导致拇收肌、虎口的软组织、常指及指间关节挛缩，严重妨碍拇指对掌和抓握功能。婴儿期可采取被动牵拉和支具固定。幼儿期应用虎口成形（图72-25）、拇收肌起点切断和拇长伸肌延长或肌腱移位，可改善拇指功能。

手指屈曲挛缩虽常见但多不严重，早期采取被动牵拉、夜间支具固定，防止随年龄增长而好转。严重者需要松解指浅屈肌和侧副韧带，并用细克氏针固定3周。若手指背伸功能正常松解获得改善，但出现腕屈曲畸形，则应在前臂分段切开延长指屈深

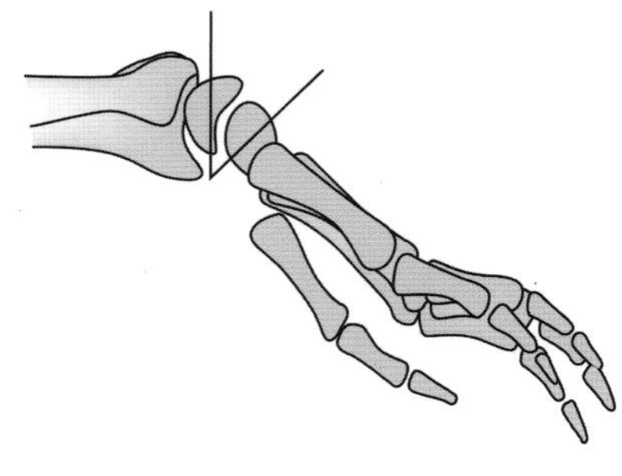
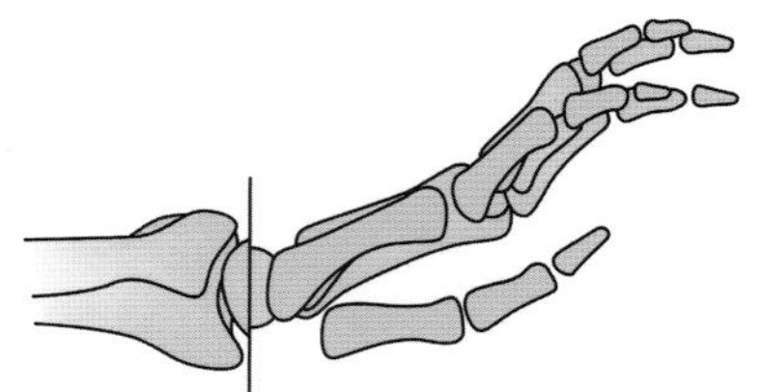

图72-24 腕背楔形截骨纠正腕屈曲畸形

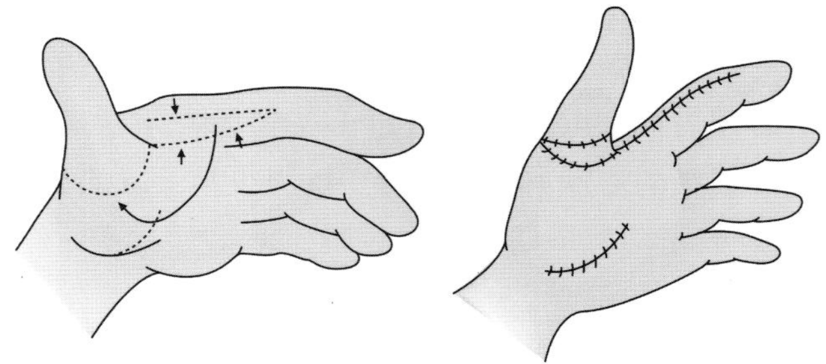

图72-25 拇指内收虎口成形

引自：Siward de Vries-Own work，CC BY-SA 3.0，https：//commons.wikimedia.org/w/index.php?curid=29360946

肌、浅肌的肌肉与肌腱移行处。术后用石膏或支具固定，特别是长期夜间支具固定可防止复发，或延迟复发时间。

预后

本疾病畸形表现以出生时最甚，而以后即不再继续发展，没有治疗方法可使疾病获得完全治愈，但得到适合的治疗比如康复、牵伸、语言训练、支具或特殊石膏，以及手术治疗，许多患儿表现良好，2/3者无须卧床而能自由行走，有的需要靠扶拐或轮椅活动（图72-26，图72-27）。

小结

AMC为先天性全身性多关节的畸形，治疗困难，因受累关节多需要手术，术后复发率高，需反复手术。早期准确的诊断和正确的手法矫正和石膏固定，软组织松解的基础上，康复训练软组织牵伸，佩戴支具辅助，特别是长期夜间支具固定可防止复发，或延迟复发时间。本疾病患儿智商多高于普通儿童，经过有效的治疗之后，可获得惊人的自理能力。因此，医师、家长均应树立信心。治疗目标是增加受累关节运动范围，使患儿能独立或辅助行走，最大可能改善上肢下肢关节活动与手的操作能力。

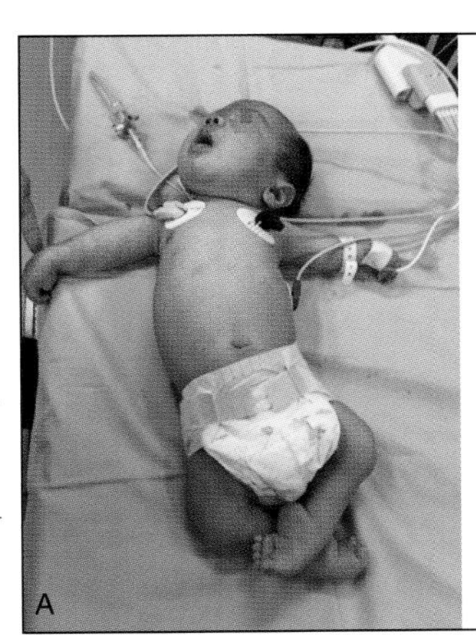
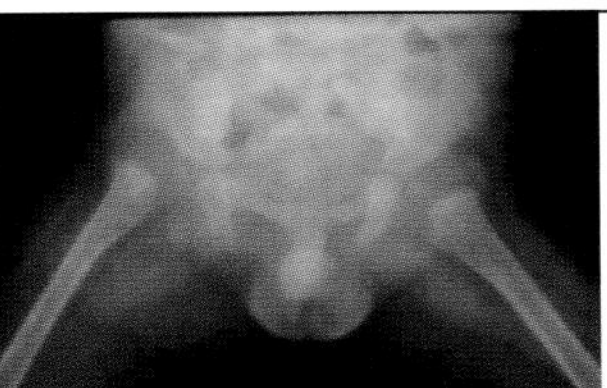
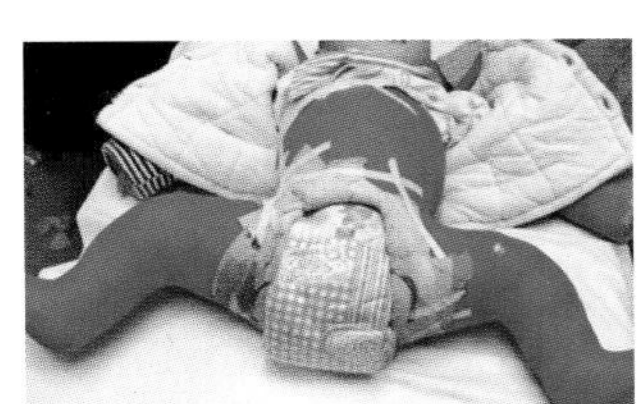
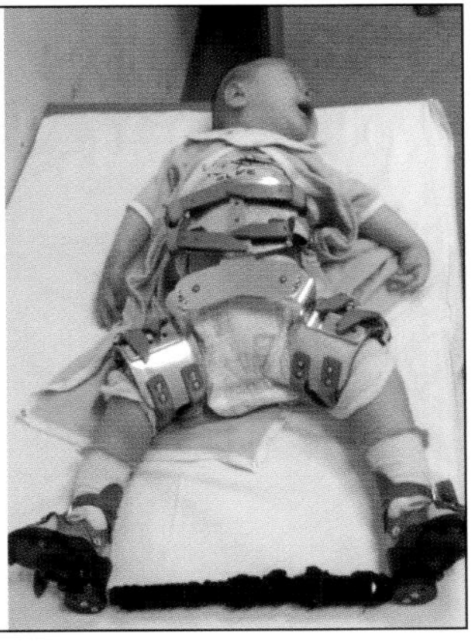
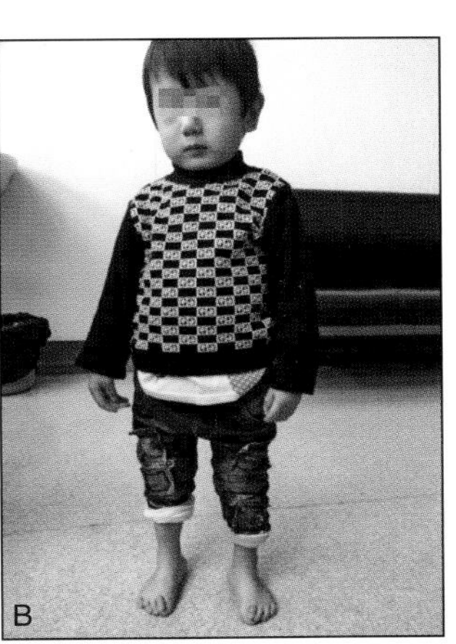

图72-26 多关节挛缩（病例1）
图A：双髋脱位，双膝屈曲受限，双马蹄足，双手、腕活动受限，行手法复位石膏固定，支具；**图B**：治疗3年后目前能独立行走

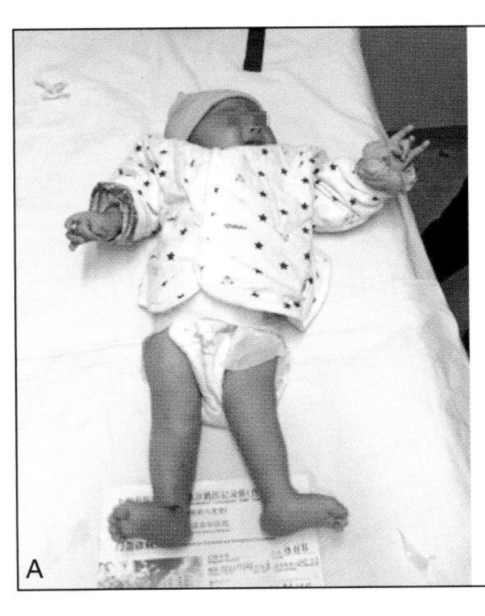
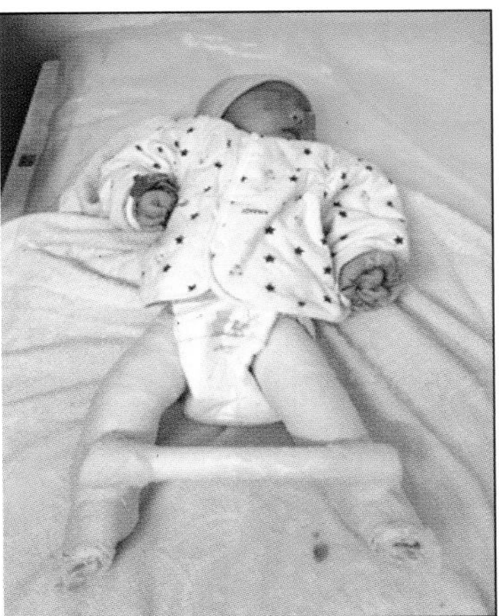
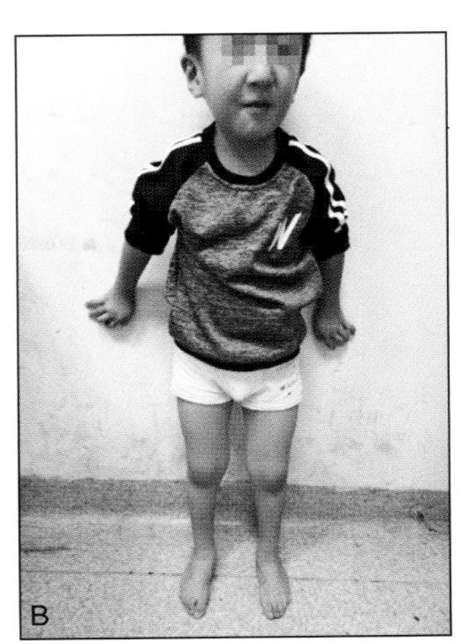

图72-27 多关节挛缩（病例2）
图A：双膝关节屈曲受限，双足仰趾外翻，石膏固定矫形；图B：治疗后可独立行走

（杨　璇）

参·考·文·献

[1] Hall J G. Genetic aspects of arthrogryposis. Clin Orthop, 1985, 194: 44–53.

[2] Darin N, Kimber E, Kroksmark A K, et al. Multiple congenital contractures: birth prevalence, etiology, and outcome. J Pediatr, 2002, 140(1): 61–67.

[3] Fassier Alice, Wicart Philippe, Dubousset Jean, et al. "Arthrogryposis multiplex congenita. Long-term follow-up from birth until skeletal maturity". Journal of Children's Orthopaedics, 2009, 3(5): 383–390.

[4] Bevan Wesley P, Hall Judith G, Bamshad Micheal, et al. "Arthrogryposis Multiplex Congenita (Amyoplasia)". Journal of Pediatric Orthopaedics, 2007, 27(5): 594–600.

[5] Wynne-Davies R, Williams P F, O'Connor J C. "The 1960s epidemic of arthrogryposis multiplex congenita: A survey from the United Kingdom, Australia and the United States of America". The Journal of Bone and Joint Surgery. British Volume, 1981, 63-B(1): 76–82.

[6] Kalampokas Emmanouil, Kalampokas Theodoros, Sofoudis Chrisostomos, et al. "Diagnosing Arthrogryposis Multiplex Congenita: A Review". ISRN Obstetrics and Gynecology, 2012: 1.

[7] Rink, Britton D. "Arthrogryposis: A Review and Approach to Prenatal Diagnosis". Obstetrical & Gynecological Survey, 2011, 66(6): 369–377.

第五节　新生儿脊柱畸形、先天性脊柱侧凸

概述

新生儿及婴幼儿脊柱畸形不易发现且多预后不良。早发性脊柱侧凸是指发病年龄小于5岁的脊柱侧凸，其与肺功能的发育有关，可能会出现严重的心肺功能障碍，直接影响疾病预后。按流行病学分类，早发性脊柱侧凸分为先天性、特发性、神经肌肉源性、综合征性，其中先天性脊柱侧凸是由于椎体畸形引起的脊柱纵向生长不平衡，而产生的脊柱侧向弯曲畸形，发病率约为1/1 000，是新生儿期最为常见的脊柱畸形因素。

病因和发病机制

先天性脊柱侧凸是由胚胎期脊柱生长异常所致，是遗传因素和后天致畸因素共同作用所致的多因素相关疾病，确切病因不明。常作为染色体异常或综合征疾病表现的一部分，包括Alagille综合征、Jarcho Levin综合征、Klippel-Fiel综合征、Goldenhar综合征、18三体综合征、VACTERL综合征（脊椎、心脏、肾、肢体异常、肛门闭锁、气管食管瘘）。目前已知的与先天性脊柱侧凸有关的基因有*Wnt3a*、*PAX1*、*DLL3*、*Sim2*，这些基因的突变会导致肋骨融合畸形、脊柱前柱椎体分节异常和后柱神经管形成障碍[1]。一氧化碳暴露和孕期胎儿宫内缺氧是两个已知明确的与先天性脊柱侧凸发病有关的后天致畸因素。一氧化碳暴露后的小鼠及兔实验已明确证实了一氧化碳能影响脊柱椎体的形成和分节并造成肋骨畸形，但其影响的具体机制尚未阐明[2]。同样组织缺氧造成脊柱、肋骨发育异常也已经动物实验证实[3]。

临床表现

婴儿出生时往往腰背部畸形无明显表现，多通过无意间的射片发现脊柱畸形而确诊。根据椎体发育异常的不同可将先天性脊柱侧凸分为3类：① 椎体形成不良（半椎体或楔形椎）；② 椎体分节不全；③ 形成不良与分节不全混合型（图72-28）。

体格检查除了常规脊柱检查外还须要注意仔细检查患儿背部皮肤有无异常毛发分布、色素沉着、瘢痕、膨出或凹陷（图72-29），这些表现往往提

示患儿潜在合并神经管发育异常。患儿均要仔细行神经功能检查，一些神经受累的相应表现包括：马蹄内翻足、腓肠肌萎缩、反射消失或不对称（尤其是腹壁反射）、一侧下肢的肌萎缩。如前所述，许多先天性脊柱侧凸患儿合并其他系统畸形，尤其是需要强调对泌尿系统的检查。已有研究报道18%的先天性脊柱侧凸患儿合并泌尿生殖系统异常，其中2.5%可能包含危及生命的泌尿系统阻塞性疾病[4]，合并先天性心脏病患儿比率为7%，合并脊髓纵裂为5%。

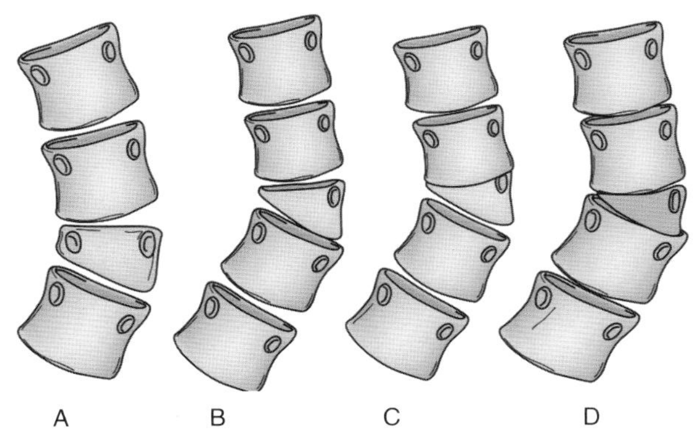

图72-28　半椎体亚型

图A：楔形椎；图B：开放型，半椎体完全分节；图C：部分封闭型，半椎体部分分节；图D：完全封闭型半椎体无分节

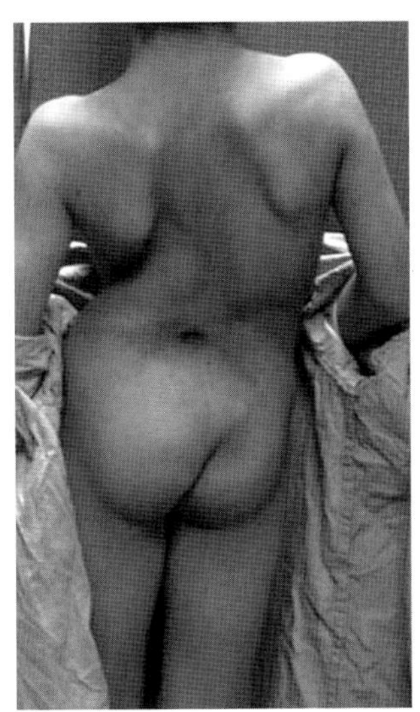
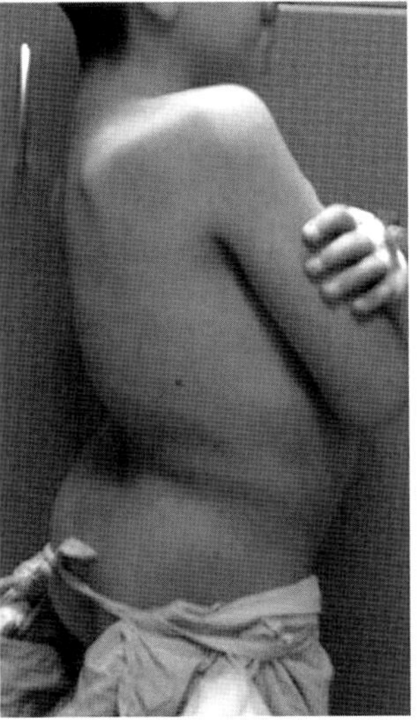

图72-29　先天性脊柱侧凸临床外观

背部正中线可见凹陷及异常毛发分布提示椎管内病变（如脊髓纵裂等）

诊断

先天性脊柱侧凸在新生儿期临床表现较少，外观畸形亦不明显，诊断主要依靠X线检查（图72-30）即可明确诊断，辅助影像学检查也可行螺旋CT检查及三维重建，可为分型和手术治疗方案的选择提供依据，MRI检查可完整评估患儿脊髓内畸形情况，可作为排除合并神经系统及其他系统合并畸形的选择（图72-31）。

先天性脊柱侧凸的分型最早由MacEwen提出，1968年经Winter改良后被脊柱侧凸研究学会Scoliosis Research Society采用推广使用[5]，包括以下几种畸形表现。

Ⅰ型：多种不同类的形成不良及分节异常混合（无法归类的混合型）。

Ⅱ型：融合肋骨。

Ⅲ型：单侧椎体形成不良成楔形椎体，双侧椎弓根存在但病变侧椎弓根发育不良（楔形椎）。

Ⅳ型：单侧椎体形成不良成半椎体，仅一侧椎弓根存在（半椎体）。

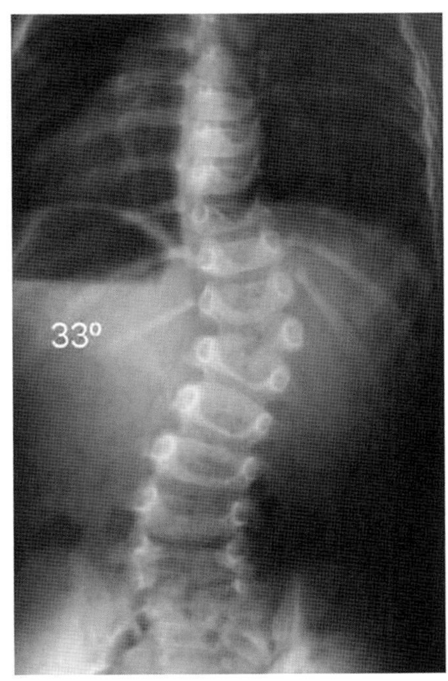

图72-30　先天性脊柱侧凸的X表现

胸腰段完全分节的未封闭半椎体造成了33°的脊柱侧凸

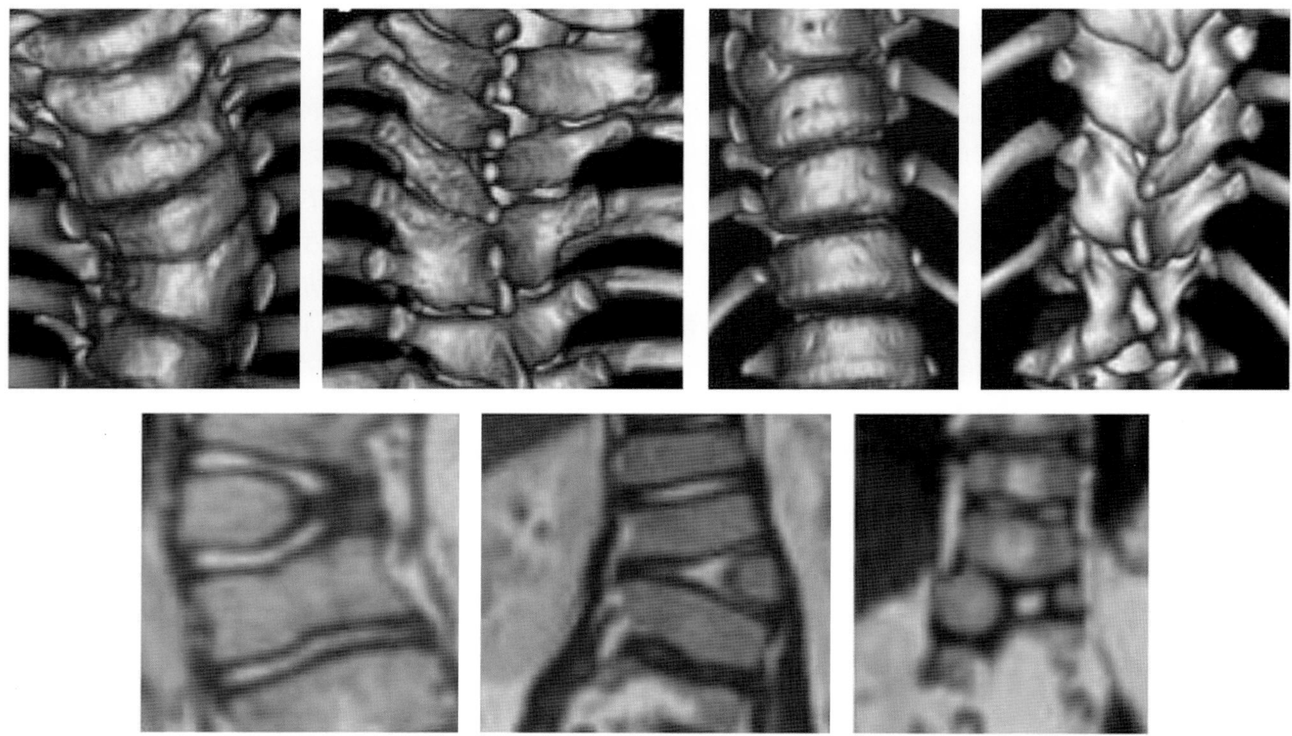

图72-31 先天性脊柱侧凸影像学CT及MRI表现

Ⅴ型：双侧椎体分节不全成阻滞椎。

Ⅵ型：单侧分节不全，骨桥形成并横跨两个或两个以上椎体，可累及椎体或后方结构（分节不全成骨桥）。

治疗

◆ 观察

躯干平衡性良好，脊柱畸形类型提示进展概率较小（如完全封闭的未分节半椎体、阻滞椎等）的患儿可予以每4～6个月射片的随访观察。随访射片须仔细评估脊柱平衡性和测量Cobb角，与之前片对比已观察畸形有无进展。

◆ 石膏和支具

先天性脊柱侧凸为结构性畸形，主弯一般较僵硬且节段短，支具及石膏疗效不理想，但对于小年龄、主弯节段较长的患儿可能有效。尤其可针对近远端继发代偿弯，可予以石膏及支具治疗。

◆ 手术治疗

手术干预则根据疾病程度的不同，畸形的进展与否，躯干平衡性而不同，其中病变椎体的发生部位对于病变的进展和是否需要手术治疗有决定性的意义，位于不同区域的半椎体对畸形进展的发展和手术的选择与否详见表72-2。

手术之前须详细评估是否存在其他伴发畸形及其对手术的影响而综合考虑。主要手术方法如下。

（1）传统的椎体生长阻滞、原位融合手术：可经后路或前后路联合完成椎体融合，手术无畸形矫正效果，术后假关节率高并且存在远期曲轴现象并发症风险，随着目前手术技术的发展，原位融合术已被逐步取代。

（2）凸侧选择性阻滞：原理为通过凸侧阻滞抑制畸形进展，保留凹侧生长潜力，通过脊柱生长纠正畸形。也可加以凸侧钉棒内固定加强阻滞效果。手术适用于年龄小于5岁且侧凸小于50°患儿。其结果有3种可能：侧凸获得逐渐矫正；侧凸进展被阻

表 72-2 先天性脊柱侧凸的病变类型、发生部位与畸形进展和治疗的关系

侧凸发生部位	先天性脊柱侧凸分类					
	阻滞椎	楔形椎	半椎体		单侧未分节骨桥	一侧未分节骨桥对侧半椎体
			单一半椎体	两个半椎体		
上胸椎	<1° ~ 1°	* ~ 2°	1° ~ 2°	2° ~ 2.5°	2° ~ 4°	5° ~ 6°
下胸椎	<1° ~ 1°	1° ~ 2°	2° ~ 2.5°	2° ~ 3°	5° ~ 6.5°	6° ~ 7°
胸腰椎	<1° ~ 1°	1.5° ~ 2°	2° ~ 3.5°	5° ~ *°	6° ~ 9°	>10° ~ *
腰椎	<1° ~ *	<1° ~ *	<1° ~ 1°	*	>5° ~ *	*
腰骶椎	*	*	<1° ~ 1.5°	*	*	*

注：本表显示的是发生在不同部位的各类型先天性侧凸在不治疗的情况下，平均每年畸形加重程度和治疗选择推荐[6]。
浅灰色：随访、无须治疗；深灰色：可能需要手术；黑色：需要手术；*：角度太小或没有侧凸。

止但无矫正效果；治疗失败，侧凸畸形继续进展（往往由于假关节形成或融合节段过短造成）。

（3）保留脊柱生长的非融合手术：包括生长棒及垂直可扩张假体钛肋，其特点是以内固定为支撑不融合脊柱，保留脊柱生长能力的同时以内固定支撑控制畸形进展。

（4）半椎体切除融合术：随着手术进步和儿童脊柱内固定的研发及术中脊髓神经监护技术的发展，使得该术式得到更广泛的应用和推广，但手术时机仍存在问题和争议。一般而言，腰骶椎半椎体须手术切除以防止冠状面失衡和偏移，手术选择在半椎体上方近端代偿弯发生机构性改变之前。半椎体切除的另一个指征是腰段半椎体所致的较僵硬的脊柱失代偿，其表现为在侧方Bending位上侧弯无法恢复至中线水平。对于胸腰段半椎体，若下方椎体的椎间盘发育正常则发生失代偿可能性小可通过风险较小的原位融合或凸侧椎体阻滞来控制畸形，达到治疗目的。目前一般采用一期后路手术，切除椎板、椎弓根、半椎体及上下方相邻椎间盘至上下正常椎体的终板，手术联用内固定完成矫形。

预防

加强孕期保健和营养，孕期避免CO接触及缺氧等可能胚胎脊柱致畸因素。

小结

先天性脊柱侧凸是新生儿脊柱畸形中最常见的类型，是由于胚胎期脊柱生长异常所致，由遗传因素和后天环境因素共同导致，与染色体突变和缺氧相关。其临床表现在新生儿期常不明显，结合影像学学检查可确诊。对于早发性先天性脊柱侧凸畸形进展严重者，手术是唯一有效的治疗手段，手术方式须根据患儿年龄、畸形类型和位置综合考虑后选择。

（王志刚）

参·考·文·献

[1] Giampietro P F, Raggio C L, Blank R D. Synteny-defined candidate genes for congenital and idiopathic scoliosis. Am J Med Genet, 1999, 83: 164-177.

[2] Loder R T, Hernandez M J, Lerner A L, et al. The induction of congenital spinal deformities in mice by maternal carbon monoxide exposure. J Pediatr Orthop, 2000, 20: 662-666.

[3] Rivard C H. Effects of hypoxia on the embryogenesis of congenital vertebral malformations in the mouse. Clin Orthop Relat Res,

1986, 208: 126–130.
[4] MacEwen G D, Winter R B, Hardy J H, et al. Evaluation of kidney anomalies in congenital scoliosis. Clin Orthop Relat Res, 1972, 434: 4–7.
[5] Winter R B, Moe J H, Eilers V E. Congenital scoliosis a study of 234 patients treated and untreated. J Bone Joint Surg, 1968, 50A: 1–15.
[6] McMaster M J, Singh H. The surgical management of congenital kyphosis and kyphoscoliosis. Spine, 2001, 26: 2146–2154.

第六节　垂直距骨

概述

先天性垂直距骨（congenital vertical talus，CVT）以足底凸起、前足外翻、后足僵硬性马蹄为特征，1914年Henken医师首次报道该病，其后由Lamy和Weissman医师完善其定义。本病是一种罕见的、多数为散发的先天性足部畸形，发病率低仅为马蹄足的1/10约1/10 000[1,2]，其中50%为单独发病，50%伴有中枢神经系统或骨骼肌肉异常或与遗传因素有关，属僵硬性扁平足，又称为先天性摇椅足或先天性凸足外翻，不治疗会产生疼痛性僵硬扁平足，无法穿正常的鞋，行走能力差。

病因

尚未明确，一般认为本畸形在胚胎前3个月内已形，成为畸胎型畸形。临床上有孤立型和伴发型两种。后者多是脊膜脊髓膨出、多发性关节挛缩症、神经纤维瘤病、三染色体病13～15，18等先天性疾病中的一个畸形。孤立型垂直距骨的发病原因尚不清楚。有人提出是足胚胎发育受阻所致。此外，原发性软组织病变是致本畸形的主要因素；另外，某些家庭和孪生者发病率明显高于普通人群，认为与遗传因素有关。

病理特征

病理改变可分为骨性畸形和软组织病变。

骨性畸形：① 距骨头和舟骨脱位，舟骨位于距骨颈背侧将距骨交锁与垂直位，距骨头深深陷于由足内侧韧带和关节囊形成的盲袋内（图72–32）；② 跟骨向后移位，前部向外侧偏离。距骨头前方缺乏支持，造成距骨头不稳定。跟骨呈马蹄位；③ 距骨和跟骨发育不良；④ 由以上骨性变化产生足内侧相对延长使前足呈外展、外翻和背屈。

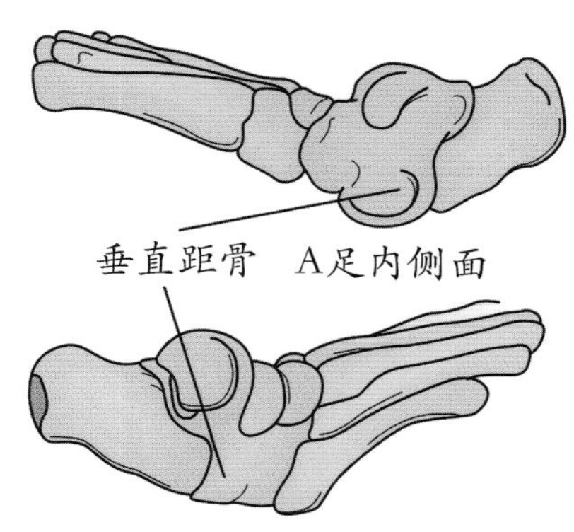

图72–32　垂直距骨骨性畸形改变

软组织病变：胫舟韧带的前束和背侧距舟韧带明显挛缩。踝关节、距下关节的后侧关节囊挛缩。趾长伸肌、拇长伸肌、胫前肌、腓骨长短肌和跟腱均发生挛缩。腓骨长、短肌、胫后肌腱移向两踝的前方。不再是跖屈肌，而起背伸肌作用。胫后肌和跟舟韧带被牵拉、松弛。

诊断与鉴别诊断

典型的CTV出生时畸形即很明显，虽具有独特的临床特点，但常被误诊为先天性仰趾外翻足而丧失早期治疗的机会，因此早期诊断是首先必须强调的，与其他平足的鉴别包括体征和X线片。

体征

生后即见极度僵硬外翻足畸形，足弓消失或足底凸起，足跟上翘外翻，站立时足跟不着地，前足背屈，使足底呈凸形，故称摇椅状畸形。随年龄增加和负重增加，行走步态甚是笨拙难看，多无症状，直至青年期出现疲劳不适和疼痛。

X线表现

具有特殊影像，距骨垂直且发育不良，常呈葫芦状，舟状骨脱位于距骨颈背侧，跟骨呈跖屈即马蹄位，呈典型摇椅像。足部X线以Hamanishi[3]于1984年阐述的TAMBA（正常值3.3 ± 6.4°），和CAMBA（正常值−9 ± 4.5°）作为主要的诊断依据和评判标准，拍摄足部最大跖屈位和最大背屈侧位X线片，确诊垂直距骨：背屈侧位X线片TAMBA>60，跖屈位侧位X线片TAMBA>35；TAMBA能直观地反映距舟关节的相互关系，CAMBA则能客观地反映跟骨倾斜程度[9]，尤其可鉴别僵硬性CTV（TAMBA>60°，CAMBA>20°）与松弛性斜行距骨（obliqued talus，OT）。

鉴别诊断

临床鉴别的关键在于平足的僵硬度（即距下关节的活动度）。一个僵硬的平足由于固定畸形的存在，其距下关节基本无活动的。① 先天性仰趾外翻足：足柔软，仅负重时出现畸形，不负重或手法矫形时足形态正常；② 跟距骨桥畸形扁平足：跟骨和距骨之间关节面产生不同程度的骨或软骨性连接，CT检查可鉴别；③ 大脑瘫痪性外翻足：临床表现为中枢性痉挛性瘫痪，有关节牵拉反应、剪刀步态，足部畸形与CT相似，X线可鉴别（图72-33）。

治疗

CVT越早治疗越好，治疗的最终目的是要获得和维持距舟关节复位，但这并不容易。应在出生后尽早开始治疗在患儿生长发育过程中可根据患儿的年龄畸形程度选择治疗方法。一直以来认为，非手术治疗效果不理想，且容易复发，但早期手法加石膏矫形有助于松弛足背外侧挛缩的皮肤、肌腱和关节囊，为切开复位作准备。近年来Dobb医师等[5,6]运用Ponseti治疗先天性马蹄内翻足的原理早期治疗垂直距骨获得满意的疗效。

Dobb's方法

出生后即可开始早期治疗方法是手法按摩和或石膏固定，具体操作如下（以右足为例）。

患儿仰卧操作床边，术者面对患儿站立，右手持右前足，示指部抵住足底凸起距骨头并牵拉至最大限度跖屈内收位，纠正舟骨、跖列背屈畸形，左手持足后部作为抵抗，牵拉维持5 ～ 10秒，每次手法

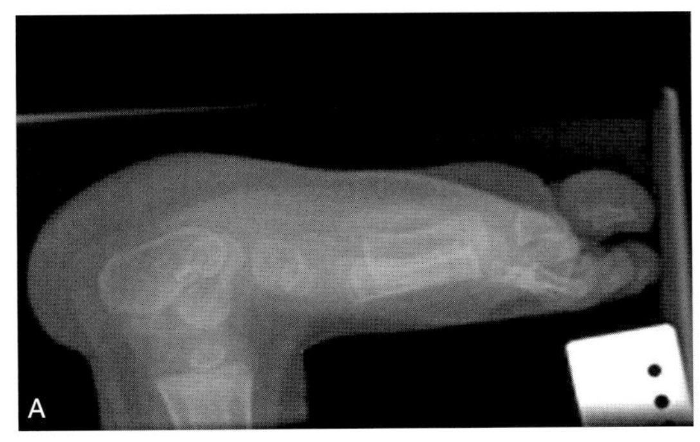

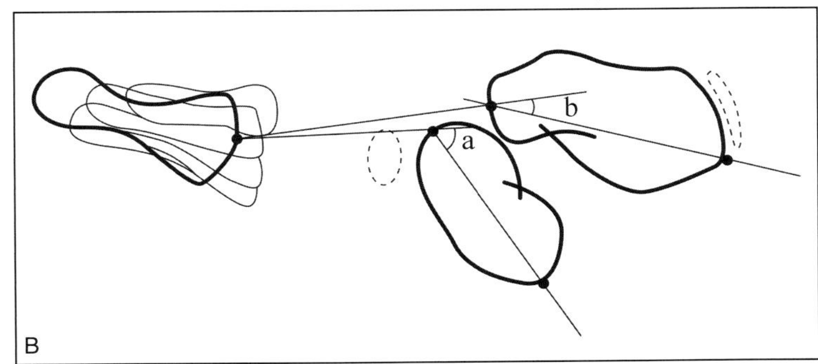

图72-33　先天性垂直距骨鉴别诊断
图A：患足跖屈侧位片；图B：测量距骨（a）与跟骨（b）轴——第一跖骨基底部角

3～5分钟，随后患肢长腿石膏固定于足最大跖屈内收位（注意踝关节、足底处塑形），石膏每7天更换1次，一般6～8次石膏矫形后可以看到前足外翻背屈消失可容易达跖屈，触摸不到足底凸起的距骨头，可复查足部X线片了解距舟关节复位情况，若最大跖屈位侧位片示距舟关节复位，则在麻醉下行经皮跟腱切断和闭合复位距舟关节同时一枚钢针从足背穿入纵行固定复位的距舟关节；若复查X线片示最大跖屈位距舟关节未复位，但前足已能被动跖屈达45°，则在麻醉下经皮跟腱切断和足背内侧小切口（2 cm）切开复位距舟关节，直视下一枚钢针从足背固定复位的距舟关节，术中：松解距舟关节囊内、跖和背侧，距跟内侧关节囊和/或距跟骨间韧带。对于一些僵硬程度大的CVT，如果术中查患足被动跖屈<20°，行Z形延长胫前肌、伸趾肌腱；术中查被动内翻<20°则行腓骨短肌Z形延长，再复位距舟关节并直视下用1枚克氏针贯穿固定复位的距舟关节。术后石膏固定12周（每4周更换一次），8周取出钢针，拆去石膏后更换跖屈内收位支具（最初3个月每日23小时，以后改为夜间睡觉佩戴至4岁），每3个月复查1次至18个月，随后每半年复诊1次至3～4岁，之后每年随访至12岁，要求穿带足弓的鞋至骨骼发育停止。

本文笔者运用该方法治疗16例30足垂直距骨病例平均随访3.5年，外观良好，27足（90%）术后效果为优；3足（10%）为良好[10]，因此我们认为早期手法按摩石膏矫形对僵硬性的特发性垂直距骨可获得满意的疗效（图72-34）。

◆ 手术切开复位

Dobb's方法之前多认为双或多切口广泛软组织松解切开复位手术是先天性垂直距骨唯一可靠的治疗方[4]，手术方式繁多，可超过20种，手术包括：切开复位，切开复位+肌腱移植术，切开复位+舟状骨切除术，对于5～6岁以上的患儿畸形僵硬程度严重，无法勉强复位，通过三关节固定使足底部中心一点负重矫正为多点负重或平面负重，以避免足部行走疼痛和难看的步态。

切开复位手术操作：① 外侧皮肤切口，延长伸趾短肌，松解跟距前方并切开跟骰关节。② 在足内侧和后侧分别作切口，内侧切口以突出的距骨头为中心。显露距骨头和足舟状骨的内侧，松解距舟背侧韧带，跟舟跖侧韧带和三角韧带的前方的浅层。沿胫前肌松解其在距骨头背侧和内侧的紧缩组织。③ 将胫前肌腱游离1/3～1/2，吊起复位的距骨，或用克氏针贯穿距、舟二骨。④ 经跟腱后方切口延长跟腱，松解后侧踝关节囊、距下关节囊。

切开复位手术切口可以为足双切口（背侧，后侧）、三切口（背侧、内侧、后侧）或cicinati切口，无论哪种切口对足部均行广泛软组织松解，术后广泛产生瘢痕，是后期关节僵硬的主要原因。

预后

Dobb's方法通过早期手法按摩及系列石膏矫形，结合经皮跟腱切断和小切口复位距舟关节治疗，

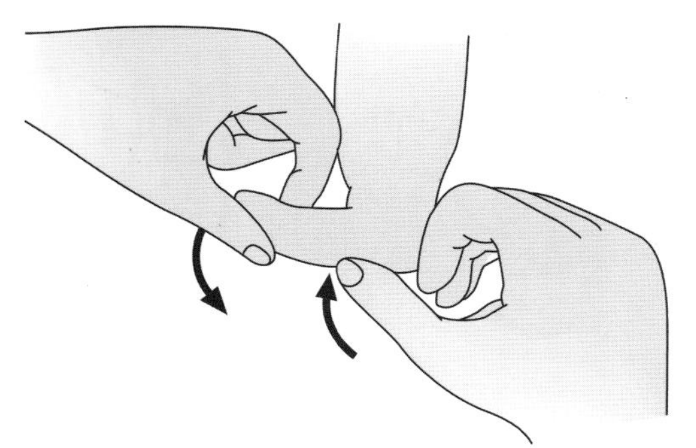
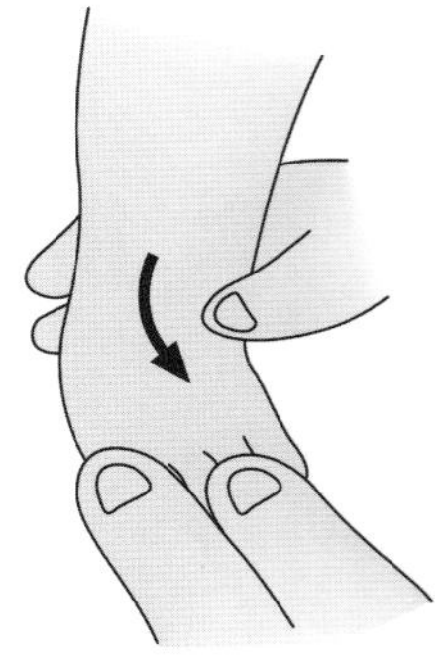

图72-34 垂直距骨矫正手法

创伤小软组织松解少，最大限度保留原有组织，早期直视下行距舟关节复位满意、足部柔软度好，行走时踝关节功能好，即使复发也可重复手法按摩石膏矫形，使远期踝关节功能的最大程度保护得到保障。

距骨缺血性坏死（avascular necrosis of the talus，AVN）是CTV矫形术后最主要的或者说是特有的并发症，据以往文献报道距骨AVN主要出现在2阶段术式或广泛松解后。Mazzocca经过不同术式比较后认为多切口手术易产生AVN。如果距骨发生AVN，踝关节将出现疼痛、僵硬、活动受限等后期并发症（图72-35）。

小结

对于CTV这一罕见的先天性足畸形，早期准确的诊断和正确的手法矫正和石膏固定，结合经皮跟腱切断和小切口复位距舟关节方法，创伤小，减少距骨AVN发生，是后期良好的足踝部功能和外观的关键。从维持足部最大的活动度着眼，选择尽量小的软组织松解比任何一种切口的广泛软组织松解更重要[7,8,10]。

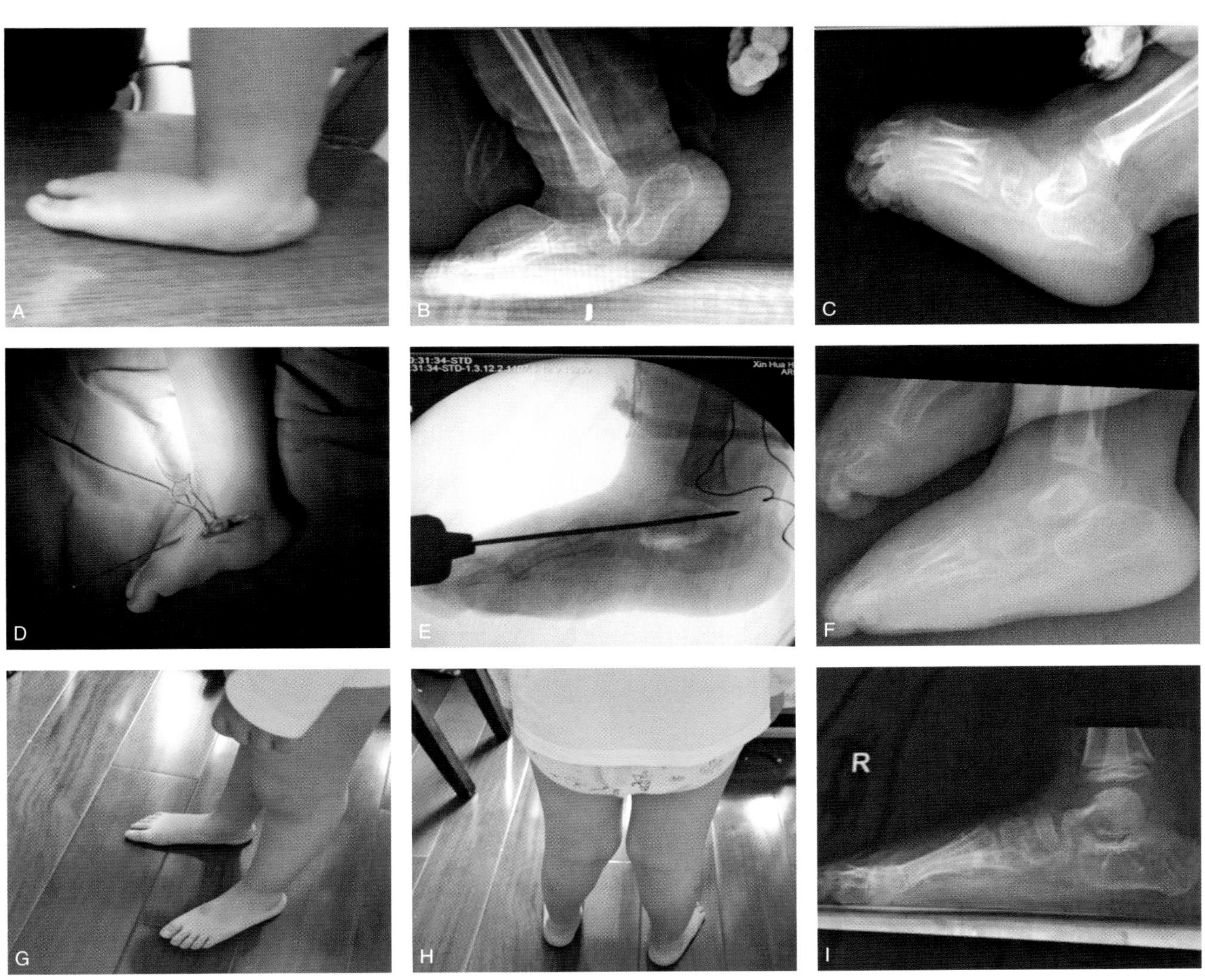

图72-35 男，11个月，双侧垂直距骨

图A：术前右足外观；图B、C：右足术前跖屈位侧位片，背屈位侧位片；图D：手术切口；图E：术中钢针固定复位的距舟关节；图F：术后取钉后足部侧位片；图G、H、I：术后5年外观及站立位X线片

（杨　璇）

参·考·文·献

［1］Seimon L P. Surgical correction of congenital vertical talus under the age of 2 years. J Pediatr Orthop, 1987, 7(4): 405-411.
［2］Mazzocca A D, Thomson J D, Deluca P A, et al. Comparison of the posterior approach versus the dorsal approach in the treatment of congenital vertical talus. J Pediar Orthop, 2001, 21: 212-217.
［3］Hamanishi C. Congenital vertical talus: Classification with 69 cases and new measurement System. J Pediar Orthop, 1984, 4(3): 318-326.
［4］Rasool M N. Surgical treatment of congenital vertical talus. J Bone Joint Surg Supp I, 2002, 84-B: 80.
［5］Alaee F, Boehm S, Dobbs M B. A new approach to the treatment of congenital vertical talus. J Child Orthop, 2007, 1: 165-174.
［6］Dobbs M B, Purcell D B, Nunley R, et al. Early results of a new method for treatment of idiopathic congenital vertical talus. J Bone Joint Surg Am, 2006, 88(6): 1192-1200.
［7］David M G, Simultaneous correction of congential vertalus and talipes equinovarus using the Ponseti method. J Foot Ankle Surg, 2010.
［8］Treatment of congenital vertical talus: minimally invasive and extensive soft-tissue release procedures. J Bone Joint Surg Am, 2015, 97: 1354-1365.
［9］张菁.婴幼儿先天性垂直距骨手术治疗体会［J］.中华骨科杂志,2004,24(10): 624-627.
［10］杨璇,范清,张自明,等.微创治疗婴幼儿先天性垂直距骨的临床研究.中华小儿外科杂志,2016.

第七节　先天性胫骨假关节

概述

先天性胫骨假关节（congenital pseudarthrosis of the tibia, CPT）是一种非常罕见的小儿肢体畸形。Paget在1891年第一次详尽的描述此病的特点，认为CPT是从不明原因的骨折开始，经历一系列的方法期望获得骨连接，最终以截肢结束[1]。CPT多为胫骨中下1/3缺损或者出生后由于轻微暴力因素导致的病理性骨折并发骨不连，最终导致假关节的形成，通常以左侧居多，有时同侧的腓骨也可发生假关节。CPT的发病率很低，在新生儿中占到1/140 000 ～ 1/250 000[2,3]。CPT是小儿肢体畸形中治疗最困难的疾病之一。

发病机制

CPT的病因目前尚不清楚，研究发现40% ～ 80%的CPT合并有Ⅰ型神经纤维瘤病（NF1），而2% ～ 6%的NF1合并有CPT[4,5]。CPT也可以单独存在，与NF1无关。假关节部位的异常组织称为纤维性错构瘤。有研究发现这种纤维瘤样组织与骨膜是连续的，并且是CPT关键的病理学改变。纤维错构瘤细胞与胫骨骨膜细胞共享免疫表型；错构瘤细胞具有低成骨性和高破骨活性，可能有助于假关节的形成。此外，纤维性错构瘤细胞不像健康的骨细胞那样对骨形态发生蛋白（BMP）进行响应向成骨细胞分化。在基因方面，有研究显示在某些CPT中，NF1基因双失活和随后的克隆生长会导致纤维组织错构瘤生成，敲除NF1基因的表达可以发现NF在骨愈合的许多阶段中有关键性作用，NF1功能障碍的骨祖细胞有助于假关节的形成[6-8]。

临床及影像学表现

◆ 临床表现

体格检查表现为胫骨前部弯曲、肢体缩短、软组织萎缩，个别患儿会出现牛奶-咖啡斑等其他NF1相关的症状。病理性骨折出现在出生时或者在青春期之前，与明显的创伤和代谢性疾病无关[9]。骨折发生后，继而出现骨折不愈合，导致骨不连，逐渐形成成角畸形，最终形成假关节。成角畸形发生后，小腿短缩，软组织继而挛缩，足部呈现出马蹄内翻或者外翻畸形。常为单侧发病，罕见有双侧。

◆ 影像学表现

X射线表现多为胫骨中下1/3交界处向前或者前外侧成角，形成假关节。骨折端变细、硬化，髓腔部分或全部闭塞，有的骨折端还可出现囊性变，常累及腓骨，出现腓骨弯曲、变细或也有假关节[10]。

分型

先天性胫骨假关节的分类方法，主要有Crawford[11]分型和Boyd[12]分型。其中临床中较常用的是Crawford分型。

◆ Crawford分型

Ⅰ型：非发育不良型。

胫骨前外侧弯曲伴有髓腔狭窄。这类患儿预后最好，通常可以免支具，也许永远不会有骨折。

Ⅱ型：发育不良型。进一步细分3个亚型。

ⅡA型：胫骨向前外侧弯曲伴随成管失败。

这类患儿应该在诊断确认后保护起来，并且准备预防可能的外科手术。

ⅡB型：胫骨前外侧弯曲伴随骨折后囊性变。

这一类型的囊性病变可能是早期骨折的结果。这些患儿应该早期植骨，因为他们有由于早期骨折所产生的严重后果的倾向。

ⅡC型：胫骨前弓伴随骨折、囊肿、真性假关节形成。

◆ Boyd分型

Ⅰ型：出生时即有胫骨前弓和胫骨缺损。可能会伴有其他先天性畸形。

Ⅱ型：胫骨前弓同时有假关节，出生时胫骨两端呈尖嘴，葫芦狭窄，2岁时可自发或外伤产生骨折，称此胫骨为高危胫骨。骨折端圆锥形，骨两端有硬化，髓腔消失。此型最为常见。

Ⅲ型：胫骨内有囊肿样改变，先有胫骨前弓后发生骨折形成假关节，多发于胫骨中1/3和下1/3交接处。

Ⅳ型：胫骨中下1/3和下1/3交界处有髓腔硬化，髓腔闭塞，皮质可有骨不完全骨折，折断后不再愈合形成假关节。此类预后较好。

Ⅴ型：胫骨发生假关节，腓骨发育不良，有的两骨同时发生假关节。

Ⅵ型：胫骨内有神经纤维瘤或神经鞘瘤相关，具有或不具有假关节。这种类型非常少见。

目前为止，并没有一种分型方法可以指导CPT的治疗以及预测结果。

治疗

CPT的治疗仍然是一个挑战。CPT的治疗主要包括3个目的：首先是让成角畸形的胫骨恢复其正常生理结构，并获得骨的连续性；其次是实现踝关节的稳定性，防治再次骨折；最后是延长短缩的下肢，实现下肢等长，恢复下肢功能。因此绝大多数的患儿需要进行多次手术，EPSO进行的多中心研究显示，每位CPT患儿平均进行3.97次手术[13]。治疗结果的评价主要依靠临床和影像学来判定。治疗效果不尽相同，主要取决于患儿的发病年龄、假关节的类型以及病变严重程度。治疗方法有很多种，但不幸的是没有任何一个侵入性还是非侵入性的方法证明其在治疗CPT方面的优越性[14]。

◆ 骨折前的治疗

早期的骨折会增加疾病的严重程度。一旦身体的重量超过胫骨的机械强度，骨折在所难免。鉴于骨折年龄越小，预后越差，大多数的医师认为应当保护下肢直至骨骼成熟，可以延缓骨折的发生，但不会改变疾病的严重程度。

◆ 药物治疗

骨形态发生蛋白（BMP）具有诱导成骨的能力。BMP-2可用于治疗开放性胫骨骨折和胫骨骨不连。此外，BMP–7也可以用于CPT的治疗。但是并没有证据表明BMP可以明显促进假关节的愈合[15–17]。

双磷酸盐也可以用于假关节的治疗。由于CPT患儿对骨吸收的易感性导致其难以治疗，双磷酸盐可以发挥降低骨分解代谢的作用[18]。

◆ 手术治疗

CPT的手术治疗非常具有挑战性，具有很大的争议，治疗目标尚未明确。目前公认的手术的目的是假关节的切除，具有稳定生物学功能的骨性连接，并矫正所有的成角畸形，获得良好的对线和对位关系。手术治疗后的并发症包括不愈合、畸形、再骨折、感染、多次手术以及肢体不等长等。目前的研究发现所有的手术方式结果都是等价的，并没有效果非常明显的手术方式。

1. 弹性髓内钉固定

Johnston等报道应用假关节切除、胫骨短缩、自体骨移植并应用髓内钉固定的方法，骨愈合率80%[19]。通过髓内钉固定胫距关节和距下关节以提高异常胫骨的稳定性。如果远端胫骨段不足以固定，则穿过踝关节进行固定。首先一部分的髓内钉顺向穿过假关节，从足跟穿出，然后逆行插入并穿过假关节。通过髓内钉固定胫距关节和距下关节的长期随访结果尚不清楚。已知的并发症包括胫距关节和距下关节的关节面损伤、下肢肌肉萎缩和关节僵硬。即便是骨不愈合，髓内钉也可以为胫骨提供一定的固定作用，防止畸形进展。

2. 外固定治疗

环形外固定架Ilizarov技术自从1880年提出来后，应用已经非常广泛，尤其是在治疗CPT方面，发挥了巨大的作用[10]。Ilizarov技术的优点是可以同时解决更全面的问题，如骨不连，骨缺损，肢体不等长以及踝关节外翻足畸形等都可以达到很好的疗效。但是假关节复发的问题并没有完全解决，大多数的研究都显示会有不同程度的复发率。外固定架治疗不适用于耐受性较差、年龄非常小的患儿。外固定架的并发症包括针头松动、感染、通过针的位置骨折、关节僵硬、肌肉萎缩和延长期间的腓神经损伤。胫骨距骨跟骨的固定增加了结构的稳定性。因此外固定架治疗常作为髓内固定、骨移植和生物治疗的辅助治疗。常用的技术是在假关节的上方和下方分别放置1个外固定架环，切除假关节部位后，进行两端加压[20–22]（图72–36）。

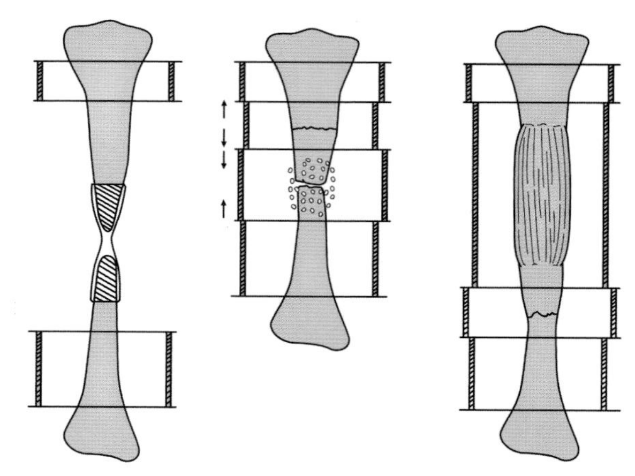

图72–36 外固定架Ilizarov技术

3. 带血管蒂的腓骨移植治疗

目前治疗先天性胫骨假关节较为常用的方法就是游离健侧腓骨移植。1975年游离腓骨移植已经应用到CPT的治疗中了[23]。将病变的假关节切除至健康的组织，测量缺损的长度，充分松解挛缩的组织。取对侧健康的腓骨，截取超过缺损长度3～4 cm的带血管蒂的腓骨段，上端剥离骨膜1 cm，下端剥离骨膜约2 cm。将游离腓骨的近端和远端分别插入胫骨缺损的沟槽中，并用螺钉固定。应用显微器械将游离血管与动脉进行端端吻合[24]。这种方法对于年龄小的患儿效果也很好。早期进行游离血管蒂的腓骨移植治疗配合外固定支架可以更好地预后。这一手术可以导致的并发症有骨折不愈合、畸形复发、再次骨折以及踝关节畸形。增加移植骨的直径和接触面积可以促进愈合，增强胫骨稳定性，防止胫骨畸形及再次骨折的发生。多个研究显示应用游离血管蒂的腓骨移植治疗后胫骨愈合率在72%～80%，再骨折的发生率在13%～50%[25–28]（图72–37）。

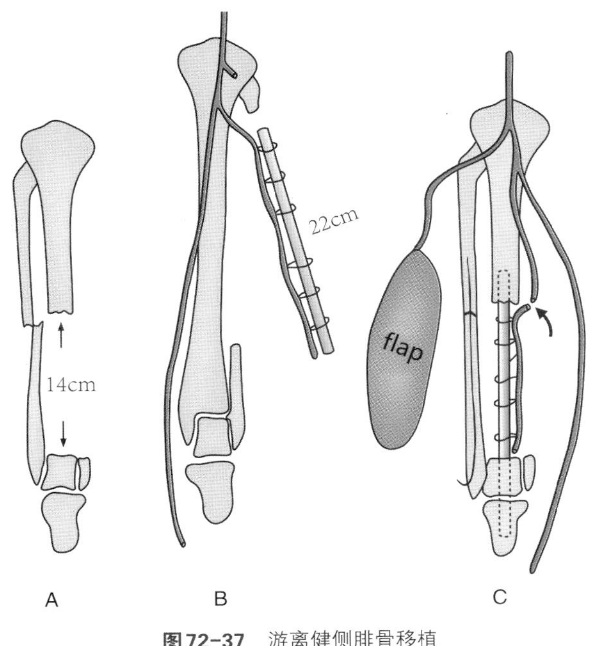

图72-37 游离健侧腓骨移植

4. 间充质基质细胞移植治疗NF1相关性CPT

NF1与CPT的相关性已经被很多研究者报道了，针对这一相关的CPT却没有特异性的治疗方法。Tonne等人首次提出了运用间充质基质细胞治疗NF1相关性CPT的想法，从细胞层面来治疗CPT[29]。将髂骨取出的骨髓放在骨基质培养基中培养3周，然后注射入患病的胫骨骨髓腔中，以期提高胫骨密致骨的愈合率。应用此技术，移植后的矿化骨的比例与旧的骨移植后愈合来看，从22%上升为36%，有了很大的提升。此方法虽然不能作为单独治疗CPT的方法，但是它将有助于骨的愈合，或许会成为改善CPT预后的有效方法。

5. Masquelet技术（诱导膜技术）的应用

Masquelet技术作为一种新的技术已经广泛地应用于阶段性骨缺损的移植骨的治疗中[30]。Masquelet技术分两个步骤，第一步彻底清除病变的软组织和骨组织，然后用聚甲基丙烯酸甲酯（PMMA）水泥垫片植入骨缺损的部位防止移植骨重吸收，应用外固定架固定肢体。水泥垫片属于机械屏障，可以防止纤维组织的长入。6～8周后，小心去除水泥垫片，减少新生成“诱导膜”的损伤，在骨缺损处用自体松质骨填充。最后用外固定架固定。虽然Masquelet技术并没有显著改善CPT治疗结果，但是对于阶段性骨重建是有帮助的，可以促进骨的愈合[31]。

6. 截肢

以上所有的手术方式都是CPT的治疗方法，但是都很难达到预期的目的：① 获得临床和影像学的骨连接；② 避免再次骨折；③ 避免下肢不等长；④ 避免下肢残余成角畸形。尽管有一些患儿获得了骨的连接，许多患儿仍会有持续的疼痛，并不能承受持续增长的体重，经历多次手术后，最终选择还是要选择截肢。

截肢之前，术者需要仔细评估截肢后的潜在获益，能不能获得良好的下肢功能，有助于重返正常的家庭生活环境，家庭能否承担高昂的截肢费用，以及今后一生中更换假肢所带来的费用。截肢的年龄仍有争议。有人认为应早期截肢，以避免多次手术，有人认为截肢只适用于多次手术失败后的最终选择。有研究发现CRT确诊并首次治疗后第一个5年内截肢的患儿约39%[32,33]（图72-38）。

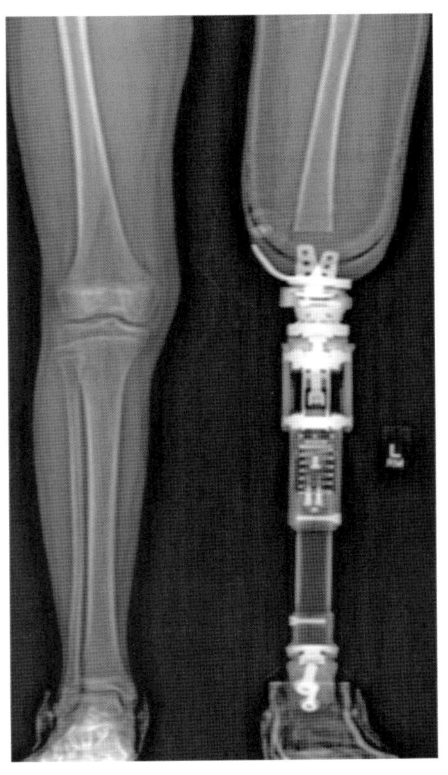

图72-38 截肢后安装假肢

预后

CPT的药物治疗和外科治疗均不能获得非常好的临床效果，能获得稳定的骨愈合并具有良好功能的胫骨是非常困难的。截肢有可能是最终结局。

小结

CPT是小儿骨科中最难以治愈的疾病之一。关于CPT的发病原因至今没有确切的研究结果，病理表现也不确定。尽管有很多的研究证实CPT与NF1病有密切关系，但这二者是因果关系还是伴行关系仍未证实。CPT的治疗不仅需要清除假关节，还要获得胫骨稳固的愈合，恢复胫骨的正确的对线对位，并且延长患侧肢体长度，达到双侧肢体等长，这就要求患儿需要接受多次手术。近几年随着新技术的应用以及支具技术的不断改善，但是CPT的治疗仍然是一个挑战。手术成功的概率并没有很大的提高，高复发率仍然是影响患儿的预后重要的因素。在今后的治疗中，分子生物学水平的治疗将发挥重要的作用。CPT的治疗还需要研究者的继续努力。

（张自明）

参·考·文·献

[1] Paget J. Ununited fractures in children. 1891. Clin Orthop Relat Res, 2007, 458: 8-9.
[2] Andersen K S. Congenital angulation of the lower leg and congenital pseudarthrosis of the tibia in Denmark. Acta Orthop Scand, 1972, 43(6): 539-549.
[3] Moss M C, Davies M S, Simonis R B. Curly and overlapping toes in congenital pseudarthrosis of the tibia. J Bone Joint Surg Br, 1994, 76(6): 983-985.
[4] Hefti F, Bdlini G, Dungl P. Congenital pseudarthrosis of the tibia: History, etiology, classification, and epidemiologic data. Journal of Pediatric Orthopaedics-Part B, 2000, 9(1): 11-15.
[5] Friedman J M, Birch P H. Type 1 neurofibromatosis: a descriptive analysis of the disorder in 1, 728 patients. Am J Med Genet, 1997, 70(2): 138-143.
[6] Hermanns-Sachweh B, Senderek J, Alfer J, et al. Vascular changes in the periosteum of congenital pseudarthrosis of the tibia. Pathol Res Pract, 2005, 201(4): 305-312.
[7] Cho T J, Seo J B, Lee H R. Biologic characteristics of fibrous hamartoma from congenital pseudarthrosis of the tibia associated with neurofibromatosis type 1. J Bone Joint Surg Am, 2008, 90(12): 2735-2744.
[8] Lee S M, Choi I H, Lee D Y. Is double inactivation of the Nf1 gene responsible for the development of congenital pseudarthrosis of the tibia associated with NF1? J Orthop Res, 2012, 30(10): 1535-1540.
[9] Brown G A, Osebold W R, Ponseti I V. Congenital Pseudarthrosis of Long Bones: A Clinical, Radiographic, Histologic and Ultrastructural Study. Clinical Orthopaedics and Related Research, 1977, 128: 228-242.
[10] Pannier S. Congenital pseudarthrosis of the tibia. Orthop Traumatol Surg Res, 2011, 97(7): 750-761.
[11] Crawford A H. Neurofibromatosis in children. Acta Orthop Scand Suppl, 1986, 218: 1-60.
[12] Boyd H B. Pathology and natural history of congenital pseudarthrosis of the tibia. Clin Orthop Relat Res, 1982, (166): 5-13.
[13] Cho T J, Choi I H, Lee S M. Refracture after Ilizarov osteosynthesis in atrophic-type congenital pseudarthrosis of the tibia. Journal of Bone & Joint Surgery-British Volume, 2008, 90(4): 488-493.
[14] Shah H, Rousset M, Canavese F. Congenital pseudarthrosis of the tibia: Management and complications. Indian J Orthop, 2012, 46(6): 616-626.
[15] Das S P, Ganesh S, Pradhan S. Effectiveness of recombinant human bone morphogenetic protein-7 in the management of congenital pseudoarthrosis of the tibia: a randomised controlled trial. Int Orthop, 2014, 38(9): 1987-1992.
[16] Govender S, Csimma C, Genant H K. Recombinant human bone morphogenetic protein-2 for treatment of open tibial fractures: a prospective, controlled, randomized study of four hundred and fifty patients. J Bone Joint Surg Am, 2002, 84-a(12): 2123-2134.
[17] Burkus J K, Transfeldt E E, Kitchel S H. Clinical and radiographic outcomes of anterior lumbar interbody fusion using recombinant human bone morphogenetic protein-2. Spine (Phila Pa 1976), 2002, 27(21): 2396-2408.
[18] Birke O, Schindeler A, Ramachandran M. Preliminary experience with the combined use of recombinant bone morphogenetic protein and bisphosphonates in the treatment of congenital pseudarthrosis of the tibia. J Child Orthop, 2010, 4(6): 507-517.
[19] Johnston C E. Congenital pseudarthrosis of the tibia: results of technical variations in the charnley-williams procedure. J Bone Joint Surg Am, 2002, 84-A(10): 1799-1810.

[20] Grill F. Treatment of congenital pseudarthrosis of tibia with the circular frame technique. J Pediatr Orthop B, 1996, 5(1): 6-16.
[21] Mathieu L, Vialle R, Thevenin C L. Association of Ilizarov's technique and intramedullary rodding in the treatment of congenital pseudarthrosis of the tibia. J Child Orthop, 2008, 2(6): 449-455.
[22] Boero S. Congenital pseudarthrosis of the tibia associated with neurofibromatosis-1: treatment with Ilizarov's device. J Pediatr Orthop, 1997, 17(5): 675-684.
[23] Taylor G I, Miller G D, Ham F J. The free vascularized bone graft. A clinical extension of microvascular techniques. Plast Reconstr Surg, 1975, 55(5): 533-544.
[24] Erni D. Vascularised fibula grafts for early tibia reconstruction in infants with congenital pseudarthrosis. J Plast Reconstr Aesthet Surg, 2010, 63(10): 1699-1704.
[25] Romanus B. Free vascular fibular transfer in congenital pseudoarthrosis of the tibia: results of the EPOS multicenter study. European Paediatric Orthopaedic Society (EPOS). J Pediatr Orthop B, 2000, 9(2): 90-93.
[26] Ohnishi I. Treatment of congenital pseudarthrosis of the tibia: a multicenter study in Japan. J Pediatr Orthop, 2005, 25(2): 219-224.
[27] Sakamoto A. Long-term follow-up on the use of vascularized fibular graft for the treatment of congenital pseudarthrosis of the tibia. J Orthop Surg Res, 2008, 3: 13.
[28] Kanaya F, Tsai T M, Harkess J. Vascularized bone grafts for congenital pseudarthrosis of the tibia. Microsurgery, 1996, 17(8): 459-469; discussion 470-471.
[29] Tikkanen J. Attempt to treat congenital pseudarthrosis of the tibia with mesenchymal stromal cell transplantation. Cytotherapy, 2010, 12(5): 593-604.
[30] Wong T M. Masquelet technique for treatment of posttraumatic bone defects. ScientificWorldJournal, 2014: 710302.
[31] Gouron R. Early resection of congenital pseudarthrosis of the tibia and successful reconstruction using the Masquelet technique. J Bone Joint Surg Br, 2011, 93(4): 552-554.
[32] Khan T, Joseph B. Controversies in the management of congenital pseudarthrosis of the tibia and fibula. Bone Joint J, 2013, 95-b(8): 1027-1034.
[33] Stevenson D A. Approaches to treating NF1 tibial pseudarthrosis: consensus from the Children's Tumor Foundation NF1 Bone Abnormalities Consortium. J Pediatr Orthop, 2013, 33(3): 269-275.

第八节　先天性多指（趾）畸形

概述

先天性多指（趾）畸形是正常手指、足趾以外的赘生指、趾；可为单纯软组织赘生，也可伴有指、趾骨赘生，或同时伴有掌、跖骨赘生畸形；是发病率最高的儿童骨关节先天性畸形。多指、趾畸形多为单侧性，双侧受累仅占10%左右；可单个肢体受累，也可累及四肢；部分还会伴发心血管或泌尿等其他系统的畸形，是综合征在局部的表现，例如复拇畸形与已知超过125种综合征及表型有关，包括Holt-Oram综合征，Townes-Brocks综合征，Fanconi贫血等[1]。

多指（趾）按照发病部位可分为3种。

（1）轴前性的桡侧多指和胫侧多趾畸形，多指（趾）位于拇指外侧（图72-39）或踇趾内侧（图72-40）。

（2）轴后性的尺侧多指和腓侧多趾畸形，多指（趾）位于小指内侧（图72-41）和小趾外侧（图72-42）。

（3）轴中性的中央型多指、趾畸形，多指（趾）赘生于2，3，4指（趾），比较罕见。

先天性多指中以先天性复拇畸形最为常见，对手部外观及功能影响重大；而多趾多发于小趾外侧，因为额外的足趾增加了足的宽度，导致学步后穿鞋困难或对足趾产生压迫引起疼痛；另一种比较常见的是轴后性的4、5、6多并趾畸形（图72-43），往往在多趾切除的同时行并趾分离手术。

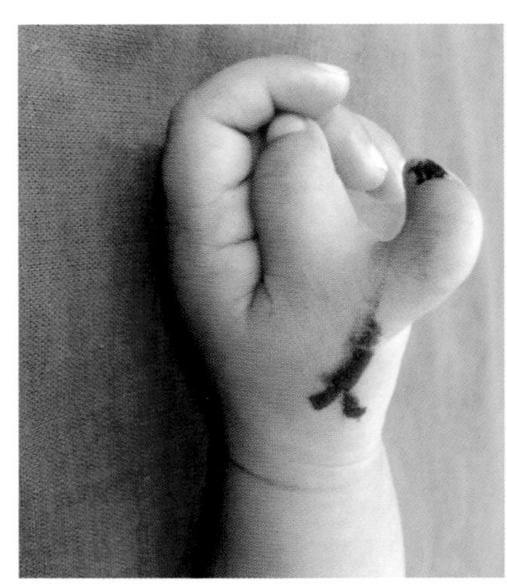
图72-39　轴前性桡侧多指

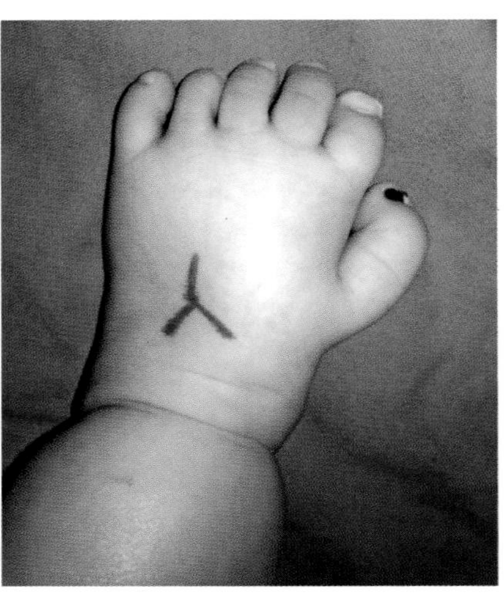
图72-40　轴前性胫侧多趾

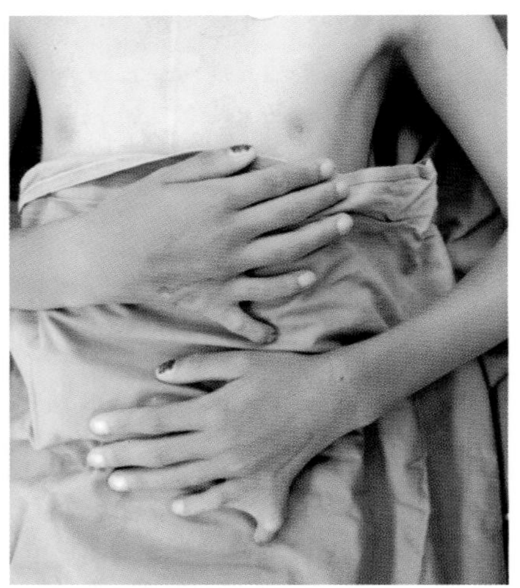
图72-41　双侧轴后性尺侧多指伴有先天性心脏病（胸部可见手术瘢痕）

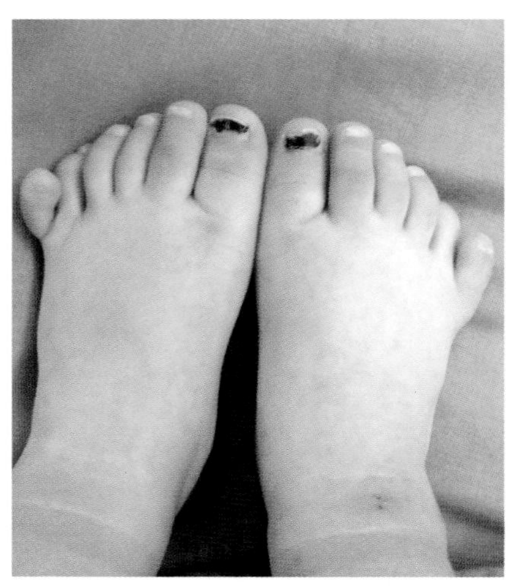
图72-42　双侧轴后性腓侧多趾

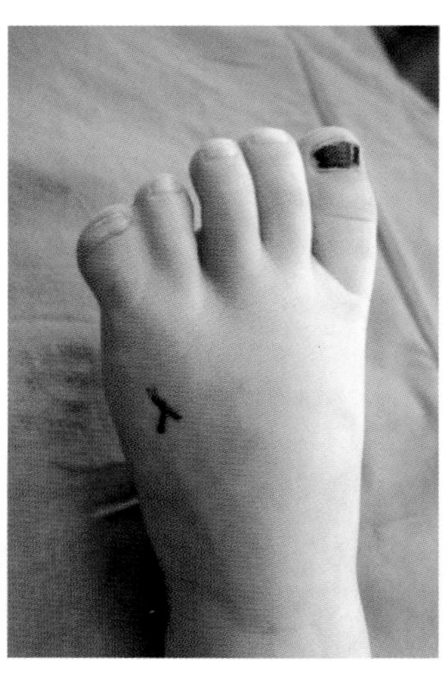
图72-43　轴后性4,5,6多并趾

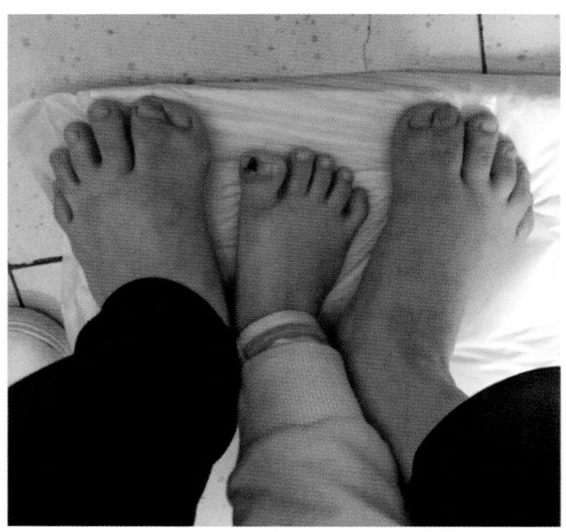
图72-44　轴前性家族遗传性复踇畸形

病因和发病机制

轴前性的复拇畸形确切病因不明，大多为散发，提示该病与环境因素有关，与遗传因素关系不大。例如母亲在怀孕早期4～8周，胚胎肢芽分化时遭受病毒感染、药物、辐射等环境因素的影响，致手指分化障碍而产生畸形。例外的情况是当重复拇指伴发三节拇指畸形[2,3]和Greig轴前性的多并指[4]，为常染色体显性遗传。轴后性多指畸形虽然可能与常染色体显性遗传有关，但其外显率有易变性。轴前性复拇畸形虽然罕见，但有明显遗传性，往往有明确的家族史[5]（图72-44），在各类多指、趾中遗传性最强。单发的轴后性多趾大多为散发，如果双侧轴后性多趾同时伴有轴后性多指，提示为常染色体显性遗传，有明显家族史。轴中性多指、趾常为散发或伴发某些综合征，例如Grebes’软骨发育不良；有些轴中性多指同时伴发并指，有家族遗传性，与2号染色体上的基因位点HOXD13突变有关[6]。

临床表现

孩子出生就被发现有多余的手指、足趾，畸形类型和严重程度多样，有的仅以狭小地包裹着血管神经的皮蒂与正常手指相连；有的具有指、趾甲、骨关节、肌腱和血管神经束，并具有一定的活动和感觉功能，造成手术取舍方面的困难；甚至有的畸形严重如"蟹钳样"，指、趾发育差，细小、偏曲，严重影响外观和功能。除了生理上的影响外，患儿和家长往往还有心理上的问题，心理上的顾忌会影响到孩子的心理发育，影响学习和社会生活。

常见伴发畸形：最常见的是伴发心血管，神经系统或泌尿系统的畸形，例如先天性心脏病、先天性脑发育不良等，对有怀疑的患儿应进行全面系统的体格检查。

诊断

先天性多指、趾畸形根据病史及临床体格检查即可明确诊断，辅助检查主要是X线摄片明确多指、趾的类型及骨骼关节生长情况，为治疗方案的选择提供依据，对于复杂疑难病例，也可行螺旋CT检查，三维立体重建，进一步明确畸形类型和程度。

1969年提出的Wassel分型[7]根据多指重复的严重程度把复拇畸形分为7型（图72-45），目前仍被广泛应用，病例中Ⅳ型最多见，其次是Ⅱ型和Ⅶ型[8-10]。1996年Hung L[11]等把其中Wassel Ⅳ型进一步分为4个亚型（图72-46），其中Wassel Ⅳ-4汇聚型是难治性蟹钳样复拇畸形。

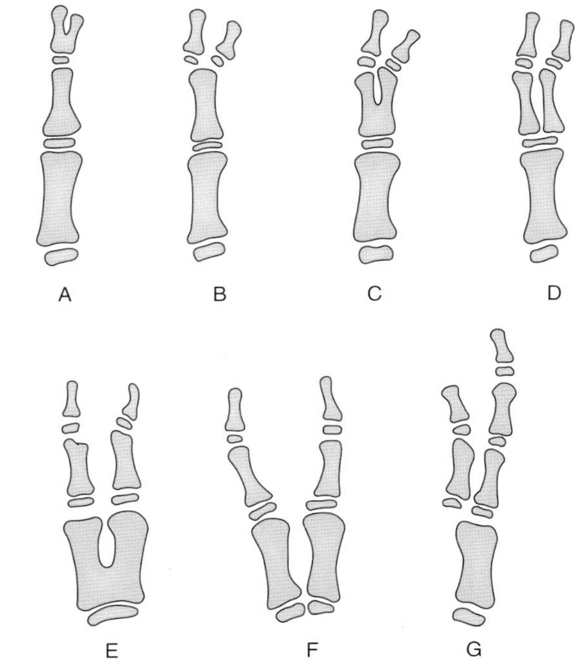

图72-45 Wassel于1969年提出的经典Wassel分型

图A：Wassel Ⅰ 远节指骨分叉型；图B：Wassel Ⅱ 远节指骨重复型；图C：Wassel Ⅲ 近节指骨分叉型；图D：Wassel Ⅳ 近节指骨重复型；图E：Wassel Ⅴ 掌骨分叉型；图F：Wassel Ⅵ 掌骨重复型；图G：Wassel Ⅶ 拇三节指骨型

治疗

根据病情制订合理的个性化治疗方案。

先天性多指、趾畸形的治疗根据疾病程度的不同而异，手术之前须评价多指、趾重复水平，进行分型；还要评价每一部分的发育程度、关节的稳定性和活动度、骨骼轴线的偏离程度及畸形的严重程度，

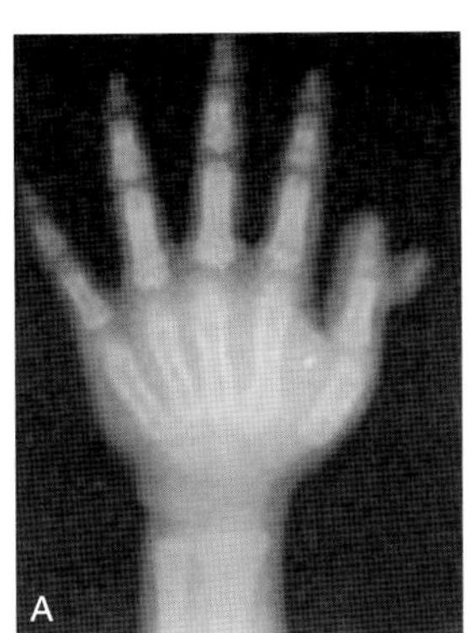

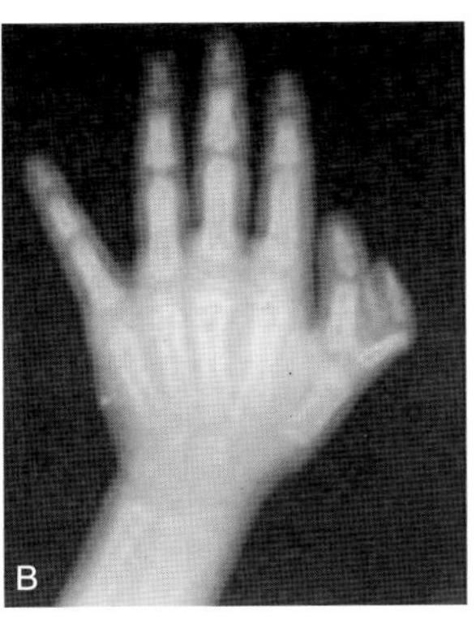

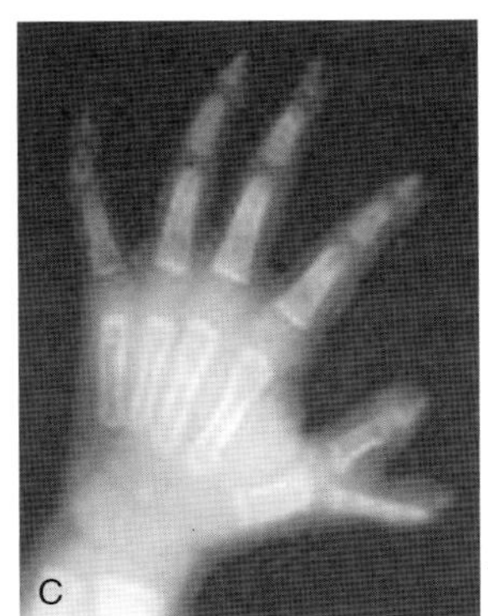

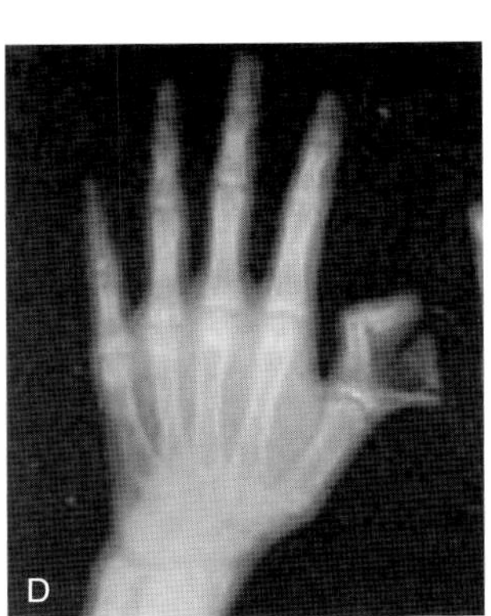

图72-46 Wassel Ⅳ型的新分型-4个亚型[3]

图A：Ⅳ-1多指发育不全型；图B：Ⅳ-2拇指尺偏型；图C：Ⅳ-3分支型；图D：Ⅳ-4汇聚型

决定指、趾的取舍和手术方案，重建一个外观与功能良好的指、趾[12]。例如复拇畸形，两个拇指发育有差别则切除相对外观发育差，功能欠缺或三节指骨的拇指；如果两个拇指外观和功能差异不明显，常选择切除桡侧多指。

简单的皮赘型多指、趾可在生后1个月手术切除，如考虑麻醉的安全性，也可推迟至生后3个月。常见的轴后性多趾畸形一般建议在学步前即生后6～12个月手术治疗（图72-47），否则走路后再治疗，足底已经形成异常负重部位，手术后该受力负重部位被切除或改变，从而影响步态。对于复杂的包含有关节骨骼连接的多指、趾，可在6个月至3岁手术。

手术并不是仅仅切除多指、趾。多指、趾发生于关节水平，除了多指、趾切除，还要切除并且阻滞部分对应近侧关节软骨面，防止多指、趾复发，并且修补关节囊、侧副韧带，转移缝合肌腱；同时矫正相邻保留指、趾的力线并进行功能重建[13]。多指、趾发生于骨干水平合并成角畸形，多指、趾切除的同时截骨矫形纠正力线，钢针内固定。对于发育差、畸形严重（蟹钳状）的复拇畸形，18个月至3岁行改良的Bilhaut手术[14-15]（图72-48），以软组织的合并取代骨骼的合并以降低骨不连、关节强直等并发症，同时通过肌腱转移，凸侧软组织缩窄等方法矫形，最大程度重塑一个美观而功能完善的拇指。对于残留畸形可以通过佩戴矫形支具等方法进一步纠正，或等患儿3～6岁进一步行骨性手术纠治。

多指、趾畸形术后需要保持伤口敷料干净整洁，

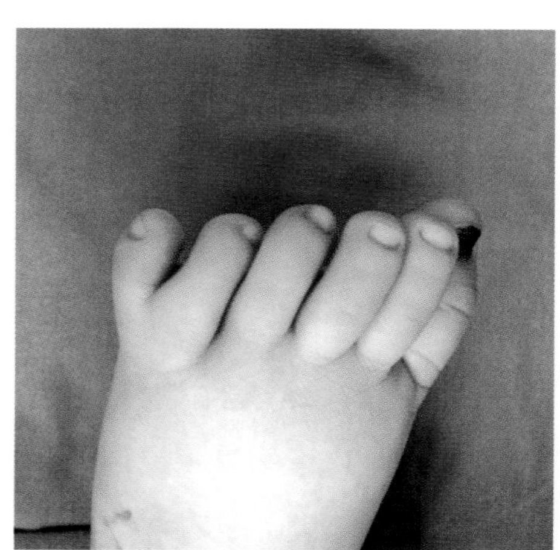
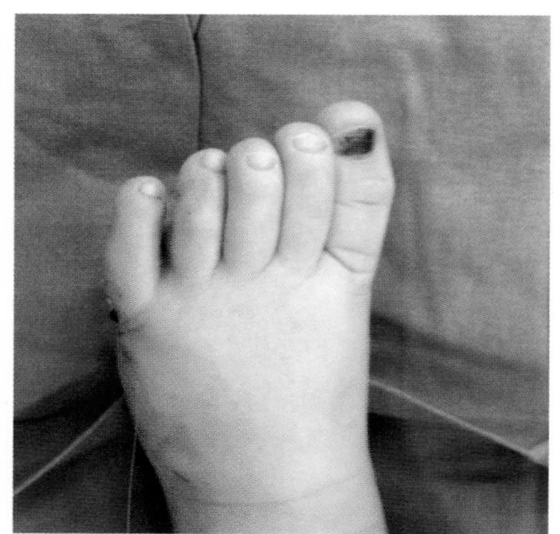

图72-47 轴后性腓侧多趾手术治疗前后

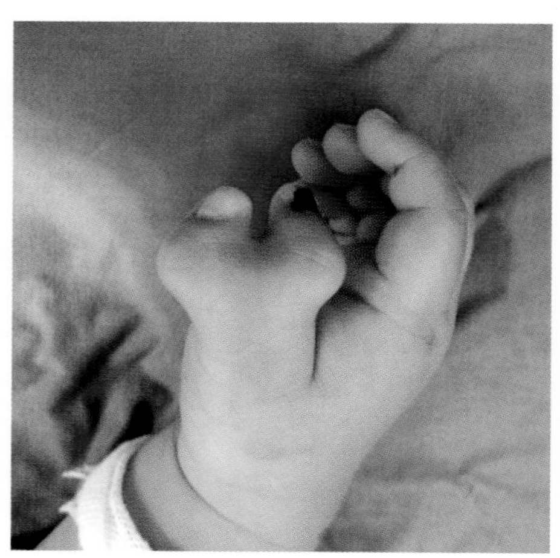
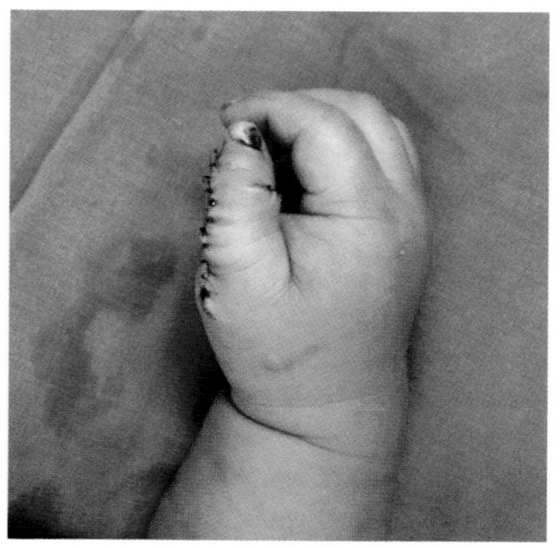

图72-48 Wassel Ⅳ-4蟹钳样复拇畸形手术治疗前后

防止伤口感染；加强患儿营养，高蛋白质饮食，促进伤口愈合。

预防

加强孕期保健和营养，孕期避免呼吸道感染，胃肠道感染，避免风疹、麻疹、水痘、腮腺炎等病毒感染，避免接触辐射，药物等可能胚胎致畸因素。

小结

先天性多指、趾畸形是发病率最高的儿童手足畸形，大部分散发，小部分有家族遗传史。孩子出生就被发现有多余的手指、足趾，畸形类型和严重程度多样，需要根据病情制定合理的个性化治疗方案。加强孕期保健，避免理化和生物学致畸因素可降低发病率。

（徐蕴岚）

参·考·文·献

[1] Online Mendelian Inheritance in Man, OMIM®. McKusick-Nathans Institute of Genetic Medicine. Johns Hopkins University; Baltimore, MD: 2015; World Wide Web URL http://omim. org/.

[2] Qazi Q, Kassner E G. Triphalangeal thumb. J Med Genet, 1988, 25: 505–520.

[3] Farooq M, Troelsen J T, Boyd M, et al. Preaxial polydactyly/triphalangeal thumb is associated with changed transcription factor-binding affinity in a family with a novel point mutation in the long-range cis-regulatory element ZRS. Eur J Hum Genet, 2010, 18: 733–736.

[4] Biesecker L G. The Greig cephalopolysyndactyly syndrome. Orphanet J Rare Dis, 2008, 3: 10.

[5] Ying Xiang, Jingxia Bian, Zhigang Wang, et al. Clinical study of 459 polydactyly cases in China, 2010 to 2014. Cong Anom, 2016, 56(5): 226–232.

[6] Muragaki Y, Mundlos S, Upton J, et al. Altered growth and branching patterns in synpolydactyly caused by mutations in HOXD13. Science, 1996, 272: 548–551.

[7] Wassel H D. The results of surgery for polydactyly of the thumb: a review. Clin Orthop Relat Res, 1969, 64: 175–193.

[8] Patel A U, Tonkin M A, Smith B J, et al. Factors affecting surgical results of Wassel type IV thumb duplications. J Hand Surg Eur, 2014, 39: 934–943.

[9] Al-Qattan M M. The distribution of the types of thumb polydactyly in a Middle Eastern population: A study of 228 hands. J Hand Surg Eur, 2010, 35B: 182–187.

[10] Islam S, Oka I, Fujita S. Anatomical study of preaxial polydactyly in 158 hands. Tohoku J Exp Med, 1992, 168: 459–466.

[11] Hung L, Cheng J C, Bundoc R, et al. Thumb duplication at the metacarpophalangeal joint. Management and a new classification. Clin Orthop Relat Res, 1996, 323: 31–41.

[12] Tonkin M A. Thumb duplication: Concepts and techniques. Clin Orthop Surg, 2012, 4: 1–17.

[13] Tien Y C, Chih T T, Wang T L, et al. Soft Tissue Reconstruction for Type IV-D Duplicated Thumb: A New Surgical Technique. J pediatr orthop, 2007, 27(4): 462–466.

[14] Yunlan Xu, Kaiying Shen, Ji Chen, et al. Flexor Pollicis Longus Rebalancing: A Modified Technique for Wassel IV–D Thumb Duplication. J Hand Surg Am, 2014, 39(1): 75–82.

[15] 徐蕴岚，王志刚. 拇长屈肌转移平衡术在Wassel Ⅳ–D型复拇畸形治疗中的应用. 中华手外科杂志，2014，30（6）：448–450.

第九节　先天性并指（趾）畸形

概述

先天性并指（趾）畸形是仅次于多指（趾）的先天性手、足部畸形，指两个或以上手指，足趾部分及其有关组织成分先天性病理相连。作为最常见的肢体畸形之一，美国艾奥瓦州的发病率为0.03%～0.1%，在高加索人群中的发病率更是高达0.5%[1]，半数患儿为双侧并指（趾），男女比例为3∶1。并

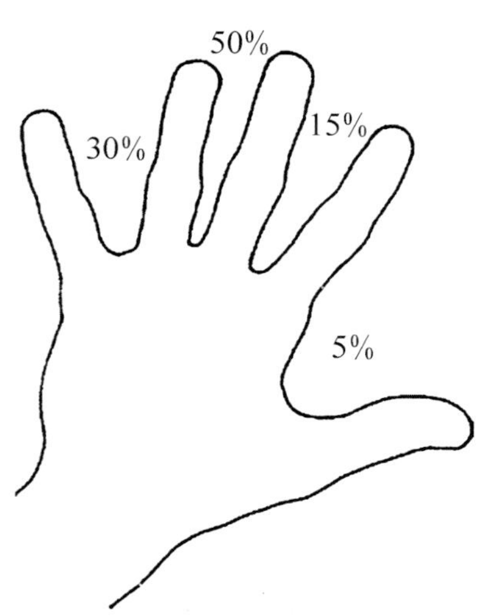

图72-49 并指各指间发病率百分比示意图[2]

指以中环指最常见（50%），其次为环小指（30%），食中指（15%），拇示指（5%）[2]（图72-49）。并指（趾）可以单独出现；也常常是各种手足先天性畸形的症状之一，例如多指（趾）合并并指（趾）（图72-50），裂手裂足合并并指（趾）；有些严重的多部位并指，趾为全身性疾病在手足部位的表现，例如Apert综合征，Poland综合征；所以部分还会伴发心血管、神经或泌尿等其他系统的畸形。

病因和发病机制

病因主要是胚胎发育异常，一般认为并指起源于妊娠第7～8周时掌板远端、各指间分离不全所致，胚胎肢芽分化时遭受病毒感染、药物、辐射等环境因素的影响，致手指分化障碍而产生畸形。大多数患儿为散发，少部分为遗传性，几个家谱研究显示中环指并指为常染色体显性遗传，但外显率不完全。少数为常染色体隐性遗传或性染色体遗传。

临床表现

孩子出生就被发现有合并的手指，足趾。畸形类型和严重程度多样：有的仅指，趾之间以蹼相连；有的两个指，趾包括指、趾甲完全合并，出现指、趾偏屈，不能伸直的情况；甚至多个指、趾合并，严重影响功能。除了生理上的影响外，患儿和家长往往还有心理上的问题，严重影响到儿童的身心发育，严重影响患儿的学习和生活。

并指按并联的程度可分为：完全性并指和不完全性并指。完全性并指自指蹼至指尖全连在一起，不完全并指为两指自指蹼至指尖近端某一点连在一起。按并联组织的结构可分为：单纯性并指和复杂性并指。前者只有皮肤软组织并联（图72-51），后者有骨性的融合（图72-52）。

另外，有隙并指的指远端合并连接而近端有空隙。短并指为指的短缩和并指同时存在，最典型的是Poland综合征，其同时合并同侧胸大肌胸骨肋骨部分缺如，手部畸形包括示指、中指和环指单侧短缩，多个简单、不完全并指，手发育不良（图72-53）。

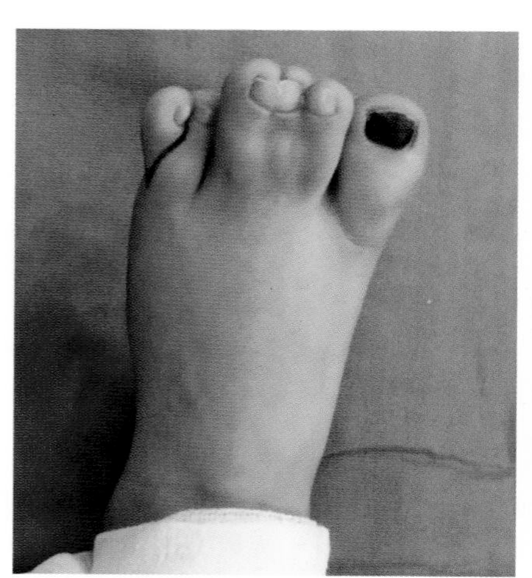

图72-50 多趾合并并趾

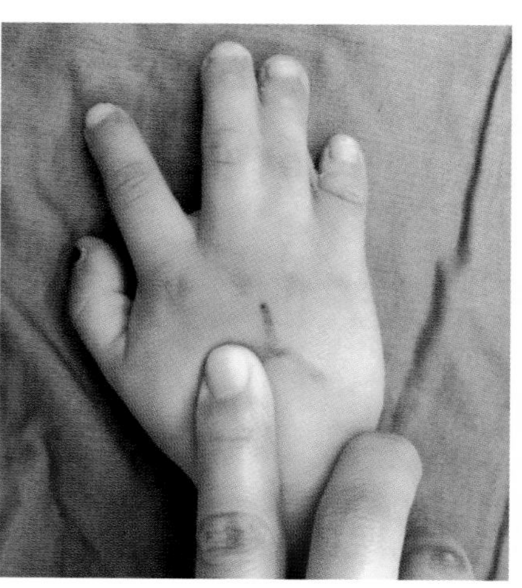

图72-51 简单并指

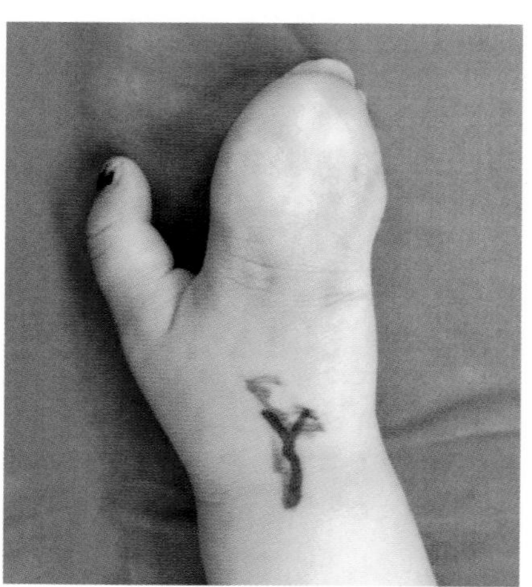

图72-52 复杂骨性并指

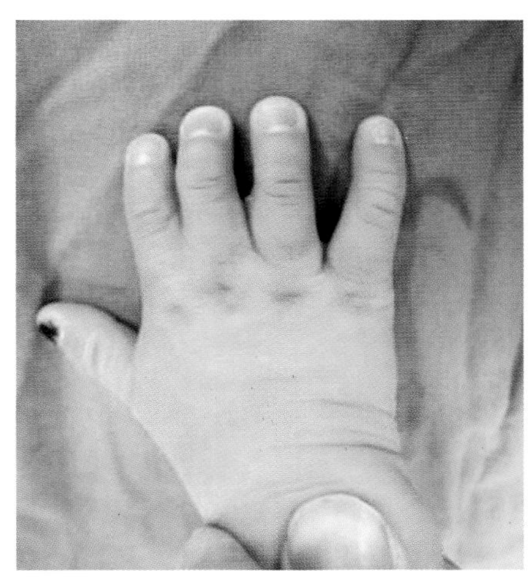
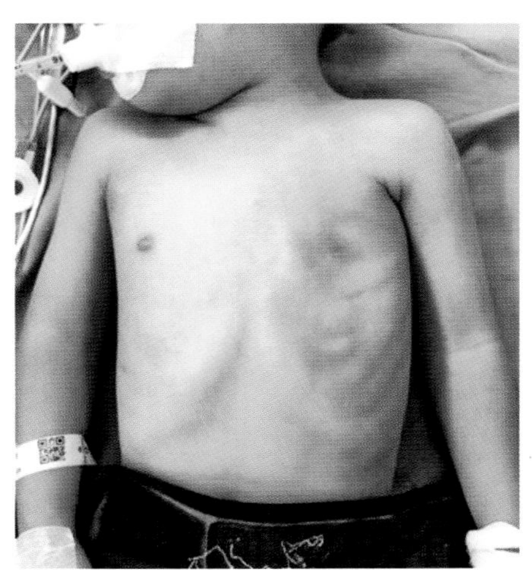

图72-53 Poland综合征，短指并指畸形伴有胸廓畸形

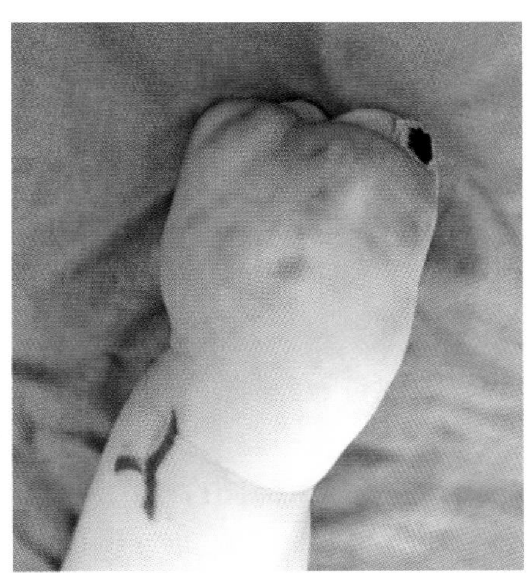
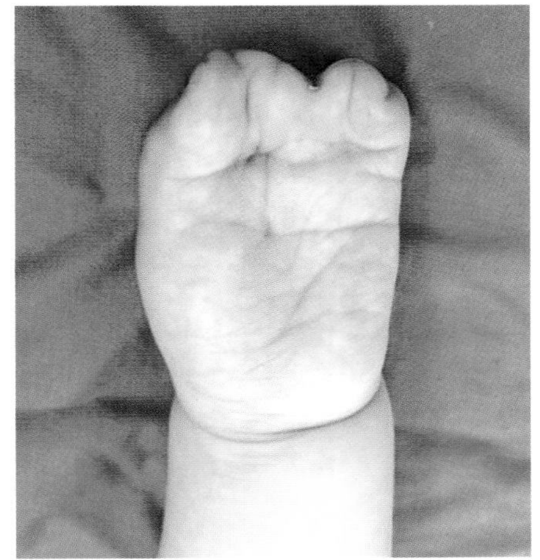

图72-54 Apert综合征，特征性复杂并指畸形

Apert综合征典型表现为特征性的复杂并指（图72-54），并且合并特殊特征性面容。

并指畸形最常见的是伴发胸廓畸形、心血管、神经系统或泌尿系统的畸形，例如先天性心脏病、先天性脑发育不良等，对有怀疑的患儿应进行全面系统的体格检查，加以排除。

诊断

先天性并指（趾）畸形根据病史及临床体格检查即可明确诊断，辅助检查主要是X线摄片明确并指（趾）的类型及骨骼关节生长情况，为治疗方案的选择提供依据，对于复杂疑难病例，也可行螺旋CT检查，三维立体重建，进一步明确畸形类型和程度。

治疗

并指（趾）畸形除极少部分轻度不完全并指外均须手术松解分离以重建手足功能及外观，故其手术适应证明确。目前手术年龄及手术技术仍存争议。

简单的不完全性皮肤并指（趾），一般不影响指（趾）的生长发育，可以等待孩子3周岁以后进行手术，这样可以有效减少指蹼部位复发的可能性。近年来，手术年龄有提前的趋势，国外文献报道最早可提前至孩子18个月。Flatt研究报道显示18个月后并指患儿接受手术矫正效果良好，外观效果满意[3]，但过

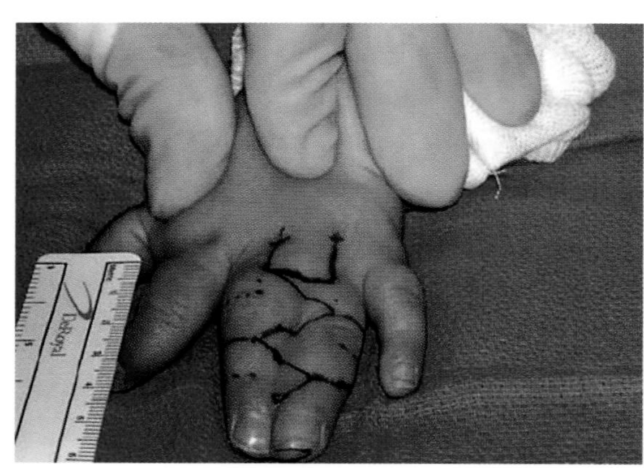
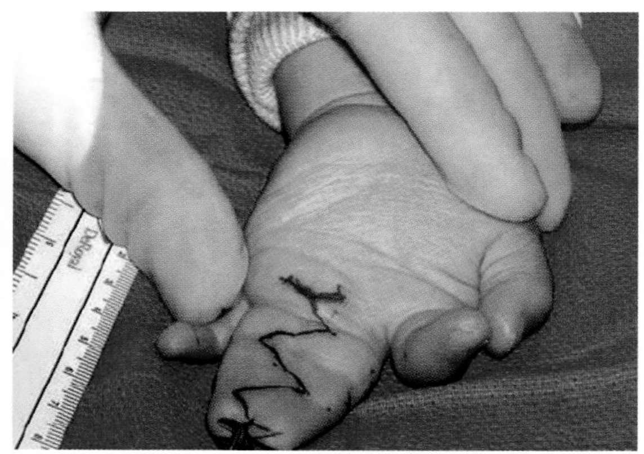

图72-55 中环指完全并指术中“Z”形皮瓣和矩形指蹼皮瓣的设计示意图[3]

早手术有发生术后指蹼向远端移位和收缩的倾向，因此对于长度接近的如中环指并指手术年龄选择应>18个月[4]。反之，若并指发生于长短不同的两指之间，不管是简单还是复杂并指，最好争取在6～12个月内早期手术，因为相对长的手指会因为短的手指牵拉限制，可能造成成角、旋转和屈曲畸形，并且这些畸形一旦出现后很难矫正。当多个手指并指，特别是拇指受累时，应首先松解边缘指，6个月月龄即行拇、示指分离虎口成形，利于手部基本对掌持物功能的发育，以后再分离其他并指，如Apert综合征的分指（趾）手术时间从出生后6个月开始，3岁完成[5-9]。多发并指（趾）时，禁忌同时松解和分离同一指（趾）的尺侧和桡侧，因其会导致指（趾）坏死的严重后果。

并指手术主要包括3个步骤：① 手指分离；② 连接部指蹼重建；③ 指相对缘皮肤重建。早期分离使用直线切口，目前常规采用“Z”形锯齿状切口来预防指长轴方向上的挛缩，并用背侧矩形皮瓣重建指蹼[3,10,11]（图72-55）。

根据病情制订合理的个性化的治疗方案。总的来说并指分离并不是简单地把合并的两指，趾割开即可，需要设计指蹼、趾蹼和特殊的“Z”字形皮瓣[10-13]，以杜绝生长发育过程中瘢痕的挛缩（图72-56）。一般绝大多数病例都需要局部植皮治疗，供皮区一般选择下腹部或大腿，上臂内侧。分离手术需要保护好分离指（趾）的血管，神经；需要非常仔细地进行移植皮肤的摘取和移植缝合，手术非常精细，而且手术时间较长。一般需要有相当经验的专科医师进行，因为一旦首次治疗效果欠理想，以后的翻修手术相当困难。

骨性并指（趾）等复杂类型在临床上较难治疗，并发症也较多。指（趾）分离后经常存在指（趾）的偏屈，部分功能障碍，经常需要多次进行植皮，截骨

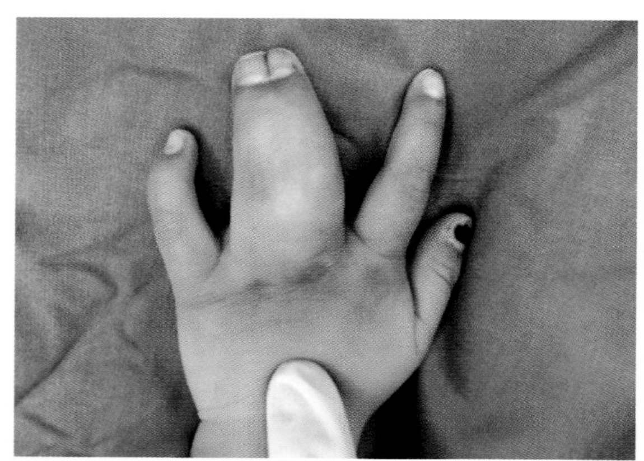
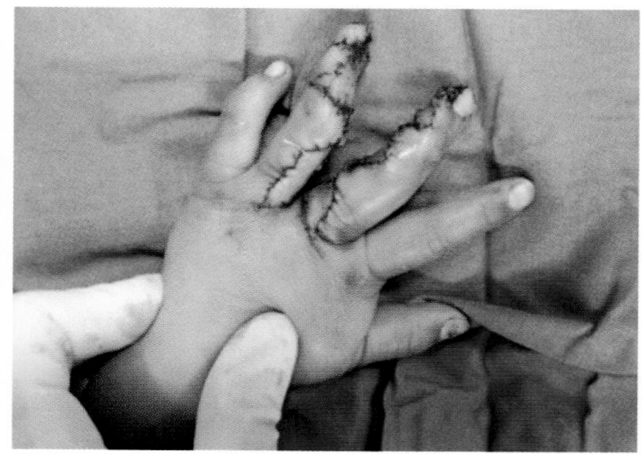

图72-56 中环指完全性并指分离植皮术前后

等手术来修复指（趾）。

并指（趾）畸形术后需要保持伤口敷料干净整洁，防止伤口感染；加强患儿营养，高蛋白饮食，促进伤口愈合，一般术后7～10天伤口换药，2～3周伤口拆线，不能配合的幼儿需要麻醉镇静后拆线。适当选用抑制瘢痕形成药物，尽可能给孩子美观，功能健全的手足。

预防

加强孕期保健和营养，孕期避免呼吸道感染，胃肠道感染，避免风疹、麻疹、水痘、腮腺炎等病毒感染，避免接触辐射、药物等可能胚胎致畸因素。

小结

先天性并指（趾）畸形是常见的儿童手足畸形，大多为散发，少部分为遗传性，也可是Poland、Apert等综合征在手足部位的表现。孩子出生即被发现有合并的手指、足趾、畸形类型和严重程度多样。并指分离需要设计指蹼、趾蹼和特殊的“Z”字形皮瓣，以杜绝生长发育过程中瘢痕的挛缩，皮肤缺损往往需要植皮。加强孕期保健，避免理化和生物学致畸因素可降低发病率。

（徐蕴岚）

参·考·文·献

[1] Jordan D, Hindocha S, Dhital M, et al. The epidemiology, genetics and future management of syndactyly. Open Orthop J, 2012, 6: 14–27.

[2] Peter M W, Donald S B. Pediatric Hand and Upper Limb Surgery: A Practical Guide Philadelphia[M]. Lippincott Williams & Wilkins, 2012.

[3] Flatt A E. Webbed fingers In the Care of Congenital Hand Abnormalities. St. Louis, MO: Quality Medical Publishing, 1994, 228–275.

[4] Lumenta D B, Kitzinger H B, Beck H, et al. Long-term outcomes of web creep, scar quality and function after simple syndactyly surgical treatment. J Hand Surg Am, 2010, 35A: 1323–1329.

[5] Allam K A, Wan D C, Khwanngem K, et a1. Treatment of Apert Syndrome: a long-term follow-up study. Hast Reconstr Surg, 2011, 127: 160l–1611.

[6] Anderson P J, Hall C M, Evans R D, et al. The feet in Apert syndrome. J. Pediatr Orthop, 1999, 19: 504–507.

[7] Fearon J A. Treatment of the hands and feet in Apert syndrome: an evolution in management. Plast Reconstr Surg, 2003, 112: 1–12.

[8] Upton J. Treatment of the hands and feet in Apert syndrome: an evolution in management (discussion). Plast Reconstr Surg, 2003, 112: 13–19.

[9] Guero S J. Algorithm for Treatment of Apert Hand. Tech Hand Up Extrem Surg, 2005, 9(3): 126–133.

[10] Mallet C, Ilharreborde B, Jehanno P, et al. Comparative Study of 2 Commissural Dorsal Flap Techniques for the Treatment of Congenital Syndactyly. J Pediatr Orthop, 2013, 33: 197–204.

[11] Frick L, Fraisse B, Wavreille G, et al. Results of surgical treatment in simple syndactyly using a commissural dorsal flap: about 54 procedures. Chir Main, 2008, 27: 76–82.

[12] 王岩.坎贝尔骨科手术学，第11版第四卷[M].北京：人民军医出版社，2006：3446–3451.

[13] Vekris M D, Lykissas M G, Panayiotis N S. Congenital syndactyly: outcome of surgical treatment in 131 webs. Tech Hand Up Extrem Surg, 2010, 14: 2–7.

第十节 先天性巨指（趾）畸形

概述

先天性巨指（趾）畸形即一个或多个指（趾）的所有组织结构，包括皮肤、皮下组织、肌腱、血管、神经、骨骼和指趾甲等均发生肥大，是一种以手指或足趾体积增大为特征的先天性畸形[1]（图72-57）。在四肢先天性畸形中发生率很低，约为0.9%[2]，其中10%左右为双侧性。巨指在各指中的发生率按示

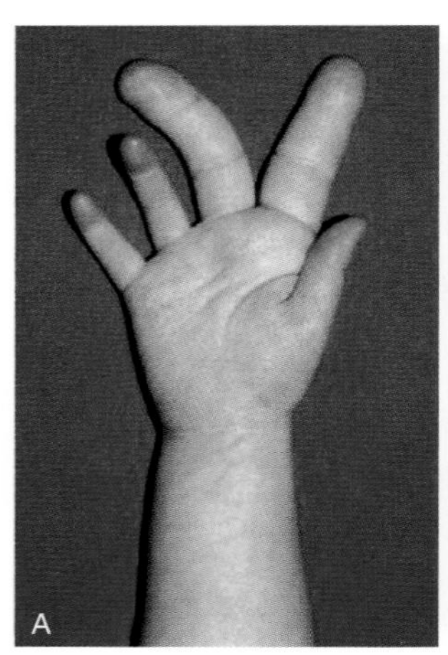

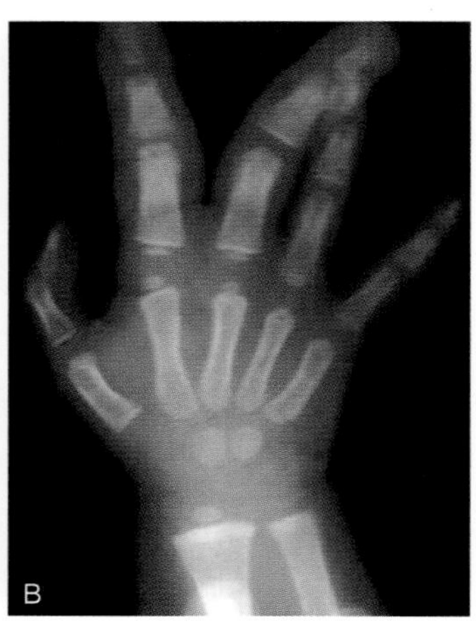

图72-57 先天性巨指畸形累及示指和中指[1]

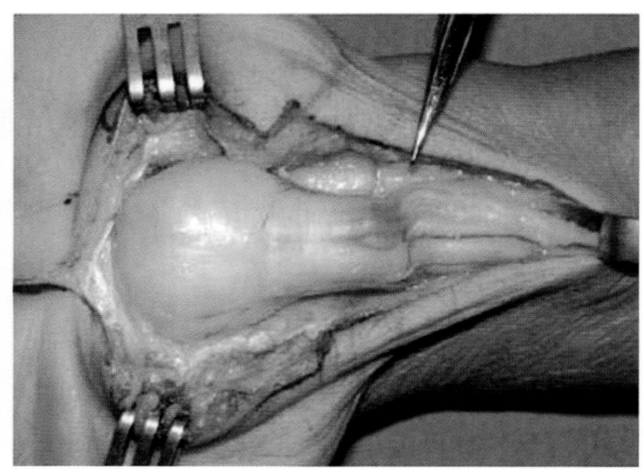

图72-58 拇指巨指伴肥大的正中神经，同时伴有腕管卡压，行腕管松解[1]

指、中指、拇指、环指、小指依次下降。受累手指常发生在掌侧，亦有报道发生在背侧[3]。而对于巨趾，第1、2、3趾常发生并趾畸形，第2趾巨趾的发生率最高。这种肥大不仅局限于指、趾，往往还会累及手掌脚掌，有时甚至累及整个肢体，称为巨肢症。早在1967年，Barsky[4]将巨指、趾分为两种类型：一种是静止型，即出生时就出现，但患指、趾与其他手指或足趾呈比例关系增长；另一种是进展型，其生长速度远远超过正常手指或足趾。这种分类方法一直沿用至今。需要强调的是，真性巨指（趾）畸形不包括一些疾病的伴发局部肥大，如Proteus综合征、多发性神经纤维瘤病、Ollier's病（先天性多发内生软骨瘤病）、Mafucci's病、骨肥大性毛细血管瘤综合征、先天性淋巴管性水肿等。

病因和发病机制

先天性巨指（趾）畸形发生率较低，临床上关于此病，多数为散发病例的个案报道，多数无家族遗传史；近年来也有报道认为局部肢体的过度生长与CLOVES等综合征有关[5]。巨指（趾）的发病机制目前仍在研究中，尚未形成定论。Allende[6]认为该病和多发性神经纤维瘤有关。受累的神经粗且长，呈不规则弯曲；肥大，扭曲的神经及其分支是巨指最为显著的特征[1]（图72-58）。另外还有一种观点认为是脂肪瘤的变异所致，虽然巨指（趾）都表现出纤维脂肪组织的增生，但巨趾更以纤维脂肪等软组织和骨组织均增大为主要临床表现。Syed等[7]所代表的最新的观点认为，虽然巨趾的主要病理变化是过度增殖蓄积的脂肪组织，巨指的主要病理变化是异常增生肥大的神经，但是不管它们的基本病理变化是什么，其根本原因是生长抑制因子的缺乏或局部生长激素过剩，结果导致了手指或足趾部分或所有成分的过度生长。

临床表现

巨指（趾）的症状通常在孩子出生后即被发现，而其他未累及的手指或足趾都是正常的。可见一个或几个指（趾）明显增大，但并不一定所有指（趾）都累及。静止型巨指（趾）的生长与其他指（趾）等比例生长；进展型巨指（趾）则在幼儿期快速增大，生长速度比正常指（趾）要快得多，包括皮肤、皮下组织、肌腱、血管、神经、骨骼和指（趾）甲等均发生肥大。由于病变多位于指、趾的一侧，除见整个指（趾）呈弥漫性增大外，常见一侧过度生长而呈弧形向侧方偏斜，形如香蕉状；巨趾足背部软组织肥大程度相对较轻，更多的肥大发生在跖面。巨指（趾）不仅影响手足形态，还影响功能，受累手指往往缺乏指间关节屈曲功能，累及拇指则影

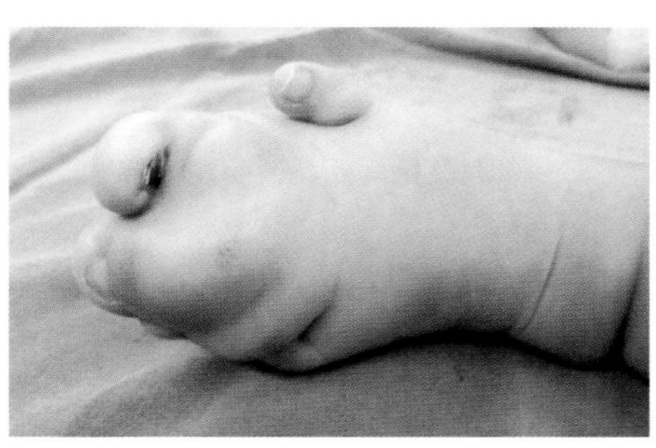
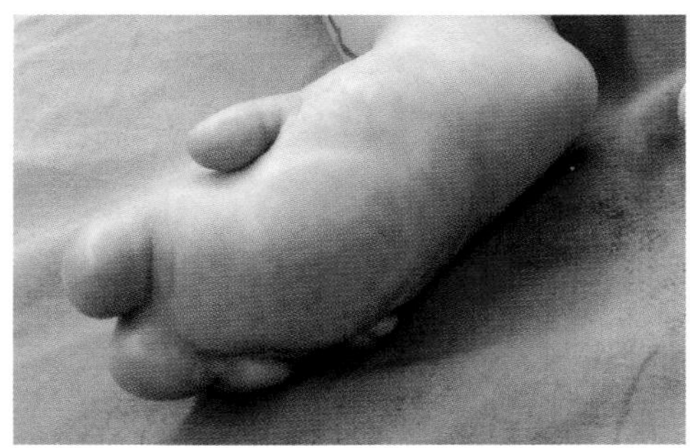

图72-59 巨趾过度增生足趾和跖底会影响穿鞋和正常负重功能

响对掌功能；巨趾包括过度增生的跖底则会影响穿鞋和正常负重功能（图72-59）。如果肿大的病变组织位于腕管内，还会出现神经卡压症状[1]。

诊断

Yuksel A等报道胎儿超声可以发现单发的肢体肥大[8]；通常先天性巨指（趾）畸形根据病史及临床体格检查即可明确诊断，辅助检查主要是X线摄片明确所累及的骨骼关节长度和宽度的增加程度，为治疗方案的选择提供依据，对于复杂疑难病例，也可行螺旋CT检查、三维立体重建，进一步明确畸形的严重程度。

治疗

巨指的外观及功能往往成为患儿和家长的心理负担，需要手术治疗，尽管有许多种手术方法，但疗效仍不尽人意。

在治疗目的上，由于手指和足趾的功能不同，而且二者具有不同的病理学改变，所以最新的观点是强调巨指症和巨趾症的区别对待。巨指的治疗目的是减少巨指在长度和周径上的差异，并通过分期的减脂术来纠正侧弯；同时，强调保留指尖感觉和掌指关节的活动。因此治疗必须是个体化的，很多因素应予考虑，如巨指的类型、进展程度和患儿年龄。而巨趾治疗目的则相对简单，主要是形成无痛的、美观的可以舒适穿鞋的脚[9]。

软组织修整成形目前是临床上最普遍采用的方法[10]，在切除过多软组织的同时，切除或部分切除受累的神经（图72-60），一般先切除一侧过多的软组织，3～6个月后再切除另一侧的软组织；而对于较严重的巨指或巨趾，单纯的软组织切除术不能彻底减小患指（趾）的体积，最多也是暂时缩减，大多数都需要再次手术治疗。

指骨或趾骨切除术可用于缩短骨的长度，楔形截骨术可以纠正成角畸形，骨骺阻滞术或骨骺切除术在指、趾达到正常成人长度时抑制指、趾的纵向生长，但对指（趾）骨骨膜成骨的横向增粗尚无有效的抑制方法。对于畸形程度严重的病患，截指（趾）术[10-11]和巨趾治疗中的趾列切除术仍然是经常采用的手术方法，让足部可以达到无痛、利于穿鞋行走的治疗目的（图72-61）。

手术主要并发症为皮瓣缺血坏死、伤口感染；可分次手术，保持无张力缝合，适当保留皮下组织以

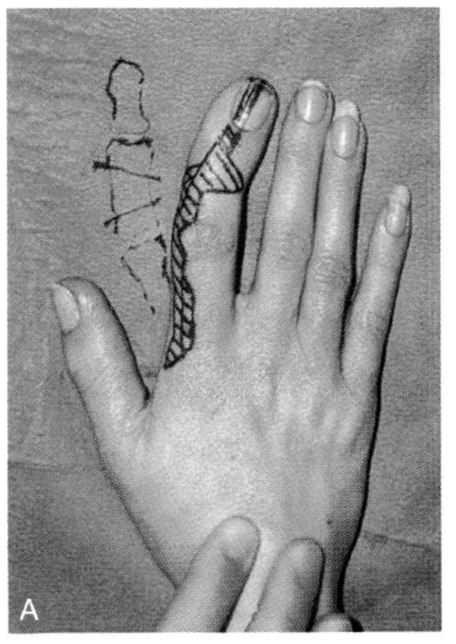

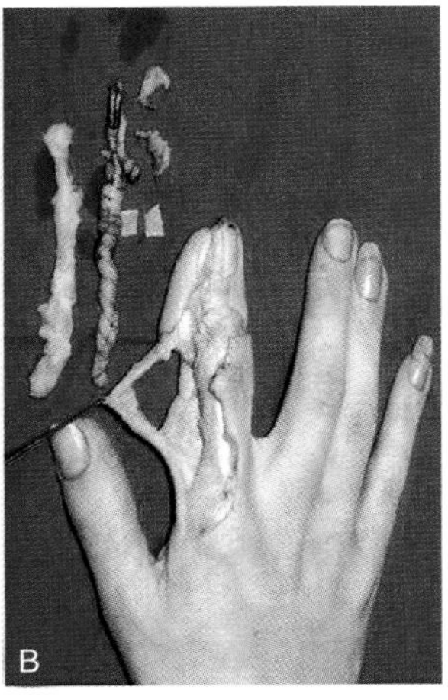

图72-60 手术切除示指巨指过多软组织的同时，切除或部分切除受累的神经[1]

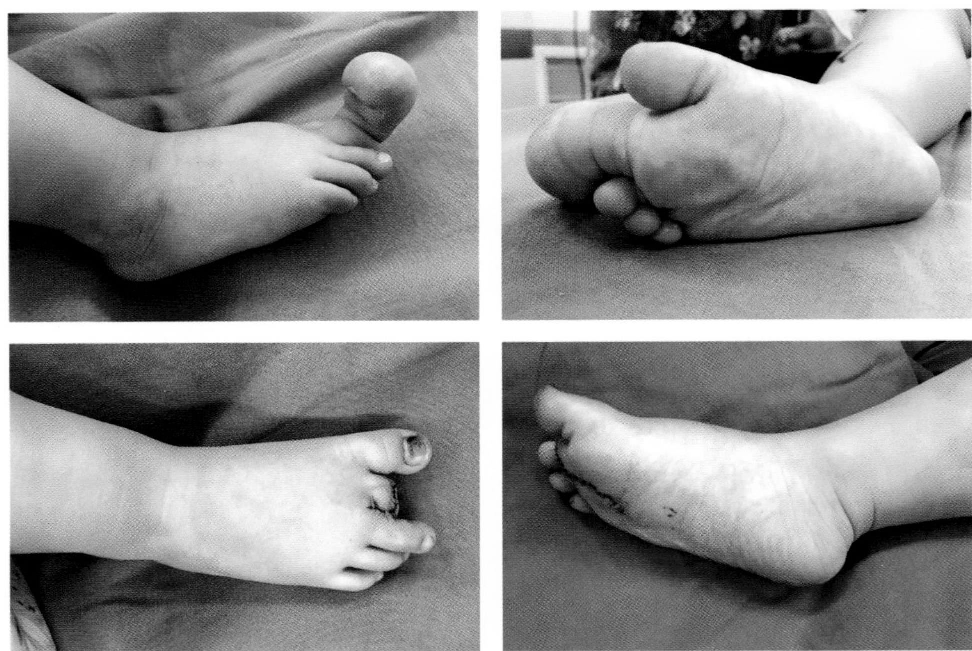

图72-61 巨趾手术切除过多软组织的同时，行第2趾部分截趾术，被保留的2趾相对较短，减少复发再次手术的可能性

保护皮瓣血供，来尽量避免并发症的发生。

小结

先天性巨指（趾）畸形是一种以手指或足趾体积增大为特征的先天性畸形，发生率较低，多数为散发病例的个案报道。尽管有许多种手术方法，但疗效仍不尽人意。巨指的治疗目的是减少长度和周径上的差异，强调保留指尖感觉和掌指关节的活动；巨趾治疗目的是形成无痛的、美观的可以舒适穿鞋的足。

（徐蕴岚）

参·考·文·献

[1] Wolfe, Hotchkiss, Pederson, et al. Green's operative hand surgery (6th Edition), 2010.

[2] Klein V W, Germann G, Bosse A, et a1. Clinical aspects, Morphology and therapy of an unusual case of bilateral Macrodactyly. Handchir Mikrochir Plast Chir, 1993, 25(1): 12–19.

[3] Bhat A K, Bhaskaranand K, Kanna R. Bilateral macrodactyly of the hands and feet with postaxial involvement — a case report. J Hand Surg, 2005, 30(6): 618–620.

[4] Barsky A J. Macrodactyly. J Bone Joint Surg, 1967, 49(7): 1255–1266.

[5] Alomari A I. Characterization of a distinct syndrome that associates complex truncal overgrowth, vascular, and acral anomalies: a descriptive study of 18 cases of CLOVES syndrome. Clin Dysmorphol, 2009, 18: 1–7.

[6] Allende B T. Macrodactyly with enlarged median nerve associated with carpal tunnel syndrome. Plastic Reconstr Surg, 1967, 39(6): 578–582.

[7] Syed A, Sherwani R, Azam, et a1. Congenital macrodactyly: a clinical study. Acta Orthop Belg, 2005, 71(4): 399–404.

[8] Yuksel A, Yagmur H, Kural B S. Prenatal diagnosis of isolated macrodactyly. Ultrasound Obstet Gynecol, 2009, 33: 360–362.

[9] 周蓉蓉，陈力，李华. 巨指（趾）症的临床治疗现状. 全科医学临床与教育，2008, 6（2）: 144–147.

[10] 康皓，洪光祥，王发斌，等. 先天性巨指畸形的临床治疗. 中华手外科杂志，2007, 23（5）: 61–261.

[11] Tan O, Atik B, Dogan A, et al. Middle phalangectomy: a functional and aesthetic cure for macrodactyly, Scand J Plast Reconstr Surg Hand Surg, 2006, 40: 362–365.

第十一节 高肩胛症

概述

高肩胛症是一种少见的先天性上肢畸形，Sprengel在1891年首次报道，引发对该畸形的关注，因此高肩胛症又称为Sprengel畸形。畸形发生在妊娠第9到第12周期间，肩胛骨没有向尾端下降，同时肩胛骨周围的骨骼、肌肉及软骨的发育也随之停滞。肩胛骨的稳定机制消失、发育不良，取而代之的是被纤维组织替代[1]。其特征性表现为患侧肩胛骨位置高，同时伴有患侧上肢外展，尤其是上举功能的受限。经常合并胸廓和颈胸椎畸形，而伴发脊柱侧弯、斜颈、Klippel-Feil综合征、肺发育不良及肾脏畸形等并不少见[2,3]。女孩发病率高，男：女为1：3～1：4。以左侧多见，罹患双侧者约占1/3。

病因及发病机制

Horwitz提出了肩胛骨下降不全的四种可能机制：① 羊水过多或减少使宫腔内压力增高。② 肩胛骨与脊椎之间有异常的软骨或骨性联系。③ 肩部肌肉发育缺陷，不能向尾端牵拉肩胛骨，与以上两种因素无关系。④ 肌肉发育正常，未向尾端牵拉肩胛骨，可能与以上两种因素之一有关。各种因素主要影响胚胎早期，尤其是颈脊柱及上肢芽发育和肩胛骨下降阶段。如于胚胎第3个月内肩胛骨未完成下降进程，降至胸壁后侧，则会形成高肩胛症。

高肩胛症患儿多数为散发，但家族内发病的报道提示高肩胛症存在显著的显性遗传形式。

肩胛骨的形状和体积异常，肩胛骨周围肌肉无张力或肌张力缺陷，使肩胛骨发育停顿。

病理变化

正常肩胛骨位于胸廓后方T_2～T_7（或T_8）水平。过去认为高肩胛症的肩胛骨发育不良，高度变小，宽度增加，冈上部分向前倾斜，呈钩状与上方胸廓的形状相适应。但Cho等人三维CT研究显示，患侧肩胛骨只是高宽比下降，而实际的体积要大于对侧正常的肩胛骨。肩峰和肩关节盂的方向异常，发生向下、向前旋转。肩胛骨内上角部分延长、增宽。1880年Willet和Walsham首次描述了肩椎骨（omovertebral bone）的存在。肩椎骨可能以多种形式连接于肩胛骨脊柱缘与下颈椎（C_4～C_7）的棘突、椎板或横突之间。可以是骨性连接、软骨性连接，或者仅仅是纤维束带，甚至可以是真的关节连接。

肩胛骨周围的肌肉组织存在发育缺陷，斜方肌、菱形肌、肩胛提肌、前锯肌发育不良、部分纤维化、无力。胸大肌、胸小肌、背阔肌和胸锁乳突肌也可能受累。

高肩胛症通常合并肋骨畸形，表现为缺肋、肋骨融合或颈肋畸形。Klippel-Feil畸形（短颈畸形）、先天性半椎体、颈段脊柱裂、脊髓空洞、截瘫、颅底扁平症、内脏转位、下颌骨颜面发育不全等均有报道[4]。患侧的肱骨可能变短，锁骨发育异常、股骨短缩等也可能发生。由于肾脏与骨骼肌肉均属于中胚层来源，因此肾脏发育异常虽然少见，但也可以发生。合并先天性心脏病的患儿也有见报道。

临床表现

两侧肩部不对称。出生后即可发现畸形。随着生长，畸形进展。患侧肩胛骨明显向上方和前侧凸出。患侧肩胛骨比健侧高1～12 cm（平均3～5 cm）。患侧颈部较丰满而且变短，颈肩弧度平坦。外观上看为患侧肩胛骨高于胸廓，呈耸肩短颈的外形，肩关节外展上举功能明显受限。有时可以触及肩椎骨。肩胛骨体积小，肩胛上角远离脊柱，下角靠近脊柱。如两侧均有畸形，颈部显得粗而短。两肩外展受限，颈椎前凸增加。

辅助检查

X线显示肩胛骨位置高可伴有其他骨骼畸形。拍摄两侧肩部前后位和肩部最大主动、被动外展位X线片，可观察到肩胛骨的斜位和侧位像，CT检查可显示肩椎骨。核磁共振成像可以发现可能合并存在的脊髓空洞、脊柱裂等畸形。

诊断与鉴别诊断

本病依据临床表现和检查即可明确诊断，无须要鉴别。先天性高肩胛症的严重程度采用Cavendish分级，并且对其治疗有指导意义。

Ⅰ度：畸形不明显，两肩在同一水平，穿衣后外观近于正常。对此手术无收益，无手术指征。

Ⅱ度：畸形较轻，两肩接近同一水平，但穿衣后可以看出畸形，颈蹼处可见隆起肿块。此型手术，可单纯切除肩胛骨冈上部分。

Ⅲ度：中等度畸形，患肩关节可高于对侧2～5 cm，畸形则很容易看出。因随发育畸形会加重，此型应行肩胛骨下移术。

Ⅳ度：严重畸形，患肩很高，肩胛骨内上角几乎与枕骨相抵，有时常合并有短颈畸形。此型手术效果差，且易发生并发症，应当慎重手术。

治疗

对于本病畸形不严重、功能障碍不显著者，不考虑手术治疗，可作些被动和主动的上肢活动，如外展、上举、下压及内收，伸展牵引短缩的肌肉，改善和增进肩的外展和上举功能。

手术治疗适用于畸形严重，功能障碍明显的患儿。患儿除了肩胛骨的升高外，还合并有其他的骨性及软组织畸形，故选择手术治疗时应考虑下列因素。

一般认为，手术年龄以3～7岁时效果较好[5]。过去认为年龄太小则不能耐受手术。但也有学者主张早期手术可以避免随时间延长肩胛骨周围肉组织挛缩，能够获得更好的外观及功能结果。而年龄超过8岁以上者，手术时过于注重矫正畸形，常引起臂丛神经牵拉而造成损伤，同时组织发育接近成熟，缺乏弹性，对肩胛骨位置的变化适应性差，故功能改善收效甚少，应慎重考虑。

畸形程度：对畸形严重合并有功能障碍者应考虑手术，功能障碍不著而仅有外观畸形可不考虑手术。因为术后愈合的瘢痕也会带来新的美观问题。双侧畸形：如畸形对称可不考虑手术治疗。

手术原则是松解肩胛骨周围软组织，使肩胛骨下降至正常位置，切除阻碍肩胛骨下降的骨性、软骨性、纤维组织连接，注意避免血管、神经损伤。

临床上常见的手术方式有：① 肩胛骨内上部的肩椎骨桥切除；② 肩胛骨大部分切除术；③ 肩胛骨下移固定术[6]。切除肩椎连接是所有术式的共同步骤，由于肩椎连接的颈椎端往往存在颈椎发育异常，因此此处的剥离需小心谨慎，防止出现医源性损伤。肩胛骨下移固定对于畸形严重的高肩胛症，对于外观的改善显然是合理的，但由于高肩胛症肩胛骨周围的肌肉组织往往存在发育异常，即使肩胛骨降至正常水平，不能完全发挥肌肉组织力量的周围肌肉组织，也使得术后效果大打折扣。尤其是Woodward肩胛骨下移固定术，术后出现翼状肩胛并发症的报道不在少数。对于畸形严重的高肩胛症，为了达到下移固定的最佳效果，对肩胛骨的下移越多，发生臂丛神经损伤的概率越大。Robinson认为锁骨是肩肢带的重要组成环节，高肩胛症的锁骨发育存在异常，对肩胛骨的向下牵拉，使得畸形锁骨向后压迫臂丛神经，增加了臂丛神经损伤的风险。在做肩胛骨下移固定术之前，先行锁骨碎骨术，破坏锁骨的连续性，可以使得锁骨压迫臂丛神经的风险降低。笔者单位在加做锁骨碎骨术后，未见高肩胛症合并臂丛神经损伤的病例发生。

预后

本病预后一般比较满意，但要注意术后的康复训练。

（1）功能康复训练：外固定期的功能训练：术后早期（1～14天）功能锻炼能防止关节粘连、僵直及预防肌肉萎缩等并发症。

（2）外固定拆除后的功能训练：手术14天后，拆除U形石膏托，开始进行功能锻炼，主要进行肩关节前后左右的往复摆动运动。

（3）恢复期的功能训练：术后4～5周开始训练，目的为预防软组织挛缩、关节粘连、创伤性关节炎等的发生，缩短康复时间，提高患儿的生活质量。

预防

本病为先天性疾病，无有效预防措施，早诊断早治疗是本病的防治关键。

小结

高肩胛症是一种少见的先天性上肢畸形，又称为Sprengel畸形。其特征性表现为患侧肩胛骨位置高，同时伴有患侧上肢外展，尤其是上举功能的受限。常合并多种骨骼畸形。其治疗目的是将肩胛骨恢复至正常的解剖位置。畸形程度较轻可选择保守治疗。手术治疗适用于畸形严重，功能障碍明显的患儿。手术要考虑患儿的年龄和畸形的严重程度，并选择合适的术式。本病预后一般比较满意，要注意术后的康复训练。

（张自明）

参·考·文·献

[1] Galpin R D, Birch J G. Congenital elevation of the scapula (Sprengel's deformity). Orthopedics, 1987, 10(6): 965–970.

[2] Hamner D L, Hall J E. Sprengel's deformity associated with multidirectional shoulder instability. J Pediatr Orthop, 1995, 15(5): 641–643.

[3] Mirhosseini S A, Sprengel deformity and Klippel-Feil syndrome leading to cervical myelopathy presentation in old age. J Res Med Sci, 2013, 18(6): 526–528.

[4] 杨琼玉，邱桂华，初慧敏．先天性高肩胛症并颈椎、肋骨发育畸形1例［J］．西部医学，2011，08：1505.

[5] 马景崑，马英君，冯皓宇，等．先天性高肩胛症的手术治疗［J］．中华小儿外科杂志，1996，05：293–295.

[6] 姜海，苗武胜．儿童先天性高肩胛症的手术治疗［J］．中国矫形外科杂志，2009，05：371–372.

第十二节　先天性束带综合征

概述

先天性束带综合征是一种罕见的先天性畸形，亦称为先天性环状缩窄综合征，包括一组在宫内羊膜带形成过程中形成的先天性畸形，因此又称为羊膜束带综合征。主要表现是肢体的不同节段上出现环状沟畸形，可发生于手指、前臂、上臂、足趾、小腿甚至大腿。病变处皮肤环状凹陷，肢体周径缩小，犹如紧紧扎1根细绳的压痕。环状沟可浅可深，浅者仅位于皮肤及皮下组织，深的可达深筋膜、肌肉和骨膜，致使肢体远端出现淋巴水肿，血液循环障碍，远端肢体发育不良，严重者患肢出现感染、坏死或截肢（图72-62）。有报道称并发足畸形率高达56.0%[1]，其他畸形还包括手指足趾畸形（屈曲畸形、并指趾、短指趾、缺指趾）、面裂、脊柱侧弯、平足、斜颈等。

病因和发病机制

目前尚没有证据表明先天性束带综合征具有

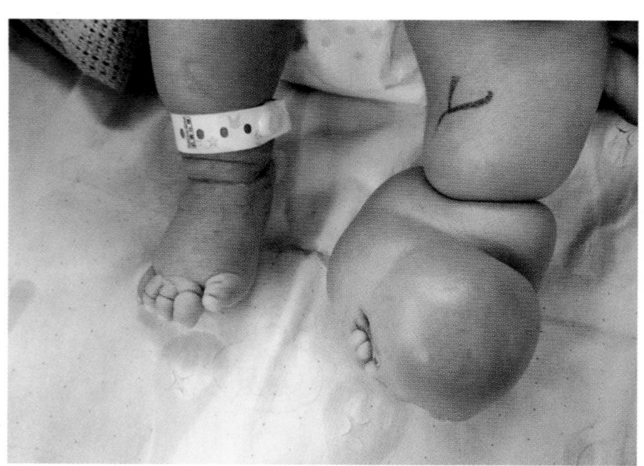

图72-62 严重小腿束带使肢体远端出现淋巴水肿，血液循环障碍，远端肢体发育不良

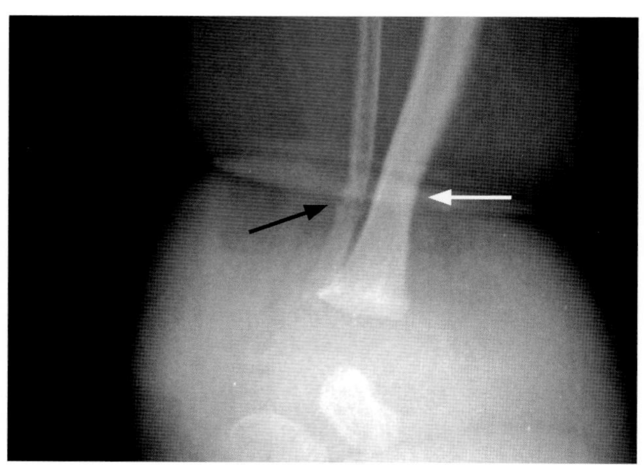

图72-63 严重小腿束带直达骨膜，胫骨上有一条凹陷，又称为Streeter综合征，并发腓骨骨折

家族遗传性，其确切的发病机制争论已达百年之久。有观点认为是由于皮下组织最初发育障碍所致，有观点认为可能是由于某些原因导致胎儿皮下组织出血引起，而更多的学者则认为是由于羊膜腔内粘连，胎儿肢体穿破局限性缺血的羊膜，发生肢体局部环行受压所致[2]。

临床表现

肢体上可见明显的环状缩窄，可环绕肢体1周或仅仅是1/2周，或1/3周。先天性束带可单发或多发，发生在一个肢体的多个平面，临床也可见到发生于不同肢体的多个束带。束带嵌入的深度多数位于皮肤与皮下组织，止于深筋膜，偶尔可深入肌腱下层并压迫血管、神经直达骨膜，严重的病例骨骼上有一条凹陷，又称为Streeter综合征，有并发骨折的危险（图72-63）。有些非常严重的束带导致胎内即出现截肢（指、趾），患儿在出生后即存在肢体或指（趾）的先天性缺失。

Hennigan等[1]根据束带嵌入部位及深度将其分为四度：Ⅰ度：束带只嵌入皮下。Ⅱ度：束带深入筋膜，不影响远端肢体循环。Ⅲ度：束带深入筋膜，影响远端肢体循环，可伴神经损伤。Ⅳ度：先天性截肢。

诊断

先天性束带综合征根据病史及临床体格检查即可明确诊断，辅助检查主要是X线摄片明确束带有没有压迫骨骼，以及束带远端骨骼关节发育状况，为治疗方案的选择提供依据。

治疗

先天性束带综合征根据病情严重程度不同采取个性化的治疗方案，根据Hennigan[1]分类法，Ⅰ度患儿只有皮肤外观改变，通常无明显临床症状，皮肤的浅环状缩窄可暂时不作处理，观察随访，日后随孩子生长发育，浅环可能会逐渐扩张变浅，甚至消失；但若患儿家属要求改善外观，也可行手术切除。Ⅱ度束带环较深，达深筋膜层，虽未影响远端肢体循环，但束带周围软组织会存在轻度肿胀，影响肢体局部外观，建议选择性手术治疗，可待患儿1岁以后行束带切除松解，皮瓣“Z”字形成形术。Ⅲ度束带环深达深筋膜层，而且压迫血管、淋巴循环，肢体远端出现明显肿胀，有时可伴有神经功能障碍，需要早期手术治疗，切除束带沟的皮肤，环状缩窄“Z”字成形松解以后，需要纵行切开深筋膜，进一步彻底松解缩窄带组织对神经、血管的压迫[3]，将动、静脉，神经完全游离出来，置于血供良

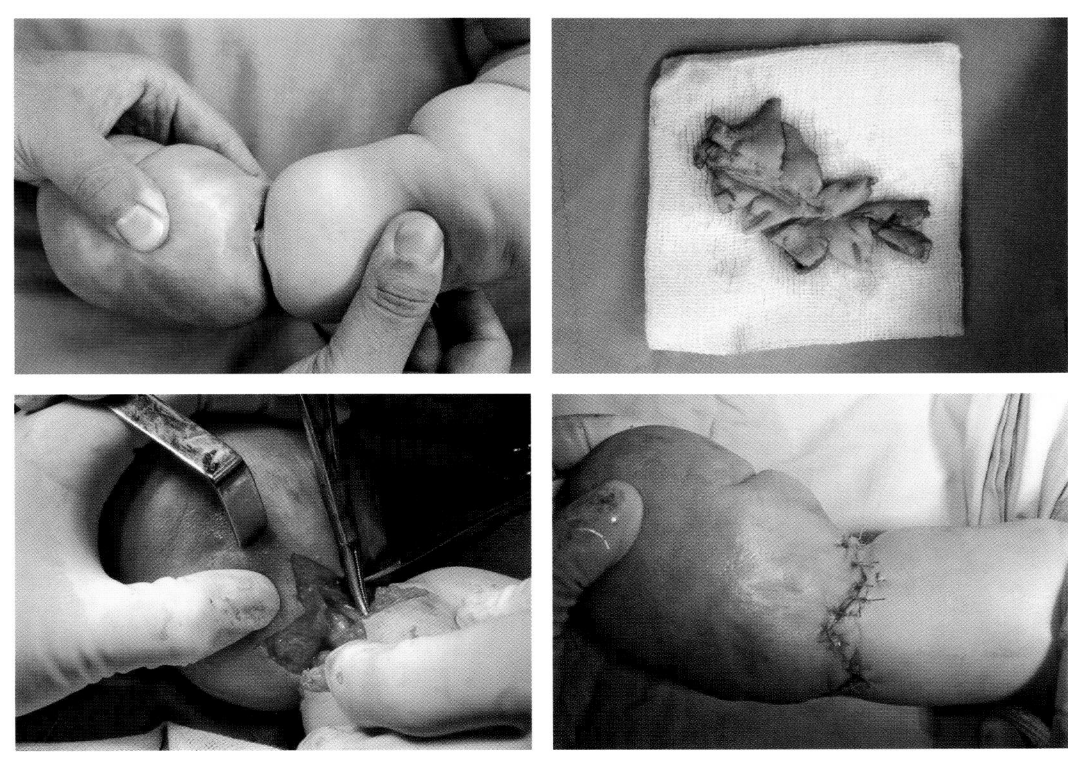

图72-64 严重小腿束带，切除束带沟的皮肤，彻底松解缩窄带组织对神经、血管的压迫，环状缩窄“Z”字成形松解

好，松软的软组织中（图72-64）。

传统观点认为，不建议一次切除整个束带，缩窄束带松解需分Ⅱ期或Ⅲ期手术完成，以防止皮瓣坏死及损害远端肢体血循环。但现在的观点是，无论束带深浅，均应Ⅰ期手术切除[4-6]，由于皮肤的血液供应主要来源于肌皮动脉，该动脉穿过皮下及皮下组织达到皮肤，且环形束带下致密纤维组织病理观察未见有明显血管分布[7]，因此Ⅰ期环形切除整个束带环不会损伤皮瓣的血供。此外，Ⅰ期切除便于术后护理，特别是婴幼儿的术后护理，避免了Ⅱ期或Ⅲ期手术和麻醉的累积时间[3]。对伴肢体远端畸形者，应分阶段手术治疗，先行束带切除“Z”字成形术后再行畸形矫正术。对于胎内已经自发截肢的严重束带畸形，可通过肢体延长并佩戴假肢来增加患肢功能，提高生活质量[8-11]。

小结

先天性束带综合征是一种罕见的先天性畸形，亦称为先天性环状缩窄综合征或羊膜束带综合征。多数学者认为是由于羊膜腔内粘连，胎儿肢体穿破局限性缺血的羊膜，发生肢体局部环行受压所致。严重的束带畸形需行手术治疗，切除束带沟的皮肤，环状缩窄“Z”字成形松解并纵行切开深筋膜，彻底松解神经、血管的压迫。

（徐蕴岚）

参·考·文·献

[1] Hennigan, Shawn P, Kuo, et al. Resistant talipes equinovarus associated with congenital constriction band syndrome. Journal of Pediatric Orthopedics, 2000, 20: 240-245.

[2] Woods T, Romansky N. Congenital constriction band syndrome. Journal of the American Pediatric Medical Association, 1995, 85: 310-314.

[3] Habenicht R, Hulsemann W, Lohmeyer JA, et a1, Ten-year experience with one-step correction of constriction rings by complete circular resection and linear circumferential skin. J Plastic Reconstr Aesthet Surg, 2013, 66(8): 1117–1122.

[4] 刘伯龄，王科文，张锡庆，等. 先天性束带综合征. 中华小儿外科杂志，2005，26（6）：334–335.

[5] 田芙蓉，王菲，田立杰. 新生儿先天性束带综合征手术方法的改进. 中国医科大学学报，2014，43（8）：750–752.

[6] Moran S L, Jensen M, Bravo C. Amnionic band syndrome of the upper extremity: diagnosis and management. J Am Acad Orthop Surg, 2007, 15: 397–407.

[7] Greene, Walter B. One-stage release of congenital circumferential constriction bands. The Journal of Bone and Joint Surgery, 1993, 75–A: 650–655.

[8] Jasiewicz B, Tesiorowski M, Kacki W, et al. Lengthening of congenital forearm stumps. J Pediatr Orthop B, 2006, 15: 198–201.

[9] Buffart L M, Roebroeck M E, van Heijningen V G, et al. Evaluation of arm and prosthetic functioning in children with a congenital transverse reduction defi ciency of the upper limb. J Rehabil Med, 2007, 39: 379–386.

[10] Pylatiuk C, Schulz S, Doderlein L. Results of an Internet survey of myoelectric prosthetic hand users. Prosthet Orthot Int, 2007, 31: 362–370.

[11] James M A, Bagley A M, Brasington K, et al. Impact of prostheses on function and quality of life for children with unilateral congenital below-the-elbow deficiency. J Bone Joint Surg Am, 2006, 88: 2356–2365.

第十三节 髌骨脱位

概述

先天性髌骨脱位又称为先天性髌骨外侧脱位，在新生儿期极少见，多为双侧，是出生后即可见到的一种较为罕见的新生儿畸形，我国文献中报道较少。

发病机制

病因不明，部分患儿有遗传倾向。偶可并发其他先天性畸形。本病的发生可能与胚胎时期组成股四头肌和髌骨的肌节内旋障碍所致。在胚胎早期，该肌节位于股部前外侧，正常情况下，于胚胎3个月时发生向内旋转至正常位置。因某种不明原因，该肌节内旋障碍而保留在股部的前外侧，遂发生先天性髌骨外侧脱位[1]。

患儿髌骨外缘与髂胫束紧密相连，髂胫束挛缩严重，股四头肌发育异常，股内侧肌缺如，股外侧肌挛缩，髌骨发育很小，使整个伸膝装置外移，以至引起一系列畸形：髋关节和膝关节的屈曲畸形、膝外翻、胫骨外旋、股骨髁间凹发育不良，但骨端基本正常[2]。

临床表现

出生后即见一侧或双侧的膝关节屈曲挛缩，不能伸直，髌骨已移至股骨外侧髁的外侧，为固定性脱位，不能通过手法复位，并且不能主动伸膝，被动伸膝也受限[3]。由于髌骨较小，且不能伸膝，故在婴儿的股骨髁外侧不易扪及髌骨。

诊断

通过出生后的典型的临床表现即可确诊，可在膝外侧腓骨小头上方触及脱位的髌骨，据此可确诊。3～4岁以前的X线侧位片上可见伸膝装置的阴影消失。4岁以后髌骨骨化中心逐渐出现，正位片上可见髌骨位于股骨外侧髁的外侧[4]。

治疗

由于畸形严重程度和继发性畸形的发生直接与畸形未得到纠正的时间长短有关，故一经确诊，应尽快进行手术，重建伸膝装置。早期治疗，膝关节功能多有恢复，伴随的畸形随生长发育而得以逐渐矫正。

手术步骤如下。

（1）松解髌骨外侧一切挛缩组织，并做好重建准备，切口从大腿外侧中下沿髂胫束到胫骨结节弯向内侧，将髌骨外侧的挛缩组织充分松解，包括髌韧带外侧，将股外侧肌的远端从髂胫束、股四头腱外侧缘和髌骨外缘的连接处纵形切断，向上游离后备用。将挛缩的髂胫束切断，如股二头肌挛缩明显则做延长，此时髌骨外侧挛缩组织已完全被松解[5]。

（2）髌骨的复位，沿髌骨内缘股直肌与股内侧肌之间切开，此时髌骨可复位至股骨髁间。如果股四头肌腱和髌韧带仍不成直线，屈曲膝关节仍存有髌骨外脱位的力量，可将外侧髌韧带一半移缝至内侧，直至做胫骨结节内下移手术[6]。

（3）修补缝合软组织，加强伸膝装置，将内侧松弛的关节囊及滑膜切除一部分后拉紧缝合。将股内侧肌稍向上游离之后用肌腹组织盖过髌骨缝合于髌骨外缘，加强固定髌骨于中立位的力量。被松解的股外肌远端向上移位缝于股四头肌腱上部，减少向外牵拉髌骨的力量。切除内侧多余关节囊及滑膜修补外侧滑膜缺损。术中屈曲膝关节90°，髌骨不再向外滑移，即认为满意。术后长腿石膏托固定共6周，早期锻炼股四头肌收缩功能，拆石膏后练习膝关节伸屈活动[7]。

手术治疗最主要的并发症是髌骨再脱位[5-7]。其发生原因为：① 膝外侧松解不彻底；② 股四头肌向内旋转不充分；③ 髌韧带方向异常纠正不足；④ 松弛的髌内侧结构加强不足；⑤ 合并的骨性畸形未纠正。遵守上述手术注意要点和操作规程，术中认清病理改变并给予彻底矫正即能预防此并发症。应尽早进行手术，年龄小，手术矫正容易。效果较好。年龄大，继发畸形严重，手术难度大，必要时应行骨性手术矫正。14岁以后可做胫骨结节内移术纠正其力线。

小结

先天性髌骨脱位是一种较为罕见的新生儿肢体发育畸形，病因不明，出生时即可见到，应尽快进行手术治疗，越早治疗效果越好。

（李　海）

参·考·文·献

[1] Atkin D M, Fithian D C, Marangi K S, et al. Characteristics of patients with primary acute lateral patellar dislocation and their recovery within the first 6 months of injury. Am f SpoTts Med, 2000, 28(4): 472–479.

[2] Bensahel H, Souchet P. Pennecott G F, et al. The unstable patella in children. PrllCt Orthod (B), 2000, 9(4): 265–270.

[3] Busch M T. Care of the young athlete. In: Morrissy R. Weinstein S, eds. PedUuric orthopaedics by Lovell and Winln. Philadelphia, PA: Lippincott Williams & Wllkins, 2000.

[4] Hinton R Y, Sharma K M. Acute and recurrent patellar instability in the young athlete. Orthop Clin North Am, 2003, 34: 385–396.

[5] Caylor D, Fires R, Worrell T W. The relationship between quadriceps & angle and anterior knee syndromc. J Orthop pomPhys Thn, 1993, 17(1): 11–16.

[6] Fairbank J C, Pynscnt P B, van Poortvlict J A, et al. Mechanical factors in the incidence of knee pain in adolescent and young adults. J Bone Joint, 1984, 66B(5): 685–693.

[7] Livingston L A, Mandigo J L. Bilateral Q angle asymmetry and anterior knee pain syndrome. Clin Biomech, 1999, 14(1): 7–13.

第七十三章
新生儿外科康复

概述

随着新生儿外科医学的发展，新生儿外科医疗硬件和软件都在逐步提升，新生儿的生存率逐年攀升。新生儿颅内出血、骨与关节损伤、臂丛神经损伤、脊髓损伤、肿瘤、脑积水、脑发育异常、先天性畸形、先天性心脏病、髋关节发育不良等是需要进行康复治疗的常见新生儿外科疾病。新生儿外科患儿大多脑发育未成熟、生长迟缓、生命体征不平稳、体质差、易感染，特别是重症监护室的患儿缺少和母亲相处交流，存在术后并发症风险，需特殊照顾和喂养。除此之外，腹股沟疝、胃食管反流可伴有发育问题，也应进行康复治疗。新生儿外科患儿在今后的运动、认知和社交发育中都可能存在一定的风险和挑战。康复治疗和随访过程需要持续至整个婴儿期甚至幼儿期。

常见功能障碍

新生儿外科患儿不可避免受到自身疾病所带来的疼痛、医院生存环境等不良压力刺激，从而引起焦虑、紧张，这些都会阻碍他们的正常生长发育，造成其生理和行为的改变。新生儿外科患儿的进食功能、呼吸功能、姿势和运动控制能力、社会适应性、睡眠周期都将会受到影响。不良体位会影响患儿的姿势，导致骨骼发育不对称，精细和粗大运动发育迟缓。如患儿双下肢长时间外展外旋，呈“M”或青蛙姿势，会影响翻身、坐、爬和行走的发育。部分新生儿外科患儿吸吮能力差，吞咽功能不协调，不能像正常足月儿一样有效吮吸奶头或奶嘴，而新生儿的生长发育快，新生儿外科患儿的能量需求尤其高，故临床上常采用鼻饲喂养或静脉营养。新生儿外科患儿的进食功能障碍可能与其本身体力较差、神经肌肉发育的异常、鼻饲带来的负面影响、新生儿外科和重症监护室的经历有关。肌张力增高的患儿存在肩、颈和头过伸，在其进食时，会出现头向后伸、下颌向外伸，从而影响进食。肌张力低下的患儿在进食时存在唇、舌和下颌运动受限，甚至会有窒息的危险。有些新生儿外科患儿还会持续有呼吸功能障碍[1]。

康复评定

对新生儿外科患儿的生理功能开展康复评定是十分必要的。新生儿外科患儿的康复评定内容包括疼痛评定、反射评定和发育评定。开展康复评定的目的是确定患儿的需求和功能障碍情况，并预见潜在的发育迟缓。进行新生儿评定前，检查人员需要做好充分的准备工作。检查人员要避免穿粗糙的、颜色鲜亮的衣服，避免佩戴体积大的珠宝，指甲需要保持短和干净，不能喷香水，要穿软底的鞋子以避免走路时发出声音。

◆ 疼痛评定

婴儿疼痛评估量表超过40种，其中常用的量表为新生儿疼痛量表（neonatal infant pain scale，NIPS）和舒适评定量表（comfort scale）。通过监测患儿疼痛信号，可以及时实施干预措施，有助于患儿术后恢复。

1. NIPS

NIPS可用于足月儿和早产儿的评定。评定内容包括新生儿的面部表情、哭、呼吸模式、上肢、下肢、兴奋的状态。评定时间一般为1分钟。哭的得分为0分、1分、2分，面部表情、呼吸模式、上肢、下肢、兴奋的状态得分为0分、1分。总疼痛分数为0～7分。总疼痛分数为0～2分，表示新生儿温和、没有疼痛。总疼痛分数为3～4分，表示新生儿轻度至中度疼痛。总疼痛分数为4分以上，表示新生儿严重疼痛。

2. 舒适评定量表

舒适评定量表包括新生儿6个行为和2个生理功能的评定，分别是警觉度、镇静/激动、呼吸反应、身体活动、血压、心率、肌张力、面部张力。舒适评定量表评定时间短，平均仅需3分钟左右。除肌张力评定需接触患儿，其他评定内容仅需观察。评定时，首先要计算基线心率的上下限和平均动脉压。然后，评定者用2分钟观察患儿的整个身体、脸以及生命体征监测仪，对运动、身体姿势、面部表情、环境刺激反应等进行评定。期间，评定者每隔15～20秒观察心率、平均动脉压，确定这些都是在基线的15%范围内。大约在观察末期结束前10秒，检查肌肉张力。最后，评定者对每一项指标都记录下分值，计算总分。每项的得分为1～5分，总分是每个单项分值的总和，最多40分，分数越高表示压力越大。

进食功能评定

新生儿进食功能的评定内容包括记录奶量和观察吃奶时的情况。通过观察吃奶时的情况，可以了解患儿的口腔运动功能。需要观察患儿吃奶时，嘴唇是否紧含乳头吸吮，吸吮中是否有规律地暂停呼吸，是否有呛咳、恶心。

反射评定

反射评定内容包括觅食反射、吸吮反射、拥抱反射、颈紧张反射、抓握反射、巴宾斯基反射、踏步反射。表73-1是新生儿常用反射评定出现的年龄和早产儿常见问题。

发育评定

1. ALBERTA婴儿运动量表（alberta infant motor assessment，AIMS）

AIMS产生于加拿大Alberta省，是一个通过观察进行评估的量表（表73-1）。通过观察来评定，可以减少人为操作造成的误差。AIMS适用于0～18月龄或从出生到独立行走这段时期婴儿，对于这一年龄段早产儿或高危儿的运动发育成熟度的评价敏感性高。AIMS可以评估患儿获得了什么运动技能，特别是可以评估患儿运动的质量，能较早地识别

表73-1 新生儿常用反射评定

反射	出现的年龄	早产儿常见问题
觅食反射	妊娠28周到出生3个月	不能或口部有问题，需辅助喂养
吸吮反射	妊娠28周到出生3个月	不能产生吸吮或足够有力的吸吮动作，需辅助喂养
拥抱反射	出生到4～6个月	不能建立头部、躯干、四肢的协调
颈紧张反射	1～2个月到6个月	不能整合所有动作技能
抓握反射	妊娠30周到3个月或4个月	随意抓握延迟
巴宾斯基反射	出生至6个月（或到2岁）	反映中枢神经系统不完整
踏步反射	出生至2个月	反映行走模式的协调性

出运动发育不成熟或运动模式异常的婴儿，能敏感地反映出0～18个月婴儿存在的运动能力以及发育过程中运动能力的微小变化，能精确地展现每一个细节动作质量上的变化，能筛选婴儿运动发育的不足之处，利于早期发现运动发育异常，尽早设立干预计划。AIMS由58个项目组成，分别在4个体位下进行评估，其中俯卧位有21个项目，仰卧位有9个项目，坐位有12个项目，站立位有16个项目。检查者在每个体位下分别找到患儿最不成熟的“观察到的”项目及最成熟的“观察到的”项目，将这两个项目设定为该体位下运动技能“窗”，“窗”前项目认为是婴儿已经掌握的技能，再逐一评估“窗内”项目，“窗”内每个观察到的项目得1分，将四个体位的得分相加得出AIMS原始分。然后根据AIMS百分位图，得出百分位数。如果百分位数是5%或10%以下，认为是可疑的发育落后。

2. 新生儿行为评估量表（neonatal behavioral assessment scale，NBAS）

NBAS适用于出生至3个月的婴儿。NBAS是一种结构化观察量表，可了解婴儿行为能力，发现患儿存在的生长发育问题。NBAS有18项评定内容，包括外界灯光和声音刺激的反应（睡眠保护状态）、运动时张力控制、活动能力自我调节水平、对刺激的反应、视觉、听觉和社交互动能力。

3. NICU网络神经行为量表（NICU network neurobehavioral scale，NNNS）

NNNS是一个重要的康复评定工具，由美国国立儿童健康和人类发展学会NICU研究网络制定，专为存在风险的新生儿和婴儿设计，可用于胎龄30～48周的新生儿、婴儿。NNNS采用非侵入性评定方法评估患儿的神经发育，可评估婴儿神经行为能力的全部内容，包括神经整合、行为功能、压力/节制信号。NNNS已被证实是一个有效的预测指标，可以预测脑瘫、精神和行为发育障碍等疾病风险，也可以预测发育结局，如精神和运动功能、行为问题、学校成绩和智商。NNSS是一种半结构化量表，很少依赖于检查者和患儿之间互动，不同检查者间评定结果误差小。

康复治疗

新生儿大脑皮质、锥体束未发育成熟，神经纤维尚未完全形成，对外界刺激反应慢而易泛化。婴幼儿期是大脑快速发育期，可塑性强，康复治疗愈早效果愈好，尤其是在0～4月龄内是以树突增多以及神经髓鞘形成和发育为主，通过足够的运动和感觉刺激后可促进脑细胞的发育和髓鞘的形成。在脑发育关键时期，某些脑功能形成与发展较其他时期更具弹性，即使损伤，超早期干预可使这种脑损伤恢复、再生，具有较强康复或补偿能力，否则将对患儿产生永久性损害。综合康复治疗可有效缓解新生儿外科患儿的疼痛，减少患儿感受到的环境压力，保持平静，促进睡眠；改善新生儿的运动功能，减少脑瘫发生率；促进智力和生长发育；减轻高危脑损伤对远期神经系统发育影响；促进早产儿消化、呼吸功能成熟；缩短住院时间。康复治疗一般可在患儿进食前后进行，以避免干扰患儿的睡眠[2]。

◆ 体位摆放

体位摆放是新生儿外科患儿康复治疗的重要组成部分。使用生命支持、术后的患儿都需要进行相应的体位摆放。正确的体位摆放对于新生儿外科患儿的生长发育非常重要。通过对患儿进行体位摆放和姿势管理，可有效地提高患儿的刺激应激，提高自我安静能力，储存能量，有助于术后恢复；满足婴儿包裹感官需求；预防颅骨不对称；促进大脑发育，促进正确运动模式的形成，预防异常肌张力的出现。早产儿屈肌发育较伸肌晚，屈肌张力较低，不能形成类似在子宫内生理性屈曲体位。生理性屈曲体位是指头、颈中立位屈曲，四肢整体屈曲，肩前伸，手位于中线靠近嘴，骨盆后倾位，脚底支撑。对于早产的新生儿外科患儿，可以让其的颈部、躯干及四肢经常保持屈曲位，从而促进屈肌的发育。对于有胃食管反流的患儿，可将其置于俯卧位，以减少反流。体位摆放可以借助一些特殊形状的垫子或者摆位用康复辅助器具（图73-1）来

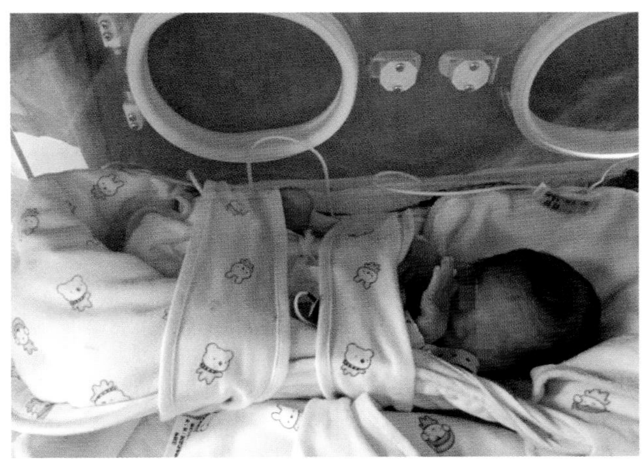

图73-1 使用摆位康复辅助器具的患儿

帮助患儿形成正确的体位。常见的摆位用康复辅助器具有依偎式摆位辅具、青蛙式摆位辅具、俯卧式摆位辅具、可弯曲摆位辅具、多体位摆位辅具、睡袋、头部摆位辅具等。头部摆位辅具可将患儿头部放置在一个安全的位置，在仰卧位、侧卧位和俯卧位上最大限度地使患儿头部位于中立位，从而预防颅骨不对称。此外，要指导父母如何正确地放置患儿的体位。体位摆放时，要注意避免无支持/边界、边界太小/太大的体位，避免手臂“W”姿势、腿“M”姿势，避免头始终偏向一侧。

运动疗法

运动训练有助于防治患儿可能出现的肌张力、姿势异常，增强肌力，促进正确运动模式的建立，促使患儿体格发育水平全面提升。新生儿外科患儿可以进行一些抵抗重力的训练，例如在支撑着坐起时控制住头的位置。有胃食管反流的患儿在进行训练时，一定要注意避免头向下。

进食功能训练

对于有进食功能障碍的新生儿外科患儿，需要进行进食功能的训练和跟踪随访。对于鼻饲喂养的患儿，在其进行鼻饲时，同时可以让患儿吮吸一些东西，并让父母对患儿一些抚摸等刺激。如果患儿的吮吸能力有所改善，可以让其进行吸吮母亲乳头或奶嘴的练习，要注意逐步增加吮吸的奶量。鼻饲喂养或静脉营养的患儿辅以安抚奶嘴吸吮，有助于减轻患儿的激惹状态，使婴儿的紧张状态、疼痛得以缓解，缩短过渡到经口进食的时间，改善营养状态，加快体重增长，促进生长发育，缩短了住院天数。对于肌张力高的患儿，在进行喂养时，要注意避免其头部向后过度伸展，应该使头部向前，下颌向前缩拢，以帮助改善患儿的吸吮能力。对于肌张力低的患儿，在进行喂养时，要使其下颌向前缩拢，轻压其面颊部，使其口腔密闭，从而帮助患儿有效吸吮。对于有胃食管反流的患儿，可以喂一些比较稠厚的食物，以减少其呕吐的发生。

肺部康复治疗

肺部康复治疗内容包括体位引流、拍背、振动、挤压、呼吸功能的训练等，其治疗的目的是促进黏液排出，减少肺不张的发生，保持气道通畅。患儿被放置在引流体位，有利于黏液从肺泡区域排出到中央支气管，从而可以被咳出。拍背可以用于新生外科患儿。拍背一般由康复治疗师、护士或父母来操作，采用紧合的杯状手形或婴儿面罩进行叩拍，叩拍的用力大小根据每个患儿决定。拍背时，一般隔着一件薄的衣服，也可以在衣服外面再铺上一层比较薄的毛巾，但不能加垫过多的东西，否则会影响拍背的效果。正确的拍背可以促进黏液的排出，也不会增加患儿的不适感。如果患儿非常虚弱，不能承受拍背治疗，可以考虑采用振动器进行治疗。虽然患儿更容易承受振动器的治疗，但是其治疗效果也相应有限。在进行拍背或振动等治疗时，要注意应尽可能动作轻缓的调整患儿的体位，不能操之过急。因为婴儿的气道敏感性较低，且不能配合深呼吸，所以挤压一般不用于婴儿。呼吸功能的训练一般由物理治疗师进行，出院后可由父母来完成。肺部康复治疗的禁忌证：肺出血、肺栓塞、急性肺水肿、肺脓肿、颅高压、严重的骨质疏松症、严重的支气管痉挛、哮喘发作、毛细支气管炎、心脏反流、严重的心功能不全、无胸腔引流管的气胸、凝血功能障碍、烦躁不安的患儿。

◆ 抚触治疗

抚触治疗是通过抚触者双手对被抚触者皮肤进行有次序的、有手法技巧的科学抚摩，让温和良好刺激通过皮肤感受器传到中枢神经系统，调节内分泌和免疫系统功能，对机体产生积极生理效应[3]。1938年，有研究发现饥饿小猕猴可以通过抚触代替进食，这一结果为婴儿抚触研究奠定基础。1995年，抚触治疗被引进中国，获中华医学会儿科学分会、围产医学分会及中华护理学会的认可和推荐。抚触治疗可以安抚患儿的不良情绪，放松紧张的肌肉，提高患儿的活动能力，提高免疫功能，促进患儿的生长发育，提高婴儿社会适应能力。抚触治疗时，室内温度保持在28～30℃，首先将婴儿放于俯卧位，然后按顺序按摩其头面部、肩部、背部、四肢的皮肤，再将婴儿置于仰卧位，被动屈曲上下肢，呈交替蹬腿姿势。抚触治疗一般新生儿出生后24小时、喂哺1小时后即可进行，每日进行2～3次，每次治疗15分钟。

◆ 家庭康复指导

新生儿外科患儿的父母通常都会紧张、焦虑，家庭康复指导是新生儿外科康复中的一个重要组成部分。父母应该学会正确的抱孩子姿势、喂养方式，并帮助孩子进行相应的运动训练、呼吸训练，促进孩子的生长发育。

小结

在国际上新生儿外科康复已逐步被推广应用。对于新生儿外科患儿的康复治疗应根据其所患疾病、一般状况、存在的功能障碍而因人而异。康复治疗可促进新生儿外科患儿正常姿势的形成、运动、认知、社交、体格等多方面的生长发育。此外，长期对新生儿外科患儿的神经运动发育状况进行随访也很重要。

（杜　青　周　璇）

参·考·文·献

[1] George J M, Boyd R N, Colditz P B, et al. PPREMO: a prospective cohort study of preterm infant brain structure and function to predict neurodevelopmental outcome. BMC Pediatr, 2015, 15: 123.

[2] Sutton P S, Darmstadt G L. Preterm birth and neurodevelopment: a review of outcomes and recommendations for early identification and cost-effective interventions. J Trop Pediatr, 2013, 59(4): 258–265.

[3] Haley S, Beachy J, Ivaska K K, et al. Tactile/kinesthetic stimulation (TKS) increases tibial speed of sound and urinary osteocalcin (U-MidOC and unOC) in premature infants (29–32 wks PMA). Bone, 2012, 51(4): 661–666.

附 录

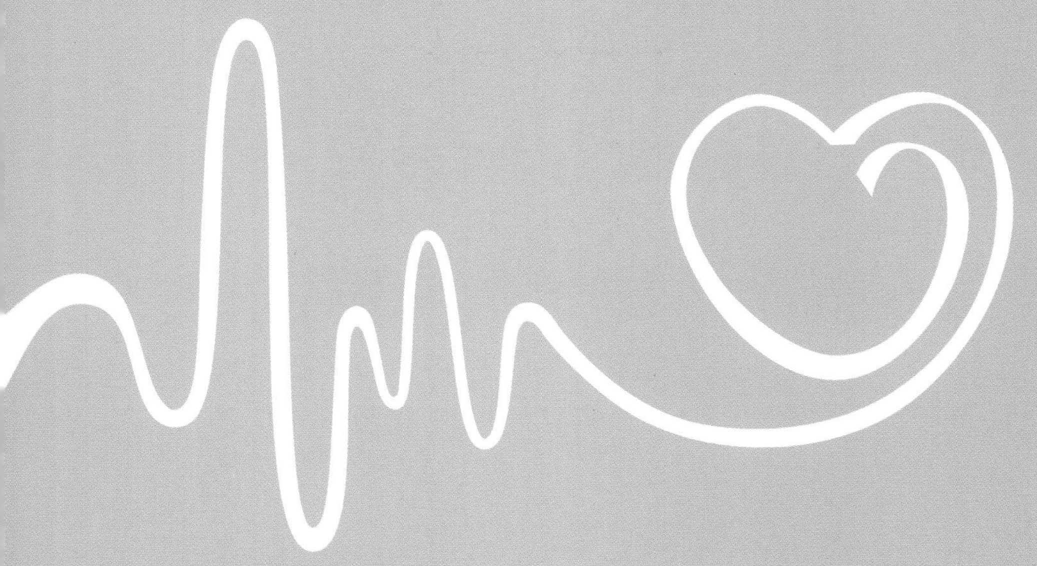

附 录 一
新 生 儿 喂 养

概述

随着新生儿外科学和临床营养学的进展，危重新生儿的救治成功率明显提高。但处于新生儿重症监护（SNICU）的危重外科新生儿，大部分是先天性肠道发育畸形或坏死性小肠结肠炎时需接受手术矫治，机体处于创伤应激状态，除了经常合并各种疾病（如呼吸窘迫综合征、动脉导管开放、感染等），同时还伴有各器官系统发育不成熟，不能耐受常规喂养方法是极其常见的普遍现象，获得的营养数量和质量均不能达到正常生长所需的理想状态，可迅速发展为蛋白-热量营养不良，从而严重影响其正常的生长发育。这不仅会增加术后并发症的风险、延长住院时间和增加死亡率，给近期的临床结局带来不利，还将影响其远期的健康。因此，合理而有效的营养支持对改善患儿近期和远期预后具有重要作用，除了积极实施围术期的肠外营养支持外，尽早启动肠内营养及逐步过渡到全肠道营养，并使患儿的生长发育速度接近正常新生儿也是促进快速康复、提高临床预后不可缺少的重要措施之一。

尽早启动肠内营养

SNICU危重新生儿在术后生命体征和循环稳定后，营养支持是面临的最重要的挑战之一，应尽早启动肠内营养并最终期望顺利过渡到全肠道营养。危重新生儿术后肠功能恢复缓慢者给予微量喂养（minimal enteral feeding，MEF）以维持肠道黏膜的完整性、促进肠道动力、刺激胃肠激素分泌、提高喂养耐受性、降低肠外营养并发症，通常可以遵循早产儿的喂养模式，根据肠道耐受情况进行适当调整[1-3]。

只有当外科新生儿的肠道喂养存在完全性消化道梗阻、肠穿孔、新生儿坏死性小肠结肠炎（necrotizing enterocolitis，NEC）、严重腹膜炎、血流动力学不稳定［如需要液体复苏或血管活性药多巴胺>5 μg/（kg · min）］，以及各种原因所致多器官功能障碍等情况下选择禁食或暂缓喂养。

肠内营养的方法

◆ 喂养途径

在选择喂养方式时首先要考虑患儿成熟程度和肠道解剖状况，其次需要考虑患儿其他重要脏器的功能。危重新生儿使用胃管管饲要明显多于奶瓶喂养。管饲喂养首选鼻胃管喂养，喂养管应选用内径小而柔软的硅胶或聚亚胺酯导管；其次使用鼻空肠管喂养（如严重胃潴留、胃食管反流和高吸入风险患儿）；也有少部分在腹腔手术中进行空肠穿刺造口置管（如先天性肠道闭锁或小肠坏死切除术中放置）和经胃造口置管（如食管闭锁、气管食管瘘、食管损伤和严重脑损伤等患儿）喂养；如遇需较大婴儿长期管饲如食管气管瘘反复不愈合或经口喂养障碍伴有生长迟缓者可考虑经皮内镜下穿刺胃造瘘术（percutaneous endoscopic gastrostomy，PEG）[4]。

◆ 管饲方式

1. 推注法（bolus）

将一次奶量置于注射器内在10～20分钟依靠重力作用经口/鼻胃管输入，适合于较成熟、胃肠道耐受性较好的新生儿，但不宜用于严重胃食管反流、明显胃排空延迟及胃肠道手术后早期。

2. 间歇输注法（intermittent drip）

每次输注时间应持续30～120分钟（建议应用输液泵），根据患儿肠道耐受情况间隔1～4小时输注。适用于胃食管反流、胃排空延迟和有肺吸入高危因素的患儿。

3. 持续输注法（continuous drip）

连续20～24小时用输液泵输注喂养法，输液泵中的配方奶应每3小时内进行更换。此方法仅建议用于上述两种管饲方法不能耐受的新生儿，以及短肠综合征早期和高位造瘘患儿[4]。

肠内营养配方特点及其选择

◆ 母乳和母乳强化剂（human milk fortifier，HMF）

母乳喂养是所有外科新生儿，尤其是早产儿肠内营养/喂养的首选。应创造条件使母乳喂养至少持续至出生后6个月。由于该阶段早产儿或低体重儿生长速度快，对于蛋白质、钙、磷、镁、钠、铜、锌和维生素的营养需求大于天然母乳中的含量。目前国际上推荐HMF供给接受纯母乳喂养的低出生体重儿，以确保其快速生长的营养需求，避免发生营养素缺乏。故推荐出生体重<2 000 g的早产儿，或出生体重≥2 000 g，但患有疾病至出生2周后进入稳定生长期时体重速度增长<15 g/（kg·d）且体重小于相同胎龄体重第50百分位（P50）或出生2周后持续出现血清尿素氮<2 mmol/L的新生儿，当母乳喂养量达到50～100 ml/（kg·d）后应使用HMF。初始时半量强化，根据耐受情况逐渐增加至全量强化。出院时仍生长迟缓的患儿应使用经强化的母乳喂养至少持续到矫正胎龄40周，或根据生长情况持续到矫正胎龄52周。

尽可能使用新鲜泵出的母乳进行强化，喂养前临时按一次喂养量配制。不要配制过多的母乳进行存储，因添加强化剂后可降低母乳抗菌活性成分，增加渗透压。注意事项：① 添加强化剂后摇匀30～60 s以保证充分强化；② 理想情况下应在10 min内完成喂养；③ 打开包装未使用完的强化剂应丢弃。强化目标：逐渐增加浓度，达到80 kcal/100 ml。遇下列任何一种情况可考虑进一步强化母乳的方案进行喂养，如① BPD患儿限制液体量［140 ml/（kg·d）］；② 每日摄入热量达120 kcal/（kg·d）时体重增长不满意［<10～15 g/（kg·d）］；③ 代谢性骨病表现，AKP>600 U/L，X线显示骨矿化不良，需要增加钙磷摄入的患儿。当使用80 kcal/100 ml强化母乳并达到全肠道喂养时，在肠道耐受情况下，可考虑进一步强化到90～100 kcal/100 ml。停止母乳强化的指标：生长速度满意，母乳摄入量足够，生化指标正常；校正年龄40周无EUGR；使用早产儿配方与母乳混合喂养，母乳量小于每日总量一半时[5-8]（表附录1-1）。

表附录1-1　母乳和各类配方乳的营养成分比较

	母乳	母乳+基于牛乳的粉状强化剂①	母乳+基于牛乳的液态强化剂②	母乳+基于人乳的液态强化剂③	标准配方奶④	过渡配方奶⑤	早产儿配方奶⑥
能量密度（kcal/dl）	71	83	83	83	71	77	71/83/101
乳清蛋白：酪蛋白	70：30	乳清蛋白为主	乳清蛋白为主	乳清蛋白为主	60：40/48：52/100：0	60：40/50：50	60：40/100：0
蛋白质（g/L）	9	19～20	30	19	14～15	21	20/24～27/28～30

（续表）

	母乳	母乳+基于牛乳的粉状强化剂①	母乳+基于牛乳的液态强化剂②	母乳+基于人乳的液态强化剂③	标准配方奶④	过渡配方奶⑤	早产儿配方奶⑥
碳水化合物组成	乳糖	乳糖、葡萄糖聚合物	乳糖、枸橼酸、果胶	乳糖	乳糖、葡萄糖聚合物	乳糖、葡萄糖聚合物	乳糖、葡萄糖聚合物
碳水化合物（g/L）	80	80 ～ 95	70	82	75 ～ 78	75 ～ 77	72/78/83
脂肪组成	脂肪	脂肪、中链脂肪酸	脂肪、中链脂肪酸、植物油、DHA、ARA	脂肪	植物油	植物油、中链脂肪酸	植物油、中链脂肪酸
脂肪（g/L）	35	38 ～ 44	51	46	34 ～ 37	39 ～ 41	36/43/67
钙（mg/L）	230	1 110 ～ 1 360	1 340	1 360	450 ～ 530	780 ～ 890	1 170/1 395/1 826
磷（mg/L）	130	610 ～ 780	736	800	260 ～ 290	460 ～ 490	620/740/1 014
维生素D（IU/L）	10	1 180 ～ 1 470	1 891	270	400 ～ 410	520 ～ 590	1 315/1 580/1 522
维生素E（IU/L）	5.5	38 ～ 52	60	8	10 ～ 13	26 ～ 29	34/41/41
叶酸（μg/L）	110	340 ～ 360	396	142	101 ～ 107	183 ～ 190	274/328/375
钠（mmol/L）	8	14 ～ 15	18	23	7 ～ 8	11	15/18/19

数据来自：American Academy of Pediatrics, Committee on Nutrition: Appendix C. Table C-1 Representative values for constituents of human milk. In Kleinman RE, editor: Pediatric.

① 足月儿母乳添加粉末状母乳强化剂（Enfamil或Similac），每100 ml母乳中加入4包。

② 足月儿母乳添加液态母乳强化剂（Enfamil），每25 ml母乳中加入1小瓶。

③ 足月儿母乳中添加基于人乳的Prolact+4HMF。

④ 为Enfamil Premium，Similac Advance和Good Start Gentle Plus formulas。

⑤ 为Similac NeoSure和Enfamil EnfaCare formulas。

⑥ 为Enfamil Premature Lipil，Good Start Premature和Similac Special Care formulas。

母乳强化需监测的指标：使用HMF的早产儿可因钠摄入不足及经尿液排出增加引起低钠血症，而在使用90 ～ 100 kcal/100 ml进行特殊强化的早产儿可因矿物质摄入增加引起高钙血症和高磷血症。除外常规生化检查，每周进行血清钙、磷、AKP、钠检查；由于出生后数周母乳中蛋白质水平较高，故出生后第1个月使用HMF时要注意是否存在蛋白质过剩，可进行血清尿素氮检查。因此，建议标准强化（80 kcal/100 ml）时每周查电解质，直到稳定（电解质在正常范围）并停止静脉输液、不需要肠道补充电解质。每2周进行血清钙、磷、AKP、尿素、铜、锌检查，稳定后可每月检查。特殊强化（90 kcal/100 ml、100 kcal/100 ml）时，每周查电解质，直到稳定（电解质在正常范围）并停止静脉输液，不需要肠道补充电解质；每周进行血清钙、磷、AKP、尿素、铜、锌检查；如离子钙（>1.6 mmol/L）和磷升高（血磷>2.4 mmol/L）即进行强化调整，稳定后可每2周检查。

◆ 早产儿配方

适用于胎龄在34周以内或体重<2 kg早产儿。早产儿配方与足月儿配方比较，其能量和营养成分密度较高。所含常量营养素符合早产儿需要量，以乳清蛋白为主，中链脂肪较高，适合早产儿，碳水化合物来源包括乳糖和葡萄糖聚合物。早产儿配方奶能使早产儿生长和骨矿化接近宫内生长速度。标准早产儿配方的能量密度为80 kcal/100 ml，含或不含铁剂。

◆ 早产儿过渡（出院后）配方

适用于早产儿出院后持续喂养。出院时仍有生长迟缓的早产儿，建议定期监测生长指标以做出个体化喂养方案选择，生长指标达到生长曲线图的25～50百分位（校正年龄），可以转换成普通配方。

◆ 标准婴儿配方

适用于胃肠道功能发育正常的足月新生儿，胎龄≥34周且体重≥2 kg生长速度良好的早产儿。有关标准婴儿配方奶、早产儿配方奶和早产儿过渡配方奶的主要成分见表附录1-2。

◆ 水解蛋白配方和游离氨基酸配方

出生时有高度过敏风险的新生儿首选适度水解蛋白配方；出生后已经发生牛奶蛋白过敏的新生儿，推荐使用深度水解蛋白配方或游离氨基酸配方。游离氨基酸配方由于其渗透压高，不适用于早产儿。不耐受整蛋白配方乳喂养的肠道功能不全（如短肠、小肠造瘘等）者，可根据肠道耐受情况选择不同蛋白水解程度的配方。水解蛋白配方虽然其营养成分不适合早产儿喂养，但当发生喂养不耐受或内外科并发症时可以考虑短期应用。相关特殊配方的营养成分（100 ml）、特点和适应证见表附录1-3。

表附录1-2 标准婴儿配方奶、早产儿配方奶和早产儿过渡配方奶的主要成分（100 ml）[7]

营养成分	标准婴儿配方奶	早产儿配方奶	早产儿过渡配方奶
热量（kcal）	67.2～68.0	80.0～81.0	72.0～74.0
蛋白质（g）	1.45～1.69	2.20～2.40	1.85～1.90
蛋白质/热量比（g/100 kcal）	2.2	2.5	2.8
脂肪（g）	3.5～3.6	4.1～4.3	3.4～4.1
碳水化合物（g）	7.3～7.6	8.6～9.0	7.7～8.0
钙（mg）	51～53	134～146	77～90
磷（mg）	28～36	67～73	46～49
铁（mg）	1.0～1.2	1.2～1.4	1.3～1.4
钠（mmol）	0.71～1.17	1.3～1.5	1.0～1.1
钾（mmol）	1.74～1.89	2.1～2.7	1.9～2.2
氯（mmol）	1.13～1.44	1.9～2.0	1.5～1.7
维生素A（IU）	200～204	250～1 000	330～340
维生素D（IU）	40.5～41.0	70.0～192.0	52.0～59.0
维生素E（IU）	1.35～1.36	3.2～5.0	2.6～3.0
维生素K（μg）	5.4～5.5	6.5～9.7	5.9～8.0

引自：中华儿科杂志编辑委员会，中华医学会儿科学分会新生儿学组，中华医学会儿科学分会儿童保健学组.早产/低出生体重儿喂养建议解读.中华儿科杂志，2009.

表附录1-3 水解和游离氨基酸配方的营养成分（100 ml）、特点、适应证[9]

	雀巢超级能恩	雅培金装亲护	美赞臣亲舒	惠氏金装敏儿乐	蔼尔舒	肽敏舒	恩敏舒	纽康特	纽太特
热量（kcal）	67	68	67	73	70	67	70	71	66
蛋白质（g）	1.3	1.56	1.55	1.9	2.1	1.7	2.0	1.95	1.8
脂肪（g）	3.4	3.66	3.6	3.9	3.6	3.4	3.4	3.5	3.5
碳水化合物(g)	7.8	7.15	7.1	7.5	7.7	7.3	7.8	8.1	6.8
特点	部分水解蛋白配方	100%乳清蛋白并部分水解；较少乳糖；POF肠道亲和脂类	部分水解配方	部分水解配方，乳清蛋白60%/酪蛋白40%，含有ARA/HDA	深度水解乳清蛋白（80%短肽+20% FAA），40% MCT，无乳糖	深度水解乳清蛋白（80%短肽+20% FAA），52%碳水化合物来源为纯化乳糖	100% FAA，25% MCT，无乳糖，添加玉米糖浆，提高依从性	100% FAA，DHA，ARA，牛磺酸，富含MCT，Gln，无乳糖	深度水解乳清蛋白（80%短肽+20% FAA），50% MCT

（续表）

	雀巢超级能恩	雅培金装亲护	美赞臣亲舒	惠氏金装敏儿乐	蔼尔舒	肽敏舒	恩敏舒	纽康特	纽太特
适应证	1. 有助降低婴儿过敏风险 2. 适用于深度水解配方过渡至标准配方	1. 针对牛奶蛋白质不耐受 2. 减少乳糖不耐受 3. 适用于深度水解配方过渡至标准配方	1. 牛奶蛋白质过敏高风险婴儿 2. 适用于深度水解配方过渡至标准配方	1. 适用于0～12个月有家族过敏史的婴儿 2. 适用于深度水解配方过渡至标准配方	1. 食物蛋白质过敏婴儿 2. 乳糖不耐受性腹泻 3. 小肠功能不全	1. 轻中度牛奶蛋白质/食物蛋白质过敏婴儿 2. 小肠功能不全	1. 牛奶蛋白质/食物蛋白质过敏婴儿或用于辅助诊断 2. 小肠功能不全	1. 食物蛋白质过敏婴儿 2. 小肠功能不全	1. 适用于轻/中度牛奶过敏患儿的后续巩固治疗 2. 小肠功能不全

注：FAA：游离氨基酸；MCT：中链甘油三酯。

肠内营养推荐供给量[4]

能量

经肠道喂养达到105～130 kcal/（kg · d），大部分新生儿体重增长良好。早产儿需提高能量供应量110～135 kcal/（kg · d），部分ELBW患儿可达150 kcal/（kg · d），才能达到理想体重增长速度。

蛋白质

足月儿2～3 g/（kg · d）；早产儿3.5～4.5 g/（kg · d）[<1 kg：4.0～4.5 g/（kg · d）；1～1.8 kg：3.5～4.0 g/（kg · d）]。足月儿蛋白质：热量=1.8～2.7 g：100 kcal，早产儿蛋白质：热量=3.2～4.1 g：100 kcal。见表附录1-4。

脂肪

5～7 g/（kg · d），占总热量40%～50%。

表附录1-4　新生儿蛋白质推荐摄入量[6]

胎龄（周）	不需追赶生长 [g/（kg · d）]/PER（g/100 kcal）	需要追赶生长 [g/（kg · d）]/PER（g/100 kcal）
26～30	3.8～4.2/±3.3	4.4/±3.3
30～36	3.4～3.6/±2.8	3.8～4.2/±3
36～40	2.8～3.2/2.4～2.6	3.0～3.4/2.6～2.8

PER：蛋白质：热量。

碳水化合物

10～14 g/（kg · d），占总热量的40%～50%。

维生素和微量元素补充的推荐

① 纯母乳喂养早产儿当每日摄入量达50～100 ml/（kg · d）时需强化母乳或无母乳喂养条件者应给予早产儿配方喂养，除了提高能量和蛋白质的供给外，还可弥补纯母乳喂养儿的维生素和矿物质的不足；② 即使使用强化母乳或早产儿配方奶喂养，早产儿仍然可存在维生素D状况不理想，可评估血清25-OH-维生素D_3水平指导补充。每日维生素D推荐量为800～1 000 IU/d，3个月后改为400 IU/d；③ 维生素E的肠内供给为6～12 IU/（kg · d）；④ 使用铁强化配方或强化母乳喂养，铁需要量2 mg/（kg · d）；⑤ 超低出生体重早产儿（ELBW）或使用促红细胞生成素（EPO）治疗的早产儿需要提供较高的铁[4～6 mg/（kg · d）]；⑥ 代谢性骨病早产儿需要补充钙、磷，手术后外科造瘘口可丢失较多钠、锌，需要注意补充。通常在达到全肠道喂养后开始补充，如需要可持续到出院后继续使用。

肠道微量喂养和添加速度

微量喂养（MEF）

适用于无肠道喂养禁忌证，而存在胃肠功能

不良的危重新生儿，属于非营养性喂养。危重外科新生儿术后可早期给予MEF以促进肠道成熟和动力恢复、刺激胃肠激素分泌、提高喂养耐受性、促进达全肠道营养、降低肠外营养并发症，应尽可能在产后尽早开始。如无特殊情况（生命体征、血氧饱和度等处于稳定状态），建议术后24～48小时内即可启动MEF，开始喂养量为10～20 ml/（kg·d），并持续3～5天。出生体重低于1 000 g的早产儿因胃肠道动力差，使用MEF可能需要至少1周[1,10,11]。

◆ 添加速度

根据患儿出生体重和疾病严重程度而定，当肠内喂养达20～30 ml/（kg·d）时，即可促进肠道动力、刺激胃肠激素分泌、提高喂养耐受性，有利于早期达全肠道营养、降低肠外营养并发症。正常情况下新生儿的喂养开始剂量和添加速度见表附录1–5，特别强调，需根据新生儿的肠道喂养耐受情况进行个体化增减奶量、缩短和延长间歇时间[4]。

肠内喂养耐受性评估

早产儿常发生喂养不耐受，临床表现为喂养前胃潴留>2～3 ml或间隙喂养下胃潴留量超过前次奶量的20%～40%，24小时腹围增大>2 cm，血便和/或临床情况不稳定，此时应对患儿进行全面体格检查。如体格检查正常，可根据临床情况决定是否重新开始喂养，减量20%，或延迟喂养间隔时间，如每6～8小时1次。可刺激排便促进胃肠动力，如刺激肛门或腹部按摩。如发生血便，但患儿临床稳定，可考虑使用不含牛奶蛋白的配方（如深度水解配方或氨基酸配方）。如体格检查异常，进行腹部X线检查，当X线正常，则12～24小时后可重新开始喂养，从半量开始。如X线异常，应禁食并进行有关感染和NEC的检查。虽然有研究显示红霉素在早产儿喂养不耐受中的作用，但尚无足够的证据支持临床常规使用。表附录1–6所示为新生儿肠内喂养时需要检测的指标和频率[4]。

表附录1–5 不同出生体重的新生儿喂养开始用量与添加速度推荐[12]

出生体重（g）	间隔时间	开始用量［ml/（kg·d）］	添加速度［ml/（kg·d）］	最终喂养量［ml/（kg·d）］
<750	q2 h[a,b]	≤10×1 w	15	150
750～1 000	q2 h[a,b]	10	15～20	150
1 001～1 250	q2 h[a,b]	10	20	150
1 251～1 500	q3 h	20	20	150
1 501～1 800	q3 h	30	30	150
1 800～2 500	q3 h	40	40	165
>2 500	q4 h	50	50	180

a. 因为可能造成母乳分层，不建议用母乳进行持续喂养。
b. 可以从每1 ml/12 h开始逐渐过渡为每2～3小时1次。

表附录1–6 新生儿肠内喂养监测表

	监测项目	开始时	稳定后
摄入量	能量（kcal/kg）	qd	qd
	蛋白质（g/kg）	qd	qd
喂养管	喂养管位置	q8 h	q8 h
	鼻腔口腔护理	q8 h	q8 h
	胃/空肠造瘘口护理	qd	qd
临床症状、体征	胃潴留	每次喂养前	每次喂养前
	大便次数/性质	qd	qd
	呕吐	qd	qd
	腹胀	qd	qd
体液平衡	出入量	qd	qd
生长参数	体重（kg）	qd～qod	biw～tiw
	身长（cm）	qw	qw
	头围（cm）	qw	qw
实验室检查	血常规	qw	qw
	肝功能	qw	qow
	肾功能	qw	qow
	血糖	qd～tid	prn
	电解质	prn	prn
	粪常规+隐血试验	prn	prn
	大便pH	prn	prn
	尿比重	prn	prn

小结

外科新生儿中肠道先天性畸形的围术期临床营养支持具有极大的挑战。外科ICU医师除了关注围术期患儿与疾病相关的症状和体征外，还需关注其能量和营养素的供给和储备情况，重视围术期的合理营养支持。无论在术前、术中还是术后，需积极设法放置合适的喂养管，尽量减少围术期的禁食时间，术后尽早实施肠内营养。微量喂养可维持肠道黏膜的完整性、促进肠道动力、刺激胃肠激素分泌、提高喂养耐受性、降低肠外营养并发症。临床可遵循早产儿的喂养模式，根据肠道耐受情况进行适当调整。首选母乳喂养，纯母乳喂养的低出生体重儿或者生长落后的新生儿，需添加母乳强化制剂以避免能量和营养素的不足；其次选择与年龄和肠道功能匹配的肠内营养配方，个体化增加喂养量和添加速度，注意肠道喂养耐受性的监控，保证外科危重新生儿的肠内喂养安全和有效。

（汤庆娅）

参·考·文·献

[1] McClure R. Trophic feeding of the preterm infant[J]. Acta Paediatr Suppl, 2001, 436: 19–21.

[2] Chanda Simpson, Chantal Lau. Early introduction of oral feeding in preterm infants[J]. Pediatrics, 2002, 110(3): 517–522.

[3] Dinerstein A, Nieto R M, Solana C L, et al. Early and aggressive nutritional strategy (parenteral and enteral) decreases postnatal growth failure in very low birth weight infants[J]. J Perinatol, 2006, 26(7): 436–442.

[4] 中华医学会肠外肠内营养学分会儿科学组，中华医学会儿科学分会新生儿学组，中华医学会小儿外科学分会新生儿外科学组.中华小儿外科杂志，2013，34(10)：782–787.

[5] Kathleen Mahan, Sylvia Escott-Stump, Janice Raymond. Krause's Food and the Nutrition. Care Process. Part 6, Chapter 43, Diane M. Anderson. Medical Nutrition Therapy for Low-Birth-Weight Infants, 2012, 13: 972–995.

[6] De Curtis M, Rigo J. The nutrition of preterm infants[J]. Early Hum Dev, 2012, 88 Suppl 1: S 55–57.

[7] 中华儿科杂志编辑委员会，中华医学会儿科学分会新生儿学组，中华医学会儿科学分会儿童保健学组.早产/低出生体重儿喂养建议[J].中华儿科杂志，2009，47(7)：508–510.

[8] 王丹华，刘喜红，丁宗一.早产/低出生体重儿喂养建议[J].中国儿童保健杂志，2011(09)：868–870.

[9] 吴圣楣，蔡威.新生儿营养学：2版.北京：人民卫生出版社，2016：363–369.

[10] Morgan J, Bombell S, McGuire W. Early trophic feeding versus enteral fasting for very preterm or very low birth weight infants[J]. Cochrane Database Syst Rev, 2013(3): CD000504.

[11] Liu J, Kong K, Tao Y, et al. Optimal timing for introducing enteral nutrition in the neonatal intensive care unit[J]. Asia Pac J Clin Nutr, 2015, 24(2): 219–226.

[12] Sharon Groh-Wargo, Amy Sapsford. Enteral nutrition support of the preterm infant in the neonatal intensive care unit. Nutrition in Clinical Practice, 2009, 24(3): 363–376.

附 录 二
新生儿生长发育

新生儿是胎儿的延续，为了做好优生优育，新生儿是儿科医师的重点对象。根据世界卫生组织的建议以及我国有关新生儿的规定，新生儿期的标准为：自出生脐带结扎开始到28天，称为新生儿期。

新生儿分类[1]

根据新生儿的成熟度和胎龄及出生体重的关系，新生儿分类如下。

◆ 按胎龄分类

胎龄（gestational age）自母亲末次月经第1天算起，到分娩为止，一般为40周，胎龄满37周（260天）到不满42周（293天）出生者称为足月新生儿（full term infant）；早产儿是指出生时胎龄未满37周（≤259天）的婴儿，其中胎龄小于28周者称为极早早产儿；过期产儿是指出生时胎龄大于或等于42周（≥294天）的婴儿，见表附录2-1。

表附录2-1　根据胎龄分类

分　类	出生时胎龄
足月儿	≥37周至<42周
早产儿	≥28周至<37周
极早早产儿	≥22周至<28周
过期产儿	≥42周

◆ 按出生体重分类

分为正常出生体重（normal birth weight），即出生体重在2 500～3 999 g；低出生体重儿（low birth weight，LBW）即出生体重低于2 500 g，其中出生体重低于1 500 g为极低出生体重儿（very low birth weight，VLBW）；出生体重低于1 000 g称为超低出生体重儿（extremely low birth weight，ELBW）；而出生体重大于或等于4 000 g则为巨大儿（macrosomia）。

◆ 按出生体重与胎龄关系分类

凡出生体重在同胎龄平均体重的第10～90百分位，即适于胎龄儿（average for gestational age，AGA）；出生体重在同胎龄平均体重的第10百分位以下称为小于胎龄儿（small for gestational，SGA）；出生体重小于2 500 g，而胎龄已足月，称为足月小样儿；而出生体重在同胎龄平均体重的第90百分位以上则为大于胎龄儿。

新生儿特点[2]

足月新生儿出生体重一般都在2 500 g以上，身长在50 cm左右。

◆ 外观特点

新生儿皮肤呈粉红色（刚娩出时为暗红色或青

紫，建立呼吸、吸氧、保暖后转红）。若见青紫不消反而加重或变苍白，为窒息的征象。皮肤表面有一层薄白色胎脂，足月儿毳毛不多，仅在肩部或额面、骶尾部可见，胎毛多，未脱落表示未成熟。

足月新生儿外观头大，头长约占身长的1/4，头发细软清晰；颅缝可能分离或颅骨边缘重叠（为产道内受挤压所致）。鼻软骨已具有正常硬度。在鼻尖、鼻翼、颊、颜面等处，由于皮脂腺堆积，形成针尖样黄色粟粒疹，脱皮后自然消失（耳轮发育良好，耳壳挺直）。乳房处可触及结节（平均直径为7 mm），乳晕明显，乳头突出。指甲处指趾端，足跖纹理遍及整个足底。男婴睾丸多已降入阴囊，阴囊皱襞形成。女婴大阴唇已发育，并覆盖小阴唇及阴蒂。四肢肌张力佳，取外展和屈曲姿势。

各系统生理特点

1. 脑和脊髓

新生儿脑相对比成人所占的比重大，其重量占出生体重的10% ～ 12%（成人为2%），皮质细胞已分化成6层，脊髓相对较长，其下端在L_3 ～ L_4水平（故新生儿腰椎穿刺应在L_4 ～ L_5间进针）。脑脊液量较少，压力亦较低，卧位时约0.29 ～ 0.78 kPa（3 ～ 8 cmH_2O）。由于大脑皮质、锥体束未发育成熟，所以其运动不是由皮质运动区调节，而是由皮质下中枢（丘脑-苍白球）控制，多为不自主不协调的蠕动样动作。肌张力较高，哭闹时出现一定程度的肌强直。

延髓发育是完全的，出生时呼吸、循环、消化等维持生命的各个系统已基本成熟。神经髓鞘尚未完全形成，故对外界刺激反应慢而易泛化。在神经反射方面，新生儿一出生就有维持生命及保护性神经反射如角膜、结合膜反射、瞬目反射、瞳孔反射、咽及吞咽反射，这些反应终身存在。膝反射出生1 ～ 2天引不出，但以后经常引出，有时易泛化。二头肌、三头肌跟腱反射不易引出。腹壁及睾丸反射在出生后2 ～ 4周逐渐出现，6个月后较明显。在年长儿被认为是病理特征的Kernig征、Babinski征、Chvostek征在新生儿期均可呈阳性，为生理性的，随神经系统的发育逐渐消退。

新生儿期有一些特殊的神经反射，临床上常有的有以下几种。

（1）觅食反射（rooting reflex）：新生儿一侧面颊被触及时，头即反射性地转向该侧，若轻触其上唇，则有噘嘴及张口动作，如觅食状。3 ～ 4个月时该反射消失。

（2）吸吮反射（sucking reflex）：将奶头或其他物体放入口中，或接触口唇舌尖时则可出现吸吮动作，约在4个月后消失。睡眠中的或自发的吸吮动作持续较久，约1岁以后消失。此反射在新生儿期若减弱或消失，提示有脑干损害。锥体束病变时则不消失。

（3）拥抱反射（moro reflex）：可观察四肢伸直或屈曲的共济动作。小儿取仰卧位在检查台一端，检查者用手托住他的头颈部，然后突然使小儿颈部随检查者的手向后、向下降落数厘米，即见小儿两上肢伸直外展，两手张开，拇指及示指末节屈曲，其他手指伸直。继之出现抓握动作，两上肢屈曲内收到胸前，呈拥抱状，下肢常可见到一些伸直动作但不特异。在小儿头端附近，用手拍击床垫，或拍掌发出响声，亦可引起此反射。拥抱反射在3 ～ 4个月时消失。对怀疑有颅内出血的新生儿应用拍击法为妥。

（4）握持反射（grasp reflex）：将手指或物体触及小儿手心时，立即握住不放。当检查者欲将物体由手心拔出时，甚至可将婴儿上身一并提起数秒钟。该反射3 ～ 4个月时消失。如一侧不出现可能有下运动神经元疾病。

（5）颈紧张反射（neck tonic reflex）：又称为颈肢反射、强直性颈反射。取仰卧位，使其头转向一侧，同侧上下肢伸直和肌张力增高，而对侧上下肢屈曲。3 ～ 6个月消失。如强直性持续或亢进，提示锥体束或锥体外束病变。如反射过早消失，可能有脑性瘫痪，或肌张力不全。

（6）交叉伸直反射（crossed extention reflex）：在关节处按新生儿一个下肢，使腿伸直。此时若刺激新生儿该侧足底，则对侧下肢出现屈曲，然后伸直和内收。正常新生儿此反射1个月后消失。如新生儿出生后有神经损伤，此反射可引不出[3]。

2. 呼吸系统

新生儿鼻外形较小，鼻腔狭窄，鼻黏膜富于血管及淋巴管，故炎症时鼻腔易堵塞，引起烦躁、拒奶和呼吸困难。由于喉部黏膜及声带亦富于血管，故发炎时能导致喉梗阻。

新生儿肺重约50 g，是成人的1/20，肺泡数量少，肺内血管丰富，弹力组织发育差，故整个肺内含血量多，含气量少。肺泡数与毛细血管之间间距较大，不利于气体的交换，故新生儿期易有肺部感染及肺不张。

妊娠晚期胎儿肺泡细胞已分泌足够的肺液及肺泡表面活性物质，使肺泡管半径维持一定的大小，有利于出生后肺泡的张开。出生第1次呼吸、气体入肺泡后形成一定的气液界面。由于肺泡表面活性物质的存在，使充气的肺泡保持一定的张力，在呼气时不至塌陷，有利于正常呼吸的建立。在未成熟儿，由于表面活性物质不足，易患新生儿呼吸窘迫综合征（NRDS）。新生儿代谢旺盛，需氧量高，呼吸运动较浅表，呼吸频率快，一般为35～45次/min，呈腹膈式呼吸，脉搏与呼吸之比为3∶1。初生头两周呼吸频率波动大，是新生儿的正常现象。

3. 循环系统

胎儿出生后，血液循环发生重大改变：① 脐带的结扎和脐血流终止；② 肺循环阻力降低；③ 卵圆孔关闭；④ 动脉导管关闭，结果导致左、右心腔压力发生变化，右心压力降低，左心压力升高。由于卵圆孔的膜幕具有仅允许血流从右向左单向分流的阀门作用，故左心压力升高后即将卵圆孔关闭。在肺血管阻力下降的同时，肺动脉血流全部进入肺血管床，加上动脉导管反向为左向右分流，使血氧浓度增高，导管肌层开始收缩，血流逐渐中断，直至导管完全关闭。如果胎儿出生后由于各种原因使动脉血氧分压降低，氢离子浓度升高时，可使肺小动脉血氧分压降低并收缩，肺循环阻力升高，致使胎儿期右向左分流重现，导致新生儿发绀，称为“持续胎儿血循环”。

新生儿心搏出量每分钟180～240 ml/kg，比成人多2～3倍，以适应新生儿耗氧量高的需要。新生儿血压约为70/50 mmHg，心率波动范围较大，通常为100～150次/min。

4. 消化系统

新生儿口腔容积小，黏膜柔嫩，血管丰富容易损伤。双颊有厚的脂肪垫，有助于吸吮动作。硬腭正中线后部有黄白色小点（结节），系上皮细胞堆积，称为硬腭的小结或Bohn小结，2～3周自然消失。牙龈部位可见散在的、淡黄色米粒大小的颗粒或白色的斑块，俗称“板牙”“上皮珠”，于2～3周自然消退。食管外观漏斗状，食管上部括约肌不随食物的下咽而紧闭，下部括约肌压力很低，故新生儿容易发生溢乳。

胃呈水平位，贲门括约肌发育软弱，幽门括约肌较强，胃内容物易反流入食管，引起溢乳。胃的消化功能如凝乳酶发育成熟，足以消化母乳；但若喂以牛乳，或配方奶粉，须注意稀释，并从少量开始，逐渐增加。

新生儿在出生后咽下的空气2小时可达回肠，3～6小时达结肠，均匀散布在整个大肠内。因此肠管经常呈充气、膨胀状态，易见到肠形。临床上新生儿小肠不充气常为病变。绝大多数新生儿在出生后12小时内开始排出墨绿色黏稠的胎粪。2～4天后转为新生儿正常大便。胎粪延迟排出超过24小时者，应考虑消化道畸形的存在。

正常足月新生儿体内储存着相当量的糖原，但经分娩过程后，糖原储存仅能维持12小时左右，故应及早喂养。出生头2～3天，新生儿主要动用脂肪供给能量，以节约糖原供脑和红细胞之用。直到摄入足够的能量时，才恢复正常代谢。据研究表明，对脑发育有重要影响的长链不饱和脂肪酸在出生后短期内，血清含量显著低于出生时，故应强调以富含长链不饱和脂肪酸的母乳喂养，以补充不足。

5. 体温调节

新生儿刚娩出时肛门温度为37.6～37.8℃，由于环境骤然变化，体温很快下降，最初1～2小时内降2～3℃，以后在12～24小时内经体温调节逐渐上升至36℃以上。但新生儿体温调节中枢功能尚未完善，体温不易稳定。因皮下脂肪较薄，体表面积相对较大，容易散热过多，故须对新生儿注意保暖，防止体温过低引起的硬肿症。

新生儿主要靠化学产热。化学产热的主要部位是在棕色脂肪组织。其位于肩胛区、颈部眼眶后、腋窝、肾周围、腹部大血管周围。其次白色脂肪分解脂酸是一代谢产热途径。若将正常足月新生儿裸体安置于单层暖箱中，周围无风，相对湿度50%左右，调节箱温能使该新生儿腹壁皮肤温度保持在36.5℃左右时，此箱温即中性温度。在此环境温度中，机体只需最低的新陈代谢率，耗氧量最低，蒸发散热量少。若将正常足月新生儿置于室内，室温一般应维持在20～22℃。

另一方面，由于新生儿肾脏对水和电解质的调节、浓缩功能较差，在炎热季节，或室温过高，摄入水分不足情况下容易出现发热，突然高热，称为“脱水热”，其特征是体温骤然上升，可高达39～40℃，持续数小时。如不及时纠正，可持续1～2天。及时补液，体温即可恢复正常。

6. 泌尿系统

初生儿尿量很少，出生后第1日尿量10～30 ml，尿色略带黄红，为尿酸盐沉积排出。以后随吸乳及摄入水分，尿量渐渐增加到100～300 ml/24 h，排尿次数多达10～20次/24 h。但新生儿肾脏功能不完善，碳酸氢盐的肾阈值甚低，仅为19～21 mmol/L，容易发生代谢性酸中毒，故新生儿期须观察尿量。

7. 血液系统

足月新生儿血容量平均为85 ml/kg，产时推迟脐带结扎30～60秒，则血容量可达126 ml/kg，与此同时，检查血象可见红细胞及血红蛋白增高。

新生儿白细胞总数为（10～26）$\times 10^9$/L，以中性粒细胞为主，以后逐渐下降。淋巴细胞及单核细胞上升，在第4～6天白细胞与淋巴细胞比例基本相等，之后淋巴细胞的比例上升。

新生儿血小板计数在出生后第1天均值为192$\times 10^9$/L，凝血时间及凝血酶原时间较儿童为长[4]。

8. 内分泌系统

初生婴儿垂体后叶功能较弱，前叶已发育完善。甲状腺功能良好。甲状旁腺常有暂时性功能不足，肾上腺皮质在出生时成人带占20%，胎儿带占80%，以后胎儿带迅速退化，成人带在5～35天间增加到50%。1岁前胎儿带完全消失。新生儿肾上腺皮质成人带具有合成醛固酮和皮质醇的能力，在应激状态时，有显著增加皮质类固醇分泌的能力。肾上腺髓质在新生儿期主要分泌和贮存去甲肾上腺素，将其转化成肾上腺素的能力在3～4周后才逐渐成熟。

9. 免疫系统

新生儿特异及非特异免疫均为发育成熟，故易感染某些疾病，病情重，治疗反应差。非特异免疫方面因皮肤黏膜屏障功能差，淋巴组织发育差，肠道通透性高，故任何局部感染易扩散全身。新生儿血脑屏障尚未完善，故全身感染易扩散至颅内。新生儿体液内的补体、调理素、干扰素及溶菌酶等均比母体含量低。中性粒细胞趋化作用弱，吞噬、杀菌力较成人差。特异免疫中的体液系统，主要指5种球蛋白的免疫作用。新生儿期IgG可高于母体5%～10%，其他免疫球蛋白含量明显不足，IgM为成人的1/10，IgA为成人的3%。但新生儿可从母亲初乳中得到分泌型IgA，从而也能预防部分疾病。细胞免疫方面，新生儿胸腺在生后迅速增长，淋巴细胞绝对值高于成人，一般大于3 000/mm^3，但T细胞对特异性外源抗原应激性差，故对病毒、霉菌等易感性增高。正常胎儿在宫内缺乏微生物的抗原刺激，产生各种淋巴因子与干扰素不足。此外，吞噬细胞与自然杀伤细胞功能较差，所以新生儿致敏T淋巴细胞直接杀伤病原体的能力，淋巴因子增加吞噬细胞吞噬病原体的作用都差。新生儿抑制T细胞数高，可抑制抗体的产生。

10. 代谢特点

新生儿体内水分占体重的65%～75%，出生数日内丢失水分较多，摄入较少，为生理性体重下降原因之一。新生儿每日不显性失水为21～30 ml/kg，尿25～65 ml/kg，故导致出生体重下降4%～7%，称为“生理性体重减轻”，但体重丢失不应超过出生体重的10%。

新生儿对蛋白质、脂肪、糖皆有良好的消化吸收能力，出生数日内由于食物、水分摄入不足，有暂时的负氮平衡。由于初乳中蛋白质很高，消化吸收良好，3～4天或7天后，即能维持正氮平衡。足月新生儿能吸收乳汁中90%的脂肪，出生2～3天由于体内贮存糖原的消耗，体内能量来源几乎95%由自身脂肪分解代谢而来，直至碳水化合物供给充足，才恢复正常代谢。足月新生儿由于娩出过程能量的消耗，使肝糖原明显下降，缺氧时下降更多，故出生后第1天可发生低血糖，应及早喂养或浅静脉注射葡糖[5,6]。

新生儿几种特殊生理状态

1. 生理性黄疸

正常新生儿（约有60%足月儿、80%早产儿）在出生第2～3天后皮肤黏膜发生黄染现象，同时血清胆红素浓度超过34 μmol/L（2 mg/dl）。其发生原因如下。

出生后红细胞破坏加快。宫内时期胎儿血氧分压低，娩出后血氧分压突然增高，血液红细胞过多，同时红细胞破坏也加快，产生增多的未结合胆红素。此时，新生儿肝脏功能不成熟，肝内酶活力不足，肝内合成的运载蛋白也不足，故葡萄糖醛酰转换酶不能完全将未结合胆红素转为结合胆红素，使血中胆红素浓度增高。此外，肠内正常菌群尚未建立，不能将结合胆红素转为尿胆原而排出体外。

生理性黄疸的特点是程度轻，血清胆红素水平不超过204 μmol/L（12 mg/dl），持续时间短，在7～10天内自行消失，不伴其他症状。

2. 假月经

在出生后5～7天，女性新生儿从阴道流出分泌物，量不多，而且无其他特殊症状相伴，这种现象称为“假月经”。其产生原因为妊娠后雌激素进入胎儿内，出生后突然中断，因而形成类似月经的出血，无须特殊处理。

3. 生理性乳腺肿大

在出生后3～5天，不论男女婴皆可见乳腺肿大，有蚕豆至鸽卵大，可分泌乳汁数滴。该现象多在出生后2～3周内消退。这是由于母亲雌激素对胎儿影响中断而引起的。此种乳腺肿大，不必处理，也不能任意挤压，以防引起感染。

新生儿的生长

体格生长的常用指标

新生儿的生长主要反映在体格方面，其衡量指标包括体重、身长、头围、胸围等指标。在一个相当大的人群中测量这些指标，所得数值从最低到最高是连续性的，呈中间多、两头少的常态分布。

1. 体重

体重是机体各部重量的总和，这是体格生长的重要指标之一。我国2005年九市城区调查结果显示，出生体重男婴为3.3 kg，女婴为3.2 kg，与世界卫生组织的参考值一致。

出生后体重曲线本应是胎儿曲线的延续，但因出生数天内，新生儿摄入不足，由于胎粪及水分的丢失，致使体重有下降趋势，大都在出生后3～4天降至最低点，可达出生体重的6%～9%，称为“生理性体重下降”。需要注意一旦新生儿体重丢失超过出生体重的10%，或2周后仍未恢复至出生时的体重，则应考虑为病理性或喂养不足所致。应仔细询问病史和体格检查，以便及时纠正。一般来说，在7～10天，新生儿恢复到出生时体重，早产儿体重恢复较迟。以后新生儿体重就不断增加，年龄越小，体重增长越快。

新生儿称体重多采用盘式杠杆秤，现多用电子秤，最大载重为10 kg。称体重时应卧位，迅速调整游锤至杠杆正中水平，所示读出记录以kg为单位，至小数点后两位。

2. 身长

身长代表着头、脊柱、下肢长度的总和。身长在出生时平均约50 cm。出生后3个月内，身长增长很快，每个月平均增长3～3.5 cm。新生儿测量身长用标准的量床或携带式量板。读刻度，记录到0.1 cm。

坐高是由头顶到坐骨结节的长度。测量时取仰卧位，测量从头顶至臀部的距离，读刻度至0.1 cm。

新生儿坐高约占身长的66%。

上部量和下部量：人体的全部长度以耻骨联合上缘为界可分为上、下两部分，上部分即从头顶至耻骨联合上缘的长度，称为上部量；下部分即从耻骨联合上缘至足底的长度，称为下部量。上部量主要表示脊柱的生长，下部量代表下肢长骨的生长。二者长度随年龄而变化。出生时上部量约为身长的60%（30 cm），下部量为40%（19.5 cm），故身长的中点位于脐上，外表显示下肢短。上下部量的比例出生时男婴为1.64，女婴为1.62[7]。

3. 头围

头围是指眉弓上方最突出处经枕后结节绕头1周的长度。新生儿头围平均为34 cm，在出生后最初半年，头部的增长最快，约增加9 cm，后半年增加3 cm。测量头围可知颅骨的生长情况，读数至0.1 cm。

前囟及骨缝的变化也是颅骨生长的指标。前囟由两额骨与两顶骨相交接的骨缝构成，出生时斜径约2.5 cm。如有先天性佝偻病，前囟可增大，骨缝前面可延至额部。正常健康儿前囟门在出生后2年内闭合。后囟门由顶骨与枕骨的骨缝构成，呈三角形，在出生时或出生后2～3个月闭合。如果出生时摸不到前囟门，要区别是否为颅骨畸形。前囟饱满见于颅内压增加，囟门凹陷见于严重脱水及营养不良。

4. 胸围

胸围是指胸前乳头下缘向后绕经后背的两肩胛骨下角下缘，取平静呼、吸气时的中间读数至0.1 cm。

新生儿出生是胸廓呈圆筒状，胸围小于头围1～2 cm，随着年龄增长，胸廓的横径增加快，至12～21个月时胸围大于头围。

◆ 体格生长的评价

1. 正常新生儿生长评价

新生儿体格生长评价应包括生长水平（growth level）和生长速度（growth velocity）两个方面。生长水平是将某一年龄时点所得的体格测量值如体重、身长等与标准值（参照值）比较，得到该儿童在同年龄同性别人群中生长的水平，生长水平是一种单项指标的评估。目前我国多采用2005年九省市儿童体格发育调查制定的中国儿童生长标准（表附录2-2，表附录2-3）。如果要进行国际比较，则采用2006年世界卫生组织制定的儿童生长标准。

表附录2-2　九市城区7岁以下儿童体格发育测量值（2005）

年龄组	男											女										
	n	体重（kg）		身高（cm）		坐高（cm）		头围（cm）		胸围（cm）		n	体重（kg）		身高（cm）		坐高（cm）		头围（cm）		胸围（cm）	
		$\bar{x}$	SD	$\bar{x}$	SD	$\bar{x}$	SD	$\bar{x}$	SD	$\bar{x}$	SD		$\bar{x}$	SD	$\bar{x}$	SD	$\bar{x}$	SD	$\bar{x}$	SD	$\bar{x}$	SD
0～3天	1 554	3.33	0.39	50.4	1.7	33.5	1.6	34.5	1.2	32.9	1.5	1 512	3.24	0.39	49.7	1.7	33.2	1.6	34.0	1.2	32.6	1.5
1个月～	1 599	5.11	0.65	56.8	2.4	37.7	1.9	38.0	1.3	37.5	1.9	1 573	4.73	0.58	55.6	2.2	37.0	1.9	37.2	1.3	36.6	1.8
2个月～	1 571	6.27	0.73	60.5	2.3	40.1	1.8	39.7	1.3	39.9	1.9	1 559	5.75	0.68	59.1	2.3	39.2	1.8	38.8	1.2	38.8	1.8
3个月～	1 566	7.17	0.78	63.3	2.2	41.7	1.7	41.2	1.4	41.5	1.9	1 588	6.56	0.73	62.0	2.1	40.7	1.8	40.2	1.3	40.3	1.9
4个月～	1 589	7.76	0.86	65.7	2.3	42.8	1.8	42.2	1.3	12.4	2.0	1 581	7.16	0.78	64.2	2.2	41.9	1.7	41.2	1.2	41.4	2.0
5个月～	1 576	8.32	0.95	67.8	2.4	44.0	1.9	43.2	1.3	43.3	2.1	1 580	7.65	0.84	66.1	2.3	42.8	1.8	42.1	1.3	42.1	2.0
6个月～	1 604	8.75	1.03	69.8	2.6	44.8	2.0	44.2	1.4	43.9	2.1	1 585	8.13	0.93	68.1	2.4	43.9	1.9	43.1	1.3	42.9	2.1
8个月～	1 608	9.35	1.04	72.6	2.5	45.2	2.0	45.3	1.3	44.0	2.0	1 622	8.74	0.00	71.1	2.6	45.3	1.9	44.1	1.3	43.8	1.9
10个月～	1 584	9.92	1.09	75.5	2.6	47.5	2.0	46.1	1.3	45.7	2.0	1 584	9.28	1.01	73.8	2.7	46.4	1.9	44.9	1.3	44.6	2.0
12个月～	1 591	10.49	1.15	78.3	2.9	48.8	2.1	45.8	1.3	46.6	2.0	1 595	9.80	1.05	76.8	2.8	47.8	2.0	45.5	1.3	45.4	1.9

表附录2-3　九市郊区7岁以下儿童体格发育测量值（2005）

年龄组	男											女										
	n	体重（kg）		身高（cm）		坐高（cm）		头围（cm）		胸围（cm）		*n*	体重（kg）		身高（cm）		坐高（cm）		头围（cm）		胸围（cm）	
		$\bar{x}$	SD	$\bar{x}$	SD	$\bar{x}$	SD	$\bar{x}$	SD	$\bar{x}$	SD		$\bar{x}$	SD	$\bar{x}$	SD	$\bar{x}$	SD	$\bar{x}$	SD	$\bar{x}$	SD
0～3天	1 534	3.32	0.40	50.4	1.7	33.5	1.7	34.2	1.3	32.8	1.5	1 544	3.19	0.39	49.8	1.7	33.0	1.7	33.7	1.3	32.4	1.5
1个月～	1 528	5.12	0.73	56.6	2.5	37.7	1.9	38.0	1.4	37.4	2.0	1 537	4.79	0.61	55.6	2.2	36.9	1.8	37.2	1.2	36.6	1.8
2个月～	1 496	6.29	0.75	60.5	2.4	40.1	1.8	39.8	1.3	39.8	2.0	1 498	5.75	0.72	59.0	2.4	38.9	1.9	38.8	1.3	38.7	1.9
3个月～	1 538	7.08	0.82	63.0	2.3	41.5	1.9	41.1	1.4	41.3	2.1	1 521	6.51	0.76	61.7	2.2	40.5	1.8	40.1	1.2	40.2	2.0
4个月～	1 549	7.63	0.89	65.0	2.2	42.5	1.8	42.2	1.3	42.2	2.1	1 552	7.08	0.83	63.6	2.3	41.5	1.8	41.2	1.3	41.1	2.0
5个月～	1 528	8.15	0.93	67.0	2.2	43.5	1.7	43.1	1.2	42.9	2.1	1 516	7.54	0.91	65.5	2.4	42.5	1.9	42.1	1.3	41.8	2.1
6个月～	1 562	8.57	1.01	69.2	2.5	44.6	1.9	44.2	1.3	43.7	2.1	1 567	7.98	0.94	67.6	2.5	43.5	1.8	43.1	1.3	42.6	2.1
8个月～	1 548	9.18	1.07	72.1	2.6	45.9	1.8	45.2	1.3	44.5	2.1	1 536	8.54	1.05	70.5	2.7	44.8	1.9	44.0	1.3	43.6	2.2
10个月～	1 548	9.65	1.10	74.7	2.8	47.2	2.1	46.0	1.3	45.3	2.1	1 522	9.00	1.04	73.2	2.7	46.1	1.9	44.7	1.3	44.2	2.0
12个月～	1 564	10.11	1.15	77.5	2.8	48.4	2.0	46.4	1.3	46.2	2.0	1 539	9.44	1.12	75.8	2.8	47.3	2.1	45.2	1.3	44.9	2.0

生长速度是对某一单项体格生长指标进行定期连续测量所获得的一系列指标后，将某一时间段中指标的增长值作为该项体格生长的速度，如cm/月，kg/d。生长速度参数有表格和曲线两种形式（表附录2-4，图附录2-1，图附录2-2）。临床上将生长速度计算值与参照人群相应的生长速度值比较，可判断个体儿童在某一时间段的生长趋势，以正常、下降（增长不足）、缓慢、加速等表示[8]。

表附录2-4　WHO 0～2岁儿童生长速度标准（Z-scores）

区间（月）	-3 SD		-2 SD		-1 SD		中值		1 SD		2 SD		3 SD	
	男	女	男	女	男	女	男	女	男	女	男	女	男	女
0～2	5.1	4.6	6.2	5.7	7.3	6.8	8.5	7.9	9.6	9.0	10.8	10.1	11.9	11.3
1～3	4.1	3.5	5.0	4.5	6.0	5.4	7.0	6.4	8.0	7.3	9.0	8.3	10.0	9.3
2～4	2.7	2.4	3.7	3.3	4.6	4.2	5.6	5.2	6.5	6.1	7.5	7.0	8.5	7.9
3～5	1.7	1.6	2.6	2.5	3.6	3.4	4.5	4.3	5.4	5.2	6.4	6.1	7.4	7.0
4～6	1.1	1.0	1.9	1.9	2.8	2.7	3.7	3.6	4.6	4.5	5.6	5.3	6.5	6.2
5～7	0.7	0.7	1.5	1.5	2.4	2.4	3.2	3.2	4.1	4.0	5.0	4.8	5.9	5.7
6～8	0.5	0.5	1.3	1.3	2.1	2.2	3.0	3.0	3.8	3.8	4.7	4.7	5.5	5.5
7～9	0.4	0.4	1.2	1.2	2.0	2.1	2.8	2.9	3.6	3.7	4.5	4.5	5.4	5.4
8～10	0.3	0.4	1.1	1.1	1.9	1.9	2.7	2.7	3.5	3.5	4.4	4.3	5.2	5.2
9～11	0.2	0.3	1.0	1.1	1.8	1.8	2.6	2.6	3.4	3.4	4.2	4.2	5.1	5.0
10～12	0.2	0.2	0.9	1.0	1.7	1.8	2.5	2.5	3.3	3.3	4.1	4.1	4.9	4.9

（续表）

区间（月）	-3 SD		-2 SD		-1 SD		中值		1 SD		2 SD		3 SD	
	男	女	男	女	男	女	男	女	男	女	男	女	男	女
11～13	0.1	0.1	0.8	0.9	1.6	1.7	2.4	2.4	3.2	3.2	4.0	4.0	4.8	4.8
12～14	0.0	0.1	0.7	0.8	1.5	1.6	2.3	2.4	3.1	3.1	3.9	3.9	4.8	4.7
13～15	0.0	0.1	0.7	0.7	1.4	1.5	2.2	2.3	3.0	3.1	3.8	3.9	4.7	4.6
14～16	0.0	0.1	0.6	0.7	1.3	1.4	2.1	2.2	2.9	3.0	3.8	3.8	4.6	4.6
15～17	0.0	0.1	0.5	0.6	1.3	1.4	2.1	2.2	2.9	3.0	3.7	3.8	4.5	4.6
16～18	0.0	0.1	0.4	0.5	1.2	1.3	2.0	2.1	2.8	2.9	3.6	3.7	4.5	4.5
17～19	0.0	0.1	0.4	0.4	1.2	1.2	1.9	2.0	2.8	2.9	3.6	3.7	4.4	4.5
18～20	0.0	0.1	0.3	0.4	1.1	1.2	1.9	2.0	2.7	2.8	3.5	3.6	4.4	4.4
19～21	0.0	0.1	0.3	0.3	1.0	1.1	1.8	1.9	2.7	2.7	3.5	3.5	4.4	4.3
20～22	0.0	0.0	0.2	0.3	1.0	1.1	1.8	1.9	2.6	2.7	3.5	3.5	4.3	4.3
21～23	0.0	0.0	0.2	0.2	0.9	1.0	1.8	1.8	2.6	2.6	3.4	3.4	4.3	4.2
22～24	0.0	0.0	0.1	0.2	0.9	1.0	1.7	1.8	2.5	2.6	3.4	3.4	4.3	4.2

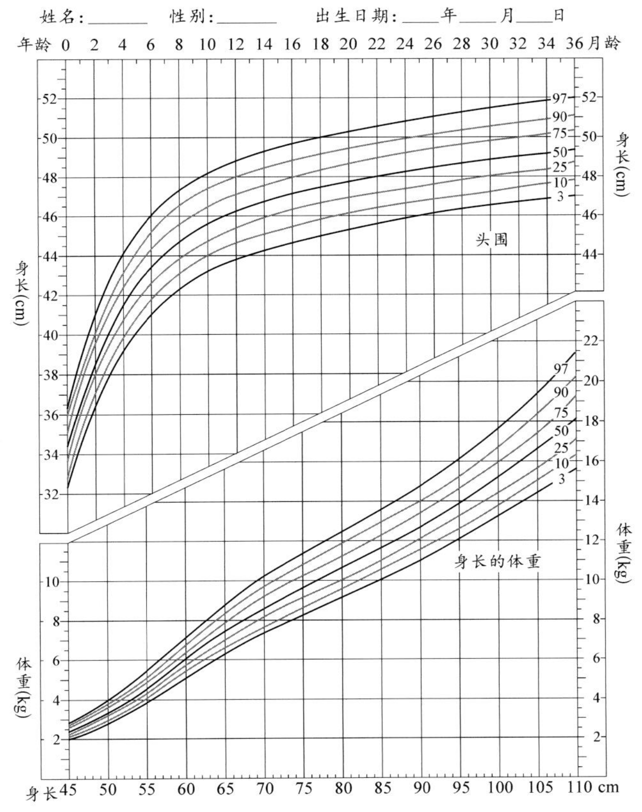

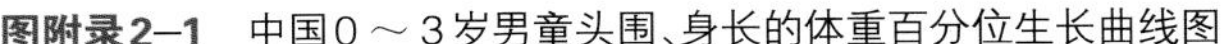

图附录2–1　中国0～3岁男童头围、身长的体重百分位生长曲线图

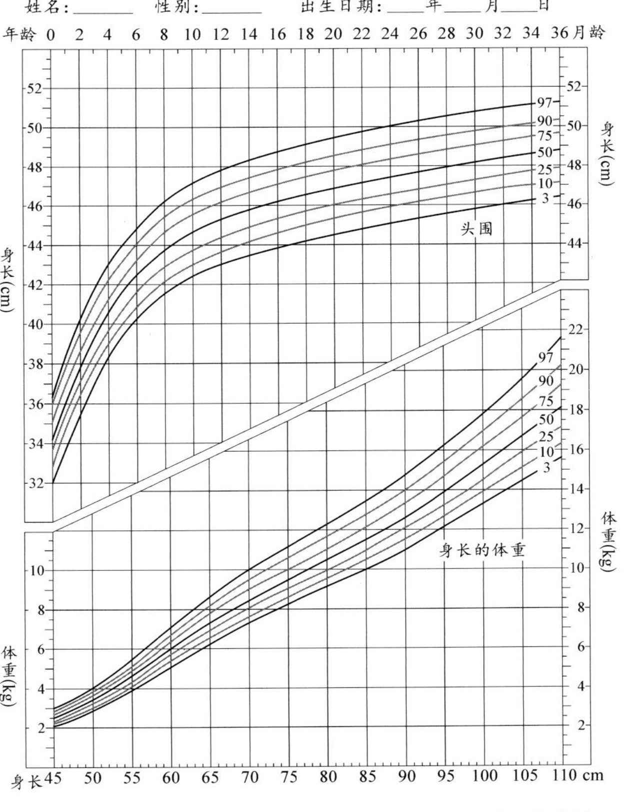

图附录2–2　中国0～3岁女童头围、身长的体重百分位生长曲线图

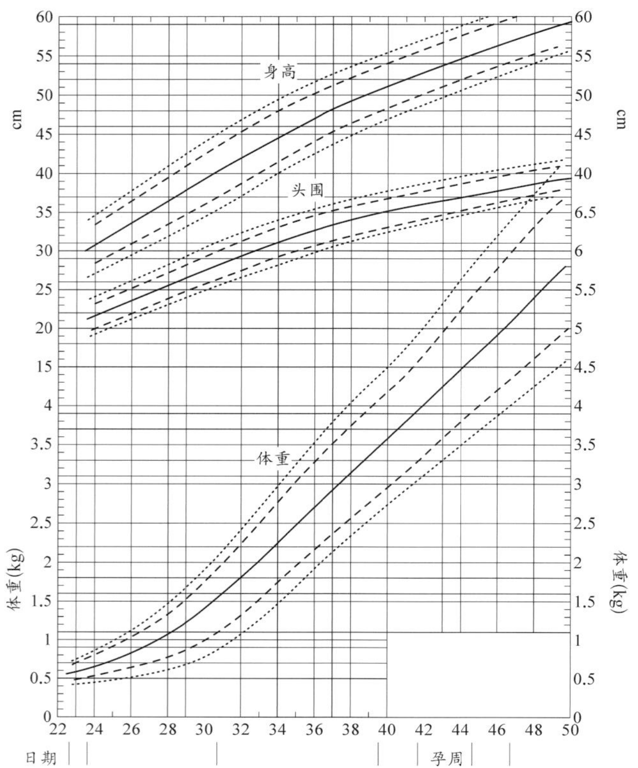

图附录2-3　Fenton早产男婴生长曲线

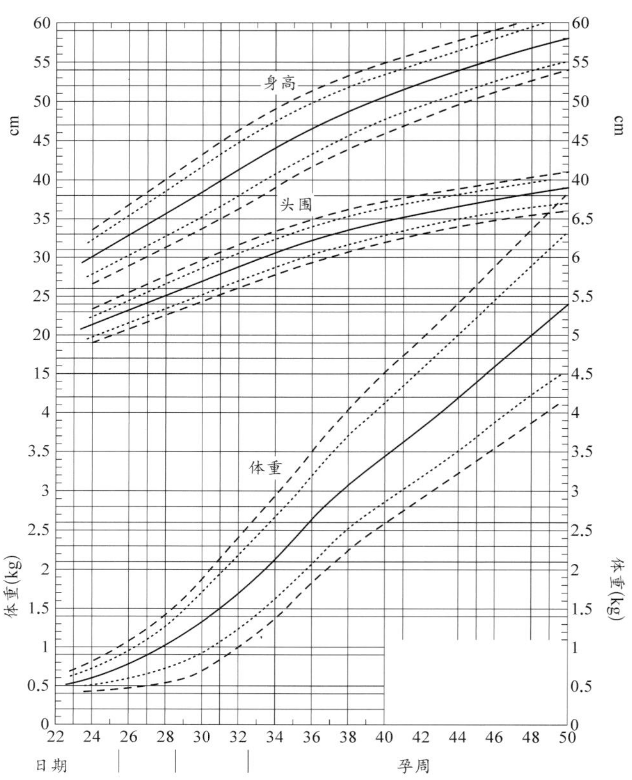

图附录2-4　Fenton早产女婴生长曲线

2. 早产儿生长评价

早产儿体格生长的评价根据矫正后的胎龄，即以胎龄40周为起点计算生理年龄，然后再参照正常新生儿的生长指标进行评价。如胎龄30周的早产儿出生后的实际年龄为3月龄，以胎龄40周计算，该早产儿矫正后的生理年龄不足1个月，仍以正常新生儿的生长标准进行评价[9,10]。

对胎龄<40周的早产儿，多采用2013年国际上发表的Fenton早产儿生长曲线评估体格生长情况（图附录2-3，图附录2-4）。而胎龄>40周的早产儿，则采用我国九省市儿童体格生长标准或世界卫生组织儿童生长标准。

新生儿神经心理发育

儿童发育的基础与神经系统，尤其是脑的发育有密切的关系。新生儿脑重量约390 g，占出生体重的8%，为成人脑重的1/3。大脑皮质细胞的分化从胎儿第5个月开始，出生时已具备了成人脑所具备的沟和回，但比成人的浅。在组织学上也具备了大脑皮质的6层基本结构。出生后无论在解剖上还是在功能上都有迅速的发展。自妊娠最后3个月至出生后1.5～2岁是脑发育的最快时期，也是关键的时期。

新生儿大脑的皮质下中枢，如苍白球、纹状体系统发育较成熟，而皮质的发育尚未成熟，所以新生儿出现肌张力增高及不自主的动作，兴奋及抑制过程容易扩散。随着大脑皮质的发育，对皮质下的抑制作用也逐渐明显。

◆ 感知觉的发育

1. 视感知发育

（1）眼的生长发育：正常足月新生儿出生时眼的大小为成人的3/4，在出生后第1年内，发育最快，以后发育速度降低。一般说来，在出生时眼的前部结构相对较大，以后较后部结构发育慢。这种发育特征使小儿眼球形状处在不断变化之中，最后眼球近似球形。新生儿角膜相对较大，在2岁或更早一些达到成人的大小，角膜弯曲度随年龄的增加而趋于平坦，因此眼的屈光度也在不断变化之中。正常角膜无色透明，未成熟儿可呈暂时性的乳白色迷雾状。新生儿前房较浅，并有角形结构，这对正常眼压维持是重要的。新生儿瞳孔小，扩张往往困难，眼底色泽较成人浅，脉络膜血管高度清晰可见，黄斑特别是中央凹的光反射界限不够清楚，不宜进行眼底镜检查。

（2）视感知发育：新生儿大部分时间闭着眼睛，但正常新生儿对灯光的变化有反应。有瞳孔对光反应，但感觉敏锐度较差。由于眼肌调节不良，对远处的物体视物不清，仅能在20 cm的距离处视物最清晰。新生儿对人脸很感兴趣，特别是母亲的脸，在哺乳时，在安静觉醒时，能注视人脸。出生2周时对大的物体比较感兴趣，出生后4 ～ 6周可在水平方向用目光慢慢地跟随移动的物体90°。新生儿喜欢轮廓鲜明的深浅颜色对比强烈的图形，可能这种图形对视网膜刺激更大，因此黑白相间的棋盘比一块单纯白布更能吸引新生儿的注意力。新生儿不但能看，而且能记住所看的东西，如床头挂一个玩具，开始时看的时间长，以后看的时间逐渐缩短，这一现象称为“习惯化形成”的能力。

总之，新生儿有活跃的视觉能力。尽管他们的聚集和视觉敏感度较差，但他们能自然地看周围世界的形状和物体，并有视觉记忆力。

2. 听感知发育

很多研究证明胎儿在宫内即有听力，已能区别声音的强弱、声调的高低、熟悉或不熟悉的声音，甚至已能辨别声音来源的方向。

新生儿从一出生即有声音的定向力，在新生儿觉醒状态，头向前方，在距小儿耳旁10 ～ 15 cm发出柔和的咯咯声和铃声，新生儿会眨眼或转动头向声音发出的方向。实际上，新生儿对人的说话比起外界的声音更易有应答。他们也对高调的声音较敏感。有研究表明，新生儿能辨别母亲和陌生人的声音。但辨别父亲和别人的声音要晚些，这是因为父亲的发声频率较低的缘故。此外，有节律的声音似乎对新生儿具有抚慰的作用。

3. 触觉发育

触觉器官最大，全身皮肤都有灵敏的触觉，出生后的新生儿身体喜欢贴着温暖的环境，因此在怀抱新生儿时，他们会紧贴在抱者的怀里。尤其当他们哭闹时，成人通过触觉刺激，将手放在新生儿的腹部，并按住他们两个手臂，就能使得他们安静下来。新生儿痛觉不甚敏感，尤其在躯干、眼、腋下部位的疼痛刺激后出现泛化现象。新生儿的触觉有高度的灵敏性，尤其在眼、前额、口周、手掌、足底等部位，而大腿、前臂、躯干处却比较迟钝，这可以解释新生儿吸吮手指的现象。躯干的有些反射出现与触觉的敏感性有关。新生儿的温度觉也比较敏锐，如能区分出乳液温度太高或太低。对冷的刺激比热的刺激更能引起明显的反应。总之，触觉是新生儿自慰、认知世界以及和外界交往的主要方式[11]。

4. 嗅觉和味觉发育

新生儿在出生时嗅觉中枢及末梢已发育成熟。哺乳时，当闻到乳的香味时就会积极地寻找乳头，而当闻到不愉快的气味时则转过头去。有研究表明，出生后7天的新生儿已能辨别母乳和其他的人乳。

新生儿有良好的味觉，从出生后就能精细地辨别溶液的味道。出生后仅1天的新生儿对于浓度不同的糖水吸吮的强度和量是不同的。他们喜欢较甜的糖水，吸吮浓度较高的糖水比浓度较低的糖水量多、吸吮力强，而对咸的、酸的或苦的液体有不愉快的表情[12]。

5. 睡眠–觉醒周期

新生儿一昼夜睡眠16 ～ 17小时。其睡眠生理与年长儿不同，其快速眼动睡眠每日8 ～ 9小时。入睡的模式是从觉醒至快速眼动睡眠，6个月后转变为从觉醒至非快速眼动睡眠。新生儿的快速眼动睡眠周期短，50 ～ 60分钟出现1次快速眼动，而成人则为90 ～ 100分钟。此外，新生儿上半夜的快速眼动与下半夜的一样多。在第6周以后，受白天、黑夜的影响，上半夜快速眼动睡眠缩短，下半夜则明显长。在非快速眼动睡眠中，按睡眠程度分为4期的浅睡眠期、轻度睡眠期、中度睡眠期、深度睡眠期，对新生儿来说，界限不清。

新生儿的睡眠–觉醒结构的变化上无明显的昼夜节奏，通常睡3 ～ 4小时后，醒1 ～ 2小时，以后由于受外界环境的影响及生理、心理功能的逐步发育成熟，这些短的睡眠逐渐连成一体，成为夜间睡眠。出生2周的新生儿可不间断地睡4小时，5个月时达7小时。

新生儿的觉醒和睡眠按不同程度分为6种表现状态：即2种睡眠状态，安静睡眠（深睡）和活动睡眠（浅睡）；3种觉醒状态，安静觉醒、活动觉醒和哭；另一种是介于睡眠和觉醒之间的过渡形式，即瞌睡状态。

（1）安静觉醒状态：新生儿在这种状态下很机敏，喜欢看东西，特别是圆形和色彩鲜艳的东西，如红球或鲜艳对比条纹的图片。还喜欢注视父母的脸，专心地听他们说话。这种安静觉醒的时间很短，刚生下的新生儿约有40分钟的安静觉醒时间。生后第1周内约占1天时间的10%。

（2）活动觉醒状态：在吃奶或烦躁时，活动增加，眼和脸部活动也增加，并发出声音。有时运动很剧烈，甚至出现自发的惊跳。有时运动呈阵发性，伴有特殊的节律。他的手臂、腿、全身和脸部每1 ～ 2分钟出现1次有节律的活动。在这种状态下，如果新生儿受到不愉快的刺激，则可使其活动量增强或惊跳。这种状态也是新生儿和父母之间交往和联系的时机。

（3）哭的状态：新生儿哭时四肢有力地活动，眼可张开或紧闭，脸有时变得很红。哭是新生儿表示意愿的一种方式，如饿了、尿布湿了或身体不适时哭，求助于父母能满足他们的要求。还有一种是没有任何原因的哭闹，一般在睡前哭一阵就睡着了。也可在刚醒时，哭一会儿后进入安静觉醒状态。

（4）瞌睡状态：通常发生在刚醒后或入睡前。眼半睁半闭，眼睑出现闪动，眼闭和前眼球可能向上滚动。有时微笑、皱眉或噘嘴唇，目光呆滞，反应迟钝。对声音或图形表现茫然。常伴有轻度的惊跳，这是觉醒和睡眠之间的过渡阶段，持续时间较短。

（5）活动睡眠状态：新生儿在活动睡眠时，眼睛通常是闭合的，但偶然短暂地睁一下，眼睑有时颤动，经常可见到眼球在眼睑下快速运动。在这种状态下，小儿呼吸不规则，比安静睡眠时稍快。手臂、腿和整个身体偶然有些活动，且脸上常显出可笑的表情如表现出怪相、微笑和皱眉。有时出现吸吮动作或咀嚼状态。在醒前新生儿通常是处于活动睡眠状态。新生儿活动睡眠和安静睡眠时间约各占一半，从安静睡眠到活动睡眠作为一个睡眠周期，一般持续0.5 ～ 1小时。所以，新生儿每日有18 ～ 20个睡眠周期[13,14]。

◆ 运动发育

实际上，运动从胎内就开始，而且有规律地进行。出生后，新生儿的生活规律是1日之内90%时间睡眠，觉醒时间总共2 ～ 3小时，以每30 ～ 60分钟循环1次。

新生儿除了前述的视觉和听觉定向能力外，因为原始反射的作用，在牵拉新生儿上举时，新生儿会像拉单杠似腾空而起，在帮助下还有踏步动作的能力。在给新生儿做视知觉或行为检查中，如果新生儿处于良好的安静觉醒状态下，当你发出轻柔的语声时，新生儿会对你的说话感兴趣，向你凝视，并出现友好的应答，面露笑容，嘴唇嗫嚅犹如与你说话一样，表现十分轻松、惬意。而此时，若向新生儿做连续的张嘴动作，张嘴幅度自小而大，新生儿会模仿而张开嘴。新生儿由于自主肌张力的存在，靠其颈屈肌和颈伸肌的主动收缩，在帮助下可使头竖立。例如，我们用双手在新生儿乳间连线水平固定其身体，自仰卧位慢慢将新生儿扶起，在刚扶起时新生儿头向后垂，当将躯体与床位成垂直时因颈屈肌的主动收缩头会竖立。头竖立是新生儿主动肌张力测定的一个较好的指标，正常新生儿均能把头竖立1 ～ 2秒钟甚至几十秒钟。主动肌张力的另一个运动是牵

拉反射，即当你取得新生儿的握持反射后，在新生儿仅仅握住你的手指时的刹那立即将双手举起，新生儿靠上肢肌肉的主动收缩会使自己的躯体腾空而起。

一个新的认识是新生儿能够伸手拿东西。有研究表明在新生儿安静觉醒的机灵状态下，平静地与新生儿面对面看，检查者轻轻地摩擦其颈部3～4分钟，使颈部放松，新生儿可伸手拿东西。正常新生儿在出生时明显得有拿东西的内在能力，但由于颈肌紧张，妨碍了新生儿的伸手运动，一旦颈肌放松，新生儿就可伸出手拿东西。

心理测评及其评价

1. 新生儿行为评定（neonatal behavioral assessment scale，NBAS）

Brazelton的新生儿行为评定诞生于1961年，1973年进行了修改。此方法的特点是通过一系列行为神经测查可以看出新生儿状态的调节，状态变化的稳定性。这种状态变化条理化能力代表了新生儿在出生后对环境变化的适应能力。新生儿行为能力是新生儿先天遗传类型和母亲宫内环境影响的综合表现。NBAS是一种测查者和新生儿相互作用过程中对新生儿做出评价的方法。在评价中，新生儿是在测查动态环境中的积极参加者。这种测查特别有利于母子交往类型的评价。如果是高危新生儿，其状态变动顺序化能力差，父母抚养这类新生儿就会有困难，通过NBAS测查可以预计这种可能性。在研究不同种族、文化背景下的新生儿行为特征、宫内及围生期不利因素对新生儿行为的影响、新生儿行为气质特征等方面，NBAS是一种较完整的新生儿行为测查方法。其临床表现为：① 早期发现脑损伤引起的新生儿神经行为异常，并充分利用早期神经系统的可塑性强的时机，改善环境，进行训练，促进代偿性的恢复。② 可对围生期有问题的高危儿进行监测。③ 预测婴儿后期的性格和中枢神经系统的情况。

NBAS包括28项行为和18项神经评价，神经评价只是作为行为测查的神经学背景，重点在行为评估。检查有一定顺序，又有很大灵活性，整个检查构成新生儿行为表演的完整的动力型。行为项目包括4个方面：① 相互作用：非生物视觉定向、听觉定向及视觉定向，醒觉状态、怀抱反应、安慰性、微笑。② 状态控制：对光、咯咯声、铃声、针刺重复刺激、使自己安静活动、建立速度、激动高峰、激惹性、状态稳定性。③ 运动能力：一般肌张力、运动成熟性、运动活动性、手到口能力、防御运动、拉成坐位。④ 生理应激反应：震颤、惊跳、皮肤颜色、稳定性。18项神经评估包括足抓握、手抓握、踝阵挛、巴氏征、站、自动走、放置、侧弯、爬、眉间反射、紧张性头眼偏斜、眼球震颤、张力性反射、拥抱反射、觅食（加强）、吸吮（加强）、左右侧的上肢及下肢被动运动。另外，还有9个补充项目可以任意选择。检查通常需要20～30分钟。

NBAS的评分标准是每项行为检查中有9个分度，每个分度有仔细的文字说明，以便使检查者对每项评分达到高度的一致性。每项神经评估的记分为X（未查），O（未引出），1（反应低下），2（反应中等），3（反应增强）。80%的新生儿将评为2分。最后，写一段文字"描写"，包括简单的叙述、记录估价的总过程、测试项目的顺序、主要状态的变化、评论和有关资料。

NBAS按新生儿最好的表现评分，为了引出和维持新生儿最好的表现，检查者掌握所需要的刺激量和性质是关键。如果新生儿反应差或对一种特殊刺激完全没有反应，检查者应尽一切努力证实小儿是否真的不能产生更好的反应。在检查过程中应始终敏感地抓住测试的机会，并熟悉有助于引出最好反应的方法。

整个测试过程中，新生儿的状态是非常重要的，因为状态改变，反应可以明显不同。而状态决定于生理学的变化，如饥饿、营养、水分充足程度和新生儿处在觉醒-睡眠周期内的时间。在每项检查的进行、观察和评分均要求新生儿有一定的状态，检查者应严肃认真地按照每项检查所要求的状态进行，否则不应对该项目评分。NBAS最初几项可在检查同时即可评分，但大多数项目都在检查结束后评分。

评分一般需要15分钟。在检查时对某些项目做些记录如状态、惊跳、手到口、颜色改变、建立哭的速度和激惹性，以便保证评分的可靠性。该NBAS在国内已开展。

2. 新生儿20项行为神经测定

由于NBAS没有正常和异常的评分标准，方法较复杂，故我国鲍秀兰教授根据NBAS和法国Amial-Tison新生儿神经运动测定方法的优点，结合我国的国情，建立我国新生儿20项行为神经测量方法（neonatal behavioral neurological assessment，NBNA）。该方法已在我国12城市714名正常新生儿进行标准化，确定了我国的正常评分范围，目前已在我国儿科临床较普遍地开展应用。

20项行为神经分为5个部分：即行为能力（6项）、被动肌张力（4项）、主动肌张力（4项）、原始反射（3项）和一般估计（3项）。每1项评分有3个分度，即0分、1分和2分。满分为40分。评分均以行为最好的表现评定。全部检查10分钟内完成，测查工具较简单，即手电筒、长方形红色塑料盒和小红球各1个。第1部分包括6项新生儿行为能力：① 对光刺激反应减弱；② 对咯咯声反应减弱；③ 非生物听定向反应；④ 非生物视定向反应（对红球反应）；⑤ 生物性视听定向反应（对说话的人脸反应）；⑥ 安慰。第2部分是在新生儿出于觉醒状态下，呈仰卧位在正中位时进行，被动肌张力包括4项：① 围巾征；② 前臂弹回；③ 下肢弹回；④ 腘窝角。第3部分也应在新生儿觉醒状态时测查，主动肌张力包括4项；① 颈肌、伸肌的主动收缩（竖立反应）；② 手握持；③ 牵拉反应；④ 支持反应；第4部分同样是在觉醒状态下测其原始反射，包括3项；① 自动踏步和放置反应；② 拥抱反射；③ 吸吮反射。第5部分是一般估价，共3项，包括：① 觉醒度；② 哭声；③ 活动度。

NBNA方法只适用于足月新生儿。早产儿需要用NBNA测查时，需要等孕龄满40周后再做，因为早产儿肌张力较低，NBNA评分不能反映其正常与否。但早产儿可有视听反应。新生儿20项行为神经测定是行为和神经并重，有正常和异常的评分标准。该方法可早期发现新生儿轻微脑损伤，并对婴儿发育有一定预测意义，因此，NBNA是目前我国儿科临床上一种简便、有效和使用的检查方法[15-17]。

3. 丹佛发育筛查修订试验（Denver developmental screening test，DDST-R）

该实验的实用价值在于：① 能筛查出一些发育上可能有问题，但临床上尚无症状的小儿；② 对认为有问题的小儿可用DDST-R检查予以证实或否定；③ 对高危的婴儿可作发育监测。这一筛查试验的工具包括：① 红色绒线团（直接约10 cm）1个；② 小糖丸若干粒；③ 拨浪鼓1个；④ 8块正方木块，每块边长2.5 cm（红色5块，蓝色、黄色、绿色各1块）；⑤ 无色透明玻璃瓶1个，瓶口直径为1.5 cm；⑥ 小铃1只；⑦ 花皮球2个（直径分别为7 cm及10 cm）；⑧ 红铅笔1支。

该筛查有104个测试项目，分布于4个能区，即个人-社会、精细动作-适应性、语言、大运动。每个项目用一横杆作为代表，横杆安排在一定的年龄范围。每一横杆上有4个点，分别代表25%、50%、75%和90%的正常小儿能通过该项目的月龄。横杆内有“R”者表示这个项目允许向家长询问，根据家长报告算通过与否，但在可能范围内检查者应尽量自己观察小儿对该项目完成的情况。

测试前要向家长解释两个问题：第一必须对家长解释清楚该测验是发育的筛查，而不是求得智商；第二在测查中让小儿做的项目不能正确完成，家长不必紧张，更不应该协助小儿来完成。测试前应让小儿吃饱，排空大小便，精神出于饱满状态。测试者询问小儿出生年、月、日，正确计算被测试者的年龄。如为早产，要减去早产周数，在测试纸上画出年龄线，在表格顶线上面写明检查日期。过期产者年龄线不必做任何调整。

测查程序按筛查记录单进行。每个能区先自年龄线左侧开始，至少先做3个项目，然后再向右，把切年龄线的所有项目都进行检查，依次进行下一个能区的项目。开始对挑选小儿容易完成的项目，使之树立信心。每个项目可重复3次决定成败。对

询问的项目，测试者不能给予暗示，每个项目的评定记在测查的项目横杆内："P"表示通过，"F"表示失败，"R"表示小儿不肯做，"N"表示小儿无机会或无条件表现。个别项目若评委"N"，在总评价时不考虑它对测查的作用。

测试结果的评定分为正常、可疑、异常、不能测查4种。异常有两种情况：① 2个或更多的能区，每个能区有2项或更多的发育延迟。② 1个能区有2项或更多的发育延迟；加上1个或更多的能区有1项发育迟缓和该能区切年龄线的项目均为"F"。

可疑也有两种情况：① 1个能区有2项或更多的发育迟缓；② 一个能区或更多的能区有1项发育迟缓和该能区切年龄线的项目均为"F"。

不能测查：即评委"N"的项目太多，以致最后结果无法评定。

正常：即无上述任一情况。

如果小儿第1次评定结果为异常、可疑或不能测查时，2～3周后应予复查。如果复查结果仍为异常、可疑、不能测查时，而且家长也同意测查结果和小儿平日的行为基本符合，应将小儿转送到有关单位做进一步的检查和评定。

DDST-R适用于自出生至6岁小儿的发育筛查，尤其是4岁以下的婴幼儿更为适合[18]。

4. 儿童智能发育筛查测验（developmental sreening test，DST）

该测验由复旦大学附属儿科医院编制，并已制定了全国城市常模。DST具有操作快速简便、评分客观明确、易于掌握等优点。它包括运动、社会适应及智力3个能区：运动能区主要测定神经肌肉成熟状况、全身运动的发展、运动协调和平衡等。社会适应能区主要测定对现实社会文化的个人反应能力和料理自己生活的能力。智力能区包括语言和应物/操作两部分，通过测定各种感知和认识活动来了解儿童智力发展水平。

本测验共有120个项目，运动能区和社会适应能区各有30个项目，智力能区有60个项目。测验从0～96个月，共分为29个年龄组，但其适用年龄为出生到6岁。1次测试需15～20分钟。

测试工具包括：① 20 cm×20 cm深色方布1块；② 红绒球1个，直径约7 cm；③ 有柄的金属铃1只，高7.5 cm，铃的直径4 cm；④ 直径约6 cm的红皮球1只；⑤ 红色或粉红色糖小丸1粒，直径约0.8 cm；⑥ 约15 cm长、柄直径为1 cm的摇荡鼓1只；⑦ 边长约2.5 cm的红色方木6块；⑧ 30 cm×20 cm，中央有4 mm小孔的躲猫猫纸张；⑨ 高5 cm的有柄杯子1只，杯口直径9 cm；⑩ 透明玻璃小瓶1只，口径为1.5 cm，高5～6 cm；⑪ 画片1张；⑫ 铅笔1支；⑬ 选纽扣材料：小盒子1只，黑、白纽扣各5粒，直径约0.7 cm；⑭ 穿木珠材料：蓝色方形带孔小木珠5粒、带子1条；⑮ 拼图：两张从中切开的画片（圆、猪）；⑯ 拼长方形材料：1块未被切开的长方形薄板，1块沿对角线切开的长方形薄板，长6 cm，宽4 cm；⑰ 印有不完整人像的测试纸1张；⑱ 网球1只；⑲ 印有迷津的测试纸1张；⑳ 3张荒谬图画；㉑ 带木柄的跳绳1根。

各能区从小儿年龄组的项目开始操作，然后向上进行更小年龄组的项目，直到该能区连续2个年龄组的项目全部失败为止。若在这测验范围以外仍有更小年龄组的项目失败或更大年龄组通过，则同样给予评分。按此要求，运动和社会适应能区至少需要分别测试4个项目；智力能区至少需要测试8个项目，整个测试至少需要测试16个项目。一般儿童约需测试24个项目。

测试结果的评定"P"表示通过该项目；"F"表示失败；"NO"表示未观察到或缺漏。评分为每通过1项得原始分1分。测试完毕计算智力能区原始分和3个能区的原始总分，结果以智力指数（mental index，MI）和发育商（developmental quotient，DQ）表示。MI由智力能区原始分通过离差法计算而得，DQ则来自3个能区的原始总分。MI与DQ的均数为100，标准差为15。实际操作时，计算测验原始分后，可从常模表中查得MI和DQ[19,20]。

（金星明　江　帆）

参·考·文·献

[1] 邵肖梅，叶鸿瑁，丘小汕．实用新生儿学：4版．北京：人民卫生出版社，2011：46-50.

[2] 刘湘云，陈荣华，赵正言．儿童保健学：4版．南京：江苏科学技术出版社，2011：123-125.

[3] Accardo P J. Capute & Accardo's Newrodervelopmental Disabilities in Infancy and Childhood. Third Edition，Brooles. Baltimore，2008：333-360.

[4] 桂永浩．儿科学：3版．北京：高等教育出版社，2017：62-67.

[5] 吴圣楣，陈惠金，朱建辛，等．新生儿医学．上海：上海科学技术出版社，2006：137-142.

[6] 黎海芪，毛萌．儿童保健学：2版．北京：人民卫生出版社，2009：232-234.

[7] 中华人民共和国卫生部妇幼保健与社区卫生司．中国儿童生长标准与生长曲线．上海：第二军医大学出版社，2009.

[8] 黎海芪．实用儿童保健学．北京：人民卫生出版社，2016：103-113.

[9] Fenton T R，Kim J H. A systematic review and meta-analysis to series the Fenton growth chart for preterm infants. BMC Pediatr，2013，13：59.

[10] Bhatia J. Growth curves：how to best measure growth of the preterm infant. J Pediatr，2013，162：S2-6.

[11] 毛萌，金星明．儿童保健与发育行为诊疗规范．北京：人民卫生出版社，2015：285-298.

[12] Shaffer D R，Kipp K. Developmental Psychology. Eighth Edition. Wadsworth，Canada, 2010：161-165.

[13] 金星明，静进．发育与行为儿科学．北京：人民卫生出版社，2014：13-19.

[14] 沈晓明．儿童睡眠与睡眠障碍．北京：人民卫生出版社，2002：27-31.

[15] 杨玉凤．儿童发育行为心理评定量表．北京：人民卫生出版社，2016：24-39.

[16] 全国新生儿行为神经科研协作组．中国12城市正常新生儿20项行为神经评价．中华儿科杂志，1990，28（2）：160-161.

[17] Bragelton T B，Nugent J K. Neonatal Behavioral Assessment Scale 4rd ed. Mac Keith Press，London，2011：1-79.

[18] 牛月妹，卢世英，唐彩虹，等．丹佛智力发育筛选检查（DDST）在国内的应用：回顾与瞻望．临床儿科杂志，1983，1（3）：129-132.

[19] 华健，郑慕时，刘湘云，等．0～6岁发育筛查测验的编制．中华儿科杂志，1992，30（2）：84-85.

[20] 郑慕时，冯玲英，刘湘云，等．0～6岁儿童智力发育筛查测验全国城市常模的制定．中华儿科杂志，1997，35（3）：117-120.

附录三
新生儿、婴幼儿及儿童的临床检验

概述

儿童不是体形缩小了的成人。小儿时期几乎涵盖了所有的疾病种类，同时又有着成人时期不具备的疾病种类。在日常临床工作中，由于患儿不能很好地反映疾病的真实情况，所以对于小儿疾病的诊断，尤其是新生儿疾病的诊断，较成人更加困难，故儿科常被称为"哑科"。因此，小儿疾病比起成人疾病更加复杂，涉及范围更广，诊治更加困难。新生儿至青春期是从婴幼儿发育到成人的特殊阶段，其发病特点、疾病种类与成人大不相同。而且小儿，尤其是新生儿对疾病的表述能力几乎为零，临床医师在诊疗过程中往往缺乏客观的诊断线索，这时实验室检查就成为诊断的主要依据。而且实验室检查在对于了解病情的发展、判断预后、指导治疗和提供预防建议中也是必不可少的。从这个层面上讲，实验室检查对小儿疾病诊断有着不可或缺的地位和至关重要的意义。

临床检验在新生儿外科中的作用也越来越重要。在新生儿外科中，出生缺陷相关的疾病占据了相当重要的位置，随着分子生物学技术的不断进步，产前诊断和胎儿外科得以迅速发展。目前，出生缺陷的产前诊断在国外已经形成系统的管理模式，国内也已经逐渐形成了全国性的出生缺陷检测网。出生缺陷的产前诊断是一个综合多学科的、复杂的系统工程，它贯穿整个妊娠期，涉及多个专业和科室，在临床检验领域，常涉及生化和遗传等亚专业。在孕前或孕期发现患儿有出生缺陷高危因素（如不良分娩史、遗传病家族史、慢性疾病合并妊娠等）、胎儿超声发现结构异常或染色体检查异常、血清学和遗传学检查异常的患儿都是应纳入产前诊断的人群。随着基因组检测技术的迅猛发展，高通量二代测序（next-generation sequencing，NGS）在预防出生缺陷中发挥越来越重要的作用，尤其在出生缺陷的二级预防中作用重大，并使有创的产前检测更加精准，无创的产前检测更加深入人心。

经过多年发展，分子生物学技术在新生儿外科中的应用已经相当广泛，主要体现在：① 探讨发病机制：分子生物学理论和技术的发展能使人们从分子水平深入探讨疾病的发生机制。如小儿肿瘤的发病，大多伴有抑癌基因的突变和原癌基因的过表达，抑癌基因的失活和原癌基因的激活构成了肿瘤发生的分子生物学基础。当原癌基因发生突变后，活性会显著增加，导致细胞生长失控，最终发生癌变。② 进行基因诊断：近年来的分子生物学技术，已经能从分子水平完成DNA、RNA和蛋白质的检测，在疾病的早期诊断方面起着关键的作用。基因诊断技术主要有核酸分子杂交、PCR和DNA芯片等，除了对疾病做出正确的诊断外，还能了解疾病的易感性、发病类型等相关状态。③ 进行基因治疗：这是用正常或野生型基因纠正或置换致病基因的一种治疗方法，它包括基因修正、基因替换和基因修补。目前基因治疗主要有体内法和体外法，体内法是直接将目的基因导入体细胞，该法相对简单，但转导效率不高，基因表达短暂。体外法是从机体内取出靶细胞，在体外进行培养并插入目的基因，然后将这种经过修饰的细胞移植回患儿体内，这种方法转导效率高，并能以稳定的方式表达基因产物。

儿科临床检验分析前质量控制简述

临床医学检验全过程涵盖分析前、分析中和分析后三大环节。在自动化分析仪器日益普遍使用的今天，自动化的操作和质量保证体系明显减少了分析中可能产生的差错，这样分析前环节成为产生检验结果误差的主要来源。因此，分析前质量保证是临床检验质量管理的前提，正确采集、运送、接收处理和保存标本是获得准确、可靠检验结果的首要环节。分析前质量控制涉及许多环节和部门，包括医师、患儿、护士、标本运送人员和检验人员等。因此，规范操作流程、保证标本质量是确保检验质量的关键。

儿童患者，尤其是新生儿患者，由于其年龄、生理及心理的特殊性，分析前质量控制就显得更为重要。

◆ 留取标本前的质量控制

（1）详细填写申请单：很多儿科医师认为，检验结果的准确性取决于检验科的工作质量，与自己无关，填写的检验申请单有时很草率，不能如实反映患儿的真实情况，这是需要避免和改进的。即使在信息和网络化发达的今天，也需要详细填写电子申请单，以便让检验科的工作人员清楚了解所需检验的患儿的真实病情，从而根据患儿的实际情况做出最终的检验诊断。

（2）做好分析前患儿的准备工作：医护人员应根据检查项目的需要，告知患儿家长做好检验前的准备。如在抽血前4小时内不能给患儿喂奶；家长自行给患儿口服药物可能会导致患儿白细胞和血小板计数偏低；某些半合成的青霉素如哌拉西林/他唑巴坦、氨苄西林/舒巴坦、阿莫西林/克拉维酸等会导致半乳甘露聚糖检测（GM试验）出现假阳性结果。因此，医护人员应该了解每种检验项目的注意事项，提前告知患儿家长给予配合，以免影响检查结果。

◆ 留取标本时的质量控制

（1）正确留取血液标本：据统计在综合性医院，临床采集的血液标本不合格率约为9.4%，临床反馈不满意的检验结果中80%可最终溯源到标本质量不符合要求。而小儿尤其是新生儿血液标本不易采集，不合格率会更高。因此，在血液采集前，护理人员要严格执行三查七对，进行规范化的正确操作，防止出现溶血。采集静脉血时，保证采血器具不漏气，防止气泡进入到标本中导致溶血。穿刺抽血过程中，若发生回血应立即松开止血带，捆扎时间切勿过长，以免血液成分出现变化。此外，容器质量也会对检验结果产生严重影响，容器不洁会污染标本，如微生物培养的标本应选择专用无菌容器，并按要求规范采集。

（2）正确留取尿液标本：新生儿尿液标本不易留取，医护人员应耐心指导家长正确留取标本。采集尿液标本时要求清洁患儿会阴、肛周及尿道口，常规留取清洁中段尿。取样量至少20 ml，留取在统一的容器中，送检前关闭容器顶盖。未经冷藏的尿液标本留取后必须在2小时内送检，最好在30分钟内送检。对不能及时送检的标本，应暂时4℃冷藏，但不应超过6小时，或者加入适当的防腐剂，如甲醛、甲苯等，以避免细菌繁殖造成尿液中化学成分的改变。

（3）正确留取粪便标本：新生儿的粪便标本不能从尿不湿或其他吸水性物质上挑取。

◆ 留取标本后的质量控制

采集的标本应尽快送至实验室，坚持尽早、尽快的原则。鉴于儿童血液标本不易获得的特点，检验科工作人员不但要遵循实验室常规要求接收标本，还要注意个别检验项目优先的原则，以防由于标本量少导致重要检验项目无法保障的情况发生。EDTA-K_2抗凝血等部分标本禁止冷藏，细菌培养标本要放在室温环境下保存。某些标本需作防腐处理，例如24小时尿蛋白定量标本需给予麝香草酚进行防腐，这样才能将尿液中的化学成分与有形成分良好地保存下来。

部分新生儿外科常见疾病临床检验新方法及新技术

◆ 神经母细胞瘤

神经母细胞瘤（neuroblastoma，NB）是儿童期常见的颅外实体肿瘤，其发生和胚胎发育异常密切相关。

（1）微小RNA：微小RNA（microRNA，miRNA）在机体胚胎发育过程和肿瘤的发生发展中起到重要作用。胚胎发育相关性是儿童肿瘤的显著特点，NB是儿童胚胎性肿瘤的典型代表。研究发现P53在NB中是通过miRNA的调节起到抑癌作用[1]。① miRNA与NB细胞表型：根据细胞形态、生物学特征及致瘤性，NB细胞可分为3类：N型（neuroblastic）细胞为中度恶性，并含有神经元特征；S型（substrate-adherent and non-neuronal）细胞非致瘤性，不含神经元特征；Ⅰ型（intermediate）即中间型，表达肿瘤干细胞标志，具有高致瘤性。miRNA是基因表达以及行使功能的重要的调节者，染色体缺失及不平衡均会导致miRNA失调，从而产生致瘤性及导致NB发病。研究发现特异性miRNA的表达能够明确NB细胞的表型、相关的致瘤性及分化潜能。miRNA-21、miRNA-221和miRNA-335这三种miRNA是非致瘤性NB细胞表型所特有的。miRNA-335通过阻断神经元的分化从而维持肿瘤细胞非神经元特征。miRNA-124的表达是N型细胞特有的，在NB干细胞过量表达，诱导终末分化并减少恶性潜能，提示miRNA-124可能是NB潜在的治疗靶点。② miRNA与NB分化：miRNA对DNA甲基化的调控可以促进NB分化[2]。miRNA-449a在NB中是通过诱导细胞分化和阻滞细胞周期而发挥肿瘤抑制剂的作用的，进一步研究发现miRNA-449a通过靶向调节*MFAP4*、*PKP4*和*TSEN15*基因而起到诱导细胞分化作用，而这三种基因与NB患儿预后密切相关[3]。③ miRNA与NB预后：最新的研究证据显示miRNA的表达能在肿瘤分子学层面帮助NB的预后评估。一些miRNA至少在三种以上独立的研究中被验证为与NB预后不良相关，如miRNA-190、miRNA-204、miRNA-149、miRNA-30c、miRNA-15a、miRNA-195、miRNA331、miRNA-334-5p和miRNA-323等。

（2）*MYCN*基因：*MYCN*基因作为目前国际上公认的NB分子生物学指标，在2005年公布的国际神经母细胞瘤危险分级（international neuroblastoma risk group classification system）中更是将发病年龄、临床分期、组织学类型、*MYCN*扩增及DNA倍型列为5大高危险度因子，2011年国际神经母细胞瘤风险小组计划通过大规模多中心临床试验证实发病年龄、转移情况及*MYCN*是否扩增，为评价预后三大最有力的因素[4]。

（3）点间变性淋巴瘤激酶（*ALK*）基因：NB中*ALK*异常的发现使得人们认识到应用小分子受体酪氨酸激酶抑制剂、酪氨酸激酶特殊抗体疫苗和*ALK-siRNA*基因敲除治疗NB的潜能。全基因组DNA扫描法和直接测序法揭示了致癌的生殖细胞和体细胞灭活了*ALK*基因的突变，表明对于神经母细胞瘤来说*ALK*基因是一种主要的易感基因[5]。

（4）*PHOX2B*（the paired-like homeobox 2B gene）：*PHOX2B*已被证实为第一个由于胚系突变诱发神经母细胞瘤的基因，以致引起家族型NB，而对于*PHOX2B*在散发性NB中扮演的角色仍有待进一步拓展研究。

（5）*Trk*基因：早期神经母细胞瘤（Ⅰ、Ⅱ期）或ⅣS期常有*Trk-A*的高度表达，而晚期NB（Ⅲ、Ⅳ期）和有NMA者则*Trk-A*表达降低，*Trk-A* Ⅰ/Ⅱ高表达示NB患儿预后良好，*Trk-A* Ⅲ高表达示NB患儿预后较差，早期对肿瘤行*Trk-A*基因检测及骨骼扫描，对NB患儿预后预测具有重要意义。

（6）1p35-36，11q，14q缺失：1号染色体短臂3区5～6带的部分缺失是神经母细胞瘤杂合性缺失最突出的区域之一，在20%～40%的NB患儿中发现该基因的杂合性缺失。分子遗传学还显示1/3原发性NB中有11号染色体长臂的杂合性丢失，类似于1p，11q上有对NB的抑癌基因，11q的杂合性缺失与NB预后呈负相关，现认为11q的杂合性缺失是独立于*MYCN*扩增的预后不良标志之一[6]。14号染色体长臂同样在部分NB患儿中发现丢失，且与11q的丢失有较为密切的关联，同样与*MYCN*的扩增呈负相关，现推测此丢失可能发生在肿瘤形成早期。

◆ 肝母细胞瘤

肝母细胞瘤（hepatoblastoma，HB）好发于婴幼儿，是儿童时期最为常见的原发性肝脏恶性肿瘤，占儿童肝脏原发性恶性肿瘤的50%～60%，发病率位于儿童实体肿瘤的第三位。血清甲胎蛋白（AFP）是HB较为明确的标志物。

（1）遗传学因素：大多数HB为散发，然而有一些与遗传畸变及家族肿瘤病史有关，其中包括印记差异甲基化区域（differentially methylated regions，DMR）的变异甲基化。在HB发生发展前，一些印记DMR就已经出现了肿瘤特异性基因的异常甲基化，如11p15.5和20q13.3存在遗传和表观遗传的改变与高表达。HB最常发生的基因变异的位点位于Wnt信号通路，约70%～90%的基因会发生变异。大部分HB都存在Wnt信号通路异常，因而基因表达形态和端粒酶活性可作为判断预后的因素。端粒酶是一种使端粒延长的反转录酶，它被人体端粒酶反转录酶（telomerase reverse transcriptase，TERT）的表达所控制。活化的TERT和*Myc*基因信号在HB的显性表达中起作用。在*CTNNB1*基因突变的HB中，Wnt或β-连环蛋白信号通路被TERT的高表达所激活，而*Myc*基因又加强了TERT的表达。在临床上，存在*CTNNB1*基因突变的HB对化疗不敏感，手术切除率低[7]。

（2）染色体异常：在染色体的变异中染色体的获得多于染色体的丢失，其中最常见的变异为2号、8号和20号染色体的三体性。染色体2q13.22，2q36.37的获得以及2p和4q的丢失都与晚期的肿瘤及不良的预后相关。HB存在多条染色体DNA拷贝数扩增或丢失的区域，HB在染色体1p36上存在广泛的杂合性缺失；染色体变异引起相应瘤基因扩增和抑癌基因的丢失可能参与了HB的发生、发展。

（3）*RECK*基因：*RECK*基因是近年发现的新型基质金属蛋白酶（MMP）抑制剂，*RECK*在肝母细胞瘤组织中表达随着肿瘤浸润程度的增加而下调。膜型基质金属蛋白酶（MT1-MMP）在肝母细胞瘤组织中高表达，并随着肿瘤浸润和转移的发生而增高。肝母细胞瘤组织中*RECK*和MT1-MMP的表达呈负相关，RECK蛋白的表达对肝母细胞瘤的侵袭转移可能有抑制作用，该作用可能与降低MT1-MMP蛋白的表达有关。

（4）*C-myc*基因：*C-myc*基因是与人类肝脏肿瘤最相关的基因，*C-myc*及PCNA表达与HB的临床病理指标密切相关，检测HB中*C-myc*及PCNA对估计肿瘤恶性程度，判断预后及指导治疗有重要意义。

◆ 肾母细胞瘤

肾母细胞瘤（Wilm's tumor）又称为肾胚胎瘤、Wilm's瘤，是小儿常见的腹膜后的恶性实体肿瘤之一。现已发现多个基因与肾母细胞瘤的发生及预后有关。

（1）与肾母细胞瘤发生相关的基因：① *WT1*基因：最早发现的与肾母细胞瘤相关的基因为*WT1*基因，该基因是位于染色体11p13位点上的抑癌基因，在肾母细胞瘤散发病例中失活比例在10%～15%，突变方式包括无义密码子和错义密码子。还有大约10%的散发肾母细胞瘤患儿表现为基因的框架上外显子2缺失，导致编码蛋白的反式激活[8]。*WT1*基因除与肾母细胞瘤发生相关外，本身的缺失也能带来严重的先天性异常。当患儿患有先天性肾功能异常时，有必要进行*WT1*基因检测。② *CTNNB1*基因：*CTNNB1*基因是继*WT1*基因之后，第二个被发现与肾母细胞瘤相关的基因，肾母细胞瘤患儿中约10%可检测到*CTNNB1*基因外显子3发生突变。*CTNNB1*基因可编码β连环蛋白。*CTNNB1*突变和β连环蛋白的过度表达只见于肾母细胞瘤患儿，这表明*CTNNB1*基因突变可能在肾母细胞瘤发生的晚期起作用。③ *WTX*基因：*WTX*基因是位于Xq26位点的抑癌基因，在散发的肾母细胞瘤患儿中，*WTX*基因突变率可达6% ～ 30%。

（2）与预后相关的基因突变：① *MYCN*基因：*MYCN*基因是位于2p24.3位置上的原癌基因，编码MYC家族性的转录因子。有研究发现有*MYCN*基因扩增的患儿肾母细胞瘤为弥漫间变型的可能性明显高于其他组织学类型。② *P53*基因：*P53*基因突变在弥漫性间变型肾母细胞瘤患儿中发生率较高，其在肿瘤发生过程中起的具体作用机制以及是否能作为预测预后的指标尚需进一步研究。③ *SIX1*基因：肾母细胞瘤主要组织学成分有3种，即胚芽组织、上皮组织和基质。在正常的胚胎肾中，上皮组织占绝大部分，而肾母细胞瘤中，胚芽组织与基质成分可以比上皮组织所占比例要高。胚芽型肾母细胞瘤属于高危组，故检测出仅在该类型中表达的分子标志有利于不良预后型肾母细胞瘤的临床诊断。有研究结果表明*SIX1*基因只在胚芽组织中高表达，可将其作为胚芽组织的一种候选的标志物[9]。

◆ 食管闭锁

食管闭锁（esophageal atresia，EA）是新生儿期最常见的先天性食管发育畸形，环境和遗传因素导致胚胎期前肠分离异常与食管发育分化异常是导致EA发生的重要原因，但目前EA发生的分子遗传学机制仍不很明确。

（1）染色体异常：染色体数目异常（如13三体综合征、18三体综合征、21三体综合征）或染色体部分重复的患儿发生EA的概率较正常人群增加。另外，22q11缺失综合征以及6号和15号染色体易位，都可能与EA的发生有关。

（2）基因突变：已经明确有三个基因（*NMYC*、*Sox2*和*CHD7*）发生突变时将导致EA的发生，NMYC和*Sox2*是转录因子，*CHD7*是染色质解旋酶DNA结合蛋白基因，在染色质的结构和基因表达中有重要作用。此外，最近研究得比较多的*Gli3*基因、*T-box*基因和*MYCN*基因的第三外显子的突变都有可能与EA的发生有关联。

◆ 胆道闭锁

胆道闭锁（biliary atresia，BA）是小儿胆汁淤积最常见的原因。目前发现有些生物标记物作为疾病的特异性分子可以用于早期筛查和诊断，有些还与疾病的病因和发生机制相关联。

（1）血液来源的生物标记物：① 有研究曾提出诊断不同年龄段BA患儿的γ-谷氨酰转移酶（γ-glutamyl-transferase，γ-GT）水平，提出患儿年龄<4周，γ-GT>150U/L对诊断BA的敏感性为87.5%，特异性88%；患儿>8周，γ-GT>250 U/L，敏感性90%，特异性90%，但遗憾的是当患儿在4 ～ 8周时，γ-GT的敏感性和特异性都很低[10]。另外有研究运用代谢组学的方法对124份新生儿血浆筛查发现戊二酰基肉毒碱（C5DC）在BA中显著升高[11]。Song等[12]运用质谱筛查和酶联免疫吸附实验对BA血清进行筛查，发现Apo C-Ⅱ和Apo C-Ⅲ在BA中与其他组的差异有统计学意义，Apo C-Ⅱ在BA中与健康组相比较降低，与非BA胆汁淤积相比较升高，Apo C-Ⅲ在BA组中升高，联合这两种标记物对BA诊断的敏感性高达95%，特异性93%，用不同实验技术及不同的研究对象发现Apo C-Ⅱ和Apo C-Ⅲ诊断BA的敏感性94.1%，特异性91.8%。Zhou等[13]发现新生儿筛查干血迹中牛磺胆酸盐（taurocholate，TC）>0.63 μmol/L时对BA诊断的敏感性为79.1%，特异性62.5%，TC敏感性和特异性虽不如结合胆红素和粪便比色卡，但是TC在干血迹中含量稳定，易于获得，操作简便。② 血清miRNA：有研究发现血清miRNA-200b升高有统计学意义，并且miRNA-200b的共转录体miRNA-200a、miRNA-429升高也有统计学意义，该研究用BALB/C小鼠进行BA试验模拟，分别取BA肝脏和肝外胆管进行分离RNA，miRNA-200b和miRNA-200b429在肝外胆管中比肝脏高29倍，因此提出该标记物可能与胆管损伤相关[14]。

（2）尿液来源的标记物：Suzuki等[15]对1 148位新生儿进行尿液的随访，并研究尿中硫酸化胆汁酸/尿肌酐，以55.0 μmol/g为临界值时，对BA的敏感性100%，特异性96%，如果能够降低假阳性率，那么硫酸化胆汁酸/尿肌酐将来可以作为新生儿BA筛查的指标。

◆ 先天性巨结肠

先天性巨结肠（Hirschsprung's discase，HD）又称无神经节细胞症，是小儿消化道发育常见的畸形，主要病理学改变是狭窄段的肠管黏膜下及肌层神经丛的神经细胞完全缺乏。迄今为止，人们发现了至少11个与先天性巨结肠发生相关的易患基因，这些基因的表达异常或相互作用异常可导致神经嵴细胞发育异常。

（1）*RET*原癌基因：该基因目前认为是主要的HD致病基因，而且也是HD研究最多及较充分的基因之一。*RET*基因突变常见于家族性及长段型先天性巨结肠，其突变后会引起信息传导通路的障碍，导致胎儿胚胎期神经嵴细胞移行、分化异常而致病。*RET*基因突变在家族性HD中占50%，在散发病例中占20%左右。

（2）*SOX10*基因：其编码的转录因子在胚胎期的神经嵴细胞内有表达。SOX10基因突变可能会引起编码蛋白质DNA结合区域发生改变，以致不能与相应的DNA结合而引起其调控的下游基因不能正常转录，从而导致表达的缺失。有研究证实该基因对于早期神经嵴细胞系向肠神经节的分化起调控和信号转导作用[16]。

（3）*GDNF*基因：它是神经元和肠道神经节细胞的营养和生长因子。由于*GDNF*不仅对中枢神经系统的神经元具有营养和保护作用，而且对胃肠道神经元、周围自主神经及感觉神经元等多种神经元都有营养及保护作用。有研究证实*GDNF* mRNA在先天性巨结肠的狭窄段及移行段表达异常，表明*GDNF*的减少与肠神经细胞的缺失有关。若*GDNF*表达缺失或者减少，则会中断信号的传导，导致神经嵴细胞在之后的分化、迁移过程中发生障碍，形成HD[17]。

（4）*EDNRB*与*EDN3*基因：*EDNRB*编码含442个氨基酸的功能蛋白质，该蛋白对肠神经的移行、发育非常重要。*EDNRB*与EDN结合，促进Ca^{2+}内流，参与细胞内信号传导，对肠神经节细胞的正常分化发育形成有重要作用。*EDN3*存在于肠神经细胞和消化道间充质细胞中，能调节神经细胞和消化道间充质细胞间的作用，是正常神经节细胞发育所需的。*EDN3*突变率与*EDNRB*基因相近，均表达于血管内皮上。*EDNRB*、*EDN3*在不同类型HD中表达程度不同，二者可作为临床病理免疫组化诊断HD的重要指标。

（5）*SIP1*基因：应用qRT-PCR、免疫组化和Western Blot方法，观察到先天性巨结肠狭窄段SIP1蛋白表达显著高于正常段肠管的表达水平，推测*SIP1*基因与小儿消化道发育有关，且为诊断和了解HD的病理生理改变提供了帮助[18]。但国内关于*SIP1*在HD中的表达情况及*SIP1*基因突变情况研究甚少。以致对*SIP1*基因HD发生中的作用还不明确，还需要进一步研究*SIP1*与先天性巨结肠的作用机制。

（6）*P2Y1*受体基因和*Wnt*基因：*P2Y1*是能引起肠功能紊乱的一个重要因子，主要传导抑制性神经和引起肠道血管扩张。当结肠组织中*P2Y1*受体表达减少时，其传导的抑制性神经递质会相应减少，这会引起肠道抑制性神经的作用减弱，则兴奋性神经相对增强，致使肠痉挛出现肠狭窄。*Wnt*基因属于一种类癌基因，其突变会导致发育畸形。目前已发现Wnt基因家族中*Wnt1*、*Wnt2*、*Wnt5b*、*Wnt8a*、*Wnt8b*、*Wnt9a*及*Wnt10b*与先天性巨结肠的发生均有关系。

（7）*PHOX2B*和*NRG1*基因：*PHOX2B*基因其编码的同源域蛋白与多种非肾上腺能神经元的发育有关，在肠神经系统的发育过程中起重要作用。有研究表明[19]，*PHOX2B*基因突变与先天性巨结肠的发生有关。而且*NRG1*基因也与肠神经的发育有关，有研究证实*NRG1*基因在先天性巨结肠狭窄段与扩张段表达高于正常组织[20]。

◆ 坏死性小肠结肠炎

坏死性小肠结肠炎（necrotizing enterocolitis，NEC）严重影响早产儿，特别是极低出生体重儿的生存质量，其病死率高达20%～30%。主要病理表现为回肠末端及结肠近端出现炎症及出血性坏死。典型的早产儿NEC常呈暴发性发病，很少有前驱症状，并很快进展为弥散性血管内凝血及多器官功能衰竭，严重者可在几天或数小时内死亡。因此，寻找预测NEC风险和能反映NEC早期病情变化的生物标志物就显得尤为重要。

（1）预测NEC风险的生物标志物：近年来的研究同样表明，基因-环境的交互作用在NEC的发病中具有重要作用。① *NFKB1*基因型：近年研究表明，*NFKB1*基因突变可能与早产儿NEC的易感性有关，而且具有*NFKB1*g.-24519 del ATTG基因型突变的早产儿可能对NEC更易感[21]。② 甘露糖结合凝集素（mannose-binding lectin，MBL）基因型：有研究认为严重NEC患儿中MBL2 YY基因型和-221Y等位基因的频率更高，认为*MBL2*基因多态性可能与MBL高循环水平及失控的炎症反应有关，可能会导致肠道损伤[22]。③ 白细胞介素（interleukin，IL）-18（-607AA）基因型：肠道炎症反应中，IL-18水平的升高会使肠黏膜屏障的完整性受到破坏。而IL-18水平的改变与其基因启动子区域-607位点的基因多态性有关。有研究发现-607 AA基因型的出现可能预示较严重的NEC[23]。④ 氨基甲酰磷酸合成酶1 CC基因型：体内正常水平的精氨酸和一氧化氮对于维持正常的肠道血流及肠道功能非常重要。早产儿氨基甲酰磷酸合成酶1 CC基因型的出现，可能会降低循环中的精氨酸和一氧化氮水平，进而扰乱肠道血流，破坏肠道黏膜完整性，影响正常的肠道功能，增加早产儿NEC的发生风险。

（2）早期诊断NEC的生物标志物：① 非特异性生物标志物：大部分NEC的非特异性生物标志物是炎症级联反应中的因子，例如细胞因子IL-6、趋化因子干扰素-γ诱导蛋白-10（IP-10）、细胞表面抗原中性粒细胞CD64和急性期蛋白血清淀粉样蛋白A（serum amyloid A，SAA）等。它们大多可以反映新生儿败血症、NEC以及全身炎症反应的炎症情况，但不能特异地将NEC同其他炎症性疾病区别开。② 肠型脂肪酸结合蛋白：主要局限表达于小肠黏膜细胞和胃黏膜细胞。正常情况下，其在血清中含量很少。当肠黏膜受损时，由于细胞膜的通透性增加，其在血清中的含量增高。

（3）早期诊断NEC的无创性（尿液及粪便）生物标记物：① 尿肠源性脂肪酸结合蛋白（intestinal fatty acid binding protein，I-FABP）：在疑诊NEC患儿中，血、尿中的I-FABP含量均升高，二者保持高度的一致性，且尿I-FABP与尿I-FABP/Cr一致性极高。因此推测尿I-FABP可用于早期诊断NEC。进一步研究发现，尿I-FABP在预后差的NEC患儿中明显高于预后好的NEC患儿[24]。② 尿血清淀粉样蛋白A（serum amyloid A，SAA）：研究发现，NEC Ⅰ期患儿的血SAA水平高于健康儿，Ⅱ期高于Ⅰ期，SAA水平与NEC的Bell分期保持一致。由于SAA分子结构小，血液中的SAA能够通过肾脏以尿液的形式排出体外，因此推测测定尿液中SAA可能有助于早期诊断NEC。③ 尿补体C3a和C5a：C3a和C5a是指活化的补体C3和C5。研究显示，肠道缺血再灌注能够诱导局部补体活化，生成C3a和C5a，而补体的活化与NEC发病有密切联系。C3a、C5a分子量均较小，使尿液中的C3a和C5a水平也有可能在一定程度上反映NEC病情。研究发现，在穿孔或死亡的NEC患儿中，C3a和C5a水平升高明显。在重症NEC患儿尿液中，C3a和C5a水平显著升高[25]。④ 粪便中肠道菌群谱（intestinal bacteria spectrum）：NEC和健康新生儿的肠道菌群结构不同。目前认为NEC患儿的肠道细菌种类更少，但是具体哪几种细菌是诱导NEC发生的高危因素尚无统一结论。⑤ 粪钙卫蛋白（fecal calprotectin，FC）：研究发现[26]，NEC患儿FC表达增高，并与NEC严重程度密切相关，认为FC可以作为NEC肠道上皮细胞损伤的标志物。⑥ 粪S100A12蛋白：研究发现粪S100A12含量增加有发生NEC的可能。在重症NEC起病前的4～10天及起病时，粪S100A12含量明显高于健康新生儿，认为粪便S100A12的水平可以预测NEC的严重程度以及判断预后[27]。⑦ 高迁移率族蛋白B1（high mobility group box-1 protein，HMGB1）：动物实验发现，NEC组的HMGB1明显高于对照组，说明HMGB1能够反应肠道黏膜上皮损伤情况，可能有利于NEC的诊断，但目前尚未有临床评估HMGB1作为NEC患儿肠道黏膜损伤的评估指标的报道。

◆ 尿道下裂

尿道下裂是一种常见的男性泌尿生殖系统先天性畸形，主要表现为尿道外口异位、阴茎腹侧弯曲畸形、阴茎背侧包皮富余堆积。目前认为先天性尿道下裂是基因与环境因素共同作用的结果。迄今发现与尿道下裂相关的基因近40个，大部分是以家系研究为主。目前研究基因主要有5α-还原酶基因、雄激素受体（AR）基因、*SRY*基因、*SOX9*基因、Ⅰ型类固醇生成因子（SF-1）基因、*ATF3*基因、*FKBP52*基因、*FGFR2*基因、*FGF8*基因、*FGF10*基因、*BMP7*基因、*WT1*基因、*HOX*基因、*Hedgehog family*基因、*Wnt/β-catenin*基因和LH受体基因等。

新生儿、婴幼儿、儿童常用检验项目正常参考范围[28-37]

◆ 血细胞分析正常参考范围（表附录3-1）

表附录3-1 血细胞分析正常参考范围

检测项目	年龄组	参考范围
红细胞计数（erythrocyte count）	1～3天	（4.0～6.6）×10^{12}/L
	1周	（3.9～6.3）×10^{12}/L
	2周	（3.6～6.2）×10^{12}/L
	1个月	（3.0～5.4）×10^{12}/L
	2个月	（2.7～4.9）×10^{12}/L
	3～6个月	（3.1～4.5）×10^{12}/L
	7～24周	（3.7～5.3）×10^{12}/L
	3～6岁	（3.9～5.3）×10^{12}/L
	7～12岁	（4.0～5.2）×10^{12}/L
血红蛋白（hemoglobin，Hb）	1天	152～235 g/L
	2～6天	150～240 g/L
	14～23天	127～187 g/L
	24～37天	103～179 g/L
	40～50天	90～166 g/L
	2～2.5个月	92～150 g/L
	3～3.5个月	96～128 g/L
	5～7个月	101～129 g/L
	8～10个月	105～129 g/L
	11～13.5个月	107～131 g/L
	1.5～3岁	108～128 g/L
	5岁	111～143 g/L
	10岁	119～147 g/L
	12岁	118～150 g/L

（续表）

检 测 项 目	年 龄 组	参 考 范 围
血细胞比容（hematocrit，Hct，PCV）	1天	44% ～ 72%
	2 ～ 6天	50% ～ 82%
	14 ～ 23天	42% ～ 62%
	24 ～ 37天	31% ～ 59%
	40 ～ 50天	30% ～ 54%
	2 ～ 2.5个月	30% ～ 46%
	3 ～ 3.5个月	31% ～ 43%
	5 ～ 7个月	32% ～ 44%
	8个月至3岁	35% ～ 43%
	5岁	31% ～ 43%
	10岁	33% ～ 45%
平均红细胞体积（MCV）	1天	98 ～ 122 fl
	2 ～ 6天	94 ～ 150 fl
	14 ～ 23天	84 ～ 128 fl
	24 ～ 37天	82 ～ 126 fl
	40 ～ 50天	81 ～ 125 fl
	2 ～ 2.5个月	81 ～ 121 fl
	3 ～ 3.5个月	77 ～ 113 fl
	5 ～ 7个月	73 ～ 109 fl
	8 ～ 10个月	74 ～ 106 fl
	11 ～ 13.5个月	74 ～ 102 fl
	1.5 ～ 3岁	73 ～ 101 fl
	5岁	72 ～ 88 fl
	10岁	69 ～ 93 fl
平均红细胞血红蛋白含量（MCH）	1天	33 ～ 41 pg/红细胞
	2 ～ 6天	29 ～ 45 pg/红细胞
	14 ～ 23天	26 ～ 38 pg/红细胞
	40 ～ 50天	25 ～ 37 pg/红细胞
	2 ～ 2.5个月	24 ～ 36 pg/红细胞
	3 ～ 3.5个月	23 ～ 36 pg/红细胞
	5 ～ 10个月	21 ～ 33 pg/红细胞
	11个月至5岁	23 ～ 31 pg/红细胞
	10岁	22 ～ 34 pg/红细胞

（续表）

检测项目	年龄组	参考范围
平均红细胞血红蛋白浓度（MCHC）	1天	31～35 g/dl
	2～6天	24～36 g/dl
	14～23天	26～34 g/dl
	24～37天	25～37 g/dl
	40天至7个月	26～34 g/dl
	8～13.5个月	28～32 g/dl
	1.5～3岁	26～34 g/dl
	5～10岁	32～36 g/dl
白细胞计数（leukocyte count）	12小时	（13.0～38.0）×10^9/L
	1天	（9.4～34.0）×10^9/L
	1周	（5.0～21.0）×10^9/L
	2周	（5.0～20.0）×10^9/L
	4周	（5.0～19.5）×10^9/L
	2个月	（5.5～18.0）×10^9/L
	4～12个月	（6.0～17.5）×10^9/L
	2岁	（6.0～17.0）×10^9/L
	4岁	（5.5～15.5）×10^9/L
	6岁	（5.0～14.5）×10^9/L
	8～12岁	（4.5～13.5）×10^9/L
杆状核中性粒细胞（band neutrophils）	婴儿	0～8%
	儿童	3%～6%
分叶核中性粒细胞（segmented neutrophils）	婴儿	17%～60%
	儿童	25%～60%
嗜酸性粒细胞（eosinophil count）	婴儿	1%～5%
	儿童	1%～5%
嗜碱性粒细胞（basophil count）	婴儿	0～1%
	儿童	0～1%
淋巴细胞（lymphocyte count）	婴儿	20%～70%
	儿童	25%～50%
单核细胞（monocyte count）	婴儿	1%～11%
	儿童	1%～6%
血小板计数（platelet count，thrombocytes）	1～5岁	女（229～553）×10^9/L
		男（217～497）×10^9/L

（续表）

检测项目	年龄组	参考范围
血小板计数（platelet count，thrombocytes）	6～10岁	女（184～488）×10^9/L
		男（181～521）×10^9/L
红细胞沉降率（erythrocyte sedimentation rate，ESR）	成人<50岁	女<25 mm/h
		男<15 mm/h
网织红细胞计数（reticulocyte count）	1天	30%～70%
	3天	10%～30%
	7天	0～10%
	1个月	2%～20%
	1.5个月	3%～35%
	2个月	4%～48%
	2.5个月	3%～42%
	3个月	3%～36%
	>4个月	2%～28%
嗜酸性粒细胞直接计数（eosinophil count）		（80～360）×10^6/L
红细胞渗透脆性试验（osmotic resistance of erythrocyte）	不溶血	>0.5% NaCl
	完全溶血	≤0.3% NaCl
红细胞丙酮酸激酶试验（pyruvate kinase in erythrocyte）		0.7～1.1 mU/mol Hb
葡萄糖-6-磷酸脱氢酶（G-6-PDH）		0.52～1.04 mU/mol Hb

◆ 出凝血试验正常参考范围（表附录3-2）

表附录3-2 出凝血试验正常参考范围

检测项目	参考范围
出血时间（bleeding time，BT）	<6 min（Ivy法）
全血凝固时间（coagulation time，CT）	7.34±1.27 min或5～10 min（试管法）
血小板四因子有效性试验（platelet factor 4 availability test，PF4）	血浆：2.89±3.2 μg/L
	血小板：11.29±3.29 μg/10^9
β-血小板球蛋白（β-thrombglobulin，β-TG）	血浆：<40 kU/L
	尿液：近似0.005血浆值
凝血酶原时间（prothrombin time，PT）	12±1 s
凝血酶时间（thrombin time，TT）	<13 s（1 ml H_2O）
	<21 s（2 ml H_2O）
活化的部分凝血活酶时间（activated partial thromboplastin time，APTT）	<40 s

（续表）

检　测　项　目	参　考　范　围
纤维蛋白原测定（fibrinogen，Fg）	2.0 ～ 4.0 g/L
凝血因子Ⅱ活性测定（factor Ⅱ activity）	0.7 ～ 1.2
凝血因子Ⅴ活性测定（factor Ⅴ activity）	0.7 ～ 1.2
凝血因子Ⅶ活性测定（factor Ⅶ activity）	0.7 ～ 1.3
凝血因子Ⅷ活性测定（factor Ⅷ activity）	0.7 ～ 1.5
凝血因子Ⅸ活性测定（factor Ⅸ activity）	0.6 ～ 1.5
凝血因子Ⅹ活性测定（factor Ⅹ activity）	0.4 ～ 1.2
凝血因子Ⅺ活性测定（factor Ⅺ activity）	0.7 ～ 1.2
凝血因子Ⅻ 活性测定（factor Ⅻ activity）	0.6 ～ 1.4
凝血因子ⅩⅢ活性测定（factor ⅩⅢ activity）	0.6 ～ 1.5
纤维结合蛋白（fibronectin）	<300 mg/L
纤溶酶原测定（plasminogen test）	0.8 ～ 1.2
蛋白C活性测定（protein C activity）	0.6 ～ 1.4
纤维蛋白降解产物（fibrinogen degradation products，FDP）	<10 mg/L
D-二聚体（D-Dimer）	<0.5 mg/L
组织纤溶酶原激活物测定（tissue plasminogen activators，tPA）	<12 μg/L

◆ 血气分析正常参考范围（表附录3-3）

表附录3-3　血气分析正常参考范围

检　测　项　目	年　龄　组	参　考　范　围
酸碱度（pH）	脐动脉	7.09 ～ 7.40
	脐静脉	7.15 ～ 7.45
	1天	7.20 ～ 7.41
	10 ～ 90天	7.34 ～ 7.45
	4 ～ 12个月	7.38 ～ 7.45
二氧化碳分压（PCO_2）	脐动脉	4.67 ～ 10.7 kPa（35 ～ 80 mmHg）
	脐静脉	4 ～ 4.93 kPa（30 ～ 57 mmHg）
	1天	3.91 ～ 8.06 kPa（29.4 ～ 60.6 mmHg）
	10 ～ 90天	3.52 ～ 5.69 kPa（26.5 ～ 42.8 mmHg）
	4 ～ 12个月	3.60 ～ 5.29 kPa（27.0 ～ 39.8 mmHg）
氧分压（PO_2）	脐动脉	2.93 kPa或<22 mmHg
	脐静脉	2.13 ～ 4.67 kPa（16 ～ 35 mmHg）
	10 ～ 90天	9.33 ～ 11.3 kPa（70 ～ 85 mmHg）

（续表）

检测项目	年龄组	参考范围
碳酸氢根（HCO_3^-）	脐静脉	11.8 ～ 21.4 mmol/L
	1天	18.6 ～ 22.6 mmol/L
	10 ～ 90天	18.5 ～ 24.5 mmol/L
	4 ～ 12个月	19.8 ～ 24.2 mmol/L
总二氧化碳（TCO_2）		16.3 ～ 23.9 mmol/L
碱剩余（base excess，BE）		−2 ～ +3 mmol/L
血氧饱和度（SO_2）		94% ～ 98%

血清生化检测正常参考范围（表附录3-4）

表附录3-4　血清生化检测正常参考范围

检测项目	年龄组	参考范围（男童）	参考范围（女童）
丙氨酸氨基转移酶（不含磷酸吡哆醛）（ALT）（U/L）	0 ～ 1岁	5 ～ 33	5 ～ 33
	1 ～ 13岁	9 ～ 25	9 ～ 25
	13 ～ 19岁	9 ～ 24	8 ～ 22
丙氨酸氨基转移酶（含磷酸吡哆醛）（ALT）（U/L）	0 ～ 1岁	5 ～ 51	5 ～ 51
	1 ～ 13岁	11 ～ 30	11 ～ 30
	13 ～ 19岁	10 ～ 33	8 ～ 24
天门冬氨酸氨基转移酶（不含磷酸吡哆醛）（AST）（U/L）	0 ～ 14天	32 ～ 162	32 ～ 162
	15天至1岁	20 ～ 67	20 ～ 67
	1 ～ 7岁	21 ～ 44	21 ～ 44
	7 ～ 12岁	18 ～ 36	18 ～ 36
	12 ～ 19岁	14 ～ 35	13 ～ 26
天门冬氨酸氨基转移酶（含磷酸吡哆醛）（AST）（U/L）	0 ～ 14天	23 ～ 186	23 ～ 186
	15天至1岁	23 ～ 83	23 ～ 83
	1 ～ 7岁	26 ～ 55	26 ～ 55
	7 ～ 12岁	22 ～ 41	22 ～ 41
	12 ～ 19岁	18 ～ 40	17 ～ 33
γ谷氨酰转肽酶（GGT）（U/L）	0 ～ 14天	23 ～ 219	23 ～ 219
	15天至1岁	8 ～ 127	8 ～ 127
	1 ～ 11岁	6 ～ 16	6 ～ 16
	11 ～ 19岁	7 ～ 21	7 ～ 21

（续表）

检 测 项 目	年 龄 组	参考范围（男童）	参考范围（女童）
乳酸脱氢酶（LDH）（U/L）	0～14天	309～1222	309～1222
	15天至1岁	163～452	163～452
	1～10岁	192～321	192～321
	10～15岁	170～283	157～272
	15～19岁	130～250	130～250
胰淀粉酶（amylase）（U/L）	0～6个月	1～11.50	1～11.50
	6个月至1岁	0.62～23.16	0.62～23.16
	1～2岁	0.68～22.50	2.63～27.82
	2～19岁	4.10～31.30	4.10～31.30
胰脂肪酶（lipase）（U/L）	0～19岁	4.0～39.0	4.0～39.0
直接胆红素（bilirubin，direct）（mg/dl）	0～14天	0.33～0.71	0.33～0.71
	15天至1岁	0.05～0.30	0.05～0.30
	1～9岁	0.05～0.20	0.05～0.20
	9～13岁	0.05～0.29	0.05～0.29
	13～19岁	0.11～0.42	0.10～0.39
总胆红素（bilirubin，total）（mg/dl）	0～14天	0.19～16.60	0.19～16.60
	15天至1岁	0.05～0.68	0.05～0.68
	1～9岁	0.05～0.40	0.05～0.40
	9～12岁	0.05～0.55	0.05～0.55
	12～15岁	0.10～0.70	0.10～0.70
	15～19岁	0.10～0.84	0.10～0.84
肌酐（酶法）（creatinine，enzymatic）（mg/dl）	0～14天	0.32～0.92	0.32～0.92
	15天至2岁	0.10～0.36	0.10～0.36
	2～5岁	0.20～0.43	0.20～0.43
	5～12岁	0.31～0.61	0.31～0.61
	12～15岁	0.45～0.81	0.45～0.81
	15～19岁	0.62～1.08	0.49～0.84
肌酐（Jaffe法）（creatinine，Jaffe）（mg/dl）	0～14天	0.42～1.05	0.42～1.05
	15天至1岁	0.31～0.53	0.31～0.53
	1～4岁	0.39～0.55	0.39～0.55
	4～7岁	0.44～0.65	0.44～0.65
	7～12岁	0.52～0.69	0.52～0.69

（续表）

检测项目	年龄组	参考范围（男童）	参考范围（女童）
肌酐（Jaffe法）（creatinine，Jaffe）（mg/dl）	12～15岁	0.57～0.80	0.57～0.80
	15～17岁	0.65～1.04	0.59～0.86
	17～19岁	0.69～1.10	0.60～0.88
尿素（urea）（mg/dl）	0～14天	2.8～23.0	2.8～23.0
	15天至1岁	3.4～16.8	3.4～16.8
	1～10岁	9.0～22.1	9.0～22.1
	10～19岁	7.3～21.0	7.3～19.0
尿酸（uric acid）（mg/dl）	0～14天	2.8～12.7	2.8～12.7
	15天至1岁	1.6～6.3	1.6～6.3
	1～12岁	1.8～4.9	1.8～4.9
	12～19岁	2.6～7.6	2.6～5.9
二氧化碳（CO_2）（mmol/L）	0～4天	5～20	5～20
	15天至1岁	10～24	10～24
	1～5岁	14～24	14～24
	5～15岁	17～26	17～26
	15～19岁	18～28	17～26
碱性磷酸酶（ALP）（U/L）	0～14天	90～273	90～273
	15天至1岁	134～518	134～518
	1～10岁	156～319	156～319
	10～13岁	141～460	141～460
	13～15岁	127～517	62～280
	15～17岁	89～365	54～128
	17～19岁	59～164	48～95
肌酸激酶（creatine kinase，CK）（U/L）	1天	<456	<456
	2～5天	<417	<417
	6天至6个月	<189	<189
	7～12个月	<130	<130
	1～3岁	<146	<146
	4～6岁	<95	<95
	7～12岁	<158	<99
α_1-抗胰蛋白酶（α_1-antityrpsin，A_1AT）（g/L）	0～19岁	1.10～1.81	1.10～1.81

（续表）

检测项目	年龄组	参考范围（男童）	参考范围（女童）
胆碱酯酶（cholinesterase，ChE）（U/L）	0～1个月	4 728～11 301	3 133～12 892
	1个月至19岁	7 693～14 856	7 693～14 856
肌红蛋白（myoglobin）（μg/L）	<10岁	<15	<15
肌钙蛋白I（troponin I，TnI）（ng/L）	5～15天	2.97～936.35	2.97～936.35
	15天至3个月	<13.75	<13.75
	3个月至19岁	<9	<9
血氨（ammonia in blood）（μg/dl）	1天	<245	<245
	5～6天	<228	<228
	儿童	<82	<82
钠（sodium）（mmol/L）	1天至4周	132～147	132～147
	2～12个月	129～143	129～143
	≥1岁	132～145	132～145
钾（potassium）（mmol/L）	1天至4周	3.6～6.1	3.6～6.1
	2～12个月	3.6～5.8	3.6～5.8
	≥1岁	3.1～5.1	3.1～5.1
氯（chloride）（mmol/L）	1天至4周	95～116	95～116
	2～12个月	93～112	93～112
	≥1岁	96～111	96～111
钙（calcium）（mg/dl）	0～1岁	8.5～11.0	8.5～11.0
	1～19岁	9.2～10.5	9.2～10.5
铁（iron）（μg/dl）	0～14岁	16～128	16～128
	14～19岁	31～168	20～162
镁（magnesium）（mg/dl）	0～14天	1.99～3.94	1.99～3.94
	15天至1岁	1.97～3.09	1.97～3.09
	1～19岁	2.09～2.84	2.09～2.84
磷（phosphate/phosphorus）（mg/dl）	0～14天	5.6～10.5	5.6～10.5
	15天至1岁	4.8～8.4	4.8～8.4
	1～5岁	4.3～6.8	4.3～6.8
	5～13岁	4.1～5.9	4.1～5.9
	13～16岁	3.5～6.2	3.2～5.5
	16～19岁	2.9～5.0	2.9～5.0

（续表）

检测项目	年龄组	参考范围（男童）	参考范围（女童）
铜（copper）（μmol/L）	0～4个月	1.4～7.2	1.4～7.2
	4～6个月	4～17	4～17
	7～12个月	8～21	8～21
	1～5岁	13～24	13～24
	6～9岁	13～21	13～21
	10～13岁	13～19	13～19
硒（selenium）（μmol/L）	0～19岁	0.85～1.33（全血）	0.85～1.33（全血）
		0.57～1.05（血浆）	0.57～1.05（血浆）
锌（zinc）（μmol/L）	0～4个月	10～21	10～21
	4～12个月	10～20	10～20
	1～5岁	10～18	10～18
	6～9岁	12～16	12～16
	10～13岁	12～15	12～18
总铁结合力（total iron binding capacity，TIBC）（μmol/L）	1天	24～57	24～57
	1周	34～58	34～58
	2周至2个月	27～61	27～61
	3～12个月	52～78	52～78
	1～3岁	49～85	49～85
	4～10岁	47～89	47～89
	11～16岁	52～79	52～79
葡萄糖（glucose）（mmol/L）	≥6小时	0.33～3.3	0.33～3.3
	≥5天	0.72～4.2	0.72～4.2
	1～2岁	1.8～6.2	1.8～6.2
	3～4岁	2.9～5.4	2.9～5.4
	5～6岁	3.8～5.5	3.8～5.5
乳酸（lactic acid）（mmol/L）	新生儿	<2.9	<2.9
	1～12小时	1.22～2.66	1.22～2.66
	12～24小时	1.11～2.55	1.11～2.55
	24～48小时	1.0～2.44	1.0～2.44
	48～72小时	0.78～2.33	0.78～2.33
α_1-酸性糖蛋白（α_1-glycoprotein）（g/L）	0～6个月	0.21～0.85	0.21～0.85
	6个月至5岁	0.48～2.01	0.48～2.01
	5～19岁	0.48～1.14	0.48～1.14

（续表）

检 测 项 目	年 龄 组	参考范围（男童）	参考范围（女童）
胱抑素C（cystatin C）（mg/L）	0～1个月	1.49～2.85	1.49～2.85
	1～5个月	1.01～1.92	1.01～1.92
	5个月至1岁	0.75～1.53	0.75～1.53
	1～2岁	0.77～1.85	0.60～1.20
	2～19岁	0.62～1.11	0.62～1.11
同型半胱氨酸（homocysteine，tHcy）（μg/ml）	5天至1岁	0.39～1.35	0.39～1.35
	1～7岁	0.37～1.03	0.37～1.03
	7～12岁	0.46～1.14	0.46～1.14
	12～15岁	0.64～1.41	0.55～1.4
	15～19岁	0.74～1.81	0.67～1.61
超敏C反应蛋白（hs-CRP）（mg/L）	0～14天	0.3～6.1	0.3～6.1
	15天至15岁	0.1～1.0	0.1～1.0
	15～19岁	0.1～1.7	0.1～1.7

与国际单位的换算：胆红素，1 mg/L=17.1 μmol/L；钙，1 mg/dl=0.25 mmol/L；肌酐，1 mg/dl=88.4 μmol/L；铁，1 μg/dl=0.179 μmol/L；镁，1 mg/dl=0.411 4 mmol/L；磷，1 mg/dl=0.323 mmol/L；尿素，1 mg/dl=0.357 mmol/L；尿酸，1 mg/dl=59.48 μmol/L。

◆ 血脂、脂蛋白检测正常参考范围（表附录3-5）

表附录3-5　血脂、脂蛋白检测正常参考范围

检 测 项 目	年 龄 组	参考范围（男童）	参考范围（女童）
载脂蛋白A1（apo A1）（mg/dl）	0～14天	62～91	71～97
	15天至1岁	53～175	53～175
	1～14岁	80～164	80～164
	14～19岁	72～154	72～154
载脂蛋白B（apo B）（mg/dl）	0～14天	9～67	9～67
	15天至1岁	19～123	19～123
	1～6岁	41～93	41～93
	6～19岁	31～84	31～84
总胆固醇（cholesterol）（mg/dl）	0～14天	42～109	46～125
	15天至1岁	64～237	64～237
	1～19岁	112～208	112～208
甘油三酯（triglycerides）（mg/dl）	0～14天	82～259	82～259
	15天至1岁	53～258	53～258
	1～19岁	44～197	44～197

（续表）

检测项目	年龄组	参考范围（男童）	参考范围（女童）
高密度脂蛋白胆固醇（HDL）（mg/dl）	0～14天	15～42	15～42
	15天至1岁	12～71	12～71
	1～4岁	32～63	32～63
	4～13岁	36～73	36～73
	13～19岁	32～68	32～72

与国际单位的换算：总胆固醇，1 mg/dl=0.025 9 mmol/L；高密度脂蛋白胆固醇，1 mg/dl=0.025 9 mmol/L；甘油三酯，1 mg/dl=0.011 3 mmol/L。

功能试验正常参考范围（表附录3-6，表附录3-7）

表附录3-6　儿童口服葡萄糖耐量试验

时间	血糖正常参考范围	尿糖正常值
空腹	<5.5	阴性
30 min	<8.6	阴性
60 min	<8.6	阴性
120 min	<6.9	阴性
180 min	<5.5	阴性

表附录3-7　肌酐清除率试验

年龄组	参考范围
5～7天	>38 ml/（min・1.73 m^2）
1～2个月	>54 ml/（min・1.73 m^2）
3～12个月	>64 ml/（min・1.73 m^2）
3～13岁	>120 ml/（min・1.73 m^2）

免疫学检验正常参考范围（表附录3-8）

表附录3-8　免疫学检验正常参考范围

检测项目	年龄组	参考范围（男童）	参考范围（女童）
维生素 B_{12}（cobalamin，vitamin B_{12}）（pg/ml）	5天至1岁	259～1 576	259～1 576
	1～9岁	283～1 613	283～1 613
	9～14岁	252～1 125	252～1 125
	14～17岁	244～888	244～888
	17～19岁	203～811	203～811
叶酸（folate）（ng/ml）	5天至1岁	>10.6	>10.6
	1～3岁	>3.9	>3.9
	3～6岁	>11.9	>11.9
	6～8岁	>13.1	>13.1
	8～12岁	>11.4	>11.4
	12～14岁	>11.9	>11.9
	14～19岁	>7.9	>7.9

（续表）

检 测 项 目	年 龄 组	参考范围（男童）	参考范围（女童）
25羟维生素D［25（OH）D］（ng/ml）	5～15天	1.7～33.99	1.7～33.99
	15天至3个月	6.16～40.48	6.16～40.48
	3个月至1岁	6.94～47.28	6.94～47.28
	1～9岁	13.24～54.88	13.24～54.88
	9～14岁	12.68～46.52	12.68～46.52
	14～19岁	4.8～42.32	4.8～42.32
皮质醇（cortisol）（μg/dl）	2～15天	0.47～12.31	0.47～12.31
	15天至1岁	0.52～16.60	0.52～16.60
	1～9岁	1.73～10.76	1.73～10.76
	9～14岁	2.19～12.66	2.19～12.66
	14～17岁	2.79～16.40	2.79～16.40
	17～19岁	3.52～18.33	3.52～18.33
总三碘甲状腺原氨酸（TT_3）（ng/dl）	4天至1岁	84.64～234.88	84.64～234.88
	1～12岁	113.28～189.45	113.28～189.45
	12～15岁	97.66～176.43	97.66～176.43
	15～17岁	93.75～156.25	92.45～141.93
	17～19岁	89.84～167.97	89.84～167.97
总甲状腺素（TT_4）（μg/dl）	7天至1岁	5.87～13.67	5.87～13.67
	1～9岁	6.16～10.32	6.16～10.32
	9～12岁	5.48～9.31	5.48～9.31
	12～14岁	5.01～8.28	5.08～8.34
	14～19岁	4.68～8.62	5.46～12.99
游离三碘甲状腺原氨酸（FT_3）（pg/ml）	4天至1岁	2.32～4.87	2.32～4.87
	1～12岁	2.79～4.42	2.79～4.42
	12～15岁	2.89～4.33	2.5～3.95
	15～19岁	2.25～3.85	2.31～3.71
游离甲状腺素（FT_4）（ng/dl）	5～15天	1.05～3.21	1.05～3.21
	15～30天	0.68～2.53	0.68～2.53
	30天至1岁	0.89～1.7	0.89～1.7
	1～19岁	0.89～1.37	0.89～1.37
促甲状腺激素（thyroid stimulating hormone，TSH）（mIU/L）	4天至6个月	0.73～4.77	0.73～4.77
	6个月至14岁	0.7～4.17	0.7～4.17
	14～19岁	0.47～3.41	0.47～3.41

（续表）

检测项目	年龄组	参考范围（男童）	参考范围（女童）
甲状旁腺激素（parathyroid hormone，PTH）（pg/ml）	6天至1岁	6.42～88.58	6.42～88.58
	1～9岁	16.23～63.02	16.23～63.02
	9～17岁	21.89～87.55	21.89～87.55
	17～19岁	16.04～60.38	16.04～60.38
C肽（C-peptide）（pmol/L）	0～1岁	70～1 448	70～1 448
	1～6岁	116～1 477	116～1 477
	6～19岁	257～2 241	257～2 241
胰岛素（insulin）（pmol/L）	0～1岁	6.64～163	6.64～163
	1～6岁	9.11～279.4	9.11～279.4
	6～11岁	10.47～256.6	10.47～256.6
硫酸脱氢表雄酮（dehydroepiandrosterone sulfate，DHEA-S）（μmol/L）	0～2个月	28.9～40.7	28.9～40.7
	2～6个月	0.65～15.60	0.65～15.60
	6个月至1岁	0.15～4.79	0.15～4.79
	1～6岁	0.07～3.03	0.07～3.03
	6～9岁	0.14～4.14	0.14～4.14
	9～13岁	0.90～7.30	0.90～7.30
	13～16岁	1.50～12.50	1.50～12.50
	16～19岁	3.36～18.20	3.96～15.50
维生素A（vitamin A）（μmol/L）	0～1岁	0.3～1.9	0.3～1.9
	1～11岁	1.0～1.6	1.0～1.6
	11～16岁	0.9～1.9	0.9～1.9
	16～19岁	1.0～2.6	1.0～2.6
维生素E（vitamin E）（μmol/L）	0～1岁	5～50	5～50
	1～19岁	14.5～33	14.5～33
抗链球菌溶血素“O”（anti-streptolysin O，ASO）（IU/ml）	0～6个月	0	0
	6个月至1岁	<30	<30
	1～6岁	<104	<104
	6～19岁	<331	<331
类风湿因子（rheumatoid factor，RF）（IU/ml）	0～14天	9.0～17.1	9.0～17.1
	15天至19岁	<9.0	<9.0

◆ 血浆蛋白类检测正常参考范围（表附录3-9）

表附录3-9 血浆蛋白类检测正常参考范围

检 测 项 目	年 龄 组	参考范围（男童）	参考范围（女童）
前白蛋白（pre-albumin）（mg/dl）	0～14天	2～12	2～12
	15天至1岁	5～24	5～24
	1～5岁	12～23	12～23
	5～13岁	14～26	14～26
	13～16岁	18～31	18～31
	16～19岁	20～35	17～33
总蛋白（total protein）（g/dl）	0～14天	5.3～8.3	5.3～8.3
	15天至1岁	4.4～7.1	4.4～7.1
	1～6岁	6.1～7.5	6.1～7.5
	6～9岁	6.4～7.7	6.4～7.7
	9～19岁	6.5～8.1	6.5～8.1
白蛋白（溴甲酚绿法）（albumin G）（g/dl）	0～14天	3.3～4.5	3.3～4.5
	15天至1岁	2.8～4.7	2.8～4.7
	1～8岁	3.8～4.7	3.8～4.7
	8～15岁	4.1～4.8	4.1～4.8
	15～19岁	4.1～5.1	4.0～4.9
白蛋白（溴甲酚紫法）（albumin P）（g/dl）	0～14天	2.8～4.1	2.8～4.1
	15天至1岁	2.5～4.6	2.5～4.6
	1～8岁	3.5～4.5	3.5～4.5
	8～15岁	3.7～4.7	3.7～4.7
	15～19岁	3.8～5.0	3.5～4.9
免疫球蛋白G（IgG）（g/L）	0～1个月	7.0～16	7.0～16
	1～3个月	2.5～7.5	2.5～7.5
	4～6个月	1.8～8.0	1.8～8.0
	7～12个月	3.0～10	3.0～10
	1～2岁	3.5～10	3.5～10
	3～5岁	5.0～13	5.0～13
	6～9岁	6.0～13	6.0～13
	10～13岁	7.0～14	7.0～14
免疫球蛋白M（IgM）（g/L）	0～1个月	0.1～0.3	0.1～0.3
	1～3个月	0.1～0.7	0.1～0.7
	4～6个月	0.2～1.0	0.2～1.0

（续表）

检 测 项 目	年 龄 组	参考范围（男童）	参考范围（女童）
免疫球蛋白M（IgM）（g/L）	7～12个月	0.3～1.0	0.3～1.0
	1～2岁	0.4～1.4	0.4～1.4
	3～5岁	0.4～1.8	0.4～1.8
	6～9岁	0.4～1.6	0.4～1.6
	10～13岁	0.4～1.5	0.4～1.5
免疫球蛋白A（IgA）（g/L）	0～1个月	0.07～0.94	0.07～0.94
	1～12个月	0.10～1.31	0.10～1.31
	1～3岁	0.19～2.20	0.19～2.20
	4～5岁	0.48～3.45	0.48～3.45
	6～7岁	0.41～2.97	0.41～2.97
	8～10岁	0.51～2.97	0.51～2.97
	11～13岁	0.44～3.95	0.44～3.95
免疫球蛋白E（IgE）（IU/ml）	0～7岁	25～440.4	25～440.4
	7～19岁	25～449.7	25～449.7
	11～19岁	18.0～491.7	18.0～491.7
补体C_3（C_3 complement）（g/L）	0～3个月	0.6～1.5	0.6～1.5
	4～6个月	0.7～1.8	0.7～1.8
	>6个月	0.9～1.8	0.9～1.8
补体C_4（C_4 complement）（g/L）	0～3个月	0.07～0.3	0.07～0.3
	4～6个月	0.08～0.3	0.08～0.3
	>6个月	0.1～0.4	0.1～0.4
轻链kappa（light chain kappa）（g/L）	0～19岁	1.38～3.75	1.38～3.75
轻链lambda（light chain lambda）（g/L）	0～19岁	0.93～2.42	0.93～2.42
kappa/lambda比值（kappa/lambda ratio）	0～19岁	1.17～2.93	1.17～2.93
铁蛋白（ferritin）（ng/ml）	4～15天	99.6～717.0	99.6～717.0
	15天至6个月	14.0～647.2	14.0～647.2
	6个月至1岁	8.4～181.9	8.4～181.9
	1～5岁	5.3～99.9	5.3～99.9
	5～14岁	13.7～78.8	13.7～78.8
	14～16岁	12.7～82.8	5.5～67.4
	16～19岁	11.1～171.9	5.5～67.4

（续表）

检 测 项 目	年 龄 组	参考范围（男童）	参考范围（女童）
转铁蛋白（transferrin）（mg/dl）	0～9周	104～224	104～224
	9周至1岁	107～324	107～324
	1～19岁	220～337	220～337
α_2巨球蛋白（α_2-macroglobulin）（g/L）	0～19岁	1.3～3.0	1.3～3.0
结合珠蛋白（haptogloblin）（mg/dl）	0～14天	<10	<10
	15天至1岁	7～221	7～221
	1～12岁	7～163	7～163
	12～19岁	7～179	7～179
β_2-微球蛋白（β_2-microglobulin）（mg/L）	0～3个月	1.91～4.70	1.89～5.81
	3个月至2岁	1.31～4.54	1.31～4.54
	2～19岁	1.19～2.25	1.19～2.25
铜蓝蛋白（ceruloplasmin）（mg/L）	0～2个月	73.5～236.5	73.5～236.5
	2～6个月	134.7～329.0	134.7～329.0
	6个月至1岁	137.3～388.7	137.3～388.7
	1～8岁	217～433	217～433
	8～14岁	205～402	205～402
	14～19岁	170～347.6	208.1～431.6
血色素结合蛋白（hemopexin）（g/L）	0～19岁	0.50～1.15	0.50～1.15

◆ 肿瘤标志物检测正常参考范围（表附录3-10）

表附录3-10 肿瘤标志物检测正常参考范围

检 测 项 目	年 龄 组	参考范围（男童）	参考范围（女童）
甲胎蛋白（alpha-fetoprotein，AFP）（ng/ml或μg/L）	0～1个月	>2 000	>2 000
	1～6个月	9.8～1 539	9.8～1 539
	6个月至1岁	0.4～103.1	0.4～103.1
	1～19岁	0.8～34.8	0.8～34.8
CA15-3（U/ml或kU/L）	0～1周	3.4～24	3.4～24
	1周至1岁	4.9～33	4.9～33
	1～19岁	3.9～21	3.9～21
CA19-9（U/ml或kU/L）	0～1岁	2～64	2～64
	1～19岁	2～41	2～41

（续表）

检测项目	年龄组	参考范围（男童）	参考范围（女童）
CA125（U/ml或kU/L）	0～4个月	2.4～22	2.4～22
	4个月至5岁	7.7～33	7.7～33
	5～11岁	4.7～30	4.7～30
	11～19岁	5.4～28	5.9～39
癌胚抗原（carcino-embryonic antigen，CEA）（ng/ml或μg/L）	0～1周	8.1～62	8.1～62
	1周至2岁	0.5～4.7	0.5～4.7
	2～19岁	0.5～2.6	0.5～2.6
游离前列腺特异性抗原（free PSA）（ng/ml或μg/L）	0～12岁	<0.008	<0.008
	12～19岁	0.008～0.279	0.008～0.097
人附睾蛋白4（human epididymis protein 4，HE_4）（pmol/L）	0～1周	159～618	159～618
	1周至6个月	55.7～178	55.7～178
	6个月至2岁	30.9～98.6	30.9～98.6
	2～10岁	27.3～69.7	27.3～69.7
	10～19岁	22.5～61.8	22.5～61.8
胃泌素释放肽前体（progastrin-releasing peptide，ProGRP）（pg/ml或ng/L）	0～1周	535～1 889	535～1 889
	1周至6个月	57～817	57～817
	6个月至1岁	25～198	25～198
	1～12岁	22～129	22～129
	12～19岁	17～83	17～83
鳞状细胞癌抗原（squamous cell carcinoma antigen，SCC）（ng/ml或μg/L）	0～1周	>70	>70
	1周至1岁	0.6～17	0.6～17
	1～19岁	0.4～1.6	0.4～1.6
总前列腺特异性抗原（total PSA）（ng/ml）	0～1周	0.008～0.047	
	1周至6个月	0.008～0.038	0.008～0.039
	6个月至12岁	0.008～0.353	0.008～0.010
	12～19岁	0.008～0.566	0.008～0.015

◆ 性激素检测正常参考范围（表附录3-11，表附录3-12）

表附录3-11　女童性激素检测正常参考范围

检测项目	年龄组	参考范围（女童）
雌二醇（estradiol，pg/ml）	15天至1岁	<25
	1～9岁	<10

（续表）

检测项目	年龄组	参考范围（女童）
雌二醇（estradiol，pg/ml）	9～11岁	<48
	11～12岁	<94
	12～14岁	11～172
	14～19岁	<255
黄体酮（progesterone，ng/dl）	4天至1岁	<132
	1～10岁	<35
	10～15岁	13～85
	15～19岁	20～1 026
卵泡刺激素（follicle stimulating hormone，FSH）（mIU/ml）	30天至1岁	0.38～10.35
	1～9岁	0.42～5.45
	9～11岁	0.44～4.22
	11～19岁	0.26～7.77
黄体生成素（luteinizing hormone，LH）（mIU/ml）	4天至3个月	<2.41
	3个月至1岁	<1.19
	1～10岁	<0.33
	10～13岁	<4.34
	13～15岁	0.37～6.52
	15～17岁	<13.08
	17～19岁	<8.38
睾酮（testosterone，ng/dl）	4天至9岁	1.15～61.96
	9～13岁	<28.24
	13～15岁	10.37～44.38
	15～19岁	14.12～48.99
性激素结合球蛋白（sex hormone-binding globulin，SHBG）（nmol/L）	4天至1个月	14.4～120.2
	1个月至1岁	36.2～229.0
	1～8岁	41.8～188.7
	8～11岁	26.4～162.4
	11～13岁	14.9～107.8
	13～15岁	11.2～98.2
	15～17岁	9.83～84.1
	17～19岁	10.8～154.6

（续表）

检测项目	年龄组	参考范围（女童）
催乳素（prolactin，ng/ml）	4天至30天	12.57～212.77
	30天至1岁	6.26～113.73
	1～19岁	4.20～23.04

表附录3-12　男童性激素检测正常参考范围

检测项目	年龄组	参考范围（男童）
雌二醇（estradiol，pg/ml）	15天至1岁	<25
	1～11岁	<13
	11～13岁	<26
	13～15岁	<28
	15～19岁	<38
黄体酮（progesterone，ng/dl）	30天至1岁	<66
	1～10岁	<35
	10～15岁	13～85
	15～19岁	16～57
卵泡刺激素（follicle stimulating hormone，FSH）（mIU/ml）	30天至1岁	0.09～2.41
	1～5岁	<0.91
	5～10岁	<1.62
	10～13岁	0.35～3.91
	13～19岁	0.78～5.10
黄体生成素（luteinizing hormone，LH）（mIU/ml）	4天至3个月	0.19～3.81
	3个月至1岁	<2.89
	1～10岁	<0.33
	10～13岁	<4.34
	13～15岁	<4.11
	15～17岁	0.79～4.76
	17～19岁	0.94～7.10
睾酮（testosterone，ng/dl）	4天至6个月	8.65～298.85
	6个月至9岁	<35.73
	9～11岁	<23.34
	11～14岁	<444.38
	14～16岁	36.02～632.28
	16～19岁	147.84～793.95

（续表）

检 测 项 目	年 龄 组	参考范围（男童）
性激素结合球蛋白（sex hormone-binding globulin，SHBG）（nmol/L）	4天至1个月	14.4 ～ 120.2
	1个月至1岁	36.2 ～ 229.0
	1 ～ 8岁	41.8 ～ 188.7
	8 ～ 11岁	26.4 ～ 162.4
	11 ～ 13岁	14.9 ～ 107.8
	13 ～ 15岁	11.2 ～ 98.2
	15 ～ 19岁	9.7 ～ 49.6
催乳素（prolactin，ng/ml）	4天至30天	12.57 ～ 212.77
	30天至1岁	6.26 ～ 113.73
	1 ～ 19岁	4.20 ～ 23.04

与国际单位的换算：雌二醇：pg/ml × 3.67=pmol/L，黄体酮：ng/dl × 0.031 8=nmol/L，FSH：mIU/ml × 1.00=IU/L，LH：mIU/ml × 1.00=IU/L，睾酮：ng/dl × 0.034 7=nmol/L，催乳素：ng/ml × 21=mIU/L。

◆ 儿童常用药物浓度正常参考范围（表附录3-13）

表附录3-13　儿童常用药物浓度正常参考范围

检 测 项 目	参 考 范 围
地高辛（digoxin）	1.0 ～ 2.6 mmol/L
苯巴比妥（phenobarbital）	65 ～ 172 μmol/L
丙戊酸（valproic acid）	347 ～ 693 μmol/L
苯妥英钠（phenytoin）	24 ～ 56 μmol/L
卡马西平（carbamazepine）	17 ～ 43 μmol/L
茶碱（theophylline）	33 ～ 61 μmol/L
洋地黄毒苷（digitoxin）	17 ～ 33 nmol/L

◆ 尿液常规检验正常参考范围（表附录3-14）

表附录3-14　尿液常规检验正常参考范围

检 测 项 目	年 龄 组	参 考 范 围
比重（specific gravity）	新生儿最初几天	1.021
	出生几天之后	1.002 ～ 1.006
尿沉渣检查（urinary sediment）		

（续表）

检测项目	年龄组	参考范围
红细胞（erythrocytes）		0 ～ 1/高倍镜视野（$<5 \times 10^6$/L）
白细胞（leukocytes）		1 ～ 4/高倍镜视野（$<10 \times 10^6$/L）
鳞状上皮细胞（squamous epithelial cells）		5 ～ 15/低倍镜视野
肾脏上皮细胞（renal epithelial cells）		未检出
透明管型（hyaline casts）		偶见
上皮管型（epithelial casts）		未检出
红细胞管型（erythrocyte casts）		未检出
颗粒管型（granulated casts）		未检出
白细胞管型（leukocyte casts）		未检出
细菌（bacteria）		未检出
霉菌（fungus）		未检出
滴虫（trichomonads）		未检出
盐类结晶（salts）		未检出
尿性状（尿十联）		
胆红素（bilirubin）		<0.2 mg/L
红细胞（erythrocytes）		<5/μl
葡萄糖（glucose）		<15 mg/dl
酮体（ketone bodies）		<5 mg/dl
白细胞（leukocytes）		<10/μl
亚硝酸盐（nitrite）		未检出
酸碱度（pH）		4.8 ～ 7.4
蛋白质（protein）		<10 mg/dl
比重（specific gravity）	新生儿最初几天	1.021
	出生几天之后	1.002 ～ 1.006
尿胆原（urobilinogen）		<1 mg/dl
尿量（urine volume）	1 ～ 2天	30 ～ 60 ml/24 h
	3 ～ 10天	100 ～ 300 ml/24 h
	11天至2个月	250 ～ 450 ml/24 h
	3个月至1岁	400 ～ 500 ml/24 h
	2 ～ 3岁	500 ～ 600 ml/24 h
	4 ～ 5岁	600 ～ 700 ml/24 h
	6 ～ 8岁	650 ～ 1 000 ml/24 h
	9 ～ 14岁	800 ～ 1 400 ml/24 h

◆ 尿液生化检验正常参考范围（表附录3-15）

表附录3-15　尿液生化检验正常参考范围

检 测 项 目	参 考 范 围
尿蛋白定量（determination of protein）	<120 mg/L
葡萄糖定量（determination of glucose）	0.3 ～ 1.1 mmol/L
尿钙（uric clacium）	2.5 ～ 8.0 mmol/24 h尿
尿磷（uric phosphate，inorganic）	11 ～ 32 mmol/24 h尿
尿钠（uric sodium）	30 ～ 300 mmol/24 h尿
	54 ～ 150 mmol/随机尿
尿钾（uric potassium）	35 ～ 80 mmol/24 h尿
	20 ～ 80 mmol/晨尿
尿氯（uric choride）	85 ～ 170 mmol/24 h尿
尿素（urea）	170 ～ 580 mmol/24 h尿
	150 ～ 500 mmol/晨尿
肌酐（creatinine）	5 ～ 8 mmol/24 h尿
	8 ～ 27 mmol/晨尿
尿酸（uric acid）	1.2 ～ 6.0 mmol/24 h尿
尿淀粉酶活力（α-amylase activity）	100 ～ 200 U
去甲肾上腺素（nor-epinphrine）	136 ～ 620 nmol/24 h尿
肾上腺素（epinephrine）	22 ～ 109 nmol/24 h尿
多巴胺（dopamine）	1.26 ～ 2.98 μmol/24 h尿
香草扁桃酸（vanillylmandelic acid，VMA）	18 ～ 33 μmol/24 h尿
溶菌酶（lysozyme）	<1.5 mg/L
重量渗透克分子浓度（osmolality）	500 ～ 1 400 mmol/kg

◆ 粪便检验正常参考范围（表附录3-16）

表附录3-16　粪便检验正常参考范围

检 测 项 目	参 考 范 围
隐血试验（occult blood）	未检出
粪胆素试验（stercobilin test）	60 ～ 200 mg/24 h

脑脊液常规及生化检查正常参考范围（表附录3-17）

表附录3-17 脑脊液常规及生化检查正常参考范围

检测项目	年龄组	参考范围
脑脊液细胞数（cells）	新生儿	白细胞<32 × 10^6/L
	儿童	白细胞4 × 10^6/L
葡萄糖（glucose）	儿童≤16岁	1.8 ～ 4.6 mmol/L
氯化物（chloride）		119 ～ 131 mmol/L
总蛋白（total protein）	出生前27 ～ 32周	0.68 ～ 2.40 g/L
	出生前33 ～ 36周	0.67 ～ 2.30 g/L
	出生前37 ～ 40周	0.58 ～ 1.50 g/L
	1天至1个月	0.25 ～ 0.72 g/L
	2 ～ 3个月	0.20 ～ 0.72 g/L
	4 ～ 6个月	0.15 ～ 0.50 g/L
	7 ～ 12个月	0.10 ～ 0.45 g/L
	2岁	0.10 ～ 0.40 g/L
	3 ～ 4岁	0.10 ～ 0.38 g/L
	5 ～ 8岁	0.10 ～ 0.43 g/L
钙（calcium）		1.02 ～ 1.34 mmol/L
无机磷（inorganic phosphorus）		0.29 ～ 0.64 mmol/L
镁（magnesium）		0.55 ～ 1.23 mmol/L
铜（copper）		0.13 ～ 0.37 mmol/L
乳酸（lactate）	儿童	1.1 ～ 1.8 mmol/L
脑脊液/人血白蛋白比值（albumin CSF/serum ratio）	妊娠30周	50 × 10^{-3}
	出生时	25 × 10^{-3}
	1个月	15 × 10^{-3}
	6个月	5 × 10^{-3}
蛋白电泳（protein electrophoresis）		
前白蛋白（pre-albumin）		5.4% ～ 9.0%
白蛋白（albumin）		55.3% ～ 65.9%
α_1-球蛋白（α_1-globulin）		2.8% ～ 5.6%
α_2-球蛋白（α_2-globulin）		2.8% ～ 4.8%
β-球蛋白（β-globulin）		9.9% ～ 15.5%
γ-球蛋白（γ-globulin）		8.2% ～ 14.6%

◆ 穿刺液（胸、腹水）检验正常参考范围（表附录3-18）

表附录3-18　穿刺液（胸、腹水）检验正常参考范围

检测项目	参考范围	
	漏出液	渗出液
蛋白质定性（protein，qual-）	阴性（-）	阳性（+）
蛋白质定量（protein，quant-）	<3 g/L	>3 g/L
蛋白质比（穿刺液/血清）（protein，punctate/serum ratio）	<0.5	>0.5
乳酸脱氢酶（LDH）	<200 U/L	>200 U/L
沉渣检查（sediment）	<0.6	>0.6
红细胞	未检出	
白细胞	未检出	

◆ 血清氨基酸检验正常参考范围（表附录3-19）

表附录3-19　血清氨基酸检验正常参考范围

检测项目（μmol/L）	年龄组	参考范围（男童）	参考范围（女童）
1-甲基组氨酸（1-methylhistidine）	0～1周	0～20	0～20
	1～2周	0～19	0～19
	2周至19岁	1～30	1～30
3-甲基组氨酸（3-methylhistidine）	0～1周	6～21	6～21
	1周至1岁	4～18	4～18
	1～4岁	3～23	3～23
	4～19岁	4～12	4～12
丙氨酸（alanine）	0～1周	175～427	175～427
	1周至19岁	208～588	208～588
别异亮氨酸（alloisoleucine）	0～12岁	0～2	0～2
	12～19岁	2～3	<2
α-氨基己二酸（α-aminoadipic acid）	0～1岁	2～3	2～3
	1～19岁	<2	<2
α-氨基正丁酸（α-amino-n-butyric acid）	0～1周	7～42	7～42
	1～2周	8～42	8～42
	2周至19岁	8～30	8～30
鹅肌肽（anserine）	0～1岁	2～5	2～5
	1～19岁	<2	<2

（续表）

检测项目（μmol/L）	年　龄　组	参考范围（男童）	参考范围（女童）
精氨酸（arginine）	0～1个月	2～118	2～118
	1个月～1岁	47～138	47～138
天门冬酰胺（asparagine）	1～19岁	66～150	66～150
天冬氨酸（aspartic acid）	0～19岁	38～91	38～91
	0～2周	19～121	19～121
	2周至19岁	20～42	20～42
β-氨基丙酸（β-alanine）	0～13岁	3～27	3～27
	13～19岁	5～20	1～8
β-氨基正丁酸（β-aminobutyric acid）	0～1岁	2～19	2～19
	1～19岁	<2	<2
肌肽（carnosine）	0～1个月	1～19	1～19
	1个月至19岁	2～7	2～7
瓜氨酸（citrulline）	0～1岁	9～44	9～44
	1～13岁	16～41	16～41
	13～19岁	15～36	15～36
胱硫醚（cystathionine）	0～1岁	2～9	2～9
	1～19岁	<2	<2
胱氨酸（cystine）	0～6天	16～53	16～51
	6天至2周	7～57	7～57
	2周至8岁	3～20	3～20
	8～19岁	4～28	4～28
谷氨酸（glutamic acid）	0～2周	91～401	91～401
	2周至1岁	74～266	74～266
	1～19岁	52～137	52～137
谷氨酰胺（glutamine）	0～1周	451～1 113	451～1 113
	1周至1岁	332～789	332～789
	1～9岁	417～678	417～678
	9～19岁	467～755	467～755
甘氨酸（glycine）	0～2周	299～782	299～782
	2周至13岁	196～398	196～398
	13～19岁	218～407	218～407

（续表）

检测项目（μmol/L）	年　龄　组	参考范围（男童）	参考范围（女童）
组氨酸（histidine）	0～2周	45～168	45～168
	2周至19岁	65～113	65～113
异亮氨酸（isoleucine）	0～2周	25～129	25～129
	2周至1岁	30～113	30～113
	1～12岁	42～129	42～129
	12～19岁	53～127	32～68
亮氨酸（leucine）	0～1周	46～165	46～165
	1周至1岁	55～188	55～188
	1～11岁	85～226	85～226
	11～19岁	103～227	84～152
赖氨酸（lysine）	0～2周	90～319	90～319
	2周至19岁	102～259	102～259
甲硫氨酸（methionine）	0～19岁	13～44	13～44
鸟氨酸（ornithine）	0～2周	82～365	82～365
	2周至1岁	40～132	40～132
	1～13岁	34～94	34～94
	13～19岁	46～114	30～108
苯丙氨酸（phenylalanine）	0～2周	49～107	49～107
	2周至1岁	52～116	52～116
	1～19岁	55～101	55～101
磷酸丝氨酸（phosphoserine）	0～19岁	<3	<3
脯氨酸（proline）	0～1岁	127～292	127～292
	1～13岁	118～372	118～372
	13～19岁	116～360	116～360
肌氨酸（sarcosine）	0～19岁	<4	<4
丝氨酸（serine）	0～2周	199～843	199～843
	2周至19岁	112～216	112～216
牛磺酸（taurine）	0～2周	87～375	87～375
	2周至19岁	55～204	55～204
苏氨酸（threonine）	0～1岁	81～313	81～313
	1～19岁	72～185	72～185

（续表）

检测项目（μmol/L）	年 龄 组	参考范围（男童）	参考范围（女童）
酪氨酸（tyrosine）	0～2周	27～187	27～187
	2周至1岁	34～151	34～151
	1～13岁	45～126	45～126
	13～19岁	34～88	34～88
缬氨酸（valine）	0～2周	87～326	87～326
	2周至13岁	128～361	128～361
	13～19岁	166～301	155～259

更多儿童检验正常参考范围，参见：http：//www.mayomedicallaboratories.com/test-info/pediatric/refvalues/reference.php.

（周鑫昀　沈立松）

参·考·文·献

[1] Rihani A, Van Goethem A, Ongenaert M, et al. Genome wide expression profiling of p53 regulated miRNAs in neuroblastoma[J]. Sci Rep, 2015, 5: 9027.

[2] Das S, Foley N, Bryan K, et al. MicroRNA mediates DNA demethylation events triggered by retinoic acid during neuroblastoma cell differentiation[J]. Cancer Res, 2010, 70(20): 7874–7881.

[3] Zhao Z, Ma X, Sung D, et al. microRNA-449a funcdons as a tumor suppressor in neuroblastoma through inducing cell differentiation and cell cycle arrest[J]. RNA Biol, 2015, 12(5): 538–554.

[4] Subramaniam M M, Piqueras M, Navarro S, et a1. Aberrant copy numbers of ALK gene is a frequent genetic alteration in neurohiastomas[J]. Hum Pathol, 2009, 40(11): 1638–1642.

[5] vanLimpt V, Chan A, Schramm A, et al. Phox2B mutations and the Delta-Notch pathway in neuroblastoma[J]. Cancer Lett, 2005, 228(1–2): 59–63.

[6] Caren H, Kryh H, Nethander M, et al. High-risk neuroblastoma tumors with 11 q-deletion display a poor prognostic, chromosome instability phenotype with later onset[J]. Proc Natl Acad Sci U S A, 2010, 107(9): 4323–4328.

[7] Ueda Y, Hiyama E, Kamimatsuse A, et al. Wnt signaling and telomerase activation of hepatoblastoma: correlation with hemosensitivity and surgical respectability[J]. J Pediatr Surg, 2011, 46(12): 2221–2227.

[8] Guaragna M S, Lutaif ACGB, Piveta C S C, et al. Two distinct WT1 mutations identified in patients and relatives with isolated nephrotic proteinuria[J]. Biochem Biophys Res Commnn, 2013, 441(2): 371–376.

[9] Sehic D, Karlsson J, Sandstedt B, et al. SIXI protein expression selectively identifies blastemal elements in Wilms tumor[J]. Pediatr Blood Cancer, 2012, 59(1): 62–68.

[10] Rendón-Macías M E, Villas s-Keever M A, Casta eda-Muci O G, et al. Improvement in accuracy of gamma-glutamyltransferase for differential diagnosis of biliary atresia by correlation with age[J]. The Turkish Journal of Pediatrics, 2008, 50(3): 253–259.

[11] Zhao D, Han L, He Z, et al. Identification of the plasma metabolomics as early diagnostic markers between biliary atresia and neonatal hepatitis syndrome[J/OL]. PLoS One, 2014, 9(1): e85694.

[12] Song Z, Dong R, Fan Y, et al. Identification of serum protein biomarkers in biliary atresia by mass spectrometry and enzyme-linked immunosorbent assay[J]. J Pediatr Gastroenterol Nutr, 2012, 55(4): 370–375.

[13] Kejun Z, Na L, Yongtao X, et al. Elevated bile acids in newborns with biliary atresia[J]. PloS one, 2012, 7(11): e49270.

[14] Zahm A M, Hand N J, Boateng L A, et al. Circulating microRNA is a biomarker of biliary atresia[J]. J Pediatr Gastroenterol Nutr, 2012, 55(4): 366–369.

[15] Suzuki M, Muraji T, Obatake M, et al. Urinary sulfated bile acid analysis for the early detection of biliary atresia in infants[J]. Pediatr Int, 2011, 53(4): 497–500.

[16] 陈艳，冯永，杨柏球.SOX10基因新突变导致Waardenburg综合征2型家系的分析[J].中华耳科杂志，2010，8（4）：387–391.

[17] 侯豫，杨烨，赵新，等.胶质细胞源性神经营养因子在先天性巨结肠中的表达[J].实用儿科临床杂志，2008，23（7）：507–509.

[18] 伍美，弭杰，高红.SIP1基因在先天性巨结肠症中的表达研究[J].中华小儿外科杂志，2012，33（2）：92–96.

[19] Min J. PHOX2B mutations in patients with Ondine Hirschsprung disease and a review of the literature[J]. Eur J Pediatr, 2011, 170: 1267–1271.

[20] Weibing T, Bo L, Xiaoqun H, et al. Aberrant high expression of NRG1 gene in Hirschsprung disease[J]. Journal of Pediatric Surgery, 2011, 47: 1694–1698.

[21] Sampath V, Le M, Lane L, et al. The NFKB1(g.–24519delATTG) variant is associated with necrotizing enterocolitis(NEC)in premature infants[J]. J Surg Res, 2011, 169: e51–57.

[22] Prencipe G, Azzari C, Moriondo M, et al. Association between mannose binding lectin gene polymorphisms and necrotizing enterocolitis in preterm infants[J]. J Pediatr Gastroenterol Nutr, 2012, 55: 160–165.

[23] Héninger E, Treszl A, Kocsis I, et al. Genetic variants of the interleukin–18 promoter region (–607)influence the course of necrotizing enterocolitis in very low birth weight neonates[J]. Eur J Pediatr, 2002, 161: 410–411.

[24] Schurink M, Scholten I G, Kooi E M, et al. Intestinal fatty acid-binding protein in neonates with imminent necrotizing enterocolitis [J]. Neonatology, 2014, 106(1): 49–54.

[25] Reisinger K W, Kramer B W, Van der Zee D C, et al. Non-invasive serum amyloid A (SAA) measurement and plasma platelets for accurate prediction of surgical intervention in severe necrotizing enterocolitis (NEC)[J]. PLoS One, 2014, 9(3): 90834.

[26] Aydemir G, Cekmez F, Tanju I A, et al. Increased fecal calprotectin in preterm infants with necrotizing enterocolitis[J]. Clin Lab, 2012, 58(7–8): 841–844.

[27] Däbritz J, Jenke A, Wirth S, et al. Fecal phagocyte-specific S100A12 for diagnosing necrotizing enterocolitis[J]. J Pediatr, 2012, 161(6): 1059–1064.

[28] 于汉卿，常勇，戈建，等. 儿科医院临床检验的分析前质量控制[J]. 临床检验杂志，2012，11（30）：933.

[29] David A C, Lianna K, Man K C, et al. Closing the Gaps in pediatric laboratory reference intervals: a caliper database of 40 biochemical markers in a healthy and multiethnic population of children[J]. Clinical Chemistry, 2012, 58(5): 854–868.

[30] Danijela K, Jennifer L S, Lianna K, et al. Complex Biological Pattern of Fertility Hormones in Children and Adolescents: A Study of Healthy Children from the CALIPER Cohort and Establishment of Pediatric Reference Intervals[J]. Clinical Chemistry, 2013, 59(8): 1215–1227.

[31] Jacalyn K, Joshua E R, Victoria B, et al. Complex reference value distributions and partitioned reference intervals across the pediatric age range for 14 specialized biochemical markers in the CALIPER cohort of healthy community children and adolescents[J]. Clinica Chimica Acta, 2015, 450: 196–202.

[32] Tracy T M, Lianna K, Yunqi C, et al. Dynamic biological changes in metabolic disease biomarkers in childhood and adolescence: A CALIPER study of healthy community children[J]. Clinica Chimica Acta, 2015, 48: 828–836.

[33] Charlotte C, Lioara R, Jocelyne D, et al. Establishment of reference values of α-tocopherol in plasma, red blood cells and adipose tissue in healthy children to improve the management of chylomicron retention disease, a rare genetic hypocholesterolemia[J]. Orphanet Journal of Rare Diseases, 2016, 11: 114.

[34] Triantafyllia S, Charalampos T, Dimitrios G, et al. Immunoassay-based serum hepcidin reference range measurements in healthy children: differences among age groups[J]. Journal of Clinical Laboratory Analysis, 2015(29): 10–14.

[35] Dana B, David C, Lianna K, et al. Marked biological variance in endocrine and biochemical markers in childhood: establishment of pediatric reference intervals using healthy community children from the CALIPER cohort[J]. Clinical Chemistry, 2013, 59(9): 1393–1405.

[36] Victoria B, Man K C, Yunqi C, et al. Pediatric population reference value distributions for cancer biomarkers and covariate-stratified reference intervals in the CALIPER cohort[J]. Clinical Chemistry, 2014, 60(12): 1532–1542.

[37] Joshua E R, Ashley H C, Tracy T M, et al. Pediatric reference value distributions for vitamins A and E in the CALIPER cohort and establishment of age-stratified reference intervals[J]. Clinical Biochemistry, 2014, 47: 812–815.

附录四
新生儿药动学特点

概述

新生儿指的是胎儿娩出母体至出生后满28天的这一段时间。此阶段处于生理和代谢过程迅速变化的阶段，与成年人相比有其不同的生理生化特点，对药物具有特殊的反应。吸收能力和分布的不同、药物代谢能力低及血脑屏障发育不全都影响药物发挥作用。在治疗过程中，除了准确选择药物、计算用药剂量外，还应了解该阶段的药动学特点，为临床合理用药打好基础。

新生儿期的用药特点

同一药物在新生儿体内过程与年长儿童有较大差异。新生儿的组织器官和生理功能尚未发育成熟，体内酶系统亦不十分健全，对药物的吸收、分布、代谢、排泄等体内过程不同于其他年龄组儿童。

◆ 药物的吸收

新生儿胃黏膜发育不完全，胃酸分泌少，对于口服青霉素G、氨苄西林、阿莫西林等的吸收因胃酸减少而使其破坏减少，吸收增加，生物利用度增高，口服后药物血药浓度水平比成人高。新生儿体表面积较成人大，皮肤角质层薄，局部用药透皮吸收快而多。特别是在皮肤有破损的情况下，局部用药可引起中毒，如硼酸、水杨酸、萘甲唑啉等药品在外用时要防止透皮吸收中毒，新霉素治疗烫伤可致耳聋，阿托品滴眼如不充分冲洗，易经鼻咽黏膜吸收而中毒。此外，新生儿的某些特点也会影响药物吸收，如新生儿胆汁分泌较少，会影响脂溶性维生素的吸收；新生儿胃肠蠕动无规律，胃排空时间延长，红霉素口服后药峰浓度出现晚；皮下和肌内注射会因新生儿周围血循环不足而影响药物吸收，静脉给药快而准确，新生儿急症时宜选用静脉给药。

◆ 药物的分布

影响药物分布最主要的因素是血浆蛋白与药物结合的程度。新生儿的血浆蛋白与药物结合能力低，药物游离型比重大，浓度高，易发生药物中毒。如新生儿使用苯巴比妥容易中毒，是由于婴幼儿血浆蛋白结合能力差，游离的苯巴比妥血药浓度过高所致。另一方面，当新生儿使用磺胺类、阿司匹林、呋塞米等药物时，会与胆红素竞争血浆蛋白结合位点，使游离胆红素浓度增高而引起核黄疸。新生儿总体液量占体重的80%（成人为60%），其中细胞内液占35%，细胞外液占45%（成人分别为55%和20%）。由于体液量大，使水溶性药物的分布容积增大，一方面降低了血药峰浓度而减弱药物的最大效应；另一方面使药物的代谢与排泄减慢，延长药物作用的维持时间。但是由于细胞内液在新生儿较少，药物在细胞内浓度比成人高，使水溶性药物能较快输送到靶细胞。同时由于新生儿脂肪含量低，脂溶性药物不能充分与之结合，血中游离药物浓度增高，故新生儿易出现药物中毒。因此，新生儿每千克体重剂量应较年长儿或成人小一些。另外，新生儿脑占比例较成人大，脑组织富含脂质，血脑屏障发育不完善，使脂溶性药物易分布入脑，致使新生儿用药后易出现神经系统反应，如全身麻醉药、镇静催眠药、吗啡等镇痛药，容易穿过血脑屏障向脑组织转运增加，因此新生儿对于阿司匹林、地西泮、吗啡等影响中枢神经系统的药物比较敏感。

药物的代谢

新生儿肝微粒体酶发育不完全，一些与药物代谢有关的酶活性低，使药物代谢减慢，血浆半衰期延长。如缺乏葡萄糖醛酸转移酶，新生儿应用氯霉素后引起“灰婴综合征”；应用磺胺类药、硝基呋喃类药引起新生儿溶血。但是对有些药物如氨茶碱、保泰松等的代谢却超过成人，故用药剂量要比成人相对增大，如氨茶碱需用到24 mg/（kg·d）时方能与成人13 mg/（kg·d）量的血药浓度相当。所以新生儿用药时要考虑到肝脏酶系统的成熟情况，一般出生2周后肝脏处理药物的能力才接近成人水平。

药物的排泄

新生儿肾组织结构未发育完全，肾小球数量较少。肾小球滤过率及肾小管分泌功能发育不全，消除药物能力较差。很多药物因新生儿的肾小球滤过能力低而影响其排泄，致使血浆药物浓度高，半衰期延长。如由于新生儿肾对酸、碱与水、盐代谢调节能力差，应用利尿剂时，易出现酸、碱及水盐平衡失调。主要经肾以原型排泄的药如青霉素G、氨基糖苷类抗生素、地高辛等排泄缓慢，半衰期明显延长。所以一般新生儿的用药量宜少，用药间隔时间应适当延长。

药物与母乳喂养

一般认为母乳中药物浓度不高，但新生儿肝肾功能不健全，有可能发生药物蓄积，且新生儿血浆中蛋白浓度较低，没有足够血清蛋白与药物相结合，游离药物浓度会相对较高，因此给哺乳母亲用药前，必须考虑药物对新生儿的影响。一般可以直接给婴儿应用的药物也可以给母亲应用，而给母亲应用的药物婴儿通常不用。在母亲有效治疗的同时，为减少对婴儿的影响，可采用如下措施：① 避免在血药浓度高峰期间哺乳；② 用单剂疗法代替多剂疗法；③ 选用短效药物或其他安全药物。

儿童用药的基本原则如下。

（1）注重选药方法，避免儿科毒性。除根据病情选药外，应根据药物疗效、毒副作用、药动学特征等选药。新药选用要特别慎重，有些药物在成人的临床试验中疗效肯定，但儿童反应可能与成人完全不同。

（2）儿科剂型繁多，适当用药最重要：应尽量选用适合儿童疾病和心理特点的药物制剂，如糖浆、口感好的粉剂等。

（3）儿童剂量计算应慎重：① 对于有血药浓度指导的药物，药物剂量的基本公式为$D=\Delta C \times Vd$（D药物剂量mg/kg；ΔC预期血药浓度−起初血药浓度，首剂量计算时，起初血药浓度为0；Vd分布容积）。② 对于已知千克体重剂量的药物，临床使用比较简单，通过实际称量，结果准确，为临床常用。但需要注意的是有些药物用途或给药途径不同，千克体重剂量可能不同，需根据用药目的、给药途径选择相应的千克体重剂量。对于年幼儿按千克体重剂量计算所得结果往往稍微偏低，可采用千克体重剂量偏上或上限计算。③ 对于缺乏儿童或新生儿千克体重剂量资料的药物，一般采用成人剂量折算，主要有4种方式：a. 根据成人剂量按小儿体重折算：小儿剂量=成人剂量 × 小儿体重/70 kg；b. 根据小儿年龄计算：婴儿量=月龄 × 成人量/150；或1岁以内用量=0.01 ×（月龄+3）× 成人剂量；c. 根据体表面积计算：小儿剂量=成人剂量 × 小儿体表面积/1.73 m^2；d. 根据成人剂量折算：初生至1个月：成人剂量的1/18 ～ 1/14；1 ～ 6个月：成人剂量的1/14 ～ 1/7；6个月至1岁：成人剂量的1/7 ～ 1/5。

（4）用药途径多样，儿童安全排第一。儿童常用的给药途径有吸入、口服、静脉滴注、静脉注射、肌内注射、皮下注射、直肠给药等。根据不同给药途径的生物利用度和临床目的选择合适的给药途径，在口服给药可满足疾病需要的情况下应尽量选用口服给药。

（5）给药频次差异大，根据特点选择时机。儿童尤其是新生儿由于肝脏、肾脏等药物代谢排泄器官发育不完全，其半衰期较成人相比常有较大差异，应根据出生时胎龄、出生后日龄、体重等因素综合选择合适的给药频次。

神经与精神系统疾病用药

抗癫痫药物包括：乙琥胺、苯妥英钠、卡马西平、丙戊酸钠、托吡酯、左乙拉西坦、奥卡西平、苯巴比妥、地西泮、咪达唑仑。脑血管病及其用药包括：氟桂利嗪、甘露醇、甘油果糖、尼莫地平。肌张力不全及其用药包括：苯海索（表附录4-1）。

表附录4-1　神经与精神系统疾病用药

通用名	用法用量	注意事项	用药监护
抗癫痫药物			
乙琥胺（ethosuximide）	口服 1个月至6岁，初始剂量每次5 mg/kg（最大125 mg），每日2次；逐渐加量（一般2～3周）至1次10～20 mg/kg（最大500 mg），每日2次	①禁忌证：对本品或其他琥珀酰亚胺类药物过敏者；贫血、造血功能严重减退者。②常见不良反应：恶心、呕吐、上腹不适、食欲减退	
苯妥英钠（phenytoin sodium）	可口服、静脉注射或静脉滴注 口服：开始每日5 mg/kg，分2～3次服用，按需调整，维持量为4～8 mg/kg或按体表面积250 mg/m²，分2～3次服用，每日不超过250 mg。如发作频繁，首日剂量可增加至12～15 mg/kg，分2～3次服用，第二天开始1.5～2 mg/kg，每日3次，直到调整至适当剂量 静脉注射或静脉滴注：用于治疗癫痫持续状态，儿童负荷剂量18 mg/kg（速度每分钟1～3 mg/kg）。此后应给予维持剂量，新生儿至12岁儿童剂量2.5～5 mg/kg，每日2次	①禁忌证：对乙内酰脲类药有过敏史或阿斯综合征、Ⅱ～Ⅲ度房室阻滞，窦房结阻滞、窦性心动过缓等心功能损害者禁用。②常见不良反应：行为改变、笨拙、步态不稳、思维混乱持续性眼球震颤、发作次数增多、发音不清、手抖；长期应用可引起中枢神经系统所致的非正常兴奋、神经质、烦躁、易激惹，以及牙龈出血、多毛。③贫血、心血管病、糖尿病、肝肾功能损害、甲状腺功能异常者慎用	①用药期间须注意检查血常规、肝功能、皮肤、血钙、口腔、脑电图、血药浓度和甲状腺功能等。血药浓度须经常进行随访，防止毒性反应。②建议在任何时候静脉使用苯妥英钠都应进行持续的心电、血压监测
卡马西平（carbamazepine）	口服 每日5～10 mg/kg起始，每3～5天增加5～10 mg/kg，一般维持量10～30 mg/kg。1岁以下每日100～200 mg，分2～3次服用	①禁忌证：对本品及三环类抗抑郁药过敏、心脏房室传导阻滞、血常规及血清铁严重异常、骨髓抑制病史者或急性间歇性卟啉症者、严重肝功能不全者。②不良反应：常见不良反应：中枢神经系统反应，表现为视力模糊、复视、眼球震颤。还可能激发潜在的精神病、引起老年人精神紊乱或激动不安。其中枢不良反应发生率随血药浓度的增高而增高。较少见不良反应：Stevens-Johnson综合征或中毒性表皮坏死溶解症（foxic epidermal necrolysis）、皮疹、荨麻疹、瘙痒等	用药前后及用药时应当检查或监测的项目：全血细胞计数包括血小板、网织红细胞以及血清铁检查（在给药前检查1次，治疗开始后应经常复查2～3年）、尿常规、血尿素氮、肝功能试验、卡马西平血药浓度测定、眼科检查（包括裂隙灯、检眼镜和眼压计检查）。有条件者应检查人体白细胞抗原等位基因HLA-1502，阳性者尽量避免应用卡马西平

（续表）

通用名	用法用量	注意事项	用药监护
丙戊酸钠（sodium valproate）	口服、静脉滴注、静脉注射 口服：起始剂量为每日5～10 mg/kg，分2～3次服用，每隔一周增加5～10 mg/kg，到有效或不能耐受为止，一般加到20～30 mg/kg，一日最大量不超过60 mg/kg，或总量不超过2 000 mg。静脉滴注：用于临时替代时（例如手术麻醉不能口服时），末次口服给药4～6小时后静脉给药，或持续静脉滴注超过24小时，或在最大剂量范围内［通常平均剂量20～30 mg/（kg·d）］每日分4次静脉滴注，每次时间需超过1小时。需要快速达到有效血药浓度并维持时：以15 mg/kg剂量缓慢静脉推注，超过5分钟，然后以1 mg/（kg·h）的速度静脉滴注，使血浆丙戊酸浓度达到75 mg/L，并根据临床情况调整静脉滴注速度。一旦停止静脉滴注，需要立刻口服给药，以补充有效成分。口服剂量可以用以前的剂量或调整后的剂量	① 禁忌证：对本药、双丙戊酸钠、丙戊酰胺过敏者，急慢性肝炎，个人或家族有严重肝炎病史者（尤其与药物有关的），卟啉症者，尿素循环障碍者。② 不良反应：常见恶心、呕吐、腹痛、腹泻、消化不良、胃肠痉挛、体重增加	用药前后及用药时应当检查或监测：① 全血细胞计数、出凝血时间、肝肾功能，肝功能在最初半年内宜每1～2个月复查1次，半年后复查间隔酌情延长；必要时监测血药浓度及血氨。② 服用本品患儿出现腹痛、恶心、呕吐时应及时检查血清淀粉酶
托吡酯（topiramate）	口服 低剂量开始治疗，然后逐渐增加剂量，调整至有效剂量。起始剂量由每日0.5～1 mg/kg开始，每周增加0.5～1 mg/kg，维持剂量为3～6 mg/kg，分2次服用	① 禁忌证：对本药过敏者。② 常见不良反应：恶心、食欲减退、味觉异常、头晕、头痛、疲倦、共济失调、注意力障碍、情绪不稳、泌汗障碍，可有复视、眼球震颤、视觉异常，也有引起假性近视及继发性闭角型青光眼、肾结石、体重减轻的报道	用药前后及用药时应当检查或监测：进行血清重碳酸盐水平检测
左乙拉西坦（levetiracetam）	口服 1～6个月婴儿起始剂量7 mg/kg，每日1次，逐渐增加剂量，最大剂量每次21 mg/kg，每日2次。6个月至1岁，起始剂量每次5～10 mg/kg，每日2次，每日2次，目标剂量每次10～20 mg/kg，每日2次。根据临床效果及耐受性，最大剂量为30 mg/kg，每日2次	① 禁忌证：对本药或其他吡咯烷酮衍生物过敏者。② 常见不良反应：儿童最常见的不良反应为嗜睡、敌意、神经质、情绪不稳、易激动、食欲减退、乏力和头痛	
奥卡西平（oxcarbazepine）	起始剂量为每日8～10 mg/kg，分2次服用，根据临床需要可增加剂量，每次增量不超过10 mg/kg，调整剂量的时间间隔不少于1周，最大剂量为每日60 mg/kg，分2次服用	① 禁忌证：对本药过敏者、房室传导阻滞者。② 常见不良反应：头晕、嗜睡、头痛。常见健忘、共济失调、注意力不集中、震颤、眩晕、低钠血症	用药前后及用药时应当检查或监测：① 血清钠浓度：有肾脏疾病伴低钠血症患儿、同时使用能降低血钠水平药（如利尿药）的患儿在开始使用本药及治疗后2周测定，此后在治疗的前3个月，每月或根据临床需要测定。② 肝功能。③ 心力衰竭患儿使用本药应定期监测体重，以确定是否有体液潴留。④ 必要时监测血药浓度，尤其是合用其他抗癫痫药或肾功能不全者

（续表）

通用名	用法用量	注意事项	用药监护
苯巴比妥（phenobarbital）	口服、肌内注射 口服：抗癫痫：每日按体重3～5 mg/kg或按体表面积125 mg/m^2，睡前顿服或分3次服。 肌内注射：抗惊厥或催眠：每次按体重3～5 mg/kg或按体表面积125 mg/m^2	① 禁忌证：严重肺功能不全、肝肾功能严重障碍、贫血、未控制的糖尿病、对本品过敏者。② 常见不良反应：可有过敏性皮疹、环形红斑，眼睑、口唇、面部水肿；严重者发生剥脱性皮炎等；也可见粒细胞减少、低血压、血小板减少等。③ 长期服用苯巴比妥可产生耐药性，并且容易形成依赖性，此时突然停药可出现撤药综合征。如作为抗癫痫药治疗，则突然停药可促发癫痫持续状态。故长期服用本品时不可突然停药	
地西泮（diazepam）	口服、肌内注射、静脉注射 口服：6个月至1岁：每次1～2.5 mg或按体重40～200 μg/kg或按体表面积1.17～6 mg/m^2，每日3～4次，用量根据情况酌量增减 肌内注射：① 抗癫痫、癫痫持续状态和严重复发性癫痫：出生30天至1岁的儿童，每2～5分钟用0.2～0.5 mg，最大限用量为5 mg。如需要，在2～4小时内可重复治疗。② 重症破伤风解痉：出生30天至1岁的儿童用1～2 mg，必要时3～4小时重复注射 静脉注射：① 抗癫痫、癫痫持续状态和严重复发性癫痫：同肌内注射项。② 重症破伤风解痉：同肌内注射项。③ 小儿静脉注射宜缓慢，3分钟内按体重不超过0.25 mg/kg，间隔15～30分钟后可重复	① 禁忌证：对本药过敏者。② 常见不良反应：嗜睡、头昏、乏力等；大剂量可有共济失调、震颤（多见于老年人）	
咪达唑仑（midazolam）	静脉注射、静脉滴注 新生儿至1个月，首剂150～200 μg/kg，继以持续静脉滴注，每小时60 μg/kg；如果发作不能控制，可每15分钟增加以每小时60 μg/kg，直至惊厥控制或最大剂量每小时300 μg/kg	① 禁忌证：对本品过敏者，严重神经肌肉病导致的无力，如重症肌无力；严重呼吸衰竭；急性肺功能障碍；肝功能障碍者慎用，可促发昏迷；严重肾功能障碍者应从小剂量开始。② 常见不良反应：胃肠道不适，增加食欲，黄疸；嗜睡、意识模糊、共济失调、健忘、头痛、惊厥（新生儿更常见）、疲乏、头晕等	
脑血管病及其用药			
氟桂利嗪（flunarizine）	口服 儿童每次0.2 mg/kg（最大不超过10 mg），每日1～2次。40 kg以下，推荐起始剂量每日2.5～5 mg，单次服用	① 禁忌证：对氟桂利嗪或桂利嗪过敏者。肝功能不全者慎用。② 常见不良反应：常见的有瞌睡及疲惫，此反应通常为一过性。头痛、抑郁、恶心、胃灼热感、口干、肌肉痛、焦虑、乳溢、失眠及皮疹等偶见。长期用药可能增加体重及有转氨酶暂时升高等	

（续表）

通用名	用法用量	注意事项	用药监护
甘露醇 （mannitol）	静脉滴注 ① 利尿：按体重2 g/kg或按体表面积60 g/m^2，以15% ～ 20%溶液2 ～ 6小时内静脉滴注。② 治疗脑水肿、颅内高压和青光眼：按体重1 ～ 2 g/kg或按体表面积30 ～ 60 g/m^2，以15% ～ 20%浓度溶液于30 ～ 60分钟内静脉滴注。患儿衰弱时剂量减至0.5 g/kg。③ 鉴别肾前性少尿和肾性少尿：按体重0.2 g/kg或按体表面积6 g/m^2，以15% ～ 25%浓度静脉滴注3 ～ 5分钟，如用药后2 ～ 3小时尿量无明显增多，可再用1次，如仍无反应则不再使用。④ 治疗药物、毒物中毒：按体重2 g/kg或按体表面积60 g/m^{2}以5% ～ 10%溶液静脉滴注	① 禁忌证：已确诊为急性肾小管坏死的无尿患儿、严重失水者、颅内活动性出血者、急性肺水肿者或严重肺淤血者。② 常见不良反应：水和电解质紊乱	用药前后及用药时应当检查或监测的项目：血压、肾功能、血电解质浓度，尤其是Na^+和K^+、尿量
甘油果糖 （glycerol and fructose）	静脉滴注 每日1 ～ 2次，每次5 ～ 10 mg/kg，250 ml滴注1 ～ 1.5小时，根据年龄症状适当增减	① 禁忌证：有遗传性果糖不耐症患儿、对该制剂的任一组成成分过敏者、无尿者、严重脱水者、高钠血症。严重活动性颅内出血患儿无手术条件时，有心脏、循环、肾功能障碍者、尿崩症患儿、有糖尿病者、溶血性贫血患儿慎用。② 不良反应：少而轻微，耐受性良好，偶有瘙痒、皮疹、头痛、恶心、口渴及罕见疲劳感。溶血及肾脏损害如血尿应警惕	
尼莫地平 （nimodipine）	口服、静脉滴注 口服：用于儿童蛛网膜下隙出血后血管痉挛的预防，1个月至1岁儿童1次0.9 ～ 1.2 mg/kg，每次最大不超过60 mg，每日6次（每4小时1次），出血后4天内开始服用，连续21天 静脉滴注：用于儿童蛛网膜下隙出血后血管痉挛的治疗，1个月至1岁婴儿，初始量每小时15 μg/kg（最大每小时500 μg，如血压不稳，初始剂量减少至7.5 μg/kg）；如血压无明显变化，2小时后增加至每小时30 μg/kg（最大每小时2 mg），持续至少5天（最长2周）	① 禁忌证：对本药及本药中任何成分过敏者；禁止与利福平联合应用；对于肝功能严重不良患儿。② 不良反应：常见恶心、呕吐、腹痛、腹泻、消化不良、胃肠痉挛、体重增加	
肌张力不全及其用药			
苯海索 （benzhexol）	口服 3个月至1岁婴儿，起始每日1 ～ 2 mg，分1 ～ 2次服用，以后每3 ～ 7天增加1 mg剂量，至达到最佳疗效且可耐受，分2 ～ 3次服用，最大量不超过每日2 mg/kg	① 禁忌证：青光眼、尿潴留、胃肠梗阻和重症肌无力。② 常见不良反应：口干、便秘、排尿困难或疼痛、腹胀、少汗、瞳孔散大、视力模糊等抗胆碱反应。还可产生精神障碍和兴奋	用药前后及用药时应当检查或监测的项目：治疗期间应定期测定眼压，特别是有闭角型青光眼的患儿

呼吸系统疾病用药

新生儿呼吸窘迫综合征及其用药包括：牛肺表面活性物质、猪肺磷脂。新生儿呼吸暂停及其用药：多沙普仑。黏液溶解药：溴已新、氨溴索。支气管舒张药包括：沙丁胺醇、特布他林、异丙托溴铵、氨茶碱。吸入性糖皮质激素：布地奈德。抗组胺药：西替利嗪。呼吸兴奋药：尼可刹米（表附录4-2）。

表附录4-2 呼吸系统疾病用药

通用名	用法用量	注意事项	用药监护
呼吸窘迫综合征及其用药			
牛肺表面活性物质（calf pulmonary surfactant extract）	气管内给药 患儿出生后12小时以内，不超过48小时，每次70 mg/kg，加入2 ml灭菌注射用水中，气管内给药。必要时在首次用药后12～24小时（至少6小时）可应用第2次，重复给药最多应用3次，剂量与首次给药相同	①不良反应：可有短暂的血氧下降、心率、血压波动。发生不良反应时应暂停给药，给予相应处理，病情稳定后再继续给药。②使用时注意：为使本药混悬液均匀，加水后有时需振荡较长时间（10分钟左右），但不应用强力，避免产生过多泡沫，少量泡沫属正常现象	用药前后及用药时应当检查或监测的项目：①给药前应拍胸片证实气管插管的位置适中，不应插入过深，以防药液只流入右侧，同时应保持气道插管的通畅，必要时给予吸引；②给药后肺顺应性可较快（几分钟到1小时）好转，应及时检查血气，调整呼吸机参数（压力、氧浓度），以免发生肺通气过度或血氧过高
猪肺磷脂（poractant alfa）	气管内给药 预防给药：应在出生后（15分钟内）尽早给药，每次100～200 mg/kg。第一次给药后6～12小时可以再给100 mg/kg，如发生RDS需机械通气，则可每隔12小时给药1次，最大总剂量为300～400 mg/kg 抢救治疗：推荐剂量为每次100～200 mg/kg（体重为1.25～2.5 ml/kg），如婴儿还需辅助通气和补充氧气，则可每隔12小时再追加100 mg/kg，最大总剂量为300～400 mg/kg	①不良反应：肺出血罕见，但有时是早产儿致命的并发症，发育越不成熟的早产儿发病率越高。②应避免与中枢镇咳药（如右美沙芬）同时使用，以免稀化的痰液堵塞气道	用药前后及用药时应当检查或监测的项目：给药后应密切观察血气，且连续监测经皮氧分压或血氧饱和度以避免高氧血症
呼吸暂停及其用药			
多沙普仑（doxapram）	静脉滴注、口服 静脉滴注：新生儿初始剂量2.5 mg/kg（5～10分钟以上），以后以每小时0.3 mg/kg静脉持续滴注，根据反应调整剂量，最大剂量每小时1.5 mg/kg 口服（给予静脉初识始剂量后）：新生儿每次6 mg/kg，每日4次。一般疗程为5天，必要时可延长疗程	①禁忌证：惊厥、癫痫、重度高血压、嗜铬细胞瘤、甲状腺功能亢进、冠心病、颅内高压、严重肺部疾患儿。②不良反应：头痛、无力、恶心、呕吐、出汗、感觉奇热、腹泻及尿潴留	用药前后及用药时应当检查或监测的项目：用药时常规测定血压和脉搏，以防止药物过量
黏液溶解药			
溴已新（bromhexine）	口服 1岁以下，每次4 mg，每日2次	①禁忌证：对本品过敏者。②不良反应：偶有恶心、胃部不适，可能使血清转氨酶暂时升高	

（续表）

通用名	用法用量	注意事项	用药监护
氨溴索（ambroxol）	口服、静脉滴注、静脉注射 口服：1岁以下儿童，每次7.5 mg，每日2次 静脉滴注：1岁以下，每次7.5 mg，每日2次。注射时均应缓慢。婴儿呼吸窘迫综合征（IRDS），每次7.5 mg/kg，每日4次给药，应使用注射泵给药，静脉注射至少5分钟	① 禁忌证：对本药过敏者。② 不良反应：通常有较好的耐受性，轻微上腹部不适、食欲缺乏、胃痛、胃部灼热、消化不良、恶心呕吐、皮疹。③ 应避免与中枢镇咳药（如右美沙芬）同时使用，以免稀化的痰液堵塞气道	
支气管舒张药			
沙丁胺醇（salbutamol）	口服 1个月至1岁，每次0.1 mg/kg，每日3～4次，每次最大剂量不超过2 mg	① 禁忌证：对本药或其他肾上腺素受体激动剂过敏者。② 较常见不良反应：震颤、恶心、心悸、头痛、失眠	
特布他林（terbutaline）	吸入、口服 吸入：雾化液：20 kg以下儿童，每次2.5 mg，每日3次，不应超过4次 口服：每次0.065 mg/kg（每次总量不应超过1.25 mg），每日3次	① 禁忌证：对本品过敏者、心功能严重损害者。② 不良反应：震颤、头痛、恶心、强制性痉挛、心动过速、心悸；胃肠道障碍、皮疹及低钾血症	
异丙托溴铵（ipratropium bromide）	雾化吸入 1个月至1岁，每次20 μg，每日3次。急性发作的患儿病情稳定前可重复给药	①禁忌证：对异丙托品、阿托品及其衍生物过敏者、对本药过敏者。②常见不良反应：头痛、头晕、恶心、呕吐、震颤、口苦或口干	
氨茶碱（aminophylline）	口服、静脉注射、静脉滴注 口服：按体重每日3～5 mg/kg，分2～3次服 静脉注射：按体重每次2～4 mg/kg，以5%～25%葡萄糖注射液稀释，缓慢注射（注射时间大于20分钟） 静脉滴注：①一般用量，一次2～3 mg/kg；② 根据BNFC（2010—2011）推荐：新生儿呼吸暂停，负荷量为4～6 mg/kg，12小时后给予维持剂量，每次1.5～2 mg/kg，每日2～3次	① 禁忌证：急性心肌梗死伴有血压显著降低者。② 常见的不良反应：恶心、胃部不适、呕吐、食欲减退等，也可见头痛、烦躁、易激动	① 监测肝、肾功能，肾功能或肝功能不全患儿应调整用药剂量或延长给药间隔。② 定期监测血清茶碱浓度
吸入性糖皮质激素			
布地奈德（budesonide）	雾化吸入 将本药雾化混悬液经雾化器给药，起始剂量（或严重哮喘期或减少口服糖皮质激素时剂量）为每次1～2 mg，每日2次。维持剂量应个体化，推荐剂量为每次0.5～1 mg，每日2次	① 禁忌证：对本药过敏者、中度及重度支气管扩张症。② 不良反应：喉部有轻微刺激，喷吸后若不漱口腔和咽部，偶见咳嗽或声嘶，甚至可有口腔咽喉部白色念珠菌感染。皮疹、荨麻疹、接触性皮炎、血管神经性水肿和支气管痉挛等；头痛、头晕、疲劳、味觉减弱、恶心、腹泻、体重增加等	用药前后及用药时应当监测：长期高剂量治疗时应监测血液学和肾上腺功能
抗组胺药			
西替利嗪（cetirizine）	口服 6～12个月每日2.5 mg	① 禁忌证：对西替利嗪或羟嗪过敏者禁用。② 不良反应：有少数患儿出现头痛、口干、嗜睡、情绪不稳等表现。但发生率很低，嚼无糖型口香糖或吸吮冰块、硬糖可减轻口干症状	

（续表）

通用名	用法用量	注意事项	用药监护
呼吸兴奋药			
尼可刹米（nikethamide）	皮下注射、肌内注射、静脉注射 皮下注射：6个月以下婴儿，每次0.075 g；1岁儿童，每次0.125 g 肌内注射：同皮下注射项 静脉注射：同皮下注射项	①禁忌证：抽搐、惊厥患儿。②不良反应：瘙痒、烦躁不安、抽搐、恶心、呕吐等；大剂量是可出现血压升高、心悸、出汗、面部潮红、呕吐、震颤、心律失常、惊厥，甚至昏迷	

消化系统疾病用药

◆ 抑酸药

抑酸药是抑制胃酸分泌的药物，通常包括H_2受体拮抗药和质子泵抑制药（表附录4-3）。

H_2受体拮抗药能选择性地阻断壁细胞膜上的H_2受体，使胃酸分泌减少，不仅对组胺刺激的酸分泌有抑制作用，还可部分地抑制胃泌素和乙酰胆碱刺激的酸分泌，常用的有雷尼替丁和西咪替丁。

质子泵抑制药抑制壁细胞分泌膜内质子泵（H^+-K^+ATP酶）活性，可明显减少任何刺激激发的胃酸分泌，对幽门螺杆菌有一定抑制作用。

【适应证】

（1）H_2受体拮抗药：用于治疗胃和十二指肠溃疡、功能性消化不良，能够促进NSAIDs相关性溃疡的愈合。

（2）质子泵抑制药：用于治疗酸相关性疾病、与抗生素联合清除幽门螺杆菌、预防和治疗NSAIDs相关性溃疡。

表附录4-3　抑酸药

通用名	用法用量	注意事项	用药监护
H_2受体拮抗药			
西咪替丁（cimetidine）	口服、静脉注射、静脉滴注 口服：新生儿，每次5 mg/kg，每日4次。1个月至12岁，每次5～10 mg/kg（最大量400 mg），每日4次。均为饭后、晚间睡前服用。 静脉注射与滴注，可溶于葡萄糖注射液或葡萄糖氯化钠注射液。静脉注射：每次5～10 mg/kg，静脉注射时间超过5 min，每次最大剂量200 mg，每4～6小时1次，每日用量不宜超过2 g。 静脉滴注：每次5～10 mg/kg，滴速为每小时1～4 mg/kg，每次最大剂量200～600 mg，每日剂量不宜超过2 g	①禁忌证：对本品过敏者、急性胰腺炎、严重肾功能不全者。②常见不良反应：腹泻、恶心、呕吐、腹胀、便秘、口苦、口干；血清氨基转移酶轻度升高等；中性粒细胞减少、全血细胞减少；头晕、头痛、疲乏、嗜睡等；心动过缓、面部潮红等。可发生过敏反应，长期用药可出现肌痉挛和肌痛。③婴幼儿慎用。④避免与抗胆碱药同时使用	①监测血象和肝肾功能。可引起血小板减少，肝肾功能不全者应减量。②患儿应按时服用、坚持疗程
雷尼替丁（ranitidine）	口服、静脉注射 口服：BNFC（2010—2011）推荐：胃食管反流病、消化性溃疡及其他酸相关性疾病：新生儿，每次2 mg/kg，每日3次，最大量每次3 mg/kg。1～6个月，每次1 mg/kg，每日3次，最大量每次3 mg/kg。6个月至3岁，每次2～4 mg/kg，每日2次。我国方案：胃食管反流病：每日4～6 mg/kg（每日最大剂量300 mg）。	①禁忌证：对本品过敏者、严重肾功能不全者、苯丙酮尿症者、急性间歇性卟啉病。②常见不良反应：同西咪替丁。与西咪替丁相比，本药对肾功能、性腺功能和中枢神经系统的不良反应较轻。③静脉给药不能超越推荐的速度	监测血象和肝肾功能。可引起血小板减少，肝肾功能不全者应减量

（续表）

通用名	用法用量	注意事项	用药监护
	消化性溃疡：每日3～5 mg/kg。均为每12小时一次或睡前一次服用，疗程4～8周。 缓慢静脉注射：可溶于5%葡萄糖或氯化钠注射液，稀释至2.5 mg/ml，缓慢静脉注射时间超过3 min，或间歇静脉滴注速度25 mg/h。 BNFC（2010—2011）推荐：新生儿，每次0.5～1 mg/kg，每6～8小时1次。6个月至18岁，每次1 mg/kg（最大50 mg），每日2次或每6～8小时1次		
质子泵抑制药			
奥美拉唑（omeprazole）	口服、静脉注射、静脉滴注 BNFC（2010—2011）推荐：口服：每日1次，清晨顿服。新生儿，每次0.7 mg/kg，7～14天以后必要时增加至1.4 mg/kg，有些新生儿可能要求达到2.8 mg/kg。1个月至2岁，每次0.7 mg/kg，必要时增加至3 mg/kg（最大量20 mg）。体重10～20 kg：10 mg，必要时增加至20 mg（伴有严重的溃疡性反流食管炎，大剂量最长可应用12周）。 静脉注射：1个月至12岁，最初0.5 mg/kg（最大20 mg），必要时可增加至2 mg/kg（最大40 mg），每日1次。静脉注射时先把10 ml专用溶剂完全抽出，然后打进有冻干药物的小瓶内，溶解后即组成静脉注射液，应在4小时内使用，注射速度不宜过快（每40 mg不可少于2.5分钟）。 静脉滴注：剂量与静脉注射相同。滴注时将专用溶剂注入冻干粉小瓶内溶解药物后加入氯化钠注射液或5%葡萄糖注射液100 ml中，40 mg奥美拉唑稀释后滴注时间大于20～30分钟。肝功能不全者酌情减量	①禁忌证：对本品过敏者、严重肾功能不全者。②常见不良反应：口干、腹胀、便秘、腹泻、腹痛、肝功能升高；感觉异常、头晕、头痛、嗜睡；维生素B_{12}缺乏；溶血性贫血，皮疹。③不宜再服用其他抗酸药或抑酸药。④肝功能不全慎用	监测肝肾功能

◆ 黏膜保护药

胃黏膜保护药是指口服后能在胃肠黏膜表面形成保护膜，防止外界刺激或增强胃肠道黏膜保护作用的药物（表附录4-4）。胃黏膜防御作用的损害是溃疡形成的重要因素。强化黏膜防卫能力，促进黏膜的修复是治疗消化性溃疡的重要环节之一。

【适应证】

用于治疗胃及十二指肠溃疡、胃炎。

表附录4-4　黏膜保护药

通用名	用法用量	注意事项	用药监护
硫糖铝（sucralfate）	口服 每日10～25 mg/kg，分4次服用（每次最大剂量1 g），于餐前1小时及睡前服用，疗程4～8周 BNFC（2010—2011）推荐：①预防应	①禁忌证：对本品过敏者、早产儿禁用。②不良反应：便秘；少见口干、恶心、呕吐、腹泻、眩晕、皮疹、瘙痒，长期大剂量使用可引起低磷血症，可能出现	①监测肾功能。②监测电解质水平。③监测血清铝浓度

（续表）

通用名	用法用量	注意事项	用药监护
	激性溃疡：1个月至2岁，每次250 mg，每日4～6次。② 胃、十二指肠溃疡：1个月至2岁，每次250 mg，每日4～6次	骨软化。③ 肾功能不全慎用。④ 甲状腺功能亢进症、低磷血症患儿不宜长期使用。⑤ 本品须空腹时服用，嚼碎与唾液搅和或研成粉末后服下能发挥最大疗效。⑥ 连续应用不宜超过8周	

◆ 胃肠动力药

胃肠动力药是指具有调节胃肠道平滑肌动力的药物，大致可分为促进胃肠道运动药物和减弱胃肠道运动药物，后者可称为“胃肠道解痉药”（表附录4-5）。功能性胃肠病在消化道疾病谱中呈明显增多的流行趋势，而胃肠动力障碍是这类疾病重要的发病机制之一，因此，胃肠动力药成为主要的治疗措施。

胃肠动力障碍性疾病是临床上常见的疾病，包括胃食管反流病、功能性消化不良、肠易激综合征和功能性便秘等。其发病主要涉及胃肠动力紊乱，胃肠内分泌和神经调节障碍，精神心理异常、内脏感知过敏等因素。促胃肠动力药针对这些诱因，通过不同的作用机制及作用途径，提高胃肠道的动力，协调器官之间的运动，从而达到改善和减轻胃肠运动障碍的目的。目前常用的促动力药物有多潘立酮和甲氧氯普胺。另外，促胃肠动力药也有止吐的作用。

胃肠道解痉药为一种抗胆碱药，可使胃肠平滑肌松弛，解除痉挛，从而缓解或消除疼痛。具体作用机制包括：减弱食管、胃和小肠的蠕动，松弛下食管括约肌、幽门及胆道口括约肌，减慢胃排空和小肠转运；减弱胆囊的收缩和减低胆内压力；减弱结肠的蠕动。抗胆碱药物禁用于重症肌无力、心动过速、胃食管反流病、幽门狭窄、麻痹性肠梗阻、溃疡性结肠炎等。

【适应证】

（1）促胃肠动力药：用于因胃排空延缓、反流性食管炎引起的消化不良以及各种原因引起的恶心和呕吐。

（2）胃肠道解痉药：用于胃肠痉挛性疼痛。

表附录4-5　胃肠动力药

通用名	用法用量	注意事项	用药监护
促胃肠动力药			
多潘立酮（domperidone）	口服 根据BNFC（2010—2011）推荐：① 新生儿，每次0.1～0.3 mg/kg，每日4～6次，喂奶前半小时。② 1个月至12岁，每次0.2～0.4 mg/kg（最大量20 mg），每日3～4次，饭前半小时。治疗胃食管反流病，疗程4周	① 禁忌证：对本品过敏者、机械性肠梗阻、胃肠道出血、胃肠道穿孔、嗜铬细胞瘤等禁用。禁与酮康唑（口服制剂）、氟康唑、伏立康唑、红霉素、胺碘酮、泰利霉素合用。② 不良反应：偶见口干、便秘、腹泻、痉挛性腹痛、心律失常、头痛、头晕、嗜睡、神经过敏、一过性皮疹或瘙痒；罕见张力障碍性反应、癫痫发作。③ 慎用于1岁以下小儿、肝功能损害、严重肾功能不全者。④ 心脏病患儿（心律失常）、低钾血症以及接受化疗的肿瘤患儿使用本品时，有可能加重心律失常	① 监测肝肾功能。② 监测电解质水平
甲氧氯普胺（metoclopramide）	口服 根据《WHO儿童示范处方集》2010版推荐：婴儿（10 kg以下），每次0.1 mg/kg（最大量1 mg），每日2次	① 禁忌证：对普鲁卡因或普鲁卡因胺过敏者、胃肠道出血、机械性梗阻或穿孔、癫痫患儿、抗精神病药致迟发性运动功能障碍史者、嗜铬细胞瘤患儿禁用。	监测肝肾功能

（续表）

通用名	用法用量	注意事项	用药监护
		② 常见不良反应：昏睡、烦躁不安、倦怠。③ 肝肾衰竭者慎用。④ 儿童更易出现锥体外系症状，不宜长期应用。⑤ 不宜用于十二指肠溃疡。⑥ 本品遇光变成黄色或黄棕色后，毒性增高	
胃肠道解痉药			
溴丙胺太林（propantheline bromide）	口服 1个月至12岁，每次0.3 mg/kg（最大量15 mg），每日3～4次，饭前1小时服用	① 禁忌证：对本品过敏者、出血性病及术前、尿潴留、青光眼患儿禁用。② 常见不良反应：口干、面部潮红、视物模糊、尿潴留、便秘、头痛、心悸等，减量或停药后可消失。③ 心脏病特别是充血性心力衰竭及心动过速、食管裂孔疝伴反流性食管炎、肝功能损害、肾功能损害患儿慎用	监测肝肾功能

◆ 助消化药

助消化药是指促进胃肠消化过程的药物，且多数是消化液中的主要成分，如盐酸和多种消化酶制剂等，可用于消化道分泌功能不足（表附录4-6）。也有一些药物能促进消化液的分泌，并增强消化酶的活性，以达到帮助消化的目的。

【适应证】

用于消化不良，进食蛋白质过多及病后机体恢复期消化功能减退。

表附录4-6　助消化药

通用名	用法用量	注意事项	用药监护
胃蛋白酶（pepsin）	口服 胃蛋白酶合剂，2岁以下，每次1～2.5 ml，每日3次，餐前或进食时服用	① 禁忌证：对本品过敏者禁用。② 常见不良反应：过敏	服用本品时，水温不宜超过70℃，否则失效

◆ 吸附药和收敛药

吸附药和收敛药这两类药物在胃肠道不被吸收或很少吸收，随粪便排出体外。如蒙脱石具有层纹状结构及非均匀性电荷分布，对消化道内的病毒、病菌及其产生的毒素有固定、抑制作用；对消化道黏膜有覆盖能力，保护黏膜免受致病因子攻击，并通过与黏液糖蛋白相互结合，从质和量两方面修复、促进损伤的消化道黏膜上皮细胞再生。鞣酸蛋白服用后在胃内不分解，在小肠处遇碱性肠液，经胰蛋白酶分解出鞣酸，使肠黏膜表层蛋白凝固，形成一层保护膜，减少渗出。减轻刺激及肠蠕动，有收敛、止泻作用（表附录4-7）。

【适应证】

用于急、慢性腹泻。

表附录4-7　吸附药和收敛药

通用名	用法用量	注意事项	用药监护
蒙脱石（motmorillonite smectite）	口服 将3 g倒入50 ml温水中，摇均匀服用。胃炎、结肠炎患儿饭前服用，腹泻患儿两餐间服用，食管炎患儿饭后服用。新生儿，每次1/4袋，每日3次。1岁以下婴儿，每日3 g，分2～3次服用	① 禁忌证：消化道有外科情况者，顽固性便秘患儿禁用。② 不良反应：极少数患儿可出现轻微便秘，减量后可继续服用。③ 治疗急性腹泻的同时应注意纠正脱水	本品可能影响其他药物的吸收，必须合用时在服用本品前1小时服用其他药物

（续表）

通用名	用法用量	注意事项	用药监护
鞣酸蛋白（albumine tannate）	口服 婴儿每次0.05～0.2 g，每日3次	① 禁忌证：有发热、便血的细菌性痢疾者，肠梗阻、便秘及胃肠胀气或严重脱水者、溃疡性结肠炎的急性发作期及由广谱抗菌药物所引起假膜性肠炎患儿禁用。② 不良反应：长期大量服用可引起便秘	对急性腹泻者，如在服用本品48小时后临床症状无改善，应及时停用本品，改换其他治疗

微生态药物

微生态药物根据所含成分的属性分为益生菌、益生元、合生元（表附录4-8）。益生菌是指能促进肠道内菌群平衡、对宿主起到有益作用的菌类制剂。益生元是指通过刺激宿主结肠内常驻菌的生长和活性，以改善宿主健康的不消化的食物成分。益生元分为低聚糖类（如水苏糖、大豆低聚糖、乳果糖）、生物促进剂和中药促进剂等。合生元又称为合生素，是将益生菌与益生元同时合并应用的一类制剂。在我国，最常用的益生菌有乳杆菌、嗜热链球菌、双歧杆菌、酪酸梭状芽孢杆菌、布拉酵母菌等。选择益生菌预防和治疗腹泻病可能的机制是其与病原体竞争结合位点和生长底物，降低肠腔pH，分泌细菌素，促进肠黏液分泌，增加肠道免疫功能以及产生小分子有机酸促进肠黏膜细胞的生长和分化等，发挥益生菌调节肠道菌群平衡，抑制肠道致病菌的作用。

【适应证】

用于消化不良、饮食不当、肠道菌群失调引起的腹泻。

【注意事项】

避免与抗生素合用。

表附录4-8 微生态药物

通用名	用法用量	注意事项	用药监护
乳酶生（lactasin）	口服 1岁以下，每次0.1 g，每日3次，餐前服用	① 禁忌证：对本品过敏者禁用。② 不良反应：药品有异味时不可服用	本品应在凉暗处保存
地衣芽孢杆菌活菌制剂（bacillus licheniformis）	口服 <5岁，每次0.25 g，每日3次	① 禁忌证：对微生态制剂过敏史禁用。② 不良反应：偶见大便干结、腹胀。大剂量服用可产生便秘	本品应在凉暗处储存，溶解时水温不宜超过40℃
枯草杆菌、肠球菌二联活菌多维颗粒（live combined bacillus subtillis and enterococcus faecium granules with multivitamines）	口服 2岁以下，每次1 g，每日1～2次	① 禁忌证：对微生态制剂过敏史禁用。② 不良反应：极罕见有服用本品腹泻次数增加的现象，停药后可恢复	同地衣芽孢杆菌活菌制剂
双歧杆菌、嗜酸乳杆菌、肠球菌三联活菌制剂（live combined bifidobacterium, lactobacillus and enterococcus）	口服 胶囊，1岁以下，每次105 mg，每日2～3次，婴幼儿可剥开胶囊倒出药粉溶于温热（约40℃）牛奶中服用。散剂，1岁以下，每次半袋，每日2～3次。餐后半小时送服	禁忌证：对微生态制剂过敏史禁用	同地衣芽孢杆菌活菌制剂
布拉酵母菌（saccharomyces boulardii）	口服 3岁以下，每次250 mg，每日1次	① 禁忌证：对微生态制剂过敏史、有潜在真菌感染危险、中央静脉导管输液、对果糖不耐受、先天性半乳糖血症及葡萄糖、半乳糖吸收障碍综合征或半乳糖缺乏的患儿禁用。	同地衣芽孢杆菌活菌制剂

（续表）

通用名	用法用量	注意事项	用药监护
		② 不良反应：罕见全身真菌血症、血管神经性水肿、皮疹。偶见全身性过敏反应、荨麻疹。顽固性便秘、口干等，停药后恢复	

◆ 渗透性泻药

渗透性泻药主要通过将身体的水分吸收到肠道或防止大便中的水分被吸收来增加肠道中的水分。在使用时需适当补充水分，以减少渗透性泻药使人体脱水的不良反应。乳果糖是半合成双糖，在胃肠道中不被吸收，导致渗透性腹泻（表附录4-9）。

【适应证】

用于慢性或习惯性便秘。

表附录4-9　渗透性泻药

通用名	用法用量	注意事项	用药监护
乳果糖（lactulose）	口服 婴幼儿起始剂量每次2.5 ml，每日2次，根据效果调节药物剂量	① 禁忌证：本品过敏者，胃肠道梗阻和急腹症、对乳糖或半乳糖不耐受者禁用。② 不良反应：偶见腹部不适、胀气或腹痛；大剂量时偶见恶心、呕吐。长期使用致腹泻时可出现水电解质失衡，减量或停药后消失	监测电解质

◆ 激性泻药

刺激性泻药能够增加肠道蠕动，常引起腹痛，故肠梗阻患儿禁用（表附录4-10）。

【适应证】

用于外科手术前后诊断检查前清洁肠道以及器械润滑。

表附录4-10　刺激性泻药

通用名	用法用量	注意事项	用药监护
蓖麻油（oleum rinii）	口服 <2岁的婴幼儿，每次1～5 ml，每日1次	① 禁忌证：本品过敏者，阑尾炎、肠梗阻、直肠出血未明确诊断、充血性心力衰竭、粪便阻塞者禁用。② 不良反应：偶见腹部不适、胀气或腹痛；大剂量时偶见恶心、呕吐。长期使用致腹泻时可出现水电解质失衡，减量或停药后消失。③ 不宜作为治疗便秘长期用药，脂溶性驱虫药同用	监测电解质

◆ 利胆药

利胆药通过促进肝细胞分泌和排泄胆汁，增加胆汁在肠道中的排泄，消除临床症状并且改善肝功能（表附录4-11）。

【适应证】

用于婴儿胆汁淤积症。

表附录4-11　利胆药

通用名	用法用量	注意事项	用药监护
熊去氧胆酸（ursodeoxycholic acid）	口服 新生儿至2岁，每次5 mg/kg，每日3次	①禁忌证：严重肝功能减退者、胆道完全梗阻、急性胆囊炎、胆管炎者禁用。②不良反应：腹泻，偶见便秘、过敏、头晕、头痛、胰腺炎和心动过速等。③长期使用本品可增加外周血小板的数量	监测肝功能

◆ 保护肝脏与降低肝酶药

保护肝脏药通称为保肝药，包括抗肝脏坏死药、促肝脏细胞修复药和降低肝氨基转移酶药，一般作为各种肝炎、肝硬化的辅助治疗。常用药物为葡醛内酯，葡醛内酯可能增加肝糖原、减少脂肪在肝内沉积；同时，其以葡萄糖醛酸形式与胆红素、代谢废物、药物或毒素结合后从胆汁排泄，具有解毒作用（表附录4-12）。

【适应证】

用于急、慢性肝炎的辅助治疗。

表附录4-12　保护肝脏与降低肝酶药

通用名	用法用量	注意事项	用药监护
葡醛内酯（glucurolactone）	口服、静脉滴射、肌内注射 口服：5岁以下，每次50 mg，每日3次。 静脉滴注、肌内注射：每次0.1～0.2 g，每日1～2次	①禁忌证：对本品过敏者禁用。②不良反应：偶见面部潮红、轻度胃肠不适，减量或停药后即可消失	服用过量或出现严重不良反应，请立即就医

心血管系统疾病用药

◆ 正性肌力药

正性肌力药又称为强心药，是指能够增强心肌收缩力的药物，使心肌收缩力敏捷而有力、心排血量明显增加、左心室压力上升的最大速度加快，从而改善心力衰竭时的血流动力学状况。主要用于治疗急慢性心力衰竭。常用的正性肌力药物主要分为两大类：①洋地黄苷类，如地高辛、毛花苷C和去乙酰毛花苷。②儿茶酚胺类，如多巴胺和多巴酚丁胺。地高辛在慢性心力衰竭患儿中长期使用的安全性已得到证实。洋地黄苷类用于急性心力衰竭或慢性心力衰竭急性失代偿时。儿茶酚胺类强心药通常只能在短期使用，不推荐常规间歇静脉滴注（表附录4-13）。

【适应证】

用于治疗心力衰竭。

表附录4-13　正性肌力药

通用名	用法用量	注意事项	用药监护
洋地黄苷类			
地高辛（digoxin）	口服、静脉注射 口服：每日负荷量按下列剂量分3次或每6～8小时1次给予。早产儿0.025 mg/kg，新生儿0.03 mg/kg，1个月至2岁0.045 mg/kg。每日维持剂量为负荷量的1/5～1/4，每12小时1次或每日1次给予 静脉注射：每日负荷剂量按下列剂量分3次或每6～8小时1次给予。早产新生儿0.02 mg/kg，足月新生儿0.03 mg/kg，1个月至2岁0.04 mg/kg	①禁忌证：任何洋地黄类制剂中毒者。室性心动过速、心室颤动、肥厚型梗阻性心肌病（若伴收缩功能不全或心房颤动仍可考虑）。预激综合征伴心房颤动或心房扑动者。②常见不良反应：心律失常、食欲缺乏、恶心、呕吐、下腹痛、无力。③下列情况慎用，如低钾血症、房室传导阻滞、高钙血症、甲状腺功能减退、活动性心肌炎、肾功能不全。④新生儿对本品的耐受性不定，其肾	①监测地高辛血药浓度。②监测患儿血压、心率及心律，心电图，心功能。③监测电解质水平，尤其是钾、钙、镁。④监测肾功能

（续表）

通用名	用法用量	注意事项	用药监护
		清除减少；早产儿对本品敏感，按其不成熟程度而减小剂量。按体重或体表面积，1个月以上婴儿比成人用量略大。⑤ 应用本品剂量应个体化。⑥ 不能与含钙注射剂合用	
去乙酰毛花苷（deslanoside）	肌内注射或静脉注射 按下列剂量分2～3次间隔3～4小时给予。早产儿和足月新生儿或肾功能减退、心肌炎患儿，每日0.022 mg/kg。2个月至3岁，每日0.025 mg/kg。静脉注射获满意疗效后，可改用地高辛常用维持量	同地高辛	同地高辛
儿茶酚胺类			
多巴胺（dopamine）	静脉滴注 剂量每分钟2～20 μg/kg。配制方法：所需剂量（mg）=体重×6，加入5%葡萄糖注射液或0.9%氯化钠注射液至100 ml，每小时1 ml相当于每分钟1 μg/kg，根据病情调节至所需的速度，待血压平稳，休克症状好转后，再逐渐稀释浓度，减慢点滴速度，直至休克完全恢复再停药	① 禁忌证：嗜铬细胞瘤，快速性心律失常，对本品及其他拟交感胺类药高度敏感。② 常见不良反应：胸痛、呼吸困难、心悸、心律失常（尤其用大剂量）、乏力。③ 下列情况慎用，雷诺病、肢端循环不良、频繁的室性心律失常。④ 应用多巴胺治疗前必须先纠正低血容量，选用粗大的静脉做静脉注射或静脉滴注，以防药液外溢及产生组织坏死。⑤ 遇有血管过度收缩引起舒张压不成比例升高和脉压减少、尿量减少、心率增快或出现心律失常，低速必须减慢或暂停滴注。⑥ 如在滴注多巴胺时血压继续下降或经调整剂量仍持续低血压，应停用多巴胺，改用更强的血管收缩药。⑦ 突然停药可产生严重低血压，故停用时剂量应逐渐递减	① 监测患儿血压、心电图及尿量。② 静脉滴注时应控制每分钟滴速，滴注的速度和时间，需根据血压、心率、尿量、外周血管灌流情况、异位搏动出现与否等而定
多巴酚丁胺（dobutamine）	静脉滴注 剂量每分钟2～20 μg/kg。配制方法同多巴胺，根据病情调节至所需的速度，一般从小剂量开始，视病情调整剂量	① 禁忌证：对本品及其他拟交感药过敏者。② 常见不良反应：心悸、恶心、头痛、胸闷、气短等。如出现收缩压升高、心率增加，则多与剂量有关，应减量或暂停用药。③ 下列情况慎用，如高血压，严重的机械梗阻（如重度主动脉瓣狭窄），室性心律失常。④ 用药前先纠正血容量。给药浓度随用量和患儿所需液体量而定	① 监测患儿血压、心电图、心排血量，必要时监测肺毛细血管楔压。② 治疗时间和给药速度按患儿的治疗效应调整，可依据心率、血压、尿量以及是否出现异位搏动等情况，如果有可能，应监测中心静脉压、肺毛细血管楔压和心排血量

◆ 利尿剂

利尿剂是指能增加尿液生成的药物，多数利尿药作用于肾单位。根据药物作用的肾单位不同部位，临床常用的利尿药可分为：① 作用于髓质稀释段，主要为髓袢利尿药。② 作用于远曲小管，主要为保钾利尿药（表附录4-14）。

【适应证】

（1）髓袢利尿药的常用药物有呋塞米、布美他尼等，此类药物利尿作用强，同时有较强的排钾作用。临床上用于治疗水肿，特别是用于急性心力衰竭、急性肾衰竭、慢性肾衰竭、肝硬化腹水等。

（2）保钾利尿药的常用药物有螺内酯等。此类药物利尿作用较弱，利尿同时可增加钠、氯的排除而减少钾的排出。临床上常用于治疗水肿、心力衰竭、肝硬化腹水，也常与排钾利尿药合用，增加利尿效果，减少低钾血症。

表附录4-14　利尿剂

通用名	用法用量	注意事项	用药监护
袢利尿药			
呋塞米（furosemide）	口服和静脉注射 根据BNFC（2010—2011）推荐：口服。新生儿，每次0.5～2 mg/kg，每日1～2次（31周以下早产儿每日1次）。1个月至12岁，每次0.5～2 mg/kg，每日2～3次，每日总量不超过80 mg。静脉注射：用氯化钠注射液稀释。新生儿，每次0.5～1 mg/kg，每日1～2次（31周以下早产儿每日1次）。1个月至12岁，每次0.5～1 mg/kg（最大量4 mg/kg），必要时每8小时重复1次。常规剂量静脉注射时间应超过1～2分钟，大剂量静脉注射时每分钟不超过4 mg，静脉用药剂量为口服的1/2时即可达到同样疗效	①禁忌证：对磺酰胺类、噻嗪类药物过敏者，低钾血症、肝性脑病、超量服用洋地黄者。②常见不良反应：水、电解质紊乱有关的症状，如直立性低血压，休克，低钾血症，低氯血症，低氯性碱中毒，低钠血症，低钙血症以及与此有关的口渴、乏力、肌肉酸痛、心律失常。耳鸣、听力障碍多见于大剂量静脉快速注射时（每分钟剂量>4～15 mg），多为暂时性，少数为不可逆性，尤其当与其他有耳毒性的药物同时应用时。在高钙血症时，可引起肾结石。③无尿或严重肾功能损害者慎用，后者因需加大剂量，故用药间隔时间应延长，以免出现耳毒性等不良反应。④下列情况慎用，如糖尿病、高尿酸血症或痛风，胰腺炎或有此病史者，有低钾血症倾向者（尤其是应用洋地黄类药物或有室性心律失常者），红斑狼疮。⑤本药在新生儿的半衰期明显延长，故新生儿用药间隔应延长	①定期监测电解质、血压、肾功能、血糖、血尿酸、酸碱平衡情况、听力。②存在低钾血症或低钾血症倾向时，应注意补充钾盐。③少尿或无尿患儿应用最大剂量后24小时仍无效时应停药
布美他尼（bumetanide）	静脉滴注 根据BNFC（2010—2011）推荐：1个月至12岁，每次0.025～0.05 mg/kg，加入0.9%氯化钠注射液稀释后，30～60分钟缓慢静脉滴注	同呋塞米	同呋塞米
保钾利尿药			
螺内酯（spironolactone）	口服 根据BNFC（2010—2011）推荐：新生儿每日1～2 mg/kg，分1～2次，最大剂量为每日7 mg/kg。1个月至12岁，每日1～3 mg/kg，分1～2次，最大剂量为每日9 mg/kg。进食时或餐后服药	①禁忌证：高钾血症、低钠血症患儿禁用。②常见不良反应：高钾血症。胃肠道反应，如恶心、呕吐、胃痉挛和腹泻，尚有报道可致消化性溃疡。③下列情况慎用，如无尿、低钠血症、酸中毒，肝肾功能不全者。④本药起作用较慢，而维持时间较长，故首日剂量可增加至常规剂量的2～3倍，以后酌情调整剂量。与其他利尿剂合用时，可先于其他利尿药2～3天服用。在已应用其他利尿药再加用本品时，其他利尿药剂量在最初2～3天可减量50%，以后酌情调整剂量。在停药时，本药应先于其他利尿药2～3天停药。⑤用药期间如出现高钾血症，应立即停药	①用药期间监测电解质和心电图。②监测肝肾功能

抗心律失常药

心律失常是指心脏跳动节律和/或频率的异常，其发生机制是由于冲动形成异常和冲动传导异常。心律失常可发生在各种器质性心脏病患儿，也可发生在心脏结构正常的儿童。常用的抗心律失常药有利多卡因和腺苷（表附录4-15）。

【适应证】

用于治疗快速性心律失常。

表附录4-15 抗心律失常药

通用名	用法用量	注意事项	用药监护
利多卡因（lidocaine）	静脉注射负荷量，每次0.5～1 mg/kg，2～3分钟内缓慢注射，必要时间隔5～10分钟可重复1～2次。维持量，每小时0.6～3 mg/kg，或每分钟25～50 μg/kg静脉滴注	① 禁忌证：阿斯综合征（急性心源性脑缺血综合征），预激综合征，严重心传导阻滞（包括窦房、房室及心室内传导阻滞）。② 常见不良反应：头晕、眩晕、恶心、呕吐、倦怠、言语不清、感觉异常、肌肉震颤、惊厥、神志不清、呼吸抑制；低血压、窦性心动过缓、心脏停搏、房室传导阻滞、心肌收缩力减弱、心排血量下降，红斑皮疹、血管神经性水肿。③ 下列情况慎用：如肝功能不全及肝血流降低，肾功能不全，充血性心力衰竭，严重心肌受损，低血容量者，休克者。④ 新生儿用药可引起中毒，早产儿较正常儿半衰期长	① 用药期间监测血压、心电图，心电图PR间期延长或QRS波增宽，出现其他心律失常或原有心律失常加重者应立即停药。② 监测肝肾功能
腺苷（adenosine）	静脉注射 不稀释，2秒内快速弹丸样注射，尽量用接近中心静脉的外周静脉，注入后快速以氯化钠注射液冲管。起始剂量按0.05～0.1 mg/kg，若需要，每隔1～2分钟以0.05～0.1 mg/kg缓慢增加剂量，直至心动过速终止。但单剂勿超过最大量：新生儿0.3 mg/kg，一个月至12岁0.5 mg/kg（最大12 mg）	① 禁忌证：Ⅱ度或Ⅲ度房室传导阻滞者或病窦综合征者（带有人工起搏器者除外）；心房颤动或扑动伴异常旁路者；已知或估计有支气管狭窄或支气管痉挛的肺部疾病患儿；对本品过敏者。② 常见不良反应：头晕、恶心、潮红、呼吸困难、胸部不适等。③ 严重肝功能不全者不可使用。④ 下列情况慎用：如肾功能不全伴有止血缺陷者，存在一度房室传导阻滞及房室束传导分支阻滞者，自主神经功能障碍，瓣膜狭窄性心脏病，心包炎或心包积液，狭窄性颈动脉病，未校正血容量减少者，与支气管狭窄无关的阻塞性肺部疾病、哮喘。⑤ 对心力衰竭患儿或先用β受体拮抗药者，用腺苷治疗室上速优于维拉帕米（可防止双重心肌抑制作用）。⑥ 不宜长期用于预防阵发性室性心动过速	① 用药期间监测血压、心电图。② 监测肝肾功能

抗高血压药

高血压是一种以体循环动脉压升高为主要特点的临床综合征。治疗高血压的药物主要包括利尿药、钙通道阻滞药（CCB）、血管紧张素转换酶抑制药（ACEI）、β受体拮抗药。难治性高血压可以考虑应用α受体拮抗药和中枢性抗高血压药物。① 利尿药：通过利尿排钠，降低容量负荷，改善增高的血压。主要具有降压作用的排钾利尿药有噻嗪类（如氢氯噻嗪）及袢利尿药（如呋塞米、布美他尼），保钾利尿药（如螺内酯、氨苯蝶啶）也具有降压作用。② β肾上腺素受体拮抗药：通过降低心率及交感活性使心排血量降低从而起到降压作用。常用于高血压治疗的β受体拮抗药有普萘洛尔、阿替洛尔、美托洛尔和拉贝洛尔等。③ 钙通道阻滞药：通过拮抗平滑肌上的L型钙离子通道从而扩血管起到降压作用。常用来降压的CCB有硝苯地平和氨氯地平。④ ACEI：通过抑制ACE酶使血管紧张素Ⅱ减少，增加缓激肽生成而降压。主要药物有卡托普利和依那普利。⑤ α受体拮抗药：通过拮抗血管平滑肌上的α_1受体，使血管扩张而降压。主要药物有哌唑嗪、酚苄明和酚妥拉明。⑥ 血管舒张性抗高血压药物：通过直接扩张小动脉平滑肌降低总外周阻力，从而发挥降压作用。主要药物有二氮嗪、肼屈嗪和米诺地尔。⑦ 中枢性抗高血压药物：包括甲基多巴（表附录4-16）。

【适应证】

（1）β肾上腺素受体拮抗药：用于高血压，心律失常。目前在儿童主要用于扩张型心肌病引起的、血流动力学稳定（未静脉应用血管活性药物）的心功能Ⅱ级和Ⅲ级的心力衰竭患儿。

（2）钙通道阻滞药：用于高血压，心绞痛，在1岁以下婴儿应尽量避免应用。

（3）ACEI：用于高血压，心力衰竭。

（4）α受体拮抗药：用于难治性高血压。

（5）血管舒张性抗高血压药物：用于严重高血压。

（6）中枢性抗高血压药物：用于难治性高血压。

表附录4-16　抗高血压药

通用名	用法用量	注意事项	用药监护
β肾上腺素受体拮抗药			
普萘洛尔（propranolol）	根据BNFC（2010—2011）推荐：① 高血压。口服，新生儿，初始剂量每次0.25 mg/kg，每日3次，如有必要可增加至最大剂量每次2 mg/kg，每日3次。1个月至12岁，每次0.25～1 mg/kg，每日3次，必要时每周增加剂量，最大剂量每日5 mg/kg。② 心律失常。口服，新生儿，初始计量每次0.25～0.5 mg/kg，每日3次，根据治疗反应调整剂量。1个月至18岁，每次0.25～0.5 mg/kg，每日3次，根据治疗反应调整剂量，最大剂量每次1 mg/kg，每日4次，最大剂量不超过每日160 mg。③ 法洛四联症。口服，新生儿，每次0.25～1 mg/kg，每日2～3次，最大剂量每次2 mg/kg，每日3次。1个月至12岁，每次0.25～1 mg/kg，每日3～4次，最大剂量每日5 mg/kg，在心电监护下缓慢静脉注射。新生儿，初始剂量每次0.015～0.02 mg/kg（最大剂量0.1 mg/kg），如有必要每12小时重复。1个月至12岁，初始剂量每次0.015～0.02 mg/kg（最大剂量0.1 mg/kg），如有必要每6～8小时重复	① 禁忌证：支气管哮喘，心源性休克，Ⅱ度或Ⅲ度房室传导阻滞，重度心力衰竭，窦性心动过缓。② 常见不良反应：眩晕，头晕，支气管痉挛，呼吸困难，充血性心力衰竭，神志模糊，精神抑郁，反应迟钝，发热，咽痛，皮疹等。剂量过大可引起低血压（血压下降），心动过缓，惊厥，呕吐，可诱发缺血性脑梗死，可有心源性休克，甚至死亡。③ 以下情况慎用：过敏史，充血性心力衰竭，糖尿病，肺气肿，肝功能不全，甲状腺功能减退，雷诺病或其他周围血管疾病，肾功能减退等。④ β受体拮抗药的耐受量个体差异大，用量必须个体化。⑤ 甲状腺功能亢进患儿用本品不可骤停，否则使用甲状腺功能亢进症状加重	用药期间，应定期监测血常规、血压、心功能、肝肾功能
阿替洛尔（atenolol）	口服 根据BNFC（2010—2011）推荐：① 高血压。新生儿，每日0.5～2 mg/kg，1次或分2次给药。1个月至12岁，每日0.5～2 mg/kg（剂量一般不超过每日50 mg），1次或分2次给药。② 心律失	① 禁忌证：Ⅱ或Ⅲ度房室传导阻滞，心源性休克，病窦综合征及严重窦性心动过缓、支气管哮喘患儿。② 常见不良反应：低血压，心动过缓，头晕，四肢冰冷，疲劳，乏力，肠胃不适，精神抑郁，脱发，血小板减少症，银屑病样皮肤反应，	① 用药期间监测血压和心率。② 监测肾功能，根据患儿肌酐清除率调整用药剂量

（续表）

通用名	用法用量	注意事项	用药监护
	常。新生儿，每日0.5～2 mg/kg，1次或分2次给药。1个月至12岁，0.5～2 mg/kg（剂量一般不超过每日100 mg），1次或分2次给药	银屑病恶化，皮疹等。③ 肾功能不全者需调整剂量。肌酐清除率每分钟15～35 ml/1.73 m^2，剂量减至常用量的50%；<15 ml/1.73 m^2，剂量减至常用量的25%。④ 本品可改变因血糖降低而引起的心动过速。⑤ 本药可使末梢动脉血循环失调，患儿可能对用于治疗过敏反应常规剂量的肾上腺素无反应	
美托洛尔（metoprolol）	口服 根据BNFC（2010—2011）推荐：① 高血压。1个月至12岁，初始剂量每次1 mg/kg，每日2次，如有必要最大剂量可增至每日8 mg/kg，分2～4次给药。② 心律失常。1个月至12岁，初始剂量每日0.5～1 mg/kg，分2～3次，常用剂量每日3 mg/kg。③ 心力衰竭。1个月至12岁，初始剂量每日0.5 mg/kg，分2次，2～3周内逐渐增加剂量达每日2 mg/kg，分2次	① 禁忌证：重度或急性心力衰竭、Ⅱ或Ⅲ度房室传导阻滞，失代偿性心力衰竭（肺水肿、低灌注和低血压）、有临床意义的窦性心动过缓或病态窦房结综合征。② 常见不良反应：心率减慢，心脏传导阻滞，血压降低，心力衰竭加重，外周血管痉挛导致的四肢冰冷或脉搏不能触及，雷诺现象疲劳，头晕，头痛等。③ 下列情况慎用：肝功能不全，低血压，心脏功能不全，慢性阻塞性肺部疾病。④ 嗜铬细胞瘤应先行使用 α 受体拮抗药。⑤ 对于要进行全身麻醉的患儿，至少在麻醉前48小时停用	① 用药期间监测血压和心率。② 监测肝肾功能
拉贝洛尔（labetalol）	口服、静脉注射、静脉滴注 根据BNFC（2010—2011）推荐：① 口服：1个月至12岁，每次1～2 mg/kg，每日3～4次。 静脉注射：1个月至12岁，每次0.25～0.5 mg/kg，最大不超过20 mg。 静脉滴注：主要用于高血压危象。新生儿，每小时0.5 mg/kg，根据治疗反应间隔至少15分钟调整剂量，最大剂量每小时4 mg/kg。1个月至12岁，初始剂量每小时0.5～1 mg/kg，根据治疗反应间隔至少15分钟调整剂量，最大剂量每小时3 mg/kg	① 禁忌证：病态窦房结综合征、心脏传导阻滞（Ⅱ或Ⅲ度房室传导阻滞）未经安装起搏器的患儿，重度或急性心力衰竭、心源性休克患儿、脑出血、支气管哮喘、对本品过敏者。② 常见不良反应：眩晕，乏力，幻觉，恶心，消化不良。腹痛，腹泻，口干，心动过速，急性肾衰竭，瘙痒，乏力等。③ 下列情况慎用：有严重过敏史，慢性心力衰竭，糖尿病，甲状腺功能减退，肺气肿或非过敏性支气管炎，肝、肾功能不全，雷诺病或周围血管疾病者。④ 本品用量个体化，避免突然停药。⑤ 本品用于嗜铬细胞瘤的降压有效，但少数病例有血压反常升高的报道，故用药应谨慎	① 用药期间监测血压和心率。② 监测肝肾功能
艾司洛尔（esmolol）	根据BNFC（2010—2011）推荐：① 心律失常，高血压危象。1个月至18岁患儿静脉给药剂量，开始负荷量0.5 mg/kg，静脉注射1分钟，然后每分钟0.05 mg/kg静脉滴注，4分钟后若疗效理想继续维持（如果血压或心率太低需调整速度），若疗效欠佳，重复负荷量，随之静脉维持滴注的剂量以每分钟0.05 mg/kg的剂量递增，直到治疗效果满意，或者最大静脉滴注速度达每分钟0.2 mg/kg。② 法洛四联症。新生儿首次剂量0.6 mg/kg，静脉注射1～2分钟，必要时每分钟0.3～0.9 mg/kg维持	① 禁忌证：支气管哮喘，严重慢性阻塞性肺病，心源性休克，Ⅱ或Ⅲ度房室传导阻滞，重度心力衰竭，窦性心动过缓，对本品过敏。② 常见不良反应：低血压。其他包括注射部位炎症和不耐受，恶心，眩晕，嗜睡等。③ 下列情况慎用：过敏史，充血性心力衰竭，糖尿病，肺气肿，甲状腺功能减退，雷诺病或其他周围血管疾病，肾功能减退。④ 本品用量个体化，避免突然停药	① 用药期间监测血压、血常规、心功能。② 监测肝肾功能

（续表）

通用名	用法用量	注意事项	用药监护
索他洛尔（sotalol）	口服 根据BNFC（2010—2011）推荐：新生儿，初始剂量每次1 mg/kg，每日2次，如有必要间隔3～4天增加剂量，最大每次4 mg/kg，每日2次。1个月至12岁，初始剂量每次1 mg/kg，每日2次，如有必要间隔2～3天增加剂量，最大1次4 mg/kg，每日2次（最大剂量80 mg，每日2次）	①禁忌证：支气管哮喘，窦性心动过缓，Ⅱ或Ⅲ度房室传导阻滞（除非安放了心脏起搏器），先天性或获得性心电图QT间期延长综合征，心源性休克，未控制的充血性心力衰竭及对本品过敏者。②常见不良反应：低血压，支气管痉挛，疲倦，心动过缓（低于每分钟50次），呼吸困难，心律失常，乏力，眩晕，扭转型室性心动过速，多源性室性心动过速，心室颤动等。③下列情况慎用：支气管痉挛，病态窦房综合征，肾功能不全，心力衰竭患儿。④本品用量个体化，避免突然停药。⑤避免与能延长QT间期的药物合用	①用药期间监测血药浓度，血钾、血钙浓度及心电图等。②监测肝肾功能
钙通道阻滞药			
硝苯地平（nifedipine）	口服 根据BNFC（2010—2011）推荐：1个月至12岁，初始剂量每次0.2～0.3 mg/kg，每日3次，最大每日不超过3 mg/kg或90 mg。如为缓释和控释制剂，可减少用药次数，每日1～2次给药。用于高血压危象时，可舌下含化，推荐剂量每次0.25～0.5 mg/kg，一般体重>20 kg者用10 mg，10～20 kg者用5 mg，<10 kg者用2.5 mg	①禁忌证：对硝苯地平过敏者，心源性休克，急性卟啉病。②常见不良反应：面部潮红，头晕，头痛，恶心，下肢肿胀，低血压，心动过速等。③严重肝功能不全减量。④用量应从小剂量开始，终止服药应缓慢减量。⑤严重主动脉狭窄慎用。⑥不得与利福平合用	①用药期间监测血压。②监测肝肾功能
氨氯地平（amlodipine）	口服 根据BNFC（2010—2011）推荐：1个月至12岁，初始剂量每次0.1～0.2 mg/kg，每日1次，如有必要间隔1～2周逐渐增加剂量可增至0.4 mg/kg，最高剂量每次10 mg，每日1次	①禁忌证：对二氢吡啶类药物或本品任何成分过敏者，重度主动脉瓣狭窄，严重低血压，急性卟啉病。②常见不良反应：面部潮红，头晕，头痛，恶心，外周水肿（尤其是踝部），低血压，心动过速等。③肝功能不全、心力衰竭者慎用。④宜从小剂量开始，逐渐增量	①用药期间监测血压。②监测肝功能
血管紧张素转换酶抑制剂			
卡托普利（captopril）	口服 根据BNFC（2010—2011）推荐：1个月至12岁，试验剂量每次0.1 mg/kg（最大6.25 mg），认真监测血压1～2小时。如果耐受每次0.1～0.3 mg/kg，每日2～3次给药，必要时可逐渐增加剂量，最大剂量每日6 mg/kg分次口服（1个月至1岁患儿最大剂量每日4 mg/kg）。食物可使本品吸收减少30%～40%，宜在餐前1小时服药	①禁忌证：对本品或其他血管紧张素转换酶抑制药过敏，双侧肾动脉狭窄，有血管神经性水肿史。②常见不良反应：干咳，皮疹，心悸，心动过速，胸痛，味觉迟钝等。③下列情况慎用：自身免疫性疾病如严重系统红斑狼疮，骨髓抑制，脑动脉或冠状动脉供血不足，血钾过高，肾功能不全，主动脉狭窄，严格饮食限制钠盐或进行透析者。④出现血管神经水肿，应停用本品，迅速皮下注射1∶1 000肾上腺素0.3～0.5 ml。⑤可能引起高钾血症，与保钾利尿药合用时尤应注意监测血钾。⑥新生儿容易发生呼吸暂停、惊厥、肾衰竭和严重低血压，应尽可能避免，尤其在早产儿	①用药期间定期监测白细胞计数和分类计数，最初3个月每2周查1次，若白细胞过低，暂停用本品；每月查1次尿蛋白，如蛋白尿逐渐增多，暂停本品或减少剂量。②监测肝肾功能。③监测电解质、血压

（续表）

通用名	用法用量	注意事项	用药监护
依那普利（enalapril）	口服 根据BNFC（2010—2011）推荐：1个月至12岁，初始剂量每次0.1 mg/kg，每日1次，认真监测血压1～2小时。如果必要剂量可增至每日1 mg/kg，分1～2次口服	① 禁忌证：对本品过敏，双侧肾动脉狭窄，有血管神经性水肿史。② 常见不良反应：干咳，头晕，头痛，疲乏等。③ 下列情况慎用：主动脉瓣狭窄，肥厚型心肌病。④ 肾小球滤过率<30 ml/min的患儿不推荐使用。⑤ 可能引起高钾血症，尤其是肾功能不全时。⑥ 新生儿容易发生呼吸暂停、惊厥、肾衰竭和严重低血压，应尽可能避免，尤其在早产儿	① 用药期间定期监测白细胞计数。② 监测肝肾功能。③ 监测电解质、血压
α受体拮抗药			
哌唑嗪（prazosin）	口服 根据BNFC（2010—2011）推荐：① 高血压。1个月至12岁，每次0.01～0.015 mg/kg（首次给药需卧床），每日2～4次，逐渐增加到最大剂量每日0.5 mg/kg分次口服（每日最大不超过20 mg）。② 充血性心力衰竭（很少应用）。1个月至12岁，每次0.005 mg/kg（首次给药需卧床），每日2次，逐渐增加到最大剂量每日0.1 mg/kg分次口服	① 禁忌证：对本品过敏者禁用。② 常见不良反应：眩晕，头痛，嗜睡，心悸，呕吐，腹泻，便秘，水肿，抑郁，易激动，皮疹等。③ 肝肾功能不全时应减小剂量。④ 以下患儿慎用：精神病患儿，机械性梗阻引起的心力衰竭患儿。⑤ 首次给药及以后加大剂量时，建议卧床给药，剂量必须按个体化原则	① 监测电解质、血压。② 监测肝肾功能
酚苄明（phenoxybenzamine）	口服、静脉输注 根据BNFC（2010—2011）推荐：嗜铬细胞瘤合并高血压。口服，1个月至18岁，每次0.5～1 mg/kg，每日2次，根据治疗反应调整剂量。 静脉输注：每日0.5～1 mg/kg，以0.9%氯化钠注射液稀释后2小时滴完。一日剂量偶可用至2 mg/kg，24小时内不能重复给药	① 禁忌证：对本品过敏，既往有过脑卒中病史，低血压。② 常见不良反应：直立性低血压，鼻塞，口干，瞳孔缩小，反射性心跳加快，胃肠刺激等。③ 开始治疗嗜铬细胞瘤时，建议定时测定尿儿茶酚胺及其代谢物，以决定用量。④ 下列情况慎用：脑血管疾病，心力衰竭，严重心脏疾病，低血容量，肾功能不全。⑤ 与食物或牛奶同服以减少胃肠道刺激。⑥ 酚苄明过量时，不能使用肾上腺素，否则会进一步加剧低血压。⑦ 本药局部刺激性强，静脉给药避免外渗，避免与皮肤接触	① 监测电解质、血压。② 监测肝肾功能
酚妥拉明（phentolamine）	静脉注射 根据BNFC（2010—2011）推荐：嗜铬细胞瘤手术中控制高血压。1个月至12岁，术前1～2小时静脉注射0.05～0.1 mg/kg（最大5 mg），至少3～5分钟，如有必要可重复	① 禁忌证：对本品过敏者，已知对亚硫酸酯过敏者；低血压，有心肌受损病史者；严重肝肾功能不全者。② 常见不良反应：直立性低血压，心动过速，心律失常，鼻塞，恶心，呕吐等。③ 下列情况慎用：精神病，糖尿病，肾功能不全，消化道溃疡患儿。④ 由于存在亚硫酸酯，可能导致急性气喘、休克或者失去知觉等过敏反应	① 监测心率、血压。② 监测肝肾功能
血管舒张性抗高血压药			
二氮嗪（diazoxide）	静脉注射 高血压危象，静脉注射。1个月至18岁，每次1～3 mg/kg（最大150 mg）原液静脉注射30秒，间隔5～15分钟重复给	① 禁忌证：对本品过敏者，充血性心力衰竭，糖尿病，肾功能不全的重型高血压。② 常见不良反应：水钠潴留，水肿，尿量减少等。③ 下列情况慎用：急	① 监测血压。② 监测肝肾功能。③ 长时间应用需监测白细胞和血小板，注意患儿生长发育

（续表）

通用名	用法用量	注意事项	用药监护
	药，直至血压控制，24小时最多给药4次	性主动脉夹层，心肌梗死，代偿性高血压，冠状动脉或脑动脉供血不足，通风，低钾血症，肝功能不全。④ 对噻嗪类利尿剂、袢利尿剂等过敏者，对本品也可能过敏，不宜与噻嗪类利尿剂合用。⑤ 由于存在亚硫酸酯，可能导致急性气喘、休克或者失去知觉等过敏反应。⑥ 对单胺氧化酶抑制药和嗜铬细胞瘤引起的高血压无效。⑦ 注射室防止漏出血管外，以免引起疼痛和炎症	
肼屈嗪（hydralazine）	口服 根据BNFC（2010—2011）推荐：新生儿，每次0.25～0.5 mg/kg，每8～12小时给药1次，如有必要最大剂量可增加到1次2～3 mg/kg，每8小时给药1次。1个月至12岁，每次0.25～0.5 mg/kg，每8～12小时给药1次，如有必要最大剂量可增加到每日7.5 mg/kg（每日不超过200 mg）。食物可增加其生物利用度，宜在餐后服用	① 禁忌证：对本品过敏者，主动脉瘤，脑卒中，严重肾功能不全，系统性红斑狼疮。② 常见不良反应：头痛，恶心，呕吐，腹泻，心悸，心动过速等。③ 下列情况慎用：脑血管疾病，肝肾功能损害。④ 长期给药可产生血容量增大液体潴留，反射性交感兴奋而心率加快，心排血量增加，使本品的降压作用减弱。⑤ 停用本品需缓慢减量，以免血压突然升高	① 监测血压。② 监测肝肾功能。③ 用药间期随访检查抗核抗体、血常规和尿蛋白
中枢性抗高血压药			
甲基多巴（methyldopa）	口服 根据BNFC（2010—2011）推荐：1个月至12岁，初始剂量每次2.5 mg/kg，每日3次，如有必要间隔至少2天逐渐增加剂量，最大剂量每日65 mg/kg（每日不超过3 g）	① 禁忌证：活动性肝病，嗜铬细胞瘤。② 常见不良反应：下肢水肿，口干，头痛，乏力等。③ 下列情况慎用：冠心病，溶血性贫血，有抑郁病史者，肝肾功能不全。④ 服用本品出现水肿或体重增加的患儿，可用利尿剂治疗，一旦水肿进行性加重或有心力衰竭迹象应停用本品。⑤ 患有严重双侧血管病者，若服药过程中发生不自主性舞蹈症，须立即停药。⑥ 停用本品需缓慢减量，以免发生高血压危象	① 监测血压。② 监测肝肾功能，尤其在用药的头2～3个月定期检查肝功能，发现问题立即停药，该类患儿不能再次使用本品。③ 用药间期随访检查血常规，若发生溶血性贫血应立即停药，通常溶血性贫血很快好转，否则应使用糖皮质激素治疗，该类患儿不能再使用本品

◆ 抗血小板药

抗血小板药可抑制血小板聚集，从而抑制动脉中血栓形成，是预防动脉血栓疾病的重要治疗药物（表附录4-17）。

【适应证】

用于心脏手术后预防血栓形成。

表附录4-17　**抗血小板药**

通用名	用法用量	注意事项	用药监护
双嘧达莫（dipyridamole）	口服 1个月至12岁，每次2.5 mg/kg，每日2次	① 禁忌证：对本品过敏者。② 常见不良反应：胃肠道反应，头痛，眩晕，疲劳，皮疹，潮红。③ 下列情况慎用：如低血压、有出血倾向者。④ 严重冠脉病变患儿使用后缺血可能加重（窃血现象）	监测血压

纤维蛋白溶解药

纤维蛋白溶解药以纤维蛋白溶酶原激活剂激活血栓中纤维蛋白溶酶原，使转变为纤维蛋白溶酶而溶解冠状动脉内的血栓（表附录4–18）。

【适应证】

用于急性心肌梗死静脉溶栓。

表附录4–18 纤维蛋白溶解药

通用名	用法用量	注意事项	用药监护
链激酶（streptokinase）	根据BNFC（2010—2011）推荐：1个月至12岁，2 500～4 000 U/kg，溶解于5%葡萄糖注射液，静脉滴注半小时以上，然后以每小时500～1 000 U/kg，持续3天以上直至出现再灌注表现，应尽早开始，争取发病12小时内开始治疗	① 禁忌证：对本品过敏者；2周内有出血、手术、外伤史、心肺复苏或不能实施压迫止血的血管穿刺者等；近2周内有溃疡出血病史、食管静脉曲张、溃疡性结肠炎或出血性视网膜病变者；未控制的高血压（血压>180/110 mmHg）；不能排除主动脉夹层者；凝血障碍及出血性疾病患儿；严重肝肾功能障碍患儿；二尖瓣狭窄合并心房颤动伴左心房血栓者；感染性心内膜炎患儿；链球菌感染者。② 常见不良反应：发热，寒战，恶心，呕吐，肩背痛，过敏性皮疹；低血压；罕见过敏性休克；出血；再灌注心律失常	应用期间密切监测纤溶蛋白原含量，如果纤溶蛋白原含量小于1 g/L，要停用链激酶，开始应用肝素，当纤溶蛋白原含量升至1 g/L后，可再开始应用链激酶

抗凝血药

抗凝血药通过影响凝血过程中的某些凝血因子阻止凝血过程的药物。常用的抗凝血药包括肝素、低分子肝素、华法林。① 肝素：肝素抗凝起效快但作用时间短。② 低分子肝素：低分子肝素作用时间较标准长。③ 华法林：作用于维生素K，其需要48～72小时才可达到抗凝的最大效果，如果需要马上达到抗凝作用，需同时应用肝素（表附录4–19）。

【适应证】

用于防治血栓形成或栓塞性疾病（如川崎病患儿发生的心肌梗死、肺栓塞等）。

表附录4–19 抗凝血药

通用名	用法用量	注意事项	用药监护
肝素			
肝素（heparin）	儿童常用量：静脉注射，按体重每次50 U/kg，以后每小时20 U/kg持续静脉滴注。根据部分凝血酶原时间（APTT）调整速度	① 禁忌证：本品过敏者，有自发出血倾向者；血液凝固迟缓者（如血友病、紫癜、血小板减少）；外伤或术后渗血；感染性心内膜炎；海绵窦细菌性血栓形成；胃、十二指肠溃疡；严重肝肾功能不全；重症高血压；胆囊疾病及黄疸。② 常见不良反应：自发性出血倾向，有黏膜、伤口、牙龈渗血、皮肤瘀斑或紫癜；严重时有内出血征象、麻痹性肠梗阻、咳血、呕血、血尿、血便；静脉注射可致短暂血小板减少症，长期使用有时反可形成血栓。③ 以下情况慎用：如有过敏性疾病及哮喘病史者，要进行易致出血的操作者，已口服足量的抗凝血药者，肝肾功能不全；出血性器质性病变；视网膜血管疾患。④ 不可肌内注射给药	用药期间定期检测凝血时间

（续表）

通用名	用法用量	注意事项	用药监护
低分子肝素			
依诺肝素（enoxaparin）	皮下注射 根据BNFC（2010—2011）推荐：① 治疗血栓栓塞性疾病：皮下注射。新生儿，每次1.5～2 mg/kg，每日2次；1～2个月，每次1.5 mg/kg，每日2次；2个月至18岁，每次1 mg/kg，每日2次。② 预防血栓性疾病：皮下注射。新生儿，每次0.75 mg/kg，每日2次；1～2个月，每次0.75 mg/kg，每日2次；2个月至18岁，每次0.5 mg/kg，每日2次，最大量每日40 mg	① 禁忌证：对肝素及低分子肝素过敏；严重的凝血障碍；低分子肝素或肝素诱导的血小板减少症史；活动性消化道溃疡；有出血倾向的器官损伤；急性感染性心内膜炎（心脏瓣膜置换术所致的感染除外）。② 常见不良反应：出血，部分注射部位瘀点、瘀斑。③ 以下情况慎用：如止血障碍、肝肾功能不全者、消化道溃疡、出血倾向的器官损伤史，近期出血性卒中，难控制的严重高血压，近期接受神经或眼科手术和蛛网膜下隙/硬膜外麻醉。④ 禁止肌内注射。⑤ 以下情况不推荐使用：严重的肾功能损害；出血性脑卒中；难以控制的动脉高压	① 监测肝肾功能，严重肾功能不全时需要调整剂量。② 监测血小板计数，如显著下降（低于原值的30%～50%），应停用本品
达肝素（dalteparin）	皮下注射 根据BNFC（2010—2011）推荐：① 治疗血栓栓塞性疾病：皮下注射。新生儿，每次100 U/kg，每日2次；1个月至12岁，每次100 U/kg，每日2次。② 预防血栓性疾病：皮下注射。新生儿，每次100 U/kg，每日1次；1个月至12岁，每次100 U/kg，每日1次	① 禁忌证：对本品或其他低分子肝素过敏；急性胃、十二指肠溃疡；急性脑出血；严重凝血系统疾病；脓毒性心内膜炎；中枢神经系统、眼部、耳部的损伤和手术；进行急性深静脉血栓治疗伴用局部麻醉。② 常见不良反应：注射部位皮下血肿，暂时性轻微血小板减少症（Ⅰ型），暂时性AST、ALT升高。③ 以下情况慎用：如血小板减少症和血小板缺陷，严重肝肾功能不全，未控制的高血压，近期手术后大剂量使用时。④ 禁止肌内注射	① 监测肝肾功能。 ② 监测血小板计数
华法林			
华法林（warfarin）	口服 根据BNFC（2010—2011）推荐：1个月至18岁，首日0.2 mg/kg，每日1次口服，最大量10 mg，从第2天开始改为0.1 mg/kg，每日1次口服，最大量5 mg（但是如果INR仍低于1.5，可应用0.2 mg/kg，每日1次口服，最大量10 mg；如果INR高于3.0，可下调剂量为0.05 mg/kg，每日1次口服，最大量2.5 mg，如果INR高于3.5，则须停药。此后根据INR调整剂量，一般维持量为0.1～0.3 mg/kg，每日1次）	① 禁忌证：肝肾功能不全，未经治疗或不能控制的高血压，近期手术者，中枢神经系统或眼部手术，凝血功能障碍，最近颅内出血，活动性溃疡；感染性心内膜炎、心包炎或心包积液，活动性溃疡，外伤。② 常见不良反应：出血；早期出现有瘀斑、紫癜，牙龈出血，鼻出血，伤口出血经久不愈；肠壁血肿可致亚急性肠梗阻，硬膜下颅内血肿和穿刺部位血肿。③ 本品起效慢，如需快速抗凝，先用肝素治疗后，开始华法林和肝素同时使用，肝素延续最少5～7天直至INR在目标范围2天以上，可停用肝素	① 本品个体差异较大，治疗期间严密观察病情及出血，并依据凝血酶原时间、INR值调整用量，理想的应维持INR为2～2.5。② 严重出血可静脉注射维生素K，必要时可输全血、血浆或凝血酶原复合物

◆ 心肌能量代谢赋活药

心肌能量代谢赋活药包括果糖二磷酸钠和泛癸利酮（辅酶Q_{10}）。① 果糖二磷酸钠：通过改善心肌能量代谢状态，调节葡萄糖代谢，刺激无氧糖酵解，外源性果糖二磷酸钠作为代谢调节剂，增加心肌组织磷酸肌酸及ATP能量，改善心肌细胞线粒体能量代谢，能稳定细胞膜和溶酶体膜，保持其完整性，减轻心力衰竭所致的损伤而起到保护心肌的作用。② 泛癸利酮：增强线粒体功能，改善心肌能量代谢，改善心肌收缩力，保护缺血心肌，并可抗自由基（表附录4-20）。

【适应证】

用于病毒性心肌炎、各种原因导致的心肌损伤、先天性心脏病、心律失常、心力衰竭、心肌缺血、心绞痛的辅助治疗。

表附录4-20　心肌能量代谢赋活药

通用名	用法用量	注意事项	用药监护
果糖二磷酸钠（sodium fructose diphosphate）	口服 <1岁，每次0.5 g，每日2次	① 禁忌证：遗传性果糖不耐受患儿，对本品过敏、高磷酸盐血症及肾功能衰竭患儿禁用。② 不良反应：消化系统的轻微症状，如腹胀、恶心、上腹烧灼感、稀便等。③ 对严重溃疡病患儿口服制剂宜于饭后服用，宜单独使用，如融入其他药物，尤其忌溶于碱性溶液和钙盐	肌酐清除率每分钟小于50 ml的患儿应监测血液磷酸盐水平
泛癸利酮（ubidecarenone）	口服 <1岁，每次5 mg，每日2次	① 禁忌证：对本品过敏者。② 不良反应：可出现恶心、胃肠不适、食欲减退等不良反应，但不必停药	本品只作为辅助用药，不能代替基础用药

◆ 维持动脉导管开放药物

前列地尔是强力血管扩张药，能有效维持动脉导管开放，临床应用时需要持续静脉滴注（表附录4-21）。

【适应证】

维持动脉导管开放。

表附录4-21　维持动脉导管开放药物

通用名	用法用量	注意事项	用药监护
前列地尔（alprostadil）	持续静脉注射 在新生儿以每分钟0.05 μg/kg起，获得满意效果后减量至每分钟0.005～0.01 μg/kg，若无反应，可加量至每分钟0.4 μg/kg。以5%葡萄糖或氯化钠注射液稀释	① 禁忌证：严重心力衰竭患儿及对本品过敏者。② 不良反应：呼吸暂停（尤其体重在2 kg以下者）、心动过速、低血压、心动过速、心搏骤停、水肿、腹泻、发热、抽搐、弥散性血管内凝血、低血钾、长骨皮质增生、动脉导管壁软化等	肌酐清除率每分钟小于50 ml的患儿用药过程中注意监测心率、动脉及静脉血压、呼吸频率及中心温度，注意出血史

内分泌及遗传代谢疾病用药

◆ 胰岛素

糖尿病是由胰岛素分泌不足和/或作用缺陷所致的一种以高血糖为主要特征，伴有糖、脂肪和蛋白质代谢紊乱的全身性慢性代谢病。1型糖尿病是在遗传易感基因的基础上，加之外界环境的作用，通过自身免疫反应引起胰岛β细胞进行性破坏。儿童多见1型糖尿病，药物治疗为胰岛素替代治疗，常用的胰岛素为短效胰岛素（表附录4-22）。

【适应证】

用于1型糖尿病；糖尿病合并严重代谢紊乱（如酮症酸中毒、高渗性昏迷或乳酸酸中毒）、重度感染、消耗性疾病（如肺结核、肝硬化）和进行性视网膜、肾、神经等病变及急性心肌梗死、脑血管意外者；胰岛素与葡萄糖同时输注，可促使钾离子从细胞外液进入组织细胞内。可用于纠正高血钾血症和细胞内缺钾。

表附录4-22　胰岛素

通用名	用法用量	注意事项	用药监护
胰岛素（insulin）	根据BNFC（2010—2011）推荐：静脉给药。① 新生儿，每小时0.01～0.1 U/kg。② 1个月至18岁，每小时0.025～0.1 U/kg初始治疗，其后根据血糖水平调整胰岛素，使血糖维持在5～12 mmol/L为宜	① 禁忌证：对本品过敏者、低血糖症者。② 常见不良反应：低血糖，症状包括冷汗、皮温降低、肤色苍白、紧张、震颤、焦虑、过度疲倦或衰弱、意识迷糊、精力不集中、嗜睡、过渡饥饿、暂时性视觉改变、头痛、恶心和心悸	定期监测血糖

低血糖及其药物

对于任何原因的低血糖，快速纠正低血糖是关键，目的是为了防止潜在的神经系统受损。胰岛素治疗引起的低血糖最初可给予10～20 g糖或等量糖分的果汁口服，必要时10～15分钟后可重复，或之后给予饼干等适当食物。低血糖引起的意识丧失或惊厥发作是很危险的。高血糖素是胰岛A细胞分泌的多肽激素，可使肝释放糖原，提高血糖。对于低血糖急性发作，可注射高血糖素，同时尽快给予糖类以储存糖原。对于慢性低血糖，高血糖素不适用。假如给予高血糖素10分钟后仍无效，可予静脉滴注葡萄糖。对于糖原贮积症或脂肪酸氧化障碍所致的低血糖，高血糖素无效（表附录4-23）。

【适应证】

用于低血糖症。

表附录4-23　低血糖及其药物

通用名	用法用量	注意事项	用药监护
高血糖素（glucagon）	① 糖尿病患儿的低血糖治疗：立即皮下或大腿外上侧肌内注射，半量为0.5 mg（体重<25 kg或6～8岁的儿童）。根据BNFC（2010—2011）推荐，对于糖尿病相关的低血糖，可皮下注射、肌内注射或静脉注射。新生儿，每次200 μg/kg。1个月至2岁，每次500 μg。药物起效后，应尽快给予口服葡萄糖以防止低血糖的复发。如患儿在用药后10分钟内无效，应静脉注射葡萄糖。如果有效，应给与口服糖类以恢复肝糖原的储备和预防低血糖的复发。② 内源性高胰岛素血症：根据BNFC（2010—2011）推荐。肌内注射或静脉注射，新生儿，每次200 μg/kg，最大量每次1 mg。1个月至2岁，每次1 mg。持续静脉输注，不能与钙剂同时输注，否则易产生沉淀。新生儿，每小时1～18 μg/kg，根据血糖酌情调整，最大量每小时50 μg/kg。1个月至2岁，每小时1～10 μg/kg，必要时加大量。③ 生长激素分泌的诊断：根据BNFC（2010—2011）推荐，肌内注射，1个月至18岁，100 μg/kg，最大量每次1 mg	① 禁忌证：对高血糖素或其他成分过敏者或有嗜铬细胞瘤等肾上腺肿瘤者禁用。② 不良反应：偶见恶心、呕吐、腹泻、低血钾，罕见高血糖反应。③ 当肝糖原存在时，高血糖素可治疗低血糖。若为空腹，血浆肾上腺素水平低下、慢性低血糖或饮酒过多而致的低血糖，则盐酸高血糖素作用可很小或无效	定期监测血糖
奥曲肽（octreotide）	根据BNFC（2010—2011）推荐：① 对于持续性高胰岛素性低血糖，皮下注射。新生儿，最初每次2～5 μg/kg，每6～8小时1次，根据血糖酌情调整，最	① 禁忌证：对奥曲肽或本品中任一赋形剂过敏者禁用。② 不良反应：食欲减退、恶心、呕吐、腹痛、肿胀、肠胃胀气、腹泻、脂肪泻、糖耐量受损、罕见持续	① 定期监测血糖。② 监测甲状腺功能

（续表）

通用名	用法用量	注意事项	用药监护
	大量每次7 μg/kg，每4小时1次。1个月至18岁，最初1～2 μg/kg，每4～6小时1次，根据血糖酌情调整，最大量7 μg/kg，每4小时1次。② 食管或胃静脉曲张大出血时，持续静脉输注。1个月至18岁，每小时1 μg/kg或更大量，活动性出血停止后，24小时之后可逐渐减量，最大量每小时50 μg	性高血糖、低血糖，减少胆汁分泌，长期用药可引起胆结石，突然停药可引起胆绞痛和胰腺炎，注射部位的疼痛刺激、肝损害、肝炎、暂时性脱发。③ 奥曲肽可抑制生长激素的分泌	

◆ 甲状腺功能亢进症及其药物治疗

甲状腺功能亢进症（甲亢）是由于各种原因造成的甲状腺激素分泌过多，导致全身各系统代谢率增高的一组临床综合征，主要以神经、循环、消化等系统兴奋性增高和代谢亢进为主要表现。丙硫氧嘧啶抑制甲状腺内过氧化物酶，从而阻止甲状腺内酪氨酸碘化及碘化酪氨酸的缩合，从而抑制甲状腺素的合成。同时，在外周组织中抑制T_4变成T_3，使血清中活性较强的T_3含量较快降低（表附录4–24）。

【适应证】

用于甲状腺功能亢进症的内科治疗；甲状腺危象辅助治疗；术前准备：为了减少麻醉和术后并发症，防止术后发生甲状腺危象。

表附录4–24　甲状腺功能亢进症及其药物治疗

通用名	用法用量	注意事项	用药监护
丙硫氧嘧啶（propylthiouracil）	口服 根据BNFC（2010—2011）推荐：新生儿，最初2.5～5 mg/kg，每日2次。1个月至1岁，最初2.5 μg/kg，每日3次。直至甲状腺功能正常，然后根据病情调整剂量。当症状消失，血中甲状腺激素水平接近正常后逐渐减量。每2～4周减少1次，减至最低有效剂量维持治疗	① 禁忌证：严重肝肾功能损害、严重粒细胞缺乏、对本品及其他硫脲类药过敏者。② 常见不良反应：胃肠道反应、关节痛、头痛、眩晕、皮肤瘙痒、皮疹、药物热等；轻度粒细胞减少；再生障碍性贫血；脉管炎和红斑狼疮样综合征。③ 轻度白细胞减少不必停药，但应加强观察，复查血常规。如出现粒细胞缺乏，中性粒细胞计数少于1.5×10^9/L应立即停药。④ 出现皮疹或皮肤瘙痒时需根据情况停药或减量，并加用抗过敏药物	① 用药期间监测甲状腺激素水平。② 监测血常规。③ 监测肝肾功能，肝损害时可增加黄疸发生率，如出现肝炎的症状和体征，应停止用药；肾损伤时，需减少剂量，肌酐清除率每分钟10～50 ml/1.73 m^2，给予正常剂量的75%；肌酐清除率少于每分钟10 ml/1.73 m^2，给予正常剂量的50%

◆ 甲状腺功能减退症及其药物治疗

甲状腺功能减退症（甲减）是由于甲状腺激素合成和分泌减少或组织利用不足导致的全身代谢减低综合征。甲状腺功能减退症的治疗主要是甲状腺激素的补充或替代治疗，多数患儿为终身替代。治疗原则为早期治疗，从小量开始逐渐加至足量，定期复查，维持甲状腺正常功能。常用药物有左甲状腺素、甲状腺片、碘塞罗宁等（表附录4–25）。

【适应证】

各种病因所致的甲状腺功能减退症。

表附录4-25　甲状腺功能减退症及其药物治疗

通用名	用法用量	注意事项	用药监护
左甲状腺素（levothyroxine）	口服 根据国内经验和BNFC（2010—2011）推荐：新生儿，最初10～15 μg/kg，每日1次，每2周加量5 μg/kg，常用量每日20～50 μg。1个月至2岁，最初5～10 μg/kg，每日1次，每2～4周加量25 μg/kg，常用量每日25～100 μg	①禁忌证：对本品过敏者、甲状腺毒症者禁用。患儿非甲状腺性功能低下性心力衰竭、快速型心律失常和近期出现心肌梗死者禁用。②常见不良反应：甲状腺功能亢进症状，如腹泻、呕吐、心绞痛、心律失常、心悸、心动过速、震颤、烦躁不安、失眠、兴奋等	①用药期间监测甲状腺激素水平。②本品在胃肠道吸收不完全，吸收率不规则，特别是在与食物同服时，因此最好在空腹时服用
甲状腺片（thyroid tablets）	用药应高度个体化，正确掌握剂量，每日按时服药。<1岁，8～15 mg。开始剂量应为完全替代量的1/3，逐渐加量。由于本品T_3和T_4的含量和二者的比例不恒定，在治疗中应根据临床症状及实验室检查调整剂量	①禁忌证：对本品过敏者，心绞痛、冠心病、快速型心律失常者禁用。②常见不良反应：同左甲状腺素。③下列情况慎用：心血管疾病，包括心绞痛、动脉硬化、冠心病、高血压、心肌梗死、心功能不全等；病程长、程度重的甲状腺功能减退或黏液性水肿患儿应谨慎治疗，开始用小剂量，以后缓慢增加直至生理替代剂量	用药期间监测甲状腺激素水平
碘塞罗宁（liothyronine）	①根据BNFC（2010—2011）推荐：口服。甲状腺功能减退症的治疗。儿童体重在7 kg以下者开始时每日2.5 μg。7 kg以上者每日5 μg。②对黏液性水肿昏迷患儿，静脉缓慢注射。根据BNFC（2010—2011）推荐：1个月至12岁，每次2～10 μg，每12小时1次至每4小时1次，心脏疾病减量至每次1～5 μg	①禁忌证：对本品过敏者禁用。②常见不良反应：同左甲状腺素	用药期间监测甲状腺激素水平

◆ 中枢性尿崩症及其药物治疗

中枢性尿崩症是由于下丘脑视上核及室旁核或垂体后叶的病变导致抗利尿激素分泌不足所致。治疗主要采用醋酸去氨加压素替代治疗，治疗剂量应个体化且从小剂量开始，以避免治疗过度（表附录4-26）。

【适应证】

用于中枢性尿崩症。

表附录4-26　中枢性尿崩症及其药物治疗

通用名	用法用量	注意事项	用药监护
醋酸去氨加压素（desmopressin acetate）	口服 根据BNFC（2010—2011）推荐，新生儿，初始剂量每次1～4 μg，每日2～3次，之后酌情调整。1个月至2岁，初始每次0.01 mg，每日2～3次，之后酌情调整，每日可0.03～0.15 mg	①禁忌证：习惯性或精神性烦渴症者（尿量24小时超过40 ml/kg）、心功能不全或其他疾病需服用利尿药者、高血压、中重度肾功能不全者（肌酐清除率低于每分钟50 ml）、抗利尿激素分泌异常综合征、低钠血症、对本品过敏者。急迫性尿失禁者、糖尿病、器官病变导致的尿频和多尿者不宜使用。②常见不良反应：头痛、腹痛、恶心、低钠血症。③治疗期间，出现体液和/或电解质失衡急性并发症（如全身感染、发热和肠胃炎）时应立即停用	用药期间监测：血钠浓度

◆ 糖皮质激素药物

糖皮质激素主要影响人体的糖、蛋白质和脂肪的代谢，在超过生理剂量时，表现出广泛而显著的药物作用，其具有抗感染、抗过敏、抑制多种炎症细胞（抑制嗜酸性粒细胞、中性粒细胞、单核细胞、吞噬细胞、肥大细胞等的趋化、游走、聚集），增加人体对有害刺激的抵抗能力，控制气道高反应性，免疫抑制和对抗表皮细胞的增生等诸多作用，是内分泌、肾、血液、风湿免疫、变态反应、眼科、耳鼻咽喉科和皮肤科疾病的主要治疗药物之一（表附录4-27）。

【适应证】

（1）糖皮质激素替代治疗：糖皮质激素适用于腺垂体功能减退症，急性、慢性肾上腺皮质功能减退症、先天性肾上腺皮质增生症，肾上腺皮质肿瘤手术后及肾上腺次全切除术后的替代治疗。在重症原发性肾上腺皮质功能减退症治疗中，须加用盐皮质激素，常用氢化可的松联合盐皮质激素氟氢可的松进行替代治疗。

（2）糖皮质激素的药物治疗：包括过敏性疾病（支气管哮喘、血管神经性水肿、变应性鼻炎等）、炎症性疾病（节段性结肠炎、溃疡性结肠炎、损伤性关节炎等）、自身免疫性疾病（系统性红斑狼疮、多发性皮肌炎、风湿病、血管炎、肾病综合征、重症肌无力、自身免疫性肝炎等）、血液疾病（急性白血病、淋巴瘤、溶血性贫血和血小板减少性紫癜等）及器官移植的抗排斥反应（心、肝、肾、肺组织移植）等。此外，其外用制剂也可用于眼科、耳鼻咽喉科、皮肤科的炎症性和过敏性疾病的治疗。

表附录4-27　糖皮质激素药物

通用名	用法用量	注意事项	用药监护
氢化可的松（hydrocortisone）	肌内注射、静脉注射 根据BNFC（2010—2011）推荐：严重急性哮喘、血管性水肿及超敏反应，肌内注射或静脉注射。1个月至1岁，初始剂量每次25 mg，每日3次，酌情调整	① 禁忌证：肾上腺皮质激素过敏者、有严重精神病史、癫痫、活动性消化性溃疡、新近胃肠吻合术者，肾上腺皮质功能亢进、严重骨质疏松、青光眼、严重糖尿病者禁用。② 常见不良反应：局部组织刺激、过敏反应、皮肤瘙痒、烧灼感或干燥感。长期应用可致皮肤萎缩、色素脱失、毛细血管扩张、酒渣样皮炎、口周皮炎、医源性库欣综合征表现等。③ 以下情况慎用：心脏病、急性心力衰竭、高脂蛋白血症、高血压、甲状腺功能减退、重症肌无力、肾功能损伤、肾结石患儿。④ 未控制的结核性、化脓性、细菌性和病毒性感染者忌用。⑤ 氢化可的松注射液中含有乙醇，必须稀释至0.2 mg/ml浓度后滴注	长期应用可发生低钾、低钙、负氮平衡和垂体-肾上腺皮质功能抑制，应补充钾、钙、蛋白饮食，必要时配合蛋白同化激素等，并限制糖摄入，采用保护肾上腺皮质功能的措施
地塞米松（dexamethasone）	静脉滴注 ① 感染和过敏性疾病：根据BNFC（2010—2011）推荐：1个月至12岁，每日100～400 μg/kg，分1～2次，最大剂量每日24 mg。② 细菌性脑膜炎：根据BNFC（2010—2011）推荐：缓慢输注，2个月至18岁，每次0.15 mg/kg，每6小时1次，连用4天，开始于抗菌治疗前或同时口服。① 小儿感染和过敏性疾病：根据BNFC（2010—2011）推荐：1个月至18岁，每日10～100 μg/kg，分1～2次，必要时每日300 μg/kg，根据情况酌情调整。② 替代治疗：1个月至18岁，每次	① 禁忌证：同氢化可的松。② 常见不良反应：少见水钠潴留、血糖升高；静脉注射可引起肛门生殖区的感觉异常或激惹；长期应用可致医源性库欣综合征，表现有满月脸、向心性肥胖、紫纹、出血倾向、痤疮、糖尿病倾向、高血压、骨质疏松或骨折等，其他同氢化可的松。③ 对眼部感染性炎症治疗，应与有效的抗生素联合应用，病情好转后逐渐减少用药次数，不可骤停，以减少复发	① 监测患儿的血红蛋白、血糖、血钾、血压的变化，并注意是否有隐性出血。② 地塞米松不能作为新生儿慢性肺病的预防和常规治疗，因为其神经系统方面的不良反应

（续表）

通用名	用法用量	注意事项	用药监护
甲泼尼龙（methylprednisolone）	250 ～ 500 μg/m², 每12小时1次，根据情况酌情调整 用于风湿性疾病、系统性红斑狼疮、多发性硬化症，根据BNFC（2010—2011）推荐，1个月至18岁，10 ～ 30 mg/kg（最大量1 g）静脉给药3天	① 禁忌证：同氢化可的松。② 常见不良反应：大剂量可致心律失常，其他同氢化可的松	① 治疗期间不应接种天花疫苗，以免引起神经系统并发症。② 注射液在紫外线及荧光下易分解破坏，应避免

◆ **盐皮质激素**

盐皮质激素是由肾上腺皮质球状带细胞分泌的类固醇激素，主要生理作用是维持人体内水和电解质的平衡。常用的盐皮质激素为氟氢可的松，有抗感染、抗过敏作用，能一直结缔组织的增生，降低毛细血管和细胞膜的通透性，减少炎性渗出，抑制组胺及其他炎症介质的形成和释放（表附录4-28）。

【适应证】

用于重症原发性肾上腺皮质功能减退症的替代治疗；低肾素性醛固酮综合征；自主神经病变所致的直立性低血压。局部用于皮肤脂溢性湿疹、接触性皮炎和肛门、阴部瘙痒。

表附录4-28　**盐皮质激素**

通用名	用法用量	注意事项	用药监护
氟氢可的松（fludrocortisone）	口服，用于替代治疗。 根据BNFC（2010—2011）推荐，新生儿，最初0.1 mg，每日1次，根据情况酌情调整，通常范围在每日0.05 ～ 0.3 mg。1个月至18岁，最初0.05 ～ 0.1 mg，每日1次，维持剂量0.05 ～ 0.3 mg，每日1次，根据情况酌情调整	① 禁忌证：同氢化可的松。② 不良反应：多见有水钠潴留、水肿	用药期间监测电解质，可给予低钠、高钾饮食

血液系统疾病用药（表附录4-29）

表附录4-29　**血液系统疾病用药**

通用名	用法用量	注意事项	用药监护
硫酸亚铁（frrous sulfate）	用于各种原因（如慢性失血、营养不良、儿童发育等）引起的缺铁性贫血的治疗及预防 口服。预防量：每日5 mg/kg；治疗量：1岁以下，每次60 mg，每日3次；1 ～ 5岁，每次120 mg，每日3次；6 ～ 12岁，每次0.3 g，每日2次	① 禁忌证：对本品过敏者禁用。肝肾功能严重损害，尤其伴有未经治疗的尿路感染者禁用。铁负荷过高、血色素或含铁血黄素沉着症患儿禁用。非缺铁性贫血，如珠蛋白生成障碍性贫血不伴缺铁时禁用。② 可见胃肠道不良反应。③ 治疗期间，大便颜色发黑，大便隐血试验阳性，注意与上消化道出血相鉴别。肝炎、急性感染、肠道炎症、溃疡性肠炎患儿慎用	
富马酸亚铁（ferrous fumarate）	用于各种原因（如慢性失血、营养不良、儿童发育等）引起的缺铁性贫血的治疗及预防 常用量：1岁以下，每次35 mg，每日3次；1 ～ 5岁，每次70 mg，每日3次；6 ～ 12岁，每次140 mg；每日3次	禁忌证、不良反应、注意事项：同“硫酸亚铁”	

（续表）

通用名	用法用量	注意事项	用药监护
叶酸（folic acid）	口服 ① 叶酸缺乏儿童剂量：0～1岁儿童，500 μg/mg（最大5 mg），每日1次，疗程4个月；吸收不良状态最大可用每日10 mg。1岁以上，5 mg，每日1次，疗程4个月；吸收不良状态最大可用到每日15 mg。② 溶血性贫血：1个月至12岁2.5～5 mg，每日1次	① 禁忌证：非叶酸缺乏的贫血或诊断不明的贫血，对叶酸及其代谢物过敏者。② 常见不良反应：偶见过敏反应。长期用药可出现厌食、恶心、腹胀等胃肠症状。大量服用时，可使尿液呈黄色。③ 诊断明确后再用药。若为试验性用药治疗，应口服生理剂量，每日0.5 mg	
氨甲苯酸（aminomethylbenzoic acid）	静脉滴注或口服 静脉滴注：新生儿每次0.02～0.03 g；5岁以下儿童每次0.05～0.01 g；5岁以上儿童参照成人剂量。 口服：5岁以下儿童每次0.1～0.125 g，每日2～3次。青少年每次0.25～0.5 g，每日3次，每日最大剂量为2 g	① 禁忌证：血栓栓塞病史者禁用。② 不良反应：常见腹泻、恶心、呕吐；偶见用药过量导致血栓形成倾向。③ 用量过大可促进血栓形成，对有血栓形成倾向者、心肌梗死者慎用。④ 肾功能不全者，肾盂实质性病变发生大量血尿者、血友病者慎用。⑤ 本品对慢性渗血效果较显著，但对癌症出血及创伤出血者无止血作用	

风湿免疫性疾病用药（表附录4-30）

表附录4-30　风湿免疫性疾病用药

通用名	用法用量	注意事项	用药监护
布洛芬（ibuprofen）	缓解疼痛及退热治疗：3个月至12岁，每次5～10 mg/kg，必要时每4～6小时1次，口服，全天最大剂量不超过40 mg/kg	① 禁忌证：活动性消化性溃疡者、对阿司匹林或其他非甾体抗炎药过敏者、服用本品诱发哮喘、鼻炎或荨麻疹者、严重肝病患儿及中重度肾功能不全。② 常见不良反应：胃肠道轻度或暂时不适。表现为胃烧灼感、消化不良、胃痛或不适、恶心及呕吐、少见胃溃疡及消化道出血。少见头晕、头痛、眩晕、血压升高、白细嗜睡、耳鸣、皮疹、支气管哮喘发作等。罕见肾功能不全。③ 对阿司匹林或其他非甾体抗炎药过敏者对本品有交叉过敏。④ 本品有增加胃肠出血风险并导致水钠潴留。⑤ 避免本品与小剂量阿司匹林联同用，以防后者减效	密切监测肾功能和水钠潴留情况，轻度肾功能不全者可使用最小有效剂量
双氯芬酸（diclofenace）	对儿童的发热有解热作用。推荐用于6个月以上的儿童：肠溶片，1～3 mg/kg，每日最大量为150 mg，分3次服；乳胶剂，外用，每日3次	① 禁忌证：对本品或同类药品有过敏史、活动性消化性溃疡及中重度心血管病变者禁用。② 常见不良反应：上腹疼痛及恶心、呕吐、腹泻腹部痉挛、消化不良、腹部胀气、厌食。少见头晕、头痛、眩晕、皮疹、血清AST及ALT升高、血压升高。罕见过敏反应及水肿、胃肠道溃疡、出血、穿孔。③ 本品可增加胃肠道出血风险并导致水钠潴留，血压上升	① 轻度肾功能不全者可使用最小有效剂量并密切监测肾功能和水钠潴留情况。② 本品有使肝酶升高倾向，使用期间宜监测肝功能。③ 长期用药应定期进行肝功能、血压、血常规监测

（续表）

通用名	用法用量	注意事项	用药监护
对乙酰氨基酚（paracetamol）	用于中、重度发热及缓解轻至中度疼痛 ① 解热镇痛：口服，1～3个月，每次30～60 mg，每8小时1次；3～12个月，每次60～120 mg，每4～6小时1次（24小时最多4次给药）；1～6岁，每次120～250 mg，每4～6小时1次（24小时最多4次给药）；6～12岁，每次250～500 mg，每4～6小时1次。12～18岁，每次500 mg，每4～6小时1次。直肠给药，1～3个月，每次30～60 mg，每8小时1次；3～12个月，每次60～125 mg，每4～6小时1次（24小时最多4次给药）；1～5岁，每次125～250 mg，每4～6小时1次（24小时最多4次给药）；5～12岁，每次250～500 mg，每4～6小时1次。12～18岁，每次500 mg，每4～6小时1次。② 严重疼痛和发热：口服，1～3个月，先给予20～30 mg/kg单次剂量，然后15～20 mg/kg，每6～8小时1次，每日最大剂量60 mg/kg；3～12个月，先给予20～30 mg/kg单次剂量，然后15～20 mg/kg，每6～8小时1次，每日最大剂量90 mg/kg；1～6岁，先给予20～30 mg/kg单次剂量，然后15～20 mg/kg，每6～8小时1次，每日最大剂量90 mg/kg；6～12岁，先给予20～30 mg/kg单次剂量（最大1 g），然后15～20 mg/kg，每6～8小时1次，每日最大剂量90 mg/kg（最大4 g）；12～18岁，每次1 g，每4～6小时1次（24小时最多4次）。直肠给药，1～3个月，先给予30 mg/kg单次剂量，然后15～20 mg/kg，每6～8小时1次，每日最大剂量60 mg/kg；3～12个月，先给予30～40 mg/kg单次剂量，然后15～20 mg/kg，每6～8小时1次，每日最大剂量90 mg/kg；1～6岁，先给予30～40 mg/kg单次剂量，然后15～20 mg/kg，每6～8小时1次，每日最大剂量90 mg/kg；6～12岁，先给予30～40 mg/kg单次剂量（最大1 g），然后15～20 mg/kg，每6～8小时1次，每日最大剂量90 mg/kg（最大4 g）；12～18岁，每次1 g，每4～6小时1次（24小时最多4次）	① 禁忌证：严重肝肾功能不全患儿及对本品过敏者禁用。② 常规剂量所见不良反应少，少见恶心、呕吐、出汗、腹痛、皮肤苍白等；罕见过敏性皮炎、粒细胞缺乏、血小板减少、高铁血红蛋白血症、贫血、肝肾功能损害和胃肠道出血等。③ 不宜大量或长期使用以防引起造血系统和肝肾功能损害	① 监测肝功能，肝病者尽量避免长期使用。② 监测肾功能，肾功能不全者宜减量使用

感染疾病用药

青霉素类

青霉素类药物为杀菌剂，干扰细菌细胞壁合成。青霉素类可分为：① 主要作用于革兰阳性菌，如青霉素G。② 耐青霉素酶青霉素，如苯唑西林等。③ 广谱青霉素，包括对部分肠杆菌科细菌有抗菌活性，如氨苄西林、阿莫西林；对多数革兰阴性杆菌包括铜绿假单胞菌具抗菌活性，如哌拉西林（表附录4-31）。

【适应证】

（1）青霉素：青霉素适用于A组溶血性链球菌、肺炎链球菌等革兰阳性球菌所致的感染，包括血流感染、脑膜炎、肺炎、咽炎、扁桃体炎、中耳炎、猩红热、丹毒等，也可用于治疗草绿色链球菌和肠球菌心内膜炎，以及破伤风、气性坏疽、炭疽、白喉、流行性脑脊髓膜炎、李斯特菌病、鼠咬热、梅毒、淋病、回归热、钩端螺旋体病、放线菌病等。青霉素尚可用于风湿性心脏病或先天性心脏病患儿进行某些操作或手术时，预防心内膜炎发生。

（2）耐青霉素酶青霉素类：本类药物抗菌谱与青霉素G相仿，但抗菌作用较差，对产β-内酰胺酶葡萄球菌属有良好作用。主要适用于产青霉素酶的甲氧西林敏感葡萄球菌感染，如血流感染、心内膜炎、肺炎、脑膜炎、骨髓炎、皮肤及软组织感染等。肺炎链球菌、A组溶血性链球菌或青霉素敏感葡萄球菌感染则不宜采用。

（3）广谱青霉素类：氨苄西林与阿莫西林的抗菌谱较青霉素G为广，对革兰阳性球菌作用与青霉素G相仿，对部分革兰阴性杆菌亦具抗菌活性。本类药物适用于敏感细菌所致的呼吸道感染、尿路感染、胆道感染、皮肤及软组织感染、脑膜炎、血流感染、心内膜炎等。氨苄西林为肠球菌、李斯特菌感染的首选用药。

哌拉西林除对部分肠杆菌科细菌外，对铜绿假单胞菌亦有良好抗菌作用，适用于肠杆菌科细菌及铜绿假单胞菌所致的呼吸道感染、尿路感染、胆道感染、腹腔感染、皮肤及软组织感染等。

【注意事项】

（1）对青霉素G或青霉素类抗菌药物过敏者禁用本品。

（2）无论采用何种给药途径，用青霉素类抗菌药物前必须详细询问有无青霉素类过敏史、其他药物过敏史及过敏性疾病史，并须先做青霉素皮肤试验。

（3）青霉素钾盐不可快速静脉注射。

（4）青霉素脑病：可发生于全身应用超大剂量青霉素类或者肾功能不全的患儿，表现为腱反射增强、肌肉阵挛、抽搐、昏迷等中枢神经系统反应。青霉素不可鞘内注射，因可引起致命的脑病。

（5）电解质蓄积：见于注射大剂量青霉素或者肾功能不全的患儿应用正常剂量青霉素钾盐或钠盐。

（6）青霉素类应新鲜配制使用，输注时间不宜超过1小时。

表附录4-31　青霉素类常用药物

通用名	用法用量	注意事项	用药监护
青霉素G（benzylpenicillin）	新生儿和婴儿推荐静脉滴注，滴注时间15～30分钟或以上。① 敏感菌所致轻中度感染：早产儿和7天以内新生儿，每次5万U/kg，每12小时1次；7～28天新生儿，每次5万U/kg，每8小时1次；1个月至12岁儿童，每日5万～20万U/kg，分2～4次；② 脑膜炎奈瑟球菌感染：早产儿和7天以内新生儿，每次10万U/kg，每12小时1次；7～28天新生儿，每次10万U/kg，每8小时1次；1个月至12岁儿童，每次8万～10万U/kg，每4～6小时1次	① 肾衰竭和心功能衰竭者慎用，使用时应定期监测电解质。② 常见不良反应：过敏反应常见。静脉快速大剂量给药或肾功能不全患儿大剂量应用可致青霉素脑病	监测肾功能。轻、中度肾功能损害者使用常规剂量不需减量，严重肾功能损害者应延长给药间隔或调整剂量。肌酐清除率每分钟10～50 ml/1.73 m^2时，每8～12小时1次或给药间隔不变，剂量减少25%；肌酐清除率每分钟<10 ml/1.73 m^2时，给药间隔延长至12～18小

（续表）

通用名	用法用量	注意事项	用药监护
			时或给药间隔不变，一次剂量减至正常剂量的25%～50%
苯唑西林（oxacillin）	静脉滴注 静脉滴注浓度一般为20～40 mg/ml。每次25 mg/kg；早产儿、新生儿体重<2 kg，日龄1～14日，每12小时1次；日龄15～30日，每8小时1次；新生儿体重>2 kg，日龄1～14日，每8小时1次，日龄15～30日，每6小时1次。1个月以上儿童，每次12.5～25 mg/kg，每6小时1次	① 有过敏性疾病、肝功能损害和新生儿尤其是早产儿慎用。② 常见不良反应：与青霉素相仿；大剂量用药后可发生血尿、蛋白尿和尿毒症	① 监测肾功能、尿常规。重度肾功能减退时减量应用。② 监测肝功能
氨苄西林（ampicillin）	口服，至少饭前30分钟给药。肌内注射或静脉滴注。静脉注射浓度50～100 mg/ml，滴注时间大于30分钟。 口服：<7天新生儿，每次30 mg/kg（最大剂量62.5 mg），每日2次；7～21天新生儿，每次30 mg/kg（最大剂量62.5 mg），每日3次；21～28天新生儿，每次30 mg/kg（最大剂量62.5 mg），每日4次；1个月至1岁儿童：每次62.5 mg，每日4次。 肌内注射：1个月至1岁儿童，每次12.5～25 mg/kg，每6小时1次。 静脉滴注：<7天新生儿，每次12.5～25 mg/kg，每12小时1次；7～21天新生儿，每次12.5～25 mg/kg，每8小时1次；21～28天新生儿，每次12.5～25 mg/kg，每6小时1次；1个月至18岁儿童：每次25 mg/kg，每6小时1次。 治疗李斯特菌脑膜炎、B组链球菌感染、肠球菌心内膜炎（联合其他抗菌药）：静脉滴注，<7天新生儿，每次50 mg/kg，每12小时1次；7～21天新生儿，每次50 mg/kg，每8小时1次；21～28天新生儿，每次50 mg/kg，每6小时1次；1个月至18岁儿童：每次50 mg/kg（最大剂量2 g），每4～6小时1次	常见不良反应：与青霉素相仿，过敏反应常见；亦可发生间质性肾炎	监测肾功能。肌酐清除率每分钟<10 ml/1.73 m^2时，需减少剂量或给药次数
阿莫西林（amoxicillin）	口服、肌内注射、静脉滴注 口服：<7天新生儿，每次30 mg/kg（最大剂量62.5 mg），每日2次；7～28天新生儿，每次30 mg/kg（最大剂量62.5 mg），每日3次；1个月至1岁儿童：每次62.5 mg，每日3次。 肌内注射：1个月至1岁儿童，每次30 mg/kg，每8小时1次。③ 静脉滴注：<7天新生儿，每次30 mg/kg，每12小时1次；7～28天新生儿，每次30 mg/kg，每8小时1次；1个月至18岁儿童：每次20～30 mg/kg，每8小时1次	① 常见不良反应：与青霉素相似。② 肾功能损害时皮疹更常见，轻、中度肾功能损害时有发生晶体尿风险，严重肾功能损害应减少剂量	监测肾功能

（续表）

通用名	用法用量	注意事项	用药监护
哌拉西林（piperacillin）	静脉滴注 新生儿体重<2 kg，出生后第1周，每次50 mg/kg，每12小时1次；1周以上者，每次50 mg/kg，每8小时1次。新生儿体重>2 kg，出生后第1周，每次50 mg/kg，每8小时1次；1周以上者，每次50 mg/kg，每6小时1次	常见不良反应：皮疹、皮肤瘙痒等过敏反应和胃肠道反应。个别出现凝血功能异常、肝功能异常和胆汁淤积性黄疸	① 监测肾功能。轻、中度肾功能减退时按原治疗剂量，重度肾功能减退时减量应用。② 监测肝功能。严重肝病时减量慎用。③ 监测凝血指标

◆ 头孢菌素类

头孢菌素类根据其抗菌谱、抗菌活性、对β-内酰胺酶的稳定性以及肾毒性的不同，目前分为四代。第一代头孢菌素主要作用于需氧革兰阳性球菌，仅对少数革兰阴性杆菌有一定抗菌活性；常用注射剂有头孢唑林、头孢拉定，口服制剂有头孢拉定、头孢氨苄和头孢羟氨苄等。第二代头孢菌素对革兰阳性球菌的活性与第一代相仿或略差，对部分革兰阴性杆菌亦具有抗菌活性；常用注射剂有头孢呋辛、头孢替安等，口服制剂有头孢克洛、头孢呋辛酯和头孢丙烯等。第三代头孢菌素对肠杆菌科细菌等革兰阴性杆菌具有良好抗菌作用，头孢他啶和头孢哌酮除肠杆菌科细菌外，对铜绿假单胞菌亦具较强抗菌活性；注射品种有头孢噻肟、头孢曲松、头孢他啶、头孢哌酮等，口服品种有头孢克肟和头孢泊肟酯等，口服品种对铜绿假单胞菌均无作用。第四代头孢菌素常用者为头孢吡肟，对肠杆菌科细菌作用与第三代头孢菌素大致相仿，其中对阴沟肠杆菌、产气肠杆菌、柠檬酸菌属等部分菌株作用优于第三代头孢菌素，对铜绿假单胞菌的作用与头孢他啶相仿，对革兰阳性球菌的作用较第三代头孢菌素略强（表附录4-32）。

【适应证】

（1）第一代头孢菌素：注射剂代表品种为头孢唑林。主要适用于甲氧西林敏感葡萄球菌、A组溶血性链球菌和肺炎链球菌等所致的上、下呼吸道感染，尿路感染，血流感染，心内膜炎，骨、关节感染及皮肤及软组织感染等；亦可用于流感嗜血杆菌、奇异变形杆菌、大肠埃希菌敏感株所致的尿路感染以及肺炎等。头孢唑林常作为外科手术预防用药。

头孢拉定、头孢氨苄等口服制剂的抗菌作用较头孢唑林为差，主要适用于治疗敏感菌所致的轻症病例。

（2）第二代头孢菌素：注射剂代表品种为头孢呋辛。主要用于治疗甲氧西林敏感葡萄球菌、链球菌属、肺炎链球菌等革兰阳性球菌，以及流感嗜血杆菌、大肠埃希菌、奇异变形杆菌等中的敏感株所致的呼吸道感染、尿路感染、皮肤及软组织感染、血流感染、骨关节感染和腹腔、盆腔感染。用于腹腔感染和盆腔感染时需与抗厌氧菌药合用。头孢呋辛也是常用围术期预防用药物。

头孢克洛、头孢呋辛酯、头孢丙烯等口服制剂，主要适用于上述感染中的轻症病例。

（3）第三代头孢菌素：主要品种有头孢噻肟、头孢曲松、头孢他啶、头孢哌酮。适用于敏感肠杆菌科细菌等革兰阴性杆菌所致严重感染，如下呼吸道感染、血流感染、腹腔感染、肾盂肾炎和复杂性尿路感染、盆腔炎性疾病、骨关节感染、复杂性皮肤及软组织感染、中枢神经系统感染等。治疗腹腔、盆腔感染时需与抗厌氧菌药（如甲硝唑）合用。头孢噻肟、头孢曲松尚可用于A组溶血性链球菌、草绿色链球菌、肺炎链球菌、甲氧西林敏感葡萄球菌所致的各种感染。头孢他啶、头孢哌酮尚可用于铜绿假单胞菌所致的各种感染。

第三代口服头孢菌素主要用于治疗敏感菌所致轻、中度感染，也可用于经第三代头孢菌素注射剂治疗后的序贯治疗；但第三代口服头孢菌素均不宜用于铜绿假单胞菌和其他非发酵菌的感染。

（4）第四代头孢菌素：抗菌谱和临床适应证与第三代头孢菌素相似，可用于对第三代头孢菌素耐药而对其敏感的产气肠杆菌、阴沟肠杆菌、沙雷菌属等细菌所致感染，亦可用于中性粒细胞缺乏伴发热患儿的经验治疗。

所有头孢菌素类对甲氧西林耐药葡萄球菌、肠球菌属抗菌作用均差，故不宜选用于治疗上述细菌所致感染。

【注意事项】

（1）禁用于对任何一种头孢菌素类抗菌药物有过敏史及有青霉素过敏性休克史的患儿。

（2）用药前必须详细询问患儿既往有否对头孢菌素类、青霉素类或其他药物的过敏史。有青霉素类、其他 β-内酰胺类及其他药物过敏史的患儿，有明确应用指征时应谨慎使用本类药物。在用药过程中一旦发生过敏反应，须立即停药。如发生过敏性休克，须立即就地抢救并予以肾上腺素等相关治疗。

表附录4-32　头孢菌素类常用药物

通用名	用法用量	注意事项	用药监护
第一代头孢菌素			
头孢唑林（cefazolin）	肌内注射、静脉注射、静脉滴注 儿童常用剂量：每日50～100 mg/kg，分2～3次静脉缓慢注射、静脉滴注或肌内注射	① 早产儿和1个月以下的新生儿不推荐应用本品。② 常见不良反应：药疹和嗜酸性粒细胞增高少见，偶有药物热，个别可出现暂时性AST、ALT及碱性磷酸酶升高	监测肾功能。小儿肾功能减退者应用头孢唑林时，先给予12.5 mg/kg，继而按其肌酐清除率调节维持量。大于每分钟70 ml/1.73 m^2时，可按正常剂量给予；每分钟40～70 ml/1.73 m^2时，每12小时12.5～30 mg/kg；每分钟20～40 ml/1.73 m^2时，每12小时3.1～12.5 mg/kg；每分钟5～20 ml/1.73 m^2时，每24小时2.5～10 mg/kg
头孢拉定（cefradine）	口服 儿童每次6.25～12.5 mg/kg，每6小时1次	常见不良反应：恶心、呕吐、腹泻等胃肠道反应较常见，药疹和嗜酸性粒细胞增高少见，少数患儿可出现暂时性AST、ALT及碱性磷酸酶升高	监测肾功能。肾功能减退者须减少剂量或延长给药间期
头孢氨苄（cefalexin）	口服 ① 用于敏感菌所致的感染：7天以下新生儿，每日25 mg/kg（最大剂量125 mg），分2次；7～21天新生儿，每日25 mg/kg（最大剂量125 mg），分3次；21～28天新生儿，每日25 mg/kg（最大剂量125 mg），分4次；1个月至12岁儿童，每次6.25～12.5 mg/kg，每6小时1次，重症感染时每次25 mg/kg（最大剂量1 g），每日4次。② 预防反复发作的尿路感染：1个月至12岁儿童，每次12.5 mg/kg，每日晚上口服1次	常见不良反应：恶心、呕吐、腹泻等胃肠道反应较常见；皮疹、药物热等过敏反应；偶可出现肾损害、AST及ALT升高	监测肾功能。肾功能减退者须减少剂量
头孢羟氨苄（cefadroxil）	口服 每次15～20 mg/kg，每日2次。A组溶血性链球菌咽炎及扁桃体炎，每12小时1次，疗程至少10天	同头孢氨苄	
头孢硫脒（cefathiamidine）	肌内注射、静脉注射、静脉滴注 肌内注射：每日50～100 mg/kg，分3～4次给药； 静脉注射：每日50～100 mg/kg，分2～4次给药	常见不良反应：偶见荨麻疹、哮喘、瘙痒、寒战、高热、血管神经性水肿，血尿素氮升高、AST及ALT升高	监测肾功能。肾功能减退患儿应用本品需适当减量

（续表）

通用名	用法用量	注意事项	用药监护
第二代头孢菌素			
头孢呋辛（cefuroxime）	深部肌内注射、静脉注射、静脉滴注 ① 7天以下新生儿，每次25 mg/kg，每12小时1次，重症感染剂量加倍，仅用于静脉给药；7～21天新生儿，每次25 mg/kg，每8小时1次，重症感染剂量加倍，仅用于静脉给药；21～28天新生儿，每次25 mg/kg，每6小时1次，重症感染剂量加倍，仅用于静脉给药。1个月至18岁儿童，每次20 mg/kg（最大剂量750 mg），每8小时1次。重症感染，每次50～60 mg/kg（最大剂量1.5 g），每6～8小时1次。② 预防手术感染：术前0.5～1小时麻醉诱导期静脉注射或静脉滴注，按每次50 mg/kg（最大剂量1.5 g）	常见不良反应：可引起肾损害；腹泻、恶心、呕吐等胃肠道反应；皮疹、药物热等过敏反应；血红蛋白减少、白细胞减少、嗜酸粒细胞增多和一过性肝酶升高	监测肾功能。肾功能减退者慎用，肾功能不全者应减少剂量，使用时应注意监测肾功能，特别是用高剂量治疗的重症患儿
头孢呋辛酯（cefuroxime axetil）	口服 3个月至2岁儿童，每次10 mg/kg（最大剂量125 mg），每日2次	① 应于餐后服用，以增加吸收，提高血药浓度，并减少胃肠道反应。② 5岁以下小儿禁用胶囊剂、片剂，宜服用头孢呋辛酯干混悬液。③ 其余同头孢呋辛	
头孢克洛（cefaclor）	口服 1个月至12岁，每日20 mg/kg，分3次，重症感染剂量加倍，最大剂量每日1 g	常见不良反应：软便、腹泻等胃肠道反应，偶有皮疹、瘙痒等过敏反应	监测肾功能
头孢丙烯（cefprozil）	口服 6个月至12岁：① 上呼吸道感染，每次7.5 mg/kg，每日2次；② 皮肤或皮肤软组织感染，每次20 mg/kg，每日1次；③ 中耳炎，每次15 mg/kg，每日2次；④ 急性鼻窦炎，每次7.5 mg/kg，每日2次。严重病例，每次15 mg/kg，每日2次疗程一般7～14天，但β溶血性链球菌所致急性扁桃体炎，咽炎的疗程不少于10天	常见不良反应：腹泻、恶心、呕吐等胃肠道反应；皮疹、药物热等过敏反应	监测肾功能。肾功能损害者，应调整剂量：肌酐清除率每分钟30～120 ml/1.73 m^2时，给予常规剂量；肌酐清除率每分钟0～29 ml/1.73 m^2时，给予50%的常用剂量
头孢替安（cefotiam）	肌内注射、静脉注射、静脉滴注 小儿每日40～80 mg/kg，重症及难治性感染，每日可增至160 mg/kg，分3～4次	① 常见不良反应：皮疹等过敏反应、胃肠道反应、血象改变及一过性AST、ALT升高。② 本品溶解后应立即使用，否则药液色泽会变深	监测肾功能。肾功能减退患儿应用本品需适当减量
第三代头孢菌素			
头孢噻肟（cefotaxime）	肌内注射、静脉注射、静脉滴注 治疗敏感菌所致的感染：① <7天新生儿，每次25 mg/kg，每12小时1次。7～21天新生儿，每次25 mg/kg，每8小时1次；21～28天新生儿，每次25 mg/kg，每6～8小时1次。新生儿严重感染和脑膜炎，剂量加倍。② 1个月至18岁儿童，每次50 mg/kg，每8～12小时1次，严重感染和脑膜炎患儿剂量可增至每6小时1次给药，最大剂量每日12 g	常见不良反应：皮疹和药物热、静脉炎、腹泻、恶心、呕吐、食欲缺乏等；碱性磷酸酶或转氨酶轻度升高、暂时性血尿素氮和肌酐升高等；白细胞减少、嗜酸粒细胞增多等；偶见头痛、麻木、呼吸困难和面部潮红	① 监测肾功能。严重肾功能减退患儿应用本品时需适当减量。血清肌酐清除率每分钟低于5 ml/1.73 m^2时，首剂按正常剂量，维持量减半。② 监测肝功能。严重肝病时减量慎用

（续表）

通用名	用法用量	注意事项	用药监护
头孢曲松（ceftriaxone）	肌内注射、静脉注射、静脉滴注 静脉滴注：可溶于0.9%氯化钠、5%葡萄糖、10%葡萄糖等，静脉滴注时间至少30 min，新生儿至少60 min。① 敏感菌所致的感染。新生儿，每次20～50 mg/kg，每日1次；1个月至12岁或体重<50 kg儿童，每次50 mg/kg，每日1次，重症感染或脑膜炎，剂量可增至1次80 mg/kg；② 治疗先天性淋病奈瑟球菌结膜炎：新生儿单剂每次25～50 mg/kg（最大剂量125 mg）；③ 治疗无并发症的淋病和盆腔炎症：12岁以下和体重<45 kg儿童，深部肌内注射单剂125 mg；④ 预防脑膜炎奈瑟球菌脑膜炎：1个月至12岁儿童，单剂125 mg，肌内注射	① 头孢曲松不得用于高胆红素血症的新生儿和早产儿的治疗；出生体重小于2 kg新生儿的用药安全尚未确定。有黄疸的新生儿或有黄疸严重倾向的新生儿应慎用或避免使用本品。② 头孢曲松与钙结合，可致新生儿和早产儿肾、胆管和肺内沉积，可致严重不良反应。≤28天新生儿如果需要（或预期需要）使用含钙静脉输液营养液治疗，则禁止使用头孢曲松；年龄>28天的儿童，头孢曲松与含钙溶液应间隔静脉滴注，不可使用同一静脉输液管。③ 常见不良反应：胃肠道不适，稀便或腹泻、恶心、呕吐、胃炎和舌炎；白细胞减少、嗜酸粒细胞增多等；皮疹、过敏性皮炎、瘙痒、水肿、多形性红斑等；罕见症状性头孢曲松钙盐之胆囊沉积、少尿、血肌酐升高。④ 血液透析清除的量不多，透析后无须增补剂量。⑤ 对胃肠道疾病史者，特别是溃疡性结肠炎、局限性肠炎或抗菌药物相关性肠炎者应慎用	① 监测肾功能。肾衰竭患儿（肌酐清除率每分钟<10 ml/1.73 m^2），最大剂量50 mg/kg，每日用量不能超过2 g。② 严重肾功能伴肝功能障碍者，应减少剂量
头孢他啶（ceftazidime）	肌内注射、静脉注射、静脉滴注 ①新生儿，静脉滴注。<7天新生儿，每次25～50 mg/kg，每24小时1次；7～21天新生儿，每次25～50 mg/kg，每12小时1次；21～28天新生儿，每次25～50 mg/kg，每8小时1次。② 1个月至18岁儿童：每次25～50 mg/kg，每8小时1次，最大剂量每日6 g，静脉注射或滴注	常见不良反应：皮疹等过敏反应，恶心、呕吐等胃肠道反应	监测肾功能。肾功能损害者（肌酐清除率每分钟<50 ml/1.73 m^2），应减少剂量
头孢唑肟（ceftizoxime）	静脉注射、静脉滴注 本品可用灭菌注射用水、氯化钠注射液、5%葡萄糖注射液溶解后缓慢静脉注射，亦可加在10%葡萄糖注射液、电解质注射液或氨基酸注射液中静脉滴注0.5～2小时。6个月及6个月以上的婴儿和儿童，每次50 mg/kg，每6～8小时1次	① 6个月以下小儿使用本品的安全性和有效性尚未确定。② 常见不良反应：皮疹、瘙痒等过敏反应；恶心、呕吐、腹泻等胃肠道反应少见；偶见一过性肝功能异常及黄疸、血白细胞和血小板减少、少尿、蛋白尿等。③ 一次大剂量静脉注射时可引起血管痛。血栓性静脉炎，应尽量减慢注射速度以防其发生	监测肾功能。肾功能减退者酌减剂量或延长给药间隔
头孢地尼（cefdinir）	口服 小儿每日9～18 mg/kg，分3次口服	① 对体重过低的早产儿、新生儿用药安全性尚未确立。② 常见不良反应：腹泻、腹痛、皮疹、瘙痒、AST及ALT升高。③ 可能出现红色尿或红色粪便。④ 建议避免与铁制剂合用。如果合用不能避免，应在服用本品3小时后再使用铁制剂	监测肾功能。肾功能减退者酌减剂量或延长给药间隔
头孢克肟（cefixime）	口服 体重<30 kg儿童：每次1.5～3 mg/kg，每日2次；重症患儿，每次6 mg/kg，每日2次	① 6个月以下小儿使用本品的安全性和有效性尚未确定。② 常见不良反应：腹泻等胃肠道反应，皮疹；偶见肝功能指标升高、尿素氮升高、嗜酸粒细胞增多等	监测肾功能。肾功能损害者（肌酐清除率每分钟<20 ml/1.73 m^2），应减少剂量

（续表）

通用名	用法用量	注意事项	用药监护
头孢泊肟酯（cefpodoxime proxetil）	餐后口服 ① 15天至6个月儿童，每次4 mg/kg，每日2次；② 6个月至2岁儿童，每次40 mg，每日2次	① 常见不良反应：腹泻、恶心等胃肠道反应常见，皮疹少见，偶见一过性肝酶升高级尿素氮、肌酐升高。② 避免与抗酸药、H_2受体拮抗药、质子泵抑制药同时服用，可降低本品的血浆浓度及药物吸收度	监测肾功能。严重肾功能损害者应调整给药剂量及给药间隔。肌酐清除率每分钟10～40 ml/1.73 m^2，用药间隔每24 h 1次，肌酐清除率每分钟<10 ml/1.73 m^2，用药间隔每48 h 1次
第四代头孢菌素			
头孢吡肟（cefepime）	深部肌内注射、静脉滴注 静脉滴注时，药液浓度不应超过40 mg/ml。① 2个月至12岁儿童，每次40 mg/kg（最大剂量不超过2 g），每12小时1次。② 细菌性脑脊髓膜炎儿童、中性粒细胞减少伴发热治疗：每次50 mg/kg，每8小时1次。③ 2个月以下儿童慎用，必须使用时每次30 mg/kg，每8或12小时1次	① 常见不良反应：腹泻和皮疹；偶见静脉炎、一过性肝酶升高、高钾血症。② 可能会引起凝血酶原活性下降。必要时给予外源性维生素K	监测肾功能。肾功能不全者其初始剂量不变，维持剂量与给药间隔需按肌酐清除率调整

◆ 头霉素类

头霉素类包括头孢西丁、头孢美唑、头孢米诺等。其抗菌谱和抗菌作用与第二代头孢菌素相仿，但对脆弱拟杆菌等厌氧菌抗菌作用较头孢菌素类强。头霉素类对大多数超广谱β-内酰胺酶（ESBLs）稳定，但其治疗产ESBLs的细菌所致感染的疗效未经证实（表附录4-33）。

【适应证】

（1）肺炎链球菌及其他链球菌属、甲氧西林敏感金黄色葡萄球菌、大肠埃希菌等肠杆菌科细菌、流感嗜血杆菌，以及拟杆菌属引起的下呼吸道感染，血流感染，骨、关节感染，以及皮肤及软组织感染。

（2）大肠埃希菌等肠杆菌科细菌所致的尿路感染。

（3）大肠埃希菌等肠杆菌科细菌、拟杆菌属等厌氧菌引起的腹腔感染。

（4）也可用于胃肠道手术等手术前的预防用药。

【注意事项】

（1）禁用于对头霉素类及头孢菌素类抗菌药物有过敏史者。

（2）有青霉素类过敏史患儿确有应用指征时，必须充分权衡利弊后在严密观察下慎用。如以往曾发生青霉素休克的患儿，则不宜再选用本品。

（3）有胃肠道疾病病史的患儿，特别是结肠炎患儿应慎用本品。

表附录4-33　头霉素类常用药物

通用名	用法用量	注意事项	用药监护
头孢西丁（cefoxitin）	肌内注射、静脉注射、静脉滴注 肌内注射时，每克溶于0.5%盐酸利多卡因注射液2 ml。① 早产儿（体重>1 500 g）：每次20～40 mg/kg，每12小时1次。② 新生儿：每次20～40 mg/kg，每8～12小时1次。③ 婴儿和儿童：每次20～40 mg/kg，每6～8小时1次。④ 严重感染病例，一日总剂量可增加至200 mg/kg，最大剂量不超过12 g	① 3个月以内婴儿，不推荐使用。② 常见不良反应：常见局部反应，如血栓性静脉炎；偶见过敏反应、低血压、腹泻、呕吐、白细胞减少、血小板减少及ALT、AST、ALP、LDH、BUN或血清Cr值一过性增高	监测肾功能。肾功能不全的儿童，剂量和用药次数应适当减少

（续表）

通用名	用法用量	注意事项	用药监护
头孢美唑（cefmetazole）	静脉注射、静脉滴注 每日25～100 mg/kg，分2～4次。严重感染（如细菌性脑膜炎、血流感染），每日150 mg/kg，分2～4次	① 早产儿、新生儿慎用。② 常见不良反应：氨基转氨酶升高、皮疹、恶心、呕吐；少见中性粒细胞减少、白细胞减少、血小板减少；偶见抗菌药物相关性肠炎，肾损害及维生素缺乏症，例如维生素K缺乏（低凝血酶原血症，出血倾向等），B族缺乏（舌炎、口腔炎、食欲缺乏、神经炎等）	监测肾功能。肾功能损害患儿酌情减少剂量和用药间隔
头孢米诺（cefminox）	静脉注射、静脉滴注 可用5%～10%葡萄糖注射液或0.9%氯化钠注射液溶解，应临用时配制，溶解后尽快使用，滴注1～2小时。>1个月儿童，每次20 mg/kg，每日3～4次	① 早产儿、新生儿用药安全性尚未建立。② 常见不良反应：胃肠道反应及皮疹；偶有肾损害；偶见维生素K缺乏病和维生素B缺乏病	监测肾功能。肾功能损害患儿酌情减少剂量和用药间隔

β－内酰胺类/β－内酰胺酶抑制剂

目前临床应用的主要品种有阿莫西林/克拉维酸、氨苄西林/舒巴坦、头孢哌酮/舒巴坦、替卡西林/克拉维酸和哌拉西林/他唑巴坦。

阿莫西林/克拉维酸、氨苄西林/舒巴坦对甲氧西林敏感葡萄球菌，粪肠球菌，流感嗜血杆菌，卡他莫拉菌，淋病奈瑟菌，脑膜炎奈瑟菌，大肠埃希菌、沙门菌属等肠杆菌科细菌，脆弱拟杆菌、梭杆菌属等厌氧菌具良好抗菌作用。

头孢哌酮/舒巴坦、替卡西林/克拉维酸和哌拉西林/他唑巴坦对甲氧西林敏感葡萄球菌，流感嗜血杆菌，大肠埃希菌、克雷伯菌属、肠杆菌属等肠杆菌科细菌，铜绿假单胞菌以及拟杆菌属等厌氧菌具有良好抗菌活性。氨苄西林/舒巴坦、头孢哌酮/舒巴坦对不动杆菌属具有抗菌活性。头孢哌酮/舒巴坦、替卡西林/克拉维酸对嗜麦芽窄食单胞菌亦具抗菌活性（表附录4-34）。

【适应证】

（1）本类药物适用于因产β－内酰胺酶而对β－内酰胺类药物耐药的细菌感染，但不推荐用于对复方制剂中抗菌药物敏感的细菌感染和非产β－内酰胺酶的耐药菌感染。

（2）阿莫西林/克拉维酸口服制剂适用于：流感嗜血杆菌和卡他莫拉菌所致鼻窦炎、中耳炎和下呼吸道感染；大肠埃希菌、克雷伯菌属和肠杆菌属所致的尿路、生殖系统感染；甲氧西林敏感金黄色葡萄球菌、大肠埃希菌和克雷伯菌属所致皮肤及软组织感染。阿莫西林/克拉维酸和氨苄西林/舒巴坦注射剂除上述适应证的较重病例外，还可用于上述细菌所致腹腔感染，血流感染和骨、关节感染。

（3）头孢哌酮/舒巴坦、哌拉西林/他唑巴坦和替卡西林/克拉维酸适用于：肠杆菌科细菌、铜绿假单胞菌敏感株和甲氧西林敏感金黄色葡萄球菌所致血流感染、下呼吸道感染、皮肤及软组织感染、尿路感染、腹腔感染、盆腔感染和骨、关节感染。

（4）氨苄西林/舒巴坦、头孢哌酮/舒巴坦尚可用于不动杆菌属所致感染。

（5）舒巴坦可与其他药物联合治疗多重耐药不动杆菌属所致感染。

【注意事项】

（1）应用阿莫西林/克拉维酸、氨苄西林/舒巴坦、替卡西林/克拉维酸和哌拉西林/他唑巴坦前必须详细询问药物过敏史并进行青霉素皮肤试验，对青霉素类药物过敏者或青霉素皮试阳性患儿禁用。对以上复合制剂中任一成分过敏者亦禁用该复合制剂。

（2）中度以上肾功能不全患儿使用本类药物时应根据肾功能减退程度调整剂量。

表附录4-34　β-内酰胺类/β-内酰胺酶抑制剂

通用名	用法用量	注意事项	用药监护
阿莫西林克拉维酸钾（amoxicillin and clavulanate potassium）	口服、静脉注射、静脉滴注 静脉滴注以0.9%氯化钠注射液稀释，配制后4小时内输入。①口服（以阿莫西林剂量计算）：<1岁儿童，每日20 mg/kg，分3次口服。②静脉注射或静脉滴注：<7天新生儿或早产儿，每次30 mg/kg，每12小时1次；7～28天新生儿，每次30 mg/kg，每8小时1次；1～3个月婴儿，每次30 mg/kg，每8小时1次；3个月至12岁儿童，每次30 mg/kg，每8小时1次，严重感染每6小时1次	①禁忌证：传染性单核细胞增多症、巨细胞病毒感染、淋巴细胞白血病、淋巴瘤患儿应用本品时易发生皮疹，应避免使用。其余同阿莫西林。②常见不良反应：同阿莫西林。③大剂量尤其是静脉给药时需充分水化。④不能与含有葡萄糖、葡聚糖或酸性碳酸盐的溶液混合	①监测肾功能。口服给药时，肌酐清除率每分钟<10 ml/1.73 m^2，每12小时正常半量给药。静脉给药时，肌酐清除率每分钟10～30 ml/1.73 m^2，首剂用正常剂量，然后每12小时正常半量给药；肌酐清除率每分钟<10 ml/1.73 m^2，首剂用正常剂量，然后每24小时正常半量给药。②监测肝、造血系统功能和血清钾或钠
氨苄西林舒巴坦钠（ampicillin and sulbactam sodium）	深部肌内注射、静脉注射、静脉滴注 氨苄西林：舒巴坦（2：1）制剂，<7天新生儿或早产儿，每次75 mg/kg，每12小时1次；7天以上新生儿、婴儿，每日150 mg/kg，分6～8小时1次	①禁忌证同青霉素类药物。②常见不良反应：常见皮肤过敏反应（皮疹、瘙痒等）、胃肠道反应（恶心、呕吐、腹泻等）；偶见贫血、血小板减少、白细胞减少等。③传染性单核细胞增多症患儿接受氨苄西林治疗后皮疹发生率上升	①监测肾功能。肌酐清除率每分钟≤30 ml/1.73 m^2，应减少给药次数。②监测肝功能。③监测造血系统功能
替卡西林克拉维酸钾（ticarcillin and clavulanate potassium）	静脉滴注 可用5%葡萄糖注射液稀释至浓度16～32 mg/ml。<7天新生儿，每次80 mg/kg，每12小时1次；7～28天新生儿，每次80 mg/kg，每8小时1次；1个月至18岁：每次80 mg/kg（最大剂量3.2 g），每6～8小时1次，严重感染时每4小时1次	常见不良反应：皮疹、瘙痒、药物热等过敏反应常见；低钾血症及出血时间延长；大剂量用于肾功能减退者可出现凝血功能异常而发生紫癜、黏膜和注射部位出血，一旦发生应立即停药	①监测肾功能。肌酐清除率每分钟<60 ml/1.73 m^2时，减少剂量。②监测凝血功能
哌拉西林他唑巴坦（piperacillin sodium and tazobatam）	哌拉西林：他唑巴坦（8：1）制剂静脉滴注，滴注时间至少30分钟。新生儿，每次90 mg/kg，每8小时1次；1～9个月，每次90 mg/kg，每8小时1次；>9个月且体重≤40 kg儿童，每次112.5 mg/kg，每8小时1次	①常见不良反应：皮疹、瘙痒等过敏反应；胃肠道反应；注射局部刺激反应等。②需要控制盐摄入量的患儿使用时，应定期监测血清电解质水平。③与能导致低凝血酶原症、血小板减少症、胃肠道溃疡或出血的药物合用时，有可能增加凝血障碍和出血的风险	①监测凝血功能，特别是对疗程≥21天的患儿。②监测肾功能。肌酐清除率每分钟<40 ml/1.73 m^2时，减少剂量。③监测血清电解质
头孢哌酮舒巴坦（cefoperazone and sulbactam）	静脉注射、静脉滴注 静脉滴注时间至少30～60分钟。常用量：头孢哌酮：舒巴坦（2：1）制剂，每日30～60 mg/kg，分2～4次；严重或难治性感染可增至每日240 mg/kg，分2～4次。新生儿出生第1周内，应每隔12小时给药1次。舒巴坦每日最高剂量不超过80 mg/kg。如需在患儿中的头孢哌酮日剂量超过80 mg/kg，则必须采用2：1的制剂	①有头孢菌素类或舒巴坦过敏史者禁用。有青霉素类过敏史的患儿确有应用指征时，必须在严密观察下慎用，但有青霉素过敏性休克史者禁用。②常见不良反应：皮疹、腹泻、腹痛、血小板减少、凝血酶原时间延长	①肾功能明显降低的患儿，舒巴坦清除减少，应调整剂量。②监测出血时间、凝血酶原时间。同时应用维生素K_1可防止出血现象发生

◆ 碳青霉烯类

碳青霉烯类主要品种有亚胺培南/西司他丁、美罗培南、帕尼培南/倍他米隆，对各种革兰阳性球菌、革兰阴性杆菌（包括铜绿假单胞菌、不动杆菌属）和多数厌氧菌具强大抗菌活性，对多数β-内酰胺酶高度稳定，但对甲氧西林耐药葡萄球菌和嗜麦芽窄食单胞菌等抗菌作用差（表附录4-35）。

【适应证】

（1）多重耐药但对本类药物敏感的需氧革兰阴性杆菌所致严重感染，包括肺炎克雷伯菌、大肠埃希菌、阴沟肠杆菌、柠檬酸菌属、黏质沙雷菌等肠杆菌科细菌、铜绿假单胞菌、不动杆菌属等细菌所致血流感染、下呼吸道感染、肾盂肾炎和复杂性尿路感染、腹腔感染等。

（2）脆弱拟杆菌等厌氧菌与需氧菌混合感染的重症患儿。

（3）病原菌尚未查明的免疫缺陷患儿中重症感染的经验治疗。

（4）美罗培南、帕尼培南/倍他米隆除上述适应证外，尚可用于年龄在3个月以上的细菌性脑膜炎患儿。

【注意事项】

（1）禁用于对本类药物及其配伍成分过敏的患儿。

（2）本类药物不宜用于治疗轻症感染，更不可作为预防用药。

（3）本类药物所致的严重中枢神经系统反应多发生在原本患有癫痫等中枢神经系统疾病患儿及肾功能减退患儿未减量用药者，因此在上述基础疾病患儿应慎用本类药物。

（4）碳青霉烯类抗菌药物与丙戊酸或双丙戊酸联合应用，可能导致后二者血药浓度低于治疗浓度，增加癫痫发作风险，因此不推荐本品与丙戊酸或双丙戊酸联合应用。

表附录4-35　碳青霉烯类常用药物

通用名	用法用量	注意事项	用药监护
亚胺培南西司他丁钠（imipenem-cilastatin）	静脉滴注 稀释浓度<5 mg/ml。<7天新生儿，每次20 mg/kg，每12小时1次；7～21天新生儿，每次20 mg/kg，每8小时1次；21～28天新生儿，每次20 mg/kg，每6小时1次；1个月至3个月婴儿：每次20 mg/kg，每6小时1次；3个月以上或体重<40 kg儿童，每次15 mg/kg（最大剂量500 mg），每6小时1次	① 常见不良反应：过敏反应；血栓性静脉炎；胃肠道反应如恶心、呕吐；中枢神经系统不良反应如肌肉阵挛、惊厥或癫痫发作；粒细胞减少、血小板减少等。② 中枢神经系统感染患儿不宜应用本品	监测肝肾功能。肌酐清除率每分钟≤5 ml/1.73 m^{2}时，不宜使用本品
美罗培南（meropenem）	静脉注射5分钟以上或静脉滴注 ① <7天新生儿，每次20 mg/kg，每12小时1次；7～28天新生儿，每次20 mg/kg，每8小时1次；1个月至12岁或体重<50 kg儿童，每次10～20 mg/kg，每8小时1次。② 治疗脑膜炎：<7天新生儿，每次40 mg/kg，每12小时1次；7～28天新生儿，每次40 mg/kg，每8小时1次；1个月至12岁或体重<50 kg儿童，每次40 mg/kg，每8小时1次	① 常见不良反应：皮疹、腹泻、恶心、呕吐、转氨酶升高、嗜酸粒细胞增多等。② 中枢神经系统不良反应发生率低于亚胺培南。③ 进食不良或全身状况不良患儿，可能引起维生素K缺乏症状	① 监测肾功能。肾功能损害患儿，肌酐清除率每分钟25～50 ml/1.73 m^{2}时，正常剂量每12小时1次；肌酐清除率每分钟10～25 ml/1.73 m^{2}时，正常半量每12小时1次；肌酐清除率每分钟<10 ml/1.73 m^{2}时，正常半量每24小时1次。②监测肝功能
帕尼培南倍他米隆（panipenem betamipron）	静脉滴注30分钟以上 每日30～60 mg/kg（按帕尼培南计），分3次给药；重症或难治感染，可增至每日100 mg/kg，分3～4次给药	① 早产儿、新生儿不宜使用。② 常见不良反应：胃肠道反应、过敏反应、AST及ALT升高、嗜酸性粒细胞增多等	监测肝肾功能

◆ 大环内酯类

目前临床上应用的大环内酯类主要药物有红霉素、克拉霉素、阿奇霉素。该类药物对革兰阳性菌、厌氧菌、支原体及衣原体等具抗菌活性。阿奇霉素、克拉霉素对流感嗜血杆菌、肺炎支原体或肺炎衣原体等的抗微生物活性增强、口服生物利用度提高、给药剂量减小、不良反应亦较少、临床适应证有所扩大（表附录4-36）。

【适应证】

1. 红霉素

（1）作为青霉素过敏患儿的替代药物，用于以下感染：① A组溶血性链球菌、肺炎链球菌敏感株所致的咽炎，扁桃体炎，鼻窦炎，中耳炎及轻、中度肺炎；② 敏感溶血性链球菌引起的猩红热及蜂窝织炎；③ 白喉及白喉带菌者；④ 气性坏疽；⑤ 梅毒、李斯特菌病；⑥ 心脏病及风湿热患儿预防细菌性心内膜炎和风湿热。

（2）军团菌病。

（3）衣原体属、支原体属等所致的呼吸道及泌尿生殖系统感染。

（4）其他：口腔感染、空肠弯曲菌肠炎、百日咳等。

2. 新大环内酯类

除上述适应证外，阿奇霉素、克拉霉素尚可用于流感嗜血杆菌、卡他莫拉菌所致的社区获得性呼吸道感染。克拉霉素与其他药物联合，可用于治疗幽门螺杆菌感染。

【注意事项】

（1）禁用于对红霉素及其他大环内酯类过敏的患儿。

（2）肝功能损害患儿如有指征应用时，需适当减量并定期复查肝功能。

表附录4-36　大环内酯类常用药物

通用名	用法用量	注意事项	用药监护
红霉素（erythromycin）	口服、静脉滴注 口服：每日20～40 mg/kg，分3～4次。静脉滴注：每日20～30 mg/kg，分2～3次。注射用乳糖酸红霉素使用时必须首先以注射用水完全溶解，加入生理盐水或5%葡萄糖溶液中，药物浓度以1%～5%为宜，缓慢静脉滴注	① 常见不良反应：主要引起胃肠道不良反应；偶有药疹、药物热、肝功能异常、外周血白细胞下降。② 红霉素酯化物可致肝毒性，常在用药后10～12天出现，可能属于过敏反应。停药后大多自行消退。肝病患儿不宜应用红霉素酯化物。③ 禁止与抗组胺药特非那定合用，以避免引起心脏毒性	监测肝肾功能
阿奇霉素（azithromycin）	口服 适用于6个月以上儿童，餐前1小时或餐后2小时服用。每日10 mg/kg，每日1次，连用3日	① 常见不良反应：主要引起胃肠道不良反应，偶见肝功能异常、外周血白细胞下降。② 仅少部分药物从肾脏排出，肾功能不全时，不需要作剂量调整	监测肝功能
克拉霉素（clarithromycin）	口服 6个月以上儿童，每次7.5 mg/kg，每12小时1次	① 常见不良反应：主要为胃肠道反应，过敏反应如药疹、荨麻疹，偶见肝毒性。② 禁止与特非那定合用，以避免引起心脏毒性	监测肝肾功能

◆ 氨基糖苷类

儿童常用的氨基糖苷类抗菌药物主要有庆大霉素、阿米卡星。其特点为：① 水溶性好，性质稳定。② 抗菌谱广，对葡萄球菌属、需氧革兰阴性杆菌均具有良好抗菌活性。③ 主要作用机制为抑制细菌蛋白质的合成。④ 胃肠道吸收差，注射给药后大部分经肾脏以原形排出。肾功能减退时其血清半衰期明显延长，根据肾功能损害程度调整给药方案。⑤ 具有不同程度的肾毒性和耳毒性，均和相应组织的集聚量相关，因此疗程最好不要超过1周。⑥ 可有神经肌肉接头阻滞作用（表附录4-37）。

【注意事项】

（1）新生儿应尽量避免应用本类药物，婴幼儿应慎用本类药物，只有当临床有明确应用指征但又无其他毒性低的抗菌药物可供选用时使用，在治疗过程中必须严密观察不良反应，有条件者应进行血药浓度监测。血峰浓度标本应在用药后1小时采集，谷浓度标本在下一次用药前采集。

（2）氨基糖苷类药物具肾毒性、耳毒性（耳蜗、前庭）和神经肌肉阻滞作用，因此用药期间应监测肾功能（尿常规、血尿素氮、血肌酐），严密观察患儿听力及前庭功能，注意观察神经肌肉阻滞症状。一旦出现上述不良反应先兆时，须及时停药。需注意局部用药时亦有可能发生上述不良反应。

（3）本类药物不宜与其他肾毒性药物、耳毒性药物、神经肌肉阻滞剂或强利尿剂同用。与注射用第一代头孢菌素类合用时可能增加肾毒性。

表附录4-37　氨基糖苷类常用药物

通用名	用法用量	注意事项	用药监护
庆大霉素（gentamycin）	口服、肌内注射、静脉滴注 口服：每日5～10 mg/kg，分4次服用，用于肠道感染或术前准备。 肌内注射或静脉滴注：1个月至12岁，每次2.5 mg/kg，每12小时1次，或1.7 mg/kg，每8小时1次。期间需监测血药浓度。 鞘内及脑室内给药：3个月以上儿童，每次1～2 mg，每2～3天1次。注射时将药液稀释至不超过0.2%的浓度，抽入5 ml或10 ml无菌针筒内，进行腰椎穿刺后先使相当量的脑脊液流入针筒，边抽边推，将全部药液于3～5分钟内缓慢注入	常见不良反应：偶见皮疹、呼吸抑制、恶心、呕吐、白细胞和中性粒细胞减少	① 监测肾功能（尿常规、血尿素氮、血肌酐）。肾功能减退者，肌酐清除率每分钟10～50 ml/1.73 m^2时，每12小时1次，给予正常剂量的30%～70%；肌酐清除率每分钟<10 ml/1.73 m^2时，每24～48小时给予正常剂量的20%～30%。② 治疗超过48小时应监测血药浓度，注射结束后30分钟测得峰浓度，下一次给药前测得谷浓度。治疗有效血清浓度：峰值5～12 μg/ml；谷值0.5～1 μg/ml
阿米卡星（amikacin）	缓慢静脉注射（>3～5分钟）或静脉滴注 1个月至18岁，每次7.5 mg/kg，每12小时1次，严重感染可每8小时1次，疗程最长为10天	常见不良反应：参见"庆大霉素"	① 监测肾功能（尿常规、血尿素氮、血肌酐）。② 治疗超过48小时应监测血药浓度，注射结束后30分钟测得峰浓度，下1次给药前测得谷浓度。治疗有效血清浓度：峰值20～30 μg/ml；谷值2～5 μg/ml

◆ 糖肽类

糖肽类抗菌药物有万古霉素、替考拉宁等，对革兰阳性菌有活性，包括甲氧西林耐药葡萄球菌属、JK棒状杆菌、肠球菌属、李斯特菌属、链球菌属、梭状芽孢杆菌等（表附录4-38）。

【适应证】

（1）耐药革兰阳性菌所致的严重感染，包括MRSA或MRCNS、氨苄西林耐药肠球菌属及青霉素耐药肺炎链球菌所致感染；也可用于对青霉素类过敏患儿的严重革兰阳性菌感染。

（2）粒细胞缺乏症并高度怀疑革兰阳性菌感染的患儿。

（3）口服万古霉素可用于重症或经甲硝唑治疗无效的艰难梭菌肠炎患儿。

（4）在MRSA感染发生率高的医疗单位及/或一旦发生感染后果严重的情况，如某些脑部手术、心脏手术、全关节置换术，可用万古霉素单剂预防用药。

【注意事项】

（1）禁用于对糖肽类过敏的患儿。

（2）不宜用于：① 外科手术前常规预防用药；中心或周围静脉导管留置术的预防用药；持续腹膜透析或血液透析的预防用药；低体重新生儿感染的预防。② MRSA带菌状态的清除和肠道清洁。③ 粒细胞缺乏伴发热患儿的经验治疗。④ 单次血培养凝固酶阴性葡萄球菌生长而不能排除污染可能者。

表附录4-38 糖肽类常用药物

通用名	用法用量	注意事项	用药监护
万古霉素（vancomycin）	口服、静脉滴注 口服：用于治疗由艰难梭状芽孢杆菌引起的抗菌药物相关肠炎。1个月至5岁，每日20 mg/kg，分4次服用，连服10～14天。 静脉滴注：新生儿，胎龄<29周，每次15 mg/kg，每24小时1次；胎龄29～35周，每次15 mg/kg，每12小时1次；胎龄大于35周，每次15 mg/kg，每8小时1次；均依据血药浓度调整剂量。1个月至18岁，每次15 mg/kg，每8小时1次，每次给药时间至少60分钟以上	①禁忌证：对万古霉素过敏者，严重肝、肾功能不全者。②常见不良反应：听力减退，耳毒性的发生与血药浓度过高有关。偶有药物热、皮疹、瘙痒等。③部分患儿静脉滴速过快或药物浓度过高，可出现面部、后颈部、上肢、上身皮肤潮红，偶有血压下降（红人综合征），静脉滴注药物浓度应小于5 mg/ml。④肾功能不全、新生儿与早产儿慎用本品，必须根据肾功能调整剂量，监测血药浓度	①监测肾功能（尿常规、血尿素氮、血肌酐）。②必要时监测听力
替考拉宁（teicoplanin）	肌内注射、静脉注射、静脉滴注。静脉滴注时间超过30分钟。①新生儿：静脉滴注首剂16 mg/kg，24小时后8 mg/kg，每日1次给药。②1个月以上儿童：中度感染，前3剂每次10 mg/kg，每12小时1次，然后每次6 mg/kg，每日1次给药；严重感染和中性粒细胞减少者，前3剂每次10 mg/kg，每12小时1次，随后每次10 mg/kg，每日1次	①常见不良反应：替考拉宁与万古霉素有交叉过敏反应，但替考拉宁很少引起红人综合征。可有皮疹等过敏反应、药物热、耳毒性、肝肾功能异常。②替考拉宁不用于中枢神经系统感染	①监测肾功能（尿常规、血尿素氮、血肌酐）。肾功能不全者需调整剂量。②必要时监测听力

◆ 其他类（表附录4-39）

表附录4-39 其他类常用药物

通用名	用法用量	注意事项	用药监护
氨曲南（aztreonam）	深部肌内注射、静脉注射、静脉滴注 静脉滴注稀释浓度不得超过2%。①<1 200 g新生儿，每次30 mg/kg，每12小时1次；②<7天新生儿，体重1 200～2 000 g者，每次30 mg/kg，每12小时1次；体重>2 000 g者，每次30 mg/kg，每8小时1次；③7天以上新生儿，体重1 200～2 000 g者，每次30 mg/kg，每8小时1次；体重>2 000 g者，每次30 mg/kg，每6小时1次；④儿童：轻中度感染，每日90 mg/kg，分3次，每日最大剂量不超过3 g；重度感染，每日90～120 mg/kg，分3～4次，每日最大剂量不超过8 g	①单环β-内酰胺类抗菌药物，对肠杆菌科细菌、铜绿假单胞菌等需氧革兰阴性菌具有良好抗菌活性，对需氧革兰阳性菌和厌氧菌无抗菌活性。②氨曲南与青霉素之间无交叉过敏反应，但对青霉素、头孢菌素过敏及过敏体质者仍需慎用。过氨曲南有过敏史者禁用。③常见不良反应：皮肤过敏反应，胃肠道反应，偶见转氨酶升高	监测肝肾功能。肾功能损害者需减少剂量
克林霉素（clindamycin）	口服、肌内注射、静脉滴注 口服：4周或4周以上小儿，每日8～16 mg/kg，分3～4次。 肌内注射或静脉滴注：4周或4周以上小儿，每日15～25 mg/kg，分3～4次；严重感染，每日25～40 mg/kg，分3～4次	①林可酰胺类抗菌药物，对革兰阳性菌及厌氧菌具良好抗菌活性。②禁用于对克林霉素或林可霉素过敏者。小于4周小儿禁用。③常见不良反应：胃肠道反应为主，口服较注射给药多见，表现为恶心、呕吐、腹泻等；偶见白细胞减少、中性粒细胞减少；偶见皮疹等过敏反应；偶见肝转氨酶升高、高胆红素血症。④不可静脉推注，快速静脉滴注可能发生低血压、心电图变化，甚至心搏、呼吸停止	①监测肾功能。严重肾功能损害时，静脉给药剂量减至正常剂量的一半。②监测肝功能。严重肝功能损害时，剂量减半

（续表）

通用名	用法用量	注意事项	用药监护
利福平（rifampicin）	口服 新生儿：每次5 mg/kg，每12小时1次；1个月至1岁：每次5～10 mg/kg，每12小时1次	① 利福霉素类抗菌药物，抗菌谱广，对分枝杆菌属、革兰阳性菌、革兰阴性菌和不典型病原体有效。② 禁忌证：对利福平或利福霉素类过敏者。严重肝功能不全者、胆道阻塞者。③ 常见不良反应：消化道反应，如厌食、恶心、呕吐、腹泻等；肝毒性；偶见急性溶血或肾衰竭；可见血小板减少性紫癜、溶血性贫血	① 监测肝肾功能。② 监测血常规
呋喃妥因（nitrofurantoin）	口服 ① 急性非复杂性尿路感染：1个月以上小儿，每日5～7 mg/kg，分4次。② 预防尿路感染反复发作：每日1 mg/kg，每晚睡前服用	① 呋喃类抗菌药物，可用于大肠埃希菌、腐生葡萄球菌、肠球菌属及克雷伯菌属等细菌敏感菌株所致的急性单纯性膀胱炎，亦可用于预防尿路感染。② 禁忌证：新生儿禁用。禁用于对呋喃类药物过敏及无尿、少尿或肾功能明显受损者。③ 常见不良反应：恶心、呕吐、食欲减退、腹泻；少见皮疹、药物热、中性粒细胞减少等。④ 长期服用6个月以上患儿，偶可引起间质性肺炎或肺纤维化。⑤ 宜与食物同服，以减少对胃肠道刺激	监测肝肾功能
甲硝唑（metronidazole）	口服、静脉滴注 ① 厌氧菌感染：首剂15 mg/kg，24小时后维持量每次7.5 mg/kg，新生儿每12小时1次，婴儿每8小时1次。② 抗生素相关肠炎：口服给药，<5岁，每次5 mg/kg，每日4次，疗程7～10天	① 硝基咪唑类抗菌药物，可用于各种厌氧菌的感染。② 禁忌证：对本品及硝基咪唑类药物过敏者。③ 常见不良反应：消化系统最常见，如恶心、呕吐、食欲缺乏等。神经系统症状主要出现在大剂量用药时，可致抽搐。少见荨麻疹、潮红、膀胱炎及白细胞减少等。④ 有活动性中枢神经系统疾患儿避免应用，用药后出现神经系统反应时应及时停药。⑤ 本品代谢物可使尿液呈深红色	监测肝肾功能。肝、肾功能不全者应调整剂量，减量或延长给药时间
磺胺甲噁唑（sulfamethoxazole）	口服 ① 治疗细菌感染（剂量按复方磺胺甲噁唑计算）。2个月至12岁，每次24 mg/kg，每12小时1次。② 治疗卡氏肺孢子菌感染：2个月至18岁，每次60 mg/kg，每12小时1次，疗程14天，1次剂量也可分成3～4次	① 磺胺类抗菌药物，抗菌谱广，对革兰阳性菌和革兰阴性菌均具抗菌作用。② 禁忌证：对本品及其他磺胺类药过敏者禁用。禁用于巨幼红细胞性贫血者。新生儿及小于2个月的婴儿和重度肝、肾功能损害者禁用。③ 常见不良反应：过敏反应多见，可表现为光敏反应、药物热、血清病样反应等，胃肠道反应常见。可致粒细胞减少、血小板减少及再生障碍性贫血。可致肝脏损害，引起黄疸、肝功能减退。④ 用药期间应多饮水，防止结晶尿和结石发生	① 监测肝、肾功能。② 监测血常规。任何一种血细胞显著降低时，应停用
利奈唑胺（linezolid）	口服、静脉滴注 从静脉给药转换成口服给药时无须调整剂量。静脉滴注时间30～120分钟。① <7天新生儿，每次10 mg/kg，每12小时1次，治疗反应欠佳，可调整为每8小时给药1次。② ≥7天新生儿至11岁儿童，每次10 mg/kg（最大剂量600 mg），每8小时1次	① 噁唑烷酮类抗菌药物，临床主要应用于甲氧西林耐药葡萄球菌属、肠球菌属等多重耐药革兰阳性菌感染。② 禁用于对利奈唑胺及噁唑烷酮类药物过敏者。③ 常见不良反应：常见腹泻、恶心、呕吐、味觉异常等；便秘、皮疹、发热、腹痛、念珠菌病、血小板减少、白细胞下降、贫血等少见。外周神经病变及视神经病变多见于治疗时间较长者（>28天）。④ 肾功能不全者无须调整剂量；轻度至中度肝功能损害者无须调整剂量，重度肝功能损害者使用缺乏临床研究资料	监测血常规（血小板计数、白细胞计数、血红蛋白、红细胞计数）

抗真菌药

真菌感染可根据真菌侵犯部位分为浅部真菌病和侵袭性真菌病。浅部真菌病指表皮、毛发和甲板的真菌感染。侵袭性真菌病指侵犯皮肤真皮黏膜和侵袭组织内脏的真菌引起的感染性疾病，需用全身性抗真菌药治疗（表附录4–40）。

【适应证】

（1）两性霉素B：多烯类抗真菌药，用于敏感真菌所致的深部真菌感染，如血流感染、心内膜炎、脑膜炎（隐球菌及其他真菌）、腹腔感染（包括与透析相关者）、肺部感染、尿路感染和眼内炎等。

（2）氟康唑：三唑类抗真菌药，用于① 念珠菌病（克柔念珠菌除外）：用于治疗口咽部和食管感染；播散性念珠菌病，包括血流感染、腹膜炎、肺炎、尿路感染等。尚可用于骨髓移植受者接受细胞毒类药物或放射治疗时，预防念珠菌感染的发生。② 新型隐球菌病，以及隐球菌脑膜炎经两性霉素B联合氟胞嘧啶初治后的维持治疗用药。③ 球孢子菌病。④ 作为芽生菌病的可选用药。

（3）卡泊芬净：棘白菌素类抗真菌药，适用于3月龄及以上儿童。① 对于发热、中性粒细胞减少症并怀疑为真菌感染的患儿进行经验治疗。② 治疗中性粒细胞减少症或非中性粒细胞减少症患儿的侵袭性念珠菌病，包括念珠菌血症。③ 治疗念珠菌病所致的食管炎、菌血症、腹腔内脓肿、腹腔感染、肠腔感染。④ 治疗难治性或对其他药物无效或不能耐受的侵袭性曲霉菌病患儿。

（4）氟胞嘧啶：适用于敏感新型隐球菌、念珠菌属所致严重感染的治疗。本药单独应用时易引起真菌耐药，通常与两性霉素B联合应用。

表附录4–40 抗真菌药

通用名	用法用量	注意事项	用药监护
两性霉素B（amphotericin B）	静脉滴注 用5%葡萄糖注射液稀释，不可用0.9%氯化钠注射液。缓慢避光滴注，每剂滴注时间至少6小时。① 新生儿，1 mg/kg，每日1次（初始剂量为每日0.1 mg/kg），7天后可减至1 mg/kg，隔日1次。② 1月龄至18岁，开始时按每日0.1 mg/kg给药，以后逐渐增至每日0.25 mg/kg（周期应超过2～4天），如果可耐受则继续加量至每日1 mg/kg。严重感染，可增加剂量至1.5 mg/（kg·d）或1.5 mg/kg，隔日1次，需要长期治疗时，剂量应不低于每日0.25 mg/kg并逐渐增加	① 禁忌证：对两性霉素B过敏及严重肝病患儿禁用。② 常见不良反应：静脉滴注过程中或静脉滴注后发生寒战、高热、严重头痛、食欲缺乏、恶心、呕吐，有时可出现血压下降、眩晕等。可出现不同程度的肾功能损害，尿中可出现红细胞、白细胞、蛋白和管型、血尿素氮和肌酐增高，肌酐消除率降低，也可引起肾小管性酸中毒。低钾血症。血液系统毒性反应有正常红细胞性贫血，偶可有白细胞或血小板减少。肝毒性，较少见，可致肝细胞坏死，急性肝衰竭亦有发生。静脉滴注过快时可引起心室颤动或心搏骤停。电解质紊乱亦可导致心律失常。滴注时易发生血栓性静脉炎。过敏性休克、皮疹等变态反应偶有发生。③ 静脉滴注时应避免药液外漏，因其可致局部刺激	① 隔天监测一次血象、尿量、肾功能、血钾等，如血尿素氮或血肌酐明显升高时，需减量或暂停治疗，直至肾功能恢复。定期监测心电图。② 评估静脉注射部位的刺激征象
氟康唑（fluconazole）	口服、静脉滴注 ① 黏膜念珠菌病：4周以上的婴儿或儿童，氟康唑每日推荐剂量为3 mg/kg。为能更迅速地达到稳态浓度，第1天可给予6 mg/kg饱和剂量，疗程7～14天。其他黏膜感染如食管炎、念珠菌尿以及非侵袭性念珠菌感染14～30天疗程。新生儿氟康唑自体内排出缓慢，小于2周的患儿剂量同上，但应每72小时给药1次。出生后3～4周的患儿，给予相同	① 禁忌证：对本品或其他吡咯类药物有过敏史者禁用。② 常见不良反应：头痛、皮疹、腹泻、胃肠胀气、恶心等。肝毒性，包括罕见的致死性肝毒性病例，碱性磷酸酶升高，胆红素升高和SGOT及SGPT升高	需定期监测肝肾功能，用于肝肾功能减退者需减量应用

（续表）

通用名	用法用量	注意事项	用药监护
	剂量，每48小时给药1次。② 系统性念珠菌病和隐球菌感染：根据疾病的严重程度，每日推荐剂量为6～12 mg/kg。小于2周的新生儿剂量每次6 mg/kg，但应每72小时给药1次。出生后3～4周的患儿，给予相同剂量，每48小时给药1次。氟康唑可口服给药，也可以静脉滴注，给药途径应根据患儿的临床状态确定		
卡泊芬净（caspofungin）	静脉滴注 缓慢静脉滴注，时间至少1小时。≥3个月儿童，给药剂量应当根据患儿的体表面积（Mosteller公式）。第1天都应当给予70 mg/m^{2}的单次负荷剂量（日实际剂量不超过70 mg），之后给予50 mg/m^{2}的日剂量（日实际剂量不超过70 mg）。疗程可以根据适应证进行调整。如果50 mg/m^{2}的日剂量无法获得满意临床反应，但是患儿又能很好地耐受，可以将日剂量增加到70 mg/m^2（日实际剂量不超过70 mg）。当本品和代谢诱导剂（如利福平、依法韦仑、奈韦拉平、苯妥英、地塞米松或卡马西平）联合使用时，本品的日剂量可调整70 mg/m^2（日实际剂量不超过70 mg）	① 禁忌证：对本品中任何成分过敏的患儿禁用。② 常见不良反应：常见发热、腹痛、恶心、腹泻、呕吐、AST、ALT升高、贫血、血栓性静脉炎。静脉输注并发症、皮肤皮疹、瘙痒等。低钾、低镁血症、高血钙、嗜酸粒细胞增多等	① 评估静脉注射部位的刺激征象。② 监测血电解质。③ 监测肝功能
氟胞嘧啶（flucytosine）	口服 ① 新生儿50 mg/kg，每12小时1次。② 婴儿或儿童：50 mg/kg，每6小时1次。对于极其敏感真菌，25～37.5 mg/kg，每6小时1次，治疗一般不超过7天，对于隐球菌脑膜炎，疗程至少4个月。③ 肾功能不全：轻度，常规剂量，每12小时1次。中度：常规剂量，每24小时1次。重度：常规剂量，每24～28小时1次。肝功能不全不需减少剂量	① 禁忌证：严重肾功能不全及对本品过敏患儿禁用。② 常见不良反应：可致恶心、呕吐、厌食、腹痛、腹泻等胃肠道反应。皮疹、嗜酸性粒细胞增多等变态反应。可发生肝毒性反应，一般表现为ALT及AST一过性升高，偶见血清胆红素升高。可致白细胞或血小板减少，偶可发生全血细胞减少，骨髓抑制和再生障碍性贫血，合用两性霉素B者较单用本品为多见，此不良反应的发生与血药浓度过高有关	① 监测血常规。② 监测肝功能（血清氨基转移酶、碱性磷酸酶和血胆红素等）。③ 监测肾功能，定期测定尿常规、血尿素氮和血肌酐；肾功能减退者监测血药浓度，血药浓度以40～60 μg/ml为宜，最高不宜超80 μg/ml，否则易出现血液及肝脏的不良反应

◆ 抗病毒药（表附录4-41）

表附录4-41　抗病毒药

通用名	用法用量	注意事项	用药监护
更昔洛韦（ganciclovir）	口服、静脉滴注 ① 诱导治疗：每次5 mg/kg，每12小时1次，连用14～21天（缓慢滴注1小时以上）；② 维持治疗：每次5 mg/kg，每日1次，连续7天。	① 适用于预防和治疗巨细胞病毒感染，也适用于单纯疱疹病毒感染。② 禁忌证：对本品及阿昔洛韦过敏者禁用。严重中性粒细胞或血小板减少者禁用。	① 监测肾功能（血肌酐），肾功能减退者，按肌酐清除率调整剂量。

（续表）

通 用 名	用 法 用 量	注 意 事 项	用 药 监 护
	总疗程3～4周。静脉滴注浓度不能超过10 mg/ml	③ 常见不良反应：骨髓抑制，表现为中性粒细胞数减低，血小板计数减低，贫血；可出现中枢神经系统症状，如震颤、偶有抽搐；皮疹、肝功能异常、局部静脉炎等	② 监测周围血象。用药初期每日或每2日测定血细胞计数，以后可1周1次
阿昔洛韦（aciclovir）	静脉滴注 缓慢滴注，持续1～2小时。① 新生儿：每次20 mg/kg，每8小时1次，疗程14天，如累及中枢神经系统，疗程21天；② 1～3个月婴儿：每次20 mg/kg，每8小时1次，疗程14天，如累及中枢神经系统，疗程21天；③ 3个月以上：每次250 mg/m^2，每8小时1次，疗程一般5天，如累及中枢神经系统，疗程最多不超过21天，或者免疫受损，剂量加倍	① 适用于治疗单纯疱疹病毒感染。② 禁忌证：对阿昔洛韦过敏者禁用。③ 常见不良反应：胃肠道反应、静脉炎、荨麻疹。偶见肾功能损害、发热、低血压。④ 肝功能不全、脱水者慎用。⑤ 应用本药时，应摄入充足水分，避免药物沉积于肾小管内	监测肝肾功能

◆ 肿瘤用药

抗肿瘤药物是可抑制肿瘤细胞生长，对抗和治疗恶性肿瘤的药物。过去的药理学曾把抗肿瘤药依据其性质和来源分为6类，即烷化剂、抗代谢药物、抗生素、植物药、激素和杂类。但以上分类不能代表药物的作用机制，来源相同的药物可能作用机制完全不同。所以，目前多根据其作用机制分为以下5类（表附录4-42）。

1. 细胞毒类药

（1）作用于DNA化学结构的药物合成。① 烷化剂：如氮芥、环磷酰胺和塞替派等，能与细胞中的亲核基因发生烧化反应。DNA中鸟嘌呤易被烷化，使DNA复制中发生核碱基错误配对。受烷化的鸟嘌呤可以从DNA链上脱失，引起密码解释错乱。双功能基的烷化剂常与DNA双链上各一鸟嘌呤结合形成交叉联结妨碍DNA复制，也可使染色体断裂。DNA结构功能的破坏可导致细胞分裂，增殖停止或死立。少数受损细胞的DNA可修复而存活下来，引起抗药。② 铂类化合物：铂类金属化合物如顺铂（DDP）可与DNA结合，破坏其结构与功能。③ 蒽环类：可嵌入DNA碱基对之间，干扰转录过程，阻止mRNA的形成，如柔红霉素（DNR）、多柔比星（ADM）、表柔比星（EPI）、吡柔比星（THP）及米托蒽醌等，都是临床上有效的蒽环类化合物。④ 破坏DNA的抗生素，如丝裂霉素（MMC）的作用机制与烷化剂相同，博来霉素（BLM）可使DNA单链断裂而抑制肿瘤的增殖。

（2）干扰核酸生物合成的药物：属于细胞周期特异性抗肿瘤药，分别在不同环节阻止DNA的合成，抑制细胞分裂增殖，属于抗代谢药。根据药物主要干扰的生化步骤或所抑制药的靶酶的不同，可进一步分为：① 二氢叶酸还原酶抑制药（抗叶酸药），如甲氨蝶呤（MTX）等。② 胸苷酸合成酶抑制药，影响尿嘧啶核苷的甲基化（抗嘧啶药），如氟尿嘧啶（5-FU）等。③ 嘌呤核苷酸互变抑制药（抗嘌呤药），如巯嘌呤（6-MP）、硫鸟嘌呤（6TG）等。④ 核苷酸还原酶抑制药，如羟基脲（HU）。⑤ DNA多聚酶抑制药，如阿糖胞苷（Ara-C）等。

（3）作用于核酸转录药物：作用于核酸转录药物包括放线菌素D、阿克拉霉素，均是由微生物所产生的抗肿瘤药，为细胞周期非特异药，对处于各周期时相的肿瘤细胞均有杀灭作用。

（4）拓扑异构酶抑制药：直接抑制拓扑异构酶，阻止DNA复制和抑制RNA合成。包括拓扑异构酶Ⅰ抑制药和拓扑异构酶Ⅱ抑制药，拓扑异构酶

Ⅰ抑制药的代表药有伊立替康、拓扑替康、羟喜树碱；拓扑异构酶Ⅱ抑制药的代表药有依托泊苷、替尼泊苷。

（5）干扰有丝分裂的药物：① 影响微管蛋白装配的药物，干扰有丝分裂中纺锤体的形成，使细胞停止于分裂中期，如长春新碱（VCR）、长春碱（VLB）、紫杉醇及秋水仙碱等。② 干扰核蛋白体功能阻止蛋白质合成的药物，如高三尖杉酯碱。③ 影响氨基酸供应阻止蛋白质合成的药物如门冬酰胺酶，可降解血中门冬酰胺，使瘤细胞缺乏此氨基酸，不能合成蛋白质。

2. 改变机体激素水平平衡而抑制肿瘤的药物（激素类）

在儿科应用较多的是肾上腺皮质激素。性激素在成人部分肿瘤治疗中使用，如乳腺癌、前列腺癌、子宫内膜癌等，但在儿童肿瘤治疗中很少见。

3. 生物反应调节药

生物反应调节药是一类具有广泛生物学活性和抗肿瘤活性的生物制剂，对机体的免疫功能有增强、调节作用，主要通过增强机体免疫发挥抗肿瘤作用，如白介素-2等，另外可通过诱导肿瘤细胞分化成熟，如13-顺式维A酸等。

4. 单克隆抗体

利用基因工程技术所产生的抗肿瘤单克隆抗体已近千种，利妥昔单抗、曲妥珠单抗、西妥昔单抗、贝伐单抗等，通过对受体的高选择亲和性、抗体依赖性的细胞毒作用来杀灭肿瘤细胞或抑制肿瘤细胞增殖。

表附录4-42 肿瘤用药

通用名	用法用量	注意事项	用药监护
氮芥（chlormethine）	淋巴瘤MOPP方案，6 mg/m²，静脉给药，第1、第8天，每28天为1个疗程 脑瘤MOPP方案，3 mg/m²，静脉给药，第1、第8天，每28天为1个疗程	① 禁忌证：对本品过敏者、骨髓抑制、感染、肿瘤细胞浸润骨髓、曾接受过化疗或放射治疗者。② 不良反应：血液系统、消化系统、局部反应、生殖系统、中枢神经系统	① 监测血常规。本品对骨髓抑制可引起显著的白细胞计数及血小板减少。② 监测肝功能。严重肝病时减量慎用
环磷酰胺（cyclophosphamide）	诱导治疗：静脉给药 每次10～20 mg/kg，或每日100～300 mg/m²，加氯化钠注射液100 ml缓慢注射，连用1～5天，每21～28天重复。实体瘤250～1 800 mg，每日1次，1～4天，每21～28天重复。如儿童神经母细胞瘤OPEC方案：1 200 mg/m² d1；儿童横纹肌肉瘤VCP方案：300 mg/m² d1～3；儿童肾母细胞瘤：14.7 mg/(kg・d) d1～5	① 禁忌证：对本品过敏、骨髓抑制、感染、肝肾功能损害者。② 常见不良反应：白细胞计数减少，用药后1～2周达最低值，2～3周可恢复：食欲减退、恶心、呕吐，停药1～3周可恢复；食欲减退、恶心、呕吐、停药1～3日可恢复。③ 应用本品时应鼓励患儿多饮水，大剂量应用应水化、利尿、同时给予利尿保护药美司钠	① 监测血常规；肝、肾功能。② 大剂量用药时，除应密切观察骨髓功能外，尤其要注意非血液学毒性，如中毒性肝炎及肺纤维化
卡莫司汀（carmustine）	静脉滴注 按体表面积100 mg/m²，每日1次，连用2～3日；或200 mg/m²，用1次，每6～8周重复。溶入5%葡萄糖或生理盐水150 ml中快速滴注。	① 下列情况慎用：骨髓抑制、感染、肝肾功能异常、接受放射治疗或抗癌药治疗的患儿。② 本品可抑制身体疫反应，使疫苗接种不能激发身体抗体生成。化疗结束后3个月内不宜接种活疫苗。③ 常见不良反应：血液系统，白细胞计数减少，血小板减少；消化系统，可见恶心、呕吐等；影响生殖功能	在用药期间，应注意检查血常规、血小板肾功能、肺功能
司莫司汀（semustine）	口服 100～200 mg/m²，顿服，每6～8周1次，睡前与止吐剂、安眠药同服	① 下列情况慎用：骨髓抑制、感染、肝肾功能异常、有溃疡病或食管静脉曲张的患儿。② 常见不良反应：恶心、呕吐等；白细胞计数降低，血小板减少；有致畸可能；瘙痒、脱发、全身皮疹	监测血常规，肝、肾功能；血尿素氮、血尿酸、肌酐清除率等

（续表）

通用名	用法用量	注意事项	用药监护
替莫唑胺（temozolomide）	在以前曾接受过化疗3岁或3岁以上的患儿中，每28天周期中本品口服起始剂量是150 mg/（m^2·d），共5天；如果没有出现毒性，下个周期的剂量增至200 mg/（m^2·d）。治疗可继续到病变出现进展，最多为2年	①禁忌证：对本品及辅料过敏者禁用。由于本品与达卡巴嗪均代谢为MTIC，对达卡巴嗪过敏者禁用。严重骨髓抑制的患儿禁用。②肝、肾功能不全者慎用；可能影响睾丸功能。③本品适宜空腹服用（进餐前至少1小时），应用1杯水整粒吞服。胶囊剂如有破损时，应避免胶囊内粉状内容物与皮肤或消化道膜接触。④不良反应：可见恶心、呕吐等；白细胞计数降低，血小板减少	①监测血常规；肝、肾功能。②对新诊断多形性胶质母细胞瘤的患儿、在开始接受本品合并治疗前，建议采用止吐药预防呕吐：在辅助治疗期间，建议采用止吐药预防。对神经胶质瘤复发或进展的患儿，在以前治疗周期中曾出现过重度（3级或4级）呕吐的患儿需要应用止吐药治疗
顺铂（cisplatin）	静脉滴注 给药前2～16小时和给药后至少6小时之内，必须进行充分的水化治疗。本品用氯化钠注射液或5%葡萄糖溶液稀释后静脉滴注。作为单药治疗儿童常用剂量为50～100 mg/m^2，每3～4周静脉滴注1次；或每日静脉滴注15～20 mg/m^2，连用5天，3～4周重复用药。作为联合用药如儿童神经母细胞瘤OPEC方案：90 mg/m^2 d1，EP方案：25 mg/m^2 d1～5；儿童横纹肌肉瘤VCP方案：90 mg/m^2 d1；儿童生殖细胞性肿瘤PVB方案：20 mg/m^2 d1～5；儿童生殖细胞性肿瘤PBE方案：100 mg/m^2 d1	①禁忌证：对顺铂和其他铂化合物制剂过敏者、骨髓功能减退、严重肾功能损害、失水过多、水症、带状疱疹、痛风、高尿酸血症、近期感染及因顺铂而引起的外周神经病等患儿。②不良反应：肾毒性；消化系统可见恶心、呕吐、食欲减退和腹泻等；白细胞计数降低，血小板减少；中枢神经系统，多见于总量超过300 mg/m^2的患儿；过敏反应，如心率加快、血压下降、呼吸困难、面部水肿、变态反应性疾病	监测血常规；肝、肾功能
卡铂（karboplatin）	用5%葡萄糖注射液溶解，浓度10 mg/ml，再加入5%葡萄糖注射液250～500 ml中静脉滴注，每次400～600 mg/m^2，每4周给药1次。神经母细胞瘤造血干细胞移植预处理每日250 mg/m^2，连用4天。体重<12 kg时，每日8.33 mg/kg，连用4天。儿童肾母细胞瘤：15 mg/（kg·d）d1～2；儿童生殖细胞性肿瘤JEB方案：600 mg/m^2 d1	①禁忌证：有明显骨髓抑制和肝肾功能不全者，对顺铂或其他铂类化合物过敏者；对甘露醇过敏者。②不良反应：血液系统，如白细胞计数降低，血小板减少；过敏反应常见皮疹、瘙痒。可见恶心、呕吐、便秘、腹泻；可见脱发、头晕或注射部位疼痛	①监测血常规；肝、肾功能。②用药期间应检查听力、神经功能。③监测电解质，血清钙、镁、钠含量的测定
多柔比星（doxorubicin）	静脉冲入、静脉滴注、动脉注射 临用前加灭菌注射用水溶解，浓度为2 mg/ml。①每日20～25 mg/m^2，连用3日，停用2～3周后重复。②联合用药为40 mg/m^2，每3周1次或25 mg/m^2，每周1次，连续2周，3周重复。总剂量按体重面积不宜超过400 mg/m^2，分次用药的心肌毒性、骨髓抑制和胃肠道反应（包括口腔溃疡）较每3周用药1次为轻。其中儿童肾母细胞瘤：1.5 mg/kg；儿童神经母细胞瘤OPAC方案：30 mg/m^2 d4	①禁忌证：曾用其他抗肿瘤药或放疗已引起骨髓抑制者，心肺功能失代偿患儿、严重心脏疾病患儿、周围血象白细胞计数<3.5×10^9/L或血小板<50×10^9/L者、明显感染或发热、恶病质、失水、电解质或酸碱平衡失调患儿、胃肠道梗阻、明显黄疸或肝功能损害患儿、水症或带状疱疹患儿。②不良反应：白细胞计数降低，血小板减少；可出现一过性心电图改变；可见恶心、呕吐、便秘、腹泻	①监测血常规；肝、肾功能。少数患儿用药后可以引起黄疸。②用药前后要测定心功能、心电图、超声心电图、血清酶学和其他心肌功能试验

（续表）

通用名	用法用量	注意事项	用药监护
表柔比星（epirubicin）	每次25～35 mg/m^2，静脉滴注，每3周1次	禁忌证：因用化疗或放疗而造成明显骨髓抑制的患儿；已用过大剂量蒽环类（如多柔比星或柔红霉素）的患儿；近期或既往有心脏受损病史的患儿。禁用于血尿患儿膀胱内灌注	①监测血常规；肝、肾功能。②本品有心脏毒性，应监测心脏功能
吡柔比星（pirarubicin）	将本品加入5%葡萄糖注射液或注射用水10 ml溶解。 静脉注射：按体表面积1次25～40 mg/m^2，每3周1次	①禁忌证：对本品过敏者，严重器质性心脏病或心功能异常者，因化疗或放疗而造成明显骨髓抑制的患儿，已用过量大剂量蒽环类药物的患儿。②不良反应：白细胞计数降低，血小板减少；可出现可逆性心电图改变，心律失常；可见恶心、呕吐、便秘、腹泻等	①监测血常规；肝、肾功能。②本品有心脏毒性，应监测心脏功能。③儿童及生长发育期患儿应注意对性腺的影响
柔红霉素（daunorubicin）	每日25～45 mg/m^2，每周1次，连用4周；或每日30～45 mg/m^2，连用3天。柔红霉素诱导缓解儿童的急性粒细胞性/急性淋巴细胞性白血病。在联合治疗中柔红霉素的剂量范围为0.5～1.5 mg/（kg・次）[25～45 mg/（m^2・次）]，给药频率取决于治疗方案。但对于小于2岁的患儿（或体表面积小于0.5 m^2），建议采用体重（kg）代替体表面积计算用量，一般为每日1 mg/kg。儿童累积总剂量低于360 mg/m^2为宜	①禁忌证：因为有增加心脏毒性的危险故不适用于有心脏病史的患儿，或严重感染者。②不良反应：主要为骨髓抑制及心脏毒性；其次为消化系统，恶心、呕吐、腹泻等	①监测血常规；肝、肾功能。肝功能不良者需减量。②监测心脏功能
丝裂霉素（mitomycin）	静脉注射 每2日5～6 mg/m^2，总量不超过30 mg/m^2	①禁忌证：对本品成分过敏者、水痘或带状疱疹患儿。②不良反应：可见溶血性尿毒综合征；膀胱炎、肾功能损害；间质性肺炎、肺纤维化；恶心、呕吐、便秘、腹泻等	①监测血常规；肝、肾功能。②儿童及生长发育期患儿应注意对性腺的影响
博来霉素（bleomycin）	静脉注射 0.3～0.6 mg/kg，每周1～2次，或每2～4周1次，并与其他药物合用。本品所致不良反应的个体差异显著，即使投用较少剂量，也可出现不良反应。应从小剂量开始使用，总用量应在300 mg（效价）以下。儿童生殖细胞性肿瘤PBE方案：15 mg（效价）/m^2 d2	①禁忌证：对本类药物有过敏史；严重肺部疾病；严重肾功能障碍：严重心脏疾病；胸部及其周围接受放射治疗者。②不良反应：常见间质性肺炎、骨髓抑制、消化系统反应等	①监测血常规；肝、肾功能。②儿童及生长发育期患儿应注意对性腺的影响。③发现间质性肺炎、肺纤维化等异常应停药。④用药过程中发现发热、咳嗽、活动性呼吸困难等，应立即停药
甲氨蝶呤（methotrexate）	口服、肌内注射、静脉注射 连续每日3.2 mg/m^2，间歇15～20 mg/m^2，每周2次。静脉注射：白血病时可达1～5 g/m^2，实体瘤时8～12 mg/m^2，每3周1次，需用四氢叶酸钙解救。鞘内注射：根据不同年龄每次可用8～15 mg	①禁忌证：对本品高度过敏，肾功能已受损害、营养不良，肝功能不全或伴有血液疾病的患儿。②不良反应：白细胞计数降低，血小板减少；贫血等；可见恶心、呕吐、便秘、腹泻；肾功能损害；咳嗽、肺炎等；可见眩晕、头痛等	①监测血常规；肝、肾功能。②影响生殖功能。③大剂量疗法需监测血药浓度
氟尿嘧啶（fluorouracil）	静脉注射 起始剂量每日12 mg/kg，连用4～5天	①禁忌证：对本品过敏者，伴水痘或带状疱疹者，衰弱患儿。②不良反应：恶心、食欲减退、长期使用可制神经系统毒性	监测血常规、肝、肾功能

（续表）

通用名	用法用量	注意事项	用药监护
巯嘌呤（mercaptopurine）	每日1.5～2.5 mg/kg或50～100 mg/m^2，口服，每日1次，或分次服用	①禁忌证：对本品过敏者。②不良反应：骨髓抑制，肝损害	监测血常规、肝、肾功能
阿糖胞苷（cytarabine）	每日75～200 mg/m^2，5～7天，可至10天；大剂量1～3 g/m^2，每12小时1次，4～6次，静脉注射或静脉滴注。具体如儿童的非霍奇金淋巴瘤，其每次剂量是：150 mg/m^2，进行1小时静脉滴注，每12小时1次，于治疗的第4～5天，并与其他细胞毒药物联用（BFM方案治疗Ⅱ期，Ⅲ期或Ⅳ期B细胞淋巴瘤）。其每次剂量是：75 mg/m^2，在31～34天；38～41天；45～48天和52～55天进行诱导治疗，并与其他细胞毒药物联用（BFM方案治疗Ⅰ期和Ⅱ期非B细胞淋巴瘤）	①禁忌证：对本品过敏者。②不良反应：可引起ALT、血及尿中尿酸量增加，骨髓抑制	监测血常规、肝、肾功能
依托泊苷（etoposide）	静脉滴注 每日100～150 mg/m^2，连用3～5天；口服：每日70～100 mg/m^2，连用5天，或30 mg/m^2，连用10～14日。具体如儿童横纹肌肉瘤IEV方案：100 mg/m^2 d1～5；儿童肾母细胞瘤：3.3 mg/（kg·d）d1～5；儿童生殖细胞性肿瘤PBE方案：120 mg/m^2（d1～3）；儿童神经母细胞瘤OPEC方案：150 mg/m^2（d4）；EP方案：100 mg/m^2（d1～5）	①禁忌证：骨髓抑制、心、肝肾功能异常。②不良反应：骨髓抑制，食欲减退、恶心。呕吐	监测血常规、肝、肾功能
长春新碱（vincristine）	每次1～2 mg/m^{2}或每次0.05 mg/kg，每周1次静脉注射或冲入。联合化疗是连用2周为1周期。具体如儿童横纹肌肉瘤VCP方案：1.5 mg/（m^2·d1），d8；儿童肾母细胞瘤：0.05 mg/kg，最大2 mg；儿童神经母细胞瘤OPEC方案：1.5 mg/（m^2·d1）	不良反应：四肢麻木、外周神经炎，消化道症状、骨髓抑制	监测血常规、肝、肾功能。注意心律、肠鸣音及腱反射
门冬酰胺（asparaginase）	根据病情及治疗方案不同，用量存在较大差异。急淋的诱导缓解，每日500 U/m^2，或每日1 000 U/m^2，最高可达2 000 U/m^2，10～20天为1个疗程	①禁忌证：过敏者，有胰腺炎病史，患水痘带状疱疹感染的。②不良反应：过敏反应，皮疹、消化道反应、偶见呼吸困难。意识不清	①监测血常规、肝、肾功能。②监测凝血功能
丙卡巴肼（procarbazine）	口服 每日3～5 mg/kg或100 mg/m^2，分次口服，服药1～2周，停药2周	①禁忌证：过敏者，严重肝功能损害者。②不良反应：骨髓抑制、恶心、呕吐、眩晕、嗜睡	①监测血常规、肝、肾功能。②对儿童青少年长期使用有潜在的致畸、致癌性
三尖衫酯碱（harringtonine）	每日0.05～0.3 mg/kg，加5%葡萄糖注射液200～500 ml缓慢滴注，每日1次，5～10天为1疗程，疗程间隔7～14天	①禁忌证：尚无参考资料。②不良反应：骨髓抑制、胃肠道反应、心脏毒性等	①监测血常规、肝、肾功能。②监测心脏功能
利妥昔单抗（rituximab）	儿童每次350 mg/m^2，每周1次，联用4～8周	①禁忌证：对本品任何成分和鼠蛋白过敏者。②不良反应：消化道反应、心动过速、骨髓抑制	①监测血常规、肝、肾功能。②注意超敏反应

（续表）

通用名	用法用量	注意事项	用药监护
昂丹司琼（ondansetron）	4岁以上儿童可耐受本品，于化疗前静脉滴注5 mg/m^{2}的剂量，化疗后12小时后再继续口服给药，每次4 mg，每日2次，连服5天	①禁忌证：对本品过敏者，胃肠道梗阻者。②不良反应：常见头痛、头部和上腹部温热感，偶见短暂性ALT及AST升高	无
格拉司琼（granisetron）	预防：单剂量静脉给药，按40 μg/kg体重（最大用量为3 mg）的用量，用10～30 ml注射液将本品稀释，注射时间应不少于5分钟。给药应在化疗前完成。治疗：治疗用量与预防用量相同。24小时内可追加给药1次，按40 μg/kg体重（最大用量3 mg）的用量，2次给药间隔应大于10分钟	①禁忌证：对本品过敏者，胃肠道梗阻者。②不良反应：常见头痛、便秘、嗜睡、短暂性ALT及AST升高	无

肠外肠内营养与调节水、电解质、酸碱平衡药

◆ 肠外营养药

肠外营养是指经静脉途径为不能或不能全部经胃肠道摄取和利用营养物质的患儿提供包括氨基酸、脂肪、糖类、维生素及矿物质在内的各种营养素，为患儿的康复和生长发育提供必要的物质（表附录4-43）。肠外营养既可作为患儿肠内营养不足的补充，也可以作为其唯一的营养来源。如果患儿因各类原因，无法经胃肠道获得所需足够营养达3～5天或以上时，应考虑完全或部分肠外营养。但对于休克，严重水、电解质紊乱和酸碱平衡失调的患儿，在未纠正前禁止以营养支持为目的的补液。

进行肠外营养支持时，须根据营养液输注的天数以及营养液配方的渗透压浓度，选择合适的静脉置管。当营养液配方渗透压超过900 mmol/L时，建议采用中心静脉置管途径。

输液量应根据患儿年龄、体重变化，以及疾病特殊性作相应调整。肠外营养期间应定期评定脏器功能、血脂和电解质状况，注意预防和处理长期肠外营养并发症。

表附录4-43　肠外营养药

通用名	用法用量	注意事项	用药监护
脂肪乳			
中/长链脂肪乳注射液（C_{6-24}）（C_{8-24}）（medium and long chain fat emulsion injection）	新生儿和婴儿，使用剂量为三酰甘油每日0.5～3 g/kg，静脉滴注速度每小时<0.17 g/kg。对早产儿及低体重新生儿，应24小时连续输注，开始剂量为每日0.5～1 g/kg，以后逐渐增加至每日3 g/kg	①本品慎用于脂肪代谢功能减退的患儿。②应密切观察血清三酰甘油浓度，如婴儿>2.5 mmol/L或较大儿童>4.4 mmol/L时，慎用本品。③脂肪乳输注期间，以血脂不在原来水平上明显增加为佳。停止输注本品4～6小时后，血清三酰甘油>2.5 mmol/L，应暂停使用脂肪乳剂。④有高胆红素风险的婴儿使用本品时，应严密监视血清三酰甘油、血胆红素和白蛋白水平。⑤新生儿和未成熟儿伴高胆红素血症（血浆总胆红素>170 μmol/L）或可疑肺动脉高压者应慎用本品，新生儿和未成熟儿长期使用本品时须监测血小板数、肝功能和血清三酰甘油	①监测血清三酰甘油、血胆红素和白蛋白水平。②监测血小板数、肝功能

（续表）

通用名	用法用量	注意事项	用药监护
中/长链脂肪乳注射液（C_{8-24}VE）（medium and long chain fat emlllsion injection）	静脉滴注，按脂肪量计算，三酰甘油每日1～2 g/kg，滴注速度每小时0.125 g/kg。其他参见中/长链脂肪乳注射液（C_{6-24}）（C_{8-24}）	同中/长链脂肪乳注射液（C_{6-24}）（C_{8-24}）	同中/长链脂肪乳注射液（C_{6-24}）（C_{8-24}）
结构脂肪乳注射液（C_{6-24}）（structural fat emlllsion injection）	同中/长链脂肪乳注射液（C_{6-24}）（C_{8-24}）	同中/长链脂肪乳注射液（C_{6-24}）（C_{8-24}）	同中/长链脂肪乳注射液（C_{6-24}）（C_{8-24}）
小儿专用氨基酸			
小儿复方氨基注射液（18 AA-Ⅰ）（paediatric compound amino acid injection）	具体用量应视患儿的年龄、体重、病情等而定。出生后12～24小时可以开始应用，肾功能不全者例外。一般开始时用量，按体重计算：每日15 ml/kg，以后按每日7.5 ml/kg的速度递增，足月儿递增至每日45 ml/kg，早产儿递增至每日54 ml/kg，疗程结束时应注意逐渐减量，防止产生低血糖症。完全依赖肠外营养支持的患儿，全天用量最好24小时均匀滴注，至少>16小时均匀滴注，部分肠外营养支持，输注速度遵医嘱	①本品须缓慢静脉滴注，完全肠外营养时，最好24小时连续滴注，至少>16小时滴注。输注过快可引起恶心、呕吐、胸闷、心悸、发冷、发热、头痛、面部潮红、多汗、给药部位疼痛。②本品为高渗溶液，从周围静脉输注时有可能导致血栓性静脉炎。③肝肾功能不全患儿可能出现高氨血症和血浆尿素氮升高。④长期大量输注可能导致胆汁淤积、黄疸。大量快速输注可能引起酸中毒。⑤因本品含抗氧化剂，偶有可能发生皮疹样过敏反应（尤其哮喘患儿）、肝功能损害等，如有发生应即刻停止给药	①监测肝功能。②监测肾功能
小儿复方氨基注射液（18 AA-Ⅱ）（paediatric compound-amino acid injection）	每日35～50 ml/kg，或遵医嘱。余同小儿复方氨基注射液（18 AA-Ⅰ）	同小儿复方氨基注射液（18 AA-Ⅰ）	同小儿复方氨基注射液（18 AA-Ⅰ）
小儿复方氨基注射液（19AA-Ⅰ）（paediatric compound-amino acid injection）	①采用中心静脉插管或周围静脉给药，但均需缓慢滴注。②每日用量20～35 ml/kg，或遵医嘱。③滴注时每克氮（1克氮=6.25克氨基酸）应同时供给627.6～836.8 kJ非蛋白质热量（葡萄糖、脂肪乳），另加维生素、微量元素等	①肝、肾功能严重障碍患儿慎用。②应用本品时，需密切监测代谢、电解质及酸碱平衡等，防止并发症。③如发现过敏性皮疹，应立即停药。④静脉滴速不宜过快，20 kg体重的患儿一般不宜超过每分钟20滴	①监测肝功能。②监测肾功能。③监测代谢、电解质及酸碱平衡

◆ 肠内营养药

肠内营养是指需少量消化过程或不需消化过程就能吸收的营养液，通过消化道置管（包括造口）或少量多次口服的方法，为患儿提供所需的营养素。肠内营养是临床营养支持的首选方式，如果患儿胃肠道功能存在，就应给予合理的肠内营养，当无法通过口服补充时，应选择管饲喂养。通常经口摄入不足持续3～7天可作为肠内营养支持的指征（表附录4-44）。

【适应证】

（1）经口摄食能力降低的患儿。患神经系统疾病，如昏迷、严重智力迟缓、脑瘫并影响口腔面部运动；消化道解剖异常，如头面部肿瘤、严重畸形如食管气管瘘。

（2）经口摄入不足的患儿。能量需要增加，严重烧伤、多发性创伤和败血症等；食欲缺乏，肿瘤、内分泌疾病、胃食管反流和神经性厌食等。

（3）吸收障碍或代谢异常的患儿。吸收障碍，如慢性腹泻、短肠综合征、炎症性肠病等；代谢性疾病，如苯丙酮尿症和糖原贮积病等；以及其他疾病，如胰腺炎和乳糜症等。

【注意事项】

选择肠内营养途径时，应根据患儿的年龄、胃肠道解剖和功能、预计肠内营养时间和发生吸入的可能性综合判断。推荐首选经鼻置管喂养，鼻胃（肠）管适用于短期肠内营养（<6周时间）的患儿。鼻胃管喂养时需注意预防吸入性肺炎；鼻空肠管更适用于易吸入者，如胃排空延迟、严重胃食管反流的患儿。如预计患儿无法经口喂养超过2个月，应考虑胃或空肠造口。

表附录4-44　肠内营养药

通用名	用法用量	注意事项	用药监护
复方谷氨酰胺颗粒（compound glutamine granules）	口服 温开水溶解后服用即配即用。<12岁儿童，用量按体重计算，每次0.1～0.2 g/kg，每日3次	① 本品为氨基酸类药物，慢性肾衰竭患儿如服用过量，会对肾脏造成损害，必须在医师的严密观察下服用。② 谷氨酰胺能增加肠道对钠和氯的吸收，进而增加肠道对水分的吸收，对无腹泻的患儿，有可能使大使变硬，造成便秘。若长期服用此药，患儿必须增加纤维含量高的食品摄入，并大量喝水。③ 本品不适用于伴有严重肝脏疾病的患儿，对有严重肝硬化及其他代谢性疾病患儿，血氨增加可诱发肝性脑病。④ 本品在高温下会被分解破坏，因此必须在室温下，或加入冷的食品及饮料中服用，不能与加热或含酸高的食品混合摄入。⑤ 本品中加入肠内营养药后，24小时内使用	① 监测肝功能。② 监测肾功能
复方α-酮酸片（compound α-ketoacid tablets）	口服 <12岁儿童，每日0.1～0.2 g/kg	① 本品宜在用餐期间服用，使其充分吸收并转化为相应的氨基酸。② 应定期监测血钙水平，并保证摄入足够的热量	① 监测血钙。② 监测代谢、电解质及酸碱平衡

水、电解质、酸碱平衡药（表附录4-45）

表附录4-45　水、电解质、酸碱平衡药

通用名	用法用量	注意事项	用药监护
葡萄糖注射液（glucose injection）	① 补充液体：静脉滴注，对于不能进食的患儿控制补液量，按体重计算，每小时3～5 ml/kg为宜，浓度≤13%。1 g葡萄糖=16.7 kJ热量，一般不超过每日供给热量的40%～50%。② 新生儿低血糖：首次给予10%葡萄糖1～2 ml/kg，5分钟以上推注；随后使用5%～10%葡萄糖，常规滴速按照补充葡萄糖每分钟6～8 mg/kg给予，根据血糖监测指标调整输注速率、葡萄糖浓度。③ 低血糖：婴儿或儿童，5 ml/kg的10%葡萄糖静脉推注；静脉滴注应通过大静脉输注。④ 高血糖患儿，如需补充葡萄糖溶液，可以按照4 g葡萄糖+1U正规胰岛素，同时加用氯化钾溶液。⑤ 急性脑水肿患儿可以选择静脉推注1～2 ml/kg的50%的葡萄糖溶液	① 补液速率过快、过多可以导致心律失常、烦躁等症状，主重者可出现急性左侧心力衰竭、肺水肿。② 急慢性心功能不全（尤其是充血性心力衰竭）、急慢性肾功能不全、肝硬化腹水患儿，易出现水潴留，应控制补液速率和剂量，每小时2～3 ml/kg。③ 应用外用静脉输注高渗葡萄糖溶液时，要防止渗漏所导致的静脉损伤，宜使用大静脉输注。④ 倾倒综合征及低血糖反应（胃大部分切除患儿做口服糖耐量试验时易出现，应改为静脉葡萄糖试验）	① 监测代谢、电解质及酸碱平衡。② 监测血糖

（续表）

通用名	用法用量	注意事项	用药监护
氯化钠注射液（sodium chloride injection）	脱水：① 根据患儿的症状和体征判断患儿脱水程度和性质，然后制定第一个24小时补液计划，给予相应的液体量和浓度纠正脱水。② 伴有循环障碍、出现休克时，首先需要扩容，使用0.9%生理盐水每次按20 ml/kg给予，最多可以每20分钟给予一次（按照严重脓毒症休克的液体复苏疗法进行），补充累计损失时扣除扩容量，并根据脱水性质选用不同液体静脉滴注。③ 见尿补钾。④ 高渗性失水：补充累计损失的速度与等渗和低渗脱水完全不同，宜慢，在24～48小时内补入，控制补液速率每小时3～5 ml/kg。⑤ 等渗性失水：应注意防止高氯血症出现，可以考虑使用0.9%氯化钠溶液和5%碳酸氢钠溶液按照2∶1的比例进行补充，但要以血气分析中剩余碱量来决定使用碳酸氢钠的剂量	① 下列情况慎用：水肿性疾病、肾病综合征、肝硬化、腹水、充血性心力衰竭、急性左侧心力衰竭、急性肺水肿、脑水肿及特发性水肿等；急性肾衰竭少尿期、急性肾小球肾炎、慢性肾衰竭尿量减少而对利尿药反应不佳者；高血压；低钾血症。② 小儿补液量和速度应严格控制。③ 无特殊需要，静脉滴注的最高浓度≤3%。10%氯化钠应加入其他液体稀释后应用	根据临床需要，检查血清中钠、钾、氯离子浓度；血液中酸酸浓度平衡指标，肾功能及血压和心肺功能
氯化钾（potassium chloride）	静脉滴注、口服 静脉滴注：将10%氯化钾注射液10～15 ml加入5%葡萄糖注射液500 ml中（最终浓度≤0.3%）滴注（严禁静脉推注），补充速率控制在每小时2.4 mmol/kg以下，生理需要补充量为每日1～2 mmol/kg。 口服：治疗轻度低钾血症或预防性用药，用冷开水、饮料或葡萄糖溶液稀释10%氯化钾溶液至2%以下，进食后口服	① 本品严禁直接静脉推注。② 下列情况慎用：代谢性酸中毒伴少尿；急、慢性肾功能不全，家族性周期性麻痹；肾前性少尿；传导阻滞性心律失常等。③ 禁忌证：高钾血症、急、慢性肾功能不全、严重脱水者	① 监测血钾、血镁、血钠、血钙、血气分析、血糖。② 监测心电图。③ 监测肾功能和尿量
枸橼酸钾（potassium citrate）	口服 口服液：10 %枸橼酸钾每日0.5～1 mmol/kg，每日3次或遵医嘱。颗粒剂：（剂量以枸橼酸钾为准）温开水冲服，每日3次或遵医嘱	① 用药期间注意复查血钾浓度。排尿量低于正常水平的患儿慎用，或从小剂量开始使用。② 餐后服用，以避免本品的盐类缓泻作用。③ 服用本品时应当用适量液体冲服，防止摄入高浓度钾盐制剂而产生对胃肠道损伤的作用。④ 传导阻滞性心律失常，尤其应用洋地黄类药物时应经常复查血钾浓度，以随时调整剂量	① 监测血钾。② 监测酸碱平衡
碳酸氢钠（sodium bicarbonate）	口服、静脉滴注 ① 用于制酸。<6岁儿童尚无统一标准剂量，6～12岁儿童每次0.5 g，0.5小时可重复1次；>12岁儿童每次0.5～1.0 g，每日3次，餐前服用。② 碱化尿液。口服，按体重计算，每日1～10 mmol/kg，静脉注射，按体重计算，每日1.8～3 mmol/kg。③ 代谢性酸中毒。补碱量（换算为5%碳酸氢钠溶液的ml数）=体重×（−3−实际测得的BE值）/0.6 一般先给剂量的1/3～1/2，4～8小时内滴注完毕，以后根据血气分析结果调整剂量	大量注射、存在肾功能不全或长期应用时可出现心律失常、肌肉痉挛、疼痛、异常疲倦虚弱、呼吸减慢、口内异味、尿频、尿急、持续性头痛、食欲缺乏、恶心、呕吐等	监测血钠、血钙、血气分析
乳酸钠（sodium lactate）	静脉滴注 ① 代谢性酸中毒。应根据患儿碱缺失情况计算用量。② 高钾血症：若血清钾>6.5 mmol/L，首次可静脉滴注本品11.2%注射液0.7～	以下情况慎用：水肿伴有钠潴留倾向；轻中度肾功能不全；高血压；心功能不全；肝功能不全；缺氧及休克；水杨酸中毒；糖原贮积症Ⅰ	① 严重高钾血症患儿应于心电图监护下输注，并监测相关酸碱平衡指标。② 用药

（续表）

通用名	用法用量	注意事项	用药监护
	1 ml/kg，稀释后使用，以后根据血气分析结果酌情给药	型；服用双胍类药物（尤其是苯乙双胍）治疗糖尿病或糖尿病酮症酸中毒患儿	前后及用药时应当检查或监测：血气分析或二氧化碳结合力；血清钠、钾、钙、氯浓度；肝肾功能；血压；心肺功能；必要时监测中心静脉压

◆ 维生素类（表附录4-46）

表附录4-46　维生素类常用药物

通用名	用法用量	注意事项	用药监护
维生素A（vitamin A）	口服 治疗维生素A缺乏症：婴幼儿可每日口服维生素A 1万U	①长期过量摄入可引起慢性中毒，甚至死亡。②急性中毒可发生于数日内大量摄入维生素A（婴幼儿超过30万U）6小时后，表现为异常激动或骚动、头晕、嗜睡、剧烈头痛、复视	①监测血常规。②长期大剂量应用时应监测暗适应、眼震电图、血浆胡萝卜素及血清视黄醇水平。③监测血糖、尿素氮、血钙、血胆固醇和三酰甘油水平
维生素D_3（vitamin D_3）	口服 ①治疗维生素D缺乏性佝偻病：每日口服2 000～4 000 U，1个月后改为每日400 U。②治疗甲状旁腺功能不足引起的低钙血症：口服，>1岁儿童，每日5万～20万U，同时补充钙剂	①短时间超量摄入维生素D，可导致急性高钙血症，引起严重的中毒反应。②长时间大量服用，可引起慢性维生素D中毒	①监测肾功能。②监测血镁、血钙。③监测心率
维生素K_1（vitamin K_1）	静脉注射 ①治疗新生儿出血性疾病：静脉注射每次1 mg，根据需要，每8小时，给予1次。②治疗华法林诱导的没有或有轻微出血的低凝血酶原血症：静脉注射，单次剂量，1个月至12岁，15～30 μg/kg（最大1 mg），根据需要重复给药。③治疗维生素K缺乏性出血：静脉注射，单次剂量，1个月至12岁，250～300 μg/kg（最大10 mg）	①偶可发生过敏反应。②静脉注射速度过快可导致面部潮红、出汗、支气管痉挛、心动过速以至低血压等，曾有快速静脉注射致死的报道。③肌内注射可引起局部红肿和疼痛	①监测凝血酶原时间。②监测肝功能
维生素E（vitamin E）	口服、肌内注射 口服：儿童每日1 mg/kg，早产儿每日15～20 mg，慢性胆汁淤积患儿每日15～25 mg。 肌内注射：5 mg，每日1次	长期大量服用可引起视物模糊、乳房肿大、腹泻、头晕、流感样综合征、头痛、恶心等	监测血清胆固醇和血清三酰甘油
脂溶性维生素注射液（Ⅰ）（fat-soluble vitamin injection）	静脉滴注 在无菌条件下将本品加入脂肪乳注射液内（100 ml或以上量）轻轻摇匀后输注，并在24小时内用完。每日剂量1 ml/kg，每日最大剂量10 ml	经6～8周输注后，可能出现血清氨基转移酶、碱性磷酸酶和胆红素升高，减或暂停用药即可恢复正常	监测肝功能

（续表）

通用名	用法用量	注意事项	用药监护
维生素B_1（vitamin B_1）	治疗维生素B_1缺乏：儿童每日10～50 mg，连续2周，然后每日5～10 mg，持续1个月	过量可出现头痛、疲倦、烦躁、食欲缺乏、腹泻、水肿	监测过敏反应
维生素B_2（vitamin B_2）	口服、肌内注射 治疗维生素B_2缺乏：① 口服≤12岁儿童，每日3～10 mg，分2～3次服用。② 肌内注射：每次2.5～5 mg，每日1次	① 不宜与甲氧氯普胺合用。② 极低体重儿慎用。③ 大量服用后尿液呈黄色或黄绿色。④ 大量应用可引起类似甲状腺功能亢进症状	监测甲状腺功能
维生素B_6（vitamin B_6）	口服 ① 维生素B_6代谢异常或铁粒幼细胞贫血：口服，新生儿每次50～100 mg，每日1～2次；婴儿或儿童每次50～250 mg，每日1～2次。② 治疗异烟肼中毒：口服，新生儿每次5～10 mg，婴儿和儿童每次10～20 mg，每日2～3次	① 癫痫发作的新生儿慎用。② 长期大量应用可发生消化性溃疡、高血糖、转氨酶升高、严重周围神经炎等	监测肝功能、血糖
维生素B_{12}（vitamin B_{12}）	① 对单纯由于营养缺乏的巨幼细胞贫血，建议用维生素B_{12} 500～1 000 μg，每次肌内注射。② 其他少见的维生素B_{12}吸收障碍性贫血需终身应用维生素B_{12}	① 遗传性视神经病变或神经萎缩症禁用。② 可见低血压、高尿酸血症；少见暂时轻度腹泻。③ 避免同一部位反复给药尤其是新生儿、早产儿、婴幼儿	① 监测过敏等不良反应。② 监测血钾
甲钴胺（mecobalamin）	口服、肌内注射 口服：每次25～100 μg，每日3次。 肌内注射：每次25～100 μg，每日1次，每周3次	① 治疗1个月以上仍无效，应停用。② 避免同一部位反复注射，尤其是新生儿、早产儿、婴幼儿。③ 注射时避开神经分布密集的部位。④ 药物见光易分解，注意避光，开封后立即使用	监测过敏等不良反应
维生素C（vitamin C）	口服、肌内注射、静脉注射 ① 治疗维生素C缺乏：口服，每日100～300 mg，分2～3次服。肌内注射，100～300 mg，分次注射，至少2周。② 克山病心源性休克：静脉注射，首剂5～10 g，加入25%葡萄糖注射液中静脉缓慢注射	① 快速静脉注射可引起头晕、晕厥。② 长期大剂量口服（每日2～3 g）可引起停药后坏血病。③ 长期大量口服有诱导性，可引起药物过敏、血液系统不良反应、糖尿病，偶可引起尿酸盐、半胱氨酸盐或草酸盐结石。④ 大量应用（每日>1 g）可引起腹泻、皮肤发红发亮、头痛、尿频、恶心、呕吐、胃痉挛等	监测过敏、头晕等不良反应
复合维生素B（complex vitamin B）	口服 ① 片剂按病情需要，每次1～2片，每日3次。② 溶液剂：<10岁儿童，每次1 ml/岁，每日3次；≥10岁儿童，每次10 ml，每日3次	日常补充和预防时宜用最低量	监测烦躁、疲倦、食欲缺乏等不良反应
注射用水溶性维生素（water-soluble vitamin for injection）	静脉滴注 ① 新生儿及体重<10 kg的儿童，按每千克每日1/10瓶计算。② 体重>10 kg的儿童，每日1瓶	本品加入葡萄糖注射液中进行输注时，注意避光	监测过敏等不良反应

◆ 矿物质类（表附录4-47）

表附录4-47　矿物质类常用药物

通用名	用法用量	注意事项	用药监护
葡萄糖酸锌（zinc gluconate）	口服 治疗锌缺乏：婴儿每日0.5～1.0 mg/kg（以锌元素量计算），2～3岁每日10 mg，3～4岁每日12.5 mg，4～6岁每日15 mg，>6岁每日20 mg，分2～3次饭后服，疗程可根据病情及症状决定	①不宜空腹服用，宜餐后服用以减少胃肠道刺激。②忌与钙盐、亚铁盐、环丙沙星、氧氟沙星、青霉胺同时服用	监测血常规
葡萄糖酸钙（calcium gluconate）	静脉注射、静脉滴注 治疗低钙血症：剂量由疾病情况和血清钙水平决定。静脉注射，新生儿每日200～800 mg/kg，婴儿或儿童每日200～500 mg/kg，连续静脉滴注或分4次静脉注射	①葡萄糖酸钙不作肌内注射，而应静脉注射；静脉注射时尽量避免溢出，因其可致组织坏死。②脱水或低钾血症等电解质紊乱时慎用。③不能与头孢曲松同用，尤其不能同时或先后静脉注射	监测血清钙浓度，尿钙排泄量，以及血清钾、镁、磷浓度等
乳酸钙（calcium lactate）	口服 根据年龄及膳食钙摄入酌情进行补充，或遵医嘱。一般每次0.3～0.6 g，每日2～3次	①禁与洋地黄类药物联合使用。②心肾功能不全者慎用	①监测肾功能。②监测血钙
碳酸钙（calcium carbonate）	口服 可根据人体需要及膳食钙的供给情况酌情进行补充，一般每日0.2～1.0 g，分次服用。每日需要钙剂量（元素钙）：0～3岁，400～800 mg；4～6岁，800 mg；7～10岁，800 mg；>10岁，800～1 200 mg	同葡萄糖酸钙	同葡萄糖酸钙
硫酸镁（magnesium sulfate）	口服、深部肌内注射、静脉注射 ①治疗低镁血症：轻度镁缺乏：25%硫酸镁注射液1 g，深部肌内注射，或溶于5%葡萄糖注射液500 ml中静脉滴注，每日总量为2 g。重度镁缺乏：60 mg/kg，肌内注射，或将2.5 g硫酸镁溶于5%葡萄糖注射液或氯化钠注射液500 ml中缓慢静脉滴注3小时，并严密观察呼吸等生命体征。②抗惊厥：20～40 mg/kg，配成20%注射液，深部肌内注射；或按30 mg/kg，计算25%的溶液用量，用5%～10%葡萄糖注射液稀释成1%或5%浓度后静脉滴注	①应用硫酸镁注射液前须查肾功能，肾功能不全应慎用。②有心肌损害、心脏传导阻滞时应慎用或不用。③如出现急性镁中毒现象，可用钙剂静脉注射解救，常用量为10%葡萄糖酸钙注射液10 ml缓慢注射	①监测肝功能。②监测肾功能。③监测做膝腱反射检查，测定呼吸次数、观察排尿量、血镁浓度
甘油磷酸钠注射液（sodium glycerophosphate injection）	静脉滴注 本品加入复方氨基酸注射液或5%或10%葡萄糖注射液中输注。①0～12个月婴儿，每日0.5 ml/kg（磷0.5 mmol）。②1～12岁儿童，每日0.2 ml/kg（磷0.2 mmol）。③>12岁儿童，每日10 ml（磷2.16 g）	①长期用药可引起血磷、血钙浓度变化。②过量使用可致高磷血症、低钙血症、肌肉颤动、痉挛、胃肠道不适等。出现中毒表现时，应立即停药。③肾功能障碍患儿应慎用	监测血磷、血钙浓度

（卜书红　张　健）

参·考·文·献

[1] 中国国家处方集编委会.中国国家处方集（化学药品与生物制品卷·儿童版）.2013版.北京：人民军医出版社，2013.

[2] 抗菌药物临床应用指导原则修订工作组.抗菌药物临床应用指导原则（2015年版）.

[3] 徐虹，孙锟，李智平，等.临床药物治疗学.儿科疾病.北京：人民卫生出版社，2016.

[4] 国家药典委员会.中华人民共和国药典－临床用药须知.2010版.北京：中国医药科技出版社，2011.

[5] Giacoia G P, Taylor-Zapata P, Zajicek A. Drug studies in newborns: a therapeutic imperative. Clin Perinatol, 2012, 39(1): 11–23.

[6] 沈刚，李智平.新编实用儿科药物手册：3版.北京：人民军医出版社，2013.

[7] Thomas E Y, Barry M.新生儿药物手册.魏克伦，陈桂霞，主译.厦门：厦门大学出版社，2010.

附 录 五
新生儿外科有关综合征

概述

本综合征附录中附上OMIM编号，OMIM为“online mendelian inheritance in man”的简称，即“在线《人类孟德尔遗传》”或“网上《人类孟德尔遗传》”，为持续更新的关于人类基因和遗传紊乱的数据库。

每一种疾病及基因有一个独特的6位编号，编号的头一个号码是遗传方式的分类：第一个号码是1，指染色体显性遗传；如果是2，就是指染色体隐性遗传；若是3，则是与X连锁。编号前的星号表示是一个基因。编号前的#表示是一个描述性的条目，通常是表型，且不表示是一个特定位点。与表型相关的基因的相应描述，都在第一个条目中。编号前的+，表示这个条目包含了已知序列的基因以及表型的描述。编号前的%表明该条目描述了已经确定的孟德尔表型或含有未知的分子基础的表型位点。编号前无符号说明孟德尔遗传情况还未被明确。编号前^说明这个条目已经不存在了。它已经从数据库中移除，或者被移至其他条目中了。

Aase-Smith Syndrome（OMIM：% 147800）

又称为先天性贫血-拇指三指节骨畸形综合征（congenital anemia-triphalangeal thumb syndrome）。系指先天性纯红细胞再生障碍合并双手拇指三节指骨畸形。可能为性联隐性遗传性疾病，染色体核型为46XY。

该病病因不明，由美国医师Jon Morton Aase 和David Weyhe Smith在1968年最早报道，出生后即表现为贫血貌，拇指三指节畸形，关节缺如，指关节处指纹构型减少，关节不能伸直，轻度桡骨发育不全，窄肩及室间隔缺损，囟门闭合延迟，肝脾肿大，腭裂，上睑下垂症，耳郭畸形。检查提示贫血和白细胞减少，骨髓呈增生不良象，亦可增生活跃而仅红细胞增生低下，超声发现心脏畸形。临床上有先天性贫血和手拇指畸形的特征即可诊断。

第一年采用间断输血，后采用皮质类固醇治疗，可改善贫血。随年龄增长，贫血可自动缓解。畸形可根据手术适应证做相应的矫形手术治疗。

Acrocephalosyndactyly Syndrome［尖头并指（趾）综合征，OMIM：# 101200］

又称为Apert综合征，表现为颅缝早闭、颌面畸形、严重的对称性并指（趾）畸形的少见畸形，由法国儿科医师Apert于1906年首先报道。系指颅骨和颜面骨形成异常，伴有指（趾）并指征的一组综合征。第10染色体短臂上26位点成纤维细胞生长因子受体-2突变导致，常染色体显性遗传性，双亲均属高龄，尤以父亲为甚。临床特征为：① 呈颅顶短而尖，前额高耸，冠状缝早期愈合，颅骨纵轴增大，囟门向上、向前突出。眼眶浅而扁平，眼球突出，两眼距离过远，上睑下垂，有外斜视和眼球震颤。② 并指（趾）多为左右对称，程度不等，从皮肤性愈合到完全性骨性愈合，手指以第2、3、4指完全融合为最多见，呈匙状；足趾也以第2、3、4趾软组织愈合多见；手足以对称性畸形为特征。患儿有各种程度的智能障碍，而脑部缺乏特异性病理改变，还可以合并其他畸形，如尺、桡骨融合，肘关节融合，脊柱畸形，斜视，视神经萎缩等。

治疗原则是防止颅内压增高，助长脑的发育，改善颅骨和面部畸形以及并指，多于青春期前死亡。

Adair-Dighton Syndrome（成骨不全综合征，OMIM：# 166200）

又称为Lobstein病，Vander Hoeve综合征，先天性成骨不全病，Ed-Dowes病，Porax-Durante综合征，蓝巩膜-脆骨-耳聋综合征（brittle-blue sclerae-deafness syndrome）等，为遗传相关结缔组织病。

该综合征属于成骨不全（osteogenesis imperfecta）家族遗传性疾病Ⅰ型（轻型），主要表现为巩膜蓝色、脆骨病和耳聋等三征，可于任何时期发病，表现为三征齐全或仅有蓝巩膜和脆骨病，病因不明，临床罕见。女性发病稍多，男女之比约1∶1.8。

该病有家族遗传性及遗传异质性，其遗传方式符合外显率不全（为25%～40%）的常染色体显性遗传，少数患儿可表现为常染色体隐性遗传。致病基因主要是*COL1A1*及*COL1A2*基因突变导致，导致无意义密码子介导的mRNA在该位点降解，结构正常的Ⅰ型胶原蛋白产生减少。由于皮肤的真皮、角膜、巩膜和骨骼中从早期的网状纤维转变为成熟的胶原纤维的过程受抑制，骨痂的形成可以正常或过量，过量的骨痂产生畸形。

临床征象与发病早晚及年龄有关，主要表现如下。

（1）严重者在子宫内或出生时即发生骨折，常为死产或只能存活短时间。

（2）较轻者表现为蓝眼珠，钢盔样头颅。走路晚，肢体弯曲、矮小。骨质脆弱，易折断是最大的特点。蓝色巩膜：因胶原合成减少，巩膜透明度改变使富含于血管的脉络膜层透视而使巩膜呈蓝色；脆骨病：骨皮质和骨松质产生网状结构缺陷，或骨衣下成骨细胞和羟基磷灰石含量减少使骨质特别脆弱，轻微外伤即可引起骨折，好发于长骨和肋骨，但骨折后一般无后遗畸形，并且血钙、磷及碱性磷酸酶含量正常。听力障碍：耳聋发生率为50%～60%，主要是传导性耳聋伴耳鸣。病程较长者病变可损及耳蜗、内耳道，耳聋可转为混合性或感音神经性。

（3）其他症候可有肌肉萎缩、关节松弛、牙齿发育不良、耳聋等表现，患儿还有生长发育迟缓、肌无力、出血素质及全身多处成骨不全表现。

X线片可见骨皮质薄，骨干变细，表现为粗骨型、囊肿型，可见骨折愈合后的畸形。血清钙、磷等化验均正常。病理显示胶原纤维成熟异常，成骨活动障碍。患儿受损部位有少量钙盐和丰富磷酸盐沉积，存在骨酸化，镫骨的钙、磷比（2.6∶1）明显高于正常人（2∶1）。

药物治疗主要是二膦酸盐类（BPT）和基因重组人生长激素（rhGH）两大类。BPT具有特异性骨亲和力，吸收后沉积于骨，可抑制破骨细胞活性、阻止骨质重吸收，减轻骨痛、增加骨密度、降低骨代谢指标、减少骨折的再发生率。外科内固定和外固定可防止骨折和恢复患肢功能。耳科手术主要是镫骨部分切除术和人工听骨植入术，部分患儿采用助听器改善听力。

Adrenogenital Syndrome（肾上腺生殖器综合征）

先天性肾上腺增生症（congenital adrenal hyperplasia，CAH）是编码皮质激素的必需酶基因突变，肾上腺皮质类固醇激素合成障碍所引起的一组疾病，为常染色体隐性遗传。该病下丘脑促生长激素释放激素（CRH）和垂体促肾上腺皮质激素（ACTH）代偿性增加，导致肾上腺皮质增生，同时伴有雄激素合成的显著增加或减少，引起性发育异常。主要有21羟化酶缺陷症（21OHD），11β羟化酶缺陷症（11βOHD）和17羟化酶缺陷症。

90%的CAH为*CYP21A2*基因突变引起的21羟化酶缺陷症（21OHD），患儿肾上腺糖皮质激素和/或盐皮质激素合成受损，致ACTH代偿性升高，双侧肾上腺增生；雄激素合成过多，表现为女性假两性畸形和男性性早熟。分为经典型（失盐型和单纯男性化型）以及非经典型等。患儿出生后多可见外阴模棱两可或女性外阴不同程度男性化。轻者阴蒂肥大，重者阴蒂增生类似阴茎，阴道闭锁或阴道完全开口于后尿道。子宫和卵巢均正常。

失盐型醛固酮和皮质醇的合成不足，外生殖器的畸形，出生早期即出现电解质紊乱；单纯男性化型的激素合成过多，出现女性男性化和男性性早熟；非经典型症状不典型，表现为多毛、痤疮等高雄激素血症的表现，出生时外生殖器正常，睾酮和雄烯二酮的水平也有所升高，但低于经典型。21OHD的临床表现与酶活性改变程度有关，不同的基因型分别与不同的表型相对应。血中21羟化酶的主要底物17-羟孕酮（17OHP）超过242 nmol/L即可诊断。临床症状不典型且17OHP正常，则行ACTH兴奋试验，必要时需要检测基因型。

CAH病例的5%～8%为11β羟化酶缺陷症（11βOHD）。11-去氧皮质酮（DOC）和11-去氧皮质醇不能转化成皮质酮和皮质醇，促肾上腺皮质激素（ACTH）分泌增加刺激肾上腺皮质的束状带增生，产生过量的皮质酮和皮质醇的前体物质。去氧皮质酮（DOC）及硫酸脱氢表雄酮（DHEAS）大量堆积，临床上出现肾上腺增生伴有低肾素性高血压、低血钾；而过多的DHEAS令男性患儿出现性早熟，女性患儿表现为女性假两性畸形，与21OHD相似，但程度往往较轻。

17羟化酶缺陷症较为少见，患儿有低肾素性高血压和低血钾。ACTH大量分泌促使肾上腺皮质增生。由于雄烯二酮减少，睾酮合成减少，男性表现为男性女性化（男性假两性畸形），女性表现为性幼稚。

治疗是给予适当的皮质醇维持量的同时，根据病变程度及年龄不同采用不同手术矫正外生殖器异常。新生儿期可进行阴蒂成形（阴蒂次全切除等）。低位阴道闭锁可于3～6个月时行会阴"U"形皮瓣翻转阴道成形术。高位阴道闭锁可在2～3岁时行会阴双侧皮瓣翻转阴道拖出成形术。此外应注意心理治疗。

Aglossia-Adactylia Syndrome［先天性无舌无指（趾）畸形综合征，%103300］

系指原因不明的以舌及肢体受累严重的多发畸形。多数学者认为不属遗传性疾病，可能为胚胎在宫内发育过程中遇到某些不利因素所造成。如病毒感染、化学药物、物理等致畸因素影响所致。本征患儿为先天性。大多同时伴有其他畸形。肢体受累较严重，四肢或单指（趾）多指（趾）缺如，亦可有并指（趾）和无指甲现象，可见内脏移位和右位心，面部常是尖而窄的鸟嘴状；绝大多数病例舌完全缺如，偶在口腔后端可见小的发育不全的舌。颌下腺、舌下腺肥大。下颌骨常较小且发育不良。常伴发腭裂、下唇缺损等。但语言无多大障碍，下切牙缺损，高腭弓，腭裂，颌下腺、舌下腺肥大，智力正常，染色体检查正常，X线表现：① 小颌畸形：下颌骨常较小且发育不良，腭裂、下唇缺损等。② 牙齿异常（下颌门齿缺如、乳牙）。③ 四肢发育不全［四肢不全至远侧指（趾）缺如］。④ 其他异常：右位心，腹腔内脏转位，智力正常。

诊断与鉴别诊断根据无舌、指（趾）发育不全，容易诊断。指（趾）的缺如也可发现于Hanhart综合征和Moebin综合征，前者舌是完整的，智力低下，然下颌骨发育不全。后者，没有先天性无舌-无指（趾）综合征，有发现脑神经有异常，部分的先天性无齿症已被描述。手和足指（趾）骨缺失，常与发育障碍有关，但无舌发育异常。

无特殊治疗方法，某些可对症治疗。预后尚可，不影响生命。

Alagille Syndrome（先天性肝内胆管发育不良综合征，# 118450）

又称为肝内胆管闭锁综合征，动脉-肝脏发育不良综合征，Watson–Alagille综合征。于1949年Mac Mabon最先描述。1975年Alagille报道15例并认为是一种新的综合征。系指先天性肝内胆管发育异常伴有特殊面容、脊柱畸形、心脏畸形以及智力发育迟缓的综合征，90%的患儿由于*JAG1*基因突变导致，余为*NOTCH2*导致，常染色体隐性，有人提出可能为孕妇宫内感染或中毒。发病后肝大，汇管区无胆管，或仅有发育不良的胆管，无管腔。伴有明显的淤胆现象和门管区轻度纤维化。睾丸可见间质纤维化。

男女发病相似，出生后3个月内发生轻度黄疸，皮肤瘙痒，血中胆固醇常达2 000 mg/dl，碱性磷酸酶升高，但谷丙转氨酶正常。面容特殊，前额突出，眼与鼻间距增大，下巴尖而小。肺动脉瓣区可听到杂音。脊柱畸形，脊柱骨前弓裂开不融合，但脊柱无侧突。智力发育迟缓，但可重可轻。部分患儿睾丸较小。肝活检示肝内胆管发育不良可确诊。本病无特殊疗法，对症治疗可给予考来烯胺或补充脂溶性维生素。

Aldrich–Dees Syndrome（# 301000）

又称为Wiskott-Aldrich综合征，*WAS*基因突变导致，X–性联隐性遗传疾病，发病率百万分之一。多散发，但无家族史。本病多发生于男性，新生儿、婴儿期开始发病，表现为血小板少，免疫功能低下，抗感染能力差。常引起出血，形成紫癜，严重的湿疹；反复多发性感染。血小板减少性紫癜和便血出生后1个月即可出现，可引起脑出血和消化道出血。湿疹出生后2～3个月可出现，病情随年龄增长而加重，难以控制。出生后3个月至1年频发严重的细菌和病毒等感染，引起肺炎、支气管炎、鼻窦炎、中耳炎、脑脊膜炎和败血症，病毒如麻疹、水痘、单纯疱疹和巨细胞病毒感染等，真菌如白色念珠菌和原虫如卡氏肺囊虫感染等，感染时间长且难以控制。

哮喘、荨麻疹和腹泻较常见，也易并发淋巴网状系统的恶性肿瘤如淋巴瘤、网状细胞肉瘤、网状淋巴细胞肉瘤、恶性网状组织细胞增生症及急性白血病等，10%的患儿并发恶性病变。常因严重出血、感染、恶性肿瘤而死亡。

免疫学检查可发现细胞和体液免疫均有缺陷。病理患儿胸腺中小淋巴细胞数目减少，皮质和髓质难以区别。淋巴结副皮质区的淋巴细胞进行性衰减，淋巴滤泡存在。

输血可帮助控制出血现象。适当的抗生素以控制感染，应用辐射处理的血浆预防感染，33%的患儿注射转移因子有效。

Alport's Syndrome（遗传性肾炎综合征，# 301050）

又称为遗传性血尿–肾病–耳聋综合征、Guthrie–Alport综合征、Dickinson综合征、遗传性肾炎–神经性耳聋综合征（hereditary nephritis-nerve deafness syndrome）等。Dickinson于1875年，Alport于1923年开始发现本病征。发病率1/50 000，*COL4A3*，*COL4A4*，*COL4A5*基因突变导致，*COL4A5*基因突变导致发病时，为X–连锁遗传，由于*COL4A3*或*COL4A4*基因突变导致时，常染色体隐性遗传。

系指家族性、连续性、进行性加重的血尿、肾炎和神经性听力丧失，可伴氨基酸代谢异常及血小板异常等。女与男发病比值为2∶1，男性病重，多于40岁前死亡。

平均6岁左右发病，男性发病早重，亦有到20～30岁无症状的病例，女性发病晚且轻。初为无症状性血尿或复发性血尿，逐渐转为持续性血尿。约3/4患儿有渐重蛋白尿，肾功能在幼童期大多正常，之后男性更早出现肾功能逐渐减退，多在20～30岁出现肾功能衰竭。偶有女性在青春期即进入肾功能不全。高血压多发生在肾功能衰竭的中期或晚期。少数病例以尿路感染为主要表现，发作时尿培养可阳性。

听力异常发病率为30%～40%，多在10岁以内出现，早期可无症状，需电测听器检查方可发现。多为双侧性神经性耳聋（初期高音或耳聋），男性多见，呈进行性加剧，女性伴发耳聋者少且轻。耳聋病因不明，病理学方面检查，显示有毛细胞的减少和耳蜗的萎缩。

15% ～ 20%的病例发生眼部病变，多男性，表现为先天性白内障，先天性眼球震颤，圆锥形晶状体，色素性视网膜炎，视网膜形成不全，角膜色素沉着等，有报道该病特征性的眼底表现为双眼对称性的黄斑周围变化，环绕中心凹区出现白色或黄色明亮致密颗粒。

尚可合并多发性神经病变、骨骼肌萎缩、高脂血症、高脯氨酸血症、高脯氨酸尿症，亦有合并先天性鱼鳞癣、原发性肢端骨质溶解、肢端红痛症、婴儿期出现Fanconi综合征等。

无特异性疗法，腹膜透析，血液透析及肾移植可延长患者寿命，亦有少数患者在透析疗法治疗下，存活达40岁以上。本病预后不良。男性病例呈进行性发展，常在40岁前死于慢性肾功能衰竭。女性病例预后较男性稍好，但若妊娠即可使病情恶化。

Androgen Resistance Syndrome（抗雄激素综合征，# 312300）

又称为雄激素不敏感综合征（androgen insensitivity syndrome，AIS），*AR*基因突变与该病相关，是一种性连锁隐性遗传病。发病患儿染色体核型为46，XY，男性新生儿发病率为1/60 000 ～ 1/20 000。患儿雄激素浓度正常，但靶组织对雄激素缺乏反应或反应不全，结果导致患儿男性特征的完全或部分丧失，患儿呈现女性外观。根据其女性化表现程度可分为两型：完全性雄激素不敏感综合征（CAIS）和部分性雄激素不敏感综合征（PAIS）。

导致AIS的原因发生有以下3种。① 雄激素受体缺乏或数量减少，睾酮和二氢睾酮不能发挥作用，导致男性性器官的发育及功能障碍。② 雄激素受体基因突变致功能异常：部分患儿雄激素受体数量正常，但受体功能缺陷，引起雄激素与受体的结合障碍。③ 5α-还原酶的缺乏：5α-还原酶与睾酮及其受体结合，使睾酮转变为活性更强的二氢睾酮，若此酶缺乏或活性减弱即影响睾酮向二氢睾酮的转化。

雄激素不敏感综合征的临床表现介于女性表型与几乎正常的男性之间。表型为女性的CAIS常因原发性闭经就诊而发现，也有因疝手术在疝囊或腹股沟管中意外发现睾丸而得以诊断。患儿外生殖器为正常女性型，但阴道短，并呈盲端，没有女性内生殖器。青春期呈女性体态，乳房发育，但阴毛、腋毛缺如。PAIS表型轻重不同，可有偏向女性的会阴阴蒂尿道下裂、阴唇融合、大阴蒂和隐睾等；或为正常男性外观，而仅有青春期乳房增大；亦可为无生殖能力的男性。各型AIS的共同现象是没有米勒管，沃夫管发育不良。AIS患儿血浆中睾酮、雌二醇、促滤泡素浓度均在正常或正常高限值，而促黄体生成激素可升高。

治疗上主张切除异位睾丸，在青春期予以雌激素替代治疗。对PAIS患儿当预计青春期发育后能完全达到正常男性化时，仍应保持其男性性别，否则也施行与CAIS同样的治疗方法。睾丸切除的年龄有提前至青春期前进行的趋势。本病征除发生恶性肿瘤者预后不良，其余均不危及患儿生命。

Aniridia-Genital Abnormality Retardation Syndrome（AGR综合征，# 194072）

是指无虹膜、生殖器异常和发育延滞三联症的综合征，此综合征为常染色体显性遗传，33%的患儿发生Wilms瘤，因此又称为Aniridia-Wilms' tumors综合征（无虹膜-Wilms肿瘤综合征）或者WAGR综合征（无虹膜，泌尿生殖系统畸形，智力障碍，Wilms瘤）。该病患儿有第11号染色体短臂1区3带（11p13）部分缺失，其中包括11p13上的无虹膜基因（*PAX6*）邻近的肾母细胞瘤（*WT1*）基因，*WT1*基因导致泌尿生殖系统方面的缺失和肾母细胞瘤，*PAX6*缺失导致虹膜缺失和眼睛发育异常和智力发育迟缓。

患儿多数有中度智力发育迟缓，还有半侧肥大畸形、颅骨和颅面畸形、小头畸形、各种骨骼畸形，嘴唇突出，下颌过小和外观怪异的耳朵。眼睛无虹膜以及先天性白内障、眼球震颤，以及眼睑下垂和失明。

泌尿生殖系统表现为生殖器异常，如尿道下裂、隐睾、肾脏发育不良、马蹄肾、双尿道、小阴茎或两性畸形等。可伴发肾母细胞瘤和性腺母细胞瘤。

其他还有发育迟滞、智力低下和身材矮小等。

依据四联症和基因检测结果进行诊断。因为该病眼部病变在新生儿期发现，1/3的先天性虹膜缺失是WAGR综合征，因此需要WAGR筛查。本病一旦确诊，需要定期随访，6岁前每3个月行1次超声检查，6～8岁每6个月做检查，8岁后每6～12个月检查1次。一旦发现，按照Wilms瘤处理。

Anterior Chamber Cleavage Syndrome（前房劈裂综合征，# 261540）

又称为Reese-Ellsworth综合征，Peter-Plus综合征。研究表明与*B3GLCT*基因突变有关，常染色体显性遗传，或者为母亲怀孕时患风疹所致。表现为智力低下，颅骨发育异常，牙齿异常。先天性角膜白斑与晶状体前囊粘连，角膜缺少后弹力层。前房浅，前极性白内障，眼压高。患儿视力受影响时可行光学虹膜切除术以及抗青光眼手术。

Arnold-Chiari Syndrome

又称为小脑扁桃体下疝，是以小脑扁桃体下疝畸形为特征的先天性疾患，常合并脊髓空洞、颅脑后部骨性畸形、脑积水及脊髓脊膜膨出，该病例而于1907年被命名为Arnold-Chiari畸形。为先天性畸形，一般认为是胚胎中胚叶轴旁的枕骨原节发育不良，导致枕骨发育不良、后颅窝浅小，而容纳在后颅窝内的脑组织发育正常，就造成了后颅窝过度拥挤，继发后脑组织下疝等。

病理上Chiari将病变分为4类：Ⅰ型，小脑下部变形拉长，嵌入椎管内，并发脑积水，伴发畸形脊柱裂，脊膜（脊髓膨出），脊髓空洞症。Ⅱ型，多见于新生儿，小脑下部、脑干、第四脑室均拉长并下垂，嵌入椎管内，并发脑积水伴有畸形，脊椎裂（脊膜、脊髓膨出）。Ⅲ型，小脑全部膨出，高位颈椎的脊膜膨出多见于新生儿。Ⅳ型，脑积水合并小脑发育不全。

根据不同病变可出现不同的神经系统定位体征，如颅内压增高征、视神经盘水肿、共济失调、锥体束征、脑神经、高位颈髓压迫综合征。椎管造影、CT扫描、MRI检查等可以明确诊断。脑积水存在者，作脑室-腹腔转流术，颅底凹陷者可作后颅凹减压术，亦可根据不同病变作后颅凹减压术同时作脑室-腹腔转流术。

Asplenia And Polysplenisia Syndrome（无脾-多脾综合征）

为先天性疾病的一组畸形病综合征。主要为复杂先天性心脏病常合并无脾或多脾畸形。胚胎发育第5至6周时，脾原基发育，内脏原基左右分列，脏器分侧障碍时影响脾脏原基到达正常位置并正常发育，因此产生无脾或多脾病变。无脾者常合并大动脉转位，肺动脉狭窄或闭锁及全肺静脉异位引流等，男性多见，并发绀，约半数患儿死于缺氧或心力衰竭。多脾者常伴有右位心，右位主动脉弓及部分肺静脉异位引流等，女性多见，生存较长。可用B超或彩超、同位素等检查诊断。治疗可手术矫正心脏畸形。

Baber Syndrome（# 276700）

又称为肝肾性酪氨酸血症（hepatorenal tyrosinemia）、先天性酪氨酸血症（congenital tyrosinemia）、先天性肝硬化并有范科尼综合征表现及酪氨酸尿。

该病*FAH*基因发生变异，常染色体隐性遗传，酪氨酸代谢途径上的FAH酶（基因编码位于15q23-q25）变异导致，延胡索酰乙酰乙酸酶缺乏引起的酪氨酸代谢障碍，具备遗传毒性和致癌性的延胡索酰乙酰乙酸（FAA）堆积，引起先天性肝硬化及多种肾小管功能障碍，血尿酪氨酸增高，肝脾肿大。早发型出生后数月即可死于肝功能衰竭，晚发型数年发展为肝细胞癌。测定红细胞的酶活性可作快速诊断。羊水细胞培养测定酶的活性可供产前诊断。低酪氨酸、低苯基丙氨酸饮食对改善肾小管功能可能有效，对改善肝功能无效，4-羟基苯丙酮酸二氧化酶抑制剂尼提西龙（nitisinone）目前认为是效果最佳的药物。本病预后不良。肝移植是唯一治疗手段。远期效果不明。

Baller-Gerold Syndrome（BGS，# 218600）

又称为颅缝早闭-桡骨发育不全综合征，系指患儿颅缝早闭和轴前上肢畸形，常合并消化系统、泌尿系统、生殖系统、循环系统、中枢神经系统异常和椎骨缺损等的综合征。常染色体隐性遗传疾病，发病率不详，目前报道40例左右。由位于染色体8q24.3上的*RECQL4*基因突变引起。该基因也会引起Rothmund-Thomson综合征和Rapadilino综合征，因此除颅缝早闭外，其余症状相似。

患儿均有颅缝早闭和上肢发育异常。颅缝早闭可累及部分或全部颅缝，以冠状缝多见。可出现尖颅、斜颅等畸形。上肢畸形可以是对称或不对称性。主要有拇指、第1掌骨和桡骨发育不全。约半数患儿有消化道畸形，如无肛、肛门前移或伴瘘管形成等。泌尿道畸形主要有肾异位、肾缺如、肾发育不良、肾不发育或生殖道畸形如"一穴肛"等。约1/4患儿有心脏异常，如法洛四联症，可伴肺动脉狭窄等。部分患儿合并耳、眼、上颌、椎体及身材矮小等异常并有家族史。患严重内脏畸形的新生儿可在颅缝早闭前死亡，以致颅骨畸形尚未出现。这些患儿易误诊为桡骨发育异常伴内脏移位的其他综合征，如Carroll-Louis综合征和Vactel综合征等。鉴别诊断时应注意此综合征的特征性改变是颅缝早闭。Vactel综合征也可有类似改变，但其是散发的，很罕见，BGS可有家族史。治疗无特殊疗法，对症处理，早期手术处理颅缝早闭，手术解决手指畸形。患儿患有骨肉瘤的概率增加，日晒可以增加皮肤癌的概率。

Bardet-Biedl Syndrome（# 209900）

系指患儿有先天性肥胖、多指（趾）畸形、色素视网膜炎、性腺发育不全、智力低下、肛门闭锁和颅骨畸形的综合征。常染色体隐性遗传，有高度的异质性（heterogeneous），临床表现有明显的差异，甚至在同一家族内智障、多指、肥胖程度、生育障碍及肾脏功能异常的表现亦有所不同。但家族中罹病成员的视网膜萎缩类型是一致的。基因*BBS1*、*BBS2*、*BBS4*、*MKKS*、*BBS7*与此症有关，*BBS3*、*BBS5*与此症有连锁关系。

符合下列5个主要临床表现中4条者可诊断。① 视网膜表层细胞变性，视网膜萎缩伴视网膜杆状与椎状细胞退化，会导致夜盲，其他可能的视力问题还包括近视、斜视，视野狭窄，对色彩视觉异常，视网膜电图异常等。视力会随年龄而退化，5～10岁有15%的患者会表现非典型的视网膜色素沉着，到20岁时有73%的患者已经全盲；② 智力低下；③ 肥胖；④ 多指（趾）畸形；⑤ 性腺发育不良或功能障碍，原发性生殖细胞发育不良，或性腺激素不足所致，男性常见阴茎短小、睾丸较小或隐睾症，男性不育；女性虽可正常发育，但经期不规则，有些患者会有阴道闭锁、残存的泌尿生殖窦、阴道分隔、子宫发育不全等问题。若缺乏视网膜变性表现，应注意与Parder-Willi综合征进行鉴别诊断。本病无特殊疗法。

视网膜萎缩至今尚无有效方法，弱视应尽早矫正，多指（趾）可以在出生后2年内治疗。男性睾酮素过低者，补充荷尔蒙；女性患者根据生殖器官异常来治疗。定期评估内分泌功能，以避免相关并发症。

Bartholin-Patau Syndrome（先天性唇裂眼畸形综合征）

系指由额外染色体所引起的先天性疾病，主要表现为脑、心、肾畸形所致的综合征。D组（13～15对）比正常多一个位于13对染色体上，即为47个染色体，形成D1染色体三体，又称为13-三体综合征。1960年由Patau等首先描述，1/46 000～1/20 000，我国婴儿发病率估计为1/86 050。高龄母亲概率较高，女婴略多于男婴。

本征约75%患者面中部发育不良，几乎均有唇裂和腭裂，个别有舌尖裂。出生时即反复发生呼吸道感染，伴有发绀和窒息发作，严重精神发育不全；少数病例有抽搐，无嗅脑畸形，小眼畸形，虹膜裂隙，多指（趾）固定于屈位，心脏和肾脏缺损，弥漫性毛细血管血管瘤。皮纹可见通关手，桡侧箕、轴三叉高位（X″）。指甲形成不全。所有患者听力完全丧失，实际上为全聋。染色体检查，染色体核型80%为标准13-三体型（47，+13），其次为易位型[46，一D+t（13qDq）]，即第13号染色体的长臂与D组中1条染色体长臂易位，少数病例核型为13三体与正常核型的嵌合体，核型为47XX（或XY）+13/46XX（或XY）。皮纹学检查有通关手，足双侧腓弓呈S型，血红蛋白低，Bart’s数量增加。常见死产，多因心脏或其他畸形死于婴儿期，约70%死于最初3个月内，极少活到儿童期。多数在1年内死亡。据统计存活到3岁者不到50%，但也有人报道存活至10岁者。本病暂无特殊治疗，唇裂或腭裂可手术修补。

Basal Cell Nevus Syndrome（基底细胞痣综合征，# 109400）

又称为下颌囊肿-基底细胞瘤-骨畸形综合征，多发性囊性肿瘤病、Ward综合征、Gorlin-Goltz综合征、Gorlin syndrome、Hermans-Herzberg综合征，*PTCH1*基因突变诱发，常染色体显性遗传，发病率为1/31 000，累及多个脏器。出生时或以后任何时期均可发病，皮肤肿瘤为好发于面中央（眼睑、鼻部、口周、上唇及颊部）的基底细胞瘤，数目不等，可表现为结节、色素沉着、斑块及溃疡等，可转移到脑及肺部。下颌囊肿为单房性或多房性。掌跖皮疹为凹陷性红斑。此外，尚有颅骨、脊柱、肋骨等发育不良与畸形以及智力发育不全、精神分裂症、先天性失明、盆腔钙化、卵巢纤维化及生殖器发育不全等全身多器官多系统畸形。本病无特效疗法，对症治疗为主。皮肤缺损使用局部化疗，秋水仙碱和甲氨蝶呤软膏等。

Beckwith-Wiedemann Syndrome（脐膨出-巨舌-巨体综合征，# 130650）

发病率为1/13 700，与*CDKN1C*、*H19*、*IGF2*和*KCNQ1OT1*基因突变有关，常染色体隐性遗传。患儿有脐膨出或脐疝，出生时体重与身长超标，肢体肥大伴巨舌的综合征。临床表现为：脐膨出或脐疝，体重与生长均超过同龄小儿标准。四肢肥大，骨骼生长过快。巨舌，舌大而伸出口外。在耳垂后方有斜行锯齿裂隙。内脏增大，尤其是肾、肝及胰的增大。腹部扪诊可扪及增大的肾脏与肝。肾上腺也可增大。胰岛腺泡增生可出现低血糖。智力发育迟钝。

早期手术修补脐膨出，矫治低血糖症，可用氢化可的松与胰高糖素。对巨舌定期观察，如过大或增大过快可在1岁左右行部分舌切除术，可有利于发音、美观，也可防止巨下颌症的发生。常有面部毛细血管瘤，额眉红斑痣，半身肥大，枕骨结节隆起。女婴出现阴蒂肥大，心脏畸形，巨肾与巨输尿管，巨眼球等。个别可并发肾胚胎瘤与肾上腺癌等。

Berardinelli-Seip Syndrome（# 269700）

又称为先天性全身脂肪营养不良症（congenital generalized lipodystrophy，CGL），常染色体隐性遗传，患病率为1/12 000，致病基因目前发现主要有4个：*AGPAT2*、*BSCL2*、*CAV1*、*PTRF*。患儿手脚大，肢端肥大症及肝脾肿大，生长激素及血胆固醇水平上升，丘脑下部功能障碍，染色体隐性遗传。全身症状多从4岁开始。眼部表现为角膜点状浸润。本病无特殊疗法。

Bland-White-Garland Syndrome（左冠状动脉肺动脉起始异常综合征）

系指左冠状动脉不是起始于主动脉，而是起始自肺动脉的综合征。亦称冠状动脉偷漏综合征，发生率为1/30 000至1/300 000。胚胎发育异常所致。多见于2周至6个月婴儿。间歇出现青紫，呼吸增快，苍白和出汗，也可有充血性心力衰竭表现，此为婴儿型，在婴儿期中即出现心绞痛、心肌梗死、心力衰竭而死亡。心电图、心向量图、X线、彩色多普勒有助于诊断，必要时逆行性升主动脉造影或选择性冠状动脉造影，多层螺旋CT冠状动脉三维重建可为诊断提供可靠的依据。一旦确诊必须早期治疗，因为即便无症状，患儿也有发生心源性猝死的危险，尽早治疗可以防止晚期症状及并发症。如充血性心力衰竭、心肌缺血、心肌梗死、感染性心内膜炎及冠状动脉瘤破裂的发生，可采用介入或外科手术治疗。

Blind–Loop Syndrome（盲袢综合征）

狭义的盲袢综合征指肠管的端、侧或侧、侧吻合术后造成的盲袢或盲袋，以及旷置肠管的残留肠袢所引起的吸收不良状态；广义的盲袢综合征包括由于小肠结构或功能上的各种异常，如空肠十二指肠憩室、肠结核、克罗恩病造成肠腔狭窄或硬化症、糖尿病神经损害使肠蠕动排空障碍，致局部小肠发生淤滞，细菌繁殖过多而发生吸收不良。因形成盲袢，细菌在盲袢内大量生长繁殖，过多消耗维生素B_{12}。也称小肠淤滞综合征、淤滞肠袢综合征。

小肠手术后盲袢（袋）形成；小肠憩室，狭窄或不全性肠梗阻导致盲袢袢形成后，致病机制如下：①细菌过度生长影响肠黏膜结构，功能异常导致蛋白质丢失；②细菌同宿主争夺膳食中的维生素B_{12}，细菌代谢产物损害回肠末端维生素B_{12}受体，从而影响维生素B_{12}吸收；③细菌过度生长干扰胆盐代谢，细菌分解结合胆汁酸为游离胆汁酸，使得结合胆汁酸、胆固醇、卵磷脂不易形成胆汁酸微粒，从而影响脂肪、脂溶性维生素的代谢和吸收；④肠菌影响氨基酸吸收等。

临床表现为：①消化道症状：腹泻，脂肪泻、恶心、呕吐、腹胀或腹痛。②营养不良。③出血与贫血：淤滞肠袢或憩室发生溃疡出血，可导致贫血。④神经系统症状：可有周围神经炎和脊髓侧束和后束受损的表现。⑤实验室检查：维生素B_{12}吸收试验异常；粪便中脂肪含量增加；X线显示盲袢狭窄或憩室。

本病手术治疗为主。消除病因，切除盲袢，憩室或狭窄部位，解除小肠的淤滞。营养支持、抑制肠道细菌生长、改善肠黏膜功能。不适合手术治疗者给予内科综合治疗。

Bloch–Stauffer's Syndrome（#268400）

又称为白内障–毛细血管扩张–色素综合征、Rothmund–Thomson综合征、先天性血管萎缩皮肤异色病。此综合征为常染色体隐性遗传病，发病率不详，2/3患儿有*RECQL4*基因变异。全身毛细血管扩张，色素沉着并伴有白内障。发病多在婴儿，女性多见。症状见面、耳、颊部、四肢毛细血管扩张，皮肤棕色素沉着，生殖功能低下，骨缺损，内分泌紊乱，血中维生素A含量低。眼部表现为双侧白内障，角膜带状变性。本病可行白内障摘除术，避强光暴晒，擦防光剂及润滑剂，矫正畸形。

Bloch–Sulzberger Syndrome（色素失调征，#308300）

又称为色素失禁症（incontinentia pigmenti），Bloch–Siemens综合征，色素颗粒细胞痣。与*IKBKG*基因突变有关，X–连锁显性遗传，多认为是外胚叶和中胚叶发育不全，常有近亲结婚史。

本综合征主要特征为皮肤色素异常，伴有眼、中枢神经系统、牙及骨骼系统损害。多见于女性，约占94%，出生后数周即可发病，也有报道出生后1～2岁内发病者。主要表现为皮肤色素异常，早期为反复皮肤丘疹、水疱等炎性损害，逐渐扩散并发展为不规则色素斑，呈线状、网状等形态，以躯干和四肢为主，面部极少累及，可有牙齿异常，耳聋、秃发、智力不全。眼部表现多种多样：如先天性白内障、脉络膜炎、视神经炎、视神经萎缩、眼球震颤、斜视、视网膜色素缺乏、虹膜缺损、视网膜皱襞、近视、小眼球、角膜混浊、先天性青光眼、小角膜。治疗可根据不同的临床表现采用小同的方法：如白内障摘除、斜视矫正术、抗青光眼术等，皮肤病损可以逐渐缓解，其余症状对症治疗。

Bloom Syndrome (面部红斑侏儒综合征，# 210900)

又称为类似红斑狼疮的先天性毛细血管扩张性红斑，先天性远端血管扩张性红斑症、染色体脆弱综合征。常染色体隐性遗传，检查染色体可见断裂与重新排列。发病率极低，全世界只有几百例，1/3的患儿有中东欧犹太人背景，*BLM*基因突变导致该病。

本病征的皮肤病变常发生在出生15天至3个月的婴儿。虽为足月婴儿，但表现为生长迟缓，体重低下，阳光诱发面部毛细血管扩张性红斑；容易发生白血病和其他肿瘤，也有免疫系统的缺陷。皮肤损害常为末梢血管扩张而出现红斑、皮疹，对日光敏感性强，暴晒后可见急性水疱性口唇炎，夏季加重。红斑见于颜面呈蝶形，红斑糜烂愈合后留下色素脱失斑，冬季减轻或消退而夏季加重。部分患儿青春期后光敏可减轻或消失。除红斑外，尚有白色斑、鱼鳞病、黑棘皮病、咖啡斑、多毛症等。此外，患儿还可出现长颅、小鼻、大耳、上颌骨发育低下，上门齿缺如、并指（趾）、多指（趾）、下肢短、足内翻、隐睾、尿道下裂等畸形。免疫异常表现为丙种球蛋白症，血清IgG正常，IgA与IgM低下，淋巴细胞功能低下。染色体的异常，在末梢血细胞或成纤维细胞作体外培养时可见染色体断裂频率高，此现象称为“染色体脆弱综合征”。本病目前尚无有效的治疗方法，平时应避免日光暴晒，尽早发现和治疗易并发的白血病等恶性肿瘤。

本病预后较差，死亡原因多为白血病或其他。

Blue Diaper Syndrome (蓝色尿布综合征，211000)

又称为蓝色尿综合征、伴肾结石及尿蓝母尿症的高钙血症、蓝襁褓综合征、Drummond综合征、单纯性肠道色氨酸吸收不良等。患儿因先天性色氨酸在胃肠道内吸收不良，并经细菌作用转化为吲哚，以尿蓝母形式排出，尿蓝母较正常人高20倍，2分子尿蓝母氧化成靛蓝素，呈蓝色。本病为先天性代谢异常性疾病，与*LAT2*、*TAT1*突变有关，为常染色体隐性遗传，或者是性连锁遗传。

系新生儿尿呈蓝色并有高血钙，发育迟钝，智力低下，脑、肾钙化相应症状。婴儿发育迟钝，智低，易感染，血钙高（>3 mmol/L），肾、脑钙化出现相应症状，尿呈蓝色。本病可采取低钙饮食或降血钙疗法，摄入低蛋白饮食，控制继发感染。预后不佳，多因感染而夭折。

Blue Rubber Bleb Nevus Syndrome (蓝色橡皮疱痣综合征，% 112200)

系指多发性皮肤和胃肠道和内脏多处血管瘤的综合征。发病率1/14 000，本征系先天性静脉发育畸形，机制不明，为常染色体显性遗传性疾病。

患儿皮肤和消化道常存在多发性血管瘤，肝脏、肾脏以及中枢神经系统、眼、鼻均可以发现病灶。皮肤血管瘤的特点为多发性，形状如橡皮头，蓝色，压之褪色，停止按压后迅速充盈，恢复原状。有的血管瘤有压痛。消化道可累及从口腔到肛门的所有部位，胃肠道血管瘤轻者无症状，重者表现为严重消化道出血。患儿有贫血表现。可合并髓母细胞瘤和肺高压。部分病例同时存在肾脏、膀胱及外阴血管瘤并表现为泌尿道出血。询问病史有助诊断。部分患儿有家族史。有一家4代患该综合征的报道。本病无特殊疗法。血管瘤引起严重出血者多采用手术治疗。

Bogorad Syndrome (先天性味-泪反射综合征)

又称为鳄泪综合征，Paroxysmallacrimation综合征或Crocodile tear综合征。此病常发生在颜面麻痹之后。系面瘫、外伤、前庭神经鞘瘤手术后等原因，导致唾液腺神经纤维与泪腺神经之间有异常联系，致使味觉刺激引起流泪反应。患儿哭啼时患侧眼不流泪，健侧眼不断流泪，而当吮奶、饮水或进食时患侧眼不断流泪而对侧眼无泪。家族中无类似患者，脑神经检查患侧抬头皱纹消失，患眼不能闭合，鼻唇沟变浅，患侧眼外转不良。本病无特殊疗法。可试行翼腭神经节封闭，用0.25%普鲁卡因，隔日1次，共4次。

Bonnevie–Ullrich Syndrome（淋巴管扩张综合征）

此病为先天遗传疾病，体征类似于Turner综合征。女性多于男性。与遗传因素有关。患儿手脚均有淋巴管瘤，肌发育不全，多毛，耳畸形。眼部表现为内眦赘皮，上睑下垂，眼肌麻痹，泪腺缺如，白内障，无瞳孔等。本病无特殊疗法，可根据不同的表现采取不同的手术方法。

Branchial Arch Syndrome（鳃弓综合征，# 154500）

又称为Treacher–Collons综合征，眼睑–颧骨–下颌发育不全综合征。系指胚胎时期鳃弓发育障碍所致的口腔颌面部畸形。常为不规则显性遗传，男女发病率相同，智力身高多正常。*TCOF1*、*POLR1C*和*POLR1D*基因突变会导致本病，发病率1/50 000，本征有下列特点：① 眼睑异常，如下睑沟深，外方裂隙样缺陷，无睫毛，有时上睑亦无睫毛。② 外耳发育畸形，偶有中耳、内耳发育异常。③ 发型异常，两鬓呈舌状突起伸向双颊。④ 耳角及口角出现盲管。⑤ 面骨发育不全，特别是颧骨和下颌骨。⑥ 巨口畸形，腭弓高起（有时腭裂）、错合畸形。⑦ 其他畸形如面裂、骨骼变形。⑧ X线检查可见颧骨发育不全，下颌发育不全，鼻旁窦发育不足。⑨ 听力检查：听小骨、耳蜗、前庭缺失。

可对症治疗，饮食困难者，用奶瓶或管饲法；经常发生发绀者，可将舌缝于下颌予以固定。饮食困难和发绀发作于几周或数月后消失，其他影响生命和发育的先天性缺陷根据其严重程度而定。

Branchio–Oto–Renal Syndrome（腮–耳–肾发育异常综合征，# 113650）

系指存在耳前陷凹、耳郭畸形、腮瘘、耳聋和肾脏异常的综合征，常染色体显性遗传性疾病。发病率1/40 000，基因*EYA1*、*SIX1*和*SIX5*突变可以导致该病。约2%耳聋儿童患此综合征。患儿出生即可见针头大小耳前陷凹，常位于耳前上方。鳃裂囊肿多开口于颈下1/3胸锁乳突肌内侧缘。有时见不到开口，仅表现为颈部囊肿。双侧鳃裂囊肿发生率为10%～15%。有的患儿同时泪管狭窄，听力丧失。听力损害为感觉神经性、传导性或混合性。有时可见外耳、中耳及内耳结构异常。肾脏异常较为严重，多为一侧肾发育不良或肾不发育、肾缺如等。有时可见双肾病变。诊断时耳前陷凹、耳郭畸形、鳃裂囊肿、耳聋和肾脏异常五项中有两项且有家族史即考虑本病，无家族史者有三项阳性表现即考虑本病。本病无特殊疗法，耳前畸形行相应治疗，鳃裂囊肿和窦道等行相应切除术，肾功能衰竭时考虑透析或者肾移植。有传导性和混合性聋考虑鼓室探查手术，总体效果不佳。

Breast–Milk Jaundice Syndrome（哺乳黄疸综合征）

系指母乳喂养的新生儿，无肝胆系统及溶血性疾病而发生生理性黄疸持续时间延长，或非结合胆红素增高性黄疸综合征。过去认为原因有以下三种：① 部分患儿的喂养母乳中含有孕3α–30（β）孕烷二醇，此物具有抑制葡萄糖醛酸转移酶活性作用，使未结合胆红素不能转变为结合胆红素。② 母乳中不饱和游离脂肪酸增高，对肝脏葡萄糖醛酸转移酶产生抑制。③ 新生儿小肠对胆红素回收增加导致，β–葡萄糖醛酸苷酶（β–GD）分解胆红素使结合胆红素变成未结合胆红素通过小肠吸收进入肠–肝循环，使血清中未结合胆红素增加引起黄疸。

现在认为该病是由于新生儿肠肝循环增加导

致，与以下几个因素有关：① 新生儿 β-GD 含量较多，源于母乳的 β-GD 较多且活性远高于配方奶和牛奶，其次新生儿自身可以生成，第三新生儿肠道正常菌群建立后既可以产生细菌性 β-GD；② 新生儿小肠中 β-GD 含量丰富，活性高；③ 摄入热量不足：新生儿摄入不足时，肠蠕动减少和肠道正常菌群建立较晚，进入肠道的直接胆红素不能转化为尿胆原，粪胆原排除，经小肠 β-GD 分解为间接胆红素经肠黏膜吸收，引起间接胆红素升高。

临床可以分为早发型和晚发型，早发型生后母乳喂养3～4天出现，5～7天高峰，迟发型生后6～8天出现，2～3周高峰，6～12周消退。黄疸程度以轻度到中度为主，一般情况良好，肝功能正常，停止母乳3～5天即可减轻。随着时间延长母乳中葡萄糖醛酸转移酶抑制物逐渐减少，婴儿葡萄糖醛酸转移酶活性亦逐渐增强故可继续母乳喂养。预后通常较好。

Burger-Grutz Syndrome（原发性高脂蛋白血症第1型，# 238600）

又称为家族性高乳糜血症（familial lipoprotein lipase deficiency），Buerger-Gruetz综合征，属常染色体隐性遗传，多见于新生儿期或童年发病。发病率百万分之一，*LPL*基因突变所致。

基本缺陷可能是血浆及血管内膜中脂蛋白脂酶的活性减低或缺如，致外源性甘油三酯的清除发生障碍。主要表现为阵发性腹痛、呕吐（部分患儿似急性胰腺炎），皮肤黄色瘤，肝及肝脾肿大。肝脾肿大的基本原因为脂肪浸润，网状内皮细胞质中各有大量脂肪颗粒。

诊断依据为：① 肝脾肿大，发作性腹痛，皮肤黄色病。② 血清甘油三酯明显增高，胆固醇轻度增高，空腹血清的乳糜微粒显著增高。③ 脂蛋白电泳，原点处可见深染的乳糜微粒带，其他脂蛋白区带减少或正常。治疗上限制脂肪饮食至总热量的15%，可采取去脂饮食，数天后严重的乳糜血症即可消失。

Buschke-Ollendorff Syndrome（脆弱性骨硬化症，# 166700）

又称为播散性骨硬化症（osteosclerosis disseminate）、全身性致密性骨炎（osteitis codensans generalisata）、脆弱性骨皮质硬化症（osteoder matopoikilosis）等。为结缔组织的先天性疾患，有不同程度的常染色体显性遗传，*LEMD3*基因突变导致，发病率1/20 000。

男女均可罹患，其特点为累及骨和皮肤，可在出生后第1年出现症状，但自觉症状常不明显。检查发现大腿后部、臀部皮肤呈现略突起的长圆形带白色或黄色的皮损，如蚕豆大小，常伴形成瘢痕疙瘩，躯干少见，面部不受累。在骨的远端有密度增高的局限性圆形病灶，直径小于1 cm，可单侧亦可双侧呈对称性损害。本病无特殊疗法。因无痛苦，无须治疗。

Byler's Syndrome（# 211600）

又称为致命性家族性肝内胆汁淤积症（progressive familial intrahepatic cholestasis，PFIC）、进行性肝内胆汁淤积症。本征由于先天性胆盐代谢异常，引起胆盐不能排泄所致进行性胆汁淤积综合征。为常染色体隐性遗传。发病率为50 000～100 000人有1例，纽因特人（格陵兰岛）和阿米什人（美国）中发病率较高，研究表明该病是由于*ATP8B1*、*ABCB11*和*ABCB4*基因突变导致。

婴儿早期发病，表现为初期有稀臭便，反复出现黄疸及感染，肝脾肿大，形体矮小，多于8岁前死于肝硬化。有的在晚期发生肝细胞癌，血清胆红素和碱性磷酸酶升高，凝血酶原降低，血清胆固醇正常。本病预后不良，用考来烯胺可减轻症状，但对疾病进展无影响。最终均需行肝移植治疗。

Caffey-Silverman Syndrome（# 114000）

又称为婴儿骨皮质增生症（infantile corticalhyperostosis）、Caffey病。系指小婴儿侵犯骨骼及肌肉筋膜的一种可自愈性疾病，特点为局部软组织肿胀、骨皮质变厚和疼痛，长管状骨和扁平骨在骨膜下有新生骨形成。为婴儿时期，其系常染色体显性遗传，呈现家族性。发病率3/1 000，但临床容易漏诊。病因不明，研究认为是病毒感染或者是*COL1A1*基因突变导致。

主要见于女性，婴儿早期发病，年龄均在5个月以下。患儿表现为烦躁不安和哭闹，局部出现包块，有压痛而无红、热表现，患肢活动明显减少。发病初期可有发热，血沉加快，血清碱性磷酸酶升高和贫血。好发部位有肱骨、尺桡骨、股骨、胫骨、肩胛骨、下颌骨、锁骨和肋骨。可单骨或多骨病变，如系双侧病变可不对称。病程持续时间长短不一，一般在几个月内自愈；少数病例病变迁延数年，反复发作，可遗留患肢畸形。X线检查可用于软组织肿胀期、骨膜增生期、骨皮质增厚期和恢复治愈期。下颌骨斜位片见典型的骨膜反应阴影。长管骨病变限于骨干、骨骺及短小骨，如掌指骨与跖趾骨不受侵犯为本病另一特点。根据临床表现及X线表现可获诊断。

本病无特殊疗法，多数患儿可于6～9个月内自愈。有人用皮质类固醇治疗，可改善症状，但对骨的反复痛无效。

Carpenter's Syndrome（#201000）

又称为尖头、并指趾综合征，*RAB23*、*MEGF8*基因突变可以导致本病，常染色体隐性遗传，发病率低，全世界有70例左右报道。

患儿三条主要骨缝（冠状缝、矢状缝、人字缝）特别是前两条在胎儿期就开始紧密闭合，闭合处骨质隆起，形成骨嵴，骨缝两侧的颅骨不能向与骨缝垂直的方向生长，而向其他方向代偿性生长，头颅只能向顶部发展而成尖头畸形，同时不能适应儿童脑部发育导致颅内高压，颅骨变薄，脑组织与神经受压。临床表现为：① 塔头，特殊面容，两眼距离远，斜视，晶体脱位，房角异常。② 四肢手指短小，并指（第3、4指），小指内弯，足呈轴前性多趾，并趾。③ 生殖器发育不全，隐睾。④ 肥胖，耳郭、心脏畸形等。需要注意与Apert综合征和Laurence-Moon-Biedl综合征鉴别。有颅内压增高者需要早期手术治疗。

Cat Cry Syndrome（猫叫综合征）

又称为Cri-Du-Chat syndrome。系指哭声如猫叫，伴头面、骨骼发育异常与智力低下综合征。患儿核型为46，XX（XY），5p-，5号染色体短臂部分缺失，症状与趋势的长度有关，*CTNND2*基因改变与患儿智力有关。其发病率为出生婴儿的1/20 000～1/50 000。女孩发病率约占70%。但男孩存活率高。本病可能与物理因素（X射线、电离辐射等）、化学因素（化学药物如抗代谢、抗癫痫药物等，农药、毒物如苯、甲苯、砷等）、生物因素（弓形虫、风疹病毒、巨细胞病毒、麻疹病毒、腮腺炎病毒等的感染）和高龄孕妇导致染色体异常有关，10%的患儿为无症状的父母染色体平衡易位遗传导致发病。特殊的临床表现：① 可能是会厌软骨畸形或喉部软化。② 可能与脑部损害有关，也可能为中枢神经畸形或控制发音的神经通路畸形引起。

以猫叫样哭声为最显著特征。生长发育迟缓及智能障碍是重要的表现。体重与身高明显低于正常婴儿。具有特殊面容如小头、满月脸、眼距宽、眼裂小、外侧向下斜，有内眦皮赘，小下颌、须后缩、高腭弓、鼻梁平、耳位低。通贯掌纹，手指为螺纹指等。有扁平足，脊柱侧弯，并指（趾）与肋骨畸形。约15%患儿有心脏畸形，如先天性房间隔缺损。

本病确认有赖于染色体检查，在第5号染色体短臂（5p-）缺失，其缺失的长度为正常长度的1/2，最短的为30%，最长的为85%，导致*CTNND2*基因突变。同时可见5号染色体易位到C、D或G组染色体上，嵌合体与臂间倒位等。多数患儿的父母染色体正常，但也可在其中一方的第5号染色体有断裂现象。本病无特殊疗法。

Cat Eye Syndrome（猫眼综合征，#115470）

又称为Schmid-Fraccaro综合征、Schachenmann

综合征、Partial Trisomy G综合征、部分三体型综合征。患儿常染色体异常。22号染色体（部分三体或四体）改变，第22号染色体的上半部分（P臂）和底部的一小部分（q臂）比正常状态下的二体表达更多，表达为三体或四体。发病率1/50 000 ～ 1/150 000，常染色体显性遗传。

患儿肛门闭锁，脐疝，肾脏畸形，心脏异常。眼部表现为两眼距离远，小眼球，睑裂小，斜视，下方虹膜缺损，白内障，脉络膜缺损，视网膜营养不良。本病可行斜视及白内障手术。

Caudal Regression Syndrome（尾侧退化综合征）

又称为尾部退化综合征等，系指骶骨发育不良，先天性阴囊和下肢发育不全的综合征。本征可能与妊娠期患糖尿病（高血糖）有关。发病率为10万人中1 ～ 2.5人发病，散发，胚胎4周前脊索复合体成熟过程中断，使骶尾段脊髓发育障碍，胎儿神经系统及下肢运动受损，导致大小便失禁到完全瘫痪。该综合征几乎全部见于糖尿病孕妇所生婴儿。婴儿未出生前检查可见宫内生长延迟。糖尿病合并血管性病变的孕妇尤其多见。患儿出生后即可见双下肢短小畸形和阴囊发育不全。部分病例合并小左结肠综合征、肛门直肠畸形及骶椎发育不全等。

本病无特殊疗法。对症处理。注意孕妇孕期检查。必要时及时终止妊娠。预后取决于脊髓缺陷的严重程度和相关畸形，绝大多数存活着均需要外科矫正手术。

Cauhepe-Fieux's Syndrome（颅面畸形综合征，% 234100）

又称为Hallermann-Streiff syndrome、眼、下颌、面部头颅畸形和毛发缺乏症、小儿颅面骨畸形综合征。系指头面畸形、先天性白内障和毛发稀少3类主要症状组成的临床综合征。病因未明，无染色体异常，可能是常染色体隐性遗传，与畸胎物质或病毒有关，或为胎儿在5 ～ 7周时额叶发育障碍所致。临床上表现为颜面狭小，鹰嘴鼻，短小头型或者小头畸形，可有囟门开放，矢状缝和人字缝裂开和脑发育不全；下颌发育不全，颏部短缩，颚弓高横，口腔小，牙齿发育异常。眼睛表现为先天性白内障，可有自发性破裂和吸收性无晶体，小眼，上睑下垂，小角膜或者角膜畸形，蓝巩膜，虹膜缺损，黄斑变性，常有眼球震颤和斜视。部分患儿还有身体矮小，脊柱前凸或者侧凸，脊柱裂，精神运动性迟缓，毛发稀少等。

本病对生命无影响，目前尚无治疗方法。

Celiac Syndrome（吸收不良综合征）

又称为乳糜泻；是由多种原因引起的患儿与儿童慢性营养不良性综合征，其基本缺陷为多糖与脂肪吸收不良，也有不能耐受麸质引起的脂肪吸收不良。引起综合征的临床表现是相似的。症状如下：

（1）腹泻与脂肪下痢：多次排出大量泡沫状、恶臭大便，呼吸道感染加重上述症状。

（2）营养不良：软弱、消瘦，特别是臀部、四肢与面部，体重下降。

（3）胃肠道症状：恶心、呕吐、腹痛等。

（4）水、电解质吸收不良导致脱水与电解质紊乱以及酸碱平衡失调。

（5）各种无机盐与维生素缺乏病：骨质疏松症、佝偻病、手足搐搦症，贫血。维生素C与复合维生素B缺乏病，维生素K缺乏所致出血性素质。

治疗原则如下：

（1）饮食疗法：给高热量、高蛋白质与低脂饮食。脂肪饮食最好给中链甘油三酯而不用长链甘油三酯，因前者不受无胆汁及无胰脂酶的影响。饮食中不含淀粉，应该用单糖。应该用易消化的牛奶，包括葡萄糖、中链甘油三酯与水解蛋白。

（2）补充维生素与无机盐：补充维生素A、维生素D、维生素C与复合维生素B。

（3）胃肠道外营养的补入。

（4）预防与治疗继发感染。

（5）治疗脱水危象与酸中毒。

（6）肾上腺皮质激素的应用。

Cerebro–Oculo–Facioskeletal Syndrome（大脑–眼–颜面–颅骨综合征，#214150）

先天性遗传疾病，*ERCC6*基因突变引起，常染色体隐性遗传。病理可见大脑皮质下弥撒性胶质增生，白质的细胞结构正常。小头、肌张力弱，鼻梁突出，大耳郭；脊柱侧弯或者后弯，骨盆疏松，髂关节发育异常，髂外翻。眼部表现为小眼球，睑裂小，白内障。吞咽机制失调导致喂养困难，肌张力减低，反复呼吸道感染。完全性白内障可手术摘除。无特殊疗法，预后差，多在3岁内死亡。

Chromosome 21 Partialdefect Syndrome（染色体21部分缺失综合征）

又称为Antimongolism综合征，反先天愚型综合征，Monosomy–21 Partial综合征，G–deletion Ⅰ综合征。肌张力过强，耳朵大，鼻梁突出，精神呆滞，智力低下，先天性心脏病，生殖器小，幽门狭窄。眼部表现为小睑裂，斜睑裂，眼皮肤迟缓症，白内障。本征目前无特殊治疗方法。最主要的预防方法是在高危孕妇中进行羊膜穿刺，筛查预防。对于此类患儿进行心脏矫正手术死亡率较普通心脏畸形患儿高。晶体全混浊者可手术。

Cleft–Palate–Micrognathia And Glossoptosis Syndrome（腭裂、小颌、舌下垂综合征，%261800）

又称为小下颌–舌下垂综合征、小颌大舌畸形综合征、吸气性气道阻塞综合征、Robin综合征、Pierre–Robin综合征（序列征）等。本病征以小颌、腭裂、舌下垂、吸气性呼吸困难及耳与身体多处畸形为特征的综合征。属显性遗传性疾患，染色体类型正常，与早期胚胎发育受障碍有关。发病率为1/（8 500～14 000），常有*SOX9*基因改变所致。散发的病例不是遗传导致，为胚胎发育时发生的突变相关。

临床表现：① 生下时即患病，为第1鳃弓综合征之一种。15%～20%有先天性心脏病。② 小颌、舌下垂、高拱腭、小腭、腭裂。③ 舌根退缩下沉而阻塞咽喉部，引起吸气期呼吸困难和吞咽困难。④ 耳部病症：可有先天性耳聋，耳蜗轴发育不良，内听道小而高位，外耳、中耳畸形。⑤ 眼部病症：青光眼、白内障、高度近视。⑥ 骨骼发育不良，胸骨后缩，矮小，精神呆滞，智力低下。⑦ 营养不良，入睡时窒息，可因衰竭而死亡。

精心护理；舌下垂窒息作气管切开术；小颌、腭裂整形；治疗先天性心脏病。预后较差，由于患儿喂养困难，常因营养不良、呼吸窘迫、肺部感染和心血管畸形而早期死亡。

Congenital Rubella Syndrome（先天性风疹综合征）

又称为Gregg综合征、风疹后胎儿综合征。为风疹病毒宫内感染胎儿，此时胎儿免疫系统尚未健全，造成免疫耐受性，机体不能识别病毒为异体物质，因而病毒持续存在体内直至出生后。胎儿感染风疹后，外、中、内3层胚胎均受波及，导致器官生长异常，受累细胞形成生长停滞的无性繁殖细胞系，并传给子代。患儿表现的症状与受风疹病毒感染的时间有关：12周前患风疹，影响胚胎心脏和眼球的形成，20周则影响听力。

表现多样：① 眼损害（白内障、小眼球、晶状体中心大块坏死、虹膜睫状体炎等）；② 聋哑；③ 心血管畸形（动脉导管未闭、室间隔缺损、房缺、主动脉瓣狭窄、三尖瓣闭锁等）；④ 其他表现如新生儿血小板减少性紫癜、中枢神经系统炎症、肝脾肿大、骨骼病变、肾炎及泌尿系统畸形、间质性肺炎、生长延迟等。

对各种畸形可进行相关的矫形治疗，但大多数难以治疗。重点在于预防，须提高青春期后育龄妇女对风疹的免疫水平，注射减毒活风疹疫苗。如妊娠早期母亲确患风疹，则应劝告人工流产。

Conradi Syndrome

本又称为点状软骨发育不良（chondrodysplasia punctata）、先天性钙化性软骨营养不良症（chondrodystrophis calcificans congenita）、骨骺点状发育不良（dyplasia epiphysialis punctatae）。系指软骨骨化障碍所致的长骨干骺端软骨斑点状钙化，四肢短小，关节挛缩，还有白内障、马鞍鼻和鱼鳞状角化症等皮肤症状。

本征分为：① 肢根型（Rhizomelic chondrodysplasia punctata，RCDP）（重型），发病率少于1/100 000，为常染色体隐性遗传，最常见的*PEX7*基因突变导致RCDP1，*GNPAT*突变导致RCDP2，*AGPS*基因突变导致RCDP3；四肢长度不对称。X线片显示：干骺端显著钙化，合并白内障者高达70%以上，预后极差，常在1～2岁内死亡。② Conradi-Huenermann型（Conradi-Hünermann-Happle syndrome，Happle syndrome，X-linked chondrodysplasia punctate 2，CDPX2），X-连锁显性遗传，发病率少于1/400 000，*EBP*基因突变导致；四肢长度较对称。干骺端钙化影左右差别不大，合并白内障较少，预后良好。发育迟缓、低平的鼻梁，脸平、眼睑间倾斜、白内障、四肢短小不对称、关节缩短或痉挛、常见脊柱侧凸和脊柱后凸畸形、皮肤异常红色、婴儿皮肤厚鳞片、大毛孔、头发稀疏、秃顶/脱发、鱼鳞病。③ X-linked chondrodysplasia punctata 1，CDPX1，X-连锁隐性性遗传，*ARSE*基因突变导致，发病率不详。表现为鼻尖扁平、鼻翼低矮、上颌发育不全、末端指骨受累、点状软骨营养障碍。

一般出生时起病。颜面症状：前额突出，眼距增宽，高腭或腭裂。短头、小头或大头症。眼部症状：白内障，尤以肢根型合并白内障者最多。皮肤症状：可有鱼鳞状角化症，鱼鳞状红皮症，寻常性鱼鳞症等皮损。四肢：可见短肢，第一型的肢体畸形，以上臂比前臂严重，大腿比小腿严重。还可有多指、并指、膝外翻及关节挛缩；髋关节脱位、身材矮小、短颈、第五指内弯、耳郭变形等。部分患儿可伴智力低下。

诊断依靠X线检查，但要与多发性骨骺发育异常鉴别。婴儿阶段只需对屈曲的膝关节进行手法被动伸展和夹板制动。对能活动儿童时期的患儿，如畸形较重者可行软组织松解。确有指征者可作截骨术矫正，但本征皮肤发育不良，易于发生感染，故手术不宜复杂化。华法林有助于抑制CDPX1的活性，维生素K也可以对CDPX1骨的钙质吸收发生作用。总体预后不佳。

Constriction Band Syndrome（狭窄环综合征，% 217100）

又称为Streeter畸形。系指肢体某部呈环状紧缩局部发育缺欠。1932年Montgomery首先报道了羊膜粘连带引起的官内断肢。最早有人认为先天性束带是羊膜条所致，但缺乏证据。本征很可能系胚芽原生质发育的缺陷。也有提出本征与唇裂的成因相似，均系皮肤下的中胚层发育不良所致。

环形皮沟可发生在四肢的任何部位，但发生在下肢者多于上肢，肢体的远端者多于近端，偶见于躯干。浅者累及皮肤，皮下组织，不影响肢体功能。深者肌肉、神经、血管及骨骼均束窄，使肢体病变的远端淋巴和静脉回流受阻引起水肿。最严重的病例在胎内可形成先天性截肢。手术出生后即可进行。切除凹陷的皮沟，直达正常的组织，皮肤可作多个“Z”形切口，以延长切口，避免术后瘢痕挛缩畸形。有时为了不影响患肢的血运，手术可分期进行。

Cornelia De Lange Syndrome（Cdls，# 122470）

本征又称为浓眉、小头、短肢综合征（long eyebrows/microbrachycephaly acrobrachy syndrome），Brachmann-de Lange综合征。系指具有浓眉并向中靠拢、薄唇等面容，合并有小头症、侏儒、短肢等罕见的多系统缺陷疾病。Brachmann于1916年首先报道本征，1933年由Cornelia De Lange对本征作了详细描述。

研究表明是由于*NIPBL*、*SMC1A*、*HDAC8*、*RAD21*和*SMC3*五种基因突变导致，当该病是由于*NIPBL*、*RAD21*或者*SMC3*基因突变导致，该病为常染色体显性遗传。当该病是由于*HDAC8*或者*SMC1A*基因突变导致，则为X连锁显性。发生率无性别差异，新生儿为1/30 000 ～ 50 000，患儿同胞发生率为2% ～ 5%。

本征特点是多发性畸形。出生时体重轻，侏儒症，智障，IQ多在60以下。头面部：小头、短头、浓眉毛并向中靠拢，睫毛长而弯曲；小鼻、鼻孔朝前；人中长，高上腭，腭裂；口角下垂，小颌，耳郭低位，小牙齿等。皮肤多毛，尤以前额、上臂及背部为甚。四肢短，拇指近位，第5指内弯，第2、3趾并趾，以及肘、膝关节屈曲性挛缩或有小指（趾）症。男孩还可有隐睾。可合并顽固性殴辱，胃与食管反流，先天性心脏病，喂食困难和发育迟缓。本征患儿易合并感染，特别是吸入性肺炎，10% ～ 20%可有各种类型的痉挛，并易有窒息和自伤倾向。皮肤纹理：中指、无名指、小指有反箕（特别是中指），斗形纹较少见，小指有单一屈曲线，指三角b、c移位或缺如，第3指间箕形纹，第4指间横行箕形纹，大鱼际花纹频率高，通贯手、轴三角高位，可有皮肤脊纹断裂，还可见大趾球部有不寻常花纹等。掌骨X线表现：掌骨和第2指骨较短，特别是第1、2、5掌骨和第3、4指的第2节指骨明显短小。根据临床特征及X线可诊断，对疑似病例，可参考皮肤纹理变化。

对症治疗。伴有感染时可选用抗生素控制感染，用氯丙嗪控制痉挛，以防止行为异常或自伤。对智力发育迟缓者可早期加强教育训练。

Cranio-Metaphyseal Dysplasia Syndrome（颅骨-骨骺发育不良综合征，# 218400）

该病与6q22染色体上*GJA1*突变导致，发病率极低，具体不详，多数为常染色体隐性遗传。颅骨变形，四肢长骨变形，骨性狮面症，两眼距离远，视神经萎缩，眼球震颤，闭合不全。此综合征无特殊疗法。

Crigler-Najjar Syndrome

又称为先天性高胆红素血症、先天性家族性非溶血性黄疸、先天性葡萄糖醛酸转移酶缺乏症、先天性非梗阻性非溶血性黄疸，伴有胆红素脑病（核黄疸）的先天性非溶血性黄疸。发病率小于百万分之一，发生于新生儿和婴幼儿的先天性非溶血性黄疸伴发核黄疸的综合征。病因在于由尿嘧啶二磷酸葡萄糖醛酸转移酶*UGT1A1*基因突变导致UGT1A1活性减少甚至缺失。据肝细胞内葡萄糖醛酰转移酶缺乏程度，又分为Crigler-Najjar综合征Ⅰ型和Ⅱ型。

Ⅰ型为染色体隐性遗传（# 218800）；患儿是纯合子，父母近亲。患儿肝细胞内葡萄糖醛酰转移酶完全缺乏，不能形成结合胆红素，致血中非结合胆红素明显增高。过高的脂溶性非结合胆红素，经尚未发育成熟的血-脑脊液屏障，扩散入脑脊液及脑实质内，引发胆红素脑病，出生2周内常出现肌肉痉挛和强直、惊厥、角弓反张等胆红素脑病表现。新生儿出生后迅速出现黄疸，多在出生后1 ～ 4天即有显著黄疸，胆红素浓度可高达289 ～ 816 μmol/L，90%为非结合胆红素；患儿无溶血现象，胆汁呈无色、无胆红素，胆囊造影正常。Ⅰ型诊断主要根据血清非结合胆红素明显升高，且无溶血证据。肝功能及肝穿刺活组织检查正常。黄疸严重，血清胆红素>340 μmol/L，伴有胆红素脑病、苯巴比妥治疗无效者，诊断为本病Ⅰ型。

Ⅱ型系常染色体显性遗传（# 606785），伴不完全外显。由Arias于1962年发现，故又称Arias综合征（Arias syndrome）。父母罕有近亲婚配。患儿肝细胞内葡萄糖醛酰转移酶部分缺乏，致胆红素结合障碍，引起非结合胆红素增高。因仍可产生少量结合胆红素，故较少发生胆红素脑病。苯巴比妥治疗可降低血清胆红素浓度，临床上可视其对酶诱导剂的治疗反应，来鉴别Ⅰ型或Ⅱ型Crigler-Najjar综合征。黄疸较轻，血清胆红素<340 μmol/L，神经系统症状不明显，苯巴比妥治疗有一定效果者，诊断为本病Ⅱ型。

电镜下Ⅰ型可见肝细胞内质网较为突出，肝细胞内偶见不规则小泡，细胞质内有特殊颗粒存在。Ⅱ型可有肝细胞滑面内质网肥大和增生等改变。

治疗方案：Ⅰ型出生后1周内应采取血浆置换疗法防止脑组织损伤和胆红素脑病发生，暂时改善症状。酶诱导剂苯巴比妥无效。每日须保持15 h光疗使黄疸降低，胆红素脑病减少，能暂时改善症状。锡原卟啉静脉注射治疗，锡原卟啉为一种血红素加氧酶的抑制剂，使血红素转变为胆绿素的过程被抑制，减少胆红素的生成。

Ⅱ型坚持长期用胆红素葡萄糖醛酸转移酶的诱导剂苯巴比妥治疗，部分患儿可生存到成年。光照疗法，但随着年龄增长光疗的效果越来越差。应避免使用阿司匹林。

Ⅰ型患儿预后不良，大多数在出生后18个月内死于胆红素脑病或后遗症。少数黄疸持续终生。Ⅱ型预后比Ⅰ型好，轻型患儿或可存活至成年。肝脏移植在该病的应用尚在实验中。

Croubus Syndrome（颅面发育不全综合征）

颅面骨缝愈合过早。颅骨结合处畸形，额前突，脑积水，上颌发育不良，下颌前突，上、下齿反咬合，鹦鹉鼻，高腭弓，听力弱，智力差，头痛，并指（趾），先天性心脏病，双眼球外突，两眼距离远，斜视、弱视，视神经萎缩，斜睑裂，眼球震颤，先天性白内障，虹膜缺失，青光眼。治疗无特殊，可行白内障、青光眼等手术。

Crouzon Syndrome（颅面骨形成不全综合征，# 123500）

又称为鹦鹉头综合征。每百万新生儿有16人患病，*FGFR2*基因突变导致，常染色体显性遗传，部分为散发。

颅脑与颅面发育畸形，面中1/3发育不良而明显低凹，于婴儿出生时即可发现。患儿特殊的头盖与颜面畸形随脑生长而增加。由于矢状缝过早融合，头形发展成为舟状头，短头，其额部及枕骨部隆起，头左右径短而前后径增大，由于上颌发育不全，鼻前弯成钩形且耸起如鸟喙。过早愈合的颅腔使脑位无处伸展，而导致颅内压增高。眼部变化为突眼畸形，两眼间距过远，眼眶狭窄，外斜视、眼球震颤及睑裂外下斜行。视神经萎缩后失用性弱视。

其临床特点为合并多种颅面畸形，但是没有并指（趾）的狭颅综合征，特征：颅盖、颜面骨缝早熟性愈合，短头，舟状头，眼眶浅，眼球突出、眼距增宽，鸟喙状鼻，上颌形成不良，上颌前突等发育异常。

由于本病不可避免地发生各种并发症，应及早进行神经外科手术以预防失代偿性颅内高压、脑疝以及避免多发畸形与眼部病症，对视神经盘水肿的出现，必须及早考虑外科手术。

Cruveilheir–Baumgarten Syndrome（克–鲍综合征）

本征为先天性肝硬化。脐静脉先天性未闭，并有肝脏萎缩导致。临床主要特点为环绕脐部有突隆的侧支循环，表现脐部腹壁有明显扭曲的静脉隆起，如海蛇头样；脐旁静脉偶可触及震颤，并可听到静脉哼鸣音（venous hum），在收缩期音调加强；其他尚有门静脉高压，充血性脾肿大等。治疗考虑脾切除并脾肾静脉吻合手术及保肝疗法，必要时行肝移植。

Cystic Fibrosis Syndrome（囊性纤维化综合征，# 219700）

主要特征为肺部阻塞性病变，胰腺功能不全与消化不良以及由此引起的临床表现的综合征。在美国白人新生儿中是常见疾病，发病率1/（2 500～3 500），非裔美国新生儿中发病率1/17 000，亚洲人是1/31 000。患儿有*CFTR*基因突变，常染色体隐性遗传。囊性纤维化运输膜调节器（*CFTR*）是引起CFS的缺陷基因，这种CFS约有70%在不正常染色体中发现有3对特殊的碱基缺陷。基因突变使

CFTR不能正常调节离子的运转，使CF细胞的吸收与分泌均发生障碍，由于黏液过度分泌发生生理病理学改变：胰腺小导管被分泌物和细胞碎屑阻塞引起胰腺功能不全、吸收不良；大量营养物、脂肪与氯化物从大便丧失，出现脂肪痢与肉质痢。

临床表现为顽固性腹泻。10%～15%婴儿有胎粪性肠梗阻，10%～20%发生远端肠道阻塞综合征。22%～25%有直肠息肉。13%在25岁以后患糖尿病。新生儿与婴儿可见阻塞性黄疸。此外，有肝、脾肿大，门脉高压，腹水、呕血和黑便。由于CFS呼吸道黏膜上皮与腺上皮功能不足，黏液阻塞呼吸道，引起肺动脉高压与右心肥大，反复呼吸道感染与浓稠黏液可致肺脓肿。

诊断：有家族史；婴儿期测72小时大便，其中脂肪排泄量增加。这是因为59%患儿有胰腺功能不全。测定大便中胰蛋白酶与糜蛋白酶的活力，85%患儿活力降低；血清免疫反应法测定胰蛋白酶值有助于诊断；毛果芸香碱电离子发汗试验，测定汗中电解质浓度，氯化钠含量增加是本病的特征。

治疗：

（1）内科治疗：① 补充水电解质、蛋白质；② 补充多种维生素包括维生素A、维生素E、维生素D、维生素K等；③ 微量元素补充；④ 祛痰剂；⑤ 羧苄西林与庆大霉素以及Trodramycin雾化吸入；α_1-抗胰蛋白酶雾化吸入。

（2）支气管镜治疗：用5% N乙酯和生理盐水配成BBW溶液冲洗黏液阻塞的支气管段。

（3）胃肠道病变的处理：对新生儿胎粪性肠梗阻用含碘的Gastragrafin溶液灌肠，对远端端肠道阻塞综合征者口服胰酶，加Gastragrafin灌肠。

（4）外科治疗：对胎粪性肠梗阻合并胎粪性腹膜炎行手术治疗。对门脉高压行分流或断流术。

Dandy-Walker Syndrome（侧孔-正中孔闭锁综合征，% 220200）

又名Dandy-Walker畸形，Magendile孔闭锁，Luschka-Magendie孔闭锁综合征，后颅凹积水综合征，非交通性脑积水。系阻塞性脑积水的一种类型，病变在四脑室的侧孔及正中孔。发病率为1/10 000～30 000个新生儿，大部分患儿为散发，一些基因与该病有关，但是只能解释部分患儿的发病，该病与一些染色体遗传相关，如染色体为三体、18三体综合征、13三体综合征等。

由于四脑室孔的阻塞，引起脑脊液流出道的阻塞，发生脑积水。胎儿时作B超检查可发现头围增大及脑积水的存在，出生后头围进行性增大，前囟扩大，骨缝分离，静脉显示清晰，眼球下垂沉降至眼睑之下，称为“太阳落山征”。前囟透光试验阳性，头盖有“破壶声”（Macewen征），随着积水增加，颅内压力增高，出现动眼神经、外展神经麻痹，视神经盘水肿，严重者视神经萎缩，最终四肢瘫痪，智力发育障碍。临床特征表现为脑积水者作CT扫描可以发现侧脑室、三脑室明显扩大，四脑室亦扩大成囊状。磁共振成像可以显示导水管存在而四脑室明显扩大者即可诊断。此征均做脑室-腹腔转流术，获得良好疗效。

Defected Chromosome D Syndrome（D染色体缺失综合征）

本征是D组染色体缺失后导致外耳、中耳、内耳及身体他处畸形的综合征。耳蜗导水管发育不全致感音性聋。

Defibronation Syndrome（去纤维蛋白综合征）

又称为后天性低纤维蛋白原血症、弥散性血管内凝血（DIC）、纤维蛋白溶解性紫癜、急性纤维蛋白溶解性出血等。为一种病理过程，常见于外科手术或者外伤，重症感染等，其特征是在微血管内发生广泛的微血栓，从而消耗大量的凝血因子和血小板，并导致严重的继发性纤维蛋白溶解，出现明显的凝血障碍。

治疗：① 病因治疗。② 抗凝治疗，肝素为急救措施药物。应用原则是早期、大量、足够的维持时间，还可以应用右旋糖酐40、阿司匹林、双嘧达莫等药物。③ 改善微循环障碍，首先恢复血容量，纠正酸中毒和电解质紊乱。应用血管活性药物。

Demarguay Syndrome（# 119300）

本病又称为下唇凹陷－唇裂和/或腭裂综合征、Demarquay Richet综合征、唇腭裂及下唇旁正中窦综合征（cleft lip-palate and paramedian sinuses of the lower lip）。*IRF6*基因突变导致该病，常染色体显性遗传，发病率为1/100 000。病因不明。有不同程度遗传表现的常染色体显性遗传。无性别差异。

下唇凹陷为穿过口轮匝肌下行的盲瘘，有些甚至到达下颌牙龈的黏膜下层，瘘管衬以复层鳞状上皮，底部有许多黏液腺开口。

可见下唇瘘管：多发生于下唇唇红部，双侧对称，亦可为不对称性或仅有单个凹陷，凹陷呈圆形或横裂状，内径大小不一，为盲窦，挤压下窦口可流出黏性涎液。凹陷亦可能发生于口角、上唇、唇系带等处，凹陷程度不一。家族中某些成员可能仅有双下唇。

常伴唇裂和/或腭裂：约1/3患儿仅有凹陷，而2/3的患儿同时并发唇裂和/或腭裂。或伴有其他畸形，如四肢异常、翼状腘窝、生殖泌尿道异常等。

治疗以手术切除唇窦，矫正唇裂或腭裂。

Di-George Syndrome（# 188400）

又称为先天性无胸腺症或发育不全，由于某些原因（如病毒感染、中毒）导致妊娠早期第Ⅲ、Ⅳ咽囊神经嵴发育障碍而使胸腺（常伴甲状旁腺）发育不全或不发育。易发生于大龄父母生育的子女中，部分患儿提示与染色体22q11缺陷有关，主要为22q11.2的缺失。属于原发性细胞免疫缺陷病，散发，但可呈常染色体显性遗传。最严重的一组临床疾病的总和又被称为“CATCH” 22综合征，意思为由于22q11缺失所致的心脏缺损（cardiac），面部异常（abnormal），胸腺发育不全（thymic），上颚畸形（cleft）和血钙降低（hypocalcemia）。

患儿常伴特殊面孔，如眼眶距离增宽，耳郭位置低且有切迹，上唇正中纵沟短，颌小和鼻裂。常存在大血管异常，如法洛四联症和主动脉弓右位。甲状旁腺缺如主要症状为低钙性抽搐及反复感染等。先天性无胸腺导致患儿细胞免疫功能低下。新生儿期，由于缺乏甲状旁腺激素所致低血钙，可出现反复抽搐。

大部分病例为部分Di-George综合征，即指胸腺未受损害，其T细胞数量及功能正常，很少并发感染。少数病例为完全Di-George综合征，即指胸腺缺陷者，其中部分患儿胸腺缺陷也为部分性，其免疫功能缺陷随时间推移而逐渐好转。完全Di-George综合征患儿的T细胞数量和功能显著下降，具有明显的感染倾向。

患儿接种牛痘疫苗、麻疹疫苗等减毒活病毒疫苗和卡介苗等细菌活菌苗注射时易发生严重反应。如新生儿期未死亡，出生后3～4个月可反复发生念珠菌及其他真菌感染、严重病毒感染，而细菌感染较轻。患儿血清免疫球蛋白水平和抗体反应能力基本正常或略低于正常。细胞免疫功能很弱，末梢血淋巴细胞数量显著低于正常。人胚胸腺移植可治疗本病。

Down Syndrome（唐氏综合征，# 190685）

系指先天性与染色体有关的精神发育、肢体、内脏器官等异常的综合征，发病率为1/800。本征与染色体异常（trisomy21，21三体）有关。1866年，John Langdon Down医师总结该病典型体征而得名，是新生儿期最常见的与染色体异常有关的疾病。患儿多为低体重儿，有短头畸形、小耳、颈部皮肤多而皱褶，手短而宽，小指弯曲畸形，第1、2趾距宽。全身低张力。精神发育迟缓等。约1/2患儿有先天性心脏病。5%患儿有胃肠道异常如十二指肠闭锁和先天性巨结肠等。约15%患儿有肾脏异常如肾发育不全、肾微小囊肿、肾小管局限性扩张等。10%～15%患儿有泌尿系梗阻性疾病存在。本病治疗无特殊方法。

Drash Syndrome（# 194080）

又称为Denys-Drash syndrome，系指存在男性假两性畸形、肾功能衰竭和Wilms瘤的综合征。有学者用两性畸形取代男性假两性畸形。这样真两性畸形、性腺发育不全等都可出现在该综合征中。1967年和1970年分别由Denys和Drash等首先报道，常染色体显性遗传，主要是第11号染色体短臂1区3带Wilms瘤抑制基因（*WT1*）突变所致，因此该综合征容易发生Wilms瘤。罕见，发病率不详，全世界有150例报道。

患儿均有两性畸形、肾功能衰竭和Wilms瘤的临床表现。该综合征的死亡率高达60%。临床表现为肾脏病变（如弥散性肾小球系膜硬化，先天性肾病综合征）和性腺发育不全（男性假两性畸形），可患肾母细胞瘤（Wilms瘤）。肾脏进行性肾小球损害，弥漫性系膜硬化、肾小管萎缩，肾脏病理免疫学检查阴性，皮质类固醇和免疫抑制剂治疗无效，患儿较快肾功能衰竭。因此，对肾母细胞瘤伴两性畸形者，须仔细检查肾脏功能，了解有无肾功能不全。反之，对不明原因肾病和性腺发育不全儿童，应注意检查是否存在肾母细胞瘤。本病无特殊疗法。对症处理。对有Wilms瘤患儿可以手术切除。

Dubin-Johnson Syndrome Ⅰ（#237500）

又称为先天性非溶血性黄疸结合胆红素增高综合征Ⅰ型，慢性自发性黄疸（chronic idiopathic jaundice），特发性黄疸综合征，黄疸-肝色素沉着综合征，黑色肝-黄疸综合征。常染色体隐性遗传疾病，*ABCC2*基因突变导致，在伊朗和摩洛哥人种发病率可达1/1 300。主要因肝细胞对胆红素的运转及排泄功能异常。由于结合胆红素在肝细胞微粒中形成后，即遇到运转和排泄障碍，因而反流入血液循环中。临床上以黄疸为主（黄疸为长期慢性、持续性或间歇性），有家族倾向，青年期发病居多，亦可能在儿童期发现。肝细胞有褐色素沉着，是一种先天性的肝排泄功能障碍。有机阴离子排泄困难（包括胆红素、磺溴酞钠等），只有胆酸盐被排出，故无皮肤瘙痒，磺溴酞钠试验在30分钟时正常，但在45分钟后出现高值，对鉴别诊断有帮助。本病用苯巴比妥治疗有效，预后良好。

Dubin-Johnson Syndrome Ⅱ

又称为先天性非溶血性黄疸结合胆红素增高综合征Ⅱ型。有人认为除肝细胞运转排泄结合胆红素有障碍外，肝细胞摄取未结合胆红素也有些障碍。多见于青年或儿童结合胆红素中，非葡萄糖醛酸脂增多，家族性肝内胆汁淤积性黄疸或间歇黄疸，可持续数月或数年。上述二型结合胆红素增高症，可用肝活检做出鉴别：Ⅰ型肝细胞有深棕色素沉着，Ⅱ型则组织学正常。用苯巴比妥治疗有效。

Duchenne Syndrome

又称为Duchenne-Erb麻痹、上臂丛麻痹、上颈神经根综合征、臂丛神经病等。也称臂丛综合征（brachiale plexus syndrome），系1872年Duchenne首先报道，1875年Erb明确了新生儿上肢麻痹与臂丛神经损伤的关系，1972年Tsairis将各种原因所致臂丛神经损伤统称为臂丛神经病。

病因：① 外伤在儿科中以难产分娩时头颈或上肢受到强烈的牵引为主要原因。② 邻近组织病变，畸形压迫。③ 臂丛本身及附近组织的新生物等。

C_5～C_6脊神经上干移行部，通过斜角肌沟，此处特别狭窄，故易引起损伤。C_7～C_8脊神经通过斜角肌的部分较前者宽大，故当臂丛伸展活动时不易受损。因而发生臂丛上干损伤多见。C_5神经受伤导致肱二头肌、三角肌、肱桡肌、冈上肌、冈下肌及菱形肌的麻痹。C_6脊神经受伤则引起前锯肌、背阔肌、肱三头肌、胸大肌、桡侧伸腕长肌及伸腕短肌麻痹，但非完全麻痹。上臂丛麻痹时，上肢维持在内旋、内收、前臂旋前的特殊体位，肩关节因三角肌麻痹而不能外展。冈上、下肌的麻痹使肩不能外旋，肘关节因屈肌麻痹而不能屈曲，肱二头肌腱反射消失。下臂从麻痹可引起C_8～T_1脊神经受损，手内在肌麻痹和萎缩，在屈指长肌麻痹和伸肌作用仍正常的情况下，会出现“爪状手”畸形。由于T_1进入颈部交感神经的纤维也可受累而出现Horner综合征。

一般按周围神经损伤治疗原则处理。早期保守治疗为主，等待神经水肿消退恢复其功能，同时亦须防止畸形的出现。产伤者：出生后3个月至6个月内无明显功能恢复或功能仅部分恢复，即可进行手术探查。上臂型麻痹，可用腕部绕布条将肩外展、外旋、上举固定于头后帽上或枕部。固定2～3个月，每日放下布带活动上肢各关节数次。同时可辅以针灸、维生素B_6、维生素B_{12}、维生素B_1神经营养药物治疗。约有3/4病例可以恢复功能，严重的全臂型麻痹亦有50%可以恢复。多数在2年之内恢复，超过2年者恢复的希望很少。晚期因肌肉的不平衡出现畸形，常见者为肩内收、内旋畸形，主要由于胸大肌挛缩，肩外展外旋肌未恢复所致。手术可将胸大肌腱延长或后移，松解内侧的关节囊，畸形能够获得矫正。大龄儿童也可作旋转截骨，使上肢外旋。前臂旋前畸形，可转移尺侧屈腕肌止点至桡骨下端，松解旋前圆肌而有好转。

Duvernoy Syndrome（肠积气性囊肿综合征）

又称为肠气囊肿（pneumatosis cystoids intestinalis，PCI）、囊性淋巴积气症等，是胃肠道的黏膜下或浆膜下出现气性囊肿，它可累及从食管至直肠的全部或部分胃肠道，但临床主要发病在小肠和结肠，亦可发生于肠系膜、大网膜、肝胃韧带和其他部位。发病原因不详，目前有机械性梗阻学说、营养失调学说和细菌学说。暴露于三氯乙烯环境可以诱发结肠气囊肿。

该病特点为肠壁黏膜下和/或浆膜下存在多个充气性囊肿，囊肿周围可有炎症和纤维化。新生儿可发生先天性肠壁内气囊肿，婴儿可由于细菌感染肠道内积气。表现为腹胀、腹痛、腹泻与便秘交替，有的可表现为功能性肠梗阻症状。腹部X线片可见肠壁有多个小气泡。

高压氧、抗生素等保守治疗，症状明显者可剖腹手术切除积气性囊肿相应的肠管。

Ear-Mandibular Hypoplasia Syndrome（耳-下颌骨发育不全综合征，%164210）

系因胚胎期发育障碍所致的单侧面部发育不全畸形（hemifadal microsomia，HFM），也称半面小体或半侧面部侏儒。第1、2鳃弓发育异常导致的先天性颜面发育畸形。病因不明，一般认为多种病因（基因缺陷、致畸性药物及血管畸形）导致胚胎发育受到障碍。

本病特征为面部不对称，好侵犯左侧，受损侧面部发育不全；咀嚼肌、颞肌、翼状肌、面部表情肌等单侧面肌发育不全；同侧肺部发育不全；下颌骨升支和踝突发育障碍；横行颜面裂；巨口、唇裂、腭裂、齿槽突裂等约占30%。单侧耳小畸形、耳翼扭曲、外耳道可消失，耳有附属器。小眼球，眼球凹陷，先天性囊状眼，受累侧睑裂向下，斜视，虹膜、脉络膜、视网膜缺损，偶见先天性白内障。本病对症施行整复手术。

Edward Syndrome

又称为三体型-18综合征。发病率为1/5 000，女孩多见。严重智力迟钝。下颌小，并指（趾），先天性心脏病，单侧上睑下垂，眼球突出，小眼球，角膜混浊，晶体混浊，先天性青光眼，视神经萎缩，视网膜病变等。本病可根据病情行白内障或青光眼手术。出生时常需复苏术，常出现呼吸暂停，吸吮差，多需鼻饲。多在头2个月内死亡，极少患儿活到1岁。

Ehlers-Danlos Syndrome（#130000）

又称为先天性结缔组织发育不良综合征：系指先天性结缔组织缺陷病，本征为皮肤弹性过度、血管脆性增强的综合征。发病率为1/5 000，研究表明许多基因突变与该病相关，经典型病变与*COL5A1*、

*COL5A2*基因突变有关，其他还有*TNXB*、*COL3A1*、*PLOD1*、*COL1A1*、*COL1A2*、*ADAMTS2*、*COL5A1*、*COL5A2*、*ADAMTS2*、*PLOD1*和*TNXB*基因突变。引发皮肤和血管脆弱，皮肤弹性过强和关节活动过大3大主症。

据不同的临床类型，其遗传方式不同，多数是常染色体显性遗传或隐性遗传，部分为性联遗传（V型）。主要缺陷表现在胶原纤维的缺乏，弹性纤维增加，弹性硬蛋白异常而致皮肤弹性过强，皮下血管脆性增加所引起的出血性疾病。最近报道，本综合征可与α_2巨蛋白缺乏症合并发生，二者可能有连锁关系。临床表现为：① 皮肤弹性过度，易变形，皮肤柔软，摸之有绒样感。② 关节过度伸展，过度活动。③ 常有消化道反复出血。④ 眼部常有血肿形成，巩膜呈蓝色。⑤ 患儿身材矮小，有特征性面容，如眼眶宽、鼻背扁平、凸颌、垂耳、眼内眦赘皮。⑥ 常伴有单发性或多发性疝，如脐疝、膈疝、腹股沟疝或胃肠道、膀胱憩室等并发症；肠黏膜出血坏死可形成自然穿孔，脑和其他血管可自发破裂，造成骤死；部分患儿有先天性心脏病。

目前对本病尚无有效的治疗方法，预防皮肤和关节的外伤十分重要，避免不必要的手术，如手术应加压包扎，延期拆线，动脉瘤破裂应作急诊外科手术，对症状明显的疝或憩室应作外科修补术。有人认为大剂量维生素C、维生素E以及硫酸软骨素，可能有增加胶原的合成，对改善临床症状有一定帮助，但不能根治。

Eisenmenger Syndrome（艾森门格综合征）

又称为肺动脉高压性右至左分流综合征。是部分先天性心脏病发展的后果：房、室间隔缺损、动脉导管未闭等先天性心脏病，可由原来的左向右分流，由于进行性肺动脉高压发展至器质性肺动脉阻塞性病变，出现右向左分流，皮肤黏膜从无青紫发展至青紫，而引起本征。表现为轻至中度发绀，劳累后加重，气急、心悸、乏力等，体征示心界增大，心前区抬举性冲动，原有左至右分流时的杂音消失或减轻，肺动脉瓣区有收缩期吹风样喷射性杂音，第二心音亢进并可分裂，亦可有吹风样舒张期杂音（相对性肺动脉瓣关闭不全）等，逐渐出现杵状指。X线、心电图、心向量图、彩色多普勒及右心导管检查有助于确定诊断。本病一般不宜手术治疗。主要是针对肺动脉高压引起的心力衰竭治疗以及防治肺部感染。大多数Eisenmenger综合征患儿能生存到三四十岁。

Elfin Face Syndrome（小精灵综合征，# 194050）

系以头面为主的不明原因的全身发育障碍畸形，也称主动脉瓣狭窄-小精灵面容综合征或血钙过多性面容综合征，Williams综合征。该病因为7号染色体长臂7q11.23区段部分缺损导致，这一区域的缺失会大概造成26个基因的异常，*CLIP2*，*ELN*，*GTF21*，*GTF2IRD1*和*LIMK1*基因与该病相关。发病率为1/7 500 ～ 10 000。

婴儿有特发性高血钙。有人认为与维生素D或钙的代谢障碍有关。患儿面容特殊，额部增宽前突，鼻梁扁平，大耳，上唇增厚，内斜视。出生时体重较轻，喂养困难。全身性骨硬化；多发性动脉狭窄，常合并先天性心脏病，尤其是主动脉狭窄、肺动脉狭窄或肺动脉瓣狭窄，主动脉瓣上因黏液水肿性组织增厚而狭窄。头围小，智力发育迟缓，精神呆滞，性情温和。X线片显示颅骨、长骨钙化增加，密度增高。本病对症治疗。随年龄增长，症状逐渐加重，常因高血压和肾功能衰竭而死亡。

Ellis-Van Creveld Syndrome（# 225500）

又称为软骨外胚层发育不良（chondroectodermal dysplasia）。系指先天性软骨发育异常合并外胚层发育不良，同时伴有多指和先天性心脏病。属常染色体隐性遗传性疾病，25%为近亲结婚。发病率1/200 000 ～ 1/60 000，由于*EVC*和*EVC2*基因缺陷导致。

临床特征为侏儒体形。病变为长骨端软骨异常骨化，妨碍四肢骨增长，仅能增粗。与粗短的四肢相比，躯干显长，尤以肘、膝关节以下明显。手指粗而短，常伴多指（趾）、并指（趾）畸形及腕骨融合。颅底骨过早骨化，致前额向上增长突出，鼻根部平坦形同马鞍状，构成特殊面容。上颌骨发育不良，下颌骨相对增大，导致咬合不良。出牙迟，牙齿和指甲均发育不良。多伴发先天性心脏病。这些特征出生时即存在，随年龄增长愈加明显。X线片可见胫、腓骨和尺、桡骨短缩、弯曲、多指、腕骨骨性融合，胫骨近端骨化中心发育不良等。以小腿和前臂特短为特征的侏儒，结合X线检查诊断本征不难，但要与软骨发育不全鉴别。肢体畸形可采用矫形手术。四肢不等长可考虑作肢体延长术。多指（趾）畸形可手术切除。预后不良，有1/3的病例在出生后2周内死亡，存活者呈侏儒外观，常常死于心力衰竭。

Externalembryonal Layer Malformation Syndrome（外胚层发育不良综合征）

是一种以皮肤及其附属器官发育不良为特征的综合征。遗传性疾病。可分为两类。

（1）无汗性外胚层发育不良症：突出的表现是全身汗腺缺少和稀毛症，有的伴牙齿缺陷，常有锥形牙。部分患儿同时唾液腺、泪腺与黏液腺发育不良。20%～30%伴智力低下。

（2）有汗性外胚层发育不良症：其外分泌功能正常，但有皮肤其他异常的表现：毛发缺乏，关节皮肤变厚，手掌及足跖角化过度，指甲增厚变色。牙齿常不受累。个别病例面颊有雀斑。

在无汗性外胚层发育不良中Christ-Siemens综合征为X连锁隐性遗传；Berlin综合征为常染色体隐性遗传；Basan综合征和Rapp-Hodgkin综合征为常染色体显性遗传。Ra-Jagopolan曾报道Helweg-Larsen综合征也为常染色体显性遗传。有汗性外胚层发育不良属于常染色体显性遗传。本病无特殊疗法。

Facio-Digital-Genital Syndrome [面-指（趾）-生殖器综合征，100050]

又称为Aarskog综合征，Aarskog-Scott综合征，系指身体矮小，特征性面容，鞍形阴囊和手、足异常的综合征。是一种与X染色体有关的隐性遗传性疾病。发病率不详，部分患儿是*FGD1*基因突变导致。

患儿均为男性。具有特征性面容，如上睑下垂、眼距增宽、短鼻、鼻孔朝前、上颌发育不全、耳郭发育异常等。身材矮小，颈部短而宽。手、足短而畸形，关节活动受限。马鞍形阴囊，多伴隐睾和腹股沟斜疝。其他合并畸形有虹膜异常、耳聋、尿道下裂等。本病无特殊治疗。一般对症处理。

Fanconi Syndrome（范科尼综合征，% 134600）

是一种遗传性或获得性近端肾小管复合转运缺陷病。由于肾近球小管功能多发性障碍，在正常人中应被近球小管回收的物质，如葡萄糖、氨基酸、磷酸盐、重碳酸盐（钠、钾及钙盐），在尿中大量排出，出现骨骼变化和生长缓慢。此病属常染色体隐性遗传，偶有显性遗传，为先天性代谢病肾小管转运障碍。小儿时期的继发性病例见于糖原累积病、半乳糖血症、肝豆状核变性、肾小管酸中毒及铅中毒等。原发性病例多伴有胱氨酸大量存留体内，称为胱氨酸累积病，常并发肝硬化，为脾肿大病因。继发者积极治疗基本疾病，重金属或其他中毒等所致者应促进毒物排泄，遗传代谢病通过饮食管理减少摄取和代谢毒性物质沉积等。部分患儿通过上述治疗病情可有明显缓解。原发者积极对症治疗，发生肾衰竭需规律血液透析治疗或肾移植治疗。

Femur-Fibula-Ulna Syndrome（股骨-腓骨-尺骨综合征，228200）

又称为先天性轴旁半肢畸形。该综合征系股骨短缩、腓骨系列缺损或发育不全伴尺骨系列缺损

3大特异性组合的先天性畸形。无遗传发病倾向。

主要特点是第5指(趾)系列缺损或仅留第1指(趾)。上肢的缺损尤其具有特征性。肱骨与桡骨的骨性融合较多见。尺骨系列缺损(包括尺骨及尺侧指骨)或仅留残迹。第5指缺损、前臂或上臂横断缺损,甚至无肢症。轻者肢体末端变细,呈棒状。股骨缺损或完全缺如。腓骨缺损或系列缺损,第5趾系列缺损等。各个患儿表现不完全相同,常见为一个系列受累。本病无特殊治疗方法,残肢可安装假肢。

Fetal Varicella Syndrome (胎儿水痘综合征)

又称为先天性水痘综合征(chicken pox syndrome)是指母亲妊娠期间感染水痘、带状疱疹,其所怀胎儿以及娩出的婴儿多种畸形。怀孕时初次水痘感染孕妇中,25%可能导致宫内胎儿感染,症状可能从无临床表征到流产。其中在第一及第二孕期因母亲感染水痘,而发生自然流产者约占3%~8%,受到感染的胎儿中,约12%会造成先天性水痘综合征。

妊娠早期(8~20周)母亲感染水痘与婴儿先天畸形有关。而先天性水痘是指胎儿近期获得的水痘病毒感染,并不引起畸形,故本综合征并非胎儿自身感染所致。本综合征表现可有神经、骨骼、眼、胃肠、泌尿生殖系统等多系统异常。在6~12周受到感染的胎儿,将严重中断胎儿肢体的发育,而在16~20周受到感染者,则包括眼睛和大脑的发育都会受到影响。病毒可能破坏颈部和腰骶部脊髓的交感神经纤维,而导致如尿道或肛门括约肌的功能障碍等不同的损伤。患儿皮肤上的病变称为瘢痕(cicatrix),它是一种呈现皮节分布(dermatomal distribution)的曲折伤疤(zigzag scarring),并常发生在受感染的萎缩肢体上。

对各种畸形可进行相关的矫形治疗,但大多数是难以治疗的。对有水痘、带状疱疹病毒感染的孕妇,给予水痘带状疱疹免疫球蛋白注射。

Fetus Alcohol Syndrome (胎儿酒精综合征)

系指父母嗜酒,或母亲孕期未戒酒生下的小儿出现畸形的综合征。是母亲在妊娠期间酗酒对胎儿所造成的永久出生缺陷,程度会按母亲喝酒的分量、频率及时间所影响。酒精会进入胎盘,并阻碍胎儿的成长及体重,造成独特的脸部小斑,破坏神经元及脑部结构,并引起体质、心智或行为等问题。本综合征首先于1968年由法国Lemoine报道,以后美国Johnes等报道1例母亲慢性酒精中毒生下的8个小儿均有相似的畸形。孕期4周酒精可致胎儿畸形或宫内生长迟缓,甚至宫内死亡。小儿中枢神经系统异常与行为缺陷,典型表现为出生后身高、体重均小于正常儿的2个标准差。睑裂短、智力低下、小头。协调力差。肌张力减退,易受刺激致过度兴奋。患儿父母有嗜酒史。本病无特殊疗法。其诊断依赖于同时满足一下标准:① 生长缺憾—出生前或出生后身高或体重低于10分位数;② 胎儿酒精综合征的面部特征;③ 中央神经系统破坏;④ 生前酒精暴露。

Franceschetti-Klein Syndrome (#154500)

又称为第1鳃弓综合征,下颌面骨发育不全,Franceschetti-Zwahlen-Klein综合征,Treacher Collins综合征。系胚胎期血肿影响第1、2鳃弓所致的一系列发育障碍。为常染色体显性遗传。也称多发性面部异常综合征、下颌骨面骨发育障碍、双侧面部发育不全等。*TCOF1*、*POLR1C*、*POLR1D*基因突变将导致该病,由*TCOF1*或者*POLR1D*突变导致的该病为常染色体显性遗传,由*POLR1C*突变引发的疾病为常染色体隐性遗传,外显率不全,表现度不同,有些患儿有家族史。

本病因为病变不对称,故认为由胚胎期出血机制所引起。此学说已为动物模型所证实,即在胚胎第32~40天时,咽升动脉与舌动脉吻合形成后不久发生出血。由于出血程度不同,造成血肿大小和形状不规则,使局部组织病变程度不同,病变破坏移行到第1、2鳃弓的中、外胚叶的前身一面，使听始基的神经嵴细胞在移行前被破坏，则在视环附近形成真空，使正在发育的视环在坏死的空隙中移动。当视环移出第2鳃弓界限进入第1鳃弓范围后，成熟胎儿的耳部就在下颌角的浅面而不在颞骨浅面；其次，由于神经嵴细胞被破坏，发育成第1、2腮弓的肌肉骨骼结构的间充质减少，故影响外耳和中耳、颧骨和颧弓、上颌骨和下颌骨的发育。尽管鳃弓间充质的早期缺乏，面颌部仍能按遗传规定发育，但是却使后成结构的形状和大小明显改变。关于出血的诱因还有待阐明。缺氧、高血压药物（升压药、抗凝药、水杨酸盐、反应停）等已证实可诱发出血。亦有人认为可能与孕妇怀孕最初几周内患疟疾曾服用奎宁有关。

出生后即表现明显的吸吮和吞咽困难，口腔有过多黏液，颅面骨发育不全，可呈尖头或舟状头畸形。双眼视力一般正常，眼裂异常，向下倾斜，下眼睑及睫毛缺损，大多数患儿下眼睑外1/3处有切迹。有些患儿睑切迹中央无睫毛生长，尚见有眼小畸形，泪点、睑板腺及睑板缺失，虹膜裂等。大多数患儿耳郭畸形，向前皱曲或向下移位，有些患儿无外耳道或无听小骨而致耳聋。手术可见锤骨畸形并与钻骨融合，镫骨和前庭窗缺失，中耳和鼓隐窝完全缺失等。在耳垂与口角连线的任何部位，都可能见到副耳垂或鳃裂窦。鼻额角常消失，鼻梁隆起，鼻孔狭窄，鼻翼软骨发育不全，个别患儿后鼻孔闭锁。还可合并多种骨骼畸形，包括桡尺骨骨性接合、无腕骨或掌骨、脊柱裂、多指畸形等。此外，先天性心脏病并不少见，多数尚有智力减退。本征面容特殊，有的呈鸟样或鱼样面貌，颧骨和下颌骨升支发育不全而呈凹陷状；下颌角增大，下颌支或下颌关节可能缺失，下颌体中央明显凹陷。由于上颌发育不良，腭高拱和腭裂很常见。颏部后退，偶见面神经麻痹，上下颌牙齿相距很远且发育不良，或有移位开合等。由于下颌突与上颌突融合不全，可能发生单侧或双侧巨口畸形或口角裂，也可见小口畸形。此外，有些患儿可见巨舌、腮腺发育不全等。诊断方面比较容易，因本综合征患儿有特殊面部表现，且患儿亲属也常有部分症状，故应注意询问和检查。X线片、颅骨可见颅缝关系正常，但“指迹”增加，颧骨体完全缺失，常不与颧弓融合；乳突无气房，常为硬化型；鼻旁窦很小，可能完全缺失，但应注意与颌骨发育不良，半侧面小畸形等相鉴别。

手术整形治疗。喂养较重要，可用奶瓶或管饲法。如经常发生发绀，则将舌缝于颌，予以固定。

饮食困难和发绀发作于几周或数日后消失，其他影响生命和发育的先天性缺陷根据其严重程度而定。

Francois-Haustrate Syndrome（耳－上颌骨发育障碍综合征）

又称为耳-上颌骨发育障碍（otomandibular dysostosis），系第1鳃弓发育障碍所致的面部多发畸形。属非遗传疾病。特征为上颌骨发育不全，外耳畸形及眼部异常。

单侧上颌骨颧突发育不全；颞下颌关节及外耳畸形，偶为双侧。可患唇裂、腭裂、面横裂及牙列不齐，口角及耳屏间瘘管，也可有副耳。眼球内陷，斜视，虹膜睫状体、脉络膜、视网膜及视神经缺损，小眼球及先天性白内障也可出现。本病可手术整形及对症治疗。由于应尽早手术修补影响吸吮、吞咽的唇裂、腭裂。提前剔除频发感染瘘管。副耳可长大后切除。但大多数的畸形，无法矫治。当与维持生命相关的部分矫治后，患儿可成活较长阶段，甚至可正常生长发育。

Freeman-Sheldon Syndrome（% 277720）

又称为口哨脸综合征（craniocarpotarsal dysplasia，whistling face syndrome）系不明原因的颅腕跗骨发育异常，口小或吹口哨状畸形为特点的先天性疾病。也称脑-腕骨-跗骨综合征。多由*MYH3*基因突变导致，部分患儿为常染色体显性遗传，垂体发育不良。

患儿生长迟缓，颈短，脊柱侧凸及脊柱裂偶见；关节挛缩，鞍形指或杵状指（趾）；第1指（趾）掌骨侧面皮肤增厚，手及手指偏向尺侧；马蹄足；颅面骨发育不良，颜面骨扁平；眶下软组织肿胀，双眼相距过远，小眼球、眼内陷。小鼻、鼻梁宽、鼻孔缺陷。由于口轮匝肌肥厚，收缩，使口小，口弯成吹口哨状，故呈吹口哨面容。耳位置较正常低，口腔内多见腭高拱，可伴腭裂，小下颌，错合畸形，牙龈增生与炎症也常见，龋病发病率高。根据生长迟缓，脊柱侧凸，小口畸形等主要特点可确定诊断。

部分畸形可作矫形治疗。由于龋齿发病率高，应定期做口腔检查和治疗。

患儿于出生后几年中可能由于呼吸功能障碍而威胁生命。随着年龄增长手的畸形可得改善。

Fryns Syndrome（％229850）

为一罕见多发性先天性畸形综合征，以角膜浑浊、膈疝和远端肢体畸形为特点。可能与常染色体隐性遗传有关。

颜面畸形有角膜浑浊、小眼、睑裂上斜；鼻梁宽平、大鼻、鼻孔上翘；上唇短、巨口、唇裂或腭裂、颌小而后缩。耳外形不正、耳垂黏附。胸部狭窄而发育不良，乳头距离宽。膈缺陷伴原发或继发肺发育不良。胃肠畸形包括旋转不良、肠闭锁等。远端肢体发育不良、指（趾）骨过短，指（趾）甲缺如或发育不良。本病无治疗方法，预后极差。

G Defection Ⅱ Syndrome（G染色体缺失Ⅱ型综合征）

又称为染色体22（长臂部分缺失综合征、22q−综合征、22号染色体长臂部分缺失综合征）。先天性疾病。主要特征为精神发育不全，小头畸形及智力低下。

以扁平鼻背、悬雍垂分叉、睑下垂及指、趾肌张力减退有别于先天愚型综合征。

临床表现：鼻背扁平、悬雍垂分叉、睑下垂、指、趾肌张力减退。但生长发育迟缓，小头畸形、巨耳或低位耳、掌褶正常同反先天愚型综合征。临床诊断靠染色体检查。预后尚佳。本病无有效方法。

Gansslen Syndrome（家族性溶血性黄疸）

又称为家族性溶血性黄疸−骨病综合征（familial haemolytic ieterus）呈常染色体显性遗传。塔头侏儒，短指（趾），畸形愈合，内翻足，脾大，溶血，外耳畸形，耳硬化，齿列畸形，先天性心脏病。小眼球小睑裂，内眦赘皮，瞳孔大小不等，瞳孔移位，虹膜异色或缺损，色觉异常，先天性白内障，玻璃体混浊。本病无特殊疗法。

Gastroesophageal Reflux Syndrome（胃食管反流综合征）

系指因食管下端括约肌机能缺陷而引起胃液或胆汁从胃反流入食管。

防止反流屏障失常。尤其是食管下端括约肌功能失常，可能为其主要原因。呕吐为主要症状，85%患儿出生后即有呕吐，呈喷射性。反复呕吐可致营养不良和发育迟缓。呕吐物吸入可致呼吸道症状，如窒息、吸入性肺炎及支气管炎等。胃酸反流可致食管炎，婴儿表现为不安，激惹或拒食。

根据病史和详细观察进食时和进食后临床表现，可诊断相当部分病例。食管内放入pH探头和食管测压测定食管下端的pH和压力是较可靠的检查方法。X线吞钡透视检查简单易行，但对轻度反流病例诊断则比较困难。食管内窥镜检查和胃闪光扫描对诊断有帮助。

原则上先采用非手术治疗，无好转时才考虑手术治疗。防反流手术多采用Nissen胃底折叠术以加强下段食管括约肌功能。

Gilbert's Syndrome Ⅱ（＃143500）

又称为先天性非溶血性黄疸未结合胆红素增高综合征轻型。*UGT1A1*基因突变导致，常染色体显性遗传性疾病，发病率大约为5%左右。男性多见，男女发病比例1.5：1到7：1。由于胆细胞摄取非结合胆红素（UCB）功能障碍及微粒体内葡萄糖醛酸转移酶不足，致血中UCB增高而出现间歇性的轻度黄疸。由于骨髓内未成熟红细胞破坏过多，而血液中红细胞并无溶血现象。

多发生于年长儿，也可于婴儿或儿童期发病，除有长期间歇性黄疸外，常无明显症状。实验室检查见血清黄疸指数稍增高，血清非结合胆红素增高，尿胆红素阴性，尿胆原含量正常。无显性或隐性溶血性黄疸。辅助检查包括：饥饿试验（低热量饮食试验）、苯巴比妥试验、烟酸激发试验、口服利福平试验，肝脏穿刺。肝脏穿刺普通病理染色均正常，UGT的免疫组织化学染色均有降低。苯巴比妥治疗常能减低血清胆红素至正常，预后良好，以保肝和对症治疗为主。

Goldenhar Syndrome（% 164210）

系指单侧颅面及椎体异常的综合征。也称眼-耳-椎体发育不全、第1、2鳃弓综合征。约2/3患儿有泌尿生殖系统异常。可能是多种因素影响胚胎发育过程导致鳃弓和椎体发育异常。发病率从1/5 600～1/26 550，多为散发病例，1%～2%的患者后代可常染色体显性遗传，涉及的基因不明。

患儿表现为耳前皮肤乳头状瘤、眼球上的皮样囊肿、腭裂、下颌发育不全、耳过小、面不对称等。约半数患儿有椎体异常或神经管闭合不全。此外，循环、神经、呼吸及泌尿生殖系统等也可出现异常。70%患儿泌尿生殖器异常，主要表现有异位或融合肾，肾发育不全，膀胱输尿管反流，肾盂输尿管连接部梗阻，重复输尿管，多囊肾等。该综合征合并肾脏异常时，应注意与鳃弓-耳-肾综合征及Townes-Brock综合征（TBS）进行鉴别诊断。鳃弓-耳-肾综合征虽也有耳肾异常，但无单侧颅面发育异常表现，是一种常染色体显性遗传病。TBS主要表现为耳发育不全、肛门异常和肾发育异常等。有报道约4.3%耳前窦道或陷凹患儿有肾脏异常，故临床遇到此类患儿应常规行肾脏超声检查，了解肾脏发育情况。本病无特殊疗法。可对症处理。有外科指征可手术。

Greenfield Syndrome（婴儿异染性脑白质营养不良，# 250100）

发生率从1/40 000～1/160 000，是一种严重的神经退化性代谢病，也是最常见的溶酶体病。大部分为*ARSA*基因突变导致，少数是因为*PSAP*基因突变导致。由于芳基硫酸酯酶A（arylsulphatase A，ARSA）或神经鞘脂激活蛋白B（sphingolipid activator protein B，SAP-B，saposin B）即脑硫脂激活蛋白的缺陷，使溶酶体内脑硫脂水解受阻，而沉积在中枢神经系统的白质、周围神经、视网膜节细胞、小脑、脑干及肾、胆囊、肝等内脏组织，引起脑白质、周围神经脱髓鞘形成的进展性、退化性神经系统疾病。

分为：晚婴型（Scholz综合征），常见，重，出生时正常，多在12～24个月发病，早期表现为行走困难、膝过伸、智力低下、易激惹、肌张力降低、腱反射减弱，后期出现失用性肌萎缩、四肢痉挛性瘫痪、全身性强直阵挛性癫痫发作、眼震、视神经萎缩、失语等。病情常进行性发展，一般在5岁前死亡。

青少年型，发病年龄从儿童早期到青少年晚期不等，初为共济失调，智力低下、感情淡漠，晚期出现痴呆、部分性癫痫发作、视神经萎缩、四肢瘫痪等。年龄较小者周围神经受累较重，年龄较大者则以学习和行为障碍等脑部症状为主。

成人型多在21岁后发病，症状与青少年型相似但较轻，常以精神症状首发，运动障碍和姿势异常出现较晚，易误诊为精神分裂症，可伴有周围神经受累，也可仅有周围神经受累。

治疗以对症治疗为主，将来可能基因疗法能治疗该病。

Groenblad-Strandberg-Touraine Syndrome（# 264800）

又称为假性弹性黄色瘤病（pseudoxanthoma elasticum）。发病率为1/50 000，多认为是*ABCC6*基因突变导致。系常染色体隐性遗传的全身性结缔组织病，以皮肤假性弹性黄色瘤，眼底有带色素性条纹，内脏广泛血管病变为主要表现的综合征。

皮肤假性弹性黄色瘤：散在于颈部两侧、腋、肘、腹股沟和膝部等处大小不等的淡黄色至橘黄色的斑点状呈稍隆起的结节，靠近大关节处对称性皮肤增厚、柔软与松弛；眼底带色素性条纹，双侧性多见、条纹边缘多不规则的锯齿形，相互吻合。黄斑最初为网膜下浆液性渗出或出血，以后形成黄斑盘状变性，结果构成一典型或非典型盘状隆起。后极部脉络膜血管有硬化和萎缩，脉络膜的Bruch膜破裂。内脏广泛血管病变，主要表现为动脉中层弹性纤维变性，以及内膜代偿性增厚，胃肠道血管受累可发生上消化道大出血，累及心血管可发生心绞痛、心内膜炎、高血压等。可见颅内血管瘤，Sickle细胞病，Paget病等。

本病无特殊疗法，可对症治疗。

Gross-Groh-Weippl Syndrome（# 274000）

又称为桡骨缺损-血小板减少综合征（radial aplasia-thrombocytopenia syndrome）。系指以骨的异常为主，合并心肾等多发性畸形的综合征。Gross、Groh和Weippl于1956年首先报道本征。属常染色体隐性遗传性疾病。发病率少于1/100 000，由于*RBM8A*基因突变导致。

以新生儿血小板减少症为特征。出生后就有出血现象，如皮下紫斑或出血点，鼻出血，咯血，血便，血尿等。多有贫血，是由于失血引起继发性贫血。可有肝脾和淋巴结肿大。

本征患儿几乎均有以双侧桡骨缺损为主的骨异常。有1/3病例还有尺骨缺损，肱骨、肩胛骨、锁骨等发育不全，手指挛缩，并指。上肢畸形较下肢多见。下肢髋关节脱位，股骨或胫骨扭转，外翻足。肋骨数目不等，颈肋、颈椎融合，颌骨发育不良等。

其他畸形：1/3有先天性心脏病，单侧肾缺如，尿道下裂，身体矮小，颜面畸形。X线片可见双侧桡骨缺损及其他骨异常。

实验室检查：血小板减少，可低于1万以下。严重者可有类白血病反应；骨髓象中巨核细胞缺损或异常，红细胞呈多染性，形状各异。免疫学检查，患儿血中无抗血小板抗体，血小板寿命极短，仅为正常者的1/2，临床上新生儿期有出血倾向者，如血小板数目减小，伴有桡骨缺损时即可诊断。

本病首先针对血小板减少和出血倾向进行治疗。外表畸形者可在适当时机作矫形手术。

Guerin-Stern Syndrome（# 108120）

又称为先天性多发性关节挛缩（arthrogryposis multiplex congenita），关节弯曲综合征（arthrogryposis syndrome）。出生时许多关节僵硬于不同位置的一种畸形。

病因未明，可能与放射线、化学制剂、感染、孕期高血糖、胎儿期羊水过多或过少引起宫内环境异常有关，或与遗传因素有关。为先天性神经肌肉畸形，常有下运动神经元缺损，骨关节畸形似乎是继发于肌肉萎缩，病变常发生于已分化的成熟肌细胞，而肌母细胞则不发生病变。

本征典型者出生后即有多关节屈曲或伸直挛缩畸形，可侵犯单一肢体，但多数是对称的可累及上下肢，偶可侵犯脊柱，且往往迟发。受累肢体肌肉萎缩。伸直型肘、膝关节可呈柱状或梭形变形。挛缩的关节活动范围很小，而活动范围大小往往随挛缩程度不同而各异。下肢受累较上肢多见。关节部位皮纹消失，皮肤紧绷、滑亮，屈曲畸形者皮肤和皮下组织呈蹼状。还合并其他先天畸形，如腭裂、先天性心脏病等。有些患儿面部缺乏表情，呈悲伤忧郁外貌。关节尚可发生脱位，关节虽有畸形僵硬，但无疼痛表现。男女均可发现。Steindlen根据临床表现，分为屈曲型、伸直型和混合型。脊柱畸形因出生后体征不甚明显，随年龄而逐渐加重，往往易漏诊。单一关节的畸形，如前臂旋前挛缩畸形，顽固的马蹄内翻足复位困难，僵直的先天性髋脱位，难以矫正的脊柱侧弯，往往不易明确诊断。本病患儿感觉正常，腱反射可能消失，肌肉电刺激反应极低，肌电图往往没有退行性变。X线片显示肌肉组织减少，皮下脂肪相应增厚。有的病例关节阴影密度增高，股骨头发育差、髌骨可缺如。还可出现桡尺骨融合、跟距骨融合、垂直距骨等骨骼改变。根据典型的临床表现，诊断本征较易，若有困难时，肌肉活检可协助诊断。

治疗以矫形为主，可用石膏、夹板、支架固定矫形，或用松解术、截骨术、关节固定术等。手术一般分为两大类，即软组织手术和骨手术。总之，本征手术种类繁多，需因人而异，合理选择手术适应证。

Hair-Tooth-Bone Syndrome（毛-牙-骨综合征，# 190320）

系原因不明的主要表现为毛发、牙齿及骨质异常改变的疾病。属常染色体显性遗传，表现程度不一。

患儿呈长头，出生时头发卷曲，指甲松脆，由于骨皮质增厚，使骨密度增加，但无骨折倾向。颅骨缝过早融合，乳突气化不良呈致密型，骨发育迟缓。患儿牙齿各径均增大，呈巨牙，但牙根缩短。牙釉质发育不完全，系由内层牙上皮缺陷引起，进一步导致牙釉质钙化不全及牙齿阻生。此外缩余釉上皮缺陷，也不能使牙冠上方的组织去机化，不利于牙齿萌出。牙片显示巨牙短根畸形，多发性尖周脓肿，牙釉质异常，其厚度密度不一致。根据临床及X线片特点可以协助诊断。应注意与某些遗传性疾病鉴别。例如大疱性表皮松解症，某些外胚叶发育异常等，均可以出现釉质生成不全，牙齿阻生，萌牙延迟等症状，但无巨牙短根畸形及本病的其他特点。在判断巨牙短根畸形时，不论是萌出的或阻生的单根牙，均不宜应用，一般应根据多根牙根的形态确诊。定期检查口腔，对阻生牙可用手术助萌或拔除。尖周感染的牙齿可行根管治疗。

Hall Opeau Siemens Syndrome（多种发育异常大疱性表皮松解综合征）

又称为隐性营养不良行大疱性表皮松解症。大疱性表皮松解症（dystrophic epidermolysis bullosa）中最重的一种，是指大疱性表皮松解症、牙与鼻畸形、体格与智力发育不全的综合征。*COL7A1*基因突变导致，为常染色体隐性遗传。可于出生后或婴儿早期发病，偶有较晚者。皮肤水疱大而松弛，可发于任何部位，愈后留有瘢痕。指趾间可有假蹼。黏膜亦受累，由于瘢痕形成，舌的活动可受限制，食管狭窄。常有牙与鼻畸形。头发可以稀疏，出现斑秃。身体发育差，常有智力发育不全。本病对症治疗，可试用皮固醇激素或抗生素。预后不良，50%的患儿有皮肤鳞癌发病风险。

Hallermann-Streiff Syndrome（下颌-眼-面-颅骨发育不全综合征，% 234100）

又称为先天性白内障及稀毛症（cataracta congenita hymtrichosis syndrome），Fremery-Dohna综合征，Ullrich-Fremery-Dohna综合征，Francois综合征。系不明原因的以颅骨发育不全、先天性白内障、下颌发育不全、面部畸形等为主要特点的先天性疾病。也称头、面、眼、颌异常综合征，颅面骨畸形综合征等，可能为常染色体隐性遗传。染色体检查正常，发病与致畸胎物质或病毒有关，胚胎在第5～7周时额叶发育障碍所致。多数病例为散发，少数报道有家族性及双亲为近亲结婚者。

本征表现为颅骨发育不全，伴有先天性白内障和毛发稀少，脑发育不全颅骨异常，舟状头、短头、三角头、脑小，额部圆突，侏儒状态，颜面畸形，有时发生面部皮肤萎缩，鹦鹉鼻，下颌发育不全，口小、小颌畸形。牙齿发育异常，下颌支短，髁突有的消失；先天缺牙，乳牙残存，错殆，开殆，额外牙，严重龋齿。先天牙（初生时已萌出的牙）亦可出现，釉质发育不全，褐色牙亦有时出现。悬雍垂缺如，蓝巩膜，小角膜，小眼球，角膜畸形，球形角膜，虹膜缺损，眼球震颤，斜视，上睑下垂，下睑缺损，瞳孔膜残留，眼底黄斑变形，睑裂畸形而斜向外方，青光眼，假性眼球突出，两侧先天性白内障可自发破裂和吸收，无晶状体。毛发稀少或缺乏，皮肤萎缩，白斑病，白癜风，秃发，精神运动障碍等。此外，尚有耳郭畸形，驼背，锁骨畸形，骨质疏松等。下颌骨X线片的特征性改变可协助诊断，如下颌发育不良，颞颌关节向前移位，髁状突完全缺如。颅骨则显示短头畸形前囟闭合迟缓，面部小，眼眶小等。本病尚无良法治疗，但不影响寿命。

Hamman-Rich Syndrome（# 178500）

又称为肺弥散性间质性纤维化，特发性肺纤维化综合征、家族性肺部囊性纤维变等。系一种广泛性间质性肺纤维增生的慢性综合病征。病因不明，可能与病毒、变态反应、结缔组织病、遗传学说，化学物质刺激等有关。病理提示肺泡壁增厚及纤维化，肺间质有弥漫性胶原纤维增生，有散在的肺泡内出血，间质组织中有嗜酸细胞浸润。

临床表现呈咳嗽、进行性呼吸困难、发绀，偶见咯血、反复呼吸道感染、伴杵状指（趾）。同时有营养不良。肺部可闻啰音，肺通气功能减弱，血中嗜酸性细胞增多。

胸部X线片示两肺有弥散性、条索状或网状的肺纹理增多和增粗，可延伸至肺缘。肺门阴影增宽，但淋巴结不肿大，肺活检可确诊。本病如果早期诊断，抗生素控制炎症，肾上腺皮质激素可使症状得到暂时性改善，一旦纤维化形成则不可逆，多数预后不良，常在6个月以内死亡，单肺移植5年存活率为50%～60%。

Hartnup Syndrome（糙皮病-小脑共济失调-氨基酸尿综合征，# 234500）

又称为H病（H disease），首先在Hartnup家发现，故按Hartnup家庭命名。又称为色氨酸代谢异常综合征，遗传性烟酸缺乏症。1956年由Baron首先描述。主征为糙皮病、小脑共济失调和氨基酸尿。是*SLC6A19*基因突变导致，使肾小管和小肠上皮细胞对中性氨基酸的吸收及转运缺陷，大便中游离氨基酸高，色氨酸蓄积在肠道内被细菌分解为尿蓝母类代谢物，再被吸收入血并从尿中排出，因色氨酸吸收障碍，使烟酰胺的原料缺乏，形成糙皮症。病理见皮肤增厚和色素沉着，为常染色体隐性遗传，发病率为1/30 000。

通常在出生后1个月左右发病，于日晒部位出现瘙痒性皮疹，皮肤肥厚、角化、脱屑、色素沉着，似异色病或烟酸缺乏病。也可发生口炎及女阴炎、毛发干燥及颜色异常。神经系表现多为复发性，发作数天至数周的小脑性共济失调，步态不稳，手抖，于精细动作时加重。有时可发作猝然倒地。眼部特征：眼球震颤，复视，眼球粘连睑外翻，畏光，斜视眼干，巩膜溃疡，角膜白斑。空肠、肾小管氨基酸转运障碍。查见氨基酸尿，包括谷氨酸、门冬氨酸、组氨酸、丝氨酸、苏氨酸、苯丙氨酸、酪氨酸及色氨酸等。儿童期发作频繁而重，随年龄增长有减轻倾向。

皮肤症状应避免日晒，给予烟酰胺和复合维生素B效果较好。对神经系统症状，应及时清除毒性物质，如葡萄糖静脉滴注，灌肠，口服碱性药物以促进吲哚排泄，口服抗生素以抑制肠道细菌等。避免使用可加重色氨酸代谢障碍的药物，使用异烟肼的患儿要加用烟酸和B族维生素。

Hereditary Osteo-Onychodysplasia Syndorme（遗传性甲膝肘骨发育不全综合征，# 161200）

发病率为1/50 000，*LMX1B*基因突变导致，常染色体显性遗传。

临床表现有以下3个特点：① 指（趾）甲改变：出生时或儿童期出现甲发育不全，轻者甲表面有纵嵴、甲小而薄，重者可无甲或甲脱落，严重程度以拇、中、无名和小指为序，趾甲亦可受累。② 骨骼改变：肘关节屈伸，旋转运动受限，肱骨内上髁凸出，桡骨侧脱位；膝关节髌骨发育极小或缺如，脱位；股骨外髁变小，内髁凸出。骨盆两侧髂窝中央可有骨刺，肩胛异常，腰脊椎后凸，手指弯曲畸形。③ 眼与其他改变：眼虹膜色素异常，内缘较暗，周边较淡；皮肤松弛；可伴有蛋白尿及黏蛋白排出增加，肾功能不全改变等。X线片可见骨骼相应的病理改变。本病无特殊疗法，主要为对症处理，关节活动严重障碍影响生活上作者，可行矫形手术以改善功能。

Hereditaryfamilial Urticaria Syndrome（遗传性家族性荨麻疹综合征）

本病由Muckle及Wells于1962年首次报道，又称Muckle-Wells综合征或家族性血管炎（familial vasculitis）。*NLRP3*（*CIAS1*）基因突变导致，常染色体显性遗传，表现为荨麻疹。常伴肢痛、不适、发热及白细胞增多，以后可发生耳聋、淀粉样变、肾病及弓形足等全身症状。

出生后即有皮疹，以后发疹无间歇期，皮疹稍高起为色潮红的风团，不痒。患儿可有关节痛、头痛、神经性耳聋、再发性虹膜炎、视神经盘水肿及鞍鼻。皮疹严重时可有发热，无寒战。实验室检查可有血沉增快，血清球蛋白升高，间歇性血中性白细胞增多伴嗜酸性粒细胞增高。皮肤活检见小血管及皮脂腺周围有中性白细胞及淋巴细胞浸润，并有核碎裂。部分尸检病例发现肝、脾、淋巴结、胰腺及肾小血管炎。本病无特殊疗法，皮疹发作或加重时可选用抗组胺剂对症治疗。

Holtmueller-Wiedemann Syndrome（148800）

又称为Kleeblatt-Schadel，先天性脑积水伴软骨发育障碍综合征，可能与妊娠3个月时风疹病毒感染有关或是妊娠某种原因使胎儿骨化异常，脑发育缺陷，Rh因子不合、羊水过多、脑脊液循环阻塞等，子宫内骨化异常引起冠状缝和人字缝融合伴脑积水。

患儿呈奇特的三叶状头颅，耳向下移位，眼球突出，常有眼球脱位，钩鼻伴鼻沟深凹，凸颌畸形。上眼睑异常收缩，下眼睑遮盖了角膜下部，眼震颤，斜视，常有重度视力损害，是由于视神经被牵拉所致。脑膜突出，唇裂，弓形足，亦可合并Arnold-Chiari畸形。此外，患儿还有骨畸形即软骨发育不全等。本病无特殊治疗，本征预后不良。

Hypertelorism-Hypospadias Syndrome（双眼间距过远-尿道下裂综合征，# 145410）

又称为Opitz G/BBB syndrome，系指先天性多发性畸形并精神发育迟缓的综合征。当*MID1*基因突变导致该病时，是X-连锁遗传，而由于*SPECC1L*基因突变导致该病时，为常染色体显性遗传。

男性患儿可表现为眼距宽、尿道下裂、精神发育迟缓、鼻梁高而宽、双侧隐睾、阴囊对裂、无肛、尿道直肠瘘、尿道狭窄及腭裂等。男性患儿以眼距宽和尿道下裂为主要特征。女性患儿以眼距宽为主，可合并其他各种畸形。本病无特殊疗法，对症处理。

Hypoplastic Left Heart Syndrome（左心发育不良综合征，# 614435）

系指左心室腔变小，主动脉瓣口及/或二尖瓣口狭小甚至闭锁，升主动脉也变小的先天性心脏畸形。胚胎时期，卵圆孔的过早闭锁可能是导致本征的一个原因。由于卵圆孔的过早闭锁使右向左分流血量减少，于是流向左心室及主动脉的血流量便减少，致使左心室和主动脉的发育减退。

临床表现：① 主动脉闭锁：出生24～48小时见严重发绀和充血性心力衰竭，脉微弱，心尖冲动在胸骨旁，第二心音亢进，有杂音。主动脉造影示发育低下。② 二尖瓣闭锁：常伴有房间缺损、室间隔缺损、主动脉骑跨。出生后即发绀，充血性心力衰竭，心脏明显扩大，有收缩期杂音，周围脉搏微弱。心电图示高、宽和有切迹的P波，右室明显肥厚。X线片示右室和左右房扩大。

内科治疗主要是针对心力衰竭、控制感染，疗效差。外科治疗包括姑息性治疗（心房间隔切除术、人工血管吻合术）和根治性治疗（换瓣手术），疗效差，因此心脏移植逐渐成为治疗该病的选择。本征预后不良，85%于出生后3个月内死亡。

Infantile Tetany Syndrome（婴儿僵硬综合征）

为一种轻微刺激致张力增高为特点的神经系统综合征，由Lingam于1981年首次命名。Markand认为与脊髓内神经元高活性有关；Subren认为是脑干抑制系统功能异常；Andermann认为与5-羟色胺有关。出生后即可发病，发病与轻微刺激有关。发作时上、下肢屈曲，双手握拳，两目呆滞、面容忧虑，入睡后症状消失，但轻微刺激又可激发。意识与神经系统无缺陷。常伴呕吐，有家族史。可合并腹股沟疝。脑电图及神经传导均正常。肌电图检查有助于诊断，表现为持续性活性，即使休止期也如此。本病应与脑脊髓炎、Creutz feldt-Jakob病、甲氧氯普胺中毒及癫痫区别。

肌松剂注射可减轻病情与发作，但停药后又复发。

Inspissated Bile Syndrome Of Cystic Fibrosis（囊性纤维变性的浓缩胆汁综合征）

新生儿由囊性纤维变性引起。这种患儿常合并有胎粪性肠梗阻、腹膜炎和空肠闭锁，继续发展为严重的肝外胆道梗阻。肝活检发现肝门周围炎症，胆汁淤积和纤维变性；外科剖腹探查可证实为严重的浓缩胆汁引起肝外胆道梗阻的诊断。化验检查：胆红素增高，SGPT及SGOT增高，AKP高，肝脾增大，有黄疸。

可采用胆囊造口术，用2%乙酰半胱氨酸注入小胆管6天以上可使梗阻缓解，同时可用胆囊收缩素静脉注射等综合疗法。

Inspissated Bilethrombus Syndrome（浓缩胆栓综合征）

由某些原因引起新生儿胆汁浓缩黏稠，胆汁栓滞于胆管系统，胆汁排出不畅，表现出阻塞性黄疸等症状即称为浓缩性胆栓综合征。

新生儿发生溶血，引起的高胆红素血症，一般为未结合性胆红素升高，也有少数患儿有结合性胆红素明显增高，曾一度认为溶血引起血清胆红素浓度过高，从而胆小管被胆栓所阻塞。目前有些学者认为“胆栓”是继发性变化的结果。

新生儿溶血有以下原因：① 母婴间血型不合（ABO血型或Rh血型不合），形成同族血型免疫而溶血。② 先天性红细胞发育异常。③ 血红蛋白异常。④ 酶缺乏，如葡萄糖-6-磷酸脱氧酶缺乏等。

新生儿溶血伴胆汁淤积时，肝脏亦有改变，肝脏内出现广泛的髓外造血灶及大量多核巨细胞形成，肝细胞和Kupffer细胞内有含血黄素沉着。胆管增粗，胆管及毛细胆管内胆汁淤积时，可出现不同程度的门脉纤维化，肝小叶中心区的细胞坏死，单核细胞可以有轻度至重度的浸润，进展期病例可发展为肝硬化。

新生儿溶血疾病，黄疸出现较早，且为持续性，随病情消长而黄疸程度不同。患儿有贫血外观，粪便色泽变淡，重者白陶土色；尿色深黄。因脂溶性维生素缺乏，小儿有出血倾向及骨质疏松等。肝脾肿大，尿胆素阴性，血中网织细胞增加，骨髓幼红细胞大量增加，周围血出现有核细胞。

治疗原则：① 轻者无须特殊治疗，多可自愈。② 重者首先采用内科治疗，即消炎、利胆，给予各种脂溶性维生素及中链三甘油酸盐改善营养。利胆用25%～30%硫酸镁5～10 ml自十二指肠注入。肾上腺皮质类固醇对其有一定疗效。③ 内科治疗无效者可行外科胆道冲洗术。

Ivemark Syndrome（无脾综合征，# 208530）

又称为Heterotaxy综合征，系指先天性脾缺失，伴有胸腹腔内脏位置异常和合并先天性心血管畸形的综合征。在胚胎4～5周，由于某些致畸因素的作用，造成胚胎发育中止而形成的多种畸形；在胚胎发育24～27周时，正好是肺静脉发育以及胃、十二指肠最后固定的时期，此阶段的某些致病因素可能会造成本病。常见畸形有双侧上腔静脉残留、大血管转位、单心室、左右两侧均为3叶肺、左右对称型肝脏以及内脏转位。这些变化，恰与胚胎31～35日发育阶段相一致。

临床上有发绀（100%），内脏移位（100%），对称性肝脏（100%），下腔静脉、降主动脉异位（100%）和两侧上腔静脉残基（80%）应高度怀疑。若有周围红细胞内有脾切除后的空泡形成或有Howell-Jolly小体的存在（100%），有脾动脉缺如的证据（100%）时则可确诊。本病针对心血管病可行手术治疗。本病治疗效果不理想，多在新生儿期、幼儿期反复感染，心肺功能衰竭而死亡，一年内死亡率80%。

Jadassohn-Lewandowsky Syndrome（先天性爪甲肥厚综合征，# 167200）

又称为先天性爪甲肥厚（pachyonychia congenita）。与*KRT6A*、*KRT6B*、*KRT6C*、*KRT16*和*KRT17*突变有关，为低外显率常染色体显性遗传，指甲板远端甲母质产生大量角蛋白，造成厚甲的表现。病理见甲床过度角化，甲根的颗粒层呈不规则增厚，指甲增厚，角化并呈棕色，脚底手掌角化，多汗，肘、膝、臂有针头大小丘疹，疹中有角化，毛发营养障碍，音哑，鼻黏膜增厚，鼓膜增厚，口腔黏膜白斑。患儿有角膜角化不全，角膜营养不良，角膜透明度差，故患儿视力常受影响，有时还可出现散光、白内障等。本病无特殊疗法，对厚甲可用醋酮浸泡或40%水杨酸腐蚀，另外可辅用维生素A和维生素E。必要者可行外科手术，但拔甲后，再生仍异常。可行白内障手术。

Julien-Marie-See Syndrome（维生素A过多性脑积水综合征）

良性颅内压增高综合征的一种类型。急性维生素A中毒，一般认为患儿的1次剂量超过30万国际单位可以发生急性中毒，其颅内压增高原因可能是脑脊液分泌过多所致。

临床表现：颅内压增高症、意识改变、神经系统症，脑脊液检查出血倾向。

结合接受大剂量维生素A及其临床表现即可诊断该征。停止服用维生素A后症状消退，当颅内压增高时可采用20%甘露醇降低颅内压力。

Klinefelter Syndrome

又称为先天性曲细精管发育不全综合征，系指染色体异常（47，XXY）引起的男性睾丸发育不全、乳房女性化等症状的综合征。可能为染色体异常（47，XXY）引起患儿睾丸曲细精管进行性纤维化和玻璃样变。睾丸变硬、体积变小，青春期后睾丸最大直径<2.5 cm。血清睾酮含量低，青春期后尤为明显。由于下丘脑反馈抑制不全致使体内促进腺激素水平增高。12岁以前LH、FSH多正常。14岁后LH、FSH开始增高。

患儿表现为睾丸不发育、体积小，常伴隐睾和尿道下裂；下肢生长较快，上下肢比例缩小；年龄较大儿童出现乳房女性化。患儿均有不同程度心理或行为异常，如压抑、精神分裂、犯罪行为等。成年后不育，脑血管发病率，乳房发病率高，为正常男性的20倍。患儿可在产前进行遗传学检查或产后因隐睾或尿道下裂而进行遗传学检查时发现染色体为47，XXY，而后在婴儿期确诊。

选用睾酮治疗。一般治疗从11～12岁开始。治疗目的为使血清促进性腺激素降至正常水平，使患儿逐渐男性化，但疗效并不理想。对乳房肥大者，可将乳房内乳腺及脂肪组织切除。

Klippel-Feil Syndrome（# 118100）

又称为颈椎融合畸形（cervical vertebrae synostosis），短颈畸形（brevicollis）。系指2个或2个以上颈椎融合，并伴有颈椎以外其他脊椎融合或其他部位畸形。当该病是由于*GDF6*、*GDF3*突变导致，为常染色体显性，当由于*MEOX1*基因突变导致，为常染色体隐性遗传，具有不同程度的外显率。中胚层生骨节正常的某些缺陷所致。因某些原因使椎体原基异常融合和颈椎生骨节细胞异常移动而引起。

此病多发生在女性。典型的症状有短颈、枕部发际降低和头颈部运动受限三联症，但并非所有患者都有。颈部两侧的软组织，从乳突到肩峰呈蹼状，所以又称为“翼状颈”。按形态学可分为3型：Ⅰ型：包括2个以上颈椎体融合为一块，少见。Ⅱ型：1个或2个颈椎融合，尤以C_2、C_3最多见。Ⅲ型：Ⅰ型或Ⅱ型同时伴有下胸部或腰椎异常者。同时可并发其他畸形，诸如先天性高位肩胛骨、颈肋、脊柱侧弯和后突、腭裂、卵圆孔未闭，卵巢发育不全等。由于畸形融合的颈椎可能压迫脊髓或神经根而出现神经症状。摄屈伸位颈侧位X线片，融合椎体的间隙不发生变化，且失去正常颈椎的圆滑曲线，同时融合的椎体多变扁变宽。尤其是伸屈颈的CT片更易确诊。根据典型的临床表现，结合X线检查可明确诊断和了解畸形范围。

一般不需特殊治疗，但可作颈托牵引，适当运动锻炼。畸形严重者，如软组织蹼状畸形可作肌肉和筋膜松解手术及皮肤“Z”形整形术，胸锁乳突肌挛缩时可将肌肉起端切断，其目的是有助于增加颈部的活动范围。

Lacrimo–Auriculo–Dento–Digital Syndrome（泪管–耳–齿–趾综合征，# 149730）

泪管–耳–齿–指（趾）（LADD）综合征是一种具有多种表现的常染色体显性遗传疾病，也称为LADD综合征，Levy–Hollister综合征。最初在1967年由Levy报道。1例双侧泪液系统缺失、环状耳、干嘴，以及牙、手臂和指（趾）异常的单发病例。之后一些新发现的临床表现，如肾脏异常、唾液腺缺乏、先天性髋脱位、先天性裂孔疝和横膈疝、感觉性耳聋和传导性耳聋、牙发育不全、四肢异常、口腔干燥和眼干都被报道与此综合征有关。*FGFR2*，*FGFR3*或者*FGF10*基因突变导致该病，常染色体显性遗传。该病主要是影响泪腺系统，骨骼和听觉。临床特征为低位环状耳、四肢畸形、耳聋（神经性、传导性或者混合性），少泪或者无泪，口干等。治疗对症为主。

Ladd Syndrome（十二指肠狭窄综合征）

系指先天性的十二指肠狭窄或闭锁引起的婴幼儿持续性呕吐的综合征。可能为常染色体隐性遗传。在胚胎发育6或7周时生理性的暂时十二指肠梗阻未解除。病变多在十二指肠乳头以下部位，仅少数在球部。十二指肠完全闭锁的新生儿于出生后数小时或第1次吮奶时即发生呕吐，十二指肠狭窄者在生后数天、数周，乃至几年后发病。特点为上腹部膨胀与持续性呕吐。由于多见于十二指肠乳头以下梗阻，呕吐物中含胆汁。若在乳头以上部位梗阻则呕吐物不含胆汁。X线腹部平片可见胃十二指肠胀气，钡餐可确定梗阻部位。一旦确诊即应手术治疗，误诊而延误手术出现并发症则预后差。

Larsen Syndrome（腭裂、先天性脱位综合征，# 150250）

又称为小儿扁脸关节脱位足异常综合征（MC farland syndrome）腭裂–平脸–多发性先天性脱位综合征（Palatoschisis flatfarcies multiple congenital dislocation syndrome）、平脸–短指甲–多关节脱位综合征、扁脸–关节脱位–足异常综合征、腭裂、先天性脱位综合征。发病率为1/100 000，*FLNB*基因突变导致，系常染色体显性遗传性疾病，于一家族中有多数患病的倾向。主要表现为特殊面貌、腭裂及骨骼脱位。本征面貌特殊，颜面扁平，鼻梁低平，前额突出，双眼距增宽。眼眦异位或因鼻梁变低使正常眼距变宽。骨骼改变为两侧胫骨脱位及肘部与臂部脱位。畸形足，马蹄内翻足。手指细长呈圆柱形，拇指变钝，手掌相对变短，偶有脊椎分段异常。有时合并有先天性心脏病，以室间隔缺损居多。口腔症状有腭裂，但很少为完全性者，并不伴有唇裂，有时出现小颌症。牙齿无异常。本病无特殊治疗方法。对某些先天性畸形，可在适当时机行整形外科手术治疗。

Leri–Joanni Syndrome（烛泪样骨质增生症，% 155950）

又称为肢骨织状肥大（melorheostosis），蜡烛骨症（flowing wax bone）。系指骨质增生区为紧密的板层骨，未成熟的骨组织与成熟的骨组织交织在一起。发病率为1/100万，多于5～20岁发病，Leri最初认为是由寄生虫引起，Putli又提出是由于交感神经兴奋，引起末梢血管收缩，骨的循环障碍所致。多数作者倾向于先天性骨畸形。亦有人认为是常染色体显性遗传，包括起自中胚层的骨、关节和软组织病变，具有偏侧倾向，出生后一般均有潜伏期，到幼年方始发展。

5～20岁出现症状，有疼痛，为隐疼或钝痛，活动时加重，年龄越大，疼痛越明显；患肢关节活动受限，这是由于关节周围骨质增生及软组织内骨沉积所致。骨畸形，由于骨质增厚常引起足外翻、膝外翻、骨弯曲、膝关节肿大等；某些病例有肢体缩短或有硬皮病。关节畸形、节段性或者完全性四肢不对称，肌肉消瘦、侏儒症、皮肤畸形、大拇指大脚趾畸形；小眼球或无眼球，角膜混浊，并发白内障，眼运动神经麻痹。

X线检查显示骨干的一侧有不规则骨质增生。开始仅表现为一薄层密度增加的骨质，以后骨干的外形被破坏，增生骨的表现犹如点燃蜡烛的蜡油从旁边流下附在蜡烛旁的形状，故有作者称本病为蜡烛骨。增生的骨无结构可见，可以越过关节侵犯远端的骨质。骨盆及肩胛骨的病变亦表现为密度增加及斑点状。颅骨、脊柱及肋骨少见。实验室检查无异常。根据临床表现和X线检查可以诊断。但需与全身性脆性骨硬化症、脆弱性骨硬化症等鉴别。本病无特殊治疗。对有些关节挛缩及骨畸形者可施行矫形手术。

Lubs Syndrome

又称为家族性男性假两性畸形综合征。系指性染色体异常引起的男性假两性畸形的综合征。可能系性染色体中的X染色体不分离。睾丸中Leydig细胞显著增生，曲细精管形态不一，但精子生成基本正常。附睾、睾丸网状结构与输精管亦正常。

临床表现为男性假两性畸形，阴蒂增大，阴唇大而疏松如男性阴囊，在假性阴囊内含睾丸（双侧）、尿道开口于尿生殖窦内。乳房发育及毛发分布如女性。性染色体检查无Y染色体，故实质上是两性畸形而男性表现突出，染色体以女性为主。治疗以切除双侧睾丸换为女性，本征对寿命无影响。

Lucey–Driscoll Syndrome（237900）

又称为新生儿暂时性家族性高胆红素血症（neonatal transient familial hyperbilirubinemia）。由于肝细胞对胆红素结合功能异常，酶受抑制引起的疾病。

本病较少见，是一种暂时性严重的新生儿黄疸病，母亲妊娠末3月血浆出现BGT抑制物，分娩后一般即从母体和新生儿血中迅速清除。患儿血中BGT抑制物可能是类固醇类（促孕性激素），引起肝细胞摄取、结合胆红素障碍，患儿及母亲血中抑制物浓度对葡萄糖醛酰转移酶的抑制作用比正常高3～5倍，但其浓度与黄疸轻重无明确关系。

患儿出生后第2天可发现黄疸，逐渐加深，如不积极治疗，易出现核黄疸，病情严重，易早夭亡，存活者于生后1个月内自然消退。间接胆红素增高（8.9～65 mg/100 ml，平均24.5 mg/100 ml），无贫血及代偿性红细胞增生现象，红细胞形态无异常，抗人球蛋白阴性，粪内尿胆原减少，肝功能正常。本病及时用蓝光照射或换血疗法控制，黄疸可在1个月消退。

Maffucci Syndrome（软骨发育异常伴多发性海绵状血管瘤综合征，% 614569）

又称为Kast综合征、血管瘤并发软骨发育不全（hemangioma with dyschondroplasia）、软骨营养不良血管瘤（chondrodystrophy hemangioma）、软骨营养不良并血管错构瘤等。大部分患儿是由于*IDH1*和

*IDH2*基因突变导致。无遗传家族因素。Carleton认为软骨发育不全和血管瘤之间并无因果关系，而是同时并存的两种疾患。大多数人认为本病系先天性中胚层结构不良所致。

女性多于男性，年龄从出生婴儿到成年均可罹患。本征主要特点如下。

（1）血管瘤表现多属海绵状血管瘤，病变除累及皮肤外，皮下组织、黏膜、关节滑膜、肠道、肌肉及内脏等亦可累及。常伴局限性静脉曲张、淋巴管扩张与淋巴管瘤样变。

（2）患儿出生时常无骨骼改变，随着生长发育逐渐出现畸形，最常侵犯四肢长骨及指（趾）等短状骨，为无痛性坚硬结节，肿块不对称，任何软骨化骨的骨骼均可受累。严重者呈明显侏儒状态。

（3）本病常有易患恶性肿瘤的倾向，19%的患儿可发生肉瘤性变。

X线检查可发现干骺端增宽，骨小梁粗糙紊乱，软骨骨化障碍，不规则软骨钙化等。指趾畸形严重者可考虑矫形手术。若有肉瘤性变者，应尽早诊断及手术切除治疗。无恶性病变者，可不必手术治疗，发育成熟后畸形一般不再发展。

Marfan Syndrome（马方综合征，# 154700）

又称为先天性全身性结缔组织畸形征，蜘蛛指（趾）综合征，临床特点为眼、骨骼和心血管系统均有硫酸软骨素A或C等黏多糖堆积，从而影响了弹力纤维和其他结缔组织纤维的结构和功能，使相应的器官发育不良及出现功能异常。本征属常染色体显性遗传。患儿四肢奇长且细，尤以指（趾）为著。躯干可因侧弯后突而短缩，使四肢显得更为伸长，宛如蜘蛛足，故名蜘蛛指。肌肉张力降低，关节活动增加，可有超常的运动范围，但脱位罕见，皮肤表现为皮纹增宽或有萎缩性皮纹，30%～40%的患儿有心血管系统并发症，最常见的心血管异常为主动脉特发性扩张、主动脉夹层动脉瘤和二尖瓣异常等。有时可同时发生主动脉病变和二尖瓣病变。晶体脱位或半脱位，约3/4的患儿为双侧性。本病多对症治疗，必要时采用相应手术治疗，如升主动脉或瓣膜移植术等。

Matsoukas Syndrome（眼－脑－关节－骨骼综合征）

又称为cerebro-oculo-facio-skeletal，COFS综合征，Cockayne综合征Ⅱ型。常染色体显性遗传。多发关节脱位，体短，精神呆滞，小嘴，高腭。小眼球，睑裂小，泪道短，近视，瞳孔距离大，白内障，角膜硬化。本病无特殊疗法。

Mayer-Rokitansky-Kuster Hauser Syndrome（% 277000）

系指先天性阴道发育不良伴子宫缺如或子宫异常的综合征。发病率为出生女婴的1/4 000～1/5 000。为原发性闭经最常见的表现。部分患儿有子宫内膜存在，青春期常因子宫内膜周期性出血而发生腹痛。1/3患儿有肾发育异常，以肾发育不全或异位肾最常见。治疗方法按患儿年龄和临床表现而定。对无阴道和子宫的患儿成年后考虑手术治疗。

先天性阴道缺如综合征多认为系胎儿期副中肾管的发育异常所致。当副中肾管头部发育正常而尾部异常时，就形成了正常的卵巢和输卵管，但在和子宫相接处为实体且无阴道。

患者多在青春期就医，主诉为无月经，体检发现阴道不发育或无阴道。体型与身高正常，乳腺、阴毛、腋毛和体型均有女性特点，常伴有肾脏、骨骼和其他系统的畸形。性染色体组型为46，XX，有家族性发病史。根据临床表现和性染色体检查可做出诊断。治疗可作阴道成形术。

McKusick-Kaufman Syndrome（MKS，# 236700）

系影响到足，心脏、生殖系统的综合征，患儿表现为多指（趾），心脏畸形，生殖系统异常。*MKKS*基因突变导致该病，常染色体隐性遗传，临床表现为阴道闭锁、子宫积液、肾积水、轴后多指、无肛和先天性心脏疾病等。大部分女性患儿出生时有子宫阴道积液，形成盆腔积液，原因在于出生前阴道闭锁导致，男性患儿表现为尿道下裂，阴茎下弯，隐睾。该病的症状和体征与Bardet-Biedl综合征重叠，但是Bardet-Biedl综合征有视力障碍，发育迟缓，肥胖。

Megacystis-Microcolon-Intestinal Hypoperistalsis Syndrome（巨膀胱、小结肠及小肠蠕动迟缓综合征，# 155310）

又称为Berdon综合征。系指肠蠕动迟缓、肠旋转不良、小结肠、膀胱膨胀等表现的综合征。女孩多见。可能因宫内感染造成肠壁和膀胱壁纤维化，引起神经肌肉功能不协调，膀胱不规则收缩、膀胱扩张。扩大的膀胱影响肠旋转过程，导致肠旋转不良等。常染色体隐性遗传，*ACTG2*，*LMOD1*，*MYH11* 和*MYLK*基因异常与该病相关。

多见于足月产女婴。表现为腹胀、肠梗阻、胆汁性呕吐及排尿困难等。腹部X线检查除“胃泡”外，其他地方见不到气体。钡剂灌肠显示“小结肠”和肠旋转不良。IVU显示输尿管和膀胱扩大。剖腹探察可见膀胱明显扩张，无机械性肠梗阻因素存在。肠道（胃、小肠、结肠及直肠远端）和膀胱壁病理检查显示壁薄、肌肉外膜空泡变性，肌间存在大量结缔组织和神经纤维，也存在神经节细胞。

患儿出生后就需要全胃肠外营养（TPN），胃造瘘和膀胱造瘘并注意防治各种并发症。

Megaureter-Megacystis Syndrome（巨输尿管-巨膀胱综合征）

系指有巨大、壁薄而光滑的膀胱和严重膀胱输尿管反流的综合征。实际上MMS并不是一个真正的综合征，现一般称为“巨输尿管-巨膀胱”。但许多文献和杂志继续使用MMS。

具有输尿管反流和膀胱残余尿增多的各种表现。诊断主要依靠膀胱尿道造影。造影显示膀胱巨大（有患儿膀胱容量可达2 000 ml）、壁薄、光滑，少数病例可见小梁形成。部分患儿经导尿管注入膀胱造影剂后即可见造影剂反流进入输尿管，其他患儿需在排尿时才可见大量尿液反流入输尿管。IVU可帮助了解上尿路功能。超声、核素及尿流动力学检查对该病诊断可提供参考。但尿流动力学检查需注意不要把轻度的外括约肌痉挛误诊为下尿路梗阻。

首选抗反流手术治疗。手术成功后膀胱可恢复正常。膀胱颈切开、尿流改道、膀胱部分切除均不适用于该综合征。

Melnick-Needles Syndrome（# 309350）

系指一种与结缔组织疾病有关的多发性骨和软组织异常的综合征，又称为患儿骨皮质密度异常（osteoplastia）。多数伴有泌尿生殖异常。*FLNA*基因突变导致，是与性染色体有关（X-linked）的显性遗传性疾病。

患儿表现为下颌发育过小，眼球突出、满月脸、牙齿错位、大耳朵、身材矮小等。X线片显示长骨皮质不规则、骨骺分离、桡尺骨弯曲、肋骨系带状改变，其他异常有髋外翻、骨盆异常等。泌尿生殖系异常主要有肾积水、输尿管扩张、反流、多囊肾及隐睾等。本病可对症处理。

Menkes Syndrome（毛发扭结综合征，# 309400）

又称为Steely Hair Syndrome，X-linked copper deficiency。本综合征指毛发异常、发育障碍及脑部病变构成。*ATP7A*基因突变导致，X-连锁伴性隐性遗传。患者均为男性，多为早产儿。铜在肠膜吸收后，从黏膜细胞向血液转动过程障碍，使体内铜酶（如赖氨酸氧化酶、酪氨酸酶等）活性降低，引起机体发育和功能障碍。婴儿出生后血清铜不断下降。

毛发异常主要表现为色素脱失、毛发扭结、念珠状发或结节性脆发症。患儿发育障碍，时有癫痫发作，大脑广泛变性及小脑萎缩。可伴有脂溢性皮炎，骨骼异常如长骨、锁骨、肋骨变细，胸椎，腰椎椎体呈圆形等。还伴有隐睾、肾盂积水、输尿管积水及膀胱憩室等泌尿生殖器异常。本病尚无特效治疗。

Meyer-Schwickerath Syndrome（眼-牙-指发育障碍综合征，164200）

系*GJA1*基因突变导致，常染色体显性遗传。主要特点有眼小、虹膜畸形；牙釉质发育不良；第4、5并指弯曲，第5指（趾）中段骨异常等。也称眼小畸形综合征。主要是中、外胚层的脏器发生过程中遭到损害。也可能是性染色体核型改变。

本征最具特征的是小眼球症，眼裂变小，眼睑变小和下垂，角膜变小，眼窝间距变窄；另外可伴有青光眼、虹膜异常、视力障碍、视野狭小等。口腔面颌部、腭与鼻具特征性变小且薄，鼻孔前倾变小，耳郭位置偏低，可伴兔唇、腭裂、高腭弓。下颌骨偏小，下颌齿槽嵴增宽、唇薄、小口或巨口等。牙齿方面恒齿与乳齿均有相同变化，亦即牙釉质发育不良，形成黄色小牙齿。手指脚趾有合指（趾）症或屈指（趾）症；股关节与股骨发育不全等畸形。此外，可有毛发变粗、缺乏光泽、头颅偏小而智力正常。先天性心脏畸形，肾发育不全，肛门狭窄，脑膜脑膨出，女性外生殖器男性化，男性隐睾、小阴茎、尿道下裂等。染色体检查，内分泌检查，手足X线检查及牙片显示釉质缺陷，可协助诊断。本病为对症治疗，牙齿可作人造冠修复，用涂氟防龋。

Miller Syndrome（肾胚胎瘤及双侧无虹膜综合征）

又称为双侧无虹膜-肾胚胎瘤综合征、无虹膜-肾胚胎瘤综合征、Wilms无虹膜综合征。为先天性眼、脑、肾畸形。肾胚胎瘤，精神呆滞，小头，生殖器畸形，易发生变态反应，湿疹，血尿。青光眼，双眼无虹膜，先天性白内障。治疗可行青光眼白内障手术。

Mobius Syndrome（先天性双侧面瘫综合征，% 157900）

系病因不明的以眼肌面肌麻痹为主要表现的先天性疾病，也称先天性眼、面神经麻痹综合征、先天性外展神经和面神经麻痹综合征。先天性、非家族性，可能是面神经细胞发育不良和/或第1、第2对鳃弓衍化的肌肉的原发性缺陷。部分患者为常染色体显性遗传，另一部分患者为隐性遗传。发病率为1/50 000 ～ 1/100 000。

婴儿出生后，即呈“假面具”外貌，最初数周表现为睡时不能合眼，哭笑时面部无表情。口唇常外翻，部分张口，唾液外流，语言小利，软腭麻痹，咀嚼肌萎缩，舌肌萎缩或发育不良。由于面肌和舌肌麻痹，而造成哺乳和咀嚼困难。食物聚集在颊黏膜皱褶处不易清除，因此龋齿发病率高。乳牙釉质缺陷，犬牙牙冠呈尖形。其他为胸肌缺如，畸形足，并指（趾）畸形。头面部双侧肌肉瘫痪，双侧眼肌麻痹，特别是外展肌。同时伴随其他先天异常和智力障碍等。肌电图、肌肉活检、颅骨X线片、脑电图、气脑造影可协助诊断。治疗可外科手术，以保护角膜；或手术矫形。本病可在几周内恢复，或呈永久性非进行性面瘫，往往是双侧性面不对称。

Morquio Syndrome（252300）

为黏多糖沉积病Ⅳ型，又称为骨软骨营养不良综合征、遗传性软骨营养不良、硫酸角质素症。*GALNS*和*GLB1*基因突变导致，常染色体隐性遗传，由于β-半乳糖苷酶缺陷所致。

到10岁左右角膜出现混浊。智力正常，听力正常。轻度脂肪软骨营养障碍，轻度鸡胸，枢椎齿突发育不良，中度腰椎后凸和轻度膝外翻。牙釉质正常（此为区别MPS ⅣA和ⅣB型的依据之一）。腭弓和牙间隙较宽。X线示椎骨体扁平和腰椎舌体突起，个别病例有第2～3颈椎半脱位。实验室检查一些年轻患者尿中无硫酸角质素，末梢血中性粒细胞中可有粗糙的颗粒包涵体。治疗：对症处理。

Multiple Lentiginosis Syndrome（多发性着色斑综合征，# 151100）

又称为豹皮综合征（leopard syndrome）、进行性心肌病性着色斑病（progressive cardiomyopathic lentiginosis）、心脏皮肤综合征（cardiocutaneous syndrome）。主要表现是着色斑及其他皮肤异常、心脏异常、头面畸形、身材短小及泌尿生殖器异常等。多有家族史，为常染色体显性遗传。85%的患儿由于*PTPN11*基因突变导致，10% *RAF1*基因突变导致，少部分为*BRAF*和*MAP2K1*基因突变导致，常染色体显性遗传。

着色斑为主要表现，多集中于躯干上部和颈部，亦可发生于面部、头皮、四肢、掌跖和生殖器官，黏膜不受累。着色斑直径为2～8 mm或更大的褐色斑点，多在出生时即有，也可出现于儿童期，且随年龄增长而数目增多，颜色加深。心脏异常较常见，主要为心脏传导系统异常，也有出现肺或主动脉瓣狭窄者。头面畸形主要表现为眼睛间距加宽，呈先天愚型样。下颌突出为常见的面颅发育异常。此外，尚有生长发育迟缓、耳聋及性发育异常，后者包括性腺发育不全、尿道下裂及性成熟迟缓等。本病无特殊治疗，对症处理。面部着色斑出于美容需要可作面部磨削术，头面畸形可视具体情况行美容整形手术，尿道下裂作尿道修补术。

Neonatal Cholestasis Syndrome（新生儿胆汁淤积综合征）

目前多认为新生儿胆汁淤积综合征是肝细胞损害的一种表现，引起新生儿胆汁浓缩黏稠，胆汁排出不畅（以排泄功能障碍为主），而并非引起胆红素反流的原发因素。其原发疾病多为新生儿原发性肝炎、新生儿溶血病中毒性肝炎、半乳糖血症等。

本病在某一阶段可表现为完全性阻塞性黄疸（如全身皮肤发黄、尿黄、大便发白），而酷似先天性胆道闭锁。但纵观整个病程，阻塞为不完全性，而经过数周或数月，黄疸可自行缓解。检查未结合胆红素升高，少数患儿有结合胆红素明显升高。B超检查可与胆道闭锁鉴别。本病开始可观察，对症治疗；黄疸严重、诊断可疑时，可剖腹作胆道探查和冲洗，可治愈。

Neonatal Cold Damage Syndrome（新生儿寒冷损伤综合征）

简称“冷伤”，又称为新生儿皮脂硬化症。是指由于单纯寒冷而引起的新生儿皮脂硬化、低体温、低血DIC等一组症候群。本病大多发生在日龄1～3天的新生儿，80%在1周内发病，开始表现为食欲差，哭声低，手脚凉，体温不升，常低于35°C，心率慢，呼吸不规则。皮肤变化早期出现皮肤发红、冰凉感、继而颜面水肿、皮肤转暗紫色并出现硬肿、皮下组织弹性消失，甚至硬似橡皮伴肢体活动障碍。继发病变有低血糖、肺出血、胃肠道出血、DIC等。

治疗可采用：① 复温：轻者可用缓慢复温法，重者可用微波高温，在微波高温中，应注意观察心率、呼吸、体温。在进暖箱前先静脉注射肝素。② 活血化瘀：可用丹参静脉滴注；中药和1%麝香酮外敷。③ 防治DIC。④ 补充营养：补充糖原消耗，必要时可加输血浆。⑤ 补充电解质，纠正酸中毒。

Neonatal Hepatitis Syndrome（新生儿肝炎综合征）

系新生儿期以非溶血性黄疸、肝脾肿大、肝功能异常为特征的一组临床表现而原因未明确的统称，包括一系列不同病因的疾病。可由各种病毒引起，主要为乙型肝炎病毒和巨细胞病毒、单纯疱疹病毒、风疹病毒及肠道C病毒等。在新生儿期各种病原刺激引起肝脏损害时肝实质常可出现多核巨细胞，故有“巨细胞肝炎”之称。但巨细胞形成是新生儿肝病再生反应的一种表现，它的出现并不特异，在胆道闭锁时亦可出现此变化，故“巨细胞肝炎”是一病理学诊断，它包括了一组疾病。这类病儿血清胆红素明显升高。

主要表现为黄疸，可出现在新生儿早期，常在出生后1～3周出现症状，黄疸持续不退，大便色泽变浅，阻塞程度高时，大便可呈灰白色，尿色较深。部分小儿初期尚有厌食，体重不增等表现；体检发现肝脏轻度或中度增大。实验室检查可见结合与未结合胆红素增高，谷丙转氨酶可以升高，1周后甲胎蛋白升高，尿可发现巨细胞病毒，或作乙肝抗原及血培养，以排除乙肝与新生儿败血症等。B超检查可提示是否为胆道闭锁。本病可用苯巴比妥或考来烯胺及保肝药物治疗。与先天性胆道闭锁很难鉴别时，可行剖腹探查。

Neonatal Multi-System Organ Failure Syndrome，NMSOFS（新生儿多系统器官功能衰竭综合征）

系指新生儿非原发病变产生的全身多系统器官功能连续序贯性衰竭的综合征。可能为局部或全身感染导致全身免疫系统激活，使体内细胞间相互作用产生炎性介质，引起全身多系统器官的细胞损害。NMSOFS最早表现为全身水肿，其次出现肾功能、肝功能衰竭与血液系统变化，最后出现肺功能衰竭。引起新生儿死亡人数占新生儿总死亡人数的24%。

Neuro-Cutaneous Syndrome（神经-皮肤综合征，# 249400）

又称为斑痣性错构瘤病（phakamatoses），Sturge-Weber综合征，是先天性前脑（forebrain）背部中央一部分，外胚层（ecroderma）细胞增生、发育异常，而形成的一类神经、皮肤综合病征。与*GNAQ*基因突变有关，导致胚胎时外胚叶发育异常。由于胚胎发育时神经系统与皮肤均来自外胚叶组织，因此，外胚叶发育异常可导致神经系统与皮肤病变同时出现。该病散发不遗传，发病率为1/20 000～50 000。

皮肤改变为在出生时或儿童期即出现多种多样的母斑，伴有神经系统症状如智力低下、癫痫等；常有多发性神经纤维瘤，为皮肤上成簇的肿瘤，小如米粒，大如核桃，质坚实或柔软如海绵状。由于肿瘤侵入骨骼，可导致脊柱侧曲、骨侵蚀性改变、生长过度或缺陷、骨内囊性损害、先天性弯曲以及假关节病等。亦有并发肢端肥大症、呆小病、月经异常、性发育迟缓或不全、甲状腺功能亢进或减退、不育症、肾上腺皮质功能减退症、糖尿病及肾上腺嗜铬细胞瘤等。本征肿瘤为良性肿瘤，如影响功能时可手术切除。

Niemann-Pick Syndrome（神经磷脂网内细胞病，# 257220）

Niemann-Pick综合征是一种脂质代谢异常的遗传疾病。过量脂类累积于患儿的肝脏、肾脏、脾脏、骨髓等，甚至脑部，而造成这些器官的病变。常染色体隐性遗传，此征多发生于婴儿，女多于男。

症状有肝脾肿大，智力低下，血脂高。视力低下，视神经萎缩，黄斑有樱桃红改变。分A、B、C、D四型。*SMPD1*基因突变诱发A型和B型。A型最严重，寿命常小于3年，患儿酸性神经鞘磷脂酶几乎没有活性，导致神经鞘磷脂累积在肝、脾、肺等多各器官与神经系统中。在胎儿时期以及出生时并无任何特殊异状，出生后可能出现黄疸，典型的患儿在数个月大时可发现肝脾肿大、轻微淋巴结病变，骨髓检验显示“Niemann-Pick泡沫细胞”、小球性贫血、血小板降低等，视网膜可能会出现樱桃红斑块；B型无黄斑改变，酸性神经鞘磷脂酶还有活性，只是低于正常人；C型*NPC*基因突变导致细胞内胆固醇累积，发病年龄通常在学龄期，以渐进式肝脾肿大为主，婴儿黄疸可能会延续2～4个月，神经的症状包括学习障碍、智力减退、说话不清晰、步态不稳、垂直眼球运动受限、抽筋、肌张力不全等；D型的症状与C型相似，但特指在加拿大东南部新斯科加区域的病患，因为此地区的发生率约为其他地方的1 000倍。本病无特殊治疗。

Obesity-Cerebral-Ocular-Skeletal Anomalies Syndrome（肥胖-脑-眼-骨骼畸形综合征）

又称为Cohen综合征。由于*VPS13B*基因突变导致（也叫*COH1*基因）。常染色体隐性遗传。肥胖，肌张力弱，精神迟钝，颜面发育异常，小头，肘外翻，膝外翻，指蹼，小颌，腭弓高而狭窄。斜睑裂，小眼球，斜视，近视，侧盲，虹膜缺损，脉络膜缺损。本病无特殊治疗方法。

Ondine Curse Syndrome（原发性中枢性肺泡通气过低综合征）

又称为Ondine curse综合征，指在睡眠时发生的因呼吸中枢对高CO_2血症感受性低下而致的中枢神经疾患。*PHOX2B*基因突变可以导致，常染色体显性遗传。病因不十分清楚，可能和脑干血栓、外伤、脑炎后遗症有关。有人提出本病征主要是脑干延髓呼吸自律中枢和中枢性化学感受器效应异常的一种呼吸代谢调节障碍。

Severinghaus提出了先天性的临床特点和诊断标准：① 从出生时就发现安静睡眠时有青紫，特别在轻度呼吸道感染时，就有睡眠时青紫加重。② 没有可作为病因的心、肺、胸部、神经肌肉疾病等。③ 用辅助呼吸后高碳酸血症、低氧血症有可逆性复原。④ 睡眠时给予外界刺激引起啼哭反应时，可有换气量的显著增加。⑤ 睡眠时PCO_2升高，脑脊液pH降低等肺泡通气过低的表现存在，且对通常的反馈刺激呼吸没有反应。⑥ 睡眠时对CO_2的吸入，反而有通气反应性减少。⑦ 长时间后常导致心肺功能障碍，肺循环高压和肺心病。

黄嘌呤类药物可能有效。纠正呼吸性酸中毒主要依赖通气的恢复。需要器官切开后以家庭用呼吸机机械通气，当患儿可以行走时，可以采用膈肌起搏器。部分患儿有不同程度的生长迟缓、肺心病，智力障碍等，与间歇性缺氧有关，部分患儿死亡。

Oral-Facial-Digital Syndrome Ⅰ［口-面-指（趾）综合征Ⅰ，# 311200］

系病因不明的、无心血管、内分泌与代谢障碍的伴智力低下的各种先天性畸形。几乎均在女性中发病。有家族性，属性连锁显性遗传。发病率为1/50 000 ～ 250 000，*OFD1*基因突变与该病有关。

患儿智力低下，伴有各种先天性畸形，无心血管、内分泌与代谢障碍。口腔可见硬腭裂或缺损，舌系带肥厚、舌裂，有时见上唇裂、软腭裂与悬雍垂裂及脊状齿槽和牙齿的各种异常（如上齿异位，下门齿不发育，咬殆畸形，牙齿稀少等）。面部见颧骨与鼻翼软骨发育不全，人中短，鼻根增宽。并指（趾）、指（趾）过短或弯曲，有时表现单侧多指（趾）畸形。另外可有头发稀少或光秃、颜面皮肤常有汗疹及皮脂过多。检查血、尿常规正常，染色体无异常。X线片可见下颌骨发育不全。治疗：唇裂、腭裂、手指畸形等可行手术矫治。预后一般良好。

Oral-Facial-Digital Syndrome Ⅱ［口-面-指（趾）综合征Ⅱ，% 252100］

系常染色体隐性遗传的口、面、指（趾）为主要畸形的疾病。也称Mohr综合征。属常染色体隐性遗传。其临床表现与口、面、指（趾）综合征Ⅰ型相似，但本型有如下特征有别于Ⅰ型：本型非显性遗传，男女均可罹患。颜面皮肤正常，无秃发，也无鼻翼软骨发育不全。常有传导性耳聋及双侧多指（趾）畸形。本病对症治疗。预后一般良好。

Paget Syndrome（畸形性骨炎）

又称为先天性高磷酸酯酶血症、骨皮质肥厚畸形、Pozzi综合征。特征为颅骨骨质疏松及肥大，四肢骨骨皮质增厚，发病过程中骨质吸收和生成交替进行，同时伴有血管系统变性，40岁以后隐袭发病。本病欧美国家较多，而亚洲较少。病因不明，常染色体显性遗传，骨代谢障碍，患骨血液循环增加。

病理检查：骨质再吸收增加，为骨样基质取代、纤维化及结构紊乱的小梁。表现为颅骨、颜面畸形，脊柱后突，肢体畸形，高血压，耳聋，头痛，角膜混浊，白内障，视网膜出血，色素性视网膜炎，视神经萎缩，视盘水肿，眼球突出，眼外肌麻痹。本病无特殊疗法。*SQSTM1*，*TNFRSF11A*，*TNFRSF11B*基因突变与该病有关，部分患儿为常染色体显性遗传。

Pallister-Hall Syndrome（#146510）

是一种以先天性下丘脑错构瘤（hypothalamic hamartoma）、垂体功能低下，指趾畸形及内脏畸形为特点的罕见常染色体显性遗传疾病，该病的发生与*GLI3*基因突变导致。患儿多指并指（趾）畸形，同时精神运动迟缓，下丘脑错构瘤可导致中线发育异常，出现一系列中线部分的颅面畸形，如腭裂、悬雍垂裂、会厌裂、短鼻等。下丘脑错构瘤还可引起患儿部分或全垂体功能低下，出现一系列内分泌异常，可有生长激素缺乏、抗利尿激素缺乏，临床出现尿崩症、性早熟等。常可出现发作型癫痫。患儿可能出现视力及视野异常、先天性肾脏发育不良、异位肾、先天性心脏病、肛门闭锁等多系统的内脏畸形。部分男性患儿有尿道下裂、隐睾、小睾丸等泌尿生殖器畸形，女性患儿可能存在子宫阴道畸形、阴道闭锁等。该病的诊断基于① 下丘脑错构瘤；② 中心性多指趾。包括第3、第4指趾的并指畸形。仅有其中1项的患儿，若其直系亲属中有确诊Pallister-Hall综合征，且较符合常染色体显性遗传特点，也可诊断为Pallister-Hall综合征。治疗：可进行矫形手术治疗，矫正多指（趾）并指（趾）畸形及其他严重的影响生活的内脏畸形，对于下丘脑的错构瘤，若无临床症状，则可暂不手术，随访观察，若患儿有内分泌异常及痴笑发作等，则可手术切除。

Parkes Weber Syndrome（#608355）

又称为血管扩张性肥大综合征，是一种复杂的先天性血管畸形综合征，临床特点为：患肢肥大、浅静脉曲张、皮肤血管痣，并伴动静脉瘘，骨、软组织肥大、皮肤葡萄酒色斑、静脉曲张等症状，与先天性静脉畸形骨肥大综合征（Klippel-Trenaunay syndrome，KTS）相似。因此过去称该病为Klippel-Trenaunay-Weber综合征，病因尚不十分清楚，与胎儿期胚层发育异常有关，部分患儿由于*RASA1*基因突变导致，多为散发病例，常染色体显性遗传。

患儿临床表现为患肢皮温增高，增长肿胀，由于动脉血流加快刺激骨质过度增生，患肢肌肉及软组织肥大；静脉曲张，部位常偏于下肢内侧或广泛分布，后期下肢色素沉着及淤血性溃疡；患肢大片葡萄酒色斑，常偏于肢体一侧，也可分布于躯干两侧；先天性动静脉瘘。

由于PWS的瘘口微小而又分布广泛，仅能对症治疗，目的是解除深静脉回流障碍，去除动静脉瘘。骨骺尚未闭合时，可行骨骺抑制术。如骨骺已闭合，可用弹性绷带或弹性长袜减轻症状。对于并发下肢溃疡者，可做溃疡周围曲张静脉剥脱和深筋膜下交通静脉结扎。对范围较局限的成年患者，可分期分段动脉小分支结扎，亦可在瘘口的主要供血分支中注射栓塞剂。

Passow Syndrome（先天性神经管闭合不全综合征）

又称为Bremer神经管闭合不全，为先天性神经管未闭所致。三叉神经第1支麻痹，半侧颜面萎缩，面神经瘫痪。肌力减弱，漏斗胸，肢体畸形，驼背。Horner综合征，眼球凹陷，上睑下垂，眼球震颤，外展神经瘫痪，瞳孔缩小，虹膜异色。前部葡萄膜炎，麻痹性角膜炎。本病无特殊疗法。

Pelizaeus-Merzbacher Syndrome（#312080）

又称为慢性婴儿型脑硬化症，皮质外轴索再生障碍症，遗传性脑白质营养不良等；为进行性中枢性神经系统疾病。主要特征是小脑畸形头部震颤及眼球震颤，发生于出生后数月的婴儿或儿童，多见于男性婴儿。80%患儿是由于*PLP1*基因突变导致，X连锁隐性遗传，在美国的发病率为1/200 000～500 000。表现为：小头畸形，运动震颤，共济失调，肌张力减退，侏儒，毛发稀少。眼球震颤，视网膜色素变性，白内障，瞳孔不等大，视神经萎缩。本病无特殊疗法。

Persistent Muellerian Duct Syndrome（米勒管残留综合征，# 261550）

系指正常的男性（染色体核型为46，XY），具备完全男性型外生殖器，但存在米勒管发育来的子宫、子宫颈和输卵管的综合征。与胎儿发育过程中，抗米勒激素（antimullerian hormone，AMH）或米勒管抑制物质缺乏或分泌不足或该激素受体异常有关。大部分患儿与*AMH*和*AMHR2*基因突变有关常染色体隐性遗传。

该综合征患儿可无症状或仅在手术时发现有米勒管结构残留。部分患儿出生后表现为隐睾和腹股沟疝。可分3种类型：①“男性”型或“腹股沟子宫疝”型，患儿一侧睾丸在阴囊内，子宫和同侧输卵管在腹股沟管内或轻轻牵拉睾丸即可触到。②横向睾丸异位（睾丸异位到对侧），即一侧睾丸和输卵管移位，多由PMDS引起。③“女性”型，表现为双侧隐睾，睾丸位于盆腔埋藏在子宫阔韧带卵巢的位置上，此种类型最为少见。

上述3种类型均可见输精管附着在子宫两侧并行至子宫颈。诊断PMDS首先要与男性假两性畸形进行鉴别诊断。在男性假两性畸形中PMDS罕见。有病例除了缺乏AMH外，也缺乏睾酮和二氢睾酮，引起小阴茎、尿道下裂等并常残留阴道近端。染色体检查为46，X/46，XY嵌顿合体核型。PMDS患儿具有正常染色体核型46，XY和正常的男性外生殖器。隐睾是否存在或存在时间长短对睾丸组织学改变有明显影响。

PMDS确诊后首选外科治疗。合并隐睾者尽早施行睾丸固定术。对米勒管结构的残留器官如子宫体、输卵管等应手术切除。应注意保存输精管。对手术中偶然发现的病例首选睾丸活检和染色体检查，明确诊断后再行手术治疗。

Peutz-Jegher Syndrome（色素沉着多发性胃肠道息肉综合征，# 175200）

系指皮肤黏膜色素斑并发胃肠道多发散在息肉的综合征。*STK11*（*LKB1*）基因突变导致，常染色体显性遗传病，发病率为1/25 000～300 000。有3个特征：

（1）皮肤黏膜色素斑：斑点呈蓝黑色、褐色或黑色，斑点一般小于5 mm直径，圆形。分布在口腔周围皮肤与唇颊侧黏膜，肛门皮肤与黏膜交界处。亦可分布于面部、手心、手指尖、足底与足趾尖的皮肤。

（2）胃肠道息肉：可分布在胃肠道任何部位，但以空肠与回肠发病率最高，临床常有肠梗阻、肠套叠与胃肠道出血等表现。

（3）有家族史或遗传史。治疗以保守为主，对出现消化道出血、肠套叠、息肉恶变，影响生长发育者应手术摘除息肉或切除有息肉的肠管。有人提出面部色素斑影响美观者可试行激光治疗。

Pierre-Robin Syndrome（% 261800）

又称为腭裂-小颌畸形-舌下垂综合征，吸气性气道阻塞综合征；小颌大舌畸形综合征。小颌、腭裂、舌下垂三病状。发病率为1/8 500～14 000，*SOX9*基因突变将导致该病，多为散发病例后代常染色体显性遗传。大部分患儿出生不久即出现吸气性呼吸困难、发绀、喉部喘鸣等，影响入睡，症状轻重与畸形程度不同而有差异。呼吸困难在仰卧或喂奶时更加明显，易引起呛咳、窒息及吸入性肺炎。长期喂养困难，可导致营养不良、发育迟缓、生活能力低下、恶病质等表现。本病呼吸道阻塞死亡率可高达30%～65%。其发生率约占新生儿的1/5。双眼先天性青光眼，视网膜脱离，近视。青光眼和视网膜脱离可手术治疗。采用鼻饲管喂养，重者可行胃造瘘以保证营养。重症病例可施行舌固定术或安装假腭或下颌支架，以保持呼吸道通畅，也可行气管切开。对腭裂和小颌症可做整形和骨成形术。

Polysplenia Syndrome（多脾综合征，# 208530）

系指具有2个或2个以上的脾脏（其总重量相等），同时伴有各种类型的心血管、肺的畸形以及可能发生内脏转位等特征的综合征。与胚胎发育密切相关，胚胎第5～7周是房间隔、圆锥动脉干、房室瓣发育、分隔及旋转阶段，同时也是脾发育、胃肠道自脐管回纳到腹腔进行旋转的过程，此阶段发生障碍时就会出现这三大组器官的异常。

本征除多脾以外，还有两侧脏器的构造左侧化即左右均为二叶肺，两侧低位气管分叉，对称性肝脏以及非对称性器官的位置异常。应作脾脏造影或扫描，如若合并心血管畸形，可确诊。针对心血管畸形手术治疗。

Popliteal Pterygium Syndrome（# 119500）

本征即腘窝翼状赘皮综合征，又称四重综合征（quadruple syndrome），系指腘窝中央有翼状赘皮，其范围可自腰部直至足跟。此外，还可有唇裂、腭裂以及骨和外生殖器等畸形。1869年Trelat首先报道本征。文献记载本征患儿有28例发生于11个家系中，揭示可能为常染色体隐性遗传。发病率为1/300 000，*IRF6*基因突变导致该病，常染色体显性遗传。

主要的特征为腘窝中央有翼状赘皮，可扪及皮下有较硬的索状物，即坐骨神经。有些患儿的赘皮可见于肘部、颈部或腋窝等处。还可伴有其他畸形：如唇裂、下唇有盲端瘘孔、腭裂、上下腭间有膜样索状物；并指（趾）或指（趾）甲发育不全，胫骨发育不全。亦可有髌骨裂或髌骨缺损，腓骨小头向后脱位，脊柱裂或脊柱侧弯、胸廓变形等。女性患儿可有大阴唇缺如、阴蒂肥大；男性患儿可有隐睾、阴囊下裂或阴囊缺损等。智力发育多属正常。根据临床表现诊断不难。主要行矫形手术，术中注意不要误伤坐骨神经。

Potter Syndrome

又称为肾发育不全综合征，双侧肾发育不全综合征，均为羊水过少引起，而羊水过少序列征将会导致一系列综合征。系指胚胎期羊水过少，出生后有双肾、肺发育不全、面部和肢体异常的综合征。为常染色体显性遗传。以男婴多见，妊娠期有羊水过少病史，出生后面部有特殊性改变，如眼距宽，鹦鹉嘴样鼻，下颌后缩（regression），向下外明显折叠（fold），低位耳，皮肤干皱等。肢体异常有铲状，手、马蹄内翻足等。泌尿系统异常主要为双肾发育不全等。孕34周后生产的胎儿均有严重的呼吸困难，常发展为气胸，纵隔气肿，生存期一般数小时或死胎。孕期超声检查发现羊水过少，宫内胎儿生长迟缓及肾脏形态异常等均提示诊断。本病无特殊疗法。应注意孕期超声检查，早期诊断，终止妊娠是最佳选择。

Prader-Willi Syndrome（# 176270）

又称为低肌张力-低智力-性腺发育低下-肥胖综合征，愉快木偶综合征、隐睾-侏儒-肥胖-智力低下综合征。系指身材矮小、低肌张力（hypotonia）、精神发育迟缓、性腺发育低下或功能减退（hypogonadism）和肥胖的综合征。也称HHHO综合征（hypotonia、hypomentia、hypogo-nadism and obesity syndrome），可能与染色体15q的异常改变有关。发病率在1/10 000～30 000，多为散发病例，70%～75%的患儿病因源自父亲第15号染色体（15q11-q13）的缺失，极少数为常染色体的隐性遗传。

新生儿期和婴儿期肌张力低下，吸吮能力差，喂养困难、生长缓慢。一般自2岁左右开始无节制饮食，因此导致体重持续增加及严重肥胖，患儿拥有正常语言能力，但实际智商低于普通人。8个月后低张力逐渐改善，12个月会坐，30个月会走，3岁左右才会简单说话，又多食、肥胖。婴儿期头颅长，窄脸，杏仁眼、小嘴、薄上唇、嘴角向下。性腺发育低下，现为小阴茎、单侧或双侧隐睾，至青春期第二性征发育。睾丸活检显示缺乏精原细胞，仅见Seroli细胞或以Sertoli细胞为主。年龄较大儿童出现心理改变，如压抑、心理不平衡等。成年后无生育能力。本病在2岁前使用重组人生长激素（rhGH）治疗，改善体重和矮小，合并甲减可以使用甲状腺素，对睾丸未降首选促性腺激素治疗。

Proteus Syndrome（# 176920）

又称为肌肉发育不全，是基因错构，导致胚胎外胚层和中胚层组织细胞生长紊乱综合征，*AKT1*基因突变导致，不具有家族史和遗传性，均为散发病例，男女发病率相同，临床表现各式各样，发病率少于百万分之一。患儿主要表现为巨指（趾）、偏身肥大、表皮痣、软组织肿块和脚底增生的综合征。其他表现可有脊柱畸形、颅骨骨性前突、巨脑、眼异常（如斜视等）和泌尿生殖系统异常（如肾、附睾、睾丸囊肿和肿瘤等）。本病无特殊疗法。

Prune Belly Syndrome（# 100100）

系指腹壁肌肉发育缺陷合并严重泌尿生殖系统异常的综合征。多认为本征与胚胎期致畸因子引起尿路梗阻或胚层发育异常有关。胎羊动物实验显示，胚胎早期尿路梗阻可产生Prune Belly综合征。病理检查腹壁缺乏肌层，仅由皮肤腹膜和筋膜组成。

该综合征男孩多见。主要表现为先天性腹壁肌肉缺陷和尿路畸形，如双侧隐睾及后尿道扩张等。腹壁肌肉缺损使腹壁松弛、膨隆，明显皱纹，可引起小儿呼吸困难、便秘等。泌尿系统可出现各种异常，如肾脏发育不全、肾囊性变、肾积水、输尿管扩张、输尿管异位开口、巨膀胱、膀胱憩室、膀胱输尿管反流、脐尿管瘘、尿道发育不全、后尿道瓣膜、隐睾及阴囊对裂（bifid scotum）等。其他并发畸形可有脐膨出、十二指肠狭窄、肠旋转不良、无肛、多发性骨科畸形（multiple orthopedic anomalies）及精神发育迟缓等。女孩除腹壁肌肉缺陷外多表现为尿道或阴道闭锁、双角子宫或双子宫畸形，以及直肠、膀胱阴道瘘等。约半数患儿不能正常排尿，表现为排尿困难或残余尿增多。患该综合征死亡的新生儿主要死于肺炎、败血症、心力衰竭及肾功能衰竭等。该综合征可与其他综合征如Potter综合征等共存。诊断该综合征主要根据临床表现。有用B超在胚胎30周或更早检查出胎儿患Prune Belly综合征的报道。妊娠期用B超诊断的特征是羊水减少，胎儿腹部不同横断面出现大量腹水；膀胱内有明显尿液潴留；腹部还可见多个囊性包块、腹壁周界不规则扩大，胎儿头颅、脊柱及胸腔脏器正常。

无特殊治疗方法，对症处理。对不能自主排尿、残余尿增多者，需行清洁间歇导尿。有人对严重的泌尿系异常进行尿路重建，包括减少膀胱容量为膀胱重叠整形术和上尿路改道等。

Pterygium Syndrome（翼状胬肉综合征，# 265000）

又称为Escobar综合征，Multiple pterygium综合征，多发性翼状胬肉综合征。多为*CHRNG*基因突变导致，常染色体隐性遗传，发病率不详。男性多于女性。斜颈，有3、4、6、7、12脑神经障碍，颅骨异常，四肢畸形，指趾并合，侏儒，手背、脚背淋巴管扩张水肿，毛发过度生长，皮肤松弛，肌张力减弱，智力不全。睑裂小，上睑下垂，眼睑缺损，内眦赘皮，眼球突出，斜视，眼肌麻痹，泪腺发育不全，泪阜缺如，角膜混浊，先天性白内障，视网膜色素异常，小眼球，视神经萎缩。可根据不同临床表现给予不同治疗。

Renal Short Statue Syndrome（肾性矮小综合征）

该综合征多发生于先天性肾发育不全、慢性肾炎或复发性肾病等所致的慢性肾功能减退的患儿。

由于钙磷代谢异常可发生骨骼畸形，影响机体正常发育，形成侏儒状态。智力发育无异常，血钙虽低，但很少引起手足搐搦症，这是因为酸中毒和低蛋白症促使钙离子维持在一定水平的缘故。碱性磷酸酶可反复升高。

X线检查显示骨质普遍脱钙疏松，长骨骨骺端出现佝偻病样的改变。骨干与骨盆可见纤维囊性变化。对先天性肾发育不全无特殊治疗。对慢性肾炎或肾病内科治疗无效可行肾移植。

Rieger Syndrome（角膜、虹膜中胚层发育障碍征，# 180500）

又称为Axenfeld综合征，Axenfeld-Rieger综合征。指双眼发育性缺陷，伴有或不伴有全身发育异常的一组发育性疾病。常染色体显性遗传，发病率1/200 000，多为*PITX2*和*FOXC1*基因突变导致。胚胎5～6周时发育异常，表现为牙齿发育不全，上颌骨发育不全，颅骨、脊柱、四肢骨骼发育异常。眼部表现为虹膜周边与角膜粘连，虹膜瞳孔异常，角膜混浊，斜视，小眼球，白内障，视神经萎缩，房角先天异常，有胚环，青光眼。治疗对已出现青光眼的患儿，手术前先用药物治疗，毛果芸香碱及其他缩瞳药常无效，可行白内障、青光眼或斜视手术。

Romberg Syndrome（进行性颜面半侧萎缩症，% 141300）

又称为偏侧面萎缩，是病因不明的一侧面部皮肤、皮下组织、骨骼慢性进行性萎缩的疾病。常常导致患儿面部不对称，相貌丑陋，极少数可以累积一侧躯干。非遗传疾病，病因不明。肌肉、皮下组织、骨骼均有萎缩，早期发育颜面萎缩，舌也有一半萎缩，皮肤变薄苍白无汗.面瘫，三叉神经痛并偏头痛。眼肌麻痹，眼球后退，眶睑部皮肤变薄，睫毛和眉毛脱落，眼睑闭合不全，上睑下垂，神经麻痹性角膜炎，虹膜炎，脉络膜炎，白内障。治疗根据不同的临床表现采取不同的方法，如上睑下垂或白内障手术，现代整形技术采用修复，自体和人工材料充填。

Rothmund Syndrome（先天性血管萎缩性皮肤异色病，# 268400）

又称为Rothmund-Thomson综合征，一种具有皮肤异色病、身材矮小、幼年白内障、毛发稀少、光敏等表现的常染色体隐性遗传病，发病率极低，2/3的患儿有*RECQL4*基因变异。此综合征多见于女婴。皮损常于出生后3～6个月发病，初起于面部两颊，尔后延及耳、四肢、臀部，最后波及全身，始为粉红色、水肿性斑片，后呈大理石样外观，局部点状皮肤萎缩，棕色网状或斑状色素沉着，毛细血管扩张，在出生后一年呈进行性，以后可静止。约1/3患儿对阳光过敏，可发生大泡及角化病。男性性机能减退，女性月经少或闭经，内分泌紊乱。小脑和智力发育迟缓，身材矮小，小颅畸形，鼻梁扩大且凹陷，牙齿畸形。毛发稀少，手指（趾）骨末端变短或骨骼缺损改变。面部血管扩张，色素沉着，手指粗短，皮肤萎缩，生殖功能低下。双眼眶距离增宽，斜视，弱视，约50%患儿在4～6岁时出现双侧性白内障，虹膜中胚层消失及Schwalbe线明显。视神经乳头倾斜，视网膜色素沉着过度。

对症治疗，白内障可行手术，皮肤对光线敏感者应避光和使用防光剂。

Rubinstein-Tabyi Syndrome（阔拇指巨趾综合征，# 180849）

又称为Rubinstein综合征，阔拇指巨趾综合征（broad thumb-hallux syndrome）。1963年Rubinstein和Tabyi首次报道该病而被命名。发病率1/100 000～125 000，常染色体显性遗传，部分患儿是*CREBBP*基因突变导致，部分患儿是*EP300*突变导致，部分患儿是由于第16号染色体短臂缺失导致，但是还有一半患儿未检测到上述情况。

本病主要特征系拇指宽阔，巨趾，呈短棒形或刮勺形，中间略向外弯曲，第五指内弯，常伴有2～3趾并趾畸形。面容特异，仿先天性愚型样斜眼裂、内眦赘皮、睑下垂、突眼、可有外斜视。高眉弓、鼻梁宽。钩鼻。上颌发育不全，高腭弓。耳的大小、形态及位置异常。身材矮小，智力不全，精神活动发育迟缓，本征在精神发育迟缓的患儿中比例较高，约占1/350。具有典型的步态异常，语言能力差。此外尚可伴发先天性心脏病、缺肾。脑电图有异常改变。X线检查有并趾、多指、骨变形、缺损、骨化异常、骨龄延迟枕骨大孔扩大等。本病无特殊疗法。

Schafer Syndrome（手掌、脚底过度角化病）

手掌、脚底角化。口腔黏膜白斑，秃发，小头畸形，智力低下，侏儒，生殖器发育不全。眼部表现为先天性白内障，角膜有树枝状病变。晶体全混浊者可行白内障手术。

Scheuthaurer–Marie–Sainton Syndrome（锁骨颅骨发育不全综合征，# 119600）

又称为Marie–Sainton综合征。发病率为百万分之一，常染色体显性遗传，某些不明原因改变导致RUNX2蛋白功能异常引发该病。临床主要为锁骨、颅骨发育不全，骨盆脊柱发育不全，头小，鼻梁宽，颧骨凹陷，前额枕部突出，上颌发育不全，高腭弓，牙齿发育迟，侏儒。眼眶高，两眼距离远，轻度眼球突出。虽畸形复杂，外貌丑陋，但多数患儿智力正常，生活及劳动不受影响，很少引起严重功能障碍，不需作特殊治疗。

Schonenberg Syndrome（侏儒–心脏病综合征）

可能与近亲结婚有关。侏儒，先天性心脏病。眼睑痉挛，内眦赘皮，假性上睑下垂。本病无特殊疗法。

Seablue Histiocyte Syndrome（海蓝组织细胞综合征，# 269600）

为常染色体隐性遗传性疾病，病因未明，以海蓝细胞出现于骨髓及其他组织为特征的脂质代谢病。主要特点有肝、脾肿大，血小板减少，紫癜；骨髓内出现大量充满海蓝色颗粒的组织细胞。病程大多良好。但亦有少数发展迅速，可因肝功能衰竭，肺部疾病或胃肠出血而死亡。本病尚无特效疗法，对血小板减少和出血者，脾切除可使症状减轻。

Seckel Syndrome（鸟样头–侏儒综合征，# 210600）

又称为原基性侏儒综合征（primordial dwarfism syndrome）。病因不明，常染色体隐性遗传，颅骨畸形，鸟样头，低位耳。短臂，牙及毛发稀少，侏儒，智力低下。视力下降、两眼远离，小眼球，斜视，眼球震颤。本病无特殊疗法。

Seimitar Syndrome（弯刀综合征）

系指肺静脉畸形引流，异常肺静脉在X线上呈现一种特殊的血管影像，状似土耳其武士佩带的弯刀，因此而命名该综合征。

多数学者认为本征是由于在胚胎期一度存在的，而后又逐渐消退的肺静脉丛和大静脉系统以及脐卵黄静脉之间的联结发生了永久性的残留所致。从血流动力学上，本征形成左向右分流。由于氧合血回流右心，造成右心负荷过重，其作用类似房间隔缺损。

临床上本征具有3个不可缺的指标：① 右肺发育不全；② 右肺静脉回流异常，可以回流到右心房或下腔静脉；③ 体动脉供血。本征女性略多于男性。治疗上肺切除术适用于严重右肺发育不全和体循环供血的肺组织。肺静脉异位引流多需要在体外循环下矫治。

Sex Reversal Syndrome（性逆转综合征）

性逆转综合征是一种性分化异常疾病，患儿染色体核型和性表型相反，包括46，XX男性和46，XY女性2型。其发生机制包括Yp-Xp末端易位、性染色体和常染色体易位、存在未能检出的XX/XY嵌合、SOX9基因过度表达或缺失、参与性别决定的其他基因或分子发生突变等。临床表现有很大的异质性，1976年Wachfe描述在46，XX性染色体中存在H-y抗原，说明本症患儿具有y染色基因，患儿外表多为男性体型，小睾丸，阴茎、阴囊均小，精液中无精子，无女性性腺，但可有乳腺发育，性染色体组型为46，XX。本病无特殊疗法。

Short Bowel Syndrome（短肠综合征）

小儿短肠综合征系指广泛小肠切除后剩留小肠不足75 cm导致水电解质代谢失调，脂肪、蛋白、各类维生素与重要微量元素等吸收不良综合征。小儿的小肠长度各年龄组相差悬殊，早产儿的小肠长度平均233 cm，足月新生儿小肠长度国外报道是265 cm，国内报道为216 cm，患消化道畸形的新生儿小肠变为144.8 cm。按Beneke公式计算：小儿身高100 cm，其小肠平均长度是389 cm。

广泛小肠切除后食物停留在消化道的时间缩短，食物排空增快，吸收面积减少。导致：① 水电解质与酸碱平衡失调；② 消化功能障碍；③ 吸收功能障碍；④ 回盲瓣功能丧失。

广泛小肠切除后的代偿机制剩留小肠代偿性结构与功能改变；结肠小肠样变或结肠小肠化；胆汁排泄增加与食物胃内停留时间延长。治疗可采用：① 药物H_2受体阻滞剂如西咪替丁或雷尼替丁、可待因减轻腹泻，激素、地芬诺酯、鞣酸蛋白、硅酸铝等止泻，胆汁性腹泻可用考来烯胺、盐酸哌二苯丁胺（loperminde）。② 营养治疗：TPN，HPN（家庭胃肠道外营养），ED与LRD（要素饮食与低渣饮食）等。③ 手术治疗：迷走神经切断术和幽门成形术、人造小肠瓣膜术、小肠倒置术、阑尾间置术、小肠肠袢再循环术、小肠肠袢延长术、小肠新黏膜形成术、结肠间置术与小肠移植术。

Shwachman-Diamond Syndrome（SDS，OMIM260400，# 260400）

又称为先天性胰腺脂肪过多症，也称Shwachman-Bodian-Diamond综合征。先天性胰腺外分泌功能不足与骨髓功能障碍的综合征。90%的患儿有*SBDS*基因突变，常染色体隐性遗传病。主要累及胰腺、骨髓和骨骼，也影响肝、肾、牙齿及免疫系统，以胰腺外分泌功能缺陷、中性粒细胞减少、干骺端软骨发育不良为主要临床表现，多在2～10个月婴幼儿发病，也可达成年才发病。除脂肪泻、生长发育和营养障碍外，尚有全血细胞减少，胎儿血红蛋白升高，有的有干骺端骨发育不全。治疗以口服胰酶制剂及补充脂溶性维生素，如维生素D、A、K、E为主，全血细胞减少时可试用泼尼松。

Silver-Russel Syndrome（# 180860）

系指身材矮小，两侧不对称，生长激素治疗无效的综合征。该病与遗传有关，致病基因并不清楚。多为散发无家族史，多种遗传模式，多与染色体7和11的基因变异有关，估计有7%～10%的RSS患者是第7对染色体母源单亲二体症（maternal uniparentaldisomy），另有少于1%的RSS患者在染色体17q25处有重组现象。分子遗传机制仍未明朗，可能和位于第七对染色体上7p11.2-p12区域*GRB10*基因有关。特点为宫内出现身材矮小、两侧骨骼不对称以及小指短且内弯。

常伴面部、肢体及泌尿系畸形。患儿均有身材矮小，对生长激素治疗无效。多伴有三角脸（trianglar faces），前额较凸（frontal bossing），四肢短小而不对称、小指小而弯曲。约1/3患儿有隐睾和尿道下裂。8%患儿有肾脏和尿道异常。女孩可存在阴蒂肥大。本病无特殊疗法。对症处理。儿童期纤瘦，体重不足，肌肉无力，发展迟缓，学习障碍，但青春期后渐改善，成人稍矮，智力正常。

Smith-Lemli-Opitz Syndrome Ⅰ（270400）

又称为脑肝肾综合征。系先天性胆固醇合成障碍造成的多发性畸形综合征，常有多种先天性异常和精神发育迟滞。常染色体隐性遗传，致病的*DHCR7*基因位于第11号染色体长臂的11q12-q13位置，发病率为1/20 000～60 000，且在欧洲的发生率高于亚洲及非洲。根据严重程度分为Ⅰ型和Ⅱ型。

常常会有早产及臀位产，多有精神发育迟缓（mental retardation），小头畸形，生长迟缓，外生殖器模棱两可和异常皮纹。部分病例伴肾脏发育不全，患儿出生即可见颅面异常，如小头畸形，外耳下移，小下颏，牙槽嵴宽，腭裂等。外生殖器模棱两可，以男性患儿最为明显。部分病例伴肾发育不全，重复肾，尿道下裂和隐睾等。肾脏病理检查可见肾发育不全或发育不良，肛门括约肌异常等。新生儿吸吮能力差。以后发现患儿生长和精神发育迟缓等。本病无特殊疗法。

Smith-Lemli-Opitz Syndrome Ⅱ

基因改变和发病机制同上，几乎都会由于营养不良和肝功能障碍而在新生儿期死亡。

诊断SLOS-Ⅱ至少依据下列症状中的3条可确诊。① 先天性心脏缺损；② 白内障；③ 轴后六指（趾）畸形［第4、5指（趾）重复畸形］；④ 在染色体核型为46，XY的男性、外生殖器模棱两可或假两性畸形；⑤ 腭裂和小舌畸形，肾脏异常，肾上腺增大，先天性巨结肠、单叶肺、胰岛细胞增生，2/3脚趾并趾畸形，项背皮肤过多，肢体短，面部血管瘤和关节挛缩。

SLOS-Ⅱ许多症状和SLOS相似，不同之处在于SLOS提出较早，仅包括主要异常，如男性假两性畸形和早期死亡等。治疗为对症处理。

Sorsby Syndrome（遗传性黄斑缺损综合征，120400）

又称为遗传性黄斑缺损综合征（hereditary macular coloboma syndrome）。为先天性遗传性疾病。常染色体显性遗传，病因不详。手足末端发育不良发育不全，即手、足末端指骨萎缩，拇指分叉，示指指甲缺失或仅残留痕迹，双侧小指（趾）末端关节畸形，足拇趾外翻，大趾缺失，腭裂，肾发育不全。远视，眼球震颤，双眼黄斑缺损。本病无特殊疗法，远视可配镜。

Sprengel Syndrome（% 184400）

又称为先天性高肩胛症（congenital elevation of the scapula），Sprengel畸形（Sprengel anomaly）。系指肩部先天性发育畸形，多数病例累及一侧，对称性受累者极为罕见。散发，病因不详，常染色体显性遗传。

由于胚胎发育过程中，肩胛骨下降停滞，而使肩胛骨位于背部较高处，肩胛骨正常发育也受影响，而发生形态变化。羊水量过多使子宫内压力过高，肌肉发育缺陷，肩胛骨与脊椎间有异常软骨或骨性连接均可能影响其下降。

病变程度与伴发畸形有关。患儿两侧肩部不对称，患侧肩胛骨较小，向上方和前侧凸出，并有旋转；位置高于健侧1～12 cm。肩胛骨的上角可达到C_4的水平面，其下角可达到T_2的平面。患侧肩部外展受限，一般不能超过90°，偶可伴有斜颈。根据临床特征一般不难诊断。X线照片肩部，可显示患侧肩胛骨位置较高，并伴有某些畸形。如摄两上臂外展位的X线片，可见到膝侧外展受限。

轻型病例适于保守疗法，加强锻炼，促进肩关节活动。重型患儿作矫形手术。近年来治疗进展大，手术年龄2～4岁进行最佳，6岁以后手术效果常不满意。手术方法有Green和Klisic矫形手术。

Staphylococcal Scalded Skin Syndrome（葡萄球菌性烫伤样皮肤综合征，SSSS）

好发于新生儿或小婴儿，又称新生儿剥脱样皮炎、金黄色葡萄球菌型中毒性表皮松解症、细菌性中毒性表皮坏死松解症、Ritter病。发生在新生儿的一种严重的急性泛发性剥脱型脓疱病，在全身泛发红斑基底上，发生松弛性烫伤样大疱及大片表皮剥脱为特征。某些葡萄球菌也可产生表皮松解毒素，此毒素在血清中含量增高而引起皮肤损害和剥脱。初在口周或眼睑四周发生红斑，后迅速蔓延到躯干和四肢近端，甚至泛发全身，在红斑基础上发生松弛性大疱，1～2天内在口周和眼睑四周出现渗出结痂，可又大片痂皮脱落，其他部位的表皮浅层起皱，稍用力摩擦，即有大片表皮剥脱，露出鲜红水肿糜烂面，类似烫伤。

Steiner Syndrome（半面肥大综合征，# 605130）

系病因不明的以单侧面部骨组织及软组织进行性增生肥大，引起面都不对称为主要特点的疾病。也称先天性半面部分肥大、半侧巨大症。本征可能与染色体的不正常，宫内环境异常，不完全孪生或激素性血管异常有关。亦有认为本病与三叉神经营养性紊乱有关。有些患儿为家族性发病，属于常染色体显性遗传；也有些患儿为后天性，与甲状腺切除有关。

男性多见，右侧面部较多受累。病变局限于受累侧面部，大部分病例于出生后不久或至发育期后自动停止发展。受累区皮肤增厚，皮脂腺和汗腺机能增加，毛细血管扩张和多发性痣，毛发多而粗。有时可合并半侧巨躯症，肥大可呈节段性、单侧性或交叉性，可限于单个系统，如肌肉、骨骼、神经、血管，但大部分合并多个系统的肥大。先天性半面肥大，出生时发病，半侧面部进行性增大，直至骨骼发育成熟。患儿上下颌骨、颧骨、颅骨、半侧唇部及耳部均增大，皮肤色素沉着，并可有血管异常。半侧舌肥大并偏向健侧。约20%患儿伴有神经系统改变和智力减退。有时可伴有患侧肢体和躯干肥大。齿槽、软腭、悬雍垂和口腔软组织均增厚肥大。患儿口腔病变侧齿槽增大，牙齿过早成熟，萌出，巨牙畸形，并可有错位咬合。主要根据病史及临床表现确诊，X线检查牙齿异常，犬齿变宽是本病的早期诊断依据。本病对症治疗。成年后可进行整形。根据神经受累的程度不同而异，但不影响生存。

Stickler Syndrome（进行性遗传性关节－眼综合征，108300）

发病率为1/（7 500～9 000），90%的患儿为*COL2A1*基因突变导致，余为*COL11A1*基因突变导致，为常染色体显性遗传。主要以眼部、口面部、关节和听觉损伤为特征的遗传性胶原结缔组织病。患儿关节、骨骼发育异常，关节增大，腭裂，颌小，耳聋。先天性高度近视，散光，视网膜脱离，视网膜裂孔，葡萄膜炎，角膜病，白内障。本病可行视网膜脱离复位术及白内障摘除术。

Sturge Syndrome（神经皮肤血管瘤综合征，185300）

又称为脑三叉神经血管瘤综合征（encephalotrigeminal angiomatosis），Sturge-Weber综合征。是由于皮肤、眼、脑膜血管畸形产生的一种先天性血管瘤，较为罕见，发病率为1/20 000～50 000，*GNAQ*基因突变导致，散发，非遗传性。其特点为面部皮肤血管痣，同侧大脑皮质萎缩及脑膜钙化，对侧局限性抽搐、偏瘫、智力低下等。

临床表现：① 颜面葡萄酒样血管痣：从新生儿起即可发现在颜面有不隆出皮肤，色淡红到紫红，沿三叉神经分布，以第一支为最多。常覆遮在上下睑，也可延伸至头颈部皮肤。90%为单侧，双侧者偶见。亦可广泛侵犯身体其他部位如唇、腭、鼻、牙龈、颊内、咽、肠、肾及生殖器的黏膜上。② 神经系统症状：80%～90%患儿有惊厥，最常见局限性运动发作，表现为血管痣的对侧肢体抽搐，全身大发作少见。30%～50%患儿血管痣对侧肢体常伴有偏瘫，多为轻痪。亦有精神迟滞、智力障碍表现。③ 眼部改变：约40%以上有脉络膜血管瘤。出现在同侧皮肤血管痣。④ 伴有内脏血管瘤者可引起胃肠道出血或血尿。

主要是对惊厥、青光眼等对症治疗。但通常治疗是困难的，因患儿对药物和手术反应均差。药物治疗可在青光眼早期或手术前应用。若惊厥顽固难以控制时，可考虑外科切除病变组织。

Testiculus Regression Syndrome（睾丸退化或消失综合征，% 273250）

又称为先天性无睾症或睾丸消失综合征。由于胚胎发育过程中，遗传、出血或其他原因造成胚胎睾丸在8～14周萎缩退化和消失。患儿染色体核型46，XY，附睾和输精管发育不全，无子宫和输卵管。外生殖器表现依睾丸发生退化时间的迟早而有很大差别，发生在胚胎8周以前外生殖器为女性型，发生在8～10周外生殖器两性畸形，发生在12～14周以后外生殖器为男性型，常常伴有小阴茎。诊断依据为：① 血清促性腺激素水平增高（9岁以下患儿可不升高）；② 血清睾酮水平降低；③ 重复注射HCG，血清睾酮无增高反应；④ 剖腹探查未能发现睾丸组织；⑤ 染色体核型46，XY。

睾丸精索残留组织病理学显示：标本远端膨大部分主要由致密的纤维血管组织组成，无曲细精管和正常睾丸成分。可见散在的钙化和棕色颗粒物质存在。患儿多表现为单侧或双侧“隐睾”。手术探查不能发现睾丸或仅见附睾或精索残留组织。病理检查无正常睾丸组织成分。治疗原则是根据表型性别在青春期年龄时给予雄激素或雌激素替代治疗，防止恶变，两性畸形患儿的外生殖器还要根据性别取向进行整形。

Tethered Cord Syndrome（先天性脊髓、脊膜、椎管畸形终丝综合征）

1921年Chute观察到此征的病理变化及临床表现，1981年，Yamada总结这类病例的临床资料提出脊髓栓系综合征。

病理变化：① 脊髓被牵拉，脊髓远端受压迫。② 脊髓脊膜膨出的腰骶椎神经元数量减少，周围神经元的体积变小。③ 脊髓外翻胎儿脊髓结构的形态，发现病变处脊髓结构中仅有灰质不见白质，灰质中神经元的胞体和神经纤维很少，后角区域内无神经元胞体。

Thalidormide Phocomelia Syndrome（反应停致短肢畸形综合征）

系指药物所致畸形的典型实例，由于服用反应停（thalidomide）所致的胚胎病。

反应停是一种谷氨酸衍生物，是精神镇静剂。妊娠期服用以治疗呕吐，最危险的时期是距末次月经第37～50天，这时若服用本药可发生畸胎。目前仅知道反应停所致的畸形作用与谷氨酸部分无关，而可能与酞酰亚胺环有关，影响了胚胎的上下肢芽和中肾管的分化。

男女均可发病。肢体畸形：多见上肢，可累及双侧，但不对称。有肱骨缺损或发育不良，桡尺骨发育不良或融合；拇指变形，拇指和示指缺损，发育不良或融合。第3～5指缺损。下肢畸形较少见，可有股骨缺损或发育不良，胫腓骨缺损或发育不良，重复拇指等。轻度仅有拇指畸形，严重者四肢均可发生缺损。但以桡骨及胫骨缺损较多见。颅面畸形：脑积水、脊髓脊膜膨出、巨眼或无眼、马鞍鼻、腭裂、面部血管瘤。此外，还可有颈蹼、心血管畸形、胃肠道和泌尿生殖系畸形，智能一般正常。X线检查可见骨的异常。染色体检查无异常。诊断根据孕妇2周妊娠剧呕曾有服过反应停史者，患儿的临床表现和X线检查可诊断此病。治疗应根据畸形具体情况行矫形手术。

Townes-Brocks Syndrome（OMIM：107480）

系指先天性手足、肛门、肾脏、耳、心脏等多发性异常的综合征。可能是一种常染色体显性遗传性疾病。发病率为1/250 000，*SALL1*基因突变导致该病，常染色体显性遗传。

患儿手异常包括拇指分叉（对裂，Bifid）或三指节畸形或轴前多指（preaxid polydactyly）。肛门异常包括无肛和肛门狭窄，泌尿系异常包括尿道下裂，阴囊对裂，肾脏发育异常等。耳朵病变包括外耳、中耳、内耳异常改变；外耳异常表现为小耳，耳前"凹"等形态改变。内耳异常使患儿听力受到不同程度损害。本病无特殊疗法，对症处理。

Treacher-Collins Syndrome（颌面发育不全综合征，OMIM：248390）

又称为先天性脸颊骨及下颌骨发育不全疾病，下颌骨颜面发育不全，鸟面综合征。*TCOF1*、*POLR1C*和*POLR1D*基因突变引发该病，常染色体显性遗传，发生率约为1/50 000，它是由胚胎7～8周以前第1、2腮弓发育异常所致畸形。*TCOF1*、*POLR1D*基因突变诱发该病时为常染色体显性遗传，*POLR1C*诱发该病时为常染色体隐性。

病理基础为颅面部复合裂隙畸形，颅面骨发育不全（特别是颧骨、下颌骨），双眼外眦下移、巨口、面部瘘管、外耳畸形等，形成特征性的面容。下眼睑呈V字型缺陷或下垂、眼睛下垂、部分患儿有斜视现象；颧骨发育不全或缺失；嘴巴大、腭裂、下巴小；部分患儿外耳构型异常及听力缺损；头发生长延伸至两颊（鬓毛）。咽管及鼻咽管狭小，发育不全的下颌使舌头向后移动，造成呼吸道狭小，睡眠时易缺氧和呼吸暂停，有睡眠窒息。患儿生长发育正常且智力正常，可因听力损伤导致学习及沟通困难。可行鼓室探查听功能重建术，重度聋影响言语发育者应早诊断，早戴助听器。

Turner Syndrome（OMIM：163950）

系指性腺先天性发育不全或延迟引起原发性闭经，缺乏第二性征等的综合征。由于全部或部分体细胞的一条X染色体部分或完全缺失所致，典型表现为身材矮小和Turner外貌，如淋巴水肿、蹼颈、低发际和肘外翻，在十多岁时表现青春期延迟，成年女性主要表现为无排卵和不育。发病率为1/2 500，患者的卵巢组织被条束状纤维所取代，故缺乏女性激素，导致第二性征不发育和原发性闭经，是人类唯一能生存的单体综合征。

患儿表现为颈部皮肤增多，脚、手淋巴水肿伴指（趾）甲发育差，内眦赘皮有皱褶，乳头发育差，间距宽。儿童期身材矮小，颈（项）部皮肤变紧形成网状附着在肩上，胸变宽，眼肌失衡有斜视，易患上呼吸道感染和复发性中耳炎。外耳形态异常，项部发际低，甚至到肩部。项部皮肤呈网状改变的患儿易患动脉缩窄和高血压。2/3患儿体格检查可发现泌尿系统异常，主要有马蹄肾、重复肾、异位肾、肾积水、肾缺如等。青春期，上身出现多发性色素痣，乳房不发育或轻度发育，无阴毛或少许阴毛生长。女孩内外生殖器基本正常，但卵巢不发育或发育差。外周血液白细胞染色体分析显示核型为45XO或45XO和46XX嵌合体。颊部或阴道黏膜涂片显示巴氏小体（Barr body）计数不同程度减少。本病无特殊疗法。患儿多数智能发育正常，改善其最终成人期身高和性征发育是保证患儿心理健康的重要措施。诊断明确后，即可用基因重组人生长激素，并给予激素替代治疗。

Uhl Syndrome（右心室心肌发育不全综合征）

系指右心室壁极薄，严重者似纸样，故称"羊皮纸心"的综合征。右心室明显扩大，右心室壁极薄，伴有心肌纤维、肌小梁和乳头肌缺如。

特征为进行性右心衰竭，心动过速，奔马律，发绀。X线片示右心明显扩大，球形心。心电图示电轴右偏。治疗效果极差。

Upper Limb-Cardiovascular Syndrome（上肢-心血管综合征，OMIM：142900）

又称为Holt-Oram综合征。系指家族性发生的先天性心血管畸形（通常是心房间隔缺损）与上肢骨骼系统（通常是拇指）发育不全的综合征。发病率为1/100 000新生儿，*TBX5*基因突变诱发该病。常染色体显性遗传病，表现为骨骼系统及心血管系统畸形，主要包括桡骨缺失或发育不全、各种先天性心脏畸形如继发孔型房间隔缺损、室间隔缺损。其他骨骼畸形可有上臂及肩胛骨发育不良、拇指和示指并指畸形、海豹肢畸形等。肢体畸形与心脏畸形的严重程度无明显关系。治疗应针对心内畸形行矫治术。肢体畸形无特殊治疗。

Van Der Hoeve Syndrome（脆骨蓝巩膜综合征）

此综合征为家族遗传性疾病，多发于青少年，是成骨不全（osteogenesis imperfecta）的一种。是间充质组织发育不全，以骨骼脆性增加及胶原代谢紊乱为特征的先天性遗传性全身性结缔组织疾病。本征以传导性听力下降、蓝巩膜及多发性骨折三联症为特点，累及其他结缔组织如眼、耳、皮肤、牙齿等，其特点是多发性骨折、蓝巩膜、进行性耳聋、牙齿改变、关节松弛和皮肤异常。骨骼脆弱多发生长骨骨折，头大，牙小，多指（趾）症，耳聋，毛发稀疏，肌无力，囟门闭合晚。眼部表现为巩膜薄，仅有正常人1/3～1/2厚，色发蓝，角膜薄或呈圆锥形，远视，内眦赘皮，上睑下垂，小眼球，眼球突出，青光眼，白内障，大角膜，脉络膜缺损。内分泌障碍，中胚叶发育系统障碍。根据不同的临床表现给予不同的治疗，如上睑下垂矫正术、白内障摘除术、抗青光眼手术。

Van Lohuizen Syndrome

本病又叫先天性毛细血管扩张性大理石皮肤（congenital generalizeci phlebectasia），病因不详，女性较多，出生时即表现为全身广泛性局限性网状斑点，网状斑点上可发生小溃疡，常并发蜘蛛痣及血管角皮瘤，可自然消退或持续不变。亦可合并动脉导管未闭、先天性青光眼及智力低下等。本病无特效疗法。

Vater Syndrome

1972年Quan and Smith提出Vater综合征的概念，系指V（vertebral）脊柱异常，A（anal）肛门闭锁，TE（tracheo-esophageal fistula）气管食管瘘可伴有食管闭锁，R（radial或renal dysplasia）肾脏异常的综合征。以后又将C（cardiac malformations）心脏畸形和L（limb anomalies）肢体畸形加入，称为VACTERL综合征。该综合征在不同人群中病因不同，多种基因和外界因素在该病发病中起作用。散发，发病率为1/10 000～40 000新生儿，部分患儿常染色体隐性遗传性。

患儿的直肠肛门畸形有无肛、肛门狭窄和肛门前移等。手足异常可见到拇指三节指骨，并指（趾）等。外耳形状异常并有感觉神经性耳聋。X线辅助检查可发现椎体及泌尿系异常（马蹄肾等）。前肠发育异常有食管重复或闭锁等。

无特殊治疗方法。对症处理。直肠肛门畸形和食管闭锁出生后就需手术治疗。

Von-Hippel-Lindau Syndrome（# 193300）

系指中枢神经系统血管网状细胞瘤合并肾脏或胰腺囊肿、嗜铬细胞瘤、肾癌以及外皮囊腺瘤等疾病，发病率：1/3.6万～1/4.55万。中位存活年龄：49岁。本病是*VHL*基因变异导致，常染色体显性遗传性疾病。

VHL综合征表现为一系列的病变，基本组成分为两部分：① 视网膜、脑干、小脑或脊髓的血管网状细胞瘤；② 腹腔脏器病变（嗜铬细胞瘤、肾囊，肿或肾细胞癌、胰腺囊肿等）。不同病变的组合其临床表现不相同。

VHL综合征是根据视网膜和中枢神经系统两个以上不同部位的血管网状细胞瘤或一个血管网状细胞瘤伴有腹腔器官的病变而做出临床诊断。腹脏器官两个以上的病变或有家族史的患者有一个上述病变也要考虑该病的可能。

诊断主要通过影像学检查和眼底检查。嗜铬细胞瘤常早发，而肾细胞癌很少在脑和眼底病变出现之前发生，但其后的发生率可高达70%。临床观察到VHL综合征的肾囊肿经过3～7年有恶变为肾癌的可能，所以肾囊肿应视为细胞癌的前体给予严密观察。外科手术切除肿瘤，腹膜透析，肾脏移植。

West Syndrome（婴儿痉挛综合征）

婴儿痉挛综合征（infantile spasm）又名epileptic spasms，点头样癫痫、肌阵挛大发作，大摺刀型惊厥、点头症、礼拜痉挛等。为一种严重的，与年龄有关的隐源性或者症状性、全身性癫痫综合征，具有发病年龄早，惊厥表现特殊，发病后智力减退，脑电图节律紊乱的特点。临床表现的特点为：屈曲性婴儿痉挛发作，精神运动性发育停滞，脑电图节律失调。

病因常和一些先天和后天疾病有关，如脑萎缩、脑积水、弓形虫感染、风疹、单纯疱疹、脑性瘫痪、先天性脑发育不全，产时宫内窒息、产伤、脑膜炎、外伤等。研究发现*ARX*和*CDKL5*基因异常与X-连锁婴儿痉挛综合征有关。本征常被认为与先天性氨基酸代谢异常及儿茶酚胺代谢异常有关。

常用的抗癫痫药不易收效。ACTH、泼尼松、地塞米松等皮质激素对本病有效。抗癫痫药常用的有硝西泮、氯硝西泮，丙戊酸钠等，但不应将此类药和激素类并用，因可能产生拮抗作用。本病预后差，4～5岁后渐见好转或转为神经精神异常状态。

Wiedemann Syndrome

指小头畸形、精神运动性发育迟缓、身材矮小、手指短、隐睾、腹股沟疝、小阴茎系及阴囊发育不良的综合征。可能是一种与常染色体或性染色体（X-linked）有关的显性遗传性疾病。

患儿出生时头围正常，以后随着年龄增长头围相对比正常儿童明显变小，前囟大而关闭延迟。CT检查可见脑室扩大。其他表现可有精神运动发育迟缓，智力低下，拇指短而粗，大趾，鸡胸（pectus carinature），室间隔缺损和马蹄内翻足，小阴茎，单侧或双侧隐睾，腹股沟疝。本综合征的诊断主要依据头小，拇指短，小阴茎和精神发育迟缓。本病无特殊疗法。

William's Syndrome（主动脉瓣上狭窄综合征）

又称为婴儿高血钙综合征（infantile hypercalcemia syndrome），也称为小精灵脸综合征（eifinface syndrome）、特发性高血钙综合征、Williams-Beuren综合征。系指由特殊面容、智力迟钝、生长障碍、心血管畸形和高血钙的综合病征。

发病率为1/（7 500～10 000），多为散发病例，常染色体显性遗传。研究者认为该病是由于7号染色体特定区域遗传物质丢失导致，该区域包括26～28个基因，其中*CLIP2*，*ELN*，*GTF2I*，*GTF2IRD1*和*LIMK1*基因被认为与该病有关。

患儿常有维生素D过敏或维生素D过多、转换和降解障碍，以及胆固醇代谢异常。本征的心血管畸形较单纯，仅有主动脉上方的狭窄。由于狭窄，左心室排血受阻。久之，将累及左心室的功能。

出生后1～2个月开始呕吐，哺乳困难，体重增加缓慢，心脏出现杂音。体检见婴儿呈特殊容貌，智力发育迟缓，肌张力低下，并出现全身骨硬化症和肾功能障碍。心血管造影见Valsalva窦上方有主动脉狭窄，常有高血压。血清钙常在3 mmol/L以上。此症忌用维生素D和高钙饮食。对先天性心脏病则予以手术矫治。

Zellweger Syndrome

又称为脑-肝-肾综合征。为常染色体隐性遗传。肝肾脑内过氧化物酶体（peroxisome）的减少或者缺乏及功能异常导致。脑白质营养不良（leukodystrophies）会影响髓鞘（myelin sheath）的生长，累及小脑及末梢神经髓脂质的损害，导致进行性髓鞘脱失。发病率为1/50 000，12种基因与该病相关，70%患儿由于*PEX1*突变导致。

表现为头颅及面部异常、智能低下、身材矮小、肝大、肝功能异常、肾皮质囊肿、髌骨不规则钙化、脐疝、隐睾、尿道下裂、直肠闭锁、视神经萎缩、角膜混浊、白内障等。诊断应根据临床特征及X线、B超检查等。本病对症治疗。

（余东海　施诚仁）

参·考·文·献

[1] Ashcraft K W, Holcomb G W, Murphy J P. Pediatric surgery[M]. Elsevier Saunders, 2005.

[2] 施诚仁.新生儿外科学[M].上海：上海科学普及出版社，2002.

[3] 马克·利昂，克劳德·马丁，让-路易·文森特.ICU中的罕见疾病[M].钱虹，吴海鹰，主译.上海：世界图书出版公司，2017.

[4] 吴梓梁.小儿内科学[M].郑州：郑州大学出版社，2003.

[5] Puri P. Newborn Surgery[M]. 4th. CRC Press, 2017.

[6] Kliegman Robert M, Stanton Bonita F, Geme Joseph W. St.,et al.尼尔逊儿科学：19版[M].毛萌，桂永浩，主译.西安：世界图书出版公司，2017.

索　　引

D

E

F

G

H

J

K

L

O

P

Q

R

S

T

V

W

X

Y

Z